# MD 安德森肿瘤学

The MD Anderson Manual of
Medical Oncology
Fourth Edition

**主编**

Hagop M. Kantarjian

Robert A. Wolff

Alyssa G. Rieber

**主译**

张　俊　秦文星

上海科学技术出版社

图书在版编目（CIP）数据

MD安德森肿瘤学 / （美）哈古普・M.坎塔尔吉安
(Hagop M. Kantarjian)，（美）罗伯特・A.沃尔夫
(Robert A. Wolff)，（美）阿莉莎・G.里伯
(Alyssa G. Rieber) 主编 ; 张俊，秦文星主译. -- 上
海 : 上海科学技术出版社，2024.6
书名原文: The MD Anderson Manual of Medical
Oncology（Fourth Edition）
ISBN 978-7-5478-6600-9

Ⅰ. ①M… Ⅱ. ①哈… ②罗… ③阿… ④张… ⑤秦…
Ⅲ. ①肿瘤学 Ⅳ. ①R73

中国国家版本馆CIP数据核字（2024）第074109号

---

---

### 声　明

医学是一门不断发展的科学。随着新的研究信息和临床经验拓宽我们的知识面，肿瘤治疗方案和药物疗法的改变是必要的。本书作者和出版者均非常严谨地审校了书中信息，力求在本书付梓之际，内容能够尽量详尽且与时俱进。然而，鉴于人为错误、医学科学快速发展等原因，作者、出版者或任何其他参与本著作准备或出版的人员均难以保证本书所含信息在各方面均完全准确或完整，故声明对因使用相关信息而可能产生的任何错误或后果并不负责。我们鼓励读者使用更多资料来核对本书中的信息。特别建议读者检查他们计划使用的每种药物的说明书，以确保信息的准确性，以及推荐剂量或禁忌证是否做出了更改；以上建议对新的或不常用的药品尤为重要。

---

**MD 安德森肿瘤学**

主编　Hagop M. Kantarjian　Robert A. Wolff　Alyssa G. Rieber

主译　张　俊　秦文星

上海世纪出版（集团）有限公司
上 海 科 学 技 术 出 版 社　出版、发行
（上海市闵行区号景路 159 弄 A 座 9F-10F）
邮政编码 201101　　www.sstp.cn
山东韵杰文化科技有限公司印刷
开本 889×1194　1/16　印张 58.25
字数 2000 千字
2024 年 6 月第 1 版　2024 年 6 月第 1 次印刷
ISBN 978-7-5478-6600-9/R・2998
定价：498.00 元

---

本书如有缺页、错装或坏损等严重质量问题，请向印刷厂联系调换

# 内容提要

　　《MD 安德森肿瘤学》作为世界殿堂级医学名著,囊括了所有常见肿瘤,系统地介绍了各种肿瘤的流行病学、病程、诊断、病理、治疗、复发的预测和治疗及随访,体现了 MD 安德森癌症中心个性化、多学科的癌症管理理念和治疗特色,以及肿瘤学领域近年来突飞猛进的发展。内容包括肿瘤诊断与分型的免疫学、分子生物学、遗传学依据与应用,MD 安德森癌症中心为特定癌症或疾病亚型开发的算法和决策树,有前景的新治疗靶点及相应靶向药物最新临床研究进展,以及推荐用于克服耐药性的新分子疗法等。

　　书中收录了大量基于 MD 安德森癌症中心丰富临床经验而总结出的表格、照片、流程图和说明性建议,临床实用性强,对我国临床一线肿瘤科医师具有重要的指导作用。

# 献词

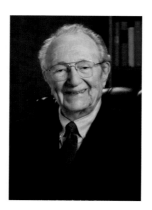

**Emil J Freireich, MD**
（艾米尔·J·弗雷瑞奇）
1927 年 3 月 16 日—2021 年 2 月 1 日

　　向癌症和白血病研究和治疗领域的传奇人物艾米尔·J·弗雷瑞奇（以下称弗雷瑞奇）博士致敬，同时本文也作为 *The MD Anderson Manual of Medical Oncology*（*Fourth Edition*）的献词。

　　弗雷瑞奇博士是现代癌症研究的奠基人，世界首批癌症研究先驱的领导者。

　　他在伊利诺伊大学芝加哥医学院完成医学训练，并在库克郡医院和长老会医院接受内科学规范化培训后，就职于国家癌症研究所（1955—1965 年），在那里他取得了开创性的成果：血小板输注可减少出血；设计了史上第一个连续流式血细胞分离器，用于从全血中提取血小板；研发了多药治疗方案，为治愈儿童急性淋巴细胞白血病（ALL）铺平道路。

　　1965 年，弗雷瑞奇移居到休斯敦，并在 MD 安德森癌症中心（MDACC）度过了 55 个春秋，这里是他真正的家。他是 MDACC 的创始成员，MDACC 的早期成功和声誉很大程度上归功于他及其团队成员的工作。弗雷瑞奇的名字成为了 MD 安德森代名词。他创建了一个致力于医学癌症研究并研发新型策略的发展性治疗（developmental therapeutics，DT）部门。在接下来的 15 年里，他吸引了来自世界各地的数百名癌症研究者，他们和弗雷瑞奇博士一样，坚信癌症是可治愈的，并决心实现这一目标。许多早期的化疗药物（如阿糖胞苷、多柔比星、顺铂等）都在这个时期被研发出来，并成为治愈癌症的基础药物。弗雷瑞奇博士与杰拉尔德·博迪（Gerald Bodey）博士一起发现了白细胞减少症与感染风险增加之间的关系，并提出了预防和治疗癌症患者发热和感染的经验性抗生素治疗的概念。这一发现，再加上血小板输注，使癌症治疗更加安全，并为血液肿瘤和实体肿瘤的强化治疗和干细胞移植的研究开辟了新路径。他帮助创建的单采机后来被用于收集移植用的干细胞。

　　在 DT 部门和后来成为 MDACC 的高层领导者时，弗雷瑞奇培训并指导了数百名肿瘤专家，其中许多人后来创立了自己的事业，并帮助了数十万癌症患者。他还在 1966 年创立了首个癌症培训奖学金项目，并确定临床转化研究和肿瘤治疗为肿瘤学领域新的关键学科。

　　对于我们数百名曾在弗雷瑞奇指导下受过训练的人来说，弗雷瑞奇本人、他的故事和他的教育都深深地刻在我们的记忆中。为了表彰他对癌症研究和照护教育的巨大贡献，谨以此书第四版献给弗雷瑞奇博士。

# 译者名单

**主译**

张　俊　秦文星

**主译助理**

王　超

**副主译**

（以姓氏笔画为序）

卢瑗瑗　任胜祥　杜　鹃　肖　莉　余一祎　张红梅　陈苏宁

**译者**

（以姓氏笔画为序）

上官诚芳　上海交通大学医学院附属瑞金医院

王　超　上海交通大学医学院附属瑞金医院

王　娟　空军军医大学第一附属医院

王童非　西安市第三医院

王筱雯　空军军医大学第一附属医院

卢瑗瑗　空军军医大学第一附属医院

任胜祥　上海市肺科医院

刘　洋　空军军医大学第一附属医院

刘　浩　空军军医大学第一附属医院

纪洪辰　空军军医大学第一附属医院

杜　鹃　上海长征医院

李星烁　上海交通大学医学院附属新华医院

杨智君　首都医科大学附属北京天坛医院

肖　莉　厦门大学附属中山医院

余一祎　复旦大学附属中山医院

汪希鹏　上海交通大学医学院附属新华医院

张　俊　上海交通大学医学院附属瑞金医院

张红梅　空军军医大学第一附属医院

陈　阳　复旦大学附属肿瘤医院

陈苏宁　苏州大学附属第一医院

周晔禄　空军军医大学第一附属医院

赵　兵　新疆医科大学附属肿瘤医院

胡晓霞　上海交通大学医学院附属瑞金医院

秦文星　复旦大学附属肿瘤医院

袁海花　上海交通大学医学院附属第九人民医院

党一璞　上海交通大学医学院附属新华医院

黄小兵　福州市第一总医院

黄静涛　上海交通大学医学院附属瑞金医院

董　培　中山大学附属肿瘤医院

鲁亚杰　空军军医大学第一附属医院

# 编者名单

Hind Rafei, MD
Instructor
Department of Stem Cell Transplantation and Cellular Therapy
Fellow, Hematology and Oncology
Division of Cancer Medicine
The University of Texas MD Anderson Cancer Center
Houston, Texas

Sergej N. Konoplev, MD, PhD
Associate Professor
Department of Hematopathology
The University of Texas MD Anderson Cancer Center
Houston, Texas

Sa A. Wang, MD
Professor
Department of Hematopathology
Division of Pathology / Lab Medicine
The University of Texas MD Anderson Cancer Center
Houston, Texas

Nicholas J. Short, MD
Assistant Professor
Department of Leukemia
Division of Cancer Medicine
The University of Texas MD Anderson Cancer Center
Houston, Texas

Hagop M. Kantarjian, MD
Professor and Chairman
Department of Leukemia
Samsung Distinguished University Chair in Cancer Medicine
The University of Texas MD Anderson Cancer Center
Houston, Texas

Elias J. Jabbour, MD
Department of Leukemia
Division of Cancer Medicine
The University of Texas MD Anderson Cancer Center
Houston, Texas

Tapan M. Kadia
Department of Leukemia
Division of Cancer Medicine
The University of Texas MD Anderson Cancer Center
Houston, Texas

Joseph D. Khoury, MD
Assistant Professor
The University of Texas MD Anderson Cancer Center
Houston, Texas

Farhad Ravandi, MD
Professor
Department of Leukemia
The University of Texas MD Anderson Cancer Center
Houston, Texas

Nitin Jain, MD
Associate Professor
Department of Leukemia
The University of Texas MD Anderson Cancer Center
Houston, Texas

Philip Thompson, MD
Associate Professor
Department of Leukemia
The University of Texas MD Anderson Cancer Center
Houston, Texas

Carlos Bueso-Ramos, MD, PhD
Professor
Department of Hematopathology
The University of Texas MD Anderson Cancer Center
Houston, Texas

Susan M. O'Brien, MD
Associate Director for Clinical Science
Chao Family Comprehensive Cancer Center
University of California Irvine
Irvine, California

William G. Wierda, MD, PhD
Professor
Department of Leukemia
The University of Texas MD Anderson Cancer Center
Houston, Texas

Koji Sasaki, MD, PhD
Department of Leukemia
The University of Texas MD Anderson Cancer Center
Houston, Texas

Elias Jabbour, MD
Professor
Department of Leukemia
The University of Texas MD Anderson Cancer Center
Houston, Texas

Jorge Cortes, MD
Director
Georgia Cancer Center at Augusta University
Medical College of Georgia
Augusta, Georgia

Hagop Kantarjian, MD
Professor and Chairman
Department of Leukemia
Samsung Distinguished University Chair in Cancer Medicine
The University of Texas MD Anderson Cancer Center
Houston, Texas

Kelly Chien, MD
Assistant Professor
Department of Leukemia
The University of Texas MD Anderson Cancer Center
Houston, Texas

Carlos Bueso-Ramos, MD, PhD
Professor
Department of Hematopathology
The University of Texas MD Anderson Cancer Center
Houston, Texas

Guillermo Garcia-Manero, MD
Professor
Chief, Section of Myelodysplastic Syndromes
Department of Leukemia
The University of Texas MD Anderson Cancer Center
Houston, Texas

Prithviraj Bose, MD
Associate Professor
Department of Leukemia
The University of Texas MD Anderson Cancer Center
Houston, Texas

Lucia Masarova, MD
Assistant Professor
Department of Leukemia
The University of Texas MD Anderson Cancer Center
Houston, Texas

Hesham M. Amin, MD, MSc
Professor

Department of Hematopathology
The University of Texas MD Anderson Cancer Center
Houston, Texas

**Srdan Verstovsek, MD, PhD**
Professor
United Energy Resources, Inc.
Department of Leukemia
Director, Hanns A. Pielenz Clinical Research Center for Myeloproliferative
　Neoplasms (MPN)
The University of Texas MD Anderson Cancer Center
Houston, Texas

**Paolo Strati, MD**
Assistant Professor
Department of Lymphoma and Myeloma
The University of Texas MD Anderson Cancer Center
Houston, Texas

**Jillian R. Gunther, MD, PhD**
Assistant Professor
Department of Radiation Oncology
The University of Texas MD Anderson Cancer Center
Houston, Texas

**L. Jeffrey Medeiros, MD**
Professor
Department of Hemato-Pathology
The University of Texas MD Anderson Cancer Center
Houston, Texas

**Loretta J. Nastoupil, MD**
Associate Professor
Department of Lymphoma and Myeloma
The University of Texas MD Anderson Cancer Center
Houston, Texas

**Felipe Samaniego, MD**
Department of Lymphoma and Myeloma
The University of Texas MD Anderson Cancer Center
Houston, Texas

**Raphael Steiner, MD**
Assistant Professor
Department of Lymphoma and Myeloma
The University of Texas MD Anderson Cancer Center
Houston, Texas

**Jason R. Westin, MD**
Associate Professor
Department of Lymphoma and Myeloma
The University of Texas MD Anderson Cancer Center
Houston, Texas

**Sergej N. Konoplev, MD, PhD**
Associate Professor
Department of Hematopathology
The University of Texas MD Anderson Cancer Center
Houston, Texas

**Luis E. Fayad, MD**
Professor
Department of Lymphoma and Myeloma
The University of Texas MD Anderson Cancer Center
Houston, Texas

**Preetesh Jain, MBBS, MD, DM, PhD**
Assistant Professor
Department of Lymphoma and Myeloma
Mantle Cell Lymphoma Program of Excellence
The University of Texas MD Anderson Cancer Center
Houston, Texas

**Michael Wang, MD**
Professor
Department of Lymphoma / Myeloma
The University of Texas MD Anderson Cancer Center
Houston, Texas

**Ranjit Nair, MD**
Assistant Professor
Department of Lymphoma and Myeloma
The University of Texas MD Anderson Cancer Center

Houston, Texas
**Francisco Vega, MD, PhD**
Professor
Department of Hematopathology
The University of Texas MD Anderson Cancer Center
Houston, Texas

**Swaminathan P. Iyer, MD**
Professor
Department of Lymphoma and Myeloma
The University of Texas MD Anderson Cancer Center
Houston, Texas

**Auris Huen, PharmD, MD**
Associate Professor
Department of Dermatology
The University of Texas MD Anderson Cancer Center
Houston, Texas

**Collin K. Chin, MBBS**
Bloodwise Clinic
Perth, Australia

**Fredrick B. Hagemeister**
Department of Lymphoma and Myeloma
The University of Texas MD Anderson Cancer Center
Houston, Texas

**Hun J. Lee**
Department of Lymphoma and Myeloma
The University of Texas MD Anderson Cancer Center
Houston, Texas

**Gregory P. Kaufman, MD**
Assistant Professor
Department of Lymphoma and Myeloma
The University of Texas MD Anderson Cancer Center
Houston, Texas

**Muzaffar H. Qazilbash, MD**
Professor
Department of Stem Cell Transplantation and Cellular Therapy
The University of Texas MD Anderson Cancer Center
Houston, Texas

**Krina Patel, MD**
Associate Professor
Department of Lymphoma and Myeloma
The University of Texas MD Anderson Cancer Center
Houston, Texas

**Sheeba Thomas, MD**
Professor
Department of Lymphoma and Myeloma
The University of Texas MD Anderson Cancer Center
Houston, Texas

**Robert Z. Orlowski, MD, PhD**
Professor
Department of Lymphoma and Myeloma
The University of Texas MD Anderson Cancer Center
Houston, Texas

**Elisabet E. Manasanch, MD, MHSc**
Associate Professor
Department of Lymphoma and Myeloma
The University of Texas MD Anderson Cancer Center
Houston, Texas

**Paul Lin**
Assistant Professor
Department of Stem Cell Transplantation and Cellular Therapy
The University of Texas MD Anderson Cancer Center
Houston, Texas

**Hans C. Lee, MD**
Assistant Professor
Department of Lymphoma and Myeloma
The University of Texas MD Anderson Cancer Center
Houston, Texas

**Melody Becnel, MD**
Assistant Professor
Department of Lymphoma and Myeloma

The University of Texas MD Anderson Cancer Center
Houston, Texas

**Donna Weber**
Department of Lymphoma and Myeloma
The University of Texas MD Anderson Cancer Center
Houston, Texas

**Sairah Ahmed**
Department of Lymphoma and Myeloma
The University of Texas MD Anderson Cancer Center
Houston, Texas

**Simrit Parmar**
Department of Lymphoma and Myeloma
The University of Texas MD Anderson Cancer Center
Houston, Texas

**Sattva Neelapu**
Department of Lymphoma and Myeloma
The University of Texas MD Anderson Cancer Center
Houston, Texas

**Neeraj Saini, MD**
Assistant Professor
Department of SCT and Cellular Therapy
Department of Lymphoma and Myeloma
The University of Texas MD Anderson Cancer Center
Houston, Texas

**Yago Nieto, MD**
Professor
Department of SCT and Cellular Therapy
The University of Texas MD Anderson Cancer Center
Houston, Texas

**Rohtesh S. Mehta, MD, MPH, MS**
Assistant Professor
Department of Stem Cell Transplantation and Cellular Therapy
Division of Cancer Medicine
The University of Texas MD Anderson Cancer Center
Houston, Texas

**Chitra Hosing, MD**
Professor
The University of Texas MD Anderson Cancer Center
Houston, Texas

**Betul Oran, MD**
Associate Professor
Department of Stem Cell Transplantation and Cellular Therapy
Division of Cancer Medicine
The University of Texas MD Anderson Cancer Center
Houston, Texas

**Katayoun Rezvani, MD, PhD**
Professor
Department of Stem Cell Transplantation and Cellular Therapy
Division of Cancer Medicine
The University of Texas MD Anderson Cancer Center
Houston, Texas

**Elizabeth J. Shpall, MD**
Professor
Department of Stem Cell Transplantation and Cellular Therapy
Division of Cancer Medicine
The University of Texas MD Anderson Cancer Center
Houston, Texas

**Samer A. Srour, MB ChB, MS**
Assistant Professor
Department of Stem Cell Transplantation and Cellular Therapy
The University of Texas MD Anderson Cancer Center
Houson, Texas

**Richard E. Champlin, MD**
Chairman
Department of Stem Cell Transplantation and Cellular Therapy
The University of Texas MD Anderson Cancer Center
Houston, Texas

**Stefan O. Ciurea, MD**
Associate Professor
Department of Stem Cell Transplantation and Cellular Therapy

The University of Texas MD Anderson Cancer Center
Houston, Texas;
Professor, Director of the Hematopoietic Stem Cell Transpalntation and
  Cellualr Therapy Program
University of California, Irvine, California

**Amanda Olson, MD**
Associate Professor
Department of Stem Cell Transplantation and Cellular Therapy
The University of Texas MD Anderson Cancer Center
Houston, Texas

**Jeremy Ramdial**
Assistant Professor
Department of Stem Cell Transplantation and Cellular Therapy
The University of Texas MD Anderson Cancer Center
Houston, Texas

**Uri Greenbaum**
Department of Stem Cell Transplantation and Cellular Therapy
The University of Texas MD Anderson Cancer Center
Houston, Texas

**Partow Kebriaei**
Professor
Department of Stem Cell Transplantation and Cellular Therapy
The University of Texas MD Anderson Cancer Center
Houston, Texas

**Jeremy A. Ross, MD**
Medical Oncologist
Center for Cancer and Blood Disorders
Fort Worth, Texas

**Lauren A. Byers, MD**
Professor
Department of Thoracic / Head and Neck Medical Oncology
Division of Cancer Medicine
The University of Texas MD Anderson Cancer Center
Houston, Texas

**Carl M. Gay, MD, PhD**
Assistant Professor
Department of Thoracic / Head and Neck Medical Oncology
Division of Cancer Medicine
The University of Texas MD Anderson Cancer Center
Houston, Texas

**Mehmet Altan**
Department of Thoracic / Head and Neck Medical Oncology
Division of Cancer Medicine
The University of Texas MD Anderson Cancer Center
Houston, Texas

**Joshua M. Gulvin, MD**
Hematology / Oncology
St. Charles Health System
Redmond, OR

**George Simon, MD**
Executive Director, Clinical Research Unit
Moffitt Cancer Center-Advent Health
Celebration, FL

**Bonnie Glisson**
Department of Thoracic / Head and Neck Medical Oncology
Division of Cancer Medicine
The University of Texas MD Anderson Cancer Center
Houston, Texas

**Yasir Y. Elamin**
Assistant Professor
Department of Thoracic / Head and Neck Medical Oncology
The University of Texas MD Anderson Cancer Center
Houston, Texas

**Don L. Gibbons**
Professor
Department of Thoracic / Head and Neck Medical Oncology; Department of
  Molecular and Cellular Oncology
The University of Texas MD Anderson Cancer Center
Houston, Texas

Marcelo V. Negrao
Assistant Professor
Department of Thoracic/Head and Neck Medical Oncology The University of Texas MD Anderson Cancer Center
Houston, Texas

Ruth Sacks, MD
Assistant Professor
Department of Hematology and Medical Oncology
Winship Cancer Center of Emory University
Atlanta, Georgia

David Boyce-Fappiano, MD
Resident Physician
Department of Radiation Oncology
The University of MD Anderson Cancer Center
Houston, Texas

Amy Moreno, MD
Assistant Professor
Department of Radiation Oncology, Head and Neck Service
The University of MD Anderson Cancer Center
Houston, Texas

Frank Mott, MD, FACP
Professor
Department of Thoracic/Head and Neck Medical Oncology
The University of MD Anderson Cancer Center
Houston, Texas

Mariela Blum Murphy
Department of Gastrointestinal Medical Oncology
The University of Texas MD Anderson Cancer Center
Houston, Texas

Elena Elimova, MD
Medical Oncologist
Princess Margaret Cancer Centre
Toronto, ON

Ahmed Abdelhakeem, MD
Internal Medicine Resident
Department of Medicine

Jaffer Ajani
Department of Gastrointestinal Medical Oncology
The University of Texas MD Anderson Cancer Center
Houston, Texas

Jonathan D. Mizrahi, MD
Assistant Professor
Department of Hematology and Oncology
The Oschner Clinic

Anirban Maitra, MBBS
Professor
Department of Anatomical Pathology
The University of Texas MD Anderson Cancer Center
Houston, Texas

Robert A. Wolff, MD
Professor
Department of GI Medical Oncology
The University of Texas MD Anderson Cancer Center
Houston, Texas

Shalini Makawita, MD
Medical Oncologist
Baylor College of Medicine
Houston, Texas

Sunyoung Lee, MD, PhD
Assistant Professor
Department of Gastrointestinal Medical Oncology
Division of Cancer Medicine
The University of Texas MD Anderson Cancer Center
Houston, Texas

Yun Shin Chun, MD, FACS
Associate Professor
Department of Surgical Oncology
Division of Surgery
The University of Texas MD Anderson Cancer Center
Houston, Texas

Millicent A. Roach, BS
Assistant Clinical Research Coordinator
Department of Radiation Oncology
Division of Radiation Oncology
The University of Texas MD Anderson Cancer Center
Houston, Texas

Eugene J. Koay, MD, PhD
Associate Professor
Department of Radiation Oncology
Division of Radiation Oncology
The University of Texas MD Anderson Cancer Center
Houston, Texas

Milind Javle, MD
Professor
Department of Gastrointestinal Medical Oncology
Division of Cancer Medicine
The University of Texas MD Anderson Cancer Center
Houston, Texas

Sunyoung S. Lee
Professor
Department of Gastrointestinal Medical Oncology
The University of Texas MD Anderson Cancer Center
Houston, Texas

Hao Chi Zhang
Assistant Professor
Department of Gastroenterology, Hepatology, and Nutrition
The University of Texas MD Anderson Cancer Center
Houston, Texas

Hop S. Tran Cao
Associate Professor
Department of Surgical Oncology
The University of Texas MD Anderson Cancer Center
Houston, Texas

Sudha Kodali
Transplant Hepatology, Houston Methodist Hospital
Houston, Texas

Joshua D. Kuban
Associate Professor
Department of Interventional Radiology
The University of Texas MD Anderson Cancer Center
Houston, Texas

Eugene J. Koay
Associate Professor
Department of Radiation Oncology
The University of Texas MD Anderson Cancer Center
Houston, Texas

Rony Avritscher
Professor
Department of Interventional Radiology
The University of Texas MD Anderson Cancer Center
Houston, Texas

Ahmed O. Kaseb
Professor
Department of Gastrointestinal Medical Oncology
The University of Texas MD Anderson Cancer Center
Houston, Texas

Pat Gulhati, MD, PhD
Assistant Professor
Cancer Institute of New Jersey
Rutgers University

John Paul Shen
Department of Gastrointestinal Medical Oncology
The University of Texas MD Anderson Cancer Center
Houston, Texas

Michael J. Overman
Department of Gastrointestinal Medical Oncology
The University of Texas MD Anderson Cancer Center
Houston, Texas

Arvind Dasari, MD, MS
Associate Professor

Department of Gastrointestinal Medical Oncology
The University of Texas MD Anderson Cancer Center
Houston, Texas
**Benny Johnson, DO**
Assistant Professor
Department of Gastrointestinal Medical Oncology
The University of Texas MD Anderson Cancer Center
Houston, Texas
**Christine Parseghian, MD**
Assistant Professor
Department of Gastrointestinal Medical Oncology
The University of Texas MD Anderson Cancer Center
Houston, Texas
**Kanwal P. Raghav, MD**
Associate Professor
Department of Gastrointestinal Medical Oncology
The University of Texas MD Anderson Cancer Center
Houston, Texas
**Scott Kopetz, MD, PhD**
Professor and Deputy Chair
Department of Gastrointestinal Medical Oncology
The University of Texas MD Anderson Cancer Center
Houston, Texas
**Emma Holliday, MD**
Department of Radiation Oncology
The University of Texas MD Anderson Cancer Center
Houston, Texas
**Van Morris, MD**
Department of Medical Oncology
The University of Texas MD Anderson Cancer Center
Houston, Texas
**Craig A. Messick, MD, FACS, FASCRS**
Associate Professor
Department of Colon and Rectal Surgery;
Department of Surgical Oncology
The University of Texas MD Anderson Cancer Center
Houston, Texas
**Jessica E. Maxwell, MD, MBA**
Assistant Professor
Department of Surgical Oncology
The University of Texas MD Anderson Cancer Center
Houston, Texas
**James C. Yao, MD**
Professor and Chair
Department of Gastrointestinal Medical Oncology
The University of Texas MD Anderson Cancer Center
Houston, Texas
**Daniel M. Halperin, MD**
Assistant Professor
Department of Gastrointestinal Medical Oncology
The University of Texas MD Anderson Cancer Center
Houston, Texas
**Demetria Smith-Graziani, MD**
Fellow, Hematology and Medical Oncology
The University of Texas MD Anderson Cancer Center; Instructor
Department of Medicine, Section of Hematology and Oncology, Baylor
    College of Medicine
Houston, Texas
**Mariana Chavez-MacGregor, MD**
Associate Professor
Department of Health Services Research
The University of Texas MD Anderson Cancer Center
Houston, Texas
**Haven R. Garber, MD, PhD**
Assistant Professor
Department of Breast Medical Oncology
The University of Texas MD Anderson Cancer Center
Houston, Texas
**Meghan S. Karuturi, MD**
Associate Professor

Department of Breast Medical Oncology
The University of Texas MD Anderson Cancer Center
Houston, Texas
**Gabriel N. Hortobagyi, MD, FACP**
Professor
Department of Breast Medical Oncology
The University of Texas MD Anderson Cancer Center
Houston, Texas
**Bora Lim, MD**
Associate Professor
Department of Medicine-Oncology
Baylor College of Medicine
Houston, Texas
**Gabriel N. Hortobagyi, MD, FACP**
Professor
Department of Breast Medical Oncology
The University of Texas MD Anderson Cancer Center
Houston, Texas
**Rachel M. Layman, MD**
Associate Professor
The University of Texas MD Anderson Cancer Center
Houston, Texas
**Roni Nitecki, MD, MPH**
Clinical Fellow
Department of Gynecologic Oncology and Reproductive Medicine
The University of Texas MD Anderson Cancer Center
Houston, Texas
**Lauren P. Cobb, MD**
Assistant Professor
Department of Gynecologic Oncology and Reproductive Medicine
The University of Texas MD Anderson Cancer Center
Houston, Texas
**J. Alejandro Rauh-Hain, MD, MPH**
Assistant Professor
Gynecologic Oncology and Reproductive Medicine
The University of Texas MD Anderson Cancer Center
Houston, Texas
**Amir A. Jazaeri, MD**
Professor
Department of Gynecologic Oncology
The University of Texas MD Anderson Cancer Center
Houston, Texas
**Michaela A. Onstad, MD, MPH**
Assistant Professor
Gynecologic Oncology and Reproductive Medicine
The University of Texas MD Anderson Cancer Center
Houston, Texas
**Shannon N. Westin, MD, MPH**
Associate Professor
Department of Gynecologic Oncology and Reproductive Medicine
The University of Texas MD Anderson Cancer Center
Houston, Texas
**Karen H. Lu, MD**
Chair and Professor
Department of Gynecologic Oncology and Reproductive Medicine
The University of Texas MD Anderson Cancer Center
Houston, Texas
**Gloria Salvo, MD**
Clinical Research
Department of Gynecologic Oncology and Reproductive Medicine
The University of Texas MD Anderson Cancer Center
Houston Texas
**Mila P. Salcedo, MD**
Visiting Scientist
Department of Gynecologic Oncology and Reproductive Medicine
The University of Texas MD Anderson Cancer Center, Houston, Texas;
    Associate Professor, Chair of Gynecology
The Obstetrics and Gynecology Department, Federal University of Health
    Sciences of Porto Alegre / Santa Casa de Misericordia of Porto Alegre
    Hospital, Brazil

Sol Basabe, MD
Postdoctoral Fellow
Department of Gynecologic Oncology and Reproductive Medicine,
The University of Texas MD Anderson Cancer Center
Houston, Texas

Pedro T. Ramirez, MD
Professor, Editor-in-Chief
International Journal of Gynecological Cancer, David M. Gershenson
    Distinguished Professor in Ovarian Cancer Research, Director of
    Minimally Invasive Surgical Research and Education, Department of
    Gynecologic Oncology and Reproductive Medicine
The University of Texas MD Anderson Cancer Center
Houston, Texas

Han T. Cun, MD
Clinical Fellow
Department of Gynecologic Oncology and Reproductive Medicine
The University of Texas MD Anderson Cancer Center
Houston, Texas

Aaron Shafer, MD
Associate Professor
Department of Gynecologic Oncology and Reproductive Medicine
The University of Texas MD Anderson Cancer Center
Houston, Texas

Andrew W. Hahn, MD
Medical Oncology Fellow
Division of Cancer Medicine
The University of Texas MD Anderson Cancer Center
Houston, Texas

Jose A. Karam, MD, FACS
Associate Professor
Department of Urology
Division of Surgery and Department of Translational Molecular Pathology
Division of Pathology and Laboratory Medicine
The University of Texas MD Anderson Cancer Center
Houston, Texas

Christopher G. Wood, MD, FACS
Professor
Deputy Chairman, Department of Urology
The University of Texas MD Anderson Cancer Center
Houston, Texas

Nizar M. Tannir, MD, FACP
Professor
Department of Genitourinary Medical Oncology
Division of Cancer Medicine
The University of Texas MD Anderson Cancer Center
Houston, Texas

Alexander Y. Andreev-Drakhlin, MD, PhD
Genentech, San Francisco, California

Arlene O. Siefker-Radtke, MD
Professor
Department of Genitourinary Medical Oncology
The University of Texas MD Anderson Cancer Center
Houston, Texas

Ashish M. Kamat, MD
Professor
Department of Urology
The University of Texas MD Anderson Cancer Center
Houston, Texas

Patrick Pilié, MD
Assistant Professor
Department of GU Medical Oncology
The University of Texas MD Anderson Cancer Center
Houston, Texas

Paul Viscuse, MD
Clinical Fellow
Division of Cancer Medicine
The University of Texas MD Anderson Cancer Center
Houston, Texas

Christopher J. Logothetis, MD
Professor

Department of GU Medical Oncology
The University of Texas MD Anderson Cancer Center
Houston, Texas

Paul G. Corn, MD
Professor
Department of GU Medical Oncology
The University of Texas MD Anderson Cancer Center
Houston, Texas

Jad Chahoud, MD, MPH
GU Department, Moffitt Cancer Center, Tampa, Florida

Curtis A. Pettaway, MD
Urology Department
The University of Texas MD Anderson Cancer Center
Houston, Texas

Joseph A. Moore, MD
Staff Oncologist
Cancer Center of Kansas
Wichita, Kansas

Shi-Ming Tu, MD
Professor
Department of GU Medical Oncology
The University of Texas MD Anderson Cancer Center
Houston, Texas

Shiao-Pei Weathers, MD
Assistant Professor
Department of Neuro-Oncology
Division of Cancer Medicine; Clinical Medical Director, Brain and Spine
    Center
The University of Texas MD Anderson Cancer Center
Houston, Texas

Barbara O'Brien, MD
Assistant Professor
Department of Neuro-Oncology
Division of Cancer Medicine
The University of Texas MD Anderson Cancer Center
Houston, Texas

Ashley Aaroe, MD
Clinical Fellow, Department of Neuro-Oncology
Division of Cancer Medicine
The University of Texas MD Anderson Cancer Center
Houston, Texas

Debra Yeboa, MD
Assistant Professor
Department of Radiation Oncology
Division of Radiation Oncology
The University of Texas MD Anderson Cancer Center
Houston, Texas

Sujit Prabhu, MD, FRCS (Ed)
Professor
Department of Neurosurgery
Division of Surgery
The University of Texas MD Anderson Cancer Center
Houston, Texas

John de Groot, MD
Professor
Department Chair ad interim, Department of Neuro-Oncology
Division of Cancer Medicine
The University of Texas MD Anderson Cancer Center
Houston, Texas

Houssein Safa, MD
Internal Medicine Resident
Montefiore Health System
Bronx, New York

Jane Mattei
Clinical Fellow
Department of Melanoma Medical Oncology
The University of Texas MD Anderson Cancer Center
Houston, Texas

Andrew J. Bishop, MD, AM
Assistant Professor

Department of Surgical Oncology
The University of Texas MD Anderson Cancer Center
Houston, Texas

**Emily Z. Keung, MD**
Assistant Professor
Department of Surgical Oncology
The University of Texas MD Anderson Cancer Center
Houston, Texas

**Sirisha Yadugiri, PhD, MHA**
Sr. Technical Writer, Department of Melanoma Medical Oncology
The University of Texas MD Anderson Cancer Center
Houston, Texas

**Michael A. Davies, MD, PhD**
Professor and Chair
Department of Melanoma Medical Oncology
Professor, Translational Molecular Pathology, Genomic Medicine, Systems
  Biology, Anne and John Mendelsohn Chair in Cancer Research
The University of Texas MD Anderson Cancer Center
Houston, Texas

**Isabella C. Glitza Oliva**
Department of Melanoma Medical Oncology
The University of Texas MD Anderson Cancer Center
Houston, Texas

**J. Andrew Livingston, MD**
Assistant Professor
Department of Sarcoma Medical Oncology
The University of Texas MD Anderson Cancer Center
Houston, Texas

**Anthony P. Conley**
Associate Professor
Department of Sarcoma Medical Oncology
The University of Texas MD Anderson Cancer Center
Houston, Texas

**Ravin Ratan, MD**
Assistant Professor
Department of Sarcoma Medical Oncology
The University of Texas MD Anderson Cancer Center
Houston, Texas

**Vinod Ravi, MD**
Associate Professor
Department of Sarcoma Medical Oncology
The University of Texas MD Anderson Cancer Center
Houston, Texas

**Shreyaskumar Patel, MD**
Professor
Department of Sarcoma Medical Oncology
The University of Texas MD Anderson Cancer Center
Houston, Texas

**Ha Nguyen, MD**
Assistant Professor
Department of Medicine
Baylor College of Medicine
Houston, Texas

**Mouhammed Amir Habra, MD**
Professor
Department of Endocrine Neoplasia
The University of Texas MD Anderson Cancer Center
Houston, Texas

**Adan Rios, MD**
Associate Professor
Division of Medical Oncology
The University of Texas Health Science Center-Houston
Houston, Texas

**Gauri R. Varadhachary, MD[†]**
Professor
Department of GI Medical Oncology
The University of Texas MD Anderson Cancer Center
Houston, Texas

**Branko Cuglievan, MD**
Assistant Professor

Section Chief ad Interim, Pediatric Leukemia, and Lymphoma
The University of Texas MD Anderson Cancer Center
Houston, Texas

**Wafik Zaky, MD**
Associate Professor
Department of Pediatrics
The University of Texas MD Anderson Cancer Center
Houston, Texas

**Richard Gorlick, MD**
Professor
Division Head and Department Chair,
Department Chair ad interim, Sarcoma Medical Oncology
The University of Texas MD Anderson Cancer Center
Houston, Texas

**Douglas Harrison, MD, MS**
Associate Professor
Center Medical Director
The University of Texas MD Anderson Cancer Center
Houston, Texas

**Jason A. Willis, MD**
Assistant Professor
Department of GI Medical Oncology (or Gastrointestinal Medical Oncology)
The University of Texas MD Anderson Cancer Center
Houston, Texas

**Jennifer B. Goldstein, MD, PhD**
Medical Oncologist
University of California-Irvine
Irvine, California

**Zhijing Zhang**
College Student
Department of Genomic Medicine
The University of Texas MD Anderson Cancer Center
Houston, Texas

**Andy Futreal**
Department of Genomic Medicine
The University of Texas MD Anderson Cancer Center
Houston, Texas

**Bilal A. Siddiqui, MD**
Assistant Professor
Department of Genitourinary Medical Oncology
The University of Texas MD Anderson Cancer Center
Houston, Texas

**Sangeeta Goswami, MD, PhD**
Assistant Professor
Departments of Genitourinary Medical Oncology and Immunology
The University of Texas MD Anderson Cancer Center
Houston, Texas

**James P. Allison, PhD**
Chair and Regental Professor, Department of Immunology, MD Anderson
  Cancer Center
The University of Texas MD Anderson Cancer Center
Houston, Texas

**Padmanee Sharma, MD, PhD**
Professor, Departments of Genitourinary Medical Oncology and Immunology
The University of Texas MD Anderson Cancer Center
Houston, Texas

**Rabih Said, MD, MPH**
Associate Professor, Oncology Division, St George Hospital University
  Medical Center, University of Balamand, Beirut, Lebanon

**Apostolia-Maria Tsimberidou, MD, PhD**
Professor
Department of Investigational Cancer Therapeutics
The University of Texas MD Anderson Cancer Center
Houston, Texas

**Fareed Khawaja, MD**
Assistant Professor
Department of Infectious Diseases
The University of Texas MD Anderson Cancer Center
Houston, Texas

Roy F. Chemaly, MD
Professor
Department of Infectious Diseases
The University of Texas MD Anderson Cancer Center
Houston, Texas

Bruno P. Granwehr, MD, MS, FACP, CMQ
Professor
Department of Infectious Diseases
The University of Texas MD Anderson Cancer Center
Houston, Texas

Dimitrios P. Kontoyiannis, MD, ScD, PhD(Hon.), FACP, FIDSA, FECMM, FAAM, FAAAS
Professor
Department of Infectious Diseases, Texas 4000, Distinguished Endowed Professor for Cancer Research, Deputy Head
Division of Internal Medicine
The University of Texas MD Anderson Cancer Center
Houston, Texas

Rachael Hosein, MD
Aurora Health Care, 2414 Kohler Memorial Dr, Sheboygan, Wisconsin; Division of Endocrinology, Diabetes, and Metabolism, McGovern Medical School
The University of Texas Health Science Center
Houston, Texas

Sara Bedrose, MD
Department of Endocrinology, Diabetes and Metabolism, Baylor College of Medicine
Houston, Texas

Rebecca Jeun, MD
Department of Endocrinology, Diabetes and Metabolism, Baylor College of Medicine
Houston, Texas

Sonali N. Thosani, MD
Associate Professor
Department of Endocrine Neoplasia and Hormonal Disorders
Section Chief, Diabetes and Metabolic Disorders
Certified in Medical Quality (CMQ)
Division of Internal Medicine Quality Council, Chair
Patient Safety and Quality Officer, Endocrine Department
The University of Texas MD Anderson Cancer Center
Houston, Texas

Jeena M. Varghese, MD
Assistant Professor
Endocrine Neoplasia and Hormonal Disorders
The University of Texas MD Anderson Cancer Center
Houston, Texas

Sai-Ching Jim Yeung
Professor
Department of Emergency Medicine
The University of Texas MD Anderson Cancer Center
Houston, Texas

Ellen F. Manzullo, MD, FACP
Professor
Deputy Division Head (Clinical) Internal Medicine
The University of Texas MD Anderson Cancer Center
Houston, Texas

Patrick Chaftari, MD, MBA, FACP
Associate Professor
Department of Emergency Medicine
Clinical Medical Director, Clinical Decision Unit (CDU)
The University of Texas MD Anderson Cancer Center
Houston, Texas

Elie Mouhayar, MD, FACC, FSVM
Professor
Department of Cardiology.
The University of Texas M. D. Anderson Cancer Center
Houston, Texas

Danielle El-Haddad, MD
Clinical research resident, Department of Cardiology.
The University of Texas M. D. Anderson Cancer Center

Houston, Texas

Peter Kim, MD
Associate Professor
Department of Cardiology.
The University of Texas M. D. Anderson Cancer Center
Houston, Texas

Kara Thompson, MD
Associate Professor
Department of Cardiology.
The University of Texas M. D. Anderson Cancer Center
Houston, Texas

Cezar Iliescu, MD
Professor
Department of Cardiology.
The University of Texas M. D. Anderson Cancer Center
Houston, Texas

Kaoswi K. Shih, MD
Assistant Professor
Palliative Care Medicine
University of Texas MD Anderson Cancer Center
Houston, Texas

Rony Dev, MD
Associate Professor
Palliative Care Medicine
University of Texas MD Anderson Cancer Center
Houston, Texas

Shalini Dalal, MD
Professor
Palliative Care Medicine
University of Texas MD Anderson Cancer Center
Houston, Texas

Abdulrazzak Zarifa, MD
Department of Cardiology.
The University of Texas M. D. Anderson Cancer Center
Houston, Texas

Audra J. Schwalk, MD
Assistant Professor
Department of Internal Medicine-Pulmonary and Critical Care Medicine
University of Southwestern Medicine Center
Dallas, Texas

Saadia A. Faiz, MD
Professor
Department of Pulmonary Medicine
The University of Texas MD Anderson Cancer Center
Houston, Texas

Horiana B. Grosu, MD
Associate Professor
Department of Pulmonary Medicine
The University of Texas MD Anderson Cancer Center
Houston, Texas

Lara Bashora, MD
Professor
Department of Pulmonary Medicine
The University of Texas MD Anderson Cancer Center
Houston, Texas

Vickie R. Shannon, MD
Professor
Department of Pulmonary Medicine
The University of Texas MD Anderson Cancer Center
Houston, Texas

Kelly A. Casteel
Assistant Professor
Department of Benign Hematology
The University of Texas MD Anderson Cancer Center
Houston, Texas

Michael H. Kroll, MD
Professor
Department of Benign Hematology
The University of Texas MD Anderson Cancer Center
Houston, Texas

Ali Haider, MD
Assistant Professor
Department of Palliative, Rehabilitation and Integrative Medicine Department
The University of Texas MD Anderson Cancer Center
Houston, Texas

Ahsan Azhar, MD
Assistant Professor
Palliative, Rehabilitation and Integrative Medicine Department
The University of Texas MD Anderson Cancer Center
Houston, Texas

Eduardo Bruera, MD
Professor and Chair, Palliative, Rehabilitation and Integrative Medicine Department
The University of Texas MD Anderson Cancer Center
Houston, Texas

Akhila Reddy, MD
Associate Professor
Department of Palliative, rehabilitation, and Integrative Medicine
The University of Texas MD Anderson Cancer Center
Houston, Texas

David Hui, MD
Associate Professor
Department of Palliative, Rehabilitation, and Integrative Medicine
The University of Texas MD Anderson Cancer Center
Houston, Texas

Brian Fricke, MD
Fellow, Department of Palliative, Rehabilitation, and Integrative Medicine
The University of Texas MD Anderson Cancer Center
Houston, Texas

An Ngo-Huang, DO
Assistant Professor
Department of Palliative, Rehabilitation, and Integrative Medicine
The University of Texas MD Anderson Cancer Center
Houston, Texas

Ekta Gupta, MD
Assistant Professor
Department of Palliative, Rehabilitation, and Integrative Medicine
The University of Texas MD Anderson Cancer Center
Houston, Texas

Xuelin Huang, PhD
Professor
Deputy Chair, Department of Biostatistics
The University of Texas MD Anderson Cancer Center
Houston, Texas

Wei Qiao, PhD
Senior Biostatistician, Department of Biostatistics
The University of Texas MD Anderson Cancer Center

Houston, Texas
Fang Xia, PhD
Biostatistics Manager, Gilead Sciences, Foster City, California

E Lin, MD, PhD
Associate Director of Biostatistics, PTC Therapeutics, Inc., South Plainfield, New Jersey

Liang Zhu, PhD
Associate Professor, Department of Internal Medicine
The University of Texas Health Science Center at Houston
Houston, Texas

Jing Ning, PhD
Associate Professor
Department of Biostatistics
The University of Texas MD Anderson Cancer Center
Houston, Texas

Peng Wei, PhD
Department of Biostatistics
The University of Texas MD Anderson Cancer Center
Houston, Texas

Hai Shu, PhD
Department of Biostatistics, School of Global Public Health, New York University, New York, New York

Casey J. Allen, MD
Fellow, Department of Surgical Oncology
Division of Surgery
The University of Texas MD Anderson Cancer Center
Houston, Texas

Aileen Chen, MD, MPP
Associate Professor
Department of Radiation Oncology and Department of Health Services Research
The University of Texas MD Anderson Cancer Center
Houston, Texas

Ryan W. Huey, MD
Assistant Professor
Department of Gastrointestinal Medical Oncology
Division of Cancer Medicine
The University of Texas MD Anderson Cancer Center
Houston, Texas

Ya-Chen Tina Shih, PhD
Professor
Department of Health Services Research, Chief, Section of Cancer Economics and Policy
Division of Cancer Prevention and Population Sciences
The University of Texas MD Anderson Cancer Center
Houston, Texas

# 中文版前言

作为肿瘤学治疗和研究领域的殿堂之一，MDACC无疑是大多数肿瘤科医生及科研人员的向往之地。2003—2005年笔者以客座助理教授身份在MDACC进修学习，领略过时任院长John Mendelsohn及大师Isaiah J Fidler等前辈的风采，感受过每周全院大学习的氛围，体验过Rita大飓风压城前医院有条不紊的部署。当时曾有师兄言喙，"安德森"本身就像个"肿瘤"，不断扩大和播散。我的理解，这个播散，不是肿瘤之恶的播散，而是斩瘤之光的铺洒。

MDACC的口号是，"Making Cancer History"，有趣的是，该院院标还在"Cancer"这个字上加划了一条红线，有令肿瘤"斩立决"之寓意。确实，在MDACC每天川流不息的科研人员身上，能体会到浓浓的使命感和责任感。攻克肿瘤是所有肿瘤研究者和临床照护者共同的梦想；肿瘤治疗同样是一门艺术，正如我们敬爱的王振义院士尽瘁科学、造福人群之表率。如无胸怀慈爱之心，又怎么可能想到用全反式维甲酸将某类"万恶"的白血病细胞诱导分化，使之"弃恶从善"？

这本《MD安德森肿瘤学》已是第四版，前几版由詹启敏院士领衔的专家团队主译和批注，大师们的加持已使该"大部头"的工具书登上编译之巅，本次能接棒从事这项工作，对我们这支年轻的团队而言，诚惶诚恐，极富挑战。鉴于肿瘤学领域的飞速发展和专科化，在艰苦的翻译过程中，我们也深深体会到，完全理解已属不易，要贴合原著妥帖表达更难。所幸参与翻译本书的译者们，攻坚克难，反复推敲，以敬业和专业的态度，力求使这部鸿著的精粹能被复刻呈现，并按期顺利出版。

本书内容特色、写作风格、使用技巧等见原著者前言，不再赘述。需要强调的一点是，许多章节最后有一小段"提示"，尤其值得细细研读，对于像我这样的临床医生而言，细品后再思考，确实可有很多共鸣和会心之处。在当下各类电子化、碎片化信息冲击的浪潮下，希望这部完整、系统的工具书，可供广大肿瘤科医生和科学研究者鉴赏和品味。

张　俊

2024年1月

# 英文版序言

当最初构思《MD 安德森肿瘤学》时，我们希望它能作为在职肿瘤科医生的实用资源，填补肿瘤学参考专著的空白。首版于 2006 年出版，仅由我们的教师和研究生撰写，旨在以鸟瞰的视角展示 MDACC 如何实践多学科治疗。我们对这一最初的努力感到自豪，并且很高兴该书受到了包括《美国医学会杂志》《柳叶刀》和《新英格兰医学杂志》在内的几本高影响力期刊的积极评价。

第二版于 2011 年出版，目标之一是提供更多插图、表格和计算公式。此外，第二版还新加了关于髓系异型性疾病综合征、菲拉德尔菌阴性骨髓增生性肿瘤、T 细胞淋巴瘤、小肠癌和阑尾肿瘤、炎性乳腺癌和阴茎癌等新章节。

在第三版中，我们继续保留以流程图和图表形式展现的循证医学管理路径，这些临床路径是由我们世界一流的 MDACC 工作者根据其临床经验总结的。读者还可获及一份实用指南，介绍 MDACC 使用的肿瘤诊断和治疗策略。

新版的《MD 安德森肿瘤学》增加了脐血移植、半同源干细胞移植、异基因造血干细胞移植中的细胞疗法、儿童癌症、分子生物标志物与癌症、免疫肿瘤学、癌症的靶向疗法、应用生物统计学、肿瘤心脏病学、癌症治疗的肺部并发症及癌症相关血栓形成等新章节。此外，对生物和免疫疗法这一快速发展的癌症治疗领域进行了更为广泛、深入的介绍，其中的一个章节是与诺贝尔奖得主 Jim Allison 共同撰写的。

新版《MD 安德森肿瘤学》也将成为一部持续更新的在线版图书，其中包含 MDACC 的世界知名临床研究员提供的最新科研成果和临床建议。

我们希望本版《MD 安德森肿瘤学》能帮助全球各地的肿瘤科医生，为他们的患者提供高质量、最新的癌症照护。

Hagop M. Kantarjian，MD

Robert A. Wolff，MD

Alyssa G. Reiber，MD

《MD安德森肿瘤学》阐述了由 MDACC 开创的针对癌症管理的个性化、多学科的方法。从数十年的临床实践和对超过 160 万患者的研究积累中，我们形成了独特的视角。我们正在扩大我们的影响力，让我们服务的患者和社区更容易获取我们的专业知识。我们正在推动高影响力的研究，并通过领先的临床试验网络引进新的治疗方法。同时，我们正在为高出发点、高质量、高价值的癌症治疗设立新的标准。

本书旨在为全球肿瘤学家提供实用的癌症管理方法。内容反映了 MDACC 目前的工作方式，包括许多 10 年前医生们尚未知晓的治疗方法。自第一版出版以来，MDACC 的专家们已经提高了我们识别生存预测生物标志物的能力，这是医学肿瘤学的一项重大突破，这一点在全书中都有展示。

本书增加了大量新内容，反映了我们在研究和癌症管理方法方面的新进展。淋巴瘤、骨髓瘤及胃肠肿瘤相关内容增加了关于最近定义的疾病亚类及其治疗模式，介绍了肺癌的新型靶向疗法。其他关于癌症主题的章节详述了在病毒和真菌感染，以及肿瘤心脏病和血栓形成等方面的最新知识。生物统计学在本版中独立成章，着重展示了大数据分析带来的海量信息，以及其在肿瘤治疗中的应用。姑息性治疗和支持性治疗的相关内容反映了在患者从诊断开始的癌症全程管理过程中应对复杂症状的管理方法。

本书每一章都有丰富的图片和表格，包括 MDACC 针对特定癌症或疾病亚型开发的路径和决策树；展示新的疗法靶点和处于最新临床试验阶段的针对这些靶点的药物，以及为克服对曾经有效疗法的耐药性而开发的新分子疗法。

相较于以往版本，本版尤为强调安全管理。MDACC 的核心价值观是安全，这一点在我们同事每一天的工作中得以体现，特别是在新型冠状病毒肺炎（COVID-19）大流行期间，我们以勤奋、决心和循证的理念确保为免疫功能低下的患者提供尽可能安全的照护环境。此外，我们始终保持对癌症幸存者的高度关注，因为癌症治疗的进步已经增加了癌症康复人数，或者说癌症已变成慢性疾病而不是致命疾病。我们始终致力于通过研究驱动患者治疗、教育和预防，为我们造福全人类的梦想做出贡献，以成就 MDACC Making Cancer History® 的梦想。

Peter WT Pisters，MD，MHCM

MDACC 院长

休斯敦，得克萨斯州

2022 年 1 月

# MDACC 简史

　　休斯敦迅速发展为美国第四大城市,这背后有四个关键的驱动事件。首先是 1900 年的加尔维斯顿飓风,这场飓风破坏了加尔维斯顿的城市港口,使人们意识到休斯敦有可能成为一个更可靠、更安全的深水港。这导致了船舶航道的拓宽,提供了直达休斯敦的通道。第二个事件是 1901 年在得克萨斯州博蒙特的斯平德尔托普发现石油。这推动了得克萨斯州石油工业的发展,并把休斯敦从一个小城镇变成了一个大都市。第三个事件是 20 世纪 50 年代空调的商业化,使休斯敦及许多美国南部的城市变得更为宜居。最后一个事件是为得克萨斯医疗中心分配土地,这使其成为全球最大的医疗中心,拥有高密度的临床设施用于患者治疗、基础科学研究和转化医学研究。得克萨斯医疗中心对休斯敦的经济和增长贡献极大。

　　还有几个额外因素促成了得克萨斯大学 MDACC 在休斯敦的建立及发展成为全球最重要的癌症中心之一。首先,诸如 Monroe Dunaway Anderson(图 1)(其侄子因白血病在 1936 年逝世)和他的合伙人 Will Clayton 这样具有远见的得克萨斯人慷慨捐赠,他们创办的 MD 安德森基金会于 1945 年帮助创建了得克萨斯医疗中心。MD 安德森基金会的章程并未明确资金使用方式,但安德森的信托人和亲密朋友 Colonel William Bates、John Freeman 和 Horace Williams 坚决推动资助健康保健事业。他们从执行人手中接管遗产后,就找到 Ernest Bertner 博士(图 2)请教。Bertner 博士是休斯敦一位杰出的外科和妇科医生,尽管面临设施和治疗手段不足的困境,仍为癌症患者提供照护,故为信托人们所熟知(他后来被誉为"得克萨斯医疗中心之父")。

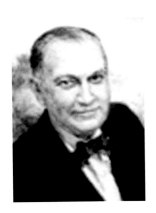

图 1

　　Bertner 博士和信托人注意到,1941 年得克萨斯州立法机构授权得克萨斯大学创立一个癌症研究和治疗的医院,并为此拨款 50 万美元。如今,这一数额相当于约 800 万美元。MD 安德森的信托人在 Bertner 博士的指导下,立即抓住了这个机会,并提出如医院以 Monroe Dunaway Anderson 的名字命名且设在休斯敦,他们愿意出资匹配与拨款相同数额的 50 万美元。立法机构接受了他们的提议。然后,信托人购买了 134 英亩蚊虫肆虐的土地,创建了得克萨斯医疗中心,并宣布新的癌症医院将设立在此。他们宣布这所新的国立医院应该是一所学术机构。事实上,MDACC 是第一个作为独立自主单位与主要大学关联的综合性癌症医院。

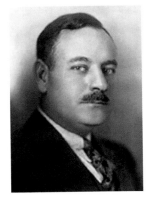

图 2

　　1942 年,得克萨斯大学董事会任命 Bertner 博士为新医院的负责人。从 James A. Baker 先生遗产中,购得了靠近市中心的 6 英亩(约 24 281 m²)土地,该地即成为医院的第一座院区。一个空荡荡的马车房变成了办公室,马厩成了研究实验室,12 座军用营房供患者门诊使用(图 3A～C),再加上 Hermann Hospital 租赁的 22 张床位,这个梦想终于成为现实。加尔维斯顿的得克萨斯大学医学部的少部分医生和科学家被招募至此,就此,终于为癌症患者提供了一个

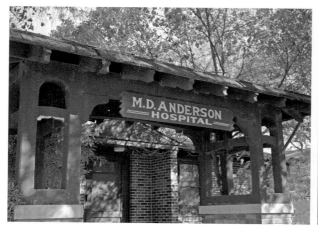

图 3A

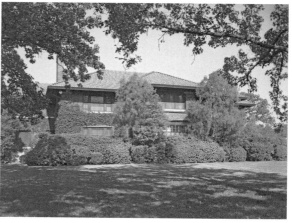

图 3B

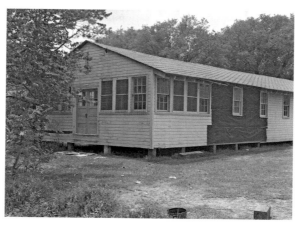

图 3C

避风港。1941 年的名字是"得克萨斯州癌症医院和癌症研究部",后来更改为"得克萨斯大学 MD 安德森癌症研究医院"(以表彰 MD 安德森的捐赠)。1955 年,再次更改名字为"得克萨斯大学 MD 安德森医院和休斯敦肿瘤研究所"(为避免使用引发恐惧和回避的"癌症"一词)。1988 年,终于改为现在的名称"得克萨斯大学 MD 安德森癌症中心"。1946 年,Bertner 博士努力说服了得克萨斯本地人 Randolph Lee Clark 博士,成为即将成立的得克萨斯大学 MDACC 的主席。Clark 博士是一位广受认可的外科医生,他专注于招募优秀的外科教职员工团队,以及基础和临床科学家和医生。从一开始,所有的努力,无论是管理、临床还是研究,都专注于发展以卓越研究为驱动的癌症治疗。1954 年 3 月,医院迁移到现在的地点时,这些早期的部门就已接诊 46 位患者(图 4A 和 B)。

扩大 MDACC 基础设施(图 5)和研究能力的额外资源来自几个途径:① 石油行业的慷慨捐赠;② 5 位在研究和行政管理方面富有远见的历任院长领导,即 Randolph Lee Clark 博士(1946—1978 年)(图 6A)、Charles A. LeMaistre 博士(1978—1996 年)(图 6B)、John Mendelsohn 博士(1996—2011 年)(图 6C)、Ronald DePinho 博士(2011—2017 年)(图 6D),以及 Peter WT Pisters 博士(2017 年至今)(图 6E);③ 招募世界知名的癌症研究先驱(早年的传奇人物包括 Emil J. Freireich 博士、Emil Frei 博士、Gilbert Fletcher 博士、James Butler 博士、Felix Rutledge 博士、Gerald Dodd 博士和 Sidney Wallace 博士);④ MD 安德森教职员工团队在癌症研究方面的不懈努力。

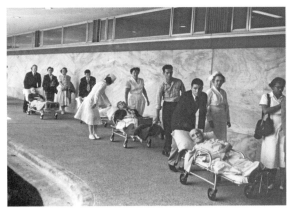

图 4A

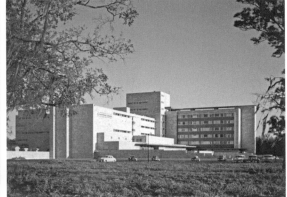

图 4B

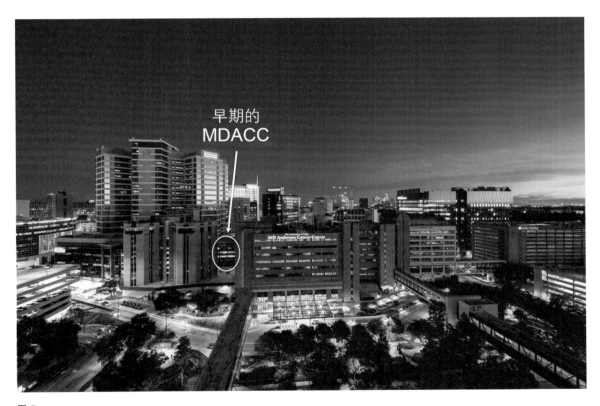

图 5

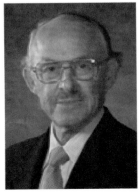

图 6A

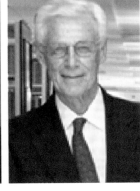

图 6B

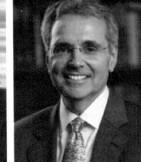

图 6C

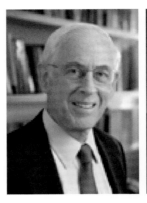 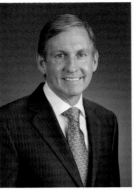

**图 6D**　　　　　**图 6E**

　　如今，MDACC 是世界上最大的肿瘤中心之一，有超过 21 000 名雇员和 1 800 名教职员工；每年在休斯敦服务超过 150 000 名癌症患者；运营一家有 700 床位的癌症医院；在过去的 14 年里，有 11 年被《美国新闻与世界报道》评为癌症治疗排名第一的医院。MDACC 的研究成果已经在很多癌症类型中成为治疗标准，改变了全球数以百万例癌症患者的治疗结局。MDACC 的一个使命是将其对癌症研究和发现的知识传遍全球，这一教育使命通过血液学/肿瘤学奖学金进一步得到推广，该奖学金目前已资助培训超过 40 名医学血液癌症专家。《MD 安德森肿瘤学》是我们教育任务的一部分，通常由我们的研究员作为第一作者（其中许多人后来加入了 MDACC 教职员工团队）编写，由资深肿瘤学专家深入支持并担任共同作者。我们设想这第四版将会扩展为一个持续更新的电子版，以快速和广泛地传播癌症研究和治疗的知识和发现。

Hagop M. Kantarjian，MD

Robert A. Wolff，MD

Alyssa G. Reiber，MD

# 目 录

扫码可查看参考文献

作为 accesshemonc.com 网站的一部分,《MD 安德森肿瘤学》第四版也可在线获取,并可直接链接到综合药物治疗数据库和包括《血液肿瘤治疗学》在内的其他重要医学文献。MD 安德森肿瘤学网络版还包括参考文献中引用的期刊文章的 PubMed 链接。

本版的新内容是仅在线提供临床病例,即《MD 安德森肿瘤学》病例(The MD Anderson Manual of Medical Oncology Cases),供读者检索,每个病例都与相关章节链接。

# 第❶篇 白血病
## William a. Wierda

# 第 1 章　急性淋巴细胞白血病

Hind Rafei

Sergej N. Konoplev

Sa A. Wang

Nicholas J. Short

Hagop M. Kantarjian

Elias J. Jabbour

舒铭锴　陈苏宁·译

## 要点

- 急性淋巴细胞白血病（ALL）分为 B 细胞急性淋巴细胞白血病（B - ALL）、T 细胞急性淋巴细胞白血病（T - ALL）和自然杀伤细胞急性淋巴细胞白血病（NK - ALL）。细胞遗传学是诊断 ALL 的关键，因为它们具有预测和预后价值。最近定义了一种新的费城染色体样急性淋巴细胞白血病（ph - like ALL），它缺乏 BCR - ABL1 融合蛋白的表达，但具有类似于 *BCR - ABL1* 阳性 ALL 的基因表达谱。

- 采用多参数流式细胞术、定量聚合酶链反应（PCR）和二代测序技术检测可测量残留病灶（MRD）是 ALL 患者治疗过程中的标准监测方法，并具有预后和预测意义。获得缓解后 MRD 仍为阳性的 ALL 患者的治疗包括免疫疗法，如使用贝林妥欧单抗或其他药物联合治疗。

- ALL 患者的一线治疗包括四个主要部分：诱导缓解、巩固治疗、维持治疗和预防中枢神经系统白血病。大剂量诱导化疗方案主要基于儿童 ALL 治疗方案或 hyper - CVAD 方案（环磷酰胺、长春新碱、多柔比星、地塞米松）。巩固治疗取决于疾病的风险类别，包括巩固化疗（如大剂量

甲氨蝶呤和阿糖胞苷）和异基因造血干细胞移植（AHSCT）。维持治疗包括 POMP 方案（嘌呤醇、长春新碱、甲氨蝶呤和泼尼松）和 DOMP 方案（地塞米松、嘌呤醇、长春新碱和甲氨蝶呤）化疗 2～3 年。临床试验正在一线治疗环境中评估新药物的使用，如抗体-药物偶联物和双特异性抗体。

- 化学免疫治疗的组合是治疗 ALL 患者的主要手段，并且这一治疗模式正在开展越来越多的研究，以确定最佳的组合方案及其在治疗过程中的应用时机。

- 在青少年和年轻成人 ALL 患者中，应用儿童 ALL 治疗方案和 hyper - CVAD 方案治疗具有相似的完全缓解率、缓解持续时间和生存结局。

- 在某些高危情境下，对首次缓解的 ALL 患者开展 AHSCT 仍然有效，如伴 *KMT2A* 重排的 ALL 患者、急性早期前体 T 淋巴细胞白血病（ETP - ALL）患者，以及具有复杂细胞遗传学和亚二倍体的 ALL 患者。

- 在挽救治疗中，许多新的药物已被批准，包括单克隆抗体、双特异性抗体和嵌合抗原受体 T 细胞疗法。

## 流行病学和病因学

ALL 是以血液、骨髓和其他组织中淋巴祖细胞的增殖和积聚为特征的一种疾病。它在人群中的发病年龄具有双峰分布的特征。经年龄调整的总发病率为 1.7/100 000，在幼儿期具有发病高峰，在老年人具有较小的发病高峰。大约 60% 的 ALL 病例是在 20 岁以下的患者中诊断的。美国癌症协会估计，2020 年美国有 6 150 人被诊断为 ALL，1 520 名患者死于该疾病[1]。预计 ALL 占成人白血病的 20%，占青少年（15～19 岁）白血病的 46%；并将是 14 岁及以下儿童中最常见的儿童急性白血病，约占该年龄患者的 75%[1]。

大多数 ALL 患者的病因并不明确[2-6]。胎儿造血过程中

在子宫内发生的染色体易位表明遗传因素是儿童 ALL 的主要病因，产后的遗传相关事件是第二大病因。ALL 患者的单卵双胞胎和双卵双胞胎，以及患有遗传性疾病[如克兰费尔特综合征（Klinefelter 综合征）和唐氏综合征（Down 综合征）]或具有过度染色体脆性的遗传性疾病[如侏儒面部毛细血管综合征（Bloom 综合征）、范科尼贫血和共济失调毛细血管扩张症]的个体，均被发现具有较高的 ALL 发病率，暗示 ALL 可能具有遗传易感性。其他的研究认为感染性疾病也是 ALL 的病因之一[3]。

## 临床表现和实验室异常指标

ALL 患者的症状是非特异性的，特别是在儿童中。它们

主要表现在骨髓衰竭相关症状,包括萎靡不振、疲劳、出血或瘀伤,以及继发性感染。B 症状,如发热、盗汗和体重减轻,是常见的。患者的白细胞(WBC)计数差异很大,通常可观察到循环血液中的原始细胞。考虑到原淋巴细胞(淋巴母细胞)形态,即使白细胞计数很高,与高白细胞相关的症状在 ALL 中也很少见。

中枢神经系统白血病症状占 ALL 患者临床表现的 10%以下,其临床表现从脑神经病变到脑膜浸润症状不等。这些症状在成熟 B 细胞急性淋巴细胞白血病(B- ALL)或伯基特白血病中更常见[7]。腹部肿块、显著的自发性肿瘤溶解综合征和提示脑神经受累的下颌麻木(精神神经症状)的病史或体格检查发现在该亚型 ALL 中也更常见[8]。淋巴结病和肝脾大,在约 20%的 ALL 患者中可以被观察到[8],但其很少表现出相应症状[8]。

## 诊断

修订后的世界卫生组织(WHO)分类确认了三种类型的 ALL:B- ALL、T- ALL 和 NK- ALL[9](表 1-1)。ALL 可主要累及骨髓或髓外组织。对于有髓外浸润的淋巴细胞淋巴瘤患者,过去采用骨髓中 25%原始细胞的任意截断值来区分淋巴细胞性白血病和淋巴瘤[10]。如今,这种分类实际上已不再使用;目前的 WHO 分类使用组合术语"淋巴细胞性白血病/淋巴瘤"。与急性髓系白血病不同,ALL 的诊断并不需要公认的最小原始细胞百分比。目前的 WHO 分类指出,在原始细胞<20%时应避免诊断 ALL,但同时也指出确实存在原始细胞<20%的 ALL 病例[9]。

形态学上,ALL 以大量淋巴母细胞的存在为特征。原始细胞在细胞大小、细胞核形状、核仁可见性、细胞质数量、胞质

嗜碱性粒细胞增多或胞浆空泡化方面可能有显著差异。Auer 小体总是不存在的。过去,法国-美国-英国(FAB)合作小组建议根据细胞学特征将所有病例分为三个亚型(L1、L2 和 L3)[11],但现在这种细胞学分类已不再使用。事实上,Burkitt 淋巴瘤/白血病这一在 FAB 分类方案中属于 B- ALL 中 L3 亚型的疾病,已经划分为成熟 B 细胞淋巴瘤[9]。表 1-2 总结了不同 ALL 谱系的分类特征。

**表 1-1 急性淋巴细胞白血病的分类**

1. B 细胞急性淋巴细胞白血病/淋巴瘤(B- ALL)
   (1) B- ALL,非特指型
   (2) B- ALL 伴重现性遗传学异常
   B- ALL 伴 t(9;22)(q34.1;q11.2)BCR- ABL1
   B- ALL 伴 t(v;11q23.3);KMT2A 重排
   B- ALL 伴 t(12;21)(p13.2;q22.1);ETV6- RUNX1
   B- ALL 伴超二倍体
   B- ALL 伴亚二倍体
   B- ALL 伴 t(5;14)(q31.1;q32.3);IL3- IGH
   B- ALL 伴 t(1;19)(q23;p13.3);TCF3- PBX1
   B- ALL,BCR- ABL1 样[a]
   B- ALL 伴 iAMP21[a]

2. T 细胞急性淋巴细胞白血病/淋巴瘤(T- ALL)
   急性早期前体 T 淋巴细胞白血病(ETP- ALL)[a]
   近似 ETP- ALL[b]

3. 自然杀伤细胞急性淋巴细胞白血病/淋巴瘤[a]

注:[a]目前分类中的临时实体。[b]该实体目前未归入 WHO 分类中,但是被广泛使用。
数据引自 Swerdlow SH. WHO Classification of Tumours of Haematopoietic and Lymphoid Tissues. International Agency for Research on Cancer; 2017 和 Jain N, Lamb AV, O'Brien S, et al. Early T-cell precursor acute lymphoblastic leukemia/lymphoma(ETP- ALL/LBL)in adolescents and adults: a high-risk subtype. Blood. 2016 Apr 14; 127(15): 1863-1869.

**表 1-2 根据免疫表型进行急性淋巴细胞白血病的诊断**

| 项目 | 谱系定义相关性标志物 | 通常阳性的标志物 | 重要的阴性标志物 | 诊断要求 |
|---|---|---|---|---|
| B- ALL | CD19、CD22,胞质 CD79a、胞质 IgM[a]、PAX5 | CD10、HLA- DR、TdT、CD34 | 胞质 CD3、MPO、单核细胞标志物 | CD19 若表达强且在普遍表达,则只要再表达一种 B 细胞系标志物或 CD10;如果 CD19 表达弱且只在部分细胞中表达,则还需要额外 2 种 B 细胞系标志物表达或 CD10 |
| T- ALL | 胞质 CD3 | CD7(明亮)、CD1a、CD2、CD4、CD5、CD8、TdT 等多种标志物 | MPO 和单核细胞标志物,B 细胞系标志物[a] | 细胞质 CD3,其他谱系标志物阴性 |
| NK- ALL | CD56、CD94、CD161 | CD7、CD2、TdT 可能表达细胞质 CD3[b,c] | MPO 和单核细胞标志物,TCR 基因重排 | CD56 阳性、CD94、CD161、TCR 胚系基因重排 |

注:[a]PAX5 是一个很好的 B 细胞系标志物,但它是通过免疫组化来检测的。[b]可能部分或微弱表达 CD19、CD56 或 CD79a,但 PAX5 通常为阴性。总体来说,不足以支持 B 细胞系。[c]取决于对细胞质 CD3 ε 链具有反应性的 CD3 克隆。
B- ALL,B 细胞急性淋巴细胞白血病;MPO,髓过氧化物酶;NK- ALL,自然杀伤细胞急性淋巴细胞白血病;T- ALL,T 细胞急性淋巴细胞白血病;TCR,T 细胞受体;TdT,末端脱氧核苷酸转移酶。

ALL 的初始诊断主要基于流式细胞术的免疫表型(FCI)。在 95%以上的病例中,FCI 成功地鉴别了白血病的不同系别。真正的混合细胞性急性白血病很少见[12]。据报道,在 15%~50%的成人和 5%~35%的儿童 ALL 患者中,髓系

抗原标志物的表达异常[13-15]。尽管低水平的髓过氧化物酶(MPO)阳性(<3%)可能在少数情况下发生,但通常情况下 ALL 原始细胞的 MPO 表达是阴性的[16]。ALL 的诊断要求识别到 CD34 或末端脱氧核苷酸转移酶(TdT)等未成熟标志

物,以及不同系别特异性的标志物。对于 B-ALL 诊断,需要强 CD19 表达和至少一种额外的 B 细胞系标志物的表达,如 CD22 和胞质 CD79a 或 CD10;如果 CD19 表达较弱,则需要至少两种额外的标志物表达。胞质 CD3 是确定 T-ALL 谱系的标志物。此外,T-ALL 通常 CD7 呈强阳性;其他标志物的表达则各不相同。CD19 在 10%~20% 的 T-ALL 原始细胞中可异常表达。

ALL 的免疫表型分类见表 1-2。欧洲白血病免疫学特性小组最初在 1995 年提出的分类将 B-ALL 按细胞成熟的不同阶段分为四类,即早期 B-ALL、早期前体 B-ALL、前体 B-ALL 和成熟 B-ALL[17]。成熟 B-ALL 随后从 B-ALL 分类中被移除。这种 B-ALL 的免疫表型分类仍在一些实践中使用,但随着 B-ALL 遗传和分子学特征研究的进展,其临床重要性已过时。

与 B-ALL 相反,自从 ETP-ALL 概念被引入以来,T-ALL 的免疫表型分类已经获得了重要的临床意义[18]。与 B-ALL 一样,欧洲白血病免疫学特性小组根据细胞成熟阶段将 T-ALL 分为四类:早期 T-ALL、前体 T-ALL、皮质 T-ALL 和髓质 T-ALL[17]。2009 年,在儿童患者中开展的基因表达谱研究发现,在前 T 分类中有一个独特的亚组,该亚组具有诱导治疗失败和复发的高风险,这一亚组随后被分类为 ETP-ALL[18]。我中心开展的一项针对青年和成人 ETP-ALL 患者的研究证实这类患者的临床结局不佳[19]。免疫表型上,ETP-ALL 的特征是 CD8 和 CD1a 缺失,CD5 阴性或表达模糊(定义为少于 75% 的淋巴母细胞中表达 CD5 或比正常 T 细胞的 CD5 表达低 1 log 以上)(译者注:本书中 log 均指 lg),以及至少表达一种髓系或干细胞标志物(如 CD13、CD33、CD34、CD65、CD117 或 HLA-DR)[18]。

尽管最初对于 ETP-ALL 表型的描述强调其淋巴母细胞 CD5 的缺失或弱表达,但一项原创性研究描述了 3 位患者的免疫表型,除了 CD5 没有低表达外与 ETP 相似,他们的基因表达谱与 ETP-ALL 相同[19]。这些发现在随后的研究中得到了证实[20],由此引入了"近似 ETP-ALL"(close to ETP-ALL)一词来描述一类 T-ALL 的免疫表型,其除了正常或高表达 CD5 外,具有典型的 ETP-ALL 表型。

NK-ALL 最近作为临时的实体被纳入 WHO 分类[9]。这一实体分类的定义仍不明确,诊断也极具挑战性[9],部分原因是对 NK 细胞发育的早期阶段认知有限。相关信息大多来自正常 CD34 阳性祖细胞群体的体外分析[21],关于其恶性对应的信息很少。NK-ALL 的真实发病率仍然未知。据报道,NK-ALL 肿瘤细胞表达 CD56、CD94、CD161 和胞质 CD3 ε。CD2、CD7 甚至 CD5 都可以阳性,但 CD16 通常不表达[9]。T 细胞受体(TCR)基因重排具有胚系的特征。

### ■ 细胞遗传学和分子学图谱

与成人 ALL 相关的常见的细胞遗传学和分子学异常使研究人员了解了 ALL 发生和进展的相关情况(表 1-3)[22]。细胞遗传学和分子学异常具有预后和预测意义,它们在儿童

和成人中出现的频率不同,这也解释了这成人和儿童 ALL 临床结局上的一些差异。这在携带费城染色体(Ph)[t(9;22)] 或其他与预后相关的染色体改变[如 t(4;11)/混合谱系白血病(KMT2A)-AF4]的 B-ALL 中尤其如此。细胞遗传学改变是 B-ALL 亚分类的重要依据。在 T-ALL 中,50%~70% 的病例存在异常核型,通常涉及 TCR 基因座、14q11.2/TCR α/δ、7p14-15/TCR γ 或 7q35/TCR β。伴侣基因包括 10q24/HOX11、5q35/HOX11L2、1q32/TAL1、11p15/LMO1 或 8q24/MYC。del(9p)伴 CDKN2A 缺失也很常见。NOTCH1 的激活突变在大约 50% 的 T-ALL 病例中被检测到,FBXW7 的激活突变在大约 30% 的 T-ALL 病例中被检测到。在没有 KRAS/NRAS 或 PTEN 异常的情况下,NOTCH1/FBXW7 突变与良好的预后相关[23]。另一方面,NOTCH1/FBXW7 突变的缺失,KRAS/NRAS 突变、PTEN 突变与 T-ALL 的不良预后有关[24]。二代测序(NGS,又称下一代测序)、表达蛋白质组学和寡核苷酸微阵列已经改变了我们对 ALL 基因组图谱的认识,产生了具有可操作靶点的新的分子亚群[25-27]。

表 1-3 急性淋巴细胞白血病的细胞遗传学和分子学异常

| 类别 | 细胞遗传学 | 涉及的基因 | 成人发生频率(%) | 儿童发生频率(%) |
| --- | --- | --- | --- | --- |
| 超二倍体 | — | — | 2~15 | 10~26 |
| 亚二倍体 | — | — | 5~10 | 5~10 |
| 假二倍体 | t(9;22)(q34;q11) | BCR-ABL1 | 15~25 | 2~6 |
| | del(9)(q21-22) | p15,p16 | 6~30 | 20 |
| | t(4;11);t(9;11); t(11;19);t(3;11) | KMT2A | 5~10 | <5 |
| | del(11)(q22-23) | ATM | 25~30a | 15a |
| | t(12;21)(p12;q22) | TEL-AML1 | <1b | 20~25b |
| | t(1;19) | E2A-PBX1 | <5 | <5 |
| | t(17;19) | E2A-HLF | <5 | <5 |
| | t(1;14)(p32;q11) | TAL1 | 10~15 | 5~10 |
| | t(7;9)(q34;q32) | TAL2 | <1 | <1 |
| | t(10;14)(q24;q11) | HOX11 | 5~10 | <5 |
| | t(5;14)(q35;q32) | HOX11L2 | 1 | 2~5 |
| | t(1;14)(p32;q11) | TCR | 20~25a,c | 20~25c |
| | del(13)(q14) | miR15/miR16 | <5 | <5 |
| | t(8;14);t(8;22); t(2;8) | C-MYC | 5 | 5 |
| | +8 | ? | 10~12 | 2 |
| | del(7p) | ? | 5~10 | <5 |
| | del(5q) | ? | <2 | <5 |
| | del(6q);t(6;12) | ? | 5 | <5 |

注:a由杂合性丢失决定。b由聚合酶链反应测定。c在 T 细胞急性淋巴细胞白血病中,总体发生率<10%。

最近,通过全基因组基因表达阵列,发现了一种费城染色体样急性淋巴细胞白血病,它在 10% 的标准风险急性淋巴细胞白血病患儿中被发现,在 25%~30% 患有急性淋巴细胞白血病的年轻人中被发现。这一亚组患者缺乏 BCR-ABL1 融合蛋白的表达,但确实具有类似于 BCR-ABL1 阳性 ALL 的基因表达谱[28-30]。绝大多数这类患者存在编码 B 细胞信号转导的关键转录因子的基因缺失,如 IKZF1、TCF3、EBF1、PAX5 和 VPREB1,以及涉及 ABL1、ABL2、CRLF2、CSF1R、EPOR、JAK2、NTRK3、PDGFRB、PTK2B、TSLP 或 TYK2 的激酶活化改变和涉及 FLT3、IL7R 或 SH2B3 的序列突变。最常见的改变(成人中约 60%)是 CRLF2 的重排,CRLF2 通过 Janus 激酶(JAK)激活下游信号;约一半的 CRLF2 重排病例有 JAK1 或 JAK2 的激活突变(图 1-1)。流式细胞术可快速检测 CRLF2 的表达,荧光原位杂交(FISH)检测 CRLF2 的阳性表达与 CRLF2 重排有 100% 的一致性[31]。重要的是,在体外和体内的人异种移植模型中证实具有 ABL1、ABL2、CSF1R 和 PDGFRB(ABL 类)相关融合表达的费城染色体样 ALL 对酪氨酸激酶抑制剂(TKI,如达沙替尼)敏感。另一方面,EPOR、IL-7R 和 JAK2 的重排对 JAK 抑制剂(如芦可替尼)敏感;ETV6-NTRK3 融合对 ALL 激酶抑制剂(如克唑替尼)敏感[29]。通过识别激酶改变丰富了对这一预后不良 ALL 亚组的治疗选择(表 1-4)。

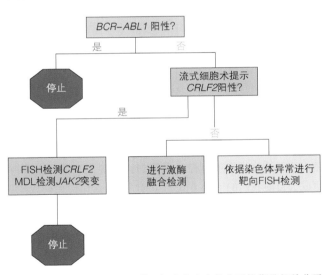

图 1-1 费城染色体样急性淋巴细胞白血病的分子损伤及相关分子融合或突变

在 MDACC,我们使用以下流程对 B-ALL 病例进行分层(图 1-1)。对于每一个 B-ALL 新患者,我们利用 FISH 进行 BCR-ABL1 检测,并通过 FCI 检测 CRLF2 表达。如果 FCI 检测到 CRLF2 表达,则需要进行 FISH 检测以确认 CRLF2 重排,并进行分子学研究以检测 JAK2(或 JAK1、JAK3)突变。当 BCR-ABL1 重排和 CRLF2 均不表达时,则需要对患者的标本进行额外的分子学检测。

### ■ 可测量残留病灶

可测量残留病灶(MRD)又称微小残留病灶,是在接受化

表 1-4 不同谱系的急性淋巴细胞白血病的遗传决定因素

| 所有谱系 | | 细胞遗传学畸变 | 涉及的基因 | 蛋白质 |
| --- | --- | --- | --- | --- |
| | | BCR-ABL 阳性(Ph+) | IKZF1 | Ikaros |
| | | | CRLF2 阳性 Ig 重链位点或裂隙 PAR1 缺失 | CRLF2 |
| B 细胞 | | BCR-ABL 样 | IKZF1 缺失;CRLF2、IGH-CRLF2 和 NUP214-ABL1 重排/突变;EBF1-PDGFRB、BCR-JAK2 或 STRN3-JAK2 框内融合;隐匿性 IgH-EPOR 重排 | |
| | | 近二倍体 | NRAS、KRAS、FLT3 和 NF1 | |
| | | 低二倍体 | IKZF2,并通过 TP53 中断,CDKN2A/B 位点缺失 | |
| | | 超二倍体 | CREBBP | |
| | | | NT5C2 突变 | NT5C2 |
| | | | TP53 突变 | |
| T 细胞 | | | PICALM-MLLT10、NUP214-ABL1 融合、EML-ABL1、SET-NUP214 融合、MLL、NOTCH1、FBW7、BCL11B、JAK1、PTPN2、IL7R、PHF6、RAS/PTEN | |

注:ALL,急性淋巴细胞白血病;Ig,免疫球蛋白;mTOR,雷帕霉素的哺乳动物靶点;Ph+,费城染色体阳性 ALL;TKI,酪氨酸激酶抑制剂。

疗并发生明显的形态学缓解(骨髓原始细胞<5%)后检测到的残留白血病原始细胞。对 MRD 的评估已经成为临床治疗 ALL 患者的标准流程,因为它对于预测患者的复发和生存情况具有强有力的预测价值[32]。MRD 对于各亚型的 ALL 均具有重要的预后价值,这种重要性使它在预后方面已经取代了原来的一些指标(如年龄、白细胞计数、细胞遗传学检测)[24]。一些纳入 13 637 名婴幼儿和成人 ALL 患者的荟萃分析表明,在考虑不同 ALL 亚型和其他变量的情况下,对于婴幼儿和成人 ALL 患者的无事件生存期(EFS),MRD 阴性的风险比分别为 0.23 和 0.28;对于两者的总生存期(OS),MRD 阴性的风险比均为 0.28[33]。这就使得在成人 ALL 患者中,MRD 阴性和阳性患者的 10 年总生存率(OS 率)分别为 60% 和 15%。

治疗后评估 MRD 的方法有多种,包括多参数流式细胞术(MFC)、定量聚合酶链反应(PCR)及二代测序。理想情况下,MRD 应该在骨髓标本中检测,因为骨髓 MRD 水平较外周血高出了 1~3log[34-36]。MRD 评估推荐在诱导治疗大约 3 个月并取得形态学缓解后在骨髓标本中进行,此后每 3~6 个月评估一次。MRD 表达水平目前用于指导诱导治疗后的后续治疗。Bassan 等[37]根据 MRD 状态,将高强度化疗后取得完全缓解(CR)的患者接受维持治疗或进行 AHSCT。他们发现无论诊断时的细胞遗传学和临床危险分层如何,MRD 阴性且未进行 AHSCT 的患者的 OS 率达到 75%。另外一个利用

MRD 知道治疗的例子是利用贝林妥欧单抗治疗 MRD 清除率不佳的患者。一项以贝林妥欧单抗治疗 MRD 阳性（≥$1\times10^{-3}$）并获得 CR 的 B-ALL 患者的多中心、单臂、Ⅱ期临床试验中，88/113 名（78%）患者经贝林妥欧单抗治疗后实现了 MRD 转阴。相较于经贝林妥欧单抗治疗后 MRD 未清除的患者，MRD 完全转阴的患者具有更长的无复发生存（RFS）（23.6 个月 vs 5.7 个月，P=0.002）和 OS（38.9 个月 vs 12.5 个月，P=0.002）。MRD 转阴患者的 4 年 OS 率为 52%[38]。研究人员后续将这些结果与历史数据相比较，利用倾向性评分进一步证实了这些研究发现[39]。

对于 ALL 患者，尤其是费城染色体阴性 ALL，MRD 转阴的时间同样是一个强有力的预后因素。本中心的一项研究分析了 215 名初诊费城染色体阴性 ALL，这些患者接受了高强度化疗并且在获得 CR 和治疗 12 周时利用 MFC 评估其 MRD。早期缓解患者是在取得 CR 时 MRD 同时转阴，这些患者与晚期缓解患者相比，具有较好的临床结局，两者的 3 年 EFS 率为 65% vs 42%（P<0.001），3 年 OS 率为 76% vs 58%（P=0.001）。多因素分析中，取得 CR 时患者有 KMT2A 重排，以及 MRD 阳性是与更差的 OS 相关的唯二影响因素[40]。

# 一线治疗

对于 ALL 患者的治疗分为四个阶段：诱导缓解、巩固治疗、维持治疗和预防中枢神经系统白血病[41]。诱导治疗的目标是通过清除骨髓中的白血病细胞实现诱导缓解。大剂量诱导化疗方案主要基于儿童 ALL 治疗方案或 hyper-CVAD 方案（环磷酰胺、长春新碱、多柔比星、地塞米松），后者是 MDACC 发明的。儿科方案起初是在各个年龄阶段的 ALL 患者中研究的，但目前该方案在 40 岁以上的患者中已逐渐不再使用，因为该方案在 40 岁以上患者中会引起更高的毒性反应发生率和治疗相关死亡率。而这种方案在青少年和年轻成人（AYA）患者的治疗中得以保留[42]。在达到 CR 后，巩固治疗阶段的目的是在诱导治疗后进一步清除残留白血病细胞。根据患者的危险种类，这一阶段治疗的方法包括巩固化疗（如高剂量甲氨蝶呤联合阿糖胞苷）或 AHSCT。巩固治疗后进一步维持治疗，以预防复发并延长缓解时间。维持治疗包括每天 6-巯基嘌呤治疗、每周甲氨蝶呤治疗、每月长春新碱联合泼尼松或地塞米松治疗，上述治疗持续 2~3 年或以上（POMP 或 DOMP）[43]。对于成熟 B-ALL 患者不必进行维持治疗，因为该型疾病具有高治愈率。对于各阶段的费城染色体阳性 ALL 患者，BCR-ABL1 TKI 都应包括在治疗中。

另一种经过广泛研究而用于成人 ALL 患者的治疗方案是 hyper-CVAD 方案，在该方案下患者接受 hyper-CVAD 和高剂量甲氨蝶呤联合阿糖胞苷的交替治疗，整个治疗过程中两者交替 8 次，每 3~4 周交替一次[42]。完成治疗后，进一步接受 2.5 年的 POMP 维持治疗，其中在第 6、7、18、19 个月加大治疗剂量。免疫治疗领域取得的研究进展及 ALL 挽救治疗研究取得的卓越成果使研究人员开始将化学免疫治疗纳

入 ALL 一线治疗。为了改善初诊 B-ALL 年轻患者的结局，一项正在开展的Ⅱ期临床试验正在研究序贯使用 hyper-CVAD 和贝林妥欧单抗治疗，这一治疗模式有望具有良好的安全性和有效性。该方案包括 4 个循环的 hyper-CVAD 和 4 个循环的贝林妥欧单抗治疗。对于有高复发风险的患者[包括有高复发风险的费城染色体样白血病、复杂核型、t（4；11）、低二倍体、近三倍体、MRD 阳性]，贝林妥欧单抗治疗在 2 个循环的化疗后开始。4 个循环的贝林妥欧单抗治疗同样包括在 POMP 维持治疗中，即每 3 个循环 POMP 治疗后进行 1 个循环贝林妥欧单抗治疗，总共 16 个循环（共 18 个月）维持治疗。在 27 名接受该治疗的患者中，患者的中位年龄为 27 岁（18~57 岁）。CR 率为 100%，MRD 阴性率为 96%。没有诱导死亡案例发生。1/3 的患者有高风险疾病特征而接受了 AHSCT。在 17 个月的中位随访期下，93% 的患者存活，1 名患者后期因为 AHSCT 相关并发症死亡，1 名患者因为复发再诱导治疗期间出现脓毒症而死亡。1 年 RFS 率和 OS 率分别为 76% 和 89%。该临床试验目前正在本中心开展（NCT02877303）[44]。

## ■ 中枢神经系统白血病的预防和治疗

定期腰椎穿刺检查并进行鞘内注射治疗是治疗 ALL 过程中预防或治疗中枢神经系统白血病的重要支柱。该流程在 8 个周期 hyper-CVAD 治疗过程中选择合适的风险时机进行。在费城染色体阴性 ALL 和 T-ALL 治疗过程中，总共进行 8 次腰椎穿刺及鞘内注射治疗（前 4 个周期中每周期进行两次），这会将独立的中枢神经系统白血病复发率降至大约 6%[42,45]。随着 BCR-ABL1 TKI 和 hyper-CVAD 一同用于治疗，费城染色体阳性 B-ALL 的结局得到改善，患者获得更好的生存，随之也导致了进行 8 次腰椎穿刺及鞘内注射治疗的情况下中枢神经系统白血病复发率升高（约 10%）[46]。对于费城染色体阳性 B-ALL，治疗过程中增加 4 次腰椎穿刺及鞘内注射治疗可将中枢神经系统白血病复发率降至 0，因此也成为目前我们的治疗方式[47]。对于 Burkitt 白血病或成熟 B-ALL 患者，为了预防中枢神经系统白血病，腰椎穿刺及鞘内注射治疗次数提升至 16 次，这有助于降低这类疾病患者的中枢神经系统复发率[45]。

在 hyper-CVAD 周期治疗中，鞘内注射甲氨蝶呤和阿糖胞苷分别在治疗周期第 2 天和第 8 天进行。然而，为了避免在同一周期中同时给予鞘内注射甲氨蝶呤和全身大剂量的甲氨蝶呤化疗，我们在甲氨蝶呤和阿糖胞苷（均匀）疗程中改变了实践，反转了鞘内注射治疗的顺序，以避免增加发生神经毒性的风险。因此，鞘内注射阿糖胞苷治疗在治疗周期第 2 天进行，鞘内注射甲氨蝶呤在第 8 天进行[48]。

当每毫升脑脊液（CSF）中出现 5 个以上原始淋巴细胞时，诊断为中枢神经系统白血病。中枢神经系统白血病患者每周进行 2 次腰椎穿刺检查及三联鞘内注射（氢化可的松 50 mg，阿糖胞苷 40 mg，甲氨蝶呤 12 mg），直到有两次脑脊液中未查出恶性细胞，然后每周予以 4~8 次鞘内注射治

疗,随后每隔一周进行 4 次鞘内注射治疗,然后在剩下的化疗中恢复正常的预防治疗。在此之后,对于有治疗意愿的患者,尤其是在进行 AHSCT 前,应考虑巩固性颅脑脊髓放射治疗。

#### 费城染色体阳性急性淋巴细胞白血病

细胞毒性化疗联合 TKI 治疗已成为费城染色体阳性 ALL 患者的重要一线治疗。早期开始并持续服用 TKI 可使患者获得最佳治疗结果[49-52]。一代 TKI 联合高强度或非高强度化疗可使 CR 率达到 90% 以上,OS 率达到 33%~50%[53,54]。持续服用伊马替尼可是患者获得最佳治疗结果。尽管伊马替尼联合化疗改善患者临床结局,但是伊马替尼耐药很常见,易导致高复发率,这也使得研究人员开始评估在费城染色体阳性 ALL 的一线治疗中引入更强效的 TKI。

相较于一代 TKI,二代 TKI 达沙替尼具有更高的效价强度和选择性[55]。达沙替尼首先用于治疗对伊马替尼不耐受或发生耐药的慢性髓系白血病患者。据报道,达沙替尼也可以穿过血脑屏障[56]。MDACC 开展的一项单中心研究纳入 72 名接受 hyper-CVAD 联合达沙替尼治疗的费城染色体阳性 ALL 患者,在 1 个周期治疗后,患者 CR 率达 96%,完全细胞学缓解(CCyR)率为 83%,完全分子学缓解(CMR)率为 65%。5 年 OS 率为 46%[55]。这些研究结果被一项纳入 94 名初诊费城染色体阳性 ALL 患者的多中心 SWOG 研究证实。在 26 个月的中位随访下,CR 率为 88%,3 年 OS 率为 71%[57]。研究同样评估了达沙替尼联合低强度化疗。欧洲成年急性淋巴细胞白血病工作小组(EWALL)开展的 EWALL-PH-01 研究调查了 55 岁及以上初诊费城染色体阳性 ALL 患者接受达沙替尼联合低强度化疗的情况,CR 率为 96%,5 年 RFS 率为 28%,5 年 OS 率为 36%[58]。大部分(75%)发生复发的患者有 T315I 突变,该突变可导致患者对所有一、二代 TKI 发生耐药[58]。

尼洛替尼是另一种二代 TKI,具有拮抗大多数导致伊马替尼耐药的 ABL1 突变的活性[59]。EWALL 开展的国际性临床试验研究了老年费城染色体阳性 ALL 患者(中位年龄为 65 岁)接受低强度化疗联合尼洛替尼治疗的情况。该治疗方案具有良好的耐受性。CR 率为 94%,4 年 EFS 率为 42%,OS 率为 47%。32% 的患者接受 AHSCT,这些移植患者的 4 年 OS 率为 61%[60]。

T315I 突变是复发的重要驱动因素,而达到 CMR 与更好的生存有关,因此需要一种可以抑制 T315I 突变的更强效的 TKI 来改善患者临床结局。普纳替尼是一种三代 TKI,具有抑制 T315I 突变的活性。在一项 Ⅱ期、单臂临床试验中,初诊费城染色体阳性 ALL 患者接受普纳替尼联合 hyper-CVAD 治疗[61]。在第一个循环的前 14 天内,患者以 45 mg/d 的剂量口服普纳替尼,在以后的各循环中持续以 45 mg/d 的剂量服用普纳替尼。在治疗 37 名患者后,因为出现了 2 起致死性心肌事件,研究人员对该方案进行了修正,在第 2 个周期将普纳替尼的剂量减为 30 mg/d,当患者达到 CMR(未定量检测到

BCR-ABL1 转录本)后,剂量进一步减至 15 mg/d。在治疗方案修改后,没有血管事件发生。该研究最近更新了研究结果,报道了 86 名接受 hyper-CVAD 联合普纳替尼治疗的患者,中位随访期为 43 个月。3 月 CMR 率为 74%,累积 CMR 率为 84%。只有 18(21%)名患者在首次完全缓解(CR1)期间接受 AHSCT。对于这些患者,在 44 个月的中位随访期下,71% 患者在缓解的情况下存活,只有 3 名患者在服用普纳替尼的情况下出现了复发。5 年持续 CR 率和 OS 率分别为 68% 和 74%。在移植后 6 个月,Landmark 分析显示 CR1 期间未进行 AHSCT 的患者有更好的 OS 趋势(接受 AHSCT 患者的 5 年 OS 率为 66%,未接受 AHSCT 患者为 83%,$P = 0.07$)[62]。3/4 级毒性反应包括感染、肝功能检查异常、血栓事件、心肌梗死、胰腺炎和皮疹[61-63]。

意大利成人血液病工作组(GIMEMA)1811 Ⅱ期临床试验包括 42 例接受 45 mg/d 剂量普纳替尼(连续 8 个疗程,共 6 周)联合激素(泼尼松,第 1 疗程中第 14~29 天)治疗的初诊费城染色体阳性 ALL 患者。95% 的患者在治疗 6 周时获得完全血液学缓解,91% 的患者在治疗 24 周时获得完全血液学缓解。治疗 24 周时的 CMR 率为 46%。24 个月的预期 OS 率为 60%[64]。

值得注意的是,虽然没有一种 TKI 在费城染色体阳性 ALL 中进行了头对头研究,但一项荟萃分析显示,在一线治疗中,普纳替尼比一、二代 TKI 更有效;与接受一、二代 TKI 治疗的患者相比,接受普纳替尼治疗的患者获得 CMR 的比例更高(79% vs 34%),OS 率也更高(2 年,83% vs 58%;3 年,79% vs 50%)[65]。一项倾向性评分分析显示,普纳替尼优于达沙替尼:3 个月 CMR 率为 82% vs 65%($P = 0.03$);3 年的 EFS 率和 OS 率分别为 69% vs 46%($P = 0.04$)和 83% vs 56%($P = 0.03$)[66]。对于初诊费城染色体阳性 ALL 患者,普纳替尼联合低强度化疗后序贯贝林妥欧单抗联合普纳替尼治疗的模式目前正在临床试验中进行研究(NCT03147612)。

MDACC 的 15 例贝林妥欧单抗联合 TKI(主要是普纳替尼)治疗的小队列病例证实这一治疗方案安全而有效,CR 率为 50%、CMR 率为 75%[67]。GIMEMA 最近报道了 D-ALBA 研究的早期结果。该研究是第一个研究 TKI + 类固醇(诱导治疗)序贯贝林妥欧单抗(巩固治疗)治疗费城染色体阳性 ALL 的临床试验。63 名患者接受了泼尼松、达沙替尼和贝林妥欧单抗的治疗。CR 率为 98%,1 年无病生存率(DFS 率)为 88%。在整个治疗过程中,深层分子学缓解逐渐增加(诱导治疗后为 29%,2 个周期的贝林妥欧单抗治疗后为 60%,4 个周期的贝林妥欧单抗治疗后为 80%)。值得注意的是,在 15 名患者中,6 名患者有 T315I 突变,他们在诱导治疗阶段 MRD 上升,经过贝林妥欧单抗治疗 MRD 均得到清除[68]。然而,T315I 耐药突变和患者携带的 IKZF1 和/或 PAX5 和/或 CDKN2A/B 缺失对于治疗仍然是一个挑战。一些类似的试验正在评估贝林妥欧单抗联合达沙替尼(NCT02143414 和 NCT04329325)和普纳替尼(NCT03263572)在一线治疗和复发或难治患者中的

作用。在 MDACC,我们正在评估普纳替尼联合贝林妥欧单抗的治疗效果,早期结果显示治疗作用良好。

### ■ 费城染色体样急性淋巴细胞白血病

费城染色体样 ALL 患者的治疗仍具有挑战性,因为这种亚型的 ALL 不良预后。MDACC 的一项回顾性研究调查了费城染色体样 ALL 患者接受标准高强度化疗后的预后。148 例未经治疗的费城染色体样 ALL 患者接受了 hyper - CVAD 或儿科增强 Berlin - Frankfurt - Münster(aBFM)方案。148 名患者中,56 名患者(中位年龄 34 岁)患有费城染色体样 ALL,其中 37 例(61%)有 CRLF2 过表达。大多数有 CRLF2 重排的患者(84%)同时存在 IKZF1 缺失。费城染色体样 ALL 患者达到 CR 时 MRD 阴性率较低,5 年生存率较差(23% vs 59%,P=0.006)[69]。

最近,一项研究报道了 24 例伴有 ABL 类融合基因的 B-ALL 患者在一线治疗(n=19)和复发治疗(n=5)的情况下接受 TKI 联合化疗的治疗结局。24 名患者的中位年龄为 24 岁(5~72 岁)。11 名(46%)患者存在 IKZF1 缺失。经过诱导治疗后,24 例患者中只有 16 例(67%)达到 CR,他们都能检测出 MRD,其中 7 名患者的 MRD 水平 $>1\times10^{-2}$。18 例患者中有 14 例(78%)在 TKI 开始治疗后,在 2.5 个月的中位时间(1.4~14.8 个月)内 MRD 水平 $<1\times10^{-4}$。中位随访 36 个月后,患者的中位缓解期和 OS 均未达到。3 年的 EFS 率和 OS 率分别为 55% 和 77%[70]。鉴于患者在诱导治疗后更有可能保持 MRD 阳性,使用贝林妥欧单抗作为一线治疗或在 CR1 中清除 MRD 可能改善临床结局。

目前我们用于治疗费城染色体样 ALL 的治疗策略包括:使用 TKI 治疗有 ABL 类融合基因的费城染色体样 ALL,贝林妥欧单抗和奥英妥珠单抗联合主要用于治疗 CRLF2 和 JAK 激活的患者。

### ■ 成熟 B 淋巴细胞白血病和伯基特白血病

在短期高强度化疗中加入利妥昔单抗改善了成人伯基特淋巴瘤/白血病患者的预后[71-73]。与单独 hyper - CVAD 化疗相比,加用利妥昔单抗可使 3 年生存率从 53% 上升到 89%。在一项随机、开放、Ⅲ期临床试验中,260 名新诊断的伯基特淋巴瘤/白血病患者接受了加用或不加用利妥昔单抗的高强度化疗。加用利妥昔单抗改善 EFS 率(3 年,75% vs 62%,P=0.024)和 OS 率(3 年,83% vs 70%,P=0.011)[74]。

为了进一步降低早期发病率和死亡率,一项先导性研究调查了用调整剂量的 EPOCH(依托泊苷磷酸盐、泼尼松、长春新碱、环磷酰胺和羟基柔红霉素)联合利妥昔单抗治疗 30 例诊断为伯基特淋巴瘤的患者(中位年龄 33 岁;40 岁以上患者比例 40%)的治疗效果。治疗是安全有效的。PFS 率和 OS 率分别为 95%~100% 和 90%~100%。值得注意的是,大多数患者(90%)的病情仅为低危和中危;只有 13% 的患者有骨髓受累,3% 的患者有中枢神经系统(CNS)受累,两者都是已知的不良因素[75]。DA - EPOCH - R(剂量调整的依托泊苷磷酸盐、泼尼松、长春新碱、环磷酰胺、羟基柔红霉素和利妥

昔单抗)方案的一个问题是缺乏对中枢神经系统具有高穿透性化疗药物,如高剂量甲氨喋呤和阿糖胞苷,它们是伯基特白血病高强度化疗的重要药物。最近的一份报道显示,尽管辅以鞘内注射治疗预防中枢神经系统白血病,但使用 DA - EPOCH 方案治疗 Burkitt 白血病患者的中枢神经系统 3 年复发率仍显著高于联合使用具有良好中枢神经系统穿透性药物的方案,如 hyper - CVAD 和 CODO - M/IVAC(环磷酰胺、长春新碱、多柔比星、大剂量甲氨喋呤/异环磷酰胺、依托泊苷和高剂量阿糖胞苷)[12% vs(3%~4%)][76]。一项正在开展的Ⅲ期临床试验比较 R - CODOX - M/R - IVAC(环磷酰胺、多柔比星、长春新碱、甲氨喋呤/异环磷酰胺、依托泊苷、高剂量阿糖胞苷)与 DA - EPOCH - R 治疗初诊高风险成熟 B-ALL 患者的疗效(EudraCT 编号:2013 - 004434 - 27)。

### ■ CD20 阳性前体 B 细胞急性淋巴细胞白血病

在成人 ALL 患者中,细胞表面标志物 CD20 表达的患者占 35% 以上,具体取决于 ALL 亚型,这种 CD20 阳性表达与较差的预后相关[77]。相较于既往单独采用类似化疗治疗的患者,在前 4 个化疗疗程和维持治疗中第 6、18 个月的强化维持治疗过程中加入额外两次 CD20 单克隆抗体(利妥昔单抗)治疗可改善年轻患者的 OS(3 年 OS 率,75% vs 47%,P=0.003)[45]。德国 ALL 多中心研究小组(GMALL)报道了类似的研究结果[78]。GRAAL - R 2005 随机研究中在化疗中加入利妥昔单抗,将 2 年 EFS 率从 52% 改善为 65%(P=0.038),2 年 OS 率从 64% 改善为 71%(P=0.095;删除 AHSCT 后,P=0.018)[79]。

奥法木单抗是一种二代抗 CD20 单克隆抗体,与利妥昔单抗具有不同的结合位点,靶点是细胞膜近端 CD20 分子上的小环状抗原决定位点[80]。在一项纳入 69 名初诊费城染色体阴性、CD20 阳性 B - ALL 患者的Ⅱ期临床试验中,奥法木单抗联合 hyper - CVAD 的治疗是十分有效的。除了一位患者以外的其他患者(98%)均获得 CR,总体 MRD 阴性率为 93%。在 44 个月的中位随访期下,中位 RFS 为 52 个月,中位 OS 未达到。4 年 RFS 率和 OS 率分别为 60% 和 68%。年轻成人的 4 年 OS 率为 74%。总体来说,hyper - CVAD 联合奥法木单抗的治疗是非常有效的。MDACC 更喜欢使用奥法木单抗作为抗 CD20 单克隆抗体治疗 ALL 患者,尤其是 CD20 表达小于 20% 的患者[81]。

### ■ T 细胞急性淋巴细胞白血病

对于 T - ALL 和 T 淋巴母细胞淋巴瘤(T - LL)的患者,治疗后的长期生存率为 40%~60%;临床结局与 T 细胞表型具有强关联性[18,82]。奈拉滨是一种 T 细胞特异性嘌呤核苷酸类似物,被批准用于治疗复发难治性 T - ALL 患者,在一项Ⅱ期临床试验中使患者的 CR 率达到 31%~36%[83,84],并使一些患者在接受 AHSCT 治疗后获得长期生存。在儿科方案治疗经验中,在一线 aBFM 化疗方案中加入奈拉滨治疗最大年龄 31 岁的 T - ALL 患者,相较于单独使用 aBFM 方案化疗,可以使 4 年 DFS 率由 83% 改善为 89%(P=0.033 2)[85]。

然而,这些结果尚未在成人患者中得到重复。一项 MDACC 开展的单臂、Ⅱ期临床试验纳入 67 名患者,相较于既往单独使用 hyper-CVAD 方案化疗,加入奈拉滨联合 hyper-CVAD 方案化疗并不能改善 CR 持续时间和 OS 率[86]。这些研究目前进行了修改,在 hyper-CVAD 方案的基础上加入奈拉滨、培门冬酶和维奈克拉。

最近对 ETP-ALL 的生物学机制观点认为该疾病对 BCL2 具有依赖性,这也许能解释其对 BCL2 拮抗剂敏感[87]。对于 10 名初诊老年 ALL 患者(3 名患者为 T-ALL,其中 2 名患者为 ETP-ALL)使用维奈克拉联合低强度化疗治疗的早期报告是令人鼓舞的,完全缓解/完全缓解伴血液学不完全恢复(CR/CRi)为 90%,MRD 阴性率为 90%[88]。对于 ETP-ALL 这一亚型,维奈克拉联合 navitoclax 的治疗同样是非常有前景的。维奈克拉联合 navitoclax(NCT03181126)并联合化疗(NCT03808610、NCT03504644、NCT03576547 和 NCT03319901)治疗复发及难治性 ALL 患者的临床试验正在开展。MDACC 正在开展对近似 ETP-ALL 的研究,以改善对这一预后不良亚型的治疗,并改善预后。

### ■ 青少年和年轻成人急性淋巴细胞白血病患者

年轻成人(AYA)是指 15～39 岁的患者。儿童、年轻成人和老年 ALL 患者的生物学机制不同,这也是对不同年龄 ALL 患者的治疗不同的原理。这些不同包括:① 10～40 岁患者的 T 细胞表型更显著;② 相较于 60% 儿童 ALL 患者为预后良好的亚型[超二倍体和 t(12;21)/ETV6-RUNX4],在 10～20 岁的患者中这些亚型几乎未见;③ 随着年龄增长,高危费城染色体阳性 ALL 的发病率升高,从儿童中的 3% 升高至老年患者中的 50%[89]。美国跨学组临床试验 C10403 纳入了 295 名接受儿科方案治疗的年轻成人患者(17～39 岁),3 年 OS 率为 73%[90]。在 MDACC,一项包括年轻成人患者的非随机研究表明接受包括门冬酰胺酶的 aBFM 方案和不包括门冬酰胺酶的 hyper-CVAD 方案治疗没有差异。以 hyper-CVAD 方案治疗的 5 年 CR 持续率为 53%,以 aBFM 方案治疗则为 55%。两组的 5 年 OS 率均为 60%。aBFM 组的不良反应发生率较高,如肝毒性反应(41%)、胰腺炎(11%)和血栓(19%)。hyper-CVAD 组的骨髓抑制相关并发症发生率更高[91]。最近,研究报道 hyper-CVAD 联合奥法木单抗治疗年轻成人患者的 4 年 OS 率为 74%[81]。

概括来讲,儿科方案和 hyper-CVAD 方案治疗的患者具有相似的 CR、缓解持续时间及生存结局。由于缺少比较两种方案治疗年轻成人患者的随机对照研究,目前我们的做法是在临床试验中以 hyper-CVAD 方案作为基本治疗方案,因为这一方案相较于门冬酰胺酶的器官特异性毒性反应发生率较低,这也有利于将该方案联合其他研究药物治疗。

### ■ 老年急性淋巴细胞白血病患者

对于老年 ALL 患者(一般认为是 55～60 岁及以上患者),高强度化疗可使其 CR 率达到 80%,但也会引起不可接受的毒性反应[92]。1/3 达到 CR 的患者死于骨髓抑制相关并发症。既往的长期治愈率为 15%～20%[93]。在 727 名通过医保制度接受治疗的老年患者(65 岁以上,2007—2012 年)中,大多数患者未接受化疗;在接受化疗的患者中,中位 OS 时间仅为 10 个月[94]。在美国国家癌症研究所的监测、流行病学与结果数据库(SEER 数据库)中,1 675 名 ALL 患者(60 岁以上,1980—2011 年)的中位生存时间为 4 个月,3 年生存率为 12.8%[95]。

因此,研究人员在该年龄人群患者中探索去强化治疗方案。奥英妥珠单抗联合低强度 hyper-CVD(即去除蒽环类药物的低强度 hyper-CVAD 方案)联合/不联合贝林妥欧单抗便是这样的一种策略,并有望在老年患者中应用。64 名使用该方案治疗的患者中,中位年龄为 68 岁(60～81 岁),42% 的患者在 70 岁以上。CR 率为 98%,95% 的患者实现 MRD 转阴。3 年 CR 持续率和 OS 率分别为 76% 和 54%。倾向评分匹配分析表明相较于既往单独使用 hyper-CVAD 治疗(3 年 OS 率为 32%),该方案显著改善老年患者的生存(P=0.007)。在诱导过程中没有早期死亡发生。然而,患者在缓解期间的死亡率为 33%,在 70 岁以上患者中的死亡率显著高于 60～69 岁患者(50% vs 22%,P=0.02)。对于 70 岁以上患者,该方案目前进行了修改,将低强度 hyper-CVD 联合奥英妥珠单抗治疗的疗程从 4 个疗程降低至 2 个疗程,用贝林妥欧单抗单药治疗取代 POMP 进行维持治疗,以改善该年龄患者中的毒性反应发生率[96]。

### ■ 异基因造血干细胞移植的作用

AHSCT 一般用于具有高危特征的患者,如白细胞计数 $>30×10^9/L$ 的 B-ALL 患者;低二倍体;费城染色体阳性;KMT2A 易位 ALL[如 t(4;11)]。然而,由于目前一些新兴的具有良好前景的治疗手段改善了 ALL 患者的临床结局,研究人员正在探讨哪些人群在 CR1 中应接受 AHSCT。许多中心在患者诱导或巩固治疗后利用流式细胞术(FCM)或逆转录 PCR 检测 MRD 水平,评估患者对化疗治疗的反应,并对患者进行分层,从而判断是否接受 AHSCT[97]。一项研究中,研究人员在患者 CR 后多个时间点检测 MRD,以指导成人 ALL 患者的治疗[37]。在巩固治疗后 MRD 仍为阳性的患者被认为是高危的,他们接受了 AHSCT 而不是长期维持治疗。MRD 转阴的患者的 5 年 OS 显著改善(75% vs 33%,P=0.001)。费城染色体样 ALL 和 ETP-ALL 的预后不佳,对于这些患者,无论 MRD 如何,都应该考虑 AHSCT[19,98]。GRAALL(成人急性淋巴细胞白血病研究小组)2003/2005 试验表明,诱导治疗后 MRD 阳性,B-ALL 伴 IKZF1 突变,T-ALL 不伴 NOTCH1 或 FBXW7 突变是用于预测 CR1 中进行 AHSCT 是否有益的主要预测因素[23,69]。值得注意的是,贝林妥欧单抗等新药对于 MRD 的清除也是十分强效的,这在 BLAST 试验中得到证实:CR1 中进行和未进行 AHSCT 的患者在 OS 和 RFS 方面没有差异[99]。因此,随着治疗手段的不断进展,AHSCT 的作用正受到越来越多的质疑。

类似的,随着强效 TKI 的投入使用,AHSCT 在费城染色体阳性 ALL 患者治疗中的作用也开始充满争议,即使既往研究表明 AHSCT 确实能够改善这类患者的结局。尽管一项研究表明,对于接受 hyper‑CVAD 联合达沙替尼治疗的费城染色体阳性 ALL 患者,AHSCT 能够改善其 RFS 和 OS,但是基于分子学缓解评估的亚组分析尚未进行[57]。另一方面,对于化疗联合 TKI 治疗的患者,达到 3 个月 CMR 的这类患者具有良好预后,这也表明这类患者不需要进行 AHSCT[100,101]。一项研究纳入了 hyper‑CVAD 联合普纳替尼治疗的患者,并在决定是否移植前对其进行评估分析,结果表明无论是否移植,两组患者的长期生存率相同,这表明这些患者多数可以不进行 AHSCT 治疗[61,63]。

目前,在某些特定的高危情况下,CR1 过程中进行 AHSCT 仍然有效:① ALL 伴 KMT2A 重排;② ETP‑ALL;③ 具有复杂细胞遗传学和低二倍体的 ALL。MRD 阴性的费城染色体样 ALL 患者,或贝林妥欧单抗治疗后 MRD 转阴的 CR1 中的患者,不需要进行 AHSCT。费城染色体阳性 ALL 患者达到 3 个月 CMR 不应该进行 AHSCT。相反,MRD 阳性的患者应考虑贝林妥欧单抗或其他针对 MRD 的治疗,并进一步进行 AHSCT,尤其是那些 MRD 持续阳性的患者。第二次完全缓解(CR2)中的 ALL 患者应进行 AHSCT(图 1‑2)。

## 挽救性治疗

以前,成人复发 ALL 患者的预后不佳,治愈率不到 10%[102,103]。在标准化疗方案治疗下,首次复发患者的 CR 率为 30%～40%,二次复发患者 CR 率为 20%～25%,仅 10%～30% 患者进行 AHSCT[102,103]。最近出现的单克隆抗体、双特异性抗体和嵌合抗原受体 T 细胞(CAR‑T 细胞)治疗使 ALL 的治疗发生革命性变化,美国食品药品监督管理局(FDA)由此也批准了一系列针对 ALL 的挽救治疗,如 2014 年批准的贝林妥欧单抗及 2017 年批准的奥英妥珠单抗和司利弗明[104‑106]。这些药物目前也正在以不同的治疗方案和组合进行研究(表 1‑5)。

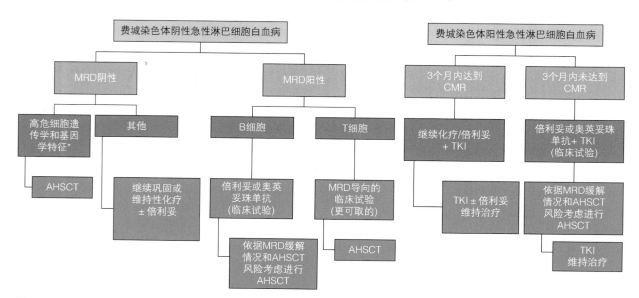

图 1‑2　MDACC 对于 ALL 患者进行 AHSCT 的参考流程。* 表示费城染色体(Ph)样,11q23 重排,急性早期前体 T 细胞淋巴细胞白血病,低二倍体或近三倍体或复杂的细胞遗传学情况。CMR,完全分子学反应;MRD,可测量残留病灶;TKI,酪氨酸激酶抑制剂

表 1‑5　复发或难治性 B 细胞急性淋巴细胞白血病治疗相关的临床试验

| 临床试验 | 疾病情况 | 患者数量(n) | 缓解 | 中位总体生存时间(月) | MRD 阴性率(%)[a] |
|---|---|---|---|---|---|
| 倍利妥 | | | | | |
| TOWER[103] | R/R Ph‑ALL | 271 | ORR:44%<br>CR:34% | 7.7 | 76 |
| ALCANTARA[109] | R/R Ph+ALL | 45 | ORR:36%<br>CR:31% | 7.1 | 88[b] |
| 奥英妥珠单抗 | | | | | |
| INO‑VATE[105] | R/R ALL | 109 | ORR:81%<br>CR:35.8% | 7.7 | 78 |
| 低强度 hyper‑CVD＋奥英妥珠单抗±贝林妥欧单抗[115] | R/R ALL | 84 | ORR:80%<br>CR:58% | S1:25<br>S2:6<br>S3:7 | 82 |

续　表

| 临床试验 | 疾病情况 | 患者数量 (n) | 缓解 | 中位总体生存时间(月) | MRD 阴性率 (%)[a] |
|---|---|---|---|---|---|
| CAR - T 细胞治疗 | | | | | |
| ELIANA[105,123] | R/R ALL(26 岁以下) | 79 | ORR：82%<br>CR/CRi：62% | NR | 98 |
| 抗 CD19 CAR - T 细胞[124] | R/R ALL(成人) | 53 | CR：83% | 12.9 | 67 |

注：[a]通过流式细胞术测量。[b]2 个疗程以内。
ALL,急性淋巴细胞白血病；CAR,嵌合抗原受体；CR,完全缓解；CRi，完全缓解伴血液学不完全恢复；CVD,环磷酰胺、长春新碱和地塞米松；MRD,可测量残留病灶；NR,未报告；ORR,客观缓解率；Ph,费城染色体；R/R,复发或难治性；S1,挽救 1；S2,挽救 2；S3,挽救 3。

### 贝林妥欧单抗

贝林妥欧单抗是一种双特异性 CD19 导向的 CD3 T 细胞衔接分子（BiTE）[107]。它由一种重组单克隆抗体组成，抗 CD19 抗原结合片段和抗 CD3 抗原结合片段通过一个短衔接物构成该单克隆抗体[107]。一项纳入 189 名费城染色体阴性 ALL 患者的 II 期验证性研究中，患者接受贝林妥欧单抗治疗后的 ORR 为 43%。中位缓解持续时间为 9 个月，中位 OS 为 6 个月[108]。

基于这些结果，一项 III 期临床试验（TOWER 研究）纳入了超过 400 名复发或难治性费城染色体阴性 ALL 患者，以 2∶1 的比例随机接受贝林妥欧单抗治疗（$n=271$）或标准疗法（$n=134$）。相较于化疗组，贝林妥欧单抗组的完全、部分、不完全血液学缓解率明显较高（44% vs 25%，$P<0.001$）。有治疗反应的患者的分子学缓解（治疗前 12 周 MRD 水低于 $1\times10^{-4}$）分别为 76% 和 48%。贝林妥欧单抗延长了患者的生存（研究的主要终点）；中位 OS 为 7.7 个月 vs 4.0 个月（$P=0.01$）。每组中共有 24% 的患者进行了 AHSCT[104]。

最近的一项 III 期研究报道了 208 名儿童和年轻成人患者接受第一次挽救性治疗的情况，患者以 1∶1 的比例随机接受贝林妥欧单抗或标准疗法治疗。研究表明贝林妥欧单抗治疗可使患者获得更高的 MRD 阴性率（79% vs 21%，$P<0.001$）和更好的 2 年 OS 率（79% vs 59%，$P=0.005$）[109]。

对于复发或难治性费城染色体阳性 ALL 患者，贝林妥欧单抗同样具有积极的治疗效果。在 II 期临床试验（ALCANTARA）中，45 名复发或难治性费城染色体阳性 ALL 患者接受治疗。36 名患者发生了治疗反应。中位 RFS 和 OS 时间分别为 6.7 个月和 7.1 个月；44% 的患者进行了 AHSCT[110]。

### 奥英妥珠单抗

奥英妥珠单抗是一种新型抗 CD22 单克隆抗体，与细胞毒性药物卡奇霉素偶联[111]。一项针对复发或难治性 ALL 患者的单中心 II 期研究中，奥英妥珠单抗的起始剂量为 $1.3\sim1.8\ mg/m^2$，每 $3\sim4$ 周静脉给药一次。49 名患者接受了治疗。ORR 为 57%，中位生存期为 5.1 个月。近一半接受奥英妥珠单抗治疗的患者进一步进行了 AHSCT[112]。为了最大限度地减少毒性，并基于药代动力学和药效学数据，在 40 例患者中，奥英妥珠单抗以周为单位，在第 1 天以 $0.8\ mg/m^2$ 静

脉给药一次；然后在第 8 天和第 15 天以 $0.5\ mg/m^2$ 静脉给药，每 $3\sim4$ 周如此给药一次。与每 $3\sim4$ 周奥英妥珠单抗用药一次相比，该研究中患者的缓解率类似（59% vs 57%），中位生存期为 9.5 个月。每周予以奥英妥珠单抗治疗可导致较少的不良事件，包括较低的静脉阻塞疾病（VOD）发生率[113]。在一项单独的多中心 II 期试验中，对于先前接受过高强度治疗的复发或难治性 ALL 患者，奥英妥珠单抗治疗的缓解率为 66%，达到 CR 的患者中有 78% MRD 转阴。中位生存期为 7.4 个月[114]。

这些结果使研究人员开展了一项随机临床试验，对复发 ALL 患者随机进行奥英妥珠单抗或化疗。两组的 CR 率分别为 81% 和 29%（$P<0.000\ 1$）。在治疗获得反应的患者中，两组的 MRD 阴性率分别为 78% 和 28%（$P<0.000\ 1$）。两组的中位生存期分别为 7.7 个月和 6.7 个月[$P=0.02$，风险比（$HR$），0.07]。2 年生存率分别为 23% 和 10%。严重的毒性反应包括 AHSCT 后的 VOD，这主要发生在移植前接受两次烷化剂治疗的患者中。年龄同样是发生 VOD 的危险因素[105]。

最近，研究人员评估了 48 名儿童和年轻成人患者（中位年龄为 9 岁）接受奥英妥珠单抗治疗的情况[1-21]。ORR 和 MRD 阴性率分别为 62% 和 65%。12 个月 OS 率为 40%[115]。

### 联合免疫疗法

鉴于新型抗体药物治疗 ALL 取得的鼓舞人心的成果，研究人员进一步评估将这些药物与低强度化疗联合的治疗效果，以期进一步改善患者结局。

研究评估了奥英妥珠单抗联合低强度 hyper - CVD 治疗复发或难治性费城染色体阴性 B - ALL 患者的情况（前文描述了相关细节）。在 59 名接受治疗的复发或难治性 ALL 患者中，治疗反应率为 78%，这其中 82% 的患者的 MRD 转阴。1 年 RFS 率和 OS 率分别为 46% 和 41%。中位 OS 和 RFS 分别为 11 个月和 8 个月。几乎一半的患者能够接受后续 AHSCT 治疗，这些患者的预期 1 年生存率为 63%。VOD 的发生率为 15%，主要发生在前期或后续进行 AHSCT 的患者（23%）。与既往接受挽救性奥英妥珠单抗单药治疗的患者相比，联合治疗的患者的结局显著改善（9.3 个月 vs 5.6 个月，$P=0.02$）。为了能够进一步改善患者结局，研究对治疗方案

进行了修改,在每周低剂量奥英妥珠单抗联合低强度 hyper - CVD 为 1 个疗程、共进行 4 个疗程治疗的基础上,增加了 4 个疗程的贝林妥欧单抗治疗。研究的假设是加入贝林妥欧单抗治疗可以降低化疗次数和每周奥英妥珠单抗治疗的剂量,根除 MRD,缩短最后一次奥英妥珠单抗到 AHSCT 治疗的时间,从而降低治疗相关疾病的发病率、VOD 的发生率和死亡率。实际上,多次小剂量奥英妥珠单抗治疗(首剂量 0.6 mg/m²,后续每次剂量 0.3 mg/m²)及将最后一次奥英妥珠单抗治疗到 AHSCT 的时间分隔为 3~6 个月,显著降低了 VOD 的发生率(从 15% 降低至 5%)。在所有低强度 hyper - CVD 联合奥英妥珠单抗(n=59)及后续行贝林妥欧单抗治疗的患者(n=30)中,2 年生存率为 39%,中位生存期为 14 个月。在 62 名通过低强度 hyper - CVD 联合奥英妥珠单抗联合/不联合贝林妥欧单抗进行首次挽救性治疗的患者中,CR/CRi 为 92%,MRD 阴性率为 86%,中位生存时间为 25 个月,3 年 OS 率为 42%。60 天死亡率为 3%[116]。与奥英妥珠单抗/贝林妥欧单抗单药治疗或既往挽救性化疗治疗的患者(中位生存期仅为 6~12 个月)相比,这些结果显示该方案治疗效果良好。贝林妥欧单抗对于该治疗方案的效果需要更长的随访来进行评估。

SWOG1312 研究是一项奥英妥珠单抗联合 CVP 方案(环磷酰胺、长春新碱和泼尼松)治疗复发或难治性 ALL 患者的 Ⅰ 期临床试验。研究纳入了 50 名患者(中位年龄为 43 岁),其中 5 名患者具有费城染色体样 ALL 特征。其中 23 名接受最大耐受剂量(MTD)治疗的患者的 CR/CRi 为 61%,在费城染色体样 ALL 患者中则为 60%(3/5)。全部患者的中位 OS 为 7.7 个月,接受 MTD 治疗的患者的中位 OS 为 10.9 个月[117]。

### ■ BH3 类似物

BH3 类似物维奈克拉和 navitoclax 在临床前研究中已经证明了对 B- TALL 和 T - ALL 的具有良好的治疗活性[118-120]。navitoclax 是一种 BH3 类似物,可抑制 BCL2、BCL - xL 和 BCL - W,在 ALL 细胞中具有良好的抗白血病活性[120]。该药物对伴 KMT2A 重排的 B- ALL 具有特别强的治疗活性,无论是单药还是联合化疗协同治疗均具有抗 ALL 细胞的活性,因为该药可以使这些细胞株中 BCL2 的表达上调[118,119]。在一项 Ⅰ 期临床试验中,36 名复发或难治性 ALL 患者(中位年龄为 27 岁,6~72 岁)接受了维奈克拉和 navitoclax 联合化疗的治疗。ORR 为 56%,6 个月持续缓解率为 43%[121]。

### ■ CAR - T 细胞疗法

CAR - T 细胞是通过基因工程表达嵌合抗原受体的自体 T 细胞,嵌合抗原受体由不同的结构部分组成,包括特定抗体的结合位点、有或没有额外的共刺激域的信号转导部分[122]。CAR - T 细胞是强大的治疗创新,结合了抗体的抗原特异性和 T 细胞的细胞毒性活性,因此利用了靶向治疗和免疫治疗的力量。尽管第一代 CAR - T 细胞(抗 CD20 或 CD19 CAR - T 细胞)不能在体内扩展并产生显著的抗肿瘤作用[122],但第二代和第三代 CAR - T 细胞(分别包含一个或多个共刺激域)在体内显示了强大的扩展能力和持久的抗肿瘤活性。在第四代 CAR - T 细胞中,通过添加细胞因子进一步增加 CAR - T 细胞的扩展能力和存活时间。

一项多中心 Ⅰ/Ⅱ 期研究在全球 25 个中心进行,该研究通过单次输注诺华公司生产的抗 CD19 CAR - T 细胞司利弗明治疗 79 名 CD19 阳性复发或难治性儿童和年轻成人 B-ALL 患者(中位年龄为 11 岁)。在 65 名 CR/CRi 患者中,64 名(98%)患者在 3 个月内实现 MRD 阴性。中位缓解持续时间未达到,预期 18 个月 RFS 率为 66%。中位 OS 未达到,预期 18 个月 OS 率为 70%[106,123]。司利弗明现在被批准用于 25 岁以下的 B-ALL 患者,且患者在一线治疗下难治或有两次及以上复发。

纪念斯隆凯特琳癌症中心(MSKCC)开展的一项研究中,53 名成年患者使用抗 CD19 CAR - T 细胞进行治疗,CR 率为 83%。中位 EFS 和 OS 分别为 6.1 个月和 12.9 个月。低肿瘤负荷(骨髓原始细胞<5%)和高肿瘤负荷患者(骨髓原始细胞≥5% 或出现髓外病变)的中位 EFS 分别为 10.6 个月和 5.3 个月。中位 OS 分别为 20.1 个月和 12.4 个月。肿瘤负荷越高的患者,细胞因子释放综合征(CRS)和神经毒性事件的发生率也越高[124]。ZUMA - 3 是一项 Ⅰ 期临床试验,研究了自体抗 CD19 KTE-X19 在复发或难治性成人 ALL 患者治疗中的应用,并成功改善了该产品的使用剂量和安全性[125],由此一项关键的 Ⅱ 期临床试验(NCT02614066)正在进行中。

CAR - T 治疗有两个需要关注的安全性问题:CRS 和神经毒性事件,两者分别在 77%~83% 和 40%~43% 的患者中发生,对于基线肿瘤负荷较高的患者中更常见[126]。在 26% 的患者中观察到 3 级及以上的 CRS,包括 1 例死亡;在 42% 的患者中观察到 3 级及以上的神经毒性事件,其中大多数患者需要使用抗 IL - 6 单克隆抗体托珠单抗治疗[124]。

提高 CAR - T 细胞安全性的同时保持其治疗的有效性是目前基础和转化研究的一个热点。一种新型的抗 CD19 CAR - T 细胞产品对 CD19 的亲和力较低且快速衰减,该产品已经被评估,并在体外改善增殖能力和细胞毒活性,在体内增殖抗肿瘤能力增强[127]。为了避免 CD19 抗原逃逸这一耐药机制发生,靶向 CD22 的 CAR - T 细胞和 CD19 和 CD22 双 CAR - T 细胞也被开发出来。

研究人员同样付出巨大的努力开发"现成的"CAR 疗法,以降低目前批准的 CAR - T 细胞的高治疗成本、制备复杂性和延误。来自健康捐赠者的同种异体 CAR - T 细胞已经被研究过。例如,UCART19 是一种由健康供体 T 细胞制造的异基因、基因改良的第二代 CAR - T 细胞产品,其中 TRAC 和 CD52 基因已被敲除,使其能够用于非人类白细胞抗原匹配的患者,而不会增加移植物抗宿主病的风险。MDACC 正在开发一种从脐带血中提取的"现成的"NK 细胞,其经过修饰后表达 CAR(CAR - NK 细胞),在 B 淋巴细胞系恶性肿瘤中有很好的治疗效果[128]。

## 新兴治疗：MDACC 的治疗方法

许多依据风险分层、针对疾病不同阶段的创新性治疗正改变成人 ALL 的治疗，并显著改善患者的长期结局。MDACC 或其他中心正开展针对 ALL 患者的一线或挽救性治疗的临床试验（表 1-6）。

**表 1-6** MDACC 正在开展的对于急性淋巴细胞白血病患者的临床试验（一线治疗和挽救性治疗）

| ALL 亚型 | 临床试验特征 | |
| --- | --- | --- |
| | 一线治疗 | 挽救性治疗 |
| 前体 B-ALL | 1. hyper-CVAD＋奥英妥珠单抗＋贝林妥欧单抗<br>2. hyper-CVD＋奥英妥珠单抗＋贝林妥欧单抗 | 1. hyper-CVD＋奥英妥珠单抗＋贝林妥欧单抗<br>2. hyper-CVD＋维奈克拉<br>3. ADCT-602<br>4. CAR-T 细胞（UCART19、UCART22、KTE-C19）<br>5. CAR-NK 细胞 |
| 前体 B-ALL，MRD＋ | 1. 奥英妥珠单抗<br>2. 贝林妥欧单抗 | |
| T-ALL | 1. hyper-CVAD＋奈拉滨＋培门冬酶＋维奈克拉<br>2. hyper-CVD＋维奈克拉 | hyper-CVD＋维奈克拉 |
| 费城染色体阳性 ALL | 1. hyper-CVD＋普纳替尼＋贝林妥欧单抗<br>2. 贝林妥欧单抗＋普纳替尼 | 1. 贝林妥欧单抗＋普纳替尼<br>2. 维奈克拉＋普纳替尼 |

注：ALL，急性淋巴细胞白血病；CAR，嵌合抗原受体；CVAD，环磷酰胺、长春新碱、多柔比星和地塞米松；CVD，环磷酰胺、长春新碱和地塞米松；MRD，可测量残留病灶。

对于初诊费城染色体阴性 B-ALL，我们更喜欢将贝林妥欧单抗联合 hyper-CVAD 作为一线治疗。在这一正在开展的治疗方案中，与标准的 8 个疗程不同，仅进行 4 个疗程 hyper-CVAD 并序贯 4 个疗程贝林妥欧单抗治疗，再进行 18 个月维持治疗（标准 POMP 维持治疗时间的一半）。将贝林妥欧单抗加入治疗后，治疗的目标是减少高强度化疗的次数，并获得深层缓解。该方案最近进行了修正，加入了奥英妥珠单抗，从而将所有治疗 B-ALL 的活性药物加入了我们的一线治疗方案。

因为老年患者常不能耐受高强度化疗，对于老年患者的治疗，我们更喜欢的方案是低强度化疗（hyper-CVAD）联合奥英妥珠单抗（分多次小剂量用药以降低 VOD 率）和贝林妥欧单抗，以获得深层缓解。我们同样将这一方案用于治疗各年龄的复发或难治性患者。对于老年费城染色体阴性 ALL 患者和复发或难治性 ALL 患者（主要是 T-ALL），我们也会应用低强度化疗联合维奈克拉的治疗方案。

对于费城染色体阳性 ALL 患者，普纳替尼联合低强度化疗（低强度 hyper-CVAD）的治疗是基本治疗方案。贝林妥欧单抗因为对于费城染色体阳性 ALL 患者具有治疗活性，因而也加入了这一方案。该方案的目的是通过降低高强度化疗的毒性反应，以及加入治疗费城染色体阳性 ALL 最具活性的药物（贝林妥欧单抗和普纳替尼），降低治疗相关疾病的发病和死亡率，并进一步提升治愈率。该方案适用于各年龄的初诊费城染色体阳性 ALL 患者。对于老年初诊费城染色体阳性 ALL 患者及不适宜进行高强度化疗的年轻患者，我们正评估不进行化疗而通过普纳替尼联合贝林妥欧单抗治疗，该治疗也适用于各年龄的复发或难治性费城染色体阳性 ALL 患者的治疗。

在挽救性治疗方面，我们设计了一个 Ⅰ/Ⅱ 期研究，通过 hyper-CVAD 联合维奈克拉治疗复发或难治性 ALL 患者。该方案对 T-ALL 的治疗前景尤其突出。MDACC 另一正开展的 Ⅰ/Ⅱ 期临床试验研究 ADCT-602［一种抗体药物偶联物，主要成分为人源性 CD22 单克隆抗体偶联交叉性细胞毒性药物 tesirine（SG3249）］的疗效。研究人员希望该药物能作为一种强效抗 CD22 治疗，并避免发生奥英妥珠单抗相关的肝毒性反应。此外，我们正开展一系列 CAR 相关治疗的临床试验，包括以 CD19 和 CD22 为靶点的试验，以及自体（KTE-C19）和异基因（UCART19、UCART22、CAR NK 细胞治疗）CAR 的试验。

最后，对于复发或难治性费城染色体阳性 ALL，除了普纳替尼联合维奈克拉的治疗正在研究，我们也正在开展一项 Ⅰ/Ⅱ 期临床试验，研究对象是各年龄的复发或难治性费城染色体阳性 ALL 患者，治疗采用口服维奈克拉联合普纳替尼而不进行任何化疗。维奈克拉联合普纳替尼的临床前研究表明两药具有协同作用活性。普纳替尼也能通过预防 Mcl-1（维奈克拉相关治疗方案耐药的常见机制）的上调，帮助预防维奈克拉耐药的发生。

## 结论

随着一些有良好治疗前景的药物（如单克隆抗体、免疫偶合物、CAR-T 细胞、新一代 TKI）的应用，对成人 ALL 的治疗在过去几十年中达到了新的高度。基因组图谱揭示了新的预后标志物（如 *IKZF1*）和新的治疗靶点（如 *ABL*、*JAK1/2*、*ETV6-NTRK3*），改善了一些 ALL 亚型（如费城染色体样 ALL）的不良预后。随着许多新药物已经处于研发的最后阶段，我们将在未来探索不同药物的直接组合方式和用药次序，以最安全的方式实现细胞毒性化疗的最佳持续治愈率。此外，这些一线有效治疗方案的应用可提升 MRD 阴性率，改善缓解情况，缩小成人与儿童 ALL 患者临床结局差异。通过自体或异基因 T 细胞疗法，充分利用免疫系统蕴藏的潜能，可最终不再使成人 ALL 患者接受 AHSCT 治疗，从而达到更好的治愈率。

## 提示

- MDACC 正开展一系列针对 ALL 患者的临床试验。治疗是依据患者的风险所选择的。对于初诊费城染色体阴性 B - ALL 患者的一线治疗，我们更喜欢贝林妥欧单抗联合 hyper - CVAD 治疗。

- 对于老年患者，我们更喜欢的治疗方案是低强度 hyper - CVD 联合奥英妥珠单抗（分多次小剂量用药以降低 VOD 的发生率）和贝林妥欧单抗，以实现更深层次的缓解。我们也利用这一方案治疗任何年龄的复发或难治性患者。对于老年费城染色体阴性 ALL 患者和复发或难治性 ALL 患者（主要是 T - ALL），我们也会采用低强度化疗联合维奈克拉的治疗方案。

- 对于费城染色体阳性 ALL 患者，我们采用普纳替尼联合低强度化疗（低强度 hyper - CVD）作为主要治疗方案。贝林妥欧单抗因为对费城染色体阳性 ALL 患者具有活性也加入这一治疗方案。对于老年初诊费城染色体阳性 ALL 患者及不适宜进行高强度化疗的年轻患者，我们正评估不进行化疗而通过普纳替尼联合贝林妥欧单抗治疗，该治疗方案也适用于各年龄的复发或难治性费城染色体阳性 ALL 患者的治疗。

- 在挽救性治疗方面，我们进行了一系列临床试验中，包括 hyper - CVD 联合维奈克拉和抗体药物偶联物，以及 CAR - T 细胞和 CAR - NK 细胞治疗。

# 第 2 章　成人急性髓系白血病

Tapan M. Kadia

Joseph D. Khoury

Farhad Ravandi

刘一字　张芷钰　陈苏宁·译

## 要点

- 随着新技术和更广泛的基因组测序的应用,我们发现了许多反复出现的体细胞突变和突变模式,这些突变显示出急性髓系白血病(AML)的异质性。对基因组异常背后的生物学机制的更好理解,带来了对疾病预后更准确的预测,以及针对基因组定义的亚群的特定疗法的开发。最新的欧洲白血病网(ELN)2017 年分类系统纳入了其中几个突变的风险分类。因此,这些突变(*FLT3*、*NPM1*、*CEBPA*、*TP53*、*RUNX1*、*ASXL1*)的治疗前评估结合传统的核型分析已成为标准诊疗流程的一部分。
- 2018—2020 年,已有几种新疗法被批准或重新引入用于治疗 AML 患者。这些疗法包括 FLT3(fms 样酪氨酸激酶 3)抑制剂米哚妥林和吉瑞替尼、IDH1 抑制剂依维替尼、IDH2 抑制剂恩西地平、BCL2 抑制剂维奈克拉、hedgehog 抑制剂格拉吉布、CD33 抗体-药物结合物吉妥珠单抗-奥唑米星(GO)、脂质体制剂 CPX-351,以及口服氮杂环丁。
- CD33 抗体-药物结合物 GO 已被证明在使预后良好或中等风险的患者中有明显的生存获益,并应被适时纳入核心结合因子异常相关的 AML 的一线治疗中。GO 在治疗急性早幼粒细胞性白血病(APL)患者中也有重要

作用。
- 化疗联合 FLT3 抑制剂,如米哚妥林或其他正在进行临床试验的药物,是现在新诊断的 *FLT3* 突变 AML 患者的标准治疗的一部分。
- BCL2 抑制剂维奈克拉明显改善了新诊断为急性髓系白血病的老年和基础情况较差患者的预后,其联合低甲基化药物(HMA)与单独应用 HMA 相比,显示出显著的生存获益。
- 通过多参数流式细胞术或分子学方法在诱导缓解时和巩固治疗后监测微小残留病(MRD)是帮助预测复发风险和指导风险分层的有力工具,包括指导干细胞移植(SCT)等缓解后治疗策略。有或无 MRD 阳性的完全缓解正在纳入治疗应答标准。
- 口服阿扎胞苷(CC486)的维持治疗已成为不符合缓解后 SCT 治疗的患者的标准治疗方法。与安慰剂相比,其生存率更高。缓解后甚至 SCT 后靶向治疗的维持策略正在研究中。
- 应认真考虑在复发时对突变进行重复的分子检测,以便在基因组定义的亚组中纳入有针对性的靶向治疗(如恩西地平、依维替尼、吉瑞替尼)。

AML 是一组具有异质性的血液系统肿瘤,其特征是累及外周血和骨髓的髓系原始细胞克隆性增殖,偶见髓外肿瘤形成。尽管我们对 AML 分子生物学的理解取得了进展,但其治疗仍然具有挑战性,其生存结局取决于细胞遗传学和分子特征,以及年龄和并发症等。

AML 被认为是髓系前体细胞中基因突变和染色体畸变的最终结果,被称为原始细胞的肿瘤细胞分化紊乱、过度增殖,以及凋亡抑制。

在过去的几十年里,化疗方案和支持治疗的改进,以及对基础生物学认识的提高,使得 AML 患者的治疗取得了重大进展。对 AML 的生物学基础和异质性的了解,有助于发

现新的治疗靶点,并为其中一些靶点设计了抑制剂。尽管有了这些进展,但大多数 AML 患者的疾病无法治愈,并且死于疾病的复发或并发症。随着对分子异常的更好定义和对各种 AML 亚型致病原因的深入研究,以及新型靶向药物的开发,在不久的将来,AML 患者可能会有一个更好的生存结局。

## 流行病学、病因学和危险因素

在美国,每年约有 19 000 人被诊断为白血病。AML 的发病率为 4.3/10 万。发病的中位年龄是 68 岁。AML 和骨髓增生异常综合征(MDS)的发病率随着年龄的增长而上升,大多

数 AML 患者的年龄超过 60 岁[1]。APL 是 AML 的一个独特亚型,据报道在西班牙裔人群中更为常见[2]。

与染色质脆性增加有关的疾病患者 AML 的发病率增加,如 Bloom 综合征、范科尼贫血、科斯特曼综合征、威斯科特-奥尔德里奇综合征(威-奥综合征,WAS)和共济失调毛细血管扩张症。其他综合征,如唐氏综合征(21 三体综合征,21 号染色体三体)、克兰费尔特综合征(XXY 及其变体)和 Patau 综合征(13 三体综合征,13 号染色体三体),也与 AML 的高发率有关[3]。

接触细胞毒疗法会增加 AML 的风险。已有两类治疗相关的 AML 被研究证实。暴露于烷基化药物(如环磷酰胺、美法仑、氮芥)或放射治疗的患者可在 4~8 年的潜伏期后发展为 AML,这通常与 5 号和/或 7 号染色体异常和/或复杂核型有关,但也可能出现没有特征性染色体异常的情况[4,5]。最近对二代测序(NGS)数据的分析也表明 TP53 突变在治疗相关的 AML 患者中高比例出现[6,7]。接触抑制 DNA 修复酶拓扑异构酶 II 的药物(如乙二醇)也与继发性 AML 有关,其潜伏期一般较短,通常为 1~3 年[8]。苯、吸烟、染料、除草剂和杀虫剂被认为是 AML 发展的潜在危险因素[9]。

AML 也可能是继发于既往骨髓性疾病的转化,MDS、骨髓增殖性肿瘤(MPN)或 MDS/MPN,或其他骨髓疾病,如再生障碍性贫血。

## 临床表现

AML 患者普遍存在乏力、瘀青或出血、发热、感染等反映骨髓衰竭状态的表现。只有 10% 的患者出现白细胞(WBC)计数大于 $100×10^9/L$[1];这些患者发生肿瘤溶解综合征、中枢神经系统受累和白细胞淤滞的风险更高。白细胞淤滞可能表现为呼吸困难、胸痛、头痛、精神状态改变、脑神经麻痹或勃起功能障碍。白细胞淤滞和肿瘤溶解综合征是肿瘤学的急症,需要及时识别和处理。

除出血和感染外其他临床表现可能包括器官肿大、淋巴结肿大、胸骨压痛、视网膜出血,以及牙龈、皮肤、软组织、肺或脑膜的浸润(多见于伴有单核细胞分化的 AML)。弥散性血管内凝血(DIC)伴有出血是 APL 的一个常见表现。

## 诊断和分类

根据 WHO 的分类标准(表 2-1),AML 的诊断通常被定义为骨髓或外周血中出现 20% 以上的骨髓原始细胞[10]。WHO 分类中的 AML 亚型是根据形态学、免疫表型和分子或遗传特征来定义的。在一些患者中,AML 表现为髓外组织的肿块(髓系肉瘤)。具有"AML 定义"的细胞遗传学异常:t(8;21)(q22;q22)、inv(16)(p13;q22)或 t(16;16)(p13;q22)、t(15;17)(q22;q12)的患者,无论原始细胞比例如何均被诊断为 AML。

表 2-1 急性髓系白血病和相关的前体肿瘤及谱系不明的急性白血病

**骨髓增殖性肿瘤(MPN)**
　慢性髓系白血病(CML),BCR-ABL1
　慢性中性粒细胞白血病(CNL)
　真性红细胞增多症(PV)
　原发性骨髓纤维化(PMF)
　PMF,纤维化前期/早期
　PMF,明显的纤维化期
　原发性血小板增多症(ET)
　慢性嗜酸性粒细胞白血病,非特指型(NOS)
　MPN,未分类型
**肥大细胞增多症**
**伴嗜酸性粒细胞增多及 PDGFRA、PDGFRB、FGFR1 或 PCM1-JAK2 异常的髓系/淋巴系肿瘤**
　伴 PDGFRA 重排的髓系/淋巴系肿瘤
　伴 PDGFRB 重排的髓系/淋巴系肿瘤
　伴 PGFR1 重排的髓系/淋巴系肿瘤
　暂定分类:伴 PCM1-JAK2 的髓系/淋巴系肿瘤
**骨髓增生异常综合征/骨髓增殖性肿瘤(MDS/MPN)**
　慢性粒单核细胞白血病(CMML)
　不典型慢性髓系白血病(aCML),BCR-ABL1
　青少年粒单核细胞白血病(JMML)
　伴环铁粒幼细胞及血小板增多的 MDS/MPN(MDS/MPN-RS-T)
　MDS/MPN,不可分类
**骨髓增生异常综合征(MDS)**
　伴单系病态造血的 MDS
　环铁粒细胞增多的 MDS(MDS-RS)及单系病态造血的 MDS
　MDS-RS 及多系病态造血的 MDS
　伴多系病态造血的 MDS
　原始细胞过多型 MDS
　伴孤立 del(5q)的 MDS
　MDS,未分类型
　待定:儿童难治性血液细胞减少

**伴遗传易感性的髓系肿瘤**
**AML 及相关恶性肿瘤**
**伴重现性基因异常的 AML**
　AML 伴 t(8;21)(q22;q22.1);RUNX1-RUNX1T1
　AML 伴 inv(16)(p13.1q22)或 t(16;16)(p13.1;q22);CBFB-MYH11
　APL 伴 PML-RARA
　AML 伴 t(9;11)(p21.3;q23.3);MLL-KMT2A
　AML 伴 t(6;9)(p23;q34.1);DEK-NUP214
　AML 伴 inv(3)(q21.3q26.2)或 t(3;3)(q21.3;q26.2);GATA,MECOM
　AML(原始巨核细胞型)伴 t(1;22)(p13.3;q13.3);RBM15-MKL
　暂定型:AML 伴 BCR-ABL1
　AML 伴 NPM1 基因突变
　AML 伴双 CEBPA 基因突变
　暂定型:AML 伴 RUNX1 基因突变
**伴 MDS 相关改变的 AML**
**治疗相关性髓系肿瘤**
**AML,NOS**
　微分化型 AML
　未成熟型 AML
　成熟型 AML
　急性粒单核细胞白血病
　急性原始单核细胞/单核细胞白血病
　纯红血病
　急性巨核细胞白血病
　急性嗜碱性粒细胞白血病
　急性全髓细胞增殖症伴骨髓纤维化
**髓系肉瘤**
**唐氏综合征相关的髓系增殖**
　一过性髓系增生异常(TAM)
　唐氏综合征相关性髓系白血病

续　表

母细胞性浆细胞样树突细胞肿瘤
谱系不明的急性白血病
　急性未分化型白血病
　急性混合细胞白血病（MPAL）伴 t(9;22)(q34.1;q11.2)；*BCR - ABL1*
　MPAL 伴 t(v;11q23.3)；*KMT2A* 重排
　MPAL,B/髓系,NOS
　MPAL,T/髓系,NOS
**B 淋巴母细胞白血病/淋巴瘤**
　B 淋巴母细胞白血病/淋巴瘤,NOS
　伴重现性基因异常的 B 淋巴母细胞白血病/淋巴瘤
　B 淋巴母细胞白血病/淋巴瘤伴 t(9;22)(q34.1;q11.2)；*BCR - ABL1*

B 淋巴母细胞白血病/淋巴瘤伴 t(v;11q23.3)；*KMT2A* 重排
B 淋巴母细胞白血病/淋巴瘤伴 t(12;21)(p13.2;q22.1)；*ETV6 - RUNX1*
B 淋巴母细胞白血病/淋巴瘤伴超二倍体染色体
B 淋巴母细胞白血病/淋巴瘤伴亚二倍体染色体
伴 B 淋巴母细胞白血病/淋巴瘤伴 t(5;14)(q31.1;q32.3)；*IL3 - IGH*
B 淋巴母细胞白血病/淋巴瘤伴 t(1;19)(q23;p13.3)；*TCF3 - PBX1*
暂定类：B 淋巴母细胞白血病/淋巴瘤,BCR - ABL1 样
B 淋巴母细胞白血病/淋巴瘤伴 iAMP21
**T 淋巴母细胞白血病/淋巴瘤**
暂定类：早期 T 前体细胞淋巴母细胞白血病
暂定类：NK 细胞淋巴母细胞白血病/淋巴瘤

注：经许可引自 Arber DA，Orazi A，Hasserjian R，et al：The 2016 revision to the World Health Organization classification of myeloid neoplasms and acute leukemia，Blood 2016 May 19；127(20)：2391 - 2405.

　　骨髓取样对于疑似急性白血病患者的初步检查至关重要。取样应包括髓芯活检和骨髓抽吸物。髓芯活检是用来制作组织印片的,这些活检组织在骨髓干抽的情况下非常宝贵。抽吸物通常用于制备血凝块和抽吸物涂片,此外还有部分用于流式细胞仪、细胞遗传学和分子诊断学。对瑞特-吉姆萨染色的抽吸物涂片或血凝块进行形态学检查,并通过对 500 个细胞的手动分类计数来确定原始细胞的百分比。

　　髓系来源肿瘤的确认通常是通过流式细胞仪的免疫分型来实现的。在大多数 AML 病例中,除了 CD45（常见白细胞抗原）外,原始细胞还表达一种或多种未成熟造血前体的标志物,如 CD34、CD117 和 HLA - DR。髓系谱系是由原始细胞表达与粒系、单核系、红系和/或巨核系分化相关的抗原所决定的（表 2-2）。髓过氧化物酶（MPO）的表达被认为是髓系分化的特异性标志,但 AML 原始细胞可能缺乏 MPO 的表达。尽管在一些实际上是 AML 表型的病例中常可见到淋巴抗原的异常表达,但这种表达一般只限于一种或几种淋巴抗原。谱系不明的急性白血病不在本文讨论范围之内；简单地说,它是指髓系和淋巴系抗原重叠表达或两者都缺乏的急性白血病。

表 2 - 2　常规流式细胞仪分析中常用的造血系分化的免疫表型标志物

| 髓系 | | | | 淋巴系 | |
| --- | --- | --- | --- | --- | --- |
| 粒细胞 | 单核细胞 | 红细胞 | 巨核细胞 | B 细胞 | T 细胞 |
| MPO | CD4 | CD36 | CD41 | CD19 | CD2 |
| CD13 | CD14 | CD71 | CD42b | CD20 | cCD3 |
| CD15 | CD64 | CD235a | CD61 | CD22 | CD5 |
| CD33 | — | — | — | cCD79a | CD7 |
| CD117 | — | — | — | cIgM | — |

　　分子诊断在 AML 的实验室检查中起着至关重要的作用。直到几年前,AML 中已知的分子改变的种类还很有限,而 NGS 的出现极大地增加了我们对 AML 分子机制的了解。因此,过去在 AML 检查过程中进行的基于 PCR 的有限数量的检测,现在已经在很大程度上被基于 NGS 的检测所取代,后者可以同时评估数十到数百个基因的突变状态。我们的机构目前用于新发和复发髓系恶性肿瘤的 NGS 突变小组评估了表 2-3 中所列的 81 个基因的编码序列。

表 2 - 3　目前在 MDACC 用于一线评估的基于二代测序的髓系肿瘤突变分析小组

| | | | | | | | | | |
| --- | --- | --- | --- | --- | --- | --- | --- | --- | --- |
| *ANKRD26* | *CBLB* | *EED* | *GFI1* | *JAK1* | *NF1* | *PTEN* | *SH283* | *SUZ12* |
| (*ASXL1*) | *CBLC* | *ELANE* | *GNAS* | *JAK2* | *NOTCH1* | *PTPN11* | *SMC1A* | *TERC* |
| *ASXL2* | *CEBPA* | *ETNK1* | *HNRNPK* | *JAK3* | *NPM1* | *RAD21* | *SMC3* | *TERT* |
| *BCOR* | *CREBBP* | *ETV6* | *HRAS* | *KDM6A* | *NRAS* | *RARA* | (*SRSF2*) | (*TET2*) |
| *BCORL1* | *CRLF2* | *EZH2* | *IDH1* | *KIT* | *PAX5* | (*RUNX1*) | *STAG1* | *TP53* |
| *BRAF* | *CSF3R* | *FBXW7* | *IDH2* | *KMT2A* | *PHF6* | *SETBP1* | (*STAG2*) | *U2AF1* |
| *BRINP3* | *CUX1* | *FLT3* | *IKZF1* | *KRAS* | *PIGA* | *SF1* | *STAT3* | *U2AF2* |
| *CALR* | *DDX41* | *GATA1* | *IL2RG* | *MAP2K1* | *PML* | *SF3A1* | *STAT5A* | *WT1* |
| *CBL* | *DNMT3A* | *GATA2* | *IL7R* | *MPL* | *PRPF40B* | *SF3B1* | *STAT5B* | *ZRSR2* |

## 急性髓系白血病的危险度分层

　　确诊 AML 后,危险度分层是决定治疗、预后和长期管理的关键。一些变量可以预测生存结局,包括与患者相关的变量（如年龄和健康状态）,以及与疾病相关的预测因素（如细胞遗传学和分子特征）。

核型仍然是 AML 患者预后的最佳预测指标之一。ELN 指南提出了一个基于细胞遗传学和分子生物学的风险分层系统[1]，如表 2-4 所示，患者被分为良好、中等或不良的风险。目前 ELN 分类系统的一个局限性是，它只考虑到了少数常见突变基因的预后。随着更多关于其他突变和共变的验证数据的出现，一个更广泛的预后系统可能有助于完善风险分层。例如，众所周知，CEBPA 双等位基因突变时预后良好，而在单等位基因突变的情况下并非如此[11]。在 FLT3 野生型/NPM1 突变的 AML 患者中，DNMT3A 的评估是非常重要的。Loghavi 等[12]表明，在核型正常的 NPM1 突变的 AML 患者中，同时存在 DNMT3A 突变对预后有不利影响，其影响比 FLT3 - ITD 或 FLT3 - TKD 突变更不利。该分析表明，在新发的核型正常的 AML 患者中，特别是那些年龄小于 60 岁的患者，AML$^{DNMT3A/FLT3/NPM1}$（有时被称为三阳性）的患者的临床预后似乎最差，其次是 AML$^{FLT3/DNMT3A}$ 的患者，然后是 AML$^{NPM1/DNMT3A}$ 的患者[12]。目前，根据 ELN 指南，NPM1 突变/FLT3 野生型的正常核型 AML 患者被认为预后良好。

表 2-4　2017 年急性髓系白血病的风险分层 ELN 标准

| ELN | 遗传学异常 |
| --- | --- |
| 良好 | t(8;21)(q22;q22),inv(16)/t(16;16)(p13;q22)<br>NPM1 突变伴 FLT3 - ITD - 野生型（正常核型）或 FLT3 - ITD 突变（低等位基因比例）<br>CEBPα 突变（正常核型） |
| 中等 | NPM1 突变伴 FLT3 - ITD 突变（高等位基因比例）[a]<br>野生型 NPM1 伴 FLT3 - ITD 突变（低等位基因比例）<br>野生型 NPM1 伴野生型 FLT3 - ITD<br>既非良好也非不良的细胞遗传学异常<br>t(9;11)(p21.3;q23.3);MLLT3 - KMT2A |
| 不良 | inv(3)/t(3;3)(q21;q26)<br>t(6;9)(p23;q34)<br>t(v;11q23.3),KMT2A 重排<br>t(9;22)BCR - ABL<br>−5 或 del(5q)<br>−7;abnl(17p)<br>复杂核型<br>单体核型<br>野生型 NPM1 伴 FLT3 - ITD（高等位基因比例）<br>RUNX1、ASXL1、TP53 突变 |

注：[a]低等位基因比例为<0.5；高等位基因比例为≥0.5。
abnl，异常；del，缺失；t，易位。

TP53 突变的存在与不良预后有关[13]。德国和奥地利研究人员最近的一份报道表明，TP53 突变患者的预后比已知为不良预后指标的单体核型患者的预后更差[14]。分析表明，TP53 突变主要与较大发病年龄和单体核型有关，并且与较低的完全缓解率（CR 率）和较短的无复发生存期（RFS）、无事件生存期（EFS）和总生存期（OS）相关。在多因素分析中，TP53 突变与最差的预后有关[14]。我们最近报道了 TP53 变异等位基因频率在决定不同强度治疗结果中的重要性[15]。

一些新的分子畸变，包括 DNMT3A、TET2、MLL 和 PHF6 基因的突变，已经被阐明，特别是在核型正常的患者中[16]。然而，它们在目前的临床实践中的应用仍然有限，在确定患者的最佳治疗策略方面价值有限。然而，其他突变的存在，如 RUNX1 和 ASXL1，已被认为对预后有不利影响，这在 ELN 分类的修订版中已有报道。

## 急性髓系白血病的治疗

在 20 世纪 60 年代，Freireich 等[17]证实了获得 CR 对提高生存率的意义。从那时起，治疗的目标就一直是诱导和维持 CR，这是目前唯一被接受的治愈 AML 的方法。国际工作组已经定义了 CR 的标准，并在临床和临床试验中遵循，以评估反应[1,18]。在 CR 3 年后，AML 复发的概率急剧下降到 10% 以下[19]，并且持续 CR 3 年或以上的患者可被认为是"潜在治愈"。然而，CR 的定义较为随意和主观，标志着疾病负担的控制和自发造血功能的恢复；随着技术的改进、对初始治疗后残留病灶检测的精确度提高，促使在 CR 的定义中加入了微小残留病灶（MRD）的状态（即 CR 伴或不伴可检测到的 MRD）。诱导缓解和巩固治疗后，MRD 的持续存在对复发风险及异基因干细胞移植（allo - SCT）的适应证和成功率有重要影响[20]。改进检测和应用新策略来根除残留白血病能否提高治愈率，这是正在进行和未来试验的主题。

AML 确诊后，必须评估是否需要紧急治疗。在以下情况下需要紧急治疗：① APL；② 外周血原始细胞计数大于（50~100）×$10^9$/L 或增殖速度过快；③ 合并 DIC 或白血病浸润（多见于外周血原始细胞>10×$10^9$/L 和/或 M4 或 M5 FAB 分型）导致的器官功能障碍（尤其是肺）。在后一种情况下，必须立即开始化疗。对于严重的白细胞增多和/或白细胞淤滞也应考虑进行白细胞单采[21]，但多项研究提示其对远期疗效的价值有限。在白细胞计数较低的患者中，有研究表明，开始治疗的时间可以推迟几天，直到获得所有必要的诊断信息[22]，但这种推迟应该尽可能短。

在 MDACC，如果符合条件，大多数患者都会参加临床试验。临床试验容许且明确允许在入组前进行紧急化疗，而在必要时给予紧急细胞减灭术治疗。具有疗法是根据患者的个体特征，包括治疗前的细胞遗传学和分子特点而制定的。我们在此讨论不同 AML 患者群体的治疗方法。

## 急性髓系白血病的诱导治疗

传统的 AML 强化化疗，分为缓解诱导和缓解后治疗，一直采用蒽环类药物和阿糖胞苷（ara - C）联合治疗。

### ■ 蒽环类药物和阿糖胞苷

在 MDACC 中，年轻 AML 患者（小于 60 岁）采用以去甲氧柔红霉素（IDA）联合阿糖胞苷为基础的核心方案治疗。IDA 剂量为 10~12 mg/$m^2$，连用 3 天；阿糖胞苷剂量为 1~2 g/$m^2$，连用 4~5 天（IA）。"3＋7"方案是许多协作组和社区使用的替代方案，其中蒽环类药物[即 IDA 或柔红霉素（DNR）]通常每天给药，连用 3 天；阿糖胞苷每天以 100~200 mg/$m^2$ 的较低剂量持续输注 7 天。基于协同作用的证据，在 IA 的基础上

（后文将详细讨论）增加了第二种核苷类似物，如氟达拉滨、氯法拉滨或克拉屈滨。

在临床实践中，骨髓穿刺通常是在开始治疗后2～3周获得。只有在抽吸物的质量不能够测定细胞数的情况下才需要进行活检。如果第21天的骨髓增生低下，通常推迟治疗，直到计数恢复（在缓解的情况下）或明确白血病未缓解，此时开始第2个疗程。第2个重复的诱导治疗疗程可以在部分患者中产生缓解，但通常比1个疗程后产生的缓解持续时间短。对持续未缓解的AML进行第2个疗程的时机是有争议的。一些协作组主张在化疗第10～15天对持续未缓解的患者开始第2个疗程。对于大剂量阿糖胞苷（HDAC）治疗的患者，如果原始细胞减少，在第21～28天出现持续性疾病，可能可以推迟第2个疗程，因为大多数（90%）CR是在第1个疗程后获得的，而对第2个疗程的反应很差。重要的是要认识到，经过一段时间的发育不良，后获得的初始骨髓可能会偶尔表现出更高的原始细胞比例，有时高达30%～40%，这反映了正常而非"白血病"的骨髓元素的再生，而外周血计数正在恢复中。在这种情况下，随访（例如，每隔1～2周）骨髓可能会显示，原始细胞百分比连续下降，同时中性粒细胞和血小板升高[23]。检测原始细胞中持续的细胞遗传学或治疗前的克隆异常有助于区分疾病相关的和健康再生的原始细胞。这种区分也可以在专门的中心用流式细胞仪免疫分型来实现。

通常情况下，当诱导治疗后病情得到缓解时，患者会接受缓解后的巩固治疗，大约每月一次服用相同的药物，持续4～6个月。在充分的巩固治疗后，患者可行allo-SCT，或接受长期维持治疗。

### ■ 蒽环类药物的选择

随机试验已尝试确定较优的蒽环类药物[如IDA、DNR、米托蒽醌（MTZ）、阿柔比星][24]。在一项比较DNR、IDA和MTZ作为老年患者诱导方案一部分的三组随机研究中，任何一组都没有优势[25]。相反，在欧洲癌症研究和治疗组织（EORTC）和GIMEMA进行的一项三组随机试验中，比较了相同的三种药物，接受IDA和MTZ的患者5年无病生存期（DFS）和OS明显更好（$P$分别为0.03和0.02）。IDA和MTZ的恢复时间更长（$P<0.0001$）[26]。Pautas及其同事[27]的一项研究将468名患者随机分配到每天DNR 80 mg/m²，连续3天，与每天IDA 12 mg/m²，连续3天或4天，联合使用标准剂量的阿糖胞苷。3天IDA治疗的CR率较高（83% vs 70%，$P=0.007$），4年EFS（21% vs 12%）和生存率（32% vs 23%）也有提高的趋势，4天IDA治疗没有其他益处。Gardin等[28]分析了对50岁以上的AML患者进行的试验的汇总数据。这些试验比较了IDA与DNR在诱导和巩固治疗中的疗效。他们对这些患者的结果进行了评估，结果显示IDA的CR率较高，为69%（相对于DNR的61%，$P=0.02$），但没有带来较高的OS（中位OS，14.2个月，$P=0.13$）[28]。

不同剂量的DNR已在多个试验中进行评估，并与标准剂量的阿糖胞苷（SDAC；每天100或200 mg/m²，连续7天）联

合使用。两项研究显示，无论年龄大小，使用90 mg/m²的DNR均比45 mg/m²的DNR有更好的疗效。两项研究均显示，接受较高剂量DNR的患者有较高的CR率和OS，而没有任何额外的毒性。这种有益效应多见于年龄小于50岁且具有更良好细胞遗传学的患者[29,30]。最近，法国的一个研究小组也表明，与DNR 90 mg/m²相比，DNR 60 mg/m²有相似的复发率、RFS和OS[31]。

虽然IDA与DNR相比没有明显的生存优势，但CR率和RFS更倾向于IDA的使用，并且前者有OS优势的趋势。基于这些数据，在MDACC，IDA是强化诱导治疗的首选蒽环类药物。

### ■ CPX-351

CPX-351是一种脂质体制剂，可将阿糖胞苷和DNR优先递送至白血病细胞。在该制剂中，阿糖胞苷和DNR以5:1的固定摩尔比被包裹起来，体外实验发现两者具有一致的协同作用。在一线治疗下，在美国的18个中心进行了一项多中心、开放的II期研究。60岁以上的新发AML患者随机接受CPX-351与"7+3"方案的治疗。CPX-351组的反应率较高，客观缓解率（ORR）为66.7% vs 57.6%（$P=0.06$）。在CPX-351治疗组中，中位OS（14.7个月 vs 12.9个月）和EFS（6.5个月 vs 2个月）都有改善[32]。基于这些数据和CPX-351在继发性AML中的显著疗效，对新诊断的继发性AML患者进行了一项随机III期试验。在309名随机接受CPX-351与"3+7"方案的患者中，与"7+3"方案相比，CPX-351的OS明显改善（9.56个月 vs 5.95个月；$HR$ 0.69，$P=0.005$）。CPX-351的CR率为38%，而"3+7"方案为26%（$P=0.035$），完全缓解伴血液学不完全恢复（CRi）率为48%对33%（$P=0.016$）[33]。与"7+3"方案相比，CPX-351耐受性好，诱导死亡率低，但骨髓抑制持续时间更长。在CPX-351治疗后获得CR的患者中，有更多的人能够接受后来的AHSCT（20% vs 12%）；他们在移植后的生存期也更长。本研究为美国FDA批准CPX-351作为继发性AML的一线治疗药物奠定了基础。目前正在研究将CPX-351作为AML治疗的新骨干组合，包括曲妥珠单抗、维奈托克、IDH抑制剂和FLT3抑制剂。

### ■ 大剂量阿糖胞苷（HDAC）

一些随机试验评估了HDAC（1～3 g/m²）与SDAC（100～200 mg/m²）在诱导治疗中的疗效。癌症和白血病组B（CALGB）和东部肿瘤协作组（ECOG）将他们的分析局限在CR患者，而SWOG在诱导期间比较了HDAC和SDAC，并在患者处于CR时将SDAC患者随机分为SDAC或HDAC[34]。最后，澳大利亚白血病研究小组（ALSG）仅在诱导期间将患者随机分配到HDAC或SDAC（表2-5）[35]。这些试验的结论是：① 在65岁以上的患者中，HDAC的毒性（如小脑）超过了抗AML的效果；② 60岁以上的患者在诱导期间（SWOG、ALSG）、CR期间（CALGB、ECOG），以及可能两期（SWOG）都有因HDAC获益；③ HDAC有可能将inv16或t（8;21）患

者的治愈率提高到 70%～80%，将正常核型患者的治愈率提高到 30%～40%，但对不良核型患者的治愈率几乎没有提高。在对 1 691 名患者进行的三项试验的荟萃分析中，用 HDAC 诱导与 SDAC 进行了比较。虽然 CR 率没有差异，但用 HDAC 诱导有更好的 4 年 RFS（$P=0.03$）、4 年 OS（$P≤0.000\ 5$）、5 年 EFS（$P<0.000\ 1$）[36]。

表 2-5　初诊急性髓系白血病患者标准剂量与大剂量阿糖胞苷（HDAC）的比较

| 研究 | HDAC 时期 | 患者(n) | HDAC 的有益效应 |
| --- | --- | --- | --- |
| ALSG | 诱导 | 279 | CR 期间 |
| SWOG | 诱导、巩固或两者皆有 | 723 | EFS |
| ECOG | 巩固 | 170 | 如果<60 岁 |
| CALGB | 巩固 | 596 | 如果<60 岁 |

注：ALSG，澳大利亚白血病研究组；CALGB，癌症和白血病组 B；CR，完全缓解；EFS，无事件生存期；ECOG，东部肿瘤协作组。

在现代支持治疗的时代，一组较新的随机研究重新审视了 AML 诱导期间 HDAC 的应用，并报道了一些细微的结果。Lowenberg 等[37]将 858 例年龄中位数为 49 岁的患者随机分为 IDA 联合 HDAC（$1\ g/m^2$，每 12 小时 1 次，共 10 天）和标准剂量阿糖胞苷（$200\ mg/m^2$，每天 1 次，共 7 天）诱导治疗。该研究发现两组之间在 CR 率、EFS 或 OS 方面没有差异。对治疗方案设计进一步检查发现，在第 2 个周期治疗过程中，所有两组患者均接受了大剂量阿糖胞苷治疗，这混淆了结果，无法对高剂量或标准剂量阿糖胞苷进行明确的比较。EORTC-GIMEMA 协作组将 HDAC 与标准剂量阿糖胞苷联合 DNR 和依托泊苷进行比较[38]。在年龄≤60 岁的 1 942 例患者中，接受 HDAC 方案诱导的患者 CR 率（82% vs 76%）、6 年 EFS 率（44% vs 35%）、OS 率（52% vs 43%）均显著升高。这些有益效应主要见于<46 岁的患者，在 46～60 岁的患者中仅有 OS 改善的趋势[38]。最后，Bassan 等[39]将 574 名中位年龄为 52 岁的患者随机分为 IDA＋依托泊苷＋标准剂量阿糖胞苷或 IDA＋序贯大剂量阿糖胞苷。序贯大剂量阿糖胞苷组在 1 个疗程后有较高的 CR 率（81% vs 69%，$P=0.000\ 7$），5 年生存率明显提高（49% vs 39%，$P=0.045$）。因此，我们目前在 MDACC 采取的方法是在诱导和巩固强化疗程中加入大剂量阿糖胞苷。

### 吉妥珠单抗-奥唑米星

吉妥珠单抗-奥唑米星（GO）是一种靶向 CD33 的免疫结合剂，将抗 CD33 抗体与卡奇霉素连接起来。美国 FDA 加速批准其用于老年复发或难治性 AML，但由于对其毒性担忧，2010 年被生产商自愿撤出市场。然而，在法国白血病协会的一项试验中，50～70 岁既往未经治疗的初治 AML 患者随机接受含或不含 GO 的"7+3"方案（DNR，阿糖胞苷）标准化疗。吉妥珠单抗以分次剂量给药。ORR 为 81%。GO 组的 OS

（34 个月 vs 19 个月，$P=0.036$）、EFS（15.6 个月 vs 9.7 个月，$P=0.000\ 3$）和 RFS（28 个月 vs 11 个月，$P=0.000\ 3$）明显更好[40]。英国医学研究理事会（MRC）的另一项研究表明，在阿糖胞苷和蒽环类药物诱导方案中加入 GO 是有益的[41]。最近一项荟萃分析研究了 5 项随机试验，研究对象为未经治疗的 AML 患者，结果显示，在 AML 的一线治疗中加入 GO，可明显降低复发风险，提高 5 年 OS[42]。这在具有良好和中危细胞遗传学的患者中最为明显，而在具有不良核型的患者中则不然。这些数据表明 GO 在 AML 患者中的作用，支持了美国 FDA 最近对 GO 的重新批准。

## 年轻急性髓系白血病患者的治疗

### 嘌呤类似物

在阿糖胞苷和蒽环类药物中加入嘌呤类似物氯法拉滨、克拉屈滨和氟达拉滨，在多项研究中取得了较好的疗效。根据 Plunkett 和 Gandhi 的研究[43-48]，加入第二种核苷类似物，如氟达拉滨、克拉屈滨或氯法拉滨，可作为核糖核酸还原酶的强抑制剂，增加细胞内阿糖胞苷的浓度，并产生抗白血病原始细胞活性的协同作用。我们的一线强化诱导治疗已经发展到将第二种核苷类似物（氟达拉滨、氯法拉滨或克拉屈滨）与较低剂量的阿糖胞苷（$1～2\ g/m^2$）一起使用，以优化协同作用的平衡并减少髓外毒性[49]。

### 氟达拉滨、去甲氧柔红霉素和阿糖胞苷

这项临床前工作首次转化为临床应用的是由 MDACC 为 AML 患者开发的氟达拉滨、HDAC 和 IDA（FLAG-IDA 或 FIA）的组合方案[43,50]。方案自此在国际上使用，并形成了初诊和复发 AML 患者的标准治疗。英国 MRC 发表了几篇关于 AML 15 项随机试验的分析报告，研究了 FLAG-IDA 与不含或含有依托泊苷的"3+7"方案相比，在年轻 AML 患者中的疗效[41,51,52]。在能够接受 4 个疗程的患者中，FLAG-IDA 方案（阿糖胞苷 $2\ g/m^2$，第 1～5 天；氟达拉滨 $30\ mg/m^2$，第 1～5 天；IDA $8～10\ mg/m^2$，第 1～5 天）与标准组的 47% 相比，8 年生存率提高了 66%。

### 氯法拉滨、去甲氧柔红霉素和阿糖胞苷

氯法拉滨是第二代核苷类似物，在成人 AML 患者中具有活性。在 MDACC 进行的一项氯法拉滨的 I 期试验，在复发难治性 AML 患者中，单独与 IDA 联合使用和与 IDA、阿糖胞苷（CIA）联合使用，CR 率分别为 13% 和 48%。与氯法拉滨和 IDA（4.5 个月）相比，CIA 联合方案的中位缓解期也更长（15 个月）[53]。随后，一项II期临床试验研究 60 岁以下初诊 AML 患者的 CIA 方案。有应答（CR 或 CRp）的患者继续接受长达 6 个周期的巩固治疗。每 4～6 周给药 1 次。所有患者均接受预防性抗生素、抗真菌药物和抗病毒药物治疗。患者中位年龄为 48 岁（范围为 19～60 岁），66% 为中危细胞遗传学，36% 为二倍体，34% 为不良核型。ORR 为 79%，CR 为 74%，CRp 为 3%。18% 的患者接受 2 个诱导周期获得 CR 或 CRp，42% 的患者在首次 CR 后继续接受 allo-SCT。中位 OS 和 RFS 均未达

到,中位 EFS 为 13.5 个月。亚组分析显示 40 岁及以下患者的 OS($P=0.04$)和 EFS($P=0.04$)优于 40 岁以上患者[54]。

### 克拉屈滨

Holowiecki 等[55]进行了一项随机Ⅲ期临床试验,评估在未经治疗的年轻 AML 患者的 DNR/阿糖胞苷中添加克拉屈滨或氟达拉滨的疗效。共 652 例患者,中位年龄为 47 岁(范围为 17~60 岁),随机接受 DNR+阿糖胞苷(DA)、DA+克拉屈滨(DAC)和 DA+氟达拉滨(DAF)治疗。巩固治疗方案相同,包括连续 2 个疗程的阿糖胞苷($1.5\ g/m^2$ 静脉注射,第 1~3 天)+ MTZ($10\ mg/m^2$ 静脉注射,第 3~5 天)和 HDAC($2\ g/m^2$ 静脉注射,每天 2 次,第 1、3、5 天给药)。总 CR 率为 61%,其中诱导 1 个周期达 CR 者占 56%,诱导 2 个周期达 CR 者占 5%。DAC 组的 CR 率高于 DA 组(62% vs 51%,$P=0.02$)。DA 和 DAF 组 CR 率相似。DAC 组中位 OS(24 个月)显著高于 DA 组(14 个月,$P=0.02$)。DAF 组和 DA 组的中位 OS 无明显差异[55]。

基于这些数据,我们为 AML 患者设计了一种基于阿糖胞苷的高剂量联合用药方案,即克拉屈滨($5\ mg/m^2$ 静脉注射,第 1~5 天)、IDA($10\ mg/m^2$ 静脉注射,第 1~3 天)、阿糖胞苷($1\ g/m^2$ 静脉注射,第 1~5 天)(CLIA)。在最近的一项对 73 例初诊 AML 患者使用 CLIA 数据的更新中,我们观察到 CR/CRi 率为 76%,58% 的患者在反应时检测不到 MRD[56]。中位 OS 和 DFS 分别为 21.9 个月和,DFS 未达到 0。基于这些可喜的结果和耐受性,CLIA 目前构成了我们年轻和健康基础情况较好 AML 患者的一线主力。

## 60 岁或以上患者的治疗

老年 AML(60 岁或以上)被认为是一个生物学上和临床上的独特种类。老年 AML 患者在标准抗 AML 治疗中预后较差。瑞典急性白血病注册中心(1976—2005 年)的分析表明,对于所有 AML 患者,无论年龄大小,与姑息性治疗相比,强化治疗的早期死亡率较低[57]。然而,由于疾病和患者相关因素,强化化疗可能不是大多数老年患者的理想选择。目前正在开发毒性小、疗效好的新型低强度疗法,以帮助解决这个具有挑战性的亚组。

老年 AML 具有预后不良的生物学特征,如白血病原始细胞具有更高频率的干细胞样表型、更高频率的具有不典型增生特征的多系受累、更高频率的前驱血液系统疾病和更高频率的 MDR-1 基因表达,这导致白血病原始细胞更可能将细胞毒性药物"挤出",从而对化疗药物产生耐药性[58]。老年 AML 患者更常与不良风险的细胞遗传学有关[≤50% vs(10%~15%)的年轻患者][59]。鉴于这些高危亚组与标准治疗相关的不良预后,大多数老年初诊 AML 患者应考虑参与临床试验。导致老年患者预后较差的其他因素包括身体状态不佳、器官功能障碍和前驱血液系统疾病的高发率。一般来说,具有 3 个或 3 个以上这些因素的患者使用常规治疗方案的预期 CR 率低于 20%,8 周死亡率高于 50%,1 年生存率低于 10%。这些患者占老年 AML 患者的 25%~30%。大约 20% 的老年患者没有或仅有上述不良因素之一,并且有较好的生存结局,预期 CR 率在 60% 以上,8 周死亡率为 10%,1 年生存率为 50% 或更高[60]。多个小组提出先用老年病评估的预测模型,然后决定使用何种治疗[61,62]。这些模型考虑了几个预后因素,包括功能状态、细胞遗传学、年龄和分子状态,以预测死亡率和治疗后的生存情况。这表明在为老年患者进行治疗之前,需要对患者和疾病特征进行仔细评估。

### 小剂量阿糖胞苷

在一项随机试验中,低剂量阿糖胞苷(LDAC)优于羟基脲,该试验共招募了 204 名被认为不适合化疗的老年 AML 患者[63]。LDAC 的 CR 率为 15%,羟基脲为 1%($P=0.000\ 3$);1 年生存率为 27% vs 3%($P=0.000\ 4$)。尽管作为单药治疗它的应答率不高,在临床上应用不广泛,但该试验证实了治疗老年初诊 AML 患者的益处,而不应只考虑支持治疗。

### 氯法拉滨

一项随机Ⅱ期研究比较了氯法拉滨($30\ mg/m^2$ 静脉注射,共 5 天)与氯法拉滨联合阿糖胞苷($20\ mg/m^2$ 皮下注射,每天 1 次,共 14 天)在 70 例老年 AML 患者中的疗效[64]。联合治疗获得了更好的 CR(63% vs 31%,$P=0.025$)和更好的 EFS(7.1 个月 vs 1.7 个月,$P=0.04$),但没有提高 OS(11.4 个月 vs 5.8 个月,$P=0.1$)。

### 去甲基化药物

基于其在骨髓增生异常综合征中的疗效,地西他滨(DAC)和阿扎胞苷(AZA)等去甲基化药物(HMA)已被研究,并成为初诊老年和基础情况较差 AML 患者实际上的低强度治疗。Kantarjian 等[65]对 485 例患者进行了 DAC $20\ mg/m^2$,持续 10 天,与医生建议的疗法(支持治疗或阿糖胞苷)进行比较的随机Ⅲ期试验。本研究显示,与医生建议的疗法相比,DAC 提高了 CR/CRp 率(18% vs 8%,$P=0.001$)。DAC 耐受性良好,安全性良好。初步分析显示 OS 改善不显著,但 2 年后一项研究显示 65 岁以上的 AML 患者使用强化化疗的 ORR 为 47%(CR 率为 42%),使用表观遗传疗法(阿扎胞苷、DAC)的 ORR 为 29%(CR 率为 28%)($P≤0.001$)[40]。两组的中位 OS 相似(0.5 个月,$P=0.413$)[66]。这些研究表明,与强化化疗相比,HMA 在老年 AML 患者中具有相似的生存结果。

AML-AZA001 试验招募了年龄≥65 岁初诊或继发性 AML(被认为不符合移植条件)并且具有中危或低危细胞遗传学的患者。患者随机接受阿扎胞苷或常规治疗方案。阿扎胞苷每天 $75\ mg/m^2$,皮下注射,连续 7 天。在阿扎胞苷组观察到中位 OS 的延长(6.4 个月 vs 3.2 个月,$P=0.018\ 5$)。常规治疗方案包括 18% 最佳支持治疗、64% LDAC 和 18% 强化化疗[67]。结果显示,DAC 每天 $20\ mg/m^2$,治疗 10 天,CR 率为 31%~47%,中位 OS 为 9~12 个月。然而,相关的骨髓抑制增加导致感染的住院率增加[68]。

### 维奈克拉

治疗老年和基础情况较差患者的 AML 最重要的进展之

一是开发了 BCL2 抑制剂维奈克拉。在观察到 AML 单药活性适中的基础上[69]，研究了维奈克拉联合低强度（HMA 或 LDAC）在初诊老年和基础情况较差 AML 患者中的应用。维奈克拉联合 HMA 或 LDAC 的单臂 Ⅰb/Ⅱ 期研究的 ORR 为 54%~68%，中位 OS 为 10.1~17.5 个月，因此这些用药组合在 2018 年 11 月被美国 FDA 加速批准。最近报道的 Ⅲ 期随机 VIALE-A 研究证实了阿扎胞苷＋维奈克拉联合治疗在初诊老年或基础情况较差 AML 患者中的 OS 获益，并将其作为该人群的标准一线治疗。在中位年龄为 76 岁的 431 例患者中，与单用阿扎胞苷（OS 为 9.6 个月）相比，阿扎胞苷＋维奈克拉组 OS 显著提高 14.7 个月（$HR$ 0.66，$P<0.001$）[70]。在该人群中正在进行的研究继续建立在 HMA＋维奈克拉的基础上，以优化各亚组的疗效。

### ■ 克拉屈滨＋小剂量阿糖胞苷

尽管 HMA 在初诊老年 AML 患者中具有良好的安全性和耐受性，但仍可开发新的组合在提高疗效的同时保持安全性和耐受性。基于克拉屈滨和阿糖胞苷的协同作用，我们开发了一种更低强度的方案，将克拉屈滨（5 mg/m² 静脉注射，第 1~5 天）与 LDAC（20 mg 皮下注射，每天 2 次，第 1~10 天）交替使用 2 个周期的 DAC（20 mg/m² 静脉注射，第 1~5 天）。在 118 名中位年龄为 69 岁的患者中，我们观察到 CR/CRi 率 68%，其中 CR 率为 58%。4 周和 8 周的死亡率分别为 1% 和 7%[71]。中位随访期为 37 个月，中位 OS 为 13.8 个月，中位 DFS 为 10.8 个月。虽然这些数据在该人群中与单药 HMA 相比更有优势，但它与 HMA＋维奈克拉的结果非常相似。有研究正在评估在克拉屈滨＋LDAC 基础上的维奈克拉和其他靶向疗法的安全性和有效性。

### ■ 急性髓系白血病的靶向治疗

新技术在 DNA NGS 中的广泛应用和对 AML 生物学的深入理解，证明了 AML 的高度异质性，并促进了针对基因组定义的亚群的靶向治疗的发展。在初诊的 AML 中早期检测重现性遗传学异常，不仅有助于判断预后，而且还为靶向治疗提供了机会。针对性抑制剂已经被开发出来，并被美国 FDA 批准用于 AML 患者。

### *FLT3* 突变的急性髓系白血病

*FLT3* 是Ⅲ类受体酪氨酸激酶家族的成员之一，在造血祖细胞的存活、增殖和分化中起着重要作用。*FLT3* 在大多数 AML 患者中过表达，*FLT3* 的激活突变是 AML 中最常见的分子异常之一，内部串联重复（ITD）发生在 25%~35% 的正常核型患者中[72]。此外，5%~7% 的患者可能在激酶结构域的激活环内或近膜区发生点突变。有 *FLT3* 激活突变的患者预后不佳，RFS 和 OS 较短。此外，在接受 FLT3 抑制剂治疗后，近 1/4 的患者会在 *FLT3-ITD* 激酶结构域发生突变并作为一种耐药机制。

将 FLT3 抑制剂纳入 AML 的治疗是目前的标准治疗。Stone 和同事进行了一项随机的Ⅲ期 RATIFY 试验（CALGB 10603），对 717 名 60 岁以下的初诊 *FLT3* 突变型 AML

（*FLT3-ITD* 和/或 *FLT3-TKD*；中位年龄，48 岁；范围，18~60 岁）患者采用"7+3"方案，同时使用或不使用 FLT3 抑制剂米哚妥林[73]。加入米哚妥林后，CR 率（59% vs 54%，$P=0.045$）和生存率（中位生存期，74.7 个月 vs 25.6 个月，$P=0.009$）都有所提高。在 MDACC，我们已将 FLT3 抑制剂作为临床试验的标准用药。一项匹配队列同样显示了在 *FLT3* 突变的 AML 中在 IDA＋阿糖胞苷基础上使用多激酶 FLT3 抑制剂索拉非尼的益处[74]。最近，我们对 CLIA＋FLT3 抑制剂（索拉非尼-米哚妥林）的分析表明，CR 率为 86%，1 年 OS 为 70%[56]。第二代 FLT3 抑制剂吉瑞替尼也已被美国 FDA 批准用于复发或难治的 *FLT3* 突变型 AML 患者。在 ADMIRAL 研究中，复发或难治性 AML 患者被随机分配到吉瑞替尼或由医生随机选择的 4 种挽救性化疗方案之一。吉瑞替尼有较高的 CR 率（21.1% vs 10.5%）和明显的 OS 改善（9.3 个月 vs 5.6 个月，$P=.007$）[75]。吉瑞替尼和其他 FLT3 抑制剂联合高强度和低强度治疗的一线治疗研究正在进行中。目前正在开发新的 FLT3 抑制剂。

### ***IDH* 突变的急性髓系白血病**

异柠檬酸盐脱氢酶（IDH1 和 IDH2）在细胞代谢中起着关键作用，并且在组织中广泛表达。在 10%~12% 的 AML 病例中，*IDH1* 和 *IDH2* 基因会各自发生重现性点突变，导致酶的新形态活性和肿瘤代谢物 2-羟基戊二酸（2-HG）的异常产生。2-HG 竞争性地抑制 α-酮戊二酸，并导致表观遗传功能失调、高甲基化表型和成熟障碍，促成了 AML 的发生。恩西地平是一种口服生物利用的 *IDH2* 突变小分子抑制剂，已被美国 FDA 批准用于治疗复发或难治的 *IDH2* 突变 AML。一项针对复发或难治性 *IDH2* 突变型 AML 患者的 Ⅰ/Ⅱ 期试验显示，恩西地平的 ORR 为 39%，CR/CRh 为 23%，中位反应时间为 8.2 个月，中位生存期为 8.8 个月[76]。依维替尼是一种 *IDH1* 的选择性小分子抑制剂，美国 FDA 批准其用于治疗复发或难治性 *IDH2* 突变的 AML，最近也被批准用于一线治疗不符合强化治疗条件的患者。一项评估 179 名复发或难治性 *IDH1* 突变患者的 Ⅰ/Ⅱ 期临床试验显示，ORR 为 42%，CR/CRh 为 30%，CR 为 22%，中位生存期为 12 个月[77]。在一项针对初诊 *IDH1* 突变 AML 老年患者（中位年龄为 76.5 岁）的 1 期剂量递增或扩大研究中，依维替尼治疗的 CR 率为 30%，ORR 为 55%，允许将适应证扩大到未治疗的年龄较大、基础情况较差的患者[78]。IDH 抑制剂在一线和复发或难治情况下与化疗、其他靶向疗法的联合治疗正在进行。

### ***TP53* 突变的急性髓系白血病**

15%~20% 的 AML 患者存在 *TP53* 突变，特别是在治疗相关 AML 和复杂核型的患者中，并且与非常不良的预后和对强化化疗的低反应有关[13]。低强度的 HMA 和其他标准治疗产生了与强化化疗相似的结果：毒性较小，早期死亡率较低[79,80]。最近的数据表明，*TP53* 突变的定量变异等位基因频率（VAF）反映了其在 AML 整体肿瘤细胞中的克隆优势，可有助于预测强化化疗是否能使部分 *TP53* 突变的患者受益。例如,与那些 VAF 较高的患者相比,*TP53* VAF 小于 40% 的患者在使用强化化疗时有更好的结果[15]。VAF 较高的患者是一个治疗难度较大的亚组,其强烈需要更新、更有效的治疗。我们对这一亚组患者的治疗方法和建议已经进入临床试验。

## 核心结合因子急性髓系白血病的治疗

核心结合因子(CBF)AML 是一个独特的实体。它被认为是一种良好的核型,包括 16 号臂间倒位[inv(16),与 FAB 分型 M4EO 相关]和 16 号染色体易位[t(16;16)]、8 号和 21 号染色体间易位[t(8;21),与 FAB 分型 M2 相关]的患者。这些异常都破坏了转录因子的功能,调节了造血分化中重要基因的表达:inv(16)和 t(16;16)导致 *CBF - MYH11* 融合基因的形成,而 t(8;21)导致 *RUNX1 - RUNXT1* 融合基因的形成。

*CBF - MYH11* 和 *RUNX1 - RUNXT1* 相关白血病被归类为 CBF - AML。这些白血病对强化诱导和巩固化疗敏感,其有 CR 率高的特点。大约 10% 的初诊者(通常是年轻患者)患有 CBF - AML。在 MDACC,所有初诊的 CBF - AML 患者均接受氟达拉滨(每天 30 mg/m²,第 1~5 天)和 HDAC(每天 2 g/m²,第 1~5 天)方案治疗,加或不加用粒细胞集落刺激因子(G - CSF)。随后进行多达 6 个疗程的含 HDAC 的巩固方案。既往报道 114 名初诊 CBF - AML 患者的 CR 率为 93%,EFS 为 20 个月[52]。MDACC 评估了氟达拉滨、阿糖胞苷和 G - CSF(FLAG)- GO 的一线方案,显示缓解率为 95%,3 年 OS 率和 RFS 率分别为 78% 和 85%[81]。在英国 MRC - AML15 试验中,1 113 名 AML 患者随机接受或不接受小剂量的 GO(3 mg/m²)的诱导治疗。结果显示,在 CBF - AML 患者中,诱导方案中加入 GO 有益处[28]。在一项包含 5 项临床试验的荟萃分析中,在诱导化疗中加入 GO 后,发现在具有良好和中危的细胞遗传学患者中,OS 有明显的改善(P=0.01)。存活率的提高归因于复发的减少(P=0.000 06)[42]。所有这些研究都强烈支持使用以 FLAG 为基础的方案治疗 CBF - AML,并主张在诱导治疗中加入 GO 以提高这些患者的生存率和 RFS。

大约 25% 的 CBF - AML 患者携带 KIT 基因的功能获得性突变,这导致酪氨酸激酶组成性激活,并在使用基于"7+3"的标准化疗时预后较差。因此,CALGB 10801 联盟和德国的一个小组正在评估在标准诱导治疗中加入 KIT 抑制剂达沙替尼。初步结果显示,CR 率为 92%,1 年 DFS 率和 OS 率分别为 90% 和 87%[82]。对该数据的进一步分析和验证性研究将有助于更好地明确抑制 KIT 在 CBF - AML 中的作用。

## 急性髓系白血病的维持治疗

尽管剂量的增加、新型药物组合和支持治疗的改善使初诊 AML 患者有了较高的应答率,但疾病复发仍然是治疗失败和死亡的主要原因。缓解后的 allo - SCT 巩固治疗已被证明可以改善高危患者的缓解期和生存率,但这并不适用于全部患者,特别是对于占很大比例的老年患者和基础情况较差的患者。几十年来,人们一直在研究 AML 患者巩固治疗后的维持治疗策略,但没有一致的证据表明其对生存有好处。这些策略大多涉及在维持治疗中使用与诱导和巩固治疗时相同或相似的药物。随着新疗法和新给药方案的发现,人们重新关注开发 AML 的维持疗法。低剂量和耐受性良好的 HMA(如 DAC 或 AZA)的出现,促使人们对这些药物在 AML 中的维持治疗进行研究。HOVON 小组进行了一项随机Ⅲ期研究,在 60 岁或以上、经过 2 个周期的强化化疗后处于缓解期的 AML 患者中使用 5 - AZA,剂量为 50 mg/m² 静脉注射,或皮下注射安慰剂,第 1~5 天,连续 4 周。在 116 名患者中,与安慰剂相比,肠外 5 - AZA 的维持治疗显著改善了 12 个月 DFS 的(64% vs 42%,P=0.04),但没有 OS 的改善[83]。在 ECOG - ACRIN E2906 随机研究中,评估了用氯法拉滨或 HDAC 进行巩固治疗,第二个随机试验研究了巩固治疗后用静脉 DAC 维持治疗的效用,剂量为 4 周周期的第 1~3 天,20 mg/m²。共纳入 120 名中位年龄为 69 岁,接受过诱导和 2 个周期的巩固治疗的 AML 患者,他们被 1:1 随机分配到 DAC 或安慰剂。DAC 维持治疗组可见 OS 改善(中位 OS 25.8 个月 vs 19.5 个月)[HR 0.69(0.43~1.09),P=0.06]。最近,一种 AZA 的口服制剂 CC - 486 显示出 OS 的益处,导致美国 FDA 批准其作为 AML 的维持疗法。国际多中心 QUAZAR AML - 001 试验随机纳入 472 名年龄≥55 岁,在强化化疗后首次 CR 的患者(无论是否有巩固治疗),在 28 天周期的第 1~14 天接受 CC - 486 或安慰剂治疗。与安慰剂相比,CC - 486 显著提高中位 OS(24.7 个月 vs 14.8 个月,P<0.001),1 年和 2 年 OS 率分别为 73% 和 51%[84]。同样,与安慰剂相比,CC - 486 也改善了中位 RFS(10.2 个月 vs 4.8 个月,P<0.001)。AML 靶向药物研发的新进展为在特定基因决定的亚组中长期给予小分子靶向药物维持长期缓解创造了可能。对其长期安全性和耐受性的论证,使这些药物成为长期缓解维持策略的理想候选药物。例如,多激酶抑制剂索拉非尼已成功作为 FLT3 抑制剂,应用于 *FLT3* 突变的 AML 者。SORMAIN 试验是一个随机双盲安慰剂对照试验,研究 *FLT3* 突变 AML 患者移植后索拉非尼的使用情况[85]。在 83 名患者中,中位年龄为 54 岁,索拉非尼与 2 年 PFS 和 OS 的明显改善有关,有效地将其作为该亚组 SCT 后治疗的标准。同样,Ⅰ型 FLT3 抑制剂吉瑞替尼的Ⅲ期 ADMIRAL 试验以非随机观察的方式评估了 SCT 后的维持。在 35 名接受 SCT 后吉瑞替尼的患者中,与未接受吉瑞替尼的患者相比,观察到中位 OS 的改善(16.2 vs 8.4)[HR,0.39(0.16~0.92),P=0.024][75]。包括吉瑞替尼在内的 FLT3 抑制剂在 *FLT3* 突变 AML 巩固后维持治疗中的评估正在进行中。IDH 抑制剂,包括恩西地平(IDH2)和依维替尼(IDH1),目前已被批准作为单药用于复发的 *IDH2* 或 *IDH1* 突变的 AML 患者。作为批准的治疗标签的一部分,这些患者在最初的"诱导"和正

在进行的无限期治疗中无限期地使用单药 IDH1 抑制剂来维持反应。因此，在这种情况下，他们已经证明了可行性和良好的长期耐受性。在 MDACC，我们的方法是为患者设计风险适应性和基因组个体化的缓解后维持策略，包括对复发高风险患者的 SCT 后维持策略。

图 2-1 和 2-2 总结了初诊 AML 的治疗方法。

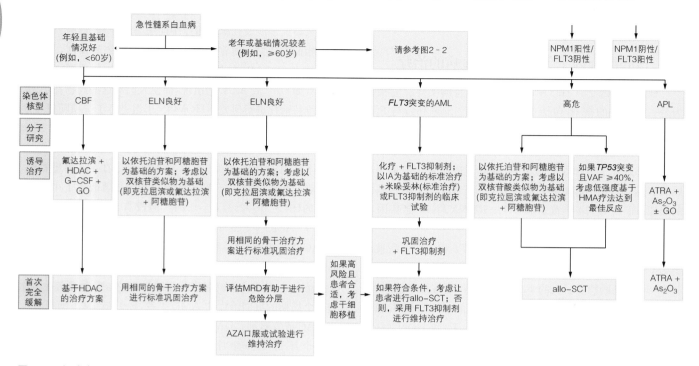

**图 2-1**　初诊成人急性髓系白血病患者的管理方法建议。allo-SCT，异基因干细胞移植；APL，急性早幼粒细胞白血病；As₂O₃，三氧化二砷；ATRA，全反式维甲酸；CBF，核心结合因子白血病［包括 inv(16)、t(8;21)］；FLT3，fms 样酪氨酸激酶 3；G-CSF，粒细胞集落刺激因子；GO，吉妥珠单抗-奥唑米星；HDAC，大剂量阿糖胞苷；IA，依托泊苷和阿糖胞苷；MRD，微小残留病灶；NPM1，核仁磷酸蛋白

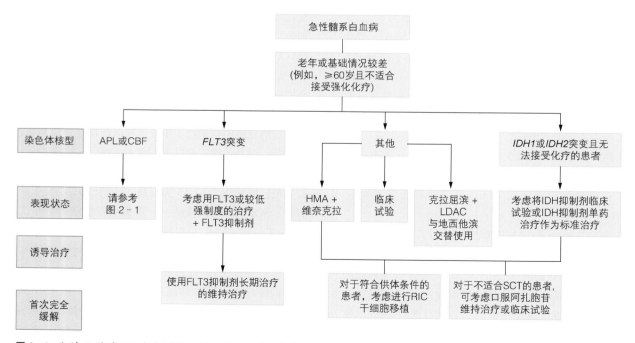

**图 2-2**　初诊 60 岁或以上成人急性髓系白血病的管理方法建议。APL，急性早幼粒细胞白血病；CBF，核心结合因子白血病［包括 inv(16)、t(8;21)］；PS，根据东部合作肿瘤组的体能状态评分；RIC 移植，低强度预处理移植

## 复发或难治性急性髓系白血病

尽管 AML 患者的预后有所改善，但复发仍然频繁，且是死亡的主要原因。复发的 AML 仍然是一个重大的治疗挑战，很少有疗法能提供有意义的持久应答或治愈。Breems 等[86]根据以下变量定义了 AML 首次复发患者的预后评分：① 首次 CR 后无复发间隔时间；② 诊断时的细胞遗传学；③ 首次复发时的年龄；④ 首次复发前的 SCT。对 2002—2016 年在 MDACC

接受过一次或多次挽救治疗的 818 名患者进行研究分析,CR 率从第 1 次挽救治疗后的 14％分别下降到第 2 次和第 3 次挽救治疗后的 9％和 3％[87]。第 1 次、第 2 次和第 3 次挽救性治疗后的中位 OS 期分别为 6.3 个月、4.07 个月和 2.98 个月[87]。在一项最新的研究中,我们专门对 2000—2018 年在 MDACC 接受第 2 次挽救治疗的患者进行了分析,以确定与 OS 和挽救治疗无反应相关的预测因素。多因素分析显示,年龄≥60 岁、血小板＜50×10⁹/L、外周血原始细胞≥20％、白蛋白＜3 g/dL、复杂核型(3 项及以上异常)是影响生存的独立因素。第 2 次挽救治疗期间无反应(CR-CRp)的独立因素包括血小板＜50×10⁹/L、复杂核型、使用不含阿糖胞苷或 HMA 的治疗方案,以及在 12 个月或更长的时间内没有 CR(图 2-3)[88]。最近,靶向治疗的批准使用,如 FLT3 抑制剂和 IDH 抑制剂用于复发的特定人群,已逐渐为我们划分和克服治疗复发疾病患者的巨大挑战提供了框架。

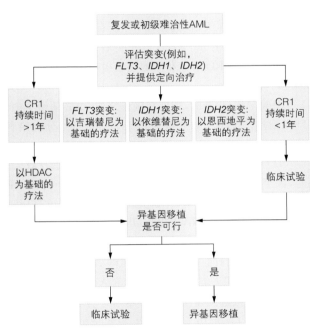

图 2-3 复发或难治性急性骨髓性白血病的拟议管理流程。CR1,首次完全缓解;HDAC,大剂量阿糖胞苷

## 干细胞移植

大剂量化加或不加放疗后序贯 SCT 越来越多地被应用于首次 CR 的 AML 患者。在欧洲和美国的前瞻性非随机试验中,年龄小于 55 岁的首次 CR 患者,如果有人类白细胞抗原(HLA)相合的兄弟姐妹,则接受异基因移植;如果没有捐赠者,则接受自体移植或再进行一个疗程的 HDAC(欧洲研究中使用 DNR)(表 2-6)[89-92]。

Koreth 等[93]在一项纳入 24 项前瞻性临床试验的荟萃分析中,纳入了 6 000 多例首次 CR 的 AML 患者,结果显示 allo-SCT 在中危和高危 AML 患者中带来显著的生存获益,但在低危 AML 患者中无明显获益。这一发现与 Ferrant 等[94]对 999 例患者的回顾性研究结果不一致,后者观察到对于高危核型患

**表 2-6** 异基因干细胞移植 vs 化疗在首次完全缓解的急性髓系白血病患者中的比较

| 研究 | 患者(n) | 匹配度(％) | allo-SCT 中 CR(％) | allo-SCT 显著有益 |
|---|---|---|---|---|
| Archimbaud 等[89] | 58 | 74 | 34 | 无 |
| Zittoun 等[92] | 294 | 63 | 23 | 无白血病生存期 |
| Cassileth 等[91] | 238 | 88 | 23 | 无 |
| Burnett 等[90] | 656 | 58 | 23 | 无 |

者,异基因移植和自体移植有相似的益处,而对于低危和中危核型患者,只有 allo-SCT 有益处。然而,根据个体核型中的分子标记对风险组进行进一步分层,提示只有特定亚群的患者可能从 allo-SCT 中获益。Schlenk 等[95]的研究表明,与强化化疗相比,allo-SCT 仅在以下几组正常核型的初诊 AML 患者中具有更好的 OS:① FLT3-ITD 阳性;② NPM1/CEBPA/FLT3-ITD 阴性。伴 inv(16)或 t(8;21)的患者的化疗效果更好[96]。年龄小于 20 岁的 AML 患者的移植相关死亡率相对较低,allo-SCT 的效果可能更好。

在移植和化疗方面都出现了新的概念。其中包括使用外周血而不是骨髓作为 SCT 的来源[97],使用非清髓性方案以允许并利用移植物抗白血病效应,以及使用静脉注射的白消安以克服口服药的不稳定药理学作用[98]。特别是,非清髓性方案(降低强度的治疗或"微移植")在老年患者治疗方案的选择上获得了特别的关注,因为传统的清髓性方案使这些患者有较高的治疗相关死亡率。这种方法的原则包括减少治疗方案相关的毒性,并将肿瘤细胞杀伤的负担从大剂量细胞毒治疗转移到移植物抗白血病效应。最近的一些研究报道显示,老年高危 MDS 和 AML 患者在接受非清髓 allo-SCT 后,2～5 年的生存率为 25％～64％。HLA 相合和非相合移植受者的生存率相似。非复发死亡率为 16％～39％,主要是由移植物抗宿主疾病并发症和 SCT 前合并症引起。复发率从 16％到 53％不等,并且在 SCT 时受到疾病负担和细胞遗传学的影响[99]。关于这个问题的进一步细节超出了本章的范围。

## 支持性治疗

充分和密切的支持性治疗在急性白血病患者的治疗中极为重要。G-CSF 和粒细胞-巨噬细胞集落刺激因子将中性粒细胞计数恢复的中位时间平均缩短了 5～7 天[100]。抗白血病治疗的效果不受这些药物的影响。急性白血病的治疗常常导致较高的白细胞计数的快速降低,这往往与肿瘤溶解的发生有关,其特点是高尿酸血症、高钾血症、高磷血症、低钙血症、酸中毒和肾衰竭。预防肿瘤溶解综合征需要静脉输液和别嘌醇(或葡萄糖酶)(如果原始细胞计数＞10×10⁹/L)。接受 HDAC 治疗的患者,应每天给予生理盐水或类固醇眼药水,直到化疗结束后 24 h。对于这些患者,每次 HDAC 给药前应进行小脑神经毒性的神经学评估。

AML 诱导治疗期间的急性肺衰竭是一种严重的并发症,其预测因素包括男性、诊断 APL、ECOG 表现不佳、诊断时肺部浸润和血清肌酐升高。液体限制、大剂量类固醇激素和持续性静脉血液滤过已被证明是治疗急性肺衰竭的有效策略。

感染性并发症是导致发病和死亡的主要原因。在没有发热的情况下,通常预防性使用抗生素。如果出现与化疗无关的发热[>38.3℃(101℉)],则需要使用广谱抗生素,如碳青霉烯或第三代(如头孢噻肟)或第四代头孢菌素(如头孢吡肟)。抗生素的选择应该是及时的、个性化的,并且符合每个机构最新的抗生素药物敏感情况。若感染持续存在,应开始使用 G-CSF,如有指征,应输注粒细胞,使用 G-CSF 增加供体粒细胞计数。严格的液体平衡是至关重要的,因为体液潴留很常见,其影像学表现与肺炎类似,并可能增加诱导期间弥漫性肺泡出血的风险。

另一个有争议的领域是在诱导化疗期间坚持中性粒细胞减少饮食(避免新鲜水果和蔬菜)是否会降低感染的风险。在 MDACC 确诊的共 153 名 AML 患者进入高效颗粒物空气过滤室进行诱导化疗[101]。他们随机接受不含新鲜水果或蔬菜的饮食(熟食)或含新鲜水果和蔬菜的饮食(生食)。熟食组 29% 的患者和生食组 35% 的患者发生了严重感染($P=0.60$)。两组的严重感染时间和生存时间相似,提示中性粒细胞减少饮食并不能预防严重感染或死亡。

## 急性早幼粒细胞白血病

APL 是 AML 的一个独特亚型,占 AML 的 5%~15%,具有独特的临床、形态学和细胞遗传学特征。它是由位于 17 号染色体上的维甲酸受体 α(RARα)位点和位于 15 号染色体上的早幼粒细胞白血病原蛋白(PML)位点之间的易位导致[102]。这种 PML-RARα 融合在 95%~100% 的病例中得到证实。AML 患者诊断为 APL 的独立危险因素是年龄小、西班牙裔和肥胖。主要临床表现为纤溶酶依赖的原发性纤溶和 DIC 导致的出血[103]。细胞遗传学分析检测到特异的 t(15;17)。在细胞遗传学分析没有显示 t(15;17),但临床或形态学表现有提示的罕见情况下,PML-RARα 的分子测试可以确认。POD 试验是一种可以在几小时内完成的免疫组织化学试验,几乎在所有病例中都可以检测到 PML 的特征性破坏,是 APL 快速可靠的检测方法。APL 的识别和正确诊断至关重要,因为其全反式维甲酸(ATRA)和三氧化二砷(ATO)的治疗不同于其他类型的 AML,并且大多数 APPL 患者都是可治愈的[104]。目前已经建立了一个危险度分层系统,将新诊断的 APL 患者分为低、中、高风险。低危患者的白细胞计数<10×$10^9$/L,血小板计数>40×$10^9$/L;白细胞计数>10×$10^9$/L 则为高危患者。其他人则处于中风险。在 MDACC,我们只用 WBC 临界值 10×$10^9$/L 来区分低危或高危患者。低危、中危和高危患者的预期治愈率分别接近 100%、90% 和 70%(表 2-7)[105]。

**表 2-7　急性早幼粒细胞白血病的危险分层**

| 危险组 | WBC 计数($10^9$/L) | 血小板计数($10^9$/L) | RFS(%) |
|---|---|---|---|
| 低危 | ≤10 | >40 | 98 |
| 中危 | ≤10 | ≤40 | 89 |
| 高危 | >10 | | 70 |

最近有几个发现有利于 APL 治愈率的提高。蒽环类药物是历史上是第一个有效的治疗药物,APL 患者的治愈率为 30%~40%。阿糖胞苷的作用是不确定的,可能只有在蒽环类药物治疗效果不理想的情况下才有益处。在化疗中加入 ATRA 45 mg/$m^2$,每天 2 次(如 IDA 12 mg/$m^2$,第 2、4、6 和 8 天),可提高 CR 率,更显著的是将治愈率从 40% 提高到 70%。ATRA 的主要毒性是可能导致一种潜在的致命的 APL 分化综合征,其特征是发热和液体渗入血管外间隙,产生体液潴留、渗出、呼吸困难和低血压;用地塞米松(10 mg 静脉注射,每天 2 次,持续 35 天,快速减量)可以有效治疗[106]。检测 t(15;17)分子证据的分子测试(PCR 扩增 PML-RARα 融合转录物)为记录 MRD 阴性和监测复发提供了一个相对敏感和高度特异的手段[107]。

当怀疑 APL 诊断时,即使在确诊之前,也必须给予患者 ATRA 治疗。ATRA 的剂量为每天 45 mg/$m^2$,分次给药。它的作用是预防凝血功能障碍并启动诱导治疗[108]。

ATO 联合 ATRA 在低危和中危 APL 中的治疗效果并不差,甚至可能优于 ATRA 和化疗。在意大利-德国 APL 0406 试验中,Lo-Coco 等[109]研究显示,ATRA+ATO 组的 CR 率为 100%,而 ATRA+化疗(IDA)组的 CR 率 95%,ATRA+ATO 组的 OS 更有益,为 98.7% vs 91.1%($P=0.02$)。这种方案目前被认为是标准风险 APL 患者的最佳选择。有高危疾病患者需要加用 GO 或 IDA 等化疗。

APL 患者按危险度分类的常用治疗方案见表 2-8~表 2-10,总结了一般用于治疗 APL 患者的方案。

**表 2-8　高危急性早幼粒细胞白血病(APL)患者的治疗情况**

| APL 诱导治疗 | APL 巩固治疗 |
|---|---|
| 首选方案 | |
| ATRA 45 mg/$m^2$(第 1~36 天,分次)+依年龄调整依托泊苷 6~12 mg/$m^2$(第 2、4、6、8 天)+ATO 0.15 mg/kg(第 9~36 天,静脉滴注 2 h) | ATRA 45 mg/$m^2$,28 天+ATO 0.15 mg/(kg·d),28 天为 1 个周期;ATRA 45 mg/$m^2$,每 2 周治疗 7 天×3+ATO 0.15 mg/(kg·d),连续 5 天,5 周为 1 个周期 |
| ATRA 45 mg/$m^2$,分次给药+ATO 0.15 mg/(kg·d)静脉注射+单剂量 GO 9 mg/$m^2$ 可在第 1 天、第 2 天、第 3 天或第 4 天给药 | ATO 0.15 mg/(kg·d),5 天/周,每 8 周治疗 4 周,共 4 个周期+ATRA 45 mg/$m^2$,每 4 周治疗 2 周,共 7 个周期;如因毒性而停用 ATRA 或 ATO,可单剂量给予 GO 9 mg/$m^2$,每 4~5 周 1 次,至 CR 后 28 周 |

| APL 诱导治疗 | APL 巩固治疗 |
|---|---|
| ATRA 45 mg/m², 分次给药+ATO 0.3 mg/kg 静脉注射, 第 1 周第 1~5 天, 第 2~8 周 0.25 mg/kg, 每周 2 次+GO 6 mg/m² 的单剂量可在第 1 天、第 2 天、第 3 天或第 4 天给药 | ATRA 45 mg/m², 每 4 周 1 次; 巩固 1~4 个疗程(或 2 周治疗及 2 周休息)+巩固 1~4 疗程第 1 周第 1~5 天 ATO 0.3 mg/kg, 巩固 1~4 疗程第 2~4 周每周 2 次 0.25 mg/kg(1 类); 若 ATRA 或 ATO 因毒性停药, 可单剂量给予 GO 9 mg/m², 每 4~5 周 1 次, 至 CR 后 28 周 |
| **其他推荐方案** | |
| ATRA 45 mg/m², 分次给药+柔红霉素 50 mg/m², 给药 4 天(3~6 天, 静脉注射)+阿糖胞苷 200 mg/m², 给药 7 天(3~9 天, 静脉注射) | ATO 0.15 mg/(kg·d), 连续 5 天, 每 7 周重复 5 周, 共 2 个周期; ATRA 45 mg/m², 给药 7 天+柔红霉素 50 mg/m², 3 天为 1 个周期, 共 2 个周期 |
| ATRA 45 mg/m², 分次给药+柔红霉素 60 mg/m², 给药 3 天+阿糖胞苷 200 mg/m², 给药 7 天 | 柔红霉素 60 mg/m², 3 天+阿糖胞苷 200 mg/m², 7 天为 1 个周期; 阿糖胞苷 2 g/m²(年龄小于 50 岁)或 1.5 g/m²(年龄 50~60 岁), 每 12 h 1 次, 连用 5 天+柔红霉素 45 mg/m², 3 天为 1 个周期+5 次鞘内注射化疗 |
| ATRA 45 mg/m², 分次给药+柔红霉素 60 mg/m², 给药 3 天+依托泊苷 12 mg/m², 第 2、4、6、8 天给药 | ATRA 45 mg/m², 15 天+去甲氧柔红霉素 5 mg/m², 阿糖胞苷 1 g/m², 4 天为 1 个周期; ATRA×15 天+米托蒽醌 10 mg/(m²·d)×5 天为 1 个周期; ATRA 15 天+去甲氧柔红霉素 12 mg/m² 1 天+阿糖胞苷 150 mg/(m²·8 h), 4 天为 1 个周期 |

注: ATO, 三氧化二砷; ATRA, 全反式维甲酸; CR, 完全缓解; GO, 吉妥珠单抗-奥唑米星。数据来自 2021 年 NCCN 指南。

**表 2-9 低危急性早幼粒细胞白血病(APL)患者的治疗情况**

| APL 诱导治疗 | APL 巩固治疗 |
|---|---|
| **首选方案** | |
| ATRA 45 mg/m², 每天分次服用+ATO 0.15 mg/kg, 每天静脉注射(1 类) | ATO 0.15 mg/(kg·d) 静脉注射, 5 天/周, 每 8 周治疗 4 周, 共 4 个周期, ATRA 45 mg/(m²·d), 每 4 周治疗 2 周, 共 7 个周期(1 类) |
| ATRA 45 mg/m², 每天分次服用+ATO 0.3 mg/kg 静脉注射, 第 1 周第 1~5 天, 第 2~8 周每周 2 次, 每次 0.25 mg/kg(1 类) | 前三个巩固周期为 56 天周期: ATRA 45 mg/(m²·d) 口服, 分为每天 2 次, 分别在第 1~14 天和第 29~42 天服用(服用 2 周后休息 2 周)+ATO 0.3 mg/kg 第 1 周的第 1~5 天, 然后是 0.25 mg/kg, 在第 2~4 周期 2 次 第四巩固周期为 28 天周期: ATRA 45 mg/(m²·d) 口服, 分 2 次在第 1~14 天服用(服用 2 周后休息 2 周)+ATO 0.3 mg/kg, 第 1 周, 每天 1~5 天, 第 2~4 周期每周 2 次, 每次 0.25 mg/kg |
| **在某些情况下有用(如果砷不可用或禁用)** | |
| ATRA 45 mg/m², 每天分次服用+依托泊苷 12 mg/m², 第 2、4、6 和 8 天 | ATRA 45 mg/m², 15 天+依托泊苷 5 mg/m², 4 天×1 个周期; 然后 ATRA 15 天+米托蒽醌 10 mg/ |

| APL 诱导治疗 | APL 巩固治疗 |
|---|---|
| | (m²·d), 3 天为 1 个周期; 然后 ATRA 15 天+依托泊苷 12 mg/m², 1 天为 1 个周期(1 类) |
| ATRA 45 mg/m², 每天分 2 次服用+第 5 天单剂量 GO 9 mg/m² | ATRA 45 mg/m², 在第 1~2、5~6、9~10、13~14、17~18、21~22 和 25~26 周每天分次给药; 在 CR 后 28 周内, 可每月给药, 一次 GO 9 mg/m² |

注: ATO, 三氧化二砷; ATRA, 全反式维甲酸; CR, 完全反应; GO, 吉妥珠单抗-奥唑米星。数据来自 2021 年 NCCN 指南。

**表 2-10 全反式维甲酸+三氧化二砷+吉妥珠单抗-奥唑米星对急性早幼粒细胞白血病患者的治疗情况**

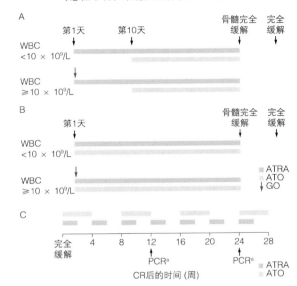

| ATRA+ATO+GO[110] | 低风险 | 高风险 |
|---|---|---|
| 诱导 | ATRA 45 mg/m² 口服每天, 直到 CR+ATO 从第 10 天开始静脉注射 0.15 mg/(kg·d), 直到骨髓中原始细胞<5%且没有早幼粒细胞为止 | ATRA 45 mg/m² 口服每天, 直到 CR+ATO 0.15 mg/(kg·d) 静脉注射, 从第 10 天开始+GO 9 mg/m², 第 1 天直到骨髓中原始细胞<5%且没有早幼粒细胞 |
| 巩固或维持 | ATO 0.15 mg/(kg·d) 静脉注射×5 天/周×4 周×4 个周期+ATRA 45 mg/m² 口服每天 1 次×2 周, 每 4 周一次, 共 7 个周期 | ATO 0.15 mg/(kg·d) 静脉注射×5 天/周×4 周×4 个周期+ATRA 45 mg/m² 口服, 每天×2 周, 每 4 周一次, 共 7 个周期 |

注: ATO, 三氧化二砷; ATRA, 全反式维甲酸; CR, 完全缓解; GO, 吉妥珠单抗-奥唑米星; PCR, 聚合酶链反应; WBC, 白细胞。

Ravandi 等[110] 评估了未经传统细胞毒化疗的初诊 APL 患者在 ATRA 联合 ATO 加或不加 GO 治疗的疗效。表 2-11 对该方案进行了总结。他们报道低危和高危患者的 CR 率分别为 95% 和 81%。预计 3 年生存率为 85%。

表 2 - 11 急性早幼粒细胞白血病治疗的监测

- 巩固结束时记录 MR
- 2 年内每 3 个月监测一次 PCR(BM 或 PB)
  - 高风险
  - 年龄＞60 岁
  - 巩固过程中治疗延误时间长
- 如果 PCR 由阴性变为阳性,请确认!
- 如果确认,请干预
- 尽量使用同一实验室进行 PCR

注:BM,骨髓;MR,分子反应;PB,外周血;PCR,聚合酶链反应。

因此,在现代的 APL 治疗中,不使用常规化疗也可能实现 APL 的长期治愈,这是现代肿瘤学的巨大成就。

## 微小或可测量残留病灶

微小或可测量残留病灶(MRD)被定义为在一定检测水平以上可检测到的任何可测量的疾病,这取决于所应用的方法。在 AML 中,这通常是指仅通过形态学检查无法辨别的疾病的检测。MRD 评估可以使用流式细胞仪的免疫分型检测,旨在识别白血病细胞,其灵敏度为 0.01%。使用分子技术的 MRD 评估往往可以达到更高的灵敏水平。

MRD 可预测着 CR 的维持失败,其检测对于评估诱导治疗后的反应质量和根据个体复发风险制定缓解后治疗方案至关重要。正如在 APL 的章节中所提到的,在达到 CR 后检测 PML - RARα 融合转录本及其后续监测,以发现早期复发已成为 APL 患者治疗的标准做法。在非 APL 的 AML 中检测 MRD 是一个新领域,需要定义指南和治疗标准。目前正在评估几种方法以确定检测 AML 患者 MRD 的最佳方法。监测 MRD 有几个问题,包括缺乏测量 MRD 的标准化方法,MRD 阈值的不一致,以及评估 MRD 理想时间的不确定。

Konopleva 等[111]报道,对于有细胞遗传学异常的初诊 AML 患者,在诱导化疗的第 21 天进行骨髓细胞遗传学检测,可以预测 RFS,而不受原始细胞数量的影响。MDACC 的 Chen 等[112]证明,在形态学上 CR 时,细胞遗传学异常的持续存在预示着更差的结果。他们研究了在诊断时有异常细胞遗传学的患者,他们在诱导后达到形态学上的 CR。28% 的 CR 患者为异常核型(ACCR),其余 72% 的患者为正常核型(NCCR)。与 NCCR 患者相比,ACCR 患者的 RFS 和 OS 较短(分别为 6 个月 vs 21 个月,P＜0.001;11 个月 vs 46 个月,P＜0.001)。诊断时细胞遗传学不良的 NCCR 患者的 RFS 和 OS 与诊断时细胞遗传学良好或中危的 ACCR 患者相似。接受异基因造血干细胞移植的 ACCR 患者的 3 年 RFS(33% vs 9%,P＝0.04) 和 3 年 OS(33% vs 8%,P＝0.06)明显比没有接受 SCT 的患者要好。有趣的是,接受异基因移植的 ACCR 患者的 RFS 和 OS 与未接受 SCT 的 NCCR 患者相似。这表明基于细胞遗传学 MRD 状态的 AML 个体化治疗的作用。

另一种定量检测 AML 中 MRD 的方法是实时荧光定量 PCR(RT - PCR)(表 2 - 11)。RT - PCR 在指数扩增过程中通过逆转录酶的荧光信号快速定量 PCR 产物。融合转录本的分子检测灵敏度从 1 000 个白血病细胞到 100 000 个正常细胞,即 0.001%～0.1%。AML 中最广泛用于监测 MRD 的融合转录本(除了 APL 的 PML - RARα)是 AML1 - ETO、CBFβ - MYH11、和 MLL - AF9,它们存在于大约 1/3 非 APL AML 病例中[113]。各种突变,如 FLT3、NPM1 和 c - KIT,也可通过 RT - PCR 评估,以确定疾病的残留状态。治疗后对 NPM1 突变的 PCR 检测具有预后意义,可用于预测复发。所有 AML 患者中 30% 存在 NPM1 突变,正常核型 AML 患者中 50% 存在这种突变。Chou 等[114]研究了通过 PCR 对 NPM1 突变的 MRD 检测的作用,以及对预后的影响。对 38 名伴有 NPM1 突变的初诊 AML 患者的共 194 个样本进行了 10 年的随访分析。这些样本在诱导治疗后 1 个月和巩固治疗后 3 个月采集。随访期间突变信号的任何增加都与 3.2 倍的复发风险增加有关。在复发的患者中,突变水平的上升在临床复发前的中位数 4.9 个月(范围为 1～12.3 个月)可预测复发。该研究还显示,突变水平的降低程度会影响生存结局,巩固治疗后的 MRD 与 OS 和 RFS 之间存在相关性(但诱导治疗后则不然)。Wilms 瘤 1 基因(WT1)在大多数急性白血病中高表达,其在骨髓中的检测与白血病的发生、持续未缓解或复发有关。最近,来自意大利都灵的研究人员在 620 个患者样本中系统地应用了性能最好的 WT1 RT - PCR 检测方法,并证明应用标准化的 WT1 检测方法确实可以提供 AML 患者独立的预后信息[115]。研究正在进行中,旨在进一步阐明 WT1 基因检测在对可能受益于强化治疗以改善预后的患者进行风险分层中的作用。

白血病细胞有异常表达的细胞标志物,这些异常的免疫表型可以通过多参数流式细胞仪识别。为了获得 0.01%(1× $10^{-4}$)的灵敏度,每个管至少需要 20 万个细胞(检测 20 个异常原始细胞至少需要 20 万个),每个患者需要运行 3～4 管;0.1% 是文献中大多数研究中常用的阈值。基于流式细胞仪的 MRD 研究的一个优点是可以准确地量化残留的白血病细胞,也可以区分异常原始细胞与正常骨髓前体细胞。可以建立 AML 的免疫表型图谱用于 MRD 分析以进行随访。然而,这种技术的优点和缺点见表 2 - 12 和表 2 - 13。

Rubnitz 等[116]报道了儿童 AML 的 MRD 导向疗法的结果。在这项研究中,患者被随机分配接受基于 HDAC 的诱导和基于 LDAC 的诱导。诱导后第 22 天的 MRD 水平被用来分配 GO,以确定第二次诱导的时间。测定 MRD 后,对早期

表 2 - 12 实时逆转录酶聚合酶链反应的优点和缺点

| 优点 | 缺点 |
| --- | --- |
| 反应非常敏感 突变和易位常见 于 AML | 适用于数量有限的分子靶点<br>- PML - RARα<br>- CBF 白血病<br>- NPM1<br>CBF - AML 可能存在持续多年的定性试验阳性<br>会错过治疗相关 AML 宝贵的更长的周转时间 |

注:AML,急性髓系白血病;CBF,核心结合因子。

表 2 - 13　流式细胞术用于微小残留病评估的优缺点

| 优点 | 缺点 |
|------|------|
| 普遍适用的（90%～95%）相对快速的周转时间 | 解释往往具有挑战性；需要经验 昂贵 缺乏标准 LAIP 可能不能覆盖所有白血病原始细胞；部分与正常的重叠 由亚克隆的选择或出现导致的抗原偏移：约 20%AML 患者的 LAIP 发生了完全改变，其中 80% 的患者至少有一个 LAIP 与原始 LAIP 相似 治疗后样本这些细胞过少；没有足够的细胞或事件使用综合抗体建立基线 |

注：AML，急性骨髓性白血病；LAIP，白血病相关的免疫表型。

应答不佳的患者给予 GO；高危患者行 allo - SCT。这项研究显示，在诱导 1 的第 22 天，高剂量化疗与低剂量化疗的 MRD 没有区别。在高危患者中，第 22 天的 MRD 大于 1% 是影响 OS 和 EFS 的一个重要预后因素，但在中危或低危的患者中则不是。低水平 MRD（0.1% 至 <1%）的患者与 MRD 阴性的队列预后类似。一个意大利研究小组根据诱导和巩固治疗后的 MRD 水平分析了成人 AML 患者的预后，并报道巩固治疗结束时的 MRD 状态是预后的最重要预测因素。在 MRD 阳性组中，接受 allo - SCT 的患者预后更好[117]。

总体而言，不同实验室之间缺乏统一标准，以及在阈值的确定和随访过程的时间点上的争议，是目前在非 APL AML 中常规实施 MRD 检测的主要争议点。

## 结论

经过一段时间的研究发展和用药的批准，新的策略终于在不断发展，自 2017 年以来，新的药物已被批准用于改善 AML 患者的生存。随着人们对这种疾病的生物学特性有了更深入的了解，靶向治疗的发展也正在赶上科学的步伐。针对 FLT3、IDH1 和 IDH2 突变的 AML 患者的个体化治疗现在已经出现，并成为标准治疗的一部分。随着维奈克拉的发现，初诊老年和基础情况较差的 AML 患者现在可以接受安全和高效的治疗。对诊断时的患者进行仔细的基因组注释，然后在大型队列中进行亚组分析，已经确定了可能从选定的靶向治疗中或多或少获益的亚组，如吉妥珠单抗和 CBF - AML。APL 患者在避免传统化疗的同时，已经从 ATRA 和砷衍生物的新疗法中获益。这些新的药物的组合正在研究中，以优化未来的治疗。对白细胞起病和进一步发展这一复杂过程的更好定义，带来了对治疗及干预目标明确的定义，这可能提高治愈率。诊疗过程中必须特别注意预后因素，以确定 AML 亚组，在这些亚组中，特定的疗法将有所帮助。

## 提示

- 在 MDACC，初诊 CBF - AML 患者中，我们使用 FLAG＋GO 的联合方案，获得了较高的 CR 率和 70%～80% 的长期生存率。对 FLAG 骨架的剂量修改可以为这些患者提供治愈的可能性。密切监测 CBF 转录本的 RT - PCR 对风险分层至关重要，其目标是在巩固结束时实现至少 3 个对数的减少。
- 我们对初诊、年轻、健康 AML 患者的一线治疗方案是提供双核苷强化化疗，以克拉屈滨或氟达拉滨联合更高剂量的阿糖胞苷（1～2 g/m²），并联合 IDA 作为首选蒽环类药物。所有患者均进行基线基因组测序和染色体核型分析。靶向突变的患者接受 FLT3 抑制剂、IDH 抑制剂或维奈克拉联合这些骨架进行临床试验。具有高等位基因频率和复杂核型的 TP53 突变患者可能在一线环境中被提供较少的临床试验。
- 我们建议在诱导化疗周期对初诊 AML 患者进行密切、经常的

住院监测。我们在所有 AML 患者中酌情常规使用抗菌药物、抗真菌药物和抗病毒预防药物。
- 我们对初诊、年龄较大、不适合治疗的 AML 患者的一线治疗方案包括临床试验中的低强度治疗，并在适当情况下联合靶向治疗（即 FLT3 抑制剂、IDH 抑制剂）。低强度方案包括临床试验中较新的骨干方案，包括克拉屈滨＋低剂量阿糖胞苷＋维奈克拉或 HMA＋维奈克拉。当处于缓解期时，修改剂量和时间，以尽量减少毒性和延长骨髓抑制，在重复周期后，可以观察到。
- 缓解后治疗建议基于年龄、健康状况和基线和治疗期间的风险评估（即 MRD 监测）。对于大多数不适合接受 SCT 的高危患者，建议在临床试验中采用口服阿扎胞苷或联合靶向治疗的维持治疗。移植后维持治疗的研究也在进行中。

# 第 3 章　慢性淋巴细胞白血病及相关疾病

Nitin Jain
Philip Thompson
Carlos Bueso-Ramos
Susan M. O'Brien
William a. Wierda

蒋博宣　张芷钰　陈苏宁·译

## 要点

▶ 慢性淋巴细胞白血病(CLL)是美国最为常见的白血病，诊断的中位年龄为 70 岁。

▶ 绝大多数 CLL 可以通过外周血流式细胞术明确诊断。

▶ CLL 治疗已逐渐从化学免疫治疗时代进入靶向治疗时代。目前绝大多数患者接受口服靶向疗法。口服靶向药包括了 Bruton 酪氨酸激酶抑制剂、BCL2 抑制剂、磷脂酰肌醇 3 激酶(PI3K)抑制剂。随机抽样研究表明，同传统化学免疫疗法相比，靶向治疗明显提高了 CLL 患者的无进展生存期(PFS)和总生存期(OS)。

▶ CLL 的一线靶向治疗包括了伊布替尼、阿卡替尼加用或不加用奥妥珠单抗、维奈克拉加奥妥珠单抗。伊布替尼

和阿卡替尼每天连续给药。维奈克拉和奥妥珠单抗是一种为期 1 年的限时疗法。

▶ 在复发性 CLL 中，同苯达莫司汀＋利妥昔单抗相比，维奈克拉＋利妥昔单抗的组合显示出明显的 PFS 和 OS 改善。其他已批准的用于治疗复发性 CLL 的药物包括伊布替尼、阿卡替尼。PI3K 抑制剂艾代拉利司和杜韦利西布也被批准用于复发性 CLL 的患者。

▶ Richter 综合征(Richter 转化)是一个亟待解决的临床问题，化学免疫治疗的效果令人很不满意，中位生存期不到 1 年。免疫检查点抑制治疗、基于维奈克拉的联合治疗及 CAR－T 细胞治疗均在研究之中。

　　CLL 是一种涉及 CD5[+] B 细胞扩增的克隆性造血障碍。化学免疫疗法(CIT)仍是 CLL 患者的标准一线治疗方法[1]，但随着近几年小分子口服靶向疗法明显改善 CLL 患者预后，其地位已显著降低。

## 流行病学特征

　　CLL 是西方国家最常见的白血病，约占美国所有白血病的 25%。据估计，2020 年新增 CLL 病例 21 040 例，死亡 4 060 例。CLL 在亚洲人群中并不常见，在日本仅占全部白血病患者的 2.5%。其发病与年龄密切相关，50 岁以上发病率为 5.2/10 万，80 岁以上为 30.4/10 万。人群研究尚未确定与 CLL 相关的职业或环境因素[2]。定居在西方国家的亚洲人患 CLL 的风险并没有增加[3]。此外，高达 15%～20% 的 CLL 患者存在患有 CLL 或相关淋巴增生性疾病的家族成员[4]。全基因组关联分析发现了几种和罹患 CLL 风险增加相关的单核苷酸多态性[5,6]。上述证据表明遗传因素在 CLL 发病机制中具有一定作用。

## 生物学特征

### ■ 免疫抗原表型

　　CLL 是一种克隆性 B 淋巴细胞白血病。CLL 细胞在形态上类似于在 B 细胞分化途径的中间阶段停滞的成熟小淋巴细胞。CLL 细胞的特征是其单克隆性及 CD5 抗原的表达。CD5 是一种常见于 T 细胞上的抗原，正常情况下 CD5[+] 的 B 细胞仅可在淋巴滤泡的套区被发现，且仅占据 B 细胞群的一小部分。CD19、CD20 和 CD23 是 CLL 细胞表面表达的 B 细胞标志物，而 sIg、FMC7、CD22、CD11c 和 CD79b 在 CLL 细胞中的表达呈弱阳性或阴性。依据抗原表达谱，CLL 细胞似乎是起源于活化 B 细胞。

### ■ 免疫球蛋白重链可变区的体细胞高频突变

　　正常 B 细胞发育包括抗原非依赖期和抗原依赖期。在抗原依赖期，B 细胞在骨髓中经历可变(V)多样性(D)和连接(J)基因重排。重链和轻链的可变区突变发生在生发中心接触抗原之后，因此通过判断是否存在 IGHV 体细胞高频突变可将 CLL 分为两个亚群。大约 50% 的 CLL 患者具有 IGHV 基因体细胞高频突变(与种系序列的偏差＞2%)，可能起源于

生发中心后 B 细胞。而缺乏 *IGHV* 基因体细胞高频突变的 CLL 亚群(与种线序列的偏差≤2%),则可能起源于未经历生发中心的幼稚 B 细胞[7,8]。CLL 细胞的突变状态是固定的,且整个疾病过程中不会获得和失去突变状态。在经历化学免疫治疗后,*IGHV* 未突变患者结局比 *IGHV* 突变患者预后更差[9-11]。

曾经,由于对 *IGHV* 基因进行测序费时费力,不便普遍开展,为此 Damle 等研究了 *IGHV* 的突变状态与 CD38 表达的相关性,作为 *IGHV* 突变状况的替代预后标志,结果显示 CD38 表达与未突变 *IGHV* 状态之间存在显著关联。此外,突变与未突变 *IGHV* CLL 患者的基因表达谱显示,Zeta 相关蛋白 70(ZAP-70)是差异表达最多的基因,在不存在 *IGHV* 突变的患者中具有更高表达,因此可作为 *IGHV* 突变状态的另一种替代标志[12,13]。

### ■ 细胞遗传学和分子生物学

使用传统的染色体显带技术,可在高达 50% 的 CLL 患者中检测出细胞遗传学异常,但这些技术受到 CLL 细胞低有丝分裂活性的阻碍,B 细胞丝裂原可以增强这种活性以提高检出率。此外,通过免疫分型序贯核型分析还可发现,用于核型分析的有丝分裂中期细胞也有可能来自样本中的正常 T 细胞。使用基因组 DNA 探针在有丝分裂间期细胞行荧光原位杂交(FISH)极大增强了检出恶性细胞中分子异常的能力。80% 的 CLL 的病例经 FISH 可检测出分子异常,以 del(13q) 最为常见(55%),其次是 del(11q)(18%)、+12(16%)、del(17p)(7%)[14]。核型分析结果可用于判断预后,观察到 del(17p)、del(11q)、+12,未观察到异常核型、del(13)(作为唯一的异常)时患者的生存时间分别为 32、79、114、111 和 133 个月。del(17q) 患者的淋巴结病变往往更为突出。del(17p) 和 del(11q) 患者往往病情更为严重,对于基于化疗的治疗方案反应不佳[9]。克隆演变可随着时间推移和治疗进展而发生,无论何时考虑进行治疗干预,都应重复多次行 FISH 评估。

CLL 病例的全外显子测序已经确定重现性突变的基因。这些基因可能参与了疾病的发生与发展[15,16]。这些基因包括了 *TP53*、*NOTCH1*、*SF3B1*、*MYD88*、*XPO1* 和 *ATM*。*TP53* 突变通常与 del(17p) 相关。*ATM* 和 *SF3B1* 突变通常与 del(11q) 相关。

## 临床表现

诊断时,大多数患者的年龄在 60 岁以上,超过 90% 的患者年龄在 50 岁以上。CLL 的诊断通常出于偶然。血细胞计数可见绝对淋巴细胞计数升高。在有症状的患者中,疲劳和感染较为突出。B 组全身症状(发热、体重减轻、盗汗)也可能发生,但在最初诊断时并不常见。CLL 患者对于昆虫叮咬的过度皮肤反应(Wells 综合征)很常见。软脊膜受累较为罕见。一些患者会出现自身免疫性溶血性贫血或免疫性血小板减少综合征。体格检查可能发现颈部、腋窝或腹股沟淋巴结病变。肝脾大并不罕见。

## 实验室检查

实验室检查结果常显示淋巴细胞增多。CLL 细胞类似于成熟淋巴细胞,它们具有致密的染色质、稀少的细胞质和缺乏核仁(图 3-1)。血涂片制片过程可能会因为损伤这些脆弱的淋巴细胞从而观察到涂抹细胞。随着年龄增长,骨髓增生明显活跃和极度活跃,骨髓浸润的百分比和浸润模式各不相同,可能是结节性、间质性或弥漫性的(图 3-2);红系、髓系、

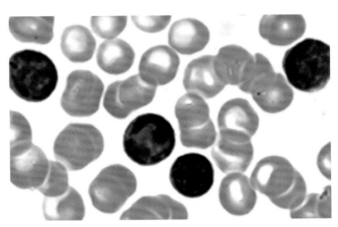

图 3-1 CLL 外周血涂片可见淋巴细胞成熟,染色质致密,细胞质稀少,核仁缺失,可见涂抹细胞

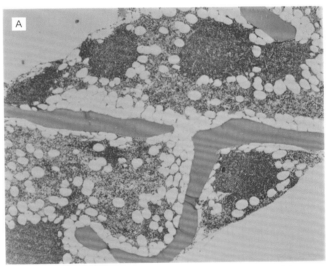

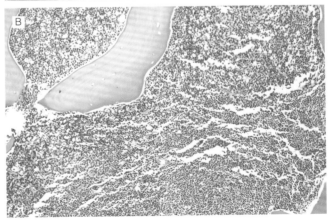

图 3-2 骨髓活检示结节性、间质性、弥漫性浸润

巨核系的前体细胞可能正常或减少。贫血或血小板减少可能由骨髓浸润或免疫破坏引起。外周血涂片中见小球形红细胞（图3-3）、网织红细胞增多，以及红细胞表面存在 IgG 或补体，支持免疫性溶血性贫血的诊断。在 1%～6% 的患者中存在纯红细胞再生障碍性贫血。患者常可出现低丙种球蛋白血症，且其程度可随病程进展而加重。此外，单克隆免疫球蛋白血症也可出现。其他实验室检查异常包括：血清 $\beta_2$ 微球蛋白升高，乳酸脱氢酶升高较为少见。

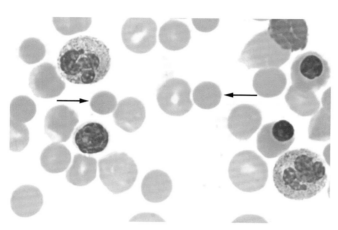

**图3-3**　免疫性溶血性贫血。小球形红细胞（箭头）和有核红细胞存在表明红细胞受到免疫破坏。通过证明红细胞上存在 IgG 或补体来明确诊断

约 5% 的 40 岁以上的正常人可能携带单克隆 CD5[+]/CD19[+]/CD23[+] B 细胞群。这个个体没有如血细胞减少、淋巴结病变或器官肿大等临床症状。当单克隆细胞计数 <5×10⁹/L，且不伴明显的淋巴结肿大时，则定义为单克隆 B 淋巴细胞增多症（MBL）[17]。据估计，每年有 1%～2% 的 MBL 进展为 CLL。

## 诊断

2018 年，慢性淋巴细胞白血病研讨会（IWCLL）更新了 CLL 的诊断和治疗建议[18]。CLL 诊断需要外周血中存在 5×10⁹/L 或更多克隆性 B 淋巴细胞，其中淋巴母细胞少于 55%。单克隆性 B 淋巴细胞计数 ≥5×10⁹/L 有助于在淋巴

结肿大和脾大患者中诊断 CLL，并与 CLL/SLL 中另一种表型 SLL 鉴别。流式细胞术可发现 B 细胞的克隆性，此外还可发现克隆性 B 细胞性表面存在 B 细胞表面抗原（CD19、CD20、CD23）、CD200、CD5 表达、IgM 或 IgD 弱表达。ZAP-70（图3-4）在 CLL 中表达对预后具有意义。CLL 同套细胞淋巴瘤（MCL）（图3-5）、大颗粒淋巴细胞白血病（图3-6）的鉴别至关重要。

外周血幼淋巴细胞 >55% 支持幼淋巴细胞白血病（PLL）的诊断，在 CLL 患者外周血或骨髓中可见幼淋巴细胞，但不达 PLL 的诊断标准（图3-7）。

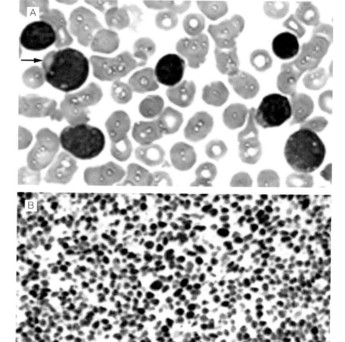

**图3-5**　A. 取材自套细胞淋巴瘤白血病期，MCL 细胞（箭头）比成熟淋巴细胞（中央）要大，染色质有斑点，可见核分裂象。B. MCL 细胞细胞核细胞周期蛋白 D1 染色

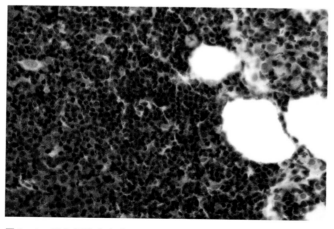

**图3-4**　CLL 细胞中表达 ZAP-70 蛋白提示预后不良。免疫组织化学染色或流式细胞术可用于检测 ZAP-70 的表达

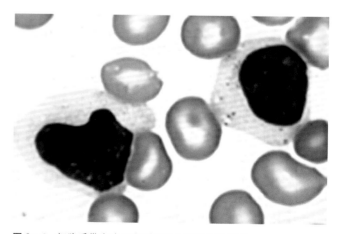

**图3-6**　细胞质带有嗜天青颗粒的大颗粒淋巴细胞

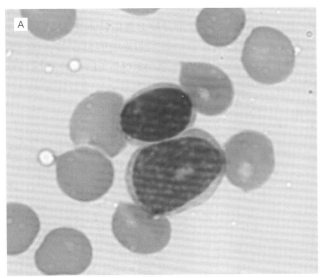

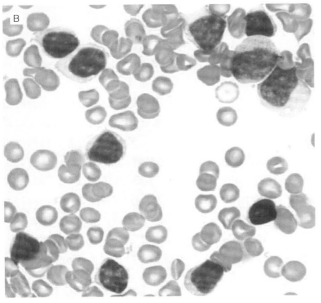

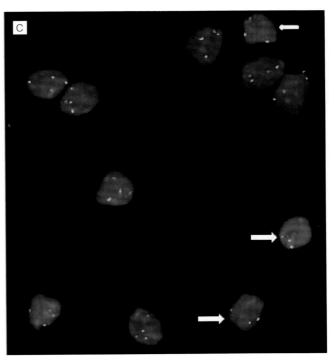

绿色: centromere 12
红色: D13S319

**图 3 - 7** A. 幼淋巴细胞和成熟淋巴细胞并置的高倍视野。幼林巴细胞体积较大,染色质较稀疏,核仁明显。B. 取材自一位病程 3 年、未经治疗的 58 岁男性 CLL 患者。可见小淋巴细胞和较大的幼淋巴细胞样淋巴细胞,后者细胞质呈轻度嗜碱性、染色质稀疏分散、核仁明显。C. 有丝分裂间期行 FISH 示,除左下两个淋巴细胞外,几乎所有淋巴细胞都可见一个 *D13S319* 基因座缺失(红色荧光标记),且 CLL 细胞的大部分亚群也出现了 +12(绿色荧光标记)。有趣的是,+12 只出现在幼林巴细胞样淋巴细胞中。染色质聚集稠密、细胞质稀少的小淋巴细胞通常不出现 +12

## 鉴别诊断

临床表现以及形态学、免疫学、细胞遗传学技术手段有助于 CLL 和其他疾病,如套细胞淋巴瘤、滤泡性淋巴瘤、T 细胞幼淋巴细胞白血病、毛细胞白血病、边缘区淋巴瘤和华

氏巨球蛋白血症的鉴别。表 3 - 1 总结了这些疾病的免疫表型特征。CLL 和 MCL 的鉴别十分重要,因为两者均可表达 CD5(图 3 - 5A)。与 CLL 不同,MCL 常表达 FMC - 7,不表达 CD23、CD200,sIg 染色呈强阳性。染色体核型分析示 t(11:14) 或细胞核周期蛋白 D1 染色阳性有助于 MCL 的确(图 3 - 5B)。

**表 3 - 1 慢性 B 淋巴细胞疾病免疫表型分析**

| 疾病 | sIg | CD5 | CD10 | CD20 | CD22 | CD23 | CD79b | CD103 | FMC7 |
|------|-----|-----|------|------|------|------|-------|-------|------|
| CLL | 弱 | ++ | − | + | −/+ | ++ | −/+ | − | −/+ |
| B - PLL | 强 | −/+ | −/+ | ++ | + | −/+ | ++ | − | ++ |
| HCL | 强 | − | − | ++ | ++ | − | + | + | ++ |
| SLVL | 强 | −/+ | − | ++ | ++ | −/+ | ++ | − | ++ |
| FL | 强 | −/+ | ++ | ++ | ++ | −/+ | ++ | − | ++ |
| MCL | 强 | ++ | − | ++ | ++ | − | ++ | − | ++ |

注:B - PLL,B 细胞幼淋巴细胞白血病;FL,滤泡性淋巴瘤;CLL,慢性淋巴细胞白血病;HCL,毛细胞白血病;MCL,套细胞淋巴瘤;SLVL,伴有毛细胞的脾淋巴瘤;sIg,表面免疫球蛋白。

## 分期

CLL 分期系统包括了 Rai 分期和 Binet 分期（表 3-2）[19,20]。Rai 分期依据淋巴细胞增多、淋巴结病变、肝脾大和血细胞减少 5 种条件，将患者分为 0～4 期。改良 Rai 分期将 0 期定义为低风险，1 期和 2 期为中风险，3 期和 4 期为高风险，从而将原先 5 个分期修改为 3 个分期。类似，Binet 分期的 A、B、C 期则是累及淋巴结区域的数目和血细胞减少的情况。表 3-3 列出了 MDACC 对首次就诊的 CLL 患者所行的诊断检查。

**表 3-2　CLL 分期**

| Rai 分期 | 改良 Rai 分期 | 描述 | Binet 分期 | 描述 |
| --- | --- | --- | --- | --- |
| 0 | 低风险 | 仅有淋巴细胞增多 | A | 血红蛋白≥100 g/L，血小板≥100×10⁹/L，淋巴结肿大区<3 个 |
| 1 | 中风险 | 淋巴细胞增多+淋巴结病变 | B | 血红蛋白≥100 g/L，血小板≥100×10⁹/L，淋巴结肿大区>3 个 |
| 2 | 中风险 | 淋巴细胞增多+肝脾大±淋巴结病变 | | |
| 3 | 高风险 | 淋巴细胞增多+贫血（<110 g/L） | C | 血红蛋白<100 g/L 或血小板<100×10⁹/L，无论淋巴结肿大区数目 |
| 4 | 高风险 | 淋巴细胞增多+血小板减少（<100×10⁹/L） | | |

**表 3-3　MDACC 对 CLL 首诊患者的初步评估**

病史问询和体格检查（特别注意淋巴结区域和肝、脾大小）

全身症状（发热、寒战、体重减轻、盗汗）

活动状态评估

血细胞计数、电解质、尿素氮、肌酐、肝功能、乳酸脱氢酶（LDH）、定量免疫球蛋白、$\beta_2$ 微球蛋白

外周血涂片

骨髓穿刺和骨髓活检（适用于血细胞减少或需要治疗的患者）

免疫表型分析（针对外周血或骨髓中的淋巴细胞，以确定诊断）

预后标志物评估
- FISH 评估是否存在 del(17p)、del(11q)、+12、del(13q)
- *IGHV* 突变状态
- *TP53* 测序
- 流式细胞术测定 CD38 表达
- 免疫染色或流式细胞术测定 ZAP-70 表达

影像学检查（仅存在严重的淋巴结肿大或治疗时需要），许多临床试验均按最新指南结合了 CT 扫描，但并不是临床试验以外患者的标准流程
- CT 扫描或 PET 扫描（如怀疑有 Richer 综合征，首选 PET 扫描）

## 预后

在化学免疫治疗时代，预后不良与许多因素有关，如晚期 Rai 或 Binet 分期、男性、年龄较大、淋巴细胞倍增时间小于 12 个月、存在 del(17p) 或 del(11q)、复杂核型、*IGHV* 未突变、较高的 CD38 表达、较高的 ZAP-70 表达、$\beta_2$ 微球蛋白升高、升高的血清胸苷激酶、弥漫性骨髓受累和基因突变（*TP53*、*BIRC3*、*NOTCH1*、*SF3B1*）[21-24]。CLL 国际预后指数（CLL-IPI）评估了 3 472 名未治疗的 CLL 患者，对数个人口统计学和 CLL 疾病相关因素进行了研究，最终确定了 5 个与 OS 相关的预后标志物，包括：① *TP53* 突变；② *IGHV* 状态；③ $\beta_2$ 微球蛋白；④ 临床分期；⑤ 年龄>65 岁[25]。基于这 5 个标志物，确立了 4 个独立的预后分层，5 年 OS 率为 23.3%～93.2%。值得注意的是，CLL-IPI 是基于接受化学免疫治疗的患者所得出的。鉴于靶向治疗时代的到来，CLL 患者预后更佳，化疗使用率下降，CLL-IPI 确有必要纳入靶向治疗患者的数据进行修订。最近，人们开发了一种新型的国际预后评分[早期 CLL 国际预后评分（IPS-E）][26]，用于预测早期无症状 CLL 患者的首次治疗时间（TTFT）。通过对 4 933 名患者进行分析，人们发现 TTFT 存在有 3 个独立危险因素：① *IGHV* 未突变；② 外周血淋巴细胞计数>15×10⁹；③ 存在可触及淋巴结。上述 3 个独立危险因素都被赋予 1 分的风险评分，三者累计将患者分为低风险（0 分）、中风险（1 分）和高风险（2 分或 3 分）3 个分层。低风险、中风险、高风险患者 5 年累计治疗风险分别为 8.4%、28.4% 和 61.2%。

## 治疗

### ■ 治疗适应证

与多数白血病不同，CLL 的一个特点是其确诊时并不一定具备治疗指征，对于无症状的 CLL 患者行早期化疗并不能延长生存期。随着更有效的免疫化学治疗方案的问世和靶向时代的到来，何时开始 CLL 治疗这一问题仍持续在临床试验中进行着评估。表 3-4 总结了 2018 年 IWCLL 治疗 CLL 的标准。

**表 3-4　IWCLL 治疗 CLL 的指征**

只有具备治疗指征的前体下才开始治疗：

（1）进行性骨髓衰竭的证据：进行性贫血和/或血小板减少

（2）巨脾（如左肋缘以下>6 cm）或进行性或有症状的脾大

（3）巨块型淋巴结肿大（如最长直径>10 cm）或有症状的淋巴结肿大

续 表

（4）进行性淋巴细胞增多,2个月内淋巴细胞增多≥50%,或淋巴细胞倍增时间<6个月

（5）AIHA和/或ITP对糖皮质激素治疗反应不佳

（6）症状性或功能性淋巴结外器官受累(如皮肤、肾、肺、脊椎)

（7）至少存在以下一种全身症状:
- 前6个月内未知原因的体重下降≥10%
- 严重疲劳(如ECOG体能状态≥2,不能进行日常活动或工作)
- 体温>38.0℃,且无感染证据
- 盗汗≥1个月,且无感染证据

注:在淋巴细胞计数为$30×10^9/L$的患者中,淋巴细胞倍增时间不应作为定义治疗适应证的单一参数。应排除CLL以外的淋巴细胞增多或淋巴结肿大的因素(如感染)。

直至最近,化学免疫治疗还是CLL患者的标准一线治疗方法,但随着CLL研究领域的重大进展,靶向治疗现已成为多数CLL患者的标准治疗方法。

联合化学免疫治疗方案,如氟达拉滨＋环磷酰胺＋利妥昔单抗(FCR)、苯达莫司汀＋利妥昔单抗(BR)、苯丁酸氮芥＋CD20单克隆抗体等组合是CLL患者的标准一线治疗[1,27]。在MDACC进行的最初的FCR研究中,研究人员观察到高达95%总体反应率(ORR)和72%的完全缓解率(CR率)[28]。在该研究的长期随访中,IGHV突变患者的10年无进展生存率(PFS)约为55%[11]。GCLLSG小组进行了一项Ⅲ期临床试验(CLL8)[9],以评估FCR方案和不加利妥昔单抗的FC方案在CLL患者中一线治疗的疗效。共有817名患者被随机分配至接受6个疗程的FCR组(409名患者)或FC组(408名患者)中。结果报告,加用利妥昔单抗后,CR率(44% vs 22%,P<0.000 1)、ORR(90% vs 80%,P<0.000 1)、PFS(中位PFS,52个月 vs 33个月,P<0.001)和OS(3年OS,87% vs 83%,P=0.012)均显著提升高。本试验确定了抗CD20单抗在CLL患者一线治疗中的作用。苯达莫司汀＋利妥昔单抗也是一种CLL患者的一线治疗方法,Fischer等[29]报道了117名之前未治疗的CLL患者接受BR方案治疗的结局。ORR为88%,CR率为23%。中位PFS为34个月。值得注意的是,其中有约1/3的患者肌酐清除率≤70 mL/min,受肾功能影响,这些患者通常被排除在FCR方案试验之外,但在本试验中,其结局与肌酐清除率>70 mL/min的患者无显著差异。

GCLLSG小组随后又进行了一项随机Ⅲ期研究(CLL10)[10,30],将FCR方案与BR方案作为CLL患者的一线治疗。研究对象为身体状况良好的CLL患者[疾病累计评分表(CIRS)评分≤6分,肌酐清除率≥70 mL/min]。共282名患者纳入FCR组,279名患者纳入BR组。结果显示,FCR组具有更高的CR/CRi(39.7 vs 30.8,P=0.03)、显著提高的PFS(中位PFS,55.2个月 vs 41.7个月,P<0.001)。两组间的OS没有差异。不出所料,FCR组患者出现更多3级或4级中性粒细胞减少症(84.2% vs 59%,P<0.001)、血小板减少症(21.5% vs 14.4%,P=0.03)以及3级或4级感染(39.1% vs 26.8%,P<0.001)。然而,两组治疗相关死亡率类似。该试验将FCR确立为65岁或以下CLL患者的标准一线化学免疫治疗方案。几项研究旨在通过高剂量的利妥昔单抗[31]、添加米托蒽醌[32]、添加阿仑珠单抗[33]、添加GM-CSF[34]或使用较低剂量的FCR[35]来修改FCR方案,但这些研究并未显示出与标准FCR方案相比更为优越的结果。

奥妥珠单抗是一种人源化的、Ⅱ型的抗CD20单抗,其Fc段经过人工糖基化修饰,因此与利妥昔单抗相比,其抗体依赖细胞介导的细胞毒作用(ADCC)更强。这种Ⅱ型抗CD20单抗在直接诱导CLL细胞凋亡方面作用较利妥昔单抗更为明显,引起更有效的B细胞耗竭。在CLLSG CLL11试验中未治疗的CLL(CIRS评分>6和/或肌酐清除率为30～69 mL/min)且伴共存疾病的患者被随机分配接受苯丁酸氮芥单药、苯丁酸氮芥＋利妥昔单抗、苯丁酸氮芥＋奥妥珠单抗治疗[36,37]。共781名患者入选,中位年龄为73岁。同苯丁酸氮芥＋利妥昔单抗组相比,苯丁酸氮芥＋奥妥珠单抗组ORR更高,分别为65.1%(CR 7%＋PR 58.1%)和78.4%(CR 20.7%＋PR57.7%,P<0.001);且中位PFS明显延长(中位PFS,15.4个月 vs 29.2个月,P<0.001)。两种含单抗的方案疗效均优于苯丁酸氮芥单药。这项试验确定了苯丁酸氮芥＋抗CD20单抗联合用药作为老年且伴共存疾病的CLL患者的一线治疗。

#### ■ B细胞信号通路抑制剂

CLL细胞从骨髓、淋巴结和脾的微环境中接收生长和存活信号[38]。Bruton酪氨酸激酶(BTK)、CD19、CD38、CD40、CXCR4趋化因子受体、肿瘤坏死因子受体和Toll样受体(TLR)等是BCR受体信号转导的关键分子。其他重要的信号转导分子包括PI3K和SYK。

#### ■ BTK抑制剂

BTK是Tec激酶家族中一种非受体酪氨酸激酶,在BCR信号转导中起着至关重要的作用。伊布替尼是一种口服的、选择性的、不可逆的BTK抑制剂。它能与BTK的第481号半胱氨酸形成共价键。Byrd等[39]报道了85名接受伊布替尼单药治疗的复发或难治性CLL患者的结果。入组对象经过大量预处理,中位治疗次数为4次。中位年龄为66岁(37～82岁)。其中33%患者核型分析示del(17p)。ORR为90%,7%为CR,65%为PR,9%为PC伴淋巴细胞增多(PR-L)。7年时预计PFS为34%[40]。在同一试验未治疗的CLL患者队列中,31名患者(65或以上)接受了伊布替尼单药治疗,7年时预计PFS为83%。在一项RESONATE随机Ⅲ期试验中,复发或难治性CLL患者被随机分入伊布替尼组或奥法木单抗组[41]。与奥法木单抗组相比,伊布替尼组具有更高的ORR和更好的PFS和OS。另一项RESONATE-2随机Ⅲ期试验将269名未治疗的CLL老年患者随机分为伊布替尼组和苯丁酸氮芥组[42]。伊布替尼组的PFS明显更长(5年PFS,70% vs 12%,P<0.001)[43]。尽管允许交叉使得57%的苯丁酸氮芥组在疾病进展时接受了伊布替尼治疗,但是伊布替尼组依旧显示出更好的OS获益(5年生存率,83% vs 68%,P<0.001)。这项试验让伊布替尼被批准用于未治疗的

CLL 患者。伊布替尼常见的不良事件包括腹泻、关节痛、高血压和心房颤动。

需要注意，大多数患者在使用伊布替尼后会出现淋巴细胞增多症，且其他 BCR 抑制剂均会出现这种情况，这通常持续治疗 6~9 个月就会消退。淋巴细胞增多症的发展并不会对长期临床结局产生不利影响。对伊马替尼产生耐药的机制包括 *BTKC481S* 突变和 BTK 下游信号分子 *PLCγ2* 的功能获得突变[44]。

最近，ECOG1912 试验进行了伊布替尼＋利妥昔单抗与 FCR 方案的疗效对比。共有 519 名既往未经治疗的 CLL 患者(年龄 70 岁或以下)被随机分组[45]。伊布替尼＋利妥昔单抗治疗的 PFS 明显优于 FCR 治疗(3 年 PFS，89.4% *vs* 72.9%，$P<0.001$)。在亚组分析中，伊布替尼＋利妥昔单抗组对 FCR 组的 PFS 获益仅局限于 *IGHV* 未突变的患者中。与 FCR 方案相比，伊布替尼＋利妥昔单抗治疗显著改善了 OS(3 年 OS 率，98.8% *vs* 91.5%，$P<0.001$)。与预期一致，FCR 组存在更多的骨髓抑制和感染，伊布妥昔单抗组则有更多心房颤动和高血压。同 ECOG1912 试验一样，ALLIANCE 协作组为老年 CLL 患者设计了一项一线临床试验，将老年患者随机分入 BR 方案组、伊布替尼＋利妥昔单抗组、伊布替尼组[46]。与 BR 方案组相比，两个含伊布替尼组的 PFS 率显著改善(2 年 PFS 率，BR 方案组为 74%，伊布替尼＋利妥昔单抗组为 88%，伊布替尼单药组为 87%；BR 组与含伊布替尼两组间 $P<0.001$)。值得注意的是，两个伊布替尼组间的 PFS 没有差异，这表明伊布替尼加用利妥昔单抗没有额外获益。三个治疗组的 OS 没有差异。

阿卡替尼是一种第二代 BTK 抑制剂，目前已经被批准用于一线和复发性 CLL 患者的治疗[47]。在 ASCEND Ⅲ期试验中，复发或难治性 CLL 患者随机接受阿卡替尼治疗或研究者选择的治疗(艾代拉利司＋利妥昔单抗或 BR 方案)。患者之前接受治疗的中位次数为 2 次[48]。在 16.1 个月的随访后，同研究者选择的治疗(16.5 个月，$P<0.0001$)相比，阿卡替尼单药治疗的中位 PFS 更长(PFS 未达到)。在 ELEVATE - TN Ⅲ期试验中，研究者纳入了 65 岁或以上，亦或者是 18 岁及以上、65 岁以下且 CIRS 评分大于 6 或肌酐清除率为 30~69 mL/min 的未治疗的 CLL 患者。患者被随机分入阿卡替尼单药组、阿卡替尼＋奥妥珠单抗组和苯丁酸氮芥＋奥妥珠单抗组。2 年时，阿卡替尼＋奥妥珠单抗组预计 PFS 率为 93%，阿卡替尼单药组预计 PFS 率为 87%，苯丁酸氮芥＋奥妥珠单抗组预计 PFS 率为 47%。上述试验(ASCEND 和 ELEVATE - TN)结果使得阿卡替尼获批用于一线和难治性 CLL 的治疗。目前，一项伊布替尼和阿卡替尼正在伴 del(17p) 或 del(11q) 的复发性/难治性 CLL 患者中进行头对头Ⅲ期试验。

### ■ BCL2 抑制剂

CLL 细胞高水平表达 BCL2 家族抗凋亡蛋白，使其长期存活并抵抗衰老和死亡。navitoclax(ABT - 263)是一种口服 BCL2、BCL - w 和 BCL - xL 的小分子抑制剂。一项Ⅰ/Ⅱ期试验报道了口服 navitoclax 在 CLL 中具有抗肿瘤活性。然而，navitoclax 存在血小板减少的剂量限制性毒性[49]。血小板减少是因为血小板中 BCL - xL 被抑制导致血小板衰老加速。维奈克拉(venetoclax，ABT - 199)是对 BCL2 具有更强大亲和力而对 BCL - xL 具有较低亲和力的分子[50]。和 BTK 抑制剂不同，维奈克拉治疗，特别是与抗 CD20 单抗连用，可取得微小残留病灶(MRD)阴性缓解。维奈克拉在复发/难治性 CLL 患者中进行了研究。在这项研究(MURANO 试验)中，389 名复发或难治性 CLL 患者被随机分为接受维奈克拉＋利妥昔单抗治疗(2 年维奈克拉＋6 个月利妥昔单抗)或 6 个周期 BR 方案[51]。维奈克拉＋利妥昔单抗组的 4 年 PFS 率远高于 BR 组(57.3% *vs* 4.6%，$P<0.0001$)[52]；同样维奈克拉＋利妥昔单抗组 4 年 OS 率更高(85.3% *vs* 66.8%，$P<0.0001$)。在一项 landmark 分析中，2 年维奈克拉治疗结束后的 MRD 数量与 PFS 相关。维奈克拉在一线 CLL 的Ⅲ期试验中进行了研究(CLL14 试验)[53]。符合条件的患者年龄在 18 岁及以上且伴共存疾病(CIRS>6 或肌酐清除率为 30~69 mL/min)。患者接受维奈克拉＋奥妥珠单抗的治疗或苯丁酸氮芥＋奥妥珠单抗治疗，其中维奈克拉和苯丁酸氮芥给药 1 年，奥妥珠单抗给药 6 个月。共 432 名患者入组。在 39.6 个月的中位随访期内，维奈克拉＋奥妥珠单抗组患者的 PFS 明显长于苯丁酸氮芥＋奥妥珠单抗(未达到 *vs* 35.6 个月，$P<0.0001$)[54]。两组的 OS 相似。

### ■ PI3K 抑制剂

PI3Kδ 是 B 细胞活化、增殖和存活的关键激酶，在包括 CLL 在内的许多 B 细胞恶性肿瘤中高度活跃。艾代拉利司是一种强效的、选择性的、可逆的 PI3Kδ 抑制剂。在复发/难治性的 CLL 患者中进行了艾代拉利司的Ⅰ期试验[55]。共 54 名患者被纳入研究，中位治疗次数为 5 次。中位 PFS 为 15.8 个月。一项Ⅲ期临床试验在适合利妥昔单药治疗的复发/难治性 CLL 患者中对比了艾代拉利司＋利妥昔单抗和安慰剂＋利妥昔单抗的疗效[56,57]，共招募了 220 名患者。该试验证明，相较于安慰剂＋利妥昔单抗，艾代拉利司＋利妥昔单抗联合治疗的疗效更好，PFS 的危险比(HR)为 0.15($P<0.001$)，OS 的 HR 为 0.28($P=0.02$)。在艾代拉利司＋利妥昔单抗治疗组中，4% 的患者出现肺炎。由于免疫调节介导的副作用和感染并发症的风险，艾代拉利司在一线 CLL 中的开发已经停止[58]。杜韦利西布也是一种 PI3Kδ 和 PI3Kγ 抑制剂，根据 DUO 试验的结果，也被批准用于复发性 CLL 的治疗[59]。

### ■ CAR - T 细胞治疗

简而言之，嵌合抗原受体(CAR)是一种工程化的免疫受体，通过在体外将其引入 T 细胞，通常是自体 T 细胞，使之重新定向以对抗 CLL 细胞。CAR 是一种重组蛋白，由来自单链 Ig 可变基因编码的抗原结合结构域、CD3ζ 的细胞内信号传导结构域和来源于 CD28 和/或 CD137 的共刺激结构域组成。将转导的 T 细胞输注入患者体内，在体内它们与靶抗原结合，并诱导 T 细胞活化、增殖、产生细胞因子和杀死表达靶抗原的细胞。CD19 是当前 CAR-T 试验最常见的靶点，其他靶点也在探索之中。美国 FDA 批准靶向 CD19 的 CAR-T 细胞产品用于治疗年龄小于 26 岁的难治性/第二次或多次复发前体 B 细胞淋巴细胞白血病(ALL)，以及接受过 2 次及以上既往治疗的弥漫大 B 细胞淋巴瘤(DLBCL)。在一项关于 tisagenleucel 治疗前 B-ALL 的关键研究中，1 年时 CR 率为 83%，EFS 率为 50%[60]。在 DLBCL 中，axicabtagene ciloleucel 的整体缓解率为 82%(54% CR)，42% 的患者在 15.4 个月时仍处于缓解状态[61]。相比之下，CLL 研究的缓解率通常较低(ORR 57%~71%，CR 21%~28%)[62,63]。但是，CRA-T 细胞治疗仍有潜力，正如在宾夕法尼亚大学[62]接受治疗的两名原始患者 7 年后仍处于缓解状态这一事实所表明的那样[64]。

同 ALL 和 DLBCL 患者相比，CLL 患者反应较差的根本原因尚不完全清楚。特别地，在 CLL 中，因 CD19 靶点缺失而复发的发生率似乎低于 ALL 和 DLBCL[65]。宾夕法尼亚大学的一项研究表明[66]，单采产品在输注前 CAR-T 细胞的表型与反应密切相关。具体而言，较高数量的记忆 T 细胞、较低水平的免疫检查点分子表达和 T 细胞耗竭标志物与较高的 CR 可能性相关。这表明患者的 T 细胞的"适应性"或许决定着患者能否对自体 CAR-T 细胞治疗具有反应。人们正在尝试新的组合策略来提高 CLL 患者对 CAR-T 细胞治疗的应答率。Fred Hutchison 癌症研究中心和宾夕法尼亚大学团队的单中心经验表明，伊布替尼和 CART 联合使用可以提高应答率，同时降低严重细胞因子释放综合征的可能性[67,68]。正在进行的 Ⅱ 期多中心研究 TRANSCEND-CLL-04(NCT03331198) 试图探索 lisocabtagene maraleucel 和伊布替尼的组合。

表 3-5 靶向 CD19 的自体 CAR-T 细胞治疗
CLL 的一些选择性研究结果

| 项目 | 患者数量 | 共刺激 | 治疗组合 | 缓解 |
|---|---|---|---|---|
| Porter 等 (2015) | 14 | 4-1BB | 无 | ORR: 57% CR: 28% MRD 阴性: 28% |
| Turtle 等 (2017) | 24(5 例 Richer 转化) | 4-1BB | 无 | ORR: 71% CRR: 21% MRD 阴性: 58% |
| Gauthier 等(2018) | 17 | 4-1BB | 伊布替尼 | ORR: 88% CRR: 83%(可评估患者) MRD 阴性: 75% |
| Gill 等 (2018) | 19 | 4-1BB | 伊布替尼 | ORR: 71% CRR: 43% MRD 阴性: 78% |
| Siddiqi 等 (2019) | 23 | 4-1BB | 无 | ORR: 82% CR: 46% MRD 阴性: 60% |

#### ■ 造血干细胞移植

由于 CLL 是一种老年性疾病，因此减低强度预处理(RIC)的异基因造血干细胞移植(allo-HSCT，AHSCT)是为 CLL 患者提供最常见的移植类型。RIC allo-HSCT 的 5 年 EFS 率和 OS 率分别为 35%~45% 和 50%~60%[69]。Khouri 等[70]回顾了在 MDACC 接受 RIC allo-HSCT 的 CLL 患者的结果。中位年龄为 58 岁。86 人中有 83 人经历了 allo-HSCT。总体而言，估计 5 年 EFS 率和 OS 率分别为 36% 和 51%。值得注意的是，通过停止免疫抑制或供体淋巴输注这样的免疫操纵增强了临床反应，表明 CLL 是一种对免疫操纵敏感的疾病。随着 BTK 抑制剂和维奈克拉等新型靶向疗法的引入，CLL 的 allo-HSCT 在急速下降[71]。尽管如此，allo-HSCT 仍是针对特定 CLL 重要策略，如那些复发或新药难治的高危 CLL[del(17p) 或 TP53 突变]患者。欧洲 CLL 研究倡议和欧洲骨髓移植学会发布了一篇论文，概述了拟议的 CLL 风险评估框架，包括了细胞遗传学和分子特征，以及对化学免疫治疗和/或靶向药物的耐药性[72]。该框架将化学免疫治疗失败且 TP53 异常(染色体 17p 缺失或 TP53 突变)的患者分为高危 Ⅰ 类。高危 Ⅱ 类包括化学免疫治疗和靶向药物治疗后复发的患者，而与分子特征无关。该框架建议对高危 Ⅰ 类或高危 Ⅱ 类患者考虑细胞免疫疗法(CAR-T 细胞或 allo-HSCT)。一般而言，一般来说，高危 Ⅱ 类患者进行 allo-HSCT 的阈值应该较低。然而，这仍然是一个复杂的领域，在确定是否对个体患者进行细胞免疫治疗时，需要仔细考虑许多因素。在评估高危 Ⅰ 类或 Ⅱ 类患者时，医生必须权衡细胞免疫疗法(特别是 allo-HSCT)导致的治疗相关发病率和死亡率的风险与无法解决的 CLL 复发或 Richter 转化的风险(表 3-6)。使这一决策更加复杂的是缺乏高质量的前瞻性数据来指导决策。

表 3-6 细胞治疗和靶向治疗的考虑因素

| 支持细胞免疫治疗的因素 | | 支持靶向治疗的因素 | |
|---|---|---|---|
| 临床特征(预测较低移植相关死亡率) | 疾病特征(在没有细胞免疫治疗的情况下预测复发的可能性较高) | 临床特征(预测较高移植相关死亡率) | 疾病特征(在没有细胞免疫治疗的情况下预测复发的可能性较低) |
| 年龄较小 | 既往多种治疗难治 | 年龄较大 | 接受较少的既往治疗 |
| 少有合并症 | 复杂核型 | 虚弱，存在许多合并症 | 无复杂核型 |
| 配型相合度高的供体(allo-HSCT 适用) | 深度缓解(如 CR 伴 U-MRD) | 深度缓解(如 CR 伴 U-MRD)a | |
| 可以参加 CAR-T 细胞研究 | 没有配型良好的供体或无法参加 CAR-T 细胞研究 | | |

注：a 虽然通过靶向治疗(如维奈克拉＋利妥昔单抗)的患者疾病进展的风险较小，但这些患者同时也可能较那些具有显著疾病负担的患者有更好的移植后结局。U-MRD，无法监测的微小残留病灶。

#### ■ 一线患者的治疗分层

根据年龄、合并症、FISH、TP53 突变状态和 IGHV 突变状态，患者可以分为以下几组：

- **没有主要合并症和 *IGHV* 突变、没有 del(17p) 和 *TP53* 的年轻患者(通常 65 岁或以下)**

FCR 方案可以使约一半患者长期获益,因此 FCR 方案治疗是合适的。此外,在 E1912 试验中,*IGHV* 突变组的接受 FCR 治疗与接受伊布替尼＋利妥昔单抗治疗的患者在中位时间 4 年的随访中 PFS 没有差异。如果需要非化疗方法:可以考虑使用伊布替尼,或阿卡替尼加用或不加用奥妥珠单抗,或维奈克拉加用奥妥珠单抗治疗。伊布替尼和阿卡替尼是无限期给药的。维奈克拉＋奥妥珠单抗是一种为期 1 年的限时疗法。

- **老年人或患有合并症的年轻患者或患有未突变 *IGHV* 的年轻患者[无 del(17p),无 *TP53* 突变]**

非化疗方法是最优选,可选伊布替尼,或阿卡替尼加用或不加用奥妥珠单抗,或维奈克拉加用奥妥珠单抗治疗。

- **del(17p) 或 *TP53* 突变患者**

推荐使用 BTK 抑制剂,如伊布替尼、阿卡替尼加用或不加用奥妥珠单抗治疗。

### 支持治疗

CLL 患者可能出现免疫细胞减少、感染等一系列并发症。

### 慢性淋巴细胞白血病的自身免疫性并发症

一些 CLL 患者会出现自身免疫性溶血性贫血(AIHA)、自身免疫性血小板减少症(ITP)和纯红细胞再生障碍性贫血(PRCA)。AIHA 的发病率为 4%～11%,ITP 为 2%～3%[73]。PRCA 和自身免疫性中性粒细胞减少症(AIN)都很罕见(<1%)[74]。这些并发症发病机制复杂。与 CLL 相关的自身免疫性血/全血细胞减少症(AIC)中的自身抗体通常是多克隆的,通常是 IgG,这表明它们不是由白血病克隆产生的。*IGHV* 未突变、高危核型、经典 B 细胞受体亚群 3 和 7 的 CLL 患者更有可能发展为 AIHA 或 ITP[75,76]。治疗药物特别是嘌呤类似物,可能会引发 AIC,这可能是由于 Treg 细胞和 Th17 细胞比例失衡所致[77]。在使用靶向药物期间,出现治疗突发 AIC 的风险似乎较低。泼尼松是 AIHA 和 ITP 患者的常用治疗方法,具有较高的反应率。然而,大多数患者在停止治疗后会复发。静脉注射免疫球蛋白(IVIG)在 40% 的患者中产生反应,但这些反应往往是短暂的。抗 CD20 单抗,特别是利妥昔单抗也被用于 CLL 自身免疫性并发症患者,可单用或与环磷酰胺＋地塞米松合用(RCD 方案)[78]。环孢素是治疗 AIC 的另一种选择,即使在激素难治性 AIC 的患者中也能产生反应[79,80]。血小板生成素受体激动剂艾曲泊帕乙醇胺显示出高反应率和良好的反应持续性[81]。脾切除术仅适用于难治性病例。

鉴于激素依赖性或难治性 AIC 患者被排除在新型靶向药物的临床试验之外,这些药物在治疗 CLL 相关的 AIC 中的作用尚不明确。然而,梅奥诊所最近一系列病例表明,在多数开始行伊布替尼治疗时存在 AIC 的 CLL 患者中,伊布替尼也许能成功改善伴 AIC 的 CLL 患者对持续免疫抑制治疗的需求[82]。一项进行中的临床试验(NCT03827603)正在评估伊布替尼加利妥昔单抗治疗类固醇难治性 AIHA 患者的疗效。

### 低丙种球蛋白血症

低丙种球蛋白血症是 CLL 的常见并发症。CLL 患者出现临床表现最常见的原因是感染,而感染的部分原因是低丙种球蛋白血症。一项随机研究对 CLL 患者使用 IVIG 与安慰剂进行了评估,结果显示细菌感染次数显著减少,但危及生命的感染或非细菌感染的次数没有差异[83]。IVIG 替代治疗适用于低丙种球蛋白血症和反复鼻旁窦支气管综合征的患者。

# 转化

### Richter 综合征

Richter 综合征是指在 CLL 病程中发生侵袭性大细胞淋巴瘤,罕见发生霍奇金淋巴瘤。约 5% 的 CLL 患者会发生 Richter 综合征。Richter 综合征的特点是出现全身症状恶化,包括 B 组症状(发热、体重减轻、盗汗)、LDH 升高、肿瘤快速生长或淋巴结外器官受累。诊断需要组织活检。PET 有助于直接确定活检部位,具体为选择最大 SUV 的部位进行活检[84]。在 80% 的 Richter 综合征患者中,DLBCL 与原始 CLL 在克隆上相关,这是预后不良的标志(中位生存时间,约 1 年)。在余下 20% 的患者中,DLBCL 与原始 CLL 在克隆上无关,可能是新发的肿瘤,预后与新发 DLBCL 相似(中位生存时间约 5 年)。与 CLL 患者发展成 Richter 综合征相关的风险因素包括淋巴结大于 3 cm、既往治疗次数、Rai 分期为晚期(Ⅲ期及Ⅳ期)、del(17p)、del(11q)、未突变的 *IGHV* 基因、端粒长度变短(<5 000 bp)、典型模式 B 细胞受体,以及 CD38、CD49d 或 ZAP - 70 的表达[85]。*NOTCH1* 突变的存在也与发生 Richter 综合征风险的增加有关。*TP53* 突变通常在 CLL 转化时获得,是最重要的负面预后特征,但其与发生 Richter 综合征风险无关[85]。RS 患者中常见的其他遗传异常包括 C - MYC 的激活和 *CDKN2A* 的失活,这表明可能存在细胞周期失调,以及 *NOTCH1* 突变(通常与 12 三体合并存在)[86,87]。Richter 综合征传统的治疗策略是强化的化学免疫治疗,如 OFAR 方案(奥沙利铂、氟达拉滨、阿糖胞苷和利妥昔单抗)、hyper - CVAD 方案(环磷酰胺、长春新碱、多柔比星和地塞米松)和 R - CHOP 方案(利妥昔单抗、环磷酰胺、多柔比星、长春新碱、泼尼松)[88]。目前还没有直接的比较数据来指导治疗选择,这应该根据机构经验和患者的适合程度进行个性化治疗。allo - HSCT 是 Richter 综合征患者唯一可能的治愈方法。最近程序性死亡受体 1(PD - 1)抑制剂已被证实能改善这类患者预后,单用帕博利珠单抗在 9 名 RS 患者中实现了 44% 的 ORR(11% 的 CR)[89];伊布替尼＋纳武利尤单抗在 24 例患者中 ORR 达到 42%(33% 的 CR)[90]。

### 幼淋巴细胞转化

NCI - IWCLL 标准允许在 55% 或更少的幼淋巴细胞存在的情况下诊断 CLL。大于 55% 的幼淋巴细胞的存在表明幼淋巴细胞转化。幼淋巴细胞白血病的特点是外周血幼淋巴细胞数量多、脾大和淋巴结肿大,中位生存时间不到 3 年。

### ■ 毛细胞白血病

经典型毛细胞白血病(cHCL)是一种罕见的 B 细胞淋巴增生性疾病,发生于成人,占所有白血病的 2%。患者中男性占明显多数。多数患者存在血细胞减少,脾大也相对常见。外周血可见毛细胞,但数量不尽相同。cHCL 最典型表现为全血细胞减少、单核细胞减少和外周血中性细胞罕见。外周血中存在大量恶性细胞的患者可能为变异型毛细胞白血病(HCL - v)或 VH434 分子变异型毛细胞白血病(见下文)。毛细胞是正常淋巴细胞的 2 倍大,细胞核染色质松散,细胞质具有绒毛状突起,最好在相差显微镜下观察(图 3-8)。毛细胞通常表现为抗酒石酸酸性磷酸酶(TRAP)染色阳性(图 3-9)。毛细胞在骨髓中常呈间质性或局灶性浸润,各个细胞之间存在清晰的区域,呈现煎蛋样(图 3-10)。骨髓网织蛋白增加可致骨髓干抽。

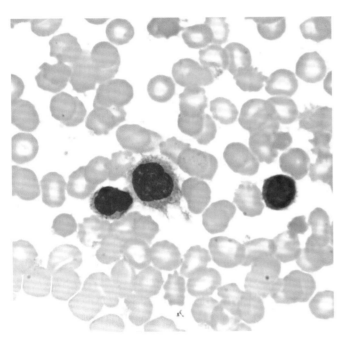

**图 3-8** 外周血中有细胞质突起的毛细胞

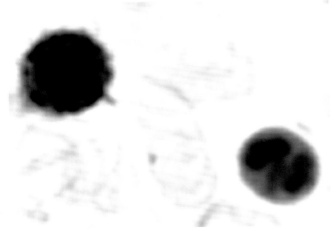

**图 3-9** 耐酒石酸酸性磷酸酶的毛细胞染色(左)。注意中性粒细胞中没有橙棕色染色

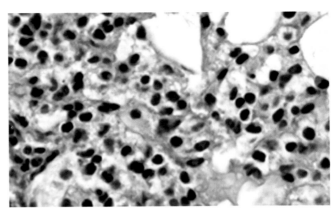

**图 3-10** 毛细胞白血病骨髓受累,表现为煎蛋样[苏木素-伊红染色(HE 染色)]

免疫表型分析示毛细胞表达 CD19、CD20、CD22、CD25 和 CD103。和 CLL 相反,其不表达 CD5 和 CD23。此外,毛细胞 sIg 和 FMC - 7 呈强阳性。HCL - v 通常缺乏 CD25 和 CD123 表达。CD200 是一种特异性,在 cHCL 中高表达,但在 HCL - v 或其他形态相似的淋巴增生性疾病如边缘区淋巴瘤中不表达。尽管 CD200 也在 CLL 中表达,但 CLL 中的免疫表型和形态与 cHCL 明显不同,不太可能出现误诊[91]。BRAF V600E 突变存在于大多数 cHCL 患者中[92]。值得注意的是,HCL - v 和 cHCL 的 VH4-34 分子变异型的患者缺乏 BRAF 突变,而通常携带 MAP2K1 突变,其导致组成型 MEK1 磷酸化和下游 ERK 激活[93]。这可能对 HCL 的诊断和治疗都有意义,而 BRAF 抑制剂维莫非尼目前正在作为复发或难治性 HCL 的治疗药物进行临床试验。

出现治疗指征通常是因为血细胞减少和出血、感染、贫血等并发症程度加重。喷司他丁和克拉屈滨是核苷类似物。喷司他丁以 4 mg/m² 的剂量每 2 周给药一次,直至出现最大反应;克拉屈滨以 0.1 mg/(kg·d)的剂量连续静脉输注 7 天,或在 2 h 内输入 5 天的总剂量。由于克拉屈滨疗程更为方便灵活,且产生的缓解率与喷司他丁相当,因此克拉屈滨使用频率更高。Estey 等[94]报道,在新诊断或先前治疗过 HCL 的患者中,克拉屈滨的 CR 率为 78%。一项试验评估了一种通过添加额外剂量的利妥昔单抗来改善核苷类似物治疗的初始反应的策略,在克拉屈滨治疗完成后,每周用 8 剂 375 mg/m² 的利妥昔单抗进行序贯治疗,CR 率达到 100%,MRD 阴性率从 14% 增加到 74%(包括 76% 的未治疗患者和 64% 的首次复发患者)。5 年 FFS 率为 95%。该试验长期随访仍在进行,以确定是否会改善一线患者 FFS[95,96]。在中位随访 25 个月后,中位 CR 持续时间、PFS 和 OS 未达到。大多数复发患者在使用喷司他丁和克拉屈滨再次缓解。药物的选择可能取决于首次缓解的持续时间:如果少于 3 年,则使用替代药物;如果超过 5 年,则使用相同药物。利妥昔单抗可改善复发性 cHCL 和 HCL - v 的疗效。值得注意的是,在中位随访期为 5 年后,没有患者复发,且二线克拉屈滨+利妥昔单抗治疗后的 FFS 显著长于初始单药治疗后(中位 FFS 为 6 年,P = 0.004)[96]。最近的一项Ⅱ期随机研究表明,利妥昔单抗与克拉屈滨同时给药而非延迟给药与较高的 CR 发生率有关。脾切除术虽然很少进行,但可以诱导血液学缓解。干扰素 α 的使用目前仅限于对核苷类似物无反应的患者。后两种处理方式现已不再常用。一定比例的患者可能会复发,并对克拉屈滨耐药。此外,10%～20% 的患者对 HCL-v 核苷类似物反应较差。

经典和变异毛细胞强表达 CD22。重组免疫毒素 BL22 已被用于治疗化疗耐药的 HCL。moxetumomab pasudotox(HA22 或 CAT-8015)源自 BL22,因对 CD22 的高亲和力而被选择作为第二代细胞毒素被开发,其对 CD22 具有更高的亲和力,并被证明对淋巴瘤细胞系和 CLL/HCL 细胞具有更大的体外和体内毒性[97]。一项关键的开放标签研究表明[98],在至少两种既往治疗后复发的患者中具有令人印象深刻的活性。在接受治疗的 80 名患者中,ORR 为 75%,CR 率为 41%;骨髓多参数流式细胞术检测 CR 患者 MRD 阴性率为 85%。血液学指标迅速改善。CR 和 PFS 的中位持续时间尚未达到。治疗总体上耐受性良好,7.5% 的患者出现溶血性尿毒综合征,5% 的患者出现毛细血管渗漏综合征。

由 BRAF V600E 突变引起的 BRAF-MEK-ERK 持续性信号转导在 cHCL 发病中具有重要作用。因此两项独立的Ⅱ期研究评估了 BRAF 抑制剂维莫非尼在 HCL 中的作用[92]。该药物被批准用于治疗转移性黑色素瘤,该类肿瘤也携带典型的 BRAF V600E 突变,但维莫非尼目前尚未被批准用于 HCL 的治疗。研究的患者群体要么接受了大量预处理,要么在接受喷司他丁治疗后早期复发。在意大利的研究中,6 名患者在嘌呤类似物(PA)治疗的 1 年内没有反应或复发,20 名患者在第一个疗程的 1～2 年或第二个疗程的 4 年内复发。在美国的试验中,大多数患者是根据接受过 3 个或 3 个以上 PA 治疗后而入组的。患者总共接受了 12～20 周的维莫非尼治疗并可在病程进展时再度治疗。ORR 和 CRR 分别为 96%～100% 和 35%～42%。ORR 和 CRR 分别为 96%～100% 和 35%～42%。在意大利的这项随访时间较长的研究中,中位无复发生存期(RFS)为 9 个月;在美国的研究中,1 年 PFS 为 73%。一些患者在复发时对再治疗有反应。毒性通常是可控的,与在黑色素瘤患者的研究中相似,包括皮疹、光敏性、手掌或足底纤维化、疣和关节痛。50%～58% 的患者需要减少剂量[99,100]。

## 幼淋巴细胞白血病

PLL 的特征是脾大、外周血存在大量幼淋巴细胞、轻微淋巴结病变,中位生存期不到 3 年。

幼淋巴细胞比 CLL 细胞更大且形态不一,它们具有丰富的透明细胞质、聚集的染色质、突出的核仁。幼淋巴细胞既可以是 B 细胞来源的,也可是 T 细胞来源的。B 细胞来源的 PLL 细胞通常不表达 CD5,但表面 sIg 和 FMC-7 强阳性(表 3-2)。T 细胞来源的 PLL 表现出胸腺后 T 细胞的特征(TdT⁻、CD1a⁻、CD5⁺、CD2⁺、CD7⁺)。多数细胞表达 CD4,不表达 CD8。超过 75% 的患者存在 14 号染色体异常。TCL-1 通常过表达,可通过免疫组织化学技术检测。

对于 T-PLL,静脉注射阿仑珠单抗是首选治疗方法。Dearden 等[101]报道,与皮下注射阿仑珠单抗的结果相比,静脉注射阿仑珠单抗在一线环境中的结果更好。静脉注射阿仑珠单抗的 ORR 为 91%,CR 率为 81%。allo-HSCT 是首选的巩固方案。对于对阿仑珠单抗反应不佳或复发的患者,应该考虑使用喷司他丁。如果首次缓解的持续时间超过 12 个月,则阿仑珠单抗再治疗是一个合理的选择。

## 大颗粒淋巴细胞白血病

大颗粒淋巴细胞(LGL)比正常淋巴细胞大,细胞质中含有嗜天青颗粒(图 3-6)。它们通常占的外周血单核细胞 10%～15%。LGL 的克隆扩增可以起源自任意一种正常的细胞群,因此可能具有 NK 细胞或 T 细胞表型。T 细胞表型占 LGL 白血病的 80%。T 细胞 LGL 细胞具有 CD3⁺/CD57⁺/CD56 免疫表型,NK 细胞 LGL 为 CD3⁺/CD56⁺/CD57 免疫表型[102]。对 T 细胞受体基因重排研究可以帮助建立克隆性。据报道,约 40% 的 NK 细胞和 T 细胞 LGL 白血病患者的 STAT3 基因发生突变[103]。STAT5b 突变发生在较小的患者亚群中(2%)[104]。LGL 白血病的临床表现通常是惰性的。血细胞减少症,包括伴有感染的中性粒细胞减少症、血小板减少症和贫血是常见的。一小部分 LGL 白血病患者出现了更具攻击性的病程,这些患者往往具有 NK 细胞表型。几种疗法包括低剂量甲氨蝶呤、口服环孢素和口服环磷酰胺,加或不加口服泼尼松都是有效的。

---

### 提示

- 通过对 del(17p) 进行 FISH 和对 TP53 突变进行测序来评估 TP53 状态是很重要的。
- 在疾病复发时重复进行预后标志物检测(FISH、TP53 测序),因为患者可能获得了额外的克隆异常(克隆演变)。个体患者的 IGHV 突变状态不会随着时间的推移而改变,因此如果已知的话,没有必要重复检测。
- 化学免疫治疗目前仅适用于没有 IGHV 突变主要合并症和 TP53 异常的年轻患者。
- 已批准的一线 CLL 靶向疗法包括伊布替尼、阿卡替尼,以及维奈克拉和奥妥珠单抗的组合。在 CLL 患者中,通常不将 BTK 抑制剂与抗 CD20 单抗联用。
- 靶向治疗失败的患者,尤其是患有 TP53 异常疾病的患者,应转诊接受细胞免疫治疗(allo-HSCT、CAR-T 细胞治疗)。
- 化学免疫治疗对 Richter 综合征的疗效不佳,这些患者应行临床试验。

# 第 4 章　慢性髓系白血病

Koji Sasaki
Elias Jabbour
Jorge Cortes
Hagop Kantarjian

黄佳怡　舒铭锴　陈苏宁·译

## 要点

- 自酪氨酸激酶抑制剂（TKI）疗法问世以来，慢性髓系白血病（CML）患者的生存期显著改善。随着 TKI 的使用及适当的管理，CML 慢性期（CML - CP）患者的预期生存期正在接近正常人群。
- 有 4 种被批准用于 CML - CP 患者一线治疗的 TKI 可供选择。这些药物包括伊马替尼、达沙替尼、尼洛替尼和博舒替尼。与伊马替尼相比，第二代 TKI 可以获得更快和更深刻的治疗反应，但由于有效的 TKI 挽救疗法的应用，两者的生存期相似。
- 在选择 TKI 治疗作为一线用药时需要考虑的因素包括患者年龄、并发症、药物不良反应和疾病风险评分，以及 TKI 相关的给药方案和费用问题。激酶结构域突变谱在选择初始 TKI 时没有作用，但与疾病的复发有关联。

- 大多数 TKI 在密切监测和支持治疗下耐受性良好。但是每种 TKI 疗法都有其特异的毒性作用，在制定治疗方案时应将其考虑在内。
- 第二代和第三代 TKI 还没有头对头研究。在伊马替尼或第二代 TKI 治疗失败后，或病情进展到加速期 CML（CML - AP）或原始期（CML - BP）后，需要对其进行突变分析。基线突变分析不能帮助预测治疗结果，因此不推荐用于初诊的 CML - CP。
- 对于 TKI 治疗失败后从 CML - CP 进展到 CML - AP/CML - BP 的患者，以及仍处于 CML - CP 但是用第二代或第三代 TKI 治疗失败的患者，应考虑进行异基因造血干细胞移植。

CML 是一种多能造血干细胞异常引起的骨髓增殖性疾病。费城染色体（Ph）是由 9 号和 22 号染色体之间的相互易位产生，构成了 CML 的细胞遗传学标志。对于 CML 一个重大的研究发现，该易位涉及 9 号染色体上的 ABL1（v - abl Abelson 小鼠白血病病毒癌基因同源物 1）基因和 22 号染色体上的 BCR（断点簇区域）基因，并导致嵌合 BCR - ABL1 融合转录本的形成，编码构成性活跃的 BCR - ABL1 酪氨酸激酶[1]。这反过来又通过下游信号通路影响细胞的生长和复制[2-8]。BCR - ABL1 在 CML 发病机制中发挥关键作用，这为开发通过抑制这种激酶及其下游信号治疗慢性髓系白血病的策略奠定了坚实的基础。本文总结了目前关于 CML 分子生物学机制和治疗方式的知识，包括新型 BCR - ABL1 酪氨酸激酶抑制剂（TKI）。

### 流行病学

CML 的发病率为（1～2）/10 万成人，约占成人新发白血病病例的 15%[9]。CML 的中位发病年龄为 60～65 岁，发病率随着年龄的增长而增加。目前没有发现 CML 发病与遗传、地理、家族或种族之间的联系。尽管目前已经注意到暴露于电离辐射会增加患病风险，但是尚无已知的 CML 病因[10]。

据估计，2020 年，美国有 8 450 例 CML 新病例，大约 1 130 人死于这种疾病[11]。在 TKI 时代，CML 慢性期患者的预期 5 年生存时间与一般人群相当[12]。自从 2000 年伊马替尼投入应用以来，CML 患者的年死亡率已经从 10%～20% 下降到 1%～2%[11]。因此，CML 在美国 2000 年的患病人数约为 3 万例，正在以每年 7 000～8 800 例的速度增长。此前估计，到 2030 年，CML 的患病人数将达到 15 万～18 万或更多[13]。然而，考虑到美国目前的 CML 新病例数量，估计美国的患病高峰为 40 万～45 万例，这可能要到 2040—2050 年才能达到。

### 分子生物学

CML 是一种克隆性骨髓增殖性肿瘤，起源于 BCR - ABL1 融合基因阳性的异常多能造血干细胞，这种融合基因也称为费城染色体（Ph），它的形成通常通过 t(9;22)(q34;q11.2) 的改变，涉及9和22号染色体的长臂。它被翻译成BCR-ABL1酪氨酸激酶这一组成性活性癌蛋白。该癌蛋白激活多种下游通路，包括PI3K、NF-κB、JAK/STAT、RAS、RAF、ERK、MYC和JNK。根据BCR基因的断点，可以发生三种主要的费城染色体变异。在大多数CML患者和1/3的费城染色体阳性ALL患者中，断点映射到主要断点簇区域（M-bcr），该区域跨越BCR外显子12～16（以前称为b1～b5），产生与e13a2（b2a2）或e14a2（b3a2）连接的融合转录本，翻译成210 kDa蛋白（p210$^{BCR-ABL1}$）。在2/3的费城染色体阳性ALL患者中和极少的CML患者中，BCR内的断点定位于外显子e2′和e2之间的54.4 kb区域，称为小断点集群区域（m-bcr），产生融合转录本e1a2，翻译成190 kDa蛋白（p190$^{BCR-ABL1}$）。第三个断点簇区域（μ-bcr）已被确定，可产生融合转录本e19a2，其翻译为一个230 kDa融合蛋白（p230$^{BCR-ABL1}$）；它与惰性CML病程相关，表型更类似于慢性中性粒细胞白血病。

费城染色体在90%～95%的病例中可被常规细胞遗传学检测到。在其余5%～10%的细胞遗传学费城染色体阴性病例中，BCR-ABL1重排可通过荧光原位杂交（FISH）技术及高灵敏度逆转录聚合酶链反应（RT-PCR）识别。此外，在常规细胞遗传学可以检测到的病例中，90%的患者具有典型的t(9;22)，5%～10%的患者有变异易位，可能是简单的（涉及9号染色体和22号染色体以外的一条染色体），也可能是复杂的（涉及9号和22号染色体以外的一条或多条染色体）。与费城染色体阳性CML患者相比，费城染色体阴性BCR-ABL1重排CML患者及费城染色体变异患者对治疗和预后的反应率相似。

## 临床表现和疾病自然史

CML有三个独立的阶段：慢性期（CP）、中间期或加速期（AP）、终末期或急变期（BP）。尽管这三个阶段都代表了从典型的惰性的CP到最具侵袭性且经常是终末期BP的逐步进展，但疾病的自然过程，特别是在使用TKI进行充分治疗时，可能不包括CP向其他阶段的进展，疾病也不总是包括所有三个阶段。85%～90%的患者表现为CP，约50%的CML患者是无症状的。患者通常在例行体格检查或血液检查中发现患病。当出现症状时，症状首先表现为血细胞计数降低相关症状，如贫血、血小板减少导致乏力和出血。20%～40%的患者一致表现为脾大，这导致患者早饱、体重减轻和左上腹疼痛和饱腹感。在极少数情况下，患者可表现为明显白细胞增多引起的高黏滞血症，包括阴茎异常勃起、脑卒中（中风）和视网膜出血。头痛、骨痛、关节痛、脾梗死、发热多见于CML进展阶段。大多数转入晚期的患者在发生BP之前转变为AP，但20%的患者在没有AP的表现下转入BP。CML-AP可能是潜伏性的，也可能伴有恶化的贫血、脾大和器官浸润。CML-BP表现为急性白血病症状（60%表现为髓系白血病，30%为淋巴系白血病，10%为巨核系或未分化白血病），伴有机体症状的加重、出血、发热和感染。髓外组织如淋巴结、皮肤、软组织的受累通常仅出现在CML-BP的患者中。

多个指南都定义了CML的不同疾病阶段。ELN分类将CML-AP定义为存在以下任何特征：外周血和/或骨髓中有15%或更多的原始细胞；外周血和/或骨髓中有30%或更多的原始细胞＋早幼粒细胞；外周血和/或骨髓中有20%或更多的嗜碱性粒细胞，与治疗无关的血小板下降至100×10⁹/L及以下，细胞遗传学克隆演化（表4-1）。在TKI治疗时代前，CML-AP患者平均生存期为1～2年。通过TKI治疗，预计4年生存率增加到60%～70%。与CML-CP进展至CML-AP的患者相比，初诊时即为CML-AP的患者通过一线的TKI治疗可以获得更好的预后，预计8年生存率超过80%，特别是在使用第二代TKI治疗时这种效果更加显著[14]。

表4-1　根据MDACC、国际骨髓移植注册中心（IBMTR）和WHO的CML加速期诊断标准

| 项目 | MDACC | IBMTR | WHO |
|---|---|---|---|
| 原始细胞（%） | 15～29 | 10～29 | 10～19ª |
| 原始细胞＋早幼粒细胞（%） | ≥30 | ≥20 | |
| 嗜碱性粒细胞（%） | ≥20 | ≥20ᵇ | ≥20 |
| 血小板（×10⁹/L） | <100 | 无反应的高值或持续性低值 | <100或>1 000无响应 |
| 细胞遗传学 | CE | CE | CE 未确诊 |
| 白细胞计数 | NA | 难以控制或数值翻倍<5天 | NA |
| 贫血 | NA | 反应迟钝 | NA |
| 脾大 | NA | 增大 | NA |
| 其他 | NA | 绿色瘤、骨髓纤维化 | 巨核细胞增生、纤维化 |

注：ª在WHO的标准中，BP被定义为与原始细胞百分比为20%或更高。在MDACC和IBMTR中，BP的定义要求存在至少30%的原始细胞。ᵇ碱性粒细胞＋嗜酸性粒细胞。
CE，克隆演化；NA，不适用。

CML-BP的诊断需要外周血和/或骨髓中至少有30%的原始细胞（WHO分类为20%）或存在髓外原始细胞病灶。在TKI治疗投入应用前，CML-BP患者的中位生存期为2～6个月；以TKI为基础的治疗，特别是TKI联合化疗应用以来，患者的中位生存期改善到1～3年[15]。

## 诊断与实验室检查

典型的CML表现为伴核左移的白细胞增多，包括外周血中的中幼粒细胞和晚幼粒细胞。此外，嗜碱性粒细胞增多和某些情况下的嗜酸性粒细胞增多可能较为显著。典型CML的诊断需要费城染色体的出现，常规核型t(9;22)(q34;q11)[16-18]，或通过FISH或RT-PCR发现BCR-ABL1。FISH分析依赖于BCR和ABL1的特异性基因组探针共同定位于BCR和ABL1基因。同时对骨髓和血液样本的FISH分析结果具

有较高的一致性。FISH 研究的假阳性率范围可能为 1%～5%，这取决于所使用的探针。

RT-PCR 可以扩增 BCR 和 ABL1 之间的剪接连接区域。它在检测和监测微小残留病灶方面具有高度敏感性。同时在外周血和骨髓进行 RT-PCR 检测显示出高度的一致性。PCR 可能出现假阳性和假阴性结果。某些样品可能会出现 0.5～1.0 log 的差异，这取决于检测流程、样品处理、实验室经查等[16-18]。

尽管 FISH 和 RT-PCR 都可以证实费城染色体的存在，但在诊断时，所有疑似 CML 病例都应进行骨髓穿刺。这不仅能证实 CML 诊断（通过细胞遗传学），而且有助于疾病的分期［原始细胞和嗜碱性粒细胞的百分比，以及存在额外的染色体异常（克隆演化）］。费城染色体通常 100% 出现在中期，通常是唯一的异常。

10%～15% 的患者有额外的染色体改变，最常见的包括 8 号三体、17 号等臂染色体、22q 或双费城染色体的额外丢失，或涉及 3 号染色体的异常。在这些细胞遗传学异常中，i(17)(q10)、-7/del7q 和 3q26.2 易位与极差预后相关[19]。克隆演化被认为是 AP 的一个标准，特别是当克隆演化发生疾病的病程中。伴随这些变化，相应的分子学改变也会发生，包括 p53、RB1、C-MYC 和 AML-EV1 的失调。

在不进行骨髓检查评估的情况下监测患者治疗情况，完全细胞遗传学缓解（CCyR，细胞遗传学检查发现 0 费城染色体阳性细胞）大致相当于 FISH 检查阴性（±2%），以及 BCR-ABL1（转录本国际评分 IS）<1%。部分细胞遗传学缓解（费城染色体阳性细胞比例为 1%～35%）大约相当于 BCR-ABL1（IS）<10%。

RT-PCR 是 CML 的重要诊断工具，应在所有疑似 CML 病例中进行。在占 CML 5%～10% 的费城染色体阴性 CML 患者中，RT-PCR 检测 BCR-ABL1 重排有助于建立诊断。RT-PCR 也有助于确定转录本的类型。这有助于监测疾病状况和对治疗的缓解情况。90% 的病例具有经典的 p210 转录本、e13a2(b2a2) 和 e14a2(b3a2)。不太常见的类型包括 p190 转录本(e1a2) 和 p230 转录本(e19a2)。在 2% 的病例中，患者可能携带其他变异转录本，如 e13a3 和 e14a3。常规 RT-PCR 探针无法检测到这些变异转录本，以及 p230 转录本 e19a2。因此，如果没有进行 RT-PCR 的基线检测，具有这些转录本的患者可能会被错误地认为经过治疗后无法检测到的转录本。

## CML 的预后预测工具

不同的 CML 阶段预测的生存率不同。疾病的同一阶段，患者的预后也是不同的。一些对预后有影响的患者和疾病特征被用于构建预后模型。有 4 种不同的评分系统：SOKAL、Euro(哈斯福德)、EUTOS(欧洲治疗和结果研究) 和 ELTS (EUTOS 长期生存评分)。SOKAL 是干扰素(IFN)时代之前开发的第一个评分系统[20]。它包括年龄、脾大小、血小板计数、外周血原始细胞计数[20]。它根据风险比(HR)将患者

分为小于 0.8、0.8～1.2 和大于 1.2 的三个危险组，中位生存期分别为 105 个月、76 个月和 45 个月。1998 年，EURO 或 HASFORD 评分被用来确定接受 IFN 治疗的 CML 患者的危险组[21]。评分包括年龄、脾大小、血小板计数、外周血原始细胞计数、嗜酸性粒细胞和嗜碱性粒细胞。它还对患者进行分层，分为中位生存期分别为 105 个月、65 个月和 45 个月的低、中、高风险组。EUTOS 评分是在伊马替尼时代发展起来的，包括脾大小和嗜碱性粒细胞[22]。这一评分预测了伊马替尼治疗后 18 个月时获得 CCyR 的概率。最后，ELTS 被开发用于评估 CML 相关死亡的风险[23]。它包括与 Sokal 评分相同的预后变量。患者被分成三个风险组，8 年内死于 CML 的概率分别为 2%、6% 和 11%。

## 缓解的定义

治疗缓解的评估最初是通过对照血液学缓解标准进行的。完全血液学缓解（CHR）定义为白细胞（WBC）计数 <10×10⁹/L，分类正常；血小板计数 <450×10⁹/L；脾大及其他 CML 症状消失。根据所获得的细胞遗传学缓解的类型，对获得 CHR 的患者进行进一步分类（表 4-2）。

表 4-2　血液学、细胞遗传学和分子学缓解及复发标准

| 血液学缓解 | |
| --- | --- |
| 完全 | 外周血细胞计数正常；白细胞计数 <10×10⁹/L；血小板 <450×10⁹/L；外周血缺乏未成熟细胞，如中幼粒细胞、早幼粒细胞、原始细胞等；无疾病相关体征和症状，可触及的脾大消失 |
| **细胞遗传学缓解ᵃ** | |
| 完全 | 没有费城染色体阳性细胞 |
| 部分 | 1%～35% 的费城染色体阳性细胞 |
| 次要 | 35%～95% 费城染色体阳性细胞 |
| 无 | >95% 费城染色体阳性细胞 |
| 完全和部分细胞遗传学反应共同构成主要的细胞遗传学反应，即 0～35% 的费城染色体阳性细胞 | |
| **分子学缓解（MR）ᵇ** | |
| 早期 MR | 3～6 个月时 BCR-ABL1(IS)≤10% |
| 主要 | BCR-ABL1(IS)≤0.1%，或 BCR-ABL1 mRNA 较标准化基线减少≥3-log |
| MR4.0 | BCR-ABL1(IS)≤0.01%，或 BCR-ABL1 mRNA 较标准化基线减少≥4-log |
| MR4.5 | BCR-ABL1(IS)≤0.003 2%，或 BCR-ABL1 mRNA 较标准化基线减少≥4.5log |
| MR5 | BCR-ABL1(IS)≤0.001%，或 ABL≥100 000 拷贝数（或同等对照基因）的情况下 BCR-ABL1 转录物无法检测到 |
| **复发** | |
| 任何血液学反应丧失或出现细胞遗传学复发的迹象 | |

注：ᵃ细胞遗传学反应基于至少 20 个处于中期的细胞的常规核型分析。ᵇ分子学反应是基于定量聚合酶链反应（实时聚合酶链反应）。

细胞遗传学缓解分为完全的、部分的和次要的。CcyR 相当于费城染色体阳性细胞比例为 0,部分细胞遗传学缓解费城染色体阳性细胞比例为 1%～35%,次要细胞遗传学缓解费城染色体阳性细胞比例为 35%～95%。虽然 FISH 检测结果与核型分析结果的一致性良好,但细胞遗传学缓解的标准需要与 FISH 的进一步验证。

分子学缓解是通过 RT - PCR 检测外周血或骨髓进行评估[24]。当 BCR - ABL1(IS)为 0.1% 或更低时,为主要分子学缓解(MMR)。当 BCR - ABL1(IS)为 0.01% 以下和 0.003 2% 以下时,分别为 MR4.0 和 MR4.5。分子学缓解 5(MR5)指至少有 100 000 个拷贝的 ABL(或同等的对照基因)的情况下无法检测出 BCR - ABL1 转录本。

## 一线治疗方式的选择

自 2000 年以来,CML 的治疗方法发生了巨大变化。除非是为了短暂地降低细胞,传统的化疗药物如羟基脲(羟基脲)不再使用。目前市面上有 4 种可用于 CML 一线治疗的 TKI:伊马替尼、达沙替尼、尼洛替尼和博舒替尼。现有的指南支持这四种药物作为 CML - CP 治疗的一线用药。

### 甲磺酸伊马替尼

甲磺酸伊马替尼(STI - 571,格列卫)是美国 FDA 批准的第一个用于治疗 CML - CP 患者的 TKI 药物。它是 BCR - ABL1 癌蛋白的 ATP 结合部位、c - Kit、血小板衍生生长因子受体 α 和 β,以及 ABL 相关基因(ARG)的高选择性竞争性抑制剂[25]。它是口服用药,生物利用度为 98%,半衰期为 13～16 h。它最初用于对 IFN - α 产生耐药性或不耐受的患者,CCyR 率为 60%,预期 5 年 OS 率为 76%[26]。

基于这些结果,第三阶段随机化跨国 IRIS 研究(IFN - α 联合阿糖胞苷与 STI571 的国际随机对照研究)纳入了 1 106 名新诊断的 CML - CP 患者,比较每天口服伊马替尼 400 mg 与 IFN - α 联合阿糖胞苷(当时的标准治疗)的治疗效果[27]。经过 19 个月的中位随访期,接受伊马替尼治疗的患者的结果明显好于接受 IFN - α 联合阿糖胞苷治疗的患者。其中包括 12 个月时 CCyR 率(74% vs 9%,P<0.001)和 12 个月时为进展为 AP 或 BP 的概率(99% vs 93%,P<0.001)。目前该研究的中位随访期为 10 年以上,应用伊马替尼的患者的 OS 率估计为 83.3%,累积 CCyR 率为 83%,10 年 MMR 率为 93%[28]。尽管在接受 IFN - α 联合阿糖胞苷治疗的患者中交叉比例高(66%),并且在交叉之前的治疗持续时间较短(中位数,0.8年),但该组的 10 年生存率(83.3% vs 78.8%)较伊马替尼组更好[28]。

尽管伊马替尼取得了令人印象深刻的治疗结果,但约一半的患者在 10 年的随访期内停止了伊马替尼治疗。这突显了 CML 需要更多的治疗选择。第二代 TKI 的开发帮助解决了这个问题,特别是对伊马替尼治疗不耐受的患者。

### 伊马替尼剂量

对接受 IFN - α 治疗失败的患者中进行的伊马替尼 I 期临床试验确立了剂量和治疗反应之间的明确关系[29]。在伊马替尼剂量低于 300 mg/d 时没有显著的反应。在 II 期临床试验中,尽管在高达 1 000 mg/d 的剂量下仍然没有剂量相关毒性作用(最大耐受剂量未被定义),对 CML - CP 治疗的任意剂量最终确定为 400 mg/d。高剂量伊马替尼的研究(如每天 2 次 400 mg)会产生更多的副作用且对患者没有长期的益处[30-33]。

在一项法国 Spirit 临床试验中,636 名新诊断的 CML - CP 患者随机接受单用伊马替尼 400 mg/d、伊马替尼 400 mg/d 联合阿糖胞苷[每 28 天周期的第 15～28 天接受 20 mg/(m² · d)用药]或聚乙二醇 IFN - α - 2a(每周 90 μg),或单用伊马替尼 600 mg/d[34]。四组患者的 12 个月 CCyR 率相似,但接受伊马替尼联合聚乙二醇 IFN - α - 2a 治疗的患者的 MMR 和深层分子学缓解率显著高于单用伊马替尼 400 mg/d 的患者(30% vs 14%,P=0.001)。然而,由于对聚乙二醇 IFN - α - 2a 的耐受性较差,这种早期和深层的治疗缓解率并没有转化为患者病情的长期改善。

CML 的 IV 期临床试验旨在研究伊马替尼 400 mg/d(n=400)的治疗是否可以通过加倍剂量(n=420),或联合 IFN(n=430)或阿糖胞苷(n=158),或在 IFN 失效后使用伊马替尼(n=128)来优化治疗[35]。从 2002 年 7 月到 2012 年 3 月,1 551 名新诊断的 CML - CP 患者被随机分为 5 组研究。该研究旨在发现 5% 以上的 5 年生存率差异。中位观察时间为 9.5年,10 年 OS 率为 82%,10 年 PFS 率为 80%,10 年相对生存率为 92%。尽管伊马替尼 800 mg 的缓解更快,但标准剂量和大剂量伊马替尼之间的 5 年生存率差异仅为 3%(<5%)。在多因素生存分析中,标准剂量伊马替尼与其他治疗组相当。无论接受何种治疗,接受 6 个月治疗后,BCR - ABL1(IS)低于 1% 的患者在 10 年后的生存优势为 6%。

因此,伊马替尼 400 mg/d 是治疗新诊断的 CML - CP 患者的标准剂量。

### 伊马替尼仿制药

伊马替尼仿制药现已上市。有人质疑这些药物在安全性和有效性上是否与格列卫(gleevec)相当。在波兰成人白血病组(PALG)伊马替尼仿制药注册中心进行的一项多中心前瞻性研究中,726 例 CML - CP 患者被分为两组:A 组(n=99)患者 CML 诊断后即开始使用伊马替尼仿制药治疗;B 组(n=627)患者由商品化伊马替尼转为仿制药治疗[36]。患者接受至少 12 个月的观察。在 A 组中,早期分子学缓解(EMR,BCR - ABL1 转录物在 3 个月时≤10%)、6 个月时的 CCyR 和 12 个月时的 MMR(分别为 65%、53% 和 50%)与商品化伊马替尼相当。在 B 组中,64% 的患者在更换药物后维持了分子学缓解,但 15% 的患者在改用仿制药后分子学缓解情况发生了恶化。尽管如此,只有 0.3% 和 1.3% 的患者分别失去了 CCyR 和 MMR。不良事件发生率在 A 组和 B 组之间相似,并与商品化伊马替尼治疗的不良事件发生率相当。印度也报道了类似的数据。在 174 例接受伊马替尼仿制药治疗的患者中,缓解率、生存率和安全性与 1193 例接受商品化伊马替尼治疗的患者相似[37]。

MDACC 对 38 名从商品化伊马替尼治疗改为仿制药治疗的患者进行了评估。在转换前，所有患者均获得 CCyR，36 例（95%）为 MMR，28 例（74%）为深层分子学缓解（MR4.5）。患者接受伊马替尼仿制药治疗后，中位治疗时间为 19.4 个月。转换后，89% 的患者分子学缓解情况稳定，8% 的患者改善，3% 的患者恶化。没有患者失去 MMR[38]。在转换到仿制药后，没有观察到明显的副作用变化。

**毒性作用的管理**

尽管 30%～40% 的患者可能会出现不需要中断治疗或减少剂量的不良事件，但伊马替尼总体耐受性良好。表 4-3 列出了最常见的副作用和治疗建议。出现任何与伊马替尼有关的 3 级或 4 级毒性反应时需要中断治疗，在毒性反应消失或降至 1 级或更低时恢复治疗。如果毒性反应再次出现或副作用长期存在，应减少后续剂量；切记除非患者已获得深度分子学缓解，否则不建议治疗剂量低于 300 mg/d，因为过低的剂量会缺乏治疗活性。只有 2%～3% 的患者会真正表现出对伊马替尼的不耐受，需要永久停药。针对毒性反应的早期识别和干预，大大减少了不必要的治疗中断和减量的需要。

**表 4-3 与伊马替尼相关的最常见不良事件的推荐管理**

| 不良事件 | 管理 |
| --- | --- |
| 恶心、呕吐 | 与食物或液体一起服用 |
| | 止吐药 |
| 腹泻 | 洛派丁胺 |
| | 地芬诺酯阿托品 |
| 周围性水肿 | 利尿剂 |
| 眼睑水肿 | 含类固醇的乳膏 |
| | 避免阳光暴晒 |
| 皮疹 | 外用类固醇药物 |
| | 全身应用类固醇药物 |
| | （早期干预很重要） |
| | 奎宁水或奎宁 |
| 肌肉痉挛 | 根据需要更换电解质溶液 |
| | 葡萄糖酸钙 |
| 关节痛或骨痛 | NSAID |
| 转氨酶升高 | 坚持治疗，密切监测 |
| | 减少剂量 |
| 骨髓抑制 | |
| 贫血 | 中断治疗或减少剂量 |
| | 促红细胞生成素或达贝泊汀 |
| 中性粒细胞减少 | 如果≥3 级［即中性粒细胞绝对值（ANC）<1×10⁹/L］，则维持治疗 |
| | 如果恢复时间超过 2 周，则以较低的剂量重新启动治疗 |
| | 如果复发或持续性或脓毒症，考虑 G-CSF |

*续 表*

| 不良事件 | 管理 |
| --- | --- |
| 血小板减少 | 如果≥3 级（即血小板<50×10⁹/L），则中断治疗 |
| | 如果恢复时间超过 2 周，则以较低的剂量重新启动治疗 |
| | 考虑应用艾曲波帕 |

骨髓抑制很常见，常出现于治疗的前 2～3 个月。它通常是自限的，除非出现 3 级中性粒细胞减少或血小板减少（即中性粒细胞<1×10⁹/L，血小板<50×10⁹/L），否则不建议干预治疗剂量。单纯的贫血通常不需要干预或调整剂量。当血细胞计数恢复到指定阈值以上时，重新开始治疗。治疗中断后，每周应进行至少一次 WBC 计数监测，如果 WBC 在 2 周内恢复，则应恢复治疗，剂量与发生骨髓抑制前的剂量相同。如果恢复时间超过 2 周，剂量可以逐步减少（例如，从 400 mg 减少到 300 mg）。对于复发或长期的骨髓抑制，造血生长因子可能是有益的（例如，促红细胞生成素或达依泊汀、非格司亭和艾曲波帕）[39,40]。

**■ 达沙替尼**

达沙替尼是一种以哌嗪衍生物为主要成分的口服第二代 TKI。它具有极好的口服生物利用度，体外生物利用度是伊马替尼的 350 倍[41,42]。它对大多数伊马替尼耐药的 BCR-ABL1 突变（T315I 除外）及包括 V299L 和 F317L 在内的少数其他突变显示出显著的活性[43]。与伊马替尼不同的是，达沙替尼既结合 BCR-ABL1 的活性构象，也结合非活性构象，并抑制 Src 激酶家族，这可能在抑制关键细胞信号通路中起重要作用[44]。

在伊马替尼治疗失败后的挽救性药物治疗评估中，达沙替尼处于一线地位。DASISION 是一项 Ⅲ 期随机临床试验，在 519 名新诊断的 CML-CP 患者中比较伊马替尼 400 mg/d 和达沙替尼 100 mg/d 的治疗效果[45,46]。主要终点是 12 个月时获得完全细胞遗传学缓解（cCCyR），而服用达沙替尼的患者更高（77% vs 66%，P=0.007）。达沙替尼的分子学缓解率显著高于对照组（MMR 76% vs 64%，P=0.002；MR4.5 42% vs 33%，P=0.025）。与伊马替尼相比，达沙替尼在早期（3、6 或 12 个月）可以取得更深的缓解。在治疗 3 个月后，接受达沙替尼治疗的患者的 BCR-ABL1（IS）水平低于 10% 的比例更高（84% vs 64%，P<0.000 1）。在两组治疗中达到这一水平都预示着更好的 PFS 和 OS。服用达沙替尼的患者进展为 AP 或 BP 的概率较低（4.6% vs 7.3%）[46]。达沙替尼相关毒副作用包括胸腔积液，其发生率为 28%［多数为 1 级或 2 级；15 例患者（6%）因胸腔积液而停用达沙替尼］。使用达沙替尼的患者动脉闭塞发生率较高（5% vs 2%）。有 14 名（5%）接受达沙替尼治疗的患者出现了肺动脉高压，其中 6 名患者停止用药。

在另一项 Ⅱ 期多中心临床试验中，新诊断的 CML-CP 患者被随机分为达沙替尼 100 mg/d 或伊马替尼 400 mg/d 两组[47]。与 DASISION 研究相似，服用达沙替尼的患者 CCyR

（84% vs 69%）和12个月MMR（59% vs 44%，P=0.059）更高。在PFS或OS方面没有差异。3级和4级毒性反应最常见的是血液学反应，包括血小板减少，这在达沙替尼治疗中更为常见（18% vs 8%）。

Ⅲ期随机临床试验SPIRIT 2将达沙替尼100 mg/d与伊马替尼400 mg/d进行比较[48]。800余名患者接受了治疗。主要终点是5年无病生存（EFS）。与伊马替尼相比，达沙替尼治疗24个月后的CCyR率更高（43% vs 32%）。达沙替尼组MMR和MR4的累积发生率也较高（MMR，83% vs 63%；MR4，78% vs 57%）。更多接受伊马替尼治疗的患者继续进行干细胞移植（SCT）。尽管达沙替尼组的5年无失败生存（FFS）率优于伊马替尼组（61% vs 53%），但在EFS率（91% vs 89%）和OS率（92% vs 91%）方面没有差异[49]。总体而言，比起达沙替尼组，更多的患者因为伊马替尼的分子学缓解不佳而停止治疗（17% vs 2%）；但与伊马替尼组相比，更多的患者因为达沙替尼不耐受而停止治疗（30% vs 17%）。

达沙替尼耐受性良好。骨髓抑制经常发生，20%的患者有3级或4级中性粒细胞减少或血小板减少。在相同剂量下，最常见的3～4级非血液学毒性反应是胸腔积液（9%）、呼吸困难（6%）、出血（4%）、腹泻（3%）和疲劳（3%）。

### 小剂量达沙替尼

在评估达沙替尼的早期临床试验中，研究人员发现该药物在低于最初批准用于二线治疗的剂量时有效，并且具有更好的安全性[50]。在一项评估达沙替尼4种不同用药剂量的随机临床试验中（100 mg/d vs 140 mg/d；每天用药1次 vs 2次），达沙替尼100 mg/d的疗效与140 mg/d相当，且安全性更好[51]。DASISION试验的研究人员报告了在达沙替尼治疗的患者中减低剂量仍可以维持达沙替尼的疗效，同时改善了其安全性[52]。基于这一理论，我们进行了Ⅱ期研究，评估了小剂量50 mg/d达沙替尼对81例新诊断的CML-CP患者的疗效和安全性[53,54]。该研究最小随访时间为12个月，研究发现12个月时MMR，MR4和MR4.5的累积发生率分别为81%、55%和49%。21例（25%）患者中断治疗的中位时间为13天（4～64天）。5名患者（6%）出现胸腔积液，其中4名患者需要因此减少达沙替尼剂量。2名患者（2%）没有达到任何细胞遗传学或分子学缓解，并退出研究。中位随访时间为24个月，没有患者进展为AP或BP[54]。2年EFS率和OS率均为100%。该研究可能会对我们未来的临床实践产生重大影响，因为小剂量达沙替尼具有同等的疗效、更好的安全性和更低的治疗成本。

### ■ 尼洛替尼

尼洛替尼与伊马替尼的药物结构类似，但是在体外与ATP结合位点的亲和力强于伊马替尼50倍[55]，对未突变和大多数突变形式的BCR-ABL1具有更强的选择性活性[55,56]。尼洛替尼被批准用于对伊马替尼耐药或不耐受的CML-CP和CML-AP患者，每天2次，剂量为400 mg。在新诊断的CML-CP患者中也评估了尼洛替尼的治疗效果。ENESTnd试验是一项大型Ⅲ期国际随机研究，针对CML-CP初始治疗，将每天2次、每次300 mg和每天2次、每次400 mg（批准用于CML挽救治疗的剂量）两种剂量的尼洛替尼与伊马替尼每天1次、每次400 mg剂量进行比较[57]。主要终点是治疗12个月后的MMR率，相较于伊马替尼，尼洛替尼两种剂量的MMR率均更高（44%和43% vs 22%，P<0.001）。24个月时，尼洛替尼每天2次、每次300 mg的CCyR累积发生率为87%，尼洛替尼每天2次、每次400 mg为85%，伊马替尼每天1次、每次400 mg为77%（P<0.001）[57]。10年累积MMR率，尼洛替尼每天2次、每次300 mg为83%；尼洛替尼每天2次、每次400 mg为80%；伊马替尼为70%[58]。10年累积MR4.5率，尼洛替尼每天2次、每次300 mg为64%；尼洛替尼每天2次、每次400 mg为62%；伊马替尼为45%[58]。尼洛替尼每天2次、每次300 mg组向CML-AP或BP进展的发生率为3.9%，尼洛替尼每天2次、每次400 mg组向CML-AP或BP进展的发生率为2.5%，伊马替尼组为8.5%。用尼洛替尼和伊马替尼治疗的患者之间的结局无显著差异[58]。尼洛替尼每天2次、每次300 mg；尼洛替尼每天2次、每次400 mg和伊马替尼组预计的10年EFS率分别为92.0%、96.2%和90.3%[58]。预计的10年生存率分别为87.6%、90.3%和88.3%[58]。与尼洛替尼每天2次、每次300 mg和伊马替尼（分别为24%和20%）相比，导致TKI停药的不良事件发生率在尼洛替尼每天2次、每次400 mg组最高（35.4%）。尼洛替尼治疗的心血管事件发生率较伊马替尼显著升高，尤其是在使用大剂量伊马替尼治疗过程中[58]。来自中国的Ⅱ期临床试验采用了相同的设计，纳入了267名患者。尼洛替尼组12个月的MMR率为52%，伊马替尼组为28%。24个月时CCyR（84% vs 87%）和PFS（各自为95%）相似。尼洛替尼和伊马替尼组的CML-AP或BP进展率及生存率相似[59]。

虽然尼洛替尼总体耐受性良好，但在治疗过程中心血管事件的累积风险增加。在ENESTnd研究的10年随访中，尼洛替尼每天2次、每次300 mg；尼洛替尼每天2次、每次400 mg；伊马替尼每天1次、每次400 mg的累积心血管事件发生率分别为24.8%、33.4%和6.3%[58]。其他显著的副作用包括3级或4级骨髓抑制（中性粒细胞或血小板减少10%～20%）。非血液学毒性反应包括头痛、皮疹（20%～30%，可通过减少剂量缓解）、间接胆红素升高（10%～15%）、脂肪酶和淀粉酶无症状升高（10%～15%）。罕见的胰腺炎病例（<1%）已被报道。尼洛替尼也可加重糖尿病（10%～20%）。

### ■ 博舒替尼

博舒替尼是一种有效的SRC/ABL双激酶抑制剂[60]。该药物最初被批准用于治疗对先前的治疗耐药或不耐受CML患者[60]。2018年，它被批准用于CML-CP的一线治疗。在一项多国Ⅲ期随机临床试验BFORE中，590例新诊断的CML-CP患者被随机分为博舒替尼400 mg/d（n=268）和伊马替尼400 mg/d（n=268）两组。研究的主要终点是12个月时的MMR。接受博舒替尼治疗的患者12个月的MMR率较高（47% vs 37%，P=0.02）。同样，博舒替尼治疗的患者的

12 个月 CCyR 率显著高于伊马替尼组（77% vs 66%，P = 0.007 5）。早期分子学缓解（治疗 3 个月时 BCR - ABL1 转录本表达水平≤10%）与较好的 PFS 和 OS 相关，这种分子学缓解在接受博舒替尼治疗的患者中更常见（75% vs 57%）。在开始治疗 2 年后，接受博舒替尼治疗的 6 名患者（2.2%）和接受伊马替尼治疗的 7 名患者（2.6%）进展为 AP 或 BP。在接受治疗的患者中，22% 接受博舒替尼治疗的患者和 27% 接受伊马替尼的患者后续停止了治疗，最常见的原因是药物相关的毒性反应（13% vs 9%）。相较于伊马替尼，博舒替尼更易发生 3 级或更严重的腹泻（8% vs 0.8%）、谷丙转氨酶（19% vs 1.5%）和谷草转氨酶（10% vs 2%）水平升高。心血管毒性反应并不常见。接受博舒替尼和伊马替尼治疗的患者的 2 年累积 CCyR 率分别为 76% 和 66%（P = 0.005 2）[60]。MMR、MR4 和 MR4.5 的 2 年累积发生率分别为 57% 和 34%（P = 0.003 6）、27% 和 10%（P = 0.024 9）、15% 和 3%（P = 0.054 2）。

### ■ MDACC 的经验

在 MDACC，几项平行的一线研究相继进行，评估了新诊断的 CML 患者（2000 年 7 月至 2013 年 9 月）接受伊马替尼 400 mg/d（n=68）、伊马替尼 800 mg/d（n=200）、达沙替尼 50 mg/d（n=106）或 100 mg/d（n=106），以及尼洛替尼 400 mg/d（n=108）治疗的结果。表 4 - 4[55] 总结了 482 名患者治疗的总体经验。经验显示，在与长期结局相关的早期替代终点（CCyR、MMR、MR4.5）方面，接受大剂量伊马替尼和第二代 TKI 治疗的患者获益情况类似。与大剂量伊马替尼和第二代 TKI 相比，接受伊马替尼 400 mg/d 治疗的患者的 5 年 EFS 显著低于接受第二代 TKI 治疗的患者（P=0.009）。然而，不同治疗策略组患者的 5 年无治疗生存率（TFS）、FFS 和 OS 无差异（P 分别为 0.353、0.078 和 0.381）。与预期相同，在达到 CCyR 的患者中，无论是否额外获得 MMR 还是 MR4.5，其临床结局都没有差异[61]。

最近公布了尼洛替尼和达沙替尼一线治疗的长期结果[62,63]。在 78 个月的中位随访期中，服用尼洛替尼每天 2 次、每次 400 mg 的 122 名患者的累积 CCyR 和 MMR 率均为 91%。75% 的患者达到了 MR4.5，59% 的患者达到持续 MR4.5 超过 2 年。预计 5 年 EFS 率和 OS 率分别为 89% 和 93%。10 年应答率分别为 85% 和 88%[62]。在 6.5 年中位随访期中，对于 149 名接受 100 mg/d 和每天 2 次、每次 50 m 达沙替尼治疗的患者中，11 年的累积 CCyR 率为 92.6%。MMR、MR4.5 和持续 MR4.5 的缓解率分别为 88.2%、79.5% 和 55%。10 年 OS 率、TFS 率、EFS 率和 FFS 率分别为 89%、95%、86% 和 65%[62]。

考虑到 II 期研究中小剂量达沙替尼具有同等疗效和较低的毒性，达沙替尼 50 mg/d 已成为我们对 CML - CP 患者的一线标准治疗。

#### 患者年龄和合并症

患者的年龄在决定 TKI 治疗方案中起着重要作用。年轻人的预期生存期更长。因此，在年轻患者中，治疗目标是达到更持久的深层分子学缓解，无法检测到 BCR - ABL1 转录本，然后考虑停止治疗。与伊马替尼相比，第二代 TKI 更有可能实现这一点，它可以诱导快速且更深层的分子学缓解。对于年龄较大的患者，停止治疗可能不那么重要，因为他们的目标是生存正常化，出现最少的不良事件，特别是严重的不良事件，如动脉闭塞事件（AOE）、胸腔积液。对于老年患者，伊马替尼可能是更合适的初始治疗药物。

大多数 TKI 在密切观察和支持治疗下耐受良好。每种 TKI 疗法都有不同的毒性，在决定治疗方案时应将其纳入考虑（表 4 - 5）。对于有基础心肺合并症（如慢性阻塞性肺疾病、充血性心力衰竭、无法控制的高血压或肺动脉高压）的患者，考虑到胸腔积液的风险[64]，可首选除达沙替尼以外的 TKI。达沙替尼还会损害血小板功能[65]，同时服用抗凝剂的患者可能会增加出血并发症的风险[66]。

**表 4 - 4　MDACC 使用一线 TKI 治疗 CML 的经验**

| 结果 | 伊马替尼 400 mg/d (n=68) | 伊马替尼 800 mg/d (n=200) | 达沙替尼 100 mg/d (n=106) | 尼洛替尼 400 mg, 每天 2 次 (n=108) |
|---|---|---|---|---|
| CCyR(%) | 87 | 90 | 96 | 93 |
| MMR(%) | 76 | 86 | 90 | 91 |
| MR4.5(%) | 57 | 74 | 73 | 71 |
| 5 年 EFS 率(%) | 71 | 84 | 93 | 84 |
| 5 年 FFS 率(%) | 59 | 70 | 76 | 70 |
| 5 年 TFS 率(%) | 87 | 94 | 96 | 88 |
| 5 年 OS 率(%) | 89 | 93 | 98 | 89 |
| 停药(%) | 43 | 43 | 21 | 25 |

注：CCyR，完全细胞遗传学反应；EFS，无病生存期；FFS，无失败生存期；MMR，主要分子反应[BCR - ABL1 转录本(IS)≤0.1%；MR4.5BCR - ABL1(IS)≤0.003 2%]；OS，总生存期；TFS，无治疗生存期。

**表 4 - 5　选择一线 TKI 治疗：并发症和毒性**

| 毒性 | 伊马替尼 | 达沙替尼 | 尼洛替尼 | 博舒替尼 |
|---|---|---|---|---|
| 胸腔积液 | − | ++ | − | − |
| 肝 | + | + | + | + |
| 转氨酶 | + | + | + | ++ |
| 胆红素 | + | − | ++ | − |
| 脂肪酶 | − | − | ++ | − |
| 葡萄糖 | − | − | ++ | − |
| 腹泻 | + | − | − | ++ |
| 皮疹 | + | − | ++ | + |
| 出血 | − | ++ | − | − |
| 血管事件 | − | − | ++ | − |
| QT 间期延长 | − | + | ++ | − |
| 肌肉痉挛 | ++ | − | − | − |
| 水肿或体重增加 | ++ | − | − | − |

尼洛替尼与高血糖和 QT 间期延长有关,在糖尿病未控制的患者和有基线 QT 间期延长的患者中应谨慎使用(QT 间期的常规监测至关重要)。在开始服用尼洛替尼之前,应该补充血清钾和镁到最佳的水平。尼洛替尼应该空腹服用,以避免过量的药物暴露。尼洛替尼还与外周动脉闭塞疾病、脑血管事故和心血管事件的发生率显著增加有关[58]。在 ENESTnd 试验的 10 年随访中[58],大约 33.4% 的患者经历了血管事件。在使用博舒替尼和伊马替尼时,心血管事件较少发生。因此,对于患有心血管疾病的患者,选择这些药物是合理的。尼洛替尼偶尔会引起胰腺炎,对于有胰腺炎症病史或危险因素的患者应避免使用。

作为其主要副作用之一,伊马替尼与周围性水肿的发展有关。严密监测和间歇性使用袢利尿剂可能会减轻液体滞留对机体的影响。与伊马替尼相关的其他常见副作用包括体重增加、疲劳、眶周水肿、骨骼和肌肉疼痛,以及恶心。这些症状大多是轻度到中度。接受伊马替尼治疗的患者可能会出现肾小球滤过率下降,但在长期治疗中,只有 5%～10% 甚至更少的患者肌酐显著升高。

博舒替尼与胃肠道、肝和肾的毒性有关。对于患有此类合并症的患者,应避免或谨慎使用博舒替尼。患有炎症性肠病和肾功能不全的患者也应避免使用博舒替尼[67]。

### 治疗成本

考虑到患者现在可以持续使用 TKI 并期望获得正常的寿命,TKI 的价格是值得关注的问题。在过去的 10 年里,抗癌药物的价格急剧上涨[68-73]。大多数药物的价格每年在 12 万～16 万美元[68-70]。当伊马替尼在美国首次获得批准时,每年的费用不到 3 万美元。接受伊马替尼治疗的患者现在有着"正常"的寿命[70,71]。矛盾的是,随着患者数量的增加和疗程的延长,接受伊马替尼治疗每年的费用达到 13.2 万美元,为原来的 4 倍。这一价格与第二代 TKI 的价格相当,均超过每年 15 万美元的治疗价格。

尽管价格高于预期,但伊马替尼的仿制药现已在美国上市。自 2017 年以来,伊马替尼有几种仿制药可供选择,其批发价正在迅速下降。伊马替尼仿制药在加拿大的价格为每年 3 000～8 000 美元,在印度为每年 400 美元。与第二代 TKI 相比,仿制伊马替尼的成本相对较低,因此可以将仿制伊马替尼提供给中低风险疾病患者,将第二代 TKI 提供给高危疾病患者[73]。

在 MDACC,我们使用决策分析模型评估了第二代 TKI 与伊马替尼的治疗价值,以实现 CML 患者的无治疗缓解(TFR)[73]。该模型计算了增量成本效益比(ICER),并使用 2 个社会支付意愿阈值评估了成本效益:所有市场的每个质量调整生命年(QALY)为 50 000 美元,美国的每个 QALY 为 200 000 美元。没有一种方案表明,以美国目前的价格或以其他地方每年 30 000～40 000 美元的价格使用第二代 TKI 具有良好的治疗价值。奥地利研究小组报告说,在伊马替尼失效后,使用尼洛替尼的一线疗法每 QALY 产生 121 400 欧元的 ICER,伊马替尼失效后不使用二线 TKI 的伊马替尼,每

QALY 产生 152 400 欧元的 ICER;与伊马替尼失效后,伊马替尼后再服用尼洛替尼的一线治疗方案相比,第二代 TKI 的成本应低于每年 25 000 美元[72]。为了具有成本效益,第二代 TKI 的成本应该低于每年 25 000 美元[73-75]。在发展中国家同样的条件下,第二代 TKI 的年价格不应超过 10 000 美元/年。

最后,较低剂量的达沙替尼和仿制第二代 TKI 可通过以较低成本实现最佳缓解和 TFR 而构成成本效益策略。

### 疾病特征和风险评分

CML 风险评分在决定采用何种 TKI 治疗中起着重要作用。Sokal[20] 或 Hasford[21] 预后模型得分较低的患者对所有 TKI 治疗的反应良好,对第二代 TKI 可获得较高的深层分子学反应率。在中高风险 CML 患者中,两者的治疗结局不同,中风险 CML 患者接受第二代 TKI 治疗可获得更深层的分子学反应(MR4.5)和较低的疾病转化风险。在 ENESTnd 研究中,根据 Sokal 评分系统对患者进行分类,在中风险组,使用伊马替尼治疗的患者疾病转化率为 10%,使用尼洛替尼治疗的患者疾病转化率为 1%～2%;在高风险组中,伊马替尼组的疾病转化率为 14%,尼洛替尼组的疾病转化率为 5%～9%[57,58]。

## 监测治疗反应

对 CML 患者的监测包括血常规检查、细胞遗传学和 *BCR - ABL1* 转录本水平和 BCR - ABL1 激酶结构域突变的分析(表 4 - 6)。血常规监测应每隔 1～2 周进行一次直到完全血液学缓解,之后每 3 个月监测一次,如果有临床症状,应更频繁地进行监测[36]。常规细胞遗传学检查应评估是否存在额外的染色体异常,特别是 i(17)(q10)、−7/del7q 和 3q26.2 重排,这些改变与相对不良的预后相关[19]。

表 4 - 6 CML 可用的监测技术的主要特点

| 参数 | 细胞遗传学 | FISH | PCR |
| --- | --- | --- | --- |
| 未评估细胞 | 20 | 200 | <10 000 |
| 速度(天) | 14～21 | 1～3 | 7～10 |
| 样本来源 | BM | BM 或 PB | BM 或 PB |
| 克隆演化 | 是 | 否 | 否 |
| 假阴性 | NA | 是 | 是 |
| 假阳性 | 否 | ≤10% | NA |

注:BM,骨髓;NA,不适用;PB,外周血。

在诊断时,所有因白细胞增多而被疑诊为 CML 的患者都应该接受骨髓穿刺和活检以确诊,评估原始细胞和嗜碱性粒细胞的百分比,并评估克隆演化的存在。目前,建议在诊断时、未能达到建议的缓解情况时,以及出现任何血液学和细胞遗传学缓解丧失的迹象时进行骨髓评估[76]。另一种明确细胞遗传学缓解的替代技术是在外周血中进行 FISH 或 RT - PCR(或两者兼用)检测。如果患者治疗后缓解良好,且在治疗开始后 6 个月或 12 个月时 FISH 检查结果为阴性或 *BCR -*

*ABL1*(IS)<1%,则可以不进行进一步的骨髓检查,因为患者很可能处于稳定的 CCyR[77,78]。

对于在 TKI 治疗期间持续获得 CCyR 的患者,每 3～6 个月使用定量 RT-PCR 技术进行间歇性分子学监测是有必要的,但可能会因为实验室之间甚至同一实验室内的检测结果不一致而导致治疗的错误改变。定量 RT-PCR 的趋势更加可靠,可以避免对 RT-PCR 结果的变异性的过度解释。目前仍不清楚在 CCyR 患者中实现 MMR 有何额外益处。不考虑 MMR,在接受伊马替尼或第二代 TKI 并实现 CCyR 的患者中,两者的存活率相似[12,79-82]。

早期分子学缓解对临床表现的已经在一些研究中得到了证实。研究表明,依据 TKI 治疗 3 个月时 *BCR-ABL1*(IS)水平是否<10%,可对患者的长期结局(即进展为 BP、死亡)分为高风险和低风险两类[79,83,84]。DASCERN 是一项随机、开放、国际Ⅱb 期临床试验,评估了在伊马替尼 400 mg/d 初始治疗 3 个月并获得血液学完全缓解后 *BCR-ABL1*(IS)>10%对 CML-CP 患者的影响。患者随机接受达沙替尼 100 mg/d 或更高剂量的伊马替尼治疗[85]。改用 100 mg/d 达沙替尼的患者 12 个月的 MMR 率为 29%,而继续服用伊马替尼的患者 12 个月的 MMR 率为 13%(P=0.005)。然而,在中位随访期为 30 个月的情况下,两组之间的 PFS 和 OS 相似[85]。在开始治疗后 6 个月进行随访有助于明确患者是否需要改变治疗[87-96]。专家建议,在开始 6 个月时进行随访,有助于清楚地确定需要改变治疗的患者[9]。几个大的学组对此进行了回顾性分析[94-96]。两项独立研究分别报告了在治疗 3 个月时 *BCR-ABL1*(IS)是否>10%的不同患者分别具有类似的存活率[95,96]。继续接受相同的 TKI 治疗并且在 TKI 治疗 6 个月时 *BCR-ABL1*(IS)<10%的患者与治疗 3 个月时 *BCR-ABL1*(IS)<10%的患者具有相似的长期预后。TKI 治疗 6 个月时,*BCR-ABL1*(IS)<10%是患者长期生存的第一个里程碑。TKI 开始治疗后 6 个月,*BCR-ABL1*(IS)<10%和>10%的患者的 4 年 OS 率分别为 100%和 74%。考虑到研究发现以伊马替尼作为一线治疗的患者具有更差的生存率,在治疗开始 6 个月后,对于 *BCR-ABL1*(IS)>10%的患者,将伊马替尼转换为第二代 TKI 可能是合理的。尽管未达到最佳的缓解率与较差的存活率在统计学上显著相关,但仍应尽可能推迟异基因造血干细胞移植,因为使用第二代 TKI 疗效不佳的患者的预计存活率仍可达到 81%[46]。

## 何时改变 TKI 治疗

在治疗后 12 个月时达到 CCyR 并在此后维持 CCyR 可使患者生存情况与一般人群相似。使用标准剂量伊马替尼,应该可以在治疗 12 个月后达到 CCyR,但使用第二代 TKI 可在治疗 3～6 个月达到 CCyR。

如果患者在开始治疗 3 个月后仍未达到完全的血液学缓解,除非患者依从性差,否则应考虑改变 TKI 治疗。对于使用伊马替尼或第二代 TKI 治疗后 3 或 6 个月 *BCR-ABL1*

(IS)>10%的患者,早期改变 TKI 治疗尚未发现出对患者的长期临床结局有影响[99]。因此,如果治疗开始后 3 个月时的 *BCR-ABL1*(IS)>10%,医生应在 3～6 个月进行连续的分子学监测,以评估患者对治疗的反应情况[93]。如果患者在 6 个月时仍保持 *BCR-ABL1*(IS)>10%,则需要改变治疗,因为这类患者获得 CCyR 的概率较低。开始治疗后 3 个月时 10%(IS)的阈值可能并不准确:在一个报告中,研究人员对收集了开始治疗后 3 个月时的样本并进行了 96 次测试,*BCR-ABL1*(IS)的平均值为 11%(5%～16%),其中只有 31%的测试 *BCR-ABL1*(IS)为 10%或更少[100]。该监测方法也适用于第二代 TKI 治疗的患者[99]。另一项研究将接受伊马替尼治疗并获得至少 2 年 CCyR 的患者随机分组,让他们继续服用伊马替尼或改用尼洛替尼[101]。改用尼洛替尼诱导了更深层的分子学缓解,但没有使得 PFS 或其他有意义的临床结局得到改善。

在前 12 个月内达到所有相关标准的患者,后续应定期进行分子学监测,可以同时进行 FISH 监测[在 *BCR-ABL1*(IS)持续<0.1%的情况下只需进行分子学检测]。如果有明显的治疗失败迹象,患者应该接受骨髓检查进行细胞遗传学分析和分子学检测,也包括突变分析。任何程度的细胞遗传学复发都需要改变治疗方法。长期 CCyR 期间发生分子学监测水平的波动需要进行更密切的监测和并发症的评估。一些专家主张,CML 患者治疗 3～4 年后始终未达到 MMR[*BCR-ABL1*(IS)>0.1%],尤其是在 *BCR-ABL1*(IS)始终在 0.3%～0.5%或以上的情况下,应及时改变治疗。

新的 2020 年 ELN 指南和美国国家综合癌症网络(NCCN)指南建议将实现 TFR 作为 CML 治疗的重要目标。这一点将在后文讨论。

多项研究一致报道,与较低程度的缓解相比,治疗 1 年内(或更晚)达到 CCyR 与更好的生存具有关联。因此,TKI 治疗的主要终点是实现 CCyR。MMR[*BCR-ABL1*(IS)≤0.1%]与生存情况的改善无关,但与 EFS 的改善和稳定的 CCyR 相关。对于达到深层分子学缓解的患者,如 CMR(无法检测出 *BCR-ABL1* 转录本),可以考虑停止治疗。对于没有 MMR 或 CMR 而达到 CCyR 的患者,不应考虑使用异基因 SCT 或改用其他 TKI 治疗。治疗开始后 6 个月未达到主要的细胞遗传学缓解[费城染色体阳性细胞≤35%;*BCR-ABL1*(IS)≤10%]则需要改为第二代 TKI 治疗。一线的第二代 TKI 治疗后 3～6 个月实现 CCyR 可以改善了临床结局。CML 治疗相关指南的概括如表 4-7 所示,与 2020 年 ELN 指南基本一致[93]。

表 4-7　CML 患者对伊马替尼的缓解定义
(2020 年 ELN 推荐)

| 项目 | 良好 | 警惕 | 失败 |
| --- | --- | --- | --- |
| 基线 | NA | 高风险 ACA,高风险 ELTS 评分 | NA |
| 3 个月 | ≤10% | >10% | 如果在 1～3 个月证实>10% |

续　表

| 项目 | 良好 | 警惕 | 失败 |
|------|------|------|------|
| 6个月 | ≤1% | 1%～10% | >10% |
| 12个月 | ≤0.1% | 0.1%～1% | >1% |
| 任何时间 | ≤0.1% | 0.1%～1%，未达到≤0.1%ᵃ | >1%，耐药突变，高危ACA |

注：对于目标为无治疗缓解（TFR）的患者，（任何时候）的最佳缓解情况是 BCR-ABL1（IS）≤0.01%（MR4）。
如果36～48个月未达到主要分子反应（MMR），可考虑改变治疗。
ᵃ未达到MMR［BCR-ABL1（IS）>0.1%］表明TFR后治疗失败。
ACA，费城染色体阳性细胞中额外的染色体异常；ELTS，EUTOS长期生存评分；NA不适用。

## TKI耐药的管理

考虑到长期接受TKI治疗的CML患者的生存期正在普通人群，并且一些患者可能对特定TKI耐受或不耐受而治疗失败，对至少一种TKI耐药的患者数量正在增加。TKI耐药的机制之一是获得BCR-ABL1激酶结构域的点突变。激酶获得性突变降低了TKI的亲和力，从而影响了TKI的活性。虽然第二代TKI可以克服耐伊马替尼的BCR-ABL1激酶结构域点突变，但通过克隆选择出现了耐第二代TKI的新突变。T315I激酶突变导致机体对目前可用的TKI（除普纳替尼外）产生耐药性[102]。

尽管未达治疗标准的缓解提示对TKI耐药或不耐受，但在决定更换TKI之前，应评估患者接受TKI治疗的依从性和药物与药物间的相互作用。伊马替尼治疗的患者的依从性在75%～90%，依从性较低的患者预后较差[103,104]。鼓励对年轻的患者、有慢性毒性反应的患者和接受大剂量TKI治疗的患者进行依从性监测[102]。

## 第二代和第三代TKI

第二代TKI最初被批准作为一线伊马替尼治疗失败的CML-CP患者的二线治疗。对于最初接受伊马替尼治疗未获得缓解或缓解后产生伊马替尼耐药的患者，使用尼洛替尼、达沙替尼或博舒替尼的二线TKI治疗可以获得较高的CCyR和MMR率[105,106]。在伊马替尼一线治疗失败的患者中，与加大伊马替尼治剂量疗相比，使用二线的第二代TKI，包括尼洛替尼[107,108]、达沙替尼[106,108]或博舒替尼[89]，可以获得更高的主要细胞遗传学缓解率、CCyR和MMR[109]。较高的CCyR和MMR可转化为较高的PFS率。这些对于伊马替尼治疗失败后接受第二代TKI治疗的研究的结果一致表明，相较于在病情进展或血液学/细胞遗传学缓解丧失时更换药物，早期从伊马替尼转换为第二代TKI可能对治疗更有效。与加大伊马替尼治疗剂量相比，使用一线标准剂量伊马替尼效果不佳的患者在改用标准剂量尼洛替尼后12个月的CMR率更高[110]。在MCyR丧失之前，从标准剂量伊马替尼更早改为达沙替尼可以获得更高的缓解率（CCyR和MMR），并改善患者的临床

结局，包括2年EFS、TFS和OS[106]。尽管各种临床试验设计的局限性，但这些研究表明在丧失主要细胞遗传学缓解之前早期更换用药与更好的临床结局相关。

博舒替尼最初被批准用于伊马替尼耐药或不耐受CML患者的治疗[89]。在一项Ⅱ期临床试验中，采用500 mg/d的博舒替尼治疗剂量，对于缓解不佳的患者，剂量可能增加到600 mg/d。在入选的288例患者中，超过2/3的患者有伊马替尼耐药史。31%的患者在博舒替尼治疗后6个月内实现了MCyR（主要终点）；41%达到CCyR。尽管博舒替尼对T315I突变没有活性，但在大多数伊马替尼耐药突变中，博舒替尼仍保持活性。伊马替尼耐药组和伊马替尼不耐受组均观察到持久反应。常见的毒性反应包括胃肠道症状（腹泻、恶心和呕吐）和皮疹。84%的患者有各种级别的腹泻，9%的患者有3级腹泻。骨髓抑制和肝功能检查异常也很常见。对于老年CML患者，接受一种TKI治疗失败后（耐药或不耐受），可考虑采用序贯剂量递增策略（当治疗开始3个月后BCR-ABL1（IS）>1%时，治疗剂量采用200 mg/d，持续2周；300 mg/d，从2周至3个月；400 mg/d，3个月），否则继续采用300 mg/d的治疗剂量。序贯剂量递增策略的腹泻发生率（所有级别，16%；三级，8%）和肝功能异常（所有级别，22%；三级，10%；四级，2%）较低[111]。

普纳替尼是美国FDA批准的第三代TKI，具有抗T315I突变的活性[91]。临床前研究表明，普纳替尼抑制BCR-ABL1的活性是伊马替尼的500倍[112]。美国FDA批准普纳替尼的初始剂量为每天45 mg，用于治疗T315I突变的CML、费城染色体阳性ALL患者，以及根据Ⅱ期PACE（普纳替尼费城染色体阳性ALL和CML评估）临床试验结果提示没有其他TKI治疗选择的患者。PACE临床试验包括449名已接受高强度治疗的各阶段CML（CP、AP和BP）和费城染色体阳性ALL的患者。既往对达沙替尼或尼洛替尼不耐受或耐药且有T315I突变的患者符合纳入条件[113]。入选患者按疾病分期和T315I突变状态（无或存在）进行分层。在267例CML-CP患者中，总体的12个月MCyR率为56%，有T315I突变的患者12个月MCyR率为70%。既往接受TKI治疗较少的患者有较高的缓解率。在PACE临床试验最后5年的结果中，60%、40%和24%的患者分别获得了MCyR、MMR和MR4.5；获得MCyR和MMR的患者中，82%和59%的患者在5年时保持缓解[102]。5年的PFS和OS分别为53%和73%。84例（31%）患者出现AOE，包括心血管、脑血管和外周血管事件，69例（26%）患者发生严重AOE。CML-CP患者常见的急性治疗不良事件（≥40%）包括皮疹（47%）、腹痛（46%）、血小板减少（46%）、头痛（43%）、皮肤干燥（42%）和便秘（41%）[102,113]。较为少见但值得注意的不良事件是3级或4级皮疹（4%）、胰腺炎（7%）、心房颤动（6%）和3级或4级高血压（14%）。

截至2020年6月，帕纳替尼的副作用包括动脉血栓形成，如心血管、脑血管和外周动脉血栓形成，以及肝毒性[114]。PACE临床试验报告指出，AOE在有心血管事件病史和有心

血管危险因素(包括高血压、糖尿病或高脂血症)的老年患者中更常见。CML 病史较长的患者和服用较高剂量的普纳替尼的患者发生 AOE 的风险更高[102]。

一项针对 CML-CP 耐药患者的随机、开放、Ⅱ期临床试验(OPTIC)评估了一系列普纳替尼治疗剂量的有效性和安全性[115]。患者被随机分为 3 个起始剂量,每天 45 mg、30 mg 和 15 mg。当 BCR-ABL1(IS)<1%时,剂量减少到 15 mg/d。AOES 和严重 AOE 在三组患者中的发生率分别为 5%和 2%、4%和 3%、1%和 0。在 45 mg/d、30 mg/d 和 15 mg/d 三个剂量组中,BCR-ABL1(IS)<1%的比例分别为 38.7%、27.4%和 26.5%,MMR 率分别为 14.7%、17.8%和 19.1%。为了将 AOES 的风险降到最低,可能合理的做法是治疗开始时每天服用 30 mg 普纳替尼(对于 T315I 突变的 CML,45 mg/d 的起始剂量更好),当 BCR-ABL1(IS)<1%时,将剂量降低到 15 mg/d。

### 新型 TKI

尽管目前美国 FDA 批准的 TKI 显著改善 CML-CP 患者的生存,但为了克服 T315I 突变的耐药性并进一步降低毒性反应,新的 TKI 的开发仍在继续。asciminib 是一种新的 BCR-ABL1 变构抑制剂,它通过结合 BCR-ABL1 癌蛋白的肉豆蔻酰基位点来阻断 BCR-ABL1 的活性构象[116]。其机制不同于所有其他 TKI,它针对未突变和突变的 BCR-ABL1,包括 T315I 突变。在 1 项 Ⅰ 期试验中,患有 CML-CP 或 CML-AP 且至少有两次 TKI 治疗失败(耐受或不耐受)的成人接受 asciminib 治疗。入选的 150 例患者中,CML-CP 患者 141 例,CML-AP 患者 9 例[117]。患者以 10~200 mg/d、每天 1~2 次的剂量接受 asciminib 治疗。在 34 例丧失血液学缓解的患者中,32 例(92%)获得完全血液学缓解;在 57 例失去细胞遗传学缓解的患者中,31 例(54%)获得 CCyR。在 91 例可评估的患者中,44 例(48%)在治疗 12 个月后实现了 MMR,其中 8 名(57%)对普纳替尼耐药或不耐受。在使用 asciminib 之前存在 T315I 突变的患者中,有 5 名患者(28%)获得了 MMR。剂量限制性毒性反应包括无症状的脂肪酶水平升高和临床胰腺炎。第三阶段随机试验正在进行中,试验对象是两次 TKI 失败而没有 T315I 突变的患者,他们随机接受 asciminib 或博舒替尼治疗。

奥雷巴替尼(HQP1315)是一种新的第三代、口服有效的 TKI,纳入 101 例患者,其中 87 例 CML-CP 患者和 14 例 CML-AP 患者对两种及以上 TKI 耐药或不耐受,或在使用一种及以上 TKI 后发生 T315I 突变。62 例(61%)患者存在 T315I 突变[118]。奥雷巴替尼治疗以 28 天为一个周期,每隔一天给药一次,每个周期剂量递增,依次为 30 mg、40 mg 和 50 mg。该临床试验的中位随访为 13 个月,CML-CP 患者的 CHR 率、MCyR 率、CCyR 率、MMR 率分别为 94.5%、69.1%、60.5%和 37.2%。常见的不良反应包括 3 级或 4 级血小板减少、1 级皮肤色素沉着和高甘油三酯血症。两项针对 CML-CP 和 CML-AP 患者的关键研究正在进行中。

vodobatinib(K0706)是一种新型的第三代 TKI,在 Ⅰ 期试验中应用于接受 3 种及以上 TKI 治疗失败的患者,或者因为患有合并症而限制使用第二代和第三代 TKI 的患者[119]。35 例患者中,vodobatinib 的治疗剂量范围为每天 12~240 mg。推荐的 Ⅱ 期试验剂量为 174 mg/d。在以 240 mg/d 的剂量治疗时,两种剂量限制性毒性反应是 3 级呼吸困难、2 级非心源性胸痛和 2 级液体滞留引起的呼吸急促。27 例接受治疗的患者中,有 7 例获得 CCyR。一项以 vodobatinib 治疗既往接受过多种 TKI 治疗的 CML-CP 患者的 Ⅱ 期试验正在进行中。

PF-114 是一种第四代口服 TKI,具有抗野生型和 BCR-ABL1 突变的活性,包括 T315I[120]。一项针对既往接受过 2 种及以上 TKI 治疗失败或有 T315I 突变的 CML-CP/CML-AP 患者的I期试验,报告了 17 名该类患者接受 200~600 mg PF-114 治疗。该药物的最大耐受量为 600 mg(3 级牛皮癣样皮损)。推荐剂量为 300 mg/d,在该剂量下 11 例患者中有 6 例达到 MCyR;11 例患者中有 4 例达到 MMR。

### 第二代或第三代 TKI 的选择

骨髓检查应在治疗失败时进行,以评估 CML 的分期,并记录任何克隆演化的证据。应检查 BCR-ABL1 激酶结构域突变,以指导挽救性 TKI 治疗方案的选择[103,104,121,122]。对于第二代 TKI,其在体外和体内对 BCR-ABL1 突变的敏感性降低的案例都有报道[103,104,121,122]。在 Y253H、E255K/V 和 F359C/V 存在的情况下,达沙替尼或博舒替尼是最受欢迎的选择。在存在 V299L 和 F317L 突变的情况下,可以考虑尼洛替尼。在没有 BCR-ABL1 突变的情况下,应考虑患者的合并症、毒性作用和治疗成本。

博舒替尼对大多数伊马替尼耐药的 CML 克隆都有活性[89]。对于一线伊马替尼治疗失败,以及使用达沙替尼或尼洛替尼治疗后有增加不良事件(如急性呼吸窘迫综合征、胸腔积液、肺动脉高压)风险的合并症的患者,博舒替尼是一种挽救性治疗的选择。常见的明显不良事件包括腹泻和其他胃肠道疾病[123],以及肝功能和肾脏异常。应密切监测潜在肾功能不全的患者[67]。

在伴有 T315I 突变的 CML 中,应考虑使用普纳替尼。普纳替尼可考虑用于至少对一种第二代 TKI 耐药的患者。普纳替尼显著的毒副作用包括 AOE、胰腺炎、高血压和严重的皮疹。尽管 AOE 的风险不可忽视,但在大多数 T315I 突变患者中,普纳替尼的治疗益处超过了风险。通过减少剂量和对心血管危险因素的管理,可以将 AOE 的风险降至最低。

第二代和第三代 TKI 尚未进行头对头研究。选择何种 TKI 主要基于药物副作用、患者突变情况、药物相互作用、合并症问题及患者既往疾病史等。在伊马替尼或第二代 TKI 治疗失败,或疾病进展为 CML-AP 或 CML-BP 后,需要进行突变分析。

## 异基因干细胞移植

TKI 治疗极大地改变了 CML-CP 患者的预后。自 2000

年以来,接受异基因干细胞移植的患者数量有所减少。虽然大多数获得深层分子学缓解的患者有稳定的临床病程,但每年有1%～2%的患者发展为TKI耐药的CML。鉴于CML患病率的增加,需要异基因干细胞移植的患者数量可能会开始增加。对于至少两次TKI治疗失败或普纳替尼治疗无效的T315I突变患者,异基因干细胞移植是一个重要的治疗选择[124,125]。既往TKI的使用不影响异基因干细胞移植后的结局,CML负担较低可能有更好的预后[125]。

需要考虑异基因干细胞移植和TKI治疗的经济负担和可获得性。异基因干细胞移植是一种一次性治疗过程,在美国的预计治疗成本为500 000美元,但在发展中国家仅为12 000～20 000美元[126,127]。鉴于仿制伊马替尼每年的成本仅为400～1 000美元,在TKI治疗之前不应考虑异基因干细胞移植,因为CML-CP患者接受TKI治疗后的存活率接近普通人群[12]。考虑到CML-CP患者从确诊起的预计存活时间为30年以上,预计治疗总成本约为12 000美元(400×30年),这与发展中国家异基因干细胞移植的最低成本相当。与异基因干细胞移植相比,仿制伊马替尼治疗的医疗成本也显著降低。对于对伊马替尼耐药或不耐受的CML患者,应该讨论第二代或第三代TKI与异基因干细胞移植的医疗成本的比较[127]。在财政紧张的国家,异基因干细胞移植可以作为一种挽救性治疗选择。表4-8概述了对CML患者进行异基因干细胞移植的作用和时机的建议[128]。

**表4-8 关于异基因干细胞移植在CML中的作用和时机的建议**

| 状态 | TKI | 异基因造血干细胞移植 |
| --- | --- | --- |
| AP、BP | 对MRD的临时治疗 | 如果在缓解期,进行移植 |
| 一线第二代TKI的伊马替尼<br>伴有T315I突变的CML-CP治疗失败 | 普纳替尼 | 如果对帕纳替尼没有良好的反应 |
| 伊马替尼或一线第二代TKI<br>CML-CP治疗失败,无克隆进化,无突变,对伊马替尼的初始反应良好 | TKI在二线治疗中的长期应用 | 第二次TKI治疗失败后的三线选择 |
| 伊马替尼或一线第二代TKI<br>CML-CP治疗失败,有克隆性进化,突变对第二代TKI耐药,没有CyR对伊马替尼 | 帕纳替尼的临时治疗最终导致MRD | 如对帕纳替尼无反应,应尽快移植 |
| 伊马替尼治疗失败后的老年患者(年龄超过70岁) | TKI在二线治疗中的长期应用 | 放弃异基因干细胞移植多年或为了患者生命周期(最大限度地提高生活质量) |

注:AP,加速期;BP,急变期;CML,慢性粒细胞白血病;CP,慢性期;CyR,细胞遗传学反应;MRD,微小残留病;TKI,酪氨酸激酶抑制剂。

## 无治疗缓解(TFR)

TFR的多项临床试验评估了以CML功能性治愈为目标而实现深层分子学缓解的患者停止TKI治疗的情况。Stop Imatinib(STIM)试验评估了100名服用伊马替尼且2年以上未检测出转录本的患者停止治疗后的情况[129]。42例(61%)患者观察到分子学复发;40例患者在TKI停止治疗后6个月内复发。在分子学复发并重新接受伊马替尼治疗后,26例(62%)患者未检测出转录本,16例(38%)患者检测出低水平转录本。此外,研究人员以关于分子学缓解的深度和持续时间的不同标准,对一线的第二代TKI治疗患者的TFR进行了多项研究[130-133]。

欧洲Stop Kinase Inhibitor(EURO-SKI)试验是研究TKI停药的最大规模临床试验[133]。它纳入了821名接受伊马替尼、尼洛替尼或达沙替尼一线治疗并至少达到MR4[BCR-ABL1(IS)<0.01%]的CML患者。无分子学复发生存,定义为从TKI停药之日到第一次事件(MMR丧失或死亡)发生或检查的时间,2年时为52%。321名患者在分子学复发(即MMR丢失)后再次使用相同的TKI,81%的患者重新实现了分子学缓解MMR或MR4。多因素Logistic回归分析显示,MR4持续3年以上和TKI治疗6年以上是影响预后的因素。我们也报道了类似的发现。在30个月的中位随访期下,TKI治疗持续时间越长,TFR率越高。在MR4.5持续超过5年的患者中,TFR的发生率为92%[134]。这表明MR4.5持续较长时间可能改善的TFR生存结局。

在TFR期间,必须长期进行周期性分子学监测。一项单中心对CML患者停药后15年以上的随访中,128例患者既往接受过一线伊马替尼(61%)、一线第二代TKI(11%)和二线第二代TKI(28%)治疗并进入第一次TFR(TFR1)[135]。在6.5年的中位随访期下,65例患者发生分子学复发,其中9例(14%)在停药2年后复发,1例在TKI停药6.4年后复发。晚期分子学复发患者的BCR-ABL1(IS)在长时间内波动于MR4和MMR之间。我们报告了1例在TFR下突然进展为CML-BP的罕见病例[136]。晚期分子学复发的发生率和潜在的疾病突然进展提示有必要对TFR中的患者进行长期随访。

起初,报道称与第一代TKI伊马替尼相比,第二代TKI治疗的TFR率相对较高。多年未接受TKI治疗并达到TFR,将使较年轻的患者受益,因为他们的预期生存时间更长[137]。然而,TFR的预期发生率很低;使用伊马替尼和第二代TKI的患者分别为20%～25%和30%～45%。多项随机临床试验一致报告,与伊马替尼相比,使用一线第二代TKI治疗获得了更高的深层分子学缓解率,更多使用第二代TKI治疗的患者将可能达到TFR,但代价是更高昂的经济成本和更显著的毒性反应[58,73]。使用第二代TKI将在10年内额外花费917 056美元,以实现QALY的适度改善。对增量成本效益比的分析表明,使用第二代TKI将花费超过2 200 000 000美元,通过用第二代TKI取代一线仿制伊马替尼,实现1 QALY

的收益。选择 TKI 和一线 TKI 的经济负担时应仔细考虑潜在治愈率[73-75]。

为了增加功能性治愈的比例,TKI 治疗的新组合一直在评估中。这些联合治疗策略旨在针对获得多年深层分子学缓解的患者体内处于休眠状态的 CML 干细胞。CML 干细胞可能处于静止状态,这可能是导致对 TKI 治疗相对耐受的原因之一[138]。治疗策略包括 TKI 与聚乙二醇 IFN - α - 2b[139-142]、BCL2 抑制剂(如维奈克拉)[143]、JAK2 抑制剂[144]、去甲基化药物[145],以及免疫介导性治疗(如 PD - 1 抑制剂和树突状细胞疫苗)的联合应用[146]。

## 进展期 CML

第二代或第三代 TKI 应该被考虑作为进展期 CML 患者的初始治疗,然后进行异基因干细胞移植[147-149]。尽管在化疗的基础上加用 TKI 可以提高 CML - BP 患者的生存率,但生存率仍然不是很理想[150]。TKI 联合化疗在非淋系 CML - BP 和淋系 CML - BP 中的有效率分别为 40% 和 70%～80%,中位生存期分别为 6～12 个月和 12～24 个月。接受 TKI 治疗的 477 例 CML - BP 患者的中位生存期为 12 个月[15]。对于 TKI 联合强化疗后缓解的患者,干细胞移植可促进患者的最佳预后。16 例 CML - BP 患者中,11/16 例(69%)用氟达拉滨、大剂量阿糖胞苷联合普纳替尼 30 mg/d 治疗有效[151]。诱导治疗后 5 例获得 MMR,9 例接受异基因干细胞移植。术后 12 个月存活率为 50%。

异基因干细胞移植仍然是 CML - AP 和 CML - BP 的唯一治愈方法(治愈率分别为 40% 和 10%～20%)。克隆演化作为 AP 的唯一标准,与 60% 的 EFS 相关。在接受 TKI 的 CML - AP 患者中,80% 的患者获得了血液学缓解;预计 4 年生存率为 40%～55%。CML - BP 患者的缓解率为 40%,中位生存期为 9～12 个月。初发 CML - AP 患者接受一线 TKI 治疗的存活率高于从 CML - CP 进展为 CML - AP 的患者。接受 TKI 治疗的初发 CML - AP 生存率为 60%[14,149]。

对于 TKI 治疗失败后 CML - CP 进展为 CML - AP 的患者,以及第二代或第三代 TKI 失败的初发 CML - AP 患者,应考虑接受异基因干细胞移植。对于那些不是异基因干细胞移植的最佳候选者或作为缓解的异基因干细胞移植的过渡性疗法的患者,TKI 与化疗的结合是一种替代治疗选择。移植前的 TKI 治疗不会增加移植相关死亡的风险[152-154]。CML - AP 或 CML - BP 患者接受异基因干细胞后,应考虑移植后的 TKI 维持治疗。

## 未来展望

自从 TKI 疗法出现以来,CML 患者的存活率正在接近普通人群。2021 年,治疗选择扩大了,包括 5 种商用的 TKI(伊马替尼、达沙替尼、尼洛替尼、博舒替尼和普纳替尼)、高三尖杉酯碱和传统药物,包括羟基脲、IFN - α、阿糖胞苷和去甲基化药物。最佳生存需要对耐药症状进行最佳监测,在出现耐药或不耐受的情况下更改 TKI 治疗的最佳决定,在 TKI 依从性方面的最佳决定,以及在多种 TKI 治疗失败的情况下考虑异体干细胞移植。一旦经过多年的 TKI 治疗获得分子学深度缓解,患者就成为 TFR 的潜在候选者,目标是在没有 TKI 治疗的情况下进行功能性治疗。鉴于 CML 在美国和世界范围内的患病率预计将增加,在不接受 TKI 治疗的情况下,功能治愈比例的增加对患者及其家人的经济负担,以及医疗保健系统都有重大影响。因此,继续针对 CML 患者长期 TFR 的研究是很重要的。

以 TKI 为基础的可用药物组合(BCL2 抑制剂、JAK2 抑制剂、聚乙二醇化 IFN - α - 2a、高三尖杉酯碱、地西他滨、免疫疗法)或其他探索性疗法正在研究中。这些策略可能会根除 CML 干细胞,并在避免长期 TKI 治疗的基础上实现维持最佳生存的需要。进一步了解 BCR - ABL1 信号的下游通路可能有助于开发针对 CML 干细胞的治疗新策略。

## 提示

- 诊断时,所有白细胞增多并怀疑为 CML 的患者都应接受骨髓穿刺和活检以确定诊断,评估原始细胞和嗜碱性粒细胞的百分比,并评估克隆演化的存在。
- 对于新诊断的 CML - CP 患者,有多种 TKI 可用,在选择起始用药时有几个考虑因素,如患者状态(年龄和合并症、TKI 毒性反应)、治疗成本,以及疾病特征和风险评分。
- 考虑到与其他 TKI 相比,小剂量达沙替尼具有同等疗效和较低的毒性,目前达沙替尼 50 mg/d 已成为我们对 CML - CP 患者一线治疗的标准。
- 为了最大限度地降低动脉闭塞型 AOE 的风险,在 T315I 突变的 CML 患者和其他耐药的 CML - CP 患者中,普纳替尼的合理起始剂量可能分别是 45 mg/d 和 30 mg/d。当 BCR - ABL1 (IS)低于 1% 时,起始剂量降至 15 mg/d。
- 对于没有达到 MMR 或深层分子学反应而达到 CCyR 的患者,不应考虑使用异基因造血干细胞移植或改用其他 TKI。
- TFR 期间必须长期进行周期性的分子学监测。晚期分子学复发患者在 MR4 和 MMR 之间存在长期的 BCR - ABL1 转录本波动。晚期分子学复发的发生率提示有必要对 TFR 患者进行长期随访。

第 5 章　骨髓增生异常综合征：MDACC 的方法

Kelly Chien
Carlos Bueso-Ramos
Guillermo Garcia-Manero
张芷钰　陈苏宁·译

## 要点

▶ 骨髓增生异常综合征(MDS)是指一组异质性很强的髓系疾病。在大多数患者中，MDS 是由原始造血干细胞缺陷引起的。

▶ 具有克隆性造血证据的个体患 MDS 的风险增加。

▶ MDS 患者的预后是通过许多变量来计算的，包括细胞减少程度、原始细胞比例、细胞遗传学改变，以及最近的基因组注释。

▶ 使用国际预后评分系统或修订的国际预后评分系统，将患者分为低风险和高风险疾病人群。

▶ 对于低风险疾病的患者，治疗方法包括生长因子、铁螯合剂、罗特西普、来那度胺(用于 del5q - MDS)、去甲基化药物(HMA，阿扎胞苷或地西他滨)或抗胸腺细胞球蛋白(对于低增生型 MDS 患者)。异基因造血干细胞移植(allo - SCT)是具有不良风险特征年轻患者的选择。

▶ 对于疾病风险较高的患者，主要的治疗选择包括 HMA 和较少的急性髓系白血病样治疗。在有反应的患者的疾病病程早期，应考虑对候选患者进行 allo - SCT。对于大多数 MDS 患者应考虑进行临床试验。

骨髓增生异常综合征(MDS)是指一组造血功能障碍性疾病，其特点是无效造血和转化为急性髓系白血病(AML)风险增加。MDS 患者的中位发病年龄为 70～75 岁。环境因素很可能在本病发病机制中起重要作用。MDS 根据 WHO 的标准进行分类，多项预后评分可用于计算生存和白血病转化风险。细胞遗传学、基因组学和表观遗传学的异常在 MDS 中很常见，有助于预测预后，也可能有助于进行治疗方案的选择。在过去的 10 年中，我们见证了 MDS 患者包括支持治疗在内的治疗模式的重大改进。其中包括生长因子、罗特西普、免疫调节剂(来那度胺)和去甲基化药物(HMA，阿扎胞苷和地西他滨)，以及新型口服制剂。我们也更好地了解患者亚组，如去甲基化治疗失败的患者。在本章中，我们总结了对 MDS 的认识和我们在 MDACC 使用的治疗方法。

### MDACC 治疗 MDS 患者的方法

每年有 350～400 名患者因诊断为 MDS 而被转到 MDACC，其中近 20% 的患者最终被确诊为不同疾病。在大多数情况下，最终的诊断是 AML 或风险更高高的 MDS。其他良恶性情况也一并诊断。在一项对 2005—2009 年转诊到 MDACC 的 915 名患者的研究中，12% 的患者在 MDACC 应用非常严格的标准进

行评估后被重新分类[1]。这证明了我们在 MDACC 进行 MDS 初始评估时重复进行验证性骨髓穿刺和活检的做法是正确的。

确诊后，下一个重要步骤是计算患者的"风险"。许多临床医生和研究人员仍然使用国际预后评分系统(IPSS)[2]，但更精确的预后模型，如修订的国际预后评分系统(IPSS - R)，已经被开发出来[3-5]。IPSS 低危或中危-1 的患者或骨髓原始细胞少于 10% 的患者被认为具有较低的疾病风险，而那些原始细胞过多、中危-2 或高危患者被认为具有较高的疾病风险。当使用 IPSS - R 时，极低危、低危和部分中危亚组被认为具有较低的疾病风险，而高危、极高危和部分中危亚组被认为具有较高的疾病风险[6]。

低风险疾病患者可根据其具体特征和输血需选择不同的干预。仅有轻度细胞减少且不需要依赖输血的患者，骨髓原始细胞比例低，细胞遗传学正常，这些患者的 4 年生存率接近 80%，因此更易进行观察和研究[4]。相反，具有明显细胞减少和输血依赖的老年患者预后很差，特别是如果合并细胞遗传学异常[4]。这类患者的中位生存时间不到 12 个月；60%～70% 的 MDS 患者属于这一类，但已知的干预措施很难改善这些患者的生存结局。通常进行输血和生长因子输注支持治疗。来那度胺等干预措施对改善 5 号染色体缺失[7]患者的红

细胞（RBC）计数有明显作用，但在没有这种异常的患者中作用不明显[8]。在这种情况下经常使用阿扎胞苷和地西他滨，尽管它们的作用不太明确。allo - SCT 不是低风险 MDS 患者的首选治疗[9]，而将移植推迟至疾病进展期与更长的生存时间相关，即使当时的移植结果较差。另外有一组患者，他们的疾病危险程度较低，但去甲基化治疗失败[10]。这些患者的预后很差，需要新的研究策略。

对于高危 MDS 患者来说，治疗决策相对简单。HMA 的数据表明，与支持治疗或低剂量化疗方法相比，用这些药物治疗可明显提高生存率。年龄 60～65 岁或以下的 MDS 患者的最佳治疗方法尚不清楚。这些患者可以用 HMA 或类似 AML 的诱导治疗，也可以考虑首选 allo - SCT。没有研究比较过这些治疗在年轻患者中的疗效。本课题组遵循的方法是根据细胞遗传学对患者进行分层。核型正常的年轻患者接受类似 AML 的诱导治疗，并在可能的情况下接受 allo - SCT。相反，核型异常的年轻患者则接受以 HMA 为基础的治疗，然后进行 allo - SCT。原始细胞增多的患者首选移植不是我们的常规做法。年龄较大的患者从 HMA 的使用中获益显著，并且该治疗没有年龄上限限定的禁忌[11]。最后，危险度分层为高风险的患者和去甲基化治疗失败的患者构成了一个当前医疗水平较难治疗的主要群体[12]。

下面将对 MDS 的现有知识进行全面回顾。目前研究较多的领域是为初诊患者开发更新的治疗方式，以及为复发或去甲基化治疗失败的患者制定治疗策略。

## 流行病学和病因学

MDS 的发病率随年龄增长而增加。多数患者确诊时年龄大于 60 岁，发病中位年龄为 75 岁[13]。发病率男性高于女性，男女比例为 2∶1[13]。美国的发病率为每年（30～35）/100 万，报道的发病率呈逐年上升趋势，可能与对该病的认识和报道力度的增加有关[14]。

MDS 的发病风险与个体的种族背景有关。在美国，白种人的发病率最高[13]。来自亚洲的 MDS 患者发病年龄较低[15]。这一现象的根本原因尚不清楚，但可能反映了不同种族群体之间的遗传差异。亚洲患者的核型异常频率与欧美国家队列相似，尽管他们 5 号和 7 号染色体异常的频率可能较低[15-17]。较低的诊断年龄和低频率的 7 号染色体异常可以部分解释在亚洲患者生存时间更长的原因。

MDS 的病因尚不清楚，但遗传或环境因素可能参与其中。遗传的综合征，如唐氏综合征、Bloom 综合征和范科尼贫血，与 MDS 的风险增加有关，通常使其发病年龄更低[18,19]。基因多态性影响与代谢有毒化学物质或药物相关的酶的活性，可能影响个体对 MDS 的易感性。许多与细胞色素 p450 3A、谷胱甘肽 - S - 转移酶和 NAD（P）H 奎宁氧化还原酶系统相关研究已阐明其与增加髓系恶性肿瘤发生风险的关系[20-22]。

环境因素可能通过对造血干细胞造成毒性损伤而导致 MDS 的发生发展。苯和辐射的职业暴露与髓系恶性肿瘤的发展之间存在因果关系[23]。接触有机溶剂和杀虫剂也被认为与 MDS 的发展有关[24-26]。社会经济地位与 MDS 无相关性[25]。

MDS 发生最重要的危险因素是接受过治疗其他癌症的化疗或放疗。治疗相关 MDS（t - MDS）是 MDS 诊断中的少数，但随着肿瘤治疗成功后生存率的提高，其患病率可能会增加。通常，t - MDS 在最初的癌症治疗后 5～6 年出现，一般预后不佳[27]。接受淋巴瘤治疗的患者有这种长期并发症的风险[28]。接受自体造血干细胞移植的患者有较高的风险，10%～15% 的患者会出现治疗相关的 MDS 或 AML，在一些中心的发病率高达 10%[29]。根据我们在 MDACC 的 281 名 t - MDS 患者的经验，大部分风险与复杂的细胞遗传学或 7 号染色体的异常有关[30]。

## 临床和实验室特征

大多数 MDS 患者是在常规全血细胞计数（CBC）分析时偶然发现或因非特异性症状就诊而确诊。贫血是 MDS 中最常见的血细胞减少，与疲劳有关。少部分患者因血小板减少而出现出血或瘀伤，或因中性粒细胞减少而出现感染。MDS 患者体格检查往往正常。慢性粒单核细胞白血病（CMML）或重叠骨髓增殖性肿瘤患者可能出现肝脾大。血细胞减少严重程度的变化或症状的迅速恶化可能预示着疾病的转化。由于 20%～30% 的患者在整个病程中会发展为急性白血病，因此怀疑 MDS 转化的患者需要及时检查[2]。

初步评估应包括 CBC、网织红细胞计数和血清生化检验，包括维生素 B12 和叶酸、铁蛋白研究及促红细胞生成素（EPO）水平检查。应通过适当的检查排除引起血细胞减少或 MDS 样综合征的其他原因，如人类免疫缺陷病毒（HIV）、其他感染、自身免疫性疾病或铜缺乏。进行骨髓穿刺和活检，并对样本进行铁染色和细胞遗传学和分子检查是必不可少的。形态学评估在 MDS 中仍是必不可少的。细胞遗传学研究可以证实克隆性造血的存在，并提供额外的重要预后信息。分析特定的基因突变，如 TET2、DNMT3A、ASXL1、TP53、剪接因子、NRAS、FLT3、IDH1、IDH2 和 JAK2，可能有助于我们对预后和风险的预测评估，并指导使用选择性抑制剂（如 FLT3、JAK2 或 IDH1/2 抑制剂）进行靶向治疗，或更早考虑进行 allo - SCT。然而，也应该注意到，这些分子异常[31] 可能存在于有或无血细胞减少的老年人中，不一定明确指向 MDS 诊断。

意义未明的克隆性造血是指在没有血液病证据的老年个体的造血细胞中出现克隆性体细胞突变的现象[32,33]。这些患者的血液肿瘤、治疗相关髓系肿瘤和心血管疾病相关风险增加[34-37]。在血细胞减少没有达到 MDS 诊断标准的情况下出现体细胞突变被认为是意义未明的克隆性血细胞减少（CCUS）[38,39]，有血细胞减少但没有克隆性造血证据的个体被认为是意义未明的特发性血细胞减少（ICUS）。ICUS 和 CCUS 的区别很重要，因为在存在高预测性突变模式的情况下，5 年内发生 MDS 和 AML 的风险从 9% 增加到 82%[39,40]。

# 骨髓特征

## ■ 形态学分析

表 5-1 显示了 2016 年 WHO MDS 分类中 MDS 的不同亚型[41]。MDS 的形态学分类基于骨髓抽吸物中 500 个细胞的分类计数和血涂片中白细胞的分类计数。这种分析确定了血液和骨髓中原始细胞的百分比,并评估了参与病态造血过程的骨髓细胞系的数量,而铁染色法则确定了环形铁粒幼细胞的存在和数量[42]。

如图 5-1 所示,外周血涂片上的血细胞异常情况是多种多样的[42]。异常红细胞可能为大细胞,也常表现为大小不一的异常红细胞,也可能存在多染色性或嗜碱性点。发育不良的

**表 5-1** 根据 2016 年 WHO 标准对骨髓增生异常综合征(MDS)的分类

伴单系病态造血的 MDS(MDS-SLD)

伴多系病态造血的 MDS(MDS-MLD)

环铁粒细胞增多的 MDS(MDS-RS)

MDS-RS 伴有单系病态造血(MDS-RS-SLD)

MDS-RS 伴多系病态造血(MDS-RS-MLD)

伴孤立 del(5q) 的 MDS

原始细胞过多型 MDS(MDS-EB-1 和 MDS-EB-2)

MDS,未分类型(MDS-U)

儿童难治性血细胞减少

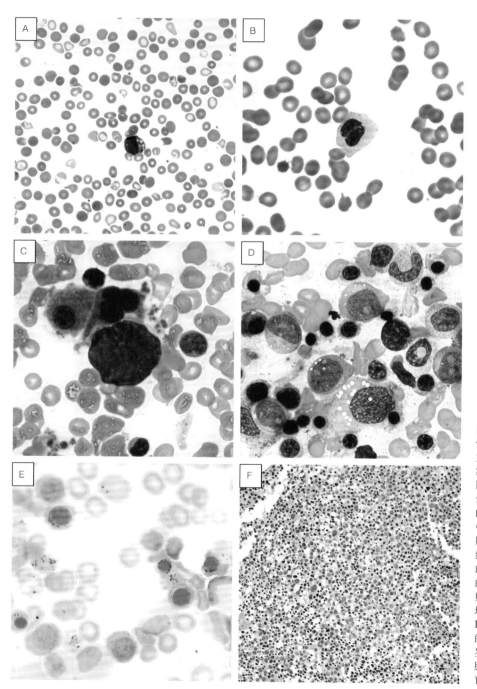

**图 5-1** 骨髓增生异常综合征外周血和骨髓的形态学特征。A. 一例难治性贫血伴原始细胞增多 1 型(RAEB Ⅰ)患者的外周血涂片。红细胞显示低色素、大小不均和大卵圆细胞。偶尔也有原始细胞(中心)。B. 一例难治性血细胞减少伴多系病态造血患者的外周血涂片,显示假性 Pelger-Huet 细胞(中心),染色质高度浓缩,细胞核呈双叶状,胞质颗粒减少。C. 一例难治性贫血伴原始细胞增多患者的骨髓穿刺液中,发育不良的小巨核细胞,有的单核或核分离,有成熟的颗粒状细胞质。D. 一例难治性贫血伴原始细胞增多患者的骨髓穿刺液中,原始细胞增多,粒细胞生成障碍和红细胞生成障碍。E. 一例难治性贫血伴环铁粒细胞增多患者的环形铁粒幼细胞和含铁小体。F. 一例 70 岁难治性贫血伴原始细胞增多患者的高细胞(100%)骨髓活检,显示未成熟细胞和发育不良的巨核细胞增多

粒细胞可能表现为细胞核的异常折叠,细胞质颗粒常减少或消失。血小板大小不一,也可能出现血小板颗粒减少。存在原始细胞或存在过多单核细胞分别对高危 MDS 和 CMML 的分类具有重要意义。

明确诊断需要进行骨髓穿刺和活检。骨髓通常细胞正常或过多,显示其无效造血。在恶性程度较高的 MDS 中,造血细胞的异常成熟导致不同比例的原始粒细胞显著增加。成红细胞细胞核中发现的形态异常包括核出芽、核间桥接、核碎裂、多核和类幼巨红细胞改变(图 5 - 1)。细胞质特征包括环形铁粒幼细胞的存在和异常空泡化。颗粒异常或无颗粒是病态造血的粒细胞系的常见特征。中性粒细胞前体的异常核折叠可形成发育不良的双叶核,即假性 Pelger - Huet 畸形。巨核细胞的异常形态学特征多变,而其典型表现是一种被称为微巨核细胞的发育不良形态。正常的巨核细胞有一个多倍体细胞核,它随着病态造血而改变,导致低分叶或分叶核过多,产生分散在整个细胞内的细胞核。骨髓活检提供了对整体细胞结构的最佳评估,并可以评估骨髓和周围骨骼的结构(图 5 - 2)。可以在活检中用网状蛋白和胶原蛋白的特异性染色来评估纤维化。在正常的骨髓中,未成熟的原始细胞常位于骨内膜表面附近。在 MDS 中,这些细胞可能远离正常部位,并形成异常的集群,被称为幼稚前体细胞异常定位。活检的免疫组化染色可以协助诊断,用 CD34 染色鉴定原始细胞和祖细胞,用 CD42 或 CD62 来定量巨核细胞(图 5 - 2)[43]。

非克隆性疾病也可能引起血细胞形态发育不良。在最初的评估中应排除血细胞发育不良的次要原因,该步骤会使诊断复杂化。暴露于重金属或抗结核治疗、维生素 B12 和叶酸缺乏、HIV 感染、过度饮酒,均可能导致血细胞发育不良[42],正常老化也可偶尔导致血细胞发育不良[44]。化疗或使用粒细胞集落刺激因子(G - CSF)治疗后,通常也会观察到发育不良的特征。这些诊断应在病史中评估,并可能需要进一步的实验室检查来排除。骨髓细胞极度减少的患者和显著纤维化的患者可能会出现诊断困难,因为穿刺的样本中通常只有很少的细胞,无法对发育不良进行形态学评估。对于骨髓细胞极度减少的患者,可能很难与再生障碍性贫血鉴别,因为后者也可观察到红系形态发育不良。在高度纤维化时,骨髓穿刺往往不成功。一些骨髓轻度发育不良而核型正常的患者,在初诊时很难明确诊断,可能需要观察一段时间以确认基本诊断。这些患者需要在 3～6 个月进行复查。

### ■ 细胞遗传学和分子学分析

40%～50% 的原发性 MDS 和低危疾病患者存在细胞遗传学异常;在更晚期的 MDS 患者中比例更高。对来自提取自骨穿标本的造血细胞进行细胞遗传学分析,可提供重要的预后信息,并可指导治疗(如来那度胺治疗 5q 缺失 MDS 或更早期的 allo - SCT 治疗复杂或预后不良核型 MDS)。异常核型为存在克隆性血液病提供了证据,在形态学改变不明显时尤为重要。通常情况下,细胞遗传学分析评估 20 个细胞中期分裂象[43]。多种不同的细胞遗传学异常已被纳入,并总结在

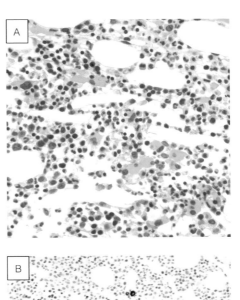

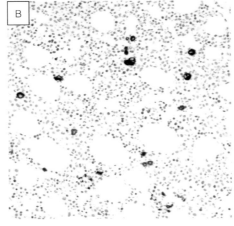

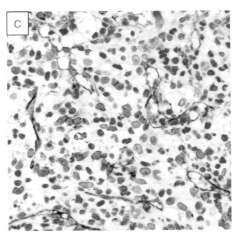

图 5 - 2  MDS 骨髓活检的形态学和免疫组织化学特征。A. 一位 60 岁 RAEB I 女性患者,骨髓活检发现有大量发育不良的单核巨核细胞。B. CD61 免疫组化染色,显示许多发育不良的小巨核细胞。CD61 可能有助于检测发育不良的小巨核细胞,以帮助确认巨核细胞生成障碍和巨核细胞向骨内膜面的异常移位。C. CD34 免疫组化染色,显示原始细胞增多和血管增多

表 5 - 2 中[45]。与 AML 和 CML 不同,MDS 中基因易位罕见而缺失很常见。

细胞遗传学异常的存在与否对预后有显著影响[45]。正常核型患者的中位生存时间约为 53 个月,而有 3 种或以上细胞遗传学异常的患者(即复杂核型)生存时间不到 12 个月。

del(5q)和del(20q)与良好的预后有关。然而,当它们与其他细胞遗传学异常同时存在时,尤其是作为复杂核型的一部分时,预后就会很差。7号染色体的异常,通常是缺失,无论是否存在其他异常,都与预后不良有关。复杂的细胞遗传学异常在骨髓原始细胞增多患者中更常见。随着核型复杂性的增加,预后也逐渐变差。有6种或以上异常的患者生存极差,中位生存时间为5个月[45]。2012年,利用2902名患者的数据开发了一个综合的细胞遗传学评分系统[46],列出了19个新的细胞遗传学类别和5个预后亚组,如图5-3所示,这也是IPSS-R评分系统的基础[5]。

治疗相关MDS具有极高的细胞遗传学异常发生率,70%~90%的病例有核型异常[27,30,45]。这也与这些患者的不良预后相关。5号和7号染色体的异常与暴露于烷化剂有关[47,48]。11q23的易位则与拓扑异构酶Ⅱ抑制剂有关[47]。

表5-2    2008年WHO分类和FAB亚组中常见核型异常的频率

| 分类 | 患者(n) | 核型,n(%) | | | | | |
| --- | --- | --- | --- | --- | --- | --- | --- |
| | | 正常 | del(5q) | −7/del(7q) | +8 | −20/del(20q) | 复杂 |
| 所有FAB | 1949 | 942(48.3) | 295(15.1) | 209(10.7) | 162(8.3) | 86(4.4) | 282(14.5) |
| RA | 573 | 267(46.6) | 139(24.3) | 30(5.2) | 37(6.5) | 31(5.4) | 47(8.2) |
| RARS | 252 | 147(58.3) | 23(9.1) | 24(9.5) | 14(5.6) | 9(3.6) | 20(7.9) |
| RAEB | 415 | 179(43.1) | 71(17.1) | 60(23.8) | 39(9.4) | 21(5.1) | 98(23.6) |
| RAEB-T | 305 | 132(43.3) | 38(12.5) | 50(16.4) | 30(9.8) | 16(5.2) | 68(22.3) |
| CMML | 272 | 170(62.5) | 4(1.5) | 23(8.5) | 18(6.6) | 2(<1) | 12(4.4) |
| 所有WHO | 595 | 285(47.8) | 110(18.5) | 53(8.9) | 40(6.7) | 22(3.7) | 71(11.9) |
| 5q-综合征 | 61 | 0(0.0) | 61(100.0) | 0(0.0) | 0(0.0) | 0(0.0) | 0(0.0) |
| RA | 56 | 38(67.9) | 3(6.5) | 5(10.9) | 1(2.2) | 1(2.2) | 6(13.0) |
| RARS | 26 | 23(88.5) | 0(0.0) | 0(0.0) | 1(3.8) | 0(0.0) | 0(0.0) |
| RCMD | 164 | 88(53.7) | 11(6.7) | 20(12.2) | 12(7.3) | 8(4.8) | 18(11.0) |
| RCMD-RS | 77 | 34(44.2) | 8(10.4) | 8(10.4) | 8(10.4) | 3(3.9) | 12(15.6) |
| RAEBⅠ | 90 | 42(45.7) | 16(17.8) | 10(11.1) | 5(5.6) | 4(4.4) | 15(16.7) |
| RAEBⅡ | 121 | 60(49.6) | 11(9.1) | 8(6.6) | 13(10.7) | 5(4.1) | 19(15.7) |

注:RA,难治性贫血;RAEBⅠ,难治性贫血伴原始细胞过多1型;RAEBⅡ,难治性贫血伴原始细胞过多2型;RAEB-T,转化中难治性贫血伴原始细胞过多;RARS,难治性贫血伴有环状铁粒幼红细胞;RCMD,难治性血细胞减少伴多系病态造血;RCMD-RS,难治性血细胞减少伴多系病态造血伴有环状铁粒幼红细胞。

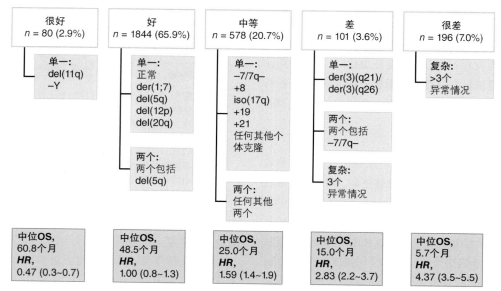

图5-3    细胞遗传学评分及相应的预后

染色体缺失的高频率促使人们对表观遗传抑制性改变的识别产生兴趣，如 MDS 中异常的 DNA 甲基化。多个启动子 CpG 岛的 DNA 甲基化异常与 MDS 的不良预后有关[49]。目前，我们没有证据表明 MDS 中存在表观遗传失活的特定分子通路。

在 MDS 的一些特定亚群中，有研究报道了遗传异常与疾病表型之间的联系。例如，5q-综合征[50]。少数 5q 染色体中间缺失的患者表现为惰性贫血，而血小板计数相对正常，这与骨髓中与低分叶巨核细胞相关（图 5-4），这一系列发现被称为 5q-综合征，在目前 WHO 分类中被认为是一个独立的疾病类型。该缺失区域内的基因缺陷及其导致疾病发生的原因尚不清楚。研究集中在一个候选基因 SPARC，其可能会导致恶性肿瘤相关表型[51]。CTNNA1 是 5q 染色体上的另一个基因，被认为是 MDS 和 AML 的中的重要基因，但该基因异常的 MDS 不伴有 5q-综合征的特异性特征[52]。RPS14 在 5q-MDS 中的突变为单倍剂量不足，RPS14 参与核糖体 4 的

生物生成；其缺乏引起该 5q-综合征中的贫血[53]。很可能是复杂的基因网络协同作用导致了该综合征的发生。事实上，microRNA 145 和 146a 也已被发现参与了 5q-综合征的生物学过程[54]。

少数患者被描述为与 p53 基因异常有关的 17p 缺失。这种特异性疾病预后不良，当形态学特征出现显著的粒细胞生成障碍，包括表现为 Pelger-Huet 异常和异常空泡化的中性粒细胞时，可以怀疑是这种疾病[55]。获得性血红蛋白 H 病在血涂片上会产生类似 α-地中海贫血的 RBC 改变。这种 RBC 表型继发于骨髓 MDS 克隆中 α-珠蛋白的表达减少，并且在大多数情况下与 ATRX 基因的突变有关[56]。这些罕见的综合征出现于少数 MDS 患者，而大多数患者中没有特定的基因缺陷。

一些研究小组在 MDS 中使用了大规模的单核苷酸多态性（SNP）阵列[57]，这使得 MDS 中的微缺失和单亲二倍体的区域得以被识别[58]。这些基因组区域可能含有 MDS 中重要的基因，如 c-CBL[59]。

在过去的几年中，各类研究已经积累了有关 MDS 基因组改变的重要信息，数据总结在图 5-5 中[31,60]。常见的突变影响了参与基因剪接的基因（如 SF3B1、SRSF2、U2AF1）、表观遗传调节因子（如 TET2、DNMT3A、ASXL1 和 EZH2）及 DNA 修复和细胞周期控制基因（如 PPM1D、TP53）。TP53 和 EZH2 突变的存在与不良预后相关[31]。特定的基因组改变与基因表达模式的相关性可能解释了该疾病的一些表型特征[61]。

### ■ 其他骨髓检查

MDS 的常规诊断不需要流式细胞术，但该检查有时可提供有价值的补充信息。流式可以确定骨髓中特定存在的髓系

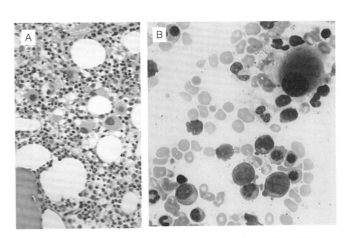

**图 5-4** A 和 B. 5 号染色体缺失的骨髓增生异常综合征的骨髓形态

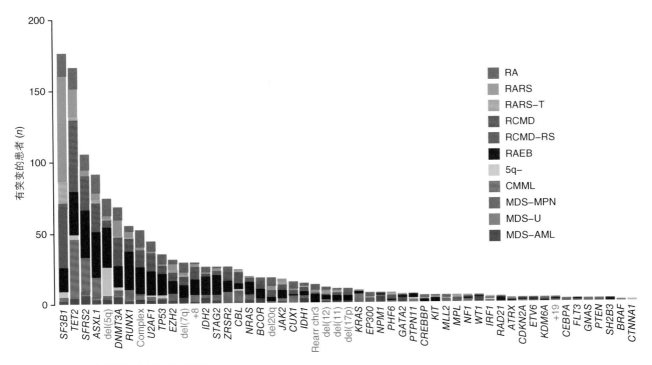

**图 5-5** 骨髓增生异常综合征的分子数据

谱系,也可以确定细胞表面标志物的异常表达,表明克隆细胞群的存在。这对确认异常造血的存在可能具有诊断意义,特别是在形态学异常不典型和核型正常的情况下。量化骨髓中 $CD34^+$ 细胞的数量可能有助于鉴别发育不良的 MDS 与再生障碍性贫血。在 MDS 中,CD34 细胞的数量通常是正常或增加的,而再生障碍性贫血则通常减少[62]。

使用特定染色体探针的荧光原位杂交技术(覆盖 5、7、8 和 20 号染色体)在 MDS 中尚未完全标准化。它们的使用不应该被视为 MDS 的治疗标准,也不能取代传统的细胞遗传学。

## 诊断

随着对该疾病的生物学和遗传学认识的加深,用于对 MDS 分组的分类系统也在不断发展。第一个被广泛接受的分类是由 FAB 研究小组提出的[63]。FAB 对 MDS 的分类主要是根据外周血和骨髓中原始细胞的百分比,疾病类型由原始细胞数量的增加的程度来定义,更高的原始细胞比例与更严重的临床特征有关。骨髓原始细胞比例大于 30% 的患者被诊断为 AML。这种分类法仅用形态学标准来定义疾病群体,并由此构建了研究 MDS 自然史及其治疗应答的基础。

WHO 制定了 MDS 的分类,目的是利用疾病病生物学的所有特征,包括形态学、细胞遗传学、免疫表型和临床特征对该疾病进行分类[64]。该分类最后更新于 2016 年(表 5 - 1)[41]。在最初的 WHO 分类中,虽然更改了确诊急性白血病的最低原始细胞水平,但仍保留了骨髓和外周血形态学评估的重要性。骨髓原始细胞比例≥20% 的患者被认为是 AML。20%～29% 的患者预后与 30% 以上的患者相似。在原始细胞比例升高的 MDS 分类中,根据原始细胞升高的程度将其分为 MDS - EB1 型和 2 型,这一分类反映出原始细胞计数更高的患者预后更差[2,5]。在骨髓原始细胞比例正常的患者中,根据是否存在多系病态造血,FAB 引入了相对惰性的 MDS 伴环状铁粒幼红细胞(MDS - RS)分类。与多系减少和病态造血的患者相比,仅有红系病态造血的患者预后更好。此外,WHO 将 5q -综合征作为一个独立类型,主要基于细胞遗传学异常,而不仅是基于形态学特征。染色体 5q 相关的缺失在 MDS 中比较常见,WHO 分类将该综合征严格定义为伴有贫血、血小板计数正常或偏高、骨髓活检巨核细胞低分叶核的,伴孤立 del(5q)的 MDS(图 5 - 4)。WHO 的分类已被多个独立的研究组证实[65,66]。2016 年的 WHO 分类包括以下变化:① 用"骨髓增生异常综合征"取代"难治性贫血"和"难治性血细胞减少",因为特定血细胞的减少和分类的影响较小;② 1% 的原始细胞比例的确定,至少需要两次不同时间的检查,以诊断 MDS -未分类型(MDS - U);③ 将计算原始细胞百分比的分母改为所有骨髓有核细胞,而不是"非红系细胞";④ 去除 +8、-Y 或 del(20q)在无形态学特征时为 MDS 定义;⑤ 在分类中不包括基因组因素,但在预后方面纳入特定突变的影响,如 $TP53$ 和 $SF3B1$[41]。

## 预后

MDS 患者的预后具有异质性。准确预测患者的风险类别,对于指导合理的治疗管理方案和纳入研究性药物方案至关重要。如表 5 - 3 所示,IPSS 评分是目前应用最广泛的评估预后和治疗方案的系统[2]。它指导了初诊时对原发性 MDS 患者预后的评估。该系统基于对 816 例 MDS 患者的回顾性分析研究结果,并追踪疾病的自然史,以确定与患者预后相关的重要因素。总生存期和转化为急性白血病的风险与血细胞减少的数量、骨髓中原始粒细胞的百分比和是否存在特定细胞遗传学异常有关。如果存在正常二倍体核型、孤立 del(5q)、孤立 del(20q)或孤立 - Y 的细胞遗传学异常,则为低风险。而高风险相关细胞遗传学异常包括涉及 7 号染色体异常或存在 3 个或更多核型异常的复杂核型。所有其他细胞遗传学异常被认为是中度风险。IPSS 对这些变量进行加权评分,将患者分为 4 个不同的风险组:低危、中危- 1、中危- 2 和高危(表 5 - 3)。然后从不同年龄段的队列中预测生存期和转化为急性白血病的风险,如表 5 - 3B 所示。IPSS 低危和中危- 1 的患者通常被认为是低风险 MDS,而 IPSS 中危- 2 和高危的患者被归类为高风险 MDS。

表 5 - 3　国际预后评分系统(IPSS)

| A. IPSS 得分:所列 3 个预后因素之和 | | | | |
| --- | --- | --- | --- | --- |
| 分数 | 0 | 0.5 | 1 | 1.5 | 2 |
| 骨髓原始细胞(%) | <5 | 5～10 | | 11～20 | 21～30 |
| 染色体核型[a] | 好 | 中等 | 差 | | |
| 血细胞减少[b] | 0/1 | 2/3 | | | |

| B. 由 IPSS 评分决定的预后 | | | | | |
| --- | --- | --- | --- | --- | --- |
| 风险组 | IPSS 得分 | 中位生存期(年) | | | |
| | | ≤60 年 | >60 年 | ≤70 岁 | >70 年 |
| 低危 | 0 | 11.8 | 4.8 | 9 | 3.9 |
| 中危- 1 | 0.5～1.0 | 5.2 | 2.7 | 4.4 | 2.4 |
| 中危- 2 | 1.5～2.0 | 1.8 | 1.1 | 1.3 | 1.2 |
| 高危 | ≤2.5 | 0.3 | 0.4 | 0.8 | 0.4 |

注:[a]好,正常,- Y,del(5q),del(20q);差,复杂(≤3 个异常)或 7 号染色体异常;中等,其他异常。[b]血细胞减少是指血红蛋白浓度<100 g/L,中性粒细胞<1.5×10⁹/L,血小板<100×10⁹/L。

低风险 MDS 通常比高风险 MDS 治疗更保守。低风险患者的准确划分可能尤为重要,因为目前还不清楚一些较低风险患者是否能从早期治疗干预中获益。为了确定哪些低风险患者可被考虑纳入早期干预治疗方案,我们对 MDACC 的低风险 MDS 患者进行了分析,以进一步对低危和中危- 1 的预后进行分层(表 5 - 4)[4]。低风险组中与预后不良相关的因素包括血小板减少(血小板<50×10⁹/L)、贫血(血红蛋

白浓度＜10 g/dL），高龄（60 岁以上），原始细胞计数＞4%，以及核型非二倍体或 del（5q）（表 5 - 4A）。该模型按 0～2 分、3～4 分和 5～7 分将低风险患者分为 3 个亚组，中位生存期分别为 80 个月、27 个月和 14 个月（表 5 - 4B）。铁蛋白和 $\beta_2$ 微球蛋白的增加也与较差的生存有关，但这些因素未被纳入预后模型。由于低风险组患者之间的生存存在显著差异，因此有必要对生存相对较差的低风险患者进行早期干预方案的研究。

这些组的生存期和演变为急性白血病的风险不同。在这个分类中，极低危患者的总死亡率与一般患者无异。这个模型包含了疾病风险状况随时间的变化，对随着疾病的进展进一步细化对生存期和白血病进展的预测起了指导作用。MDACC 开发了一个包括 CMML 的模型，并且涵盖了新发和继发疾病，可以在 MDS 病程中的任何时候进行预后评估[68]。该模型的特点见表 5 - 5。

表 5 - 4　低危骨髓增生异常综合征的预后模型

| A | | | |
| --- | --- | --- | --- |
| 不良因素 | 系数 | P 值 | 分数 |
| 不良细胞遗传学 | 0.203 | ＜0.000 1 | 1 |
| 年龄＞60 岁 | 0.348 | ＜0.000 1 | 2 |
| 血红蛋白＜100 g/L | 0.216 | ＜0.000 1 | 1 |
| 血小板＜50×10⁹/L | 0.498 | ＜0.000 1 | 2 |
| （50～200）×10⁹/L | 0.277 | 0.000 1 | 1 |
| 原始细胞≤4% | 0.195 | 0.000 1 | 1 |
| B | | | |
| 分数 | 患者（n） | 中位生存时间（月） | 4 年生存率（%） |
| 0 | 11 | NR | 78 |
| 1 | 58 | 83 | 82 |
| 2 | 113 | 51 | 51 |
| 3 | 185 | 36 | 40 |
| 4 | 223 | 22 | 27 |
| 5 | 166 | 14 | 9 |
| 6 | 86 | 16 | 7 |
| 7 | 13 | 9 | NA |

注：在骨髓增生异常综合征和国际预后评分系统评分为低危或中危-1 的患者中计算该分数。A. 多因素分析的重要特征。每一项都有一个指定的分数。然后，计算出的总分可以在 B 中用来预测中位生存时间和 4 年生存率。

我们也研究了较低风险 MDS 患者的死因[67]。大约 80% 的患者死于 MDS 固有的并发症，而不是因为疾病的进展，后者只见于 10%～20% 的患者。最常见的死因是感染，其次是出血。原始细胞比例较高和 7 号染色体单体患者的转化为 AML 的风险增加[67]。

IPSS 确定了最初诊断时的疾病风险，但它并不提供随着患者病程进展，疾病风险变化的信息。为了解决这个问题，我们开发了一个动态的预后系统，并提供了一个可以预测生存期和白血病转化随时间变化的分数。基于 WHO 分类的预后评分系统权衡了 3 个变量：WHO 诊断分类、根据 IPSS 标准分类的核型异常和输血需求[3]。这将患者分为 5 个疾病组，

表 5 - 5　MDACC 对骨髓增生异常综合征的风险分层模型

| A. 简化的骨髓增生异常综合征风险评分 | | |
| --- | --- | --- |
| 预后因素 | 系数 | 积分[a] |
| 表现状态≤2 | 0.267 | 2 |
| 年龄（岁） | | |
| 60～64 | 0.179 | 1 |
| ≤65 | 0.336 | 2 |
| 血小板（×10⁹/L） | | |
| ＜30 | 0.418 | 3 |
| 30～49 | 0.270 | 2 |
| 50～199 | 0.184 | 1 |
| 血红蛋白＜120 g/L | 0.274 | 2 |
| 原始细胞 | | |
| 5～10（%） | 0.222 | 1 |
| 11～29（%） | 0.260 | 2 |
| 白细胞计数＞20×10⁹/L | 0.258 | 2 |
| 染色体核型：7 号染色体异常或复杂≤3 的异常情况 | 0.479 | 3 |
| 输血史，是 | 0.107 | 1 |

| B. 按预后评分估计的总体生存率 | | | | |
| --- | --- | --- | --- | --- |
| 分数 | 患者，n（%） | 生存 | | |
| | | 中位数（月） | 3 年百分比 | 6 年百分比 |
| 低 | | | | |
| 0～4 | 157（16） | 54 | 63 | 38 |
| 中-1 | | | | |
| 5 | 111（12） | 30 | 40 | 14 |
| 6 | 116（12） | 23 | 29 | 14 |
| 中-2 | | | | |
| 7 | 127（13） | 14 | 19 | 8 |
| 8 | 106（11） | 13 | 13 | 4 |
| 高 | | | | |
| 9 | 97（10） | 10 | 10 | 2 |
| ≤10 | 244（25） | 5 | 2 | 0 |

续　表

| | C. 按四级预后得分点估算的总生存率 | | | |
|---|---|---|---|---|
| 分数 | 患者,n (%) | 生存 | | |
| | | 中位数(月) | 分数 | 患者,n(%) |
| 0～4 | 157(16) | 54 | 63 | 38 |
| 5～6 | 227(24) | 25 | 34 | 13 |
| 7～8 | 233(24) | 14 | 16 | 6 |
| ≤9 | 341(36) | 6 | 4 | 0.4 |

注：ª得分点是通过将系数除以 0.15 并四舍五入到最接近的整数得到的。

少数 MDS 患者的骨髓活检表现为纤维化,但这一病理特征没有被纳入常规诊断分类或预后系统。纤维化在多系病态造血或核型异常的患者中更常出现,一旦出现,将预示着更快地发展为严重的骨髓衰竭且生存期缩短[69]。在年轻患者中,可能需要早期考虑 allo‑SCT。

一个国际联盟开发了一个新的 MDS 分类,称为 IPSS‑R[5]。这项工作的目的是改进最初 IPSS 的已知局限性。IPSS‑R 完善了细胞遗传学注释,并且更新了血细胞减少和原始细胞百分比的阈值[46]。表 5‑6 展示了这一新分类的特点。IPSS‑R 将患者分为 5 类(极低、低、中、高和极高危)。并且已经制定了标准,根据年龄和 IPSS‑R 评分来计算预期生存期和进展时间。IPSS‑R 应被视为计算 MDS 患者预后的标准工具,目前已被纳入大多数现代临床试验。此外,根据年龄(66 岁或以上)、外周血原始细胞计数≥2%、需要输 RBC,对 IPSS‑R 中危 MDS 患者进行进一步分层(表 5‑7)[6];评分为 0 或 1 的患者被认为是中危良好风险,评分为 2～4 的患者被认为是中危不良风险。最后,随着分子基因组学数据的加入,所有这些分类可能会被修改。

表 5‑6　修订的国际预后评分系统(IPSS‑R)

| A. 预后评分 | | | | | | | |
|---|---|---|---|---|---|---|---|
| 预后相关变量 | 0 | 0.5 | 1 | 1.5 | 2 | 3 | 4 |
| 细胞遗传学 | 极好 | NA | 好 | NA | 中等 | 差 | 极差 |
| 骨髓原始细胞(%) | ≤2 | NA | 2%～5% | NA | 5%～10% | >10% | NA |
| 血红蛋白(g/dL) | ≥10 | NA | 8～10 | <8 | NA | NA | NA |
| 血小板(×10⁹/L) | ≥100 | 50～100 | <50 | NA | NA | NA | NA |
| ANC | ≥0.8 | <0.8 | NA | NA | NA | NA | NA |

| B. 根据预后评分评价预后风险类别和结果 | | | | | | | |
|---|---|---|---|---|---|---|---|
| 风险类别 | 风险评分 | | | | | | |
| 极低 | ≤1.5 | | | | | | |
| 低 | 1.5～3 | | | | | | |
| 中 | 3～4.5 | | | | | | |
| 高 | 4.5～6 | | | | | | |
| 极高 | >6 | | | | | | |

| | 患者(n) | 极低 | 低 | 中 | 高 | 极高 |
|---|---|---|---|---|---|---|
| 患者(%) | 70(12) | 19 | 38 | 20 | 13 | 10 |
| 总生存率ª | | 8.8 | 5.3 | 3.0 | 1.6 | 0.8 |
| | | (7.8～9.9) | (5.1～5.7) | (2.7～3.3) | (1.5～1.7) | (0.7～0.8) |
| 风险比 | | 0.5 | 1.0 | 2.0 | 3.2 | 8.0 |
| (95% CI) | | (0.46～0.59) | (0.93～1.1) | (1.8～2.1) | (2.9～3.5) | (7.2～8.8) |
| 患者(%) | 6 485 | 19 | 37 | 20 | 13 | 11 |
| AML/25%ª,b | | NR | 10.8 | 3.2 | 1.4 | 0.73 |
| | | (14.5～NR) | (9.2～NR) | (2.8～4.4) | (1.1～1.7) | (0.7～0.9) |
| 风险比 | | 0.5 | 1.0 | 3.0 | 6.2 | 12.7 |
| (95% CI) | | (0.4～0.6) | (0.9～1.2) | (2.7～3.5) | (5.4～7.2) | (10.6～15.2) |

注：ª中位,年(95% CI);P<0.001。b演进到 25% AML 的中位时间(95% CI);P<0.001。
AML,急性髓系白血病;ANC,中性粒细胞绝对值;NA,不适用;NR,未达到。

表 5-7 按 IPSS-R 对中危骨髓增生异常
综合征患者的预后评分

| 不良因素 | 系数 | P 值 | 分数 |
|---|---|---|---|
| 年龄≥66 岁 | 0.87 | <0.000 1 | 2 |
| 外周血原始细胞≥2% | 0.52 | 0.009 | 1 |
| 输注红细胞 | 0.51 | 0.003 | 1 |

MDS 患者年龄较大，可能存在其他合并症。我们使用成人合并症评估-27 评分系统（ACE-27）计算合并症对 MDS 患者预后的影响[70,71]。本分析显示合并症的存在与疾病评分之间存在协同作用。当 ACE-27 与 IPSS-R 一起计算并结合基因组数据时，也观察到同样的情况[71,72]。

## 治疗

近年来，可用于治疗 MDS 的有效药物数量增加，提供了对于患者病程不同的管理方案。部分治疗方法可以改善造血功能，缓解血细胞减少相关症状；其他疗法可以改变疾病的自然史，提高生存率。这两种方法在不同的临床背景下可能都是合适的，许多患者在整个病程中接受不同组合的治疗。

在不同的患者群体中，MDS 的治疗目标是不同的。管理方案应考虑患者的年龄、合并症和疾病风险。低危 MDS 患者最常出现与慢性贫血相关的问题，而且这一问题可能长期存在。如果这些患者年龄较大，他们最好采用相对无毒的治疗方法，以维持生活质量。治疗方案包括输注血液制品、生长因子疗法（即促红细胞生长素联合/不联合集落刺激因子）、铁螯

合剂、罗特西普，以及免疫调节剂（利那度胺）和表观遗传药物治疗（阿扎胞苷或地西他滨）。高危 MDS 预后较差，常进展至 AML。对于这些高危患者，可能需要积极的治疗以根除恶性克隆并改善生存。高强度治疗包括大剂量化疗，以及对年轻患者进行巩固性 allo-SCT。高强度治疗方案并不适合所有患者，因为它们可显著提升患者的治疗相关发病和死亡风险。图 5-6 为 MDACC 对于 MDS 治疗选择的相关方法，图 5-7 为基于低危和高危 MDS 的具体治疗方法[73]。

因为低危和高危疾病的治疗目标可能不同，所以评估 MDS 的治疗反应可能很复杂。低危疾病的临床缓解标准通常是衡量外周血细胞计数和生活质量因素的改善。高危疾病的反应还需要骨髓原始细胞的改善。由国际工作组制定的标准可用于评估 MDS 的治疗反应，特别适用于药物试验之间的比较[74]，最近还提出了新的血液学缓解标准[75]。

### ■ 支持性治疗

慢性血细胞减少是 MDS 的一个主要特征。缓解贫血、中性粒细胞减少和血小板减少有关问题的治疗是管理 MDS 患者的一个重要组成部分。细菌感染需要积极的抗生素治疗。血小板输注适用于出血的情况或针对严重血小板减少患者的预防治疗。MDACC 的输血阈值为血红蛋白 8 g/dL（80 g/L）（除非患者有其他症状）和血小板计数低于 10 000/μL（10×10⁹/L）（除非有出血的证据）。由于缺乏献血者，这些输血阈值的标准受到 2020 年新型冠状病毒肺炎（COVID-19）大流行的挑战。对于可能的黏膜出血或外科手术，可以考虑使用抗纤溶药物进行额外的止血支持。预防性抗生素使用在中性粒细胞减少症患者中的作用还不明确。我们在 MDACC 的做法是对

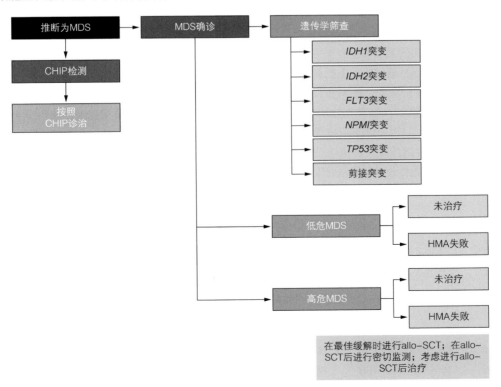

图 5-6 MDACC 管理 MDS 患者的方法。allo-SCT，异基因造血干细胞移植；CHIP，意义不明的克隆性造血；HMA，去甲基化药物；SCT，干细胞移植

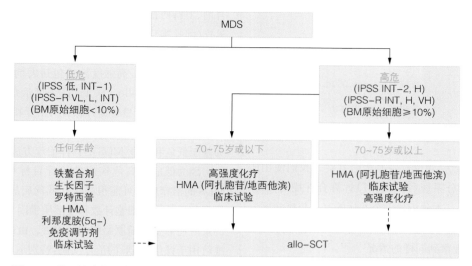

图 5-7 基于风险的骨髓增生异常综合征(MD)患者治疗方法。allo-SCT,异基因干细胞移植;BM,骨髓;HMA,去甲基化药物;INT,中等;IPSS,国际预后评分系统;IPSS-R,修订的国际预后评分系统;L,低;VH,非常高;VL,非常低;H,高 VH,非常高

所有正在接受治疗并出现严重中性粒细胞减少的患者使用三联疗法(含氟喹诺酮类抗菌药、抗病毒药和抗真菌药)。

症状性贫血往往是低危 MDS 患者的主要临床问题。在这一群体中,输注红细胞是有效的对症治疗,但长期的输血可能会引起输血相关的含铁血黄素沉着、同种抗体形成及心功能不全患者血容量超负荷等问题。铁在机体组织中的沉积可以用铁螯合剂来治疗。铁螯合疗法在重型地中海贫血中疗效明确,定期的去铁胺治疗可以减少铁在器官中的沉积,提高生存率[76]。去铁胺的肠外给药不方便,而有效的口服铁螯合药物,如地拉罗司的开发,使铁螯合治疗更容易进行[77]。在 MDS 中,铁螯合剂被认为具有类似的治疗优势[78]。这在最近发表的随机双盲 II 期 TELESTO 研究中得到了证实[79],该研究表明,与安慰剂相比,口服地拉罗司的无事件生存率提高。铁螯合剂应在输注红细胞 20~40 U 后,通过肠外去铁胺用药或口服地拉罗司进行,特别是期望延长患者生存期和长期输血治疗时。血清铁蛋白可指导铁螯合治疗,通常在输注 20 U RBC 后,铁蛋白浓度应大于 1 000 $\mu$g/L[66]。对于拟接受异基因移植的年轻患者,也应考虑铁螯合剂治疗。移植前铁蛋白升高与异基因移植后的总生存率降低和肝静脉闭塞并发症的增加有关[80]。

■ 造血生长因子

造血生长因子是造血祖细胞增殖的主要调节因子,在治疗上用于促进有效造血。EPO 治疗已用于低危 MDS 患者RBC 输注的替代治疗。多种形式的重组 EPO(rEPO)已经在不同的患者群体中进行了研究,包括促红细胞生长素 a、促红细胞生成素 b 和长效的达依泊汀。总体来说,在非选择性的患者中红细胞反应不大,在 10%~20%[81]。最佳治疗反应是在低危 MDS、低血清 EPO 水平(<200 IU/L)、无 RBC 输注需求的患者中发现的[82]。在这一 MDS 治疗反应较好的亚组中,40%~60% 的患者对 rEPO 治疗发生红细胞反应[82]。中位反应持续时间为 2 年,治疗与生活质量改善相关[83]。数据表明,对生长因子治疗有治疗反应的患者比既往单纯接受支持治疗的患者有更好的生存期[82]。

EPO 与 G-CSF 联合治疗也是有效的,在特定的队列中反应率为 40%~50%。这两种造血细胞因子的组合似乎提供了协同的临床益处,并使一些对 EPO 单药治疗无效患者的血红蛋白水平得到改善[61,83,84]。这种组合的益处可能在难治性贫血伴环状铁粒幼红细胞(RARS)和难治性血细胞减少伴多系病态造血(RCMD)中最为明显,但这一假设尚未得到证实[82]。理论上,在接受慢性造血生长因子治疗的患者中,疾病进展是一种风险,但对这些患者的长期观察表明,这些细胞因子并不会促进白血病的进展[82,84]。造血生长因子治疗应考虑用于治疗血清 EPO 水平较低的低危 MDS 患者的贫血问题。如果在 2~3 个月没有治疗反应,可使用 EPO 单药治疗,同时加用 G-CSF。

血小板生成素已被用于促进血小板生成,并最大限度地减少与严重血小板减少相关的出血并发症。重组血小板生成素的初步试验结果不佳。目前正在测试新的第二代血小板类似物药物[85-87]。该药潜在的问题是骨髓原始细胞增加和骨髓纤维化,导致进展为 AML 或死亡的风险升高,这导致研究药物在 II 期试验中停用,但 5 年的随访数据并没有显示出差异[87]。

■ 转化生长因子 β 信号调节剂

最近,研究人员正在研究通过罗特西普[一种结合转化生长因子 β(TGF-β)配体的重组融合蛋白]来减少参与 MDS 无效造血的 SMAD2 和 SMAD3 信号[88,89]。一项对低危 MDS 患者使用罗特西普治疗的 II 期研究显示,红细胞反应率为63%,38% 的患者在 8 周或更长时间内实现输血独立性[90]。双盲、随机、安慰剂对照的 III 期 MEDALIST 试验验证了之前的观察结果,即在输血依赖和 EPO 治疗无效的低危 MDS-RS 患者中,罗特西普可降低贫血的严重程度[91],这使其在2020 年通过了美国 FDA 的批准。使用罗特西普的局限性包括治疗费用问题，以及没有明确生存改善的证据，需要更长的随访时间来充分了解该药物对 MDS 进展的疾病自然史的影响。

### ■ 利那度胺

利那度胺是沙利度胺的化学类似物，具有多种生物学作用，包括免疫调节和抗血管生成作用。在一项研究利那度胺对低危 MDS 患者贫血影响的研究中，首次提出利那度胺对 5 号染色体长臂间缺失相关的 MDS 具有选择性活性[92]，56% 的队列观察到红细胞反应，其中 del(5q) 异常亚组反应最明显。这一观察在一项更大规模的利那度胺多中心 Ⅱ 期研究中得到证实[7]。这一试验显示，76% 的 del(5q) 异常患者表现出红细胞反应，反应时间长且发生迅速，血液学缓解的中位时间为 4～5 周。73% 的患者发生细胞遗传学缓解，其中 44% 出现完全细胞遗传学缓解。单纯的 del(5q) 异常患者和 del(5q) 异常伴有其他细胞遗传学缺陷的患者中都观察到细胞遗传学缓解。这清楚地表明，利那度胺的活性不限于 5q-综合征患者，在低危 MDS 患者中也可观察到。一项随机试验比较了不同剂量的利那度胺与观察组，该试验进一步证实了该药在 10 mg/d 剂量下的活性[93]。尽管这些研究都不能证明生存改善，但最近的一项分析表明，利那度胺获得细胞遗传学反应与生存期延长有关[94]。

利那度胺治疗 MDS 通常以 10 mg/d 开始。良好的反应通常表现为贫血正常化和细胞遗传学缓解[7]。利那度胺治疗最重要的副作用是骨髓抑制，对于持续血小板减少和中性粒细胞减少的患者，可能需要减少剂量。有趣的是，骨髓抑制的程度与治疗反应有关。诊断时血小板减少（血小板计数<100×10^9/L）与利那度胺治疗的反应较差有关。这可能反映了骨髓抑制继发的反复或长期的治疗中断。

利那度胺和沙利度胺在没有 del(5q) 异常的低危 MDS 中也显示出活性。利那度胺已在 214 例低危 MDS（IPSS 低危和中危-1）且以正常核型为主的患者中进行了研究[8]。在该队列中，26% 的患者实现了输血独立，17% 的患者减少了输血需求。输血独立性中位时间为 41 周，19% 的核型异常患者有细胞遗传学缓解。这些结果在一项随机试验中得到证实[95]。

### ■ 去甲基化药物

阿扎胞苷和 5-氮杂-2'-脱氧胞苷（地西他滨）是化学相关药物，其活性范围包括较低和较高危的 MDS。尽管这两种药物都能逆转癌细胞中某些抑癌基因启动子周围的异常启动子 DNA 甲基化现象，但是这些药物的作用机制尚不确定。异常的启动子甲基化与转录抑制或沉默有关，并可能导致 MDS 中抑癌基因功能的丧失。地西他滨和阿扎胞苷都是胞苷类似物，它们能嵌入 DNA 并与 DNA 甲基转移酶形成共价键。与母链相比，细胞内甲基转移酶活性的缺失导致新合成的 DNA 发生去甲基化。经过至少 2 个周期细胞分裂后，白血病细胞内的基因表达发生改变，DNA 普遍去甲基化。这两种药物在高剂量时均显示出细胞毒性，但在低剂量时，去甲基化活性仍然突出。这些生化改变是一个有吸引力的药物治疗靶点，因

为正常组织的基因启动子很少甲基化，所以去甲基化治疗可能对恶性克隆有一定的特异性。

阿扎胞苷最早在 MDS 中显示出广谱活性。在一项随机对照试验中，阿扎胞苷（75 mg/m²，静脉或皮下注射，每 28 天进行 7 天治疗）与最佳支持治疗相比，阿扎胞苷的总缓解率为 48%，而支持治疗为 5%[96,97]。阿扎胞苷治疗与白血病转化时间的延长和更好的生活质量相关。中位缓解时间为 3 个周期，缓解率与 MDS 分型无关。完全缓解的患者较少，约为 10%，大部分患者血液学改善。一项关于阿扎胞苷治疗高危 MDS 患者的多中心 Ⅲ 期研究报道显示，与其他标准治疗相比，接受阿扎胞苷治疗的患者总生存期增加约 9 个月[98]。这是该药物首次在 MDS 中显示出生存优势的药物试验。对试验数据的亚组分析表明，阿扎胞苷可能对与 7 号染色体异常相关的 MDS 有显著活性，这种细胞遗传学异常与不良结局有关。

地西他滨具有与阿扎胞苷相似的临床活性，并已在以高风险为主的 MDS 和 AML 的患者中开展了各种静脉注射剂量方案的研究。地西他滨（45 mg/m²，分 3 次给药，每 6 周一次，每次连续 3 天）与最佳支持治疗的比较显示，地西他滨治疗的总反应率为 17%，9% 的高危 MDS 患者完全缓解[99]。亚组分析显示，如果患者是初治或高危 MDS，接受地西他滨后转变为 AML 或死亡的中位时间更长。骨髓抑制是主要的药物毒性。这项试验的数据可能低估了药物疗效，因为相当一部分使用地西他滨的患者仅接受了较少的治疗周期，这可能不足以显示出治疗反应。先前的 Ⅱ 期试验数据支持了这一观点，该研究表明地西他滨治疗的总体缓解率与阿扎胞苷相似[100]。后续的地西他滨临床试验的重点是通过降低每天剂量和延长给药时间来提高反应率。在高危 MDS 队列中，地西他滨每 4 周给药 5 天的方案显示出 39% 的完全缓解率[101,102]。在开始使用阿扎胞苷或地西他滨治疗后，造血功能的改善往往被推迟，药物治疗应持续 4～6 个周期，随后出现缓解不佳的情况时停止用药。

组蛋白乙酰化的化学修饰有助于调节基因的表达，并可能与异常的 DNA 甲基化相互作用，导致抑癌基因的转录抑制。组蛋白去乙酰化酶（HDAC）抑制剂，如丙戊酸和 pracinostat，改变了染色体结构以促进基因转录，它们与 HMA 的联合在体外显示出显著的协同作用[103]。MDACC 对 MDS 和 AML 的初步临床药物试验表明，当地西他滨或阿扎胞苷与丙戊酸结合时，临床活性增加[104,105]。HMA 联合/不联合 HDAC 抑制剂治疗的随机临床试验均未显示出患者的生存改善[106-108]。

guadecitabine(SGI-110) 是新一代 HMA，与地西他滨不同，它具有相对的抗降解性，因此可以缓慢释放其活性代谢物地西他滨，从而延长暴露时间，降低最大血药浓度[109]。一项 Ⅰ 期研究确定其生物有效剂量为 60 mg/m²，最大耐受剂量为 90 mg/m²[109]；一项 Ⅱ 期研究显示，与第一代 HMA 地西他滨和阿扎胞苷相比，SGI-110 治疗初治 MDS 患者的治疗效果优于预期[110]。

HMA 以前只能以静脉注射的方式给药,阿扎胞苷可以通过皮下注射给药。然而,口服 HMA 将提高患者治疗的便利性,避免注射部位的反应,并可以评估其他的用药剂量和治疗方案[111,112]。

由于地西他滨在肠道和肝中被胞苷脱氨酶(CDA)快速降解,其口服生物利用度受到限制,但同时口服 CDA 抑制剂西达尿苷(E7727)可提高口服地西他滨的生物利用度,且药代动力学与静脉注射地西他滨相似[113]。一项Ⅱ期研究显示,口服西达尿苷-地西他滨(ASTX727)与静脉注射地西他滨具有相似的安全性和反应率[114]。在较高风险 MDS 患者中比较口服 ASTX727 和静脉注射地西他滨的Ⅲ期 ASCERTAIN 研究的初步结果显示,两组患者的 HMA 暴露量、安全性和临床活性相当[115],这使得美国 FDA 于 2020 年 7 月批准口服地西他滨和西达尿苷用于治疗成年 MDS 患者。

### ■ 细胞毒性化疗

高危 MDS 预后相对较差,这使得研究人员开始探索高强度治疗方案,纳入与治疗 AML 患者相同的大剂量化疗方案。在较高危 MDS 中,AML 方案治疗的完全缓解率为 40%～60%,但缓解期较短[116,117]。这种对大剂量化疗的不良反应至少部分是由于 MDS—EB 的患者占比较高,该亚型患者具有与不良预后有关的细胞遗传学改变,包括 5 号和 7 号染色体的复杂变化。有明显合并症的老年患者对大剂量化疗的耐受性较差。

在 MDACC,高危 MDS 患者接受多种不同的高强度化疗方案治疗[118,119]。研究将中至高剂量的阿糖胞苷(ara-C, A)与去甲氧柔红霉素(I)、环磷酰胺(C)、氟达拉滨(F)和拓扑替康(T)进行不同组合作为治疗方案,包括 IA、FA、FAI、TA 和 CAT。这些方案的总体完全缓解率为 55%～58%。任何血液系统疾病的短暂既往史、正常核型、疾病状态、年龄和在层流环境中进行治疗都是获得完全缓解的预测因素。这种强化治疗对部分患者有益,因为那些在化疗后 6 周内获得完全缓解的患者获得了生存优势。然而,这些方案有一定的毒性,在治疗前 6 周有明显的治疗相关死亡率,从 TA 的 5% 到 FAI 的 21% 不等。在大多数情况下,当使用诱导时使用的药物,但强度降低到初始剂量的 50%～66%,达到缓解时,就会使用巩固化疗。接受 IA 和 TA 方案治疗的患者生存情况相当,优于接受 FA、FAI 和 CAT 方案治疗的患者,但预后仍然不佳。尽管如此,这种方法确实使一些核型正常的年轻患者(65 岁以下)受益,在强化治疗下取得了令人鼓舞的 27% 的 5 年生存率。老年患者可以考虑 TA 组合,因为其治疗相关死亡率相对较低,且不含蒽环类药物(在有心脏疾病时相对禁忌)。

### ■ 免疫抑制疗法

免疫功能紊乱导致部分 MDS 患者血细胞减少,与再生障碍性贫血临床表现重叠。在少数 MDS 患者中,已经探索了使用抗胸腺细胞球蛋白(ATG)联合或不联合环孢素的免疫抑制治疗。在接受 ATG 治疗的低危 MDS 患者中观察到反应缓解率为 30%～50%,少数患者获得长期缓解[120-122]。免疫

抑制治疗反应良好的预测特征包括患者年龄较小、HLA-DR 状态、RBC 输血时间较短、IPSS 低危和骨髓低细胞数[122-124]。选择适合免疫抑制疗法的患者很重要,因为在老年低危 MDS 患者中,ATG 治疗耐受性差[125]。

### ■ 造血干细胞移植

在 MDS 中,allo-SCT 使患者具有潜在的可治愈性,但该疗法具有与治疗毒性、长期血细胞减少、感染和移植物抗宿主病相关的重大风险。对于有合适供体的年轻患者,移植提供了最佳的治愈机会,其长期无病生存率为 30%～50%[126-130]。鉴于移植的相关风险,合适的移植对象和移植时机是重要的问题。

在大多数研究中,含清髓性预处理的异基因移植的研究对象都是年轻患者(中位年龄在 30 岁左右)。低风险疾病患者的生存率最高。然而,这类患者被认为在不接受积极治疗的情况下能够长期生存。在一些研究中,移植与显著的治疗相关死亡率有关,死亡率可高达 30%～50%[128,129]。移植后复发率约为 20%,而复发疾病对供体淋巴细胞输注的反应相对较差[128,129,131]。MDS 进行异基因移植后死亡风险的增加与年龄较大、不良细胞遗传学(特别是 7 号染色体异常或复杂核型)、骨髓原始细胞过多及病程较长有关[132,133]。治疗相关 MDS 患者移植结局也较差,但这与高危细胞遗传学改变发生的频率有关[133,134]。

非清髓性异基因移植的发展,使老年 MDS 患者和因合并症或器官功能障碍而无法接受清髓性治疗的患者能够进行异基因移植[135]。该类型移植降低了移植相关死亡率,后者也是限制老年患者接受这种潜在可治愈治疗手段的主要问题。该疗法旨在最大限度地减少与初始化疗或放疗相关的器官毒性反应,并允许供体细胞的稳定植入,提供与移植物抗白血病效应相关的治疗潜力。低强度预处理移植与标准清髓性预处理移植相比,移植相关死亡率降低,但复发率增加,导致这两种移植策略的总体生存率相当[132,136-138]。

基于同胞相合移植和既往异基因移植结果的统计建模表明,在不同的 MDS 风险组中,通过不同移植策略可以实现最大的总体生存率[139]。低风险 MDS 患者在诊断后推迟移植,直到有疾病进展的证据但尚未进展至急性白血病,这种治疗模式下患者的总体生存率最高。推迟移植为年轻患者(40 岁以下)提供了最大的生存获益。

疾病进展的具体特征尚未确定,但新的细胞遗传学异常、进行性血细胞减少和骨髓原始细胞比例增加被认为是移植的潜在触发因素。高风险 MDS 患者最好在确诊后尽快接受移植。骨髓纤维化的存在推迟了异基因移植的进行,它也是高危 MDS 患者移植后不良结局的额外危险因素。在这一群体中,纤维化显著增加了移植风险。

对于年龄较小且伴有明显 MDS 相关骨髓纤维化的患者,建议早期考虑移植治疗[134]。研究人员研究了 60 岁以上 MDS 患者接受低强度移植或 HMA 治疗的结果[9]。该研究结果表明,移植不应被认为是低危 MDS 的一线治疗。值得注意的

是,对于高危 MDS 患者,与 HMA 治疗相比,移植似乎对患者有益,但生存曲线在治疗 24 个月后才有明显交叉。这表明,可能有尚未明确的特定患者群体将从移植中获得最大获益。

### ■ 新兴的治疗方法

#### 其他口服去甲基化药物

口服阿扎胞苷(CC－486)的生物利用度和安全性最初是在 MDS、AML 或实体瘤患者的开放标签药代动力学研究中评估的[111]。在对 MDS、CMML 和 AML 患者的 Ⅰ 期研究中,口服阿扎胞苷表现出生物和临床活性,加大剂量的给药方案显示出持续的表观遗传效应[112,140,141]。该药在低危 MDS 治疗中的作用正被进一步研究[142-144]。此外,ASTX030 口服用药联合阿扎胞苷和西达尿苷目前正进一步研究中,该药物在小鼠模型中显示出与肠外阿扎胞苷给药具有相同的疗效[145]。

#### 免疫疗法

PD－1 轴在 MDS 患者中表达,这可能使新治疗形式的研究及联合该通路抑制剂治疗成为可能[146]。帕博利珠单抗(抗 PD－1 抗体)、纳武利尤单抗(抗 PD－1 抗体)和伊匹木单抗(抗 CTLA－4 抗体)单药治疗没有显示出明显的缓解,但其毒性范围是可以接受的[147,148]。一项正在进行的研究阿扎胞苷联合帕博利珠单抗/纳武利尤单抗/伊匹木单抗治疗的 Ⅱ 期研究的最新结果表明,联合治疗是安全的,具有良好的耐受性和抗肿瘤活性[148,149]。阿扎胞苷联合双免疫检查点抑制剂阻断剂纳武利尤单抗和伊匹木单抗,也显示出可耐受的安全性和临床活性[150]。HMA 联合抗 PD－L1 抗体的治疗也在研究中[151,152]。

T 细胞免疫球蛋白黏蛋白 3(TIM－3)是一种在 AML 细胞上表达的抑制性免疫检查点受体,目前正在研究将抗 TIM－3 抗体 MGB453 和 HMA 联合作为潜在的治疗靶点[153,154]。此外,在低危 MDS 患者中发现原始细胞上 CD47 的表达与正常细胞相似,但在高危 MDS 患者中观察到 CD47 的表达增加[155],由此猜想 CD47 的表达增加可能代表了病情的发展或转化[156]。抗 CD47 抗体莫洛利单抗在 MDS 患者中的应用目前正在探索中,最近报道的数据显示,总体反应率为 92％,完全反应率为 50％[157]。

#### 维奈克拉

维奈克拉是一种 BH3 类似物,可抑制抗凋亡蛋白 BCL2,导致细胞程序性死亡[158]。临床前研究显示,维奈克拉和 HMA 在高危 MDS 和 AML 中具有协同作用[159,160]。一项评估阿扎胞苷和维奈克拉在高危初治 MDS 患者中疗效的 Ⅰb 期研究显示,两药联合治疗具有可耐受的安全性和潜在疗效[161]。多项评估维奈克拉不同组合疗法的研究正在进行中。

#### 靶向治疗

随着分子学和基因组分析被纳入骨髓穿刺或活检的诊断,靶向特定突变的治疗方法目前正在研究中。其中许多治疗靶点已经在 AML 中进行了研究,目前正在开展临床试验以了解这些靶点在治疗 MDS 中的潜在作用。目前正在研究的基因组靶点包括 TP53、IDH2、IDH1 和 FLT3。

TP53 突变是髓系肿瘤中最常见的突变之一,常与复杂核型和不良预后有关[31]。APR－246 共价结合 p53 并恢复野生型的促凋亡活性[162]。一项剂量递增的 Ⅰb 期临床试验显示,阿扎胞苷和 APR－246 的联合治疗使患者的恶心症状可控,神经系统不良反应较短[163],而一项加大剂量的 Ⅱ 期试验显示该方案治疗 MDS 和原始细胞较少的 AML 患者的总体反应率为 87％[164]。同样,我们的法国同事开展了类似的阿扎胞苷联合 APR－246 的 Ⅱ 期试验,结果显示治疗反应率为 66％[165]。一项关于一线药物阿扎胞苷联合或不联合 APR－246 治疗 TP53 突变型 MDS 的随机 Ⅲ 期研究正在进行中。

尽管 IDH2 和 IDH1 突变在 MDS 中较少出现[166,167],但相关靶点抑制剂的研究正在进行中。恩西地平(AG－221)是一种突变 IDH2 酶的选择性口服抑制剂,已被美国 FDA 批准用于复发或难治性 IDH2 突变 AML 患者,反应率约为 40％[168]。在一项对高危 IDH2 突变 MDS 初治患者的 Ⅱ 期研究中,初步结果显示反应率为 85％[169]。依维替尼(AG－120)是一种口服的突变 IDH1 酶靶向抑制剂。在 IDH1 突变型 AML 的研究中显示了输血独立性、持久的缓解和部分分子学缓解[170,171]。很少有 MDS 患者接受过依维替尼治疗,但对这种靶向药物的进一步研究是必要的。

FLT3 突变在 MDS 患者中很少见,但在 HMA 治疗失败的患者中,15％～30％ 的患者会出现 FLT3 突变[172,173]。一项 Ⅱ 期研究显示,对于 HMA 治疗失败的患者,在阿扎胞苷的基础上联合 FLT3 抑制剂索拉非尼治疗具有显著的活性[174]。一些使用第二代和第三代 FLT3 抑制剂治疗 MDS 的小型研究正在进行中[73]。

## 特定的临床情况

尽管前述的几种药物具有临床活性,但大多数 MDS 患者最终会因疾病而死亡。这强调了无论对于治疗前期还是既往治疗失败的患者,开发更好的治疗策略都是必要的。

### ■ 低风险和预后不佳的患者

目前研究表明,低危 MDS 患者预后有很大异质性,其中相当一部分患者预后不良[4]。由于这些患者大多是因 MDS 而死亡,因此在这部分患者中尽早开始治疗可能会有帮助。这不仅对明确 allo－SCT 在 MDS 中的治疗作用有重要意义,而且对调整疾病治疗策略也有重要意义。我们已经研究了极低剂量或口服 HMA 在这种情况下的作用[142,143,175,176]。研究这些干预措施对生存影响的随机 Ⅲ 期试验正在进行中[144]。

### ■ 去甲基化药物治疗失败

MDS 患者治疗的主要问题之一是如何治疗 HMA 治疗失败的患者。存在两种不同的情况:原发性(患者在接受 HMA 治疗过程中出现病情进展而没有治疗反应)和继发性(患者最初有治疗反应但在治疗过程后期出现进展)HMA 失败[177]。低危、去甲基化药物治疗失败患者的生存期不到 17 个月[12]。来自 MDACC 的数据表明,高危和去甲基化治疗失败患者的预后很差,中位生存期不到 5 个月。目前,没有任何治疗方法对 HMA 治疗失败的患者显示出明显的治疗活性。一般来说,这类患者对现有的大多数常规抗白血病药物(如阿糖胞苷)是耐药的。这些患者应接受新药治疗,或考虑尽快进行异基因造血干细胞移植,或两者兼行。目前正在研究的药物包括 guadecitabine、免疫疗法、维奈克拉、靶向疗法和瑞格色替等。

新一代 HMA 药物 guadecitabine 在一项Ⅱ期试验中被证明对地西他滨和阿扎胞苷治疗失败的患者具有活性[178],这也使研究人员开展了一项正在进行的Ⅲ期 ASTRAL‐3 guadecitabine 单药治疗研究。它与免疫检查点抑制剂阿替利珠单抗联合使用被认为对复发或难治性 MDS 患者是安全的[179],且一项Ⅱ期研究正在进行。尽管对各种免疫检查点抑制剂联合或不联合 HMA 治疗的研究工作没有产生明显的生存优势,但单药伊匹木单抗在既往 HMA 治疗失败的患者中有 30% 的反应率[148]。复发或难治性 MDS 患者的免疫治疗需要进一步研究。

此外,维奈克拉单药或与阿扎胞苷联合治疗的研究正在进行。一项Ⅰb期研究显示,维奈克拉和阿扎胞苷的反应率为 40%,单药的临床活性较低[180],目前正在进行多项Ⅱ期研究以进一步探索这一治疗方案。关于之前讨论的 IDH2 或 IDH1 突变型 MDS 的靶向治疗方案,目前正在进行多项研究,评估恩西地平、依维替尼和依维替尼与纳武利尤单抗在复发或难治 MDS 中的作用[169,181,182]。

其他感兴趣的研究性药物包括 telaglenastat(一种谷氨酰胺酶抑制剂)、H3B‐8800(一种剪接调节剂)和各种 HMA 的辅助疗法。最近对瑞格色替的研究未能证明该药可使高危和原发性 HMA 治疗失败患者的生存率得到改善。

### ■ 纳入异基因干细胞移植的整体疗法

传统上,MDS 的治疗分为 allo‐SCT 治疗患者和非 allo‐SCT 治疗患者,在 allo‐SCT 前是否需要进行衔接治疗仍然存在争议[183]。此外,我们还观察到在特定亚群的患者中移植后复发率很高,如那些具有 TP53 突变或复杂细胞遗传学的患者[184]。引入包括 APR‐247、莫洛利单抗和维奈克拉在内的新的强效联合治疗,使研究人员主张需要整体疗法,在 allo‐SCT 前使微小残留疾病转阴,然后在移植后用 HMA 或靶向方法进行维持治疗,这一治疗模式需要进一步研究。

---

## 提示

- 利用二代测序技术分析基因突变在 MDS 中具有重要意义。一小部分 MDS 患者携带 NPM1 突变。这些患者可通过 AML 样治疗+allo‐SCT 来治愈。
- 没有血小板减少和贫血的二倍体细胞遗传学的低危患者,由于单系细胞减少,可对利那度胺产生反应。
- 大约 20% 的高危 MDS 患者携带 FLT3 突变。通常情况下,这些患者存在白细胞增多。这些患者可以对 HMA 和 FLT3 抑制剂的联合治疗有反应。
- IDH2 和 IDH1 突变的患者(约 15% 的患者)对 IDH 抑制剂单药治疗或与 HMA 联合治疗有反应。
- 具有 HMA 治疗失败的高危患者亚群通常有二倍体细胞遗传学特征。这些患者可以对低剂量核苷类似物(氯法拉滨、克拉屈滨)联合低剂量阿糖胞苷治疗产生反应。
- 对于高危患者,我们尝试在最佳缓解(形态学、细胞遗传学、分子学)时进行 allo‐SCT,以尽量减少移植后复发。

# 第 6 章　费城染色体阴性的骨髓增殖性肿瘤

Prithriraj Bose
Lucia Masarova
Hesham M. Amin
Srdan Verstorsek
蒋博宣　张芷钰　陈苏宁·译

## 要点

▶ 真性红细胞增多症(PV)是最常见的费城染色体(Ph)阴性的骨髓增殖性肿瘤(MPN),绝大多数病例由 JAK2 基因激活突变导致。PV 患者三系升高较为显著,预期寿命良好,但与同年龄同性别的人群相比仍有缩短。PV 可以进展为骨髓纤维化(MF)或转化为急性髓系白血病(AML)。血栓形成是 PV 的主要临床表现,因此预防血栓形成是治疗的主要目标,除有禁忌证外,所有 PV 患者都应使用小剂量阿司匹林。为控制血容量与红细胞容量,低风险患者应接受放血疗法,高风险患者应接受降细胞疗法,目标是将患者的血细胞比容控制在 45% 以下。已知 PV 中白细胞增多与患者死亡和白血病转化明确相关,但与血栓形成关系尚不明确。羟基脲(HU)和干扰素 α(IFN - α)均是降细胞治疗的一线选择,芦可替尼被批准用于羟基脲治疗失败的患者。

▶ 原发性血小板增多症(ET)是典型的费城染色体阴性的 MPN 中病程进展最为惰性的,ET 患者的预期寿命与同年龄同性别的人群相比正常或略低。ET 与原发性骨髓纤维化前期(pre - PMF)有必要仔细区别。约有一半病例的由 JAK2 基因激活突变所致,余下的病例中多数由 CALR、MPL 基因突变所致。ET 可进展为 MF,少数可转化为 AML。血栓和出血是 ET 的主要临床表现,因此 ET 治疗的主要目标是血栓和出血的预防。临床上,根据年龄、JAK2 突变状态、血栓形成史和心血管风险因素对患者进行血栓形成风险分层,血小板计数与血栓形成风险无关。降细胞治疗一线常用 HU 和 IFN - α,阿那格雷可作一种常用的二线治疗。除血管性血友病等禁忌证外,常用阿司匹林预防血栓。

▶ 骨髓纤维化可以是原发的,也可以是 PV 或 ET 继发的。与 PV 和 ET 相比,MF 常以贫血、脾大、幼粒细胞血症、幼红细胞血症和其他症状为特征。pre - PMF 病程具有更强惰性但预后不及 ET。PMF 中基因激活突变与 ET 类似,但相较 ET,非驱动突变更为常见。MF 患者白血

病转化的风险远高于 ET 或 PV 患者。基于若干临床和突变因素做出对 PMF 患者预后的确切判断对于是否实行造血干细胞移植(HSCT)的决策十分重要。JAK 抑制剂是治疗的一线选择,同时对部分患者可进行以改善贫血为主的对症治疗,不一定使用 JAK 抑制剂。

▶ 慢性嗜酸性粒细胞疾病/嗜酸性粒细胞增多综合征(CED/HES)是一组异质性疾病,其共同特点是血液中嗜酸性粒细胞增多和/或器官中嗜酸性粒细胞浸润。诊断时应注意排除继发嗜酸性粒细胞增多的病因。CED/HES 包括了伴有嗜酸性粒细胞增多和 PDGFRα、PDGFRβ、FGFR1 或 PCM1 - JAK2 重排的骨髓/淋巴肿瘤。CED/CHS 患者可有各种非特异性症状和/或严重的器官受累,因此在病程中应持续评估器官受累情况。PDGFRα/β 重排的病例对酪氨酸激酶抑制剂(TKI)伊马替尼敏感,此类患者预后良好。常用的其他药物有类固醇、IFN、HU 及化疗药物。FGFR1 重排的病例肿瘤通常有侵袭性病程,并迅速发展为急性白血病,因此 HSCT 是长期生存所必需的,新型酪氨酸激酶抑制剂佩米替尼正在进行临床试验,且已有积极结果。

▶ 慢性中性粒细胞白血病(CNL)是一种非常罕见的非典型的 MPN,其特点是成熟的中性粒细胞过度产生,患者具有不同的、非特异性的症状和体征,但几乎都存在 CSF3R 突变,CSF3R 突变伴中性粒细胞增多的存在是诊断的病理特征。CNL 侵袭性强,中位生存期约为 2 年,并有发展为急性白血病的倾向。目前还没有标准的治疗方法。常用降细胞疗法,如 HU、IFN 或基于克拉屈滨的化学疗法。JAK 抑制剂芦可替尼正应用于 CNL 的临床试验。所有 CNL 患者均应考虑行 HSCT。

▶ 系统性肥大细胞增多症(SM)是一组异质性疾病,其特征是恶性肥大细胞的克隆性扩增及其在各种器官中的积聚。KIT D618V 突变发生在 90% 以上的 SM 患者中。临床表现如瘙痒、腹泻、皮肤潮红等主要由肥大细胞

释放血管活性物质所致。判断其预后中最重要的一步是评估器官损伤，并且由此可以定义 SM 是属于侵袭性亚型或惰性亚型。惰性 SM 患者的预期寿命较同年龄同性别人群相比无显著差异，但侵袭性 SM 患者则显著降低。高龄、晚期临床特征（如贫血、血小板减少、白细胞增多），以及 *SRSF2*、*ASXL1* 或 *RUNX1* 突变的存在提示预后较差。除了缓解症状外，侵袭性 SM 的治疗目标是降低肿瘤负荷和预防器官损伤。米哚妥林和阿伐替尼（avapritinib）作为靶向药物被美国 FDA 批准用于 SM 治疗。

## 概述

自 1951 年 William Dameshek 首次提出骨髓增殖性疾病（MPD）这一概念以来，人们在该领域已经取得了长足的进步，William Dameshek 在 *Blood* 杂志的一篇社论中评论到："把慢性粒细胞白血病、红细胞增多症、髓样化生和 di Guglielmo 综合征这些明显不同的疾病聚类在一起，可能在理论上毫无根据，但至少在目前，这可能实践中是有用的，甚至是有益的。那么在理论层面上，又何必苛求呢？"[1]。在 2008 年，WHO 将骨髓增殖性疾病改称为骨髓增殖性肿瘤，即 MPN，以反映该类疾病中显著的克隆性遗传改变。

MPD，即现在的 MPN，其最显著特征是有效的克隆性骨髓增生且不伴增生异常，其他特征包括：① 病变发生在多能造血干细胞/祖细胞层面；② 髓内细胞增多；③ 有出血、血栓和骨髓纤维化倾向；④ 酪氨酸激酶基因的激活突变（如 *JAK2*[2-5]、*c-KIT* 突变[6]）；⑤ 或影响 JAK 信号转导子和转录激活子 STAT 信号传导的其他细胞蛋白的基因突变（如 *c-MPL*[7,8]、*CALR* 突变[9,10]）。

当 MPD 这一概念首次被提出时，其包含了以下五种疾病：① 慢性粒细胞白血病（CML）；② 真性红细胞增多症；③ 原发性血小板增多症；④ 慢性特发性骨髓纤维化；⑤ 红白血病。随着认知深入，红白血病被归入急性髓系白血病范畴，慢性特发性纤维化也更名为原发性骨髓纤维化，在 WHO 2016 版髓系肿瘤和急性白血病分类[11]中，PMF 被进一步分为了 PMF-纤维化前/早期和 PMF-明显纤维化期两个实体慢性中性粒细胞白血病、慢性嗜酸性粒细胞白血病和不可分类的 MPN（MPN-U）这些非典型的 MPN 也陆续归入 MPN 范畴（表 6-1）。

**表 6-1　WHO 2016 版髓系肿瘤和急性白血病分类**

（1）急性髓系白血病和相关肿瘤

（2）骨髓增生异常综合征

（3）骨髓增殖性肿瘤
 1）慢性粒细胞白血病，*BCR-ABL1* 阳性
 2）慢性中性粒细胞白血病
 3）真性红细胞增多症
 4）原发性骨髓纤维化
 　原发性骨髓纤维化，纤维化前/早期
 　原发性骨髓纤维化，明显纤维化期
 5）特发性血小板增多症
 6）慢性嗜酸性粒细胞白血病，非特指型
 7）骨髓增殖性肿瘤，无法分类

续　表

（4）骨髓增生异常/骨髓增殖性肿瘤"重叠"综合征
 1）慢性粒-单核细胞白血病
 2）不典型慢性粒细胞白血病，*BCR-ABL* 阴性
 3）幼年型粒-单核细胞白血病
 4）伴环形铁粒幼细胞和血小板增多的骨髓增生异常/骨髓增殖性肿瘤
 5）骨髓增生异常/骨髓增殖性肿瘤，无法分类

（5）伴嗜酸性粒细胞增多和 *PDGFRα*、*PDGFRβ* 或 *FGFR1* 异常，或伴 *PCM1-JAK2* 的髓或淋系肿瘤
 1）伴 *PDGFRα* 重排的髓或淋系肿瘤
 2）伴 *PDGFRβ* 重排的髓或淋系肿瘤
 3）伴 *FGFR* 重排的髓或淋系肿瘤
 4）临时病种：伴 *PCM1-JAK2* 的髓系或淋系肿瘤

注：数据引自 Arber DA, Orazi A, Hasserjian R, et al：The 2016 revision to the World Health Organization classification of myeloid neoplasms and acute leukemia，Blood 2016 May 19；127(20)：2391-2405.

而就 MPN 而言，它也可以作为子集归入髓系肿瘤（myeloid neoplasm）这一更大的范畴内。在 WHO 2016 版造血与淋巴组织肿瘤分类中，髓系肿瘤分为六类：① 急性髓系白血病（AML）和相关肿瘤；② 骨髓增生异常综合征（MDS）；③ 骨髓增殖性肿瘤（MPN）；④ 骨髓增生异常/骨髓增殖性肿瘤"重叠"综合征（MDS/MPN），其中包括了慢性粒-单核细胞白血病、幼年型粒-单核细胞白血病、不典型慢性粒细胞白血病，*BCR-ABL* 阴性、伴环形铁粒幼细胞和血小板增多的骨髓增生异常/骨髓增殖性肿瘤、骨髓增生异常/骨髓增殖性肿瘤，无法分类；⑤ 肥大细胞增多症；⑥ 伴嗜酸性粒细胞增多和 *PDGFRα*、*PDGFRβ* 或 *FGFR1* 异常，或伴 *PCM1-JAK2* 的髓系或淋巴肿瘤。

CML 的特征是染色体 9q34 和 22q11（费城染色体）之间的平衡易位，导致 *BCR-ABL* 融合蛋白驱动疾病发生发展，CML 在之前的章节已经详细叙述，因此在本章中，我们将详细讨论费城染色体阴性的 MPN（PV、ET、PMF 和 CNL）。虽然 SM 及伴嗜酸性粒细胞增多的髓系或淋巴系肿瘤在 WHO 2016 版分类中已不再归属于 MPN，但出于习惯我们仍然将放在本章讨论。在病理生理学和临床管理的理解方面，对于这些疾病的理解我们取得了重要进展。

## 真性红细胞增多症

真性红细胞增多症（PV）是一种以正常表型红细胞、粒细胞和血小板的增多为特征的克隆性疾病，"polycythemia"一词由希腊单词"poly"（许多）、"cyt"（细胞）、"hemia"（血液）组成，

而"vera"一词则来自拉丁文,译为"真正的",由此组合得到了真性红细胞增多症这一概念,以便与其他因素继发引起的红细胞增多症进行区分。该病的中心特征是红细胞容量(RCM)增高,这与血栓形成的易感性相关。

PV 主要发生在老年人中,年发病率约 1/10 万[12],美国患病率估计为(44~57)/10 万[13]。在一项 1 638 例 PV 患者的大型观察性研究中,诊断时的中位年龄为 62.1 岁,只有 4% 的患者年龄小于 40 岁[14]。中位生存期较长,约为 18.9 年(低于年龄和性别匹配的一般人群),一项使用更现代(2008 年 WHO)PV 定义的 1 545 例患者的国际研究发现[15]。然而,来自转诊中心的其他研究更完整的随访报道 PV 患者的中位生存期较短,约为 13.5 年[16]。

在造血过程中,JAK - STAT 通路有着重要作用,部分由促血小板生成素(TPO)和促红细胞生成素(EPO)通过其同源受体介导。在 2005 年,4 个不同的研究小组在多达 97% 的 PV 患者体内发现了 JAK2 的激活突变[2-5],提示 JAK2 激活突变在 PV 发病机制中存在重要作用。JAK 蛋白与 Ⅰ 型细胞因子受体(如 EPO 和 TPO 受体)的细胞质结构域结合,细胞因子或生长因子(如 EPO 和 TPO)与其细胞表面受体结合可诱导 JAK 的二聚化和磷酸化。激活的 JAK 随后磷酸化细胞因子受体的细胞质结构域。STAT 与这些磷酸化的受体位点结合,进而被 JAK 磷酸化。这些磷酸化和激活的 STAT 分子调节细胞核中靶基因的转录。JAK2 有两个结构域:JH1(活性激酶结构域)和 JH2(自抑制激酶结构域的"假激酶"结构域)。PV(及所有 3 种典型的费城染色体阴性 MPN)中最常见的突变是外显子 14 的鸟嘌呤到胸腺嘧啶的替换,导致 617 位的缬氨酸到苯丙氨酸的替换(JAK2 V617F)。这种功能获得性突变使得 JAK2 组成性激活,导致红细胞前体细胞非 EPO 依赖性增殖。许多研究已经阐明了这种基因突变的致病机制,且类似于人类 PV 的 JAK2 V617F 敲入小鼠模型已被建立,上述证据表明造血干细胞中的 JAK2 V617F 突变足以引发 PV[17]。与野生型 JAK2 相比,突变的 JAK2 使细胞系在体外培养中可不依赖于 EPO 生长[3-5]。JAK2 V617F 突变存在于 95%~97% 的 PV 患者中,不存在于继发性红细胞增多症中。而在 JAK2 V617F 突变呈阴性的 PV 患者中,绝大多数存在 JAK2 第 12 号外显子的突变[18]。因此,根据目前的敏感的检测,几乎所有 PV 患者都在 JAK2 的第 14 号外显子或第 12 号外显子中存在突变。

最近,JAK2 第 13 号外显子的重现性插入或缺失突变也被证实影响 JH2 结构域,这被描述为一种具有 PV 和 CEL 特征的新型 MPN[19]。此外,JAK2 的生理负调节因子 LNK 的功能缺失突变与 JAK2 野生型红细胞生成的某些 PV 病例有关[20]。

### 临床特点

PV 患者的常见症状包括疲劳、瘙痒(常在热水浴后发生或加重)、骨骼和肌肉疼痛,因血管舒缩引起的头痛、头晕、耳鸣、注意力不集中、皮肤红痛,以及肢端感觉障碍。脾大患者可有腹部不适和食欲减退。PV 患者的常见体征包括发热、盗汗、体重减轻,约 40% 的患者出现可触及的脾大,可以引起腹部不适和早期饱腹感[21]。在一项针对 405 名 PV 患者的互联网调查中,最常见的症状和体征是疲劳(85%)、瘙痒(65%)、盗汗(49%)和骨痛(43%)[22]。

外周血象表现为红系、粒系和血小板三系增高。血小板增高可能与眼型偏头痛和手足红斑伴发热、灼痛的发生相关。部分患者无症状和体征,仅因偶然查血后进一步检查才被发现。骨髓象通常呈全骨髓增生和巨噬细胞多形性[11]。细胞遗传学异常相对罕见,但一旦出现会对预后会产生不利影响[15]。血栓和出血是最常见的严重并发症。

### 血栓

血栓是 PV 最严重的并发症,15%~20% PV 患者出现血栓表现(表 6 - 2)[23,24]。在一项对 1 213 名 PV 患者的研究中,41% 的患者发生了动脉和/或静脉血栓,其中 64% 发生在诊断时或诊断前,36% 发生在随访中[23]。另外一项最近的研究中,共 1 545 名患者按照 2008 年 WHO 诊断标准确诊 PV,其中 23.4% 的患者在诊断时或诊断前发生血栓,21% 的患者在随访期间发生血栓[15,25]。

总体来说,动脉血栓较静脉血栓更为常见,可以通过既往动脉事件和高血压史预测;而静脉血栓可以通过既往静脉事件和年龄大于 65 岁预测。在诊断时,缺血性脑卒中和短暂性脑缺血发作占动脉血栓的大多数[23,25]。据估计,血栓的总发生

表 6 - 2 关于 PV 血栓和出血并发症的研究

| 研究名称 | 病例数 | 无症状数 | 诊断时 | | 随访中 | | | | |
| --- | --- | --- | --- | --- | --- | --- | --- | --- | --- |
| | | | 血栓事件发生率(动/静脉事件占比) | 出血事件发生率 | 血栓事件发生率(动/静脉事件占比) | 出血事件发生率 | 血栓事件年发生率 | 因血栓事件病死率 | 因出血事件病死率 |
| PVSG01 | 431 | NR | 13.9%(61%/39%) | 14.9% | 27.6(NR/NR) | 2.7% | | 31% | 5% |
| GISP | 1 213 | NR | 34%(67%/33%) | NR | 19(63%/37%) | NR | 3.4%/年 | 29.7% | 2.6% |
| ECLAP | 1 638 | NR | 36%(75%/25%) | 8.1% | 10.3%(70%/30%) | 7.1% | | 26% | 3.7% |
| Passamonti2000 | 163 | 37 | 34%(64%/36%) | 3% | 18%(80%/20%) | NR | 4.4%/年 | 19% | 6% |
| CYTO - PV | 365 | NR | 25%(60%/40%) | 4.9% | 7.4%(56%/44%) | 1.9% | 2.7%/年 | 44% | NR |
| IWG - MRT | 1 545 | NR | 23%(68%/32%) | 4.2% | 21%(57%/43%) | 4.2% | 2.6%/年 | 21% | 1.4% |

率为每年 2.62%～4.4%[23,25,26]。血栓的发生率随着年龄的增长而增加(<40岁:每年 1.8/100 名患者,>70岁:每年 5.1/100 名患者)[23],老年和血栓病史是预测血栓的两个最明确的风险因素[23,25]。研究表明,1/3 在最初的血栓事件中存活下来的人有复发性血栓[27]、布加综合征(BCS)可能是 PV 的一种表现,PV 是 50% BCS 患者的病因[28],并且在 40%～58% 的 BCS 患者中发现了 JAK2 突变[29]。在部分研究而非全部研究中,白细胞增多(WBC>11×10⁹/L 或>15×10⁹/L)[30,31] 是血栓形成的危险因素[32,33]。

### ■ 病程进展、死亡原因和预后模型

PV 后 MF 和 PV 转化为 AML 是 PV 两个主要的晚期并发症。4.9%～6% 的 PV 患者在 10 年后发生 PV 后 MF,6%～14% 的患者在 15 年后发生[34]。PV 后 MF 的临床特征类似于 PMF,包括贫血、血清 LDH 增高、白细胞增多症和进行性脾大。主要诊断标准包括 PV 病史和 2 级或更高级别的骨髓纤维化[35]。Passamonti 等基于一项 685 名分子注释的 PV 或 ET 后 MF 的队列研究开发了 PV 或 ET 后 MF 的预后模型(MYSEC-PM),用于预测总生存期(OS)和无白血病生存期(LES)[36]。在该队列中,PV 后 MF 中位 OS 为 8.1 年,2.3%～14.4% 的患者在 10 年后进入急变期(向白血病转化)。5.5%～18.7% 的患者在 15 年后转化[34]。在欧洲低剂量阿司匹林治疗真性红细胞增多症协作组(ECLAP)的研究中,1 638 名 PV 患者中有 22 名(1.3%)最终发展为 AML/MDS,发展为 AML/MDS 中位时间为 8.4 年。高龄、接受化疗或放疗(³²P、白消安、哌泊溴烷,P=0.002)不单用羟基脲与向 AML 转化的风险增加有关[14]。另外,法国红细胞增多症研究组的一项旨在对比羟基脲和哌泊溴烷疗效的长期随访研究(中位随访时间 16.3 年)发现,哌泊溴烷组 AML/MDS 累积发病率较白消安组显著升高[37]。另外一项对 338 名 PV 患者的前瞻性研究中,中位时间 3.2 年的随访后分别有 8 名和 10 名患者出现了 PV 后 MF 和 AML。JAK2V617F 等位基因负荷与 PV 后 MF 的发病风险显著相关,但与 AML 无关[32]。最近,一项对美国 10 个中心 520 名 PV 患者的回顾性研究发现,持续性白细胞增多与疾病演变为 MF、MDS 或 AML 显著相关[33]。

PV 最常见的死亡原因是血栓并发症和白血病转化。在对 1 213 名患者的研究中,最常见的致死并发症是血栓形成(30%)和癌症(15% 急性白血病,15% 其他癌症)[23]。在 ECLAP 一项纳入 1 638 例病例的研究中,最常见的死亡原因是心血管并发症、白血病转化和实体瘤,分别占 45%、13% 和 19.5%[26]。根据一项国际骨髓纤维化研究与治疗工作组(IWG-MRT)纳入 1 545 例病例的研究,最常见的死亡原因是癌症(36% 急性白血病,36% 其他癌症)和血栓形成并发症(32%)。本研究建立的模型将高龄(57～66 岁,或 67 岁及以上)、高白细胞计数(≥15×10⁹/L)和静脉血栓形成作为生存结局更差的独立预测因素;高龄、核型异常、高白细胞计数(≥15×10⁹/L)是 LES 缩短的独立预测因素[15]。此外,该项研究证实了苯丁酸氮芥、哌泊溴烷和 ³²P 与 MDS/AML 转化的相关

性,而羟基脲和白消安与此无关。瑞典的一项嵌套病例对照研究也发现,高强度暴露于 ³²P 和烷化剂,与 PV 转化为 AML/MDS 的风险显著升高相关,羟基脲与此无关[38]。最近,靶向深度测序已经确定 ASXL4、SRSF2、IDH2 突变可致预后不良[39]。MIPSS-PV 积分系统基于年龄、白细胞、血栓史和 SRSF2 四项对患者进行积分,从而分为低危、中危、高危三层,以基于风险比的积分分配为基础,以年龄大于 67 岁、SRSF2 突变、白细胞计数≥15×10⁹/L 和血栓史来预测 PV 的 OS[40]。

### ■ 诊断

WHO 2016 版髓系肿瘤和急性白血病分类对 PV 诊断标准[11]进行了重大修改(表 6-3),具体如下:① 降低了血红蛋白和血细胞比容的诊断临界值。这是因为隐蔽性 PV(mPV)预后较差[41,42],部分是由于缺乏诊断和治疗所致[43]。② 将 PV 特征性的骨髓活检列入主要诊断标准。但对于符合 WHO 2008 版标准(血红蛋白男性>185 g/L,女性>165 g/L;或血细胞比容男性>55.5%,女性>49.5%),JAK2 突变且 EPO 水平降低的病例,骨髓活检并非必要。③ 与 PVSG 标准相比,WHO 标准确定了血红蛋白和血细胞比容的诊断临界值(男性血红蛋白>165 g/L,血细胞比容>49%;女性血红蛋白>160 g/L,血细胞比容>48%)(表 6-5),这些诊断临界值能很好地区别 mPV 和 JAK2 突变的 ET[44],并且 WHO 标准不依赖直接血细胞容积(RCM)的测量。但是这一观点存在争议,部分专家仍然主张通过直接进行 RCM 的测量来诊断 PV[45],然而在除美国外的其他国家或地区,除去少数几个中心,RCM 测量并不于临床开展。

**表 6-3  WHO 2016 版真性红细胞增多症的诊断标准**

**主要诊断标准**

- 男性血红蛋白>165 g/L,女性血红蛋白>160 g/L;或男性血细胞比容>49%,女性血细胞比容>48%;或者其他证据显示红细胞容量(RCM)增加

- 骨髓活检示与年龄不符的细胞过多伴三系增生(全骨髓增生),包括红系、粒系、巨核系的显著增生并伴有多形性成熟巨核细胞大小不等

- 存在 JAK2V617F 或 JAK2 第 12 号外显子突变

**次要诊断标准**

- 血清 EPO 水平降低

注:诊断需满足 3 项主要诊断标准或前 2 项主要诊断标准加次要诊断标准。

因此,对于出现 PV 相关临床表现、血红蛋白/血细胞比容增高或存在血栓/出血并发症从而怀疑 PV 的患者,多数情况下初步评估应包括骨髓活检、JAK2 突变检测[46]及血清 EPO 水平检测。由于在 PV 中红细胞增殖是自发性的,因此血清 EPO 水平通常较低,但仍然可在正常范围内。

PV 和 PV 后 MF 骨髓活检的典型形态学特征如图 6-1～图 6-3 所示。

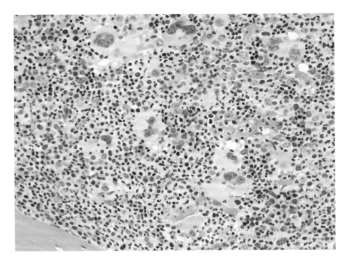

图 6-1 PV 患者的骨髓活检显示,由于骨髓增生和巨核细胞显著增加,细胞明显增多。一些巨核细胞在形态学上表现出轻微的大小变化,但大多数巨核细胞并不明显(×200)

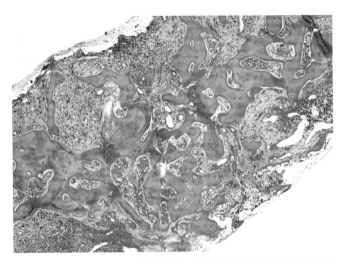

图 6-2 广泛的骨重塑和骨硬化是 PV 后 MF 段骨髓活检中偶尔出现的特征(×40)

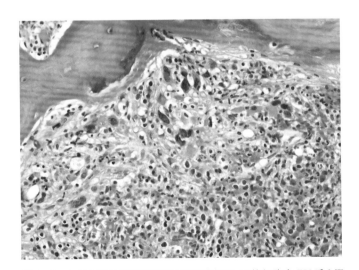

图 6-3 与 PV 早期相对正常的巨核细胞相比,巨核细胞在 PV 后 MF 阶段明显呈现非典型。非典型的巨核细胞的形态学特征包括显著的大小变化,存在许多小的巨核细胞。此外,在 PV 的晚期,巨核细胞核常呈深染(×200)

## 治疗

PV 治疗的主要目标是预防血栓事件的发生[47]。通常低危患者采用放血疗法和小剂量阿司匹林,高危患者采用降细胞疗法和小剂量阿司匹林。通过 CYTO - PV 研究发现,HCT 目标值应当控制在 45% 以下[48]。定期放血疗法会导致缺铁,但是在未达贫血的情况下,未被证明有害,因此放血疗法以致缺铁的患者不常规接受补铁治疗。尽管通过治疗降低 PV 患者的白细胞计数对疾病影响尚不明确,但临床上依然常规进行降白治疗,因为白细胞增多与低生存率、PV 向白血病转化相关,并可能与血栓事件有关[15,30,31,40]。NCCN 的指南认为某些情况下低危患者应接受降细胞疗法:① 新血栓形成;② 与疾病相关的大出血;③ 需频繁和/或持续行放血疗法,但不能耐受者;④ 脾大;⑤ 有症状的血小板增多症;⑥ 进行性白细胞增多症;⑦ 严重的疾病相关的临床表现,如瘙痒、盗汗、疲劳等[49]。以铁调素类似物(NCT04057040)为代表一类新型药物,可能可以减少放血疗法的使用[50]。

PV 患者的血小板已被证明会产生严重过量的血栓烷,小剂量阿司匹林可以有效减少这种情况的发生[51],在 ECLAP 的研究中,518 名任意年龄的、无明确阿司匹林适应证或禁忌证的 PV 患者被随机分配至阿司匹林组(每天 100mg)和阴性对照组[52],所有患者继续接受放血疗法、降细胞疗法和其他心血管药物治疗,HCT 中位数为 46%。结果显示阿司匹林使非致命性心肌梗死、非致命性脑卒中、肺栓塞、大静脉血栓形成和心血管事件所致死亡降低了 60%($P = 0.03$);同时低剂量阿司匹林组的大出血发生率并未显著增加,小剂量阿司匹林组的额外出血都是由小出血发生率增加(83%)引起的。正是基于这项试验,除外禁忌所有 PV 患者均应接受小剂量阿司匹林治疗。

一项名为 CYTO - PV 的随机对照试验研究对比了在 365 名接受放血疗法或降细胞疗法或两者兼有的 PV 患者中,对于 HCT 严格控制(<45%)与低强度治疗的获益(45%~50%)[48]。在随访中位时间为 31 个月后,HCT 严格控制的患者,严重血栓形成率和心血管事件死亡率显著降低,分别为 2.7% 和 9.8%。

虽然尚无前瞻性随机对照试验支持,但羟基脲仍是 PV 患者首选的一线降细胞疗法。此外,根据一项单臂 Ⅱ 期临床试验,每周皮下注射聚乙二醇 IFN - α - 2a 亦可高概率获得血液反应和分子反应,因此这也是一个合理的选择[53,54]。骨髓增生性疾病研究联合会(MRD - RC)进行的一项全球性的随机对照的 Ⅲ 期临床试验[55],根据 IWG - MRT/ELN 标准的完全反应[56]、骨髓组织病理结果和分子学完全反应,在 168 名高危 PV 或 ET 患者中比较了羟基脲和聚乙二醇 IFN - α - 2a 两者于第 1 年末和第 2 年末的完全反应率,两者间无显著差异。另外,干扰素不会引起向白血病转化以及胎儿畸形,因此尤其适用于年轻患者和妊娠期患者。但由于抑郁和流感样症状等副作用[57],20%~25% 患者不能耐受因此停药。同时在该研究中,相较于羟基脲,干扰素的 3/4 级不良反应发生率更高。最近，欧盟批准了一种新的长效单糖基 IFN-α(脯氨酸-IFN-α-2b)用于无明显脾大的 PV 患者，用法为每 2 周皮下给药一次。在名为 PROUD/CONTINUATION-PV[58]序贯性随机对照的Ⅲ期临床试验中，257 名未接受降细胞疗法，或者接受羟基脲治疗小于 3 年未取得完全反应或对羟基脲产生耐药/不耐受的患者被纳入；受试者分为两组，分别使用脯氨酸-IFN-α-2b 或羟基脲治疗；两组间行 1∶1 配对(表 6-4)[59]。PROUD-PV 作为一项非劣效性研究，其主要研究终点为 12 个月后脾大小恢复正常且达完全血液学反应(脯氨酸-IFN-α-2b 组 vs 羟基脲组=21% vs 28%)。随后 171 名患者转入 CONTINUATION-PV 研究中，53% 脯氨酸-IFN-α-2b 组患者和 38% 羟基脲/标准治疗组患者在 36 个月后到达了完全血液学反应主要终点。研究中，患者对脯氨酸-IFN-α-2b 耐受良好，且随着时间推移，血液学和分子学反应率明显提升；经过 2 年和 3 年的治疗，结果好于羟基脲组。另外，组蛋白脱乙酰酶抑制剂 givinostat 用于 PV 的临床研究在进行中[60]。

**表 6-4 ELN 对 PV 患者羟基脲耐药/不耐受的定义**

| 至少 2 g/d 羟基脲治疗 3 个月后，仍需行放血疗法以维持血细胞比容<45%；或 |
| --- |
| 至少 2 g/d 羟基脲治疗 3 个月后，仍不能控制骨髓增殖(PLT>400×10⁹/L 和 WBC>10×10⁹/L)；或 |
| 至少 2 g/d 羟基脲治疗 3 个月后，触诊的巨脾ᵃ未能缩小 50% 以上和/或脾大相关的临床症状未能完全反应；或 |
| 在使疾病达到完全或部分临床血液学反应ᵇ所需的羟基脲最小剂量下，中性粒细胞计数绝对值<1×10⁹/L 或血红蛋白<100 g/L；或 |
| 任何剂量的羟基脲治疗下，出现小腿溃疡或其他不能接受的羟基脲相关的非血液学不良反应(皮肤黏膜表现、胃肠道症状、肺炎、发热等) |

注：ᵃ本标准中巨脾是指脾超过肋缘以下 10 cm。ᵇ完全反应(CR)是指：无需行放血疗法 HCT 便可<45%，并且血小板计数≤400×10⁹/L，白细胞计数≤10×10⁹/L，同时无疾病相关症状；部分反应是指：无需行放血疗法 HCT 便可<45%，或出现三种或三种以上其他的治疗反应。

根据 RESPONSE 的Ⅲ期临床试验的结果，美国 FDA 批准了口服 JAK1/2 抑制剂芦可替尼用于 HU 耐药或不耐受的 PV 患者的治疗。该项研究中 222 名患者被 1∶1 随机分组接受芦可替尼(起始剂量 10 mg，每天 2 次)或标准治疗[61]。分别有 21% 的试验组患者和 1% 的对照组患者到达了主要终点(在第 32 周无须行放血疗法 HCT 即达标，且脾体积较基线水平缩小 35% 及以上，P=0.001)。具体而言，在第 38 周，试验组和对照组患者：① 分别有 60% 和 20% 患者 HCT 达标；② 分别有 38% 和 1% 患者脾体积较基线水平缩小 35% 及以上；③ 分别有 24% 和 9% 患者达完全血液学反应；④ 分别有 49% 和 5% MPN 症状评估表总症状评分(TSS)改善≥50%(TSS 是衡量 MPN 患者症状的有效标准)[62]；带状疱疹病毒激活在试验组更为常见。在第 32 周后允许交叉，所有对照组患者在第 80 周前接受芦可替尼治疗。一项类似设计的 RESPONSE-2

的Ⅲ期临床试验选取了没有脾大的羟基脲耐药/不耐受患者，最终得到了类似的结果[63]。5 年的随访显示患者从芦可替尼的治疗中持续获益并且未出现新的安全性问题，同时血栓事件的发生率也低于标准治疗组[64]。最近一项 Meta 分析也发现，在 PV 患者中，使用芦可替尼者血栓事件发生率较低，但无统计学意义[65]。

聚乙二醇 IFN-α-2a 也是 HU 治疗失败后的一种选择。在一项名为 MRD-RC111 的单臂Ⅱ期临床试验中，50 名 HU 耐药/不耐受的 PV 患者在对聚乙二醇 IFN-α-2a 治疗 12 个月时，其总有效率(ORR)为 60%(22%CR+38% PR)[66]。回顾性研究表明，PV 中 HU 的耐药/不耐受对预后具有影响。在西班牙的一项注册性研究中，分别有 11% 和 13% 的 PV 患者对 HU 具有耐药性和不耐受性，对 HU 的耐药性与更高的死亡风险和白血病转化风险有关[67]。另一项此类研究中，在使用实现 CR 或 PR 所需的最低剂量的 HU 下，发生细胞减少是转化为急性白血病的独立风险因素；且在出现细胞减少或巨脾的患者进展为 MF 的风险更高[68]。鉴于 JAK2 V617F 突变可以引起 MDM2 扩增[69]，在 HU 耐药或不耐受的患者中，MDM2 抑制剂已作为一种可能的治疗方案。虽然这些药物疗效显著[70]，但其明显的毒副作用限制了其于 PV 患者中的临床应用。

### ■ PV 治疗总结

除有禁忌证外，所有患者均应接受小剂量阿司匹林治疗。血栓形成的高危患者(年龄>60 岁或有血栓史)应接受降细胞疗法。所有患者的目标 HCT 应小于 45%。使用降细胞疗法的目标应是避免放血疗法的使用，但对于使用 HU 行降细胞治疗时持续行放血疗法是否与不良结局有关的问题，现有研究得出了相互矛盾的结论[71,72]。降细胞疗法首选 HU，但相关证据也支持聚乙二醇 IFN-α-2a 或脯氨酸-IFN-α-2b 的使用；芦可替尼和聚乙二醇 IFN-α-2a 可作 HU 耐药/不耐受患者的替代选择。

## 原发性血小板增多症

原发性血小板增多症(ET)以持续性血小板增多、血栓和出血倾向为特征。尽管对 JAK2、MPL、CALR 基因突变的测序极大简化了诊断 ET 的流程[9,10]，但现仍不认为 ET 是一种可由细胞遗传学或形态学定义的疾病实体，因此 ET 仍是一种排他性诊断。ET 是一种老年性疾病，诊断时中位年龄约为 55～60 岁，女性较男性更常见。ET 患者的生存时长(中位数为 19.8 年)与同年龄同性别的人群相比类似或略低[16,73]。ET 年发病率为(0.21～2.27)/10 万[12]，在美国的 ET 患病率为(38～57)/10 万[13]。

ET 作为一种排他性诊断，应排除：① 各类反应性的血小板增多，如缺铁、失血、急性感染、脾切除术后；② 其他 MPN，如 PV 和 CML 引起的血小板增多；③ 伴独立 del(5q) 的 MDS 或 MDS/MPN-RS-T 引起血小板增多。仅凭血小板计数无法区分血小板增多是由反应性原因引起还是由克隆性原因所致的。无论血小板计数升高的程度如何,反应性血小板增多都不会增加血栓和出血风险。如果出现血栓和出血,则是潜在疾病本身(如恶性肿瘤、胃肠道出血引起的缺铁)所致,而与血小板计数升高无关。

### 病理生理

约 50% 的 ET 患者携带 JAK2 V617F 基因突变,3%～5% 的患者携带血小板生成素受体基因突变(MPLW515L/K,即 MPL 第 515 号色氨酸残基被亮氨酸残基或酪氨酸残基取代)[74];这两种突变均导致 JAK-STAT 信号通路失调。绝大部分携带 JAK2 V617F 突变的 ET 患者等位基因负荷小于 50%,而 PV 患者携带 JAK2 V617F 突变的 PV 患者等位基因负荷则更高[75],提示较低的等位基因负荷可能会使疾病表型向 ET 而非 PV 进展。获得基因突变的顺序也被证明会影响疾病表型;JAK2 为第一突变更易导致疾病表现为 PV 伴血栓形成,TET2 为第一突变更易导致疾病表型为 ET[76]。

最近,在近 70% 的 JAK2 或 MPL 突变阴性的 ET 患者(占全部 ET 患者的 20%～30%)中发现了钙网蛋白基因(CALR)突变,且与 JAK2、MPL 突变相互排斥[9,10]。CALR 突变可能定义了 ET 的一个独特亚群:根据一项纳入 717 名 ET 患者的研究,相较于 JAK2 V617F 突变的 ET 患者,具有 CALR 突变的 ET 患者:① 更年轻且主要是男性;② 血栓形成的发生率较低;③ 血红蛋白水平较低;④ 白细胞计数较低;⑤ 血小板计数更高[77],其他研究亦得出相同结论。此外,占 ET 总数的 10%～15% 的"三阴性"ET 患者(即未检测出 JAK2、MPL 和 CALR 突变)与 JAK2 突变患者相比,也具有包括更年轻、血红蛋白水平更低、白细胞计数更低、血栓形成风险更低等与 CALR 突变的 ET 患者相似的特征[78]。根据报道"三阴性"ET 患者的存活期最长,MPL 的突变 ET 患者的存活期最短。此外有数据表明,CALR 突变对 ET 血栓形成风险的有利影响可能仅限于年轻患者[79]。

CALR 突变有两种主要类型:Ⅰ型,52 个碱基对缺失;Ⅱ型,5 个碱基对插入,两者都会导致突变蛋白的 C 末端改变,失去与钙离子结合的负电荷,并使内质网滞留序列丧失,最终引起 JAK-STAT 通路激活。多项研究表明,突变的钙网蛋白需要改变其 C 末端,并与 MPL 的胞外结构域结合才能发挥其致癌作用[80-85]。CALR 突变的另一项对恶性肿瘤转化至关重要的作用称为"无赖(分子)伴侣活性",是指其无视蛋白质质量控制,保持 MPL 蛋白及其突变体于合成、运输中不被降解并将它们运送至细胞表面的能力[86]。Ⅰ型和Ⅱ型 CALR 突变在 ET 中发生的频率大致相等[87]。尽管两者似乎不会影响预后,但有研究表明Ⅰ型 CALR 突变会增加 ET 后 MF 的风险[88]。在 ET 中,MPL 突变与较短的无 MF 生存期有关。另一项研究发现,男性可能只与 1 型 CLAR 突变相关年龄较小与 2 型 CLAR 突变相关;同时 2 型 CLAR 突变的 ET 患者血小板计数明显高于 1 型 CLAR 突变的 ET 患者[89]。

### 临床特点

随着全自动血细胞分析仪和血细胞计数的普及,越来越多的 ET 患者在无症状时被查出。在一项针对 304 名 ET 患者的国际互联网调查中,72% 的患者称感到疲劳,约 40% 的患者称感到瘙痒、盗汗和骨痛[22]。另据一项针对 147 名 ET 患者的研究中,34% 的患者出现了诸如头晕、头晕、肢端麻痹、网状青斑和红斑肢痛的血管舒缩表现[90]。高达 40% 的患者出现轻度脾大(<5 cm),30%～40% 出现白细胞增多,10%～20% 出现轻度贫血。血栓栓塞和出血并发症是 ET 发病和死亡的主要原因,一家机构的在 322 名 ET 患者诊断时报告严重血栓形成和严重出血发生率分别为 26% 和 11%[91]。出血并发症随着血小板极度增多(血小板计数>1 500×10⁹/L)和阿司匹林等抗血小板治疗而增加。

ET 最严重的晚期并发症是转化成 AML 或进展为 ET 后 MF,在一项对 605 名患者进行的单中心研究中,AML 转化的发生率为 3.3%[92],转化的危险因素包括贫血和血小板计数>1 000×10⁹/L。在欧洲 7 个中心进行的一项回顾性研究中,对 1 104 名先前诊断为 ET 患者的骨髓病理标本进行了复查,其中 891 例确认为 ET,180 例修正为 Pre-PMF[93]。ET 患者在第 10 年和第 15 年转化为 AML 的累积发生率分别为 0.7% 和 2.1%,进展为 MF 的累积发生率分别为 0.8% 和 9.3%。在另一项对 292 名 ET 患者中位随访 17.3 年的研究中,转化为 AML 和 ET 后 MF 的累积发病率分别为 3.8% 和 10.3%[16]。总而言之,ET 在 10 年后进展成 MF 的累积发病率为 0.8%～4.9%,15 年后为 4%～11%;转化成 AML 的累积发病率在 10 年后为 0.7%～3%,在 15 年后为 2.1%～5.3%[34]。

### 诊断

从 WHO 2008 版标准至 WHO 2016 版标准,除了将 CALR 突变添加到已知的驱动突变中,ET 诊断标准无明显变化(表 6-5)。而从 WHO 2001 版标准至 WHO 2008 版标准的重要变化则是将血小板计数的诊断阈值由>600×10⁹/L 下调至 450×10⁹/L[94]。骨髓活检是 ET 诊断中必要的,用来与隐蔽性 PV、PMF(特别是 pre-PMF)、MDS/MPN 鉴别。结果常见巨大但成熟的巨核细胞,细胞核深染分叶或多分叶(图 6-4);ET 患者外周血涂片示血小板显著增加(图 6-5)。ET 骨髓活检偶尔可见 MF-1 级[11],故应加做网状纤维染色以排除潜在的纤维化;若骨髓活检中巨核细胞具有异型性则是 pre-MF 存在的证据,此时进展为明显纤维化期(overt-MF)和转化为 AML 风险增加,总生存期更差[93]。

在鉴别诊断方面:① pre-PMF 通常表现出红细胞生成和粒细胞增殖减少,以及一些网织蛋白纤维化(但不超过 MF-1 级)[11];② 应通过检测 BCR-ABL1 融合基因来排除 CML;③ 除检测 JAK2、MPL 和 CALR 突变外,还建议建立髓系肿瘤突变组合用于 NGS 检测,从而确定疾病的克隆性质,以便将反应性血小板增多症患者从"三阴性"ET 中排除。

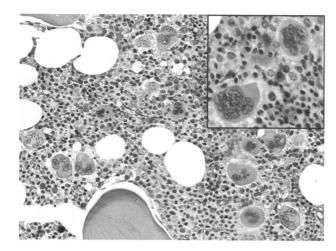

图 6-4 原发性血小板增多症的骨髓活检特征是骨髓细胞增多、骨髓增生和巨核细胞显著增多（×200）。ET 中的巨核细胞往往比正常巨核细胞更大，并且它们还包含大的多分叶状细胞核（插图，×400）

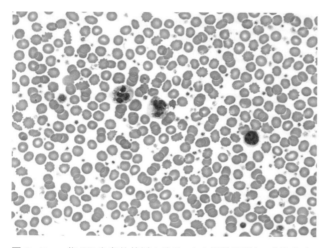

图 6-5 一位 ET 患者的外周血涂片，血小板数目增加，分散分布，可见大型血小板

表 6-5 WHO 2016 版原发性血小板增多症诊断标准

**主要标准**

血小板计数≥450×10⁹/L

骨髓活检示巨核细胞系高度增生；胞体大、核过分分叶的成熟巨核细胞数量增多；粒系、红系无显著增生或左移

不符合 PV，PMF，BCR-ABL 阳性 CML 或其他髓系肿瘤的临床诊断标准

存在 JAK2、CALR 或 MPL 基因突变

**次要标准**

存在克隆标志或无反应性血小板增多的证据

ET 的诊断需要满足全部 4 个主要标准；或前 3 个主要标准和 1 个次要标准

### ■ ET 血栓风险分层及生存预测

与 PV 相同，血栓和出血是 ET 的主要并发症。在大多数研究中，高龄和既往血栓史可以预测未来血栓事件的发生，而心血管风险因素仅在部分研究中显示出预测性。如前所述，CALR 突变患者、"三阴性"的 ET 患者相较于 JAK2/MPL 突变的 ET 患者血栓形成风险较低[77,78]。血小板计数在 ET 中与血栓形成无关（表 6-6）。甚至一些研究发现血小板计数与血栓形成风险之间呈反比关系。极度血小板计数增高（如＞1 500×10⁹/L）使 ET 患者更容易出现出血并相对防止血栓形成。

IWG-MRT 对来自欧洲 7 个中心的 891 名患者的回顾性队列进行的一项研究显示，ET 患者大出血的年发病率为 0.79%，累积发生率为 6%[95]。致命和非致命血栓事件合计年发病率约为 1.9%[93,96]；非致命性血栓事件中，动脉事件年发病率高于静脉事件年发病率（1.2%患者/年 vs 0.6%患者/年）[96]。与出血相关的独立危险因素包括了既往出血和阿司匹林治疗[95]，而与血栓形成相关的独立危险因素则包括年龄超过 60 岁、心血管风险因素（糖尿病、高血压和吸烟）、既往血栓形成和 JAK2V617F 突变存在。白细胞增多（＞11×10⁹/L）是动脉血栓形成的另一个独立危险因素（尽管单独对 JAK2V617F 的 ET 病例分析时结果并非如此），而男性患者则会静脉血栓形成的风险更高。极度血小板计数增高（血小板计数＞1 000×10⁹/L）与动脉血栓形成风险降低独立相关[96]，这被认为是 AVWD 引起的伴血小板计数升高引起的。这与之前血小板计数与血栓形成风险之间成反比的报道一致[97]。其他研究证实了诊断和随访时白细胞增多与 ET 血栓形成之间呈正相关[98,99]。

利用这些危险因素，有人提出了 ET 血栓国际预后积分系统（IPSET-t）[100]以便评估预后并指导临床干预。该系统为 4 个危险因素分配了相对权重，四者积分从而将患者分为三个风险类别，低风险组年血栓发病率为 1.03%，高风险组为 3.56%（表 6-7）。CALR 突变状态已被证明不会对 ET 血栓国际预后积分系统产生影响[101]。

最近，修订版 IPSET-t 积分系统则根据年龄、血栓史和 JAK2 突变将 ET 患者的罹患血栓的风险分为极低、低、中、高四个风险类别（表 6-8）[102]。NCCN 的共识指南推荐使用修订版 IPSET-t 对 ET 患者进行风险分层以支持临床管理决策[49]。

根据同一患者队列的数据亦制定出 IPSET 预后积分系统，用于在 ET 诊断时总生存期[103]。依据年龄≥60 岁（2 分）、白细胞计数≥11×10⁹/L（1 分）和血栓史（1 分）作为生存的独立危险因素，该积分系统将患者分为三个风险类别：低风险组中位生存期未达到，中风险组中位生存期为 24.5 年，高风险组中位生存期为 13.8 年。尽管 JAK2V617F 突变与血栓形成风险增加有关[93]，但其不能预测生存期。在另一项研究中，JAK2V617F 突变被认为是妊娠 ET 患者妊娠并发症的独立危险因素[104]；然而随后的研究未能证实这一结果[105,106]。虽然细胞遗传学异常在 ET 中并不常见，且与生存和血栓形成风险无关[107]，但靶向深度测序已经确定了一些不良突变/序列变异，即 H2B3、SF3B1、U2AF1、TP53、IDH2 和 EZH2[39]。最近发表的 MIPSS-ET 积分系统将临床和分子信息整合到 ET 的三层（低、中、高）预后模型中，该积分系统根据风险比（HR）将积分分配给 60 岁以上的年龄、男性、SF3B1/SRSF2 突变和白细胞增多＞11×10⁹/L[40]四项变量。

**表 6-6　ET 患者血栓形成的危险因素**

| 研究名称 | 病例数 | 研究的危险因素 | | | | | |
|---|---|---|---|---|---|---|---|
| | | 大于 60 岁 (OR/HR/$P$ 值,下同) | 血栓史 | 心血管事件危险因素(吸烟、糖尿病、高血压、高脂血症) | 血小板计数>$1\,000\times10^9$/L | 白细胞增多 | JAK2 状态 |
| Colombi[a] (1991) | 103 | 未研究 | $P<0.001$ | — | 未研究 | — | — |
| Cortelazzo[b] (1990) | 100 | 10.3 | 13 | 未研究 | 未研究 | — | — |
| Besses[c] (1999) | 148 | 3.3 | 3.0 | 4.7 | 未研究 | — | — |
| Bazzan[d] (1999) | 187 | 未研究 | — | 未研究 | 未研究 | — | — |
| Jantunen[e] (2001) | 132 | 未研究 | — | $P=0.01$ | 未研究 | — | — |
| Chim[f] (2005) | 231 | $P=0.01$ | 未研究 | — | 未研究 | — | — |
| Wolanskyj[91] | 322 | 1.51 | 2.3(仅动脉) | 未研究 | — | 1.74 (WBC>$15\times10^9$/L) | 未研究 |
| Carobbio[98] (2007) | 439 | 2.3(年龄与血栓史共同评估) | 2.3 | — | 未研究 | 2.3 (WBC>$8.7\times10^9$/L) | 未研究 |
| Alvarez-Larrán[g] (2007) | 126 (小于 40 岁) | NA | 未研究 | 吸烟 | 未研究 | — | 未研究 |
| Radaelli[h] (2007) | 306 | 未研究 | 7.6 | $P<0.05$ | 未研究 | — | — |
| Tefferi[i] (2007) | 605 | 未研究 | $P<0.001$ | 未研究 | — | WBC(≥15 000)基线时血栓形成 $P<0.01$(随访时血栓形成未研究) | 未研究 |
| Passamonti[j] (2008) | 605 | $P<0.001$ | $P=0.03$ | 未研究 | 未研究 | NS | — |
| Carobbio[97] | 1 063 | 1.7(年龄与血栓史共同评估) | 1.7 | — | WBC<$11\times10^9$/L 和血小板<$1\,000\times10^9$/L 的患者:最有可能出现 JAK2 突变,血栓形成风险最高 | | |
| Carobbio | 891 | 1.5 | 1.93 | 1.56 | 0.50 | 1.14 | 2.04 |

注:[a]Colombi M, et al. Cancer. 1991;67(11):2926-2930.[b]Cortelazzo S, et al. J Clin Oncol. 1990;8(3):556-562.[c]Besses C, et al. Leukemia. 1999;13(2):150-154.[d]Bazzan M, et al. Ann Hematol. 1999;78(12):539-543.[e]Jantunen R, et al. Ann Hematol. 2001;80(2):74-78.[f]Chim CS, et al. Arch Intern Med. 2005;165(22):2651-2658.[g]Alvarez-Larrán A, et al. Leukemia. 2007;21(6):1218-1223.[h]Radaelli F, et al. Hematol Oncol. 2007;25(3):115-120.[i]Tefferi A, et al. Blood. 2007;109(9):4105.[j]Passamonti F, et al. Haematologica. 2008;93(11):1645-1651.

**表 6-7　IPSET 和 IPSET-t 积分系统[100,103]**

| 危险因素 | IPSET | IPSET-t |
|---|---|---|
| ≥60 岁 | 2 分 | 1 分 |
| 血栓史 | 1 分 | 2 分 |
| 白细胞计数≥$11\times10^9$/L | 1 分 | — |
| 心血管危险因素 | — | 1 分 |
| JAK2 V617F 突变 | — | 2 分 |
| **预后评分(中位生存率或血栓年发病率)** | | |
| 低风险 | 0 分(中位生存期未达到) | <2 分(1.03%/年) |
| 中风险 | 1~2 分(24.5 年) | 2 分(2.35%/年) |
| 高风险 | 3~4 分(13.8 年) | >2 分(3.56%/年) |

注:IPSET≥60 岁,IPSET-t 为>60 岁。IPSET 为白细胞计数≥$11\times10^9$/L,IPSET-t>$11\times10^9$/L。

表6-8 修订的IPSET-t积分系统和治疗建议

| 风险分层 | 标准 | 治疗建议 |
|---|---|---|
| 极低风险 | 年龄≤60岁,无JAK2突变,无血栓史 | 小剂量阿司匹林(若存在心血管风险因素)或观察 |
| 低风险 | 年龄≤60岁,有JAK2突变,有血栓史 | 小剂量阿司匹林(若存在心血管风险因素则一日两次) |
| 中风险 | 年龄>60岁,无JAK2突变,无血栓史 | 降细胞疗法和小剂量阿司匹林(若不接受降细胞疗法则小剂量阿司匹林一日两次) |
| 高风险 | 年龄>60岁,有JAK2突变,有血栓史 | 降细胞疗法和小剂量阿司匹林 |

注:严重血小板增多症的患者应慎用阿司匹林,使用前应排除AVWD。

### ■ 治疗

ET的治疗目标是预防血栓事件的发生,以避免并发症和死亡。由于大多数患者预期寿命正常,因此应杜绝过度的、激进的可能带来严重副作用的治疗。对所有ET患者的心血管危险因素应行积极处理;在许多研究中,吸烟是血栓形成的重要危险因素,所以全部ET患者均应行戒烟咨询。ET治疗的两种基本治疗分别为抗血小板药物治疗和降细胞药物治疗。

#### 抗血小板治疗

阿司匹林可用于治疗ET患者的微血管症状,如红斑肢痛。由于缺乏有安慰剂组的随机对照试验等高等级证据,抗血小板治疗在ET中减少血栓形成的作用尚无定论。在一项回顾性研究中,Van等发现单用阿司匹林可以降低血栓形成风险,改善微血管症状[108]。根据ECLAP研究中关于PV的结果推断[52],除有出血史,否则一般共识是在ET患者中使用小剂量阿司匹林(75~100 mg/d)。血小板计数极度增高(>1 500×10^9/L)的患者应当慎用,因为AVWD会增加出血风险[109]。MRC-PT1试验比较了羟基脲和阿那格雷在ET中的作用,除有禁忌,所有受试者均接受了抗血小板治疗[110];和羟基脲组相比,阿那格雷组出血风险增加,这可能是阿司匹林和阿那格雷协同抗血小板作用所致。有专家建议,若每日口服一次阿司匹林无法有效控制症状,可增加为每日口服两次[111]。多项研究证明,每日口服一次阿司匹林不能完全抑制血小板中血栓烷的合成[112],可能是由于ET中血小板环氧合酶加速更新所致[113-115]。

#### 降细胞治疗

羟基脲、阿那格雷和干扰素是目前ET患者主要使用的降细胞药物。

羟基脲是一种具有非特异细胞毒性和骨髓抑制性的药物,通过抑制核糖核苷酸还原酶发挥药理作用,阿那格雷则对巨核细胞谱系具有选择性作用。根据两项随机研究,HU被确定为降细胞治疗的一线选择。在Cortelazzo等的研究中,114名高危ET患者(年龄>60岁,有血栓形成史,或两者兼有)被随机分为安慰剂组或HU组,治疗的目标血小板计数为<600×10^9/L;中位随访27个月后,HU组3.4%的患者有血栓形成,而安慰剂组则有24%患者有血栓形成(P=0.003),

本研究确定了HU在ET中的抗血栓作用[116]。Harrison等在英国MRC PT-1研究中人对809名高危ET患者进行随机分组,分别接受HU加阿司匹林或阿那格雷加阿司匹林治疗,治疗的目标血小板计数<400×10^9/L,在中位随访39个月后,较HU组,阿那格雷组动脉血栓形成率(P=0.004)和严重出血率(P=0.008)更高,而静脉血栓栓塞率更低(P=0.006),阿那格雷引起的严重出血可能是由于其和阿司匹林的协同抗血小板作用所致[110]。同时,阿那格雷组发生ET后MF风险更高(5年风险,7% vs 2%,P=0.01),因副作用退组患者人数更多(22% vs 11%,P<0.001)。两组患者进展为MDS/AML的风险类似。基于这项研究,HU被作为高危ET患者的一线治疗选择。然而,最近一项纳入259名ET患者的ANAHYDRET研究表明,在259例WHO定义的ET患者中,在均不使用阿司匹林的情况下,阿那格雷缓释剂的疗效并不劣于HU[117]。一项纳入382名患者的随机试验评估了非高危组或非极度血小板增多(血小板计数≥1 500×10^9/L)的年轻ET患者(40~59岁)使用阿司匹林添加或不添加HU的效果[118],中位随访73个月后,两组患者到达主要研究终点的可能性(动脉或静脉血栓形成、严重出血或血管原因死亡)、OS(疾病进展或转化为MF、AML或MDS的复合终点)、不良事件概况、或患者报告的生活质量无显著差异(P=1.0)。最近一项对1 500例MPN相关血栓形成病例的Pooded分析结果表明,尽管HU降低了复发性动脉血栓形成事件的发生率,但这并不能最终证明与复发性静脉血栓形成事件有关,特别是复发性内脏静脉血栓形成[119]。

IFN在ET中的效果和PV中类似,使用后血液学和分子学反应率均很高[54],但JAK-STAT途径外非驱动突变的ET患者完全分子学缓解率较低[120]。尽管聚乙二醇IFN-α-2a较普通干扰素耐受性更好,用药间隔更长,但因不良事件引起的停药仍然较多[57]。如PV部分所述,MPD-RC 112试验显示在既往未经治疗的高危PV或ET患者中,HU和聚乙二醇IFN-α-2a在治疗1年或2年后效果没有显著差异[55],且由于IFN不会导致向白血病转化且无致畸作用,因此它对于需行降细胞治疗的年轻患者十分具有吸引力,并妊娠合并ET患者首选的降细胞药物[121]。在HU耐药/不耐受的ET患者中,关于脯氨酸-IFN-α-2b和阿那格雷疗效比较的研究正在进行(NCT04285086)。另有一项纳入69名HU耐药/不耐受患者的研究发现,使用聚乙二醇IFN-α-2a后ORR为69.2%(43.1%CR+26.2%PR),且在CLAR突变患者中CR率更高达56.5%[66]。

MAJIC-ET试验对110名HU耐药/不耐受的患者进行了芦可替尼和最佳治疗间的比较[122];1年时,两者CR率无显著差异;2年时,两者血栓形成率、出血率及进展/演变为MF或AML的概率无显著差异;但在芦可替尼组,一些疾病相关症状得到了显著改善。RUXO-BEAT研究比较了芦可替尼和最佳治疗在高危PV或ET中的作用(NCT02577926)。其他研究表明,芦可替尼在HU耐药/不耐受ET患者中具有持续控制血小板计数和改善症状的疗效[123]。关于 HU 耐药/不耐受标准详见表 6-9[124]。bomedemstat 是一种口服的赖氨酸去甲基酶 1 抑制剂,也将在标准治疗失败的 ET 患者中进行研究(NCT04254978)。

### 极度血小板增多(PLT>1 500×10⁹/L)的治疗

鉴于 AVWD 有继发出血的风险应避免使用阿司匹林。建议使用降细胞药物,尤其是在有出血时,可通过降低血小板计数减少出血风险。许多专家将极度血小板增多症归入高风险组并应用降细胞治疗,另一些专家则持保留态度,仅在极度血小板增多合并出血时才采取降细胞治疗[111]。

### ET 合并妊娠的治疗

ET 是妊娠期最常见的费城染色体阴性 MPN。在一项英国的前瞻性研究中,58 名患有潜在的 MPN 女性[其中 47 名(81%)为 ET]妊娠[125],流产率为 1.7%,妊娠并发症发病率为 9%,没有血栓事件和产妇死亡发生。85% 孕妇在预产期分娩,无新生儿死亡,22% 新生儿生长状况在第 10 个百分位数以下。MPN 合并妊娠的患者应在 MDT 中由有高危妊娠经验的产科医师和血液科医师共同管理[121]。除禁忌证外(如 AVWD),建议整个妊娠期间服用低剂量阿司匹林。妊娠期间使用低分子肝素能否取得额外获益尚存争议[126],但一些专家建议对存在血栓史、不良妊娠史或至少一项血栓形成危险因素(除妊娠外)的 ET 孕妇使用低分子肝素治疗,并于分娩前后适当时机中断[121]。当存在如既往血栓形成、出血或血小板计数>1 500×10⁹/L 等降细胞治疗的指征时,首选 IFN-α。低分子肝素一般在产后 6 周内使用。

**表 6-9 ET 中羟基脲耐药/不耐受的标准**

| |
|---|
| 至少 2 g/d 羟基脲治疗 3 个月后(体重大于 80 kg 则为 2.5 g/d),血小板计数>600×10⁹/L,或 |
| 任意剂量羟基脲治疗后,血小板计数>400×10⁹/L 且白细胞计数<2.5×10⁹/L,或 |
| 任意剂量羟基脲治疗后,血小板计数>400×10⁹/L 且血红蛋白<100 g/L,或 |
| 任意剂量羟基脲治疗后,出现腿部溃疡或其他不可接受的黏膜皮肤病变,或 |
| 羟基脲相关的发热 |

## 原发性骨髓纤维化

原发性骨髓纤维化是一种病因不明的发生于多能造血干/祖细胞层面的克隆性疾病,其特点是骨髓细胞增殖、巨核细胞异型、骨髓纤维化、幼粒幼红细胞增多的外周血象、贫血、偶见髓外造血,预后较差[127]。骨髓纤维化既可以是原发性的,也可以是 PV 或 ET 的晚期并发症,但无论何种情况,MF 均表现为造血干/祖细胞介导的骨髓增生伴强烈的骨髓基质反应,包括胶原纤维化、骨硬化和血管形成。据估计,在美国 MF 患病率为(4~6)/10 万[13],年发病率为(0.1~1)/10 万[12,128]。

### 病理生理

长期以来认为,来自增殖的非典型巨核细胞释放的生长因子(如血管内皮生长因子、血小板衍生生长因子、碱性成纤维生长因子和转化生长因子)引起了的骨髓基质纤维生成和血管形成[129]。然而最近有研究发现,PMF 患者骨髓中,驱动纤维化的细胞是克隆性(肿瘤性)的血液单核细胞[130,131]。50%~60% 的 PMF 患者可见 JAK2V617F 突变,但无论驱动基因突变状态,几乎所有的 PMF 患者都可观察到持续的 JAK-STAT 信号转导[132,133],导致促炎细胞因子的过量产生,这与 MF 中许多表现如脾大、输血依赖、血小板减少等密切相关[134]。此外,在 5%~10% 的 PMF 患者中发现 MPL 突变,另有 25% 发现 CALR 突变,尚有 10% 的患者为"三阴性"PMF。JAK-STAT 信号的负性调节因子(如 LNK、SOCS 和 CBL)中的罕见失活突变也可能与 PMF 的发生发展相关[135]。

和 ET 一样,PMF 的疾病表型因基因突变不同而不同。在一项对 617 名 PMF 患者的研究中,具有 CALR 突变的患者发生贫血、血小板减少和白细胞增多的风险较低[136]。在另一项包括了 428 名 PMF 患者的研究中,CALR 突变和年龄较小、白细胞计数较低相关;MPLW515K/L 突变亦与年龄较小、白细胞计数较低有关[16]。尽管 ASXL1、EZH2、SRSF2、CBL、IDH1/IDH2、TP53、TET2、DNMT3A 等非驱动突变频率远低于 JAK2 和 CALR 突变,但其对"三阴性"病例的克隆性建立非常有帮助[135]。

### 临床特征

PMF 是一组异质性疾病,发病年龄、临床表现、实验室和辅助检查表现,以及预后各不相同。

PMF 发病率随着年龄增长而增加,在一项囊括了 1054 名患者的研究中,诊断时中位年龄为 64 岁,17% 的患者年龄在 50 岁以下,5% 的患者年龄小于 40 岁[137]。

该病临床表现上差异极大,既可无或仅有轻度症状,因体检发现白细胞增多、脾大就诊,也可出现严重的症状和生活质量低下。极度疲劳是最常见症状,体重减轻、瘙痒、低热、盗汗等是显著体征,上述体征有时使患者极度虚弱。在一项对 456 名 MF 患者的互联网调查中,84% 的患者报告疲劳,50% 的患者报告瘙痒,56% 的患者报告盗汗,47% 的患者报告骨痛[22]。

骨髓增生是该病的主要特征之一,可致未成熟细胞增多和骨髓以外的部位产生血细胞。这种现象称为髓外造血(EMH),通常表现为明显的肝脾大,伴有疼痛、早饱、门静脉高压、贫血和血小板减少。其中脾大存在于 80% 的患者中,部分甚至肿大至骨盆;40%~70% 患者出现肝大。EMH 可能会引起其他器官的症状,如呼吸窘迫、肺动脉高压、腹水、心脏压塞、脊髓压迫和瘫痪。

泪滴形红细胞和幼粒、幼红细胞(外周血中存在包括成纤维细胞在内的未成熟髓细胞)是 MF 的血象特征。约有 1/3 患者在诊断时即存在贫血,随着病程进展,所有患者均会出现贫血,许多患者需要输血治疗[138]。部分患者可出现白细胞和血小板增多,但大多数患者在疾病后期会有白细胞和血小板减少。

PMF 最严重的并发症是转化为 AML。在一项研究中,PMF 确诊后 100 个月内有 20.6% 的概率转化为 AML[139]。即使采用现代靶向治疗,转化为 AML 预后仍然极差,中位生存期仅为 6~8 个月[140,141]。

PMF 最常见的死因是转化为 AML,其次为 MF 进展不伴白血病转化、血栓、心血管并发症、感染、出血和门静脉高压。

如前所述,在 WHO 2016 版髓系肿瘤和急性白血病分类中,pre-PMF 现在是独立于 overt-PMF 的一种疾病实体[11]。现今诊断为 pre-PMF 的患者绝大多数既往被归类于 ET 之中。和 ET 相比,pre-PMF 的特征是生存率显著降低,进展为 overt-PMF 和转化为 AML 的概率更大,10 年转化率分别为 12.3% 和 5.8%,15 年转化率分别为 16.9% 和 11.7%[93]。两者血栓风险类似,IPSET-t 积分系统可准确地对 pre-PMF 患者进行风险分层[142];但 pre-PMF 出血风险高于 ET。同 overt-PMF 患者相较,pre-PMF 患者血细胞减少的概率较低,原始细胞计数较低,症状更少,不太可能出现脾大和不良核型[143]。两者驱动突变分布相似,但 overt-PMF 患者富含"高分子风险(HMR)",并且更有可能属于更高的 IPSS 积分系统风险类别。同时预后方面两者存在显著差异,在一项大型研究中,overt-PMF 的中位生存期为 7.2 年,pre-PMF 为 17.6 年[143]。

### ■ 诊断

表 6-10 列出了 WHO 2016 版 overt-PMF 和 pre-PMF 的诊断标准(表 6-10)。骨髓活检示骨髓纤维化在其他 MPN 和伴有纤维化的 MDS 中同样可以出现,并非 PMF 的特异性表现,其他 MPN 也可见不同程度的纤维化,必须排除伴有纤维化的 MDS。

**表 6-10** WHO 2016 版原发性骨髓纤维化,纤维化前/早期和明显纤维化期诊断标准

| 主要诊断标准 |
| --- |
| (1) 巨核细胞增生和异形巨核细胞<br>　　1) 无明显网状纤维增多(≤MF-1),骨髓增生程度按年龄调整后增高,粒系细胞增殖而红系细胞减少(原发性骨髓纤维化、纤维化前/早期标准)<br>　　2) 常伴有网状纤维和胶原纤维(MF-2 或 MF-3 原发性骨髓纤维化,明显纤维化期标准)|
| (2) 不满足 PV、ET、BCR-ABL 阳性 CML、MDS 或其他髓系肿瘤的 WHO 诊断标准 |
| (3) 有 JAK2、CALR 或 MPL 基因突变,或无这些突变但有其他克隆性标志,或无继发性骨髓纤维化证据 |
| 次要诊断标准(至少满足一项,最好满足两项) |
| (1) 白细胞计数≥11×10⁹/L |
| (2) 血清乳酸脱氢酶水平增高 |
| (3) 可触及的脾大 |

| |
| --- |
| (4) 非合并疾病导致的贫血 |
| (5) 幼粒幼红血症(此项仅适用于原发性骨髓纤维化,明显纤维化期)|
| **诊断骨髓纤维化需符合上述三条主要诊断标准和至少一条次要诊断标准** |

注:在不存在 JAK2、CALR、MPL 突变的情况下,寻找其他的伴随突变(克隆性标志)如 ASXL1、EZH2、TET2、IDH1/2、SRSF2、SF3B1 有助于确定疾病的克隆性质。
继发性骨髓纤维化常见于感染、自身免疫性疾病或其他慢性炎症性疾病、毛细胞白血病或其他淋巴肿瘤、转移性恶性肿瘤或中毒性(慢性)脑病。

pre-PMF 的骨髓活检如图 6-6 所示,overt-PMF 骨髓活检如图 6-7~图 6-9 所示,PMF 外周血图片如图 6-10 所示。

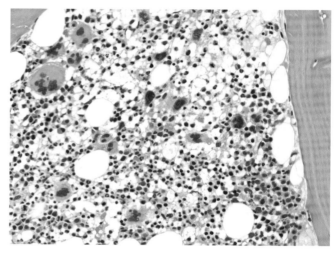

**图 6-6**　仅根据形态学标准很难将 pre-PMF 与其他类型的慢性骨髓增殖性肿瘤鉴别。然而,仔细观察骨髓活检切片可见分散的非典型的巨核细胞,其形态学特征是 overt-PMF 的典型标准。如图所示,骨髓活检中的一些巨核细胞在大小和形状上明显可变,其特征是含有明显深染的细胞核(×200)

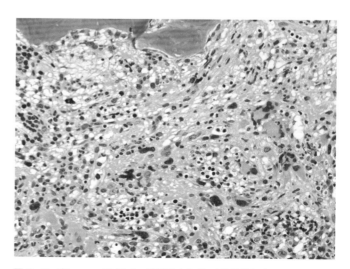

**图 6-7**　在 overt-PMF 中,骨髓造血细胞元件的数量往往随着成纤维细胞对骨髓的间质浸润而减少,这导致了流动效应。具有特征的是,巨核细胞在大小和形状上表现出变异性,在 PMF 的纤维化期(×200),经常会遇到含有深染和超分叶细胞核的巨核细胞

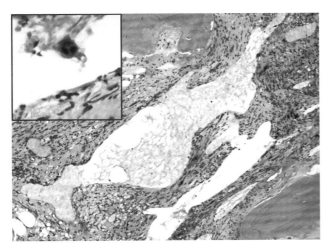

图 6-8 在 overt-PMF 中,骨髓的另一个常见特征是骨髓窦明显扩张(×100)。在骨髓窦内可以检测到造血细胞成分,如图所示骨髓窦内出现了一个巨核细胞(插图,×400),包括所谓的窦内造血

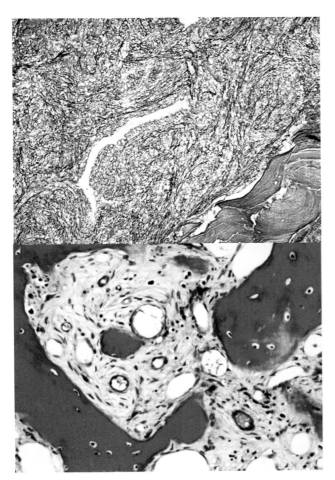

图 6-9 在 overt-PMF 中,骨髓的特征是间质网织蛋白纤维化增加(上图,×100),三色染色则可见胶原纤维增加

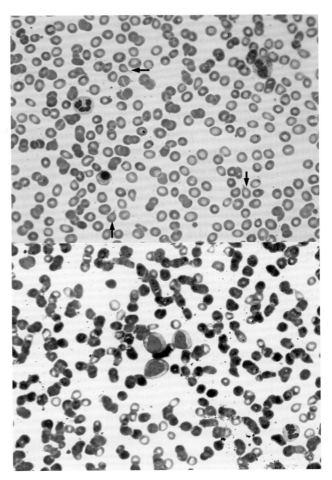

图 6-10 PMF 患者外周血涂片可见泪滴红细胞,(箭头,上图,×400)。此外,可见有核红细胞(上图)和左移粒细胞增多(下图,×400),这两种形态学标准统称为幼粒幼红细胞血症

表 6-11 真性红细胞增多症/特发性血小板增多症后骨髓纤维化的诊断标准

**主要标准**

(1) 此前按 WHO 标准诊断为真性红细胞增多症或原发性血小板增多症

(2) 骨髓活检示纤维组织分级为 2~3 级(按 0~3 级标准)或 3~4 级(按 0~4 级标准)

**次要标准**

(1) 幼粒幼红血症

(2) 进行性脾大(此前有脾大者超过左肋缘下 5 cm 或新出现可触及的脾大)

(3) 以下三种体征至少出现一种:过去 6 个月内体重减轻>10%、盗汗、不明原因的发热(>37.5℃)

(4) 贫血或不需持续静脉放血疗法(未行降细胞疗法的前提下)或降细胞疗法来控制红细胞增多(适用于真性红细胞增多症后骨髓纤维化);贫血或血红蛋白较基线水平下降 20 g/L(适用于原发性血小板增多症后骨髓纤维化)

(5) 血清乳酸脱氢酶增高(适用于原发性血小板增多症后骨髓纤维化)

真性红细胞增多症/原发性血小板增多症后骨髓纤维化的诊断应满足全部主要标准,加 2 条次要标准

骨髓活检,尤其是巨噬细胞形态是诊断 PMF 的重要标准,所有怀疑 PMF 的患者均应行骨髓活检,加做网状纤维染色、胶原纤维染色及分子检测。分子检测首先应排查 *JAK2*V617F 突变,其次是 *CALR* 和 *MPL* 突变。建立髓系肿瘤突变组合行 NGS 有助于在"三阴性"PMF 发现非驱动基因的突变从而支持诊断。PV 后和 ET 后 MF 的诊断标准见表 6-11。

### 预后

PMF 患者生存期较 ET 或 PV 患者明显缩短。1996—2007 年,在欧洲 4 个国家诊断的 368 名患者中,中位 OS 为 6.5 年[144]。在梅奥诊所就诊的 267 名 PMF 患者中,中位 OS 为 5.9 年[16]。

多年来,诸多研究已经确定了许多对生存产生不利影响的因素[145],这一系列成果最终在 2009 年随着 IPSS 积分系统的推出而运用于临床。该积分系统通过年龄、血红蛋白、白细胞计数、外周血原始细胞和体征五项在诊断时将患者分为低、中-1、中-2、高风险四类预后[137]。2010 年发布的动态 IPSS 积分系统(DIPSS),依据死亡的 HR,将贫血(100 g/L)的积分由 1 分提高到至 2 分,且强调不仅是诊断时,在病程中的任何时段 DIPSS 积分系统均可准确预测患者预后[146],同时也可预测 PMF 向 AML 转化[147]。PMF 中与预后不良相关的核型包括了复杂核型及以下一种或两种染色体异常:+8、i(17q)、−7/7q−、−5/5q−、12p−、inv(3)和 11q23 重排[148]。"非常高风险"核型包括:−7、i(17q)、inv(3)/3q21、12p−/12p11.2、11q/11q23,或其他不包括+8/+9 的常染色体三体(如+21、+19)[149]。在 DIPSS 基础上,DIPSS+积分系统将血小板减少(<100×10⁹/L)、输血需求和不良核型亦纳入积分系统内,DIPSS+也可以在病程中任意时间点使用[150]。上述积分系统虽然均为 overt - PMF 开发,但对 pre - PMF 同样适用[143],详见表 6 - 12。需要注意,PV 和 ET 后 MF 不适用于这些模型[151-153],应当使用 MYSEC - PM 积分系统,详见下文。

**表 6 - 12　原发性骨髓纤维化 IPSS、DIPSS、DIPSS+评分系统**

| 危险因素 | IPSS | DIPSS | DIPSS+ |
|---|---|---|---|
| 年龄>65 岁 | 1 | 1 | 首先计算 DIPSS |
| 体征(发热、盗汗、乏力等) | 1 | 1 | 首先计算 DIPSS |
| 血红蛋白<100 g/L | 1 | 2 | 首先计算 DIPSS |
| 白细胞计数>25×10⁹/L | 1 | 1 | 首先计算 DIPSS |
| 外周原始细胞≥1% | 1 | 1 | 首先计算 DIPSS |
| 血小板计数<100×10⁹/L | — | — | 1 |
| 需要红细胞输注 | — | — | 1 |
| 预后不良核型 | — | — | 1 |
| **风险分层(中位生存期)** | | | |
| 低 | 0 分(11.25 年) | 0 分(未到达) | 0 分(15.4 年) |
| 中-1 | 1 分(7.9 年) | 1~2 分(14.2 年) | 1 分(6.5 年) |
| 中-2 | 2 分(4 年) | 3~4 分(4 年) | 2~3 分(2.9 年) |
| 高 | 3~5 分(2.25 年) | 5~6 分(1.5 年) | 4~6 分(1.3 年) |

注:计算 DIPSS+时首先计算 DIPSS,DIPSS 低风险得 0 分,DIPSS 中-1 风险得 1 分,DIPSS 中-2 风险得 2 分,DIPSS 高风险得 3 分。

最近已有研究探讨各类基因突变和预后的相关性。在一项囊括了 617 名 PMF 患者的研究中,CALR 突变与较长的生存期(中位数 17.7 年)有关[136],"三阴性"PMF 转化为 AML 的发生率更高,生存期较短(中位数 3.2 年),另一项囊括了 253 名 PMF 患者的研究结果类似[154]。在其他研究中,CALR 突变的 PMF 患者亦显示出较长的生存期(中位数 8.2 年),而"三阴性"PMF 患者生存期(中位数 2.5 年)最短,且"三阴性"PMF 患者的 LES 也较低。但与 ET 不同的是,CALR 突变对 PMF 患者预后的有利影响仅局限于Ⅰ型和类Ⅰ型突变[155-157]。在 2013 年一篇具有开创性意义的论文中,Vannucchi 等在 879 名 PMF 患者的队列中,发现了几个和 OS 与 LFS 恶化相关的非驱动突变,这些突变被称为高分子风险(HMR)突变,包括了 ASXL1、SRSF2、IDH1、IDH2 和 EZH2 突变,但只有 ASXL1 提供了 IPSS 和 DIPSS+积分系统以外的额外预后信息[135]。该项研究进一步表明,两个或以上的 HMR 进一步降低了生存期(中位 OS,≥2 个突变为 2.6 年,1 个突变为 7 年,无突变为 12.3 年)[158]。最近,U2AF1 Q157 突变被添加到 PMF 的预后不良突变列表中[159]。过去几年,这些丰富的遗传信息已经被整合到新的 PMF 患者预后积分系统(MIPSS70/MIPSS70+)之中,用于移植年龄(≤70 岁)的 PMF 患者[160,161]。和 MIPSS70 积分系统相比,MIPSS70+积分系统增加了核型信息,但省略了骨髓纤维化分级、白细胞增多和血小板减少作为预后变量,并将患者分为了 4 个预后类别(而 MIPSS70 积分系统则为 3 个预后类别)。还有一个 2.0 版本的 MIPSS70+,它将 U2AF1 Q157 突变、极高危核型、性别及经疾病严重程度调整后的血红蛋白阈值纳入积分系统,从而将患者分为 5 种预后类别[162],进一步增强了区分预后类别的能力。MIPSS 和 2.0 版 MIPSS+可在 http://mipss70score.it 上计算。此外,还有仅依赖基因组进行预测的 GIPSS 积分系统,但并未被广泛使用[163]。

尽管 PV/ET 后 MF 和 PMF 临床特征、并发症和处理方式类似，但是两者的生物学特征完全不同。Passamonti 等在研究了 685 名 PV/ET 后 MF 的分子注释患者后针对该人群开发了 MYSEC - PM 积分系统[36]。整个队列中位 OS 为 9.3 年，PV 后 MF 为 8.1 年，ET 后 MF 为 14.5 年。该积分系统在特别重视患者年龄同时，也为贫血（血红蛋白<110 g/L）、血小板减少（血小板<150×10⁹/L）、外周血原始细胞（≥3%）、驱动基因突变状态（CALR 野生型）和体征分配了相应分数，并由此将患者预后分为：低、中-1、中-2、高四个风险类别。该积分系统可在 www.mysec - pm.eu 上计算。MYSEC - PM 在评估 PV/ET 后 MF 患者的预后方面优于 IPSS[164]。在 ET 后 MF 中，MYSEC 研究发现就预后而言，和 JAK2 突变患者相比，CALR 突变患者生存率更高。而 CALR 突变Ⅰ型和Ⅱ型在临床表现和预后方面并无显著不同。血栓的发生率也没有因驱动突变的改变而改变[165]。

### 治疗

在 2011 年美国 FDA 批准 JAK1/2 抑制剂芦可替尼用于 MF 之前，MF 的治疗效果不佳。降细胞药物如羟基脲、克拉屈滨被用于控制造血细胞过度增殖，但其通常作用短暂且无法使脾大完全消退。口服烷化剂亦被用于治疗 MF，但其通常会引起严重的骨髓抑制，同时增加向 AML 转化的风险。

糖皮质激素、促红细胞生成药物、免疫调节药物和雄激素对于治疗 MF 引起的贫血有一定疗效。23%～60% 内源性 EPO 降低患者可以从红细胞刺激剂中获益，疗效可约持续 1 年[166]。达那唑（200 mg 口服，每天 2～3 次）用于贫血（30% 的整体反应率）和血小板减少的治疗[167]，使用前应排除禁忌证如前列腺癌，服药过程中应常规检测肝功能。小剂量免疫调节药物如沙利度胺、来那度胺具有抗细胞因子和抗血管生成作用，在 20%～30% 患者中可以减轻脾大和改善贫血。两者通常与逐渐减量的泼尼松联用 3 个月[166]。新的免疫调节药物泊马度胺（pomalidomide）在Ⅱ期试验中显示出良好的应用前景[168]，但在Ⅲ期试验中未能显著降低 MF 患者的输血依赖[169]。低剂量沙利度胺对治疗血小板减少特别有效[170-172]。IFN - α 也具有一定的疗效，其可以减缓早期 MF 的病程进展，甚至逆转一些患者的骨髓纤维化，但是其明显的毒副作用限制了使用[173]。鉴于 IFN - α 的独特疗效，且具有 HMR 突变的患者往往反应不佳[174]，因此推荐其于疾病早期使用。在 TKI 抑制剂时代脾切除术极少使用，即使行脾切除术，也应严格控制手术指征，因为围手术期并发症发生率和死亡率很高[175]。脾区照射放射治疗可以有效缓解脾大，但是其症状缓解时间较短，并可能导致长期严重的血细胞减少，并使得脾切除术更加困难[176]。

### JAK 抑制剂

两项关键的Ⅲ期随机临床试验为口服 JAK1/2 抑制剂治疗 MF 的监管审批提供了依据。COMFORT - Ⅰ试验将芦可替尼（n = 155）和安慰剂（n = 154）进行了比较[177]，COMFORT - Ⅱ将芦可替尼和最佳治疗方案进行了比较[178]。

两项试验中，患者基线均满足：血小板计数≥100×10⁹/L 且 IPSS 风险类别在中-2 及以上。在第 24 周（COMFORT - Ⅰ）或第 48 周（COMFORT - Ⅱ），芦可替尼组脾体积较基线水平缩小 35% 及以上的患者数量更多。两项研究均显示，接受芦可替尼治疗的患者 MF 相关症状和生活质量有显著改善。血小板减少和贫血是芦可替尼治疗最常见的副作用，在治疗初始的 3～6 个月最为明显，可通过减少芦可替尼剂量和输血缓解。头痛、头晕和瘀伤是最常见的非血液学不良反应。

长期随访表明芦可替尼疗效持久。尽管脾大改善的中位持续时间为 3 年，但是治疗的反应率随着时间推移而提高[179,180]。且除了最初的毒副作用外，不会随治疗产生新的毒副作用。更重要的是，对两项 COMFORT 试验数据的 Pooled 分析显示[181]，芦可替尼显著提高了生存率（中位 OS，5.3 年 vs 3.8 年），并将死亡风险降低了 30%。脾大的改善与芦可替尼的有关，且和生存率相关[182,183]。此外，芦可替尼引起的贫血不会引起疾病相关的不良预后，且芦可替尼克服了后者对预后的不良影响[184,185]。同时，临床医师也在进一步优化芦可替尼的给药剂量，并通过输血、促红细胞生成治疗、雄激素和免疫调节药物治疗贫血。尽管芦可替尼的说明书推荐初始给药剂量应当基于血小板计数决定，但是另外一种给药策略，即前 12 周 10 mg 每天 2 次直至患者贫血加重也是合理的[186,187]。尽管血小板计数为（50～100）×10⁹/L 的患者推荐起始剂量为 5 mg 每天 2 次，但也有研究支持在这类患者中使用更为有效的 10 mg 每天 2 次的剂量[188,189]。服用芦可替尼的患者应当接种带状疱疹疫苗，并定期检测体重和血脂。虽然美国 FDA 仅批准芦可替尼用于中高风险 ET 患者，但是 NCCN 指南亦支持低风险 ET 患者在有需要时使用[190]。而在血小板<50×10⁹/L 的 ET 患者中，尚无有关芦可替尼使用的循证医学证据。

2019 年 8 月，菲卓替尼（fedratinib）被美国 FDA 批准用于中-2/高风险类别的 MF 患者。在设置安慰剂对照的 JAKARTA 试验中，第 24 周菲卓替尼组获得脾脏体积较基线水平缩小 35% 及以上和 MPN 症状评估表总症状评分改善≥50% 及以上的概率更高，与 COMFORT 试验中的芦可替尼组类似[191]，明显优于安慰剂组。除贫血和血小板减少外，菲卓替尼极易引起胃肠道方面的副作用，这可能与其抑制 FLT3 激酶有关。JAKARTA 试验招募了少量的基线血小板计数≥50×10⁹/L 的患者，结果示血小板计数（50～99）×10⁹/L 组和≥100×10⁹/L 组患者间疗效无明显差异[192]。菲卓替尼的给药剂量不需参考血小板计数，之前因为对该药物引起 Wernicke 脑病担忧，菲卓替尼停止开发，但鉴于这种并发症非常罕见且与菲卓替尼之间的关系暂不清楚，最近又恢复了开发[193]，但在治疗前和治疗中应当监测体内维生素 B₁ 水平，必要时补充，以防 Wernicke 脑病的发生。根据一项病例数较少的研究（JAKARTA - 2），在芦可替尼治疗失败的 MF 患者中，使用菲卓替尼后第 24 周有 30% 患者脾体积较基线水平缩小35％及以上,27％患者MPN症状评估表总症状评分改善≥50％及以上[194]。与上述研究类似的更大范围的研究正在开展(NCT03755518和NCT03952039)。

### 异基因造血干细胞移植

异基因造血干细胞移植(allo-HSCT)是唯一可能治愈MF的治疗方法,而年龄、严重合并症等原因使得很少有患者能接受allo-HSCT,对于这些高龄和/或有合并症的患者,行降低强度预处理的allo-HSCT是一种选择[195]。总而言之,预测中位OS小于5年的患者应考虑行allo-HSCT[47],这包括了70岁以下IPSS、DIPSS、DIPSS＋评分中-2风险和高风险类别的患者[196]。事实上,各类MF预后积分系统的主要目的是就患者是否应行allo-HSCT进行评估。此外,对于年龄＜65岁且属于中-1风险类别患者,若有:① 难治性输血依赖性贫血;② 外周血有2％以上的原始细胞;③ 预后不良核型(根据DIPSS＋评分);④ 驱动突变呈"三阴性";⑤ *ASXL1*突变,也应考虑行allo-HSCT。建议于预处理提前2个月使用芦可替尼并调整剂量以获得最佳脾反应[196],并于预处理5～7天"逐渐"减量,以防"反跳",在预处理前1天停用。最近发布的骨髓纤维化移植积分系统(MTSS)根据年龄、功能状态、血小板计数、白细胞计数、供体类型、驱动突变状态和*ASXL1*突变状态等临床和基因移植前变量,评估allo-HSCT后的预后[197]。

### 新药进展

momelotinib(一种可以改善贫血的新型JAK1/2抑制剂)和pacritinib(一种相对不产生骨髓抑制的新型JAK2/FLT3抑制剂)在之前的Ⅲ期临床试验中展现出喜忧参半的结果,在重新设置研究终点和入组标准后正在再次开展Ⅲ期临床试验(NCT04173494和NCT03165734)[198-201]。监管部门对于这些药物的审批将满足JAK2抑制剂领域旺盛的市场需求。无论是单药还是和芦可替尼联合使用,激活素受体配体陷阱luspatercept都显示出治疗骨髓纤维化相关贫血的前景[202]。端粒酶抑制剂imetelstat已被证明在芦可替尼治疗失败的情况下使患者得到明显的OS获益[203]。针对该药和一种抗纤维化药物PRM-151的Ⅲ期临床试验正在计划[204]。许多其他新药正在芦可替尼失效和应答不佳的患者中进行研究[205]。一些基于实验室的协同组合药物已经取得了令人鼓舞的结果,如BH3-模拟物navitoclax206[206]和溴结构域抑制剂CPI-0610207[207]的协同组合药物,这些协同组合药物正在于未使用芦可替尼的患者中进行Ⅲ期临床试验。

### 治疗总结

MF患者应当根据预后积分系统分层行对应的治疗。

对于低风险患者,既可以等待观察,如有症状也可以使用芦可替尼治疗。中高风险患者根据其临床需求如贫血、脾大、髓外造血、原始细胞增多或其他症状和体征行对症治疗。对于年轻的中-2风险、高风险患者及部分中-1风险患者应行allo-HSCT。不符合allo-HSCT条件,以及对芦可替尼耐药/不耐受患者可选择参加新药试验。芦可替尼和菲卓替尼

在减轻脾大、改善症状和生活质量方面是有效的。此外,芦可替尼还可延长患者生存期。JAK2尚未被证明可以根除突变克隆,随着时间推移,患者会对治疗失去反应。我们希望新的靶向药物和协同组合药物能够为MF患者带来福音。

## 慢性嗜酸性粒细胞疾病:嗜酸性粒细胞增多综合征/慢性嗜酸性粒细胞白血病

慢性嗜酸性粒细胞疾病,进一步又可称为嗜酸性粒细胞增多症(HES)/慢性嗜酸性粒细胞白血病(CEL)是一组罕见的异质性疾病,其特征是慢性嗜酸性粒细胞过度生成(外周血嗜酸性粒细胞绝对计数＞$1.5×10^9$/L)和组织浸润,并可能导致终末器官损害。

虽然这类疾病中一大部分是原发性骨髓疾病,分类为伴嗜酸性粒细胞增多的髓系/淋系肿瘤(MLN-Eo),但其临床表现主要由嗜酸性粒细胞增多引起,而非原发病因所致。HES/CEL在临床可进一步分为:① 骨髓增殖性;② 淋巴增生性;③ 重叠性;④ 关联性;⑤ 家族性;⑥ 特发性[208]。

前两类代表MLN-Eo诊断,具体分类详见表6-1第五部分。外周血嗜酸性粒细胞计数＞$1.5×10^9$/L超过6个月,排除反应性和克隆性病因,且存在终末器官损害证据,则首选诊断为HES。当无终末器官损害时则首选诊断为特发性嗜酸性粒细胞增多症。发现存在克隆性疾病(存在细胞遗传学或分子生物学异常),或外周血原始细胞≥2％,或骨髓原始细胞≥5％且＜20％则首选诊断为慢性嗜酸性粒细胞白血病,非特指型(CEL,NOS)[11]。根据WHO 2016版分类,MLN-Eo包括了伴嗜酸性粒细胞增多的*PDGFRα*、*PDGFRβ*或*FGFR1*异常,或伴*PCM1-JAK2*的髓系或淋系肿瘤(详见表6-1、表6-13～表6-18)。在2003年Cools等开创性地将*FIP1L1*基因与位于4q12染色体上的*PDGFRα*基因融合,并鉴定出克隆标志物[209],从而认识到组成性激活的酪氨酸激酶和原发性嗜酸性粒细胞疾病相关,其中包括:① *PDGFRα*重排(位于4q12,主要与FIP1L1发生重排);② *PDGFRβ*重排(位于5q31～33,可与超过30种基因发生重排)[210,211];③ *FGFR4*重排(位于8p11,可与约15种基因发生重排)[212];④ *JAK2*重排(位于9p24,多数是*PCM1-JAK2*重排)[11]。一些患者,包括被归类至上述分类的HES/CEL的患者,可能出现可产生细胞因子的免疫表型异常的T细胞扩增,导致克隆性和反应性(嗜酸性粒细胞生长因子的异常过度刺激引起)嗜酸性粒细胞增多症,并被归类淋巴增生性HES/CEL。

HES/CEL在男性中比女性更常见,患者通常较年轻,发病年龄为20～50岁。临床表现各不相同:既可以是轻微的非特异性症状,如疲劳、肌痛、低热,或出现过敏症状,如荨麻疹、瘙痒、血管性水肿、红斑丘疹、咳嗽伴肺部嗜酸性粒细胞浸润,也可以是严重的器官受累,如急性心力衰竭、附壁血栓、心肌病、多发性神经病变、视神经炎[213],其中胃肠道是最常见的受累器官,而充血性心力衰竭是嗜酸性粒细胞介导的组织损伤的典型表现[214]。

**表 6 - 13** 慢性嗜酸性粒细胞白血病,非特指型诊断标准

嗜酸性粒细胞增多症(嗜酸性粒细胞增多症≥1.5×10⁹/L)

不满足 BCR - ABL＋CML、ET、PV、PMF、CNL 和 BCR - ABL -非典型慢性髓系白血病的 WHO 诊断标准

不存在 PDGFRα、PDGFRβ 或 FGFR1 重排,也不存在 PCM1 - JAK2、ETV6 - JAK2 或 BCR - JAK2 融合

在外周血和骨髓中,原始细胞＜20％且缺乏 inv(16)(p13.1q22)、t(16;16)(p13.1;q22)、t(8;21)(q22;q22.1)和其他急性髓系白血病诊断特征

存在克隆性细胞遗传学或分子遗传学异常,或外周血原始细胞≥2％,或骨髓中原始细胞≥5％

**表 6 - 14** 伴嗜酸性粒细胞增多症和 PDGFRα 异常的髓系/淋系肿瘤的诊断标准

髓系或淋系肿瘤常伴明显嗜酸性粒细胞增多,且
存在 FIP1L1 - PDGFRα 融合基因或 PDGFRα 重排或导致 PDGFRα 激活突变的变异融合基因

**表 6 - 15** 和 ETV6 - PDGFRβ 或其他 PDGFRβ 重排相关的髓系/淋系肿瘤诊断标准

髓系或淋系肿瘤常伴明显嗜酸性粒细胞增多,有时伴中性粒细胞增多或单核细胞增多且
存在 t(5;12)(q32;p13.2)或变异异位或 ETV6 - PDGFRβ 融合基因或 PDGFRβ 的其他重排

**表 6 - 16** 伴 PDGFRβ 重排的髓系/淋系肿瘤的细胞遗传学、分子生物学异常以及血液学诊断

| 染色体异常 | 融合基因 | 血液学诊断 |
|---|---|---|
| t(1;3;5)(p36;p22.2; q32) | WDR48 - PDGFRβ | CEL |
| der(1)t(1;5)(p34; q32) der(1)t(1;5)(p34; q15) der(11)ins(11;5) (p13;q15q32) | CAPRIN1 - PDGFRβ | CEL |
| t(1;5)(q21.3;q32) | TPM3 - PDGFRβ | — |
| t(1;5)(q21.2;q32) | PDE4DIP - PDGFRβ | MDS/MPN 伴嗜酸性粒细胞增多 |
| t(2;5)(p16.2;q32) | SPTBN1 - PDGFRβ | — |
| t(4;5;5)(q21.2; q31;q32) | PRKG2 - PDGFRβ | 慢性嗜碱性粒细胞白血病 |
| t(3;5)(p22.2;q32) | GOLGA4 - PDGFRβ | CEL 或 aCML 伴嗜酸性粒细胞增多 |
| 5q 隐性间质缺失 | TNIP1 - PDGFRβ | CEL 伴血小板增多 |
| t(5;7)(q32;q11.2) | HIP1 - PDGFRβ | CMML 伴嗜酸性粒细胞增多 |
| t(5;7)(q32;p14.1) | HECW1 - PDGFRβ | JMML |
| t(5;9)(q32;q24.3) | KANK1 - PDGFRβ | ET 不伴嗜酸性粒细胞增多 |

续 表

| 染色体异常 | 融合基因 | 血液学诊断 |
|---|---|---|
| t(5;10)(q32;q21.2) | CCDC6 - PDGFRβ | aCML 伴嗜酸性粒细胞增多或 MPN 伴嗜酸性粒细胞增多 |
| 不明 | SART3 - PDGFRβ | MPN 伴嗜酸性粒细胞增多和骨髓纤维化 |
| t(5;12)(q32;q24.1) | GIT2 - PDGFRβ | CEL |
| t(5;12)(q32;p13.3) | ERC1 - PDGFRβ | AML 不伴嗜酸性粒细胞增多 |
| t(5;12)(q32;q13.1) | BIN2 - PDGFRβ | aCML 不伴嗜酸性粒细胞增多 |
| t(5;14)(q32;q22.1) | NIN - PDGFRβ | Ph - CML(13%伴嗜酸性粒细胞增多) |
| t(5;14)(q32;q32.1) | CCDC88C - PDGFRβ | CMML 伴嗜酸性粒细胞增多 |
| t(5;15)(q32;q15.3) | TP53BP1 - PDGFRβ | Ph - CML 伴明显的嗜酸性粒细胞增多 |
| t(5;16)(q32;p13.1) | NDE1 - PDGFRβ | CMML |
| t(5;17)(q32;p13.2) | RABEP1 - PDGFRβ | CMML |
| t(5;17)(q32;p11.2) | SPECC1 - PDGFRβ | JMML |
| t(5;17)(q32;q11.2) | MYO18A - PDGFRβ | MPN 伴嗜酸性粒细胞增多 |
| t(5;17)(q32;q21.3) | COL1A1 - PDGFRβ | MDS 或 MPN 伴嗜酸性粒细胞增多 |
| t(5;20)(q32;p11.2) | DTD1 - PDGFRβ | CEL |

注：CEL,慢性嗜酸性粒细胞白血病;MDS,骨髓增生异常综合征;MPN,骨髓增殖性肿瘤;aCML,非典型慢性粒细胞白血病;Ph - CML,费城染色体阴性慢性粒细胞白血病;CMML,慢性粒-单核细胞白血病;JMML,幼年型粒-单核细胞白血病;ET,特发性血小板增多症;AML,急性髓系白血病。

**表 6 - 17** 伴 FGFR1 重排的髓系/淋系肿瘤的诊断标准

髓系或淋系肿瘤常伴明显嗜酸性粒细胞增多,有时伴中性粒细胞增多或单核细胞增多,或
急性髓系白血病或 T/B 淋巴母细胞白血病/淋巴瘤或混合表型急性白血病,上述四者常伴外周血和/或骨髓嗜酸性粒细胞增多,和在髓系细胞和淋巴母细胞中存在 t(8;13)(p11.2;q12)或导致 FGFR1 重排的变异异位

**表 6 - 18** 伴 FGFR1 重排的髓系/淋系肿瘤的细胞遗传学、分子生物学异常

| 染色体异常 | 融合基因 |
|---|---|
| t(8;13)(p11.2;q12.1) | ZMYM2 - FDFR1 |
| t(8;9)(p11.2;q33.2) | CNTRL - FGFR1 |
| t(6;8)(q27;p11.2) | FDFR1OP - FGFR1 |
| t(8;22)(p11.2;q11.2) | BCR - FGFR1 |
| t(7;8)(q33;p11.2) | TRIM24 - FGFR1 |
| t(8;17)(p11.2;q11.2) | MYO18A - FGFR1 |

续 表

| 染色体异常 | 融合基因 |
|---|---|
| t(8;19)(p11.2;q13.3) | *HERV - FGFR1* |
| ins(12;8)(p11.2;p11.2;p22) | *FGFR1OP2 - FGFR1* |
| t(1;8)(q31.1;p11.2) | *TPR - FGFR1* |
| t(2;8)(q13;p11.2) | *RANBP2 - FGFR1* |
| t(2;8)(q37.3;p11.22) | *LRRFIP1 - FGFR1* |
| t(7;8)(q22.1;p11.2) | *CUX - FGFR1* |
| t(8;12)(p11.2;q15) | *CPSF6 - FGFR1* |

### ■ 诊断

HES/CEL 诊断的第一步是排除继发性或反应性原因引起的嗜酸性粒细胞增多症,如感染(特别是寄生虫)、特应性原因、药物反应、结缔组织疾病和血管炎。

器官受累的评估应依据临床表现进行,包括各类检验检查:如 X 线片、胸腹盆腔 CT、肺功能测试、心电图、超声心动图、血清肌钙蛋白、维生素 $B_{12}$ 和胰蛋白酶。

当排除继发性原因后,患者应接受原发性骨髓疾病的评估,包括外周血涂片、骨髓穿刺及活检、细胞遗传学和 *FIP1L1 - PDGFRα* 融合基因的分子学(通过 PCR 或 FISH 分析)来分析 4q12 上的 *CHIC2* 基因座的缺失/删除,*FIP1L1 - PDGFRα* 分子遗传学检测的意义在于携带有这类突变的患者治疗方法不同。据报道,在嗜酸性粒细胞增多症的患者中,*FIP1L1 - PDGFRα* 重排发生的频率在 3％~88％(图 6 - 11 和图 6 - 12)[209,215],两个最大的队列中(分别有 741 名和 376 名患者),该频率分别为 3％和 11％[216]。若不存在 *FIP1L1 - PDGFRα* 融合基因,则应通过遗传分子测序、细胞遗传学分析、T 细胞免疫学表型和 T 细胞受体基因重排分析对其他基因重排进行评估,包括 *PDGFRβ*(5q31~q33)、*FGFR1*(8q11)的重排和 *PCM - JAK2* 的融合。这样既可以排除非克隆性 HES/CEL 诊断,也可以进一步明确 HES/CEL 诊断。

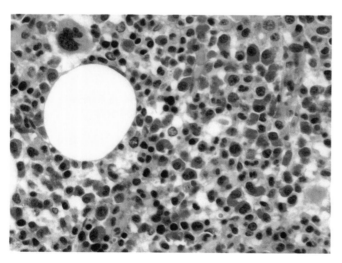

图 6 - 11　CEL/HES 中,骨髓病理切片通常表现出细胞增多,嗜酸性粒细胞显著浸润(×400)

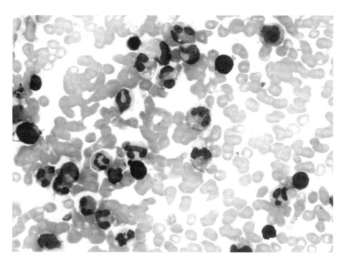

图 6 - 12　CEL/HES 中,骨髓涂片可见数量增加,形态不典型的嗜酸性粒细胞

图 6 - 13 总结了疑似原发性嗜酸性粒细胞增多症的诊断和治疗。

### ■ 治疗

HES/CEL 根据其临床表现及其严重程度决定治疗方案。对于无器官损害且肌钙蛋白水平正常的无症状患者,不建议行积极治疗,随访观察即可。就何时对单纯的嗜酸性粒细胞增多进行干预还尚未达成官方共识,通常认为嗜酸性粒细胞计数达 $(1.5～2)×10^9/L$ 及以上应开始治疗。但上述原则不适用于伊马替尼敏感的 *PDGFRα/β* 重排患者,这类患者即使在没有器官功能障碍的情况下也应进行治疗,以降低终末器官损害的风险。对于其他伴有症状或有终末器官损害的患者,HES 治疗通常使用糖皮质激素、IFN - α 或降细胞药物,如羟基脲、长春新碱、环孢素。糖皮质激素(常用泼尼松,起始剂量为每天 1 mg/kg)是治疗大多数形式 HES/CEL 的一线药物,也是表现出危及生命症状的患者的首选,泼尼松治疗的总体反应率为 70％~80％[214],但停药后往往会复发。对于可能接触粪类圆线虫的患者,应在使用激素同时经验性予以伊维菌素口服(口服 200 μg/kg×2 天),旨在防止致命的由激素诱导的过度感染综合征和播散性感染[217]。激素之后的二线选择包括了 IFN - α、HU、环孢素或低剂量甲氨蝶呤。当总嗜酸性粒细胞计数非常高时($≥50×10^9/L$),可使用如长春新碱、环磷酰胺、克拉屈滨和阿糖胞苷行快速降低嗜酸性粒细胞计数[214,218-222]。

包括 *FIP1L1 - PDGFRα* 融合基因、*PDGFRβ* 重排(5q31~5q33 异位)在内的伊马替尼敏感的患者,应将甲磺酸伊马替尼作为治疗的首选。起始剂量为 100 mg/d,逐渐加量到 400 mg/d。伊马替尼也可作为 *FIP1L1 - PDGFRα* 阴性或状态未知的 HES/CEL 的治疗选择,推荐剂量为 400 mg/d。*FIP1L1 - PDGFRα* 阴性患者对伊马替尼反应有限,除有典型的特征,如男性、脾大、类胰蛋白酶升高和典型的骨髓特征,需要一线考虑使用伊马替尼外,余下情况通常作为难治性患者的二线选择。甲磺酸伊马替尼是一种针对 ABL、PDGFR 和 KIT 蛋

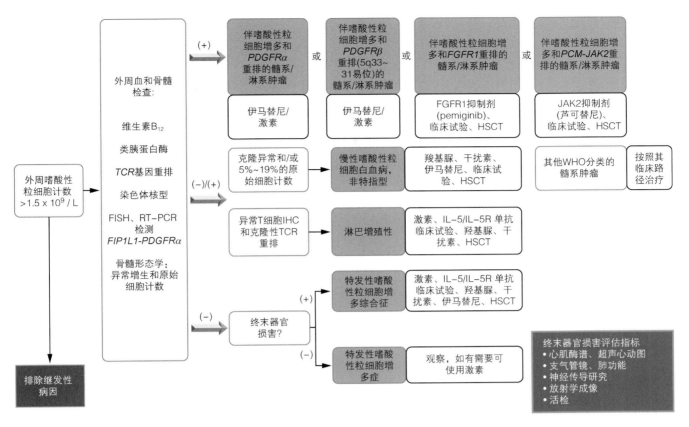

**图 6-13** 嗜酸性粒细胞疾病诊断和治疗流程

白激酶的高效酪氨酸激酶抑制剂,可以使 *FIP1L1-PDGFRα* 的 HES 患者分别取得 99％ 和 95％ 的完全血液学和完全分子学缓解[211,223,224]。长期随访研究(使用伊马替尼治疗中位期 6.6 年)表明,这些反应在多数患者中是持久的[225-227],但需维持治疗,否则易出现复发。需要注意的是,对于嗜酸性粒细胞介导的心脏损伤甚至肌钙蛋白升高的患者,建议在伊马替尼治疗起始时共用糖皮质激素 10 天,以免心功能突然恶化。

*FGFR1* 重排患者通常病程具有侵袭性,一般在 1～2 年发展成为急性白血病[228]。直到如今,大剂量化疗后行 allo-HSCT 仍然是唯一的治愈方法。目前,FGFR1-3 试验(NCT03011372)正在评估口服小分子抑制剂 pemiginib(INCB054828)对 *FGFR1* 重排的髓系/淋系肿瘤的疗效。该试验中期结果令人满意,在 10 名可评估患者中(均至少经历过一次其他疗法治疗失败),8 名(80％)在接受 pemiginib 治疗中位 6.9 个周期后,出现了主要的细胞遗传学反应,其中 6 名为完全细胞遗传学反应[229,230]。

对于常规治疗难治的 HES/CEL 患者,应考虑行单克隆抗体治疗。目前为止,人们已探索出的抗体包括 IL-5 及其受体的抗体:美泊利珠单抗(mepolizumab)和贝那利珠单抗(benralizumab),以及抗 CD52 的阿仑珠单抗(alemtuzumab)。一项随机、双盲、阴性对照的 II 期临床试验共纳入了 85 名没有危及生命并发症的 PDGFR 阴性 HES 患者,并初步显示 IL-5 的人源化抗体美泊利珠单抗在 HES/CEL 治疗中的有效性和安全性[231]。在接受美泊利珠单抗治疗的患者中,84％

抵达了主要终点,即连续 8 周将泼尼松剂量降至 ≤10 mg/d,而安慰剂组仅为 43％(*P*<0.001)。一项长期扩展研究中 73 名患者接受了美泊利珠单抗治疗,中位时间为 251 周(范围为 4～302 周),证实了美泊利珠单抗的长期有效性和安全性,69％ 的患者在研究结束仍在接受美泊利珠单抗治疗,62％ 的患者在 12 周或者更长时间内未接受泼尼松,以及其他针对 HES 治疗[232]。在最近的一项注册的、安慰剂对照的 III 期临床试验中[233],患有未控制的 HES(前 12 个月内出现 2 次或以上的症状发作或嗜酸性粒细胞增加)的符合条件的患者被 1∶1 随机分配入美泊利珠单抗组(n=54)和安慰剂组(n=54),试验为期 32 周,美泊利珠单抗组每月皮下注射 300 mg 美泊利珠单抗,主要结果:和安慰剂组(56％)相比,美泊利珠单抗组(28％)经历过 1 次及 1 次以上急性发作的比例明显降低(*P*=0.002)。两组不良事件发生率间无显著差别(美泊利珠单抗组和安慰剂组分别为 89％ 和 87％)。美泊利珠单抗组最常见的不良事件是上呼吸道感染和四肢疼痛[233]。基于上述研究,美国 FDA 已于 2020 年 9 月批准美泊利珠单抗用于 12 岁以上患有 6 个月或更长时间的原发性 HES 患者。在激素耐药性 HES/CEL 患者中单用美泊利珠单抗疗效可能低于用作激素助减剂的疗效。在一项评估多中心同情使用美泊利珠单抗的试验中,激素敏感患者和难治性患者的 CR 分别为 83％ 和 43％[234]。对于其他治疗失败的危及生命的 HES/CEL 患者,可以使用美泊利珠单抗。

抗 IL-5 单抗贝那利朱单抗目前已经批准用于患有严重嗜酸性粒细胞哮喘的成人[235]。在一项双盲、随机、安慰剂对照的Ⅱ期研究中,将20名*PDGFRα*阴性的患者纳入评估范围,接受贝那利珠单抗的10名患者有9人到达了主要研究终点(在第12周前嗜酸性粒细胞减少50%或更多),而接受安慰剂的10名患者中仅有3名患者到达($P=0.02$);在开放标签期,19名患者中有14名(74%)对贝那利珠单抗的临床和血液学反应持续了48周,中位持续时间为84周。主要的不良事件是头痛和乳酸脱氢酶增高,这并未导致不耐受。淋巴增生性HES患者和*JAK2*突变患者对贝那利珠单抗没有反应。

阿仑珠单抗是另一种超适应证用于HES/CEL患者的单克隆抗体。在11名使用阿仑珠单抗的HES/CEL患者(其中9名先前接受过治疗)中[236],10人获得血液学CR(外周血嗜酸性粒细胞计数和百分比降至正常值),另有9人在中位2周后症状完全缓解。但血液学CR中位持续时间短暂,仅有3个月,10位取得血液学CR的患者中,有7人复发。在一项长期随访研究中[237],12名患者中有10名在接受阿仑珠单抗治疗后中位时间1周实现了血液学CR并消除了疾病症状,上述情况的中位持续时间为66周;5名血液学CR维持患者接受阿仑珠单抗维持治疗,中位持续时间为20周(1周到266周不等),其疾病进程明显缓于未接受延迟治疗的患者($P=0.01$)。最终11名患者复发,其中仅有1人是在维持治疗期间复发。6名复发患者再次接受阿仑珠单抗治疗,其中5人实现了第二次CHR,中位持续时间为123周。阿仑珠单抗的副作用:长期骨髓抑制和维持治疗的必要性,限制了其在临床实践中的使用。

dexpramipexole是一种小分子口服的生物可利用的氨基苯并噻唑,作为激素助减剂,也就用于*PDGFRα*阴性的患者进行研究[238]。一项研究以:① 50%或以上纳入患者最低有效糖皮质激素剂量(MED)降低,同时使嗜酸性粒细胞计数<$1.0×10^9$/L且症状控制;② 治疗12周后的MED占开始治疗时的MED的百分比;为主要研究终点。结果示在10名患者中有4名MED降低了50%或更高,第12周时与第0周相比,MED的中位比为66%,显著降低($P=0.03$)。所有不良事件都是自限性的,不会导致治疗中断。在所有对治疗有反应的患者中,骨髓活检示成熟嗜酸性粒细胞选择性缺失。上述结果说明dexpramipexole是一种极具临床应用前景的激素助减剂,其疗效将在Ⅲ期临床试验中进一步评估。

## 慢性中性粒细胞白血病

慢性中性粒细胞白血病是一种极为罕见的肿瘤,在WHO 2001版分类中首次作为一种独立的疾病被列出。WHO 2016版诊断标准反映了在基因组层面对CNL的最新认识,认同了集落刺激因子3受体(colony stimulating factor,CSF3R)突变与CNL的发病具有很强关联。*CSF3R*激活突变(最常见的是T618I)现已构成CNL的5个诊断标准之一。CNL的特征是成熟中性粒细胞的慢性过度产生(分叶中性粒细胞>80%且成熟白细胞计数≥$25×10^9$/L),以及骨髓中粒细胞数量增多。

在2013年,CNL肿瘤致癌基因突变*CSF3R*的发现彻底改变了人们对CNL发病机制的认知,并为诊断和治疗提供了靶点[239]。通过对CNL($n=9$)和aCML($n=8$)患者1 862个基因编码区的深度测序发现,9名CNL患者中有8名*CSF3R*基因发生突变。共发现两种突变体:多数是膜近端域的点突变(T618I或T615A);其余则是导致CSF3R细胞质尾部过早截断。在CNL/aCML患者中,仅携带膜近端域突变与携带两种复合突变的患者比例分别为75%和25%。在正常情况下,CSF3R通过结合其配体CSF激活从而促进粒系造血祖细胞分化为中性粒细胞。膜近端域突变导致JAK-STAT通路持续激活,而截断突变则会导致配体超敏反应和下游SRC激酶通路激活。参与中性粒细胞分化、增殖和存活的信号通路还包括SYK通路、MAPK通路、PI3K-AKT通路[240]。该研究揭示了CNL中两种主要的信号通路,并为靶向治疗提供了理论依据:膜近端域突变可能适用JAK2抑制剂芦可替尼治疗,截断突变可能适用酪氨酸激酶抑制剂达沙替尼治疗。

对小鼠的研究支持*CSF3R*突变在CNL中的致白血病作用,小鼠中*CSFR3*的缺失会导致中性粒细胞减少,同时移植有*CSF3R* T618I阳性造血干细胞的小鼠产生会CNL样表型,具有成熟粒细胞增多症、骨髓细胞增多表现,以及成熟粒细胞浸润脾和肝[241]。

在另一项研究中,研究者对临床疑似CNL患者($n=35$)或aCML患者($n=19$),两者共计54例,以及170例CMML和PMF患者的*CSF3R*编码区进行了测序[242]。CNL和aCML疑似诊断在研究中均采用WHO标准再次核对。最终54例病例中9例确诊为aCML,12例被确诊为CNL,5例被确诊为单克隆丙种球蛋白相关性CNL。在发现有*CSF3R*突变的13例患者中,12例确诊为WHO定义的CNL,1例未确诊CNL。所有突变均在膜近域发现,其中T618I最常见(10例)。单克隆丙种球蛋白相关性CNL的病例中没有一例*CSF3R*突变,这表明具有浆细胞功能障碍的患者不应被归类为WHO定义的CNL。

### ■ 临床特征

诊断时中位年龄约为66岁,CNL的临床表现各种各样,但大多数患者诊断时均没有症状,或是具有非特异性的临床表现如疲劳、明显的脾大、体重减轻、瘀伤、骨痛和盗汗。CNL的中位生存期约为24个月[242,243]。颅内出血是最常见的死亡原因,其次是向AML转化[243],后者最终在相当大比例的患者中发生。目前尚无预测CNL患者生存率的预后积分系统,但*ASXL1*和*SETBP1*突变,以及血小板减少症,可能与急变期和较短的生存期有关[242,244]。

### ■ 诊断

大多数患者在诊断时没有症状,仅因偶查血常规发现白细胞增多而后被诊断。多数患者有轻度贫血,血小板计数正常或略低。需与其他引起中性粒细胞增多症的疾病行鉴别诊断如感染、隐匿性恶性肿瘤及其他髓系肿瘤(表6-19)。在发现*CSF3R*突变之前,不存在*BCR-ABL1*融合基因,*PDGFRα*、*PDGFRβ*和*FGFR1*重排是诊断标准。外周血中,绝大多数为成熟粒细胞,原始细胞、单核细胞、嗜碱性粒细胞的缺失及嗜酸性粒细胞增多是 CNL 的重要特征,可用于同其他 MPN 鉴别(尤其是 CML)。骨髓象呈细胞增生明显活跃或极度活跃(>90%),不伴发育异常;与其他 MPN 不同,不见巨噬细胞增生或非典型巨噬细胞。绝大多数患者细胞遗传学正常。

**表 6 - 19　慢性中性粒细胞白血病诊断标准**

(1) 外周血白细胞计数≥25×10⁹/L
　　1) 分叶核和杆状核中性粒细胞百分比≥80%
　　2) 中性粒细胞前体(早幼粒细胞、中幼粒细胞、晚幼粒细胞)百分比<10%
　　3) 原始粒细胞罕见
　　4) 单核细胞计数<1×10⁹/L
　　5) 无粒细胞异常

(2) 骨髓细胞显著增生
　　1) 中性粒细胞百分比和数量增加
　　2) 中性粒细胞成熟正常
　　3) 原始粒细胞占有核细胞百分比<5%

(3) 不符合 BCR - ABL+CML、PV、ET、PMF 的 WHO 诊断标准

(4) 不存在 *PDGFRα*、*PDGFRβ*、*FGFR1* 重排,以及 *PCM1 - JAK2* 融合

(5) 存在 *CSF3R*T618I 或另一种激活的 *CSF3R* 突变**或**持续性中性粒细胞增多症、脾大,且不存在可识别的反应性中性粒细胞增多症的原因,包括浆细胞肿瘤,或若存在浆细胞肿瘤,则应通过分子生物学和/或细胞遗传学证据证明浆细胞肿瘤的髓系起源

### ■ 治疗

CNL 尚无标准疗法。羟基脲是最常用的药物,可以控制约 75% 患者的白细胞增多和脾大,中位持续时间约为 12 个月[243]。二线选择包括:IFN - α、克拉屈滨或沙利度胺,这些药物在减少白细胞增多方面成功率有限,且不具备改变自然病程的能力[243]。脾区照射放射治疗和脾切除术亦在临床中使用,但脾切除术和中性粒细胞进一步增加有关。诱导化疗缓解后行 HSCT 在经选择的急变期患者中可获长期缓解[243,245]。在证明 *CSF3R* 突变细胞对 JAK1/2 芦可替尼敏感后,该药物在少数 CNL 患者中进行了评估,取得了短暂的症状学、血液学和分子学缓解,部分结果令人鼓舞[246-248]。目前一项Ⅱ期临床试验(NCT02092324),正在评估芦可替尼在 CNL 患者中的作用。21 名 CNL 患者的初步结果显示,65% 的患者出现临床应答(计数和下降 50% 以上,且脾体积缩小 50% 以上),研究中位时间为 15.3 个月,86% 的患者接受了 >6 个周期的治疗[249]。

## 肥大细胞疾病/系统性肥大细胞增多症

肥大细胞疾病是一组异质性疾病,其特征是肥大细胞(MC)的克隆扩增,以及在各类器官如皮肤、骨髓、胃肠道、淋巴结、肝和脾的过度聚集。其临床病程从轻微症状到全身弥漫性受累不等。在 WHO 2016 版分类中肥大细胞增多症被从 MPN 大类中剔除,被单独归为一个大类,进一步分为:① 皮肤肥大细胞增多症(CM);② 系统性肥大细胞增多症(ISM),其下还包括亚型:惰性系统性肥大增多症(SSM);③ 冒烟性系统性肥大细胞增多症(SSM);④ 侵袭性系统性肥大细胞增多

症(ASM);⑤ 系统性肥大细胞增多症伴相关血液学肿瘤(SM - AHN);⑥ 肥大细胞白血病(MCL);详见表 6 - 20~表 6 - 22。SM 诊断需至少满足 1 个主要诊断标准(多灶性,≥15 个肥大细胞的浸润)和 1 个次要诊断标准,或者至少满足 3 个次要诊断标准(存在非典型 MC、存在 *KIT*D618V 突变)、MC 上 CD25 异常表达(伴或不伴 CD2 表达)、持续升高的类胰蛋白酶(>20 μg/mL)。B类表现和C类表现(表 6 - 23)的存在与否决定了 SM 的亚型:① 无 B/C 类表现为 ISM;② 仅有 B 类表现为 SSM;③ 有 C 类表现为 ASM。MCL 是指骨髓中肿瘤性 MC≥20%,主要表现为急性白血病伴 C 类表现/器官损伤。有趣的是,外周血 MC<10% 非白血性亚型更为常见。晚期 SM 是指 ASM、SM - AHN 和 MCL,是指器官损伤频繁和 OS 降低的亚型。

**表 6 - 20　肥大细胞增多症亚型**

| 皮肤肥大细胞增多症 |
| --- |
| 色素性荨麻疹/斑丘疹型皮肤肥大细胞增多症<br>弥漫性肥大细胞增多症<br>皮肤肥大细胞瘤 |
| 系统性肥大细胞增多症 |
| 惰性系统性肥大细胞增多症ᵃ(包括骨髓肥大细胞增多症亚型)<br>冒烟性系统性肥大细胞增多症ᵃ<br>系统性肥大细胞增多症伴相关血液学肿瘤ᵃ<br>侵袭性系统性肥大细胞增多症ᵃ<br>肥大细胞白血病 |
| 肥大细胞肉瘤 |

注:上述亚型的确诊需要评估 B 类表现(疾病负担)和 C 类表现(细胞减少)。
ᵃ这些亚型相当于既往诊断标准中的全身性肥大细胞增多症伴相关克隆性血液学非肥大细胞谱系疾病(SM - AHNMD)。

**表 6 - 21　皮肤和系统性肥大细胞增多症的诊断标准**

| 皮肤肥大细胞增多症 |
| --- |
| 皮肤病变:色素性荨麻疹/斑丘疹型皮肤肥大细胞增多症、弥漫性皮肤肥大细胞增多症或孤立的皮肤肥大细胞瘤<br>皮肤活检:典型的多灶型或弥漫型肥大细胞组织浸润<br>此外,必须不出现满足系统性肥大细胞增多症的诊断标准/特征 |
| 系统性肥大细胞增多症 |
| **主要诊断标准**<br>在骨髓和/或除皮肤外其他组织切片中检出肥大细胞多灶性聚集密集浸润(聚集体中存在≥15 个肥大细胞)<br>**次要诊断标准**<br>在骨髓和/或除皮肤外其他组织切片中:<br>25% 浸润的肥大细胞呈梭形或非典型形态**或**骨髓穿刺涂片中 25% 的肥大细胞未成熟或非典型<br>在骨髓、血液或其他皮外器官中检测到 *KIT* D816V 突变<br>骨髓、血液或其他皮外器官中的肥大细胞除了表达正常的肥大细胞标志物外,还表达 CD25,伴或不伴 CD2 表达<br>血清总类胰蛋白酶持续增高>20 ng/mL(存在相关髓系肿瘤的情况下该参数无效) |
| 满足 1 个主要诊断标准和至少 1 个次要诊断表标准,或者至少满足 3 个次要诊断标准,可诊断为系统性肥大细胞增多症 |

**表 6-22　系统性肥大细胞增多症各亚型的诊断标准**

惰性系统性肥大细胞增多症
　　符合系统性肥大细胞增多症的一般诊断标准
　　无 C 类表现
　　无相关血液肿瘤证据
　　低肥大细胞负荷
　　绝大多数存在皮肤损伤

骨髓肥大细胞增多症
　　痛惰性系统性肥大细胞增多症相同,但有骨髓受累,无皮肤损伤

冒烟性系统性肥大细胞增多症
　　符合系统性肥大细胞增多症的一般诊断标准
　　B 类表现≥2 个,无 C 类表现
　　无相关血液肿瘤的证据
　　高肥大细胞负荷
　　不符合肥大细胞白血病标准

系统性肥大细胞增多症伴相关血液学肿瘤
　　符合系统性肥大细胞增多症的一般诊断标准
　　符合相关血液学肿瘤的标准(即骨髓增生异常综合征、骨髓增殖
　　性肿瘤、急性髓系白血病、淋巴瘤或 WHO 分类中为其他独立实
　　体的血液系统肿瘤)

侵袭性肥大细胞增多症
　　符合系统性肥大细胞增多症的一般诊断标准
　　C 类表现≥2 个
　　不符合肥大细胞白血病的标准
　　通常不存在皮肤病变

肥大细胞白血病
　　符合系统性肥大细胞增多症的一般诊断标准
　　骨髓活检示非典型未成熟肥大细胞的弥漫型浸润(通常为致密性
　　浸润)
　　骨髓穿刺涂片中肥大细胞≥20%
　　在经典型中,肥大细胞占外周血白细胞的比例≥10%,但非白血
　　亚型(肥大细胞<10%)更常见
　　通常不存在皮肤病变

**表 6-23　系统性肥大细胞增多症的 B 类表现和 C 类表现**

B 类表现
　　骨髓活检示高肥大细胞负荷:肥大细胞浸润 30%以上(局灶性、
　　致密性、聚集性),血清总类胰蛋白酶≥200 ng/mL
　　非肥大细胞谱系中有发育不良或骨髓增生,但不符合相关血液
　　系统肿瘤的明确诊断标准,血细胞计数正常或仅轻微异常
　　肝、脾、淋巴结肿大,但无器官功能损害

C 类表现
　　肿瘤性肥大细胞浸润引起的骨髓功能障碍,表现为≥1 种血细胞
　　减少:中性粒细胞绝对计数<1.0×10⁹L,血红蛋白<100 g/L 和/
　　或血小板计数<100×10⁹/L
　　可触及的肝大伴肝功能损害,腹水和/或门静脉高压
　　骨骼受累,有较大溶骨性病变(≥2 cm)和/或病理性骨折(骨质疏
　　松引起的病理性骨折除外)
　　可触及的脾大伴脾功能亢进
　　由于胃肠道肥大细胞浸润导致的吸收不良和体重减轻

注:B 类表现,提示肥大细胞负荷高并已经累及多个造血谱系,没有器
官损害的证据。
C 类表现,提示肥大细胞浸润导致器官损害(如果可能,应通过活组织
检查确认)。

■ **临床特征**

　　肥大细胞增多症症状主要由肥大细胞介质释放和器官浸润所致。肥大细胞释放的血管活性物质如组胺、白三烯、前列腺素可引起瘙痒、潮红、头晕、晕厥、心悸、腹泻、烧心、疲劳和

头痛,并可因感染、酒精、运动和药物等因素加剧。器官浸润的常见部位包括皮肤和胃肠道。色素性荨麻疹是最常见的皮肤表现,以红棕色斑点和丘疹为特征。抓挠受累及的皮肤会导致荨麻疹和红斑的发展,称为 Darier 征。胃肠道受累可表现为慢性腹泻、脂肪泻、吸收不良、恶心、呕吐和腹水。心血管症状包括头晕、心悸、过敏反应、低血压和晕厥。贫血是骨髓浸润引起的最常见的血液学异常。约 20% 患者会出现外周血嗜酸性粒细胞增多。骨骼和肌肉疼痛,以及骨折也可能发生。

■ **诊断**

　　诊断主要依靠不同器官中肿瘤性肥大细胞的识别。鉴于多数患者都有潜在的骨髓受累,骨髓活检对于 SM 诊断必不可少。肿瘤性肥大细胞常呈纺锤形或梭形,存在于多灶性聚集体(≥15 个肥大细胞)中。和正常肥大细胞不同,肿瘤性肥大细胞表达 CD25,伴或不伴 CD2 表达(图 6-14 和图 6-15)。血清类胰蛋白酶和尿组胺通常升高,其中血清类胰蛋白逐渐升高是提示进展性 SM 的最可靠指标。通过高灵敏度 PCR,

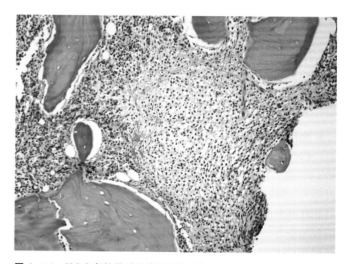

**图 6-14**　SM 患者的骨髓活检显示肥大细胞(×100)完全取代了正常细胞成分。对该标本进行的免疫组织化学染色显示,肿瘤肥大细胞异常表达 CD2 和 CD25

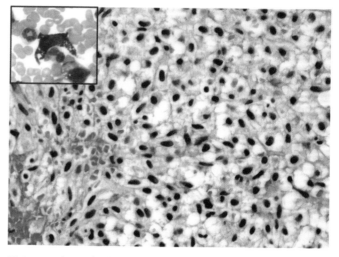

**图 6-15**　在 SM 中,在骨髓活检中,肥大细胞往往具有丰富、无色的细胞质,并含有细长至椭圆形的细胞核(×400)。在骨髓抽吸涂片中,肥大细胞的数量和大小增加,并呈现纺锤形(插图;原始放大倍数×400)

90％以上的 SM 患者中均发现 *KIT* D816V 点突变[250]。KIT 是一种酪氨酸激酶受体,由位于人染色体 4q12 上的 *c-kit* 基因编码,*KIT* D816V 位于第 17 号外显子。干细胞因子配体与 KIT 受体结合使受体二聚体化从而使下游分子磷酸化[251],该过程在正常造血中具有重要作用。Furitsu 等首次发现,在 MCL 患者来源的肥大细胞中,在缺少造血干细胞因子的情况下,*KIT* 依旧被组成性激活并表达[252]。

分子检测不仅发现了 *KIT* D816V 是 MC 分化、增殖和存活的主要致癌驱动因素,而且增强了人们对疾病的预后的认识。由此一系列预后积分系统得以制订,并确定了高龄(>60 岁)、疾病进展期标志物(如贫血、血小板减少、白细胞增多、类胰蛋白酶水平增高、脾大、骨髓原始细胞>5％)、不良核型(−7 或复杂核型)和其他分子突变,特别是非 *KIT* 突变的存在及其数量:*SRSF2/ASXL1/RUNX1*(S/A/R)或 *EZH2*、*CBL*、*DNMT3A* 作为风险变量[253-261]。通过将年龄大于 60 岁,血红蛋白低于 100 g/L,血小板小于 100×10⁹/L 和 1 个或 2 个 *SAR* 突变的存在作为变量,晚期 SM 突变校正积分系统(MARS,n＝383)可确定 3 个 OS 不同的风险类别(未达到、中位生存期 3.9 年、中位生存期 1.9 年)。国际肥大细胞增多症预后积分系统(IPSM)根据以下风险因素将晚期 SM 患者和 ISM 患者归入结局不同的组别:① ISM,年龄≥60 岁,碱性磷酸酶≥100 U/L;② 晚期 SM,年龄≥60 岁,类胰蛋白酶≥125 ng/mL,白细胞计数≥16×10⁹/L,血红蛋白≤110 g/L,血小板 100×10⁹/L,以及没有皮肤受累[253]。

ISM 对预期寿命没有影响,但晚期 SM 患者 OS 显著缩短,ASM 患者约为 4 年,SM-AHD 患者约为 2 年,MCL 患者不到 6 个月[262,263]。

最近的 NCCN 的系统性肥大细胞增多症指南为 SM 的诊断、症状管理、治疗和预后评估提供了依据[264]。

### ■ 治疗

在非 CM 中,最常见的 ISM 的治疗原则是缓解症状;而晚期 SM 的治疗原则是减少肥大细胞进一步增多和侵袭,预防器官损伤。

对症治疗方面,所有患者都应该尽量避免饮酒、寒冷、情绪化、剧烈运动和使用 NASID 类药物等一系列可能诱发肥大细胞脱颗粒的因素。抗组胺药和肥大细胞膜稳定剂是最常用的对症用药。镇静和非镇静 H1 抗组胺药均可用于缓解瘙痒。西替利嗪已被证明在缓解慢性荨麻疹方面和羟嗪等效,且不会引起镇静,故常作首选用药[265]。对于症状严重的患者,可选用大剂量的镇静组胺药。鉴于皮肤中组胺受体 85％ 为 H1 型,15％ 为 H2 型,因此对单独使用 H1 抗组胺药没有反应的患者,可考虑加用 H2 抗组胺药[265]。色甘酸钠可改善患者的消化道症状,如腹泻、腹痛、呕吐等。而对吸收不良、腹水等消化道症状严重的患者,也可考虑短期使用泼尼松。阿司匹林会导致肥大细胞脱颗粒,但有助于改善潮红症状。因此,在使用阿司匹林前应首先接受 H1 和 H2 抗组胺药治疗[266]。有过敏反应和循环衰竭史者应随身携带肾上腺素笔。

奥马珠单抗可以抑制 IgE 与肥大细胞、嗜碱性粒细胞的结合,从而对 SM 患者的晕厥发作和皮肤症状起效[267]。SM 患者伴有骨质疏松可用双膦酸盐或抗 RANKL 单抗地舒单抗治疗。

降细胞疗法用于具有严重疾病症状和器官损伤的 SM 患者的治疗,常用 IFN-α 和克拉屈滨。IFN-α 尤其适用于妊娠患者和进展缓慢的患者。在一项针对 20 名 SM 患者的多中心研究中,13 名患者对 IFN-α-2b 产生了部分或轻微反应[268]。IFN-α-2b 与泼尼松的联合用药也在研究中。克拉屈滨是在晚期 SM 患者中使用最多的药物,尤其适用于需要迅速减少疾病负荷的患者。有研究显示其在 SM 患者中可诱导达 72％ 的整体反应率[269,270]。晚期 SM 患者和急性 MCL 缓解的患者均需考虑行 HSCT[271]。

*KIT* D816V 突变在 SM 患者具有较高的频率,因此其是一个具有潜力的治疗靶点,但也正是 *KIT* D816V 使得部分 SM 患者对 TKI 伊马替尼具有原发性耐药;故伊马替尼被美国 FDA 批准用于不存在 *KIT* D816V 突变或 *KIT* 突变状态未知的晚期 SM 患者(每天 400 mg),以及嗜酸性粒细胞增多症相关的晚期 SM 患者(开始每天 100 mg,根据需要可增加至每天 400 mg)。SM 患者对伊马替尼治疗有应答的一个重要的因素是 *FIP1L1-PDGFRα* 融合基因的存在。在 Pardanani 等的一项研究中,56％ 的嗜酸性粒细胞增多症相关的 SM 患者具有 *FIP1L1-PDGFRα* 融合基因[272],且这些患者都对伊马替尼(每天 100 mg)存在反应。

米哚妥林是一种口服的多种激酶的抑制剂,对 *KIT* D816V 突变同样有效。2017 年 4 月,美国 FDA 批准其用于晚期 SM 患者,且使用时无需关注 *KIT* 突变状态。在 1 项针对 116 名晚期 SM 患者(≥1 个 C 类表现)的开放标签研究中,每天口服两次,每次 100 mg 米哚妥林的整体反应率为 60％(其中 45％ 为主要反应,即≥1 个 C 类表现完全缓解)[273]。无论 *KIT* 突变情况和既往治疗如何,所有晚期 SM 亚型的反应率均相似(ASM 为 75％,SM-AHD 为 58％,MCL 为 50％)。米哚妥林可以显著改善患者症状和生活质量。经米哚妥林治疗后,在 OS 和 PFS 方面,ASM 分别为未达到和 29 个月,SM-AHN 患者分别为 21 个月和 11 个月,MCL 患者分别为 9 个月和 12 个月。此外,40％(8/20)和 100％(4/4)患者经治疗不再依赖红细胞和血小板输注。米哚妥林存在较高的不良事件发生率,最常见的不良事件包括恶心(79％,所有级别)、呕吐(66％)和腹泻(54％);虽然不到 10％ 的患者会出现 3 级及以上的不良事件,但仍建议每次给药前预防性服用止吐药。新发或恶化的≥3 级贫血、血小板减少症和中性粒细胞减少症分别出现在 41％、29％ 和 24％ 的患者中且在已有贫血、血小板减少症和中性粒细胞减症患者中更为常见。长期随访(中位时间 10 年)证实了这些副作用的存在,但同时治疗期间没有新的副作用出现;且米哚妥林疗效持久,总体反应率为 69％(其中 50％ 为主要反应),68％ 和 46％ 的患者的肥大细胞负荷和血清类胰蛋白酶分别降低了 50％ 或更高。ASM、SM-SHN 和 MCL 患者的 OS 分别为未达到、40 个月和 18.5 个月[274]。*ASXL1/SRSF2/RUNX1* 突变,以及在使用米哚妥林治疗期间 *KIT* D816V 等位基因负荷没有下降 25%,还有更多等因素的负面影响,体现在总体反应率、治疗持续时间,以及总生存期等方面[275]。

高选择性 TKI 阿伐替尼(BLU-285)是另一种对 SM 有效的药物,其对 *KIT* D816V 突变的抑制效果是米哚妥林的 10 倍。米哚妥林于 2021 年 6 月被美国 FDA 批准用于血小板>$50×10^9$/L 的侵袭性 SM,剂量为每天 200 mg。获批基于的是 I 期(EXPLORER,NCT02561988)和 II 期(PATHFINDER,NCT03580655)试验的结果,在这两项试验中,53 名可评估患者的客观反应率为 57%,中位有效时间为 38.3 个月(95% *CI* 19~未评价)[276,277]。2016 年,在伴有至少 1 项 C 类表现的晚期 SM 患者中进行了一项阿伐替尼的 I 期临床试验。初步数据共报道了 52 名患者,其中剂量递增阶段共 32 名患者探索了从 30 mg 至 400 mg 不等的 7 种剂量,而在扩展阶段则共 20 名患者接受了每天 300 mg 剂量的治疗。52 名患者中有 6 名(12%)未携带 *KIT* 突变。总体反应率为 83%,其中 33% 的患者骨髓中肥大细胞减少 50% 或更多,66% 以上的患者血清类胰蛋白酶降低至 20 μg/L 及以下,47% 的患者脾大完全缓解。88% 的患者的骨髓中 *KIT* D861V 等位基因负荷降低了 50% 或更多。28 名(54%)患者出现了与治疗相关的 3 级或 4 级不良反应。最常见的不良反应多数是轻度的,包括了眶周水肿(62%)、疲劳(31%)和恶心(33%)。严重的不良事件包括了(10%)、胸腔积液(10%)和认知障碍,如困惑和短期记忆影响(19%)。≥3 级贫血和血小板减少症分别发生于 15% 和 17% 的患者中[278]。对于 80 名患者(其中 48 名可以评估反应)的最新结果显示,总体反应率为 77%。分别有 93%、99% 和 80% 的患者观察到有骨髓中肥大细胞减少 50% 或更多,血清类胰蛋白酶降低 50% 或更多,脾缩小 35% 或更多。初始的中位时间为 2 周,且反应随时间推移逐渐加深。任何晚期 SM 的中位 OS 均未达到。更重要的是,之前使用或不使用米哚妥林对阿伐替尼治疗取得反应不存在影响(ORR 分别为 60% 和 85%)[277]。非血液学不良事件的发生率同之前的报道类似,≥3 级贫血和血小板减少症的发生率分别为 29% 和 26%。

II 期的 PATHFINDER 研究招募了 62 名晚期 SM 患者使用每天 200 mg 阿伐替尼观察其作用。62 名患者中有 81% 的患者患有 SM-AHN,13% 患有 MCL,6% 患有 ASM。32 名可评估患者的中期结果显示,总体缓解率为 75%,中位缓解时间为 2 个月。分析时未达到中位 OS。最常见的不良事件包括外周水肿(50%)和眶周水肿(35%),以及血小板减少症(32%)。5% 的患者因治疗相关不良事件而中断治疗。

阿伐替尼也在一项随机、安慰剂对照的 PIONEER 注册试验中于症状的 ISM 和 SSM 患者中接受评估。试验的第一部分即剂量发现阶段(每天 25 mg、50 mg 和 100 mg)已经完成注册。共报告了 39 名患者的初步数据(每个阿普替尼剂量队列中有 10 名患者,安慰剂队列中有 9 名患者)。在所有的阿伐替尼剂量组中,血清类胰蛋白酶的平均百分比在第 1 周期迅速下降,在 12 周时,每天服用 25 mg、50 mg 和 100 mg 阿伐替尼可分别下降 48%、67% 和 62%。安慰剂组在 12 周时血清类胰蛋白酶没有变化(0.39%)。所有的阿伐替尼剂量组均显示出良好的耐受性,总共有 5 名(16.7%)患者出现 3 级不良事件,包括 100 mg 剂量组中 1 名患者出现认知相关不良事件。下一阶段,该试验所定的推荐剂量为每天 25 mg[279]。最新数据显示,同接受安慰剂的患者相比,接受阿普替尼治疗的患者在第 16 周时症状明显减轻(30% *vs* 3%),生活质量改善,肥大细胞负荷、血清类胰蛋白酶水平和 *KIT* D816V 等位基因负荷均降低,具有统计学意义[280]。

马赛替尼是一种与肥大细胞病变相关通路(如 KIT、FLN、LYN)的抑制剂。一项随机、安慰剂对照试验($N=135$,1∶1)在 ISM 和 SSM 患者对马塞替尼的作用进行了评估,通过症状(瘙痒、潮红、抑郁、乏力)的改善来衡量的反应率,结果示马赛替尼组的反应率为 18.7%,而安慰剂组仅为 7.4%。多数不良反应是轻度的,包括腹泻、皮疹和乏力[281]。马赛替尼尚未在晚期 SM 患者中进行临床试验。

## 致谢

非常感谢 Helen Chifotides 博士对本章的出色的科学编辑。

---

### 提示

- **真性红细胞增多症**:根据年龄和血栓事件史对患者行风险分层。HCT 应控制在 45% 以下。检测白细胞计数和症状。警惕羟基脲耐药/不耐受。一般建议服用阿司匹林。干扰素可作为羟基脲的替代,尤为适用于年轻患者。芦可替尼是羟基脲治疗失败后首选的降细胞药物。
- **原发性血小板增多症**:通过修订的 IPEST 积分系统对患者进行风险分层。极低风险患者可观察随访,低、中、高风险患者除获得性血管性血友病和极端血小板增多症(>$1\,500×10^9$/L)外均应服用阿司匹林。存在降细胞治疗需求时,羟基脲为首选药物,亦可选择干扰素,后者可能是非常年轻的患者的首选。
- **骨髓纤维化**:pre-PMF 处理和 ET 类似,但预后较差。许多

积分系统可评估 overt-PMF 预后,建议移植年龄患者使用 MIPSS70/MIPSS70+ v2.0 积分系统评估预后。MYSEC-PM 积分系统适用于 PV/ET 后 MF 患者的预后评估。通常考虑对预期寿命<5 年的患者行 allo-HSCT。芦可替尼是治疗的主要药物,对中-2/高风险患者具有生存益处。在芦可替尼治疗失败后,菲卓替尼是一个合理选择。以贫血为主要或唯一表现的患者不一定需要使用 JAK 抑制剂,有时仅对症治疗即可。
- **慢性嗜酸性粒细胞疾病/嗜酸性粒细胞增多综合征**:排除继发性病因。评估器官损伤,尤其注意心脏受累。出现危及生命的表现时可使用高达 1 mg/kg 的冲击剂量的泼尼松。考虑行

经验性抗粪类圆线虫治疗,特别是使用类固醇激素时。评估克隆性并确定是否存在 *PDGFRα/β* 重排,因为两者对伊马替尼治疗敏感,反应率较高,但通常需终身维持。对于其他患者可使用激素作为一线治疗,但同时应尽可能使用一种可长期获益的激素助减剂。*FGFR1* 重排患者可考虑临床试验或干细胞治疗。

- 慢性中性粒细胞白血病:排除继发性病因并确认 *CSF3R* 突变存在。尚无预后积分系统,但有晚期临床特征和多个分子异常的患者预后较差。常进展为 AML。可行降细胞治疗,常用羟基脲和干扰素。尽可能试用临床试验(如芦可替尼)。当病程具有侵袭性或进入急变期考虑行化疗或 HSCT。

- 系统性肥大细胞增多症:通过骨髓形态学鉴别皮肤肥大细胞增多症和系统性肥大细胞增多症十分重要。检测 *KITD816V* 突变状态和类胰蛋白酶水平。一旦确诊 SM,应当评估 B 类和 C 类表现,从而判断是惰性 SM 还是侵袭性 SM。对症治疗并建议患者避免引起肥大细胞脱颗粒的诱因。侵袭性 SM 的预期寿命有限,患者会经历各种器官受累。检测提示预后不良的晚期临床特征和分子突变。建议参加临床试验使用 TKI,如米哚妥林、阿伐替尼。以克拉屈滨为基础的化疗方案,适用于 MCL 和一些难治性病例。所有晚期 SM 患者均应考虑行 HSCT。

# 第 ❷ 篇　淋巴瘤和骨髓瘤
## Nathan H. Fowler

# 第 7 章　滤泡性淋巴瘤

Paolo Strati
Jillian R Gunther
L. Jeffrey Medeiros
Loretta J. Nastoupil

金丽娜　杜　鹃·译

## 要点

▶ 早期滤泡性淋巴瘤(FL)患者,特别是分期为 Ⅰ 期和病灶小于 3 cm 的患者,可通过放疗延长缓解期。因此,应仅对不适合放疗的患者进行监测。

▶ 由多个滤泡性淋巴瘤研究组(GELF)提出的关于 FL 高肿瘤负荷定义的标准,主要包括:有意义的淋巴结肿大(单个>7 cm 或至少 3 个淋巴结受累,每个 3 cm 以上)、脾大、器官损伤、胸腔积液、外周血淋巴瘤细胞增多和血细胞减少。在晚期 FL 患者中,对于肿瘤负荷高的患者应进行积极治疗;在肿瘤负荷低的情况下,更倾向于选择的治疗策略是观察或利妥昔单抗单药治疗。

▶ 对于晚期高肿瘤负荷的 FL 患者,可以选择化学免疫治疗及免疫治疗(来那度胺);PET－CT 可以确定哪些患者能从含蒽环类药物的治疗方案中获益更多。

▶ 在化学免疫治疗结束后行 PET－CT 检查是有预测价值的。回顾性数据显示,一线化学免疫治疗获得部分反应的患者,采用利妥昔单抗维持治疗获益最大。因此,一线治疗的反应可为维持治疗方案的选择提供依据。

▶ 对于 FL 开始一线免疫化疗后 24 个月内进展的患者,总生存期可能较短;应评估这些患者是否可行新药临床试验或细胞免疫治疗。

FL 是一种由淋巴滤泡生发中心的中心细胞和生发中心母细胞构成的肿瘤[1]。大多数 FL 呈弥漫型,但这些肿瘤很少出现完全弥漫型。肿瘤源自生发中心 B 细胞,通常表达 CD10、BCL6、HGAL、LMO2,并常伴 t(14;18)(q32;q21)。

重要的是,对滤泡性淋巴瘤认识的增加,提高了我们对滤泡性淋巴瘤变型(如原位滤泡性瘤变)及不同类型的识别,后者包括原发性皮肤滤泡中心细胞淋巴瘤、儿童型滤泡性淋巴瘤和 IRF4 重排的滤泡性淋巴瘤。

在本章中,我们将重点介绍 FL 的常见类型(占 FL 的 80%～85%)。

## 流行病学

FL 是美国第二常见的淋巴瘤,占 B 细胞非霍奇金淋巴瘤(NHL)的 22%[2],占惰性 B 细胞淋巴瘤的 80%。FL 主要发生于成人,男性和女性的发病率相同。白种人的发病率最高,诊断时的中位年龄约为 63 岁[3]。在美国,从 2012 年到 2016 年,经年龄调整后,每年 FL 的新病例数为每 10 万人中有 2.7 例。每年死亡人数为每 10 万人中有 0.5 人[4]。一级亲属患有 NHL 或油漆工,以及患有干燥综合征的女性,会使患 FL 的风险增加[3]。每年 2%～3% 的 FL 患者转化为侵袭性 B 细胞淋巴瘤,以转化为弥漫大 B 细胞淋巴瘤(DLBCL)最常见,转化风险为 11%。然而,并不是所有的病例都有典型的病理证实,有时诊断的依据是临床、实验室检查及影像学特征,所以真实的转化风险可能和目前的统计数据会略有不同[5]。FL 患者的生存期正在显著改善,在利妥昔单抗前时代 FL 患者的中位生存期为 8～10 年[6-8];而在此后时代,据报道,美国 2009—2015 年 FL 患者 5 年 OS 率为 88.4%,中位生存期大于 18 年[4,9]。

## 临床特征

FL 患者多表现为无痛性淋巴结肿大,大约 15% 的患者表现为发热、盗汗和明显体重减轻等症状。患者可能出现与淋巴结肿大相关的症状,特别是当有大包块时。其他症状包括乏力,偶尔还会出现终末器官损害,如梗阻性尿路疾病或骨髓侵犯。中枢神经系统累及罕见。由于淋巴结的缓慢增长,也会出现一些罕见的紧急情况,如上腔静脉综合征或脊髓压迫。FL 患者可出现自发的淋巴结消退,但是这种情况通常短暂发生于部分淋巴结。这种淋巴结消长的情况,表明宿主免疫监视可以在疾病发展过程中发挥重要作用。因此,滤泡性淋巴瘤一直是免疫治疗研究的焦点。

80％～90％的 FL 患者诊断时即为晚期（Ⅲ期或Ⅳ期），伴广泛的淋巴结肿大。大约 50％患者有骨髓累及。当出现淋巴结肿大快速进展、B 症状、局部疼痛和血清 LDH 水平升高等临床特征，应考虑发生 DLBCL 转化的可能性。$\beta_2$ 微球蛋白升高可能继发于肾功能不全，通常与转化无关；在利妥昔单抗时代，已证实它有预后作用，并已被纳入新的预后模型（见下文）。

## 组织学、免疫表型和分子特征

在淋巴结中，正常结构被 FL 部分或完全取代，通常形成滤泡结构，但少数为弥漫型。滤泡性淋巴瘤由中心细胞（小裂核细胞）和中心母细胞（大无裂核细胞）组成。目前，WHO 根据 FL 的中心母细胞数量进行分级[6,10]。在 1 级 FL 中，中心母细胞很罕见，每 400 倍显微镜下不到 5 个。2 级 FL 有 5～15 个中心母细胞，3 级 FL 有超过 15 个中心母细胞。值得注意的是，这个系统最初提出时大多数显微镜的视野较小，对于具有更大视野的新型显微镜，这些计数需要调整。WHO 指出分类在 1 级和 2 级阶段，其预后没有差别，故将这些肿瘤统称为 FL 1～2 级。相反，3 级 FL 被分为 3a 级和 3b 级。在 3a 级中，每 400 倍显微镜下存在超过 15 个中心母细胞。在 3b 级中，中心母细胞呈片状，极少见或不存在中心细胞[6]。最近的数据表明，尽管 3b 级 FL 也存在一些惰性滤泡性淋巴瘤的特征，但与 DLBCL 有着更多的共同特征[11]。

组织学不一致性在滤泡性淋巴瘤患者中并不少见。在 20 世纪 70 年代，滤泡性淋巴瘤患者通过剖腹探查确定分期，结果观察到 20％～30％的患者不同解剖部位之间的分级并不一致[12]。目前，骨髓和淋巴结之间的组织学非一致是最常见的。常常是骨髓呈低级别 FL，而淋巴结可能是 3 级 FL 甚至 DLBCL[13]。

滤泡性淋巴瘤是一种成熟 B 细胞肿瘤。大多数 1 级和 2 级肿瘤细胞表面表达单克隆免疫球蛋白（Ig），但有一部分 FL 可能是 Ig 阴性，主要见于 3 级 FL。所有 FL 均表达泛 B 细胞标志，并通常高表达 Ig 和 B 细胞抗原（流式显示为"亮"免疫荧光）。FL 也表达生发中心相关标志物 CD10、BCL6、HGAL 和 LMO2，T 细胞抗原通常为阴性。80％～90％的 FL 表达 BCL2，通常见于 3 级病例，但也可为阴性[6]。由于 BCL2 在反应性生发中心呈阴性，该标志物有助于鉴别诊断（图 7-1）。

采用常规细胞遗传学分析，接近 75％的 FL 组织样本在培养基中生长并成功地进行核型分析。FL 典型的细胞遗传学改变是 t(14;18)(q32;q21)，可见于 80％～90％的患者。一小部分 FL 无 t(14;18)，提示 FL 可能存在独立于 t(14;18) 的其他染色体改变。其他染色体改变常见于 3b 级滤泡性淋巴瘤、淋巴结外 FL（如皮肤），以及罕见的儿童 FL，却常常缺乏 t(14;18)。

由于出现 t(14;18)，18q21 染色体的 BCL2 基因易位至 14q32 染色体 IGH 基因启动子下游。BCL2 在 IGH 调控元件

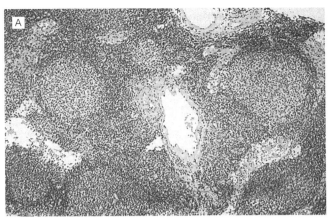

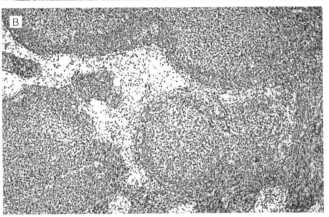

图 7-1　滤泡性淋巴瘤，1 级。A. 在这个细针穿刺活检标本中，肿瘤滤泡取代了部分正常淋巴结结构。B. 肿瘤细胞 BCL2 阳性表达，支持淋巴瘤（A，HE 染色，×100；B，BCL2 免疫组化染色×100）

（增强子区域）的影响下出现过表达。BCL2 家族在各种血液系统肿瘤和实体肿瘤中都发挥作用，关于 BCL2 在 FL 中的作用，目前认为 BCL2 是鉴别促凋亡和抗凋亡基因家族的关键标志[14-16]。

18 号染色体断裂点主要有两处：主要断裂区和次要断裂点区，分别累及 50％～60％和 10％～20％的病例[17]。随着研究的深入和技术的改进，其他断裂点群也被进一步描述。例如，中间断裂点丛集区（ICR），大约出现 5％的病例中；t(14;18) 断裂点发生频率的差异与染色体区域有关[18]。

BCL2 蛋白是一个 25kDa 分子，在 FL 中过表达，促使细胞免受程序性细胞死亡（凋亡）[14,15,19]。抑制细胞凋亡，延长了细胞寿命，导致 B 细胞堆积，为继发性基因改变提供了更多的机会，而这些基因改变还可能与组织学转化有关。单一的 t(14;18) 易位并不足以导致肿瘤转化。在扁桃体和正常健康人的淋巴结中罕见 t(14;18) 易位[20]。进一步的最新研究显示，同类型的抗凋亡蛋白如 BCL-w（由 BCL2L2 编码），也可能在 FL 的发病机制中发挥关键作用[21]。

其他细胞遗传学异常在 FL 中也有报道，其中最为常见的是 7 和 18 三体、3q27-28 和 6q23-26 异常，以及 17p 缺失。3q27-28 染色体易位涉及的 BCL6 基因位点异常则最为常见。针对 FL（包括发生 DLBCL 转化的 FL）继发性细胞遗传学和分子遗传学异常，学者们进行了大量的研究[22-24]。

在 FL 中观察到的第二大常见的基因突变是 *KMT2D*（*MLL2*）的失活突变，可见于大约 80% 的 FL 病例。*KMT2D/MLL2* 突变干扰了其催化 H3K4 氨基甲基化进行基因转录的能力。同时也观察到其他不常见的组蛋白修饰因子的突变，包括 *CREBBP*、*EZH2*、*MEF2B* 和 *EP300*，这表明表观遗传异常及细胞凋亡异常可能是生发中心 B 细胞向 FL 细胞转化的原因[25-28]。

此外，表观基因组的改变还影响肿瘤免疫微环境，如 *CREBBP* 的突变，通过降低肿瘤 B 细胞上组织相容性分子 II 类（*MHC* II 类）分子的转录和表达量，进而降低抗原呈递作用。这是因为 CREBBP 可以促进 II 类反式激活因子依赖的这类基因的转录激活[29]。

免疫微环境对 FL 临床特性的重要作用已备受关注。瘤内宿主免疫细胞浸润减少与更具侵袭性的临床进程相关[30]。基因表达谱分析方法显示了 FL 中 T 细胞和巨噬细胞亚群的分子特征，前者与较温和的临床特征相关，后者与较侵袭性的临床特征相关[31-34]。鉴于这些发现，多项尝试正在进行，旨在筛选出更具促肿瘤作用的肿瘤相关性巨噬细胞标志物，如 CD163 和 CD172（或 SIRPα）等[35-38]。

## 原位滤泡性瘤变

这种病变以前被称为原位滤泡性淋巴瘤，它被认为是 FL 的肿瘤前期[39]。原位滤泡性瘤变（ISFN）通常是在因各种原因切除的淋巴结中偶然被发现，如乳腺癌患者的腋窝淋巴结。ISFN 的总发病率较低，约为 2%。

从形态学上看，ISFN 在常规组织切片上用 HE 染色很难识别。淋巴结结构正常，滤泡广泛分布，大小正常且不明显。生发中心具有尖锐的外周边缘，且形状单一，几乎完全由中心细胞组成，这是诊断 ISFN 的形态学线索[40]。免疫组化对于识别 ISFN 至关重要，生发中心细胞 BCL2 和 CD10 呈强阳性[40,41]。通常在 ISFN 细胞中，与生发中心周围的套区细胞相比，BCL2 更加明亮。ISFN 细胞也表达全 B 细胞表面抗原和其他生发中心 B 细胞标志物，如 *BCL6*、*HGAL* 和 *LMO2*。

细胞遗传学和分子学研究表明，ISFN 细胞携带 t(14;18)（q32;q21）、单克隆 IGH、免疫球蛋白轻链基因重排。对 ISFN 病变进行的阵列式基因组杂交比较法显示，ISFN 细胞携带 t(14;18)，但与发展成真正的 FL 相比，继发性遗传异常相对较少[42]。在 ISFN 中也检测到 *EZH2* 突变，提示 *EZH2* 突变是 FL 发病机制中的另一个早期细胞遗传学改变。

在一小部分 ISFN 患者中，其他解剖部位也有明显淋巴瘤的证据[40]。此外，一些 ISFN 患者随后发展为组织学不一致的淋巴瘤。这些病例表明，ISFN 可能是染色体不稳定性或淋巴瘤遗传易感性的标志。最常报道的与 ISFN 相关的淋巴瘤包括经典霍奇金淋巴瘤、脾边缘区淋巴瘤和小淋巴细胞淋巴瘤/慢性淋巴细胞淋巴瘤[41]。

综上所述，这些数据表明，ISFN 是一种肿瘤的前期过程，是 FL 发生前的一个临床阶段。如果患者只存在 ISFN，很可能并不影响生存时间。然而，由于部分 ISFN 患者已合并或可能发展为淋巴瘤，因此需要进行分期研究。如果患者仅出现 ISFN 未合并淋巴瘤，则应避免过度治疗。

## 诊断检查和分期

临床评估需要了解患者全面的病史，包括年龄、性别、B 症状（发热、寒战、盗汗、6 个月内体重不明原因下降 >10%、瘙痒）、疲劳、恶性肿瘤史。体格检查应包括触诊所有可触及的淋巴结，并测量淋巴结大小，包括滑车上淋巴结和枕后淋巴结，并评估是否有肝脾大。

诊断最好通过切除淋巴组织，以便提供足够的样本来评估淋巴结结构。最容易取到的淋巴结可能不是最有代表性的淋巴结。例如，如果患者外周小淋巴结的病理提示 1 级 FL，但同时存在腹部大肿块、血清乳酸脱氢酶（LDH）升高、PET-CT 提示标准化摄取值（SUV）升高，以及其他提示转化的特征，那么应该考虑进一步活检来排除更高级别的疾病，不同的诊断会影响治疗的选择。对不易触及的肿块，可以在影像的指导下进行空芯针穿刺活检。细针穿刺活检可能出现误诊，因为有限的组织样本不能进行淋巴结完整结构的评估，并且可能存在采样误差。在初始分期评估中，细针穿刺活检可在确定受累部位方面发挥作用。

一旦明确诊断滤泡性淋巴瘤，应着手进一步确定分期，评估预后危险因素及整体健康状况。骨髓受累、脾功能亢进或自身免疫相关疾病可导致血常规中显示贫血或血小板减少。10% 的患者可进展成白血病。FL 患者 LDH 和 $\beta_2$ 微球蛋白水平可能升高，并且具有预后意义。由于受累骨髓呈斑块状分布，为准确分期，建议行双侧骨髓活检，单侧抽吸。在滤泡性淋巴瘤中，骨髓受累的典型表现为骨小梁旁受累（图 7-2）。

由于淋巴瘤细胞与骨髓基质相互作用，不易抽吸，因此通过常规光镜下的骨髓涂片检查可能不具有参考价值。流式和分子检测（如 PCR）可以提高骨髓评估的敏感性，但在没有形态学异常的情况下，流式或 PCR 检测结果阳性通常不能作为确定 IV 期的依据[43]。例如，通过 PCR 技术可以在 Ann Arbor 分期为 I 期或 II 期患者的外周血或骨髓中检测到 t(14;18)。影像学检查应包括颈部、胸部、腹部及盆腔 CT，用于评估淋巴结肿大和脏器肿大情况。$^{18}$F-FDG PET-CT 用于评估伴 FDG 摄取型的淋巴瘤患者。

与 CT 相比，PET-CT 可提高淋巴瘤分期的准确性，可使 10%～30% 患者的分期发生调整，且一般调整为更晚的分期[44]。此外，PET-CT 有助于识别有转化风险的部位，SUV 值每增加一个单位，转化风险就增加 1.25 倍[45,46]。最近的数据显示，即使在缺乏转化组织学证据的情况下，SUV 基线和整体肿瘤代谢体积的升高，可能是更具侵袭性生物学特征的替代标志物，并有助于指导治疗选择[47-50]。分期准确性的提高是确保患者得到恰当治疗的重要因素。虽然大多数淋巴瘤伴 FDG 摄取增高，但 FDG 的摄取存在很大的变异性[46,50,51]。

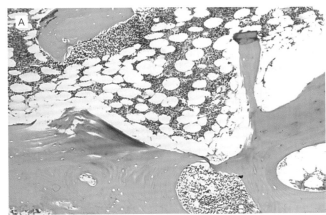

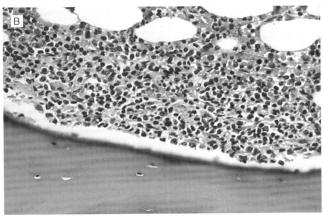

图 7-2　滤泡性淋巴瘤累及骨髓。A. 肿瘤在骨小梁旁侵犯骨髓。B. 此区域可见与骨相邻的肿瘤小有裂细胞（HE 染色。A. ×100；B. ×400）

PET-CT 在惰性淋巴瘤患者中参考价值有限。因此，PET-CT 多用于对 DLBCL 和霍奇金淋巴瘤（HL）的分期，而在惰性淋巴瘤分期中的应用并未被广泛采用。最近的共识指南建议在诊疗过程中采用 PET-CT 协助疾病分期，并在 FL 的临床试验中加入 PET-CT 协助评估，此外 PET-CT 还可协助判断最佳活检部位。

## 预后因素

将 1~2 级 FL 与高侵袭性的 3 级 FL 区分开来有着重要的预后意义。尽管早期的文献认为，如果推迟治疗 2 级 FL 比 1 级更容易发生早期进展（结节性混合细胞淋巴瘤，早期命名）[52]。但是，目前大多数研究没有发现 1 级和 2 级 FL 患者间的长期生存率有明显差异。一些研究表明，较多的结节与较好的预后相关。虽然 Ki-67 尚未被认为是 FL 的独立预后因素，但其增殖指数增加与预后较差相关[53,54]。

与 FL 患者生存相关的变量包括肿瘤负荷、宿主因素和对治疗的反应。根据 GELF 标准，通过评估 B 症状、受累淋巴结的数量和大小、脾大、压迫综合征、胸腔或腹腔积液、白细胞增多和血细胞减少来估量肿瘤负荷。

国际预后指数（IPI）适用于侵袭性淋巴瘤，预后风险增加与以下 5 个变量相关：① 年龄＞60 岁；② ECOG 评分为 3~4 分；③ Ann Arbor 分期为Ⅲ~Ⅳ期；④ ＞1 个结外病变；⑤ 血清 LDH 水平升高。在惰性 B 细胞淋巴瘤患者中，IPI 也是一

个有用的生存预测指数。该预后评估系统的一个重要局限性是只有约 10% 的患者属于高危组，且这些患者大多数一般情况较差，不适合高强度治疗。

鉴于 IPI 评分系统的局限性，滤泡性淋巴瘤国际预后指数（FLIPI）应运而生。最初的 FIPI 包括 8 个指标，分别是年龄＞60 岁，男性，Ann Arbor 分期Ⅲ期~Ⅳ期，至少 5 个淋巴结病变，骨髓侵犯，血清 LDH 水平高于正常[55]，血红蛋白水平＜120 g/L，淋巴细胞＞1 000/mL。但是，使用只含有年龄、Ann Arbor 分期、LDH、血红蛋白水平和淋巴结数量这 5 个指标的简化版本与前者具有相当的预测能力[56]。该预后评分系统将患者分为 3 个风险组，0~1 分为低危组，2 分为中危组，≥3 分为高危组。低危组 5 年总生存率为 90%，中危组为 78%，高危组为 53%[56]。FLIPI 预后模型的有效性已在使用利妥昔单抗治疗的患者中得到证实[57]。通过前瞻性的数据收集，分析建立了包含 5 个指标的 FLIPI-2 预后模型，包括年龄（＞60 岁为不良因素）、血红蛋白水平（＜120 g/L 为不良因素）、血清 β₂ 微球蛋白（高于正常范围为不良因素）、骨髓（有侵犯为不良因素）和淋巴结肿大（＞6 cm 为不良因素），该模型的效用尚未得到验证[58]。

这两种预后模型的相同点多于不同点。例如，在 IPI 和 FLIPI 的单变量数据分析中都显示了血清 β₂ 微球蛋白的重要性，但只有 FLIPI-2 中前瞻性地收集了 β₂ 微球蛋白的相关数据。因为在临床实际工作中往往存在采样误差，FLIPI-2 结果分析中特别强调了骨髓取样的重要性。IPI、FLIPI 或 FLIPI-2 是临床工作中易于应用的模型，可用于治疗时机或强度的选择，也可用于临床试验结果的分析，在临床试验中作为一个衡量标准来比较不同临床试验患者的预后（表 7-1）。

表 7-1　淋巴瘤的预后模型

| 预后因子 | 模型 | | |
| --- | --- | --- | --- |
| | IPI | FIPI | FIPI2 |
| 年龄 | √ | √ | √ |
| 身体状态 | √ | | |
| 分期 | √ | √ | |
| 结外部位受累数量 | √ | | |
| 骨髓 | | | √ |
| 淋巴结区受累数量 | | √ | |
| 淋巴结大小 | | | √ |
| 乳酸脱氢酶 | √ | √ | |
| 血红蛋白 | | √ | √ |
| β₂ 微球蛋白 | | | √ |

最近，一个名为 m7-FLIPI 的预测模型已经产生，它将 7 个与肿瘤微环境相关的基因的突变状态（EZH2、ARID1A、

*MEF2B*、*EP300*、*FOX01*、*CREBBP* 和 *CARD11*）与 FLIPI 结合起来。虽然，该模型目前没有广泛应用，但研究表明 m7 - FLIPI 相比 FLIPI 评分能更好地识别高危患者[59]。

复发时，FL 患者生存预后良好的因素包括初始治疗达到完全缓解，初始治疗后持续缓解超过 24 个月，年龄小于 60 岁。特别是使用免疫化疗作为一线治疗后 24 个月内的疾病进展（POD24）是影响 FL 患者预后的关键因素[60,61]。

## 治疗后的监测

国际工作组（IWG）建议治疗结束后进行疗效评估，并提出了 NHL 的疗效评价标准。这些标准最近进行了更新，并做了重要修订，包括纳入 PET - CT[44]。在 FDG 摄取的 FL 中，应使用 PET - CT 进行疗效评估，推荐使用五分法：① 病灶 $^{18}$F - FDG 摄取不超过背景放射性分布；② 病灶 $^{18}$F - FDG 摄取≤纵隔血池摄取；③ 纵隔血池摄取＜病灶 $^{18}$F - FDG 摄取≤肝血池摄取；④ 病灶 $^{18}$F - FDG 摄取轻度高于肝血池摄取；⑤ 病灶 $^{18}$F - FDG 摄取明显高于肝血池摄取和/或新增摄取病灶。基于 PET - CT 的疗效评估标准，剔除了完全缓解中未能达到影像学标准的患者，提高了部分缓解（PR）的预后价值。在使用 PET - CT 进行缓解评估时，五分法评分为 1～3 分可以认为是 PET 阴性，即使有持续性肿块，也可以认为是完全缓解（CR）。以 CT 为基线评估标准时，影像学的完全缓解是淋巴结的最大直径≤1.5 cm，并且没有淋巴外的病变。多项研究表明，在 FL 中，通过 PET - CT 评估治疗反应与复发风险之间存在关联，因此在这种情况下使用 PET - CT 是合理的[62-65]。如果初诊时合并骨髓侵犯，则需要再次进行骨髓评估以确认临床缓解情况。

虽然，目前分子学研究监测患者疗效并不是标准做法，但通过 PCR 技术检测 t(14;18)/*IGH - BCL2* 测量循环肿瘤细胞，在监测亚临床疾病中是有用的。"分子缓解"是指通过 PCR 检测到 t(14;18)细胞的消失，在过去接受标准治疗的 FL 患者中，"分子缓解"是罕见的。Gribben 等的研究显示，212 例患者中只有 1 例（0.5%）在常规化疗后实现了分子缓解[66]。然而，患者通过大剂量化疗和干细胞移植（SCT），可以获得分子缓解并且取得更长的缓解期。治疗方式的进步提高了疾病的缓解率。即使在抗 CD20 单克隆抗体（MAb）免疫治疗出现之前，更有效的化疗方案也能使一半以上的患者达到分子缓解。随着利妥昔单抗和奥妥珠单抗的问世，可以从外周及骨髓中很大程度地消除 B 细胞，更多的患者达到分子缓解。最近的一些研究也表明，分子缓解与更持久的临床缓解相关[67-69]，也有研究未得出相同的结论[70]。最后，评估 FL 中微小残留疾病的新技术现已可用于临床研究，测定循环游离 DNA（cfDNA），包括液滴数字 PCR 和靶向捕获超深度二代测序（深度测序或 CAPP - seq 的癌症个性化分析）[71]。然而，值得注意的是，尽管它们在侵袭性淋巴瘤领域的应用进展迅速，但它们在 FL 中的应用有限，因为 cfDNA 的含量通常很低，尤其是在肿瘤负荷低的患者中。

## 影像学监测

目前影像学监测在 FL 患者中获益的数据有限，因此在临床实践中影像学监测尚无共识。Zinzani 等针对影像学监测进行了唯一的前瞻性研究，该研究包括 78 例诱导治疗后首次 CR 的 FL 患者[72]。患者在 2 年内每 6 个月复查一次 PET - CT，此后每年复查一次。结果显示前 36 个月患者的复发率为 8%～10%，随后呈下降趋势。由于这项研究旨在描述 PET - CT 的特异性，因此没有阐明 PET - CT 对治疗疗效和预后的影响。Gerlinger 等对 71 例接受 SCT 后二次或随后缓解的 FL 患者进行每年一次的 CT 扫描和骨髓穿刺评估[73]。虽然，大约一半的复发患者通过 CT 的监测被发现，但极少部分患者需要立即治疗；通过影像学或临床表现而确定复发的患者，两者间的 OS 没有差异。鉴于此，研究者认为，影像学监测没有实际意义。CT 监测会导致患者辐射暴露、产生焦虑和高昂的医疗成本，需要认真权衡这些问题和可能的获益。NCCN 指南建议在完成治疗后的前两年，CT 的随访检查最多每 6 个月一次，此后不超过每年一次。相比之下，欧洲医学肿瘤学会的指南则更为保守，建议在 2 年内每 6 个月进行一次最低限度的充分放射或超声检查，此后每年进行一次。常规 CT 扫描在临床试验之外不是必需的，PET - CT 不应当用于疾病的定期监测[74]。

## 早期滤泡性淋巴瘤的治疗

初诊时 15%～20% 的滤泡性淋巴瘤患者处于早期（Ⅰ期和Ⅱ期）。回顾性研究表明，早期患者可以选择观察，在密切随访中，50% 的患者未出现进展[75,76]。得益于现有低毒性的化疗方案实施，这种方法通常只适用于无法耐受治疗的老年患者或有合并症的患者。有几个系列研究报道了采用受累野照射（IFRT）的Ⅰ～Ⅱ期患者，其长期无病生存率为 35%～50%，这些患者中有许多可以治愈，特别是Ⅰ期和病变较小（<3 cm）的患者[76-82]。为提高治愈率进行扩大范围或全部区域淋巴结的放疗并没有显示出更多的获益。值得注意的是，最近的研究表明，根据 PET - CT 进行分期的患者放射治疗后的情况比既往试验中的好，特别是对于Ⅰ期患者（治愈率可高达 74%）。尽管该结论需要更长时间的随访证实，但对于真正局限性 FL，放疗的疗效一直被低估[83]。

在一些试验中，化疗联合受累野放疗的疗效令人鼓舞。MDACC 的研究人员开展了一项前瞻性研究，入组了 85 例Ⅰ期或Ⅱ期 FL 患者，分别予以 10 个周期的 COP - Bleo（环磷酰胺、长春新碱、泼尼松和博来霉素）或 CHOP - Bleo（COP - Bleo＋多柔比星）方案治疗加入第 3 周期后受累野放疗（三明治疗法）。联合放疗患者 5 年和 10 年的无病生存率分别为 80% 和 72%，与单纯 RT 相比，有明显改善[84]。美国国家淋巴研究中心的分析也表明，系统性化疗联合 RT 可改善患者的无进展生存期（PFS）[85]。此外，最近发表的一项随机试验表明，放疗后序贯 R - CVP 方案化疗减少了非放疗区域的复发，并显著改善了早期 FL 患者的 PFS[86]。考虑到放疗对肿瘤微环境,特别是对巨噬细胞的影响,以及对抗体依赖性细胞毒性的重要作用[87],目前的临床试验正在研究放疗与利妥昔单抗的联合应用,特别是在放疗后有残留病变的患者群的研究仍在进一步探索。

总之,早期滤泡性淋巴瘤是有治愈希望的。RT 在早期 FL 患者中的作用已得到证实,受累野 RT 仍是标准治疗方案(表 7 - 1)。目前已不再推荐进行扩大受累淋巴结区域或相关区域的放疗;应采用受累部位放疗,只针对受累淋巴结小范围的放疗[81]。然而,当患者仅接受 RT 治疗时(不进行全身治疗),目标范围应稍微扩大一些,包括附近可能含有微小病变的淋巴结。已证实,在这些接受较小的范围 RT 治疗的滤泡性淋巴瘤患者中,未发现局部复发的显著增加[25,88]。尽管 RT 的作用已经明确,并且得到了专家的认可,但在标准的临床实践中,RT 似乎没有得到充分利用[85,89]。全身淋巴结 RT 和联合化疗的方法仍然存在争议,因此很少使用。

## 晚期滤泡性淋巴瘤的治疗

数十年来,晚期滤泡性淋巴瘤患者的治疗建立在两种不同的治疗方式之上。首先,目前有许多可诱导缓解的治疗方案(表 7 - 2);其次,复发似乎是不可避免的。如果随着诊疗技术的进步能更全面地控制 FL,可能会对早期干预达成共识。因为类似于 Ⅰ 期或 Ⅱ 期的患者,较小肿瘤负荷的 FL 治疗更容易。而在达成共识之前,对于许多无症状且肿瘤负荷低的患者仍考虑延迟治疗。

当启动治疗时,初始治疗策略的选择需要考虑许多因素。随着支持性治疗的改进,患者对化疗和 SCT 的耐受性得到了提高。随着对 B 细胞淋巴瘤发生机制和肿瘤微环境作用的深入了解,非细胞毒性的治疗策略正被纳入一线临床试验。晚期滤泡性淋巴瘤患者的治疗选择范围仍然很广(表 7 - 2)。治疗目标依旧是以最低的毒副作用,达到疾病缓解并获得持久 CR。建议在可行的情况下考虑临床试验。

表 7 - 2　滤泡性淋巴瘤的标准一线策略

| Ⅰ~Ⅱ期 | 推迟治疗(高龄和/或体弱患者)<br>放疗 |
| --- | --- |
| Ⅲ~Ⅳ期<br>低肿瘤负荷 | 推迟治疗(不合并危及生命的疾病)<br>利妥昔单抗 |
| Ⅲ~Ⅳ期<br>高肿瘤负荷 | 利妥昔单抗-CHOP<br>奥妥珠单抗-CHOP<br>利妥昔单抗-苯达莫司汀<br>奥妥珠单抗-苯达莫司汀<br>利妥昔单抗-来那度胺<br>奥妥珠单抗-来那度胺 |

注:CHOP,环磷酰胺、多柔比星、长春新碱和泼尼松。

### ■ 低肿瘤负荷 FL 的一线治疗

在利妥昔单抗前时代,三个随机对照临床试验的结果证实,对于肿瘤负荷较低的无症状 FL 患者,在出现症状后或肿

瘤负荷加剧时再开始治疗,其生存率与诊断后立刻启动治疗的患者之间无明显差异[90-92]。在当今时代,随着利妥昔单抗长期治疗的安全性和有效性的确立,采用利妥昔单抗单药治疗低肿瘤负荷患者的策略对原有的观察策略提出了挑战。早期使用利妥昔单抗单药的目标是推迟首次细胞毒性化疗的时间,并改善患者的健康生存质量。

一项随机试验,针对无症状、非大包块滤泡性淋巴瘤患者,分为利妥昔单抗治疗组与观察组,与初始采用观察随访的患者相比,接受利妥昔单抗单药治疗的患者可延缓疾病进展[93]。在利妥昔单抗诱导后序贯利妥昔单抗维持治疗的患者,由于减少了患者的焦虑,患者的生活质量得到了改善,但 OS 无显著差异。

一项随机分组研究,针对初治的 Ⅰ 级或 Ⅱ 级 FL 和低肿瘤负荷患者,分别采用利妥昔单抗诱导联合维持治疗或再治疗试验,旨在评估了利妥昔单抗两种给药策略[94]。289 例患者在接受利妥昔单抗诱导后(4 个周疗剂量)被随机分配到接受利妥昔单抗维持组或再治疗组。两组治疗失败的中位时间相似(3.9 年 vs 4.3 年),生活质量相似,两种治疗方式都很少出现严重毒性反应。对于肿瘤负担较低的滤泡性淋巴瘤患者,利妥昔单抗单药治疗后再治疗策略可减少利妥昔单抗的使用,同时达到与维持策略相当的疗效。

对于不符合临床试验或高强化疗的初治低肿瘤负荷滤泡性淋巴瘤患者,利妥昔单抗单药治疗的初始策略,可推迟首次细胞毒性化疗的时间,且耐受性良好,并改善患者的健康生存质量。因此,应根据患者的治疗目标决定选择观察或利妥昔单抗单药治疗。临床研究表明,维生素 D 偏低与 B 细胞 NHL 患者的预后较差有关,鉴于其多效的抗肿瘤作用,目前一项多中心 Ⅲ 期随机试验,正在探讨维生素 D 联合利妥昔单抗在低肿瘤负荷 FL 患者中的作用[95]。

### ■ 高肿瘤负荷 FL 的一线治疗

几项很有说服力的临床研究表明,在化疗中加入利妥昔单抗可改善 FL 的预后(表 7 - 3)。联合使用利妥昔单抗已成为标准治疗方式。在诱导治疗方案中,利妥昔单抗可联合环磷酰胺、长春新碱和泼尼松(CVP);环磷酰胺、多柔比星、长春新碱和泼尼松(CHOP);苯达莫司汀(B)。很少有随机试验对一线化学免疫治疗进行研究,欧洲的惰性淋巴瘤研究组及美国 BRIGHT 研究组的两个随机对照研究均比较了 BR 和 R - CHOP 方案。这两项研究和随访的结果表明,与 R - CHOP 相比,BR 的耐受性更佳,更为有效[100,101]。然而,MDACC 进行的回顾性研究表明,相较于 BR 方案,对于无组织学转化证据的 $SUV_{max}$ 升高的患者,R - CHOP 是更好的一线选择方案[47,48]。

表 7 - 3　利妥昔单抗联合化疗治疗惰性<br>淋巴瘤的一线临床试验方案

| 方案 | 研究设计 | 完全缓解率(%) | 部分缓解率(%) | FFS(%)(时间) | 生存率(%)(时间) |
| --- | --- | --- | --- | --- | --- |
| R - CVP[a] | Ⅲ期 | 41[a] | 40 | 52(3 年)[a] | 89(30 个月) |
| R - CHOP[a] | Ⅲ期 | 20[a] | 77 | 75(3 年)[a] | 96(2 年) |

续 表

| 方案 | 研究设计 | 完全缓解率(%) | 部分缓解率(%) | FFS(%)(时间) | 生存率(%)(时间) |
|---|---|---|---|---|---|
| R-MCP[a] | Ⅲ期 | 50[a] | 42 | 71(4年)[a] | 87(4年)[a] |
| RB[a,b] | Ⅲ期 | 40[a] | 53 | 58(4年)[a] | — |
| R-FND[c] | Ⅲ期 | 88 | 12 | 76(3年) | 96(3年) |
| R-FCM | Ⅲ期 | 83 | 11 | 58(5年) | 89(5年) |
| O-化疗[d] | Ⅲ期 | 86 | 20 | 85(3年) | 98(3年) |

注：[a]明显优于对照组。在 R-CVP 研究中，2008 年更新的数据提示有生存获益。[b]对照组为 R-CHOP。[c]对照组为 FND，序贯利妥昔单抗(维持)。[d]对照组为 R-化疗。

一项随机对照研究，通过 R-CVP、R-CHOP 和 R-FM(氟达拉滨和米托蒽醌)三组间的比较认为，在治疗失败时间(TTF)和 PFS 方面，R-CHOP 和 R-FM 优于 R-CVP，然而两者都有较高的不良事件发生率，尤其是 R-FM 方案[102]。因此，后者目前不是标准的治疗措施。为了提高化学免疫治疗的疗效，新型抗 CD20 单克隆抗体联合化疗已在高肿瘤负荷 FL 患者中进行了研究。在一项名为 GALLIUM 的随机Ⅲ期临床试验中，对初治 FL 患者将奥妥珠单抗和利妥昔单抗联合化疗进行比较；尽管奥妥珠单抗联合化疗(尤其与苯达莫司汀联用)的晚期骨髓抑制发生率更高，但其 PFS 明显延长[103]。

虽然，目前美国最常见的初始治疗策略是化学免疫疗法，但这种模式正在发生改变[89]。MDACC 进行的一项新型、无遗传毒性的Ⅱ期研究显示，利妥昔单抗联合来那度胺在初治 FL 中具有高反应率且有效安全(ORR 98%，CR 87%)[104]。该研究为一项大规模的全球性Ⅲ期随机临床研究的开展提供了理论基础，这项名为利妥昔单抗联合来那度胺对比任何化疗的研究，针对初治 FL 患者将利妥昔单抗联合化疗(R-CVP、R-CHOP 或 BR)与利妥昔单抗联合来那度胺进行对比。主要终点是 120 周的完全缓解(确认或未确认)和 PFS，目前只有前者数据充分并已发表。在 1030 名随机患者中，利妥昔单抗联合来那度胺并不优于利妥昔单抗联合化疗，120 周 CR 率分别为 48% 和 53%，3 年 PFS 分别为 77% 和 78%[105]。虽然疗效结果相似，但安全性不同，在利妥昔单抗联合来那度胺组中，3 级或 4 级中性粒细胞减少症和发热伴中性粒细胞减少症发生率较低，但 3 级或 4 级皮肤不良反应发生率较高。在 R2 方案中加入伊布替尼(一种口服的 BTK 抑制剂)的尝试因药物毒性，特别是皮疹而受到限制[106,107]。MDACC 进行的Ⅱ期研究，虽没有与来那度胺联合利妥昔单抗方案进行头对头的比较，但奥妥珠单抗联合来那度胺的研究结果优越，2 年 PFS 率超过 90%[108]。在未来，无化疗方案可能成为高肿瘤负荷淋巴瘤患者的标准一线治疗方案。

## 维持和巩固治疗

利妥昔单抗单药维持治疗已被广泛应用于一线化学免疫治疗后(表 7-4)，目的是延长诱导治疗后的无病生存期。

一项名为 PRIMA 的随机研究分析了初治 FL 患者在利妥昔单抗联合化疗后进行 2 年利妥昔单抗维持的疗效[62]。R-CHOP/R-CVP 化学免疫治疗序贯利妥昔单抗维持治疗显著改善 PFS(HR 0.55，95% CI 0.44~0.68)，耐受性良好，但对 OS 无影响。最近的回顾性数据显示，一线 BR 后接受利妥昔单抗维持治疗的患者也有类似的结果，化学免疫治疗结束时未达到 CR 的患者获益最大[109]。影响维持治疗决策的因素应包括考虑患者早期复发风险、诱导治疗的反应，以及延长给药的经济负担。

表 7-4　利妥昔单抗维持治疗

| 项目 | | 诱导治疗疗效 | | FFS |
|---|---|---|---|---|
| | 诱导治疗 | 完全缓解(%) | 部分缓解(%) | 维持[a] |
| A. 前期试验 | 利妥昔单抗 | 9 | 58 | 是 |
| | CVP | 13 | 60 | 是 |
| | R+其他 | — | — | 是 |
| B. 前期回顾性研究 | BR | 41 | 18 | 是(对于完全缓解的患者) |
| C. 挽救试验 | 利妥昔单抗 | 0 | 28 | 是[b] |
| | R-CHOP | 30 | 55 | 是 |
| | R-FCM | 41 | 54 | 是 |

注：[a]维持治疗计划和持续时间(见正文)。[b]进展时再治疗采用维持方案。

一项大型多中心、随机的放射免疫治疗(RIT)巩固治疗试验显示，在各种诱导治疗方案后序贯 RIT，无失败生存显著获益[110]。值得注意的是，诱导治疗中只有少数患者使用利妥昔单抗。然而，这一治疗策略的可行性和影响是值得关注的。对诱导治疗达到完全和部分应答的亚组分析，此方案可显著延长无病生存。化疗后取得部分缓解的患者大部分在 RIT 后达到 CR(77%)(表 7-5)。

表 7-5　巩固治疗方案

| 诱导 | 巩固 | 诱导后CR(%) | 巩固后CR(%) | CR+PR(%) | FFS(%)(时间) |
|---|---|---|---|---|---|
| CHOP | 利妥昔单抗 | 57 | [a] | 94 | 44(3年) |
| FN | 利妥昔单抗 | 68 | [a] | 96 | 63(3年) |
| CHOP | 托西莫单抗 | 39 | 69 | 98 | 67(5年) |
| 各种各样的 | 替伊莫单抗/[90]Y | 51[b] | 87[b] | 100[b] | 53(3年[a]) |
| R-FND | 替伊莫单抗/[90]Y | 69 | 89 | 89 | 73(3年) |
| 氟达拉滨 | 托西莫单抗/[131]I | 9 | 86 | 100 | 60(5年) |

注：[a]在这些试验中，利妥昔单抗交叉仅用于未达到分子反应的亚组；在两项试验中，转为分子缓解的比例分别为 74% 和 61%。[b]试验设计仅接受 CR 和 PR 患者进行 RIT 治疗。FFS 从研究开始、RIT 前、诱导化疗后开始测量。

其他试验也对 RIT 巩固治疗进行了研究。SWOG 一项试验针对晚期 FL 患者分为 CHOP 序贯 RIT 或 R - CHOP 治疗组[111]。随访 4.9 年,2 年 PFS(80% vs 76%)或 OS(93% vs 97%)无显著差异。由于利妥昔单抗安全性高和生存获益明确,已成功纳入维持治疗方案和部分诱导治疗方案中,但 RIT 在现今的治疗地位尚未明确。

# 挽救治疗

对于复发患者有许多有效的治疗选择,包括化学免疫治疗、抗 CD20 单抗、靶向治疗、免疫调节剂和细胞治疗(表 7 - 6)。

表 7 - 6　滤泡性淋巴瘤的挽救治疗策略

| 化学免疫治疗 | 利妥昔单抗- CHOP<br>奥妥珠单抗- CHOP<br>利妥昔单抗-苯达莫司汀<br>奥妥珠单抗-苯达莫司汀 |
| --- | --- |
| 单克隆抗体 | 利妥昔单抗<br>奥妥珠单抗 |
| 靶向治疗 | idelalisib(艾代拉利司)(三线)<br>duvelisib(杜韦利西布)(三线)<br>copanlisib(库潘尼西)(三线) |
| 免疫治疗 | 利妥昔单抗-来那度胺<br>奥妥珠单抗-来那度胺 |
| 细胞治疗 | 自体造血干细胞移植<br>异基因造血干细胞移植 |

## 化学免疫治疗

许多非交叉耐药的化疗药物对惰性淋巴瘤患者有效。通常情况下,患者一线治疗未用的药物可以作为挽救性治疗的候选药物。值得注意的是,挽救治疗时,选用患者在先前治疗中有反应的药物是可行的。长期随访研究表明,即使使用相同的药物,也可以获得第二次或再次缓解,但临床缓解期会越来越短,逐渐变得更加短暂。考虑到多柔比星或核苷酸类似物类药物在挽救治疗中的作用,一些医生主张在一线治疗中应避免使用这类细胞毒性药物。

## 单克隆抗体

利妥昔单抗在挽救治疗中是有效的,但大多数患者的疗效是 PR,未能达到 CR,目前正在尝试如何提高 CR 率和延长缓解时间。

新的抗 CD20 单克隆抗体正在研究中,与利妥昔单抗相比进行了结构上的改进,如完全人源化的单克隆抗体,而不是人鼠嵌合结构;新的单克隆抗体可增强补体依赖性细胞毒性、抗体依赖性细胞毒性及其他改进。基于此,在一项 Ⅲ 期随机研究中,将奥妥珠单抗(与苯达莫司汀联合)序贯单药奥妥珠单抗维持组和单药苯达莫司汀组进行比较,结果显示加用奥妥珠单抗可使 PFS 显著延长(29 个月 vs 14 个月);基于以上研究结果,美国 FDA 批准奥妥珠单抗用于利妥昔单抗难治复发性 FL 患者[112]。

目前已开发出靶向 CD20 以外抗原的单克隆抗体,包括可单独使用的单克隆抗体和作为免疫毒素的单克隆抗体,后者将毒素与抗体连接起来,将毒素传递到淋巴瘤细胞,类似于放射免疫治疗(RIT)的同位素传递。这类药物包括靶向 CD79B 的维泊妥珠单抗(Pola)和靶向 CD19 的 tafasitamab 单抗。一项 Ⅱ 期随机 ROMULUS 临床试验研究,探索了 Pola 联合利妥昔单抗在 FL 中的疗效。Pola 与奥妥珠单抗联合来那度胺联合的 Ⅰ/Ⅱ 期研究;tafasitamab 作为单一药物进行的 Ⅱ 期研究都显示出较好的安全性和有效性[113-115]。

## 靶向治疗

过去 10 年,已经开发了许多针对特定细胞生长调控途径的治疗方案。这些药物包括:靶向 B 细胞受体途径的药物,如 BTK 抑制剂(如伊布替尼)和 PI3K 抑制剂(如 idelalisib);靶向细胞凋亡的药物,如 BCL2 抑制剂(如 venetoclax);以及靶向表观遗传调控因子的药物,如 EZH2 抑制剂(如 tazemetostat)。在一项 Ⅰ 期和两项 Ⅱ 期研究中,探讨了单药伊布替尼用于难治复发 FL 患者的治疗,但伊布替尼具有较好的安全性及耐受性。

已在一项 Ⅰ 期和两项 Ⅱ 期研究中探讨了单药伊布替尼作为复发性 FL 患者的治疗方法。尽管它被证明是安全且耐受性良好,但 ORR 仅为 21%～37.5%,CR 率仅为 11%～12.5%。因此,目前伊布替尼未被批准用于难治复发 FL 患者[116-118]。阿卡替尼是一种比伊布替尼更有效、特异性更高的口服 BTK 抑制剂。目前正在作为单一药物进行研究,并与利妥昔单抗联合用于复发性 FL。尽管已证明阿卡替尼安全性良好,但只有更完善的后续研究和随访才能明确它在复发性 FL 中的作用[119]。

一项 Ⅱ 期研究已研究了口服 PI3Kδ 抑制剂 idelalisib 治疗复发 FL 患者的疗效(既往同时使用过利妥昔单抗和烷基化剂),结果显示 ORR 为 56%,CR 率为 6%,中位 PFS 为 11 个月[120]。口服 PI3Kαγ 抑制剂 duvelisib 和静脉注射 PI3Kαγ 抑制剂 copanlisib 也能观察到类似的结果[121,122]。基于这些药物的疗效及无免疫毒性(在治疗线数较少的患者中优势更明显),目前这三种药物都被批准用于复发性 FL 患者的三线治疗。此外,研究者正在努力探索更安全的 PI3K 抑制剂,如 umbralisib[123,124]。尽管 BCL2 易位和过表达是 FL 特征性的遗传学标志,但口服 BCL2 抑制剂 venetoclax 对其的抑制作用并不显著,复发患者的 ORR 为 38%,CR 率为 15%[125]。目前正在进行多种尝试,以确定抗凋亡蛋白作为未来试验的靶点[21]。

最后,鉴于 FL 中表观遗传调控基因的突变频率,研究者们进一步探索了该途径的靶向抑制剂。tazemetostat 是一个首创的选择性口服 EZH2 抑制剂,它独立于 EZH2 突变的存在,在复发性 FL 患者中具有抗肿瘤活性。一项多中心、开放标签的 Ⅰ/Ⅱ 期研究,纳入 90 例复发性 FL 患者,45 例 EZH2 突变患者和 45 例 EZH2 野生型(WT)患者,ORR 分别为 98% 和 71%,中位 PFS 分别为 14 个月和 11 个月[126,127]。根据这些数据,目前已向美国 FDA 提交了新药加速审批申请。

### ■ 免疫调节剂

如前所述,对于惰性淋巴瘤患者,免疫调节剂是一类具有治疗前景的治疗药物。在一项关键的 Ⅱ 期研究中,来那度胺联合利妥昔单抗治疗复发性滤泡性淋巴瘤,ORR 为 76%,CR 率为 35%[128]。在这之后,进行了一项称为 AUGMENT 的随机 Ⅲ 期临床研究,在该研究中,将来那度胺联合利妥昔单抗与利妥昔单抗单药治疗进行比较。结果显示,反应持续时间显著延长(39 个月 vs 14 个月),因此美国 FDA 批准其用于此类患者[129]。最近,在两项 Ⅱ 期研究中,奥妥珠单抗替代利妥昔单抗联合来那度胺用于复发滤泡淋巴瘤患者,ORR 高达 98%,CR 率高达 72%,意味着该方案是复发 FL 的可选治疗策略[130]。

免疫检查点抑制剂可以通过靶向微环境来增强内源性抗肿瘤反应,如抗 PD-1 单克隆抗体。一项纳入 32 例复发性滤泡患者的研究评估了 pidilizumab 联合利妥昔单抗的疗效,ORR 为 66%,CR 率为 52%,无自身免疫或治疗相关的 3 级或 4 级不良事件[131]。另一种抗肿瘤活性还可以通过增强肿瘤微环境中的巨噬细胞来实现。CD47 是 FL 细胞向巨噬细胞提供的"不要吃我"信号的配体,通过抑制 CD47 可发挥抗肿瘤活性。在一项 Ⅰ/Ⅱ 期研究中,静脉抗 CD47 抗体 5F9 联合利妥昔单抗治疗复发滤泡淋巴瘤患者,ORR 为 71%,CR 率为 43%,为复发 FL 患者开发新的实验组合提供了基础支持[132]。

### ■ 细胞治疗

选择干细胞移植可能面临诸多挑战,但对于复发的高危 FL 患者仍强烈推荐。与常规剂量的挽救疗法相比,自体干细胞移植可获得更持久的缓解,特别是对于 POD24 患者[133,134]。异基因 SCT 是一种取决于供体可及性的治疗措施,过程复杂,包括治疗相关死亡率的重大风险。尽管如此,异基因干细胞移植不仅可以达到长期缓解,而且通过其移植物抗淋巴瘤作用可使患者治愈。数据表明,非清髓异体 SCT 比传统的清髓异体 SCT 具有更小的毒性,并且强化预处理方案(包括加入苯达莫司汀),可减少骨髓抑制和移植物抗宿主病[135]。随着 SCT 耐受性的提高及其治愈的潜力,对于符合条件的患者,SCT 是一种可选的治疗策略,特别是在骨髓受累者中,可以首选自体 SCT。此外需要认识到,与自体 SCT 相比,异基因 SCT 的非复发死亡率明显更高,匹配的非亲缘供体的非复发死亡率明显高于匹配的同胞供体[136]。CAR-T 细胞疗法

可能是一种比 SCT 更有效、更安全的替代疗法:两项针对复发滤过淋巴瘤患者的 Ⅱ 期研究已经完成,结果令人期待。已报道的双特异性抗体 mosunetuzumab 的早期研究结果令人鼓舞,mosunetuzumab 将 CD3+ T 细胞聚集到 CD20+ FL 细胞周围,并触发类似于使用 CAR-T 细胞治疗所观察到的抗肿瘤活性[137]。

### ■ 姑息性治疗

滤泡性淋巴瘤患者的姑息性治疗包括对有问题或疼痛的病变部位进行介入放疗(如梗阻性尿路病变)。在这种情况下,重要的是考虑使用较低的 RT 剂量(如 4Gy),因为既往的研究已证实即使低剂量 RT 也有很高的反应率[138]。这种方法还能将治疗相关毒性降至最低。在化疗方案中,传统上比较温和的一种方案是氯霉素。即使首次诊断,对于有活动但没有威胁性或无症状性的患者,随访观察也是一种选择。延迟治疗也很常见,但应慎重决策并密切监测。老年患者通常选择以"观察和等待"为主的治疗策略;然而与年龄匹配的对照组相比,老年 FL 患者在 1 年内死亡的风险增加了 10 倍[58],使老年患者以"观察和等待"为主的策略受到了挑战。

最后,考虑到现有的大量可选试验方案和不断发展的治疗管理策略,强烈建议将复发或难治性滤泡性淋巴瘤纳入临床试验,尤其是 POD24 的 FL 患者。

## 总结

迄今大多数晚期惰性 B 细胞淋巴瘤,包括 FL,仍然无法治愈。目前我们不断地探索新的治疗方法,包括新一代单克隆抗体、通路抑制剂和免疫调节剂。这些治疗方法和新的组合疗法可能在惰性 FL 患者治疗中发挥越来越重要的作用。现今有效性和耐受性较好的细胞治疗发展迅速,但在惰性滤泡性淋巴瘤患者中,异体移植仍然是一个备受关注的领域。随着新兴疗法与最佳的传统疗法相结合,人们乐观地认为,将来可探索出治愈惰性 FL 的治疗方法。同样有希望的是,可长期控制疾病且耐受性良好的疗法能广泛应用于临床,从而实现慢性管理。此外,如何确定个性化治疗过程中最有效的治疗方案组合同样值得探索。目前有这么多悬而未决的问题和不断出现的新治疗方式,因此积极建议进行 FL 临床试验,以促进关键性的科学创新和突破。

### 提示

- 尽管滤泡性淋巴瘤国际预后指数(FLIPI)评分具有预后价值,可以帮助指导临床试验的监测频率和分层策略,但它没有预测价值,不作为启动治疗或治疗方案选择的依据。
- 目前对于 3A 级 FL 患者的最佳治疗方法尚无一致性共识;Ki-67 升高(>40%)可能有助于筛选那些需要蒽环类药物治疗的患者。
- 与来那度胺和利妥昔单抗相比,苯达莫司汀和利妥昔单抗作为晚期滤泡性淋巴瘤和高肿瘤负荷患者的一线治疗方案应取决

于患者合并症和个人意愿(化疗 vs 免疫治疗、治疗 6 个月 vs 治疗 18 个月、医疗保险)。
- 在没有明显合并症的年轻患者中,鉴于 GALLIUM 研究中的生存率,与利妥昔单抗相比,应考虑奥妥珠单抗联合化学免疫治疗。
- FL 患者 PET-CT 检查出现 SUV 升高,提示其可能受益于包含蒽环类药物在内治疗方案。
- 在一线化学免疫治疗后 24 个月内出现疾病进展的 FL 患者的预后不佳,这些患者首选临床试验。

# 第8章　边缘区和其他小细胞淋巴瘤

Melody Becnel
Felipe Samaniego

余雪柔　金丽娜　杜　鹃·译

## 要点

▶ 边缘区淋巴瘤(MZL)是一种惰性B细胞非霍奇金淋巴瘤,由三种亚型组成:结外[黏膜相关淋巴组织(MALT)边缘区淋巴瘤]、脾边缘区淋巴瘤和淋巴结边缘区淋巴瘤。

▶ MALT淋巴瘤是最常见的亚型,由胃MALT和非胃MALT淋巴瘤组成,常与幽门螺杆菌等感染性微生物有关。

▶ 非胃MALT常与炎症状态相关,如Sjögren综合征和桥本甲状腺炎。

▶ MALT淋巴瘤中常见易位包括t(11;18)、t(14;18)、

t(1;14)和t(3;14)。在淋巴结MZL中未发现特殊的重现性染色体异常。10%～20%的脾MZL可见MYD88 L265P突变(如Waldenström巨球蛋白血症中所见)。

▶ WHO分类将小淋巴细胞性淋巴瘤(SLL)归类为与CLL具有相同B细胞免疫表型,但仅累及淋巴结,而无白血病细胞累及的肿瘤,并认为仅累及淋巴结或组织的SLL是与慢性淋巴细胞性白血病(CLL)同种疾病的另一种表现形式。

▶ 在CLL/SLL中,p53或MYC基因异常与组织学转化风险增加(Richter综合征)和不良预后相关。

## 边缘区淋巴瘤

　　MZL是第二常见的B细胞惰性非霍奇金淋巴瘤(成人NHL病例占比<10%)。MZL的中位发病年龄一般为60岁,女性MZL的发病率略高于男性[1,2]。MZL有三种亚型:黏膜相关淋巴组织的结外MZL(MALT淋巴瘤),占所有NHL的7%～8%;淋巴结边缘区淋巴瘤,约占所有NHL的2%;脾B细胞边缘区淋巴瘤(SMZL),占全部NHL的不到1%[3,4]。脾MZL的循环中可检出胞质表面有绒毛状突起的淋巴细胞。既往所描述的有绒毛的淋巴细胞的脾淋巴瘤多为SMZL。

### ■ 结外边缘区淋巴瘤

#### 临床特征

　　MALT淋巴瘤患者常表现为局限的结外病变(ⅠE期或ⅡE期)。既往可能存在的感染史或自身免疫性病史,是导致慢性B细胞受体激活的病因[5]。外周淋巴受累在MALT淋巴瘤患者中并不常见。最常见的受累部位是胃,还可累及许多其他结外部位,包括肺、皮肤、眼眶、唾液腺、胃肠道的其他部位、甲状腺和其他罕见部位[2]。30%的病例发生播散,最常发生在非胃MALT淋巴瘤的患者中,常常播散至其他的结外部位。在非胃MALT淋巴瘤患者中,亚临床胃部受累并不

少见。只有10%～20%的患者会累及骨髓。

　　目前研究最多的是胃MALT淋巴瘤。患者常表现为消化性溃疡的症状和体征,如胃痛和消化不良。贫血、体重减轻和胃肠道出血可在病情较严重的患者中出现。许多MALT淋巴瘤患者的胃黏膜中检出幽门螺杆菌。采用抗生素根除幽门螺旋杆菌可使半数以上的MALT淋巴瘤患者获得缓解[6,7]。因此,幽门螺杆菌被认为与胃MALT淋巴瘤的淋巴病变有关。

　　在非胃MALT淋巴瘤中,症状与所累及的解剖部位有关。这类患者比胃MALT淋巴瘤更易发生播散性病变。尽管Ⅳ期的发生率更高,但如果采用一系列治疗方法,5年生存率可达90%[2,5]。

#### 组织学特征

　　大多数MALT淋巴瘤组织病理有以下有4种表现:具单核细胞样特征的小淋巴样细胞(中心细胞样),偶见大淋巴样细胞(母细胞)、淋巴上皮病变和反应性淋巴滤泡(图8-1～图8-3)[4]。

　　肿瘤性小淋巴样细胞有一系列的细胞学特征。在某些病例中,这些小淋巴细胞伴或不伴有浆样分化。在其他病例中表现为两相性:一部分是小淋巴样细胞群,另一部分是具有

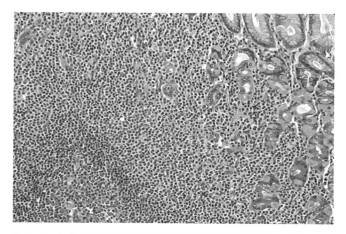

**图8-1** 侵袭胃的MALT(MALT淋巴瘤)结外边缘区B细胞淋巴瘤。肿瘤部分取代胃黏膜并浸润上皮。图左下角可见反应性滤泡

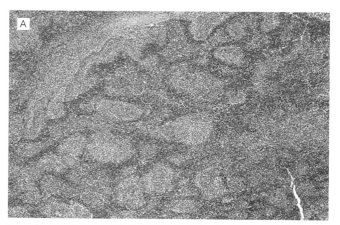

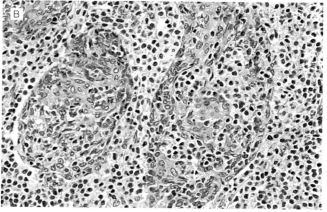

**图8-2** 唾液腺MALT淋巴瘤。A.肿瘤细胞呈淡染(单核细胞样)低倍外观,并环绕导管。B.淋巴上皮病变在本例中很显著(HE染色。A.×20;B.×400)

大量浆样分化的细胞群,类似成熟浆细胞(图8-3)。在一些病例中,细胞有明显不规则的细胞核形态和类似的小裂细胞。所有这些类型的细胞可有丰富的胞质淡染,具有单核细胞样外观。在大多数MALT淋巴瘤中,偶见大淋巴细胞(母细胞)。然而,当大细胞增多并形成融合时就演化为弥漫大B细胞淋巴瘤[4]。

肿瘤性小淋巴样细胞对上皮细胞有明显的浸润倾向,形成所谓的淋巴上皮病变(图8-2)。在结构完好的病变中,肿瘤细胞聚集在上皮内。反应性淋巴滤泡也常出现在MALT淋

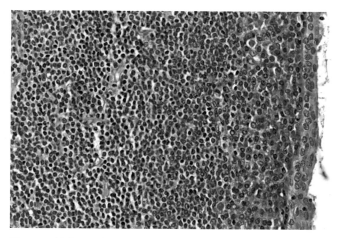

**图8-3** 结膜MALT淋巴瘤。图中肿瘤呈双相分布,上皮下可见大量的浆细胞样分化(过碘酸希夫染色,×400)

巴瘤中,通常被肿瘤性小淋巴细胞包围。肿瘤细胞也可积聚在这些滤泡中(称为定植),在低倍镜下呈模糊结节状外观[4]。

在MALT淋巴瘤中还观察到解剖部位特异性组织学改变,常与感染性生物或自身免疫性疾病引起的慢性抗原刺激有关。例如,正常的淋巴组织通常不存在于胃中。然而,在幽门螺杆菌感染后出现了获得性MALT。鹦鹉热衣原体、伯氏疏螺旋体和空肠弯曲杆菌的感染与眼眶、皮肤和小肠MALT淋巴瘤有关,但是伯氏疏螺旋体与皮肤淋巴瘤之间没有很强的关联。和胃一样,肺部的淋巴组织也发育不良。然而,两种炎症性疾病常与肺MALT淋巴瘤相关:Sjögren综合征和淋巴细胞间质性肺炎。同样,唾液腺MALT淋巴瘤常伴有Sjögren综合征,甲状腺MALT淋巴瘤通常会先出现桥本甲状腺炎[8,9]。

**免疫表型,细胞遗传学和分子特征**

MALT淋巴瘤表达单克隆免疫球蛋白(Ig)轻链、pan-B细胞抗原和BCL2。这些肿瘤通常不表达IgD、CD10、CD21、CD23、BCL6、Cyclin D1或T细胞抗原及CD5。MALT淋巴瘤有4种染色体易位:t(11;18)、t(14;18)、t(1;14)和t(3;14)。这些易位的发生率因淋巴瘤的解剖部位而异,每种易位都会导致特定基因的失调(表8-1)[8,10]。Vinatzer等在MALT淋巴瘤中发现了额外的染色体易位或伴侣基因,包括t(1;14)/IGH-CNN3、t(5;14)/IGH-ODZ2、t(3;14)/IGH-BCL6、t(9;14)/IGH-JMJD2C和t(6;7)(q25;q11)。易位改变了与增殖相关的信号通路或抑制凋亡。NF-κB活化可能是MALT淋巴瘤最终的共同通路。已知API2-MALT1可以激活NF-κB。同样,过表达MALT1或BCL10,通过相互结合,在细胞内形成复合物并激活NF-κB[11]。

**表8-1** MALT的易位和基因异常

| 易位 | 累及部位 | 相关基因 |
| --- | --- | --- |
| t(11;18) | 15%～40%,多见于肺和胃 | BIRC3、MALT1融合基因 |
| t(14;18) | 占MALT的15%～20%;见于非胃肠MALT淋巴瘤 | IGH和MALT1重排,导致MALT1过表达 |

| 易位 | 累及部位 | 相关基因 |
|---|---|---|
| t(1;14) | 占 MALT 的 1%～2%；见于肺和胃 | BCL10 和 IGH 重排，使 BCL10 截短并导致促凋亡功能缺失 |
| t(3;14) | 最常出现在皮肤、甲状腺和眼附件部位的 MALT | FOXP1 和 IGH 重排，导致 FOXP1 过表达 |

续 表

### 检查和治疗

采用胃镜检查对胃部异常和正常黏膜进行多部位活检，来明确胃 MALT 淋巴瘤和幽门螺杆菌感染的诊断[6]。超声内镜和 CT 也有助于确定病变的深度和分期。抗生素作为初始治疗方案可有效控制早期病变，35%～100% 的患者可达到完全缓解且复发率低[6,11]。因此，本病 I 期或 II 期患者的推荐方案为幽门螺杆菌标准根除方案（抗生素），并在 2～3 个月后随访内镜检查，以明确幽门螺杆菌是否根除。如果患者仍幽门螺杆菌阳性，则给予二线抗幽门螺杆菌治疗，直到呈阴性。幽门螺杆菌根除后取得胃 MALT 淋巴瘤完全缓解的时间间隔差异较大，有时需要 1 年以上的时间。如超声内镜发现淋巴瘤出现黏膜以外和区域淋巴结累及，提示抗生素治疗的反应较低[6,12]。t(11;18) 易位与较差反应相关。

手术、放疗(RT)、化疗和抗 CD20 单克隆抗体已经被用于胃和非胃 MALT 淋巴瘤和其他 MZL 的治疗。治疗方案的选择取决于病变部位、分期及症状。手术和放疗是局限性 MALT 淋巴瘤的主要治疗方法，也是对抗生素治疗反应不佳、幽门螺杆菌阴性胃 MALT 淋巴瘤的主要治疗方法[12]。晚期 MZL 可选择化疗和单克隆抗体进行治疗。Conconi 等研究了利妥昔单抗在 MALT 淋巴瘤患者中的作用，发现在初诊和复发的患者中疗效显著[13]。根据小淋巴细胞淋巴瘤/慢性淋巴细胞白血病(SLL/CLL)数据推测，含核苷类似物的联合方案目前正在研究中[14]。近年来，已经在探索非化疗治疗方法，如使用伊布替尼（一种酪氨酸激酶抑制剂，于 2017 年被美国 FDA 批准用于 MZL 的治疗），以及免疫调节剂来那度胺联合利妥昔单抗（于 2019 年被美国 FDA 批准）[15-17]。此外，其他靶向药物，如 PI3K 抑制剂，如厄布利塞（美国 FDA 批准突破性指定治疗）及库潘尼西也在探索中[18]。最佳的全身治疗方案尚不确定，但对于复发或广泛病变的患者，应采用与复发滤泡淋巴瘤相同的治疗方法（参见第 7 章）[9,12]。

### ■ 淋巴结边缘区淋巴瘤

#### 临床特征和治疗

淋巴结缘区淋巴瘤患者常表现为外周或腹主动脉旁淋巴结和骨髓受累。与 MALT 淋巴瘤相比，淋巴结 MZL 患者的 5 年总体生存率和无进展生存率均较低（分别为 56% vs 81% 和 28% vs 65%）。淋巴结 MZL 大多数有效的治疗方案及预后与晚期滤泡性淋巴瘤(FL)患者相似。

#### 组织学、免疫表型和分子学特征

淋巴结 MZL 倾向累及淋巴结的边缘区域。然而在大多数情况下，肿瘤扩散到滤泡周围的部位并不累及生发中心，或者它也可完全取代淋巴结结构。淋巴结 MZL 有着独特的组织细胞学特征。肿瘤细胞胞质相对丰富，颜色浅淡，细胞边界清晰（图 8-4）。肿瘤细胞核小，染色质聚集，有丝分裂象少见。同时可见罕见的大细胞[5]。

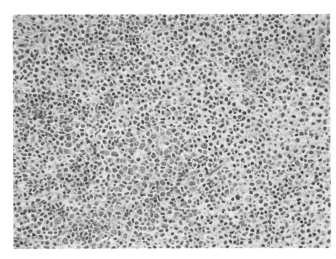

**图 8-4** 淋巴结边缘区淋巴瘤。该图中肿瘤细胞有丰富的淡染细胞质，围绕在一个由大细胞组成的反应性生发中心（图中心）（HE 染色，×400）

淋巴结 MZL 是成熟的 B 细胞肿瘤，表达单克隆 Ig、pan-B 细胞抗原和 BCL2。这些肿瘤不表达 CD10、CD21、CD23、BCL6、Cyclin D1 或 T 细胞抗原、CD5。采用常规细胞遗传学及荧光原位杂交(FISH)技术已证实淋巴结 MZL 存在较多的染色体异常，其中三倍体最为常见[3]。然而，在淋巴结 MZL 中没有特异性的染色体异常。在淋巴结 MZL 中未发现 t(11;18)、t(14;18) 和 t(1;14)。

### ■ 脾边缘区淋巴瘤

#### 临床特点和治疗

SMZL 患者通常表现为脾大、细胞减少和循环恶性淋巴细胞。他们通常有轻微的腹部淋巴结病和骨髓受累。在 10%～20% 的患者中可伴有单克隆免疫球蛋白血症，通常为 IgM 型。外周淋巴结病变和 B 症状并不常见。临床进程缓慢，5 年的总生存率 65%～78%[19]。

大约 1/3 的 SMZL 患者终身不需要治疗。脾切除术适用于症状性脾大或继发于脾功能亢进血细胞减少的患者。如果脾切除术是禁忌证，低剂量脾放疗也是一种选择。采用烷基化药物治疗，通常只能部分缓解且不持久。氟达拉滨治疗的患者比烷基化药物治疗的患者有更高的反应率和更长的持续缓解时间。利妥昔单抗在 SMZL 中疗效显著。此外，在与丙型肝炎相关的 SMZL 中，治疗致病性的感染也可能治愈淋巴瘤[19]。

#### 组织学、免疫表型和分子特征

在 SMZL 中，白髓被肿瘤侵占，最初占据边缘区和套区，随后最终取代白髓（图 8-5）。通常红髓较少受累。高倍镜下，肿瘤细胞为胞质丰富淡染的小淋巴细胞（单核细胞样）。

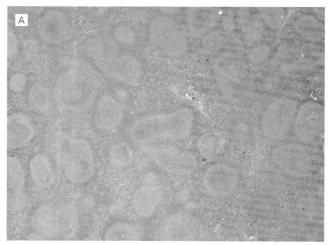

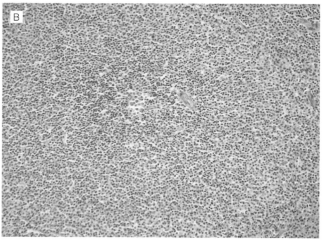

**图 8-5** 脾边缘区淋巴瘤。A. 低倍镜下,脾白髓明显被淋巴瘤侵占,呈双相型。B. 高倍镜下 1 个白髓结节(HE 染色。A. ×20;B. ×200)

肿瘤细胞可表现浆样分化。偶可见大淋巴细胞。在外周血涂片中,肿瘤细胞胞浆中有绒毛状突起[19]。

脾 MZL 是一种成熟的 B 细胞肿瘤,表达单克隆免疫球蛋白、pan-B 细胞抗原和 BCL2。部分病例 IgD 或 CD5 阳性(流式细胞仪检测显示弱表达)。这些肿瘤不表达 CD10、BCL6、Cyclin D1 和 T 细胞抗原(CD5 除外)。

常规细胞遗传学和 FISH 分析已经发现了多种异常,最常见的是 3 号和 7 号染色体三倍体。在大约 50% 的病例中存在 7q 缺失。近期一项采用微阵列比较基因组杂交技术的研究表明,SMZL 中 del(7q36.2)影响 Sonic Hedgehog 基因(*SHH*)、del(7q31.32)影响端粒 1(*POT1*)基因的保护作用[20]。10%~20% 的 SMZL 发生 *MYD88* L265P 突变,并与 IgM 免疫球蛋白血症相关[21]。

## 小淋巴细胞淋巴瘤/慢性淋巴细胞白血病

小淋巴细胞淋巴瘤约占所有 NHL 的 7%[3,4]。WHO 分类将小淋巴细胞性淋巴瘤(SLL)归类为与 CLL 具有相同 B 细胞免疫表型,但仅累及淋巴结,而无白血病细胞累及的肿瘤。并认为仅累及淋巴结或组织的 SLL 是与慢性淋巴细胞性白血病(CLL)同种疾病的另一种表现形式[4]。SLL 和 CLL 合并的病例约占所有 B 细胞 NHL 的 12%。

### ■ 临床特征和治疗

SLL 患者常表现为无症状淋巴结肿大。B 症状并不常见,不到 10%。脾大很常见。骨髓常受累,见于 70% 的患者[3,4]。虽然 SLL 和 CLL 的传统分期系统有所不同,但这些分期系统具有共同的特点,且 SLL 患者的预后与 CLL 患者的预后相似。

FL 和 CLL 患者的治疗原则通常适用于 SLL 患者,但有一些注意事项(参见第 3 章和第 7 章)。例如,由于 CD20 在 SLL/CLL 通常表达水平较低,因此针对 SLL 的抗 CD20 抗体疗法可能更好地参照 CLL 的研究结果,而不是 FL 的研究结果。例如,维奈克拉和奥妥珠单抗的非化疗药物治疗已获美国 FDA 批准用于 SLL,总反应率为 85%。

### ■ 组织学、免疫表型和分子特征

在 SLL/CLL 中,淋巴结结构弥漫受累,通常被完全破坏。肿瘤细胞主要是小而圆的淋巴细胞。常可见由淋巴细胞、幼淋巴细胞和副免疫母细胞组成的模糊淡染区,称为增殖中心(或假滤泡),是该肿瘤的诊断标准。在 5%~10% 的 SLL/CLL 病例中可见残留的反应性淋巴滤泡被肿瘤包围,这是所谓的滤泡间型的 SLL/CLL。在这种形态变异中,增生中心可以包围良性滤泡,类似于淋巴结 MZL。

SLL/CLL 细胞表达单克隆免疫球蛋白轻链、IgM、通常 IgD、pan-B 细胞抗原和 BCL2。CD23 通常在 90%~95% 的病例中呈阳性,而 CD22、CD79B 和 FMC7 在大多数病例中呈阴性。SLL/CLL 细胞表面 Ig 和 CD20 抗原低表达(流式细胞术免疫荧光"弱"表达)。这些肿瘤几乎无一例外地表达 CD5 抗原,这是一种在正常 B 细胞上不表达的 pan-T 细胞抗原。其他 T 细胞抗原不表达。CD38 和 ZAP70 在少数病例中表达,其表达与未突变的 Ig 基因和较差的预后相关[22]。肿瘤细胞 CD10 和 BCL6 阴性。

常规细胞遗传学分析显示 50%~60% 的 SLL/CLL 病例存在染色体异常。这种低频率突变一部分原因是与细胞在培养过程中生长不良有关。涉及 Ig 基因的易位在 SLL/CLL 中罕见。涉及 19q13 位点的 *BCL3* 基因的 t(14;19)(q32;q13)易位是最常见的,但只在低于 5% 的 SLL/CLL 病例中可见。t(14;19)易位与不典型的形态或免疫表型特征及不良预后有关[23]。

FISH 分析显示 SLL/CLL 中有更高频率的突变,因为该技术可以评估间期和中期细胞核,并且不需要细胞培养。在我们中心,SLL/CLL 病例常规使用 FISH 检测,包括 6q、11q(ATM)、12、13q14 和 17p(p53)的特异性检测。13q14 位点的缺失是 SLL/CLL 中最常见的异常。12 三体在 15%~20% 的病例中被检测到,并且似乎是继发性的,因为它通常只见于特定部分的肿瘤细胞[24]。del(11q)均与较差的预后相关。p53 或 *MYC* 基因异常与组织学转化(Richter 综合征)的风险和不良预后相关。

## 提示

- 许多 MZL 和 SLL 患者表现为无症状。目前没有数据表明早期开始治疗可提高总生存率。因此,许多患者需要密切观察,就像其他低级别淋巴瘤一样。
- 胃 MALT 患者常表现为胃食管反流病和腹痛。除了内镜检查外,幽门螺杆菌检测和全面的影像学检查对于明确疾病的范围也很重要。
- 局部的幽门螺杆菌阳性胃 MALT 可采用针对幽门螺杆菌的三联或四联抗生素治疗。应持续治疗直到患者的幽门螺杆菌阴性。广泛病变和 t(11;18) 阳性的患者可能对单纯抗生素治疗无效,可参照 FL 进行系统的治疗。
- 淋巴结 MZL 治疗方式同 FL。
- 与丙型肝炎相关的脾 MZL 应首先应治疗丙型肝炎。利妥昔单抗是大多数脾 MZL 病例的治疗选择;在特殊情况下,如症状性脾大和因脾阻滞导致的难治性细胞减少,可以考虑脾切除术。
- 在 SLL 中,*p53* 或 *MYC* 基因异常与组织学转化(Richter 综合征)的风险和不良预后相关。

# 第 9 章　侵袭性 B 细胞淋巴瘤

Raphael Steiner
Jason R. Westin
Sergej N. Konoplev
Luis E. Fayad
L. Jeffrey Medeiros

胡晓丽　范晓强　杜　鹃·译

## 要点

▶ 弥漫大 B 细胞淋巴瘤(DLBCL)治疗前预后因素的评估包括国际预后指数(IPI)、细胞起源[生发中心 B 细胞亚型(GCB)和活化 B 细胞(ABC)亚型]及遗传分析[如 *MYC* 重排的荧光原位杂交(FISH),如果检测到 *MYC* 重排,应进行 *BCL2* 和 *BCL6* 重排的 FISH]和免疫表型检测(如 *MYC*、*BCL2* 和 *BCL6* 表达)。

▶ 侵袭性 B 细胞淋巴瘤的基线检查不应遗漏乙型肝炎和 HIV 检测、超声心电图或多门控采集扫描(如果计划使用蒽环类药物治疗),以及对符合条件的患者的生育咨询。

▶ 除临床试验外,未特别说明的 DLBCL 标准一线治疗仍然是利妥昔单抗、环磷酰胺、多柔比星、长春新碱和泼尼松(R-CHOP)。然而,许多研究正在进行中以进一步提升治疗效果。

▶ 制定侵袭性 B 细胞淋巴瘤的治疗方案时,具有以下危险因素的患者应评估是否进行中枢神经系统(CNS)受累预防:CNS-IPI 升高(年龄＞60 岁,ECOG 评估状态≥2,结外疾病≥1 部位,Ⅲ/Ⅳ 期,乳酸脱氢酶升高,肾/肾上腺受累);淋巴结外疾病伴睾丸、子宫、乳腺、硬膜外、皮肤受累;侵袭性 B 细胞淋巴瘤亚型(伯基特淋巴瘤、双打击/三打击淋巴瘤/高级别 B 细胞淋巴瘤、双表达淋巴瘤、HIV 相关性淋巴瘤、伴 ABC 亚型的 DLBCL、血管内 DLBCL、CD5$^+$ DLBCL、IgM 分泌性 DLBCL)。

▶ 疑似原发性中枢神经系统淋巴瘤的基线检查应包括脑部磁共振成像(MRI)和病变活检,寻找其他疾病部位。例如,＞60 岁男性睾丸超声检查,眼科全面检查包括裂隙灯眼部检查、脊柱 MRI、PET-CT 和骨髓活检。

▶ 伯基特淋巴瘤的最佳一线治疗尚未在前瞻性随机试验中确定,但 R-CHOP 不是一种满意的治疗方法。如果患者无法参加临床试验,建议进行积极的联合化疗,如 R-hyper-CVAD/MA、R-CODOX-M/IVAC 或 DA-EPOCH-R 并充分预防 CNS 受累。

　　临床上根据临床特征将 B 细胞非霍奇金淋巴瘤(NHL)分为惰性组和侵袭性组[1]。惰性 NHL 患者即使未经治疗,通常存活多年,但矛盾的是,惰性 NHL 通常是无法治愈的。侵袭性 NHL 患者的生存时间如未经治疗,以数周至数月为单位,但侵袭性 NHL 通常对化疗敏感且有一定概率可治愈。在本章中,我们将重点介绍侵袭性 B 细胞 NHL 的临床特征、病理和治疗。

## 流行病学

　　在全球范围内,自 2001 年以来,女性淋巴瘤发病率略有下降(每年 0.3%),自 2004 年以来,美国男性淋巴瘤发病率略有下降。早期,淋巴瘤发病率在 20 世纪 70 年代和 80 年代逐渐上升,在 90 年代趋于平稳,到 90 年代末开始略有下降。此波发病率的下降,与 HIV 病毒感染无关,可能部分反映了 2001 年 WHO 分类系统首次发布时国际疾病分类编码变化带来的影响[2]。

　　在成熟淋巴瘤中,从 2001 到 2012 年的 12 年间,增长最快的是浆细胞肿瘤。体重增加的趋势可能部分解释了这种淋巴瘤发病率的升高,因为肥胖在这段时间内亦呈稳步增加,而肥胖又是浆细胞肿瘤的危险因素[2]。2020 年,美国癌症协会估计,美国将有 77 240 人被诊断出患有 NHL,19 940 名患者死于此疾病。

　　弥漫大 B 细胞淋巴瘤是最常见的 NHL 亚型,临床呈侵袭性表现,在美国白种人比非洲裔患者发病率更高,然而 5 年生存率,非洲裔美国人的情况更糟[3,4]。

## 病因学

　　大多数侵袭性 B 细胞 NHL 病例没有明确的病因。最近研究表明,许多癌症的终身风险与正常自我更新细胞的分裂总数相关[5]。这些发现表明,许多癌症可能不是由可遗传的遗传学异常、环境暴露、传染性病因或其他已知原因引起的,而是可归因于包括巧合在内的多种因素的组合。对于目前似乎具有可识别驱动因素的 NHL,有 5 组驱动因素:免疫抑制(获得性和原发性)、传染因子、毒性暴露、生活方式和家族因素(表 9-1)。此外,儿童和成人的风险因素可能不同。

**表 9-1 侵袭性非霍奇金淋巴瘤相关危险因素**

遗传性和获得性免疫缺陷
  威斯科特-奥尔德里奇综合征(Wiskott-Aldrich 综合征)
  共济失调毛细血管扩张症
  先天性白细胞颗粒异常综合征(Chediak-Higashi 综合征)
  X 连锁免疫增殖性疾病
  重症联合免疫缺陷
  常见变异型免疫缺陷
  医源性免疫抑制
  实体器官或骨髓移植

有毒物质暴露
  既往化疗
  苯氧基除草剂
  二噁英
  放射治疗或放射暴露

感染性暴露
  EB 病毒
  丙型肝炎病毒
  人 T 细胞白血病病毒
  人类疱疹病毒 8 型(HHV8)
  HIV

生活方式
  较高的年轻成人体重指数

自身免疫性疾病
  干燥综合征
  乳糜泻
  系统性红斑狼疮
  类风湿关节炎

大多数非特指型 DLBCL 病例一发病即为弥漫大 B 细胞淋巴瘤(称为原发性),但亦有少数 DLBCL 患者系由惰性或侵袭性较弱的淋巴瘤转化而来,如慢性淋巴细胞白血病/小淋巴细胞淋巴瘤、滤泡性淋巴瘤、边缘区淋巴瘤或以结节性淋巴细胞为主的霍奇金淋巴瘤[6]。

### ▓ 免疫抑制

与侵袭性 B 细胞 NHL 关联最强的是免疫抑制,包括原发性和获得性[7]。原发性免疫缺陷包括遗传性免疫疾病,如威斯科特-奥尔德里奇综合征、严重联合免疫缺陷、常见的变异免疫缺陷和共济失调毛细血管扩张症[8]。这些疾病和其他遗传性疾病与患 NHL 的终身风险增加有关,其中侵袭性 B 细胞 NHL 最常见。

因治疗原因(如器官移植后)而免疫抑制的患者发生 NHL 的风险也会增加,特别是该疾病使用环孢素、硫唑嘌呤、泼尼松或单克隆抗体治疗去除 T 细胞[9]。免疫抑制水平与淋巴瘤风险之间弱关联。接受最高剂量免疫抑制剂治疗的移植患者,如心脏移植受体,发生淋巴瘤的风险更大。这些病变也更可能具有侵袭性,并且通常是结外形式。接受自身免疫性疾病(如系统性红斑狼疮、干燥综合征或类风湿关节炎)药物治疗的个体免疫抑制患者患 NHL 的风险也增加,包括肿瘤坏死因子拮抗剂[10]。这些患者中部分具有组织学侵袭性,并与 EB 病毒(EBV)感染有关。在停用免疫抑制剂后,病变可能会消退,这说明免疫系统与免疫克隆群体之间的复杂相互作用[11]。

### ▓ 传染性暴露

与侵袭性 B 细胞 NHL 的进展相关的感染因子包括 HIV、EB 病毒、人类疱疹病毒 8 型(HHV8)和人 T 细胞白血病病毒 1 型[12]。世界范围内 NHL 增加的最大因素是 HIV 感染,尽管随着高度有效的抗逆转录病毒疗法的出现而有所减少。未经治疗的 HIV 感染患者患 NHL 的风险增加高达 300%,与 HIV 感染的持续时间成正比。尽管通过高效抗逆转录病毒治疗似乎降低了 HIV 感染患者的 NHL 风险,但这些患者中 NHL 的相对风险仍远高于未感染 HIV 的患者。侵袭性 B 细胞 NHL 可发生在感染任何阶段的 HIV 感染患者中,但随着 CD4 计数降至 $<100\times10^3/\mu L$,风险增加。此外,伯基特淋巴瘤(BL)、中枢神经系统产生的 DLBCL 和 DLBCL-免疫母细胞变异被认为是 AIDS 相关疾病[13-15]。更多信息参见第 52 章。

EB 病毒也在淋巴瘤发生中发挥作用,部分原因是慢性抗原刺激[16]。EB 病毒总是与某些类型的 NHL 相关,如地方性 BL 和鼻型结外 T 细胞/自然杀伤(NK)细胞淋巴瘤,许多其他 NHL 类型偶尔 EB 病毒呈阳性。许多 HIV 相关淋巴瘤患者合并感染 EB 病毒,包括 HIV 相关原性 CNS 淋巴瘤基本上 100%感染 EB 病毒[17]。

丙型肝炎病毒与不同类型的 B 细胞 NHL 有关,特别是边缘区淋巴瘤、淋巴浆细胞淋巴瘤和 DLBCL[18,19]。

HHV8 与原发性渗出性淋巴瘤(PEL)有关,后者往往发生在 HIV 感染患者中,但在 HIV 流行区域(如撒哈拉以南非洲)较少发生。人 T 细胞白血病病毒 1 型被整合到成人 T 细胞淋巴瘤/白血病肿瘤细胞的基因组中。

### ▓ 有毒暴露

环境和职业接触毒素与 NHL 风险增加有关,其中包括除草剂[20]。据报道 NHL 风险增加的个人所从事的 20 种职业包括农业、金属加工、林业、飞机、维护、木工和干洗。这些行业中常见的暴露之一是使用有机溶剂[21]。

### ▓ 生活方式和家族史

年轻人较高的体重指数是 DLBCL 的危险因素[19]。NHL 家族史也是某些类型 NHL 的潜在危险因素。有亲属患有 NHL,其 NHL 的风险可能略高,但数据尚无定论,机制也不清楚[22]。

## 临床表现

侵袭性 B 细胞 NHL 患者的临床表现因组织学类型和疾病的解剖部位而异。B 症状包括发热>38℃、盗汗或 6 个月内体重减轻超过 10％，B 症状发生的可能性随着 NHL 侵袭性增加而增加[23]。13％～53％的患者出现上述 B 症状，通常合并有疲乏、不适和瘙痒等表现，但后面这些表现在发病初期较少出现[24]。

大多数患者表现为无痛性淋巴结肿大，通常首先用抗生素治疗感染，治疗后淋巴结仍肿大，则对淋巴结进行活检。最常见的情况是基于外周淋巴结检查的诊断，这些肿大的淋巴结往往在胸腹腔内淋巴结增大并引起症状之前即可被检测到。外周淋巴结通常不疼痛，除非它们迅速增大或本身巨大。胸腹腔内的淋巴结引起的症状因解剖部位而异。纵隔淋巴结肿大患者常出现咳嗽、胸痛，虽然不常见，但有时也出现上腔静脉综合征。腹部或腹膜后淋巴结肿块大的患者经常出现疼痛、腹胀或早饱感。腹膜后淋巴结肿大可引起背部疼痛和不适。结外疾病常见于侵袭性的 NHL 患者。最常见的结外部位是胃肠道、扁桃体和皮肤，但这些部位受累的概率因报道而异。胃肠道疾病可表现为非特异性症状，包括消化道梗阻、失血乃至贫血或腹泻。其他结外部位包括肝、肺、睾丸、乳房、卵巢、骨骼、中枢神经系统和脾。实际上，侵袭性结外 NHL 可能涉及几乎任何器官系统[23]。

## 临床病理特征

WHO 目前对淋巴样肿瘤的分类完善了某些实体的诊断标准，详细说明了许多淋巴瘤不断扩大的遗传/分子学背景及其临床相关性，更有针对性的治疗策略。大 B 细胞淋巴瘤的这种新分支化如表 9-2 所示[1,25]。大多数 DLBCL 病例被命名为非特指（NOS）。大约 20％的病例被命名为 DLBCL 的特定变异型。这些变异是根据形态学或免疫表型发现或与其诊断相关的独特生物学或临床问题确定的[26]。

**表 9-2　2016 大 B 细胞淋巴瘤 WHO 分类**

| |
| --- |
| **DLBCL，NOS** |
| 　形态变异 |
| 　　中枢细胞 |
| 　　免疫母细胞 |
| 　　间变性 |
| 　　其他罕见变体 |
| 　分子亚型 |
| 　　生发中心 B 细胞亚型 |
| 　　活化的 B 细胞亚型 |
| **其他大 B 细胞淋巴瘤** |
| 　T 细胞/富组织细胞大 B 细胞淋巴瘤 |
| 　中枢神经系统原发性弥漫大 B 细胞淋巴瘤 |
| 　原发性皮肤 DLBCL，腿型 |
| 　EB 病毒阳性 DLBCL，NOS |
| 　与慢性炎症相关的 DLBCL |
| 　EB 病毒阳性皮肤黏膜溃疡 |

*续　表*

| |
| --- |
| 　淋巴瘤样肉芽肿病 |
| 　伴有 *IRF4* 重排的大 B 细胞淋巴瘤 |
| 　原发性纵隔（胸腺）B 细胞淋巴瘤 |
| 　血管内大 B 细胞淋巴瘤 |
| 　ALK 阳性大 B 细胞淋巴瘤 |
| 　浆母细胞淋巴瘤 |
| 　HHV8 阳性弥漫大 B 细胞淋巴瘤 |
| 　原发性积液淋巴瘤 |
| **高级别 B 细胞淋巴瘤** |
| 　高级别 B 细胞淋巴瘤，伴有 *MYC*、*BCL2* 和/或 *BCL6* 重排 |
| 　高级别 B 细胞淋巴瘤，NOS |
| **B 细胞淋巴瘤，无法分类** |
| 　B 细胞淋巴瘤，不可分类，特征介于 DLBCL 和经典霍奇金淋巴瘤 |

### ■ 弥漫大 B 细胞淋巴瘤，非特指

#### 流行病学

DLBCL，NOS 是最常见的淋巴瘤类型，约占发达国家所有 NHL 的 25％[2]。

DLBCL，NOS 主要发生在成人中，中位年龄为 60 岁。男性比女性更容易受到影响[2]。

#### 临床表现

B 症状或大肿块见于 1/3 的患者。淋巴结肿大最常见，但约 40％的患者累及结外部位（图 9-1 和图 9-2），超过 1/3 的患者有一个以上的结外病变[27]。略多于一半的患者患有Ⅲ期或Ⅳ期疾病。10％～20％的患者会出现骨髓受累[27]。DLBCL 偶可发生于免疫豁免部位，如睾丸和中枢神经系统，后者预示着较差的预后。

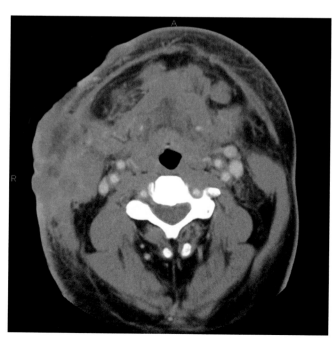

**图 9-1　CT 扫描显示弥漫大 B 细胞淋巴瘤，颈部广泛淋巴结受累**

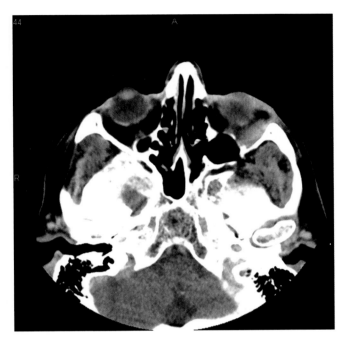

图 9-2  CT 扫描显示弥漫大 B 细胞淋巴瘤为眶周肿块

有趣的是,局限期 DLBCL 患者在完成治疗后往往表现出持续复发的模式,这可能是局限性和晚期淋巴瘤之间的生物学差异的结果[28]。

**形态**

DLBCL 被定义为具有弥漫性生长模式的肿瘤,由中等或大 B 细胞组成,其细胞核的大小与正常巨噬细胞的细胞核相同或更大,或超过正常淋巴细胞大小的 2 倍[25]。

形态学、生物学和临床研究已将 DLBCL 细分为不同亚型和不同实体,如表 9-2 所示。然而,仍有许多病例可能在生物学上是异质的,对于这些病例,没有普遍接受的细分标准。这些情况被归类为 DLBCL,NOS(图 9-3 和图 9-4)[25]。

形态上最常见的亚型是中心母细胞型。中心母细胞是中等到大的淋巴细胞,具有椭圆形至圆形的囊泡核,含有细染色质和 2~4 个覆有核膜的核仁。免疫母细胞亚型(图 9-5)约占所有 DLBCL,NOS 病例的 10%,由 90% 以上的免疫母细胞组成,定义为具有中央圆形核和突出的单个中央核仁的大细胞。一项研究表明,具有免疫母细胞亚型的 DLBCL 常表现出 MYC 重排(39 例免疫母细胞性 DLBCL 中有 13 例包括 10 例单次 MYC 重新排列,而 68 例非免疫母细胞 DLBCL 中有 5 例)[29]。一些研究发现免疫母细胞形态有不利影响。间变亚型占所有 DLBCL 病例的 2%~3%,其特征是具有奇异多形性核,体积包括大到非常大的细胞,可能类似于部分霍奇金/里-施细胞(HRS 细胞)或间变性大细胞淋巴瘤的肿瘤细胞。CD30 通常由间变亚型的肿瘤细胞表达[25]。

还有罕见的形态学变异,包括黏液样基质、原纤维基质、印戒形态、梭形细胞形态和微血管形态(通过电子显微镜)的病例。由于这些特殊亚型的罕见性,它们的临床意义尚不清楚,但偶尔这些不寻常的形态学特征可能会给诊断带来挑战。

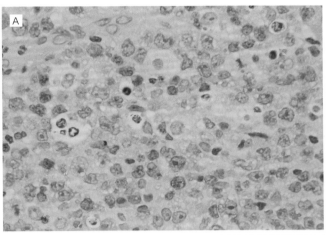

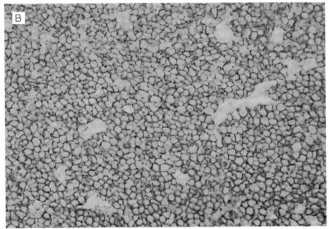

图 9-3  弥漫大 B 细胞淋巴瘤。A. 肿瘤细胞很大,有囊泡染色质,呈弥漫模式排列。B. 肿瘤细胞 CD20 呈阳性(A. HE 染色,×1 000;B. 免疫组化,×400)

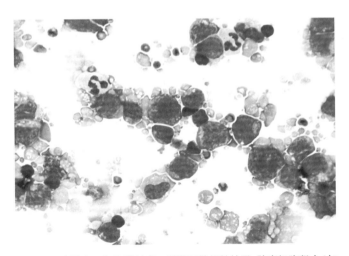

图 9-4  弥漫大 B 细胞淋巴瘤。颈淋巴结细针抽吸,肿瘤细胞很大(与同视野的中性粒细胞相比),具有丰富的嗜碱性细胞质(Wright-Giemsa 染色,×1 000)

**免疫表型**

免疫表型研究表明,DLBCL 具有成熟的 B 细胞谱系。大约 2/3 的病例表达单型免疫球蛋白(Ig)。这些肿瘤表达泛 B 细胞标志物,如 CD19、CD20、CD22、CD79a 和 PAX5,偶尔也会有肿瘤表现出某一泛 B 细胞标志物的异常丢失。60%~

第 9 章

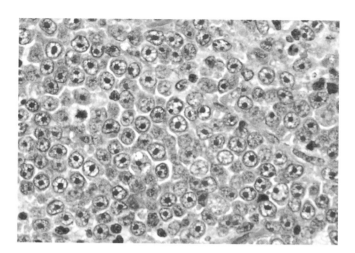

图 9 - 5　弥漫大 B 细胞淋巴瘤,免疫母细胞变异型。肿瘤细胞大,突出中央核仁赋予靶标样外观(HE 染色,×1 000)

70% 的 DLBCL, NOS 病例表达 BCL2,40%～60% 的亚群为 CD10 和 BCL6 阳性。Ki - 67 增殖指数很高,通常超过 40%,在某些病例甚至可能高达 90% 以上。在 20%～60% 的病例中,p53 在超过 50% 的细胞中表达[25]。免疫组织化学也可用于确定细胞起源(COO,见下文)。

**MYC、BCL2 和双表达淋巴瘤**

免疫组织化学也常用于检测 DLBCL 病例中的 MYC 表达。在 30%～50% 的 DLBCL 病例中,使用 40% 的临界值(这是最常用的临界值)检测到 MYC。MYC 表达与 MYC 重排弱相关。BCL2(50% 临界值)和 MYC 同时发生于 20%～35% 的 DLBCL 病例,这被称为双表达表型或"双表达淋巴瘤"。双蛋白表达的发生率估计为 19%～34%[30]。这些肿瘤中的大多数不携带 MYC/BCL2 染色体改变。在大多数研究中,双表达淋巴瘤更常见于 ABC 亚型,并且比其他 DLBCL, NOS 的结局更差,但它们比 MYC 和 BCL2 和/或 BCL6 重排的侵袭性 B 细胞淋巴瘤预后好。总体而言,没有基因畸变的 MYC 和 BCL2 蛋白的双重表达被认为是 DLBCL, NOS 的预后指标,但不被视为一个单独的亚型[1,31-34]。

**遗传学改变**

DLBCL 中常见的体细胞突变是 TP53 和部分参与免疫监测的基因(B2M、CD58)的失活突变,表观遗传调节因子的改变[CREBBP/EP300、KMT2D/C(MLL2/3)、MEF2B]和 BCL6 的致癌激活[1]。

DLBCL 在分子水平上是存在异质性的。部分病例中带有 t(14;18)(q32;q21),引起 BCL2 改变,如常规细胞遗传学或分子学研究所示[35,36]。另外一部分 DLBCL 在涉及 BCL6 的染色体 3q27 出现易位或其他异常。BCL6 在 20%～40% 的 DLBCL 中重排,更常见于结外部位的肿瘤[37]。MYC 易位发生在 10%～15% 的 DLBCL 病例中。

**细胞来源**

WHO 分类建议对所有 DLBCL 病例进行 COO 分类。最好的方法是使用基因表达谱(GEP)方法,该方法需要新鲜组织来提取 RNA。大约在 20 年前,有很多使用这种方法的研

究发表,但最广为接受的分类系统是将病例分为生发中心 B 细胞(GCB)亚型,活化 B 细胞(ABC)亚型和不能分类组,后者占所有病例的 15% 左右。这种 COO 分类不仅定义了具有不同生物学和发病机制的疾病亚型,而且在许多研究(但不是全部)中确定了治疗后具有不同结局的患者分组[38]。

虽然 COO 分类是重要的第一步,但最近的研究表明这个系统存在局限性,主要是还不够精确。Schmitz 及其同事的研究和 Chapuy 等的研究将 DLBCL NOS 分为四组亚型和五组亚型,Conley 等最近则把其中一组进一步分为两个亚组,从而分出六组亚型:MCD、N1、A53、BN2、EZB MYC+ 和 EZB MYC- 亚型。分析遗传途径表明,MCD 和 BN2 DLBCL 依赖于"缓慢活化的"B 细胞受体信号传导,因而适合靶向药物治疗[39,40]。除了临床试验之外,这些基因分型目前尚不用于指导日程临床诊疗。

尽管如此,在我们看来,这一分类系统日后可能会被进一步优化并用于指导日常临床诊疗,但优化完善还需要一些时间。最新技术如 Nanostring 将可能促进这一进展[41]。

因为基因表达谱在许多实验室中不可及,对标志物 CD10、MUM - 1、BCL6、GCET1 和 FOXP1 等行免疫组化则被认为是可以接受的替代方法。目前最广为接受的分类系统是由 Hans 及其同事提出的,Hans 分类法使用 CD10、MUM - 1 和 BCL6,将 DLBCL 分为生发中心 B 细胞亚型(GCB)和非 GCB,该分类方法与 GEP 具有相对较好的一致性[42,43]。

### 大 B 细胞其他淋巴瘤

**富含 T 细胞/组织细胞的大 B 细胞淋巴瘤**

富含 T 细胞/组织细胞的大 B 细胞淋巴瘤(THRLBCL)占 DLBCL 的不到 5%,是一种弥漫性肿瘤,其中大多数细胞是反应性 T 细胞和组织细胞。大的恶性 B 细胞占浸润中所有细胞的不到 10%(图 9 - 6)。THRLBCL 经常携带 JUNB、DUSP2、SGK1、SOC1 或 CREBBP 基因突变[26]。患者 THRLBCL 通常有以结节性淋巴细胞为主的霍奇金淋巴瘤病史,THRLBCL 在某些患者可能为转化而来[25,44]。

**中枢神经系统原发性弥漫大 B 细胞淋巴瘤**

该实体肿瘤包括脑、脊髓、软脑膜或眼内发生的 DLBCL。它特别排除了硬脑膜淋巴瘤、血管内大 B 细胞淋巴瘤和有全身性疾病证据的淋巴瘤。中枢神经系统原发性 DLBCL(PCNSL)占所有 NHL 的不到 1%,占所有脑恶性肿瘤的 2.4%～3%。大约 20% 的患者表现或发展为眼内病变,80%～90% 的患者眼内 DLBCL 出现对侧肿瘤和脑实质病变。有趣的是,传播到神经系统外的情况很少见[25]。

56%～70% 的患者出现局灶性神经功能缺损,其他体征和症状包括精神和行为改变、颅内高压症状和癫痫发作[26]。

尽管这些淋巴瘤以其独特的临床表现、组织学和免疫表型而引人注目,但这些肿瘤与其他全身性 DLBCL 病例非常相似。肿瘤显示泛 B 细胞标志物,如 CD19、CD20、CD22、CD79a 和 PAX5。大多数病例 BCL6 和 IRF4/MUM - 1 呈阳性,而只有一小部分(<10%)的肿瘤呈 CD10 阳性。Ki - 67 增殖指数

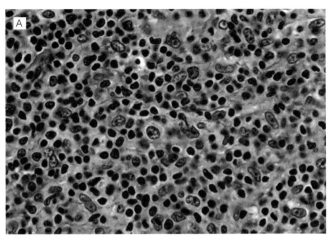

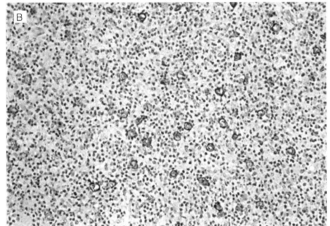

**图 9-6** 富含 T 细胞/组织细胞的大 B 细胞淋巴瘤。A. 分散在众多小淋巴细胞背景中的大肿瘤淋巴细胞。B. 大肿瘤细胞 CD20 阳性,小淋巴细胞是 T 细胞(未显示免疫染色)(A. HE 染色,×630;B. 免疫组织化学,×200)

通常较高(>70%),BCL2 和 MYC 表达常见(>80%),所有病例不伴有 EB 病毒感染。中枢神经系统(CNS)DLBCL 显示 MYD88 突变率高和 CDKN2A 双等位基因丢失,以及 B 细胞受体/Toll 样受体/NF-κB 通路的改变[45]。PCNSL 被认为是起源 ABC-DLBCL 类型相关的生发后中心疾病[46]。大约 1/3 的病例伴有 BCL6 的易位。

在 HIV 阳性患者中,颅脑 DLBCL 是一种 AIDS 相关的恶性肿瘤。这些肿瘤与无免疫缺陷史的 PCNSL 病例不同。在 HIV 相关的颅脑 DLBCL 中,患者的 CD4 计数通常低于 50 个细胞/μL。肿瘤细胞通常具有免疫母细胞学特征,并且 EB 病毒阳性[47]。然而,随着抗逆转录病毒疗法的广泛采用,HIV 感染者中 DLBCL 的发病率有所下降[48]。

**原发性皮肤弥漫大 B 细胞淋巴瘤,腿型**

原发性皮肤弥漫大 B 细胞淋巴瘤,腿型(PCLBCL-LT),顾名思义,表现为皮肤病变,无皮外疾病。PCLBCL-LT 最初描述下肢病变,85%~90% 的患者出现在腿部。但是,所有皮肤部位都可能受到累及。PCLBCL-LT 占所有原发性皮肤 B 细胞淋巴瘤的 4%[25,49]。病变常呈红色或蓝红色,最终呈弥漫性和溃疡性。组织学切片显示弥漫性单一肿瘤细胞,通

常具有免疫母细胞形态,并常见分裂象[50]。肿瘤细胞 CD20、CD79a、BCL2、IRF4/MUM1、FOXP1 和单型 Ig 阳性。高达 80% 的病例为 MYC 阳性,大约 2/3 的病例具有双表达免疫表型。荧光原位杂交(FISH)研究可以显示多达 1/3 的病例中存在 MYC 重排[26,51]。

**EB 病毒阳性弥漫大 B 细胞淋巴瘤,非特指**

该命名法取代了老年 EBV 阳性 DLBCL,因为这种肿瘤也可能发生在年轻患者中。一般这种淋巴瘤通常发生在 50 岁以上人群,80 岁达到高峰,在亚洲和拉丁美洲患者中占 DLBCL 的 10%~15%,在西方患者中不到 5%。这种淋巴瘤在老年人中的发病率增加被认为与生理性免疫衰老有关。在组织学上,这些肿瘤细胞呈弥漫性分布并显示出一系列特征性改变,在形态上可以分为两种亚型:多形性细胞型和单形性细胞型,前者在反应性背景中存在多种不同成熟度的 B 细胞,以及后者则主要是大细胞[1,25]。区域性坏死很常见,肿瘤细胞通常具有非 GCB 免疫表型。淋巴瘤细胞表达 B 细胞标志物,如 CD19、CD20、CD22 和 CD79。CD30 在约 40% 的病例中表达[52]。

EBV 阳性 DLBCL 的预后在老年患者中往往明显劣于年轻成人患者[53]。

**与慢性炎症相关的弥漫大 B 细胞淋巴瘤**

慢性炎症相关的 DLBCL(DLBCL-CI)的原型是脓胸相关淋巴瘤。这些肿瘤通常发生在具有肺结核相关长期(通常 >10 年)脓胸治疗病史的患者身上。这些肿块通常很大,预后不良。这种类型的淋巴瘤在世界范围内都有发生,但似乎在日本和中国更常见[25]。

DLBCL-CI 中包含的第二组病例则非常不同。这些肿瘤细胞体积小,或者常常说体积很小,起源于慢性炎症部位,如慢性骨髓炎、金属植入物植入、手术网植入和慢性皮肤静脉溃疡[54]。这些肿瘤的另一个名称是纤维蛋白相关淋巴瘤。

DLBCL-CI(以上两组皆然)由具有中心母细胞、免疫母细胞特征的大细胞组成,或少数情况下,由具有间变性特征的大细胞组成[26]。大多数病例表达 CD20 和 CD79a;有些病例显示 CD30 表达。许多病例显示浆细胞分化;在某些情况下,浆细胞分化明显,以至于肿瘤细胞 CD20 和/或 CD79a 丢失并获得 IRF4/MUM-1 和 CD138。DLBCL-CI 常伴有 EBV 阳性,并且被认为起源于缺氧或免疫保护环境中的生发中心后 B 细胞。

**EB 病毒阳性皮肤黏膜溃疡**

EB 病毒阳性皮肤黏膜溃疡(EMCU)预示着孤立的局限性溃疡性病变,通常见于年龄相关的或医源性的免疫抑制患者。EMCU 与 EB 病毒感染的宿主免疫监测缺陷有关。病变最常见于口腔黏膜,但也可能发生在皮肤或胃肠道。病变包含多形炎症浸润与分散的 EB 病毒感染 B 细胞混合,其中通常包括类似于霍奇金/里-施细胞的形态和免疫表型(CD30+、CD15+/-)的细胞[25,55,56]。

第 6 章

### 淋巴瘤样肉芽肿病

淋巴瘤样肉芽肿病(LYG)是一种血管中心性和血管破坏性淋巴组织增生性疾病,由 EB 病毒阳性 CD20⁺ B 细胞和反应性 T 细胞组成。该实体由 EB 病毒驱动,可出现在具有潜在免疫缺陷的患者中,如 Wiskott - Aldrich 综合征、X 连锁淋巴组织增生综合征和其他与免疫缺陷相关的疾病。

LYG 患者通常表现为结外疾病,几乎总是在肺部,其次是中枢神经系统、皮肤、肝、纵隔、肾上腺、肾和乳房。骨髓和淋巴结受累很少见[57]。

在组织学上,LYG 的特征是由淋巴细胞、浆细胞和组织细胞构成的多形性背景下出现非典型的大 B 细胞。血管中心性和坏死常见。基于 EB 病毒阳性非典型 B 细胞的数量和密度,以及凝固性坏死的程度,LYG 的组织学分级从 Ⅰ~Ⅲ 级[58]。临床表现包括从惰性过程到侵袭性大 B 细胞淋巴瘤[1,59]。

### 大 B 细胞淋巴瘤伴 IRF4 重排

这种肿瘤的特征是 MUM - 1/IRF4 的强表达,并与染色体 6p25/IRF4 重排有关。组织学模式可以是滤泡型、滤泡型合并弥漫型,或者完全弥漫型。这些肿瘤占所有 DLBCL 病例的 0.05%,患者通常是儿童和年轻成人,中位年龄为 12 岁(范围,4~79)。

患者通常表现为累及头颈部淋巴结或韦氏环的局部疾病。这些肿瘤由中等大小的细胞或大细胞组成,可以表现出母细胞特征,通常没有星空模式。BCL6 和 CD10 通常呈阳性,支持生发中心细胞免疫表型[25,26]。

### 原发性纵隔(胸腺)B 细胞淋巴瘤

原发纵隔(胸腺)B 细胞淋巴瘤(PMBL)占所有 NHL 的 2%~3%,占所有 DLBCL 的 6%~10%。诊断的中位年龄为 35~37 岁,女性比男性受累更多[60]。患者通常表现为纵隔肿块,可能导致压迫性症状,包括上腔静脉综合征。淋巴瘤细胞具有圆形或多形性细胞核,偶尔可以观察到里-施细胞样细胞。淋巴瘤细胞呈泛 B 细胞抗原、BCL6(~95%)、MUM - 1/IRF4(约 95%)和 MYC(约 65%)阳性;大约 80% 的病例 CD30 阳性,但通常较弱且具有异质性。PD - L1/PD - L2 呈阳性,为 50%~75%。CD10 阳性率较低(约 25%)。

参与 PMBL 发病机制的主要途径包括 NF - κB、细胞周期失调、细胞凋亡、JAK - STAT 和免疫逃避途径。涉及 NF - κB 通路的主要遗传改变包括 REL(~75%)和 BCL11A(~50%)扩增。染色体 9p24.1(JAK2 及 PD - L1 和 PD - L2 的位点)的获得/扩增也很常见(~70%)[25,26]。由于分子改变(例如,CIITA 的突变/易位),HLA 分子、CD58 和其他免疫识别分子在淋巴瘤细胞表面的表达降低也很常见。

### 血管内大 B 细胞淋巴瘤

血管内大 B 细胞淋巴瘤(IVLBCL)是一种罕见肿瘤,主要局限于中小血管的管腔内,特别是毛细血管(图 9 - 7)。一般来说,不累及较大的血动脉和静脉。IVLBCL 有三种临床亚型:经典型、噬血细胞性综合征相关型和皮肤型。经典型患者(主要见于西方国家),表现为出现非特异性 B 症状和器官

相关表现,特别是中枢神经系统和皮肤。噬血细胞综合征相关形式的特征是全血细胞减少、肝脾大、多器官衰竭和骨髓受累。一种孤立的皮肤亚型,只见于西方女性,肿瘤局限在皮肤成长,与较好的预后有关。淋巴瘤细胞表达泛 B 细胞标志物,大多数病例具有复杂核型,72% 患者伴有 1 号染色体受累[25,26]。

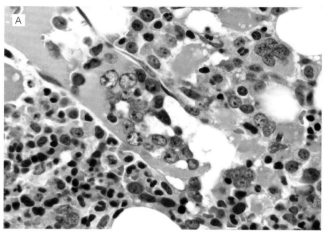

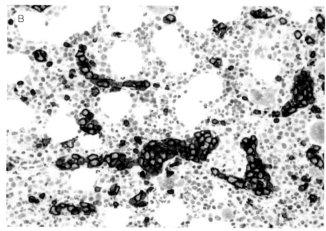

图 9 - 7　骨髓血管内大 B 细胞淋巴瘤。A. 大肿瘤细胞与小血管共存。B. 血管内的许多大型肿瘤细胞抗 CD20 阳性(A. HE 染色,×1 000;B. 免疫组化,×400)

### ALK 阳性大 B 细胞淋巴瘤

ALK 阳性大 B 细胞淋巴瘤(ALK⁺LBCL)占所有 DLBCL 病例的不到 1%。这些肿瘤在年轻男性(中位年龄,43 岁)中更常见,表现为淋巴结和/或结外疾病。大约 60% 的患者表现为Ⅲ/Ⅳ期疾病。根据定义,肿瘤细胞表达 ALK 并具有浆母细胞表型,对通常呈阳性的浆细胞相关标记,包括 CD138、VS38、MUM - 1/IRF4、XBP1 和 BLIMP1 呈阳性。其他泛 B 细胞标志物(CD20、CD79a 和 PAX5)通常为阴性或仅显示局灶性和弱表达。IPI 评分和 Ann Arbor 分期是重要的危险因素[61,62]。

### 浆母细胞淋巴瘤

浆母细胞淋巴瘤(PBL)占所有 DLBCL 病例的不到 1%,常见于免疫缺陷患者。PBL 通常预示 HIV 感染患者,约占 HIV 相关淋巴瘤的 3%。PBL 也可发生于同种异体移植后的患者和其他形式的免疫缺陷患者,包括生理性免疫衰老。最

常见的受累部位包括口腔、鼻腔和胃肠道。

PBL 由具有不同程度的浆细胞分化的免疫母细胞或浆母细胞样细胞组成。肿瘤细胞通常浆细胞标志物（如 CD38、CD138、IRF4/MUM‑1、BLIMP1 和细胞质 Ig）呈阳性，而 CD45（LCA）和泛 B 细胞标记阴性。多病例显示 CD30 和上皮膜抗原（EMA）的表达。CD79a 在 40%～50% 的病例中呈阳性。Ki‑67 增殖指数通常大于 90%。EBV 编码 RNA（EBER）原位杂交约 70% 阳性[25,26]。

### HHV8 阳性弥漫大 B 细胞淋巴瘤，非特指

HHV8 阳性弥漫大 B 细胞淋巴瘤，非特指（HHV8+ DLBCL, NOS）是一种极具侵袭性和罕见的疾病。大约 50% 的患者 HIV 阳性。值得注意的是，HIV+ HHV8+ 多中心 Castleman 病患者罹患 HHV8+ DLBCL 的风险高 15 倍。绝大多数情况下，HHV8+ DLBCL, NOS 与 HHV8+ 多中心 Castleman 病有关，很少有肿瘤在没有已知 Castleman 病的情况下出现。约 80% 的患者会出现淋巴结肿大，并可能出现播散性疾病、肝大和脾大。此外，可能发生共存的卡波西肉瘤。患者有侵袭性的临床病程，通常预后不良。HHV8+ DLBCL 由破坏正常结构的浆母细胞组成，有时具有多中心 Castleman 病的背景。除 HHV8 外，淋巴瘤细胞的细胞质 IgM 和 λ 也呈阳性。HHV8 病毒诱导 B 细胞受体对 λ 产生反应，在部分病例亚群中 CD20、CD38、CD45 或 CD79a 呈阳性。与 PEL 不同，HHV8+ DLBCL, NOS 是 EBV 阴性的[25,26]。

### 原发性积液淋巴瘤

原发性积液淋巴瘤（PEL）是一种由 HHV8 驱动的恶性肿瘤，累及胸膜、心包或腹膜腔，通常不形成肿块。腔外 PEL 是指具有与传统 PEL 相似的特征的实体性肿瘤。

在美国，大多数 PEL 患者是 HIV 阳性成年男性；很少有 HIV 阴性患者，HIV 阴性患者主要是在移植后或生理性免疫衰老的患者。PEL 患者主要表现为与浆膜腔积液相关的症状。胃肠道和淋巴结最常受腔外 PEL 累及。

PEL 细胞是多形性的，类似于免疫母细胞、浆母细胞，或者具有霍奇金/里‑施细胞样特征的间变细胞。此外，PEL 细胞通常缺乏泛 B 细胞标志物，如 CD19、CD20 和 CD79a，但对 HHV8、MUM‑1/IRF4（高达 100%）、CD38（高达 100%）、CD45（>80%）、CD138（35%～75%）和 CD30（>50%）阳性。这些肿瘤具有 ABC/非 GCB 免疫表型。有趣的是，腔外 PEL 更常表达 CD20 或 CD79a[25,26]。

#### ■ 高级别 B 细胞淋巴瘤

高级别 B 细胞淋巴瘤（HGBL）是介于 DLBCL 和 BL 之间或具有母细胞样外观特征的侵袭性肿瘤的一个亚型，如表 9‑3 所示。

表 9 ‑ 3 　高级别 B 细胞淋巴瘤鉴别诊断表

| 项目 | | B 淋巴细胞白血病/淋巴瘤 | HGBL, NOS | DLBCL | HGBL DHL/THL | BL |
|---|---|---|---|---|---|---|
| 形态学 | 母细胞样 | 是 | 是 | | 是 | |
| | DLBCL | | | 是 | 是 | |
| | DLBCL/BL | | 是 | | 是 | 是 |
| | BL | | | | | 是 |
| IHC | TdT | 阳性 | 阴性 | | | |
| | CD10 | 阳性 | | | | 阳性 |
| | BCL6 | 阴性 | | | | 阳性 |
| | CCND1 | 阴性 | 阴性 | | | |
| | BCL2 | | | | | 阴性 |
| | Ki‑67 | | | | | ~100% |
| | 非 DH | | 是 | 是 | | |
| FISH | SH MYC‑IG | | | | | 是 |
| | DH/TH | 是 | | | 是 | |

注：BL，伯基特淋巴瘤；CCND1，c 末端细胞周期蛋白 D1；DH(L)，双打击（淋巴瘤）；DLBCL，弥漫大 B 细胞淋巴瘤；IHC，免疫组织化学；FISH，荧光原位杂交；HGBL，NOS，高级别 B 细胞淋巴瘤，非特指；SH MYC‑IG，单打击 IG/MYC 融合，但无涉及 BCL2、BCL6 或 CCND1 的易位；TdT，末端脱氧核苷酸转移酶；TH(L)，三打击（淋巴瘤）。
数据引自 Swerdlow SH, Campo E, Harris NL, et al: WHO Classification of Tumors of Haematopoietic and Lymphoid Tissues, 4th ed. IARC, Lyon；2017 and Swerdlow SH, Campo E, Pileri SA, et al: The 2016 revision of the World Health Organization classification of lymphoid neoplasms, Blood 2016 May 19；127(20)：2375‑2390.

### 高级别 B 细胞淋巴瘤，伴有 *MYC* 和 *BCL2* 和/或 *BCL6* 重排

HGBL 伴 *MYC* 和 *BCL2* 和/或 *BCL6* 重排，也称为双打击淋巴瘤（DHL）和三打击淋巴瘤（THL），是侵袭性淋巴瘤，占 DLBCL 的 7%～10%。

与 DLBCL 类似，这些淋巴瘤患者主要年龄是 60～70 岁。超过一半的患者表现为 Ann Arbor IV 期和不止一个结外病变

部位,尤其是高达45%的病例中枢神经系统受累。

至少有一半的DHL和THL具有DLBCL,NOS的形态,并且可能存在星空巨噬细胞。有丝分裂图和凋亡图的数量变化很大,偶尔Ki-67增殖指数略低(50%~70%)。DHL和THL的另一群病例显示出介于DLBCL和BL之间特征的形

态。对于这些病例,通常存在星空巨噬细胞,并具有许多有丝分裂特征。DHL和THL的其他病例可能有母细胞样细胞形态。与B细胞淋巴母细胞白细胞/淋巴瘤不同,末端脱氧核苷酸转移酶染色呈阴性,并且与套细胞淋巴瘤的母细胞变异不同,细胞周期蛋白D1呈阴性(表9-3和图9-8)。

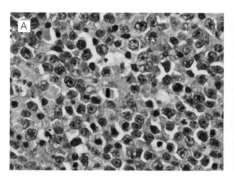 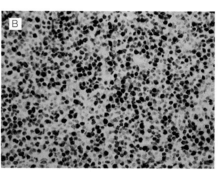 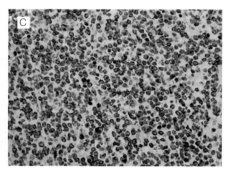

**图9-8** 高级别B细胞淋巴瘤,伴有MYC和BCL2和/或BCL6重排。与伯基特淋巴瘤类似,肿瘤细胞中等大小,表现出活跃的有丝分裂活性,但与伯基特淋巴瘤不同,细胞具有明显的单个核仁(A)。虽然增殖率与伯基特淋巴瘤(B)相似,但肿瘤细胞强烈表达BCL2(C)。荧光原位杂交检测到易位t(8;14)和t(14;18),即所谓的双打击淋巴瘤[淋巴结。A. HE染色,×1000;B. Ki-67(Mib-1),×400;C. BCL2,×400]

这些淋巴瘤具有成熟的B细胞谱系,表达CD19、CD20、CD79a和PAX5。重排通常是易位的结果,发生在MYC(染色体8q24)、BCL2(染色体18q21)和/或BCL6(染色体3q27)。这些淋巴瘤主要见于DLBCL的GCB亚群。与具有MYC/BCL2易位的DHL相比,同时具有MYC和BCL6易位(MYC/BCL6)的淋巴瘤在生物学上可能是一种不同的疾病。事实上,MYC/BCL6淋巴瘤不太常见,更可能是ABC/非GCB类型。有趣的是,MYC/BCL2 DHL经常表现出TP53突变,而MYC/BCL6重排淋巴瘤则没有。THL具有与DHL差不多的预后[30]。大多数双打击淋巴瘤具有双表达表型,但反之则不然[25]。在MDACC,我们定期对所有新的DLBCL病例进行MYC重排检测而不考虑Ki-67指数。如果检测到MYC重排,则对BCL2和BCL6重排进行FISH检测。如果淋巴瘤没有显示MYC重排,则无需其他检查。

**高级别B细胞淋巴瘤,非特指**

HGBL,NOS是一种罕见的疾病亚型,并且具有异质性:有些病例表现为母细胞样,有些病例则介于DLBCL和BL之间。20%~35%的病例有MYC重排,但如命名所示,缺乏BCL2和/或BCL6重排(表9-3)。一些病例显示BCL2的拷贝数增加,或者罕见情况下,涉及BCL2的18q21扩增。此外,一些病例显示BCL2重排和MYC基因拷贝数增加[1,25]。

### ■ B细胞淋巴瘤,无法分类,特征介于DLBCL和经典霍奇金淋巴瘤之间

B细胞淋巴瘤,不可分类,具有介于DLBCL和经典霍奇金淋巴瘤(cHL)之间的特征,也称为灰区淋巴瘤(GZL)。这些肿瘤非常罕见,至撰写本文时尚未准确定义。患者的中位年龄约为40岁,男性更常受到影响。纵隔GZL(MGZL)最常见,患者表现为大的前纵隔肿块。非纵隔GZL(NMGZL)通常见于老年患者,并且往往是一种更晚期的疾病,具有较高的IPI评分[63]。

在形态学上,GZL病例往往富含肿瘤细胞,可以进一步

分为两种亚型:肿瘤细胞在形态上类似于霍奇金和里-施细胞的病例,以及形态上类似于DLBCL/PMBL。形态上类似于cHL的病例通常显示CD45(LCA)阳性和泛B细胞标志物(如CD20、CD22、CD79a、PAX5、OCT2和BOB1)的强烈表达,形态类似于DLBCL/PMBL的病例可能显示一些泛B细胞标志物或CD45的丢失,但显示CD15和CD30阳性。免疫表型似乎在MGZL与NMGZL疾病的表现上没有差异[63]。

GZL是一种高度异质性疾病,与PMBL和cHL具有相同的体细胞驱动事件。GZL中的染色体畸变包括33%的2p16.1(REL/BCL11A位点)的扩增,55%的9p24.1中JAK2/PDL2位点的改变,27%的CIITA位点在16p13.13的重排,以及27%的8q24(MYC)的获得[64,65]。这些淋巴瘤通常具有侵袭性且对化疗耐药,患者的预后比cHL或PMBL患者更差[64,66]。

### ■ 伯基特淋巴瘤

BL有三种变体:地方性(非洲性)、散发性(非地方性)和免疫缺陷相关性。地方性BL发生在赤道非洲和巴布亚、新几内亚,95%~100%的患者与EBV感染有关。发病高峰为4~7岁,男女比例为(2~3):1。约50%的患者存在下颌骨和面部骨骼病变。肠系膜、性腺和中枢神经系统是另外常见的病变部位。

散发性BL在世界范围内发生,占美国淋巴瘤的1%~2%,25%~40%的患者与EBV感染有关。患者通常处于生命的第三个10年,但老年人也有发病高峰。男女比例为(2~3):1。临床表现最常累及回盲部,较少累及骨髓、卵巢、肾、乳房或中枢神经系统。

BL也可发生在免疫抑制的临床环境中,包括HIV感染(更多信息参见第52章)、移植后或先天性免疫缺陷。在HIV感染患者中,当$CD4^+$T细胞计数仍处于正常范围或较低但不是极低时,BL经常出现,并且尽管给予积极的抗逆转录病毒治疗,发生BL的风险仍然存在。

EBV 感染发生在 25%～40% 的病例中。淋巴结表现最常见,偶尔有骨髓受累,也可发生中枢神经系统播散[67]。伯基特白血病变异在诊断时或病程早期往往累及中枢神经系统。

一般来说,BL 的所有亚型都表现出相似的形态特征。低倍镜下,深蓝色淋巴瘤细胞背景中出现清晰的含着色小体的巨噬细胞,给人一种星空样外观。肿瘤细胞通常中等大小且相对均匀,嗜碱性细胞质含有小液泡和圆形细胞核。散发病例中的肿瘤细胞可能更具多形性;免疫缺陷患者的肿瘤细胞可表现为浆细胞特征。核染色质呈颗粒状,核仁小,有丝分裂反复发生。

所有 BL 类型均为成熟的 B 细胞谱系和 GCB 来源,表达表面 Ig,泛 B 细胞抗原,CD10 和 BCL6[22]。BL 具有非常高

的增殖率,接近 100%,使用 Ki-67 特异性抗体(表 9-3 和图 9-9),BCL2 为阴性。MYC 易位是 BL 的典型特征;80% 的病例携带 t(8;14)(q24;q32),其他病例则具有以下两种变异易位之一,t(2;8)(p11;q24) 或 t(8;22)(q24;q11)。这些易位的共同点是染色体区域 8q24 的受累,此为 MYC 所在的位点,从而引起 MYC 基因的失调。通过这些易位,MYC 与 IGH 或 IGK 或 IGL 链接重排。转录因子 3(TCF3)中的突变或其自身的负性调节因子 ID3 见于约 70% 的散发和免疫缺陷相关的 BL 病例,以及 40% 的地方性病例。TCF3 通过激活 B 细胞受体/PI3K 信号通路和调节细胞周期蛋白 D3 的表达来促进淋巴细胞的存活和增殖,细胞周期蛋白 D3 也在 30% 的 BL 中发生突变[1,25,67]。

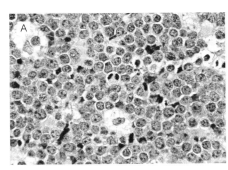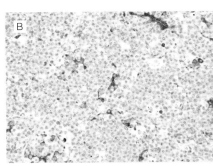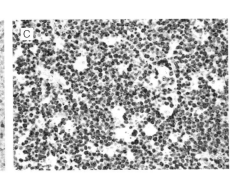

图 9-9 伯基特淋巴瘤。A. 肿瘤细胞中等大小,与良性组织细胞核相似,具有多个小核仁。也可以看到星空样模式。B 和 C. 肿瘤细胞 BCL2(B)呈阴性,Ki-67(C)呈 99% 以上阳性(A. HE 染色,×1 000;B、C. 免疫组织化学,×400)

### 伯基特样淋巴瘤伴 11q 畸变

伯基特样淋巴瘤伴 11q 畸变(BLL-11q)是一种与 BL 非常相似的淋巴瘤,但缺乏 MYC 重排,并具有其他一些特征。值得注意的是,这些肿瘤携带染色体 11q 改变,其特征是近端获得和端粒丢失。与 BL 相比,BLL-11q 具有更复杂的核型,较低的 MYC 表达水平,一定程度的细胞学多形性,有时为滤泡型,有时为结节型。这种恶性肿瘤可能更接近 HGBL 或 DLBCL,而不是 BL[1,25,68]。

# 分期和初步评估

## ■ 一般检查

Ann Arbor 分期系统从 1971 年霍奇金淋巴瘤分期发展出来,现在用于对 NHL 患者进行分期(表 9-4)。有趣的是,没有出现Ⅲ期或Ⅳ期疾病患者的结局有意义的差异,因此分期的目的是识别出局限性 NHL 患者,这些患者可能受益于缩短的系统治疗疗程,以及另外联合局部治疗[69]。

完整的病史和体格检查,包括弄清存在哪些全身性的症状(包括 B 症状),是必不可少的。体能状态和共病情况需要评估。体格检查应包括所有浅表淋巴结组,包括颈部、锁骨上、腋窝、滑车、腹股沟和腘窝。腹部体格检查包括是否存在脏器增大,男性应进行睾丸检查。全面的神经检查也是必需的。实验室检查包括全血细胞计数及分类、乳酸脱氢酶(LDH)水平、肝肾功能、白蛋白、血钙和尿酸水平、育龄妇女妊娠检查、乙型肝炎检测(特别是在利妥昔单抗治疗前,因为病

表 9-4 非霍奇金淋巴瘤 Ann Arbor 分期系统[a]

| Ⅰ期 | 累及单个淋巴结区或结外部位(ⅠE) |
|---|---|
| Ⅱ期 | 累及横膈同一侧的两个或两个以上的淋巴结区,或局部累及结外部位或器官(ⅡE)和位于横膈同一侧的一个或多个淋巴结区 |
| Ⅲ期 | 横膈两侧的淋巴结区的累及,可伴有淋巴结外部位或器官局部累及(ⅢE)及脾脏(ⅢS)或两者(ⅢSE) |
| Ⅳ期 | 一个或多个远端结外部位的弥漫性或播散性受累 |

注:[a]体温>38℃,在过去 6 个月内体重减轻超过体重的 10%,以及诊断前的盗汗被定义为 B 症状,并由后缀 B 指定。其他的则用后缀 A 表示。

毒可能在治疗期间或治疗后重新激活)、丙型肝炎病毒和 HIV[70]。在某些患者还要考虑血清蛋白电泳检查。

左心室功能应通过以下方式评估:超声心动图或多门采集扫描。

应与符合条件的患者讨论保留生育能力的治疗,如男性精子冷冻保存和女性转诊至生育专家[70]。

### 影像学检查和骨髓评估,用于初始分期

根据恶性淋巴瘤国际会议临床和影像学工作组最近制定的淋巴瘤分期和再分期的共识建议,FDG PET-CT 被推荐为标准检测手段,对 DLBCL 患者进行分期。事实上,PET-CT 更敏感,特别是对于结外疾病,可改善分期准确性和助力随后的治疗反应评估[69](图 9-10 和图 9-11)。此外,一些研究表明,较高的基线总代谢肿瘤体积会对 DLBCL 患者的预后产生负面影响[71]。

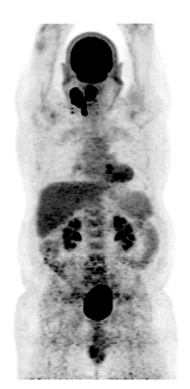

**图 9-10** PET 扫描显示弥漫大 B 细胞淋巴瘤累及的右颈部淋巴结

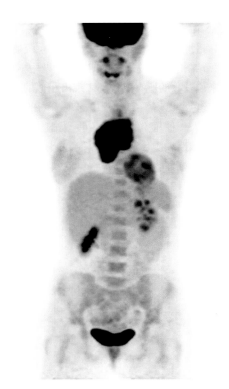

**图 9-11** FDG PET-CT 上的结外淋巴瘤。患者表现为纵隔淋巴瘤;这在 FDG PET-CT 的最大强度投影图像上很容易看到。然而,右肾存在一个另外的摄取;虽然没有通过活检证实,但化疗后肾脏病变消失,分期从Ⅳ期变为Ⅰ期

PET-CT 对侵袭性淋巴瘤分期的局限性包括以下几点:FDG 的摄取并非肿瘤特异性,感染和炎症过程是 PET 扫描中常见的假阳性结果。因此,对于可能对后续治疗和疾病管理产生显著影响的 FDG 高摄取的非预期病灶,应通过活检予以确认。器官(如肾脏或睾丸)中存在高 FDG 摄取活性的正常背景,也可使识别该区域的真正异常的 FDG 摄取位点变得困难。虽然脑组织正常情况下通常呈高代谢活性,中枢神经系统淋巴瘤在 FDG PET 扫描中也常常表现为阳性,显示出其比相邻正常脑组织更强的代谢活性。然而,诊断仍需要 MRI 成像进行确认。在诊断侵袭性 B 细胞淋巴瘤骨髓浸润时,局灶性骨髓 FDG 摄取伴或不伴弥漫性摄取增加,比骨髓活检(BMB)更加敏感,并且具有高度特异性。值得注意的是,FDG PET 上骨髓腔内的 FDG 摄取模式很重要,因为弥漫性模式常见于激活(例如,潜在的贫血或感染,或化疗或生长因子治疗后),如将其解释为肿瘤弥漫性侵犯骨髓时应需谨慎。相反,如骨结构中出现局灶性或结节性摄取的情况,则更倾向怀疑骨髓受累可能。

然而,PET-CT 成像可能会漏诊低容量受累(10%~20% 及以下)和骨髓外不相一致的淋巴瘤,但这些 BMB 阳性/PET-CT 阴性结果低于 10%(图 9-12)。因此,当 PET-CT 显示骨或骨髓受累疾病分期为Ⅳ期时,不再需要 BMB,但 PET 阴性病例,当其结果会改变预后和治疗,特别是当建议缩短免疫化疗周期数或作为不明原因血细胞减少的检查时,BMB 是需要的[72]。

如果要行骨髓穿刺和活检,则首选双侧髂嵴评估,因为双侧穿刺检测的敏感性高于单侧活检[73]。

### 具体注意事项

#### 中枢神经系统疾病的评估

对于有以下危险因素的患者,应强烈考虑脑脊液(CSF)检查:升高的 CNS-IPI[74],年龄>60 岁,ECOG 体能状态>2,结外疾病>1,Ⅲ/Ⅳ期,乳酸脱氢酶升高,肾脏/肾上腺皮质受累;低风险(0~1 个因素)、中等风险(2~3 个因素)和高风险(≥4 个因素)。此外,累及睾丸、子宫、乳腺、硬膜外和皮肤的结外疾病是中枢神经系统的危险因素。以下侵袭性 B 细胞淋巴瘤亚型,如 BL、双打击/三打击淋巴瘤、HGBL、双表达淋巴瘤、HIV 相关淋巴瘤、非 GCB DLBCL、血管内 DLBCL、CD5+ DLBC、PCDLBCL-LT 和分泌 IgM 的 DLBCL[75],增加了中枢神经系统受累的风险[76,77]。

评估临床或影像学怀疑原发性或继发性中枢神经系统淋巴瘤需要腰椎穿刺(除非有禁忌证)、脑部 MRI 和病变活检(最好是立体定向活检)。活检前停用皮质类固醇很重要,因为它们可诱导肿瘤快速缩小并妨碍正确诊断[25]。

此外,在疑似 PCNSL 的情况下,积极寻找其他疾病部位,如 60 岁以上男性的睾丸超声检查、完整的眼科检查(包括裂隙灯)、脊柱 MRI、PET-CT,和 BMB 应该同时进行,因为中枢神经系统和全身性疾病的治疗需要同时考虑[78]。

#### 胃肠道受累

胃肠道淋巴瘤,尤其是胃部淋巴瘤,需要内镜检查才能诊断,除非可以发现其他疾病部位进行活检。尤其重要的是,胃的不同区域需进行多次活检,因为采样误差很常见。胃切除术或其他手术治疗在结外疾病没有获益。

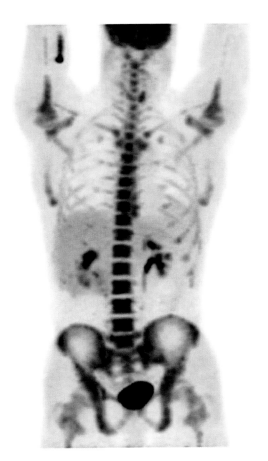

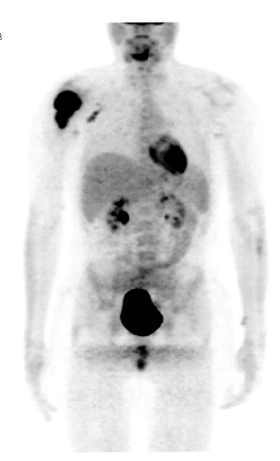

**图 9 - 12**　FDG PET - CT 骨和骨髓摄取。A. 骨髓激活的典型模式，常见于化疗后或生长因子治疗后，弥漫但同质。相比之下（B），另一例患者双侧髂嵴活检呈阴性，但在累及右肱骨的破坏性病变中具有局灶性活动。该部位定向活检显示骨受累阳性

### 血管内大 B 细胞淋巴瘤

标准分期检查通常有很高比例的假阴性结果，因为缺乏可检测到的肿瘤肿块。可能需要对外观正常的皮肤进行随机皮肤活检和经支气管肺活检。建议评估中枢神经系统疾病，因为中枢神经系统复发的风险很高[25,81]。

实验室检查异常常见，尤其是血清 LDH 和可溶性 IL - 2 受体水平升高[26]。

## 预后因素

### ■ 治疗前

侵袭性 NHL 患者的预后因素可大致分为治疗前（肿瘤相关）和治疗相关特征。如前所述，肿瘤相关重要的遗传特征包括 GCB 或非 GCB 来源的遗传特征，以及 *MYC* 和 *BCL2* 和/或 *BCL6* 易位（双打击淋巴瘤）的存在。

据报道具有预后价值的其他肿瘤相关特征包括常规细胞遗传学显示的复杂核型、高增殖率（高 Ki - 67 表达）及免疫组织化学染色显示的 *BCL2* 和/或 *MYC* 表达[1]。此外，一项研究发现，*P53* 突变与较差的生存率相关，并增强了 *MYC* 重排、表达或 DLBCL 中同时表达 *MYC/BCL2* 的负面预后效应[80]。

高血清 LDH 水平是无氧代谢和/或细胞更新和肿瘤体积的衡量标准，与侵袭性 NHL 患者的完全缓解概率较低和长期生存率较差相关。其他治疗前预后因素包括血清 $\beta_2$ 微球蛋白水平、分期、疾病部位及数量、大肿块、骨髓受累、体能状态差和年龄[81]。在这些治疗前因素中，年龄是最重要的因素，60 岁以上的患者反应率较低，复发率较高[82]。

尽管 IPI 评分没有考虑任何肿瘤特异性生物学特征，但其仍然是一种广泛使用的预后模型。在利妥昔单抗加化疗的疾病管理下，不同 IPI、年龄调整 IPI、NCCN - IPI 和修订 IPI 的 DLBCL 患者的无进展生存率（PFS）和总生存率（OS）如表 9 - 5～表 9 - 7 所示[83,84]。与 IPI 相比，NCCN - IPI 通过对年龄和 LDH 进行细化分类，以及识别特定结外疾病受累情况，更好地区分低危和高风险亚组[84]。与 IPI/R - IPI 相比，NCCN - IPI 被证明可以更好地区分 OS 差异的患者[85]。然而，即使这些数据是有益的，它们也不能可靠地预测具体患者的结局，并且在常规实践中没有得到验证可以指导治疗选择。近一半的患者是低风险 R - IPI，在这些患者中，大约一半可被治愈。

**表 9 - 5**　国际预后指数 IPI 和 NCCN - IPI

| 因素 | IPI | | NCCN - IPI | |
|---|---|---|---|---|
| 年龄 | ＞60 | 1 | 40～＜60（包括 60） | 1 |
| | | | 60～＜75 | 2 |
| | | | ≥75 | 3 |

续 表

| 因素 | IPI | | NCCN - IPI | |
|---|---|---|---|---|
| 血清乳酸脱氢酶 | ＞正常 | 1 | 乳酸脱氢酶比 1~3 | 1 |
| | | | 乳酸脱氢酶比＞3 | 2 |
| 体能状态 | 2~4 | 1 | ≥2 | 1 |
| 结外疾病 | ＞1 个部位 | 1 | 骨髓、中枢神经系统、肝/胃肠道或肺 | 1 |
| Ann Arbor 分期 | Ⅲ~Ⅳ | 1 | Ⅲ~Ⅳ | 1 |

注：BM，骨髓；CNS，中枢神经系统；GI，胃肠道；IPI，国际预后指数；LDH，乳酸脱氢酶；NCCN，美国国家综合癌症网络。

表 9 - 6 弥漫大 B 细胞淋巴瘤 IPI 生存率、年龄调整 IPI 和 NCCN - IPI

| 国际预后指数 IPI、年龄调整 IPI 和 NCCN - IPI | | | | | |
|---|---|---|---|---|---|
| 分组 | 风险因素 | | RFS | | 生存 |
| | 得分 | 2 年(%) | 5 年(%) | 2 年(%) | 5 年(%) |
| 所有年龄段 | 0~1 | 79 | 70 | 84 | 73 |
| | 2 | 66 | 50 | 66 | 51 |
| | 3 | 59 | 49 | 54 | 43 |
| | 4~5 | 52 | 40 | 34 | 26 |
| 年龄调整 ≤60 岁 | 0 | 88 | 86 | 90 | 83 |
| | 1 | 74 | 66 | 79 | 69 |
| | 2 | 62 | 53 | 59 | 46 |
| | 3 | 61 | 58 | 37 | 32 |
| 年龄调整 ＞60 岁 | 0 | 75 | 46 | 80 | 56 |
| | 1 | 64 | 45 | 68 | 44 |
| | 2 | 60 | 41 | 48 | 37 |
| | 3 | 47 | 37 | 31 | 21 |

| NCCN - IPI 风险组 | 得分 | 5 年 PFS(%) | 5 年 OS(%) |
|---|---|---|---|
| 低 | 0~1 | 91 | 96 |
| 中低 | 2~3 | 74 | 82 |
| 中高 | 4~5 | 51 | 64 |
| 高 | ≥6 | 30 | 33 |

注：IPI，国际预后指数；NCCN，美国国家综合癌症网络；OS，总体生存期；PFS，无进展生存期；RFS，无复发生存期。

表 9 - 7 弥漫大 B 细胞淋巴瘤患者的生存率

| 修订的 IPI | 存在的因素数 | 患者百分比 | 4 年 PFS | 4 年 OS |
|---|---|---|---|---|
| 非常好 | 0 | 10 | 94 | 94 |
| 好 | 1~2 | 45 | 80 | 79 |
| 差 | 3~5 | 45 | 53 | 55 |

注：IPI，国际预后指数；OS，总体生存期；PFS，无进展生存期。

### ■ 原发中枢神经系统淋巴瘤的预后因素分析

对于 HIV 阴性原发中枢神经系统淋巴瘤患者而言，年龄和 LDH 水平是重要预后因素；然而，最重要的因素是治疗时的体能状态。LDH、脑脊液蛋白质升高和肿瘤大小及位置也和预后密切相关[86]。许多患者使用皮质类固醇改善他们的病情，从而后续有机会接受以大剂量化疗为基础的治疗，后者有可能使疾病获得治愈。

### ■ 治疗相关预后因素

在侵袭性 NHL 患者中，一个重要的治疗后预后指标是肿瘤对诱导化疗的反应。诱导反应显著且早期完全缓解（通过第 3 个治疗周期）与更好的结局相关。已发现 FDG - PET 对侵袭性 NHL 治疗后残留肿块的检测高度敏感，但其检测中期治疗反应的能力是有争议的[87]。Moskowitz 等发现，在 4 个周期的 rituximab 加 CHOP（R - CHOP）后，具有持续性 FDG 亲和力的 DLBCL 患者的假阳性率为 86%（PET - CT 阳性，但对残存阳性病灶的活检阴性）[88]。许多研究者也显示了类似的数据，强调在做出治疗决定之前，需要对 PET - CT 扫描阳性的患者进行活检确认。

未能达到至少好的 PR 的患者，一般被认为是原发性难治并且预后不良。预后的另一个重要指标是诱导化疗后获得的缓解持续时间，不到 1 年复发的患者结局较差[89]。

# 治疗方法

围绕侵袭性 B 细胞淋巴瘤，患者的首选治疗方法在临床实践中多种多样，特别是与其广泛的病理、分子变异和临床行为有关。在 MDACC，我们的首选对所有侵袭性 B 细胞淋巴瘤患者每个治疗阶段都评估纳入评临床试验的可能性。

### ■ 一线治疗

#### 大 B 细胞淋巴瘤

R - CHOP 仍然是未经治疗的 DLBCL 治疗的支柱。总周期数和是否放射治疗取决于就诊时的分期和肿瘤大小。为改善 R - CHOP 疗效的做法包括以 14 天为周期增加剂量密度，使用奥妥珠单抗代替利妥昔单抗，或强化治疗。例如，采用剂量调整（DA）的依托泊苷、泼尼松、长春新碱、环磷酰胺和多柔比星（EPOCH）方案，但通常未能显示出显著的额外临床获益[90-92]。值得注意的是，Ⅲ期试验 Alliance/CALGB 50303 显示，与 R - CHOP 相比，DA - EPOCH - R 毒性更大，不能改善 PFS 和 OS。然而，亚组分析显示，当使用 DA - EPOCH - R 治疗时，高 IPI（3~5）患者的 PFS 有所改善。

#### 根据阶段划分的治疗方案

##### 早期侵袭性非霍奇金 B 细胞淋巴瘤

早期（局部）Ⅰ期和Ⅱ期的治疗包括单独给予 R - CHOP 或联合放疗[RT，联合模式治疗（CMT）]。单独化疗与 CMT 的选择及全身治疗周期数受不良反应、合并症、治疗反应和个人选择的影响。例如，对于放疗引起早期毒性（特别是累及口咽或盆腔）或晚期毒性（年轻女性乳房照射损伤）的患者，可以推荐单独使用化学免疫治疗。相反，对于心功能欠佳的患者而言,CMT 可以缩短化疗疗程从而减低多柔比星的总剂量,可能成为首选方案。

以下试验研究了早期 DLBCL 首选治疗,必须根据不良特征、病变大小和对治疗的反应而定。

FLYER 试验显示,在预后良好[18～60 岁,Ⅰ-Ⅱ期、血清 LDH 正常、ECOG 体能状态为 0～1 且无大肿块疾病(最大肿瘤直径<7.5 cm)]的患者 4 个周期的 R - CHOP 加上 2 个周期利妥昔单抗不劣于 6 个周期的 R - CHOP 治疗(表 9 - 8),并且相关毒性作用降低。中位随访 66 个月后,4 个周期的 R - CHOP 的 3 年 PFS 为 96%,而 6 个周期的 R - CHOP 为 94%[95]。

表 9 - 8　侵袭性 B 细胞淋巴瘤最常用的化疗方案

| 方案 | 剂量/途径 | 时间(天) | 间隔 |
| --- | --- | --- | --- |
| **一线治疗** | | | |
| **R - CHOP** | | | |
| 环磷酰胺 | 750 mg/m², 静脉注射 | 1 | 21 天 |
| 多柔比星 | 50 mg/m², 静脉注射 | 1 | |
| 泼尼松 | 100 mg, 口服 | 1～5 | |
| 长春新碱 | 1.4 mg/m², 静脉注射 | 1 | |
| 利妥昔单抗 | 375 mg/m², 静脉注射 | 1 | |
| **挽救治疗(第一次挽救治疗,自体干细胞移植前)** | | | |
| **R - ICE** | | | |
| 利妥昔单抗 | 375 mg/m², 静脉注射 | 1 | 14～21 天 |
| 异环磷酰胺 | 5 g/m², 静脉注射/皮内注射 | 2 | |
| 美司钠与异环磷酰胺同时使用 | 5 g/m², 静脉注射/皮内注射, 持续大于 24 h; 然后 2 g/m², 持续大于 12 h | 2～3 | |
| 卡铂ª | 最大 800 mg | 2 | |
| 依托泊苷 | 100 mg/m², 静脉注射 | 2～4 | |
| GCSF | 5 μg/(kg · d), 皮下注射 | 7～14 | |

注:ª使用卡尔弗特方程计算卡铂剂量:AUC=5 g/mL/min;剂量=5×[25+Clcr],上限为 800 mg。

此外,在 SWOG S0014 试验中,患有局限期疾病和至少一种分期调整的 IPI 定义的不良因素的患者(非大肿块,Ⅱ期疾病,年龄>60 岁,WHO 体能状态是 2 或血清 LDH 升高)用 3 个周期的 R - CHOP 加 1 个周期的利妥昔单抗治疗,然后进行 40～46 Gy 的受累野放疗(IFRT)治疗,显示 2 年 PFS 率为 93%,4 年 PFS 率为 88%。这项研究强调持续复发的模式,可能与局限性和晚期淋巴瘤之间的生物学差异有关[28,94]。

此外,一些研究如 RICOVER - 60/RICOVER - noRTh[6 个周期的 R - CHOP 加 2 个周期的利妥昔单抗,然后对初始大肿块(≥7.5 cm)疾病和结外受累的部位进行 36 Gy 的 IFRT]报道,将 RT 添加到化学免疫疗法可能会改善大肿块

患者的预后,然而这尚未得到充分证实[95]。

或者,NCTN 研究 S1001 提出了 PET 指导下的治疗以改善结局并降低毒性。在对非大肿块(<10 cm)、Ⅰ/Ⅱ期、未经治疗的 DLBCL 患者给予 R - CHOP 3 个周期后,进行中期 PET 评估。PET 扫描结果阴性的患者[Deauville 1～3,中期(i)PET 阴性]继续进行一个额外的 R - CHOP 周期。PET 扫描结果阳性的患者(Deauville 4～5,iPET 阳性)在第 3 个周期结束后的 5 周内开始给予 36 Gy 的 IFRT,FDG 高摄取区域进行额外增加至 9 Gy 的 IFRT。在完成 IFRT 后 3～6 个周再序贯使用 ibritumomab tiuxetan。NCTN S1001 研究表明,89% 的患者在接受 4 轮 R - CHOP 联合 PET 指导下的治疗后保持了良好的疗效。只有 11% 的患者为 iPET 阳性并需要放疗,但他们也有很好的预后。结合针对年轻患者的 FLYER 试验,这项 NCTN 试验可以为大多数患者建立局限期疾病新的标准治疗方法[96]。

### 晚期侵袭性非霍奇金淋巴瘤

高侵袭淋巴瘤接受 6 个疗程的免疫化疗是多个临床试验建立的治疗标准。MInT 研究纳入 18～60 岁患者,IPI 评分最高为 1 分的Ⅱ～Ⅳ期疾病,或患有Ⅰ期疾病并伴有大包块的患者,接受了 6 个周期 R - CHOP 方案。针对大包块和结外疾病另外进行放射治疗。中位随访 34 个月,3 年无 EFS 率为 79%,3 年 OS 率为 93%[97]。

### 按起源细胞划分的治疗方案

多项研究表明,与 GCB 疾病相比,ABC 亚型患者的标准一线治疗疗效明显较差。例如,在一项针对 344 名接受 R - CHOP 治疗的 DLBCL 患者的研究中,使用 Lymph2Cx 测定石蜡包埋的组织来鉴定 COO,与 GCB 疾病相比,ABC 疾病中的 5 年 PFS 率分别为 48% 和 73%,5 年 OS 率分别为 56% 和 78%[38,98]。

在 ABC - DLBCL 中提高一线疗效的尝试包括,联合使用生物制剂,包括伊布替尼[99]、硼替佐米[100]或来那度胺[101]与 R - CHOP 取得了不同程度的成功。选择这些药物是因为它们具有对 ABC 疾病特有的协同杀伤致死作用,源于 ABC 亚型的驱动由失调和激活 B 细胞受体信号传导,导致 NF - κB 通路激活和不受控制的基因转录、细胞存活和增殖[98]。另外,在 Smart Start 临床试验中,采用利妥昔单抗联合伊布替尼和来那度胺的无化疗方案启动及随后联合化疗的治疗策略在 ABC - DLBCL 患者中取得了令人印象深刻的结果,1 年 PFS 率为 92.5% 和 1 年 OS 率为 96.5%。大剂量 R - ACVBP 方案(利妥昔单抗、多柔比星、环磷酰胺、长春地辛、博来霉素和泼尼松龙,随后与甲氨蝶呤巩固),已被证明优于 R - CHOP,但长春地辛在美国不可及[102]。尽管如此,无论何种 COO 类型,一线 R - CHOP 仍被视为标准治疗。非 GCB 类型的弥漫大 B 细胞淋巴瘤患者应被推荐参加探索新方案的临床试验。

### 中枢神经系统预防

在未选择的队列中,DLBCL 患者中 CNS 复发的发生率仅为 5% 左右[103]。然而,在高危患者中,如肾上腺/肾受累的

患者,已报道高达36%(诊断时为25%,复发时为75%)[104]。中枢神经系统复发患者在诊断时可能有隐匿性疾病的迹象。事实上,脑脊液的诊断敏感性很低。此外,中枢神经系统复发的总体后果往往是毁灭性的,对于大多数患者来说,中位OS通常只有几个月,这突出表明需要准确识别有风险的患者,筛查中枢神经系统疾病,并制定安全有效的治疗/预防策略[76]。

目前有多种方法对侵袭性B细胞淋巴瘤患者CNS受侵进行风险分层,也有多种预防中枢受侵的方法和检测手段。CNS-IPI代表了一个强大的风险模型,但没有整合高风险的CNS生物标志物[如 MYC 和 BCL2(DHL)的重排],有风险的结外部位(如睾丸)或临床亚型(如IVDLBCL)。接受R-CHOP治疗的DLBCL患者的回顾性数据库得出了2年CNS复发风险估计:CNS-IPI低风险,0.8%;中等风险,3.9%;高风险,12.0%[76]。

目前尚没有前瞻性研究整合了所有先前描述的中枢神经系统疾病危险因素。但对以下患者进行中枢神经系统预防是合理的:中枢神经系统-IPI评分至少为4分的患者、睾丸或乳房受累的患者、DHL/THL患者、HIV相关患者侵袭性B细胞NHL;BL;血管内DLBCL;浆母细胞淋巴瘤;PEL;CNS-IPI评分至少为2,肾上腺、肾、子宫、皮肤受累;或双表达淋巴瘤(DEL)和/或ABC/非GCB。对于CD5+ DLBCL和分泌IgM的DLBCL患者,也应考虑CNS预防[76,105]。

考虑到最新证据,全身性中枢神经系统使用2~4个周期的高剂量甲氨蝶呤(HDMTX)3~3.5 g/m²进行预防是首选,如果可行,可尽早进行联合,通常在R-CHOP的第10~15天[106,107]。肾毒性通常是影响治疗可行性的主要因素,特别是在老年患者中。此外,HDMTX很少发生肝毒性,禁用于积液患者,因为这可能导致药物潴留,因此会增加毒性。此外,鉴于HDMTX可能导致中性粒细胞减少,如果要将HDMTX与R-CHOP联合,则应考虑生长因子支持。鉴于高危CNS-IPI患者软脑膜病的高发病率,鞘内(IT)化疗(MTX和/或阿糖胞苷4~8剂,每个全身化疗周期至少一次)在存在HDMTX禁忌或联合大剂量的化疗方案,如EPOCH-R和R-hyper-CVAD/MA(环磷酰胺、硫酸长春新碱、多柔比星、地塞米松/甲氨蝶呤和阿糖胞苷)或作为患者选择的替代治疗[76]。对于整合侵袭性B细胞淋巴瘤的不同临床、生化、分子和组织学特征的预后模型及新的毒性较小的中枢神经系统预防疗法的前瞻性研究尚缺乏。

### 肿瘤溶解综合征预防

肿瘤溶解综合征(TLS)是一种可能危及生命的肿瘤急症,其特征是代谢异常,可能导致肾功能不全和心律失常。Cairo-Bishop风险分类包括实验室TLS的生物学证据(在细胞毒治疗前3天内或细胞毒治疗后7天内出现以下变化:尿酸≥476 μmol/L或比基线增加25%,钾≥6.0 mmol/L或比基线增加25%,磷≥2.1 mmol/L或比基线增加25%,钙≥1.75 mmol/L或基线减少25%);增殖(尤其是BL)、大包块和侵袭性B细胞NHL分期;以及TLS诊断时的肾功能损害和/

或受累[108]。最好的治疗方法是预防,基于特定疾病对TLS的风险评估,低危疾病定义为发生TLS的风险约为1%,需要静脉输液、别嘌醇和每日实验室检查。中危疾病定义为发生TLS的风险为1%~5%,需要静脉输液、别嘌醇或尿酸氧化酶、每8~12 h进行一次实验室检查。高危疾病定义为发生TLS的风险大于5%,需要每6~8 h静脉输液、尿酸氧化酶、心脏监测和实验室检查[108,109]。

有关TLS预防和管理的更多信息,参见第61章。

## 大B细胞淋巴瘤的特殊类型和情况

### ■ 弥漫大B细胞淋巴瘤,非特指

#### 双表达DLBCL

尽管DEL使用R-CHOP治疗的结局较差,但评估DEL替代治疗策略的数据有限。事实上几项回顾性研究表明,接受DA-EPOCH-R治疗的患者预后可能得到改善[110,111]。然而,来自几项试验(包括CALGB 50303试验)的亚群分析并未发现对DEL患者进行强化治疗的差异,但可能由于亚群差异发现的能力有限[92]。

有趣的是,在一项回顾性研究中,接受R-CHOP样治疗的DEL Ⅰ/Ⅱ期患者,无论是否联合放疗,无明显差异[112]。

需要进一步的前瞻性临床试验来描述这一患者群体的最佳治疗方案。在缺乏明确数据来指导决策的情况下,R-CHOP和更强的诱导方案(如DA-EPOCH-R)都是DEL的合理方法[113]。由于中枢神经系统疾病的风险增加,建议进行预防评估。

#### 睾丸受累

睾丸受累的DLBCL患者发生中枢神经系统和结外疾病的风险增加,以及对侧睾丸治疗失败的风险增加。为了防止这些事件,标准做法是与IELSG-10研究类似的治疗方法,进行6个周期的R-CHOP,中枢神经系统提前预防,最好使用全身性MTX(或者进行4个周期的IT MTX),所有患者对侧睾丸(30 Gy)进行放疗,Ⅱ期患者放疗至区域淋巴结(30~36 Gy)[114]。单侧睾丸切除术通常是为了诊断目的,但单独进行睾丸切除术或单独放疗术并不是一种有效的治疗方法,即使对于Ⅰ期疾病也是如此。

#### 富含T细胞/组织细胞的大B细胞淋巴瘤

在临床试验之外,THRLBCL的治疗与其他分期匹配的DLBCL类似。关于预后的证据相互矛盾。然而,一些研究报道,THRLBCL自然病史类似DLBCL,以及治疗的反应相似[115]。未来的治疗可能针对肿瘤细胞与其炎症的关系[116]。

#### 中枢神经系统原发性弥漫大B细胞淋巴瘤

与R-CHOP不同,HIV阴性中枢神经系统原发性弥漫大B细胞淋巴瘤(PCNSL)患者的治疗仅限于可以穿过血脑屏障的药物。最重要的药物是HDMTX,一般剂量为≥3.0 g/m²。然而,关于诱导和巩固治疗的最佳组成没有统一的共识。在临床试验之外,方案的选择取决于患者的器官功能、年龄和合并症,以及当地的机构选择。

使用 5~7 个周期的利妥昔单抗、HDMTX、丙卡巴肼和长春新碱（R-MPV）联合化学免疫治疗被认为是标准治疗之一[117]。如果患者完全缓解，他们常接受 23.40 Gy 的减量全脑放射治疗（rdWBRT）巩固治疗，但 RT 治疗作用仍存在争议。较低剂量的辐射降低了先前观察到的长期神经毒性[118]。在前面提到的 R-MPV 和 rdWBRT 方法中，患者在 RT 完成后接受 2 个周期的高剂量阿糖胞苷巩固。能够完成整个治疗的患者 2 年 PFS 率为 77% 和 3 年 OS 率为 87%[117]。

根据不同的试验，巩固性大剂量化疗（HDCT）/自体干细胞移植（ASCT）的疗效与 WBRT 相似，但后者神经毒性发生率较高。例如，在 IELSG32 试验的第二阶段，在 HDMTX/阿糖胞苷的诱导治疗后，被分配到 HDCT/ASCT 组的患者 2 年 PFS 率为 80% 和 OS 率为 85%；WBRT 组的患者 36 Gy 治疗，其 2 年 PFS 率为 69%（$P=0.17$），2 年 OS 率为 71%（$P=0.12$）。正如预期的那样，血液学毒性在接受 HDCT/ASCT 治疗的患者中更常见，神经毒性在接受 WBRT 的患者中更常见[119]。PCNSL 伴软脑膜淋巴瘤通过额外的 IT MTX 治疗。

患者可能出现眼内淋巴瘤（IOL）作为原发眼内淋巴瘤（无 CNS 受累）或作为 PCNSL，伴有眼播散，这发生在 15%~25% 的病例中[120]。标准治疗尚不清楚，包括基于 MTX 的系统性化疗联合眼外束放疗和玻璃体内 MTX 化疗。玻璃体内利妥昔单抗常用于降低甲氨蝶呤注射频率或 MTX 耐药眼内淋巴瘤[121]。

有关 AIDS 相关 B 细胞淋巴瘤的更多信息，参见第 52 章。

### 原发性皮肤 DLBCL，腿型

R-CHOP 联合或不联合 IFRT 36~40 Gy 治疗孤立性或局部疾病被认为是这些淋巴瘤的一线治疗[122,123]。根据一些系列研究，PCDLBCL-LT 在诊断时或复发时增加中枢神经系统受累的风险，可能需要中枢神经系统预防[124]。

### EBV 阳性 DLBCL，非特指

EBV 阳性 DLBCL，NOS 患者的管理应遵循与 EBV 阴性 DLBCL 患者相当的指南。然而，在化学免疫治疗时代，EBV 阳性 DLBCL，NOS 的预后比 EBV 阴性 DLBCL 更差。正在研究和开发靶向疗法，如 CD30 抗体，用于治疗 EBV 阳性 DLBCL，NOS 患者[52,125]。

### 与慢性炎症相关的 DLBCL

DLBCL-CI 非常罕见，可以有不同的表现和临床病程，包括某些病例的惰性行为。此外，关于最佳治疗的数据很少，其中可能包括切除手术（如胸膜肺切除术、联合或不联合邻近受累组织）、全身治疗，如 R-CHOP、RT 或联合治疗。在日本，临床阶段是治疗选择的重要变量。事实上，对于特定分期，仅手术切除，4 名患者中有 2 名是治愈的。然而，晚期 DLBCL-CI 的预后较差[126]。由于该病罕见且表现类型多样，建议转诊至具有 DLBCL-CI 多学科管理经验的中心。

### EBV 阳性皮肤黏膜溃疡

EBVMCU 通常是一个良性的病程，包括频繁的自发消退

和对保守治疗（如减少免疫抑制）的良好反应。如果这些措施不成功，可以尝试全身治疗（如苯达莫司汀利妥昔单抗、R-CHOP 或放疗）[127,128]。

### 淋巴瘤样肉芽肿病

鉴于 LYG 的罕见性，没有标准的治疗共识，治疗差异很大，从观察到全身性皮质类固醇、干扰素 α-2b，静脉注射丙种球蛋白，抗 CD20 单克隆抗体治疗，如利妥昔单抗和/或化疗，如 DA-EPOCH-R[58]。

### 伴 IRF4 重排的大 B 细胞淋巴瘤

滤泡性肿瘤患者通常具有惰性疾病，肿瘤切除后预后良好；可能不需要化疗。单纯弥漫性肿瘤患者预后也良好，但需要化疗。需要进一步的研究来确定是否可以减少化疗，或者是否可以对切除后局部疾病的患者进行观察和等待策略[26,129]。

### 原发性纵隔（胸腺）B 细胞淋巴瘤

由于 PMBL 并不常见，并且最近才被了解，因此缺乏前瞻性治疗数据和缺乏随机研究[64]。在美国的大多数中心，通常使用含利妥昔单抗和蒽环类药物的一线治疗方案。值得注意的是，如 Dunleavy 等的 2 期研究所述，没有 RT 的 DA-EPOCH-R 显示出较好的结局，5 年 EFS 率为 93%，5 年 OS 率为 97%[130]。或者，R-CHOP 与 RT 在淋巴瘤治疗疗效方面被认为是等效的，但它产生与 RT 相关的风险[131]。然而，对 BC 癌症淋巴样癌数据库的回顾性研究表明，PET 指导的方法可以将 RT 的使用减少 60% 以上，而不会损害治愈率[132]。需要随机研究来验证最佳方案。

### 血管内大 B 细胞淋巴瘤

这些淋巴瘤的中枢神经系统复发发生率很高。在 2 期 PRIMEUR-IVL 中，诊断时无明显中枢神经系统受累的 IVDLBCL 患者接受了 3 个周期的 R-CHOP，随后是 2 个周期的利妥昔单抗联合 HDMTX，然后是另外 3 个周期的 R-CHOP，在 R-CHOP 阶段给予 IT（甲氨蝶呤 15 mg、阿糖胞苷 40 mg 和泼尼松龙 10 mg）。总体而言，2 年 PFS 率为 76%，继发性 CNS 受累的累积发生率为 3%[133]。该方案值得进一步研究，这是一种有希望的临床方案。

### ALK 阳性大 B 细胞淋巴瘤

由于这种恶性肿瘤的罕见性，数据仅限于回顾性研究。在 Pan 等的病例系列研究中，大多数患者接受了 CHOP、CHOEP 或 hyper-CVAD，一些还接受了 RT 和 HDCT/ASCT。然而，ALK+ LBCL 患者表现令人沮丧的结局，5 年 OS 率为 34%，中位生存期为 1.83 年。Ⅰ~Ⅱ 期疾病患者和/或 35 岁以下的患者 OS 明显更好[62]。只要有可能，这些患者应纳入临床试验。

### 浆母细胞淋巴瘤

总体而言，EPOCH 被广泛用于治疗 PBL，完全缓解率（CRR）为 71%[134]。另外，一项针对 16 名患者的回顾性研究表明，在 EPOCH 中加入硼替佐米可使 CRR 达到 94%，5 年 OS 率为 63%[135]。然而，增加毒性是一个问题。替代治疗方案包括 CODOX-M/IVAC 和 hyper-CVAD。患者在首次缓

解时可能受益于大剂量化疗与 ASCT(HDT/ASCT)[136]。然而,还需要进一步的研究,患者应尽可能参加试验。

有关 AIDS 相关 B 细胞淋巴瘤的更多信息,参见第 52 章。

### HHV8 阳性弥漫大 B 细胞淋巴瘤

HHV8 阳性 DLBCL 患者的治疗方案与 HIV 阳性大 B 细胞淋巴瘤患者(如 EPOCH 或 CHOP)相似,在 CD20 阳性的情况下使用利妥昔单抗[137]。目前尚缺乏关于这种罕见恶性肿瘤的最佳治疗的数据。有关 AIDS 相关 B 细胞淋巴瘤的更多信息,参见第 52 章。

### 原发性积液淋巴瘤

没有关于 PEL 的前瞻性研究。然而,在一项回顾性研究中,改良的 EPOCH 导致 3 年癌症相关生存率为 47%[138]。EPOCH 或 CHOP 的结果仍然不能令人满意,需要进一步改善结果[139]。

有关 AIDS 相关 B 细胞淋巴瘤的更多信息,参见第 52 章。

### 高级别 B 细胞淋巴瘤

高级别 B 细胞淋巴瘤,伴有 MYC 和 BCL2 和/或 BCL6 重排

缺乏前瞻性数据来帮助建立最佳的诱导方案。许多回顾性研究建议强化前期治疗,如 DA-EPOCH-R、R-CODOX-M/IVAC(环磷酰胺、多柔比星、长春新碱、甲氨蝶呤/异环磷酰胺、依托泊苷、大剂量阿糖胞苷,也称为"Magrath 方案"),以及 R-hyper-CVAD 可能优于 R-CHOP,特别获得更长的 PFS[31,140]。在 MDACC,我们针对双打击 DLBCL 的治疗方法目前包括临床试验之外的 DA R-EPOCH。有必要进行中枢神经系统预防。回顾性数据表明接受强化诱导方案治疗的患者首次缓解后进行巩固性 ASCT 不能提高 OS[141]。因 DHL 预后较差,高度推荐参与临床试验。

有趣的是,在与 DHL 进行的一项回顾性研究中接受 R-CHOP 样治疗的Ⅰ/Ⅱ期患者,无论是否接受放疗,双打击状态下 PFS 或 OS 没有显著相关性。早期 DHL 可能具有不同的生物学特征,不需要更强化的治疗可以获得满意的疗效[112]。

高级别 B 细胞淋巴瘤,非特指

HGBL,NOS 与生存期短和结外受累有关。与 R-CHOP 相比,高强度化疗如 DA-EPOCH-R、R-CODOX-M/IVAC 或 R-hyper-CVAD 可能会改善结局,如 Li 等的回顾性研究所示,可以考虑对局部疾病进行巩固放疗,并建议参加临床试验[142]。

### B 细胞淋巴瘤,无法分类

B 细胞淋巴瘤,不可分类,特征介于 DLBCL 和经典霍奇金淋巴瘤之间

关于 GZL 患者的管理没有标准的治疗。Wilson 等的前瞻性研究对 24 名未经治疗的 MGZL 患者进行了 6~8 个周期的 DA-EPOCH-R 治疗,显示 59 个月的 EFS 率为 62%,59 个月的 OS 率为 74%[143]。然而,没有研究证明 R-CHOP 优于 R-EPOCH,R-CHOP 是一种有效的治疗方法[63]。巩固

性放疗可考虑用于伴有大肿块或局部疾病的患者[63,144]。

### 伯基特淋巴瘤

前瞻性随机试验中尚未找到 BL 最佳治疗方法,R-CHOP 是一种不足的疗法。如果患者不能进入临床试验,我们积极联合化疗,如 DA-EPOCH-R、R-CODOX-M/IVAC 或 R-hyper-CVAD,并中枢神经系统预防(表 9-9)。然而,在多中心回顾的研究中枢神经系统复发的风险因化疗方案而异,患者采用 DA-EPOCH 联合鞘内化疗[3 年复发风险为 12%,在 CODOX-M/IVAC(4%)]与 hyper-CVAD/MA(3%)相比复发风险显著更高[145],R-EPOCH 的毒性低于 R-CODOX-M/IVAC 或 R-hyper-CVAD,对于没有 CNS 疾病证据的患者来说,这可能是一种可接受的替代方法,他们不能耐受强化治疗方案。然而,应充分评估中枢神经系统预防,尤其是 HDMTX。

**表 9-9** R-hyper-CVAD 方案用于套细胞淋巴瘤和高度侵袭性淋巴瘤[a]

| 方案 | 剂量/途径 | 天数 | 间隔 |
|---|---|---|---|
| hyper-CVAD/甲氨蝶呤/阿糖胞苷 | | | 21~28 天 |
| 周期 1、3、5、7 | | | |
| 利妥昔单抗 | 375 mg/m², 静脉缓慢输注 | 1 | |
| 环磷酰胺 | 300 mg/m², 持续大于 3 h, 每 12 h,×6 | 1~3 | |
| 美司那 | 600 mg/(m²·d), 持续静脉泵注,持续大于 24 h (在环磷酰胺前 1 h 开始,在最后一次给药环磷酰胺后 12 h 完成) | 1~3 | |
| 多柔比星 | 25 mg/(m²·d)持续静脉泵注,持续大于 24 h (在环磷酰胺最后一次给药后 12 h 开始) | 4~5 | |
| 长春新碱 | 1.4 mg/m², 静脉注射(最大剂量 2 mg) (在环磷酰胺最后一次给药后 12 h 和第 11 天给予) | 4 和 11 | |
| 地塞米松 | 每天 40 mg,口服 | 1~4 和 11~14 | |
| 周期 2、4、6、8 | | | |
| 甲氨蝶呤 | 200 mg/m², 静脉注射,持续大于 2 h;然后 800 mg/m²; 静脉注射持续大于 22 h | 1 | |
| 索鲁美德罗(注射用甲泼尼龙) | 50 mg,静脉注射,每 12 h,×6 | 1~3 | |
| 阿糖胞苷 | 3 g/m²,静脉注射,每 12 h,×4 | 2~3 | |
| 亚叶酸钙 | 50 mg,静脉注射;然后 15 mg, 静脉注射,每 6 h,×8(甲氨蝶呤完成后 12 h 开始) | | |

续 表

| 方案 | 剂量/途径 | 天数 | 间隔 |
|---|---|---|---|
| 鞘内治疗[b] | | | |
| 阿糖胞苷 | 100 mg | 2 | |
| 甲氨蝶呤 | 12 mg（如果 Ommaya 储液罐为 6 mg） | 7 | |

注：[a]根据肾功能、年龄和既往毒性减少剂量。鞘内化疗更常用于确诊的中枢神经系统疾病。[b]套细胞淋巴瘤通常不采用鞘内治疗。

低危疾病（ECOG 0～1、LDH 正常、Ⅰ～Ⅱ期和肿块＜10 cm）的患者可采用较短疗程的化疗[146-148]。

AIDS 相关细胞淋巴瘤的治疗方案应与 HIV 阴性 BL 患者相似，抗逆转录病毒治疗可与化疗一起安全进行[149]。有关 AIDS 相关 B 细胞淋巴瘤的进一步信息，参见第 52 章。

#### 伯基特样淋巴瘤伴 11q 畸变

BLL-11q 很少见，其最佳治疗尚未制定，尽管它通常按照典型 BL 治疗[68,150]。需要进一步研究。

#### 老年患者的治疗

正如已经反复表明的那样，60 岁以上的侵袭性 NHL 患者的预后较差，特别是由于合并症、较低的治疗耐受性以及治疗不足。我们建议使用新疗法进行临床试验筛查。在临床试验之外，我们建议 60 岁以上的患者使用全剂量 R-CHOP 和生长因子支持。在 REMARC 研究中，对于 60～80 岁的 DLBCL 患者，在完成 R-CHOP 治疗后，给予来那度胺维持治疗，与安慰剂相比，会增加 PFS，但不会增加 OS，并且代价是毒性增加[151]。或者，对于 80 岁以上的成年患者，可以考虑减毒免疫化疗方案（R-miniCHOP）[152]。

#### 心脏病患者

心脏病患者有多柔比星禁忌，可以使用替代方案进行治疗。指导治疗选择的数据很少。在一项使用 R-CEOP（依托泊苷替代多柔比星）的回顾性研究中，接受 R-CEOP 治疗的患者的 5 年 OS 率为 49%，而接受 R-CHOP 治疗的患者为 64%[153]。

### ■ 难治性或复发性侵袭性非霍奇金 B 细胞淋巴瘤的治疗
### 大 B 细胞淋巴瘤和高级别 B 细胞淋巴瘤的一般治疗
#### 首次复发

大约 10% 接受侵袭性 NHL 治疗的患者在诱导治疗后未能达到完全缓解；他们的疾病被称为原发性难治。很大一部分侵袭性 NHL 患者（占所有患者的 1/3）在最初对化疗有反应后通常在 2 年内复发。

在 CAR-T 细胞治疗之前进行的 SCHOLAR-1 研究中，难治性 DLBCL 患者的下一线治疗 ORR 为 26%（CRR 为 7%），OS 中位数为 6.3 个月。总体而言，20% 的患者在 2 年内存活[89]。在进行进一步治疗之前，需要对复发进行组织学检查并完成分期。高度推荐参加临床试验。

#### ■ 计划进行移植

在临床试验之外，标准治疗是挽救性治疗和 HDCT，然后对化学敏感患者进行 ASCT。值得注意的是，PARMA 试验对复发、化疗敏感性 NHL 患者进行挽救性化疗和自体骨髓移植评估。患者被随机分配接受另外 4 个周期的 DHAP（利妥昔单抗、顺铂、地塞米松、高剂量阿糖胞苷）与干细胞支持的高剂量治疗相比，高剂量组的 EFS 率为 46%，但单独使用 DHAP 组的 EFS 率仅为 12%[154]。

常规挽救疗法包括利妥昔单抗联合标准化疗药物，如异环磷酰胺、依托泊苷、紫杉烷类和铂类化合物。最通常使用是 R-DHAP、R-ICE（异环磷酰胺、卡铂和依托泊苷）（表 9-8）、R-GDP（吉西他滨、地塞米松和顺铂）、TTR（紫杉醇、拓扑替康和利妥昔单抗），以及 R-ESHAP（依托泊苷、甲泼尼龙、阿糖胞苷和顺铂）。最佳化疗方案将提供最高的反应率和最可耐受的毒性。在随机研究中，尚无明确证据表明哪种方案更优化。此外，未能收集外周干细胞的比例约为 10%，而且在首次复发时不同方案之间没有明显区别。特别是，CORAL 试验发现 R-DHAP 和 R-ICE 之间没有差异。总体而言，只有 50% 的患者可以进行 HDCT/ASCT，主要是因为对二线治疗反应不佳。在两组中干细胞收集失败的概率均为 10%[155]。

在复发性疾病中，COO 对预后的影响仍然不太清楚。尽管 Bio-CORAL 研究表明，与 R-ICE 治疗的患者相比，用 R-DHAP 治疗的 GCB DLBCL 3 年 PFS 改善，但其他多项研究未能重现这些结果，包括在继续接受巩固性 ASCT 的患者中[156]。ASCT 将在第 18 章自体造血干细胞移植中进一步详细讨论。

对二线治疗有反应但无法调动干细胞治疗的患者应考虑其他选择，CAR-T 细胞疗法（参见第 17 章）或供者移植（参见第 19 章基因造血干细胞）。

#### ■ 不适合移植

总体而言，大多数此类患者不能耐受上述的挽救方案，其他挽救方案不太可能达到完全和/或持续缓解。治疗的选择取决于不同的因素，包括体能状态、器官功能、疾病的病理特征和患者的选择。我们倾向于参与临床试验，或者当没有临床试验时，我们建议使用伊布替尼（ORR 40%[157]）或来那度胺联合或不联合利妥昔单抗（ORR 28.6%～33%[158,159]）治疗 ABC 亚型淋巴瘤。

其他可接受的二线挽救治疗选择包括苯达莫司汀、利妥昔单抗（ORR 62.7%，CRR 37.3%，中位 PFS 6.7 个月）[160]，来那度胺联合或不联合利妥昔单抗或利妥昔单抗-吉西他滨-奥沙利铂（ORR 61%，CRR 44%）[161]。

#### 第二次或多次复发

对于至少二线不同全身治疗失败的患者，最佳治疗方案尚不清楚，治疗选择取决于既往治疗、体能状态、可用资源、机构偏好和患者的选择。我们建议参与临床试验。一些患者会选择缓解症状，其中可能包括如上所述的化疗或免疫治疗。

在临床试验之外，如果具有良好的体能状态及器官功能，我们推荐 CAR-T 细胞疗法。

目前,CAR-T细胞疗法在二线治疗失败后获得美国FDA批准;一些试验纳入了一线治疗失败的患者。CAR-T细胞疗法在第17章淋巴瘤细胞治疗中有进一步的细节解释。当无法进行CAR-T细胞治疗时,符合医学条件的患者可以选择异基因移植(参见第19章)。

对于不符合临床试验、CAR-T细胞治疗或移植条件且两线治疗失败的患者,polatuzumab-vedotin-BR已获得美国FDA批准并具有显著活性(ORR 45%,CRR 40%,中位OS 12.4个月)[162]。

此外,在L-MIND试验中,Fc增强型抗CD19人源化单克隆抗体tafasitamab(MOR208)与来那度胺的组合显示出60%的ORR和43%的CRR[163]。

或者,布伦妥昔单抗可以考虑治疗CD30阳性DLBCL(ORR 44%,CRR 15%,中位PFS 4个月)[164]。

### 特殊类型的侵袭性B细胞淋巴瘤

#### 转化滤泡型淋巴瘤

有滤泡型淋巴瘤病史并随后转为DLBCL的患者,如果既往接受过基于多柔比星的治疗,则应接受复发性DLBCL挽救治疗。

#### 复发性原发中枢神经系统和眼淋巴瘤

复发性原发中枢神经系统淋巴瘤的治疗有限,因为许多药物无法进入中枢神经系统。此外,治疗的选择将取决于体能状态、器官功能储备和患者偏好。如果第一次缓解时间较长,在临床试验之外,使用大剂量甲氨蝶呤(ORR 91%,首次复发后中位PFS 61.9个月)再治疗,可以联合或不联合利妥昔单抗[165]。

近期有全脑放疗的患者患甲氨蝶呤诱导的脑病的风险很高。

如果HDMTX后出现难治性疾病或缓解时间短,替代疗法包括来那度胺和利妥昔单抗(ORR 32.0%,中位PFS 7.8个月[166])、伊布替尼(ORR 52%,CRR 19%,中位PFS 4.8个月[167]),大剂量阿糖胞苷和依托泊苷(ORR 47%[168]),利妥昔单抗和替莫唑胺(ORR 53%,中位OS 14个月[169])应被考虑。

治疗反应的患者可能受益于巩固大剂量化疗(尤其是包括塞替派在内的方案),然后进行ASCT。

#### 原发性纵隔B细胞淋巴瘤

复发/难治性PMBL应像侵袭性B细胞淋巴瘤一样进行治疗。然而,一些局部病变的病例只能通过放疗来挽救。此外,在CHECKMATE-436试验中,复发难治性(RR)PMBL患者在至少二线治疗失败后,使用布伦妥昔单抗和纳武利尤单抗的ORR分别为70%和CRR 43%[170]。或者,在试验KEYNOTE-170中,类似的人群在用帕博利珠单抗治疗时表现出45%的ORR[171]。

#### ALK阳性大B细胞淋巴瘤

关于RR-ALK阳性LBCL最佳治疗方案的数据很少,建议参加临床试验。在临床试验之外,有报道称ALK抑制因子(如克唑替尼[172]或纳武利尤单抗[173])短期缓解,结果普遍很差。

#### B细胞淋巴瘤,无法分类,特征介于DLBCL和经典霍奇金淋巴瘤之间

RR-GZL的最佳治疗尚不清楚,建议参与临床试验。由于PMBL的一些共同生物学特征,有检查点抑制剂[174]和布伦妥昔单抗[163]的活性报道。

#### 伯基特淋巴瘤

RR-BL患者的预后较差,强烈建议参加临床试验[175]。在临床试验之外,对于在完成适当的一线治疗后复发超过6个月的患者,应考虑二线治疗,如R-ICE。如果达完全缓解,则考虑HDT/ASCT或allo-SCT。然而,未接受适当一线治疗的患者可能对大剂量方案(如R-CODOX-M/IVAC或R-hyper-CVAD)有反应。

## 缓解和随访

### ■ 缓解的定义

根据受累疾病淋巴结和结外部位发生的解剖和代谢变化的标准评估对治疗的反应[69]。最近,临床研究者发表了一份共识声明,试图将临床试验中使用的疗效标准标准化。关于什么是异常PET扫描仍然存在争议,通常建议将摄取与纵隔血池和肝进行比较,作为内部对照并根据对照对结果进行评分(表9-10)。

**表9-10 临床试验疗效**

| 疗效 | 定义 | 淋巴结大小 | 脾脏、肝脏 | 骨髓 |
|---|---|---|---|---|
| CR | 所有疾病证据消失 | (1)治疗前FDG或PET呈阳性;治疗后PET阴性,则无论大小<br>(2)FDG或PET存疑;则要求CT上恢复正常大小 | 不可触及,结节消失 | 活检显示浸润清除;如果形态学不确定,免疫组织化学应为阴性 |
| PR | 可测量疾病的消退和无新部位 | SPD减少≥50%,最多6个靶病灶;其他淋巴结的大小没有增加<br>(1)治疗前FDG或PET呈阳性;一个或多个之前受累部位治疗后仍PET阳性<br>(2)FDG或PET存疑,治疗后CT显示缓解 | 结节SPD降低≥50%(最大横径的单个结节);肝或脾大小不增加 | 在治疗前呈阳性,则无关紧要;细胞类型确定 |
| SD | 未能获得CR/PR或PD | (1)治疗前FDG或PET呈阳性;治疗后既往疾病部位PET仍呈阳性,CT或PET无新部位<br>(2)FDG或PET存疑;相对既往CT病变大小无变化 | | |

续 表

| 疗效 | 定义 | 淋巴结大小 | 脾脏、肝脏 | 骨髓 |
|---|---|---|---|---|
| 复发性疾病或 PD | 新的病变或先前受累部位从最低点增加≥50% | 出现新病变<br>短轴>1 cm 淋巴结的最长直径增加 50% 或任何轴上>1.5 cm<br>治疗前 FDG 阳性淋巴瘤或 PET 阳性,治疗后病变仍为 PET 阳性 | 任何既往病变的 SPD 最低点增加>50% | 新发或复发性受累 |

注:CR,完全缓解;FDG,¹⁸F-氟脱氧葡萄糖;PD,疾病进展;PR,部分缓解;SD,病情稳定;SPD,直径乘积的总和。
经许可引自 Cheson BD, Pfistner B, Juweid ME, et al: Revised response criteria for malignant lymphoma, J Clin Oncol. 2007 Feb 10;25(5):579-586.

中期 PET-CT 的使用存在争议,特别是因为假阳性和读者差异,不建议作为常规临床实践的一部分用于治疗决策[176]。

### 重新评估分期

FDG PET 已被证明在评估治疗反应方面非常有用,现在被认为是 FDG 亲和型淋巴瘤初始治疗后再评估的标准方式[69]。尽管有这一建议,但在确认初始反应后 FDG PET-CT 不应用于长期随访(图 9-13)。

### 监测

尽管关于监测的最佳方式存在重大争议侵袭性 NHL 患者在完全缓解和停止治疗后的随访。

通常每 3~6 个月进行一次,持续 2 年,然后每年进行一次,直到第 5 年。一项关于监测成像检测复发的效用的大型回顾性评估,与患者报告的症状进行比较,发现大多数 DLBCL 复发是根据症状而不是单独的影像学检查确定的,影像学检查与症状识别复发之间的结局没有差异[177]。基于血液的微小残留疾病检测技术的出现可能最终使关于成像效用的辩论变得毫无意义。

### 复发或重现

根据解剖学标准或 FDG PET 扫描显示新病变,高度怀疑是复发或进展性疾病。然而,活检以确认影像学检查结果至关重要。FDG PET 是非特异性的,摄取可能发生在良性和恶性肿瘤、炎症或感染性病变,以及正常的生理过程中。肌腱积液和真菌感染可能与淋巴瘤相似,通常需要活检以排除复发(图 9-14)。单一的持续性或新的摄取,在其他疾病部位出现矛盾的反应,需要通过活检进一步评估,因为可能是癌前病变,如甲状腺或结肠腺瘤,或偶发的第二恶性肿瘤(图 9-15)。

## 未来方向

在过去的 30 年里,侵袭性 NHL 患者的诊断、表征和治疗取得了显著进展。我们强烈建议考虑所有患者进行临床试验,以推动该领域向前发展。

众多信号通路失调,侵袭性 B 细胞淋巴瘤的整体复杂性和异质性(也可能涉及非遗传机制),以及与微环境的相互作用强调了需要更精确的患者分层以改善个性化医疗。此外,

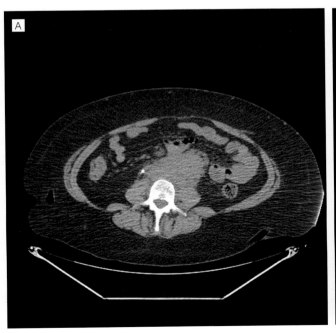
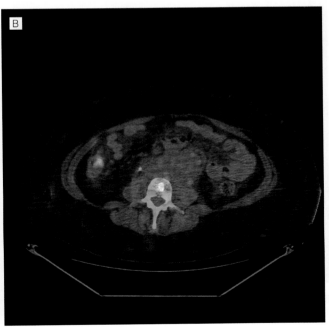

**图 9-13** 残留肿块,而非残留淋巴瘤。完成化疗后,患者腹膜后出现残余软组织异常。A. 在 FDG PET 上以前是阳性的,但现在没有高于背景水平的活性,是阴性的。B. 该肿块的活检结果为阴性,随访研究稳定。以前,这将被视为部分缓解或未经确认的完全缓解(CRu)。根据修订后的标准,考虑到 FDG PET 的结果,这被视为完全缓解

第 2 篇

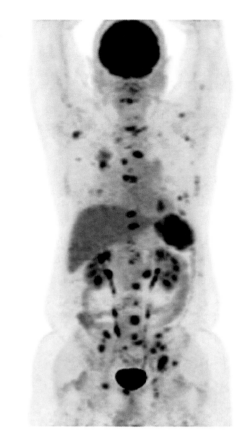
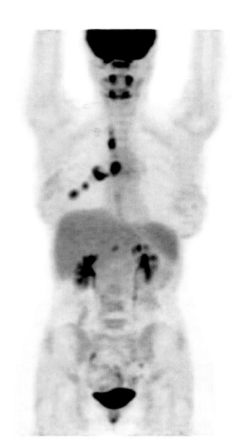

A          B

图 9-14　假阳性 FDG PET,复发性淋巴瘤再评估。A. 主要骨性受累;然而活检显示非坏死性肉芽肿,是由结节病引起的。2 个月后几乎所有的 FDG 阳性部位都无需任何治疗即可消退。B. 第二个患者在成功治疗淋巴瘤后 10 年内就诊,伴有新发淋巴结肿大和肺炎症,FDG PET 呈阳性,活检显示真菌性淋巴结炎

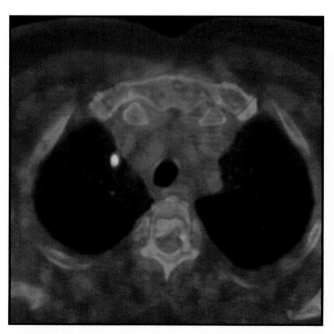

图 9-15　FDG PET-CT 意外发现代谢活跃的肺结节扩大。活检显示非小细胞肺癌,患者继续接受Ⅰ期肺癌的肺叶切除术

转化医学中生物信息学和基因编辑技术的进步将在不久的将来导致该领域的重大进展。

此外,循环肿瘤 DNA(ctDNA)的使用可能取得了重大进展,它被证明是同时跟踪侵袭性 B 细胞淋巴瘤中多个体细胞突变的可靠替代物,具有高特异性和敏感性[178]。这种方法优于射线照相术用于检测微小残留疾病的成像,并在一项研究中提示独立预测临床结果。此外,ctDNA 基因分型允许识别克隆进化的不同模式,这使其成为通过为个体化治疗提供信息,使其成为转化或复发监测的宝贵工具[179]。此外,在 DLBCL 中反复破坏的基因和途径揭示了淋巴瘤细胞中的脆弱性,这些脆弱性通常与不同的淋巴瘤亚型独特相关,因此可用于设计更有效、更有针对性的治疗方法。随着更多的突变事件被功能解剖,预计将确定更多的新治疗靶点[180]。

改善复发/难治性疾病预后降低一线治疗的复发率,降低毒性,并针对罕见的恶性肿瘤、进行常规治疗的需求未得到满足。改进的新型免疫细胞疗法,如 CAR-T 细胞疗法,可能会从最后一线治疗转移到二线和一线,传统细胞毒性疗法的使用可能会被淘汰。

## 提示

- 我们倾向于在 MDACC 的每个治疗阶段对所有侵袭性 B 细胞淋巴瘤患者进行评估以进行临床试验。

- 早期、预后良好、非大包块(最大肿瘤直径<7.5 cm)DLBCL,如果在全身治疗结束时达到完全缓解,可以包括较短的 R-CHOP 疗程,而无需巩固性放疗。

- 对于伴 MYC 和 BCL2 和/或 BCL6 重排[双打击淋巴瘤(DHL)],缺乏前瞻性数据制定最佳 HGBL 方案。我们的方法目前包括 DA R-EPOCH 与 CNS 预防,以及临床试验。然而,在 DHL 的一项回顾性研究中,接受 R-CHOP 样治疗的 Ⅰ/Ⅱ 期患者,无论是否接受放射治疗,双打击状态与较差的 PFS 或 OS 没有显著相关性。早期 DHL 可能具有不同的生物学特征,不需要强化的治疗可以取得疗效[1]。需要更多的研究来验证。

- 在 CHECKMATE-436 试验中,复发难治性 PMBL 患者在至少二线治疗失败后,使用布伦妥昔单抗和纳武利尤单抗的 ORR 为 70%,CRR 为 43%[2]。考虑到 PMBL 的生物学,这些免疫疗法预示着一个合适的选择。

- 对于不符合临床试验、CAR-T 细胞疗法或干细胞移植条件且二线全身治疗失败的患者,polatuzumab-vedotin-BR 已获得美国 FDA 批准并具有显著活性(ORR 45%,CRR 40%,中位 OS 12.4 个月)。此外,在 L-MIND 试验中,他法西单抗(MOR208)(一种 Fc 增强的人源化抗 CD19 单克隆抗体)与来那度胺的组合显示 ORR 为 60%,CRR 为 43%[3]。

- 新型免疫和细胞疗法(如 CAR-T 细胞疗法)可能会从侵袭性 B 细胞淋巴瘤的后期治疗转移到二线,甚至可能是一线,并且使用传统细胞毒性治疗可能会逐渐过时。

# 第 10 章　套细胞淋巴瘤

Preetesh Jain
Michael Wang
顾思楠　范晓强·译

## 要点

▶ 套细胞淋巴瘤(MCL)领域的进展显著改变了我们对其病理生物学的理解。由于目前可用的治疗方式,治疗反应率和生存有所提高,但目前仍是不可治愈的淋巴瘤。患者临床表现的异质性对临床医生的诊疗决策带来了困扰。宽泛说来,套细胞淋巴瘤存在两种不同的临床变异形式——白血病样非结性套细胞淋巴瘤,通常为SOX-11阴性,以及淋巴结或结外累及的SOX-11阳性的传统套细胞淋巴瘤。

▶ 致病因素包括淋巴瘤细胞过表达SOX-11、增生性淋巴结微环境、克隆和亚克隆演化、表观遗传修饰改变、CCND1基因及其他与细胞周期相关基因的遗传异常,与肿瘤细胞的生存、生长、增殖,维持肿瘤微环境及微小残留病变的持续存在相关。

▶ 随着对B细胞受体激酶信号通路的深入了解,Bruton酪氨酸激酶(BTK)信号通路被认为是MCL B细胞靶向治疗的关键通路。

▶ 初诊时具有高危MCL国际预后指数(MIPI)评分、组织学为母细胞样和/或多形性、高Ki-67指数(≥50%)、TP53异常、MYC基因重排、复杂基因组学(CCND1、CDKN2A、NSD2、KMT2D、SMARCA4、NOTCH1或NOTCH2突变)和复杂核型等高危特征的MCL患者一般预后不良,易复发。

▶ 针对高强度化学免疫疗法的长期随访研究发现,部分MCL患者获得了长期的治疗反应与疾病缓解。用于一线治疗的新型药物(如伊布替尼、阿卡替尼及其与利妥昔单抗和维奈托克的联合治疗)有着极高的应用前景,目前正在积极开展相关研究。

▶ MCL治疗的研究重点正在迅速转向"无化疗"方案,如BTK抑制剂、维奈托克和利妥昔单抗。最近,美国FDA批准了抗CD19 CAR-T细胞——brexucabtagene autoleucel(brexu-cel)的使用,成为MCL治疗领域的里程碑式进步。

▶ MCL是一种独特的B细胞性非霍奇金淋巴瘤(B-NHL)。本病患者通常表现为侵袭性(但具有异质性)的临床病程,也存在冒烟性或惰性MCL形式。本章我们将从MCL的发病机制、临床及诊断学特征、危险分层的研究进展、疾病管理、目前面临的挑战和MDACC对MCL患者的管理经验等方面进行全面的介绍。

## 发病率和可能的易感危险因素

在西方国家,MCL占成人NHL的3%~10%,每年发病率为每100万人中4~8例,其发病率正在上升,2016年确诊病例数约在3 320例[1-4]。老年患者(年龄≥65岁)和非西班牙裔白种人的发病率似乎更高[5]。西方国家的中位发病年龄为68~71岁。此外,亚洲国家MCL的发病率有较大差异(1%~6%)[6,7],总体低于西方国家,而且亚洲国家中MCL的中位发病年龄较低,为60岁[8,9]。总体而言,MCL在白种人中的发病率较高[10]。MCL好发于男性,男女比例大于2:1[11]。性别倾向的确切原因尚不清楚。

少数可能的MCL易感危险因素包括[12]欧洲伯氏疏螺旋体感染所致的慢性萎缩性肢端皮炎[13]、居住/工作在农舍[14]、IL-10发生1082A>G突变[15]、MCL患者的一级亲属患血液系统恶性肿瘤的风险增加2倍[14,16]。自身免疫性疾病(10%的MCL患者可合并自身免疫性疾病)[17]和B细胞介导的自身免疫性疾病对MCL患者的生存产生负面影响[18]。与在小淋巴细胞淋巴瘤/慢性淋巴细胞白血病(SLL/CLL)中的研究结果类似,抗原驱动在MCL的发生中发挥作用。这可能与发现具有典型重链可变互补决定区(CDR3s)的偏倚[19]、高度限制性表达的免疫球蛋白(IGHV)基因库,以及克隆性MCL B细胞的B细胞受体(BCR)识别超抗原[20]有关。微小RNA(miR-155,miR18b和miR-17-92)和表观遗传干扰[21](异常甲基化,尤其是NF-κB和HDAC1及其甲基化状态)在 MCL 发病机制中的作用也正在探索中。此外,MCL 患者发生第二原发恶性肿瘤(黑色素瘤、甲状腺癌、非上皮皮肤癌、SLL/CLL 和其他血液系统恶性肿瘤)的风险较高[22]。

## 解码 MCL 病因

近 10 年来,我们对 MCL 肿瘤细胞的发育、起源和生长的认识有了显著的进步。SOX-11(SRY box transcription factor 11)核转录因子、细胞周期失调、基因组不稳定、微环境、抗凋亡和表观遗传干扰等多种因素都参与其中[23,24]。大多数 MCL 案例中,肿瘤细胞起源被认为来自前生发前中心的套区 B 细胞,这些细胞没有显示出 IGHV 基因的体细胞高突变,但一部分 MCL 细胞可能来自边缘区或外周血记忆 B 细胞。值得注意的是,MCL 是一种独特的淋巴瘤,但与 SLL/CLL 非常相似[25]。MCL 临床表现的异质性可能同时由这些因素在个体间的差异造成。

基于这些进展,2016 年 WHO 将套细胞淋巴瘤分为两种不同类型[26]。图 10-1 描述了两类 MCL 的发展过程[23]。

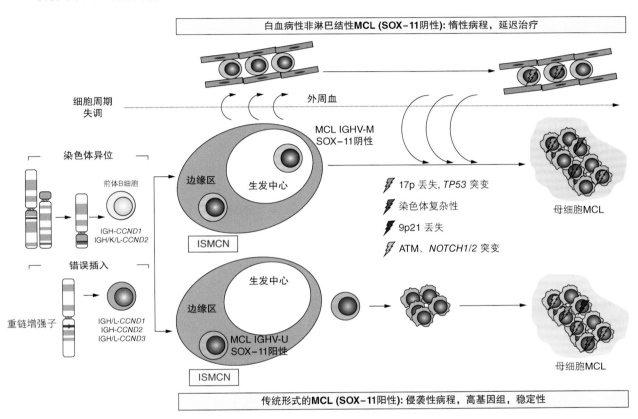

图 10-1  MCL 发展的可能模型。主要有两种临床类型:一种是常见的传统 MCL,其临床过程具有侵袭性,以 SOX-11 阳性、IGHV 未突变为特征;另一种是惰性 MCL,一般表现为白血病性非淋巴结性套细胞淋巴瘤,SOX-11 阴性,表现为生发中心反应特征,伴体细胞 IGHV 高突变。原位套细胞瘤(ISMCN)是指内套区存在 MCL 克隆,但未破坏淋巴结结构。其他异常分子改变(如 TP53 和 CDKN2A 缺失)可改变 MCL 的临床进程,使其向侵袭性母细胞样或多形性类型转变。经许可引自 Navarro A, Beà S, Jares P, et al: Molecular Pathogenesis of Mantle Cell Lymphoma, Hematol Oncol Clin North Am 2020 Oct; 34(5): 795-807

### ■ 淋巴结或结外 MCL

传统形式的 MCL。特征为 IGHV 未突变,SOX-11 阳性,具有侵袭性的生物学特征。幼稚 B 细胞尚未经历生发中心反应[27]。据报道,SOX-11 可阻断 B 细胞分化,提示其在 MCL 发病机制中扮演直接作用。具有较高的基因组不稳定性,以及 ATM、TP53、CDKN2A 和 KMT2D 突变频率增加。

### ■ 白血病性非淋巴结性套 MCL,SOX-11 阴性伴 IGHV 突变

这种形式的 MCL 普遍临床进程表现为惰性或冒烟型。冒烟型 MCL 细胞被认为来源于已接触过抗原的记忆 B 细胞[28,29]。这些患者的肿瘤细胞基因组总体稳定。与传统 MCL 相比,该类型具有更少的染色体拷贝数变异和更少的结构变异[30]。因其临床表现类似白血病,且 CD200 可阳性,该类 MCL 可能被误诊为 CLL[31]。TLR2 和 CCND1 突变过度表达。DNA 高甲基化[27]和/或 TP53 突变可能对预后产生负面影响。

此外,病灶活检可能在淋巴滤泡的内套区发现 Cyclin D1 阳性的细胞(原位套细胞瘤)[26,32]。这类患者罕见,表现为惰性病程,进展为症状性 MCL 的风险低。必须分辨出这类患者,以避免不必要的系统性治疗。

## MCL 的主要病理学特征

### ■ Cyclin D1 过表达

Cyclin D1 结构性过表达伴 t(11;14)(q13;q32)被认为是几乎所有 MCL 的标志性恶变过程。这种易位不是 MCL 特有,多发性骨髓瘤中亦见。位于 11q13 的 Cyclin D1 的 DNA

编码序列与位于 14q32 的免疫球蛋白重链连接区连接,可促进细胞周期从 G1 期转至 S 期,并促进细胞增殖。过表达的 Cyclin D1 激活周期蛋白依赖激酶 4 和 6,磷酸化和灭活 *Rb*(一种抑癌基因),促进细胞从 G1 期向 S 期转化,导致细胞快速增殖。Cyclin D1 还与染色质重塑、组蛋白修饰酶和转录因子相互作用,并调节转录组。t(11;14)[33] 或 *CCND1* 等位基因的核仁周定位是重要的,因为这些区域富含 RNA 聚合酶 Ⅱ,导致 Cyclin D1 转录的激活[34]。Cyclin D1 的截短形式(影响 Cyclin D1 的 3′未翻译区域)稳定了 Cyclin D1 的转录[35],导致 Cyclin D1 在 mRNA 水平升高。Cyclin D1 截短形式的增加与预后不良相关[36]。

### ■ 隐匿性 Cyclin D1 阳性的 MCL

少见的,在 MCL 病例中,观察到 Cyclin D1 与 IgK 或 IgL 发生基因重排,如 t(2;11)(p11;q13)[37] 和 t(11;22)(q13;q11.2)[38]。传统的染色体核型分析或融合或荧光原位杂交(FISH)探针无法检测到这些变异易位。偶尔,免疫组化无法检测到 Cyclin D1,但可以通过 FISH 被检出,这与 Cyclin D1b 亚型的存在[39] 或 Cyclin D1 C 端结构域的突变有关。

### ■ Cyclin D1 阴性的 MCL

极少数情况下,免疫组化中 Cyclin D1 阴性,FISH 检测也未发现 t(11;14)异位重排。这种情况下可以观察到 Cyclin D2 或 Cyclin D3 基因重排或 Cyclin E 表达上调[40,41]。对于这些罕见病例中的约 1/3,Ig 轻链的增强子劫持被认为是原初的致癌打击。一般来说,这些病例表现为 SOX - 11 阳性,具有与传统 MCL 相似的基因表达谱和临床病程,但非常罕见的情况下,Cyclin E 基因调节异常与母细胞样形态和侵袭性临床病程相关[41]。

### ■ 其他的细胞周期调节异常

#### CDKN2A 缺失

*CDKN2A* 基因编码 p16(INK4A,一种细胞周期蛋白依赖激酶抑制剂,特异性抑制 CDK4 和 CDK6,保持 RB1 活性)和 p14(ARF,一种 E3 泛素蛋白连接酶,通过与 MDM2 相互作用来稳定 *TP53*,防止其降解)[42]。20%～25%的 MCL 存在 INK4a/ARF 位点缺失,且与 MCL 的组织学侵袭性相关[43]。

#### CDK4 扩增

12q 的扩增或 12q 的拷贝数增加与促进细胞周期失调和组织学表现为侵袭性(母细胞样)相关[44]。抑制 CDK4 可能克服伊布替尼耐药[45]。

#### SOX - 11 过表达

SOX - 11 是一种神经转录因子,在 MCL 的发病机制中起重要作用。SOX - 11 在传统 MCL 和 25%～50%的伯基特淋巴瘤中过表达[46]。在 MCL 中,SOX - 11 过表达可通过多种机制影响 MCL 细胞,如 PAX5 组成性激活,从而通过破坏 BLIMP1,阻断 B 细胞向浆细胞分化[47];增强 BCR 信号通路[48];抑制 BCL6 以阻止 MCL 细胞向生发中心转运,这类细胞 *IGHV* 未突变[49];通过血小板源性生长因子 α 促进血管生

成[50];以及通过上调 CXCR4 和黏着斑激酶,增强 PI3K/AKT 信号通路,促进 MCL 细胞向基质细胞的迁移和黏附,促进细胞黏附介导的耐药[51]。

#### TP53 突变

*TP53* 基因是位于 17p13.1 的抑癌基因,当该基因失活、缺失或突变时,可使基因组不稳定、上调细胞周期、抑制细胞凋亡、促进细胞生长。*TP53* 突变预示 MCL 侵袭性强,预后差[52]。

#### ATM 突变

共济失调毛细血管扩张突变基因(*ATM*),是一种抑癌基因,位于 11q22 - q23,30%～50%的 MCL 患者存在 *ATM* 突变。*ATM* 参与 DNA 损伤的检测,在细胞周期进程的调控中发挥重要作用。

### 抗凋亡

在 MCL 中,*BCL2* 过表达、PI3 K/AKT 信号通路上调、NF - κB 激活和/或 *TP53* 突变可能导致细胞对凋亡的抵抗[53]。*NOTCH1* 和 *NOTCH2* 基因的功能获得性截短突变与介导 MCL 的凋亡抵抗相关[54,55]。NOTCH 的激活也可诱导 *MYC* 的过度表达。

### 表观遗传改变和其他分子改变

综合基因组学方法发现染色体复杂核型变异[30,56] 和 DNA 高甲基化程度,与 MCL 细胞的高增殖性及侵袭性生物学行为相关[27]。影响 MCL 表观遗传途径的常见突变包括 KMT2D[57]、NSD2[58] 和 SWI - SNF 染色质改构复合物[59] 突变;*SMARCA4*、*SMARCA2* 和 *ARID2* 突变与 MCL 患者对伊布替尼-维奈托克耐药相关。其他突变如 *MEF2B* 和 *UBR5*[60] 在 MCL 中不常见,其影响转录和转录后过程。其他异常的体细胞突变包括 *MAP2K14*、*NOTCH2*、*BIRC3*、*KMT2D*、*CARD11*、*SMARCA4* 和 *BTK* 等[61]。PI3K/AKT 和整合素 β1 信号通路的激活[62] 已被证明是伊布替尼获得性耐药的另一机制。值得注意的是,MCL 中伊布替尼耐药或维奈托克耐药的突变谱与 CLL 不同,因为 *BTKC481S* 突变在 MCL 中少见(10%～15%)[58],*BCL2* 突变在维奈托克耐药的 MCL 中同同样少见[63]。在 MCL 患者中亦观察到 *HNRNPH1* 基因的剪接改变,该基因与 RNA 加工相关[64]。

### 微环境影响和 BCR 信号激酶

组织微环境、细胞组成和细胞因子环境在 MCL 细胞的生长、存活和促进耐药中起着至关重要的作用。与外周血相比,MCL 患者淋巴结微环境具有独特性,BCR 信号通路和经典 NF - κB 通路的基因表达存在差异[65]。这一特征为 MCL 细胞提供激活信号,并与耐药有关。此外,由于 M2 型巨噬细胞(CD163[+])作为肿瘤相关巨噬细胞,其通过集落刺激因子 1 促进 MCL 细胞存活中发挥重要作用[66],因此抑制集落刺激因子 1 受体可能具有临床应用价值。针对 BCR 信号通路相关的靶点[67,68],以及与基质细胞的相互作用可以克服耐药性,并根除休眠的残余肿瘤细胞[69]。更多关于细胞因子-趋化因子环境及其与 MCL 细胞和基质细胞在组织微环境中的相互

作用的研究正在进行中。最后,免疫"冷"微环境特征被证明与伊布替尼在 MCL 中的耐药相关[70]。

此外,通过 RNA 测序,我们发现 MCL 细胞中存在代谢程序的失调,并导致伊布替尼耐药。在患者来源的细胞构建小鼠模型中,抑制 MCL 细胞的氧化磷酸化可抑制伊布替尼耐药 MCL 细胞的生长[71]。

## MCL 的临床特征与诊断

表 10-1[72]总结了 MCL 的临床表现,通常表现为有症状的进行性全身淋巴结肿大、血细胞减少和骨髓浸润。常见有脾、扁桃体和胃肠道肿物(淋巴瘤性息肉病)[73,74]。肾和中枢神经系统少见累及[75,76]。单纯无症状的白血病性非淋巴结性 MCL(单克隆淋巴细胞绝对计数高于 5 000/μL)罕见,可能被误诊为 CLL。无症状的惰性或冒烟型结内/结外 MCL[77]或白血病性非淋巴结性 MCL[26,78]见于 10%~20% 的病例,通常不需要立即进行全身性治疗,只需定期随访[79]。相反,大多数 MCL 患者(~80%)表现为有症状的淋巴结肿大或结外病变,需要全身的系统性治疗。对 MCL 患者进行适当的检查是明确诊断和预后的关键步骤。图 10-2 概述了我们对 MCL 患者的临床诊治方法。

表 10-1 MCL 患者的临床表现

| 临床类型 | 临床及病理特点 |
| --- | --- |
| 冒烟型 MCL[77] | 无症状且无 B 组症状(大量盗汗,≤6 个月或更短时间内非意向性体重下降 10%,发热＞38℃),是冒烟 MCL 的主要提示<br>乳酸脱氢酶和 β₂ 微球蛋白水平正常范围内<br>白细胞绝对计数＜30×10⁶/μL<br>低 MIPI(套细胞淋巴瘤国际预后指数)评分<br>非骨髓活检组织中淋巴瘤细胞 Ki-67＜30%<br>病理学表现为非母细胞性/多形细胞性<br>淋巴结最大径＜3 cm,脾最大径＜20 cm<br>PET 扫描显示最大标准化摄取值＜6<br>DNA 序列未见 TP53 或 NOTCH1/2 突变<br>FISH 检测未见 17p 缺失或 MYC 易位/扩增,无复杂核型 |
| 无症状的白血病性非淋巴结性 MCL | 外周血单克隆 B 淋巴细胞增多(具有典型的 MCL 免疫表型和非母细胞样形态),伴或不伴脾大 |
| 传统的 MCL(最常见类型) | 在初次诊断或临床进展时:<br>有症状的淋巴结肿大/结外病灶<br>典型的 MCL 或母细胞样/多形性细胞形态学表现 |

注:经许可引自 Jain P, Wang M: Mantle cell lymphoma: 2019 update on the diagnosis, pathogenesis, prognostication, and management, Am J Hematol 2019 Jun;94(6):710-725.

**病理学诊断**

必需:
- 至少包含一份石蜡包埋肿瘤组织的病理学检查。需经病理学证实 MCL 的经典与侵袭性变异型(母细胞样/多形性)。如果现有材料不能诊断,应再次活检
- 合适的免疫表型 1
  - 石蜡切片
    - B 细胞标志物(CD19、CD20、PAX5)、CD3、CD5、CD10、Cyclin D1
    - Ki-67(增殖指数)
  或
  - 流式细胞术免疫分型:κ/λ 轻链、CD5、CD10、CD19、CD20、CD23、FMC-7、CD200、CD43
部分情况下
- 分子遗传学分析
  - IGHV 基因重排和体细胞超突变
  - TP53 NSD2² CDKN2A³ NOTCH1 BTK KMT2D³ NOTCH2²
  - 免疫组化:SOX-11
  - FISH:t(11;14)(q13;q32)/CCND1-IGH、TP53 和 MYC
强烈推荐:
- 细针穿刺(FNA)或粗针穿刺活检用于建立组织库

**初诊评估**

必需:
- 体格检查:注意淋巴结转移部位,包括韦氏环、肝脾大小、患者年龄
- 体能状态(ECOG)
- B 症状(发热、大量盗汗、非意向性体重减轻)
- 全血细胞计数、乳酸脱氢酶、尿素氮、肌酐、白蛋白、天冬氨酸转氨酶、总胆红素、碱性磷酸酶、血钙、尿酸
- HIV-1、HIV-2、乙型和丙型肝炎(HBcAb、HBsAg、HCVAb)筛查
- β₂ 微球蛋白
- 正侧位胸部 X 线片
- 双侧骨髓活检、单侧骨髓穿刺
- 颈部、胸部、腹部和盆腔增强 CT
- PET-CT
- 生活方式风险评估⁴
部分情况下:
- 上消化道、钡灌肠、内镜检查
- 腰椎穿刺
- 骨 X 线平片、骨扫描
- 粪隐血
- 头颅 CT、MRI
- 尿液妊娠测试
- 对有生育潜能的患者讨论生育力保存及精子库
- 相关科室:
  - 筛查心脏相关合并症
  - 基因筛查血液学或其他癌症家族史
  - 皮肤科筛查继发性癌症风险

**图 10-2** 我们在对新诊断的套细胞淋巴瘤(MCL)患者进行初始评估方法的概述。免疫表型:CD5⁺⁺、CD20⁺⁺、CD43⁺⁺、CD23±⁺、Cyclin D1⁺。¹部分 MCL 可为 CD5⁻、CD10⁺⁺或 CD23。如诊断有疑,应行 Cyclin D1 染色或 FISH 检测 t(11;14,q13,q32)。²目前已开展。³目前无法开展常规检测。⁴对生活方式风险的持续评估(吸烟、体力活动和营养状态应成为常规临床实践的一部分)

初诊时检查包括病史和体格检查、体能状态评估、合并症和 B 组症状。实验室检查必须包括全血细胞分类计数、全面的代谢指标、血清乳酸脱氢酶(LDH)水平、β₂ 微球蛋白水平和

肝炎标志物。初诊时常规行骨髓穿刺活检和病灶的组织活检。外周血/骨髓/病灶活检的免疫表型至关重要。典型的 MCL 免疫表型[26]为 CD5、CD20、CD19、sIgM/sIgD、κ/λ 轻链限制性表

达的 FMC‑7⁺ 以 B 细胞，CD23 弱或无表达、CD200 弱或无表达、Cyclin D1 强表达。免疫组化结果显示，MCL 细胞胞核内周期蛋白 D1（BCL1 或 PRAD‑1）染色强阳性，SOX‑11 普遍阳性。经肿瘤染色体分析或 FISH 证实的 t（11；14）（q13；q32）是 MCL（90%）的重要诊断标志。根据 MDACC 的临床实践，如果骨髓中 MCL 细胞的累及高于 10%，我们会进一步进行 *IGHV* 基因体细胞突变检测、与生殖细胞系 *IGHV* 序列的偏差百分比检测和 *VH* 基因使用类型的检测。对病灶组织进行体细胞突变（如 *TP53*、*NOTCH1/2*、*BIRC3*、*CDKN2A*、*NSD2*、*BTK* 和 *ATM* 基因）DNA 测序亦很有价值。

针对病灶的活检组织需进行全面的组织病理学评估。最初诊断时的形态可在疾病进展/复发时改变为侵袭性形态（母细胞性/多形性），即转化型 MCL（t‑MCL）。MCL 的形态学图谱如图 10‑3 所示。组织学形态可以从经典的形态（结节型、套带型、间质型、弥漫型）到侵袭性的形态（母细胞样或多形性）。MCL 细胞大小差异较大，可从细胞核不规则的小到中等大小，到母细胞样或多形性的淋巴母细胞样细胞（中到大细胞）。评估 MCL 细胞的 Ki‑67 时[80]，需注意细胞来源必须为非骨髓的其他病灶活检组织。进行分期时应进行影像学检查，包括 PET‑CT 扫描或仅 CT 扫描。影像学随访可用于评估对治疗的应答（Lugano 标准）[81]。应根据临床表现和/或临床试验方案要求进行妊娠试验、头颅 MRI、心电图、超声心动图和胃肠道内镜评估（以确认患者疾病分期为Ⅰ、Ⅱ期）。如需接受 BTK 抑制剂治疗的患者，需在治疗启动之前由心内科医师评估患者心脏功能。高危患者可评估接受干细胞移植的可能性。临床疑似中枢神经系统累及的患者需进行腰椎穿刺。除活检病理外，任何脱落细胞学（脑脊液、腹水、胸腔积液等）同样需进行免疫表型检测。

最后，对 MCL 的探索性研究将包括同一患者诊断和复发时的血浆样本及组织活检的基因组学演变，微小残留病灶（MRD）和染色体拷贝数变化的分析，以及染色体畸变和克隆演变的评估。MDACC 采用单细胞测序进行多组学评估。

### 鉴别诊断

MCL 需与其他 B 淋巴细胞增殖性疾病进行鉴别，如 SLL/CLL[25]、滤泡性淋巴瘤、边缘区淋巴瘤和 B 细胞幼淋细胞白血病。t（11；14）（q13；q32）可在一小部分多发性骨髓瘤（20%～25%）、SLL/CLL（2%～5%）、浆细胞白血病和 B 细胞幼淋细胞白血病[20% 的患者存在 t（11；14），肿瘤细胞 Cyclin D1⁺，这些患者被认为是 MCL 的白血病期[82]]患者中观察到。在部分骨髓瘤、毛细胞白血病和脾淋巴瘤患者中也观察到 Cyclin D1 表达，SOX‑11 表达可见于伯基特淋巴瘤（20%～25%）、毛细胞白血病和淋巴母细胞淋巴瘤。

### 非典型 MCL

典型免疫表型发生变异的 MCL 包括在这一类别。这些变异主要基于受累组织的流式细胞学检测结果，包括 CD10⁺ 的 MCL[83]、CD5 阴性的 MCL[84]、Cyclin D1 阴性的 MCL[40,85]、CD200⁺ 的 MCL[31]、SOX‑11 阴性的 MCL[28,86] 和 CD23⁺ 的

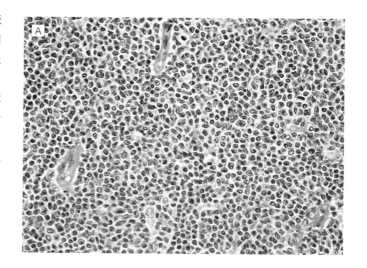

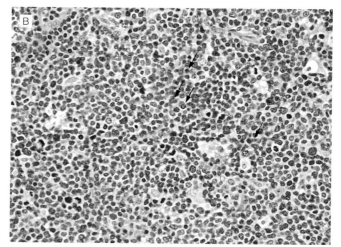

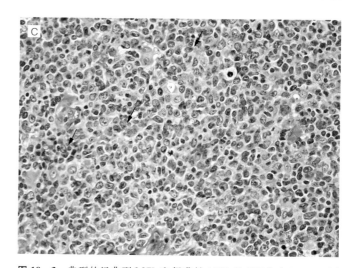

图 10‑3 典型的经典型 MCL 和侵袭性 MCL 的 HE 染色（400×）图像；来自淋巴结活检的母细胞，多形性变异。A. 典型形态的 MCL 细胞。具有轻微或明显不规则核轮廓和中度分散染色质。这种类型可以表现为结节状或弥漫性的结构模式。B. 母细胞形态，形态均一，细胞核圆形，染色质薄，类似于淋巴母细胞；黑色箭头所指为典型的母细胞样 MCL 细胞。C. 形态为多形性，分布不均，大小不一的 MCL 细胞核间变性，细胞核不规则，多见突出，类似大 B 细胞淋巴瘤（黑色箭头所指为典型的母细胞型 MCL 细胞）。经许可引自 Jain P, Zhang S, Kanagal‑Shamanna R, et al: Genomic profiles and clinical outcomes of de novo blastoid/pleomorphic MCL are distinct from those of transformed MCL，Blood Adv 2020 Mar 24；4（6）：1038‑1050

MCL[87]。在某些情况下,病灶活检可能在淋巴滤泡的内套区发现 Cyclin D1 阳性细胞(原位套细胞瘤)[26,32],这些患者不应被诊断为 MCL。

## MCL 的预后因素

合理预测患者预后至关重要。有效预测患者预后的各项参数如表 10-2 所示。在 MDACC 正在进行的临床试验中,我们已经将这些风险因素作为治疗选择的重要参考。我们相信,在未来,MCL 治疗方案的选择将由危险因素驱动。迄今在接受化学免疫治疗的患者中,预后因素的相关性已得到充分证实。我们还预计,随着新疗法的出现,危险因素对预后的影响可能会发生变化。

表 10-2 初诊 MCL 患者预后标志物的总结

| 现有的临床指标 | 可能纳入初诊检测的项目(若临床可实施) |
|---|---|
| 体能状态<br>高龄伴合并症<br>MIPI 风险分层[88]<br>母细胞性/多形性细胞形态学<br>Ki-67>30%[90]<br>通过 FISH 检测发现的 TP53 突变,或通过免疫组化明确的 TP53 过表达 | 复杂核型[103]<br>MYC 易位或过表达[104]<br>IGHV 未突变状态[28]<br>其他的体细胞高频突变,包括 NOTCH1 和 NOTCH2 突变[55]、CCND1、NSD2(WHSC1)a[55]、SWI/SNF(SMARCA4)a、BIRC3、KMT2D/MLL2、BTKa、[58] CDKN2Aa、MAP3K14a、CARD11a<br>MCL35 RNA 表达[113]<br>经 PET-CT 扫描评估的肿瘤代谢状态<br>采用流式细胞术检测的 MRD,采用 PCR 检测的 IgH、t(11;14)、IgH 克隆测序或 ctDNA miRNA18b[91] |

注:a基因突变与复发套细胞淋巴瘤患者伊布替尼-维奈克拉耐药相关。

在撰写本文时,以下特征在常规临床实践中用于判断 MCL 患者是否为高危患者:MIPI(套细胞淋巴瘤国际预后指数)高危组、组织学为母细胞样或多形性、高 Ki-67(≥30%)和 TP53 突变。此外,在复发患者中,转化 MCL 和/或复杂核型和/或开始一线化疗免疫治疗后 12~24 个月内的早期进展,或除 TP53 外检测到如 CDKN2A、KMT2D、NSD2、NOTCH1/2、BIRC3 或 SMARCA4 的其他体细胞突变高度,提示患者为高危 MCL。

临床上常用的是 MIPI 风险评分。简化 MIPI 评分通过对 4 项临床指标的加权求和(体能状态、年龄、乳酸脱氢酶水平高于正常值上限和白细胞计数),将患者分为低、中、高危三类[88]。评分作为连续变量纳入统计。MIPI 评分<5.70 分为低危组,5.70~6.20 分为中危组,6.20 分及以上为高危组。MIPI 低、中、高危的 5 年 OS 率分别为 81%、63% 和 35%,这一结果在欧洲关于化学免疫疗法的随机临床试验中得到了验证[89]。简化 MIPI 风险评分在纳入 Ki-67 后,其预后价值进一步提高,这种改良 MIPI 评分又称为生物学 MIPI 或 MIPIb[90]。一般来说,Ki-67 超过 30% 被认为是疾病高风险,而在 MDACC,我们采用 50% 作为截断值。MIPIb 低、中、高危组的 5 年生存率分别为 81%、83% 和 37%。我们还报道了

改良 MIPI,即将 MIPIb 与 miR-18b 表达情况结合的组合 MIPI(MIPIc)[91]。具有组织学侵袭性的 MCL,即母细胞样或多形性 MCL,其预后较经典组织学的 MCL 差。我们观察到,初发时即为侵袭性 MCL 患者(48 个月)与转化性 MCL 患者(14 个月)相比具有更高的生存期。这些组织学侵袭性表现与其他高危特征并存,特别是累及中枢神经系统(5%)。此外,在侵袭性 MCL 中经常观察到高危的基因组特征[92](参考文献[93]中有对细节的综述)。由于大多数具有侵袭性组织学特征的 MCL 患者也表现出高 Ki-67,因此具有上述一项或两项危险因素的患者被认为是高危 MCL。

最后,TP53 基因突变在 MCL 中得到证实[94,95]。据报道,TP53 突变在初诊时的频率为 15%~25%,复发时这些突变的频率增加至 45%[96]。TP53 突变的肿瘤负荷高提示预后较差[97]。北欧的一个研究小组报告,初诊时 TP53 突变频率为 11%,这些患者对标准一线化学免疫治疗的应答较差[52]。伴有 TP53 突变的患者的中位 OS 为 1.8 年,而无 TP53 突变的患者中位 OS 为 12.7 年。TP53 突变可能与其他异常共存,如 NOTCH1 突变(71%)、CDKN2A 缺失(del9p21)(31%)和 TP53 缺失(del17p13)(31%)。同时存在 TP53 缺失(通过 FISH 检测证实)和 TP53 突变(通过 DNA 测序发现)的患者生存期最差。此外,我们已经证明,在伊布替尼耐药的转化 MCL 患者中,3/4 可能同时存在 TP53 突变和 NSD2 突变[58]。

### ■ 其他重要的预后因素

#### SOX-11

SOX-11 表达缺失同时伴有 IGHV 突变的 MCL 患者预后良好[28,98]。新药时代,SOX-11 在淋巴结性 MCL 中的临床相关性尚不明朗[99]。体细胞 IGHV 突变状态和 VH 基因使用类型是重要的因素。与 IGHV 未突变的患者相比,MCL 突变患者(与生殖细胞系序列的偏差>3%)[100]临床结局更好。然而,目前缺乏关于 MCL 患者 IGHV 突变状态的系统研究,尤其是在新药时代[28]。复杂核型,定义为经肿瘤染色体核型检测明确的,除 t(11;14)外,存在其他 3 种或 3 种以上的染色体异常[101],同时伴有 TP53 突变,通常预后较差[102,103]。与频繁复发和耐药相关的其他因素包括 CDKN2A(位于9p21)缺失[43,59];MYC 基因重排;MYC[104-108]、NOTCH1[54]扩增和/或 NOTCH2 突变[55];NSD2 突变[55,109];CCND1 突变[110];KMT2D[57] SWI/SNF 染色质重塑复合物突变(包括 SMARCA4 基因),同时与伊布替尼-维奈托克耐药相关[59];BIRC3(杆状病毒 IAP 重复序列,有 3 个突变见于 10%~15% 的 MCL 患者)。位于 11q21-q23 的 BIRC3 缺失是 MCL 常见的基因突变,除 ATM 外,BIRC3 也位于该区域(11q22.2)。MCL 中的 BIRC3 异常可能导致伊布替尼疗效下降,因为 MAP3K14 介导的 NF-κB 通路不再被抑制,MAP3K14 也是一个潜在的 BIRC3 突变淋巴瘤的治疗靶点[111]。单核细胞绝对计数升高也具有预后意义[112]。

基因增殖标记(MCL35)可以预测预后。利用 NanoString

RNA 表达分子检测技术（MCL35[113-115]），17 个增殖基因谱特征可以预测接受一线化学免疫治疗的 MCL 患者的预后。在另一项研究中，6 基因谱（AKT3、BCL2、BTK、CD79B、PIK3CD 和 SYK）可预测不良预后[116]，但对伊布替尼表现出更高的药物敏感性[117]。微小 RNA（miRNA）表达谱尚处于研究阶段[29,118]。在 MCL3 前瞻性临床试验中[91]，miR - 18b 过表达的患者被认为是高危患者。治疗完成后肿瘤代谢的完全应答也与较好的临床结局相关[119]。然而，这部分内容还需要进一步的前瞻性研究来验证。针对每个 MCL 相关的预后因素的机制的详细讨论超出了本章的范围。

### 治疗后的预后因素

#### 早期疾病进展

在接受一线治疗（如强化免疫化疗伴/不伴干细胞移植）后的 12～24 个月，疾病复发或进展可能预示着不良预后，且后续治疗中复发的风险增加[120]。Visco 等证实[121]，在接受强化化学免疫治疗（伴/不伴巩固性干细胞移植）的 188 例患者中，出现早期疾病进展（距诊断<24 个月，n＝90）的 OS（从一线治疗后疾病进展至任何原因死亡的时间）显著短于晚期进展者（n＝98）（中位生存期分别为 12 个月和未达到；P＜0.001）。早期治疗失败患者的死亡风险增加。

#### MRD 阳性状态

这被认为是预测复发的一个重要预后因素。检测 MCL 中 MRD 的最佳方式仍在探索之中——骨髓样本的流式细胞术（如果基线评估数据可获得）、通过 PCR 或二代测序检测的 IgH，或者 ctDNA 检测（循环肿瘤 DNA 或液体活检）。MCL 中 MRD 的持续监测及手段更新是非常重要的。在一项Ⅲ期随机临床试验中[122]，接受了 4 个周期利妥昔单抗、地塞米松、顺铂、阿糖胞苷（R - DHAP）诱导方案治疗并随后接受自体造血干细胞移植的患者（n＝240）被随机分配到随访组和利妥昔单抗维持治疗组。利妥昔单抗维持组接受每 2 个月一次，共维持 3 年的利妥昔单抗（375 mg/m²）治疗。此项研究表明，利妥昔单抗维持治疗可改善干细胞移植后患者的生存。达到 MRD 阴性状态可改善结局，并可能免除干细胞移植后的维持治疗需求。MCL 的 MRD 评估尚未在临床实践中系统实施；然而，一部分研究[123]提示 MRD 阳性状态在预测未来复发风险上具有临床意义[124-126]。Kolstad 等提出，利妥昔单抗可帮助自体造血干细胞移植后 MRD 阳性的患者转为 MRD 阴性状态。然而，69％的患者在利妥昔单抗治疗后复发。关于 MRD 检测方法学的详细讨论，以及 MCL 的 MRD 的各种研究超出了本章的范围，将在其他地方进行讨论[127]。

#### BTK 抑制剂治疗中进展

BTK 抑制剂伊布替尼（ibrutinib）的获批是 MCL 治疗的重大进展[128]，然而如何改善伊布替尼治疗期间发生进展的患者预后已成为一项治疗挑战，因为这些患者通常预后不良。伊布替尼在 MCL 中的耐药模式和机制正在探索中。在 114 位 MCL 患者中，伊布替尼治疗进展后的中位生存期为 2.9 个月[129]。在本中心 80 例停用伊布替尼的复发性 MCL 患者组成的队列中[58]，伊布替尼治疗期间发生进展的患者（n＝41）的结局非常差，中位生存期为 9 个月（6～10 个月）。这些患者后续对化疗免疫疗法、苯达莫司汀、来那度胺或硼替佐米治疗的应答率约为 30％。此外，抗 CD19 CAR - T 细胞在治疗 BTK 抑制剂难治性 MCL 方面取得了良好的效果[130]，然而尚需对这一疗法进行更长时间的随访。

## MCL 患者的治疗

在选择治疗方案前应考虑多种因素。这些因素包括患者相关因素：体能状态、年龄、合并症、疾病状态（冒烟型结内 MCL *vs* 白血病型非结内 MCL *vs* 传统结内 MCL）、器官功能障碍、既往治疗方案（针对复发患者）、既往治疗的毒性、是否具有干细胞移植的适应证、经济限制和是否有可及的临床试验。应始终考虑临床试验或转诊到治疗 MCL 患者的专门中心的可行性。英国最近的一项研究表明，在专科中心接受治疗的患者结局优于在非专科中心接受治疗的患者[131]。

在大多数治疗中心，化学免疫疗法仍然是标准的一线治疗。化疗相关毒性、长期骨髓抑制、感染相关的死亡、治疗相关的骨髓增生异常综合征和第二肿瘤的发生仍然是一个严重问题。

MCL 患者的治疗取得了相当大的进展。目前的研究重点是一线和复发患者的无化疗治疗方案。在复发患者中，BTK 抑制剂、维奈托克和美国 FDA 批准的 brexucabtagene autoleucel 是取得了主要进展。最初，BTK 抑制剂在犬淋巴瘤模型中显示有效[132]。这项开创性的研究推动了 BTK 抑制剂治疗淋巴瘤的临床试验开展[133]。MDACC 团队领导了伊布替尼治疗复发性 MCL 的第一项临床试验[128,134]。随后，我们还推动美国 FDA 批准了阿卡替尼的适应证[135]。维奈托克也被用于难治性 MCL 的治疗[63,136,137]。此外，我们研究了伊布替尼[58]、阿卡替尼[138]和维奈托克难治性[139]MCL 患者及其基因组特征，以探索可能的耐药机制。最后，我们的团队领导了关键的 Zuma - 2 研究，推动美国 FDA 批准 brexucabtagene autoleucel（抗 CD19 CAR - T 细胞）用于治疗复发/难治性 MCL。

尽管取得了这些进展，但针对 MCL 仍需要更多的研究和临床试验。高危患者、三重耐药患者（BTK 抑制剂、维奈托克和抗 CD19 CAR - T 细胞），以及中枢神经系统累及的患者仍然是巨大的治疗挑战。

在 MDACC，我们将 MCL 患者分为以下 5 种临床类型：① 冒烟 MCL；② 未经治疗的各风险类别患者（年龄<65 岁或≥65 岁）；③ 既往接受过治疗的复发 MCL，但未接受 BTK 抑制剂治疗的患者；④ 既往接受过治疗的复发 MCL，且治疗方案中曾包括 BTK 抑制剂；⑤ 三重耐药 MCL 患者。

### 冒烟型 MCL

对于体能状态良好（0 分）、无 B 组症状或无任何临床症状、非巨块型（病灶<5 cm）、LDH 水平正常、Ki - 67（<30％）和非侵袭性细胞形态学的患者，我们不建议接受全身性治疗，这些患者可以单纯接受随访[77]。这些患者也可表现为无症状

的白血病性非淋巴结性 MCL 或胃肠道局灶受累。我们就观察的风险和获益向这些患者提供个体化咨询[140]。区分冒烟型 MCL 和原位套细胞瘤也很重要,因为原位套细胞瘤不可被归类为 MCL。

8 项不同的研究描述了观察等待作为 MCL 的初始治疗策略。最近,Kumar 等[141] 报道了一项 94 例患者的队列研究。单独观察的中位时间为 23 个月,非结性临床表现与较长的观察等待时间相关。尽管高 Ki-67(>30%)的患者倾向于立即接受治疗,而不是单纯观察,但在单独观察的患者中,不论 Ki-67 情况如何,从发现疾病至首次启动治疗的时间相似。这一研究表明,决定患者是否可以观察等待的因素应是临床症状和临床特征,而不是 Ki-67 或 TP53 状态。在英属哥伦比亚省的另一项研究中[79],研究者对 440 例患者进行了描述(75 例接受了≥3 个月的单独观察,365 例接受了早期治疗)。总体而言,80% 的患者接受了超过 12 个月的观察,其中 10 例患者接受了超过 5 年的观察。观察组中位随访 48 个月,中位首次治疗时间为 35 个月(5~79 个月)。观察组中位 OS 长于早期治疗组(72 个月 vs 52.5 个月,P=0.04)。非结性临床表现或 TP53 免疫组化阴性的患者在观察组中生存时间更长。另一项利用美国国家癌症数据库进行的研究表明,在 8 029 例 MCL 患者中,492 例仅接受了观察等待。更年轻的年龄、性别(男性)、无合并症是更长 OS 的预测因素[142]。

来自西班牙的一个诊疗组报道了伊布替尼联合利妥昔单抗治疗惰性 MCL(n=40)的初步结果[143]。他们证明,在惰性 MCL 患者中,伊布替尼联合利妥昔单抗治疗使患者达到了 MRD 阴性的深度缓解(87%)。在 MDACC,我们正在开展一项使用伊布替尼单药治疗高危冒烟型 MCL 的 II 期研究(NCT03282396)。高危冒烟型 MCL 是指临床上表现为冒烟型 MCL 但具有高危特征,包括 TP53 突变和/或高 Ki-67(≥30%)的患者。本研究旨在探讨伊布替尼治疗冒烟型 MCL 是否可以延长高危 MCL 患者的首次治疗时间。

局限期疾病,即 I/II 期,临床上并不常见。这些患者可属于冒烟型 MCL,然而,也有一些患者虽处于局限期,但症状明显,需要局部放疗和/或系统性治疗。局限期的治疗详见参考文献[144]。

### ■ 未经治疗的各风险类别患者(年龄<65 岁或≥65 岁)

选择一线治疗方案前需要考虑的因素包括年龄、体能状态、是否适合接受干细胞移植、风险类别(尤其是对高危患者),以及可及的临床试验。在化疗的基础上加用放疗可能对局限期、非巨块型的患者有益。然而,这一策略尚未在大型随机研究中得到证实[145]。联合/不联合自体造血干细胞移植,以及联合/不联合维持治疗的化学免疫疗法是最常用的标准一线治疗。然而,在 MDACC,临床试验或不含化疗的治疗是我们的首选。在表 10-3 中[72],我们总结了 MCL 患者的主要一线治疗临床试验结果。

### ■ 未经治疗的各风险类别年轻患者(年龄<65 岁)

在 MDACC,对于身体健康、适合移植的患者,标准治疗方案是采用利妥昔单抗联合 hyper-CVAD[大剂量环磷酰胺、长春新碱、多柔比星、地塞米松(A 部分)]和甲氨蝶呤-阿糖胞苷(B 部分)的强化化学免疫疗法。我们不建议在 R-hyper-CVAD 后进行干细胞移植巩固治疗。在其他研究中心,高危 MCL 患者接受强化化学免疫疗法后,会接受自体造血干细胞移植和利妥昔单抗维持治疗[146]。化学免疫治疗方案要根据可行性、医师和患者的倾向性进行选择。

1998 年 MDACC 首次报道了 hyper-CVAD 交替甲氨蝶呤/阿糖胞苷后序贯巩固自体造血干细胞移植[147]。我们在 97 例患者中开展了以 R-hyper-CVAD/甲氨蝶呤-阿糖胞苷为方案的 II 期临床试验。中位随访 13.4 个月后[148],总缓解率(ORR)和完全缓解率(CR)分别为 97% 和 87%。年轻患者的 10 年无失败生存率(FFS)为 30%,似乎达到了平台期。在另一项研究中,硼替佐米被添加到 R-hyper-CVAD/甲氨蝶呤-阿糖胞苷的方案中[149],但相较于单独应用 R-hyper-CVAD 方案并未获得更好的反应率。

另有两项多中心 II 期临床试验对 R-hyper-CVAD 方案进行了研究,其中一项来自意大利[150](n=60),另一项来自 SWOG[151](n=49)。两项试验的 ORR 分别为 83% 和 86%。由于严重的血液学毒性,40%~60% 的患者不能耐受治疗,和无法完成治疗。

临床实践中更常用的是北欧淋巴瘤研究组方案[152,153]。在一项 II 期临床试验中,R-maxi CHOP 与 R-大剂量阿糖胞苷交替使用,缓解率为 97%。但在后续随访期间,9% 的患者罹患第二肿瘤。法国的一项 II 期临床试验[154] 在 60 例患者中进行了 3 个周期的 R-CHOP 和 3 个周期的 R-DHAP,序贯自体造血干细胞移植,ORR 为 90%~94%。中位随访时间 67 个月,5 年 OS 率为 75%。在欧洲 MCL 工作组的一项 III 期试验中[155],研究者比较了 R-CHOP/R-DHAP 序贯自体造血干细胞移植与 R-CHOP 继之自体造血干细胞移植。R-CHOP/R-DHAP 组的治疗失败时间显著较长。最近的一项在年轻 MCL 患者(n=1 254)中进行的回顾性分析表明[146],经多变量分析统计,巩固性自体造血干细胞移植与无进展生存期(PFS)改善相关,但与 OS 无关。考虑到自体造血干细胞移植可带来持续的缓解,许多医师倾向于年轻的 MCL 患者在强化诱导化疗后接受自体造血干细胞移植。此外,与观察-等待相比,在 4 个周期的 R-DHAP 序贯自体造血干细胞移植后,3 年的利妥昔单抗维持治疗显著改善了生存结局[122]。

23 例患者采用苯达莫司汀联合利妥昔单抗(BR)治疗,随后采用利妥昔单抗联合大剂量阿糖胞苷及自体造血干细胞移植治疗[156]。中位随访时间为 13 个月,PFS 为 96%,中位 OS 未达到。单独化疗后达到 MRD 阴性的比例为 93%。与 R-CHOP 相比,自体造血干细胞移植前 BR 诱导是否为更好的选择,目前尚无数据。在 SWOG 的一项随机研究中,研究人员研究了 BR 和 R-hyper-CVAD 作为自体造血干细胞移植前诱导治疗方案的优劣,但由于 R-hyper-CVAD 后干细胞动员失败率为 29%,该研究提前终止[157]。

表 10 - 3　MCL 一线治疗方案的关键性研究总结

| 治疗方案 | 病例数 | 中位随访时间 | ORR(CR)(%) | 中位缓解期/无进展生存期 | 中位 OS | 评价 |
|---|---|---|---|---|---|---|
| R - hyper - CVAD/MTX - ara - C[148,229,230]（不行 ASCT） | 97 | 13.4 年 | 97(87) | 4.8 年 | 10.7 年 | 在年轻患者(<65 岁,n=65)中,中位 FFS 为 6.5 年,中位 OS 为 13.4 年。而在老年患者(>65 岁,n=32)中,中位 FFS 为 3 年,中位 OS 为 4.9 年。骨髓增生异常和急性髓系白血病的发生率为 6.2% 组织学为母细胞样/多形性(n=15)与生存无关 FFS 在 10 年后趋于稳定 |
| R - maxi - CHOP/R - HiDAC（后续 ASCT）,北欧淋巴瘤研究组方案[152,153,231] | 160 | 11.4 年 | 96(54/89[a]) | 8.5 年 | 12.7 年 | 145 例患者接受了 ASCT,中位 PFS 及 OS 分别为 11 年和未达到 第二肿瘤的发病率为 9.4%(n=20,15 例实体瘤,5 例髓系肿瘤) 生存曲线未见平台期,50% 的患者在 12 年后复发 |
| R - CHOP+ASCT R - CHOP/R - DHAP+ASCT[155] | 234 232 | 6.1 年 | 97(61) vs 98(63) | 4.3 vs 9.1 年 | 未达到 vs 9.8 年 | 至治疗失败时间在阿糖胞苷组更长(9.1 vs 4.3 年) OS 无显著差异 阿糖胞苷组继发白血病发病率为 2.4%,其他第二肿瘤发病率为 4.3% |
| R - DHAP(4 个周期)+ASCT 序贯利妥昔单抗维持/不维持[122] | 各 120 | 50 个月 | 4 疗程 R - DHAP 后[b],89(77) | 4 年%(83% vs 64%) | 4 年%(89% vs 80%) | R - DHAP 诱导治疗后利妥昔单抗维持治疗序贯 R - BEAM 巩固治疗可预防复发,并且与较低的重大感染风险相关 |
| BR vs R - CHOP (StiL)[159] | 46 vs 48 | 45 个月 | 93[b](40) vs 91(30) | 35.1 个月 vs 22.1 个月 | 两组均未达到 | 在惰性和传统 MCL 患者均报道了有效率 相较于 R - CHOP,BR 的到下次治疗时间较长,但 OS 相仿 未介绍长期随访情况和亚组分析结果 |
| BR vs R - CHOP (BRIGHT)[160,161] | 37 vs 37 | 65 个月 | 97[b](31) vs 91(25) | 5 年%(40% vs 14%) | 5 年%(82% vs 85%) | BR 组发生第二肿瘤的概率更高 未进行进一步亚组分析 BR 组毒副反应更低 |
| 硼替佐米 - R - CHOP vs 仅 R - CHOP[164] | 243[c] vs 244 | 82 个月 | 92(53) vs 89(42) | 25 个月 vs 14.4 个月 | 91 个月[c] vs 56 个月 | 硼替佐米可延长高 Ki - 67(>30%)患者的 OS 硼替佐米组死亡率为 42%,仅 R - CHOP 组死亡率为 57% 两组患者第二肿瘤发病率接近 |
| 来那度胺-利妥昔单抗[167,168] | 38 | 64 | 92(64) | 5 年% 64% | 5 年% 77% | 6 例(16%)发生第二肿瘤(主要为皮肤癌) ≥3 级中性粒细胞缺乏的发生率为 42% 3 周期诱导治疗后的 Th2 - Th1 细胞因子/趋化因子转换提示该疗法对免疫调节和炎症的作用 |

注:[a] 自体造血干细胞移植后 CR 率达 89%。[b] 包括惰性和传统 MCL 患者。[c] 随访时间 82 个月,分别纳入 140 例和 128 例患者。
该表排除了复发难治性 MCL 的数据和截至撰写本文时尚未发表的关于 BTK 抑制剂一线治疗的研究。
R - hyper - CVAD/MTX - ara - C:（利妥昔单抗＋超分割环磷酰胺、长春新碱、多柔比星、地塞米松与大剂量甲氨蝶呤、阿糖胞苷交替）,R - DHAP（利妥昔单抗＋地塞米松、顺铂、阿糖胞苷）,StiL（惰性淋巴瘤研究组）。
经许可引自 Jain P, Wang M; Mantle cell lymphoma: 2019 update on the diagnosis, pathogenesis, prognostication, and management, Am J Hematol 2019 Jun; 94(6): 710 - 725.

**MDACC 在年轻 MCL 患者中的临床试验**

我们有一系列针对年轻、身体健康的 MCL 患者一线治疗的临床试验。我们已将口服靶向治疗纳入一线治疗,以最大限度地减少或避免除高危患者外的化疗需求。这些临床试验包括以下内容。

WINDOW - 1

131 例患者接受了伊布替尼联合利妥昔单抗(IR)诱导治疗(A 部分),随后接受了 4 个周期的短疗程 R - hyper - CVAD-甲氨蝶呤/阿糖胞苷(B 部分)。中位随访 22 个月后,A 部分治疗的 ORR 为 100%(CR 率 88%,PR 率 12%),完成全部治疗后,ORR 为 100%(CR 率 94%)。总体而言,中位 PFS 和 OS 均未达到(3 年%分别为 85% 和 97%),9 例患者治疗后复发,21 例患者因各种原因退出研究。所有患者均无 3 级以上心房颤动或出血[158]。这项研究的长期随访尚待进行。该方案被纳入 2020 年 NCCN 的 MCL 诊疗指南(NCT02427620)。

WINDOW - 2

伊布替尼和利妥昔单抗诱导治疗之后续以维奈托克,并根据风险分层指导使用 R - hyper - CVAD-甲氨蝶呤/阿糖胞苷: 高危患者(4 个周期)、中危患者(2 个周期)、低危患者(不接受后续化疗)(NCT03710772)。

**年轻 MCL 患者的其他重要一线治疗临床试验**

TRIANGLE 研究

TRIANGLE 研究是一项在欧洲适合移植的年轻 MCL 患者中开展的Ⅲ期临床试验。这是一项三臂随机临床试验,分别采用 6 个周期的 R-CHOP/R-DHAP+ASCT、6 个周期的 R-CHOP+伊布替尼/R-DHAP+ASCT+2 年伊布替尼维持治疗,以及 6 个周期的 R-CHOP+伊布替尼/R-DHAP+2 年伊布替尼维持治疗。本试验的结果将验证基于伊布替尼和阿糖胞苷的诱导治疗是否有效,以及在 ASCT 前的诱导治疗中,增加伊布替尼是否可改善单独化学免疫疗法的疗效(NCT02858258)。

E4151 研究

这项由美国开展的一项组间 Ⅲ 期随机研究,将在诱导治疗达到 MRD-CR 后的患者随机分配接受 ASCT+利妥昔单抗维持治疗或单独利妥昔单抗维持治疗治疗。本研究可能有助于深入了解获得 MRD-CR 后 ASCT 巩固的作用(NCT03267433)。

### ■ 未经治疗的各风险类别老年患者(年龄≥65 岁)

老年患者通常有合并症,因此可能不适合接受干细胞移植;与年轻、身体健康的患者相比,他们对化疗的耐受性一般较差。在 R-hyper-CVAD/甲氨蝶呤-阿糖胞苷方案的长期随访中,老年患者($n=32$)的无失败生存和总生存显著低于 65 岁以下患者[148]。一般而言,苯达莫司汀联合利妥昔单抗(BR)是老年 MCL 患者的常规临床治疗选择,主要原因是其治疗强度较低。德国[159] 及北美[160,161] 各有 1 项 Ⅲ 期临床研究评估了 BR 方案的临床特点:2013 年 Rummel 等报道,与 R-CHOP 相比,BR 显著改善了 MCL 患者的 PFS,且较 R-CHOP 毒性更小[159]。该研究后续经 9 年随访进一步证实了上述结论[162]。BRIGHT 研究的 5 年随访结果同样显示,BR 较 R-CHOP 更能改善 PFS[161]。在 BRIGHT 研究中,BR 组的第二肿瘤发生率为 19%,而 R-CHOP 组为 11%。需要说明的是,BRIGHT 研究同时包括惰性淋巴瘤和 MCL 患者。BR+低剂量阿糖胞苷治疗 MCL 的探究中[163](R-BAC-500;$n=57$;BR+阿糖胞苷 500 mg/m²,第 2~4 天,每 4 周 1 次),ORR 和 CR 均为 91%,50% 的患者出现 3~4 级中性粒细胞减少。R-BAC 序贯维奈托克巩固治疗在高危老年 MCL 的临床研究现正进行中(NCT03567876)。

硼替佐米联合 R-CHOP 治疗对比 R-CHOP 方案可能带来更佳的 OS,但血液学毒性也相应增加[164,165]。欧洲 MCL 协作组证实,R-CHOP 诱导后利妥昔单抗维持治疗≥2 年与不进行维持治疗(PFS 1.9 年,OS 7 年)相比,显著改善了 PFS(5 年)和 OS(9.8 年)[166]。但 BR 方案诱导治疗后利妥昔单抗维持治疗未显示临床获益。

来那度胺在老年 MCL 患者也有研究。38 例老年患者接受来那度胺联合利妥昔单抗治疗。该项研究经 5 年随访,大多数(75%)患者完成了 3 年以上的治疗。一部分患者(8/10)末次随访时 MRD 为阴性[167,168]。然而,基于来那度胺的治疗方案目前在 MCL 中并不受欢迎,主要原因是疗效及耐受性均更佳的 BTK 抑制剂的存在,以及对来那度胺治疗后发生第二肿瘤的担忧。对来那度胺联合化疗的方案也有相关研究。在一项来那度胺联合 BR 方案的研究($n=51$)中[169],42% 的患

者发生了 3~4 级感染,16% 的患者发生了第二肿瘤。来那度胺联合硼替佐米和地塞米松[170] 治疗老年 MCL,2 年 PFS 率为 70%,但 51% 的患者发生了 3~4 级中性粒细胞减少。

### MDACC 在未经治疗的老年 MCL 患者中的临床试验

我们将口服靶向治疗纳入一线治疗,以最大限度地减少或避免对化疗的需求。以下篇幅将介绍我们的相关临床试验。

*伊布替尼联合利妥昔单抗治疗非母细胞性/多形性 MCL*

我们的团队在 50 例患者中开展了伊布替尼和利妥昔单抗联合治疗的 Ⅱ 期临床试验[171](NCT01880567)。伊布替尼每日口服 560 mg,每周期为 28 日,并持续用药至疾病进展或因任何原因停药,第 1 周期第 1、8、15、22±1 日静脉注射利妥昔单抗,剂量为 375 mg/m²,第 3~8 个周期,在每个周期的第 1 日给予利妥昔单抗。第 8 周期后,在每隔一个周期的第 1 日给予利妥昔单抗,最长持续 2 年。ORR 为 98%(CR 率 60%,PR 率 38%,2% 疾病稳定)。中位随访 28 个月时,中位 PFS 和 OS 未达到。4 例患者在研究期间出现疾病进展,2 例患者死亡。总体而言,19 例患者(39%)停止了治疗。7 例患者发生了心房颤动(3 例为新发,4 例既往有过心房颤动病史),3 例患者发生了出血。对于老年患者,伊布替尼联合利妥昔单抗是一种极好的一线治疗选择,但强烈建议治疗期间进行心脏内科的随访。本研究的长期随访正进行中。

SYMPATICO 研究

该研究为正在进行中的伊布替尼联合维奈托克的全球范围内多中心 Ⅲ 期临床研究(NCT03112174)。我们探究了伊布替尼联合维奈托克对≥65 岁、既往未接受过治疗、不符合移植条件的 MCL 患者($n=50$)和年龄<65 岁、*TP53* 突变的 MCL 患者($n=25$)的疗效。该研究排除了母细胞性 MCL 及中枢神经系统累及的患者。

*泽布替尼-利妥昔单抗与 BR 方案的头对头研究*

一项正在进行的 Ⅲ 期随机对照临床研究,比较 ZR 和 BR 在不适合移植的患者中的疗效。该研究纳入年龄在 65~69 岁或 70 岁以上的,有合并症,无法接受 ASCT 的患者(NCT04002297)。

ECOG-E1411 研究

ECOG-E1411 研究是一项纳入≥60 岁患者的四臂 Ⅱ 期随机对照临床试验。组 1 为 BR 方案诱导治疗后利妥昔单抗维持;组 2 为 BR+硼替佐米诱导治疗后利妥昔单抗维持,组 3 为 BR 方案诱导后来那度胺+利妥昔单抗维持;组 4 为 BR+硼替佐米方案诱导后来那度胺+利妥昔单抗维持。本研究旨在探索来那度胺维持治疗的理想策略(NCT 01415752)。

MCL-R2 老年队列

这是一项评估阿糖胞苷诱导、来那度胺维持疗效的 Ⅲ 期随机对照临床试验。本研究旨在评估在利妥昔单抗基础上加用来那度胺维持对老年 MCL 患者是否有临床获益(NCT01865110)。

### 其他研究

另有研究正在探索新型BTK抑制剂与维奈托克和/或奥妥珠单抗的联合/不联合化疗的各种联合治疗方案。

#### ■ 既往接受过治疗的复发MCL,但未接受BTK抑制剂治疗的患者

BTK抑制剂和维奈托克在过去5~7年里在MCL中取得了里程碑式的成功。伊布替尼[133,172]、阿卡替尼[135]和泽布替尼[173]等BTK抑制剂[136,174]被批准用于复发性MCL患者中。与化疗相比,BTK抑制剂的主要优势是可口服,疗效优异,耐受性和安全性更好,且可用于老年人群。常规情况下,一线治疗失败后,患者可采用R-ICE或R-DHAP等挽救方案,或硼替佐米(ORR 25%~50%,CR率4%~8%)[175-177]、替西罗莫司(ORR 22%)[178]、来那度胺(单药ORR 28%,与利妥昔单抗联用的ORR为57%)[179,180],或它们与利妥昔单抗的联合[181]。在复发患者中,这些方法的缓解率尚可,但耐受性差是一个主要问题[182]。

#### 未曾接受BTK抑制剂治疗的复发MCL患者治疗选择

##### 来那度胺联合利妥昔单抗(LR)

在一项I/II期临床研究中[181],52例患者接受了LR方案治疗。44例患者被纳入了II期队列,ORR为57%,CR为36%。中位PFS为11.1个月,中位OS为24.3个月。

##### 伊布替尼

伊布替尼是BTK(一种TEC激酶)的不可逆共价抑制剂,与BTK激酶结构域ATP结合位点上的481号半胱氨酸结合。伊布替尼对分布在各种组织中的其他TEC激酶(BMX、ITK和BLK)有脱靶效应,导致出血、心律失常(主要是心房颤动)[183,184]和室性心律失常等副作用[185,186]。抑制BTK可抑制MCL细胞的存活、增殖和生长[187]。伊布替尼干扰趋化因子-受体相互作用和MCL细胞归巢[145],可影响再分布性并导致外周血淋巴细胞增多。伊布替尼治疗后的淋巴细胞增多不认为是疾病进展的表现。

伊布替尼单药治疗复发性MCL患者(n=111)的初步结果发表在2013年[128]。患者的中位年龄为68岁,患者接受的中位治疗线数为3。该研究的ORR为68%,CR率为21%。3级或4级不良事件包括16%的中性粒细胞减少、11%的血小板减少、10%的贫血和5%的出血。在后续延长到26.7个月的随访中[134],CR率提高至23%,22%的患者持续治疗超过2年。2年PFS率和OS率分别为31%和47%,中位缓解持续时间为17.5个月。6%的患者发生了3级或4级非致死性出血事件,11%发生了心房颤动,其中6%为3级。第二肿瘤的发生率为5%。

在一项随机对照研究(RAY研究[188])中,伊布替尼也与替西罗莫司(m-TOR抑制剂)进行了比较,这项研究认为伊布替尼优于替西罗莫司。3年的随访数据表明,伊布替尼组的生存情况和安全性优于替西罗莫司组。

对370例接受伊布替尼治疗的复发性MCL患者进行长期随访[172],中位随访时间为41.5个月。17%的患者继续接受治疗超过4年。中位PFS和OS分别为12.5个月和26.7个月。在多变量分析中,较高的既往治疗线数与较短的PFS相关。与多线治疗失败后使用伊布替尼相比,一线治疗失败后使用伊布替尼具有更高的缓解率(77%,其中37%达到CR)和更长的缓解持续时间(36个月)。在母细胞型MCL中,缓解率低于非母细胞型(50% vs 68%)。此外,母细胞性MCL的OS较非母细胞性MCL短(12.8 vs 未达到)。值得注意的是,队列中14%的患者有TP53突变,这部分患者的缓解率更低(55%),PFS更短(4个月),OS也更短(10.3个月)。TP53野生型患者的缓解率为70.2%,PFS为12个月,OS为33.6个月。11%的患者发生了心房颤动(任何级别,5%的患者为3级),但没有任何患者因心房颤动而停用伊布替尼[189]。伊布替尼可诱发血小板功能障碍[186,190,191]和凝血功能异常,导致出血倾向,因此在服用伊布替尼的患者中需仔细评估同时使用抗凝和抗血小板药物的风险[192]。心血管相关副作用、心律失常(主要是心房颤动)[193,194]和高血压是服用伊布替尼的患者特别需要注意的问题。这些心脏不良事件可能与心肌细胞中存在的其他TEC激酶被抑制有关[183,195,196]。

我们在MDACC开展了一项IR治疗复发性MCL的II期临床研究,队列中既往接受过的治疗中位数为3。该研究经4年随访,CR从44%[197]改善至58%[198]。中位PFS为43个月,中位OS未达到。高危患者、高Ki-67(>50%)和/或组织学为侵袭性的患者预后较差。PHILEMON研究(一项欧洲的II期多中心临床试验)[199]探索了在IR的基础上加用来那度胺。50例复发MCL患者中位随访时间17.8个月,ORR为76%(56% CR),联合用药组38%的患者发生了3~4级中性粒细胞减少。

最后,来自澳大利亚的AIM研究探索了伊布替尼联合维奈托克治疗复发性MCL。伊布替尼和维奈托克这一组合源于两者之间有协同作用的临床前数据[200]。I+V方案具体为:伊布替尼(每日560 mg)+维奈托克(以周为单位剂量递增至每日400 mg)。23例复发MCL患者中,MIPI评分为高危者占75%,TP53突变者占50%。中位随访时间15.9个月。第16周时,经PET-CT评估的ORR为71%,CR率为62%[174]。在所有患者中,经流式细胞术证实的MRD阴性率为67%,PCR检测的MRD阴性率为38%。中位PFS未达到,12个月PFS率为75%。有趣的是,在TP53突变患者(n=12)中,50%达到CR。71%的患者出现3~4级腹泻,33%的患者出现中性粒细胞减少。耐药机制表明,SWI/SNF染色质重塑复合物的突变与耐药相关[59]。此外,在一项I期试验中,伊布替尼与哌柏西利的联合用药ORR为67%,CR率为37%,而2年PFS率为59%[201]。

伊布替尼穿透血脑屏障的活性是一个感兴趣的研究方向。在中枢神经系统淋巴瘤中已有相关研究开展,后续有可能在中枢神经系统累及的MCL中进行进一步试验[202-205]。

在复发性MCL中,伊布替尼的联合用药正在被探索,包括伊布替尼+维奈托克、伊布替尼+奥比妥珠单抗,伊布替尼+CD19 CAR-T细胞(因为伊布替尼的脱靶效应可能提高

CAR－T 细胞疗效），以及伊布替尼＋哌柏西利（CDK4/6 抑制剂）[201]等。在澳大利亚 TARMAC 研究（NCT04234061）中，复发性 MCL 患者接受 CAR－T 细胞治疗前先予以伊布替尼口服。

伊布替尼使用上的部分挑战包括疾病进展和由患者的选择或副作用导致的伊布替尼停药[58,129]，伊布替尼难治性 MCL 及伊布替尼的耐药机制[61]。与 CLL/SLL 不同，*BTK C481S* 突变在伊布替尼耐药的 MCL 中并不常见[206]。在 MDACC，我们正在努力进一步了解 MCL 患者中伊布替尼耐药的机制[105]和克服伊布替尼耐药的策略[207,208]。

### 阿卡替尼

阿卡替尼是获得美国 FDA 批准的一种选择性更强的口服 BTK 抑制剂，与 ATP 结合口袋中的 C481S 结合，是共价、不可逆的 BTK 抑制剂。与伊布替尼相比，阿卡替尼的特殊优势在于其脱靶激酶活性更低[209]。阿卡替尼保留 Src 家族激酶（胶原与血小板的黏附）活性，因此避免了伊布替尼治疗中观察到的不稳定血小板血栓形成[210]，可能解释了与伊布替尼相比，阿卡替尼具有更低的心房颤动发生率和出血风险。然而，对阿卡替尼和伊布替尼进行头对头随机研究可能更好评估这些不良事件的实际风险。

在一项关键的针对复发性 MCL 的多中心 Ⅱ 期临床试验（$n=124$）中，患者既往接受过的治疗线数的中位数为 2[135]。中位随访时间 15.2 个月，ORR 为 81%，CR 率为 40%，经 26 个月的随访[211]，中位 PFS 为 19.5 个月，中位 OS 未达到。约 40% 的患者继续接受阿卡替尼治疗。3 例患者发生了 3 级出血事件，无 1 例发生心房颤动。38% 的患者出现头痛，30% 的患者出现腹泻。

目前正在研究阿卡替尼的联合用药，包括阿卡替尼联合利妥昔单抗、阿卡替尼与维奈托克、阿卡替尼联合来那度胺，或者阿卡替尼与维奈托克和利妥昔单抗的联合用药。更长时间的随访和阿卡替尼进展后的分析[138]对于充分探索阿卡替尼在 MCL 中的治疗潜力十分重要。

### 泽布替尼

泽布替尼是美国 FDA 新批准的选择性、不可逆 BTK 抑制剂。在 Ⅰ 期临床试验中[212]，37 例复发性 MCL 患者的中位随访时间约为 16 个月，缓解率为 87%，CR 率为 30%，而在 8 例既往未接受过治疗的患者中，缓解率为 87.5%，37% 达到 CR。在一项纳入中国 86 例患者的 Ⅱ 期研究中[213]，泽布替尼在复发性 MCL 人群中达到 84% 的 ORR 和 68% 的 CR（既往中位治疗线数为 2）。中位随访时间为 18 个月，中位 PFS 为 22 个月。在 15 例 *TP53* 突变患者中的 ORR 为 80%，*TP53* 野生型患者的 ORR 为 87%，中位 PFS 分别为 14.2 个月和 22.1 个月。值得注意的是，由于较小的脱靶效应，所有患者均未出现 3 级或更高级别的出血或心律失常。

替拉替尼[214]及奥布替尼[215]是其他不可逆的 BTK 抑制剂，与伊布替尼相比，它们对 BTK 具有更高的选择性和更少的副作用。以上药物都在临床研究中。

### 既往接受过治疗的复发 MCL，且治疗方案中曾包括 BTK 抑制剂

随着我们在 BTK 抑制剂方面的经验积累，BTK 抑制剂难治性 MCL 患者逐渐增加。迫切需要新的疗法来治疗这些复杂的患者。

### 维奈托克

维奈托克是一种口服的选择性 BCL2 抑制剂。维奈托克治疗 MCL 的初步经验已在 Ⅰ 期临床研究中得到证实[136]。28 例复发难治性 MCL 患者（非 BTK 抑制剂难治，中位年龄为 72 岁，既往治疗中位线数为 3）的 ORR 为 75%，CR 为 21%，中位 PFS 为 14 个月。维奈托克在 MCL 治疗中具有很好的应用前景。一项回顾性研究[137]介绍了 20 例复发性 MCL 患者经维奈托克单药治疗（既往治疗中位线数为 3），ORR 为 53%，CR 为 18%。该研究中大多数（85%）患者对 BTK 抑制剂耐药，中位 PFS 为 3.2 个月。在 MDACC，我们报告了在 24 例接受过多线治疗的 MCL 患者（既往治疗中位线数为 5）中的经验。大多数患者为高危，67% 为 BTK 抑制剂难治。维奈托克治疗后中位随访 17 个月，ORR 为 50%（其中 21% 为 CR），中位 PFS 为 8 个月。利用全外显子组测序，我们观察到维奈托克治疗后进展的患者中会出现非 *BCL2* 突变（*SMARCA4*、*TP53*、*CDKN2A*、*KMT2D*、*CELSR3*、*CCND1* 和 *NOTCH2*），*BCL2* 突变并不多见（仅占患者的 1/3）。目前正在积极研究维奈托克在 MCL 治疗中的各种联合用药，以及其与 BTK 抑制剂联合用于一线和复发难治性 MCL 的治疗。

### LOXO－305

LOXO－305 是一种最新的、可逆的、非共价的口服 BTK 抑制剂，在临床前研究中可抑制野生型和 C481 突变的 BTK。LOXO－305 具有最低的脱靶激酶和非激酶抑制活性。这种小分子药物目前正在 B 细胞淋巴瘤中进行 Ⅰ 期临床试验[216]。

根据 Ⅰ 期临床试验结果，在 38 例复发难治性 MCL 患者中，既往接受治疗的中位线数为 2（2～8 线），92% 的患者既往接受过 BTK 抑制剂治疗。在 35 例可评价疗效的 MCL 患者中，ORR 为 51%，包括 9 例 CR。在起始剂量 200 mg/d 组中，20 例可评价疗效的 MCL 患者的 ORR 为 65%，其中 CR 7 例，PR 6 例，SD 4 例，PD 1 例，NE 2 例。由于脱靶效应较小，LOXO－305 的安全性数据优于伊布替尼。在不到 20% 的患者中观察到的常见不良事件有疲劳和腹泻。最终数据在 2020 年美国血液学会（American Society of Hematology）年会上报告。Ⅱ 期试验的剂量为每日口服 200 mg。LOXO－305 及其联合方案为 BTK 抑制剂难治性 MCL 患者带来了巨大希望。

### R－BAC 方案

在一项包括 36 例既往 BTK 抑制剂治疗失败的患者的多中心回顾性研究中，该方案获得了 83% 的 ORR 和 60% 的 CR，31% 的患者桥接了同种异基因造血干细胞移植。中位 OS 为 12.5 个月[217]。

### 造血干细胞移植

自体造血干细胞移植通常被用作完成强化化学免疫治

第 10 章

疗后的巩固策略。一些回顾性研究和少数前瞻性研究描述了干细胞移植治疗 MCL 的经验，但造血干细胞移植治疗 BTK 抑制剂难治性 MCL 的数据尚不清楚。一项多中心回顾性分析[218]介绍了 70 例接受异基因造血干细胞移植的复发 MCL 患者。既往对化疗敏感的患者的临床结局优于 PR 或无应答患者。异基因造血干细胞移植可用于适合移植的高危伴 TP53 突变的复发性 MCL。同种异基因造血干细胞移植可使约 30% 的 MCL 患者获得长期疾病控制[219,220]。根据一项纳入 22 例患者的研究结果，异基因造血干细胞移植前应用伊布替尼作为桥接治疗是有效的[221]。移植前治疗反应对于预测 MCL 患者进行异基因造血干细胞移植后的反应很重要。到目前为止，由于异基因造血干细胞移植可及性相对欠佳、治疗相关死亡及合并症发生率相对较高，并且随着相对更加安全有效的 brexucabtagene autoleucel（一种抗 CD-19 CAR-T 细胞疗法）的出现，其在复发性 MCL 中的作用有限。

### CAR-T 细胞疗法

CAR-T 细胞疗法是治疗高度难治性 MCL 的最新和最有潜力的里程碑式创新。最近获批的抗 CD-19 CAR-T 细胞（brexucabtagene autoleucel，KTE-X19）是 2020 年的亮点，最近获美国 FDA 批准用于复发性或难治性 MCL 成人患者。

ZUMA-2 研究是一项单臂的国际性、多中心、开放标签的 II 期临床试验，68 例复发性 MCL 患者接受了 CAR-T 细胞治疗。所有患者均为 BTK 抑制剂难治性，既往接受过的治疗线数的中位数为 3 线（1～5 线）。42 例患者为 BTK 抑制剂原发难治，18 例患者（26%）在 BTK 抑制剂治疗获得缓解后复发。患者接受了白细胞分离和清淋化疗，之后以 $2 \times 10^6$ CAR-T 细胞/kg 的目标剂量回输。高危 MCL 患者包括：17 例（25%）组织学为母细胞样，6 例 TP53 突变，32 例 Ki-67≥50%。这些患者的 ORR 为 93%，CR 为 67%。随访 12 个月，57% 的患者仍处于缓解状态。此外，母细胞样、TP53 突变和高 Ki-67 患者的 ORR 高于 93%。PFS 和 OS 未达到。最常见的 3 级或更高级别不良事件为血细胞减少（69%）和感染（32%），以及 3 级或更高级别的细胞因子释放综合征（15%），神经毒性见于 31% 的患者。这项研究需要进行更长时间随访，以进一步评估缓解的持久性。与传统异基因造血干细胞移植相比，CAR-T 细胞治疗过程更简单，患者耐受性更好。但 CAR-T 细胞的花费较大，在社区医疗的经验有限，以及基本上都是在专业中心开展，这些是这项疗法目前主要的限制。

### 更新的细胞治疗

利基迈仑赛（lisocabtagene maraleucel，JCAR-017）[222]是靶向 CD19 的 4-1BBCAR-T 产品，目前正在 MCL 中进行临床试验。在 I 期临床研究中，中位随访时间 18 个月（$n=17$），获得了 71% 的 ORR，其中 53% 获得 CR。3 级或更高级别的毒性为细胞因子释放综合征（6%）和神经毒性（12%）。

其他最新的细胞疗法包括 CD19 CAR-NK 细胞[223]、异基因 CAR-T 细胞，以及人源结合域的 CD19 CAR-T 细胞（Hu19-CD828Z）[224]。最近，有临床试验开始研究 BTK 抑制剂与抗 CD19 CAR-T 细胞联合的治疗模式。与 MCL 相关的正在研究的其他抗原有 CD20、CD22、ROR1、BAFF[225]和 CD79b[226]，以及双特异性抗体（CD3-CD20）。

#### ■ 三重耐药 MCL 患者

根据我们的临床经验，我们近期在 MCL 患者中观察到一个非常高危的亚组患者，我们称之为三重耐药的 MCL，指的是在 BTK 抑制剂、维奈托克和 CAR-T 细胞治疗后病情进展的患者。这些患者的治疗选择非常有限。目前，需要新的临床试验来解决三重耐药的问题。在未来几年，我们将能够观察到三重耐药 MCL 患者的耐药模式。

#### ■ MCL 的中枢神经系统累及预防

对于是否需要预防 MCL 的中枢神经系统累及，临床上尚有争议，也没有明确的指南。不同中心的做法不同，特别是在组织学侵袭性的 MCL 患者中。少量的回顾性研究表明[76,227,228]，MCL 患者的一些基线特征（母细胞性 MCL，非常高的 LDH 水平，高 Ki-67）与更高的中枢神经系统受累概率相关。MCL 累及中枢神经系统的预后极差。在一项纳入 57 例 MCL 累及中枢神经系统患者的研究中[76]，20% 既往接受过鞘内注射，18% 既往接受过 R-hyper-CVAD。因此，通过常规鞘内化疗可能无法完全预防中枢神经系统受累。但部分医生仍建议母细胞型 MCL 患者行预防性鞘内化疗。此外，由于伊布替尼已被证明可穿透血脑屏障[202,205]，并且越来越多地用于 MCL 的治疗，因此在接受伊布替尼治疗的 MCL 患者中，CNS 预防的作用尚不明确。截至撰写本文时，我们不对接受过伊布替尼治疗和/或 R-hyper-CVAD 治疗的患者进行鞘内注射化疗。然而，在特定的临床情况下，如仅接受过化疗的高危 MCL 患者、椎旁病变或鼻窦受累的患者，我们仍会考虑鞘内注射化疗。

## 总结

MCL 这一领域正在迅速发生变化。随着对该病的病理生物学、分子事件和组织微环境认识的不断深入，我们对 MCL 的认识不断提高，从而改善了危险分层，促进了该领域的进一步发展，并有助于准确预测预后。此外，较新的疗法显著改善了生存结局和缓解率。BTK 抑制剂维奈托克（venetoclax）和抗 CD19 CAR-T 细胞的发展已得到显著的突破，后续将研究在一线治疗中实践上述疗法。我们希望这种进步势头能够继续下去，以期在未来几年找到治愈该病的方法。

## 致谢

MDACC MCL 研究的资金部分来自捐赠给 MDACC B 细胞淋巴瘤登月计划的慷慨慈善机构、R21 CA202104（Michael Wang，PI），以及加里·罗杰斯基金会和福克斯家族基金会的慈善基金。

## 利益冲突披露

MW 受雇于 Pharmacyclics、Janssen、Astra－Zeneca/Acerta Pharma、Targeted Oncology 和 OMI；担任 Pharmacyclics、Celgene、Janssen、AstraZeneca/Acerta Pharma、More Health、Loxo Oncology、Kite、Oncternal、InnoCare 和 Pulse Biosciences 的顾问或顾问职务；接受过来自 Pharmacyclics、Janssen、AstraZeneca/Acerta Pharma、BioInvent、Novartis、Kite、Juno、Celgene、Loxo Oncology、Oncternal、InnoCare 和 VelosBio 的研究资金；为阿斯利康/阿克达制药公司提供专家证词；得到 Janssen、Pharmacyclics、Celgene、Targeted Oncology 和 OMI 公司的差旅支持；PJ－无。

### 提示

- 在初步诊断时通过相关检查对疾病进行完整的危险因素评估，并收集各种临床基线数据（图 10－2）。这对于确定预后和未来临床试验十分重要。
- 初诊时需关注的高危特征：高危 MIPI 评分、组织学表现为母细胞样/多形性、Ki－67≥30％及 *TP53* 突变状态。以上信息可能影响临床结局。
- 在任何 MCL 患者开始接受 BTK 抑制剂治疗之前均需获得详细的心功能评估和心脏疾病的排除。心律失常、高血压和出血倾向可威胁老年 MCL 患者的生命。
- 需行胃肠镜及随机组织活检，PET－CT 和骨髓检查（流式细胞术、细胞遗传学、分子检测），以确认 MCL 患者获得 CR。约 30％的 MCL 患者可出现胃肠道病灶延迟清除，胃肠道残留病变使患者无法获得 CR。
- MCL 治疗的重点正逐渐从一线传统化疗转向 BTK 抑制剂和维奈托克等"无化疗"方案初始治疗。我们建议患者参加临床试验，并建议将近期批准的抗 CD19 CAR－T 细胞（brexucabtagene autoleucel）疗法用于复发患者和/或 BTK 抑制剂治疗后进展的患者，和/或标准治疗后复发的高危患者。
- 探索入组临床试验的选择，并将患者转诊到美国或其他地方的专病中心进行 MCL 治疗。我们在 MDACC 有 MCL 的卓越团队。如有其他需求，请联系：miwang@mdanderson.org 和/或 pjain@mdanderson.org.

# 第 11 章 淋巴结外周 T 细胞淋巴瘤

Ranjit Nair
Francisco Vega
Swaminathan P. Iyer

侯 楠 刘 进 范晓强·译

## 要点

- 淋巴结外周 T 细胞淋巴瘤(PTCL)被分类为三个基本亚型：ALK 阳性(＋)和 ALK 阴性(－)系统性间变性大细胞淋巴瘤(sALCL)、血管免疫母细胞 T 细胞淋巴瘤,以及非特指的外周 T 细胞淋巴瘤(PTCL,NOS)。
- 尽管进行了积极的化疗,与其他侵袭性 B 细胞淋巴瘤相比,PTCL 患者的预后仍不理想。以 CD30⁺ 抗体偶联药物和组蛋白去乙酰化酶抑制剂为代表的新药的问世为实验结果向临床转化带来了空前的热情。
- 最近认识到,血管免疫母细胞性 T 细胞淋巴瘤的细胞来源于 CD4⁺ 滤泡辅助 T 细胞(TFH)细胞,因此由于 TFH 标记的表达,1/3 的 PTCL,NOS 更适合诊断为血管免疫母细胞性 T 细胞淋巴瘤。
- 了解基因特征有助于发现更好的预后标志物。sALCL 中 ALK 或 DUSP-22 的表达与预后良好相关,PTCL,NOS 中 GATA-3 或 GATA-3 靶基因的表达预示着预后不良。
- 除 ALK(＋)ALCL 和 ALK(－)ALCL 伴 *DUSP22* 重排外,PTCL 患者在环磷酰胺、多柔比星、长春新碱、泼尼松(CHOP)或 CHOP 样化疗时,一般具有化疗耐药、短期缓解和早期复发的特点。
- 使用新型药物的联合治疗有望改善一线和复发或难治性疾病的临床反应和结局。BV-CHP(维布妥昔单抗＋环磷酰胺、多柔比星、泼尼松)是目前 CD30⁺ PTCL 患者的标准治疗方案,环磷酰胺、多柔比星、长春新碱和强的尼松(CHOP),加或不加依托泊苷的化疗方案通常用于 CD30⁻ PTCL 患者。

外周 T 细胞淋巴瘤(PTCL)是一种罕见的、由成熟 T 细胞引起的一组异质淋巴增生性疾病,其有不同的临床表现、治疗反应和预后[1]。由于 PTCL 的罕见性并且存在生物学上的差异和缺乏标准的治疗方法,使其成为具有挑战性的疾病,通常根据肿瘤 T 细胞的免疫表型进行分组[2]。获得血液病理学家的第二意见和复查可提高分型的准确性,建议转诊到学术或专业中心进一步治疗。尽管目前还没有针对 PTCL 患者的标准治疗方案,一线治疗方法仍然围绕着以蒽环类微基础的方案联合环磷酰胺、多柔比星、长春新碱和泼尼松(CHOP)或 CHOP 样联合化疗。虽然许多患者最初对诱导化疗有反应,但反应通常很短暂,许多患者复发或耐药。基于 CD30 和维布妥昔单抗(BV)等新靶点的药物的引入给了我们巨大的希望,并成为美国 FDA 批准的唯一一线联合化疗方案的治疗药物。我们对这种疾病生物学认识的重大进展使我们修订了成熟 T 细胞和 NK 细胞肿瘤分类并引入了临时实体。根据 2016 年 WHO 对淋巴瘤的分类,基于形态学、免疫表型、分子和临床特征,当前已确认将成熟 T 细胞和 NK 细胞肿瘤分成 19 种亚型,8 种暂定实体(表 11-1)。PTCL 虽然在年轻人中不常见,但早在儿童时期就可以诊断出来,并且发病率随着年龄持续增加,直到 70 岁左右[3]。除蕈样真菌病(MF)外,非特指的 PTCL(PTCL,NOS)是最常见的亚型,其次是血管免疫细胞 T 细胞淋巴瘤(AITL)和系统性间变性大细胞淋巴瘤(sALCL),T 细胞急性淋巴母细胞白血病/淋巴瘤来源于 T 细胞前体(如胸腺细胞),不包括在成熟淋巴瘤组中,因此不在本章讨论[4,5]。

## 流行病学

PTCL 占非霍奇金淋巴瘤的 10%～15%(图 11-1)。这些进一步细分为淋巴结、结外、白血病和皮肤 T 细胞淋巴瘤。最常见的亚型是 PTCL,NOS,其次是 AITL 和 sALCL,以及 ALK(＋)和 ALK(－)间变性淋巴瘤。这三种类型约占 T 细胞淋巴瘤的 2/3[6]。随着更好的诊断标志物和分子标准的应用,三种表达 TFH 表型的淋巴瘤也被归类为 TFH 起源的临时实体,包括 AITL、带 TFH 表型的 PTCL 和泡 T 细胞淋巴瘤(FTCL)(以前被归类为 PTCL,NOS)[7,8]。

表 11-1　2016 年 WHO 成熟 T 细胞淋巴瘤分类[a]

| 白血病 | 淋巴结内 | 淋巴结外侵犯 | 皮肤累及 |
|---|---|---|---|
| T 细胞幼淋巴细胞白血病 | 非特指型外周 T 细胞淋巴瘤 | 结外 NK/T 细胞淋巴瘤，鼻型 | 皮下脂膜炎样 T 细胞淋巴瘤 |
| T 细胞大颗粒细胞白血病 | **滤泡性 T 细胞淋巴瘤** | 单形性嗜上皮肠道 T 细胞淋巴瘤 | 蕈样真菌病 |
| **NK 细胞慢性淋巴组织增生性疾病** | **伴 TFH 表型的淋巴结外周 T 细胞淋巴瘤[b]** | 儿童系统性 EB 病毒 T 细胞淋巴瘤 | Sézary 综合征 |
| 侵袭性 NK 细胞白血病 | ALK（＋）间变性大细胞淋巴瘤 | 种痘水疱病样淋巴组织增生性疾病 | 原发性皮肤 CD30[+] T 细胞淋巴组织增生性疾病 |
| 成人 T 细胞白血病/淋巴瘤 | ALK（－）间变性大细胞淋巴瘤[b] | **乳腺假体植入相关间变性大细胞淋巴瘤[b]** | 原发性皮肤间变性大细胞淋巴瘤 |
| | | **胃肠道惰性 T 细胞淋巴组织增生性疾病[b]** | **原发性皮肤 γδ T 细胞淋巴瘤** |
| | | | **原发性皮肤 CD4[+] 小、中型大 T 细胞淋巴组织增生性疾病[b]** |

注：[a]临时分类以粗体列出。[b]与 2008 年分类的变化。

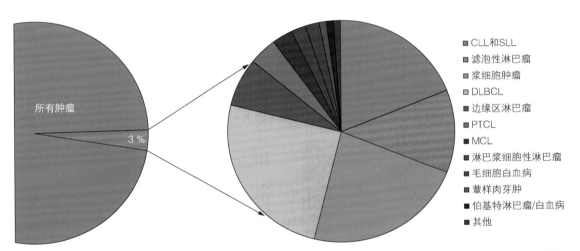

图 11-1　成熟非霍奇金淋巴瘤亚型的分布。CLL，慢性淋巴细胞白血病；DLBCL，弥漫大 B 细胞淋巴瘤；MCL，套细胞淋巴瘤；PTCL，外周 T 细胞淋巴瘤；SLL，小淋巴细胞淋巴瘤。数据来自 Teras LR, DeSantis CE, Cerhan JR, et al: 2016 US lymphoid malignancy statistics by word Health Organization subtypes, CA Cancer J Clin 2016 Nov 12；66（6）：443-459

图例：
- CLL 和 SLL
- 滤泡性淋巴瘤
- 浆细胞肿瘤
- DLBCL
- 边缘区淋巴瘤
- PTCL
- MCL
- 淋巴浆细胞性淋巴瘤
- 毛细胞白血病
- 蕈样肉芽肿
- 伯基特淋巴瘤/白血病
- 其他

所有肿瘤　3%

由于遗传和环境因素的综合因素，不同类型 PTCL 的发病率和患病率存在显著的地域差异。AITL 在欧洲更为常见（占所有 PTCL 的 28.7%），其次是亚洲（17.9%）和北美（16.0%）[9]。PTCL，NOS 在西方国家比亚洲国家更常见[30% vs（20%～25%）的 PTCL][10]。其他 PTCL 亚型如成人 T 细胞淋巴瘤/白血病（ATLL）和结外 NK/T 细胞淋巴瘤（ENKL），在亚洲、中美洲和南美洲的发生率高于西方国家，分别与嗜 T 淋巴病毒 I 型（HTLV1）和 EB 病毒（EBV）的分布相似。肠病相关 T 细胞淋巴瘤（EATL）在乳糜泻更为普遍的北欧更为常见[6,11]。

## 发病率和结果

根据美国国立癌症研究所监测、流行病学和结果数据库的数据，在美国年龄调整后的 PTCL 发病率低于 1/10 万，每年约有 1 万多例的初诊病例[3]。近年来，尽管许多 B 细胞淋巴瘤的发病率已经开始下降，或至多保持平稳，但 T 细胞淋巴瘤的发病率在全球范围内持续上升。这可能是人口老龄化、医疗保健改善和诊断水平的提高有关。由于该疾病的罕见性和缺乏相关的随机临床试验，因此在世界范围内，对于患者的

一线或挽救性治疗仍然没有共识，这意味着 PTCL 患者的 OS 较差（5 年生存率 36%～56%）。相比之下，MF 的结果总体上更好（5 年生存率 79%～92%）[3]。

## 发病机制及组织学

PTCL 的确切发病机制在很大程度上是难以捉摸的，并且不同病理亚型的推定细胞来源仍然缺乏特征。在基因表达谱分析（GEP，RNA 测序、微阵列分析、微 RNA 谱分析、突变分析、拷贝数改变）和表观遗传学分析方面进行了重大尝试，以帮助识别新的生物标志物和突变[12-15]。PTCL 来源于成熟的 T 细胞，T 细胞分化或成熟水平的失调是淋巴生成中的关键事件。致病事件一般可分为三类：

（1）关键细胞内信号通路中的内在或反复发生的分子事件。

1）TCR/CD3 通路。

2）Notch 通路。

3）Janus 激酶（JAK）/信号转导和激活转录因子（STAT）通路。

4）RHOA 途径。

5) PI3K 途径。

6) 表观遗传调控。

7) AP - 1 介导的转录程序。

(2) 外在或微环境变化。

(3) 病毒介导(如 EBV、HTLV - 1 诱导的 T 细胞肿瘤转化)[16]。

## 血管免疫母细胞性 T 细胞淋巴瘤

AITL 的特点是其细胞来源于 CD4[+] TFH 细胞,即效应 T 细胞亚群,其诊断标准在 2016 年 WHO 分类中保持不变。TFH 细胞是生发中心内 B 细胞活化和分化的关键外周检查点[17]。触发向 AITL 转化的失调 TFH 细胞被认为是起源细胞(COO),随后会破坏免疫耐受性并且不可控的组成性激活的免疫系统,从而表现为自身免疫现象[18]。肿瘤细胞保留 TFH 细胞的特征表型,表达标志物 PD - 1、BCL6、CXCL13、CD10、ICOS、SAP 和 CXCR5、CD279(PD - 1、PDCD1)CD40L、和 NFATC1。是一种过去被归类为 PTCL,NOS 的亚型表达 TFH 相关标记,并与 AITL 共享复发性遗传异常。这在 WHO 2016 年被赋予临时类别,称为具有 TFH 表型的 T 细胞淋巴瘤。另一种称为滤泡性 T 细胞淋巴瘤的类别也被加到

该组中,主要涉及滤泡并且可能类似于它的 B 细胞对应物——滤泡性淋巴瘤(表 11 - 1)。GEP 表明,恶性 TFH 细胞通常携带编码甲基胞嘧啶双加氧酶 TET2(47% ~ 73%)、异柠檬酸脱氢酶 2(IDH2)(20% ~ 40%)、DNA 甲基转移酶 3A(DNMT3A)(33%)的基因突变,或 RHOA - G17V 突变(约 60%)[19]。由 AITL 细胞产生的 CXCL13 已知与高丙种球蛋白血症和自身免疫性溶血性贫血有关,因为这种蛋白质会刺激肿瘤微环境中的 B 细胞扩增和浆细胞分化[20,21]。EBV 阳性克隆/寡克隆 B 淋巴母细胞存在于大多数 AITL 病例中,但其确切的致病作用尚不清楚。鉴于 EBV 实际上仅影响 B 细胞群,因此假定它在微环境中发挥促肿瘤发生作用,而不是在淋巴瘤形成中发挥主要作用。

显微镜下(图 11 - 2A - D),淋巴结标本存在多态性免疫浸润,伴有生发中心消失和显著的新血管形成,微环境不仅由肿瘤细胞组成,还由小细胞组成反应性淋巴细胞、组织细胞、嗜酸性粒细胞、扩大的滤泡树突状细胞网和显著的内皮小静脉[22]。除了表达 TFH 细胞标志物的肿瘤细胞外,T 细胞受体基因重排(TCR)存在于约 80% 的肿瘤细胞中,3 号和 5 号染色体的三体性是常见的细胞遗传学异常。EBV 阳性普遍存在于淋巴结中的大 B 免疫母细胞中,但不存在于肿瘤性 T 细胞中[23]。

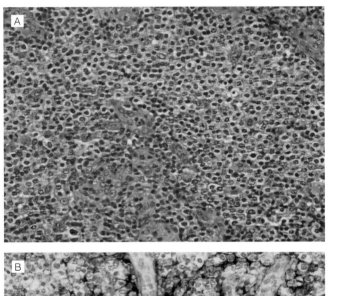

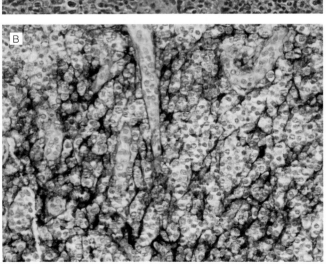

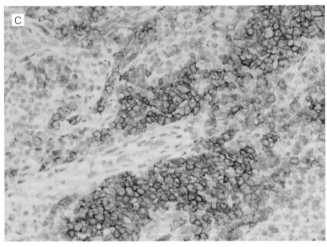

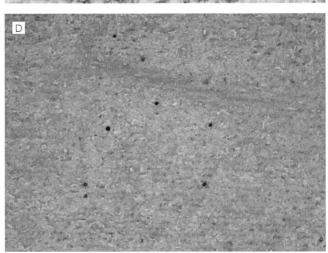

图 11 - 2 外周 T 细胞淋巴瘤的显微组织病理学。血管免疫母细胞性 T 细胞淋巴瘤(AITL):HE 染色(A)、免疫组化(IHC)检测 CD21(B)、ICH 检测 PD - 1(C)、原位杂交 EB 病毒编码 RNA(D)

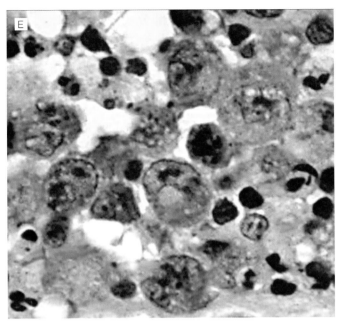

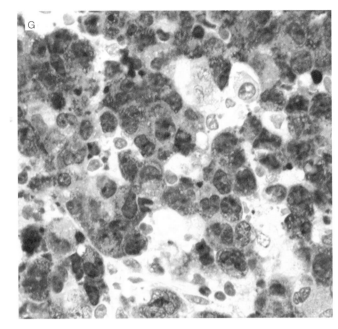

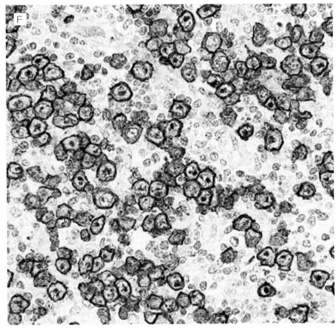

图 11-2(续)　系统性间变大细胞淋巴瘤(sALCL)：HE 染色(E)、免疫组化检测 CD30(F)，以及间变性淋巴瘤激酶 1(ALK1)的免疫组化(G)。经许可引自 Francisco MD,MDACC

### ■ 非特指的外周 T 细胞淋巴瘤

　　PTCL,NOS 是一个异质性肿瘤,包括不具有特征性免疫表型或不符合特定 PTCL 标准的不同成熟 T 细胞肿瘤。尽管没有明显的 COO 或复发性细胞遗传学异常,但 GEP 研究使用 PTCL-GATA3 和 PTCL-TBX21 在该组中定义了两个具有不同特征的新分子簇。GATA3 相关靶基因(CCR4、IL18RA、CXCR7 和 IK)高表达的患者 5 年 OS 结果较差,几乎是表达 TBX21 亚组的一半(19％对 38％)。在 TBX21 亚组中,细胞毒性 CD8+ T 细胞的表达与不良后果相关[24]。目前应用免疫组织化学(IHC)方法,使用针对关键转录因子(GATA3 和 TBX21)及其靶蛋白(CCR4 和 CXCR3)的抗体来区分石蜡组织中的这两种亚型[25]。

　　众所周知,对病理学家来说 PTCL,NOS 的诊断具有最高的难度和不一致性。这反映了不同 PTCL 亚型在疾病进展的不同阶段的异质性和表现的多样性[6]。由于 TFH 标志物的表达的应用,1/3 的 PTCL,NOS 病例应被更恰当地诊断为 AITL。淋巴结通常表现为弥漫性多形性细胞消失,这些细胞是中等或大细胞,核不规则,含有明显的核仁和许多核分裂。通常存在增生的内皮小静脉,其中混有嗜酸性粒细胞、浆细胞、小淋巴细胞、B 细胞、组织细胞和活化的巨噬细胞。一种已知预后良好的 PTCL,NOS 形态学变体称为淋巴上皮样细胞淋巴瘤(Lennert 淋巴瘤),表现为更丰富的上皮样组织细胞和肿瘤细胞,表现出 CD8 阳性细胞毒性(TIA1、颗粒酶 B 和/或穿孔素)表型[26]。

　　在 PTCL,NOS 中,T 细胞相关抗原的表达存在不同程度的缺失,更常见的是 CD5 或 CD7,很少见的是 CD2 或 CD3。

在大多数情况下,T细胞表达CD4和/或αβ-TCR(TCR-β阳性),而在少数情况下具有CD8和/或gδ表型。CD30表达较少,其预后影响目前尚不清楚。一半的PTCL,NOS病例为EBV阳性,其与较差的存活率相关[7]。其他很少表达的标志物包括B细胞标志物,如CD20、CD19、CD79a或PAX5。最近对PTCL,NOS进行的全基因组二代测序分析发现了涉及*TP63*基因(TP53家族成员)与*TBL1XR1*和*ATXN1*基因(10%的病例)重排的反复易位。这些基因融合编码的蛋白质可抑制p53通路并与不良临床结果相关。通过荧光原位杂交筛选大量*TP63*重排病例显示ALK(-)ALCL(12.5%)和原发性皮肤ALCL(10.5%)中的发生率相似[27]。

### ■ 系统性间变性大细胞淋巴瘤

超过30%的sALCL的病例表现出ALK(+)[28]。易位导致结构性活性NPM-ALK激酶的表达,触发调节细胞生长、存活和恶性转化的下游信号通路[29,30]。这导致涉及STAT3/5、CEBPB和AP1的向下级联[31-33]。在sALCL中,很难用GEP分析来鉴定COO的肿瘤细胞。最近的基因集富集分析指向Th17起源,这是IL-17的谱系,产生CD4+T辅助细胞程序[34,35]。这个Th17表达是否来自已知的涉及ALK的复发性染色体重排带有核磷蛋白(NPM1)[t(2;5)(p23q35)]的基因尚不清楚[36]。GEP表明ALK(+)ALCL和ALK(-)ALCL显示出相似的基因组特征,因此表明其具有共同的COO35。ALK(-)亚型在WHO 2008中是一个临时分类,在2016年WHO分类中的已成为明确的一个分型。预后介于ALK(+)ALCL和PTCL之间。1/3的ALK(-)ALCL在6p25.3重排上具有DUSP22-IRF4位点,预后良好,生存率与ALK(+)ALCL相当。8%～12%的病例在3q28上表现出TP53同系物TP63,并且与侵袭性临床行为和不良结果相关(5年OS率,17%)[37]。不携带上述重排的ALK(-)ALCL的亚型称为三阴性ALCL(ALK、TP63和DUSP22阴性),预后中等(5年OS率,33%),比ALK(+)ALCL和DUSP22重排ALCL预后差,但优于TP63重排ALCL,整体与ALK(-)ALCL相似[37]。

大多数ALCL病例在显微镜下表现出经典形态,其特征是存在具有丰富细胞质的大细胞(图11-2E～G)。普通型或经典型的特征是成片的大的多形性肿瘤细胞,具有偏心肾形核(具有多个突出的核仁)和突出且苍白的高尔基体区(核旁晕)的标志性细胞。多核细胞、里-施细胞和甜甜圈细胞的变异,通常优先累及淋巴结窦和副皮质经常可见。不常见的形态学异常包括小细胞、单形、淋巴组织细胞、富含中性粒细胞、透明细胞、印戒细胞、富含巨细胞、霍奇金样和肉瘤样变异。在免疫组化中,CD30在膜和高尔基体中普遍且强表达,TIA1、颗粒酶B、穿孔素、EMA高表达,CD8和CD56低表达。B细胞表面标志物(CD19、CD20、CD22)呈阴性。在某些情况下即便存在T细胞抗原的异源表达但未检测到任何谱系特异性标记,仍被定义为无效组。虽然大多数ALCL具有克隆重排的*TCR*基因,但大约10%的无效组患者中无*TCR*重排[10,38,39]。

# 临床部分

成熟T细胞淋巴瘤的临床表现差异很大,主要取决于亚型(表11-2)。PTCL,NOS、AITL和ALCL所有这些都常表现为全身性淋巴结肿大和B症状,并可累及结外部位,包括皮肤、胃肠道、肝、脾和骨髓。患者通常表现为疾病晚期[Ⅲ期和Ⅳ期;AITL,89%;PTCL,NOS,69%;ALK(+)ALCL,65%;ALK(-)ALCL,58%][10]。因为病理诊断一致率不高,PTCL常被误认为其他类型的淋巴瘤,导致诊断延迟[40]。很少有患者在病程中出现或发展出噬血细胞综合征(HLH)的特征,噬血细胞综合征死亡率高。在一项系列研究中发现,23%的PTCL患者伴有淋巴瘤相关噬血细胞综合征,其中PTCL,NOS占大多数[41]。

表11-2 不同外周T细胞淋巴瘤亚型的5年疗效

| 项目 | ITCP | | BCCA | |
|---|---|---|---|---|
| | 5年 FFS(%) | 5年 OS(%) | 5年 FFS(%) | 5年 OS(%) |
| AITL | 18 | 32 | 13 | 36 |
| PTCL,NOS | 20 | 32 | 29 | 3 |
| ALK(-)ALCL | 36 | 49 | 28 | 43 |
| ALK(+)ALCL | 60 | 70 | | |

注:AITL,血管免疫母细胞T细胞淋巴瘤;ALCL,间变性大细胞淋巴瘤;ALK,间变性淋巴瘤激酶;FFS,无病生存期;OS,总生存期;PTCL,NOS,非特指型外周T细胞淋巴瘤。

### ■ 血管免疫母细胞T细胞淋巴瘤

AITL患者通常为中老年人。男女之间的发病率几乎相等。大多数患者表现为侵袭性临床病程,其特征为广泛性淋巴结肿大、B症状(发热、体重意外减轻、盗汗)、骨髓受累和肝脾大。有传闻称一名患者出现阴燃病程,淋巴结肿大逐渐消退。这是最常见的伪装成其他病理类型的淋巴瘤之一,对诊断提出挑战并表现为非典型症状。这包括免疫缺陷、机会性感染、皮疹和溶血性贫血的症状[42]。皮疹可以是一个主要症状,通常是瘙痒性的。皮疹见于20%～50%的AITL患者,范围从荨麻疹性皮损到结节性肿瘤。高达45%的病例可见血液学异常(例如,Coombs阳性溶血性贫血和多克隆高丙种球蛋白血症)[9]。

### ■ 非特指的外周T细胞淋巴瘤

PTCL,NOS患者的中位年龄为60岁。男女比例为2:1,具有侵袭性临床病程。尽管大多数患者有淋巴结受累(87%),但62%的患者可出现结外病变。生化指标异常包括存在循环肿瘤细胞(10%),血清β₂微球蛋白(36%)、C反应蛋白(50%)或钙(5%)水平升高,低丙种球蛋白血症(9%),单克隆血清免疫球蛋白(4%),溶血性贫血(3%),以及噬血细胞综合征(3%)[43]。

### ■ 间变大B细胞淋巴瘤

ALK(+)ALCL在临床上具有独特性,在年轻患者(中位年龄 34 岁)中发病率更高[10,44,45]。ALK(+)和 ALK(-)都有常见的 B 症状,1/5 患者会累及骨髓、皮肤、软组织、骨骼、骨髓、肝脏和肺。已经报道了成人中乳房受累病例,大多数病例是 ALK(-)ALCL,并且经常与乳房植入物相关[46-48]。假体的外壳(光滑与纹理)与乳房假体相关的 ALCL 风险相关,但在假体光滑的患者中没有发现风险相关。原发性皮肤 ALCL 在形态上类似,但在临床上是 ALCL 的一个独特的亚型,其在诊断时没有全身受累。它们缺乏 ALK 的表达,并且没有涉及 ALK 基因的基因重排[49,50]。

## 诊断和分期

PTCL 的诊断通常具有挑战性,因为临床表现的范围广、病理表现异质性高,并且在临床和病理上经常与更常见的非恶性病症重叠。如果可行,所有可能患有 PTCL 的患者的检查应包括切除淋巴结活检,这是金标准测试。病理诊断基于特征性形态学特征和免疫组织化学结果并结合就诊时的临床体征和症状。几个因素填补了这种淋巴瘤的诊断空白,包括它的罕见性和对详细免疫表型标记的需要。目前的指南支持使用诊断面板来提高诊断准确性,并且通常需要血液病理学专家的辅助。PTCL 患者的初始检查应包括体格检查、全血细胞计数和化学,包括乳酸脱氢酶(LDH)、$\beta_2$ 微球蛋白、骨髓涂片和活组织检查。HIV 毒、HTLV11、乙型和丙型肝炎的血清学检测有助于确定 PTCL 的亚型。诊断时应考虑使用 $^{18}$F-FDG 的 PET 扫描,并应使用 PET 或 CT 扫描进行进一步成像,以便在所有病例的治疗中期和治疗结束时进行疗效评估。如果怀疑患有 HLH,则应降低检查门槛,并应考虑进行如下检查,包括 EBV PCR、铁蛋白、纤维蛋白原、甘油三酯和细胞因子 12 概况,包括可溶性 IL-2sR。在有生育潜力的男性和女性中,应与患者讨论不育的可能性,并应建议患者考虑转诊进行生育力保存的咨询和治疗。

## 预后

侵袭性 PTCL 的特定亚型以及前面讨论的分子标志物可以提供预后信息,其中 ALK(+)ALCL 的预后最好。还制定了临床因素的模型对患者进行风险分层,如在 B 细胞淋巴瘤中的国际预后指数(IPI),该指数基于年龄、体能状态(PS)、LDH、分期和结外受累[6]。这是在侵袭性 B 淋巴瘤中开发的,在 T 细胞淋巴瘤中应用较少,因为它识别 PTCL 患者治疗失败风险的能力有限。它们在较小的研究中得到验证,并且对淋巴结实体的预后不太令人满意。因此,目前正在探索基于肿瘤生物学特征的评分。一个意大利合作小组提议修订 PTCL,NOS 的 IPI,即 T 细胞淋巴瘤(PIT)评分的预后指数,其中包括年龄、PS、LDH 和骨髓受累[51]。NCCN-IPI 对年龄、血清 LDH 和包含特定结外部位(中枢神经系统、骨髓、肝、胃肠道、肺)的特征进行了子指定,似乎可以将预后组别区分开来。PIT 和 NCCN-IPI 都能够在 PTCL,NOS 和 ALCL 中比在 AITL 中更好地区分风险组[51,52]。虽然这些临床模型可

用于估计预后,但它们并未影响治疗方法,因此非常需要结合免疫表型和分子标记的更好工具。

## 临床管理

尽管我们对 PTCL 的生物学知识有所进步,但临床病程因 PTCL 亚型和治疗干预而有很大差异。必须根据 CD30 的亚型和表达来严格评估一线治疗的选择。除伴有 DUSP22 重排的 ALK(+)ALCL 和 ALK(-)ALCL 外,PTCL 患者在接受 CHOP 化疗或 CHOP 类化疗时普遍出现化疗耐药、短期缓解、早期复发[53]。从历史上看,我们关于治疗结果的大部分知识来自国际 T 细胞计划(ITCP)和不列颠哥伦比亚省癌症机构(BCCA)系列(表 11-1)。在 BCCA 组中,大多数患有 ALK(+)疾病的患者具有低风险的 IPI 分数和出色的 5 年 OS 率(75%)。然而,其余 PTCL 患者的 IPI 评分大多大于 2,5 年 OS 率为 25%,凸显了该组的高未满足需求[39,43]。

### ■ CD30 的表达

CD30 是属于肿瘤坏死因子受体超家族的跨膜糖蛋白。它通常在活化的 B 细胞和 T 细胞中表达,并在许多 PTCL 亚型(包括 sALCL)的病理状态下表达,在这些亚型中,它具有均匀且高的特征。CD30 的连接激活下游核因子 κB(NF-κB)信号通路,促进细胞生长和存活。由于通过 CD30 发出的信号在某些 T 细胞淋巴瘤中可能致癌,而在正常细胞中表达有限,因此它是理想的靶标之一。CD30 导向的抗体-药物偶联物 BV 改变了治疗 PTCL 的方法,基本上在 CD30$^+$ 和 CD30$^-$ 组之间划出了一条治疗线。

### ■ CD30$^+$ 外周 T 细胞淋巴瘤

BV 是一种抗体-药物偶联物,CD30 特异性单克隆抗体通过连接肽连接到化疗药物单甲基奥瑞他汀 E(MMAE)。在与 CD30 结合后,BV 经历内吞作用并被溶酶体复合物吸收。在低 pH 条件下,蛋白酶裂解接头并将 MMAE 释放到细胞质中。在一种或多种既往多药化疗方案失败后,单药 BV 被批准用于 sALCL 患者。一项在新诊断的 CD30$^+$ T 细胞淋巴瘤患者中评估 BV 与 CHP(不含长春新碱的 CHOP)联合治疗的 I 期研究表明,总缓解率(ORR)为 86%,完全缓解率(CRR)为 57%[54]。毒性是可控的;3 级或更高级别的不良事件(AE)通常包括中性粒细胞减少症(21%)、血小板减少症(14%)、周围感觉神经病变(12%)和贫血(7%)。对 38 名获得 CR 的患者进行的 5 年长期随访显示,无 PFS 率为 57%,OS 率为 79%。一项比较 BV-CHP 与 CHOPBV 加 CHP 的大型随机 III 期研究(ECHELON-2)证明,BV-CHP 具有更高的反应率、更高的 PFS 率、更高的 OS 率和无附加毒性。这是 PTCL 历史上改变实践的重要里程碑,BV-CHP 目前是 CD30$^+$ PTCL 患者的标准治疗。CD30 在 ALCL[ALK(+)和(-)]中普遍表达。在非 sALCL 亚型中,CD30 表达估计在 PTCL,NOS 中为 58%~64%,在 AITL 中为 43%~63%[55,56]。ECHELON-2 研究要求在纳入研究的肿瘤细胞中 CD30 的表达至少为 10% 或更高。ECH-ELON-2 研究中约 75% 的患者患有晚期疾

病,30%的患者年龄在 65 岁或以上,70%的患者患有 sALCL[48%的 ALK(-)]。22%的 ALK(+)患者需要 IPI 评分为 2 或更高。研究中的其他患者包括患有 PTCL,NOS(16%)、AITL(12%)、ATLL(<2%)和 EATL(<1%)的患者。BV - CHP 的 ORR 和 CRR 显著高于 CHOP(ORR,83% vs 72%;CR 率,68% vs 56%)。该研究达到了主要终点,表明 BV - CHP 显著改善了 PFS。中位随访期为 36.2 个月,中位 PFS 分别为 48.2 个月和 20.8 个月(BV - CHP 与 CHOP;HR,0.71,95% CI 0.54~0.93,P=0.011)。HR 的 OS 也有显著改善(0.66;95% CI 0.46~0.95;BV - CHP 与 CHOP 相比,P=0.024 4)。OS 获益主要见于 sALCL,但未见于 PTCL,NOS(HR 0.83,95% CI 0.38~1.80)和 AITL(HR 0.87,95% CI 0.29~2.58)。两组间与治疗相关的 AE 发生率相似:BV 组 66%的 3 级或更高级别 AE 发生,而 CHOP 组为 65%。发热性中性粒细胞减少症发生率分别为 18%和 15%,任何级别的周围神经病变发生率分别为 52%和 55%。严重的 AE 发生率分别为 39%和 38%;BV - CHP 和 CHOP 组分别有 6%和 7%的患者因 AE 而停止治疗。导致死亡的治疗相关 AE 在两个队列中相似(3% vs 4%)。该研究明显打破了 PTCL 试验的传统规范,并建立了基于 CD30 的治疗方法用于 T 细胞淋巴瘤患者的一线治疗。然而,仍然需要注意的是,AITL 和 PTCL,NOS 亚组的代表性并不理想,因此该研究无法比较组织学亚型之间的疗效及 BV 在非 ALCL CD30+ PTCL 亚型中的潜在益处[57]。2018 年 11 月,美国 FDA 批准 BV 联合 CHP 用于既往未治疗的 sALCL 或其他表达 CD30 的 PTCL(包括 AITL 和 PTCL,NOS)患者(图 11 - 3)。

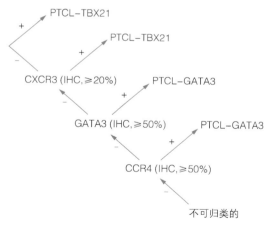

**图 11 - 3**　非特指型外周 T 细胞淋巴瘤(PTCL)的起源细胞。IHC,免疫组织化学

### ■ CD30⁻ T 细胞淋巴瘤

对于绝大多数 CD30⁻ 的 AITL 和 PTCL,NOS 病例,基于 CHOP 的化疗仍然是标准治疗。尽管已经尝试了更强化的治疗,但这些治疗并不比 CHOP 治疗效果更好。来自瑞典的注册研究和德国高级别非霍奇金淋巴瘤研究组的特别分析均表明,在 CHOP 中加入依托泊苷可改善无事件生存期(EFS),尤其是年龄小于 60 岁的患者,以及正常的 LDH 水平。当考虑

ALK(+)ALCL 患者时,依托泊苷对 EFS 的积极作用得到证实(3 年 EFS 率,91.2% vs 57.1%,P=0.012);当将其他亚型放在一起时,比较显示出相似的数值趋势(3 年 EFS 率,60.7% vs 48.3%,P=0.057)[58,59]。在老年患者中,加用依托泊苷被认为是有争议的,而且通常会引起毒性;应根据具体情况评估其使用情况。许多中心使用它来实现更高的缓解率,以期通过造血干细胞移植进行大剂量化疗巩固治疗(HDC SCT)。更强化的诱导方案(例如,注射 EPOCH、hyper - CVAD 超分化环磷酰胺、长春新碱、多柔比星和地塞米松)提供了相当的临床结果,但没有前瞻性研究直接比较这些方案。此外,这些强化方案与增加的 AE 相关[60]。CHOP 通常每 3 周给药一次,类似于环磷酰胺、多柔比星、长春新碱、依托泊苷和泼尼松(CHOEP),其中额外的依托泊苷每 3 周在第 1~3 天给药[58](图 11 - 4)。

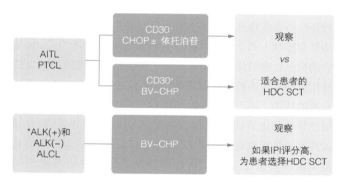

**图 11 - 4**　外周 T 细胞淋巴瘤(PTCL)的一线治疗方案。AITL,血管免疫母细胞 T 细胞淋巴瘤;ALCL,间变性大细胞淋巴瘤;ALK,间变性淋巴瘤激酶;BV,维布妥昔单抗;CHOP,环磷酰胺、多柔比星、长春新碱和泼尼松;CHP,环磷酰胺、多柔比星和泼尼松;HDC SCT,大剂量化疗与干细胞移植;IPI,国际预后指数。＊CD30 的普遍表达

## 前期整合和维护

除 ALK(+)ALCL 患者外,大多数接受一线化疗的患者(图 11 - 4)未能实现 PTCL 的长期缓解[61]。研究探讨了在符合条件的患者中采用放射治疗(RT)和 HDC SCT 进行巩固治疗的作用;值得注意的是,目前缺乏充分的随机对照试验来提出强有力的建议。在早期和低 IPI 组中,RT 通常是基于回顾性分析和传闻经验的公认巩固模式[62-64]。这些研究有很多局限性,包括样本量小、所用不同化疗的选择偏倚,以及原发性难治性疾病的纳入。目前 NCCN 指南建议对所有 Ⅰ 期或 Ⅱ 期 PTCL 疾病患者进行巩固性放疗,这些患者在基于标准蒽环类药物的化疗后达到缓解。在具有高 IPI 的晚期阶段,研究支持 HDCSCT 作为所有主要亚型 PTCL 患者的巩固治疗,与随后的缓解相比,首次缓解显著获益(表 11 - 3)[65-71]。在 ECHELON - 2 试验中,根据研究者决定,患者接受了巩固性 HDC SCT(BV+CHP 组 22%的患者和 CHOP 组 17%的患者);然而,该研究并非旨在研究移植的效果[54]。一个探索性的分析进一步报道了 BV+CHP 后 CR 中接受 SCT 的患者和未接受 SCT 的患者,结果支持 SCT 的 PFS 获益[72]。国际血

表 11 - 3    大剂量化疗自体干细胞移植在外周 T 细胞淋巴瘤首次缓解中的结果

| 相关研究者 | 患者数($n$) | 一线治疗方案 | PFS 和 EFS | OS |
|---|---|---|---|---|
| Mercadal 等（2008） | 41 | 大剂量 CHOP/标准 ESHAP | 4 年 PFS 率，30% | 4 年 OS 率，39% |
| Corradini 等（2006） | 62 | （1）32 例患者接受 APOx2＋DHAPx2，后续行 HDT/ASCT 治疗<br>（2）30 例患者接受 MACOP - B 治疗 8 周后米托蒽醌 3 天进行强化治疗，后续是 HDT/ASCT | ALK（＋）淋巴瘤：12 年 EFS 率，54% | ALK（＋）淋巴瘤：12 年 OS 率，62% |
| d'Amore 等（2012） | 166 | 2 周一次的 CHOPE 方案化疗，6 个疗程 | 5 年 PFS 率，44% | 5 年 OS 率，51% |
| Reimer 等（2009） | 83 | CHOP | 3 年 PFS 率，36% | 5 年 OS 率，48% |
| Rodriquez 等（2007） | 74 | CHOP 相关方案 | 5 年 PFS 率，63% | 5 年 OS 率，68% |

注：ALK，间变性淋巴瘤激酶；APO，多柔比星、长春新碱、泼尼松；CHOEP，环磷酰胺、多柔比星、依托泊苷、长春新碱和泼尼松；CHOP，环磷酰胺、多柔比星、长春新碱和泼尼松；EFS，无事件生存；ESHAP，依托泊苷、甲泼尼龙（solumedrol）、大剂量阿糖胞苷（ara - C）和顺铂；HDT/ASCT，大剂量化疗后自体干细胞移植；MACOP - B，甲氨蝶呤-多柔比星-环磷酰胺-长春新碱-泼尼松-博来霉素；OS，总生存期；PFS，无进展生存期。

液和骨髓移植研究中心对 HDC SCT 进行了回顾性评估，结果表明，在病程早期提供巩固治疗效果更好，而在多次复发疾病中的效用有限[69]。尽管巩固性 HDC SCT 在淋巴结 PTCL 的主要治疗中有作用，但仍需要根据临床和遗传分层进行进一步研究，尤其是具有高风险特征的患者。同种异体移植具有很高的移植相关死亡率（TRM），通常不在首次缓解期考虑。TRM 的改进可能允许前期异基因 SCT 在适当设计的具有高风险特征的临床研究中发挥作用[73]。

## 复发或难治性疾病

153 名患者的 BCCA 系列研究所示，大量淋巴结 PTCL 患者要么复发要么未能达到缓解，并且预后不佳且生存时间短[74]。对于身体健康且符合条件的患者，可以考虑强化挽救性化疗方案，以巩固 HDCSCT 的疗效。各种挽救方案的 ORR 在 40%～50%；只有少数患者能够达到 CR，而让这些患者接受 HDC SCT 的时间窗口通常很短。在 BCCA 系列中，第一次复发或疾病进展后的中位 PFS 和 OS 分别仅为 3.1 个月和 5.5 个月，没有 HDC SCT。此外，在复发时接受化疗的患者的 OS 更长，但与未接受化疗的患者相比仅相差 3 个月（分别为 6.5 个月和 3.7 个月）。多项研究表明，患有化疗敏感疾病的患者接受 HDC SCT 的结果更好。然而，缺乏随机对照

研究，大多数关于 HDC SCT 的作用和类型（自体与同种异体）的数据来自 II 期和回顾性研究，由于患者选择、异质性病理学和纳入更有利的 PTCL 亚型的患者，这些研究具有固有偏倚。此外，大多数研究包括继续接受 HDT SCT 的患者[69-72]。通过挽救方案实现 CR 的患者可以通过 HDC 自体 SCT 巩固治疗，但获得 PR 的患者应考虑异基因 HCT 或额外的挽救治疗。PTCL 的另一个主要挑战是，在复发时，许多患者由于年龄、合并症、体力状况或个人偏好而不符合强化化疗的条件。在这些患者中，正在研究许多新药以延长反应持续时间。美国 FDA 已经批准了 4 种具有新作用机制的药物，用于治疗复发或难治性淋巴结 T 细胞淋巴瘤患者（基于 ORR）。这些包括普拉曲沙、罗米地辛、贝利司他和 BV[75-81]。在复发或难治性 PTCL 人群中，普拉曲沙、罗米地辛和贝林司他的缓解率为 25%～54%，ALCL 患者 BV 的 ORR 高达 86%（CR，57%）（表 11 - 4）。单一药物对生存结果的实际影响仍不清楚。已经尝试将这些新型药物纳入挽救化疗的主干，目的是在不增加毒性的情况下提供更高的 CR 率。这反过来可以促进随后与 HDC SCT 的整合[82]。这些新型药物在改善疾病相关结局方面的作用正在一线诱导、疾病挽救和高剂量巩固或维持治疗中得到积极研究。需要成熟的临床数据来显示它们对生存曲线的影响。

表 11 - 4    PTCL 的靶向药物和导致获批的关键性试验

| 研究 | 药物 | 作用机制 | 患者($n$) | ORR | CR | PFS 或 EFS | 中位 OS |
|---|---|---|---|---|---|---|---|
| PROPEL | 普拉曲沙 | 新型选择性抗叶酸剂竞争性抑制二氢叶酸还原酶，从而破坏淋巴瘤细胞增殖所需的 DNA/RNA 合成 | 109 | 29%<br>PTCL，NOS：32%<br>sALCL：35%<br>AITL：8% | 11% | 3.5 个月 | 14.4 个月 |
| BELIEF | belinostat | 强效 IV（类 1/2/3），表观遗传修饰 HDAC 抑制剂 | 129 | 25.8%<br>PTCL，NOS：23%<br>AITL：46%<br>ALK（－）ALCL：15% | 10.8，AITL：18% | 1.6 个月 | 7.9 个月 |
| Phase II | 布伦妥昔单抗（至少一种既往治疗失败后的 R/R ALCL） | 靶向 CD30 的抗体偶联药物（ADC） | 58 | 86% | 57% | 20 个月 | 未达到；1 年：70%；3 年：63% |

续　表

| 研究 | 药物 | 作用机制 | 患者(n) | ORR | CR | PFS 或 EFS | 中位 OS |
|------|------|----------|---------|-----|-----|-----------|---------|
| Phase Ⅱ | romidepsin | 改变染色质的表观遗传修饰剂，特别是作为一种有效的 Ⅳ 类 HDAC 抑制剂干扰组蛋白赖氨酸残基上染色质的乙酰化模式，阻止基因转录并破坏恶性淋巴瘤细胞中的蛋白质功能 | 130 | 25%<br>PTCL，NOS：29%<br>AITL：30%<br>ALK(—)ALCL：24% | 15% | 4 个月 | 11.3 个月 |

注：ADC，抗体-药物偶联物；AITL，血管免疫母细胞 T 细胞淋巴瘤；ALCL，间变性大细胞淋巴瘤；ALK，间变性淋巴瘤激酶；BELIEF(CLN‑19) Ⅱ 期研究；CR，完全缓解；EFS，无事件生存；FFS，无失败生存；HDAC，组蛋白脱乙酰酶；ORR，总体反应率；OS，总体生存期；PFS，无进展生存期；第二阶段，推进；PTCL，NOS，非特指的外周 T 细胞淋巴瘤；R/R，复发/难治性；sALCL，系统性间变性大细胞淋巴瘤。

### 新视野

临床试验仍然是 PTCL 患者护理不可或缺的一部分，因此强烈鼓励参与。对分子和表观基因组标记的理解提供了可靶向的突变和途径，并有可能将当前的治疗格局转变为对患者的更加个性化的治疗。总体来说，大多数 PTCL 亚型都需要有效的治疗方法，这需要增加对 PTCL 生物学的了解，以改进诊断并提供用于评估反应或复发的生物标志物。几种新的治疗药物正在复发或难治性 PTCL 中进行研究，这些药物已被证明可以产生更深层次的反应，并有可能改善结果；然而，这个讨论超出了本章的范围。使用这些药物，正在积极研究用于姑息性治疗的单药治疗或随后进行 HDC SCT 巩固的联合治疗。这些在研药物包括 ALK 抑制剂（克唑替尼和色瑞替尼）、alisertib（极光激酶 A 的选择性抑制剂）、帕比司他（泛 HDAC 组蛋白脱乙酰酶 1/2/4 类抑制剂）、硼替佐米（蛋白酶体抑制剂）、地尼白介素 diftitox（IL‑2‑白喉毒素融合蛋白）、来那度胺（免疫调节剂，合成沙利度胺衍生物）、alemtuzumab（人源化抗 CD52 单克隆抗体）、mogamulizumab（脱岩藻糖基化、人源化、靶向 CC 趋化因子受体 4 的单克隆抗体）、duvelisib 和 tenalisib（PI3Kδ 和 g 抑制剂）、环孢素（免疫调节剂）和 selinexor（口服选择性核输出抑制剂）[83]。创新疗法，如 CAR‑T 细胞疗法（一种过继性 T 细胞疗法，使用转导的基因工程 T 细胞表达针对肿瘤靶抗原的人工受体）是最有前途的疗法之一癌症的免疫疗法。它们在 B 淋巴恶性肿瘤患者中产生了显著的反应率，目前正在进行 PTCL 患者的 Ⅰ/Ⅱ 期试验。这些方法有可能迅速转移到一线临床研究，其中许多目前正在进行中。

### 结论

PTCL 是一组异质性罕见淋巴瘤，预后较差，缺乏大型随机试验来指导制定治疗方案。治疗的近期目标是实现快速和完全的反应，并遵循不同的治疗巩固策略维持这种缓解。随着该领域朝着个体化治疗的方向发展，需要大量的合作努力来推进研究，以了解不同的分子亚型并开发基因组驱动的临床试验。包括 CAR‑T 细胞疗法在内的几种新疗法可能会对未来几年的生存结果产生积极影响。

## 提示

- 强烈建议在诊断 PTCL 时进行切除性淋巴结组织活检，这被认为是金标准检查。许多中心进行核心活检，为有时间要求的临床表现提供病理诊断。细针穿刺被认为是确定诊断的次优方法。
- 肿瘤性 T 细胞浸润的存在是根据形态、异常 T 细胞表型（T 细胞正常表达的抗原表达缺失或正常 T 细胞不表达的抗原表达）来确定的。显示 PTCL 的 T 细胞克隆性的常规评估方法是基于 PCR 的基因组 DNA 法；但是，没有可识别的 T 细胞克隆并不能明确排除 PTCL 的诊断。
- 根据德国高级别非霍奇金淋巴瘤研究组（The German High-Grade Non-Hodgkin Lymphoma Study Group）的大型前瞻性随机临床试验的亚组分析和瑞典淋巴瘤登记处（Swedish Lymphoma Registry）的分析，对于 60 岁或以下、LDH 正常的患者，尤其是 ALK(+)sALCL 患者，在 CHOP 基础上加用依托泊苷可能比 CHOP 更有效。在其他亚组中，CHOEP 也有改善 EFS 的趋势，但无统计学意义。
- 对于 60 岁以上患者，强化方案会增加毒副作用而没有改善预后效果。与 CHOP‑21 相比，CHOP‑14 没有获益。在老年人组中，加入依托泊苷的 CHOP 化疗毒性更大。因此，BV‑CHP 和 CHOP 仍是 CD30+ 和 CD30− PTCL 老年患者的标准疗法。
- 由于 PTCL 复发率较高，在首次缓解后应尽快考虑采用自体干细胞移植术进行巩固治疗［ALK(+)亚型除外］。美国 FDA 已批准了四种具有新型作用机制的药物，用于治疗复发或难治性外周 T 细胞淋巴瘤(PTCL)患者。这些药物包括 2009 年批准的普拉曲甲酸，2011 年批准的罗米地辛、2011 年批准的 BV(用于 sALCL)及 2014 年批准的贝利诺斯他。

# 第 12 章　皮肤淋巴瘤

Auris Huen

冯中原　卢　静　范晓强·译

## 要点

▶ 皮肤淋巴瘤是一组异质性的 B 细胞和 T 细胞浸润皮肤的恶性淋巴瘤,具有不同的临床表现和预后。

▶ 蕈样真菌病(MF)是皮肤 T 细胞淋巴瘤(CTCL)最常见的亚型,具有典型的无痛病程,但有一部分患者可以进展到晚期,累及淋巴结和血管。

▶ Sézary 综合征(SS)是 CTCL 的一种白血病型,其病程侵袭性更强。在许多患者中皮肤活检不能诊断,因为它没有发现恶性细胞,诊断是通过外周血流式或 Sézary 细胞计数做出的。

▶ CTCL 患者的治疗以皮肤受累的分期和分布为指导。皮肤局限性疾病的初始治疗方法体现为使用皮肤定向的治疗方式。

▶ 针对复发难治性 MF 和 SS 患者的两种新批准的治疗方案包括维布托昔单抗和莫格利珠单抗,对症处理皮肤和血管的相关病变。

▶ 原发性皮肤 B 细胞淋巴瘤应与继发于皮肤的 B 细胞淋巴瘤鉴别,通常病程缓慢,预后良好。

皮肤淋巴瘤是一个概括性诊断,包括多种亚型,涉及恶性成熟 B 细胞或 T 细胞在皮肤的浸润。它应与全身性淋巴瘤继发转移到皮肤的情况相区别,皮肤受累被认为是晚期阶段。CTCL 被认为是一种罕见的实体,约占所有非霍奇金淋巴瘤病例的 4%[1]。在大多数 CTCL 患者中,疾病过程通常是缓慢的;然而,在一部分患者中,预后不太乐观,并可能发展为晚期疾病,累及淋巴结、血液和内脏部分。皮肤 B 细胞淋巴瘤比 T 细胞淋巴瘤少见,大多数患者的预后良好[2,3]。

2008 年,WHO 建立了皮肤淋巴瘤的分类。该分类于 2016 年由 WHO-EORTC 再次更新,并为该疾病的亚分类提供了依据(表 12-1)[2]。每个亚型都有不同的临床表现、组织病理学特征、预后和治疗方法。皮肤 B 细胞和 T 细胞淋巴瘤的各种亚型可分为侵袭性和非侵袭性两种形式(表 12-2)。蕈样真菌病(MF)、佩吉特病样网状细胞增生症和 CD30+ 淋巴增生性疾病被认为是相对惰性的诊断。对于 B 细胞淋巴瘤,边缘区和滤泡中心细胞淋巴瘤是较好的亚型。在惰性皮肤淋巴瘤中,皮肤损害可能会持续多年,有时甚至无需治疗即可自行消退。在更具侵略性的亚型中,如 SS、原发性皮肤 γδT 细胞淋巴瘤(pcGDL)和原发性皮肤 CD8+ 嗜表皮细胞毒性 T 细胞淋巴瘤、弥漫大细胞淋巴瘤(DLBCL 腿型),患者的特点是出现快速进展的皮肤病变和全身性受累,预后不良[4,5]。对患者的疾病进行适当的分类,可以防止对惰性疾病进行过度治疗。

表 12-1　WHO-EORTC 2018 年皮肤淋巴瘤分类

| 皮肤 T 细胞淋巴瘤 | 频率(%) | 5 年 DSS(%) |
|---|---|---|
| 蕈样真菌病(MF) | 39 | 88 |
| MF 变异类型 | | |
| 　滤泡型 MF | 5 | 75 |
| 　　佩吉特样网状细胞增生症 | <1 | 100 |
| 　　肉芽肿性松弛皮肤 | <1 | 100 |
| Sézary 综合征 | 2 | 36 |
| 成人 T 细胞白血病/淋巴瘤 | <1 | NDA |
| 原发性皮肤 CD30+ 淋巴增殖性疾病 | | |
| 　原发性皮肤无性大细胞淋巴瘤 | 8 | 95 |
| 　淋巴瘤性乳头状瘤病 | 12 | 99 |
| 皮下脂膜炎样 T 细胞淋巴瘤 | 1 | 87 |
| 结外 NK/T 细胞淋巴瘤,鼻腔型 | <1 | 16 |
| 慢性活动性 EB 病毒感染 | <1 | NDA |

续　表

| 皮肤 T 细胞淋巴瘤 | 频率(%) | 5 年 DSS(%) |
|---|---|---|
| 原发性皮肤外周 T 细胞淋巴瘤,罕见亚型 | | |
| 　原发性皮肤/T 细胞淋巴瘤 | <1 | 11 |
| 　原发性皮肤 CD8$^+$ 侵袭性表皮细胞毒性 T 细胞淋巴瘤 | <1 | 31 |
| 原发性皮肤外周 T 细胞淋巴瘤,罕见亚型 | | |
| 　CD4$^+$ 小/中度多形性 T 细胞淋巴增生性疾病(P) | 6 | 100 |
| 　原发性皮肤尖锐湿疣 CD8$^+$ T 细胞淋巴瘤(P) | <1 | 100 |
| 　原发性皮肤周边 T 细胞淋巴瘤,NOS | 2 | 15 |
| 原发性皮肤边缘区淋巴瘤 | 9 | 99 |
| 原发性皮肤滤泡中心细胞淋巴瘤 | 12 | 95 |
| 原发性皮肤弥漫大 B 细胞淋巴瘤,腿型,EB 病毒阳性 | 4 | 56 |
| 皮肤黏膜溃疡(P) | <1 | 100 |
| 血管内大 B 细胞淋巴瘤 | <1 | 72 |

注: DSS,疾病特异性存活率;NDA,无数据;NOS,无其他说明;P,暂时性的。

修改自 Willemze R, Cerroni L, Kempf W, et al: The 2018 update of the WHO-EORTC classification for primary cutaneous lymphomas, Blood 2019 Apr 18; 133(16): 1703-1714.

表 12-2　淋巴瘤亚型

**A. T 细胞淋巴瘤亚型**

| 惰性 | 侵袭性 |
|---|---|
| 蕈样真菌病 | Sézary 综合征 |
| 毛囊性蕈样肉芽肿 | 原发性皮肤自然杀伤/T 细胞淋巴瘤,鼻腔型 |
| 佩吉特样网状细胞增生症 | 原发性皮肤侵袭性 CD8$^+$ T 细胞淋巴瘤 |
| 肉芽肿性松弛皮肤 | 原发性皮肤/T 细胞淋巴瘤 |
| 原发性皮肤无性大细胞淋巴瘤 | 原发性皮肤外周 T 细胞淋巴瘤,不明确型 |
| 淋巴瘤性乳头状瘤病 | 原发性皮肤 CD8$^+$ 侵袭性表皮细胞毒性 T 细胞淋巴瘤 |
| 原发性皮肤 CD4$^+$ 小/中度多形性 T 细胞淋巴瘤增殖性疾病 | |

**B. B 细胞淋巴瘤亚型**

| 惰性 | 侵袭性 |
|---|---|
| 边缘区 | 弥漫大 B 细胞,腿型 |
| 滤泡型 | 血管内淋巴瘤其他 |

## 皮肤肿瘤类型

皮肤淋巴瘤患者通常表现为皮肤上出现斑点、斑块和肿瘤。斑点的特点是在皮肤上出现平坦的、不可触及的红斑。如果病变变得增厚并可触及,则被认为是斑块。晚期患者皮肤

上的肿瘤更容易化脓或溃疡(图 12-1)。与 CTCL 相关的较少见的皮肤症状包括鳞状面容、手掌跖角化过度(图 12-2)、痘疹和色素沉着[6,7](图 12-3)。这些发现是某些 CTCL 亚型所特有的,将在单独章节中讨论。

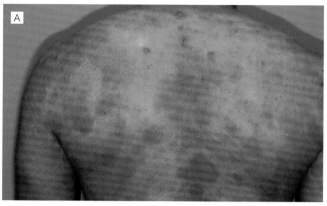

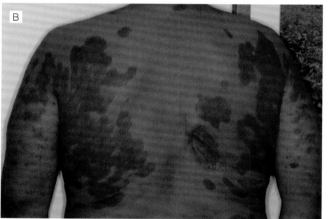

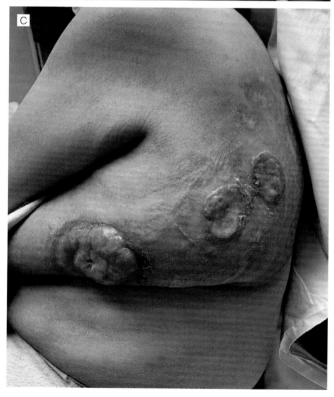

图 12-1　真菌样肉芽肿斑块(A)、斑块(B)和肿瘤(C)

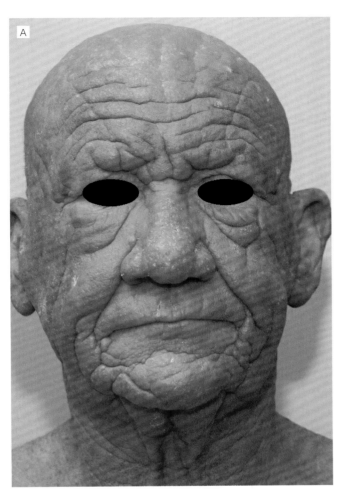

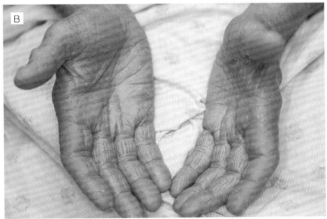

**图 12-2** Sézary 综合征的狮面(A)和掌底过度角化(B)

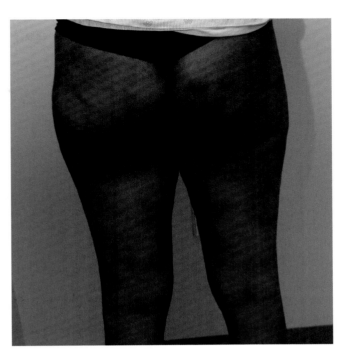

**图 12-3** 色素减退样蕈样真菌病

重性加权评估工具(SWAT),该工具增加了病变类型的影响。改良的 SWAT 是最公认的测量 CTCL 皮肤受累程度的方法,经常用于临床和临床试验中进行皮肤评估。患者的手的大小被用来估计大约 1% 的 BSA(表 12-3)。斑点加权因子为 1,斑块加权因子为 2,肿瘤加权因子为 4,以确定改进后的 SWAT。这种加权模型考虑到了皮损类型的变化,更准确地反映了患者皮肤受累的严重程度[10]。

获取最近开始用药的完整用药史和最近接触病毒或传染性生物的病有助于排除假性淋巴瘤。所有 B 细胞皮肤淋巴瘤患者都应该接受全身疾病的筛查,包括胸部、腹部和骨盆的 CT 和全血细胞计数(CBC)的血液检查[11]。对于 CTCL 患者,实验室检查应包括血细胞计数、全面代谢谱、乳酸脱氢酶(LDH)和感染诱因的筛查,如梅毒、HIV、乙型肝炎和丙型肝炎,并且在特定患者中,还应筛查人类 T 细胞白血病/淋巴瘤病毒 1(HTLV-1)。对于所有红皮病和晚期 CTCL 患者,应该通过流式细胞术评估外周血中异常 T 细胞[9]。在迟发性 CTCL 患者中,如 MF,疾病早期仅有斑点受累,除非患者有全身症状或实验室异常,否则通常不进行任何影像学或骨髓检查。对于有较厚斑块、肿瘤和红皮病的患者,应进行全面的分期评估,包括 CT 或 PET-CT[3]。通过触诊或影像学检查大于 1.5 cm 的淋巴结应通过核心活检或淋巴结切除活检评估是否有潜在的疾病受累情况。应避免对淋巴结进行细针抽吸,以便能够评估样本的淋巴结构和消退程度[12]。

## 皮肤 T 细胞淋巴瘤

### ■ 蕈样真菌病

CTCL 最常见的亚型是 MF,占皮肤淋巴瘤病例的 50%～60%,通常病程缓慢。在美国,年龄调整后的年发病率为 7.5/100

## 皮肤淋巴瘤患者的临床评估

皮肤淋巴瘤患者最好由具有该疾病专业知识的多学科团队进行评估,该团队由皮肤科医生和肿瘤科医生组成,并得到病理科医生和放射肿瘤科医生的支持[8,9]。患者通常以皮肤损害作为初始症状。皮肤淋巴瘤的诊断有时需要多次皮肤活检,特别是在病变较薄的患者,诊断时通常需要进行免疫组织化学标记和克隆性研究。皮肤病变检查,评估皮肤受累的程度和完整的临床病史对于帮助将疾病分类为亚型至关重要。量化 CTCL 的皮肤受累包括确定体表面积(BSA)和修正的严

**表 12-3**　身体表面积(BSA)计算和修改的严重程度
加权评估工具(MSWAT)样本表格

| 部位 | 各部位 BSA (%) | 斑点 BSA (%) | 斑块 BSA (%) | 肿瘤 BSA (%) |
|---|---|---|---|---|
| 头 | 7 | | | |
| 颈部 | 2 | | | |
| 前部躯干 | 13 | | | |
| 后部躯干 | 13 | | | |
| 臀部 | 5 | | | |
| 生殖器 | 1 | | | |
| 上臂 | 8 | | | |
| 前臂 | 6 | | | |
| 手 | 5 | | | |
| 大腿 | 19 | | | |
| 小腿 | 14 | | | |
| 脚 | 7 | | | |
| 总计[a] | 100 | | | |

注: [a] 总 BSA 受累:
BSA 斑点百分比: _____
BSA 斑块百分比: _____
BSA 肿瘤百分比: _____
总 BSA: _____
mSWAT=[斑点 BSA(%)×1]+[斑块 BSA(%)×2]+[肿瘤 BSA
(%)×4]=
修改自 Olsen EA, Whittaker S, Kim YH, et al: Clinical end points and
response criteria in mycosis fungoides and Sézary syndrome: a consensus
statement of the International Society for Cutaneous Lymphomas, the
United States Cutaneous Lymphoma Consortium, and the Cutaneous
Lymphoma Task Force of the European Organisation for Research and
Treatment of Cancer, J Clin Oncol 2011 Jun 20; 29(18): 2598-2607.

万,被认为是一种罕见病[13]。患者出现斑点和斑块,在做出正确诊断之前,多年来经常被误认为特应性皮炎或牛皮癣等其他皮肤病。最近在一大系列患者中报道了诊断延迟中位时间为 36 个月,这主要是由于在临床上用模拟指标和组织病理学评估早期疾病所面临的挑战[14]。

尚未确定导致 MF 发生发展的确切原因或关联。然而,人们认为它是由慢性抗原刺激触发的,导致克隆性皮肤归巢 T 淋巴细胞向皮肤扩张[15]。这一理论得到了以下支持:MF 病变中树突状细胞如抗原递呈细胞(APC)配体 B7 和 CD40 及其共刺激配体 CD28 和 CD40L[14]增加。研究发现,角质形成细胞的 Toll 样受体(TLR)表达和人类白细胞抗原Ⅱ类等位基因的表达均有所升高[16]。金黄色葡萄球菌肠毒素的刺激可能导致 MF。研究发现,在患有 MF 和 SS 的红皮病患者细菌的定殖率很高,并且通过抗感染治疗疾病得到改善[17]。已对 EB 病毒(EBV)和巨细胞病毒(CMV)等病毒病原学病因进行了研究[18,19]。据报道,接受免疫抑制治疗或处于免疫受损状态的患者易患皮肤淋巴瘤,并具病程更具侵袭性[20-24]。

几种基因改变已被认为与 MF 有关,包括核因子激活

的 NF-κB 的失调,以及基因甲基化和组蛋白去乙酰化的异常[25,26]。p16 和 p53 肿瘤抑制基因的改变也与 MF 肿瘤有关[27,28]。

MF 可与复合性淋巴瘤相关,可同时发生第二种无关淋巴瘤[29-32]。其他癌症的风险增加也与 MF 有关,它可以在诊断之前、同时出现或在确诊后出现[33,34]。

**临床表现**

患者通常是成人(诊断时的中位年龄为 55~60 岁),但它很少发生在儿童中[35,36]。它们通常在皮肤上出现红斑块,在一些患者中,这些斑块会在数年内发展成为斑块和肿瘤。大多数患者表现为早期疾病,30% 的患者在确诊时出现肿瘤和红皮病[37]。皮损倾向于"双隐蔽"分布内衣下方非日照的区域。由于弹性纤维的丧失和表皮的萎缩,这些斑块经常被描述为外观上有"香烟纸"的细小鳞片[3]。斑块的外观通常是暗红色的,并且可能有不同程度的鳞屑。肿瘤通常是溃烂的,并且有不同的生长速度。晚期疾病的患者可能会发展为肿瘤,同时也会出现斑块和斑块。疾病的分期不仅与皮肤受累的百分比有关,而且与皮损的类型有关。

在 MF 患者中,其他不太常见的皮肤发现包括文献中报道的独特的变种。这些包括狮面,特别是在嗜毛囊变异性疾病和 SS 患者中。脱发也可见于毛囊增多症患者[38]。皮肤上的色素沉着也与 MF 的色素沉着变异型毛囊角化症有关。皮肤松弛,在皮肤皱褶处最为突出,与肉芽肿性松弛皮肤变异有关,皮肤病与血管及萎缩性皮肤病相关[8,39,40]。

**组织病理学**

MF 中典型的异常细胞是成熟的中小型 T 淋巴细胞,它们有一个"脑型"的外观,这些淋巴细胞在表皮内的浸润具有明显的亲表皮特征。这些细胞的聚集称为波特利微脓肿。典型 MF 的免疫表型以 $CD3^+$、$CD4^+$、$CD8^-$、$CD45Ro^+$、$Tia-1^-$ 表型的 α/β 辅助 T 细胞为典型特征[3],在斑块和肿瘤中,CD4 与 CD8 的比例大于 4:1。在许多病例中,细胞表面存在 CD7 和 CD26 的丢失[41]。在极少数情况下,有报道称 $CD8^+$、$CD4^-$/$CD8^-$、γ/δ 和细胞毒性表型[42,43]。检测 α/β 或 γ/δ T 细胞受体(TCR)的单克隆重排可作为支持 MF 诊断的工具,这疾病的早期阶段可能是一个挑战[44]。据报道,在 40%~90% 的 MF 病例中存在克隆性 TCR[14]。TCR 克隆性最常使用聚合酶链反应技术来确定,但已发现二代测序可提高检测主要恶性克隆的灵敏度[45]。国际皮肤淋巴瘤协会设计了一个评分系统,结合临床、组织学和分子生物学特征,以支持 MF 早期疑似病例的诊断[46](表 12-4)。

**表 12-4**　国际皮肤淋巴瘤学会提出的真菌病早期诊断标准

| 标准 | 评分系统[a] |
|---|---|
| 临床基础 | 基本标准加两个附加标准得 2 分 |
| 持续性或进行性的斑块或薄斑块额外的 | 基本标准加一个附加标准得 1 分 |

续 表

| 标准 | 评分系统[a] |
|---|---|
| 非阳光照射的位置<br>大小或形状变化<br>皮肤异色病<br>组织病理学基本情况 | 基本标准加两个<br>附加标准得 2 分 |
| 表层淋巴浸润<br>额外的 | 基本标准加一个<br>附加标准得 1 分 |
| 无海绵状物的表皮萎缩症淋巴细胞<br>非典型性<br>分子学<br>克隆性 T 细胞受体基因重排 | 克隆性得 1 分 |
| 免疫病理学<br><50% CD2+、CD3+ 和/或 CD5- T 细胞<br><10% CD7+ T 细胞<br>CD2、CD3、CD5 或 CD7 的表皮/真皮不协调 | 有一个或多个标<br>准得 1 分 |

注：[a] 根据临床、组织病理学、分子和免疫病理学标准的任何积分的组合，总共需要 4 分才能诊断真菌样肉芽肿。
修改自 Pimpinelli N, Olsen EA, Santucci M, et al: Defining early mycosis fungoides, J Am Acad Dermatol 2005 Dec; 53(6): 1053-1063.

如果大细胞增多，超过浸润的 25% 的情况下，MF 被认为是大细胞转化（LCT），并且具有更侵袭性的病程。在 LCT 患者中，一些可以表达 CD30，与那些 CD30 阴性的相比，预后更好[47]。LCT 仅应在既往有 MF 的患者中考虑。如果既往没有已知的疾病，则应考虑其他诊断，如淋巴瘤样丘疹或间变性大细胞淋巴瘤。

**变异型**

文献中报道了许多 MF 的变异型。最常见的变异型包括亲毛囊性 MF、肉芽肿性皮肤松弛症和色素减退性 MF。亲毛囊性 MF 是一种恶性淋巴细胞与毛皮脂腺有亲和力的实体。通常还可见黏蛋白沉积，并伴有滤泡黏蛋白沉着症。临床上，这些患者表现为痤疮样皮损，并伴有头皮受累和脱发。与传统的 MF 相比，亲毛囊性 MF 患者的疾病进展风险增加，OS 降低（10 年时分别为 82% 和 91%；15 年时分别为 41% 和 91%）[48]。这可能是由于毛囊中的疾病庇护所导致对皮肤定向治疗的反应降低[49]。

肉芽肿性皮肤松弛症是 MF 的一种罕见的惰性变异体，在这种情况下，皮肤中有肉芽肿性 T 细胞浸润并破坏弹性纤维，导致皮肤皱褶松弛。鉴于恶性细胞的浸润通常深入真皮和皮下组织，局部放射可以用于控制局部疾病。晚期疾病需要全身性治疗[40]。

色素减退性 MF 是一种独特的 MF 变种，见于年轻患者。发病年龄中位数为 28~35 岁，总体预后良好。它主要是一种 CD8+ 表型；然而，已有报道 CD4+ 变异型。光疗是这种变异体的一种有效的治疗方式[50,51]。

**肿瘤分期**

MF 使用国际皮肤淋巴瘤协会（ISCL）和 EORTC 建议的 TNMB 系统评估所有受累部位。T 是指肿瘤通过增加皮肤受累和病变恶化类型来分期（表 12-5）。患有肿瘤和红皮病的患者被认为患有晚期皮肤病。淋巴结分期根据淋巴结被淋巴瘤侵袭的程度从 N0 到 N3 进行分级。MF 患者的血液分期与 SS 患者相似，用流式细胞仪检测外周血中异常细胞的程度[12]。使用流式细胞术分析 CD4+/CD7- 或 CD4+/CD26- 细胞，以 CD4/CD8 值大于或等于 10，CD4+/CD26 占淋巴细胞总数的 30% 或 CD4+/CD7- 占淋巴细胞总数（或 ≥1 000 个异常细胞）的 40% 或以上为最高的 B2[52]。整个分期可概括为 ⅠA 期和 ⅠB 期，分别对应于皮肤局限性受累小于 10% 和 10% 或更多的皮肤斑点和斑块的皮肤受累。在皮肤肿瘤患者中，这与 ⅡB 期有关。Ⅲ期对应于皮肤中的红皮病，定义为 80% 以上的皮肤受累，而 Ⅳ期与明显血液和淋巴结受累的患者有关。

表 12-5　真菌病和 Sézary 综合征的分期

| 分期 | T | N | M | B |
|---|---|---|---|---|
| ⅠA | 1 | 0 | 0 | 0 或 1 |
| ⅠB | 2 | 0 | 0 | 0 或 1 |
| ⅡA | 1 或 2 | 1 或 2 | 0 | 0 或 1 |
| ⅡB | 3 | 0~2 | 0 | 0 或 1 |
| ⅢA | 4 | 0~2 | 0 | 0 |
| ⅢB | 4 | 0~2 | 0 | 1 |
| ⅣA₁ | 1~4 | 0~2 | 0 | 2 |
| ⅣA₂ | 1~4 | 3 | 0 | 0~2 |
| ⅣB | 1~4 | 0~3 | 1 | 0~2 |

注：B，血液；M，远处转移；N，区域淋巴结；T，原发性肿瘤。

**预后**

大多数患者（约 70%）表现为早期疾病（ⅠA~ⅡA 期）[37]。在 ⅠA 期患者中，预期寿命与年龄、性别和种族匹配的对照人群相似[53]。有斑块的患者比有斑点疾病的患者预后更差，即使在早期疾病中也是如此。从 T1 期到 T4 期皮肤的受累程度与 OS 和无进展生存率降低有关，5 年疾病进展的风险估计为 T1 为 10%，T2 为 22%，T3 为 48%，T4 为 56%[54]。MF 患者的预后因素包括诊断时的高龄、LCT、血清 LDH 和 $\beta_2$ 微球蛋白升高，以及亲毛囊性疾病[55]。其他被认为与不良预后相关的因素包括 Sézary 细胞计数过高，T 细胞标志物如 CD5 和 CD7 的丢失，以及循环中 T 细胞的染色体异常[9,37,54]。

皮肤淋巴瘤国际预后指数（CL-IPI）已被提议作为 MF 患者的预后系统，能够预测早期和晚期患者的 OS。早期组中显著的不良预后因素是男性、年龄大于 60 岁、存在斑块、毛囊性疾病和 N1/Nx 期。对于晚期组，不良预后因素是男性，年龄超过 60 岁，分期 B1/B2、N2/N3 期和脏器受累[56]。

**治疗**

MF 的治疗目标与其他惰性淋巴瘤相似，即维持缓解和治疗症状，但治愈疾病的可能性很小。治疗是根据患者的年龄和合并症、皮肤病的程度和进展率，以及其他间隔的累及来制定的[53]。图 12-4 总结了按疾病阶段划分的 MF 患者的治

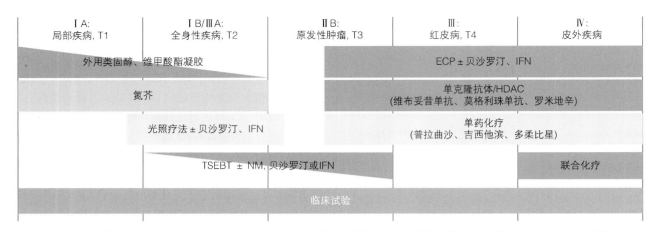

**图 12-4** 皮肤 T 细胞淋巴瘤治疗方法总结。ECP,体外光分离;HDAC,组蛋白去乙酰酶抑制剂;IFN,干扰素;NM,氮芥;TSEBT,全皮肤电子-光束疗法

疗方法。对于早期(ⅠA 期至ⅡA 期)皮肤性疾病的患者,一线使用皮肤定向治疗。与局部治疗相比,早期对 MF 进行积极的化疗和放射干预并不能改善预后[57]。大多数对早期疾病的研究都是回顾性的、单臂的研究,患者很少,这使得比较疗效具有挑战性。

在疾病晚期(ⅡB~ⅣB 期)的患者中,该病往往难以治疗,预后较差。免疫治疗和靶向治疗等全身治疗方案的有效时间相对较短,在选定的较年轻患者中,当病情缓解时应考虑异基因干细胞移植[58,59]。复发或难治性疾病患者应考虑进行临床试验。

**皮肤定向疗法**

**外用皮质类固醇**

外用皮质类固醇治疗通常被用作早期疾病患者的一线治疗,也可与其他治疗方式结合使用[60]。皮肤淋巴瘤的作用机制被认为是诱导细胞凋亡,干扰淋巴细胞对内皮的黏附,以及对 NF-κB 的下调,抑制下游细胞因子和生长因子的产生[61,62]。已对中到高效力的类固醇乳膏和软膏进行了小系列的研究,证明了它们在治疗 MF 方面的有效性。在一项对 163 名接受局部皮质类固醇单一疗法治疗的 MF 患者的大型回顾性研究中,73% 的患者对治疗有反应,33% 达到完全缓解。研究中的大多数患者使用 0.05% 氯倍他索乳膏或使用效力较低的类固醇(如氢化可的松)来治疗皮肤皱纹[63]。在一项针对 79 名患者进行的前瞻性试验中,每天两次使用中至高效类固醇治疗 2~3 个月时,T1 期患者和 T2 期患者的 CR 率分别为 94% 和 82%,T1 期和 T2 期患者的 CR 率分别为 63% 和 25%。然而,停药后并没有维持持续的结果。长时间局部使用类固醇的副作用包括皮肤萎缩、纹路和可能的下丘脑-垂体-肾上腺轴抑制,在本研究中高达 13% 的患者观察到这些副作用[64]。此外,局部使用类固醇还可以减少 CTCL 患者的红斑、瘙痒和鳞屑[65]。考虑到局部类固醇的相对易得性,它已成为最受欢迎的初始治疗方式。

**氮芥**

氮芥(NM)是一种烷基化的化疗剂,可直接诱导癌细胞的 DNA 损伤。当应用于皮肤时,有人提出了一种免疫介导的抗肿瘤机制或通过阻断朗格汉斯和表皮细胞的相互作用。我们对 203 名患者进行了一项回顾性试验,早期队列中患者接受局部 10~20 mg/100 mL 的氮芥水溶液,后期队列患者中接受类似浓度的软膏制剂。T1 期患者的 ORR 为 93%,完全缓解率为 65%,T2 期患者的 ORR 为 72%,CR 率为 34%。完全缓解的中位数时间为 12 个月,缓解持续时间也为 12 个月,部分患者实现了 8 年以上的长期缓[66]。几十年来,氮芥一直作为一种复合药物用于皮肤淋巴瘤患者的治疗,直到一种新的凝胶产品(万氯胺,0.016%(氮芥)问世,该产品已上市。当在一项多中心试验中凝胶制剂与软膏制剂进行比较评估时,两者反应率类似,应答率分别为 58.5% 和 47.7%。凝胶制剂的起效时间更优,比对照组早 16 周[67]。主要副作用包括局部皮肤反应,类似于刺激性接触性皮炎或过敏性接触性皮炎,发生率高达 16%,并且导致瘙痒,应通过停药和使用局部类固醇或抗组胺药物来控制。据报道,在某些系列中皮肤癌的患病风险也会增加[68,69]。

**咪喹莫特**

咪喹莫特是一种外用的咪唑喹诺酮类免疫调节剂,具有 TLR7 激动剂的活性,具有抗病毒和抗肿瘤的作用。当局部应用时,天然免疫系统被激活,诱导产生 IFN-α 和 IL-12,并阻断 IL-4 和 IL-5[70]。在一项针对 6 名患者的小型前瞻性研究中,使用 5% 咪喹莫特乳膏每周 3 次,为期 12 周治疗的 MF 患者 50% 有反应。只有那些对治疗有反应的患者在应用部位观察到最初的炎症反应,不应误认为是疾病的进展[71]。其他较小的病例报告和系列报道了该药物的有效性[72]。应用部位反应是最常见的不良反应,高达 100% 的患者报告有皮肤红斑和脱皮,其次是水肿、瘙痒和烧灼感。在接受咪喹莫特治疗的患者中,多达 4% 的患者出现类流感样症状。咪喹莫特可在易感人群中诱发银屑病或银屑病样皮炎,可能是因为它向 T 辅助细胞(Th)1 途径和 IL-23 和 IL-17 轴转移,在 MDACC 避免用于以 CD8⁺ 为主的 MF,因为刺激 IFN 可能带来疾病恶化的风险[73]。

**外用贝沙罗汀**

贝沙罗汀的外用制剂是一种 1% 凝胶,也被批准用于治疗 MF 患者。这种外用凝胶可以每天使用 4 次,但由于皮肤刺激,大多数患者只能忍受每天使用 2 次。患者的 ORR 为 63%,临床完全缓解率为 21%,中位有效时间为 20 周[74]。

### 光疗

光疗是使用紫外线(UV)光来治疗皮肤病的方法。患者在预先确定的最有效的窄带波长(311 nm)下接受 320~400 nm 接受紫外线 B 光和紫外线 A 光照射治疗,患者每周治疗 2~3 次,时间间隔增加,以在可容忍的情况下增加耐受剂量暴露以避免毒性。皮肤未受累部位被屏蔽。当病情得到缓解时,逐渐减少治疗或以较少的频率维持治疗。在接受 UVA 治疗的患者中,在治疗前 60~90 min 口服 8-甲氧基补骨脂素,以使皮肤对紫外线敏感,因此被称为 PUVA。窄带 UVB(NB-UVB)不需要敏化剂。据报道,PUVA 光可以诱导肿瘤细胞凋亡,抑制细胞因子的产生,并减少皮肤中的朗格汉斯细胞。据报道,高达 71% 的早期疾病患者完全缓解,但对于较厚的斑块和肿瘤则效果较差。它可与其他全身性药物,如 IFN-α 或维甲酸联合使用[75-77]。与 PUVA 相关的副作用包括补骨脂素引起的恶心、红斑、灼热和瘙痒,所有这些症状都会随着剂量或间隔的调整而改善。据报道,接受 PUVA 治疗的患者中已有鳞状细胞癌报道,这可能与剂量累积有关[78]。

NB-UVB 已被证明可以通过抑制 APC 和增加角质形成细胞细胞因子的产生来抑制肿瘤性 T 细胞功能和增殖。UVB 的波长比 UVA 短,因此对于较厚的病变不能很好地穿透皮肤。它对皮肤斑点的活性大于斑块,一项 23 名患者研究显示,NB-UVB 对皮肤斑块点的治疗 100% 完全有效,而对斑块患者反应率只有 60%。它是治疗色素减退的 MF 的有效方法[79]。其他研究表明,NB-UVB 的完全应答率从 54% 到 91% 不等[80],通常具有良好的耐受性。治疗的副作用与紫外线引起的灼痛、瘙痒和红斑有关。累积的紫外线导致的皮肤老化会发展,但比使用 PUVA 少。NB-UVB 也可以成功地与维甲酸联合使用[81,82]。

### 放疗

放疗是治疗 MF 和其他皮肤淋巴瘤最有效的治疗方法之一。局部放疗对肿瘤和较厚斑块的完全缓解率超过 90%。通常,使用一次或两次的低剂量辐射(8 Gy)在大多数患者中足以产生完全反应[83,84]。然而,较长的反应持续时间似乎与较高的剂量有关[85]。全皮肤电子-光束疗法(TSEBT)治疗整个皮肤表面的辐射,比光疗具有更高的穿透性。电子可以比光子更有效地控制,这有助于避免深层组织暴露。TSEBT 通常是用于患有局限性皮肤疾病且疾病负荷较高的患者,包括斑块和肿瘤。据报道,常规剂量的 TSEBT(在 8~10 周给予 30~36 Gy)的 ORR 为 100%,在斑点、斑块和肿瘤患者完全缓解为 60%。T2(斑点和斑块;75%)比 T3(肿瘤;43%)患者的 CR 较高[86]。重复剂量的 TSEBT 的累积毒性可防止频繁使用这种方法进行再治疗。低剂量 TSEBT(10~20 Gy)被发现是非常有效的,其结果与常规剂量相当[87,88]。

与 TSEBT 相关的毒性包括红斑、脱屑、干燥症、无汗症、皮肤萎缩或坏死、脱发和指甲营养不良。这些效应具有剂量依赖性,与常规剂量(5~10 Gy,16%;10~20 Gy,35%;20~30 Gy,34%;>30 Gy,62%)相比,低剂量的副作用明显减少[88]。接受放射增敏药物如甲氨蝶呤、多柔比星或吉西他滨治疗的患者应考虑发生放射性皮炎或召回的风险。

### 系统疗法

#### 维甲酸类药物

维甲酸是维生素 A(视黄醇)的结构和功能衍生物。它们通过控制基因表达来发挥其作用机制,影响细胞的增殖、分化和凋亡。在癌症患者的治疗中,维甲酸被认为是生物反应调节剂,可以在没有免疫抑制的情况下诱导反应。在 T 细胞淋巴瘤细胞中,已发现维甲酸可诱导受影响 T 淋巴细胞的凋亡和 DNA 片段化[89,90]。已研究出几种全身和局部维甲酸类药物,用于治疗 CTCL 患者。维甲酸与维甲酸受体(RAR)和维甲酸 X 受体这两个不同的核受体家族结合,调节基因表达[91]。贝沙罗汀是一种人工合成的维甲酸,可与维甲酸 X 受体结合。它是一种口服胶囊,在美国被批准用于治疗 CTCL 患者。晚期(ⅡB~ⅣB 期)患者接受 300 mg/(m² · d)的治疗,临床有效率分别为 45% 和 2%[92]。在早期患者(ⅠA~ⅡA 期),300 mg/(m² · d)的有效率为 54%,完全有效率为 7%[93]。在临床试验中观察到了剂量反应,其中每天接受 300 mg/m² 以上的患者反应率最高;然而,在 MDACC,由于毒性大多数患者无法耐受超过 300 mg/(m² · d)的剂量。贝沙罗汀与全身化疗、干扰素、光疗和放疗的小型联合试验中进行研究,似乎耐受性良好[94,95]。

与口服贝沙罗汀相关的独特副作用包括大多数患者出现的中枢性甲状腺功能减退和高脂血症,在服用该药物的患者中应对其进行监测。所有患者在开始治疗前都应进行基线甲状腺功能和血脂水平评估。在贝沙罗汀治疗开始时,所有患者都开始服用 HMG-CoA 还原酶抑制剂"他汀类药物",如阿托伐他汀 40 mg/d 和左旋甲状腺素 25~50 μg/d。应监测游离血清甲状腺激素(不是促甲状腺激素)水平,并在随访时用于甲状腺补充调整。应定期进一步调整甲状腺和血脂药物[91]。

阿维 A 是一种维甲酸类药物,也用于治疗 CTCL。与贝沙罗汀不同,它与 RAR 受体结合,因此具有不同的副作用。在一项对 32 名 CTCL 患者的回顾研究中,每天 10~50 mg 不同剂量的阿维 A 作为单一疗法或与第二种 CTCL 联合治疗方式获得 59% 的 ORR,其中 1 名患者达到 CR(尽管只有 6 名患者接受了单一治疗)。值得注意的是,许多对阿曲汀治疗有反应的患者以前也对贝沙罗汀治疗有反应。副作用包括血脂异常、干燥症、脱发、唇炎和抑郁症[96]。在最近对 128 名患者进行的另一项回顾中,阿维 A 单独或与另一种药物联合应用的 ORR 为 77%,完全缓解率为 44%。人们注意到阿维 A 作为一线治疗方案比用于难治性患者更有效[97]。另一种 RAR 受体配体异维甲酸也在 CTCL 患者中进行了研究。剂量从 0.2 mg/(kg · d)到 2 mg/(kg · d),研究显示 ORR 为 43%~100%[91]。它在 CTCL 患者中的使用受到 iPLEDGE 计划每月实验室监测要求以获得药物负担的限制。

总体而言,所有维甲酸似乎在 CTCL 中都有活性,但没有直接的比较试验在该患者群体中确定明确的优越药物。在年轻患者中使用这类药物的一个限制因素是,当患者服用这些药物以避免出生缺陷时,必须采取严格的预防措施来防止怀孕。在 MDACC,这类药物用于局部治疗后疾病进展的患者,皮肤病弥漫性分布限制局部用药的患者,或疾病更晚期患者放射或化疗疾病缓解后的维持治疗。

干扰素(IFN)

IFN-α 和 IFN-γ 是用于治疗 CTCL 患者的两种 IFN。在人体中,IFN 是由天然免疫系统产生的具有抗病毒和抗肿瘤特性的多肽。CTCL 中的恶性 T 细胞是典型的皮肤归巢 T 细胞,沿着辅助性 T 细胞(Th2)表型释放 IL-4、IL-5 和 IL-10 细胞因子。据观察,这种由肿瘤细胞传播的向 Th2 活性的转变可在 CTCL 患者中发挥免疫抑制和阻断抗肿瘤反应。IFN-α 和 IFN-γ 增强 CD8+ T 细胞和自然杀伤(NK)细胞,并抑制由淋巴瘤细胞活化 Th2 细胞[98]。在 CTCL 患者中,已对 IFN-α-2b 进行了不同剂量的研究,剂量从每周 3 次 200 万 U 到每天 1 800 万 U 不等,ORR 从 20% 到 80% 不等,其中完全缓解率从 0 到高达 67%[99]。虽然文献报道了更高的剂量,但 IFN-α-2b 的剂量通常为 300 万～600 万 U,每周皮下给药 3 次,并根据耐受情况滴定。在一项评估低剂量(300 万 U)与高剂量(剂量增加至 3 600 万 U)每天肌内注射 IFN-α 持续 10 周的前瞻性研究中,高剂量组的几名患者由于毒性需要减少剂量[100]。一种聚乙二醇 IFN-α-2b 已经上市,可以每周给药一次。有证据表明聚乙二醇化制剂对 CTCL 患者也有效[98,101]。与 IFN-α-2b 相关的副作用包括大多数患者的流行性感冒症状(发热、乏力、寒战、肌痛)。其他副作用包括厌食症、体重减轻、抑郁、咳嗽和脱发[100]。

IFN-γ 在 T 细胞淋巴瘤中的活性尚不明确。针对 CTCL 患者的治疗进行的研究较少。在一项纳入 16 例受试者的 Ⅱ 期前瞻性临床研究中,结果显示 31% 的患者获得客观部分缓解[102]。在另一项来自日本的研究中,15 名 MF 患者接受了为期 4 周的 IFN-γ 治疗,每天 200 万 U,连续 5 天,ORR 为 60%,在 170 天时中位缓解时间为未达到。该药总体耐受性良好,主要不良反应为类流感样症状[103]。尽管没有正式比较,但笔者的印象是,IFN-γ 似乎比 IFN-α 耐受性更好,可以考虑用于对 IFN-α 不耐受的患者。

在我们的机构,非聚乙二醇 IFN-α 通常以较低的剂量开始,每周 3 次,剂量为 150 万～300 万 U,并在耐受时增加到 600 万 U。该药物由患者在夜间自行注射,同时使用对乙酰氨基酚作为预先给药,以减轻与药物相关的流行性感冒症状。这些症状通常会随着时间的推移而严重程度降低。患者应监测 CBC 和肝功能检测,如果出现中度或重度异常,应停药。IFN-γ 通常每周 3 次,剂量为 50～100 mg/m²。对于既往患自身免疫性、情绪或心血管疾病的患者应谨慎使用这些药物[98]。

维布妥昔单抗

维布妥昔单抗(BV)是一种与毒素单甲基金黄色 E(MMAE)偶联的抗 CD30 的单抗。该药物的抗肿瘤作用被认为是靶向 CD30 并将 MMAE 毒素带入恶性肿瘤细胞;然而,毒素向周围微环境的扩散也可发挥抗肿瘤作用[104]。在一项纳入 131 名 CTCL 患者的大型、随机、Ⅲ 期试验中,比较 BV 与医生选择的甲氨蝶呤或贝沙罗汀。对于 MF 患者的治疗,BV 治疗组的 ORR 为 65%,其中 10% 达到完全缓解,而贝沙罗汀或甲氨蝶呤治疗组的 ORR 为 16%。当结合研究中的所有患者,包括原发性皮肤间变性大细胞淋巴瘤(PCALCL)患者时,ORR 为 67%,而对照组为 20%。与早期患者相比,BV 在晚期患者中的活性似乎相当(如果不是更高的话)。在 Ⅲ 期试验中,晚期组的 ORR 为 69%,而早期组为 53%。符合试验条件的患者,如果他们的皮肤活检组织中至少有 10% 的肿瘤细胞表达 CD3≈0[105]。另外,两项 Ⅱ 期开放标签研究也显示在 CTCL 患者中有类似的活性,但与 Ⅲ 期试验不同的是,纳入了 CD30 表达较低的患者[106,107](表 12-6)。基于这两项研究的结果,目前还不清楚是否存在 CD30 表达或更高的表达会转化为 BV 活性的增加。已有关于 CD30 阴性的 MF 患者 BV 治疗有效报道[108]。

BV 的剂量限制性毒性是周围感觉神经病变,在 45% 的患者中出现,在 5% 的患者中发展为严重的 3 级神经病变。其他不太常见的副作用包括恶心(36%)、腹泻(29%)、疲劳(29%)、呕吐(17%)、脱发(15%)和发热(17%),11% 的患者还出现皮疹[105]。应密切监测患者是否有周围神经病变的迹象,并应考虑调整剂量或停药。已提出了低剂量(<1.8 mg/kg)或交替间隔(根据需要给药)的策略来改善 CTCL 患者对 BV 的耐受性,但尚未在试验中得到验证[109]。

莫格利珠单抗

莫格利珠单抗是一种人源化的靶向趋化因子受体 4(CCR4)的单抗,在美国被批准用于至少经过一次系统治疗后复发或难治性 MF 或 SS 患者。细胞因子 CCR4 通常参与 T 细胞向皮肤的运输[110]。它表达于多种亚型的恶性 T 细胞,最常见于成人 T 细胞白血病/淋巴瘤中。在 CTCL 和其他外周 T 细胞淋巴瘤中也有表达,特别是在有血液受累的晚期疾病中[111]。在 372 名 MF 和 SS 的患者中进行了随机 Ⅲ 期试验,比较了该药物与伏立诺他的疗效,莫格利珠单抗组 ORR 为 28%,而伏立诺他组的 ORR 为 5%。值得注意的是,在血液中的反应最好,莫格利珠单抗组的有效率为 68%,而服用伏立诺他组的有效率为 19%。莫格利珠单抗组 42% 的皮肤反应也优于伏立诺他组的 16%[112]。

莫格利珠单抗耐受性良好,最常见的毒性是轻微的输液相关反应。该药物还与引起药疹有关,据报道有 20% 的患者出现药疹,这可能与疾病进展相混淆,特别是在红皮病患者中[113,114]。在那些尽管其他症状有改善但似乎有皮肤进展的患者中,或者最初对药物有反应,但出现再燃的患者,应进行皮肤活检,以帮助排除药物过敏。在 CD4+ CTCL 患者中,皮肤活检中存在大量的 CD8+ T 细胞,可能提示反应性皮炎而非淋巴瘤进展。大多数与莫格利珠单抗相关的药物过敏反应可以通过外用类固醇和停药来控制。经过改善,许多患者可以耐受重新开始服药。在与该药物相关的文献中也有光敏性的报道。异基因移植前接受莫格利珠单抗治疗也会增加移植物抗宿主病的风险增加有关[115]。

### 组蛋白去乙酰化酶抑制剂

两种组蛋白脱乙酰酶(HDAC)抑制剂罗米地辛和伏立诺他被批准用于 CTCL 患者的治疗。HDAC 是一种通过乙酰化和去乙酰化来调节细胞周期、细胞凋亡和蛋白质折叠的酶。这个过程的平衡在癌细胞中是失调的[116,117]。HDAC 抑制剂是小分子,可阻止乙酰基的去除,从而阻断 HDAC 的作用。HDAC 还通过上调信号转导和转录激活因子(STAT)家族蛋白参与肿瘤发生途径,参与 CTCL 和 T 细胞增殖的发病机制[118]。值得注意的是,STAT5 对 BCL2 等抗凋亡蛋白、细胞周期基因 Cyclin D 和 c－myc,以及致癌 miR-155 microRNA 的表达非常重要。STAT-6 与 CTCL 中的 Th2 表型相关。HDAC 抑制剂上调 STAT4,STAT4 促进 Th1 并抑制 STAT6,恢复失衡[116]。

伏立诺他是一种口服 HDAC 抑制剂,已被证明在 CTCL 中具有活性。在 Ⅱ b 期多中心试验中,ORR 为 30%。尽管取得了缓解,但进展的中位时间只有 4.9 个月,这是相当短的。患者报告在服用这种药物时出现严重的胃肠道(GI)毒性,几乎一半接受治疗的患者出现恶心和腹泻。其他不良反应包括疲劳(46%)和厌食症(26%)。值得注意的是,在 5% 的患者中观察到肺栓塞[119]。该药在 32% 的患者中对改善瘙痒相当有效,在 MDACC 通常使用较低剂量用于此目的。

罗米地辛以静脉输液的形式给药。在一项针对 CTCL 患者的大型 Ⅱ 期试验中,罗米地辛每周 14 mg/m²,持续 3 周,4 周为 1 个周期,结果显示 ORR 为 34%,71 名患者中有 4 名完全缓解。与伏立诺他不同,中位有效时间更长,为 13.7 个月[120]。据报道,罗米地辛在肿瘤阶段的 MF 及嗜毛囊型变异型中具有活性,在 Ⅱ 期试验中,在各自的患者组中 ORR 分别为 45% 和 60%[121]。在第二阶段 Ⅱ 期试验中,96 名患者接受治疗,缓解率为类似的 34%,中位缓解期为 15 个月。8 周的起效时间也比其他治疗方案相对更快[122]。不良反应看起来与伏立诺他类似,最常见的包括恶心、呕吐、食欲不振和腹泻等胃肠道症状。据报道,疲劳也是该药的一种常见副作用,几乎 50% 的患者都会出现。在 MDACC,罗米地辛被考虑用于伴有血液侵犯或肿瘤期疾病的晚期 CTCL 患者。

### 阿仑珠单抗

阿仑珠单抗是一种针对淋巴细胞表面 CD52 的单抗。这会耗尽外周血液中的 T 和 B 细胞,包括恶性 T 细胞[123]。对伴有血液受累的 MF 患者和 SS 患者有效。ORR 范围从 38% 到 100%[124-126]。小剂量的阿仑珠单抗对 CTCL 患者也是有效的,每周 3 次,10 mg 皮下注射[127]。这种治疗与显著的免疫抑制有关,需要对机会性感染进行预防[128,129]。

### 化学疗法

在 CTCL 患者中,化疗药物通常保留给那些有全身性侵袭性疾病,或当其他治疗选择耗尽时使用。正如前面提到的,与局部治疗相比,早期对 MF 进行积极的化疗和放射干预并没有显示出改善预后的作用[57]。此外,与使用 IFN-α 或 HDAC 抑制剂的单一药物治疗相比,化疗到下一次治疗的时间更短。单剂或多药化疗的下一次治疗的中位时间只有 3.9 个月,而且它可能与更多的毒性有关[58]。

### 抗代谢药

甲氨蝶呤和普拉曲塞是竞争性二氢叶酸还原酶抑制剂,是细胞周期 S 期特异性化疗药物。它们通过阻断叶酸的代谢发挥抗炎和抗肿瘤的作用。最近,甲氨蝶呤被发现可以阻断蛋白质和 DNA 的甲基化,从而通过这一机制控制基因调控。接受甲氨蝶呤治疗的患者也发现 Fas 死亡受体蛋白表达增加[130]。

据报道,用于治疗 CTCL 患者口服甲氨蝶呤每周剂量高达 100 mg。临床实践接近每周 25 mg[130]。大多数评估甲氨蝶呤在 CTCL 中的应用的研究都是小规模的,反应标准也没有明确定义。一项对 29 名患者的回顾性研究提示,红皮病型 MF 患者的 ORR 为 58%,其中 41% 达到完全缓解[131]。在另一项对 69 名患者的回顾中,斑块型 MF[132] 的患者 ORR 为 33%。令人惊讶的是,在 Ⅲ 期 ALCANZA 试验中,当 CD30 阳性的 CTCL 患者使用甲氨蝶呤(或贝沙罗汀)作为 BV 的比较剂时,反应要低得多[105]。接受低剂量口服甲氨蝶呤的患者通常不需要在使用的低剂量下亚叶酸钙解救,但我们的做法是在患者没有接受甲氨蝶呤的 1 周中的几天给他们叶酸。甲氨蝶呤的不良反应包括感染、肝酶异常、恶心、血脂异常和骨髓抑制[133]。

普拉曲沙是一种比甲氨蝶呤更有效的抗代谢药物,对二氢叶酸还原酶有更高的亲和力[130,134]。在 CTCL 患者中,普拉曲沙耐受性和有效性之间的最佳剂量是在 4 周为 1 个周期的治疗中每周期给药 3 周。在此剂量水平下,ORR 为 45%,其中两名患者获得完全缓解[135]。所有患者在治疗期间都应补充维生素 B₁₂ 和叶酸。在某些患者中,在使用普拉曲塞治疗时,加入亚叶酸钙大大降低了黏膜炎的发生率[136]。

### 吉西他滨

吉西他滨是一种嘧啶类似物,可结合到 DNA 中,导致 DNA 复制中断。在 30 名既往治疗过的 MF 患者和 14 名外周 T 细胞淋巴瘤患者中进行的吉西他滨 Ⅱ 期前瞻性研究中,观察到 70% 的 ORR,其中 11% 达到完全缓解[137]。对于 CTCL,吉西他滨 1 000 mg/m² 单药治疗 25 例,ORR 为 68%。8% 的患者获得了完全缓解[138]。吉西他滨最常见的不良反应是骨髓抑制,56% 的患者出现这种情况。吉西他滨被发现作为 CTCL 患者的一线治疗,ORR 为 75%,但中位缓解期仅为 10 个月[139]。另外,还报告了肝炎转氨酶升高、疲劳、放射反应和黏膜炎[138]。

### 聚乙二醇化多柔比星脂质体

聚乙二醇化多柔比星脂质体是多柔比星的一种不同剂型,药物被包裹在脂质体中,并通过聚乙二醇附在脂质体表面来稳定,从而改善肿瘤组织中的蓄积。在晚期 MF 患者的 Ⅱ 期试验中,ORR 为 41%。显著的副作用包括手足反应和其他皮肤反应、过敏反应和胃肠道反应[140]。其他研究表明有效率为 56%~88%[141-143]。

### 联合化疗

CHOP 联合化疗(环磷酰胺、多柔比星、长春新碱、泼尼松)或以 CHOP 为基础的方案治疗 CTCL 的 ORR 为 40%,完全缓解率为 25%,但中位缓解期仅为 5.7 个月,且毒性较大[144]。

### 其他方式

#### 体外光疗

体外光分离术(ECP)是在对 CTCL 患者进行白细胞分离和 PUVA 治疗的基础上发展起来的。在早期的调查研究中,当这些细胞暴露在 UVA 光和光敏剂 8-甲氧沙林时,发现了对恶性 TCR 的抗独特型反应的证据。接受体外反搏的患者首先进行白细胞分离,然后用甲氧沙林光敏剂处理淡黄色涂层,并用 UVA(320~400 nm 波长)照射。其作用机制最初被认为是由于 DNA 交联和细胞凋亡。然而,当回输处理过的和可能的凋亡细胞时,循环中的单核细胞转化为未成熟的树突状细胞,负载肿瘤的树突状细胞呈递给细胞毒性 T 细胞,并扩增细胞毒 T 细胞对抗恶性克隆[145-147]。ECP 被确立为 CTCL 血液受累患者的一线治疗[145]。在荟萃分析中,ECP 的有效率为 55%,CR 率为 18%,且在疾病负担较低的患者中有较高的缓解率[145,146]。联合使用 ECP 与其他免疫调节治疗可能会增强其效果[148]。

#### 干细胞移植

异基因造血干细胞移植可能导致晚期 CTCL 患者持续缓解,这可能是由于供者 T 细胞和 NK 细胞移植物抗肿瘤效应。据报道,移植后的长期缓解持续时间超过 5 年;然而,由于感染和移植物抗宿主病,高达 30% 的患者可能发生与移植相关的毒性和死亡率[59,149,150]。低强度的非清髓性预适应方案可能与较低的毒性相关,并仍然维持移植物抗肿瘤反应[151]。相比之下,自体移植与频繁且早期的复发有关[152]。

## 佩吉特病样网状细胞增生症

有时也称为 Woringer-Kolopp 病,这种惰性的 CTCL 表现为局限性的银屑病样斑块,通常位于四肢,常见于肢端部位。这些病变在临床上可能被误认为是疣或其他皮肤良性损害。组织病理学特征包括表皮增生和典型的 CD8+ 细胞毒性肿瘤细胞,并伴有明显的表皮细胞胞吐作用。文献中也报道了一例 CD4- 和 CD8- 阳性病例,但未观察到不良预后[153]。根据病史将这种疾病与更具侵袭性的细胞毒性 NK 或皮肤 T 细胞淋巴瘤进行鉴别是很重要的。治疗主要是放射治疗或切除,因为表面治疗方式不足以控制疾病在皮肤中的更深层扩展[3]。已有报道用光疗联合 IFN-α-2b 成功治疗[154]。

## CD30 淋巴增殖性疾病

淋巴瘤样丘疹病(LYP)和原发性皮肤间变性大细胞淋巴瘤(PCALCL)是 CD30 淋巴组织增殖性疾病中的两种疾病,与良好的预后相关[155]。谱系的一端是 LYP,临床上较小(<1 cm),红色,成群的丘疹或结节,在 1~2 个月自发消退。这种情况被认为是良性的,但在 10%~20% 的患者中,它可以与另一种类型的淋巴瘤一起出现,最常见的是 MF。在其他血液系统恶性肿瘤的患者中也有报道,如霍奇金淋巴瘤或 pcALCL[156,157]。虽然临床相似,但组织病理学特征可分为 5 个主要亚型,均以 CD30 为显著特征。A 型是"常规"和最常见的类型;它被描述为一种楔形浸润性病变,伴有大的不典型间变性细胞,混杂着组织细胞、嗜酸性粒细胞和中性粒细胞。B 型为 MF 样,真皮内浸润呈楔形,内有 CD4+ 带状嗜表皮样细胞。仅凭组织病理学特征不能区分 C 型和 pcALCL,诊断需结合临床病史。D 型类似于侵袭性嗜表皮型 CD8+ 细胞毒性 T 细胞淋巴瘤。表皮亲和性非常突出,CD8 和 CD30 阳性也很明显,但临床病程和其他 LyP 一样是惰性的。E 型具有血管中心性或血管破坏性特征,可能被误诊为脉管炎或 NK-T 细胞淋巴瘤。可以监测病变的解决方案。据报道,在广泛受累的患者中,使用光疗、甲氨蝶呤或贝沙罗汀可以改善病情[158-160]。最近,BV 治疗缓解率高[161]。

原发性皮肤 ALCL 在组织学上通常与 LYP 难以区分。与全身性 ALCL 不同,pcALCL 不表达间变性淋巴瘤激酶,如果阳性则提示皮肤中存在继发性 ALCL。这种情况通常表现为单个溃烂的肿瘤或成簇的肿瘤。与 LYP 相比,LYP 很少自发消失,但预后良好,估计 5 年存活率超过 90%[155]。对局部疾病的一线治疗是放射治疗。在最近的 ALCANZA 研究中,对于更广泛的疾病,BV 的全身治疗显示出优于甲氨蝶呤或贝沙罗汀。在 BV 组中 pcALCL 的总体应答率为 75%,而对照组为 33%[105]。

## CD4 中小多形性淋巴增殖性疾病

CD4 中小多形性淋巴增殖性疾病是一种惰性疾病,以前被列为"CD4 小中型多形性淋巴瘤",但在 2016 年被 WHO 降级为淋巴增殖性疾病。临床表现为上半身、面部或颈部的孤立性病变,不累及全身。组织学特征为 CD4+ 淋巴细胞呈 αβ 表型,无 CD30 表达,无反应细胞背景。这些患者成功地接受了放射治疗或手术治疗。某些部位可能首选放射治疗,以避免手术留下过多的瘢痕[162,163]。

## Sézary 综合征

SS 是 CTCL 的一种白血病变种,患者表现为新发的红皮病、淋巴结病和外周血室中的异常细胞。与红皮病型 MF 患者不同的是,在疾病的晚期,SS 患者的血液损害会逐渐恶化,而 SS 患者在诊断前通常不会报告有 MF 样皮损的病史。在 30% 已知的红皮病型 CTCL 患者中,皮肤活检的组织病理学结果可能无法做出诊断,诊断是通过外周血的流式细胞仪分析作出的[164]。皮肤和血液中匹配的 T 细胞克隆有助于在不明确的病例中支持诊断。SS 与不良预后和侵袭性病程有关,在更新的 2018 年 WHO - EORTC 皮肤淋巴瘤分类中,5 年生存率估计为 36%[2]。CDKN2A 和 CDKN2B 基因的遗传变异与 SS 患者的生存期缩短有关[165]。SS 细胞中 Fox - P3 的表达也与预后不良有关[166]。这种变异的独特临床特征包括手掌和脚掌的过度角化、指甲营养不良和外翻。

SS 患者的治疗类似于晚期 MF 伴血管受累患者的治疗。一线治疗结合使用 ECP 与维甲酸或干扰素进行联合治疗,总有效率高达 75%,完全有效率为 30%[167]。考虑到在 MAVORIC 试验中 68% 的血液缓解,在这组患者中也可以考虑使用莫格利珠单抗[112]。支持性治疗对于 SS 患者的治疗至关重要,因为与这种疾病相关的皮肤感染和严重瘙痒的风险很高。请参阅支持性治疗部分以进行审查。

## γδT 细胞淋巴瘤

γδT 细胞淋巴瘤(GDTCL)是一种罕见的侵袭性原发性皮肤淋巴瘤,表现为快速生长的结节和带有溃疡的肿瘤。与有多年病史的 MF 肿瘤不同,GDTCL 的病变通常在几周到几个月内发展。与这种情况相关的中位生存期为 15 个月,而且对常规化疗的反应很差[2]。组织学特征包括 CD4 - CD8 双阴性表型,强表达细胞毒标志物颗粒酶 B 和 TIA - 1[168]。通常使用联合化疗治疗,但没有足够的数据来决定首选的治疗方案。

也有报道称,有一部分患者显示 γδ TCR 染色,但表现为更惰性的方式。在一个系列中,出现症状的平均生存期为 7.3 年。提出的假设是,在某些病例中 CD4、CD30 或 TCR βF1 的表达与良好的预后有关[169]。

## 原发性皮肤 CD8+ 细胞毒性侵袭性表皮性 T 细胞淋巴瘤

原发性皮肤 CD8+ 细胞毒性侵袭性表皮 T 细胞淋巴瘤是一种少见的皮肤淋巴瘤,预后较差;中位 OS 为 12 个月,5 年 OS 率为 32%[170]。组织学特征包括 CD8+ 淋巴细胞以页面状的方式渗入表皮。在几乎所有的活检组织中都观察到至少一个细胞毒性标志物(TIA - 1)和颗粒酶 B 的表达。临床上,患者皮肤上出现的溃疡斑块与恶性细胞释放的细胞毒颗粒有关。标准的 CTCL 治疗在大多数情况下是无效的,关于这一实体的数据稀缺,阻碍了治疗建议和管理指南的制定。

## 皮下脂膜炎性 T 细胞淋巴瘤

皮下脂膜炎性 T 细胞淋巴瘤(SPTCL)是一种罕见的 CTCL,表现为深部疼痛性炎性结节,导致受累部位出现萎缩的性斑块。通常情况下,皮肤表面不会发生变化。确诊时的中位年龄在 30~40 岁,发生在较年轻的女性患者中。αβ 亚型的病程缓慢,在组织学上表现为小叶淋巴细胞性脂膜炎,脂肪小叶周围有肿瘤细胞。恶性淋巴细胞通常为 CD4、CD8+、TCR βF1+,并表达细胞毒性颗粒。25% 的患者有自身免疫性疾病史,最常见的是系统性红斑狼疮。由于狼疮性脂膜炎也表现为小叶性脂膜炎,很难与 SPTCL 鉴别,因此在诊断时应

对患者进行狼疮筛查[171]。在这种情况下发生噬血细胞淋巴组织细胞增多症的患者预后较差。更具侵袭性的病程也见于 γδ 表型患者[172]。已报道多种治疗方案都有益,但皮质类固醇结合免疫抑制治疗经常被用作初始治疗。特定疾病的 5 年存活率约为 85%[173]。

## 原发性皮肤 B 细胞淋巴瘤

### 原发性皮肤边缘区淋巴瘤和原发性皮肤滤泡中心淋巴瘤

皮肤 B 细胞淋巴瘤不像 T 细胞淋巴瘤那么常见。在这篇综述中,我们将讨论三种最常见的类型。因为它们非常罕见,所有患者都应该进行系统性 B 细胞淋巴瘤的筛查。原发性皮肤边缘区淋巴瘤(PCMZL)和原发性皮肤滤泡中心淋巴瘤(PCFCL)都是皮肤 B 细胞淋巴瘤的惰性亚型,预后良好。PCMZL 和 PCFCL 的 5 年疾病存活率分别为 99% 和 95%[2]。PcFCL 临床表现为红棕色丘疹和结节,好发于头部和颈部。组织学特征为结节状或弥漫性淋巴细胞浸润,CD20+,BCL6+,可检测到免疫球蛋白基因的单克隆性重排。相比之下,PCMZL 更多见于躯干和上肢。组织学特征为无生发中心的斑片状、结节状或弥漫性淋巴细胞浸润,中央有小反应性淋巴细胞结节状暗区。免疫组化型为 CD20+、BCL2+、CD5- 和 BCL6-[3]。单克隆性免疫球蛋白基因只存在于一半的病例中。在 PCMZL 淋巴浆变异型患者中,已有报道与伯氏疏螺旋体有关,应进行筛查[174]。虽然还没有确定幽门螺杆菌、丙型肝炎病毒或 EB 病毒等其他感染之间的明确联系,但我们应对所有患者进行感染筛查,以排除可治疗的感染。PCMZL 和 PCFCL 的治疗方法相似,需要低剂量放射治疗、病灶内皮质类固醇、病灶内干扰素或利妥昔单抗治疗。全身利妥昔单抗或化疗用于广泛或进行性全身受累的患者。

### 弥漫大 B 细胞淋巴瘤,腿型

原发性皮肤弥漫大 B 细胞淋巴瘤,腿型(PCDLBL - LT),是一种罕见的原发性皮肤 B 细胞淋巴瘤,具有较强的侵袭性,其 5 年的疾病生存率相对较低,仅为 56%[2]。尽管这种疾病的名称是 PCDLBL - LT,但它可以在下肢以外发展,并可能与存活率提高有关[175]。一个独特的组织学特征是中心细胞主要染色 MUM - 1+,以及 CD20+、CD3- 和 BCL2+[176]。患者通常接受化疗和放疗的联合治疗,一项综述系列显示,利妥昔单抗联合蒽环类药物为基础的化疗可提高患者的 2 年生存率[175]。

## 支持性治疗

### 瘙痒

瘙痒是皮肤淋巴瘤患者显著发病的病因。在一项回顾分析中,在晚期 MF(83%)和 SS(94%)患者中发现严重瘙痒的患病率很高[177]。在 CTCL 患者中,多种细胞因子如 IL - 4 和 IL - 5 表达上调,从而导致嗜酸性粒细胞的募集。血液中的嗜酸性粒细胞会导致皮肤发炎和瘙痒[178]。最近发现,IL - 31 在 CTCL 患者中表达上调,并与瘙痒相关[179]。CTCL 相关瘙痒患者最好采用潜在淋巴瘤的治疗;然而,许多患者患有难治性

疾病或对淋巴瘤治疗反应迟缓。虽然 CTCL 引起的瘙痒通常对抗组胺药物不起作用,但可以尝试多种其他非传统治疗方法。加巴喷丁是一种抗惊厥药,可以抑制神经递质的释放来缓解瘙痒。剂量可高达 2 400 mg,每天分次使用[180]。建议使用其他选择药物,如阿瑞匹坦、纳洛酮、米氮平和沙利度胺[178,180]。对于极度瘙痒的患者,光疗可能对特定患者有帮助。

### ■ 感染

皮肤淋巴瘤患者由于疾病和抓挠进一步破坏而降低了感染的天然屏障。此外,宿主免疫抑制和细胞免疫功能下降使患者面临皮肤感染及细菌和疱疹病毒定植的风险[181-183]。金黄色葡萄球菌感染很常见,可能会导致疾病恶化[17,184,185]。据报道,治疗皮肤感染的治疗可以改善疾病的严重程度[181,186]。

## 提示

- 理想情况下,皮肤淋巴瘤患者应该由皮肤科医生、肿瘤科医生、放射肿瘤科医生和转诊中心具有疾病专业知识的病理科医生组成的多学科团队进行评估。
- 对于有较厚的斑块、肿瘤或红皮病的患者,应使用 CT 或 PET - CT 进行成像,以排除 CTCL 的全身受累。对于早期斑片期疾病的患者,除非有全身性症状或疾病快速发展,否则通常不需要进行成像。
- 所有红皮病患者均应进行外周血流式细胞仪检查,以排除 SS。
- 许多 SS 患者的皮肤活检结果不是淋巴瘤,而是组织病理学上的反应性皮炎。
- 在皮肤局限性惰性皮肤淋巴瘤患者中,一线治疗是皮肤定向治疗。与局部治疗相比,早期积极介入化疗和放射治疗并不能改善预后。
- 莫格利珠单抗对血液受累的疾病非常有效,特别是对 SS 患者,但在皮肤和淋巴结的有效率较低。
- BV 对 CD30 低表达的 MF 患者可能有效。

# 第 13 章　霍奇金淋巴瘤

Collin K. Chin
L. Jeffrey Medeiros
Fredrick B. Hagemeister
Hun J. Lee

杨　莹　强琬婷　范晓强 · 译

## 要点

▶ 结节性淋巴细胞为主的霍奇金淋巴瘤(HL)通常在早期诊断,其治疗方案选择取决于疾病的分期,在疾病早期通常选择局部放射治疗。利妥昔单抗联合化疗也是一种有效的治疗手段。

▶ 标准的 HL 疾病分期基于 PET 检查,而骨髓活检通常是非必要的。标准的疗效评估是遵循 Lugano(Deauville评分)疗效评估标准对治疗 2 个周期后的反应进行评估,疗效评估 DS 1 或 DS 2 的患者考虑达到代谢水平的完全缓解,疗效评估 DS 4 或 DS 5 的患者考虑治疗失败的可能,而那些在 4 个周期治疗后 FDG PET 仍持续阳性的患者治疗失败的风险较高。所有患者都应以德国霍奇金淋巴瘤研究组标准和国际预后评分标准计算以评估疗效。

▶ 对于早期预后良好的经典型霍奇金淋巴瘤,标准治疗是2 个周期的 ABVD 方案(多柔比星、博来霉素、长春花碱和达卡巴嗪)化疗联合 20 Gy 的受累部位放射治疗(ISRT)。对于早期预后不良的经典型霍奇金淋巴瘤,标准治疗是 4 个周期的 ABVD 和 30 Gy 的 ISRT。尽管 BEACOPP 方案(博来霉素、依托泊苷、多柔比星、环磷酰胺、长春新碱、丙卡嗪和泼尼松)已被证实是治疗早期预后不良和晚期预后不良的经典型霍奇金淋巴瘤的较好选择,但 ABVD 方案仍然是美国大多数晚期疾病患者的首选方案。因 BEACOPP 方案与中性粒细胞减少症和住院的高风险相关,在美国仅对选定的患者使用。

▶ 维布妥昔单抗(BV)已被研究作为一种疾病早期的辅助治疗手段,可以单一用药或与其他药物联合用于复发和难治性 HL,可用于自体干细胞移植(ASCT)后的预防巩固手段,也可联合其他药物用于 HL 的初始治疗。该药会引起周围神经病变,但通常是可耐受的,对于大多数疾病晚期患者,A(BV)- AVD 方案比 ABVD 方案治疗拥有更好的无进展生存结果。

▶ PD-1(程序性死亡受体 1)抑制剂(如纳武利尤单抗、帕博利珠单抗)也是治疗复发 HL 的有效单药,联合化疗使用可以改善复发和初治疾病的反应,即使是先前接受过 BV 治疗的患者也能获益。该免疫检查点靶标和其他靶标的最有效的联合方案仍在研究中。

▶ 大剂量化疗联合自体干细胞移植(ASCT)仍然是复发HL 患者的标准治疗方案。而在治疗前需要充分评估疗效,通常通过 PET 检查,甚至大多数患者会进行活检。难治性 HL 患者应接受替代疗法,针对这一小部分患者,目前新的药物和疗法正在研究中,包括 CAR-T 细胞免疫治疗和其他免疫治疗。

　　霍奇金淋巴瘤(HL)在 19 世纪上半叶由托马斯·霍奇金和塞缪尔·威尔克斯发现[1]。HL 通常累及淋巴结,最常见于颈部区域淋巴结。大多数成人在 30～40 岁发病。2018 年全球 185 个国家报道了 79 990 例新诊断 HL 病例,34 984 人死于该病[2]。最新报道显示,美国 HL 的发病率为每年 3/10万,西方国家的死亡率高于亚洲国家[3]。生物学和临床研究表明霍奇金淋巴瘤包括两种类型:结节性淋巴细胞为主型霍奇金淋巴瘤(NLPHL)和经典型霍奇金淋巴瘤(cHL),这两种类型在临床特征和生物学行为上有所不同。cHL 有四种亚型:结节性硬化型(NS)、混合细胞型、富于淋巴细胞型和淋巴细胞消减型。这四种亚型在临床特征、生长模式、有无纤维化和 EB 病毒(EBV)感染频率方面有差异,但有相同的免疫表型。

　　据估计 2019 年有 8 110 名美国人被诊断患有 HL,截至2019 年 1 月 1 日,该疾病有 234 890 名患者存活[4]。HL 传统上被定义为一种特征性 HRS 细胞分布于反应性细胞背景下的血液肿瘤。HRS 细胞较大,直径为 30～60 μm,含双叶泡状核,每叶有一个明显的圆形嗜酸性核仁,核仁周围有清晰的空晕,具有丰富的细胞质。然而受累肿瘤组织中 HRS 细胞通常不到 1%,在 NLPHL 中不存在 HRS 细胞,而存在淋巴细胞为主型(LP)细胞。HRS 细胞被认为起源于生发中心(GC)B 细胞,这种细胞具有不利的 *IGV* 基因突变;而 LP 细胞,过去被称为淋巴组织细胞(LH),被认为起源于抗原选择后向记忆 B 细胞转化阶段的 GCB 细胞[5]。

## 霍奇金淋巴瘤免疫表型相关发现

NLPHL 的免疫表型不同于其他类型的 HL。LP 细胞通常表达白细胞共同抗原 LCA(CD45)、免疫球蛋白 J 链、B 细胞抗原(CD19、CD20、CD22、CD79A 和 BCL6)、上皮膜抗原(EMA),而 CD15 和 CD30 阴性(图 13 - 1C 和 D)。这些结果表明 LP 细胞是来自生发中心的 B 细胞。LP 细胞的 T 细胞抗原阴性,但通常被一丛小的反应性 T 细胞包围,这些 T 细胞可能对泛 T 细胞抗原和 CD57 呈阳性反应(图 13 - 1E)。EBV 在 NLPHL 的 LP 细胞中几乎不存在。

cHL 的免疫表型不同于 NLPHL。总体来说,HRS 细胞的成熟 B 细胞起源并不明显,因为 HRS 细胞具有非常不寻常的表型,并且具有在许多造血细胞类型上可见的基因表达。HRS 细胞 CD15 和 CD30 阳性,LCA(CD45)阴性和 EMA[1]阴性(图 13 - 2)。B 细胞抗原如 CD20、CD79A、PAX5/BSAP 和 MUM - 1/IRF4 在一部分病例中表达,CD20 的表达往往很弱,肿瘤细胞通常不表达 T 细胞抗原。BCL2 在多达一半的病例中呈阳性,并与较差的预后相关[6]。EBV 感染在 cHL 中较为常见,但其发生频率在不同类型之间差异较大。

HL 患者的管理仍在不断发展。在现代多药化疗广泛应用之前,大范围放射治疗(RT)能够治愈 cHL 患者。然而,仅依靠辐射就需要广泛的辐射入口,以高达 44 Gy 的辐射剂量治疗几乎整个淋巴系统。长期随访发现许多放疗的患者出现了心脏毒性和二次肿瘤。因此,我们一直在努力保持良好治

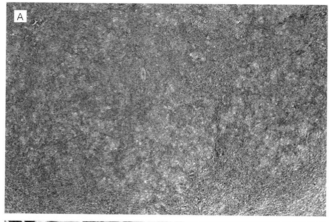

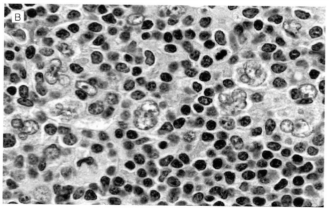

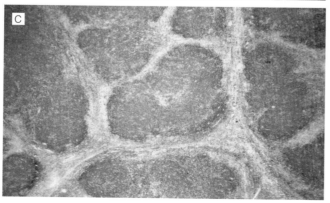

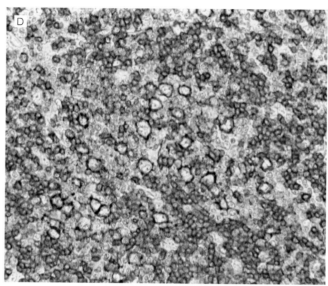

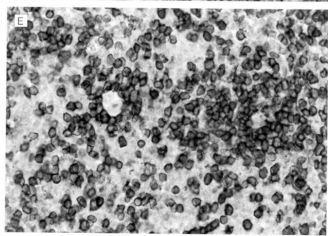

**图 13 - 1** NLPHL。A. 低倍镜下,肿瘤模糊结节状。B. 在高倍镜下,在反应性淋巴细胞和组织细胞背景下,可见大的淋巴组织细胞(LH),形似玉米粒。C、D. CD20 免疫组化染色。C. 低倍镜下,免疫染色突出表现为结节型,结节内可见大量 B 细胞。D. 在高倍镜下,大的 LH 细胞和小的反应性 B 细胞为 CD20 阳性。E. CD3 免疫组化染色。分散的小反应性 T 细胞局部性包围 LH 细胞形成玫瑰花结

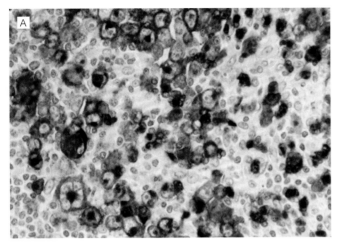

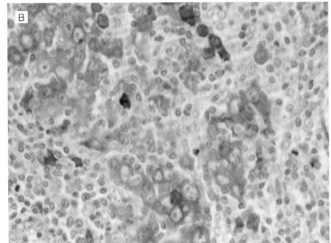

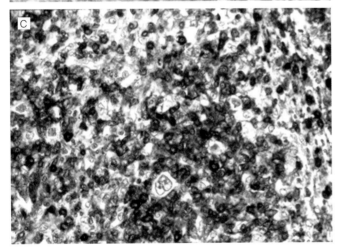

**图 13-2** CHL 的典型免疫组化表现。霍奇金细胞 CD15(A)和 CD30(B)阳性,白细胞共同抗原(CD45RB)阴性(C)

愈率的同时减少 HL 治疗的长期毒性。随着现代化疗发展,多项随机研究表明辐射入口可以安全地减少,从扩大野放疗(EFRT)到受累野放疗(IFRT),再到现在甚至更小的辐射范围,包括受累淋巴结的放射。

目前,cHL 患者的治疗根据临床分期和是否存在不良临床特征进行风险分层:早期预后良好、早期预后不良和晚期疾病。本章回顾了 HL 的治疗进展,包括最近发表的关于罕见 NLPHL 患者治疗策略的文章。

## 霍奇金淋巴瘤临床亚型

在过去的 10 年中,研究人员在霍奇金淋巴瘤的诊断、分类、分期、预后和治疗方面取得了重大进展。在过去,HL 中肿瘤细胞的真正谱系不清楚,因此采用霍奇金病一词命名。现在发现几乎所有的 HL 病例都是 B 细胞谱系,因此更名为霍奇金淋巴瘤(HL)。然而,HL 的分类在过去 40 年中保持相对稳定,2016 年 WHO 对淋巴样肿瘤的分类进行了更新(表 13-1)[1]。目前 WHO 的分类认识到,NLPHL 不同于可归入 cHL 下的其他类型[1]。

**表 13-1** WHO 霍奇金淋巴瘤分类

| 结节性淋巴细胞为主型 |
| --- |
| 经典型霍奇金淋巴瘤 |
| 结节硬化型 |
| 富于淋巴细胞型 |
| 混合细胞型 |
| 淋巴细胞消减型 |

### ■ 结节性淋巴细胞为主型霍奇金淋巴瘤

#### 临床特征

约 5% 的 HL 患者为结节性淋巴细胞为主型霍奇金淋巴瘤(NLPHL)。这种疾病通常为局部受累,最常累及颈部或腋窝淋巴结[1,7]。该疾病影响所有年龄段的患者,男性多于女性,临床表现为惰性(表 13-2)。全身症状如发热、体重减轻和盗汗(也称为 B 症状)是不常见的。NLPHL 患者的特点是病程呈惰性,与 cHL 患者相比复发较晚,类似于低级别非霍奇金淋巴瘤。NLPHL 患者进展为弥漫大 B 细胞淋巴瘤(DLBCL)或 T 细胞/组织细胞性大 B 细胞淋巴瘤的风险为 5%~6%。德国霍奇金淋巴瘤研究小组(GHSG)报道了一项 394 例 NLPHL 患者的大型回顾性研究,患者主要是男性(75%),只有 9% 有 B 症状,79% 处于疾病早期。中位随访期为 50 个月,肿瘤控制即无治疗失败率(FFTF)和总生存率(OS)分别为 88% 和 96%,略好于 cHL 组(分别为 82% 和 92%)。

**表 13-2** NLPHL 与 cHL 临床特征比较

| 临床特征 | NLPHL | cHL |
| --- | --- | --- |
| 频率 | 5% | 95% |
| 年龄分布 | 单峰:儿童和成人差不多 | 双峰:峰值在 20~30 岁和 50~70 多岁 |
| 男性(%) | 70 | 50 |
| 累及部位 | 淋巴结伴纵隔 | 纵隔,颈部淋巴结 |
| 诊断时分期[a] | I 期 | II 期或 III 期 |
| B 症状(%) | <20 | 40 |
| 临床病程 | 惰性,晚期复发 | 侵袭性,可治愈 |

注:[a] 诊断时最常见分期。

### 组织学特征

NLPHL 的组织学特征是淋巴结结构消失,可见由大量小淋巴细胞、组织细胞和特征性的 LP 细胞组成的大小不一、模糊的结节(图 13-1A)[1,9]。这些细胞体积通常很大,细胞质苍白,多倍体泡状核含有不明显的核仁,类似爆米花的内核,因此被称为爆米花细胞(图 13-1B)。然而,LP 细胞也可表现出不同的细胞学特征。这些细胞可以是圆形的或有相对突出的核仁。嗜酸性粒细胞、中性粒细胞和浆细胞在 NLPHL 中通常不存在,也没有相关的坏死或纤维化。

NLPHL 病例也可伴有弥漫性病变区域。当弥漫病变区域较大时,往往预示疾病侵袭性更强。为了反映临床行为的这种变化,许多病理学家诊断这些病例为 NLPHL 进展为富 T/组织细胞的大 B 细胞淋巴瘤,也称 T 细胞丰富型大 B 细胞淋巴瘤(TCRBCL)。其他病理学家使用大面积弥散性 NLPHL 这一名词,并提出伴有弥漫性区域可能代表向 DLBCL 转化的起始阶段。伴有弥漫病变区域的 NLPHL 与 TCRBCL 之间的边界仍然模糊。大多数以前被定义为弥漫性 LPHL 的病例现在属于不同类型[10],这些病例通常被分类为大面积弥漫性 NLPHL、富于淋巴细胞性霍奇金淋巴瘤或富 T/组织细胞的大 B 细胞淋巴瘤。

确定 LP 细胞的起源和发病机制的 NLPHL 基因表达谱发现,NLPHL、TCRBCL 和 cHL[11]之间有显著的相似性。总体来说,LP 细胞被认为来源于抗原选择的生发中心 B 细胞[5],LP 细胞还表现出许多凋亡调控因子和假定的癌基因的调控异常,以及其 B 细胞表型的部分丧失。此外,还存在 NF-κB、Janus 激酶/信号转导器和转录激活因子(JAK/STAT)通路持续激活,以及异常的细胞外调节激酶信号。

### ■ 富于淋巴细胞型经典霍奇金淋巴瘤

富于淋巴细胞 cHL(LRHL)在组织学上与 NLPHL 相似,但在免疫表型上属于 cHL[1,7]。在欧洲淋巴瘤工作组的一项关于 NLPHL 的研究中,回顾了大量被归类为 NLPHL 的肿瘤;这些病例中只有一半的诊断得到证实,其他病例大多数被重新分类为 LRHL[9]。这种类型的 HL 的发病比例不太清楚,但很可能较低(<5%)。LRHL 患者的临床表现与其他亚型 cHL 患者的疾病相似,或介于 NLPHL 和 cHL 之间。与 NLPHL 患者不同,LRHL 患者复发相对较早/晚期复发并不常见。

组织学上,这些肿瘤富含小淋巴细胞和组织细胞,少见粒细胞和浆细胞,通常不存在坏死。淋巴细胞丰富的 cHL 可为结节性或弥漫性,结节性与 NLPHL 相似。可见大量小淋巴细胞的模糊结节,结节可有小而压缩的生发中心(图 13-3A 和 B)。肿瘤细胞存在于结节的套膜区。这些肿瘤细胞通常类似于里-施细胞和典型的单核变异细胞(特征性霍奇金细胞),而不是 LP 细胞。与弥漫性 LRHL 的细胞组成类似,但很少或没有结节。LRHL 的免疫组化研究显示,大肿瘤细胞具有与所有 cHL 病例相似的免疫表型,CD15 和 CD30 阳性,而 LCA(CD45)阴性(图 13-3C~E)。

### ■ 结节硬化型霍奇金淋巴瘤

#### 临床特征

结节硬化型霍奇金淋巴瘤是 cHL 最常见的形式,在西方国家占所有病例的 60%~70%,它也是 50 岁以下患者中最常见的 cHL 类型。白种人比其他人种更容易患病,而结节性硬化型 HL(NSHL)在亚洲国家的发病率要低得多[2,3]。NCI SEER 数据库[2]的数据显示,美国 NSHL 的年龄调整后的发病率在 1993—2008 年一直很稳定,男女比例大致相等。NSHL 有明显的累及纵隔、锁骨上淋巴结和颈部淋巴结的倾向,纵隔肿块很常见,可累及胸腺。

#### 组织学特征

NSHL 的组织学特征有以下三方面:① 结节型;② 结节周围的宽纤维化带;③ 特征性的单个核细胞变体,即陷窝细胞(图 13-4)。陷窝细胞具有丰富的透明细胞质和分界明显的细胞膜。在福尔马林固定的组织中,出现特征性的伪影。细胞的细胞质收缩,在细胞周围留下一个清晰的空间或陷窝,因此得名。典型陷窝细胞具有一个或多个小核仁的多叶状核。然而,陷窝细胞可以表现出很大的形态变异,可以是圆形的,核仁突出的,或者可能类似于大的非分裂细胞。HL 中可以看到反应性细胞的异质混合,包括不同数量的小淋巴细胞、组织细胞、嗜酸性粒细胞、中性粒细胞和浆细胞。英国国家淋巴瘤调查(BNLI)小组根据肿瘤细胞和反应性细胞的数量将 NSHL 分为 1 级或 2 级,这一分级系统已被 WHO 采用[1,12]。2 级 NSHL 表现为大量肿瘤(陷窝性)细胞和反应性淋巴细胞耗竭。图 13-5 显示 NSHL 淋巴细胞耗竭和合胞变异,二级 NSHL 最突出的特征。这种合胞变异的 NSHL 由肿瘤细胞层和坏死组织组成。

### ■ 混合细胞型霍奇金淋巴瘤

#### 临床特征

混合细胞型霍奇金淋巴瘤(MCHL)是 cHL 第二大常见类型,占所有患者的 15%~25%,是 50 岁以上患者最常见的类型[1,13],男性比女性更容易患病。NCI SEER 数据库的数据显示,非洲裔美国人和西班牙裔美国人患 MCHL 比白种人更常见。相当比例的 MCHL 患者为临床Ⅲ期或Ⅳ期,并有 B 症状表现。

#### 组织学特征

混合细胞性 HL 的特征是在大量不同比例的嗜酸性粒细胞、浆细胞、组织细胞和粒细胞背景下,可见大量里-施细胞和霍奇金细胞(图 13-6)。淋巴结结构通常被弥漫性取代,部分受累淋巴结可见选择性皮质旁浸润。可见无序的纤维化,但未见 NSHL 所特有的宽纤维带和囊性纤维化。两种变体的 MCHL 相对更难诊断。在最可能代表 HL 部分累及淋巴结的滤泡间变异体中,肿瘤位于滤泡间区,通常与反应性滤泡增生和明显的浆细胞增多症有关。在富含上皮样组织细胞的变异体中,存在大量的上皮样组织细胞和肉芽肿,这些细胞多到以至于遮蔽肿瘤细胞。MCHL 这些变异的重要性在于其不寻常的组织学发现。

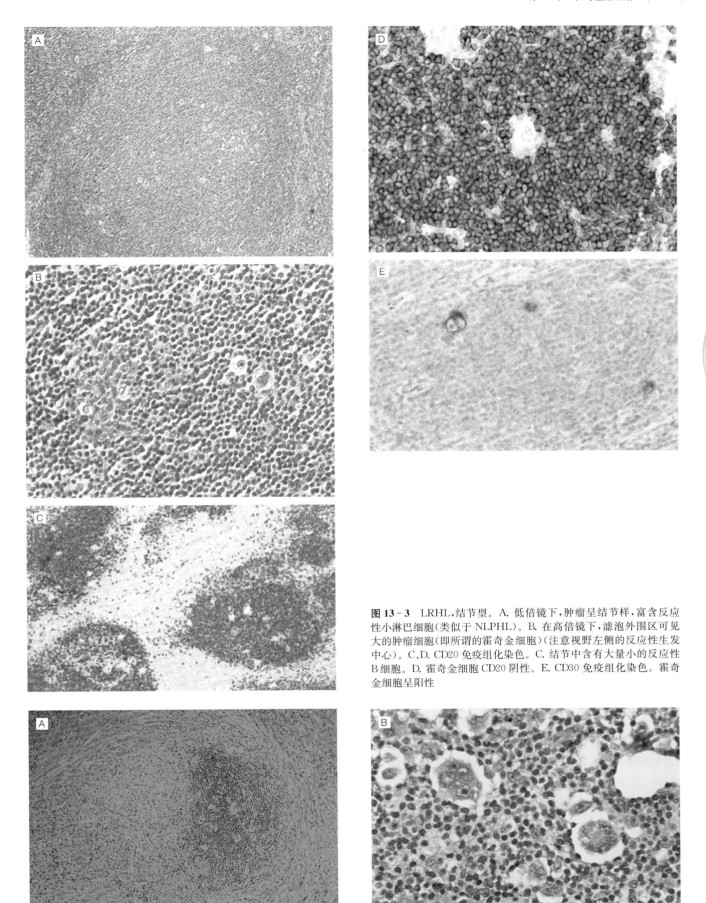

**图 13-3** LRHL,结节型。A. 低倍镜下,肿瘤呈结节样,富含反应性小淋巴细胞(类似于 NLPHL)。B. 在高倍镜下,滤泡外围区可见大的肿瘤细胞(即所谓的霍奇金细胞)(注意视野左侧的反应性生发中心)。C、D. CD20 免疫组化染色。C. 结节中含有大量小的反应性B 细胞。D. 霍奇金细胞 CD20 阴性。E. CD30 免疫组化染色。霍奇金细胞呈阳性

**图 13-4** 结节硬化型霍奇金淋巴瘤。A. 肿瘤呈结节状,结节周围有密集的纤维带。B. 大的肿瘤细胞(陷窝细胞)位于陷窝内,许多是多核的,反应性细胞在背景中

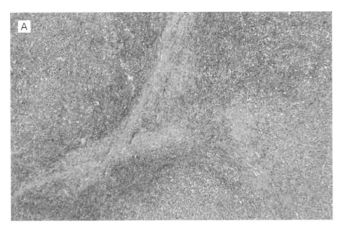

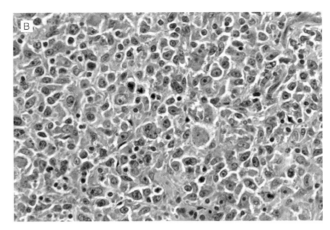

**图 13 - 5** 结节硬化霍奇金淋巴瘤合胞体变异型。A. 区域内可见结节和纤维带。B. 结节由许多肿瘤细胞组成,小淋巴细胞减少

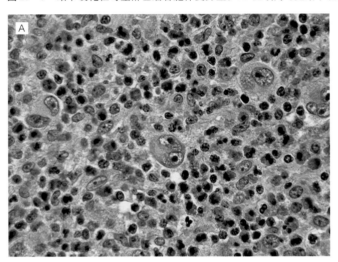

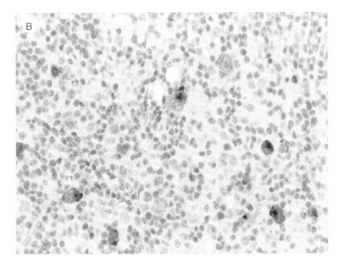

**图 13 - 6** 混合细胞型霍奇金淋巴瘤。A. 在反应性淋巴细胞、组织细胞和嗜酸性粒细胞背景下可见典型的里-施细胞(视野中心)和单个核霍奇金细胞。B. EB 病毒潜伏膜蛋白 1 型免疫染色。肿瘤细胞呈阳性

### 淋巴细胞消减型霍奇金淋巴瘤
#### 临床特征

淋巴细胞消减型霍奇金淋巴瘤(LDHL)是最罕见的类型,占所有病例的 1%[13]。NCI SEER 研究表明,经年龄调整后的 LDHL 发病率有所下降。这种减少很可能是由于病理学家认识到的,许多以前被分类为 LDHL 的肿瘤实际上是非霍奇金淋巴瘤(如间变性大细胞淋巴瘤),免疫组织化学和分子方法在这些肿瘤研究中的应用优化了分类。

LDHL 患者通常年龄较大,40 岁以下的患者很少发生 LDHL,患病男性略多。白种人和非洲裔美国人同样受到影响。患者多为临床晚期,且有 B 症状表现。患者通常有较大的淋巴结融合黏连团块或弥漫性内脏受累,LDHL 弥漫纤维型通常呈膈下分布。淋巴细胞消减型霍奇金淋巴瘤的预后最差。

#### 组织学特征

LDHL 包括 Lukes 和 Butler 最初发现的两种类型:弥漫性纤维化型和网状型(图 13 - 7)。弥漫纤维化型 LDHL 的特征是广泛无序增生的低细胞纤维化,诊断性 HRS 细胞可能在密集的胶原蛋白中呈纺锤状分布,很难被找到。反应性炎症细胞相对较少。网状变异型 LDHL 有大量的 HRS 细胞和以前被称为多形性变异体的异型网状细胞。这些细胞可表现出

核数量和形状的显著差异,通常具有巨大的核仁。与 HL 的其他亚型相比,正常小淋巴细胞很少出现。坏死是常见的,也可能是广泛的。片层中可发现 HRS 细胞和多形性变异。有丝分裂象通常很多。

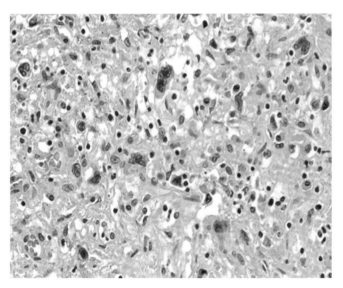

**图 13 - 7** 淋巴细胞消减型霍奇金淋巴瘤。在松散、非极化纤维化和淋巴细胞减少背景下的大肿瘤细胞

# 临床评估

## 患者分期

在20多年间经过不同研究进行对比证实患者在首次出现HL临床表现时使用Ann Arbor系统进行分期,是疾病治疗的基础。1989年的科茨沃尔德会议对Ann Arbor系统进行了重要的修改(表13-3)[14],自此分期评估系统一直在更新发展。最近一项关于淋巴瘤分期的建议描述了PET-CT对嗜氟脱氧葡萄糖(FDG)淋巴瘤的重要性,霍奇金淋巴瘤就是其中一种[15]。对于HL和其他FDG高摄取的淋巴瘤而言,PET-CT与CT扫描相比,提高了淋巴结和淋巴结外部位分期的准确性[16]。PET-CT导致10%~30%的患者发生分期改变,更多的是分期变高,尽管PET-CT使少数患者发生治疗改变,但对总体结果没有明显影响。然而,PET-CT作为治疗前的基线测量是至关重要的,它可以提高后续治疗评估的准确性[17]。此外,如果临床试验需要,应采用增强CT检查准确地测量淋巴结大小。MDACC关于霍奇金淋巴瘤的诊断和治疗准则如图13-8所示。

**表13-3 霍奇金淋巴瘤Ann Arbor分期系统Cotswold修订版**

| | |
|---|---|
| Ⅰ期 | 累及单个淋巴结区域或淋巴结结构(如脾、胸腺、咽淋巴环)或单个淋巴结外部位 |
| Ⅱ期 | 横膈同侧两个或多个淋巴结区受累;仅局限于一个淋巴结外器官或部位及横膈同侧淋巴结区(ⅡE);所涉及的解剖区域数量应以下标表示,如Ⅱ₃ |
| Ⅲ期 | 累及膈肌两侧淋巴结区(Ⅲ),也可伴脾受累(ⅢS)或仅一个淋巴结外器官或局部受累(ⅢE),或两者同时受累(ⅢSE) |
| Ⅳ期 | 弥漫性或播散性侵及1个或多个结外器官或组织(如肝、骨髓、肺),伴或不伴淋巴结受累 |

**修订特征**

| | |
|---|---|
| A | 无症状 |
| B | 发热>38℃,盗汗,6个月内不明原因的体重下降超过10% |
| X | 巨大淋巴瘤:纵隔增宽超过1/3,结节块最大直径大于10 cm |
| E | 累及一个邻近或邻近已知淋巴结部位的单个结外部位 |
| CS | 临床分期 |
| PS | 病理分期(由剖腹手术决定) |

## 患者评估

HL患者的初步评估具有预后和治疗意义(图13-8)。应进行的常规检查包括全血细胞计数和分类、电解质、血尿素氮、肌酐、肝功能、乳酸脱氢酶、白蛋白、育龄妇女进行妊娠检查、红细胞沉降率(ESR)、包含一氧化碳扩散能力的肺功能检测、心脏射血分数、胸部X线摄影,以及颈部、胸部、腹部、盆腔CT及PET-CT(表13-4)。

骨髓活检一直是淋巴瘤分期的标准检查。然而,PET-CT对骨髓病变的高敏感性最近引起了对骨髓活检在包括HL在内的几种常见组织学中作为分期检测手段的质疑[15]。在一项关于HL患者的研究中,18%的HL患者PET-CT上有局灶

性骨骼病变,但只有6%的患者骨髓活检呈阳性,所有患者PET-CT均为晚期[18]。早期疾病患者在没有PET检查发现的情况下很少有骨髓受累,晚期疾病患者在没有疾病相关症状的情况下很少有骨髓受累。尽管这个问题存在争议,一些机构仍在对HL的初诊分期时进行骨髓活检评估,但几乎所有患者都不会根据骨髓活检结果更换另一种治疗方案。因此,骨髓活检不再作为cHL患者的常规分期检查手段。而MRI在评估HL时也没有取代胸腹部CT,它在很大程度上仅限用于评估特定情况如骨受累和脊髓压迫,以及取代孕妇的CT检查。

**表13-4 霍奇金淋巴瘤的推荐分期检查**

| 病史及检查 | B症状鉴别 |
|---|---|
| 放射学和其他评估 | 胸部X线片<br>CT扫描,包括颈部、胸部、腹部、骨盆全身PET扫描<br>超声心动图或多门控血池成像(MUGA)扫描<br>肺功能检查<br>HIV血清学<br>对育龄妇女进行妊娠检查 |
| 血液学检查 | 全血细胞计数及分类<br>红细胞沉降率 |
| 生化检查 | 肝功能<br>血清白蛋白<br>乳酸脱氢酶 |
| 特殊情况检查 | 超声扫描<br>MRI |

## 预后因素

对于临床早期(CS)疾病(CS Ⅰ或CS Ⅱ),通过对仅接受放射治疗的霍奇金淋巴瘤患者的回顾性研究,已经确定了几个预后因素。预后不良特征包括:① 年龄大,存在隐匿性腹部疾病,挽救性治疗效果差;② 男性;③ 混合细胞组织学类型,与隐匿性腹部疾病有关;④ B症状,同样与隐匿性腹部疾病有关;⑤ 巨大的纵隔肿块,定义为X线片上测量的肿块大于胸廓内径的1/3;⑥ 累及的淋巴结区域较多;⑦ 红细胞沉降率升高;⑧ 贫血;⑨ 血清白蛋白水平低[19,20]。

国际组织制定了各种系统来计算霍奇金淋巴瘤疾病复发风险,以及一些治疗后的死亡风险。欧洲癌症研究与治疗组织(EORTC)将CS Ⅰ和CS Ⅱ的患者存在以下任何因素时定义为具有不利的复发风险:① 年龄大于50岁;② 没有B症状但红细胞沉降率(ESR)大于50 mm/h,或有B症状ESR大于30 mm;③ 巨大的纵隔肿块;④ Ⅱ期;⑤ 至少累及4个淋巴结区域[21]。德国霍奇金淋巴瘤研究组(GHSG)将具有以下任何不利因素的CS Ⅰ和CS Ⅱ患者划分为预后较差类型:① 巨大的纵隔肿块;② 至少累及3个淋巴结区域;③ 无症状伴ESR大于50 mm/h,或有B症状伴ESR大于30 mm/h;④ 局限性淋巴结外浸润(所谓的E病变)(表13-5)[22]。在晚期疾病中,基于对5 141例患者的分析制定了国际预后评分(IPS),其中大多数患者最初接受了含蒽环类药物的化疗方案治疗。确定了7个因素,如表13-6所示[23]。

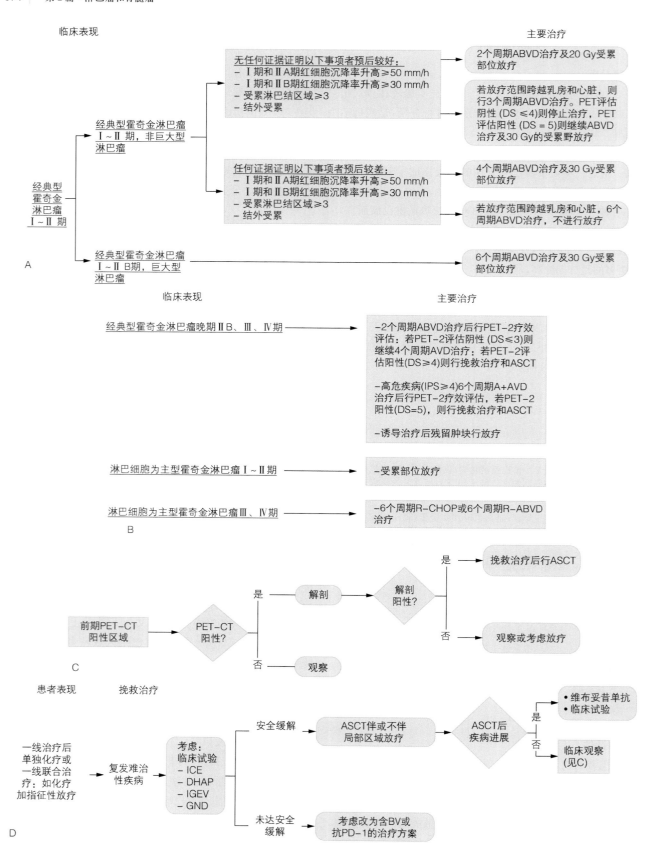

**图 13-8** MDACC 霍奇金淋巴瘤（HL）的治疗原则。A. Ⅰ～Ⅱ期 HL 的治疗。B. 晚期ⅡB期、Ⅲ～Ⅳ期经典 HL 和淋巴细胞为主型 HL 的治疗。C. 经 cHL 和淋巴细胞为主型 HL 的疗效评估和管理。D. 复发难治 HL 的治疗。A+AVD,维布妥昔单抗、多柔比星、长春花碱和达卡巴嗪；ABVD,多柔比星、博来霉素、长春花碱、达卡巴嗪；ASCT,自体干细胞移植；AVD,多柔比星、长春花碱、达卡巴嗪；BV,维布妥昔单抗；DHAP,大剂量阿糖胞苷、顺铂、地塞米松；DS,多维尔分数；GND,吉西他滨、长春瑞滨和脂质体多柔比星；ICE,异环磷酰胺、卡铂、依托泊苷；IFRT,受累野放射治疗；IGEV,异环磷酰胺、吉西他滨、长春瑞滨和泼尼松；IPS,国际预后评分；PD-1,程序性死亡受体 1；PET-2,治疗 2 个周期后 PET 扫描评估；R-ABVD,利妥昔单抗、多柔比星、博来霉素、长春花碱和达卡巴嗪；R-CHOP,利妥昔单抗、环磷酰胺、多柔比星、长春新碱和泼尼松；RT,放射治疗

表13-5 EORTC和GHSG关于临床Ⅰ/Ⅱ期
霍奇金淋巴瘤的预后分类

| 项目 | 预后不良（存在以下任何情况） |
| --- | --- |
| EORTC | 年龄≥50岁[a]<br>ESR＞50 mm/h且无B症状；ESR＞30 mm/h且有B症状<br>淋巴结受累≥4<br>纵隔大肿块 |
| | 预后不良（存在以下任何情况） |
| GHSG | ESR＞50 mm/h且无B症状；ESR＞30 mm/h且有B症状<br>淋巴结受累≥3<br>纵隔大肿块<br>结外受累 |

注：[a]原文为"≤50岁"考虑为笔误，此处应为"≥50岁"（译者注）。

表13-6 霍奇金淋巴瘤的国际预后评分

| |
| --- |
| 血红蛋白＜10.5 g/dL |
| 年龄≥45岁[a] |
| 男性 |
| 淋巴细胞占白细胞比例＜8%或计数＜600/mL |
| 血清白蛋白＜4 g/dL |
| 白细胞计数≥15 000/mL |
| Ⅳ期疾病（Ann Arbor系统） |

注：[a]原文为"≤45岁"考虑为笔误，此处应为"≥45岁"（译者注）。
数据引自 Moccia AA, Donaldson J, Chhanabhai M, et al: International PrognosticScore in advanced-stage Hodgkin's lymphoma: altered utility in the modern era, J Clin Oncol. 2012 Sep 20; 30(27): 3383-3388.

# 疗效评估

在1999年之前，用于评估治疗反应的标准没有常规标准化。国际工作组于1999年制定了评估治疗反应的指南[24]。该标准以CT扫描为基础，得到了国际认可。然而，随着PET扫描的引入，该指南在2007年和2014年做了两次更新[15,25]。基于PET扫描在HL疗效评估中较高的阴性预测值（95%～100%）和阳性预测值（＞90%），目前的疗效评估建议明确指出，在治疗结束（EOT）评估中PET扫描比CT更准确[26]。之前的指南对PET的审核基于一些不精确的视觉解释，即扫描是阳性还是阴性，以及是否使用纵隔血池作对比进行EOT评估[27]。最近的指南建议临床试验中使用5分制评估（Deauville标准，表13-7），包括中期分析和EOT评估。1分或2分被认为代表完全代谢缓解（CMR），在EOT评估4分或5分被认为是治疗失败。3分指摄取高于纵隔，但低于或等于肝摄取。最近的数据表明EOT评分为3分的患者预后良好，应考虑为CMR[28,29]。然而，在探索根据疗效调整治疗降级的试验中，更谨慎的方法可能是首选。

表13-7 Deauville五分标准

| |
| --- |
| 1分：无摄取 |
| 2分：病灶或其他正常组织的摄取值≤纵隔 |
| 3分：病灶或其他正常组织的摄取值＞纵隔但≤肝 |
| 4分：病灶或者其他正常组织的摄取程度较肝适度增加 |
| 5分：病灶或者其他正常组织的摄取值明显高于肝和/或新病灶 |
| X：不太可能与淋巴瘤有关的新的摄取区域 |

# 治疗

## ■ 结节性淋巴细胞为主霍奇金淋巴瘤

由于这种疾病罕见，很难进行随机前瞻性临床试验。而最近报道了一些设计良好的单臂Ⅱ期试验和大型回顾性分析。

### 早期疾病

尽管放疗作为一种单一的治疗方式被认为是早期cHL患者的较差治疗方法，但多项研究观察到，在早期NLPHL中使用放疗治疗效果极好。在GHSG进行的HD-4和HD-7试验中，早期NLPHL结果的回顾性回顾显示，受累野放疗IFRT治疗后的2年FFTF率和OS率分别为92%和100%，而扩大野放疗EFRT治疗后的FFTF和OS率分别为100%和94%[30]。MDACC的研究人员也报告了ⅠA期和ⅡA期单独放疗的患者的预后良好[31]。中位随访8.8年，20例接受限制范围放疗的患者中只有1例复发。ⅠA期患者的预后最好，5年无复发生存率为95%。哈佛研究小组报道了一项对113例早期NLPHL患者的远期预后的回顾性分析[32]。限制范围放疗组的10年PFS率和OS率分别为64%和100%，EFRT组分别为81%和95%。值得注意的是，86%仅接受化疗的患者出现了疾病复发。

这些结果提示单纯化疗不适用于NLPHL患者，单纯放疗应成为无大体积病灶或B症状的早期NLPHL患者的标准治疗，局部放疗适合于降低扩大野放疗后的毒性和死亡率。在这些回顾性分析中，与单纯放疗相比，联合治疗（化疗+放疗）不能改善预后。然而，不列颠哥伦比亚省癌症机构（BCCA）对早期NLPHL治疗数据的回顾表明，在放疗前增加短暂的ABVD疗程（多柔比星、博来霉素、长春花碱和达卡巴嗪）可改善预后[33]。单纯放疗后，10年PFS率和OS率分别为65%和84%，而联合治疗分别为91%和93%。但这些结果与其他回顾性研究一样，由于可能的选择偏倚、不同分期系统、是否支持治疗，以及不同治疗的随访时间差异等原因，尚需更加谨慎的解释。

因CD20在NLPHL中高表达，评估了利妥昔单药治疗早期NLPHL患者的疗效。GHSG和斯坦福大学的研究小组报道了用这种药物治疗NLPHL患者的前瞻性研究分析[34,35]，总缓解率（ORR）很高（两项研究均为100%），然而缓解并不持久。目前，NCCN指南建议对无B症状的早期NLPHL单用IFRT，而伴有B症状和巨大病灶的NLPHL，应与cHL一样采用联合治疗。

### 晚期疾病

由于至少 70%～80% 的 NLPHL 患者被诊断为早期疾病,因此确定晚期疾病的最佳治疗方案具有挑战性。化疗仍是 Ⅱ 期或 Ⅳ 期疾病的主要治疗方法。

GHSG 最近比较了参加前瞻性试验的 NLPHL 和 cHL 患者的结果[7]。NLPHL 和 cHL 患者的 FFTF 结果无显著差异,50 个月 FFTF 率分别为 77% 和 75%。GHSG 试验中使用的化疗方案为 COPP(环磷酰胺、长春新碱、丙卡巴肼和泼尼松)、COPP/ABVD 和 BEACOPP(博来霉素、依托泊苷、多柔比星、环磷酰胺、长春新碱、丙卡巴肼和泼尼松),这些方案比 ABVD 含有更高剂量的烷化剂。BCCA 还报道了对接受 ABVD 或 ABVD 样化疗的 NLPHL 和 cHL 患者的匹配分析[36]。尽管没有统计学意义,但与 cHL 患者相比,NLPHL 患者的 PFS 较低(15 年时分别为 44% 和 77%,$P=0.096$)。这些研究表明烷化剂可能有治疗优势。我们报道了 R-CHOP(利妥昔单抗＋环磷酰胺、多柔比星、长春新碱和泼尼松)方案治疗晚期 NLPHL 患者的结果[37],R-CHOP 治疗患者的 5 年和 10 年 PFS 率分别为 88% 和 59%。中位随访时间为 6.7 年,未观察到 DLBCL 或 TCRBL 的转化。目前 NCCN 指南列出晚期疾病患者的治疗方案包括 CVP(环磷酰胺、长春新碱和泼尼松)、CHOP、ABVD 联合或不联合利妥昔单抗治疗。

### 复发和转化疾病

NLPHL 患者可能会晚期复发或转化为 B 细胞淋巴瘤,其标准治疗方法尚未确定。而利妥昔单抗治疗复发性 NLPHL 患者已经进行了评估。在 GHSG 报道的一项 14 例患者的研究中,利妥昔单抗治疗诱导 ORR 为 100%,CR 率为 57%,中位进展时间为 33 个月[38]。斯坦福小组研究了一线和复发患者中,采用限制性利妥昔单抗、扩大利妥昔单抗治疗的益处[34]。本研究共纳入 18 例复发性 NLPHL 患者,利妥昔单抗单药治疗的 ORR 为 100%,利妥昔单抗维持治疗的 5 年 PFS 率为 71.4%,包括持续 2 年每 6 个月进行 4 周治疗。这些结果表明利妥昔单药治疗复发性 NLPHL 有效。

复发时的疾病转化可能是一种挑战。在 BCCA 的一项回顾性研究中,95 例 NLPHL 患者随访 40 年,中位随访时间为 6.5 年,14% 的患者发生了转化。中位转化时间为 8.1 年,DLBCL 与 TCRBCL 的比例为 4:1。在 10 例转化淋巴瘤患者中,10 年 PFS 率和 OS 率分别为 52% 和 62%。

由于这种疾病的罕见,对自体干细胞移植(ASCT)在复发或难治性 NLPHL 患者中的作用进行前瞻性评估很难。但是,复发时转化的患者应根据 DLBCL 的诊断原则进行管理。一项 MDACC 回顾性研究中 26 例接受 ASCT 的患者,在移植时很多病人转变为 TCRBCL。在接受 ASCT 时,85% 的患者病情缓解状态,25% 的患者处于完全缓解状态,中位随访期为 50 个月,EFS 率为 69%[40]。

### MDACC 的 NLPHL 治疗方案:总结

我们用 IFRT 治疗 Ⅰ A 期和 Ⅱ A 期 NLPHL 患者。Ⅰ 期和 Ⅱ 期患者很少出现 B 症状,但如果患者出现 B 症状,我们会

给予包括含蒽环类药物化疗方案的联合治疗,然后进行 IFRT,尤其是 Ⅱ B 期的患者。我们的首选方案是 R-CHOP,晚期疾病患者行 6 个周期该方案治疗。复发患者考虑延长利妥昔单抗治疗。对于有证据表明已转变为 DLBCL 或 TCRBCL 的患者,如果采用过含蒽环类药物的化疗,我们会采用挽救性化疗方案,如利妥昔单抗＋ICE(异环磷酰胺、卡铂和依托泊苷),然后进行 ASCT。

### 经典型霍奇金淋巴瘤

将 cHL 患者分为三个治疗组:早期预后良好组、早期预后不良组和晚期组。

#### 预后良好的早期经典型霍奇金淋巴瘤

早期经典型霍奇金淋巴瘤的治疗一直在发展。大范围放疗或 EFRT 是过去的标准治疗方法[41]。与 IFRT 相比,扩大视野放疗有更好的 DFS 结果[42]。超过 90% 的患者通过此方案达到了 CR,然而复发率极高(≥30%)。此外,EFRT 有相当大的长期副作用。在一项超过 15 000 名 HL 患者的大型前瞻性研究中,HL 诊断后 25 年发生实体瘤的精算风险为 21.9%,绝对风险接近 50%。女性乳腺癌和肺癌是常见的继发恶性肿瘤[43]。

为了改善这些结果,GHSG 和 EORTC 进行了比较单独放疗和联合治疗策略的关键研究。在 GHSG HD-7 试验中,患者被随机分配,接受 30 Gy 单独的 EFRT 或 2 个周期的 ABVD 后进行相同剂量放疗[44]。尽管两个治疗组之间的缓解率没有差异,但联合治疗组的 7 年 FFTF 率更好(88% vs 67%)。EORTC H8F 随机试验的结果与之相似。在这项试验中,治疗组包括 3 个周期的 MOPP(甲氯雷他明、长春新碱、丙卡嗪、泼尼松)/ABV(多柔比星、博来霉素、长春花碱),然后行 IFRT 或单独行次全淋巴结照射(STNI)[45]。接受联合治疗的患者 5 年 EFS 率显著提高(98% vs 74%),1 年 OS 率更好(97% vs 92%)。由于这两项大型随机对照试验的结果,以及对 EFRT 显著的长期副作用和高复发率的认识,EFRT 单一疗法现在已被放弃,改为联合治疗,联合治疗也是目前早期 HL 的标准治疗。

联合治疗之所以可以发展,是基于这种治疗使早期 HL 复发大大减低,并且采用毒性较低的化疗和放疗方案可以维持疗效。在 MDACC,研究人员对 286 例早期 HL 患者进行了回顾性研究,这些患者接受化疗后再接受中位剂量为 40 Gy 的 IFRT 或 EFRT[46],5 年 RFS 率和 OS 率分别为 88% 和 93%,化疗类型和数量对 RFS 和 OS 无显著影响。然而,接受化疗和 IFRT 治疗的患者 5 年、10 年和 15 年发生实体瘤的累积风险分别为 0、6.9% 和 11.4%。这些结果明显优于化疗联合 EFRT(分别为 2.7%、11.1% 和 28.7%)。

有许多旨在解决最佳方案、最佳放疗区域、最佳放疗剂量、最佳药物组合、周期数和最佳化疗时机等问题的试验已完成或正在进行,目标是保持疗效的同时把毒性降到最低(表 13-8)[22,47-51]。目前的联合治疗这一标准治疗的关键研究是 GHSG 的 HD-10 试验。这项研究有 4 个组,在预后良

好的早期 HL 患者中检测了 2 个周期或 4 个周期的 ABVD 治疗，后继续进行了 20 Gy 或 30 Gy 的 IFRT 治疗。该试验同时探讨了放疗的最佳剂量和化疗的最佳周期数。ABVD 2 个周期组和 4 个周期组的 CR 率均为 97％，20 Gy 和 30 Gy IFRT 组的 CR 率分别为 97％和 98％。中位随访时间为 7.5 年，4 组在 PFS、FFTF 和 OS 方面无差异。然而，4 个周期 ABVD 和 30 Gy IFRT 治疗组比低强度治疗组的毒性更大。基于这些数据，目前 2 个周期的 ABVD 和 20 Gy 的 IFRT 是毒性最小的方案，也是预后良好组早期 HL 患者的首选方法。

表 13 - 8　预后较好的早期霍奇金淋巴瘤患者的关键试验

| 试验 | 试验设计 |
| --- | --- |
| Milan 1990—1997 | ABVD×4→STLI<br>ABVD×4→IFRT |
| Stanford | Stanford V×8 周→IFRT |
| EORTC/GELA H9F | EBVP×6→IFRT 20 Gy<br>EBVP×6→IFRT 36 Gy<br>EBVP×6→无化疗 |
| GHSG HD - 10 | ABVD×2→IFRT 2 Gy<br>ABVD×4→IFRT 20 Gy<br>ABVD×2→IFRT 30 Gy<br>ABVD×4→IFRT 30 Gy |
| GHSG HD - 13 | ABVD×2→IFRT 30 Gy<br>ABV×2→IFRT 30 Gy<br>AVD×2→IFRT 30 Gy<br>AV×2→IFRT 30 Gy |
| EORTC/LYSA/FIL H10F | ABVD×3→INRT 30 Gy(+6 Gy)<br>ABVD×2→PET 扫描<br>－ PET 阴性→ABVD×2<br>－ PET 阳性→BEACOPP 升级×2→INRT 30 Gy(+6 Gy) |
| GHSG HD - 16 | ABVD×2→IFRT 20 Gy<br>ABVD×2→PET 扫描<br>－ PET 阴性→停止治疗<br>－ PET 阳性→IFRT 20 Gy |
| UK RAPID | ABVD×3→PET 扫描<br>－ PET 阴性(DS≤4)→停止治疗<br>－ PET 阳性→ABVD×1＋30 Gy IFRT |

注：ABV，多柔比星、博来霉素、长春花碱；ABVD，多柔比星、博来霉素、长春花碱、达卡巴嗪；AV，多柔比星、长春花碱；AVD，多柔比星、长春花碱、达卡巴嗪；BEACOPP，博来霉素、依托泊苷、多柔比星、环磷酰胺、长春新碱、丙卡嗪、泼尼松；EBVP，表柔比星、博来霉素、长春花碱、泼尼松；EORTC，欧洲癌症研究与治疗组织；FIL，意大利淋巴瘤基金会；GELA，成人淋巴瘤协作组；GHSG，德国霍奇金淋巴瘤研究组；IFRT，受累放射治疗；INRT，受累淋巴结放疗；LYSA，淋巴瘤研究协会；Stanford V，甲氯氰胺、多柔比星、长春花碱、长春新碱、博来霉素、依托泊苷、泼尼松龙；STLI，淋巴次全照射。

为了进一步降低毒性，GHSG 进行了 HD - 13 试验，该研究旨在确定 ABVD 方案中是否可以去掉博来霉素或达卡巴嗪[48]。这项 4 组试验研究了 ABVD、AVD（多柔比星、达卡巴嗪）、ABV 和 AV（多柔比星、长春花碱）加上 30 Gy 的 IFRT。基于较高的复发率，该实验中止了 ABV 和 AV＋

IFRT 组。ABVD、ABV、AVD 和 AV 的 5 年 FFTF 率分别为 93％、81％、89％和 77％。基于该试验的结果，对于预后良好的早期疾病而言，从方案中撤去达卡巴嗪和博来霉素都会引起疗效损失，因此标准治疗仍然是 ABVD＋IFRT。

一些研究评估了中期 PET 成像在治疗分层中的应用。EORTC/LYSA/FIL H10 试验的研究旨在评估与标准联合治疗相比，2 个周期 ABVD 后早期 PET（PET－2）扫描为阴性的患者是否可以不行受累淋巴结放疗（INRT）而不影响 PFS[47]。患者被随机分为两组，在 ABVD 治疗 2 个周期后，如果 PET 检查阴性（DS 1 或 2），则接受 INRT 标准治疗或进入不行放疗的实验组。如患者中期 PET 检查阳性（DS≥3），则继续接受 2 个 BEACOPP 加强方案治疗。由于复发事件数量增加，单纯化疗组中止，所有 PET 阴性的患者都接受了额外的放疗。实验组的 5 年 PFS 率明显低于标准组（分别为 87％和 99％）[52]。相反，英国的 RAPID 试验显示，PET 阴性的患者未行放疗预后良好（DS 1 或 DS 2）[53]。如果 3 个周期 ABVD 后 PET 结果为阴性，患者被随机分为 IFRT 组或不继续治疗组。在一项意向治疗分析中，接受 IFRT 和未继续治疗的患者的 3 年 PFS 率分别为 93.8％和 90.7％，3 年 OS 率分别为 97.0％和 99.5％。因此，接受 IFRT 的患者无明显改善 PFS 的趋势。在这项试验的后续分析报道中，研究人员提出与 PET 评估 DS 4 或更低的人相比，只有 DS 5 的患者 PFS 较差，因此只有 DS 5 的患者才有必要升级治疗[28]。

在一项类似的研究中，GHSG HD - 16 试验将预后较好的早期 cHL 患者随机分到 2 组，2 个周期 ABVD 加 20 Gy 的 IFRT 组，或 PET 指导治疗的 2 个周期 ABVD 的实验组，即 PET－2 为阴性则不接受 IFRT（DS<3）。中位随访时间为 45 个月，标准治疗组的 5 年 PFS 率为 93.4％，实验组为 86.1％。在接受 IFRT 的患者中，PET－2 阴性和 PET－2 阳性患者的 5 年 PFS 率有显著差异（分别为 93.2％和 88.4％，P＝0.047），当使用更常见的肝摄取阈值作为阳性的临界点时结果差异更显著 DS<4 和＞4 的 5 年 PFS 率分别为 93.1％和 80.9％；P＝0.001 1，提示 PET－2 阴性患者如果无局部肿瘤控制措施时不接受 IFRT 治疗仍不安全[54]。目前正在进行的临床试验的研究旨在解决是否可以根据中期 PET 扫描结果进一步减少治疗这一问题。GHSG HD - 17 试验正在研究 IFRT 和 INRT 的潜在等效性。小型Ⅲ期研究正在研究早期预后良好患者中使用如何选择新药如纳武利尤单抗或维布妥昔单抗（BV）替代放疗和博来霉素治疗[55,56]。

**早期预后良好的经典霍奇金淋巴瘤的 MDACC 方案**

早期预后良好的 HL 的治疗仍在不断发展。如果可以，应对患者进行筛查后选择临床治疗方案。作为标准疗法，我们对这组患者进行了 2 个周期 ABVD＋20 Gy IFRT。对于放疗范围涉及重要组织（包括乳腺组织和冠状动脉）的患者，我们进行 3 个周期 ABVD，然后进行中期 PET 检查。如 PET 阴性（DS≤4），不再给予进一步处理；如果 PET 阳性（DS＝5），则额外给予 1 个周期的 ABVD 和 30 Gy IFRT。

### 早期预后不良的霍奇金淋巴瘤

4 个周期化疗加 IFRT 的联合治疗方案是早期预后不良的霍奇金淋巴瘤患者的标准治疗方案。多项试验表明,减少放疗范围并不会影响治疗结果。在 MDACC 进行的一项回顾性研究中,1980—1995 年有 286 例早期 HL 患者接受了化疗后的 IFRT 或 EFRT。化疗方案的类型和数量对 RFS 和 OS 无显著影响。EFRT 组出现继发性肿瘤风险更高[46]。鉴于 ABVD 的复发率,评估是否有强度更大的替代方案是有意义的(表 13-9)[47,57-60]。

表 13-9 预后较差的早期霍奇金淋巴瘤患者的关键试验

| 试验 | 试验设计 |
| --- | --- |
| E2496 | ABVD×6→>5 cm 病灶 36 Gy IFRT |
| | Stanford V×12 周→>5 cm 病灶 36 Gy IFRT |
| EORTC/GELA H9U | ABVD×6→IFRT(36~40 Gy) |
| | ABVD×4→IFRT(36~40 Gy) |
| | BEACOPP×4→IFRT(36~40 Gy) |
| GHSG HD-11 | ABVD×4→IFRT 30 Gy |
| | ABVD×4→IFRT 20 Gy |
| | BEACOPP 基线×4→IFRT 30 Gy |
| | BEACOPP 基线×4→IFRT 20 Gy |
| GHSG HD-14 | ABVD×4→IFRT 30 Gy |
| | BEACOPP 升级+ABVD×2→IFRT 30 Gy |
| EORTC/LYSA/FIL H10U | ABVD×4→INRT 30 Gy(+6 Gy) |
| | ABVD×2→PET 扫描 |
| | － PET 阴性→ABVD×4 |
| | － PET 阳性→BEACOPP 升级×2→INRT 30 Gy(+6 Gy) |
| GHSG HD-17 | BEACOPP 升级+ABVD×2→IFRT 30 Gy |
| | BEACOPP 升级+ABVD×2→然后 PET 扫描 |
| | － PET 阴性→停止治疗 |
| | － PET 阳性→INRT 30 Gy |

注:ABVD,多柔比星、博来霉素、长春花碱、达卡巴嗪;BEACOPP,博来霉素、依托泊苷、多柔比星、环磷酰胺、长春新碱、丙卡嗪、泼尼松;ECOG,东方肿瘤合作小组;EORTC,欧洲癌症研究与治疗组织;FIL,意大利林弗米基金会;GELA,成人淋巴瘤协作组;GHSG 德国霍奇金淋巴瘤研究组;IFRT,受抑野放射治疗;INRT,受累淋巴结放疗;LYSA 淋巴瘤研究协会;Stanford V,甲氯氰胺、多柔比星、长春花碱、长春新碱、博来霉素、依托泊苷、泼尼松;SWOG,西南肿瘤小组。

为了确认 ABVD 或 Stanford V 方案(甲氯雷他明、多柔比星、长春花碱、长春新碱、博来霉素、依泊苷、泼尼松)是否是合并巨大病灶的早期预后不良 HL 患者的最佳方法,SWOG 和 ECOG 进行了组间 2 496 试验[57]。在这项研究中,有大病灶的预后不良早期疾病患者(晚期疾病的患者也参与了这项试验)接受了 6 个周期的 ABVD 加上对于大于 5 cm 的大病灶 36 Gy IFRT,或 12 周的 Stanford V 加相同 IFRT 方案。该研究中 ABVD 和 Stanford V 的 ORR、FFS 没有差异。

在另一项针对早期预后不良 cHL 接受比 ABVD 方案强度更大的治疗方案研究中,GHSG HD-11 试验将患者随机分为 4 个治疗组:4 个周期 ABVD 治疗后分别加 30 Gy/20 Gy 的 IFRT,或 4 个周期 BEACOPP 基础治疗后分别加 30 Gy/

20 Gy 的 IFRT。在接受 20 Gy IFRT 的患者中,BEACOPP 组的 FFTF 结果优于 ABVD 组。而在接受 30 Gy IFRT 的患者中,BEACOPP 组和 ABVD 组之间没有差异。4 个治疗组间 OS 均无显著差异,BEACOPP 方案也比 ABVD 毒性更大。因此,4 个周期 ABVD 方案仍然是早期预后不良 HL 患者的标准治疗方案[59]。而在后续试图降低 BEACOPP 方案毒性的研究中,GHSG HD-14 试验评估了同一组患者中的疗效,患者分别行 4 个周期 ABVD 加 30 Gy IFRT,或 2 个周期 BEACOPP 加强方案加 2 个周期 ABVD(2+2)再加 30 Gy 的 IFRT[58]。在 43 个月的中位随访期内,2+2 方案的肿瘤控制效果比 ABVD 组更好(5 年 FFTF 率分别为 94.8% 和 87.7%)。尽管 2+2 组中毒性死亡更多导致两组间 OS 无显著差异。

EORTC 采用相同原理设计了 H9U 试验,比较了三种不同的低强度和高强度治疗[60]。患者接受 4 或 6 个周期的 ABVD 加 IFRT,或 4 个周期的 BEACOPP 加 IFRT。化疗后达 CR/CRu(CR 未确定)疗效的患者接受 30 Gy IFRT,部分缓解(PR)患者总共接受 36 Gy IFRT。4 个周期 ABVD 加 IFRT 疗效并不低于 6 个周期 ABVD 或 4 个周期 BEACOPP 加 IFRT,5 年 EFS 率分别为 86%、89% 和 90%,5 年 OS 率无差异。且与 BEACOPP 方案相比,ABVD 方案毒性事件更少。基于这两项试验,4 个周期 ABVD 化疗仍然是预后不良的早期 HL 患者的标准治疗方案。

与早期预后良好的 HL 相似,针对早期预后不良的 HL 患者的试验如 EORTC/GELA 的 H10U 和 GHSG 的 HD-17,同样根据中期 PET 结果评估治疗分层。EORTC/LYSA/FIL 的 H10U 试验的标准组包括 4 个周期的 ABVD 加 30 Gy 的 INRT,不考虑 2 个周期 ABVD 后的 PET 结果。实验组中,PET 结果阴性的患者接受了总共 6 个周期的 ABVD 治疗,不行巩固放疗,而 PET 结果阳性的患者在接受 INRT 之前继续接受了 2 个周期的 BEACOPP 加强方案治疗。然而,对于预后良好的早期 HL 患者,单纯化疗组(6 个周期 ABVD)因进展增多被中止,因此所有 PET 结果阴性的患者都接受了额外的放疗。标准组和实验组之间的 1 年 PFS 率没有差异(分别为 97.3% 和 94.7%)。在 GHSG HD-17 试验中,所有患者在 PET 评估前都接受了 2+2 方案的化疗。在标准治疗组中,无论 PET 评估结果如何,患者都额外接受了 30 Gy 的 IFRT。在实验组,PET 阴性的患者停止治疗,而 PET 阳性的患者接受 30 Gy 的 INRT 治疗。这项正在进行的试验旨在评估强化的 BEACOPP 加强方案治疗后,PET 评估阴性的患者是否可以免去放疗。

加拿大国家癌症研究所和 ECOG 进行的一项试验表明,在预后不良的早期 cHL 患者中,单用化疗的似乎是可行的,至少在无巨大病灶的患者中是可行的[61]。该试验对预后不良的早期患者进行随机分组,让他们接受 4~6 周期 ABVD 或 2 个周期 ABVD 加 STNI。中位随访时间为 11.3 年,接受联合治疗的患者病情进展情况更好,然而仅接受化疗患者的 OS 更好。这主要是由于接受联合治疗的患者中死于继发肿瘤人数增加所致。基于上述研究结果,STNI 治疗已经被放弃,转为 ABVD 后限制范围放疗或其他方案。单独化疗可能是一些无巨大病灶的早期预后不良 HL 患者的治疗选择，无论是否放疗都能得到类似的良好的 OS 结果，但联合治疗方案仍然是标准治疗方案。

### 早期预后不良经典霍奇金淋巴瘤的 MDACC 方案

我们选择 4 个周期 ABVD+30 Gy IFRT，作为预后不良的早期 HL 的标准治疗方案。我们为患者筛选任何可行的临床方案。如果患者与放疗相关的短期或长期风险升高，如对于诊断时由于肿块较大可能需要大量的乳腺组织照射的年轻女性患者，6 个周期的 ABVD 不行放疗是可接受的替代方案，特别是 PET-2 结果提示无活动性疾病时。

### 晚期霍奇金淋巴瘤

晚期霍奇金淋巴瘤患者的治疗通常包括 6～8 个周期的化疗。在癌症和白血病研究 B 组（CALGB）的一项随机临床试验中证实，ABVD 方案比 MOPP 和 MOPP/ABVD 有效且毒性更小[62]。对于 ABVD、MOPP 和 MOPP/ABVD，5 年无失败生存率分别为 61%、50% 和 65%，5 年 OS 率分别为 73%、66% 和 75%。基于这项试验，美国最常用的化疗方案变成了 ABVD。然而，GHSG 随后报道，对于晚期 HL，升级的 BEACOPP 比 ABVD 有更好的 PFS。许多试验正在比较晚期 HL 的治疗方案，这个问题已经争论了十多年（表 13-10）[26,62-66]。

**表 13-10 晚期霍奇金淋巴瘤患者的关键试验**

| 试验 | 试验设计 |
| --- | --- |
| CALGB | ABVD×（6～8）<br>ABVD/MOPP×12<br>MOPP×（6～8） |
| GHSG HD-9 | COPP/ABVD×8<br>BEACOPP 基线×8<br>BEACOPP 升级×8 |
| GHSG HD-12 | BEACOPP 升级×8→肿块受累野放疗<br>BEACOPP 升级×8<br>BEACOPP 升级×4+BEACOPP 基线×4→肿块受累野放疗<br>BEACOPP 升级×4+BEACOPP 基线×4 |
| GHSG HD-15 | BEACOPP 升级×8→PET 阳性残留肿块≤2.5 cm 放疗<br>BEACOPP 升级×6→PET 阳性残留肿块≤2.5 cm 放疗<br>BEACOPP-14×8→PET 阳性残留肿块≤2.5 cm 放疗 |
| LYSA H34 | ABVD×8<br>BEACOPP 升级×4+BEACOPP 基线×4 |
| GITIL | ABVD×（6～8）（取决于 4 个周期治疗后的疗效）<br>BEACOPP 升级×4+BEACOPP 基线×4<br>HDCT 是在进展或复发时根据方案计划的 |
| GHSG HD-18 | BEACOPP 升级×2→然后 PET 扫描<br>－ 如果 PET 阴性<br>　额外的 BEACOPP 升级×4<br>　额外的 BEACOPP 升级×2<br>－ 如果 PET 阳性<br>　额外的 BEACOPP 升级×4<br>　额外的 BEACOPP 升级×4+利妥昔单抗 |

续　表

| 试验 | 试验设计 |
| --- | --- |
| CALGB | ABVD×（6～8）<br>ABVD/MOPP×12 |
| SWOG S0816 | ABVD×2→PET 扫描<br>－ 如果 PET 阴性（DS≤3），则 ABVD×4<br>－ 如果 PET 阳性（DS≥4），则 BEACOPP×6 |
| RATHL | ABVD×2→PET 扫描<br>－ 如果 PET 阴性（DS≤3），则为 ABVD×4 或 AVD×4<br>－ 如果 PET 阳性（DS≥4），则为 BEACOPP×4 或 eBEACOPP×4 |
| ECHELON-1 | A+AVD×2→PET 扫描<br>－ 如果 PET 阴性（DS≤4），则 A+AVD×4<br>－ 如果 PET 阳性（DS=5），则替代一线治疗 |

注：A+AVD，维布妥昔单抗、多柔比星、长春花碱、达卡巴嗪；ABVD，多柔比星、博来霉素、长春花碱、达卡巴嗪；AVD，多柔比星、长春花碱、达卡巴嗪；BEACOPP，博来霉素、依托泊苷、多柔比星、环磷酰胺、长春新碱、丙卡嗪、泼尼松；CALGB，癌症和白血病研究 B 组；COPP，环磷酰胺、长春新碱、丙卡嗪、泼尼松；eBEACOPP，增加剂量的 BEACOPP；GHSH，德国霍奇金淋巴瘤研究组；GITIL，意大利淋巴瘤创新治疗小组；HDCT，大剂量化疗；IFRT，受累野放疗；LYSA，淋巴瘤研究协会；MOPP，甲氯乙胺、长春新碱、丙卡嗪、泼尼松；SWOG，西南肿瘤学小组；RATHL，霍奇金淋巴瘤的适应反应疗法。

在最初的针对晚期 cHL 的 BEACOPP 研究中，GHSG HD-9 试验是一项三组随机试验，评估了 4 个周期的 COPP/ABVD vs 8 个周期的 BEACOPP 基线治疗 vs 8 个周期的 BEACOPP 升级治疗[66,67]。BEACOPP 升级组的生存率明显高于其他两组。BEACOPP 升级方案、COPP/ABVD 和 BEACOPP 基线方案 5 年 FFTF 率分别为 87%、69% 和 76%，5 年 OS 率分别为 91%、83% 和 88%。由于担心不断升级的 BEACOPP 的毒性，GHSG HD-12 试验研究了 BEACOPP 升级方案治疗周期是否可以降级。通过评估 8 个周期 BEACOPP 加强方案与 4 个周期 BEACOPP 加强方案加 4 个周期的 BEACOPP 基础方案（4+4），以及巩固放疗对初始大块或残留病变部位的影响[65]。两组的严重毒性和治疗相关死亡率相似，4+4 方案的生存结局略差。因此，该试验无法解决如何在保持 8 个周期的 BEACOPP 升级方案疗效的同时降低毒性的问题。他们的下一个试验（HD15）的目的仍是在不影响疗效的情况下降低治疗毒性。该试验研究了基于 PET 扫描的疗效评价在评估 IFRT 需求中的作用。化疗方案包括 8 个周期 BEACOPP 加强方案，6 个周期 BEACOPP 加强方案，或 8 个周期的 BEACOPP-14（即时间紧密的 BEACOPP 基础方案），额外的局部放疗仅用于化疗结束时 PET 阳性残留病灶大于 2.5 cm 的患者。8 个周期 BEACOPP 加强方案，6 个周期 BEACOPP 加强方案，或 8 个周期的 BEACOPP-14 三组 5 年 FFTF 率分别为 85%、89% 和 85%，5 年 OS 率分别为 92%、95% 和 95%。化疗后 PET 扫描的阴性预测值非常高（12 个月时为 94.1%），可以忽略 PET 阴性残留。与强度更大的方案比，6 个周期的 BEACOPP 加强方案的优势主要是治疗相关副反应(AE)发生率较低,继发性肿瘤引起的死亡较少。

GHSG HD-18 试验进一步评估了 2 个周期 eBEACOPP 后行中期 PET 评估来调整治疗强度的效用[68]。2 个周期 eBEACOPP 后 PET 阳性的患者被随机分为两组,继续行 6 周期 eBEACOPP 治疗或 eBEACOPP 联合利妥昔单抗治疗(根据 GHSG HD-15 结果,2011 年 6 月修订为 4 个周期)。PET-2 阴性的患者被随机分为继续 6 个周期或 2 个周期 eBEACOPP 治疗。对于化疗后残留 FDG 摄取且最大直径大于 2.5 cm 的病灶,建议采用放疗。在 PET-2 阳性患者中,增加利妥昔单抗治疗没有生存获益。然而,PET-2 阴性患者额外接受 6 个周期 eBEACOPP 治疗的与额外接受 2 个周期治疗的生存率相似,5 年 PFS 率分别为 90.8%和 92.2%。但额外接受 2 个周期 eBEACOPP 治疗的患者严重感染和器官毒性更少。因此,对于 PET-2 结果阴性的患者,标准治疗变成了 4 个周期的 eBEACOPP。

SWOG S0816 试验的研究人员使用不同方案对 PET-2 阳性 cHL 患者升级了治疗,来研究Ⅲ期或Ⅳ期患者的疗效[69]。所有患者均接受 PET 评估分期,行 2 个周期 ABVD 治疗后复查 PET(PET-2)。若 PET-2 结果为阴性,患者继续 4 个周期 ABVD 治疗。若 PET-2 扫描结果为阳性,对 HIV 血清阴性的患者,治疗改为强度增加的 6 个周期 BEACOPP 升级方案;血清阳性者行 6 个周期的 BEACOPP 标准方案。该试验也是美国第一个采用集中实时组间回顾(SWOG、ECOG 和 CALGB)PET 扫描结果来进行治疗决策的研究。即使在 PET-2 后接受了 6 个周期的 BEACOPP 升级方案治疗,PET-2 阳性疾病患者的 5 年 PFS 率仍低于 PET-2 阴性疾病患者(分别为 66%和 76%)[70]。

GITIL 也进行了类似的试验[71]。在 GITIL HD0607 中,所有患者行 2 个周期 ABVD 后 PET-2,如果结果为阴性继续 4 个周期 ABVD,可选择联合放疗。如果 PET-2 结果为阳性,继续 4 个周期 BEACOPP 加强方案和 2 个周期 BEACOPP 标准方案。PET-2 扫描阳性和阴性患者的 3 年 PFS 率分别为 60%和 87%[72]。在诊断时有 5 cm 或更大的病灶的患者在 ABVD 治疗后达到 PET-CT 阴性时,增加放疗并不能改善 PFS(3 年 PFS 率分别为 97%和 93%,P=0.29),这增加了对 PET-2 和治疗结束(PET-eot)时 PET 阴性的患者可免去放疗这一早期建议的支持。然而,在 2 个周期 ABVD 后 PET-2 阳性的患者预后结果较差,这种治疗方案需要进一步改进。

晚期霍奇金淋巴瘤根据疗效调整治疗(RATHL)试验也采用 PET-2 调整策略,来评估去掉博来霉素对 PET-2 阴性人群治疗降级的影响。所有患者均行 2 个周期 ABVD 方案后 PET 检查,PET-2 阴性的患者被随机分到继续 4 个周期的 ABVD 或 AVD 方案治疗。PET-2 阳性患者非随机接受 BEACOPP-14 或 eBEACOPP 治疗。在 PET-2 阴性患者中,去除博来霉素的方案未达到指定的非劣效性界值(3 年 PFS 率分别为 85.7%和 84.4%),ABVD 组的呼吸系统不良事件发生率高于 AVD 组[73]。PET-2 阳性和 PET-2 阴性患

者的 3 年 PFS 率分别为 67%和 85%。尽管没有严格达到规定的非劣效性界值,但对 PFS 影响极小,美国的许多临床医生已经在 2 个周期 ABVD 治疗后 PET-2 阴性的患者中去掉了博来霉素,与之前的研究相似,本试验中 PET-2 阳性升级到 BEACOPP 治疗的结果相对较差。

即使有 GHSG HD-9 试验的结果,晚期 HL 的初始化疗仍然是一个有争议的问题。HD-9 试验中使用的标准治疗组是 COPP/ABVD,而不是单独的 ABVD。为了解决这个问题,已经进行了三项随机试验。一个意大利小组进行了 HD2000 试验,LYSA 进行了 H34 试验,比较了 BEACOPP 和 ABVD 的随机治疗的结果[63,74,75]。在 HD2000 试验中,患者被随机分配接受 6 个周期 ABVD 方案,4 个周期的 BEACOPP 加强方案加 2 个周期的 BEACOPP 标准方案,或 6 个疗程 CEC(环磷酰胺、洛莫司汀、长春地辛、美法仑、泼尼松、表柔比星、长春新碱、原卡嗪、长春花碱和博来霉素)。接受 BEACOPP 的患者比接受 ABVD 的患者有更高的 PFS 率和 OS 率(5 年 PFS 率分别为 81%和 68%;5 年 OS 率分别为 92%和 84%)。在 H34 试验中,患者被随机分配接受 8 个周期 ABVD 或 4 个周期 BEACOPP 加强方案加 4 个周期 BEACOPP 标准方案。BEACOPP 组的 PFS 和 OS 均高于 ABVD 组(5 年 PFS 率分别为 93%和 75%;5 年 OS 率分别为 99%和 92%),结果与 HD2000 研究相似。因此,在 GHSG 试验中,BEACOPP 已成为年轻晚期 cHL 患者的标准治疗方案。不幸的是,在 HD9 研究中,标准剂量的 BEACOPP 对于 65 岁以上的患者有明显治疗毒性,一项针对该方案与 COPP-ABVD 的随机研究中,在老年人群中导致 21%的早期死亡[76]。

尽管 GHSG 在年轻患者中报道了这些出色的结果,GITIL 的报告提出如果在复发或难治性疾病时计划行高剂量化疗(HDCT),ABVD 具有与 BEACOPP 相似的疗效[64]。在 GITIL 试验中,患者被随机分配到 4 个周期 BEACOPP 加强方案+4 个周期 BEACOPP 基础方案,或 6~8 个周期的 ABVD 方案,如有指征均进行局部放疗。初次治疗后疾病残留或进展的患者行大剂量挽救治疗加 ASCT。7 年 FFTF 在 BEACOPP 组明显优于 ABVD 组(85% vs 73%);然而,在完成总体计划治疗后,两组间的 7 年 OS 率无显著差异(89% vs 84%)。尽管这三个随机试验中有两个试验提示使用 BEACOPP 方案对生存有一定的好处,但更长的随访期对于证实这一结论至关重要,因为包括继发性恶性肿瘤在内的毒性是这些年轻患者长期生存的问题。美国大多数研究机构仍在使用 ABVD 作为 HL 患者治疗的一线化疗,主要是因为其疗效高,耐受性高,与 BEACOPP 相比毒性降低[75]。

在对复发或难治性 cHL 患者引入维布妥昔单抗治疗后,研究人员进行了Ⅲ期随机研究(ECHELON-1),将这种新型药物纳入晚期 cHL 的初始治疗[77]。由于同时使用药物和博来霉素有显著的肺毒性,这种抗 CD30 抗体-药物偶联物在 ABVD 方案中取代了博来霉素(A+AVD);晚期 cHL 患者接受 6 个周期 A+AVD 或 6 个周期 ABVD 治疗。所有患者都

接受了 PET-2 重新分期,那些 DS 5 的患者可以选择切换到替代一线治疗。中位随访期为 2 年,在 A+AVD 组中改良 PFS 率高于 ABVD 组(82% vs 77%),肺毒性发生率较低,然而 A+AVD 组中性粒细胞减少症和周围神经病变(所有级别)的发生率较高。在 3 年的更新中,接受 A+AVD 的患者的结果仍然优越[78]。在北美亚组高危 IPS(≥4)患者中,与 ABVD 相比,A+AVD 的 PFS 获益具有统计学意义,其风险比(HR)为 0.396[79],该北美亚组的 2 年 PFS 率和 OS 率结果分别为 88% 和 76.4%,97% 和 93.2%(P=0.094)。基于 A+AVD 组和 ABVD 组 2 年的这些差异,美国某些中心现已将 A+AVD 作为晚期 cHL 的初始治疗方案,特别是对高 IPS 或既往有肺部疾病的患者,该方案的治疗过程中要求粒细胞集落刺激因子支持、密切监测周围神经病变和肝功能。

在一项 II 期研究中,BV 被用于 60 岁或以上被认为不适合标准化疗的 cHL 患者的初始治疗[80]。91% 的患者有反应,CR 率为 73%。不幸的是,BV 单药的中位 PFS 结果仅为 10.5 个月。在另一项针对不适合接受化疗的老年 cHL 患者的小型研究中,维布妥昔单抗也与其他药物(纳武利尤单抗、达卡巴嗪、苯达莫司汀)联合进行了研究[81]。试验中所有方案的反应良好,然而 BV 单药的结果与该药与纳武利尤单抗或 DTIC 联合后的结果相比较差。维布妥昔单抗与苯达莫司汀联合使用被认为比其他联合使用毒性更大。另一个小型 II 期试验显示,抗 PD-1 抗体纳武利尤单抗在替代博来霉素与 AVD 联合使用中显示出早期活性。目前我们正在等待这项随机 III 期 SWOG S1826 试验,比较 N-AVD 和 A-AVD 的结果[82]。

### ■ 晚期经典霍奇金淋巴瘤预后的预测因素
### PET 扫描在霍奇金淋巴瘤中的价值

利用 PET 分期是 HL 的诊断标准,也是评估 HL 患者疗效和预测预后的有效工具。在一项研究中,2 个周期治疗后中期 PET 扫描(PET-2)比 IPS 能更好地预测预后,PET-2 阳性患者 2 年 PFS 率为 13%,而 PET-2 阴性患者为 95%[83]。PET-2 阳性也能高度预测治疗失败[84]。在一项荟萃分析中,PET-2 阳性结果是低中风险晚期 HL 患者的治疗反应不佳的可靠预测因素[85]。中期 PET 扫描现在已被常规纳入临床试验设计,可以对高风险和低风险患者进行分层,并用于指导治疗升级或降级方案调整。然而,尽管整合了许多晚期 cHL 的前期研究,但在临床实践中 ABVD 或 BEACOPP 加强方案 2 个周期后的中期 PET 评估的作用仍然存在争议。过去关于 2 个周期 ABVD 后 PET 阳性与不良预后相关的研究设计本身是有缺陷的,因为影像学确定治疗失败后很少进行组织学检查证实复发[86-88]。考虑到历史上 cHL 患者 FDG-PET 成像的假阳性率很高,ABVD 治疗后 PET-2 成像的阳性预测价值可能被高估了。此外,还没有大型研究证实 cHL 的 PET 阳性和组织学结果的一致性。考虑到 cHL 的生物学特征是少数里-施细胞被炎症浸润包围构成,PET-2 结果可能存在假阳性。因此,需要其他标志物作为替代方法来识别真正的治疗反应不佳患者。

### 经典型霍奇金淋巴瘤疗效和预后的其他预测因素

研究人员已经证明,用生化标志物或 CT 成像评估的肿瘤负荷可以作为预后指标。一项来自 HD-10 和 HD-11 试验的早期 cHL 患者的回顾性研究显示,ESR 升高和肿瘤负荷高(通过 CT 评估)是预后较差的预测因素[89]。通过 PET 成像,总代谢肿瘤体积(TMTV)可测量肿瘤的大小、肿瘤的活性及微环境。一项来自 H10 试验的 294 例早期 cHL 患者的前瞻性分析发现,初诊高 TMTV(>147 cm³)对较差的 PFS 率(5 年 PFS 率分别为 71% 和 92%;P<0.000 1)和 OS 率(分别为 83% 和 98%,P=0.000 1)有较高的预测价值[90]。然而在 PET 调整的 HD-18 试验队列研究中,TMTV 并不能预测晚期 HL 的 PFS 和 OS 结果,可能是由于 eBEACOPP 方案治疗后疾病进展很少[91]。

有研究报道,循环肿瘤 DNA(ctDNA)可以预测 cHL 治疗的结果。一项对 112 例初诊难治性 cHL 患者的研究在 ctDNA 样本中发现了非同义的体细胞突变,评估了之前描述的 TNFAIP3、ITPKB、GNA13 和 B2M 基因。在 40% 的病例中,STAT6 是最常突变的基因[92]。从 HRS 细胞富集的肿瘤样本中鉴定出 96 个体细胞突变,而无 HRS 细胞的区域未鉴定出突变。血浆 ctDNA 的基因分型鉴定出 106 个体细胞突变,敏感性为 87.5%,血浆 ctDNA 中的额外突变被认为是由肿瘤的亚克隆或解剖异质性引起的。在中期 PET 阳性患者中,ctDNA 下降 2 个数量级与 PFS 较好相关,这可能是因为 FDG 的亲和性反映了肿块炎症成分的代谢活性,而 ctDNA 更准确地反映肿瘤负荷。需要进一步的研究结合 ctDNA 监测和 PET 成像结果来确定 ctDNA 在预测临床结果中的作用。

### ■ 晚期经典霍奇金淋巴瘤的 MDACC 管理方案

我们筛查了患者晚期疾病的初始治疗方案。作为标准治疗,我们对这些患者采用 PET-2 指导的调整治疗方案。对于高危疾病(IPS≥4)患者,我们使用 6 个周期 A+AVD,行 PET-2 成像中期疗效评估,若 PET-2 为 DS 4 或以下,我们建议总共完成 6 个周期的 A+AVD,若 PET-2 阳性(DS 5),我们过渡到非 BEACOPP 方案的挽救治疗,如 ICE 或使用抗 PD-1 药物的临床试验,然后进行 ASCT。对于非高危疾病(IPS<4)或维布妥昔单抗有用药禁忌证(如既往存在神经病变或肝脏疾病)的患者,我们使用 RATHL 方法,进行 2 个周期 ABVD,然后进行中期 PET-2 成像,若 PET-2 阴性(DS≤3),我们去掉博来霉素,继续完成 4 个周期 AVD 治疗。若 PET-2 阳性(DS 4 或 5),患者符合移植条件,我们转换到非 BEACOPP 为基础的挽救治疗,然后进行 ASCT。我们将 IFRT 保留给那些初诊有大包块治疗结束时有残留病灶的患者。基于 II 期数据,我们倾向于在特定的患者队列中采用以下方案。老年患者(65 岁以上)接受 2 次单药 BV 引入剂量(1.8 mg/kg,每 3 周一次),联合 6 个周期 AVD,然后对有反应的患者接受 4 次单药 BV 巩固剂量[93]。HIV 阳性患者接受 6 个周期的 A+AVD 治疗,并对合并用药进行仔细筛查,避免与强 CYP3A4 抑制剂相互作用,以最大限度地减少毒性[94]。

# 难治复发性霍奇金淋巴瘤

虽然许多 HL 患者通过一线治疗可治愈,但 10%～15% 具有不良预后危险因素的早期患者和 40%具有高风险因素的晚期患者会发展成复发或难治性疾病。复发 HL 可分为三个亚组:一线化疗 CR 后 12 个月内早期复发,一线化疗 CR 超过 12 个月后晚期复发,原发性难治性 HL 即从未达到 CR 的患者。Moskowitz 及其同事确定了以下三个与接受 ICE、HDCT 和 ASCT 的患者的 EFS 相关的预后因素[95]:CR 小于 1 年、结外疾病和有 B 症状。有 0～1 个因素的患者 5 年 EFS 率为 83%,而同时有 3 个因素的患者 5 年 EFS 率为 10%[95]。

### ■ 复发难治经典型霍奇金淋巴瘤的标准治疗

对于经过标准一线治疗的复发或难治性疾病患者,额外的挽救性化疗伴 HDCT＋ASCT 是标准的治疗方案。挽救性化疗的关键目标之一是在 ASCT 前达到 CR。多种挽救方案的有效率如表 13‐11 所示,很难直接比较这些方案,因为它们还没有在随机临床试验中进行评估。

表 13‐11　霍奇金淋巴瘤的挽救性化疗方案

| 方案 | ORR(%) | CR 率(%) |
| --- | --- | --- |
| DHAP | 88 | 21 |
| ASHAP | 70 | 34 |
| ESHAP | 73 | 41 |
| MINE | 73 | 34 |
| ICE | 85 | 26 |
| IGEV | 81 | 54 |
| GVD | 70 | 19 |
| GDP | 62 | 10 |
| 纳武利尤单抗(非完全缓解期±ICE) | 94 | 91 |

注:ASHAP,多柔比星、甲泼尼龙、阿糖胞苷、顺铂;DHAP,地塞米松、阿糖胞苷、顺铂;ESHAP,依托泊苷、甲泼尼龙、阿糖胞苷、顺铂;GDP,吉西他滨、地塞米松、顺铂;GVD,吉西他滨、长春瑞滨、聚乙二醇化脂质体多柔比星;ICE,异环磷酰胺、卡铂、依托泊苷;IGEV,异环磷酰胺、吉西他滨、长春瑞滨;MINE,米托胍腙、异环磷酰胺、长春瑞滨、依托泊苷。

尽管所有复发患者都应接受方案治疗筛查,但临床试验之外最常见的挽救性化疗是含铂方案,如 ICE 或 DHAP(顺铂、阿糖胞苷、地塞米松)。在 ICE 治疗中,ORR 为 88%,CR 率为 26%[95],使用该方案的衍生方案,ASCT 前 PET 阴性的患者 EFS 大于 80%[96]。DHAP 方案结果类似,ORR 为 89%,CR 率为 21%[97]。含吉西他滨的方案在复发或难治性 cHL 患者的治疗中也有效。一项单药吉西他滨的 Ⅱ 期研究,在 28 天疗程的第 1、8 和 15 天给予 200 mg/m² ,ORR 为 43%,CR 为 14%[98]。CALGB 在 91 例复发或难治性 HL 患者中评估了 GVD 方案(吉西他滨、长春瑞滨和聚乙二醇化脂质体多柔比星),ORR 为 70%,CR 率为 19%[99]。此前未移植的

患者采用 GVD 治疗伴 ASCT,4 年 PFS 率和 OS 率分别为 52%和 70%,而既往移植失败的患者 4 年 DFS 率和 OS 率分别为 10%和 34%。GDP 方案结果类似,ORR 为 62%,CR 为 10%[100]。在 91 例患者中评估了 IGEV(异环磷酰胺、吉西他滨、长春瑞滨)联合方案,ORR 为 81%,CR 率为 54%,60% 的原发性难治性疾病患者对 IGEV 方案有治疗反应[101]。

### ■ 复发霍奇金淋巴瘤的高剂量化疗后自体干细胞移植治疗

对于化疗敏感疾病患者,复发后的治疗选择是 HDCT＋ASCT。这一建议是基于两个具有重要历史意义的随机临床试验报告[102,103]。在 BNLI 的研究中,复发或难治性 HL 患者接受了高剂量 BEAM(卡莫司汀、依托泊苷、阿糖胞苷和美法仑)方案治疗后 ASCT,或低剂量 BEAM 方案治疗(mini‐BEAM)不进行 ASCT。接受 HDCT 的患者 3 年无二次治疗失败的情况明显更好(分别为 53%和 10%)。GHSG/EBMT 的随机试验比较了复发 cHL 患者的 4 个周期 Dexa‐BEAM(地塞米松＋BEAM)方案与 2 个周期 Dexa‐BEAM＋ASCT 方案。3 年时,高剂量治疗组的 FFTF 为 55%,而化疗 4 个周期后为 34%。这些研究是在 PET 和抗 CD30 疗法发展之前进行的。

表 13‐12　HL 患者的初诊处理

| 诊断 | 检查 |
| --- | --- |
| 仅 FNA 是不够的<br>至少有一个肿瘤石蜡包埋的所有玻片都进行血液病理学检查;如果取材不能诊断,则重新活检<br>如果是诊断性的,芯针活检可能是足够的,但仍建议行切除或淋巴结活检<br>建议对 CD15、CD30、T 细胞和 B 细胞免疫表型组合、CD20、PAX5 进行染色进行充分的免疫表型检测以明确诊断<br> 用于 HL(包括 NLPHL)的石蜡切片:CD20、PAX5、CD30、CD3、CD15 和 CD45(LCA)<br> EBER<br>EBV 蛋白检测(即 LMP1)建议用于 NS 2 级或未分化型<br>**在特定情况下使用的:**<br>免疫组化研究:<br> LMP1<br> BOB1、OCT2 和 CD79a B 细胞淋巴瘤鉴别诊断,特征介于经典 HL、DLBCL,以及原发性纵隔大 B 细胞淋巴瘤无法分类的<br> CD21、CD23 或 CD35(滤泡树突状细胞标志物)、CD57、BCL6、NLPHL 病例的 IgD(可能有助于富 T 细胞/组织细胞大 B 细胞淋巴瘤的鉴别)<br> CD2、CD43、ALK 和 EMA(与间变性大细胞淋巴瘤鉴别)<br>**强烈推荐:**<br>按协议进行组织库的核心活检 | 病史和体格检查,包括:<br> B 症状(发热、盗汗、体重减轻)<br> 乙醇不耐受<br> 瘙痒<br> 疲劳<br> 体力状态<br> 淋巴结检查<br> 脾、肝<br>全血细胞计数、分类、血小板<br>乳酸脱氢酶、肝功能检测包括碱性磷酸酶、谷草转氨酶、谷丙转氨酶、白蛋白、尿素氮、肌酐<br>红细胞沉降率<br>筛查 HIV‐1、HIV‐2、HBcAb、HBsAg、HCVAb<br>胸部 X 线<br>颈部、胸部、腹部、骨盆 CT<br>PET‐CT<br>MUGA 或 ECG<br>咨询:生育、心理社会(如临床需要)<br>**在特定情况下有用:**<br>验孕:有生育能力的妇女<br>对有生育能力的患者讨论生育问题和精子库<br>如果行化疗或盆腔放疗,可计划精液冷冻保存 |

多名研究人员报道,对挽救性化疗的治疗反应是 ASCT 后长期预后的一个强有力的预测指标。在一项研究中,在 ASCT 时处于 CR 的患者的 5 年 OS 率为 79%,PR 的患者为

59%,耐药患者为17%[104]。研究还展示了ASCT前PET扫描结果对EFS的影响。与ASCT前PET阳性的患者相比,PET阴性的患者有明显更高的EFS和无失败生存率[105-107]。在另一项试验中,欧洲的一项组间研究评估了ASCT前的剂量强化方案[108]。患者在2个周期的DHAP后被随机分配到ASCT,或ASCT前连续使用环磷酰胺、甲氨蝶呤和依托泊苷。两个治疗组在死亡率、FFTF和OS方面无显著差异。因此,毒性较小的方法包括2个周期DHAP(或其他挽救方案如ICE),然后行HDCT+ASCT,仍然是复发HL患者的标准治疗方案。这些患者在ASCT前达到PET阴性是既定目标,但在BV治疗发展之前抗CD30抗体的作用尚不清楚。

ASCT后疾病进展的患者预后均较差。在一项针对ASCT失败的HL患者的研究中,下一次治疗后的中位进展时间仅为3.8个月,ASCT失败后的中位生存期为26个月[9]。一项国际多中心回顾性研究显示,从1981年到2007年,ASCT后复发患者的生存没有改善[109,110]。然而,在过去10年里,复发或难治性cHL的治疗有了重大进展:开发了治疗该疾病的新型药物。

### 经典型霍奇金淋巴瘤免疫治疗药物

#### 维布妥昔单抗

CD30被认为是HL单克隆抗体治疗的理想靶点,因为它的表达高度局限于HRS细胞。维布妥昔单抗BV(SGN-35)是一种静脉注射的抗体-药物偶联物,CD30特异性单克隆抗体与单甲基澳瑞他汀E(MMAE)通过连接肽偶联组成。抗体-药物偶联物与细胞表面的CD30结合导致药物通过内吞作用内化,随后药物到达溶酶体,连接肽被溶酶体内蛋白酶裂解,并将MMAE释放到细胞质中[111]。MMAE与微管蛋白结合,破坏微管聚合,导致表达CD30的细胞发生周期阻滞和凋亡。在45例复发或难治性CD30阳性血液恶性肿瘤患者的Ⅰ期试验中报告了疗效后,研究人员进行了关键的Ⅱ期试验,对102例复发的HL患者在HDCT和ASCT后单独使用该药物[112,113]。患者每3周接受BV 1.8 mg/kg,最多行16个周期治疗。ORR为75%,CR率为34%。这些数据导致美国FDA批准了30多年来的第一个用于治疗HL患者的药物。后续较长时间的随访中报告了持久缓解,中位OS和PFS分别为40.5个月和9.3个月[114]。BV治疗达CR患者的3年PFS率为58%。考虑到参加本试验的患者在ASCT后出现了疾病进展,这一生存结果是值得注意的。

在ASCT前疗效达到CR是复发或难治性HL患者获得更好结果的关键。因此,对于ICE等二线挽救性化疗后仍未达到CR的患者,BV常作为三线治疗。西雅图研究组回顾性评估了BV在对铂类为基础的挽救性化疗方案耐药的难治性疾病患者中的疗效[6]。15例在铂类方案挽救治疗后PET阳性的患者接受了中位4个周期的BV治疗,15例患者中有8例(53%)PET扫描阴性,但仅在挽救治疗后病情部分缓解或稳定的患者中观察到。这表明BV治疗可以使相当一部分铂类方案耐药的HL患者在ASCT达到CR。

一项安慰剂对照随机Ⅲ期研究(AETHERA)评估了ASCT后用BV行维持治疗的疗效[115,116]。纳入这项研究患者通常是:① 被认为是一线治疗难治性疾病;② 在一线治疗后不到12个月复发;③ 在一线治疗后12个月或更长时间复发出现结外病灶。在5年的随访中,BV组的PFS率高于安慰剂组(分别为59%和41%),90%接受BV的患者相关周围神经病变有显著改善或消退[117]。高危疾病患者定义为存在两种或两种以上危险因素,包括复发<12个月或一线治疗难治,最近一次挽救治疗最近疗效为PR或SD,移植前复发时出现结外病灶,移植前出现B症状,二线及以上的挽救治疗。高危患者BV维持治疗(5年PFS,HR 0.42)表现出更明显的获益。因此,高危患者一线化疗后复发应进行BV巩固。

为了改善ASCT前的疗效,研究人员进行了BV联合ICE作为ASCT前的挽救治疗的Ⅱ期研究。患者在评估前接受了2个周期的BV-ICE,CMR患者只接受了额外剂量的BV,而不是第三个周期的BV-ICE。39名患者的疗效分析显示,69%达到CMR,26%取得了PMR,ASCT后1年期PFS率为69%[118]。另一项期研究中,66名患者在ASCT之前行BV联合ESHAP化疗,移植前CMR是80%,PMR为7%,ASCT后1年期PFS率为87%[119]。还有一项Ⅱ期试验中研究了ASCT之前BV联合苯达莫司汀治疗,移植前CMR率和PMR率分别为79%和5%,3年PFS率和OS率分别为67%和88%[120]。在ASCT前评估BV联合化疗的试验中没有明显的高毒性报道。然而,需要更长的随访来评估移植前疗效改善是否转化为生存改善这一结果。

苯达莫司汀是一种由2-氯乙胺衍生的双功能烷化剂,是惰性淋巴瘤(滤泡性淋巴瘤和套细胞淋巴瘤)患者的标准化疗药物[121,122]。MSKCC在ASCT后复发或不适合ASCT的HL患者中进行了苯达莫司汀的Ⅱ期试验[123]。患者在28天周期的第1天和第2天接受苯达莫司汀120 mg/m²,共6个计划周期。ORR为53%,CR率为33%,中位PFS为5.2个月。一项Ⅰ/Ⅱ期研究初步数据显示,苯达莫司汀联合BV治疗复发或难治性无移植史的患者的ORR为94%,CR率为82%[124]。在报道时,34例对这种联合治疗有反应的患者中有20例接受了ASCT。

BV在异基因干细胞移植(allo-SCT)后复发患者的治疗中也很有效。在一项对184例异基因干细胞移植后复发cHL患者的回顾性分析中,88例接受了BV挽救治疗,104例未接受BV挽救治疗。在接受BV治疗的患者中,29%的患者获得CR,45%的患者获得PR,在末次随访中,接受BV治疗比与未接受BV治疗的患者存活率更多(分别为34%和18%,P=0.003)[125]。然而,挽救性BV不影响慢性移植物抗宿主病的发病率,异基因干细胞移植后1年的OS率相似(分别为76%和67%)。

#### 程序性死亡受体1抑制剂

PD-1配体在HL的恶性里-施细胞上过表达,促进抗肿瘤细胞的免疫逃避。纳武利尤单抗是一种PD-1免疫检查点抑制抗体,可选择性阻断 PD-1 与其配体 PD-L1 和 PD-L2 之间的相互作用。通过抑制 PD-1 相互作用,纳武利尤单抗可以增强 T 细胞功能,从而产生抗肿瘤活性。一项多中心Ⅱ期试验中评估了纳武利尤单抗在复发或难治性 cHL 患者中的疗效,无论患者既往是否暴露于 BV 或 ASCT。在 243 名接受治疗的患者中,ORR 为 69%,中位 PFS 为 14.7 个月[126]。基于良好的单药活性,纳武利尤单抗已获得美国 FDA 批准,用于 ASCT 后复发或难治性 HL。

在一项Ⅱ期研究中,用纳武利尤单抗抑制 PD-1 用于复发或难治性 cHL 患者首次复发的挽救性治疗[127]。39 例复发或难治性 cHL 患者每 2 周接受 3 mg/kg 纳武利尤单抗治疗,共 6 个周期,随后进行中期 PET 评估。如果患者处于 CR,继续进行 ASCT,而 7 名 PR 或 SD 的患者继续接受纳武利尤单抗联合 ICE 化疗 2 个周期。6 个周期的纳武利尤单抗治疗后,ORR 为 90%,CR 率为 77%。如果包括接受纳武利尤单抗和 ICE 治疗的患者,则 ORR 为 94%,CR 率为 91%。PD-1 抑制耐受良好,主要为 1～2 级副反应(疲劳、皮疹、发热和血小板减少)。与挽救性化疗历史数据相比,PD-1 抑制剂在首次复发时展现了令人印象深刻的反应率,表明 PD-1 抑制剂替代挽救策略可能对化疗难治性疾病有效。然而,ASCT 后反应的持久性仍有待确定,报道的 1 年 PFS 率和 OS 率分别为 79% 和 97%。

纳武利尤单抗与其他新型药物的联合使用也进行了评估。在Ⅰ/Ⅱ期研究中,纳武利尤单抗联合 BV 用于 62 例复发或难治性 HL 患者的初始挽救性治疗,ORR 为 82%,CR 率为 61%[128]。31% 的患者发生了 3 级或更高级别的副反应,但没有患者因免疫相关不良事件而停止治疗。在一项单独的Ⅱ期研究中,对 5～30 岁复发或难治性 HL 患者采用了风险适应方法。纳武单抗联合 BV 治疗 4 个周期,诱导后疗效低于 CMR 的患者接受 BV+苯达莫司汀的额外强化治疗。在已接受治疗的 44 例患者中,只有 11 例(25%)接受 BV+苯达莫司汀强化治疗。ORR,CR 率和 1 年 PFS 率分别为 82%、59% 和 91%[129]。在 64 例复发或难治性 HL 患者的Ⅰ期研究中,对纳武利尤单抗、伊匹木单抗和 BV 的三联用药进行了研究。在所有剂量水平上,三组联合治疗显示出令人印象深刻的结果,ORR 为 95%,CR 率为 84%,1 年 PFS 为 72%[130]。该研究还比较了纳武利尤单抗+BV 和 BV+伊匹木单抗在单独研究组中的双重组合,含有纳武利尤单抗的队列似乎有更好的结果。

基于关键的单药Ⅱ期数据,另一种 PD-1 抑制剂帕博利珠单抗也获得了美国 FDA 批准,用于治疗复发或难治性 HL 患者。共有 210 例复发或难治性 HL 患者被纳入三个单独的队列,根据先前暴露于 BV 或 ASCT,每 3 周接受一次帕博利珠单抗 200 mg。在所有队列中,ORR 为 72%,CR 率为 28%,中位缓解持续时间为 16.5 个月[131]。帕博利珠单抗耐受性良好,12% 的患者发生 3 级或 4 级 AE。阿维鲁单抗是一种选择性结合 PD-L1 的人 IgG-1 单克隆抗体,已在 31 例复发或难治性 HL 患者的Ⅰ期研究中进行了评估,在所有剂量水平上的 ORR 为 55%,CR 率为 6%,具有很好的活性[132]。

### 异基因干细胞移植

异基因干细胞移植的主要优点是它的移植物抗肿瘤效应。回顾性研究表明,这种效应是因为发生慢性移植物抗宿主病(GVHD)的异基因干细胞移植患者的复发率较低,以及供体淋巴细胞输注后的反应[133]。在 HL 患者中异基因干细胞移植的初步研究描述非复发死亡(NRM)率高达 61%。最近的研究评估了降低预处理强度及治疗相关死亡(TRM)率的降低;在这些研究中,降低预处理强度的异基因干细胞移植在约 30% 的患者中诱导了长期缓解[134,135]。

EBMT 回顾了 168 例接受了异基因干细胞移植的患者[135],79 例患者接受了清髓预处理,89 例患者接受了 RIC。52% 的患者既往接受过 ASCT,45% 的患者化疗敏感。与清髓预处理相比,RIC 组的 NRM 显著降低,OS 显著改善。接受 RIC 的患者,1 年 NRM 率为 23%,5 年 PFS 率和 OS 率分别为 18% 和 28%。

在 MDACC,我们回顾了 58 例在准备异基因干细胞移植时接受氟达拉滨-美法仑治疗的 RIC 患者的预后[136]。总体而言,83% 的患者既往有 ASCT 病史,52% 的患者在同种异体移植时化疗敏感。2 年的 TRM 率为 15%,近一半的 TRM 发生在异基因干细胞移植后的前 100 天内。慢性 GVHD 发病率为 73%,2 年 PFS 率和 OS 率分别为 32% 和 64%。化疗敏感患者的 PFS 有改善趋势,但 OS 无改善趋势。对于 ASCT 后复发的符合条件的患者,异基因干细胞移植仍然是一个重要的选择。

### CAR-T 细胞疗法

抗 CD30 CAR-T 细胞疗法试图克服抗 CD30 单克隆抗体(如 BV)有限的生物利用度和短半衰期。一项Ⅰ期研究评估了具有 CD28 和 4-1BB 双共刺激结构域的抗 CD30 CAR-T 细胞在 9 例复发或难治性 CD30 阳性淋巴瘤患者中的疗效。9 例患者中,6 例(67%)HL 患者的 CR 率为 78%,中位 PFS 为 13 个月[137]。在一项针对 14 例接受抗 CD30 CAR-T 细胞治疗的复发或难治性 HL 患者的单独Ⅰ期研究中,可评估患者的 ORR 为 67%,CR 率为 58%[138]。在一项更新中的纳入了两项不同的Ⅰ/Ⅱ期研究中,研究人员评估了 41 例接受抗 CD30 CAR-T 细胞治疗疗效[139]。复发或难治性 cHL 患者的结果既往治疗的中位数线数为 7(范围 2～23),其中 32 例患者接受了氟达拉滨为基础方案的 T 细胞清除。在这 31 例患者中,72% 有效,CR 率为 59%,1 年 PFS 率为 36%,OS 率为 94%。本研究共发生 10 例 CAR-T 相关细胞因子释放综合征,分级为 1 级,未发生明显的神经毒性。需要更长时间的随访来确定这种有希望的方案是否能达到持久的缓解。

### 双特异性抗体和抗体偶联药物

双特异性抗体是含有两种不同抗原结合位点的免疫球蛋白分子,一种针对特定的肿瘤抗原,另一种针对天然免疫效应细胞。一项针对自然杀伤细胞 CD16A 的 CD30 双特异性抗体联合帕博利珠单抗的Ⅰb 期研究显示,在复发或难治性 HL 患者中具有很好的临床活性。在 30 例患者中,ORR 和 CR 率分别为 88% 和 46%，在最高剂量水平下，6 个月 PFS 率为 77%[140]。治疗耐受性良好，只有 13% 的患者发生 3 级或更高级别的毒性[141]。另一项单独的 I 期研究在复发或难治性 HL 成人患者中研究了偶联吡咯苯二氮䓬二聚体毒素的抗 CD25 抗体，在接受最高剂量队列治疗 37 例患者中，在没有过量毒性的重度预处理人群中，ORR 86%，CR 率为 43%。然而，由于随访时间有限，没有报告反应的持久性。因此，尽管双特异性抗体和抗体-药物偶联物具有很好的活性，但需要更长的随访时间来确定反应的持久性。

**复发或难治性经典霍奇金淋巴瘤的 MDACC 方案**

复发或难治性 HL 患者计划接受二线或挽救性化疗，然后进行 ASCT。我们筛选复发或难治性 HL 患者进行当前的临床试验选择。对挽救性化疗有反应的患者计划进行 ASCT。我们为高危患者提供 ASCT 后 BV 维持治疗，基于一线治疗结束后不到 12 个月复发或进展性 HL；有难治性 HL 病史，定义为一线治疗期间进展或未能达到 CR 的；或 ASCT 复发前结外受累。对于在 ASCT 前未能实现 CMR 的患者，我们使用 BV 联合挽救性化疗（ICE 或苯达莫司汀）或 PD-1 抑制剂（帕博利珠单抗或纳武利尤单抗单药，或纳武利尤单抗联合 BV）来加深 ASCT 前的反应。对于难治性疾病或 ASCT 后复发的患者，如果之前对 BV 没有耐药，我们认为 BV 可作

为单药或与苯达莫司汀或纳武利尤单抗联合使用。对于 BV 耐药患者，我们考虑纳武利尤单抗或帕博利珠单抗作为单药治疗。考虑到异基因干细胞移植的益处与风险，部分患者可以考虑使用这种方案，特别是那些期望通过附加治疗实现完全缓解且无合并症的患者。

## 结论

尽管标准的一线化疗加或不加放疗都可为 cHL 患者提供高治愈率，但约 20% 的患者会出现难治性或复发性疾病。因此，目前的挑战仍然是如何最好地开发治疗策略，以提高难治性和复发性患者的治愈率，同时降低用现行标准方案治愈的患者的短期和长期毒性包括继发性恶性肿瘤。最近在这两个方面都取得了巨大的成就，包括减少早期疾病患者的化疗周期和放射剂量，并将 BV 引入一线方案与化疗相结合。PD-1 抑制剂在 BV 耐药疾病患者中也具有显著疗效。未来的研究热点是评估靶向药物联合疗效，未来试验将探索一线环境下无化疗靶向治疗组合的潜在活性。更好地理解 cHL 和 NLPHL 的分子生物学也将有助于更合理地设计新药物试验，并使我们能够选择最佳治疗策略。HL 治疗的未来在过去 10 年中有了显著的发展，在接下来的 10 年中也将更加成功。

---

**提示**

- 根据 GHSG HD-16 研究，对于早期预后良好的经典 HL，2 个周期 ABVD 后基于中期 PET 阴性免去放疗巩固与治疗失败的风险相关。
- 根据 GHSG HD-17 研究，对于早期预后不良的经典 HL，基于 PET 适应性策略免去放疗的结果并不比化疗加放疗所获得的结果差。但是，必须行 BEACOPP 加强方案 2 个周期，然后继续 ABVD 2 个周期。
- 根据 RATHL 研究，对于晚期经典型 HL，如果行 ABVD 治疗，应在 2 个周期后进行中期 PET 扫描，若 PET 扫描结果为阴

性，可以安全地去掉博来霉素。
- A(BV)-AVD 方案被推荐用于年轻（小于 60 岁）、IV 期疾病和高 IPS（4~7 分）的经典 HL 患者。因为在 ECHELON-1 试验中，具有这些特征的患者在 ABVD 中用 BV 替代博来霉素获益最大。
- A-AVD 方案与中性粒细胞减少的高风险相关，需要生长因子支持以最大限度地降低粒细胞缺乏发热的风险。
- 基于 PET 阳性的挽救性化疗和 ASCT 实施之前，必须确认组织病理学为复发或难治性经典 HL。

# 第 14 章　系统性轻链型淀粉样变性

Gregory P. Kaufman
Muzaffar H. Qazilbash
Krina Patel
Sheeba Thomas
Robert Z. Orlowski
Hans C. Lee

付清诚　卢　静　杜　鹃·译

## 要点

▶ 系统性轻链(AL)型淀粉样变性是一种罕见的蛋白质沉积疾病,通常伴随着惰性浆细胞疾病和多发性骨髓瘤。

▶ 在全身性的表现中(有些病例是局部的),常见受累的器官可能包括心脏、肾、肝、胃肠道和周围神经系统。

▶ 诊断需要通过抽吸腹部皮下脂肪或对相关受累器官进行活检,来获得组织中淀粉样物质沉积的组织学证据,并证明存在克隆性浆细胞和血清或尿液中存在异常游离轻链。

▶ 对于合并严重心脏受累的患者,历史性队列研究显示总体预后较差,但最新的研究表明,通过有效的治疗可以获得明显改善,但其中位生存期仍仅有 4~6 个月。

▶ 抗浆细胞治疗,包括或不包括大剂量美法仑和自体造血干细胞治疗,是系统性 AL 患者的一线治疗选择。

▶ 与其他浆细胞病相比,AL 患者具有独特的多系统受累的临床表现、症状和风险,因此多学科联合诊疗可以获益。

本病是一种罕见的浆细胞增殖性疾病。它由淀粉样纤维在器官沉积所致,淀粉样原纤维由轻链免疫球蛋白分子可变部分的 $NH_2$ 末端氨基酸残基组成。估计年龄调整后的发病率为每 100 万人中每年有 9~14 例,在美国每年约有 4 000 例新病例。大约 75% 的病例来自 λ 轻链。本病通常主要由骨髓中的小浆细胞克隆引起,很少情况下也可能与其他 B 细胞恶性肿瘤相关。在 10%~15% 的多发性骨髓瘤(MM)患者发现合并 AL 型淀粉样变性。

通常受累的器官包括心、肾、肝、胃肠道和周围神经系统。这可导致肾病综合征、心肌病、肝病、神经病、巨结肠、贫血、腕管综合征和眼周紫癜等临床症状。预后主要取决于心脏受累的程度,有严重心脏受累的患者早期死亡的风险很高,但这种风险在一定程度上可被成功的浆细胞靶向治疗所消除。然而,除了 OS 率外,患者常表现出与淀粉样器官受累和生活质量下降相关的慢性症状。本病的器官或组织损伤的确切病理生理学尚不完全明确,但化疗后血清游离轻链浓度的降低可导致心脏功能改善,这表明除了沉积的游离轻链外,循环中的淀粉样游离轻链在导致器官功能障碍中也起着重要的作用。针对浆细胞克隆的新疗法提高了患者的血液学缓解率和潜在的患者生存率,而直接针对已经沉积的轻链淀粉样蛋白的疗法目前仍在继续开发中。

## 流行病学和危险因素

轻链型淀粉样变性通常与骨髓中潜在的低级别或惰性浆细胞亚群、MM 等疾病同时发现,与其他血液淋巴肿瘤同时发现的情况较少。美国和欧洲国家基于人口研究,对 AL 的发病率和流行率进行估计,范围是每 100 万人中每年有 3~14 例[1-4]。据估计,美国有 12 000 人患病。人们对患病的具体风险因素知之甚少。研究发现男性和高龄是高危因素。这些因素也是浆细胞肿瘤和意义未明的单克隆免疫球蛋白血症(MGUS)进展的高危因素[5,6]。

## 病理生理学、遗传学和分子分类

尽管与潜在的轻链序列和翻译后修饰有关的因素、其他蛋白质的共同沉积,以及组织中的微环境因素都被认为具有影响,但与蛋白质错误折叠、淀粉样纤维形成和沉积相关的基本事件的性质并不完全清楚。潜在的轻链可变区基因的使用(IGVL)被认为在淀粉样蛋白发生和器官沉积中发挥作用。在一项对 821 名患者的研究中,通过质谱法评估的特殊 IGVL 模式与局部性和系统性轻链型淀粉样变性有关,而特定的 IGVL 模式与器官受累相关,如 LV6-57 患者更可能发生肾脏受累,LVI-44 患者更可能发生心脏受累[7]。包括

N-糖基化在内的翻译后修饰与本病有关,其在淀粉样纤维生成中的机制中得到了支持,发现轻链多肽的等电点非均匀扩散和可能由相反带电微粒的静电作用形成[8]。系统性 AL 中轻链的 N-糖基化与非淀粉样浆细胞病中的轻链相比更为普遍,并且有助于质量或电荷异质性和潜在的淀粉样蛋白生成[9,10]。其他蛋白质与淀粉样纤维的共同沉积,包括血清淀粉样蛋白 P 组分和脂蛋白,被认为在淀粉样纤维的发展和组织沉积中发挥作用,但确切的机制尚有争议[11]。除了淀粉样原纤维的沉积,循环中淀粉样游离轻链被认为在介导器官功能障碍,特别是患者的心脏功能障碍方面也起着重要作用。动物模型研究证实了这一点,在没有淀粉样纤维沉积的情况下,输注淀粉样轻链后心脏功能会恶化,而临床证据显示,随着循环中参与的淀粉样轻链的减少,心脏功能的改善具有早期一致性[12-14]。

与 MM 相比,本病的浆细胞通常具有较低的克隆负荷和增殖率[15]。通过荧光原位杂交检测,在高达 50% 的患者中发现,淀粉样变性克隆通常富含 t 结构异常[16],而且基因组广泛关联研究显示细胞周期蛋白 D1 在本病中发挥重要作用[17]。

## 临床表现和诊断性检查

本病的临床表现取决于器官受累的范围和严重程度。诊断时常见的临床特征包括心肌病,通常表现为射血分数保留的心力衰竭(高达 80% 的患者)、肾病综合征,伴或不伴肾功能不全(高达 60% 的患者),感觉神经轴突病变,自主神经病变和肝脾大[18]。本病的症状最初通常不明显,这经常导致这种罕见病症难以早期诊断[19]。许多患者在诊断时有多系统受累(表 14-1)。

表 14-1　轻链型淀粉样变性的临床表现

| 器官受累 | 临床表现 |
| --- | --- |
| 肾 | 肾病综合征、肾衰竭 |
| 心脏 | 异常的心电图:标准导联的低电压<br>非扩张型心肌病<br>心律失常 |
| 周围和自主神经系统 | 麻木<br>肌肉无力<br>腕管综合征<br>体位性低血压<br>勃起功能障碍<br>排便习惯改变<br>嗜睡症 |
| 胃肠道 | 巨结肠<br>早期饱食症<br>腹泻<br>吸收不良<br>胃肠道出血<br>肝大 |
| 凝血系统 | 眶周紫癜(浣熊眼)<br>凝血异常<br>危及生命的出血 |

本病的诊断需要通过腹壁活检或受累器官活检获得淀粉样蛋白沉积的组织学证据,并证明存在克隆性浆细胞和血清或尿液中存在异常游离轻链(表 14-2)。淀粉样蛋白沉积的病理诊断特征是刚果红组织染色呈阳性,在偏振光下呈苹果绿双折光。标准的病理检查,如在免疫组织化学中使用血清 κ 或 λ 轻链抗体,对诊断的敏感性较低[20]。在有条件的情况下,可对淀粉样组织进行蛋白质质谱分析[21]。这有助于确认淀粉样蛋白的类型,因为目前已知有超过 10 种形式的系统性淀粉样变,正确的分型对于适当的治疗是必要的,特别是对于不同的淀粉样蛋白亚型,如转甲状腺素(TTR)淀粉样变性有针对性的靶向治疗。

表 14-2　免疫球蛋白轻链型淀粉样变性的实验室及病理评估

| 实验室评估 |
| --- |
| 全血细胞计数与分类<br>血肌酐<br>肝酶和胆红素<br>凝血试验:凝血酶原时间,部分凝血酶时间,因子 X<br>血清蛋白电泳和免疫固定电泳<br>尿蛋白电泳和免疫固定电泳<br>24 h 尿蛋白<br>心肌肌钙蛋白、BNP 或 NT-proBNP<br>心脏检查:心电图、超声心动图、心脏 MRI、胸部 X 线检查<br>周围神经系统:肌电图、神经传导试验<br>肺功能测试 |

| 病理评估 |
| --- |
| 骨髓抽吸和活检,免疫组化染色检测 κ 和 λ 轻链<br>抽吸腹部脂肪或器官活检,刚果红染色检测淀粉样蛋白<br>淀粉样蛋白的质谱鉴定 |

诊断时,通过使用血清生物标志物如肌钙蛋白 T(cTnT)或肌钙蛋白(cTnI)、NT-proBNP(N 末端 B 型钠尿肽)水平、心电图、超声心动图、心脏 MRI、24 h 尿白蛋白检查及临床上认为合适的其他研究来评估淀粉样器官受累。

## 预后和分期

尽管患者的克隆性浆细胞负荷通常较低,但那些出现晚期心脏受累的患者的长期生存结果很差。根据器官受累的特定模式和严重程度,生存结果差异巨大。我们还注意到,除寿命之外,即使没有心脏受累,患者的生活质量也会受到其淀粉样蛋白负荷的严重影响。尽管据报道诊断时有严重心脏受累的患者的中位生存期为 4~6 个月,而没有心脏受累的患者则为 16 个月,但数据显示,成功治疗的患者如果获得深度血液学缓解,其生存期会得到改善[5]。

评估心脏功能的最好方法是通过心脏生物标志物,如脑钠肽(BNP)和 NT-proBNP,以及 cTnT 和 cTnI。许多研究已经证实了本病患者的心脏损伤和功能障碍的预后意义,并将其纳入本病的分期系统(表 14-3)[22,23]。本病的两个主要分期系统都源于梅奥诊所,第一种是梅奥 2004 年分期系统的欧洲修改版,对 NT - proBNP 大于 332 ng/L 和 cTnT 大于 0.035 ng/L 进行赋分;然后根据 NT - proBNP 水平大于或小于 8 500 ng/L 来区分ⅢA 和ⅢB 期,对这两个标志物升高的患者进行分层。同样,在梅奥诊所修订预后评分系统中,受

累和未受累轻链之差(FLC - diff)18 mg/dL 或更高,cTnT 0.025 ng/mL 或更高,以及 NT - proBNP 1 800 pg/mL 或更高,患者各得 1 分。梅奥Ⅰ、Ⅱ、Ⅲ和Ⅳ期(评分分别为 0、1、2 和 3)患者的中位 OS 分别为 94、40、14 和 5.8 个月[24]。

表 14 - 3 免疫球蛋白轻链型淀粉样变性的分期

| 分期 | 生物标志物 | 分期 | 生存期(月) |
|---|---|---|---|
| 梅奥 2004 分期(欧洲修订) | NT - proBNP>332 ng/L<br>cTnT>0.035 ng/mL | Ⅰ:0 分<br>Ⅱ:1 分<br>ⅢA:2 分,NT - proBNP<8 500 ng/L<br>ⅢB:2 分和 NT - proBNP>8 500 | 86<br>43<br>17<br>3~5 |
| 修订后的梅奥分期 | NT - proBNP>1 800 ng/L<br>cTnT>0.025 ng/mL<br>dFLC>180 mg/L | Ⅰ:0 分<br>Ⅱ:1 分<br>ⅢA:2 分<br>ⅢB:3 分 | 93<br>62<br>13<br>6 |

## 疗效标准

对患者治疗的总体目标是改善和稳定器官功能,提高患者的生活质量和生存率。由于治疗集中于靶向潜在的浆细胞克隆,以减少循环轻链负荷,因此疗效标准包括血液学和器官的疗效(表 14 - 4)。值得注意的是,既往疗效标准在出现 dFLC 水平大于 50 mg/L 的患者中得到了验证,这被称为可测量病灶,大约 90% 的患者在诊断时达到这个受累游离轻链(dFLC)的阈值。少数患者在诊断为低 dFLC 水平,并且已针对定义为 dFLC 低于 10 mg/L 的人群验证了单独的血液学缓解类别[25]。最近,对实现低于 10 mg/L dFLC 的分析阈值,已在更广泛的有可测量疾病(dFLC>50 mg/L)的 AL 患者队列中得到验证,并被称为严格的 dFLC 缓解。与既往血液学非常良好的部分缓解(VGPR)或完全缓解(CR)结果相比,该人群的结果支持性更好[26]。器官缓解与患者的生存率和结局的改善密切相关,并且仍然是治疗的核心目标。器官缓解的定义通常是基于心脏或肾脏生物标志物的降低。心脏缓解要求 NT - proBNP 水平降低 30% 或更多,绝对值降低超过 300 ng/L,而肾脏缓解要求 24 h 尿蛋白减少 50%,至少 0.5 g/d,肌酐清除率比基线增加 25%[27]。获得深层血液学缓解本质上与后期获得器官缓解和提高生存率有关[28]。最近,更深层次的生物标志物分级的器官缓解已被证明优于二元器官缓解的标准定义;尽管具有预后意义,但对治疗的影响尚不完全清楚,浆细胞靶向治疗的目的仍然是深层血液学

缓解[29]。尽管如此,即使前期治疗获得了血液学缓解,但仍有一部分患者因沉积的淀粉样蛋白具有器官发病率而需要持续治疗。

## 治疗

患者的治疗与 MM 针对恶性浆细胞的药物相似,主要包括各种化疗组合或大剂量化疗序贯自体干细胞移植(HDT - ASCT)。治疗方法的选择应基于风险分层。体能状态良好且心脏标志物正常的患者应考虑进行 HDT - ASCT 或诱导化疗后进行 HDT - ASCT。

### ■ 大剂量治疗与自体干细胞移植

HDT - ASCT 自 20 世纪 90 年代初开始使用,它是一种有效的治疗方式,与血液学和器官缓解及长期生存有关[30,31]。它治疗相关的死亡率高,为 13%～43%,尤其是有心脏受累的患者。根据合并症指数和心脏分期仔细选择患者是本病大剂量化疗取得成功的关键。一项比较 HDT - ASCT 与标准剂量美法仑加大剂量地塞米松的随机试验显示,血液学或器官缓解方面没有差异。具有里程碑意义的分析,研究了移植后存活超过 6 个月的患者,也显示 HDT - ASCT 没有生存优势[32]。此外,HDT - ASCT 组 24% 的治疗相关死亡率异常高,缺乏仔细的患者选择和使用三级移植中心,可能对 HDT - ASCT 的结果有影响。一项对 12 项 HDT - ASCT 研究的荟萃分析显示,HDT - ASCT 并不优于常规化疗[33]。然而,根据 MDACC 的经验,与传统化疗相比,接受 HDT - ASCT 的患者 10 年生存率有所提高[31]。有两个或更少器官受累的患者和有肾脏受累的患者采用 HDT - ASCT 显示出现最佳的总体效果。

### ■ 大剂量化疗与自体干细胞移植前的诱导治疗

在 HDT - ASCT 前经常进行诱导化疗以达到清髓的目的,特别是对同时患有无症状或症状性骨髓瘤的患者。在诱导治疗中加入新型药物后,血液学和器官的缓解也可改善体能状态,并使新诊断患者获得移植资格[34]。一项随机试验评

表 14 - 4 免疫球蛋白轻链型淀粉样变性反应标准

| 等级 | 标准 |
|---|---|
| CR | 正常的游离轻链比值和水平,血清和尿液免疫固定电泳均为阴性 |
| VGPR | dFLC<40 mg/L |
| PR | dFLC 减少>50% |
| 无反应 | 小于 PR |

估了含有硼替佐米和地塞米松的诱导治疗 HDT - ASCT 对新诊断患者的作用,结果显示诱导治疗的缓解和生存效果更好[35]。根据我们的经验,在移植前加入新的药物诱导治疗与提高生存率相关[36]。基于回顾性研究和临床经验,硼替佐米、环磷酰胺和地塞米松(CyBorD)联合治疗已成为新诊断患者的标准化疗方案[34,37]。而传统的以来那度胺为基础的骨髓瘤诱导方案,如硼替佐米、来那度胺和地塞米松(VRD)可导致深度的血液学缓解,但来那度胺相关的毒性即使在剂量显著减少的情况下,也会影响其在患者中的应用[38]。也有报道称,在CBD 中加入抗 CD38 单克隆抗体达雷妥尤单抗后,出现了深度和快速的血液学反应[39]。一项正在进行的随机研究将此方案和单独使用的 CBD 进行比较表明,VGPR 或更深层次的缓解率明显提高(79% vs 49%),导致新诊断患者在 6 个月时心脏器官缓解率提高(42% vs 22%)(NCT03201965)[40]。

**■ 大剂量化疗与自体干细胞移植后的维持治疗**

支持 HDT - ASCT 后本病的维持治疗的数据极少,而且不是常规的治疗。然而,对特定患者的方案是个性化的,在并发骨髓瘤的患者中可以考虑。此外,鉴于患者至少达到血液学 VGPR 的预后意义,在 HDT - ASCT 后达到 VGPR 以下的患者也可以考虑进行巩固或维持治疗(或两者)[41]。

**■ 不符合移植条件患者的诱导治疗**

长期以来,美法仑和地塞米松(MDex)的组合被认为是不符合移植条件的患者的一线治疗标准,并且具有良好的血液学缓解(67%)和低毒性(4%)[42]。最近,EMN - 03 研究的结果显示,该研究评估了 MDex 与硼替佐米、美法仑和地塞米松(BMDex)组合在未接受 HDT - ASCT 的患者中的效果[43]。BMDex 与 MDex 相比,总缓解率(81%)和 VGPR 及更深度缓解(64%)明显更高(MDex 分别为 56% 和 38%)。BMDex 的心脏病缓解率也更优,但在 25 个月的中位随访时间里,还没有观察到两种方案之间的 OS 差异。对于不符合移植条件的患者来说,CyBorD 也仍然是一个很好的选择。

**■ 复发或难治性轻链型淀粉样变性**

复发或难治性轻链型淀粉样变性没有标准的治疗方法,但一些小型研究已经评估了批准用于治疗 MM 患者的新型药物在这种情况下的应用。来那度胺在复发或难治性患者的两项 II 期研究中进行了评估,ORR 分别为 67% 和 39%[44,45]。然而,治疗也伴有明显的毒性,如疲劳和骨髓抑制,需要经常减少来那度胺的剂量和中断治疗。泊马度胺的 ORR 为48%~68%[46-48],由于患者的耐受性更好,其使用普遍优于来那度胺。蛋白酶体抑制剂(PI)卡非佐米[49]和伊沙佐米[50]分别显示了 63% 和 52% 的 ORR,包括以前对 PI 难治的患者。鉴于卡非佐米有关的已知的心肺不良事件,在精心挑选的患者中应谨慎使用,一般情况下应避免在有心脏淀粉样变的患者中使用。最后,最近的两项前瞻性研究报告了达雷妥尤单抗对复发或难治性轻链型淀粉样变的安全性、耐受性和有效性,显示了深度血液学缓解,≥VGPR 或以上深度缓解率分别为 86% 和 48%[51,52]。

## 结论

本病仍然是一种罕见的疾病,患者可以从多学科的诊治中获益,而不是仅仅由治疗的血液学专家提供。心脏淀粉样变患者的医疗管理往往不同于标准的心力衰竭治疗,心脏病专家和其他在本病管理方面有经验的专家,如肾脏病专家、肝脏病专家和神经病专家,通常在专门的三级医学中心,确实在患者的诊治方面有所不同。随着更多新型药物(包括单克隆抗体)的加入,获得更深层次的血液学缓解和器官缓解,患者的预后有望继续改善。每个患者的器官受累和症状都是独特的,最终这些患者需要进行长期随访。

**提示**

- 在可行的情况下,用组织质谱法进行确诊是有益的。
- 警惕患者同时出现 MGUS 和其他形式的心脏淀粉样变的可能性,如 TTR(这并不像人们想象的那样罕见)。
- 如果其他替代部位可以提供诊断,则并不总是需要进行器官活检,但在有疑问时要考虑心脏成像,包括心脏 MRI,以仔细排除或诊断心脏 AL 受累。
- 对于患有严重器官疾病的患者需快速启动靶向浆细胞治疗;在考虑干细胞移植之前开始化疗是合适的。
- 因淀粉样物质负荷增加而导致器官功能恶化的患者,甚至在涉及血清游离轻链可能正式达到血液学复发的标准之前,往往需要重新启动或改变治疗。
- 抗淀粉样蛋白纤维定向抗体继续在开发中,可能为直接治疗该疾病提供一个未来的途径。

# 第 15 章　华氏巨球蛋白血症

Melody Becnel

Gregory P. Kaufman

Elisabet E. Manasanch

Krina Patel

Hans C. Lee

Robert Z. Orlowski

Sheeba Thomas

余雪柔　何海燕　杜　鹃·译

## 要点

▶ 华氏巨球蛋白血症(WM)与淋巴浆细胞性淋巴瘤在本质上是同一种疾病,都会出现单克隆免疫球蛋白(Ig)M。

▶ 大部分患者会伴发 MYD88 基因突变,与 MYD88 野生型的病例相比,伴有 MYD88 突变的患者预后更好。

▶ CXCR4 基因突变通常与高水平的 IgM 和高黏滞血症相关。

▶ WM 患者有发生症状性高黏滞血症综合征的风险,可表

现为视物模糊、头晕、心肺症状、意识障碍和出血倾向。高黏滞血症需要立即进行血浆置换,并进行全身治疗。

▶ 与其他低级别淋巴瘤一样,无症状患者或无血细胞减少及其他终末脏器受累的患者可以暂不治疗,密切随访。

▶ 对于症状性高黏滞血症、血红蛋白低于 100 g/L、血小板计数小于或等于 10 万/μL、淋巴结肿大、有症状的器官肿大、冷球蛋白血症或周围神经病变,应开始治疗。

## 背景

　　WM 是一种罕见的低度恶性的血液系统肿瘤,其特征是骨髓内存在淋巴浆细胞并伴有单克隆 IgM 血症[1]。诊断的中位年龄为 63～68 岁,男性比女性更容易发病,在白种人中更常见[2]。约 90% 的 WM 病例与位于 3p22 染色体上的髓样分化因子 88(MYD88)基因突变有关。与 MYD88 突变患者相比,野生型 MYD88 的 WM 患者预后更差,并更易转化为侵袭性淋巴瘤[3-11]。MYD88 突变的 WM 病例中,约 1/3 伴有趋化因子受体 4(CXCR4)突变,CXCR4 突变通常与高水平的 IgM 相关,因此高黏滞血症风险增加[11,12]。

## 临床表现和诊断

　　相当一部分 WM 患者在诊断时是无症状的。其常见的症状包括:由于肿瘤细胞浸润引起血细胞减少,肝脾大;循环 IgM 升高引起高黏滞血症、冷球蛋白血症、冷凝集素贫血;以及 IgM 在组织沉积引起周围神经病、肾小球疾病、淀粉样变性。高黏滞血症患者可出现视物模糊、头晕、心肺症状、意识障碍和出血倾向等症状。多发性周围神经病变是 WM 常见的症状,部分可能与单克隆血清 IgM 可结合神经原细胞靶抗原蛋白相关,包括髓磷脂相关糖蛋白(MAG)和硫脂等,另外肿瘤细胞直接浸润、IgM 在组织沉积、单克隆 IgM 与不明抗

原的结合,以及轻链型淀粉样变性也是周围神经病变的重要原因。另外,WM 患者还可出现冷抗体型或温抗体型自身免疫性溶血性贫血、缺铁性贫血[2]。

　　对于疑似 WM 患者应进行的检查应包括完整的血细胞计数与分类、血生化、病毒性肝炎血清学检测、血清蛋白电泳(SPEP)和免疫固定电泳、免疫球蛋白定量和 β₂ 微球蛋白(表 15 - 1)。对于怀疑有冷球蛋白血症的患者,需进行冷沉比容检测,即检测是否存在血清冷沉淀,SPEP 和免疫球蛋白定量样本应放入 37℃ 水浴后检测[13]。如果怀疑有高黏滞血症或溶血性贫血,应进行血黏度检测、冷凝集素滴度检测和 Coombs 试验。应对小细胞性贫血患者进行铁代谢检测[13],还应行骨髓活检确定有无淋巴浆细胞浸润以确定贫血的原因;怀疑有淀粉样变性的患者应评估是否存在系统性轻链型(AL)淀粉样变性。WM 流式细胞仪检测的典型表型为 sIgM⁺、CD19⁺、CD20⁺、CD22⁺、CD79⁺[14],骨髓或外周血检测 MYD88 L265P 基因突变,有助于区分 WM 与边缘区淋巴瘤和多发性骨髓瘤,后两者 MYD88 基因突变发生率低[3-10]。基线期患者应进行颈部、胸部、腹部和骨盆等部位 CT,或全身 PET - CT 检查来评估髓外病灶。怀疑有高黏滞血症患者应进行眼底检查,可发现典型的视网膜改变(血管出血或“腊肠样改变”)[15,16]。对于合并有周围神经病变患者,需进行内分泌激素和维生素水平检测,以及肌电图神经传导速度检查和血清抗髓磷脂相

关糖蛋白（MAG）和抗神经节苷脂 1（GM1）抗体检测[11,16]。腹部脂肪也应进行活检并行刚果红染色以评估有无淀粉样变性存在。

**表 15 - 1　华氏巨球蛋白血症的初步检查**

| 必要检查 | 在某些情况下须进行的检查 |
| --- | --- |
| 病史及体格检查<br>全血细胞计数及分类、尿素氮、肌酐、电解质、肝功能、尿酸、乳酸脱氢酶、β₂微球蛋白<br>外周血涂片<br>免疫球蛋白定量（IgG、IgM、IgA）<br>血清轻链检测（κ 和 λ）<br>血清蛋白电泳和免疫固定电泳<br>24 h 尿蛋白电泳和尿免疫固定电泳<br>血黏度ª<br>乙型和丙型肝炎病毒血清学检查<br>冷沉比容ᵇ<br>冷凝集素滴度<br>骨髓抽吸和活检免疫组化和/或流式细胞术、CXCR4 和 MYD88 L265P AS - PCR 检测<br>PET - CT 或 CT（颈部、胸部、腹部和骨盆） | 眼底检查ᶜ<br>Coombs 试验<br>抗 MAG 抗体和抗 GM1 抗体肌电图（EMG）和神经传导检查（NCS）<br>腹部脂肪活检和/或骨髓活检，刚果红染色<br>凝血试验和 vWD 试验（如果有出血或瘀斑） |

注：ª大多数血清黏度<4cP 的患者不会出现高黏度症状。ᵇ如果冷沉比容结果为阳性，则样本应在温水孵育前后再次进行冷沉比容和血清蛋白电泳（SPEP）检测。ᶜ疑似高黏滞血症或免疫球蛋白 M≥3 g/dL 时。AS - PCR，等位基因特异性聚合酶链反应；vWD，血管性血友病。

## 预后分层

有症状的 WM 患者可根据国际 WM 预后评分系统（ISSWM）进行风险分层，该系统包括 5 个变量：高龄（年龄 65 岁及以上）、血红蛋白低于 115 g/L、血小板计数低于 100×10⁹/L、β₂微球蛋白水平高于 3 mg/L、血清单克隆免疫球蛋白浓度大于 7.0 g/dL，低风险定义为只有一项除高龄之外的不良因素或没有不良因素；中风险定义为有两项不良因素或仅高龄一项不良因素；高风险定义为有大于两项不良因素。在一组 587 例 WM 患者随访研究中，三组的 5 年生存率分别为 87%、68% 和 36%（P<0.001）[17]。在高风险危人群中，乳酸脱氢酶升高进一步增加了 WM 患者死亡率（90% vs 60%）[18]。

## 患者管理

无症状和没有明显血细胞减少或其他终末器官表现的患者可以在第一年每 3 个月随访一次（在疾病稳定的情况下，此后的随访间隔时间可延长）[19]。对这些患者需进行终身随访，无症状患者第一年进展为症状性 WM 的风险约为 6%，3 年为 39%，5 年为 55%[19]。M 蛋白水平越高及伴有骨髓浸润的患者进展到有症状的 WM 风险越高[19]。

对于症状性高黏滞血症、血红蛋白低于 100 g/L、血小板计数小于或等于 10 万/μL、淋巴结肿大、有症状的器官肿大、症状性冷球蛋白血症或明显的周围神经病变患者应进行治疗（表 15 - 2）[20]。高黏滞血症患者应立即进行血浆置换，并进

行全身系统治疗[21]。考虑到高水平的循环 IgM 患者有诱发症状性高黏血症的风险，高危患者应谨慎输注红细胞，可在血浆置换后输注。

**表 15 - 2　华氏巨球蛋白血症的治疗指征**

症状性高黏血症（眼底、神经系统改变）
血红蛋白<100 g/L（由骨髓受累、脾功能亢进或冷凝集素溶血性贫血引起）
血小板计数≤10 万/μL
淋巴结肿大
症状性器官肿大
症状性冷球蛋白血症
淀粉样变性
周围神经病变
冷球蛋白血症
假性血管性血友病

### ■ 一线治疗

复发时可考虑行自体干细胞移植（ASCT），干细胞采集前应避免使用核苷类似物，一线治疗应主要使用蛋白酶体抑制剂或烷基化剂联合利妥昔单抗加或不加地塞米松的治疗[21-26]，硼替佐米/利妥昔单抗的组合联合或不联合地塞米松的总缓解率（ORR）分别为 57%～83%，卡非佐米/利妥昔单抗/地塞米松联合方案的 ORR 为 68%[25,26]，以烷化剂为基础的方案也显示出疗效相当的 ORR 为 77%～96%，包括 R - CHOP 方案（利妥昔单抗、环磷酰胺、盐酸多柔比星、长春新碱和泼尼松）、R - COP（利妥昔单抗、环磷酰胺、长春新碱和泼尼松），RCD 方案（利妥昔单抗、环磷酰胺和地塞米松），BR 方案（利妥昔单抗和苯达莫司汀），在这些方案中，BR 方案可改善无进展生存期（PFS）且不良反应较少，是首选方案[11,27-30]。利妥昔单抗单药治疗对于无法耐受联合化疗的患者仍应保留，这些患者采用联合化疗 ORR 和 PFS 均较低，分别为 20%～50% 和 12～24 个月[11,31,32]。在 IgM 水平较高的患者中，利妥昔单抗须谨慎使用，可能会导致 IgM 短暂上升的 Flare 现象，这些患者可接受降低肿瘤细胞的其他治疗后再给予利妥昔单抗治疗[33]。2015 年，美国 FDA 批准 Bruton 酪氨酸激酶（BTK）抑制剂伊布替尼（ibrutinib）用于症状性 WM 患者的治疗，在一项纳入既往接受过治疗的 63 例 WM 患者的 II 期临床试验中，伊布替尼单药治疗的部分缓解率为 57% 和 ORR 为 90%[11,34]，在亚组分析中，相对于未突变的患者，伴有 MYD88 L265P 突变的患者中疗效更好（ORR，80%）。但是如果 MYD88 突变的基础上再合并 CXCR4 突变的患者疗效则较差（ORR，60%）[11]。另外，伊布替尼没有细胞毒性，可持续使用至疾病进展或出现无法耐受的毒副反应。一项 III 期临床试验比较了伊布替尼、利妥昔单抗和利妥昔单抗单药在新诊断和复发难治性 WM 患者中的 ORR，联合用药组的 ORR 为 95%，而利妥昔单抗单药组 ORR 为 48%[35,36]。

如果不考虑后续行 ASCT 时，基于核苷类似物如氟达拉滨或克拉屈滨的治疗可以作为前述方案的替代选择[37-40]。一项来自 WM 临床试验工作组（WMCTG）的研究中，氟达拉

滨和利妥昔单抗联合用药,ORR 可达 96%,中位 PFS 为 51.2 个月[40]。也有克拉屈滨单药或者与环磷酰胺和/或利妥昔单抗的联合用药治疗 WM 的临床研究也被研,18 例先前未经治疗的 WM 患者接受了 2 个疗程的克拉屈滨/环磷酰胺/利妥昔单抗,ORR 为 94%,中位起效时间为 2.4 个月,5 年生存率为 83%[39]。然而,核苷类似物的使用必须权衡继发恶性肿瘤风险(发生率为 6%~12%)及向大细胞淋巴瘤转化风险[41]。

### ■ 方案选择

治疗的选择应考虑疾病本身因素和患者因素,包括基因突变状态、合并症,以及临床症状和体征。对于 MYD88 和 CXCR4 双突变的患者尽快降低肿瘤负荷达到环节,首选方案是利妥昔单抗联合苯达莫司汀方案或硼替佐米联合地塞米松方案,对于不需要尽快降低肿瘤负荷的患者,可考虑使用伊布替尼联合或不联合利妥昔单抗。对于仅有 MYD88 突变而 CXCR4 野生型的患者,这些方案都可有效,方案的选择主要基于副作用。对于两个基因均未发生突变的患者,一线用药首选前述的免疫化疗[12]。

同时,在选择方案时还应考虑患者因素,包括年龄、体能状态和合并症。硼替佐米发生周围神经病变风险较高,因此在基线期有周围神经病变合并症的患者,尽量避免硼替佐米作为一线治疗,卡非佐米可替代硼替佐米用于合并有周围神经病病变的患者,但考虑到其心脏毒性应谨慎使用于老年患者和有心肺基础疾病的患者。在心脏合并症的患者中,伊布替尼也应谨慎使用以避免心房颤动的风险。对于有心房颤动病史或进展为需紧急治疗的心房颤动患者,需与心内科医生沟通多学科联合治疗。此外,由于大多数心房颤动患者需要使用阿司匹林或抗凝药物进行抗血栓治疗,在使用伊布替尼时也需谨慎,因为该药物有增加出血的风险。根据目前正在进行的试验结果,新型 BTK 抑制剂的脱靶效应如出血和心律失常的发生率更低,这些新型 BTK 制剂目前单药或者联合用药的临床研究正在进行中。

### ■ 维持治疗

回顾性研究表明接受利妥昔单抗维持治疗的患者 PFS 和总生存期有所改善,一般维持治疗建议在 2 年时间内注射 8 次利妥昔单抗[42],但前瞻性、随机、多中心研究并未发现接受利妥昔单抗维持治疗的患者 PFS 或 OS 有改善[12,43]。目前,利妥昔单抗维持治疗仍有争议,不作为常规推荐。

## 复发 WM 的治疗

如果患者初始缓解时间持续至少 1 年,复发时可以既往有效的方案。当初始 PFS 较短时,应选择和初试治疗不同的其他方案。

对于利妥昔单抗无法耐受的患者,全人源化 CD20 单克隆抗体奥妥珠单抗可以选择。临床研究结果表示,在既往接受过利妥昔单抗的患者中,2 个疗程的奥妥珠单抗治疗的患者 ORR 为 52%[44]。

干细胞移植在 WM 患者中的作用仍不明确。一项纳入 158 名 WM 患者(32%的患者既往至少接受过三线治疗)的回顾性研究中,ASCT 患者的 5 年 PFS 率和 OS 率分别为 39.7% 和 68.5%[45]。一些临床试验报道了 WM 患者行异基因干细胞移植治疗的疗效和安全性,5 年 PFS 率在 49%~56%,但移植相关死亡率较高[46]。

## 未来方向

目前,许多新的治疗方案正在进行临床研究中,包括第二代蛋白酶体抑制剂(如伊沙佐米)、PI3K 抑制剂、组蛋白去乙酰化酶抑制剂帕比司他、免疫检查点抑制剂、单克隆抗体(如抗 CD38 抗体达雷妥尤单抗)及嵌合抗原受体 T 细胞疗法等。一些最有希望的药物是 BCL2 抑制剂维奈克拉和 CXCR4 抑制剂乌洛鲁单抗[47]。此外,第二代 Bruton 激酶及酪氨酸激酶抑制剂,如泽布替尼和 ERK 通路抑制剂也在进行临床试验中。新药的开发及对疾病驱动因素的机制认识的将推动 WM 诊疗的发展,并指导更合理的靶向治疗[11,12,47]。

---

### 提示

- 许多 WM 患者表现为无症状。初诊时应进行实验室检查、CT 或 PET - CT 扫描、骨髓活检和骨髓或血液的 MYD88 及 CXCR4 检测。
- 对于 WM 合并有周围神经病变的患者,应进行神经传导、肌电图和血清抗 MAG 和抗 GM1 抗体检查。
- 高 M 蛋白水平和骨髓浸润是无症状 WM 进展到症状性疾病高危因素。然而,不能以 M 蛋白水平来决定治疗的时机。
- MYD88 和 CXCR4 双突变的患者需尽快降低肿瘤负荷,首选的治疗方案是 BR 方案(利妥昔单抗和苯达莫司汀)或 Vd 方案(硼替佐米和地塞米松)。对于不需要尽快降低肿瘤负荷的患者,可考虑使用伊布替尼联合或不联合利妥昔单抗。对于 MYD88 和 CXCR4 均未发生的患者,应首选免疫化疗方案比如利妥昔单抗和苯达莫司汀联合方案,该方案可改善 PFS 且不良反应发生率较低。
- 在 IgM 显著升高的患者中,利妥昔单抗应谨慎使用,可能会导致 IgM 短暂上升的 Flare 现象。
- 在复发时,如果患者初始治疗缓解时间持续大于 1 年,可选择初始有效的治疗方案。

# 第 16 章　多发性骨髓瘤

Paul Lin

Gregory P. Kaufman

Hans C. Lee

Elisabet E. Manasanch

Melody Becnel

Sheeba Thomas

Donna Weber

Robert Z. Orlowski

Krina Patel

贾雁春　何海燕　杜　鹃·译

## 要点

▶ 国际骨髓瘤工作组(IMWG)对于多发性骨髓瘤(MM)的最新诊断标准要求：除了高钙血症、肾功能不全、贫血和骨病(CRAB)之外，还包括骨髓单克隆浆细胞比例≥60%，受累/非受累血清游离轻链≥100，MRI检测有＞1处5 mm以上局灶性骨质破坏。

▶ IMWG推荐使用全身低剂量CT、PET－CT或MRI来评估骨髓瘤骨病，以上方法较普通X线可发现80%的病变。

▶ 三药联合的方案，如含蛋白酶体抑制剂、免疫调节剂和糖皮质激素的方案，较两药联合方案更具优势。一些四药疗法目前正在进行临床试验中，初步结果极具前景，

未来有可能成为标准化的治疗方案。

▶ 截至2020年，诱导化疗序贯自体移植仍然是标准治疗方案，可以显著改善无进展生存期。但根据患者危险分层和微小残留病灶(MRD)状态进行分层治疗，可能会改变目前的治疗策略。

▶ 自体移植后进行维持治疗可显著提高无进展生存期。

▶ 截至2020年，尚不推荐对冒烟型骨髓瘤患者进行治疗，但这种观点可能会改变，有临床研究表面，对高危的冒烟型骨髓瘤患者启动治疗可能延缓其进展为有症状的多发性骨髓瘤。

　　浆细胞疾病是一组由克隆性浆细胞增殖引起的异质性疾病。一些可表现为良性病程，不需要治疗，可予以随访观察，另一些则具有很强的侵袭性，需要立即启动治疗。最常见的浆细胞疾病是意义不明的单克隆丙种球蛋白血症(MGUS)，MGUS可以随访观察，暂时不需要治疗。与之相关的浆细胞疾病还包括冒烟型骨髓瘤(SMM)、多发性骨髓瘤(MM)、孤立性浆细胞瘤、髓外浆细胞瘤、华氏巨球蛋白血症、原发性轻链型淀粉样变性、重链病、POEMS综合征(多发周围神经病变、脏器增大、内分泌改变、单克隆免疫球蛋白血症、皮肤改变)和TEMPI综合征(毛细血管扩张、促红细胞生成素增高和红细胞增多症、单克隆免疫球蛋白血症、肾周积液、肺内分流)。目前认为MGUS、SMM和MM代表同一疾病的演进进程。本章主要介绍MM的病因、遗传学、生物学、诊断、临床特征和目前的治疗方案。

　　近年来，一些重大的研究发现改变了人们对浆细胞疾病的理解、诊断和治疗。针对骨髓瘤细胞的基因组测序和单细胞测序分析结果证实了骨髓瘤内部克隆异质性和达尔文克隆选择学说。检测技术的发展使准确诊断、MRD监测、早期复发监测成为可能。新的MM诊断标准已在临床应用，免疫调节剂和蛋白酶体抑制剂等新药的应用改善了总体生存期。此外，

针对不同骨髓瘤靶点[包括CD38和SLAMF7(CS1)]的单克隆抗体的应用显著改善了复发和/或难治性骨髓瘤患者的预后。

## 多发性骨髓瘤

　　MM是一种浆细胞恶性增殖性疾病。几乎所有患者的骨髓瘤细胞都会分泌单克隆免疫球蛋白，骨髓瘤根据其所分泌的免疫球蛋白类型进行分型，IgG型最多见(60%)；其他类型较少见(IgA 20%、IgD 2%、IgE＜0.1%、双克隆＜1%、轻链型占18%)，不分泌型占比＜5%。

### ■ 流行病学和危险因素

　　2019年，美国约有32 000人被诊断为MM，12 960人死于该疾病。中位诊断年龄为69岁。发病率在65～74岁年龄组最高(27.7%)，其次是75～84岁年龄组(24.7%)。按年龄调整，白种人男性的年发病率为7.2/10万，白种人女性为4.3/10万。在黑种人中，男性年发病率翻倍，达到14.8/10万，女性达到10.5/10万。不同种族的死亡率也不同。按年龄调整的年死亡率在白种人男性和女性中分别为4.0/10万和2.5/10万，在黑种人男性和女性中分别为7.7/10万和5.3/10万。发病率和死亡率最低的为亚洲人和太平洋岛民。

患 MGUS 和 MM 的危险因素包括环境因素和遗传因素。80 岁以上人群的患病率是 50～59 岁人群的 4 倍，年龄是 MGUS 的一个危险因素。有研究表明在 MGUS 和 MM 患者的直系亲属中 MGUS 的发病风险增加（风险比：2～3）。一项在社会经济地位相似的黑种人和白种人女性中的流行病学研究发现，肥胖、黑种人种族和年龄的增长会增加患 MGUS 的风险。个人和家族病史包括自身免疫病、炎症性疾病及感染，与 MGUS 和 MM 的发病风险增加有关。推测感染可能参与了 MM 的恶性转化过程，感染表明 MGUS 和 SMM 患者的免疫功能受损，MGUS 和 SMM 通常为 MM 发生前阶段。另外，辐射暴露、农药和清洁剂暴露也与患 MGUS 和 MM 的风险增加有关。

虽然 MM 不是遗传性疾病，但文献报道的家族性 MM 病例已超过 100 例。最大的研究描述了 39 个独立的家族共计 79 例 MM 患者。显性和隐性遗传形状都可能在家族性 MM 中发挥作用。大型基因组研究发现低外显率基因变异可增加 MM 的风险[1,2]。根据流行病学和家族聚集性研究，大多数 MM 的遗传风险可能源于不同的基因多态性，每一种基因多态性对疾病易感性只有很小的影响[3]。

### 病理生理学和遗传学/分子学分类

MM 起源于终末分化的 B 细胞，或者是早期 B 细胞（生发中心 B 细胞），表现为分化更成熟的浆细胞。正常浆细胞的主要功能是产生 Ig（抗体）应对感染。B 细胞在淋巴结生发中心接受抗原呈递细胞呈递的抗原后发生 Ig 基因重排和亲和力成熟，成为适应性免疫的有效组分。免疫球蛋白重链基因（染色体 14q32 中的 IGH）的高频突变区发生程序性突变（体细胞高频突变），这个过程导致 DNA 双链条断裂和染色体易位。MM 的主要病因与 IGH 易位和奇数位染色体拷贝数增加（超二倍体）有关，最终导致细胞周期蛋白 D 功能失调。上述基因组事件可在 MGUS、SMM 和 MM 早期发生，这表明它们是初始基因组事件。最早的全基因组和外显子组测序研究在 38 例 MM 样本中观察到的基因组改变的复杂性，并揭示了 MM 转化的二次打击机制[4]。二次打击事件包括癌基因 MYC 突变（最常见于浆细胞白血病或侵袭性 MM）、NF-κB 通路突变（包括 BRAF 和 RAS），以及染色体拷贝数变异（如缺失、扩增）。DNA 甲基化异常也是导致异质性增加、形成更具侵袭性的浆细胞病的重要二次打击事件。

不同的检测手段已用于检测基因表达谱（GEP）特征，基因表达谱特征可用于 MM 的分子分类。目前，MM 的分子检测尚未在临床推广，主要用于研究目的（如在临床试验中识别高危 MM 患者）。随着 MM 个体化治疗理念的推广，分子检测变得越来越重要。

一系列在疾病发展过程中的基因组分析研究表明，同一骨髓瘤患者体内存在不同的亚克隆，称为瘤内异质性。在这个疾病模型中，骨髓瘤亚克隆在微环境和治疗压力下竞争选择[5]。诊断时的单细胞基因组分析显示，MM 具有高度异质性，其在亚克隆水平上出现多种突变[6]。在这种情况下，新突变的获得会产生新的亚克隆，这些亚克隆具有不同的临床表型和药物敏感性。瘤内异质性对 MM 的治疗有许多潜在的意义，这提示需要靶向不同亚克隆的药物多药联合治疗来根除不同的亚克隆。从 MGUS 到 MM 和浆细胞白血病的发展过程中可以看到基因组复杂性的增加，这提示疾病早期治疗可以改善预后。

骨髓微环境也在 MM 及其相关疾病的发病中发挥重要作用。促进血管通透性、细胞增殖或细胞归巢的细胞因子[如白细胞介素（IL-6）、血管内皮生长因子（VEGF）、胰岛素样生长因子（IGF）]参与了 MM 疾病进展。基因表达谱分析显示，特点基因的调控可以导致骨髓微环境改变，促进骨髓瘤亚克隆的生长及疾病进展[7]。因此，已有广泛靶向骨髓微环境的研究在进行中，联合靶向骨髓瘤亚克隆的治疗，可能会改善患者预后。我们迫切需要新的抗骨髓瘤联合治疗方案和临床试验来验证这些假设。

### 临床表现

MM 及其前驱阶段的临床表现是多样的。MGUS 或 SMM 患者通常是由于白蛋白/球蛋白降低、血清蛋白升高或伴发自身免疫疾病、周围神经病变、皮疹或溶血性贫血而被偶然诊断。

相比之下，最初诊断为 MM 的患者通常至少具有 CRAB 标准中的一项表现（高钙血症、肾功能不全、贫血和骨病），CRAB 标准用于定义有症状的 MM。贫血是 MM 最常见的症状，发生在 73% 的患者中，通常呈正细胞正色素性贫血。贫血可由多种原因，包括恶性浆细胞骨髓侵犯及产生细胞因子从而减少红细胞生成，或是由于骨髓瘤肾损害导致促红细胞生成素水平下降[8]。

骨痛是 MM 的常见症状，发生在 60% 的患者中，骨痛的主要原因是骨吸收增加导致溶骨性病变。椎体发生压缩性骨折时也可出现疼痛，如合并脊髓压迫症状时，则需要紧急处理。溶骨性并病变产生的原因是浆细胞和微环境的相互作用，RANK 配体（RANKL）、骨保护素（OPG）、巨噬细胞炎蛋白（MIP）-1α、IL-6 和 IL-3 促进了浆细胞浸润区域的破骨细胞活性增加（图 16-1）。

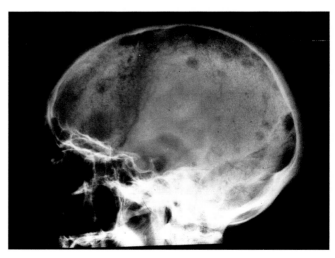

**图 16-1** 多发性骨髓瘤特征的"凿孔状"溶骨性病变

50%的患者会出现肌酐升高,通常表现为管型肾病,其原因是轻链与亨利祥升段细胞分泌的 Tamm - Horsfall 黏液蛋白相结合,阻塞远曲小管和集合管,导致小管萎缩和间质纤维化。肾功能不全的其他原因还包括高钙血症(导致肾钙质沉着症)、淀粉样变、重链和轻链疾病。

10%的患者会出现的高钙血症(血清钙>11 mg/dL),高钙血症需要紧急处理。中度或重度高钙血症需要进行水化及双膦酸盐治疗,如唑来膦酸或帕米膦酸。降钙素也可快速降低血清钙水平。

其他常见症状还包括疲劳(32%)和体重减轻(20%),另外由于免疫功能缺陷,患者感染风险增加。7%~18%的患者还可出现髓外浆细胞瘤。另有一些较不常见的症状还包括发热、肝脾大和淋巴结肿大。

### 诊断检查

一旦怀疑浆细胞病,应进行全面的诊断性检查,以明确是否存在克隆性浆细胞病及终末器官损伤,以及评估与预后相关的标志物。应包括以下检查。

#### 实验室检查

全血细胞计数。

血清生化:包括肌酐、钙、白蛋白、乳酸脱氢酶(LDH)、$\beta_2$ 微球蛋白和免疫球蛋白水平(IgG、IgA、IgM)。

血清蛋白电泳与免疫固定电泳,从而定量单克隆免疫球蛋白(M 蛋白)并确定免疫球蛋白亚型。

血清游离轻链检测评估 $\kappa$ 与 $\lambda$ 轻链的比值。

尿液分析,收集 24 h 尿液进行尿蛋白电泳和免疫固定电泳(图 16-2)。

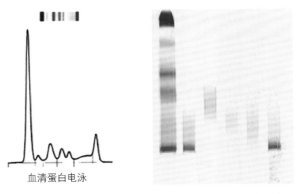

**图 16-2** 血清蛋白电泳显示 M 蛋白峰(左)。免疫固定电泳证实为单克隆 IgG λ 型

#### 影像学检查

IMWG 现在建议使用全身低剂量 CT、PET - CT 或 MRI 等影像学检查,因为与 X 线平片相比,它们敏感性更高,可增加 80%的病灶检出率[9]。

SMM 的诊断尤其推荐采用敏感的影像学检查,以明确微小的骨骼病变,从而及时启动治疗。在 MM 患者诊断中,影像学检查可作为血清和尿液检查的辅助,有助于评估基线肿瘤负荷。

存在髓外浆细胞瘤时,CT 扫描有助于发现软组织肿块的特征,并可明确活检部位。

MRI 有助于评估中轴骨和脊髓压迫情况,另外 MRI 还可以识别异常骨髓信号,MRI 的 T1 加权像骨髓信号强度虽然呈弥漫性降低,但会随着对比剂的使用而增强。

PET - CT 易出现假阳性,但其在溶骨性病变部位的放射性摄取增加,具有更强的特异性,MDACC 首选将其与其他骨骼检查相结合作为初始基线高级影像学检查方法。

核素骨扫描对 MM 骨病评估没有作用,因为溶骨性病变病变不吸收骨扫描同位素。

#### 骨髓穿刺和活检

骨髓细胞形态学和免疫组化(图 11-3)。

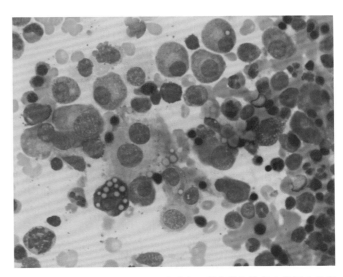

**图 16-3** 多发性骨髓瘤骨髓细胞形态。部分浆细胞存在胞质内免疫球蛋白包涵体(Wright - Giemsa 染色,500×)

流式细胞术检测浆细胞免疫表型:

浆细胞 CD38/CD138 阳性。

正常浆细胞高表达 CD19 和 CD45,恶性浆细胞通常缺乏这些表面抗原。

恶性浆细胞 CD56 和 CD117 表达增高,正常的浆细胞这些标志物的表达较弱。

常规细胞遗传学核型分析。

荧光原位杂交(FISH)用于重现性染色体缺失、扩增和易位,对预后有重要意义。包括:

13q14、17p13(TP53)、1p32 缺失。

1q21 扩增。

涉及染色体14q32上免疫球蛋白重链基因与其伙伴基因的易位,常见的易位位点包括 11q13(CCND1)、4p16(FGFR3 和 MMSET)、16q23(c - MAF)、6p21(CCND3)和 20q12(MAFB)。

对骨髓中 CD138$^+$ 浆细胞进行基因表达谱特征(GEP)分析,以识别高危 MM,使者符合临床试验的纳入标准。

#### 其他检查

腹壁脂肪活检(如有淀粉样变的体征和症状,则需进行活检;参见第 15 章),并行刚果红染色,淀粉样物质在偏振光下呈绿色双折射。

血黏度检查(如怀疑华氏巨球蛋白血症的 IgM 水平升高引起的血黏度升高,则需进行血黏度检查;参见第 15 章)。高黏滞综合征可根据临床表现做出诊断,不应等待血清黏度结果而延误血浆置换。

### ■ 多发性骨髓瘤的诊断标准

基于上述检查,浆细胞病的诊断标准如表 16-1 所示[10]。既往,人们通过是否存在 CRAB 症状来区分 SMM 和 MM。2014 年更新的 IMWG 标准进行了修订,将一些 SMM 患者重新定义为有症状的 MM(即使在没有 CRAB 症状的情况下),如果患者克隆性骨髓浆细胞比例≥60%,受累与未受累的血清游离轻链比值≥100,或 MRI 检测有>1 处 5 mm 以上溶骨病变,这些患者如果存在有其中至少 1 种的情况则 2 年内发展为有症状的 MM 的比例为 70%~80%,而没有这些特征的 SMM 患者发展为 MM 的比例为 20%(每年 10%)。

**表 16-1　2014 年 IMWG 标准对 MGUS、SMM 和 MM 的定义**

| 项目 | 定义 | 进展率 |
|---|---|---|
| 意义未明的单克隆免疫球蛋白血症(MGUS) | 单克隆蛋白<3 g/dL 骨髓中克隆性浆细胞<10% 无与浆细胞克隆性增殖导致的 CRABª 表现 在轻链型 MGUSᵇ 中,尿 M 蛋白必须<500 mg/24 h | MGUS 为每年 1% 轻链型 MGUS 为每年 0.3% |
| 冒烟型骨髓瘤(SMM) | 血清 M 蛋白≥3 g/dL 或尿 M 蛋白必须≥500 mg/24 h 和/或骨髓中浆细胞占 10%~60% 无 CRABª 表现或淀粉样变性 | 每年 10%(SMM 中的危险分层见表 16-4) |
| 有症状的多发性骨髓瘤(aMM) | 骨髓中克隆性浆细胞≥10% 或经活检证实的骨性或髓外浆细胞瘤,以及浆细胞克隆增殖导致终末器官损害的证据(根据 CRABª 标准定义)或≥1 种以下特征:骨髓克隆性浆细胞占比≥60%、受累与非受累的血清游离轻链比值≥100 或 MRI 检查发现≥5 mm 的局灶性病变 | 不适用 |

注:ªCRAB 标准:① 高钙血症,血清钙高于正常上限以上 1 mg/dL 或血清钙>11 mg/dL。② 肾功能不全,肌酐清除率<40 mL/min 或血清肌酐>2 mg/dL。③ 贫血,血红蛋白低于正常下限以下 20 g/L 或血红蛋白<100 g/L。④ 骨病,骨骼检查、CT 扫描或 PET-CT 显示一个或多个溶骨性病变。ᵇ定义为免疫固定电泳未检测出免疫球蛋白重链时游离轻链比值<0.26 或>1.65。
经授权改编自 Rajkumar SV, Dimopoulos MA, Palumbo A, et al. International Myeloma Working Group updated criteria for the diagnosis of multiple myeloma, Lancet Oncol 2014 Nov;15(12): e538-e548.

### ■ 分期和危险分层

MM 病程具有异质性,使用分期和预后工具进行危险分层有助于临床试验患者进行危险分层,并有助于指导治疗。

#### 国际分期系统

国际分期系统(ISS)于 2005 年由 IMWG 在对 17 个不同中心的 1 万多名患者进行回顾性分析后建立。这项研究中,

β₂ 微球蛋白和白蛋白和患者的平均生存期显著相关,患者可根据诊断时血清 β₂ 微球蛋白和白蛋白水平被分为 Ⅰ~Ⅲ 期。修订后的 ISS 添加了 LDH 和高危细胞遗传学异常(表 16-2)。由于 β₂ 微球蛋白经过肾脏代谢,肾衰竭可能会导致 β₂ 微球蛋白升高,因此 ISS 分期用于肾衰竭的患者分期存在争议。ISS 分期是优选的分期方法,已经取代了的 Durie-Salmon 分期系统,Durie-Salmon 分期系统的弊端是存在一些主观变量易受观察者主观判断的影响。值得注意的是,ISS 分期仅适用于确诊有症状的多发性骨髓瘤患者,不应应用到 MGUS 或 SMM 中。

#### 危险分层

除了 ISS 分期之外,根据核型和 FISH 的细胞遗传学结果,患者还可以分为标危、中危和高危组。存在 17p 缺失、t(4;14)、t(14;16)、t(14;20)、1q 扩增或 P53 突变被认为是高危 MM。最近,高危骨髓瘤被进一步定义为存在两个高危因素时的"双打击"骨髓瘤,以及存在三个或以上高危因素的"三打击"骨髓瘤,危险因素越多预示着预后越差。表 16-2 总结了基于这些标准的危险分层。

**表 16-2　新诊断多发性骨髓瘤的危险分层**

| 修订的国际分期系统 | |
|---|---|
| Ⅰ 期 | 白蛋白≥3.5 g/dL,β₂ 微球蛋白<3.5 mg/L,LDH 正常,无高危细胞遗传学异常 **中位生存期:** 未达到 |
| Ⅱ 期 | 非 Ⅰ 期或 Ⅲ 期 **中位总生存期:** 83 个月 |
| Ⅲ 期 | β₂ 微球蛋白≥5.5 mg/L 伴高 LDH 或高危染色体异常 **中位生存期:** 43 个月 高危染色体异常定义为由 FISH 检测出的 17p 缺失、t(4;14)、t(14;16)缺失 |

| 危险分层 | |
|---|---|
| 标危 | t(11;14) t(6;14) 超二倍体 |
| 中危 | t(4;14) 13q 缺失 低二倍体 |
| 高危 | 17p13 缺失 1q21 扩增 t(14;20) t(14;16) 乳酸脱氢酶≥2 倍正常值上限 浆细胞白血病 高危基因表达谱特征 |

### ■ 疗效标准

#### 国际骨髓瘤工作组统一疗效标准

IMWG 在 2006 年提出了指南以规范多发性骨髓瘤的疗效标准及疾病进展标准,以便各中心治疗效果及临床研究结果的对比。这一国际统一疗效标准见表 16-3。在每治疗周期之前,建议使用血清蛋白电泳、尿蛋白电泳、血清游离轻链等检测来评估疗效。当血清或尿液中缺乏可测量的 M 蛋白

时,或拟判定完全缓解或严格意义的完全缓解疗效时,进行骨髓检查是必要的。

**表 16-3　IMWG 国际统一疗效标准**

| 疗效分类 | 标准 |
| --- | --- |
| sCR | 符合 CR PLUS 标准<br>血清游离轻链比值正常<br>免疫组化或流式细胞检查显示骨髓无克隆性细胞 |
| CR | 血清和尿液免疫固定电泳阴性<br>软组织浆细胞瘤消失<br>骨髓内浆细胞≤5% |
| VGPR | 血清和尿液免疫固定电泳阳性,但血清蛋白电泳阴性**或**血清 M 蛋白下降≥90%,以及尿液 M 蛋白水平<100 mg/24 h |
| PR | 血清 M 蛋白下降≥50%,以及 24 h 尿液 M 蛋白水平降低≥90%或<200 mg/24 h<br>如血清和尿液 M 蛋白不可测量,受累与非受累 FLC 水平差值下降≥50%<br>如血清、尿液 M 蛋白及 FLC 均不可测量,且基线骨髓浆细胞百分比≥30%,则浆细胞比例下降≥50%<br>除上述标准外,要求所有软组织浆细胞瘤较基线期缩小≥50% |
| SD | 不符合 CR、VGPR、PR 或疾病进展的标准 |
| PD | 以下至少一种指标较基线增加≥25%:<br>　血清 M 蛋白(绝对值增加量必须≥0.5 g/dL)<br>　尿液 M 蛋白(绝对值增加量必须≥200 mg/24 h)<br>　如血清和尿液 M 蛋白不可测量,则评估受累和非受累 FLC 差值(绝对值增加量必须>10 mg/dL)<br>　骨髓浆细胞百分比(百分比绝对值必须≥10%)<br>　新发的骨病变或软组织浆细胞瘤或原有的骨病变或软组织浆细胞瘤的明显增大<br>　由浆细胞异常增殖导致的高钙血症>11.5 mg/dL |

注:CR,完全缓解;FLC,游离轻链;IMWG,国际骨髓瘤工作组;M 蛋白,单克隆蛋白;PD,疾病进展;PR,部分缓解;sCR,严格意义的完全缓解;SD,疾病平台期;VGPR,非常好的部分缓解。
经授权权改编自 Durie BG, Harousseau JL, Miguel JS, et al. International uniform response criteria for multiple myeloma, Leukemia 2006 Sep;20(9): 1467-1473.

### 微小残留病灶

近年来,MM 初始治疗后达到的缓解深度显著增加,多项研究[11]表明,深度缓解与更长的无进展生存期(PFS)和总生存期(OS)显著相关。随着缓解程度的不断加深,更敏感的评估和监测微小残留病灶(MRD)的方法被应用,包括流式细胞术、等位基因特异性聚合酶链反应技术和二代测序技术[12]。MRD 很快会成为疗效评价终点用于比较不同治疗策略,以及指导巩固和维持治疗。截至目前,多参数流式细胞仪检测骨髓瘤 MRD 是重复性最高的方法。采用至少 $2×10^6$ 个骨髓穿刺细胞进行分析,其灵敏度为 $1×10^{-5}$。国际上正致力于在临床实践和临床试验中标准化多参数流式细胞仪检测流程及分析方法。

### ■ 新诊断多发性骨髓瘤的治疗

在诊断及危险分层后,对于符合 IMWG 标准的有症状的 MM 患者应立即开始治疗。初始评估应基于患者合并症和年龄明确患者是否适合大剂量化疗及自体干细胞移植(ASCT)。对于适合移植的患者,标准治疗包括诱导化疗、大剂量美法仑序贯 ASCT 巩固及维持治疗。一些化疗药物(如美法仑)可能会影响干细胞采集,在适合移植患者的初始治疗中应避免使用。对于不适合移植的患者,美法仑可作为一线治疗。

#### 适合移植患者的一线治疗

对于适合移植的患者,通常采用两药或三药联合的方案进行诱导治疗,方案选择需综合考虑患者合并症(如神经病变、糖尿病)、给药途径(口服、静脉注射或皮下注射)和肿瘤生物学特征[如硼替佐米首选用于伴有 t(4;14)和 13q 缺失的患者]等因素下制定的个体化诊疗方案。建议患者在接受 2~4 个周期的治疗减轻疾病负荷后再进行干细胞采集,后续再进行大剂量化疗及自体造血干细胞回输。新诊断的患者建议使用三药联合而不是两药联合的方案作为初始治疗以达到最大程度的缓解,从而获得更长的生存。

#### 来那度胺/地塞米松

在一项比较来那度胺联合大剂量地塞米松(Len/Dex)与安慰剂联合大剂量地塞米松的Ⅲ期随机对照临床研究中,第二代免疫调节剂(IMiD)来那度胺疗效显著[13]。Len/Dex 组的总体缓解率(ORR)(定义为≥PR 的疗效)和非常好的部分缓解率(VGPR)达到了 78% 和 63%,显著高于安慰剂联合地塞米松组,仅为 48% 和 16%。Len/Dex 组 1 年 PFS 率显著高于对照组(78% vs 52%),但两组间 OS 率无显著差异(94% vs 88%)。此外,Len/Dex 组中 3 级或 4 级中性粒细胞减少的发生率高于对照组(21% vs 5%)。虽然预防性使用阿司匹林,但 Len/Dex 组的静脉血栓栓塞发生率也高于对照组(23.5% vs 5%)。

为了减低地塞米松剂量,一项随机研究对比了来那度胺联合高剂量地塞米松(40 mg,每 4 周的第 1~4、8~11 和 17~20 天)与低剂量地塞米松(40 mg,每 4 周的第 1、8、15 和 22 天)的疗效与安全性[14]。接受高剂量地塞米松治疗的患者在 4 个周期治疗后 ORR 较低剂量地塞米松组更高(79% vs 68%)。然而,研究进行 1 年时的二次中期分析结果显示,低剂量地塞米松组的 OS 率显著高于高剂量地塞米松组(96% vs 87%)。其主要原因是高剂量地塞米松组治疗相关毒性增加(比如静脉血栓和感染)。基于此研究,建议来那度胺与低剂量地塞米松联合应用。

#### 硼替佐米/地塞米松

一项Ⅲ期临床报道了蛋白酶体抑制剂硼替佐米联合地塞米松作为一线治疗方案的疗效和安全性,这项研究将 ASCT 前硼替佐米联合地塞米松方案与长春新碱联合多柔比星及地塞米松方案(VAD)作为诱导治疗进行比较[15]。硼替佐米联合地塞米松组 ORR 率(78.5% vs 62.8%)、VGPR 率(37.7% vs 15.1%)、CR 率或接近 CR 率(14.8% vs 6.4%)均优于 VAD 组。硼替佐米联合地塞米松组的中位 PFS 也有改善趋势(36.0 个月 vs 29.7 个月),但 OS 无差异。另一项研究显示,与 VAD 相比,ASCT 前采用硼替佐米联合地塞米松方作为初始治疗可克服 t(4;14) 在 EFS 和 OS 方面的不良预后,但无论选择何种治疗方案,del 17p 都是不良预后因素。应用含硼替佐米的治疗时应使用阿昔洛韦或伐昔洛韦预防带状疱疹。皮下注射是硼替佐米的首选给药方式,因为与静脉给药途径相比,皮下给药疗效类似,但周围神经病变发生率更低[16]。

### 环磷酰胺/硼替佐米/地塞米松

采用硼替佐米和地塞米松联合的基础上再加入口服环磷酰胺(CyBorD)的方案在一些Ⅱ期临床试验中被论证。在Ⅱ期临床试验 EVOLUTION 中,患者被随机分配接受 VRD(硼替佐米、来那度胺和地塞米松)、VRCD(硼替佐米、来那度胺、环磷酰胺和地塞米松)或 CyBorD 治疗,随后所有患者均接受了 4 个周期(6 周为 1 个周期)硼替佐米维持治疗[17]。该研究后来进行了方案修订,在 CyBorD 组,除第 1 天和第 8 天外,还在第 15 天加用了环磷酰胺。修订 CyBorD 方案组患者 ORR 为 82%,达到至少 VGPR 疗效的比例为 53%,CR 率为 47%,1 年 PFS 率为 100%。

在另一项Ⅱ期临床研究中,将标准方案的硼替佐米每周 2 次用药(第 1、4、8、11 天)与硼替佐米每周 1 次用药(第 1、8、15、22 天)同时联合每周一次环磷酰胺和地塞米松进行了比较[18],两组 ORR(88% vs 93%)与 VGPR 率(60% vs 61%)均相似。而每周 1 次硼替佐米方案的 3 级(37% vs 48%)和 4 级(3% vs 12%)不良事件发生率较每周 2 次硼替佐米方案更低。因此,此研究除了证实 CyBorD 三药联合方案的有效性外,还表明每周 1 次的硼替佐米方案可减少治疗相关毒性。

### 硼替佐米/来那度胺/地塞米松

VRD 方案的有效性在一些Ⅱ期和Ⅲ期临床试验中充分验证。如前所述,VRD 方案也被纳入Ⅱ期临床试验 EVOLUTION 中,其 ORR 为 85%,VGPR 率为 51%,CR 率为 24%[17]。来自西南肿瘤协作组(SWOG)的Ⅲ期临床试验 S0777 显示,VRD 组的中位无进展生存期(mPFS)和中位 OS(mOS)分别为 41 个月和未达到,而 RD 组的 mPFS 和 mOS 分别为 29 个月和 69 个月[19]。此外,在新药时代,一项大型国际性Ⅲ期试验正在重新评估 ASCT 的作用和时机,该试验将 VRD 一线治疗后采用来那度胺维持,复发时选择 SCT 的患者与 VRD 一线治疗后直接接受 ASCT 的患者进行了比较(NCT01208662)。Ⅲ期临床试验 ENDURANCE 评估了第二代蛋白酶体抑制剂卡非佐米联合来那度胺和地塞米松(KRD)在一线治疗中的应用,结果与 RVD 相似[20]。这些研究将更进一步证实三药联合方案在一线治疗中的作用,有助于了解多种新药联合治疗的方案带来的深度缓解(包括分子学缓解)是否可转化为长期的生存获益。

在一线方案中,含有单克隆抗体的四药方案获得了越来越多的关注,如在 GRIFFIN 试验中,达雷妥尤单抗(CD38 抗体)联合硼替佐米、来那度胺、地塞米松带来了更高的 sCR 率,显示出极具前景的临床结果[21]。但并不是所有的四药方案都对患者带来获益,在Ⅱ期临床试验 SWOG-1211 中,硼替佐米、来那度胺、地塞米松联合依托珠单抗(SLAMF7 抗体)并没有改善患者的 PFS[22]。

### 不适合移植患者的一线治疗

适合移植患者的诱导治疗方案也适用于不适合移植患者,在不需行自体干细胞采集的情况下,烷化剂美法仑也可以用于不适合移植患者的一线治疗。40 年来,美法仑和泼尼松(MP)一直是不适合移植患者的标准治疗方案,临床试验证实在 MP 方案的基础上添加沙利度胺[23]、来那度胺[24,25]、硼替佐米[26]等新药可以提高 ORR 及延长 PFS。一项Ⅲ期临床试验 ALCYCONE 结果表明,在中位随访 40.1 个月后,在硼替佐米联合 MP(VMP)的基础上加入达雷妥尤单抗(D-VMP)治疗新诊断的多发性骨髓瘤患者,3 年 OS 率为 78%,VMP 组为 67.9%[27]。然而,在美国新的首选方案不包含美法仑。

一项纳入 1 500 多名不适合移植患者的随机Ⅲ期临床研究比较了持续来那度胺+小剂量地塞米松组(Rd 方案直至疾病进展,4 周/疗程)、固定时间组(Rd 方案固定使用 72 周)和美法仑+泼尼松+沙利度胺组(MPT 方案固定使用 72 周,6 周/疗程)三组的疗效[28]。虽然三组的 ORR 相似,但持续 Rd 组的中位 PFS 更长,达到 25.5 个月,固定时间 Rd 组和 MPT 组的中位 PFS 分别为 20.7 个月和 21.2 个月,持续 Rd 组 3 年 OS 率(59%)较固定时间 Rd 组(56%)和 MPT(51%)更高。持续 Rd 组与 MPT 组相比,3 级和 4 级不良事件尤其是中性粒细胞减少和周围神经病变发生率更低(70% vs 78%)。然而,持续 Rd 组的 3 级和 4 级感染发生率更高(29%),可能与更长的糖皮质激素使用时间有关。

一项ⅢB期临床试验比较了 3 种诱导方案的疗效和安全性,分别为硼替佐米+地塞米松(VD)、硼替佐米+沙利度胺+地塞米松(VTD)或美法仑+泼尼松+硼替佐米(MPV),维持治疗均采用硼替佐米[29]。结果显示三组的 ORR、PFS 和 OS 均相似,VTD 组因不良事件而停药的比例最高(35%),而 VD 组和 MPV 组分别为 24% 和 30%,证明老年人群采用 VD 方案治疗的安全性和有效性。对于不适合移植的患者 RVD 也是可选择的方案,SWOG S0777 试验也是采用 RVD 方案治疗不适合移植患者。此外,"减低剂量的 RVD 方案"(来那度胺 15 mg,地塞米松 20 mg)可用于更虚弱的患者,ORR 为 86%,mPFS 为 35.1 个月[30]。总之,新药联合方案改善了老年、不适合移植患者的 ORR 和预后,方案制定须基于合并症、疾病特征及患者自身因素。

### ■ 干细胞移植

#### 自体干细胞移植

1983 年英国皇家马斯登医院的 McElwain 及其同事首次报道了未行自体造血干细胞移植的大剂量美法仑治疗方案,与单纯强化化疗相比,强化化疗后序贯 ASCT 可延长未经治疗 MM 患者的 OS。一项对照研究和两项随机研究结果表明,ASCT 可带来约 12 个月的生存获益。

法国 IFM 90 试验纳入 200 名年龄小于 65 岁新诊断的 MM 患者,比较大剂量化疗后接受 ASCT 与常规化疗的疗效[31],结果显示 ASCT 组具有更高的 CR 率（22% vs 5%）、5 年 EFS 率（28% vs 10%）和 OS 率（52% vs 12%），ASCT 组患者的中位 OS 延长了 13 个月（57 个月 vs 44 个月）。

医学研究委员会骨髓瘤Ⅶ试验纳入 401 例 65 岁以下新诊断 MM 患者，比较常规化疗和大剂量化疗联合 ASCT 两组的疗效[32]。ASCT 组 CR 率显著高于常规化疗组（44% vs 8%）。意向治疗分析（ITT）显示 ASCT 组的 OS 和 PFS 显著提高，与标准治疗相比，ASCT 中位 OS 增加近 12 个月（54.1 个月 vs 42.3 个月）。亚组分析显示高危患者（定义为 $\beta_2$ 微球蛋白水平>8 mg/L）生存获益更显著。

在另外 3 项随机研究中，ASCT 并未带来生存获益[33-35]。不同临床试验之间难以比较，原因在于可移植标准、受试者年龄、诱导方案、移植前预处理方案、疗效定义标准等均不相同。法国 IFM2009 临床试验探索了三药联合的新药治疗方案下移植的时机，该研究纳入 700 例新诊断的 MM 患者[36]。一组受试者接受了 8 个周期的 VRD 方案治疗，另一组接受 3 个周期的 VRD 方案治疗随后进行 ASCT 后再进行 2 个周期的 VRD 方案巩固，两组患者均接受来那度胺维持治疗 1 年。移植组的中位 PFS 显著延长（50 个月 vs 36 个月），CR 率更高（59% vs 48%），MRD 阴性率也更高（79% vs 65%），非移植组患者在疾病复发阶段进接受了挽救性自体移植，两组 4 年生存率无显著差异（82% vs 81%）。因此，ASCT 成为基于体能状态和器官功能评估的可移植患者的标准治疗方案。

过去的 20 年已对多种预处理方案进行了评估，但比较不同预处理方案的研究较少。一项来自 IFM 的前瞻性随机临床研究比较了 200 mg/m² 美法仑预处理方案，以及 140 mg/m² 美法仑联合 8 Gy 全身辐照的预处理方案[37]，该研究纳入 282 名年龄小于 65 岁的新诊断 MM 患者，研究发现，相较于 140 mg/m² 美法仑联合 8 Gy 全身辐照的预处理方案，200 mg/m² 的大剂量美法仑预处方案更具优势，其粘膜炎毒性反应和移植相关死亡率均较低。另一项来自 MDACC 的Ⅲ期随机临床试验比较了白消安联合美法仑和美法仑单药两种预处理方案，两组中位 PFS 分别为 64.7 个月和 43.5 个月，但白消安联合美法仑组 2~3 级黏膜炎发生率显著增加（74% vs 14%）[38]。目前，美法仑仍然是标准的预处理方案，在此基础上联合新的药物的临床研究正在进行中。

ASCT 可以在诱导治疗后早期进行，也可以在疾病进展后进行挽救性 ASCT。Fermand 等比较了早期和晚期 ASCT，发现两组 OS 相似[35]。但早期 ASCT 的平均无症状时间、无治疗时间均显著延长，治疗相关毒性显著减少。一项回顾性研究共计纳入 167 例患者，这些患者接受了至少包含来那度胺、沙利度胺或硼替佐米中的一种新药进行诱导治疗，然后在诊断 12 个月之内或之后进行了 ASCT，发现早期 ASCT 的 CR 率高，但 PFS 或 OS 无差异。一项随机对照临床研究比较了评估早期 ASCT 与晚期 ASCT 的患者获益情况，年龄介于 55~65 岁的患者随被分配到常规化疗组或化疗序贯 ASCT 组，中位随访时间为 120 个月，早期移植的患者无事件生

存期（EFS）有改善趋势，但 OS 无获益[35]。美国的组间临床试验 S9321 发现早期 SCT 并无 PFS 或 OS 获益[33]。Pandya 等最近的一项成本分析研究表明，与晚期 ASCT 相比，早期 ASCT 医疗费用成本更低[39]。

在 MDACC，我们不考虑年龄因素，对所有可移植患者进行 ASCT。除了临床试验规定的预处理方案外，我们常规的预处理方案为美法仑 200 mg/m² 或白消安联合美法仑，年龄>70 岁或透析依赖的患者，美法仑减量至 140 mg/m²，序贯二次 ASCT 仅在临床试验或首次移植后有明显残留疾病的情况下进行，挽救性二次移植是复发患者的一种选择，对于移植后缓解期超过 18 个月且通过挽救性化疗可显著减轻疾病负荷的患者才进行二次移植，所有患者移植后都进行维持治疗（详见后文）。

在 MDACC，我们只进行减低强度的异基因移植，ASCT 序贯异基因 SCT 仅适用于临床试验。由于异基因移植明显的毒副反应，对于年龄小于 70 岁，复发后化疗有效的患者，体能状况良好，且有 HLA 相合的同胞供者或无关供者才考虑行异基因移植，移植预处理方案为氟达拉滨和美法仑（100 或 140 mg/m²），对于无关供者加用抗胸腺细胞球蛋白以预防移植物抗宿主病。

为了增加移植物抗骨髓瘤效应从而改善自体移植的效果，MDACC 基础研究和临床试验聚焦在通过细胞治疗和肿瘤疫苗疫来清除 ASCT 后的 MRD。

### ■ 维持治疗

ASCT 后的维持治疗可抑制恶性残留细胞从而延缓骨髓瘤疾病进展，最早的维持治疗主要采用干扰素 $\alpha$，但其明显的毒副反性使其应用受到限制，20 世纪 90 年代末沙利度胺获批，可作为维持治疗的药物。多项临床研究结果表明，ASCT 后采用沙利度胺维持治疗可显著改善 PFS，部分临床研究报道了在 OS 上也可使患者获益。长期治疗相关的毒性，特别是周围神经病变，使其难以耐受。

来那度胺的不良反应较少，故 ASCT 后采用来那度胺维持也被探索。在癌症和白血病 B 组（CALGB）研究中，ASCT 后 100 天患者被随机分配为来那度胺或安慰剂维持治疗[40,41]，中位随访时间为 91 个月，来那度胺组的中位 PFS（57.3 个月 vs 28.9 个月）和中位 OS（113.8 个月 vs 84.1 个月）均显著高于安慰剂组。在 IFM 一项类似的临床研究中，患者在 ASCT 后接受 2 个周期来那度胺 25 mg 巩固治疗（4 周/周期），然后随机分配到来那度胺维持治疗组和安慰剂组[42]。来那度胺维持治疗组的 PFS 由于安慰剂组（中位 PFS：41 个月 vs 23 个月），但 4 年 OS 率无差异。在来自英国的骨髓瘤Ⅺ试验中，中位随访 31 个月时，来那度胺维持组较安慰剂维持组 PFS 延长（39 个月 vs 20 个月），中位 OS 并无显著差异，但亚组分析显示，可移植患者 3 年 OS 率为 87.5%，优于对照组的 80.2%，不适合移植组没有明显的 OS 获益。来那度胺维持时间越长，缓解时间越长，一项研究发现，移植后来那度胺持续使用超过 24 个月，中位 PFS 达到 77 个月，而维持 12~24 个月和不足 12 个月的患者，中位 PFS 分别为 6.5 和 26 个月[43]。

研究显示,来那度胺维持组的继发第二肿瘤的比例增加(CALGB 和 IFM 研究中,8%),高于安慰剂组(CALGB 中,3%;IFM 中,4%)。然而,考虑到包括因 MM 复发死亡在内的所有死亡风险因素时,患者因其他原因死亡的风险明显高于第二肿瘤[44,45]。因此在治疗决策时,应告知患者来那度胺维持治疗的风险和获益。基于 MPL－L、MPL、MP 的 Ⅲ 期对照研究结果,不适合移植患者在诱导治疗后也可以考虑来那度胺维持治疗[24]。

其他可以作为替代选择的维持治疗方案也被探索。HOVON－65、德国多中心骨髓瘤组(GMMG)－HD4 等 Ⅲ 期临床试验采用硼替佐米进行维持治疗,患者被随机分配至长春新碱＋多柔比星＋地塞米松(VAD)或硼替佐米＋多柔比星＋地塞米松(PAD)进行诱导治疗,诱导治疗后进行高剂量美法仑及 ASCT[46],之后患者再次随机分配至沙利度胺或硼替佐米维持治疗 2 年,结果表明,含硼替佐米的诱导和维持方案的患者 CR 率、PFS 率和 OS 率更具优势,携带有 del 17p 的高危患者也可获益。Ⅲ 期临床研究 TOURMALINE－MM3 探索了口服蛋白酶体抑制剂伊沙佐米作为移植后维持方案,中位 PFS 为 26.5 个月,显著优于安慰剂组的 21.3 个月[47]。一项比较伊沙佐米和来那度胺维持治疗的非劣效性试验(NCT02253316)目前正在进行中。此外,其他两药联合的维持治疗方案也在探索中,Ⅲ 期临床研究 AURIGA(MMY3021)目前在评估治疗 1 年后 MRD 阴性率(NCT03901963)。

总体来说,MDACC 的 MM 患者在 ASCT 后主要接受来那度胺维持治疗。对于有高危细胞遗传学的患者,基于硼替佐米和卡非佐米维持治疗的临床研究结果,可考虑蛋白酶体抑制剂与 IMiD 联合的维持治疗方案[48,49]。

### ■ 复发/难治性多发性骨髓瘤的治疗

建议所有复发/难治性 MM 患者尽可能进入临床试验。另外,一些已获批的三药联合治疗方案可以考虑用于复发/难治性多发性骨髓瘤的治疗。

#### 免疫调节剂

许多患者使用来那度胺维持治疗时出现复发。泊马度胺是第三代 IMiD,比沙利度胺和来那度胺具有更强的免疫激活作用。一项针对复发/难治性 MM 的 Ⅲ 期临床研究中,约 75% 的患者对来那度胺和硼替佐米双重耐药,患者被随机分配接受泊马度胺＋低剂量地塞米松(Pd)或仅接受高剂量地塞米松治疗[50]。两组的 ORR 分别为 35% 和 10%,中位 PFS 分别为 4 个月和 1.9 个月,基于这些结果,泊马度胺获得了美国 FDA 批准,用于接受过硼替佐米和来那度胺治疗的复发/难治性 MM 患者。

#### 蛋白酶体抑制剂

硼替佐米在两项 Ⅲ 期临床研究中显示出对复发性 MM 的疗效。Ⅲ 期临床研究 APEX 比较了静脉注射硼替佐米和大剂量地塞米松方案,结果显示硼替佐米组的 ORR、PFS 和 OS 均更优。因为疗效相近而周围神经毒性更低,目前更倾向于皮下注射硼替佐米[16]。

硼替佐米与其他药物联合方案用于复发性 MM 的治疗。

在既往未经硼替佐米治疗的复发/难治性 MM 患者中,聚乙二醇化脂质体多柔比星联合硼替佐米方案与硼替佐米单药组的 ORR 没有统计学差异,但联合用药组的 PFS 更长,基于此这一方案获批用于复发性 MM 的治疗[51]。一项 Ⅱ 期临床研究中硼替佐米和来那度胺联合的 VRD 方案治疗复发/难治性 MM 患者,ORR 达到 64%,中位 PFS 为 8.5 个月,中位 OS 为 30 个月[52]。根据 Ⅱ 期临床研究数据,复发性 MM 也可考虑使用 CyBorD 方案。

第二代蛋白酶体抑制剂卡非佐米已获批用于接受过硼替佐米和 IMiD 治疗且对末线治疗无效的患者。与硼替佐米一样,卡非佐米可以抑制 20S 蛋白酶体的糜蛋白酶样活性,但其独特的结构使其特异性更高,可与蛋白酶体不可逆结合。在一项针对复发/难治性 MM 患者的 Ⅱ 期单臂临床试验中,纳入 266 例患者,所有患者接受过 IMiD 治疗,除 1 例患者外的其他患者都接受过硼替佐米治疗,经卡非佐米治疗后其 ORR 为 24%[53],任何级别的周围神经病变毒副反应发生率为 12%。Ⅲ 期临床研究 ENDEAVOR 比较了卡非佐米和硼替佐米对复发 MM 的疗效,纳入的患者约 50% 接受过硼替佐米治疗,约 70% 接受过 IMiD[54],卡非佐米比硼替佐米带来更长的生存获益,两组的中位 PFS 分别为 18.7 个月和 9.4 个月,中位 OS 分别为 47.6 个月和 40 个月。

目前,卡非佐米联合其他新药的方案治疗复发/难治性 MM 的临床研究也在探索中。Ⅲ 期临床研究 ASPIRE 报道了卡非佐米联合来那度胺和地塞米松(KRd)与 Rd 两组的比较[55],这一研究中 66% 的患者既往曾接受硼替佐米治疗,20% 的患者既往曾接受来那度胺治疗,与 Rd 组相比 KRd 组的中位 PFS 显著延长(26.1 个月 vs 16.6 个月),中位 OS 也更长,分别为 48.3 个月和 40.4 个月。卡非佐米、泊马度胺和地塞米松联合的方案在一项针对首次临床研究中也显示了有前景的结果[56],其 ORR 为 87%,CR 率为 31%[57]。尽管早期的研究确定了卡非佐米的最大耐受剂量为每周 2 次 20 mg/m²(第 1 周)和 27 mg/m²(第 2 周起),早期研究中卡非佐米通常采用 2～10 min 内静脉推注,而 Ⅰ 期和 Ⅱ 期临床试验数据表明,30 min 内静脉滴高剂量的卡非佐米(56 mg/m²)同样具有安全性和有效性[58]。然而,随机 Ⅱ 期临床研究 SWOG 比较了高剂量和低剂量卡非佐米连用地塞米松,结果显示两组在缓解率、PFS 或 OS 方面无差异,但高剂量卡非佐米组疲劳、血小板减少和周围神经病变的发生率更高[59]。最后,基于 ENDEAVOR、ARROW 和 CHAMPION－1 研究,卡非佐米 70 mg/m² 每周给药与 56 mg/m² 每周 2 次给药的疗效相当,且方便给药,具有良好的耐受性,对试验中接受卡非佐米每周 70 mg/m² 和每周 2 次 56 mg/m² 的所有患者进行回归分析,估计 PFS 风险比为 0.91,ORR 优势比为 1.12[60]。

#### 单克隆抗体

美国 FDA 已经批准了抗 CD38 抗体达雷妥尤单抗和伊沙妥昔单抗,以及抗 SLAMF7 抗体依托珠单抗,抗体单独使用效果有限,常与其他药物联合使用。

达雷妥尤单抗已与多种蛋白酶体抑制剂、IMiD 联合使用。在Ⅲ期临床试验 POLLUX 中,既往接受过一线或多线治疗的患者随机接受来那度胺/地塞米松联合或不联合达雷妥尤单抗治疗,随访时间超过 3.5 年,结果显示在达雷妥尤组的 ORR 为 92.9%,而未接受达雷妥尤单抗组为 76.4%,中位 PFS 分别为 44.5 个月和 17.5 个月[61]。亚组分析显示,既往仅接受过一线治疗的患者达雷妥尤单抗组中位 PFS 未达到,来那度胺、地塞米松的患者中位 PFS 为 19.6 个月。在达雷妥尤联合泊马度胺、地塞米松方案治疗既往接受过两线治疗患者的临床试验中,ORR 为 60%,中位 PFS 为 8.8 个月,中位 OS 为 17.5 个月[62]。复发/难治性 MM 患者采用达雷妥尤单抗联合蛋白酶体抑制剂治疗,也取得很好的疗效,CASTOR 临床研究结果显示试验,接受达雷妥尤单抗联合硼替佐米和地塞米松的患者 1 年 PFS 率为 60.7%,而仅使用硼替佐米和地塞米松的对照组为 26.9%[63]。最近的 CANDOR 试验显示,达雷妥尤单抗、卡非佐米和地塞米松三药联合方案与卡非佐米和地塞米松两药联合方案相比,PFS 有显著改善(mPFS 未达到 vs 15.8 个月,中位随访时间 17 个月)[64]。

静脉注射达雷妥尤单抗的输注反应发生率高,需要延长输注时间,为克服这一问题,已开发出达雷妥尤单抗皮下注射给药方式。PAVO 临床研究表明达雷妥尤单抗皮下给药与静脉给药的疗效相似[65]。基于这一结果,雷妥尤单抗皮下注射给药方式已被美国 FDA 批准。基于Ⅲ期临床研究 ICARIA - MM 结果,伊沙妥昔单抗也被美国 FDA 批准,用于既往接受过两种药物治疗(包括来那度胺和蛋白酶体抑制剂)并出现疾病进展的患者。在另一项对照研究中,伊沙妥昔单抗联合泊马度胺和地塞米松方案治疗复发/难治性 MM 患者中位 PFS 为 11.5 个月,而仅接受泊马度胺和地塞米松的患者 mPFS 为 6.47 个月[66]。

埃罗妥珠单抗单药治疗无效[67],而在Ⅲ期临床研究 ELOQUENT - 2 中,对既往接受过一线到三线治疗的复发/难治性 MM 患者使用埃罗妥珠单抗联合来那度胺和地塞米松治疗中位 PFS 为 19.4 个月,来那度胺和地塞米松治疗的患者中位 PFS 为 14.9 个月[68],随访 5.9 年后,中位 OS 分别为 48.3 个月和 39.6 个月[69]。在随后的Ⅱ期随机临床研究 ELOQUENT - 3 中,埃罗妥珠单抗联合泊马度胺和地塞米松治疗中位 PFS 为 10.3 个月,而仅使用泊马度胺和地塞米松组为 4.7 个月[70]。

**核输出蛋白抑制剂**

骨髓瘤细胞可过表达核输出蛋白 1(XPO - 1)[71]。XPO - 1 参与了许多蛋白质跨核膜运输,包括肿瘤抑制蛋白(如 p53)、视网膜母细胞瘤蛋白及调节细胞周期、免疫反应的蛋白等。最近一项研究报道,XPO - 1 抑制剂塞利尼索在蛋白酶体抑制剂、免疫调节剂和达雷妥尤单抗三药难治的患者中 ORR 仍可达 26%[72],中位 PFS 为 3.7 个月,中位 OS 为 8.6 个月,血小板减少和贫血是最常见的不良事件。3 级或 4 级不良反应发生率分别为 58% 和 44%。疲劳、恶心、食欲下降和体重减轻也是常见的不良事件,发生率分别有 73%、72%、

56% 和 50%(任何级别)。基于以上结果,美国 FDA 批准该药物用于既往接受过至少四线治疗,并在使用至少两种蛋白酶体抑制剂、两种 IMiD 和一种 CD38 抗体后发生疾病进展的患者。正在进行的Ⅲ期 BOSTON 试验将在既往接受过一线到三线治疗的患者中使用塞利尼索联合硼替佐米、地塞米松(NCT03110562)。

**抗体偶联药物**

抗体偶联药物将抗体与化疗药物连接,从而使明显高于常规剂量的化疗药物运送到肿瘤细胞。belantamab mafodotin 为将 BCMA 单抗与微管抑制剂 MMAF 偶联的抗体药物,Ⅱ期临床研究 DREAMM - 2 比较了 belantamab mafodotin 两个剂量单药治疗三药难治的 MM 患者的疗效和安全性,这一研究纳入的患者均接受至少三线治疗后发生进展,包括蛋白酶体抑制剂、IMiD 和 D38 抗体[73],两个剂量组的总缓解率分别为 31% 和 34%。mPFS 在 2.9~4.9 个月。最严重的不良事件是角膜病变,两个剂量组发生率分别为 70%~74%,是停药的最常见原因。最近,美国 FDA 批准该药物实施严格的药品风险评估和减轻策略(REMS 计划),用于复发/难治性 MM 患者单药治疗。正在进行的 DREAMM - 6 试验将 belantamab mafodotin 与硼替佐米和地塞米松联合用于已接受过一线或多线治疗的患者(NCT03544281)。

**组蛋白去乙酰酶抑制剂**

尽管组蛋白去乙酰酶(HDAC)抑制剂作为单药治疗仅具有一定活性,但与其他抗骨髓瘤药物如硼替佐米联合使用则具有潜力。HDAC 抑制剂对组蛋白聚集体的破坏是通过干扰蛋白质转换和诱导未折叠蛋白反应完成,这可与蛋白酶体抑制剂产生强大的协同作用。基于此,一项Ⅲ期随机对照临床研究比较了去乙酰酶抑制剂帕比司他或安慰剂联合硼替佐米及地塞米松治疗复发/难治性骨髓瘤的疗效与安全性[74]。两组 OS 无显著差异,但帕比司他组患者的中位 PFS 显著延长,两组分别为 12 个月和 8.1 个月。由于帕比司他组患者的不良反应显著增加,尤其是 3 级和 4 级血小板减少、腹泻和疲劳,PFS 延长带来的获益仍存在争议。

其他 HDAC 抑制剂的临床试验结果也显示出不理想的结果。例如,比较硼替佐米联合或不联合伏立诺他的Ⅲ期临床研究 VANTAGE 088 显示,与安慰剂组 6.8 个月相比,试验组中位 PFS 为 7.6 个月,患者获益不明显,而与贝利司他联合的临床试验因较严重的毒性事件停止[75]。

未来可能需要开发特异性更高、脱靶效应更少的 HDAC 抑制剂,充分发挥这一机制药物的治疗潜力。

**正进行临床研究的药物**

IMiD 和蛋白酶体抑制剂已成为大部分 MM 方案的基础性药物,一些非常有前景的新药在Ⅰ期和Ⅱ期临床试验中也显示出良好的安全性和有效性。

**嵌合抗原受体 T 细胞疗法**

CAR - T 细胞是经过受体修饰的 T 细胞,该受体可与骨髓瘤细胞表面的特定抗原表位结合,从而使 T 细胞发挥特异

性杀伤的作用。BCMA 是目前最热点的靶抗原,它主要存在于成熟的 B 细胞及浆细胞的表面。全球仅针对抗 BCMA 的 CAR-T 疗法就有 60 多项临床试验在进行,迄今 II 期临床研究 KarMMA 使规模最大、最成熟的临床试验,该试验以三个剂量级的 BCMA-CAR-T(idecabtagene vicleucel)治疗既往曾接受过三线或三线以上治疗的 MM 患者[76]。全部 128 名患者的 ORR 为 73%,中位 PFS 为 8.6 个月,最高剂量组中位 PFS 为 11.3 个月。细胞因子释放综合征是最常见的不良反应,发生率为 84%,但大多数是 1 级或 2 级,18% 的患者出现神经毒性。其他 BCMA-CAR-T 临床试验包括: ① EVOLVE 试验,主要探索 CD4$^+$ 与 CD8$^+$ T 细胞的不同比例,以及经修饰的抗原结合域[77];② CARTITUDE-1 试验,探索单个 CAR 结构中存在两个 BCMA 抗原结合域[78]。虽然与 KarMMA 试验相比患者数量较少,随访时间较短,但前期临床试验结果也显示出了 91%~100% 的高缓解率。

骨髓瘤细胞表面的其他靶点也在探索中,如 CD38、CS1 等[79]。也有许多 CAR-T 细胞与其他药物联合使用的临床试验,如与 γ-分泌酶抑制剂联合使用,γ-分泌酶抑制剂可防止 BCMA 从骨髓瘤细胞表面裂解,从而增加膜表面 BCMA 的表达,减少产生中和作用的游离 BCMA[80]。为了克服抗原丢失导致的疾病复发,同时靶向多种抗原的 CAR-T 细胞也在研究中[81]。

### 双特异性 T 细胞连接体

双特异性 T 细胞连接体(BITE)是一种偶联肿瘤结合域和抗 CD3 结构域的抗体,从而使 T 细胞接近肿瘤细胞以发挥杀伤作用。在一项剂量探索研究中,偶联抗 BCMA 抗体和抗 CD3 抗体的 BITE AMG 420 用于既往曾接受二线治疗后疾病进展的 MM 患者,其总体缓解率为 31%,最大耐受剂量组的缓解率为 70%[82]。但 AMG 420 需要连续注射 4 周。药效更持久、注射时间更短的 AMG 701 也正在进行 I/II 期试验(NCT03287908)。

### CELMoD

和来那度胺和泊马度胺不同,CELMoD 是 Cereblon E3 连接酶复合体的调节剂,可快速降解 Ikaros 和 Aiolos,从而发挥免疫调节作用。iberdomide(CC-220)的 I 期试验数据,采用的剂量范围为 0.3~1.2 mg,尚未达到最大耐受剂量(MTD),72% 的患者出现了 3~4 级不良事件,包括中性粒细胞减少、血小板减少、神经毒性和疲劳,发生率分别为 26%、11%、2% 和 0。CC-220 与达雷妥尤单抗和硼替佐米联合使用的临床研究也在进行中[83]。最近,一项临床研究评估了 CC-92480 用于 90% 对来那度胺和泊马度胺难治且中位治疗 6 线的患者,I 期数据证实,CC-92480 最大耐受剂量为 1 mg 使用 21 或 28 天,ORR 为 55%。88% 的患者出现 3~4 级不良反应,包括中性粒细胞减少(53%)、感染(30%)、贫血(29%)和血小板减少(17%),9% 的患者出现疲劳 3 级[84]。

### BCL2 抑制剂

BCL2 抑制剂维奈克拉也在 MM 中进行了研究。III 期临床研究 BELLINI 对比了维奈克拉或安慰剂联合硼替佐米、地塞米松用于先前接受过一线到三线治疗的 MM 患者[85]。维奈克拉组的中位 PFS 为 23.2 个月,明显长于安慰剂组的 11.4 个月。但维奈克拉组中位 OS 更短,维奈克拉组中位 OS 为 33.5 个月,而安慰剂组为未达到。亚组分析发现存在 t(11;14) 的患者采用维奈克拉治疗有效,与 t(11;14) 阴性患者相比,采用维奈克拉治疗的患者 OS 有所改善。一项 III 期试验只纳入 t(11;14) 阳性的患者,比较维奈克拉、地塞米松与泊马度胺、地塞米松两种方案的疗效与安全性(NCT03539744)。

### Melflufen

Melflufen 是一种将烷化剂和亲脂肽进行偶联的肽偶联药物。当药物进入骨髓瘤细胞时,肽被裂解,亲水烷化剂被释放入细胞内[86]。HORIZON 研究纳入了对泊马度胺或抗 CD38 单抗难治且接受二线及以上治疗的患者,采用 melflufen 和地塞米松治疗后 ORR 为 29%,mPFS 为 4.2 个月,mOS 为 11.6 个月[87]。III 期 OCEAN 试验(NCT03151811)正在进行中。

### 纺锤体驱动蛋白抑制剂

纺锤体驱动蛋白(KSP)是一种 ATP 依赖性运动蛋白,参与细胞周期中心体的分离。filanesib 为 KSP 抑制剂,目前有临床研究正在对 filanesib 单药或与其他药物(如硼替佐米)联合使用的方案进行评估。一项 I 期临床试验结构表明,既往接受过中位五线治疗的患者采用 filanesib、卡非佐米和地塞米松联合方案进行治疗,ORR 为 37%[88]。

### ■ 意义未明的单克隆丙种球蛋白血症

2014 年 IMWG 指南定义意义未明的单克隆免疫球蛋白血症(MGUS)的诊断标准包括:血清 M 蛋白低于 3 g/dL、克隆性骨髓浆细胞低于 10%,以及无浆细胞增殖造成的终末器官损伤(SLiM-CRAB,详见表 16-1)。2014 年指南建议对 MGUS 患者进行随访,每 6~12 个月一次,包括体格检查和 MM 特异性的血清和尿液检查。MGUS 进展为 MM 的风险可根据已建立的模进行分层,有观点认为低危 MGUS(IgG 亚型,M 蛋白<1.5 g/dL,血清游离轻链比值正常)随访时只需进行病史采集和体格检查,因为这部分患者 20 年进展为 MM 的风险仅为 5%(表 16-4)[89]。

**表 16-4 MGUS 和 SMM 的危险分层模型**

| MGUS | | | |
|---|---|---|---|
| 梅奥诊所[100] | 危险因子数 | 患者数 | 20 年进展率(%) |
| 危险因子: | 0 | 449 | 5% |
| M 蛋白>1.5 g/dL | 1 | 420 | 21% |
| 非 IgG 型 MGUS | 2 | 226 | 37% |
| FLC 比值<0.26 或>1.65 | 3 | 53 | 58% |
| | **总数** | **1 148** | **20%** |
| PETHEMA[101] | | | 5 年进展率(%) |
| 危险因子: | 0 | 127 | 2% |
| 流式细胞术检测骨髓异常 | 1 | 133 | 10% |
| PC≥95% | 2 | 16 | 46% |
| DNA 拷贝数变异 | **总数** | **276** | **8.5%** |

第 16 章

续 表

| SMM | | | |
|---|---|---|---|
| Mayo Clinic[102] | 危险因子数 | 患者数 | 5 年进展率（%） |
| 危险因子： | 1 | 76 | 25% |
| 骨髓浆细胞≥10% | 2 | 115 | 51% |
| M 蛋白≥3 g/dL | 3 | 82 | 76% |
| FLC 比值<0.125 或>8 | **总数** | **273** | **51%** |
| PETHEMA[101] | | | |
| 危险因子： | 0 | 28 | 4% |
| 异常 PC≥95% | 1 | 22 | 46% |
| 背景免疫球蛋白受抑 | 2 | 39 | 72% |
| | **总数** | **89** | **46%** |
| SWOG[103] | | | 2 年进展率（%） |
| GEP70 评分>－0.26[104] | 0 | 33 | 3% |
| M 蛋白>3 g/dL | 1 | 29 | 29.1% |
| 受累血清 FLC≥25 mg/dL | ≥2 | 17 | 70.6% |
| | **总数** | **79** | **34.2%** |

注：FLC，游离轻链；GEP70，基因表达谱特征-70；IgG，免疫球蛋白 G；背景免疫球蛋白受抑，未受累的免疫球蛋白低于正常值下限；MGUS，意义不明的单克隆丙种球蛋白血症；PC，浆细胞；PETHEMA，西班牙骨髓瘤协作组；SMM，冒烟型骨髓瘤；SWOG，西南肿瘤工作组。

### 冒烟型骨髓瘤

冒烟型骨髓瘤（SMM）定义为血清 M 蛋白≥3.0 g/dL 和/或骨髓浆细胞≥10%，且没有 SLiM-CRAB 症状（表 16-1），与 MGUS 相比，冒烟型骨髓瘤进展为活动性骨髓瘤的风险更高。一项对 276 例 SMM 患者的大样本回顾性研究随访时间为 26 年，前 5 年进展为活动性骨髓瘤的风险为每年 10%，随后 5 年为每年 3%，最后 10 年为每年 1%。

SMM 的病程存在很大的异质性。一些患者可能终身无症状，而另一些患者可能迅速进展为活动性 MM。对 SMM 进行危险分层可以预测临床病程、指导对患者的监测、设计早期干预的临床试验。根据 Mayo 2008 冒烟型骨髓瘤危险分层模型，骨髓克隆性浆细胞≥10% 且血清 M 蛋白≥3 g/dL 的患者在 15 年内进展为活动性 MM 的比例为 87%；骨髓浆细胞≥10%、血清 M 蛋白<3 g/dL 的患者进展为活动性 MM 的比例为 70%；血清 M 蛋白≥3 g/dL、骨髓浆细胞比例<10% 的患者进展为活动性 MM 的比例为 39%[90]。Mayo 2018 危险分层对冒烟型骨髓瘤危险分层模型进行了修订，骨髓浆细胞比例>20%、M 蛋白>2 g/dL、血清游离轻链比值>20 被认为是进展至活动性 MM 的 3 个独立危险因素[91]。无任何危险因素的患者的中位进展时间为 110 个月，有 1 种危险因素的患者中位进展时间为 68 个月，有 2 种或以上危险因素的患者中位进展时间为 29 个月。除此之外，许多其他因素可增加 SMM 进展的风险，如高危细胞遗传学异常［del 17p、t（4；14）、1q21 扩增］、流式细胞术检测骨髓异常浆细胞≥95%、IgA 型、背景免疫球蛋白受抑、玻片免疫荧光检测的循环浆细胞、蛋白尿[92]。

对高危 SMM 患者启动治疗是否获益尚不明确，应通过

临床试验进行验证。西班牙骨髓瘤工作组的一项Ⅲ期临床试验对高危 SMM 患者采用来那度胺联合地塞米松方案进行治疗或进行随访观察两组进行比较，发现治疗组中位 PFS 优于观察组（未达到 vs 26 个月），且 3 年 OS 率显著提高（94% vs 80%，P＝0.03）[93]。观察组中 SMM 患者存在过高死亡率，可能的原因是部分患者是未被诊断的活动性骨髓瘤，只是由于没有用更敏感的影像学检查检出骨病，导致漏诊。最近的一项Ⅲ期临床试验采用现代影像学检查技术准确筛查骨病，由此判定的冒烟型骨髓瘤分别采用来那度胺治疗和观察随访，治疗组 3 年 PFS 为 91%，而观察组为 66%，采用来那度胺治疗可带来 PFS 获益[94]。亚组分析可发现不同危险组的患者均可 PFS 获益，高危组获益更明显，HR 为 0.09，目前尚无 OS 获益的数据报道。这项研究中 51% 的来那度胺组患者在治疗结束后出组，中位疗程数为 11 个疗程，15.6% 的患者因疾病进展出组。

在 MDACC，我们建议高危 SMM 患者参加临床试验，或对这些患者进行观察和密切随访，随着高危 SMM 临床试验积累的证据增加，对高危 SMM 随访观察的策略可能很快会被改变。

### 孤立性浆细胞瘤

孤立性浆细胞瘤的定义为有浆细胞瘤存在，但无骨髓克隆性浆细胞、无溶性骨病变或其他 MM 终末器官症状。24%～72% 的孤立性浆细胞瘤患者血清或尿液中存在 M 蛋白。诊断检查应包括用于诊断 MM 的所有血清和尿液检查，以及 PET-CT 或 MRI 等影像学检查，以排除多病灶的巨灶型 MM。孤立性浆细胞瘤须进行活检病理以证实克隆浆细胞存在，并对单侧髂骨骨髓活检以排除骨髓累及。对孤立性浆细胞瘤治疗方案为至少 40 Gy 的放疗，但对于大于 5 cm 的病灶，也可考虑 50 Gy 的剂量。放疗后应持续监测血清和尿液 M 蛋白水平并行影像学检查，最初可每 3 个月一次，之后检查频率可降低。在随访期间进展为活动性 MM 的患者应遵循活动性 MM 的治疗指南。

孤立性浆细胞瘤患者通常在 2～4 年发展为活动性 MM，中位 OS 为 7.5～12 年。一项回顾性研究表明，放疗后 1 年血清 M 蛋白的持续阳性是不良预后因素，这群患者 10 年内未进展至活动性骨髓瘤的比例仅为 29%，而未检测到 M 蛋白患者的比例为 91%。另一项研究发现，游离轻链比值异常和血清 M 蛋白大于 0.5 g/dL 是 5 年内进展为活动性骨髓瘤的重要不利因素。

### POEMS 综合征

POEMS 综合征也称为骨硬化性骨髓瘤，是一种与克隆性浆细胞相关的副肿瘤综合征。其主要诊断标准为多发性神经病、单克隆免疫球蛋白血症、硬化性骨病、血管内皮生长因子（VEGF）升高和 Castleman 病。次要诊断标准包括器官肿大、内分泌异常、皮肤改变、视乳头水肿、血管外容量超负荷和血小板增多。POEMS 综合征的诊断必须符合 3 项主要标准及至少 1 项次要标准，3 项主要标准中的 2 项必须是多发性神

经病变和单克隆免疫球蛋白血症(表16-5)[95]。由于该疾病非常罕见且症状类似于其他神经系统疾病,最常见的是慢性炎症性脱髓鞘性多神经根神经病,容易被误诊或漏诊。该病最显著的疾病表现为多发性周围神经病和硬化性骨病,如发生呼吸系统受累则易导致死亡。POEMS综合征应与的Castleman变异型POEMS综合征相区分,后者无克隆性浆细胞存在且通常无周围神经病变。

**表16-5　POEMS综合征诊断标准**

| | |
|---|---|
| 主要标准 | 多发周围神经病<br>克隆性浆细胞病<br>硬化性骨病<br>Castleman病<br>VEGF升高 |
| 次要标准 | 器官肿大<br>血管外容量超负荷<br>内分泌异常<br>皮肤改变<br>视乳头水肿<br>血小板增多/红细胞增多 |
| 其他 | 肺动脉高压<br>杵状指<br>体重减轻<br>多汗<br>血栓形成<br>维生素 $B_{12}$ 水平低 |

注:POEMS综合征的诊断包括3项主要标准及至少1项次要标准,其中2项主要标准必须包括多发性周围神经病和克隆性浆细胞病。

POEMS综合征的发病机制尚不清楚,其危险分层目前仅能基于临床症状。克隆性浆细胞的比例与POEMS综合征预后相关,而受累器官的多少与预后无关。治疗的目的是清除克隆性浆细胞,以及控制症状。对于仅有1～3个局限性浆细胞瘤(通常直径<1 cm)且不伴有骨髓浸润的患者,仅需局部放疗。对于以硬化性骨病为主的患者适合进行一线放疗。出现弥漫性骨硬化病变、骨髓受累或放疗结束后6个月内疾病复发的患者应接受与骨髓瘤治疗类似的全身抗浆细胞治疗。烷化剂如美法仑是治疗的主要药物。来那度胺具有很好的治疗前景且毒性可控[96,97]。基于CHOP的方案显示出一定的疗效。沙利度胺和硼替佐米虽然治疗有效,但有加重周围神经病变的风险。抗VEGF抗体的作用尚未得到证实[98]。

大剂量美法仑序贯ASCT可使患者长期获益且显著改善临床症状。在MDACC,16例POEMS综合征患者进行了ASCT[99,100],所有患者临床症状均显著改善或完全缓解,4年PFS率和OS率分别为80.2%和100%,10年PFS率和OS率分别为59.4%和80%。

## 未来方向

在过去的10年,浆细胞病的治疗取得了前所未有的进展。新型药物特别是蛋白酶体抑制剂、IMiD和单克隆抗体的出现,使MM患者的预期寿命延长了1倍,但仍面临许多挑战。例如,绝大部分MM仍无法治愈,高危MM患者并没有从治疗进展中获益。一些有前景的新药如免疫疗法及克服耐药的药物联合应用均已在进行临床试验被探索中。

未来的发展方向包括鉴定预后因子以对MM进行个体化治疗,从而使毒性降低同时疗效最大化。是否对高危SMM中进行早期干预还有待明确。通过分子生物学研究提高对MM发病机制及疾病驱动因素的理解、优化危险分层模型,仍是我们未来的研究重点。ASCT在新药时代的必要性和时机也是需要考虑的重要问题。最后,新药组合的方案在一线治疗中可使患者获得更深层的缓解,实现分子水平缓解的意义也将是未来研究的热点。这些问题的解决将进一步促进骨髓瘤治疗的进展,带来更个性化的治疗方案,使骨髓瘤的治愈成为可能。

**提示**

- 疑似MM患者及所有冒烟型骨髓瘤患者均应接受敏感的影像学检查,如全身低剂量CT、PET-CT或MRI,以评估是否存在骨病。
- 适合移植的患者应接受三药联合的方案进行诱导治疗,包括蛋白酶体抑制剂、免疫调节剂和糖皮质激素。
- 适合移植的患者应在诱导化疗后接受ASCT,预处理为美法仑,高危患者可使用白消安/美法仑。
- ASCT后应给予来那度胺或硼替佐米维持治疗,高危患者应接受两药联合药维持治疗。
- 蛋白酶体抑制剂、免疫调节剂和CD38单克隆抗体是前线治疗和早期复发治疗的主要药物。
- 支持性治疗都是非常必要的,包括单克隆抗体和PI使用时预防带状疱疹,IMiD和类固醇使用时进行适当抗凝治疗以预防深静脉血栓,采用双膦酸盐治疗骨病,以及对虚弱患者进行预防性抗感染治疗等。

# 淋巴瘤细胞治疗

Sariah Ahmed
Simrit Parmar
Sattva Neelapu

陈 曦 刘 进 杜 鹃·译

## 要点

▶ 采用嵌合抗原受体(CAR)-T 细胞疗法的过继细胞免疫疗法改变了 B 细胞非霍奇金淋巴瘤(NHL)的治疗前景,尤其是对侵袭性 B 细胞淋巴瘤。

▶ CAR-T 细胞疗法是美国 FDA 批准的在没有其他有效的治疗方案,且在没有其他治疗方案的情况下用于低风险弥漫大 B 细胞淋巴瘤(DLBCL)和套细胞淋巴瘤(MCL)的药物,其已显示高达 40% 的患者得到长期缓解。

▶ CAR-T 细胞相关毒性仍然是该疗法的重要潜在并发症,包括细胞因子释放综合征和神经毒性的急性毒性,

以及感染和细胞减少等长期并发症。

▶ CAR-T 细胞治疗后复发仍然是一个重大挑战,尽管导致肿瘤逃逸的确切机制尚不清楚,但靶向 CD19 抗原的 CAR-T 细胞治疗后复发可大致分为抗原丢失、CAR-T 细胞缺乏持久性和宿主特异性因素。

▶ 真实世界的证据表明,患者反应率和毒性特征与临床试验相似,包括不能入组临床试验的患者。

▶ 除了新的自体 CAR 构建体和同种异体 CAR-T 细胞及自然杀伤(NK)细胞外,目前正在进行多种淋巴瘤组织学的试验,包括 T 细胞淋巴瘤和霍奇金淋巴瘤。

几十年来,血液系统恶性肿瘤的标准治疗方法一直是全身化疗、放疗和干细胞移植(SCT)。利用免疫系统攻击癌症细胞并不是一个新概念。事实上,异基因干细胞移植(allo-HCT)的发展展现出了 T 细胞清除癌症细胞的潜力。截至本文撰写之时,免疫效应细胞,包括 T 细胞和 NK 细胞,这些细胞已通过基因工程表达嵌合抗原受体(CAR)构成了治疗血液系统恶性肿瘤患者的强大的新型治疗剂,并导致了复发

性淋巴瘤治疗的范式转变。然而,与化疗相比,这种新兴疗法也带来了不同的毒性特征,以及与细胞因子释放综合征(CRS)和免疫效应细胞相关神经毒性综合征相关的管理挑战(图 17-1)。过继细胞疗法被美国 FDA 批准用于治疗某些非霍奇金淋巴瘤(NHL)类型及 B 细胞急性淋巴细胞白血病(ALL),目前正在对滤泡性淋巴瘤(FL)、边缘区淋巴瘤(MZL)、T 细胞淋巴瘤(TCL)和霍奇金淋巴瘤(HL)的临床试

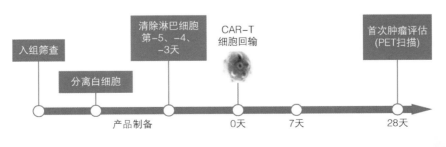

**图 17-1** CAR-T 细胞治疗流程示意图

验进行评估。目前有 750 多种细胞疗法正在开发中,其中约一半处于临床试验中[1]。本章将回顾淋巴瘤细胞治疗的当前范例。

## CAR－T 细胞设计

使用 CAR－T 细胞靶向肿瘤表面抗原的概念在 20 世纪 80 年代末被提出,但第一代 CAR 仅包括作为细胞内结构域的受体成分 CD3ζ,其疗效有限[2]。这些 CAR 的设计不包括共刺激结构域,因此不会形成完整的 T 细胞刺激信号,这样的 CAR－T 细胞更容易凋亡,并且在体内增殖受到限制,同时细胞毒性较低[3]。

只有在研究人员在基因构建体添加一个源自 CD28 或 4－1BB 的共刺激结构域(即所谓的第二代 CAR－T 细胞)后,才观察到显著的反应[4]。在第二代 CAR 中添加共刺激信号域和细胞内信号转导分子(CD3ζ,源自 T 细胞受体)导致 T 细胞活化的改善、生存能力的增强,以及更多的改良的 T 细胞在体内更有选择性地扩增。病毒载体通常用于将遗传物质(包括基于靶向抗体的单链片段可变区、铰链和跨膜结构域、共刺激结构域和 CD3ζ 信号结构域)输送到患者的 T 细胞中。这些第二代受体构成了目前批准的 CAR－T 细胞疗法的基础。现在越来越清楚的是,每种类型的共刺激域在 CAR－T 细胞信号传导中都有特定的作用。例如,基于 CD28 的 CAR－T 细胞表现出更强大的效应细胞功能,但持久性有限,而 4－1BB 倾向于将 CAR－T 细胞推向中央记忆表型,从而提高持久性[5-6]。第三代 CAR－T 细胞结合了两个共刺激域(如 CD28 和 4－1BB)的信号传导潜力,目的是进一步提高增殖、细胞因子分泌和体内持久性;与第二代 CAR－T 细胞的结果相比,它们在临床前研究中显示出改善的效应器功能和体内持久性[7]。

CAR 分子由三个关键结构域组成:外结构域、跨膜结构域和一个内结构域。细胞外部分重新定向受体的特异性,以识别细胞表面的抗原,而不依赖于主要的组织相容性复合物分子。CD19 常常是 B 细胞淋巴瘤的靶抗原,因为其在这些恶性肿瘤中的频繁和高水平表达,相对于其他潜在靶点如 CD20 或 CD22 具有更高的表达,以及其对健康组织中 B 细胞谱系的固有限制。CAR 构建体的跨膜结构主要起着稳定 CAR 的作用,而胞内结构域在抗原识别后提供必要的信号来激活 T 细胞。细胞内部分基于 T 细胞受体(TCR)的结构与一个或多个共刺激结构域耦合,允许将抗原识别转换为 T 细胞激活[8]。

第四代 CAR－T 细胞的抗肿瘤活性甚至通过额外的基因修饰进一步增强,如通过添加用于细胞因子分泌的转基因(如 IL－12)[9-11]。

## CAR－T 细胞的制备和管理

大多数 CAR 由自体 T 细胞制造,通过白细胞采集从患者体内收集。该过程通常包括单采产品的洗涤、T 细胞选择、T

细胞活化、基因转移、T 细胞扩增、配制和冷冻保存。体外刺激 T 细胞,使用病毒载体或替代转移技术(即电穿孔)将含有 CAR 的基因传递给 T 细胞,扩增 CAR－T 细胞,并且通常以单次输注的方式进行药物静脉注射细胞产品。从白细胞采集到 CAR－T 细胞治疗的中位时间因产品和制造工艺的不同而不同,但通常需要 2～5 周,从转诊到输注的整个过程可能需要 2 个月[12]。许多最初的临床试验不允许桥接疗法;然而,在实践中,许多患者需要在输注 CAR－T 细胞之前进行疾病控制治疗。桥接的最佳治疗方案取决于患者的治疗史和既往毒性;然而,重要的是在桥接和 CAR－T 细胞输注之间留出足够的时间,这是一个冲洗期,以允许从任何不良事件中恢复。一般来说,全身化疗的建议冲洗时间至少为 2 周,聚乙二醇 L－天冬酰胺酶为 4 周,类固醇为 72 h[13]。桥接疗法可包括用于控制症状的类固醇、放疗、化疗或其组合。

淋巴细胞清除(LD)化疗是在输注 CAR－T 细胞之前进行的,最常见的是氟达拉滨和环磷酰胺。用于 LD 化疗的药物的选择可能会影响过继转移的 T 细胞的扩增和持久性,因为 LD 减少体内 T 细胞的数量,包括调节性 T 细胞,并因此上调细胞因子,如 IL－7 和 IL－15,这些细胞因子促进 T 细胞扩增并增强 CAR－T 细胞的抗淋巴瘤活性[14-15]。在 CAR－T 细胞输注前接受环磷酰胺和氟达拉滨淋巴耗竭治疗的 B－ALL 和 B 细胞淋巴瘤患者体内 CAR－T 细胞扩增和持久性更好,而单独接受环磷酰胺治疗的患者体内 CAR－T 细胞持久性更短[16-18]。患者通常接受 3 天(第－5～－3 天)的 LD 化疗,2 天后在第 0 天进行单次细胞输注;治疗地点可以选择在门诊或住院部。

## 侵袭性 B 淋巴细胞中的 CAR－T 细胞治疗

截至本文撰写之时,两种 CAR－T 细胞产品,tisagenleucel (tisa－cel)和 axicabtagene cilloeucel(axi－cel)已获得美国 FDA 批准,用于治疗成人中的某些 B 细胞 NHL 类型;第三种,lisocabtagene-maraleucel(liso-cel),也提交给美国 FDA 审批。tisa－cel 和 axi－cel 均可用于既往至少接受过两种治疗方案的患者的复发或难治性(rel/ref)大 B 细胞淋巴瘤。axi－cel 是使用逆转录病毒载体产生的抗 CD19 CAR－T 细胞产物,并使用 CD28 共刺激域。关键的 I/II 期注册试验 ZUMA－1 纳入了 111 名诊断为 DLBCL($n=77$)、转化滤泡淋巴瘤($n=16$)和原发性纵隔 B 细胞淋巴瘤($n=8$)的患者[19]。所有患者均为化疗难治性疾病,定义为对二线或后续治疗难治,或自体 SCT(ASCT)后 1 年内复发。中位年龄为 58 岁,接受治疗的年龄最大的患者为 76 岁。资格标准包括 ECOG 评分为 0 或 1,绝对淋巴细胞计数大于 $100/\mu L$,骨髓和器官功能正常。患有原发性或继发性中枢神经系统(CNS)淋巴瘤的患者不符合资格,而且患者不能在之前接受过同种异体 SCT。患者群体先前治疗的中位数是 3[19]。

在 111 名入选患者中,110 名患者成功制备 axi－cel,101 名患者接受了治疗。从白细胞采集到将 T 细胞产品运送至治疗中心的中间时间为 17 天。根据方案,单采后不允许进行桥接化疗。LD 化疗由每天 500 mg/m² 的环磷酰胺和每天 30 mg/m² 的氟达拉滨组成,在第 −5～−3 天,最大剂量为每千克体重 2×10⁶ 个 CAR-T 细胞。确定的最佳 ORR 为 83%,其中 58% 的患者达到完全缓解(CR)。随访 2 年后,39% 的患者病情持续缓解。整个人群的中位无进展生存期(PFS)为 5.9 个月,中位缓解期为 11.1 个月,整个人群的 2 年 OS 率为 50.5%。

尽管只有 13% 的患者患有严重 CRS(3～5 级),但任何级别 CRS 的发生率在 CAR-T 细胞输注后 2 天的中位数为 93%。64% 的患者出现神经毒性,平均发病时间为 5 天,而 28% 的患者出现严重神经毒性(≥3 级)。本研究采用 Lee 及其同事的 CRS 分级标准和神经毒性的不良事件通用术语标准[19,20]。在所有患者中,43% 和 27% 分别接受了托珠单抗和皮质类固醇。其他毒性包括细胞减少和低丙种球蛋白血症。研究中发生了 4 例与不良事件相关的死亡,其中 2 例归因于 axi-cel。

tisa-cel 靶向与 axi-cel 相同的 CD19 抗原,但使用慢病毒载体和 4-1BB 共刺激域[21]。该试验的资格包括接受过至少两种 DLBCL、转化滤泡性淋巴瘤或 MYC 和 BCL2 或 BCL6 重排的高级别 B 细胞淋巴瘤(双打击/三打击淋巴瘤)治疗的患者。与 axi-cel 一样,需要足够的器官和骨髓功能,患者可能没有接受过同种异体 SCT 或有中枢神经系统疾病史。输注 tisa-cel 之前的 LD 化疗最常见的是环磷酰胺[250 mg/(m²·d)]和氟达拉滨[25 mg/(m²·d)],持续 3 天,但允许使用苯达莫司汀[90 mg/(m²·d)]。tisa-cel 的剂量为(0.6～6.0)×10⁸ CAR-T 细胞。共有 165 名患者入选,其中 111 名患者接受了 tisa-cel 输液。患者的中位年龄为 56 岁,最年长的患者为 76 岁。在 70 名评估基因排列的患者中,27% 患者为双打击/三打击淋巴瘤,所有患者既往治疗的中位数为 3。大约一半的患者在 ASCT 后复发。与 ZUMA-1 相比,大多数(92%)患者在单采后接受桥接治疗,而从入组到输注的中位时间为 54 天。最佳 ORR 为 52%,40% 的患者达到 CR。1 年时,所有接受治疗的患者中约有 1/3 处于持续缓解状态,其中 65% 的患者对治疗有反应,1 年总生存率为 49%。与 axi-cel 相比,CRS 使用宾夕法尼亚大学量表进行分级,并在 58% 的患者中观察到,在治疗后的中位数 3 天内发生。23% 的患者有严重 CRS,21% 的患者有神经毒性,其中 12% 被归类为严重毒性。14% 的患者服用了托珠单抗,10% 的患者服用皮质类固醇。没有死亡归因于使用 tisa-cel 的 CAR-T 细胞治疗。与其他抗 CD19 CAR-T 细胞产品一样,细胞减少很常见,并可以延长。观察到靶向 B 细胞耗竭和低丙种球蛋白血症,30% 的患者根据治疗医生的判断接受静脉注射免疫球蛋白[21]。

liso-cel 也是一种使用慢病毒载体和 4-1BB 共刺激结构域的 CD19 定向 CAR-T 细胞产品,目前正接受美国 FDA 的审查,以批准商业用途。与 axi-cel 和 tisa-cel(两者均使用大量自体 T 细胞生产)相比,liso-cel 制造分别转导和扩增 CD4⁺ 和 CD8⁺ CAR-T 细胞,并以固定的 1:1 比例给药,从而允许每个患者精确给药[22]。TRANSCEND 研究设计为剂量递增和剂量扩大研究,随后是复发/难治性(R/R)DLBCL 的关键队列研究。患者以 5×10⁷ 剂量水平(DL,DL1)或 1×10⁸(DL2)或 1.50×10⁸(DL3)CAR-T 细胞的剂量进行治疗。符合条件的患者有 DLBCL、双打击/三打击淋巴瘤、原发性纵隔 B 细胞淋巴瘤(PMBCL)、FL 3b 级和由惰性组织学转化的 DLBCL。尽管类似于其他关键性试验,患者必须表现出足够的器官和骨髓功能,但对入选者淋巴细胞绝对计数没有最低要求。既有异体造血干细胞移植,又有免疫抑制和/或继发性中枢神经系统受累,并有可测量的全身性疾病的患者可以入选。资格包括至少二线治疗,该方案确实允许在输注细胞之前进行单采后的桥接化疗。LD 化疗包括 300 mg/m² 的环磷酰胺和 30 mg/m² 的氟达拉滨,持续 3 天,2～7 天后输注 liso-cel。

344 名患者接受了白细胞采集;269 名患者接受了 liso-cel(DL1,n=51;DL2,n=177;DL3,n=41)。25 名患者收到不合格产品;2 名患者的产品无法生产。13% 的患者患有双打击/三打击淋巴瘤,既往治疗的中位数为 3,67% 的患者为化疗难治性疾病。中位年龄为 63 岁,接受治疗的年龄最大的患者为 86 岁。在可评估疗效的患者中(n=256),最佳 ORR 为 73%,最佳 CR 率为 53%;1 年后,58% 的患者仍然活着。随访 12 个月,反应的中位持续时间尚未达到,44% 的患者病情持续缓解[12]。中位 PFS 为 6.8 个月,中位 OS 为 21.1 个月。与之前的研究一样,在所有高危亚群中都观察到了持久的反应,包括双打击/三打击淋巴瘤和化疗难治性疾病。

Lee 等[20] 使用与 ZUMA-1 中 axi-cel 相同的标准对毒性和 CRS 进行分级;在这项研究中,37% 的 CRS 发生在中位数为 5 天的时间,只有一名患者出现严重 CRS(1%)。神经系统毒性发生率为 23%,13% 的患者出现严重神经系统毒性。研究中没有与 CRS 或神经毒性相关的死亡。托珠单抗和皮质类固醇分别给予 17% 和 21% 的患者。37% 的患者报告了持续的 3 级或更高的细胞减少(基于第 29 天的实验室评估)。该研究的关键队列已经完成招募,但尚未报告,该产品仍在等待美国 FDA 批准。考虑到关键试验的结果,这三种产品 axi-cel、tisa-cel 和 liso-cel 都可以被认为是二线治疗以外的难治性 DLBCL 或转化滤泡淋巴瘤患者的有效治疗方法。然而,这些产品之间存在明显的差异,需要为特定患者选择适当的治疗方法。axi-cel 已被证明具有从单采到输注的最快速的静脉到静脉时间,这对于疾病动力学快速的患者非常重要。相反,axi-cel 的 CRS 和神经毒性发生率似乎高于两种 4-1BB 共刺激产物 tisa-cel 和 liso-cel 中的任何一种,这可能反映了共刺激域赋予 T 细胞扩张和增殖动力学的差异。tisa-cel 和 liso-cel 的 CRS 和神经系统毒性的总体发生率较低,而且总体而言,这些毒性的发生时间较晚。因此,临床多中心通常选择在门诊进行这种治疗[23]。值得注意的是,毒性分级量表的选择并未与关键试验标准化。在接受 axi - cel 治疗的患者中,有 43% 和 27% 的患者接受了托珠单抗和类固醇,在接受 tisa - cel 治疗的患者中,分别有 14% 和 10% 的患者使用了托珠单抗,这表明使用 tisa - cel 的毒性较小。由于预期的毒性差异,axi - cel 治疗的患者作为住院患者接受 CAR - T 细胞治疗,而 61% 的患者作为门诊患者接受 tisa - cel 治疗[24-25]。

两项多中心回顾性分析评估了美国 FDA 批准后商业 axi - cel 的使用情况[26-27]。在这些研究中,患者通常不严格符合关键试验的合格标准,而是按照美国 FDA 标签进行治疗。最常见的差异是单采后给予桥接治疗;然而,患者的年龄也比关键试验中的患者大,患者的治疗年龄达到 83 岁。Nastoupil 等报道的这项研究包括 295 名患者,274 名患者接受了治疗。7 名患者的最终 CAR - T 细胞产品不符合美国 FDA 规范。

从单采到开始 LD 化疗的中位时间为 21.5 天;然而,产品的递送在单采后 15～16 天。由于大多数患者接受桥接治疗,

开始 LD 的时间延迟,等待计数恢复;这与 ZUMA - 1 试验形成对比,其中约 55% 的患者接受了任何形式的桥接治疗。一般特征包括中位年龄 60 岁(21～83 岁),83% 的患者为Ⅲ/Ⅳ期,81% 的患者为 ECOG 表现状态(PS)0～1,75% 的患者接受三线或更多的治疗,33% 的患者为自体 HCT 后复发。有趣的是,43% 的患者(124/286)不符合试验合格标准,但总体疗效与 ZUMA - 1 试验相似,3 个月 ORR 和 CR 率分别为 81% 和 57%[26]。Jacobson 等报道了 108 例接受 axi - cel 治疗的患者;其中 104 例疗效可评估。中位年龄为 63.8 岁,90% 病例的 ECOG PS 为 0～1,27% 的患者既往进行过自体 HCT,3% 的患者既往接受过同种 HCT。约 52% 的可评估患者在单采后接受桥接化疗;60% 的患者不符合 ZUMA - 1 临床试验的标准。在可评估疗效的 95 名患者中,最佳 ORR 和 CR 率分别为 71% 和 44%。同样,约 50% 的患者最初是 PR,但后来获得 CR[27]。这些研究强调,应答率和毒性特征与关键试验相似,同时也包括不符合临床试验高度限制性参数的患者(表 17 - 1)。

表 17 - 1　侵袭性非霍奇金淋巴瘤中靶向 CD19 的 CAR - T 治疗多中心临床试验

| 细胞产品 | axi - cel | tisa - cel | liso - cel |
|---|---|---|---|
| 临床试验名称 | ZUMA - 1[19] | JULIET[21] | TRANSCEND[22] |
| 共刺激及 T 细胞激活结构域 | CD28 和 CD3ζ | 4 - 1BB 和 CD3ζ | 4 - 1BB 和 CD3ζ |
| 载体 | 逆转录病毒 | 慢病毒 | 慢病毒 |
| 输注细胞数 | $2 \times 10^6$ CAR - T 细胞/kg | $(0.6～6.0) \times 10^8$ CAR - T 细胞 | $5 \times 10^7$ 或 $1 \times 10^8$ 或 $1.5 \times 10^8$ CD4：CD8 比例为 1：1 |
| 中位治疗线数 | 3 | 3 | 3 |
| 清淋方案 | 环磷酰胺 500 mg/(m²·d)连续 3 天 氟达拉滨 30 mg(m²·d)连续 3 天 | 环磷酰胺 250 mg/(m²·d)连续 3 天 氟达拉滨 25 mg/(m²·d)连续 3 天 或者 苯达莫司汀 90 mg/m² | 环磷酰胺 300 mg/(m²·d)连续 3 天 氟达拉滨 30 mg/(m²·d)连续 3 天 |
| 纳入病例数(回输) | 111(101) | 165(111) | 342(268) |
| 可评估病例数 | 101 | 93 | 256 |
| 淋巴瘤亚型 | DLBCL、TFL、PMBCL | DLBCL、TFL | DLBCL、HGBCL、DLBCL(由 FL、CLL、MZL、PMBCL、FL3B 转化而来) |
| 总缓解率(CR) | 83%(58%) | 52%(40%) | 73%(53%) |
| 中位 DoR | 11.1 个月(中位随访 27.1 个月) | 未达到(中位随访 14 个月) | 未达到(中位随访 12 个月) |
| 12 个月 PFS | 44% | 31% | 44% |
| 12 个月 OS | 59% | 49% | 58% |
| 美国 FDA 批准状态 | 已批准 | 已批准 | 审查中 |
| 毒性 | | | |
| 　CRS 发生率 | 93% | 58% | 42% |
| 　3 级以上 CRS 发生率 | 13% | 22% | 2% |
| 　中枢毒性发生率 | 64% | 21% | 30% |
| 　3 级以上中枢毒性发生率 | 28% | 12% | 10% |

## 毒性与副反应

与化疗相关的副作用不同,CAR-T细胞介导的毒性是独特的,可能危及生命,如CRS和免疫效应细胞相关的神经毒性综合征(ICANS,以前称为CART细胞相关的脑病综合征)。这些影响中的许多是目标性的,并且在CAR-T细胞扩增消退后会逆转[28]。CRS是由大量淋巴细胞免疫激活导致的细胞因子升高引起的,可表现为发热、低血压和/或缺氧[20,29]。CRS通常发生在CAR-T细胞输注后的第1周内,峰值CAR-T细胞水平和血清IL-6水平与CRS的严重程度密切相关。严重CRS不良后果风险最高的患者包括肿瘤负担大、合并症或在输注后3天内发生早发CRS的患者[30]。CAR-T研究中CRS严重程度的比较由于使用了不同的分级系统而变得复杂,在共识指南之前,这些分级系统是产品特定的,即Penn量表(tisa-cel)[31]和Lee量表(axi-cel)[20]。2019年,美国移植与细胞治疗学会(ASTCT)批准了一项标准化CRS分级的共识声明,该声明采用了使用发烧、缺氧和低血压的分级标准(表17-2)[32]。

**表17-2 ASTCT CRS分级共识[32]**

| CRS指标 | 1级 | 2级 | 3级 | 4级 |
|---|---|---|---|---|
| 发热a | 体温≥38℃ | 体温≥38℃ | 体温≥38℃ | 体温≥38℃ |
| | | W+ | | |
| 低血压 | 无 | 不需要血管活性药物 | 需要一种血管活性药伴或不伴抗利尿激素 | 需要多种血管活性药物(除外抗利尿激素) |
| | | 和/或b | | |
| 低氧血症 | 无 | 需要低流量鼻导管吸氧c | 需要高流量鼻导管吸氧c面罩吸氧 | 需要气道正压通气(CPAP、BiPAP、气管插管和机械通气) |

注:a发热定义为体温≥38℃且排除其他原因。bCRS分级由更严重的事件决定:不能归因于任何其他原因的低血压或缺氧。c低流量鼻导管吸氧定义为:≤6 L/min。高流量吸氧定义为:>6 L/min。BiPAP,双相气道正压通气;CPAP,持续气道正压通气。

尽管许多CRS病例可能是自我限制性的,仅通过支持性护理进行治疗,但治疗严重CRS的主要药物是托珠单抗和皮质类固醇。托珠单抗是一种抗IL-6受体拮抗剂,于2017年8月被美国FDA批准用于治疗CRS,是批准的第一个CAR-T细胞产品。它可以诱导CRS的快速逆转,并已成为治疗该并发症的标准[19,33]。皮质类固醇对CAR-T细胞治疗后的毒性也有效,因为它们抑制炎症反应。如果患者对IL-6受体阻断剂没有快速反应,通常会使用皮质类固醇。皮质类固醇通常在患者对IL-6受体阻断没有快速反应的情况下使用,它可以多种方式使用,包括与最初的托珠单抗一起使用,如果反应不充分则与后续剂量的托西珠单抗同时使用,或者作为托西珠单抗后的单一药物。类固醇治疗CAR-T细胞毒性的一般原则是,应在尽可能短的时间内以最低有效剂量处理,以限制CAR-T细胞效力和持久性失效的风险。然而,截至本文撰写之时,不可逆地损害CAR-T细胞功效所需的类固醇剂量和持续时间尚不清楚。据报道,早期和长期使用高剂量皮质类固醇与axi-cel治疗患者的早期进展和死亡相关[34]。

神经毒性是与CAR-T细胞治疗相关的第二个具有临床意义的不良事件。早期的描述通常将CRS和ICANS结合在总体术语CRS下,但对这些毒性的日益了解表明,它们是不同的实体,具有不同的病理生理学和管理建议。ICANS通常发生在CRS高峰之后(通常>3天后),很少发生,并且在第5~9天出现峰值症状。ICANS可能受到患者特异性因素的影响,包括疾病类型、疾病负担、治疗史和患者年龄,以及产品特异性因素,如CAR设计、细胞制造条件、CAR-T细胞剂量、预处理方案和产品效力。既往数据表明,IL-1拮抗剂anakinra可能对严重CRS和ICANS患者有效[35],目前相关的临床试验也正在进行当中。

ICANS的常见临床表现为表达性失语症或语言障碍、注意力障碍、认知加工障碍和笔迹变化。然而,症状可能多种多样,包括脑病(意识模糊或谵妄)、运动无力、震颤、头痛、癫痫发作、意识水平低下,以及罕见的弥漫性脑水肿[36,37]。在ICANS和CRS中,毒性的病理生理学可能存在重叠,这表明内皮激活是驱动机制。ICANS的特征是血脑屏障(BBB)通透性增加、毛细血管渗漏和弥散性血管内凝血,脑脊液中炎性细胞因子、CAR-T细胞和髓细胞增加[38]。ASTCT-ICANS分级的共识指南使用了更新的脑病筛查工具,即免疫效应细胞脑病(ICE)评分,此外还评估了意识水平、癫痫发作、运动表现和颅内压升高/脑水肿,(表17-3和表17-4)。

**表17-3 ASTCT成人脑病ACE评分**

| 定向能力 | 识别年,月,城市,医院,4分 |
|---|---|
| 命名能力 | 命名3种物品,3分 |
| 遵守指令 | 遵守简单指令,1分 |
| 书写能力 | 书写简单短句,1分 |
| 注意力 | 从100倒数至10,1分 |

注:1级,7~9分。2级,3~6分。3级,0~2分。4级,无法完成评估。

**表17-4 ASTCT成人ICANS分级[32]**

| 中枢毒性 | 1级 | 2级 | 3级 | 4级 |
|---|---|---|---|---|
| ICE评分 | 7~9分 | 3~6分 | 0~2分 | 0分或无法评估 |
| 神志状态 | 清醒 | 可被声音唤醒 | 只被生理刺激唤醒 | 无法评估或需要强烈刺激昏迷 |

续 表

| 中枢毒性 | 1级 | 2级 | 3级 | 4级 |
|---|---|---|---|---|
| 癫痫 | 无 | 无 | 癫痫发作,局部或全身 | 威胁生命的持续发作(>5 min)或者重复发作 |
| 运动能力 | 无 | 无 | 无 | 运动障碍(类似肢体瘫痪) |
| 颅内压升高或脑水肿 | 无 | 无 | 局部水肿伴或不伴影像学出血表现 | 弥散性脑水肿或展神经麻痹或视乳头水肿或库欣三联征 |

与 CRS 相比,托珠单抗作为单一药物对 ICANS 无效,这可能由于 ICANS 多因素发病机制的原因,也是托珠单抗不能穿过血脑屏障的一个结果[37]。大多数中心使用皮质类固醇作为分离型 ICANS 的一线治疗,在与 CRS 同时发生的 ICANS 的皮质类固醇中添加托珠单抗。

类固醇的建议是基于临床试验经验,因为没有随机试验数据可用,而且绝对益处未知。根据机构标准使用不同的皮质类固醇,尽管地塞米松的使用最为常见,因为它具有良好的中枢神经系统渗透性,而根据暴发性神经炎症疾病的经验,大剂量甲泼尼龙用于更严重的 ICANS 病例[38],预防性抗惊厥药基本上是标准的,尽管缺乏支持其使用的数据[21,39]。长期 B 细胞发育不全导致的低丙种球蛋白血症,虽然没有生命危险,但会导致感染性并发症。一些中心常规静脉注射免疫球蛋白,而另一些中心则限制患有反复感染的患者使用。在严重 CRS 中,可能会出现与噬血细胞性淋巴组织细胞增多症/巨噬细胞活化综合征(HLH/MAS)相似的细胞因子特征,高剂量类固醇、托珠单抗,包括 anakinra 可以用于治疗,但最佳治疗仍有待确定[6,40]。

大多数接受 CAR-T 细胞免疫疗法的患者的免疫功能较差,这是由于他们的恶性肿瘤、先前的细胞毒性治疗,以及 CRS 和 ICANS 的管理(包括类固醇)的影响,这可能会导致进一步的免疫抑制。关于感染性并发症的数据仍处于初步阶段,但有迹象表明长期类固醇激素使用所导致的长期中性粒细胞减少症和更高级别 CRS 将增加感染风险,包括细菌、真菌和病毒。既往有自身或同种 HCT 病史或有危及生命的 CRS 和/或神经毒性病史的患者发生侵袭性真菌感染的风险增加,导致大多数中心扩大了对这些高危患者的真菌预防[41]。在我们的中心,患者从输注 CAR-T 细胞到输注后至少 12 个月,都会接受肺囊虫肺炎、带状疱疹和单纯疱疹感染的预防。真菌预防分为低风险和高风险,高危患者真菌预防持续到服用类固醇后至少 30 天或在鉴定为高风险的时间点后。高风险特征包括:白血病病史、自体或异体 HCT 受体、真菌感染史、持续 14 天以上的中性粒细胞减少症、3 级或 4 CRS/ICANS、接受类固醇治疗 3 天以上或 HLH/MAS 病史。

## CAR-T 细胞治疗耐药与失败

尽管 CAR-T 细胞疗法取得了成功,但治疗失败仍然是一个重大挑战。尽管导致肿瘤逃逸的确切机制尚不清楚,但靶向 CD19 抗原的 CAR-T 细胞治疗后的复发可大致分为抗原丢失、缺乏 CAR-T 细胞持久性及宿主特异性因素。

ALL 患者耐药的一个特征性机制是细胞外 CD19 表位的肿瘤表达缺失,CAR 与该表位结合。这可能是因为 CD19 的改变继发于获得性突变和杂合性的丧失[42,43]。通过免疫组织化学或流式细胞术通过局部病理学评估,接受了 axi-cel 的 ZUMA-1 治疗的 DLBCL 患者表现出肿瘤 CD19 的损失,并且在 CAR-T 细胞治疗后复发时进行活检的 11 名患者中有 3 名(27%)出现了这种现象。克服抗原损失的方法包括靶向一种以上抗原的多特异性 CAR-T 细胞,两种单独的 CAR-T 细胞产物的联合给药,甚至是与异质性 CAR-T 细胞的混合产物[44]。

缺乏持久性被归因于 T 细胞衰竭。CAR-T 细胞耗竭可能是由化疗前的因素、肿瘤微环境的改变、循环细胞的贡献引起的,也可能与制造过程的变化有关。"衰竭"CAR-T 细胞的增殖性较低,具有较高数量的抑制性受体(PD-1)且细胞毒作用较非耗竭 T 细胞大大下降。T 细胞耗竭是一种复杂的现象,伴随着抑制性受体如 PD-1、TIM-3 和 LAG-3 的上调[45]。多种环境和 T 细胞内在机制有助于获得耗尽的表型,因此这些细胞的效应细胞功能较差,效率降低[25]。PD-1 阻断抗体帕博利珠单抗和纳武利尤单抗的使用已获得了临床效果,有证据表明,通过耗竭 CAR-T 细胞的再扩张和恢复抗肿瘤活性,CAR-T 功能和抗肿瘤活性增强[25]。ZUMA-6 的 1 期结果,在 axi-cel 输注后用阿替利珠单抗添加 PD-L1 阻断,已经显示出可控的安全性,CRS 和神经毒性比率没有显著增加,尽管与 ZUMA-1 相比,CAR-T 细胞的扩增幅度更大。扩增后的队列目前正在研究中[46]。除了 T 细胞耗竭外,调节性 T 细胞和骨髓抑制细胞可能抑制 CAR-T 细胞增殖和细胞因子产生,从而抑制抗肿瘤反应。值得注意的是,持久性与是否存在持久的长期反应没有直接关系。ZUMA-1 的长期随访表明,75% 有持续反应的患者有 B 细胞恢复,JULIET 的数据显示扩增、T 细胞浓度和临床结果之间没有联系。

驱动 CAR-T 细胞疗效的宿主因素仍有待确定。CAR-T 细胞输注前淋巴耗竭的深度已被证明会影响治疗结果。将氟达拉滨/环磷酰胺作为清除淋巴细胞方案与环磷酰胺单独使用进行比较的数据显示,前者与 CAR-T 细胞扩增增加、持续性和反应率提高有关,表明淋巴耗竭是反应的重要驱动因素[18]。肿瘤负担也可能与结果相关;在多份报告中,与疾病负担较高的患者相比,母细胞少于 5% 的 ALL 患者表现出更高的 OS[47]。Locke 等报道的 ZUMA-1 的数据表明,高肿瘤体积与 DLBCL[48] 中较差的持久反应有关。尽管在最初的 ZUMA-1 试验中不允许桥接治疗(BT),当 CAR-T 细胞疗法在现实世界中使用时,通常使用桥接化疗来控制疾病,直到细胞输注。Pinnix 等报道了接受 BT 的患者与未接受 BT 的相比,PFS 和 OS 更差。在本研究中,BT 包括化疗、放疗或两者结合。接受桥接治疗的患者会出现各种不良因素,包括白细胞降低、更差的 PS 评分、IPI 评分、多种疾病及 LDH 升高。值得注意的是,在这组 124 名患者中,50% 的患者进行了 BT,与单独接受化疗的患者(38%)相比,接受 BT 放射治疗的患者的 CR 率(82%)明显增加,CAR-T 细胞相关毒性没有任何增加[49]。

## 惰性淋巴瘤

CAR-T 细胞的早期试验最初是从惰性 NHL(iNHL)的登记开始的;然而,第一代抗 CD19 CAR-T 细胞(没有共刺激)在 FL 病例中没有临床疗效[50]。Turtle 等报道了用 4-1BB CAR-T 淋巴细胞构建体(CD4 与 CD8 比例为 1∶1)治疗的 8 名 FL 患者,8 名患者中有 7 名达到 CR,所有患者的中位随访时间为 24 个月[51]。迄今 CAR-T 细胞治疗 FL 的最大单机构数据来自宾夕法尼亚大学对 tisa-cel 的分析,其中包括 14 名 FL。这些 FL 患者在最初诊断的 24 个月内复发,对至少两种治疗方案仍然顽固[52,53]。患者接受了各种治疗方案,包括 FL 预后不良的患者,既往接受多种治疗(中位数为 5)、自体 HCT 后复发(21%)和同种异体 HCT(1 名患者)。更新的分析显示,3 个月的 ORR 和 CR 率分别为 79%(11/14)和 71%(10/14)。中位 PFS 未达到,70% 的 FL 患者在中位随访 28.6 个月时无疾病[53]。

今年早些时候,以摘要形式报道了 ZUMA-5 的中期结果,这是一项针对 R/R iNHL 患者的 axi-cel 的 II 期多中心研究。入组标准包括:至少两种治疗后的 R/R FL(1~3a 级)或 MZL(淋巴结或结外),以及 0~1 的 ECOG PS。患者接受 LD 化疗,然后以 $2\times10^6$ CAR-T 细胞/kg 的剂量输注 axi-cel。到目前为止,96 名患者(80 例 FL,16 例 MZL)接受了 axi-cel 治疗,中位随访时间为 12.8 个月(范围为 1.9~28.8)。这些患者的中位年龄为 63 岁(范围为 34~79),49% 的患者为男性,52% 的患者为 IV 期,51% 的患者的滤泡性淋巴瘤 IPI 至少为 3,49% 的肿瘤体积较大。这是一个经过大量预处理的人群,之前平均有 3 种治疗方法,54% 的患者在最初的含抗 CD20 单克隆抗体(mAb)的治疗(POD24)后不到 2 年就有了进展,而 73% 的患者对最后一次先前的治疗是难治性的。在 96 名可评估疗效的患者中,ORR 为 93%(80% 的 CR 率)。FL 患者($n=80$)的 ORR 为 95%(81% 的 CR 率)。MZL 患者($n=16$)的 ORR 为 81%(75% 的 CR 率)。总体来说,68% 的 FL 患者在随访结束时仍然保持着疾病的缓解。3 级或以上 CRS 的发生率为 8%,而 3 级或更高 ICANS 的发生率则为 17%[54]。这些数据支持抗 CD19 CAR-T 细胞疗法作为 iNHL 的一种有前景的治疗方法,并且在该患者群体中正在进行一些试验。

## 中枢神经系统淋巴瘤

早期 CAR-T 细胞试验排除了原发性(PCNSL)或继发性中枢神经系统(SCNSL)淋巴瘤患者,因为担心神经毒性风险增加。一般来说,中枢神经系统淋巴瘤的治疗具有挑战性,因为化疗和免疫疗法通过血脑屏障的渗透有限。尽管有报道称 CAR-T 细胞在白血病中的中枢神经系统渗透,但小型研究最近才显示 CAR-T 细胞在淋巴瘤中的活性[55-57]。现在有许多报道表明,商业化的 CAR-T 细胞治疗在 SCNSL 患者中没有显著增加 ICANS 的情况下是有效的。15 名近期有病史或有活动性 SCNSL 的患者接受 axi-cel 治疗后,其 ORR 为 75%(包括两名活动性 SCNSL 达到 CR),与没有中枢神经系统受累的患者相比,毒性没有显著差异[58]。在另一个系列中,8 名中枢神经系统受损的患者接受了 tisagenleckel 治疗。8 名患者中有 2 名在输注时除了中枢神经系统受累外,还患有全身性疾病。所有患者均接受中枢神经系统定向治疗,直至淋巴衰竭。没有患者需要托珠单抗或高剂量类固醇来治疗 CRS 和/或 ICANS,在少数患者中发现了持久的反应[55]。Siddiqi 等也反映了这一经验,他们报告了一项正在进行的 I 期试验,该试验研究了一种自体 CD19 特异性、铰链优化的 CD28 共刺激 CAR,其估计肾小球滤过率被截断,这并不排除患有 PCNSL 或 SCNSL 的患者。3 名 PCNSL 患者和 4 名 SCNSL 患者接受的治疗没有任何 3 级或更高级别的 CRS 或 ICANS,ORR 为 57%[59]。需要进一步的数据来证明自体 CD19 定向 CAR-T 细胞治疗中枢神经系统淋巴瘤的长期持久反应,但有大量的数据证实在基线以上没有增加毒性,特别是神经毒性。

## T 细胞淋巴瘤

TCL 与总体不良预后相关,并且没有 B 细胞淋巴瘤那么多的治疗选择。由于正常、恶性和治疗性 T 细胞之间有共同的抗原表达,靶向 T 细胞恶性肿瘤的 CAR-T 细胞治疗可能导致 CAR-T 细胞自残(自残)和长期 T 细胞再生障碍[60,61]。CD5 和 CD7 已被确定为潜在靶点,在临床前模型中观察到显著的抗肿瘤活性[62]。以 CD5 CART 细胞试验的摘要形式报道了 I 期结果,该试验在两个剂量水平下治疗 5 名患者的 CD5 阳性 T 细胞恶性肿瘤,($1\times10^7$ 和 $5\times10^7$ CAR-T 细胞/$m^2$),之前治疗线数中位数为 4(范围,2~8)。CRS 发生在 5 名患者中的 3 名(均发生在 DL2);然而,观察到的最高等级 CRS 或 ICANS 为 2 级。在 CD5 CAR-T 细胞输注后 4~8 周的疾病重新评估中,5 名可评估患者中有 3 名获得了客观反应(1 名在 DL1,2 名在 DL2)。2 名患者获得 CR,第 3 名患者出现混合反应,然后对额外输注有反应。所有获得反应的患者随后都进行了 allo-HCT 治疗[63]。尽管这是一个小系列,但它显示出靶向 CD5 作为 CAR-T 细胞治疗抗原的疗效。需要进行更大规模的研究和更长的随访,以评估不需要异基因移植作为巩固,这是否是一种可行的途径。

CD30 在间变性大细胞淋巴瘤(ALCL)中几乎普遍表达,在包括皮肤 T 细胞淋巴瘤在内的一部分其他 T 细胞淋巴瘤中也普遍表达。CD30 是基于免疫的治疗的优秀候选者,因为它在肿瘤细胞上的表达受到限制,在一小部分活化的正常(非恶性)淋巴细胞上的表达有限,导致肿瘤外、靶向毒性的风险较低[64]。已发表的两项针对 CD30 的 CAR-T 细胞的试验,其中包括 T 细胞淋巴瘤和其他表达 CD30 的疾病。最大的系列报道了 18 名 R/R CD30+ 淋巴瘤患者(17 名 HL 患者和 1 名皮肤 ALCL 患者)使用抗 CD30-CAR[65],该患者利用 4-1BB 共刺激内胚层和慢病毒载体进行 T 细胞工程。对患者群体进行了大量预处理,未观察到 CRS;然而,反应是温和的,有 7 名患者达到 PR,6 名患者病情稳定。没有 CR,ORR 为 39%。中位 PFS 为 6 个月。

Ramos 等使用不同的构建体报道了 9 名 R/R CD30+ 淋巴瘤患者的结果(6 名患有 HL,2 名患有 ALCL,1 名患有 DLBCL 的患者演变为 HL)。对于该试验,CD30 CAR 包括 CD28 共刺激内胚层,并通过 γ 逆转录病毒载体递送到 T 细胞中。这些患者表现出轻度 CRS,3 名患者获得 CR,而另外 3 名患者病情稳定;值得注意的是,那些获得 CR 的患者获得更长的 PFS[66]。

有许多临床试验研究 CD30 作为 CAR-T 细胞治疗的靶点,包括自体和同种异体结构[67]。

## 套细胞淋巴瘤

套细胞淋巴瘤(MCL)约占新诊断的 NHL 的 5%,诊断时的中位年龄约为 68 岁,根据组织学、TP53 基因突变和定义套细胞国际预后指数的因素,这些患者的表现特别差[68,69]。MCL 均为 CD19 阳性,可接受 CD19 导向的免疫疗法或细胞免疫疗法。来自 TRANSCEND 研究的初步数据,使用 liso-cel,在 9 名经过严重预处理的 MCL 患者中(所有患者之前都有 Bruton 酪氨酸激酶抑制剂暴露,3 名患者之前有 auto-HCT)显示了 78% 的令人鼓舞的 ORR。在关键性的 ZUMA-2 试验中,KTE-X19 产品(brexucabtagene,autoleucel)在 R/R MCL 患者中进行了测试。70 KTE-X19 是一种抗 CD19 的 CAR-T 细胞疗法。其生产过程可以去除循环中表达 CD19 的恶性细胞,用于白血病或 MCL 患者。去除这些细胞可以减少抗 CD19 的活化和耗竭。基于 ZUMA-2 关键试验的结果,brexucabtagene autoleucel 最近刚刚获得商业批准。预处理包括每天 30 mg/m² 剂量的氟达拉滨,以及在第 -5、-4 和 -3 天以每天 500 mg/m² 的剂量给药的环磷酰胺,然后在第 0 天以 2×10⁶ CAR-T 细胞/kg 的剂量单次静脉输注 brexu-cel。没有进行 1 期研究,因为剂量是根据对大 B 细胞淋巴瘤患者的 axi-cel 和 ALL 患者的 KTE-X19 的研究确定的[19,71]。与 ZUMA-1 试验相比,疾病负担高的患者可以接受 BT,或 acalabrutinib(或糖皮质激素加伊布替尼或 acalabrutinib 的组合),目的是 BT 在产品制备期间保持疾病稳定。纳入 74 名患者,为 71 名患者生产产品,为 68 名患者服用;96% 的患者成功生产了一剂,其中 KTE-X19 在单采后平均 16 天内输送到该部位。疗效分析显示,85% 的患者有客观反应,59% 的患者有 CR。在 12.3 个月的中位随访中,主要疗效分析中的 60 名患者中 57% 病情缓解。12 个月的 PFS 率

和 OS 率分别是 61% 和 83%。就毒性而言,26% 的患者在使用 brexucel 后出现 3 级或以上的细胞减少症,持续时间超过 90 天。总体而言,91% 的患者发生任何级别的 CRS,大多数病例为 1 级或 2 级(76% 的患者),而 15% 的患者为 3 级或更高级别。共有 63% 的患者发生神经系统事件,没有任何归因于 ICANS 的死亡。32% 的患者出现 ICANS 1 级或 2 级,31% 的患者为 3 级或以上。神经系统事件的中位持续时间为 12 天,43 例患者中有 37 例(86%)完全消退。有 2 例死亡与感染有关。鉴于这些结果,我们可能会看到 DLBCL 在 MCL 移植时机上的范式转变。

## 霍奇金淋巴瘤

HL 的特征是在含有 CD19+ B 细胞的免疫抑制肿瘤微环境中 CD19⁻ 和 CD30+ 的里-施细胞。最近,使用具有 4-1BB 共刺激内胚层和慢病毒载体的自体 CD30 CAR[65] 的研究报告了在两个独立中心治疗的 41 名 R/R HL 患者的结果。需要通过免疫组织化学记录 CD30 的表达,但没有特定的截止点。在淋巴耗竭前允许进行桥接化疗,LDC 由环磷酰胺每天 500 mg/m² 和氟达拉滨每天 30 mg/m² 组成,持续 3 天;苯达莫司汀单独给药,每天 90 mg/m²,持续 2 天或苯达莫司汀 70 mg/m²,氟达拉滨 30 mg/m²,各 3 天。扩增水平下的细胞剂量为 2×10⁸/m²。单用苯达莫司汀组没有任何患者有反应,而 FC 组的 ORR 为 65%,CR 率为 47%,FB 组的 ORR 为 80%,CR 率达 73%。对于患有可测量疾病的患者,所有接受以氟达拉滨为基础的清淋患者的 1 年 PFS 率为 41%,而那些获得 CR 作为初始反应的患者的 1 年 PFS 率为 61%[72]。鉴于这些结果,一项计划中的 II 期试验正在使用 FB 方案进行清淋。

## 同种异体 CAR-T 细胞

为了克服制造患者特异性自体 CAR 的繁琐且昂贵的问题,T 细胞也在努力开发同种异体现成的 CAR-T 细胞治疗方法,这允许从每个单采产品产生大约 100 剂,因此可以降低这种治疗的成本。异基因 CAR-T 细胞具有许多潜在的优势,如由于实施工业化和扩大生产途径而降低了成本。"现成的"同种异体 CAR-T 细胞是由第三方健康捐赠者预先制造的,在治疗前大量扩增,可按需提供给患者,因此可能为自体 CAR-T 细胞治疗面临的延误提供潜在的解决方案,包括:① 制造时间;② 需要临时桥接疗法;③ 恶性污染风险;④ T 细胞变异性;⑤ T 细胞扩增不足的风险;⑥ T 细胞功能障碍;⑦ 重新给药的机会有限。然而,由于同种异体细胞源,包括移植物抗宿主病(GVHD)和注射细胞的耐久性。

大多数异体 CAR-T 细胞候选者利用细胞基因编辑方法来确保 TCR 的完全去除。转录激活剂样效应核酸酶(TALEN)是第一种用于患者去除 αβTCR 的技术[73],包括 ALLO-501(如下所述)。除了异基因 CAR 的临床试验外,目前还有许多基因编辑技术正在临床前使用。其中包括成簇的、规则间隔的

短回文重复序列（CRISPR），以及抗原受体复合物（ARC）——用于基因组工程的编辑巨型核酸酶，这是将转录激活物样效应物的 DNA 结合结构域结合到杂交核酸酶（巨型转录激活物类效应物）和锌指中[74]。

值得注意的是，ALLO-501 是一种研究性抗 CD19 CAR-T 细胞产品，经过基因修饰以消除 TCRα 的表达，目的是降低移植物抗宿主病的风险。ALLO-647 是一种研究性单克隆抗体，它选择性靶向并结合 T 细胞上的 CD52，触发宿主免疫反应，耗尽 CD52[+] T 细胞。ALLO-501 CAR-T 细胞产物也经过基因工程改造以去除 CD52 细胞表面蛋白。当在淋巴耗竭期间给予抗 CD52 mAb 时，患者的 CD52[+] T 细胞是靶向的。这种策略支持供体 CAR-T 细胞的持久性和扩增。这项多中心、开放标签、I 期 ALPHA 研究在 22 名 R/R DLBCL 或 FL 患者中检查了 ALLO-647 和 ALLO-501 序贯治疗的安全性和有效性，这些患者接受了至少二线治疗，包括抗 CD20 mAb[75]。在 19 名可评估疗效的患者中，ORR 为 63%，CR 率为 37%。尽管数量很少，但在淋巴耗竭期间，较高的 ALLO-647 剂量被认为与更深的反应有关，在 ALLO-64739 mg 组和 ALLO-64790 mg 组中，分别有 27% 和 50% 的患者达到 CR。

异基因 CAR-T 细胞治疗的另一种策略是使用不同的细胞类型，如 NK 细胞、NK T 细胞或 γδT 细胞，这些细胞不会导致移植物抗宿主病，因此不需要额外的基因编辑，如敲除 TCR。事实上，在一项针对 11 名 B 细胞恶性肿瘤患者的小型 I 期研究中，在 8 名没有 CRS、ICANS 或 GVHD 的患者中，给予异基因抗 CD19 CAR-NK 细胞和 NK 细胞来源的脐血诱导 CR[76]。这些关于异基因 CAR-T 细胞治疗的安全性、可行性和短期疗效的早期数据非常令人鼓舞。然而，需要更长的随访时间来确定反应的持久性。

## 新的 CAR 设计

使 CAR-T 细胞能够识别肿瘤细胞表面上的抗原组合可能有助于避免抗原逃逸和/或降低毒性。这些下一代 CAR，包括多目标 CAR 配置，包括以下内容。

"或门"CAR：其中任一 CAR 与其同源抗原的结合足以驱动 T 细胞的完全激活。这种策略是为了克服肿瘤耐药性。其中包括：

（1）双重 CAR[77]：在一个细胞中共表达两种不同的 CAR。

（2）串联 CAR[78]：在单个 CAR 分子中包含两个不同的单链可变片段，可以串联堆叠，也可以作为环状结构。主要优势在于，两个靶标的存在都可以增强 T 细胞功能，这使它们在诱导抗肿瘤反应方面比 CAR-T 细胞的组合更有效[79,80]。然而，这种靶向两种抗原的策略可能会增加毒性风险，尤其是在治疗实体瘤时。

"与门"CAR：其中 CAR-T 细胞完全，只当抗原 A 和抗原 B 被识别时才被激活[81]。这种策略是为了最大限度地减少毒性。其中包括：

（1）组合 CAR[82]：组合两个构建体，其中一个承载 CD3z 信号基序，另一个承载共刺激信号结构域。在这种分裂信号方法中，对单个抗原的识别（可能发生在正常细胞中）会导致 T 细胞的次优激活和对正常细胞的有限杀伤。在两种抗原均可表达的肿瘤中，在两种单链可变片段（scFv）与其同源抗原结合后，可实现 T 细胞的完全激活。

（2）在抗原识别其同源抗原后诱导 CAR 转录的合成 notch（synNotch）受体 CAR[81]。一种受体的激活（synNotch）诱导第二种受体（CAR）的表达，该受体在抗原识别后诱导 T 细胞激活。只有当两种抗原都表达时，才能实现 T 细胞的完全激活和肿瘤消除。然而，CAR-T 细胞通过失去由 synNotch 受体靶向的第一抗原而逃离肿瘤是该策略的主要限制。

开关 CAR[83]：在添加特定的激活剂之前保持不活跃，组装一个功能齐全的受体。这些被设计为片段化的 CAR 受体，其中细胞外抗原结合模块与细胞内信号传导成分解离。这两种受体在异二聚化小分子（如基于他克莫司的类似物）存在下的组装导致 CAR-T 细胞活化。反应的大小取决于药物的剂量，这允许可滴定的控制。

抑制性 CAR（iCAR）[84]：在正常细胞中抗原识别后抑制 T 细胞活化。这是一种限制毒性的策略。这包括经典 CAR 与携带免疫抑制受体（即 CTLA-4 或 PD-1）信号结构域的抗原特异性 iCAR 的共表达。iCAR 与正常细胞中抗原的结合可以限制 T 细胞功能，T 细胞功能可以在没有 iCAR 靶向抗原的情况下，以及在激活的 CAR 识别抗原后恢复。这种方法的挑战之一，是鉴定在正常细胞中表达但在肿瘤细胞中不存在的细胞表面抗原，这一问题与鉴定正常组织中不存在肿瘤特异性抗原的障碍是互补的。

通用或可切换的 CAR-T 细胞：其保持无活性，直到提供靶向肿瘤抗原的基于抗体的分子以重建完全活性的 CAR 构建体。一种可以同时解决抗原逃逸同时减轻毒性的不同策略是利用所谓的"通用 CAR"。这些 CAR 疗法由两部分组成，而不是工程化具有固定抗原特异性的 T 细胞：

（1）一种基于抗体的分子，其识别肿瘤抗原并被修饰以表达"开关"。

（2）一种自身没有肿瘤特异性的通用 CAR-T 细胞，其包含具有与开关结合并与细胞内信号结构域连接的细胞外部分的构建体。

在第一种方法中，通用 CAR-T 细胞被设计为结合：① 生物素化抗原特异性分子[85]；② 小分子异硫氰酸荧光素[86]；③ 基于抗体的开关中的短肽，允许激活相应的可开关，抗体开关识别肿瘤后的 CAR-T 细胞[86,87]。在最近的一种方法中，通用 CAR-T 细胞被设计为"SUPRA CAR"结合了含有与 scFv 结构域融合的细胞外亮氨酸拉链，连接到第二个亮氨酸拉链（zipFv）[88]。这些多功能系统允许组合，具有针对不同抗原的 zipFvs 的通用 CAR-T 细胞，以避免肿瘤逃逸。同时，调节基于抗体的剂量或亲和力，开关可以控制毒性。在 SUPRA 的情况下，CAR-T 细胞，当通过添加竞争性 zipFv，可以与肿瘤的 zipFv 高亲和力结合特异性[88]。

## 未来方向

尽管 CAR-T 细胞疗法是过去几十年来开发的最具活力的淋巴瘤疗法之一，但仍需要进一步的工作来提高其安全性、有效性和可负担性。一些报道表明，改变 CAR 分子的设计可以在不影响疗效的情况下提高安全性。Ghorashian 及其同事表明，通过与 CD19 靶点具有相似的开启速率但更快的关闭速率来降低 scFv 的结合亲和力，可以降低严重 CRS 的发生率，而不会影响 B 细胞 ALL 患者的疗效[89]。Ying 等证明，改变 CAR 分子的铰链长度和跨膜结构域具有不同的结构[90]，在 25 名 B 细胞淋巴瘤患者的 I 期试验中，优化的铰链和跨膜结构域导致 55% 的 CR 率，只有 1 级 CRS，没有 ICANS[90]。如前所述，与 CD28 共刺激结构域相比，4-1BB 共刺激结构区似乎诱导的毒性更低[19,81,92]。临床前研究还表明，CD3ζ 信号结构域可以被修饰，以有利于 CAR-T 细胞更好的持久性，同时减少炎症[93]。

临床试验的临床前和相关研究表明，单采和 CAR-T 细胞产品中 T 细胞的功能表型可能会影响安全性和疗效。在淋巴瘤患者中，CAR-T 细胞的多功能性与反应和毒性有关[94]。在 CLL 患者中，由 CD27$^+$ CD45RO 定义的早期记忆 CD8$^+$ T

细胞频率较高的单采产品产生了质量更好的 CAR-T 细胞产品和更好的临床疗效[95]。Deng 及其同事证明，CAR-T 电池产品中记忆表型频率较高与反应的持久性更好有关，而更高频率的衰竭表型与较差的结果有关[96]。总之，这些结果表明，通过将 CAR 基因转导到 T 细胞的特定亚群中，可以提高 CAR-T 细胞治疗的安全性和有效性。提高 CAR-T 细胞治疗疗效的其他策略包括同时靶向多种抗原以克服抗原逃逸，据报道，在 DLBCL 中进行抗 CD19 CAR-T 淋巴细胞治疗后，约 30% 的患者出现了这种情况[19,26]。靶向其他泛 B 细胞抗原（如 CD20、CD22、CD79b 和 BAFF-R）的 CAR-T 细胞处于临床前和临床发展的不同阶段，作为针对单个靶点的 CAR 或针对多个抗原的 CAR 同时靶向[97-100]。

总之，三种抗 CD19 CAR-T 细胞治疗产品已被批准用于治疗 R/R LBCL 和/或 MCL。这些产品目前正在 NHL 的其他亚型中进行评估，并且正在进行随机试验，以直接比较 CAR-T 细胞治疗和 DLBCL 患者首次复发时的 SCT。此外，针对 B 细胞淋巴瘤、HL 和 T 细胞淋巴瘤的新靶点的 CAR-T 细胞疗法的使用正在开发中。CAR-T 细胞疗法的高效性，以及单次输注诱导持久缓解和可能治愈的吸引力，表明这可能是未来淋巴瘤管理可能演变的范式转变的开始。

## 提示

- 目前的数据表明，在大多数临床情况下，CAR-T 细胞治疗优于同种异体 SCT，是 ASCT 后疾病复发的患者的首选。异基因移植应保留给没有 CAR 治疗选择或 CAR-T 细胞治疗后疾病复发的患者。
- 提供 CAR-T 细胞治疗需要一种全面的多学科方法，由高度专业化的医疗团队组成，包括亚专业医学及快速评估和治疗患者并发症的急诊和危重症治疗小组。在 MDACC，我们有一个核心小组，包括血液恶性肿瘤、干细胞移植、重症监护、神经病学、急诊医学、心脏病学、传染病、肺病、肾病、精神病学、康复医学和舒缓医学（姑息医学）专家，他们参与患者的治疗。
- 至关重要的是，要认识到患者在输注细胞后的不同时间点可能表现出毒性。CRS 通常在输注后的第 1 周内发展，而 ICANS

  发生在 CRS 高峰之后（通常＞3 天后），症状高峰，发生在第 5 天至第 9 天。在使用高剂量类固醇进行标准治疗后，ICANS 大多是短暂的，中位持续时间为 5～11 天，但个别患者的病程可能会延长。正确识别 CRS 和 ICANS 对于 IL-6 拮抗剂和皮质类固醇的适当治疗至关重要。
- 超过 20% 的 CD19 CAR-T 细胞治疗患者在输注后 4 周后出现长期或复发性中性粒细胞减少症和/或血小板减少症。我们的标准程序是患者在输注 CAR-T 细胞后 1 年内继续进行病毒性和肺孢子菌肺炎预防。
- 在复发/难治性环境中，淋巴瘤患者的预后仍然很差，这些患者应该被转诊到有临床试验的高容量中心。

# 第 ③ 篇　干细胞移植
## Elizabeth J. Shpall

# 第 18 章　自体造血干细胞移植

Neeraj Saini
Yago Nieto
黄静涛　胡晓霞·译

## 要点

- 自体造血干细胞移植(ASCT)克服了高剂量化疗(HDC)的骨髓毒性。因此,预处理化疗方案优选骨髓毒性明显及剂量效应关系显著的药物。预处理化疗最常见的非血液学药物相关毒性(RRT)是口咽黏膜炎,但很少会有生命威胁。具有潜在严重危险的非血液学 RRT 中,最常见的是间质性肺炎和肝小静脉闭塞病。
- 近 30 年来,HDC 联合 ASCT 已经成为对化疗敏感弥漫大 B 细胞淋巴瘤患者复发后标准治疗。然而,对于一线治疗(如 R-CHOP)结束 1 年内复发的患者,疗效仍不理想。
- 对于高复发风险的滤泡淋巴瘤患者,包括一线治疗 2 年内(POD24)复发、二次或多次复发,应考虑使用 HDC 联合 ASCT。

- 复发或原发难治霍奇金淋巴瘤患者在 ASCT 前应接受一种或多种挽救治疗,包括苯达莫司汀、维布妥昔单抗或异环磷酰胺、卡铂、依托泊苷等,旨在 ASCT 前达到 PET 阴性缓解。高复发风险的患者,在 ASCT 后应考虑使用维布妥昔单抗进行维持治疗。
- 新诊断多发性骨髓瘤患者应接受包括蛋白酶抑制剂和免疫调节药物[如硼替佐米、来那度胺和地塞米松(VRD)]的方案进行诱导治疗,序贯以美法仑为基础的 HDC 联合 ASCT,以来那度胺等药物进行巩固和/或维持治疗,以达到微小残留病灶(MRD)阴性缓解。
- 二次或多次复发的生殖细胞肿瘤患者,应考虑接受含卡铂的 HDC 联合 ASCT,但这个方案在初次复发患者中的疗效仍不确定。

## 基本概念

HDC 联合 ASCT 是治疗血液恶性肿瘤和某些实体肿瘤的有效方法。本章回顾了其在癌症治疗中的作用,并概述了未来的进展方向。

放疗和化疗的剂量受限于对正常组织(尤其是骨髓)的毒性作用。利用剂量效应关系,化疗和放疗的剂量可大幅增加,以提高对肿瘤的杀伤力,随后采用自体或同种异体造血干细胞输注,恢复造血。移植物中的多能干/祖细胞可以增殖并分化为成熟的血细胞和免疫细胞。ASCT 涉及患者自体造血干细胞的采集、冷冻保存和输注。

## 自体移植的一般程序

图 18-1 展示了自体移植相关的不同步骤。

### ■ 移植前标准剂量化疗

通常在自体移植之前,会先进行标准剂量化疗(SDC)以减少肿瘤负荷。一般来说,患者对化疗敏感,在移植前达到完全缓解(CR)或肿瘤负荷较小,其预后较好。

### ■ 外周血干细胞采集

外周血干细胞(PBPC)应当在患者骨髓增生正常且未受肿瘤累及时采集。PBPC 在血液中含量极低,在化疗后的造血恢复期通过粒细胞集落刺激因子(G-CSF)的刺激,造血干细胞可从骨髓动员至外周血。PBPC 使用连续-流动式细胞分离法采集。ASCT 所需最小和最佳的 CD34$^+$ 细胞数分别为 $2\times10^6/kg$ 和 $5\times10^6/kg$。采集的 PBPC 要求冷冻保存,直到输注给患者。

多种因素可造成造血干细胞动员和采集失败,包括高龄、预处理化疗的剂量、骨髓浸润、盆腔放疗史、特定药物史(如美法仑、卡莫司汀或苯达莫司汀)、动员前血小板计数低、末次化疗距动员时间间隔短、动员方案不合适和/或低剂量 G-CSF[1],以及多疗程来那度胺治疗史[2]。外周血 CD34$^+$ 细胞数大于 10/mL 提示可采集到足够的干细胞。Plerixafor 是另一种有效的外周血干细胞动员剂,可与 G-CSF 协同作用,对预测或表现为"动员不良"的患者有效[3]。

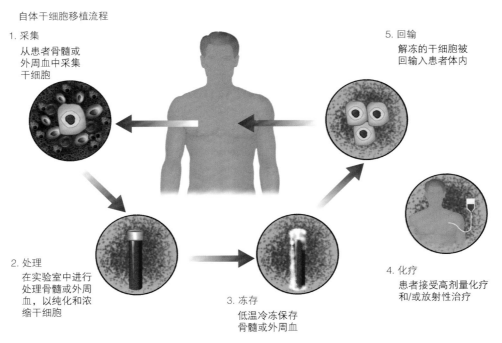

自体干细胞移植流程

**1. 采集**
从患者骨髓或外周血中采集干细胞

**2. 处理**
在实验室中进行处理骨髓或外周血,以纯化和浓缩干细胞

**3. 冻存**
低温冷冻保存骨髓或外周血

**4. 化疗**
患者接受高剂量化疗和/或放射性治疗

**5. 回输**
解冻的干细胞被回输入患者体内

图 18-1　自体造血干细胞移植流程

### ■ 高剂量化疗

预处理 HDC 提高了药物对肿瘤细胞的杀伤力,因此自体移植在对化疗敏感的肿瘤患者中最为有效。考虑到其剂量效应关系的正相关性,烷化剂类药物是 HDC 的基础。烷化剂的活性取决于 DNA 损伤和修复的程度。因此,抑制 DNA 损伤修复的药物,如用于白血病的核苷类似物氟达拉滨或氯法拉滨,用于淋巴瘤的吉西他滨,与烷化剂联合使用,可产生协同作用并改善临床结果[4,5]。

最佳的 HDC 方案因疾病而异。自体移植后复发最常见的原因是 HDC 抗肿瘤效应不足引起的潜在肿瘤复发。提高 HDC 疗效的途径包括联合新型化疗药物(如吉西他滨或氯法拉滨)、单克隆抗体(如用于 CD20⁺ 淋巴瘤的利妥昔单抗)或表观遗传调节剂[如伏立诺他(vorinostat)或阿扎胞苷][6,7]。串联(双次)自体移植在多发性骨髓瘤(MM)患者中已经进行了全面评估,也是生殖细胞肿瘤患者的常规治疗方案。改善现有 HDC 方案的主要问题在于仅增加抗肿瘤药物的总剂量不一定能提高对肿瘤的杀伤作用,但肯定会增加副作用。因此,新型 HDC 方案必须具有坚实的药理学基础,并慎重考虑给药频次,并在精心设计的临床试验中进行开发以获得最佳治疗指数。

### ■ 干细胞回输

通常在完成 HDC 后 1～3 天,化疗药物代谢完成后开始静脉回输干细胞。干细胞经短暂循环后进入骨髓。造血功能一般在几周内恢复[8]。中性粒细胞通常在输注后 7～10 天恢复,血小板在输注后 10～21 天恢复。

### ■ 支持治疗

患者通常会接受 G-CSF 或其他造血生长因子以促进中性粒细胞恢复。在植入和血液学功能恢复的初始阶段,患者

常规接受预防性抗细菌、抗病毒和抗真菌的治疗。

## 自体移植 *vs* 异基因造血干细胞移植

自体移植与异基因干细胞移植的关系因不同血液系统疾病而异。自体移植的总体并发症发生率及死亡率较低,因为回输的细胞既不会引起免疫排斥反应,也不会产生移植物抗宿主病;但回输的自体移植物中可能存在着肿瘤细胞污染的潜在风险,特别是对于采集前骨髓受累的患者。在 PBPC 动员和采集之前用单克隆抗体进行体内净化,如使用利妥昔单抗治疗 CD20⁺ B 细胞淋巴瘤患者。最后,没有证据表明类似于异基因干细胞移植免疫介导的移植物抗肿瘤效应会在自体移植中出现。

## 高剂量化疗的并发症

HDC 会导致严重的全血细胞减少,通常持续 7～10 天。感染并发症在移植后中性粒细胞减少阶段(包括单纯性中性粒细胞减少性发热到危及生命的脓毒症)至移植后 6 个月内均可发生。移植后晚期还可发生耶氏肺孢子菌、真菌感染或带状疱疹再激活。因此,在干细胞回输开始时,就应当使用氟喹诺酮类药物进行细菌预防、阿昔洛韦/伐昔洛韦进行病毒预防,以及氟康唑进行真菌预防,并持续应用于整个中性粒细胞减少阶段。耶氏肺孢子菌肺炎预防治疗(如甲氧苄啶-磺胺甲噁唑)通常在移植后 3～4 周开始,持续至少 6 个月。抗病毒药物(阿昔洛韦、伐昔洛韦)预防性应用则需持续 6～12 个月[9]。

药物相关毒性(RRT)是指 HDC 中某些药物引起的对非造血组织的副作用。口腔黏膜和胃肠道是最易受影响的组织。随机临床试验验证了一些药物(如氨磷汀、帕利弗明、外用谷氨酰胺或激光治疗)在预防黏膜炎方面的疗效,而许多其

第 18 章

他常用药物(如类固醇、硫糖铝、漱口液或局部麻醉剂)尚未被证明有效。

肺、心脏、肝、脑和肾较少受 RRT 影响,通常仅在自体移植前已接受过多线治疗或有合并症的患者中受累。总体而言,1%~4%的患者死于 RRT 或感染,明显少于异基因干细胞移植。

自体移植间质性肺炎发生率高达 40%,在既往接受过纵隔放疗的患者中更常见,此外还可能与如卡莫司汀(carmustine)、白消安和全身照射等相关[10]。及时诊断对间质性肺炎治疗尤为重要,类固醇治疗通常有效。

心脏毒性通常不多见,但可在高剂量环磷酰胺或美法仑后出现。既往有过对纵隔或左胸壁的放射治疗,以及高龄,是发生心脏并发症的危险因素[11]。中枢神经系统并发症较为少见,但已有案例报道了发生痴呆和白质脑病,特别是使用了如卡莫司汀或塞替派等可以进入中枢神经系统的药物[12]。甲状腺功能减退症和雄激素功能减退症在移植后 6 个月至 2 年常见[13]。大剂量环磷酰胺或异环磷酰胺后发生出血性膀胱炎较罕见,可使用美司钠(mesna)进行预防[14]。

肝静脉窦阻塞综合征(SOS,以前称为静脉闭塞性疾病)是一组表现为体液潴留(在使用利尿剂情况下)、胆红素升高和肝大(可能伴疼痛)的临床综合征[15]。SOS 的严重程度取决于多器官功能衰竭和胆红素升高的程度。虽然轻度的 SOS 通常呈现自限性,但重症病例常进展为多器官衰竭,死亡率高达 80%以上。SOS 的易感因素包括既往肝功能损害、高龄和铁过载。有白消安口服史和全身照射史,尤其是与环磷酰胺联用时与 SOS 发生有关[16]。近年,卡利霉素抗毒素偶联药物开始用于白血病的治疗,如移植前使用伊诺珠单抗-奥唑霉素[17]和吉妥珠单抗-奥唑霉素增加了移植后 SOS 的发生率。MD Andersson 等率先使用白消安静脉给药,有效解决了口服白消安在患者体内吸收剂量差异的问题,并显著降低了 SOS 的发生率[18]。该研究小组还提出了药代动力学指导的静脉注射白消安剂量调整方法,进一步降低了 SOS 的发生率。全身性抗凝治疗和溶栓已被证明对 SOS 无效,并与严重的出血性并发症相关。唯一经美国 FDA 批准用于治疗 SOS 的药物是去纤苷(defibrotide)。在一个Ⅲ期临床试验中发现,应用去纤苷的患者在移植后 100 天 CR 率为 25.5%,而历史对照组为 12.5%[19]。去纤苷与改善移植后 100 天 SOS 的 CR 率和 OS 率相关。支持治疗对于 SOS 防治也十分重要,如使用利尿剂、限钠、避免肝毒性药物、氧气支持和必要时进行肾脏替代治疗。

最后,治疗相关 MDS(t-MDS)和治疗相关急性髓系白血病(t-AML)也是自体移植的潜在致命性并发症,累积发生率可由 20 个月的 1.1%增至 4 年的 23%[20]。随着移植后感染和 RRT 的管理能力提升,t-MDS/t-AML 已成为移植后非复发性致死的主要原因。t-MDS/t-AML 有两种主要类型:一是与烷化剂和放疗相关;二是与拓扑异构酶Ⅱ抑制剂相关。与烷化剂和放疗相关的 t-MDS/t-AML 通常发生于移植后 4~7 年,约 2/3 患者发生 MDS,1/3 患者发生伴 MDS

改变特征的 AML。5 号染色体[-5/del(5q)]和 7 号染色体[-7/del(7q)]异常高发。拓扑异构酶Ⅱ抑制剂相关的 AML 潜伏期更短,为 6 个月至 3 年,通常无 MDS 表现,多数情况下与 11q23 或 21q22 的易位有关。发生 t-MDS/t-AML 的危险因素包括移植时高龄、移植前有烷化剂、拓扑异构酶Ⅱ抑制剂使用史和放疗史、使用依托泊苷进行 PBPC 动员、含全身照射的预处理方案、CD34+ 细胞输注剂量不足和多次移植(如 MM 或生殖细胞肿瘤)。t-MDS/t-AML 的预后较差,唯一的治愈方法是异基因干细胞移植。

## 自体移植的预后

### ■ 非霍奇金淋巴瘤

自体移植作为非霍奇金淋巴瘤(NHL)的一线巩固或难治复发患者的挽救治疗,已经进行了广泛的研究。

#### 弥漫大 B 细胞淋巴瘤

几十年来,HDC 联合 ASCT 一直是对化疗敏感的弥漫大 B 细胞淋巴瘤(DLBCL)患者复发后的标准治疗(图 18-2)[21]。对挽救性化疗耐药、复发或进展时乳酸脱氢酶升高、既往持续 CR 时间少于 12 个月及(在复发或疾病进展时)国际预后指数(IPI)评分大于 1 分等因素是影响自体移植患者生存的不良预后因素。CORAL 研究表明,在利妥昔单抗(R-CHOP)已经作为一线治疗的情况下,对化疗敏感的复发 DLBCL 患者接受自体移植后 3 年无事件生存(EFS)率约为 25%[22]。

然而,对于初次获得 CR 的 DLBCL 患者,自体移植作为一线巩固治疗的作用尚未在随机试验中得到验证,特别是当患者移植前接受的是 R-CHOP 方案而不是 CHOP 方案[23]。因此,自体移植尚不被建议用作初次缓解的 DLBCL 患者的巩固治疗。

#### 滤泡性淋巴瘤

HDC 联合 ASCT 对化疗敏感的滤泡性淋巴瘤(FL)患者复发后的治疗作用尚不清楚。由于自体移植后 t-MDS/t-AML 风险增高,含高剂量环磷酰胺/全身照射的经典方案已被弃用。对自体移植而言,肿瘤细胞对自体移植物的潜在污染是主要风险[24]。近年来,利妥昔单抗的全身治疗减少了循环淋巴瘤细胞的数量,可获得 PCR 阴性的无肿瘤 PBPC,从而达到体内净化[25]。欧洲一项随机试验证实,化疗敏感的 FL 患者复发后接受自体移植可显著提高 PFS 和 OS[26]。然而,该研究是在利妥昔单抗时代前进行的,并不完全适用于当下患者。

约 20%的 FL 患者在一线化疗 2 年内(POD24)出现疾病进展。这部分患者的预后较差,5 年生存率约为 50%。在一项回顾性研究(数据来自 CIBMTR 和 National Lymphocare Database)发现,POD24 FL 患者早期接受自体移植(复发后 1 年内)与低死亡率相关($HR=0.63$,$P=0.02$)[27,28]。此外,另外两项德国前瞻性随机试验也证实了早期接受自体移植改善 POD24 FL 患者的总体生存率,5 年总体生存率为 77%,而未移植组仅为 59%($HR=0.54$,$P=0.03$)[29]。

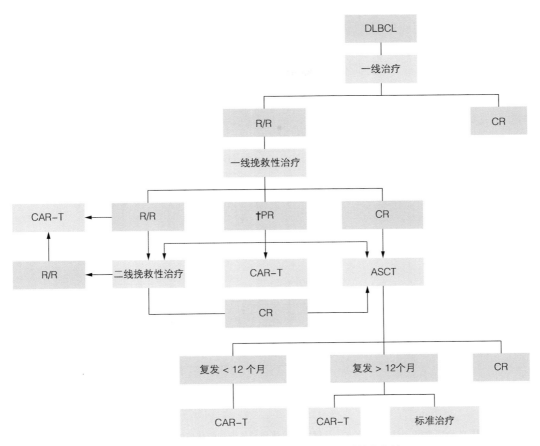

图 18-2　DLBCL 的治疗流程：DLBCL 的治疗方法及复发后自体干细胞移植的作用

## 霍奇金淋巴瘤

大多数霍奇金淋巴瘤（HL）经过一线治疗即可治愈。然而，仍有 20% 的患者一线治疗难治，此外 30% 的患者会在初次缓解后复发。对化疗敏感的难治（EFS 率为 30%～40%）或复发（EFS 率为 30%～65%）HL 患者接受自体移植均可获益（图 18-3）[30,31]。

自体移植预后不良因素包括初次 CR 持续时间不足 1 年、结外复发、复发或进展时存在 B 症状、复发时病灶＞5 cm，以及复发病灶位于之前的放射野内。无不良预后因素的患者是已成为主要的预后因素[32]。因此在移植前进行 PET 指导的，使用非交叉耐药方案挽救治疗，以达到 PET 阴性 CR，能改善自体移植的疗效[33,34]。自体移植后改善生存和预防复发的方法包括开发更有效的 HDC 方案和/或 ASCT 后维持治疗方案。MDACC 提出的吉西他滨/白消安/美法仑联合用药，相比于既往使用的标准 HDC 方案（BEAM），改善了 HL 患者的 2 年 PFS 率（65% vs 51%，P＜0.01）和 OS 率（89% vs 73%，P＜0.001）[35,36]。

一项Ⅲ期临床试验对原发难治或高复发风险的（定义为获得 CR1 持续时间不足 1 年或存在结外受累）患者在自体移植后使用 16 个周期的维布妥昔单抗治疗，可显著提高 5 年 PFS 率[59% vs 41%（安慰剂）]，但对 OS 无影响[37,38]。另一项小型Ⅱ期临床试验使用帕博利珠单抗维持治疗可使患者在 18 个月时获得 82% 的 PFS 率和 100% 的 OS 率[39]。

## 多发性骨髓瘤

HDC 联合 ASCT 是 MM 的标准治疗方法（图 18-4）。在新型抗骨髓瘤药物出现前，自体移植在多项随机临床试验中均表现出优于标准剂量化疗的 PFS 和 OS[40-42]。随后，蛋白酶体抑制剂（PI）、免疫调节药物（IMiD）和单克隆抗体的引入显著提高了 MM 患者预后。同时，研究发现自体移植后接受巩固治疗（包括新型药物）的患者较无移植后维持者预后更佳。在 IFM 2009 随机临床试验中，包含 PI 和 IMiD 的一线诱导方案比标准方案有更高的 CR 率（59% vs 48%，P＝0.03）和 MRD 阴性率（79% vs 65%，P＜0.001），以及更高的 PFS（中位数 50 个月 vs 36 个月，P＜0.001），但短期随访显示 OS 无显著差异[43]。

移植后使用来那度胺进行维持治疗可以延长患者的 EFS 和 OS[44,45]。但使用来那度胺的最佳持续时间尚不确定，有研究认为来那度胺维持治疗有较小概率引起继发性二次肿瘤，但也有研究不支持这项结论。在最新更新的临床试验中发现第 3 年停用来那度胺与较低的 PFS 率（80% vs 61%）相关。因此，根据患者的偏好和耐受性，我们更倾向于持续使用来那度胺进行维持治疗。还有一些临床诊疗中心在新诊断的 MM 患者中采用了复发风险指导下的维持治疗，对高危患者采用双药维持治疗（PI＋IMiD），显著提高了患者生存率。

第 18 章

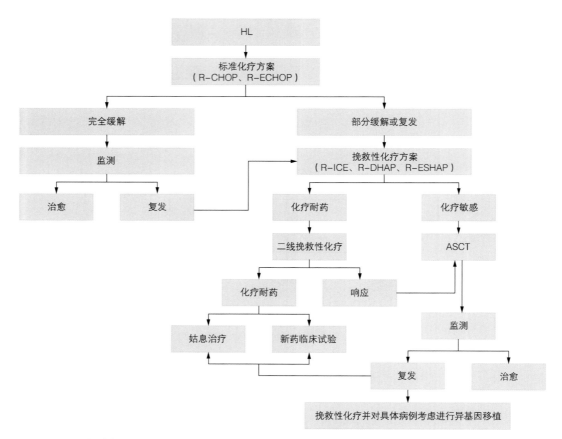

**图 18 - 3** HL 的治疗流程: HL 的治疗方法及复发后自体和异体干细胞移植的作用

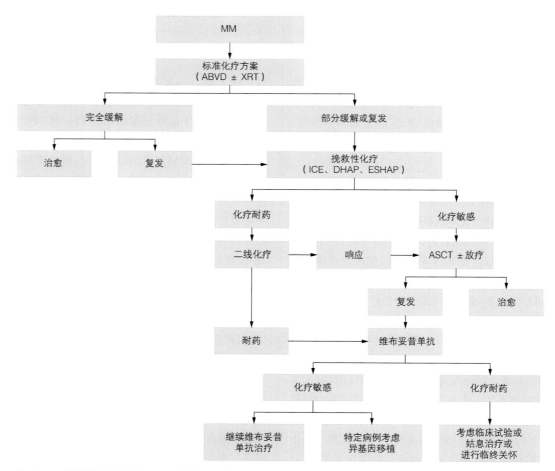

**图 18 - 4** MM 的治疗流程: MM 治疗方法及复发后自体和异体干细胞移植的作用

目前临床研究提示双次高剂量美法仑自体移植("串联自体移植")与单次自体移植的结果相互矛盾。在欧洲的试验中,接受串联自体移植的患者比单次自体移植者 3 年 PFS 率(73% vs 60%),3 年 OS 率(89% vs 85%)更高[46]。然而来自美国的研究结果不支持该获益,串联自体移植联合来那度胺维持治疗的患者 3 年 PFS 率为 58%,单次自体移植联合 4 个周期硼替佐米/来那度胺/地塞米松(VRD)和来那度胺巩固治疗的患者 3 年 PFS 率为 58%,而自体移植联合来那度胺维持治疗的 3 年 PFS 率为 54%[47]。两项研究的试验设计差异可能是导致结果不同的原因。值得注意的是,无论是欧洲还是美国的临床试验,具有高细胞遗传学风险的 MM 亚组更容易从串联自体移植中获得更好的 PFS[46,48]。

### 挽救/二次移植的作用

几项回顾性研究表明,复发患者进行二次自体移植挽救治疗仍可获得持久缓解[49]。初次自体移植 12 个月后复发患者和对挽救性治疗有反应患者预后通常更好[50]。一项英国随机对照试验比较了挽救性自体移植和挽救性 SDC,证实移植组具有更好的 PFS(中位数,19 个月 vs 11 个月,$HR=0.36$,$P<0.0001$)和 OS(中位数,67 个月 vs 52 个月,$HR$ 0.56,$P=0.01$)[51,52]。

### 新型 HDC 药物

在过去 40 年中,MM 患者自体移植的标准预处理方案一直是高剂量美法仑(200 mg/m²)。MDACC 的一项随机试验结果显示,预处理采用静脉注射白消安/美法仑(Bu/Mel)较高剂量美法仑可显著提高接受自体移植作为一线巩固治疗的 MM 患者的 PFS(64 个月 vs 43 个月,$HR=0.53$,$P=0.02$),特别是对于细胞遗传学高危患者[53]。吉西他滨抑制 DNA 损伤修复作用,MDACC 针对复发或难治 MM 患者的一项Ⅱ期试验显示,吉西他滨/白消安/美法仑的方案较高剂量美法仑的匹配历史对照具有更优的 PFS 和 OS[54]。PI 以正确的顺序与高剂量烷基化剂联用可显示出协同作用,并已显示出有益的临床结果[55-57]。目前正在研究的 MM 患者自体移植后适用的新疗法包括肿瘤疫苗[58]和细胞免疫疗法如 CAR-T 细胞[59]。

## 实体肿瘤

### 生殖细胞肿瘤

睾丸生殖细胞肿瘤(GCT)是 20~35 岁年轻男性中最常见的恶性肿瘤,但即使是晚期患者,睾丸 GCT 也是可治愈的。以顺铂为基础的一线 SDC 方案可治愈 90% 的晚期低风险患者,中风险和高风险患者治愈率分别为 80% 和 50%。美国的一项临床试验显示,中高风险患者接受串联自体移植与单次自体移植相比,EFS 和 OS 无显著差异[60]。

复发睾丸 GCT 患者最佳的挽救治疗方案尚不确定。基于顺铂的 SDC 方案,如紫杉醇/异环磷酰胺/顺铂(TIP),可使 CR 率达到 50%~60%,长期 EFS 率达到 20%~30%[61]。印第安纳大学提出的卡铂和依托泊苷(CE)联用的 HDC 方案联合 ASCT 在 GCT 患者也有疗效。一项对 2004—2014 年使用 CE 方案联合 ASCT 的 364 例 GCT 患者回顾性分析表明,首次复发后接受自体移植患者比二次或多次复发后者预后好(2 年 EFS 率分别为 63% 和 49%)[62]。CE 方案增加第三种药物,如环磷酰胺、异环磷酰胺、紫杉醇或塞替派可治愈 40%~50% 顺铂敏感的肿瘤患者,但难治患者仅有 4%~20% 的治愈率[63-66]。

Feldman 等分析了 107 例复发且伴不良预后特征 GCT 患者接受 HDC 联合 ASCT,移植时首次复发占 76%,二次复发占 20%,三次或多次复发占 4%,其中 76% 对顺铂不敏感。这些患者在接受 2 个疗程的紫杉醇/异环磷酰胺和 3 个疗程大剂量 CE 联合 ASCT,5 年 EFS 率为 47%[67]。首次复发和二次或多次复发患者 EFS 分别为 55% 和 23%。

MDACC 专注于预后非常差的患者,旨在寻求新的药物协同作用,开发更有效的 HDC。为了测试贝伐珠单抗(bevacizumab)和化疗之间潜在的协同作用,我们在难治复发 GCT 患者中开展了一项使用贝伐珠单抗-串联自体移植的Ⅱ期临床试验[68]。初步报告结果显示 42 名经过多线治疗的患者(中位 3 次复发),其中 87% 为顺铂耐药,第一次移植预处理方案为贝伐珠单抗和吉西他滨/多西他赛与美法仑与卡铂,第二次移植接受预处理方案为贝伐珠单抗和异环磷酰胺/卡铂/依托泊苷,中位随访 46 个月,EFS 率和 OS 率分别为 56% 和 58%,明显优于预期结局。为了增加患者治疗耐受性,随后在第二队列患者中剔除了贝伐珠单抗,中位随访 26 个月,患者的 EFS 率和 OS 率分别为 71% 和 74%[69]。这些结果提示无论是否使用贝伐珠单抗,吉西他滨与其他药物之间的协同相互作用治疗顺铂耐药的 GCT 细胞的主要机制可能是通过影响抑制核苷酸切除修复来抑制 DNA 损伤修复[70]。

关于是否应推荐所有首次复发 GCT 患者进行 HDC 联合 ASCT 尚无共识。串联自体移植似乎比单次自体移植更有效[71]。HDC 联合 ASCT 作为挽救治疗的结果似乎优于 SDC 的预期结果[72]。为阐明这一重要问题,随机Ⅲ期 TIGER 试验正在进行中,该试验将 TI-CE 方案与 3 个周期的 HDC 联合 ASCT 和 SDC(TIP×4)进行比较[73]。

总之,目前随机试验的数据不支持 HDC 联合 ASCT 在 GCT 一线治疗中的作用。正在进行的 TIGER 试验将解释 HDC 联合 ASCT 在首次复发患者的挽救治疗中的作用。最后,HDC 联合 ASCT 已被广泛接受为二次或多次复发患者的标准挽救治疗方法。

## 其他实体肿瘤

早期一项研究高危原发性乳腺癌(HRPBC)患者使用 HDC 联合 ASCT 的Ⅱ期临床试验中,累及 10 个或更多腋窝淋巴结者的长期 PFS 可达到 57%~72%[74,75]。这些结果导致 20 世纪 90 年代的自体移植病例数显著增加,并促进多项Ⅲ期临床试验的进一步开展。15 个关于 HRPBC 患者进行 HDC 联合 ASCT 的临床试验,4 个或更多淋巴结受累的患者定义为高危,部分临床试验中高危患者则需 10 个或更多淋巴结受累。尽管多数试验显示自体移植对 HRPBC 患者的 EFS 有益,但 2 项试验提示患者的 OS 也受益。Meta 分析显示,中位随访 6 年,EFS 有显著获益($HR$ 0.87,$P<0.001$),但在 OS 方面无显著差异($HR$ 0.94,$P=0.13$)[76]。最近,在荷兰进行的一项长达 20 年的随访报告显示,自体移植对高危患者(≥10 个淋巴结受累)OS 有益[77]。

与 HRPBC 相似,转移性乳腺癌(MBC)的前瞻性研究显示患者对 HDC 联合 ASCT 治疗的反应好且 CR 率高,显著改善了长期预后。这些结果进一步促进在化疗敏感 MBC 患者中比较自体移植与 SDC 疗效的随机试验开展。其中 6 项临床试验显示出自体移植对 MBC 患者的 EFS 有益,但仅有 1 项试验提示对患者的 OS 也有益。meta 分析提示自体移植可显著改善患者的 PFS(中位数,11 个月 $vs$ 8 个月,$HR$ 0.76,$P<0.001$),但 OS 无显著性差异[78]。

总之,MBC 和 HRPBC 的临床试验显示自体移植可改善患者 PFS,但 OS 无明显获益。Meta 分析发现自体移植可使 HRPBC 复发风险降低 13%,MBC 的进展风险降低 24%。尽管有人群可能从自体移植受益,如 10 个或更多淋巴结受累的患者[77]、炎性乳腺癌[79]或非转移性疾病患者[80],但自体移植现已从乳腺癌治疗方案中删除。

自体移植已在其他化疗敏感的实体瘤成人患者中进行了评估,包括卵巢癌、小细胞肺癌、黑色素瘤、恶性胶质瘤和肉瘤。但这些研究大多数规模较小且未能显示出生存获益[81]。

## 结论

总之,HDC 联合 ASCT 是一种安全的治疗方法,可降低肿瘤负荷,并且在各种情况下对 NHL、HL、MM 和 GCT 疗效较好。目前的研究重点是改进 HDC 方案和移植后管理,以防止微小残留病的复发。

## 提示

- 在撰写本文时,自体移植作为一线巩固治疗的作用在初次达到缓解的 B 细胞非霍奇金淋巴瘤(IPI 高危侵袭性淋巴瘤除外)和霍奇金淋巴瘤患者中尚未被证实。相比之下,大多数 T 细胞淋巴瘤患者(ALK 阳性的间变性大细胞淋巴瘤除外)似乎受益于自体移植。
- 一部分滤泡淋巴瘤患者在一线化疗后 2 年内出现疾病进展,预后较差,建议这些患者尽早进行自体移植。
- 高危 MM 患者受益于大剂量预处理化疗。具有高复发风险特征的患者可在 MDACC 接受静脉注射白消安和美法仑的联合治疗。
- 霍奇金淋巴瘤患者自体移植后使用维布妥昔单抗维持治疗可

显著改善 PFS,在 MDACC,高复发风险的患者常规使用布伦妥昔单抗维持治疗。
- 霍奇金淋巴瘤和非霍奇金淋巴瘤高复发风险的患者,使用新型 HDC 方案(伏立诺他/吉西他滨/白消安/美法仑)取得了显著疗效。对于难治性疾病和高危特征的患者,MDACC 建议在临床试验中给予这种新型 HDC 方案。
- MDACC 推荐 GCT 复发患者进行串联自体移植。对于高复发风险或晚期复发(二次或多次)患者,我们采用吉西他滨/多西他赛/美法仑/卡铂作为第一次自体移植的预处理方案,ICE 作为第二次自体移植的预处理方案,其结果似乎优于传统的串联自体移植方案(卡铂和依托泊苷)。

# 第 19 章　异基因造血干细胞移植

Rohtesh S. Mehta
Chitra Hosing
黄静涛　胡晓霞·译

## 要点

▶ 随着供者来源增加和减低强度预处理(RIC)的应用,异基因造血干细胞移植(allo-HSCT)数量不断增加。

▶ 与 RIC 相比,清髓预处理(MAC)复发风险更低,但其非复发死亡(NRM)风险较高。

▶ 年龄、体能状态和 HCT-CI 评分影响 NRM,在选择预处理强度时,需与疾病复发的风险一起考虑。

▶ allo-HSCT 后患者主要的死亡原因是疾病复发,移植后 NRM 的主要原因是移植物抗宿主病(GVHD)和感染。

▶ allo-HSCT 后维持治疗可以降低复发的风险。

▶ 新的 GVHD 预防策略仍在探索,以降低 GVHD 的发生率和相关死亡率。

allo-HSCT 可治愈多种恶性和非恶性疾病。随着移植技术的不断发展,包括预处理方案改进和移植相关毒性的管理,越来越多的高龄和/或合并症患者也可以接受移植。2018 年,美国共进行了 9 000 多例 allo-HSCT[1],其中约 30% 的患者年龄在 60 岁或以上,6% 的患者年龄在 70 岁或以上[2]。本章节总结了 allo-HSCT 的研究进展,特别是 MDACC 的治疗策略。关于特定疾病及 allo-HSCT 适应证的深入讨论在相应的章节中找到。

## 历史背景

自 1945 年核事件[3]后,allo-HSCT 研究迅速发展,首例人类 allo-HSCT 在 20 世纪 50 年代晚期完成。最初尝试从胎儿或成人尸体获取骨髓(BM)并移植到 6 名终末期患者中,但未能实现植入。然而,这些尝试为输注骨髓并不引起肺栓塞提供了重要的安全性数据[4]。几年后,2 例急性淋巴性白血病(ALL)患儿经致死剂量的全身照射(TBI)后接受同基因骨髓移植(BMT)并植入成功,但因预处理强度不足导致疾病复发[5]。此后,预处理方案进一步强化。在 20 世纪 60 年代早期,BMT 患者预后极差,植入率不到 40%,约 75% 的患者死亡[6]。20 世纪 60 年代中期[7]人们逐渐开始认识 GVHD 和人类白细胞抗原(HLA),这一概念在 20 世纪 60 年代后期被整合进 allo-HSCT 领域。1968 年首次报道了 2 例非恶性儿童血液病患者使用"HLA 匹配"的同胞供者(MSD)进行 allo-

HSCT 的成功案例[8,9]。值得注意的是,当时采用血清学方法进行 HLA 检测,即检测血清中能凝集外周血(PB)T 细胞或 B 细胞的抗体。随着这些成功案例的出现,以及对 GVHD 和 HLA 系统的认识不断深入,BMT 研究热潮再次出现。很快,供者选择扩大到了非亲缘供者。1973 年,首例 HLA 匹配非亲缘供者(MUD)的 allo-HSCT 成功应用于 1 名患有 X 连锁慢性肉芽肿性疾病的 2 岁男童[10,11]。后来,许多使用部分匹配/不匹配的单倍体供者和脐血(UCB)的 allo-HSCT 成功病例相继被报道。

## 异基因造血干细胞移植模式

allo-HSCT 的关键组成部分包括受者、供者(亲缘或非亲缘)、干细胞来源(BM、PB 或 UCB)、供受者 HLA 匹配程度(匹配或不匹配)、预处理强度[清髓性(MAC)、非清髓性(NMA)或减低剂量强度预处理(RIC)]、GVHD 预防和 allo-HSCT 后支持治疗。

### ■ 受者

allo-HSCT 可应用于各种恶性疾病(主要是血液系统肿瘤和一些实体瘤)和非恶性疾病(如再生障碍性贫血、范科尼贫血和其他骨髓衰竭综合征、淋巴组织细胞增多症、严重免疫缺陷综合征、Wiskott-Aldrich 综合征、镰状细胞性贫血、重型地中海贫血、晚期自身免疫性疾病等)。本章主要关注成人恶性血液病,是最常见的适应证,约占美国 2018 年所有 allo-

HSCT 总数的 75%，如 AML、ALL、骨髓增生异常综合征（MDS）和骨髓增殖性肿瘤（MPN）[1]。其余 allo - HSCT 案例多为血液其他恶性肿瘤，如淋巴瘤、多发性骨髓瘤、慢性淋巴细胞白血病、慢性粒细胞性白血病（CML）和非恶性疾病。

鉴于 allo - HSCT 并发症发生率和死亡率高，患者是否能从中获益并最大限度降低非复发致死率（NRM）至关重要。影响患者预后的独立因素是：① 合并症，影响 NRM；② 原发病，影响 allo - HSCT 后复发和复发相关死亡率。

预测 NRM 最常用的工具是 allo - HSCT 特异性合并症指数（HCT - CI）[12]，是合并症的综合评分，包括心血管、肺、肝或肾功能不全、既往实体瘤病史和糖尿病等，每种合并症都有不同的加权评分。根据总分将患者分为低（0）、中（1～2）和高（≥3）3 个危险类别，相应的 2 年 NRM 分别为 14%、21% 和 41%[12]。对于 40 岁及以上的患者，年龄和 HCT - CI 评分可以提供一个额外的分数。与评分为 0 分者相比，患者评分为 2 分或更低时不增加 NRM，而患者评分为 3 分或更高时 NRM 升高。NRM 风险因预处理强度而异，NMA 显著低于 MAC，但 RIC 不低于 MAC。评分为 3～4 分的患者 2 年 NRM 发生率分别为 17%（NMA）、36%（RIC）和 37%（MAC），评分≥5 分的患者分别为 35%（NMA）、41%（RIC）和 49%（MAC）[13]。

多个评分系统可以评估原发病风险，如 ELN AML 分类[14]、MDS 适用的修订的国际预后评分系统（R - IPSS）[15] 或通用的疾病风险指数（DRI）[16]。修订后的 DRI（rDRI）根据 allo - HSCT 时的患者的基础疾病和缓解状态将患者分为 4 个危险组，2 年总生存率（OS）分别为 66%（低危）、51%（中危）、33%（高危）和 23%（极高危）[16]。一般来说，中度或高/极高 rDRI 的患者适合移植，而低风险患者则可从非移植治疗中获益。

MDACC 对所有患者在移植前进行细致评估，以确定疾病风险并评估合并症。移植没有明确的年龄界限，需综合考虑患者的临床状况、HCT - CI 评分、DRI、家庭和社会支持，以及个人意愿。此外，60 岁以上的患者和临床状况不佳的患者也由"增强康复计划"（enhanced recovery program）的个性化多学科小组进行评估，包括移植医生、高级护理师、营养师、物理和职业治疗师、药剂师、康复医师和老年医师。

### ■ 供者

在美国，allo - HSCT 大多数使用非亲缘供体，单倍体的数量正在增加（2018 年占所有 allo - HSCT 的 21%），与 MSD（2018 年占所有 allo - HSCT 的 25%）趋于一致，而 UCB 在过去几年中有所减少（图 19 - 1）。

HLA 匹配程度是影响 GVHD 和移植物抗肿瘤（GVT）效应的最重要因素。主要组织相容性复合体（MHC）是一组编码主要组织相容性抗原的基因簇，人类 MHC 称为 HLA，编码细胞表面负责 T 细胞抗原呈递的一系列蛋白质。HLA 位于人 6 号染色体短臂上的 6p21.3 区，含有 220 多个不同的类别的基因。Ⅰ类基因包括三个"经典"基因（HLA - A、HLA - B 和 HLA - C）、三个"非经典"基因（HLA - E、HLA - F、HLA - G）和数个假基因（Pseudogenes）（HLA - H、HLA - J、HLA - K、HLA - L、HLA - N、HLA - P、HLA - S、HLA - T、HLA - U、HLA - V、HLA - W 和 HLA - Y），其等位基因超过 19 000 个[17]。HLA Ⅰ类抗原在所有有核细胞（中枢神经系统细胞除外）和血小板上表达，可将内源性肽呈递给 CD8+ T 细胞。Ⅱ类基因包括 HLA - DR（HLA - A 和 HLA - B1 - 9）、HLA - DQ（HLA - A1、HLA - A2 和 HLA - B1）、HLA - DP（HLA - A1、HLA - A2、HLA - B1 和 HLA - B2）、HLA - DM（HLA - A 和 HLA - B）、HLA - DO（HLA - A 和 HLA - B），共有 7 000 多个等位基因[17]。HLA Ⅱ类抗原在经典抗原呈递细胞（单核细胞、巨噬细胞、树突状细胞、朗格汉斯细胞和 B 细胞）和其他细胞（包括内皮细胞和胸腺上皮细胞）上表达，将抗原肽呈递给 CD4+ 辅助 T 细胞。Ⅲ类基因包括参与炎症反应和编码补体系统蛋白、热休克蛋白和肿瘤坏死家族基因[18,19]。此外，还有几种微小组织相容性抗原（miHA）

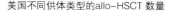

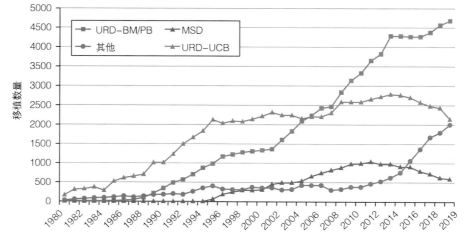

**图 19 - 1** 美国按供体类型划分的 allo - HSCT 接受者。经许可引自 Phelan R，Arora M，Chen M：Current use and outcome of hematopoietic stem cell transplantation：CIBMTR US summary slides，2020. https://www.cibmtr.org/ReferenceCenter/SlidesReports/SummarySlides/pages/index.aspx

即使供受者 HLA 匹配，它们也可能不同[20]。这些 miHA 可进一步分类为造血组织微小 H 抗原（对 GVT 效应至关重要）或广泛表达的微小 H 抗原（对 GVT 和 GVHD 都至关重要）[20,21]。

临床试验以外的 allo-HSCT，只需检测经典的 HLA Ⅰ 类基因（HLA-A、HLA-B、HLA-C）和 Ⅱ 类基因（HLA-DP、HLA-DQ、HLA-DR），不必检测 HLA Ⅲ 类基因和 miHAs。"HLA 匹配"的定义取决于测试哪些基因。例如，供者可为 HLA 6/6 匹配（HLA-A、HLA-B、HLA-DRB1），HLA 8/8 匹配（HLA-A、HLA-B、HLA-C 和 HLA-DRB1），HLA 10/10 匹配（HLA-A、HLA-B、HLA-C、HLA-DRB1 和 HLA-DQB1）和 HLA 12/12 匹配（HLA-A、HLA-B、HLA-C、HLA-DRB1、HLA-DQB1 和 HLA-DPB1）。一般来说，MSD 显著降低 GVHD 风险，在某些特定群体中 OS 更好，较 MUD 是移植首选[22-24]。没有合适 MSD 时，MUD 是可替代选择，预后相当[25-28]。HLA 检测技术迅速发展，目前常规执行跨多个位点的等位基因水平匹配。HLA 10/10 匹配 MUD 根据 DBP1 错配可将供者进一步归类[29]。例如，DPB1 不容许错配供者较 DPB1 容许错配者，NRM 和严重急性 GVHD 的风险增加，患者 OS 较差；DPB1 容许错配者较 DPB1 匹配者，复发率更低，但 NRM 较高，患者 OS 相似[29]。目前 MDACC 使用高分辨率方法（如 PCR，测序分型，Sanger 测序或二代测序等）检测 HLA-A、HLA-B、HLA-C、HLA-DRB1、HLA-DQB1 和 HLA-DPB1，以期找到 HLA 12/12 匹配供者。UCB 的 HLA 匹配要求有所不同。

HLA 匹配（HLA-matched）和 HLA 相同（HLA-identical）这两个术语经常可以互换使用，特别是在 MSD 中，但从严格的意义上讲，HLA 相同指供受者在所有 HLA 基因座编码的整个氨基酸序列上是匹配的。亲属供者背景下，当分离分析（segregation analysis）表明供受者遗传了相同的来自母亲和父亲单倍体（HLA 基因型相同）时，认定 HLA 同一性[30]。否则，HLA 同一性只能通过对 HLA 所有基因座（HLA 表型同一性）测序来验证，但这是不切实际的。HLA-B 和 HLA-C 基因与 HLA-DRB1 和-DQB1 基因之间存在较强的连锁不平衡（linkage disequilibrium）[31]，所以 MSD 的 HLA 匹配程度一般可以用 HLA-A、HLA-B 和 HLA-DRB1 分型（"HLA 6/6 匹配"）来定义，因为这通常也提示 HLA-C 和 HLA-DQB1 也匹配（"HLA 10/10 匹配"）。然而，即使遗传了相同的来自母亲和父亲单倍型的 MSD，也有可能 HLA 匹配而不是 HLA 相同的，但是这是罕见情况。一项研究发现，使用单核苷酸多态性基因分型和全 MHC 基因组测序来评估 HLA 6/6 匹配的 MSD 中 HLA 同一性，供受者 HLA-DPB1 上不匹配约 4/255（1.5%），在 MHC 片段上有很大的基因组差异约 4%[32]。

#### ■ 预处理方案

预处理方案的目标：① 清除或减少肿瘤细胞负荷（恶性疾病中称为"mye-loablation"）；② 清除受者的细胞毒性淋巴

细胞（"lym-phoablation"），防止移植排斥。预处理方案分为 MAC、NMA 或 RIC[33]。根据定义，MAC 方案在没有造血干细胞支持的情况下导致长时间、不可逆的全血细胞减少，NMA 方案导致全血细胞轻微减少或不减少，因此在没有造血干细胞支持的情况下也可进行。介于 MAC 或 NMA 之间的被归为 RIC 方案，通常会导致全血细胞减少，需要造血干细胞支持[33,34]。根据既往经验，预处理方案通常为 MAC，包含大剂量化疗（通常是烷化剂）和/或 TBI。然而，由于显著的药物相关毒性，老年患者和多合并症者不能耐受，因此预处理中烷化剂或 TBI 的剂量一般至少减少 30%，尽量减少毒性使更多患者能接受 allo-HSCT，这种方案即 RIC（减少预处理中放疗和/或化疗的剂量）[33,34]。有研究总结了一些预处理强度的标准[35]。"Champlin 标准"将 RIC 定义为：① 在没有干细胞支持的情况下，骨髓抑制可逆（通常在 28 天内）；② 首次评估时（通常在干细胞移植后 28~35 天）部分患者表现为混合嵌合；③ 非血液系统毒性低。国家骨髓捐赠计划（NMDP）[36] 和国际血液和骨髓移植登记中心（CIBMTR）制定了一个更具体的标准[1,37]：① 单次 TBI<5 Gy 或分次 TBI≤8 Gy；② 口服白消安（Bu）≤9 mg/kg（或相当的静脉用量，1.0 mg/kg 口服=0.8 mg/kg 静脉）；③ 塞替派<10 mg/kg；④ 美法仑<140 mg/m$^2$的（最近提出美法仑≤150 mg/m$^2$）[37]，一般联用嘌呤类似物，如氟达拉滨（Flu）或克拉屈滨（图 19-2）。

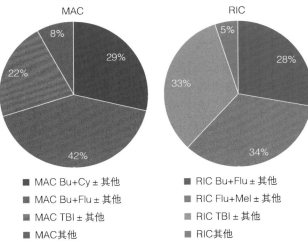

美国急性髓性白血病（AML）或骨髓增生异常综合征（MDS）allo-HSCT 的常见预处理方案（2009—2019 年）

**MAC**
- 29%
- 8%
- 22%
- 42%

**RIC**
- 5%
- 28%
- 33%
- 34%

■ MAC Bu+Cy ± 其他
■ MAC Bu+Flu ± 其他
■ MAC TBI ± 其他
■ MAC其他

■ RIC Bu+Flu ± 其他
■ RIC Flu+Mel ± 其他
■ RIC TBI ± 其他
■ RIC其他

**图 19-2** 2007—2017 年美国 allo-HSCT 中 AML 或 MDS 的常见预处理方案。经许可引自 Phelan R，Arora M，Chen M：Current use and outcome of hematopoietic stem cell transplantation：CIBMTR US summary slides，2020. https://www.cibmtr.org/ReferenceCenter/SlidesReports/SummarySlides/pages/index.aspx

#### 清髓性预处理（MAC）

清髓方案大致分为基于化疗和基于 TBI，后者通常与化疗联用。TBI 最常与环磷酰胺（Cy/TBI）[38-42] 和依托泊苷（TBI/Etoposide）[39-40] 联用，其他药物如氟达拉滨（Flu/TBI）[43-45]、阿糖胞苷[42,46]、美法仑[43] 则较少使用。增加 TBI 总剂量可显著降低复发风险，但也导致更高的 NRM，因此患者的 OS 无显著变化[47-50]。我们推测分次给药方案将允许某些正常组织在给药之间得到一定恢复,从而尝试对患者进行每天多次 TBI,这在理论上实现对恶性细胞的杀伤作用同时降低毒性[51-53]。

大剂量 TBI 带来一些短期和长期的并发症,包括胃肠道(GI)和肺部毒性、继发肿瘤、生长迟缓和/或智力发育迟缓、白内障和内分泌功能障碍等。这些使无放疗预处理得到发展,白消安联合环磷酰胺(Bu/Cy)或氟达拉滨(Bu/Flu)最常用。白消安口服总剂量为 16 mg/kg,分 4 次/天,连用 4 天(1 mg/kg×16 次),然后大剂量环磷酰胺连用 2~4 天(总剂量 120~200 mg/kg)[54,55]。然而由于口服白消安肠道吸收不可预测,生物利用度不稳定,可能导致过度毒性如致命的静脉闭塞性疾病(VOD)/窦性阻塞综合征(SOS),特别是与环磷酰胺联用时[56],因为其代谢在个体之间差异很大[57]。此外,大剂量双烷化剂用,如 Bu/Cy 方案(两者都能消耗肝的谷胱甘肽)可导致毒性叠加[58]。因此,MDACC 用具有同样免疫抑制作用的氟达拉滨代替环磷酰胺,通过抑制 DNA 损伤修复而加强烷化剂诱导的细胞杀伤作用,与白消安有协同作用,并且不通过谷胱甘肽(GSH)/谷胱甘肽 S-转移酶(GST)和肝 CYP450 通路代谢,不会引起 SOS。此外,静脉注射白消安替代口服白消安可显著降低 SOS 风险(不能完全消除)并提高患者生存率[56]。静脉注射白消安使患者的全身药物暴露更易预测,特别是与药代动力学剂量监测("靶向白消安")[58]联合使用时,并且由于血浆半衰期长,白消安和氟达拉滨每天给药一次的方案更具实用性和便利性。

Bu/Flu 方案在多项研究中取得了良好的疗效,已经成为 MDACC[59,60]和北美其他主要移植中心[61,62]标准 MAC 方案。在 Bu/Flu 方案中,氟达拉滨通常在第−6~−3 天以 40~50 mg/m² 的剂量给药,每次给药后立即注射白消安,可调整剂量以达到曲线下面积(AUC)为每天平均 4 000~6 000 μmol/min 或总病程 AUC 为 16 000~24 000 μmol/min。最近,我们开展了白消安分次给药("定时顺序")的新方法,患者在 allo-HSCT 前 1~2 周(第−20 天和−13 天,或第−13 天和−12 天)接受两剂白消安静脉注射(每剂 80 mg/m²),然后第−6~−3 天每天一次静脉注射氟达拉滨和白消安,在药代动力学分析的指导下,白消安需达到(16 000~20 000)±12% μmol/min 的总剂量 AUC[63,64]。通过这种方法,我们已经能够安全地给 75 岁以下和那些有明显合并症的患者(通常被认为不适合 MAC)进行清髓预处理[63,64]。

### 减低强度预处理/非清髓性预处理

20 世纪 70 年代后期研究发现 GVHD 与白血病复发存在负相关,逐渐认识供体 T 细胞介导 GVT 效应[65-69]。同基因比异基因 HSCT 复发风险更高[70],移植物去 T 比非去 T 复发风险更高[71]。这些结果进一步证实了存在 GVT 效应,促进 NMA/RIC 方案的产生,不能耐受 MAC 的患者采用减低强度预处理获得 allo-HSCT 的机会,通过 GVT 效应可以补偿减低化疗强度导致对肿瘤杀伤力的减少。

NMA 和 RIC 方案通常也以化疗和/或 TBI 为基础。临

床前工作表明,当与移植后免疫抑制剂结合时,低至 2 Gy 的 TBI 剂量足以使供体干细胞植入[72]。Fred Hutchinson 癌症研究中心的早期研究使用 2 Gy TBI 作为对 MAC 存在相对禁忌的患者接受 MSD HSCT 的唯一预处理方案,移植后原发病未缓解和/或混合嵌合的患者进行供体淋巴细胞输注(DLI),尽管 20% 的患者失败,复发死亡率约为 27%,但 NRM 较低(约 7%),OS 率约为 67%,这一结果仍具有积极意义[69]。随后,加入氟达拉滨(Flu/TBI)改善了供体嵌合率并减少了移植排斥,但疾病复发/进展或相关死亡率仍然显著[73,74]。其他研究增加了环磷酰胺(Flu/Cy/TBI),这是常用于 CBT[75,76]和单倍体[77]的预处理方案。

MDACC 常用的 RIC 方案包括氟达拉滨和烷化剂如美法仑(Flu/Mel)或小剂量白消安(Bu/Flu)。MDACC 多项研究报告了基于嘌呤核苷类似物(氟达拉滨)和美法仑(100~180 mg/m²)的方案[78-81]成功使用案例。在基于 Bu/Flu 的 RIC 方案中,白消安的口服总剂量为 8 mg/kg(或 6.4 mg/kg 静脉注射)或更低。以往所谓的"FB2"方案给予氟达拉滨联合白消安 3.2 mg/kg 静脉滴注 2 天(总剂量 6.4 mg/kg),而传统的"FB4"方案,即白消安静脉滴注 3.2 mg/kg,共 4 天(总剂量 12.8 mg/kg)[82,83]。FB2 与 FB4 的定义已经过时,因为更低剂量的白消安也可以在 4 天内给药(0.8 mg/kg 每天静脉注射×4 天,总剂量为 3.2 mg/kg 静脉注射)[84]。此外,白消安固定标准剂量的概念已经过时,因为现在的白消安剂量是通过药代动力学分析定期确定的,RIC 方案的剂量目标是总疗程 AUC 为 16 000 μmol/min 或更低[63,64,85]。

由于 RIC 方案复发风险高且生存率低,MDACC 的标准方案是尽可能使用 MAC,尤其是髓系肿瘤[37]。BMT-CTN 进行的一项Ⅲ期随机试验比较了 65 岁以下 AML 或 MDS 患者中 RIC 和 MAC 方案的疗效,尽管 RIC 较 MAC 的 NRM(4% vs 16%,P=0.002)更低,但由于高复发风险(48% vs 13%,P<0.001),更差的无病生存期(DFS),该临床试验被提前停止[37]。许多大型回顾性研究表明 RIC 复发率高,NRM 低,因此生存率相似[86-88],但 ALL 患者缺乏类似数据。

#### ■ 造血干细胞来源

UCB 移植将在单独的章节中进行讨论,本章集中讨论骨髓或外周血来源干细胞移植。干细胞/移植物来源对供者和受者都有影响。以往,造血干细胞是通过从正常供体的髂后上棘收集骨髓获得。在过去 10 年中,外周血已经成为成人 MSD 或 MUD 最常用的干细胞来源,最近在半相合移植中也是如此(图 19-3)[1]。

骨髓采集通常在门诊进行,供者的并发症发生率一般较低[89]。骨髓采集的直接并发症(与全身麻醉和插管有关)包括呕吐(约 10%)、咽喉痛和低血压(<10%)。最常见的并发症是穿刺部位的疼痛(约 50%),可持续长达 2 周(中位数为 1 天),通常需要镇痛剂(大部分是非麻醉剂)干预[90,91]。NMDP 要求麻醉持续时间小于 150 min,采集时间小于 120 min,并允许抽取最多 20 mL/kg(供者体重)的骨髓,预测总有核细胞计

接受MRD allo-HSCT的患者数量(美国，≥18岁)

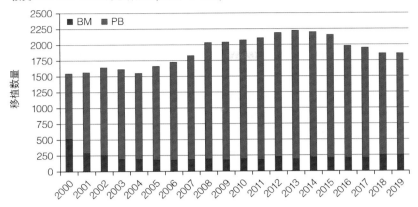

接受URD allo-HSCT的患者数量(美国，≥18岁)

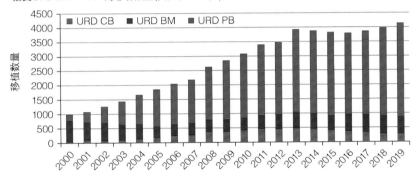

根据移植物类型分类的单倍体allo-HSCT的患者(美国)

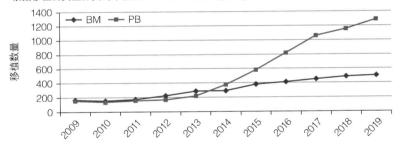

**图 19-3** allo-HSCT 的供体和受体数量。经许可引自 Phelan R，Arora M，Chen M：Current use and outcome of hematopoietic stem cell transplantation：CIBMTR US summary slides，2020. https://www.cibmtr.org/ReferenceCenter/SlidesReports/SummarySlides/pages/index.aspx

数(TNC)中位数为 $0.183 \times 10^8$/mL[92,93]。然而，尽管尽量使用更理想的捐赠者(例如，年轻男性)，但是收集到的骨髓质量正在下降。骨髓 TNC 剂量是 allo-HSCT 结果的重要预后因素，一项研究根据 TNC 剂量将患者分为三组：$<2.5 \times 10^8$ 细胞/kg(低剂量)、$(2.5 \sim 5) \times 10^8$ 细胞/kg(中剂量)和 $>5 \times 10^8$ 细胞/kg(高剂量)，高剂量组患者的 NRM 明显较低剂量组和中剂量组降低(分别为 41%、36% 和 28%，$P=0.01$)，OS 率明显改善(分别为 45%、51% 和 56%，$P=0.0008$)，并且高剂量组植入更快，植入效果更好[94]。

20 世纪 90 年代初期以来，使用外周血来源的干细胞移植已经越来越普遍。每天 6~16 μg/kg 重组粒细胞集落刺激因子(G-CSF)，连续给药 4~6 天，可以将造血干细胞动员到外周血中，随后可再通过一个或多个白细胞分离程序收集干细胞。使用外周血干细胞时，需比骨髓来源取更高剂量的 CD34⁺ 细

胞。通常，外周血 CD34⁺ 细胞的剂量要达到 $2 \times 10^6$/kg~$10 \times 10^6$/kg，MDACC 的标准剂量为 $4 \times 10^6$/kg。许多研究比较了外周血和骨髓来源的移植，已证实了外周血干细胞移植的有效性和安全性[95-98]。无论是使用外周血采集(65%)或骨髓采集(57%)，供体不良事件(AE)比例相近，且 AE 症状不同，但其中大多数症状短暂或仅为轻度至中度。使用外周血干细胞时，大多数 AE 都与高剂量 G-CSF 相关(最常见的是骨痛、肌痛、头痛或疲劳，在约 70% 的病例中可见)，或与白细胞去除术相关[由柠檬酸盐给药引起的刺痛、麻木、腕足痉挛等，以及恶心(20%)、通路问题(静脉通路浸润、血肿、血流不良等，约 20% 的病例中可见)]相关。其他罕见的与白细胞分离相关的 AE 包括胸痛、头痛、低血压、晕厥和低钙血症相关的手足抽搐[99]。

多项研究评估了使用骨髓干细胞或外周血干细胞来源

MSD 和 MUD 患者的预后。一项大型的 Ⅲ 期多中心随机对照试验显示,在 MUD 中,PB 干细胞移植相比于 BM 移植 cGVHD 的风险显著增高(53% vs 41%,P=0.01),复发率、NRM、DFS 和 OS 均无显著差异,值得注意的是,BM 移植组移植失败的概率(9%)高于 PB 干细胞移植组(3%),P=0.002[100]。在 MSD 中,PB 移植发生 cGVHD 的风险较 BM 移植更高(分别为 73% 和 56%,P=0.021),而 OS 率(49% vs 57%)或 DFS 率(ALL:13% 和 28%;AML:62% 和 47%;CML:40% 和 48%)没有显著差异[101]。另一项研究证实 PB 移植物较 BM 移植物虽然 cGVHD 的发生风险更高(61% vs 45%,6 年),但复发率无显著差异。此外,PB 移植和 BM 移植患者的 NRM 和 DFS 因疾病种类和阶段而不同。例如,早期白血病和晚期 CML 患者中,PB 或 BM 移植有相似的 NRM,但在早期 CML 患者中 PB 移植的 NRM 更高,而晚期白血病患者中 BM 移植的 NRM 更高。早期 CML 患者 BM 移植的 DFS 率较高(分别为 41% 和 61%),但晚期 CML 患者 BM 移植 DFS 率更低(分别为 33% 和 25%)[102]。一个对 9 项随机试验患者的 Meta 分析[103]显示,PB 移植较 BM 移植 Ⅲ~Ⅳ 级 aGVHD 风险更高(OR 1.39,95% CI 1.03~1.88),总体 cGVHD 风险更高(3 年,68% vs 52%,OR 1.92,95% CI 1.47~2.49,P<0.000 001)和进展期 GVHD 风险更高(3 年,47% vs 31%,OR 1.89,95% CI 1.47~2.42,P<0.000 001),同时可显著降低复发风险(3 年,21% vs 27%,OR 0.71,95% CI 0.54~0.93,P=0.01),但在 NRM 方面,两者无显著差异。在处于疾病晚期的患者中,PB 移植具有更好的 OS(3 年,46% vs 31%,OR 0.64,95% CI 0.46~0.90,P=0.01)和 DFS(3 年,41% vs 27%,OR 0.63,95% CI 0.45~0.87,P=0.01)[103]。MDACC 成年患者 MSD 的移植物来源主要为 PB(除特定疾病如再生性障碍性贫血和其他骨髓衰竭综合征),而 MUD 的移植物来源主要是 BM,除晚期/难治性疾病、长期血细胞减少、骨髓纤维化伴脾大或其他需要快速植入的情况。

### 移植物抗宿主病预防策略

GVHD 是供体免疫细胞攻击受体组织的结果,急性 GVHD 最常累及皮肤、胃肠道和肝。GVHD 的病理生理学始于预处理方案对宿主组织的损害,甚至是在此之前(由于自身基础疾病或感染,导致内皮细胞和上皮细胞发生的实质性促炎变化)。然后,炎性细胞因子激活宿主抗原呈递细胞并上调黏附分子和几种主要和次要组织相容性抗原,激活(输注)供体 T 细胞并分泌介导 GVHD 的细胞因子[104]。预防 GVHD 的方法主要是消除或抑制供体 T 细胞,包括体外(CD34+ 分选或 T 细胞耗竭)或体内[抗胸腺细胞球蛋白(ATG)或阿仑珠单抗]去 T(TCD)或移植后使用免疫抑制药物,如甲氨蝶呤(MTX)、钙调磷酸酶抑制剂(CNI,如他克莫司或环孢素)、吗替麦考酚酯(MMF)、西罗莫司,以及移植后环磷酰胺(PTCy)。

尽管体外 TCD 提高了移植失败率[105]并增加复发的风险,但至少在 CML 患者中降低了 GVHD 的风险[106,107]。一项研究纳入 44 例 AML 患者接受基于 TBI 的 MAC 预处理方案,使用 MSD 来源的体外去 T 移植物(CD34 分选),在没有使用任何移植后 GVHD 预防方案的情况下,Ⅱ~Ⅳ 级 aGVHD 的发生率为 23%[108]。另一项研究纳入 102 例 MDS 患者接受 MAC 预处理,使用体外去 T 移植物(CD34 分选),继续使用 ATG 体内去 T,结果显示可进一步降低 aGVHD 的风险,100 天内 Ⅱ~Ⅳ 级 aGVHD 的累积发病率约 10%,180 天内约为 16%。然而移植物去 T 导致免疫重建缓慢和不良,增加显著的感染和 NRM 风险[109]。为了避免这些问题,选择性淋巴细胞耗竭(如 CD3+/CD9+ 和 αβ T 细胞/CD19+ 细胞耗竭)的新技术正在评估中[110-112]。

体内去 T 通过 ATG[113,114]或阿仑珠单抗[115,116]实现的,已被验证可作为 GVHD 的预防方案。阿仑珠单抗是一种靶向 CD52 的人源化单克隆抗体,CD52 在多种免疫细胞上表达,包括 T 细胞、B 细胞、NK 细胞、单核细胞、巨噬细胞、部分粒细胞和嗜酸性细胞。抗胸腺细胞球蛋白是通过在动物中接种人胸腺细胞(从骨髓迁移到胸腺的 T 祖细胞)产生的多克隆抗体,可与多种人类 T 细胞受体结合,包括 CD2、CD3、CD4、CD8、CD25、CD45 和许多 HLA Ⅰ类和Ⅱ类分子,从而消除外周循环中的淋巴细胞。两种经美国 FDA 批准的 ATG 制剂为马 ATG(ATGAM,辉瑞)和兔 ATG(Thymoglobulin,Genzyme)。另一种兔 ATG 制剂(ATG-Fresenius)虽未通过 FDA 批准但在许多欧洲研究中应用。ATG 的剂量和免疫抑制作用因制剂不同而异[117]。重度再生障碍性贫血患者使用马 ATG(每天 40 mg/kg,持续 4 天)联合环孢素预防 GVHD 较兔 ATG(每天 3.5 mg/kg,持续 5 天)可获得更好的生存结果[118]。目前没有直接证据显示某种制剂优越性最好。兔 ATG 的免疫抑制作用和细胞毒性较马 ATG 强,更有效地耗竭淋巴细胞并诱导调节性 T 细胞的发育,在预防 GVHD 方面更有效[118]。因此,许多移植中心(包括 MDACC),尤其是非亲缘供者,首选兔 ATG 预防 GVHD。血清疗法(ATG 或阿仑珠单抗)通常在预处理方案之前应用,然而由于半衰期较长,去 T 作用在移植后仍能持续数天。通过抑制供者 T 细胞降低 GVHD 的风险,但也干扰供者来源的抗病毒淋巴细胞的恢复,导致了巨细胞病毒、EB 病毒、腺病毒和其他病毒的再激活,甚至可能抑制供者淋巴细胞带来的 GVT 效应。CD52 在免疫细胞上广泛表达,阿仑珠单抗半衰期更长,其免疫抑制作用较 ATG 更强,造成免疫重建延迟(CD4 细胞减少最长可持续 3 年[119]),感染风险更高[120]。

20 世纪 50 年代后期开始使用甲氨蝶呤(MTX)预防 GVHD,当时的临床前研究表明,小鼠在接受致死剂量的全身照射和同源骨髓移植后,通常会死于同基因移植物反应,但使用叶酸拮抗剂(甲氨蝶呤)后可能可以使其存活[121]。因此,甲氨蝶呤成为预防 GVHD 最早的药物[122]。移植后 +1 天 MTX 单药 15 mg/m²,移植后 +3、+6、+11 天 10 mg/m²,然后每周给药至移植后 +102 天[122]。MTX 单药方案后续调整为 CNI 药物联合短疗程 MTX(移植后 +1 天 15 mg/m²,移植后 +3、

+6、+11 天 10 mg/m²[123]）或 MDACC"mini-methotrexate"方案（移植后+1、+3、+6、+11 天 5 mg/m²）[124]。

CNI 是预防 GVHD 最常用的药物，通常与 MTX 或 MMF 联合。环孢素（CsA）和他克莫司（Tac）可与亲免素（immunophilin，分别为 cyclophilin 和 FKBP-12）细胞质受体蛋白结合并形成复合物，进一步结合钙调磷酸酶，抑制活性 T 细胞核转录因子（NFAT）去磷酸化过程。NFAT 的去磷酸化过程被抑制，T 细胞的激活也被抑制[125]。

CNI 联合 MTX 方案预防 GVHD 较 MTX 单药好[126,127]。两项大型Ⅲ期随机临床试验[123,128]，分别比较了两种 CNI（Tac 和 CsA）。接受 MSD 骨髓移植患者使用中 Tac/MTX 和 CsA/MTX 预防 GVHD，CsA 组Ⅱ～Ⅳ级 aGVHD（44% vs 32%，P=0.01）和重度 cGVHD（P=0.03）显著高于 Tac 组，但两组Ⅲ～Ⅳ aGVHD（17% vs 13%），总体 cGVHD 发生率（50% 和 56%）和复发率相当。CsA 组 2 年 DFS 率（50% vs 40%，P=0.01）和 OS 率（57% vs 47%，P=0.02）优于 Tac 组，这可能与 Tac 组中进展期患者比例更高有关（41% vs 29%，P=0.02）[123]。另一项研究纳入 MSD 或 MUD 骨髓移植患者，结果表明 CsA 组较 Tac 组Ⅱ～Ⅳ级 aGVHD 风险更高，但在 cGVHD、复发或 OS 方面无显著差异。然而，在 MSD 中，Tac 组复发率显著高于 CsA 组（31% vs 4%，P=0.01）[128]。

西罗莫司（Siro）抑制 T 细胞激活和下游 IL-2 的产生。尽管 Siro 也与亲免素（FKBP-12）结合，但不影响钙调磷酸酶的活性，相反，Siro 结合并抑制 mTOR，阻断细胞周期 G1→S 期进程[125]。研究表明，Siro 通过扩增 CD4⁺CD25⁺FOXP3⁺ 调节性 T 细胞（Tregs）和树突状（DC）细胞提高耐受[129,130]。Tac/Siro 免疫抑制作用较 Tac/MTX 更显著，表现为移植后 3 个月内更高的 Treg/Tcon 值，更低的绝对淋巴计数、CD3⁺ 细胞、CD4⁺ 细胞和常规 T 细胞（Tcon）计数，还有 B 细胞免疫重建延迟[131]。然而，BMT-CTN 的一项关于 MSD 外周血干细胞移植患者的Ⅲ期随机临床试验，在清髓性 TBI 预处理（Cy/TBI 或 TBI/etoposide）基础上比较了 Tac/MTX 和 Tac/Siro，Tac 和 Siro 在移植-3 天开始使用并维持药物浓度（Tac：5～10 ng/mL；Siro：3～12 ng/mL），结果显示移植后 114 天的Ⅱ～Ⅳ aGVHD-生存（67% vs 62%，P=0.38）、Ⅱ～Ⅳ级 aGVHD 发生率（26% vs 34%，P=0.48），cGVHD、DFS 或 OS 无显著差异。Tac/Siro 组发生肌酐升高的概率较 Tac/MTX 组更高，出现 SOS/VOD（11% vs 5%，P=0.06）的风险更高，发生血栓性微血管病（TMA，5% vs 1%，P=0.09）也更高。此外，清髓性 Bu/Cy 组因 SOS 风险过高而提前停止[132]，其他研究中也有类似现象[133]。

另一种常与 CNI 联合使用的免疫抑制剂是嘌呤代谢抑制剂 MMF。MMF 经快速代谢转变为活性药物霉酚酸，这是一种肌苷单磷酸（IMP）脱氢酶的选择性、可逆性抑制剂，而单磷酸肌苷酸脱氢酶是鸟嘌呤核苷酸合成途径中的一种酶，对 B 细胞和 T 细胞增殖至关重要。CNI/MMF 的联合使用常用于 RIC 或 NMA HCT 和 MSD HCT 中[134]。在 MAC 和非亲缘供者 allo-HSCT 中作为二线方案[135]。此外，在 CBT[136,137] 或单倍体 allo-HSCT 联合 PTCy 时，MMF 与 CNI 或西罗莫司也已被证实有效[77]。

移植后环磷酰胺（PTCy）是另一种预防 GVHD 的方法。20 世纪 60 年代就已评估过细胞毒性药物［包括甲氨蝶呤、6-巯基嘌呤（6-MP）、氮芥和环磷酰胺］预防 GVHD[138-140]。Santos 和 Owen 等发现移植后+2、+3、+5 天但不超过+7 天应用环磷酰胺可显著降低 GVHD 的风险[139]。然而，考虑到 PTCy 的毒性，该方案一直不被认可。直到 1990—2000 早期约翰·霍普金斯大学的调查人员在单倍体 HSCT 的背景下重新评估了该方案。环磷酰胺可在无需清髓的情况下最大限度地诱导免疫抑制，因为它靶向醛脱氢酶表达低水平的细胞（如 B/T 细胞和 NK 细胞），同时保留高表达的细胞，如造血干细胞[141]。O'Donnell 等验证了 PTCy 预防移植物排异和 GVHD 的安全性和有效性[142]，入组患者均接受非清髓性预处理单倍体 BMT，移植后+3 天应用单次 Cy（50 mg/kg 静脉注射），由于 CNI 抑制 Cy 诱导的免疫耐受[143]，移植+4 天加入 Tac 和 MMF。由于植入失败和严重 GVHD（～60%，6 个月），方案调整为患移植+3 天（50 mg/kg，n=28）或移植+3、+4 天（每天 50 mg/kg，n=40）使用 PTCy，次日联合使用 Tac 和 MMF[77]，截止至移植+200 天，移植排斥发生率为 13%，分别有 34% 和 6% 的患者出现Ⅱ～Ⅳ级和Ⅲ～Ⅳ级 aGVHD。尽管接受一剂或两剂 PTCy 的患者 aGVHD 发生率、复发率和 NRM 相似，但接受两剂 PTCy 的患者 1 年内广泛 cGVHD 发生率更低（5% vs 25%，P=0.05）[77]。

PTCy 在 RIC 的 MSD 或 MUD HSCT 中也进行了测试，BMT-CTN 1203 多中心Ⅱ期随机临床试验评估了 3 种新型的 GVHD 预防方案：① PTCy/Tac/MMF（n=92）；② Tac/MTX 联合硼替佐米（n=89）；③ Tac/MTX 联合 maraviroc（n=92）[144]，对照组 Tac/MTX（n=244）。PTCy 组较对照组在主要终点事件（无 GVHD-无复发生存；GRFS；HR 0.72，90% CI 0.54～0.94；P=0.044）中受益最多。Ⅱ～Ⅳ级 aGVHD 发生率在各组间无显著差异，但 PTCy 组Ⅲ～Ⅳ级 aGVHD 发生率较对照组更低（2% vs 13%，P=0.008）。同样，PTCy 组 cGVHD（28% vs 38%，P=0.069），尤其是需要免疫抑制干预的 cGVHD 发生率（22% vs 37%，P=0.037）较对照组更低。各组的复发率、NRM 和 DFS 相近，但 1/3 的 PTCy 组更常发生病毒感染（20%～22%）[144]。

## MDACC 的 GVHD 预防

Tac/MTX 方案是同胞供者（无需 ATG）或非亲缘供者（需 ATG）干细胞移植的标准方案。PTCy/Tac/MMF 是单倍体移植的标准方案，开始广泛应用于所有不同供体来源的移植（除外 CBT，标准方案为 Tac/MMF 联合 ATG）。在 Tac/MTX 方案中，他克莫司在移植-2 天开始应用，而 PTCy 者在移植+5 天开始。他克莫司的起始剂量为每天 0.015～0.03 mg/kg，通过连续静脉输注以达到 7～12 ng/mL 血药浓度。在少数不能使用他克莫司的情况下,至少在移植后 60 天内使用环孢素达到 300～400 ng/mL 血药浓度。不能耐受他克莫司,如严重肾功能不全或有他克莫司相关神经毒性的患者,可选择西罗莫司。甲氨蝶呤在移植＋1、＋3、＋6、和＋11 天按 5 mg/m² 静脉输注。MMF 以 15 mg/kg 通过口服给药,每 8 小时一次(最多 1 g/次)。

# 移植后并发症

几乎所有移植患者都会出现预处理相关的轻微毒性(Ⅰ级),但危及生命甚至致死(Ⅲ～Ⅳ级)的并发症相对少见[64,145]。对于这些罕见的并发症将不在本章进行概述。最常见的非血液系统毒性包括口腔炎(由 Keefe 等进行综述报告[146])、胃肠道反应(恶心、呕吐和腹泻)和中性粒细胞减少性发热超过 80%,但只有 25%～50%合并感染[147,148](由 IDSA 和 ASBMT 综述报告[149,150])。其他预处理药物相关并发症(除 GVHD 外)可能难以诊断,因为类似的表现可能由其他因素引起。这些并发症包括肝毒性(药物诱发或传染性肝炎或胆汁淤积症、铁过载、VOD/SOS,由 Arai 等综述报道[151])、心血管疾病(高血压、心律失常、心肌病、体液容量超负荷,由 Tichelli 等[152]和 Blaes 等[153]综述报告)、肺毒性[肺水肿、弥漫性肺泡出血(DAH)、特发性肺炎综合征,由 Yen 等[154]综述报告]、膀胱毒性(可能与 PTCy 相关、出血性膀胱炎[155-158],包括 BK 病毒、腺病毒)、肾脏毒性(急性或慢性肾损伤、血栓性微血管病[159,160])和 CNS 毒性[161-163][可逆性后部脑病综合征(PRES)、癫痫发作、出血、感染、脑病]。患者在 allo - HSCT 后 100 天内最常见的死亡原因包括基础疾病复发(20%～35%)、感染(20%～30%)、器官衰竭(20%～25%)和 GVHD(约 15%)。allo - HSCT 超过 100 天以后的主要死亡原因是基础疾病的复发(50%～60%),其次是感染(10%～15%)、器官衰竭(约 10%)、GVHD(约 15%)等(图 19 - 4)。

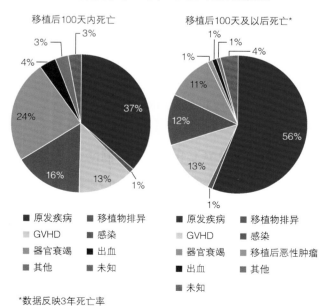

2018—2019年美国成人(≥18岁)MRD allo-HSCT后的死因

移植后100天内死亡    移植后100天及以后死亡*

■ 原发疾病　■ 移植物排异
■ GVHD　■ 感染
■ 器官衰竭　■ 出血
■ 其他　■ 未知

■ 原发疾病　■ 移植物排异
■ GVHD　■ 感染
■ 器官衰竭　■ 移植后恶性肿瘤
■ 其他　■ 未知

*数据反映3年死亡率

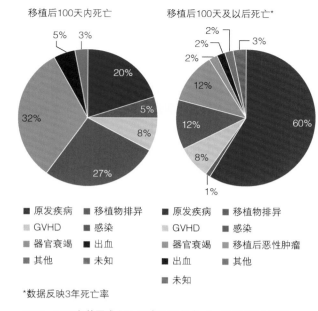

2018—2019年美国成人(≥18岁)单倍体 allo-HSCT后的死因

移植后100天内死亡    移植后100天及以后死亡*

■ 原发疾病　■ 移植物排异
■ GVHD　■ 感染
■ 器官衰竭　■ 出血
■ 其他　■ 未知

■ 原发疾病　■ 移植物排异
■ GVHD　■ 感染
■ 器官衰竭　■ 移植后恶性肿瘤
■ 其他　■ 未知

*数据反映3年死亡率

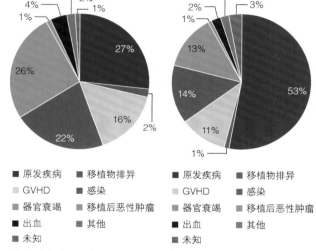

2018—2019年美国成人(≥18岁)无关供者 allo-HSCT后的死因

移植后100天内死亡    移植后100天及以后死亡*

■ 原发疾病　■ 移植物排异
■ GVHD　■ 感染
■ 器官衰竭　■ 移植后恶性肿瘤
■ 其他　■ 未知

■ 原发疾病　■ 移植物排异
■ GVHD　■ 感染
■ 器官衰竭　■ 移植后恶性肿瘤
■ 其他　■ 未知

*数据反映3年死亡率

**图 19 - 4**　2016—2017 年接受不同类型 allo - HSCT 患者的死亡原因。经许可引自 Phelan R,Arora M,Chen M:Current use and outcome of hematopoietic stem cell transplantation:CIBMTR US summary slides,2020. https://www.cibmtr.org/ReferenceCenter/SlidesReports/SummarySlides/pages/index.aspx

## ■ 感染性疾病预防策略

按照 IDSA 指南建议,中性粒细胞减少阶段时使用氟喹诺酮类药物(左氧氟沙星或环丙沙星)进行预防性抗菌治疗,若喹诺酮类过敏/禁忌证则使用头孢类或阿奇霉素。同时需要预防念珠菌感染(IDSA 指南:可选氟康唑、伊曲康唑、伏立康唑、泊沙康唑或棘白菌素);部分患者(尤其是有侵袭性真菌感染史、无关供者和体内 TCD)还需使用泊沙康唑[149]或伏立康唑预防侵袭性曲霉感染。抗真菌预防通常持续到停止免疫抑制后至少 2 个月。缬昔洛韦预防水痘-带状疱疹病毒/单纯疱疹病毒。所有巨细胞病毒血清阳性患者从移植后＋5 天开始每天口服/静脉注射来特莫韦(letermovir)480 mg 进行预防,持续到+100 天[164]。此外,尽管耶氏肺孢子菌肺炎(PJP)发病率在现代有所降低(allo-HSCT 患者中<1%),但死亡率高[165]。半数的 PJP 感染发生在 allo-HSCT 后 2～9 个月[165]。我们倾向使用甲氧苄啶-磺胺甲噁唑预防 PJP,而不是阿托伐醌(atovaquone)、喷他脒(pentamidine)或氨苯砜(aapsone),因为前者可以额外覆盖弓形虫、诺卡菌、窄养单胞菌和其他易感细菌。甲氧苄啶-磺胺甲噁唑是复合双倍强度片剂(800/160 mg),每天 1 次,每周 3 次,或每天 1 次单强度片剂(400/80 mg)。对于有禁忌证的患者,替代方案包括每 21 天使用一次喷他脒 4 mg/kg 静脉注射(或每 28 天吸入 300 mg)、每天口服一次氨苯砜 100 mg 或每天口服一次阿托伐醌 1 500 mg。其中,只有阿托伐醌具有抗弓形虫病活性。PJP 的预防通常在 allo-HSCT 后 3～4 周开始,并持续至少 12 个月,或直至停止免疫抑制后 2 个月。

此外,为了缩短重度中性粒细胞减少的持续时间,所有患者均需接受 G-CSF 治疗并持续至中性粒细胞植入时(定义为连续 3 天中性粒细胞绝对计数≥$0.5 \times 10^9$/L 的第 1 天)。多项 2/3 期临床试验证明了 G-CSF 的有效性和安全性,其可使重度中性粒细胞减少期缩短 1 周左右,降低了感染风险并有助于早期出院[166]。

### 肝静脉闭塞征/肝窦阻塞综合征

肝静脉闭塞征(VOD)最初用于描述肝大、腹水和黄疸的一组临床综合征,与摄入某些导致肝小静脉纤维化和闭塞的有毒化学物质相关。20 世纪 20 年代,VOD 组织学描述为"Senecio disease",与摄入一种生长在麦田中称为狗舌草的杂草有关[167]。VOD 也与吡咯烷生物碱诱导的肝毒性有关[168,169]。后来认识到肝毒性损伤的主要部位是窦状隙内皮细胞,至少在 allo-HSCT 领域,VOD 更名为肝窦阻塞综合征(SOS)以反映其病理生理学机制[170]。然而,VOD 和 SOS 仍一直在交叉使用,在本章节中,后续将使用 VOD/SOS 代称。

VOD/SOS 是最严重的并发症,发生于 allo-HSCT 后最初几周,死亡率在 75%～80%或更高[171]。对 135 项已发表的研究分析发现[171],VOD 的发生率范围在 0～60%或以上,平均约 14%。VOD 发生率跨度较大可能与研究人群的异质性,移植类型和预处理方案有关。危险因素包括 MAC(特别是大剂量 TBI 和口服或大剂量白消安)、无关供者、HLA 不匹配、移植时年龄较大、体能状况差、使用炔诺酮的女性、晚期疾病、遗传因素(GSTM1 多态性、C282Y 等位基因、MTHFR 677CC/1298CC 单倍型)、既往肝病/肝炎病史、铁过载、腹部或肝脏照射史,以及既往吉妥珠单抗(GO)或奥英妥珠单抗(IO)使用史[172-175]。大剂量预处理方案对内皮细胞和肝脏细胞的损伤的病理生理学机制,包括肝腺泡第 3 区肝细胞坏死,肝细胞和红细胞充盈血窦,小静脉纤维化,导致血液流经肝细胞毛细血管和小静脉受阻[172-176]。

VOD 诊断基于患者的临床表现,尽管影像学和组织学检查结果可能有帮助,但不是诊断金标准。VOD 早期治疗至关重要,晚期尤其是伴随多器官衰竭,死亡率极高。最常用的诊断标准包括西雅图标准(Seattle criteria),1984 年由 McDonald 等最初报告[175],随后于 1993 年修订(改良的西雅图标准);以及 1987 年由 Jones 等报道的巴尔的摩标准(Baltimore Criteria)。2016 年提出的 EBMT(The European Group for Blood and Marrow Transplantation)标准[172],即包含巴尔的摩标准中的经典 VOD(allo-HSCT 后 21 天内发病),增加了迟发性 VOD(allo-HSCT 后超过 3 周),高胆红素血症不是迟发性 VOD 诊断的必需要求(表 19-1)。EBMT 根据发病时间、高胆红素血症、转氨酶、体重增加和肾功能损伤程度将 VOD 分为轻度、中度、重度或极重度(表 19-2)。

表 19-1　静脉闭塞性疾病(VOD)/鼻窦阻塞综合征(SOS)

| Seattle 标准 | 改良的 Seattle 标准 | Baltimore 标准 | EBMT 标准 | |
|---|---|---|---|---|
| 发生于 allo-HSCT 后 30 天内 | 发生于 allo-HSCT 后 20 天内 | 发生于 allo-HSCT 后 21 天内 | 经典 SOS/VOD 发生于 allo-HSCT 后 21 天内 | 迟发性 SOS/VOD >allo-HSCT 后 21 天 |
| 包含以下任意两项: | 包含以下任意两项: | | | 经典 VOD/SOS 发生于 21 天后 |
| 高胆红素血症(血清总胆红素>2 mg/dL) | 高胆红素血症(血清总胆红素>2 mg/dL) | 胆红素>2 mg/dL + 其他 3 项表现中的至少 2 项 | 胆红素>2 mg/dL + 其他 3 项表现中的至少 2 项 | SOS/VOD 的组织学表现 |
| 肝大或右上象限疼痛 | 肝大或右上象限疼痛 | 肝大 | 疼痛性肝大 | 其他 3 项表现中的至少 2 项 胆红素>2 mg/dL 疼痛性肝大 体重增加>5% 腹水 |
| | | 腹水 | 腹水 | |
| 突然的体重增加(>2%的基线体重) | 突然的体重增加(>2%的基线体重) | 体重增加≥5% | 体重增加>5% | 伴随 SOS/VOD 的血液学证据和/或超声证据 |

**表 19 - 2　成人疑似 SOS/VOD 严重程度分级的 EBMT 标准**

| 项目 | 轻度[a] | 中度[a] | 重度 | 极重度（多器官功能障碍）[b] |
|---|---|---|---|---|
| SOS/VOD 临床症状首次出现的时间[c] | ＞7 天 | 5～7 天 | ≤7 天 | 任何时间 |
| 胆红素(mg/dL) | ≥2 且＜3 | ≥3 且＜5 | ≥5 且＜8 | ≥8 |
| 胆红素(μmol/L) | ≥34 且＜51 | ≥51 且＜85 | ≥85 且＜136 | ≥136 |
| 胆红素动力学 | | | 倍增时间＜48 h | |
| 转氨酶 | ≤2 倍正常水平 | ＞2 且≤5 倍正常水平 | ＞5 且≤8 倍正常水平 | ＞8 倍正常水平 |
| 体重增加程度 | ＜5% | ≥5%且＜10% | ≥5%且＜10% | ≥10% |
| 肾功能 | ＜1.2 倍移植时基线水平 | ≥1.2 且＜1.5 倍移植时基线水平 | ≥1.5 且＜2 倍移植时基线水平 | ≥2 倍移植基线水平或其他 MOD/MOF 症状 |

注：患者在满足两个或多个标准的类别时。如果患者满足两个不同类别中的两个或多个标准，则必须将其归类为最严重的类别。
默认情况下，患者的体重增加≥5%和＜10%被视为重度 SOS/VOD 的标准；然而，当患者不符合重度 SOS/VOD 的其他标准时，体重增加≥5%但＜10%被认为是中度 SOS/VOD 的标准。
[a]如果存在两个或多个 SOS/VOD 危险因素，患者应归为较高级别。[b]多器官功能障碍患者必须归类为极重度。[c]从 SOS/VOD 的最初体征/症状开始出现（回顾性确定）之日起的时间，以及症状符合 SOS/VOD 诊断标准的日期。

VOD 的治疗包括支持治疗，谨慎使用利尿剂限制水/钠平衡，尽量减少肝毒性药物暴露，镇痛，穿刺术控制容量，或对严重肾功能不全或难治性液体超负荷者进行血液透析，以及使用去纤苷(defibrotide)。去纤苷是一种从猪肠黏膜提取的单链聚脱氧核糖核苷酸复合物[177]。其确切作用机制尚不清楚，但涉及两个过程：① 保护内皮细胞；② 抗血栓、促纤溶和抗炎特性，恢复纤溶平衡[177]。一项多中心 Ⅲ 期试验纳入($n=102$)晚期 VOD/SOS 多器官衰竭患者，去纤苷每天 25 mg/kg 的剂量分 4 次静脉注射（每 6 小时静脉注射 6.25 mg/kg），持续至少 21 天，持续到 VOD/SOS 缓解或患者出院[178]，第 100 天时完全缓解(CR)率较历史对照明显提高(25% vs 12.5%，$P=0.016$)，改善 100 天 OS(38% vs 25%，$P=0.01$)。两组患者发生 DAH(12% 和 16%)和胃肠道出血(8% 和 9%)等不良反应的概率相似[178]。尽管出血性并发症的发生率相似，但 EBMT 指南建议接受去纤苷治疗的患者应接受血小板输注并保持血小板高于 $30\times10^9$/L。去纤苷的半衰期很短(＜2 h)，在有创手术之前 2 h 停药和术后可继续用药。

几种预防 VOD/SOS 的药物，包括普通肝素或低分子肝素[179]、抗凝血酶 Ⅲ[180]、前列腺素 E1[181,182]和己酮可可碱(pentoxifylline)[183,184]。熊去氧胆酸(UDCA)[185]似乎是最有希望的，因为毒性很小。一项系统性综述分析了 4 项随机临床试验和 2 项历史对照研究，UDCA 较无预防组降低 VOD/SOS 风险($RR$，0.34，95% $CI$ 0.17～0.66)和移植相关死亡风险($RR$，0.58；95% $CI$ 0.35～0.95)，但 aGVHD、复发率和 OS 无差异[185]。另一项研究，UDCA 组($n=123$)从预处理前一天开始以每天 12 mg/kg 用药，并持续到 allo - HSCT 后＋90 天，UDCA 组较对照组($n=119$)显著降低 Ⅲ～Ⅳ 级 aGVHD 和肝、胃肠道、重度皮肤 GVHD；1 年 NRM 更低(19% vs 34%)和生存率提高(71% vs 55%)[186,187]。

与 VOD/SOS 类似，allo - HSCT 后许多其他早期并发症也可与内皮细胞有关，包括毛细血管渗漏综合征、植入综合征、移植相关微血管病(TMA)、DAH 和特发性肺炎综合征[188]。这些疾病的病理生理学和治疗见别处[189]。

# 急性移植物抗宿主病

## ■ 诊断与分级

传统上 GVHD 根据发病时间（移植 100 天前后）分为急性(aGVHD)或慢性(cGVHD)。aGVHD 最常累及的器官分别为皮肤（斑丘疹）、上消化道（厌食、恶心、呕吐）、下消化道（腹泻、腹痛、出血）和肝（血清总胆红素升高）。aGVHD 分期和分级最常用的系统是：① 改良的 Glucksberg GVHD 分期[190]（基于 1994 年在 Keystone 举行的 Consensus Conference on Acute GVHD Grading）；② MAGIC 分期(Harris 等于 2016 年提出的 The Mount Sinai Acute GVHD International Consortium)[191]（表 19 - 3）。

**表 19 - 3　急性 GVHD 的分级与分期[a]**

| 分级 | 皮肤（仅活动性红斑） | 肝（胆红素） | 上消化道 | 下消化道（排便量/天） |
|---|---|---|---|---|
| 0 | 无活动性（红斑）GVHD 皮疹 | ＜2 mg/dL | 无或间歇性恶心、呕吐或厌食 | 成人：＜500 mL/d 或＜3 次/天<br>儿童：10 mL/(kg·d) 或＜4 次/天 |

| 分级 | 皮肤(仅活动性红斑) | 肝(胆红素) | 上消化道 | 下消化道(排便量/天) |
|---|---|---|---|---|
| 1 | 全身性斑丘疹<br><25% BSA | 2~3 mg/dL | 持续性恶心、呕吐或厌食 | 成人：500~999 mL/d<br>或 3~4 次/天<br>儿童：10~19.9 mL/(kg·d)<br>或 4~6 次/天 |
| 2 | 全身性斑丘疹<br>25%~50% BSA | 3.1~6 mg/dL | — | 成人：1 000~1 500 mL/d<br>或 5~7 次/天<br>儿童：20~30 mL/(kg·d)<br>或 7~10 次/天 |
| 3 | 全身性斑丘疹<br>>50% BSA | 6.1~15 mg/dL | — | 成人：>1 500 mL/d<br>或 >7 次/天<br>儿童：>30 mL/(kg·d)<br>或 >10 次/天 |
| 4 | 全身性红斑(>50% BSA)<br>加上大疱性形成和脱屑>5% BSA | >15 mg/dL | — | 严重腹痛<br>伴或不伴肠梗阻，或血便<br>(无论粪便量如何) |

注：总体临床分级(基于最严重的靶器官受累程度)：
- 0 级：无 1~4 级的任何靶器官受累。
- Ⅰ级：1~2 级皮肤症状，无肝或上下消化道受累。
- Ⅱ级：3 级皮疹和/或 1 级肝症状和/或 1 级上消化道症状和/或 1 级下消化道症状。
- Ⅲ级：2~3 级肝症状和/或 2~3 级下消化道症状伴随 0~3 级皮肤症状和/或 0~1 级上消化道症状。
- Ⅳ级：4 级皮肤症状，肝或下消化道受累伴随 0~1 级上消化道症状。
a 根据 Mount Sinai Acute GVHD International Consortium (MAGIC)，Harris 等报道[191]。
BSA，全身体表面积。

allo-HSCT 后皮疹的鉴别诊断繁多，包括预处理方案相关皮疹、药物不良反应、病毒疹、淋巴细胞恢复性皮疹或 GVHD。因此，经常需要皮肤活检帮助诊断。与临床分期和分级类似，组织病理学也根据损伤程度进行分级。Lerner 分级系统(Lerner 等在 1974 年提出)：Ⅰ级，卫星增生，基底细胞空泡化，淋巴细胞浸润；Ⅱ级，在Ⅰ级基础上合并局灶性海绵化、单个坏死角质形成，表皮细胞细胞/角化不良；Ⅲ级，真皮-表皮交界裂隙形成附加改变；Ⅳ级，表皮完全丧失[192]。GVHD 的组织病理学在诊断中的作用是有争议的，因为许多 GVHD 以外的患者也可以看到类似结果[193-196]。一项研究指出，25% 的 GVHD 和非 GVHD 患者无基底细胞空泡样病变。同样，GVHD 和非 GVHD 患者均能观察到坏死角质形成细胞，尽管 GVHD 患者中更常见。此外，超过一半(55%)的 GVHD 和约 3/4(72%)的非 GVHD 患者活检显示每 4 mm 中没有或少于 3 个坏死角质形成细胞[195]。然而，活检仍有助于排除其他可能(尤其是感染)，并帮助确诊。

胃肠道组织病理表现，美国国立卫生研究院(NIH)病理学研究小组 GVHD 共识推荐将隐窝上皮凋亡细胞(>1 个/活检样本)作为 GVHD 组织学诊断的最重要和最低的病理学标准，诊断进一步分为阴性、可能或极有可能的 GVHD[197]。除此之外，尚无普遍认可的组织学诊断标准，许多标准仍是基于 1974 年的 Lerner 分级系统进行改良[192,198]。MDACC 组织病理学标准：1 级，凋亡上皮细胞增加而无隐窝丢失；2 级，孤立性隐窝缺失或微脓肿；3 级，2 个或更多连续隐窝缺失；4 级，广泛隐窝缺失伴黏膜剥脱[199]。值得注意的是，组织学分级与临床分级或预后没有很好的相关性。即使是"轻度的"

1 级组织学改变(见于大多数活检标本中)较活检阴性者比，也与高 NRM 风险相关($HR=2.7, P=0.02$)[199]。

肝 aGVHD 的组织学特征是胆管损伤，伴有核增大和多形性、细胞质空泡化、核极性丧失和不同程度的小叶中心胆汁淤积。其他特征，如门静脉或中央静脉内皮炎、小叶中心坏死、上细胞球囊样和羽毛样变性不太常见，但可能在晚期病例中发现[200]。由于尚无普遍认可的组织学分级系统，我们也不对肝 GVHD 患者进行组织学分级。

值得再次强调的是，aGVHD 分期和分级是基于临床表现，而不是组织学表现，如表 19-3 所示。

### 治疗

局限性孤立皮肤 aGVHD(总体 1 级，体表受累面积<50%)可单独使用皮质类固醇局部或全身治疗或仅观察[201]。仅观察患者细菌感染的风险显著降低($12\% \ vs \ 25\%, P=0.04$)，且真菌感染程度较轻，但这些患者进展至Ⅱ~Ⅳ级 aGVHD 的风险也明显高于使用 1 mg/(kg·d)全身性皮质类固醇治疗的患者($50\% \ vs \ 33\%, P=0.000 5$)[201]。

任何其他级别的 aGVHD(Ⅱ~Ⅳ级)都需要全身治疗。标准方案为皮质类固醇 2 mg/(kg·d)，缓解率为 40%~60%[202,203]。一项随机Ⅲ期试验比较了Ⅱ~Ⅳ级 aGVHD 患者使用 1 mg/kg 与 2 mg/kg 泼尼松的安全性和有效性[204]，结果发现，两组患者进展至Ⅲ~Ⅳ级 aGVHD、cGVHD、NRM、复发率或 OS 没有差异。然而，1 mg/kg 泼尼松组患者后续需要加强全身免疫抑制治疗的比例明显升高($41\% \ vs \ 7\%, P=0.001$)。此外，两组之间侵袭性感染、高血糖、高血压、肌病程度和移植后生活质量没有差异[204]。多项随机试验表明，皮质类固醇联合其他免疫抑制剂,包括 MMF[205,206]、喷司他丁[206]、地尼白介素[206]、依那西普[206]、达利珠单抗[207]、抗 IL－2 受体单克隆抗体[208]、英夫利昔单抗[209] 或 ATG[210] 并不能获得额外受益。

最近,有研究单用西罗莫司治疗标危 GVHD 患者(主要是皮肤±上消化道 GVHD)[211]。BMT－CTN 1501 临床试验,标危 GVHD 患者(根据 Minnesota 评分[212]加上 Ann Arbor Biomarker 评分 1～2[213])随机分配接受西罗莫司或泼尼松组(西罗莫司药物浓度 10～14 ng/mL 直到 aGVHD 消退,继续维持 5～10 ng/mL 至少至移植后＋56 天),同时使用 CNI(他克莫司,3～7 ng/mL 或环孢素,120～200 ng/mL)。移植＋28 天时,西罗莫司组和泼尼松组 ORR 分别为 65％和 73％,发生类固醇难治性 aGVHD、cGVHD、严重感染的概率和 NRM、复发率或 OS 没有显著差异。然而,到移植后＋56 天,西罗莫司组患者反应率较泼尼松组低(ORR 分别为 64％和 79％),且西罗莫司组 6 个月内 TMA 发生率显著升高(分别为 10％和 1.5％)。

类固醇难治性 aGVHD 对二线治疗反应不佳,预后较差[202]。目前已开展多种疗法包括体外光疗、MMF、甲氨蝶呤、巴利昔单抗、达利珠单抗、伊诺莫单抗、地尼白介素、阿仑珠单抗、马 ATG、依那西普、英夫利昔单抗、西罗莫司或喷司他丁(Martin 等综述报告[202])。其他正在研究中的药物包括维布妥昔单抗[214]、α₁-抗胰蛋白酶[215]、间充质干细胞[216-218]和

维多珠单抗(专用于下消化道 GVHD)[219]。芦可替尼是第一个也是唯一获得美国 FDA 批准(2019 年 5 月)用于类固醇耐药性 aGVHD 的药物[220]。多中心的 REACH1 临床试验($n$＝71)结果显示,移植＋28 天患者的 ORR 为 55％(完全缓解率为 27％),药物的中位反应时间为 7 天(范围 6～49 天)[221]。

## 慢性移植物抗宿主病

cGVHD 的病理生理学尚不清楚,可能是固有免疫、体液免疫和细胞免疫之间的复杂相互作用,导致纤维化和其他类似于自身免疫或其他免疫介导性疾病的综合征。Zeiser 和 Blazer 综述[222]强调了 B 细胞信号通路、幼稚 T 细胞向 Th17(Type 17 helper T)细胞和 Tc17(Type 17 cytotoxic T)细胞、Tfh(Follicular helper T)细胞和 Tfr(Follicular regulatory T)细胞分化,以及促纤维化因子在 cGVHD 病理生理学中的关键作用。

cGVHD 发病隐匿,中位发病时间为 4～6 个月,5％～10％的患者可移植 1 年后发病。cGVHD 的诊断和分期基于 2014 年 NIH 诊断和分期标准[223]。如表 19－4 所示,cGVHD 的症状和体征被分为诊断性征象(无需进一步检查即可确定 cGVHD 存在)或特征性征象(只见于 cGVHD,不见于 aGVHD)。在一定情况下,进行活检明确 cGVHD 诊断。

表 19－4　慢性 GVHD 的分级与分期[a]

| 器官或部位 | 诊断<br>(足以确诊慢性 GVHD) | 鉴别[b]<br>(见于慢性 GVHD,但单独不足以确诊) | 其他特征或未分类体征[c] | 常见[d]<br>(见于急性和慢性 GVHD) |
|---|---|---|---|---|
| 皮肤 | 扁平苔藓样特征<br>硬化特征<br>硬斑病样特征<br>硬化性苔藓样特征 | 色素脱失<br>丘疹鳞屑病变 | 出汗障碍<br>鱼鳞癣<br>毛发角化病<br>色素减退<br>色素沉着 | 红斑<br>斑丘疹<br>瘙痒 |
| 指甲 | — | 营养不良<br>纵向起伏<br>分裂或脆性特征<br>甲溶解<br>翼状胬肉<br>指甲脱落(通常是对称的,影响大多数指甲) | | — |
| 头皮和体毛 | — | 新发瘢痕形成<br>或无瘢痕形成<br>头皮脱发(放化疗恢复后)<br>体毛脱落<br>鳞屑 | 头皮毛发稀疏,通常呈斑片状、粗糙或暗沉(不能用内分泌或其他原因解释)<br>过早白发 | — |
| 口腔 | 扁平苔藓样改变 | 口腔干燥<br>黏液囊肿<br>黏膜萎缩<br>溃疡<br>假膜 | | 牙龈炎<br>黏膜炎<br>红斑<br>疼痛 |
| 眼睛 | — | 新发眼睛干涩、砂砾感或疼痛<br>瘢痕<br>结膜炎<br>干燥性角结膜炎<br>点状角膜病融合区 | 畏光<br>眶周色素沉着<br>睑缘炎(眼睑红斑伴水肿) | — |

| 器官或部位 | 诊断<br>(足以确诊慢性 GVHD) | 鉴别[b]<br>(见于慢性 GVHD,<br>但单独不足以确诊) | 其他特征或未分类体征[c] | 常见[d]<br>(见于急性和慢性 GVHD) |
|---|---|---|---|---|
| 生殖器<br><br>女性<br><br>男性 | 扁平苔藓样特征<br>硬化性苔藓样特征<br>阴道瘢痕形成或阴唇粘连<br>包茎或尿道瘢痕形成或狭窄 | 糜烂<br>裂缝<br>溃疡 | — | |
| 胃肠道 | 食管网<br>食管上部至中部 1/3 | — | 胰腺外分泌功能不全 | 厌食<br>恶心<br>呕吐<br>腹泻<br>减肥<br>发育受阻(婴儿和儿童) |
| 肝 | — | — | — | 总胆红素、碱性磷酸酶>2<br>倍正常值上限<br>ALT>2 倍正常值上限 |
| 肺 | 闭塞性细支气管炎<br>肺活检诊断为闭塞性支气管炎<br>综合征[e] | 胸部 CT 显示空气潴留和支<br>气管扩张 | 隐源性机化性肺炎<br>限制性肺病[f] | — |
| 肌肉、筋膜、<br>关节 | 筋膜炎<br>关节僵硬<br>继发于筋膜炎的挛缩<br>或硬化 | 肌炎或多发性肌炎[g] | 水肿<br>肌肉痉挛<br>关节痛或关节炎 | — |
| 造血与免疫 | — | — | 血小板减少<br>嗜酸性粒细胞增多症<br>淋巴细胞减少<br>低丙种球蛋白血症或高丙种<br>球蛋白血症<br>自身抗体(AIHA、ITP)<br>雷诺现象 | — |
| 其他 | — | — | 心包积液或胸腔积液<br>腹水<br>周围神经病变<br>肾病综合征<br>重症肌无力<br>心脏传导异常或心肌病 | |

注:[a]根据美国国立卫生研究院关于慢性移植物抗宿主病临床试验标准的共识发展项目。[b]在所有情况下,必须排除感染、药物作用、恶性肿瘤或其他原因。[c]如果确诊,可确认为慢性 GVHD 表现的一部分。[d]通常指急性和慢性 GVHD 的共同特征。[e]BOS 只有在其他器官出现独特的体征或症状时才能诊断肺慢性 GVHD。[f]正在检查或未分类的肺部疾病。[g]慢性 GVHD 的诊断需要活检。

AIHA,自身免疫性溶血性贫血;ALT,丙氨酸氨基转移酶;ITP,特发性血小板减少性紫癜。

经许可引自 Jagasia MH, Greinix HT, Arora M: National Institutes of Health Consensus Development Project on Criteria for Clinical Trials in Chronic Graft-versus-Host Disease: I. The 2014 Diagnosis and Staging Working Group report, Biol Blood Marrow Transplant 2015 Mar; 21(3): 389 – 401.e1

cGVHD 的常见受累部位包括皮肤/筋膜(75%～80%)、口腔(50%～85%)、眼睛(20%～33%)、肝(10%～50%)、胃肠道(20%～45%)、肺(闭塞性细支气管炎,5%～20%)、肌肉/关节和生殖器[224-227]。在 MDACC,多学科团队为患者提供全面的 cGVHD 治疗,包括皮肤科医生、口腔健康专家、物理治疗师和职业治疗师,他们通常与移植医生联合评估患者。此外,现场还有分别擅长诊断和管理眼部和肺 cGVHD 的专业眼科医生和肺科医生。

cGVHD 的治疗需要全身免疫抑制持续至少 1 年,中位时间为 2～3 年,约 15% 甚至达 5～7 年及以上[226,228]。常规治疗使用皮质类固醇(泼尼松每天 0.5～1 mg/kg,逐渐减量)。一种减量方法是开始治疗后 3 个月内每 2 周逐渐减少剂量约 25%,以达到每天平均约 0.25 mg/kg(或每隔一天 0.4～0.5 mg/kg),然后以更小剂量逐渐减量至结束达到肾上腺替代剂量(大约每天 0.10 mg/kg)[226]。我们通常会在皮质类固醇的基础上增加其他治疗以减少皮质类固醇使用量,尽管缺乏随机试验验证增加额外治疗的益处[229]。已有多种药物作为皮质类固醇的辅助治疗,包括 CNI、西罗莫司、体外光疗、紫外线治疗、芦可替尼、伊布替尼、利妥昔单抗、伊马替尼、喷司他丁、MMF、低剂量 IL-2、硼替佐米、沙利度胺、泊马度胺、羟氯喹、英夫利昔单抗和依那西普[224,226]。伊布替尼是第一个也是唯一获得美国 FDA 批准(2017 年 8 月)用于治疗 SR-cGVHD 的药物,单臂研究显示,入组(n=44)[225]患者 ORR 为 67%(21%完全缓解和 65%部分缓解),多数患者维持缓解时间至少 20 周。然而因药物毒性,约 1/3 患者合并 3 级或以上感染,1/3 患者需要减少剂量,还有 1/3 患者(最常见的是疲劳或肺炎)停止治疗[225]。

除全身治疗外,受限器官局部的专业治疗和支持治疗是 cGVHD 治疗的关键,如口腔黏膜(局部类固醇、催涎剂)、生殖器(局部类固醇和扩张剂)、眼部(人工泪液、泪点塞)、巩膜镜或眼表生态系统人工置换(PROSE)、肺(吸入性皮质类固醇、肺部康复)和筋膜/关节(物理/作业治疗、拉伸、石膏固定、负重运动、外周水肿压力袜)[226]。

## 复发

### ■ 移植后维持治疗预防复发

多项研究表明,特定情况下 allo-HSCT 后维持治疗可以获益,如 FLT3/ITD 突变的 AML 和费城染色体阳性(Ph+)的 ALL/CML 患者。一项随机双盲、对照、多中心的 II 期(SORMAIN)试验[230]评估了移植后索拉非尼(Sorafenib)维持治疗的疗效,但由于疗效累积缓慢而提前终止。然而,索拉非尼的确增加了患者生存率。在随机分组后中位随访 42 个月,安慰剂组与索拉非尼组的 2 年 DFS 率分别为 53%和 85%(HR 0.39,95% CI 0.18~0.85,P=0.013 5)。除索拉非尼外[230,231],许多其他口服 FLT3/ITD 抑制剂正在评估中,包括奎扎替尼[232,233]、米哚妥林(RADIUS 试验)[234]、克拉尼布[235]和吉瑞替尼[236,237]。在 Ph+急/慢性白血病患者中,几种酪氨酸激酶抑制剂(tyrosine kinase inhibitors,TKI),包括伊马替尼[238-240]或新一代 TKI(达沙替尼或帕纳替尼)[241]已被用于 allo-HSCT 后维持治疗。

除了这些靶向药物外,其余维持治疗的作用尚不确定,最常用的是去甲基化药物,如阿扎胞苷或地西他滨治疗 AML/MDS[242-244]。MDACC 一项规模最大的 III 期随机试验[245],评估了阿扎胞苷(n=93)与对照(n=94)在 AML/MDS 患者中的疗效。阿扎胞苷在移植+42~+100 天之间开始,剂量为每天 32 mg/m²,皮下注射 5 天,每 28 天一次,共 12 个周期。阿扎胞苷组 93%在 allo-HSCT 后中位约 2 个月开始,约 75%的患者无法完成计划的 12 个周期,患者中位维持治疗周期为 4 次,最常见的停药原因是复发/死亡[约半数(47%)],其次是药物毒性[约 1/4(26%)]。由于疗效累积缓慢,试验提前终止,两组患者 DFS 没有差异[245]。MDACC 正在进行许多其他临床试验,以评估新型高效去甲基化药物(如 guadecitabin)、新型组合(如阿扎胞苷加 BCL2 抑制剂维奈托克)用于高危髓系恶性肿瘤患者,以及双特异性单克隆抗体(如 blinatumomab)[246]用于 ALL 患者的安全性和有效性。

### ■ 复发后的治疗

尽管一小部分 allo-HSCT 后"复发"可能源自供体,但大多数复发是预处理后宿主体内残留的恶性细胞逃脱了 GVT 效应。这可能与肿瘤抗原的缺失或表达减少、不匹配的 HLA 单倍型缺失[247,248]或供体来源的 T 细胞耐受有关[249]。allo-HSCT 后复发的治疗很复杂,取决于多种因素,包括从 allo-HSCT 到复发的时间、疾病相关因素[通过供体嵌合体预测复发、检测到新的 MRD、血液学复发]和患者特征(体能状态、合并症、GVHD 等)。治疗选择包括停用免疫抑制(由于 GVHD 风险高需密切监测)、免疫治疗(DLI、嵌合抗原受体细胞、免疫检查点抑制剂或其他免疫抑制药物)、化疗或二次 allo-HSCT。白血病 allo-HSCT 后复发预后极差。CIBMTR 的一项研究表明,AML 患者 allo-HSCT 后复发的中位时间为 7 个月[250],其中 29%的患者通过后续治疗(化疗、DLI 或第二次 allo-HSCT)达到 CR,1 年 OS 率为 23%。从 allo-HSCT 到复发的时间是患者生存最重要的独立预测因子。allo-HSCT 后 6 个月内复发的患者 3 年 OS 率为 4%,6~12 个月复发的患者为 12%,2~3 年复发的患者为 26%,对于 3 年或更长时间复发的患者为 38%[250]。

## 迟发性并发症

在 allo-HSCT 的长期幸存者中,许多患者会出现迟发性毒性反应[251],这可能是预处理方案、GVHD 和/或其治疗的后遗症,包括内分泌异常,如年轻患者的甲状腺功能减退、性腺功能减退或生长激素缺乏症;肺毒性,如限制性或阻塞性肺病;心血管毒性,如高血压、血脂异常;晚期感染性并发症;骨骼健康受损(骨质减少、骨质疏松或血管坏死)和继发性恶性肿瘤[252-255]。此外,allo-HSCT 的强化治疗和长期康复可能对患者及其家人产生深远的社会心理和经济影响。在 MDACC,患者接受定期随访,以筛查和解决这些迟发性毒性反应。

## 结论

allo-HSCT 仍然是治疗各种恶性和非恶性疾病的重要技术。在过去 10 年中,更好的疾病风险分层、高危合并症的识别及移植技术、预处理方案、GVHD 预防方案和支持治疗的进步,极大地推动了移植领域的发展。随着替代供体的广泛使用,现在基本没有患者因缺乏供体而失去移植机会。此外,随着 RIC 和创新的 MAC 方案越来越多地使用,老年患者和其他高危合并症患者也可以更安全地进行移植。然而,疾病复发、GVHD 和感染仍然是导致移植失败的主要原因。尽管自 20 世纪 50 年代末进行首次人类 BMT 以来取得了巨大的进步,但我们尚未完全破译移植的"圣杯",即如何在最大化 GVT 效应的同时最小化 GVHD 的发生。

## 提示

- allo-HSCT 应尽可能在评估新型预处理方案和 GVHD 预防策略的临床试验中进行。不符合临床试验资格的患者将在 allo-HSCT 团队会议上进行讨论,以制定标准治疗计划。
- 标准清髓性预处理方案大多数包括白消安和氟达拉滨,减低强度预处理通常包括氟达拉滨和美法仑。几乎所有类型的 allo-HSCT(CBT 除外)都可以用移植后环磷酰胺预防 GVHD。
- 老年和/或虚弱的患者受益于 MDACC allo-HSCT 的"增强恢复计划",该计划由移植医生、高级护士、营养师、康复治疗师、药师、康复医生和老年病学家组成的多学科团队进行全面评估,以解决 allo-HSCT 前的虚弱问题,旨在改善 allo-HSCT 后的结果。
- 患者 allo-HSCT 后约 3 个月在门诊进行评估,以筛查和咨询 allo-HSCT 长期并发症。
- GVHD 患者在专门的 GVHD 多学科诊所接受治疗,其中包括移植医生、皮肤科医生、口腔健康专家、物理和职业治疗师、呼吸科医生和眼科医生等。
- 鼓励患者参与降低 allo-HSCT 后复发的临床试验。

# 第 20 章　替代供者移植：脐血移植

Hind Rafei
Amanda Olson
Rohtesh S. Mehta
Betul Oran
Katayoun Rezvani
Elizabeth J. Shpall

黄静涛　胡晓霞·译

## 要点

▶ 脐血干细胞是重要的替代供者来源，具有许多优点：易于收集、即时性、对人类白细胞抗原（HLA）匹配要求较低，移植物抗宿主病风险较低。

▶ 比较不同来源干细胞移植结果的研究正在进展。最近的数据表明，匹配的无关移植较脐血移植没有生存优势。

▶ 单份脐血中干细胞细胞数量低，许多患者采用双份脐血移植。

▶ 清髓预处理用于年轻和体能状况良好的患者，减低强度预处理用于老年或体能状况不佳者。

▶ 脐血移植后早期非复发死亡的主要原因是感染，晚期则是移植物抗宿主病。

▶ 优化细胞采集、归巢和植入、体外扩增和体内增强方法可以改善脐血移植结果。

## 背景

美国异基因造血干细胞移植（allo - HSCT）的数量不断增加，从 2013 年每年 8 000 多例增加到 2017 年的 8 839 例，2018 年预计达到 9 028 例[1]。只有 25% ～ 30% 的患者有匹配的同胞供体，因此寻找合适的替代供者一直是巨大挑战[2]。美国国家骨髓捐献计划（The National Marrow Donor Program，NMDP）及国际合作登记处拥有超过 1 900 万志愿者，其中大部分是白种人；其他族裔比例偏低，更难寻找到合适供者[3]。无匹配的亲属供体（MRD）或无关供体（MUD）患者，可以选择不匹配的亲属（半相合）、脐血（CB）或不匹配的无关供体（MMUD），干细胞来源包括外周血（PB）或骨髓（BM）。

脐血是重要的替代供者来源，脐血易于收集且安全性高。80% ～ 95% 的患者可以迅速获得脐血干细胞，年轻患者几乎可达 100%[4]。脐血获取方式迅速，患者可以在 2 ～ 4 周接受脐血移植（CBT），相比于需要 3 ～ 6 个月的无关供体，在紧急情况下 CBT 非常重要[5]。此外，CBT 感染风险低，需要的 HLA 配型标准低，在保留移植物抗肿瘤效应同时移植物抗宿主病（GVHD）风险相对较低[6,7]。但是，脐血 T 淋巴细胞的幼稚状态、移植物中总核细胞（TNC）和 CD34+ 细胞的数量较少，CBT 也带来高风险的移植物排斥、植入延迟、免疫重建延迟导致感染或非复发性死亡（NRM）风险增加[8-11]。

值得注意的是，过去 20 年移植技术的进步，CBT 的预后和生存率显著提高。欧洲血液与骨髓移植协会最近一项纳入 2001—2015 年的 106 188 例患者的大型研究显示，由于复发率降低，3 000 多例 CBT 患者 3 年 OS 率从 2006—2010 年的 36% 提高到了 2010—2015 年的 44%[12]。接受 MAC allo - SCT 的急性白血病或骨髓增生异常综合征（MDS）患者的一项大型回顾性单中心研究，比较了接受 CBT、MUD 和 MMUD 患者的预后，研究表明移植前微小残留病（MRD）阳性患者接受 CBT 生存率较 MUD 相仿，但显著高于 MMUD。此外，CBT 组复发率最低[13]。

最近一项前瞻性研究比较急性白血病和 MDS 患者接受 MUD（91 例移植）和 CBT（119 例移植）的预后，多因素分析发现移植物来源不影响 OS、NRM 和累积复发率及无病生存（DFS）率。矫正分析后发现 MUD 和 CBT 的 OS，NRM 和复发率相似，提示脐血是重要的替代供者来源[14]。此外，在一项关于 BM、PB 或 CB 移植后免疫重建动力学的回顾性分析中，CBT 后成熟的 B 细胞和分化的自然杀伤（NK）细胞显著增加[15]。多因素分析显示更高计数的 CD16+ CD57- NK 细胞与低复发率相关，而更高计数的 CD20+ B 细胞和 CD8+ CD11b- T 细胞则与较低的 NRM 相关。在最近的另一项关于 106 例接受 CBT 患者的免疫重建研究中，也观察到了类似的结果，非胸腺依赖的 CD4+ T 细胞恢复与低死亡风险相关（表 20 - 1）[16]。

表 20-1　脐带血移植和其他供体类型移植在血液系统恶性肿瘤成人患者中的比较研究结果

| 参考文献 | 供者类型 | 患者(天) | 植入时间 ANC(天) | 植入时间 PLT(天) | 累积中性粒细胞恢复(%) | GVHD 急性 II～IV级(%) | GVHD 慢性(%) | 感染(%) | 复发(%) | TRM(%) | 生存期 |
|---|---|---|---|---|---|---|---|---|---|---|---|
| Eapen 等[8] | UCB | 165 | 24 | 52 | 80[a] | 30 | 24 | 27[b] | 26 | 33 | 2 年 DFS：59% |
|  | PBPC | 888 | 14 | 19 | 96[a] | 49 | 46 | 17[b] | 31 | 27 | 2 年 DFS：48% |
|  | BM | 472 | 19 | 28 | 93[a] | 41 | 39 | 22[b] | 33 | 17 | 2 年 DFS：57% |
| Jacobson 等[9] | dUCB | 42 | 21.5 | 41.5 | NS | 21 | 24 | 69 | 40[d] | NS | 2 年 PFS：49%<br>2 年 OS：66% |
|  | MUD | 102 | N/A[c] | N/A[c] | NS | 12 | 54 | 33 | 32[d] | NS | 2 年 PFS：57%<br>2 年 OS：68% |
| Mahjail 等[10] | UCB | 43 | NS | NS | 89[e] | 49 | 17[e] | 19[h] | NS | 28[g] | 3 年 PFS：34%<br>3 年 OS：34% |
|  | MRD | 47 | NS | NS | 100[e] | 42 | 40[f] | 13[h] | NS | 23[g] | 3 年 PFS：30%<br>3 年 OS：43% |
| Brunstein 等[11] | dUCB | 128 | 26 | 53 | ～85[i] | 60 | 26[j] | ～30[h] | 15[k] | NS | 5 年 DFS：51% |
|  | MRD | 204 | 16 | 20 | ～100[i] | 65 | 47[j] | ～10[h] | 43[k] | NS | 5 年 DFS：33% |
|  | MUD | 152 | 19 | 21 | ～100[i] | 80 | 43[j] | ～7.5[h] | 37[k] | NS | 5 年 DFS：48% |
|  | MMUD | 52 | 18.5 | 21 | ～100[i] | 85 | 48[j] | ～7.5[h] | 35[k] | NS | 5 年 DFS：38% |
| Shouval 等[12]1 | MRD | 16 362 | NS | NS | NS | 22 | 14 | 25[h] | 37[m] | NS | 3 年 PFS：45%<br>3 年 OS：55% |
|  | MUD | 15 556 | NS | NS | NS | 28 | 12 | 27[h] | 31[m] | NS | 3 年 PFS：44%<br>3 年 OS：52% |
|  | MMUD | 4 089 | NS | NS | NS | 29 | 11 | 30[h] | 32[m] | NS | 3 年 PFS：34%<br>3 年 OS：41% |
|  | Haplo | 3 009 | NS | NS | NS | 25 | 7 | 34[h] | 33[m] | NS | 3 年 PFS：40%<br>3 年 OS：44% |
|  | UCB | 1 327 | NS | NS | NS | 34 | 8 | 31[h] | 29[m] | NS | 3 年 PFS：38%<br>3 年 OS：44% |
| Milano 等[13] | UCB | 140 | NS | NS | NS | 18[n] | NS | NS | 15[o] | NS | 未经调整的 4 年生存率 71% |
|  | MUD | 344 | NS | NS | NS | 14[n] | NS | NS | 24[o] | NS | 未经调整的 4 年生存率 63% |
|  | MMUD | 98 | NS | NS | NS | 26[n] | NS | NS | 25[o] | NS | 未经调整的 4 年生存率 49% |
| Terakura 等[14] | UCB | 119 | 21 | 38 | 89 | NS | NS | NS | 31[p] | NS | 中位 OS：66 个月<br>2 年 OS：62%<br>2 年 DFS：58% |
|  | UDT | 91 | 15 | 26 | 95 | NS | NS | NS | 25[p] | NS | 中位 OS：62 个月<br>2 年 OS：61%<br>2 年 DFS：56% |
| Ando 等[15] | UCB | 136 | NS | NS | NS | 40 | 28 | 34[q] | 27[p] | NS | 2 年 OS：76% |
|  | PBSC | 55 | NS | NS | NS | 45 | 45 | 15[q] | 40[p] | NS | 2 年 OS：67% |
|  | BM | 119 | NS | NS | NS | 54 | 43 | 31[q] | 33[p] | NS | 2 年 OS：62% |
| Marks 等[47] | UCB | 116 | NS | NS | 57[r]/91[s] | 27 | 39 | NS | 22[m] | 42[t] | 3 年 OS：44% |
|  | HLA 7/8 匹配 | 140 | NS | NS | 96[r]/97[s] | 41 | 45 | NS | 28[m] | 39[t] | 3 年 OS：43% |
|  | HLA 8/8 匹配 | 546 | NS | NS | 95[r]/97[s] | 47 | 42 | NS | 25[m] | 31[t] | 3 年 OS：44% |

续 表

| 参考文献 | 供者类型 | 患者（天） | 植入时间 | | | GVHD | | 感染（%） | 复发（%） | TRM（%） | 生存期 |
| | | | ANC（天） | PLT（天） | 累积中性粒细胞恢复（%） | 急性Ⅱ～Ⅳ级（%） | 慢性（%） | | | | |
| --- | --- | --- | --- | --- | --- | --- | --- | --- | --- | --- | --- |
| Rodrigues 等[52] | UCB | 104 | 18 | 35 | 81[s] | 29 | 26[u] | NS | 28[m] | NS | 3年PFS：41%<br>3年OS：56% |
| | MUD | 541 | 14 | 14 | 97[s] | 32 | 52[u] | NS | 35[m] | NS | 3年PFS：36%<br>3年OS：49% |

注：[a]42天中性粒细胞恢复率。[b]感染是早期死因。[c]患者没有经历数值最低点。[d]2年复发率。[e]42天时持续供体植入。[f]1年时慢性GVHD。[g]180天TRM。[h]感染是主要死因。[i]第45天中性粒细胞植入的累积发生率。[j]2年时慢性GVHD。[k]5年复发率。[l]仅取Epoch 3（2011-2015年）的数据。[m]3年复发率。[n]重度急性GVHD发生率（3～4级）。[o]4年未修正复发风险。[p]2年累积复发率。[q]移植前后100天的感染率。[r]第28天时的中性粒细胞恢复累积发生率。[s]第60天时的中性粒细胞恢复累积发生率。[t]3年TRM的累积发生率。[u]3年时慢性GVHD。

ANC，中性粒细胞绝对计数；BM，骨髓；DFS，无病生存；dUBC，双脐带血；GVHD，移植物抗宿主病；Haplo，单倍体；MMUD，不匹配的无关供者；MRD，匹配的亲缘供体；MUD，匹配的非亲缘供体；NS，未说明；OS，总体生存期；PBPC，外周血祖细胞；PBSC，外周血干细胞；PFS，无进展生存期；PLT，血小板；TRM，移植相关死亡；UCB，脐带血；UDT，非亲缘供体移植。

## 细胞数量和 HLA

CBT 的预后取决于干细胞输入量和 HLA 匹配程度[17]。TNC 数量与 CBT 植入成功率及生存的关系已被广泛研究。然而，一份脐血 TNC 数量是否足够仍存在争议。BMT CTN 0501 定义一份足够的 TNC 数量为 $>2.5\times10^7$/kg[18]。另一方面，一项超过 1 500 例的清髓单份 CBT 研究发现 TNC$<3.0\times10^7$/kg 增加移植相关死亡（TRM）[19]。此外，纽约血液中心国家脐血计划（The National Cord Blood Program of the New York Blood Center）的 1 000 多例 CBT 患者的分析表明，更高数量的 TNC 可以抵消 HLA 不匹配的影响[17]。需要注意的是，在脐血选择中，CD34[+] 细胞数量也是一个关键因素。Purtill 等证明双份 CBT（dCBT）优势单位 CD34[+] 细胞数量决定中性粒细胞植入的速度和成功率，CD34[+] 细胞数量 $<0.5\times10^5$/kg 与粒系植入失败相关[20]。

此外，冻存的 CD34[+] 细胞活性是另一个重要考虑因素[6]。一些研究表明，冻存细胞活性对成功移植至关重要，CD34[+] 细胞活性比例低与移植失败相关[22,23]。

CBT 中的 HLA 匹配标准通常比其他来源供体低，通常无关成人供体通过高分辨率（基因水平）检测 HLA-A、HLA-B、HLA-C 和 HLA-DRB1[24,25]，而 CBT 通过较低分辨率（抗原水平）检测 HLA-A 和 HLA-B 的和 HLA-DRB1[26]。Barker 等在 CBT 研究中发现无论剂量如何，使用 HLA 6/6 匹配 CB 的 TRM 最低，其次是 HLA 5/6 且 TNC$>2.5\times10^7$/kg 或 HLA 4/6 且 TNC$>5.0\times10^7$/kg，以及 HLA 5/6 且 TNC$<2.5\times10^7$/kg[17,27]。这些结果提示选择脐血应考虑 TNC 数量和 HLA 相合度。

尽管 CBT 通过抗原水平检测 HLA 位点，但国际血液与骨髓移植研究中心（CIBMTR）和欧洲脐带血库的一项研究报道[19]，在清髓性预处理（MAC）CBT 中，HLA-A、HLA-B、HLA-C 和 HLA-DRB1 等位基因水平匹配者预后更好，3～5 个等位基因不匹配者，中性粒细胞植入延迟，而 1～2 个等位基因不匹配者没有这种情况，1～5 个等位基因不匹配者 NRM 更高。因此，CBT 中通过高分辨率检测 HLA 等位基因匹配在临床上同样重要。MDACC 数据也显示，HLA 等位基因水平不匹配程度越高，TRM 越高[28]。然而，也有来自明尼苏达大学[29]、MSKCC[30] 和其他机构[18,31] 的研究报告显示，HLA 等位基因水平不匹配不影响移植结局。进一步研究 TNC 剂量、CD34[+] 剂量和 HLA 匹配程度对提高 CBT 预后十分必要。

## 单份与双份 CBT

单份脐血干细胞数量相对较低，导致造血恢复延迟和移植失败，限制了 CBT 在成人中的使用。单份脐血中通常没有足够的 TNC（$>2.5\times10^7$/kg），因此研究人员开展了在单份脐血中 TNC 不足时使用双份 HLA 匹配的脐血以增加干细胞剂量[32]。CIBMTR 分析比较了 dCBT 与单份剂量足够脐血的结局，发现临床结果没有差异，第 42 天中性粒细胞植入率为 78%（95% CI 72～83）与 81%（95% CI 74～88，P=0.83），6 个月内血小板恢复率为 68%（95% CI 62～74）与 63%（95% CI 53～72，P=0.34），Ⅲ～Ⅳ 级 aGVHD 的发生率为 18%（95% CI 11%～26%）vs 14%（95% CI 10%～19%），P=0.64，2 年 cGVHD 率 31%（95% CI 26～37）vs 24%（95% CI 15～34，P=0.27）；此外 TRM（HR 0.91，P=0.63）、复发风险（HR 0.90，P=0.64）和总体死亡率（HR 0.93，P=0.62）也没有显著差异[33]。同时其他研究[34] 也证明了 dCBT 将扩展到更多成人患者中。一些研究还表明，dCBT 可减少复发[35-38]，dCBT 比单份 CBT 更具成本效益[39]。

dCBT 移植后期可观察到两个脐血单位的混合嵌合现象[40]。dCBT 早期（第 21 天），40%～50% 的患者中，两份脐血都对造血起贡献，但到第 100 天，绝大多数患者表现为其中一份脐血占主导地位[41,42]。尽管未植入的脐血未发挥造血功能，但可能有助于 CBT 植入。一项 129 例 dCBT 分析表明，当优势单位（CD34[+] 细胞量 $<1.2\times10^5$/kg）低剂量时，非优势单

位中更高的 TNC 剂量与中性粒细胞恢复有关[43]。双份脐血中一份脐血优势的因素尚未明确,研究表明 TNC 或 CD34+ 细胞剂量、HLA 配型、性别、ABO 血型及脐血输注顺序与优势单位没有关联[32,41,42,44,45]。此外,没有数据支持需进行双份脐血间 HLA 匹配检测[46]。无法预测优势单位来优化脐血选择方案,是 dCBT 的限制因素。

# 预处理方案

## 清髓预处理

清髓性预处理(MAC)适用于年轻、体能状况良好的患者。MAC 与减低强度预处理(RIC)相比,虽然复发率减少,但治疗相关死亡(TRM)率较高。一项研究比较了 2002—2006 年成人急性白血病患者使用 MAC 联合单份脐血($n=165$)、外周血($n=888$)、骨髓($n=472$)移植,CBT 预后较好。CBT 组中约一半患者预处理了接受全身照射(TBI),对照组中约 2/3 的患者接受 TBI,尽管对照组中 PB 或 BM 的 HLA 完全匹配者数量更多(70% vs 6%),但各组的 DFS 和复发率相似,且 CBT 的急性或慢性 GVHD 风险显著降低。另外,CBT 与不完全匹配的 PB 或 BM 移植患者 TRM 相似,但高于完全匹配的 PB[$HR$ 1.62(95% $CI$ 1.18~2.23),$P=0.003\,0$]或 BM 移植[$HR$ 1.69(95% $CI$ 1.19~2.39),$P=0.003$],但这一缺点可被显著较低的 cGVHD 发生率所抵消,PB($HR$ 0.38 95% $CI$ 0.27~0.53,$P=0.001$),BM 移植($HR$ 0.63,95% $CI$ 0.44~0.90,$P=0.01$)[8]。因此,在缺乏匹配的 PB 或 BM 供体的情况下,CBT 可能优于不完全匹配的替代供体移植。

一项类似研究[11]比较了 dCBT(包括 HLA 4/6,5/6,6/6)使用 MAC:氟达拉滨 75 mg/m², 环磷酰胺 120 mg/kg 和全身照射 1 200~1 320 cGy,与 HLA 8/8 的 MRD、MUD 或 MMUD(HLA 9/10),发现 CBT 组复发风险较 MRD 或 MUD 组降低[15%(95% $CI$ 9%~22%) vs 43%(95% $CI$ 35%~52%) vs 37%(95% $CI$ 29%~46%)];NRM 高[34%(95% $CI$ 25%~42%) vs 24%(95% $CI$ 17%~39%) vs 14%(95% $CI$ 9%~20%)];5 年 DFS 率相当[51%(95% $CI$ 41%~59%) vs 33%(95% $CI$ 26%~41%) vs 48%(95% $CI$ 40%~56%)]。100 天内 Ⅱ~Ⅳ级 GVHD 发生率降低[60%(95% $CI$ 50%~70%) vs 65%,95% $CI$ 57%~73%) vs 80%(95% $CI$ 70%~90%)],2 年慢性 GVHD 发生率降低[26%(95% $CI$ 15%~35%) vs 47%(95% $CI$ 39%~55%) vs 43%(95% $CI$ 34%~52%)][11]。

在高危 ALL 患者中,CBT 与 PB 或 BM 移植具有相似的 OS、TRM 和复发风险,并且急性或慢性 GVHD 的风险明显降低。一项使用 MAC 的单份或双份 CBT 研究,HLA 4 - 6/6 配型 CB($n=116$)和 HLA 7 - 8/8 配型 PB($n=546$)或 BM($n=140$)相比,预后相近[47]。CBT 组中超过一半患者预处理方案为 Flu/Cy/TBI,PB 或 BM 组中约 75% 的患者预处理方案为 TBI/Cy 基础,3 年 OS 率(44%、44% 和 43%)、复发风险(22%、25% 和 28%)和 TRM(42%、31% 和 39%)没有差异。

然而,CBT 组的 Ⅱ~Ⅳ级急性 GVHD(27%、47% 和 41%)或 Ⅲ~Ⅳ级急性 GVHD(9%、16% 和 24%)的风险明显降低[47]。

MAC 主要问题在毒性。一项纳入 2007—2011 年高危性白血病和 MDS 患者接受 MAC 联合 dCBT 的多中心前瞻性研究表明,100 天中性粒细胞植入率 89%,180 天 Ⅱ~Ⅳ级 aGVHD 发生率为 64%,3 年 cGVHD 发生率为 36%。中位随访 37 个月,3 年 TRM 为 39%(95% $CI$ 26%~52%),3 年复发率为 11%(95% $CI$ 4%~21%),3 年 DFS 为 50%(95% $CI$ 37%~63%)。再次提示 CB 可作为无合适 MUD 患者的替代供者,且其复发率较低。然而,CBT 的 TRM 仍然很高,需要采取策略进一步优化[48]。

## 减低强度预处理

随着 RIC 的出现,CBT 的应用范围扩展到了年龄较大或伴有合并症的患者。在大多数 MRD 或 MUD 移植的试验中,使用 RIC 的"老年患者"定义 55~60 岁及以上的年龄,然而在 CBT 移植中,"老年患者"一般定义 40~45 岁及以上者。

Barker 等报道了患者对 RIC 方案(Flu/Cy/2 Gy TBI:氟达拉滨 200 mg/m²、环磷酰胺 50 mg/kg 和 2 Gy TBI)耐受性良好,中性粒细胞恢复迅速,植入率为 94%,TRM 发生率低[49]。该方案 DFS 更好(51% vs 28%,$HR$ 0.53,$P=0.000\,2$)[50]。之后,多项研究支持 CBT 中不能耐受 MAC 者可采用 RIC[10,41,42,51-53]。

一项单中心回顾性研究比较了 55 岁以上患者接受 RIC 方案(主要是 Flu/Cy/2 Gy TBI)联合 CB 或 MRD 的预后,两组 180 天 TRM 率[28%(95% $CI$ 14%~41%) vs 23%(95% $CI$ 11%~36%)],3 年 DFS 率[34%(95% $CI$ 19%~48%) vs 30%(95% $CI$ 16%~44%)]或 3 年 OS 率[34%(95% $CI$ 17%~50%) vs 43%(95% $CI$ 29%~58%)]没有差异[10]。另一项研究比较了急性白血病患者接受 RIC 联合 CB($n=161$)、PB(HLA 8/8 $n=313$,HLA 7/8 $n=111$)的结果,CBT 联合 Flu/Cy/2 Gy TBI 者与 HLA 8/8 匹配的 PB 者预后相当。然而,联合其他 RIC 方案,包括巴瑞特霉素加甲氨蝶呤,或使用环磷酰胺与氟达拉滨和抗胸腺细胞球蛋白(ATG),CBT 出现更高的 TRM 和较低的 OS 和 DFS[53]。欧洲儿童骨髓移植组织(Eurocord)和欧洲移植造血干细胞组织(EMBT)在淋巴瘤患者中也报道了类似的发现,比较接受 CB 移植($n=104$)与 HLA 8/8 配型 MUD PB 移植($n=541$),两者的 3 年 NRM(29% vs 28%)、PFS 率(41% vs 36%)或 OS 率(56% vs 49%)没有差异。此外,CBT 组的 cGVHD 风险显著较低(3 年 26% vs 52%,$P=0.000\,5$)[52]。

最近,一项回顾性分析比较了 dCBT 使用标准 RIC 方案和强化 RIC(氟达拉滨 150 mg/m²、环磷酰胺 50 mg/kg、塞替派 10 mg/kg 和 400 cGy 全身照射)的结果,强化 RIC 组患者较标准 RIC 组累积复发率显著更低($P=0.001\,3$),OS 明显更好($P=0.03$)且 TRM 相当($P=0.99$)。强化 RIC 组的 Ⅱ~Ⅳ级 aGVHD 发生率明显高于标准 RIC 组($P=0.007$),但 Ⅲ~Ⅳ级 aGVHD、任何程度或中至重度 cGVHD 发生率相当(分

别为 $P=0.20$、$P=0.21$ 和 $P=0.61$ [54]。这些研究支持 CBT 联合 RIC 是没有适当供体且不能耐受 MAC 的患者合适的替代疗法。在高危患者中,必要时可以使用强化 RIC 方案(表 20-2)。

**表 20-2** 成年血液系统恶性肿瘤患者清髓性预处理和减低强度预处理后脐带血移植的结局

| 参考文献 | 预处理方案 | 患者 ($n$) | 植入时间 | | | GVHD | | 感染 (%) | 复发 (%) | TRM (%) | 生存期 |
| --- | --- | --- | --- | --- | --- | --- | --- | --- | --- | --- | --- |
| | | | ANC (天) | PLT (天) | 累积中性粒细胞恢复(%) | 急性 Ⅱ~Ⅳ级 (%) | 慢性 (%) | | | | |
| Eapen 等[8] | MAC | 165 | 24 | 52 | 80[a] | 30 | 24 | 27[b] | 26 | 33 | 2 年 DFS:59% |
| Mahjail 等[10] | RIC | 43 | NS | NS | 89[j] | 49 | 17[k] | 19[c] | NS | 28[t] | 3 年 PFS:34%<br>3 年 OS:34% |
| Brunstein 等[11] | MAC | 128 | 26 | 53 | ~85[d] | 60 | 26[e] | ~30[c] | 15[f] | NS | 5 年 DFS:51% |
| Ballen 等[41] | RIC | 21 | 20 | 41 | NS | 40 | 31 | NS | NS | 14[n] | 1 年 DFS:67%<br>1 年 OS:71%<br>2 年 DFS:55%<br>2 年 OS:71% |
| Brunstein 等[42] | RIC | 110 | 12 | 49 | 92 | 59 | 23[o] | 27[c] | 31[l] | 26[i] | 3 年 EFS:38%<br>3 年 OS:45% |
| Marks 等[47] | MAC | 116 | NS | NS | 57[g]/91[h] | 27 | 39 | NS | 22[l] | 42[i] | 3 年 OS:44% |
| Barker 等[48] | MAC | 56 | 22 | 49 | 89[j] | 64 | 36[k] | 5[c] | 11[l] | 39[i] | 1 年 OS:57%<br>3 年 OS:52%<br>1 年 DFS:55%<br>3 年 DFS:50% |
| Barker 等[49] | RIC Bu/Flu/TBI | 18 | 26 | NS | 76[m] | 44% (所有患者) | 21% (所有患者 1 年发病率) | NS | NS | 48[n] | 100 天 DFS:38%<br>1 年 DFS:24% |
| | RIC Cy/Flu/TBI | 21 | 9.5 | NS | 94[m] | | | NS | NS | 28[n] | 100 天 DFS:68%<br>1 年 DFS:41% |
| Miyakoshi 等[51] | RIC | 30 | 17.5 | 39 | 87 | 27 | 23 | 40 | NS | 27[n] | 1 年 OS:33%<br>1 年 EFS:22% |
| Rodrigues 等[52] | RIC | 104 | 18 | 35 | 81[h] | 29 | 26[p] | NS | 28[l] | NS | 3 年 PFS:41%<br>3 年 OS:56% |
| Brunstein 等[53] | RIC Cy/Flu/TBI | 121 | 9 | NS | 93[a] | 50 | 34[e] | 16[c] | 49[q] | 19[p] | 2 年 DFS:31%<br>2 年 OS:37% |
| | RIC other | 40 | 20 | NS | 90[a] | 33 | 36[e] | 29[c] | 35[q] | 52[p] | 2 年 DFS:15%<br>2 年 OS:19% |
| Sharma 等[54] | 强化 RIC | 47 | 21 | 38 | ~90[a] | 55 | 22[o] | 85 | 8[r] | 22[s] | 中位 OS:未达到 |
| | 标准 RIC | 52 | 13 | 37 | ~90[a] | 29 | 13[o] | 60 | 36[r] | 18[s] | 中位 OS:17 个月 |

注:[a]42 天中性粒细胞恢复率。[b]感染是早期死因。[c]感染是主要死因。[d]45 天中性粒细胞植入的累积发生率。[e]2 年慢性 GVHD。[f]5 年复发率。[g]28 天中性粒细胞恢复的累积发生率。[h]60 天中性粒细胞恢复的累积发生率。[i]3 年 TRM 累积发生率。[j]在 100 天时供体中性粒细胞持续植入。[k]3 年慢性 GVHD。[l]3 年复发率。[m]在 42 天时供体中性粒细胞持续植入。[n]42 天时 TRM。[o]1 年慢性 GVHD。[p]2 年 TRM 的累积发生率。[q]2 年复发率。[r]1 年复发率。[s]1 年 TRM 的累积发生率。[t]180 天 TRM。
ANC,中性粒细胞绝对计数;Bu,白消安;Cy,环磷酰胺;DFS,无病生存期;EFS,无事件生存期;Flu,氟达拉滨;GVHD,移植物抗宿主病;NS,未说明;OS,总生存期;PFS,无进展生存期;PLT,血小板;TBI,全身照射;TRM,移植相关死亡。

## 移植后并发症

allo-HSCT 后最常见的死亡原因是复发,而 GVHD 和感染是 NRM 的两个主要原因。移植后复发后的治疗包括停用免疫抑制剂、化疗或供者淋巴细胞输注(DLI)。CBT 患者接受 DLI,目前只在临床试验中开展。研究显示,AML 患者在接受 CB 或 MRD 移植后复发,MRD 者接受 DLI,但不影响 OS,所有复发患者预后均较差且与供者来源无关(1 年 OS 率分别为 CB 19% 和 MRD 28%,$P=0.36$)[55]。

感染是 CBT 早期 100 天内 NRM 的主要原因(27%),超过 100 天的延迟 NRM 大多数是 GVHD(20%)[8]。100 天内Ⅲ～Ⅳ 级急性 GVHD 发生率(10%～40%)、慢性 GVHD 发生率(25%～35%)、TRM(20%～50%)、复发(10%～50%)、DFS(15%～60%)，以及 2～5 年的 OS 率(20%～70%)，预后取决于预处理方案、研究人群、HLA 匹配程度和其他因素[11-14,33,42,47,48,50,53,54]。dCBT 和单份 CBT 并发症发生率相当[56]。

预处理方案导致的中性粒细胞减少和黏膜损伤是引起早期感染(在 100 天内)的主要原因。延迟感染与免疫重建延迟及免疫抑制剂的使用有关。早期感染大多数是细菌性的；发生在 100 天后的感染，侵袭性真菌感染半数以上，巨细胞病毒(CMV)激活达 45%[57]。

脐血 T 细胞的幼稚性、移植后 T 淋巴细胞免疫重建和中性粒细胞植入速度较慢导致 CBT 感染风险较其他供体来源者增加[8,11,53,58,59]。虽然 B 细胞功能在移植后 3～4 个月开始恢复，并且可能在 6 个月内恢复到正常水平，但 T 细胞的免疫重建时间大大延长[59]。CBT 后 CD4+ 和 CD8+ T 细胞计数明显降低，可持续达 6 个月，并在 1 年后接近正常水平。与其他类型的 allo-HSCT 相比，CBT 后外周血 T 细胞功能更差，此外患者的胸腺功能恢复也较差[60]。

CIBMTR 回顾性分析了 150 例 CBT 与 367 例匹配供者或 83 例不匹配供者的骨髓移植，CBT 早期感染死亡风险更高(分别为 45%、21% 和 24%，P=0.01)[56]。另一项研究也证实 CBT 的 100 天内严重感染(特别是细菌感染)风险显著高于骨髓或外周血移植(85% vs 69%，P<0.01)。感染相关死亡风险在 100 天和 3 年时并没有不同。在对 CMV 血清阳性的 CBT 受者的多变量分析中发现，超过 30 天的中性粒细胞减少和低细胞剂量(<2×10⁷/kg)增加感染相关死亡[57]。

## MDACC 的 CBT 方案

MDACC 对需要干细胞移植但没有 MRD 或 MUD 的各种恶性血液肿瘤患者，考虑 CBT，并启动脐血的搜索(图 20-1)。

### 脐血选择

协调委员会根据患者的族裔、初步搜索结果和 HLA 分型，在几天到几周内确定获取合适供体的可能性。如果获取可能性较低，开始进行脐血 HLA 配型检测。另外，如果存在多个 10/10 HLA-A、HLA-B、HLA-C、HLA-DRB1 或 HLA-DQ 等位基因相符的 MUD 或者并非紧急情况移植，可能会延迟脐血配型。如果由于供体健康或可用性问题导致采集延迟，我们会及时做出决定，是否放弃无关供体搜索，转而选择脐血。

我们会在全球进行最大限度地搜索寻找合适脐血供体。目前没有全球通用的脐血库存储标准，了解 NMDP 银行联盟、Netcord 和 NMDP 合作登记册中脐血库非常重要。我们平等地考虑国内和国际单位作为移植选择，通常将国内单位作为备选。

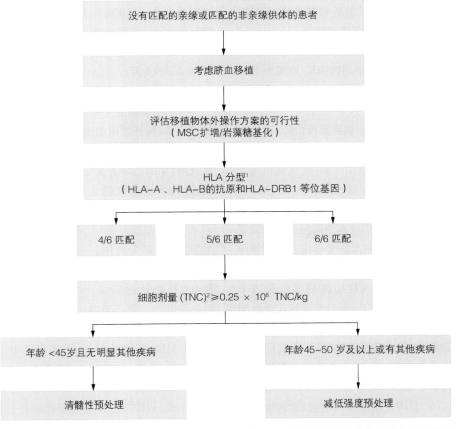

图 20-1 脐血移植流程图。¹避免 HLA-DRB1 不匹配；²对于匹配程度低的受者倾向于更高的 TNC 剂量

我们目前的策略是使用 dCBT 以增加植入,降低 TRM。由于双份脐血中任何一份都有可能植入,因此每份脐血选择都同等重要。我们优先考虑脐血 HLA 配型情况,而不是冷冻库的 TNC($2.0\times10^7$/kg),强调 HLA 配型的重要性,通过双份注入来提高剂量增加植入的机会。

MDACC 开创的新型体外移植操作技术显著提高移植成功率,如使用间充质干细胞(MSC)在体外扩增 CB[61]和体外 CB 岩藻糖基化[62]。MSC 扩增后中性粒细胞植入的中位数时间为 15 天(范围为 9~42 天),体外 CB 岩藻糖基化后为 14 天(范围为 12~28 天),明显快于 CIBMTR 对照组的 24 天(范围为 12~52 天)($P\leqslant0.001$)[62]。同样,对于血小板植入时间,MSC 扩增后为 42 天(范围为 15~62 天),岩藻糖基化为 33 天(范围为 18~100 天)($P=0.03$),明显快于 CIBMTR 对照组 49 天(范围为 18~264 天)[61]。目前正在研究 CB 中杀伤细胞免疫受体(KIR)基因型对移植结果的影响。

### 预处理方案

我们已经研究了各种 CBT 的清髓性预处理方案,其中包括:① 美法仑、氟达拉滨和塞替派方案;② 白消安、氟达拉滨方案;③ 白消安、氯法拉滨、氟达拉滨和化疗第 9 天低剂量 TBI 方案;④ 巴瑞韦、氯法拉滨、氟达拉滨,化疗后立即低剂量 TBI 方案[63]。此外,我们开展了一项新方案,氟达拉滨每天 10 mg/m²($-7$~$-4$ 天),氯法拉滨每天 30 mg/m²($-7$~$-4$ 天),白消安 32 mg/m²,按每日曲线下面积为 4 000 $\mu$mol/min 进行 4 天($-7$~$-4$ 天),以及第 $-3$ 天的 2 Gy 全身放射治疗,耐受性良好,能够迅速植入成功并有效控制疾病,预后较好。我们更倾向使用 RIC 方案包括氟达拉滨每天 40 mg/m²($-5$~$-2$ 天)和美法仑 140 mg/m²(第 $-2$ 天),50 岁以上患者和/或不能耐受 MAC 方案的患者使用的 RIC 方案为 Flu/Cy/2 Gy TBI。

### GVHD 预防方案

我们使用麦考酚吗乙酯(MMF)和他克莫司预防 GVHD。MMF 从术前第 3 天开始使用,剂量为 15 mg/kg(每日口服 2 次,单次最大剂量为 1 g),持续到术后 100 天;他克莫司从术前第 2 天开始使用,如果没有出现 GVHD 症状,从术后第 180 天开始逐渐减量。所有患者在术前第 3~4 天使用 3 mg/(kg·d)的兔 ATG。使用伏立康唑类抗真菌药物的患者需要适当调整他克莫司剂量。在计算剂量时需要考虑其他药物相互作用和肌酐清除率。

移植后第 0 天开始应用重组人粒细胞集落刺激因子(filgrastim),直到中性粒细胞植入成功,同时按需输注血液制品。CBT 标准的感染预防措施,包括抗细菌药物(左氧氟沙星)、抗病毒药物(伐昔洛韦)和抗真菌药物(依据危险因素选择伏立康唑、泊沙康唑或卡泊芬净),以及预防肺孢子菌肺炎(PJP)的措施。移植后 100 天内每周使用定量 PCR(如果中性粒细胞绝对计数>$1\times10^9$/L 则使用抗原检测法)常规进行两次巨细胞病毒检测,如果出现任何移植后并发症,需延长监测时间。通常在移植后 $+30$ 天~$+100$ 天,每 2 周使用定量

PCR 检测一次 EBV。其他病毒,包括腺病毒、BK 病毒、呼吸道合胞病毒、流感病毒、人类疱疹病毒 6 和副流感病毒等,根据临床情况进行检测。

## 新策略提高 CBT 预后

### 脐血干细胞采集的优化

尽管现在已有自动化方法提高了从脐血中回收造血干细胞的数量[64],但进一步优化提高采集细胞数量仍然是必要的。骨髓环境中的氧含量仅为 1%~5%,造血干细胞扩增时处于缺氧状态,缺氧涉及干细胞调节通路[65]。收集到的脐血细胞立即暴露在空气的高氧含量环境下,会严重改变干、祖细胞的数量和功能,这种现象称为超生理范围的氧休克/应激(EPHOSS)[66,67]。为缓解氧休克,已经研究出一些策略。例如,在环孢素 A 存在下立即采集和处理脐血细胞,可以增加造血干细胞的数量[66,67],但仍需进一步的优化和标准化。最近的体内研究表明,抗氧化剂和/或表观遗传学酶抑制剂的组合可以在大气环境下提高小鼠骨髓造血干细胞的采集效率[68],这些程序仍需在人类脐血采集中进行验证。该领域的研究正在进行中,旨在优化采集程序。

### 促进归巢与植入

为了增加干细胞植入效果,研究人员试图提高干细胞归巢的能力。例如,对脐血干细胞进行藻糖基化修饰[62,69,70],使用前列腺素 E₂衍生物[71]或二肽基肽酶-4(DPP4)抑制剂[72],将细胞进行短期高温处理[73]、短时间糖皮质激素刺激[74],通过组蛋白去乙酰化酶 5(HDAC5)的表观遗传负调节作用发挥抑制作用[75],药物激活一氧化氮信号[76]或联合使用上述策略[77]等。其中许多技术已经显著提高了中性粒细胞的植入时间(13~17 天)。

### 体外扩增

为了增加脐血干细胞的数量,研究人员开发了各种体外扩增技术,包括使用细胞因子和/或 MSC 共培养以在体外模拟骨髓的"造血微环境"[61],或者使用烟酰胺类似物[78-80]、铜螯合剂(如四乙烯五胺)[81,82]和靶向 Notch 信号通路[83]等方法,这些方法均能阻止早期祖细胞分化,从而扩增造血干细胞。

其他方法包括使用小分子药物,如 StemRegenin 1(SR1)与细胞因子结合使用。一项 Ⅰ/Ⅱ期研究显示,17 例患者接受处理过的脐血,CD34⁺细胞数量增加了 330 倍,中性粒细胞和血小板的中位植入时间分别为 15 天和 49 天,明显快于未经处理组[84]。更近期的一项研究使用了一种造血干细胞自我更新激动剂 UM171[85],扩增成功率为 96%(26/27 例),在使用 UM171 扩增的 22 例 CBT 患者中,无植入失败,中位植入时间为 18 天,中位血小板恢复时间为 42 天,1 年后,TRM 的发生率为 5%,复发率为 21%;12 个月时的总生存率、无进展生存率、无 GVHD 无复发生存率及无 cGVHD 无复发的生存率分别为 90%、74%、64% 和 74%[86]。

此外,如过氧化物酶体增殖活化受体(PPAR)-γ 拮抗

剂[87]、SB20358(p38 - MAP 激酶抑制剂)结构类似物[88]和OAC1(可激活多能转录因子 Oct4)[89]等用于增强细胞因子介导的脐血干细胞体外扩增过程。DEK 是一种可分泌性核蛋白,纯化重组蛋白可以促进造血干、祖细胞的体外扩增,因此具有临床应用价值[90]。N6 - 甲基腺苷(m6A)是真核生物信使 RNA 上最常见的表观遗传修饰形式,可被 YTH 结构域家族所识别,参与广泛的生物调控过程。最近的一项研究表明,敲除 YTHDF2 可使脐血干细胞数量增加,可能是脐血干细胞体外扩增的一种有前景的策略[91,92]。

除了增加细胞剂量外,研究人员也开始探索体外移植操作技术,如抗病毒和抗肿瘤的过继免疫疗法以及用于预防GVHD 的细胞疗法[93,94]。体外改造和扩增各种"定制"的脐血淋巴细胞正在进行临床试验,如对肿瘤和/或病毒具有特异性细胞毒性的 T 细胞[95-98]、CAR - T 细胞[99]、NK 细胞[100]、CAR - NK 细胞[101],以及调节性 T 细胞[102]。

### ■ 体内扩增

此外,促进脐血细胞体内扩增来提高 CBT 预后的方法也在研究中。包括在移植开始前后使用生长因子和 DPP4 抑制剂(如西格列汀)[72,103,104]。其他研究小组使用高压氧来增加植入[105,106]。如何增加采集脐带血的产量、促进体外扩增和植入的相关研究仍在积极进行,以帮助确定体外脐带扩增的最佳方法。脐带血协会(Cord Blood Association)相关的国际临床研究小组已经发表了相关指南,标准化脐带血库的操作程序,并为 CBT 提供指导(表 20 - 3,图 20 - 2)[107]。

**表 20 - 3 成年血液系统恶性肿瘤患者脐带血移植的临床进展**

| 参考文献 | 临床进展 | 患者(n) | 植入时间 | | | GVHD | | 感染(%) | 复发(%) | TRM(%) | 生存期 |
|---|---|---|---|---|---|---|---|---|---|---|---|
| | | | ANC(天) | PLT(天) | 累积中性粒细胞恢复(%) | 急性Ⅱ~Ⅳ级(%) | 慢性(%) | | | | |
| de Lima 等[61] | 与同种异体的间充质干细胞共培养进行体外扩增 | 31 | 15 | 42 | 96b | 42 | 45 | 35c | 13 | 55 | 1 年 OS：32% |
| Popat 等[62] | CB 祖细胞的岩藻糖基化 | 22 | 17 | 35 | 86a | 41 | 5 | NS | 14 | 41 | 8 个月 OS：45% |
| Cutler 等[71] | 使用 PGE₂ 衍生物 | 12(队列 2) | 18 | 43 | 100b | 17 | 8 | NS | 25 | 33 | 1 年 PFS：62% 2 年 PFS：31% 1 年 OS：75% 2 年 OS：39% |
| Farag 等[72] | 高剂量 DPP4 抑制剂 | 15 | 19 | NS | 100b | 0 | NS | 53c | NS | 47d | NS |
| Horwitz 等[79] | 使用烟酰胺进行扩增 | 11 | 13 | 33 | NS | 42 | 17 | NS | 17 | 8 | 1 年 OS：82% 1 年 PFS：73% |
| Stiff 等[81] | 使用铜螯合剂进行扩增e | 101 | 21 | 54 | ~90b | 32 | 18 | NS | NS | NS | 100 天 OS：84% |
| Wagner 等[84] | 使用 SR - 1 进行扩增 | 17 | 15 | 49 | 86f | 29(Ⅲ~Ⅳ级) | NS | NS | NS | 45 | 45% |
| Cohen 等[86] | 使用UM171进行扩增 | 27(队列 1) 23(队列 2) | 18 | 42 | 100 | 64(1 年) | 17 | ADV：9% Asp：9% 菌血症：41% BK：9% C. diff：5% CMV：23% 导管相关：9% EBV：14% HHV6：5% PCP：9% UTI：5% | 21h | 5g | 1 年 OS：90% 1 年 PFS：74% |

注：a65 天中性粒细胞植入的累积发生率。b 42 天中性粒细胞植入的累积发生率。c感染是主要死因。d 在 6 个月时。e Tetraethylenepentamine (carlecortemcel - L)：四乙烯五胺。f24 天中性粒细胞植入的累积发生率。g1 年 TRM 的累积发生率。h1年复发率。

ADV,腺病毒性膀胱炎(腺病毒血症)；ANC,中性粒细胞绝对计数；Asp,曲霉菌肺炎；BK,BK 病毒相关性膀胱炎；C. diff,艰难梭菌结肠炎；CB,脐血；DPP4,二肽基肽酶-4；EBV,EB病毒血症；GVHD,移植物抗宿主病；HHV6,HHV6 再激活；OS,总生存期；PCP,耶氏肺孢子菌肺炎；PGE₂,前列腺素 E₂；PLT,血小板；TRM,移植相关死亡；UTI,尿路感染。

*避免 HLA - DRB1 不匹配。**对于匹配程度低的受者倾向于更高的 TNC 剂量。

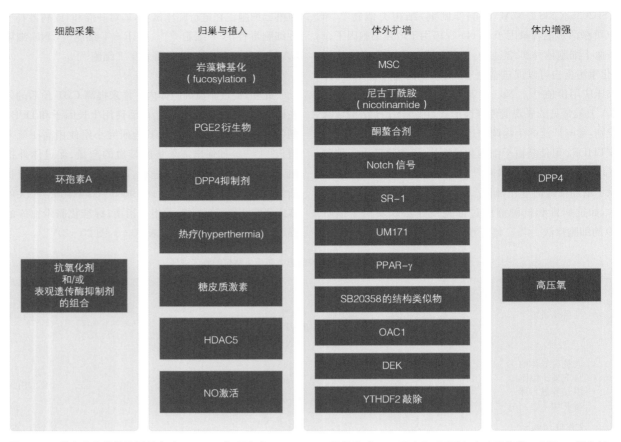

**图 20-2** 提高脐血移植效果的方法。PGE2,前列腺素 E₂;DPP4,二肽基肽酶-4;HDAC5,组蛋白去乙酰化酶 5;NO,一氧化氮;MSC,间充质干细胞;PPAR,过氧化物酶体增殖激活受体

## 结论

对于缺乏匹配的外周血或骨髓供体的患者而言,脐血是重要的替代选择。我们和其他研究者持续致力于提高对脐带干祖细胞的生物学和调节机制的理解。过去 10 年间,CBT 的移植结果已经显著改善,生存率和复发率与其他供体来源移植相当,同时具有更加实用和快速的优势。单份脐血细胞剂量较低,许多患者接受 dCBT,同时许多有效策略已被研发,采用体外扩增或促进归巢来提高植入成功率,并通过输注脐血来源的具有抗病毒和抗白血病特异性功能 NK 细胞和细胞毒性 T 淋巴细胞来增强免疫重建。目前,我们需要更多的多中心前瞻性临床试验,以验证这些技术的有效性。

### 提示

- 在几天到几周内确定寻找到匹配供体的可能性,如果可能性低,启动脐血 HLA 配型检测。
- 我们使用 dCBT 以增加植入率,减少 TRM。优先考虑 HLA 匹配程度,而不是预先冻存 TNC 阈值(2.0×10⁷/kg)。
- 我们使用体外移植操作技术,如 MSC 促进 CB 体外扩增和体外岩藻糖基化 CB。
- 首选的 MAC 包括氟达拉滨每天 10 mg/m²(第-7～-4 天)、氯法拉滨每天 30 mg/m²(第-7～-4 天)、白消安 32 mg/m²,每天的药代曲线下面积为 4 000 μmol/min,共药 4 天(第-7～-4 天),以及第-3 天的 2 Gy 的 TBI 治疗。
- 首选 RIC 包括氟达拉滨每天 40 mg/m²(第-5 天～-2 天)和甲氨蝶呤 140 mg/m²(第-2 天),50 岁以上和/或不能承受 MAC 的患者,选择 Flu/Cy/2 Gy TBI。
- 我们使用兔 ATG(抗胸腺细胞球蛋白),3 mg/(kg·d),共输注 2 天(第-4 天和第-3 天)。同时使用 MMF 和他克莫司预防 GVHD。
- 从移植后第 0 天开始使用粒细胞集落刺激因子,直至中性粒细胞植入成功,并按需要输注血制品。
- CBT 接受常规感染预防措施,包括抗细菌药物(左氧氟沙星)、抗病毒药物(伐昔洛韦)、抗真菌药物(伏立康唑、泊沙康唑或卡泊芬净,选择取决于危险因素)和抗 PCP 的药物。

第3篇

# 第21章　替代供者移植：单倍体造血干细胞移植

Samer A. Srour
Richard E. Champlin
Stefan O. Ciurea
黄静涛　胡晓霞·译

## 要点

▶ 异基因造血干细胞移植(allo-HSCT)仍然是多种高危血液肿瘤的唯一治愈手段。大部分缺乏人类白细胞抗原(HLA)匹配供者的患者，可选择来自一级亲属的单倍体供者。

▶ 过去10年在供受体抗原反应方面的研究已经取得了突破性进展，并发症发生率明显降低，包括移植物抗宿主病和非复发死亡率(NRM)，同时不会减弱移植物抗肿瘤作用。

▶ 越来越多证据表明单倍体造血干细胞移植(Haplo-HSCT)在多种髓系和淋系肿瘤中的疗效，其使用范围持续扩大。此外，由于Haplo-HSCT的即时性和成本效益，它已经取代了部分其他替代供者来源的移植。

▶ 全相合同胞供者仍然是allo-HSCT的首选供者。然而，美国和欧洲的多项移植登记研究发现匹配的无关供者移植和Haplo-HSCT的预后相仿。

▶ 最近，一项来自骨髓移植临床试验网络(Bone and Marrow Transplant Clinical Trials Network)的大型多中心III期随机临床试验结果表明Haplo-HSCT较双份脐带移植总生存率更高，NRM更低。

▶ 选择最合适的单倍体供者需考虑多个因素，供体特异性抗体(DSA)是最重要的因素之一，因为DSA与移植失败相关。年龄较轻、男性、父亲供者而非母亲、一级至二级亲属是Haplo-HSCT的首选供者。

## 背景

近年来，缺乏人类白细胞抗原(HLA)匹配供者的高危血液肿瘤患者开始使用来自一级亲缘的单倍型供者(兄弟姐妹、子女、父母)，进行单倍体造血干细胞移植(Haplo-HSCT)[1]。美国平均家庭规模持续缩小，人口老龄化，寻找到HLA相合且年轻健康同胞供者的可能性随之减小[2]。而使用匹配的无关供体(MUD)的移植受到高时间成本(中位数为3~4个月)的限制，在需要立即接受移植的患者人群中难以开展。此外，种族也对寻找合适的MUD产生限制，约30%的白种人、70%西班牙裔和90%非洲裔美国人在全球登记处无法找到合适的MUD[3]。而单倍体(或"半相合")供者可以立即提供，并且无需为寻找供体、获取移植物、维护登记处或与远程供者中心协调后勤而支付费用。对于很多没有合适匹配供者的非白种人和混血个体至关重要[3]。在没有完善的非亲缘供者登记系统的发展中国家，Haplo-HSCT同样有重要价值。此外，单倍体供者在移植后可以快速收集供者细胞进行后续细胞治疗也是Haplo-HSCT的优势之一。近年来，在供受体抗原方面的研究取得了重大突破，移植后细胞治疗和移植物工程方面也取得了重要进展，Haplo-HSCT的未来可能进一步改善。Haplo-HSCT是移植领域的一项重要成果，部分消除了allo-HSCT供者来源受限的问题。

## T细胞耗竭：控制移植物抗宿主病但治疗相关死亡率高

1970年前后曾使用不去T单倍体移植物联合传统的移植物抗宿主病(GVHD)预防方案，结果显示超急性GVHD和移植物排斥的发生率明显升高并导致高死亡率[4-6]。因此，1980年前后开展了分选CD34$^+$移植物的体外去T方法。T细胞完全清除可降低急性GVHD(aGVHD)的发生。然而，去T导致移植后免疫恢复明显延迟，感染率上升增加非复发性死亡率(NRM)，移植物抗白血病效应减弱增加患者复发率，同时也导致移植物排斥发生率增加[7-9]。虽然使用"巨"剂量的CD34$^+$细胞(通常>$1×10^7$/kg)和清髓预处理方案(全身放射治疗、环磷酰胺和塞替派等)可以部分克服移植物排斥的问题，但移植物T细胞耗竭延迟了免疫恢复，增加感染以及高于40%的NRM[10]。我们在MDACC的数据(预处理方案：氟达拉滨、甲氨蝶呤和塞替派)也提示大多数患者移植后死于感染相关的 NRM[11]。随后,在儿童患者中使用选择性 αβ T 细胞清除改善了治疗结果[12]。在过去 10 年中,几项研究选择性地去除异基因 T 细胞,控制了 GVHD 发病率,同时保持移植物中的记忆 T 细胞以加速免疫恢复并减少移植后的感染并发症。表 21-1 总结了当前 Haplo-HSCT 的主要去 T 方法。这些进展显著改善了 Haplo-HSCT 患者预后,且与匹配供者移植结局相当。在接下来的章节中,我们旨在总结在 MDACC 进行的 Haplo-HSCT 最新进展。

**表 21-1　单倍体干细胞移植方案**

| 方案 | 优点 | 临床试验进展 |
| --- | --- | --- |
| 高剂量移植后环磷酰胺 | 仅去除异基因 T 细胞<br>免疫恢复快且感染并发症发生率低<br>可接受的 GVHD 发生率<br>成本更低 | II/III 期 |
| 选择性去除 αβ T 细胞 | 去除对 aGVHD 反应最强的 αβ T 细胞<br>残留的 γδ T 细胞被认为具有先天免疫样反应能力<br>不会诱导 GVHD | I/II 期 |
| 光耗竭 | 在体外使用可在活化的 T 细胞中积累的 TH9402<br>去除异基因 T 细胞 | I/II 期 |
| 选择性去除 CD45+ RA T 细胞 | 消除被认为在 GVHD 中起主要作用的 CD45RA+ 幼稚 T 细胞<br>保留有对抗感染活性的记忆 T 细胞 | I 期 |

## 移植物抗宿主病,免疫恢复,选择性去 T 的平衡:PTCy

移植后高剂量环磷酰胺(PTCy)作为移植后 GVHD 的预防方案代表了 Haplo-HSCT 重大转折。在 1963 年,Berenbaum 和 Brown 指出移植后 1~3 天使用 PTCy,可以延长皮肤移植物的寿命,从而引出了用 PTCy 诱导免疫耐受的概念[13]。Mayumi 等使用小鼠移植模型验证了 PTCy 可实现微嵌合和对次要组织相容性抗原的耐受[14]。PTCy 通过选择性清除移植后早期产生的高分裂供受体混合型 T 细胞,诱导双向免疫耐受,使 Haplo-HSCT 后 GVHD 的发生率显著降低[15]。临床前和临床研究均表明干细胞对 PTCy 具有抵抗力(干细胞中存在高水平醛脱氢酶),记忆 T 细胞也能被保留下来,因此 PTCy 造血植入和免疫重建良好并且发生感染率低[16-18]。我们的研究也证明 PTCy 因显著较低的 NRM 和移植后感染率较完全去 T 模式相比更具优势[19]。

2009 年我们首次在 Haplo-HSCT 中使用基于 PTCy 的 GVHD 预防方案[17]。最初的研究采用了非清髓性预处理,包括氟达拉滨、环磷酰胺和 2 Gy TBI,患者移植后 1 年内 2~4 级 aGVHD 和 NRM 发生率较低,然而,1 年复发率(特别是急性白血病患者)高达 51%[17]。我们推测这些患者可能需要更强化的预处理方案,因此我们使用了基于马法兰的预处理方案[11,19]:氟达拉滨 160 mg/m² ,马法兰 100~140 mg/m² 和

塞替哌 5~10 mg/kg(随后改为 2 Gy TBI)。塞替派与马法兰联用将增加胃肠毒性,因此有研究通过降低剂量以增加高龄患者和淋巴瘤患者的适应性,结果证明其可诱导大多数白血病患者(包括高危患者)达到缓解[11,19]。我们的 II 期临床试验的结果显示,60 例患者(髓系白血病为主)的 2 年无 PFS 率和 OS 率分别为 53% 和 55%,2 年 NRM 和复发率分别为 23% 和 24%[20]。我们最近的数据显示,25 例淋巴瘤患者接受 Haplo-HSCT,其 3 年的 NRM 率、PFS 率和 OS 率分别为 31%、49% 和 52%[21]。Haplo-HSCT 在急性髓系白血病(AML)和淋巴瘤患者中的疗效与其他供者来源移植预后结果相近,但年龄较大的患者和淋巴瘤患者似乎受益于减低强度的预处理方案(马法兰 100 mg/m²)[21-23]。然而,移植前未获得缓解的霍奇金淋巴瘤患者,使用强化的预处理方案(马法兰 140 mg/m²)可以获得更好的生存[24]。

Haplo-HSCT 的预后得到明显改善,随后比较了单倍体供者与 MUD、不全匹配的无关供者、匹配的同胞供者或脐血来源的移植结果(表 21-2)[20,25-27]。这些单中心研究一致显示,患者接受 Haplo-HSCT 联合 PTCy 者,匹配供体或脐血移植联合传统 GVHD 预防,以及不全匹配的无关供者联合 PTCy,三者预后结果相似(表 21-2)[20,25-27]。另外,骨髓移植和临床试验网络(BMTCTN)的 III 期随机试验的最终结果显示[28],368 例患者中位随访 24 个月,Haplo-HSCT 在 OS 率(57% vs 46%,P=0.037)和 NRM 率(11% vs 18%,P=0.039)方面显著优于脐血移植,尽管两组患者 PFS 率相当(41% vs 35%,P=0.409),复发率也没有差异[28]。此外,几项回顾性研究也表明 Haplo-HSCT 与 MUD 移植生存率相似(表 21-2)[29-34]。Ciurea 等早期的回顾性研究分析了国际血液和骨髓移植中心(CIBMTR)数据库 2 174 例 AML 患者移植结果[29],发现 Haplo-HSCT 和 MUD 移植 3 年 OS 相似(使用清髓预处理:45% vs 50%,P=0.38;使用减低强度预处理:46% vs 44%,P=0.71)。Haplo-HSCT 的 II~IV 级 aGVHD 较 MUD 移植发生率低(MAC:16% vs 33%,RIC:19% vs 28%),可能与 PTCy 的使用和 Haplo-HSCT 使用骨髓来源干细胞为主有关[29]。表 21-2 总结了在髓系和淋系肿瘤患者 Haplo-HSCT 和 MUD 移植的一些大型移植登记研究的主要结果。根据这些结果,我们提出了一项前瞻性的多中心观察性研究(BMTCTN 1702),比较供者来源导致的差异,这将有助于回答迄今未在回顾性研究中解决的一些问题。

## 移植物改造工程

有几种 Haplo-HSCT 优化策略正在研究中,旨在最大化促进免疫恢复并减少 GVHD。选择性去除 αβ T 细胞,同时保留记忆 T 细胞和 γδ T 细胞是一种非常有前景的方法[12]。γδ T 细胞具有先天和适应性免疫应答能力,并且类似于自然杀伤细胞(NK 细胞),不受 HLA 抗原呈递系统的限制,因此不太可能发生 GVHD,相关研究结果(尤其是在儿童中)也支持这一推测[35,36]。另一种策略是去除幼稚 T 细胞(CD45 RA+),小鼠模

**表 21 - 2　比较单倍体相合干细胞移植与匹配的非亲缘供体干细胞移植的移植登记研究**

| 疾病类型 | 患者(n) | aGVHD(%) | cGVHD(%) | TRM(%) | 复发(%) | 3 年 PFS(%) | GRFS |
|---|---|---|---|---|---|---|---|
| **AML**[29] | | | | | | | — |
| **MAC** | | | | | | | — |
| 　Haplo | | | | | | | |
| 　MUD | 104 | 16 | 30 | 14 | 44 | 45 | |
| RIC | 1 245 | 33 | 53 | 20 | 39 | 50 | |
| 　Haplo | | | | | | | |
| 　MUD | 88 | 19 | 34 | 9 | 58 | 46 | |
| **淋巴瘤**[30] | | | | | | | |
| Haplo | 737 | 28 | 52 | 23 | 42 | 44 | |
| MUD 伴 ATG | 185 | 27 | 13 | 11 | 36 | 47 | |
| MUD 不伴 ATG | 241 | 40 | 33 | 13 | 36 | 38 | — |
| | 491 | 49 | 51 | 20 | 28 | 49 | |
| **霍奇金淋巴瘤**[31] | | | | | | | |
| Haplo | 98 | 33 | 26 | 17 | 39 | 43a | — |
| MUD | 273 | 30 | 41 | 21 | 32 | 45a | |
| **DLBCL**[32] | | | | | | | |
| Haplo | 132 | 34 | 18 | 22 | 41 | 38 | 36 |
| MUD TCD+ | 403 | 32 | 27 | 17 | 38 | 36 | 33 |
| MUD TCD- | 378 | 42 | 57 | 26 | 34 | 37 | 19 |
| **ALL**[33] | | | | | | | |
| Haplo | 136 | 28 | 44 | 23 | 28 | 49 | 44 |
| MUD | 809 | 32 | 39 | 19 | 28 | 53 | 39 |
| **ALL**[34]b | | | | | | | |
| Haplo | 487 | 33 | 30 | 24 | 37 | 39 | 31 |
| MUD | 974 | 32 | 28 | 24 | 34 | 41 | 32 |

注：a 2 年生存期已报道。b 单倍体接受者对应的供者中与匹配和不匹配的无关供体(MUD)对照比例为 1：2。
aGVHD，急性移植物抗宿主病；ALL，急性淋巴细胞白血病；AML，急性髓系白血病；ATG，抗胸腺蛋白；DLBCL，弥漫大 B 细胞淋巴瘤；GRFS，无 GVHD 发生无复发生存期；GVHD，移植物抗宿主病；Haplo，单倍体干细胞移植；MAC，清髓性预处理；PFS，无进展生存期；RIC，减低强度预处理；TCD，T 细胞耗竭；TRM，移植相关死亡。

型中发现这些细胞在 GVHD 发展起主要作用[37-39]。MDACC 的一项 I 期安全性研究的初步结果表明，这种方法可以有效控制 GVHD。降低去 T 后风险的另一种方法是调节性 T 细胞(Treg)与传统 T 细胞同时移植，可以预防 GVHD，降低白血病复发的风险[40]。MDACC 未来的临床试验将继续探索这些方法，以期控制 GVHD，促进移植后免疫重建。

## 预防复发：移植后细胞治疗

无论 Haplo - HSCT 还是匹配供者移植，复发仍然是治疗失败的主要原因。目前，MDACC 正在研究多种方法，预防和治疗移植后疾病复发(表 21 - 3)。

**表 21 - 3　单倍体造血干细胞移植中降低疾病复发的移植后细胞疗法**

| 方法 | 优点 | 缺点 |
|---|---|---|
| 未改良的 DLI | 利用移植物抗恶性肿瘤效应来对抗疾病复发 | Haplo - HSCT 经验有限<br>GVHD 风险<br>不靶向特定抗原 |

**续 表**

| 方法 | 优点 | 缺点 |
|---|---|---|
| 改良的 DLI(携带自杀基因) | 利用移植物抗恶性肿瘤效应来对抗疾病复发 安全开关允许在 GVHD 发生的情况下进行 T 细胞自杀 | 不靶向特定抗原 临床疗效尚未证实 |
| γδ DLI | 选择性输入 γδ T 细胞 无 GVHD 风险 | 移植物抗恶性肿瘤效应尚未得到证实 |
| CAR-T 细胞 | T 细胞经过工程改造，可识别特异性抗原(如 CD19)，可在不引起 GVHD 的情况下提供移植物抗恶性肿瘤效应 | Haplo - HSCT 后的临床疗效尚得到证实 |
| 回输体外扩增的 NK 细胞 | 潜在移植物抗恶性肿瘤效应且不引起 GVHD | 仅在 II 期研究中证明了临床疗效 |

### ■ 供体淋巴细胞输注

单倍体供者是移植后供体淋巴细胞输注(DLI)的可靠来源，用于预防或治疗早期复发。单倍体 DLI 理论上可能导致严重 aGVHD，但实际的发生率并未高于匹配供者 DLI[41-43]，部分原因可能是 PTCy。早期报道 40 例血液系统肿瘤患者在 Haplo-HSCT 联合 PTCy 后原发病复发,接受单倍体 DLI 治疗[41],大多数患者输注 CD3+ T 细胞为 $1 \times 10^6$/kg,aGVHD 发生率 25%,其中 15% 为 Ⅲ~Ⅳ 级 GVHD。有趣的是,在 DLI 前,大多数患者接受了细胞毒性治疗,其中 1/3 获得 CR,缓解持续中位时间为 12 个月。最近的两个研究报告了类似的结果[42,43]。DLI 对肿瘤负荷较低的患者更有效,如微小残留病灶(MRD)阳性[44],预防性 DLI 在 Haplo-HSCT 中呈现出喜人的结果[45,46]。有研究正在探讨高风险复发患者接受 Haplo-HSCT 联合预防性 DLI 治疗的可行性[47]。这些结果说明移植后单倍体 DLI 和其他细胞治疗的安全性,未来治疗策略优化应着重于提高这些方法的安全性和有效性[48]。

### ■ 改良供体淋巴细胞输注:带安全开关(自杀基因)的 T 细胞

在单倍体供者 T 细胞中插入自杀基因,可以减少 aGVHD 发生。如果出现严重 aGVHD,可用"安全开关""关闭"T 细胞,避免 aGVHD 过度发展。目前,"安全开关"在去 T 移植后免疫恢复中的研究正在开展。Ciceri 等发现经工程改造表达单纯疱疹病毒-胸苷激酶自杀基因的 T 细胞可以通过更昔洛韦(ganciclovir)苷诱导细胞凋亡[49],完全或部分去 T 的 Haplo-HSCT 后回输改造后的 T 细胞可加速免疫重建,Ⅰ~Ⅳ 级 aGVHD 发生率为 20%,通过"安全开关"(更昔洛韦)成功控制了 GVHD 进展。然而,多数情况下,更昔洛韦可能不是理想的药物,因为它通常用于控制巨细胞病毒感染,并具有骨髓毒性。贝勒大学医学院开展了一项诱导 Caspase-9 转基因的 DLI[50],可通过人工合成的二聚化药物快速诱导细胞死亡,5 例 Haplo-HSCT 患者回输改造后的 T 细胞,4 例患者发生 aGVHD,通过"安全开关"(二聚化药物),aGVHD 迅速缓解[50]。另一项研究分析了 10 例 Haplo-HSCT 儿童患者回输了改造后的 T 细胞,长期临床随访结果显示,这些 T 细胞持续存在超过 2 年,可能有助于控制机会性感染并促进内源性 T 细胞恢复[51]。移植前预防性 DLI 仍需要进一步研究。

### ■ CAR-T 细胞

DLI 提供了非特异性的抗肿瘤活性,其效果是非靶向的。近年来,可特异性识别癌细胞的 CAR-T 细胞的引入,在表达 CD19 的淋巴瘤患者中表现出了良好的疗效。美国 FDA 已加速批准 CAR-T 细胞用于治疗复发或难治急性 B 淋巴细胞白血病和弥漫大 B 细胞淋巴瘤(DLBCL)。早期研究中,Maude 等使用靶向 CD19(CTL019)的自体 CAR 治疗 30 例复发难治 ALL 患者,CR 率达 90%[52]。随后,Ⅱ 期临床试验纳入 75 例患者,3 年的总缓解率为 81%,1 年的 PFS 率和 OS 率分别为 50% 和 76%[53]。同样,CD19 CAR-T 细胞疗法在复发或难治 DLBCL 患者中也显示出了惊人的结果[54,55]。我们的团队一直在探索在自体和异基因移植前后使用 CAR-T 细胞治疗来改善疗效[56,57]。Ⅰ 期临床试验的结果显示,8 例 Haplo-HSCT,1 年的 PFS 率和 OS 率分别为 75% 和 100%,且不增加 GVHD 的发生率[56]。这些初步结果表明,在围移植期使

用异基因 CAR-T 细胞安全性高,移植后复发率降低,且不引起严重 aGVHD。不同疾病患者 allo-HSCT 后 CAR-T 细胞治疗的适应范围应在未来的研究中进一步探索。

### ■ NK 细胞与 KIR 错配

NK 细胞是固有免疫的一部分,通常参与识别和杀伤肿瘤细胞或病毒感染的细胞。NK 细胞识别缺乏一个或多个 HLA Ⅰ 类等位基因的"外来"细胞,这些等位基因被抑制性受体特异性识别(KIR)[58]。NK 细胞对恶性转化或病毒感染的细胞有靶向杀伤作用,但不会促进 GVHD 的发展,因此是用于减少移植后复发的理想方法。去 T 的 Haplo-HSCT 研究表明,供受者一个 KIR 错配(KIR-LM)时复发率较低[59]。几项研究表明,具有特定激活 KIR 基因(如 KIR2DS1、KIR2DS2 或 KIR"B"单倍型)的供者具有较低的复发风险[60-62]。尽管目前尚未确定 KIR-LM 供者的明确作用,我们的团队尝试了在移植前后使用高剂量体外扩增并活化的 NK 细胞,取得了非常有利的结果。MDACC 一项 mb-IL21 剂量爬坡研究显示[64],13 例高危患者分别在 Haplo-HSCT 的第-2 天、第 7 天和第 28 天接受了 mb-IL21-扩增的供体 NK 细胞,没有显著的毒性或 GVHD 风险,并且移植后复发和病毒感染的发生率较低[63]。随后的 Ⅱ 期研究证实了这些发现,一项与 CIBMTR 独立开展的配对分析表明,接受 NK 细胞治疗的患者具有更低的复发率并改善了 PFS[65]。基于这些数据,BMTCTN 启动了一项多中心 Ⅱ 期研究(BMTCTN 1803)。

## 单倍体移植的供者选择与供体特异性抗体

一般来说,可用于移植的匹配同胞供者数量较少,但单倍体供者通常有多个可以选择。在选择最佳供者时需要考虑几个因素[66]。评估供体特异性抗体(DSA)是最重要的因素之一[67,68]。患者可能会产生针对供者 HLA 抗原的抗体,特别是经产妇和多次输血的供者。我们首次证明了存在 DSA 的患者出现移植物排斥的风险很高[68]。在所有 HLA 不匹配的供者常规评估 DSA 已经作为标准实践在全球范围内推广,并且制定了供者选择的优化标准以改善移植预后[62,66,69]。Haplo-HSCT 原则上不选择高 DSA 的供者,如果不可避免,应在移植前进行处理以减少移植物排斥风险[66]。年龄较轻、男性、父亲供者而非母亲,一级到二级亲属是 Haplo-HSCT 联合 PTCy 的首选供者[66,67]。此外,ABO 血型相合或次要不合的供者优于主要不合的供者[66]。是否应该根据 NK 细胞的异体反应性来选择供者还存在争议,仍需要进行更多研究来阐明这个方面的问题[68]。

## 结论与展望

在过去 10 年中,随着 PTCy 和部分去 T 的新方法引入,Haplo-HSCT 领域得到了快速发展。这些新技术有效地控制了 Haplo-HSCT 中强烈的供受体抗原反应,并促进免疫恢复,从而降低感染率和 NRM。多项研究数据表明,同等条件

下，Haplo - HSCT 和 MUD 移植具有相似的预后，但当需要紧急的移植时，Haplo - HSCT 更佳[70]。因此，Haplo - HSCT 在全球的使用范围持续扩大。不同临床环境下供者选择和移植时间对预后的影响，需要进行前瞻性对照临床试验来回答，

因为约半数的患者无法及时移植。此外，在围移植期的各种细胞治疗，特别是 NK 细胞，有利于改善移植物抗肿瘤效应并减少移植后复发，这是进一步改善移植预后的下一个重要研究方向。

## 提示

- 在过去 10 年里，Haplo - HSCT 数量在 MDACC 显著增加，当没有匹配供者时，单倍体供者是首选的替代供者。
- 目前还没有随机临床试验比较 Haplo - HSCT 和 MUD 移植。不能进行脐血移植时，Haplo - HSCT 是首选。MDACC 发起 BMTCTN 多中心前瞻性观察性临床试验，旨在比较缺乏匹配同胞供者的情况下，不同替代供者的移植结果。
- PTCy 作为 GVHD 预防是改善 allo - HSCT 疗效的重大转折点。2009 年，MDACC 首先采用 PTCy 结合原有的氟达拉滨 - 甲氨蝶呤预处理方案，成为标准治疗方案。

- 根据我们的经验，将供体 NK 细胞治疗纳入高危患者 Haplo - HSCT 方案，可显著减少复发和病毒感染，并改善生存结果。根据我们的数据，BMTCTN 开展了一个多中心 II 期研究。
- DSA 仍是 Haplo - HSCT 供者选择最重要的考虑因素之一，DSA 与高植入失败相关。高 DSA 的供者应该避免，但如果没有其他选择，则应该在移植前处理以降低风险。
- 为解决不同临床环境中的问题，如供者选择和移植时间，优先考虑前瞻性临床试验，因为近一半的患者不能及时接受移植。

# 第 22 章　异基因造血干细胞中的细胞疗法

Amanda Olson
Jeremy Ramdial
Uri Greenbaum
Paul Lin
Katayoun Rezvani
Partow Kebriaei

黄静涛　胡晓霞·译

## 要点

- 异基因造血干细胞移植(allo-HSCT)后患者体内的供者免疫细胞通过人类白细胞抗原(HLA)系统实现对肿瘤的免疫监控,发挥移植物抗肿瘤效应。
- 移植后复发、移植物抗宿主病(GVHD)和感染是allo-HSCT失败的三个主要并发症。正在进展的研究旨在改善这些并发症。
- 减少移植后复发的策略包括使用预防性供体淋巴细胞输注,CAR-T细胞,以及自然杀伤T细胞(NK-T细胞)。
- NK-T细胞不表达特异性抗原受体,因此异体NK细胞较B细胞和T细胞GVHD发生率低。异基因产品具有易于获取的优势,且可以使用健康供者的免疫细胞进行制造。

- GVHD发病机制十分复杂,供者幼稚T细胞分化为攻击宿主组织的效应T细胞。HLA不匹配位点数量增加与高GVHD发生率和移植相关死亡率有关。匹配亲缘供体移植Ⅱ~Ⅳ级aGVHD的发生率为25%~60%,匹配无关供体移植发生率为45%~70%。GVHD方面最新进展批准了鲁索替尼(ruxolitinib)治疗激素难治性aGVHD,以及使用PTCy预防GVHD。
- 细胞和体液免疫缺陷导致的病毒感染是allo-HSCT后死亡的主要原因。allo-HSCT后常见病毒感染包括巨细胞病毒、EB病毒、多瘤病毒BK病毒和JC病毒、腺病毒和HHV6的感染。这些感染的药物治疗效果有限,制备特异性抗病毒T细胞是可行且有效的。

allo-HSCT治疗血液恶性肿瘤的原理,很大程度上归因于移植物抗肿瘤(GVT)效应,即供体免疫细胞在移植后重塑患者的免疫系统并杀死肿瘤细胞。HLA系统是移植生物学的基础。HLA是具有高度多态性的蛋白质,在抗原呈递和免疫调节中发挥关键作用。Ⅰ类HLA表达于所有有核细胞的表面,Ⅱ类HLA表达于特定的抗原呈递细胞(APC)表面(如巨噬细胞、树突状细胞和B细胞)。

CD8+T细胞识别Ⅰ类HLA抗原,CD4+T细胞识别Ⅱ类HLA抗原。T细胞激活需要来自APC共刺激信号,特别是CD80/86结合CD28或LFA-3结合CD2[1]。缺乏共刺激信号会导致T细胞失能,这是正常免疫调节中对自身抗原外周免疫耐受的关键。移植后早期,预处理方案造成组织损伤引起炎性细胞因子的释放,如肿瘤坏死因子α(TNF-α)和IL-6,激活宿主固有免疫系统,出现"细胞因子风暴"(图22-1)。供体T细胞与宿主APC相互作用,辅助T细胞产生细胞因子,特别是IL-2,并通过CD40-CD40L相互作用启动宿主APC,随后,供体来源的幼稚T细胞分化成效应T细胞,攻击宿主组织发生移植物抗宿主病(GVHD)[2]。HLA不匹配位点数量增加与高GVHD发生率和移植相关死亡率(TRM)有关[3]。然而,即使在HLA完全匹配的allo-HSCT中,供者T细胞仍可识别宿主次要组织相容性抗原(MiHA),仍然会发生GVHD。

allo-HSCT三个主要并发症:复发、GVHD及感染。本文我们将重点探讨这些问题并着重介绍用于解决这些并发症的细胞治疗方法。

## 提高移植物抗肿瘤效应减少复发

### ■ 移植物抗肿瘤效应的病理生理学

GVT效应是由T细胞介导的对肿瘤细胞的识别和清除。在HLA完全匹配的移植中,GVT效应是由幼稚T细胞介导的;首先由宿主APC启动,这需要以下条件:通过HLA呈递MiHA或肿瘤特异性抗原;适当的共刺激分子,包括CD28、OX40、CD40L和41BB;以及适当的"第三信号",由IL-12、干扰素γ(IFN-γ)或佐剂提供[4]。同样也存在着限制免疫激活的抑制因素,防止免疫过度激活,包括CTLA-4的表达(其与CD80/86竞争结合CD28)和PD-1及其与配体PD-L1的

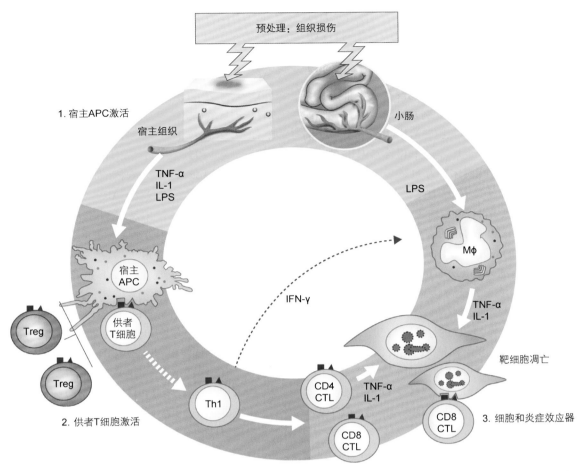

图 22-1 移植物抗宿主病(GVHD)的发病机制。在移植前期(第一阶段),作为移植与预处理的化疗或放疗导致宿主组织损伤,并释放炎症性细胞因子,如 TNF-α、IL-1 和 IL-6,从而激活宿主抗原呈递细胞(APC)。在第二阶段,宿主 APC 激活成熟的供体细胞,随后供体细胞会进一步增殖和分化,并释放额外的效应分子,如 TNF-α 和 IL-1,从而导致进一步的组织损伤。因肠道黏膜受损而释放的内毒素(LPS)会触发额外的 TNF-α 产生。TNF-α 可以通过 TNF 受体或 Fas 通路在皮肤和胃肠道中诱导坏死和凋亡,从而直接对组织造成损害。TNF-α 在肠道移植物抗宿主病(GVHD)中起到直接作用,进一步加剧了对皮肤、肝和肺部的损害,形成"细胞因子风暴"。这一过程最终导致宿主细胞通过 CD8$^+$ 细胞毒性 T 细胞介导发生凋亡。经许可引自 Ferrara JL, Levine JE, Reddy P, et al: Graft-versushost disease, Lancet 2009 May 2; 373(9674): 1550-1561

相互作用,限制 T 细胞的激活和扩增。

移植后不久,MiHA 反应性 T 细胞被激活并扩增,随后又出现下降,类似于病原体介导的免疫反应。这可能与外周免疫耐受或失能和宿主造血功能被取代有关,这导致宿主 APC 的功能丢失。为了使肿瘤相关抗原呈递持续进行,必须在供体 APC 上进行交叉呈递。此外,对 MiHA 的初始异基因反应导致 T 细胞招募,其针对的是肿瘤过度表达或异常表达的肿瘤相关抗原或非多态性基因[4]。

### 免疫破坏后的肿瘤逃逸

肿瘤细胞通过多种机制实现免疫逃逸,包括:

- 诱导调节性 T 细胞。
- 分泌抑制性细胞因子。
- 下调共刺激分子和 I 类 HLA。
- 诱导共抑制分子。
- 在微环境中诱导骨髓源性抑制细胞,通过多种机制抑制免疫反应。
- 侵袭免疫隔离区域。

细胞治疗方法旨在消除这些逃逸机制。

### 诱导移植物抗肿瘤效应的细胞疗法

#### 供者淋巴细胞输注

供者淋巴细胞输注(DLI)可诱导分子学复发或血液学复发患者再缓解,并可以逆转 CD8$^+$ T 细胞的耗竭[5]。然而,根据疾病状态不同,成功率也有显著差异。慢性髓性白血病最为敏感;滤泡性淋巴瘤(FL)和霍奇金淋巴瘤(HL)的反应也较敏感[6,7]。AML 或 MDS 对 DLI 的反应较弱,持久性也通常较差。急性淋巴细胞白血病(ALL)对 DLI 的反应最差。研究显示,CML 的反应率为 60%~73%,AML 为 15%~29%,ALL 为 0~18%[8]。GVHD 限制 DLI 治疗,减少 T 细胞剂量可以降低 GVHD 发生率;在 GVT 和 GVHD 中都存在剂量-反应关系。此外,如果 DLI 之前供者造血功能不足,输注的淋巴细胞会清除宿主造血功能导致骨髓再生障碍;因此,在 DLI 之前应进行嵌合体检查以确保供者造血功能[9]。最后,DLI 的效应可能需要 2 个月的时间才能出现[8]。

为了增强 DLI 在 AML 中的反应,已有研究探讨了 DLI

与去甲基化药物（HMA）联合的治疗效果。临床前研究表明，阿扎胞苷可以增加调节性T细胞（T-reg）细胞，抑制GVHD而保留GVT。Ghobadi等开展了一项Ⅰ期试验[10]，纳入8名患者接受阿扎胞苷剂量递增（30 mg/m²，45 mg/m²，75 mg/m²）联合DLI治疗，中位随访5.2个月，6例没有发生Ⅲ或Ⅳ级GVHD[10]。Schroeder等回顾了36例复发AML（n=29）或MDS（n=7）患者接受DLI和阿扎胞苷治疗（中位治疗2个周期），CR中位持续时间为10个月，急性和慢性GVHD的发生率分别为19%和5%；2年生存率仅为11%[11]，这说明即使联合其他药物，DLI效果也十分有限。

### 高危患者预防性供者淋巴细胞输注

DLI在移植后明显复发的作用有限，因此研究重点转向DLI在预防复发方面的潜力。Kothari等[12]纳入75例高危患者接受基于阿仑珠单抗（alemtuzumab）的去T移植，同胞全合供者（MRD，n=46）或无关全合供者（MUD，n=29），其中28例MRD早期停用免疫抑制剂（WOI），并有93%患者接受至少一次预防性DLI；7例MUD进行早期WOI，57%接受至少一次预防性DLI，所有患者2年PFS率和OS率分别为41%和51%；对于接受至少一次预防性DLI的患者，2年PFS率和OS率分别为57%和67%。此外，接受DLI的患者免疫重建更快和供体嵌合率更高。预防性DLI可能是MRD患者改善移植预后的有效策略。

另一项研究中，30例高复发风险患者（AML 20例，MDS 10例）接受低剂量阿扎胞苷和DLI预防治疗，阿扎胞苷中位治疗5个周期（范围：1~12个周期），33%患者完成了12个预定周期；17例患者接受了1~3次DLI输注。中位随访49个月（范围：27~63个月），2年OS率和DFS率均为65.5%；2年Ⅰ~Ⅱ级aGVHD和cGVHD的发病率分别为31.5%和53%，表明这种策略可能适用于高复发风险患者[13]。

### 细胞疗法：CAR-T细胞

CAR-T细胞已成为治疗血液肿瘤的新型且有前景的方式。CAR-T是经过基因改造的T细胞，转染了编码嵌合受体的病毒载体或质粒（图22-2）。受体的胞外部分是抗原识别结构域，为一种单链可变片段（scFv）。第一代结构只包含胞外scFv结构域，与一个激活性胞内成分CD3ζ耦连。由于CAR-T细胞的体内增殖和留存受限，第二代嵌合抗原受体（CAR）增加一个共刺激域（如CD28或4-1BB），使CAR-T在体内的增殖和留存能力提高；第三代CAR具有两个共刺激域（如CD28和4-1BB），增殖能力和留存能力进一步提高，并在临床研究中得到了证实[14]。自2017年第二代CAR-T细胞被美国FDA批准，复发或难治性B细胞非霍奇金淋巴瘤（NHL）或ALL患者中接受CAR-T细胞治疗也越来越广泛。CAR-T细胞治疗的反应率高，在NHL中可达74%，ALL中可达90%，但也伴随着严重毒性反应，细胞因子释放综合征（CRS）发生率高达44%，严重神经毒性发生率高达42%[15]。长期随访发现50%ALL患者和60%NHL患者出现复发，有时是抗原阴性复发[16,17]。在许多ALL研究中，尽管CAR-T细胞疗法可实现70%~90%的CR率，但超过一半的患者在1年内复发，因此需要进行巩固性移植[18-25]。正在进行的研究旨在探索这些治疗的合理顺序，阐明移植与CAR-T细胞疗法相结合是否有益。

### CAR-T细胞疗法联合自体移植

多项研究探讨了在NHL中CAR-T细胞联合自体造血干细胞移植（ASCT）的疗效。Sauter等报道了15例移植前PET阳性的复发或难治NHL患者，在移植后第2和第3天给予CAR-T细胞治疗，2年PFS率为30%[26]。此外，其中10例患者出现了高级别神经毒性，可能是由于移植期间的强化化疗导致。MDACC的一项研究，7例复发或难治性B细胞NHL患者在ASCT后2天输注了使用"睡美人转座子"系统的CD19 CAR-T细胞[27]，5年的PFS率和OS率分别为71%和86%。有趣的是，6例可评估患者中有4例在最后一次随访时（平均4.5年），体内仍持续存在CAR-T细胞。

目前靶向多发性骨髓瘤（MM）的CAR-T细胞试验主要以B细胞成熟抗原（BCMA）作为靶点，在经历过ASCT后复

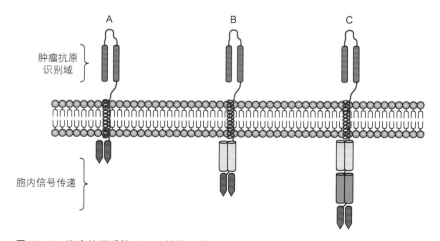

**图22-2** 嵌合抗原受体（CAR）结构示意图。A. 第一代CAR通常包括一个抗原识别域［通常是单链单克隆抗体（scFv），用于靶向肿瘤相关抗原］，通过细胞外的铰链域和跨膜域与细胞内的信号传导域连接，一般为CD3ζ链。B、C. 在第二代和第三代CAR结构中，细胞内组分包括共刺激域，通常为4-1BB、CD28或两者兼有，以增强持久性和增殖能力

发或难治患者中开展。然而,最早的一项试验[28]将靶向 CD19 的 CAR-T 细胞用作第二次移植的辅助治疗,成熟浆细胞上通常不存在 CD19,因此被认为能够靶向骨髓瘤增殖细胞,10 例患者中只有 2 例在 CAR-T 细胞+ASCT 后的 PFS 比仅接受 ASCT 的历史对照组更长。有趣的是,这 2 例患者最终出现了孤立性髓外浆细胞瘤,笔者认为这可能提示骨髓中持续存在免疫监视。另一项试验[29]报道了 9 例患者在 ASCT 后 14～20 天输注 CD19 和 BCMA 双靶点的 CAR-T 细胞,整体反应率(OR)为 100%,所有患者在 CAR-T 细胞治疗后均达到完全缓解或最佳的部分缓解。

**CAR-T 细胞疗法联合异基因移植**

CAR-T 细胞疗法与异基因造血干细胞移植(allo-HSCT)的联合应用也在研究中。移植前预处理方案可能损害循环中残留的 CAR-T 细胞并影响它们的免疫监视能力。此外,CAR-T 细胞疗法及其相关毒性可能会增加移植相关并发症,如 GVHD 发生率。目前,关于 CAR-T 细胞疗法后进行 allo-HSCT 的安全性和潜在益处的数据来自回顾性研究(表 22-1)。数据表明,移植巩固降低复发率的同时可能会增加 TRM,因此并不适用于所有患者。Zhang 等[22]报道了 52 例成人 ALL 患者接受了 CD19 或 CD22 自体 CAR-T 细胞治疗,续贯进行减低强度预处理的 allo-HSCT,1 年后患者

的复发率为 24.7%,TRM 为 2.2%,没有额外增加 GVHD 发生率,1 年 OS 率达 87.7%。CAR-T 细胞治疗后进行巩固性 allo-HSCT 的结果仍需要进行更多研究。同样,儿童患者 CAR-T 细胞疗法后进行巩固性移植的数据也主要来自回顾性研究[30]。一项回顾性研究报道了 15 例儿童或青少年复发或难治性 B 细胞 ALL 患者,接受 CAR-T 细胞治疗并达到 MRD 阴性缓解后进行了清髓性预处理的 allo-HSCT(其中 9 例患者移植物体外去 T),24 个月 OS 率为 80%,复发率和 TRM 率分别为 16% 和 20%,去 T 组患者的 TRM 率和 OS 率分别为 0 和 100%,未去 T 组的 TRM 率和 OS 率分别为 50% 和 50%[31]。这项小型研究提示,如果移植被用作 CAR-T 细胞治疗后的巩固治疗,去 T 的移植物可能是最佳选择,以减少患者毒性,如 GVHD。随着对 CAR-T 细胞疗法作用机制的深入研究,及其在不同疾病和患者人群中的应用顺序,我们能够进一步明确移植治疗的作用。患者的疾病特征、CAR-T 细胞产品和治疗反应将有助于确定哪些群体可以从这种方法中获益。Summers 等评估了 CAR-T 细胞治疗后出现 B 细胞功能障碍的患者进行移植的疗效。在 50 例可评估的患者中,15 例患者在 63 天内出现 B 细胞功能障碍,9 例患者接受移植,其中仅有 2 例患者移植后出现复发,而 6 例未移植患者全部复发[32]。

表 22-1　CAR-T 细胞治疗后接受同种异体造血细胞移植的 B-ALL 患者的研究结果

| 参考文献 | CAR-T 细胞的结构 | CAR-T 细胞输入后进行 allo-HSCT | |
|---|---|---|---|
| | | 是 | 否 |
| Park 等[25](n=43) | CD19-28z | (n=17)<br>复发,6/17(35%);TRM,6/17(35%) | (n=26)<br>复发,17/26(65%) |
| Lee 等[110](n=51) | CD19-28z | (n=21)<br>复发,2/21(9%)<br>LFS 未达到(P=0.000 6) | (n=7)<br>复发,6/7(86%)<br>LFS,4.9 个月 |
| Pan 等[20](n=45) | CD19-4-1BBz | (n=27)<br>复发,2/27(P=0.023);TRM, 2/27<br>6 个月 LFS,81.3% | (n=18)<br>复发,9/18 |
| Pan 等[19](n=23) | CD22-4-1BBz | (n=11)<br>复发,1/11(9%);TRM,2/11<br>1 年 LFS, 71.6% | (n=7)<br>复发,4/7 |
| Jacoby 等[18](n=20) | CD19-28z | (n=14)<br>复发,2/14<br>1 年 EFS,73%;OS,90% | (n=4)<br>复发,2/4 |
| Shalabi 等[111](n=85) | CD19-28z(n=52)<br>CD22-4-1BBz(n=33) | 43 例达到 MRD 阴性 CR<br>25 例行 allo-HSCT<br>2 年复发率,13.5% | N/A |
| Zhang 等(n=52)[22] | CD19/CD22-4-1BBz | 1 年 OS,87.8%<br>1 年 EFS,73%<br>1 年 TRM,2.2% | N/A |
| Fabrizio 等[31] | 19～28z/19-BBz | 24 个月复发率,16%<br>24 个月 TRM,20%<br>24 个月 OS,80% | |

| 参考文献 | CAR-T细胞的结构 | CAR-T细胞输入后进行allo-HSCT | |
|---|---|---|---|
| | | 是 | 否 |
| Summers 等[32]<br>无 allo-HSCT 史($n=17$)<br>有 allo-HSCT 史($n=33$) | CD19-41BBz-EGFRt | 无 allo-HSCT 史:2/14复发,1 TRM<br>有 allo-HSCT 史:5/10复发 | 无 allo-HSCT 史:3/3复发<br>有 allo-HSCT 史:15/23复发 |

注:CR,完全缓解;EFS,无事件生存期;LFS,无白血病生存期;MRD,微小残留病灶;N/A,未报道;OS,总生存期;TRM,移植相关死亡。

### 异基因移植后进行 CAR-T 细胞疗法

如果患者保持供者嵌合状态,可以使用供体来源 CAR-T 细胞在 allo-HSCT 后进行序贯治疗。一项纳入 18 例 allo-HSCT 后复发并接受 CD19+ CAR-T 细胞治疗 ALL 患者的报告表明,13 例患者(72%)达到 CR,供体嵌合状态完全恢复,其中 2 例发生 GVHD,达到 CR 患者中 11 例在中位随访 7 个月内持续缓解[33]。另一项试验[34]对 20 例 allo-HSCT 后复发的 B 细胞肿瘤患者进行 CAR-T 细胞治疗,8 例患者达到 CR 或 PR。值得注意的是,尽管 70% 的患者有 GVHD 史,但 CAR-T 治疗后没有发生额外 GVHD。一些小规模系列研究也报道过类似结果,尤其是没有发生额外的 GVHD[35,36]。最近有一份报告显示,5 例难治 ALL 患者使用"睡美人转座子"的供体来源 CD19 CAR-T 细胞治疗,4 例患者对治疗有反应且没有发生 GVHD[37]。

最近,多项供体来源的 CAR-T 细胞试验关注其在移植后复发方面的疗效,但也有一些研究将 CAR-T 细胞作为预防性手段。Kebriaei 等的 I 期临床试验纳入 26 例 B 细胞肿瘤移植患者(异基因 19 例,自体 7 例),使用"睡美人转座子" CD19 CAR-T 细胞预防性输注,自体移植组 6 例在中位随访 25.5 个月内持续缓解;异基因组 11 例在中位随访 7.5 个月内持续缓解,1 年 PFS 率和 OS 率分别为 53% 和 63%[38]。另一项类似的小型研究,2 例异 allo-HSCT 后预防性使用供体来源 CAR-T 细胞治疗的患者,1 年内持续缓解,无 GVHD 发生,并且发现 CAR-T 细胞可在体内长期存在[39]。

## NK 细胞

NK 细胞较 T 细胞疗法有更多优势,NK 细胞不表达特异性抗原受体,诱发 GVHD 风险较低,使异基因 NK 细胞治疗成为可能,避免了自体 CAR-T 治疗高经济成本和时间成本。此外,有证据表明自体免疫细胞在癌症中可能出现功能失调[40],因此使用异基因来源的免疫细胞可能是更理想的选择。

NK 细胞通过种系编码受体识别靶细胞上的配体,接收激活和抑制信号,受体之间相互作用非常复杂,因为某些配体(如 CD155)既可以结合激活受体,也可以结合抑制受体,而某些受体既可以是激活性的,也可以是抑制性的[41]。

NK 细胞在癌症免疫监视中发挥着重要作用。癌细胞下调 HLA I 类分子可逃避 T 细胞免疫监视,而 HLA I 类分子是 NK 细胞最强的抑制因子之一,下调 HLA I 类分子能激活 NK 细胞,从而平衡 T 细胞的监视功能[41]。NK 细胞能被细胞(包括肿瘤细胞)发生 DNA 损伤、应激或感染后上调的配体〔如主要组织相容性复合体 I 多肽相关序列 A(MICA)、MICB 和 UL16 结合蛋白(ULBP)〕激活。NK 细胞还可通过 CD16 受体结合抗体 Fc 部分而被激活,参与体内抗体依赖性细胞毒作用免疫防御。这在多发性骨髓瘤抗 CD38 抗体(达雷妥尤单抗,daratumumab)治疗中至关重要[42]。NK 细胞被激活后分泌颗粒酶和穿孔素直接杀伤癌细胞,同时也可以分泌细胞因子(如 IFN-γ 和 TNF-α)调节周围微环境(图 22-3)。

NK 细胞在 allo-HSCT 后早期(30 天内)恢复,与低复发率和低 aGVHD 发生率,以及改善的生存率相关[43]。这种双重益处使异基因 NK 细胞成为围移植期细胞治疗的一个选择。NK 细胞治疗受循环中 NK 细胞(占总淋巴细胞的 5%~15%)数量和分离过程中得率低的限制[44]。因此,可以在体外扩增从造血干细胞或诱导性多能干细胞分化而来的 NK 细胞[45],或使用永生的 NK 细胞系[46]。MDACC 开展了一种新方法,利用工程 K562"饲养细胞"和 IL-2 体外扩增脐带血 NK 细胞,能够获得临床需要的细胞数量[47]。此外,脐带血 NK 细胞的细胞周期和复制相关基因表达似乎比外周血(PB) NK 细胞更高[48]。

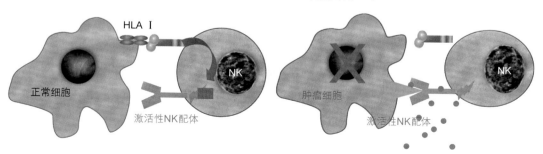

**图 22-3** NK 细胞对转化细胞的选择性杀伤。在正常细胞中,由杀伤细胞免疫球蛋白样受体(KIR)与 HLA I 类分子结合而触发的抑制信号会覆盖激活信号。而在癌症细胞中,激活受体的应激配体的表达,以及 HLA I 类分子的低表达,减弱了抑制受体的触发,并导致了激活信号的产生

### ■ 优化 NK 细胞效应

NK 细胞拥有一类高度多态性受体，称为杀伤细胞免疫球蛋白样受体（KIR），受体分为抑制性或激活性。KIR 受体以单倍体（KIR-A 和 KIR-B）的形式遗传。1/3 的欧洲人只有一个激活性受体的 KIR-A 单倍体，而 KIR-B 单倍体拥有两个或更多激活性受体。AML 接受 KIR-B 供体移植复发率较低，预后更好[49]。供体的 KIR2DS1（一种激活性 KIR）和受体的 HLA-C 类位点与复发风险有关。KIR2DS1 相关的 AML 低复发率仅与供体 HLA-C1/C1 或 C1/C2 有关，表达 KIR2DS1 的 NK 细胞被认为是"教育"的；而供体 HLA-C2/C2 型未发现复发率降低，因为在这种情况下，表达 KIR2DS1 的 NK 细胞在自身 HLA-C2 的环境中是免疫耐受的[50]。因此，基于 KIR 基因型选择成年或脐血供体进行体外 NK 细胞扩增可能可以增强 NK 细胞功效。

与 T 细胞相似，NK 细胞也可以通过 CAR 修饰以增强其活化和特异性。MDACC 的一项人体 Ⅰ/Ⅱ 期试验使用了脐血来源靶向 CD19 的 CAR NK 细胞，可以分泌 IL-15 以维持在体内的增殖和持久性[51]。在 11 例接受中位治疗 4 次的 B 细胞恶性肿瘤患者中，有 8 例包括有高危因素者（如发生 Richter 转化或 17p 缺失 CLL）在单次输注后即出现反应，治疗后 1 年仍能检测到 CAR NK 细胞。该疗法耐受性良好，仅观察到清淋化疗引起的中性粒细胞减少和白细胞减少（Ⅳ级毒性），未观察到 CAR-T 细胞中常见的 CRS 或神经毒性且没有 GVHD 发生。Ⅱ 期多中心试验也正在计划中。

### ■ 程序性死亡受体 1（PD-1）和程序性死亡受体配体 1（PD-L1）抗体

PD-1 和 PD-L1 的相互作用会导致 T 细胞功能障碍，可治疗多种恶性肿瘤，在转移性实体瘤的单药治疗和与抗 CTLA-4 抗体单抗联合治疗中已被广泛研究[52]。一项血液恶性肿瘤的研究，23 例难治或复发霍奇金淋巴瘤（HL）患者接受了 PD-1 抗体（纳武利尤单抗）治疗，ORR 为 87%[53]。这些初步结果也在扩大试验中得到了证实[54]，因此美国 FDA 批准纳武利尤单抗治疗复发 HL 患者。

临床前研究[55]证明了免疫检查点在 AML 治疗中的重要性，并正在进行临床研究[56]。Zeidner 等报道了复发或难治 AML 患者在接受高剂量阿糖胞苷治疗后再加用帕博利珠单抗的 ORR 为 46%。

## 减少移植物抗宿主病

### ■ 移植物抗宿主病的细胞疗法

MRD 和 MUD 移植的 Ⅱ～Ⅳ 级 aGVHD 的发生率分别为 25%～60% 和 45%～70%[57]。激素治疗 Ⅱ～Ⅳ 级 aGVHD 的效果不尽如人意，完全缓解率低于 50%[58]。aGVHD 严重程度与 TRM 及预后相关。激素耐药的 GVHD 预后不良。将其他药物与激素联合应用或作为二线治疗的研究正在进行中，但缓解率普遍较低且存在许多并发症，特别是病毒激活[58]。尽管一项小型单中心试验中，间充质干细胞（MSC）对激素耐

药 GVHD 表现出有益的作用[59]，但在另一项 Ⅲ 期随机对照试验中没有明显的有利结果[60]。后续分析中观察到了患者的获益，高危患者（MSC 组和安慰剂组的第 28 天 ORR 分别为 58% 和 37%，P=0.03），儿童患者（MSC 组和安慰剂组的第 28 天 ORR 分别为 64% 和 23%，P=0.05），这表明 MSC 可能是一种可行的选择。进一步的研究正在进行中[60]。

### ■ T 细胞耗竭预防 GVHD

移植物中通常含有（1～5）×10^7 个 T 细胞/kg（受者体重）[61]。去 T 是预防 aGVHD 最有效的方法之一，但会增加移植物排斥、延迟免疫重建、感染并发症[包括 EB 病毒驱动的移植后淋巴细胞增生病（PTLD）]和复发风险[62]。去 T 可以在体外通过免疫法（T 细胞抗体、CD34 阳性分选）或物理分离法（如密度梯度）实现，或在体内通过使用抗 T 细胞抗体如抗胸腺细胞球蛋白（ATG）或阿仑珠单抗实现。体内去 T（ATG 法）可降低严重 aGVHD 和广泛的 cGVHD 发生率而不增加复发风险，但可能增加感染风险而不降低 TRM，且对生存没有获益[62]。以阿仑珠单抗为基础的 GVHD 预防可降低严重 aGVHD 和广泛 cGVHD 发生率，但会导致高比例的混合嵌合状态和病毒感染，尤其是巨细胞病毒（CMV）激活[63]。

环磷酰胺是一种烷化剂，现在越来越多地被用作预防 cGVHD。环磷酰胺在肝经细胞色素 P450 代谢生成磷酰胺氮芥和丙烯醛，通过交联 DNA 链抑制细胞分裂。由于 HSC 含有高水平的醛脱氢酶，可将磷酰胺氮芥转化为无活性代谢物羧基环磷酰胺。约翰霍普金斯大学单倍体移植的临床试验中，首次发现在移植后给予环磷酰胺[64]以减少 GVHD 发生，目前已用作清除不同供体来源移植物中异基因 CD4+ 细胞[65,66]。在最近的一项研究中，allo-HSCT 前经检查点抑制剂治疗的 AML 或 MDS 患者，使用移植后环磷酰胺降低了严重的 aGVHD 发生率并提高了患者的 PFS[67]。

### ■ 过继移植调节性 T 细胞

移植物和移植后患者体内 CD4+ CD25+ FOXP3+ Treg 细胞水平与 aGVHD 和 cGVHD 发生率呈负相关[68]。因此，过继移植 Treg 细胞可能可以缓解 GVHD。在小鼠异种移植模型中已被证明，过继移植经分选和扩增后的 Treg 细胞可以预防和治疗 GVHD 并改善生存[69]。

早期临床试验表明，移植后过继输注 Treg 细胞是安全的，目前已被用于 GVHD 预防和治疗。在一项纳入 23 例接受双份脐血移植成年患者的研究中，Treg 细胞预防 aGVHD，较历史对照组减少 Ⅱ～Ⅳ 级 aGVHD 的风险（43% vs 61%，P=0.05），同时保持相近的 DFS 率[70]。后续报告分析了 11 例接受更高剂量 Treg 的患者，移植后 1 年仅有 9% 的患者发生 aGVHD，且无 cGVHD 发生[71]。在一项小型病例研究中，5 例患者接受 Treg 细胞输注治疗 cGVHD，2 例患者临床症状改善，3 例患者病情稳定[72]，然而，2 例患者在 Treg 输注后 1 年内发生了皮肤癌。我们还需要进行更大规模的临床试验以验证这些结果，解决 Treg 细胞过继治疗的安全问题，以及该疗法在 GVHD 中的疗效。

其他免疫细胞的过继疗法,如诱导免疫耐受细胞,也正在进行初步的临床试验。这些方法也许能够通过诱导免疫耐受减少排异,更有效地发挥 CAR-T 细胞的效果[73]。

## 病毒特异性 T 细胞

细胞和体液免疫恢复延迟,导致感染增加引起相关死亡。图 22-4 显示了 allo-HSCT 后免疫细胞恢复的大致时间曲线;图 22-5 显示了感染的时间表。

免疫尚未恢复期间,病毒感染是 allo-HSCT 后主要致死性原因,危险因素包括脐血移植、去 T 和 GVHD。常见的病毒包括巨细胞病毒(CMV)、EB 病毒(EBV)、BK 病毒和 JC 病毒、腺病毒和 HHV6。药物抗病毒治疗疗效有限且毒副作用显著。因此,移植后过继免疫疗法预防和治疗病毒感染具有前景。

获得病毒特异性 T 细胞(VST)最简单的方法是从成年供体外周血中直接获取病毒特异性记忆 T 细胞。获取来自供体的 VST 的方式[74]:

(1)将 T 细胞与人工修饰的表达特定病毒抗原的 APC,以及特异性细胞因子和共刺激分子共培养。

(2)供者外周血中 VST 数量足够则无需体外培养,但仅限于 CMV 和 EBV[65]。

从血清学阴性供者(如脐带血)中获得足够的 VST 具有挑战性。通过将 CMVpp65 转基因的腺病毒载体转染至 EBV 淋巴细胞株的方法,脐血中可获取 EBV、CMV 和腺毒的多病毒特异性 T 细胞,并且抗病毒活性非常高[76],临床结果喜人[77,78]。

没有合适供体或病情进展迅速而无法等待的患者可以使

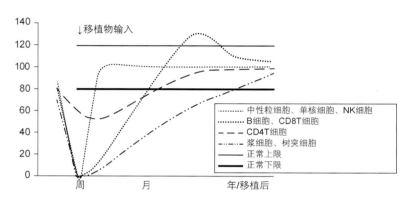

**图 22-4** 移植后细胞免疫(绝对计数)的恢复时间。经许可引自 Mackall C,Fry T,Gress R,et al:Background to hematopoietic cell transplantation,including post transplant immune recovery,Bone Marrow Transplant 2009 Oct;44(8):457-462

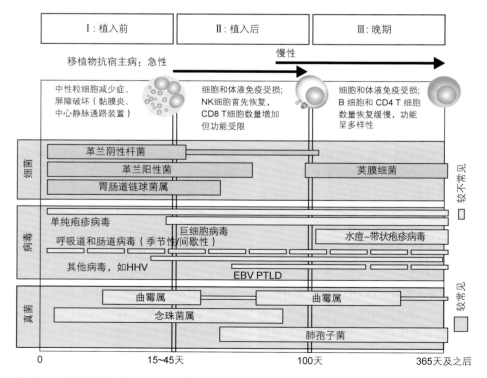

**图 22-5** 移植后感染的发生时间。经许可引自 Mackall C,Fry T,Gress R,et al:Background to hematopoietic cell transplantation,including post transplant immune recovery,Bone Marrow Transplant 2009 Oct;44(8):457-462

用来自第三方储存的 VST。90% 患者可迅速获得适当的 VST 产品(取决于患者 HLA 抗原与供体 VST 共享的免疫优势病毒肽)。VST 在难治性 CMV、腺病毒和 EBV 相关 PTLD 患者中显示出高反应率[78-80]。最近一项 229 例移植后病毒感染的患者使用 VST 治疗,缓解率达 91.3%[81]。尽管理论上因 VST 与受者 HLA 不匹配可能诱发 GVHD,但已报道的研究中没有发现严重 aGVHD。此外,尽管最初的报道有免疫排斥反应,但 VST 过继治疗整体是成功的[78,79]。

### 病毒特异性 T 细胞治疗特定病毒感染

#### EB 病毒与移植后淋巴组织增殖性疾病

移植后免疫抑制较重且 EBV 特异性 T 细胞功能不足,导致受体或供体 B 细胞内潜伏的 EBV 再激活可发生 EBV 相关 PTLD。EBV 再激活主要与去 T 移植和免疫抑制程度有关。患者通常表现为高热、淋巴结肿大和血清乳酸脱氢酶水平升高。EBV 再激活时,治疗上首先是降低免疫抑制程度,EBV 相关 PTLD 的最佳治疗方法尚无随机研究证实。目前规模最大的 PTLD 研究显示[82],利妥昔单抗(1 次/周,共 4 周)可获得 70% 的缓解率,未缓解者后续治疗(化疗或 DLI)的反应也较差。化疗毒性大,可能会增加移植后患者感染风险。细胞疗法在治疗 EBV 相关 PTLD 方面表现出极大的潜力。供体淋巴细胞输注可以控制约 70% 的 PTLD 患者,但可能会引起严重 GVHD[83],因此在可及的前提下,VST 是首选。EBV 特异性或多病毒特异性细胞毒性 T 淋巴细胞(CTL)在 PTLD 患者(包括利妥昔单抗难治性)的有效率达 77.5%[84]。100 例患者预防性使用 EBV CTL,15 年随访中没有患者发展为 EBV PTLD[75,85-91]。

#### 巨细胞病毒

allo-HSCT 后 CMV 再激活和 CMV 病的危险因素包括脐血移植、去 T 移植、T 细胞抗体治疗或大剂量类固醇[92]。此外,CMV 血清阴性供体缺乏 CMV 记忆 T 细胞,受者为 CMV 血清学阳性时 CMV 激活的风险特别高[92]。更昔洛韦可降低 CMV 病的风险,但延长中性粒细胞减少时间,增加侵袭性细菌和真菌感染机会,因此生存率没有提高[92]。密切监测患者血浆 CMV 载量,早期使用更昔洛韦抗病毒,可降低 CMV 病的发生率[92]。总体而言,通过更昔洛韦预防或抢先治疗,可使 CMV 病的发生率从 30%~35% 下降至 8%~10%[92]。2017 年,以 CMV DNA 末端酶复合物为靶点的来特莫韦(letermovir)降低 CMV 再激活发生率并被批准用于预防移植后 CMV 感染。但来特莫韦受到耐药和医疗费用的限制[93]。CMV 病常累及胃肠道、肺和视网膜,更昔洛韦、膦甲酸(foscarnet)或 CMV 免疫球蛋白治疗效果有限[92]。综合考虑细胞疗法的毒性、疗效和费用,对高危患者较为重要。一项研究显示,40 例 CMV 感染患者(包括难治性感染者)接受 CMV CTL 治疗,输注 1~2 次后 CMV 被清除。另一项研究,

110 例患者在 allo-HSCT 后 28~115 天接受预防性 CMV CTL 治疗,预防组 CMV 再激活率为 16%,而对照组为 66%。此外,CMV CLT 不增加有统计学意义的重度 GVHD 发生率[94-99]。

#### 腺病毒

移植后患者腺病毒感染发生率高达 21%,且 20%~89% 的患者表现为腺病毒病[100],主要表现为肺炎、肾炎、出血性结肠炎和出血性膀胱炎。播散性感染导致多器官功能衰竭情况也会发生,且抗病毒治疗效果不佳。临床治疗效果最佳的是呼吸道或泌尿道感染。目前可从脐血[76,77]和成年供体[77]中获得腺病毒特异性 T 细胞,在西多福韦(cidofovir)难治性病例中表现出高反应率[101]。最近临床试验中,供体来源的腺病毒特异性 T 细胞已用于高风险儿童患者,患者反应率为 100% 且未发现严重毒性[91,102]。

#### BK 病毒/JC 病毒

移植后患者 BK 病毒(BKV)再激活发生率为 5%~68%,在 Ⅲ 级和 Ⅳ 级 aGVHD 和脐血移植患者中更常见,可引起严重的血尿、尿路梗阻、肾衰竭并增加患者死亡率[103]。药物治疗毒性较大且效果不佳。尽管 PD-1 抑制显示出一些希望,但在免疫抑制个体中,JC 病毒相关的进行性多灶性白质脑病(PML)预后较差且治疗手段有限[104,105]。由于 BKV 和 JC 病毒之间存在同源免疫原性蛋白,BK 特异性 CTL 已用于治疗 PML 患者且反应率良好[106]。BKV CTL 现已被纳入多病毒特异性 T 细胞临床试验并表现出接近 100% 的反应率[91]。

#### HHV6

人类几乎在 2 岁之前会普遍感染 HHV6[107]。移植后患者超过 50% 会发生 HHV6 再激活并导致脑炎、植入延迟和 GVHD 增加,死亡率增加[107]。一项临床研究的结果显示,多病毒特异性 T 细胞输注治疗 HHV6 激活的反应率为 67%[91]。

#### 多病毒特异性 T 细胞

研究人员已经构建了多种病毒特异性 T 细胞,包括针对 EBV、CMV、腺病毒、BKV 和 HHV6 病毒中的 2~5 种病毒的特异性 T 细胞,可用于疾病预防和治疗。临床研究表明,病毒特异性 T 细胞可使患者缓解率从 67% 升至 100%,且不增加重度 GVHD 发生率且无其他毒性[108,109]。

## 结论

20 世纪 50 年代后期,E. Donnall Thomas 博士首次为一例双胞胎白血病患者进行 allo-HSCT,展现了细胞疗法的治疗效果。从那时起,我们对免疫系统深入理解已经成功转化为许多新型治疗方法,尤其是移植及其并发症,将能改善更多患者的生存结局。

## 提示

- allo-HSCT 是部分血液恶性疾病的治愈疗法。
- CAR-T 细胞治疗对难治性 ALL 和 NHL 患者疗效显著；CAR-T 细胞治疗联合移植的临床疗效正在研究中。
- 异基因 NK-T 细胞治疗是有效的免疫治疗手段，正在进行临床试验。

- 移植后环磷酰胺的使用降低了 GVHD 的发生率。
- 鲁索替尼（ruxolitinib）是首个获批治疗激素耐药 aGVHD 的药物。
- VST 对特定病毒感染的患者非常有效，如 CMV、EBV、多瘤病毒 BKV 和 JC 病毒、腺病毒和 HHV6。

# 第4篇 肺癌
## Bonnie S. Glisson

# 第 23 章 小细胞肺癌

Jeremy A. Ross
Lauren A. Byers
Garl M. Gay
任胜祥　王家乐·译

## 要点

▶ 小细胞肺癌(SCLC)是一种侵袭性强、预后差的恶性肿瘤。即使患者处于疾病的早期阶段也会发生远处转移,且少有患者能痊愈。因此,小细胞肺癌患者亟须更多有效的治疗手段。

▶ 对于 TNM 分期为 I 期的患者推荐手术切除,术后证实无纵隔淋巴结转移建议进行 4 个周期依托泊苷-顺铂(EP)的辅助化疗。

▶ 同步放化疗是绝大多数局限期的标准治疗方案,虽然广泛期 SCLC 常用卡铂,但对无顺铂禁忌证患者,2 个疗程EP 方案联合放疗仍然是局限期的治疗标准。

▶ 大多数临床试验已证实预防性脑照射(PCI)可以降低脑转移的发生率,但对生存率的影响不尽相同。因此,所有治疗有效的局限期患者建议进行 PCI,而广泛期患者PCI 的作用仍存争议。

▶ 一线化疗联合免疫治疗较单独化疗可延长广泛期患者生存,与免疫治疗相关的生物标志物研究将确定化疗联合免疫治疗的获益人群。

▶ SCLC 疾病进展或复发后治疗选择有限,建议尽可能参加新药临床试验。不过,即使开展了众多临床试验,目前仍无针对 SCLC 的靶向药物获批上市。

SCLC 是一种侵袭性强的支气管肺癌,占所有肺癌类型约 14%。美国每年约 3 万例新发小细胞肺癌患者[1]。与非小细胞肺癌(NSCLC)不同,小细胞肺癌增殖更活跃,更容易发生转移,90% 以上患者在诊断时便已发生淋巴结受累或远处转移。一直以来,SCLC 采用局限期(LD)和广泛期(ED)的分期方法,前者指病变限于一侧胸腔和该区域的淋巴结,可包含在一个放射野内。最近,国际肺癌研究会(IASLC)和美国癌症联合委员会/国际抗癌联盟(AJCC/UICC)第 8 版,建议使用 TNM 系统对 SCLC 进行分期[2]。但鉴于大多数患者都处于疾病晚期(Ⅲ~Ⅳ期),很少有患者符合手术切除或其他根治性治疗的标准,相比之下,局限和广泛期分期法在临床上更为常见。

LD(I~ⅢB 期)患者的标准治疗包括化疗和放疗,而ED(Ⅳ期)患者则以化疗为主。虽然 SCLC 初次治疗时有效率高,但 95% 以上的 ED 患者和 80%~90% 的 LD 患者最终仍会复发。

尽管近几十年来人们对 SCLC 的研究较为广泛,但系统性治疗仍未取得实质性进展。不过,SCLC 的分子分型及临床前模型研究为我们进一步揭示了其发病机制中生物学和基因组学的变化,免疫检查点抑制剂的应用也大大提高了 SCLC

的生存率,临床前研究向临床的转化也带来了更多有关靶向治疗的可喜数据,为进一步改善患者整体预后带来了希望。

## 流行病学

SCLC 与吸烟相关,其中从不吸烟的患者并不常见,只占人群 3%~5%[3,4]。此外,研究显示 EGFR 突变非吸烟患者,酪氨酸激酶抑制剂耐药后,部分患者可转化为 SCLC[5]。原来的 EGFR 突变在 SCLC 中仍然保持不变,这支持了 SCLC可从其他肿瘤转化而来,而不是第二原发癌症的观点。

SCLC 发病率逐步下降,SEER 数据库的数据表明,SCLC在肺癌中的占比已经从 1986 年的 17% 下降到 2002 年的13%[1]。然而,SCLC 在女性群体中的发病率占比却在增加(1973 年为 28%,2002 年为 50%),这是因为从 20 世纪 60 年代开始,越来越多的女性开始加入吸烟的行列。而总体发病率的降低主要是由于男性吸烟的减少,也可能是由于之前被归类为 SCLC 的病例,现在因病理标准的改变,单独归类为大细胞神经内分泌癌(LCNEC)。

## 危险因素

在所有肺癌亚型中,小细胞肺癌与吸烟的相关性最大,是最主要的危险因素[4]，呈现持续时间长（>40 年）和吸烟强度的（>30 支/天）的特征。戒烟后患病风险更低，但戒烟人群的风险仍然高于非吸烟人群[4]。其他危险因素包括石棉、苯、煤焦油和氡气，常为吸烟的共同致癌物，因此应该将戒烟作为预防小细胞肺癌的首要任务。此外，和戒烟者相比，在放化疗期间或之后仍然吸烟的 SCLC 患者不仅放化疗毒性增加，发生二次肺癌的风险也更高，生存时间更短[6]。

## 自然病程

美国退伍军人肺癌研究组（VALSG）于 1969 年进行了一项随机临床试验，以测试静脉注射环磷酰胺在三种不同剂量下的疗效，而安慰剂组则展现了 SCLC 的自然病程[7]。在该试验中，基于当时的分期标准，安慰剂组 ED 患者和 LD 患者的中位生存期分别为 6 周和 12 周。环磷酰胺使两组患者的中位生存期均延长了 75 天，使转移患者的生存期增加至原来的 3 倍，LD 患者的生存期增加至原来的 2 倍，而这也是第一次观察到化疗在 SCLC 患者治疗中的重要作用。

无论是联合化疗，还是标准的根治性放疗，综合治疗的应用已使小细胞肺癌患者生存期显著延长[1]。

## 预后因素

SCLC 最重要的预后因素是疾病的转移程度，LD 患者要比 ED 患者生存期长[8]。对于 LD 患者来说，体力状态良好（PS），年龄小于 70 岁，女性，乳酸脱氢酶（LDH）正常是预后好的因素[8]。如果 LD 患者无淋巴结转移，手术治疗后中位生存期更长[9]。对于 ED 患者，LDH 正常、多药联合治疗和单一转移部位是预后好的因素。与骨、软组织或骨髓转移相比，肝或脑转移的患者生存期更短[10]。此外，也可以通过副肿瘤综合征（PNS）预测预后。异位促肾上腺皮质激素（ACTH）综合征或库欣综合征患者对化疗不敏感，预后较差，治疗后皮质醇增多症也难以控制[8]。Lambert-Eaton 肌无力综合征（LEMS）是一种自身免疫性 PNS，其杀伤癌细胞作用的免疫系统可能得到增强，此类患者往往预后较好[11]。

## 病理学

小细胞肺癌在光学显微镜下表现为上皮源性的恶性肿瘤细胞，细胞体积小，呈圆形或梭形，细胞质少或裸核，核染色质呈细颗粒状，核仁缺失或不明显[12]。核变性、坏死频繁，有丝分裂率高（图 23-1）。镜下肿瘤细胞通常弥散分布，也可聚集呈巢状、栅栏状、条带状，少数情况下可呈小管状。因为很少有患者符合手术治疗的标准，病理诊断多来源于小活检标本和细胞学标本，且由于挤压现象明显，活检标本比细胞学标本更难诊断。

在苏木素-伊红染色后，小细胞肺癌镜下呈"小""圆""蓝"肿瘤细胞的特点，鉴别诊断包括其他类似的"小""圆""蓝"肿瘤细胞，如淋巴瘤和小细胞肉瘤。组织学上，小细胞癌也可以发生在其他器官（如鼻咽、喉、泌尿生殖道、胃肠道和宫颈），称

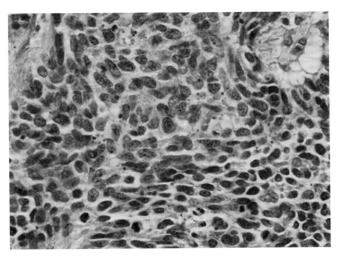

图 23-1 小细胞肺癌的光学显微镜表现。细胞小而圆，或呈纺锤状，细胞核及细胞质深染

为肺外小细胞癌。肺和肺外小细胞癌具有相似的生物学特征和临床行为，都具有广泛转移的潜能。肺外小细胞癌不伴有 3p 缺失，但小细胞肺癌中 3p 缺失则很常见，该现象表明两者的癌变过程存在一定程度差异[13]。

免疫组化（IHC）在 SCLC 的鉴别诊断中具有重要价值。广谱细胞角蛋白（AE1/AE3）阳性有助于鉴别肿瘤为上皮源性而非淋巴瘤或肉瘤[12]。神经细胞黏附分子（CD56）、嗜铬素 A（CgA）和突触素（Syn）最有助于诊断 SCLC。90%~100% 的小细胞肺癌患者 CD56 阳性，也有少数患者不表达神经内分泌标志物（如 CgA 和 Syn）[14]。SCLC 是一种原发性分化差的高级别神经内分泌肿瘤（NET），通常不像低级别、分化好的 NET（如类癌）一样高表达这些标志物。也有 10% 的病例所有神经内分泌标志物都不表达，但形态学上如果符合 SCLC 的诊断标准，仍可确诊 SCLC。有 70%~90% 的小细胞肺癌患者甲状腺转录因子 1（TTF-1）阳性；然而，该标志物也可能在肺外小细胞癌中表达，因此 TTF-1 阳性并不能反映该肿瘤细胞起源于肺部[15]。此外，TTF-1 的表达一定程度上也能反映分子差异，进而有助于治疗决策[16]。Ki-67 阳性指数可以反映肿瘤增殖的活跃程度，在 SCLC 中一般大于 50%，也可用于区分 SCLC 与低级别 NET[17]。

## 分子生物学

SCLC 的基因组改变、生物学特征和临床行为不同于肺部其他的 NET。几乎所有的 SCLC 患者均存在 TP53 和 RB1/13q14 缺失[18,19]。且超过 90% 的 SCLC 患者在染色体 3p 的多个位点上存在等位基因缺失（包括 3p21.3、3p12、3p14.2 和 3p24.4），进而导致一些抑癌基因的表达降低或失活，诱发细胞癌变[13]。

除了 TP53 和 RB1 普遍失活，研究也发现 25% 的 SCLC 存在 NOTCH 家族基因突变（PMID：26168399）。20% 的 SCLC 存在 MYC 家族基因扩增（v-myc 禽类骨髓瘤病病毒致癌基因同源基因、MYC、MYCL1 和 MYCN）[18]。此外，组

蛋白乙酰转移酶基因(如 *CREBBP*、*EP300*),以及与 *TP53* 和 *RB1* 相关的一些基因(如 *TP73*、*RBL1*、*RBL2*)也经常发生互斥性突变(PMID：26168399)。研究还发现,2%～4%的 SCLC 存在磷酸酶-张力蛋白(PTEN)通路改变[20];不过,磷脂酰肌醇 3 激酶(PI3K)有关的通路突变率更高,与 SCLC 的异常增殖和凋亡抵抗有关。

基因表达的多样性奠定了 SCLC 的肿瘤异质性(PMID：20926931)。小细胞肺癌亚型的定义已从经典/变异发展到神经内分泌/非神经内分泌,再发展到由转录因子定义的亚型。其中,SCLC - A 由转录因子 ASCL1 驱动,属于神经内分泌亚型(经典型)(PMID：2985258,27452466),而 SCLC - N 由 NEUROD1 驱动,SCLC - P 由 POU2F3 驱动,起源于簇细胞,两者均属于非神经内分泌亚型(变异型)(PMID：2985258,27452466,28089889,29945888)。

从蛋白质水平看,cKit 及其配体干细胞因子在 80%～90%的 SCLC 手术标本中高表达[21],BCL2 家族蛋白在 75%～95%的 SCLC 中出现上调,发挥其抗凋亡作用[18]。通过反相蛋白质阵列技术进行的更全面的蛋白质组学分析也已经确定 SCLC 或 LCNEC 与非小细胞肺癌之间的蛋白质表达差异(包括 PARP1)[22]。

表观遗传学的改变也可能与小细胞肺癌的生物学特征有关。而外显子测序在 SCLC 中的应用使组蛋白修饰成为表观遗传学的主要研究内容。在 SCLC 中较为常见的 *CREBBP* 突变和 *EP 300* 突变,便可能因组蛋白乙酰化的作用而失去其正常的功能[23,24]。表 23 - 1 列举了几种 SCLC 较为常见的基因突变和蛋白质改变。

表 23 - 1  小细胞肺癌中常见或潜在的靶基因突变频率

| 突变基因 | 突变频率(突变类型) |
| --- | --- |
| *TP53* | 75%～90%<br>功能丧失(LOH,缺失) |
| *RB1* | ～100%<br>功能丧失(LOH,缺失) |
| *PTEN* | ～5%<br>功能丧失(LOH,缺失) |
| *MYC* | 18%～31% *MYC* 家族整体性突变<br>功能获得(扩增或转录失调) |
| *SOX2* | ～27%<br>功能获得(扩增) |
| *FGFR1* | <10%<br>功能获得(扩增) |
| *CCNE1* | <10%<br>功能获得(扩增) |
| *EPHA7* | <10%<br>功能获得(扩增) |
| *PARP1* | >50%<br>(靶蛋白过表达) |

# 临床表现

SCLC 通常发生在中央气管,浸润黏膜下层,并逐渐通过外源性或支气管内扩散的方式使支气管管腔变窄,与支气管内息肉样生长的鳞状细胞癌不同。由于肿瘤在胸腔内生长迅速、淋巴转移、远处转移、PNS 出现,患者的症状会明显加重并快速进展,通常在发病后 3 个月内便被确诊为 SCLC。常见的临床表现包括咳嗽、呼吸困难、体重减轻或疲劳乏力,咯血及阻塞性肺炎因肿瘤沿黏膜下浸润生长而相对少见。纵隔淋巴结大量受累是小细胞肺癌的重要标志,此外肿瘤压迫可导致上腔静脉综合征、声嘶(喉返神经压迫)、喘鸣(气管压迫)、膈神经麻痹,以及吞咽困难(食管压迫)。SCLC 导致上腔静脉综合征最为常见。影像学上,肺门巨大肿块伴纵隔淋巴结大量受累较为常见(图 23 - 2),偶尔可见周围卫星灶。

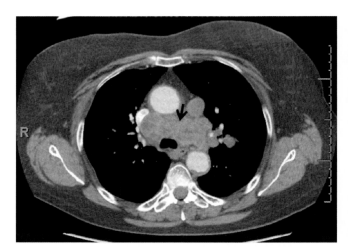

图 23 - 2  广泛期小细胞肺癌患者的胸部 CT 显示纵隔淋巴结肿大(黑色箭头所指)

大多数患者(60%～70%)可出现明显的远处转移症状;常见转移部位包括肝、肾上腺、骨和脑。转移症状包括骨痛、腹痛、头痛、癫痫发作、疲劳或厌食,部分患者可出现 PNS,如抗利尿激素分泌失调综合征(SIADH)或 LEMS 综合征。

# SCLC 分期

局限期和广泛期的二分期法最初在 20 世纪 50 年代末由 VALSG 提出,后又经 IASLC 调整,因其简单性和实用性目前仍广泛使用。局限期定义：病变局限于一侧胸腔,包括对侧纵隔或同侧锁骨上淋巴结转移,且能纳入一个放疗治疗野内(TNM Ⅰ～ⅢB 期)。广泛期定义：病变超出一侧胸腔,包括对侧肺门和对侧锁骨上淋巴结转移、恶性心包或胸腔积液,以及远处转移(TNM Ⅳ 期,任何 T、任何 N、M1a/b)。最近,IASLC 建议对 NSCLC 的 TNM 分期系统进行修改,主要修改 T 和 M 的描述,以及相应的分期分组。而 AJCC 第 7 版和第 8 版已纳入这些更新,并建议对 SCLC 和 NSCLC 均实行 TNM 分期[25]。不过,大多数患者均处于疾病晚期(Ⅲ 期和 Ⅳ 期),极少能接受手术治疗,因此二分期法在临床上仍广泛使用。

此外,该分期方法还有助于指导治疗和判断预后,LD 患者需要接受根治性放疗和化疗,而 ED 患者则根据临床指征接受化疗联合或不联合免疫治疗或姑息性放疗。首次诊断时,30%～40% SCLC 患者处于局限期,其余则处于广泛期[1]。

完整的临床分期应包括病史和体格检查、胸部 X 线、病理学检查、实验室检查(包括血常规、血清化学分析、LDH)、胸腹部增强 CT、脑部 MRI 或脑部增强 CT。脑部 MRI 在鉴别转移瘤方面比 CT 更为敏感,应作为首选检查。如果怀疑 LD,应进行 PET-CT 扫描来评估纵隔及远处转移。对于大多数转移部位,PET-CT 均优于其他成像,然而,PET-CT 检测脑转移的效果并不如脑部 MRI。虽然 PET-CT 可以提高 SCLC 分期的准确性,但仍建议对 PET-CT 检测到的可能改变分期的病变部位予以病理证实。如果 PET-CT 不可用或结果可疑,应使用全身骨扫描明确骨转移情况[26]。

进行分期时,不应仅关注存在异常症状或异常实验室数据。例如,在不伴骨痛且碱性磷酸酶水平正常的患者中,依然有高达 30% 的患者骨扫描阳性。此外,进行完整的分期是为了鉴别可以接受根治性治疗的 LD 患者,而对于明显的 ED 患者来说,除脑部 MRI 外,可以仅参考临床情况进行分期。鉴于中枢神经系统(CNS)发病的隐匿性,所有患者均应接受脑部检查[27],CNS 检查显示 10%～15% 的患者在诊断时便已出现脑转移,且其中 30% 的患者不伴有相关症状。

对于 I 期(T1～2,N0)患者,检查证实病变未累及纵隔后[9],方可考虑手术治疗。这些检查包括常规的纵隔镜检查、经食管超声内镜引导下细针穿刺活检、支气管内超声引导针吸活检或视频辅助胸腔镜检查。对拟诊 LD 患者,若出现胸腔积液,应行胸腔穿刺术并对穿刺液进行细胞学检查,如果液体为渗出性且存在恶性肿瘤细胞,则应考虑为 ED(IV 期:M1a)。虽然肺癌患者中出现的胸腔积液大多与恶性肿瘤有关,但少数情况下,胸腔积液行多次细胞学及生化检查后仍不符合恶性渗出液特征,或临床提示积液与癌症并不直接相关,此时应排除胸腔积液作为分期指标,心包积液亦是如此。

怀疑软脑膜扩散时应行脑脊液检查。进行根治性放化疗之前应行肺功能检查。而对于原因不明的重度贫血、外周血涂片出现有核红细胞、中性粒细胞减少或血小板减少,应行骨髓穿刺术活检[10,26],若骨髓活检提示癌细胞已扩散至骨髓,则患者已处于 ED 阶段。此外,因小细胞肺癌进展迅速,患者在确诊后应尽快开始治疗,如果患者症状明显或分期评估时间较长,则应在开始化疗时尽快完成分期。

# SCLC 的治疗

## ■ 局限期 SCLC

小细胞肺癌若不接受治疗,很少有患者生存时间达几个月以上。该病对化疗和放疗均高度敏感且 LD 患者可接受根治性治疗。在 LD 中,联合放化疗的客观缓解率(RR)通常为 80%～90%,完全缓解率为 50%～60%,中位 OS 约 17 个月,5 年生存率约为 12%。

### 手术治疗

对死于术后并发症患者的尸检报告提示,术后 30 天内有高达 90% 的 SCLC 患者发生了纵隔转移[28],且一项评估手术与胸部 RT(TRT)疗效的随机临床试验表明:进行 TRT 治疗的患者 OS 明显长于手术治疗的患者[29]。因此即使没有发生远处转移,也不能只进行单独的手术治疗。不过,对于早期 T 分期和无淋巴结受累(T1～2,N0,M0)的患者(5%)来说,手术在综合治疗中依然发挥着重要作用。据报道,进行术后辅助化疗,可使这类患者的 5 年生存率提高至 48%[9]。因此,所有患者在接受手术治疗后,均应考虑进行 4 个疗程的依托泊苷-顺铂的辅助化疗。如果术中发现淋巴结受累,还需进行额外的辅助放疗。

### 联合放化疗

英国医学研究理事会的一项临床试验表明,LD 患者手术治疗劣于 RT 治疗[29],因此 TRT 成为 LD 患者局部控制的标准治疗。虽然早期研究表明,与单独化疗相比,联合放化疗可以提高局部控制率,但联合治疗能否使患者获得明显的生存效益仍存争议[30]。因此,当时人们开展了许多相关的临床试验。两项 Meta 分析显示,对 LD 患者来说,在全身化疗的基础上联合放疗,可使 2 年生存率提高 5.4%[30,31]。值得注意的是,这些早期试验的获益结局多以同步治疗为主而非序贯治疗;此外,当时使用的化疗药物主要为蒽环类和烷化剂类,在给予放疗的同时会使毒性进一步加强。而 EP 方案则可以全剂量参与同步放化疗,进而更好地控制疾病,因此 EP 方案的发展对提高同步放化疗的耐受性和可行性至关重要。

一项 III 期临床试验比较了 CEV 方案(蒽环类药物为基础的环磷酰胺、表柔比星和长春新碱)与 EP 方案治疗 SCLC 患者的疗效[32]。试验过程中,患者在接受 3 个周期化疗的同时也可接受放疗,并对完全缓解(CR)患者进行预防性脑照射(PCI)。结果显示,在 LD 患者中,EP 组的 2 年生存率和 5 年生存率均优于 CEV 组(14% 和 5% vs 6% 和 2%,P=0.000 1),中位 OS 也优于 CEV 组(14.5 个月 vs 9.7 个月,P=0.001);而在 ED 患者中,则没有观察到差异。

研究者也探讨了 EP 联合其他药物的疗效,如与紫杉醇构成三联疗法,或与环磷酰胺、多柔比星、长春新碱交替治疗,但迄今这些方案尚未被纳入 LD 的推荐方案之中[33,34]。

### 放疗方案

基于放射生物学基础,一项 III 期临床试验(INT 0096)评估了加速超分割放疗(AHRT)与常规分割放疗对 SCLC 的疗效[35]。该试验参与者达 400 名以上,与 EP 联合进行 4 个周期的同步放化疗。总放疗剂量均为 45 Gy,其中常规放疗组 1.8 Gy,每日 1 次,每周 5 次,持续 5 周,AHRT 组 1.5 Gy,每日 2 次,每周 5 次,持续 3 周。结果表明,AHRT 组的中位 OS(23 个月 vs 19 个月)和 5 年生存率(26% vs 16%)均优于常规治疗组,但发生体重减轻和 3 级食管炎的概率有所增加

(27% vs 11%)。AHRT组局部失败率低可能是其生存率提高的主要原因。

虽然INT 0096已证实超分割同步放疗可使OS明显获益,但因其副作用和每日两次的执行方法,该方案并未被广泛采用[36]。因INT 0096中常规放疗组使用的总剂量相对较低且该试验的临床结果已然知晓,人们还研究了高剂量下常规放疗的疗效。例如,在CALGB(Cancer and Leukemia Group B)临床试验中,患者在接受了2个疗程的紫杉醇和托泊替康后,又进行了由TRT(总剂量70 Gy,每日2 Gy)和卡铂-依托泊苷(CE,3个疗程)组成的同步放化疗[37]。该高剂量方案下,SCLC的中位OS为22.4个月,达到了INT 0096中与AHRT治疗同样的效果(23个月)。

另一种TRT方案为伴随加强,该方案中患者大部分时间均接受每日1次的放疗,仅在治疗快结束时接受超分割放疗,以求无需每日2次还可以实现加速放疗的效果。RTOG-0239研究评估了该方案的疗效,患者5周内共接受61.2 Gy的放疗剂量,前期每日1次,最后9日内改为每日2次[38]。放疗从化疗的第1日开始,与4个周期的EP同步,该方案2年生存率为37%,略低于INT 0096和CALGB试验(2年生存率分别为41%和48%)。

在CONVERT的Ⅲ期试验中,一组患者为加速超分割放疗(45 Gy,每日2次,每次1.5 Gy,持续19日),一组患者为较高剂量的常规放疗(66 Gy,每日1次,每次2 Gy,持续45日),两组治疗均与EP同步。该试验主要终点为OS,结果显示两者并无显著性差异,且放化疗毒性相差不大。因此,每日2次加速超分割放疗依然可以作为LD的治疗方案[39]。

### 化疗方案

无论是序贯、同步还是交替放化疗均有充足的研究证据。从早期研究结果来看,同步放化疗并不能延长患者的生存期,可能是因为早期环磷酰胺或多柔比星为基础的化疗方案毒性过强,患者无法耐受。而如今以EP为基础的化疗方案因其更好的耐受性可使患者显著获益。

加拿大国家癌症研究所的一项Ⅲ期临床试验探讨了交替放化疗的疗效,结果表明,接受CAV(环磷酰胺、蒽环类和长春新碱)-EP方案时,从第2周期开始放疗比从第6周期开始放疗拥有更长的OS(21.2个月 vs 16个月)[40]。日本临床肿瘤组也比较了同步放化疗与序贯放化疗之间的差异(EP方案,45 Gy,每日2次,每次1.5 Gy)[41],虽然同步放化疗增加了骨髓抑制的概率,但患者的死亡风险显著降低(HR 0.7,P=0.02)。尽管并非所有的临床试验都展现出同步放化疗的优势,但联合EP方案的同步放化疗证据充足,尤其对于LD患者,EP为基础的同步放化疗始终可以使其获益。

鉴于小细胞肺癌增殖活跃,肿瘤细胞的加速克隆可能会影响预后,因此整个疗程应尽可能地在较短时间内完成[42]。一项Meta分析评估了一项新指标SER(从任意治疗开始到RT治疗结束所需的时间)对LD患者OS的影响,发现SER较短是良好的预后因素,SER每延长1周,5年生存率的绝对值就会下降2%[42]。

卡铂因化疗毒性低而被ED患者广泛使用,LD患者则以顺铂为主进行根治性治疗。一项由4项临床试验组成的Meta分析评估了顺铂与卡铂治疗LD的疗效[43],结果显示两者并无明显差异。不过,由于临床试验中LD患者使用EP方案时的5年生存率最高,因此只要没有顺铂禁忌证,均推荐LD患者进行EP化疗。值得注意的是,INT 0096中顺铂的剂量仅为60 mg/m²。图23-3展示了局限期SCLC的治疗流程。

### ■ 广泛期SCLC

虽然免疫联合化疗的一线治疗已被证明可以改善预后,但全身性化疗仍然是ED患者的主要治疗方式[44]。目前,放疗主要用于减轻ED患者症状,不过放疗对初治患者仍高度敏感。与最佳支持治疗(BSC)相比,化疗可延长ED患者的总体生存

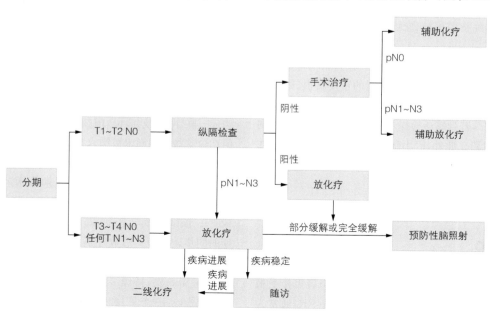

**图23-3** 局限期小细胞肺癌患者的治疗流程

期[7]。从确诊时起,ED 患者的中位 OS 为 8～13 个月,5 年生存率为 1%～2%,2 年生存率为 4%～5%[1]。图 23-4 展示了 1 例代表性 ED 患者的冠位 PET-CT 图。

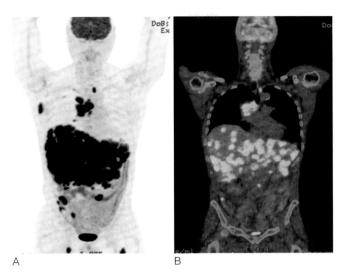

**图 23-4** 广泛期小细胞肺癌患者的 PET-CT 图像。图 A 为冠状位 PET,图 B 为 PET-CT 融合成像

### 化疗

一项早期研究发现,与安慰剂相比,静脉注射环磷酰胺可显著改善 SCLC 的生存期,中位生存期从 12 周延长至近 5 个月[7]。随着新型化疗药物的出现,联合化疗成为热点,CAV 方案也因此成为 ED 患者的标准治疗。EP 方案在 CAV 治疗后疾病复发或治疗无效的患者中进行评估,其 RR 可达 55%[45]。随后 EP 方案成为无法耐受 CAV 的 ED 患者的一线治疗,中位 OS 为 39 周,毒性可接受[46]。在一项Ⅲ期临床试验中,437例患者被随机分为三组:4 周期 EP、6 周期 CAV 或 EP/CAV交替使用 18 周(CAV 及 EP 各 3 个周期),结果表明 EP 和CAV 之间的疗效相差不大[47]。三组间的 RR 分别为 61%、51%、59%,中位 OS 分别为 8.6、8.3 和 8.1 个月。此外,研究还发现,骨髓抑制的发生具有剂量依赖性,且患者对 4 个周期的 EP 耐受性更好。日本开展的一项临床试验也观察到了类似结果。

### 化疗联合免疫治疗

SCLC 的高突变率提示化疗联合免疫治疗或许可以增强机体对肿瘤细胞的免疫应答。然而,早期有关免疫检查点抑制剂的试验并没有得到令人满意的结果。在一项Ⅱ期临床试验中,有 45 名 ED 患者在接受联合帕博利珠单抗(PD-1 抑制剂)的诱导化疗后,可以达到疾病稳定或疾病缓解,中位 PFS仅 1.4 个月(95% CI 1.3～2.8),与以前单独化疗的数据相比并无明显改善。然而,有 13% 的患者 PFS 可达 1 年以上,37% 的患者 OS 可达 1 年以上,表明部分患者可从该治疗中获益[48]。

伊匹木单抗是抗 CTLA-4 的单克隆抗体,在一项Ⅱ期临床试验中,130 名初治 SCLC 患者随机分为两组:单独化疗组及伊匹木单抗联合卡铂-紫杉醇序贯治疗组。结果表明,序贯治疗可以延长患者的 PFS(HR 0.64,P=0.03),但序贯治疗与单独化疗的中位 OS 并无明显差异(12.5 个月 vs 9.1 个月,P=0.13)[49]。紧随其后,一项由 1 110 名新近诊断为 ED 的患者参与的Ⅲ期临床试验,比较了 EP 联合伊匹木单抗与 EP联合安慰剂的疗效。结果显示,伊匹木单抗并不能改善中位OS,两组均为 11 个月左右[50]。

近年来,一项随机双盲、安慰剂对照的Ⅲ期临床试验(IMpower 133),评估了阿替利珠单抗＋化疗一线治疗 ED-SCLC 的疗效。患者分为两组:一组接受 EP＋阿替利珠单抗,随后阿替利珠单抗维持治疗;另一组以安慰剂联合化疗。结果显示,EP 联合阿替利珠单抗延长患者中位 OS(12.3 个月vs 10.3 个月,HR 0.70,P=0.007)[44]。近几十年来,这是首个得出了化疗联合免疫治疗可以显著延长 ED 患者 OS 的治疗方案,而该方案也获批成为 ED 患者的一线治疗方案。

此外,另一项Ⅲ期随机对照试验(CASPIAN)也证实了免疫治疗的价值。该方案分为度伐利尤单抗(PD-L1 抑制剂)＋铂类-依托泊苷、度伐利尤单抗＋曲美木单抗(CTLA-4抑制剂)＋铂类-依托泊苷、铂类-依托泊苷单药治疗三个治疗组。结果显示,度伐利尤单抗联合化疗组的中位 OS 为 13 个月(95% CI 11.5～14.8),单独化疗组的中位 OS 为 10.3 个月(95% CI 9.3～11.2)。此外,虽然中位缓解持续时间并没有差异,但度伐利尤单抗联合化疗的客观缓解率更高(79% vs70%)[51]。但随着更多临床研究的深入,常规化疗联合 ICI 对ED 患者生存期的影响将更为清楚。且进一步解析可以预示免疫治疗疗效的生物标志物后,一些患者的预后还可被进一步改善。

### 胸部放疗

既往研究评估了一线化疗有效 ED 患者实施巩固性放疗的作用。一项单中心研究中,有 206 例患者接受了 3 个周期的 EP 治疗[52],治疗后出现远端 CR 或胸内 PR/CR 的 109 名患者再被随机分为两组:胸部 AHRT(54 Gy,18 天内 36 次)联合 CE 组,以及额外 4 个周期的 EP 治疗组,而出现脑转移、疾病稳定、疾病进展或仅胸外 PR 的患者未被纳入。结果表明,在化疗的基础上加用 TRT 可以改善中位 OS(17 个月 vs11 个月;5 年生存率分别为 9% 和 4%,P=0.041),减少局部复发的产生,但并不能延长无转移生存期。

欧洲开展的一项Ⅲ期临床试验(CREST),经 4～6 个周期的含铂化疗后疾病缓解的 ED 患者被随机分配进入 PCI＋TRT(30 Gy,10 次)联合治疗组(n=247)或 PCI(n=248)单独治疗组[53]。研究的主要终点 1 年生存率并未得到改善(33%vs 28%,P=0.07)。不过,延长随访期后,联合巩固性放疗的患者 2 年生存率和 PFS 率明显更高(13% vs 3%,P=0.004;6 个月 PFS 率分别为 24% 和 7%)。与单独治疗相比,联合治疗组最常见的 3 级不良反应为乏力(4.5% vs 3.2%)和呼吸困难(1.2% vs 1.6%)。此外,化疗后胸部仍有残留病灶的患者最有可能获益。

含铂化疗有效的 ED 患者中,Ⅱ期临床试验 RTOG 0937

(NCT 01055197)比较了 PCI 单独治疗与 PCI 联合巩固性化疗对残留灶和转移灶的疗效,不过因实验组中出现了较多 5 级毒副反应,该试验提前终止。目前,倾向于对胸外转移控制良好、胸部具有残留灶,且化疗后 PS 评分良好的 ED 患者进行巩固性放疗,放疗方案应限于姑息性剂量和常规分割,且不应同步性地给予化疗药物。

图 23-5 展示了一例广泛性骨转移的 ED 患者在接受 4 个周期 CE 治疗后 PET 的代谢反应。图 23-6 展示了广泛期 SCLC 的治疗流程。

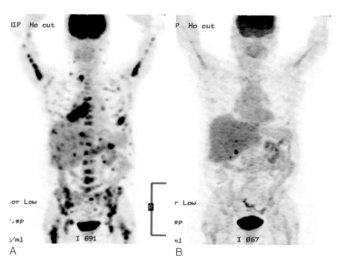

**图 23-5　广泛期小细胞肺癌经铂类-依托泊苷治疗后的前后对比图。图 A 代表治疗前 PET 成像,图 B 代表治疗后 PET 成像**

### ■ 复发性 SCLC
#### 化疗和免疫治疗

虽然 SCLC 对初始放化疗敏感,但 LD 患者和 ED 患者的 5 年生存率分别只有 11% 和 1%～2%,其中绝大多数死于 SCLC 复发[1]。复发性 SCLC 对抗肿瘤治疗有效率低,生存期有限,中位生存期仅 2～6 个月。初始治疗反应和诱导化疗后的复发时间是二线化疗反应的重要决定因素。初始治疗后达到客观缓解且化疗完成后 PFS 至少为 60～90 天的患者更有可能对二次化疗产生反应,此种情况称为"敏感";初始化疗后未达到疾病缓解或停止化疗后缓解持续时间较短的患者则为"难治"[54]。

一线治疗后 PFS 延长的患者如果出现复发,可以再次使用之前的诱导化疗方案。该观点在 6 例诱导化疗后缓解期超过 2 年的患者中首次得到证实[55]。其中,有 5 例复发患者接受了诱导方案的部分或全部药物,4 例出现缓解,持续时间长达 18 个月。其他研究也表明,在诱导治疗达到 CR 或缓解时间超过 34 周的患者,在复发时再次使用一线治疗方案依然疾病缓解[56,57]。目前,许多患者仅接受 4 个疗程的诱导化疗,如果初始治疗后缓解显著且 PFS 维持 3 个月或更长时间,则可考虑重新开始 EP 治疗。

托泊替康和伊立替康在复发患者中的疗效也得到了广泛研究。托泊替康是唯一在复发患者中进行了随机临床试验并被美国 FDA 批准用于复发性 SCLC 的二线治疗药物。研究发现,口服托泊替康与静脉注射托泊替康的疗效相似,且毒性更小,易于给药[58]。一项 Ⅲ 期临床试验显示,在敏感性复发患者中,静脉注射托泊替康与 CAV 方案的疗效相似,RR 分别为 24% 和 18%,中位 TTP 分别为 13 周和 12 周,OS 分别为 25 周和 24.7 周[54]。但托泊替康组的症状控制较好,中性粒细胞减少的严重程度也较低,因此在症状控制方面的改善使其获得了美国 FDA 的批准。另一项 Ⅲ 期试验比较了口服托泊替康与 BSC 的疗效差异,试验参与者均为一线治疗后持续缓解 45 天以后出现复发且不适合静脉注射托泊替康的患者[59]。结果显示,口服托泊替康可以显著改善 OS(25.9 周 *vs* 13.9 周),尤其是初始治疗后复发时间≤60 天的患者,同时能减缓患者生活质量的下降。还有一项 Ⅲ 期试验,将 304 例敏感复发患者随机分配到托泊替康口服组(2.3 mg/m², 每天 1 次,持续 5 天,连续 3 周)或静脉注射组(1.5 mg/m², 每天 1 次,持续 5 天,连续 3 周)[58]。两组的 RR、中位生存时间、1 年生存率,以及毒副反应均相差不大(分别为 18% *vs* 22%、33 周 *vs* 35 周,33% *vs* 29%)。托泊替康通常在每周的第 1～5 天给药,持续 3 周。伊立替康尚未与托泊替康进行直接比较,也未进行相关的 Ⅲ 期试验;但有 Ⅱ 期试验表明,在复发患者中,伊立替康与托泊替康有着相似的疗效[60]。

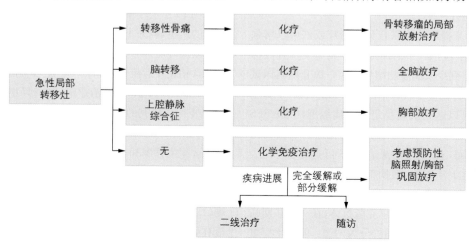

**图 23-6　广泛期小细胞肺癌患者的治疗流程**

替莫唑胺(TMZ)是一种耐受性良好的口服烷化剂,在一项Ⅱ期试验中,其客观缓解率(ORR)可达 16%[61]。其中,铂敏感性患者 RR 为 23%,铂难治性患者 RR 为 13%,脑转移瘤患者 RR 为 38%。

CheckMate 032 在含铂化疗失败患者中,探讨了纳武利尤单抗+伊匹木单抗的疗效及安全性[62]。患者随机接受纳武利尤单抗或纳武利尤单抗+伊匹木单抗 4 个周期,随后继续纳武利尤单抗治疗。联合治疗患者 ORR 为 21.9%,而纳武利尤单抗单药治疗的患者为 11.6%。不过,两组的中位 OS 差异不大(5.7 个月 vs 4.7 个月)。通过该研究,SCLC 指南纳入了纳武利尤单抗联合或不联合伊匹木单抗的治疗方案,用于治疗铂类治疗复发性患者。

此外,根据 KEYNOTE 158 的研究结果[63],帕博利珠单抗也被批准用于三线治疗,其 ORR 为 19%。在达到缓解的患者中,缓解持续时间≥18 个月和 12 个月的患者分别占56%和 63%。

## 脑转移

脑是 SCLC 患者常见的转移部位,10%的患者在确诊时便已有脑转移,还有 40%~50%的患者在病程中发生 CNS 转移。

### 全脑放疗

全脑放疗(WBRT)可以迅速缓解 SCLC 的脑转移症状。在Ⅲ期试验 RTOG 9104 中[64],429 例未行脑转移瘤切除术的患者(包括 39 例 SCLC 患者)接受了不同方案的 WBRT,结果表明,加速分割组(30 Gy,分 10 次,每天 1 次)与常规高剂量组(54 Gy,分 34 次)疗效类似,两组的中位 OS 均为 4.5 个月;1 年生存率分别为 19%和 16%。

为了缓解脑转移复发的症状,可以考虑对 CNS 进行再照射(20 Gy,分 10 次)[65]。立体定向放射治疗(SRS)可作为患者 WBRT 后脑转移进展的治疗选择。该技术可对聚焦病灶进行单次高剂量照射,以达到对正常组织的最小损伤。SRS 对小细胞肺癌 WBRT 后出现脑转移(少于 4 个部位)患者来说是安全的,1 年局部控制率可达 60%~90%,尤其是小于 2 cm 的病灶[66];不过,局部 CNS 复发的风险接近 60%。

### 化疗

总体而言,脑转移瘤患者化疗的疗效与颅外转移相似,初治患者缓解率更高。一项 Meta 分析纳入 5 项试验的汇总结果,135 例脑转移患者在接受依托泊苷或卡铂的单药初始治疗后,CNS 的 RR 为 36%。还有 5 项研究的汇总数据显示,64 例诊断时便有脑转移的患者在接受各种联合治疗后,RR 可达 66%[67]。

总之,对于存在 CNS 受累且无症状或症状轻微的初治患者,首选化疗方案,如果脑部疾病得到控制,可在 4 个周期化疗后给予 WBRT。考虑到与单独化疗相比,联合脑放疗更有可能使患者达到 CR,因此最终都应进行脑部放疗。化疗期间

脑转移进展或伴随症状明显时推荐 WBRT。在转移灶巨大、症状明显,并且存在需要紧急治疗的颅外疾病的情况下,对患者进行诱导化疗的同时必须考虑 WBRT。骨髓抑制发生的风险会因同步治疗而增加,需要提前预防。WBRT 也适用于初始化疗后 CNS 转移的患者,WBRT 后出现进展的患者可以进行姑息化疗。有时,既往接受过放疗的 SCLC 患者也可以进行 SRS,不过不良反应发生率会随之提高。

## 预防性脑照射

尽管只有 10%的 SCLC 患者在确诊时已存在 CNS 受累,但在一些无神经系统症状的患者中仍可发现隐匿性脑病。因此,在所有患者中,都应进行脑部的分期检查。15%~20%初治缓解的 LD 患者将单独在脑部复发,所以在治疗早期进行脑部放疗可能对上述人群具有一定的治愈作用[68]。未进行 PCI 的患者在诊断后 2 年内发生脑转移的风险为50%~80%[68]。PCI 治疗已被作为化疗后脑转移症状明显之前控制该病的一种方法,以降低脑转移的发病率和死亡率。许多临床试验已经证实,在初始治疗有效的 LD 和 ED 患者中,PCI 可以降低脑转移的发病率,但其对生存期的影响并不一致。

### LD 患者的预防性脑照射

PCI 研究协助组通过 7 项临床试验的 Meta 分析,评估了PCI(治疗组)与无 PCI(对照组)在 987 例经初始治疗后达到CR 的 SCLC 患者中的疗效。两组患者中 LD 约占 85%。和对照组相比,PCI 治疗提高 5.4%的 3 年生存率(15.3% vs20.7%),增加了无病生存率(P<0.001),降低了脑转移发生的风险(33% vs 59%,HR=0.46,P<0.001)[68]。另一项Meta 分析评估了来自 12 项随机研究的 1 547 名患者,其中 5项研究还根据 CR 状态进行了亚组分析[69]。结果证实,所有患者的脑转移率均有所降低,但 OS 仅在 CR 患者中得到了改善(HR 0.82,95% CI 0.71~0.96)。基于上述研究,PCI 成为放化疗后疾病缓解 LD 患者的标准治疗方案。

两项大型随机临床试验研究了 25 Gy 以上的放疗剂量的影响。一项国际多中心的Ⅲ期临床试验将 720 例诱导治疗后达到 CR 的 LD 患者随机分为两组:低剂量 PCI(25 Gy,分 10次)和高剂量 PCI(36 Gy,分 18 次,每次 2 Gy;或分 24 次,每次1.5 Gy,每天 2 次)[70]。结果表明,脑转移的 2 年发生率并没有显著性差异,而且 PCI 剂量越高,死亡率越高(2 年生存率为 37% vs 42%,HR 1.20)。Ⅱ期随机试验 RTOG 0212 同样显示,25 Gy~36 Gy,对于初始放化疗后达到 CR 的 LD 患者,脑转移的发生率或 OS 获益均无明显差异[71]。

### ED 患者的预防性脑照射

早期欧洲癌症治疗研究组(EORTC)的一项试验表明,ED 患者接受 PCI 治疗可以获益,但试验设计存在一定的局限性,其结论也没有得到进一步的研究支持。该试验将初始化疗有效的 ED 患者随机分配至 PCI 组(三种方案中的一种)或观察组[72]。有症状的患者进行基线脑成像,最终共 286 例患

者被纳入。和观察组相比,PCI 患者发生脑转移的风险更低(15% vs 40%,*HR* 0.27,*P*<0.001),中位 OS 也得到了延长(6.7 个月 *vs* 5.4 个月)。值得注意的是,PCI 组接受二线化疗的患者更多(68% vs 45%),这可能是 OS 改善的原因,不过 PCI 组的乏力反应在前 24 周内明显高于观察组。总体健康状况和认知功能会在随机化分组的 9 个月内评估,而 PCI 组在 6 周和 3 个月时的量表评分(0～100 分)比观察组平均低 8 分[73]。由于缺乏基线脑成像及患者化疗和 PCI 方案的异质性,这些结果都难以解释。此外,1.3 个月的 OS 改善也可归因于后续化疗药物的使用。

最近,日本的一项临床试验评估了 PCI 治疗与观察治疗在 224 例依托泊苷或伊立替康＋顺铂诱导化疗有效的小细胞肺癌患者中的疗效[74]。随机分组前,进行脑部 MRI 以排除隐匿性转移,随机分组后,持续对两组患者进行脑部成像的随访。PCI 剂量为 25 Gy,分 10 次治疗。在 111 例患者死亡后,分析显示 PCI 的中位生存期有缩短趋势(10.1 个月 vs 15.1 个月,*HR* 1.38,*P*=0.091)。正如预期,PCI 术后 1 年脑转移的发生率有所降低(32% vs 58%,*P*<0.001),因症状性脑转移而需要放疗的患者也更少(31% vs 80%)。两组患者中脑转移的发生率均较高(PCI 组为 48%;观察组为 69%),因此所有 ED 患者均需进行脑部 MRI 随访。

总之,PCI 明显降低了 SCLC 中症状性脑转移的发生率,但对 ED 患者 OS 的影响不尽相同。对于初始治疗后达到 CR 或明显 PR 且 PS 良好的 ED 患者,PCI 的疗效仍值得被研究,为何缺乏统一的生存获益及其潜在的毒性反应(至少短期内存在)也值得被进一步探讨。出于对急性毒副反应特别是严重脑毒性的担忧,老年人和严重缺血性脑病患者应慎用 PCI。将 PCI 与化疗进程分开,并使用晚期神经毒性弱的放疗方案(如 25 Gy,分 10 次,每天 1 次)尤为重要。

## 老年患者和体弱患者

SCLC 患者中年龄超过 70 岁的老年人约占 25%。由于器官储备能力不足,老年人的放化疗毒性将会增加,尤其是伴发其他合并症时,更容易产生骨髓抑制和器官功能下降。因此,这些患者在入组时经常被临床试验排除。不过,回顾性研究表明,对 PS 评分 0～1 的老年患者采用更积极的治疗方案可以使临床结局得到改善[75]。在加拿大的一项研究中,对于≥70 岁的老年患者,接受 4 个周期以上 CAV 或 EP 治疗的患者中位生存时间为 10.7 个月;接受 3 个周期以下的患者中位生存时间为 3.9 个月;未经治疗的患者中位生存时间仅为 1.1 个月[76]。多因素分析显示,年龄增长和存在合并症均与预后无关,PS 评分、疾病分期和治疗方案才是最重要的预后指标。其他多项研究也证实了这些结论,而只有一项澳大利亚的回顾性综述表明治疗副反应将对老年人的结局产生不利影响[77]。一项回顾性队列研究评估了化疗对老年患者生存期的影响[78],该研究从 SEER 数据库中选择了≥65 岁的 SCLC 患者,其中 67% 的患者进行了化疗,主要为 EP 和 CE

方案,结果显示,即使 80 岁以上患者,中位生存期也可延长 6.5 个月(*P*<0.001)。

据报道,老年 LD 患者对放疗的耐受性更差,放疗毒性也更强。INT 0096 试验(EP＋传统 TRT *vs* AHRT)显示,>70 岁的患者的治疗相关死亡率更高(>70 岁 *vs* ≤70 岁:10% *vs* 1%)[79],不过,其 5 年 OS 率为 16%,与≤70 岁的患者相差不大。此外,改变放疗次数似乎对老年人并没有益处。

总之,PS 良好且不伴明显器官功能障碍的老年患者应接受全剂量化疗和放疗。因治疗相关死亡率较高,老年患者需要加强护理支持并密切监测。若患有重度合并症、诊断前 PS 恶化或超高龄,可能需要改变治疗策略。一项评估"低风险"SCLC(一般指 ED)患者的 Meta 分析显示,联合化疗优于单药治疗(口服依托泊苷)[80]。这些试验均表明静脉联合治疗可以更好地缓解症状,并改善中位 PFS 和 OS。因此,对于 PS 评分较差的患者,初始治疗应以联合化疗为主。在老年人群中,EP 优于环磷酰胺或多柔比星方案,因为 EP 的骨髓抑制作用较小[75]。也有几项研究评估了 CE 方案在老年人群中的疗效[81,82]。除了 Samantas 等报道的试验外(低剂量 CE 方案)[81],其他研究均显示使用 CE 的老年患者有效率高,也更容易耐受。

总之,对于大多数基于年龄、合并症或功能状态下降而被视为"高风险"的 SCLC 患者,可推荐卡铂(曲线下面积,5)和依托泊苷(100 mg/m²,持续 3 天)治疗。治疗相关死亡风险最高的时期是第一周期。当单独化疗时,建议预防性使用骨髓生长因子,如培非格司亭。同步放化疗期间,则慎用骨髓生长因子,因此应考虑适度减少剂量及常规分割治疗。老年人群仍需研究,尤其是超高龄群体。

### ■ 靶向药物

尽管过去 15 年里已经进行了大量的临床试验,但目前仍没有被批准用于小细胞肺癌的靶向药物。血管生成抑制剂、酪氨酸激酶和其他信号转导通路的抑制剂,以及靶向细胞凋亡 BH 3 的类似物,在早期试验中并未显示出实质性前景,Ⅲ期试验中也未得到验证[83-86]。不过,Aurora A 抑制剂阿立塞替及 PARP 抑制剂在早期试验中展现了良好前景。

### ■ Aurora A 抑制剂

SCLC 细胞系和异种移植物的数据表明,Aurora A 抑制剂的敏感性与 *MYC* 表达有关[87]。在一项实体瘤Ⅱ期研究中,使用阿立塞替(50 mg,每天 1 次,每天 2 次,持续 7 天,间隔 14 天,21 天为 1 个周期)的复发性 SCLC 患者中有 47 例(15%)可达部分缓解[88]。在一项阿立塞替联合紫杉醇二线治疗 SCLC 的随机、双盲、Ⅱ期试验中,患者随机接受阿立塞替联合紫杉醇或安慰剂联合紫杉醇的治疗方案。结果显示,阿立塞替＋紫杉醇的中位 PFS 为 3.3 个月,而安慰剂＋紫杉醇为 2.17 个月。而且,存在与细胞周期调控有关的基因突变时,联合阿立塞替可使中位 PFS 从 1.8 个月改善至 3.68 个月,其中位 OS 为 7.2 个月,而安慰剂组则只有 4.5 个月。*c-MYC* 基因突变患者中位 PFS 也得到改善。

## ■ PARP 抑制剂

大量蛋白质组学分析显示 SCLC 高表达 PARP1 及其他修复蛋白。因此,一些 PARP 抑制剂在体内外 SCLC 模型中展现了一定的生物学活性[90]。BMN-673 可以诱导同源重组修复缺陷的肿瘤细胞死亡,是最有效的 PARP 1/2 抑制剂。在一项 BMN-673 的 I 期试验中,11 例复发性 SCLC 患者中有 2 例获得了疾病缓解。还有一项随机 II 期试验探索了维利帕尼(PARP 抑制剂)联合 TMZ 在二线或三线治疗中的应用[91]。患者随机接受维利帕尼或安慰剂联合 TMZ 治疗,组间中位 PFS 或 OS 无显著差异。不过,与安慰剂+TMZ 相比,维利帕尼+TMZ 治疗的患者 ORR 有所改善(14% vs 39%)。在 Schlafen-11(SLFN 11,一种 DNA/RNA 解旋酶,可以调控 DNA 损伤位点的复制)阳性的患者中,接受维利帕尼+TMZ 治疗的患者 PFS 延长(5.7 个月 vs 3.6 个月),OS 延长(12.2 个月 vs 7.5 个月)。该研究表明,根据生物标志物选择靶向药物可以进一步改善患者的预后,而 SLFN11 或许可以预测 PARP 抑制剂对 SCLC 的疗效[92]。

### ■ δ 样蛋白 3 靶向治疗

δ 样蛋白 3(DLL3)是 NOTCH 配体家族的一员,可以作为小细胞肺癌和其他高级别神经内分泌癌的潜在治疗靶点。Rova-T 是一种抗体-药物偶联的 DDL3 靶向药,在 I 期临床试验中疗效较好。其客观缓解率在所有可估患者中为 18%,而对于 DLL3 表达≥50% 的患者,客观缓解率可达 38%[93]。但是,III 期临床试验 TRINITY 显示,即使是 DDL3 高表达的患者,Rova-T 的疗效也差强人意[94]。此外,有 63% 的患者出现了严重不良反应,因此在 SCLC 中 Rova-T 后续的临床试验将难以实施。

# 副肿瘤综合征

PNS 是一类复杂综合征,可继发于肿瘤细胞分泌的激素,与肿瘤组织或器官来源无关,也可继发于抗肿瘤细胞抗体介导的组织破坏。SCLC 是最常发生 PNS 的癌症之一。激素分泌型的 PNS 与 ED 和预后不良有关,而抗体介导的 PNS 往往预后较好[8,11]。识别 PNS 的临床表现至关重要,因为这有助于发现潜在的、从未怀疑过的恶性肿瘤,并有助于监测疾病进程。

### ■ 内分泌副肿瘤综合征

15% 的 SCLC 患者会发生恶性低钠血症。该疾病由肿瘤细胞分泌的异位抗利尿激素引起,最终导致 SIADH[95]。根据症状的严重程度,紧急处理可选择限制补液、呋塞米利尿、高渗生理盐水或地美环素。出现 SIADH 后应立即化疗。

SCLC 中异位库欣综合征的发生率约为 5%。并发该病的患者常表现为皮质醇急性增多的症状和体征,包括体重减轻(83%)、低钾血症(87%)、糖耐量异常(73%)、水肿(58%)。相比之下,满月脸、向心性肥胖或多毛等典型库欣样表现在类癌中更为常见[95],可能因为类癌生长速度较慢,导致 ACTH 水平逐渐而非急性升高。小细胞肺癌发生库欣综合征时,羟化皮质醇(17-OHCS)和 ACTH 的水平要高于垂体源性的库欣综合征。这些患者还会因皮质醇增多发生免疫抑制,导致机会性感染的风险增加;因此,推荐先使用皮质醇抑制剂如美替拉酮等,再进行有骨髓抑制风险的抗肿瘤治疗。这些患者也可以通过放疗缓解症状,直至皮质醇增多症得到控制。内分泌综合征与癌症控制并行,随着肿瘤细胞的减灭而消退,随着疾病的进展而复发。

### ■ 神经系统副肿瘤综合征

神经性 PNS 是由于免疫系统在识别肿瘤细胞抗原时产生了针对自身神经元的抗体,因此从发病机制上看属于自身免疫病。其中,LEMS 见于 1%~3% 的 SCLC,这些患者产生的抗体将同时作用于肿瘤细胞和神经末梢突触前膜的 P/Q 型电压门控钙通道,进而阻碍神经肌接头的突触前膜释放乙酰胆碱,并引起短暂性颅神经麻痹、直立性晕厥、近端肌无力(以下肢为主)和腱反射减弱[11]。该疾病可通过肌电图确诊,其特征表现为随重复刺激而增加的肌肉动作电位基线的降低。或许由于免疫系统的抗肿瘤作用,出现 LEMS 的患者往往预后较好[11]。不幸的是,与内分泌型 PNS 不同,即使可通过治疗控制肿瘤病灶,这些 LEMS 患者仍会出现进行性神经功能减退,因为在出现相关的神经症状和功能缺陷时,便已经发生了永久性神经元损伤。

中枢神经系统有关的 PNS 与炎症和神经元丢失有关,最常见的综合征为副肿瘤性小脑变性、边缘系统脑炎、眼阵挛-肌阵挛和弥漫性脑炎伴多发性神经系统症状[95]。目前尚不清楚这些综合征或抗体的存在是否可作为肿瘤缓解或进展的预测标志。

# 神经内分泌癌的分类

神经内分泌癌是一大类疾病的总称,包括低级别典型类癌(TC)、中度非典型类癌(AT)和高级别神经内分泌癌(SCLC 和 LCNEC)[96]。和肺部相比,类癌在消化系统中更常见,其行为通常取决于分化的程度。而且,无论其解剖位置,这些肿瘤均具有相同的组织病理学特征,因此通常需要细致的临床评估来确定肿瘤的原发部位。

NET 也可以通过许多相同的 IHC 标志物定义,无论原发部位如何。一些 IHC 标志物似乎在特定原发部位的肿瘤中表达。例如,TTF-1 阳性常见于肺部肿瘤,而 CDX2 阳性常见于胃肠道肿瘤。在有限的活检标本中,明确肿瘤的分级具有一定的挑战,尤其是低中级别的神经内分泌癌。

肺部 NET 约占所有肺侵袭性恶性肿瘤的 20%。继 SCLC 之后,LCNEC 占手术切除肺癌的 3%,TC 占肺癌的 1%~2%。AT 是最罕见的肺部 NET,在肺部类癌中只占 10% 左右,在所有侵袭性肺癌中只占 0.1%~0.2%。LCNEC 的生物学特征、临床行为和自然史均与 SCLC 相似[12]。表 23-2 显示了肺部 NET 的分级标准和组织病理学特征[97]。不同类型的 NET 具有不同的流行病学、临床行为、病理学和分子学特征[98]。

**表 23-2　肺部神经内分泌肿瘤的分级标准和组织学特征**

| 分级 | 组织学 | 传统命名 |
|---|---|---|
| 低级别(分化好) | • 有丝分裂象<3/HPF(10×)<br>• 无或仅有局灶性点状坏死<br>• 无或轻度异型核 | 典型类癌 |
| 中级别(中等分化) | • 有丝分裂象3~10/HPF(10×)<br>• 存在粉刺样坏死<br>• 中度异型核 | 非典型类癌 |
| 高级别,分化差(小细胞癌) | • 有丝分裂象>10/HPF(10×)<br>• 存在坏死<br>• 以异型核为主伴或不伴 NE 标志物阳性 | 小细胞癌 |
| 高级别,分化差(大细胞神经内分泌癌) | • 有丝分裂象>10/HPF(10×)<br>• 存在坏死<br>• 以异型核为主,NE 形态学特征阳性,伴或不伴 NE 标志物阳性 | 大细胞神经内分泌癌 |

　　如果肺功能储备足够,推荐手术切除局限性肺 NET。对于不适合手术的患者或一些特殊的低级别病例,可以考虑经支气管镜切除术。5%~20%的支气管 TC 和30%~70%的 AT 出现淋巴结转移,因此建议在手术时进行完整的纵隔淋巴结取样或切除。手术切除后,肺部 TC 和 AT 的 5 年生存率分别为87%~100%和30%~95%[98]。TC 即使有淋巴结受累也不太可能从辅助全身治疗中获益。AT 的复发率较高,

因此尽管缺乏共识,临床上仍可考虑对Ⅱ期或Ⅲ期患者进行辅助 EP 化疗或联合放疗[99]。

　　由于 LCNEC 较为少见,大多数治疗数据都来源于回顾性研究。总体而言,与同分期的 NSCLC 患者相比,LCNEC 患者手术切除后的预后较差。该肿瘤的治疗建议根据 SCLC 的治疗模式推断而来。对于手术切除的Ⅰ期和Ⅱ期 LCNEC,建议联合 4 个周期的 EP 辅助化疗。对于局限期晚期患者(Ⅲ期),推荐同步放化疗或化疗(先进行 1 个或 2 个周期的 EP,与 RT 同步,然后再进行 4 个疗程的化疗)。对于Ⅳ期患者,如果有临床指征,建议推荐4~6 个周期的 EP 和姑息性 RT。由于缺乏 LCNEC 患者脑转移发生率的数据,目前不常规推荐 PCI[96]。

## 总结

　　SCLC 是一种侵袭性强的恶性肿瘤,在美国每年有 3 万新发病例。大多数患者在诊断时为广泛期,尽管 SCLC 对放化疗高度敏感,但会迅速出现耐药。经过几十年的研究,SCLC 的治疗手段仍未明显进展。LD 和 ED 的标准治疗是 EP 方案,至少 4 个疗程,且 LD 适合早期同步 TRT。在初始治疗后疾病控制良好的患者可以进行 PCI 照射。治疗方面若要取得重大进展,需要我们更好地理解复发患者中泛耐药表型的驱动因素,进而开发出针对这些耐药细胞的新型疗法。一些基础研究和早期临床试验的最新发现也将为未来 10 年继续改善 SCLC 患者的结局带来希望。

---

**提示**

- 对所有类型的 SCLC 患者优先推荐临床试验,尤其是复发患者。
- 广泛期 SCLC 患者接受 PCI 照射应满足以下条件:转移性疾病不严重;PS 评分良好;对一线全身治疗疗效 CR 或接近 CR。所有广泛期患者均应密切随访头部 MRI。
- 建议复发患者可使用 TMZ,TMZ 可以口服,具有良好的耐受性和的血脑屏障渗透性。此外,该药也可用于 CNS 转移的患者。
- 尽管 IMpower133 和 CASPIAN 研究在化疗联合免疫治疗后不允许进行巩固性胸部放疗,但我们仍将巩固性胸部放疗用于

化学联合免疫治疗后合适的患者。
- 尽管所有恶性肿瘤都适用,但小细胞肺癌的预后更差,因此早期确立 SCLC 符合实际的预后预期和治疗目标至关重要。
- 尽管纳武利尤和帕博利珠单抗被美国 FDA 批准用于复发性 SCLC 的三线治疗,我们不建议在一线化学联合免疫治疗失败的患者中重复使用免疫检查点抑制剂,但临床试验除外。另一方面,如果新复发患者既往未接受过免疫治疗,鉴于免疫治疗的持久缓解性(尽管少见且有效率低),可考虑适应证外二线治疗使用纳武利尤单抗或帕博利珠单抗。

# 第 24 章 非小细胞肺癌：概况、局灶性及驱动基因阴性的转移性患者的治疗

Mehmet Altan
Joshua M Gulvin
George Simon
Bonnie Glisson

任胜祥　王家乐·译

## 要点

▶ 肺癌是美国癌症相关死亡的主要原因。不过，早期肺癌患者死亡率并不高，这提示可通过对高危人群的低剂量 CT 筛查降低总体死亡率。

▶ 局部晚期或转移性非小细胞肺癌（NSCLC），采用包括早期姑息性治疗在内的综合治疗可以改善预后并提高其生活质量。

▶ 推荐无禁忌证的患者均使用免疫检查点抑制剂，尤其是抗 PD-1、PD-L1 的治疗，目前已成为驱动基因阴性转移性 NSCLC 患者的标准一线治疗（单药治疗或联合治疗）。

肺癌在女性（仅次于乳腺癌）和男性（仅次于前列腺癌）群体中是发病率第二但死亡率最高的癌症[1]。全球每年死于肺癌的患者超过 170 万名[2]。约 70% 在确诊时就属于疾病晚期。多年来，肺癌筛查和影像学研究的进步使早期肺癌的筛查更为精准，微创手术、放射治疗和综合治疗的应用也使其预后进一步改善。此外，对于远处转移的患者来说，靶向治疗及相关基因的研究，以及免疫检查点抑制剂（ICI）单药或联合治疗的引入，有助于显著改善此类患者的总生存期（OS）。NSCLC 的预后取决于以下因素：合并症、分期、肿瘤特征和体力状态，本章后文将进行详细描述。

肺癌大致分为小细胞肺癌（SCLC）和 NSCLC。大约 85% 的肺癌为 NSCLC。本章描述了 NSCLC 的流行病学、病因学、组织学、预防和分子生物学，Ⅰ～Ⅲ 期的综合治疗，随后介绍了驱动基因阴性Ⅳ期 NSCLC 的治疗，而第 25 章则重点讨论驱动基因阳性 NSCLC 患者的治疗。我们归纳总结了目前该领域的相关知识，尤其是 MDACC 的相关研究与临床经验。

## 流行病学

美国肺癌患者中位年龄为 70 岁左右，35 岁以下很少确诊肺癌，肺癌发病率和死亡率随年龄指数上升，直至 75 岁趋于稳定。在 60 岁以上的女性和男性患者中，NSCLC 是癌症相关死亡的最主要原因。

NSCLC 发病率的地区分布和时间趋势与烟草密切相关。在西方发达国家，NSCLC 发病率一直下降；然而，亚洲、东欧和发展中国家发病率却一直上升[3]。

世界范围内男性烟草消费水平更高，更容易发生 NSCLC。一些地区如东欧和南美的女性从 20 世纪 80 年代开始吸烟，目前这些地区的女性群体 NSCLC 的发病率也在上升。在美国，随着吸烟的减少，男性和女性的发病率都在下降，2007—2011 年的男女肺癌患者比例也从 1.4 降至为 1[4]。

## 病因学

### ■ 吸烟

20 世纪 50 年代的病例对照研究和队列研究确立了吸烟和肺癌之间的因果关系。因此，1964 年美国卫生总署指出吸烟将会导致肺癌的发生。据统计，目前美国 83%～85% 的肺癌由吸烟引起。吸二手烟者肺癌风险也会增加，而且吸烟与肺癌风险之间存在剂量-反应关系，戒烟能显著降低患癌风险（表 24-1）[5]。

烟草烟雾是多种化学成分的混合物，包括多种致癌物，其中最重要的是 N-亚硝胺[尼古丁衍生的亚硝胺酮和 N-亚硝基降烟碱（NNN）]和多环芳烃[苯并（a）芘和二甲基苯并（a）蒽]。它们可经 P450 酶系羟基化活化，导致 DNA 损伤，进而产生致癌作用。

电子烟经常被误认为一种安全的烟草替代品。虽然电子烟和肺癌之间还没有明确的关联，但研究发现它可以增加头颈癌、胰腺癌及胃癌的患病风险。电子烟可以释放出香味水蒸气和不等量的尼古丁，而尼古丁具有成瘾性，且可以生成亚硝胺。其中还有高浓度的丙二醇和甘油，对健康的长期影响

**表 24-1　10 年内肺癌的大致发病率**

| 年龄（岁） | 吸烟时间 | | | | | |
| --- | --- | --- | --- | --- | --- | --- |
| | 25 年 | | 40 年 | | 50 年 | |
| | 戒烟（%） | 继续吸烟（%） | 戒烟（%） | 继续吸烟（%） | 戒烟（%） | 继续吸烟（%） |
| **1 包每天** | | | | | | |
| 55 | <1 | 1 | 3 | 5 | NA | NA |
| 65 | <1 | 2 | 4 | 7 | 7 | 10 |
| 75 | 1 | 2 | S | 8 | 8 | 11 |
| **2 包每天** | | | | | | |
| 55 | <1 | 2 | 4 | 7 | NA | NA |
| 65 | 1 | 3 | 6 | 9 | 10 | 14 |
| 75 | 1 | 3 | 7 | 10 | 11 | 15 |

注：假设已戒烟者将在今后 10 年内继续戒烟，而仍吸烟者将在今后 10 年内继续保持相同的吸烟量。NA，缺失。
经许可引自 Bach PB，Kattan MW，Thornquist MD，et al. Variations in lung cancer risk among smokers，Cancer 2003 Mar 19；95(6)：470-478.

尚不清楚。故不应向非吸烟者推荐电子烟，是否将使用电子烟作为戒烟方法的一部分仍需研究[6]。

　　NSCLC 中约 15% 为非吸烟者，相当于每年美国约 2 万例非吸烟者死于肺癌。除二手烟暴露外，其他几种因素也与此类患者肺癌发病有关（表 24-2）。

### ■ 石棉

　　许多自然物质中都存在石棉，已证实这种硅酸盐纤维具有致癌作用及化学惰性，可以在人的肺部一直停留。流行病学研究显示，石棉接触可导致某些肺部疾病，如肺纤维化、间皮瘤和肺癌[7]。石棉大多在工作场所接触。如果患者既吸烟又有石棉接触，肺癌患病风险更高[7]。

### ■ 氡气

　　氡气是铀自然衰变的产物，是一种无色无味的惰性气体，可以穿透地壳并在某些建筑材料中积累。它会释放出高能量的 α 粒子，进而通过电离辐射破坏人类的 DNA。研究表明，欧洲、加拿大和美国的许多家庭都有一定程度的氡辐射，可增加吸烟者和非吸烟者肺癌患病的风险[8]。

### ■ 饮食

　　大多数研究表明，蔬菜摄入对肺癌具有一定保护作用[9]，但这些研究对该因素存在一定偏见。还有流行病学证据表明，饮食中摄入某些维生素可降低肺癌的患病风险；然而，补充维生素以预防癌症的临床试验最终并未成功（参见后文的化学预防部分）。

### ■ 其他因素

　　在居住或工作环境中经常接触砷、铬、氯甲基醚、氯乙烯和多环芳烃也会增加肺癌患病风险[10]。而且，即使校正了吸烟程度，肺结核、硅肺、肺纤维化和慢性阻塞性肺疾病等既存肺病也可增加肺癌的发病率。这表明这些疾病的共性，如慢性炎症，可能对肿瘤的发生有一定驱动作用。

**表 24-2　肺癌发病的相对危险度**

| 危险因素 | 相对危险度 | 参考文献 |
| --- | --- | --- |
| 吸烟（男性） | 17.4 | (Garfinkel & Silverberg，1991) |
| 吸烟（女性） | 10.8 | (Garfinkel & Silverberg，1991) |
| 二手烟 | 1.5 | (Samet 等，2009) |
| 石棉 | 1.2～2.6 | (Bach 等，2003；Hodgson & Jones，1986) |
| 石棉+吸烟 | 28.8 | (Kjuus，Skjaerven，Langard，Lien，& Aamodt，1986) |
| 矿物 | 3～8 | (Harley 等，1986；Samet 等，2009) |
| 氡（住宅） | 1.1～2 | (Samet 等，2009) |

注：参考文献为 Bach PB，Kattan MW，Thornquist MD，et al. Variations in lung cancer risk among smokers. J Natl Cancer Inst. 2003；95：470-478. doi：10.1093/jnci/95.6.470.
Garfinkel L，Silverberg E. Lung cancer and smoking trends in the United States over the past 25 years. CA Cancer J Clin. 1991；41(3)：137-145. doi：10.3322/canjclin.41.3.137.
Harley N，Samet JM，Cross FT，Hess T，Muller J，Thomas D. Contribution of radon and radon daughters to respiratory cancer. Environ Health Perspect. 1986；70：17-21. doi：10.1289/ehp.867017.
Hodgson JT，Jones RD. Mortality of asbestos workers in England and Wales 1971-1981. Br J Ind Med. 1986；43(3)：158-164. doi：10.1136/oem.43.3.158.
Kjuus H，Skjaerven R，Langård S，Lien JT，Aamodt T. A case-referent study of lung cancer，occupational exposures and smoking. II. Role of asbestos exposure. Scand J Work Environ Health. 1986；12(3)：203-209. doi：10.5271/sjweh.2157.
Samet JM，Avila-Tang E，Boffetta P，Hannan LM，Olivo-Marston S，Thun MJ，Rudin CM. Lung cancer in never smokers：clinical epidemiology and environmental risk factors. Clin Cancer Res. 2009；15(18)：5626-5645. doi：10.1158/1078-0432.Ccr-09-0376.

### ■ 遗传倾向

　　即使校正了吸烟因素，肺癌家族史也可使患病风险增加 2～3 倍，而且这种风险似乎以孟德尔共显性的方式进行遗传[11]。

　　有许多研究发现，遗传多态性和肺癌风险之间存在着微弱关系。例如，细胞色素 P450（CYP）负责烟草烟雾的代谢，而 CYP1A1 Ile$^{462}$ 的遗传多态性就与亚洲人的肺癌高风险有关（OR=1.61）[12]。谷胱甘肽 S-转移酶可以预防氧化损伤，因此 GSTM1 的多态性也可以使亚洲人的肺癌风险增加（OR=1.17）[13]。最后，DNA 修复能力受损的个体即使不吸烟，患癌风险也会增加，如 DNA 修复酶 ERCC2 中 Lys$^{751}$ Gln 的多态性与肺癌相关（OR=1.15）[14]。

　　大型全基因组关联研究（GWAS）[15]已经在不同人群中鉴定出与肺癌风险显著相关的三个基因座：15q25、5p15 和 6p21。15q25 区编码 3 个胆碱能尼古丁受体基因（CHRNA3、CHRNA5、CHRNB4），该突变与尼古丁依赖和吸烟负荷增加有关。在不吸烟者中，与呼吸道黏膜受损和愈合有关，对毒素诱导的气道损伤也更为敏感。5p15 区则编码具有端粒酶功能的 TERT 基因，可在许多癌症中发现该基因的突变[16]。

## 肺癌的预防

### 戒烟及防止吸烟

预防肺癌最有效的方法是鼓励戒烟或阻止年轻人开始吸烟。在美国，呼吁减少吸烟取得了显著成效。据统计，美国吸烟者比例从 1965 年的 42.4% 下降到了 1990 年的 25% 和 2012 年的 18.1%[17]。然而，既往吸烟者患肺癌的风险仍会增加，而且吸烟人数仍多。因此，我们需要建设更好的教育策略和预防策略，尤其对于年轻人。

### 早期检测和筛查

曾有研究开展胸部 X 线伴或不伴痰液细胞学检查肺癌筛查，未显示生存获益，且大多数患者都存在时间偏倚、病程长短偏倚、过度诊断偏倚。

对于早期非小细胞肺癌来说，螺旋 CT 又称低剂量 CT，比胸部 X 线更敏感。2011 年，美国肺部筛查试验公布了调查结果[18]。该试验中，53 454 名 55～74 岁、既往或目前吸烟者且吸烟量至少 30 包/年、并且无肺癌相关症状的人群被随机分配到胸部 X 线片检查组或低剂量 CT 组，为期 3 年、每年随访一次。平均随访 6.5 年后，低剂量 CT 组肺癌所致死亡率降低了 20%，从每年 309/10 万降至 247/10 万，总死亡率也降低了 6.7%。在 CT 组中，39% 的患者有可疑肺结节（对照组为 16%），但大多数（96%）为假阳性。低剂量 CT 的敏感性和特异性分别为 93.8% 和 73.4%，而胸部 X 线分别为 73.5% 和 91.3%。对于低剂量 CT 组中还在吸烟的人来说，效价分析显示，平均花费 43 000 美元就可以获得 1 个质量调整生命年。比利时和荷兰开展了另一项支持 CT 筛查的试验

（NELSON），持续随访 10 年，共 13 195 名肺癌高危的男性参与者被随机分配到筛查组（6 583 人）和对照组（6 612 人），分别在基线、第 1 年、第 3 年和第 5.5 年进行 CT 筛查或不进行筛查。随访 10 年后，筛查组肺癌发病率为每年 5.58/1 000，对照组为每年 4.91/1 000；肺癌死亡率分别为每年 2.5/1 000 和 3.3/1 000。第 10 年时，筛查组和对照组肺癌累积死亡率的比值为 0.76（95% CI 0.61～0.94，P = 0.01）。若继续随访至 10 年以上，CT 扫描可使高危男性降低 26% 的死亡率，使高危女性降低高达 61% 的死亡率[19]。基于上述研究，美国预防医学工作组建议：年龄 55～80 岁、当前或既往吸烟且至少 30 包/年的人群需每年接受低剂量 CT 检查筛查肺癌（预计 2020 年末，这项建议将被修订并扩展筛查范围至年龄在 50～80 岁、当前吸烟或在过去 15 年内戒烟且有 20 包/年的吸烟史[20]）。当一个人戒烟 15 年后，不再建议筛查。

尽管最近低剂量 CT 筛查不断取得进展，但仍有明显的局限性，假阳性率较高，而且可能导致侵袭性间歇期肺癌的遗漏。其他方法如 PET - CT、表观遗传学标志和游离 DNA 等也正被研究，但目前仅作为临床试验的推荐。

### 化学预防

随着基因突变和其他癌前病变在呼吸道和消化道的不断积累，吸烟可以导致癌变的区域效应，使接受治疗并治愈的早期肺癌患者有更高的风险出现第二原发肿瘤。因此，一系列化学预防试验开始在吸烟人群、肺癌患者、头颈癌患者之间不断开展。

有多项研究评估了补充维生素和微量元素的效果，但没有一项研究显示出预防肺癌的收益，甚至有几项显示，补充维生素和微量元素会增加肺癌的发病率和死亡率（表 24 - 3）[21-27]。

表 24 - 3  有关肺癌化学预防的大型随机临床试验

| 临床试验 | 干预措施 | 研究人群 | 样本量 | 研究终点 | 疗效 |
| --- | --- | --- | --- | --- | --- |
| ATBC[21] | β-胡萝卜素、α-生育酚 | 男性吸烟者 | 29 133 | 肺癌发病 | 有害 |
| CARET[22] | β-胡萝卜素、视黄醇 | 目前和既往吸烟者 | 18 314 | 肺癌发病 | 有害 |
| Intergroup Lung Trial[23] | 异维 A 酸 | NSCLC 术后 | 1 166 | 癌症复发 | 有害 |
| Euroscan[24] | 视黄醇、N-乙酰半胱氨酸 | NSCLC 及头颈癌术后 | 2 592 | 癌症复发 | 有害 |
| ECOG 5597[25] | 硒 | NSCLC 术后 | 1 772 | 癌症复发 | 无效 |
| Physicians' Health Study II[26] | 维生素 C 和维生素 E | 健康的男性医生 | 14 641 | 癌症发病 | 无效 |
| NORVIT 和 WENBI[27] | 维生素 B$_{12}$ 和叶酸 | 缺血性心脏病 | 6 845 | 癌症发病 | 无效 |

鉴于炎症和肿瘤发生之间的潜在联系，有 Ⅱ 期试验使用了抗炎药物，如塞来昔布和前列腺素类似物，如伊洛前列素。这些药物能够减少吸烟者和既往吸烟者的口腔和支气管上皮的异常增殖和发育不良，但目前仍无证据能否预防癌症发生。目前尚无已经证实的可以预防肺癌的化学药物。

## 组织学和分子病理学

NSCLC 包括三种主要类型：腺癌、鳞状细胞癌（SCC）和大细胞癌。

国际肺癌研究协会/美国胸科学会/欧洲呼吸学会于 2011 年提出了 NSCLC 更新组织学分类[28]，通过免疫组化（IHC）将其分为具有不同分子特征和临床行为的亚组（表 24 - 4 和表 24 - 5）。例如，腺癌通常会表达 CK7、TTF - 1 和 Napsin A，但不表达 CK20。TTF - 1 被视为来源于肺和甲状腺的肿瘤标志物，如果其他器官起源的腺癌，则 TTF - 1 阴性[29]。所有类癌及大多数小细胞肺癌均表达 CgA 和 SYN，而 NSCLC 不表达。间皮瘤与腺癌的区别在于：间皮瘤表达钙视网膜蛋白、WT - 1 和 CK5/6，不表达癌胚抗原（CEA）、B72.3、Ber-EP4 和 MOC-31[29,30]。

**表 24 - 4　2011 年国际肺癌研究协会/美国胸科学会/欧洲呼吸学会对恶性上皮瘤的组织学分类**

| | |
|---|---|
| 鳞状细胞癌 | 腺鳞癌或具有鳞状细胞及腺癌表现的 NSCLC |
| 小细胞癌 | 肉瘤样癌<br>　梭形或巨细胞癌<br>　多形性癌<br>　梭形细胞癌<br>　巨细胞癌 |
| 腺癌<br>　贴壁为主型(原来的非黏液性细支气管肺泡癌,浸润灶＞5 mm)<br>　腺泡为主型<br>　乳头为主型<br>　微乳头为主型<br>　实性为主型伴黏蛋白产生 | |
| | 癌肉瘤<br>　胚细胞瘤(肺胚细胞瘤)<br>　其他 |
| 浸润性腺癌变异型<br>　浸润性黏液腺癌(原来的黏液性细支气管肺泡癌)<br>　胶样型腺癌<br>　胎儿型腺癌(低度和高度)<br>　肠型腺癌 | 类癌<br>　典型类癌<br>　非典型类癌 |
| 大细胞癌<br>　变异型:大细胞神经内分泌型;大细胞神经内分泌癌(NE 标志物阳性);大细胞癌伴神经内分泌型形态(神经内分泌形态但 NE 标志物阴性) | 涎腺型肿瘤<br>　黏液表皮样癌<br>　腺样囊性癌,其他 |
| | 未分类 |

注：经许可引自 Travis WD，Brambilla E，Noguchi M，et al. International Association for the Study of Lung Cancer/American Thoracic Society/ European Respiratory Society international multidisciplinary classification of lung adenocarcinoma，J Thorac Oncol 2011 Feb；6(2)：244 - 285.

**表 24 - 5　各种腺癌的组织学亚型及分子学特征和影像学表现**

| 组织学亚型 | 分子学特征 | 影像学表现 | 术后复发相对危险度 |
|---|---|---|---|
| 贴壁型 | TTF - 1 阳性：100%<br>*EGFR* 扩增：20%～50%<br>*EGFR* 突变(非吸烟)：10%～30%<br>*KRAS* 突变(吸烟)：10%<br>*BRAF* 突变：5% | 磨玻璃影或实性结节 | 1.0 |
| 乳头型 | TTF - 1 阳性：90%～100%<br>*EGFR* 扩增：20%～60%<br>*EGFR* 突变：10%～30%<br>*KRAS* 突变：3%<br>*BRAF* 突变：5%<br>*ERB82* 突变：3%<br>*P53* 突变：30% | 实性结节 | 2.7(95% *CI* 1.1～6.8) |
| 腺泡型 | TTF - 1 阳性或阴性<br>*EGFR* 扩增：10%<br>*EGFR* 突变(非吸烟)：＜10%<br>*KRAS* 突变(吸烟)：20%<br>*P53* 突变：40%<br>*EML4/ALK* 易位：＞5% | 实性结节 | 2.3(95% *CI* 0.9～5.7) |
| 微乳头型 | *EGFR* 突变：20%<br>*KRAS* 突变：33%<br>*BRAF* 突变：20% | 未知 | 4.4(95% *CI* 1.8～11.2) |
| 实体型 | TTF - 1 阳性：70%<br>MUC1 阳性<br>*EGFR* 扩增：20%～50%<br>*EGFR* 突变(非吸烟)：10%～30%<br>*KRAS* 突变(吸烟)：10%～30%<br>*EML4/ALK* 易位：＞5%<br>*P53* 突变：50%<br>*LRPIB* 突变<br>*INHBA* 突变 | 实性结节 | 5.7(95% *CI* 2.2～14.7) |
| 浸润性黏液腺癌 | TTF - 1 阴性(0～33%阳性)<br>不存在 *EGFR* 突变<br>*KRAS* 突变：80%～100%<br>MUC5、MUC6、MUC2、CK20 阳性 | 实变,支气管充气征 | 未知 |

注：经许可引自 Travis WD，Brambilla E，Noguchi M，et al. International Association for the Study of Lung Cancer/American Thoracic Society/ European Respiratory Society international multidisciplinary classification of lung adenocarcinoma，J Thorac Oncol 2011 Feb；6(2)：244 - 285.

### ■ 腺癌

美国最常见的 NSCLC 亚型是腺癌，在男性和女性患者中占比为 40% 和 50%，主要发生在不吸烟者中，并且发病率一直在上升。肺腺癌多为周围型，组织学检查呈乳头状结构，伴腺体增生或黏蛋白分泌（图 24 - 1）。

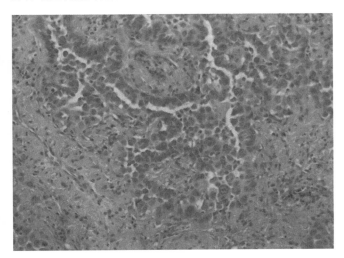

**图 24 - 1** 腺癌。肺腺癌 HE 染色的镜下特征（经许可引自 Cesar Moran，MD）

NSCLC 的突变负荷高，平均含有 360 个外显子突变[31]，不过，腺癌和鳞状细胞癌之间的突变模式并不相同。

大约 75% 的肺腺癌存在细胞增殖、存活和氧化应激相关的驱动基因突变[32]，且有高达 79% 的突变与 RTK - RAS - RAF 通路有关，如 ErbB 家族成员的 EGFR 突变（ErbB1）。在西方人群，吸烟肺腺癌者中 EGFR 突变率为 5%～10%，不吸烟者 40%～50%[33]。突变位点通常位于外显子 18～24 编码的酪氨酸激酶结构域，主要位于胞内的 ATP 结合域[33-35]。

EGFR、KRAS、ALK、ROS1 和其他肺腺癌常见驱动基因的突变频率如表 24 - 6 所示[32,33,36-40]。通过这种频繁突变的景观，我们可以定义异质性肿瘤的众多分子亚型。

### ■ 鳞状细胞癌

SCC 是 NSCLC 的第二大组织学类型，男性病例中占比为 30%，女性病例中为 20%。鳞状细胞癌多常于近端支气管，和腺癌相比，与吸烟的关系更为密切。病理学上可见角化或细胞间桥（图 24 - 2）。

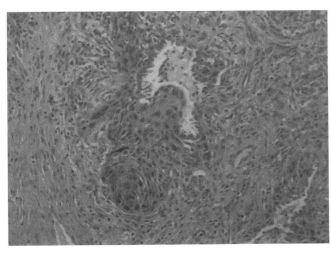

**图 24 - 2** 鳞状细胞癌。肺鳞癌 HE 染色的镜下特征（经许可引自 Cesar Moran，MD）

SCC 经常发生染色体 3q 扩增，包含鳞状细胞分化（SOX2 和 TP53）和细胞增殖（PI3K）有关的基因。81%～90% 的 SCC 患者存在 TP53 突变，47% 的患者存在 PI3K - AKT - mTOR 突变，26% 存在 RTK/RAS/RAF 的激活[31]。虽然 EGFR 突变在人群中可占 1%～3%，但只有 6% 的患者存在 EGFR 扩增，还有 1%～6% 的患者存在 KRAS 突变[31]。

**表 24 - 6** 肺腺癌中常见的驱动基因突变

| 驱动基因 | 突变类型 | 功能改变 | 发病率 |
| --- | --- | --- | --- |
| KRAS 突变 | 多个突变位点；通常位于 12 或 13 密码子；G12D（非吸烟）和 G12C（吸烟）最常见 | RAS - RAF - MEK - ERK 激活 | 30%～35%（多为吸烟者）[33] |
| EGFR 突变 | 多为 ATP 结合域受体突变 | RAS/RAF/MEK 和 PI3K - AKT - mTOR 激活 | 10%～15%（40%～50% 为非吸烟者）[36] |
| BRAF 突变 | ～50% 为 V600E 突变，也可见于其他癌症 | RAS - RAF - MEK - ERK 激活 | 7%～10%[32] |
| MET 突变 | 外显子 14 跳跃突变；伴或不伴 MET 扩增 | MET 激活 | 7%[32] |
| PIK3CA | 大量突变激活 | AKT、TSC 和 mTOR | 7%[32] |
| EML4/ALK 和其他 ALK 易位 | 2p 染色体倒置 | ALK 组成性激活，导致下游的 RAS 和 PI3K 激活 | 1%～4%[37,38] |
| ROS1 融合 | ROS1 与其他基因的重排 | 影响 ALK 相关蛋白，也会激活 RAS 和 PIK3CA | 1%～2%[37] |
| RET 融合 | RET 与其他基因的重排 | 原癌基因 RET 及 RAS 通路激活 | 1%[39] |
| ERBB2（HER2）突变 | 各种突变形式，～50% 的患者合并有 HER2 扩增 | RAS - RAF - MEK 和 PI3K - AKT - mTOR 激活 | 2%～4%[40] |

注：AKT，蛋白激酶 B（PKB）；ERK，细胞外信号调节激酶；MEK，丝裂原活化蛋白激酶；mTOR，哺乳动物雷帕霉素靶蛋白；PI3K，磷脂酰肌醇 3 激酶；RAS，大鼠肉瘤；RAF，快速加速纤维肉瘤；TSC，结节性硬化症。

第 24 章

### 大细胞癌

大细胞癌在 NSCLC 中少见,约占 NSCLC 的 8%(图 24 - 3)。组织病理学技术的进步使得以前诊断为未分化大细胞癌的病例可进一步诊断为腺癌或鳞状细胞癌。

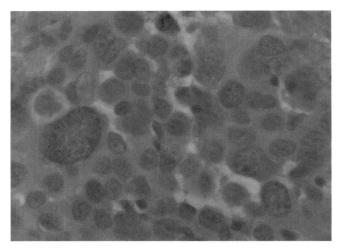

图 24 - 3 大细胞癌。肺大细胞癌 HE 染色的镜下特征(经许可引自 Cesar Moran,MD)

## 临床表现

NSCLC 诊断时多无症状,大多因接受影像学检查而发现。如果出现症状,多与肿瘤发生部位和副肿瘤综合征有关。病变位于中央时,可表现为咳嗽、咯血、哮鸣、喘鸣、呼吸困难和阻塞性肺炎。病变位于周围时,可因胸膜或胸壁侵犯而产生疼痛、咳嗽或限制性呼吸困难。其他常见的全身症状还包括食欲不振、体重减轻和骨痛。

胸椎、颈椎受累所导致的临床表现如下:

● **Pancoast 综合征**:因肺上沟中的 C8 和 T1 神经受到侵犯,而引起的肩痛及放射至上肢尺侧的疼痛。

● **Horner 综合征**:由椎旁交感神经受累引起的眼球内陷、上睑下垂、瞳孔缩小和同侧出汗困难,常见于肺上沟瘤。

● **声嘶**:纵隔淋巴结转移压迫或侵犯喉返神经时(多见左侧),可见声音嘶哑。

● **一侧膈肌抬高**:纵隔淋巴结累及一侧膈神经时出现。

● **上腔静脉综合征**:原发病灶或转移淋巴结直接压迫上腔静脉时引起的面部、手臂水肿及浅静脉充血。

激素或类激素的分泌可导致副肿瘤综合征:

● **癌症恶病质**:最常见的副肿瘤综合征,以体重减轻、免疫功能受损和不能完全由营养不良解释的虚弱为特征。恶病质发生的确切机制尚不清楚,可能与肿瘤源性的细胞因子有关。

● **高钙血症**:高钙血症是 NSCLC 中第二常见的副肿瘤综合征,多由甲状旁腺激素相关蛋白异位分泌或骨转移引起。相对来说,异位分泌在鳞状细胞癌中更为常见。

● **肺性肥大性骨关节病**:发生于指、趾关节的杵状畸形及长骨骨膜炎(图 24 - 4)。病因不明,多见于腺癌和大细胞癌。

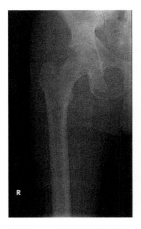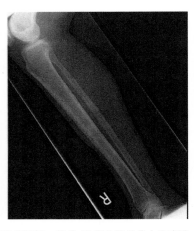

图 24 - 4 肥厚性肺性骨关节病(HPO)。这位 62 岁的男性非小细胞肺癌患者发现杵状指和下肢关节痛 1 个月。其下肢 X 线平片显示双侧股骨及双侧胫骨和腓骨骨膜反应,与 HPO 一致

NSCLC 在诊断时经常伴有转移,最常见的转移部位是胸内淋巴结、胸膜、对侧肺部、肝、肾上腺、骨和脑。

## 诊断

### 孤立性肺结节

孤立性肺结节指被肺组织包绕的单个无症状肿块,边界清楚,直径小于 3 cm,不伴有纵隔或肺门淋巴结肿大。鉴别诊断包括原发性肺癌、转移癌、感染、良性肿瘤(如错构瘤)、血管异常和炎症(如肉芽肿性疾病)。美国胸科医师学会和 NCCN 发布了孤立性肺结节的评估指南,评估项目包括结节大小、恶性肿瘤的临床可能性及手术风险[41](表 24 - 7 和图 24 - 5)。

表 24 - 7 孤立性肺结节的恶变率

| 项目 | 低度<br>(<5%) | 中度<br>(6%~65%) | 高度<br>(>65%) |
|---|---|---|---|
| 患者特点 | 年轻,轻度吸烟,无恶性肿瘤史 | 介于低度与高度之间 | 年老,重度吸烟,恶性肿瘤史 |
| 结节的 CT 表现 | 小,边缘规则,多不位于上叶,增强 CT 前后 CT 值改变<15 HU | 介于低度与高度之间 | 大,边缘不规则或有毛刺,多位于上叶,增强 CT 前后 CT 值改变>15 HU |
| FDG PET 表现 | 轻或中度临床可能性且 PET 轻度可能性 | 轻度或中度代谢 | 高代谢结节 |
| 非手术活检(支气管镜或经胸穿刺) | 明确良性肿瘤 | 不确定 | 怀疑恶性肿瘤 |
| 肿瘤行为(CT 随访) | 肿瘤变小或消失;2 年(实性结节)或 3 年(半实性结节)以上未出现增大 | NA | 明显增大 |

注:NA,不适用。

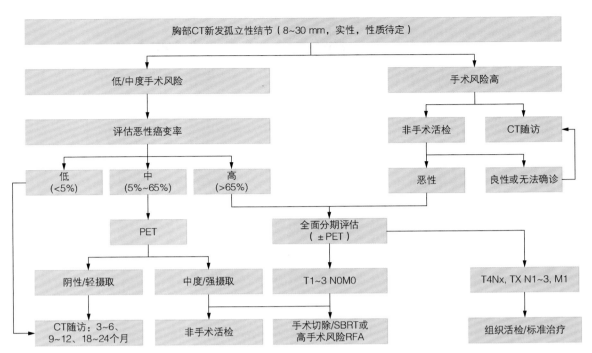

**图 24-5** 孤立性肺结节(8~30 mm)的处理流程。RFA,射频消融术;SBRT,立体定向放射治疗。经许可引自 Gould MK, Donington J, Lynch WR, et al. Evaluation of individuals with pulmonary nodules: when is it lung cancer? Diagnosis and management of lung cancer, 3rd ed: American College of Chest Physicians evidence-based clinical practice guidelines Chest 2013; 143(5 suppl): e93S - 120S

孤立性肺结节的治疗细节超出了本章节范围,故不在此进行赘述。读者若要进一步学习,可参考最新的 Fleischner 学会指南(2017)[42]和 NCCN 指南[43]。

### ■ 肺部肿块

直径>3 cm、多发或伴有肺门、纵隔和/或锁骨上淋巴结肿大的肿块应进行全面的肺癌分期检查,以及非手术活检。纤维支气管镜检查适用于中央型病变,确诊率可达97%,而周围型病变仅为55%,故对于周围型病灶应考虑经胸穿刺活检。由于需要对肺癌患者的组织进行免疫组化和分子标志物检测,在 MDACC,我们通常以影像引导下的空芯针活检获取病理标本,也可通过纵隔镜或超声支气管镜(EBUS)获取患者的纵隔和肺门淋巴结标本。

### ■ 分期

NSCLC 通过组织病理学确诊之后,还必须确定疾病的严重程度。疾病分期决定了治疗方案和预后的好坏(表 24-8 和表 24-9)。所有患者必须进行病史收集和体格检查、PET-CT、全血细胞计数,以及评估肝肾功能、电解质和钙水平的血生化检测。所有 Ⅱ~Ⅳ 期的患者均应进行脑转移评估,如果可能的话,首选 MRI,Ⅰ 期患者也可考虑中枢神经系统的相关检查。对于 Ⅰ~Ⅳ 期的 NSCLC,应通过[18]F-FDG PET 评估纵隔淋巴结转移和远处转移。由于纵隔淋巴结受累会影响手术决策(见治疗章节),因此在 PET-CT 中若发现纵隔淋巴结代谢增强,应通过纵隔镜或 EBUS 进行证实。即使 PET-CT 没有发现异常的纵隔淋巴结,也仍然鼓励将侵入性纵隔检查作为术前评估和放疗前评估的一部分(Ⅰ~Ⅲ期)。有研究显示,虽然 T1~T2 期的 NSCLC 患者经 PET-CT 检查未发现

淋巴结受累,但仍有 20% 的患者存在隐匿性纵隔淋巴结转移[44]。

完成所有的分期检查后,按照 TNM 系统对疾病进行划分,如表 24-8、表 24-9 所示(2017 年第 8 版[45])。

**表 24-8** 肺癌的 TNM 分期及相应描述

| 分期 | 亚分期 | 定义 |
|---|---|---|
| T | | 肿瘤原发灶情况 |
| Tx | | 原发性肿瘤无法被评估或在痰液或气管灌洗液找到癌细胞但影像学或支气管镜未发现可视肿瘤 |
| T0 | | 无原发性肿瘤证据 |
| Tis | | 原位癌 |
| T1 | | 肿瘤直径≤3 cm,被肺或脏层胸膜包绕,镜下肿瘤没有累及叶支气管以上(即没有累及主支气管)[a] |
| | T1 mi | 微浸润性腺癌[b] |
| | T1a | 肿瘤直径≤1 cm[a] |
| | T1b | 肿瘤直径>1 cm 但≤2 cm[a] |
| | T1c | 肿瘤直径>2 cm 但≤3 cm[a] |
| T2 | | 肿瘤直径>3 cm 但≤5 cm 或符合以下任意一点[c]:<br>● 累及主支气管但尚未累及隆突<br>● 累及脏层胸膜<br>● 累及肺门部导致的部分或全肺阻塞性肺炎或肺不张 |
| | T2a | 肿瘤直径>3 cm 但≤4 cm |
| | T2b | 肿瘤直径>4 cm 但≤5 cm |

| 分期 | 亚分期 | 定义 |
|---|---|---|
| T3 | | 肿瘤直径>5 cm 但≤7 cm 或直接侵犯以下任一器官:胸壁(包括肺上沟癌)、膈神经、心包或原发性肿瘤同一肺叶出现其他肿瘤结节 |
| T4 | | 肿瘤直径>7 cm 或侵犯下列结构之一:膈肌、纵隔、心脏、大血管、气管、喉返神经、食管、椎体、隆突;或原发性肿瘤同侧但不同肺叶出现其他肿瘤结节 |
| N | | 区域淋巴结 |
| Nx | | 区域淋巴结无法评估 |
| N0 | | 没有区域淋巴结转移 |
| N1 | | 同侧支气管周围淋巴结同侧肺门淋巴结和肺内淋巴结转移,包括原发性肿瘤的直接侵犯 |
| N2 | | 同侧纵隔或隆突下淋巴结转移 |
| N3 | | 对侧纵隔、对侧肺门淋巴结,同侧或对侧斜角肌或锁骨上淋巴结转移 |
| M | | 远处转移 |
| M0 | | 无远处转移 |
| M1 | | 有远处转移 |
| | M1a | 对侧肺叶出现肿瘤结节;胸膜结节、心包结节或恶性胸腔积液或心包积液[d] |
| | M1b | 胸外单个器官单发转移灶[e] |
| | M1c | 胸外多发转移灶(单个或多个器官) |

注:[a]任何大小的表浅肿瘤,只要局限于支气管壁,即使累及主支气管近端,也定义为T1a。[b]以贴壁生长为主的孤立性腺癌(≤3 cm),任一病灶浸润的最大直径≤5 mm。[c]肿瘤直径≤4 cm 或大小无法确定定义为T2a,肿瘤直径>4 cm 但≤5 cm 定义为T2b。[d]大多数肺癌患者的胸腔(心包)积液由肿瘤引起。但有些患者的积液经多次细胞学检查后也找不到肿瘤细胞,积液又为非血性和非渗出性的,临床判断该胸腔积液与肿瘤无关,这种类型的胸腔积液不影响分期。[e]包括远处单发淋巴结转移(非引流区域淋巴结)。

经许可引自 Goldstraw P,Chansky K,Crowley J,et al:The IASLC Lung Cancer Staging Project:Proposals for Revision of the TNM Stage Groupings in the Forthcoming(Eighth) Edition of the TNM Classification for Lung Cancer,J Thorac Oncol 2016 Jan;11(1):39-51.

**表 24-9** 第8版肺癌 TNM 分期标准

| 分期 | T | N | M |
|---|---|---|---|
| | T1c | N1 | M0 |
| | T2a | N1 | M0 |
| | T2b | N1 | M0 |
| | T3 | N0 | M0 |
| ⅢA | T1a | N2 | M0 |
| | T1b | N2 | M0 |
| | T1c | N2 | M0 |
| | T2a | N2 | M0 |
| | T2b | N2 | M0 |
| | T3 | N1 | M0 |
| | T4 | N0 | M0 |
| | T4 | N1 | M0 |
| ⅢB | T1a | N3 | M0 |
| | T1b | N3 | M0 |
| | T1c | N3 | M0 |
| | T2a | N3 | M0 |
| | T2b | N3 | M0 |
| | T3 | N2 | M0 |
| | T4 | N2 | M0 |
| ⅢC | T3 | N3 | M0 |
| | T4 | N3 | M0 |
| ⅣA | AnyT | AnyN | M1a |
| | AnyT | AnyN | M1b |
| ⅣB | AnyT | AnyN | M1c |

注:经许可引自 Goldstraw P,Chansky K,Crowley J,et al:The IASLC Lung Cancer Staging Project:Proposals for Revision of the TNM Stage Groupings in the Forthcoming(Eighth) Edition of the TNM Classification for Lung Cancer,J Thorac Oncol 2016 Jan;11(1):39-51.

**T 分期**(图 24-6)

*原发性肿瘤*

**T1:** T1 分为 T1a(直径≤1 cm)、T1b(1～2 cm,包括2 cm)和 T1c(2～3 cm,包括3 cm)。

**T2:** 可分为 T2a(3～4 cm,包括4 cm)和 T2b(4～5 cm,包括5 cm);或具有以下特征之一:累及主支气管,无论与气管隆突的距离如何,累及脏层胸膜,部分或全部肺不张。

**T3:** 肿瘤直径大于5 cm 但不大于7 cm;或侵袭以下任一器官:胸壁、膈神经、壁层心包或原发性肿瘤所在的肺叶出现其他孤立性癌结节。

**T4:** 肿瘤直径大于7 cm;或侵袭以下任一器官:膈肌、纵隔、心脏、大血管、气管、喉返神经、食管、椎体或隆突,或原发性肿瘤同侧的不同肺叶出现孤立性癌结节。

| 分期 | T | N | M |
|---|---|---|---|
| 隐匿性癌 | Tx | N0 | M0 |
| 0 | Tis | N0 | M0 |
| ⅠA1 | T1 mi | N0 | M0 |
| | T1a | N0 | M0 |
| ⅠA2 | T1b | N0 | M0 |
| ⅠA3 | T1c | N0 | M0 |
| ⅠB | T2a | N0 | M0 |
| ⅡA | T2b | N0 | M0 |
| ⅡB | T1a | N1 | M0 |
| | T1b | N1 | M0 |

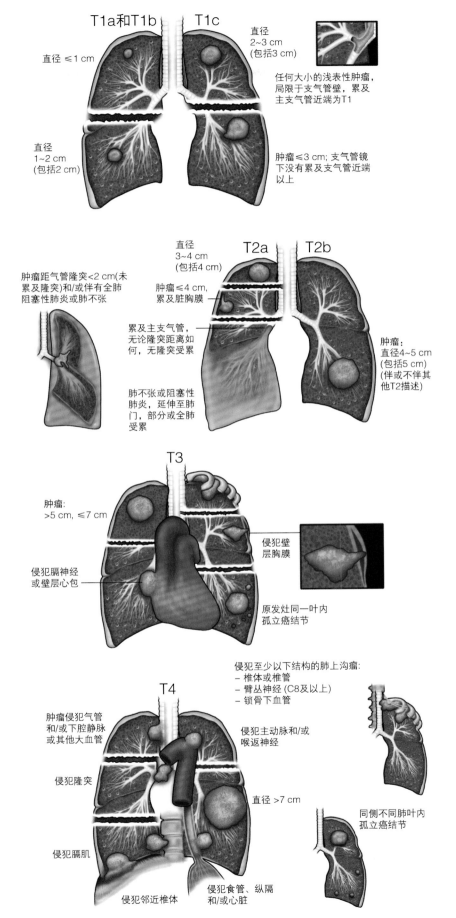

**图 24－6** 肺癌的 T 分期

淋巴结分期（图 24-7）

**N0**：无淋巴结转移。

**N1**：同侧支气管周围或同侧肺门淋巴结，以及肺内淋巴结转移，包括直接蔓延而累及的淋巴结。

**N2**：同侧纵隔淋巴结或隆突下淋巴结转移。

**N3**：对侧纵隔、对侧肺门、同侧或对侧的斜角肌或锁骨上淋巴结转移。

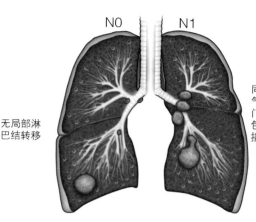

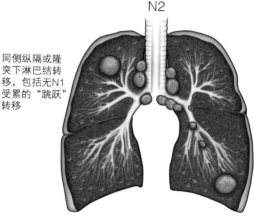

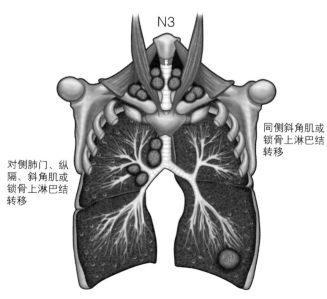

**图 24-7** 肺癌的 N 分期

远处转移（图 24-8）

**M1a**：局限于胸腔内，包括胸膜播散（恶性胸腔积液、心包积液或胸膜、心包结节）及对侧肺叶出现癌结节（注：同侧出现癌结节时，若与原发灶位于同一肺叶，则属于 T3，若位于不同肺叶，则属于 T4）。M1a 患者属于ⅣA 期。

**M1b**：胸外单发转移灶。M1b 患者也属于ⅣA 期。

**M1c**：单个或多个器官的胸外多发转移灶。M1c 属于ⅣB 期。分期分组和相关预后见表 24-10[45]。

**表 24-10** 非小细胞肺癌各个临床分期的 5 年生存率

| 分期 | MST | 24 个月(%) | 60 个月(%) |
| --- | --- | --- | --- |
| ⅠA1 | NR | 97 | 92 |
| ⅠA2 | NR | 94 | 83 |
| ⅠA3 | NR | 90 | 77 |
| ⅠB | NR | 87 | 68 |
| ⅡA | NR | 79 | 60 |
| ⅡB | 66 | 72 | 53 |
| ⅢA | 29.3 | 55 | 36 |
| ⅢB | 19 | 44 | 26 |
| ⅢC | 12.6 | 24 | 13 |
| ⅣA | 11.5 | 23 | 10 |
| ⅣB | 6 | 10 | 10 |

注：MST，中位生存时间（月）；NR，未达到。

数据引自 Goldstraw P, Chansky K, Crowley J, et al: The IASLC Lung Cancer Staging Project: Proposals for Revision of the TNM Stage Groupings in the Forthcoming (Eighth) Edition of the TNM Classification for Lung Cancer. J Thorac Oncol 2016 Jan; 11(1): 39-51.

临床分期本质上具有不确定性，故常常低估疾病的严重程度。因此，对于手术切除的患者，应进行手术或病理分期以预测复发风险并评估是否需要辅助治疗。根据 AJCC 第 8 版，表 24-10 列出了不同肿瘤分期的 5 年生存率。

# 治疗

## ■ Ⅰ期及Ⅱ期 NSCLC 治疗
### 手术治疗

在没有禁忌证的情况下，手术是Ⅰ期和Ⅱ期 NSCLC 的标准治疗（图 24-9 和图 24-10）。而不能耐受手术或拒绝手术的患者，可以考虑放射治疗。

肺组织的切除范围取决于肿瘤的大小和位置。肿瘤组织必须被完整切除，且须保证切缘阴性。虽然肺功能差而无法耐受较大手术的患者可以进行楔形切除术和肺段切除术[46]，但与肺叶切除术和全肺切除术相比，前者的局部复发率更高，因此并没有将其纳入肺癌的标准治疗中。此外，所有手术患者还应进行完全性的同侧纵隔淋巴结清扫或系统性纵隔淋巴结取样，以得到更精准的病理分期[47]。

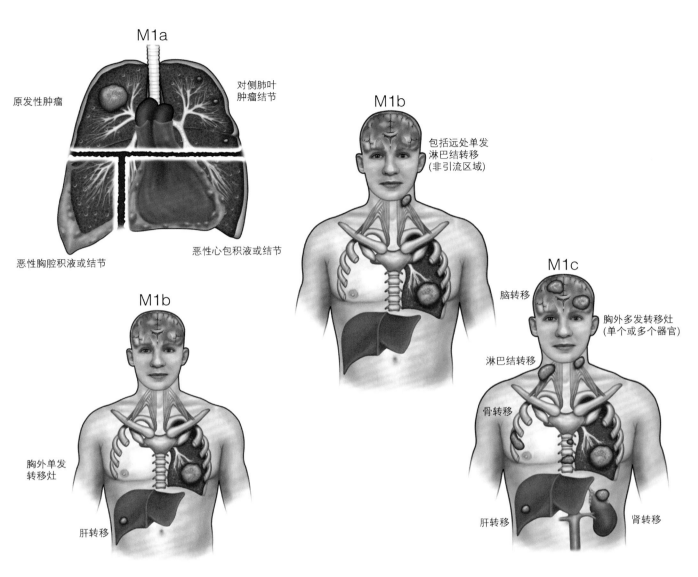

**图 24 - 8** 肺癌的 M 分期

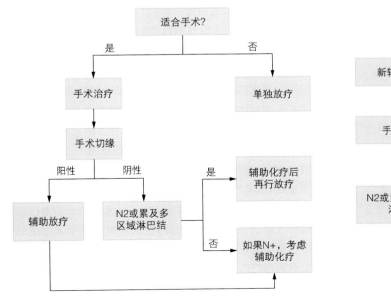

**图 24 - 9** Ⅰ期非小细胞肺癌的治疗方案。详情见正文

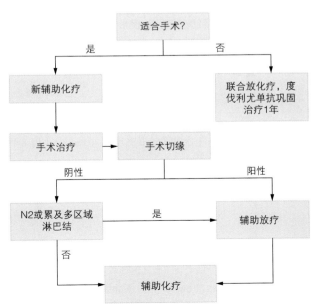

**图 24 - 10** Ⅱ期及部分Ⅲ期非小细胞肺癌的治疗方案。详情见正文

第 24 章

所有考虑手术的患者都必须进行肺功能检查,以评估肺切除术的耐受能力。此外,肺切除术并没有一个确切的肺功能容许值、标准值或临界值。已发表的可用于预测肺切除术高风险的标准包括:治疗后用力肺活量估计值小于 2 L、1 秒用力呼气量小于 1 L、肺二氧化碳弥散量小于 40%~60%[48]。

### 放疗

对于因肺功能储备不足或某些内科合并症而无法接受手术治疗的早期肺癌患者,立体定向放射手术(SRS)是一种合理甚至理想的选择,局部控制率达 90%,癌症特异性 3 年生存率达 88%[49]。

适合手术、原发性肿瘤较小且无淋巴结受累的患者是否推荐 SRS 尚存争议。某回顾性研究表明,对此类患者进行放射治疗可以达到与手术治疗类似的效果[49]。不过,对于能够耐受的患者,手术仍然是标准的治疗方式。

临床上无法进行手术的 Ⅱ 期(淋巴结阳性)和 Ⅲ 期 NSCLC,推荐使用同步放化疗方案[50-53]。

### 辅助化疗

即使完整切除肿瘤组织,NSCLC 的复发率仍然很高,这提出了 NSCLC 辅助化疗相关研究开展的必要性。辅助化疗的潜在益处是:根除微转移灶,从而实现治愈率的提高。对于已经完全性切除的 Ⅱ 期或 Ⅲ 期患者来说,有多项 Meta 分析表明,接受含铂双药辅助化疗,5 年生存率可以获得 5% 左右的绝对获益[54]。对 5 项最大的以顺铂为基础的辅助化疗试验进行汇总分析显示,接受完全性切除术后,辅助化疗的获益会随分期的增加而增加,Ⅱ 期风险比(HR)为 0.83(95% CI 0.73~0.95);Ⅲ 期 HR 为 0.82(95% CI 0.72~0.94)[55]。因此,应向所有体力状态良好、肿瘤被完全切除的 Ⅱ 期和 Ⅲ 期患者提供辅助化疗(表 24 - 11)[55-60]。对于无淋巴结受累、原发性肿瘤小于 4 cm 的患者,不建议进行辅助化疗。对于直径大于 4 cm,淋巴结未被累及的肿瘤,CALGB 9633 试验提示,铂类双药辅助化疗可以使此类患者获益,尤其是具有高危因素的患者,如血管侵犯、脏胸膜受累、楔形切除术后、肿瘤分化较差或淋巴结状态未知[56,61](表 24 - 11)。

表 24 - 11  非小细胞肺癌的辅助化疗方案

| 临床试验 | 化疗方案 |
| --- | --- |
| IALT[57] | 顺铂 80~120 mg/m²,3~4 周 1 个疗程,持续 3 或 4 个疗程,联合长春瑞滨 30 mg/m² 1 周 1 个疗程或 |
| | 长春花碱 4 mg/m²,1 周 1 个疗程,持续 5 周,然后 2 周 1 个疗程;或 |
| | 依托泊苷 100 mg/m²,第 1~3 天,每次与顺铂联用 |
| ANITA[58] | 顺铂 100 mg/m²,第 1 天,4 周 1 个疗程,联合长春瑞滨 30 mg/m²,每周 1 个疗程,持续 4 个疗程 |
| NCIC - CTG JBR.10[62] | 顺铂 50 mg/m²,第 1 天和第 8 天,4 周 1 个疗程,共 4 个疗程;长春瑞滨 25 mg/m²,1 周 1 个疗程,共 16 个疗程 |

| 临床试验 | 化疗方案 |
| --- | --- |
| TREATY[60] (非鳞状细胞癌) | 顺铂 75 mg/m² 和培美曲塞 500 mg/m²,3 周 1 个疗程,共 4 个疗程 |
| CALGB 9633[56] | 卡铂 AUC6 和紫杉醇 200 mg/m²,3 周 1 个疗程,共 4 个疗程 |
| 其他 | 顺铂 75 mg/m² 和多西他赛 75 mg/m²,第 1 天,3 周 1 个疗程,共 4 个疗程 |
| | 顺铂 75~80 mg/m²,第 1 天;长春瑞滨 25~30 mg/m²,第 1 天和第 8 天,3 周 1 个疗程,共 4 个疗程; |
| | 顺铂 75 mg/m²,第 1 天和第 8 天,吉西他滨 1 250 mg/m²,第 1 天和第 8 天,3 周 1 个疗程,共 4 个疗程 |
| | 卡铂 AUC6 和培美曲塞 500 mg/m²,3 周 1 个疗程,共 4 个疗程(非鳞状细胞癌) |

注:AUC,曲线下面积。

顺铂-长春瑞滨是研究最多的辅助化疗方案;实际工作中,其他基于顺铂的双联方案也经常使用,可用的联合药物包括培美曲塞(用于非鳞状 NSCLC)、多西他赛、紫杉醇、依托泊苷和吉西他滨。顺铂优于卡铂为基础的化疗,但无法使用顺铂时,卡铂-紫杉醇也可以作为一种替代方案[56]。新辅助化疗与术后辅助化疗相比具有一些理论及实际上的优势,包括患者依从性更好、肿瘤可切除性更高、微小转移灶的更早期治疗,以及病理和临床疗效的更早期评估。也有一项随机试验和一项 Meta 分析[62]表明,新辅助化疗和辅助化疗的疗效相差不大。辅助化疗是标准的治疗方案,但某些情况下患者也可以考虑新辅助化疗。例如,对于 Ⅲ 期患者,通过新辅助化疗可以进一步确定患者接受手术方案还是放化疗方案。

已有证据表明,对手术切除后的 Ⅰ 期和 Ⅱ 期患者进行辅助放疗或辅助放化疗有害,故不推荐使用[63]。

### ■ Ⅲ期 NSCLC 的治疗

Ⅲ期患者采用多模式治疗的结局比单模式治疗更好,他们的护理也应由经验丰富的多学科团队管理。Ⅲ B 期的标准治疗方案为放化疗,虽然 Ⅲ A 期患者中也经常使用放化疗,但某些符合要求的患者也可考虑术后辅助化疗的方案。

在一项对比单独放化疗与新辅助放化疗的随机试验中,能够从手术中获益的大多为 Ⅲ A 期、纵隔淋巴结受累有限,以及接受肺叶切除术(与全肺切除术相比)的患者[64]。此外,新辅助放化疗也与新辅助化疗联合术后辅助放疗[65]进行了对比,结果显示,前者的毒性更大且不能生存获益。在 MDACC,我们会推荐 PS 评分良好、不伴有多站或大型(>2 cm)淋巴结肿大的 Ⅲ A 期患者进行手术治疗,且这些患者在手术之前通常会进行新辅助化疗,以作为手术方案的参考。如果手术病理发现纵隔淋巴结受累,还会再进行术后辅助放疗(图 24 - 11)。

纵隔广泛受累的 Ⅲ A 期患者或 Ⅲ B 期患者推荐同步放化疗方案,并进行 ICI 巩固性治疗。同步放化疗(CRT)与序贯放

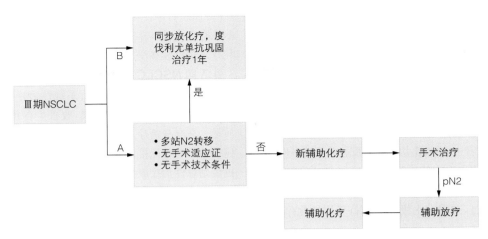

图 24 - 11　Ⅲ期非小细胞肺癌的治疗方案。详情见正文

化疗相比，有着更高的生存率（3 年生存率 23.8% vs 18.1%，$HR=0.84$，$P=0.004$），但急性食管炎的发生率增加，仍在可控范围内（3～4 级，18% vs 4%，$RR=4.9$，$P=0.001$），急性肺毒性并无显著差异[50]。

Ⅲ期 NSCLC 标准放疗方案为：每天一次，持续 6 周（分 30 次），总剂量 60 Gy。目前尚无证据表明提高局部放疗剂量能够改善疗效。在 RTOG 0617 试验中，和标准剂量相比（60 Gy），高剂量放疗组（74 Gy）局部失败率较高（44% vs 35.3%，$P=0.04$），中位生存时间更短（19.5 个月 vs 28.7 个

月，$P=0.000\,7$）[66]。质子治疗是一种新兴技术，能够保证在肿瘤区高剂量照射的同时，正常周围组织仅接受低剂量照射；目前有一项比较质子治疗与标准放疗的随机Ⅲ期试验正在进行中。

与单独放疗相比，有多个同步放化疗方案都可以使患者获益[53]；这些方案均可以采纳，但相互之间的疗效差异尚未直接比较（表 24 - 12）。但在 MDACC，我们往往经验性地使用卡铂-紫杉醇方案，而且回顾性数据表明该方案的毒性要低于顺铂-依托泊苷[67]。

表 24 - 12　Ⅲ期非小细胞肺癌的放化疗方案

| 治疗方案 | 组织学特征 | 剂量 | 放化疗结束后是否辅助化疗 |
| --- | --- | --- | --- |
| 顺铂+依托泊苷 | NSCLC | 顺铂 50 mg/m²，第 1、8、29、36 天<br>依托泊苷 50 mg/m²，第 1～5、29～33 天 | 否 |
| 顺铂+长春花碱 | NSCLC | 顺铂 100 mg/m²，第 1、29 天<br>长春花碱 5 mg/m²，1 周 1 个疗程×5 | 否 |
| 卡铂+培美曲塞 | 腺癌 | 卡铂 AUC5，第 1 天，每 21 天 1 疗程×4<br>培美曲塞 500 mg/m²，第 1 天，21 天 1 疗程×4 | 是；继续卡铂+培美曲塞持续 4 个疗程 |
| 顺铂+培美曲塞 | 腺癌 | 顺铂 75 mg/m²，第 1 天，21 天 1 个疗程×3<br>培美曲塞 500 mg/m²，第 1 天，21 天 1 个疗程×3 | 是；继续顺铂+培美曲塞持续 3 个疗程 |
| 卡铂+紫杉醇 | NSCLC | 卡铂 AUC2，1 周 1 个疗程，联合放疗<br>紫杉醇 45～50 mg/m²，1 周 1 个疗程，联合放疗 | 是；放化疗结束后继续两疗程卡铂 AUC6+紫杉醇 200 mg/m² 21 天 1 个疗程 |

注：AUC，曲线下面积。

基于一项具有里程碑意义的 PACIFIC 研究，CRT 之后予以 ICI 巩固治疗成为了标准治疗方案。该研究是一项针对局部晚期、不可切除的Ⅲ期非小细胞肺癌患者在进行根治性的铂基同步放化疗后未出现进展，继续予以巩固性 ICI 治疗对比安慰剂的国际多中心随机双盲研究。结果显示，与安慰剂相比，度伐利尤单抗可以增加研究人群的生存率，也因此获得了美国 FDA 批准。PACIFIC 研究的入组要求为：不可手术切除的Ⅲ期非小细胞肺癌患者，接受了 2 个及以上疗程的铂类双药化疗（含依托泊苷、长春碱、长春瑞滨、紫杉醇、多西他赛、培美曲塞）与同步根治性放疗后未出现进展[68]。既往接

受过 PD-（L）1 抑制剂治疗或既往放化疗导致 2 级或以上肺炎的患者被排除在外[68]。患者入组时不考虑 PD - L1 的状态，并在完成 CRT 后的 6 周内被随机分为 ICI 治疗组与安慰剂治疗组，ICI 治疗组接受度伐利尤单抗 10 mg/kg 静脉给药，2 周 1 个疗程，持续 12 个月；安慰剂组将度伐利尤单抗替换为安慰剂，其余相同[68]。根据年龄（<65 岁 vs ≥65 岁）、性别和吸烟状态（当前或既往吸烟者 vs 从不吸烟者）对受试者进行分层，共有 473 例患者接受 ICI 治疗，236 例患者接受安慰剂治疗[68]。

ICI 的巩固治疗改善了无进展生存期（PFS）和总生存期；

度伐利尤单抗和安慰剂的 12、24 和 36 个月 OS 率分别为 83.1% vs 74.6%、66.3% vs 55.3% 和 57.0% vs 43.5%,总体耐受性良好,并未对患者的结局比较造成影响[69,70]。

此外,对受侵犯的肺部放疗之后,ICI 组近 1/3 的患者出现了肺炎(任何级别),其中 20% 归因于放射性肺炎,约 13% 归因于度伐利尤单抗[71]。肺炎是最常见的导致治疗中止的免疫相关副反应,上述研究中就有 4 例患者死于肺炎。因此,在接受 ICI 巩固性治疗的患者中,需要密切随访免疫相关不良事件。

如果患者存在 ICI 治疗禁忌证,如器官移植或活动性自身免疫病,当免疫治疗的安全性尚未得到充分确立时,可以考虑巩固性化疗。不过,并没有 1 级证据支持巩固性化疗的生存获益[72,73]。

### 肺上沟癌的治疗

生长在肺尖部并浸润肺尖周围结构的肿瘤,称为肺上沟癌(图 24 - 12 和图 24 - 13),其治疗具有一定的挑战性。N0~

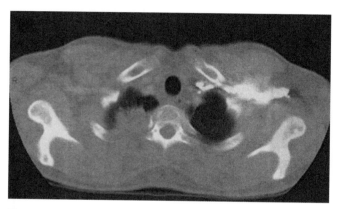

**图 24 - 12** 肺上沟癌

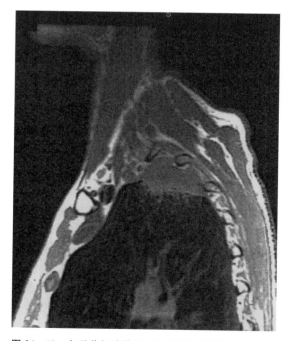

**图 24 - 13** 在磁共振成像上,位于右肺尖部的非小细胞肺癌肿瘤侵犯右侧第 2 肋骨,并向顶部延伸至右肺尖部脂肪,肿瘤和 T1 神经之间的脂肪层消失。T2 神经也被癌组织累及

N1 肿瘤患者推荐新辅助同步放化疗后进行手术切除,5 年无病生存率可达 40%~50%[74]。N2~N3 的患者推荐同步放化疗之后继续接受度伐利尤单抗。

### ■ Ⅳ 期 NSCLC 的治疗

转移性 NSCLC 患者进行系统性治疗的主要目标是缓解癌症相关症状,延缓疾病进展,改善生存预后,同时维持生活质量。在全身治疗之前,有症状的脑或脊髓转移、咯血及转移癌栓的患者首先推荐姑息性放疗。有证据表明,尽早转诊到提供姑息性治疗服务的专门机构可以改善生存[75]。

二代测序(NGS)及其他基因图谱技术在肿瘤分析中的应用可以进一步提供有关诊断和预后的信息,并指导治疗决策。在 MDACC,我们推荐尽可能使用 NGS 进行局部晚期转移性 NSCLC 分子分型,因为基因组测序不仅能够同时评估多个基因组突变,如 EGFR、ALK、BRAF、RET、ERBB2(HER2)和 MET,还能够筛选出大量可能在癌症发展中发挥潜在作用并有概率作为试验性治疗靶点的其他基因。

推荐对所有的腺癌、混合型腺鳞癌、NSCLC - NOS 和所有非吸烟的肺癌患者进行全面的分子检测。鉴于分子检测的重要性,应尽量采取空芯针穿刺活检而非细针穿刺活检,以确保有足够的组织样本用于分子分型[76]。对驱动基因阳性 NSCLC 的全身治疗将在第 25 章进行系统阐述,本章则重点讨论驱动基因阴性晚期 NSCLC 的治疗。

### ■ 无驱动基因 NSCLC 一线治疗

直至 2016 年,顺铂或卡铂与紫杉醇[77]、多西他赛[77]、培美曲塞[78,79](仅非鳞状细胞癌)、吉西他滨[77]或白蛋白紫杉醇[80]组成的联合化疗一直作为此类患者的一线治疗。与最佳支持治疗相比,上述化疗方案可适度改善中位 OS(1.5 个月)并使症状明显缓解[81],各种含铂的二联化疗均可获益,缓解率为 18%~35%,PFS 为 3~6 个月,OS 为 8~12 个月不等[77-80,82]。随着肿瘤-免疫相互作用和 ICI 更为深入的研究,NSCLC 和其他恶性肿瘤的治疗格局已发生天翻地覆的变化[83]。

### ■ 晚期 NSCLC 的免疫治疗

免疫检查点是 T 细胞调节免疫应答强度和质量的共刺激分子和共抑制分子,而肿瘤细胞可通过上调抑制性免疫检查点的表达来获得免疫逃逸[84]。例如,肿瘤细胞可表达 PD - L1 激活细胞 PD - 1,已成为公认的实体瘤主要逃逸机制之一[85,86]。PD -(L)1 和 CTLA - 4 通路的抑制性抗体可在各种实体瘤(包括 NSCLC)中获得持续的疾病缓解[87-90]。而 PD -(L)1 抑制剂与传统化疗相比也更能改善患者的临床结局,故已成为无驱动基因突变的 NSCLC 的标准治疗方案(伴或不伴化疗)(表 24 - 13)。

在为转移性 NSCLC 患者选择一线治疗方案时,需考虑以下因素:肿瘤组织学、分子学特征、PD - L1 表达水平、是否具有自身免疫病既往史或其他合并症。接下来,我们将阐述几种可用的一线治疗方案,并附上为这些方案提供参考证据的临床研究。

表 24 - 13 免疫检查点抑制剂单药一线治疗非小细胞肺癌的疗效

| 临床试验 | 患者数目(n) | 患者特征 | 治疗组 | 对照组 | 总缓解率 | OS(月) | PFS(月) |
|---|---|---|---|---|---|---|---|
| KEYNOTE 024[98] | 305 | NSCLC, PD - L1 TPS≥50%, 肿瘤基因组不伴 EGFR 或 ALK 突变 | 帕博利珠单抗(P)[a] | 铂类双药化疗(C) | 44.8%(P) vs 27.8%(C) | 30(P) vs 14.2(C) (HR 0.60, 95% CI 0.41～0.89, P=0.005) | 10.3(P) vs 6(C) (HR 0.50, 95% CI 0.37～0.68, P<0.001) |
| KEYNOTE 042[100] | 1 274 | NSCLC, PD - L1 TPS≥1%, 肿瘤基因组不伴 EGFR 或 ALK 突变 | 帕博利珠单抗(P)[a] | 铂基化疗(C) | 27%(P) vs 27%(C) | 16.7(P) vs 12.1(C) (HR 0.81, 95% CI 0.71～0.93, P=0.003 6) | 5.4(P) vs 6.5(C) (HR 0.07, 95% CI 0.94～1.21) |
| IMpower 110[99] | 572(PD - L1 高表达组即阿替利珠单抗组, n=107), 对照组即化疗组, n=98) | NSCLC, 肿瘤表达 PD - L1(TC≥1% 或 IC≥1%), 肿瘤基因组不伴 EGFR 或 ALK 突变 | 阿替利珠单抗(A)[b] | 铂类双药化疗(C) | PD - L1 高表达组[c]: 38.3%(A) vs 28.6%(C) | PD - L1 高表达组[c]: 20.2(A) vs 13.1(C) (HR 0.59, 95% CI 0.40～0.89, P=0.010 6) | PD - L1 高表达组[c]: 8.1(A) vs 5.1(C) (HR 0.63, 95% CI 0.45～0.88) |

注：[a]该情况下帕博利珠单抗的推荐剂量为：200 mg 静脉注射，3 周 1 个疗程。[b]阿替利珠单抗治疗非小细胞肺癌患者的推荐剂量为每 2 周 840 mg，每 3 周 1200 mg，或每 4 周 1 680 mg。[c]PD - L1 高表达：PD - L1 阳性肿瘤细胞≥50% 或 PD - L1 阳性的肿瘤浸润免疫细胞覆盖区域≥10%；(SP142 抗体)。

## 免疫检查点抑制剂单药治疗

之前有关免疫治疗的临床试验大多集中于肿瘤疫苗，虽然可以诱导肿瘤特异性的免疫应答，但并不能改善患者的生存率[91]。随后，针对免疫检查点的识别和靶向治疗重新引起了人们对 NSCLC 免疫治疗的兴趣。有证据表明，黑色素瘤进行 CTLA - 4、PD-(L)1 的靶向治疗可以使临床获益，这导致了其他实体瘤(包括转移性 NSCLC)免疫检查点抑制剂的研究[92]。在转移性 NSCLC 二线治疗研究中，与多西他赛相比，PD-(L)1 抑制剂治疗铂难治性晚期 NSCLC 患者可使 OS 显著改善，并揭示了肿瘤 PD - L1 表达水平与疗效之间的正相关关系[93-96]。因此，后续开展的 PD-(L)1 抑制剂作为一线治疗的临床试验都将 PD - L1 表达作为分层和/或入组标准。

在 KEYNOTE 024 试验中，无 EGFR 或 ALK 突变且 PD - L1 肿瘤比例评分(TPS)高于 50%(22C3)的初治 NSCLC 患者随机接受帕博利珠单抗 200 mg 静脉给药，3 周为 1 个疗程，最多 35 个疗程或铂类双药化疗 4～6 个疗程[97]。化疗方案包括铂类-培美曲塞(非鳞状 NSCLC)、铂类-紫杉醇/吉西他滨(鳞状 NSCLC)。在铂类药物初治后，允许使用培美曲塞维持治疗。如果疾病发生进展，也允许从化疗队列交叉至帕博利珠单抗继续治疗。共有 154 例患者被分配至帕博利珠单抗组，151 例患者被分配至化疗组，最常用的化疗方案为卡铂＋培美曲塞[97]。在 TPS≥50% 的患者中，帕博利珠单抗组的中位 PFS 为 10.3 个月，化疗组为 6.0 个月，HR 为 0.50(95% CI 0.37～0.68, P<0.001)[97]。在一项最新分析中，帕博利珠单抗组中位 OS 为 30.0 个月(95% CI 18.3 个月至不可估计)，化疗组为 14.2 个月(95% CI 9.8～19.0 个月)(HR 0.63, 95% CI 0.47～0.86)。研究过程中，有 82 例分配至化疗组的患者交叉至帕博利珠单抗组治疗。使用两阶段方法调整交叉后，帕博利珠单抗与化疗组相比 OS 显著改善(HR 0.49, 95% CI 0.34～0.69)。此外，帕博利珠单抗治疗相关的 3～5 级不良反

应事件的发生率与化疗相比更低，分别为 31.2% 和 53.3%[98]。总之，该试验证明，在 PD - L1 TPS≥50% 的 NSCLC 患者中，与含铂化疗相比，帕博利珠单抗单药治疗作为转移性 NSCLC 的一线治疗可显著改善 PFS、OS、缓解率、缓解持续时间，且更为安全，因此其成功获批用于此类患者的一线治疗。

IMpower 110 是一项在 PD - L1 表达阳性(SP142 抗体)的 Ⅳ 期 NSCLC 初治患者中进行的随机、非盲法试验。患者按照 1∶1 的比例随机接受每 3 周 1 200 mg 的阿替利珠单抗或铂基化疗。尽管对 PD - L1 低表达(TC≥5% 或 IC≥5% 和 TC≥1% 或 IC≥1%)的亚组分析并未显示出 OS 的统计学差异，但在 PD - L1 高表达(TC≥50% 或 IC≥10%)的患者中，阿替利珠单抗组可显著延长 PFS(中位 8.1 个月 vs 5.0 个月，HR 0.63, 95% CI 0.45～0.88)和 OS(中位 20.2 个月 vs 13.1 个月，HR 0.59, 95% CI 0.40～0.89, P=0.010 6)；显著提高 ORR(38% vs 29%)，且 3～4 级不良反应发生率更低(12.9% vs 44.1%)[100]。

之后的研究重点大多集中于免疫治疗在 PD - L1 低表达或不表达肿瘤中的临床疗效。KEYNOTE 042(NCT 02220894)在 PD - L1 TPS≥1% 的基础上，探索了帕博利珠单抗在局部晚期或转移性 NSCLC 初治患者中一线治疗的效果。患者被随机分配进入帕博利珠单抗 200 mg 静脉给药，3 周为 1 个疗程，或研究者为其选择的含铂治疗中(培美曲塞或紫杉醇)[100]。除纳入标准外，还按照 PD - L1 表达量进行分层(TPS≥50% vs TPS 1%～49%)。TPS≥50%、TPS≥20% 和 TPS≥1% 的总体人群的 OS 为主要终点[100]。结果显示：上述 3 个人群的帕博利珠单抗组的 OS 与化疗相比均出现显著性改善[100]。尽管 TPS≥1% 人群(总体人群)中组间 PFS 或 ORR 无显著性差异，但帕博利珠单抗可将中位 OS 从化疗组的 12.1 个月改善至 16.7 个月(HR 0.81, 95% CI 0.71～0.93, P=0.003 6)。重要的是，本研究中 OS 获益主要由 PD - L1 IHC TPS 评分

较高的肿瘤驱动。在 TPS≥50％的亚组中，帕博利珠单抗组中位 OS 为 20 个月，化疗组为 12.2 个月（*HR* 0.69，95％ *CI* 0.56～0.85，*P*＝0.000 6）；相比之下，对于 PD-L1 TPS 为 1％～49％的患者，与化疗相比，OS 并无显著性差异，中位 OS 分别为 13.4 个月和 12.1 个月（*HR* 0.92，95％ *CI* 0.77～1.11）。此外，帕博利珠单抗组 3～5 级相关不良反应的发生率也更低（18％ *vs* 41.0％）[100]。这些结果促使帕博利珠单抗单药治疗获美国 FDA 批准用于 PD-L1 TPS≥1％（PD-L1 IHC 检测的伴随诊断）的转移性 NSCLC 患者的一线治疗。

在类似的试验设计中，PD-1 抑制剂纳武利尤单抗在Ⅲ期研究 CheckMate 026 中并不能使 OS 获益。该研究比较了纳武利尤单抗与组织学依赖性的含铂双药化疗对转移性 NSCLC 初治患者的疗效。肿瘤细胞 PD-L1 表达水平≥5％作为纳入标准的临界值。结果显示，与铂类双药化疗相比，纳武利尤单抗并不能改善 OS[101]。在比较 KEYNOTE 042 和 CheckMate 026 的结果时，值得注意的是，CheckMate 026 的化疗组允许在疾病进展后交叉至纳武利尤单抗组，而 KEYNOTE 042 不允许。在 CheckMate 026 中，化疗组 60％的患者在疾病进展时接受了后续 ICI 治疗，但在 KEYNOTE 042 研究中，化疗组仅有 20％的患者接受了后续 ICI 治疗，这可能导致了两项研究中 OS 获益的差异。

由于 PD-（L）1 抑制剂在 PD-L1 低表达肿瘤中的临床疗效相对有限，且和化疗的毒副反应通常不会重叠，因此随后的研究开始转向联合治疗领域，包括化疗、生物制剂和其他 ICI。与含铂双药化疗相比，多种疗法联合治疗可改善 NSCLC 患者一线治疗的临床结局，并已获美国 FDA 批准（表 24-14）。

表 24-14　免疫检查点＋化疗和/或联合免疫检查点方案一线治疗非小细胞肺癌的疗效

| 临床试验 | 患者数目（*n*） | 患者特征 | 治疗组 | 对照组 | 总缓解率 | OS（月） | PFS（月） |
|---|---|---|---|---|---|---|---|
| KEYNOTE 189[103] | 616 | 非鳞状细胞 NSCLC，肿瘤基因组不伴 *EGFR* 或 *ALK* 突变 | 帕博利珠单抗、顺铂或卡铂、培美曲塞三联治疗（T） | 顺铂或卡铂联合培美曲塞（C） | 47.6％（T）*vs* 18.9％（C） | 22（T）*vs* 10.7（C）（*HR* 0.56，95％ *CI* 0.45～0.70） | 9（T）*vs* 4.9（C）（*HR* 0.48，95％ *CI* 0.40～0.58） |
| KEYNOTE 407[104] | 559 | 鳞状细胞 NSCLC | 帕博利珠单抗、顺铂或卡铂、紫杉醇或白蛋白紫杉醇三联治疗（T） | 顺铂或卡铂、紫杉醇或白蛋白紫杉醇（C） | 58％（T）*vs* 35％（C） | 15.9（T）*vs* 11.3（C）（*HR* 0.64，95％ *CI* 0.49～0.85，*P*＝0.001 7） | 6.4（T）*vs* 4.8（C）（*HR* 0.56，95％ *CI* 0.45～0.70，*P*＜0.000 1） |
| IMpower 130[105] | 724 | 非鳞状细胞 NSCLC | 阿替利珠单抗、白蛋白紫杉醇、卡铂，续以阿替利珠单抗维持治疗（A） | 白蛋白紫杉醇、卡铂；续以培美曲塞维持治疗（C） | 49.2％ *vs* 31.9％（*OR* 2.07） | 18.6（A）*vs* 13.9（C）（*HR* 0.80，95％ *CI* 0.64～0.99，*P*＝0.038 4） | 7.2（A）*vs* 6.5（C）（*HR* 0.75，95％ *CI* 0.63～0.91，*P*＝0.002 4） |
| IMpower 150[107] | 1 202 | 非鳞状细胞 NSCLC | 阿替利珠单抗、卡铂、紫杉醇、贝伐珠单抗（ABCP），阿替利珠单抗、卡铂、紫杉醇（ACP） | 卡铂、紫杉醇、贝伐珠单抗（C） | 55％（ABCP）*vs* 42％（C）[a] | 19.2（ABCP）*vs* 14.7（C）[a]（*HR* 0.78，95％ *CI* 0.64～0.96，*P*＝0.016） | 8.5（ABCP）*vs* 7（C）[a]（*HR* 0.71，95％ *CI* 0.59～0.85，*P*＝0.000 2） |
| CheckMate 227[108] | 793 | NSCLC，经 PD-L1 IHC 28-8 试剂盒测定，PD-L1 TPS≥1％，肿瘤基因组不伴 *EGFR* 或 *ALK* 突变 | 伊匹木单抗＋纳武利尤单抗（I+N）[b] | 铂类双药化疗（C） | 36％（I+N）*vs* 30％（C） | 17.1（I+N）*vs* 14.9（C）（*HR* 0.79，95％ *CI* 0.67～0.94，*P*＝0.006 6） | 5.1（I+N）*vs* 5.6（C）（*HR* 0.82，95％ *CI* 0.69～0.97） |
| CheckMate 9LA[110] | 719 | NSCLC，肿瘤基因组不伴 *EGFR* 或 *ALK* 突变 | 纳武利尤单抗＋伊匹木单抗＋2 个疗程的铂类双药化疗［四联方案（4DR）］[c] | 4 个疗程铂类双药化疗（C） | 38％（4DR）*vs* 25％（C） | 14.1（4DR）*vs* 10.7（C）（*HR* 0.69，96.71％ *CI* 0.55～0.87） | 6.8（4DR）*vs* 5（C）（*HR* 0.70，95％ *CI* 0.57～0.86） |

注：[a]阿替利珠单抗、卡铂、紫杉醇和贝伐珠单抗组与含铂化疗组在无 *EGFR* 或 *ALK* 突变的非鳞状非小细胞肺癌（NSCLC）患者中的疗效差异。[b]用于转移性 NSCLC 的推荐剂量：纳武利尤单抗每 2 周 3 mg/kg；伊匹木单抗每 6 周 1 mg/kg。[c]该情况下的推荐剂量：纳武利尤单抗每 3 周 360 mg，伊匹木单抗每 6 周 1 mg/kg，联合 2 个疗程的铂类双药化疗。纳武利尤单抗和伊匹木单抗的使用持续至疾病进展、无法耐受的毒副反应或无疾病进展长达 2 年。

**含免疫检查点抑制剂的联合治疗**

KEYNOTE 189 是一项转移性非鳞状 NSCLC 一线治疗的随机、开放标签研究。患者按 2∶1 随机分为两组，每 3 周给予培美曲塞-铂类＋帕博利珠单抗（帕博利珠单抗联合化疗组）或培美曲塞-铂类＋安慰剂（单纯化疗组）共 4 个疗程。后续可使用帕博利珠单抗或安慰剂联合培美曲塞维持治疗，直至 24 个月、疾病进展或出现不可耐受毒性。主要结果为 OS 和 PFS[101]。该试验证明,帕博利珠单抗联合化疗可显著性改善患者的 PFS 和 OS,中位 PFS 为 9.0 个月(95% CI 8.1～9.9),而单纯化疗组为 4.9 个月(95% CI 4.7～5.5)(HR 0.48,95% CI 0.40～0.58);中位 OS 分别为 22.0(95% CI 19.5～25.2)和 10.7 个月(95% CI 8.7～13.6)(HR 0.56,95% CI 0.45～0.70)。无论患者是否表达 PD-L1、是否存在肝或脑转移,均可观察到帕博利珠单抗联合化疗组的 OS 和 PFS 获益。此外,帕博利珠单抗联合化疗和单纯化疗相比,3～5 级不良反应发生率相差不大,分别为 71.9% 和 66.8%(HR 0.49,95% CI 0.38～0.64,P<0.000 01)[103]。

KEYNOTE 407 试验设计与 KEYNOTE 189 相似,但研究人群为转移性鳞状 NSCLC,且无论 PD-L1 表达状态如何。共有 559 例患者随机接受帕博利珠单抗 200 mg 或安慰剂+卡铂和紫杉醇(3 周 1 个疗程)/白蛋白紫杉醇(1 周 1 个疗程)治疗 4 个疗程(3 周 1 个疗程),随后接受帕博利珠单抗或安慰剂治疗直至 24 个月、疾病进展或出现不可耐受毒性。主要结果为 OS、PFS 和 ORR[104]。该试验显示,与随机接受安慰剂+化疗的患者相比,接受帕博利珠单抗+化疗的患者的 OS、PFS 和 ORR 均出现显著性改善。帕博利珠单抗联合化疗组和安慰剂联合化疗组的中位 PFS 分别为 6.4 个月和 4.8 个月(HR 0.56,95% CI 0.45～0.70,P<0.000 1);ORR 分别为 58% 和 35%(95% CI 9.9～36.4,P=0.000 8);中位 OS 分别为 15.9 个月和 11.3 个月(HR 0.64,95% CI 0.49～0.85,P=0.001 7);3 级或以上的不良反应发生率分别为 69.8% 和 68.2%,但与安慰剂联合化疗相比,帕博利珠单抗联合化疗因不良反应而中止治疗的发生率更高(13.3% vs 6.4%)[104]。

IMpower 130 是一项在 IV 期非鳞状 NSCLC 初治患者中开展的随机、开放标签试验,同时允许驱动基因阳性的患者既往接受 EGFR 或 ALK 激酶抑制剂治疗。该试验将 724 例患者随机分配接受阿替利珠单抗 1 200 mg 静脉注射,每 3 周 1 个疗程+卡铂+白蛋白紫杉醇,随后继续阿替利珠单抗维持治疗(联合化疗组),或接受白蛋白紫杉醇+卡铂,随后继续培美曲塞维持治疗(对照组)。研究终点为 PFS 和 OS[105]。结果显示,在 EGFR/ALK 野生型的意向性治疗人群(681 名)中,联合化疗组中位 PFS 为 7.2 个月(95% CI 6.7～8.3),对照组为 6.5 个月(95% CI 5.6～7.4)(HR 0.75,95% CI 0.63～0.91,P=0.002 4)。中位 OS 分别为 18.6(95% CI 15.7～21.1)和 13.9 个月(95% CI 12.0～18.7)(HR 0.80,95% CI 0.64～0.99,P=0.038 4);3～4 级不良反应的发生率分别为 81% 和 71%[106]。

IMpower 150 是一项在转移性非鳞状 NSCLC 患者中进行的开放标签的、随机化三组间研究,旨在比较阿替利珠单抗+贝伐珠单抗+卡铂+紫杉醇(四联组);阿替利珠单抗+卡铂+紫杉醇(三联组);或贝伐珠单抗+卡铂+紫杉醇(对照组)的疗效。在完成 4 或 6 个疗程的卡铂+紫杉醇治疗后,患者在对照组中继续接受贝伐珠单抗治疗,在三联组中继续接

受阿替利珠单抗治疗,四联组中继续接受贝伐珠单抗+阿替利珠单抗治疗,直至疾病进展或出现不可耐受的不良反应。本研究中,阿替利珠单抗以 1 200 mg 静脉输注给药,每 3 周 1 个疗程。研究终点为 OS 和 PFS[107]。

在 EGFR/ALK 野生型的非鳞状 NSCLC 患者中,四联治疗的 PFS 与对照组相比显著延长(中位 8.5 个月 vs 7 个月,HR 0.71,95% CI 0.59～0.85,P=0.000 2);中位 OS 分别为 19.2 个月 vs 14.7 个月(HR 0.78,95% CI 0.64～0.96,P=0.016);ORR 分别为 55% vs 42%。但三联组与对照组相比,OS 及 PFS 并未观察到显著性差异。此外,四联治疗组 393 例患者中有 219 例(55.7%)出现了不良反应,对照组 394 例患者中有 188 例(47.7%)出现了不良反应,而导致阿替利珠单抗停药的最常见不良反应为肺炎(1.8%)。通过这项研究,美国 FDA 批准阿替利珠单抗联合贝伐珠单抗及紫杉醇+卡铂用于 EGFR/ALK 野生型的转移性非鳞状 NSCLC 患者的一线治疗。此外,预设亚组分析显示,在 EFGR 突变患者(124 例 EGFR 突变,包括 91 例敏感突变)中,四联治疗组的 PFS 要长于对照组(中位 PFS,8.3 个月 vs 6.8 个月,HR 0.61,95% CI 0.52～0.72)。尽管数量较少,但该亚组分析仍为阿替利珠单抗+贝伐珠单抗联合化疗治疗 TKI 耐药的 EGFR 突变患者提供了证据[107]。不过,该方案在 EGFR 突变的腺癌患者中尚未获得美国 FDA 批准。

为了避免化疗毒性,研究者还探索了不含化疗的双免疫联合治疗的疗效。CheckMate 227 是一项在 IV 期或复发性 NSCLC 患者中开展的随机多组间研究[108]。该试验的第一部分中,PD-L1≥1% 的患者将根据病理类型(鳞状 NSCLC vs 非鳞状 NSCLC)进行分层,并随机分配接受纳武利尤单抗 3 mg/kg 每 2 周 1 次+伊匹木单抗 1 mg/kg 每 6 周 1 次(双免疫联合治疗组)、含铂双药化疗每 3 周 1 疗程,持续 4 个疗程(化疗组),或纳武利尤单抗 240 mg 每 2 周 1 次(免疫单药组)。与化疗组相比,双免疫联合治疗组可使 PFS(中位 5.1 个月 vs 5.6 个月,HR 0.82,95% CI 0.69～0.97)与 OS(中位 17.1 个月 vs 14.9 个月,HR 0.79,95% CI 0.67～0.94,P=0.006 6)显著延长;ORR 分别为 36%(95% CI 31～41)和 30%(95% CI 26～35);中位缓解持续时间分别为 23.2 个月和 6.2 个月[108]。基于本研究,伊匹木单抗和纳武利尤单抗的双联免疫疗法已获美国 FDA 批准用于 PD-L1≥1% 的转移性 NSCLC 患者的一线治疗[109]。

与化疗组相比,ICI 治疗组的早期进展率和死亡率较高,因此推荐在 ICI 治疗的基础上加用化疗,尤其是 PD-L1 表达低下或阴性的患者(图 24-14)。该现象的出现一方面是由于原发性耐药患者缺乏对 ICI 的应答,另一方面,患者对 ICI 的应答具有一定的延迟性。尽管 CheckMate 227 中双免疫疗法可以延长 OS,但早期进展和死亡率仍高于化疗组。因此,人们进一步探究了双免疫疗法联合短期化疗的疗效,希望以此能够快速实现疾病控制并预防早期死亡,同时缩短细胞毒性化疗的持续时间。例如,CheckMate 9 LA 中,未选择 PD-L1

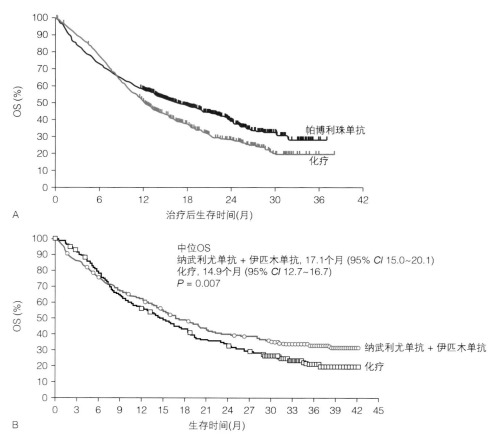

**图 24 - 14** 生存率的 Kaplan - Meier 分析。A. KEYNOTE 042 在 PD-L1 TPS≥1% 人群中的生存分析。B. CheckMate 227 在 PD-L1≥1% 人群中的生存分析。由于免疫检查点抑制剂使用早期存在死亡,两项研究的生存曲线存在交叉现象

表达且 *EGFR/ALK* 野生型的转移性或复发性 NSCLC 患者被随机分配接受标准的含铂双药化疗或纳武利尤单抗＋伊匹木单抗＋2 个疗程的含铂双药化疗作为一线治疗方案。尽管研究数据尚未以最终形式发表,但在 ICI-化疗组中并未观察到早期进展和死亡,中位 PFS 可延长 1.8 个月,6.8 个月(95% *CI* 5.6~7.7) *vs* 5 个月(95% *CI* 4.3~5.6)(*HR* 0.70,95% *CI* 0.57~0.86);中位 OS 可延长 3.4 个月,14.1 个月(95% *CI* 13.2~16.2) *vs* 10.7 个月(95% *CI* 9.5~12.5)(*HR* 0.69,95% *CI* 0.55~0.87);与其他 ICI 联合化疗的研究相似,ORR 也显著增加,38%(95% *CI* 33~43) *vs* 25%(95% *CI* 21~30)[110]。

在 MDACC,对于 PS 评分良好且 PD-L1 表达低于 50% 的患者,无论 PD-L1 表达如何、疾病快速进展或疾病负担较重的患者,以及 PD-L1 表达量不易获得的患者,基于 KEYNOTE 189、KEYNOTE 407、IMpower 130、IMpower 150 和 CheckMate 9LA 研究,我们通常选择免疫抑制剂联合化疗的方案。对于 PD-L1 TPS 评分≥50% 且疾病负担不重的患者,我们推荐 PD-(L)1 抑制剂单药治疗(KEYNOTE 024,IMpower 110)。在肿瘤 PD-L1≥1% 的患者中,纳武利尤单抗和伊匹木单抗联合治疗可以作为替代方案,尤其是不希望接受化疗的患者(CheckMate 227)。而对于肿瘤 PD-L1≥1% 且 PS 评分不良的患者,推荐进行帕博利珠单抗单药治疗(KEYNOTE

042)。

**生物标志物- PD-L1**

早期研究发现,PD-(L)1 抑制剂的疗效与 TC 表面 PD-L1 的表达量有关,随后就有前瞻性试验验证了 PD-L1 IHC 的预测作用。因此,美国 FDA 批准将 PD-L1 的表达量作为 ICI 治疗前的伴随诊断。现在已生产出许多 PD-L1 的单克隆抗体,间质细胞 PD-L1 表达的检测也在进行。目前,已有 3 个平台的伴随诊断在 NSCLC 一线治疗的前瞻性研究中进行了验证。Dako 平台的 PD-L1 单克隆抗体 22C3,通过免疫组化检测肿瘤细胞膜上(TPS)PD-L1 的表达量,并以此建立 PD-L1 评分系统,已在 KEYNOTE 024、KEYNOTE 042 和 KEYNOTE 189 研究中得到确认[97,100,102]。PD-L1 IHC 28-8 pharmDx 平台也在 CheckMate 227 研究中进行了前瞻性测试,并获得了美国 FDA 批准[111]。在 IMPower110 研究中,美国 FDA 还批准了 VENTANA PD-L1(SP-142)检测作为阿替利珠单抗治疗的伴随诊断试验。值得注意的是,与 PD-L1 IHC 22C3 pharmDx 和 PD-L1 IHC 28-8 pharmDx 不同,VENTANA 不仅检测肿瘤细胞 PD-L1 的表达,同时还包括肿瘤浸润性 IC 的表达[99]。

不同的单克隆抗体、实验步骤、实验仪器和评分体系可能会对 PD-L1 检测在免疫治疗中的应用带来挑战[112]。为了评估市场上独立开发的不同 PD-L1 IHC 检测试剂盒在临床

应用的可行性,有研究评估了这些 PD-L1 IHC 检测平台之间实验结果的可比性。美国 FDA 批准的 PD-L1 单克隆抗体,22C3、28-8、SP263,以及各自的平台 PD-L1 IHC 22C3 pharmDx、PD-L1 IHC 28-8 pharmDx 28-8、VENTANA PD-L1(SP263)及其实验步骤都极其相似且 PD-L1 评分具有可比性。相比之下,VENTANA PD-L1 SP142 检测试剂盒的灵敏度较低(TPS 评分较低)[113]。在 MDACC,我们使用 22C3 pharmDx 进行 IHC 检测和 TPS 评分,因为这是美国 FDA 批准的首个用于 ICI 单药治疗 PD-L1 阳性患者的伴随

诊断试验。值得注意的是,在前瞻性临床试验中并未对多种检测方法进行比较。因此,任何一种检测方法都不能随意互换[112]。

### ICI 禁忌时的治疗

如果患者存在 ICI 治疗禁忌证如自身免疫病、炎症性疾病、器官移植,那么顺铂/卡铂为基础的双联化疗[紫杉醇[77]、多西他赛[77]、培美曲塞[78,79](仅限非鳞状细胞癌)、吉西他滨[77]、白蛋白紫杉醇[80]或长春瑞滨[114]]仍是标准的治疗方案(表 24-15)。

**表 24-15 在非小细胞肺癌患者中开展的含铂化疗试验总结**

| 主要临床试验 | 组织学类型 | 治疗方案 | 缓解率(%) | PFS(月) | OS(月) | 结果阐释 |
|---|---|---|---|---|---|---|
| ECOG 1594 (2002)[77] | NSCLC | 顺铂 75 mg/m² 第 1 天+紫杉醇 135 mg/m² 第 2 天,3 周 1 个疗程 | 21 | 3.4 | 7.8 | 四种方案疗效并无明显差异 |
| | | 顺铂 100 mg/m² 第 1 天+吉西他滨 1 000 mg/m² 第 1、8 天,4 周 1 个疗程 | 22 | 4.2 | 8.1 | |
| | | 顺铂 75 mg/m²+多西他赛 75 mg/m²,3 周 1 个疗程 | 17 | 3.7 | 7.4 | |
| | | 卡铂 AUC6+紫杉醇 225 mg/m²,3 周 1 个疗程 | 19 | 3.1 | 8.1 | |
| Socinski 等 (2012)[80] | NSCLC | 卡铂 AUC6 第 1 天+白蛋白紫杉醇 100 mg/m² 第 1、8、15 天,3 周 1 个疗程 | 33 | 6.3 | 12.1 | 疗效相似;白蛋白紫杉醇更容易中性粒细胞减少但神经系统毒性更弱 |
| | | 卡铂 AUC6+紫杉醇 200 mg/m²,3 周 1 个疗程 | 25 | 5.8 | 11.2 | |
| ECOG 4599 (2006)[82] | 非鳞状细胞癌 | 卡铂 AUC6+紫杉醇 200 mg/m²+贝伐珠单抗 15 mg/kg,3 周 1 个疗程×6,续以贝伐珠单抗,3 周 1 个疗程 | 35 | 6.2 | 12.3 | 贝伐珠单抗诱导化疗和维持化疗获益,但鳞状细胞癌患者出血风险较高 |
| | | 卡铂 AUC6+紫杉醇 200 mg/m²,3 周 1 个疗程×6 | 15 | 4.5 | 10.3 | |
| Scagliotti 等 (2008)[78,79] | 非鳞状细胞癌 | 顺铂 75 mg/m²+培美曲塞 500 mg/m²,3 周 1 个疗程 | 29 | 5.5 | 12.6 | 培美曲塞在非鳞状细胞癌患者中获益 |
| | | 顺铂 75 mg/m²+吉西他滨 1 250 mg/m² 第 1、8 天,3 周 1 个疗程 | 22 | 5 | 10.9 | |
| | 鳞状细胞癌 | 顺铂 75 mg/m²+培美曲塞 500 mg/m²,3 周 1 个疗程 | 23 | 4.4 | 9.4 | 吉西他滨在鳞状细胞癌患者中获益 |
| | | 顺铂 75 mg/m²+吉西他滨 1 250 mg/m² 第 1、8 天,3 周 1 个疗程 | 31 | 5.5 | 10.8 | |

注:AUC,曲线下面积。

根据美国东部肿瘤协作组开展的 III 期试验 ECOG 4599[82],可考虑在卡铂-紫杉醇化疗的基础上加用血管内皮生长因子(VEGF)单克隆抗体-贝伐珠单抗以治疗非鳞状 NSCLC 患者。患者随机接受卡铂和紫杉醇联合或不联合贝伐珠单抗治疗。结果表明,联用贝伐珠单抗时,缓解率明显更高(35% vs 15%,P<0.001),PFS 显著延长(6.2 个月 vs 4.5 个月,P<0.001),OS 也得到显著改善(12.3 个月 vs 10.3 个月,P=0.003)。不过,不良反应的发生率也较高,尤其是严重的出血风险(4.4% vs 0.7%,P<0.001)。因此,出现咯血、恶性高血压、组织学上表现为鳞状细胞癌或年龄>70 岁时,因

出血风险较高不推荐贝伐珠单抗治疗。

III 期试验 PointBreak 比较了紫杉醇-卡铂联合贝伐珠单抗一线治疗后贝伐珠单抗单药维持(单药维持组),和培美曲塞联合贝伐珠单抗联合维持(联合维持组)的疗效。结果发现,联合维持组仅 PFS 有一定改善(中位 6 个月 vs 5.6 个月,HR 0.83,95% CI 0.71~0.96),而 OS 并无明显获益[115],也无其他的随机数据证明上述联合维持的方案可以使患者明显获益。

当患者存在 ICI 禁忌证时,在 MDACC,我们推荐肺腺癌患者接受培美曲塞-卡铂一线治疗后,以培美曲塞维持治疗;

肺鳞状细胞癌患者接受吉西他滨或紫杉醇联合卡铂治疗。

### 维持治疗

如前所述,基于 KEYNOTE 189 试验,卡铂-培美曲塞-帕博利珠单抗的三联疗法已成为非鳞状 NSCLC 患者的标准治疗。在 4～6 个三联疗程后,患者继续接受培美曲塞＋帕博利珠单抗的维持治疗。而培美曲塞和帕博利珠单抗是否都需要作为维持治疗尚不清楚,需要临床试验来回答这个问题。对于鳞状细胞癌患者,推荐帕博利珠单抗单药维持治疗,但治疗的最佳持续时间尚未确定。因此,CheckMate 153 将 1 年内停用纳武利尤单抗的患者与继续治疗直至疾病进展或出现严重不良反应的患者作为探索性终点进行了比较。从在 163 名患者中获得的初步结果来看,继续纳武利尤单抗治疗的患者 PFS 显著延长(中位未达到 vs 10.3 个月,HR 0.42,95% CI 0.25～0.71),但 OS 改善并不显著(未达到 vs 23.2 个月,HR 0.63,95% CI 0.33～1.22)[116]。尽管一些临床试验允许患者持续治疗至疾病进展或出现无法耐受的不良反应,但也有一些研究仅使用 2 年的 ICI 治疗;因此,最佳持续治疗时间的问题仍待解决,更长的治疗时间是否会产生更长的生存期或更大的毒性风险也尚不清楚。在 MDACC,我们通常使用 ICI 治疗持续 2 年以上或直至出现疾病进展及不可耐受不良反应。治疗 2 年后,再根据患者的耐受性和意愿继续或停止治疗。

在免疫治疗时代来临之前,有多项试验探究了维持化疗的疗效,包括继续维持治疗(继续使用一线治疗中的非铂类药物)或转换维持治疗(一线治疗耐药后换用无交叉耐药的其他非铂类药物)(表 24 - 16)[115,117-122]。两项Ⅲ期研究显示,培美曲塞维持治疗可以延长非鳞状 NSCLC 患者的 PFS 和 OS[118,123]。例如,在 PARAMOUNT 研究中,539 名经 4 个疗程的顺铂＋培美曲塞治疗后达到客观缓解或疾病稳定的患者被随机分配到培美曲塞维持治疗组或安慰剂组。结果表明,培美曲塞维持治疗可以显著改善 PFS(中位 4.1 个月 vs 2.8 个月,HR 0.62,95% CI 0.49～0.79)、OS(中位 13.9 个月 vs 11.0 个月)和 1 年生存率(58% vs 45%)[123]。而 ECOG 5508 研究了培美曲塞＋卡铂＋贝伐珠单抗治疗后,贝伐珠单抗、培美曲塞和培美曲塞＋贝伐珠单抗的维持治疗情况。结果表明,与单药治疗相比,联合维持治疗组仅 PFS 显著改善(HR 0.67,P < 0.001),OS 并未延长(HR 0.90,P = 0.28)[124]。因此,非鳞状 NSCLC 患者在进行贝伐珠单抗为基础的一线治疗后可以进行培美曲塞或贝伐珠单抗的维持治疗。

在 MDACC,如果非鳞状 NSCLC 患者存在 ICI 治疗禁忌,我们推荐其接受培美曲塞单药维持治疗。

### 铂难治性疾病的化疗

一线治疗期间或之后出现疾病进展且体力状态良好的患者适合进一步地姑息性治疗。已被证实的在含铂双药治疗进展后仍然有效的药物包括单药治疗的多西他赛、紫杉醇、白蛋白紫杉醇、吉西他滨、培美曲塞(仅用于非鳞状 NSCLC)和联合治疗的雷莫芦单抗＋多西他赛[125](表 24 - 16)。如果在一线治疗中未使用 ICI,则可将帕博利珠单抗、纳武利尤单抗或阿替利珠单抗作为二线治疗(表 24 - 17)[78,93-95,97,125-133]。

表 24 - 16 非小细胞肺癌患者维持化疗试验总结

| 临床试验 | 组织学类型 | 维持方案 | 缓解率(%) | PFS(月) | OS(月) | 结果阐释 |
| --- | --- | --- | --- | --- | --- | --- |
| Fidias 等 (2009)[117] | NSCLC | 4 个疗程卡铂＋吉西他滨诱导化疗后,以多西他赛 75 mg/m² 3 周 1 个疗程×6 维持化疗 | 41.4 | 5.7 | 12.3 | 维持化疗使 PFS 获益,无 OS 获益 |
| | | 无维持化疗,疾病进展时使用多西他赛 | NA | 2.7 | 9.7 | |
| Ciuleanu 等 (2009)[118] | 非鳞状细胞癌 | 4 个疗程铂类双药诱导化疗后,以培美曲塞 500 mg/m² 3 周 1 个疗程维持化疗 | 58 | 4.4 | 15.5 | 培美曲塞维持化疗获益 |
| | | 无维持化疗 | NA | 1.8 | 10.3 | |
| SATURN (2010)[119] | EGFR 突变 | 4 个疗程铂类双药诱导化疗后,以厄洛替尼 150 mg/d 维持化疗 | NA | 11 | NA | 在 EGFR 突变患者中,厄洛替尼维持化疗获益 |
| | NSCLC | 无维持化疗 | NA | 3 | NA | |
| | ECFR 野生型 | 4 个疗程铂类双药诱导化疗后,以厄洛替尼 150 mg/d 维持化疗 | 11.9 | 3.07 | 12 | |
| | NSCLC | 无维持化疗 | 5.4 | 2.7 | 11 | |
| IFCT - GFPC 0502(2012)[120] | NSCLC(多数为 EGFR 野生型) | 顺铂-吉西他滨诱导化疗后,以厄洛替尼 150 mg/d 维持化疗 | NA | 2.9 | 11.4 | 厄洛替尼或吉西他滨维持化疗均不能使 EGFR 野生型患者获益 |
| | | 以吉西他滨 1 250 mg/m² 第 1、8 天维持化疗 | NA | 3.8 | 12.1 | |
| | | 无维持化疗 | NA | 1.9 | 10.8 | |
| PARAMOUNT (2013)[121] | 非鳞状细胞癌 | 4 个疗程顺铂＋培美曲塞诱导化疗后,以培美曲塞 500 mg/m² 3 周 1 个疗程维持化疗 | NA | 4.4 | 13.9 | 培美曲塞维持化疗可以获益 |
| | | 无维持化疗 | NA | 2.8 | 11 | |

续　表

| 临床试验 | 组织学类型 | 维持方案 | 缓解率（%） | PFS（月） | OS（月） | 结果阐释 |
|---|---|---|---|---|---|---|
| AVAPERL (2012)[122] | 非鳞状细胞癌 | 卡铂 AUC6＋培美曲塞 500 mg/m² ＋贝伐珠单抗 15 mg/kg 3 周 1 个疗程×4 诱导化疗；后以培美曲塞 500 mg/m² ＋贝伐珠单抗 15 mg/kg 3 周 1 个疗程维持化疗 | NA | 7.4 | 未达到 | 卡铂-培美曲塞-贝伐珠单抗诱导化疗后，培美曲塞-贝伐珠单抗维持化疗可使 PFS 获益 |
| | | 卡铂 AUC6＋培美曲塞 500 mg/m² ＋贝伐珠单抗 15 mg/kg 3 周 1 个疗程×4 诱导化疗；后以贝伐珠单抗 15 mg/kg 3 周 1 个疗程维持化疗 | NA | 3.7 | 12.8 | |
| PointBreak (2013)[115] | 非鳞状细胞癌 | 卡铂 AUC6＋培美曲塞 500 mg/m² ＋贝伐珠单抗 15 mg/kg 3 周 1 个疗程×4 诱导化疗；后以培美曲塞 500 mg/m² ＋贝伐珠单抗 15 mg/kg 3 周 1 个疗程维持化疗 | 34 | 6 | 12.6 | 无明显差异 |
| | | 卡铂 AUC6＋紫杉醇 200 mg/m² ＋贝伐珠单抗 15 mg/kg 3 周 1 个疗程×4；后以贝伐珠单抗 15 mg/kg 3 周 1 个疗程维持化疗 | 33 | 5.6 | 13.4 | |
| Fidias 等 (2009)[117] | NSCLC | 4 个疗程卡铂＋吉西他滨诱导化疗后，以多西他赛 75 mg/m² 3 周 1 个疗程×6 维持化疗 | 41.4 | 5.7 | 12.3 | 维持化疗 PFS 获益，无 OS 获益 |
| | | 无维持化疗；疾病进展时使用多西他赛 | NA | 2.7 | 9.7 | |
| Ciuleanu 等 (2009)[118] | 非鳞状细胞癌 | 4 个疗程铂类双药化疗后，以培美曲塞 500 mg/m² 3 周 1 个疗程维持化疗 | 58 | 4.4 | 15.5 | 培美曲塞维持化疗获益 |
| | | 无维持化疗 | NA | 1.8 | 10.3 | |
| SATURN (2010)[119] | ECFR 突变 | 4 个疗程铂类双药化疗后，以厄洛替尼 150 mg/d 维持化疗 | NA | 11 | NA | 在 EGFR 突变患者中，厄洛替尼维持化疗获益 |
| | NSCLC | 无维持化疗 | NA | 3 | NA | |
| | EGFR 野生型 | 4 个疗程铂类双药化疗后，以厄洛替尼 150 mg/d 维持化疗 | 11.9 | 3.07 | 12 | |
| | NSCLC | 无维持化疗 | 5.4 | 2.7 | 11 | |
| IFCT - GFPC 0502(2012)[120] | NSCLC（多数为 EGFR 野生型） | 顺铂-吉西他滨诱导化疗后，以厄洛替尼 150 mg/d 维持化疗 | NA | 2.9 | 11.4 | 厄洛替尼或吉西他滨维持化疗均不能使 EGFR 野生型患者获益 |
| | | 以吉西他滨 1 250 mg/m² 在第 1、8 天维持化疗 | NA | 3.8 | 12.1 | |
| | | 无维持化疗 | NA | 1.9 | 10.8 | |
| PARAMOUNT (2013)[121] | 非鳞状细胞癌 | 4 个疗程顺铂＋培美曲塞诱导化疗后，以培美曲塞 500 mg/m² 3 周 1 个疗程维持化疗 | NA | 4.4 | 13.9 | 培美曲塞维持化疗获益 |
| | | 无维持化疗 | NA | 2.8 | 11 | |
| AVAPERL (2012)[122] | 非鳞状细胞癌 | 卡铂 AUC6＋培美曲塞 500 mg/m² ＋贝伐珠单抗 15 mg/kg 3 周 1 个疗程×4 诱导化疗；后以培美曲塞 500 mg/m² ＋贝伐珠单抗 15 mg/kg 3 周 1 个疗程维持化疗 | NA | 7.4 | 未达到 | 卡铂-培美曲塞-贝伐珠单抗诱导化疗后，培美曲塞-贝伐珠单抗维持化疗可使 PFS 获益 |
| | | 卡铂 AUC6＋培美曲塞 500 mg/m² ＋贝伐珠单抗 15 mg/kg 3 周 1 个疗程×4 诱导化疗；后以贝伐珠单抗 15 mg/kg 3 周 1 个疗程维持化疗 | NA | 3.7 | 12.8 | |
| PointBreak (2013)[115] | 非鳞状细胞癌 | 卡铂 AUC6＋培美曲塞 500 mg/m² ＋贝伐珠单抗 15 mg/kg 3 周 1 个疗程×4 诱导化疗；后以培美曲塞 500 mg/m² ＋贝伐珠单抗 15 mg/kg 3 周 1 个疗程维持化疗 | 34 | 6 | 12.6 | 无明显差异 |
| | | 卡铂 AUC6＋紫杉醇 200 mg/m² ＋贝伐珠单抗 15 mg/kg 3 周 1 个疗程×4 诱导化疗；后以贝伐珠单抗 15 mg/kg 3 周 1 个疗程维持化疗 | 33 | 5.6 | 13.4 | |

第 24 章

| 临床试验 | 组织学类型 | 维持方案 | 缓解率（%） | PFS（月） | OS（月） | 结果阐释 |
|---|---|---|---|---|---|---|
| ECOG 5508[124] | 非鳞状细胞癌 | 卡铂 AUC6＋紫杉醇 200 mg/m² ＋贝伐珠单抗 15 mg/kg 3 周 1 个疗程×4 诱导化疗；后以贝伐珠单抗 15 mg/kg 维持化疗 | 未达到 | 4.2 | 14.4 | 即使贝伐珠单抗＋培美曲塞与单药维持相比可使 PFS 获益，但 OS 并无统计学差异；因此，培美曲塞或贝伐珠单抗单药维持化疗依然作为标准治疗，并没有必要联合使用 |
| | | 卡铂 AUC6＋紫杉醇 200 mg/m² ＋贝伐珠单抗 15 mg/kg 3 周 1 个疗程×4 诱导化疗；后以培美曲塞 500 mg/m² 维持化疗 | | 5.1 | 15.9 | |
| | | 卡铂 AUC6＋紫杉醇 200 mg/m² ＋贝伐珠单抗 15 mg/kg 3 周 1 个疗程×4 诱导化疗；后以贝伐珠单抗 15 mg/kg＋培美曲塞 500 mg/m² 维持化疗 | | 7.5 | 16.4 | |

注：AUC，曲线下面积；AVAPERL，一项在非鳞状非小细胞肺癌患者中，在一线使用贝伐珠单抗后联合或不联合培美曲塞作为维持治疗的研究；IFCT‐GFPC，法国国家胸部肿瘤学协作组-法国肺癌学组织；NA，不适用；PARAMOUNT，一项比较培美曲塞＋顺铂诱导治疗后，以培美曲塞＋最佳支持治疗维持，或仅以最佳支持治疗维持，治疗晚期非鳞状非小细胞肺癌的Ⅲ期、双盲、安慰剂对照研究；SATURN，序贯使用厄洛替尼治疗不可切除的 NSCLC，一项Ⅲ期安慰剂对照研究。

表 24‐17　非小细胞肺癌患者二线和三线化疗及靶向治疗试验总结

| 主要临床试验 | 组织学类型 | 治疗方案 | 缓解率（%） | PFS（月） | OS（月） | 结果阐释 |
|---|---|---|---|---|---|---|
| 二线治疗 | | | | | | |
| TAX 317 (2000)[126] | NSCLC | 多西环素 75 mg/m²，3 周 1 个疗程 | 7.1 | 2.65 | 7 | 多西环素二线治疗获益 |
| | | 最佳支持治疗 | 0 | 1.67 | 4.6 | |
| TAX 320 (2000)[127] | NSCLC | 多西环素 75 mg/m²，3 周 1 个疗程 | 6.7 | 2.1 | 5.7 | 多西环素优于长春瑞滨（毒性低，PFS 和 OS 无差异） |
| | | 长春瑞滨 30 mg/m²，1 周 1 个疗程或异环磷酰胺 2 mg/(m²·d)，第 1～3 天，3 周 1 个疗程 | 0.8 | 1.9 | 5.6 | |
| Hanna 等 (2004)[128,129] | 非鳞状细胞癌 | 培美曲塞 500 mg/m²，3 周 1 个疗程 | 12.8 | 3.5 | 9 | 在非鳞状细胞癌患者中，培美曲塞优于多西环素 |
| | | 多西环素 75 mg/m²，3 周 1 个疗程 | 9.9 | 3.5 | 9.2 | |
| | 鳞状细胞癌 | 培美曲塞 500 mg/m²，3 周 1 个疗程 | 2.8 | 2.3 | 6.2 | 在鳞状细胞癌患者中，多西环素优于培美曲塞 |
| | | 多西环素 75 mg/m²，3 周 1 个疗程 | 8.1 | 2.7 | 7.4 | |
| GOIRC 02 (2006)/ NVALT‐7 (2012)[129] | NSCLC | 卡铂 AUC5＋培美曲塞 500 mg/m²，3 周 1 个疗程 | 15 | 3.6 | 8.7 | 二线铂类双药治疗与培美曲塞单药相比无明显获益 |
| | | 培美曲塞 500 mg/m²，3 周 1 个疗程 | 9 | 3.5 | 8.2 | |
| REVEL (2014)[125] | NSCLC | 多西他赛 75 mg/m²＋雷莫芦单抗 10 mg/kg，3 周 1 个疗程 | 23 | 4.5 | 10.5 | 多西他赛二线治疗加入雷莫芦单抗可以获益 |
| | | 多西他赛 75 mg/m²，3 周 1 个疗程 | 14 | 3 | 9.1 | |

续 表

| 主要临床试验 | 组织学类型 | 治疗方案 | 缓解率(%) | PFS(月) | OS(月) | 结果阐释 |
|---|---|---|---|---|---|---|
| TAILOR (2013)[130] | EGFR 野生型 NSCLC | 厄洛替尼 150 mg/d | 3 | 2.4 | 5.4 | 厄洛替尼二线治疗无法使 EGFR 野生型 NSCLC 患者获益 |
| | | 多西他赛 75 mg/m$^2$,3 周 1 个疗程 | 15 | 2.9 | 8.2 | |
| 三线治疗 | | | | | | |
| BR.21 (2005)[131] | NSCLC(EGFR 状态未知) | 厄洛替尼 150 mg/d | 8.9 | 2.2 | 6.7 | 厄洛替尼三线治疗可以延长 EGFR 状态未知 NSCLC 患者的生存期 |
| | | 安慰剂 | <1 | 1.8 | 4.7 | |
| DELTA (2014)[132] | EGFR 野生型 NSCLC | 厄洛替尼 150 mg/d | 17 | 1.3 | 9 | 在 EGFR 野生型患者的二、三线治疗中,多西他赛优于厄洛替尼 |
| | | 多西他赛 60 mg/m$^2$,3 周 1 个疗程 | 17 | 2.9 | 10.1 | |

注：AUC,曲线下面积;DELTA,多西他赛和厄洛替尼治疗肺癌的临床试验;GOIRC,意大利肿瘤学临床研究组;NSCLC,非小细胞肺癌;NVALT,荷兰肺科医师协会;OS,总生存期;PFS,无进展生存期;REVEL,雷莫芦单抗＋多西他赛与安慰剂＋多西他赛用于铂类双药治疗后疾病进展的Ⅳ期非小细胞肺癌的二线治疗;TAILOR,厄洛替尼与多西他赛二线治疗 EGFR 野生型的晚期非小细胞肺癌患者。

表 24-18 非小细胞肺癌患者二线免疫治疗的临床试验总结

| 临床试验 | 患者人数(n) | 患者特征 | 治疗组 | 对照组 | ORR | OS(月) | PFS(月) |
|---|---|---|---|---|---|---|---|
| CheckMate 017[94] | 272 | 二线治疗鳞状 NSCLC | 纳武利尤单抗(N)[a] | 多西他赛(D) | 20%(N) vs 9%(D) | 9.2(N) vs 6(D)(HR 0.59,95% CI 0.44~0.79,P<0.001) | 3.5(N) vs 2.8(D)(HR 0.62;95% CI 0.47~0.81,P<0.001) |
| CheckMate 057[93] | 582 | 二线治疗非鳞状 NSCLC | 纳武利尤单抗(N)[a] | 多西他赛(D) | 19%(N) vs 12%(D) | 12.2(N) vs 9.4(D)(HR 0.73,96% CI 0.59~0.89,P=0.002) | 2.3(N) vs 4.2(D)(HR 0.92,(95% CI 0.77~1.11,P=0.39) |
| KEYNOTE 010[95] | 345(帕博利珠单抗 2 mg/kg) 346(帕博利珠单抗 10 mg/kg) 343(多西他赛) | 二线治疗 NSCLC | 帕博利珠单抗 2 mg/kg(P) | 多西他赛(D) | 18(P) vs 9.3(D) | 10.4(P) vs 8.5(D)[b](HR 0.71,95% CI 0.58~0.88,P=0.000 8) | 3.9(P) vs 4(D)(HR 0.88,95% CI 0.74~1.05,P=0.07) |
| | | | 帕博利珠单抗 10 mg/kg(P) | 多西他赛(D) | 18.5(P) vs 9.3(D) | 12.7(P) vs 8.5(D)[b](HR 0.61,95% CI 0.49~0.75,P=0.000 1) | 4(P) vs 4(D)(HR 0.79,95% CI 0.66~0.94,P=0.004) |
| OAK[151] | 850 | 二线治疗 NSCLC | 阿替利珠单抗(A) | 多西他赛(D) | 14%(A) vs 13%(D) | 13.8(A) vs 9.6(D)(HR 0.73,95% CI 0.62~0.87,P=0.000 3) | 2.8(A) vs 4(D)(HR 0.95,95% CI 0.82~1.10,P=0.49) |

注：[a]纳武利尤单抗,3 mg/kg,3 周 1 个疗程。[b]在 PD-L1 TPS≥50% 的患者中,总生存期(OS)为 14.9 个月(帕博利珠单抗 2 mg/kg)与 8.2 个月(多西他赛);HR 为 0.54,95% CI 0.38~0.77,P=0.000 2。帕博利珠单抗 10 mg/kg 组 OS 为 17.3 个月,多西他赛组为 8.2 个月;HR 为 0.50,95% CI 为 0.36~0.70,P<0.000 1)。NSCLC,非小细胞肺癌;OAK,阿替利珠单抗与多西他赛在含铂治疗失败的局部晚期或转移性非小细胞肺癌受试者中的对照研究;PFS,无进展生存期;RR,缓解率。

在后续治疗过程中再次使用铂类药物可以增加缓解率,但不会增加 PFS 或 OS,即使者已停用铂剂 6 月以上[129],且不经常使用。目前,尚无数据支持一线免疫治疗失败后可以使用其他的 PD-(L)1 抑制剂进行二线治疗(例如,在帕博利珠单抗为基础的一线治疗失败后使用阿替利珠单抗作为二线治疗)。唯一被美国 FDA 批准的可用于二线免疫治疗的方案是多西他赛＋雷莫芦单抗(抗 VEGF 受体 2 单克隆抗体)[125]。REVEL 比较了任何组织学类型的Ⅳ期 NSCLC 患者经铂类

双药化疗出现疾病进展后,使用雷莫芦单抗联合多西他赛与安慰剂联合多西他赛作为二线治疗的疗效。结果显示,联合治疗组可以延长患者的 PFS(中位 4.5 个月 vs 3 个月,P<0.000 1)和 OS(中位 10.5 个月 vs 9.1 个月,P=0.023),且重度出血风险并不会增加。需要强调的是,入组 REVEL 研究的患者中仅 14% 既往接受过贝伐珠单抗的治疗,因此难以得出关于此类人群的结论。而且与排除鳞状细胞癌患者的贝伐珠单抗Ⅲ期试验不同,该试验纳入的患者中 25% 为鳞状细胞

癌,且出血风险在该亚组中并未增加。当培美曲塞(用于非鳞状 NSCLC)、多西他赛或吉西他滨并未在一线治疗中使用时,可考虑在后续的治疗过程中单药治疗,且均能使患者的 PFS 显著延长。值得注意的是,尚无比较这三种药物的随机临床试验,也无证据表明铂难治性患者的 OS 获益。不良反应、既往治疗情况和患者意愿均能指导治疗决策[126,127,134]。

### 老年Ⅳ期非小细胞肺癌患者的治疗

一些前瞻性研究和回顾性分析探讨了老年晚期 NSCLC 的治疗,国际老年肿瘤学会(SIOG)也发布了明确的指南[135]。普遍共识是体力状态良好的老年患者(≥70 岁)应接受标准治疗方案,临床获益与年轻患者相似。然而,因高龄导致的器官功能下降使其不良反应发生率及严重程度增加,因此需密切监测化疗毒性。

### 寡转移 NSCLC 的治疗

"寡转移"最初由 Hellman 和 Weichselbaum[136]共同提出,强调有限的肿瘤负荷,现指有限数量的转移灶(通常 1～5 个)。在寡转移性 NSCLC 患者中进行的几项回顾性和小型前瞻性试验证明,接受积极治疗的患者可以获得一定的临床获益[137-142]。对于手术切除或立体定向放疗的孤立性脑转移患者,后续对原发灶进行根治性治疗(切除或放疗)与不治疗相比,中位 OS(26 个月 vs 13 个月)和 5 年生存率(34% vs 0)均可显著改善[143]。

在孤立性肾上腺转移患者中,多项研究均证实,肾上腺切除术联合原发灶的根治性治疗可使患者获益,中位 OS 为 26 个月,5 年生存率为 30%[144],原发性肿瘤切除术后 6 个月以上发生孤立性肾上腺转移的患者获益最大。

寡转移(1～5 个病灶)患者应进行完整的分期,包括 PET-CT 扫描和脑部 MRI。然后可将其分为三个亚组[145],在多学科评估后,根据具体情况进行积极的巩固治疗。

- 低风险:原发性肿瘤切除术后 2 个月以上发生寡转移(5 年 OS 率,47.8%)。
- 中度风险:同时发生的转移(原发灶切除时或术后 2 个月内)和 N0 阶段的肿瘤(5 年 OS 率,36.2%)。
- 高风险:同时发生的转移和 N1/N2 阶段的肿瘤(5 年

OS 率,13.8%)。

局部巩固治疗(LCT)是指在全身治疗后,通过局部治疗的方式(如切除或放疗)消除原发灶和孤立性转移灶。一项比较寡转移患者中局部巩固治疗与标准全身治疗的随机Ⅱ期研究显示:LCT 可以显著改善寡转移患者的临床结局,包括 PFS 与 OS。LCT 组的 PFS 为 14.2 个月(95% CI 7.4～23.1),OS 为 37.6 个月;维持或观察治疗组(MT/O)PFS 为 4.4 个月(95% CI 2.2～8.3,P = 0.022),OS 为 9.4 个月[146,147]。值得注意的是,该试验早期被数据安全检查委员会停止导致只有 49 个患者入组,使进一步的亚组分析受到限制。此外,由于本试验在免疫治疗的正式应用之前进行,因此未评估 LCT 在该背景下的影响。LCT 可能通过多种机制发挥作用,或许与减少全身治疗耐药细胞的数量有关[146]。此外,消融治疗(如放疗)可促进肿瘤抗原的释放、T 淋巴细胞的扩增和受体形成,进而增强免疫监视和抗肿瘤免疫[138-150]。

在 MDACC,我们推荐对全身控制良好的患者进行局部巩固治疗,尤其是寡转移患者。不过,进一步的研究还在进行中,以帮助更好地确定最有可能从这种治疗方法中获益的患者,特别是纳入 ICI 治疗后。

## 未来方向

NSCLC 患者的治疗,尤其是转移性患者的治疗,在过去的 10 年里发生了快速变化。包括对疾病高度分子异质性的认识、用于定义亚型的靶基因的鉴定、耐受性良好且有效的酪氨酸激酶抑制剂的开发,以及 NSCLC 治疗方案中免疫治疗的加入。靶向治疗和免疫治疗在早期 NSCLC 患者中进行着研究,以进一步提高患者的治愈率。

可以确定,免疫治疗大大改善了 NSCLC 患者的生活质量和预后,其全部优势肯定还没完全显现。然而,目前仍有一些挑战。我们依然没有找到一个最佳生物标志物,以帮助患者更合理地选择一线免疫治疗药物;此外,在 PD-(L)1 抑制剂治疗后(不伴 CTLA-4 抑制剂)出现进展的患者中,再次使用 ICI 作为二线治疗的有效性还未确定。这两个问题都是当前和未来研究的首要任务。

---

### 提示

- 我们推荐对体能状态良好且不伴巨大(>2 cm)或多发纵隔淋巴结肿大的ⅢA 期患者进行手术治疗,并在术前进行新辅助化疗。如果手术病理提示纵隔淋巴结转移,术后还需进行辅助放疗。

- 我们推荐对所有的转移性或复发性 NSCLC 患者使用 NGS 进行分子分型。
- 我们推荐对全身疾病控制良好的患者使用 LCT,尤其是寡转移患者。

# 第 25 章　非小细胞肺癌的靶向治疗

Yasir Y. Elamin
Don L. Gibbons
Marcelo V. Negrao

任胜祥　王家乐·译

## 要点

- 非小细胞肺癌(NSCLC)可以根据编码细胞增殖和存活所必需的基因突变进行分型。这些基因突变与肿瘤发生有关,在正常细胞转化为癌细胞的过程中发挥着关键作用。携带这些基因突变的 NSCLC 被称为癌基因依赖。基因突变通常具有互斥性,且对小分子受体酪氨酸激酶敏感。
- 鉴定靶基因突变有着重要的治疗意义及预后意义。无论烟草接触史如何,强烈建议使用肿瘤组织、细胞游离 DNA(cfDNA)或两者对晚期 NSCLC 进行分子分型。
- 癌基因依赖的晚期 NSCLC 应进行针对特定基因突变的靶向治疗。靶向药物具有良好的抗肿瘤活性和耐受性,并已获得美国 FDA 的批准。突变基因包括表皮生长因子受体(EGFR)、间变性淋巴瘤激酶(ALK)、ROS 原癌

基因 1(ROS1)重排、B‐Raf 原癌基因(BRAF)、转染重排(RET)、神经营养受体酪氨酸激酶(NTRK1‐3)、间质‐上皮转化(MET)、人表皮生长因子受体 2(HER2)及神经调节素 1(NRG1)。
- 不建议只根据基线特征决定靶向治疗策略。
- 靶向治疗均会出现耐药。耐药机制分为靶标依赖性和非靶标依赖性。后者与旁路激活有关。因此,在疾病进展时需获取活检标本、cfDNA 或其中两者以识别靶向治疗的耐药机制,进而决定后续的治疗策略。
- 癌基因依赖的 NSCLC 患者,靶向治疗出现疾病进展后,后续应个体化治疗。包括参与临床试验、继续沿用之前的靶向药物联合局部病灶消融、细胞毒性的化疗药物联合或不联合免疫治疗。

---

随着分子检测的广泛应用,以及对肺癌和其他肿瘤信号通路的研究,人们识别出了许多与特定酪氨酸激酶活化有关的互斥基因突变,且能被酪氨酸激酶抑制剂(TKI)靶向作用。根据识别出的驱动基因确定特异性的靶向 TKI,使得非小细胞肺癌(NSCLC)的治疗模式发生了转变,靶向治疗也成为驱动基因阳性 NSCLC 患者的首选治疗方案。目前,获批的靶向药物主要针对以下基因突变:EGFR、ALK、ROS1、BRAF、转染重排(RET)、NTRK 1‐3、MET、HER2 及 NRG1。在此,我们将讨论上述每一种基因突变的治疗方案。

NCCN 指南建议对 NSCLC 患者进行包括 EGRF、ALK、ROS1、BRAF 和 NTRK 在内的基因检测(https://www.nccn.org/professionals/physician_gls/pdf/nscl.pdf),这在很大程度上与美国病理学家学会、国际肺癌研究协会和分子病理学家协会的建议一致[1,2]。目前,并没有一个标准的检测平台用于原发灶或转移灶活检标本的基因测序。最近,cfDNA 因其侵入性小的特点正越来越多地用于基因分型,尤其是肿瘤标本

不足或活检获取困难的患者。与肿瘤组织测序相比,目前可用的 cfDNA 检测平台生成结果通常更快,但覆盖范围较窄,特异性为 60%~95%[3],假阴性率较高,约为 30%[4,5],这可能是由于只有一定的肿瘤 DNA 进入血液,因此 cfDNA 的肿瘤负荷有限[6,7]。cfDNA 阴性并不能排除靶基因突变的存在,尤其是与临床结果严重不符时;cfDNA 阳性则可以作为临床治疗决策的依据,因为有临床研究显示 cfDNA 的结果与肿瘤组织测序的结果并无明显差异[8-12]。

表 25-1 总结了 NSCLC 中重要的基因突变及其可用的检测方法。

**表 25-1**　非小细胞肺癌的关键基因突变及相关检测技术

| 基因突变 | 突变频率(%)(肺腺癌) | 检测技术 |
| --- | --- | --- |
| EGFR 突变(外显子 19 缺失,L858R,外显子 20 插入,其他) | 15 | NGS、RT‐PCR、Sanger 测序 |

续 表

| 基因突变 | 突变频率(%)(肺腺癌) | 检测技术 |
|---|---|---|
| ALK 融合 | 3～5 | FISH 分离探针、IHC[ALK(D5F3)伴随诊断试剂,已获美国 FDA 批准]、NGS、RT-PCR |
| ROS1 融合 | 2 | FISH 分离探针、NGS、RT-PCR |
| BRAF 突变 | 4 | NGS、RT-PCR、Sanger 测序 |
| MET 14 外显子跳跃突变 | 2～4 | NGS、RT-PCR |
| HER2 突变 | 1.5 | NGS、RT-PCR、Sanger 测序 |
| RET 融合 | 1～2 | FISH 分离探针、NGS、RT-PCR |
| NTRK 融合 | 1 | NGS |
| NRG1 融合 | 0.2～0.3 | NGS、IHC |

注:FISH,原位荧光;IHC,免疫组织化学;NGS,二代测序;RT-PCR,逆转录聚合酶链式反应。

## EGFR 突变

EGFR 是一种跨膜蛋白,酪氨酸激酶受体 HER 家族的成员,在胞内信号转导的过程中发挥着重要作用[13]。EGFR 突变将导致下游信号的激活,如细胞增殖、细胞存活和不依赖于外界刺激的细胞迁移[14-16]。EGFR 是 NSCLC 中最常见的靶基因突变,在美国的肺腺癌患者中约占 15%[17],在非吸烟者、女性和亚洲人群中更为常见。EGFR 突变可分为经典突变和非经典突变,前者较为常见,包括 L858R 点突变或外显子 19 缺失;后者较为少见,主要发生在外显子 18～21,包括外显子 20 的点突变或插入[18]。

### ■ EGFR 经典突变

最常见的 EGFR 突变是外显子 19 缺失,约占所有 EGFR 突变的 45%,其次是外显子 21(L858R)的点突变,约占 40%。

在晚期 NSCLC 中,EGFR 经典突变的患者(19 外显子缺失或 L858R 点突变)对 EGFR-TKI 极为敏感(如厄洛替尼、吉非替尼、阿法替尼、达克替尼和奥希替尼)。因此,EGFR-TKI 已成为携带 EGFR 经典突变的转移性 NSCLC 患者的标准一线治疗。一些Ⅲ期临床试验显示,第一代 TKI(厄洛替尼和吉非替尼)和第二代 TKI(阿法替尼)在临床疗效和耐受性方面均优于含铂化疗[19-25]。而且,更新数据表明,第三代 TKI 奥希替尼在一线治疗中也可以改善临床结局。

在Ⅲ期试验 FLAURA 中,存在 EGFR 突变的 NSCLC 初治患者被随机分配进入奥希替尼组或 EGFR-TKI 标准治疗组(吉非替尼或厄洛替尼)。与标准 TKI 相比,奥希替尼可以显著延长总生存期(OS)(中位 38.6 个月 vs 31.8 个月)[8],无进展生存期(PFS)(中位 18.9 个月 vs 10.2 个月)。两组的客观缓解率(ORR)相当(80% vs 76%),但奥希替尼拥有更好的耐受性。更重要的是,对中枢神经系统(CNS)转移的患者进行亚组分析显示,奥希替尼治疗组的 PFS 为 15.2 个月,而接受第一代 EGFR-TKI 治疗的患者为 9.6 个月。在疗效可估的脑转移患者中,奥希替尼的颅内缓解率为 91%,而第一代 EGFR-TKI 为 68%。基于上述数据,美国 FDA 批准奥希替尼作为首选 EGFR-TKI 用于存在 EGFR 经典突变的 NSCLC 患者的一线治疗。

达克替尼是美国 FDA 于 2018 年批准的第二代 TKI,用于 EGFR 19 外显子缺失或 L858R 突变的转移性 NSCLC 患者的一线治疗。一项Ⅲ期试验探索了达克替尼与吉非替尼在 EGFR 突变 NSCLC 初治患者中的疗效[26]。结果显示,达克替尼可以显著改善 OS(中位 34 个月 vs 27 个月)及 PFS(中位 14.7 个月 vs 9.2 个月),但发生治疗相关不良反应的概率更高,尤其是腹泻和皮疹。

EGFR-TKI 通常持续治疗至疾病进展。疾病进展后,通常需对病变部位取活检,以确定 EGFR-TKI 获得性耐药的机制。TKI 的耐药机制大致可分为 EGFR 依赖性(如继发性 EGFR 突变或 EGFR 扩增)和非 EGFR 依赖性(如 MET 扩增或小细胞转化)[27-31]。第一代和第二代 TKI 的耐药机制主要为继发性 EGFR 突变,以 T790M 突变最为常见,该突变可使癌突变体对 ATP 的亲和力增加,与野生型水平接近,进而导致 TKI 耐药[29,32-34]。在一项Ⅲ期试验中,对于 TKI 治疗后出现进展的 T790M 阳性的 NSCLC 患者,奥希替尼的疗效优于含铂化疗(中位 PFS,10.1 个月 vs 4.4 个月)[35]。因此,美国 FDA 批准奥希替尼用于一线或二线 EGFR TKI 治疗后出现疾病进展的 T790M 阳性 NSCLC 患者。

EGFR-TKI 通常具有良好的耐受性。其副作用主要与正常 EGFR 酪氨酸激酶的活性抑制有关。因此,EGFR-TKI 最常见的不良反应主要为皮肤异常和腹泻[36]。皮肤异常包括痤疮样皮疹、干皮病、瘙痒和甲沟炎[36,37]。鉴于奥希替尼对突变蛋白的选择性,其安全性往往更好[38,39]。其他需要注意的少见不良反应包括 QT 间期延长、间质性肺病(ILD)和心肌病,在接受 EGFR-TKI 治疗的患者中发生率不在 1%～3% 及以下[36,40]。

对于奥希替尼耐药患者,尚无获批的靶向药物出现。因此,更推荐此类患者在临床试验中治疗。其他可选方案包括局部消融(放疗)、手术治疗(寡进展患者继续联用奥希替尼)或含铂化疗。IMpower 150 试验中存在 111 例携带 EGFR 突变或 ALK 融合的 NSCLC 患者,该试验研究了在卡铂、紫杉醇和贝伐珠单抗联合治疗的基础上添加阿替利珠单抗(PD-L1 抗体)的情况,且所有患者均存在 TKI 耐药史。结果表明,随机接受阿替利珠单抗治疗的 EGFR/ALK 阳性 NSCLC 患者的 PFS(中位 9.7 个月 vs 6.1 个月)和 OS(中位未达到 vs 17.5 个月)均长于对照组[41]。因此,对于 EGFR-TKI 耐药患者,可考虑卡铂、紫杉醇、贝伐珠单抗和阿替利珠单抗联合治疗。KEYNOTE 789 正研究一项类似方案,这是一项评估培美曲塞+铂类化疗(卡铂或顺铂)联合或不联合帕博利珠单抗治疗 EGFR 突变且 TKI 耐药的转移性 NSCLC 患者的随机Ⅲ期试验(NCT 03515837),试验结果尚未发表。

### ■ EGFR 非经典突变

EGFR 非经典突变占所有 EGFR 突变的 10%~15%[42-44],其中外显子 20 插入最为常见,并对当前获批的 EGFR-TKI 耐药[45,46]。历史数据显示,厄洛替尼、吉非替尼、或阿法替尼一线治疗外显子 20 插入突变的患者时,客观缓解率为 3%~8%。计算机模拟显示,EGFR 外显子 20 的插入会产生药物结合口袋的位阻效应,进而出现 TKI 耐药[47]。目前,用于外显子 20 插入突变的靶向药物尚未获批,新型 EGFR-TKI(如 TAK-788 莫博替尼和波齐替尼)的临床试验也还在进行之中。

阿法替尼已获批用于一线治疗 EGFR 突变(S768I、L861Q 和 G719X)的 NSCLC 患者。该批准来源于单臂Ⅱ期试验(LUX-Lung 2)和随机Ⅲ期试验(LUX-Lung 3 和 LUX-Lung 6)的事后分析[48]。38 例接受单药治疗或联合治疗的 EGFR 突变(S768I、L861Q 和 G719X)患者中,阿法替尼的 ORR 为 71.1%,缓解持续时间为 11.1 个月,PFS 为 10.7 个月。KCSG-LU15-09 是一项在 EGFR 非经典突变的患者中检测奥希替尼疗效的多中心开放标签Ⅱ期试验,结果显示,奥希替尼治疗后,ORR 为 50%(36 例患者中 18 例出现缓解;95% CI 33%~67%)[49],中位 PFS 为 8.2 个月,缓解持续时间为 11.2 个月(95% CI 7.7~14.7)。

表 25-2 总结了 EGFR 的突变类型及其标准治疗方案。

**表 25-2　EGFR 突变非小细胞肺癌的标准治疗**

| EGFR 突变类型 | EGFR 突变频率(%) | 获批 TKI |
| --- | --- | --- |
| 外显子 19 缺失和 L858R 突变 | 80~85 | 奥希替尼(首选)、厄洛替尼、吉非替尼、阿法替尼、达克替尼 |
| 外显子 20 插入 | 5~10 | 尚无获批药物 |
| 非经典点突变(S768I、L861Q、G719X) | 10~15 | 阿法替尼 |

## ALK 融合

1994 年,ALK 融合最初在间变性大细胞淋巴瘤中发现,指染色体异位(2；5)导致的核磷蛋白(NPM1)-ALK 融合[50-53]。随后,在包括 NSCLC 在内的许多不同的肿瘤中发现了 ALK 融合,其编码的融合蛋白可在体外或体内转化成致癌性的 ALK 激酶。ALK 融合已在 3%~5% 的 NSCLC 患者中确定,常见于从不吸烟或轻度吸烟的年轻患者[50,51]。

棘皮微管相关蛋白样 4(EML4)是 NSCLC 中最常见的 ALK 融合伴侣,导致融合癌基因 EML4-ALK 的产生。在 NSCLC 中,其他少见的 ALK 融合包括驱动蛋白家族成员 5B(KIF5B)-ALK、驱动蛋白轻链 1(KLC1)-ALK、蛋白酪氨酸

磷酸酶非受体 3 型(PTPN3)-ALK 和纹状体蛋白(STRN)-ALK[54]。

ALK 融合的检测方法包括:荧光原位杂交(FISH)、免疫组化(IHC)或二代测序(NGS)。上述所有方法均获得美国 FDA 的批准[55]。

ALK 融合的转移性 NSCLC 对 TKI 高度敏感,因此 ALK-TKI 成为此类患者的标准一线治疗。对 ALK-TKI 临床使用的相关总结如下文所示。

### 克唑替尼

已证明克唑替尼在一线治疗中优于含铂化疗,也是首个经美国 FDA 批准的 ALK TKI[56]。但是,现如今克唑替尼已被活性和疗效更好的下一代 ALK-TKI 所取代。

### 塞瑞替尼

赛瑞替尼是一种二代 ALK-TKI,与克唑替尼一样,在一线治疗时,PFS 和缓解率与含铂化疗相比均能得到改善[57]。在克唑替尼耐药的患者中,塞瑞替尼的疗效也优于单药化疗。

### 阿来替尼

阿来替尼是 ALK 阳性转移性 NSCLC 患者在一线治疗时的首选的 ALK-TKI 之一[58]。在全球性Ⅲ期研究 ALEX 中,患者被随机分配进入阿来替尼或克唑替尼组。阿来替尼的中位 PFS 为 35 个月,克唑替尼为 11 个月;OS 结果尚未发表。此外,在阿来替尼组和克唑替尼组中,中枢转移患者的 CNS 缓解率分别为 81% 和 50%。

### 布加替尼

Ⅲ期试验 ALTA-1L 比较了布加替尼和克唑替尼在 ALK 阳性晚期 NSCLC 初治患者中的疗效[59]。初步数据显示布加替尼的 PFS 为 24 个月,克唑替尼为 11 个月。中枢转移的患者中,布加替尼的颅内缓解率明显高于克唑替尼(78% vs 26%)。基于该研究结果,布加替尼被美国 FDA 批准用于 ALK 阳性的 NSCLC 患者。

最新数据表明,ALK 融合变体在 ALK 阳性的肺癌患者中具有一定的生物学意义和临床意义。迄今已描述的 EML4-ALK 变体中,最常见的是 v1(EML4 外显子 13 与 ALK 外显子 20 融合,E13：A20)和 v3a/b(EML4 外显子 6a/b 与 ALK 外显子 20 融合,E6a/b：A20)[60-62]。研究表明,克唑替尼对 EML4-ALK 变体的疗效存在差异[63]。在Ⅲ期试验 ALTA-1L 中,无论是克唑替尼还是布加替尼,v3 患者的 PFS 均短于 v1 患者[64]。ALEX 试验也出现了类似趋势[65]。

尽管大多数患者可以从 ALK-TKI 中获益,但也有很多患者会出现获得性耐药,导致疾病进展。与 EGFR-TKI 相似,ALK-TKI 的耐药机制也分为 ALK 依赖性和 ALK 非依赖性[66-69]。有研究报道指出,阿来替尼耐药的患者中,检出 ALK 耐药突变的比例可达 53%[70]。阿来替尼治疗后最常见的 ALK 继发性突变为 G1202R,其次为 I1171(I1171T/N/S)。G1202R 位于 ALK 的药物结合区,其较大的带电侧链会产生位阻效应并阻碍药物的结合[70,71]。分子模拟预测,I1171T 突变会破坏 E1167 和阿来替尼之间的氢键,从而抑制靶向药物

的结合。*ALK* 非依赖性耐药包括 *MET* 扩增、*EGFR* 通路激活(*NRG1 - ERBB3 - EGFR* 轴或 *TGFα - EGFR* 自分泌环),以及上皮-间质转化等[68,70-72]。

阿来替尼和布加替尼的安全性优于克唑替尼和塞瑞替尼。克唑替尼和塞瑞替尼的常见副作用包括恶心、呕吐、腹泻等,胃肠道毒性较轻[56-59]。视觉障碍主要见于克唑替尼,有Ⅲ期试验报道 25%~36% 的患者在克唑替尼治疗后出现了视觉障碍[58,59]。接受克唑替尼、塞瑞替尼、阿来替尼和布加替尼的患者中,各级别肺炎和 ILD 的发生率分别为 3%、4%、0.4% 和 4%~9%。布加替尼导致的肺炎多出现于治疗早期(用药至发作的中位时间为 2 天)[73]。因此,使用布加替尼时,推荐先以 90 mg 的起始剂量治疗 1 周,随后递增至 180 mg。

劳拉替尼是 *ALK* 和 *ROS1* 的第三代 ATP 可逆竞争性 TKI,含有大环酰胺结构,对大多数已知的 ALK - TKI 耐药突变的患者具有抗肿瘤活性。在一项Ⅱ期研究中[74],既往接受过 ALK - TKI 治疗的 NSCLC 患者,劳拉替尼治疗后,缓解率为 47%,CNS 缓解率为 63%。既往接受过 2 种及以上 ALK - TKI 治疗的患者中,劳拉替尼的缓解率为 38.7%。对于二代 ALK - TKI 治疗过的患者,劳拉替尼在 *ALK* 继发性突变患者中的缓解率为 69%,而在无继发性突变患者中的缓解率为 27%[74]。因此,劳拉替尼获得了美国 FDA 批准用于治疗克唑替尼和至少一种其他 ALK 抑制剂耐药的 *ALK* 阳性 NSCLC 患者,以及接受阿来替尼或塞瑞替尼一线治疗后发生进展的转移性 NSCLC 患者。

ALK - TKI 耐药后应考虑化疗联合或不联合免疫治疗。IMpower 150 研究表明,在既往接受过 *TKI* 治疗的 *EGFR/ALK* 阳性 NSCLC 患者中,卡铂、紫杉醇、贝伐珠单抗联合阿替利珠单抗与不联合阿替利珠单抗相比,中位 OS 和 PFS 均得到延长[41]。因此,TKI 耐药时可能可以考虑上述四联方案,也可以考虑不联合免疫治疗的铂基化疗。携带 ALK 融合的 NSCLC 在使用 PD-(L)1 抑制剂单药治疗时,ORR 并不理想[75,76]。因此,在用尽其他治疗选择之前,不应向 *ALK* 融合阳性的患者提供 PD-(L)1 抑制剂的单药治疗方案。

## *ROS1* 融合

*ROS1* 是一种酪氨酸激酶受体,属于胰岛素受体家族。该基因位于 6 号染色体长臂上(6q22),编码具有酪氨酸激酶结构域的跨膜蛋白(胞内羧基端)[77,78],与 *ALK* 突变具有明显的序列同源性和结构相似性[78]。*ROS1* 易受染色体重排的影响,染色体重排可改变蛋白质功能,并导致下游通路如 MAPK 和 PI3K - AKT - mTOR 的组成性激活,以导致癌变的发生[78,79]。

*ROS1* 融合约占 NSCLC 病例的 2%[79],常见于腺癌、从不吸烟者及年轻患者[79]。CD 74 和 SLC34A2 是 NSCLC 中最常见的 *ROS1* 融合伴侣,*SDC4* 和 *EZR* 等其他融合伴侣也可存在[77,78,80,81]。尽管融合伴侣对 *ROS1* 融合的检测很重要,但与临床预后无关[80-82]。*ROS1* 融合检测可通过 FISH 或 NGS 进行[82,83]。NGS 首选 RNA 测序,因为在检测多融合伴侣的基因重排时,RNA 测序拥有更高的灵敏度[84,85]。

克唑替尼是第一个被批准用于 *ROS1* 融合的酪氨酸激酶抑制剂。两项Ⅱ期试验显示,克唑替尼治疗后,*ROS1* 融合的晚期 NSCLC 患者的 ORR 为 72%,中位缓解持续时间(DoR)为 20~24.7 个月,中位无进展生存期(mPFS)为 16~19.3 个月[80,81,86]。PROFILE 1001 试验经长期随访后得出(中位随访时间为 62.6 个月),克唑替尼治疗后患者的中位总生存期(mOS)为 51.4 个月,1 年、2 年、3 年和 4 年 OS 率分别为 79%、67%、53% 和 51%[81]。常见副作用为视觉损害(87%)、恶心(51%)、水肿(47%)、腹泻(45%)、呕吐(38%)、肝功能不全(36%)、便秘(34%)、疲乏(21%)、味觉障碍(19%)和头晕(19%),约 94% 的副作用属于 1~2 级。而常见的 3 级不良反应为低磷血症(15%)、中性粒细胞减少(9%)、呕吐(4%)和肝功能不全(4%)[81]。

一项韩国的Ⅱ期试验探究了塞瑞替尼对 *ROS1* 融合晚期 NSCLC 的疗效,Ⅳ期 *ROS1* 融合的 NSCLC 患者(n=32,6% 接受过克唑替尼,94% 未曾使用 TKI)在接受塞瑞替尼治疗后(750 mg/d),中位随访期为 14 个月,ORR 为 62%,疾病控制率(DCR)为 81%,中位 mPFS 为 9.3 个月(TKI 初治患者,19.3 个月),中位 DoR 为 21 个月,中位 OS 达 24 个月,颅内控制率和 ORR 分别为 63% 和 25%。尽管塞瑞替尼有效,但其 1~2 级的不良反应发生率较高,包括腹泻(78%)、恶心(59%)、厌食(56%)、呕吐(53%)、咳嗽(47%)和肌肉疼痛(41%),也有 16% 的患者出现了 3 级乏力[87]。

新诊断为 *ROS1* 融合的Ⅳ期 NSCLC 患者的脑转移发生率为 19%~36%[88,89]。一项回顾性分析显示,在近一半克唑替尼治疗的患者中(47%),CNS 可能是疾病首个且唯一的转移部位[88]。该现象表明血脑屏障将阻碍克唑替尼向颅内渗透并导致颅内转移的出现。除脑内浓度低外,还有 64% 的脑转移患者出现了溶剂前沿突变(SFM)[89],包括 G2032R、D2033N 和 S1986F[89,90],这些突变会阻碍药物的结合并导致克唑替尼耐药的产生[89]。由于克唑替尼颅内渗透性低且对 SFM 耐药的疗效较差,一些新型的 *ROS1* 融合抑制剂还在开发之中。

2019 年,基于三项试验(STARTRK - 1、STARTRK - 2 和 ALKA - 372 - 001)的汇总分析,一种 ROS1 - NTRK 双重抑制剂恩曲替尼,获得了美国 FDA 的批准用于治疗 ROS1 阳性晚期 NSCLC,试验共纳入 82 例 TKI 初治 ROS1 阳性的局部晚期或转移性 NSCLC 患者接受恩曲替尼治疗(600 mg/d)。大多数患者组织学类型为腺癌,43% 出现脑转移,32% 为初治患者。中位随访期为 15.5 个月时,ORR 为 77%,颅内 ORR 为 55%,mPFS 达 19 个月,缓解持续时间达 24.6 个月。IC 患者的中位 PFS 为 13.6 个月,颅内缓解持续时间为 12.9 个月。随访 18 个月时,仍有 82% 的患者存活,并未达到中位 OS。几乎所有患者的肿瘤均出现缩小,并在第一次扫描时便出现缓解。由于恩曲替尼对原肌球蛋白受体激酶 A - C(TRKA - C)

具有较强的拮抗作用,因此治疗副作用多以头晕(32%)、体重增加(26%)、感觉异常(17%)及认知改变(6%)为主[82]。因恩曲替尼更为安全且颅内渗透性较好,我们推荐将恩曲替尼作为 ROS1 融合 NSCLC 患者的标准一线治疗。

劳拉替尼是专门针对高颅内渗透性开发的强效 ROS1-ALK 抑制剂[83],目前正在实施针对 ROS1 阳性 NSCLC 患者的临床试验。在一项 Ⅰ/Ⅱ 期试验中,劳拉替尼(100 mg/d)治疗 ROS1 阳性晚期 NSCLC 患者的疗效取决于既往 TKI 治疗史。TKI 初治和克唑替尼预治的患者 ORR 分别为 62% 和 35%,颅内缓解率分别为 64% 和 50%,中位 DoR 分别为 25.3 和 13.8 个月。颅内 DoR 未达到。在 6 例 SFM-G2032R 突变的耐药患者中,没有患者达到部分缓解(PR),其中 1 例患者出现疾病进展(PD),5 例患者达到疾病稳定(SD)(SD 持续时间:2.9~9.6 个月)[83]。

瑞普替尼是一种靶向 ROS1-NTRK-ALK 的 TKI,对携带 SFM 的 ROS1 融合蛋白表现出强烈的抑制作用[90]。在携带 SFM 的 ROS1 阳性细胞系模型中,瑞波替尼优于其他靶向 ROS1 的 TKI,如恩瑞替尼、劳拉替尼、塞瑞替尼和克唑替尼[90]。在对 Ⅰ/Ⅱ 期剂量递增试验 TRIDENT-1 的初步分析中,TKI 初治的 ROS1 阳性患者(n=10)在接受瑞波替尼治疗后,ORR 为 80%,颅内 ORR 为 100%。TKI 预治患者(n=17,大多为克唑替尼预治疗)的 ORR 为 18%,颅内 ORR 为 25%。在 4 例携带 SFM-G2032R 的 ROS1 阳性患者中,有 3 例达到 SD,1 例达到 PR[91]。该试验尚在进行中,以确定推荐治疗剂量,进而更好地了解该药物的疗效。

人们对非 ROS1 介导的耐药仍知之甚少,且尚未研发出针对此类患者的治疗药物。ROS1 阳性 NSCLC 的肿瘤突变负荷较低[92],尽管数据有限,但研究显示 PD-(L)1 抑制剂单药治疗的获益较小,ORR 仅为 17%;且 43% 的患者于治疗后 2 个月内发生 PD[76]。即使 PD-L1 表达≥1% 甚至≥50%,我们也不建议 PD-(L)1 抑制剂单药治疗。因此,在靶向治疗用尽后,我们推荐使用铂类双联药物+PD-(L)1 抑制剂(三联疗法)[93],联合或不联合贝伐珠单抗(四联疗法)[41]。

## BRAF 突变

BRAF 是一种位于 7 号染色体长臂的原癌基因,编码名为 BRAF 的丝氨酸/苏氨酸激酶,在 MAPK 通路发挥核心作用,对细胞增殖和生长的驱动至关重要[94]。尽管 BRAF 多见于黑色素瘤,但 NSCLC 中也存在 4% 的突变率[95],并以既往吸烟者为主[96-100]。以往 BRAF 突变被分为 V600 和非 V600 突变,但近年来,对非 V600 突变的进一步研究使 BRAF 突变进一步分为:1 类,2 类和 3 类[94]。1 类突变为 V600 突变,以 V600E 最为常见,该突变不依赖 RAS,以 BRAF 单体的形式就可以组成性激活下游通路[101-104]。2 类突变也不依赖 RAS,但与 1 类突变相反,该突变需以 BRAF 同源二聚体的形式才能组成性活化下游通路[94,101]。BRAF 2 类突变还可进一步分为 a、b、c 三组[101]。2a 类突变位点位于 BRAF 活化片段,包

括 K601、L597 和 E586。2b 类突变位点位于富甘氨酸 P 环,主要为 G464 和 G469。2c 类是 BRAF 融合体,其 C 末端为激酶结构域,N 末端为二聚化结构域,两者的偶联导致了 BRAF 的二聚化及组成性活化[94],还包括框内缺失——BRAF 激酶 β3-αC 区附近的 5 个氨基酸缺失,并将 α-C 螺旋转换为活化构象,以促进二聚体形成及下游信号的传导[94]。BRAF 3 类突变依赖 RAS 激活,且激酶活性受损,需与野生型 RAF(如 C-RAF)形成异二聚体方能促进下游信号的传导,常与上游突变如 RAS 激活或 NF1 功能丧失同时发生[102,103]。

目前,只有 BRAF V600E 阳性的 NSCLC 获得了美国 FDA 批准的靶向治疗。在接受维莫非尼(一种靶向 TKI 的抗 BRAF 药物)治疗后,此类患者的 ORR 为 37%~42%,mPFS 为 6.5~7.3 个月,中位 OS 可达 15.4 个月[105,106]。在 BRAF V600E 阳性 NSCLC 的一线治疗和挽救治疗中,MAPK/ERK 激酶(MEK)抑制剂曲美替尼与 BRAF 抑制剂达拉菲尼联合治疗后,ORR 为 63%~64%,mPFS 为 9.7~10.9 个月,中位缓解持续时间(mDoR)为 9.0~10.4 个月[107,108]。值得注意的是,联合用药时所发生的 1 级和 2 级副作用包括发热(44%~53%)、恶心(40%~56%)、腹泻(32%~33%)、外周水肿(23%~36%)和皮疹,其他值得关注的副作用包括皮肤鳞状细胞癌(4%)、左心室射血分数降低(3 级,6%),以及眼毒性,包括结膜炎(2.8%~8.9%)、葡萄膜炎(4%)、视网膜静脉阻塞(0.2%)和浆液性视网膜病变(3%~26%)[107-112]。

相比于 BRAF-MEK 抑制剂的联合治疗,人们对 BRAF 抑制剂单药耐药的机制有着更为深入的了解。BRAF 抑制剂的耐药可通过获得性突变重新激活 MAPK 通路下游信号的传导,如 BRAF V600E 剪切位点改变[113]、C-RAF 突变[114]、NRAS/MEK 突变[115]。因此,一方面,可以通过抑制 MAPK 通路的下游传导克服耐药,如 ERK 抑制剂(如优立替尼、LTT 462)。另一方面,可以使用抑制二聚体活性的新型 BRAF 抑制剂(例如,LXH 254、非拉非尼)。这些化合物目前还在临床研究中,因此有理由推荐 BRAF 抑制剂耐药的人群参与相关的临床试验。

当前对于 BRAF 2 和 3 类突变临床缺乏获批上市的靶向治疗药物。和克服 BRAF V600E 突变靶向治疗耐药相似,正在探索 BRAF 二聚体抑制剂、MER、ERK 或 SHP2 抑制剂单药,以及联合治疗的潜在可行性。

主要是基于临床前以及前期临床研究显示 BRAF 非 V600 突变可能对于上述药物有效[116-120]。因此,推荐在这一人群开展临床研究验证上述药物的临床疗效。

我们研究组与其他研究组最近的回顾性数据表明,与其他癌基因驱动的 NSCLC 相比,携带 BRAF 突变的晚期 NSCLC 可能更容易受到 PD-1/PD-L1 抑制剂的影响,从而获得更好的 ORR 和 mPFS[121,122]。此外,已有 Ⅰ/Ⅱ 期试验显示,BRAF/MEK 抑制剂联合 PD-1/PD-L1 抑制剂治疗 BRAF V600 阳性的转移性黑色素瘤患者,可以获得较高的 ORR,并使 PFS 延长。这些前期临床数据表明,BRAF/MEK

抑制剂可以增强抗肿瘤免疫,并促进免疫原性细胞凋亡[123],以及T细胞在肿瘤微环境的浸润和活化,与免疫检查点抑制剂产生协同效应[124,125]。TKI+ICI联合治疗转移性黑色素瘤的Ⅲ期试验结果也将在不久后公布。若结果令人满意,该方案很可能也会用于NSCLC的研究。

对于BRAF V600E阳性的晚期NSCLC,推荐达拉菲尼+曲美替尼作为一线治疗标准,出现耐药后,则推荐以化疗-免疫为主的治疗方案,如卡铂、培美曲塞和帕博利珠单抗,或免疫治疗联合纳武利尤单抗和伊匹木单抗。对于其他的BRAF突变,因为缺乏MEK±BRAF抑制剂的前瞻性研究,我们推荐一线化学免疫治疗或纳武利尤单抗-伊匹木单抗联合治疗。鼓励所有携带1类、2类和3类BRAF突变的NSCLC患者,以及携带BRAF V600E突变但对BRAF±MEK抑制剂耐药的NSCLC患者参加临床试验。

## MET 突变

MET原癌基因是一种受体酪氨酸激酶,也称肝细胞生长因子受体,位于染色体7q31.2,主要有两种突变类型:MET 14外显子跳跃突变及MET扩增。

作为驱动基因,MET外显子14跳跃突变好发于老年患者[127],在NSCLC的发生率为3%~4%,在肺肉瘤样癌中更高,为8%~32%[126]。MET外显子14编码的近膜结构域包含CBL E3泛素连接酶结合位点和Y1003,发生跳跃突变时,上述位点将会缺失,使MET蛋白泛素化降解不能进行,进而持续激活MET,促进MAPK和PI3K的信号传导,最终驱动肿瘤的发生[10,128]。该突变包括多种机制,如点突变、插入、缺失及大片段缺失。它们可以破坏外显子14两侧的不同剪接位点,并导致RNA水平该区域的缺失[128,129],也可以导致外显子14内Y1003的有害突变[130]。既往报告显示以DNA为基础的NGS存在36%的假阴性率,因此目前首选基于RNA的NGS检测[131,132]。不过,因其对肿瘤组织RNA质量的依赖性,RNA检测结果的判读也需要谨慎[131]。在临床试验入组和标准临床实践中,血液中的循环肿瘤DNA(ctDNA)也常用于MET 14突变的NGS检测[10]。

PROFILE 1001试验还探究了克唑替尼对MET 14外显子跳跃突变阳性的晚期NSCLC患者的疗效(n=69)。克唑替尼治疗后的ORR为32%,中位DoR为9.1个月,mPFS为7.3个月[129]。尽管克唑替尼尚未获得美国FDA批准,但得到了NCCN指南的推荐用以治疗MET 14外显子跳跃突变阳性的晚期NSCLC患者。有回顾性研究进一步验证:MET 14外显子跳跃突变阳性的NSCLC患者接受靶向治疗后,mOS比不接受靶向治疗的患者更长(中位24.6个月 vs 8.1个月,HR 0.1,95% CI 0~0.9,P=0.04)[133]。

目前正在临床研发的新型MET-TKI有3种:卡马替尼、特泊替尼和赛沃替尼。与克唑替尼相比,这三种化合物在临床前模型中的抗肿瘤活性更强(IC50为0.6~3.0 nM vs 22.5 nM)[134]。此外,卡马替尼、特泊替尼和赛沃替尼对携带

MET 14外显子跳跃突变的初治和既治NSCLC患者都具有生物学活性[10,126,134-136]。表25-3列举了目前针对MET 14外显子跳跃突变的靶向TKI的治疗结果。最近,卡马替尼(400 mg,口服,每天2次)获得了美国FDA的加速批准,并成为携带MET 14外显子跳跃突变的晚期NSCLC的标准治疗;特泊替尼(500 mg,口服,每天1次)也获得了美国FDA突破性疗法的认定,但目前还处在临床评估中。

表25-3 酪氨酸激酶抑制剂在MET外显子14突变的非小细胞肺癌患者中的疗效

| 项目 | 卡马替尼 | | 特泊替尼 | 赛沃替尼 | 克唑替尼 |
|---|---|---|---|---|---|
| | 初治 (n=28) | 既治 (n=69) | (n=99) | (n=70) | (n=69) |
| ORR(%) | 67.9 | 40.6 | 46.5 | 42.9 | 32 |
| DCR(%) | 96.4 | 78.3 | 65.7 | 82.9 | 78 |
| mDoR(月) | 11.1 | 9.7 | 11.1 | 9.6 | 9.1 |
| mPFS(月) | 9.7 | 5.4 | 8.5 | 6.9 | 7.3 |
| 颅内转移(n) | 13 | | 11 | NA | NA |
| 颅内转移 ORR(%) | 54 | | 55 | NA | NA |

注:DCR,疾病控制率;mDoR,中位缓解持续时间;MET,间充质-上皮转化;mPFS,中位无进展生存期;NA,不详;ORR,客观缓解率。

MET-TKI最常见的两种副作用为外周水肿(36.6%~63.0%)和恶心(26%~48.8%),也有1%~7.5%的患者出现了3~4级不良反应。其他常见副作用包括肝功能不全(7%~31.7%)、腹泻(11.4%~22%)、呕吐(6%~31.7%)、肌酐升高(18%~19.5%)、低白蛋白血症(16%~19.5%)、发热(24.4%)、贫血(17.1%),以及食欲下降(8%~17.1%)。有5%的患者可出现上腹痛,7%~13.8%的患者将出现疲乏,但肺炎较为少见(1.5%)[10,134,135]。

目前,关于MET-TKI获得性耐药的机制仍知之甚少。初步数据表明,MET的耐药机制主要分为靶点突变(如继发性MET突变、MET扩增)和非靶点突变两类,其中非靶点突变以旁路激活介导的耐药为主(如RAS和PI3K激活、EGFR扩增),但仍有高达50%的患者耐药机制不明[10,130,137,138]。

MET-TKI耐药后,可选择化疗、免疫治疗或两者联合的治疗方案。无论是单药还是联合,都能适当改善MET 14外显子跳跃突变阳性的NSCLC患者的状况。在一个小型回顾性队列中,ORR为17%,mPFS为1.9个月[139]。因此,只要PS评分及临床状况允许,我们推荐PD-1/PD-L1抑制剂联合铂类双联化疗(伴或不伴贝伐珠单抗,三联或四联治疗)[41,93]作为携带MET 14外显子跳跃突变的NSCLC患者在MET-TKI耐药后的标准治疗。如果可行,推荐患者参与相关的临床试验,而且还能促进该领域新药的研发。Sym 015就是如此,它由两个抗体组成,分别靶向MET胞外结构域的两个不同位点[140]。在经治NSCLC患者中(n=9),Sym 015

治疗后,DCR 为 56%,PFS 为 5.4 个月,DoR 为 6.5 个月,在治疗早期对患者有一定的改善作用[141]。

NSCLC 中 *MET* 扩增的发生率为 1%～4%[142,143],是一种预后不良的生物标志物[143]。因此,区分局部扩增(致病基因局部扩增)与多倍体非常重要。FISH 通过检测 *MET* 拷贝数与 7 号染色体着丝粒(CEP7)拷贝数之间的比例来检测 *MET* 扩增[144],NGS 则通过拷贝数调用来区分多倍体和局部扩增。然而,目前尚不清楚如何定义 NGS 拷贝数的增加以预测靶向治疗获益的大小。临床试验入组时也可通过实时定量 PCR(RT-qPCR)检测 *MET* 扩增[141]。

*MET* 扩增或过表达的患者可接受的治疗方案包括:TKI、单克隆抗体、抗体偶联药物。在 A8081001 试验的第 2 部分中,有 14 名 MET 扩增阳性(MET/CEP7≥1.8)的患者接受了克唑替尼治疗。试验证实克唑替尼的抗肿瘤活性与 *MET* 扩增程度有关:低扩增组(MET/CEP7:1.8～2.2,ORR=0)、中扩增组(MET/CEP7:2.3～4.9,ORR=17%)、高扩增组(MET/CEP7≥5.0,ORR=67%)[144]。此外,GEOMETRY-1 评估了卡马替尼对经治(队列 1a:$n=69$)和初治(队列 5a:$n=15$)*MET* 扩增晚期 NSCLC 患者的疗效(基因拷贝数≥10)。初治队列和经治队列的 ORR 分别为 40% 和 29%,DCR 分别为 66.7% 和 71%。中位 DoR 为 7.5～8.3 个月,mPFS 为 4.1～4.2 个月[145]。其他 MET-TKI 尚在研发中。在一项 I 期试验中,*MET* 过表达($n=16$,IHC H 评分≥150)的 NSCLC 患者经抗体偶联药物 Telisotuzumab Vedotin(ABBV-399)治疗后,ORR 为 18.8%,mDoR 为 4.8 个月,mPFS 为 5.7 个月[146]。在一项剂量递增的 I 期试验中,MET 扩增的初治 NSCLC 患者($n=7$,ISH MET/CEP7≥2.2 或 NGS/qPCR>5 个拷贝)经 Sym 015 单抗治疗后,ORR 为 40%,DCR 为 100%,mPFS 为 5.5 个月,mDOR 为 18.4 个月[141]。如果可行的话,鼓励 *MET* 扩增的 NSCLC 患者入组有前景的新型化合物的临床试验。

## HER2 突变

人表皮生长因子受体 2(HER2/ERBB2)是 HER/ERBB 家族的受体酪氨酸激酶。在肺腺癌中约 1.5% 的患者存在 *HER2* 突变[147],以外显子 20 的 Y772dupYVMA 最为常见,占所有 *HER2* 突变的 34%[147],其他突变位点如 L755X、V777L 也可出现。目前针对 *HER2* 突变的靶向治疗仍不能满足临床需要,相关的 TKI 和 *HER2* 单克隆抗体尚处于测试环节。

Trastuzumab deruxtecan(t-DxD)是一种新型的抗体偶联药物,其疗效已在 42 例 *HER2* 突变 NSCLC 患者的 II 期试验中进行了评估,结果显示,ORR 为 61.9%,PFS 为 14 个月[148]。在一项由 18 例患者构成的小型研究中,另一种抗体偶联药物 ado-trastuzumab emtansine(T-DM1)可以达到 44% 的 ORR[149],而在 36 名 *HER2* 突变的患者组成的一项队列研究中,曲妥珠单抗和帕妥珠单抗联合给药的 ORR 仅为 21%[150]。

在上述背景下,有许多 TKI 得到了进一步研发。在 *HER2* 20 号外显子突变的 NSCLC 患者中,吡咯替尼的 ORR 为 32%,缓解持续时间为 7 个月[151]。但阿法替尼、达克替尼和来那替尼对此类患者的疗效有限[152-154]。其他 TKI 包括波齐替尼[147]和莫博替尼(TAK-788)尚处于临床测试中。

## RET 融合

*RET* 受体酪氨酸激酶可通过染色体重排产生致癌作用,可见于 1%～2% 的 NSCLC 患者[155]。在 II 期研究中,一些具有一定抗 *RET* 活性的多激酶抑制剂在 *RET* 融合阳性肺癌患者中显示出一定的疗效[156-158]。在一项对 165 例 *RET* 阳性 NSCLC 患者进行的回顾性分析中,卡博替尼、凡德他尼和舒尼替尼的缓解率分别为 37%、18% 和 22%[159]。

塞尔帕替尼是一种高效且特异的 RET 激酶小分子抑制剂,对其他激酶和非激酶靶点的抑制作用极小。在一项 II 期研究中,105 例接受过含铂化疗的 *RET* 阳性 NSCLC 经治患者,塞尔帕替尼治疗后,缓解率为 68%,中位 DoR 为 18 个月,中位 PFS 为 17 个月[160,161]。塞尔帕替尼已获得美国 FDA 批准用于治疗 *RET* 融合阳性的晚期 NSCLC 患者。该药物耐受性良好,常见的治疗相关不良反应(TRAE)包括口干(33.3%)、天冬氨酸氨基转移酶(AST,24.5%)和丙氨酸氨基转移酶升高(ALT,23.8%)、高血压(23.2%)、腹泻(19.7%)和乏力(16.8%)。因 TRAE 而停用塞尔帕替尼的患者仅占 2%(14/702)[161]。

普拉替尼(BLU-667)是一种高效的选择性 RET 抑制剂,靶向 *RET* 融合突变,包括诱导多激酶抑制剂耐药的 *RET* 突变[11]。Arrow 是一项 I/II 期试验,旨在评估普拉替尼在 *RET* 融合阳性晚期癌症中的疗效,结果显示,初治 NSCLC 患者和铂类药物经治患者的 ORR 分别为 61% 和 73%[162]。

最新数据表明,塞尔帕替尼和普拉替尼还具有较强的颅内活性。基线存在中枢转移的患者(塞尔帕替尼 22 例,普拉替尼 9 例)在接受治疗后,颅内 ORR 分别为 81.8% 和 56%[162,163]。

## NTRK 融合

原肌球蛋白受体激酶(TRK)包括三种跨膜受体:TRKA,由 NTRK1 编码,位于 1 号染色体长臂;TRKB,由 NTRK2 编码,位于 9 号染色体的长臂;TRKC,位于 15 号染色体长臂[164,165]。TRK 受体具有酪氨酸激酶活性,可通过与神经生长因子、脑源性神经营养因子和 NT-3/4/5 结合而活化[164]。活化后,这些受体通过 MAPK 和 PI3K-AKT 途径激活下游通路,以促进细胞增殖、生长和存活[164]。这些受体表达于神经组织,对胚胎期的神经系统发育尤为重要[165]。出生后,仍以神经组织表达为主,参与对感觉(如痛觉、本体感觉)、体重和记忆的调节[165]。

TRK 可通过染色体内或染色体间重排成为致癌驱动因子。当 *NTRK* 基因的 3′区域与融合伴侣基因的 5′序列产生连接时,TRK 将被组成性激活或过度表达[164],并促进下游信号的传导。目前,已检测到的 *NTRK* 融合伴侣包括 CD74、TPM3 和 ETV6[164,166]。尽管三种 *NTRK* 基因均可发生 *NTRK* 融合,但 *NTRK1* 和 *NTRK3* 更为常见[167,168]。但在 NSCLC 中,*NTRK* 融合较为罕见,在肺腺癌患者中仅占 0.2% 左右[169]。

*NTRK* 融合首选 RNA-NGS 检测[169]。由于要实现三种 *NTRK* 基因和多种融合伴侣的覆盖,与 RNA-NGS 相比,FISH 检测往往需要大量的组织标本。IHC 也因染色强度和染色位置的限制,以及肿瘤起源部位的不同,检测 *NTRK* 融合的灵敏度较低[169]。与 IHC 和 FISH 相反,因为 *NTRK* 融合较为少见,使用 NGS 时可以减少针对 *NTRK* 的需求,多与其他的融合突变同时检测。因为融合伴侣的多样性和检测真正激活的融合突变(包括整个 TRK 酪氨酸激酶结构域)的不准确性,与 DNA-NGS 相比,RNA-NGS 灵敏度更高,故作为 *NTRK* 融合的首选检测[169]。

目前有两种 TKI 被批准用于治疗 *TRK* 融合的 NSCLC 患者:拉罗替尼、恩曲替尼。有三项 I/II 期试验研究了拉罗替尼在 *NTRK* 融合阳性实体瘤患者中的疗效,汇总分析显示($n=159$),拉罗替尼治疗后,ORR 为 79%,mDOR 为 35.2 个月,mPFS 为 28.3 个月[170]。对于 NSCLC 患者($n=12$),ORR 为 75%,mDOR 尚未达到[170],且 3 例脑转移患者中有 2 例可以颅内缓解。常见的 1~2 级不良反应包括乏力(30%)、ALT 或 AST 升高(24%~25%)、咳嗽(27%)、便秘(27%)、腹泻(23%)、恶心或呕吐(24%)、头晕(25%)[170]。主要的 3~4 级不良反应包括贫血(10%)、中性粒细胞减少(5%),未出现治疗相关性死亡[170]。同样,在三项 I/II 期试验的汇总分析中,也评估了恩曲替尼治疗 *NTRK* 融合阳性实体瘤患者的疗效[168]。在 54 例患者中,ORR 为 57%,mDoR 为 10 个月,mPFS 为 11 个月[168]。NSCLC 中($n=10$),ORR 为 70%[168]。12 例脑转移患者中,颅内 ORR 为 50%,颅内 DCR 为 83%,出现 CNS 进展的中位时间为 17 个月[168]。恩曲替尼常见的 1~2 级不良反应包括味觉障碍(47%)、便秘(28%)、疲乏(28%)、腹泻(27%)、外周水肿(24%)和头晕(24%)。常见的 3~4 级不良反应包括贫血(12%)、体重增加(10%)、乏力(7%)[168]。值得注意的是,有些患者出现了周围感觉神经病变(8%)、注意力障碍(4%)、感觉过敏(3%)、共济失调(3%)和复视(4%),2% 的患者出现了充血性心力衰竭[168]。基于上述结果,拉罗替尼或恩曲替尼被推荐用于一线治疗 *NTRK* 融合阳性的 NSCLC 患者。

NTRK 抑制剂的耐药机制可分为靶标突变导致的 *NTRK* 脱靶或非靶标突变导致的旁路/下游通路的激活。前者的突变位点常位于 TRK 激酶结构域,以阻碍药物与靶标的结合。例如,*NTRK1* G595R 和 G667C、*NTRK2* G639R 和 *NTRK3* G623R 和 G623E[90,171,172]。目前,两种为克服靶标依赖性耐药而研发的新型 TRK 抑制剂还在临床试验中:LOXO-195 和瑞波替尼。两者在 *NTRK* 耐药突变阳性的临床前模型中均表现出较高的抗肿瘤活性,为 *NTRK1* G595R、NTRK3 G623E 和 *NTRK3* G623R 突变阳性的肿瘤患者诱导

缓解提供证据[90,173]。有 I 期试验(NCT 03215511)评估了 LOXO 195 对 TRK-TKI 耐药或无法耐受患者的疗效,初步结果显示,该药物抗肿瘤活性显著,ORR 可达 25%~50%,具体取决于获得性 *NTRK* 耐药突变的位点[174]。

从患者来源的细胞系、小鼠异种移植模型及血液分子匹配的研究结果来看,旁路通路的激活可驱动 TRK-TKI 的非靶标依赖性耐药,如 *BRAF/KRAS* 突变或 *MET* 扩增和过表达导致的 MAPK 激活[175]。此外,BRAF/MEK 通路的靶向抑制剂或 MET 抑制剂可以在一定程度上克服靶向耐药[175]。

在恩曲替尼或拉罗替尼耐药时,我们推荐对血液或肿瘤组织的分子特征进行重复检测,并鼓励 *NTRK* 融合阳性且 TRK-TKI 耐药的患者参与相关的临床试验。

## *NRG1* 融合

神经调节素(NRG)是介导神经、心脏和乳腺组织胞间相互作用的信号蛋白[176]。细胞产生的 NRG 与 NRG 应答细胞的受体酪氨酸激酶 ERBB3 和 ERBB4 的胞外结构域结合以促进 ERBB 的同源或异源二聚化[176-178],进而激活细胞内通路,如 PI3K-AKT 和 MAPK,调节细胞的增殖、凋亡、迁移、分化和黏附[176,178]。

*NRG1* 基因位于 8 号染色体短臂[176],其编码的 NRG1 蛋白及亚型具有胞外 EGF 样结构域,可以诱导 ERBB 酪氨酸激酶受体的活化[178]。大多数 NRG1 亚型都会裂解并释放 EGF 样结构域,但 III 型除外,其 EGF 样结构域将固定在细胞膜上并限制细胞间的信号传导[177,178]。

*NRG1* 融合可导致癌细胞表面 NRG1 IIIβ3 的过度积累,并与 ERBB 3 结合使其活化,进而与其他 ERBB 酪氨酸激酶受体结合形成二聚体,激活 PI3K-AKT 和 MAPK 通路的自分泌、旁分泌和近分泌,最终导致细胞增殖和癌变[85,177,178]。*NRG1* 融合在所有癌症中仅占 0.2%,在 NSCLC 占 0.3%,但在所有 *NRG1* 阳性的组织学类型中,NSCLC 最为常见(61%)[84,179]。

目前,已鉴定出 17 种 *NRG1* 融合伴侣,但在 NSCLC 中,CD 74(47%)、SLC3A2(16%)和 SDC4(7%)最为常见[84]。*NRG1* 融合主要见于侵袭性黏液性腺癌(27%~31%),并与 *KRAS* 相互排斥(另一种在该组织学亚型中富集的驱动基因)[84,85,180]。由于 *NRG1* 融合的 DNA 重排通常发生在两个大内含子区,并且融合伴侣多样且表征不完全,因此与 DNA 测序相比,RNA 测序更为推荐[84,85]。NRG1 FISH 和 p-ERBB 3 IHC 也可用于 *NRG1* 融合的检测[84,177,180]。

目前尚无获批用于 *NRG1* 融合阳性 NSCLC 患者的治疗。有研究表明,非特异性 HER 抑制剂阿法替尼(DoR,6~12 个月)和抗 ERBB3 单克隆抗体 GSK2849330(DoR,19 个月)可以诱导此类患者的缓解[84,85,181]。目前正在研究几种用于治疗 *NRG1* 融合阳性 NSCLC 患者的 ERBB3 抑制剂(TKI 和单克隆抗体)[塞立班单抗(MM121)、泽诺库珠单抗(MCLA-128)(NCT04100694 和 NCT02912949)和 GSK2849330]。因此,推荐这些患者入组相关的临床试验进行治疗。

## 结论

在过去的 10 年里,肺癌领域取得了显著进展,发现了很多新的靶点,也研发了很多更为有效的靶向药物。不过,耐药的问题仍有待研究。

以前无法靶向的驱动基因也出现了新型的靶向药物,同时,我们也期待着更多可行性药物的出现,如正在临床测试的几种 *KRAS* 相关的 G12C 抑制剂。有关肿瘤基因靶向抑制药的研究仍在努力,尽管当前环境下尚无相关的靶向治疗获批,但新的治疗策略一直在研究,包括 *STK11*、*KEAP1* 和 *TP53*。虽然不像靶向驱动基因那么简单,但我们相信该领域将会取得重要进展,也期待着即将完成的相关临床试验的结果。

## 提示

- 无论是否吸烟,所有 NSCLC 都应进行肿瘤组织或 cfDNA 的全基因组分析,至少检测 *EGFR*、*ALK*、*ROS1*、*RET*、*MET*、*BRAF* 和 *NTRK*。
- 如果患者需要在基因组分析结果出来之前开始全身治疗,推荐仅在第一个周期进行细胞毒化疗。若后续发现靶基因突变阳性,则在随后的 2~3 周将治疗改为靶向治疗,防止靶向治疗和免疫检查点抑制引起的毒性重叠,如肺炎和肝炎。
- 如果可行且安全,始终推荐患者参与相关的临床试验进行治疗。
- 寡转移患者在达到最佳缓解时,可考虑放疗或手术联合局部巩固治疗(LCT);疾病进展缓慢的患者在持续靶向治疗的同时也可考虑 LCT。
- 患者需进行肿瘤活检或 cfDNA 的基因检测以确定获得性耐药的机制,并根据检测结果考虑参与新型靶向药物和相关组合的临床试验。

# 第 5 篇　头颈部肿瘤

**Bonnie S. Glisson**

# 第 26 章 头颈部肿瘤

Ruth Sacks
David Boyce-Fappiano
Amy Moreno
Frank Mott

上官诚芳·译

## 要点

▶ 头颈部肿瘤异质性强,本章主要聚焦于头颈部鳞状细胞癌(HNSCC)的诊治。

▶ 抽烟与饮酒是主要的危险因素,人乳头状瘤病毒(HPV)是口咽癌的危险因素(OPC)。

▶ 所有的患者都需要经过多学科综合评估,包括外科、肿瘤内科和放射治疗科的专科医生。

▶ 对于早期的 HNSCC,手术或根治性放疗有非常好的局部控制。

▶ 对于绝大多数的局部晚期患者,需要经多学科讨论,特别关注器官保全、远隔转移风险并尽量减少急慢性毒性。

▶ 免疫检查点抑制剂目前是复发和/或转移性 HNSCC 的标准治疗。

## 流行病学

在美国,头颈部肿瘤约占 2020 年新发肿瘤例数的 3.6%(65 630),肿瘤相关死亡例数的 2%(14 500)[1]。然而在很多发展中国家,头颈部肿瘤更为常见,全球的年发病率超过 800 000例[2]。90%以上肿瘤的病理类型为鳞状细胞癌(SCC)。头颈部鳞状细胞癌(HNSCC)主要为男性患者,中位诊断年龄为 60 岁。确切的危险因素包括吸烟与饮酒。虽然由于公共卫生工作的成效降低了烟草的消耗,吸烟相关恶性肿瘤的发病率下降,但受 HPV 感染的影响口咽癌(OPC)的发病率呈现稳步上升[3,4]。

## 遗传因素

大部分头颈部肿瘤是多因素疾病,受癌基因和/或肿瘤病毒和基因易感性的相互作用。一些特定的基因特征,包括代谢多态性、DNA 修复基因多态性,以及其他信号通路的异常,都可能造成肿瘤形成[5-7]。凋亡(程序性死亡)功能的不全可能增加恶性肿瘤的风险[8,9]。就 HPV 相关 HNSCC,只有一小部分 HPV 感染的个体罹患肿瘤,可能也归因于基因易感性的不同[8,10-12]。与家族性非典型多形性黑色素瘤和范科尼贫血相关的罕见的胚系突变,也被认为是 HNSCC 发病相关的风险因素[13-15]。

## 风险评估

HNSCC 的发病风险随年龄上升,大多数患者为年龄大于50 岁。吸烟、饮酒与 HNSCC 的发展存在明确的相关性。在印度和亚洲地区常用的无烟烟草和咀嚼槟榔(槟榔叶、汁液、槟榔子混合物)与口腔癌的发生相关。分子检测发现癌基因与肿瘤发生存在因果关系。抑癌基因 p53 的突变主要出现在伴吸烟饮酒史的肿瘤患者中[16]。口腔、喉和下咽癌很少发生在无吸烟史的人群。HNSCC 患者暴露于大量的烟酒,具有"区域型肿瘤"的特征,出现贯穿上消化、呼吸道及膀胱的多发肿瘤的风险显著增高[17]。

在美国,超过 70%的口咽癌,特别是发病于腭扁桃体和舌根,与 HPV 相关[18-20]。美国的 OPC 发病率的升高主要的原因即 HPV 相关的男性病例[21]。HPV 阳性的 OPC 是具有特殊的临床及病理特征的 HNSCC 亚型,表现为分化差的基底细胞样病理学特征,以及肿瘤对放疗和化疗的相对敏感[22]。HPV16 是最常见的病毒亚型,其他并不常见的亚型包括 HPV18、HPV31 或 HPV33[20]。

男性致癌性口腔 HPV 感染发病率高于女性,并随着口交伴侣数量和烟草的消耗而升高[23]。一项针对 HPV 阳性OPC 和他们的长期性伴侣的研究发现,口腔 HPV 感染的发病率与普通人群类似,提示大多数长期伴侣已经清除了有活性的 HPV 感染。然而,一部分患者的过往或现在的性伴侣有颈部结构异常或颈部恶性肿瘤的病史[24]。一项 1958—1996 年 Swedish Family Cancer 数据库的回顾性研究发现宫颈癌女性患者的丈夫罹患扁桃体癌的风险增加 2 倍,也支持存在致癌性生殖系统 HPV 感染的伴侣可通过口交发生 HPV 的传播[25]。

## 分子病理机制

HNSCC 的发生涉及鳞状上皮多步骤分子通路的改变[26]。最常见的分子事件是 *p53* 和 *Rb* 抑癌通路的变异。EGFR 在绝大多数浸润性 HNSCC 肿瘤样本中都呈现高表达[27]。通过与自然配体的结合,主要是表皮生长因子或转化生长因子 α(TGF-α),促使受体形成二聚体,从而自激活受体胞内段的酪氨酸激酶,胞内信号通路传导,凋亡阻滞,激活细胞增殖和血管新生并增加转移潜能[28]。

HPV 阳性肿瘤的分子病理特征不同于 HPV 阴性的肿瘤。HPV 病毒包含一个双链染色体编码 E1~E7 蛋白与病毒基因的调节与细胞转化相关,L1-L2 蛋白与病毒的结构性壳蛋白构成相关。E6 和 E7 蛋白通过与抑癌因子 *p53* 和 *pRb* 的互相作用促进肿瘤形成[29]。癌蛋白 E6 通过 *p53* 的泛素化和降解,导致细胞周期停止及凋亡的功能的缺失。另外,E6 可以激活细胞端粒酶,使感染的细胞保持端粒长度,在细胞永生和转化中起关键作用。癌蛋白 E7 使 Rb 蛋白失活,造成 E2F 转录因子的激活从而上调细胞周期基因,导致 DNA 生成的增加及细胞增殖。Rb 蛋白的失活通过反馈调节机制引起

p16 水平的升高,它是细胞周期素依赖激酶 4/细胞周期素 D 的抑制剂,这也是 p16 表达可作为 HPV 感染的生物预测标志物的原因[30]。

吸烟相关 HNSCC 的突变率约为 HPV 阳性的 2 倍。突变基因包括:*TP53*、*CDKN2A*、*PTEN*、*PIK3CA* 和 *HRAS*。其他调控鳞状上皮分化的基因有 *NOTCH1*、*IRF6* 和 *TP63*,它们也同样是调控凋亡通路的基因突变[31]。

## 诊断与分期

最佳的疗效依赖于对原发病灶(图 26-1)及局部、区域及远处病变的精确判断。

早期的患者可能症状隐匿同时体检发现病灶微小。进展期头颈部疾病因解剖亚区的不同出现明显的症状。鼻腔和副鼻窦肿瘤早期表现为副鼻窦炎、单侧鼻塞和鼻出血。复发性中耳炎可能与鼻咽癌相关。慢性耳痛、吞咽困难、吞咽不适和持续数周的咽痛可能是 OPC 或下咽癌的症状。很多 HPV 相关 OPC 以无症状的颈部肿块起病,可能仅有少量或无吸烟史。持续性声嘶需要喉部检查。颈部肿块可能是声门上喉部肿瘤的首发症状。仔细的全面查体包括面部、颈部和锁骨上淋巴结非常重要,淋巴引流的部位往往提示原发灶的特殊亚区(图 26-2)[32]。

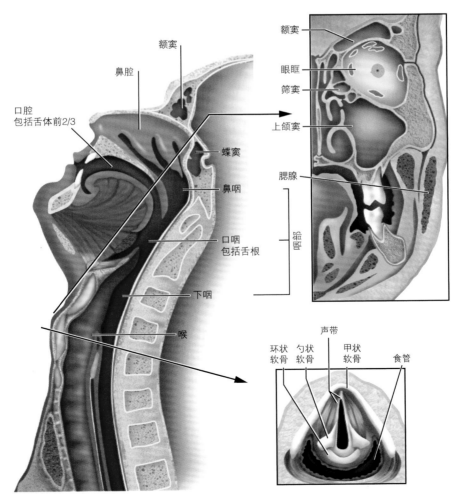

**图 26-1** 头颈部解剖

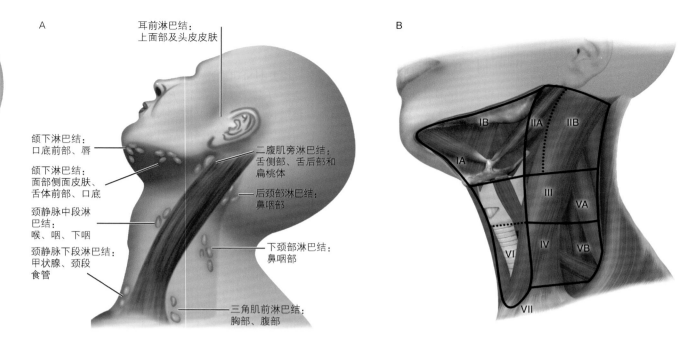

图 26-2 A. 淋巴引流。B. 头颈部淋巴分区。经许可引自 Hong WK，Bast RB Jr，Hait WN，et al：Cancer Medicine. 8th ed. Shelton，CT：BC Decker — People's Medical Publishing House-USA；2010：959-998

体格检查需要包括皮肤、口腔/口咽黏膜；舌体、口底和口咽的触诊；系统性的颈部触诊；口咽、下咽和喉部的间接喉镜检查或联合纤维内镜检查[33,34]。白斑（不能被刮除的白色的黏膜病变）、高风险红斑（红色或红-白相间黏膜病变）是头颈部肿瘤最为常见的癌前病变。任何口腔黏膜表面的可疑病变都需要进行活检。

任何可疑的颈部肿块都需要进行头颈部的系统性检查。如果没有发现明显的原发灶，肿块的细针穿刺（FNA）可作为恶性诊断。淋巴结 HPV 或 EB 病毒（EBV）的检测可提示口咽或鼻咽为原发病灶。麻醉下直接喉镜检查可发现原发病灶。可疑病灶活检，也可根据淋巴结病变考虑扁桃体切除和/或鼻咽部、舌根、下咽部的组织活检。如果 FNA 和全内镜检查都没能明确诊断，或者考虑其他的诊断（如淋巴瘤），可颈部肿块的切取活检。对于不明原发病变部位的 SCC，一位有经验的头颈部外科医生可进行择区性的颈部淋巴结清扫术。

HNSCC 优选的局部影像学检查是从颅顶到锁骨的 CT 三维影像。MRI 在某些特殊部位病变如鼻咽癌及颅底肿瘤中显示出必要性。由于肺是最常见的远处转移部位，所以对于有症状或者是高危患者（如多发淋巴结转移、低位Ⅳ区颈淋巴结转移或锁骨上转移），推荐进行胸部 X 线片或胸部 CT。FDG PET 用于无法找到原发灶或其他影像学检查仍不能明确的情况。但 FDG PET 不能替代 CT 和/或 MR 对于原发病灶和颈部的专科影像学评估。

所有的患者都需要经过多学科评估，其中包括外科、肿瘤科及肿瘤放射治疗科的专科医生。同时推荐患者进行口腔科、营养科和发声、吞咽功能的评估，以及戒烟。另需根据病变部位及后续治疗方案考虑进行钡餐和听力检查。

AJCC 根据肿瘤解剖部位和侵犯范围制定了 TNM 分期系统[35]。头颈部原发肿瘤（T）分期非常复杂并根据原发部位的不同差异很大。淋巴结分期（N）除了 HPV 阳性的 OPC 和 NPC 外，对于其他原发部位是相同的[36]。由于 HPV 阳性与阴性 OPC 预后的显著差异，第 8 版的 AJCC 将 OPC 根据 HPV 阳性与否进行分开（表 26-1）。

**表 26-1A　口咽癌（p16-）临床 TNM 分期**

| 原发性肿瘤（T） | |
| --- | --- |
| Tx | 原发性肿瘤无法评估 |
| Tis | 原位癌 |
| T1 | 肿瘤最大径≤2 cm |
| T2 | 肿瘤最大径>2 cm 但不>4 cm |
| T3 | 肿瘤最大径>4 cm 或浸润至会厌舌面 |
| T4 | 中等晚期或非常晚期局部疾病 |
| T4a | 中等晚期局部疾病肿瘤侵犯喉、舌外肌、翼内肌、硬腭或下颌骨a |
| T4b | 非常晚期局部病变肿瘤侵犯翼外肌、翼板、鼻咽侧壁或颅底或包绕颈内动脉 |
| 区域淋巴结（N） | |
| Nx | 区域淋巴结无法评估 |
| N0 | 无区域淋巴结转移 |
| N1 | 同侧单个淋巴结转移，最大径≤3 cm，并且淋巴结包膜外侵犯（ENE）（－） |

续 表

| 区域淋巴结(N) | |
|---|---|
| N2 | 同侧单个淋巴结转移,最大径>3 cm 但不>6 cm,且 ENE(一);或同侧多个淋巴结转移,最大径不>6 cm,且 ENE(一);或双侧或对侧淋巴结转移,最大径不>6 cm,且 ENE(一) |
| N2a | 同侧单个淋巴结转移,最大径>3 cm 但不>6 cm,且 ENE(一) |
| N2b | 同侧多个淋巴结转移,最大径不>6 cm,且 ENE(一) |
| N2c | 双侧或对侧淋巴结转移,最大径不>6 cm,且 ENE(一) |
| N3 | 单个淋巴结转移,最大径>6 cm,且 ENE(一);或任何淋巴结转移,并且临床明显 ENE(+) |
| N3a | 单个淋巴结转移,最大径>6 cm,且 ENE(一) |
| N3b | 任何淋巴结转移,并且临床明显 ENE(+) |
| 远处转移(M) | |
| Mx | 远处转移无法评估 |
| M0 | 无远处转移 |
| M1 | 远处转移 |

注:[a]黏膜侵犯自舌根和会厌谷原发病灶至会厌舌面未浸润至喉。
ENE,淋巴结被膜外侵犯。
经许可引自 the American College of Surgeons, Chicago, Illinois. The original source for this information is the AJCC Cancer Staging System (2020)。

表 26-1B　口咽癌(p16+)临床 TNM 分期

| 原发性肿瘤(T) | |
|---|---|
| T0 | 原发性肿瘤无法评估 |
| T1 | 肿瘤最大径≤2 cm |
| T2 | 肿瘤最大径>2 cm 但不>4 cm |
| T3 | 肿瘤最大径>4 cm 或浸润至会厌舌面 |
| T4 | 中等晚期局部疾病肿瘤侵犯喉、舌外肌、翼内肌、硬腭或下颌骨或其他[a] |
| 区域淋巴结(N) | |
| Nx | 区域淋巴结无法评估 |
| N0 | 无区域淋巴结转移 |
| N1 | 同侧单个或多个淋巴结转移,最大径<6 cm |
| N2 | 对侧或双侧淋巴结转移,最大径<6 cm |
| N3 | 淋巴结转移,最大径>6 cm |
| 远处转移(M) | |
| Mx | 远处转移无法评估 |
| M0 | 无远处转移 |
| M1 | 远处转移 |

注:[a]黏膜侵犯自舌根和会厌谷原发病灶至会厌舌面未浸润至喉。
经许可引自 the American College of Surgeons, Chicago, Illinois. The original source for this information is the AJCC Cancer Staging System (2020)。

表 26-1C　口咽癌的临床分期

| P16 状态 | P16- | | | P16+ | | |
|---|---|---|---|---|---|---|
| Ⅰ期 | T1 | N0 | M0 | T0~T2 | N0,N1 | M0 |
| Ⅱ期 | T2 | N0 | M0 | T0~T2 | N2 | M0 |
| | | | | T3 | N0~N2 | M0 |
| Ⅲ期 | T3 | N0 | M0 | T0~T3 | N3 | M0 |
| | T1~T3 | N1 | M0 | T4 | N0~N3 | M0 |
| Ⅳ期 | | | | 任何 T | 任何 N | M1 |
| ⅣA期 | T1~T3 | N2 | M0 | | | |
| | T4a | N0~N2 | M0 | | | |
| ⅣB期 | 任何 T | N3 | M0 | | | |
| | T4b | 任何 N | M0 | | | |
| ⅣC期 | 任何 T | 任何 N | M1 | | | |

# 自然病程及治疗应用

对于 T1/2 病变(Ⅰ/Ⅱ期)的患者,手术或者放疗作为单一的治疗手段是最常用且有效的。根据原发病灶的部位及分期,70%~95%的病例可达到治愈的目标。2/3 的 HSNCC 患者疾病已处于Ⅲ或Ⅳ期[37]。对于这部分患者,综合治疗成为标准治疗,它的制定依赖于肿瘤清除和器官功能保全的平衡[26,38,39]。尽管通过最合适的局部治疗,根据原发部位和分期的不同,仍有接近 25%~50%患者会出现局部或区域的复发,并有 20%~30%发生远处转移[40-42]。

## ■ 鼻咽

95%以上的地方性 NPC 与 EBV 感染相关。NPC 好发于年轻人并且与烟草的摄入无关。NPC 侵袭性强,60%~90%的患者诊断时即伴有颈部淋巴结的肿大。对于临床分期 T1N0M0 的患者单纯的鼻咽部及双侧颈部放疗是标准治疗可以达到 90%以上的肿瘤局部及区域控制率[43]。

对于局部进展期病变,包括Ⅱ期(T2N0)推荐进行放化疗[44]。很多年来,根据头颈肿瘤组 0099 临床研究的结果标准的治疗模式为同步放化疗续贯辅助化疗[45]。对于淋巴结阳性患者的标准治疗为诱导化疗续贯同步放化疗[46-49]。对于 T1 伴淋巴结阳性,推荐诱导化疗续贯单纯放疗避免同步放化疗的毒性。对于淋巴结阴性的患者(T2~4N0)同步放化疗为标准治疗[50,51]。由于 NPC 为罕见疾病,患者应尽量转诊至三级医疗中心。

GORTEC 2006-02 临床研究比较了多西他赛-顺铂-5-FU(TPF)作为诱导化疗续贯同步顺铂放疗与单独同步放化疗,结果显示 3 年的无进展生存(PFS)和总生存期(OS)分别是 73.9%和 86.3%对比 57.2%和 68.9%,统计学显示诱导治疗获益(PFS:$P=0.042$,OS:$P=0.05$)[47]。2019 年,一项Ⅲ期临床研究比较了吉西他滨联合顺铂作为诱导化疗续贯同步放化疗对比单纯同步放化疗,显示出诱导化疗在 3 年无复发生存(RFS)和总生存的获益,3 年 RFS 率为(85.3% vs 76.5%,HR 0.51,95% CI 0.34~0.77),OS 率为(94.6% vs 90.3%,HR 0.43,95% CI 0.24~0.77)[48]。

调强放射治疗(IMRT)较三维适形放疗改善了肿瘤的放射区域,患者的生活质量,减少了口腔干燥[52-54]。由于质子的特殊物理特性(例如,Bragg 峰,最大剂量分布区域伴随迅速的剂量衰减并无残留剂量)对于 NPC 的治疗存在优势,对邻近重要组织如颞叶、脑干和视区结构更好的保护作用[55]。质子治疗 NPC 2 年的局部区域控制率(LRC)和 OS 率分别是 100%和 89%[56]。同时,与 IMRT 相比,调强质子放疗(IMPT)通过显著降低口腔的平均剂量,减少了喂养管的放置[57]。

### ■ 口腔

口腔新生物主要发生于舌体的前 2/3(口腔舌体)和口底(图 26-3)。其他亚区包括口腔黏膜、唇、硬腭、牙龈和磨牙后三角区。40%患者有临床可及的淋巴结肿大,双侧淋巴结肿大的病例也不少见。

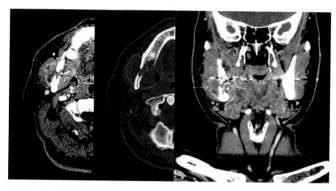

**图 26-3**　右牙槽肿瘤伴骨质破坏及咀嚼肌间隙浸润及双侧颈部淋巴结病变,cT4bN2bM0

手术切除是常用且有效的局部治疗手段[26,39]。对于 Ⅰ 期和 Ⅱ 期的患者手术后的局部控制率分别可达 80%~90%和 50%~80%[58]。对于深部浸润的 T1/2 病变,优选手术切除联合同时性选择性颈淋巴结清扫。

手术后,对于存在高危因素(pT3 或 pT4,pN2 或 pN3,4~5 区低位淋巴结转移,神经侵犯及淋巴血管侵犯)的患者推荐进行术后放疗,而伴切缘阳性或淋巴结结外侵犯的患者推荐进行同步放化疗[59,60]。参照"综合治疗"中的具体细节部分。

### ■ 口咽

最常见的发病部位为舌根与扁桃体,超过 80%为 HPV 阳性并且预后优于 HPV 阴性患者[42,61-64]。据此目前根据 HPV 的状态来分类 OPC 的临床分期(表 26-1)。因此,所有的患者需通过原位杂交的方法进行肿瘤组织 HPV DNA 检测,以及免疫组化的方法进行 p16 的检测,从而获取适当的预后和分期[61]。理想状态下,两种检测都需要进行,如果只能完成一项,那么推荐进行 p16 检测,因为它能反映 HPV 驱动的肿瘤形成,而部分肿瘤组织只是伴随 HPV 病毒。尽管 HPV 阳性与 HPV 阴性 OPC 在预后上存在差异,但在治疗上两者相似。

对于 T1 和很多 T2 肿瘤放疗作为单纯的治疗手段就能达到 90%以上的局部控制率[66]。对于绝大多数患者,双侧区域性颈淋巴结都应被作为放疗照射范围,单侧颈淋巴结照射仅适用于那些选择性局限于单侧的原发于扁桃体的病例。在 MDACC,单侧颈淋巴结照射的适应证包括:T1~2,N0~1,扁桃体原发肿瘤局限于扁桃体窝或前柱,软腭侵犯小于 1 cm 并且没有舌根侵犯。报道的 5 年 OS 率和疾病控制率为 95%和 96%,对侧的淋巴结复发率为 2%[67]。对于这类扁桃体癌的患者,优选进行单侧的颈淋巴结照射,这样能显著降低对侧腮腺和重要吞咽结构的剂量。

经口微创机器人手术(TORS)是部分 OPC 的选择之一。Ⅱ 期 ORATOR 研究比较了 TORS 与根治性放疗。在这个研究中,71%TORS 组的患者接受了术后放疗,68%放疗组的患者因淋巴结阳性接受了同步放化疗。两组的生存结果都相当好,仅生活质量评估更支持根治性放疗[68]。

对于局部进展期疾病,同步放化疗为目前的标准治疗。鉴于 HPV 相关 OPC 的良好预后,开展了一些降低治疗强度的研究包括系统治疗的降低强度,放疗剂量的降低,以及运用质子治疗来减少毒性。相较于 IMRT,质子治疗可能是可靠的降低治疗强度的选择(图 26-4)。MDACC 正在开展一项全国多中心的 Ⅱ/Ⅲ 期研究在 Ⅲ/Ⅳ 期的 OPC 患者中比较 IMPT 和 IMRT(NCT01893307)。

### ■ 喉

由于喉在交流、吞咽、呼吸和气道保护中的关键作用,自 1970 年以来喉癌的治疗关注于器官保全以维持功能及生活质量。T1 和 T2 肿瘤最广泛使用的治疗方式为放疗,对于 T1 的疾病控制率大于 90%,T2 的疾病控制率为 70%~80%[69]。对于潜在可切除,局部进展期的病例,通过化疗和放疗来达到器官保全是有效可行的,并可在很多患者中替代早期手术。

Veterans Affairs 喉部研究建立了喉功能保全的治疗模式,即诱导化疗续贯放疗和必要时的挽救性手术替代早期手术续贯术后放疗[70]。RTOG 91-11 研究建立了同步放化疗作为可选的标准治疗[40]。这些治疗模式会在之后的"器官保全"部分具体讨论。

### ■ 下咽

65%~85%的下咽病变发生于梨状窝,下咽癌相对少见但恶性程度高(图 26-5)。治疗与喉部相似。小体积的病变可通过手术或放疗,但晚期的病变需要多学科综合治疗。目前,超过 75%的患者为晚期病变(T3 或 T4)。5 年 OS 率不到 30%。对于很多患者而言,手术治疗同样需要切除喉部。欧洲癌症治疗研究组织(EORTC)的一项 Ⅲ 期临床研究显示,通过续贯放化疗来保留喉功能是替代根治性手术的可行方案[71]。在"器官保全"部分具体讨论。

## 多学科治疗

### ■ 诱导化疗

诱导(新辅助)化疗是指在手术或放疗前进行。在接受

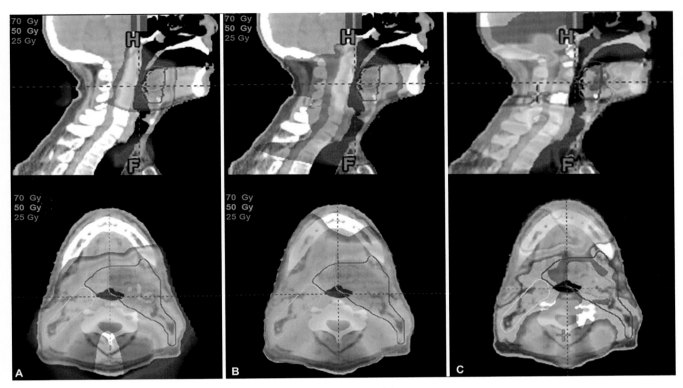

**图 26-4** 一例口咽癌放疗计划比较。A. IMPT 计划。B. VMAT。C. 剂量差异计划

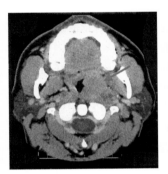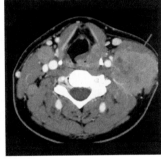

**图 26-5** 进展期梨状窝鳞状细胞癌的水平位 CT 图像, cT3N3M0

根治性局部治疗的Ⅲ/Ⅳ期病变,探索是否能通过诱导化疗来改善预后包括 OS 和肿瘤控制。理论上的优势包括降低远处复发,增加器官保全,通过降低肿瘤负荷增加根治性放疗的效果,并能根据肿瘤应答选择后续的局部治疗。一项 2009 年的 Meta 分析显示,尽管在局控和预后上同步放化疗优于诱导化疗续贯放疗,但诱导化疗更有助于降低远处失败[72]。这个结果也促使同期的多项研究探索诱导化疗续贯同步放化疗。

2007 年,两项多中心Ⅲ期研究,欧洲的 TAX323 和北美的 TAX324 都显示 TPF 方案诱导化疗优效于 PF(顺铂和 5-FU)(表 26-2)[73,74]。然而,这些研究并不是直接比较诱导化疗与根治性放化疗。尽管如此,2007 年这些研究结果使美国 FDA 批准了在局部进展期 HNSCC 中 TPF 方案可用于诱导化疗。基于 TAX324 的结果,由于缺乏确定的随机对照研究来比较在同步放化疗基础上加用诱导化疗与初始同步放化疗,这种诱导化疗模式的价值仍未能完全阐明。

三项Ⅲ期研究比较了诱导化疗续贯放化疗对比单纯放化疗[75-77]。西班牙头颈部肿瘤组织将局部进展期口腔、口咽、下咽及喉 SCC 随机分成三组:① TPF 诱导续贯同步放化疗;② PF 诱导续贯同步放化疗;③ 单纯同步放化疗。PFS、治疗失败时间及 OS 在三组之间都没有统计学显著差异,然而接近一半的患者没能完成同步放化疗[77]。

PARADIGM 研究将局部进展期口腔、口咽、下咽和喉 SCC 随机分组对比 TPF 诱导化疗并根据化疗反应续贯放化疗与使用加速分割的单纯同步放化疗。由于入组缓慢,研究最终共入组了 145 例患者,不到预计的一半。TPF 诱导化疗续贯放化疗组的 3 年的 OS 率为 73%(95% CI 60%~82%)对比单纯放化疗组的 78%[75]。

DeCIDE 研究入组了 N2/3M0 的患者(根据 AJCC 第 7 版的分期)随分为 TPF 诱导化疗续贯放化疗或单纯放化疗[76]。这项研究同样入组不佳,最终入组了 280 例患者对比计划的 400 例。结果显示 OS(HR 0.91, 95% CI 0.59~1.41)或无复发生存,两组间都无统计学显著性差异。在完善了风险分析后,诱导化疗组统计学显著降低了远处复发的风险(P = 0.043)而无局部区域复发的改善。

因此,诱导化疗的地位仍值得进一步明确,但它适用于以下几个情况:① 作为手术或放疗合理的推迟之前的桥梁以控制疾病发展;② 在局部非常晚期的患者中有利于局部治疗的开展;③ 对于高复发风险的患者,如 N3 和/或存在下颈部病灶。对于喉与喉咽癌而言,诱导化疗是重要的器官保全手段,这将在之后的"器官保全"部分进一步探讨。

第5篇

表 26-2　诱导化疗临床研究

| 研究 | 期别 | 患者 | 入组标准 | 治疗 | 无进展生存 | 总生存 |
|---|---|---|---|---|---|---|
| European TAX 323 | III | 358 | III/IV期，非转移性，未治疗 SCCHN | TPF 续贯 RT 对比 PF 续贯 RT | 中位 PFS：11 个月 vs 8.2 月($P=0.007$)3年 PFS：17% vs 14% | 中位 OS：18.8 月 vs 14.5 月($P=0.02$)3 年 OS：37% vs 26% |
| North American TAX 324 | III | 501 | III/IV期，非转移性，不可手术切除或手术根治性低，未经治疗的，口腔、喉、口咽或下咽 SCC | TPF 续贯 CRT（卡铂）对比 PF 续贯 CRT（卡铂） | 中位 PFS：38.1 个月 vs 13.2 个月($P=0.0114$) | 中位 OS：70.6 个月 vs 34.8 个月($P=0.014$)5 年 OS：52% vs 42% |
| Spanish Head and Neck Cancer Cooperative Group | III | 439 | III/IV期，非转移性，未经治疗的，口腔、喉、口咽或下咽 SCC | TPF 续贯 CRT（顺铂）对比 PF 续贯 CRT（顺铂）对比单纯 CRT（顺铂） | 中位 PFS：20.4 个月 vs 18.1 个月 vs 13.3 个月($P=0.083$) | 中位 OS：35.6 个月 vs 37.1 个月 vs 29.4 个月 |
| PARADIGM | III | 145 | III/IV期，非转移性，不可手术切除或手术根治性低，未经治疗的，口腔、喉、口咽或下咽 SCC | TPF 续贯 CRT（多西他赛或卡铂）对比单纯 CRT（顺铂） | 3 年 PFS：67% vs 69%($P=0.82$) | 3 年 OS：73% vs 78%($P=0.77$) |
| DeCIDE | III | 280 | 非转移性，未经治疗的 SCCHN，N2 或 N3 | TPF 续贯 CRT（多西他赛、氟尿嘧啶、羟基脲）对比单纯 CRT（多西他赛、氟尿嘧啶、羟基脲） | 未达到 | 3.5 年 OS：28% vs 31%($P=0.69$) |
| GSTCC Italian Study Group | II～III | 414 | III/IV期，非转移性，未经治疗的，口腔、口咽或下咽 SCC | TPF 续贯 CRT（西妥昔单抗或 PF）对比单纯 CRT（西妥昔单抗或 PF） | 中位 PFS：30.5 个月 vs 18.5 个月($P=0.013$)3 年 PFS：47% vs 38.5% | 中位 OS：54.7 个月 vs 37.1 个月($P=0.031$)3 年 OS：57.5% vs 46.5% |

诱导化疗也被探索用于筛选化疗敏感的患者，从而降低后续治疗的强度。在 ECOG-ACRIN 癌症研究组织发起的 II 期临床中，诱导化疗的应答被用于筛选 III/IV HPV 相关 OPC 的患者，从而减低放疗剂量。诱导化疗后不能达到完全缓解的患者将给予更高的放疗剂量（69.3 Gy/33 次），而达到完全缓解的患者则采用低剂量（54 Gy/27 次）。70%的患者达到临床完全缓解。这些患者都接受 54 Gy 的低剂量照射，经过中位 3 年的随访，2 年的 PFS 率为 80%、OS 率为 94%。低剂量放疗的放疗并发症显著减少，如吞咽困难（40% vs 89%，$P=0.011$）和营养障碍（10% vs 44%，$P=0.025$）[78]。

■ 同期放化疗

前瞻性研究的 Meta 分析显示联合放化疗较单纯放疗提高了肿瘤局控并延长了生存，所以放化疗作为不手术的局晚期头颈部肿瘤的标准治疗。顺铂单药化疗的疗效优于其他任何单药治疗（HR 0.74，95% CI 0.67～0.82，$P=0.006$）[72]。单药顺铂成为同期化疗的优选模式[79-82]。对于顺铂有禁忌的患者，可选择西妥昔单抗，一种靶向 EGFR 的单克隆抗体。基于回顾性研究结果，在一项随机研究中卡铂劣效于顺铂[83]，虽然基于 TAX324 和 PARADIGM 研究，卡铂可用于诱导化疗有应答患者的续贯治疗，特别是顺铂不耐受的患者[63,75]。紫杉醇，同样有放疗增敏的作用，在诱导化疗之后采用每周低剂量方式是可行并有效的[84]。

西妥昔单抗联合放疗被证实可用于初治的患者。作为里程碑的研究，局部进展期的 HNSCC 被随机分组接受高剂量放疗或高剂量放疗联合西妥昔单抗周疗[85]。联合治疗的局控和 OS 都更好。然而，1 年和 2 年的远处转移率两组相似。回顾性分析显示主要的获益人群是 OPC。

多中心、非劣效随机 II 期临床研究（RTOG1016）在 849 名局部进展期 HPV 相关 OPC 患者中直接比较了西妥昔联合放疗和顺铂联合放疗。在西妥昔组，5 年的 PFS 率较差（67% vs 78%，HR 1.72，95% CI 1.29～2.29），OS 率较差（78% vs 85%，HR 1.45），并且更多的患者出现局部失败（17% vs 10%，HR 2.05，95% CI 1.35～3.10）[42]。在国际多中心 De-ESCALaTE HPV 研究中，局部进展期低风险（非吸烟者或 <10 包/年吸烟者）HPV 阳性的 OPC 患者被随机分组接受西妥昔联合放疗或顺铂联合放疗。研究显示西妥昔联合放疗降低了 OS 并增加疾病复发率，西妥昔组 2 年的 OS 率为 89%对照顺铂组的 98%，西妥昔组 2 年的疾病复发率为 16%对照顺铂组的 6%[86]。基于这些研究，顺铂联合放疗仍为 HPV 阳性 OPC 的标准治疗，而西妥昔联合放疗可被推荐用于顺铂存在禁忌或对顺铂的毒副反应存在顾虑的患者。

MARCH Meta 分析显示超分割放疗较常规分割放疗显著提高 OS，但加用同步化疗之后反而降低了生存[87]。RTOG0129 研究中显示对于 III/IV 期 HNSCC 加速放疗联合 2 个疗程顺铂与常规分割联合 3 个疗程顺铂的疗效相当[88]。两者都具有较好的可操作性并且超分割组降低了顺铂相关毒性。

■ 辅助放化疗

辅助放化疗适用于手术后存在高复发风险的患者，即存在切缘阳性或包膜外侵犯[59,60,89]。两项大型的 III 期研究 RTOG9501 和 EORTC22931 探索了以顺铂为基础的同步放化疗用于术后辅助[59,60]。

在 RTOG9501 研究中经过 9.4 年的随访,术后同步放化疗在有包膜外侵犯和/或切缘阳性的患者中可显著改善 LRC 和 DFS,并显示 OS 改善趋势。单纯放疗组 3 级或以上急性不良反应的发生率为 34%,联合放化疗组的发生率为 77%($P<0.001$),远期毒性两组无显著性差异。在 EORTC22931 研究中,同步放化疗组的 PFS 和 OS 率都得到显著改善。同步放化疗组的严重急性不良反应高于单纯放疗组。两项研究的综合分析显示,在存在包膜外侵犯和/或切缘阳性的患者中辅助放化疗可降低 48% 的局部复发,30% 的 DFS 及 28% 的 OS[91]。

RTOG0234 研究了在辅助放化疗的基础上联合西妥昔单抗[92,93]。Ⅱ期研究 RTOG9501 显示两种联合方案多西他赛/放疗联合西妥昔单抗和顺铂/放疗联合西妥昔单抗的疗效优于高剂量顺铂为基础的放化疗的历史数据。虽然这些数据是可靠的,但与历史数据的比较是存在缺陷的,所以在辅助放化疗的基础上联合西妥昔单抗仍未成为目前的标准。

## 器官保全

很多 HNSCC 诊断时即为晚期。Ⅲ/Ⅳ 期的患者常常需行广泛或根治性手术,可能影响器官功能。根治性手术带来的问题包括失声、吞咽功能损伤或外形影响但不能同时带来生存获益。所以,功能保全成为巨大的挑战。

Veterans Affairs 喉部研究随机将Ⅲ/Ⅳ 期喉部 SCC 分成顺铂和 5-FU(PF)方案诱导化疗续贯根治性放疗或手术续贯术后放疗[70]。化疗组,2 个疗程化疗后无应答的患者进行挽救性喉切除术,达到完全或部分缓解的患者接受第三疗程化疗续贯放疗。两组的 2 年 OS 率为 68%,化疗组的喉保全率达 64%。然而 T4 病变需行挽救性手术的比例为 56%。治疗失败的原因两者存在差异,手术组的局部失败率较低($2\%$ vs $12\%$,$P<0.01$),而续贯组的远处转移率下降($11\%$ vs $17\%$,$P<0.001$)。Lefebvre 等发现化疗续贯放疗对于部分特定的下咽癌患者同样有效[71]。

RTOG 91-11 研究将喉癌患者随机分为 PF 方案诱导化疗续贯放疗、顺铂同步放疗和单纯放疗[94]。挽救性手术适用于持续性或局部复发的患者。相较于单纯放疗,含化疗的两组均改善了主要的研究终点保喉生存。不考虑生存的 10 年粗略保喉率同期放化疗组优于续贯放化疗及单纯放疗:分别为 82%、68% 及 64%。同期放化疗显著改善了局部区域控制($HR$ 0.58,95% $CI$ 0.37~0.89,$P=0.005$),而诱导化疗组显示了改善 OS 的趋势但未达显著性差异($HR$ 1.25,95% $CI$ 0.98~1.61,$P=0.08$)[95]。放化疗组的晚期非肿瘤相关死亡升高(表 26-3)[40]。

表 26-3 喉/下咽-功能保全临床研究

| 研究 | 期别 | 患者 | 入组标准 | 治疗 | 喉保全 | 总生存 |
|---|---|---|---|---|---|---|
| VA study | 3 | 332 | 未治疗的 Ⅲ/Ⅳ 期喉 SCC | TL 续贯 RT PF×3 续贯 RT | 2 年:66% 3 年:62% | 2 年、3 年、5 年:68%、56%、45% 68%、53%、42% |
| RTOG 91-11 | 3 | | 未治疗的 Ⅲ/Ⅳ 期声门上或声门 SCC | PF×3 续贯 RT RT+P RT | 5 年、10 年:71%、68% 84%、82% 66%、64% | 5 年、10 年:58%、39% 55%、28% 54%、32% |
| EORTC 24954-22950 | 3 | 450 | Ⅲ/Ⅳ 期喉或下咽 SCC | PF×4 续贯 RT PF 交替+续贯 RT | 3 年:40% 45% | 3 年:62.2% 64.8% |
| GORTEC 2000-01 | 3 | 213 | 未治疗的Ⅲ/Ⅳ期喉或下咽 SCC | PF×3 续贯 RT TPF×3 续贯 RT | 3 年:57.5% 70.3% | 3 年:60% 60% |
| EORTC 24981 | 3 | 202 | 梨状窝或勺会厌襞下咽 SCC | TLP 续贯 RT PF×3 续贯 RT | 3 年:NA 42% 10 年:NA 70.3% | 3 年:43% 57% 10 年:14% 13% |

注:EORTC,欧洲癌症治疗与研究组织;GORTEC,头颈部肿瘤放疗组织;P,顺铂;PF,顺铂和 5-FU;RT,放疗;RTOG,肿瘤放疗组织;SCC,鳞状细胞癌;TL,全喉切除;TLP,全喉切除联合部分咽部切除术;TPF,多西他赛、顺铂和 5-FU。

GORTEC 2000-01 研究比较了喉-喉咽癌中顺铂和 5-FU 联合或不联合多西他赛作为诱导治疗,并在达到部分缓解的患者中续贯放疗。5 年的保喉率在多西他赛组为 60%(vs 39%),部分归功于联合治疗更高的反应率。两组的总生存相当。因此,TPF 方案是可行的并被推荐用于此类患者的诱导治疗[96]。

这些研究提示对于中期的喉 SCC 以肿瘤退缩及喉保全为目的的综合治疗模式是可行并适合的。但需要重视的是局部晚期结构破坏的原发性喉部肿瘤(如 T4)未纳入 RTOG 91-11。这类患者为求肿瘤控制需行全喉切除。

需要注意的是,非手术治疗同样会带来生存和功能障碍的影响。放疗产生的组织改变会引起即刻和长期的发声及吞咽障碍。根据放疗剂量和范围,照射副反应可能与手术相当或超过手术,并且会在治疗结束后数年出现或加重。纤维化会限制舌体与下颌的活动范围并减少咽壁的活动。

历史上,20%~40%接受放化疗的口咽及下咽 SCC 患者需长期胃造瘘营养管喂养。然而,现代放疗技术使 OPC 患者的长期胃造瘘率低于 10%[97]。喉部放疗因影响咽部输送造成吞咽障碍。需要专业的语言治疗师对患者进行适应性训练以减少放疗及放化疗造成的功能障碍。

## 复发或转移性病变

总体来说,复发或转移性 HNSCC 预后差,中位生存期为 6~15 个月。局部复发仍是治疗失败最常见的原因,发生于 20%~30% 的患者[98]。因此,临床常存在局部治疗的指征,最常用的局部治疗手段为放疗联合或不联合手术切除。由于绝大部分患者因初始疾病,前期已接受过放射治疗,需要考虑再程放疗带来了毒性风险增加。

早期的再程放疗研究报道使用三维适形放疗或 IMRT 放疗 2 年的 LRC 率为 30%~50%,但引起显著的 4~5 级不良反应(表 26-4)[99-111]。适当的患者选择和新型放疗技术如立体定向放射治疗(SBRT)显示出可靠的疗效。SBRT 是一种高度适形的放疗技术通过先进的影像指导及非共面光束排列,使 3~5 次精准到毫米的治疗达到高的根治放疗剂量。一项 MDACC 的前瞻性注册研究的初步结果显示,SBRT、质子治疗及 IMRT 不同的放疗技术的 OS 与 LRC 相仿,但 SBRT 的急性 3~4 级毒性显著低于其他两者[99]。

**表 26-4 再程放疗研究**

| 研究 | 患者 | 队列详情 | 放疗技术 | 疗效 | 毒性 |
|---|---|---|---|---|---|
| Lee 等 2007 MSK[101] | 105 | 86% SCC(34% 手术,71% CRT) | IMRT(70%)和 3DRT | 2 年 LRC:42%<br>2 年 OS:37% | 3~4 级:15%<br>脑坏死:4% |
| Langer 等 2007 RTOG 99-11[100] | 105 | >77% SCC | IMRT 和 3DRT,联合化疗 | 2 年 LRC:30%<br>2 年 OS:26% | 3~4 级:28%(8 例死亡)<br>ORN:18%<br>颈动脉破裂:5% |
| Heron 等 2011[110] | 70 | 100% SCC(SBRT vs SBRT+西妥昔单抗) | SBRT | 2 年 LC:34%(SBRT)、49%(SBRT+西妥昔单抗)<br>2 年 OS:21%(SBRT)、53%(SBRT+西妥昔单抗) | 急性 3~5 级:57%(SBRT)、63%(SBRT+西妥昔单抗)迟发性 3~5 级:23%(SBRT),23%(SBRT+西妥昔单抗) |
| Phan 等 2015 MDA[104] | 60 | 67% SCC(58% 手术,73%CRT) | 质子 | 2 年 LRC:73%(62% SCC)<br>2 年 OS:70%(60% SCC) | 3 级:20%<br>5 级:3%<br>营养管:10% CTV1≥50 cm³ 毒性更高 |
| Takiar 等 2015 MDA[102] | 207 | 84% SCC(51% 手术,67% CRT) | IMRT | 2 年 LRC:65%(59% SCC)<br>2 年 OS:57%(51% SCC) | 3~5 级:<br>2 年:32%<br>5 年:48%<br>CTV1>50 cm³ 毒性更高 |
| Ward 等 2016 MIRI Collaborative[103] | 412 | 96% SCC(100% RT,45% CRT) | IMRT | 2 年 LRC:40%(手术),66%(根治性 RT)<br>2 年 OS:40% | 3 级:19%<br>4 级:4.4%<br>5 级:1.2%<br>营养管:11% |
| Yamazaki 等 2016[111] | 107 | 43% 手术 | SBRT | 2 年 LRC:64%<br>2 年 OS:35% | 迟发性 3~5 级:21%<br>颈动脉破裂:10%(9 例死亡,颈动脉破裂溃疡形成预测) |
| Romesser 等 2016 MSK[105] | 92 | 57% SCC(39% 手术,39%CRT) | 质子 | 1 年 LRC:75%<br>1 年 OS:65% | 急性 3 级:31%<br>迟发性 3~5 级:19%<br>皮肤:9%<br>颈动脉破裂:15% |
| McDonald 等 2016[106] | 61 | 53% SCC(48% 手术,28%CRT) | 质子 | 2 年 LRC:80%<br>2 年 OS:33% | 急性 3~5 级:15%<br>迟发性 3~5 级:25%<br>坏死:15% |
| Vargo 等 2018[108] | 414 | 99% SCC(70% CRT) | IMRT(52%)和 SBRT(48%) | 2 年 LRF:57%(IMRT)和 45%(SBRT)<br>2 年 OS:35%(IMRT)和 16%(SBRT) | 急性 3~5 级:17%(IMRT)和 12%(SBRT)<br>急性 4~5 级:5%(IMRT)和 0.5%(SBRT)<br>迟发性 3~5 级:12.4%(IMRT)和 11.6%(SBRT) |

| 研究 | 患者 | 队列详情 | 放疗技术 | 疗效 | 毒性 |
|------|------|----------|----------|------|------|
| Gogineni 等 2019[109] | 60 | 74% SCC(53% 手术,57%CRT) | SBRT | 2 年 LC:79%<br>2 年 RC:70%<br>2 年 OS:45% | 迟发性 3 级:3%(呼吸消化道),1%(颅底)<br>迟发性 4~5 级:无 |

注:3DRT,3D 定向放疗治疗;CRT,同步放化疗;CTV1,1 临床靶区 1;ECE,包膜外侵犯;IMRT,调强适形放疗;LC,局部控制;LRC,局部区域控制;LRF,局部区域失败;ORN,放射性骨坏死;RC,区域控制;RT,放疗;SABR,立体定向放射消融治疗;SBRT,立体定向放射治疗;SCC,鳞状细胞癌。

系统治疗的选择根据患者前期的治疗、合并症、一般状况、病变范围及 PD-L1 的表达情况。需要强调的是,使用活检组织而不是细针穿刺标本来进行 PD-L1 的联合阳性分数(CPS),CPS 为美国 FDA 批准用于一线转移性病变的组织学检测标志物。CPS 即 PD-L1 染色的细胞数(肿瘤细胞和免疫细胞)与存活的肿瘤细胞总数的比值乘以 100。

随机三期临床研究 KEYNOTE-048 奠定了帕博利珠单抗(PD-1 单克隆抗体)联合化疗作为顺铂敏感(未用过顺铂或根治性化疗结束后＞6 个月)复发或转移性 HNSCC 患者的一线治疗方案[112]。854 例患者根据 PD-L1 CPS、p16 状态、ECOG PS 评分进行分层被随机分配至帕博利珠单抗单药、帕博利珠单抗联合铂类/5-FU 或西妥昔单抗联合铂类/5-FU。

在全人群中,帕博利珠单抗联合化疗优于西妥昔单抗联合化疗(HR 0.65,95% CI 0.63~0.93,P＜0.000 1),CPS 大于或等于 1 以及 CPS 大于或等于 20 的人群中同样体现生存获益[112]。在 CPS 大于等于 1 的患者中,单药帕博利珠单抗单药较西妥昔单抗联合化疗改善 OS(HR 0.78,95% CI 0.64~0.96,P=0.008 6);在 CPS 大于等于 20 的患者中得到同样的结果(HR 0.61,95% CI 0.45~0.83,P=0.000 7)。值得注意的是,在总人群中,帕博利珠单抗单药非劣效于西妥昔单抗联合铂类/5-FU(表 26-5)。

基于此项研究的结果,PD-L1 阳性的患者可选帕博利珠单抗单药治疗,然而仍推荐使用 CPS 作为患者治疗方式选择的标准。对于 CPS 大于等于 20 的患者,依据 ECOG 状态考虑帕博利珠单抗联合或不联合化疗。对于 CPS 0 分或未知的患者,考虑化疗联合或不联合帕博利珠单抗。对于快速进展的病例,为了避免早期进展,可不依赖 CPS 状态使用帕博利珠单抗联合化疗。

表 26-5　转移和复发头颈部中欧免疫治疗临床研究

| 研究 | 期别 | 患者 | 入组标准 | 治疗 | 疗效 |
|------|------|------|----------|------|------|
| KEYNOTE 048 | 3 | 882 | 初始治疗,转移或复发口咽、口腔、下咽或喉 SCC | 帕博利珠单抗＋顺铂＋5-FU vs 西妥昔单抗＋顺铂＋5-FU | 中位 OS:研究总人群:13 个月 vs 10.7 个月<br>PD-L1 CPS≥20:14.7 个月 vs 11 个月<br>PD-L1 CPS≥1:13.6 个月 vs 10.4 个月<br>2 年 OS:<br>PD-L1 CPS≥20:35% vs 19%<br>PD-L1 CPS≥1:31% vs 17% |
| | | | | 帕博利珠单抗 vs 西妥昔单抗＋顺铂＋5-FU | 中位 OS:<br>研究总人群:29% vs 19%<br>PD-L1 CPS≥20:14.9 个月 vs 10.7 个月<br>PD-L1 CPS≥1:12.3 个月 vs 10.3 个月<br>2 年 Os:<br>PD-L1 CPS≥20:38% vs 22%<br>PD-L1 CPS≥1:30% vs 18% |
| KEYNOTE 040 | 3 | 495 | 复发转移口腔、口咽、下咽、喉 SCCHN,铂类治疗失败 | 帕博利珠单抗 vs 研究者选择治疗 | 中位 OS:<br>研究总人群:8.4 个月 vs 6.9 个月<br>PD-L1 CPS≥50%:11.6 个月 vs 6.6 个月<br>PD-L1 CPS＜50%:6.5 个月 vs 7.1 个月<br>PD-L1 CPS≥1%:8.7 个月 vs 7.1 个月<br>PD-L1 CPS＜1%:6.3 个月 vs 7 个月<br>12 个月 OS:<br>研究总人群:37% vs 26.5%<br>PD-L1 CPS≥50%:47% vs 25%<br>PD-L1 CPS＜1%:40% vs 26% |
| KEYNOTE 012 | 1b | 192 | 复发转移 SCCHN | 初始队列:帕博利珠单抗 10 mg/kg,每 2 周 1 次<br>扩展队列:帕博利珠单抗 200 mg,每 3 周 1 次 | 中位 OS:<br>研究总人群:8 个月<br>PD-L1 CPS≥1%:10 个月<br>PD-L1 CPS＜1%:5 个月<br>12 个月 OS:<br>研究总人群:38% |

续 表

| 研究 | 期别 | 患者 | 入组标准 | 治疗 | 疗效 |
|---|---|---|---|---|---|
| KEYNOTE 055 | 2 | 171 | 复发转移口腔、口咽、下咽、喉 SCCHN，铂类和西妥昔单抗耐药 | 帕博利珠单抗 200 mg，每 3 周 1 次 | 中位 OS：8 个月<br>6 个月 OS：<br>总人群：59%<br>HPV（+）：72%<br>HPV（-）：55%<br>PD-L1 CPS>1%：59%<br>PD-L1 CPS<1%：56% |
| Checkmate 141 | 3 | 361 | 复发转移口腔、咽、喉 SCCHN，铂耐药 | 纳武利尤单抗 3 mg/kg，每 2 周 1 次 vs 研究者选择的单药治疗 | 中位 OS：<br>研究总人群：7.5 个月 vs 5.1 个月<br>PD-L1 CPS≥1%：8.7 个月 vs 4.6 个月<br>PD-L1 CPS<1%：5.7 个月 vs 5.8 个月<br>1 年 OS：<br>研究总人群：36% vs 16.6% |
| NCT02369874 | 3 | 736 | 复发转移 SCCHN，铂耐药 | 度伐利尤单抗单药 vs 度伐利尤单抗+曲美木单抗 | 入组完成，待结果 |

注：5-FU，氟尿嘧啶；CPS，综合阳性评分；HPV，人乳头状瘤病毒；ORR，总体有效率；PD-L1，程序性死亡受体配体 1；SCC，鳞状细胞癌；SCCHN，头颈部鳞状细胞癌。

基于 KEYNOTE 048 研究美国 FDA 在 2019 年 6 月批准了 PF 化疗联合帕博利珠单抗的治疗方案。虽然研究中使用的是 PF 化疗方案，但 MDACC 更多选择紫杉烷类（多西他赛或紫杉醇）来替代静脉输注 5-FU。这是基于铂类-紫杉烷类联合方案较 PF 无明显生存差异[113,114]。静脉输注 5-FU 需要中心静脉通路并输液泵持续输注超过 96 h，输注结束后需要二次返回中心进行输液泵拔除和管道冲洗。经常并发腹泻、黏膜炎及手足综合征，少见但致命的并发症包括冠状动脉血管痉挛及心律失常。由于毒性反应造成住院并不少见，这种方案在生理毒性反应和物质资源方面的成本都很高。相对而言，多西他赛可简单通过外周静脉在 1 h 左右输注完成。它通常耐受良好，最常见的不良反应为脱发及中性粒细胞减少。预防性集落刺激因子的使用可避免粒细胞缺乏发热的发生。累积性神经毒性会在多次治疗后发生，但通常的治疗在 4～6 个周期或以下。

对于不适合免疫治疗的患者，推荐使用一线使用含铂双药化疗联合西妥昔单抗靶向治疗。EXTREME Ⅲ期临床研究显示顺铂/5-FU 联合西妥昔单抗较单纯化疗显著提高了 OS、PFS 和反应率[92]。GORTEC 2008-03 Ⅱ期临床研究显示 TPEx 方案（多西他赛、铂类联合西妥昔单抗）具有令人满意的疗效，中位生存达 14 个月[115]。这个方案也与 EXTREME 方案（5-FU、铂类联合西妥昔单抗）进行了比较，以多西他赛替代 5-FU。转移性 HNSCC 患者一线治疗被随机分配到 EXTREME 或 TPEx 方案。经过 30 个月的随访，TPEx 方案组中位 OS 为 14.5 个月对比 EXTREME 方案组 13.4 个月（HR 0.87，P=0.15）。更显著的是，TPEx 方案组 4/5 级不良反应的发生率仅 34% 而 EXTREME 方案组为 50%。所以，以紫杉烷类（特别是多西他赛）替代 5-FU 显示出相似的疗效并减轻毒性[116]。对于那些不考虑进行免疫治疗和/或联合化疗的患者，可根据预估的耐受性和前期的治疗暴露来选择

单药治疗。单药可选包括铂类、5-FU、紫杉烷类、甲氨蝶呤和西妥昔单抗[117-119]。

二线方案主要根据治疗的可行性及前期对铂类及免疫治疗药物的暴露情况。对于铂类耐药（距铂类使用<6 个月）且适合免疫治疗的患者可使用直接针对 PD-1 的单克隆抗体帕博利珠单抗或纳武利尤单抗。两项大型的非随机研究 KEYNOTE 012 和 KEYNOTE 055 和一项 Ⅲ期研究 KEYNOTE 040 显示帕博利珠单抗的临床疗效[120-122]。KEYNOTE 040 纳入 495 例铂类治疗失败的患者随机分组接受帕博利珠单抗对照研究者选择的治疗（甲氨蝶呤、多西他赛或西妥昔单抗）[123]。虽然两组的反应率无显著性差异（15% vs 10%），帕博利珠单抗组的应答持续时间显著优于对照组（18 个月 vs 5 个月）。总人群的 12 个月的 OS 率为 37% vs 27%，中位 OS 为 9.4 个月 vs 6.9 个月（HR 0.8，95% CI 0.65～0.98）。探索性分析显示 PD-L1 表达超过 50% 的患者生存获益显著优于 PD-L1 表达低于 50% 的患者。

在 CHECKMATE 141 Ⅲ期研究中，纳武利尤单抗显示出治疗活性及获益[124,125]。361 例患者被随机分组结束纳武利尤单抗或研究者选择的单药治疗（甲氨蝶呤、多西他赛或西妥昔单抗）。研究显示纳武利尤单抗组 OS（中位 7.5 个月 vs 5.1 个月，97.73% CI 0.51～0.96，HR 0.70，P=0.01）和反应率（13.3% vs 5.8%）优于对照组，且不受 PD-L1 表达及 p16 状态的影响（表 26-5）。在 HPV 阳性病变（HR 0.56，95% CI 0.3～0.99）及 PD-L1 表达大于等于 1% 的患者中（HR 0.55，95% CI 0.36～0.83）显示更大的生存获益。

对于以铂类为基础治疗后进展且不适合免疫治疗或免疫治疗耐药的患者，后续方案包括西妥昔单抗或单药化疗。Ⅱ期临床研究显示西妥昔单抗在铂类耐药患者中的疗效，反应率大约为 10%[126,127]。

## 降低风险及预防

吸烟与饮酒是诱发头颈部恶性肿瘤的主要风险因素，所以戒烟和戒酒是预防和降低风险的主要手段。临床医生应强调戒烟的重要性，如果在治疗期间继续吸烟会增加第二肿瘤的发生风险并影响患者的预后。

随着 HPV 相关头颈部肿瘤发病率的升高，我们开展了针对病毒感染的预防措施。HPV 疫苗被用于预防宫颈及 HNSCC 恶性肿瘤。虽然 HPV 疫苗降低了口腔 HPV 的感染率，但是否能减低 HNDCC 的发病率尚不明确[128]。尽管有一些包括维生素 A、维生素 E、β-胡萝卜素和维甲酸的临床研究，目前为止，尚没有明确的化学预防措施能降低 HNSCC 的发病率[129-135]。

---

### 提示

- 多学科讨论及综合治疗是制定规范诊疗及合理处理治疗相关症状的必要手段。
- 早期病变选择以根治为目的的单学科治疗、手术或放疗。
- 高肿瘤负荷的 Ⅲ 期（T3N0～1）或 Ⅳ 期患者不伴远处转移仍以根治为目的，治疗选择多学科综合治疗入手术联合放疗，或同期放化疗。
- 除了淋巴结阳性的鼻咽癌，目前没有明确的数据支持放化疗前的诱导治疗可提高患者预后。但在保留喉功能的治疗中续贯放疗是标准治疗模式。

- 联合顺铂的放化疗是局部晚期病变的标准治疗。当然对于顺铂禁忌的患者，也可使用西妥昔单抗或其他药物以其他形式如诱导治疗进行，续贯卡铂联合放疗。
- 对于复发或晚期患者需根据 PD-L1 CPS、体力状态评分及前期治疗综合评估进行选择，以平衡治疗获益及毒性，特别是对于姑息性治疗。除了存在禁忌证，抗 PD-1 单克隆抗体应被用于复发的病例。
- 在不久的将来免疫治疗可能成为标准治疗用于以根治为目标的治疗模式。

# 第**6**篇 胃肠肿瘤
## Robert A. Wolff

# 第 27 章　胃癌、胃食管交界处癌和食管癌

Mariela Blum Murphy
Elena Elimova
Ahmed Abdelhakeem
Jaffer Ajani

余一祎　王　晴·译

## 要点

- 胃癌仍然是全球癌症相关死亡的第三大常见原因。
- 胃癌有两种不同的病因,与两种组织学类型相关:肠型和弥漫型。
- 建议对相对早期的局部胃癌(T1b)进行胃切除术;但是,对于进展期胃癌(T2N0、T1aN+或T1b-T3N+),建议在胃切除术的基础上进行辅助治疗。
- INT-0116研究(辅助放化疗)和医学研究委员会ST02/MAGIC及FLOT研究(围手术期化疗)的结果决定了目前西方国家可切除胃癌的治疗方法。
- 在亚洲,术后化疗一直被认为是胃切除D2根治术后的标准疗法。除了ACTS-GC研究和CLASSIC研究(分别是S-1治疗1年和CAPOX治疗6个月)外,两种新的治疗方案(DS和SOX治疗6个月)已成为Ⅱ期和/或LN阳性胃癌的标准治疗方案。
- 只有30%~40%的食管癌患者在发病时有可能被切除,在许多系列研究中,因临床局部疾病而接受单纯手术治疗的患者中,只有5%~20%在3~5年后存活。
- 内镜疗法用于治疗小的(直径<2 cm)、单发的、与黏膜相连的扁平病灶(T1a)最为有效。
- 对于局部晚期食管癌和胃食管交界处癌患者来说,手术仍然是获得持久生存的最佳机会。
- CROSS试验的结果还强调了手术前化疗的有益作用,无论肿瘤组织学如何,化疗都能显著提高总生存率。

- 在新确诊的胃癌、胃食管交界处癌和食管癌患者中,超过60%的患者将患有晚期不可切除或转移性疾病。虽然无法治愈,但与最佳支持治疗相比,全身治疗可延长患者的生存期。
- 截至本文撰写之时,美国的患者可能会接受以铂、氟嘧啶或紫杉烷类药物为基础的一线化疗方案,对于HER2阳性的患者会加用曲妥珠单抗。
- 根据RAINBOW研究的积极结果,紫杉醇和雷莫芦单抗(血管内皮生长因子受体2靶向药物)被认为是二线治疗的标准。雷莫芦单抗单药治疗也被认为是晚期胃癌的二线治疗方案。
- 在美国,帕博利珠单抗目前已被批准用于治疗转移性食管鳞状细胞癌(SCC),作为综合阳性评分(CPS)超过10分的肿瘤的二线治疗,以及PD-L1阳性的晚期胃癌的三线治疗。在美国,纳武利尤单抗还被批准用于治疗转移性食管SCC(无论PD-L1表达与否),在日本、韩国和中国台湾地区,纳武利尤单抗还被批准用于治疗胃癌。
- 癌症基因组图谱分析发现了胃癌的四种基因类型;然而,这还不足以改变我们的治疗策略,还需要做更多的工作。
- 多模式疗法将成为筛查、诊断、分期、治疗和支持上消化道癌症患者的基础。

## 胃癌

### ■ 流行病学特征

胃癌的发病率在世界范围内差异很大。日本、中国、东欧和南美洲发病率最高(男性每10万人中有20人以上),而北美、非洲部分地区和北欧发病率最低(男性每10万人中有10人以下)[1]。在美国,2020年估计有27 600例胃癌新病例,死亡11 010人[2]。胃癌发生的中位年龄为男性69岁,女性73岁[3]。非洲裔美国人、西班牙裔美国人和原住民患胃癌的可能性是白种人的1.5~2.5倍[3]。在美国,食管胃癌的解剖位置有变化的流行病学模式,远端或非贲门癌的发病率有下降的趋势[4]。下降的原因尚不清楚,但可能与饮食习惯和食物保存的改变有关。然而,观察到贲门癌的发病率有所增加,在白种人人群中,从每10万人2.4例(1977—1981年)增加到每10万人2.9例(2001—2006年)[4]。同样,美国的监测、流行病学和最终结果(SEER)癌症登记计划显示,从1973年到1992

年,胃食管交界处(GEJ)腺癌的发病率大约增加了 2.5 倍,从每 10 万人 1.22 例(1973—1978 年)增加到每 10 万人 2.00 例(1985—1990 年),在过去 20 年中,发病率稳定下来,每 10 万人 1.94 例(2003—2008 年)[3,5]。

人群研究表明,近端癌的发病机制与远端癌不同[6]。远端胃癌的潜在原因包括幽门螺杆菌感染或 E 钙黏蛋白表达缺失,而近端胃癌的表现可能与远端食管癌和 GEJ 癌相似,后者从巴雷特化生进展为异型增生再到浸润性腺癌。只有26％的新诊断胃癌是局限性的。5 年 OS 率为 28.3％,在过去的 30～40 年没有显著变化[1]。手术仍然是治愈的唯一机会,通过多种方式治疗可以提高生存率。晚期疾病患者的 5 年OS 率仍然令人沮丧,低于 5％。因此,尽管发病率下降,胃癌仍然是美国的公共卫生问题,因为其高死亡率。

### 组织学分类和风险因素

最常见的胃癌类型是胃腺癌(GAC)。WHO 将 GAC 分为管状癌、乳头状癌、混合癌和差黏附癌,而 Lauren 分类将 GAC分为肠型、弥漫型和混合型[7]。肠型 GAC 可能始于幽门螺杆菌感染,导致多步进展(慢性活动性非萎缩性胃炎、多灶性萎缩性胃炎、肠化生、异型增生和浸润性腺癌)[8]。超过 40％～50％的远端 GAC 与幽门螺杆菌感染相关[6]。其他环境风险因素和炎性细胞因子可能影响并促成这种多步进展。

人群研究发现了一些与胃癌相关的环境和精神风险因素。水果和蔬菜摄入量低、腌制和腌腊食品中的 N-亚硝基化合物摄入量高,以及煤矿开采和镍、橡胶和木材加工中的职业暴露是常见的风险因素。其他值得注意的风险因素包括肉类摄入量[9]、吸烟[10]、胃部手术[11]和生殖激素[12]。

总体而言,肠型 GAC 的发病机制涉及一系列事件。这一系列事件如高胃泌素血症或胆汁反流的促进作用引起的细胞增殖增加、致突变剂(如 N-亚硝基化合物和自由基)的管腔水平增加,以及保护因子(如维生素 C)的管腔水平降低,为易感宿主的癌变提供了理想的环境[8]。

与肠型胃癌相反,弥漫型 GAC 是由细胞内黏附分子缺陷引起的,这是由钙黏蛋白 1(CDH1)基因编码的 E 钙黏蛋白表达缺失的结果。这可以通过胚系或体细胞突变、杂合性丧失或通过 CDH1 启动子的异常甲基化导致的基因转录的表观遗传沉默而发生。Zheng 等的一项研究显示,在异型增生、早期癌症和晚期癌症中,E-cadherin 启动子甲基化阳性率[13]。此外,30％的遗传性弥漫性胃癌家族显示 CDH1 胚系突变,而其余的基因仍无法解释[14]。目前,许多遗传性弥漫性胃癌家族存在 CDH1 胚系突变。遗传是主导的。晚期胃癌的终身累积风险在男性中估计为 40％～67％,在女性中估计为 60％～83％[15]。受影响家庭中的女性也处于发生小叶乳腺癌的高风险中,累积风险为 52％[15]。TP53 的胚系突变与家族性胃癌相关[14],包括 Li-Fraumeni 综合征。另一种与胃癌相关的家族性癌症综合征是遗传性非息肉病性结直肠癌,由DNA 错配修复基因(更常见的是 hMLH 1 和 hMSH 2)缺陷引起(表 27-1)。

表 27-1　与胃癌相关的部分复发性细胞遗传学异常和常见分子变化概述

| 传统的细胞遗传学 | 简单核型 | 复杂的核型 |
|---|---|---|
| | | 1、3、6、7、8、11、13、17、19 |
| 分子细胞遗传学 | 获得 | 缺失 |
| | 3q、7p、7q、8q、13q、17q、20p、20q | 4q、9p、17p、18q |

| 基因 | 变异情况 | 临床相关性 |
|---|---|---|
| c-met | 扩增 | 肿瘤侵袭、淋巴结转移、预后不佳 |
| K-sam | 扩增 | 肿瘤晚期、预后不佳 |
| c-erbB2 | 扩增 | 肿瘤晚期、淋巴结和肝转移、预后不佳 |
| c-myc | 扩增 | 临床过程不佳/预测侵袭性 |
| TP53 | 杂合性缺失 | 增殖率、淋巴结转移、生存期缩短 |
| | 变异 | |
| | 高甲基化 | |
| BCL2 | 杂合性缺失 | 浸润深度、淋巴结转移和生存率 |
| RUNX3 | 缺失 | 转移 |
| | 高甲基化 | |
| | 不表达 | |
| PTEN | 杂合性缺失 | 肿瘤晚期/转移 |
| | 变异 | |
| E-cadherin (CDH1) | 杂合性缺失 | 肿瘤转移能力和不良预后 |
| | 变异 | |
| | 高甲基化 | |
| | 低表达 | |
| Cyclin E | 扩增 | 疾病侵袭性和淋巴结转移 |
| p27 | 低表达 | 肿瘤晚期、侵袭深度和淋巴结转移 |
| p16 | 低表达 | 肿瘤侵袭和转移 |
| DNA 修复基因/微卫星不稳定性 | 变异 | 年龄、淋巴结转移的低发病率和延长生存期 |
| | 高甲基化 | |
| | 低表达 | |
| Syndecan-1 | 低表达 | 肿瘤分化 |
| β-catenin | 扩增 | 淋巴结转移 |
| CD44s 和 CD44v6 | 扩增 | 淋巴结转移 |
| Sp1 | 扩增 | 肿瘤血管生成潜力,预后不良 |

EB 病毒相关胃癌具有不同的临床病理特征,包括男性居多,好发于胃贲门或手术后胃残端,淋巴细胞浸润,预后较好[17,18]。

尽管最近取得了一些进展,但胃癌的确切病因特征,以及环境与宿主之间的关系仍不得而知。正在进行的研究有望更好地阐明胃癌的致病机制。

### ■ 预防

一些人群研究结果表明,胃癌(尤其是远端胃癌)患者感染幽门螺杆菌的可能性增加[19,20]。虽然幽门螺杆菌在胃癌发病机制中的作用已被明确界定,但目前还没有任何证据表明根治幽门螺杆菌能够降低胃癌发病率[21]。中国一项针对1 630名患者的大型研究显示,根除幽门螺杆菌对预防胃癌无益[22]。然而,在一个没有癌前病变的亚组患者中,根除幽门螺杆菌治疗后7.5年的随访期间,任何患者与接受安慰剂的6例患者相比均未发生胃癌($P=0.02$)[22]。在另一项大型研究中,阿莫西林和奥美拉唑短期治疗在幽门螺杆菌根除后14.7年期间降低了39%的胃癌发病率,具有显著的统计学差异[23]。一项荟萃分析表明根除幽门螺杆菌可以降低胃癌风险;然而,该荟萃分析因方法学问题而受到批评[24]。截至本文撰写时,强烈推荐对消化性溃疡患者、黏膜相关淋巴组织淋巴瘤患者和食管胃癌内镜切除术后患者进行这种感染的根除治疗;广泛预防战略的作用尚待确定。

### ■ 临床表现

大多数有症状的患者在发病时已是晚期。症状可以是特异性的,如盗汗和无意中体重减轻;也可以是非特异性,如早饱、腹痛和恶心。吞咽困难在胃贲门癌或胃食管癌患者中更为常见。隐匿性胃肠道(GI)出血也很常见,而只有20%的病例可观察到明显出血。

### ■ 病理和分子特征

95%以上的胃癌是腺癌。剩下的5%包括神经内分泌肿瘤、淋巴瘤、鳞状细胞癌和肉瘤。

癌症基因组图谱研究网络根据295个原发性腺癌的分子特征将胃癌分为四种亚型,以最终指导患者的治疗[25]。其明确集中于癌症的四种主要基因组亚型,具有不同的特征和分子改变类别:

(1) 含有EB病毒的肿瘤,同时伴有 PIK3CA 基因通路的频发突变、极端的 DNA 高甲基化、Janus 激酶2(JAK2)扩增,以及作为免疫反应抑制因子的 PD-L1 和 PD-L2 基因的额外拷贝。这类癌症约占胃癌总数的10%,其中近80%的人体内的 PIK3CA 蛋白发生了改变。

(2) 微卫星不稳定性的肿瘤,其中 DNA 修复机制缺失导致高突变率,包括编码可靶向致癌信号蛋白的基因突变。约20%的肿瘤属于这一亚型。

(3) 最大的一类肿瘤约占胃癌的一半,被称为染色体不稳定肿瘤。这些肿瘤包含大量基因和染色体的额外或缺失片段(无整倍体),关键受体酪氨酸激酶的基因组扩增数量惊人。这种亚型肿瘤经常出现在胃和食管的交界处,这种类型的胃癌在美国急剧增加。

(4) 第四类肿瘤被称为基因组稳定型,因为它们缺乏其他三类肿瘤的分子特征。这些肿瘤占标本的20%,主要属于弥漫型组织学变异的特殊类型胃癌,其中约30%的肿瘤在 Ras 同源基因家族成员 A(RHOA)信号通路中存在基因组改变。这些肿瘤的特点是缺乏高水平的非整倍体和高代谢静态潜能。

这种分类方法可作为组织病理学的重要辅助手段,并提供患者分层,作为靶向药物的指南。

### ■ 分期和预后

吞钡和上食管胃十二指肠镜检查(EGD)是诊断胃癌的主要方法,可提供完整的诊断信息。胃肠镜检查对组织诊断的敏感性和特异性更高。单次活检诊断胃癌的灵敏度为70%,而从溃疡边缘和底部进行7次活检可将灵敏度提高到98%以上[26]。相比之下,上消化道钡餐吞咽检查可同时发现恶性胃溃疡和浸润性病变,包括一些早期胃癌。然而,吞钡检查的假阴性率可高达50%[27],早期胃癌的假阴性率可能更高,敏感性可低至14%。

癌症分期是治疗前的关键,AJCC 第8版(2017年)的分期系统是目前最常用的分期系统(表27-2)[28],包括胃癌、胃神经内分泌癌、震源超过胃内2 cm的GEJ癌和贲门癌。

**表 27-2 胃癌 TNM 分期系统**

A. 美国联合癌症委员会胃癌 TNM 分期系统

| 原发性肿瘤(T) | |
| --- | --- |
| Tx | 无法评估原发性肿瘤 |
| T0 | 无原发性肿瘤迹象 |
| Tis | 原位癌:上皮内肿瘤侵犯固有层,高度发育不良 |
| T1 | 肿瘤侵犯固有层、固有肌层或黏膜下层 |
| T1a | 肿瘤侵犯固有层或黏膜肌层 |
| T1b | 肿瘤侵犯黏膜下层 |
| T2 | 肿瘤侵入固有肌ᵃ |
| T3 | 肿瘤穿透黏膜下结缔组织,但未侵犯内脏腹膜或邻结构ᵇ,ᶜ |
| T4 | 肿瘤侵犯浆膜(内脏腹膜)或邻近结构ᵇ,ᶜ |
| T4a | 肿瘤侵犯浆膜(内脏腹膜) |
| T4b | 肿瘤侵犯邻近结构/器官 |

| 区域淋巴结(N) | |
| --- | --- |
| Nx | 无法评估区域淋巴结 |
| N0 | 无区域淋巴结转移 |
| N1 | 1~2 个区域淋巴结转移 |
| N2 | 3~6 个区域淋巴结转移 |
| N3 | ≥7 个区域淋巴结转移 |
| N3a | 7~15 个区域淋巴结转移 |
| N3b | ≥16 个区域淋巴结转移 |

续 表

**远处转移(M)**

| | |
|---|---|
| Mx | 无法评估远处转移 |
| M0 | 无远处转移 |
| M1 | 经显微镜确认的远处转移灶 |

注：[a]肿瘤可能穿透固有肌层,延伸到胃结肠韧带或胃肝韧带、大网膜或小网膜,但不会穿透覆盖这些结构的内脏腹膜。在这种情况下,肿瘤被归类为 T3。如果覆盖胃韧带或网膜的内脏腹膜穿孔,则肿瘤应归类为T4。[b]胃的邻近结构包括脾、横结肠、肝、膈肌、胰腺、腹壁、肾上腺、肾、小肠和腹膜后。[c]壁内延伸至十二指肠或食管不被认为是对邻近结构的侵犯,而是根据这些部位的最大侵犯深度进行分类。

AJCC 预后分期组
B. 临床(cTNM)

| T | N | M | 分期 |
|---|---|---|---|
| Tis | N0 | M0 | 0 |
| T1 | N0 | M0 | Ⅰ |
| T2 | N0 | M0 | Ⅰ |
| T1 | N1、N2 或 N3 | M0 | ⅡA |
| T2 | N1、N2 或 N3 | M0 | ⅡA |
| T3 | N0 | M0 | ⅡB |
| T4a | N0 | M0 | ⅡB |
| T3 | N1、N2 或 N3 | M0 | Ⅲ |
| T4a | N1、N2 或 N3 | M0 | Ⅲ |
| T4b | 任何 N | M0 | ⅣA |
| 任何 T | 任何 N | M1 | ⅣB |

C. 病理(pTNM)

| T | N | M | 分期 |
|---|---|---|---|
| Tis | N0 | M0 | 0 |
| T1 | N0 | M0 | ⅠA |
| T1 | N1 | M0 | ⅠB |
| T2 | N0 | M0 | ⅠB |
| T1 | N2 | M0 | ⅡA |
| T2 | N1 | M0 | ⅡA |
| T1 | N3a | M0 | ⅡB |
| T2 | N2 | M0 | ⅡB |
| T3 | N1 | M0 | ⅡB |
| T4a | N0 | M0 | ⅡB |
| T2 | N3a | M0 | ⅢA |
| T3 | N2 | M0 | ⅢA |
| T4a | N1 | M0 | ⅢA |
| T4a | N2 | M0 | ⅢA |
| T4b | N0 | M0 | ⅢA |

续 表

| T | N | M | 分期 |
|---|---|---|---|
| T1 | N3b | M0 | ⅢB |
| T2 | N3b | M0 | ⅢB |
| T3 | N3a | M0 | ⅢB |
| T4a | N3a | M0 | ⅢB |
| T4b | N1 | M0 | ⅢB |
| T4b | N2 | M0 | ⅢB |
| T3 | N3b | M0 | ⅢC |
| T4a | N3b | M0 | ⅢC |
| T4b | N3a | M0 | ⅢC |
| T4b | N3b | M0 | ⅢC |
| 任何 T | 任何 N | M1 | Ⅳ |

D. 新辅助治疗后(ypTNM)

| T | N | M | 分期 |
|---|---|---|---|
| T1 | N0 | N0 | Ⅰ |
| T2 | N0 | M0 | Ⅰ |
| T1 | N1 | M0 | Ⅰ |
| T3 | N0 | M0 | Ⅱ |
| T2 | N1 | M0 | Ⅱ |
| T1 | N2 | M0 | Ⅱ |
| T4a | N0 | M0 | Ⅱ |
| T3 | N1 | M0 | Ⅱ |
| T2 | N2 | M0 | Ⅲ |
| T1 | N3 | M0 | Ⅲ |
| T4a | N1 | M0 | Ⅲ |
| T3 | N2 | M0 | Ⅲ |
| T2 | N3 | M0 | Ⅲ |
| T4b | N0 | M0 | Ⅲ |
| T4b | N1 | M0 | Ⅲ |
| T4a | N2 | M0 | Ⅲ |
| T3 | N3 | M0 | Ⅲ |
| T4b | N2 | M0 | Ⅲ |
| T4b | N3 | M0 | Ⅲ |
| T4a | N3 | M0 | Ⅲ |
| 任何 T | 任何 N | M1 | Ⅳ |

注：经伊利诺伊州芝加哥市美国外科学院许可使用。此信息的原始来源是 AJCC 癌症分期系统(2020 年)。

在最新版本中,根据恶性肿瘤的 TNM(肿瘤、淋巴结、转移)分类,提供了三种分期指南：基于美国和日本数据库的临床分期(c 期);局部 GAC 初级手术后确定的病理分期(p 期);

手术前使用新辅助治疗后的病理分期（yp 期）。根据 AJCC 第8 版，Siewert-Stein Ⅱ 型肿瘤按照食管癌系统分期，Ⅲ 型肿瘤按照胃癌系统分期。

CT 因其无创性，已成为胃癌分期的基础，但它在检测肿瘤浸润深度和局部和区域淋巴结受累不敏感。

胸部、腹部和盆腔的对比增强 CT 扫描可评估 GAC 远处扩展的位置。目前，CT 与原发部位的超声内镜检查术（EUS）结合使用，可为肿瘤的侵犯深度和局部淋巴结受累提供最准确的数据[29]。EUS 引导下的可疑局部和区域淋巴结活检避免了其局限性（图 27-1 和图 27-2）。与 CT 或 EUS 相比，使用腹腔镜检查腹膜周围冲洗液的侵入性更大，但其优点是可以直接观察肝表面、腹膜和局部淋巴结。腹腔镜在 CT 检查未发现肝转移和腹膜癌变的患者中，有 23% 的患者可通过该

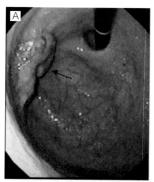

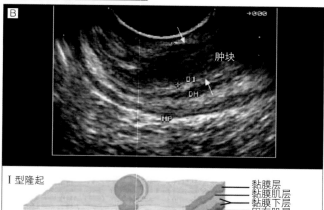

**图 27-1** 胃癌：T1 病灶。A. 内镜视图。B. 超声内镜视图。转载自 http://www.massgeneral.org/gastro/endo_homepage.htm

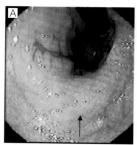
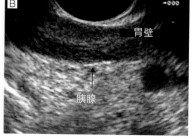

**图 27-2** 胃癌：T2N1 病灶。A. 内镜视图。B. 超声内镜视图。转载自 http://www.massgeneral.org/gastro/endo_homepage.htm

检查诊断出肝转移和腹膜癌变[30]，在细胞学检查呈阳性的患者中，有 13% 的患者可通过该检查诊断出肝转移和腹膜癌变[31]。当所有非侵入性检查（CT 和 EUS）在 EUS 上证实 T1b 以上疾病的患者中存在局限性或潜在可切除的疾病时，通常进行诊断性腹腔镜检查。根据 AJCC 系统，阳性腹膜细胞学代表Ⅳ期疾病。

FDG PET 诊断胃癌的有效性尚不确定，因为多达 50% 的原发性肿瘤是 FDG 阴性的，尤其是早期胃癌[32]。FDG 摄取不足主要与弥漫型胃癌（具有印戒细胞和黏液内容物）有关[33]。目前，FDG PET 由于其低灵敏度，在胃癌的初步检测中没有作用。另一方面，FDG PET 在胃癌淋巴结转移的评估中显示出比 CT 更好的结果，因此可以在术前分期中发挥作用。对于 FDG 阳性疾病的患者，FDG PET 可用于预测组织学缓解和生存结局[34-36]，与食管远端腺癌和 GEJ 腺癌患者的结果相似[37]。FDG PET 与 CT 结合可提高复发性胃癌的诊断准确性，因为 PET-CT 在检测复发性疾病方面与造影 CT 一样敏感和特异性[38]。

在接受手术治疗的胃癌患者中，影响胃癌预后的因素包括淋巴结受累、肿瘤位置、组织学分级和淋巴管浸润[39]。近端胃癌患者的预后比远端胃癌患者差，分别为 28.5 个月和 58.6 个月（P<0.02）[40]。尽管分子遗传学改变与病理特征、生物学行为和预后之间存在相关性，但这些遗传学改变的临床意义尚未确定。换句话说，这些遗传参数无法转化为有意义的临床诊断、预测或预后生物标志物。因此，推定的胃癌生物标志物筛选方法也仍然难以捉摸。然而，环境和宿主因素之间复杂的相互作用导致胃肿瘤的发生，研究人员希望为高危患者提供有效的筛查方法、更好的预后和预测生物标志物，以及更好的癌症药物治疗指标。

### ■ 治疗

胃癌是根据患者的癌症分期进行治疗的。食管癌部分讨论了 GEJ 和距 GEJ 小于 5 cm 的胃腺癌的治疗，也反映了 AJCC 分期系统的最新变化。局部进展期胃癌的治疗分为可切除和不可切除两类。手术仍然是长期生存的最佳机会，但单纯手术后的 5 年生存率为 20%～50%，必须提供辅助治疗，如化疗或放化疗。局限性胃癌可分类为临床 T1 或更高疾病，伴或不伴及区域淋巴结。建议至少检查 15 个淋巴结以进行适当的手术分期[41]。除手术外，用于治疗局限性胃癌的辅助治疗取决于世界上的地理位置。在北美和欧洲，Intergroup INT0116[42]（辅助放化疗方法）和医学研究理事会辅助输注化疗（MAGIC）[43]（围手术期化疗方法）研究的结果在 21 世纪初确立了标准治疗。最近的试验，如 FLOT（连续输注 5-FU、亚叶酸钙、奥沙利铂和多西他赛）也成为围手术期的标准治疗。然而，在亚洲，D2 淋巴结清扫术后的辅助化疗被认为是金标准[44,45]。

不幸的是，在不可切除的局部晚期疾病患者中的主要治疗目标仍然是症状缓解。不能切除的局部晚期和转移性胃癌的治疗在两个单独的小节中讨论：不可切除的局部晚期胃

癌、胃食管交界处癌和食管癌；以及晚期和转移性胃癌、胃食管交界处癌和食管癌。

### 可切除疾病

#### 外科手术

手术切除为局部疾病患者的长期生存提供了最佳机会，尤其是结合术后（辅助）化疗-放疗[42]或围手术期化疗[43]。即使采用了较新的分期模式，准确识别潜在可切除疾病患者的主要障碍仍是对疾病进行准确分期的能力。在美国，67%的患者处于Ⅲ期或Ⅳ期，只有10%的患者处于Ⅰ期[46]。

根据定义，根治性切除术（也称为 R0 切除术）涉及切除原发癌和具有游离边缘的区域淋巴结。手术的目的是双重的：①局部控制和（希望）根除胃癌；②达到准确的病理分期。

胃癌手术治疗的考虑因素包括：①管腔切除范围（全胃切除术与部分胃切除术）；②淋巴结清扫范围。全胃切除术主要用于近端胃癌、巨大的中胃肿瘤或皮革胃（胃的一大片区域被胃癌广泛浸润，导致胃黏膜僵硬、增厚），而部分胃切除术可用于远端胃肿瘤。两项随机对照试验表明，远端胃癌的全胃切除和部分胃切除术的生存率相似[47,48]。OS 率从 R2（手术切除伴有残留病变）的 5% 提高到 R0 的 50%。

日本外科医生常规进行扩大淋巴结切除术，而在美国，54% 的接受初次胃切除术的患者接受了少于 D1 淋巴结切除术[42]。D1 淋巴结切除术指的是对胃周淋巴结的有限剥离，而 D2 指的是沿着肝动脉、胃左动脉、腹腔动脉和脾动脉，以及脾门的淋巴结切除。D3 淋巴结清扫包括位于肝门和主动脉周区域内的淋巴结。

扩大淋巴结切除术的支持者认为，只有扩大淋巴结清扫术才能保证准确的分期，这也意味着对分期特异性生存的准确预测。此外，广泛的淋巴结清扫术，局部复发率较低。使用 1973—2000 年的 SEER 数据，Schwarz 和 Smith[49] 评估了 1 377 例局部晚期胃癌患者（ⅢA、ⅢB 和Ⅳ期，M0）。总淋巴结（LN）计数（或检查阴性 LN 的数量，$P<0.0001$）和阳性 LN 数量（$P<0.0001$）是独立的预后生存预测因子。此外，基于分期的生存预测取决于 LN 总数和阴性 LN 的数量。在 1973—1999 年的 SEER 数据的早期分析中，这些研究人员证明，每切除 10 个额外淋巴结，生存率提高 7.6%（T1/2N0）、5.7%（T1/2N1）、11%（T3N0）或 7%（T3N1）[50]。该分析的结果表明，对于所有 T 分期，广泛的淋巴结切除影响生存结局。同样，在一项涉及 221 例可切除胃癌患者的中国台湾地区的研究中，D2 和 D3 清扫术患者的 5 年生存率优于 D1 淋巴结清扫术（60% $vs$ 54%，$P=0.041$）[51]。

尽管有这些证据，在非亚洲国家进行的前瞻性研究无法证实这些发现[41,52-54]。医学研究理事会（MRC）随机分配了 400 例可切除胃癌患者进行 D1 或 D2 淋巴结清扫。荷兰胃癌小组研究的初始和长期随访结果均显示，D2 切除术后的发病率和死亡率（46% 和 13%）高于 D1 切除术后的发病率和死亡率（28% 和 6%），而 D1 和 D2 切除术后的生存率没有差异。虽然这些在非亚洲国家进行的大型前瞻性研究无法证实最初的发现，但它们继续表明，扩大淋巴结切除术会增加发病率和死亡率，而生存率的变化微乎其微。

尽管对 D2 根治术的益处存在一些分歧，但大多数专家一致认为，临床分期高于 T1b 的局部胃癌最好采用多学科方法并在大样本量中心进行治疗，尤其是由大样本量外科医生进行治疗[55,56]。我们承认，迄今在比较 D1 和 D2 切除术的随机研究中，缺乏支持 D2 切除术的令人信服的结果；不过，钟摆正在向经验丰富的外科医生进行更彻底的淋巴结切除术倾斜。接近 D2 的淋巴结解剖有以下优点：准确的淋巴结分期和切除更多未受累淋巴结，这与延长生存期有关[53,57]。荷兰试验的 15 年数据更新显示，D2 组在胃癌相关死亡的危险比方面获益（HR 0.74，95% $CI$ 0.59～0.93，$P=0.01$）；但只有少数患者面临风险。

#### 围手术期化疗

这种方法是基于新辅助全身治疗可以带来肿瘤分期下降，从而提高 R0 切除率的假设[59]。MAGIC 研究为这种方法提供了 1 级证据[43]。该研究纳入了 503 例胃癌、胃食管交界处癌和食管腺癌患者[43]。这些患者被随机分配接受 3 个周期的围手术期化疗，包括表柔比星、顺铂和输注 5-FU（ECF），之后进行手术，然后再进行 3 个周期的 ECF，或手术后观察。在这项试验中，术后化疗被证明很难完成，只有 34% 的患者接受这种治疗，只有 68% 的患者接受了根治性切除。尽管如此，接受 ECF 治疗组的无进展生存期（PFS）和 OS 均得到改善（进展 HR 0.66，95% $CI$ 0.53～0.81，$P<0.001$；死亡的 HR 0.75，95% $CI$ 0.60～0.93，$P=0.009$）。围手术期化疗组患者的 5 年生存率为 36.3%（95% $CI$ 29.5%～43.0%），手术组患者的 5 年生存率为 23.0%（95% $CI$ 16.6%～29.4%）[43]。总之，这些数据表明，大部分获益实际上可能来自术前化疗部分。

法国的第二项研究支持了 MAGIC 研究的结果。国家癌症防治中心联合会（FNCLCC）和法国消化癌联合会（FFCD）多中心Ⅲ期试验因累积量不高而提前终止，因此没有足够的效力[60]。总体而言，224 例食管下段腺癌、GEJ 腺癌或胃可切除腺癌患者（仅 25%）被随机分配至围手术期化疗（顺铂和 5-FU）和手术，随后接受 3～4 个周期的顺铂和 5-FU 治疗或单纯手术治疗。只有大约 50% 的患者接受任何术后化疗。尽管存在这些问题，化疗和手术组的 OS 显著更高（死亡 HR 0.69，95% $CI$ 0.50～0.95，$P=0.02$）和无病生存期（DFS；复发或死亡的 HR 0.65；95% $CI$ 0.48～0.89，$P=0.003$）。化疗＋手术组的 5 年生存率为 38%（95% $CI$ 29%～47%），而手术组的 5 年生存率为 24%（95% $CI$ 17%～33%）。这些结果与 MAGIC 试验的结果非常相似，并对在顺铂和 5-FU 中添加表柔比星的有用性提出疑问。

相比之下，欧洲癌症研究和治疗组织的一项研究（EORTC 40954）未证明增加围手术期化疗的益处[61]。该试验显示 R0 切除率显著增加，但未能证明增加化疗的生存益处；然而由于应答不佳而提前终止，因此没有足够的把握证明存在显著性差异。

德国组 Arbeitsgemeinschaft Internistische Onkologie（AIO）进行了一项多中心、开放标签、随机Ⅱ/Ⅲ期试验（FLOT4），在716例可切除的胃腺癌或 GEJ 腺癌患者中比较了4个术前和4个术后周期的常规 ECF 与 FLOT。大多数患者患有 T3～4疾病（79%～83%），淋巴结阳性（78%～81%），少数患者原发灶组织学为弥漫性27%。与 ECF 相比，FLOT 的 OS 显著改善（50个月 vs 35个月，HR 0.77，P=0.012），预计5年 OS 改善（45% vs 36%）。使用 FLOT 也改善了 PFS（30个月 vs 18个月，HR 0.75，P=0.003 6），R0 切除率（85% vs 78%）、肿瘤分期 T1 或更高（25% vs 15%）和淋巴结状态 N0（49% vs 41%）。两种治疗方案的不良事件发生率相当。FLOT4 研究已将 FLOT 确立为可耐受三联化疗方案的可切除胃癌患者围手术期化疗的新标准治疗[62]。

日本临床肿瘤学小组（JCOG 0501）公布了胃切除术联合或不联合新辅助治疗的Ⅲ期随机试验结果。S-1 加顺铂治疗4型或大型3型（>8 cm 溃疡性）胃癌。患者被随机分配到先手术后辅助化疗（S-1，第1～28天，42天1个疗程，持续1年）（A组）或新辅助化疗（NAC）（S-1，80～120 mg/m²，第1～21天；顺铂，60 mg/m²，第8天，28天1个疗程，2个疗程），然后进行胃切除术并接受相同的辅助化疗（B组）。主要终点是OS。S-1 辅助化疗一年对4型或大型3型胃癌有显著的生存效果，因此不建议再用 S-1 加 CDDP 进行 NAC 治疗[63]。

*术后化放疗*

辅助放疗的适应证来自 Intergroup INT-0116 试验的获益1级证据，该试验显示，辅助放疗治疗患者组 OS 显著改善[42,64]。在本试验中，559例ⅠB～Ⅳ期疾病患者被随机分配至术后放疗组或单纯手术组。化放疗组接受化疗，包括从第1天开始的 5-FU 和亚叶酸钙（LV）的一个5天周期，随后在化疗的初始周期开始后28天开始进行化放疗。放化疗包括45 Gy 的放射治疗，1.8 Gy/天，每周5天，共5周，5-FU[400 mg/(m²·d)] 和 LV[20 mg/(m²·d)] 在放射治疗的前4天和后3天。放疗结束后1个月开始给予 5-FU[425 mg/(m²·d)]+LV[20 mg/(m²·d)]，间隔1个月，共2个周期，每次5天。放化疗组的3年生存率为50%，单纯手术组为41%。与放化疗组相比，单纯手术组的死亡风险比为1.35（95% CI 1.09～1.66，P=0.005）。单纯手术组与放化疗组相比，复发风险比为 1.52（95% CI 1.23～1.86，P<0.001）[42]。最近更新的研究结果继续证明了 OS 和 RFS 方面的益处[65]。本研究的主要问题是大多数患者没有接受足够的 LN 剥离。尽管方案规定了 D1 切除术，但超过50%的患者接受了 D0 切除术，仅10%的患者接受了 D2 淋巴结清扫术。因此，生存率的差异是否是由于手术不充分而不是放疗的真正益处引起的，这一点值得怀疑[42]。

癌症和白血病 B 组（CALGB）80101 是一项美国组间研究，旨在评估546例根治性切除术后胃或 GEJ 肿瘤患者在 5-FU+同步放疗前后的术后推注 5-FU 和 LV+5-FU+同步

放疗（INT 0116 试验治疗方案）与术后 ECF（MAGIC 试验方案）[64]。在2011年美国临床肿瘤学会年会上提交的初步报告中，接受 ECF 的患者腹泻、黏膜炎和4级或更严重中性粒细胞减少的发生率较低。ECF 组的总生存率（主要终点）并没有显著改善（ECF 组和 5-FU/LV 组的3年 OS 分别为52%和50%），与原发性肿瘤的位置无关。

胃癌辅助放化疗（ARTIST）试验在458例患者中比较了 R0 切除术和 D2 根治术后的辅助放化疗与辅助化疗[66]。ARTIST 试验是一项阴性研究，因为其主要终点3年 DFS 率在两组之间无统计学差异。在亚组分析中，辅助放化疗组淋巴结阳性患者的3年无病生存率显著高于辅助化疗组。淋巴结阳性疾病患者的 DFS 改善后来在最近发表的更新中得到证实；然而，尽管延长了随访间隔，但 OS 没有改善[67]。DFS改善的结果可能表明，与辅助化疗相比，辅助放疗可能对淋巴结阳性可切除胃癌患者有益，这一理论在 ARTIST-2 试验中得到了验证（见下文）。与 INT 0116 不同的是，ARTIST-2研究中的所有患者都需要进行 D2 淋巴结清扫，所有患者接受的化疗包括 S-1 与 S-1 和奥沙利铂联合或不联合放疗。因此，ARTIST-2 旨在评估 D2 淋巴结清扫术后放化疗的获益[68,69]。

荷兰Ⅲ期（CRITICS）试验评估了将术后放化疗与常规围手术期策略相结合的策略[70]。在接受充分术前化疗和手术治疗的可切除胃癌患者中，与围手术期化疗相比，术后放化疗加术前化疗并未改善 OS。在这项研究中，所有随机分配的患者中只有60%可以接受计划的术后治疗，这与 MAGIC 方法一致。优化术前策略是 CRITICS Ⅱ（NCT02931890）研究的重点[71]。

正在澳大利亚、欧洲和加拿大进行的 TOPGEAR 试验直接比较了胃和 GEJ 可切除腺癌患者围手术期单纯化疗（ECF、ECX、EOX 或 FLOT）与术前化放疗（NCT01924819）[72]。Ajani 等[73]报道了几项Ⅱ期研究的结果，证明了三步策略的可行性和有效性。在一项Ⅱ期临床试验中，37位局部晚期可切除胃癌患者接受了三联疗法。化疗包括输注 5-FU、顺铂和紫杉醇（FPT）；45 Gy 放疗与 FPT 同时进行。R0 和病理完全反应（pathCR）率分别为95%和30%。14%的患者仅有微小残留病灶。术前放化疗后获得病理完全反应或病理部分反应的患者的中位生存期明显长于未获得病理完全反应或病理部分反应的患者（63.9个月 vs 12.6个月，P=0.03）。

由于 MDACC 单机构术前三模态治疗的成功，放射治疗肿瘤学组（RTOG）赞助了一项多机构合作研究 RTOG 9904。主要终点为完全 CR 率。来自20个机构的49例局部可切除胃癌患者接受 5-FU、LV 和顺铂（FLP）作为诱导化疗，随后同步放化疗与 5-FU 和每周紫杉醇。pathCR 和 R0 切除率分别为26%和77%。1年时，获得 pathCR 的患者（82%）比未获得 pathCR 的患者（69%）存活[74]。在50%的患者中进行了 D2 根治。不同治疗机构的异质性最小化了典型的单一机构结果的选择偏差。RTOG 9904 的结局并不比最近的研究

更好或更差,特别是 pathCR 和 D2 淋巴结切除率。

　　*术后化疗*

　　D2 淋巴结清扫术后辅助化疗的益处最初在日本得到证实,使用的化疗方案为 S-1[44]。胃癌 S-1 辅助化疗试验(ACTS-GC)研究将 1 059 例患者随机分配至 1 年 S-1 或观察组。5 年随访后的最新分析显示了一致的结果[75]。S-1 组 5 年 OS 率为 71.7%,单纯手术组为 61.1%(*HR* 0.669,95% *CI* 0.540~0.828)。S-1 组 5 年 RFS 率为 65.4%,单纯手术组为 53.1%(*HR* 0.653,95% *CI* 0.537~0.793)。

　　另一项亚洲研究,卡培他滨和奥沙利铂胃癌辅助研究(CLASSIC)研究,随机分配 1 035 名接受 D2 胃切除术的患者,接受卡培他滨和奥沙利铂治疗 6 个月或观察[45]。研究表明,卡培他滨和奥沙利铂治疗的患者在 DFS 的主要终点(3 年,*HR* 0.56,95% *CI* 0.44~0.72,*P*<0.000 1)。分析后,在数据监察委员会建议后停止试验。成熟的 OS 数据发表在《柳叶刀肿瘤学》上[67]。至临床截止日期,卡培他滨和奥沙利铂辅助治疗组有 103 例患者(20%)死亡,而观察组有 141 例患者(27%)死亡(分层 *HR* 0.66,95% *CI* 0.51~0.85,*P*=0.001 5)。卡培他滨和奥沙利铂辅助治疗组的估计 5 年 OS 率为 78%(95% *CI* 74%~82%),观察组为 69%(95% *CI* 64%~73%)。基于这些结果,CAPOX 已被确立为亚洲 Ⅱ/Ⅲ 期胃癌患者的另一种标准术后治疗。

　　最近,日本临床癌症研究组织(JACCRO)证明了多西他赛联合 S-1(DS)治疗Ⅲ期 GC 患者的 RFS(*HR* 0.632)优于单用 S-1。DS 组在第 1~14 天给予 1 个 3 周周期的 S1 治疗,随后给予 6 个周期的 S-1 治疗(第 1~14 天),多西他赛 40 mg/m²,第 1 天,每 3 周一次。随后在第 1~28 天每 6 周一次进行 S1,持续长达 1 年。在日本,术后 DS 已成为治愈性切除Ⅲ期胃癌的新标准[76,77]。

　　韩国Ⅲ期试验(ARTIST Ⅱ)以 1∶1∶1 的比例将病理学分期为Ⅱ或Ⅲ期、淋巴结阳性、D2 切除的胃癌患者随机分配至接受辅助 S-1(40~60 mg,每日 2 次,给药 4 周/停药 2 周)治疗 1 年、S-1(给药 2 周,停药 1 周)+奥沙利铂 130 mg/m²(SOX)治疗 6 个月或 SOX+放化疗 45 Gy(SOXRT)。本次中期疗效分析共纳入 538 例患者[78]。S-1、SOX 和 SOXRT 组 3 年 DFS 率分别为 65%、78% 和 73%。SOX 和 SOXRT 的 DFS 无差异(*HR* 0.910,*P*=0.667)。独立监测委员会提前结束了试验,得出的结论是,与 S-1 单药治疗相比,在根治性 D2 切除、Ⅱ/Ⅲ期、淋巴结阳性 GC 患者中,辅助 SOX 可有效延长 DFS。

　　另一项韩国试验 PRODIGY 研究也报告了阳性结果[79]。在这项试验中,530 例新诊断的局部晚期胃腺癌或 GEJ 腺癌(cT2,3/N+ M0 或 cT4/N 任意 M0,根据 AJCC 第 7 版),ECOG PS 0~1 的患者按 1∶1 的比例随机分配至 NAC 多西他赛、奥沙利铂和 S-1(DOS)组,然后手术和辅助 S-1 组(*n*=266),或手术和辅助 S-1 组(*n*=264)。NAC 为多西他赛 50 mg/m² 静脉滴注,奥沙利铂 100 mg/m² 静脉滴注,第 1 天,S-1 40 mg/m² 口服,第 1~14 天,每 3 周,共 3 个周期。标准手术为 D2 胃切除术。在 cT2/3-LN 阳性或 cT4 可切除的 GC 中,DOS 和术后 S-1 显示较术后 S1 更长的 PFS(主要终点)。

　　表 27-3 和表 27-4 总结了针对局部胃癌的所有主要Ⅲ期试验及正在进行的最重要研究。鉴于许多Ⅲ期试验的结果存在变异,已进行了几项荟萃分析(表 27-5),所有这些分析都支持围手术期或辅助化疗可显著提高生存率,亚洲人的预后略优于西方人[82-84],其中一项分析仅限于西方(非亚洲)国家的试验[85]。其中最新的一项分析评估了 34 项随机试验的数据,这些试验比较了辅助系统化疗与单纯手术治疗,试验对象既包括亚洲人也包括西方人[82]。接受辅助化疗患者的死亡风险降低了 15%(*HR* 0.85,95% *CI* 0.80~0.90)。

**表 27-3　胃癌局部治疗的主要Ⅲ期试验**

| 项目 | 患者数量 | 治疗分组 | OS 的 HR(P 值) | 主要终点比较,以月为单位(存活率为%) |
|---|---|---|---|---|
| **围手术期化疗** | | | | |
| Cunningham 等(MAGIC)[43] | 503 | ECF→手术→ECF *vs* 手术 | 0.75(0.009) | 5 年 OS:36.3% *vs* 23% |
| Ychou 等(FNLCC/FFCP)[60] | 224 | CF→手术→CF *vs* 手术 | 0.69(0.02) | 5 年 OS:38% *vs* 24% |
| Schuhmacher 等(EORTC 40954)[61] | 144 | CFL→手术 *vs* 手术(只有术前 CT)相比 | 0.16 | 由于招募人数有限,证明生存终点的效力不足(144/360 名患者) |
| Al-Batran 等(FLOT4)[62] | 716 | ECF→手术→ECF *vs* FLOT→手术→FLOT | 0.77(0.012) | OS:25 个月 *vs* 50 个月 5 年 OS:36% *vs* 45% |
| Terashima 等(JCOG0501)[63] | 300 | 手术→S1 *vs* S-1+顺铂→手术→S-1 | 0.74 | 3 年 OS:17.5% *vs* 27.5% |
| Cunningham 等(MAGIC B/ST03)[80] | 1 063 | ECX+贝伐珠单抗→手术→ECX+贝伐珠单抗→维持性贝伐珠单抗 *vs* ECX→手术→ECX | 1.08(0.36) | 3 年 OS:48.1% *vs* 50.3% |

| 项目 | 患者数量 | 治疗分组 | OS 的 HR($P$ 值) | 主要终点比较，以月为单位（存活率为%） |
|---|---|---|---|---|
| Park 等（ARTIST-2）[78] | 538 | 手术→S-1 vs 手术→S-1+奥沙利铂（SOX）vs 手术→SOX+CTRT(SOXRT) | 0.617(0.016)S-1 vs SOX<br>0.686(0.057)S-1 vs SOXRT | 3 年 DFS：65% vs 78% vs 73% |
| **术后化放疗** | | | | |
| Macdonald 等（INT-0116）[42] | 556 | 手术→FL/CTRT(45 Gy+FL)/FL vs 手术 | 1.32(0.004) | OS：36 vs 27 |
| Fuchs 等（CALGB 80101）[64] | 546 | 手术→ECF/CTRT+FL/ECF vs 手术→FL/CTRT+FL/FL | 1.03(0.80) | OS：38 vs 37 |
| Lee 等（ARTIST）[66] | 458 | 手术→XP/XRT/XP vs 手术→XP | 1.130(0.527 2)；N+患者：DFS 的 HR 0.70(0.04) | 5 年 OS：75% vs 73%；N+患者：3 年 DFS：76% vs 72% |
| Cats 等（CRITICS）[70] | 788 | CT→手术→CT vs CT→手术→CTRT | 1.01(0.09) | OS：43 vs 37 |
| **术后化疗** | | | | |
| Sasabo 等（ACTS-GC）[75] | 1 059 | 手术→S-1 vs 手术 | 0.68(0.003)；5 年 HR：0.669 | 3 年 OS：80.1% vs 70.1%<br>RFS：72.2% vs 59.6% |
| Bang 等（CLASSIC）[45] | 1 035 | 手术→CapeOx vs 手术 | 0.56(<0.000 1) | 3 年 DFS：74% vs 59% |
| Tsuburaya 等（SAMIT），2X2 研究设计[81] | 1 495 | 手术→UFT vs 手术→S-1 vs 手术→紫杉醇+UFT vs 手术→紫杉醇+S-1 | 单一疗法 DFS 的 HR 为 0.81(0.004 8)(UFT 的非劣效性为 0.151) | 3 年 DFS：53% vs 58.2%（UFT vs S-1），54% vs 57.2%（单药治疗与序贯治疗） |
| Yoshida 等（JACCRO GC-07）[77] | 915 | 手术→S-1+多西他赛 vs 手术→S-1 | 0.632(0<0.001) | 3 年 RFS：66% vs 58% |

注：CapeOx，卡培他滨和奥沙利铂；CF，顺铂和 5-FU；CFL，顺铂、5-FU 和亚叶酸钙；CT，化疗；CTRT，化学放疗；DFS，无病生存；ECF，表柔比星、顺铂和 5-FU；ECX，表柔比星、顺铂和卡培他滨；FL，5-FU 和亚甲叶酸钙；FLOT，5-FU、亚叶酸钙、奥沙利铂和多西他赛；HR，危险比；OS，总生存期；RFS，无复发生存期；SOX，S-1+奥沙利铂；UFT，替加氟和尿嘧啶；XP，卡培他滨和顺铂；XRT，卡培他滨和放疗。

**表 27-4　正在进行的局部胃癌Ⅲ期试验列表**

| 项目 | 患者数量 | 治疗组 | 对照组 | 状况 |
|---|---|---|---|---|
| **围手术期化疗** | | | | |
| Ychou 等（FNLCC 94012-FFCD 9703）[60] | 250 | CF→手术（只有新辅助 CT） | 手术 | 活跃的，不招募的 |
| **术后+术前化放疗** | | | | |
| Leong 等（TOPGEAR）[72] | 752 | ECF→CTRT+基于 5-FU 的化疗→手术 ECF | ECF→手术→ECF | 招募中 |
| Kang 等（PRODIGY）[79] | 530 | CT→手术→S-1 | 手术→S-1 | 活跃的，不招募的 |

注：CF，顺铂和 5-FU；CT，化疗；CTRT，化放疗；ECF，表柔比星、顺铂和 5-FU。

**表 27-5　局部胃癌的围手术期或术后治疗：荟萃分析结果**

| 参考资料 | 研究的数量 | 患者数量 | HR(OS) | 治疗 |
|---|---|---|---|---|
| Diaz-Nieto 等[82] | 34 | 7 824 | 0.85 | 术后化疗 |
| Ronellenfitsch 等[83] | 14 | 2 422 | 0.81 | 围手术期化疗（放疗） |
| Oba 等[84] | 14 | 3 288 | DFS：0.92 | 术后化疗 |
| Earle 等[84] | 13 | NR（非亚洲裔患者） | 0.80 | 术后化疗 |

注：DFS，无病生存期；HR，危险比；NR，尚未报告；OS，总生存期。

基于前面提到的试验和荟萃分析,术后放化疗(美国)、围手术期化疗(欧洲)和 D2 淋巴结清扫后辅助化疗(亚洲)均可

视为局部胃癌治疗的标准治疗。图 27-3A 总结了 MDACC 治疗局部胃食管癌的方法。

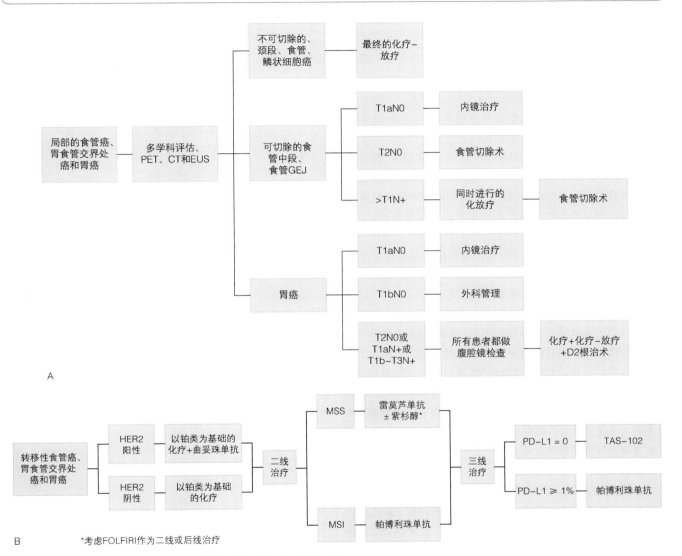

A

B　*考虑 FOLFIRI 作为二线或后线治疗

**图 27-3**　MDACC 局部胃食管癌(A)和转移性胃食管癌(B)的治疗流程

## 食管癌和胃食管交界处癌

据估计,食管癌是美国男性第八大常见的癌症死亡原因,也是全球第五大常见的癌症死亡原因[86]。2020 年,美国食管癌新发病例和死亡人数估计分别为 18 440 例和 16 170 例[2]。食管癌在男性中的发病率是女性的 3~4 倍[87],平均年龄为 67 岁[88]。男性发生食管癌的终身风险为 1/125,女性为 1/435[87]。

出于分类目的(AJCC 分期,第 8 版),食管癌包括胃 GEJ

原发性肿瘤和近端胃癌,其中心向胃内延伸不超过 2 cm。在过去几十年中,胃食管癌的发病率持续上升。近年来,这一趋势达到了一个新的高峰,与自 20 世纪 90 年代中期以来食管远端腺癌发病率的增加相吻合,这一现象仅限于北美和其他非亚洲国家。总体而言,食管癌和胃食管交界处癌患者的预后仍然很差。组织学类型不同,鳞状细胞癌的预后比腺癌差。手术仍是治愈的唯一机会,多模式疗法可提高生存率。

### ■ 流行病学特征

尽管鳞状细胞癌(SCC)在世界许多地方是最常见的组织

学类型,但在亚洲和中东国家之外,它相对不常见。SCC 在中国的发病率是美国的 20 倍[89]。食管癌的存活率很低;在美国只有 19.9% 的患者[3],在欧洲[90]患者的 5 年生存率只有 10%。

### 病因特征和风险因素

与近 90% 的食管 SCC(ESCC)相关的最主要风险因素是吸烟、饮酒,以及饮食中水果和蔬菜含量低[92]。咀嚼槟榔(在亚洲某些地区很普遍)[93]及摄入热食和热饮(如茶)[94]与 ESCC 有关联,在伊朗、俄罗斯和南非等 ESCC 流行地区也是如此。长期贲门失弛缓症会使罹患 SCC 的风险增加 16 倍[95]。Tylosis 是一种与手掌和脚底角化过度有关的罕见疾病,与 ESCC 的高发病率有关[96]

与 SCC 不同,食管腺癌的危险因素仍然难以捉摸。最强烈和最一致的危险因素包括胃食管反流病、吸烟、肥胖[97]和饮食中暴露于亚硝胺[98];根据丹麦的一项研究,发现超过 50% 的食管腺癌病例没有症状性反流病史[99]。然而,在瑞典进行的一项大型研究表明反流症状与食管腺癌(比值比,7.7)和贲门腺癌(比值比,2.0)之间存在关联[100]。高脂肪、低蛋白质、高热量饮食也会增加风险。一些数据表明,风险因素之间的相互作用可能比单个风险因素更重要。对 305 例食管腺癌患者和 339 例年龄和性别匹配的对照组进行了研究;确定的最强的个体风险因素是反流。

一般认为,巴雷特食管(BE)是严重和慢性胃食管反流病的结果。BE 的存在与食管腺癌风险的增加有关。确诊 BE 的中位年龄为 40～55 岁,而且男性最常见。

### 临床表现

食管癌的症状通常包括吞咽困难、体重减轻、出血、喉咙痛和声音嘶哑。早期症状通常是非特异性的,患者可能会出现一些细微的症状,如食物短暂性"粘连"、食物或唾液回流/反流。吞咽困难是最常见的主诉,当食管管腔缩小到正常直径的 1/3 时,吞咽困难就会显现出来。对于食管近端肿瘤,咳嗽加剧可能是气管食管瘘的征兆。食管癌引起的慢性消化道失血可能会导致缺铁性贫血。

### 病理特征

食管癌包括腺癌、SCC、黏液表皮样癌、小细胞癌、肉瘤、腺样囊性癌和原发性淋巴瘤。目前,在非亚洲国家,腺癌的发病率高于 SCC,主要发生在食管远端[103]。一般来说,SCC 发生在食管上半部,而腺癌主要发生在靠近 GEJ 的部位。本部分重点讨论食管癌和胃食管交界处癌,而其他部分有专门讨论食管、胃食管交界处的其他类型恶性肿瘤。

### 分期和预后

食管癌是一种可以治疗的疾病,但很少能治愈。自 20 世纪 90 年代中期以来,上消化道癌症的组织学类型和部位发生了变化。近端胃癌、胃食管交界处癌和远端食管腺癌的发病率一直在稳步上升,直到最近几年,发病率似乎才趋于稳定。最新版的 AJCC TNM 分期(第 8 版,表 27-6,A～G)现在将胃 GEJ 原发性肿瘤或延伸至胃内 2 cm 的近端胃癌纳入食管癌分期。

**表 27-6　胃食管交界处癌和食管癌的分期**

A. AJCC TNM 分期系统

| 原发性肿瘤(T) | |
| --- | --- |
| TX | 无法评估原发性肿瘤 |
| T0 | 没有原发性肿瘤的证据 |
| Tis | 高级别的发育不良,定义为恶性细胞被基底膜限制在上皮细胞内 |
| T1 | 肿瘤侵入固有层、黏膜肌层或黏膜下层 |
| T1a | 肿瘤侵入固有层或黏膜肌层 |
| T1b | 肿瘤侵入黏膜下层 |
| T2 | 肿瘤侵入固有肌层 |
| T3 | 肿瘤侵入前壁 |
| T4 | 肿瘤侵入邻近结构 |
| T4a | 肿瘤侵入胸膜、心包、奇静脉、膈肌或腹膜 |
| T4b | 无法切除的肿瘤侵犯其他邻近结构,如主动脉、椎体、气管等 |

| 区域淋巴结(N) | |
| --- | --- |
| Nx | 不能评估区域淋巴结 |
| N0 | 无区域淋巴结转移 |
| N1 | 1～2 个区域淋巴结的转移 |
| N2 | 3～6 个区域淋巴结的转移 |
| N3 | 在 ≥7 个区域淋巴结出现转移 |

| 远处转移(M) | |
| --- | --- |
| M0 | 无远处转移 |
| M1 | 远处转移 |

| 分级(G) | |
| --- | --- |
| GX | 等级无法评估-阶段分组为 G1 |
| G1 | 区别良好 |
| G2 | 中等程度的区分 |
| G3 | 差异性较差 |
| G4 | 未分化阶段分组为 G3 鳞状体 |

| 位置 | |
| --- | --- |
| 上层 | 15～20 cm |
| 中层 | 25～30 cm |
| 下层 | 30～45 cm |

食管鳞状细胞癌的 AJCC 预后分期组

B. 临床(cTNM)

| cT | cN | M | 分期 |
| --- | --- | --- | --- |
| Tis | N0 | M0 | 0 |
| **T1** | N0～1 | M0 | I |
| **T2** | N0～1 | M0 | II |

续 表

| cT | cN | M | 分期 |
|---|---|---|---|
| T3 | N0 | M0 | Ⅱ |
| T3 | N1 | M0 | Ⅲ |
| T1～3 | N2 | M0 | Ⅲ |
| T4 | N0～2 | M0 | ⅣA |
| 任何 T | N3 | M0 | ⅣA |
| 任何 T | 任何 N | M1 | ⅣB |

C. 病理（pTNM）

| pT | pN | M | G | 位置 | 分期 |
|---|---|---|---|---|---|
| Tis | N0 | M0 | 不适用 | 任何 | 0 |
| T1a | N0 | M0 | G1 | 任何 | ⅠA |
| T1a | N0 | M0 | G2～3 | 任何 | ⅠB |
| T1a | N0 | M0 | GX | 任何 | ⅠA |
| T1b | N0 | M0 | G1～3 | 任何 | ⅠB |
| T1b | N0 | M0 | GX | 任何 | ⅠB |
| T2 | N0 | M0 | G1 | 任何 | ⅠB |
| T2 | N0 | M0 | G2～3 | 任何 | ⅡA |
| T2 | N0 | M0 | GX | 任何 | ⅡA |
| T3 | N0 | M0 | G1～3 | 较低 | ⅡA |
| T3 | N0 | M0 | G1 | 中上层 | ⅡA |
| T3 | N0 | M0 | G2～3 | 中上层 | ⅡB |
| T3 | N0 | M0 | GX | 下层/上层/中层 | ⅡB |
| T3 | N0 | M0 | 任何 | 位置 X | ⅡB |
| T1 | N1 | M0 | 任何 | 任何 | ⅡB |
| T1 | N2 | M0 | 任何 | 任何 | ⅢA |
| T2 | N1 | M0 | 任何 | 任何 | ⅢA |
| T2 | N2 | M0 | 任何 | 任何 | ⅢB |
| T3 | N1～2 | M0 | 任何 | 任何 | ⅢB |
| T4a | N0～1 | M0 | 任何 | 任何 | ⅢB |
| T4a | N2 | M0 | 任何 | 任何 | ⅣA |
| T4b | N0～2 | M0 | 任何 | 任何 | ⅣA |
| 任何 T | N3 | M0 | 任何 | 任何 | ⅣA |
| 任何 T | 任何 N | M1 | 任何 | 任何 | ⅣB |

D. 新辅助治疗后（ypTNM）

| ypT | ypN | M | 分期 |
|---|---|---|---|
| T0～2 | 没有 | M0 | Ⅰ |
| T3 | N0 | M0 | Ⅱ |
| T0～2 | N1 | M0 | ⅢA |
| T3 | N1 | M0 | ⅢB |

续 表

| ypT | ypN | M | 分期 |
|---|---|---|---|
| T0～3 | N2 | M0 | ⅢB |
| T4a | N0 | M0 | ⅢB |
| T4a | N1～2 | M0 | ⅣA |
| T4a | NX | M0 | ⅣA |
| T4b | N0～2 | M0 | ⅣA |
| 任何 T | N3 | M0 | ⅣA |
| 任何 T | 任何 N | M1 | ⅣB |

食管腺癌的 AJCC 预后分期组
E. 临床（cTNM）

| T | N | M | 分期 |
|---|---|---|---|
| Tis | N0 | M0 | 0 |
| T1 | N0 | M0 | Ⅰ |
| T1 | N1 | M0 | ⅡA |
| T2 | N0 | M0 | ⅡB |
| T2 | N1 | M0 | Ⅲ |
| T3 | N0～1 | M0 | Ⅲ |
| T4a | N0～1 | M0 | Ⅲ |
| T1～4a | N2 | M0 | ⅣA |
| T4b | N0～2 | M0 | ⅣA |
| 任何 T | N3 | M0 | ⅣA |
| 任何 T | 任何 N | M1 | ⅣB |

F. 病理性（pTNM）

| pT | pN | M | G | 分期 |
|---|---|---|---|---|
| Tis | N0 | M0 | 不适用 | 0 |
| T1a | N0 | M0 | G1 | ⅠA |
| T1a | N0 | M0 | GX | ⅠA |
| T1a | N0 | M0 | G2 | ⅠB |
| T1b | N0 | M0 | G1～2 | ⅠB |
| T1b | N0 | M0 | GX | ⅠB |
| T1 | N0 | M0 | G3 | ⅠC |
| T2 | N0 | M0 | G1～2 | ⅠC |
| T2 | N0 | M0 | G3 | ⅡA |
| T1 | N1 | M0 | 任何 | ⅡB |
| T3 | N0 | M0 | 任何 | ⅡB |
| T1 | N2 | M0 | 任何 | ⅢA |
| T2 | N1 | M0 | 任何 | ⅢA |
| T2 | N2 | M0 | 任何 | ⅢB |
| T3 | N1～2 | M0 | 任何 | ⅢB |

续　表

| pT | pN | M | G | 分期 |
|---|---|---|---|---|
| T4a | N0～1 | M0 | 任何 | ⅢB |
| T4a | N2 | M0 | 任何 | ⅣA |
| T4b | N0～2 | M0 | 任何 | ⅣA |
| 任何 T | N3 | M0 | 任何 | ⅣA |
| 任何 T | 任何 N | M1 | 任何 | ⅣB |

G. 新辅助治疗后（ypTNM）

| ypT | ypN | M | 分期 |
|---|---|---|---|
| T0～2 | N0 | M0 | Ⅰ |
| T3 | N0 | M0 | Ⅲ |
| T0～2 | N1 | M0 | ⅢA |
| T3 | N1 | M0 | ⅢB |
| T0～3 | N2 | M0 | ⅢB |
| T4a | N0 | M0 | ⅢB |
| T4a | N1～2 | M0 | ⅣA |
| T4a | NX | M0 | ⅣA |
| T4b | N0～2 | M0 | ⅣA |
| 任何 T | N3 | M0 | ⅣA |
| 任何 T | 任何 N | M1 | ⅣB |

注：经伊利诺伊州芝加哥市美国外科学院许可使用。此信息的原始来源是 AJCC 癌症分期系统（2020 年）。

　　临床分期采用胃肠道造影（EGD）结合胃肠道 EUS、CT 和 FDG PET。对于近端食管癌患者，建议进行额外的支气管镜检查，以评估潜在的气管侵犯或记录并缓解气管食管瘘。对于病变延伸至胃部的患者，大多数专家都认为腹腔镜腹膜分期也很有必要，以评估非侵入性方式无法很好地观察到的隐匿性腹膜种植（图 27-4～图 27-9）。

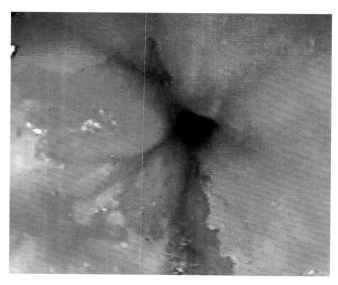

图 27-4　巴雷特食管，内镜图像。经许可引自 Klaus Monkemuller，MD，University of Alabama at Birmingham，Birmingham，Ala

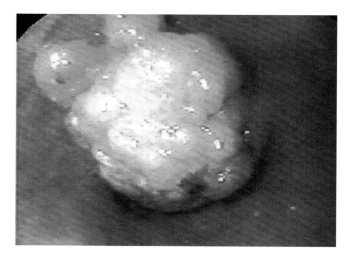

图 27-5　食管肿块，内镜图像。经许可引自 Klaus Monkemuller，MD，University of Alabama at Birmingham，Birmingham，Ala

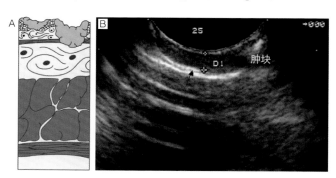

图 27-6　A. 显示肿瘤侵犯深度的食管层示意图。B. T1 食管癌的内镜图像。经许可引自 http://www.massgeneral.org/gastro/endo_homepage.htm

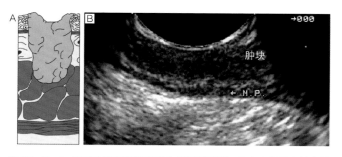

图 27-7　A. 显示肿瘤侵犯深度的食管层示意图。B. T2 食管癌的内镜图像。经许可引自 http://www.massgeneral.org/gastro/endo_homepage.htm

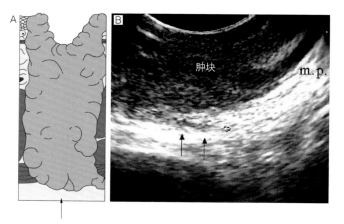

图 27-8　A. 显示肿瘤侵犯深度的食管层示意图。B. T3 食管癌的内镜图像。经许可引自 http://www.massgeneral.org/gastro/endo_homepage.htm

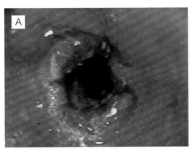

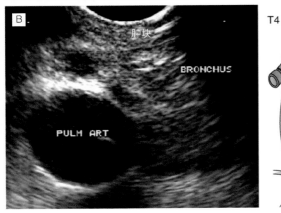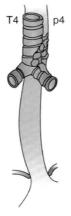

图 27-9 A. T4 食管癌的内镜图像。B. 同一肿瘤的内镜超声图像。转载自 http://www.massgeneral.org/gastro/endo_homepage.htm

在各种研究中,FDG PET 在诊断转移性疾病和 LN 状态方面始终显示出比 CT 更好的特异性。PET 的主要目的是检测 15%~20% 的新诊断食管癌患者中存在的隐匿性转移[104,106]。对食管患者术前治疗后进行了多项研究,通过 PET 检查预测预后[104,106]和治疗反应[107]。FDG PET 比骨扫描更能显示骨转移[108],通常反映多个强摄取病灶的图像。研究显示 FDG 摄取与肿瘤浸润深度、LN 转移和生存率之间存在显著相关性,在颈部、上胸部和腹部区域具有高度准确性[109]。与胃癌不同,FDG PET 结果被认为是预测反应和预后的重要指标。在一项回顾性分析中,Swisher 等报道了连续 103 例局部晚期食管患者术前化疗时使用 FDG PET 的结果[110]。手术时,58 名患者(56%)对化放疗有病理反应(手术病理结果 10% 有活力的残留癌细胞)。病理反应与 FDG PET 标准摄取值(SUV)有关(3.1 vs 5.8,$P = 0.01$)。化疗放疗后 FDG PET SUV 值达到 4 或更高的准确率最高,并且是多变量分析中生存率的独立预测因子($HR\ 3.5, P = 0.04$)。

食管和食管胃腺癌新辅助化疗代谢反应评估(MUNICON-1)研究或许是对使用 FDG PET 作为反应预测指标的最有力支持。食管和食管胃腺癌新辅助化疗(MUNICON-1)研究。Lordick 等[36]评估了 FDG PET 在 110 例可评估的局部晚期食管腺癌患者临床实践中的可行性和适用性。GEJ 腺癌 I 型和 II 型患者(肿瘤延伸至食管 5 cm 以上和 GEJ 2 cm 以下)接受了为期 2 周的铂和 5-FU(FLP)诱导化疗。所有患者均在基线和诱导化疗后接受了荧光 FDG PET 扫描。代谢反应定义为 SUV 下降 35% 或以上。

有反应者接受更多的化疗,如 FLP 或亚叶酸和氟尿嘧啶加顺铂和紫杉醇,或亚叶酸钙、5-FU 和奥沙利铂(FOLFOX),为期 12 周,然后进行手术。无应答者在初始诱导化疗 2 周后停止化疗,接受手术。在这项研究中,共有 54 例应答者(代谢应答率为 49%)。144 名患者(54 名应答者和 50 名无应答者)接受了手术治疗。在 2.3 年的随访中,有反应者的中位生存期未达到,无反应者的中位生存期为 25.8 个月($HR\ 2.13, P = 0.015$)。有反应者和无反应者的中位无事件生存期分别为 29.7 个月和 14.1 个月($HR\ 2.18, P = 0.002$)[36]。在 MUNICON-1 研究中,对诱导治疗的反应对于将患者分层进行适当治疗非常有价值,进一步证实了 FDG PET 在限制不必要的毒性暴露和最大化治疗效果方面的临床实用性。MUNICON-2 前瞻性研究的目的是通过新辅助放化疗改善代谢无反应患者的临床疗效。在这项研究中,PET 无反应者接受了挽救性新辅助放化疗,而代谢反应者则在手术前接受了为期 3 个月的新辅助化疗。这项前瞻性研究显示了 PET 指导治疗方案的可行性。不过,通过比较当前研究和之前发表的 MUNICON-1 研究中的无应答患者组,可以观察到抢救性放化疗后组织病理学反应增加,但未达到该研究提高 R0 切除率的主要终点[111]。

### ■ 治疗

治疗高度异型增生和早期或浅表食管癌的金标准是食管切除术。然而,内镜黏膜切除术(EMR)/内镜黏膜下剥离术,有或没有光动力治疗,已成为一种流行的替代手术的早期食管疾病。据报道,在几个小型前瞻性病例系列中,内镜黏膜切除术是有效的,初始完全缓解率为 59%~99%[112,113]。EMR 的理想临床特征是局限于黏膜(T1a)的小(直径<2 cm)、孤立、扁平病变。由于 EMR 的复发率相对较高,建议 BE 和高度异型增生或早期食管癌患者在第一年内每 3 个月进行一次内镜随访,此后每年进行一次。EMR 相关并发症包括出血(4%~46%)、穿孔(1%)和狭窄(20%)[114]。

尽管 ESCC 和腺癌之间的流行病学和临床差异是公认的,但没有足够的证据表明食管癌的治疗应基于组织学类型。局部晚期颈段食管癌最好采用确定性放化疗。对于所有其他食管癌,目前的证据支持使用术前放化疗来提高局部晚期可切除疾病患者的手术生存结局[115]。手术仍然是长期生存的最佳机会。正在进行的新型细胞毒性和靶向药物的国际临床研究将继续进一步确定和改善局部晚期可治愈食管癌和 GEJ 癌患者的生存结局。不幸的是,主要的治疗目标是缓解局部晚期不可切除疾病患者的症状。

#### 可切除疾病

##### 外科手术

只有 23% 的食管癌患者有临床上可切除的局部疾病。手术切除是这些患者的主要治疗方法[117],仅应推荐作为 EUS 检查未发现淋巴结受累的 T1b/T2 肿瘤的前期治疗。最近的数据表明,食管癌患者治愈性手术后的总体 5 年生存率约为 25%[42,43,118]。因此,术前化疗或术前放化疗已成为改善手术效果的主要治疗策略,而明确的放化疗则被推荐用于颈段肿瘤或无法切除的疾病患者。

食管中部或下 1/3 的癌症(SCC 或食管腺癌,GEJ 癌除外)通常需要全食管切除术,这是具有高并发症率和挑战性的手术。目前尚无统一的根治性切除术,但北美最常见的手术包括经裂孔、经胸(Ivor-Lewis)和三切口食管切除术。对于有潜在可切除疾病的患者,R0 切除通常被认为是实现持久生存所必需的[119]。R0 切除定义为切除近端、远端和周向切缘阴性的原发性肿瘤。尽管缺乏前瞻性随机研究,但越来越多的共识是需要更广泛的淋巴结清扫;包括从纵隔切除所有癌组织通过更好地控制局部复发而改善 DFS 和 OS 持续时间。此外,积极的淋巴结清扫术通常被推荐,以提高病理分期的准确性。在美国,纵隔和上腹部淋巴结的整块切除被认为是经胸食管切除术的标准,三野淋巴结切除术不被认为是食管癌患者的标准治疗。

术前化疗

从理论上讲,术前化疗可通过缩小原发性肿瘤和淋巴结转移灶的体积并降低其分期来提高治愈性切除率,通过抑制和消除微转移灶来降低局部和远处复发率,通过早期开始抗肿瘤治疗来改善肿瘤相关症状,并在体内评估原发性肿瘤的化疗敏感性,从而影响辅助化疗的选择。据推测,术前治疗可降低肿瘤分期,从而提高 R0 切除率和病理缓解率[120]。

评估术前化疗作用的两项最大规模研究分别是美国 Intergroup 研究(INT-113)[121]和英国 MRC-OEO-2 随机对照研究[122]。这两项研究都确定了与单纯手术相比,术前化疗对可切除 ESCC 和腺癌患者的生存有多大益处。

两项研究都使用了顺铂加 5-FU(CF)。这两项研究的

结果完全不同[121]。术前接受化疗的患者中位生存期为 14.9 个月,而立即接受手术的患者中位生存期为 16.1 个月(P = 0.53)[123]。然而,MRC-OEO-2 试验报告显示,R0 切除率 (78% vs 70%)和中位 OS(17.2 个月 vs 16.1 个月)均有显著的统计学差异。

INT-113 和 MRC-OEO-2 两项研究[122]的结果都无助于确定术前化疗在可切除食管癌患者中的作用。在英国和欧洲其他国家,术前化疗已成为可接受的治疗标准。

关于术前和围手术期化疗的三项最新随机研究,即 FNCLCC[60]、UK MAGIC[43]和 UK FLOT 研究[124-126]是对术前和围手术期化疗益处的最有力验证。本章胃癌部分将详细介绍这三项研究。除 FLOT、MAGIC 和法国研究外,日本对 SCC 患者进行的第三项研究(JCOG 9907)也值得一提,因为它取得了积极的结果。患者术前接受两个周期的 CF 治疗。术后仅对结节淋巴结患者使用顺铂。在上述三项研究中,该研究两组患者的 5 年生存率最高[127]。

MRC-OEO-5 评估了术前化疗的使用情况,比较了 CF 和 ECX(表柔比星、顺铂和卡培他滨)两种术前化疗方案在可切除食管腺癌中的应用[128]。CF 组的中位生存期为 23.4 个月,ECX 组为 26.1 个月(HR 0.90,P = 0.19)。该试验表明,在铂类疗法基础上增加表柔比星和更多的化疗周期并不能提高生存率。在围手术期化疗的基础上增加靶向治疗也无济于事。MRC ST-03 试验[80]表明,与单纯化疗相比,贝伐珠单抗加 ECX 化疗并不能延长患者的生存期。表 27-7 列出了正在进行的局部晚期可切除胃癌、GEJ 和食管远端腺癌研究。

**表 27-7 主要食管癌试验**

| 研究 | 患者数量 | 治疗组 对照组 | OS 的 HR(P 值) | 死亡率(%) |
|---|---|---|---|---|
| **术前和围手术期的化疗** | | | | |
| Kelsen 等(INT-113)[121] | 467 | 3×CF→S<br>S | 0.75(NR) | 5 年 OS:36% vs 23% |
| Allum 等(MRC-OEO-2)[122] | 802 | 2×CF→S<br>S | 0.84(0.03) | 5 年 OS:23% vs 17.1% |
| Ychou 等(ACCORD 7)[60] | 169 | 2/3×CF→S<br>S | 0.69(0.02) | 5 年 OS:38% vs 24% |
| Alderson 等(MRC-OEO-5)[128] | 897 | 2×CF→S<br>4×ECX→S | 0.9(0.19) | 3 年 OS:39% vs 42% |
| Cunningham 等(MRC ST-03)[80] | 1 100 | 3×ECX→S<br>ECX,B→S | 1.09(0.36) | 3 年 OS:50.3% vs 48.1% |
| Ando 等(JCOG 9907)[127] | 380 | S→2 CF<br>2×CF→S | 0.73(0.04) | 5 年 OS:43% vs 55% |
| **术前化放疗** | | | | |
| Tepper 等(CALGB 9781)[129] | 56 | 2×CF 50.4 Gy→S<br>S | 1.46~5.69(NR) | 5 年 OS:39% vs 16% |
| Shapiro 等(CROSS)[115] | 366 | 5×卡铂/紫杉醇<br>41.4 Gy→S<br>S | 0.657(0.003) | 5 年 OS:47% vs 34% |

| 研究 | 患者数量 | 治疗组 对照组 | OS 的 HR(P 值) | 死亡率(%) |
|---|---|---|---|---|
| **术前 CT 和术前 CRT** | | | | |
| Stahl 等(POET)[130] | 119 | 2.5×CF,Leu→S <br> 2×CF,Leu→CE 30 Gy→S | 0.67(0.07) | 3 年 OS：27.7% vs 47.4% |
| **术后 CT** | | | | |
| Ando 等(JCOG 9204)[131] | 242 | S <br> S→2 CF | (0.13) | 5 年 OS：52% vs 61% |

注：B,贝伐珠单抗；CE,顺铂和依托泊苷；CF,顺铂和 5 - FU；CRT,化放疗；CT,化疗；ECX,表柔比星、顺铂和卡培他滨；HR,危险比；Leu,亚甲酸钙；NR,未报告；OS,总生存期；S,手术。

### 术前放射治疗

20 世纪 80 年代初,对术前放射治疗进行了研究。然而,在几项Ⅲ期研究中,并未显示出与单纯手术相似的疗效。在一项最近进行的定量荟萃分析包括 5 项已完成的试验和 1 147 名患者,结果再次证明,对可能切除的食管癌患者而言,术前单纯放疗并不能提高生存率。

### 术前放化疗

在美国,局部晚期食管癌和胃食管癌的术前或围手术期化疗不如术前化疗普遍。术前放化疗的目标是提高病理 CR 率、局部区域控制率和生存率。

CALGB 9781 试验为术前放化疗提供了额外的支持,尽管由于患者入组率缓慢而提前停止。56 例患者被随机分配至单纯手术组(n=26)或 CF 化疗联合放疗组(n=30)。在中位随访 6 年时,意向治疗分析显示中位 OS 持续时间为 4.5 年与 1.8 年(P=0.002),支持三模式治疗。5 年 OS 率分别为 39%(95% CI 21%~57%)和 16%(95% CI 5%~33%),支持三模式治疗。[129] Gebski 等[134] 报道术前化疗和放化疗可提高生存率。术前放化疗与单纯手术的全因死亡率的 HR 为 0.81(95% CI 0.70~0.93,P=0.002),相当于 2 年生存率的绝对差异为 13%,不同组织学肿瘤类型(SCC：HR 0.84,P=0.04;腺癌：HR 0.75,P=0.02)。术前化疗的 HR 为 0.90(95% CI 0.81~1.00,P=0.05),这表明 2 年绝对生存获益为 7%。SCC 术前化疗对全因死亡率无显著影响(HR 0.88,P=0.12),但腺癌患者有益处(HR 0.78,P=0.014)[134]。化疗放疗的证据似乎表明,治疗医生可以预期 20%~30% 的病理 CR 率、16~24 个月的中位 OS 持续时间为 16~24 个月,治疗相关死亡率为 5%~10%。

食管癌术后放化疗研究(CROSS)是一项执行良好的研究,为术前放化疗建立了 1 级证据。368 例局限性食管癌(腺癌或鳞状细胞癌)患者被随机分配接受术前紫杉醇和卡铂联合 41.4 Gy 放疗(n=178)或单纯手术(n=188)。中位随访时间为 45.4 个月,术前放化疗组的中位 OS 为 49.4 个月,而单纯手术组为 24.0 个月(HR 0.657,95% CI 0.495~0.871,P=0.003)。5 年 OS 再次显示放化疗组(47%)优于单纯手术组(34%)[135]。放化疗组的完全切除率(92%)高于单纯手术组(69%),放化疗组 29% 的患者达到 pathCR。在亚组分析中,

SCC 患者的结局最好(鳞状细胞癌 HR 0.453 vs 腺癌 HR 0.732)[135,136]。

最近发表的 RTOG 1010 研究旨在确定曲妥珠单抗联合三联治疗 HER2 过度表达食管腺癌患者是否会增加 DFS[137]。这项随机Ⅲ期试验纳入了新诊断的 T1N1~2、T2~3 N0~2 期食管腺癌患者,涉及中段、远端或食管胃交界处,以及长达 5 cm 的胃。所有患者均接受紫杉醇 50 mg/m² 和卡铂(曲线下面积=2)每周化疗 6 周,放疗(50.4 Gy,分 28 次),随后进行手术。患者以 1:1 的比例随机分配,接受曲妥珠单抗 4 mg/kg 每周一次,持续第 1 周,然后在 CXRT 期间接受 2 mg/kg 每周一次×5,然后在术前接受 6 mg/kg 一次给药,术后接受 6 mg/kg 每 3 周一次,持续 13 次治疗。CXRT+曲妥珠单抗组的中位 DFS 时间为 19.6 个月(13.5~26.2),与 14.2 个月(HR 0.97)无差异。CXRT+曲妥珠单抗组的中位 OS 时间为 38.5 个月,CXRT 组为 38.9 个月(HR 1.01)。这项研究表明,在采用三联疗法治疗的局限性食管腺癌患者中,在标准化疗中加入曲妥珠单抗并不比单独使用标准化疗更好[137]。

### 术前化疗与术前化学放疗

已经进行了荟萃分析,以进一步支持术前治疗的现有证据[134,138,139]。累积起来,这三项荟萃分析确定,手术和术前放化疗的联合治疗,以及术前化疗(程度较低)可获得最一致的显著生存获益。

自这些研究以来,Stahl 等[130] 提出的食管胃腺癌术前化疗或放化疗(POET)试验的结果为三步术前治疗提供了进一步支持,但该研究因患者招募缓慢而提前关闭。POET 试验旨在评估术前化疗与术前放化疗患者的生存结局。119 例患者随机分为化疗+放化疗+手术组(n=59)和化疗+手术组(n=60);R0 切除率分别为 72% 和 70%(P=无显著性),pathCR 率分别为 16% 和 2%(P<0.001),N0 率分别为 64% 和 38%(P<0.001)。诱导化疗、放化疗和手术的 3 年 OS 率有改善的趋势(47% vs 28%,化疗和手术;P=0.07)。130 例放化疗组患者的 pathCR 概率显著更高(15.6% vs 2.0%)。术后死亡率在放化疗组和化疗组之间没有差异(10% vs 4%,P=0.26)。这些结果表明,术前放化疗赋予的生存优势,术前化疗远端食管和 GEJ 腺癌。

在几项Ⅱ期研究中评估了在放化疗和手术前使用诱导化

疗。73 例符合三模式的患者随机接受不诱导化疗（A 组）或诱导化疗（奥沙利铂/FU，B 组）前。在放化疗后 5～6 周尝试手术。评估 pathCR、术后 30 天死亡率、OS 和毒性反应率。本研究的结果表明，诱导化疗导致 pathCR 率无显著性增加，并且不会延长 OS。

在欧洲和英国，治疗方法因肿瘤组织学而异。对于可切除的 SCC，患者通常采用术前化疗[140]，而对于可切除的腺癌，则采用术前 CRT 或围手术期化疗。在美国，无论组织学如何，术前放化疗都是标准治疗方法。

*术后治疗*

很少有研究对术后化疗和单纯手术进行评估。20 世纪 80 年代和 90 年代食管癌的发病率较高，因此这些研究纳入的鳞状细胞癌患者多于腺癌患者；这是这些早期研究的不足之处。Pouliquen 等的研究发现，术后接受化疗（CF）的患者生存率没有提高[141]。

第二项研究是一项随机试验（JCOG 9204），它比较了单纯手术患者与手术后辅助化疗患者的疗效。术后化疗组的 5 年 DFS 率更高（55% vs 45%，P=0.037）。但 5 年 OS 率的差异无统计学意义（61% vs 52%，P=0.13）。辅助治疗的持续时间并不理想，分配到术后化疗组的患者中约有 25% 未能接受完整疗程的治疗[131]。

另一项回顾性病例对照研究旨在评估 211 名接受 R0 食管切除术和根治性淋巴结切除术的患者术后化疗的效果。在 211 例患者中，94 例接受了术后化疗，而其他 117 例患者仅接受了手术治疗。根据转移瘤阳性淋巴结的数量进行分层后，比较了两组患者的术后生存期。在有 8 个以上阳性淋巴结的亚组患者中，术后化疗比单纯手术明显改善了患者的生存期。因此，笔者认为术后化疗只对转移淋巴结超过 8 个的患者有益[142]，降低了复发风险。然而，与单纯手术相比，术后化疗并不能改善 OS。

许多研究都对术后放疗与单纯手术的作用进行了评估。在 Teniere 等进行的两项研究[143]中，术后放疗并没有提高生存率。另外，两项随机研究的结果则相互矛盾。Xiao 等[144]证实，术后放疗改善了 III 期食管癌患者的 5 年生存率。相反，Fok 等发现术后放疗患者的生存期较短，直接原因是照射相关死亡和转移性疾病的早期出现[145]。在这些研究中，只有 Zieren 等的研究对生活质量进行了评估，结果发现单纯手术组的生活质量更好。

Malthaner 等[139]对 34 项随机对照试验和 6 项荟萃分析进行了荟萃分析，在这些试验中，局部晚期食管癌患者接受了术前或术后化疗、放疗或化学放疗。术后放疗组的生存率没有明显差异。

现有的证据表明，术后化疗或放疗不会带来益处。然而，很少有单独手术与手术和术后治疗的随机比较。应谨慎外推 INT－116 研究[42]（在胃癌中描述）作为食管癌术后放化疗的支持性证据。

根据现有证据，食管癌患者在 R0 切除术后接受术后化疗和放化疗的生存获益有限。术后治疗作用有限的原因可能是毒性过大，导致治疗相关并发症或无法完成治疗。

INT－116、MAGIC 和 FLOT 研究结果表明，手术后进行治疗的能力有限[42,43]，这表明所有有效的治疗都应在手术前进行。

CHECKMATE 577 研究正在评估三联疗法后辅助免疫检查点抑制剂对食管癌或胃食管癌腺癌和鳞状细胞癌患者的作用。我们正翘首以待研究结果[146]。

*根治性化放疗*

化疗对微小转移灶的潜在活性及其作为放疗增敏剂的能力，为结合化疗和放疗治疗局部晚期癌症奠定了基础。在 RTOG 85－01 研究中，局部晚期食管腺癌或 SCC 患者被随机分配接受化疗加 CF 或单纯放疗。放疗和化疗的 5 年 OS 率分别为 0 和 26%[147]。

该研究证实，采用联合同期放化疗作为非手术策略来获得较高的生存率和局部肿瘤控制率，效果优于单纯放化疗[148]。该报告还指出，与单纯放化疗或手术相比，手术前采用放化疗有提高生存率的趋势。

在 INT－123（RTOG 94－05）研究中，患者（n=236）同时接受 CF 治疗（与 RTOG 85－01 类似），但被随机分配到不同的放射剂量（50.4 Gy 或 64.8 Gy）。结果发现，辐射剂量越大，中位生存期（50.4 Gy 和 64.8 Gy 分别为 13 个月和 18 个月）或 2 年生存率（分别为 31% 和 40%）越高，两者之间并无关联[149]。目前尚不清楚高放射剂量未能提高生存率的原因。

多机构 RTOG 0113 试验评估了对局部无法切除的食管癌患者进行诱导化疗后再进行明确化放疗的效果。主要目标是确定任何一种方法是否都能使患者的 1 年 OS 率超过 78%，超过 RTOG 94－05 中 66% 的历史记录。72 名可评估的患者被随机分配接受氟尿嘧啶、顺铂和紫杉醇诱导治疗，然后接受氟尿嘧啶加紫杉醇加 50.4 Gy 放疗（A 组），或接受紫杉醇加顺铂诱导治疗，然后接受同样的化疗加 50.4 Gy 放疗（B 组）。RTOG 0113 两组研究的发病率都很高，研究未达到 1 年生存终点[149]。

*根治性化放疗与化放疗加手术治疗的比较*

Stahl 等[130]对 172 例局部晚期 ESCC 患者进行了随机比较，结果显示，化疗后进行化放疗，然后进行手术（手术组，n=86）和化疗后进行化放疗，不进行手术（非手术组，n=86）。中位随访时间为 6 年。手术组和非手术组的 OS 率相似（P=0.05）。手术组的 2 年局部 PFS 率高于非手术组（64% vs 41%，HR 2.1，95% CI 1.3～3.5，P=0.003）。手术治疗组的治疗相关死亡率明显更高（12.8% vs 3.5%，P=0.03）。肿瘤对诱导化疗的临床反应是 OS 的唯一独立预后因素（HR 0.30，95% CI 0.19～0.47，P=0.000 1）。这项研究结果表明，在化疗的基础上加用手术可改善局部晚期 ESCC 患者的局部肿瘤控制，但不能提高生存率。对诱导化疗的肿瘤反应与这些高危患者的良好预后相关，而与治疗方法无关。当然，将这些结果应用于临床实践的难点在于检测术前治疗后的残余疾病或反应。

Bedenne 等进行了另一项仅对放化疗（45 Gy 常 规 或 60 Gy 分程放疗）有反应者的随机比较。150 例可切除 ESCC 患者接受了 2 个周期的 CF 治疗沿着同时接受放疗（常规/分程）。然后将出现反应的患者（n=259）随机分配至手术或更多的放化疗组。2 年 OS 率分别为 34% 和 40%（HR 0.90，P=0.44），中位 OS 持续时间分别为 18 和 19 个月，2 年局部控制率分别为 66% 和 57%（P<0.01），3 个月死亡率分别为 9.3% 和 0.8%（P=0.002）。笔者得出结论，在经历放化疗反应的患者中，放化疗后的手术与继续放化疗相比没有额外的益处[150]。

在中国大学食管癌研究小组（CURE）进行的一项 Ⅲ 期研究中，来自中国的研究人员正在比较食管切除术与化疗放疗的生存优势。从 2000 年到 2004 年，80 名患者被随机分配接受食管切除术（n=44）或化放疗（n=36）。患者接受了两阶段

或三阶段食管切除术和两野淋巴腺切除术。化疗包括 CF 和同时进行的 50～60 Gy 放射治疗。肿瘤反应通过胃肠道造影、胃肠道超声和 CT 进行评估。如果反应不完全或复发，则进行挽救性食管切除术。中位随访时间为 1.4 年。两组患者的早期累积生存率无差异（RR 0.89，95% CI 0.37～2.17，P=0.45），DFS 也无差异。接受手术治疗的患者仅在纵隔部位的复发率略高，而接受化放疗治疗的患者在颈部或腹部的复发率较高[151]。

手术是局部晚期可切除食管癌治疗的基础。欧洲研究的早期结果表明，ESCC 患者在放化疗后不会从手术中获益[152]。实体瘤的非手术方法需要注意的是检测微小残留病变。因此，直到更多的确证性证据和临床工具可用于检测术前治疗后需要手术的患者的微小残留疾病或分子或影像学预测标志物，鳞状细胞癌和腺癌的治疗将保持相似。

第 27 章

---

**提示**

**可切除胃食管癌**
- 所有新确诊的浸润性癌症症患者都要进行分期，包括内镜评估原发性肿瘤的位置和大小，以及 EUS 分期、CT 和/或 PET-CT。颈段或食管癌近端患者也要进行分期。支气管镜检查是建议的分期检查的一部分。
- 有些贲门癌患者需要进行腹腔镜分期检查，但具体情况具体分析。
- 每周的食管多学科肿瘤委员会都会讨论患有局部疾病的患者。

- 局部晚期颈段食管癌患者，即使是可切除的患者，也要接受初次确定性化疗和放疗。只有病情顽固或局部复发的患者才会考虑进行挽救性手术。
- 目前，在 MDACC，局部晚期可切除食管癌的治疗方式包括化放疗和手术。对于胃食管腺癌，术后放化疗和围手术期化疗是患者的额外选择。根据 CROSS 试验的结果，我们现在认识到，41.4 Gy 的最小剂量在术前可能就足够了，不过我们更倾向于使用更大的剂量（50.4 Gy）。

---

MDACC 治疗可切除胃食管癌的方法见图 27-3A。

## 晚期和转移性胃癌、胃食管交界处癌和食管癌

晚期或转移性胃癌、GEJ 癌和食管癌患者的预后差，因此临床医生应该了解患者的生活质量，并权衡治疗的风险和益处。转移性胃癌和食管癌患者的总体 5 年生存率低于 5%。晚期疾病的标准治疗是全身化疗。不同的一线联合化疗方案是可用的，但已进行了大部分研究都不是头对头比较。因此，最佳选择并不明确，治疗仍因地区而异。

转移性胃癌和食管癌的药物治疗主要是姑息性的，对 OS 的影响不大。多种药物在胃癌治疗中具有活性，包括氟尿嘧啶类（5-FU、卡培他滨和 S-1）、蒽环类、铂类药物、紫杉烷类、伊立替康和一些靶向治疗，如用于 HER2 过表达胃癌的曲妥珠单抗。根据一项荟萃分析，与单药化疗相比，联合方案与更高的缓解率相关，并且还与生存率增加相关[153]。

### 一线治疗

胃癌一线治疗仅有少量 1 级证据。事实上，只有多西他赛[154]、顺铂/奥沙利铂[155]和曲妥珠单抗[156]得到了高级别证据的支持。

一项涉及 445 名中晚期癌症患者的 Ⅲ 期试验随机分配患者接受 CF 或 CF 加多西他赛治疗。研究人员发现在应答率

（37% vs 25%，P=0.01）、肿瘤进展时间（5.6 个月 vs 3.7 个月，P=0.001）和 OS（9.2 个月 vs 8.6 个月，P=0.02）方面，加用多西他赛更胜一筹[154]。人们可能会质疑 OS 绝对改善不到 1 个月的临床意义，尤其是在毒性显著的情况下，最明显的是发热性中性粒细胞减少率较高（30%）。重要的是，这种方案不应用于表现状态较差的患者。

第三项随机 Ⅲ 期研究在日本招募了 305 名患者，分别接受 S-1 单药或 S-1 加顺铂治疗。接受 S-1 加顺铂治疗的患者的中位生存期（13.0 个月）明显长于接受 S-1 单药治疗的患者（11.0 个月；死亡 HR 0.77，95% CI 0.61～0.98，P=0.04）。接受 S-1 加顺铂治疗的患者的无进展生存期明显长于接受 S-1 单独治疗的患者（中位 PFS，6.0 个月 vs 4.0 个月，P=0.000 1）[157]。这项试验证明，与单独使用氟尿嘧啶类药物相比，加用顺铂治疗效果更好，并确立了在使用铂类药物的同时使用氟嘧啶类药物是一种合理的治疗方案。

曲妥珠单抗是第一种在晚期胃癌和胃食管癌中具有临床活性的靶向药物。这种疗法对 HER2 富集的人群很有用；然而，只有约 20% 的胃癌和 30% 的胃食管癌过度表达 HER2，因此从治疗中获益的患者比例相对较小。ToGA 试验随机分配了 584 名通过免疫组化（IHC）或荧光原位杂交检测发现肿瘤过表达 HER2 的患者，让他们接受氟尿嘧啶（5-FU 或卡培他滨）加顺铂联合或不联合曲妥珠单抗治疗。化疗每 3 周一

次,共6个周期,曲妥珠单抗每3周一次,直至疾病进展[156]。研究人员发现,在化疗中加用曲妥珠单抗后,OS从11.1个月增加到13.8个月(HR 0.74,95% CI 0.60~0.91,P=0.004 6)。次要PFS终点(6.7个月 vs 5.5个月,P=0.000 2)和反应率(47.3% vs 34.5%,P=0.001 7)也有所改善。在延长的随访中,加入曲妥珠单抗的OS HR已降至0.80[158],表明曲妥珠单抗的反应虽然真实,但可能是短暂的。中位OS的差异从2.7个月减少到仅1.4个月,曲妥珠单抗的效果下降了约50%,这表明只有少数患者从中受益。根据这项试验,曲妥珠单抗和化疗的联合治疗已成为HER2肿瘤过度表达患者的标准治疗方案。

与曲妥珠单抗在HER2过表达胃食管癌中的阳性结果相反,贝伐珠单抗在晚期胃癌和GEJ腺癌患者中加入顺铂和氟尿嘧啶联合治疗时未能证明OS获益[159]。共774例患者被随机分配,贝伐珠单抗加氟尿嘧啶-顺铂的中位OS为12.1个月,安慰剂加氟尿嘧啶-顺铂的中位OS为10.1个月(HR 0.87,95% CI 0.73~1.03,P=0.100 2)。中位PFS(6.7个月 vs 5.3个月,HR 0.80,95% CI 0.68~0.93,P=0.003 7)和总有效率(46.0% vs 37.4%,P=0.031 5)与安慰剂相比,贝伐珠单抗显著改善[159]。在预先计划的亚组分析中,研究者能够证明"泛美"患者存在OS方面的获益,但欧洲和亚洲患者没有。这可能表明肿瘤生物学的差异,但也取决于其他因素。随后对AVAGAST试验的回顾性生物标志物分析显示,具有高基线血浆VEGF-A水平和低基线神经纤毛蛋白-1表达的患者似乎具有改善的OS。对于这两种生物标志物,亚组分析仅在非亚洲地区的患者中显示出显著性[160]。重要的是要注意,这些生物标志物均未得到验证。与ToGA试验不同,AVAGAST试验没有使用生物标志物富集的患者群体,强调了在随机对照试验中适当选择患者和使用预测性生物标志物指导治疗的重要性。同样,AVATAR试验(包括所有亚洲患者人群)也没有显示在顺铂-卡培他滨联合用药中加入贝伐珠单抗的任何生存获益[161]。

同样令人失望的结果也来自两个EGFR靶向试验:Erbitux(西妥昔单抗)联合希罗达(卡培他滨)和顺铂治疗晚期食管胃癌(EXPAND)和修订的欧美淋巴瘤(REAL-3)试验[162,163]。REAL-3试验的生物标志物分析未鉴定出任何生物标志物,其存在预示对改良的表柔比星、奥沙利铂和卡培他滨(EOC)和帕尼单抗耐药性;然而,本研究仅评估了少数生物标志物[164]。

在TRIO-013/LOGiC试验中,在545例HER2阳性晚期/转移性胃食管腺癌患者中研究了拉帕替尼[EGFR和HER2酪氨酸激酶双重抑制剂(TKI)]与卡培他滨+奥沙利铂(CapeOx)联合治疗的作用。在未经治疗的HER2阳性转移性胃癌患者中,在CapeOx基础上添加拉帕替尼并未改善疗效(OS和PFS)[165]。同样,在JACOB试验中研究了双重HER2抑制的概念。JACOB试验是一项双盲、安慰剂对照、随机化、多中心、国际Ⅲ期试验,评估在曲妥珠单抗和化疗基础上加用帕妥珠单抗一线治疗HER2阳性转移性胃癌/GEJ癌的疗效和安全性。不幸的是,与安慰剂相比,在曲妥珠单抗和化疗的基础上加用帕妥珠单抗并未显著改善HER2阳性转移性胃癌或GEJ癌患者的OS[166]。

KEYNOTE-062研究评估了在PD-L1阳性(定义为CPS≥1)、HER2阴性的晚期胃癌或GEJ腺癌患者人群中,帕博利珠单抗是否非劣效于基于顺铂的化疗,以及在化疗中添加帕博利珠单抗是否影响结局[167]。研究者发现,在CPS为1或更高的患者中,帕博利珠单抗非劣效于化疗,中位生存期为10.6个月 vs 11.1个月(HR 0.91)。对于PD-L1 CPS≥10的患者,帕博利珠单抗的生存率较化疗(HR 0.69);接受帕博利珠单抗的患者的中位OS为17.4个月,而接受化疗的患者的中位OS为10.8个月。在联合治疗组中,与单独化疗相比,无论患者CPS状态如何,帕博利珠单抗联合化疗在OS或PFS方面没有增加。截至本文撰写时,CHECKMATE-649(NCT 02872116)研究正在进行中,并将很快报告纳武利尤单抗加入标准治疗FOLFOX化疗是否增加OS。本研究的纳武利尤单抗/伊匹木单抗组在项目分析后提前停止。最近,JAVELIN Gastric 100研究[168]讨论了在接受一线奥沙利铂化疗且未进展的转移性HER2阴性胃癌或GEJ癌患者中维持阿维鲁单抗是否延长OS。报道的研究结果发现PD-L11或更高的患者的OS没有差异,阿维鲁单抗的中位OS为16.2个月,而化疗组中的中位OS为17.2个月(HR 1.13,P=0.635)。这表明维持阿维鲁单抗在标准化疗未进展的患者中没有作用。

总之,一线治疗的标准仍然是氟嘧啶和含铂化疗联合应用,在HER2富集人群中加用曲妥珠单抗。靶向治疗试验的结果大多令人失望,但这些试验都没有对生物标志物适当丰富的人群进行研究。就免疫疗法而言,CPS似乎是比PD-L1评分更好的生物标志物;但是,在胃食管癌中还需要更好地确定检测方法和最佳临界值。

### ■ 二线疗法

二线化疗的有效性及其在胃癌中的获益一直受到质疑;然而,所有最近发表的试验都表明,当化疗与最佳支持治疗(BSC)进行比较时,OS延长,但非常微小[169-172]。一项小型德国Ⅲ期研究比较了伊立替康加BSC与BSC单独治疗晚期胃癌或GEJ腺癌患者的疗效[170]。只有40例患者被随机分配接受治疗,研究因入组不良而提前结束。死亡的HR为0.48,95% CI为0.25~0.92,支持伊立替康活性治疗(P=0.023)。伊立替康组的中位生存期为4.0个月(95% CI 3.6~7.5),BSC组为2.4个月(95% CI 1.7~4.9)[170]。本试验中未记录到伊立替康的缓解。

第二项试验COUGAR-02将186例患者随机分配至多西他赛+BSC组与BSC单药组。与BSC单药治疗相比,多西他赛显著改善了OS,多西他赛的中位OS为5.2个月(95% CI 4.1~5.9),BSC为3.6个月(95% CI 3.3~4.4)(HR 0.67,95% CI 0.49~0.92,P=0.01)[171]。Kang等发表了另一项研究,该研究证实了化疗(多西他赛或伊立替康)与BSC相比对患者 OS 的获益[173]。化疗组 133 例患者的中位 OS 为 5.3 个月,BSC 组 69 例患者的中位 OS 为 3.8 个月($HR$ 0.657,95% $CI$ 0.485~0.891,单侧 $P=0.007$)。多西他赛和伊立替康的中位 OS 无差异(5.2 个月 $vs$ 6.5 个月,$P=0.116$)[79]。

在雷莫芦单抗单药治疗既往接受过治疗的晚期胃癌或胃食管交界处腺癌(REGARD)试验中,研究了血管生成抑制作为胃癌靶点的作用,该试验将 355 例患者随机分配接受雷莫芦单抗或安慰剂[169]。该研究显示中位 OS 略有改善(雷莫芦单抗组为 5.2 个月,安慰剂组为 3.8 个月;$HR$ 0.776,95% $CI$ 0.603~0.998,$P=0.047$)。有趣的是,研究中用雷莫芦单抗治疗的平均患者比用安慰剂治疗的平均患者接受治疗的时间长 2 周。在已发表的雷莫芦单抗治疗转移性胃腺癌(RAINBOW)试验中,665 例晚期或转移性胃腺癌患者将雷莫芦单抗作为二线治疗添加到每周一次的紫杉醇治疗中,证明 PFS 和 OS 均比单独紫杉醇治疗显著改善[172]。证实 OS 统计学显著延长($HR$ 0.81,95% $CI$ 0.68~0.96,$P=0.017$)。雷莫芦单抗+紫杉醇组和安慰剂+紫杉醇组的中位 OS 时间分别为 9.6 个月和 7.4 个月。对于接受雷莫芦单抗加紫杉醇的患者,PFS 也显著更长($HR$ 0.64,95% $CI$ 0.54~0.75,$P<0.001$),总体安全性良好,进一步支持其与化疗联合使用的作用。

在二线治疗中,TKI 的 HER2 靶向治疗一直以失败告终[174,175]。拉帕替尼已在一项有 420 名患者参与的大型研究(TyTAN 试验)中进行了研究,该试验将 HER2 阳性患者随机分配到拉帕替尼加紫杉醇(L+P)与单用紫杉醇的治疗方案中。在意向治疗人群中,L+P 的中位 OS 为 11.0 个月,单用紫杉醇的中位 OS 为 8.9 个月($HR$ 0.84,$P=0.208$ 8)。在预先计划的亚组分析中,HER2 IHC 3+ 亚组的中位 OS 为:联合治疗 14.0 个月,紫杉醇单药 7.6 个月($HR$ 0.59,$P=0.017$ 6)[175]。有趣的是,最近有研究表明,尽管研究要求 IHC HER2 阳性,但 TyTAN 试验中 35% 的患者肿瘤被归类为 IHC 0/1[175]。抗体耦联是一类很有前景的药物,因为它们能高效地向表达抗基因的肿瘤细胞给药。恩曲妥珠单抗(T-DM1)是一种抗体-药物耦联,由曲妥珠单抗与微管蛋白抑制剂埃坦新通过稳定连接体连接而成。在 GATSBY 试验中,对于既往接受过治疗的 HER2 阳性胃癌患者,与紫杉烷类药物相比,二线 T-DM1 未能延长患者的生存期[176]。

同样令人失望的是,英国的吉非替尼治疗化疗后进展的 GEJ 腺癌(COG)试验在 I/II 型食管胃交界腺癌(肿瘤延伸至食管上方 5 cm 和 GEJ 下方 2 cm 处)患者中进行了二线治疗,随机分配 449 名患者接受吉非替尼或安慰剂治疗[177]。

多项研究强调了识别和靶向驱动突变的重要性,以及它们在创建适当的生物标志物以指导治疗中的有用性[178,179]。MET 的扩增和/或其蛋白产物的过度表达长期以来一直被认为与胃癌的发病机制有关,支持其作为不良预后因素的作用。肝细胞生长因子/MET 靶向治疗在患者选择的三期试验(RILOMET-1 和 MET Gastric)中进行了评估[180,181]。两种抗体(利妥珠单抗和奥妥珠单抗)都未能改善 IHC 提示的 MET 表达阳性的胃癌患者的生存率。

在一项 II 期研究中,研究了 PARP 抑制剂在胃癌中的作用,其中 124 例在氟尿嘧啶治疗(启动二线治疗)中进展的患者被随机分配接受奥拉帕利联合紫杉醇治疗与单独接受紫杉醇治疗[182]。PFS 没有改善,但奥拉帕利的添加显著改善了 OS($HR$ 0.56,95% $CI$ 0.35~0.87,$P=0.010$)。不幸的是,随后进行的 III 期试验得出了阴性结果[183]。在总体患者人群中,治疗组之间的总生存期没有差异(奥拉帕利组的中位 OS 为 8.8 个月,安慰剂组为 6.9 个月,$HR$ 0.79,$P=0.026$)或共济失调毛细血管扩张突变蛋白阴性人群(12.0 个月 $vs$ 10.0 个月,$HR$ 0.73,$P=0.25$)[183]。

免疫疗法在胃食管癌二线治疗中的作用也得到了评估。KEYNOTE-061 试验也未能显示在 PD-L1 CPS(肿瘤和免疫细胞上 PD-L1 染色的比例评估)表达 >1[184] 的患者中,帕博利珠单抗在二线环境中相对于紫杉醇的生存益处。值得注意的是,在事后分析中,CPS 评分为 5 或更高和 10 或更高的患者似乎确实看到益处。这些令人失望的结果增加了只有少数患者受益于单药免疫治疗的假设的权重。III 期 KEYNOTE-181[185] 研究在一线治疗后进展的晚期食管/GEJ 腺癌和 SCC 患者中评估了帕博利珠单抗与医生选择的化疗,但在 CPS 为 1 或以上的意向治疗患者人群中未能达到其主要终点 OS,两组的中位 OS 均为 7.1 个月($HR$ 0.89,$P=0.056$)。他们发现,在 CPS 为 10 或更高的患者亚组中,中位生存期为 9.3 个月 $vs$ 6.7 个月($HR$ 0.69,$P=0.007$ 4)。在一份新闻稿中,美国 FDA 批准了纳武利尤单抗在既往氟嘧啶和铂类化疗后不可切除的晚期、复发性或转移性 ESCC 中的应用。该批准是基于 III 期 ATTRACTION-3 试验,其中用纳武利尤单抗治疗的患者($n=210$)表现出优于用紫杉烷化疗治疗的患者($n=209$)(研究者选择多西他赛或紫杉醇)的 OS($HR$ 0.77,95% $CI$ 0.62~0.96,$P=0.018$ 9)。纳武利尤单抗的中位 OS 为 10.9 个月(95% $CI$ 9.2~13.3),而多西他赛或紫杉醇为 8.4 个月(95% $CI$ 7.2~9.9)[186]。纳武利尤单抗是这种情况下第一种获批的免疫疗法,无论肿瘤 PD-L1 表达水平如何[187]。

### ■ 三线疗法

阿帕替尼是一种小分子多靶向 TKI,具有抗 VEGFR 活性。在一项 II 期试验中[188],既往接受过大量治疗的转移性胃癌患者的 PFS 和 OS 均有所改善,之后,在一项 III 期试验中,在 271 例晚期胃癌患者中对阿帕替尼进行了评估[189]。患者既往二线化疗失败,并根据转移部位数量(≤2 个或 >2 个部位)进行分层。该试验达到了其主要终点,显示 OS 和 PFS 显著改善。阿帕替尼组的中位 OS 时间为 6.5 个月,安慰剂组为 4.7 个月($HR$ 0.71,95% $CI$ 0.54~0.94,$P=0.015$),阿帕替尼的中位 PFS 为 2.6 个月,安慰剂为 1.8 个月($HR$ 0.44,95% $CI$ 0.33~0.61,$P<0.000$ 1)。该试验进一步支持血管生成抑制作为该疾病的靶点。

除了标准细胞毒性化疗和靶向治疗外,免疫检查点抑制剂与抗 PD-1 的单克隆抗体(PD-1 抑制剂)已成为转移性环境中的治疗选择。在撰写本文时,PD-1抑制剂帕博利珠单抗被批准用于一线细胞毒性化疗失败后的所有错配修复缺陷型肿瘤患者。在 KEYNOTE-059 队列1中,一项在17个国家的67个研究中心进行的多中心、开放标签、单臂Ⅱ期试验,259例患者(二线或二线以上化疗失败后,包括顺铂和5-FU;具有 HER2 阳性肿瘤的患者必须已经接受曲妥珠单抗治疗)在3周周期中接受固定剂量的 200 mg 帕博利珠单抗。帕博利珠单抗的客观缓解率为 11.6%(95% CI 8.0%~16.1%),完全缓解率为 2.3%(95% CI 0.9%~5.0%)。PD-L1 阳性肿瘤患者的缓解率较高(PD-L1 阳性 vs PD-L1 阴性:15.5% vs 6.4%)。共有7例(4%)肿瘤为微卫星不稳定-高,缓解率较高,总缓解率为 57.1%。中位 PFS 为 2.0 个月,中位 OS 为 5.6 个月。基于这些结果,美国 FDA 已批准帕博利珠单抗作为 PD-L1 阳性胃腺癌的三线治疗[190]。

免疫检查点抑制剂纳武利尤单抗在 ATTRACTION-2 Ⅲ期研究[191]中接受了评估,该研究针对的是既往接受过两种或两种以上化疗方案治疗的胃癌或胃食管癌患者。患者被随机分配(2∶1)接受每2周3 mg/kg 纳武利尤单抗或安慰剂静脉注射。与安慰剂相比,纳武利尤单抗在 OS 方面具有显著优势(OS 为 5.32 个月 vs 4.14 个月;P<0.000 1;12 个月 OS

为 26.6% vs 10.9%)。与安慰剂相比,纳武利尤单抗可将死亡风险降低 37%。随着时间的推移,纳武利尤单抗的存活率优势持续存在,且与 PD-1/PD-L 蛋白无关。与 PD-1/PD-L1 表达无关。纳武利尤单抗目前尚未在美国获批用于治疗晚期胃食管癌或胃癌。

TAS-102(曲氟尿苷/替吡嘧啶)是两种活性化合物的口服复方制剂:曲氟尿苷(一种胸苷类似物,核苷抗肿瘤剂)和盐酸替吡嘧啶(一种胸苷磷酸化酶抑制剂),比例为 1∶0.5。在国际Ⅲ期随机对照试验 TAGS 研究中,507 例晚期/转移性胃腺癌(包括 GEJ 腺癌)患者以 2∶1 的比例随机分配至 TAS-102 组或安慰剂组。在既往接受过胃切除术的患者中,TAS-102 组的 OS(6.0 个月 vs 3.4 个月,HR 0.57,95% CI 0.41~0.79)和 PFS(2.2 个月 vs 1.8 个月,HR 0.65,95% CI 0.49~0.85)优于安慰剂组。此外,未行胃切除术的患者也显示 OS(HR 0.80,95% CI 0.60~1.06)和 PFS(HR 0.65,95% CI 0.49~0.85)获益于 TAS-102 治疗[192]。TAS-102 组中达到疾病控制的患者多于安慰剂组(44% vs 14%,P<0.000 1)[192]。

表 27-8 列出了涉及化疗药物的晚期/转移性食管癌、GEJ 癌和胃癌的主要Ⅲ期试验,表 27-9 列出了涉及一线、二线和三线靶向药物的试验。

**表 27-8　涉及晚期/转移性化疗药物的主要胃癌Ⅲ期试验**

| 研究 | 患者人数 | 治疗组 | OS HR(P 值) | 主要终点月数比较(月) |
|---|---|---|---|---|
| **晚期胃癌:一线治疗** | | | | |
| Van Cutsem 等(V325 研究小组)[154] | 445 | DCF 与 CF | TTP: 1.47(<0.001)<br>OS: 1.29(0.02) | TTP: 5.6 vs 3.7<br>OS: 9.2 vs 8.6 |
| Cunningham 等[155] | 1 002 | ECF vs ECX vs EOF vs EOX | 0.80(0.02) | OS: 9.9 vs 9.9 vs 9.3 vs 11.2 |
| Kolzuml 等(SPIRITS)[157] | 305 | S-1+顺铂 vs S-1 | 0.77(0.04) | OS: 13.0 vs 11.0 |
| Ajani 等(FLAGS)[193] | 1 053 | 顺铂+S-1 vs 顺铂+5-FU | 0.92(0.20) | OS: 8.6 vs 7.9 |
| **晚期胃癌:二线治疗** | | | | |
| Thuss-Patience 等(AIO)[170] | 40 | 伊立替康+BSC vs BSC | 0.48(0.012) | OS: 4.0 vs 2.4 |
| Cook 等(COUGAR-02)[171] | 168 | 多西他赛+ASC vs ASC | 0.67(0.01) | OS: 5.2 vs 3.6 |
| Kang 等[173] | 202 | 多西他赛或伊立替康 vs BSC | 0.657(0.007) | OS: 5.3 vs 3.8 |
| Higuchi 等(TCOG GI-0801/BIRIP)[194] | 130 | 每2周一次的伊立替康+顺铂 vs 伊立替康 | 1.00(0.982 3) | PFS: 3.8 vs 2.8<br>OS: 10.7 vs 10.1 |

注:ASC,主动症状控制;BSC,最佳支持治疗;CF,顺铂和5-FU;DCF,多西他赛、顺铂和5-FU;ECF,表柔比星、顺铂和5-FU;ECX,表柔比星、顺铂和卡培他滨;EOF,表柔比星、奥沙利铂和5-FU;EOX,表柔比星、奥沙利铂和卡培他滨;5-FU,5-氟尿嘧啶;HR,危险比;OS,总生期期;PFS,无进展生期期;TTP,进展时间。

**表 27-9　涉及晚期/转移性胃癌靶向药物的主要Ⅲ期胃癌试验**

| 研究 | 患者人数 | 治疗臂 | OS HR(P 值) | 主要终点月数比较 |
|---|---|---|---|---|
| **晚期胃癌:一线治疗** | | | | |
| Bang 等(ToGA)a[156] | 584 | CX/CF+曲妥珠单抗 vs CX/CF | 0.74(0.004 6) | OS: 13.8 vs 11.1 |
| Ohtsu 等(AVAGAST)[159] | 774 | CF+贝伐珠单抗 vs CF | 0.87(0.100 2) | OS: 12.1 vs 10.1<br>PFS: 6.7 vs 5.3 |

续 表

| 研究 | 患者人数 | 治疗臂 | OS HR(P 值) | 主要终点月数比较 |
|---|---|---|---|---|
| Lordick 等(EXPAND)[162] | 904 | CX＋西妥昔单抗 vs CX | 1.004(0.954 7) | OS：9.4 vs 10.7 |
| Waddell 等(REAL－3)[163] | 553 | mEOC＋帕尼单抗 vs EOC | 1.37(0.013) | OS：8.8 vs 11.3 |
| Hecht 等(LOGiC)[195] | 545 | CapeOx＋拉帕替尼 vs CapeOx＋安慰剂 | 0.91(0.35) | OS：12.2 vs 10.5 |
| Tabernero 等(JACOB)[166] | 780 | 帕妥珠单抗＋曲妥珠单抗＋CT vs 安慰剂＋曲妥珠单抗＋CT | 0.84(0.057) | OS：24.4 vs 25 |
| **晚期胃癌：二线治疗** | | | | |
| Fuchs 等(REGARD)[169] | 355 | 雷莫芦单抗＋BSC vs BSC | 0.776(0.047 3) | OS：5.2 vs 3.8 |
| Wilke 等(RAINBOW)[172] | 665 | 紫杉醇＋拉穆单抗 vs 紫杉醇 | 0.81(0.017) | OS：9.6 vs 7.4 |
| Ohtsu 等(GRANITE－1)[174] | 656 | 依维莫司＋BSC vs 安慰剂＋BSC | 0.90(0.124 4) | OS：5.4 vs 4.3 |
| Satoh 等(TyTAN)[175] | 261 | 拉帕替尼＋紫杉醇 vs 紫杉醇 | 0.84(0.208 8) | OS：11.0 vs 8.9 |
| Dutton 等(COG)[177] | 449 | 吉非替尼与安慰剂 | 0.90(0.29) | OS：3.73 vs 3.63 |
| Thuss－Patience 等(GATSBY)[176] | 415 | 标准紫杉烷与曲妥珠单抗 | 1.15(0.86) | OS：8.6 vs 7.9 |
| Catenacci 等(RILOMET－1)[180] | 609 | 利妥珠单抗＋表柔比星＋顺铂＋卡培他滨 vs 安慰剂＋表柔比星＋顺铂＋卡培他滨 | 1.34(0.003) | OS：8.8 vs 10.7 |
| Shah 等(MET Gas)[181] | 562 | 奥那珠单抗＋mFOLFOX6 vs 安慰剂＋mFOLFOX6 | 0.82(0.24) | OS：11 vs 11.3 |
| Bang 等(GOLD)[183] | 643 | 奥拉帕利＋紫杉醇 vs 安慰剂＋紫杉醇 | 0.79(0.026) | OS：8.8 vs 6.9 |
| Shitara 等(KEYNOTE－061)[184] | 592 | 帕博利珠单抗 vs 紫杉醇 | 0.82(0.042 1) | OS：9.1 vs 8.3 |
| Kojima 等(KEYNOTE－181)[185] | 751 | 帕博利珠单抗 vs CT | 0.69(0.007 4)（当 CPS≥10） | OS：9.3 vs 6.7（当 CPS≥10 时） |
| **晚期胃癌：三线治疗** | | | | |
| Qin 等(阿帕替尼)[189] | 271 | 阿帕替尼＋BSC vs BSC | 0.71(0.015) | OS：6.5 vs 4.7 PFS：2.6 vs 1.8 |
| Ohtsu 等(GRANITE－1)[174] | 656 | 依维莫司＋BSC vs 安慰剂＋BSC | 0.90(0.124 4) | OS：5.4 vs 4.3 |
| Fuchs 等(KEYNOTE－059－第 1 组)[190] | 259 | 帕博利珠单抗单药治疗 PD－L1 阳性 vs PD－L1 阴性 | | OS：5.8 vs 4.9 OR：15.5 vs 6.4 |
| Kang 等(ATTRACTION－2)[196] | 493 | 纳武利尤单抗 vs 安慰剂 | 0.63(0.000 1) | OS：5.26 vs 4.14 |
| Shitara 等(TAGS)[192] | 507 | TAS－102 vs 安慰剂 | 0.69(0.000 29) | OS：5.7 vs 3.6 |

注：在后续分析中，aHR 降至 0.8。
BSC，最佳支持治疗；CapeOx，卡培他滨和奥沙利铂；CF，顺铂和 5－FU；CX，顺铂和卡培他滨；EOC，表柔比星、奥沙利铂和卡培他滨；HR，危险比；mEOC，改良表柔比星、奥沙利铂和卡培他滨；OR，客观反应(CR＋ⅡR)；OS，总生存期；PFS，无进展生存期；TAS－102，三氟尿苷/替比拉西。

### ■ 晚期胃癌、胃食管交界处癌和食管癌的辅助措施

症状缓解的目标是优化生活质量。在对患有不可切除疾病的患者进行初始评估时，应评估影响生活质量的当前或潜在体征或症状。现有的治疗选择包括姑息性放疗，不同时进行化疗[197]；化疗；腔内扩张、支架或激光或化学消融的内镜姑息性治疗；姑息性手术很少进行，因为它是罕见的，潜在的好处明显超过手术的风险。在这组患者中需要考虑的几个特殊问题包括：① 与原发病特别相关的问题；② 营养；③ 气管食管瘘的诊断和治疗；④ 口腔分泌物的管理。

所有患者，尤其是体重从正常基线下降 15% 以上的患者，都应接受正规的营养评估，并采用其他营养支持方法。充足的营养和水分对确保患者完成整个疗程至关重要。胃癌和胃食管癌患者可考虑使用主要通过外科手术插入的空肠造口喂养管（J管）；这些喂养管可在腹腔镜初步评估期间放置。食管癌患者可考虑在内镜（经皮内镜胃造瘘术）或放射（G管）引导下放置经皮胃造瘘喂养管。如果无法通过口服支持营养，继续使用空肠造口术、胃造口术或鼻胃喂养管被视为首选。

晚期胃癌、GEJ 癌和食管癌患者可能是根治性放化疗的候选者。与放疗法组合使用的化疗剂包括顺铂、紫杉醇、卡铂、奥沙利铂或 5 - FU。处于体能状况临床状态的患者可能不适合进行明确的放化疗,即使通过饲管进行持续的营养支持。治疗应根据患者最紧迫的症状。在可行的情况下,应使用胃造口术或空肠造口管来解决营养不良问题。上消化道出血和疼痛可以通过单独的放疗或内镜烧灼来缓解。最后,有效的化疗可以直接改善吞咽困难和疼痛等症状,并间接改善营养,最大限度地减少出血风险和误吸。

尽管肿瘤基因图谱分析(二代测序)已成为治疗胃癌、GEJ 癌和食管癌的一种更广泛应用的工具,但患者往往被发现存在多种非靶向突变。即使发现了潜在的可靶向突变,并且患者接受了特定药物的治疗,我们也发现反应很少,这可能是因为我们对驱动突变了解不多。不过,随着更多与细胞毒药物或免疫疗法相结合的可靶向治疗方法的出现,我们强调让患者参加现有的临床试验。

MDACC 治疗晚期胃癌、GEJ 癌和食管癌的方法见图 27 - 3A 和 B。

---

## 提示

**晚期胃癌、胃食管交界处癌和食管癌**

- 我们治疗转移性疾病的方法是缓解症状和延长生命。
- 对于 HER2 阳性胃癌,在一线化疗的基础上加用抗 HER2 治疗可提高患者的生存率。
- 一线治疗的合理选择是以铂为基础的双联疗法,并根据患者的表现状况添加多西他赛。
- 在二线治疗中,我们使用雷莫芦单抗联合紫杉醇;但对于有严重神经病变的患者,以伊立替康为基础的化疗也是一种选择。
- 自从帕博利珠单抗获批用于 PD - L1 阳性胃癌治疗后,我们的方法是对二线化疗后病情进展的 PD - L1 阳性肿瘤患者(CPS>1)使用免疫疗法。
- 其他治疗方案包括 TAS - 102。

# 第 28 章　胰腺癌

Jonathan D. Mizrahi
Anirban Maitra
Robert A. Wolff
余一祎　王　晴·译

## 要点

- ▶ 胰腺癌的 5 年生存率为 10%,预计到 2030 年将成为美国癌症死亡的第二大原因。
- ▶ 胰腺癌的可变风险因素包括吸烟、肥胖、糖尿病(特别是新发糖尿病)和慢性胰腺炎。年龄和家族史是公认的、不可改变的危险因素。
- ▶ KRAS 突变和 p16 失活是胰腺癌中普遍存在的基因组事件,并且在组织学上,胰腺癌的特征在于致密的胶原基质。
- ▶ 高质量的螺旋 CT 是诊断和分期的金标准,因为它可以将

- ▶ 胰腺癌分为可切除、边缘性可切除、局部晚期或转移性。
- ▶ 胰腺癌唯一可能治愈的治疗方法是手术切除,但只有 15%～20% 的患者可以选择手术切除,因为大多数患者确诊时已处于晚期。
- ▶ 联合化疗的最新进展,特别是 FOLFIRINOX 和吉西他滨联合白蛋白结合型紫杉醇,提高了晚期胰腺癌患者的生存率;FOLFIRINOX 还可以提高辅助治疗中的生存率。
- ▶ 精准医学在胰腺癌中慢慢兴起。

当临床医生使用胰腺癌一词时,他们指的是胰腺腺癌,这是当今肿瘤科医生、患者和护理人员面临的最棘手的恶性肿瘤之一。这种疾病的特点是发病率高,预后差。在 MDACC,我们采用多学科的方法管理胰腺癌。对于局部疾病的患者,我们一般采用逐步的多模式方法。对于大多数局部晚期疾病患者和所有转移性疾病患者,姑息性治疗是一个高度优先事项。本章总结了我们目前对胰腺癌的认识,包括其流行病学、危险因素、分子生物学、诊断和分期,以及临床治疗策略。

### 胰腺癌的现状

胰腺癌是最常见的胰腺肿瘤,是一种侵袭性高且常常迅速致命的恶性肿瘤。

在美国,它占所有癌症病例的 3%,但占所有癌症死亡的 7.5%[1]。截至撰写本文时,它是癌症相关死亡的第三大原因,排在肺癌和结直肠癌之后。过去几十年里,5 年生存率略有提高(1974—1976 年为 2%,2014 年为 6%),最近首次达到 10%[2,3]。在接下来的十年中,胰腺癌引起的死亡癌症预计将急剧增加,超过结直肠癌,成为癌症相关死亡的第二大原因。

### 流行病学

美国每年约有 56 000 例新发胰腺癌病例,全球约有 459 000 例[4]。工业化社会和西方国家的发病率最高。值得注意的是,美国黑种人患胰腺癌的风险远高于非洲黑种人,美国黑种人的胰腺癌死亡率高于美国大多数其他族裔[5]。

在 30～40 岁及以前,患胰腺癌的风险很低,但在 50 岁以后就会急剧增加。诊断时的平均年龄为 72 岁,40 岁以下的人不常见。然而,人们对早发胰腺癌(通常定义为 50 岁以前发病的年龄)越来越感兴趣。我们小组最近报道,与被认为发病较晚的患者相比,早发胰腺癌患者更容易出现 DNA 损伤修复途径基因的胚系突变[6]。

### 胰腺癌的风险因素

遗传和环境因素都与胰腺癌的发病风险有关。表 28-1 概述了这些风险因素。

#### ■ 烟草

吸烟是公认的增加胰腺癌风险的生活方式之一,但其概率低于肺癌的概率。总体来说,吸烟估计占胰腺癌病例的 25%～30%[7]。

表28-1　与胰腺癌有关的获得性和遗传性风险因素

| 获得性风险因素 | 相对风险 | 评论 |
| --- | --- | --- |
| 吸烟 | 2~5 | 风险随着接触烟草的增加而增加 |
| 糖尿病 | 2 | 并非所有权威人士都同意这一观点,许多患者出现糖代谢改变 |
| 高体重指数 | 2 | |
| 慢性胰腺炎 | 13~18 | 并非所有权威人士都同意这种风险增加的程度 |

| 遗传性疾病 | 相对风险 | 已知缺陷 |
| --- | --- | --- |
| 遗传性胰腺炎 | 10~53 | PRSS1 |
| FAMMM 综合征 | 22 | p16INK/CDKN2 |
| HNPCC | 8 | MLH1、MSH2、MSH6 |
| 黑斑息肉综合征 | 13~30 | LBK1/STK11 |
| 家族性腺瘤性息肉病 | 4~5 | APC |
| Li-Fraumeni 综合征 | ? | p53 |
| 家族性乳腺癌和卵巢癌 | 3~5 | DNA 修复途径,BRCA2 |

注:FAMMM,家族性不典型痣和黑色素瘤;HNPCC,遗传性非息肉性结肠癌。

### 糖尿病

糖尿病既被认为是胰腺癌的早期表现,也被认为是一种易感因素。多达一半的胰腺癌患者报告有新发糖尿病(NOD)或恶化的高血糖病史,另有 1/4 的患者报告有糖耐量受损[8]。在这些病例中,隐匿的胰腺癌是诱发高血糖的原因,可能是通过改变外周胰岛素抵抗。血糖控制的变化最早可在临床诊断前 36 个月发生,为早期检测提供了机会。然而,由于只有大约 1% 的 NOD 是由潜在的胰腺癌引起的,因此需要进一步丰富这一高危人群,以进行有意义的监测。我们的团队目前正在牵头一个多中心的前瞻性 NOD 队列,该队列将招募 10 000 名 NOD 或高血糖患者,并对他们进行随访,以发现偶然发生的胰腺癌症。纵向收集生物标本进行生物标志物研究,旨在更好地定义和完善这一人群的胰腺癌风险[9]。

### 体重指数

流行病学研究也表明,高体重指数会增加患胰腺癌的风险[10]。许多分子机制,包括局部机制(腹部脂肪细胞在胰腺周围环境中产生的炎症介质)和系统机制(分泌的脂肪因子和高胰岛素血症)——都被认为是导致肥胖患者胰腺癌风险增加的原因[11,12]。

例如,MDACC 临床前模型的研究表明,肥胖相关的脂钙素-2 水平在加速胰腺癌发生中的影响[13]。

### 饮食

已经发现胰腺癌与肉类和碳水化合物的摄入量之间存在正相关[14]。胰腺癌的流行病学研究表明,水果和蔬菜的高摄入量有保护作用。

### 慢性胰腺炎

早期的临床研究表明,慢性胰腺炎和胰腺癌之间存在关联。研究表明,特别是遗传性胰腺炎可能影响患病风险。几个基因的突变可能与遗传性胰腺炎有关,其中编码阳离子胰蛋白酶原的 PRSS1 是最常见的[15]。

### 家族性胰腺癌和其他遗传性综合征

大约 10% 的胰腺癌患者携带一种使他们易患胰腺癌的胚系突变[16,17]。值得注意的是,这些患者中只有大约一半报告有胰腺癌家族史,因此 NCCN 和 ASCO 都建议对所有患者进行普遍的生殖系检测[18,19]。与胰腺癌风险增加相关的已知癌症易感性综合征包括遗传性非息肉病性结直肠癌、共济失调-毛细血管扩张症、黑斑息肉综合征、家族性乳腺癌和卵巢癌及家族性非典型多痣黑色素瘤。与家族性胰腺癌易感性相关的最常见的一类基因是那些其蛋白产物参与细胞 DNA 修复反应的基因,包括 BRCA2、BRCA1、ATM 和 PALB2。其中,BRCA1/2 和 PALB2 蛋白是通过修复 DNA 双链断裂进行同源重组的关键组分。PARP 酶是单链 DNA 修复不可或缺的一部分,抑制导致 DNA 断裂,需要完整的 BRCA 蛋白来修复。因此,在突变 BRCA1/2 或 PALB2 蛋白存在时,PARP 抑制导致合成致死。正如我们稍后讨论的那样,PARP 抑制剂奥拉帕利(olaparib)成为首个被批准用于胰腺癌的基于生物标志物的疗法,这是基于其在维持 BRCA 种系突变患者的临床益处,这些患者在初始铂类化疗中得到了疾病控制[20,21]。

## 人类胰腺致癌的分子事件

随着二代测序平台的出现,国际癌症基因组联盟(International Cancer Genome Consortium)和癌症基因组图谱(the Cancer Genome Atlas)等几个公共资助项目已经全面绘制了数百个肿瘤中胰腺癌的基因组图谱[22-24]。这些大规模的研究不仅发现了胰腺癌中主要的高频突变,而且还发现了不太常见的突变形式,其中许多是"可操作的"[25]。多达 1/4 的患者肿瘤可能存在潜在的可采取行动的突变,这些信息可以在可行的时间内返回给肿瘤科医生[26,27]。

### 胰腺癌的致癌基因

KRAS 的致癌突变是胰腺癌的决定性遗传特征,约 90% 的病例发生 KRAS 突变[24]。KRAS 突变通常涉及密码子 12,通常是谷氨酰胺-缬氨酸($KRAS^{G12V}$)或谷氨酰胺-天冬氨酸($KRAS^{G12D}$)突变。不常见的 $KRAS^{G12C}$ 突变仅在 1.5% 的胰腺癌中观察到[28]。

值得注意的是,约 10% 的病例是野生型 KRAS。在这些病例中,发现替代驱动因素并不罕见,包括 NRG1、ALK 或 NTRK 融合驱动癌症进展[29],并且靶向药物已经很容易获得[30-32]。因此,在已证实的胰腺腺癌中缺乏可证明的 KRAS 突变促使人们对这些替代驱动因素进行研究[33,34]。

### 胰腺癌中的肿瘤抑制基因

胰腺癌中最常见的高频突变的抑癌基因是 TP53、CDKN2A/p16 和 DPC4/SMAD4[24]。TP53 是人类癌症中最常见的突变基因,约 75% 的胰腺癌存在体细胞改变。几乎所有的胰腺癌都有细胞周期蛋白依赖的激酶抑制剂基因 CDKN2A/p16 的异常。在大约 55% 的胰腺癌中观察到 DPC4/SMAD4 改变。在实体肿瘤中,DPC4/SMAD4 的畸变对晚期胰腺癌有一定的特异性[35]。

### ■ 胰腺癌的潜在可操作基因突变

在撰写本文时,与临床最相关的是编码涉及 DNA 损伤反应和修复的蛋白质的基因,包括 BRCA2、BRCA1、PALB2、CHEK2、ATM、RAD51 等[22,24]。虽然这些基因的胚系突变发生在家族性胰腺癌的背景下,但大约 15% 的病例发生了体细胞功能突变的损失,这些病例可能是 DNA 修复靶向治疗的靶点,如 PARP 抑制剂。大约 1% 的胰腺癌病例中存在与一种特殊类型的 DNA 修复(称为错配修复)相关的基因突变,包括 MLH1、MSH2、PMS2 和 MSH6,相应的肿瘤具有异常高的肿瘤突变负荷(所谓的"高突变")[36]。免疫检查点抑制剂为主的免疫治疗在高突变肿瘤可潜在获益,根据美国 FDA 最近的指令,可以在一线、二线以后使用[37]。我们需要提到 15%~25% 的病例中累积突变的编码染色质调节蛋白的基因(如 ARID1A、PBRM1、KDM6A、MLL3 等)[38,39]。在其他实体肿瘤中,有新的数据表明使用免疫疗法联合治疗这些肿瘤的潜力[40,41]。

### ■ 胰腺癌的转录组亚型

目前,最广泛接受的分类方案将胰腺癌分为所谓的经典亚型和基底样亚型[24,42]。经典表型的特征是内胚层转录因子 GATA6 和 HNF4A 的表达,而这两种转录因子在基底样肿瘤中均不存在[43,44]。相反,基底样肿瘤,有时被称为鳞状亚型,其特点是具有侵袭性的自然病史,而且新出现的数据表明,基底样肿瘤对 FOLFIRNOX 具有耐药性[45]。

### ■ 胰腺癌基质

如果不提及构成这种疾病的复杂肿瘤微环境(TME)的基质和免疫细胞类型,对胰腺癌的分子病理学的讨论就不完整。对胰腺癌 TME 的回顾超出了本章的范围,请读者参阅最近关于这一主题的几篇评论[46-48],强调几个重点。首先,胰腺癌基质由多种细胞类型和细胞外基质蛋白组成[46]。

其次,最常见的非免疫细胞类型是癌症相关成纤维细胞(CAF),最近的单细胞 RNA 测序研究发现至少有三种不同类型的 CAF[49,50],具有潜在的促进肿瘤或抑制肿瘤的作用。这一点很重要,因为针对胰腺癌 CAF 的一般策略(例如,使用针对 Hedgehog 途径的小分子抑制剂)有时具有反作用[51],这突出了各种 CAF 群体在抑制或促进肿瘤过程中发挥着不同作用。第三,胰腺癌 TME 的特点是高间质压力,这被归因于细胞外基质蛋白的沉积,如透明质酸和其他糖胺聚糖[52],与减少全身化疗在肿瘤环境中的传递有关。尽管临床前研究支持通过用聚乙二醇透明质酸酶靶向透明质酸并促进治疗药物的流入来降低间质压力而提高疗效[53,54],但这种药物(PEG-PH20)与细胞毒药物相结合的 Ⅲ 期临床试验未能改善转移性疾病的生存率,再次强调了胰腺癌基质生物学

的复杂性。

## 病理学

胰腺腺泡细胞约占腺体细胞数量和体积的 80%;胰岛细胞占 1%~2%。导管系统由单层立方上皮细胞组成,占腺体结构的 10%~15%,并有稀疏交错的血管、淋巴管、神经和胶原间质网络。在癌中,这种结构明显改变。主要的组织学特征是纤维性间质伴萎缩腺泡,通常保存胰岛细胞群,以及癌性导管的不规则生长(图 28-1)。导管腺癌的诊断依赖于有丝分裂的鉴别,细胞核和细胞多形性,还有神经周围、血管或淋巴的侵犯[55]。胰腺实质周围的导管内前体病变常见于两种主要亚型。首先也是最常见的(约 90% 的癌症是由这些前体引起的)是显微镜下胰腺上皮内瘤变或 PanIN 病变。组织学上,PanIN 病变分级为"低"级和"高"级。高纯度 PanIN 常常携带许多在明显癌中发现的基因改变[56]。肉眼可见的导管癌前体是胰腺的黏液囊肿,表现为导管内乳头状黏液瘤或黏液囊性肿瘤[57]。与 PanINs 类似,囊性病变也表现为低级别和高级别上皮异常增生,最终为侵袭性瘤变。

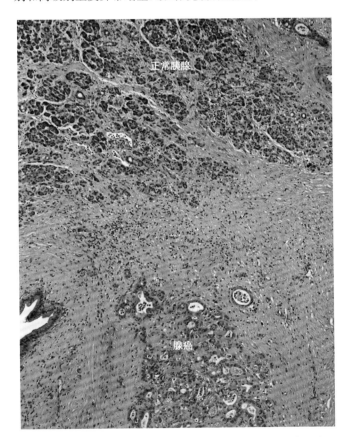

**图 28-1** 胰腺导管腺癌的显微照片,上面是保存完好的胰岛细胞和胰腺结构,下面是浸润性肿瘤,腺体结构形成不良

几乎所有源自胰腺的恶性肿瘤(95%)都起源于腺体的外分泌部分,其中以导管腺癌最为常见[58]。由朗格汉斯岛(胰岛)引起的胰腺神经内分泌肿瘤更为罕见,原发性非上皮性肿瘤(如淋巴瘤或肉瘤)极为罕见。外分泌胰腺肿瘤的组织学分类见表 28-2。

表 28 - 2　原发性胰腺外分泌肿瘤的组织学分类

**恶性肿瘤**

管状腺癌

黏液性囊腺癌

腺泡癌

未分类的大细胞癌

小细胞癌

胰腺母细胞瘤

**良性**

浆液性囊腺瘤

**可变的恶性潜力**

管内乳头状黏液瘤

黏液性囊腺瘤

乳头状囊性肿瘤

## 临床表现

胰腺癌的临床表现主要取决于肿瘤在胰腺内的位置。大多数（85%）发生在胰头。约 10% 位于胰腺体，5% 位于尾部。非特异性定位不良的上腹部或背部疼痛是最常见的首发症状。它通常是由侵犯或压迫腹腔、内脏或肠系膜丛引起的。头部或颈部的肿瘤通常会引起上腹部或右上腹的疼痛。胰体部的肿瘤可能引起持续的、严重的背部疼痛，胰腺尾部的肿瘤可能与左上腹疼痛有关。

无痛性黄疸是另一种常见的表现，一般与胰头或钩突中的肿瘤有关。当肿瘤不是在靠近胆管的胰腺内部分出现时，诊断可能会被延迟，其特点是腹痛或背痛而没有黄疸。

急性胰腺炎，虽然不常见，但在无其他急性胰腺炎原因（无胆结石，无酒精或沉淀性药物史）的患者中，可由导管癌引起[59]。慢性胰腺炎的症状比较常见，包括腹泻、腹胀或便秘、腹胀和体重减轻。有尾部病变的患者在出现转移性疾病的体征或症状之前通常保持无症状。

## 诊断和分期

胰腺癌可能很难诊断，尤其是对于无特异性主诉的患者。迂回的检查和干预并不少见，其中可能包括上消化道内镜检查，该检查可能会产生误导，显示轻度食管炎、胃炎或十二指肠炎，有或没有幽门螺杆菌的证据。主诉右上腹疼痛的患者可接受超声波检查，可能会发现胆结石，从而进行胆囊切除术。对于主诉背部疼痛的患者，通常会进行肌肉骨骼评估。大多数患者最终会接受全身横断面成像检查，发现胰腺肿块。

对于表现为梗阻性黄疸的患者，由于对胰腺癌的怀疑足够高，诊断性检查通常以有序的方式进行，并伴有定向影像学检查。这些检查通常包括腹部超声检查，腹部 CT，或两者都有。

### ■ 组织采集

除了罕见的例外情况，所有在 MDACC 就诊的患者，如果没有在转诊前进行活检，建议进行活检以确认是否存在恶性肿瘤和类型。横断面成像（我们的首选是双期多排 CT）应始终在介入内镜或其他侵入性手术前进行，以防止手术相关的炎症改变，这可能会影响对肿瘤切除潜力的评估。对于有梗阻性黄疸和影像学证据显示胰腺局部肿块的患者，内镜逆行胰胆管造影术和 EUS 常同时进行活检。对于可能需要手术切除的患者，EUS 引导下的活检优于经皮活检，以降低腹膜或针道播散的风险，在接受经皮超声或 CT 引导的活检的患者中已有报道[60]。

另外，当 CT 或 MRI 清楚地显示不可切除的局部晚期癌症时，CT 或超声引导的经皮穿刺活检可替代 EUS 引导的穿刺。如果患者表现为梗阻性黄疸和胆道狭窄，但影像学上没有胰腺肿块的证据，建议进行 EUS 检查。EUS 在评估区域淋巴结方面也很有用，如果原发性肿瘤在技术上难以活检，EUS 可提供活检机会。

当有明确的影像学证据表明有转移性疾病和明显的胰腺肿块时，我们更倾向于对转移部位（如肝脏）进行活检。这一手术既证实了诊断，也证实了转移性疾病的存在。此外，转移部位的核针活检通常可以安全获得，并提供足够的组织进行分子图谱分析。正如 NCCN 和 ASCO 推荐胰腺癌患者进行生殖系检测一样，NCCN 也鼓励在任何可能的时候对肿瘤组织进行分子和基因组分析[61]。

### ■ 胰腺癌的误诊

患者被误诊为胰腺癌并不罕见。我们看到的最常见的错误是胰腺周围肿大的腺病，类似胰腺肿块。

胰腺腺癌确实会转移到局部淋巴结，但通常是小到中等大小。体积庞大的淋巴结更常见于其他胰腺肿瘤，如腺泡细胞癌或胰腺神经内分泌肿瘤。食管、胃、十二指肠的肿瘤，有时结肠的肿瘤可导致胰周淋巴结肿大。淋巴瘤、非小细胞肺癌和原发不明的癌也可导致胰腺周围淋巴结肿大，并被误认为是原发性胰腺肿瘤。在这种情况下，动态期薄层增强 CT 扫描通常可以排除胰腺原发肿块的存在。另一个有用的 X 线表现可能是存在或不存在胰腺体和尾部萎缩。虽然在腺癌中常见，但在神经内分泌和腺泡细胞肿瘤中通常不可见。

### ■ 高质量的 CT

在 MDACC，最重要的成像方式是动态相位 CT。该技术用于客观地（解剖学上）确定可能可切除的疾病，并允许在静脉造影术的动脉和静脉阶段对胰腺和周围血管结构进行成像。对于最佳的预处理分期，疑似胰腺癌患者的 CT 报告应包括以下内容。

（1）胰腺或胰腺周围区域是否存在原发性肿瘤。

（2）是否存在腹膜和肝的转移。

（3）描述肠上静脉（SMV）和门静脉（PV）的通畅性，以及这些静脉与肿瘤的关系。

（4）肿瘤与肠系膜上动脉（SMA）、腹腔干和肝动脉的关系描述。

目的放射学标准可用于确定胰腺头或钩突的潜在可切除的原发性肿瘤(图 28-2)。MDACC 标准包括:① 无胰腺外疾病;② SMV 和 PV(如果有切除和重建静脉回流的技术能力);③ 肿瘤与区域动脉结构(包括腹腔干和 SMA)之间可确定的组织平面。最近的一项荟萃分析估计,基于增强 CT 扫描的可切除性阳性预测值为 81%[62]。胸部 CT 现在是分期检查的常规部分。骨扫描和脑成像很少显示,不应该是常规分期的一部分。

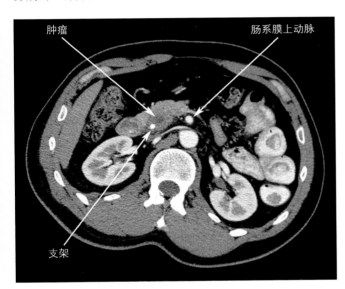

图 28-2 胰头内肿瘤 CT 图像。注意胆管内的支架和头部内细小的低密度肿块。肠系膜上动脉(SMA)被一个脂肪平面完全包围。这定义了一个潜在的可切除肿瘤

## PET

PET 不是我们分期的常规部分。

然而,在影像学表现不确定的情况下,如肝或肺中不确定的病变,有时也可行 PET。注意小病变(<1 cm)可能为 FDG PET 阴性,即使有转移性疾病[63]。我们还发现 FDG PET 对于评估患者是否曾接受过手术切除,随后 CA19-9 呈上升趋势,且手术中软组织变化不确定是否纤维化或复发时,可用于评估孤立性局部复发。

### 血清 CA19-9 的测定

CA19-9 测量黏液蛋白(MUC-1)的特定碳水化合物部分[64]。这是胰腺癌中最常见的肿瘤标志物,但它并不具有特异性,可能在其他胃肠道肿瘤中升高。大多数回顾性分析通常表明,术前较高的 CA19-9 水平(500~1 000 U/mL 及以上)意味着疾病更严重。在新辅助治疗过程中,对 CA19-9 的连续测量越来越多地用于预测可切除或边缘性可切除疾病中谁将从手术切除中获益最大[65,66]。相反,在接受手术作为初始治疗的患者中,当术后 CA19-9 水平在术后 8~12 周没有恢复正常时,往往会出现早期复发和不良预后[67]。诱导全身化疗期间 CA19-9 水平降低 50% 或更多与生存率提高相关[68]。部分患者由于缺乏产生 CA19-9 抗原所需的岩藻糖基转移酶而检测不到 CA19-9 水平,可见于 Lewis 抗原阴性的患者(一般人群的 5%~7%)[69]。

### TNM 系统与临床导向分期的对比

胰腺癌的肿瘤、淋巴结、转移(TNM)分期系统见表 28-3。对于接受切除手术的患者(占胰腺癌患者的少数),TNM 系统在提供预后信息方面有些有用。

表 28-3 胰腺癌的 TNM 标准

| | | |
|---|---|---|
| 没有原发性肿瘤的证据 | T0 | 新辅助治疗的完全病理反应可能导致 T0 肿瘤 |
| 肿瘤最大尺寸<2 cm | T1 | 根据高质量的成像,T1 肿瘤一般是可以切除的 |
| 肿瘤的最大尺寸>2 cm 且<4 cm | T2 | T2 肿瘤可能是可切除的或边缘可切除的(非转移) |
| 肿瘤最大尺寸>4 cm | T3 | T3 肿瘤常伴有胰腺外扩展,可能处于可切除的边缘地带 |
| 肿瘤涉及 CA、HA 或 SMA | T4 | 这些血管的包裹界定了局部晚期疾病≤180°边缘可切除 |
| 无区域淋巴结转移 | N0 | 新辅助治疗后 60% 的病例淋巴结受累阴性 |
| 1~3 个区域淋巴结发生转移 | N1 | 前期手术时,57% 的病例发生阳性淋巴结受累 |
| 4 个或更多区域的淋巴结转移 | N2 | 前期手术时,57% 的病例发生阳性淋巴结受累 |
| 无远处转移 | M0 | |
| 远处转移 | M1 | 常见的转移部位包括肝脏、肺部和腹膜 |

病理分期分类

| Ⅰ A | Ⅰ B | Ⅱ A | Ⅱ B | Ⅲ | Ⅲ | Ⅳ |
|---|---|---|---|---|---|---|
| T1 | T2 | T3 | T1~T3 | T1~T3 | T4 | 任何 T |
| N0 | N0 | N0 | N1 | N2 | 任何 N | 任何 N |
| M0 | M0 | M0 | M0 | M0 | M0 | M1 |
| 预后更佳:中位生存期 36 个月 | 预后更佳:中位生存期 36 个月 | 预后更佳:中位生存期 36 个月 | 中间生存期(中位 18~24 个月) | 中间生存期(中位 18~24 个月) | 局部晚期疾病预期生存期 14~18 个月 | 转移性疾病中位生存期 9~12 个月 |

注:数据引自 Edge SB, Byrd DR, Byrd DR, et al. AJCC Cancer Staging Manual, 8th ed, New York, NY: Springer; 2017.

## 胰腺癌的治疗策略

在 MDACC 中,患者最初的临床分期为潜在可切除的、边缘性可切除的、局部晚期/不可切除的或转移性疾病(图 28-3)。基于身体虚弱或合并症,对于潜在可切除疾病且无手术禁忌证的患者,应追求有治愈意向的手术。正如后面所讨论的,我们赞成新辅助治疗后再进行手术,而不是前期手术和辅助治疗。转移性疾病患者和适当的状态通常接受全身治疗。对于出现局部晚期疾病的患者,治疗应该是个体化的,通常最初包括全身治疗。

### 可切除的胰腺癌

众所周知,手术是治愈胰腺癌的唯一希望。大多数可切除的胰腺癌是由位于胰腺头部的小肿瘤组成的。这些都是通过 Whipple 手术切除的[70],更恰当的说法是胰十二指肠切除术。

对于可能可切除的胰腺癌患者,有两种不同的治疗方法:① 进行前期手术,并在可能的情况下给予术后 6 个月的辅助治疗;② 提供新辅助治疗,并在适当情况下进行手术切除(图 28-4)。

### 已切除的胰腺癌的现代辅助疗法

尽管我们更倾向于新辅助治疗而不是前期手术和辅助治疗,但大多数可切除的胰腺癌患者都选择以手术为主的治疗方法。对于那些恢复良好且没有临床证据表明早期复发的患者,6 个月的全身辅助治疗仍然是标准。

自从这篇文章的最后一版,使用辅助治疗胰腺癌的结果已经改善。然而,正如下面进一步讨论的,随着时间的推移,观察到的生存改善并非完全归因于辅助治疗中全身治疗的改善。

胰腺癌辅助治疗的全面治疗超出了本文的范围,主要集中在基于 5-FU 的放化疗,这些放化疗加在一起对其生存益

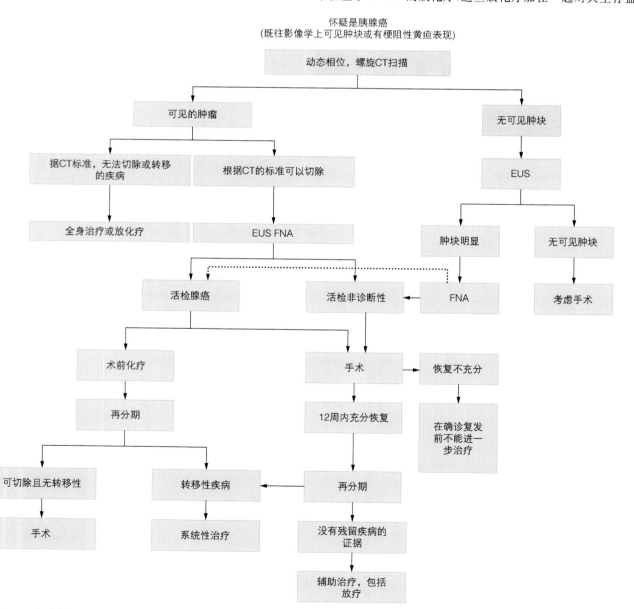

**图 28-3** 新诊断的胰腺癌的诊断工作和管理流程

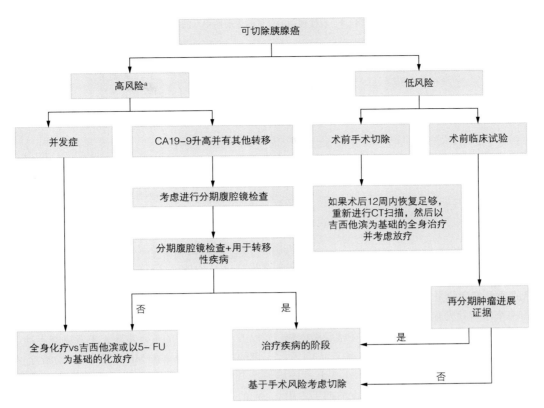

**图 28-4** 可切除胰腺癌的治疗流程。[a]高危临床特征：怀疑有转移性疾病；CA19-9＞1 000 U/mL，胆红素正常；合并症提示手术风险高

处尚无定论。在 Charité Onkologie(CONKO)进行的一项试验[71-73]，吉西他滨单药治疗被证明比单独手术改善无病生存期(DFS)和总生存期(OS)。CONKO 001 是一项随机Ⅲ期临床试验，比较了治疗性手术后 6 个月的吉西他滨和单独观察。研究人员发现，术后使用吉西他滨(分别为 13 个月和22.8个月)与单纯手术(分别为 6.9 和 20.2 个月)相比，DFS 和OS 有显著改善[74]。

随后，欧洲胰腺癌协会(ESPAC)报告了他们在 ESPAC-4试验中的结果[75]，该试验随机分配手术切除的患者使用吉西他滨辅助治疗或不使用卡培他滨化疗双药组 OS 改善(28 个月 *vs* 25.5 个月，*P*＝0.032)。

最近，PRODIGE-24/CCTG 研究的结果为辅助治疗建立了另一个新的治疗标准[76]。患者被随机分为 6 个月的改良 5-FU、亚叶酸钙、伊立替康和奥沙利铂(mFOLFIRINOX)或吉西他滨。联合化疗组显著改善 DFS 从 12.8 个月到 21.6个月，中位 OS 从 35 个月到 54.4 个月。尽管 PROGE-24/CCTG 研究的生存数据令人印象深刻，但重要的是要认识到，该研究患者代表了一个非常重要的队列。

例如，随机分配的 21 天内，术后 CA19-9 水平大于 180 U/mL 的患者被排除在外。此外，入选的患者仅限于 WHO PS为 0～1 的患者。

最近的胰腺癌辅助治疗试验是辅助胰腺腺癌临床试验(APACT)，该试验比较了吉西他滨、白蛋白结合型紫杉醇与吉西他滨联合治疗 6 个月[77]。研究的主要终点是独立评估DFS。在 2019 年 ASCO 年会上发表的研究结果表明，与单药

吉西他滨相比，联合用药在 DFS 方面没有显著改善。

然而，值得注意的是，与单独接受吉西他滨治疗的患者相比，接受吉西他滨联合白蛋白结合型紫杉醇治疗的患者 OS有一些改善(40 个月 *vs* 36 个月)，但这并不具有统计学意义，也不是主要终点。

表 28-4 总结了最近完成的辅助试验的结果。值得注意的是，随机分配给吉西他滨的患者的生存期已从 2013 年的22.8 个月稳步增加到 2017 年的 25 个月，并在 2018—2019 年增加到约 35 个月。这表明，从 21 世纪初到现在，选择患者进行试验登记已经变得越来越严格。

此外，在同样的时间间隔内，复发时可用的治疗选择已经慢慢扩大。

### 前期手术后的辅助治疗所带来的挑战

在大多数中心，对于可能可切除的胰腺癌，前期手术切除是主要的治疗手段。然而，仔细分析手术优先方法的结果发现了这种排序疗法的显著潜在缺陷。

(1) 胰十二指肠切除术后的手术发病率和死亡率仍然相当高，影响了辅助治疗的实施。

潜在可切除的胰腺癌通常在 60～70 岁的患者中被诊断出来，鉴于已知的胰腺癌危险因素，许多患者可能有吸烟、糖尿病或肥胖的病史，或者他们可能处于疾病状态。这些合并症中的任何一种都会增加术后并发症的风险，阻碍恢复，并减少接受辅助治疗的机会。美国外科医师学会国家手术质量改进项目对来自国家癌症数据库(NCDB)的数据进行了分析，报告了 23％的严重术后并发症。

表 28-4 现代辅助治疗试验中前期手术的结果

| 研究年份 | 患者数量 | 每年每个中心注册的患者数量 | R1 切除率 | 中位生存期(月) | |
|---|---|---|---|---|---|
| | | | | 对照组 | 试验组 |
| CONKO 001 2013 | 364 | 0.64 | 17 | 观察 20.2 | 吉西他滨 22.8 |
| ESPAC 4 2017 | 730 | 1.32 | 60 | 吉西他滨全组 25.5 | 吉西他滨+卡培他滨全组 28.0 |
| | | | | R0 27.9 | R0 39.5 |
| | | | | R1 23.0 | R1 23.7 |
| PRODIGE/CCTG 2018 | 493 | 1.90 | 43 | 吉西他滨 35.0 | FOLFIRINOX 54.4 |
| APACT 2019[a] | 866[b] | 未说明 | 24 | 吉西他滨 36.2 | 吉西他滨+白蛋白结合型紫杉醇 40.5 |

注:[a]1 226 名患者被筛选入组,360 名(29%)未能通过筛选;其中 200 名(17%)未能通过筛选的原因是存在术后持续或转移性疾病的影像学证据,或术后 CA19-9 水平>100 U/mL。[b]主要终点是独立评估的无病生存期;总生存期不是本试验的主要终点。

对于术后无严重并发症的患者,辅助治疗完成率为 62%;对于那些至少有一个术后并发症的患者,辅助治疗的完成率仅为 44%[78]。胰腺癌手术也可能导致死亡。在接受胰腺癌治疗性手术的约 15 000 名患者中,30 天的死亡率仅为 3.4%,而 90 天的死亡率是它的 2 倍,为 7.5%[79]。

(2) 手术切缘阳性与预后较差有关,并且在前期手术中相当常见。

胰腺癌因局部侵袭性而臭名昭著,手术切除时的手术切缘常在显微镜下呈阳性(R1 切除)。在辅助治疗的试验中,入组患者 R1 切除的比例相差很大,在 17%～60%(表 28-4)。前瞻性和回顾性分析表明,与 R0 切除相比,R1 切除与更差的生存率相关[80-82]。在 ESPAC-4 中,不论指定的治疗方法如何,R0 切除患者的生存率优于 R1 切除患者,如表 28-4 所示[75]。

虽然有些人提倡将术后放疗作为术前 R1 切除患者辅助治疗的一部分[83,84],但我们的观点是,新辅助治疗是一种更合理的策略,可以降低阳性切缘的风险[85]。

(3) 前期手术导致疾病持续或在术后立即转移。

APACT 试验的初步报告确实报告了筛选失败的登记情况。该随机 III 期试验共纳入 1 266 例患者,但只有 866 例(71%)入组。在 366 例筛查失败的患者中,200 例(17%)因术后影像学证据显示存在持续性或转移性疾病,或术后血清 CA19-9 水平大于 100 U/mL 而不合格。[77]

综上所述,前期手术具有较高的发病率和死亡率,常留下显微残留疾病,并使患者在术后即刻出现早期复发的风险。因此,根据目前的估计,在有治疗目的的接受前期手术的患者中,多达 40%～50% 没有接受辅助治疗,而辅助治疗被证明是治疗的一个必要组成部分[78]。

### MDACC 的辅助治疗方法

正如我们将更详细地讨论的,MDACC 倾向于在考虑手术之前提供新辅助治疗。尽管如此,我们还是有一部分患者被建议先进行手术作为他们整体治疗计划的一部分。此外,术后患者到 MDACC 就诊,寻求我们对具体辅助治疗方案的意见。

在这些情况下,我们的方法有几个方面。

(1) 术后恢复评估。

首先,确保手术后的充分恢复是确定患者是否充分康复以考虑辅助治疗的重要步骤。患者应能走动,并能在最低限度的帮助下自理。在 MDACC 中,辅助治疗一般在术后 8～10 周开始,尽管我们接受 12 周的术后恢复作为开始辅助治疗的外限。这是基于对 ESPAC 辅助治疗试验中接受治疗的患者的结果分析,结果显示,那些在 6～8 周开始辅助治疗的患者与那些在术后 12 周开始治疗的患者在生存率上没有差异[86]。此外,对于那些没有接受完整 6 个周期的辅助治疗的患者,如果治疗开始的时间较晚(>8 周),生存期得到改善,这意味着过早开始辅助治疗可能是有害的。

(2) 疾病状况的评估。

在开始辅助治疗之前,患者需要进行重新定位研究,包括血清肿瘤标志物的测量,以及腹部和骨盆的 CT 成像。CA19-9 的具体临界值表明存在持续性疾病尚未确定,但术后水平为 200 U/mL 或更高时,应考虑是否存在明显残留疾病。我们建议患者在术后 8～10 周恢复时进行术后影像学检查。

1) 辅助治疗的具体方案。

假设患者有充分的恢复,并且术后评估中没有临床、生化或影像学证据表明疾病,患者的体能状态是决定具体建议的主要因素。

2) 改良的(m)FOLFIRINOX。

对于 ECOG PS 0～1(非常好)的患者,且该联合治疗无禁忌证,如基线周围神经病变,mFOLFIRINOX 治疗方案是首选方案,每 2 周一次,共 6 个周期(24 周)。值得注意的是,在该方案作为辅助治疗的最初报告中,伊立替康的剂量从 180 mg/m² 减少到 150 mg/m²,这提高了对治疗的总体耐受力[76]。在治疗过程中出现进行性周围神经病变的情况下,我们将减少奥沙利铂的剂量或在计划的 6 个月的剩余时间里完全停用奥沙利铂。

3) 吉西他滨和卡培他滨。

对于 ECOG PS 1～2 的患者,一般建议使用吉西他滨和卡培他滨治疗超过 24 周。根据我们的经验,许多患者不能耐受 28 天周期的该方案(使用 3 周,停 1 周),如果患者有不可接受或逐步加重的不耐受的毒性,我们通常切换到 21 天周期的治疗。无论周期长短,辅助治疗通常超过 24 周。

(3) 放射在切除后的胰腺癌中的作用。

一般来说,尽管最终的手术病理是预后的重要因素,但它通常不被用作辅助治疗计划的主要考量因素。这一例外适用于接受 R1 切除的患者。在这种情况下,建议进行至少 4 个月的全身治疗。此时,患者可接受重复影像学检查,如果没有转移性疾病的间隔发展,则可考虑放化疗以完成辅助治疗。关于术后放化疗作用的决定是在我们每周的胰腺癌多学科讨论上达成共识的。

### ■ 潜在可切除疾病的新辅助治疗

在 MDACC,我们强烈倾向于新辅助治疗后在适当的环境下进行手术。这种偏好是基于先前概述的前置手术的潜在缺陷。新辅助治疗后的手术提供了一些明显的理论优势比直接手术和辅助治疗。

● 新辅助治疗可以将化疗或放化疗送到灌注相对良好的肿瘤床,并对显微镜下的转移提供早期治疗。

● 它可以产生有意义的局部区域治疗效果,增加切缘阴性的机会,降低淋巴结阳性的可能性(表 28-5)。

**表 28-5　前期手术和辅助治疗与新辅助治疗和手术的 R0 切除率和淋巴结受累情况的分析**

| 研究详情 | 患者数量 | R0 切除率(%) | | 淋巴结阴性率(%) | |
|---|---|---|---|---|---|
| | | 前期手术 | 新辅助治疗 | 前期手术 | 新辅助治疗 |
| Roland MDACC/Single Institution 2013 | 307 | 85 | 92 | 26 | 50 |
| Youngwirth NCDB 2017 | 18 243 | 78 | 85 | 43 | 59 |
| Mokdad NCDB/Propensity Matching 2017 | 15 237 | 76 | 83 | 23 | 52 |
| Versteijne Meta-Analysis 2018 | 3 484 | 67 | 87 | 35 | 56 |
| Versteijne Preopanc Randomized Trial 2020 | 246 | 40 | 71 | 22 | 67 |

● 它允许随着时间的推移观察肿瘤的潜在生物学,并有助于确定转移性疾病的间隔期发展的患者,使他们免于进行对其无益的外科手术。

● 新辅助治疗还提供了观察患者对非手术治疗的耐受性的机会,并允许调整非手术治疗的持续时间或强度,以在手术干预前最大限度地提高患者从术前治疗中恢复的机会。

● 新辅助治疗可进行康复前治疗,包括逐渐减轻体重,改善营养和血糖控制,以及增加心血管和身体健康的锻炼[87]。

自 20 世纪 90 年代初以来,我们一直在 MDACC 对可能可切除的胰腺癌进行新辅助治疗试验[88-92]。我们的数据表明,与辅助治疗相比,术前治疗与较高的 R0 切除术率和相对

较低的局部失败率相关。随后我们对术前治疗后接受手术的患者的生存结果进行了分析,在 4 个连续的时间段中,OS 从 1990—2014 年一直在增加,中位 OS 从 1990—1999 年的 24.1 个月提高到 2010—2014 年的 43 个月[93]。

越来越多的研究对手术前新辅助治疗的使用与术后有无辅助治疗进行了比较(表 28-5)[94-98]。所有这些分析都得出结论,与前期手术相比,新辅助治疗更有可能导致 R0 切除术,并增加最终病理结果为阴性淋巴结的可能性。由于缺乏随机数据比较新辅助治疗和后续手术与前期手术和辅助治疗,这些分析受到限制。唯一的例外是最近发表的在荷兰 16 个中心进行的 PREOPANC 试验,总结见表 28-5[98]。该研究允许可切除或可切除边缘疾病的患者入组(后者将在下面讨论)。该研究在 2013—2017 年招募了 246 名患者。患者被随机分配接受 3 个疗程的吉西他滨,第二个疗程与放射线结合,剂量为 36 Gy,分 15 次进行,然后进行手术,再接受 4 个疗程的术后吉西他滨;或者接受前期手术和 6 个周期的吉西他滨辅助治疗。基于治疗意向分析,分配到新辅助治疗的患者的中位 OS 为 16.0 个月,分配到前期手术的患者的中位 OS 为 14.3 个月($P=0.096$)。

然而,在接受手术切除的患者中,接受过术前治疗的患者有明显的生存优势,35.2 个月 *vs* 19.2 个月($P=0.029$)。PREOPANC 试验,尽管在基于治疗意图的 OS 改善方面是阴性的,但显示了那些接受治愈性切除的患者的生存优势,并为评估新辅助治疗与前期手术在胰腺癌中的价值提供了证据。此外,对新辅助治疗试验中化疗和放疗的相对贡献的分析正在进行。

### ■ MDACC 对可切除疾病患者的新辅助治疗方法

在转诊前被确定为患有局部疾病的患者,最初由我们的一位肿瘤外科医生进行诊治,以评估 PS 和合并症,并从外部标本或从这里获得的活检中确认腺癌的存在。常规的实验室研究包括全血细胞计数和凝血功能研究、综合代谢检查、血红蛋白 A1C 和血清肿瘤标志物,特别是癌胚抗原、CA19-9 和 CA125。获得高质量的胸部、腹部或盆腔的动态相位胰腺 CT 成像,并按照本章前面描述的模板格式进行报告。将临床分期为具有潜在可切除疾病并被认为是手术候选人的患者提交给胰腺癌多学科讨论,以考虑加入临床试验或制定非方案治疗的初步计划。

在临床试验之外,如果建议进行新辅助治疗,一般会采用明确的诱导系统疗法,包括 3~4 个月的 mFOLFIRINOX 或吉西他滨/白蛋白结合型紫杉醇。在诱导化疗期间,每 2 个月进行一次重新分期检查。如果复查未发现间期转移,则进行长程、中程或短程卡培他滨化放疗(分别为 50.4 Gy,28 次分次放疗;36 Gy,12 次分次放疗;或 30 Gy,10 次分次放疗)。诱导化疗由主治肿瘤学家自行决定,一般根据合并症和 PS 决定。ECOG PS 0~1 的患者通常接受 mFOLIRINOX 治疗,ECOG PS 1~2 或有合并症的患者通常接受吉西他滨和白蛋白结合型紫杉醇治疗。在放射剂量和时间安排方面,这主要是放射肿瘤科医生的职责,外科医生和肿瘤内科医生也会提供意见。

只要有可能,我们建议患者在 MDACC 接受新辅助化疗。

我们允许与患者的转诊肿瘤科医生合作进行非方案诱导化疗。

**边缘可切除的胰腺癌**

在 20 世纪 90 年代末和 21 世纪初,人们越来越重视 R1 切除术的负面预后影响。再加上横断面成像技术的改进,人们能够识别出与胰腺周围重要动脉结构(腹腔干和 SMA)相邻但不被包裹的肿瘤。这类肿瘤被认为是使患者在前期手术中面临 R1 切除的风险,在许多地方,被认为是局部晚期和不可切除的。然而,随着我们和其他人积累了新辅助化疗的经验,并观察到对最终病理的显著治疗效果,人们注意到,一部分有血管附着的肿瘤患者在经过一段时间的新辅助治疗后可以进行 R0 切除。在这种情况下,出现了边缘切除的胰腺癌的概念[99]。

截至目前,对边缘可切除疾病的定义存在差异,但就本文而言,边缘可切除肿瘤是指通过前期手术使患者处于 R1 切除的高风险。越来越多的关于边缘可切除肿瘤的新辅助治疗的单一机构报告正在发表。目前正在进行专门针对边缘可切除疾病患者的多机构和合作组试验,一些结果已经公布[100]。尽管边缘可切除疾病的新辅助治疗没有标准的方法,但一些普遍的看法已经变得很明显。

(1) 对于边缘可切除的疾病,新辅助治疗后再进行手术,似乎比前期手术和辅助治疗有生存优势。

研究者利用 NCDB 分析了接受前期手术和辅助治疗的边缘可切除疾病患者的结果,并与接受新辅助治疗和后续手术的类似患者进行了比较[101]。与前期手术相比,使用新辅助治疗方法的中位 OS 更优(25.7 个月 *vs* 19.6 个月,$P<0.0001$)。

此外,使用新辅助治疗的 R0 切除率较高,而且淋巴结阳性疾病的概率较低。

(2) 诱导吉西他滨/白蛋白结合型紫杉醇或 FOLFIRINOX,无论是否有后续的化疗放疗,都是最近报道的最常见的新辅助治疗方案。

两项研究报告了使用 FOLFIRINOX 与吉西他滨和白蛋白结合型紫杉醇进行新辅助治疗和后续手术后的临床结果[102,103]。基于这些结果,还没有关于一种方案优于另一种方案的明确结论。

(3) 放疗在边缘可切除疾病的新辅助治疗中的作用尚不清楚。

放疗作为新辅助治疗的一个组成部分还没有得到牢固的确立,因为到目前为止还没有设计良好的随机试验发表。有报道称,与单纯的新辅助化疗相比,新辅助化疗可能会改善 R0 和 pN0 的切除率,但尚未显示出生存优势[104]。PREOPANC 2 是一项随机临床研究,将在可切除和边缘可切除的胰腺癌患者中比较全身吉西他滨和基于吉西他滨的化疗与 FOLFIRINOX 单独治疗。此外,临床肿瘤学联盟试验 A021501 正在比较 FOLFIRI - NOX×7 剂量后的 SBRT 与 FOLFIRINOX×8 剂量后的手术[105]。这些和其他试验的结果可能澄清新辅助化疗在边缘可切除疾病中的作用。

### ■ MDACC 对边缘可切除疾病的处理方法

只要有可能,边缘可切除的胰腺癌患者就会被纳入临床试验中。在临床试验之外,考虑到 PS、合并症、基线 CA19 - 9 测量值,以及存在不确定的肝、肺部或腹膜病变,对边缘可切除的胰腺癌患者采用量身定做的方法进行治疗(图 28 - 5)。

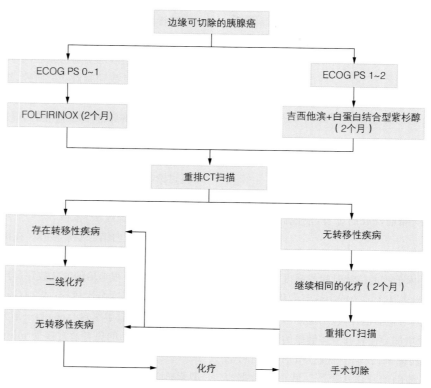

**图 28 - 5**　边缘可切除胰腺癌的治疗流程

一般来说,PS 为 0～1 且对 FOLFIRINOX 无限制的患者可采用此方案治疗。与潜在可切除疾病的患者相比(3～4 个月),诱导化疗的间隔时间通常更长(4 个月以上)。对于有 PS、合并症或对 FOLFIRINOX 有禁忌证的患者,我们通常会在类似的时间范围内使用吉西他滨和白蛋白结合型紫杉醇。我们发现,在完成新辅助治疗后(对我们来说,通常包括诱导化疗后的放疗),CA19-9 水平的正常化可以提高手术时出现主要病理反应的可能性,并增加长期生存的机会[65,66]。如果患者对前线新辅助治疗 FOLFIRINOX 的前两个周期(8 周)的临床或标志物反应被认为是次优的,我们将考虑将化疗改为吉西他滨和白蛋白结合型紫杉醇。根据一项回顾性分析,这一策略最终使 40%～50% 对初始 FOLFIRINOX 无反应的患者能够进行手术切除[106]。我们目前还不知道,如果初始治疗吉西他滨和白蛋白结合型紫杉醇治疗无效,改用 FOLFIRINOX 是否也能挽救患者的手术资格。

在可切除的边缘性疾病中,新辅助治疗有助于确定有良好反应的患者子集,这些患者应尝试手术切除。因此,在新辅助治疗中,保持或提高手术适应度仍然是一个优先考虑的问题。我们采取双管齐下的办法。首先,我们发现 FOLFIRINOX 或吉西他滨和白蛋白结合型紫杉醇强度的适度降低具有良好的耐受性,产生抗癌作用,并将可能影响患者手术选择的毒性降至最低。[107]其次,我们越来越多地将正式的康复前治疗作为新辅助治疗计划的一部分,以帮助患者进行营养调整、逐步有意减肥,并提供具体的锻炼建议,以增加心血管健康和肌肉力量。

### 对局部晚期疾病患者的管理

当影像学证据显示 SMA 或腹腔动脉被包住,SMV 和 PV 汇合处闭塞,或起源于腹腔干的肝总动脉明显累及时,患者被定义为局部晚期胰腺癌。

应该没有转移性疾病的临床或影像学证据。目前,大约有一半的患者表现为局部晚期疾病。与可切除的胰腺癌一样,对某些原则的理解有助于做出决定。

● 局部晚期的胰腺癌带来了独特的挑战。

局部肿瘤进展并伴有疼痛恶化、新的或复发的胆道梗阻、静脉血栓形成或幽门梗阻是治疗的难题。

● 评估对治疗的反应可能是困难的。

这些肿瘤可能由腺体的小巢组成,周围有大面积的脱髓鞘(图 28-6)。即使细胞毒治疗有效,残余肿块中的脱髓鞘成分可能不会消退,而整个肿瘤肿块可能看起来没有变化。

● 所有的手术干预都应该被充分考虑,并基于患者的 PS 和预期寿命。

缓解性的非手术治疗可能会产生与积极的手术类似的效果。

### 局部晚期疾病治疗的演变

同步放化疗历来是局部晚期胰腺癌患者的最初治疗方法。在 1997 年吉西他滨获批后,局部晚期疾病的常规治疗方法是采用基于 5-FU 的放化疗,然后在耐受的情况下全身使用吉西他滨,直到疾病进展。

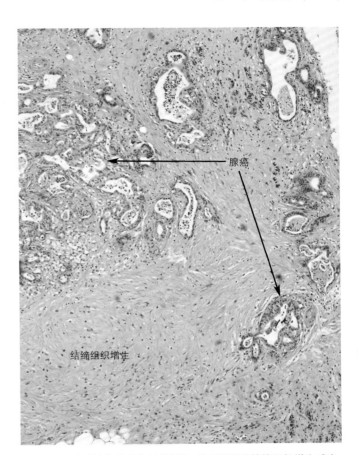

图 28-6 胰腺导管腺癌的显微照片,伴有强烈的结缔组织增生反应。即使肿瘤细胞对治疗反应消退,残留的纤维化肿块也可能存在。这混淆了使用标准放射学标准对治疗反应的评估

### ■ 诱导化疗后的放化疗

有分析认为诱导化疗后再放化疗可能是一个更好的策略,从而挑战了放化疗后再化疗的旧模式[108-110]。其中两项研究表明,大约 30% 的局部晚期胰腺癌患者在开始全身治疗后 2～4 个月发生转移。这意味着这些患者具有侵袭性的肿瘤生物学特性,从而抵消了局部治疗的任何益处。

因此,系统治疗的初始应用将有助于识别具有良好生物学特性的患者,使他们成为有吸引力的局部对照患者。侵略性的肿瘤生物学抵消了局部治疗的任何好处,因此系统治疗的最初使用将有助于识别具有良好生物学特性的患者,使他们成为有合适的局部治疗。

### ■ 单纯系统治疗局部晚期疾病

LAP 07[111]的结果挑战了全身治疗后强化放化疗的策略。在这项试验中,患者被随机分配到吉西他滨或吉西他滨加厄洛替尼(100 mg/d),为期 4 个月。诱导化疗后疾病控制者随后随机分配到进一步化疗 2 个月或放化疗(54 Gy)卡培他滨 1 600 mg/(m² · d)。所有的治疗都停止了。在最初随机分配的 442 名患者中,269 名患者(61%)进入了第二轮随机化阶段,从而确定了肿瘤生物学状况不佳的患者亚群,这些患者不太可能从局部控制中获益。化疗组的中位 OS 为 16.5 个月,放化疗组为 15.2 个月($HR$ 1.03,95% $CI$ 0.79～1.34,$P$ = 0.83)。似乎放疗和厄洛替尼都不能改善这一人群的生存率。

然而,放疗延迟了进展性疾病的抗肿瘤治疗的重新开始(化疗组 3.7 个月,放化疗组 6.1 个月,$P=0.02$)。强化放化疗后较长时间无化疗间隔的潜力对患者可能是有价值的,并已被用于证明在一段时间的全身治疗后强化放疗的继续研究是合理的。截至本文撰稿时,对于 PS 良好(ECOG 0~1)的患者,NCCN 胰腺癌指南附属委员会批准对局部晚期患者进行诱导化疗(4~6 个月)。如果患者仍处于局部晚期,非转移性疾病,则可接受放化疗或 SBRT 作为后续治疗方案。

### ■ MDACC 治疗局部晚期胰腺癌的方法

对于有足够的 PS(ECOG≤2)的患者,在临床试验之外,我们的一般方法是开始吉西他滨和白蛋白结合型紫杉醇治疗,而不是 FOLFIRINOX。这部分是基于对吉西他滨和白蛋白结合型紫杉醇的治疗方法(每 28 天给予第 1 天和第 15 天),我们发现这对我们的大多数患者来说是可以耐受的[107]。

FOLFIRINOX 或 5-FU 联合脂质体伊立替康,如果一线吉西他滨和白蛋白结合型紫杉醇不能观察到疗效,则在间隔转移性疾病发生时提供另一种有效方案(图 28-7)。

使用吉西他滨和白蛋白结合型紫杉醇作为局部晚期疾病的一线治疗的例外,适用于新辅助治疗一段时间后更有可能重新考虑手术的患者。这些患者通常有 PS 0 和有限的共病,以允许积极的新辅助治疗和随后的手术。约翰霍普金斯医院的回顾性数据支持了这一方法。本研究共纳入 415 例 LAPC 患者,其中 84 例患者在新辅助治疗后最终行原发性肿瘤切除术(20%)。以 FOLFIRINOX 为基础的治疗和 SBRT 与增加的切除概率相关($P=0.006$)。切除患者的 PS 较好,中位肿瘤大小较小($P=0.029$),中位 CA19-9 值较低($P<0.001$)。接受手术切除的患者的中位 OS 显著高于未接受手术切除的患者(35.3 个月 vs 16.3 个月,$P<0.001$)[112]。最近的一份报道也支持 FOLFIRINOX(联合氯沙坦)配合放化疗作为一种策略,允许局部晚期疾病患者最终以治愈目的接受手术[113]。我们对这些患者的治疗方法是相似的。

对于对全身治疗表现出临床、生化或影像学反应的患者,我们倾向于强化放化疗,特别是当手术切除仍有可能时。

在临床试验之外,我们一般使用卡培他滨作为放射增敏剂,这是基于 SCALOP 试验的结果,这是一项在英国进行的随机 Ⅱ 期研究。局部晚期胰腺癌患者在接受吉西他滨加卡培他滨的诱导化疗 12 周后没有疾病进展,随机分为吉西他滨(每周 300 mg/m²)或卡培他滨(830 mg/m²,每天 2 次,放疗期间)和放疗(50.4 Gy, 28 次)[114]。卡培他滨组的中位 OS 为 17.6 个月,而吉西他滨组的中位 OS 为 14.6 个月(调整后 HR 为 0.68,$P=0.185$)[115]。此外,对于接受放化疗的患者,我们考虑在治疗结束后使用卡培他滨至少 3 个月的维持治疗。

只要有可能,在一段时间的全身治疗后疾病稳定或反应稳定的患者,都被鼓励参加使用新型放射增敏剂或放射保护剂的临床试验。

值得注意的是,如果患者在一线和/或二线诱导化疗中没有获得任何显著的临床、生化或影像学反应,我们通常不会将放化疗作为替代策略。

这也适用于在系统治疗试验后 CA19-9 水平仍相对较高的患者。我们认为,具有化学耐药疾病的患者体内的肿瘤也同样具有放疗耐药。

对于 PS 较差的患者,鼓励进行支持性治疗,全身治疗和

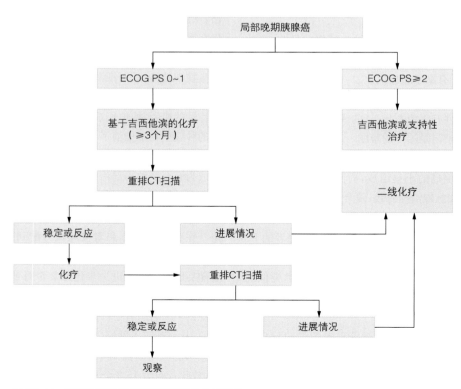

**图 28-7 应用于局部晚期胰腺癌患者的治疗流程**

放射治疗通常是禁忌的。在与原发性肿瘤相关的明显疼痛的患者亚群中,开始积极使用阿片类药物,重点是缓释、长效制剂。当对阿片类药物的耐受性较差或用药后不能充分控制疼痛时,建议采用腹腔或脾神经阻滞。如果能达到充分的疼痛控制,可以重新考虑对 PS 改善的患者进行抗肿瘤治疗。

### ■ 局部和局部晚期胰腺癌总结

临床和尸检数据一再证明,胰腺腺癌既是一种局部侵袭性疾病,也是一种全身性疾病,据估计,20%因胰腺癌死亡的患者死于进展性局部疾病。一般来说,对于局部疾病(可能或可切除的边缘病变,以及局部晚期疾病)患者,系统治疗仍然是抗癌治疗的基础,我们认为应该在手术前进行。在适当的时候,对于表现出疾病反应或延长局部疾病稳定的患者,应考虑一系列局部治疗。这可能包括最终手术切除,各种放射技术,或其他局部消融技术,如不可逆电穿孔(如果有经验的临床医生正确应用)[116]。此外,随着我们的系统治疗的不断发展和改进,持久的局部疾病控制将越来越与更好的患者预后相关。

### 转移性疾病的管理

与其他常见恶性肿瘤(如结肠癌或乳腺癌)患者相比,晚期胰腺癌患者往往有更多的肿瘤相关症状和功能损害。因此,姑息性治疗必须成为治疗的首要目标。转移性疾病的治疗应遵循以下原则:

- 病程可能是动态的,患者的临床状态可以迅速变化。因此,无论患者是否正在接受细胞毒性治疗,都需要经常重新评估。
- 在 PS 较差或肿瘤负荷较高的患者中,很少观察到治疗的反应,这些患者的联合治疗与毒性增加有关。
- 当转移性疾病局限于肺部时,其病程可能比较缓慢。
- 尽管较新的细胞毒化疗方案已经改善了晚期患者的生存状况,但在治疗泛发性癌症方面迫切需要进一步的进展,应鼓励 PS 良好的患者参加临床试验。

### ■ 基于吉西他滨的晚期胰腺癌疗法

#### 吉西他滨

吉西他滨是第一种美国 FDA 批准的治疗晚期胰腺癌的随机试验药物。该研究比较了以前未治疗的患者每周使用吉西他滨和每周使用 5-FU 的情况[117]。与接受 5-FU 治疗的患者相比,接受吉西他滨治疗的患者获得了更高的缓解率(5.4% vs 0)和中位 OS 改善(5.65 个月 vs 4.41 个月,$P = 0.002\,5$)。接受吉西他滨治疗的患者 1 年生存率为 18%,而接受 5-FU 治疗的患者为 2%。重要的是,与 5-FU 治疗相比,吉西他滨治疗对疾病相关症状的临床意义更大(24% vs 5%)。

#### 吉西他滨双药治疗

1997 年吉西他滨获得批准后,进行了一些吉西他滨联合方案的试验。这些试验通常将吉西他滨与另一种细胞毒性药物相结合:5-FU、顺铂、伊立替康、奥沙利铂和多西他赛[118-123]。大多数双联疗法显示客观反应率有一定程度的提高(15%~20%与吉西他滨的 10%相比);然而,在未经选择的患者中,使用细胞毒性双联疗法没有观察到有意义的生存改善。

类似于细胞毒性双联疗法,吉西他滨与分子靶向药物联合应用未取得显著进展[124-129]。最近,研究的重点已经指向肿瘤微环境。这一领域的早期尝试同样令人失望。与单药吉西他滨相比,仅口服 EGFR 抑制剂厄洛替尼的中位生存期略长(6.24 个月 vs 5.91 个月,$P = 0.038$)[130],显示联合吉西他滨疗效改善。这可能是由于任何被测试药物都缺乏预测性生物标志物,以及在临床试验中单药吉西他滨相对缺乏($1\,000$ mg/m$^2$,超过 30 min)。

##### 吉西他滨和卡培他滨

与其他细胞毒性药物相比,口服生物卡培他滨比单独使用吉西他滨显示出适度的额外效益。在一项 Ⅲ 期试验中,Cunningham 和他的同事随机将患者分为吉西他滨和吉西他滨加卡培他滨。[131]在吉西他滨中添加卡培他滨显著提高了总有效率(19.1% vs 12.4%)和无进展生存期($HR\ 0.78$)(分别 $P<0.03$ 和 0.004)。联合用药也显示出改善 OS 的趋势($P = 0.08$)。NCCN 胰腺癌指南小组委员会继续将这种双联方案作为一种合理的方案用于晚期疾病患者。

##### 吉西他滨和白蛋白结合型紫杉醇

2013 年 9 月,美国 FDA 首次批准以吉西他滨为基础的联合化疗方案与白蛋白结合型紫杉醇作为晚期胰腺癌的标准治疗方案。这是基于一项 Ⅲ 期研究,该研究显示,吉西他滨联合白蛋白结合型紫杉醇比单药吉西他滨具有 OS 优势(8.5 个月 vs 6.7 个月;死亡 $HR\ 0.72$,95% $CI\ 0.62$~0.83,$P<0.001$)[132]。1 年生存率分别为 35% 和 22%。根据独立评估,两组的有效率分别为 23% 和 7%($P<0.001$)。联合组的患者确实出现中性粒细胞减少增多、疲劳和神经病变。重要的是,入组允许 Karnofsky 体能状态评分至少为 70% 的患者,这表明该组合可以安全地用于体能状态受损的患者。因此,吉西他滨和白蛋白结合型紫杉醇联合是一种有吸引力的药物方案,用于有一定程度的衰弱或并发症的晚期疾病患者,这使得三联药物治疗的吸引力较低。

##### 吉西他滨和顺铂:对 DNA 损伤修复缺陷有好处?

随着吉西他滨治疗经验的增加,我们和其他人发现,一些晚期患者的亚群似乎对吉西他滨和顺铂有一些显著的反应。在一项对 MDACC 和 Johns Hopkins 组临床数据集的回顾性分析中,有癌症家族史或谱系史的患者在接受吉西他滨和铂类似物治疗时,OS 优于单药吉西他滨治疗。在有 3 个或 3 个以上亲属有乳腺癌、卵巢癌或胰腺癌病史的患者中尤其如此($HR\ 0.49$,95% $CI\ 0.30$~0.80,$P = 0.003$)。随着患有这些癌症的亲属数量的增加,接受一线铂治疗的个体的 OS 率提高($HR\ 0.76$,95% $CI\ 0.65$~0.89,$P = 0.000\,4$),而接受其他治疗的患者则没有这种情况($P = 0.98$)[133]。

基于临床前数据和此类临床观察,假设具有强烈乳腺癌、卵巢癌或胰腺癌家族史的患者,BRCA 或其他 DNA 损伤修复途径基因的胚系突变更常见,更可能对吉西他滨和铂治疗敏感。最近的一项随机 Ⅱ 期试验证实了这一点,在该试验中,胚系 *BRCA* 或 *PALB2* 突变的患者接受了吉西他滨和顺铂加或不加维利帕尼。[134] 维利帕尼的加入确实使客观有效率从 65％提高到 74％,但没有达到统计学意义。然而,本试验入组患者的中位 OS 是令人印象深刻的,在 15.5～16.4 个月。因此,强烈的乳腺癌、卵巢癌和/或胰腺癌家族史,或记录的 *BRCA1/2* 或 *PALB2* 的胚系突变可能作为吉西他滨和顺铂治疗的预测性生物标志物。随着时间的推移,在其他 *DDR* 基因突变(如 *PALB2*、*ATM* 或 *ATR*)的背景下,对含铂类治疗方案的研究应该会增加受益于这种双重基因的患者数量。

### 晚期胰腺癌的三联化学疗法

#### FOLFIRINOx

2011 年,法国的研究人员测试了一种由奥沙利铂、伊立替康、氟尿嘧啶和亚叶酸钙(FOLFIRINOX)组成的三药化疗方案,并将其与吉西他滨在 ECOG PS 0～1[135] 的转移性胰腺癌患者中进行了比较:奥沙利铂 85 mg/m²；伊立替康,180 mg/m²；亚叶酸钙,400 mg/m²；还有氟尿嘧啶,400 mg/m² 给药,2 400 mg/m² 给药,46 h 连续输注,每 2 周一次或吉西他滨。FOLFIRINOX 组的中位 OS 为 11.1 个月,而吉西他滨组的中位 OS 为 6.8 个月(死亡 *HR* 0.57,95％ *CI* 0.45～0.73,*P*<0.001)。FOLFIRINOX 组的客观有效率也显著提高,31.6％ *vs* 9.4％(*P*<0.001)。FOLFIRINOX 作为一种标准治疗被批准用于 ECOG PS 0～1 的晚期胰腺癌患者的一线治疗。

#### 吉西他滨、白蛋白结合型紫杉醇和顺铂

最近,吉西他滨三联疗法同样被报道为高活性,在转移性疾病患者中总体毒性可接受的方案。该方案建立在吉西他滨和白蛋白结合型紫杉醇结合顺铂治疗晚期疾病的基础上。

在一项多中心 I b/II 期试验中,患者在 21 天周期的第 1 天和第 8 天接受标准剂量的白蛋白结合型紫杉醇＋吉西他滨＋不同剂量的顺铂治疗,25～50 mg/m²[136]。在 25 名入组患者中,有 2 例完全缓解(8％),15 例部分缓解(62％),4 例病情稳定(17％),3 例病情进展(12％)。中位无进展生存期为 10.1 个月,中位 OS 为 16.4 个月。此外,16 例(64％)患者 1 年存活,10 例(40％)2 年存活,4 例(16％)3 年存活,1 例(4％)4 年以上存活。值得注意的是,3 名患者(12％)发生了致命事件,其中 2 例被认为与治疗有关。一项更大规模的 II 期试验正在进行中(NCT03915444)。

### 二线化疗

基于 III 期 NAPOLI-1 研究结果,脂质体伊立替康已获批用于既往接受吉西他滨治疗的转移性胰腺癌患者的二线治疗[137]。在这项试验中,417 名在吉西他滨为基础的化疗中病情进展的患者被随机分为三组:① 5-FU＋亚叶酸钙；② 纳米脂质体伊立替康；③ 5-FU＋亚叶酸钙＋纳米脂质体伊立替康的联合。5-FU＋亚叶酸钙＋纳米脂质体伊立替康三联疗法组的中位 OS 为 6.1 个月,而 5-FU＋亚叶酸钙组的中位 OS 为 4.2 个月(*HR* 0.67,*P*=0.012)。

系统化疗的二线选择主要基于患者进展时的 PS。如有可能,应鼓励以前接受过治疗的患者参加临床试验。在临床试验之外,对于接受一线吉西他滨＋白蛋白结合型紫杉醇治疗的患者,那些保持良好 PS 的患者通常给予 5-FU＋亚叶酸钙＋纳米脂质体伊立替康。很少情况下,具有良好 PS 的患者可以考虑二线 FOLFIRINOX 方案,尽管在预处理设置中三联方案的数据有限。对于一线 FOLFIRINOX 治疗的疾病进展患者,并保持足够的 PS,吉西他滨加白蛋白结合型紫杉醇是一个合适的二线选择[138]。

### 胰腺癌系统性治疗的未来方向

#### 胰腺癌的现代靶向治疗

多年来,胰腺癌的靶向治疗由于缺乏可预测的生物标志物而令人失望。最近的靶向治疗研究已经产生了一些更积极的结果。

##### 靶向 DNA 修复蛋白的突变

高达 25％的胰腺癌患者可能携带在 DNA 损伤修复(DDR)反应中起作用的基因突变[139-142]。

其中研究最多的是胚系 *BRCA1* 和 *BRCA2* 突变,在多达 7％的胰腺癌患者中发生[143,144]。

肿瘤缺乏 DDR 蛋白的患者表现出对 DNA 损伤剂(包括铂化疗和放疗)的高度敏感性。最近的治疗重点是 PARP 抑制剂,单链 DNA 断裂的同源重组途径的关键组成部分,已经确定这类药物在 *DDR* 突变患者中特别有效。评估 PARP 抑制剂奥拉帕尼和卢卡帕利的早期研究显示,在经过治疗的带有胚系或体细胞 *BRCA1* 和 *BRCA2* 突变的胰腺癌患者中,PARP 抑制剂有很好的活性[145,146]。最显著的是,POLO III 期临床试验将 154 例具有胚系 *BRCA1* 或 *BRCA2* 突变的转移性胰腺癌患者,疾病在至少 16 周铂类一线化疗中没有进展,随机分配使用安慰剂或奥拉帕利进行维持治疗[20]。奥拉帕利维持组的中位无进展生存期明显长于安慰剂组(7.4 个月 *vs* 3.8 个月,*HR* 0.53,*P*=0.004)。在撰写本文时,这两组之间的 OS 没有差异。2019 年 12 月,奥拉帕利获美国 FDA 批准作为这一人群的维持疗法[21]。

##### NTRK 融合

*NTRK* 基因的融合是罕见但有重要临床意义的分子事件,发生在高达 1％的胰腺癌患者。这种突变已经在病例报告中被证明是 TRK 抑制剂 entrectinib 的一个有效靶点[147]。2019 年,美国 FDA 批准不论肿瘤类型 entrectinib 可以用于 *NTRK* 融合的晚期实体肿瘤患者的治疗[148]。随着肿瘤分子图谱的越来越多的使用,医学肿瘤学家应该意识到这一人群有可能从靶向治疗中获得显著的好处。

##### 基质再造和靶向治疗

传统观点认为,胰腺癌基质是化疗的障碍,也是这种癌症预后不良的原因。基质蛋白抑制剂在引起基质耗竭方面特别有效[149]。然而,这一理论在临床中被推翻了,两种基质蛋白抑制剂 IPI926 和 vismodegib 的随机试验结果表明,与单独用吉西他滨相比,在吉西他滨基础上加用两种基质蛋白抑制剂无法改善患者的生存状况。

来自 MDACC 的 Kalluri 等最近表明,基因工程小鼠模型的基质消耗导致肿瘤加速生长。此外,他们还显示基质消耗的胰腺癌对 CTLA-4 抗体伊匹木单抗(ipilimumab)敏感[150]。Rhim 等也报道了类似的发现,他们证明间质在胰腺癌中具有保护作用,基质蛋白基因的缺失加速了肿瘤的生长[151]。用平滑抑制剂处理又可再现这种效果基质作为治疗的靶点,在临床上仍在研究中。

最近研究的一种基质成分是细胞外基质成分透明质酸。在临床前研究中,聚乙二醇透明质酸酶(PEGPH20)对透明质酸的酶促去除可抑制癌症生长,并延长吉西他滨治疗患者的生存期[54]。尽管有早期的积极结果,但 PEGPH20 联合吉西他滨和白蛋白结合型紫杉醇并没有显示比单独使用吉西他滨/白蛋白结合型紫杉醇有任何临床益处[152]。更令人不安的是,在 SWOG 进行的 I b/II 期试验中,PEGPH20 联合 FOLFIRINOX 的生存率明显低于单独使用 FOLFIRINOX 的生存率。mFOLFIRINOX 组的中位 OS 为 14.4 个月(95% CI 10.1~15.7),而试验组的中位 OS 为 7.7 个月(95% CI 4.6~9.3)[153]。

#### ■ 胰腺癌的免疫疗法

免疫治疗的时代终于到来,免疫靶向治疗正在迅速改变多种癌症的病程。先天和适应性免疫系统都参与了免疫监视机制,其中包括细胞毒性 CD8 T 细胞、T 辅助 1(Th1)细胞、树突状细胞、组织巨噬细胞(M1)和自然杀伤细胞。癌症必须逃避这些监视机制,才能快速进展并影响健康水平[154]。胰腺癌的前临床模型告诉我们,免疫抑制性肿瘤相关巨噬细胞、调节性 T 细胞及稀少的效应性 T 细胞(CD8$^+$)甚至在最早的侵袭前阶段就已经出现,并持续到侵袭性癌症的发展。高浓度的 CD8$^+$ T 细胞,如果在胰腺癌中大量存在,与良好的预后有关[155]。

早期使用现代免疫疗法的努力,特别是检查点抑制剂是令人失望的。对 27 例胰腺癌患者进行了伊匹木单抗的研究,其中 1 例出现了延迟反应[156]。

在无任何治疗反应的胰腺癌病例(n=14)中研究了一种抗 PD-1 抗体[157]。这些数据强调了一个事实,即需要对检查点抑制剂进行预测标准。在这篇文章中,预测免疫检查点抑制反应的唯一生物标志物是微卫星不稳定性,这是遗传性非息肉病性结肠癌的一个标志[37]。目前胰腺癌的免疫治疗方法有多种形式,包括收集肿瘤浸润淋巴细胞或抽取循环 T 细胞进行体外扩增和再输注使用或不使用检查点抑制剂采用其他免疫介质。此外,一些研究人员一直在评估细胞毒性化疗与检查点抑制联合使用或不使用 CD40 激动剂。其他策略包括整合细胞毒性检查点抑制和其他免疫介质、胰腺癌疫苗、过继性 T 细胞转移、在免疫检查点水平起作用的单克隆抗体、细胞因子和调节性 T 细胞耗尽。到目前为止,这些策略都没有被证实的好处,需要更严格的临床前模型来加速胰腺癌免疫治疗的研发进展。

#### ■ MDACC 治疗转移性疾病的方法

转移性胰腺癌的特征是厌食症、恶病质和疼痛。因此,姑息性治疗必须始终是这一组患者的主要重点,并通过多学科的方法来实现。在考虑全身治疗之前,应该先解决胆道梗阻和疼痛的症状缓解问题。如果口服或经皮阿片类药物不能很好地控制疼痛,或这些药物耐受性差,患者应接受介入疼痛专家的评估,考虑腹腔或内脏神经丛松解术。除了积极的疼痛控制措施外,还应考虑其他支持性措施,包括食欲增强剂、抗抑郁药和中枢神经系统兴奋剂。

胆道梗阻应尽可能通过非手术手段缓解,我们主张置入可扩张金属支架,而不是聚乙烯胆道支架。在肝外胆道梗阻的情况下,偶尔也需要经皮胆道引流。

当患者出现胃出口梗阻时,我们试着在那个时刻估计预后。如果预期寿命大于 12 周,可以考虑进行手术干预。对于晚期转移性疾病的患者,鼓励使用十二指肠支架。对于顽固性症状性腹水的患者,重要的是要认识到这可能不是由癌变引起的,而是经常由 PV 或 SMV 血栓引起的。门静脉高压继发的中度腹水可能对利尿剂(包括螺内酯)有反应,而大容量腹水、恶性或其他需要反复穿刺或留置腹膜导管以缓解症状。胃轻瘫是另一个常见的问题,需要促进剂和饮食和行为的改变。

#### ■ MDACC 对晚期胰腺癌的系统性治疗方法

对于 PS 较差(ECOG>2)或转移负担较大的患者,应积极建议进行转移性疾病的全身治疗。临终讨论在诊断时是合适的。对于大多数新诊断的疾病患者,我们建议进行胚系基因检测,如果可行,只要有足够的组织可用,就进行分子谱分析。在可能的情况下,有良好 PS 的患者应在临床试验中进行全身治疗。对于 ECOG PS 0~1 且无 FOLFIRINOX 治疗禁忌证的患者,一般建议采用该方案作为一线治疗。在 FOLFIRINOX 药物治疗进展后,考虑采用基于吉西他滨的方案,如吉西他滨加白蛋白结合型紫杉醇。在吉西他滨和白蛋白结合型紫杉醇后,首选 FOLFOX 或单药卡培他滨。对于 ECOG PS 1~2 的患者,我们通常倾向于吉西他滨和白蛋白结合型紫杉醇。在疾病进展时,对于保留 PS 的患者,首选临床试验治疗。当这是不可行的或可行的,输液治疗 5-FU 和脂质体伊立替康,FOLFIRI 或 FOLFOX 都是合理的。

对于不适合多药化疗的患者,可在仔细监测的情况下推荐吉西他滨作为一线治疗。

在 MDACC,我们的非常规方法是每周以每分钟 10 mg/m$^2$ 的速度给药 FDR 吉西他滨(600~750 mg/m$^2$)。增加厄洛替尼产生边际效益,与更现代治疗的可用性无关。然而,当吉西他滨单药治疗被推荐时,厄洛替尼的加入并不是不合理的。

当观察到客观反应或稳定的疾病时,通常继续化疗,直到有影像学或临床证据表明疾病进展为止,通常每 8~12 周进行一次重新定位研究。然而,当使用 FOLFIRINOX 时,使用 FOLFIRI 或卡培他滨进行维持治疗可以避免进行性周围神经病变引起的功能损害。吉西他滨铂双联现在通常只提供给 BRCA 相关的胰腺癌患者。

#### ■ 摘要:转移性疾病

在过去的 5 年中,转移性胰腺癌的治疗取得了有临床意义的进展。这些进展改变了晚期疾病患者的治疗模式,更多患者的生存和生活质量得到了适度改善。继续努力将晚期疾病患者纳入设计良好的临床试验中仍然是肿瘤学家的首要任务。最后,对姑息性治疗的关注应始终是临床治疗的主要重点。

## 提示

- 在没有静脉造影剂禁忌证的情况下,我们更倾向于采用高质量的多排螺旋 CT 对胰腺癌进行诊断和分期,因为它可以将胰腺癌分为可切除、可边缘性切除、局部晚期的和转移性。此外,我们的临床医生更愿意复查 CT,而不是 MRI,并且通常依赖 CT 成像来进行重新定位。
- 在报告中,我们建议对诊断为胰腺癌的患者进行胚系基因检测,特别是那些有乳腺癌、卵巢癌、胰腺癌或结肠癌家族史的患者。
- 在选择活检部位进行组织确认时,我们更倾向于对转移部位进行活检,而不是胰腺肿瘤。与细针抽吸胰腺原发组织相比,这通常提供了更多的组织用于分子图谱分析。
- 只要可行,如果没有足够的肿瘤组织可供检测,我们将获得循环肿瘤 DNA 检测(液体活检)作为突变谱分析的替代方案。
- 在 MDACC,血清肿瘤标志物(最常见的是 CA19-9)作为治疗反应或抵抗的替代标志物,每2~4周例行随访一次。在一些 CA19-9 水平检测不出或正常的患者中,我们发现血清癌胚抗原或 CA125 水平有时可作为替代标志物。
- 在临床试验之外,我们每2周一次 FOLFIRINOX 和吉西他滨/白蛋白结合型紫杉醇。
- 对于局部疾病的患者,我们鼓励参加胰腺癌多学科讨论,来自肿瘤内科、肿瘤外科和肿瘤放射科医生的共同讨论。同样,对于局限的转移性疾病患者,从肿瘤放射学、介入放射学和肿瘤外科专家那里获得的信息也以讨论会议形式获得。

# 第 29 章　胆道癌

Shalini Makawita
Sunyoung Lee
Yun Shin Chun
Millicent A. Roach
Eugene J. Koay
Milind Javle

余一祎　郭梦舟·译

## 要点

- 胆道癌是一种罕见的肿瘤(年患病率<6/10 万),具有明显的地域差异性。
- 风险因素包括胆石症、息肉、瓷样胆囊、慢性炎症状态,如炎症性肠病、原发性硬化性胆管炎和非酒精性脂肪性肝炎、遗传综合征(黑斑息肉或 Gardner 综合征)和慢性感染(伤寒沙门菌携带者、华支睾吸虫和泰国吸虫感染,特别是在东南亚,乙型肝炎病毒感染和丙型肝炎病毒感染)。
- R0 切除术后的 5 年总生存率在 40%~50%。高风险特征包括淋巴结/边缘阳性、血管浸润和多灶性疾病。
- 在局部疾病中,经常使用多模式的方法。
- 对于早期肝内胆管癌,手术切除后进行结节切除,然后

辅助卡培他滨或吉西他滨-顺铂;术后对阳性边缘给予放疗。
- 对于高风险的特征,可考虑进行新辅助化疗。
- 在临床实践中,联合化疗(吉西他滨-顺铂或吉西他滨-卡培他滨)被用于辅助治疗,特别是在淋巴结阳性疾病或 R1 切除术中。
- 转移性疾病的系统治疗主要依赖于分子表达谱和候选药物靶点的基因。FGFR、IDH1、HER2 和 BRAF 的改变是最丰富的,而且这些患者有许多临床试验可供选择。
- 胆管癌的微卫星不稳定性和 PD-L1 的阳性率很低。尽管改善免疫细胞浸润和预测免疫疗法反应者的方法正在进行中,但总体来说,它仍然是一种"冷肿瘤"。

## 概述

### ■ 胆道癌

胆道癌包括胆囊癌和胆管癌,两者都是由导管上皮产生的。胆管癌根据其解剖部位进一步分为肝内型、肝门周围型和远端型(图 29-1)。肝内胆管癌(ICC)发生在胆管近端至左右肝管的汇合处。肝门周围胆管癌包括从总胆管到胆囊管起点的导管汇合处,而远端胆管癌包括胆囊管起点以下到沃特壶腹(Vater 壶腹)。这些解剖类型的发生率各不相同,肝门周围胆管癌最常见,其次是肝外远端和肝内型。日本肝癌研究小组根据肿瘤的生长模式和宏观外观将胆管癌分为三种类型,即肿块形成型、管周浸润型和管内生长型[1]。肿块形成型具有扩张的生长模式,而导管周围浸润型肿瘤向门蒂延伸。导管内型沿着黏膜层扩散,并与大量黏蛋白产生有关。

在显微镜下,胆管癌是由嵌入结缔组织增生基质中的小管、腺泡、实心巢或小梁组成的腺癌[2]。其他类型极为罕见,包括腺鳞癌和鳞状癌,这些癌起源于化生上皮和肝囊肿。腺癌,特别是 ICC,是放射学上与其他转移性肿瘤难以区分的部

位,其中包括胃、胰腺、肺或乳房。免疫组化染色的模式被用来区分胆管癌和其他类型的肿瘤。肿瘤细胞通常表达细胞角蛋白 AE1/AE3、CK7 和 CK19,以及上皮细胞膜抗原,并显示细胞质中的癌胚抗原(CEA)阳性。没有多克隆 CEA 和细胞抗原(HepPar1)的膜染色有助于将 ICC 和假腺型肝细胞癌(HCC)区分开来。表 29-1[3,4] 描述了区分胆管癌和其他常见恶性肿瘤的其他重要免疫组化特征。大多数胆管癌,特别是肝门周围型,都有高度的结缔组织增生,导致治疗耐药性。

胆囊恶性肿瘤几乎完全是腺癌。罕见的变种已被描述,包括乳头状腺癌、黏液腺癌、透明细胞腺癌和印戒细胞癌。胆囊癌的侵袭性组织学包括小细胞/高级别神经内分泌癌和鳞状细胞癌。这些将在其他地方详细讨论[5,6]。

### ■ 流行病学

胆道癌被描述为罕见的癌症(每年的发病率低于 6/10 万)。这些癌症的发病率和流行率在世界范围内存在明显的地域差异性,可能是由于环境暴露和遗传易感性造成的。诊断胆管癌的高峰年龄是在人生的第 7 个 10 年,男性的发病率比女性略高。表 29-2 描述了胆管癌的全球发病率[7,8]。

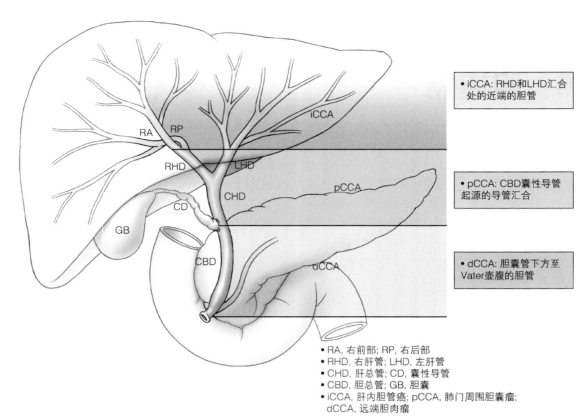

- iCCA: RHD和LHD汇合处的近端的胆管

- pCCA: CBD囊性导管起源的导管汇合

- dCCA: 胆囊管下方至Vater壶腹的胆管

- RA, 右前部; RP, 右后部
- RHD, 右肝管; LHD, 左肝管
- CHD, 肝总管; CD, 囊性导管
- CBD, 胆总管; GB, 胆囊
- iCCA, 肝内胆管癌; pCCA, 肺门周围胆囊瘤; dCCA, 远端胆肉瘤

Visual Art：© 2014 The University of Texax MD Anderson Cancer Center

图 29-1 基于解剖学位置的胆管癌亚型概述。经许可引自 MDACC

表 29-1 胆管癌的免疫组织化学染色模式

| 阳性 | |
|---|---|
| AE1/AE3（或其他广谱角质蛋白，如泛酸） | 弥漫性、中度至强度的染色 |
| CK7 | 大多数 ICC（>90%）有弥漫性、中度至强度染色 |
| CK17/CK19 | 大多数 ICC（>80%）有弥漫性、中度至强度染色 |
| 白蛋白原位杂交（ISH） | 大多数 ICC（>90%）有局灶性至弥漫性、中度至强度染色 |
| MOC31 | 在大多数胆管癌中呈局灶性至弥漫性、中度至强染色 |
| 阴性 | |
| CK20 | 在大多数 ICC 中呈阴性。局部或多灶性的中度染色在产生于大胆管的 ICC 中可以看到更多（<50%）。这反映了在肝和 ECC 中的表达 |
| CDX2 | 在大多数 ICC 中呈阴性。可见局灶性或多灶性、弱至中等程度的染色（<30%） |
| TTF1 | 在大多数 ICC 中是阴性的 |
| GATA3 | 在大多数 ICC 中呈阴性。可以看到局灶性或多灶性的弱表达（<10%）。如果有弥漫性的 GATA3 强染色，则必须排除其他癌，如乳腺癌和膀胱癌 |
| HepPar 1、arginase 1、glypican 3 | 大多数 ICC 为阴性。如果有强烈的染色，HCC 或合并 HCC 和胆管癌将是一个考虑因素 |
| SMAD4（DPC4） | 阴性，即完整的染色，在大多数 ICC 中 |

续 表

| 阴性 | |
|---|---|
| PAX8 | 在大多数 ICC 中是阴性的 |
| E、PR、BRST-2（GCDFP15） | 在大多数 ICC 中是阴性的 |
| NKX3.1、PSA | 在 ICC 中是阴性的 |

表 29-2 胆管癌的全球发病率

| 地区 | 年龄标准化的发病率/10 万人口 |
|---|---|
| 泰国北部 | 85 |
| 泰国南部 | 5.7 |
| 中 国 | 7.6 |
| 韩 国 | 8.8 |
| 日 本 | 3.5 |
| 德 国 | 3 |
| 英 国 | 2.2 |
| 美 国 | 1.6 |
| 澳大利亚 | 0.4 |
| 加拿大 | 0.4 |

最近的一些研究表明，ICC 的发病率正在上升。Saha 等[9]研究了监测、流行病学和最终结果数据，以评估 40 年的 1973—2012 年，ICC 和外胆管癌（ECC）的年龄标准化发病率

的趋势。他们报道说，ICC 的发病率从 0.44/10 万增加到 1.18/10 万，即每年百分比变化（APC）为 2.30%；这一趋势在过去 10 年中加速，APC 为 4.36%。与此相反，发病率在这 40 年期间，ECC 的发病率从 0.95/10 万温和地增加到 1.02/10 万（APC，0.14%）。

1973—2012 年，具有潜在的胆管癌组织学特征的未知原发癌的发病率下降了 51%（APC，−1.87%）。另一方面，胆囊癌有不同的地理分布，南亚、拉丁美洲、东亚和东欧有高发病率的报道。世界上胆囊癌死亡率最高的是智利南部，每 10 万居民中有 35 人，该地区居住着马普切印第安人[10]。男性年龄标准化发病率最高的前五个国家是玻利维亚（12.8%）、泰国（9.0%）、韩国（8.4%）、智利（6.6%）和尼泊尔（6.0%）。在美国，每年约有 5 000 名患者被诊断为胆囊癌[11]。女性占主导地位，2/3 的病例和死亡发生在女性。美国原住民和阿拉斯加原住民的发病率和死亡率在全国最高（每 10 万人中有 3.2 例和 1.6 例死亡）。除非西班牙裔黑种人外，所有种族和族裔群体的胆囊癌发病率都在下降。在过去 10 年中，非西班牙裔黑种人男性和女性的发病率每年增加 2.2%[12]。

### ■ 胆囊癌的危险因素

胆囊癌的主要风险因素是胆石症（胆结石）。胆结石与癌症之间的关系已被病例对照研究、尸检研究和筛查调查所证实。然而，尽管 90% 的胆囊癌病例与胆结石有关，但胆结石的癌症风险非常低，仅为 1%。有人推测，胆结石引起的慢性炎症会导致上皮细胞发育不良和腺瘤的发生。胆结石的大小与癌症风险相关，尤其是结石小于 3 cm，而且绝大多数是由胆固醇组成的[13]。这些结石与年龄、女性基因、多产、遗传因素、高体重指数和胆结石家族史呈正相关。胆囊疾病如腺肌瘤病、息肉和瓷器胆囊与癌症的高风险有关。

其他与胆囊癌相关的疾病包括炎症性肠病，包括克罗恩病和溃疡性结肠炎、黑斑息肉综合征、多发性家族性息肉病（Gardner 综合征），以及异常的胰胆管接头，特别是在东亚。慢性感染，包括伤寒沙门菌携带状态也与胆囊癌有关，与胆结石的存在无关[14]。

### ■ 胆管癌的风险因素

胆管癌在西方世界是罕见的，但在亚洲更常见。在西方大多数病例中，这种疾病是罕见的、散发性的，并且没有可识别的风险因素。在亚洲，较高的发病率是由于肝吸虫感染麝猫后睾吸虫和华支睾吸虫的风险更高，尤其是在东南亚。在亚洲国家，胆结石和胆总管囊肿也更可能与胆管癌相关[15]。其他感染性风险因素包括亚洲的乙型肝炎和西方的丙型肝炎。其他重要因素包括硬化性胆管炎（PSC）与炎症性肠病、肝硬化、酒精中毒、肥胖、脂肪肝病和吸烟。肝硬化和非酒精性脂肪性肝炎最常见与 ICC 相关，而肝吸虫感染更可能与肝门周围胆管癌有关[16]。

在西方国家，PSC 是胆管癌的一个重要危险因素。据报道，PSC 的胆管癌年发病率约为 1%，终身发病率为 20%[17]。从 PSC 诊断到发现胆管癌的中位时间较短，为 4～6 年。在 PSC 患者中，没有明确的预测因素与癌症风险的增加相关，而且在这种情况下，关于肝硬化是一个危险因素的数据并不一致。鉴于高风险，大多数指南建议每年或每两年进行一次影像学检查（超声、MRI 或磁共振胰胆管成像）和实验室检查，包括 CA19-9 水平[18]。

### ■ 胆道癌的遗传流行病学

如上所述，胆囊癌具有独特的流行病学趋势，随后进行了大量研究，以确定这些癌症的遗传基础。该领域最大的经验是全基因组关联印度孟买塔塔纪念医院的研究[19]。该研究包括 1 042 名胆囊癌患者和 1 709 名对照组患者，证明在含有肝胆的染色体区域磷脂转运基因 ABCB1 和 ABCB4 的染色体区域存在明显的单核苷酸多态性（SNP）。一项较小的日本基因组广泛关联研究指出，结肠癌（DCC）基因中的 SNP rs7504990 与胆囊癌的风险增加有关[20]。在胆囊癌中注意到的其他基因组变异包括细胞色素 P450 酶的变异，其中一些在雌激素代谢中起关键作用，这可能解释了女性占优势的原因[21]。胆汁酸对胆固醇的平衡很重要，CYP7A1 的多态性编码了胆汁酸合成途径中的限速步骤，可能导致胆囊癌的发生[22]。

人们认为，胆管癌可能与参与炎症的基因调节失调有关。在泰国，IL-6 受体（IL-6R）的基因组变异，IL-6R 第 9 外显子的 rs8192284 与肝吸虫相关的胆管癌有关联。IL-8 基因和 IL-1 受体拮抗剂的 SNP 与胆道癌的易感性有关[23]。尽管上述变异个体的风险较低，但这些变异总体上对预测个体风险和未来的监测策略可能是重要的。

# 胆道癌的分期

胆道癌的分期需要在腹部和盆腔进行高质量的多相 CT 或 MRI，以评估原发肿瘤的范围并确定转移，特别是在淋巴结、肝和腹膜。应进行胸部 CT 检查（无论有无造影剂）以评估肺部和淋巴结的转移情况。对于胆道梗阻患者，在放置胆道支架之前应进行高质量的横断面成像，这可能会干扰肿瘤的可视化。当 CT 或 MRI 检查结果不明确时，可选择 PET-CT。分期腹腔镜检查作为一个独立的程序不被常规推荐。对于计划进行胆道肿瘤手术切除的患者，分期腹腔镜检查已被证明可以在 17% 的患者中发现未切除的疾病，在胆囊癌和血清 CA19-9 升高的患者中发生率更高[24]。因此，对于有放射性隐匿转移风险的患者，特别是腹腔植入物，可以考虑在开放性切除前进行诊断性腹腔镜检查。AJCC 第 8 版对胆囊癌、ICC、周胆管癌和远端胆管癌有单独的分期系统（表 29-3）[25]。对于 ICC，肿瘤的大小、数量和血管浸润决定了 T 分期。周围胆管癌的 T 类反映了这些肿瘤的中心位置，它们可以侵入门静脉、动脉和对侧胆管和/或血管。对于远端胆管癌，T 分期是基于肿瘤侵犯的深度，以毫米计算。在胆道癌中，区域淋巴结被定义为十二指肠韧带中的淋巴结。除 ICC 外，N 分期是以阳性区域淋巴结的数量来区分的，N1 定义为 1～3 个区域淋巴结，N2 为 4 个或更多的区域淋巴结。M1 疾病包括远处淋巴结转移，包括主动脉和腹腔淋巴结。

表 29-3 分期系统[a]

| 阶段 | | 疾病部位 | | | |
|---|---|---|---|---|---|
| | | 胆囊癌 | 内胆管癌 | 胆总管周围 | 远端胆管 |
| 一 | ⅠA | T1N0：侵犯固有层或肌层 | T1aN0：单发肿瘤≤5 cm，无血管浸润 | T1N0：肿瘤局限于胆管，延伸至肌肉层或纤维组织 | T1N0：侵犯胆管壁，深度<5 mm |
| | ⅠB | | T1bN0：单发肿瘤>5 cm，无血管浸润 | | |
| 二 | ⅡA | T2aN0：侵犯了腹膜周围的结缔组织，但不侵犯腹膜（内脏腹膜） | T2N0：有肝内血管侵犯的单发肿瘤，有或无血管侵犯的多发肿瘤 | T2N0：侵入胆管壁以外到周围的脂肪组织或邻近肝实质 | T1N1：1~3个区域性淋巴结，或T2N0：侵犯胆管壁并有深度5~12 mm |
| | ⅡB | T2bN0：侵入肝脏一侧的肌肉周围结缔组织，但没有扩展到肝脏内 | | | T2N1 或 T3N0：侵入胆管壁的深度>12 mm，或T3N1 |
| 三 | ⅢA | T3N0：肿瘤穿透浆膜和/或直接侵入肝脏和/其他邻近器官或结构，即肝外胆管，结肠 | T3N0：肿瘤穿透内脏腹膜 | T3N0：侵犯门静脉或肝动脉的单侧分支 | T1~3 N2：≥4个区域性淋巴结 |
| | ⅢB | T1~3 N1：1~3个区域淋巴结 | T4N0：直接侵犯局部肝外结构，或任何T，N1：区域淋巴结转移 | T4N0：侵犯主PV或双侧分支，或肝总动脉，或单侧二阶胆管根部，对侧门静脉或肝动脉受累<br>任何T，N1：1~3个区域淋巴结 | T4，任何N：肿瘤涉及腹腔干、肠系膜上动脉和/或肝总动脉 |
| 四 | ⅢC-ⅣA | T4 N0~1：肿瘤侵入主门静脉或肝动脉，或侵入肝外器官或结构 | 任何 T，任何 N0，M1 | 任何 T，N2：≥4个区域淋巴结 | 任何 T，任何 N，M1 |
| | ⅣB | T1~4 N2：≥4个区域淋巴结，或M1 | 0 | 任何 T，任何 N，M1 | |

注：[a]描述 T、N 分类。数据引自 Edge SB，Byrd DR，Byrd DR，et al：AJCC Cancer Staging Manual，8th ed. New York，NY：Springer，2017.

# 胆道癌的手术

外科手术的目标包括评估那些不适合手术治疗的隐匿远处转移，切除具有阴性边缘的原发性肿瘤，以及进行足够的区域淋巴结清扫以进行分期。术前活检不是必需的，而且可能很难获得，特别是对于有恶性胆道狭窄的患者。腹膜活检对于患有肝门部胆管癌的患者来说是禁忌的，因为这种癌症可能会通过腹膜播散而导致腹腔种植。这些患者本来可以成为肝移植的候选人，但腹膜活检会增加手术风险[26]。在大多数患者中，可疑的临床表现和放射学特征，无论是否有 CA 19-9 升高，都足以进行术前诊断。在少数患者中，IgG4 相关的胆管炎（IAC）的鉴别诊断带来了诊断和治疗上的困境。IAC 是一种纤维炎症性疾病，以 IgG4 阳性浆细胞浸润胆管壁为特征，74% 的患者血清 IgG4 水平升高[27]。92% 的患者并发自身免疫性胰腺炎。IAC 的影像学特征包括长的、多灶性的狭窄，胆管腔边缘光滑[28]。相反，胆管癌的特征是单发的、不规则的病变，胆管壁偏心增厚。

据报道，胆囊癌、ICC、肝门部胆管癌和远端胆管癌 R0 切除后的 5 年 OS 率分别为 43%、40%、48.5% 和 44%[29-32]。手术后生存率较低的先决因素包括淋巴结转移、切除边缘阳性、血管侵犯和多灶性疾病。手术禁忌证包括远处转移、局部侵袭进入无法重建的关键血管系统、不佳的体能状态和功能性肝脏残余

体积不足。对于选定的局部晚期疾病或预后不佳的患者，如淋巴结转移或多灶性疾病，可以考虑进行新辅助治疗，特别是在临床试验的情况下。手术前的全身治疗可以评估肿瘤生物学，治疗微转移，缩小肿瘤，并增加 R0 切除的机会[33,34]。

### ■ 胆囊癌

在因疑似良性胆囊疾病而接受腹腔镜胆囊切除术后，61% 的患者在被确诊为胰腺癌时已经接受了根治性手术[29]。对于 T1a 肿瘤，简单的胆囊切除术就可以了。对于偶然诊断的 T1b~T3 肿瘤，建议进行再切除，也称为根治性胆囊切除术。根治性胆囊切除术需要切除胆囊床，通常是 4B/5 段的部分切除，以及十二指肠韧带淋巴结切除术。胆管切除术保留给那些在其他情况下会有阳性胆管标记的患者。不建议对以前的腹腔镜胆囊切除术的端口部位进行常规切除[35]。

### ■ 肝内胆管癌

根据疾病的解剖程度，ICC 的 R0 切除术可能需要进行大的或小的切除。ICC 通常表现为一个巨大的肿块侵入静脉、下腔静脉和/或门静脉，需要扩大切除。肝脏肿瘤的切除标准包括足够的血管流入和流出、胆汁引流和足够的功能性残余肝脏体积[36]。对于肝容量不足的患者，门静脉栓塞是一种诱导残余肝脏肥大以实现安全肝切除术的策略。

### ■ 肝门部胆管癌

肝门部胆管癌，也被称为肝门胆管癌或 Klatskin 瘤，在技

术上具有挑战性,因为它位于中心位置,经常累及门静脉、动脉和双肝管的二级胆管支流。需要进行大面积的切除和胆管切除与重建,有些患者还需要进行血管切除和重建。术前胆汁引流和血清胆红素正常化在大切除术前是必要的。内镜胆道支架有发生升结肠炎的风险,而经皮经胆道引流则有腹腔播种的风险[37,38]。对于有可能切除肿瘤的患者,建议在放置胆道支架之前与胆外科医生协商,并进行高质量的轴向成像。

在不可切除肿瘤的患者中,新辅助治疗后的肝移植与65%的移植后 5 年无复发生存率相关[39]。

### ■ 远端胆管癌

实现边缘阴性切除和充分的淋巴结清扫的标准手术程序是胰腺十二指肠切除术。这与重大的发病率和死亡率有关。在经过严格筛选的不适合做 PD 的局部胆管中段癌患者中,分段胆管切除加淋巴结切除术已被证明能带来与 PD 相当的生存率[40]。

## 放疗

以前的研究表明,大多数不可切除的 ICC 患者死于血管损伤(门静脉或静脉阻塞)或胆道阻塞引起的衰竭[41,42]。在一项对 362 名不可切除的 ICC 患者的回顾性研究中,89% 的患者因局部肿瘤进展而导致肝功能衰竭,其中一半死于肿瘤相关的胆道阻塞,其余死于血管损伤或两者兼有[43]。尽管 ECC 患者死于肝外疾病的比例高于 ICC 患者,但与肿瘤相关的局部并发症仍然是影响患者生存的重要因素[42]。对于 ICC 和 ECC,放疗(RT)在实现原发性肿瘤的局部控制方面发挥着重要作用。

近几十年来,辐射输送技术的多项进展使得通过多种辐射模式向高剂量的辐射变得安全和有效。通过多种放射方式,即立体定向体外放疗(SBRT)、调强放疗(IMRT)、质子治疗和图像引导放疗,对上腹部的放射剂量进行安全和有效的审查[44-47]。

### ■ 越来越多的证据表明放疗可以治疗胆管癌

通过一系列的临床试验,确定了 RT 技术、剂量限制和具体的适应证,证明了 RT 可以有效地消融小的肝脏肿瘤[48]。传统的 SBRT 对小的肝脏肿瘤(<5 cm)可以达到很好的效果,但大的肝脏肿瘤(>7 cm)可能不是有效的策略。消融剂量被定义为能达到 2 年局部肿瘤控制率大于 90% 的剂量,被称为立体定向消融性 RT。研究表明,3~5 次的 SBRT 可以导致高的胆道狭窄率和对肝胆道的毒性,应避免使用[49]。一个 58 Gy 的分割 15 次的实时辐射剂量对胆道系统是安全的。低剂量的实时辐射治疗导致原发性 ICC 的肿瘤控制不足,并被证明不足以治疗肝转移[50]。

在一项回顾性研究中,有 34 名患者,42 个病灶,包括 31 个不可切除的 ICC 和 11 个胆管癌,接受中位 SBRT 剂量为 30 Gy,分 3 次治疗,4 年的精算局部控制率为 79%[51]。中位 OS 为 17 个月,中位无进展生存期(PFS)为 10 个月。然而,12%(4/34)的患者出现了Ⅲ级不良反应,包括十二指肠溃疡、胆管炎和肝脓肿[51]。128 名患者的Ⅱ期试验包括 46 名 ICC 患者,35 例 HCC,47 例结直肠癌肝转移[52]。所有患者的中位 OS 为 15.8 个月,而 ICC 患者为 13.3 个月。MDACC 对接受明确的 IMRT 治疗的不可切除的 ICC 患者进行了回顾性的剂量反应分析,确定了 79 名患者,其中大多数患者的肿瘤较大(中位数为 7.9 cm)[41]。89% 的患者(n=70)在 RT 前接受了全身化疗。3~30 个部分的中位 RT 剂量为 58.05 Gy(范围,35~100),中位生物等效剂量(BED)为 80.5 Gy。1 年和 3 年的 OS 率分别为 87% 和 44%,诊断后的中位 OS 为 30 个月[41]。RT 剂量是唯一最重要的预后因素,较高的总剂量与局部控制(P=0.03)和 OS(P=0.02)的改善相关。没有明显的治疗相关毒性的报道。这些结果表明,80.5 Gy 或更大的 BED 剂量可能是最重要的。对大型 ICC 肿瘤进行消融治疗,其长期 OS 率与手术切除相比更胜一筹。这需要仔细的治疗计划,注意器官运动控制,保护周围器官,日常图像引导,并结合适形 RT 技术,如 IMRT 和质子治疗。

对接受精确 MRT 治疗的不可切除 HCC 或 ICC 患者的回顾性剂量反应分析进一步验证了 MDACC 的回顾性分析结果。在一项对 44 名 HCC 患者、37 名 ICC 患者和 2 名 HCC 和 ICC 混合患者的研究中,患者接受了 15 次分次放射,最大剂量为 67.5 Gy[53],ICC 的 2 年局部控制率为 94.1%,ICC 的 2 年 OS 率为 46.5%。对 HCC 也有令人鼓舞的结果。ICC 和 HCC 的毒副反应都很低。这项研究导致了两项Ⅲ期随机试验,即 ICC 的 NRG GI001(低分量放疗与初始化疗后观察,NCT02200042)和 HCC 的 NRG GI003(质子与光子,NCT03186898)。NRG GI001 因缺乏患者招募而终止,NRG GI003 研究正在进行中。

在不可切除的 ECC 中,增加剂量的 RT 的结果并不像 ICC 那样明显有利。1990 年,一项针对 ECC 患者的多中心回顾性研究报告称,与接受 40.0 Gy 或更少的患者相比,接受 40.0 Gy 以上的患者的中位生存率有所提高[54]。一项对 1957—2000 年在 MDACC 治疗的 52 名不可切除的 ECC 患者的回顾性分析揭示了常规剂量在防止局部进展方面的局限性[55]。尽管该研究因患者人数少而统计能力有限,但它确实表明增加放射剂量与改善局部控制之间可能存在关联。

然而,在一个现代的不可切除的 ECC 患者的回顾性队列中(2001—2015 年),没有剂量反应关系[42]。在这项研究中,RT 的中位剂量为 50.4 Gy,BED 范围在 36~98 Gy(中位 59.5)。队列被分成升级剂量 RT(EDRT)组(>50.4 Gy 分 28 次,BED>59.5)和常规剂量组(BED 59.5)。EDRT 组没有显示出更好的 OS 或无瘤生存,并显示出更差的无远处进展生存。此外,EDRT 与 3 级或更高的淋巴细胞减少症有关,这已被证明预示着其他疾病部位的预后不佳。因此,尽管剂量升级在不可切除的 ICC 中显示出有希望的结果,但 ECC 的结果表明,较高的 RT 剂量并不能提供相同的局部控制和 OS 的好处[56]。ECC 肿瘤靠近肠道,限制了用较高剂量的放射线完全覆盖肿瘤的能力,可能解释了结果的差异。

与局部晚期相比,巩固性化疗在早期可切除的情况下已显示出良好的前景。SWOG S0809 研究调查了使用吉西他滨和卡培他滨后进行巩固性化疗的情况[57]。下文将讨论这项研究，它显示 R0 和 R1 切除组在放疗后的生存率相似。

综上所述，使用辅助性和最终性 RT 来实现 ICC 和 ECC 患者的局部控制和延长生存期是有益的。在这些情况下，对反应的评估是很困难的，严格的标准仍有待确定。也有充分的理由将 RT 与全身治疗相结合，以达到局部和远处的控制。近年来，胆管癌的各种分子靶点已经被确定。在这些不同的胆管癌分子环境中，将 RT 与靶向药物相结合的临床前数据可能是富有成效的，这些领域的临床试验是需要的。

# 系统性治疗

## ■ 新辅助治疗

新辅助治疗的理由包括肿瘤降期、治疗微转移性疾病，以及在切除前对肿瘤生物学的评估[58-60]。新辅助治疗可以提高 R0 切除率并防止远处转移，这两者都与改善临床结果有关[61-66]。例如，一项对接受新辅助化疗的患者的研究显示，100%的边缘阴性手术切除（R0），而没有接受新辅助治疗的患者只有 54%。一项研究比较了接受新辅助化疗和不接受化疗的患者的生存优势，5 年生存率更高（53% vs 23%）[67]。肝内、肝内和肝外联合复发率和肝外复发率在切除的 ICC[68] 中分别为 60.9%、18.6% 和 21.0%。41%~60%切除的肝门部胆管癌的复发部位为远处转移[69,70] 和 85%的复发性胆囊癌患者[70]。在一项对 401 名患者的研究中[71]，R1 切除术的累积复发率高于 R0 切除术（5 年后为 86% vs 57%，$P < 0.001$）。其他研究显示，R0 切除的患者的中位 OS 和无复发生存期更长，复发概率也比 R1 切除的患者低[72-75]。

新辅助治疗中理想的全身化疗方案尚不清楚。自从吉西他滨和顺铂联合治疗可切除胆管癌的临床疗效得到验证以来，一直是最经常使用的化疗方案[76]。FOLFIRINOX（5-FU、伊立替康和奥沙利铂）对局部晚期或转移性胆管癌具有良好的抗肿瘤活性[77]。最近，吉西他滨、顺铂和白蛋白结合型紫杉醇的联合治疗在晚期胆管癌中进行了研究，显示其 OS 和 PFS 优于单独使用吉西他滨-顺铂治疗的历史对照[34]。接受双重治疗的患者的客观有效率（ORR）3 个周期化疗分别为 26.1%[76] 和 45%[37]。这种优越的疗效使 MDACC 在新辅助治疗中经常使用三联化疗。NCCN 正式将三联疗法列为新辅助化疗方案之一（NCCN 指南，V.2.2020 版）。截至目前，一项吉西他滨、顺铂和白蛋白结合型紫杉醇的新辅助临床试验正在 MDACC 与其他 7 个机构进行（NCT03579771）。

## ■ 辅助治疗

胆管癌在治愈性手术切除后，在不同部位有很高的复发率，这表明辅助治疗在新辅助治疗（围手术期治疗）之外的重要性。两项大型研究比较了单纯治愈性切除、单纯化疗、化疗加 RT 和单纯 RT 患者的生存率[78,79]。总体而言，辅助治疗没有提供统计学意义上的生存优势，但有改善生存的趋势——中位无复发生存（OR 0.74，0.55~1.01）。化疗（OR 0.39，0.23~0.66）和放化疗（OR 0.61，0.38~0.99）显示出统计学上显著的

生存优势，但单纯的 RT 没有，OR 为 0.98（0.67~1.43）。这项研究清楚地表明，任何形式的辅助治疗对 R1 切除或淋巴结阳性的患者都有生存优势：边缘阳性和淋巴结阳性患者的 OR 为 0.36（0.19~0.68）和 0.49（0.30~0.80）。单纯放疗对 R1 切除的患者有好处（OR 0.33，0.14~0.81）。一项包括 15 项研究和 5 060 名患者的荟萃分析显示，辅助化疗与 OS 的改善有关，HR 为 0.66（0.55~0.79）[80]。基于这些强有力的临床数据，辅助治疗被普遍推荐给所有接受 ICC、ECC 和胆囊癌手术切除的患者[81]。然而，直到最近还缺乏Ⅲ期研究的证据。

一项随机的Ⅲ期研究（PRODIGE 12 - ACCORD 18 - UNICANCER GI）比较了吉西他滨和奥沙利铂辅助治疗的疗效，结果显示中位无复发生存期为 30.4 个月 vs 18.5 个月，HR 为 0.88（0.62~1.25），没有显示统计学上显著的临床获益，但有更好的生存趋势[82]。中位 OS 为 75.8，对照 50.8 个月，HR 为 1.08（0.70~1.66）。本研究中的大多数患者都是 R0 切除的（86%）。然而，这项研究的效力不足，可能由于纳入的患者人数少和异质性。另一项来自日本的研究比较了静脉注射丝裂霉素 C 联合 5 - FU 的患者，随后口服 5 - FU 的患者与单独手术切除的患者的生存率[79]。研究显示，切除胆囊癌患者的 5 年生存率和无病生存率具有统计学意义，而胰腺癌、胆管癌和壶腹癌患者没有生存优势。

在一项开放标签的Ⅲ期随机对照临床试验中，对已切除的胆囊周围癌患者进行了 5 - FU 或吉西他滨辅助治疗与观察的比较[83]。本研究包括胆管癌患者（壶腹 297 例，胆管 96 例），淋巴结阳性和阴性疾病，R0 和 R1 切除术。5 - FU 425 mg/m$^2$ 静脉注射，每 28 天给药第 1~5 天，吉西他滨 1 000 mg/m$^2$ 静脉注射，每周一次，总体方案每 4 周一次，持续 6 个月。化疗组和观察组的中位 OS 分别为 43.1 个月和 35.2 个月（HR 0.86，95% CI 0.66~1.11）。调整了独立的预后变量后，HR 为 0.75（$P = 0.03$）。与观察组相比，吉西他滨组（HR 0.77，95% CI 0.57~1.05）比 5 - FU 组（HR 0.95，95% CI 0.71~1.28）的生存率更高。值得注意的是，R1 切除术是一个不良的预后指标，HR 为 1.98。卡培他滨单药治疗在一项随机、对照、Ⅲ期研究中被调查，该研究针对已接受手术切除的胆管癌或胆囊癌患者（BILCAP 试验）[84]。患者被分配到卡培他滨 1 250 mg/m$^2$，每天 2 次，21 天周期的第 1~14 天，共 8 个周期，临床结果与未接受辅助化疗的患者进行观察比较。该研究包括 R0 和 R1 切除的患者；淋巴结阳性和阴性；肿瘤Ⅰ、Ⅱ、Ⅲ级；以及 ICC 和 ECC 及胆囊癌。这项试验没有达到其主要终点。通过意向性治疗分析，卡培他滨组的中位 OS 为 51.1 个月（95% CI 34.6~59.1），而观察组为 36.4 个月（95% CI 29.7~44.5）（HR 0.81，95% CI 0.63~1.04，$P = 0.097$）。然而，在调整了淋巴结状态、疾病等级和性别后，生存获益显著（HR 0.71，95% CI 0.55~0.92，$P = 0.010$）。卡培他滨最常见的不良事件包括手足综合征（20%）、腹泻（8%）和疲劳（8%）。在一项计划外的子集分析中，没有注意到卡培他滨对肝门胆管癌或肌肉浸润性胆囊癌患者的统计学获益。

虽然没有前瞻性的随机临床试验来比较单药治疗和联合化疗的疗效，但大多数临床医生使用联合化疗（例如，吉西他滨＋顺铂或吉西他滨＋卡培他滨），特别是对淋巴结阳性疾病或 R1 切除的患者，因为联合治疗在晚期或转移性环境中建立得更好[76]。NCCN 指南推荐卡培他滨作为辅助治疗中的首选药物。包括 5-FU（或卡培他滨）加奥沙利铂（或顺铂）、吉西他滨加卡培他滨（或顺铂）的联合治疗方案是潜在的替代方案，吉西他滨或 5-FU（或卡培他滨）的单一治疗也是如此。

### 同步放化疗

同时进行的化疗在 BILCAP 试验中，上文讨论的单纯辅助化疗显示了生存率的提高。在美国，传统上对具有高风险特征（阳性淋巴结、R1 切除、或淋巴管和周围神经累及）的患者采用同时进行化疗和放疗的方法[85-87]。对已切除的 ICC 进行了辅助化疗、连续化疗后 RT 和单独化疗的比较[88]。该研究表明，在辅助治疗中加入 RT，患者的临床效果更好。与只接受化疗的患者相比，在晚期病理 III 期和 IV 期，总死亡率的 HR 分别为 0.55（0.41～0.74）和 0.92（0.70～1.33）。

卡培他滨[1 650 mg/（m² · d）]和 5-FU[225 mg/（m² · d）]被广泛用作胃肠道恶性肿瘤的放射增敏剂，包括胰腺癌、直肠癌和胆管癌[89,90]。这些药物与 RT 结合时已知会引起直接和潜行效应[89,91]。卡培他滨的使用频率高于 5-FU，因为口服给药方便，消除了导管相关性合规性[92]。

在 ECC 和胆囊癌中，一项 II 期临床试验研究了卡培他滨和吉西他滨的辅助治疗，并同时进行放疗（SWOG S0809）[57]。该研究包括 pT2～4 期、淋巴结阳性和阴性疾病、R0 和 R1 边缘的患者。治疗包括 4 个周期的吉西他滨（1 000 mg/m²，静脉注射，第 1 和 8 天）和卡培他滨[1 500 mg/（m² · d），第 1～14天，分次服用，每天 2 次]，每 21 天一次。恢复后，没有出现疾病进展的患者接受卡培他滨[1 330 mg/（m² · d），分次服用，每天 2 次，每周 7 天]，同时进行放疗（区域淋巴结 45 Gy，包括胰十二指肠后、腹腔和门静脉结，术前肿瘤床 54～59.4 Gy）。中位 OS 为 35 个月，R0 和 R1 切除的患者 OS 为 34 个月和 35个月（无统计学差异）；R0 和 R1 切除的 2 年生存率为 67％ 和 60％（无统计学差异）。R0 和 R1 切除术的中位无病生存期分别为 26 个月和 23 个月。本研究表明，联合化疗后同时接受放化疗的患者，在 R0 和 R1 切除术中具有相似的 OS 和无病生存期。总之，根据 BILCAP 试验，辅助卡培他滨被认为是胆道癌手术切除后的标准治疗。卡培他滨辅助治疗胆管癌的作用仍有争议，应考虑放化疗，特别是 R1 切除术。吉西他滨和顺铂的辅助治疗仍然是一个潜在的选择，因为这种组合的 III期试验的力量不足。正在进行的 III 期 ACTICCA-1 试验（NCT02170090）对比吉西他滨联合顺铂与卡培他滨的疗效，将对未来的选择有指导意义。

### 偶发胆囊癌

意外胆囊癌变更好的成像技术和对风险因素的评估使得胆囊癌的术前诊断率提高了[93]。然而，这种癌症往往是在胆囊切除术中偶然发现的，如息肉或胆囊炎[94-99]；在所有胆囊切除术中，胆囊癌的发生率为 0.2％～3％[100]。在一项回顾性分析中，68％ 的患者进行了再次切除，最常见的手术方式是胆囊 BED 切除术、肝脏 4B/5 段切除术和肝十二指肠韧带淋巴切除术。T2/T3 疾病的切除明显增加了生存率，而胆总管的切除没有增加 R0 切除率，但增加了术后并发症，除非胆囊管被癌症累及[95]。端口部位转移的发生率约为 10％，常规的端口部位切除对生存率没有影响[101]。如果胆囊癌围手术期被认为无法切除，建议进行系统治疗。对可切除的疾病进行手术切除后，建议进行辅助化疗，对边缘阳性的疾病保留放射治疗。

## 转移性疾病的系统治疗

### 一线化疗

2010 年的 ABC-02 试验确立了转移性胆道癌的一线治疗标准，该研究显示吉西他滨加顺铂与吉西他滨单独治疗晚期胆道癌相比具有优势（表 29-4）[76]。在这项 III 期研究中，410 名胆管癌、胆囊癌或壶腹癌患者以 1：1 的方式随机接受吉西他滨单药（1 000 mg/m²，4 周周期的第 1、8 和 15 天）或顺铂（25 mg/m²）联合吉西他滨（1 000 mg/m²，3 周周期的第 1和 8 天）。在中位 8.2 个月的随访中，吉西他滨加顺铂组的中位 OS 为 11.7 个月，而单独使用吉西他滨组为 8.1 个月（HR 0.64，95％ CI 0.52～0.80，P＜0.001）。双药组的中位 PFS 为 8.0 个月，而吉西他滨单药组为 5.0 个月（P＜0.001）。双药组的中性粒细胞减少率较高（25.3％ vs 16.6％，3/4 级）；然而，感染率相似。单用吉西他滨时出现肝酶升高（27.1％ vs 16.7％，P＝0.01），笔者认为这可能是由于与双联疗法相比，疾病的控制效果较差[76]，其他毒性反应相当。吉西他滨和顺铂与吉西他滨单药对照试验也在日本人群中进行了，结果相似[102]。

没有一个比吉西他滨联合顺铂疗效更好的治疗方案被批准用于临床，但几个有希望的疗法正在出现。在一项关于吉西他滨和顺铂联合白蛋白结合型紫杉醇（NCT0239263）的 II 期、开放标签、单臂研究中，患者接受了吉西他滨 1 000 mg/m²、顺铂 25 mg/m² 和白蛋白结合型紫杉醇 125 mg/m² 的治疗，每 3周一个周期。由于出现了 3/4 级的血液学毒性，剂量被减少到 800 mg/m² 的吉西他滨，25 mg/m² 的顺铂和 100 mg/m² 的白蛋白结合型紫杉醇（减少剂量组的人数为 28）。在 60 名患者中，大多数患者是 ICC（63％），其次是胆囊癌（22％）和 ECC（15％）。之前进行过化疗的患者被排除在外（除了在辅助治疗环境下＞6 个月之前）。中位 PFS 为 11.8 个月（95％ CI 6～15.6），随访 12.2 个月时，疾病控制率为 84％。12 名无法切除的患者转为可切除并接受了手术。中位 OS 为 19.2 个月（95％ CI 13.2 至无法估计），与过去吉西他滨和顺铂的对照组相比，这是一个进步[34]。3 级或以上的毒性见于 58％（61％ 高剂量组，54％ 低剂量组）。最常见的 3 级或更高的毒性是中性粒细胞减少症（33％），其次是贫血（16％）。非血液学毒性从 2％ 到 6％ 不等，包括腹泻、碱性磷酸酶升高、呕吐、便秘和转氨酶升高。一项比较吉西他滨和顺铂联合白蛋白结合型紫杉醇与标准一线方案吉西他滨联合顺铂的 III 期随机临床试验目

第 9 章

**表 29 - 4　不可切除和转移性胆道癌的相关系统治疗试验摘要**

| 试验名称（临床试验标识） | 阶段 | 分子目标 | 治疗方案 | 患者 | 结果 | 不良事件 | 状态a |
|---|---|---|---|---|---|---|---|
| ABC - 02(NCT00262769) | 随机，II 期阶段·一线 | 无-有细胞毒性 | 顺铂(25 mg/m²)＋吉西他滨(1 000 mg/m²)，D1，D8(每 3 周一次) vs 吉西他滨 1 000 mg/m²，D1，D8，D15(每 4 周一次) | N＝410 个随机项目 N＝204 个评估项目(吉西他滨＋顺铂) N＝206 个被评估的(GEM) | **mPFS:** 8.0 个月 vs 5.0 个月(P＜0.001) **MOS:** 11.7 个月 vs 8.1 个月(vs 吉西他滨＋顺铂) **HR:** 0.64(95% CI 10.52～0.80,P＜0.001) | 3/4 级:(吉西他滨＋顺铂)中性粒细胞减少 26.3 vs 16.6%,任何血液毒性(32.3 vs 23.6%);LFT 异常(16.7% vs 27.1%);任何感染(18.2% vs 19.1%) | 已完成：标准治疗的一线[76] |
| 吉西他滨，顺铂和白蛋白结合型紫杉醇治疗晚期胆道癌的方法(NCT02392637) | 开放标签·单臂·II 期·一线 | 无-有细胞毒性 | 吉西他滨 1 000 mg/m²，顺铂 25 mg/m²，白蛋白结合型紫杉醇 125 mg/m²，D1，D8(21 天周期)，以后 N＝32,剂量减少，分别为 800 mg/m²,225 mg/m²,100 mg/m² | N＝60 | **mPFS:** 11.8 个月 95% CI 6.0～5.6。**mOS:** 19.2 个月 (95% CI 13.2 未达到) **PRR:** 45% **DCR:** 84% | ≥3 级:58% 总计(高剂量的 61%;54% 剂量减少) 3 和 4 级:中性粒细胞减少症(30,11%);腹泻,ALP 升高,呕吐(4%) | 主动的,而不是招募的[34] |
| ABC - 06 | 随机,多中心 | 无-有细胞毒性 | 1:1 随机分组:ACS＋奥沙利铂(5 - FU (mFOLFOX) 与单独 ACS | N＝162 (每组 81个) | ACS＋mFOLFOX: mOS: 6.2 个月;6 个月和 12 个月 OS 率:50.6%,25.9% 与单独 ACS 相比: mOS: 5.3 个月;6 个月和 12 个月 OS 率分别为 35.5%,11.4% | 3/4 级: 59% (ACS＋mFOLFOX) vs 39%(单独 ACS) | 已完成[107] |
| BGJ398 英菲格拉替尼 NCT02150967 | 开放标签，II 期，二线 | FGFR2 融合或其他 FGFR 改变 | 英菲格拉替尼 PO125 mg 每天一次,持续 21 天;7 天休息(28 天周期) | N＝61 (FGFR 融合(48);突变(8);扩增(3) | **ORR:** 14.8%(18.8% 为 FGFR2 融合) **DCR:** 75.4% (83.3% FGFR2 融合) **mPFS:** 5.8 个月(95% CI 4.3～7.6) | 所有级别:疲劳(72.1%);高磷血症(36.1%);口腔炎(29.5%);3/4 级:高磷血症(16.4%);口腔炎(6.6%);HFS(4.9%) | 招募[128,129] |
| 最新结果:开放标签,II 期,二线 | | 仅限 FGFR2 融合/易位 | 英菲格拉替尼 PO 125 mg 每天一次,共 21 天。休息 7 天(28 天周期) | N＝71 (FGFR2 仅限融合/易位) | **ORR:** 31.0(95% CI 20.5～43.1) **cORR:** 26.9%(95% CI 16.8～39.1) **mPFS:** 6.8 个月(95% CI 15.3～76) **mOS:** 12.5 个月(95% CI 9.9～16.6) | 所有级别:高磷血症(73.2%);疲劳(49.3%);口腔炎(45.1%);脱发(38%) 3/4 级:任何(66.2%);高磷血症(14.1%);高磷血症(12.7%) | |
| FLIGHT - 202 培米替尼(NCT02924376) | 多中心,开放标签,单臂,II 期,二线 | **COHORT:** FGFR2 融合/重排 其他 FGFR 改变 无 FGFR 改变 | 培米替尼 PO 每天 13.5 mg 为周期 14 天。休息 7 天(21 天周期) | N＝107 (FGFR2 融合/重排) N＝20 FGFR 改变 N＝18 无 FGFR N＝1 未知的 FGFR | **队列 1:** **ORR:** 35.5%(95 CI 26.5～45.4;3CR 和 35PR) **DCR:** 82%(74%～89%) **OS:** 21.1(14.8～未达到) | 1/2 级:高磷血症(55%);脱发(46%);感觉障碍(34%);疲劳(31%) 3 级:高磷血症(7%);口腔炎(5%);关节痛和 HFS(4%) | 活跃,未招募[132] |

续　表

| 试验名称（临床试验标识） | 阶段 | 分子目标 | 治疗方案 | 患者 | 结果 | 不良事件 | 状态[a] |
|---|---|---|---|---|---|---|---|
| FOENIX-CCA2 福巴替尼(TAS120)(NCT02052778) | 单臂 多中心，II期，二线 | FGFR2 基因融合重排 | 福巴替尼每天一次口服剂量，连续服用 | N=103 入选（中期分析为 n=67；82.1%有 FGFR2 融合） | **队列2：**<br>**ORR：** 0<br>**DCR：** 40%<br>**mOS：** 6.7个月(2.1~10.6)<br>**队列3：**<br>**ORR：** 0<br>**DCR：** 22%<br>**mOS：** 4.0(2.3~6.5)<br>**ORR：** 34.3%(PR,n=23)<br>**DCR：** 76.1%<br>**mTTR：** 1.6个月(1.0~4.9)<br>**mDOR：** 6.2个月(2.1~14.2) | 所有级别：高磷血症(79.1%)；腹泻(37.3%)；口干舌燥(32.8%)；≥3级：任何(73.1%)；高磷血症(25.4%) | 活跃、未招募[133,134] |
| ClarIDHy 艾伏尼布(AG120)(NCT02989857) | 多中心、随机(2：1)，双盲，安慰剂对照，III期，二线治疗(最多二线治疗) | IDH1 突变 | 艾伏尼布 500 mg，每天一次，连续使用(28天周期) vs 匹配的安慰剂(交叉允许) | N=185(n=124 艾伏尼布；n=61 安慰剂) | **mPFS：** 2.7个月(95% CI 1.6~4.2)的伊伏西西迪尼 vs 1.4个月(1.4~1.6)安慰剂 **HR：** 0.37(95% CI 0.25~0.54), P<0.0001) **mOS(ITT)：** 10.8月(95% CI 7.7~17.6)与9.7个月(4.8~12.1),HR 0.69(95% CI 0.44~1.10;P=0.06) | 1/2级：恶心(33% vs 24%)；腹泻(31% vs 15%)，疲劳(23% vs 15%)咳嗽(21% vs 8%) ≥3级：任何(30%治疗 vs 22%安慰剂)；腹水(7%在所有组间)；高胆红素血症(6% vs 2%)；ALT升高(5% vs 0) | 活跃、未招募[142] |
| My Pathway(NCT02091141) | 打开标签 多中心、II期，篮式研究 | HER2 放大/过度表达或激活突变 | 帕妥珠单抗 曲妥珠单抗 | N=11(HER2 扩增/过度表达)；N=8(HER2 突变) | 初步：4.2个月随访：PR(n=4)；SD(n=3) | 没有新情况 | 招募[147] |
| NCI-Match (Eay 131)(NCT02465060) | 约有40个2期分子靶向亚方案-难治性的(以前没有曲妥珠单抗/帕妥珠单抗/T-DM1) | HER2 扩增 | (CN>7)T-DM13.6 mg/kg 每3周静脉注射一次 | N=38(n=3 胆道) | PR 率：5.6%(非胆管癌) SD 率：47%(非胆管癌) | 1/2级：贫血(34%)；AST增加/低血小板(26%)；恶心/呕吐(21%) 3级：贫血(S)；疲劳(5%)；血小板低(5%) | 招募[148] |
| ROAR篮式试验 BRAF V600E 突变的胆管癌 | 开放标签，II期及以上 | BRAF V600E 突变 | 达拉非尼 150 mg 口服每天2次+曲美替尼 | N=33 胆道癌 | ORR(研究者评估)。41% (95% CI 24~59) **mPFS：** 7.2个月 | 3/4级：谷氨酰转移酶(9%)；白细胞减少症(9%) | 活跃、未招募[151] |

注：[a]Clinical trials.gov status as of 6/27/2020.
ACS. 主动监测；DCR. 疾病控制率；HFS. 手足综合征；ITT. 意向治疗；LFT. 肝功能检查；mDOR. 中位反应持续时间；mOS. 中位总生存期；mPFS 中位无进展生存期；PRR. 部分反应率；ROAR. 罕见肿瘤不可知研究；T-DMI. 曲妥珠单抗-美坦新偶联物。

第 29 章

前正在进行中(SWOG 1815 研究,NCT03768414)。其他前线研究已经评估了添加诸如 S-1[一种口服氟嘧啶衍生物,旨在加强临床使用并减少胃肠道毒性(NCT02182778)][103,104],或诸如 NUC-1031(吉西他滨的磷酰胺转化物)等衍生物,旨在克服吉西他滨的耐药机制(ABC-08 研究,NCT02351765)[105,106]。如下所述,胆道癌的治疗模式已经发生了转变,单独或与化疗联合使用的靶向药物也在一线治疗中得到了评估。

### ■ 二线细胞毒性化疗

在吉西他滨和顺铂治疗进展后,标准的二线化疗选择是有限的。在 ABC-06 研究(NCT01926236)中,患者在吉西他滨-顺铂治疗后,被随机 1:1 分配到伴有主动症状控制(ASC)的改良(m)FOLFOX(亚叶酸钙、5-FU 和奥沙利铂)组和单独使用 ASC 组。在 162 名患者中,ASC 与 mFOLFOX 相比,中位 OS 为 6.2 个月,而单独 ASC 为 5.3 个月;6 个月和 12 个月 OS 率分别为 50.6%和 25.9%,而单独 ASC 为 35.5%和 11.4%[107]。在化疗-ASC 组中,大约 59%的患者出现了 3 级或 4 级毒性,而在单独的 ASC 组中只有 39%。尽管 ASC 患者的生存率高于预期,但研究结果表明 mFOLFOX 在 ASC 患者的二线治疗中具有临床益处[107]。在吉西他滨-顺铂治疗进展后,通过 1:1 随机分组,对改良 FOLFIRI(叶酸、5-FU 和伊立替康)与二线治疗中的 mFOLFOX 进行了比较,mFOLFIRI 可耐受,但并不优于二线治疗中的 mFOLFOX(NCT03464968)[108]。回顾性分析和荟萃分析显示,在二线及后线化疗中,PFS 为 2.4~3.2 个月,平均中位 OS 为 7 个月[109-111]。

### ■ 靶向治疗胆道癌的分子特征分析

分子研究技术的发展导致所有癌症(包括胆道癌)的基因组研究增加[112-119]。在染色体水平上,比较基因组杂交(CGH)的初步研究揭示了染色体的损失和增益,并对胆道癌的异质性有了深入了解[113]。对 5 项 CGH 研究的荟萃分析显示,在 3 项或更多的研究中,1q、5p、7p、8q、17q 和 20q 染色体经常出现扩增(整体变化>20%),也报道了染色体 1q、4p、8p、9p、17p 和 18p 拷贝数的丢失[113]。综合数据表明,与一项德国研究相比,3 项亚洲研究可能存在种族多样性。与之前的 HCC CGH 荟萃分析也有相似之处。

全面的分子分析技术和高通量基因组分析研究已经揭示了胆道癌中常见的改变[114-119]。75 例胆管癌患者的二代测序检查了 236 个癌相关基因,结果显示肿瘤蛋白 p53(TP53)(35%和 45%)和 KRAS(24%和 40%)分别是 ICC 和 ECC 中常见的改变[114]。肝内亚群中其他经常改变的基因包括富含 AT 的相互作用结构域 1A(ARID1A)、异柠檬酸脱氢酶 1(IDH1)、骨髓细胞白血病 1(MCL1)、Erb-B2 受体酪氨酸激酶 2(ERBB2)、SMAD4、Fbox。含有 WD 重复域的 7(FBXW7)和细胞周期蛋白依赖性激酶抑制剂 2A(CDKN2A)。在一项更大的患者研究中(412 名 ICC,57 名 ECC 和 85 名胆囊癌),注意到类似的情况,TP53、CDKN2A/B、KRAS、ARID1A、IDH1、SMAD4、ERBB2 和成纤维细胞生长因子受体(FGFR)的基因普遍发生了改变[115]。KRAS 和 TP53 突变与预后不

良有关,FGFR2 改变与更好的预后和 OS($HR\ 0.478, P = 0.03$)、女性性别和年轻(<40 岁)有关。IDH1/2 的改变与预后无关。ERBB2(16%)的改变主要发现于胆囊癌。大体上,经过功能验证的基因可分为细胞周期相关(TP53、CDKN2A 突变/缺失和 CCND1 扩增)、受体酪氨酸激酶(FGFR)、MAPK 通路(KRAS、NRAS 和 BRAF)。染色质修饰(ARID1A/B、BAP1、PBRM1)和 IDH1/2 的改变[116-121]。BAP1 的改变似乎也赋予了一个更积极的表型,与骨转移有关,但病例数有限[114]。表 29-5 总结了常见的改变基因及其频率。

表 29-5　胆道癌的基因改变频率

| 基因改变 | 遗传变异的流行程度 | | |
|---|---|---|---|
| | 肝内胆管癌[a] | 肝外胆管癌[a] | 胆囊癌[a] |
| 基因组改变总数/患者 | 3.6 | 4.4 | 4.0 |
| TP53 | 25%~30% | 40% | 60% |
| RAS(KRAS/NRAS) | 20%~25% | 40%~45% | 10%~15% |
| CDKN2A/B 缺失 | 25%~30% | 15%~20% | 20% |
| ARID1A | 15%~20% | 10%~15% | 10%~15% |
| BAP1 | 10%~15% | 10% | 6% |
| FGFR1~3 | 10%~15% | <5% | 3%~5% |
| ERBB2(HER2/neu)扩增 | 3%~5% | 15% | 15%~20% |
| PBRM1 | 10% | 5% | N/A[b] |
| IDH1/2 | 20% | | |
| SMAD4 | 4%~7% | 20%~25% | 30% |
| PTEN | 5% | N/A[b] | 高达 4% |
| BRAF 突变 | 5% | 3% | 1% |
| PIK3CA 突变 | 5%~6% | 7% | 10%~15% |
| BRCA1 | 0.4% | 2% | 0.3% |
| BRCA2 | 2.7% | 2%~3% | 4% |

注:[a]大于 10 的遗传变异四舍五入到最接近的 5,并给出了范围。[b]患病率未达成共识。N/A,未报道。

这些和其他分子分析研究的结果导致了晚期和转移性胆道癌治疗模式的转变,开发和使用了一些目标药物。据估计,35%~40%的胆道癌含有可靶向的基因改变[122]。

### ■ 靶向治疗

#### FGFR 改变

FGFR 信号通路是一个由 4 个受体(FGFR1~4)和 22 个配体组成的蛋白质家族,当它被激活时,通过丝裂原激活蛋白激酶、磷脂酰肌醇 3 激酶(PI3K)/AKT、Janus 激酶/信号转导剂和转录激活剂(JAK-STAT)通路导致下游信号。这反来又导致了细胞的增殖、生长、迁移和血管生成[123,124]。

FGFR 的改变在大约 15%的 ICC 中被发现,而且往往是

驱动性突变。*FGFR2* 融合或易位是最常见的改变类型,已确定的两个常见融合伙伴是基因 *AHCYL1* 和 *BICC1*[125]。这两个融合已被证明与 *KRAS* 和 *BRAF* 突变相互排斥,并在体外和体内研究中导致丝裂原激活蛋白激酶的构成性磷酸化[126,127]。

几种 FGFR 抑制剂目前正在研究中。BGJ398,也被称为英菲格拉替尼,是一种口服生物可利用的 FGFR1~3 抑制剂,在一项多中心、开放标签、Ⅱ期临床试验中用于 *FGFR* 改变的晚期或转移性胆管癌的二线治疗(NCT02150967)[128]。英菲格拉替尼的剂量为 125 mg,每天一次,持续口服 21 天,28 天为 1 周期。在数据截止时报告的 61 名患者中,大多数(*n*=48)有 *FGFR2* 融合,但有 8 名患者发现了突变,3 名患者发现了扩增。报道的 ORR 为 14.8%(*FGFR2* 融合子集为 18.8%),中位 PFS 为 5.8 个月(95% CI 4.3~7.6),疾病控制率(DCR)为 75.4%(*FGFR2* 融合子集为 83.3%)[128]。对 71 名 *FGFR2* 融合患者的更新显示,ORR 仅为 31.0%(95% CI 20.5~43.1),疾病控制率 83.6%(95% CI 72.5~91.5)。中位 PFS 为 6.8 个月(95% CI 5.3~7.6),中位 OS 为 12.5 个月(95% CI 9.9~16.6)[129]。该疗法的耐受性良好,最常见的不良反应是高磷血症(73.2%)、疲劳(49.3%)和口腔炎(45.1%)。高磷血症是 FGFR 抑制剂常见的一类效应,是 FGFR 途径在肾脏磷酸盐代谢中的作用,被认为是一种靶向效应[130,131]。眼部毒性也是 FGFR 抑制剂的一个潜在的独特副作用[131]。培米替尼是另一种 FGFR1~3 口服抑制剂,在一项Ⅱ期、多中心、开放标签研究(FLIGHT-202,NCT02924376)中被调查,用于治疗先前接受治疗的有 FGFR 改变的晚期或转移性胆管癌(89% ICC)患者[132]。该研究包括三个队列:① *FGFR2* 融合/重排的患者;② 其他 FGF 通路改变的患者;③ 没有 FGFR 改变的患者。患者口服培米替尼 13.5 mg,每天 1 次,连续 14 天,21 天为 1 个周期,直到进展或出现毒性。在 146 名参加研究的患者中,大多数(*n*=107)有 *FGFR2* 融合/重排。在 17.8 个月的中位随访中,发现含有 *FGFR2* 融合/重排的亚组的 ORR 为 38%(95% CI 26.5~45.4)。其他 *FGFR* 改变的患者和没有 *FGFR* 改变的患者都没有反应。含有融合的患者的 DCR 为 82%(范围 74%~89%),而其他组和无 FGFR 改变组的 DCR 分别为 40%(范围 19%~64%)和 22%(范围 6%~48%)。*FGFR2* 融合患者的中位生存期为 21.1 个月(范围 14.8 至未达到),与英菲格拉替尼类似的副作用包括高磷血症和低磷血症、关节痛和口腔炎[132]。基于这些结果,培米替尼获得了美国 FDA 加速批准,用于患有 *FGFR2* 基因融合或重排的晚期或转移性胆管癌患者,在至少一种先前治疗方案进展后,等待验证性试验的验证。

TAS120 或福巴替尼是一种高选择性的 FGFR1~4 不可逆抑制剂,已经完成了对胆管癌的Ⅰ/Ⅱ期研究。在 TAS120 对晚期实体瘤的最初Ⅰ期研究中,发现有 *FGFR2* 融合的胆管癌患者的 ORR 为 25%(*n*=28)[133]。这些初步结果导致了 FOENIX-CCA2(NCT02052778)Ⅱ期单臂多中心研究,用于

二线或更大程度的晚期或转移性 *FGFR2* 基因融合/重排胆管癌患者[134]。在 103 名患者中,对 67 名随访超过 6 个月的患者进行的中期分析显示,ORR 为 34.3%,DCR 为 76.1%。反应的中位时间是 6.2 个月(范围 2.1~14.2),中位反应时间为 1.6 个月(范围 1.0~4.9)。副作用情况与上述其他 FGFR 抑制剂相似。其他多种具有抗 FGFR 活性的非选择性酪氨酸激酶抑制剂也正在接受调查,用于 *FGFR* 改变的胆管癌患者的二线治疗[124,135-139]。上述三种药物(英菲格拉替尼、培米替尼和福巴替尼)也在Ⅲ期研究一线环境中进行研究,随机临床试验与该患者群体中基于吉西他滨的标准化疗(NCT03773302、NCT03656536 和 NCT04093362)进行了比较[140]。这些研究的结果有可能为携带 *FGFR2* 融合/重排的晚期或转移性胆管癌患者提供免化疗选择。

### IDH 抑制剂

大约 20% 的胆管癌(主要是肝内胆管癌)含有 *IDH1/2* 突变[114,115,119]。*IDH1* 和 *IDH2* 是生产代谢酶所必需的,这些代谢酶通过将异柠檬酸盐转化为 α-酮戊二酸盐来防止细胞氧化损伤[141]。这些基因的突变增加了 D-2-羟基戊二酸盐(一种副代谢物)的生产,减少了酮戊二酸盐的生产,这又增加了肿瘤的发生。胆管癌中最常见的 *IDH1* 突变是 R132C[141]。

Ⅲ期、多中心、随机双盲研究 ClarIDHy(NCT02989857)研究了艾伏尼布治疗 *IDH1* 突变胆管癌在既往治疗进展后的疗效。患者以 2:1 的比例随机分配接受艾伏尼布 500 mg 或安慰剂,并有可能在病情进展时进行交叉治疗[142]。在 6.9 个月时,艾伏尼布组的中位 PFS 为 2.7 个月(95% CI 为 1.6~4.2),而安慰剂组为 1.4 个月(95% CI 1.4~1.6),HR 为 0.37(95% CI 0.25~0.54,P<0.000 1)。治疗组和安慰剂组之间的 OS 没有显著差异[意向治疗组为 10.8 个月(95% CI 7.7~17.6)vs 9.7 个月(范围 4.8~12.1),HR 0.69(95% CI 0.44~1.10,P=0.06)]。保秩结构失效时间方法修正,发现中位 OS 为 6.0 个月[HR 0.46(范围 0.28~0.75),P=0.000 8]。客观缓解率较低[*n*=3/124 例患者(2%)],51% 达到疾病稳定,而安慰剂组为 28%[142]。本研究 12 个月 OS 率(48%)与过去二线的瑞戈非尼和 mFOLFOX 对照组(分别为 27% 和 25.9%)相比,结果相当[108,143,144]。治疗组有 13% 的人出现了 1/2 级腹水,安慰剂组有 8%。腹水是最常见的 3 级或以上的不良事件,但治疗组和安慰剂组之间的比例相同(7%)[142]。

### HER2 阻断剂

由 ERBB2 编码的人表皮生长因子受体 2(HER2)的过度表达是多种癌症类型中公认的致癌因素,并被批准用于乳腺癌和胃/胃食管癌。在胆道癌中,*ERBB2* 的基因改变(扩增或突变)是最常见的。主要见于胆囊癌(16%),其次是 ECC(11%)和 ICC(3%)[115,145]。

在 HER2 扩增的实体癌中,一项多组学试验 T-DM1 的剂量为 3.6 mg/kg 静脉注射,每 3 周一次,包括 6 名(*n*=58)胆道癌患者(NCT02675829)[146]。ORR 为 26%,胆道癌 6 人中有 1 人(17%)。没有发现 *HER2* 扩增程度与反应之间的

明显相关性。MyPathway 是一项正在进行的开放标签、多中心、Ⅱa 期篮子研究(NCT02091141),旨在评估不同肿瘤类型的靶向治疗的安全性和有效性[147]。在 11 名晚期胆道癌患者的子组中,有 8 名 HER2 扩增/过表达和 3 名突变,12 个月时出现了 4 个部分缓解,另外 3 个达到疾病稳定。国家癌症研究所-治疗选择的分子分析是一项全国性的研究,利用基因组检测将难治性疾病患者与潜在的靶向治疗相匹配[148]。在一项评估 36 名 HER2 扩增的非乳腺癌和非胃食管癌患者的 T-DM1 的子方案中,包括了 3 名胆道腺癌患者。在这项研究中,随着基因拷贝数水平的提高,出现了肿瘤缩小的趋势。虽然上述研究的样本量小,反应者数量少,但篮子试验对于确定罕见肿瘤的靶向治疗信号特别有用,值得进一步研究[148,149]。

**BRAF 抑制剂**

在 1%～5% 的胆道癌中发现 BRAF 改变。在含有 BRAF V600 的非黑色素瘤的组织学无关的Ⅱ期篮子研究(NCT01524978)中,共有 122 名患者被纳入其中[150]。其中包括 8 例晚期胆管癌患者。未发现 CR;1 名(12%)患者出现持续 12 个月以上的部分缓解,4 名(50%)患者病情稳定[150]。在第二阶段开放标记"ROAR"篮子试验中,研究了 BRAF V600 突变的罕见肿瘤中 BRAF+MEK 联合抑制(达拉非尼和曲美替尼),其中包括 33 名胆道癌症患者(NCT02034110)[151]。在 32 名可评估的患者中,调查者评估的 ORR 为 41%(95% CI 24～59)。中位数 PFS 观察到的结果是,中位 OS 为 7.2 个月(95% CI 4.6～10.1),中位 OS 为 11.3 个月(95% CI 7.3～17.6),值得对这一患者群体进行进一步的临床调查。

**其他可针对的途径**

NTRK 基因融合存在于 3%～5% 的胆管癌中,在没有已知获得性突变的难治性环境中,拉罗替尼对所有实体瘤的组织不可知批准也适用于胆道癌[152]。

抗血管生成靶向治疗在晚期胆道癌中也得到了高度研究,包括血管内皮生长因子抑制剂和多酪氨酸激酶抑制剂。总体来说,在未被选择的胆管癌患者中,结果没有显示化疗主干有显著的额外益处[153-160]。

综上所述,胆道癌靶向基因改变的确定和靶向药物的开发已经彻底改变了晚期和转移性的治疗。表 29-5 总结了相关的试验数据。对这些药物进行测序,进一步研究守门人突变和其他次级基因改变的耐药机制,是一个积极研究的领域。此外,与标准一线方案相比,目前正在一线研究多种 FGFR 抑制剂,对于 FGFR 改变的人群(特别是 FGFR2 基因融合的人群)的转移性环境,一种无需化疗的一线选择可能很快就会出现。

■ **免疫疗法**

免疫检查点抑制剂(ICI)已经改变了多种癌症的治疗方法;然而,它们在胆道癌中的作用还没有得到很好的确定。某些遗传因素已被证明可以预测对 ICI 的反应,如肿瘤突变负担(TMB)、PD-L1/PD-1 的表达,以及错配修复(MMR)基因的缺乏。这些因素表明微卫星不稳定性(MSI-H)很高,而且出现可被免疫系统识别的肿瘤特异性新抗原的增加[161]。对 3 634 例胆管癌进行的综合基因组分析显示,MSI-H 的比例约为 1%[119]。在 11% 的研究病例中出现了高于 16% 的全局性杂合度丢失(gLOH)。大约 3.5% 和 1.4% 的评估病例的 TMB 分别高于 10 个和 20 个以上的突变/100 万碱基。PD-L1 阳性见于 9% 的测试病例,PD-L1 扩增率为 0.27%[119,161]。慢性炎症阶段和感染/病毒病因与胆管癌有关。虽然其他病毒相关的癌症类型对 ICI 疗法显示出令人鼓舞的反应率,但目前还不清楚这种模式在胆道癌中是否明显。这些癌症和结缔组织间质的高度异质性也可能是对 ICI 反应的障碍[161]。表 29-6 总结了主要的免疫治疗试验,包括剂量排期和结果,并在下面突出显示。

在 KEYNOTE-028 Ⅰb 期研究(NCT02054806)中,帕博利珠单抗用于晚期或转移性胆道癌的二线或以上治疗,PD-L1 表达至少为 1%,在中位随访为 5.7 个月(范围 0.6～55.4)的 23 名患者中,ORR 为 13%(全部为 PR,95% CI 2.8～33.6)。这意味着中位 OS 和 PFS 分别为 5.7 个月(95% CI 3.8～9.8)和 1.8 个月(95% CI 1.4～3.1)[162,163]。PD-L1 阳性并不是纳入 KEYNOTE-158(NCT02628067)的要求,这是一项在先前标准治疗进展后每 3 周给予 200 mg 帕博利珠单抗一次的Ⅱ期研究。在该研究纳入的 104 名患者中,61 名患者的 PD-L1 表达呈阳性。所有患者的 ORR 为 5.8%(全部为 PR,包括 1 名 PD-L1 阴性患者;95% CI 2.1～12.1)(PD-L1 表达者为 6.6%,非表达者为 2.9%)。反应持续时间的中位数尚未达到;然而,估计有 50% 的患者反应持续时间为 24 个月或更长。中位 OS 和 PFS 分别为 7.4 个月(95% CI 5.5～9.6)和 2.0 个月(95% CI 1.9～2.1)。一名患者出现了 5 级肾衰竭,13.5% 的患者出现了 3 级或以上的不良事件。综上所述,这些数据表明,帕博利珠单抗单药疗法的活性适中,没有发现新的安全信号[162,163]。

一项多中心的纳武利尤单抗Ⅱ期临床研究(NCT02829918)在 54 例接受 1～3 个先前药物治疗的胆道癌患者中显示,研究人员评估的 ORR 为 22%,DCR 为 59%(中心独立研究;ORR 11%,DCR 50%)。所有患者错配修复蛋白功能正常。中位 PFS 为 3.68 个月(95% CI 2.3～5.69),中位 OS 为 14.24(95% CI 5.98 至未达到)。PD-L1 的表达与 PFS 的延长显著相关(P<0.001)。3/4 级毒性反应包括低钠血症(6%)和碱性磷酸酶升高(4%)[164]。

一项随机的Ⅱ期多中心研究(BilT-01,NCT03101566)报道了纳武利尤单抗与吉西他滨-顺铂(A 组)或纳武利尤单抗与抗细胞毒性 T 淋巴细胞相关抗原 4(CTLA-4)药物伊匹木单抗(B 组)治疗未经治疗的晚期或转移性胆道癌的初步数据[165]。在 71 名符合条件的患者中(n=35 A 组;n=36 B 组),A 组 6 个月的 PFS 率为 70%,B 组为 18.6%,纳武利尤单抗联合吉西他滨-顺铂组合与纳武利尤单抗联合伊匹木单抗组的中位 PFS 分别为 8.8 个月(95% CI 6.1～11.3)和 4.1 个月

表 29-6　不可切除和转移性胆道癌的相关免疫治疗试验摘要

| 试验名称（临床试验标识符） | 阶段 | 分子目标 | 治疗方案 | 患者 | 结果 | 不良事件 | 状态[a] |
|---|---|---|---|---|---|---|---|
| Keynote-028 (NCT02054806) | Ⅰb期、篮子研究 | PD-L1 阳性 | 帕博利珠单抗 10 mg/kg/每 2 周静脉注射一次 | N=24 | **ORR**: 13.0%(95% CI 2.8~33.6)<br>**mDOR**: 未达到<br>**mOS**: 5.7 个月(3.1~9.8)<br>**mPFS**: 1.8 个月(1.4~3.1) | 3~5 级: 16.7%<br>所有级别: 发热(16.7%)、恶心/呕吐(12.5%)、甲状腺功能减退(8.3%)、严重皮肤反应/结肠炎(4.2%) | 活跃、未招[162] |
| Keynote-158 (NCT02628067) | Ⅱ期、多组研究 | 未被选中的 PD-L1 | 帕博利珠单抗 200 mg, 每 3 周静脉注射一次 | N=104(PD-L1表达者, n=61; PD-L1 无表达, n=24) | **ORR**: 5.8%(95% CI 2.1~12.1)<br>6.6%(PD-L1 阳性)<br>2.9%(PD-L1 阴性)<br>**mDOR**: 未达到<br>**mOS**: 7.4 个月(95% CI 5.5~9.6)<br>**mPFS**: 2.0 个月(95% CI 1.9~2.1) | 3~5 级: 13.5%<br>所有级别: 疲劳(14.4%)、皮疹(11.5%)、甲状腺功能减退症(7.7%)、肺炎(5.8%) | 招募[163] |
| 纳武利尤单抗用于晚期/难治性胆道癌 (NCT02829918) | 多中心、Ⅱ期 | 不要求 PD-L1 阳性 | 纳武利尤单抗 240 mg, 静脉注射, 每 2 周一次(16 周)。然后 480 mg 静脉注射, 每 4 周 | N=54(n=46 评估)PD-L1 阳性: n=18 | **ORR**: 22%(研究者评估);11%(中心综述)<br>• PD-L1+研究者评估: 50%<br>**DCR**: 59%<br>**mPFS**: 3.68 个月(95% CI 2.3~5.69)<br>**mPOS**: 14.24 个月(95% CI 5.98 至未达到) | 所有级别: ALP 增加(24.1%)、淋巴细胞减少症(22.2%)、AST 增加(18.5%)、疲劳(20.4%)、贫血(18.5%)<br>3 级: 低钠(5.6%)、HTN/ALP 增加(3.7%) | 活跃、未招募[164] |
| BilT-01 (NCT03101566) | 多中心、随机、Ⅱ期 | 未选择的 | **A 组**: 吉西他滨 1 000 mg/m² D1、D8、每 3 周一次+顺铂 25 mg/m² D1、D8、每 3 周一次+纳武利尤单抗 360 mg D1、每 3 周一次(6 个月和 240 mg 每 2 周一次)<br>**B 组**: 纳武利尤单抗 240 mg 每次 2 周+1 mg/kg, 每 6 周一次(6 个月, 然后纳武利尤单抗 240 mg, 每 6 周一次),3 周 | N=71(35 A 组; 36 B 组) | 6 个月 PFS, 待定 70%(A 组; 18.6%(B 组)<br>**mPFS(A 组)**: 8.8 个月(95% CI 6.1~12.3)<br>**mPFS(B 组)**: 4.1 个月(95% CI 2.4~5.2)<br>**mPOS(A 组)**: 10.6 个月(6.8 至未达到) | 待定 | 活跃、未招募[165] |
| durvalumab ± tremelimumab 胆道癌扩展队列 | Ⅰ期、开放标签 | 未选择的 | **队列 1**: 度伐利尤单抗 0 mg/kg/每 2 周<br>**队列 1**: 度伐利尤单抗 20 mg/kg+曲美木单抗 1 mg/kg, 每 4 周一次 | N=42(度伐利尤单抗)<br>N=65(度伐利尤单抗+曲美木单抗) | **PR(D)**: n=2<br>**PR(D+T)**: n=7<br>**DCR(D)**: 16.7%<br>**DCR(D+T)**: 32.2%<br>**mOS(D)**: 8.1 个月(95% CI 5.6~10.1)<br>**mOS(D+T)**: 10.1 个月(95% CI 6.2~11.4) | 所有级别: 64%(D);82%(D+T) | 活跃、未招募[166] |
| 度伐利尤单抗与吉西他滨-顺铂土曲美木单抗 (NCT03046862) | Ⅱ期、开放标签、一线 | 未选择的 | **队列 1**:（生物标志物）吉西他滨 1 000 mg/m²+顺铂 25 mg/m², D1、D8→吉西他滨(顺铂+度伐利尤单抗(1 120 mg)+曲美木单抗(75 mg), 每次 3 周<br>**队列 2**: 吉西他滨+顺铂+度伐利尤单抗<br>**队列 3**: 吉西他滨+顺铂+度伐利尤单抗+曲美木单抗 | 队列 1: N=30<br>队列 2: N=45<br>队列 3: N=46 | **ORR(95% CI)**(生物标志物): 50%(31.1~67.9)<br>队列 2: 73.4%(60.5~86.3)<br>队列 3: 73.3(60.4~86.2)<br>**DCR**: 生物标志物: 96.7%<br>队列 1: 100%<br>队列 2: 97.8% | 所有级别: 中性粒细胞减少(54.5%)、恶心(59.5%)、瘙痒症(55.4%)<br>3/4 级: 中性粒细胞减少(50.4%)、贫血(35.5%)、血小板减少症(16.5%) | 招募[167] |

注: [a]Clinicaltrials. gov status as of 6/27/2020.
ALP, 碱性磷酸酶;DCR, 疾病控制率;mDoR, 中位反应时间;mOS, 中位总生存期;mPFS, 中位无进展生存期;ORR, 客观反应率;PR, 部分反应率。

第 29 章

（95％ CI 2.4～5.2）[165]。尽管联合免疫治疗组似乎不如纳武利尤单抗加化疗组，但初步数据与单独使用吉西他滨-顺铂的 PFS 历史对照比较，提示目前纳武利尤单抗相对于标准一线化疗的生存获益尚不明确。

反应率、安全性证明和生存数据有待完善，这将进一步阐明上述组合的临床益处和实用性。

度伐利尤单抗联合或不联合曲美木单抗也在亚洲人群中进行了 I 期研究（NCT01938612）[166]。与度伐利尤单抗联合曲美木单抗（n＝65）组相比，度伐利尤单抗组（n＝42）的 DCR 和中位 OS 分别为 16.7％和 8.1 个月，度伐利尤单抗联合曲美木单抗组的 DCR 和中位 OS 分别为 32.2％和 10.1 个月，报告在 12 周内。单一疗法和联合疗法组都显示出令人鼓舞的临床效益，值得进一步研究。另外还报道了一项度伐利尤单抗和吉西他滨-顺铂联合或不联合曲美木单抗在既往化疗（NCT03046862）患者（初始治疗）中的 II 期研究的初步数据[167]。患者被纳入三个队列，详见表 29-6。最初的生物标志物分析指出，与无反应者相比，反应者的共济失调（ATM）、BRCA2、DNA 聚合酶 epsilon、mutS homolog 2（MSH2）和 CDKN2A 基因经常发生变异，并有明显的体细胞变异。TMB 与生存结果（PFS 或 OS）没有关联；然而，有趣的是，第 3 周期第 1 天的循环肿瘤（ct）DNA 等位基因频率的早期减少与 ORR 明显相关（$P < 0.015$）。三组和四组联合治疗组的缓解率（73.4％和 73.3％）相似，与一线药物中单独使用吉西他滨-顺铂相比，三组联合治疗（吉西他滨-顺铂和度伐利尤单抗）已进入 III 期试验（topaz1，NCT03875235）。总之，胆道癌的治疗在过去 10 年发展迅速。对这些癌症的多样性及其分子基础的了解，以及新疗法的获得，为这种癌症患者带来了变革性的变化。

## MDACC 治疗胆道癌的方法

我们治疗胆道癌的方法是以其临床和分子的多样性为指导，并侧重于多学科的管理。考虑到这些癌症的进展情况，我们鼓励在所有临床环境中进行临床试验。MDACC 治疗的大多数胆道癌病例都是 ICC，这一趋势在美国所有的癌症中心都普遍存在。ICC 的诊断是通过核心针头活检确定的，包括免疫组化分析，以排除其他部位的原发侵袭。

在没有症状的情况下，常规内镜检查不能排除其他原发部位。所有患者都必须进行高质量的肝脏成像，并使用 PET-CT 检查不明确的结果。对于早期患者，可以采用手术切除联合淋巴结清扫，随后进行卡培他滨或吉西他滨联合顺铂辅助化疗。对于高风险病例，如多灶性和放射学淋巴结阳性疾病，可考虑使用吉西他滨＋顺铂或吉西他滨、顺铂＋白蛋白结合型紫杉醇进行新辅助化疗。术后放疗通常用于边缘阳性的 ICC。

肝外胆道癌，特别是肝门胆管癌（Klatskin 肿瘤）需要复杂的多专业方法，包括内镜检查、介入放射学，以及医学、外科和放射肿瘤学团队。这种癌症的并发症包括胆道梗阻和脓毒症胆管炎，因此建立和维持胆道引流是至关重要的。需要专门的成像来检测肺门肿块、血管近似值和淋巴结扩散，并且已经制定了特定的 CT/MRI 方案。这些癌症的组织诊断是通过刷状细胞学或使用超声内镜进行活检来确定的。胆囊狭窄的核心活检有腹膜播散的风险，因此不建议采用。少数患者适合于手术和辅助治疗。鉴于卡培他滨辅助治疗对肺门部胆管癌的益处相对有限，鼓励使用吉西他滨和卡培他滨的化疗，然后根据先前的 II 期数据（SWOG 0809）使用卡培他滨进行化学放疗。选择肝门肿瘤大于 3 cm 且符合梅奥诊所标准的患者进行原位肝移植。胆囊癌的早期阶段往往是在胆囊切除术中偶然发现的。对于这些病例和可切除的肿瘤，应进行根治性胆囊切除术，然后进行辅助性化疗。对于高风险的疾病，如淋巴结疾病、T3 肿瘤和区域性扩散，通常会考虑围手术期化疗。

所有胆道癌患者，无论其分期或组织学如何，都可使用二代测序法进行基因分析。此外，接受靶向治疗的患者也要接受一系列的液态活检。考虑到这些分析的时间表，靶向治疗通常在二线或后续治疗中提供。典型的胆道癌一线治疗包括吉西他滨＋顺铂和吉西他滨＋顺铂＋白蛋白结合型紫杉醇或临床试验，如目前使用的一线 FGFR 抑制剂与化疗相比。基于临床结果的治疗顺序，如全身化疗后再进行巩固性 IMRT 或 SBRT，通常用于 MDACC 胆管癌。不鼓励连续化疗直至病情进展，因为这影响了生活质量。

在二线治疗中，全身治疗的选择主要由分子检测结果指导。尤其是 ICC，富含 FGFR、IDH1、BRAF 和其他可操作的靶点，并有许多可供选择的临床试验；培美替尼最近被美国 FDA 批准用于有 FGFR2 的 ICC 融合。根据 ABC-06 临床试验，没有可操作突变的胆道癌通常用 FOLFOX 治疗。除了那些具有 MSI-H 的肿瘤外，免疫检查点抑制剂对胆道癌的作用被认为是试验性的。然而，一些临床试验目前正在研究免疫检查点抑制剂与全身化疗或放疗相结合的作用。

---

### 提示

- 治疗以临床和分子多样性为指导，采用多学科方法。
- 在早期 ICC 中，手术切除后进行淋巴结清扫，然后予卡培他滨或吉西他滨＋顺铂辅助化疗；术后对边缘阳性者进行放射治疗。
- 对于具有高风险特征的疾病，包括预设的多灶性疾病或放射学淋巴结阳性，可考虑进行新辅助化疗。

- 符合梅奥诊所标准的、肝脏肿瘤小于 3 cm 的部分患者是原位肝移植的候选者。
- 所有胆道癌患者都可以使用二代测序技术进行分子特征分析。
- 二线转移患者全身治疗的选择很大程度上取决于基因结果和可操作的靶点。FGFR、IDH1、HER2 和 BRAF 改变是这些患者可用的最丰富和最多的临床试验选择。

# 第 30 章　肝细胞癌

Sunyoung S. Lee
Hao Chi Zhang
Hop S. Tran Cao
Sudha Kodali
Joshua D. Kuban
Eugene J. Koay
Rony Avritscher
Ahmed O. Kaseb

余一祎　郭梦舟·译

## 要点

▶ 肝硬化和肝细胞癌（HCC）的风险因素包括慢性乙型肝炎和丙型肝炎感染、代谢综合征和酗酒。肝病学对危险因素的管理可以降低癌症复发的风险。

▶ 对于没有门静脉高压的小体积肿瘤患者，可以考虑进行手术切除。有门静脉高压症的患者要接受局部治疗和/或放射治疗，并考虑进行肝移植。

▶ 对于晚期或转移性 HCC 患者，建议采用全身治疗，对于符合条件的患者，可将局部治疗和放射治疗相结合。

▶ 靶向治疗（抗血管内皮生长因子和酪氨酸激酶抑制剂）

与免疫检查点抑制剂是系统治疗的两个主要手段。这些药物包括索拉非尼、仑伐替尼、阿替利珠单抗联合贝伐珠单抗、纳武利尤单抗联合或不联合伊匹木单抗、帕博利珠单抗、卡博替尼、瑞戈非尼和雷莫芦单抗。

▶ 没有关于纤维板层样肝癌（FLHCC）和混合型肝癌（cHCC-CC）的标准指南。全身治疗，如用于 FLHCC 的 5-FU 联合干扰素-α-2b，cHCC-CC 则推荐铂类化疗与手术切除、局部和放射治疗相结合。

HCC 是一种具有世界意义的恶性肿瘤，在美国已变得越来越重要。它是全球最常见的原发性肝脏恶性肿瘤，是第六大癌症和第三大常见癌症相关死亡原因[1]。80% 的新病例发生在发展中国家，但在经济发达地区，包括日本、西欧和美国，其发病率正在上升[2-5]。肝硬化是世界上第七大死亡原因，在美国是第十大常见死亡原因，并被公认为发展 HCC 的癌前条件[6,7]。

在美国，丙型肝炎病毒（HCV）、饮酒和非酒精性脂肪性肝病（NAFLD）是导致肝硬化的最常见原因[8]。HCC 的发病率在 1975—1995 年翻了一番，并在 1998 年之前持续上升[9,10]。预计此前持续下去，因为估计有 400 万美国人 HCV 血清阳性，并且已知从最初的 HCV 感染开始发展为 HCC 可能需要 20~30 年的时间[10]。然而，鉴于目前对慢性 HCV 患者的治疗方案有所改进，HCV 相关的 HCC 发病率在未来几年内可能会下降[11]。众所周知，非酒精性脂肪肝相关的肝硬化在美国呈上升趋势[12-14]。大多数被诊断为 HCC 的患者病情已发展到晚期，无法接受治疗。

## 流行病学

肝细胞癌约占所有原发性肝癌的 85%[15]。肝细胞癌的分布因地域不同而有很大差异；在世界乙型肝炎病毒（HBV）流行的地区，肝细胞癌是流行的。在西方国家，HCV 感染和酒精性肝硬化是 HCC 的主要危险因素。由于 HCV 感染在美洲亚群中的发病率不断上升，发病率也随之增加[10]。此外，HCC 的发病率随着年龄的增长而增加，发病高峰年龄随人群的不同而不同。HCC 发病的中位年龄组是在 50~60 岁。在 HBV 流行的地区，该病也见于儿童和年轻的成人，这些感染大多发生在围产期。在全世界的所有人群中，HCC 的发病率都是男性居多。在美国，男女比例为 2.7：1，黑种人的 HCC 发病率高于白种人（男性为 6.1/10 万比 2.8/10 万）。西班牙裔、亚洲裔、太平洋岛民和美洲原住民的 HCC 发病率更高。不考虑 HBV 状态，一级亲属中有 HCC 的家族史，其相对风险为 2.4，总风险（OR）为 2.9[16]。肝母细胞瘤是儿童肝癌中最常见的类型，Beckwith-Wiedemann 综合征与此有关[17]。APC（腺瘤性大肠息肉病）基因的家族聚集和种系突变也见于肝母细胞瘤的报道[18]。遗传性酪氨酸血症、1 型糖原贮积病、先天性肝内胆管发育不良综合征（阿拉日耶综合征）、范科尼贫血和共济失调-毛细血管扩张症会增加肝细胞癌的风险[19-25]。

## 病因和风险因素

HCC 的发展通常是在肝细胞损伤的基础上进行的，这导致了炎症、肝细胞再生、肝基质重塑、纤维化,最终导致肝硬化的过程。肝硬化的主要病因多种多样,包括慢性乙型肝炎和慢性丙型肝炎感染、长期饮酒、某些药物或有毒物质接触,以及遗传性代谢疾病。非酒精性脂肪肝,特别是与肥胖和糖尿病有关的非酒精性脂肪肝,正在成为公认的 HCC 的危险因素,即使在没有肝硬化的患者中也是如此。这些不同的病因导致 HCC 的机制还没有完全阐明。表 30-1 列出了与肝硬化和 HCC 相关的主要风险因素。因此,被认为具有 HCC 重大风险的人群通常反映了常规筛查的目标人群(表 30-2)。针对目标人群的建议也被认为具有成本效益[26]。应强调临床医生识别符合肝细胞癌筛查条件的高危患者的能力,因为肝细胞癌筛查的利用率并不理想,即使在胃肠病学亚专科患者中也是如此[27,28]。这对肝细胞癌的早期发现和治疗方案具有重要意义。

**表 30-1** 与肝硬化和肝细胞癌风险增加有关的致病因素

| 类别 | 具体病因 | 评论 |
| --- | --- | --- |
| 感染(全世界 77% 的 HCC 病例归因于病毒性肝炎) | 慢性 HBV 感染 | 全世界绝大多数 HCC 病例的基本病因,主要是在亚洲和撒哈拉以南非洲;没有肝硬化的患者患 HCC 的风险增加 |
|  | 慢性 HCV 感染 | 日本、美国、西欧、地中海流域国家的主要基本病因;可能占全世界 HCC 病例的 20%～25% |
| 代谢紊乱的缺陷 | 遗传性血色素沉着病 | 在疾病已发展为肝硬化的患者中进行抽血并不改变或改善 HCC 风险 |
|  | 威尔逊症 |  |
|  | $\alpha_1$ 抗胰蛋白酶缺乏症 |  |
|  | 迟发性皮肤卟啉症 |  |
|  | 糖原贮积病(GSD) | 关于 HCC 风险的最好描述是在 GSD Ⅰ型中通过腺瘤转化 |
|  | 瓜氨酸血症 |  |
|  | 家族性肝内胆汁淤积症 |  |
| 其他 | 酒精 | 导致肝硬化的重要原因;与 HCV 协同作用的辅助因素 |
|  | 黄曲霉毒素 $B_1$ | 与 HBV 共同作用,增加 HCC 的发病风险;在非流行区的相对风险为 2～4 倍不等 |
|  | 雄性激素类药物 | 一些关联报告,主要是案例报告和小系列报告 |
|  | 口服避孕药 |  |
|  | 自身免疫性肝炎 |  |
|  | 原发性胆汁性胆管炎(PBC) | 当疾病发展为肝硬化或男性 PBC 患者的 HCC 风险升高是相关的 |
|  | 非酒精性脂肪(NAFLD)/非酒精性脂肪性肝炎(NASH) | 越来越多的证据表明与伴有或不伴有肝硬化的 HCC 有关;在美国,非酒精性脂肪肝的发病率正在上升 |

**表 30-2** HCC 最高风险的患者及筛查建议

| 人口组别 | 监测功效的阈值发生率<br>(>0.25 LYG,每年)(%) | HCC 的发病率<br>(每年范围)(%) |
| --- | --- | --- |
| **监测的获益** |  |  |
| 40 岁以上的亚洲男性 HBV 病毒携带者 | 0.2 | 0.4～0.6 |
| 50 岁以上的亚洲女性 HBV 病毒携带者 | 0.2 | 0.3～0.6 |
| 有 HCC 家族史的 HBV 病毒携带者 | 0.2 | 发病率比没有家族史的高 |
| 患有乙型肝炎的非洲和/或北美洲黑种人 | 0.2 | HCC 发生在较年轻的时候 |
| 患有肝硬化的 HBV 病毒携带者 | 0.2～1.5 | 3～8 |
| 丙型肝炎肝硬化 | 1.5 | 3～5 |
| Ⅳ 期 PBC | 1.5 | 3～5 |
| 遗传性血色沉着病和肝硬化 | 1.5 | 未知,但可能>1.5 |
| $\alpha_1$ 抗胰蛋白酶缺乏症和肝硬化 | 1.5 | 未知,但可能>1.5 |
| 其他肝硬化 | 1.5 | 不详 |
| **监测的获益** |  |  |
| 小于 40 岁(男性)或 50 岁(女性)的 HBV 病毒携带者 | 0.2 | <0.2 |

| 人口组别 | 监测功效的阈值发生率<br>（>0.25 LYG，每年）（%） | HCC 的发病率<br>（每年范围）（%） |
|---|---|---|
| 丙型肝炎和 3 期纤维化 | 1.5 | <1.5 |
| 没有肝硬化的非酒精性脂肪肝 | 1.5 | <1.5 |

注：LYG，获得的寿命年数。

经许可转载自 Marrero JA，Kulik LM，Sirlin CB，et al：Diagnosis，Staging，and Management of Hepatocellular Carcinoma：2018 Practice Guidance by the American Association for the Study of Liver Diseases，Hepatology 2018 Aug；68(2)：723-750.

### ■ 慢性 HBV 感染

慢性 HBV 感染仍然很常见，并被公认为是 HCC 的一个强有力的风险因素。HBV 的一个重要机制是 HBV DNA 整合到肝细胞的 DNA 中[29,30]。对转录因子、JAK/STAT 途径和 DNA 修复的影响，即使在没有纤维化的情况下，也可能是发病机制的一个因素[29,31]。体外研究表明，HBV 编码的 X 蛋白通过 HBV 与 p53 结合并抑制 p53 介导的转录活性和下调 DNA 修复能力的机制，在 HCC 的发病机制中起作用[32]。据推测，这种机制与潜在的癌变有关，在慢性 HBV 活跃的情况下，HBV 复制增强了这种机制。

在不进行 HBV 治疗的情况下，估计 5 年内进展为肝硬化的累积频率为 8%～20%，相对于 HBVe 抗原（HBeAg）阳性的患者，HBVe 抗原阴性患者的频率更高[29]。在没有肝硬化的慢性 HBV 患者中，HCC 的发病率估计为每年 0.1%～0.8%，而在肝硬化患者为每年 2.2%～4.3%[33]。基于种族、地理来源和病史的检查，在实施 HCC 筛查的建议中确定了某些高危人群[26,29,33]。

HBV 病毒的复制也与 HCC 的风险相关[34]。慢性 HBV 活动性且持续病毒血症的患者也应进行筛查，尽管慢性 HBV 治疗是可用的并且被认为是安全的。然而，实现病毒抑制并不能将 HCC 的风险降至 0，因此，对这一人群仍需进行筛查。与 HBsAg 阴性的对照组相比，HBeAg 阴性的非活动性携带者也有较高的 HCC 风险[34,35]。虽然没有进行常规检测，但亚洲人的基因型 C、Alas-kans 的基因型 F，以及前核心或基核心启动子区域的突变都与 HCC 风险增加有关[31,34]。

慢性 HBV 伴或不伴肝硬化的高危人群应接受常规 HCC 筛查[29,30,33]。筛查也适用于已经达到病毒抑制（即检测不到 HBV DNA 水平，血清丙氨酸转氨酶水平正常）但 HBsAg 阳性的患者，因为持续治疗并不能完全消除 HCC 的风险。REACH-B 评分系统允许临床医生随时输入数据，包括性别、年龄、血清丙氨酸氨基转移酶水平、HBeAg 状态和 HBV DNA 水平，以生成 3 年、5 年和 10 年的 HCC 发展风险估计值[36,37]。

### ■ 慢性 HCV 感染

慢性 HCV 背景下的肝细胞癌在肝硬化中更容易被诊断出来[38]。与 HBV 不同，HCV 不会整合到宿主的 DNA 中。确切的致癌机制还不是很清楚。伴随着酒精的使用，发生 HCC 的风险进一步增加，这可能是一种协同作用[39]。

获得 HCV 的相关风险因素包括但不限于静脉注射毒品、性接触、慢性血液透析、1992 年之前的输血、围产期传播以及在不规范的场所获得文身/刺青[40,41]。在美国，1945—1965 年出生的患者群指导了之前的筛查建议[41,42]。2020 年，美国服务预防工作组更新了筛查建议，包括对 18～79 岁的患者进行 HCV 感染的一般筛查[43]。

扩大筛查队列可以识别未确诊人群。因此，符合条件的患者可以得到及时治疗以达到持续的病毒缓解（SVR），最好是在肝硬化发生之前，从而遏制向肝硬化的发展，并随后遏制发展为 HCC 的风险。

使用基于干扰素（IFN）的疗法，HCC 的年发病率可从 1%～8%降至 0.07%～1.2%[31,44]。用于治疗慢性 HCV 的直接作用抗病毒药物（DAA）的出现和疗效进一步推动了治疗的积极性[33]。DAA 具有更好的耐受性和更好的不良反应情况。自 2014 年以来，DAA 已取代基于干扰素的治疗成为慢性 HCV 治疗的标准，后者有包括基因型覆盖和不良反应在内的局限性。DAA 具有更好的耐受性和改善的不良反应，可在治疗 8～12 周后实现 SVR。glecaprevir/pibrentasv 和 sofosbuvir/velpatasvir 的有效泛基因型覆盖已经克服了治疗一些 HCV 患者的挑战，如基因型 3 的患者。一些 DAA，包括这两种药物，也已被批准用于治疗代偿期肝硬化患者。在非肝硬化患者中，SVR 可以减少进展为肝硬化的风险，甚至有可能减少纤维化的程度。在肝硬化患者中，SVR 可以降低但不能消除 HCC 的风险[44]。

一旦达到 SVR，HCC 的风险就会持续存在。在一项退伍军人的研究中，SVR 导致 HCC 的风险降低到每年 0.90%，而那些没有达到 SVR 的患者的年发病率则高达 3.45%[45]。相比之下，在接受 IFN 治疗后达到 SVR 的患者，年发病率估计为 0.33%[45,46]。直接作用抗病毒治疗在肝癌领域并非没有争议。一项研究担心使用 DAA 的 SVR 仍然会导致 3.16%的 HCC 发生率；对于已经接受过 HCC 治疗的患者，该研究报道称 28.81%的患者会复发[47]。

另一项研究报道称，27.6%的受访者复发了 HCC[48]。然而，其他研究并不支持上述担忧[49,50]。尽管一些数据表明，HCC 有可能出现在非肝硬化的肝脏中，但对这一人群进行常规筛查的建议并不成立[51,52]。尽管如此，在达到 SVR 后，这些患者继续接受 HCC 筛查或监测[30,33]。

虽然一些数据表明，非肝硬化肝脏可能发生 HCC，但尚未建立关于该人群常规筛查的正式建议[51,52]。具体而言，在没有明显肝硬化的桥接性纤维化患者中观察到风险[52]。美国肝病研究协会(AASLD)认为,伴有晚期纤维化(3期)、无肝硬化的慢性丙型肝炎的风险增加[33]。是否筛查这一人群的决定也取决于临床医生可靠地确定纤维化阶段的能力。几种非侵入性方法(如 NAFLD Ffbrosis 评分、血清学纤维化试验和弹性成像)是可用的。

表30-3列出了乙型肝炎和丙型肝炎相关 HCC 的一些主要区别。

**表 30-3　乙型肝炎病毒感染和丙型肝炎感染与肝细胞癌的比较**

| 因素 | HBV | HCV |
|---|---|---|
| HCC 发病的平均年龄(岁)(范围) | 55(31~76) | 66(38~83) |
| 最高的发病率 | 在亚洲和非洲有4亿病毒携带者 | 全球有 1.7 亿人感染,在日本、美国和西欧,占 HCC 病例的 50% |
| 肝硬化 | 88% 的 HBV 感染者会出现肝硬化 | 93% 的 HCV 感染者会出现肝硬化 |
| 形态学 | 单纯性病变 | 多灶性病变,更严重的炎症 |
| 进展为 HCC 的比例(年) | 10~30 | >30 |
| 可能发展为 HCC 的比例 | 每年 4% | 每年 1%~7% |

### ■ 代谢因素

#### 糖尿病

糖尿病与 HCC 风险增加的关系以前就有描述,但已发表的研究有其固有的局限性,包括混杂因素,如丙型病毒性肝炎[31,53]。一项对退伍军人的研究比较了糖尿病患者和非糖尿病患者,其中大多数是男性,显示风险增加了1倍(*HR* 2.16),与酗酒史、病毒性肝炎或人口统计学特征无关[53]。尽管在丙型肝炎中实现了 SVR,但糖尿病仍然是丙型肝炎的一个危险因素[46]。

#### 肥胖症

美国肥胖症的高发率对肝脏健康有实际的临床影响。然而,仅凭 BMI 并不能充分说明 HCC 发病风险的增加。一项系统综述显示,10 项队列研究中有7项呈正相关,两项研究中没有相关,甚至有一项研究表明两者呈负相关[54]。BMI 和 HCC 之间的关系可以通过识别被称为"近端"关系的中间因素来澄清,包括腹部脂肪(而不是 BMI,它被认为是"远端"关系)、体液机制和脂肪肝[55]。例如,腹部内脏脂肪与腰臀比相关,腰臀比的升高可能会使 HCC 的发病风险增加 3.5 倍,这意味着腹部内脏脂肪起着重要作用[56,57]。由于肥胖和/或代谢综合征患者也有发生 NAFLD 的风险,因此应同时对 NAFLD 进行仔细评估。

#### 非酒精性脂肪性肝病

NAFLD 的广泛流行促使人们关注它对那些疾病演变为脂肪性肝炎并转化为肝硬化的患者的影响。这些考虑引起了人们对定义这一人群中 HCC 风险程度的特别兴趣。

某些遗传因素被认为与 NAFLD/非酒精性脂肪性肝炎(NASH)的病理生理学有关[58-60]。例如,PNPLA3 多态性 rs738409[G](基因型 GG),编码为 I148M,与肝脏脂肪含量增加和肝脏炎症有关[59]。在与 NASH 脂肪肝相关的 HCC 病例中,PNPLA3 基因型 CC(野生型)的流行率下降[61]。在 NASH 或酒精性肝病患者中,11.5% 的 NASH 患者有 HCC,发现 *KCNQ1* 基因型 TT 在 HCC 患者中具有重要意义[61]。

NASH 越来越被认为是肝硬化的一个常见病因。一些被诊断为"隐源性"肝硬化的患者也被认为有潜在的未被诊断的 NASH 作为基础病因[62]。在这些病例中,HCC 往往表现为单一结节,与其他三种基础疾病相比,门静脉血栓的发生率较低[62]。大体上,这一人群的绝对风险尚不清楚;小型研究表明,估计每年的发病率低于 1%,而与 NASH 相关的肝硬化发病率为 2.6%[63-65]。AASLD 认为无肝硬化的 NAFLD 风险增加[33]。

观察到 HCC 可能发生在非肝硬化性 NASH 中,这引起了新的警惕[64-66]。

在非肝硬化性 NASH 患者中,HCC 的发病率为 38%(与非肝硬化对照组相比,概率为 2.61)[67]。

来自美国国家退伍军人事务数据库,对于那些被诊断为 HCC 的人在没有肝硬化的情况下,与肝硬化相关的 HCC[68] 相比,NAFLD 和代谢综合征的风险增加,比值比分别为 5.4 和 5.068。男性、饮酒量和 FIB-4 指数(纤维化评分)是公认的危险因素[69]。

一项研究表明,在没有肝硬化的患者中,20 年内 HCC 的累积死亡率可能为 0~3%,与 NASH 相关的肝硬化的累积风险在 7 年内为 2.4%,3 年内为 12.8%;然而,风险仍然低于与丙型肝炎相关的肝硬化[70]。

即使风险被认为比其他一些 HCC 的风险因素相对较低,但人群中的可归属比例可能证明 NAFLD 是一个更突出的风险因素,特别是当与代谢综合征结合起来观察[33,35]。观察到患者的 HCC 风险明显增加,非肝硬化 NAFLD 强调了评估纤维化、识别其他并发 HCC 风险因素,以及持续随访的重要性,以不断重新评估接受 HCC 筛查计划的风险和候选性。这些患者将从与肝病专家的相关对话中受益。肝纤维化评估工具可以在这些临床讨论中对这些患者进行无创的风险分层[71]。努力减肥仍然是对患者的一线建议,以潜在地减少脂肪变性,改善脂肪性肝炎,在某些情况下逆转纤维化,以减少发展为肝硬化和 HCC 的风险。

### ■ 糖原贮积病

糖原贮积病(GSD)是与葡萄糖或糖原代谢有关的先天性缺陷病。HCC 的病例已被描述在 GSD 型,一种罕见的常染色体隐性遗传疾病。GSD Ⅰa 亚型(与葡萄糖-6-磷酸酶的缺乏有关)与 HCC 之间的关系是最常见的。GSD Ⅰ型的肝脏恶性肿瘤被认为是由腺瘤到 HCC 的转化过程引起的[72-74]。

据估计,GSD Ⅰ 型的成人中,肝腺瘤的发病率高达 75%,并随着年龄的增长而进一步增加[72,75,76]。这些肝腺瘤的发病机制被认为与代谢控制不足有关;改善代谢控制可导致腺瘤的某种程度的消退[72,75]。肝腺瘤的风险估计约为 10% 用于恶性转化[75]。

尽管存在 HCC,但血清 AFP 等标志物可能是正常的,而且超声检查不一定能敏感地发现小的肝腺瘤,这对筛查或监测是一个挑战[72]。对 GSD 患者的筛查建议是,在儿科人群中,最初每 12～24 个月进行一次腹部超声检查,对年龄较大的患者(从 18 岁开始)则过渡到使用腹部对比增强 MRI 或 CT 进行间隔性监测[72,76,77]。

### ▨ 酒精性肝病

过度饮酒可导致肝硬化,因此是 HCC 发展的一个危险因素。酒精性肝硬化患者的尸检报告中,有高达 10% 的 HCC 未被诊断。在美国,酒精性肝硬化与大约 15% 的 HCC 和胆管癌有关[78,79]。一项荟萃分析表明,酒精对 HCC 的风险有剂量依赖性影响,与不喝酒的人相比,每天喝 3 杯或更多酒饮料的人风险增加 16%[80]。最近的一篇评论比较了酒精性肝病和非酒精性肝病中 HCC 的流行病学和报告发病率[81]。与非酒精性肝病相关的 HCC 一样,KCNQ1 基因型 TT 也被观察到具有重要意义[61]。

如前所述,在并发慢性 HCV 的患者中,饮酒似乎有不良的协同作用,如酒精会增加循环 HCV 病毒滴度和 HCC 风险[39]。其他类型的肝硬化和实质性肝病,如原发性胆汁性胆管炎(PBC)、血色病、威尔逊症、$\alpha_1$ 抗胰蛋白酶缺乏症和 GSD,当酒精作为辅助因素时,会明显增加 HCC 风险。

### ▨ 肝硬化

单纯的肝硬化状态,无论病因如何,都被认为是增加 HCC 风险的固有倾向。然而,正如以前所建议的,这种风险的大小取决于病因学。例如,慢性 HBV 或慢性 HCV 似乎比 NAFLD/NASH 带来的风险更高。一般来说,如果患者被诊断为肝硬化,社会上建议每 6 个月进行一次 HCC 的常规筛查[30,33,82]。

临床医生应注意影响肝脏的特殊情况,这些情况可能发展为严重的纤维化和肝硬化,包括 PBC、遗传性血色病、威尔逊症和 $\alpha_1$ 抗胰蛋白酶缺乏症。在威尔逊症中,铜在肝脏中的积累被认为会诱发氧化应激,这可能是恶性转化的"共谋",这在动物研究中已经得到证实[29,83]。在 PBC 患者中,当肝硬化发展时,HCC 风险的增加被认为是相关的,此时常规的 HCC 筛查推荐[33]。AASLD 还建议对 PBC 男性患者进行 HCC 筛查,即使在肝硬化的情况下[84]。

### ▨ 黄曲霉毒素 $B_1$

被黄曲霉毒素污染的食物,一种在谷物中发现的霉菌毒素,可以诱发动物的 HCC。储存在潮湿环境中的花生、玉米和大豆会增加接触黄曲霉毒素的风险。暴露于黄曲霉和寄生曲霉是重要的风险因素,特别是在亚洲和非洲[29]。此外,黄曲霉毒素暴露和 HBV 携带者状态之间存在强烈的协同关系[29]。HCC 的相对风险在黄曲霉毒素组为 3 倍,慢性 HBV 感染组为 9 倍,同时黄曲霉毒素和慢性 HBV 感染组为 59 倍。其基本机制是谷胱甘肽 S-转移酶 M1 和环氧化物水解酶基因的多态性变异,以及 P53 基因的 G-T 点突变[85-87]。

### ▨ 其他环境因素

使用口服避孕药会显著增加良性肝脏腺瘤的发生率。有一些证据表明它们也会增加 HCC 的风险。对吸烟和 HCC 风险的多项研究得出了不同的结论。职业性接触砷或氯乙烯会显著增加肝脏血管肉瘤的风险。暴露于 1930 年到 1955 年的造影剂二氧化钍,与高风险的血管肉瘤、胆管癌和 HCC 相关[88]。

## 临床表现

大多数 HCC 病例是偶然发现的,或通过对高危人群的筛查项目发现的。在疾病晚期之前,患者没有症状是很常见的。唯一有可能治愈 HCC 的方法包括肝脏切除(部分肝脏切除)和移植。遗憾的是,符合这些方式的患者的实际数量很少(10%～30%),因为大多数患者都有局部晚期和转移性疾病,或者有严重的肝功能障碍,无法选择治愈性治疗。许多患者出现肝硬化和 HCC 的晚期肝功能障碍的症状。最常见的初始症状是右上象限腹痛。厌食或早期饱食,体重下降是第二常见的症状。HCC 可能通过分泌大量激素而出现各种副癌综合征。晚期症状包括黄疸、肿瘤热、转移性病灶引起的骨痛及门静脉高压引起的并发症,如食管静脉曲张、低蛋白血症、腹水、血小板减少和凝血功能障碍。

体格检查时,90% 以上的患者有肝大。高达 50% 的患者有肝动脉搏动或摩擦音、腹水、脾大和黄疸。肌肉萎缩、发热和腹腔静脉扩张也很常见。Budd-Chiari 综合征是由恶性肿瘤入侵和肝脏静脉闭塞引起的。AFP 常常升高到 400 ng/mL 以上。

## 病理学

根据生长模式,HCC 可分为四种主要的大体解剖学类型:扩散型、多瘤型、包膜型和综合型[89]。正常肝实质如图 30-1 所示。扩散型 HCC 以结节型、假小叶型或浸润型生长,边缘分布不清,多发于肝硬化,在美国占病例的近 50%。

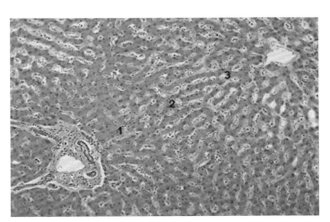

图 30-1 正常实质的照片显微图

多灶型有许多大小相似的肿瘤,难以确定病变是肝内转移还是第二原发肿瘤(图30-2)。包裹型的肿瘤通过扩大、压迫和扭曲周围的肝脏组织而生长。卫星或转移性病变见于疾病晚期。这种类型在亚洲和非洲最常见,但在美国仅见于13%的病例。这三种类型的组合在高达25%的病例中可见。图30-3是一个HCC组织病理学标本。

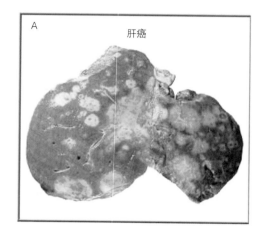

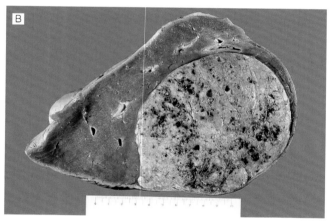

**图30-2** A. 多灶性HCC的大体病理标本。B. HCC的大体外观。经许可转载自Cooke RA, Stewart B: Colour Atlas of Anatomical Pathology, 3rd ed. Edinburgh, Churchill liringstone, 2004. Photo contributor: Dr RA Cooke, Brisbane, Australia

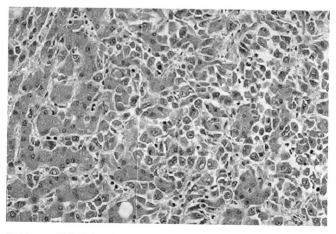

**图30-3** 肝实质中肝癌细胞的标准HE染色的显微照片

白种人和亚洲人的HCC中分别有60%~70%和80%~90%显示AFP升高,这是HCC最有用的标志物。最初,AFP由胎儿肝脏和卵黄囊产生,但在成人血清中降至10 ng/mL以下。当肝细胞再生时,如肝硬化、活动性肝炎或部分肝切除时,AFP可能会出现瞬时升高至20~400 ng/mL。AFP水平达到400 ng/mL时,HCC的阳性预测值超过95%,而在肿瘤负担较轻的患者中可能存在正常的AFP水平。AFP的凝集素反应性同工酶(AFP-L3)已显示出更高的敏感性。截至目前,血清AFP水平和超声检查是高危人群中HCC筛查的金标准[90]。

### 肝细胞癌的变种

具有不同分子和预后意义的肝细胞癌变体包括合并的HCC和胆管癌(cHCC-CC)和纤维板层HCC(FLHCC)。cHCC-CC是胆管癌和HCC的罕见组合,被分期为肝内胆管癌而不是HCC。这被认为是与胆管癌相似的行为,但越来越多的证据表明,cHCC-CC的临床特征和预后介于HCC和CC之间[91,92]。对cHCC-CC的全面的分子特征分析表明有三个主要亚类[93]。① 具有HCC和肝内胆管癌的分子特征的亚型,产生于一个共同的克隆源;② 胆管细胞癌代表一个独特的胆汁衍生实体,具有明显的转化生长因子信号的上调和丰富的炎症相关和免疫反应特征;③ 干细胞样特征,富含祖细胞样标志,导致更具侵略性的肿瘤行为和不良的临床结果。

FLHCC主要见于右肝叶,占HCC的2%~4%,男女发病率相同。它通常发生在青少年和年轻的成人;病因不明。组织学上,它的特点是HCC细胞周围的纤维化呈片状排列,由大的多角形肿瘤细胞组成,具有嗜酸性颗粒状的细胞质,大的泡状细胞核和突出的核仁。免疫组化图谱与HCC相似,显示HepPar1、glypican-3(GPC3)、精氨酸酶1、多克隆抗体的阳性染色。

癌胚抗原(pCEA)和CD10阳性。CD68和上皮细胞膜抗原对FLHCC有特异性[94-96]。它与*DNAJB1-PRKACA*融合有关,主要见于年轻患者,而*BAP1*突变常见于老年患者群体[97,98]。

罕见的原发性肝脏肿瘤包括肝浆瘤、肉瘤、血管肉瘤、横纹肌肉瘤和上皮性血管内皮瘤。患者可能表现为疲劳、厌食、体重下降和腹痛。出血性腹水是常见的,AFP水平通常正常。血管造影和对比度增强的肝脏CT是最好的诊断工具。诊断需要进行开放式或经皮的肝脏活检。如果肿瘤在相对早期阶段被诊断出来,手术切除仍然是主要的治疗手段。它们往往对化疗和放疗(RT)有抵抗力,总体预后不佳。

### 良性肝脏肿瘤

血管瘤是肝脏中最常见的良性肿瘤。其大小从几毫米到25 cm不等。在普通人群中,它们以钙化的单发病变出现,比例高达7%。MRI在区分HCC和T2加权图像上的血管瘤方面比CT更好。手术切除适用于有症状的病变或不能排除恶性肿瘤的情况。肝动脉结扎术是治疗大型海绵状血管瘤的一种选择[99]。肝腺瘤是另一种常见的良性单发肿瘤,见于使用含雌激素药物如口服避孕药超过10年的妇女。它由静脉窦、中央静脉和动脉组成,没有明确的门静脉或胆管。肝脏血管造影是最有价值的诊断工具。小的腺瘤通常在停用禁忌药后消退。有症状的病变通过切除治疗[100,101]。局部结节性增生(FNH)主要发生在年轻女性。肝功能检查和血清 AFP 水平正常。肝脏锝硫胶体放射性同位素扫描显示,与肝腺瘤或癌相比,FNH 的放射性同位素摄取量增加。预后是很好的。女性性激素如口服避孕药与 FNH 没有关系[102,103]。

## 诊断评估、分期和预后

除了进行完整的病史和体格检查外,对怀疑患有 HCC 的患者的诊断工作应包括血清中的全血细胞计数、电解质、肝功能检查、白蛋白水平、凝血酶原时间、乙型肝炎和丙型肝炎血清学,以及肿瘤标志物(AFP 和 CA19 - 9)。病史应包括对潜在的 HCC 风险因素的全面评估:输血、文身、静脉注射毒品、高危性行为、家族性综合征、口服避孕药或使用激素替代物、使用雄性激素,以及化学接触。

在评估 HCC 患者时,有几种放射成像方式是有用的。超声检查通常作为初始筛查方式,然后是三相 CT 扫描或 MRI。随机研究表明,在高危人群中,肝脏超声检查具有 78% 的敏感性和 93% 的特异性,特别是对于 AFP 水平正常的患者[104]。

腹部 CT 的敏感性和特异性都比超声检查要高。通过特殊的动脉和静脉相扫描,CT 还可以评估正常肝实质(门静脉)和肿瘤性病变(肝动脉)的血液供应。通过 T2 加权相位对比和自旋回波序列的组合,MRI 有助于区分良性病变和恶性肿瘤。MRI 还可以显示肿瘤的脂肪变性和血管侵犯[105]。

肝脏放射性核素成像的空间分辨率很低,对显示肿瘤的敏感性只有 70% 左右。利用肿瘤细胞和正常细胞之间的葡萄糖代谢差异,PET 可以区分良性病变和恶性肿瘤,检测肝外转移,并评估对治疗的反应。

综上所述,在高危人群中,超声检查是最经济有效的 HCC 筛查方法。带肝脏"序列"的腹部 CT(带或不带造影剂)对手术前患者的准确分期最有帮助。没有任何一种诊断方式在检测小于 1 cm 大小的病变方面具有 50%~60% 及更高的敏感性。AFP 水平、超声检查和 CT 的结合提供了早期诊断的最大希望。

目前已经开发了多种分期和预后系统来评估 HCC 患者。Okuda、CLIP、CUPI、BCLC、AJCC - TNM 分期系统自 20 世纪 80 年代以来已经发展起来。目前,我们在 MDACC 使用 AJCC - TNM 和 BCLC(表 30 - 4)[106]。Child - Pugh 分类系统提供了对患者肝脏功能储备的估计,主要用于协助评估患者是否适合进行肝脏切除手术。

**表 30 - 4 肝细胞癌的 TNM 分期系统**

| 分期 | TNM | 计划 |
| --- | --- | --- |
| I A | T1aN0M0 | 单个肿瘤 2 cm |
| I B | T1bN0M0 | 单个肿瘤>2 cm,无血管浸润 |

续 表

| 分期 | TNM | 计划 |
| --- | --- | --- |
| II | T2N0M0 | 单个肿瘤>2 cm 并有血管侵犯,或多个肿瘤,均不>5 cm |
| III A | T3N0M0 | 多发性肿瘤,其中至少有一个>5 cm 的肿瘤 |
| III B | T4N0M0 | 涉及门静脉主要分支的单个肿瘤或任何大小的多个肿瘤,或肝静脉或肿瘤直接侵入胆囊以外的邻近器官,或伴有内脏腹膜穿孔 |
| IV A | T1~4N1M0 | 区域淋巴结转移 |
| IV B | T1~T4N0N1M1 | 远处转移 |
| 纤维化评分 | | 0~4,无至中度;5~6,严重纤维化/肝硬化 |

注:数据引自 Edge SB, Byrd DR, Byrd DR, et al: AJCC Cancer Staging Manual, 8th ed. New York, NY: Springer; 2017.

## 治疗方法

HCC 是以多学科方式治疗的。有五种选择:手术切除、肝移植、局部治疗、放射治疗和全身治疗。表 30 - 5 对这些方案进行了总结。

**表 30 - 5 处理肝细胞癌的治疗方案**

| 治疗方案 | 评论 |
| --- | --- |
| 肝移植 | 历史上较低的存活率(20%~36%) |
| | 最近有所改善(75%~80% 的 5 年生存率),可能与美国移植中心采用米兰标准有关 |
| | 目前,在美国每年进行的肝移植手术中,HCC 占 25% 或以上 |
| 手术切除 | 历史上的 5 年生存率为 30%~40% |
| | 最近的系列研究表明,5 年无进展生存率高达 48%。大多数患者会出现复发或第二原发肿瘤 |
| | 肝硬化患者的切除术有很高的发病率和死亡率,只保留给有代偿性疾病的患者;对于没有门静脉高压的 Child - Pugh A 级患者,可以选择大肝切除术;对于 Child - Pugh B 级或有门静脉高压的 Child - Pugh A 级患者,只能选择小肝切除术 |
| 经动脉化疗栓塞术(TACE) | 在肝功能保留、PS 为 0,肿瘤体积小的患者中,重复 TACE(82% 的 1 年生存率)与支持性治疗(63%)相比,显示出适度的生存优势 |
| | 在对 279 名肿瘤小于 7 cm 的主要 HBV 患者进行的随机研究中,TACE 的 1 年生存率从对照组(支持性治疗)的 32% 提高到 57% |
| 局部治疗和放射治疗 | 与传统的 TACE(6.8 个月)相比,Y - 90 的病情进展时间有所改善(26 个月)。III 期临床试验显示,Y - 90 联合索拉非尼的生存获益数据不一。正在进行的试验将提供更多关于 Y - 90 的作用的信息 |

续 表

| 治疗方案 | 评论 |
|---|---|
| 经皮治疗（RFA、MWA、乙醇注射） | RFA对小肿瘤的复发率与切除术相似。对大于3 cm的肿瘤，复发率比切除术高。乙醇注射的复发率高 |
| 体外放射治疗 | 它可以通过立体定向放射治疗（3～5次），在1年内达到80%～90%的局部控制，或通过低分量放射治疗（10～15次），在2年内达到95%的局部控制。正在进行的Ⅲ期试验（RTOG1112和NRG GI003）将有助于确定放射治疗的作用。 |
| 分子靶向治疗 | 索拉非尼、仑伐替尼、卡博替尼、瑞戈非尼、贝伐珠单抗与阿替利珠单抗联合使用 |

注：MWA，微波消融；RFA，射频消融；TACE，经动脉化疗栓塞；Y-90，$^{90}$Y微球栓塞放疗。

### ■ 手术切除

在肝移植之后，手术切除提供了下一个长期生存的最佳机会，在经过精心选择的患者中，5年生存率超过50%[107]。然而，复发是常见的，超过70%的患者在5年时经历肿瘤复发[26]。在考虑HCC患者的手术时，必须平衡几个因素，包括患者的体能状态、潜在肝实质的状况、肿瘤特征和未来的肝残余（FLR）。如果选择得当，HCC的手术是安全的，现代系列手术显示围手术期的死亡率低于5%，而20世纪80年代的死亡率为20%[108]。状况不佳的患者，特别是在有严重的不受控制的合并症情况下，以及那些晚期的、失代偿的肝硬化（Child-Pugh C级）的患者，不适合做肝切除手术，最好采用非手术疗法。相反，手术是保留给肝功能正常的患者。一般来说，Child-Pugh A级肝硬化患者可能是大面积肝切除的候选者，而B级肝硬化患者只应考虑进行更有限的切除。然而，由于Child-Pugh评分并不能完全说明门静脉高压的情况，重要的是要仔细查看患者的病史，包括是否有静脉曲张、脾大、腹水、脐静脉再通、门静脉扩大等证据。

血液中的血红蛋白和血小板减少。额外的调查工具可能包括上消化道镜检查以排除食管静脉曲张和测量门静脉压力。对门静脉高压的高度重视是基于这样一个事实，即这种情况与长期和短期死亡率，以及术后失调和肝衰竭的风险增加有关[109]。

除了基础肝病的情况外，还必须考虑肿瘤的特点。根据BCLC系统，在肝功能正常的情况下，只建议对没有血管侵犯证据的单个肿瘤进行手术切除[110]。与更大的疾病复发风险和更差的结果相关的其他因素包括肿瘤大小超过5 cm和AFP水平升高[108]。因此，根据我们小组的经验，对肿瘤大小或AFP没有明确的限制，禁止切除，因为与其他方法相比，这些患者的生存率得到改善。相反，这些高危因素在治疗计划中被考虑进去，然后可以考虑术前辅助治疗，以控制疾病和评估肿瘤生物学。同样，多发和有限的血管侵犯虽然与疾病复发的风险密切相关，但并不代表肝切除术的严格禁忌证，必须极其谨慎地考虑，而且只应在这一患者群体中选择性地提供。

在制定任何肝脏切除手术计划时，需要考虑的最后一个关键因素是肝脏体积测量。特别是，标准化的FLR可以预测术后肝衰竭的风险。在HCC的情况下，由于存在肝硬化背景，安全切除需要至少40%的标准化FLR[111]。

门静脉栓塞（PVE）可以用于在FLR降低至该阈值以下时诱导其增大，并改善术后的结果[112]。该手术已被证明是安全和良好的耐受性，对PVE的反应，特别是在肝硬化时，反映了肝脏的再生潜力和生理储备。事实上，PVE后增大程度低于5%与死亡率增加和不良后果有关[113]。在肝脏生长不足的情况下，虽然可以考虑通过增加肝静脉栓塞和/或Y-90放射性栓塞来进一步增加FLR，但这些患者可能更好地接受非手术治疗。

### ■ 肝移植

随着HCC病例的增加，被列入肝移植（LT）的患者数量也在增加[114,115]。

利用联合器官共享网络进行的一项大型回顾性研究表明，在2004年1月至2015年12月的109 018名登记者中，18.5%因HCC而登记接受LT。2015年，HCC是登记者（23.9%的登记者）和接受者（27.2%的接受者）的主要诊断[114]。LT是晚期肝硬化和临床上明显的门静脉高压和失代偿期肝病患者的首选治疗方法，如果肿瘤在米兰标准内（一个肿瘤不超过5 cm，或2～3个肿瘤，最大的<3 cm），则无法进行手术切除[116,117]。在普遍接受米兰标准之前，由于缺乏良好的选择标准，导致结果不佳，复发率高（32%～54%），5年生存率低[118]。在米兰标准范围内的小的、不可分割的HCC患者有出色的长期生存率，因此，LT是一种有效的治疗方案[33,116]。符合米兰标准（T2HCC）中列出的肿瘤患者有例外情况，而肿瘤较大（T3HCC）的患者可以成功降级并符合例外条件。在过去的20年里，多项研究表明，根据加州大学旧金山分校的标准，较大的肿瘤有良好的生存率（一个实体瘤）[119,120]。

肿瘤标志物包括AFP、AFP-L3和异常凝血酶原（DCP），与AFP临界值300 ng/mL一起显示出预测价值，用于将患者从名单中删除，以提高结果，并降低LT后复发的风险[121-124]。最近对超过加州大学旧金山分校标准的患者进行的大型系列LT治疗显示，OS率和RFS率与符合米兰标准的患者相近[125]。等待时间超过9个月，采用积极的局部治疗可作为这些患者等待移植时间的过渡[125]。据报道，HCC患者在LT后的复发率为11%～18%，肿瘤较大且被降期的患者复发率较高[125-128]。根据移植肝的病理学分析，血管浸润、低分化肿瘤、肝切除史、移植时AFP阳性及存活肿瘤与复发风险较高相关[125,127,129]。一个多中心风险分层评分系统（RETREAT）已经得到验证，考虑到移植时的AFP、微血管侵犯和最大的活体肿瘤大小，评分为0～5分，其中0分的复发率为3%，5分的复发率超过75%。这已被用于确定LT后患者的监测方案[129]，如LT后前3年每6个月对胸部和腹部进行一次CT扫描[33]。鉴于移植后2～3年的复发率最高，建议避免使用已知具有致瘤性的钙调神经磷酸酶抑制剂，而选择具有抗HCC增殖特性的哺乳动物雷帕霉素靶点(mTOR)抑制剂[130-132]。西罗莫司是一种mTOR抑制剂,具有抗血管生成活性,可减少血管内皮生长因子(VEGF)的分泌,并抑制血管内皮细胞对VEGF刺激的反应[133,134]。西罗莫司已被证明可以降低HCC在LT后复发的风险:在一个大型的前瞻性、随机化、开放标签的国际试验中,在最初的3~5年中,RFS有所改善[135]。在LT后复发的情况下,可以考虑手术切除、消融、肝脏定向治疗、立体定向放射或针对复发部位的治疗[128,136]。

在DAA时代,在决定HCV的治疗时机时需要考虑两个重要因素,包括预期的等待时间和患者是否有代偿期或失代偿期肝硬化。如果即将进行LT(即<3~6个月),可暂缓启动DAA,直到LT之后,而对于可能在等待名单上超过6个月的患者,可考虑在LT之前进行治疗。失代偿肝硬化患者应在移植中心接受治疗和监测。Terrault等在一篇评论中概述了在不同情况下指导HCV治疗决策的建议[137]。

总之,LT可以被视为不可切除的HCC的一线治疗方案,围手术期死亡率和1年死亡率分别为3%和10%以下,可以接受[33,117]。建议对那些根据移植病理结果有较高复发风险的患者进行积极的LT后监测扫描和使用mTOR抑制剂的免疫抑制。

### 局部治疗

肝细胞癌的血液来源几乎完全来自肝动脉。这一重要的解剖学特征为基于导管的治疗提供了独特的优势,因为动脉栓塞阻断了流向肿瘤的血流,同时为门静脉和正常肝实质提供服务。经动脉治疗HCC的方法包括经动脉化疗栓塞(TACE)、肝动脉栓塞(HAE)和使用Y-90的选择性内部放射治疗(SIRT)。

组织缺血与高浓度的化疗结合起来送入肝动脉,加强了肿瘤的坏死。TACE是由Yamada等首次描述的,包含了这些概念[138]。它已经成为介入放射学实践中最常用的程序之一。2002年发表的具有里程碑意义的前瞻性随机临床试验验证了化学栓塞术对不可切除的晚期HCC的作用。在包括112名患者的多中心研究中,与常规栓塞或最佳支持治疗相比,接受多柔比星和碘化油组合的TACE的患者表现出明显的生存优势,导致试验提前停止[139]。化疗栓塞组1年和2年的生存率分别为82%和63%。常规栓塞组的存活率分别为75%和50%;最佳支持治疗组的存活率分别为63%和27%,并达到统计学意义。

一项单中心研究比较了80名不可切除的HCC患者,他们被随机分配接受顺铂加碘化油的TACE治疗,然后再辅以明胶海绵或最佳支持治疗[140]。化疗栓塞组1年和2年的生存率分别为57%和31%。被分配到最佳支持治疗组的患者的生存率分别为32%和11%,也达到了统计学意义上的差异。Llovet和Lo研究之间生存率的差异可归因于后者研究中包含了更大比例的潜在慢性肝病晚期患者。除了这些开创性的研究中使用的碘化油外,还出现了使用药物洗脱微球的TACE,它能将化疗药物控制和持续释放到周围的肿瘤中[141]。

该装置能够输送更高浓度的全身毒性低的药物[142-144]。

单纯HAE在栓塞效果上与TACE相似,但没有混合或悬浮化疗。一项小型的随机临床试验比较了101名HCC患者单独使用微球的栓塞与加载多柔比星150 mg的药物洗脱微球,结果显示两组之间的无进展生存期(PFS)或OS没有显著差异[145]。

1999年,Y-90微球栓塞放疗(BTG)被美国FDA批准为人道主义器械豁免,因为研究显示玻璃微球在HCC患者中的安全性和有效性[146]。因为与TACE和HAE相比,[90]Y微球栓塞放疗的非栓塞性,它首先被用于门静脉血栓患者。一项对291名接受[90]Y微球栓塞放疗的HCC患者的长期结果研究显示,客观反应率为57%,进展时间(TTP)为7.9个月,中位OS为17.2个月(Child-Pugh A级)和7.7个月(Child-Pugh B级)[147]。Hilgard等人证明了[90]Y微球栓塞放疗对晚期HCC患者的安全性和有效性,TTP为10个月,中位OS为16.4个月,无肺部或内脏毒性[148]。在[90]Y微球栓塞放疗和TACE[149,150],以及索拉非尼之间进行了多项比较试验[151,152]。[90]Y微球栓塞放疗治疗的队列OS尚未在这些试验中,与TACE或索拉非尼显著不同,但具有改善反应率、降低不良事件发生率和改善生活质量的优点。

此外,[90]Y微球栓塞放疗在一些亚组(年龄<65岁,非酒精性肝硬化和非肝硬化性肝病)中显示出生存优势[153]。[90]Y微球栓塞放疗已被证明是降级到移植的有效工具。

Mohamed等回顾了60名接受射频消融(RFA)、TACE、[90]Y微球栓塞放疗和立体定向体外放射治疗(SBRT)治疗的患者,显示SBRT的病理CR率为28.5%,TACE为41%,RFA为60%,而[90]Y微球栓塞放疗为75%[154]。最近的一项研究发表了207名HCC患者的长期结果,这些患者在肝移植前使用[90]Y微球栓塞放疗进行了有效的桥接或降压治疗[155]。

值得注意的是,大多数关于[90]Y微球栓塞放疗的研究都没有测量到达肿瘤的剂量,而只是测量了给药剂量。已有证据表明,输送到肿瘤的剂量可以预测治疗反应,而[90]Y微球栓塞放疗剂量测定的进一步发展有可能进一步提高[90]Y微球栓塞放疗的疗效和安全状况。

HCC患者的经皮治疗包括热消融微波消融(MWA)、射频消融(RFA)、冷冻消融、乙醇注射和不可逆转的电穿孔(IRE)。由于疗效和安全性的提高,以热为基础的RFA和MWA的热消融是当代的首选方法。RFA和MWA都是通过有控制的热能沉积造成组织坏死,通常用于治疗小于5 cm的非切除性疾病,或小于3 cm的三个病灶。这些技术对治疗小的和早期的HCC非常有效,其结果与手术切除相似[156]。RFA后的复发通常是由于微卫星疾病和RFA可获得的消融大小的限制。MWA是一种替代性的高热消融技术,最近已成为HCC最受欢迎的消融方式。其主要原因是MWA不依赖组织的热传导,同样也不受周围血管可能带来的"散热"效应的限制[157],从而可以创造更大的消融区。此外,由高热消融和动脉HAE/TACE组成的联合治疗可以改善细胞死亡,因为血流的闭塞导致更大的消融区[158,159]。RFA和MWA都受到病变接近邻近重要结构的限制，如肺、胆囊、结肠和中央胆管。然而，除了邻近中央胆管的病变外，利用先进的器官置换技术可以用MWA或RFA治疗大多数病变。

在MDACC，对于非手术患者来说，消融是小于3 cm病灶的首选策略。TACE常规用于有3个以上病变的HCC患者，每个病变不超过3 cm，或单个病变大于5 cm。对于有门静脉血栓、浸润性疾病或超过4个病灶的患者，首选 $^{90}$ Y微球栓塞放疗SIRT。SIRT也可用于治疗单次病变不超过7 cm且没有明显肝外动脉供应的患者。

### ■ 放射治疗

放射治疗技术的进步使肝脏病灶部位的放射剂量得以安全提升。具体来说，这些技术包括图像引导、呼吸运动管理和高度适形放射治疗技术。回顾性和前瞻性的数据表明，这些技术的结合使HCC治疗的局部控制率很高，生存率很高。总体来说，这些来自多项研究的有希望的临床数据表明，HCC对放射线敏感。据报道，在1～8周使用30～90 Gy后，持续的局部控制率从71%到100%不等[160,161]。

从历史上看，来自密歇根的研究人员使用适形RT(1.5 Gy，每天2次，持续6～8周)结合肝动脉注入5-氟脱氧尿苷，获得了15.2个月的中位生存期，安全治疗剂量高达90 Gy[162]。对这些数据的分析表明，剂量大于75 Gy，比低剂量的局部控制更持久。对这些数据的分析表明，大于75 Gy的剂量比低剂量的剂量更持久地进行现场局部控制。

一项前瞻性的法国Ⅱ期试验对不符合治疗条件的HCC患者进行了33次66 Gy的治疗，发现92%的肿瘤反应和78%的一年局部控制率[163]。加拿大研究人员指出，使用更高的剂量和更少的分次(低分次RT)，当辐射束可以从多个平面(立体定向身体RT,SBRT)汇聚到肿瘤上时，局部控制率非常好，从70%到90%[160,164,165]。正在进行的RTOG 1112随机研究中，索拉非尼与索拉非尼联合SBRT治疗HCC患者的研究正在进行，并将OS作为首要终点。与光子照射不同的是，送入肿瘤的剂量受到入口和出口剂量的限制，有可能伤害正常组织，而加速质子束在肿瘤内沉积剂量，而不通过肿瘤以外的正常组织流出[166]。日本研究者报道了用质子束治疗162名192个不可切除的HCC患者的成熟结果[167]。此外，在50名单发肿瘤和Child-Pugh A级肝硬化的患者中，取得了惊人的53.5%的5年生存率。一项前瞻性的多中心Ⅱ期试验对HCC和肝内胆管癌的低分量放疗(58.05～67.5 Gy,15次分量)显示了类似的效果[168]。

在这项研究中，HCC患者的中位最大尺寸为5.0 cm,27.3%的患者有多个肿瘤；29.5%的患者有门静脉肿瘤血栓，大多数患者是初始治疗(30/44)。对于HCC组($n=44$)，2年的局部控制率为94.8%,2年的OS率为63.2%。

我们自己的MDACC经验反映了这些观察结果，即较高的剂量与较好的总体PFS有关[169,170]。在所有的肝脏部分放射模式中，最常见的首次复发部位是肝内，但在高剂量照射体

积之外，毒性在Child-Pugh B级患者中更常见。

鉴于单用RT时有很好的局部控制率，RT与TACE联合治疗以克服治疗耐药性。韩国研究人员最初指出，使用这种联合治疗策略，反应率超过60%，肿瘤标志物水平显著下降[171,172]。据报道，在对这一经验的回顾性分析中，TACE之后的RT比单独的TACE改善了OS。其他小组也报道了类似的结果[173-175]。

多个研究小组报道了不利于肿瘤治疗的门静脉肿瘤血栓(PVTT)患者接受RT治疗的良好结果[176-185]。这些较早研究的反应率从37.5%到100%不等，中位生存期从3.8个月到10.7个月。来自MDACC的回顾性数据表明，与接受低剂量RT的患者相比，接受高剂量RT的PVTT患者的局部控制率更好，生存期更长[186]。最近，在日本的一项多中心随机对照试验中，对有限的PVTT和可切除的HCC患者进行肝切除术前的新辅助三维适形RT，与单纯的肝切除术相比，显示出强大的OS优势[187]。在多变量Cox回归分析中，危险比为0.35(范围0.23～0.54)，有利于术前RT方案。

光子和质子RT的未来方向将包括使用功能成像或生物标志物来为患者进行个性化治疗[188]。研究者使用吲哚菁绿作为SBRT期间肝功能的指标，以决定是否安全地进行完整的5个SBRT疗程或在3个疗程后停止。在90名入选的患者中，有62名患者使用这种个性化的策略完成了全部5个疗程。其中6名患者(7%)的Child-Pugh评分在6个月内下降了2分，这比使用非适应性方法的历史数据低。2年的局部控制率为95%。

综上所述，这些进展允许对不可切除的HCC增加放射剂量，而不会在从可切除疾病到不可切除疾病的多种临床情况下，以及在肝脏储备有限的患者的情况下造成过度的毒性。将放射治疗与其他疗法相结合的策略值得继续评估，以最大限度地发挥每种方法的相关效益。

### ■ 系统性治疗

大多数(>80%)被诊断为HCC的患者在发病时已是晚期，根据病变的数量、大小、位置和基础肝硬化的严重程度，他们不适合经皮种植、手术切除或局部治疗。对于Child-Pugh A级或B级肝硬化已确定肝功能充足的患者，建议进行全身治疗。Child-Pugh C级肝硬化患者的肝功能不足以耐受药物治疗、局部区域治疗、放射治疗或手术干预[189,190]。因此，建议为这一患者群体提供最佳的支持性治疗。

自2007年批准索拉非尼以来，已有几种药物被研究，被美国FDA批准，或被美国NCCN指南推荐。索拉非尼、仑伐替尼、阿替利珠单抗联合贝伐珠单抗和纳武利尤单抗单药(用于被认为不符合条件或不耐受其他一线药物的患者)被推荐用于一线治疗；纳武利尤单抗单药、纳武利尤单抗加伊匹木单抗、帕博利珠单抗、卡博替尼、瑞戈非尼和雷莫芦单抗(AFP大于400 ng/mL的患者)被推荐用于后续治疗。美国NCCN建议对Child-Pugh分级为A级的患者进行全身治疗，但纳武利尤单抗(Child-Pugh分级A/B)和索拉非尼(Child-Pugh分

级 A/B7)除外。

肝细胞癌本身具有化疗耐药性[191]，并且已知表达多药耐药基因 MDR-1[192,193]。5-FU 加奥沙利铂与多柔比星作为姑息性化疗，其中位 OS 和 PFS 分别为 6.4 个月和 5.0 个月，2.9 个月和 1.8 个月[194]。其他化疗药物也显示出类似的结果，很少在临床试验之外考虑化疗。

### 索拉非尼

索拉非尼是血管内皮生长因子受体 1～3，以及血小板衍生生长因子受体 β(PDGFR-β)的酪氨酸激酶抑制剂。它被美国 FDA 批准用于肾细胞癌患者[195,196]。后来索拉非尼在晚期 HCC 患者中进行了 Ⅲ 期试验[197]。

索拉非尼组的中位 OS 为 10.7 个月(对比安慰剂组为 7.9 个月)，HR 为 0.69(范围 0.55～0.87)。中位疾病进展时间为 5.5 个月 vs 2.8 个月。ORR 为 2%，疾病控制率(DCR)为 43%。最常见的 3～4 级不良事件是腹泻、掌跖红肿和疲劳。基于这项研究，索拉非尼于 2007 年 11 月被批准用于不可切除的 HCC 患者。索拉非尼是晚期 HCC 唯一的选择，也是唯一的一线药物，直到 2017 年 4 月，瑞戈非尼被批准为二线治疗，直到 2018 年 8 月仑伐替尼被批准。

### 仑伐替尼

仑伐替尼是一种血管内皮生长因子受体 1～3，FGFR1～4，以及 PDGFR-α、KIT 和 RET 的酪氨酸激酶抑制剂。它已被批准用于子宫内膜癌、肾细胞癌和甲状腺癌患者[198-200]。它最初在一项针对晚期 HCC 患者的 Ⅱ 期临床试验中被研究，安全性和有效性得到了验证[201]。这项研究表明，仑伐替尼的 ORR 和 DCR 分别为 37% 和 78%。中位 OS 和 TTP 分别为 18.7 和 7.8 个月。在一项 Ⅲ 期随机非劣效研究中进一步研究了仑伐替尼的疗效，以比较其与索拉非尼作为一线治疗的疗效[202]。有门静脉肿瘤血栓和 50% 或更高肝脏占位的患者被排除在研究之外。体重在 60 kg 以上的患者，仑伐替尼的剂量为 12 mg，体重在 60 kg 以下的患者为 8 mg。主要终点，中位 OS 为 13.6 个月(范围 12.1～14.9)，且不逊于索拉非尼(12.3 个月，范围 10.4～13.9)。中位 PFS 为 7.4 个月(范围为 6.9～8.8)，ORR 和 DCR 为 24%(1% 完全反应)和 75%。基于这一充满希望的结果，美国 FDA 于 2018 年 8 月批准仑伐替尼在体重 60 kg 或以上的患者中每天服用 12 mg，或在体重小于 60 kg 的患者中每天服用 8 mg。仑伐替尼是继 2007 年索拉非尼之后美国 FDA 批准的第一个一线系统疗法。

### 阿替利珠单抗和贝伐珠单抗组合

阿替利珠单抗是一种完全人源化的单克隆抗体，IgG1 同型，针对 PD-L1。阿替利珠单抗对三阴性乳腺癌、非小细胞肺癌、小细胞肺癌和尿路上皮癌患者有确切疗效[203-210]。

贝伐珠单抗是一种与 VEGF 结合的人源化抗体，可防止血管生成。它在多种肿瘤中显示出抗肿瘤疗效，包括子宫颈癌症、结直肠癌、胶质母细胞瘤、非小细胞肺癌、卵巢癌、肾细胞癌和子宫内膜癌[209,211-215]。阿替利珠单抗和贝伐珠单抗对不可切除的 HCC 患者的 Ⅰb 期研究显示 ORR 为 36%，中位 PFS 为 7 个月[216]。这种组合最近在一项全球性的 Ⅲ 期临床试验中得到验证，患者被随机分配到这种组合或索拉非尼治疗无法切除的 HCC 患者[217]。患者为 Child-Pugh A5 或 A6 级，82% 的患者为 BCLC C 期。在收集数据时，联合治疗组患者的中位 OS 无法评估(超过 17 个月)，而接受索拉非尼的患者的 OS 为 13.2 个月(范围为 10.4 至 NE)。死亡的 HR 为 0.58(范围 0.42～0.79)。两组的中位 PFS 分别为 6.8 个月(范围 5.7～8.3)和 4.3 个月(范围 4.0～5.6)，HR 为 0.59(范围 0.47～0.76)。两组的 ORR 分别为 33.3%(完全和部分反应率分别为 10.2% 和 23.1%)和 13.3%(范围 1.9% 和 11.4%)，DCR 分别为 72.3% 和 55.1%。最常见的 3～4 级不良事件包括高血压(15.2%)、天门冬氨酸氨基转移酶升高(7%)、血小板减少(3.3%)和蛋白尿(3%)。值得注意的是，阿替利珠单抗单药治疗和贝伐珠单抗单药治疗也显示出对晚期 HCC 的抗肿瘤活性，ORR 分别为 17%、13% 对比索拉非尼组的 14%[216,218-220]。

这种组合是 HCC 中第一个显示出比索拉非尼更好的生存率的方案，因为所有其他美国 FDA 批准的药物与索拉非尼相比都显示出类似的结果。

### 纳武利尤单抗

纳武利尤单抗是一种全人类 IgG4 抗体，抑制 PD-1 与配体 PD-L1 和 PD-L2 的结合。它是一种免疫检查点抑制剂，在多种癌症类型中具有已知的活性，包括微卫星不稳定的结直肠癌、头颈部鳞状细胞癌、霍奇金淋巴瘤、黑色素瘤、非小细胞肺癌、小细胞癌、肾细胞癌和尿路癌[221-231]。在 Ⅰ/Ⅱ 期开放标签试验(CheckMate 040)中进行了研究[232]。有 48 名患者和 214 名患者接受了剂量递增阶段和 Child-Pugh A 级肝硬化患者的剂量扩大阶段的治疗。纳武利尤单抗 3 mg/kg 被选择用于剂量扩展。剂量扩大阶段的 ORR 为 20%(范围 15%～26%)，剂量升级阶段为 15%(范围 6%～28%)。共有 154 名患者接受了索拉非尼，并在使用过程中出现进展或不耐受。该患者组的 ORR 为 14.3%(范围 9.2%～20.8%)，其中 3 个完全反应和 19 个部分反应。DCR 为 64%。中位 OS 和 PFS 分别为 15.0 和 4.0 个月。反应持续时间从 3.2 个月到 38.2 个月以上不等；91% 的反应者的反应持续超过 6 个月或更长，55% 的患者反应持续时间超过 12 个月或更长。最常见的 3～4 级不良事件是脂肪酶、天冬氨酸氨基转移酶和丙氨酸氨基转移酶的增加，以及疲劳。2017 年 9 月，美国 FDA 批准纳武利尤单抗 240 mg，每 2 周一次，用于二线治疗。如果患者被认为不符合条件或对其他一线药物不耐受，也建议在一线治疗中使用。

### 帕博利珠单抗

帕博利珠单抗是一种与 PD-1 结合并抑制 PD-1 与其配体 PD-L1 和 PD-L2 结合的人化单克隆抗体。它的临床活性已在几种不同的癌症中得到证实，包括三阴性乳腺癌、宫颈癌、子宫内膜癌、食管癌和胃癌、头颈部鳞状细胞癌、霍奇金淋巴瘤、黑色素瘤、梅克尔细胞癌、蕈样真菌病和塞扎里综合征、非小细胞肺癌、前纵隔大B细胞淋巴瘤、肾细胞癌、小细胞肺癌、尿道癌和微卫星不稳定肿瘤[198,233-250]。帕博利珠单抗在Keynote试验[224]中被研究,这是一项针对Child-Pugh A级和疾病进展或不耐受索拉非尼的患者的单臂试验[251],中位PFS和OS是4.9(范围3.4~7.2)和12.9个月(范围9.7~15.5)。ORR和DCR分别为17%(范围11%~26%)和67%。反应时间从3.1个月到16.7个月不等。疲劳(4%)和天冬氨酸氨基转移酶(7%)及丙氨酸氨基转移酶(4%)是最常见的3~4级不良事件。2018年11月,帕博利珠单抗200 mg,每3周一次,被美国FDA批准用于晚期HCC的二线治疗。

### 纳武利尤单抗和伊匹木单抗的组合

纳武利尤单抗与伊匹木单抗一种与细胞毒性T淋巴细胞相关抗原4(CTLA-4)结合的重组人IgG1抗体联合测试,用于晚期HCC。伊匹木单抗在微卫星不稳定的结直肠癌、黑色素瘤、肾细胞癌和小细胞肺癌中显示了临床疗效[117,222,227,252,253]。在CheckMate 040的第4队列中研究了这种组合[254]。共有50名和49名患者接受纳武利尤单抗单抗1 mg/kg+伊匹木单抗3 mg/kg和纳武利尤单抗3 mg/kg+伊匹木单抗1 mg/kg每3周,随后每2周接受纳武利尤单抗240 mg。每2周一次。大多数患者在基线时都是晚期HCC:88%的患者有血管侵犯或肝外扩散,91%的患者有BCLC分期C期。该组合显示ORR为32%和31%,DCR为54%和43%。中位OS分别为23个月和12个月。反应持续时间从4.6个月到30.5个月以上,其中31%的反应至少持续24个月。如上所述,在CheckMate 040中显示的纳武利尤单抗单药的ORR和中位OS为14%和16个月,而纳武利尤单抗和伊匹木单抗的组合明显显示出临床获益。该组合显示,37%的患者有3~4级不良事件,最常见的是瘙痒和皮疹,以及其他已知的免疫相关不良事件在其他癌症的临床研究中报告。基于这一结果,纳武利尤单抗1 mg/kg与伊匹木单抗3 mg/kg联合使用,每3周一次,共4次,随后单药纳武利尤单抗240 mg每2周一次或480 mg每4周一次,于2020年3月被美国FDA批准用于二线治疗。

### 卡博替尼

卡博替尼是VEGFR1~3,以及MET和AXL的抑制剂。它在肾细胞癌和甲状腺癌中显示了其临床疗效[255-257]。它最初在一项针对晚期HCC患者的Ⅱ期试验中被研究,无论之前是否用过索拉非尼治疗,都不包括Child-Pugh B/C级患者[258]。这表明中位OS为11.5个月,中位PFS为5.2个月。这在一项随机的Ⅲ期试验中得到了验证,共有707名患者按2:1的比例被分配到每天接受卡博替尼60 mg或安慰剂[259]。中位OS为10.2个月,而卡博替尼和安慰剂组为8.0个月,HR为0.76(范围0.63~0.92)。中位PFS和ORR为5.2个月,HR为0.44(范围0.36~0.52)和4%(P=0.009)。DCR为64%。最常见的3~4级不良事件是掌跖红肿(17%)、高血压(16%)和天冬氨酸氨基转移酶增加(12%)。基于这项试验,卡博替尼于2019年1月被美国FDA批准用于二线治疗。

### 瑞戈非尼

瑞戈非尼是一种多激酶抑制剂,涉及多个靶点,包括VEGFR1~3,以及KIT、PDGFRα和β。它已被批准用于转移性结肠癌和胃肠道间质瘤患者[260-262]。

在一项针对晚期HCC患者的随机、双盲、安慰剂对照试验中进行了调查[263]。患者为Child-Pugh A级和BCLC B/C期。瑞戈非尼组患者的中位OS为10.6个月(安慰剂组为7.8个月;范围9.1~12.1),HR为0.63(范围0.5~0.79),PFS为3.1个月(安慰剂组为1.5个月),安慰剂组HR为0.46(范围0.37~0.56)。ORR和DCR分别为11%和65%。最常见的3~4级不良事件是高血压(15%)、掌跖红肿(13%)、疲劳(9%)和腹泻(3%)。美国FDA于2017年4月批准瑞戈非尼160 mg,每天一次,在低脂餐后服用,28天周期服用21天,休息7天,用于晚期HCC患者的二线治疗。

### 雷莫芦单抗

雷莫芦单抗是一种重组的单克隆抗体,抑制VEGFR2并阻断与VEGF-A,C和D的配体-受体相互作用[264]。它已被用于转移性非小细胞肺癌、食管癌、胃癌及结直肠癌[264-267]。雷莫芦单抗在一项随机、双盲、安慰剂对照的Ⅲ期试验中被调查,用于治疗Child-Pugh A级、BCLC B/C期和AFP>400 ng/mL的HCC患者[268]。患者的中位OS为8.5个月(安慰剂组为7.3个月;范围7.0~10.6),HR为0.71(范围0.53~0.95)。PFS为2.8个月(范围2.8~4.1),而安慰剂组HR为0.45(范围0.34~0.60)为1.6个月。ORR和DCR分别为5%和59.9%。3~4级不良事件包括高血压(13%)、低钠血症(6%)和天冬氨酸氨基转移酶增加(3%)。雷莫芦单抗8 mg/kg,每2周一次,于2019年5月被美国FDA批准用于二线设置中AFP为400 ng/mL的患者。

#### ■ 新辅助性系统治疗

HCC的唯一潜在治愈方式包括肝脏切除和移植。然而,符合这些方式的患者的实际数量很少(10%~30%),因为大多数患者都是局部晚期或转移性疾病,或有明显的肝功能障碍而无法选择治愈。此外,对于那些接受切除手术的患者,肿瘤复发是很常见的,5年复发率超过70%[26,269],据报道,切除的HCC患者的5年生存率为30%~70%[270-272]。

手术切除后复发的潜在原因包括常规成像中未发现的微转移或手术中肿瘤细胞的扩散。最初诊断时是手术候选者的患者,在最初诊断和手术之间的时间里可能有明显的进展,而在后来的时间里不适合手术。

在这方面,术前治疗已被提出,并具有理论上的好处,包括缩小肿瘤和减少微转移。最近,索拉非尼在新辅助治疗中得到了研究。在2016年的美国临床肿瘤学会(GI ASCO)上报告的开放标签的Ⅱ期研究中,在手术切除前给予4周的索拉非尼,使24%的手术标本出现50%或更高的肿瘤坏死[273]。此外,这项小型研究通过mRECIST获得了32%的ORR。

免疫检查点抑制剂可以在术前安全使用,膀胱癌和其他癌症的治愈性手术前抗 CTLA‑4 抗体的术前试验证明了这一点[274,275]。此外,MDACC 在术前研究的免疫检查点抑制剂在可切除的 HCC 患者中显示了令人印象深刻的活性信号[276]。在这个试验性的、随机的、使用纳武利尤单抗和不使用伊匹木单抗对可切除的 HCC 进行围手术期免疫治疗的研究中,21 个切除的病例中有 5 个(2 个使用纳武利尤单抗治疗,3 个使用纳武利尤单抗和伊匹木单抗)表现出完全的病理反应。然而,截至目前,对于可切除的 HCC,还没有标准的、系统的术前治疗方法。正在进行的酪氨酸激酶抑制剂或免疫检查点抑制剂的试验将为新辅助治疗提供更多信息。

### 辅助性系统治疗

20 世纪 90 年代末至 21 世纪初发表的早期辅助化疗研究显示结果不一。例如,卡培他滨和 5‑FU 辅助治疗的随机研究显示,复发时间和 5 年 OS 率得到了改善[277,278];其他辅助治疗表柔比星、替加氟或卡莫氟的研究没有显示生存获益或复发率下降[279,280]。最近,索拉非尼在一项Ⅲ期随机临床试验中作为辅助治疗进行了研究[281]。这项研究包括 500 多名索拉非尼组和安慰剂组患者。研究人员没有发现中位 RFS 的差异(33.3 个月 vs 33.7 个月;HR 0.94,范围 0.78~1.13),而索拉非尼组患者不良事件增加,包括掌跖红肿感觉异常和肝酶升高。

辅助性免疫治疗包括淋巴细胞输注、肿瘤定向疫苗、细胞因子诱导的杀伤细胞和自体细胞因子诱导的杀伤细胞在内的平台已被调查,结果喜忧参半[282-285]。截至本文撰写时,酪氨酸激酶抑制剂和免疫检查点抑制剂的多项临床试验正在进行中,但在辅助治疗中没有系统性治疗被认为是标准治疗[286]。

### 合并肝细胞癌和胆管癌(cHCC‑CC)

手术切除是 cHCC‑CC 的唯一治愈性选择,与肝内胆管癌和 HCC 类似。关于 LT 的作用的数据有限。例如,3 名 cHCC‑CC 患者中有 2 名接受了 LT 治疗,2 名患者分别在 25 个月和 35 个月后存活[287,288];另一份报告显示,14 名患者中有 8 名在 LT 治疗后中位随访 32 个月时出现肿瘤复发,中位 DFS 为 8 个月的状态[289]。然而,关于化疗或分子靶向治疗的意见并不一致。一项对不可切除的 cHCC‑CC 患者的回顾性分析显示,这些患者接受了包括吉西他滨单药治疗、吉西他滨与铂联合或不联合贝伐珠单抗,以及索拉非尼的系统治疗,反应较差,71% 的患者在第一次影像扫描时出现疾病进展[290]。另一项回顾性分析显示,吉西他滨加顺铂、5‑FU 联合顺铂和索拉非尼的中位 OS 分别为 11.9、10.2 和 3.5 个月[291],而另一项索拉非尼单药治疗的病例报告显示患者在化疗进展后获得缓解[292]。总体来说,吉西他滨加铂(顺铂或奥沙利铂),加上或不加上贝伐珠单抗或包括索拉非尼在内的分子靶向治疗被认为是系统治疗的主要支柱[293]。局部治疗或外照射也可以以类似于 HCC 或肝内胆管癌的治疗方式进行。

### 纤维板层肝细胞癌(FLHCC)

最近报道[294,295],最大的 94 例单机构样本,接受新辅助治疗(n=34)或辅助治疗(n=10)的患者在整个队列中分别有最长的中位 OS 为 60 个月和 110.5 个月。

中位年龄为 23 岁(范围 14~75),中位 OS 为 57.2 个月(范围 36.4~77.9),中位 RFS 为 13.9 个月(范围 8.8~18.9)。白种人、女性、早期肿瘤阶段和肿瘤切除(包括转移切除)与较长的 OS 呈正相关,而女性是较长 RFS 的唯一显著正向预判因素。5‑FU 联合 IFN‑α‑2b 是最常使用的系统治疗[294]。

手术切除仍然是可切除和局部晚期 FLHCC 患者的治疗标准。在一项评估 575 例 FLHCC 患者数据的系统综述中,笔者指出,接受手术切除的患者 5 年生存率为 70%,而不接受手术切除的患者的生存率为 0[296]。然而,手术切除后复发率可能高达 100%;此外,在新辅助和辅助环境中的化疗方案还没有很好的定义[295,297]。对于无法切除的患者,可以考虑 LT,经移植后的 3 年生存率接近 75%~80%[298],而移植对 HCC 患者的适应性比 FLHCC 患者要强得多。这可能是因为 HCC 比 FLHCC 更常见,区域淋巴结转移(移植的相对禁忌证)在 FLHCC(42.2%)中比 HCC 患者(22.2%)更常见[299]。

虽然没有很好的研究,但在病例报告和小型病例系列中[300,301]放疗已被用于治疗复发性 FLHCC:在一个病例报告中,Peacock 等证明在 13 天内用 40 Gy 分次治疗后,FLHCC 转移灶的肿瘤体积减小 85%。在一项对 10 名转移性 FLHCC 患者的回顾性研究中,在化疗的基础上进行外照射治疗,3 名患者有部分反应,6 名患者病情稳定,1 名患者病情早期进展。肝脏导向疗法(如化疗栓塞、Y‑90 和消融)在 FLHCC 中的应用仍然定义不清。最近,Mafeld 等报道了一名患者,在使用 TACE 和 Y‑90 之后,成功地将最初无法切除的 FLHCC 降级。肿瘤体积从 350 cm³ 下降到 20 cm³,可以进行治愈性或显微镜下边缘阴性(R0)的切除,并进行扩大的左肝切除和下腔静脉的重建[302]。

FLHCC 通常对化疗没有反应[294,303]。关于 FLHCC 的理想化疗方案,以铂为基础的化疗方案以及包括 IFN‑α‑2b 在内的联合方案已经取得了一些成功[304-306]。一项Ⅱ期试验报告称,在 8 名接受 5‑FU 和 IFN‑α‑2b 治疗的患者中,有 5 名患者完全或部分反应[306]。在这项试验中,患者接受 5‑FU,剂量为 200 mg/m²,连续输注 21 天,IFN‑α‑2b,剂量为 400 万 U/m²,在 28 天周期的 5‑FU 输注期间每周 3 次。中位 OS 为 23.1 个月(范围 10.3~35.9)。大约 9% 的患者有 3~4 级中性粒细胞减少、血小板减少或贫血。非血液学毒性主要是 1~2 级黏膜炎(39.5%)、腹泻(13.9%)、恶心和呕吐(13.9%)、疲劳(34.9%)和皮肤反应(23.3%)。自该报告发表以来,5‑FU 加 IFN‑α‑2b 组合已被确定为最经常使用的系统治疗[294]。有限的和相互矛盾的证据证明免疫检查点抑制剂的疗效[307,308]。然而,在 5‑FU 加 IFN‑α‑2b 中加入免疫检查点抑制剂,已知可增强免疫细胞浸润,增加 PD‑L1 表达,恢复 CD8⁺ T 细胞的 IFN‑γ 产生能力,可能会延长生存期[309,310]。截至目前,在 MDACC 有一项针对 FLHCC 患者的临床试验:阿替利珠单抗加贝伐珠单抗与 5‑FU 和 IFN‑α‑2b 治疗不

第 30 章

可切除的 FLHCC 的 Ⅰ/Ⅱ 期研究。

## MDACC 治疗肝细胞癌的方法

肝细胞癌和其他原发性肝脏肿瘤需要多学科的投入，患者受益于整合了肿瘤外科、肝移植、诊断和介入放射科、胃肠病学和肝脏病学、放射肿瘤学和肿瘤医学的临床治疗。每周

一次的肝脏肿瘤多学科会议对新的 HCC 病例进行讨论，以便对每个患者的病例达成共识。仔细关注肿瘤的精确分期、组织病理学诊断和每个患者的表现状况。图 30-4 描述了多学科肝胆科团队治疗 HCC 患者的一般方法。MDACC 有多种临床试验，包括全身治疗、放射治疗和局部治疗的综合方法，并在不同的治疗水平上提供临床试验。

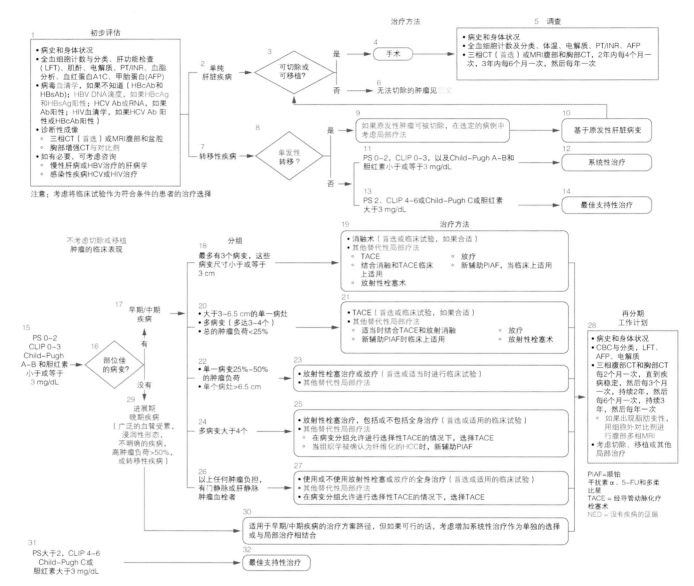

**图 30-4** MDACC 治疗 HCC 的方法。经 MDACC 许可改编

---

## 提示

- 患有 HCC 的患者需要由肝脏科、肿瘤内科、肿瘤外科、放射肿瘤科和介入放射科等多学科共同管理。
- MDACC 与休斯敦卫理公会和贝勒医学院的肝移植科合作，为符合移植条件的患者提供服务。
- 在做出治疗决定之前，要对肝功能（如肝硬化的 Child-Pugh 评分）、门静脉高压及肝癌的分期进行评估。

- 对于早期肝癌患者，可以考虑局部治疗、放疗、手术切除和肝移植治疗。提供新辅助治疗和辅助治疗的临床试验。
- 系统治疗是晚期或转移性 HCC 患者癌症治疗的主要支柱。为符合条件的患者提供临床试验，并将局部治疗和放射治疗相结合。
- 所有 HCC 患者都提供了使用二代测序技术的病理和基因分析。

# 第 31 章  小肠癌和阑尾肿瘤

Pat Gulhati
John Paul Shen
Kanual P. Raghav
Michael J. Overman

余一祎　郭梦舟·译

## 要点

- 小肠肿瘤是罕见的,在美国每年大约有 12 000 个新病例。两个最常见的组织学是腺癌(30%～40%)和类癌(40%～45%)。

- 炎症性肠病、黑斑息肉综合征(Peutz - Jeghers 综合征)、家族性腺瘤性息肉病、乳糜泻、遗传性非息肉病性结直肠癌都会增加患小肠腺癌的风险。

- 手术是治疗的主要手段;然而,患者通常表现为更晚期的疾病,特别是腺癌。

- 对于类癌或腺癌患者,目前还没有明确的辅助治疗手段。

- 晚期患者的全身治疗与类癌神经内分泌肿瘤相似,FOLFOX(改良的 5 - FU 和奥沙利铂)、CAPOX 和含伊立替康方案对腺癌患者是有效的。

- 腺癌的分子缺陷正在被阐释。然而,到目前为止,没有任何一种靶向治疗对晚期疾病有确定作用。错配修复缺陷(甚至比结直肠癌更频繁)可以预测对免疫检查点

阻断的反应。

- 阑尾肿瘤非常罕见,主要有两种类型:阑尾类癌肿瘤和阑尾上皮肿瘤,各占病例的一半左右。

- 阑尾肿瘤的风险因素尚不明确。

- 手术是阑尾肿瘤的治愈性手段。与类癌患者相比,腺癌患者更有可能出现晚期疾病。

- 阑尾上皮性肿瘤的组织学亚型包括低级别和高级别的阑尾黏液性肿瘤和浸润性腺癌,可能是黏液性(低级别或高级别)、非黏液性或具有印戒细胞特征。

- 转移性低级别黏液性肿瘤病程较为平缓,对全身治疗反应较差,主要采用肿瘤减灭术和腹腔热灌注化疗(HIPEC)。

- 转移性高级别腺癌,包括所有具有印戒细胞特征的肿瘤,通常采用全身化疗治疗。肿瘤减灭术和 HIPEC 的益处还不确定。

## 小肠癌

小肠癌是一种罕见的恶性肿瘤,约占胃肠道(GI)肿瘤的 3%[1]。据估计,2020 年有 11 110 例小肠癌新病例和 1 700 例小肠癌相关死亡[1]。在小肠癌症中最常见的两种组织类型是类癌和腺癌[2]。由于小肠腺癌(SBA)的临床表现非特异性及小肠成像困难,大多数 SBA 患者表现为淋巴结受累或远处转移。即使接受根治性手术的局部疾病,其预后也很差,目前还没有研究表明辅助治疗有明显获益。然而,最近在基因分析及使用化疗、靶向和免疫治疗作为姑息性治疗手段方面有一些进展。在本章中,我们将对小肠癌,特别是 SBA 的流行病学、诊断和治疗进行回顾。

### ■ 流行病学

根据 SEER 数据库的分析,小肠癌年龄调整后的发病率从 1973 年至 1982 年的 0.9/10 万缓慢上升到 2013—2017 年

的 2.4/10 万[3,4]。这一增长的主要原因是类癌肿瘤发病率的增加。类癌占所有病例的 39%～45%,而 SBA 占所有小肠癌的 31%～40%[5]。大多数原发肿瘤发生在十二指肠(60%),25%～29% 出现在空肠,10%～13% 出现在回肠[5]。组织学亚型在小肠不同部位的发生率不同,腺癌占十二指肠癌的 59%,类癌占回肠癌的 57%[2,5]。诊断时的中位年龄为 60 岁,男性和黑种人的发病率略有增加[5,6]。

与大肠腺癌相比,SBA 更有趣的一面是其罕见性。尽管小肠占消化道长度的 70%～80% 和表面积的 90% 以上,但 SBA 的发病率仅为大肠癌(CRC)的 1/1 100～1/50 甚至更低。人们提出了许多理论来解释小肠对恶性肿瘤发展的相对保护,提出的保护因素集中在两个概念上。首先,小肠细胞的快速周转时间导致上皮细胞在获得必要的多种遗传缺陷之前脱落。第二,小肠接触到饮食中的致癌成分是有限的,因为小肠转运时间快;小肠中缺乏细菌降解活动;小肠的环境相对稀

薄,呈碱性;小肠黏膜中的淋巴细胞浸润较多。在一项基于 SEER 登记处人口的大肠腺癌($n=261\,521$)和小肠腺癌($n=418$)的比较中,SBA 阶段调整后的癌症特异性生存率明显低于 CRC[7]。

### ■ 解剖学

小肠分为三段。十二指肠代表小肠的前 25 cm,并被细分为 4 个解剖段。十二指肠第一段(上升段)的近端部分在腹腔内,然后远端部分,以及十二指肠的其余部分在腹膜后。十二指肠的第二段(降段)包含 Vater 壶腹,胰腺和胆道分泌物通过它流出。十二指肠的第三段(水平段)是最长的,当它穿过主动脉的左边界时,十二指肠第四段(上升段)开始。十二指肠-空肠连接处以 Treitz 悬韧带附着为特征。小肠的下一节空肠长约 2.5 m,最后一节回肠长约 3.5 m。

### ■ 病因

SBA 的病因尚不清楚。如 CRC 中所见,SBA 经历了类似的表型腺瘤-癌的转化[8-10]。小肠腺瘤体积的增大和绒毛样组织学的存在是发展为侵袭性腺癌的危险因素。

小肠和大肠腺癌的共同潜在遗传及环境因素已被研究证实,结肠腺癌患者发生 SBA 的风险增加,反之亦然[11]。

与 CRC 相比,SBA 有更高的微卫星不稳定性频率(7.6%)及更高的肿瘤突变负荷(9.5%)(CRC 分别为 4.0% 和 4.3%)[12]。

由于十二指肠癌在壶腹周围区的解剖聚类现象,已经暗示了胰胆分泌液在十二指肠腺癌发展中可能的作用。例如,在家族性腺瘤性息肉病(FAP)患者中,80% 的 SBA 发生在十二指肠的第二部分。一项研究评估了从洛杉矶县肿瘤登记处确定的 213 例十二指肠癌,其中 57% 的病例起源于十二指肠的第二部分[13]。

### ■ 环境和饮食风险因素

许多病例对照研究分析了环境和饮食因素与 SBA 发展之间的关系。两项研究表明,摄入烟熏或盐腌食品与 SBA 发展之间存在关联[14,15]。烟草使用与癌症风险之间的关联一直没有得到一致认可。病例对照研究表明,SBA 风险增加与高酒精摄入量、高糖摄入量、高红肉摄入量、低纤维摄入量、乳糜泻、消化性溃疡疾病和既往胆囊切除术之间存在关联[14-18]。SBA 与肥胖关系的研究存在矛盾,一项涉及 50 万名参与者的 134 例小肠癌的病例队列研究结果显示,高 BMI 受试者患 SBA 风险增加趋势在统计学上无显著意义[19]。两组 BMI 分别为 27.5 kg/m² 和 22.6~25.0 kg/m²,危险比为 1.5(95% CI 0.76~2.96)。

### ■ 遗传性癌症综合征

遗传性非息肉病性结直肠癌(HNPCC)、FAP、Peutz-Jeghers 综合征(PJS)均与 SBA 相关。HNPCC 患者终身患 SBA 的风险估计为 1%~4%,FAP 患者为 5%,PJS 患者为 13%[20-23]。HNPCC 患者发生 SBA 的年龄较轻,诊断时年龄中位数为 49 岁。PJS 是一种常染色体显性息肉病,其特征是在整个肠道内出现多个错构瘤性息肉,其 SBA 的风险显著增

加,一项荟萃分析显示其相对风险增加 520 倍[24]。大约 80% 的 FAP 患者可见十二指肠腺瘤,这些患者需要定期行内镜筛查腺癌。内镜筛查的最佳频率取决于许多因素,如息肉数量、息肉大小、息肉组织学,以及出现异常增生的数量[20]。随着 FAP 患者早期使用结肠切除术,现在十二指肠腺癌和硬纤维瘤是这一人群中比 CRC 更常见的死亡原因。

### ■ 炎症性肠病和乳糜泻疾病

炎症性肠病(IBD),特别是克罗恩病,与 SBA 的发生有关。风险的增加因小肠受累的程度和持续时间而异。在一项研究中,克罗恩病患者 10 年内发生 SBA 的累积风险为 0.2%,25 年内为 2.2%[25]。克罗恩病经常累及回肠,因此克罗恩病患者 70% 小肠癌发生在回肠。克罗恩病患者发生 SBA 的预后似乎较差,一项对 37 例 SBA 患者的研究表明,克罗恩病患者的总生存期(OS)显著缩短[26]。乳糜泻是另一种促炎性疾病,它会使患 SBA 的风险增加 34 倍。一般而言,乳糜泻患者发病年龄较轻,相较其他疾病引起的 SBA 患者其 OS 更好[5]。

### ■ 分子概要

遗传缺陷的积累,如 E-cadherin 和 SMAD4 的缺失,以及 KRAS、TP53 和 SMAD4 的突变与腺瘤-发育不良-癌导致 SBA 的发展顺序有关[2]。在一项比较 85 例胃癌、CRC 和 SBA 染色体拷贝数突变的研究中,分级聚类显示 SBA 拷贝数轮廓与匹配的 CRC 有大量重叠,但与胃腺癌的轮廓重叠较少,表明其遗传基因谱与 CRC 相似[27]。然而,SBA 是一个独特的分子实体,与其他消化道肿瘤(包括 CRC 和胃腺癌)相比有明显差异。最常见的突变是 TP53(58.4%)、KRAS(53.6%)、APC(26.8%)、SMAD4(17.4%)、PIK3CA(16.1%)、CDKN2A(14.5%)和 ARID1A(12.3%)[12]。与 CRC 患者相比,SBA 患者 APC 突变率较低,这是这些恶性肿瘤之间基本基因组差异导致的。SBA 中最常见的潜在可靶向突变是 PIK3CA(16.1%)、ERBB2/HER2(9.5%)、BRAF(9.1%)、ATM(7.6%)、FBXW7(6.9%)、ERBB3(6.3%)、NF1(6.0%)、CTNNB1(5.7%)、MDM2(5.7%)和 PTEN(5.7%)。虽然在 CRC 中,大多数 BRAF 突变为 V600E,但在 SBA 患者中该密码子很少改变。同样,尽管 ERBB2 的突变率相同,但在 SBA 只有 23% 的突变是扩增,而在胃腺癌中 69% 的突变是扩增的。有趣的是,尽管 IBD 相关 SBA 患者的肿瘤具有较高的 CDKN2A/B、CASP8 和 ATRX 突变频率,但 APC 突变仅出现在非 IBD 相关 SBA 中。此外,乳糜泻相关的 SBA 的微卫星不稳定率高,从 50% 到 73% 不等。

### ■ 表现与诊断
#### 临床表现

与 SBA 相关的症状是非特异性的,通常直到疾病晚期才会出现。最常见的症状是腹痛(45%~76% 的患者)、恶心和呕吐(31%~52%)、体重减轻(22%~29%)和胃肠不适出血(8%~34%)。诊断延迟很常见,一项回顾性研究报告,从最初的医生评估到最终诊断,平均延迟 7.8 个月[28]。不幸的是,

SBA 相比 CRC 往往在较晚分期才被诊断出来。因为罕见，SBA 没有基于人群筛查，所以它在普通人群中的筛查价值很低。根据 SEER - Medicare 数据，33.7％的患者诊断为Ⅰ/Ⅱ期，而结直肠癌患者为 52.3％；32.1％的 SBA 患者最初诊断为Ⅳ期，结直肠癌患者为 15.6％[29]。

### 诊断

鉴于非特异性表现症状，高怀疑指数是诊断的关键第一步。由于小肠成像困难，可能需要多种检查。不幸的是，很少有前瞻性随机试验比较不同的可视化模式。然而，随着无线胶囊内镜的可用性，老式小肠成像技术的需求已经下降。

小肠钡餐随访研究以前是小肠评估的放射学金标准。在晚期疾病患者中，该技术诊断小肠肿瘤的敏感性约为 60％。灌肠造影剂通过鼻胃管直接注入小肠，其灵敏度略高于小肠追踪。小肠的内镜评估或肠镜检查，需要专业技术并且经常无法评估整个小肠。无线胶囊内镜的加入使小肠管腔的评估得到改善。这项技术主要应用于隐蔽性消化道出血的评估，与其他影像和内镜技术相比，这种技术显示出优越性[30]。在一项评估胶囊内镜对 60 例疑似小肠病变但无胃肠道出血患者的研究中，胶囊内镜的总诊断率为 62％[31]。在该研究中，所有患者都接受了上、下消化道内镜检查，许多患者还接受了灌肠、小肠随访、推进式肠镜检查和腹部 CT。在一项对 562 例接受胶囊内镜检查的患者进行的大型单中心回顾性研究中，8.9％的病例发现了小肠肿瘤[32]。胶囊内镜的主要局限性是无法获得活检和缺乏治疗干预能力（如出血情况下）。此外，患者不能有肠道阻塞，否则会导致胶囊被困在肠内。

CT 或 MRI 的三维成像有助于识别局部淋巴结受累和远处转移性疾病的存在。对于十二指肠肿瘤，超声内镜检查可用于评估肿瘤和淋巴结状态。虽然没有对十二指肠腺癌进行直接研究，但超声内镜已被证明可以提高壶腹癌和胰腺癌的分期准确性。

### 分期与预后

SBA 的 TNM（肿瘤、淋巴结和转移）分期系统如表 31 - 1[33]所示。一项来自 SEER - Medicare 研究的多变量分析显示高龄、黑种人、晚期、肿瘤分化差、高合并症指数，远端位置为不良预后因素。在其他研究中，报道与生存率低相关的组织病理学因素有低分化组织学、边缘阳性、淋巴血管侵犯、淋巴结受累、T4 期[26,34-36]。

**表 31 - 1** 小肠腺癌的肿瘤 TNM 分期

| 原发性肿瘤（T） | |
| --- | --- |
| Tx | 无法评估原发性肿瘤 |
| T0 | 没有原发性肿瘤的证据 |
| Tis（LAMN） | 高级别的发育不良或原位癌 |
| T1a | 肿瘤侵入固有层 |
| T1b | 肿瘤侵入黏膜下层 |
| T2 | 肿瘤侵入固有肌层 |

续 表

| 原发性肿瘤（T） | | | |
| --- | --- | --- | --- |
| T3 | 肿瘤通过固有肌层侵入浆膜下或非腹膜化的肌周组织（肠系膜或腹膜后），没有血清渗透 | | |
| T4 | 肿瘤穿透内脏腹膜或直接侵犯其他器官或结构（包括其他小肠环、相邻肠环的肠系膜，以及通过血清膜侵入腹壁；仅对十二指肠而言，侵入胰腺或胆管） | | |
| 区域淋巴结（N） | | | |
| Nx | 不能评估区域淋巴结 | | |
| N0 | 无区域淋巴结转移 | | |
| N1 | 在一个或两个区域淋巴结中出现转移 | | |
| N2 | 在三个或更多的区域淋巴结发生转移 | | |
| 远处转移（M） | | | |
| M0 | 无远处转移 | | |
| M1 | 远处转移 | | |
| 分期分组 | | | |
| 0 | Tis | N0 | M0 |
| Ⅰ | T1 | N0 | M0 |
| | T2 | N0 | M0 |
| ⅡA | T3 | N0 | M0 |
| ⅡB | T4 | N0 | M0 |
| ⅢA | 任何 T | N1 | M0 |
| ⅢB | 任何 T | N2 | M0 |
| Ⅳ | 任何 T | 任何 N | M1 |

注：经伊利诺伊州芝加哥市美国外科医生学会许可使用。该信息的原始来源是 AJCC 癌症分期系统（2020）。

### 治疗

#### 手术治疗

对于局限性疾病的患者，完全切除肿瘤，手术边缘为阴性，并切除局部淋巴结，对于潜在的治愈性切除术至关重要。对于空肠和回肠病变，肿瘤学上的成功切除需要广泛的局部切除和淋巴结切除。位于十二指肠的病变通常需要进行胰十二指肠切除术；然而，对于十二指肠第三和第四部分的小远端病变，广泛局部切除可能是一种选择。在 68 名十二指肠腺癌患者的手术系列中，接受胰腺切除术的 50 名患者和接受十二指肠远端分段切除术的 18 名患者在 5 年 OS 率、局部复发率或边缘阴性切除率方面没有差异[37]。局部淋巴结受累不应阻止手术干预，因为超过 1/3 的患者可以长期存活[29,38]。这与淋巴结阳性胰腺癌患者形成鲜明对比，其中只有 7％的患者能存活 5 年[39]。正如 CRC 所见，手术中评估的总淋巴结（TLN）和阳性淋巴结（PLN）数量对 SBA 的预后有影响。在 SEER 登记处对 1 991 名患者的回顾中，Ⅱ期疾病患者的 5 年疾病特异性生存率似乎与评估的 TLN 相关（0、1～

7TLN 和＞7TLN 分别为 44％、69％和 83％）[40]。此外,Ⅲ期疾病的 5 年 DSS 与 PLN 数量相关（＜3 个 PLN 和≥3 个 PLN 分别为 58％和 37％）[40]。

### 复发模式

可治愈的 SBA 切除术后复发最常发生在远处。在 146 例接受手术切除的 SBA 患者中,56 例患者在中位 25 个月后复发,复发部位分别为远处（59％）、腹膜（20％）、腹壁（7％）、局部（18％）[41]。在第二项研究中,30 名患者接受了可能治愈的 SBA 切除术,其中 21 名患者复发,67％的患者复发部位是肝脏,38％的患者复发部位是肺部,腹膜后为 29％,腹膜为 25％[34]。十二指肠腺癌患者的局部失败率高于空肠和回肠腺癌,一项研究报告显示,在 31 例十二指肠腺癌治愈性切除术后,局部失败率为 39％[42]。在该研究中,切缘阳性状态是局部复发的最强预测因素,5 例切缘阳性患者中有 4 例出现局部复发。然而,远端复发仍占主导地位,回顾 67 例十二指肠腺癌切除术的复发规律为局部复发占 33％,远处复发占 67％[43]。

### 辅助治疗

目前,没有证据表明辅助治疗对接受潜在治愈性切除术的 SBA 患者有益。然而,由于 SBA 的罕见性,只有数量有限的小型回顾性研究（表 31－2）,选择偏倚是这些回顾性研究的主要局限性,因为选择接受辅助治疗的患者往往被认为具有较高疾病复发风险。欧洲癌症研究与治疗组织开展了一项前瞻性Ⅲ期研究,随机抽取了 93 名符合条件的壶腹周围癌（定义为远端总胆管、壶腹或十二指肠的腺癌）患者,接受不接受辅助治疗或 5－FU 联合放疗[44]。两组的 5 年 OS 率相似,但 30％被指定接受辅助治疗的患者实际上没有接受辅助治疗,也没有报道十二指肠腺癌亚组的结果描述。另一项随机Ⅲ期试验,欧洲胰腺癌研究小组（ESPAC－3）,将 428 名切除后的胰腺周围癌患者随机分为不接受辅助治疗或接受 5－FU 或吉西他滨[45]。尽管初步分析没有发现任何一种辅助化疗与观察相比有明显的生存获益,但在调整了预后变量,包括年龄、胆管癌、肿瘤分化不良和 PLN 后的多变量分析显示,辅助化疗有统计学上的明显生存获益。

**表 31－2　小肠腺癌切除术后接受辅助治疗的患者的总生存率报告**

| 参考资料 | 时间段 | 研究类型 | 肿瘤位置 | 辅助治疗的类型 | 患者（n） | | | 总生存期中位数（月） | | |
| --- | --- | --- | --- | --- | --- | --- | --- | --- | --- | --- |
| | | | | | 共计 | 无辅助治疗 | 辅助治疗 | 无辅助治疗 | 辅助治疗 | P 值 |
| Agrawal 等[34] | 1971—2005 | 回顾性分析 | 小肠 | 未说明 | 30 | 19 | 11 | 41 | 56 | NR |
| Aydin 等[114] | 2003—2013 | 回顾性分析 | 小肠 | 化疗 | 20 | 10 | 10 | 64 | 59 | 0.57 |
| Dabaja 等[41] | 1978—1998 | 回顾性分析 | 小肠 | 未说明 | 120 | 62 | 58 | 36 | 36 | 0.49 |
| Ecker 等[115] | 1998—2011 | 倾向得分匹配分析 | 小肠 | 化疗 | 4 746 | 3 072 | 1 674 | 44.5 | 63.2 | ＜0.001 |
| Fishman 等[54] | 1986—2004 | 回顾性分析 | 小肠 | 未说明 | 60 | 45 | 15 | 28 | 22 | NR |
| Halfdanarson 等[47] | 1970—2005 | 回顾性分析 | 小肠 | 化疗/放疗 | 58 | 60 | 45 | 26.5 | 30.2 | 0.36 |
| Kelsey 等[42] | 1975—2005 | 回顾性分析 | 十二指肠 | 5－FU/放疗 | 32 | 16 | 16 | 44％a | 57％a | 0.42 |
| Klinkenbiji 等[44] | 1987—1995 | 随机的Ⅲ期试验 | 壶腹周围 | 5－FU/放疗 | 93 | 49 | 44 | 40 | 40 | 0.74 |
| Neoptolemos 等[45] | 2000—2008 | 随机的Ⅲ期试验 | 壶腹周围 | 化疗 | 428 | 144 | 284 | 35.2 | 43.1 | 0.25 |
| Overman 等[46] | 1990—2008 | 回顾性分析 | 小肠 | 化疗/放疗 | 54 | 24 | 30 | NR | NR | 0.84 |
| Sohn 等[38] | 1984—1996 | 回顾性分析 | 十二指肠 | 5－FU/放疗 | 48 | 37 | 11 | 37 | 27 | 0.73 |
| Solaini 等[116] | 2000—2013 | 回顾性分析 | 十二指肠 | 未说明 | 150 | NR | NR | 52 | 84 | 0.83 |
| Swartz 等[117] | 1994—2003 | 回顾性分析 | 壶腹周围 | 未说明 | 25 | 11 | 14 | 21 | 41 | NR |

注: a 5 年的总生存率。
5－FU,5-氟尿嘧啶;NR,未报告。

在 Kelsey 等[42]的一系列研究中,十二指肠腺癌切除术后接受辅助治疗和未接受辅助治疗的患者 5 年 OS 率无差异。然而,在接受边缘阴性切除的患者亚组中,仅接受切除术的患者 5 年 OS 率为 53％,而接受切除术和辅助放化疗的患者 5 年 OS 率为 83％（P＝0.07）。在 MDACC（n＝54）的一项回顾性系列研究中,接受辅助治疗的患者中发现无病生存期（DFS）和 OS 有改善的趋势[46]。然而,在对高危疾病患者（定义为淋巴结比率为 10％或以上）的亚组分析中,辅助治疗与 OS 的显著改善有关[46]。相反,在梅奥诊所的一项单机构回顾性研究中,在行切除术的 SBA 患者中没有发现辅助化疗或放化疗的益处[47]。关于十二指肠腺癌患者的新辅助（术前）治疗方法的数据有限。在一份报告中,11 例十二指肠腺癌患者接受新辅助放化疗后行切除手术,2 例患者病理完全缓解,11 例患者在手术时都没有出现阳性淋巴结的情况[42]。

### MDACC 治疗非转移疾病的方法

在 MDACC,高风险、已切除的 SBA 患者通常要接受术后辅助化疗。一般情况下,淋巴结受累且切缘阳性的患者被认为是高危患者。对于这种类型的肿瘤,辅助化疗的好处还没有得到证实。然而,考虑辅助化疗的基本原理是基于:① 已知预后差的高危疾病患者。② 小肠腺癌以全身复发为主。③ 证实化疗在转移性小肠癌治疗中的活性。④ 已知的辅助化疗对大肠癌的好处,这似乎与小肠腺癌有许多相似之处。⑤ 支持或反驳 SBA 辅助治疗作用的高质量数据数量极其有限。

基于 5 - FU 和铂联合在转移性疾病中的显著效益,我们通常使用卡培他滨和奥沙利铂联合(CAPOX)作为非转移性 SBA 的辅助治疗。除了全身化疗,对于因切缘阳性或 T4 病变而有局部复发高风险的十二指肠腺癌患者,可以考虑采用放疗。

### 转移性疾病

一般来说,转移性 SBA 的化疗是以治疗结肠癌患者的原则为基础的。一些单机构回顾性系列研究表明,与不接受化疗的患者相比,接受化疗的转移性或不可切除的 SBA 患者的生存率有所提高[41,48]。大多数评估 SBA 化疗的研究都是回顾性的,只有 7 项前瞻性Ⅱ期研究被报道(表 31 - 3)。东部合作肿瘤学组进行的一项多中心研究报道了 5 - FU、多柔比星和丝裂霉素 C(FAM)联合治疗 39 例十二指肠、空肠、回肠或 Vater 壶腹部的腺瘤患者。数据显示总缓解率(ORR)为 18%,中位 OS 为 8 个月[49]。在 MDACC 进行的一项单机构研究评估了 CAPOX 治疗 30 例转移性或局部晚期小肠或壶腹腺癌患者的效果,ORR 为 50%,中位进展时间(TTP)为 9.8 个月,OS 率为 20.3 月[50]。图 31 - 1 显示了在该研究中患者对 CAPOX 化疗的反应。在 33 例持续输注奥沙利铂[改良 5 - FU + 奥沙利铂(FOLFOX)方案]和 5 - FU 和亚叶酸钙联合治疗的患者中,ORR 为 48.5%,中位 OS 为 15.2 个月[51]。另一项前瞻性、多中心、一线研究(n = 23)使用 CAPOXIRI(卡培他滨、奥沙利铂和伊立替康)方案 ORR 为 39%,中位 OS 为 12.7 个月[52]。

表 31 - 3 转移性小肠腺癌接受系统化疗、靶向治疗或免疫治疗的患者的反应和总生存率报告

| 参考资料 | 年 | 研究类型 | 疾病状况 | 患者(n) | 系统治疗的类型 | ORR(%) | 总生存期中位数(月) |
|---|---|---|---|---|---|---|---|
| Aldrich 等[57] | 2019 | 回顾性分析 | 转移性 | 20 | 基于紫杉烷类药物的治疗 | 30 | 10.7 |
| Pedersen 等[5] | 2019 | 前瞻性Ⅱ期试验 | 转移性 | 30 | 帕博利珠单抗 | 8 | 6.9 |
| Gulhati 等[59] | 2018 | 前瞻性Ⅱ期试验 | 转移性 | 8 | 帕尼单抗 | 0 | 5.7 |
| Gulhati 等[58] | 2017 | 前瞻性Ⅱ期试验 | 转移性 | 23 | CAPOX + 贝伐珠单抗 | 48 | 12.9 |
| McWilliams 等[52] | 2012 | 前瞻性Ⅱ期试验 | 转移性 | 23 | CAPOXIRI | 39 | 12.7 |
| Xiang 等[51] | 2012 | 前瞻性Ⅱ期试验 | 转移性 | 33 | FOLFOX | 49 | 15.2 |
| Zaanan 等[48] | 2010 | 回顾性分析 | 转移性 | 93 | 基于 5 - FU 的治疗 | 26 | 17.8 |
| Overman 等[50] | 2009 | 前瞻性Ⅱ期试验 | 转移性,LAD | 30 | CAPOX | 50 | 20.3 |
| Overman 等[56] | 2008 | 回顾性分析 | 转移性 | 29 | 5 - FU + 铂类 | 41 | 14.8 |
| Fishman 等[56] | 2006 | 回顾性分析 | 转移性,LAD | 44 | 各种药剂 | 29 | 18.6 |
| Locher 等[55] | 2005 | 回顾性分析 | 转移性,LAD | 20 | 5 - FU + 铂类 | 21 | 14 |
| Gibson 等[49] | 2005 | 前瞻性Ⅱ期试验 | 转移性 | 38 | FAM | 18 | 8 |
| Enzinger 等[118] | 2005 | 前瞻性Ⅰ期试验 | 转移性 | 4 | 5 - FU + 顺铂 + 伊立替康 | 50 | NS |
| Czaykowski 等[119] | 2007 | 回顾性分析 | 转移性,LAD | 16 | 基于 5 - FU 的治疗 | 6 | 15.6 |
| Goetz 等[120] | 2003 | 前瞻性Ⅰ期试验 | 转移性,LAD | 5 | 5 - FU + 奥沙利铂 + 伊立替康 | 40 | NS |
| Polyzos 等[121] | 2003 | 案例系列 | 转移性 | 3 | 伊立替康 | 0 | NS |
| Crawley 等[53] | 1998 | 回顾性分析 | 转移性,LAD | 8 | ECF + 5 - FU | 37 | 13 |
| Jigyasu 等[122] | 1984 | 回顾性分析 | 转移性 | 14 | 基于 5 - FU 的治疗 | 7 | 9 |
| Ouriel 等[123] | 1984 | 回顾性分析 | 转移性 | 14 | 基于 5 - FU 的治疗 | NS | 10.7 |
| Morgan 等[124] | 1977 | 回顾性分析 | 转移性 | 7 | 基于 5 - FU 的治疗 | 0 | NS |
| Rochlin 等[125] | 1965 | 回顾性分析 | NS | 11 | 5 - FU | 36 | NS |

注:CAPOX,卡培他滨和奥沙利铂;CAPOXIRI,卡培他滨、奥沙利铂和伊立替康;ECF,5 - FU、表柔比星和顺铂;FAM,5 - FU、多柔比星和丝裂霉素 C;FOLFOX,5 - FU 和奥沙利铂;LAD,局部晚期、不可切除的疾病;NS,无意义。

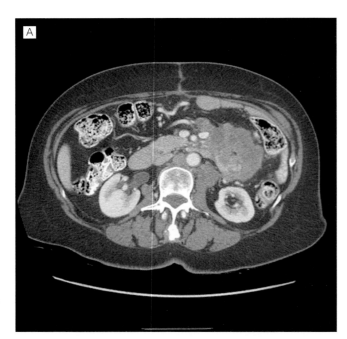

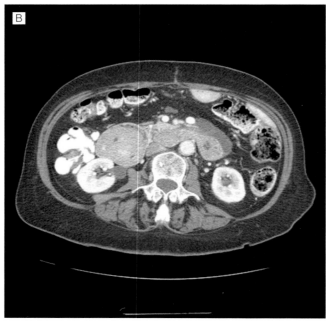

**图31-1** 局部晚期小肠腺癌患者对卡培他滨和奥沙利铂(CAPOX)化疗的放射学反应。治疗前(A)和治疗后(B)CT扫描

几项回顾性研究证实,5-FU联合铂类药物治疗转移性SBA具有显著效果,有效率为18%~46%[53-56]。在迄今最大的一项回顾性研究中,共有80例转移性SBA患者接受了不同的治疗方案:29例接受5-FU+铂类药物治疗(19例接受顺铂,4例接受卡铂,6例接受奥沙利铂),41例接受5-FU为基础的治疗而不使用铂类药物(32例单独接受5-FU,3例接受FAM,3例接受5-FU和丝裂霉素,3例接受其他5-FU联合用药),10例接受以非铂类药物和非5-FU为基础的疗法[56]。接受5-FU联合铂类药物方案的患者相较其他化疗方案有更高的ORR(46% vs 16%,$P<0.01$)和更长的中位无进展生存期(PFS)(8.7个月 vs 3.9个月,$P<0.01$)。虽然没

有统计学意义,但接受5-FU+铂类药物的患者中位OS时间也有改善的趋势(14.8 vs 12.0个月,$P=0.1$)。法国一项多中心研究显示,接受5-FU($n=10$)、FOLFOX($n=48$)、(5FU+伊立替康)($n=19$)和5-FU-顺铂($n=16$)为一线方案的SBA患者的中位PFS分别为7.7个月、6.9个月、6.0个月和4.8个月[48]。相应的中位OS分别为13.5个月、17.8个月、10.6个月和9.3个月[48]。在亚组分析中,与接受奥沙利铂化疗的患者相比,接受5-FU-顺铂治疗的患者PFS($P<0.01$)和OS($P=0.02$)都有所下降[48]。

以伊立替康为基础的化疗对转移性SBA也有效。一项回顾性研究显示,12例患者中有5例对伊立替康治疗有反应(3例患者对5-FU+伊立替康有反应,1例患者对卡培他滨+伊立替康有反应,1例患者对单药伊立替康有反应)[54]。第二项二线应用伊立替康挽救性治疗的研究显示,8例患者中有4例病情稳定(SD)[55]。在胃肠肿瘤协会(AGEO)研究的19例患者中,应用5-FU加伊立替康治疗,1例患者有部分缓解(PR),7例患者出现SD[48]。以吉西他滨为基础的治疗也有反应,但接受治疗的患者数量很少。虽然紫杉烷尚未常规用于SBA患者的治疗,最近一项评估紫杉烷在SBA中的活性的单中心回顾性研究显示,30%的患者有反应,35%的患者为SD,35%的患者有PD,中位数TTP为3.8个月,OS为10.7个月[57]。

其余前瞻性II期研究评估了靶向治疗和免疫治疗在转移性SBA患者中的作用。MDACC进行的一项单机构研究评估了CAPOX联合贝伐珠单抗[抗血管内皮生长因子(VEGF)抗体]在30例晚期小肠或壶腹腺癌患者中的疗效:ORR为48.3%,中位PFS为8.7个月,中位OS为12.9个月[58]。一项探索性分析将该方案与来自同一机构单独使用CAPOX的II期临床试验进行比较,结果未显示出ORR或PFS的显著差异。MDACC进行的另一项II期研究评估了帕尼单抗[抗表皮生长因子受体(EGFR)抗体]在转移性RAS野生型SBA或壶腹腺癌中的疗效,已知EGFR抗体在转移性CRC中有益处[59]。该研究因无效而提前终止,9例患者无反应,2例患者有SD,7例患者有PD,中位PFS和OS分别为2.4个月和5.7个月。没有患者出现RAS突变(外显子2/3/4),但有2例患者出现BRAF G469A突变,1例患者出现PIK3CA H1074R突变。笔者提出,这些发现可能与小肠和壶腹的主要中肠和前肠衍生有关。最后,ZEBRA试验是一项前瞻性、多中心II期研究,评估帕博利珠单抗(PD-1抗体)在SBA中的疗效。SBA较CRC患者更频繁出现微卫星不稳定且更程序性死亡受体配体表达更强[60]。中位PFS和OS分别为2.8个月和6.9个月。MSI-H患者均达到PR和无疾病进展生存。在微卫星稳定患者中,疾病控制率为50%,有PR记录。这些研究的结果与之前描述的SBA和CRC之间的突变谱差异一起表明,SBA的治疗方法不应该从CRC中推断出来,而是应该基于来自SBA的数据。

**MDACC 转移治疗方法疾病**

现代化疗组合在 SBA 中的可观反应率和延长的 OS,有力地证明了在治疗转移性 SBA 患者时应采取积极的方法。考虑到 CAPOX 和 FOLFOX 在转移性 SBA 中令人鼓舞的结果,我们通常在 MDACC 推荐这些方案。在一线 CAPOX 或 FOLFOX 化疗后,患者随后接受以伊立替康为基础的治疗方案。此外,如果所有疾病部位都能成功切除,对初始化疗有反应的局限性转移患者可考虑进行手术切除。在 SBA 中使用抗 VEGF 和抗 EGFR 靶向抗体的数据有限,需要进一步研究其临床益处。虽然抗 PD-1 免疫治疗已被批准用于 MSI-H SBA,但还需要进一步的研究来全面评估这些药物在微卫星稳定 SBA 中的益处。仍然需要对 SBA 患者进行更有效的治疗,并强烈鼓励参与这种罕见肿瘤类型的临床试验。图 31-2 给出了一种 SBA 的治疗流程。

# 阑尾肿瘤

阑尾肿瘤包涵罕见而多样的肿瘤组。基于 SEER 数据库的流行病学研究显示,发病率稳步上升,从 20 世纪 70 年代的每 10 万人中约 0.2 例,到 2000 年的每 10 万人中约 0.6 例,到目前估计的每 10 万人中 1~4 例[61-64]。从历史上看,阑尾肿瘤一直归类于 CRC 组,截至 2020 年,美国 NCCN 指南仍然建议阑尾肿瘤患者应接受类似于 CRC 的治疗。然而,越来越多的证据表明,阑尾肿瘤的结果强烈取决于组织学亚型,在分子水平上与结直肠癌截然不同[65,66]。认识到 CRC 和阑尾癌在生物学、自然史和治疗反应上的明显差异,目前正在努力制定专门针对阑尾肿瘤的国家指南。阑尾肿瘤主要有两种类型:阑尾类癌肿瘤和阑尾上皮肿瘤,每一种约占所有阑尾肿瘤的一半[67]。本节讨论阑尾肿瘤这两种肿瘤类型(类癌和上皮性)的治疗管理,以及腹膜假黏液瘤(PMP)这一不寻常临床综合征。

### ■ 发病率

1973—1998 年来自美国国家癌症研究所 SEER 数据库的数据显示,阑尾恶性肿瘤最常见的组织学亚型是腺癌(67%)和类癌(33%)[68]。然而,这种 SEER 分析既没有包括腺瘤性肿瘤,也没有包括良性类癌。腺癌的亚型为黏液型(56%)、非黏液肠型(38%)和印戒细胞型(6%)。最近一项基于 SEER 数据库对 7170 种肿瘤的分析再次发现黏液腺癌最常见(39%),其次是非黏液腺癌(也称为结肠腺癌)类型(33%)、杯状细胞类癌(13%)、恶性类癌(9%)和印戒细胞癌(6.5%)[62]。另外,在对 7970 例阑尾切除术标本的单独研究中,1% 的标本中发现了肿瘤,类癌占所有发现的肿瘤的 57%[67]。腺瘤和腺癌分别占确诊肿瘤的 18% 和 11%。

### ■ 表现与预后

阑尾肿瘤表现是二元的,肿瘤通常是在阑尾切除术标本的病理复查时偶然发现的,或者是在肿瘤扩散到腹膜间隙后才发现的。阑尾炎症状往往是最常见的早期肿瘤症状,特别

是位于阑尾底部的肿瘤,此处更容易发生梗阻。晚期阑尾疾病的症状反映了非特异性的腹部腹膜受累症状:腹痛和腹胀,肠蠕动改变,早饱。转移性类癌肿瘤也可表现出与类癌综合征相关的症状,如阵发性潮红、喘息和腹泻。患者的发病年龄因肿瘤的组织学亚型而异,相对于腺癌(黏液性,59 岁;非黏液性,64 岁;印戒细胞,58 岁),类癌发生在较年轻的患者(杯状细胞类癌,54 岁;恶性类癌,43 岁)[62]。

阑尾癌患者的预后强烈依赖于肿瘤的组织病理学亚型,类癌患者的生存率明显高于腺癌患者(图 31-3)[68]。然而,阑尾癌的纵向数据可能难以解释,因为在描述阑尾肿瘤的多个亚型时术语不一致[69]。2016 年,一个共识的分类和报告制度对阑尾癌组织病理学分类的标准化有很大的帮助[70]。重要的是,这些指南将无浸润性侵袭的黏液性肿瘤与腺癌区分开来,后者根据定义存在浸润性侵袭。无浸润性浸润的黏液性肿瘤进一步分为低级别(LAMN)和高级别(HAMN)。PMP 是一种独特的临床综合征,肿瘤和腹水在腹腔内扩散,但不会扩散到远处器官,也制定了统一标准,将 PMP 与无细胞黏液区分开来[69]。正如预期那样,在阑尾切除术时偶然发现的早期肿瘤患者比症状出现后确诊的患者预后更好。对于这些早期患者,区分 LAMN 和腺癌具有重要的预后意义。在一项 107 例腺癌局限性 LAMN 患者的研究中,在中位随访 6 年的时间里,没有一个局限于阑尾的 LAMN 复发[71]。阑尾外扩散的 LAMN 在 3 年、5 年和 10 年的 OS 率分别为 100%、86% 和 45%。相反,黏液腺癌更容易发生阑尾外扩散和较差的 OS,在 3 年和 5 年的 OS 率分别为 90% 和 44%。

分级的重要性体现在 AJCC 第 8 版阑尾癌分期中,该分期区分了 IVa 期和 IVb 期(表 31-4)[33,66]。关于黏液性腺癌患者的预后与非黏液性或结肠型腺癌患者的预后存在矛盾[72],最近有报告指出,黏液中分化腺癌的预后似乎更接近于黏液高分化癌,而非黏液低分化癌[73]。尽管有这些细微差别,但在对阑尾腺癌的预后影响方面,分级优于所有临床分子参数[66]。类癌中,纯恶性类癌的 OS 最好(中位数,396 个月),其次为腺泡细胞类癌(中位数,162 个月)。腺泡细胞类癌也被称为腺泡细胞瘤(GCT)、腺癌前腺泡细胞类癌或混合腺神经内分泌癌,具有混合的组织学外观,包括神经内分泌细胞和腺泡细胞,以及腺癌的特征,腺癌比例增加与较差的结局相关[74]。

### ■ 阑尾类癌

与其他肠道类癌相似,阑尾类癌起源于固有层和黏膜下层的神经内分泌细胞。阑尾类癌可分泌 5-羟色胺和引起类癌综合征的血管活性物质,但在无广泛肝转移的患者中罕见。阑尾类癌通常见于年轻患者,女性略多见[75,76]。卵巢细胞类癌或 GCT,总体上是一种罕见的组织学变异类癌,在阑尾比单纯的类癌更常见。GCT 以表现出外分泌和神经内分泌特征的恶性细胞为特征,其结局介于类癌和腺癌之间(图 31-3)。

第9篇

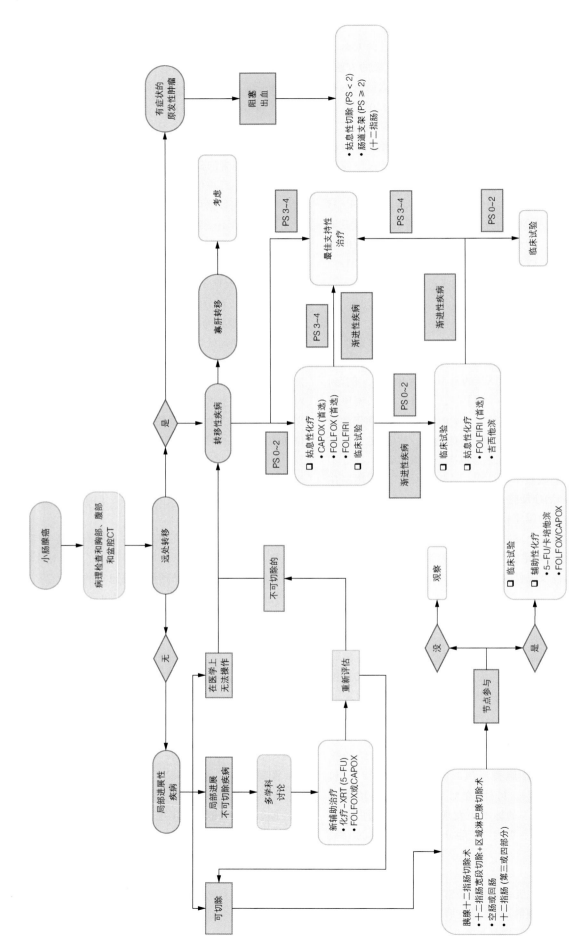

**图 31 - 2** 小肠腺癌的治疗流程（经许可转载自 Raghav K. Overman M J. Small bowel adenocarcinomas-existing evidence and evolving paradigms. Nat Rev Clin Oncol. 2013 Sep;10(9)：534 - 544

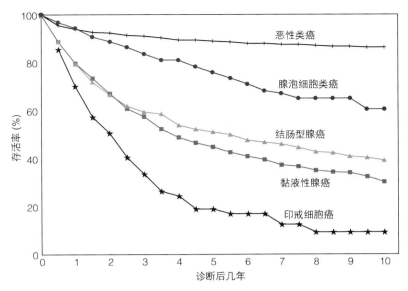

图 31-3 根据 SEER 数据，按组织学亚型分层的恶性阑尾癌的总生存率。经许可引自 McCusker ME，Coté TR，Clegg LX，et al. Primary malignant neoplasms of the appendix，Cancer 2002 Jun 15；94(12)：3307-3312

表 31-4 阑尾癌的肿瘤、淋巴结、转移分期

| 原发性肿瘤(T) | |
|---|---|
| Tx | 无法评估原发性肿瘤 |
| T0 | 没有原发肿瘤的证据 |
| Tis | 原位癌(黏膜内癌；侵入固有层或延伸到黏膜肌层，但未穿过黏膜) |
| Tis (LAMN) | 被固有肌层限制的 LAMN；无细胞的黏液或黏液性上皮可能侵入固有肌层 T1 和 T2 不适用于 LAMN；无细胞的黏液或黏液性上皮细胞延伸至浆膜下层或血清层应分别归入 T3 或 T4a |
| T1 | 肿瘤侵入黏膜下层(通过黏膜肌层，但不进入固有肌层) |
| T2 | 肿瘤侵入固有肌层 |
| T3 | 肿瘤通过固有肌层侵袭到浆膜下或盲肠中层 |
| T4 | 肿瘤侵入内脏腹膜，包括涉及阑尾或中阑尾血清的无细胞黏液或黏液上皮，和/或直接侵入邻近器官或结构 |
| T4a | 肿瘤通过内脏腹膜侵入，包括涉及盲肠血清或盲肠中层血清的无细胞黏液或黏液上皮 |
| T4b | 肿瘤直接侵入或黏附在邻近的器官或结构 |

| 区域淋巴结(N) | |
|---|---|
| Nx | 不能评估区域淋巴结 |
| N0 | 无区域淋巴结转移 |
| N1 | 1~3 个区域淋巴结阳性(淋巴结中的肿瘤测量值≥0.2 mm)或存在任何数量的肿瘤沉积，所有可识别的淋巴结均为阴性 |
| N1a | 一个区域淋巴结呈阳性 |
| N1b | 两个或三个区域淋巴结呈阳性 |
| N1c | 无区域淋巴结阳性，但在肠系膜下或肠系膜上有肿瘤细胞沉积物 |
| N2 | 四个或更多的区域淋巴结呈阳性 |

续 表

| 远处转移(M) | |
|---|---|
| M0 | 无远处转移 |
| M1 | 远处转移 |
| M1a[a] | 腹腔内无细胞黏液，散布的腹腔黏液沉积物中没有可识别的肿瘤细胞 |
| M1b | 仅腹膜内转移，包括含有肿瘤细胞的腹膜黏液沉积物 |
| M1c | 转移至腹膜以外 |

| 组织学等级(G) | |
|---|---|
| Gx | 无法评估 |
| G1 | 区分良好 |
| G2 | 中等程度的区分 |
| G3 | 差异性较差 |

| 分期分组 | | | | |
|---|---|---|---|---|
| 0 | Tis 或 Tis (LAMN) | N0 | M0 | |
| I | T1 | N0 | M0 | |
| | T2 | N0 | M0 | |
| ⅡA | T3 | N0 | M0 | |
| ⅡB | T4a | N0 | M0 | |
| ⅡC | T4b | N0 | M0 | |
| ⅢA | T1 | N1 | M0 | |
| | T2 | N1 | M0 | |
| ⅢB | T3 | N1 | M0 | |
| | T4 | N1 | M0 | |
| ⅢC | 任何 T | N2 | M0 | |
| ⅣA | 任何 T | 任何 N | M1a | |
| | 任何 T | 任何 N | M1b | G1 |

续　表

| 分期分组 | | | | |
| --- | --- | --- | --- | --- |
| ⅣB | 任何 T | 任何 N | M1b | G2、G3、Gx |
| ⅣC | 任何 T | 任何 N | M1c | 任何 G |

注：ᵃ对于无法识别肿瘤细胞的无细胞黏液标本，应尽量获取更多的组织样本进行组织学检查。

LAMN，低级别阑尾黏液瘤。

经伊利诺伊州芝加哥市美国外科医学会许可使用。该信息的原始来源是 AJCC 癌症分期系统(2020)。

### 阑尾类癌的治疗

由于大多数阑尾类癌是在阑尾切除术标本中偶然发现的，因此一个关键的、有点争议的肿瘤学问题涉及是否需要进行更完整的手术分期程序。对于阑尾癌来说，一个完整的手术分期过程将是需要进行右半结肠切除术，完全切除阑尾基部、中段阑尾和引流淋巴结。确定是否需要右半结肠完全切除术的最有用标准是肿瘤大小（直径≥2 cm）和阑尾系膜受累[77]。Moertel 等[78]在一项对阑尾类癌的回顾性研究中报道，127 例肿瘤小于 2 cm 的患者无转移，而 14 例肿瘤 2～3 cm 的患者中有 3 例出现转移，9 例肿瘤大于或等于 3 cm 的患者中有 4 例出现转移。患有 GCT 的患者一般被当作阑尾腺癌来治疗。值得注意的是，一项小型研究发现，使用⁶⁸Ga - DOTATATE PET - CT 对这些患者进行随访无益处[79]。

对于转移性恶性类癌患者，使用生长抑素类似物可缓解类癌综合征症状，但很少引起肿瘤客观消退。考虑到阑尾类癌生长缓慢，因此肝栓塞或手术切除等局部疗法也可能对某些转移性肿瘤患者有益。如需更多关于这类肿瘤处理的信息，请参见第 34 章。

#### ■ 阑尾上皮肿瘤

关于阑尾上皮性肿瘤的危险因素或原因知之甚少。阑尾上皮肿瘤在历史上被视为 CRC 的一个子集，其生物学和自然史与结直肠腺癌明显不同，并且与 CRC 的任何共识分子亚型（CMS）均不一致[80]。特别是有一部分阑尾上皮肿瘤，其腹膜黏液沉积物来源于破裂的阑尾黏液腺瘤，通过积极的肿瘤减灭手术（CRS）和高热腹膜内化疗（HIPEC）可以获得较好的长期生存[81,82]。这与最近在 CRC 患者中进行的 PRODIGE7 号试验的结果形成鲜明对比，该试验显示除 CRS 外，HIPEC 无额外益处[83]。目前认为大多数阑尾上皮性肿瘤起源于黏液腺瘤，并伴有因黏液蛋白产生过多而引起的阑尾扩张。在肉眼检查或影像学评估中，这种充满黏液的扩张阑尾通常被称为黏液囊肿。随着生长的进展，阑尾腔可能会阻塞，导致阑尾腔内压力增加，从而导致阑尾破裂。人阑尾破裂是黏液性阑尾肿瘤扩散到腹腔的关键步骤。因此，在手术切除阑尾黏液囊时，必须小心谨慎，以防止溃疡和腹腔播种[71]。切除阑尾黏液囊肿时，应密切检查腹膜，以评估是否有向腹腔播散的证据。在阑尾病理学检查期间，阑尾周围腹膜间隙内的任何液体或黏液都应进行细胞学检查[77]。在局限性疾病患者中，患癌（与 LAMN 不同，LAMN 不具有侵袭性特征）需要完成右半结肠切除术，以进行肿瘤分期。

#### 上皮性阑尾肿瘤的组织病理学亚型

如前所述，阑尾肿瘤经常不一致和模棱两可的术语在 2016 年的共识指南中进行了更新[70]。在本文中，我们将使用新的共识术语，但也列出了历史术语供参考。

#### 腹膜假性黏液瘤

腹膜假性黏液瘤（PMP）由拉丁语字面翻译而来，最初是 Werth 在 1884 年使用的术语，用于描述卵巢囊腺瘤破裂患者的病理结果，患者有大量的胶状腹水（图 31 - 4）[84]。该术语被广泛用于包括任何组织学分化程度的腹腔黏液性肿瘤类型。PMP 是一种恶性黏液性腹膜播散的临床综合征，有时可以来自阑尾以外的肿瘤（结肠、卵巢、尿道、胰腺）。值得注意的是，它并不参考原发性肿瘤的组织病理学特征[69]。为了减少混淆，并根据临床结果更好地分隔患者，目前将 PMP 细分为三组：低级别黏液性 PMP、高级别黏液性 PMP 和伴印戒细胞的高级别黏液性 PMP。

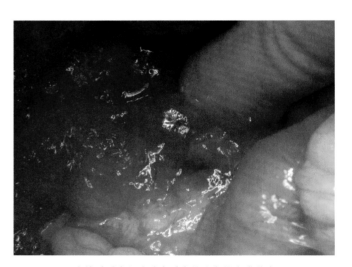

**图 31 - 4**　一个接受手术细胞减容手术的患者的腹膜黏液

#### 低级别黏液性腹膜假性黏液瘤

低级别黏液性 PMP 以前被称为播散性腹膜腺黏液病（DPAM）[85]，其特征是腹膜病变由丰富的含黏蛋白的细胞外黏液上皮组成，很少且仅伴少量局灶性增生的黏液上皮细胞异型性或有丝分裂活性，伴或不伴阑尾黏液腺瘤[85]。本质上，低级别黏液性 PMP 的下层上皮可能有低级别腺瘤样改变，但可能没有任何浸润性侵袭或癌的证据。然而，必须观察到肿瘤细胞，不含肿瘤细胞的黏蛋白称为非细胞黏蛋白。值得注意的是，对于阑尾原发性肿瘤，《AJCC 癌症分期手册》(*AJCC Cancer Staging Manual*)第 8 版将腹腔内的脱细胞黏蛋白分类为 pM1a，而有肿瘤细胞的沉积物分类为 M1b[33]。低级别黏液性 PMP 亚组显示了典型的 PMP 临床综合征，即大量看似良性的黏液性腹水随着时间的推移缓慢地填满整个腹膜腔（图 31 - 5）。虽然存在腹腔扩散，但这些肿瘤不会转移到区域淋巴结，也不会通过血行扩散到肝或其他远处部位。

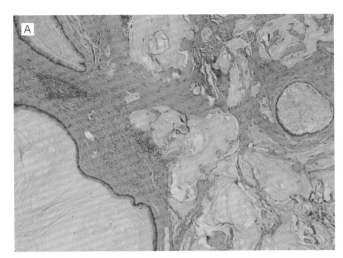

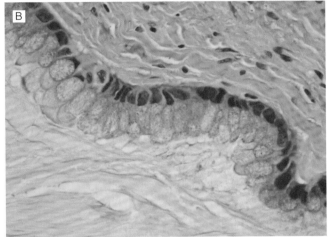

**图 31-5** 组织学上,一个具有 PMP 临床综合征的差异化黏液性阑尾腺癌的患者。A. 腺瘤样上皮细胞与无细胞的黏蛋白池在慢性炎症的纤维性基质中穿行(×40)。B. 腺瘤样上皮细胞有丰富的细胞性黏蛋白(×400)

低级别黏液性 PMP 患者通常表现为腹围逐渐增大。女性 DPAM 可表现为卵巢新发肿块,男性 DPAM 可表现为新发疝。在女性中,卵巢继发性受累常见,而且由于来自原发性卵巢肿瘤的低级黏液性 PMP 的组织病理学特征可能与来自阑尾的黏液性 PMP 非常相似,因此应对阑尾进行彻底的病理学检查[86]。当对阑尾和卵巢受累的患者进行分子和免疫组化评估时,这些评估通常表明疾病的主要部位是阑尾[87-89]。

**高级别黏液性假性黏液瘤和假性黏液瘤-高级别黏液性假性黏液瘤伴印戒细胞**

如果有破坏性、浸润性侵袭或高级别细胞学异型性的证据,则应采用高级别黏液性 PMP 的病理学诊断[69]。以前被称为腹膜黏液癌(PMCA)[85],这些肿瘤的特征是由较多细胞的黏液上皮组成的腹膜病变,具有癌的结构和细胞学特征,伴或不伴原发性黏液腺癌。如果发现高级别特征,即使是局灶性,病变也应该是分类为高级别,这使得充分的取样和完整切除标本的复查至关重要。高级别黏液性伴印戒细胞 PMP 以前被称为伴印戒细胞的腹膜黏液癌(PMCA-S),由于与印戒细胞相关的预后较差,因此被作为一个单独的类别纳入。在

对 109 例具有 PMP 临床特征的患者进行的分析中,低级别 PMP 患者的 5 年和 10 年生存率分别为 75% 和 68%。这与高级别疾病患者形成了鲜明对比,后者的 5 年和 10 年生存率分别为 14% 和 3%[90](图 31-6)。

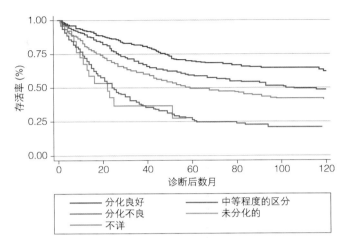

**图 31-6** 按组织学等级划分的阑尾腺癌的总生存率。经许可引自 Overman MJ, Fournier K, Hu CY, et al: Improving the AJCC/TNM staging for adenocarcinomas of the appendix: the prog-nostic impact of histological grade, Ann Surg 2013 Jun; 257(6): 1072-1078

**阑尾黏液性腺癌**

最常见的阑尾上皮肿瘤类型,如 PMP,阑尾黏液腺癌实际上表现为两种不同的疾病实体,低级别肿瘤相对高级别肿瘤的临床病程更缓和。这些肿瘤与 LAMN 和 HAMN 的区别在于是否存在浸润性侵袭,根据定义,超过 50% 的横截面积在组织学上由细胞外黏液蛋白组成[69]。共识指南认可高、中或低分化的三联分级方案,即低分化癌显示很少或没有腺体形成。一项对 201 例阑尾黏液性癌进行的研究表明,三联分级系统对生存率有很强的预测价值,高分化、中分化和低分化肿瘤的 5 年生存率分别为 94%、71% 和 30%[91]。虽然阑尾黏液性腺癌是具有远处转移潜能的侵袭性肿瘤,但大多数肿瘤仍局限于腹腔。即使在组织学表现为侵袭性的患者亚组中,远处血行转移的发生率仍然较低。在一项对 90 例低分化或印戒细胞形态的阑尾腺癌的回顾性研究中,腹膜外转移率仅为 17%[92]。

**非黏液性或结肠型腺癌**

非黏液性或结肠型阑尾腺癌的发生率略低于黏液性阑尾肿瘤,表现出与黏液性阑尾肿瘤不同的肿瘤生物学特性。这些癌症通常更具侵袭性,分化程度较低,表现更像结肠癌腺癌。在 Kabbani 等的一项研究中[93],43% 的非黏液性阑尾腺癌患者有腹膜外转移的证据。本研究中非黏液癌患者的 OS 和 DFS 显著劣于黏液癌患者,但考虑到级别在决定黏液肿瘤生存期方面的关键重要性,很难进行这种直接比较。

**分子概要**

最近的大型测序研究(包括包含 703 个和 266 个阑尾肿瘤的独立队列)揭示了阑尾肿瘤和 CRC 之间,以及阑尾肿瘤不同亚型之间的几个关键分子差异[65]。最值得注意的是,APC 突

变是 CRC 的一个标志性特征,在所有亚型阑尾癌中均不常见。同样,阑尾肿瘤的 TP53 突变发生率较低(图 31-7)[66]。GNAS 突变在阑尾癌中的频率要高得多,特别是在低级别肿瘤中富集。几乎所有 GNAS 突变均发生在密码子 R201,其中 R201H 和 R201C 是最常见的替换。值得注意的是,虽然还没有 GNAS 特异性的化学抑制剂,但 R201C 突变中的胱氨酸可以作为靶点,与 KRAS G12C 中的胱氨酸相似。阑尾癌和结直肠癌的 KRAS 突变频率相似。不幸的是,目前 HER2 和 EGFR 等基因的"可操作"突变的发生率在阑尾肿瘤中相当罕见,微卫星不稳定性也是如此。重要的是,KRAS 突变的频率在阑尾癌和 CRC 中是相似的。不幸的是,重要的是,低级别的阑尾腺癌具有与高级别的肿瘤不同的分子特征,其特征是 GNAS 和 KRAS 经常发生突变,而 TP53 没有突变(图 31-

8)[65,66]。这些分子差异和低级别肿瘤独特的惰性病程强烈提示低级别阑尾腺癌是一种不同于高级别阑尾腺癌的疾病。

阑尾癌的转录组数据有限,但对 26 例阑尾腺癌的微阵列基因表达谱进行的一项初步研究表明,阑尾腺癌和 CRC 有明显差异[94]。对另外 24 个肿瘤进行的第二项研究发现,139 个基因标签与低级别肿瘤的不良预后相关[95]。阑尾肿瘤的无监督聚类使用 Celligner 方法[97]从"癌症细胞系百科全书"[96]中获得的所有 TCGA 肿瘤和癌细胞系表明,阑尾肿瘤紧密地聚集在一起,远离任何其他肿瘤类型,也远离任何细胞系模型。这表明阑尾癌是一种不同于 CRC 的实体,目前还没有具有代表性的阑尾癌细胞系模型。对阑尾癌转录组的基因集富集分析表明,真核翻译起始因子 4E(eIF4E)及 RAS-MAPK 通路中的 RAF 和 EGFR 表达上调(丝裂原活化蛋白激酶)。

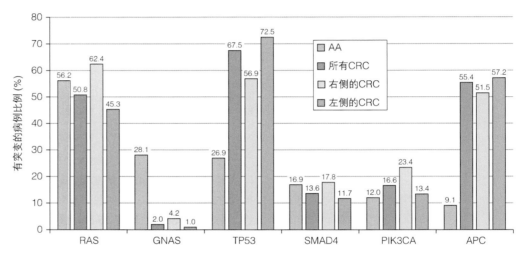

**图 31-7** 阑尾癌患者肿瘤组织中突变的频率(百分比)(>3%的发生率),以及与结肠癌(CRC)相比,突变的分布(前六个最常突变的基因),按等级或分化。转载自 Raghav K, Shen JP, Jácome AA, et al: Integrated clinico-molecular profiling of appendiceal adenocarcinoma reveals a unique grade-driven entity distinct from colorectal cancer, Br J Cancer 2020 Oct;123(8):1262-1270

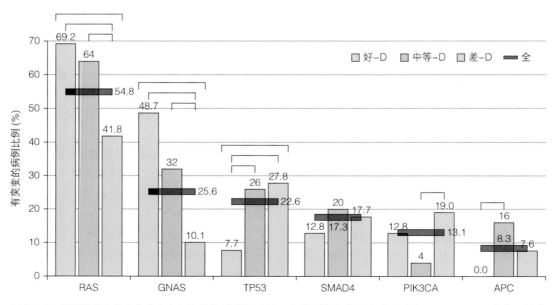

**图 31-8** 阑尾腺癌中前六位癌症突变的频率,按等级分层。比较结果显示,只有明显差异(P<0.05)。D,分化。转载自 Raghav K, Shen JP, Jácome AA, et al: Integrated clinico-molecular profiling of appendiceal adenocarcinoma reveals a unique grade-driven entity distinct from colorectal cancer, Br J Cancer 2020 Oct;123(8):1262-1270

测定血液中循环肿瘤 DNA(ctDNA)的能力已被证明在许多胃肠道恶性肿瘤中有价值；然而，这些"液体活检"的敏感性在低级别阑尾肿瘤似乎很低。这个问题的最终答案需要有配对的血液和组织测序的患者队列；然而，一个由 73 个基因组成的基因包仅在 61% 的患者中发现了血液突变，而基于组织测序的预期结果为 94%[65,98]。有趣的是，相对于高级别肿瘤的特征突变(如 TP53，35% vs 23%，1.5 倍)，低级别肿瘤的特征基因突变(如 GNAS，34% vs 2.6%，13 倍)的差异更大，这表明低级别肿瘤不太可能将 DNA 转移到血液中。血液中检测到 ctDNA 的预后意义仍然未知，但它可能有作为高危疾病生物标志物的价值。

## 治疗

### 减瘤手术

由于这种疾病相对罕见，因此缺乏对阑尾上皮肿瘤治疗进行研究的前瞻性随机临床试验。评估这种疾病的各种治疗方法的大多数数据来自回顾性、单一机构的研究。基于以下因素，手术减瘤一直是这些肿瘤的主要治疗模式：

(1) 无腹膜外疾病扩散。

(2) 主要是腹膜黏液性沉积。

(3) 惰性生长速率(对于低级别肿瘤)。

(4) 全身化疗的活性有限。

(5) 缺乏有效的全身黏液溶解剂。

肿瘤细胞减灭术的目标是从腹腔内完全切除肿瘤。由于腹膜表面积大，通过减瘤术去除所有可见病变部位可能具有挑战性。最佳的 CRS 可能包括移除阑尾、右半结肠、腹腔内肿瘤减积术、多个腹腔和盆腔器官切除并腹膜肿瘤填充术，以及所有受累壁腹膜剥离术[99]。肿瘤细胞减灭术成功后，患者可能会出现黏液性腹膜种植物的再蓄积，这可能与既往手术并发纤维化相关，需要反复行细胞减灭术。

在 MSKCC 的 97 例患者系列中，单纯手术切除是超过 2/3 患者的主要治疗方式，低级别肿瘤患者的 5 年 OS 率为 90%，高级别肿瘤患者的 5 年 OS 率为 50%[81]。在对所有可见肿瘤进行了完全肿瘤细胞减灭术的 55% 患者中，91% 有复发。在本研究中，患者接受的平均细胞减灭术次数次为 2.2 次，范围为 1~6 次[81]。这些发现与对 512 例腹膜转移性阑尾肿瘤的回顾性分析形成鲜明对比，其中只有 26% 发生复发[100]。中位复发时间为 26 个月。其中 26% 的患者尝试了重复 CRS，并且与未接受第二次 CRS 的复发患者相比，重复 CRS 与更好的生存相关。这些数据提示，对于长时间无病期后出现复发的患者，可以尝试重复 CRS，至少对部分患者有良好效果。

### 腹腔热灌注化疗

为了降低 CRS 后的疾病复发率，在肿瘤细胞减灭术后给予腹腔内化疗已被用于试图治疗腹腔内任何残留的显微镜下病变。在历史上，已经使用了多种腹腔内化疗的方法，但最常用的方法是在细胞减灭术时给予 HIPEC。在 MDACC，完成 CRS 后，标准程序是将丝裂霉素 C 以 25 mg/m² 的剂量(用于初次接受化疗患者)或 20 mg/m² 的剂量(用于既往接受过化

疗的患者)，以 5~6.5 L 电解质溶液的体积和 3~3.5 L/min 的流速给药。术中血流动力学监测和热监测对于这些患者的最佳治疗效果至关重要。HIPEC 持续 90 min，大力摇晃封闭的腹部。在完成 HIPEC 后，进行必要的肠道吻合，并放置胃造口和空肠造口管，以便在术后处理营养不良和长时间的胃肠梗阻。

腹腔内给药的优势是直接向目标腹膜表面提供高局部浓度的药物，而且热疗与化疗结合时可以起到协同抗肿瘤的作用[101]。但是，作为一种局部应用的方式，对肿瘤组织的最大渗透通常被限制在距表面 2~5 mm[102]。目前，还没有随机研究比较在外科细胞减灭术的基础上增加 HIPEC 的益处，但如果将外科细胞减灭术和 HIPEC 治疗患者的 DFS 率(37%~57%)[87,103]与单独外科细胞减灭术的历史比例(9%~12%)[81,88]相比，CRS 加 HIPEC 是一种积极的治疗，需要大量的外科技术，并且只能在有腹膜细胞减灭术经验的中心进行。操作时间为 8~12 h，平均住院时间为 20~25 天。术后 30 天病死率为 0~12%，并发症发生率为 12%~56%[87,89]。在一项最大的回顾性多机构登记研究中，纳入 2 298 例接受 CRS 治疗的阑尾黏液性肿瘤的 PMP，报道的中位 OS 为 16.3 年，10 年生存率为 63%[104]。治疗相关死亡率为 2%，主要手术并发症发生率为 24%[104]。腹膜癌指数(PCI)高、肿瘤细胞未完全减灭和未行 HIPEC 与较差的 PFS 和 OS 相关[104]。

CRS 合并 HIPEC 患者的预后主要取决于两个关键因素：病理分型和手术切除的完整性。定量评分，即细胞减灭的完整性(CC)评分，Sugarbaker 等[82]根据手术结束时剩余结节的大小对 CC 进行了分类：CC-0(无可见病变)、CC-1(结节<0.25 cm)、CC-2(结节 0.25~2.5 cm)和 CC-3(结节直径≥2.5 cm)。在对 224 例低级别组织学患者进行的分析中，Sugarbaker 等[82]发现，细胞完全减少(CC-0 或 CC-1)患者的 5 年 OS 率为 86%，而细胞不完全减少(CC-2 或 CC-3)患者的 5 年 OS 率为 20%(P<0.000 1)(图 31-9)。CC 的重

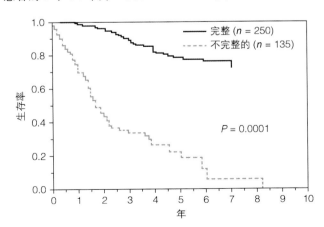

**图 31-9** 385 例阑尾黏液上皮性肿瘤患者的总生存率，根据手术细胞还原的完整性(CC)。完全细胞减灭定义为 CC-0 或 CC-1 分，不完全细胞减灭定义为 CC-2 或 CC-3 分。经许可引自 Sugarbaker PH. Results of treatment of 385 patients with peritoneal surface spread of appendiceal malignancy. Ann Surg Oncol. 1999；6(8)：727-731

要性已被其他学者证实,但 CC 的分类方法有多种[87,103]。其他预后指标包括 PCI,一种对腹膜表面结节大小和分布的定量测量,既往手术评分(衡量既往肿瘤细胞减灭程度的指标),以及小肠和小肠系膜的病变范围[81,82,105,106]。这些不同因素的预后价值主要与它们预测获得完整肿瘤的可能性的能力有关。

对于不能进行完全 CRS 的患者,从不完全的细胞还原中获得的好处仍不确定。如果不能进行完全的 CRS,一般来说,只有在有特殊症状可以通过肿瘤切除来缓解的情况下,才会考虑进行外科肿瘤减灭术。鉴于 HIPEC 的肿瘤穿透力有限,HIPEC 的使用应限于完全或接近完全 CRS 的患者。

### 全身化疗

全身化疗在阑尾上皮肿瘤中的作用还没有得到很好的界定,一般用于不适合细胞减灭手术的患者[99]。使用全身化疗治疗阑尾肿瘤面临诸多挑战。因为这是一种罕见的疾病,它一直难以开展针对阑尾肿瘤的临床试验。使有效化疗的发展进一步复杂化的因素包括低级别和高级别肿瘤之间的明显异质性、疾病相对缓慢的生长性质、肿瘤的主要黏液成分,以及放射学测量疾病应答的挑战。由于缺乏专门针对阑尾腺癌的数据,传统上针对 CRC 的化疗也被用于这些肿瘤。一般来说,PMP 被认为对全身化疗有抵抗力,但一项评估同时使用丝裂霉素 C 和卡培他滨治疗晚期、不可切除的高或低级别黏液性 PMP 患者的 II 期研究表明,系统化疗可以发挥作用[107]。在这项对 39 名患者的研究中,根据黏液沉积的半定量减少或以前进展性疾病的稳定的定义,确定临床获益率为 38%,2 年癌症相关死亡率为 39%[107]。

现在越来越多的人认识到,鉴于在自然史、体细胞突变谱和基因表达方面的差异,高级别和低级别阑尾肿瘤需要作为独立的实体进行化疗。2016 年对 SEER 数据库中的 25 992 例肿瘤的回顾发现,IV 期高分化阑尾黏液腺癌未从全身化疗中获益[108]。对 639 例转移性高分化黏液性阑尾腺癌患者进行的一项类似研究证实了这一发现,表明手术切除有 5 年生存获益(风险比,0.4),但化疗无获益(风险比,1.1)[109]。目前,MDACC 正在进行一项针对分化良好的阑尾肿瘤的随机试验,以前瞻性地确认这些发现,计划在 2021 年发布报告。

尽管结肠癌化疗,即氟吡啶类药物(5-FU、卡培他滨)奥沙利铂和/或伊立替康,通常用于高等级阑尾癌患者,但支持这种做法的公开数据很少。Shapiro 等[99]回顾了从 54 名患者(26 名中度或低度分化)收集的数据,这些患者是不理想的外科减瘤术的候选者,结果显示 55% 的患者达到影像学稳定或治疗后缓解,中位 PFS 为 7.6 个月,中位 OS 为 56 个月。针对高级别阑尾腺癌的最大规模研究是一项回顾性综述[92],数据显示缓解率为 44%,中位 PFS 为 6.9 个月,中位 OS 为 1.7 年。对化疗有反应的患者接受完全 CRS 与 PFS 和 OS 改善相关。日本的一项小规模病例系列研究显示,接受 FOLFOX 治疗的

8 例患者中有 6 例得到了疾病控制[110]。关于系统治疗与手术的结合,在一项对 109 例高级别肿瘤的研究中,CRS 加 HIPEC 后的辅助化疗与 PFS 的改善有关(12.6 个月 vs 6.8 个月,P<0.01),但有趣的是,新辅助治疗没有任何益处[111]。也有一些回顾性报告表明,贝伐珠单抗与化疗相结合可能会改善手术无法切除的阑尾上皮肿瘤的生存结果[112,113]。

### ■ MDACC 治疗阑尾上皮性肿瘤的方法

与 CRC 不同,阑尾上皮恶性肿瘤的自然史较为惰性,这主要由其基础组织病理学决定。在 MDACC,LAMN 和健康状况良好的患者对中分化黏液腺癌进行 CRS 的初步评估。肿瘤完全减灭(CC-0 或 CC-1)的患者在 42℃ 使用腹腔内丝裂霉素进行 HIPEC 治疗。如果影像学检查表明达到完全细胞减灭术的可能性极低,或者如果内科合并症使患者无法接受手术,或者患者未获得完全 CRS,则考虑接受全身性化疗。此外,MDACC 还将 HIPEC 用于控制部分低级别肿瘤患者的难治性腹水。我们发现,在接受不完全 CRS 患者中使用 HIPEC 可以改善患者的长期控制腹水的预后,对于难治性腹水患者应考虑此方案。

鉴于中度至高度分化的黏液腺癌的不稳定性,全身性化疗通常留给影像学检查有明确疾病进展证据或有显著肿瘤相关症状的患者。一线化疗以氟嘧啶为基础,可根据患者对更具侵袭性药物的耐受性而增加其他药物。鉴于这些患者的预后普遍较好,而支持类似 CRC 的化疗对这些肿瘤的疗效的数据有限。因此,治疗与生活质量密切相关,并将累积毒性控制在最低限度是至关重要的。对于有印戒细胞、低分化肿瘤或非黏液性肿瘤的 CRC 患者,多药全身化疗是首选治疗方法。因为患者分化差或印戒阑尾环细胞腺癌在侵袭性 CRS 后的结局均较差,因此我们的方法只是考虑在这些患者接受全身化疗的初始治疗后进行减瘤手术。一项回顾性研究 MDACC、Lieu 等表明,IV 期低分化或印戒细胞形态阑尾腺癌患者的中位 OS 为 24 个月,与转移性 CRC 患者的已知 OS 相似[92]。在靶向药物方面,MDACC 的标准做法不是将 VEGF 抑制剂或 EGFR 抑制剂用于阑尾上皮肿瘤。MSI-H 在阑尾癌中罕见,但这些患者接受了与 MSI-H 结肠癌患者相似的免疫治疗。鉴于缺乏支持全身化疗的数据,也缺乏真正的标准治疗方案,因此应尽可能纳入患者参加临床试验。为了促进试验纳入,所有转移性阑尾肿瘤均采用了上述方法对常见癌症基因的体细胞突变、MSI-H 和 HER2 过表达进行常规基因分析。既然我们可以通过《临床实验室改进修正案》(Clinical Laboratory Improvement Amendments,CLIA)的方式获得这些数据,那么今后这种基因分析将包括 RNA_Seq。由于阑尾肿瘤的罕见性,我们对这些肿瘤的认识有限,需要进一步研究这些肿瘤的分子特征。CRS 在阑尾上皮性肿瘤中的作用已得到证实。系统化疗在阑尾上皮肿瘤患者中的作用需要进一步研究,类似 CRC 样化疗似乎对低级别肿瘤不能带来益处。

## 提示

### 小肠癌

- 应考虑 SBA 的易感条件。具体而言,应同时检测错配修复和乳糜泻。
- SBA 的辅助治疗方法与结肠腺癌的一般原则相似,但随着分期的增加,SBA 的预后往往更差。
- 所有转移性疾病患者都应进行分析,因为我们可以发现许多可作为治疗靶点的改变,如 HER2 改变和错配修复缺陷。
- 对于转移性 SBA,可从 5 - FU 为基础的化疗(FOLFOX、FOLFIRI 或 FOLFOXIRI)开始。可以考虑联合使用贝伐珠单抗,但使用抗 EGFR 药物(西妥昔单抗和帕尼单抗)的疗效似乎有限。
- 基于紫杉烷类药物的疗法已被证明有效,在没有临床试验的情况下,可以考虑在以后的治疗路线中选用,但转诊到临床试验总是首选。

### 阑尾肿瘤

- 所有黏液性阑尾肿瘤的分级对于预后和治疗都是至关重要的。确保进行了充分的采样,如果存在不确定性,考虑与病理科讨论。
- 鉴于这些肿瘤在大多数情况下具有黏液性(尤其是低级别肿瘤),以及希望进行腹腔评估,因此 PET 扫描不应用于常规治疗。
- 对于低级别(高分化)黏液腺癌,应确保进行多学科讨论和早期手术转诊,因为它们代表了预后良好的疾病类型,最佳治疗手段是手术。
- 避免对低级别(高分化)黏液腺癌患者使用化疗,因为这些肿瘤往往对化疗无反应。
- 对于非黏液性和高级别黏液性阑尾腺癌,应采用基于 5 - FU 的全身性化疗,因为这些组织学类型对化疗有应答,并且早期 CRS 的益处尚不确定。

# 第 32 章 大肠癌

Arvind Dasari
Benny Johnson
Christine Parseghian
Kanwal P. Raghav
Scott Kopetz

余一祎 张世龙·译

## 要点

▶ 尽管结直肠癌(CRC)的总体发病率已经下降,但在过去20～30年里,50岁以下人群中的发病率(即早发性CRC)明显增加,估计目前在美国每10个诊断的病例中就有1个。

▶ 外科手术是根治局部性CRC的基础。氟尿嘧啶类药物联合奥沙利铂的辅助化疗通常是Ⅲ、Ⅳ期和高危Ⅱ期结肠癌患者的标准辅助治疗。最近的数据支持根据Ⅲ期结肠癌的病理分期来调整治疗时间(3个月与6个月)。

▶ 对于局部晚期直肠腺癌患者,治疗模式已经转变为完全新辅助治疗方法,即在手术前除了新辅助放疗外,还要进行全身化疗。目前的研究正在评估在选定患者中通过省略手术或放疗来减轻这种三联疗法的强度。

▶ 对所有CRC患者应进行包括错配修复缺陷的生物标志物检测;对所有转移性CRC患者应进行泛RAS(KRAS和NRAS外显子2、3、4)、BRAF$^{V600E}$突变和HER2扩增的检测。NTRK融合和POLE突变在转移性CRC(mCRC)中是罕见的,但也是可靶向的突变。

▶ 所有mCRC患者在诊断和每次再分期时都应评估是否有可切除的病灶。

▶ 大多数mCRC患者在一线和二线治疗中使用基于氟尿嘧啶的联合化疗,包括奥沙利铂、伊立替康或两者。针对血管内皮生长因子或表皮生长因子受体(EGFR)的单克隆抗体(mAb)可与此类化疗联合使用。抗EGFR抗体的使用应限于RAS野生型无法根治的转移性左半结肠肿瘤。应根据临床情况考虑在治疗过程中进行强度较低的治疗。错配修复缺陷的mCRC患者对免疫疗法有应答,应使用此类药物治疗,包括一线治疗。

▶ encorafenib(BRAF抑制剂)与西妥昔单抗(EGFR mAb)的双联疗法目前成为先前治疗过的BRAF$^{V600E}$突变型mCRC患者的标准治疗方法。瑞戈非尼和TAS-102是口服药物,适用于后期治疗中的难治性患者。正在进行的试验,评估HER2u疗法对HER2扩增患者中的作用,以及在先前有临床疗效但随后出现进展的患者中重新挑战使用抗EGFR抗体。

大肠癌(CRC)是目前美国发病率第三高的癌症,占所有癌症相关死亡的8.5%(每年有近148 000个新病例和53 000人死亡)[1]。本章回顾了我们对CRC的当前认识;描述了已知的基因突变和风险因素;概述新出现的筛查、预防和治疗策略,尤其强调MDACC采取的方法。

## 结直肠肿瘤的流行病学和病因学

### ■ 癌症的发生: 腺瘤-腺癌序列

结直肠肿瘤是由三种不同的致癌途径导致的,包括染色体不稳定性、微卫星不稳定性(MSI)和CpG岛甲基化。染色体不稳定途径确定了早期的基因突变,如肿瘤抑制因子APC和K-ras肿瘤基因,以及后期的基因事件,包括PIK3CA肿瘤基因和肿瘤抑制基因p53。提示MSI肿瘤的组织学可能包括黏液性特征、差分化或存在肿瘤浸润的淋巴细胞(图32-1)。

### ■ 一致的分子亚型分类

RNA表达的模式已被证明可以定义CRC的4种分子亚型,具有重要的预后差异[2]。第一个共识分子亚型(CMS),即CMS1,定义了一个具有免疫激活的亚组,包括大多数MSI和BRAF突变的肿瘤。CMS2,即典型亚组,是最常见的,包括MYC激活和TP53突变的特征。CMS3是一个不太常见的亚型,具有代谢失调和KRAS高突变率。CMS4是一个免疫排斥的亚型,具有活跃的基质特征,包括转化生长因子β信号传导。这些亚组定义治疗反应的能力已被提出,但尚未被纳入治疗指南[3]。

### ■ 风险因素

遗传易感性、获得性(体细胞)或遗传性基因(胚系)突变,

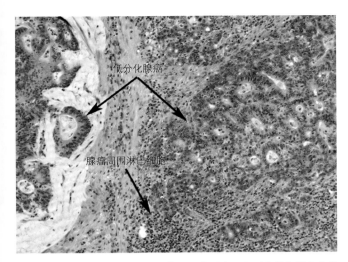

**图 32 - 1** 微卫星不稳定性的肿瘤的显微照片。上面的箭头指向分化不良的恶性细胞，有一些腺体分化和黏液。下方箭头显示瘤周淋巴细胞聚集在恶性细胞区域附近并渗透到局部间质中

与环境、饮食或其他不太为人所知的因素在 CRC 致癌中相互作用。个人或家族的 CRC 或息肉病史、老年和炎症性肠病（IBD）都与 CRC 的风险增加有关（表 32 - 1）。

**表 32 - 1　结直肠癌的终身风险**

| 特征 | 发病率(%) |
| --- | --- |
| 普通人群 | 5 |
| 结直肠癌：个人 | 15～20 |
| 炎症性肠病 | 15～40 |
| 腺瘤性息肉：个人 | 变化的 |
| 遗传性非息肉病结直肠癌突变 | 70～80 |
| 家族性腺瘤性息肉病 | >95 |

### 可改变的风险因素

富含饱和脂肪的饮食、吸烟和过量饮酒都与结肠癌的风险增加有关。纤维以前认为与较低的 CRC 风险有关；然而，在对其他饮食因素进行校正后，纤维不再被认为具有保护作用[4]。

#### 肥胖症和胰岛素抵抗

BMI 增加和中心性肥胖是 CRC 的风险因素。弗雷明汉研究发现，BMI 超过 30 的中年人（30～54 岁）患结肠癌的风险增加 50%，55～79 岁的人增加 2.4 倍，而腰围是比 BMI 更强的预测因素[5]。独立于 BMI、胰岛素抵抗和糖尿病也与结肠癌相关[6]。

#### 腺瘤性息肉

5% 的腺瘤存在癌变，其中绒毛状腺瘤和管状腺瘤的恶变潜力比管状腺瘤高 8～10 倍。小于 1 cm 的腺瘤中仅有 1% 以上是恶性的，而大于 2 cm 的腺瘤中高达 40% 是恶性的。

#### 炎症性肠病

患有 IBD（溃疡性结肠炎或克罗恩病）的患者，根据活动性疾病、结肠炎和黏膜发育不良的持续时间和程度，罹患 CRC 的发病风险增加。

鉴于 IBD 患者患 CRC 的风险增加，应进行适当的筛查。

### 家族性综合征

所有 CRC 病例中约有 20% 归因于遗传性常染色体显性综合征，包括家族性腺瘤性息肉病（FAP）、加德纳综合征和遗传性非息肉病结直肠癌（HNPCC）（表 32 - 1）。

#### 家族性腺瘤性息肉病

FAP 是由 *APC* 突变引起的，导致两个 *APC* 等位基因的功能丧失，一个作为胚系突变遗传；另一个在儿童早期发生突变。FAP 的外显率很高，表现为数以千计的腺瘤性息肉；一些息肉必然发展为癌症，因此需要进行预防性的结直肠切除术。未经治疗的患者在 42 岁左右开始出现恶性肿瘤，20～30 年后出现侵袭性癌症。

#### 遗传性非息肉病大肠癌

HNPCC（也被称为林奇综合征）是由 DNA 错配修复基因的胚系突变引起的。涉及抑癌基因和致癌基因的额外突变在这些 DNA 修复缺陷的细胞内迅速积累，仅在 3～5 年导致恶性转化。

#### MUTYH 相关的息肉病

*MutY* 同源物相关的息肉病是由碱基切除修复基因 *MUTYH* 的双等位基因突变引起的。该综合征患者的特点是息肉少，通常超过 15 个但少于 100 个。腺瘤的发病年龄（45～55 岁）比典型的 FAP 患者大，但与消减型的腺瘤性息肉病相似。

### 早期发病的结直肠癌

与符合筛查条件的患者（年龄在 45～50 岁及以上）的 CRC 发病率下降相反，在过去 20～30 年里，年轻成人的 CRC 发病率大幅上升。据估计，在美国，每 10 个诊断中就有 1 个是年轻患者，年轻直肠癌患者的数量高达每 5 名诊断患者中的 1 名[7]。这种增加的原因尚不清楚，因为遗传综合征在这些患者中并不常见。目前正在努力了解环境暴露、合并症和生活方式因素。

## 结直肠肿瘤筛查

美国预防服务工作组目前的建议是使用任何可获得的筛查方法，认识到改善结果的主要障碍是由筛查依从性差引起的和对具体的测试特征了解较少[8]。在 MDACC，我们建议从 45～50 岁开始进行结肠镜检查，作为首选方式。

### 检测方法

#### 粪便检测

对调查粪便隐血试验（FOBT）作用的四项随机试验进行的荟萃分析表明，早期 CRC 的检测率提高，CRC 的死亡率下降[9]。粪便免疫化学试验（FIT）使用血红蛋白抗体，似乎比 FOBT 更敏感；但是，证明死亡率下降的研究尚未完成。粪便的 DNA 检测采用检测来自腺瘤或腺癌脱落的上皮细胞的突变和甲基化标志物。尽管敏感性似乎比 FIT 高，但这种筛查方法尚未直接证实死亡率的降低。

#### 基于血液的测试

癌胚抗原（CEA）不推荐作为筛查方法，因为其敏感性和

特异性较差。血液中的 Septin 9 DNA 检测被美国 FDA 批准用于拒绝结肠镜检查的患者,但由于敏感性低,不推荐作为筛查方法。

### 腹腔镜检查

柔性乙状结肠镜检查是相对安全和廉价的,适合于 FOBT 联合检查大量低风险人群。然而,远端结肠的腺瘤并不代表近端病变,而且乙状结肠镜检查可能会遗漏近 50%的结肠病变[10]。柔性乙状结肠镜检查发现腺瘤的患者应进行全结肠镜检查。

### CT 结肠成像(虚拟结肠镜)

虚拟结肠镜检查(VC)包括从螺旋 CT 仪获得的二维数据中重建结肠的三维图像。肠道准备是必需的,但该技术的侵入性较低,不需要进行麻醉。然而,VC 缺乏直接接触结肠组织进行活检的优势。

### 结肠镜检查

结肠镜检查不仅能够全面观察整个结肠,而且还能对任何可疑病变进行活检或切除。

尽管结肠镜检查被广泛使用,但在北欧-欧洲癌症发起的(Nordic)研究(NCT00883792)之前,还没有进行过随机的前瞻性试验研究。这项多国试验将 55～64 岁的患者随机分为只做一次结肠镜检查并切除所有病灶或不做检查,这是这些试验国家的标准治疗[11]。经过 15 年的随访期,累积 CRC 特异性死亡和发病率作为主要终点进行评估。初步结果显示,50%的参与者被诊断为 CRC,30.7%有腺瘤,其中 10.4%是高危腺瘤。近端和远端结肠的检出率相似[12]。

### 基因检测和咨询

现在可以通过 APC 突变、MUTYH 突变和 DNA 错配修复基因突变的基因检测来确定携带者。患有典型 FAP 的患者或患有低度息肉病但 APC 突变检测阴性的患者应进行 MUTYH 突变检测,因为在 APC 检测阴性的息肉病患者中,双等位 MUTYH 突变的发生率达(7%～29%)[13]。

MDACC 的所有 CRC 患者都要进行 MSI 筛查。MSI 是 HNPCC 的一个标志,也发生在大约 15%的自发性结肠癌中。

对诊断性活检的切片进行免疫组化(IHC)染色,评估肿瘤中 hMSH2、hMSH6 或 hMLH1 基因位点的杂合性缺失。在 IHC 染色后,可进一步检测胚系突变。特别是,IHC 染色中 MLH1 蛋白的缺失需要对 BRAF 基因进行检测,BRAF 基因突变表示 MLH1 基因的下调表达不是通过胚系突变而是通过体细胞启动子的超甲基化。此外,通过传统的 IHC 方法可能会遗漏多达 10%的 MSI,如果高度怀疑,就需要通过聚合酶链反应(PCR)进行 MSI 检测[14]。在 MDACC,所有年轻的 CRC 患者都有机会与遗传咨询师会面,讨论基因检测的选择和影响。

## 预防战略

### ■ 一级预防

在一级预防中,基础广泛的干预措施可能会降低处于平均风险的人患 CRC 的风险。美国人目前有 1/20 的终身罹患 CRC 风险。

因此,一级预防策略可能会对 CRC 的总体发病率产生重大影响。

### 非甾体抗炎药

20 多年来,有数据表明,非甾体抗炎药如舒林酸可减缓或防止腺瘤性息肉的形成,特别是在 FAP 患者中[15]。前列腺素 E_2 是细胞增殖和恶性转化的重要调节剂,由环氧化酶的两个主要异构体催化形成。环氧化酶 1(COX-1)是组成型活性的,广泛表达;它似乎调节组织修复和平衡状态。COX-2 是一种可诱导的酶,似乎在炎症和肿瘤促进中起作用。在一项对 FAP 患者的研究中,较高剂量的选择性 COX-2 抑制剂塞来昔布与安慰剂或较低剂量的塞来昔布相比,明显减少了腺瘤的数量[16]。一项对 HNPCC 患者每天服用 600 mg 阿司匹林的前瞻性、安慰剂对照研究,按方案进行的二次分析表明,它可能降低癌症发病率,但还需要进一步验证[17]。

然而,由于脑卒中和心肌梗死的发生率增加,使用 COX-2 抑制剂作为主要的化学预防措施并不明确[16]。阿司匹林具有主要的化学预防特性,经常使用阿司匹林至少 20 年的妇女患 CRC 的风险大大降低[18]。一项对男性医生进行的为期 4 年的前瞻性队列研究表明,经常使用阿司匹林(≥每周 2 次)的人在研究期间患 CRC 的风险较低(RR 0.68,95% CI 0.52～0.92)[19]。

### ■ 二级预防

阿司匹林还具有二级化学预防作用。在一项大型的随机、安慰剂对照试验中,阿司匹林显示出对以前有 CRC 病史的患者有好处,显示出与安慰剂组相比,发生腺瘤性息肉的风险明显降低(RR 0.65,95% CI 0.46～0.91),这一发现在其他研究中得到了证实[20,21]。相反,评估塞来昔布预防复发作用的癌症和白血病 B 组(CALGB)/SWOG 80702 研究没有显示在 Ⅲ 期结肠癌患者的辅助治疗中对无进展生存期(PFS)或总生存期(OS)有任何改善[22]。

## 诊断评估和分期

### ■ 临床表现

任何位置的结肠病变都可引起肠道习惯的改变和出血,可能表现为除了体重下降、厌食和其他症状外,还可能出现黑便、血便、潜血试验阳性或缺铁性贫血。无法解释的缺铁性贫血需要进行胃肠道(GI)的评估。

### ■ 结肠肿瘤的术前分期

对于发现有结肠肿瘤但不需要紧急手术的患者,应进行完整的病史、体格检查、全结肠镜检查和活检。实验室评估应包括全血细胞计数及分类、电解质、肝功能分析、CEA 水平、血清尿素氮(BUN)和肌酐。影像学研究应包括胸部 CT、腹部和盆腔 CT 扫描或 MRI。

### ■ 直肠癌分期

在 MDACC 新诊断的直肠癌患者用直肠内超声检查(EUS)或盆腔 MRI 进行分期。EUS 在评估肿瘤侵入肠壁的深度和直肠周围淋巴结受累方面比 CT 更准确。盆腔 MRI 评估直肠系膜平面和直肠周围淋巴结,可以提术前分期的准确性。

在 MDACC,患者还接受胸部和腹部的 CT 扫描,并在术前接受专门的直肠盆腔 MRI 方案。

### ■ 病理学

95％以上的结直肠恶性肿瘤是腺癌,有分化好的、分化中等的、分化差的和未分化的。其他亚型包括黏液和印戒细胞,它们的预后较差。这些肿瘤更有可能出现在年轻的病人身上,而且更常扩散到腹膜。然而,治疗方法与更典型的腺癌亚型没有区别。

### ■ 病理分期

目前,广泛接受的分期系统是 AJCC 的 TNM(肿瘤、淋巴结、远处转移)分类系统(表 32－2)来指导治疗。

**表 32－2　结直肠癌的 TNM 分期**

| T | N | M | 分期 |
|---|---|---|---|
| Tis | N0 | M0 | 0 |
| T1,T2 | N0 | M0 | Ⅰ |
| T3 | N0 | M0 | ⅡA |
| T4a | N0 | M0 | ⅡB |
| T4b | N0 | M0 | ⅡC |
| T1～T2 | N1/N1c | M0 | ⅢA |
| T1 | N2a | M0 | ⅢA |
| T3～T4a | N1/N1c | M0 | ⅢB |
| T2～T3 | N2a | M0 | ⅢB |
| T1～T2 | N2b | M0 | ⅢB |
| T4a | N2a | M0 | ⅢC |
| T3～T4a | N2b | M0 | ⅢC |
| T4b | N1～N2 | M0 | ⅢC |
| 任何 T | 任何 N | M1a | ⅣA |
| 任何 T | 任何 N | M1b | ⅣB |
| 任何 T | 任何 N | M1c | ⅣC |

注:经伊利诺伊州芝加哥市美国外科医生学会许可使用。该信息的原始来源是 AJCC 癌症分期系统(2020)。

## 非转移性结肠癌的治疗

尽管手术是对 CRC 患者进行根治性治疗的基础,但在接受根治性切除的患者中,几乎有一半最终会死于随后发生的转移性疾病。对这些患者进行进一步的系统性治疗,通过消除手术时不明显的微观残留病灶来提高生存率。

### ■ 结肠癌的外科治疗

局部结肠癌的切除术包括整个切除受影响的肠段,以及邻近的肠系膜,包括引流淋巴结在内的主要供血血管的起源。应注意在切除的标本中有 5～7 cm 或以上的近端和远端边缘,以及至少 12 个淋巴结。对于局部晚期 T4 肿瘤累及邻近器官的患者,在不破坏粘连平面的情况下进行整块切除是至关重要的,并与改善局部和远处复发率有关[23-27]。结肠切除术可通过开腹或腹腔镜方法进行;多项随机试验和荟萃分析表明,这两种方法的结果相当,但后者的恢复更快。在外科治疗的临床结果(COST)试验中,872 名结肠腺癌患者被随机分配到开腹或腹腔镜结肠切除术。在腹腔镜组中,虽然手术时间较长,但住院时间和肠外镇痛时间稍短[28,29]。

值得注意的是,21％的腹腔镜病例不得不转为开腹手术[28,29]。其他研究也显示,腹腔镜结肠切除术比开腹结肠切除术改善了生活质量,而且开始辅助化疗的可能性更高[30]。COST 试验和其他一些随机研究也显示,两种方法的长期结果,包括局部复发、无病生存和 OS 率没有区别[28,29,31-34]。数据还表明,年度病例数较多医院的结果明显更好[29]。这些数据强调了使用这种技术丰富经验的重要性,能够带来更好的临床结果。最近,在观察性研究中,机器人方法与腹腔镜方法进行了评估。这些研究表明,机器人方法更昂贵,手术时间更长,但可能有更好的短期结果,如失血量、住院时间和术后肠道功能的恢复[35-38]。我们的建议是,微创手术只能在患者流量大的中心由经验丰富的外科医生进行。在涉及广泛粘连、梗阻、穿孔或累及邻近器官的复杂情况下,应避免使用这些方法。

### ■ 关于结肠癌辅助治疗的证据

虽然没有随机临床研究数据界定术后开始辅助治疗的最佳时间间隔,但通常是在手术完全恢复后开始,通常是术后 4～8 周,也是大多数已完成的辅助治疗试验所规定的[39-44]。

Ⅲ 期结肠癌患者通常会接受用氟尿嘧啶与奥沙利铂联合进行 3～6 个月的辅助化疗。两项大型Ⅲ期试验证明,在氟尿嘧啶的基础上加用奥沙利铂可以改善 DFS。欧洲 MOSAIC[奥沙利铂、5－FU、亚叶酸钙(LV)在结肠癌辅助治疗中的多中心国际研究]试验将 2 246 名(60％为Ⅲ期)患者随机分配到 FOLFOX(输注 5－FU、LV 和奥沙利铂)与 5－FU 和 LV。该试验表明,在 5－FU 基础上加用奥沙利铂,患者的 5 年 DFS 率主要终点从 67％提高到 73％[43]。在Ⅲ期亚组中观察到 OS 率获益(10 年,67％ vs 59％,HR 0.80,P＝0.016)[43]。北美 NSABP C-07 试验对 2 407 名患者(70％为Ⅲ期患者)随机进行了每周 5－FU/LV 加(FOLFOX)或不加奥沙利铂的治疗,也显示在 5－FU 基础上加用奥沙利铂后,5 年 DFS 的主要终点有所改善(69％ vs 64％,HR 0.82,95％ CI 0.69～0.93)[40]。

然而,这是以增加 5－FU/LV 的消化道毒性为代价的(3 级腹泻,32％ vs 38％;呕吐,8％ vs 13％;脱水,12％ vs 17％;5－FU/LV vs FLOX),因此 5－FU 的首选给药方法是持续滴注治疗[40]。MOSAIC 和美国国家外科辅助乳腺和肠道项目(NSABP)的 CO-7 试验都规定辅助治疗的总时间为 6 个月,这与严重的毒性有关,特别是奥沙利铂相关的神经病变。在 MOSAIC 试验中,超过 90％的患者在化疗期间出现了神经病变,其中 13％的患者出现了 3 级或以上的症状。经过 48 个月的随访,1 级、2 级或 3 级的神经病变持续分别在 12％、3％和 0.7％的患者中持续出现。尽管所有这些试验都使用了 5－

FU,但其他随机试验和汇总分析令人信服地支持在辅助治疗中用卡培他滨替代 5‒FU[45-47]。

IDEA(国际辅助化疗持续时间评估)合作项目是对 6 个国际Ⅲ期临床研究的前瞻性综合分析。

研究 3 个月与 6 个月的辅助化疗[FOLFOX 或 CAPOX(卡培他滨和奥沙利铂),由医生选择]对Ⅲ期结肠癌的非劣效性,主要终点是 3 年 DFS[48]。该研究未能显示 3 个月的辅助治疗与 6 个月的辅助治疗相比具有非劣势(3 年 DFS,74.6% vs 75.5%,HR 1.07,95% CI 1.00～1.15;非劣势 HR 界限 1.12)。然而,基于方案类型的预设亚组分析表明,CAPOX 的 3 个月非劣效性(HR 0.95,95% CI 0.85～1.06)达到,但 FOLFOX 则没有达到(HR 1.16,95% CI 1.06～1.26)。此外,一项针对低风险(T1～T3 和 N1)患者的探索性分析表明,3 个月与 6 个月的达到非劣效性(3 年 DFS,83.1% 和 83.3%,HR 1.01,95% CI 0.90～1.12),在高危(T4 或 N2)疾病患者中,6 个月比 3 个月更有优势(3 年 DFS,64.4% vs 62.7%,HR 1.12,95% CI 1.03～1.23)[48]。

经过更长的随访期,更新的结果显示,5 年 DFS 率为 69.1%对 70.8%(HR 1.08,95% CI 1.01～1.15,调整后 P = 0.22);5 年 OS 率为 82.4%对 82.8%(HR 1.02,95% CI 2.1%～1.3%)[49]。这些数据表明,基于病理进行风险分层的意义,以及缩短 CAPOX 治疗时间的潜力,特别是在低风险患者。

对Ⅲ期患者进行辅助治疗的证据不那么有力(图 32‒2)。迄今对Ⅲ期患者最大的随机研究 QUASAR 显示,与手术切除后的观察相比,接受辅助 5‒FU 治疗的患者生存获益为 3.6%[50]。然而,这项研究有几个关键的局限性,包括肠癌患者的登记(29%),评估的淋巴结数量有限(中位数 6),以及一些患者使用了放射治疗(14%)[50]。其他汇总分析显示 DFS 略有改善(5%～10%),但与Ⅱ期结肠癌的观察结果相比,5‒FU 辅助治疗的 OS 没有改善[51-54]。对 MOSAIC 和 NSABP C‒07

试验中的Ⅱ期患者进行的亚组分析显示,在 5‒FU 的基础上加用奥沙利铂,在 OS 或 DFS 方面均无统计学意义上的获益[43]。这些发现也得到了辅助结肠癌终点(ACCENT)数据库的汇总分析的支持[55-57]。然而,根据组织病理学特征可以确定复发风险较高的Ⅱ期患者的子集。这些特征由 NCCN 定义为:T4 肿瘤(ⅡB/ⅡC 期);分化不良的组织病理(不包括 MSI‒H 的癌症);淋巴管侵犯;周围神经侵犯;肠梗阻;局部穿孔;边缘接近、不确定或阳性;以及淋巴结采样不足(<12 个淋巴结检查)[58]。随机试验的数据表明,这类高危Ⅱ期结肠癌患者在氟尿嘧啶基础上加用奥沙利铂可能会获得少许的益处。在 MOSIAC 试验的探索性分析中,DFS 率(82% vs 77%)和 OS 率(85% vs 83.3%)有改善的趋势,但在这个子集中没有达到统计学意义[43]。

在 IDEA 合作的四项试验中,对 3 273 名高危Ⅱ期结肠癌患者的分析未能显示 3 个月与 6 个月辅助治疗的非劣效性(80.7% vs 84%,DFS HR 1.18,80% CI 1.05～1.31,P = 0.404,非劣势界限,1.2)。与Ⅲ期患者一样,3 个月组的毒性明显较低,而且根据治疗方案的类型,DFS 似乎有差异的趋势(CAPOX:HR 1.02,80% CI 0.88～1.17,P = 0.087;FOLFOX:HR 1.42,80% CI 1.19～1.70,P = 0.894)[59]。

20%～25% 的Ⅱ期患者和 10%～15% 的Ⅲ期患者是 MSI‒H 缺陷错配修复(dMMR),这对辅助治疗有预后和可能预测的意义[60-62]。大量数据表明,dMMR 患者发生复发的可能性降低,一些研究表明,复发率可能低至熟练错配修复(pMMR)肿瘤的一半[63]。dMMR 的这种积极的预后作用在Ⅱ期结肠癌中似乎比在Ⅲ期结肠癌中更为明显[60-62]。其中一些研究还表明,dMMR 也可能是单药氟尿嘧啶获益的负性预测指标,但其他一些研究提出不同观点[60,64-66]。

伊立替康在辅助治疗中没有确定的作用。三项随机的Ⅲ期试验未能显示辅助治疗中 DFS 或 OS 的改善。此外,数据

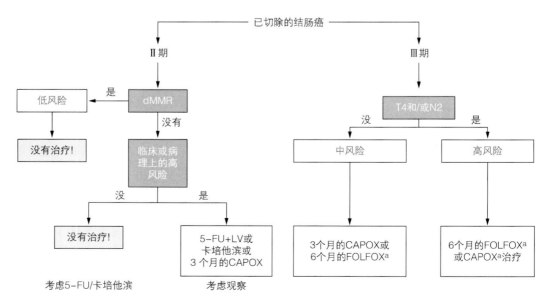

**图 32‒2** 结肠癌辅助治疗方案。a NCCN 类别 1

并不支持在辅助治疗中加入贝伐珠单抗、西妥昔单抗或帕尼单抗[41,44,67-72]。

### 新兴的方向

#### 免疫疗法在辅助治疗中的作用

尽管免疫疗法正迅速成为转移性 dMMR 型 CRC 患者的基础,但它在辅助治疗方面是否有好处,正在一项进行的试验中进行探索(Alliance A021502;NCT02912559)。

#### 新辅助治疗的作用

新辅助化疗在结肠癌中的作用尚不清楚,但在局部晚期肿瘤患者中可以考虑,因为这些患者的边缘可能会受到侵犯,或者由于合并症或其他原因需要推迟手术时间。FOxTROT 试验将 1052 名 T3~T4N0~2 结肠癌患者随机分为先手术后 6 个月的奥沙利铂辅助化疗或术前 6 周的奥沙利铂化疗后再手术,然后再进行 18 周的化疗。在 2 年 DFS 的主要终点中,只有一种改善的趋势(13.6% vs 17.2%,HR 0.75,95% CI 0.55~1.04)。然而,术前化疗组的不完全切除率较低(5% vs 10%,P=0.001),病理肿瘤和淋巴结分期的组织学降期改善[包括 4% 的病理完全反应率(pCR)],而围手术期并发症没有增加[73]。

#### 循环肿瘤 DNA 的作用

循环肿瘤 DNA(ctDNA)是癌细胞通过凋亡、坏死或分泌进入循环而释放的 DNA 短片段(130~150 个碱基对)[74]。由于

半衰期短,在 16 min 至 2.5 h,ctDNA 是一种敏感的肿瘤负荷实时标志物。在根治性意向治疗、最小残留疾病(MRD)后 ctDNA 的存在可能代表存在射线影像无法检测的微转移[75-79]。迅速积累的数据表明,ctDNA 定义的 MRD 患者临床复发的特异性和阳性预测值非常高(两者均为 90%~100%)[75-80]。ctDNA 检测 MRD 的敏感性也在不断提高,新的方法和检测方法使 ctDNA 检测和临床复发之间的时间越来越长,目前接近 8~9 个月[75,76,81]。鉴于高特异性和阳性预测值,以及允许干预的提前期,进行中的试验正在评估 II 期 MRD 阳性结肠癌患者的治疗升级,并且正在计划对 III 期结肠癌进行类似的努力[80,81]。

随着MRD检测的灵敏度进一步提高,它们可能用于 III 期患者的辅助治疗降级。总之,我们预计这些数据将有可能确立 ctDNA 作为辅助治疗中不可或缺的生物标志物。

### MDACC 治疗非转移性结肠癌的方法

当患者因诊断为结肠癌而来到 MDACC 时,需要获得详细的病史,包括家族史;常规实验室检查,包括 CEA 水平;以及影像学检查(胸部 CT、腹部和骨盆的 CT 或 MRI)。对以前的内镜检查结果和病理检查进行回顾,并对 MSI 进行检测。没有转移性病灶或手术禁忌的患者应接受具有治愈意图的一期切除术(图 32-3)。手术可能包括分段切除或结肠次全切

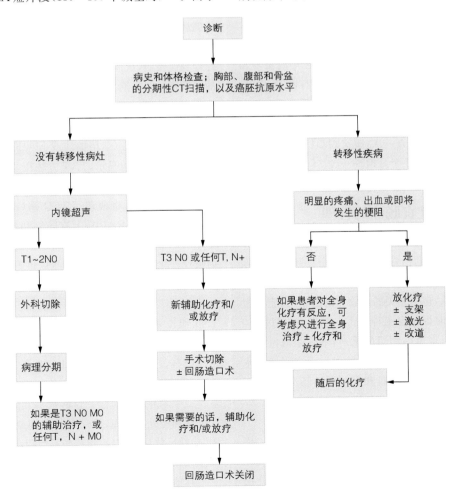

**图 32-3** 直肠癌的诊断和治疗原则

除,取决于基本的结肠病理学(多灶癌、FAP、HNPCC等);然后根据手术标本确定病理分期。肿瘤为0期或Ⅰ期的患者仅接受监测。Ⅱ期结肠癌患者仅通过手术切除就有75%～80%的机会获得长期DFS。对于Ⅱ期患者,在考虑到高风险特征、错配修复(MMR)检测结果和患者偏好的情况下,对与治疗有关的证据和发病率进行彻底讨论。对于dMMR Ⅱ期结肠癌患者,如果没有高危特征,建议进行观察。对于具有高危特征的dMMR Ⅱ期患者,很少有数据显示辅助治疗的益处,需要进行全面的讨论,尤其是那些T4b肿瘤患者。所有接受辅助治疗的dMMR患者都应接受氟尿嘧啶与奥沙利铂联合治疗。对于标准风险的pMMR Ⅱ期结肠癌患者,建议进行全面的讨论,并告知患者任何5年生存率的获益都可能低于5%。经过这样的讨论后,如果希望继续进行辅助治疗,则向他们提供单药氟尿嘧啶,为期3～6个月。pMMR和高风险的Ⅱ期结肠癌患者可以接受3～6个月的辅助化疗,并且奥沙利铂的使用需要根据观察到的风险因素、患者的偏好和合并症进行个体化治疗。Ⅲ期患者,无论MMR状态如何,都要接受氟尿嘧啶和奥沙利铂的联合化疗。低风险疾病(T1～T3和N1)的患者可接受3个月的CAPOX或3～6个月的FOLFOX。高危疾病患者可接受3～6个月的CAPOX治疗或6个月的FOLFOX治疗。辅助治疗应在术后4～8周开始,除非术后并发症需要推迟。

### ■ 对切除的结肠癌患者进行监测

在积极治疗结束后,患者在复发风险最高的前3年内每3～6个月接受一次临床评估,然后在接下来的2年内每6和12个月进行一次评估,此后每年一次。在所有的复发中,80%发生在手术切除后的头3年内[56]。建议在手术后1年内进行结肠镜检查,此后至少每3年进行一次。实验室检查,包括CEA水平,每3～6个月检查一次;腹盆腔CT或MRI和胸部X线片或胸部CT每6～12个月检查一次。5年后,对患者进行结肠镜监测(每3年一次)、年度体检和CEA水平检查。

## 非转移性直肠癌的管理

鉴于直肠癌的局部复发风险比结肠癌高,大多数Ⅱ期和Ⅲ期直肠癌患者接受新辅助治疗,然后进行全直肠系膜切除手术(图32-3)。全直肠系膜切除术(TME)包括通过锐性分离将直肠系膜全部切除,包括相关的血管和淋巴结构、脂肪组织和直肠系膜筋膜,同时保留自主神经。一般来说,超过2/3的直肠癌患者可以进行保留括约肌的手术,不管是低位前切除,还是进行结肠肛门吻合术的直肠切除术。腹会阴切除术(APR)包括切除直肠、肛门、括约肌和永久性结肠造口,保留给肿瘤累及括约肌或术前括约肌功能不佳的患者。

### ■ 直肠癌的围手术期治疗

两项欧洲研究支持对可切除的直肠癌采用术前治疗。德国内部肿瘤工作组(AIO)试验比较了T3或T4肿瘤的术前和术后化疗,结果显示术前化疗组的盆腔复发率较低(术后分别为6% vs 13%,P=0.000 6)[82]。术后治疗组只有54%的患者接受了全剂量的放疗,50%的患者接受了全剂量的化疗,而术前治疗组则分别为92%和89%(P<0.001)。

标准的放疗剂量是45 Gy,分25次进行,随后增加5.4 Gy。建议同时使用5-FU的化疗,通常是卡培他滨(持续输注的5-FU)作为放射增敏剂。在放化疗中加入5-FU以外的药物,必须在临床试验的范围内进行。多个大型随机试验评估了化疗期间在5-FU的基础上加用奥沙利铂和伊立替康的情况,结果均显示毒性增加,而pCR、DFS或OS却没有令人信服的改善[83-96]。非随机试验表明,添加抗血管内皮生长因子(VEGF)药物可能会增加pCR率,但以术后并发症为代价。然而,对抗EGFR抗体的研究结果不一,可能与缺乏基于生物标志物的患者选择有关[97-101]。

术前短程放疗(即25 Gy,分5次进行)一直显示比单纯的手术能改善局部控制[102-105]。

然而,评估这种方法的初步研究表明,长期毒副作用的发生率很高,包括大便失禁、肠梗阻和性功能障碍[106-109]。最近的试验减少了这些顾虑,还提供了更多的数据,表明这种方法在局部和远处复发率、DFS、OS和毒副作用方面与常规的长程放化疗相当[110,111]。

术前治疗的另一种方法,特别是高危肿瘤患者,如有边缘阳性切除的风险、晚期疾病(T4、淋巴结阳性)或低位肿瘤的患者,可考虑采用全程新辅助治疗(TNT),即在手术前进行新辅助放疗的基础上,还进行全身化疗。这种方法的原理是在短期内改善肿瘤的分期,并通过提高对化疗的依从性来更好地治疗全身性疾病,从而改善DFS和OS,而化疗也是在治疗过程的早期进行。Ⅲ期PRODIGE 23试验对461名局部晚期直肠癌患者随机进行了新辅助长程放化疗与FOLFIRINOX诱导治疗6个周期,然后在手术前进行长程化疗[112]。允许患者接受额外的辅助化疗(卡培他滨或FOLFOX),共6个月的围手术期化疗。该试验显示,TNT方法在3年DFS率这一主要终点上有所改善(75.7% vs 68.5%,HR 0.69,95% CI 0.49～0.97)。TNT方法也改善了pCR率(27.5% vs 11.7%,P<0.001)[112]。Ⅲ期RAPIDO(直肠癌和术前诱导治疗,然后接受专门手术)临床试验将920名局部晚期直肠癌患者随机分为长疗程化疗和短疗程放疗,然后进行FOLFOX或CAPOX巩固治疗,再进行手术和随后的辅助化疗(围手术期共6个月的化疗)[113]。与PRODIGE 23试验类似,RAPIDO试验中的TNT组也显示了3年疾病相关治疗失败的主要终点(19.8% vs 26.6%,HR 0.69,95% CI 0.53～0.89)和pCR率(27.7% vs 13.8%,P<0.001)都有统计学意义上的改善[113]。

两项试验显示,TNT方法并不影响化疗、辅助治疗的依从性或手术并发症风险。这些数据共同显示了TNT方法的安全性和益处。然而,放疗和化疗的最佳顺序("诱导"与"巩固"化疗)、放疗方式(短疗程与长疗程)和化疗方案(5-FU与奥沙利铂,或不含伊立替康)仍有待确定。

其他旨在消除三联疗法的一个组成部分的方法,即放疗或手术,也在研究之中。多项非随机研究的数据表明,在新辅助治疗结束时有完全临床反应(cCR)的患者可以接受仔细观察(即"观察和等待"),以代替根治手术[114-120]。经过 3.3 年的中位随访期,88% 的局部再生长在 2 年内诊断出来,2 年的局部再生长累积发生率为 25.2%(97% 在肠道内)[121]。

在 213 名局部复发的患者中,有 148 名患者获得有关挽救手术的详细信息,其中 78% 的患者需要进行 TME,其余的进行局部切除。整个组的 5 年疾病特异性生存率为 94%,5 年 OS 为 85%[121]。有些研究担心,与那些通过手术获得 pCR 的患者相比,等待和观察的方法会增加远处复发的风险;这些远处复发是否可以通过手术来预防还不确定。目前正在进行 7 项随机试验,评估这种方法在 CCR 患者中的应用。

鉴于对辐射相关的短期和长期副作用的担忧,也正在评估前期化疗,以便在反应不足的患者中选择性地使用放疗。这种方法正在进行的 II/III 期联盟(N0148)试验中进行测试,该试验正在评估中高位直肠癌患者的放化疗与 FOLFOX 诱导治疗(NCT01515787)。

### ■ 直肠癌的辅助治疗

对于接受新辅助短程放疗或化疗而没有进一步接受新辅助系统化疗的患者,大多数专家小组和共识指南都建议辅助化疗长达 4 个月。尽管辅助治疗和观察的随机试验数据对比,并没有令人信服地显示出生存率的提高,但这些试验有几个局限性。首先,有相当一部分患者(25%~50%)由于术后并发症、恢复缓慢、患者的偏好或其他因素而从未开始辅助治疗[85,86,122]。其次,即使那些开始辅助治疗的情况下,开始治疗也可能显著延迟。对于辅助化疗是否可以根据病理反应的程度进行调整,也存在很大的争议。可靠的非随机数据令人信服地表明,pCR 患者的复发风险很低,对这些患者的辅助治疗可能可以减弱而只采用 5-FU。对于 pCR 患者是否可以完全省略辅助治疗还不确定。对于病理反应差的患者,数据显示加用奥沙利铂会有好处。ADORE(直肠癌辅助奥沙利铂)试验将 321 名病理分期为 II 期或 III 期的肿瘤患者在术后(因此避免了在开始辅助治疗前退出)随机分为 5-FU 或 FOLFOX,并显示 3 年 DFS 这一主要终点有所改善(71.6% vs 62.9%,HR 0.657,95% CI 0.434~0.994,P=0.047)[123]。

这些发现也得到了三项随机试验的荟萃分析的支持,这些试验比较了新辅助化疗后辅助 5-FU 加或不加奥沙利铂对 DFS 的改善(HR 0.85,95% CI 0.73~0.99)[124]。

对于用 TNT 治疗并接受新辅助化疗至少 4 个月的患者,建议不再进行辅助化疗。

### ■ MDACC 治疗非转移性直肠癌的方法

对患者进行病史评估,包括家族癌症史、体格检查、包括直肠指检、腹股沟淋巴结检查、直肠镜检查,以及胸部、腹部(通常是 CT 造影)和盆腔的横断面成像检查。所有患者都要进行盆腔的 MRI 检查(必要时进行 EUS 检查)作为治疗前的分期。在开始治疗前,通过直肠镜、软镜或结肠镜检查评估结肠腔的通畅性。鉴于所讨论的提供辅助化疗的局限性,以及可靠的前瞻性数据显示新辅助化疗对括约肌的保护和 DFS 的改善,我们的实践模式已经越来越多地转向 TNT 方法。治疗决定是基于风险分层,并以多学科的方式作出,包括放射科、肿瘤内科和肿瘤外科、病理科和胃肠病专家。对于低风险的直肠癌患者(T3N0,中高位直肠,没有 EMVI 或威胁的 CRM),提供 FOLFOX 或 CAPOX 的新辅助化疗 3 个月,然后进行手术。对于低风险但低位的肿瘤,希望保留肛门括约肌的患者,以及具有高风险特征的患者,建议采用 TNT 方法,除放疗外再进行 4 个月的化疗。在这些患者中,化疗(FOLFOX、CAPOX、FOLFIRINOX)、放疗方案(长疗程化疗与短疗程放疗)和排序方式的选择要根据临床情况和患者的偏好来决定,同时等待更多数据。

在接受新辅助化疗的患者中,卡培他滨作为辐射增敏剂(825 mg/m²,每天 2 次,周一至周五,仅在放射治疗的疗程内)。模拟过程中的肠道排除技术可以最大限度地减少照射野内的小肠。在放射治疗期间,我们每 1~2 周进行一次毒性评估,以确保症状的控制。每周检查电解质、肾功能和血液学参数。对于 1~3 级的会阴部放射线皮炎,可使用局部保护霜。如果出现 2 级或更高的非血液学毒性(不包括放射性皮炎),同时进行的化疗将暂停,直到缓解恢复,但放疗将继续。化疗后,肛周疼痛和溃疡、厌食和腹泻通常在 2~3 周消退。

新辅助治疗完成后 8~10 周,患者接受再次检查评估。通过体检、直肠镜检查、盆腔 MRI 检查,然后进行手术切除。

在辅助治疗的情况下,化疗用于那些单独接受放疗作为新辅助治疗的患者。建议 III 期直肠癌患者在没有奥沙利铂禁忌证的情况下,接受包含奥沙利铂的 FOLFOX 或 CAPOX 方案。术前以 5-FU 为基础的化疗后获得 pCR 的患者可以接受单药 5-FU 为基础的辅助治疗,而不是 FOLFOX。辅助治疗的选择可以根据对单药 5-FU 治疗的反应程度和患者的基础伴随疾病而有所不同。

### ■ 术后化疗

接受手术治疗的患者,术后到 MDACC 就诊时可能需要术后化疗和全身治疗。对于 T3N0M0 或 T2N1 疾病的患者,如果肿瘤位于高位盆腔(距离肛门边缘>10 cm),有良好的淋巴结取样(>12 个淋巴结),并且径向边缘为阴性(>2 mm),通常可以省略放疗,因为盆腔肿瘤的控制非常好,不需要使用放化疗[125,126]。此外,4 个月的卡培他滨或 5-FU/LV 的系统治疗通常与放化疗结合。远处转移风险较高的患者通常先接受 FOLFOX 的化疗。

### ■ 对直肠癌患者的监控

直肠癌切除患者的随访与结肠癌患者的随访非常相似。保留肛门手术的患者还需要定期进行直肠检查,以防止局部复发和吻合口狭窄。如果 CEA 上升而没有其他临床或 CT 证据表明复发,则需要做盆腔 MRI 或 PET-CT,特别是检查局部复发。对于完成新辅助治疗后,内镜、MRI 和 CT 检查无明显残余肿瘤,希望采取观察和等待方法的 CCR 患者,要全面讨论其利弊,包括目前的证据。此外,患者在头 2 年内每

3~4个月接受一次直肠镜检查,在接下来的3年,每6个月接受一次检查。

### 局部复发疾病的管理

局部复发的直肠癌是一个治疗上的挑战,挽救性的手术可能不可行。

MDACC的集体经验表明,全身治疗对局部复发的疾病作用有限,几乎没有持久的反应。姑息性放疗以体外放射治疗或短距离插入导管的方式进行。积极使用麻醉剂和鞘内镇痛剂或神经阻滞剂来控制疼痛,同时进行积极的肠道管理。

对于那些有可能接受手术的患者,治疗计划要在我们的多学科会议上进行审核。根据我们的经验,盆腔MRI在区分治疗后的变化和可切除的肿瘤方面优于CT,同时可以确定可切除的病灶。始终建议对复发进行活检确认,EUS对局部复发的直肠肿瘤并不特别有用。

在挽救性手术之前,可以考虑采用低分割方案进行额外的化疗,总剂量为39 Gy(如果之前的盆腔放射治疗至少已经过去了1年)。也可以考虑用5-FU或卡培他滨进行放射增敏。在完成放化疗后6~8周,要对手术做出最后决定。在大多数情况下,手术策略可能还包括术中放疗或高剂量放疗插入近距离治疗导管。术前积极放化疗后的术后化疗由主治医生决定。

然而,鉴于这种复杂的盆腔手术预后差、发病率高、恢复期长,人们普遍认为,不可切除的转移性疾病患者,不适合进行局部复发病灶的手术。

## 转移性疾病的系统治疗

自20世纪50年代末以来,5-FU的全身化疗一直是转移性疾病患者姑息性治疗的主要手段。在随后的几十年里,人们使用了各种5-FU治疗方案,包括每周一次的注射(Roswell Park方案)或每天1次连续5天的注射(Mayo方案),以及通过中心静脉导管和便携式泵的连续输注。当5-FU以推注方式给药时,通常会加入亚叶酸钙以加强5-FU与其靶点——胸苷酸合成酶的结合。在长期不确定5-FU与亚叶酸钙的最佳剂量和时间后,输注5-FU方案已被认为优于推注方案。

肿瘤科医生现在可以获得几种在一线、二线和三线治疗中具有活性的药物。肿瘤科医生必须对这些药物及其在治疗转移性疾病中的作用有一个总体的了解。

### 卡培他滨

卡培他滨是一种口服的氟尿嘧啶,主要在肿瘤组织中通过胸苷磷酸化酶(TP)将其转化为5-FU。肿瘤组织中TP的浓度相对高于正常组织,这也是5-FU在肿瘤内优先释放的原因。两项大型Ⅲ期试验比较了卡培他滨和5-FU的推注方案,结果随后汇总[127,128]。卡培他滨的反应率较高,中位生存期相当,接受卡培他滨的患者中性粒细胞减少和黏膜炎较少。

对于有联合化疗禁忌证的患者,卡培他滨单药治疗是一种合理的替代5-FU和亚叶酸钙的转移性治疗方法。然而,在为终末期肾病患者处方卡培他滨时应谨慎行事,如果肌酐清除率低于30 mL/min,应暂停卡培他滨。此外,值得注意的是,美国患者不能耐受亚洲和欧洲试验中使用的卡培他滨剂量,这可能是因为美国的叶酸营养摄入量较高[129]。因此,我们通常将卡培他滨的剂量减少约20%,但疗效没有明显下降,耐受性大大改善。

## 伊立替康

伊立替康是拓扑异构酶Ⅰ的抑制剂,是转移性CRC(mCRC)患者一线治疗的组成部分。在美国和欧洲进行了两项大型随机试验,比较了5-FU和亚叶酸钙与5-FU、亚叶酸钙和伊立替康作为mCRC患者的一线治疗[130,131]。这两项研究都表明,三药治疗组的疗效和OS率优于5-FU和亚叶酸钙治疗组。

这些结果促使美国FDA在2000年批准使用这些以伊立替康为基础的联合方案,用于一线治疗癌症患者。

### 奥沙利铂

奥沙利铂是第三代铂类衍生物,与包括5-FU在内的多种抗肿瘤药物联合使用时,显示出相加的或协同的抗肿瘤活性;没有5-FU,奥沙利铂是无效的[132]。2000年,de Gramont及其同事[133]报道了一项输液5-FU-亚叶酸钙和奥沙利铂(FOLFOX4)与单独使用5-FU-亚叶酸钙作为一线治疗晚期癌症患者的Ⅲ期试验结果。与5-FU-亚叶酸钙组相比,FOLFOX组的PFS和反应率明显更好(分别为9.0个月和50% vs 6.2个月和22%)。尽管FOLFOX组出现了更多的3级和4级中性粒细胞减少症、腹泻和神经感觉毒性,但这并没有影响生活质量。Goldberg和他的同事[134]随后比较了三种不同药物组合在未经治疗的mCRC患者中的活性和毒性。共有795名患者被随机分配接受IFL、FOLFOX或IROX(伊立替康+奥沙利铂)。结果显示,FOLFOX在所有终点中都占优势,包括进展时间、反应率和OS。FOLFOX、IFL和IROX组的中位生存时间分别为19.5个月、15.0个月和17.4个月。

Tournigand及其同事[135]回答了如何安排这些治疗方案的顺序这一重要问题。他们报告了一项Ⅲ期研究的结果,研究了5-FU、亚叶酸钙和伊立替康(FOLFIRI),然后是FOLFOX6(表32-3)与相反的顺序(FOLFOX6,然后是FOLFIRI)对疾病进展的影响。这两种顺序在PFS和OS方面是相当的,尽管毒性情况不同。FOLFIRI-FOLFOX组(n=109)的中位生存时间为21.5个月,FOLFOX-FOLFIRI组(n=111)为20.6个月(P=0.99)。

一种积极的方法是将奥沙利铂、伊立替康和5-FU-亚叶酸钙(FOLFOXIRI)联合使用[136]。在随机的Ⅲ期TRIBE研究中,与FOLFIRI加贝伐珠单抗相比,前期使用FOLFOXIRI加贝伐珠单抗可提高RR、PFS和OS(OS,29.8个月 vs 25.8个

表 32 - 3　MDACC 用于结直肠癌患者的常用化疗方案摘要

**辅助性化疗**

卡培他滨：1 000 mg/m²，口服，每天两次，第 1～14 天（3 周为 1 个周期，共 8 个周期）

5 - FU - LV：LV 400 mg/m² 静脉注射，第 1 天；5 - FU 400 mg/m² 静脉注射，第 1 天，接着 5 - FU 2 400 mg/m² 静脉持续输注，持续 46 h（2 周为 1 个周期，共 12 个周期）

改良 FOLFOX 6：奥沙利铂 85 mg/m² 静脉注射，第 1 天；LV 400 mg/m² 静脉注射，第 1 天；5 - FU 400 mg/m² 静脉注射，然后在 46 h 内连续输注 5 - FU 2 400 mg/m²（2 周为 1 个周期，共 12 个周期）

CAPOX：奥沙利铂 130 mg/m²，第 1 天，卡培他滨 850 mg/m²，口服，每天两次，第 1～14 天（3 周周期，共 8 个周期）

**转移性疾病的治疗**

卡培他滨：1 000 mg/m²，口服，每天两次，第 1～14 天（3 周为 1 个周期）

- 使用或不使用贝伐珠单抗（7.5 mg/kg 静脉注射，每 3 周一次）

5 - FU - LV：LV 400 mg/m² 静脉注射，第 1 天；5 - FU 400 mg/m² 静脉推注，第 1 天，然后 5 - FU 2 400 mg/m² 静脉注射，持续 46 h（2 周为 1 个周期）

- 使用或不使用贝伐珠单抗（5 mg/kg 静脉注射，每 2 周一次）

改良 OLFOX 6：奥沙利铂 85 mg/m² 静脉注射，第 1 天；LV 400 mg/m² 静脉注射，第 1 天；5 - FU 400 mg/m² 静脉推注，然后在 46 h 内连续输注 5 - FU 2 400 mg/m²（2 周为 1 个周期）

- 使用或不使用贝伐珠单抗（5 mg/kg 静脉注射，每 2 周一次）
- 伴有或不伴有西妥昔单抗（400 mg/m² 静脉注射，随后每周 250 mg/m² 静脉注射，或每 2 周 500 mg/m² 静脉注射）或帕尼单抗[a]（6 mg/kg 静脉注射，每 2 周一次）

CAPOX：奥沙利铂 130 mg/m²，第 1 天；卡培他滨 850 mg/m²，口服，每天两次，第 1～14 天（3 周为 1 个周期）

- 使用或不使用贝伐珠单抗（7.5 mg/kg 静脉注射，每 3 周一次）
- 伴有或不伴有西妥昔单抗（400 mg/m² 静脉注射，随后每周 250 mg/m² 静脉注射，或每 2 周 500 mg/m² 静脉注射）或帕尼单抗[a]（9 mg/kg 静脉注射，每 3 周一次）

改良 FOLFIRI：伊立替康 180 mg/m² 静脉注射，第 1 天；亚叶酸钙 400 mg/m² 静脉注射，第 1 天；5 - FU 400 mg/m² 静脉注射，然后在 46 h 内连续输注 5 - FU 2 400 mg/m²（2 周为 1 个周期）

- 使用或不使用贝伐珠单抗（5 mg/kg 静脉注射，每 2 周一次）
- 伴有或不伴有西妥昔单抗（400 mg/m² 静脉注射，随后每周 250 mg/m² 静脉注射）或帕尼单抗[a]（6 mg/kg 静脉注射，每 2 周一次）

伊立替康：180 mg/m² 静脉注射，第 1 天（2 周为 1 个周期）或 300～350 mg/m² 静脉注射，第 1 天（3 周为 1 个周期）

**西妥昔单抗-伊立替康**

- 西妥昔单抗 400 mg/m² 静脉注射，然后每周 250 mg/m² 静脉注射，加上伊立替康 350 mg/m² 静脉注射，第 1 天（3 周为 1 个周期）或 180 mg/m² 静脉注射，第 1 天（2 周为 1 个周期）
- 西妥昔单抗 500 mg/m² 静脉注射，每 2 周一次±伊立替康 180 mg/m² 静脉注射，每 2 周一次

帕尼单抗：每 2 周 6 mg/kg 静脉注射，或每 3 周 9 mg/kg 静脉注射

FOLFOXIRI：奥沙利铂 85 mg/m² 静脉注射，第 1 天；伊立替康 165 mg/m² 静脉注射，第 1 天；LV 400 mg/m² 静脉注射，第 1 天；然后是 5 - FU 2 400 mg/m² 静脉注射，连续输注 46 h（2 周为 1 个周期）

- 使用或不使用贝伐珠单抗（5 mg/kg 静脉注射，每 2 周一次）
- 伴有或不伴有西妥昔单抗（400 mg/m² 静脉注射，随后每周 250 mg/m² 静脉注射，或每 2 周 500 mg/m² 静脉注射）或帕尼单抗[a]（6 mg/kg 静脉注射，每 2 周一次）

曲氟尿苷替匹嘧啶片：35 mg/m²（曲氟尿苷成分），每天口服两次，第 1～5 天和 8～12 天（28 天为 1 个周期）

瑞戈非尼：瑞戈非尼 160 mg，每天一次，持续 21 天；然后停用 1 周（28 天为 1 个周期）。建议从 80～120 mg 开始，每天一次，持续 21 天；然后在第一个周期停用 1 周以确定耐受性

帕博利珠单抗[b]：2 mg/kg 静脉注射，每 3 周（21 天为 1 个周期）；或 200 mg 静脉注射，每 3 周（21 天为 1 个周期）；或 400 mg 静脉注射，每 6 周（6 周为 1 个周期）

纳武利尤单抗[b]：3 mg/kg 静脉注射，每 14 天一次（14 天为 1 个周期）；或 240 mg 静脉注射，第 1 天（14 天为 1 个周期）；或 480 mg 静脉注射，每 28 天 1 次（28 天为 1 个周期）

纳武利尤单抗-伊匹木单抗：纳武利尤单抗 3 mg/kg（30 min 静脉注射），第 1 天；伊匹木单抗 1 mg/mg（30 min 静脉注射），第 1 天（21 天为 1 个周期），共 4 次；然后纳武利尤单抗 3 mg/kg，每 14 天一次或纳武利尤单抗 240 mg 静脉注射，每 14 天一次或纳武利尤单抗 480 mg 静脉注射，每 28 天一次

**辅助性化疗**

西妥昔单抗-康奈非尼<sup>c</sup>：西妥昔单抗 400 mg/m² 静脉注射,然后每周 250 mg/m² 静脉注射;康奈非尼 300 mg 口服,每天;比美替尼 45 mg 口服,每天两次(28 天为 1 个周期)

帕妥珠单抗-曲妥珠单抗<sup>d</sup>：帕妥珠单抗 840 mg 静脉剂量,周期为 1 天,随后的剂量 420 mg 静脉,每 21 天一次;曲妥珠单抗 8 mg/kg 静脉剂量,周期为 1 天,随后的剂量 6 mg/kg 静脉,每 21 天一次(21 天为 1 个周期)

拉罗替尼：每天两次(28 天为 1 个周期)

恩曲替尼<sup>e</sup>：600 mg,每天一次(28 天为 1 个周期)

注：<sup>a</sup>西妥昔单抗和帕尼单抗仅适用于 *RAS* 野生型肿瘤的患者。<sup>b</sup>帕博利珠单抗、纳武利尤单抗和仅适用于缺失错配修复(dMMR)/MSI-H 的肿瘤患者。<sup>c</sup>西妥昔单抗和恩科雷尼的组合仅适用于 *BRAF* V600E 突变的肿瘤患者。<sup>d</sup>培妥珠单抗和曲妥珠单抗的组合仅适用于 *RAS* 和 *BRAF* 野生型的 HER2 扩增肿瘤。<sup>e</sup>拉罗替尼和恩曲替尼仅适用于有 *NTRK* 基因融合的患者。
同时进行化疗和放疗(直肠癌)。连续输注 5-FU：每天 250~300 mg/m² 静脉注射(仅在放疗日的周一至周五)。
卡培他滨：825 mg/m²,口服,每天两次(仅在放疗日的周一至周五)。
CAPOX,卡培他滨和奥沙利铂;FOLFIRIIV,5-FU、LV、伊立替康、奥沙利铂;FOLFOX,5-FU、LV 和奥沙利铂;LV,亚叶酸钙。

月)。在 *RAS/RAF* 野生型(WT)人群中,有更大的益处,OS 为 37.1 个月,而接受 FOLFOXIRI 联合贝伐珠单抗治疗的 *RAS* MT 和 *BRAF* MT 人群分别为 25.6 和 13.4 个月[137]。然而,TRIBE2 试验推翻了这一点,该试验评估了前期的 FOLFOXIRI 加贝伐珠单抗,然后在疾病进展后预先计划美国重新使用相同的药物。与预先计划的连续使用 FOLFOX 加贝伐珠单抗和 FOLFIRI 加贝伐珠单抗相比,这种方法具有统计学显著意义,并具有临床意义的 PFS 和 OS 优势(PFS：19.1 个月 *vs* 16.4 个月,*P*=0.002;OS：27.6 个月 *vs* 22.6 个月,*P*=0.033)[138]。

### 瑞戈非尼

瑞戈非尼是一种小分子抑制剂,可抑制参与各种过程的多种激酶,包括肿瘤生长和血管生成,在晚期 CRC 的挽救性治疗中具有明显的疗效。Ⅲ期 CORRECT 试验将 760 名接受标准治疗后出现进展的患者随机分配到最佳支持性治疗(BSC)或瑞戈非尼。该试验达到了 OS 的主要终点(瑞戈非尼和安慰剂分别为 6.4 个月和 5.0 个月,*HR* 0.77,*P*=0.005)。PFS 也有统计学差异但改善微弱(1.9 个月对 1.7 个月,*P*<0.001)[139]。不幸的是,尽管瑞戈非尼的反应率很低,但不良事件却很高。瑞戈非尼最常见的严重毒副作用是手足皮肤反应、疲劳、腹泻和高血压。在四项研究的荟萃分析中,500 名 CRC 患者中所有级别的手足皮肤反应的发生率为 46.6%[140]。为了解决这个问题,Ⅱ期 ReDOS 试验研究了使用替代给药给药计划以减少与瑞戈非尼治疗相关的毒性。与标准给药组相比,剂量调整组的几种最常见的不良事件发生率较低。基于这些结果,剂量递增策略是瑞戈非尼用药的一个适当的替代方法[141]。

### 曲氟尿苷替匹嘧啶片(TAS-102)

曲氟尿苷替匹嘧啶片是一种口服组合药物,由细胞毒性胸腺嘧啶类似物曲氟尿苷和一种 TP 抑制剂盐酸替匹嘧啶组成,可防止曲氟尿苷的降解。双盲、随机、对照、国际Ⅲ期 RECOURSE 试验的结果于 2015 年公布,此后不久美国 FDA 批准了 TAS-102[142]。在三线治疗中接受 TAS-102 的 800

名患者与安慰剂相比,达到了 OS 的主要终点(7.1 个月 *vs* 5.3 个月,*P*<0.001)。次要终点 PFS 也有改善,尽管很轻微(2.0 个月 *vs* 1.7 个月,*HR* 0.48,*P*<0.001)。最常见的不良事件是 3/4 级中性粒细胞减少症(38%)和白细胞减少症(21%)。

因此,TAS-102 和瑞戈非尼是合理的挽救性疗法,美国 FDA 批准在 5-FU、奥沙利铂、伊立替康、VEGF 抑制剂和 *RAS* WT 的抗 EGFR 单克隆抗体(mAb)治疗失败后用于转移性结直肠癌。

结肠癌和直肠癌的常见化疗方案见表 32-3。

### 单克隆抗体

#### 西妥昔单抗

西妥昔单抗是一种针对表皮生长因子受体(*EGFR*)的嵌合免疫球蛋白 G1(IgG1)单克隆抗体。在治疗难治性患者群体中,与 BSC 相比,单药西妥昔单抗可获得更好的 OS(6.1 个月 *vs* 4.6 个月)和生活质量。两项Ⅲ期随机试验随后证实了西妥昔单抗与伊立替康联合应用于既往接受过治疗的患者的疗效,其有效率约为 20%[143,144]。从那以后,经过多次治疗的患者也证实了 OS 与 BSC 相比的改善[145]。

然而,抗 EGFR 单克隆抗体对具有致癌 *RAS* 突变的 mCRC 患者没有益处[146,147]。*KRAS* 突变最初在第 2 外显子的第 12 和 13 号密码子中被发现,导致 RAS-RAF-MEK-ERK[有丝分裂原激活的蛋白激酶(MAPK)]通路的网络结构性激活[148-150]。在约 40% 的 mCRC 病例中检测到 *KRAS* 的活化突变[151,152],原发性肿瘤和远处转移之间具有良好的一致性[153]。*KRAS* 第 3 或第 4 外显子或 *NRAS* 第 2、第 3 或第 4 外显子的 *RAS* 突变扩大也被注意到,预测抗 EGFR mAbs 的获益不足,所有先天性 *RAS* 突变的发生率增加到 50%~55%[148,154,155]。

Ⅲ期试验 CRYSTAL 将近 1 200 名未经治疗的 mCRC 患者随机分配到 FOLFIRI 中,使用或不使用西妥昔单抗。使用西妥昔单抗后,中位 PFS(8.9 个月 *vs* 8.0 个月)和 RR(47% *vs* 39%)均有轻度改善。计划外的回顾性分析显示,临床获

益仅限于 *KRAS* WT 型肿瘤的患者。在这组患者中,西妥昔单抗将 RR 从 43% 提高到 59%,中位 PFS 从 8.7 个月提高到 9.9 个月。

OS 从 20.0 个月到 23.5 个月[149,156]。此外,OPUS 是一项针对初治患者的随机 Ⅱ 期试验,比较了 FOLFOX4 加西妥昔单抗和 FOLFOX4 单用,结果显示联合西妥昔单抗的反应率和 PFS 有所提高。同样,分析显示,这种好处仅限于没有 *KRAS* 突变的患者[157]。

与西妥昔单抗有关的最重要的毒性包括腹泻、低镁血症、低钙血症和痤疮样皮疹。传统上,发生过敏性超敏反应的风险据说低于 5%。然而,据报道,在某些地区居住的患者中,有高达 30% 的人发生了危及生命的过敏性超敏反应[158]。

西妥昔单抗目前已被美国 FDA 批准与 FOLFIRI 一线使用,在疾病进展后与伊立替康联合使用(但它也经常与 FOLFOX 联合使用),作为不耐受伊立替康方案的 mCRC 患者的单一疗法,并在疾病进展后与伊立替康联合使用。

### 帕尼单抗

帕尼单抗是一种针对 *EGFR* 的全人源 IgG2 单抗。在一项随机的 Ⅲ 期试验中,难治性转移性疾病患者接受 BSC 含有或不含帕尼单抗。使用帕尼单抗的 RR 和 SD 率分别为 10% 和 27%,而单独使用 BSC 则为 0 和 10%。在这项试验中无法证明 OS 差异,可能是因为 BSC 交叉至实验组[159]。随后的分析显示,只有 *KRAS* WT 肿瘤患者受益于帕尼单抗[146]。虽然西妥昔单抗和帕尼单抗没有进行正面比较,但它们在患者中似乎有相似的疗效和毒性。帕尼单抗的输液反应并不常见,因为它是一种全人源的单抗。一项大型的 Ⅱ 期试验(ASPECCT)($n = 1\,010$)发现帕尼单抗的疗效并不逊于西妥昔单抗(Z 评分, − 3.19, $P = 0.000\,7$),而且这些药物对化疗难治性疾病的患者提供了类似的 OS 益处(分别为 10.0 个月与 10.4 个月)。因此,它现在已被美国 FDA 批准作为单一药物用于伊立替康和奥沙利铂化疗失败的患者。两项关于 FOLFOX 或 FOLFIRI 联合或不联合帕尼单抗的 Ⅲ 期试验也有报道,分别针对初治和曾经治疗过的患者[160,161]。这两项研究都报告了联合治疗的优越疗效和 PFS,并批准在一线和二线中联合化疗。

### 抗 EGFR 抗体再挑战

在最初对 EGFR 抑制剂有反应的 mCRC 患者中,最终会出现后获得性异常并导致继发性耐药,导致二次耐药。越来越多地使用血浆 ctDNA 检测,可以无创地检测出晚期 CRC 中导致靶向治疗耐药性演变的异质性分子改变[162,163]。这种分析揭示了获得性 *RAS* 突变在抗 EGFR 单抗耐药性中的作用,但也暗示了 *EGFR* 外结构域的亚克隆突变在抗 EGFR 治疗的获得性耐药作用[164]。

一些研究小组表明,在没有来自 EGFR 抑制的持续选择压力的情况下,*RAS* 和 *EGFR* 突变体克隆的保留率下降,半衰期大约为 4 个月[165,166]。这些数据与几个前瞻性试验一致,表明抗 EGFR 再挑战的临床效益。在 CRICKET 单臂 Ⅱ 期研究中,研究了基于组织的 *RAS* 和 *BRAF* WT 肿瘤患者,对一线西妥昔单抗加伊立替康的 PR 和 PFS 至少 6 个月,发现对抗 EGFR 再挑战的 RR、SD 和 DCR 率分别为 21%、32% 和 54%[167]。所有获得 PR 的患者在 EGFR 抑制剂再挑战前都是 ctDNA *RAS* WT,与 ctDNA *RAS* MT 的患者相比,这些患者的 PFS 明显延长(4 个月 *vs* 1.9 个月)。目前有几项大规模的临床试验正在进行中,希望能更好地指导再挑战的实践。

### 肿瘤的侧向性(左半/右半)

原发性肿瘤在 mCRC 中的位置现在认为是一个明确的预后和预测工具。右侧肿瘤被定义为从盲肠到肝曲的肿瘤,而左侧肿瘤代表从脾曲到直肠的肿瘤。一线化疗试验显示,右侧肿瘤接受以 5 - FU 为基础的化疗,其生存期比左侧肿瘤更差,至少相差 5 个月[168]。最近,AVF2107g 和 NO16966 两项随机的 Ⅲ 期临床试验分析了使用贝伐珠单抗的一线化疗治疗未接受治疗的 mCRC,进一步证实了这些发现。有趣的是,无论突变状态或肿瘤组织学如何,右侧肿瘤被确定为阴性进展指标[169]。此外,FIRE - 3、PEAK、PRIME 和 CRYSTAL 的后期分析都发现,*RAS* WT mCRC 的抗 EGFR 治疗的 OS 和 PFS 获益仅限于左侧肿瘤[169-172]。

迄今 CALGB/SWOG 80405 提供了预测抗 EGFR 治疗与原发性肿瘤位置(右半)相关的疗效不佳的最令人信服的证据[173]。在这项试验中,在接受化疗和西妥昔单抗治疗的 *RAS* WT 肿瘤患者中,与左侧肿瘤的 39.3 个月相比,右侧肿瘤的 OS 明显减少 13.6 个月($P = 0.001$, HR 0.55)。值得注意的是,这种原发灶位置带来的明显差异,并没有在贝伐珠单抗的使用中得到关注,这与 *RAS* WT 左侧肿瘤与右侧肿瘤在抗血管内皮生长因子治疗中对生存结果的影响不确定有关($P = 0.50$)。

由于 CALGB80405 的回顾性分析强调了侧向性作为反应的生物标志物和 EGFR 抑制的选择标准,NCCN 和 ESMO 指南都支持在一线治疗中对 *RAS* WT 右侧肿瘤患者推迟抗 EGFR 治疗。迄今对一线治疗后的治疗没有明确的共识;然而,一项试验,即 CO17,证实了西妥昔单抗与难治性 *KRAS* 突变肿瘤的最佳支持性治疗相比,缺乏益处。右侧肿瘤患者与左侧肿瘤患者相比,西妥昔单抗没有统计学意义上的益处[174]。还需要更多的研究来确定 *RAS* WT 右侧肿瘤患者是否能从后续治疗中的 EGFR 抑制中获得任何益处。

### 贝伐珠单抗

贝伐珠单抗是一种人源化的单克隆抗体,它可结合循环中的血管内皮生长因子的所有异构体形式,从而抑制由该因子介导的渗透能力和血管生成。

在 Ⅱ 期 TREE - 2 研究中,Hochster 和同事[175]证明了贝伐珠单抗与奥沙利铂为基础的化疗(mFOLFOX6、bFOL 或 CAPOX)联合使用的安全性和有效性。这项试验无法在三个治疗组之间进行直接比较,但在 mFOLFOX6 和 CAPOX 治疗组中,进展时间(分别为 9.9 个月和 10.3 个月)和 OS(分别为26.1个月和24.6个月)几乎相同。在NO16966试验中,未接受治疗的患者以2×2的设计被随机分配到FOLFOX4或CAPOX(非劣效),使用或不使用贝伐珠单抗[176]。汇总分析显示,在含有贝伐珠单抗组的中位PFS较高(9.4个月 vs 8.0个月,$P=0.002$),但在应答率和OS方面的差异没有达到统计学意义。令人惊讶的是,当PFS按化疗方案进行分层时,CAPOX方案表现得更好。在这两项试验中,贝伐珠单抗并没有增加化疗的毒性。与贝伐珠单抗有关的最显著的不良事件是高血压、蛋白尿、血栓,以及罕见的出血(主要是鼻出血)、伤口愈合延迟和消化道穿孔。

贝伐珠单抗作为化学治疗的辅助药物,其疗效在二线治疗中也得到了验证。ECOG 3200将800多名曾接受过5-FU和伊立替康(但不包括奥沙利铂或贝伐珠单抗)治疗的mCRC患者随机分为三个组别:FOLFOX4、贝伐珠单抗或联合用药[177]。接受贝伐珠单抗作为单药治疗的组别在中期分析中发现与其他两个组别相比结果较差,因此停止招募。最终,在化疗中加入贝伐珠单抗后,PFS(中位数,7.3个月 vs 4.7个月,$P<0.000\ 1$)和OS(中位数,12.9个月 vs 10.8个月,$P=0.001\ 1$)都得到了改善。

贝伐珠单抗现已被美国FDA批准与基于氟尿嘧啶的治疗方案联合使用,作为mCRC患者的一线或二线治疗。

两项大型Ⅲ期试验(CAIRO2和PACCE)研究了双重生物疗法(贝伐珠单抗与抗EGFR抗体和化疗)在mCRC的疗效。这两项试验都出人意料地显示出更糟糕的结果——采用联合方法[178,179]。鉴于这些数据,血管内皮生长因子和表皮生长因子的双重抑制目前在CRC患者的治疗中没有作用,不应该在临床试验之外继续进行。

**雷莫芦单抗**

雷莫芦是另一种抗血管生成剂,是一种阻断血管内皮生长因子信号的人单抗。在多中心的Ⅲ期RAISE试验中,1 072名经5-FU、奥沙利铂和贝伐珠单抗一线治疗后病情进展的mCRC患者被随机分配到FOLFIRI与雷莫芦单抗或安慰剂组。雷莫芦单抗组和安慰剂组分别在13.3个月和11.7个月时达到OS的主要终点。雷莫芦单抗和安慰剂组分别为11.7个月($P=0.02$)。加用雷莫芦单抗后,PFS也略有改善(5.7个月 vs 4.5个月,$P<0.000\ 5$)[180]。

**阿柏西普**

阿柏西普是一种重组的融合蛋白,由人血管内皮生长因子1和2的细胞外结构域与人IgG1的Fc部分相融合。在Ⅲ期VELOUR试验中,1 226名奥沙利铂耐药的mCRC患者被随机分配到阿柏西普或安慰剂加FOLFIRI。无论之前是否接触过贝伐珠单抗,接受阿柏西普治疗的患者的中位OS(主要终点)明显更长(13.5个月 vs 12.1个月)[181]。

考虑到RAISE和VELOUR试验的结果,雷莫昔单抗或阿柏西普是在不含伊立替康的治疗进展后联合FOLFIRI或伊立替康的二线治疗选择,并被美国FDA批准用于这一适应证。

## 生物标志物和靶向治疗在结直肠癌中的应用

### 高度微卫星不稳定性的转移性结直肠癌

缺少错配修复(dMMR)或MSI-H仅占所有mCRC患者的4%~5%,但代表了一个独特的队列,具有独特的预后和免疫疗法的治疗选择(表32-4)[182]。

表32-4 转移性结直肠癌的预后性和预测性生物标志物

| 生物标志物 | 预后性 | 预测性 |
| --- | --- | --- |
| dMMR/MSI-H | + | + |
| 肿瘤的侧向性 | + | +(适用于左侧RAS WT) |
| RAS WT | + | + |
| RAS MT | + | + |
| BRAF V600E | + | + |
| HER2 扩增 | − | + |
| NTRK 融合 | 不详 | + |
| 非典型性 非 V600 BRAF | 不详 | 不详 |
| POLE | 不详 | 可能的 |

注:dMMR,错配修复缺陷;MSI-H,微卫星不稳定性高;MT,突变型;WT,野生型。

考虑到dMMR肿瘤的高突变表型,检查点抑制剂的使用为晚期CRC患者提供了一个令人兴奋的新治疗策略。靶向肿瘤细胞上的PD-L1或T细胞上的PD-1已经极大地影响了患者的治疗效果。帕博利珠单抗和纳武利尤单抗是两种针对PD-1的IgG4单抗,在证明了持久的临床活性后,两者都被美国FDA批准用于MSI-H mCRC患者。CheckMate-142研究调查了纳武利尤单抗单独使用或与伊匹木单抗联合使用的情况,伊匹木单抗是一种针对CTLA-4的全人源IgG1单抗。总反应率(ORR)为31.3%,近70%的患者在12周时达到疾病控制,单药治疗组1年的中位OS率为73%[183]。在双药治疗组中,虽然3级和4级治疗相关的不良事件增加到32%,但ORR为55%,疾病控制率为80%,1年的OS率为85%[184]。帕博利珠单抗的单药数据首次在一项具有里程碑意义的Ⅱ期研究中报道,该研究调查了在41名有或没有错配修复缺陷的晚期CRC患者中的疗效[182]。

在dMMR mCRC患者中,免疫相关ORR和PFS率分别为40%和78%,pMMR mCRC患者为0和11%。在报告发布时,dMMR队列的中位PFS和OS尚未达到,pMMR队列的中位PFS和OS分别为2.2个月和5.0个月。

基于这些数据,MSI状态是对免疫检查点阻断应答的一个明确的预测性生物标志物(图32-4和图32-5)。NCCN已将单药帕博利珠单抗、纳武利尤单抗或纳武利尤单抗联合伊匹木单抗列为二线或三线dMMR mCRC患者,以及那些被认为"不适合强化治疗"的可行治疗方案[58]。

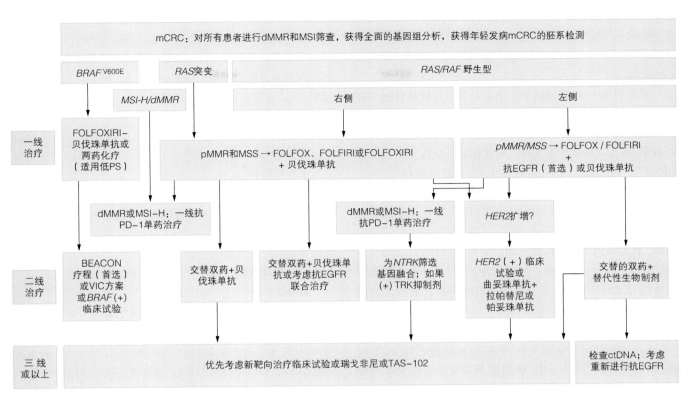

**图 32-4** 基于生物标志物的转移性结直肠癌系统治疗的决策流程。BEACON；ctDNA，循环肿瘤 DNA；dMMR，错配修复缺陷；EGFR，表皮生长因子受体；FOLFIRI，5-FU、亚叶酸钙和伊立替康；FOLFOX，5-FU、亚叶酸钙和奥沙利铂；FOLFOXIRI，亚叶酸钙、奥沙利铂和伊立替康；pMMR，完整的错配修复；VIC，维莫非尼、伊立替康、西妥昔单抗

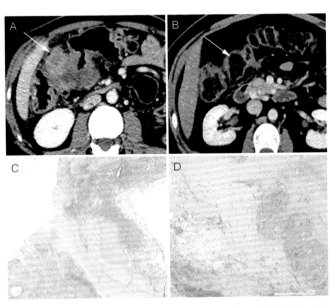

**图 32-5** 用免疫疗法治疗的 MSI-H 的结肠肿瘤的放射学和病理学反应。A. 治疗前的腹部 CT 图像，箭头描述了一个巨大的右结肠肿块（箭头）。B. 用伊匹木单抗和纳武利尤单抗治疗 26 个月后获得的 CT 图像，显示结肠肿瘤的完全放射状解决（箭头）。C. 免疫治疗后切除的右半结肠标本的显微照片。正常的固有肌肉束被纤维组织打断，其中含有嗜酸性细胞坏死的区域，以及多形性炎症浸润，包括被巨大吸收性细胞包围的胆固醇裂隙（×25 放大）。D. 纤维性瘢痕包含许多血管，有些还伴有血栓形成。细胞性黏液蛋白也是可见的。经许可转载自 Ludford K，Cohen R，Svrcek M，et al：Pathological Tumor Response Following Immune Checkpoint Blockade for Deficient Mismatch Repair Advanced Colorectal Cancer，J Natl Cancer Inst 2021 Feb 1；113（2）：208-211

值得注意的是，随机开放标签的国际Ⅲ期 KEYNOTE-177 试验，比较了抗 PD-1 抗体帕博利珠单抗与研究者选择的标准化疗联合生物疗法（抗 EGFR 或抗 VEGF）对 307 名初治的 MSI-H 型 mCRC 患者的治疗效果[185]。该研究达到了 PFS 的主要终点，与化疗的 8.2 个月相比，使用帕博利珠单抗的 PFS 明显改善到 16.5 个月（HR 0.60，P＝0.000 2）。与化疗的 33.1％相比，使用帕博利珠单抗的 ORR 也提高到 43.8％（P＝0.027 5）。OS 分析尚未完成。基于这些结果，美国 FDA 现已批准帕博利珠单抗用于不可切除或转移的 MSI-H/dMMR CRC 患者的一线治疗。

### BRAF^V600E 突变

BRAF 是一种丝氨酸苏氨酸激酶，在 MAPK 途径中 RAS 的下游，主要与同时发生的 RAS 突变相互排斥。最常见的 BRAF 突变发生在密码子 600，缬氨酸变化为谷氨酸（c.1799T＞A 或 p.V600E），产生组成型活性蛋白。在临床实践中，所有 mCRC 患者中约有 7％～14％携带 BRAF^V600E 突变，这预示不良预后[186]。BRAF^V600E mCRC 患者有独特的临床表现，并伴有标志性的病理特征，包括老年女性、右侧 T4 肿瘤、高等级黏液组织学、散发性 MSI-H 表型，以及主要累及腹膜远处淋巴结[187]。

BRAF^V600E mCRC 通过锯齿状腺瘤前体的锯齿状/甲基化途径与肿瘤的发生有关。这会导致高甲基化表型，随后 MLH1 失活，产生散发的 MSI-H/dMMR[188]。因此，了解所有 BRAF^V600E 患者的 MMR 状况至关重要，因为这对他们的

癌症治疗排序有明显的临床影响。此外，*BRAF* 突变状态在早期和晚期环境中仍然是 OS 的预后因素[189]。在转移性治疗中，*BRAF*^V600E^ 突变的患者对传统的化疗是无效的，OS 只有10~12 个月[186,190]。

考虑到这一点，最初的治疗决定对于出现转移性病灶的患者是至关重要的。TRIBE 研究比较了 FOLFOXIRI-贝伐珠单抗与 FOLFIRI-贝伐珠单抗对初治的 mCRC 患者的治疗效果，基于该研究数据支持三联化疗联合贝伐珠单抗治疗 *BRAF*^V600E^ mCRC[137]。在本研究中，与双联方案相比，所有接受三联方案的患者 PFS 的主要终点改善了 2.4 个月。具体到 *BRAF*^V600E^，该试验共纳入 28 名患者，其中 16 名患者被纳入三联疗法组。亚组分析显示，三联疗法使 *BRAF*^V600E^ 患者的 OS 提高到 19 个月，而双联疗法为 10.7 个月。因此，在 *BRAF*^V600E^ mCRC 患者的一线治疗中，在贝伐珠单抗的基础上使用 FOLFOXIRI 是一个合理的治疗选择。值得注意的是，在同一研究中，接受三联疗法的 RAS/RAF WT 队列的中位 OS 接近 42 个月，突出了 *BRAF*^V600E^ mCRC 的自身侵袭特性。

除了对标准化疗的潜在耐药性外，由于缺乏疗效，不再推荐对 *BRAF*^V600E^ 型 mCRC 使用抗 EGFR 疗法作为单一疗法或与化疗联合使用。这是基于对多项研究的联合评估，因为个别研究受限于回顾性和数量有限[191]。一项对 9 项 III 期和 1 项 II 期试验（6 项一线研究、2 项二线研究和 2 项化疗难治性研究）的荟萃分析评估了 463 名 *BRAF*^V600E^ 患者，以解决 EGFR 单抗的影响。这表明，当抗 EGFR 治疗被添加到化疗或最佳辅助治疗中时，与对照方案相比，PFS、OS 或应答率没有改善[192]。基于这些现有的数据，NCCN、ESMO 和 ESMO Asia 都建议仅对 *RAS/BRAF* WT mCRC 患者使用 EGFR 抗体。

鉴于化疗和 EGFR 抑制对 *BRAF*^V600E^ mCRC 的局限性，显然需要开发针对突变蛋白本身的有效靶向疗法。不幸的是，尽管 *BRAF*^V600E^ 突变的转移性黑色素瘤通过抑制 BRAF 取得了令人振奋的结果，但在早期研究中，无论是维莫非尼还是康奈非尼治疗 mCRC 都没有取得这种成功，其应答率分别为 5% 和 0[193]。与黑色素瘤不同，EGFR 信号的再激活是 mCRC 在单剂 BRAF 抑制后产生抵抗的最突出机制，这一机制支持开发合理的组合疗法[194,195]。最初的临床研究探索了 BRAF 和 EGFR 靶向疗法的疗效，发现 52% 和 67% 的治疗难治性患者有病灶应答[196,197]。最值得注意的是，在 SWOG 1406 研究中，当这种双重靶向方法与化疗（维莫非尼、伊立替康、西妥昔单抗）相结合时，与单独接受伊立替康和西妥昔单抗的患者相比，接受三药联合治疗的患者获得了更高的 PFS（4.4 个月对 2.0 个月）和 ORR（16% 对 4%），支持其最初被纳入治疗指南[198,199]。

MEK 是 BRAF 的下游效应器，最初探索 BRAF 和 MEK 双重抑制的努力报告了适度的疗效，在 43 名治疗患者的队列中反应率为 12%，有一个完全反应（CR）[200]。第一项先前治疗过的 *BRAF*^V600E^ mCRC 的随机 III 期试验，即 BEACON CRC 研究，已完成并发布，并报告了最新的生存数据[201]。这项关键性试验评估了 BRAF 抑制剂康奈非尼联合西妥昔单抗加或不加 MEK 抑制剂比美替尼的疗效，与伊立替康-FOLFIRI 加西妥昔单抗的对照组相比。初步安全性导入数据显示，在 29 名接受三重方案治疗的患者中，ORR 为 48%，具有良好的耐受性[202]。有趣的是，最新的生存数据显示，双联方案（康奈非尼-西妥昔单抗）的疗效并不比三联方案差。双联方案显示，与对照组的 5.4 个月相比，中位 OS 提高至 8.4 个月（*HR* 0.60，*P*=0.000 3），与对照组的 1.5 个月相比，中位 PFS 提高了 4.2 个月（*HR* 0.40，*P*<0.000 1）。此外，双联治疗组的 ORR 为 20%，而对照组为 2%（*P*<0.000 1）。基于这些数据，美国 FDA 于 2020 年 4 月 8 日批准了双药方案。考虑到这些数据，NCCN 已重新推荐 BEACON 方案，即康奈非尼联合西妥昔单抗治疗既往接受过治疗的 *BRAF*^V600E^ mCRC 患者，这反映了这些高风险患者首次有了完全的靶向治疗方法。

### HER2 扩增

人类表皮生长因子受体（HER2）是表皮生长因子受体家族的一员，已知的异常信号传导是通过基因组扩增促进 PI3K 和 MAPK 途径的上调而发生。在 CRC 中，3%~5% 的患者出现 *HER2* 扩增，与 *RAS/RAF* 突变相互排斥，可能与 EGFR 单抗的新抗性有关。在乳腺癌中 *HER2* 扩增发生的频率在增加，并且一直是通过曲妥珠单抗和帕妥珠单抗进行治疗的重点。作为一个先例，这种方法在 CRC 试验中得到了成功。HERACLES 试验招募了 *HER2* 阳性的 CRC 患者，其定义是：通过免疫组织化学（IHC），50% 以上的肿瘤细胞中存在 3+HER2 评分，或通过荧光原位杂交（FISH），50% 以上的细胞中存在 2+HER2 评分和 HER2，CEP17 比例大于 2。在这项研究中，曲妥珠单抗联合拉帕替尼（一种口服的 HER2-EGFR 双重激酶抑制剂）用来治疗 27 名难治性 HER2 mCRC 患者[203]。在 II 期 MyPathway 研究中，57 名难治性 *HER2* 扩增的 mCRC 患者接受了帕妥珠单抗和曲妥珠单抗的双重 *HER2* 靶向治疗，显示出 32% 的 ORR 和 1 名患者的 CR[204]。考虑到这两个阳性标志性的研究，NCCN 将曲妥珠单抗和拉帕替尼或曲妥珠单抗和帕妥珠单抗的 *HER2* 靶向治疗作为难治性 *HER2* 扩增 mCRC 患者的可行选择。基于 *HER2* 扩增是 EGFR 单抗的阴性预测生物标志物的早期报告，我们等待正在进行的 SWOG 1613 期研究（NCT03365882）的结果，该研究评估了化疗难治、未经抗 *EGFR*、*HER2* 扩增、*RAS/BRAF* WT mCRC 患者随机接受曲妥珠单抗和培妥珠单抗与西妥昔单抗和伊立替康的对比。

DESTINY-CRC01 试验评估了德曲妥珠单抗（T-DXd），一种由抗 HER2 抗体、可裂解的四肽基连接物和细胞毒性拓扑异构酶 I 抑制剂组成的抗体-药物结合物，用于 78 例先前治疗过的不可切除或 mCRC，HER2 表达和 *RAS/BRAF* WT mCRC 患者，主要终点是 RR。IHC 评分为 3+ 或 IHC 2+/原位杂交+ 的 *HER2* 阳性患者的 RR 为 45.3%，另外 37.7% 的患者病情稳定。队列 A 的中位 PFS 为 6.9 个月，中位 OS 未达到。值得注意的是，间质性肺病是重要的 T-DXd

的不良事件,该试验中 6.4% 的患者发生[205]。

### NTRK 融合

神经营养受体酪氨酸激酶融合(NTRK)基因编码 TrkA、TrkB 和 TrkC 受体酪氨酸激酶,这些受体酪氨酸激酶通过 MAPK 和 PI3K 途径激活,负责人类神经元组织的基本功能。融合可能是异常的,导致致癌性成瘾,在所有 CRC 中罕见的发病率为 0.2%~2.4%,数据表明在 MSI - H 亚群中产生更高(接近 3%)[206]。

在一项具有里程碑意义的研究中,55 名患有 NTRK 融合的成人和儿童患者的 ORR 达到了 75%,55% 的患者在 1 年后仍无进展。在 3 名 CRC 患者中,有 2 名患者取得了客观反应[207]。这些数据使美国 FDA 加速批准将拉罗替尼用于所有 NTRK 融合的难治性实体瘤患者。此后,NCCN 建议对 mCRC 的 NTRK 基因融合进行检测,并支持对这一罕见的患者群体使用拉罗替尼。

#### ■ 转移性结直肠癌中生物标志物的不断进展

##### 非 V600 BRAF 突变

非典型的非 V600 的 BRAF 突变是一个越来越被认可的分子亚群,占所有 mCRC 患者的近 2.2%。208 与 BRAF 不同,非 V600E 的非典型 BRAF mCRC 患者具有明显的临床病理特征,大多数患者具有微卫星稳定(MSS)疾病、左侧原发肿瘤、较低等级的组织学和非腹膜病变,并且通常与 RAS 共同突变。据报道,非典型 BRAF mCRC 患者的中位 OS 可提高至 60.7 个月,优于传统 BRAF$^{V600E}$ 突变患者 11.7 个月的中位数 OS[208]。此外,临床前数据已将 BRAF 突变描述为基于其潜在信号生物学的独特类别。第 Ⅰ 类反映了传统的 BRAF$^{V600E}$ 突变,它通过 BRAF 单体发出信号,具有高激酶活性且不依赖 RAS,而非典型的非 V600 BRAF 突变通过 BRAF 二聚体发出信号,被分为第 Ⅱ 类和第 Ⅲ 类[209,210]。尽管 Ⅱ 类突变具有中等至高的激酶活性而没有 RAS 依赖性,但 Ⅲ 类突变具有低的激酶活性并具有 RAS 依赖性。

目前,还没有指导非典型 BRAF 突变患者管理的指南,建议在标准细胞毒化疗失败后进行临床试验。关于生物疗法,虽然有一些数据表明 Ⅲ 类突变可能从 EGFR 抑制中获益,但其他研究的说服力不强[210,211]。

##### POLE 突变

POLE 基因位于 12q24.33,编码聚合酶 ε 的校对外切酶结构域[212]。POLE 的体细胞突变在 CRC 中是一个罕见的事件,估计不到 1%[213]。然而,POLE 突变很重要,因为考虑到有这些突变的患者,其高突变肿瘤的比例增加,新抗原负荷更高,因此在非 MSI - H 患者可能是一个对免疫治疗有预测作用的生物标记。

尽管破译伴随和驱动之间的 POLE 突变对于预测检查点抑制的良好效果很重要[214,215]。尽管 CRC 是一个不断发展的领域,但由于迄今的数据有限,还没有任何指南。然而,在临床实践中,确定这些突变的存在或不存在反映了在难治性情况下的潜在治疗靶点。

## 潜在可手术切除的转移性结直肠癌患者的决策

尽管治疗取得了进展,但无法手术切除的患者的 5 年 OS 率估计仍低于 15%。虽然随机数据有限,但回顾性研究表明,手术的 5 年 OS 率超过 30%[216,217]。因此,如果有可能进行具有治愈性的手术,应尽早启动 mCRC 手术切除的多学科讨论。在考虑手术切除时,诊断成像(MRI、PET - CT 和容积成像)具有重要作用。新辅助化疗的使用、选择和持续时间应由主治医生和外科医生以多学科的方式决定,通常限制在 3 个月以内。对新辅助治疗有反应或病情稳定的患者比进展期患者好[218]。围手术期和辅助治疗(以 5 - FU 为基础)与观察相比,肝切除术的 DFS 有改善的趋势,但 OS 没有改善[219-221]。这种好处存在以化疗引起的脂肪肝和肝窦损伤的术后并发症增加为风险的[219,222]。此外,虽然使用了贝伐珠单抗,但我们在围手术期不使用抗 EGFR 单抗,因为 EPOC 研究显示 OS 和 PFS 较差[223]。其他挑战是存在直肠癌原发灶的患者,放疗和手术处理转移性病灶的时机和作用。在 MDACC,我们的方法是在新辅助化疗后首先进行肝转移手术,然后进行化疗放疗,再进行原发灶切除。

#### ■ 已切除的转移性结直肠癌患者的随访

转移瘤切除术后,患者要密切随访,前 3 年每 3~4 个月进行一次医生检查、CEA 水平检查和影像学检查,后 2 年每 6 个月一次,以后每年一次。此后每 3 年应继续进行结肠镜检查(或根据内镜检查结果更频繁地进行)。CT(或 MRI)是标准推荐的横断面成像方式。PET - CT 可用于不确定的检查结果,或注意到 CEA 水平上升而在 CT 或 MRI 上没有可测量的疾病时。我们鼓励所有患者与初级保健医生保持联系,以获得最佳的监测和保健。

## 具有挑战性的临床管理问题

#### ■ 老年人群和结直肠癌的管理

与年龄相关的器官功能和储备的下降、医疗合并症和生活质量的考虑往往使老年 CRC 患者的管理变得复杂。尽管治疗 CRC 的基本原则并不因年龄而变化,但老年患者化疗的风险增加,有时是可感觉到的,有时是可以触及到的,可能会改变对这些患者的治疗方法。尽管他们在临床试验中代表性不足,但一项针对老年患者(65 岁以上)的 Ⅲ 期随机试验($n=$ 345)的系统综述表明,经过适当选择的患者可以从治疗中获得同等的益处,而毒性却没有大幅增加[224]。

在未经治疗的老年 mCRC 患者(70 岁及以上)中进行的 AVEX 研究显示,与单独使用卡培他滨相比,贝伐珠单抗和卡培他滨的联合治疗有效(中位 PFS 明显延长,9.1 个月比 5.1 个月),并且耐受性良好(治疗相关的 3 级或更差的不良事件,40% 比 22%)[225]。对 CRC 患者的治疗应基于对风险-效益的全面评估,包括体力状况、合并症和对毒性的考虑,而不仅仅是年龄。还应特别强调定义分子亚群,如 dMMR mCRC,其中免疫治疗可提供临床益处,与传统的细胞毒化疗相比,毒性较低。

### ■ 恶性息肉

有时,内镜下切除的息肉可能表现为绒毛状或管状腺瘤内的浸润性腺癌。这种情况下的治疗建议应根据特征进行个体化,包括阴性边缘、无黏膜下层以外无侵犯证据、良好或中度分化的腺癌,以及无淋巴或血管侵犯证据。在这种情况下,淋巴结转移的风险很低(5%),通过定期结肠镜检查进行随访是合理的。遗憾的是,取出无柄或大块的息肉会扭曲侵袭深度或边缘状态。此外,如果病理显示分化不良、侵入肌层或淋巴管受侵,建议进行手术切除。特别是,T2肿瘤有20%的可能性出现淋巴结转移,所以继续在内镜下随访而不采取进一步的手术干预是不合适的。

直肠远端或中段的恶性息肉往往无法进一步进行局部分期,因为内镜直肠息肉切除术会导致不可靠的EUS图像。如果切除的直肠息肉没有明确的边缘或有不良的病理特征,则应考虑进行最终的手术切除。如果边缘不明确且无肌肉侵犯,则可进行经肛门的切除。即使考虑开腹手术,通常也可以采取保留括约肌的手术。偶尔,一个充分知情的患者会拒绝手术,或因医疗合并症而不能选择手术。在这些特殊情况下,非标准的放化疗联合模式是最终切除的一个选择。

### ■ 部分梗阻性肿瘤的非手术治疗方案

肠道切除术或分流造口术可能是合适的,但对于体力状态不佳的患者,应考虑非手术治疗,这包括可扩张的金属支架,特别是在直肠乙状结肠区域。结肠内较高的阻塞部位会对支架的插入造成技术障碍。内镜下放置在梗阻近端的结肠减压管可能提供暂时的缓解。内镜下的电外科手术,包括氩等离子体凝固,可使管腔重新通畅。外部射线治疗可以缓解部分梗阻的同时防止完全性梗阻。对于即将发生肠梗阻的患者,应在住院期间进行肠道休息、鼻胃管减压和静脉输液,然后由胃肠病医生、肿瘤外科医生、肿瘤内科医生和放射治疗师进行多学科的评估。

### ■ 治愈性治疗后肠道功能不佳的多学科管理

节段性肠道切除导致肠道运动的频率和特征发生永久性改变。直肠穹隆的丧失和放疗导致粪便储存受到影响,并在吻合处形成狭窄,括约肌功能可能不会恢复到基线,导致功能和机械功能障碍,表现为小而频繁的排便,并伴有发作性大便失禁。

一般来说,患者会被告知,从手术开始的1年内或完成所有辅助治疗后的6个月内,肠道习惯可能会得到改善。对于有更多慢性和严重问题的患者(无数次的小肠蠕动或大便失禁),由外科医生、胃肠病学家和肠道护理人员组成的多学科小组建议采用个性化的详细排便方案,在充分依从的情况下,可以提高生活质量和对保留括约肌的满意度。在少数情况下,当保留括约肌的手术导致对肠道功能不满意时,可能会建议进行结肠造口或回肠造口,以改善功能状态和生活质量。

## 提示

- 很难为转移性疾病的患者制定一个普适性的治疗方案,但总是要考虑到每个患者的具体情况。只要有可能,应该为体力状态良好的患者提供治疗,作为临床试验的一部分。
- 以前的分析表明,在治疗过程中使用所有三种活性细胞毒药物(5-FU、伊立替康和奥沙利铂)治疗的患者的具有生存优势[226]。肿瘤突变状态已成为治疗决策的核心部分,应在所有转移性疾病患者中进行检测。在MDACC,如果肿瘤组织不可用或不能进行活检,就会进行基于ctDNA的分析,以指导治疗。
- 泛的原则已经出现,成为MDACC治疗决策的基础。
- 无症状的转移性疾病患者通常要接受系统治疗。随着更新的、更有效的药物的出现,一线治疗在无症状的患者中耐受性更好,也更有可能受益。这一原则的一个例外是患者有已知有转移性病灶,这些病灶要么无法评估,要么体积极小。在这些情况下,密切随访和频繁的影像检查可能是一个合适的初始策略。当可测量的疾病明显时,或根据肿瘤学家的判断,进一步的预期随访可能导致症状时,就开始治疗。在没有明确的临床或影像学证据表明有转移性病灶的情况下,通常不建议血清CEA水平上升的患者接受治疗,并进行密切随访。
- 转移性疾病患者的初始治疗可能取决于先前辅助治疗的时间和残留的毒性。许多发生转移性疾病的患者之前接受过由奥沙利铂组成的辅助治疗。当患者复发时,如果从完成辅助治疗后不到12个月,应视为对该组合耐药。伊立替康常常成为治疗近期辅助治疗后复发的患者的主要细胞毒药物。
- 患者应接受治疗至最大效益,或直到治疗变得不可耐受。当患者因转移性疾病而接受系统治疗时,我们通常会继续治疗,直到病情进展,出现不可接受的毒性,或患者推迟治疗。作为FOLFOX或CAPOX方案的一部分,接受奥沙利铂与卡培他滨或5-FU联合治疗的患者,可能会出现不可接受的周围神经病变。在这种情况下,如果继续维持治疗,停用奥沙利铂并无坏处。当神经病变症状消退或肿瘤开始进展时,奥沙利铂可作为方案的一个组成部分重新引入[227]。
- 维持治疗的好处必须与潜在的毒性进行权衡,同时也必须要考虑到患者的偏好。因此,化疗假期可能适合于长期反应或疾病稳定后的特定患者。
- 应始终考虑到局部控制的需要。最近联合治疗的经验表明,在某些情况下,原发性肿瘤可能对全身治疗反应良好,而不需要进行局部治疗。然而,通常情况下,先前手术或放疗部位的局部复发肿瘤对全身治疗没有特别的应答。因此,肿瘤科医生必须不断地重新评估局部肿瘤的控制是否应该优先于对扩散性疾病的治疗。这种决定通常是由一个多学科小组作出的。
- 在可行的情况下,应考虑采用多学科的方法,包括手术切除对转移性疾病的作用:在经过选择的患者中,手术切除与单纯的系统治疗相比,似乎可以带来明显的生存优势。在可能的情况下,应在治疗计划中纳入有治愈希望的转移瘤切除术(尤其是肝和肺),并在外科和内科肿瘤学家之间进行早期讨论。

# 第 33 章 肛门癌

Emma Holliday
Van Morris
Craig A. Messick
卢瑗瑗　王　娟·译

## 要点

▶ 尽管应用了预防性人乳头瘤病毒疫苗,但在美国,肛门癌的发病率和死亡率仍继续上升。对于新诊断的局部肛门癌患者,同步放化疗仍然是根治性治疗的标准方案。

▶ 迄今还没有数据支持对局部肛门癌患者在放化疗前后进行化疗能获益。

▶ 腹会阴联合切除的挽救性手术仍然是放化疗后复发的非转移性局部肛门癌患者的标准治疗方案。

▶ 联合化疗是目前对无法手术、转移性肛门癌患者的一线治疗推荐方案。

▶ 免疫检查点阻断疗法,无论是作为单一疗法还是作为临床试验选择,都应考虑用于治疗难治性肛门癌的患者。

肛管癌极为罕见,占所有胃肠道(GI)恶性肿瘤的 2%~3%。据估计,2020 年美国将有 8 590 名患者(5 900 名女性)被诊断为肛管癌,导致 1 350 人死亡[1]。这种疾病的发病率继续稳步上升。在过去的 20 年中,美国报道了进展期(伴有转移)肛门癌发病率的增加,这与癌症特异性死亡率的上升有关[2]。尽管如此,有经验的肿瘤科医生每年评估和治疗的患者仍少于一位。大多数肛门癌是鳞状细胞癌(SCC),通常发生在肛门黏膜内[3]。传统上,超过 70% 的局部肛管癌是通过联合放化疗的方式治愈的[4],包括针对持续复发患者的挽救性腹会阴切除术[5]。本章重点介绍肛门鳞状细胞癌(SCCA)的多模式治疗及免疫治疗在该疾病患者治疗中的新作用。

## 解剖

为肛门鳞状细胞癌患者提供最佳的治疗选择需要充分了解肛门解剖结构,包括肛管、肛门边缘(AV)和肛缘(AM)。肛管长度可变,女性为 2~3 cm,男性为 3~5 cm。肛门边缘是肛门的可见部分,在臀部轻柔的牵引下看到。肛缘是从肛门边缘沿肛门皮肤径向延伸 5 cm 的区域(图 33-1)。准确描述肿瘤位置对于最佳治疗选择至关重要。尽管对这些肿瘤的组织学分类可能会为指导诊断和治疗提供更一致方法[3],但有意义的数据表明,对所有 SCCA 的这种单一方法可能是不够的,而针对这些癌症的定制方法可能更为重要。例如,恶性肿

瘤不累及肛门括约肌复合体且小于 2 cm 的通常被视为原发性皮肤癌,可以通过广泛局部切除(WLE)手术切除。这不适用于 T2 肿瘤,尤其是肛管肿瘤,但如果 T2 肿瘤非常小或远离括约肌,也可以用广泛局部手术切除术治疗,但必须充分告知患者 T2 肿瘤在诊断时可能伴有 24% 的淋巴结转移阳性风险[6,7]。

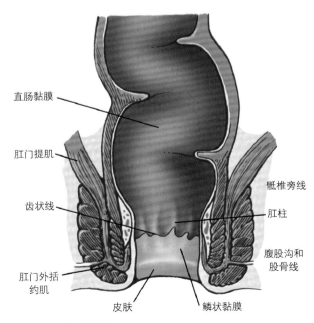

**图 33-1　肛管解剖**

肛管可以被一段移行区域区（ATZ）分为两部分。近端肛管由直肠黏膜或柱状上皮组成，过渡到由立方体和柱状上皮（长度为6～12 mm）构成的定义不明确的肛门过渡区，并延伸到齿状线[8]。齿状线是一个可见的解剖部位，代表肛管近端半部分的柱状上皮（Morgagni柱）与延伸至肛缘的肛管远端半部分的鳞状上皮的分离。肛门边缘是鳞状上皮与肛缘的真皮与表皮的融合。重要的是，肛门过渡区黏膜（组织学上称为泄殖腔黏膜）是约66%非角化肛门鳞状细胞癌的好发部位（图33-2）[8]，而齿状线远端的肿瘤是角化的肛门鳞状细胞癌（图33-3）。

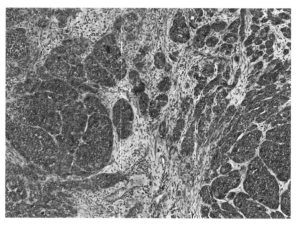

**图33-2** 肛管非角化的鳞状细胞癌

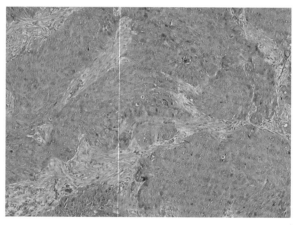

**图33-3** 角质化的肛管鳞状细胞癌

肛管的血管供应由直肠上、中和下直肠血管组成，分别起源于肠系膜下动脉、髂内动脉和阴部内动脉。肿瘤局部的淋巴结引流是朝向齿状线的，与直肠癌引流至直肠周围和椎旁淋巴结相同。位于齿状线尾部肿瘤的淋巴结引流至腹股沟、髂内和闭孔淋巴结。完整的体格检查应该包括腹股沟淋巴结的检查。

## 风险因素

一些风险因素与肛门鳞状细胞癌的发展相关。其中一些与性活动有关，包括超过10名以上性伴侣、肛交［尤其是与男性发生性关系的男性（MSM）］，既往患有性传播疾病，包括尖锐湿疣（生殖器疣，由HPV引起）、淋病、疱疹病毒、肝炎或沙眼衣原体感染，以及HIV阳性[9-11]。另一个有充分证据证明

的风险因素是由慢性抗器官排斥药物引起的免疫抑制，如移植受体患者。具有这些危险因素的患者被认定具有发生HPV相关疾病的"高风险"，是人群中最常见的转移前疾病筛查的主体部分。最近，在靠前器官部位（子宫颈、阴道、外阴、阴茎、阴囊或口咽）被诊断出患有HPV相关疾病的患者被认为比普通人群面临更大的风险，并被指定为"有风险"[12-14]。尽管痔、肛裂和肛瘘等良性疾病通常与肛门HPV相关病有关，但尚未确定它们是致病原因[15]。相反，它们相关的非特异性症状如直肠出血、疼痛、肛管充盈或排空不完全与肛门鳞状细胞癌重叠。

尽管先前强调HPV仅通过性传播，但现在已有证据表明HPV可以在性活动之外传播。尽管传播仍然主要通过性活动进行，并且是最常见的性传播感染[16]，但获得病毒只需要直接接触病毒或带有病毒的脱落鳞状细胞。其他有文献记载的传播机制包括垂直（母体-胎儿）[17-19]和间接通过医疗污染物传播[20]。间接传播可能更为重要，因为肛门每4天就会更新一批细胞[21]，这是体内细胞更新最快的，身体每分钟会失去大约40 000个鳞状细胞，或每天大约5亿个，这为患者暴露留下了巨大的潜力。无论传播方式如何，导致SCCA的致病性变化与高风险类型的慢性感染直接相关，最常见的是HPV-16或HPV-18。有宫颈癌、阴道癌或外阴癌病史的女性患肛门癌的可能性是胃癌或结肠癌的3～5倍[22]。直到最近，这种关系只通过性活动来解释。

直到最近，这种关系还只能用性行为来解释。然而，最近一项针对女性的研究表明，从前到后擦拭，较轻拍和从后向前擦拭相比，与HPV局部传播之间存在显著关系[23]。尽管这并没有否定性传播的概念，但它为否认肛门接受性交的女性和男性之间肛门癌的巨大差异提供了额外的解释。

### 人乳头瘤病毒

由于HPV是美国最常见的性传播疾病，与肛门癌的发展密切相关[16]，据估计，75%的育龄男女在其生命中的某个时刻接触过HPV。Giuliano等在2008年进行的一项被广泛引用的流行病学研究显示[24]，在一个从未接种过HPV疫苗、从未进行过肛交、HIV呈阴性且未被视为高危人群的国际男性队列中，HPV阳性率为65.2%。高危HPV亚型（HPV-16和HPV-18）与85%～90%的SCCA病例相关，并通过称为高级别肛门鳞状细胞上皮内病变（HSIL）的癌前病变发展而来。高级别肛门鳞状细胞上皮内病变（HSIL）是一种癌前病变，目前尚未普遍推荐标准的肛门筛查方法，且仅限于被视为高风险的个体。两项国际研究［ANCHOR（NCT02135419）和SPANC（NCT02007421）］旨在解决治疗HSIL从而防止高危患者发生SCCA的问题。

为了证实HPV进展为SCCA的原因，MDACC的一组肛管转移性SCC患者显示，通过可检测的HPV DNA或蛋白p16的表达发现72例肿瘤中有68例（95%）存在HPV[25]。因此，无论确诊的起始阶段如何，HPV似乎在绝大多数SCCA中都存在，但有些类型与HPV并不完全相关，包括基底型或疣型。HPV的存在也被报道为肛管非转移性SCC患者的阳

性预后生物标志物。在一项针对Ⅰ～Ⅲ期肛门癌患者的研究中，在分析的 137 个肿瘤中，有 120 个（88％）检测到 HPV。在多变量分析中，与 HPV 阴性肿瘤患者相比，p16 表达与总体生存率和疾病特异性生存率的改善相关[26]。

在 2006 年和 2009 年，分别针对 HPV 原发感染引入了预防性疫苗 Gardasil 和 Cervarix，并证明其在减少高危亚型 HPV-16 和 HPV-18 引起的癌前肛门生殖器病变方面具有疗效[27-29]。在 2014 年底，美国 FDA 批准引入针对 9 种 HPV 亚型（6、11、16、18、31、33、45、52 和 58）的非免疫疫苗。一项针对 16～26 岁 MSM 的大型双盲安慰剂对照研究表明，使用四价 HPV 疫苗既安全又耐受性好，但也降低了 HSIL 的发病率[29]。这些发现使人们乐观地认为，这种预防性方法可能会在未来降低这种疾病的发病率。HPV 疫苗最初被批准在青少年女性中使用，但在男性和女性患者中都显示出其效力后，现已获得美国 FDA 的"性别中立"批准（可用于男性和女性患者），这是一种非常有前途的 SCCA 初级预防策略[30]。

### ■ 人类免疫缺陷病毒

虽然 HIV 和 SCCA 之间的直接关系尚未明确确立，但 HIV 和 HPV 之间存在着强烈的相关性。与 HIV 阴性患者相比，无论性行为如何，HIV 阳性患者被诊断为 HPV 感染的可能性是 HIV 阴性患者的 2～6 倍，而且持续感染的可能性也更大[31,32]。HIV 阳性的男性和女性接触 HPV 后"清除"病毒并成为 HPV 阴性的可能性也较小[32,33]。与 HIV 阴性患者相比，HIV 阳性患者 SCCA 的患病率更高，发病年龄更小[34]。

### ■ 慢性免疫抑制

实体器官移植与 SCCA 发生的风险增加 10 倍，外阴和阴道癌的风险增加 20 倍[35]。1978—2005 年，使用丹麦国家患者登记处和丹麦癌症登记处进行的一项基于人群的队列研究发现，HIV 感染、实体器官移植、恶性血液病和一系列特异性自身免疫疾病与 SCCA 的风险增加密切相关[36]。

### ■ 烟草使用

先前的病例对照研究表明，长期吸烟可能导致 SCCA 发病的可能性增加 2～5 倍[37]。此外，吸烟似乎与 SCCA 复发和死亡率增加有关；因此，当确诊为 SCCA 时，应鼓励戒烟[38]。

## 临床表现和诊断

平均诊断年龄约为 62 岁[39]。最常见的主诉是直肠出血。其他症状可能包括里急后重、疼痛、局部刺激、呕吐或排便习惯改变，如前所述。15％～25％的患者呈现腹股沟淋巴结肿大[40]。极端和晚期患者表现可能包括真菌性肛周肿块或疣状肿块。

诊断评估应包括完整的体格检查，包括腹股沟淋巴结检查、肛门直肠指检（DARE）和肛门周围黏膜的评估。诊断研究应包括直肠乙状结肠镜（刚性或柔性）或肛门镜（侧视或平视、端视肛门镜）、胸部 X 线、胸部、腹部和骨盆 CT 或腹部和骨盆 MRI，以排除远处转移。经直肠或经阴道超声检查可增加分期的益处[41-44]。组织学诊断是必要的，对原发部位进行组织活检，并对任何可触及的腹股沟淋巴结进行细针抽吸活检，因为这可能会影响辐射场。应考虑对所有患者进行 HIV 检测，也应考虑对 1965 年之前出生的患者进行一次性丙型肝炎病毒感染检测，因为该年龄段患者的病毒感染风险极高[45]。

## 分期和预后

美国癌症联合委员会（AJCC）制定了肛门癌分级分期系统。与大多数胃肠道恶性肿瘤不同，肿瘤（T）分期不取决于肿瘤浸润组织的深度度，而是取决于原发性肿瘤的大小。2 cm 或更小的肿瘤被视为 T1，大于 2 cm 但小于 5 cm 的肿瘤被认为是 T2，大于 5 cm 的肿瘤则被认为是 T3，侵犯邻近器官的局部侵袭性肿瘤则被认为是 T4。第 8 版 AJCC 分期指南于 2018 年 1 月 1 日生效[46]。T 分期没有变，但是淋巴结（N）分级系统基于阳性淋巴结的位置而有所改变。在原发肿瘤引流部位（如腹股沟、直肠系膜或髂内盆腔）的淋巴结转移被认为是 N1a；髂外盆腔淋巴结转移被认为是 N1b；淋巴结转移在 N1a 和 N1b 位置均阳性的被认为是 N1c[46]。

T 分期和 N 分期与放化疗反应和 OS 显著相关。放射治疗肿瘤学组（RTOG）8704/ECOG 1289 的结果显示，肿瘤大于等于 5 cm 的患者在完成放化疗 6 周后活检阳性的可能性更大（17％），而肿瘤小于 5 cm 的患者只有 7％[47]。RTOG 8314 试验显示了 3 年局部控制率的显著差异：肿瘤小于 3 cm 的患者为 84％，肿瘤大于等于 3 cm 的为 62％[48]。在 EORTC Ⅲ期试验中，肿瘤大小不是生存或局部控制的预后因素，但诊断时阳性淋巴结是局部控制和 OS 的独立不良预后因素[49]。RTOG 98-11 长期结果的后续分析显示，T2N0 的 5 年局部控制失败率为 17％，T4N+ 为 60％。T2N0 患者的 5 年 OS 率为 82％，T4N+ 患者的 5 年 OS 率为 42％[50]。T1N0 肿瘤患者没有纳入 RTOG 98-11，但小型回顾性和基于人群的研究表明，T1N0 肿瘤的局部控制率在 90％～100％，5 年 OS 率在 80％～90％[51-52]。

## 放化疗史：NIGRO 方案

在 20 世纪 70 年代 Nigro 及其同事发表这项研究之前，SCCA 的首选治疗方法是根治性手术（APR）和永久性结肠造口术。仅采用这种手术方法，局部控制失败率高得令人无法接受。为了提高局部控制率，Nigro 和同事在一项小型试验研究中，在术前给予患者放化疗。意外的结果是 3 名患者都出现了完全的病理缓解反应。这一有趣的发现导致了一个关键的论断，即在治疗 SCCA 患者时，可能不需要手术来达到治疗目的[53]。Nigro 博士的小组于 1981 年发表的随访研究概述了 19 名患者的结果，这些患者接受了 15 天内 30 Gy 的放疗方案。放疗包括一个 15 cm×15 cm 的区域，中心位于患者中线，低边缘包括坐骨结节。在放疗的第 1～4 天连续输注 5-FU 1 000 mg/(m² · 24 h)，并在 1 个月后重复。丝裂霉素 C（MMC）在第 1 天以 15 mg/m² 静脉推注给药。放化疗完成后 4～6 周进行手术。术前检查患者，19 例中有 15 例无明显肿瘤；19 例中有 12 例病理完全缓解[54]。随后发表的总共 28

名接受 Nigro 和同事方案治疗的患者的结果报告,尽管他们确实经历了短暂性直肠炎、白细胞减少症和血小板减少症,但没有放化疗而导致严重并发症。在 28 名患者中,22 名患者在治疗后 1~8 年仍保持无瘤生存[55]。

接下来的一系列研究旨在确定单用放化疗治疗 SCCA 的可行性,并优化治疗方案,包括化疗的剂型、剂量和放疗的持续时间。一份这样的早期报告评估了在 2 个周期同时给予 5-FU 和 MMC 的 30~45 Gy 放疗的患者。John 及其同事报道称[56],该方案的完全缓解率为 86%,所有 3 个患者局部失败均通过手术成功挽救。John 等的推测是:① 最佳放射剂量可能为 41.4~50 Gy;② 放射最好是连续进行,而不是分开进行,这可能有放射生物学的缺点;③ 二级剂量的 MMC 可以降低远端控制失败率。随后的前瞻性试验试图进一步阐明同步化疗对放疗的附加益处、与放疗同时给予的同步化疗的最佳药物,以及放疗本身的首选剂量和分级方案。

正在进行的研究寻求根据已知的预后因素(如 T 和 N 分期)为患者量身定制治疗,对复发风险较高的患者升级治疗,对治愈率较高的患者降低治疗,以减少毒性。

## 放疗与放化疗:丝裂霉素 C 的作用

### ■ ACT Ⅰ 试验

为了评估在放疗中加入细胞毒性化疗的益处,Ⅲ期肛门癌试验(ACT Ⅰ)将患者随机分为单独放疗(45 Gy)组与连续输注 5-FU(第 1~4 天 1 000 mg/m²,或在第 1~5 天为 750 mg/m²),同时在放疗的第 1 周和最后几周(45 Gy)用 MMC(第 1 天为 12 mg/m²)[57]。中位随访 42 个月后,放化疗组 3 年局部失败率显著低于单纯放疗组(39% vs 61%,P < 0.000 1),提示多模式治疗具有肿瘤学益处。在这里,与单独放疗相比,放化疗使局部复发减少了 46%。值得注意的是,仅放疗组的 3 年死亡率高于放化疗组(39% vs 28%)。由于治疗相关的并发症,20 名患者(3%)需要姑息性结肠造口术或肛门直肠切除术。放化疗组早期并发症率显著。如果患者年龄在 70 岁或以上,或者存在明显的合并症,则建议减少 MMC 的剂量。

### ■ EORTC 试验

欧洲癌症研究与治疗组织(EORTC)完成的一项较小规模的研究探讨了放化疗的作用及其在局部控制(LRC)和无造瘘间隔中的潜在益处[49]。共有 110 名患者随机接受放疗(45 Gy),有或没有连续输注 5-FU(第 1~5 天和第 29~33 天为 750 mg/m²)和 MMC(第 1 天为 15 mg/m²)。

同样,联合治疗模式组的无病生存率更高(P = 0.03),这些该患者总体 5 年生存率为 56%。与 ACT Ⅰ 研究相反,该临床试验仅限于局部晚期肛门癌患者,特别是 T3 或 T4 原发性肿瘤或原发性肿瘤影像学显示区域淋巴结阳性。放化疗使 5 年局部控制率改善 18%,无造瘘生存率(CFS)增加(36%)。基于这些研究,Ⅲ期 UKCCCR 和 EORTC 研究确立了联合放化疗在 LRC 和 CFS 方面优于单独放疗。在这种情况下,美国大多数医学肿瘤学家使用 5-FU 和 MMC 作为首选化疗组合。

## 顺铂的引入

尽管 MMC 在治疗 SCCA 患者中具有明显的益处,但潜在的治疗相关毒性可能包括白细胞减少症、血小板减少症,以及极少的溶血性尿毒症综合征和白血病。尽管对 SCCA 先前的 5-FU-MMC 临床试验的回顾表明,其结果可能优于单独的放疗,但这些往往以治疗相关的并发症和死亡率为代价。因此,其他可能在不影响疗效的情况下降低治疗相关毒性的药物将是优选的。

### ■ 丝裂霉素 C 与顺铂联合 5-FU 作为化疗增敏剂(ACT Ⅱ 试验)

UK ACT Ⅱ 试验是在肛门鳞状细胞癌中进行的最大的 Ⅲ 期试验,是 5-FU-MMC 对比 5-FU-顺铂同时放疗的最直接分析。ACT Ⅱ 试验还评估了放化疗完成后的维持性化疗是否会降低无复发生存期(RFS)[58]。采用 2×2 析因设计,940 例 T1~T4 期淋巴结阴性和阳性患者被随机分配到 5-FU-MMC 或 5-FU-顺铂组,两组均同时连续放疗 50.4 Gy。程的 5-FU-顺铂(相同时间表)巩固化疗或无需进一步治疗。MMC 组急性 3 级或 4 级血液学毒性发生率更高(26% vs 16%,P < 0.001),但 3 级或 4 级非血液学毒性无统计学差异(表 33-1)。5 年中位随访期后的结果显示,5-FU-MMC 与 5-FU-顺铂同步放化疗 6 个月 CR 率终点无统计学差异(分别为 90.5% 和 89.6%),RFS 或 CFS 也无差异(表 33-2)。

表 33-1　5-FU-MMC 与 5-FU-顺铂的毒性发生率(ACT Ⅱ)

| 项目 | 3级,n(%) | 4级,n(%) | 3/4级,n(%) | 3级,n(%) | 4级,n(%) | 成绩 3/4,n(%) |
|---|---|---|---|---|---|---|
| 胃肠道 | 91(14) | 3(1) | 75(16) | 125(57) | 5(1) | 85(18) |
| 恶心 | 10(2) | 0 | 10(2) | 25(5) | 0 | 25(5) |
| 呕吐 | 9(2) | 0 | 9(2) | 20(4) | 1(<1) | 21(4) |
| 腹泻 | 43(9) | 1(<1) | 44(9) | 42(9) | 3(1) | 45(10) |
| 口炎 | 14(3) | 0 | 14(3) | 19(4) | 1(<1) | 20(4) |
| 皮肤 | 193(41) | 35(7) | 228(48) | 201(43) | 21(4) | 222(47) |
| 疼痛 | 114(24) | 8(2) | 122(26) | 120(26) | 15(3) | 135(29) |
| 心脏 | 7(1) | 7(1) | 7(1) | 2(<1) | 4(<1) | 6(<1) |

续 表

| 项目 | 3 级, $n(\%)$ | 4 级, $n(\%)$ | 3/4 级, $n(\%)$ | 3 级, $n(\%)$ | 4 级, $n(\%)$ | 成绩 3/4, $n(\%)$ |
|---|---|---|---|---|---|---|
| 血液学 | 107(23) | 17(4) | 124(26)[a] | 60(13) | 13(3) | 73(16)[a] |
| 白细胞计数 | 103(22) | 13(3) | 112(24)[a] | 48(10) | 8(2) | 55(12)[a] |
| 血小板 | 19(4) | 2(<1) | 21(4) | 2(<1) | 3(<1) | 5(1) |
| 血红蛋白 | 1(<1) | 1(<1) | 2(<1) | 5(1) | 2(<1) | 7(1) |

注: [a]表示两个治疗组之间有统计学意义。
数据引自 James RD, Glynne-Jones R, Meadows HM, et al: Mitomycin or cisplatin chemoradiation with or without maintenance chemotherapy for treatment of squamous-cell carcinoma of the anus (ACT Ⅱ): a randomised, phase 3, open-label, 2×2 factorial trial, Lancet Oncol 2013.

表 33-2　第 26 周时使用 5-FU-MMC 与 5-FU-顺铂的治疗反应率(ACT Ⅱ)

| 项目 | 5-FU-丝裂霉素 C, $n(\%)$ | 5-FU-顺铂, $n(\%)$ |
|---|---|---|
| 完全缓解 | 391(91) | 386(90) |
| 部分缓解 | 14(3) | 24(6) |
| 稳定的疾病 | 5(1) | 6(1) |
| 进展性疾病 | 22(5) | 15(4) |

注: 经许可引自 James RD, Glynne-Jones R, Meadows HM, et al: Mitomycin or cisplatin chemoradiation with or without maintenance chemotherapy for treatment of squamous-cell carcinoma of the anus (ACT Ⅱ): a randomised, phase 3, open-label, 2×2 factorial trial, Lancet Oncol 2013 May; 14(6): 516-524.

尽管研究人员未能达到基于顺铂方案的优势的主要终点,但结果表明 5-FU-顺铂在达到 CR 方面不逊于 5-FU-MMC,并且与较少的血液学毒性相关。维持 5-FU-顺铂化疗对 RFS 或 OS 没有额外的益处。因此,目前不建议在确定性放化疗后进行额外的化疗,即使对于局部晚期 SCCA 风险较高的患者也是如此。

在 MDACC 完成了 197 例肛管 TxNxM0 SCC 患者的回顾性分析[59]。在放射治疗期间(55 Gy),患者每周接受顺铂(20 mg/m² 静脉注射)和 5-FU(每天 300 mg/m²,每周连续 120 h,作为放射日的连续输注)。中位随访时间为 8.6 年。在 185 名患者(94%)中观察到放化疗后的完全缓解。

使用 5-FU 和顺铂的局部复发率为 11%,所有局部复发的患者均施行挽救性手术 APR 或结肠造口术只有 16 名患者(8%)发生远处转移。5 年 OS 率是 86%。4 级急性毒性(腹泻、脱水和皮肤溃疡)并不常见。因此,在局部晚期 SCCA 患者放疗的同时使用顺铂和 5-FU 是安全有效的,并且可能是传统 5-FU-MMC 方案的可接受替代方案。根据 ACT Ⅱ 试验的发现和 MDACC 的经验,相对于 5-FU-MMC,5-FU-顺铂仍然是首选方案,因为其功效和较低的骨髓抑制。这种联合还允许更安全地治疗免疫功能低下及老年患者,否则这些患者可能无法耐受骨髓抑制性联合用药。

### 新辅助(诱导)化疗

局部晚期肛门癌治疗的另一个常见问题是放化疗前系统诱导治疗的作用降低了远处转移发展的风险并改善了 OS。

### 组间/ACCORD 3 试验

Ⅲ期组间/ACCORD 3 试验创建了一个 2×2 析因设计,用于比较标准剂量(45 Gy/25 级,冲击 15 Gy)和高剂量放疗(20~25 Gy 冲击)以及 5-FU(第 1~4 天 800 mg/m²)和顺铂(第 1 天 80 mg/m²)诱导化疗 2 个周期对局部晚期肛管鳞状细胞癌的潜在益处[60]。纳入患者为大于 4 cm 的原发肿瘤或淋巴结阳性。共有 306 名患者被分配到 4 个治疗组: ① 标准剂量放射治疗诱导;② 高剂量放射治疗诱导;③ 5-FU-顺铂加标准对照组放射治疗;④ 5-FU-顺铂加高剂量放射治疗的对照组。结果以 CFS 进行比较。中位随访 43 个月后,诱导组或高剂量放射治疗组与对照组相比,CFS 无统计学差异。总体而言,对于局部控制、CFS、无疾病生存或 OS,所有组均未发现统计学差异。因此,诱导化疗似乎不利于打算用放化疗治疗的局限性肛门癌患者。

### RTOG 98-11 试验

RTOG 98-11 试验是一项针对局部晚期肛管 SCC 的大型 Ⅲ期多机构随机试验[4],随机分配 682 例 T2~T4 肿瘤和任何淋巴结状态的患者,接受 5-FU-MMC 并同时放疗(对照组)或诱导 5-FU-顺铂,然后同时给予 5-FU-顺铂和放疗。值得注意的是,两组患者的治疗不均衡,因为随机分配到试验组的患者接受诱导化疗,而随机分配到对照组的患者则没有。所有患者接受 45~50 Gy 的放疗,给那些具有肿瘤残留证据、肿瘤大于 5 cm 或肿瘤侵犯邻近器官的患者额外 10~14 Gy,2 次放射剂量。从最近的长期随访更新结果中,随机接受 5-FU-MMC 和同时放疗组的患者结局有所改善。与接受 5-FU-顺铂诱导后同时接受 5-FU-顺铂和放疗的患者相比,接受 5-FU-MMC 和同时放疗组的患者 5 年 DFS 显著更好(68% vs 58%),5 年 OS 率也是如此(78% vs 71%)。CFS、LRC 和结肠造口失败率的数据趋势也都支持 5-FU-MMC 组,但没有达到统计学意义。随机分配到 5-FU-MMC 组的患者 3 级或 4 级血液学毒性发生率更高(62% vs 42%,$P<0.0001$)。

尽管最初表明 5-FU-MMC 在治疗非转移性 SCCA 患者有优势,但必须谨慎解释这些发现。此后,这项研究因两种治疗方案的不均衡而受到批评,由于研究组中诱导化疗的混杂因素,很难直接比较 MMC 和顺铂联合 5-FU 两组的优劣[58]。此外,诱导化疗的施用延迟了开始治愈性放化疗的时间,从而延长了总体治疗时间,这一指标在延长时与 SCCA 临床试验中较差的临床结果相关。尽管如此,基于这些发现,早期肛管 SCC 患者的诱导化疗并不常规用于 MDACC。

## 放射技术、剂量和分馏

### ■ 放射技术的演变

自 20 世纪 70 年代以来,随着与成像、放射治疗计划和放射治疗递送相关的技术的进步,优选的放射技术已经发展。早期放射治疗是在 6 MeV 直线加速器上使用前后方向的两个简单场进行。预期目标包括肛管及髂内、髂外、直肠周围、骶前和闭孔淋巴结的选择性淋巴结覆盖。对于临床腹股沟淋巴结受累的患者,放射区域横向延伸以覆盖腹股沟,并通过补充电子束增强表面剂量[56]。这项技术的局限性包括 3 级和 4 级毒性的高发生率,考虑到正常骨髓、肠道和皮肤暴露的体积,高达 50% 的患者需要中断治疗[61]。随着放射技术从二维(2D)发展到三维(3D)时代,1.8 Gy 分量的 50～54 Gy 放射剂量能够连续进行,无需计划中断,也不会因毒性而非计划中断。由于目标体积的剂量分布更加一致,更好地避免了对附近器官和组织的不必要剂量。在麦吉尔大学的 II 期研究[62]中,骨髓、肠和皮肤的 3 级毒性显示出很大的改善,并用于 RTOG 98-11,UK ACT II 和其他临床试验。

辐射递送的下一个技术改进是更加适形的技术,称为调强放射治疗(IMRT)。这是一种使用来自不同角度的多个辐射光束的技术,其中每个光束的强度适合于匹配辐射目标的轮廓并从附近器官中切出不必要的剂量。该技术允许"剂量绘画",也称为同时集成的增强技术,其允许放射区域内的不同目标每天接收不同剂量的辐射。IMRT 在 RTOG 0529 的 II 期研究中进行了前瞻性测试。结果表明,与 RTOG 98-11 历史对照组相比,IMRT 能够显著降低急性 2 级以上血液学和 3 级以上皮肤病和胃肠道毒性[63]。RTOG 0529 试验建立了 IMRT 作为标准治疗方案,沿用至今[64]。目前的研究正在对不同的放射方式进行调查,如质子束治疗,以确定是否可以进一步减少对骨盆正常组织的不必要剂量[65]。

### ■ 放射剂量和分馏

Nigro 方案中使用的初始剂量和分级为 30 Gy,在 3 周内进行 15 次放疗[53]。随后的研究评估了 4～5 周 45～50.4 Gy 的剂量传送,并且显示局部控制失败率约为 25%[47]。RTOG 92-08 试图通过将辐射剂量提高到 59.6 Gy,在 8.5 周内进行分疗程治疗,计划休息 2 周,以恢复皮肤毒性来减少局部控制失败率。与 RTOG 87-04(给予患者 45～50.4 Gy 治疗并且无计划性中断)相比,本研究中剂量递增并未显示局部控制的改善,并且实际上在治疗后 1 年和 2 年具有更高的结肠造口率(23% vs 6% 和 30% vs 7%)[47]。该研究的结论是,分割疗程可能已经消除了剂量递增带来的任何潜在益处,并且 2 周的中断治疗可能导致肿瘤控制的减少,这可以通过结肠造口术的更高需求来证明[66]。RTOG 87-04 和 RTOG 92-08 研究均采用 2D 技术,限制了使剂量远离正常盆腔器官的能力,因此辐射的副作用阻止了在没有治疗中断的情况下剂量增加效应。法国的一项随机 III 期研究 ACCORD 3 采用了 2×2 析因设计,其中一个随机分组比较了 45 Gy 完成后 3 周给予的标准剂量增强和高剂量增强(25 次)。使用 EBRT 或 192 铱($^{192}$Ir)的近距离治疗给予增强。在这项研究中,较高的增强剂量也没有益处,但应该注意的是,ACCORD 3 的时间表上基本是分开的,在最初的 45 Gy 结束和增强开始之间中断 3 周。还应注意,"标准剂量"组的总剂量为 60 Gy,"高剂量"组的总剂量为 65～70 Gy[67]。RTOG 0529 使用 IMRT 技术和连续辐射计划,其给予剂量多少取决于肿瘤大小。肛门肿瘤 T2N0 共接受 50.4 Gy,对伴有盆腔淋巴结阳性患者共接受 42 Gy 28 次的放疗。T3 和 T4 肿瘤共接受 54 Gy 28 次的化疗,对伴有盆腔和腹股沟淋巴结阳性患者则接受 45 Gy[63]。按照类似的思路,在 MDACC,当前标准对 T3 和 T4 肿瘤使用中等剂量递增,因为 RTOG 98-11 数据分析表明,这些患者的局部复发风险最高[50]。总体来说,T1 肿瘤进行 50 Gy 25 次放疗,T2 肿瘤 54 Gy 27 次放疗,T3 和 T4 肿瘤 58 Gy 29 次放疗。在这些剂量分级中,选择性盆腔和腹股沟淋巴结放疗的剂量分别为 43 Gy、45 Gy 和 47 Gy。大体涉及的淋巴结根据大小进行类似的剂量分配,2 cm 或更小的淋巴结接受 50 Gy,2 cm 以上但 5 cm 或更小淋巴结接受 54 Gy,大于 5 cm 淋巴结接受 58 Gy(图 33-4)。

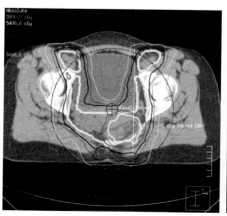 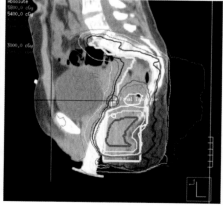 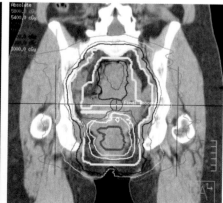

**图 33-4** 肛管 T2N1a 鳞状细胞癌患者的明确放化疗计划的代表性轴向、矢状面和冠状面切片;肛门肿瘤加边缘分 27 次 54 Gy;1.5 cm 骶前淋巴结加边缘 50 Gy;分 27 次 45 Gy 用于选择性淋巴结体积。值得注意的是,我们插入了一个阴道扩张器,使阴道前壁和尿道远离高剂量区域

采用这种量身定制的方法,尽管晚期患者人数不成比例,但局部复发率仅为 11%。此外,回顾性多变量分析未显示 T 分期是预后不良的因素,可能是因为晚期 T 分期肿瘤患者的治疗更为积极[59]。

## 复发性疾病

APR 是肛管 SCC 放化疗后局部复发或原发灶残留的唯一有效、明确的治疗选择。尽管通常被认为是治疗持续性或复发性疾病的积极方法,但 APR 可治愈多达 70% 的患者[68-70]。在这些患者中,典型的 APR,后路切除或全盆腔切除术会产生需要重建的巨大组织缺损,尽管有组织重排可以选择,但垂直腹直肌肌皮瓣通常能够提供最佳重建效果。对于场内复发再辐射没有明确的作用,但当存在放射边缘问题的情况下,可以使用新辅助放化疗(39 Gy,26 次,每天两次,联合化疗)。对于有效性,考虑术中放疗可能为 R1(距边缘 2 mm 的肿瘤)肿瘤提供额外的选择,但如果只有 R2(边缘肿瘤)切除是可实现

的,则不起作用。淋巴结复发患者的管理应根据疾病的程度、先前输送到复发区域的辐射量及患者的临床表现状态进行个体化管理。当在先前的辐射场外或边缘有淋巴结复发的患者被转诊到 MDACC,如果可以进行全剂量的再照射,补救性放化疗是有效的。对于场内淋巴结复发,通常考虑术前放化疗至 39 Gy,分 26 次,每天两次,然后手术切除。

## 转移性肛门癌

### ■ 化疗

虽然大多数肛管 SCC 患者将通过放化疗治愈,但一小部分患者会发生转移性疾病。据估计,转移性疾病的中位生存期为 18～24 个月[71]。肝和淋巴结是远处器官受累最常见的部位之一,骨转移发生率不到 10%[71]。由于转移性 SCCA 的罕见性,历史上普遍接受的治疗方法是基于小病例管理的经验[72]。然而,最近完成的前瞻性研究结果为这些患者提供了新的治疗选择(表 33-3)。

表 33-3　近期对转移性肛门癌的前瞻性试验中全身治疗的临床结果

| 方案 | 试验名称 | 处理级别 | 患者(n) | 响应率(%) | 中位 PFS(月) | 中位 OS(月) |
|---|---|---|---|---|---|---|
| 卡铂-紫杉醇 | Inter AACT | 前线 | 45 | 59 | 8.1 | 20 |
| 顺铂-5-FU | Inter AACT | 前线 | 46 | 57 | 5.7 | 12 |
| 多西紫杉醇-顺铂-5-FU | HPV-EPITOPES-2 | 前线 | 69 | 86 | 11 | 未达到 |
| 纳武利尤单抗 | NCI9673 | 后线 | 37 | 24 | 4.1 | 12 |
| 帕博利珠单抗 | KEYNOTE-158 | 后线 | 112 | 11 | 2.0 | 12 |

国家癌症研究所(NCI)发起的一项随机 II 期试验比较双联化疗顺铂(60 mg/m²)-5-FU[1 000 mg/(m²·d)](连续输注 1～4 天,每 21 天为 1 个周期)与卡铂(AUC 5)-紫杉醇(80 mg/m²,第 1、8 和 15 天输注)(每 28 天为 1 个周期)在治疗初始未经过其他治疗,不可切除,局部复发或转移性 SCCA 患者的疗效[73]。在这里,在 57% 接受顺铂-5-FU 的患者和 59% 接受卡铂-紫杉醇的患者中观察到放疗反应。卡铂-紫杉醇治疗组患者的无进展生存期(PFS)无显著改善趋势(8.1 个月 vs 5.7 个月,P=0.38),OS 有所改善(20 个月 vs 12 个月,P=0.01)。然而顺铂-5-FU 先前已被列为转移性 SCCA 患者的唯一系统治疗方法,这项研究有助于确定卡铂-紫杉醇在这种情况下的作用。在 Inter AACT 试验中,两组中 3 级或更高级别治疗相关不良事件的发生率均超过 70%,尽管每 21 天接受 5-FU-顺铂治疗的患者中严重 3 级或更高级别不良事件的发生率更高(62% vs 36%,P=0.02)。因此,在考虑这些方案时,肿瘤科医生应该注意预期的毒性,特别是骨髓抑制、恶心、呕吐和疲劳。为了减轻预期的治疗相关并发症,我们机构每 14 天给予顺铂(40 mg/m²)和 5-FU(2 400 mg/m²,连续输注 46 h)。据报道,单中心回顾性系列研究中 3 级或更高级别不良事件发生率低于 Inter AACT 试验中使用的方案[74]。顺铂-5-FU 每 2 周一次的时间表提供了一个耐受的有效的

方法来治疗转移性 SCCA 患者。

最近,多西紫杉醇、顺铂和 5-FU 治疗初治转移性肛门癌患者的单臂 HPV-EPITOPES-02 试验显示了令人印象深刻的生存结果[75]。据报道,总体反应率为 86%(66 例患者中有 57 例),44% 的患者有完全的放疗反应。该方案的中位 PFS 为 11 个月。正如预期的那样,同时使用三种细胞毒性药物,3 级或更高级别不良事件的发生率超过 70%,但每 2 周使用改良剂量时则少见多了。该方案在治疗转移性 SCCA 患者中似乎非常有效,因此应该保留给具有明显临床表现的患者,这些患者可能可以承受更明显的治疗相关毒性。

### ■ 免疫治疗

鉴于无法治愈的 SCCA 患者缺乏可用的治疗方案,免疫治疗的使用对于这种病毒驱动的恶性肿瘤是一种有吸引力的治疗策略。在这里,鉴于头颈部鳞状细胞癌(伴或不伴化疗)[76-78] 和宫颈癌[79] 的临床实践,免疫检查点封锁疗法已被批准用于其他 HPV 相关恶性肿瘤。在 NCI9673 II 期临床试验中不可切除的 SCCA 患者,放疗的同时给予抗 PD-1 抗体纳武利尤单抗治疗,37 例患者中有 9 例(总有效率 24%)观察到有效放疗反应[80]。包括病情稳定的患者,纳武利尤单抗的疾病控制率为 72%。中位 PFS 为 4 个月。在该研究中,纳武利尤单抗

作为单一疗法具有良好的耐受性。同样，KEYNOTE-158试验报告112例预治疗转移性肛门癌患者使用单药抗PD-1抗体帕博利珠单抗的总有效率为11%，中位PFS为2个月[81]。在这里，对帕博利珠单抗有反应的患者能够获得持续的临床获益，超过90%的患者PFS超过24个月。基于这些结果，纳武利尤单抗和帕博利珠单抗是治疗难治性转移性SCCA患者的推荐治疗选择。

尽管抗PD-1疗法使一小部分无法治愈的SCCA患者受益，但仍需要建立生物标志物以鉴定通过这种方法获益的人群。微卫星不稳定性和高肿瘤负荷不是这种疾病的特征，可能不是免疫检查点阻断剂反应的驱动因素[82]。来自NCI9673试验的治疗前活组织检查分析发现，肿瘤细胞上PD-L1的较高基线表达和肿瘤微环境中活化的细胞毒性T细胞数量的增加均与对纳武利尤单抗反应的可能性增加有关。免疫生物标志物LAG-3和TIM-3与PD-1在活化的细胞毒性T细胞上的共表达在响应治疗的患者的肿瘤中也更常见。早期的结果表明，基线时的免疫活性肿瘤可能使转移性SCCA患者易于增加这些免疫治疗剂的益处。

一些患有转移性疾病的患者确实获得了优异的长期存活率。例如，MDACC患有低转移性SCCA的一部分患者接受了有限的远处转移部位的明确治疗，无论是手术切除还是（化疗）放疗。对于这些患者，OS延长（53个月 vs 17个月，P<0.001），这可能反映了较低的疾病总负担和有利的潜在肿瘤生物学。考虑根治性手术切除和/或寡转移性SCCA的明确放化疗应通过多学科讨论个体化考虑，最常见的是在证明对全身治疗的前期反应之后。

## 监测

尽管监测指南始终不断变化，但当前指南建议患者治愈性放化疗后应该评估随访3个月，完成治疗并尽可能进行腹股沟淋巴结检查、DARE和内镜检查。对ACT Ⅱ结果的回顾显示，29%没有CR的患者在完成确定性放化疗后第11周后的26周内达到CR[83]。基于这些发现在评估时症状改善或肿瘤持续消退的情况下，在MDACC，允许患者在转诊至APR之前26周内达到CR。如果在此之前临床进展变得明显，则患者被及时送去进行救助评估。在那之后，由肿瘤内科、放疗科、肿瘤外科医生每3～6个月进行一次常规肛门和腹股沟检查，为期2年。2年后，每6个月进行一次常规检查，为期3年[84]。除非有明确证据怀疑肿瘤残留或进展，否则不建议在放化疗后6个月内对任何瘢痕或可疑残留或复发疾病进行活

检。如果达到临床CR但治疗后瘢痕异常但未提示复发，重要的是跟随患者的外科医生进行常规肛门检查以评估细微变化并根据需要提出活检。体格检查必须包括DARE和评估任何可触及的腹股沟淋巴结。如果需要，阴道扩张器可每周使用3次，以防止阴道狭窄。放疗完成后3～6个月是预防阴道狭窄的关键时间。阴道激素霜和栓剂也可用于治疗阴道干燥和性交困难。在CR 2年后，应每2年进行一次直肠乙状结肠镜检查。胸部、腹部、骨盆的胸部X线摄影和CT或腹部和骨盆的MRI应每年做一次，连续2年。通过涤纶肛门拭子（以前的肛门巴氏涂片）收集肛门细胞学检查应继续每年进行一次。

## 肛管腺癌

肛管腺癌的发生频率低于SCC，不应与肛门乳腺佩吉特病混淆[39]。尽管如此，大多数报道高估了肛管腺癌的发病率，因为它们不排除更常见的远端直肠癌。其在所有肛门癌中的真实发病率可能低于10%。最合适的管理方法仍有待确定，鉴于其极为罕见，迄今尚未完成大型前瞻性研究。肛门腺癌和SCCA之间最显著的差异是肛门腺癌的高远处转移率，这往往会破坏局部肿瘤控制的影响。对于肛门腺癌，MDACC经验的回顾性分析表明，新辅助放疗随后APR（无已知转移的患者）的获益与直肠癌辅助化疗类似[85]。

## 结论

尽管引入了预防性HPV疫苗，肛门癌是一种罕见的胃肠道恶性肿瘤，在美国发病率上升。放化疗为非转移性疾病患者提供了治愈可能。治愈性放化疗后复发或进展导致需要APR。因此，考虑到这种疾病的罕见性和永久丧失括约肌保存的可能性，建议所有确诊的患者首先在三级癌症中心或同等机构进行评估。强烈建议组织和咨询具有重要专业知识的多学科团队讨论，以便对这种罕见恶性肿瘤进行最适当的治疗，以管理这些诊断的患者。细胞毒性化学疗法和免疫检查点阻断疗法均已证明对转移性疾病患者有效。预计未来几年免疫治疗在肛门癌患者管理中的作用将进一步扩大。

## 致谢

感谢 Stanley Hamilton 博士和 MDACC 病理科为本章提供了具有代表性的病理图片。

---

**提示**

- 每周顺铂-5-FU方案是耐受性良好，临床有效的化疗增敏剂，对接受放化疗的局部晚期肛门癌患者具有中等毒性。
- 对于女性患者，应在每天放疗期间使用阴道扩张器，以从高剂量区域置换阴道前壁和尿道，并减少治疗引起的泌尿生殖

系统毒性。对于男性患者，治疗期间阴囊应抬高并远离会阴，以减少皮肤和睾丸毒性。对于男性和女性，患者应该接受全膀胱治疗，以取代骨盆中的小肠并降低胃肠道毒性的风险。

- 在没有临床或影像学进展的情况下,在放化疗完成后 26 周内,可以随访局部肛门癌患者的疾病消退情况。挽救性 APR 手术仅适用于持续性或局部复发性疾病患者。
- 通过对原发性肿瘤和转移性病变的多学科管理,可以治愈呈现寡转移性肛门癌的患者。
- 有/无共存免疫力改变的转移性肛门癌患者(例如,HIV/AIDS,先前器官移植或自身免疫性疾病的免疫抑制药物治疗)可以安全地用改良的每 14 天顺铂-5-FU 方案治疗,其化疗相关骨髓抑制的可能性较低。
- 目前,免疫检查点阻断疗法可以在不考虑肿瘤突变负担或 PD-L1 状态的情况下安全地用于难治性转移性肛门癌患者,而转化研究试图表征与免疫治疗反应相关的生物标志物。

# 第 34 章　神经内分泌肿瘤

Jessica E. Maxwell
James C. Yao
Daniel M. Halperin
卢瑗瑗　王　娟·译

## 要点

▶ 胃肠胰腺神经内分泌肿瘤(GEP-NET)的发病率正在增加,但诊断延迟很常见。患者可能会出现与功能性肿瘤相关的特定症状或模糊的胃肠道症状,强调保持对该疾病高度怀疑的重要性。

▶ 大多数 GEP-NET 偶尔出现。1 型多发性内分泌肿瘤是最常见的遗传综合征,以非功能性胰腺神经内分泌肿瘤(PNET)为主。

▶ ⁶⁸Ga-DOTATATE 对 GEP-NET 具有优异的敏感性和特异性。它用于检测未知原发性肿瘤的位置并评估远处疾病。它不用于常规监测。

▶ 手术切除是局部 GEP-NET 的标准治疗方案。在晚期疾病中,当可以实现 R0 切除或进行细胞减灭以减轻症状时,手术可能是适当的。

▶ 在肝转移不可切除的病例中,可以使用肝动脉栓塞治疗。肽受体放射性核素治疗对肝和肝外转移有效。

▶ 晚期胰腺外 NET 的全身治疗包括生长抑素类似物和靶向治疗依维莫司。在 PNET 中,FAS(5-FU、多柔比星和链脲佐菌素)、卡培他滨和替莫唑胺,以及舒尼替尼都是额外的选择。

神经内分泌肿瘤(NET)起源于弥漫性内分泌系统的肠嗜铬细胞。多种肿瘤类型,最常起源于胃肠道、胰腺、肺和支气管。不常见的部位包括甲状腺、甲状旁腺、脑下垂体、肾上腺和胸腺。本章重点介绍低级和中级 GEP-NET 和肺 NET,将小细胞癌、甲状腺髓样癌、神经母细胞瘤和梅克尔细胞瘤(均为技术上的神经内分泌肿瘤)留在其他章节介绍。

NET 可能分泌引起特定临床症状的肽和神经胺,即使在源自相同解剖部位的肿瘤中也不普遍存在。局部疾病通过手术治疗以达到治愈目的。生长抑素类似物(SSA)、肽受体放射性核素治疗(PRRT)、肝定向治疗、细胞毒性化疗或靶向治疗可以控制不适合手术切除的局部或转移性疾病。本章讨论肺和 GEP-NET 的当前诊断和管理策略。

## 流行病学和风险评估

SEER 数据库列出了 1973—2012 年 NET 发病率增加 6.4 倍的情况。这种增加在解剖部位、分级和分期是一致的。在全球范围内,NET 仍然相对较少,年龄调整后的发病率为 6.98/10 万[1]。该疾病在女性(52.7%)和 65 岁或以上(25.3/10 万人)中稍多见。在 GEP-NET 中,最常见的起源部位是小肠,其次是直肠和胰腺[1]。

发病率增加的原因尚不清楚,但通常归因于更高的疾病意识和改善的诊断能力。常见的行为危险因素,如吸烟、肥胖和过量饮酒似乎并未在这些肿瘤的发展中发挥作用[2]。遗传易感性约占 GEP-NET 的 20%[3],稍后将讨论。

## 预后

预后因分期、原发性肿瘤部位和分级而异。考虑到 1973—2012 年 SEER 数据库中包括的 64 971 例患者,中位总生存期(OS)从局部 NET 患者 30 年以上到区域性疾病患者 10 年和远处疾病患者 1 年不等。按分级检查,低级(G1)和中级(G2)NET 的中位 OS 分别为 16 年和 8 年。高级神经内分泌肿瘤[SEER G3 和 G4,对应于现代命名法中的 WHO 3 级神经内分泌癌(NEC)]具有显著更差的存活时间,中位生存期仅为 10 个月。

在 GEP-NET 中,阑尾(>30 年中位 OS)和直肠 NET(24.6 年)的预后最为有利,胰腺 NET(PNET,3.6 年)的预后最差。当考虑主要部位的分期时,生存模式有所不同(表 34-1)。在局部疾病中,小肠 NET 的 OS 约为 14 年,局部阑尾 NET 的中位 OS 超过 30 年甚至更好。在转移性疾病患者中,小肠 NET 的生存期最好,中位 OS 为 8.6 年。转移性结肠 NET 患者的中位 OS 仅为 14 个月[1]。

表 34-1 G1～G2 神经内分泌肿瘤远期中位生存期[1]

| 器官部位 | 中位生存期（月） |
|---|---|
| 阑尾 | NA |
| 盲肠 | 98 |
| 结肠 | 14 |
| 肺 | 24 |
| 胰 | 60 |
| 直肠 | 33 |
| 小肠 | 103 |
| 胃 | 29 |

注：NA，不可用。
数据引自 2000 年至 2012 年 SEER 注册表分析数据。

## 发病机制、分子分类和遗传易感性

分子生物学领域的创新扩大了我们对 NET 发病机制驱动因素的认识。在 PNET 中，*MEN1*、*DAXX* 和 *ATRX* 经常发生突变。*MEN1* 是一种抑癌基因，当偶发或在种系中突变时，易患 1 型多发性内分泌肿瘤（MEN1）。这种突变导致转录失调和细胞周期控制。染色体 11q13 上该基因座杂合性的丧失与十二指肠，胃和胰腺 NET 的发展有关[4,5]。2011 年，Jiao 等对 58 例散发性切除的 PNET 进行了外显子组测序。这些实验揭示了 44% 的肿瘤中的 *MEN1* 突变。*DAXX* 和 *ATRX* 是染色质重塑中重要的组蛋白伴侣复合物的两个组成部分，也经常发生突变（43%），但它们是相互排斥的[6]。*DAXX/ATRX* 突变驱动端粒（ALT）表型的替代性延长[7,8]，以端粒酶非依赖性方式促成肿瘤细胞的永生[9]。哺乳动物雷帕霉素靶蛋白（mTOR）途径中基因的体细胞突变在大约 15% 的 PNET 中发现[10]，在大约 70% 研究的 PNET 中发现了染色体 1q31 处 PHLDA3（mTOR 途径的调节因子）杂合性的丧失[11]。PNET 中 *MEN1*、*DAXX/ATRX* 和 mTOR 途径的突变状态对预后的影响具有不确定性，与靶向治疗的益处没有明确的关系[8,10]。到目前为止，肿瘤突变分析尚未证明在选择靶向药物方面的益处[12]。

在小肠 NET 中发现较少的病理性遗传改变。染色体 18 的半合子丢失和染色体 4、5、14 和 20 的臂水平增加是相对频繁的基因组事件[13-15]。最近的研究表明 *CDKN1B* 基因的改变发生在 7%～10% 的小肠 NET 中。该基因是单倍体不足的肿瘤抑制因子，在细胞周期进程中发挥作用[14-17]。正在进行临床试验以研究 CDK 抑制剂在小肠 NET 患者中的安全性和有效性（clinical trials.gov，NCT03891784）。

MEN1 是 NET 中最常见的遗传性癌症综合征。这种常染色体显性遗传疾病的特征是发展为 PNET（80%～100%）、多发性甲状旁腺功能亢进症（95%～100%）和垂体腺瘤（54%～65%）。遗传性 PNET 通常表现得不如散发性肿瘤侵袭强，并且通常是小的和多灶的。大多数与 *MEN1* 相关的 PNET

是无功能的，但 54% 的患者发现症状性胃泌素瘤，18% 的患者发现胰岛素瘤。其他与 NET 相关的家族性综合征是 I 型神经纤维瘤病（NF1）、结节性硬化症、Cowden 综合征和 von Hippel-Lindau 综合征，但这些远不如 MEN1[18]。

## 病理分类

根据肿瘤细胞与非肿瘤细胞相似的程度，神经内分泌肿瘤可分为高分化或低分化。分化良好的 NET 是均匀的，具有嵌套，小梁或回旋形模式的细胞特征性"类器官"排列。这些细胞倾向于产生大量的神经分泌颗粒，可以通过免疫组织化学（IHC）染色检测常见标志物，如嗜铬粒蛋白 A（CgA）和突触素（表 34-2）。在原发性 NET 位置未知的情况下，IHC 可用于活检转移灶，以提供对起源部位的一些了解[19,20]。低分化 NEC 具有更多的片状或弥漫性结构，不规则的细胞核和更少的细胞质粒度，在许多情况下可以呈现小细胞或大细胞形态。常见神经内分泌免疫标志物的表达在低分化 NEC 中通常更受限制，因此在诊断检查期间 IHC 可能不太有用[21]。在原发性肿瘤位置未知的情况下，IHC 可用于活检转移灶以阐明起源部位[19,20]。图 34-1 比较了高分化 NET 与低分化 NEC 的组织学表现。

表 34-2 神经内分泌肿瘤的免疫组化标志物[19]

| 标志物 | 意义 |
|---|---|
| 突触素 | 突触前囊泡膜糖蛋白，存在于正常细胞和肿瘤性神经内分泌细胞上 |
| 嗜铬粒蛋白 A | 神经内分泌组织的通用标志物 |
| 细胞角蛋白(s) | 细胞角蛋白表达的缺乏表明该肿瘤要么是间变性肿瘤，也可能不是癌 |
| 尾侧型同源盒 2（CDX2） | 胃远端肠上皮细胞表达的转录因子，表达对空肠、回肠或阑尾 NET 来源高度敏感 |
| 甲状腺转录因子 1（TTF1） | 在肺、甲状腺和大脑发育中至关重要的转录因子；在 II 型肺细胞上表达；肺 NET 的高度特异性标志物 |
| 配对盒基因 8（PAX8） | 在朗格汉斯胰岛中表达，因此有助于 PNET 的鉴定 |
| Islet 1 | 在胰腺背芽的间充质细胞、胰岛细胞、嗜铬细胞和一些中枢神经系统组织中表达；PNET、直肠和十二指肠染色阳性 |

神经内分泌肿瘤也按其分级进行描述，根据增殖率分为三类（G1～G3）。低分化 NEC 统一为 3 级。分级可以通过计算有丝分裂速率（每 10 个高倍视野有丝分裂）或通过 IHC 方法确定，该方法报告染色增殖抗原 Ki-67 的肿瘤细胞的百分比。目前，病理学家通过 Ki-67 定义分级是最常见的。低级别（G1）GEP-NET 定义为 Ki-67 指数为 2% 或更低，中级别（G2）为 3%～20%，高级别（G3）大于 20%[21,22]。无论分级如何，该活检或手术标本的重复性均大于 90%[23]。

通常临床表现和管理取决于细胞分化和等级。分化良好的肿瘤通常是低级或中级，并且表现得更为懒惰。此类

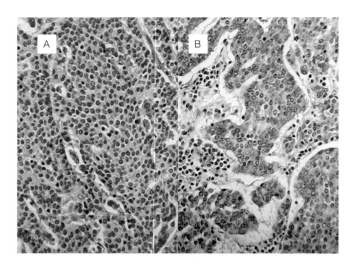

图 34-1 NET 的组织学表现。低级别网的显微镜外观。A. 标准显微镜显示很少有丝分裂，没有坏死，大量肿瘤血管。B. 嗜铬粒蛋白 A（棕色细胞）的免疫组化染色

GEP-NET 通常转移较慢，即使在晚期，患者也可以存活多年。通常被称为 NEC 的高级别肿瘤具有侵袭性的行为并伴有与之相关的不良预后[21,24]。最近，描述了具有良好分化的细胞外观但高增殖率的 GEP-NET 的子集。虽然该类别很小，但与低分化的 NEC 相比，这些分化良好的肿瘤似乎具有更好的预后。在一个有 31 个病例的 GEP-NET 病例集中，中位疾病特异性生存期（DSS）为 55 个月，而与其对照的低分化 G3 肿瘤组显示 DSS 为 11 个月[25]。

与胃肠道肿瘤相比，肺部神经内分泌肿瘤遵循不同的分类和命名标准。典型的类癌大约为 1 级 GEP-NET，定义为少于 1 个有丝分裂/2 mm² 且无坏死，非典型类癌大约为 2 级 GEP-NET，定义为 2~10 个有丝分裂/2 mm² 或存在坏死。形态学分类的小细胞肺癌和大细胞肺癌相当于低分化的 G3 NEC，但分化良好的 G3 NET 目前没有与之类似的[22]。

## 临床表现、诊断检查和临床分期

NET 以其激素综合征而闻名，但腹泻、喘息和潮红的特征性三联征并不常见。更常见的是，患者无症状或出现模糊的胃肠道症状，在确诊 GEP-NET 之前可能会被误解多年[26]。GEP-NET 的及时诊断和治疗需要高度怀疑并转诊至大型中心专业的多学科 NET 团队。

### ■ 实验室检测和生物标志物

一些中心使用生化检测来监测对治疗、疾病进展和复发的反应。对于胰腺外 GI-NET，北美神经内分泌肿瘤学会（NANETS）和欧洲神经内分泌肿瘤学会（ENETS）都建议考虑测量 CgA 和尿液 5-HIAA（u5-HIAA）[27-28]。然而，在高质量横截面成像时代，生物标志物的附加效用仍然存在争议。此外，这些测试缺乏用于诊断的敏感性和特异性。

CgA 是一种 457 个氨基酸的肽，广泛分布在神经内分泌组织中，存在于正常胰岛细胞中，并与 5-羟色胺共分泌。它对疾病检测的敏感性和特异性取决于检测方式，分别在 67%~

93% 和 85%~96%。血清 CgA 水平可与肿瘤负荷相关，因此该标志物在一些中心用于判定减瘤、疾病复发或进展。CgA 的水平在使用 SSA 或质子泵抑制剂、萎缩性胃炎、肾、肝或心功能不全的患者中假阳性升高。

5-HIAA 是 5-羟色胺的代谢产物，可通过 24 h 尿液收集或血浆分析进行测量。它对 GEP-NET 的检测灵敏度高（>95%），但特异性低（35%）。检测的局限性包括对患者造成的不便和由多种富含色氨酸的食物（奶酪、花生、番茄、菠菜）、葡萄酒、咖啡因和各种药物（对乙酰氨基酚、单胺氧化酶抑制剂、异烟肼和 5-FU）造成的假阳性升高。血浆 5-羟色胺水平与肿瘤负荷无关，不依赖于诊断或监测[29]。

一些中心使用生物标志物如胰腺抑制素（CgA 的衍生物）和神经激肽 A 进行预后判断，特别是在接受细胞减灭或治愈意图手术的患者中，但支持数据有限[30,31]。

PNET 可产生胰岛素、促胃液素（胃泌素）、胰高血糖素、生长抑素、血管活性肠肽（VIP）、胰多肽（PP）或血清素。这些激素的血清测量可以帮助诊断，因为分泌过多可以产生特定的综合征，这些综合征将在后面的章节中讨论。

### ■ 影像学

成像对于 GEP-NET 的诊断检查、分期和监测至关重要。内镜检查、CT 和 MRI 的模态用于定位原发性肿瘤，定义可切除性并监测肿瘤的进展或复发。核医学检查（生长抑素靶向成像、PET）用于评估肿瘤功能和远处转移的存在。完整的诊断流程通常需要使用多种检查方式。

### ■ 内镜

内镜用于检测原发性肿瘤，进行局部分期，为诊断和治疗提供组织部位信息。胃十二指肠和近端空肠肿瘤可以用食管、胃十二指肠镜观察。结肠、直肠和回肠末端的肿瘤可用结肠镜检查。将内镜与超声（EUS）相结合，可以通过细针抽吸进行局部分期和组织诊断。在 PNET 中，EUS 以 93% 的敏感性和 95% 的特异性定位原发性肿瘤。检测十二指肠 NET 的有用性较低，检出率为 45%~60%[32]。如果原发性肿瘤的位置未知但怀疑小肠，可采用双气囊小肠镜或胶囊内镜检查小肠中部。不幸的是，在检出率低于 50% 的情况下，这两种方式在这种诊断任务中都不是很有效[33,34]。

### ■ CT 和 MRI

CT 非常适合手术计划，可用于疾病分期和监测。研究其在检测主要 GEP-NET 中的效用的研究报告灵敏度范围为 43%~90%[35-37]。无论原发性肿瘤部位如何，都应获得静脉内（IV）对比的多期研究，因为 GEP-NET 是最常见的血管过多在三相扫描的早期动脉期最好可视化的肿瘤。专用的薄片三相（动脉、晚期动脉、门静脉期）"胰腺协议"CT 扫描可有助于定位小的多灶性 PNET，并明确定义胰头部肿瘤与肠系膜血管的关系结构。使用口服或直肠（或两者）不透射线对比剂可以增强小肠、结肠或直肠 NET 的检测。这种方式也可用于检测肝和软组织转移，在这种情况下检测率约为 80%[36,38,39]。

MRI 是在手术前详细描述肝转移性肿瘤负荷（敏感性，95.2%）[40] 和胰腺导管系统的首选方式。它也适用于肾衰竭或碘对比剂过敏的患者。最佳成像需要使用静脉钆对比剂，因为大多数 GEP - NET 转移在动脉期是高信号的。

### ■ 生长抑素受体成像

生长抑素是一种内源性肽，其半衰期以分钟计，可抑制全身靶细胞的增殖和分泌功能。生长抑素受体有 5 种亚型（SSTR1～SSTR5），它们是生长抑素靶向成像和治疗的基础，因为超过 80% 的高分化 NET 表达这些受体的组合[41,42]。

生长抑素受体显像（SRS）是一种核医学成像模式，使用 [111]In 标记的二亚乙基三胺五乙酸奥曲肽（DTPA - D - Phe1 - 奥曲肽）来显现表达 SSTR2 和 SSTR5 的肿瘤。成像是在放射性核素注射后 4 h，24 h 和潜在的 48～72 h 全身扫描获得的，用于检测远处转移。它对主要 GEP - NET 的敏感性为 85%，特异性为 95%。在 30% 的病例中，它已被证明可以检测到传统影像学漏诊的转移灶，但是它可能错过 17.5% 的肝转移，这些可以通过 CT 或 MRI 检测到[40,43]。

正电子发射 [68]Ga 标记的放射性配体与 SSA 结合的发展提高了生长抑素成像的灵敏度（97%）。PET 扫描可以与 CT 或 MRI 融合，增强其解剖特异性（图 34 - 2）[44]。这些研究提高了小肠 NET 的检出率，包括小至 1 cm 的腔内肿瘤。假阴性研究更常见于胰头肿瘤，因为钩突显示出适量的生理摄取。同样，在 15%～30% 的手术探查患者中发现的小肠亚厘米多灶性肿瘤仍可能低于分辨率极限。

### ■ FDG PET

[18]F - FDG PET 用于检测 NEC 中的远处转移。它对于分期高分化，低或中级 GEP - NET 的效用有限，因为这些肿瘤是代谢惰性的，因此不能很好地摄取 [18]F - FDG[45]。在高级别 NEC 中，最大标准摄取值（$SUV_{max}$）超过 4.5 与未检测到的 GEP - NET 相比，OS 和无进展生存期（PFS）更短[46]。

### ■ 其他核闪烁技术

间碘苯甲酰胍（MIBG）被一些 NET 细胞摄取。131 碘（[131]I）标记的 MIBG（[131]I - MIBG）在检测 NET 时的总体灵敏度为

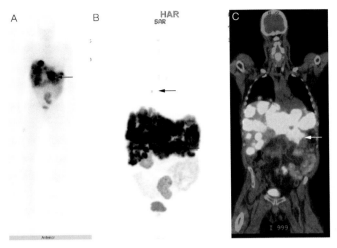

**图 34 - 2** 生长抑素受体成像。所有的图像都是同一个患者的。A 中的图像获得于 2015 年。B 和 C 中的图像是在 2020 年获得的。A. 显示一个位于胰腺尾部的大胰腺原发性肿瘤（箭头）和多个肝病变。B. [68]Ga - DOTATATE 扫描图像。这种更敏感的影像学技术显示肝转移、肺结节（箭头）和胰腺原发性肿瘤的进展数量增加。C. [68]Ga - DOTATATE 标记的 CT 立体扫描冠状面图像。所有图像均显示垂体、甲状腺、钩突、脾、肾和膀胱的生理摄取。请注意，患者有一个左盆腔肾

55%～70%[47]。尽管 [131]I - MIBG 不如 SRS 敏感，但可用于接受长效奥曲肽的患者，竞争性抑制放射性标记的 SSA 的摄取，或也可用于肿瘤缺乏生长抑素受体的患者。

### ■ 临床分期

GEP - NET 使用 AJCC TNM 系统进行分期（表 34 - 3 和表 34 - 4）[48]。该系统是主要部位特异性的，适用于 1 级和 2 级 NET。该分期是可预测预后的，但不能预测任何治疗的获益。PNET 至少使用两个分期系统。AJCC TNM PNET 分期系统来源于外分泌胰腺癌分期系统，并根据可切除性描述了 T 分期。相比之下，ENETS 分期系统根据大小和侵袭程度定义 T 分期。无论使用何种系统，预后和分期都保持负相关[49]。根据原发部位癌症相关指南，高级别 NEC 描述为 TNM 分期，但总结为有限期或广泛期疾病，基于生物学上类似的小细胞肺癌的分期，由在单个辐射端口中治疗癌症的能力定义[47]。

**表 34 - 3** G1/G2（和罕见的 G3）高分化胰腺外胃肠道神经内分泌瘤的 TNM 分期[a]

| 分期 | | 胃 | 十二指肠或壶腹部 | 空肠或回肠 | 阑尾 | 结肠或直肠 |
|---|---|---|---|---|---|---|
| | Tx | 肿瘤无法评估 | | | | |
| | T0 | 没有肿瘤的证据 | | | | |
| T | T1 | ≤1 cm，并延伸至固有层或黏膜下层 | ≤1 cm，仅累及黏膜或括约肌 | ≤1 cm，并延伸至固有层或黏膜下层 | ≤2 cm | T1a：<1 cm，侵犯固有层或黏膜下层<br>T1b：1～2 cm，侵犯固有层或黏膜下层 |
| | T2 | >为 1 cm 或延伸到固有肌层 | >为 1 cm 或延伸到固有肌层 | >为 1 cm 或延伸到固有肌层 | >2 cm，但≤4 cm | >为 2 cm，伴有侵犯固有层或黏膜下层或侵犯固有肌层 |
| | T3 | 侵入，但不是通过浆膜下层 | 侵入，胰腺或胰腺周围的脂肪组织的 | 侵入，但不通过浆膜下层 | >4 cm 或伴有浆膜下侵犯，或累及阑尾系膜 | 入侵，但不通过浆膜下层 |
| | T4 | 肿瘤延伸超出浆膜或侵犯附近的器官 | | | | |

| 分期 | | 胃 | 十二指肠或壶腹部 | 空肠或回肠 | 阑尾 | 结肠或直肠 |
|---|---|---|---|---|---|---|
| N | Nx | 局部淋巴结不能被评估 | | | | |
| | N0 | 无局部淋巴结转移 | | | | |
| | N1 | 局部淋巴结转移 | 局部淋巴结转移 | 局部淋巴结转移，<12个淋巴结 | 局部淋巴结转移 | 局部淋巴结转移 |
| | N2 | | | 大的肠系膜肿块（>2 cm）和/或≥12结沉积，特别是那些包裹肠系膜上的血管 | | |
| M | Mx | 不能评估的远处转移 | | | | |
| | M0 | 无远处转移 | | | | |
| | M1a | 肝转移 | | | | |
| | M1b | 至少一个肝外部位的转移 | | | | |
| | M1c | 肝转移和肝外转移 | | | | |

| | Ⅰ期 | Ⅱ期 | Ⅲ期 | Ⅳ期 |
|---|---|---|---|---|
| 胃 | | | | |
| 十二指肠或壶腹部 | | | 任何 TN1M0<br>T4N0M0 | |
| 空肠或回肠 | T1 N0 M0 | T2~3 N0 M0 | 任何 TN1~2M0<br>T4N0M0 | 任何 T<br>任何 N<br>M1 |
| 阑尾 | | | 任何 TN1M0<br>T4N0 M0 | |
| 结肠或直肠 | Ⅱa<br>T2N0M0 | Ⅱb<br>T3N0M0 | Ⅲa<br>T4N0M0　Ⅲb<br>任何 TN1M0 | |

注：[a]对于任何 T，添加（m）为多个肿瘤。对于多个有不同 T 的肿瘤,使用最高的。根据 WHO/AJCC 的指南,低分化神经内分泌癌（Ki-67>20%）采用个体原发肿瘤部位的腺癌分期分类,而不是分化良好的神经内分泌肿瘤。

数据引自 Edge SB，Byrd DR，Byrd DR，et al：AJCC Cancer Staging Manual，8th ed. New York，NY：Springer，2017。

**表 34-4　G1/G2（和罕见的 G3）高分化胰腺神经内分泌肿瘤的分期系统[a]**

| | | | | 阶段 | | | |
|---|---|---|---|---|---|---|---|
| T | Tx | 肿瘤 | | | | | |
| | T1 | 局限于胰腺，<2 cm | T1 | | | | |
| | T2 | 局限于胰腺，2~4 cm | | T2 | | | |
| | T3 | 局限于胰腺，>4 cm 或侵犯十二指肠或胆总管 | T3 | | | 任何 T | 任何 T |
| | T4 | 侵入邻近器官或大血管壁 | | | T4 | | |
| N | Nx | 局部淋巴结不能被评估 | | | | | |
| | N0 | 无局部淋巴结转移 | N0 | N0 | N0 | | |
| | N1 | 区域淋巴结转移 | | | | N1 | 任何 N |
| | Tx | 远处转移无法进行评估 | | | | | |
| M | M0 | 无远处转移 | M0 | M0 | M0 | | |
| | M1a | 局限于肝的转移性转移 | | | | | M1 |
| | M1b | 至少有一个肝外部位的转移 | | | | | |

注：[a]局限于胰腺是指邻近器官（胃、脾、结肠或肾上腺）或大血管壁（腹腔轴或肠系膜上动脉）没有侵犯。将肿瘤延伸到胰腺周围脂肪并不是分期的基础。对于任何 T，添加（m）为多个肿瘤。多发性肿瘤使用不同的 T,使用最高的。根据 WHO/AJCC 的指南,低分化的胰腺神经内分泌癌（Ki-67>20%）使用胰腺腺癌指南进行分期,而不是分化良好的 NET。

数据引自 Edge SB，Byrd DR，Byrd DR，et al：AJCC Cancer Staging Manual，8th ed. New York，NY：Springer，2017。

# 胃肠神经内分泌肿瘤的临床特点

## 胃神经内分泌肿瘤

有三种类型的胃 NET。Ⅰ型和Ⅱ型是由于高胃泌素血症引起的,Ⅲ型肿瘤是散发性的[50]。Ⅰ型 NET 最常见(75%),通常位于胃体或胃底。它们与慢性萎缩性胃炎或恶性贫血有关,通常为亚厘米和多灶性,很少转移。当这些肿瘤被发现为适合内镜切除的黏膜下病变时,存活率估计约为 100%[51]。Ⅱ型肿瘤是在 Zollinger - Ellison 综合征(ZES,5%~10%)的病理性高胃泌素血症的背景下出现的,并且是最常见的(70%),常在 MEN1 患者中发现[51]。这些肿瘤比Ⅰ型肿瘤更具侵袭性,因为 10%~30%会转移,虽然通常仅限于局部区域淋巴结[52]。总之,Ⅰ型和Ⅱ型胃 NET 5 年 OS 率约为 80%[51]。Ⅲ型肿瘤发生在真胃的背景下,与身体其他部位的 NET 最相似,是最具侵袭性的亚型,远处转移率 50%~100%。SEER 分析显示转移性胃 NET 患者的中位 OS 为 13 个月[53]。

## 小肠神经内分泌肿瘤

根据 1973—1999 年的 SEER 登记,散发性十二指肠肿瘤约占所有 NET 的 3%。绝大多数十二指肠肿瘤发生在 D1 和 D2,约 20%发生在壶腹周围区域。散发性十二指肠肿瘤通常是小的(<2 cm)单个病变。如果检测到多个肿瘤,应考虑 MEN1 的诊断[54]。壶腹周围肿瘤通常更具侵袭性,这些患者可能出现阻塞性黄疸或胆管炎。肝转移发生率不到 10%[51]。最常见的十二指肠 NET 是胃泌素瘤、生长抑素瘤和非功能性肿瘤。胃泌素瘤偶尔或在 MEN1 的情况下引起 ZES 症状。这些患者会出现反流,并且由于高水平的盐酸而有消化性溃疡、胃肠道出血或穿孔的风险。

空肠和回肠的 NET 俗称类癌。这些肿瘤通常大小为 1~2 cm,位于回盲瓣 100 cm 以内[55]。大约 41%的患者会出现局部淋巴结转移,30%的患者会有远处转移[56]。在接受手术探查的患者中,发现高达 45%的患者有多个小肠肿瘤[57]。这些肿瘤通常是亚厘米级的,如果患者由于缺乏触觉反馈而进行微创手术,可能会漏诊。由于尺寸小,SRS 成像也可能会漏过它们。在 CT 上,腔内肿瘤可能不明显,但经常可见钙化的肠系膜肿块,在手术探查时接近肠内最大原发灶的位置。在发生远处转移之前,患者要么无症状,要么描述与原发肿瘤的存在或位置无关的模糊胃肠道症状。远处转移的患者更可能出现与激素分泌相关的症状或高肿瘤负荷,如胃肠道出血、黄疸或肠梗阻。在肠系膜上动脉起源时出现较大肠系膜肿块的患者可能会出现慢性肠系膜缺血。G1 或 G2 小肠 NET 患者的中位生存时间为 8.5 年。

## 阑尾神经内分泌肿瘤

阑尾 NET 常常在阑尾切除术中偶然发现。54%的患者出现阑尾炎,但这与原发肿瘤无关,因为只有 1/3 位于阑尾底部[58]。当疾病局限或局部晚期时,中位 OS 超过 30 年,远处转移的中位 OS 为 2.3 年[53]。尚未确定是否儿童和成人患者

的疾病特异性预后有显著差异。

## 直肠神经内分泌肿瘤

在评估与良性疾病相关的症状(即出血、疼痛、排便习惯改变)时,经常发现直肠 NET。大多数肿瘤距离肛门边缘 4~8 cm,80%为局限性肿瘤,大小小于 1 cm[59]。只有 4%的直肠 NET 患者存在远处转移。这些肿瘤在直肠壁中表现为黄灰色黏膜下结节。局部切除适用于没有高风险特征的小肿瘤。需要考虑更广泛手术切除的病理特征是神经周围或淋巴血管侵犯,侵入肌层或肿瘤大小大于 2 cm。具有高风险特征的肿瘤具有 60%~80%的远处转移风险[59,60]。局部直肠 NET 的中位 OS 为 24.2 年,而晚期直肠 NET 的预后较差在 1.8 年[53]。

# 胰腺神经内分泌肿瘤的临床特点

## 胰岛素瘤

胰岛素瘤是最常见的功能性 PNET 类型,其特征是:① 低血糖症的 Whipple 三联征;② 颤抖、神志不清或出汗的神经低血糖症状;③ 通过进食这些症状缓解。这些肿瘤通常是良性的(90%)、胰腺内的、孤立的、小于 2 cm[61]。大约 5%与 MEN1 有关,因此在诊断时必须仔细询问的家族史。在监测的 72 h 禁食期间通过测量血浆葡萄糖、胰岛素、C 肽和胰岛素原来证实诊断。40%病例的胰岛素瘤难以定位,但 MRI、"胰腺协议"CT 和 EUS 的联合灵敏度为 90%[69]。镓 PET 成像可以检测到其他检测方式遗漏的病变[62]。患者的病变未能经影像学发现的,可以通过术中仔细触诊和术中超声检查来发现,随着成像技术的改善,这种情况变得越来越不常见。

## 胃泌素瘤

胃泌素瘤位于十二指肠或胰腺在一个称为胃泌素瘤或帕萨罗三角的区域,该区域在囊性胆管和胆总管的连接处,在 D2 和 D3 连接处的下方和胰颈中部[63]。这些肿瘤引起 ZES,而且患者肿瘤发展为多发性,复发性消化性溃疡[64]。20%的病例与 MEN1 相关。大约 50%的胃泌素瘤在诊断时有远处转移[65]。诊断需要测量空腹血清胃泌素和基础胃酸水平。十二指肠胃泌素瘤是黏膜下的,通常难以用 EGD 检测[69]。镓 SRS PET 可以检测到 68%的生化或临床诊断的胃泌素瘤,但在常规成像中被漏诊[66]。

## 胰高血糖素瘤

胰高血糖素瘤是一种罕见但具有侵袭性的 PNET,通常出现在胰腺尾部。胰高血糖素瘤综合征具有坏死性迁移性红斑、糖尿病、口腔炎、贫血、神经精神障碍或腹泻的特征。大多数患者表现为葡萄糖耐受不良、坏死性迁徙性红斑或两者兼有。红棕色皮疹通常涉及面部、腹部、会阴或四肢。红斑区域形成大疱,最终开放并结痂。从症状发作到诊断的中位时间为 39 个月,到目前为止,已有 80%的肿瘤转移。血清胰高血糖素水平超过 1 000 pg/mL 则支持诊断[67]。

## 生长抑素瘤

生长抑素瘤是一种极为罕见的(发病率为 1/4 000 万)孤立性肿瘤,见于胰腺或壶腹周围十二指肠。功能性肿瘤可引

起糖尿病、胆汁淤积或脂肪泻。大多数肿瘤是恶性的(78%),患者通常表现为转移性疾病(70%~92%)。大约50%的病例中,十二指肠生长抑素瘤与NF1相关,并且在诊断时出现转移的可能性较小。局限性疾病患者的5年OS率为60%~100%,而转移性疾病患者的5年OS率为15%~60%[68]。

### ■ 血管活性肠肽瘤

血管活性肠肽瘤(VIPomas)是引起"胰性霍乱"的罕见肿瘤。在人类参与者静脉输注高浓度血管活性肠肽(VIP)10 h后证实,血清VIP浓度升高导致大量(10~20 L/d或以上)水样腹泻,导致严重脱水、低钾血症、胃酸缺乏和反常性酸中毒[69]。这些肿瘤位于胰尾,通常生长缓慢,中位OS为5.9年。5%的VIPoma患者见于MEN1患者[70]。

### ■ 胰多肽分泌性肿瘤

胰多肽瘤(PPomas)的PNET极为罕见(<1% NET),虽然被认为是功能性PNET,但它们不会产生特定的临床综合征。胰多肽(PP)的分泌与饱腹感增加、胃排空延迟和胆囊收缩抑制有关。一些报道表明PP分泌过多与葡萄糖耐受不良之间存在关联。在患有转移性疾病的患者中,这可能是其临床表现[71-73]。

### ■ 非功能性胰腺神经内分泌肿瘤

无论是散发的还是在MEN1的情况下,大多数PNET都是无功能的。除非肿瘤的大小或位置在前肠和胆管树内产生肿块效应,否则这些肿瘤在出现时无症状。其无症状性质导致诊断延迟,60%~80%的患者在诊断时出现转移[74]。MEN1患者的前瞻性研究表明,至少有50%的患者会发生无功能的PNET,并且这些肿瘤的大小和数量会随着时间的推移增加,但非常缓慢[75]。

## 类癌综合征、类癌心脏病和类癌危象

### ■ 类癌综合征

当转移性疾病、原发性肿瘤位置或肿瘤体积允许分泌的胺绕过或压倒门静脉循环的首过效应时,发生类癌综合征。尽管已经报道了一些"胰腺类癌"病例,但它在胰腺外胃肠NET中最常见。常见症状包括潮红、腹泻、腹部绞痛,以及不常见的喘息、右侧心力衰竭或功能障碍及糙皮病。这些症状被认为是由循环5-羟色胺代谢物、激肽和前列腺素引起的。

最近一项基于人群的研究确定了与诊断时类癌综合征相关的临床病理因素。局部晚期(22%)和远处转移(24.9%)NET与类癌综合征相关的发病率高于局部NET(11.9%)。小肠(32.4%)和盲肠(32.2%)NET在诊断时最常与类癌综合征相关[76]。

### ■ 类癌心脏病

类癌性心脏病是三尖瓣和肺动脉瓣瓣膜增厚和纤维斑块形成的结果,导致三尖瓣反流和肺动脉瓣狭窄。右心室功能不全或衰竭提示长期晚期疾病[77]。由于5-羟色胺、激肽、组胺和前列腺素的持续释放,40%~70%的类癌综合征患者会发生类癌心脏病[56,78-80]。患者可能无症状,但也可能存在运动不耐受。活跃的右心力衰竭并不常见。体格检查和超声心动图有助于诊断。目前的CNCCN指南建议每2~3年对类癌综合征患者进行超声心动图筛查[81]。准备手术切除或减瘤的患者也应考虑筛查[79]。

### ■ 类癌危象

类癌危象是一种血流动力学现象,是最近备受争议的话题。由于缺乏共识的定义,它通常被描述为不能归因于(围手术期)因素,如血容量不足、药物治疗、出血或静脉回流减少。类似于类癌综合征的发作,患者可能在事件期间发生皮肤潮红和腹泻。部分原因是缺乏定义,真正的危象发生率尚不清楚,但在接受手术切除的患者中报告为0~35%[82-86]。尽管最近的一项前瞻性研究没有发现术中危象期间血清素、组胺、激肽或缓激肽水平升高,但危象发作被认为是由于生物活性胺大量释放到全身循环中引起的[86]。一般推荐的治疗方法包括大量注射500~1 000 µg的奥曲肽或持续输注50~100 µg/h奥曲肽,以及使用抗高血压药或血管升压药的标准治疗。患有高容量转移性疾病或有侵袭性手术的类癌综合征病史的患者可以预先大剂量注射奥曲肽。术中持续输注奥曲肽可预防围手术期类癌危象。该输液在接下来的8~24 h逐渐减少。出于这些预防和治疗目的,在围手术期使用SSA在中心和从业人员中是不一致的。回顾性研究和前瞻性研究都对SSA在这方面的疗效提出了质疑[83,85]。需要多机构、前瞻性研究来解决这些问题。

## 一般治疗方法

GEP-NET的肿瘤性质介于良恶性之间,一般为惰性,但通常在转移扩散后发现,这是治疗这些患者过程中出现的挑战的核心。考虑到,各种治疗方式的有意排序往往是必要的,这要求患者在配合提供专业、多学科治疗的中心获得治疗。原发性肿瘤的位置、分期和分级决定了治疗方法。无论原发部位如何,当G1和G2 GEP-NET可以清除所有大体肿瘤时,都建议手术切除。G1和G2 GEP-NET的区域疗法在各个原发部位也相似,但是胰腺和胰腺外NET的全身疗法却有所不同(图34-3)。

### ■ 可切除的神经内分泌肿瘤的治疗

局部区域疾病的手术切除为GEP-NET患者提供了治愈的唯一机会。适当的患者选择考虑原发部位和肿瘤组织学特征,可检测疾病的程度和临床表现。

当肿瘤大小小于2 cm且数量相对较少时,内镜下切除Ⅰ型和Ⅱ型胃NET是合适的[87]。如果组织病理学分析显示高危特征,如阳性切除边缘、向肌层侵犯或淋巴血管侵犯,则必须考虑胃部分切除术和局部淋巴结切除术。大于3 cm的肿瘤和Ⅲ型胃NET也需要考虑胃切除术(部分或全部,取决于位置)[88-90]。内镜切除不适用于任何大小的Ⅲ型胃NET,因为它们倾向于表现类似于胃腺癌[91]。

局部PNET的治疗主要取决于胰腺内的位置,但也取决于组织学特征,因为功能肿瘤和在MEN1背景下诊断的肿瘤通常

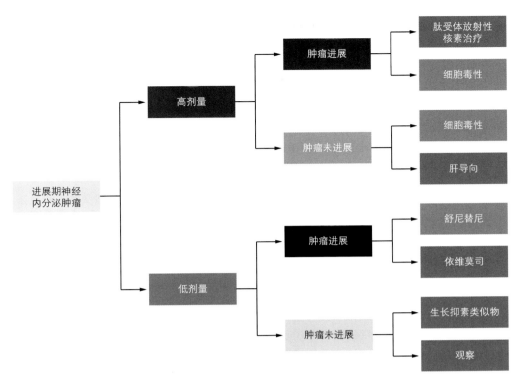

**图 34-3** 晚期神经内分泌肿瘤的治疗方法。低体积转移性疾病的例子是转移被分离到单个器官或少于 20% 的肝脏置换

是多灶性的,理论上可以使用实质保留技术重复手术治疗。位于胰腺头部的散发性肿瘤采用胰十二指肠切除术(Whipple 手术)治疗。胰体或尾部的肿瘤可以通过远端胰腺切除术来切除。在散发性肿瘤,无功能的 PNET 手术切除与良好的 OS 相关(14.3 年 *vs* 3 年)[92],因为它们的恶性潜能低,随着时间的推移仍可以观察到小于 1 cm 的肿瘤。功能性、多灶性肿瘤的患者存在一个独特的问题,因为 R0 手术切除可能需要全胰腺切除术,这是一种病态的过程,使患者陷入"脆性糖尿病"和外分泌功能不全;或者患者也可以接受手术摘除术的治疗。这可以避免胰腺实质,但会增加胰瘘的风险[18]。治疗这些肿瘤的不可逆性电穿孔等新技术正在研究中[93]。

胰腺血管瘤患者的管理可能特别具有挑战性,因为临床综合征通常与晚期疾病相关。通常,管理需要多模式方法。手术切除原发性肿瘤和所有转移瘤是理想的,但很少实现。在一些中心尝试通过手术细胞减灭术,以减少 VIP 的分泌量。药物治疗可能有助于控制症状,在严重的情况下,输注 SSA 或糖皮质激素有助于减少腹泻量。

远离壶腹的十二指肠 NET 可通过内镜切除(<2 cm),经十二指肠切除或通过短节段切除和吻合。壶腹周围的肿瘤需要进行 Whipple 手术[54,89,90]。空肠和回肠的局部 NET 采用节段切除和局部淋巴结切除术[94]。无论术中影像学检查或肠道大体检查,需要仔细触诊从 Treitz 韧带到回肠末端的整个肠道,以确保所有原发性肿瘤的鉴别和切除,因为高达 45% 的患者有多灶性疾病[57]。

对于阑尾 NET,单纯阑尾切除术适用于 1 cm 或更小的肿瘤,侵入浆膜下或阑尾浸润 3 mm 或更小,手术切缘清晰。在

成人患者中,对于大于 2 cm 的肿瘤,肿瘤浸润深部阑尾或阳性边缘,以及位于阑尾底部的肿瘤,推荐右半结肠切除术,但研究尚未明确证明更广泛的手术对生存有益处[28]。

结肠 NET 通过内镜圈套或部分结肠切除术和局部肠系膜淋巴结清扫术治疗。小的(~1~2 cm)腔内肿瘤不侵入肌层的可以在内镜下切除。尝试用这些方法切除较大的肿瘤有分段切除的风险,从而使病理分析复杂化,并增加阳性边缘的风险。小的黏膜下直肠 NET 可以局部切除治疗。肿瘤侵入肌层,具有高风险特征或与局部扩散相关的肿瘤用节段性切除术治疗。在这种情况下手术的选择与直肠腺癌相似,其中低位前切除或腹会阴切除是选择。

低分化 3 级 NEC 很少从单独的手术切除中受益,因为无论选择何种治疗方式,生存率都很差。这些患者通常接受化疗,对疾病分期有限的患者增加放疗,并在选定的病例中考虑手术巩固。

### ■ 治疗晚期神经内分泌肿瘤

治疗晚期 GEP-NET 患者的治疗目标是提高生活质量和生存率。在这个阶段,治疗是多模式的,可以包括 SSA、手术、肝转移栓塞、全身 PRRT、化疗和全身靶向治疗。文献仅限于应采用这些模式的顺序的具体建议,强调需要专门的多学科治疗。

### 生长抑素类似物

奥曲肽和兰瑞肽等 SSA 可控制激素活性 NET 的症状,并显示抗增殖活性,无论分泌行为如何。这些药物是类癌综合征的主要治疗方法。奥曲肽是一种中效 SSA,可根据急性症状的需要每 6~12 h 皮下给药。它可为大约 85% 的类癌综

合征患者提供完全或部分缓解潮红或腹泻,并产生高达72%的生化反应率[95-96]。奥曲肽的剂量为50~500μg。

长效SSA消除了大多数患者每天多次注射的需要。每月肌内注射奥曲肽(10,20或30 mg)一次。中效SSA可用于补充长效剂直至达到稳定状态。兰瑞肽是另一种缓释形式的SSA,可以每月皮下注射60、90或120 mg剂量。2016年,Ⅲ期随机ELECT试验显示,每4周用120 mg兰瑞肽治疗可减少患者需要救援剂量奥曲肽的天数百分比[97],并改善了这些患者潮红和腹泻的症状[98]。

SSA具有一些副作用。这些药物可引起窦性心动过缓或心脏传导异常,因此心脏病患者应谨慎治疗。更常见的情况是,长期使用可导致胆汁淤积和胆石症[99],因此对于接受GEP-NET切除术的患者应考虑行胆囊切除术[94]。低血糖或更常见的高血糖可能发生,特别是"脆性糖尿病"患者。脂肪泻也可能发生,但可以用食物中摄取的胰酶来控制。

SSA也具有抗癌活性。对未经治疗的转移性中肠NET(PROMID)给予每月30 mg奥曲肽的Ⅲ期随机试验的中期分析显示,与安慰剂相比,奥曲肽的进展时间显著更长(PFS,$HR$ 0.34,$P<0.001$)[100]。一项国际双盲安慰剂对照的兰瑞肽Ⅲ期临床试验(每28天120 mg)治疗初治无功能GEP-NET(CLARINET)患者证明,与安慰剂相比,兰瑞肽组的PFS也显著改善(PFS,$HR$ 0.47,$P<0.001$)[101]。

**晚期疾病的手术切除**

晚期GEP-NET的手术治疗是可以接受的,无论是缓解症状或生存获益。这些手术必须仔细考虑,最好由经验丰富的外科医生在大型NET中心进行,因为只有在少数情况下才能实现R0切除[102]。必须仔细权衡手术风险,并明确预期结果,因为手术并发症可能会影响患者的生存和生活质量,否则他们可能会在疾病留在原位的情况下存活多年。

对于功能性肿瘤引起衰弱性分泌症状或阻塞或出血的患者,建议姑息性切除原发性GEP-NET。目前尚不清楚切除非功能性肿瘤是否有益。对这一问题进行的6项研究的荟萃分析表明,晚期空肠、回肠或胰腺NET患者在无法切除的远处转移性疾病中对原发性肿瘤的姑息性切除可能有生存益处[103]。Daskalakis等[104]比较了接受早期"区域性"手术治疗的Ⅳ期小肠NET的患者与初次诊断后至少6个月接受手术的患者。他们发现两组之间没有生存差异,但没有报告手术进行的细节。因此,手术的范围是未知的。来自德国法兰克福的一个单一机构系列研究将接受手术治疗肝转移的患者与仅接受非手术干预的患者进行了比较。这项倾向匹配的研究表明,在匹配分析中纳入手术没有生存优势。10年的死亡率与离开原发灶有关[105]。这种倾向性匹配分析有助于最大限度地减少回顾性分析的选择偏倚,但并不是早期手术干预缺乏益处的确切证据。目前,考虑手术治疗总体肿瘤负荷低,功能状态良好的患者是合理的,并在大多数大型NET中心提供。

转移切除术最常用于治疗肝转移,很少用于肝外肿瘤减瘤。在肝脏,清除所有肝转移是理想的,但在某些中心认为以清除至少70%、最佳90%的疾病为目标的细胞减少是合理的。解剖手术切除或实质保留方法如消融是可以接受的,但两种策略的复发几乎是普遍的。接受肝脏定向手术的患者具有优越的PFS、OS、症状控制,在精选的患者中术后并发症发生率较低[94,106-109]。原位肝移植是治疗肝转移的另一种研究性手术方法,其5年和10年的OS也优于未进行肝移植的患者[110]。这在多大程度上代表了手术的效果,而不是选择适合这些干预措施的患者,尚不确定。

**肝动脉栓塞和栓塞化疗**

来自NET的肝转移瘤接受80%以上来自肝动脉循环的血液供应,而正常的肝实质约70%的供血来自门静脉系统。因此,栓塞肝动脉靶向肿瘤转移,而使正常肝实质相对无害。有三种不同的技术可以进行肝定向栓塞治疗,但其效果都依赖于选择性局部缺血。空白栓塞使用栓塞颗粒(明胶泡沫粉末、聚乙烯醇颗粒或微浮雕球)来切断肿瘤的血液供应[111]。在栓塞材料中加入化疗药物的乙碘化油乳剂,称为经导管动脉化疗栓塞(cTACE)或负载到栓塞微球上的药物[药物洗脱珠经动脉化疗栓塞(DEB-TACE)],可以向肿瘤输送相对较大剂量的药物,并结合局部细胞毒性和缺血。cTACE和DEB-TACE最常用的化疗药物是多柔比星、表柔比星、顺铂、吉西他滨、5-FU和链脲佐菌素[112-116]。

这种治疗的好处包括缓解症状,减缓进展,并在尝试手术切除或肿瘤消融之前减轻肿瘤负担。许多回顾性研究的明显异质性人群已经表明,这三种技术可以控制症状,并与良好的PFS和OS相关。尽管目前正在招募患者进行一项比较所有三种技术的随机试验,但没有研究清楚地证明哪一种技术在GEP-NET患者中优越。应该指出的是,由于报道了不可接受的毒性,本研究的DEB-TACE组提前关闭[114]。肝动脉栓塞的主要风险是栓塞后综合征,这是典型的自限性综合征,以疼痛、胃肠道不适、发热、白细胞增多和转氨酶为特征。主要的并发症如肾衰竭、胆囊穿孔、胆管炎、消化性溃疡出血和脓肿形成都是罕见的[117]。肝坏死在术后也不常见,但与先前的胆管扩张和门静脉血栓形成有关[118]。栓塞治疗与类癌危象有关[119]。

对于有广泛肝肿瘤负荷的患者,可能需要多次栓塞治疗,从肿瘤负荷最大的肝叶开始。在一个疗程中栓塞整个肝有导致长期栓塞后综合征或肝功能衰竭的风险。随后栓塞的时间主要取决于症状、肿瘤行为和患者的耐受性。在疾病过程中,肝动脉栓塞与其他区域和全身治疗的顺序仍然是一个有争议的话题,NANETS也没有关于这一具体问题的指南[18,120]。虽然一些研究者提倡在开始全身治疗之前进行早期栓塞以减轻肿瘤负担,但晚期栓塞也可能是有效的。在一项随机研究中,接受初始肝栓塞治疗后的NET患者在1年后的客观反应率(86%)高于仅接受干扰素治疗的患者(42%),但没有显示生存期的改变[121]。相比之下,当栓塞或化疗栓塞在诊断后中位37个月进行时,栓塞后的中位生存时间为80个月,这使得研究者得出后期栓塞仍然有效的结论[122]。

#### 选择性内部放射治疗

动脉内放射栓塞术使用 $^{90}$Y 微球是一种用于治疗不可切除的肝转移瘤的技术[18,120]。$^{90}$Y 是一个纯发射器,平均软组织穿透率为 2.5 mm,最大深度为 1.1 cm。必须非常小心 $^{90}$Y 放射栓塞以避免放射性微球非靶向递送到肺和胃等器官,在治疗前进行选择性栓塞所有肝外动脉的血管造影,并评估肺分流分数。

肝转移瘤的放射栓塞治疗已进行了回顾性和前瞻性研究。这个研究队列是异质性的,但是 $^{90}$Y 放射栓塞已被证明可改善症状,诱导影像学完全和部分反应,降低肿瘤标志物水平,并与较好的 PFS 和 OS 相关[117,123-125]。目前还没有研究显示,与其他肝动脉栓塞术相比,放射栓塞术可提高生存获益。与肝动脉栓塞技术相比,该手术具有良好的安全性,栓塞后综合征和类癌危象发生率低,可作为门诊手术进行[119,126]。已有报道该技术的肝硬化风险较低[127]。

#### 肽受体放射性核素治疗

放射性标记的 SSA 也已经被开发出来,$^{177}$Lu-DOTATATE 在 2018 年被美国 FDA 批准用于转移性 GEP-NET 患者。2017 年报道了 $^{177}$Lu-DOTATATE 治疗中肠神经内分泌肿瘤(NETTER-1)Ⅲ期临床试验的结果。该试验包括 229 名分化良好的转移性中肠 NET 患者,随机接受每 8 周 $^{177}$Lu-DOTATATE 或高剂量(60 mg)奥曲肽 LAR。与奥曲肽组相比,PRRT 组的 PFS 改善了 79%。$^{177}$Lu-DOTATATE 组的有效率为 18%,而奥曲肽组为 3%(P<0.001)。初步分析表明,PRRT 组具有 OS 优势,$^{177}$Lu-DOTATATE 组有 14 例死亡,而奥曲肽组有 26 例死亡(P=0.004)[129],但需要更多的事件来证实这一早期结果。3 级和 4 级副作用罕见。$^{177}$Lu-DOTATE 组最常见的是淋巴细胞减少症(9%)和血小板减少症(2%)。一份单独的报告详细说明了患者生活质量结果的评估结果,该结果通过两份不同的生活质量问卷进行评估,这两份问卷分别在基线和每 12 周进行一次,直至肿瘤进展。$^{177}$Lu-DOTATATE 治疗组患者的总体健康状况(28.2 个月 vs 6.1 个月)和身体功能(25.2 个月 vs 11.5 个月)恶化的时间明显更长。

#### 化疗

化疗方案的选择取决于分级和组织学。分化良好的胰腺外 NET 对细胞毒性化疗反应不佳。PNET 反应良好。基于链脲佐菌素的化疗方案的早期随机研究证明了生物化学反应和生存率的提高[130,131]。基于 Moertel 等的研究进展,MDACC 的一项研究发现,在 84 例 PNET 患者中,使用 5-FU、多柔比星和链脲佐菌素(FAS)方案的放射治疗应答率为 39%。中位 PFS 估计为 18 个月,中位 OS 为 37 个月[132]。烷基化剂替莫唑胺是 FAS 的替代品,具有口服制剂的优势。在 PNET 患者中比较替莫唑胺和卡培他滨与单独替莫唑酰胺的随机试验证明了 PFS(22.7 个月 vs 14.4 个月)和 OS(未达到 vs 38 个月)有所改善。分化较差的高级别 NEC 对铂类化疗有反应[133]。

#### 靶向治疗

近年来,靶向治疗在 GEP-NET 中的应用已经大大扩展。增加的血管内皮生长因子(VEGF)预示着 NET 患者生存不良,VEGF 受体抑制剂舒尼替尼在一项Ⅲ期研究中对 154 例晚期和进展期 PNET 患者进行了测试。一项中期分析显示,与安慰剂相比,舒尼替尼组进展或死亡的 HR 为 0.42(P<0.001)[134]。这导致监管部门批准了舒尼替尼的适应证。同时,在 RADIANT-3 研究中研究了 mTOR 抑制剂依维莫司。这项随机Ⅲ期试验比较了 410 例晚期、进展性 PNET 患者使用依维莫司对比使用安慰剂得疗效。进展或死亡的 HR 为 0.35(P<0.001),依维莫司优于安慰剂[135]。

靶向药物在胰腺外胃肠 NET 中取得的进展较少。舒尼替尼的Ⅱ期研究显示了有限的获益证据[136]。RADIANT-2 研究胰腺外 NET 患者使用依维莫司,虽然受到随机化失衡和中心放射学审查中的信息审查的限制,但也未能证明统计学上的显著益处[137]。RADIANT-4,一项针对晚期、进展、分化较好的非功能性肺或胃肠 NET 的随机Ⅲ期试验,比较依维莫司或安慰剂。患者按照 2∶1 的比例分配。依维莫司与估计的进展或死亡风险降低 52%相关(P<0.000 01)[138]。2016 年,美国 FDA 批准依维莫司用于高分化、无功能、晚期 NET。苏鲁法替尼是在 NET 中试验的最新靶向药物。该药物靶向 VEGF 受体、成纤维细胞生长因子受体 1 和集落刺激因子 1 受体。在 Ⅰ/Ⅱ b 期试验中,42 例 PNET 患者和 39 例胰腺外 NET 患者接受 300 mg 口服索凡替尼治疗,每天 1 次,直到病情进展。在 19%的 PNET 和 15%的胰腺外 NET 患者中观察到放射学客观反应率。疾病控制率分别为 91%和 92%,PNET 和胰腺外 NET 患者的中位 PFS 分别为 21.2 个月和 13.4 个月[139]。随后的晚期胰腺外 NET Ⅲ期临床试验将 198 例患者(2∶1)随机分配至 300 mg 索凡替尼或安慰剂。数据安全审查委员会在中期分析中终止了这项研究,由于明确的获益证据,与最佳支持治疗相比,索凡替尼显著延长 PFS(HR 0.334,95% CI 0.223~0.499,P<0.000 1)。最常见的严重不良事件为蛋白尿(19.4%)和高血压(36.4%)。苏鲁法替尼组的疾病控制率为 86.5%,安慰剂组为 65.6%(P=0.002 2)。一项研究苏鲁法替尼治疗 PNET 的Ⅲ期试验正在进行中[140]。

#### 免疫治疗

目前,还没有批准用于 GEP-NET 的免疫检查点或免疫疗法。帕博利珠单抗是一种 PD-1 检查点抑制剂,可能在低分化 NEC 患者的治疗中发挥作用,因为一项研究显示 16%的 GEP-NEC 中表达 PD-1。

#### 其他症状控制方法

类癌症状可通过肾上腺素、运动、情绪、食用富含色氨酸的食物和乙醇而加重,并可能通过调节这些因素或补充膳食烟酰胺来控制。质子泵抑制剂(但不是 $H_2$ 受体阻滞剂)可以治疗胃泌素瘤患者的胃泌素高分泌。类癌症状的医学治疗可包括支气管扩张剂治疗支气管痉挛和利尿剂治疗继发于瓣膜功能障碍的液体过载。胰岛素瘤患者的恶性低血糖可以用依维莫司治疗[142]。

血清素水平升高与腹泻有关,但并不总是用 SSA 进行最佳管理。端粒曲素乙基抑制色氨酸羟化酶-血清素合成的限速步骤。因此,已经进行了前瞻性测试以确定其在降低 NET 相关性腹泻频率方面的有效性。在 Ⅲ 期 TELESTAR 研究中,患者每天的排便次数减少(与基线相比每天排便 2.1 次,但与安慰剂相比仅每天排便 0.81 次),u5 - HIAA 水平显著下降[143]。TELECAST 研究的结果与 TELESTAR 相比,显示特罗司他是安全的,并且导致每天排便次数减少,以及 u5 - HIAA 水平降低[144]。特罗司他乙酯经美国 FDA 批准,在 SSA 控制不佳的 NET 相关性腹泻患者中,每天使用 250 mg,每天 3 次。

## 结论

对 GEP - NET 患者的多学科诊断和管理至关重要。对于局部疾病,外科医生和病理科医生之间需要早期和明确的沟通,以进行适当的预后和治疗。进展期的 NET 面临着不同的挑战,外科医生、介入放射科医生、肿瘤科医生和内分泌科医生可能都在改善患者生活质量和数量方面发挥作用。尽管最近在 GEP - NET 的靶向治疗方面取得了进展,但这些肿瘤仍然难以治疗,并且仍然限制了许多患者的生命。正在进行的靶向药物 PRRT 和免疫治疗的研究,有望继续增进我们对这些多种疾病生物学的了解,同时为不断增长的患者群体带来所需的疗法。

### 提示

- 对于正在考虑进行手术切除的 PNET,需要进行薄层多相 CT 扫描。
- 使用开放的方法切除空肠和回肠 NET,以便仔细触诊整个小肠,因为小的多灶性肿瘤是常见的。
- 当所有可见的肿瘤都可以安全切除时,肝转移瘤通常采用切除术治疗。
- NET 随时间生长,最好通过自上次进展事件以来较长时间间隔(如 6~12 个月)的成像来衡量。在有限的时间内对比阅片时,低估或高估 NET 肿瘤的进展是很常见的。
- NEC 与 NET 根本不同,需要非常不同的管理,主要是积极的化疗。
- 随着晚期疾病患者全身和局部治疗选择的多样性,询问所提出的治疗方法的治疗强度是否适合疾病的生长速度、大小和生物学特点总是有帮助的。

# 第 7 篇　乳腺癌
## Gabriel N. Hortobagyi

# 第 35 章　早期和局部晚期乳腺癌

Demetria Smith-Graziani
Mariana Chavez-MacGregor
秦文星　陈　阳　赵　兵　黄小兵·译

## 要点

▶ 多学科综合治疗非常重要,尤其是在计划和协调多学科治疗方面。重要的是,尽早让外科和放射肿瘤学同事参与,以确定最佳治疗方案。

▶ 全身治疗的选择最终取决于患者肿瘤的生物标志物状态。

▶ 激素受体阳性肿瘤患者应接受内分泌治疗,而人表皮生长因子受体 2(HER2)阳性肿瘤患者应接受抗 HER2 靶向治疗。

▶ 基因组分析有助于评估激素受体阳性/HER2 阴性乳腺癌患者辅助化疗的获益情况。

▶ 所有淋巴结阳性乳腺癌患者和相当比例的激素受体阴性或肿瘤大小>1 cm 的淋巴结阴性乳腺癌患者均可从化疗中获益。HER2 阳性乳腺癌患者需要接受抗 HER2 治疗。

▶ 化疗是三阴性乳腺癌(TNBC)治疗的基础。

▶ 大多数 HER2 阳性或 TNBC 患者应进行术前治疗或新辅助化疗。病理学完全缓解或残留病灶具有重要的预后影响,但现在需要识别可以从进一步辅助治疗中获益的患者。

## 流行病学

### 发生率

乳腺癌是美国女性第二大死亡原因,经年龄调整后的死亡率为 20.3/10 万。据估计,2020 年 276 480 名美国女性将被诊断为乳腺癌患者,42 170 人将死于乳腺癌,这使得乳腺癌成为美国第三大常见的癌症死亡原因,其中肺癌是最常见的原因[1]。

20 世纪 80 年代初,乳腺癌的诊断率急剧上升,可能与乳腺 X 线影像学检查增加有关,0 期和 I 期乳腺癌的发病率上升最快。SEER 数据库数据表明,尽管乳腺癌的发病率在 20 世纪 80 年代末趋于稳定,但激素受体阳性乳腺癌患者比例增加。这被认为是由于受体分析的变化或使用激素替代治疗的患者增加所致[2,3]。2003 年前后,在女性健康倡议(WHI)结果公布后不久,原发性乳腺癌的发病率下降,这促使许多健康的绝经后女性停止使用激素替代治疗[4]。

世界不同地区的乳腺癌发病率长期存在差异。其发病率在北欧和北美最高,在亚洲和非洲最低。数据表明,这种差异不仅受环境因素影响,也受生活方式影响。这一观点得到了以下观察结果的支持:美国第二代亚洲移民的乳腺癌发病率更高[5]。

### 死亡率

1989 年前,50 多年以来乳腺癌的总死亡率一直保持稳定。从 20 世纪 90 年代开始,每年乳腺癌死亡率稳步下降。从 1989 年到 1995 年,死亡率每年下降 1.4%,此后每年下降 3.2%。部分原因被认为是乳腺 X 线影像学检查的使用增加,导致诊断提前,从而使用更多有效治疗手段。非洲裔美国乳腺癌患者的死亡率持续较高。一定程度上是由于诊断和治疗方面存在医疗资源获取的差异[6]。

## 危险因素

乳腺癌最重要的两个危险因素为女性和年龄增长[7]。然而,许多伴有其他特征的患者也会增加乳腺癌患病风险(表 35-1)。

表 35-1　乳腺癌的危险因素

| 遗传学 | 乳腺病变部位 | 天然激素因子 | 外源激素的使用情况 | 其他危险因素 |
|---|---|---|---|---|
| 家族史<br>基因突变 | 导管原位癌<br>小叶原位癌 | 初潮年龄<br>初次妊娠的年龄<br>绝经年龄<br>妊娠 | 口服避孕药<br>激素替代治疗 | 酒精消耗<br>肥胖 |

## ■ 遗传学

### 家族史

尽管家族史是乳腺癌的重要危险因素,但仅 15%～25% 的新诊断患者有阳性家族史。Gail 模型是第一个将一级亲属的数量纳入乳腺癌风险综合评估的模型[8]。Claus 等[9]随后根据家族病例数及其确诊年龄评估乳腺癌的预期风险。众所周知,每个有阳性家族史的患者的患病风险受确诊时家庭成员的年龄、一级亲属受累的总人数和患者年龄的影响。基于一项大型荟萃分析的数据,有 1 例一级亲属受累的患者患乳腺癌的风险增加 1.8 倍;如果有 2 例一级亲属受累,该风险增加 2.93 倍。然后,该风险根据患者年龄进一步修正。因此,如果一个亲属在 40 岁前被诊断出患有乳腺癌,那么 40 岁前女性患乳腺癌的风险增加至 5.7 倍[10]。

### 基因突变

特定基因突变导致的乳腺癌总体流行率低(占所有病例的 5%～10%)。患病风险可以根据患者的病史进一步细分。虽然在 p53、ATM、CHEK2、PTEN、MLH1、MSH2 和 PALB2 等基因上存在多种其他突变,但是研究中最常见的突变发生在 BRCA1 和 BRCA2 基因上[11]。在一项对 10 000 名个体进行分析的研究中,不包括德裔犹太人,BRCA1 和 BRCA2 突变的流行率各不相同,如果患者和所有一级或二级亲属在 50 岁以前无乳腺癌或卵巢癌病史,则该突变的流行率为 2.9%;如果患者和任何一级或二级亲属在 50 岁以前确诊乳腺癌,且在任何年龄确诊卵巢癌,则最高流行率为 81.3%[12]。基因检测通常会导致患者和其他家庭成员做出重要的医学决定,重要的是通过检测与人口相关的阳性和阴性预测值,使用统计模型并遵循当前指南,来确定最适合的检查。

## ■ 乳腺病变部位

### 导管原位癌和小叶原位癌

有关导管原位癌(DCIS)和小叶原位癌(LCIS)的流行病学、自然史和治疗的文献迅速增加(详见第 38 章)。

若患 DCIS,对侧乳腺的 10 年浸润性乳腺癌风险为 5%。LCIS 被认为是同侧和对侧乳腺癌的风险因素。最新研究支持 LCIS 是浸润性小叶癌和导管癌的直接非破坏性前体。对于确诊为 LCIS 的患者,每年患乳腺癌的风险为 1%[13]。

## ■ 天然激素因子

### 月经初潮年龄

月经初潮年龄大是有好处的。一项研究报道称,月经初潮每延迟 2 年,乳腺癌患病风险降低 10%[14]。

### 首次妊娠年龄

妊娠年龄更小与患病风险降低相关。35 岁首次生育的女性乳腺癌患病风险比 26～27 岁首次生育的女性高 1.6 倍。首次生育时年龄大于 30 岁的女性乳腺癌患病风险比未生育女性更高[15]。

### 绝经年龄

绝经期晚与乳腺癌患病风险高相关。40 岁之前行卵巢切除术可降低 50% 的终身乳腺癌患病风险[16]。

### 妊娠

乳腺癌是与妊娠相关的最常见的癌症,其发病率为 1/3 000。妊娠相关乳腺癌的发病率可能与推迟分娩至 30 岁后相关。来自两份报告的有争议的数据表明,妊娠可能会导致乳腺癌风险暂时上升。然而,明确记录显示乳腺癌风险降低发生在分娩后 10～15 年[17](详见第 38 章)。

## ■ 外源激素的使用情况

### 口服避孕药

大多数研究都没有表明口服避孕药会增加乳腺癌患病风险[18,19]。然而,一项荟萃分析显示,乳腺癌的相对风险显著增加,但增加幅度有限[20]。关于荟萃分析的一个担忧是随访时间有限。

### 激素替代治疗

WHI 显示,与安慰剂相比,使用雌激素和孕酮联合治疗平均 5.2 年的女性患乳腺癌的相对风险增加至 1.26 倍[21]。尽管长期激素替代治疗与乳腺癌患病风险高相关,但短期使用似乎并没有显著增加乳腺癌的患病风险。

## ■ 其他危险因素

随着饮酒量的增加,乳腺癌的患病风险增加。与不喝酒的女性相比,每天喝一杯含酒精饮料的女性乳腺癌患病风险增加 7%～10%。每天喝 2～3 杯酒精饮料的女性乳腺癌患病风险增加 20%[7]。

肥胖也与乳腺癌患病风险有关。在绝经后女性中,肥胖与激素受体阳性乳腺癌患病风险增加显著相关。然而,绝经前女性体重增加可能会增加三阴性乳腺癌(TNBC)的患病风险[7]。

# 乳腺癌的分期

## ■ 2017 年 TNM 分期系统修订版

AJCC 2017 年第 8 版《癌症分期手册》根据 2010 年发布的既往分期标准进行修订(表 35 - 2 和表 35 - 3)[22]。

**表 35 - 2　乳腺癌的 TNM 分期系统**

| 原发性肿瘤(T) | |
| --- | --- |
| Tx | 原发性肿瘤无法评估 |
| T0 | 无原发性肿瘤的证据 |
| Tis | 原位癌 |
| Tis(DCIS) | 导管原位癌 |

| 原发性肿瘤(T) | |
| --- | --- |
| Tis(佩吉特) | 不伴肿瘤的乳头佩吉特病[a] |
| T1 | 肿瘤最大径≤20 mm |
| T1mi | 微小浸润性癌,肿瘤最大径≤1 mm |
| T1a | 1 mm<肿瘤最大径≤5 mm |
| T1b | 5 mm<肿瘤最大径≤10 mm |
| T1c | 10 mm<肿瘤最大径≤20 mm |
| T2 | 20 mm<肿瘤最大径≤50 mm |
| T3 | 肿瘤最大径>50 mm |
| T4 | 任何肿瘤大小,直接侵犯 |
| | 胸壁 |
| | 皮肤,仅如下所述 |
| T4a | 侵犯胸壁(不包括仅仅胸肌粘连/侵犯) |
| T4b | 皮肤溃疡和/或同侧肉眼可见的卫星结节和/或皮肤水肿(包括橘皮征),不符合炎性乳腺癌诊断标准 |
| T4c | T4a 和 T4b 并存 |
| T4d | 炎性乳腺癌,累及 1/3 或更多的乳房皮肤 |

| 区域淋巴结——临床(cN) | |
| --- | --- |
| cNX | 区域淋巴结无法评估(例如,淋巴结此前已经切除) |
| cN0 | 无区域淋巴结转移(通过影像学或临床检查) |
| cN1 | 转移至同侧Ⅰ级、Ⅱ级腋窝淋巴结,可活动 |
| cN1mi | 微转移(约 200 个细胞,>0.2 mm 且<2.0 mm) |
| cN2 | 同侧Ⅰ、Ⅱ级腋窝淋巴结转移,临床表现为固定或互相融合;或缺乏同侧腋窝淋巴结转移的临床证据下,检测到同侧内乳淋巴结转移 |
| cN2a | 同侧Ⅰ、Ⅱ级腋窝淋巴结转移,互相融合或与其他组织固定 |
| cN2b | 仅在临床上检测到同侧内乳淋巴结转移,且无临床上明显的Ⅰ、Ⅱ级腋窝淋巴结转移 |
| cN3 | 同侧锁骨下(Ⅲ级腋窝)淋巴结转移,伴随或不伴随Ⅰ、Ⅱ级腋窝淋巴结转移;或同侧内乳淋巴结转移,伴随Ⅰ级、Ⅱ级腋窝淋巴结转移;或同侧锁骨上淋巴结转移,伴或不伴腋窝淋巴结或内乳淋巴结转移 |
| N3a | 同侧锁骨下淋巴结转移 |
| N3b | 同侧内乳淋巴结和腋窝淋巴结转移 |
| N3c | 同侧锁骨上淋巴结转移 |

| 区域淋巴结——病理分期(pN) | |
| --- | --- |
| pNX | 区域淋巴结无法评估(例如,未切除进行病理分析或淋巴结此前已经切除) |
| pN0 | 未发现区域淋巴结转移或仅发现孤立的肿瘤细胞群(ITC)[c] |
| pN0(i+) | 区域淋巴结中仅有孤立的肿瘤细胞群≤0.2 mm(通过 HE 或 IHC 检测,包括 ITC) |
| pN0(mol+) | PT-PCR 检测阳性分子,无 ITC |
| pN1 | 微转移;或 1~3 个腋窝淋巴结转移和/或 SLNB 发现内乳淋巴结转移,但临床上未发现 |
| pN1mi | 微转移(>0.2 mm 和/或>200 个细胞,但无>2.0 mm) |
| pN1a | 1~3 个腋窝淋巴结转移,至少一处转移灶>2.0 mm |
| pN1b | 内乳淋巴结转移,SLNB 检测到微转移或宏转移,但未在临床上检测到[b] |
| pN1c | 1~3 个腋窝淋巴结和内乳淋巴结转移,SLNB 检测到微转移或宏转移,但未在临床上检测到 |
| pN2 | 4~9 个腋窝淋巴结,或在无腋窝淋巴结转移情况下,临床检测到[d]内乳淋巴结转移 |
| pN2a | 4~9 个腋窝淋巴结转移(至少一个肿瘤结节>2.0 mm) |

| 区域淋巴结——病理分期(pN) | |
| --- | --- |
| pN2b | 无腋窝淋巴结转移,临床检测[d]到内乳淋巴结转移 |
| pN3 | ≥10 个腋窝淋巴结转移;或锁骨下(Ⅲ级腋窝)淋巴结转移;或影像学检查发现≥1 个阳性Ⅰ、Ⅱ级腋窝淋巴结的情况下,发现多个阳性同侧内乳淋巴结;或≥3 个腋窝淋巴结转移,且同侧内乳淋巴结临床检查阴性时经前哨淋巴结活检发现微转移或宏转移;或同侧锁骨上淋巴结转移 |
| pN3a | ≥10 个腋窝淋巴结转移(至少一个肿瘤结节>2.0 mm);或锁骨下(Ⅲ级腋窝淋巴结)转移 |
| pN3b | 在≥1 个腋窝淋巴结阳性的情况下,临床检测到同侧内乳淋巴结转移;或在≥3 个腋窝淋巴结和内乳淋巴结中,SLNB 检测到微转移或宏转移,但未在临床上检测到 |
| pN3c | 同侧锁骨上淋巴结转移 |
| **远处转移(M)** | |
| M0 | 无远处转移的临床或影像学证据 |
| cM0(i+) | 无远处转移的临床或影像学证据,但在无转移症状或体征的患者中,循环血液、骨髓或其他非区域淋巴结组织中有分子或显微镜检测到的肿瘤细胞沉积,且不大于 0.2 mm |
| cM1 | 通过临床和影像学检查确定的可检测的远处转移 |
| pM1 | 任何经组织学证实的远处器官转移;或者在非区域淋巴结中转移>0.2 mm |

注:[a]与肿瘤相关的佩吉特病根据肿瘤的大小进行分类。[b]未经临床检测的定义为未经成像研究(不包括淋巴闪烁显像)检测或未经临床检查检测。ITC 定义为不大于 0.2 mm 的小细胞簇、单个肿瘤细胞或单个组织切片中小于 200 个细胞的簇。[c]ITC 可通过常规组织学或免疫组织化学(IHC)方法检测。[d]临床检测定义为通过影像学研究(不包括淋巴闪烁显像)或通过临床检查或根据细针抽吸活检和细胞学检查推测的病理性宏转移进行检测。HE,苏木素-伊红;RT-PCR,逆转录聚合酶链反应;SLNB,前哨淋巴结活检。
经许可引自 the Amerian College of Surgeons,Chicago,Illinols。该信息的原始来源是 AJCC 癌症分期系统(2020)。

**表 35-3 乳腺癌解剖学 TNM 分期分组**

| 分期分组 | | | |
| --- | --- | --- | --- |
| 0 | Tis | N0 | M0 |
| ⅠA | T1[a] | N0 | M0 |
| ⅠB | T0 | N1mi | M0 |
| | T1[a] | N1mi | M0 |
| ⅡA | T0 | N1 | M0 |
| | T1[a] | N1 | M0 |
| | T2 | N0 | M0 |
| ⅡB | T2 | N1 | M0 |
| | T3 | N0 | M0 |
| ⅢA | T0 | N2 | M0 |
| | T1[a] | N2 | M0 |
| | T2 | N2 | M0 |
| | T3 | N1 | M0 |
| | T3 | N2 | M0 |
| ⅢB | T4 | N0 | M0 |
| | T4 | N1 | M0 |
| | T4 | N2 | M0 |
| ⅢC | 任意 T | N3 | M0 |
| Ⅳ | 任意 T | 任意 N | M1 |

注:[a]T1 包括 T1mi。
经许可引自 the American College of Surgeons,Chicago,Illinols。该信息的原始来源是 AJCC 癌症分期系统(2020)。

### 解剖学分期

只有当生物标志物分析不可用时,才应使用解剖学分期分组。它仅是基于癌症解剖范围定义的肿瘤(T)、淋巴结(N)和转移(M)分类[22]。

### 预后分期

预后分期是患者治疗的第一步,适用于美国所有患者。当生物标志物分析可用时,临床医生应使用临床和病理预后分期分组。AJCC 还推荐所有患者进行组织学肿瘤分级,并描述雌激素受体(ER)、孕激素受体(PR)和人表皮生长因子受体 2(HER2)状态。包括基因组谱的病理分期已更新,以更好地完善预后。获得病理数据后,约 1/3 的患者分期被重新分配。目前有 122 种不同的分期分类。请参阅 AJCC 第 8 版,了解有关分期的更多详细信息。

# 预后因素

人们对评估乳腺癌的预后因素很感兴趣。约 30% 的淋巴结阴性疾病患者的死亡由乳腺癌导致。因此,大量研究旨在确定生物标志物,用以进一步确定从有效辅助治疗中获益最多的患者。

### ■ 预测因素和预后因素

随着这一领域的文章越来越多,区分预测因素和预后因素很重要。预测因素是一种可以反映治疗干预疗效信息的因素。预后因素是指能够在诊断时提供与治疗无关的结果信息的因素[23]。例如,淋巴结状态是一种预后因素;ER 和 HER2 状态则是预后和预测因素。

### ■ 病理因素

预后在很大程度上仍取决于组织病理学。多项研究表明,最有力的预后因素是腋窝淋巴结的受累程度[24,25]。其他重要的病理因素包括激素受体状态、HER2 状态、组织学分级、肿瘤类型和淋巴血管浸润。

### 腋窝淋巴结

30 多年前,已确定受累淋巴结的数目可以用来预测无病生存期(DFS)和总生存期(OS)。在缺乏有效的全身治疗的情况下,1～3 个阳性腋窝淋巴结乳腺癌患者的 5 年 DFS 率为 62%,4～9 个阳性淋巴结的 5 年 DFS 率为 58%,≥10 个阳性淋巴结的 5 年 DFS 率为 29%[25]。

### 细胞核分级

细胞核或组织学分级用于描述肿瘤分化程度,是基于病理学家对细胞核大小和形状、有丝分裂数量和小管形成实验的评估。尽管在每份乳腺癌病理报告中都报告细胞核分级为 1(分化程度最高)～3(分化程度最低),但其在预测结局中的应用仍存在争议[26]。这在一定程度上是由于观察者间在分化分类上的差异造成的。诺丁汉联合分级系统(Nottingham system)采用了半定量的方法似乎是最有用的,且被美国病理学家协会(CAP)推荐。

### 激素受体状态

ER 和 PR 阳性与诊断后前 3～5 年的良好预后相关。由于可以用于多种样本,免疫组织化学分析现已成为一种常用的方法。"阳性"样本定义为至少含 1% 的阳性细胞。最新的美国临床肿瘤学会(ASCO)/CAP 指南将含有 1%～10%ER 阳性细胞的肿瘤定义为"ER 弱阳性"[27]。

### 增殖率

这可以通过多种方法进行评估,包括有丝分裂计数图、流式细胞术测定的 S 期分数(细胞合成 DNA 的分数)、胸苷标记指数和增殖细胞中抗原对应的单克隆抗体。高 S 期分数通常与分化不良和 ER 阳性缺乏相关。Ki-67 抗体可用于确定与 S 期分数相对应的增殖率。最新荟萃分析显示,高 Ki-67 与预后不良呈正相关[28]。

### HER2/neu 过表达

HER2/neu 癌基因编码 185 kDa 跨膜糖蛋白,具有细胞内酪氨酸激酶活性,是表皮生长因子受体家族的成员。这组受体在激活表皮生长因子信号转导通路、控制上皮细胞生长和分化中具有重要作用。高达 30% 的浸润性乳腺癌存在 HER2/neu 癌基因过表达。

当前标准是通过单探针或双探针进行荧光原位杂交(FISH)和免疫组化(IHC)。ASCO/CAP 指南于 2018 年更新 HER2 检测。如果 IHC 为 3+ 或单探针 FISH 平均 HER2 拷贝数/细胞≥6.0,则被定义为 HER2 阳性乳腺癌。通过双探针 FISH HER2/CEP17 值应≥2.0,或 HER2 拷贝数/细胞≥6.0 且不考虑 HER2/CEP17 值。相同结果包括 IHC 2+ 或双探针 FISH HER2/CEP17 值<2.0,HER2 拷贝数/细胞为 4.0～6.0。应使用其他经批准的诊断检测来确认结果是否一致。如果结果仍不明确,应考虑重复检测或进行新的活检[29]。

在引入 HER2 靶向治疗之前,HER2/neu 过表达与 DFS 和 OS 缩短相关[30]。一项大型单机构研究回顾了 1990—2002 年诊断为 T1a 和 T1b 期疾病的所有女性。对 965 例患者的多变量分析显示,HER2 阳性肿瘤患者的 5 年复发率是激素受体阳性、HER2 阴性肿瘤患者的 5.09 倍,5 年远处复发率是 7.81 倍[31]。HER2 预测缓解已在前瞻性随机对照试验中得到证实(稍后在 HER2 阳性乳腺癌的全身治疗部分讨论)[32,33]。

### 基因组分析

目前,可以商用的许多基因表达分析可帮助临床医生确定患者的个体预后,以及确定在激素受体阳性乳腺癌患者的辅助内分泌治疗基础上增加辅助化疗的获益(表 35-4)。

**表 35-4　雌激素受体阳性早期乳腺癌现有且常用的基因组检测**

| 检测方法 | 分类标准(基因数量) | 平台 | 二进制(高 vs 低) | 非中心检测 | ASCO 临床实践指南推荐(淋巴结阴性) | 经证实的 N0 和 N1 期 | 晚期复发的可能性 |
|---|---|---|---|---|---|---|---|
| Oncotype DX[a] | 16 | qPCR | 否 | 否 | 证据质量:高 推荐强度:强 | 是 | 可能 |
| Prosigna[b] | 50 | nCounter | 否 | 是 | 证据质量:高 推荐强度:强 | 是 | 是 |
| MammaPrint[c] | 70 | Microarray 或 qPCR | 是 | 否 | 证据质量:中等 推荐强度:中等 | 是 | 否 |
| EndoPredict[d] | 8 | qPCR | 是 | 是 | 证据质量:中等 推荐强度:中等 | 是 | 可能 |
| Breast Cancer Index[e] | 7 | qRT-PCR | 是 | 否 | 证据质量:中等 推荐强度:中等 | 是 | 是 |

注:[a]Genomic Health。[b]NanoString 技术。[c]Agendia。[d]Myriad Genetics。[e]bioTheranostics。
ASCO,美国临床肿瘤学学会;qPCR,定量聚合酶链反应;qRT-PCR,定量逆转录聚合酶链反应。
经许可引自 Chia SKL. Clinical application and utility of genomic assays in early-stage breast cancer: key lessons learned to date. *Curr Oncol* 2018 Jun;25(Suppl 1):S125-S130.

# 治疗原则

在 MDACC,尽一切努力将临床信息与影像学、病理分期和分子特征相结合,以优化治疗效果,并尽可能进行保乳手术(BCS)。多学科综合治疗至关重要,尤其是在计划和协调联合治疗方面。重要的是,尽早让外科和放射肿瘤学同事参与,以确定最佳治疗方案。所有 MDACC 的患者(包括 DCIS 患者)均接受 ER 和 PR 激素受体状态检测。此外,浸润性癌症患者接受 *HER2/neu* 状态检测。

## ■ 手术

### 保乳治疗

BCS 又称节段切除术,在过去 30 年中彻底改变了乳腺癌患者的治疗。大多数女性能够保护自己的乳房,而不会对生存产生负面影响。保乳治疗包括手术切除肿瘤的阴性边缘,然后对乳房进行放射治疗。多项研究表明,接受 BCS 治疗的 I 期乳腺癌患者的 DFS 率和 OS 率与接受改良的根治性乳房切除术的患者相似[34]。

BCS 只有少数真正的绝对禁忌证,包括持续阳性切缘、多中心疾病、弥漫性恶性微钙化、炎症性乳腺癌、乳腺或套膜区的既往放射史(霍奇金疾病),以及妊娠,但在妊娠晚期可能进行 BCS。相对禁忌证包括表明放射治疗效果不佳的结缔组织疾病史,位于中心涉及乳头-乳晕复合体的肿瘤,以及乳房中可能导致美容效果不佳的大肿瘤。尽管最终是否提供 BCS 由外科医生自行决定,但大多数不符合绝对或相对禁忌证之一的患者都可以采用这种手术方法。

### 保乳手术同侧复发的危险因素

每年同侧肿瘤复发风险为 0.5%～2.0%。危险因素包括年龄小于 35 岁、广泛导管内癌成分、主要淋巴细胞间质反应、瘤周浸润、切缘阳性和存在肿瘤坏死。

### 腋窝淋巴结清扫

前哨淋巴结活检术(SLNB)是乳腺癌腋窝淋巴结临床阴性患者的标准治疗。根据美国外科医师协会肿瘤学组(ACOSOG)Z0011 试验,接受 BCS 的 T1 或 T2 期且≤3 个前哨淋巴结阳性的患者,如果接受全乳放疗,可以放弃腋窝淋巴结清扫。否则,如果发现前哨淋巴结阳性,则应进行腋窝淋巴结清扫[35]。

### 乳房切除术

与 I 期疾病一样,对接受 BCS 或改良根治性乳房切除术治疗的 T2 期肿瘤患者进行的多项研究显示类似的长期结果。肿瘤 4～5 cm 及以上的患者通常不被认为是 BCS 的理想候选者,因为可能存在肿瘤残留和较差的美容效果。这些患者通常接受新辅助全身治疗,但根据治疗效果,仍可能需要行乳房切除术。

局部晚期乳腺癌的传统外科手术是乳房切除术。使用新辅助化疗的临床试验表明 50% 或更多患有局部晚期乳腺癌的患者在新辅助治疗后可以接受 BCS 治疗[36]。一个值得关注的问题是,术前化疗需要降期才能行节段性乳腺切除术的患者,其局部失败率更高[37]。这可以通过使用不透射线的夹子对肿瘤进行精确的局部定位来改善,从而可以切除适当的

肿瘤累及区域,即使通过新辅助治疗实现完全或接近完全的缓解。鼓励患者共同做出决定,让患者了解每种选择的结果、其他治疗(放射治疗)的可能性及美容效果。显然,整形外科医生是多学科团队的关键,推荐他们尽早介入。

## ■ 放射治疗

### 行保乳术后

这种形式的手术后,乳房放射治疗在治疗区域和剂量方面与 I 期治疗相似。对腋窝淋巴结阴性乳腺癌的区域淋巴结放疗是非常规治疗。一些专家组推荐对淋巴结阳性患者进行锁骨上窝或内乳淋巴链放疗。美国放射肿瘤学会(ASTRO)还指出,部分乳腺加速放疗(APBI)可能适合于治疗完全符合年龄、肿瘤病理和手术切缘标准的患者[38]。

### 行乳房切除术后

对于切除术后切缘阳性、原发肿瘤大于 5 cm 或≥4 个淋巴结阳性患者,应考虑进行切除术后放疗。ASCO 临床指南推荐,对Ⅲ期或 T3 期或≥4 个淋巴结阳性的患者,常规行切除术后进行放疗[39]。对于多个淋巴结阳性的患者,不推荐在没有严重残留病灶的情况下进行腋窝治疗。在 MDACC 中,放射肿瘤学规划会议上,将不符合切除术后放疗标准的高危患者作为个案进行讨论,以确定这种方法的获益。

### 淋巴结疾病

放射治疗指南推荐,患有局部晚期疾病和原发性肿瘤和/或腋窝淋巴结残留病灶的患者,无论是接受乳房肿瘤切除术还是乳房切除术,都应接受乳房和/或胸壁,以及乳房内部、腋窝顶端和锁骨上淋巴结综合放射治疗,总剂量为 50～60 Gy。在原发性肿瘤和淋巴结中获得病理学完全缓解的患者,通常根据肿瘤大小和呈现出的淋巴结受累情况接受放疗;然而,鉴于在这些患者中看到的良好结果,确定降阶和去放疗的临床试验正在进行中。结果是人们热切期待的,并且可以改变实践。

## ■ 全身治疗

在根治性局部治疗之前或之后,化疗、激素治疗和靶向治疗的使用对乳腺癌的治疗和预后有显著影响。全身治疗可降低复发风险,并可能消除微转移疾病。所有淋巴结阳性乳腺癌患者和相当比例的激素受体阴性或淋巴结阴性肿瘤大于 1 cm 的患者均可从化疗中获益。应根据患者的年龄、合并疾病、腋窝淋巴结阳性或阴性受累,以及激素受体和 HER2 状态指导化疗和激素治疗的药物选择。激素受体阳性乳腺癌患者应接受内分泌治疗,而 HER2 阳性乳腺癌患者则应接受抗HER2 靶向治疗。本章稍后将讨论不同亚型全身治疗的细节。

## ■ 选择初始治疗策略

淋巴结阴性小肿瘤通常通过直接手术治疗,然后根据需要进行辅助放疗和/或全身治疗。较大或淋巴结阳性的肿瘤患者通常从新辅助全身治疗中获益。

40 多年前,首次评估术前化疗的概念,用于治疗局部晚期和无法手术的乳腺癌患者。有多种获益可能性。一种是肿瘤降期,这将使不可切除的肿瘤变为可以手术,或使更多可手术的乳腺癌患者行 BCS 或节段性乳房切除术。此外,还有生

物学优势,如能够评估早期化疗的缓解或耐药,在对血管进行手术改变之前进行化疗,并结合病理缓解使用分子谱分析来预测患者的预后。

1976 年对炎症性乳腺癌患者进行的一项研究表明,2/3 患者对新辅助 5 - FU、多柔比星和环磷酰胺(FAC)有缓解[40]。1978 年发表的另一项研究阐述了新辅助化疗对无法手术的乳腺癌患者的获益。共纳入 110 例患者,接受多柔比星和长春新碱治疗。16% 的患者达到完全缓解,55% 的患者达到部分缓解。研究组 36 个月生存率为 53%,历史对照组为 41%。这项研究的阳性结果开启了其他试验证实新辅助治疗获益的先河[41]。

美国乳腺与肠道外科辅助治疗研究组(NSABP)B-18 试验是迄今研究新辅助化疗的最大试验。共有 1 523 例 T1～T3 和 N0～N1 期疾病患者被随机分配至术前或术后接受多柔比星和环磷酰胺(AC)治疗 4 个周期[42]。结果显示,新辅助组肿块明显增加。两组的最终比较显示,5 年时 DFS 或 OS 无差异。所有亚组(包括大于 5 cm 的肿瘤)都是如此。在一项研究初始化疗后腋窝淋巴结转移降期的临床试验中[43],Cox 回归分析显示,与远处 DFS 较短相关的一个参数是新辅助化疗后持续性淋巴结受累。因此得出结论,与原发性肿瘤相比,腋窝淋巴结是新辅助化疗疗效更好的预测因子。

总体来说,多个试验表明,使用蒽环素类或紫杉烷类联合方案的新辅助治疗可以增加能接受 BCS 的患者人数[44]。这些缓解与 DFS 和 OS 密切相关,使术前化疗缓解成为早期和局部晚期乳腺癌患者治疗的重要预后因素。目前,大多数新辅助研究尚未显示,与术后给予相同的全身治疗相比,采用该方法治疗的患者 OS 增加。

作为 MDACC 初始评估的一部分,在开始全身治疗之前,在乳房中放置不透射线的标志物。通过对乳房和淋巴结区域进行一系列的身体检查、乳房形态图和超声波检查来记录临床缓解。总体而言,对新辅助治疗方案的缓解取决于患者的肿瘤特征和治疗。肿瘤对腋窝淋巴结的影响,而不是原发性肿瘤本身的缓解,在预测长期结局方面可能更重要[45]。

包括联合治疗在内的新辅助治疗可以改善临床终点。采用多药治疗的患者可获得极好的长期生存率。然而,很明显,那些对新辅助治疗没有缓解的患者预后较差。蒽环类药物新辅助治疗无效的患者仅在 30% 的病例中无远处疾病[46]。2014 年乳腺癌新辅助协作试验(CTNeoBC)的荟萃分析发现,病理学完全缓解[pCR,定义为 ypT0 ypN0 或 ypT0(is) ypN0]与生存改善相关,并且这种相关性在 TNBC(OS:*HR* 0.16,95%CI 0.11～0.25)和激素受体阴性/HER2＋肿瘤(OS:*HR* 0.08,95% *CI* 0.03～0.22)患者中最强[47]。

## 激素受体阳性/HER2 阴性<br>乳腺癌的全身治疗

### ■ 淋巴结阴性

多基因分析有助于量化患者乳腺癌复发风险[48]。Oncotype DX 是一种市售的、经验证的实验室检测方法,分析肿瘤标本中与受体表达、增殖、侵袭和其他因素相关的 21 个基因。根据这 21 个基因的表达进行计算,得出复发评分,如果患者接受 5 年他莫昔芬治疗,则该评分反映诊断后前 10 年内乳腺癌复发的可能性[49]。这些研究发现,复发评分低于 11 分的患者预后良好,不能从化疗中获益,但复发评分高(＞25 分)的患者可能会从化疗中获益。对于复发评分中等的患者,化疗的获益最初是不确定的。为了阐明全身细胞毒性治疗对这一中间人群的获益,ECOG 设计了一项名为 TAILORx(Trial Assigning Individualized Options for Treatment)的试验[50]。这项研究将中等复发评分的淋巴结阴性、HER2 阴性、激素受体阳性早期乳腺癌患者[11-25]随机分配至激素治疗组或化疗后激素治疗组。在中等复发评分的患者中,内分泌治疗不劣于化疗后内分泌治疗。然而,亚组分析显示,在复发评分为 16～25 的患者中,≤50 岁的患者有一定的获益[51]。2019 年发表的 TAILORx 更新也纳入了根据肿瘤大小和组织学分级定义的临床风险,以指导辅助治疗选择。研究者发现,对于复发评分为 16～20 分且临床风险较低的≤50 岁的患者,化疗无获益。

然而,对于 46～50 岁的绝经前患者,化疗有获益;对于 41～45 岁的患者,化疗有获益趋势。一些人认为这种获益是由于绝经期引起的;然而,该试验并非为了检验这一假设而设计[52]。MammaPrint 检测也可用于评估复发风险,详见后文。

### ■ 淋巴结阳性

最近,研究人员试图使用基因组分析来指导局限性淋巴结病患者的辅助全身治疗。一项关于在淋巴结阳性、激素受体阳性、HER2 阴性乳腺癌中使用 Oncotype DX 的全面综述发现,该检测能识别出可以避免化疗且不会对结局产生负面影响的低复发风险患者[53]。MINDACT 是一项针对淋巴结阴性和淋巴结阳性(最多 3 个阳性腋窝淋巴结)早期乳腺癌患者的随机Ⅲ期研究,70 基因标记检测方法 MammaPrint 结合临床风险可用于指导辅助治疗。基因组和临床风险结果不一致的患者随机接受化疗或非化疗。在接受化疗的高临床复发风险和低基因组复发风险患者中,无远处转移患者的 5 年生存率比有相似风险特征但未接受化疗患者高 1.5%[54]。临床医生应与此类患者讨论化疗的潜在风险和获益。

### ■ 化疗

#### 新辅助治疗

如前所述,选择合适的患者进行新辅助化疗可以改善手术结局,并提供可用于评估复发风险的治疗疗效信息。辅助治疗中使用的相同化疗方案(后文概述)可用于新辅助治疗。然而,激素受体阳性肿瘤患者对新辅助化疗的缓解率较低[47]。

#### 辅助治疗

化疗药物的选择应根据患者的年龄、合并疾病和腋窝淋巴结阳性或阴性来决定。应评估复发和死亡的风险。如上一节所述,Oncotype DX、MammaPrint 和其他检测方法有助于对激素受体阳性患者的风险进行分层[48]。

## 历史回顾

20 世纪 60 年代和 70 年代的研究评估了局部治疗后单药化疗与单纯观察相比是否获益。大多数报告显示单药对 DFS 有一定影响或无影响。随后,焦点转移到联合化疗,大多数试验评估了环磷酰胺、甲氨蝶呤和 5 - FU(CMF)三联药物方案或相似的含蒽环类药物方案的差异[55,56]。

这些联合化疗方案在 DFS 和 OS 方面明显表现出更大的获益,但临床医生往往不清楚哪种方案更优或等效。1998 年,Oxford Overview 通过回顾多项试验的数据帮助澄清了这一问题。数据来自在约 18 000 例女性中比较联合化疗或非化疗的 47 项试验、在约 6 000 例女性中比较长期与短期联合化疗的 11 项试验,以及在约 6 000 例患者中比较含蒽环类药物治疗方案与 CMF 的 11 项试验[57]。最终结论是辅助联合化疗比单药治疗更有效,与 CMF 相比,蒽环类药物治疗可降低 12% 的复发风险。随后几年 Oxford Overview 的数据也证明,联合紫杉烷类药物增加了蒽环类药物的疗效。然而,蒽环类药物和紫杉烷类的序贯给药比同时给药耐受性更好。

ECOG E1199 试验旨在确定更有效的辅助紫杉烷类和最佳给药方案[58]。所有患者均接受标准剂量和 AC 方案,随机分配至接受紫杉醇(175 mg/m²),每 3 周一次,共 4 个周期、紫杉醇(80 mg/m²),每周一次,共 12 剂、多西他赛(100 mg/m²),每 3 周一次,共 4 个周期或多西他赛(35 mg/m²),每周一次,共 12 剂。与每 3 周一次紫杉醇相比,每周一次紫杉醇更好,其 DFS 的比值比为 1.27(P = 0.006),OS 的比值比为 1.32(P = 0.01)。紫杉醇和多西他赛间无显著差异。本试验后不再推荐每 3 周一次紫杉醇治疗(图 35 - 1)。

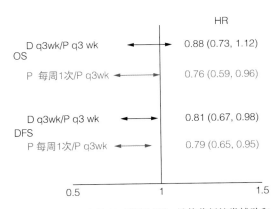

| | HR |
|---|---|
| D q3wk/P q3 wk OS | 0.88 (0.73, 1.12) |
| P 每周1次/P q3wk | 0.76 (0.59, 0.96) |
| D q3wk/P q3 wk DFS | 0.81 (0.67, 0.98) |
| P 每周1次/P q3wk | 0.79 (0.65, 0.95) |

**图 35 - 1** ECOG E1199 研究结果:最佳紫杉烷类辅助和最佳给药方案。D,多西他赛;P,紫杉醇;DFS,无病生存期;HR,风险比;OS,总生存期;q3wk,每 3 周 1 次;ECOG,美国东部肿瘤协作组。数据引自 Sparano JA, Wang M, Martino S, et al: Weekly paclitaxel in the adjuvant treatment of breast cancer, N Engl J Med 2008 Apr 17;358(16):1663-1671

US09735 试验是一项随机研究,比较 4 个周期的标准剂量 AC 与 4 个周期的多西他赛(75 mg/m²)+环磷酰胺(TC)(600 mg/m²)。大多数患者(84.3%)年龄小于 65 岁,48% 为淋巴结阴性患者。在中位随访 7 年时,TC 和 AC 间的 DFS 有显著差异(81% vs 75%,HR 0.74)。此外,OS 也有显著差异

(87% vs 82%)。在老年患者中,TC 组发热性中性粒细胞减少症的发生率为 8%,AC 组为 4%[59]。蒽环类药物用于早期乳腺癌(ABC)试验是三项系列试验,将女性患者随机分配至接受 6 个周期的 TC 或紫杉烷类(除 AC 外)治疗。这些试验的数据显示,接受 TC 治疗患者的 4 年 iDFS 为 88.2%,接受紫杉醇+AC 治疗患者的 iDFS 为 90.7%。亚组分析显示,在激素受体阳性肿瘤患者中,TC 可能有与 AC+紫杉醇的疗效更相似。然而,在激素受体阴性肿瘤患者中,AC+紫杉醇的获益明确[60]。

### 剂量密度

提高化疗缓解率的一种方法是剂量密度。该术语是指基于固定剂量杀死特定比例癌细胞的常识,需在缩短治疗间隔的情况下给予化疗药物。因此,更频繁给予细胞毒性治疗可能比剂量递增更有效地降低肿瘤负荷。几项试验探索了剂量密度方案。癌症与白血病 B 组(CALGB)9741 试验探索了辅助化疗剂量密集方案对比常规方案治疗淋巴结阳性乳腺癌潜在的优效性[61]。患者被随机分配接受 AC 和接受 2 周或 3 周方案的紫杉醇(175 mg/m²),为剂量密集方案提供生长因子支持。在中位随访 36 个月时,剂量密集治疗使 DFS 从 3 周组的 75% 改善至剂量密集组的 82%(P = 0.01)。OS 也有所改善(每 2 周组为 92% vs 每 3 周组为 90%,P = 0.013)。

如历史回顾部分所述,E1199 证明每周紫杉醇治疗较每 3 周紫杉醇治疗的疗效有显著改善[58]。目前尚不清楚 CALGB 9741 中显示的获益是来自蒽环类药物的剂量密集方案还是紫杉烷类的剂量密集方案。此外,NSABP B - 38 发现 6 个周期的 TAC 治疗和剂量密集 AC+每周紫杉醇治疗的结局无显著差异[62]。最后,SWOG SO0221 试验在已接受 AC 的淋巴结阳性乳腺癌患者中比较每周紫杉醇(80 mg/m²)与剂量密集紫杉醇(175 mg/m²)[63]。结果显示,每周一次方案(82%)和每两周一次方案(81%)的 5 年 PFS 相当。每周给药方案的毒性较低,不需要补充生长因子。

### 内分泌治疗

内分泌系统与乳腺癌的相关性在 100 多年前首次被认识到。Beatson[64] 首次描述了双侧卵巢切除术治疗不可手术的乳腺癌病例。然而,最近才真正了解到导致雌激素刺激激素受体阳性肿瘤生长的生物学机制。Jensen 首先发现 ER,并主导了 ER 和 PR 的后续克隆[65]。这些知识使多种疗法得以发展,许多疗法的作用机制不同。选择性雌激素受体调节剂与雌激素竞争结合 ER,选择性雌激素受体下调因子结合后引起 ER 降解,芳香化酶抑制剂(AI)抑制雄激素转化为雌激素,卵巢消融和抑制导致雌激素缺乏。然而,所有内分泌治疗都有一个共同目标,即降低激素受体阳性肿瘤的雌激素水平。在为患者选择合适的内分泌治疗方法时,了解患者的绝经状态很重要。

### 他莫昔芬

20 世纪 70 年代末,他莫昔芬被证明对转移性乳腺癌患者有效。这种治疗方式广受欢迎,因为试验数据显示,与传统

化疗或传统内分泌治疗(高剂量雌激素、雄激素、肾上腺切除术或垂体切除术)相比,患者出现的副作用更少。他莫昔芬在转移性疾病的疗效已被证实,这一结果支持其在辅助治疗的探索。

他莫昔芬是第一个用于早期乳腺癌患者内分泌治疗的靶向药物。一项早期安慰剂对照试验 Nolvadex 辅助试验组织(NATO)将他莫昔芬作为早期乳腺癌患者的辅助治疗,NATO 显示,与对照组相比,他莫昔芬治疗 2 年可降低 21 个月时的治疗失败率(分别为 14.2% vs 20.5%)[66]。此后,他莫昔芬辅助治疗原发性乳腺癌患者的疗效被反复证实。

自从 40 多年前他莫昔芬问世以来,大量试验研究其治疗原发性乳腺癌患者的疗效和耐受性。尽管一些个体试验规模太小,不足以明确结论,但一项荟萃分析增加了对他莫昔芬改善 DFS 和 OS 的信心。此外,他莫昔芬对比安慰剂的大型协作组(NSABP B-14)和国际随机试验(斯德哥尔摩和苏格兰试验)已证明 DFS 和 OS 有明显获益[67-69]。

在原发性乳腺癌患者中比较他莫昔芬辅助治疗 1 年、2 年或 5 年与不治疗的 55 项试验概述显示,他莫昔芬治疗在激素受体阳性人群的首次复发事件和死亡率方面的获益非常显著。他莫昔芬治疗 1 年、2 年和 5 年的复发率分别降低 21%、28% 和 50%,死亡率分别降低 14%、18% 和 28%(P 均<0.000 01)。他莫昔芬治疗 1、2、5 年也使对侧乳腺癌的发生率分别降低 13%、26%、47%[70]。这种获益几乎只发生在激素受体阳性人群中。他莫昔芬可改善 ER 阳性或 ER 未知肿瘤患者的 10 年生存率。

如化疗部分所述,推荐在中危或高危人群中增加化疗。直到最近,化疗和激素治疗的合适顺序才被明确下来。一个困难是,有证据表明他莫昔芬可以拮抗特定化疗药物的细胞毒性作用。

一项特殊的研究旨在明确他莫昔芬治疗的具体时机[55]。患者分为 3 组:他莫昔芬单药组、FAC 化疗后接受他莫昔芬组、同时接受 FAC 和他莫昔芬组。患者中位随访时间为 8.5 年。序贯治疗组的估计 DFS 率为 67%,而同步治疗组为 62%。

### ■ 芳香化酶抑制剂

### 一线治疗

尽管他莫昔芬单药和联合化疗治疗激素受体阳性乳腺癌患者均显示出疗效,但其有效性受到部分雌激素激动剂活性的限制。据记载,他莫昔芬的副作用包括子宫内膜癌、子宫肉瘤和血栓栓塞性疾病的发病率增加。因此,人们对探索其他内分泌疗法产生了极大兴趣。

在卵巢功能衰退的女性中,主要的剩余雌激素来源是通过细胞色素 P450 酶芳香化酶将肾上腺雄激素转化为外周组织中的雌激素。AI 通过抑制芳香化酶降低雌激素的生成,并适用于卵巢功能衰退的绝经后乳腺癌患者的治疗[71]。可选择的 AI 包括阿那曲唑、来曲唑和依西美坦,目前可用于治疗转移性乳腺癌及辅助治疗。所有 AI 的常见副作用包括潮热、骨质疏松、关节炎,以及关节和肌肉疼痛。

基于第三代 AI 在转移性疾病中的抗肿瘤活性,这些药物在辅助治疗中进行评估。ATAC[瑞宁得(阿那曲唑)、他莫昔芬、单药或联合治疗]试验是一项双盲、多中心研究,研究对象为已完成初始治疗且有资格接受辅助治疗的绝经后浸润性可手术乳腺癌患者。随机分配至他莫昔芬组、阿那曲唑组或两者联合组[72]。阿那曲唑较他莫昔芬在总体人群中的复发时间显著延长,在激素受体阳性人群中获益更大。阿那曲唑在降低对侧乳腺癌发病率方面优于他莫昔芬,在激素受体阳性人群中具有统计学意义。阿那曲唑和他莫昔芬的 4 年 DFS 率估计值分别为 86.9% 和 84.5%[73]。

与他莫昔芬组相比,阿那曲唑组停止治疗(21.9% vs 26.0%,P=0.000 2)和因不良事件停止治疗(7.8% vs 11.1%,P<0.000 1)的患者显著更少。阿那曲唑导致的多种 AE 发生率较低,包括潮热、阴道分泌物和阴道出血(P 均<0.000 1),缺血性脑血管事件和血栓栓塞事件(P 均=0.000 6),包括深静脉血栓形成(P=0.02),子宫内膜癌(P=0.02)。他莫昔芬导致肌肉骨骼疾病(包括肌痛和关节痛)和骨折的发生率较低(P 均<0.000 1)。更新分析与首次分析的耐受性结果无重大差异[74]。

2010 年发表的一项荟萃分析综述了 AI 对比他莫昔芬用于绝经后 ER 阳性乳腺癌患者的情况。这篇综述比较了 AI 作为初始单药与他莫昔芬单药治疗,或作为他莫昔芬治疗 2~3 年后的转换激素,共治疗 5 年。结论是,与他莫昔芬单药治疗相比,AI 无论是作为初始单药治疗,还是作为他莫昔芬治疗 2~3 年后的转换激素,其复发率均更低[75]。

### 序贯治疗

据推测,他莫昔芬可能会因乳腺癌细胞对他莫昔芬产生耐药性、依赖他莫昔芬或对循环雌激素极为敏感而失效。因此,研究了他莫昔芬给药后 AI 的使用情况。MA-17 试验显示,他莫昔芬治疗 5 年后加入来曲唑可显著改善 DFS[76]。

乳腺国际组织(BIG)1-98 试验在绝经后激素受体阳性患者中比较来曲唑与他莫昔芬,随后进行修订,包括在他莫昔芬治疗前或治疗后使用来曲唑共 5 年的两种序贯策略。结果显示,优先使用 AI 比优先使用他莫昔芬更能降低复发风险和改善 DFS,且优于任一种转换策略[77,78]。

另一项双盲随机试验研究绝经后原发性乳腺癌患者在他莫昔芬治疗 2~3 年后接受依西美坦完成 5 年的辅助内分泌治疗[79]。依西美坦显示 DFS 率的绝对获益为 4.7%。

### 治疗持续性

一般而言,抗雌激素治疗的结局因不依从治疗而受阻,不依从率为 20%~50%。其他疾病也面临同样的困难,癌症诊断并不一定要求最佳的口服治疗依从性。许多障碍因素影响依从性,包括药物成本、邮购药店的可及性,以及对此类药物的获益缺乏了解。在不列颠哥伦比亚省进行的一项基于人群的研究指出,即使在一个有国家处方集系统的国家免费给予这些口服药物,依从性仍然难以保证。多项研究表明,口服处方药的患者应定期随访,即使药物成本不是障碍,也应加强依从性管理[80]。

两项大型试验进一步阐明他莫昔芬的最佳治疗持续时间：ATTOM(他莫昔芬辅助治疗提供更多)和ATLAS(他莫昔芬辅助治疗,长期 vs 短期)。ATLAS试验纳入完成 5 年他莫昔芬治疗的早期乳腺癌患者,并将这些患者随机分配至继续他莫昔芬治疗至 10 年或在 5 年时停药[81]。继续接受他莫昔芬的患者与未服用他莫昔芬的患者相比,第 5～14 年的复发风险分别为 21.4% 和 25.1%,死亡率分别为 12.2% 和 15.0%。在延长他莫昔芬组中,肺栓塞和子宫内膜癌的发生率显著更高(图 35 - 2)。

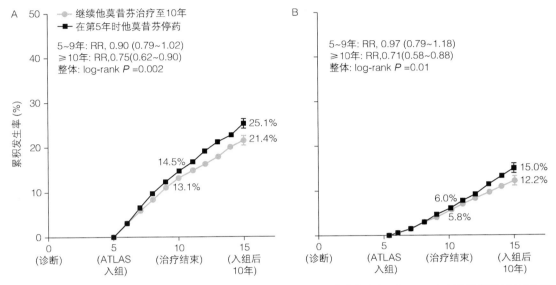

**图 35 - 2** ATLAS(他莫昔芬辅助治疗,长期 vs 短期)试验旨在对比他莫昔芬治疗 5 年 vs 10 年的复发情况(A)和乳腺癌死亡率(B)。RR,相对风险。经许可引自 Davies C, Pan H, Godwin J, et al. Long-term effects of continuing adjuvant tamoxifen to 10 years versus stopping at 5 years after diagnosis of oestrogen receptor-positive breast cancer: ATLAS, a randomised trial. *Lancet*. 2013 Mar 9; 381(9869): 805 - 816

ATTOM 试验的设计与 ATLAS 相似[82]。与停止接受他莫昔芬的患者相比,随机继续接受他莫昔芬的乳腺癌复发患者明显更少(580/3 468 例患者 vs 672/3 485 例患者,P=0.003),乳腺癌死亡率显著降低(392/3 468 例患者 vs 443/3 485 例患者,P=0.050)。联合两项试验提高了复发率(P<0.000 1)、乳腺癌死亡率(P=0.002)和OS(P=0.005)的统计学显著性。

MA.17R 试验在 1 918 例接受过 5 年 AI 治疗的患者(包括接受过他莫昔芬治疗的患者)中比较延长 AI 治疗与安慰剂治疗。尽管延长 AI 治疗与 OS 改善无关,但与 5 年 DFS 率改善(95% vs 91%)和对侧乳腺癌年发生率较低(0.21% vs 0.49%)显著相关[82]。当前 ASCO 临床实践指南推荐,淋巴结阳性乳腺癌患者应接受长达 10 年的辅助内分泌治疗,包括 AI。这些推荐基于比较延长 AI 治疗与安慰剂治疗的 6 项研究。临床医生在决定是否继续延长治疗时,应考虑长期内分泌治疗的潜在副作用,如骨密度降低,以及个体患者如何耐受治疗。

此外,ASCO 推荐淋巴结阴性乳腺癌患者应根据已确定的预后因素明确其个体复发风险,考虑延长治疗[84]。

**卵巢消融和抑制**

1990 年早期乳腺癌试验协作组(EBCTCG)综述显示,化疗联合他莫昔芬对绝经前患者有良好疗效。1998 年 EBCTCG 综述[70]显示,化疗联合他莫昔芬治疗 ER 阳性患者的获益与年龄或绝经状态无关。无论年龄或绝经状态如何,化疗在治疗对侧乳腺癌和改善生存期方面都有获益。

1996 年 EBCTCG 的荟萃分析表明,对于年龄小于 50 岁的患者,与无辅助治疗相比,卵巢消融治疗 OS 和 DFS 具有明显优势。此外,这些患者的结局与接受 CMF 方案的患者相似。诺雷得早期乳腺癌研究协会(ZEBRA)试验在比较促黄体生成素释放激素类似物戈舍瑞林与 CMF 时,在激素受体阳性患者中显示出相似的结果[85]。

卵巢功能抑制试验(SOFT)和他莫昔芬联合依西美坦试验(TEXT)旨在确定在绝经前激素受体阳性乳腺癌患者中,在他莫昔芬或依西美坦基础上联合辅助卵巢功能抑制的价值。患者随机接受他莫昔芬、他莫昔芬＋卵巢功能抑制或依西美坦＋卵巢功能抑制治疗 5 年(表 35 - 5)。在总人群中,在他莫昔芬基础上联合卵巢功能抑制未产生显著获益。然而,在接受化疗的高风险队列中(大多数伴淋巴结受累),与他莫昔芬单药相比,卵巢功能抑制＋他莫昔芬改善 5 年 DFS(HR 0.78,95% CI 0.60～1.02)。联合分析还显示,当联合卵巢功能抑制时,依西美坦辅助内分泌治疗的 5 年 DFS 显著优于他莫昔芬(HR 0.65,95% CI 0.49～0.87)。在年龄低于 35 岁的患者中,卵巢功能抑制的获益更明显。需要更长时间的随访来评估生存数据[86,87]。鉴于 TEXT 和 SOFT 试验的结果,推荐对绝经前患者进行卵巢功能抑制治疗,尤其是高危患者。但值得关注的是,卵巢功能抑制确实需要付出巨大代价,因为其不良反应并非微不足道。在这些试验中,接受卵巢功能抑制的患者出现明显的潮热、阴道干燥、抑郁、性功能障碍,并可能出现如高血压、糖尿病和骨质疏松等长期健康问题。

表 35-5 SOFT 和 TEXT 试验中,是否接受化疗治疗患者的 5 年复发率

| 5年率 | 无化疗 | | | 既往化疗 | | |
|---|---|---|---|---|---|---|
| | E+OS | T+OS | T | E+OS | T+OS | T |
| | (n=470) | (n=473) | (n=476) | (n=544) | (n=542) | (n=542) |
| FBC(%) | 97.1 | 95.1 | 95.8 | 85.7 | 82.5 | 78 |
| FDR(%) | 99.3 | 98.7 | 98.6 | 87.8 | 84.8 | 83.6 |

注:E,依西美坦;FBC,无乳腺癌;FDR,无远处复发;OS,卵巢功能抑制;T,他莫昔芬。
数据来自 Francis PA, Regan MM, Fleming G, et al. Adjuvant ovarian suppression in premenopausal breast cancer. N Engl J Med. 2015;372(5):436-446.

## 三阴性乳腺癌的全身治疗

### 治疗原则

细胞毒性化疗仍然是 TNBC 最有效的全身治疗方案。包括蒽环类和紫杉烷类在内的第三代治疗方案被认为是首选方案,与仅接受蒽环类或紫杉烷类方案相比,其与改善疗效相关。目前 NCCN 指南推荐对所有肿瘤大于 1 cm 的 TNBC 患者进行化疗[88]。

### 新辅助治疗

正如本章前面提到的,新辅助化疗可以改善手术结局,同时也允许临床医生评估治疗缓解。化疗是 TNBC 治疗的基础,尤其是以蒽环类和紫杉烷类为基础的治疗方案。两项主要研究旨在确定含铂新辅助化疗方案在 TNBC 中的疗效。GeparSixto 试验随机分配未经治疗的 Ⅱ 期和 Ⅲ 期 TNBC 患者接受紫杉醇和多柔比星脂质体联合或不联合卡铂治疗。联合卡铂的 pCR 率为 53.2%,不联合卡铂的 pCR 率为 36.9%[89]。CALBG 40603 研究比较未经治疗的 Ⅱ 期和 Ⅲ 期 TNBC 患者的结局,这些患者接受紫杉醇联合或不联合卡铂,随后接受剂量密集 AC 联合或不联合贝伐珠单抗。联合卡铂提高了 pCR 率;然而,联合卡铂或贝伐珠单抗未改善长期结局[90]。尽管目前指南不推荐常规使用铂类药物,但其在高处于风险患者数中有效,且对高处于风险患者数的最佳局部控制至关重要。当个体决定在蒽环类和紫杉烷类药物治疗方案之外联合卡铂时,鉴于联合卡铂相关的副作用增加,考虑副作用至关重要。

尽管免疫治疗在所有乳腺癌亚型中没有表现出较优的抗肿瘤活性,但 TNBC 的免疫治疗试验显示出了希望。KEYNOTE-522 试验研究了抗 PD-1 单克隆抗体帕博利珠单抗治疗早期 TNBC 患者的疗效。研究者将未经治疗的 Ⅱ 期和 Ⅲ 期 TNBC 患者随机分配接受 4 个周期紫杉醇和卡铂联合帕博利珠单抗或安慰剂的新辅助治疗,随后再接受 4 个周期帕博利珠单抗或安慰剂辅助治疗。两组患者接受 AC 或表柔比星+环磷酰胺(EC)治疗。接受帕博利珠单抗+化疗的患者中 64.8% 达到 pCR,安慰剂+化疗组为 51.2%。中位随访期为 15.5 个月,帕博利珠单抗+化疗组 7.4% 的患者发生疾病进展、局部或远处复发或第二原发性肿瘤或因任何原因死亡,而安慰剂+化疗组相应的发生率为 11.8%[91]。尽管免疫治疗目前尚未被美国 FDA 批准用于治疗早期 TNBC 患者,但越来越多的证据表明其有可能改善结局。

### 辅助治疗

基于蒽环类和紫杉烷类药物在辅助治疗中的应用已得到充分证实。然而,直到最近,对于接受新辅助治疗但在手术时未达到 pCR 的患者,尚不清楚是否应给予任何一种全身治疗。卡培他滨作为残留病灶的辅助治疗(CREATE-X)试验将接受蒽环类和/或紫杉烷类新辅助化疗后 HER2 阴性残留浸润性乳腺癌患者,随机分配至接受标准术后治疗联合或不联合卡培他滨(图 35-3)。卡培他滨组与对照组的 5 年 DFS 率分别为 74.1% 和 67.6%。在 TNBC 患者的亚组分析中,卡培他滨的 DFS 为 69.8%,而对照组为 56.1%。卡培他滨组的 OS 率也得到改善(78.8% vs 70.3%)[92](图 35-4)。此外,2019 年的一项荟萃分析显示,在接受蒽环类药物和紫杉烷类治疗并接受卡培他滨辅助治疗的早期 TNBC 患者中,DFS 和 OS 得到改善[93]。NCCN 指南和 ASCO 指南推荐对新辅助化疗后有残留病灶的 TNBC 患者,考虑进行 6~8 周期的卡培他滨辅助治疗。

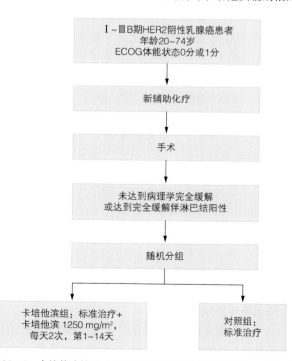

图 35-3 卡培他滨辅助治疗残留肿瘤的试验设计。ECOG,东部肿瘤协作组。经许可引自 Masuda N, Lee SJ, Ohtani S, et al: Adjuvant Capecitabine for Breast Cancer after Preopera-tive Chemotherapy, N Engl J Med 2017 Jun 1;376(22):2147-2159

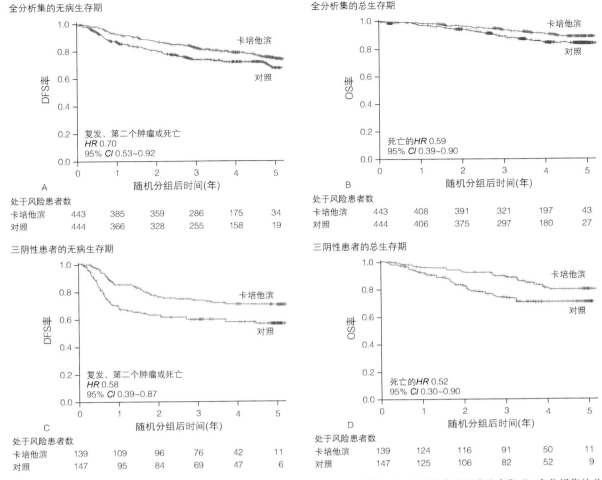

**图 35-4** 卡培他滨辅助治疗残留肿瘤的无病生存期（DFS）和总生存期（OS）结果。A. 全分析集的无病生存期；B. 全分析集的总生存期；C. 三阴性乳腺癌患者的无病生存期；D. 三阴性乳腺癌患者的总生存期。经许可引自 Masuda N, Lee SJ, Ohtani S, et al: Adjuvant Capecitabine for Breast Cancer after Preoperative Chemotherapy, N Engl J Med 2017 Jun 1; 376(22): 2147-2159

## 激素受体阴性和 HER2 阳性乳腺癌的全身治疗

### ■ 治疗原则

抗 HER2 靶向治疗的出现显著改善 HER2 阳性乳腺癌患者结局，现已成为 HER2 阳性乳腺癌治疗的基础。大量试验证明曲妥珠单抗可改善 DFS 和 OS。赫赛汀辅助治疗（HERA）试验旨在回答关于曲妥珠单抗最佳持续时间的问题。患者被分配至接受 1 年或 2 年曲妥珠单抗治疗。允许患者接受各种标准的新辅助化疗或辅助化疗，并允许其患有淋巴结阳性或高危淋巴结阴性疾病。近期更新了包括接受 2 年曲妥珠单抗治疗患者的成熟数据。比较 1 年曲妥珠单抗治疗与观察的结果，尽管存在显著（52%）交叉，但 DFS 和 OS 的 HR 分别为 0.76（95% CI 0.67～0.86，P＜0.000 1）和 0.76（95% CI 0.65～0.88，P＝0.000 5）。1 年和 2 年组间 DFS 或 OS 没有显著差异[32]。

赫赛汀作为降低暴露辅助治疗的方案（PHARE）试验和 PERSEPHONE 试验，试图通过比较 6 个月与 12 个月的辅助治疗来回答曲妥珠单抗治疗的最佳持续时间的问题。

PHARE 试验中位随访 42.5 个月后，12 个月组的 2 年 DFS 率为 93.8%，6 个月组为 91.1%，HR 为 1.28（95% CI 1.05～1.56）[94]。在 PERSEPHONE 试验中，曲妥珠单抗辅助治疗 6 个月的 DFS 非劣于 12 个月（HR 1.07，95% CI 0.93～1.24）[95]。目前，1 年曲妥珠单抗治疗仍然是标准治疗方案。

如本章前所述，激素受体阳性和 HER2 阳性乳腺癌患者也应接受辅助内分泌治疗。

### ■ 淋巴结阳性疾病

#### 辅助治疗

曲妥珠单抗是一种可识别 HER2/neu 受体的高亲和力人源化单克隆抗体，是一种靶向治疗过表达生长因子受体肿瘤的药物。曲妥珠单抗已在 HER2/neu 过度表达的转移疾病中进行广泛评估，并已被证明在化疗前[96]和化疗后[97]作为单药治疗，以及与多种药物联合治疗均有效[98]。一个值得关注的副作用为心脏毒性的发生率较高，尤其是曲妥珠单抗与含蒽环类化疗药物联合使用时。部分原因是曲妥珠单抗的毒性重叠和半衰期较长（长达 32 天）。该毒性很少发生在无心脏病史且既往或同时未暴露于化疗（尤其是蒽环类药物）的患者中[99]。

NSABP B-31 和中北部癌症治疗协作组（NCCTG）N9831 试验将患者随机分配至 AC＋紫杉醇＋曲妥珠单抗组与安慰剂组。这些试验的联合分析显示，3 年 DFS 率的绝对差异为 12％，死亡风险降低 33％（$P=0.015$）[100]。研究中平均时间为 8.4 年的更新分析显示，OS 率相对改善 37％（95％ CI 0.54～0.73，$P<0.001$），10 年 OS 率从 75.2％提高到 84％[101]。

乳腺癌国际研究组（BCIRG）006 试验旨在评估多西他赛和卡铂加 52 周曲妥珠单抗（TCH）的疗效和安全性[33]。患者被随机分配至接受标准剂量 AC，随后接受多西他赛（100 mg/m²）每 3 周一次（AC-T），相同方案加 52 周曲妥珠单抗（AC-TH），或多西他赛（75 mg/m²）和卡铂［曲线下面积（AUC），6 mg/(mL·min)］加 52 周曲妥珠单抗（TCH）。在中位随访 65 个月时，接受 AC-T、AC-TH 和 TCH 患者的 5 年估计 DFS 率分别为 75％、84％和 81％。OS 估计率分别为 87％、92％和 91％。所有曲妥珠单抗方案的 DFS 和 OS 在统计学上均优于非曲妥珠单抗方案。本试验并非旨在评估 AC-TH 和 TCH 之间 DFS 和 OS 的差异。与 TCH 相比，AC-TH 的心功能障碍的发生率显著升高（$P=0.001$）。

### 新辅助治疗

术前给予标准化疗联合曲妥珠单抗可改善 pCR[102]。此外，因为可以快速获得临床和病理学缓解，新辅助治疗有助于加速获批有前景的药物。在 MDACC 中，治疗 TNBC 和 HER2 阳性肿瘤患者时，倾向于使用新辅助化疗。

### 双靶点治疗

许多试验研究 HER2 信号转导的双重阻断。帕妥珠单抗是一种单克隆抗体，可抑制与其他 HER 受体的二聚化，尤其是 HER3，并与曲妥珠单抗的独立结构域结合。随着在转移疾病中取得令人兴奋的结果[103]，帕妥珠单抗被用于新辅助治疗的探索。NeoSphere 试验旨在评估帕妥珠单抗联合曲妥珠单抗治疗局部晚期、炎症性早期 HER2 阳性乳腺癌的安全性和疗效[104]。一项 Ⅱ 期研究将患者随机分配至 4 个治疗组：曲妥珠单抗＋多西他赛（75 mg/m²，如果耐受则增量至 100 mg/m²，每 3 周一次）、帕妥珠单抗（负荷剂量为 840 mg，随后每 3 周 420 mg）和曲妥珠单抗＋多西他赛、帕妥珠单抗＋曲妥珠单抗或帕妥珠单抗＋多西他赛。完成上述方案后，所有患者均进行手术，然后每 3 周接受 5-FU（600 mg/m²）、表柔比星（90 mg/m²）、环磷酰胺（600 mg/m²）（FEC）治疗。接受双重 HER2 靶向治疗＋多西他赛的患者 pCR 达到 45.8％，而接受曲妥珠单抗和多西他赛单药治疗的患者 pCR 达到 29.0％（图 35-2）。

TRYPHAENA 试验是一项 Ⅱ 期研究，旨在探索帕妥珠单抗和曲妥珠单抗与三种不同化疗方案联合给药的耐受性和效率[105]。共有 225 例患者随机接受 FEC 方案之一（剂量分别为 500 mg/m²、100 mg/m²、600 mg/m²）联合曲妥珠单抗和帕妥珠单抗，随后接受多西他赛（FEC＋H＋P×3→T＋H＋P×3，A 组），FEC 后给予多西他赛＋帕妥珠单抗和曲妥珠单

抗，剂量和给药方案均与（FEC→T＋H P×3，B 组）或卡铂（AUC，6）以及多西他赛＋帕妥珠单抗和曲妥珠单抗（TCHP×6，C 组）相同。化疗完成后，所有患者均接受手术，然后接受曲妥珠单抗辅助治疗直至完成 1 整年。A、B、C 组 pCR 率分别为 50.7％、45.3％、51.9％。其中 11 例患者出现左心室射血分数下降至 50％以下，最常见的不良事件是腹泻。

鉴于这些 Ⅱ 期试验的结果，美国 FDA 加速批准帕妥珠单抗联合多西他赛新辅助治疗肿瘤≥2 cm 或淋巴结阳性、HER2 阳性的乳腺癌患者。

帕妥珠单抗和赫赛汀辅助治疗用于乳腺癌初始治疗（APHINITY）评估了帕妥珠单抗辅助治疗的影响，将早期 HER2 阳性乳腺癌患者随机分配至接受含曲妥珠单抗化疗＋帕妥珠单抗或含曲妥珠单抗化疗＋安慰剂。与接受曲妥珠单抗单药治疗的患者相比，接受帕妥珠单抗治疗的患者的 3 年 DFS 率改善（94.1％ vs 93.2％）。在亚组分析中，淋巴结受累患者的获益更加明显（87.9％ vs 83.4％）[105,106]。当前 ASCO 指南指出，淋巴结阳性患者首选帕妥珠单抗辅助治疗，淋巴结阴性患者不推荐帕妥珠单抗辅助治疗，高危淋巴结阴性患者除外，如 T4N0。

拉帕替尼是一种双重酪氨酸激酶抑制剂，在转移疾病中与卡培他滨联合给药可改善无进展生存期[108]。新辅助拉帕替尼和/或曲妥珠单抗治疗优化研究（NeoALTTO）试验，研究曲妥珠单抗和拉帕替尼（每日 1 000 mg 口服）新辅助治疗。联合用药（51.3％）的 pCR 显著高于曲妥珠单抗单药（29.5％；差异 21.1％，9.1％～34.2％，$P=0.000\ 1$）[109]。ALTTO 试验的首次结果减弱了人们对拉帕替尼的兴趣[110]。四组试验比较拉帕替尼单药、曲妥珠单抗单药、两种药物序贯或联合治疗 1 年。随访 4.5 年后，曲妥珠单抗单药治疗的与联合治疗的 DFS 无显著差异。NeoALTTO 的 pCR 率翻倍令人惊讶。美国 FDA 未批准拉帕替尼用于早期乳腺癌治疗。

### 新辅助治疗后

KATHERINE 试验旨在改善新辅助治疗后早期 HER2 阳性乳腺癌和残留病灶患者结局。患者被随机分配至接受辅助恩美曲妥珠单抗（T-DM1）或曲妥珠单抗治疗 14 个周期（图 35-5）。与曲妥珠单抗相比，接受 T-DM1 患者的 iDFS 率更优（88.3％ vs 77％），HR 为 0.5（95％ CI 0.39～0.64）[110]（图 35-6）。T-DM1 现已被美国 FDA 批准，并被 1 类推荐用于 HER2 阳性乳腺癌患者残留病灶的辅助治疗。

### 延长治疗

延长奈拉替尼辅助治疗乳腺癌（ExteNET）试验证明，在曲妥珠单抗辅助治疗完成后，使用强效酪氨酸激酶抑制剂奈拉替尼治疗 1 年可改善 2 年 iDFS。更新的 5 年分析显示，奈拉替尼组的 DFS 率为 90.2％，对照组为 87.7％。值得注意的是，奈拉替尼组中 40％的患者出现 3 级腹泻，安慰剂组中 2％的患者出现 3 级腹泻。

当考虑延长奈拉替尼治疗时，临床医生应考虑到发生不良事件的风险显著升高[112]。美国 FDA 批准奈拉替尼在曲妥

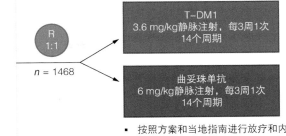

- 经中心实验室确诊的HER2阳性乳腺癌
- cT1~4/N0~3/M0期(cT1a-b/N0除外)
- 接受的新辅助治疗包括
  - 至少6个周期的化疗
    - 所有化疗作为新辅助治疗
    - 至少服用了9周紫杉类药物
    - 允许使用蒽环类药物和烷基化剂
  - 至少9周的曲妥珠单抗治疗
    - 允许接受第二种HER2靶向药物
- 乳腺腋窝存在病理残留浸润肿瘤
- 术后12周内随机分组

**R 1:1**

*n* = 1468

T-DM1
3.6 mg/kg静脉注射，每3周1次
14个周期

曲妥珠单抗
6 mg/kg静脉注射，每3周1次
14个周期

- 按照方案和当地指南进行放疗和内分泌治疗
- 如果因AE而停用T-DM1，则允许改用曲妥珠单抗

分层因素:
- 临床表现: 不可手术(cT4或cN2~3期) *vs* 可手术(cT1~3N0~1期)
- 激素受体: ER或PR阳性 *vs* ER阴性和PR阴性/未知
- 术前治疗: 曲妥珠单抗 *vs* 曲妥珠单抗+其他HER靶向治疗
- 新辅助治疗后病理淋巴结状态: 阳性 *vs* 阴性/未检测

**图 35-5** KATHERINE 试验设计。AE,不良事件;ER,雌激素受体;PR,孕激素受体;T-DM1,恩美曲妥珠单抗

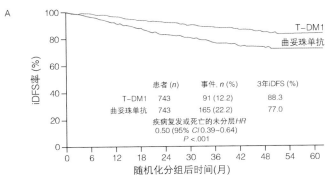
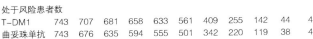
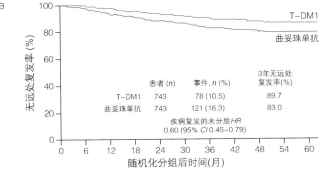
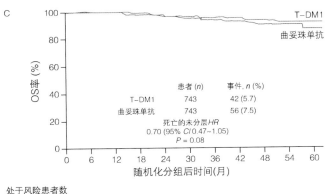
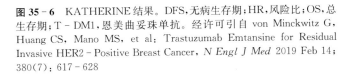

**图 35-6** KATHERINE 结果。DFS,无病生存期;HR,风险比;OS,总生存期;T-DM1,恩美曲妥珠单抗。经许可引自 von Minckwitz G, Huang CS, Mano MS, et al: Trastuzumab Emtansine for Residual Invasive HER2-Positive Breast Cancer, *N Engl J Med* 2019 Feb 14; 380(7): 617-628

珠单抗治疗完成后使用;然而,临床医生必须了解与该方案相关的毒性。根据亚组分析结果,ASCO 指南推荐优先考虑在激素受体阳性乳腺癌患者中使用奈拉替尼。值得一提的是,在既往接受帕妥珠单抗或 T-DM1 治疗的患者中,与奈拉替尼结局相关的影响尚不清楚。

■ **淋巴结阴性和微小肿瘤**

HER2 阳性肿瘤小于 1 cm 且无淋巴结受累的患者可行纯手术治疗,无需辅助全身治疗。尤其是在 T1a 和 T1b 肿瘤

中,抗 HER2 靶向治疗的获益尚不明确。临床医生应权衡治疗相关风险(如心脏毒性)与潜在获益。一项紫杉醇和曲妥珠单抗辅助治疗的 II 期研究,纳入 410 例肿瘤≤3 cm 且无淋巴结受累的 HER2 阳性乳腺癌患者,接受紫杉醇和曲妥珠单抗辅助治疗 12 周,随后接受曲妥珠单抗单药治疗 9 个月。7 年 DFS 率为 93%,7 年 OS 率为 97.5%[113]。在 MDACC 中,大多数淋巴结阴性患者,特别是肿瘤大小≤1 cm 的患者,应接受该方案。

## 随访

尽管所有的治疗策略都是为了降低复发风险,但仍然不能预测哪些患者会复发。对癌症存活者进行长期随访至关重要,它会尽可能减少与全身治疗相关的长期副作用的发生。在激素受体阳性乳腺癌患者中,长期随访有助于确保坚持和管理与内分泌治疗相关的副作用。根据 NCCN 指南,MDACC 的大多数患者在前 2 年内每 3～4 个月进行一次评估,然后在第 3～5 年每 6 个月进行一次评估,之后每年进行一次评估。大多数患者每年进行一次乳腺影像学检查,但如果有临床指征,可以在更短的间隔内进行检查。在患者开始内分泌治疗前进行骨密度扫描,此后定期进行扫描。不建议使用常规的 CT、PET 或肿瘤标志物,任何检查均应根据症状或临床检查结果进行。应鼓励患者与提供者保持密切沟通,以及时评估可能与复发相关的任何症状。

## 结论

乳腺癌患者的治疗已从单药治疗发展到更现代的联合治疗。联合模式和局部治疗(手术、放疗)的改进使该疾病的生存率逐渐改善。这反映在 SEER 计划报告的 5 年乳腺癌生存率的国家趋势中(图 35－7)。治疗方法总结见表 35－6,各种乳腺癌治疗的常见和严重副作用列表见图 35－8。

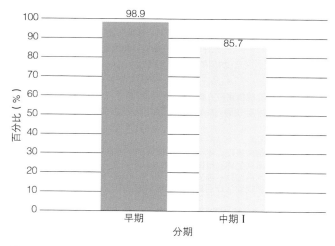

图 35－7　2010—2016 年,不同分期患者的 5 年相对生存率。数据引自 National Cancer Institute. SEER Cancer Stat Facts：Female Breast Cancer. Bethesda, MD；National Cancer Institute；2020 https：//seer.cancer.gov/statfacts/html/breast.html

表 35－6　乳腺癌患者的全身治疗方法总结

| 项目 | | HR 阳性/HER2 阴性 淋巴结阴性 | HR 阳性/HER2 阴性 淋巴结阳性 | TNBC 淋巴结阴性 | TNBC 淋巴结阳性 | HR 阴性/HER2 阳性 淋巴结阴性 | HR 阴性/HER2 阳性 淋巴结阳性 | HR 阳性/HER2 阳性 淋巴结阴性 | HR 阳性/HER2 阳性 淋巴结阳性 |
|---|---|---|---|---|---|---|---|---|---|
| 化疗(新辅助或辅助) | T≤0.5 cm | 否 | 是 | 否 | | | 是 | 否 | 是 |
| | T 0.6～1 cm | 取决于 OncotypeDX 评分 | 可以考虑 OncotypeDX 评分(1～3LN) | | 是 | 考虑 | | | 考虑 |
| | T>1 cm | | | 考虑 | | 是 | | 是 | |
| 内分泌治疗 | T≤0.5 cm | 考虑 | 是 | 否 | | 否 | | 考虑 | 是 |
| | T>0.5 cm | 是 | | | | | | | |
| HER2 靶向治疗 | T≤0.5 cm | | | | | | | 考虑 | 是 |
| | T 0.6～1 cm | 否 | | 否 | | 考虑 | 是 | | |
| | T>1 cm | | | | | 是 | | 是 | |
| 残留病灶的辅助治疗 | | 否 | | 是 | | 是 | | 是 | |

注：HR,激素受体；TNBC,三阴性乳腺癌。
数据来自 NCCN 指南 2020.v4。

| | |
|---|---|
| **化疗**（蒽环类药物、紫杉烷类、铂类、卡培他滨） | 一般：恶心、腹泻、骨髓抑制、脱发、闭经 |
| | 蒽环类药物：心脏毒性、继发性白血病 |
| | 紫杉烷类：神经病变、超敏反应 |
| | 铂类：神经病变、超敏反应、耳毒性、肾毒性 |
| | 卡培他滨：手足综合征、口腔炎 |
| **HER2 靶向治疗**（曲妥珠单抗、帕妥珠单抗、T－DM1、奈拉替尼） | 一般：腹泻、心脏毒性 |
| | T－DM1：血小板减少症、周围神经病变、高胆红素血症、转氨酶升高 |
| **内分泌治疗**（SERM、SERD、芳香化酶抑制剂、卵巢功能抑制） | 一般：潮热、关节痛、肌痛、恶心、头痛、阴道干燥、情绪波动、体重增加、头发稀疏 |
| | 他莫昔芬：子宫内膜癌、静脉血栓栓塞、白内障 |
| | 芳香化酶抑制剂：骨密度降低 |

图 35－8　乳腺癌治疗的常见和严重副作用。SERD,选择性雌激素受体降解剂；SERM,选择性雌激素受体调节剂；T－DM1,恩美曲妥珠单抗

过去的 60 年,早期、局部晚期乳腺癌患者在治疗方面取得重大进展。使用最佳分期和激素受体特异性治疗至关重要,可显著影响乳腺癌复发和死亡风险。随着新辅助治疗、紫杉烷类、新的激素治疗策略和 HER2 靶向治疗的加入,患者结局有所改善。协调和及时的多学科治疗对达到最佳结果至关重要。在任何时候,治疗必须个体化,应鼓励参加临床试验。临床医生必须考虑到肿瘤和患者合并症,以及他们的偏好。在三种癌症治疗模式中,临床医生都强烈希望在不影响结局的情况下降低治疗剂量。对于外科肿瘤学,这种关注导致根治性乳房切除术向 BCS 转变,甚至在一些淋巴结疾病患者中,也从腋窝淋巴结清扫向 SLNB 转变。对于放射肿瘤学,这导致一些接受 APBI 或低分级治疗的患者在不影响结果的情况下能选择性地给予放射治疗。对于内科肿瘤学,现在能够通过基因组预后分析避免大约一半的 HR 阳性、HER2 阴性患者进行化疗,正在重新考虑 10 年辅助内分泌治疗的必要性。正在努力更好地识别从升级和降级策略中获益的患者,并将在未来允许进行个体化治疗,避免不必要的毒性。

---

## 提示

- 整合临床信息与影像学、病理分期和分子特征,以优化治疗疗效,并尽可能进行保乳手术。
- 在制定治疗计划的早期,纳入外科肿瘤学和放射肿瘤学专家,以优化多学科方法。其他重要的团队成员包括生殖专家、营养师、整形外科医生和遗传咨询师等。
- 当可进行生物标志物分析时,患者治疗的第一步是进行预后分期。
- TNBC 和 HER2 阳性乳腺癌患者,以及原发性大肿瘤患者,首选新辅助化疗。
- 推荐大多数淋巴结阴性患者接受曲妥珠单抗和紫杉醇治疗,尤其是肿瘤大小≤1 cm 的患者。

# 第 36 章　转移性乳腺癌

Haven R. Garber
Meghan S. Karuturi
Gabriel N. Hortobagyi

秦文星　陈　阳　赵　兵　黄小兵·译

## 要点

- 转移性乳腺癌(MBC)最常源自既往早期乳腺癌,且无法治愈,其预后受疾病亚型[激素受体(HR)和 HER2 受体状态]影响。
- MBC 治疗逐步受疾病生物学的指导,治疗方法包括多种靶向药物、抗体和抗体偶联药物,以及检查点抑制剂。
- MBC 患者可存活多年,在制定最佳治疗策略时,维持生活质量、最大限度减少毒性及医患共同决策是至关重要的。

- 内分泌治疗仍然是 HR 阳性 MBC 治疗的主要手段,如今将 CDK4/6 抑制剂作为标准一线治疗。
- 由于靶向 HER2 激酶信号通路疗法(包括帕妥珠单抗、恩美曲妥珠单抗和图卡替尼)的有效性,HER2 阳性 MBC 患者的临床结局得到持续改善。
- 转移性三阴性乳腺癌仍是预后最差的乳腺癌亚型。然而,包括免疫治疗、抗体偶联药物和靶向治疗在内的多项临床试验正在进行中,旨在超越标准化疗的疗效。

乳腺癌是美国女性最常见的恶性肿瘤,是导致发病和死亡的重要原因。2019 年美国约有 268 600 例新发浸润性乳腺癌。尽管肺癌已超过乳腺癌成为女性癌症死亡的主要原因,但据估计,2019 年有 41 760 例死于乳腺癌[1]。

自 20 世纪 70 年代起,联合治疗的进展改善了早期乳腺癌患者的结局。然而,仍有大部分早期、局部乳腺癌患者出现复发并伴有远处转移性疾病。乳腺癌患者的复发风险和时间差异很大,取决于 HR[雌激素受体(ER)和孕激素受体(PR)]和 HER2/neu 受体(HER2)状态,以及初始肿瘤(T)和淋巴结(N)分期。例如,对于 ER 阳性、T1 期疾病患者,20 年远处复发风险在无淋巴结受累患者中为 13%,在 1~3 个淋巴结受累患者中为 20%,4~9 个淋巴结受累患者中为 34%,且在确诊后 20 年内复发风险保持稳定[2]。对于 HER2 阳性或三阴性乳腺癌(TNBC)患者,原发性乳腺肿瘤治疗后的复发风险在确诊后 5 年内最高,不仅取决于初始 TN 分期,还取决于对 HER2 靶向治疗和/或化疗的敏感程度。例如,在 HER2 阳性、新辅助 TRYPHAENA 试验中,无论方案如何,3 年无病生存率为 87%~90%;然而,达到病理学完全缓解(pCR)的患者 3 年无病生存率明显更高($HR$ 0.27,95% $CI$ 0.11~0.64)。新辅助化疗后达 pCR 或微小残留病灶的 TNBC 患者治愈率为 80%~90%,而有明显残留病灶的患者复发风险超过 50%[3,4]。

6%~10% 的转移性乳腺癌(MBC)患者在出现症状即被诊断为新发转移性疾病,这取决于该系列病例[1,5]。骨骼是乳腺癌最常见的远处转移部位;其他常见部位包括淋巴结、肺、肝,以及较为少见的脑部。尽管有报道称约有 2% 接受蒽环类药物治疗的 MBC 患者和小部分寡转移患者出现长期持久缓解,但 MBC 被认为是不可治愈的。随着多种新药的开发,MBC 患者的中位总生存期(OS)持续改善。对于 HR 阳性、HER2 阴性 MBC 患者,在 CDK4/6 抑制剂出现前的中位 OS 约为 57 个月[6]。CDK4/6 抑制剂广泛使用的最新数据分析正在进行中。关于 HER2 阳性转移性乳腺癌,CLEOPATRA 试验表明,试验组患者的中位 OS 为 56.5 个月(对照组为 40.8 个月)[7]。转移性 TNBC 仍是生存率最低的亚型。针对转移性 TNBC 患者的 IMpassion130 试验表明,试验组 OS 为 21 个月(对照组为 17.6 个月)[8]。通常,伴寡转移和/或仅骨转移患者较严重内脏受累患者生存时间更长。生存期和治疗缓解受多种因素影响,包括体能状态、疾病数量和部位,以及自既往治疗的无病间期(DFI)。

MBC 患者的治疗目标不同于早期疾病患者。在 MBC 中,提高生存率、实现疾病控制及预防/延缓严重并发症仍然很重要。然而,由于 MBC 是不可治愈的,并且部分患者可以存活多年,因此维持生活质量、最大限度减少毒性、控制症及医患共同决策也至关重要。针对治疗目标的定期讨论是治疗计划的关键部分。MBC 的治疗包括内分泌治疗、化疗、靶向治疗和免疫治疗,并且逐渐地受到疾病生物学的引导。在特定情况下,局部治疗(包括放疗和手术)也具有重要作用。患者体能状态、并发症、器官功能、既往治疗史和缓解持续时间,以及疾病部位/程度,在每个治疗决策中都很重要。

乳腺癌在分子和临床上分为三种不同的亚型:HR 阳性/HER2 阴性疾病、HER2 阳性/任意 HR 状态乳腺癌和 TNBC。每个亚型都存在显著的异质性,是许多正在进行的临床试验的研究重点。乳腺癌亚型具有不同的临床病程、预后、转移模式和对可用疗法的缓解程度。尽管全身治疗不能治愈 MBC,但已被证明可延长生存期、缓解症状并提高或维持生活质量。由于日益有效的治疗和支持性治疗,MBC 患者的 OS 得以持续改善。本章回顾了 MBC 患者的标准治疗和 MDACC 的当前实践。

## 诊断检查

一旦怀疑为转移性疾病,就必须仔细评估原发性肿瘤病史、当前症状和现有并发症。对初始症状的回顾应包括疾病分期、组织学、HR 和 HER2 状态,以及所采取的治疗方式。了解初始肿瘤组织学可能会获得有关疾病部位及其生物学信息。例如,浸润性导管癌最常累及骨骼、肺、胸膜、肝和大脑[9]。浸润性小叶癌经常在骨髓、脑膜、腹膜和腹膜后结构(如输尿管)等不常见部位复发[10]。

需要对转移部位进行活检以确认组织学和受体状态。从诊断到复发,受体状态不同是常见的,治疗是根据复发疾病时的受体状态进行[11]。对于具有非典型症状患者,病理确诊必不可少,包括单病灶转移、异常转移部位和长 DFI。孤立性病灶应始终需要进行活检,其可能为良性病变或不同的肿瘤类型。在极少数情况下,当转移性疾病的活检不可行或结果无法解释时,应基于原发性肿瘤组织学/受体亚型进行治疗,但应在进展时重新进行活检。

除全面体检外,基本的实验室检查根据鉴别诊断需要还应包括全血细胞计数检测、肝肾功能分析,包括碱性磷酸酶和血清钙。碱性磷酸酶与乳腺癌患者的骨转移相关,但既不具有敏感性也不具有特异性[12]。此外,约 70% 的 MBC 患者的血清肿瘤标志物 CA15-3、CA27-29 和 CEA 升高,有助于监测治疗缓解;然而,它们较少单独用于确定疾病缓解。基线成像包括胸部、腹部和骨盆 CT 及骨骼扫描。在基线成像不明确的情况下,腹部 PET-CT 或 MRI(如肝转移)可以提供信息。我们为报告神经系统症状的患者保留脑部成像。

过去 3 年已获批几种需要在血液或肿瘤组织中进行额外生物标志物检测的治疗药物。这些检测应在疾病进展时从转移部位获取的组织上进行,而非在存档的原发性肿瘤样本上进行分析。这是因为肿瘤分子特征会随着时间的推移而变化,尤其是在辅助治疗的情况下。TNBC 患者应检测肿瘤浸润性免疫细胞上 PD-L1 表达,以指导使用合适的检查点抑

制剂进行治疗[8,13]。既往接受过内分泌治疗的 HR 阳性、HER2 阴性 MBC 患者可接受氟维司群+PI3K 抑制剂阿培利司治疗,该疗法仅对 PIK3CA 激活突变的患者有效,并且需要进行血浆或肿瘤聚合酶链反应检测[14]。鉴于他拉唑帕利和奥拉帕利对 HER2 阴性 MBC 患者的疗效,MBC 患者的胚系 BRCA1/2 突变检测也很重要。其他生物标志物检测仅与临床试验或罕见的 MBC 病例相关。例如,错配修复缺陷在乳腺癌中很少见(约 1% 的患者),并且可能仅限于 Lynch 综合征患者,特别是考虑到 MBC 中其他有效疗法的数量有限[15-17]。此外,帕博利珠单抗治疗错配修复缺陷 MBC 患者的疗效的临床数据有限。同样,原肌球蛋白受体激酶融合在乳腺癌中并不常见(<1%),但在非常罕见的分泌性乳腺癌中,融合非常普遍。此外,分泌性乳腺癌很少转移[18]。最后,MDACC 的首要任务是纳入 MBC 患者至临床试验,使用下一代测序分析检测肿瘤组织,以帮助指导患者选择临床试验。我们不对无法参加临床试验的 MBC 患者进行该检测。

## 治疗

### 总则

选择使用内分泌治疗、靶向治疗、免疫治疗和/或化疗治疗 MBC 取决于多个因素,包括激素和 HER2 受体状态,以及是否存在内脏危象。无论受体状态如何,出现内脏危象但体能状态良好的患者通常首先接受化疗,有时接受联合化疗,以试图实现显著和快速的肿瘤缓解。考虑到与化疗相当的缓解率(RR),HR 阳性、HER2 阴性 MBC 患者,包括有症状的内脏疾病患者,均接受内分泌治疗联合 CDK4/6 抑制剂治疗。对于 HER2 阳性 MBC 患者,新疗法已经改变了治疗模式,并改善了这种在历史上被列为最具侵袭性和致命性癌症之一的预后。HER2 阳性 MBC 患者最初接受抗 HER2 治疗联合化疗,因为该疗法显示出显著的生存优势。大多数 HER2 阳性乳腺癌患者也表达激素受体。由于 HER2 阳性更具侵袭性,抗 HER2 治疗通常优先于内分泌治疗,内分泌治疗可在未接受细胞毒性化疗且患者仅接受抗 HER2 抗体治疗期间使用。TNBC 患者接受化疗,联合或不联合免疫治疗。

多种药物在激素应答性肿瘤中具有疗效。内分泌治疗至少与化疗一样有效,是最初的首选治疗方案。与细胞毒性化疗相比,内分泌治疗的副作用较少,可帮助患者维持更高的生活质量。许多 HR 阳性疾病患者可以采用多线序贯内分泌治疗。然而,如果在初始内分泌治疗的最初几周内进展非常迅速,或者在多线内分泌治疗后出现难治性疾病,则全身化疗是最佳选择。

少数 MBC 患者(<5%)有孤立转移或寡转移,这是一个独特的亚组患者,一直是 MDACC 的研究重点。对于转移部位有限的复发性乳腺癌(即非新发转移性疾病)患者,缺乏Ⅲ期随机数据支持寡转移疾病接受积极、多模式的局部治疗而非全身治疗,尽管有多项立体定向全身放射治疗/消融和手术切除的试验正在进行。一项Ⅰ/Ⅱ期试验数据表明,对于转移部位有

限患者,以治愈为目的的联合治疗可能会改善生存,甚至治愈 MBC[19,20]。MDACC 正在进行 NRGBR002 试验,这是一项 IIR/Ⅲ期、在新诊断寡转移乳腺癌中评估全身治疗联合或不联合局部治疗的研究,有助于阐明这一重要的临床问题。

关于新发转移性疾病和原发性乳腺肿瘤患者的治疗,Ⅲ期 E2108 研究纳入 256 例在 4～8 个月的全身治疗后无疾病进展的新发 MBC 患者,随机分配接受完整的原发性乳腺肿瘤局部区域治疗联合全身治疗或仅全身治疗。主要终点为 OS,研究结果显示,3 年 OS 无显著差异(局部区域组 68.4% vs 对照组 67.9%;HR 1.09,95% CI 0.8～1.49),但预计对照组 3 年局部复发/进展率较高(25.6% vs 10.2%)[21]。

在 MDACC,我们为可接受放疗或安全完整切除部位的少数(≤4 个)微小肿瘤 MBC 患者,以及在治疗后表现出长 DFI 的患者,提供联合全身治疗和积极的局部治疗。不幸的是,由于疾病的侵袭性,TNBC 患者通常被排除在该方法之外。

### 骨靶向药物

骨骼是乳腺癌最常见的远处转移部位,也是 HR 阳性 MBC 患者亚组中唯一转移部位。骨转移可导致严重的衰弱和疼痛,是所有 MBC 亚型的治疗重点。在 MDACC 中,MBC 患者主要的骨靶向药物为唑来膦酸(一种双膦酸盐)和地舒单抗(一种靶向 RANK 配体的抗体)。骨靶向药物是姑息性的,没有试验显示对生存有影响。双膦酸盐和地舒单抗与其他癌症靶向治疗联合使用。此外,所有患者都应按每日推荐量服用钙(1 200～1 500 mg)和维生素 D(800 IU)。

双膦酸盐是焦磷酸盐类似物,可结合羟基磷灰石晶体并抑制破骨细胞的骨吸收。用于预防骨骼并发症,包括病理性骨折、需要放疗和/或手术的疼痛、脊髓压迫症和高钙血症[22]。重要的是,在双膦酸盐治疗期间对肾功能进行常规监测,因为唑来膦酸会引起肾毒性,出现慢性肾脏病时需要减少剂量,急性肾损伤患者禁用。医生还应意识到颌骨坏死的风险,这是一种罕见但严重的双膦酸盐治疗并发症。患者在开始接受骨靶向药物之前应进行牙科检查,并且在开始或恢复接受双膦酸盐之前应完成侵入性牙科手术。试验支持使用双膦酸盐至少 2 年,但超过 2 年的获益尚未得到证实。OPTIMIZE-2 试验评估了 403 例骨转移患者的唑来膦酸给药频率,这些患者既往接受过至少 9 剂静脉注射(IV)双膦酸盐。该研究表明,每 3 个月静脉注射 4 mg 唑来膦酸与每月注射一样具有疗效。每月注射一次组的骨相关事件发生率为 22%,每 3 个月一次组为 23.2%。较低的给药频率也与较低的肾衰竭和颌骨坏死率相关[23]。地舒单抗是一种靶向 RANK 配体的单克隆抗体,RANK 配体是一种通过 RANK 受体激活破骨细胞的蛋白质。地舒单抗适用于治疗骨质疏松症、治疗引起的骨丢失和骨转移。一项随机对照试验纳入 2 033 例 MBC 骨转移患者,对比地舒单抗与唑来膦酸的疗效。研究表明,地舒单抗在延迟或预防首次骨相关事件方面优于唑来膦酸(HR 0.82,95% CI 0.71～0.95),研究支持骨转移患者每月一次接受地舒单抗治疗[24]。地舒单抗为皮下注射,比唑来膦酸更具优势,因为后者需要静脉注射。缺点是需要每月连续治疗。地舒单抗治疗的最佳持续时间尚不清楚。地舒单抗引起颌骨坏死的风险与双膦酸盐相似,肌酐清除率低于 30 mL/min 的患者患低钙血症的风险增加。在 MDACC,没有禁忌证接受骨靶向药物的所有 MBC 骨转移患者都接受唑来膦酸或地舒单抗治疗。

## 激素受体阳性、HER2 阴性乳腺癌

HR 阳性、HER2 阴性患者占 MBC 患者的 2/3[25]。免疫组化显示 ER 和/或 PR 阳性比例为 1%～100% 的乳腺癌被视为 HR 阳性,可接受内分泌治疗。然而,在实践中,ER/PR 表达为 1%～10% 的肿瘤患者被视为 HR 弱阳性,通常具有更强的侵袭性。根据个体临床特征(有/无内脏疾病、转移部位的数量和体积、活检部位、原发性肿瘤受体状态),部分 HR 弱阳性患者最初接受内分泌治疗,但在疾病快速进展时转用细胞毒性化疗的阈值较低。其他大多具有不良临床特征 HR 弱阳性疾病患者的治疗与 TNBC 患者的初始化疗相似。对化疗应答的患者,可以在病程后期尝试转为内分泌治疗。同样,ER 阴性/PR 阳性患者是一个对内分泌治疗缓解不可预测的独特群体,肿瘤科医生应该设置一个低阈值以在病情快速进展的情况下进行重复活检或转换至化疗。

大多数 HR 阳性、HER2 阴性 MBC 患者(包括新发转移性疾病患者)的标准一线治疗为内分泌治疗联合或不联合 CDK4/6 抑制剂(图 36-1)。复发性患者的最佳内分泌治疗方法各不相同,取决于复发是在接受内分泌治疗期间发生的,还是在停止辅助内分泌治疗后 1 年内发生。对于停用芳香化酶抑制剂(AI)期间或 1 年内复发的患者,建议改为内分泌治疗,最佳方案是氟维司群+CDK4/6 抑制剂。值得注意的是,CDK4/6 抑制剂获批用于治疗绝经后的患者,或联合黄体生成素释放激素(LHRH)激动剂(如戈舍瑞林)治疗绝经前/围绝经期患者。首个 CDK4/6 抑制剂+内分泌治疗于 2015 年获得美国 FDA 批准,预示着一类新的药物在 MBC 治疗中不可或缺。由于 CDK4/6 抑制剂是本版更新内容,本文将讨论促使其获批的重要临床试验,然后将回顾内分泌治疗和化疗用于 HR 阳性 MBC 患者的原理。

### CDK4/6 抑制剂

在 HR 阳性乳腺癌中,雌激素驱动细胞周期蛋白 D1 积累,其与 CDK4 和 CDK6 结合后被激活,使视网膜母细胞瘤(Rb)肿瘤抑制因子过度磷酸化,从而导致 Rb 失活。最终结果是绕过 G1/S 细胞周期检查点,使乳腺癌症细胞无限制增殖。CDK4/6 抑制剂(哌柏西利、瑞波西利和阿贝西利)抑制 CDK4 和 CDK6,从而防止 Rb 过度磷酸化并恢复乳腺癌细胞中的 G1/S 检查点[26]。

美国 FDA 于 2015 年批准哌柏西利+AI 用于治疗 HR 阳性/HER2 阴性绝经后 MBC 患者。该获批基于 PALOMA-1,一项随机Ⅱ期研究,对比哌柏西利+来曲唑与来曲唑单药治疗 HR 阳性、HER2 阴性 MBC 患者一线治疗的疗效(表 36-1)。在 165 例患者的初始队列中,观察到联合治疗组无进展生存期

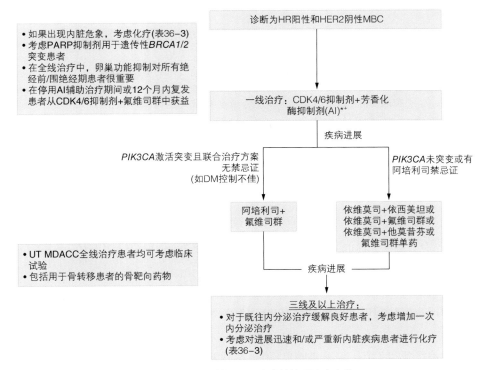

**图 36-1** 在 MDACC, HR 阳性和 HER2 阴性 MBC 患者的简明治疗流程

**表 36-1** CDK4/6 抑制剂治疗 HR 阳性和 HER2 阴性 MBC 患者

| 药物与试验 | n | 患者 | 治疗 | 结局 | 注释 |
|---|---|---|---|---|---|
| **哌柏西利** | | | | | |
| PALOMA-1[27] | 165(1∶1) | MBC 一线治疗(约40%既往接受化疗,33%既往接受内分泌治疗) | 哌柏西利+来曲唑 vs 来曲唑 | PFS(20.2 个月 vs 10.2 个月,HR 0.49,95% CI 0.32~0.75);ORR(55% vs 39%);CBR(81% vs 58%) | 美国 FDA 于 2015 年加速批准用于一线治疗 |
| PALOMA-2[28] | 666(2∶1) | MBC 一线治疗(约50%既往接受化疗,56%既往接受内分泌治疗) | 哌柏西利+来曲唑 vs 来曲唑 | PFS(24.8 个月 vs 14.5 个月,HR 0.58,95% CI 0.46~0.72);ORR(55% vs 44%);CBR(85% vs 70%) | 美国 FDA 于 2017 年常规批准用于一线治疗;联合治疗组66.4%的患者出现 3/4 级中性粒细胞减少 |
| PALOMA-3[29] | 521(2∶1) | 既往接受内分泌治疗后进展的 MBC 二线治疗 | 哌柏西利+氟维司群 vs 氟维司群 | PFS(9.5 个月 vs 4.6 个月,HR 0.46,95% CI 0.36~0.59);ORR(25% vs 11%);CBR(67% vs 40%) | 美国 FDA 于 2016 年批准用于治疗既往接受内分泌治疗后进展的患者;内分泌敏感疾病患者具有 OS 获益 |
| **瑞波西利** | | | | | |
| MONALEESA-2[31,32] | 668(1∶1) | MBC 一线治疗(约43%既往接受化疗,52%既往接受内分泌治疗) | 瑞波西利+来曲唑 vs 来曲唑 | PFS(25.3 个月 vs 16 个月,HR 0.57,95% CI 0.46~0.7);ORR(55% vs 39%);CBR(80% vs 73%) | 美国 FDA 于 2017 年批准用于一线治疗;联合治疗组 59.3%的患者出现 3/4 级中性粒细胞减少,约 3%的患者 QTc 间期延长 |
| MONALEESA-3[33,34] | 726(2∶1) | 既往接受内分泌治疗后进展的 MBC 二线治疗(和约20%新发转移性疾病患者的一线治疗) | 瑞波西利+氟维司群 vs 氟维司群 | PFS(20.5 个月 vs 12.8 个月,HR 0.59,95% CI 0.48~0.83);ORR(40.9% vs 28.7%);CBR(70.2% vs 62.8%);42 个月 OS 率(57.8% vs 45.9%,HR 0.72,95% CI 0.57~0.92) | 使得美国 FDA 新增适应证,即用于既往接受内分泌治疗后进展的 MBC 患者一线或后线治疗 |
| MONALEESA-7[35,36] | 672(1∶1) | 绝经前/围绝经期 MBC 患者一线内分泌治疗[约 40%既往接受内分泌治疗,55%既往接受化疗(14%的 MBC)] | 瑞波西利+他莫昔芬或 AI vs 他莫昔芬或 AI(所有戈舍瑞林) | PFS(23.8 个月 vs 13 个月,HR 0.55,95% CI 0.44~0.69);ORR(41% vs 30%);CBR(79% vs 70%);42 个月 OS 率(70.2% vs 46%,HR 0.71,95% CI 0.54~0.95) | 中位年龄 44 岁[vs ～60 岁(大多其他 CDK4/6 抑制剂试验)];美国 FDA 未批准的联合方案瑞波西利+他莫昔芬组 QTc 延长更为显著 |

续 表

| 药物与试验 | n | 患者 | 治疗 | 结局 | 注释 |
|---|---|---|---|---|---|
| **阿贝西利** | | | | | |
| MONARCH-1[39] | 132(单臂) | 经治 MBC 患者(中位既往治疗线数为3),所有 MBC 患者既往均接受过化疗 | 阿贝西利单药 | ORR 19.7%,中位 PFS 6 个月;CBR 42.4%,OS 17.7 个月 | 美国 FDA 于 2017 年批准用于接受内分泌治疗和化疗后的转移性疾病的单药治疗 |
| MONARCH-2[38] | 669(2:1) | 既往接受内分泌治疗后进展的 MBC 二线治疗 | 阿贝西利＋氟维司群 vs 氟维司群 | PFS(16.4 个月 vs 9.3 个月,HR 0.55,95% CI 0.45～0.68);ORR(48.1% vs 21.3%);CBR(72.2% vs 56.1%);OS(46.7 个月 vs 37.3 个月,HR 0.76,95% CI 0.61～0.95) | 美国 FDA 于 2017 年常规批准;联合治疗组 13.4%的患者出现 3/4 级腹泻(高于其他 CDK4/6i),26.5%的患者出现 3/4 级中性粒细胞减少(少于其他 CDK4/6i) |
| MONARCH-3[37] | 493(2:1) | MBC 一线治疗(约 40%既往接受化疗,约 47%既往接受内分泌治疗) | 阿贝西利＋NSAI(医生选择) vs NSAI | PFS(28.2 个月 vs 14.8 个月,HR 0.54,95% CI 0.42～0.7);ORR(61% vs 45.5%);CBR(78% vs 71.5%) | 美国 FDA 于 2018 年批准用于一线治疗;9.5%的患者出现 3/4 级腹泻,21.1%出现 3/4 级中性粒细胞减少 |

注：AI,芳香化酶抑制剂;CBR,临床获益率;HR,风险比;MBC,转移性乳腺癌;NSAI,非甾体类芳香化酶抑制剂;ORR,总缓解率;OS,总生存期;PFS,无进展生存期。

(PFS)具有显著获益(联合治疗组 20.2 个月 vs 来曲唑单药组 10.2 个月)[27]。验证性研究 PALOMA-2 是一项随机、双盲、Ⅲ期试验。将 HR 阳性、HER2 阴性 MBC 和卵巢绝经状态患者(n=666)以 2:1 的比例随机分配接受哌柏西利＋来曲唑或来曲唑单药一线治疗。主要终点是 PFS。哌柏西利＋来曲唑组的中位 PFS 为 24.8 个月,安慰剂＋来曲唑组为 14.5 个月(HR 0.58,95% CI 0.46～0.72)。最常见的 3/4 级不良事件(AE)是中性粒细胞减少症(出现在 66%患者中),其他血细胞减少症和疲劳[28]。值得注意的是,中性粒细胞减少症和罕见的间质性肺病(ILD)是 CDK4/6 抑制剂的类效应。

基于 PALOMA-3 试验结果,哌柏西利＋氟维司群于 2016 年扩大获批。PALOMA-3 是一项随机、双盲、安慰剂对照Ⅲ期研究,纳入 521 例 HR 阳性、HER2 阴性 MBC 患者,这些患者在既往内分泌治疗中出现疾病进展。辅助治疗阶段,患者必须在辅助治疗期间或辅助治疗完成后 12 个月内复发。患者以 2:1 的比例随机分配至氟维司群＋哌柏西利组或氟维司群＋安慰剂组。氟维司群＋哌柏西利组的 PFS 为 9.5 个月,而氟维司群＋安慰剂为 4.6 个月(HR 0.46,95% CI 0.36～0.59)[29]。仅在既往内分泌治疗敏感的患者中观察到 OS 获益,内分泌治疗敏感定义为在转移阶段至少接受过一次内分泌治疗有临床获益或在复发前接受至少 24 个月的辅助内分泌治疗。在该组中,氟维司群＋哌柏西利组的 OS 为 39.7 个月,而氟维司群＋安慰剂组为 29.7 个月(HR 0.58,95% CI 0.47～0.73)。同样,最常见的 3/4 级 AE 是中性粒细胞减少症[30]。重要的是,根据上市后数据,哌柏西利也被获批用于治疗男性乳腺癌患者。

美国 FDA 于 2017 年批准瑞波西利两个适应证,用于治疗 HR 阳性、HER2 阴性 MBC 患者。首先,联合 AI 或氟维司群用于初始内分泌治疗;其次,联合氟维司群用于既往接受内分泌治疗后疾病进展患者的后续治疗。这些批准基于试验

MONALEESA-2、3 和 7。MONALEESA-2 纳入 668 例 HR 阳性、HER2 阴性绝经后 MBC 患者,对比瑞波西利＋来曲唑与来曲唑＋安慰剂一线治疗的疗效。瑞波西利＋来曲唑组的 PFS 为 25.3 个月,而安慰剂＋来曲唑组为 16 个月(HR 0.57,95% CI 0.46～0.70),RR 分别为 54.5%和 38.8%[31,32]。MONALEESA-3 在未接受过治疗的患者和既往接受过一线内分泌治疗的转移性患者中对比瑞波西利＋氟维司群与安慰剂＋氟维司群的疗效。大约 20%的患者患有未经治疗的新发转移性疾病,代表了一组未纳入 PALOMA-3 的患者。瑞波西利的加入改善了中位 PFS(20.5 个月 vs 12.8 个月;HR 0.59,95% CI 0.48～0.83)和生存期,预计瑞波西利组 42 个月 OS 率为 57.8%,而安慰剂组为 45.9%(HR 0.72,95% CI 0.57～0.92)。新发转移性疾病患者接受瑞波西利＋氟维司群的 PFS 为 33.6 个月,而安慰剂＋氟维司群组为 19.2 个月[33,34]。

MONALEESA-7 纳入 672 例 HR 阳性、HER2 阴性绝经前/围绝经期 MBC 患者,评估瑞波西利对比安慰剂＋戈舍瑞林＋他莫昔芬或非甾体类 AI 的疗效。这是第一个也是唯一一个 CDK4/6i 用于仅包括绝经前/围绝经期患者的试验。患者既往未接受过针对转移性疾病的内分泌治疗,但约 40%的患者接受过辅助内分泌治疗,14%的患者因转移性疾病接受过化疗。添加瑞波西利后观察到 PFS 和 OS 具有显著改善[35,36]。瑞波西利的副作用与哌柏西利相似(中性粒细胞减少症、其他血细胞计数减少、疲劳、恶心);然而,瑞波西利有 QT 间期延长警告,需进行常规心电图监测。由于发现他莫昔芬可进一步延长 QT 间期,因此瑞波西利＋他莫昔芬未获批。

最后,对于 CDK4/6 抑制剂,阿贝西利是第三种获批的药物,其适应证与哌柏西利相似,但有一个重要的例外:阿贝西利也被批准用于既往接受内分泌治疗或化疗后疾病进展的 HR 阳性、HER2 阴性 MBC 患者的单药治疗。该获批基于临床试验 MONARCH-1、2 和 3。MONARCH-3 对比阿贝西

利＋非甾体类 AI（医生选择）与非甾体类 AI 单药一线治疗 HR 阳性、HER2 阴性 MBC 绝经后患者的疗效。联合治疗组的 PFS 为 28.2 个月，而 AI 单药治疗组为 14.8 个月（HR 0.54，95％ CI 0.42～0.7）[37]。值得注意的是，PALOMA - 2、MONALEESA - 2 和 MONARCH - 3 的 HR 非常相似，表明激酶抑制剂之间的疗效相当，且在该类药物中获益一致。MONARCH - 2 在既往接受过一种内分泌治疗后进展患者中对比阿贝西利＋氟维司群与氟维司群单药（2∶1）的疗效。在纳入的 669 例女性中，两组 PFS 分别为 16.4 和 9.3 个月（HR 0.55，95％ CI 0.45～0.68），OS 改善约 9.5 个月[38]。重要的是，尽管阿贝西利持续给药，但其中性粒细胞减少症发生率仅为哌柏西利组或瑞波西利组的 1/3。然而，与其他激酶抑制剂相比，阿贝西利组的 3/4 级腹泻（9.5％）更为常见。

MONARCH - 1 是一项设计独特的 II 期试验，重点关注既往接受过多线治疗的转移患者（中位＝3）。所有患者既往都接受过内分泌治疗和化疗，包括至少一线针对转移性疾病的化疗。排除既往接受过 CDK4/6 治疗的患者。患者（n＝132）接受阿贝西利单药治疗，RR 为 19.7％，中位 PFS 为 6 个月，结果表明其作为单药治疗具有疗效[39]。

在实践中，三种 CDK4/6 抑制剂都被使用，并且根据患者/医生的偏好、监测频率、剂量调整的难易程度、患者并发症和副作用来选择药物。截至本文撰写时，尚无充足的数据支持在使用含 CDK4/6 抑制剂方案出现进展后继续使用 CDK4/6 抑制剂，无论是单药治疗还是联合治疗，但这仍然是一个热点研究领域。

### ■ 内分泌治疗

内分泌治疗显著改善 HR 阳性乳腺癌患者的预后。内分泌治疗不仅可以延长生存期，而且药物还能缓解症状并改善生活质量。1896 年，当 Beatson 证明行卵巢切除术后乳腺癌客观消退时，调控内分泌系统作为 MBC 治疗方法被引入。如今，许多内分泌治疗被用于对激素敏感的 MBC 患者，该疗法可减少雌激素的合成或阻断或下调激素依赖性肿瘤的 ER。

肿瘤雌激素和孕激素受体同时表达的患者有 50％～70％ 的机会从内分泌治疗中获益，而 ER 或 PR 阳性患者大约有 30％ 的机会从内分泌治疗中获益[40]。重要的是，对既往内分泌治疗产生缓解的 MBC 患者有 30％～50％ 的机会从第二次内分泌治疗中获益。通常在低瘤疾病、仅骨转移和体能状态良好 MBC 患者中观察到内分泌治疗 RR 较高。但重要的是，内脏转移患者占 CDK4/6 试验患者的一半以上，并从内分泌治疗联合激酶抑制剂中获得实质性临床获益。仅内分泌治疗的首次缓解持续时间为 9～12 个月，与化疗相似。内分泌治疗的选择取决于患者的绝经状态。无论绝经状态如何，都可以使用他莫昔芬，而 AI 和氟维司群的使用需要对绝经前/围绝经期患者进行卵巢功能抑制/切除。副作用谱也可指导药物使用，因为这些药物的疗效相似[41]。大量 HR 阳性 MBC 患者受益于序贯单药内分泌治疗，尽管由于 CDK4/6 抑制剂的使用，这种临床情况越来越罕见。部分患者从三、四线内分泌治疗中获益，还有一部分患者会在多年内产生缓解。此外，

对内分泌治疗异常敏感的肿瘤患者，如果停药间隔时间过长，重复使用既往有效的药物治疗可能会有获益。

MBC 中使用了几种类型内分泌治疗，包括卵巢切除去势（卵巢切除术、卵巢放疗）或功能抑制（LHRH 激动剂）、他莫昔芬、非甾体类和甾体类 AI、氟维司群、孕激素、雄激素和雌激素。对于 HR 阳性 MBC 绝经前患者，卵巢切除去势/抑制是内分泌治疗的一个关键和纵向部分。医学上的卵巢功能抑制通过 LHRH 激动剂实现，但许多患者选择腹腔镜下卵巢切除术以消除频繁注射的需求。在绝经后患者中，卵巢会被自然抑制。在 MBC 中，无肾上腺切除术或垂体切除术的指征。

他莫昔芬是一种选择性雌激素受体调节剂（SERM），可与雌激素受体竞争性结合，于 1977 年首次获批用于治疗绝经后晚期乳腺癌患者，至今仍在广泛使用，尤其是在辅助治疗中。托瑞米芬是另一种 SERM，于 1997 年获批用于治疗 HR 阳性 MBC。在 MBC 中，AI 和氟维司群都被证明比他莫昔芬疗效略优，由于他莫昔芬联合 CDK4/抑制剂未获批，因此其通常被用于后线治疗或用于对其他内分泌治疗有无法耐受副作用的患者。早期发表的在 46 例绝经后晚期乳腺癌患者中使用他莫昔芬的研究表明，他莫昔芬与当时的标准治疗（雄激素和雌激素）疗效几乎相当[42]。在一项关于 LHRH 激动剂对比 LHRH 激动剂＋他莫昔芬用于治疗绝经前 MBC 患者的四项随机试验的荟萃分析中，联合治疗具有显著的 PFS（HR 0.7）和 OS（HR 0.78）获益[43]。

目前正在使用的第三代 AI 于 1990 年中期获批。AI 抑制芳香化酶系统，该系统负责催化卵巢和外周组织及乳腺肿瘤中雄激素转化为雌激素的最后一步。AI 不能完全阻断绝经前患者卵巢雌激素生成，在年轻患者中使用 AI 会导致促性腺激素水平反射性增加，从而导致卵巢过度刺激。因此，AI 联合卵巢切除去势/抑制仅用于绝经前/围绝经期患者。

在一项随机（1∶1）、双盲研究中，在 353 例绝经后 MBC 患者中对比阿那曲唑与他莫昔芬一线治疗的疗效。阿那曲唑组和他莫昔芬组的 RR 分别为 21％ 和 17％。阿那曲唑组的进展时间（TTP）为 11.1 个月，而他莫昔芬组为 5.6 个月[44,45]。在 916 例绝经后 MBC 患者中对比另一种常用的非甾体类药物来曲唑与他莫昔芬用于一线治疗的疗效，结果显示，RR（32％ vs 21％）和 PFS（9.4 个月 vs 6 个月）有所改善[46]。最后，依西美坦是唯一获批的类固醇 AI，用于治疗接受他莫昔芬治疗后出现进展的 MBC。一项随机、III 期临床试验在 371 例绝经后 MBC 患者中对比依西美坦与他莫昔芬一线治疗的疗效。接受依西美坦治疗的患者 RR（46％ vs 31％）和早期 PFS（9.9 个月 vs 5.8 个月）有所改善，但无长期 PFS 或生存获益[47]。在实践中，AI 显示出相似的疗效，大型荟萃分析也支持支持其近乎等效。来曲唑和阿那曲唑与 CDK4/6 抑制剂联合使用时可以互换。既往认为依西美坦在接受非类固醇 AI 进展后的患者中提供显著获益；然而，一项大型随机试验显示，在接受非甾体类 AI 后接受依西美坦单药治疗获益甚微，但确实证明其与依维莫司联合治疗具有获益（于下文讨论）[48]。

氟维司群是一种选择性雌激素受体降解剂(SERD),可结合并下调肿瘤和其他细胞上的雌激素受体,且没有激动剂作用。美国 FDA 于 2002 年初步批准氟维司群作为单药用于 HR 阳性 MBC 患者的一线或后续治疗(在既往内分泌治疗之后)。氟维司群还被批准与 CDK4/6 抑制剂和 PIK3CA 抑制剂阿培利司(于下文讨论)联合使用。CONFIRM 试验在 736 例 ER 阳性绝经后 MBC 患者中对比氟维司群 500 mg 与 250 mg 剂量的疗效,患者既往接受内分泌治疗后进展。500 mg 剂量组的 PFS(6.5 个月 vs 5.5 个月)和 OS(26.4 个月 vs 22.3 个月)均更长[49]。FALCON 试验是一项随机、Ⅲ期试验,纳入 462 例既往未接受过内分泌治疗的 HR 阳性绝经后 MBC 患者,以 1∶1 随机分配,对比氟维司群(500 mg)与阿那曲唑的疗效。两组的临床获益率相似;然而,与阿那曲唑组相比,氟维司群组的 PFS 显著更长(16.6 个月 vs 13.8 个月,HR 0.80,95% CI 0.64~0.999)。生存数据仍不成熟。根据Ⅲ期 SWOG S0226 试验,氟维司群+阿那曲唑用于未接受内分泌治疗的新发 MBC 患者也是可行的一线治疗方案[50]。在后续治疗中,氟维司群与几种靶向药物联合使用也具疗效,这一点将在下文讨论。在实践中,氟维司群通常保留至二线或后线治疗,因为每月臀部肌内注射会带来不便和不适。

内分泌治疗比细胞毒性化疗引起的副作用更少,并且仍然是临床试验中用于治疗 HR 阳性 MBC 的新药物的标准。然而,内分泌治疗有几个独特的并发症和副作用。SERM 和雌激素(但不包括 AI 或氟维司群)可引起急性发作,其临床定义为在内分泌治疗的第一个月内突发、弥漫性肌肉骨骼疼痛和/或皮肤损伤增大或红斑。急性发作还会使骨扫描中骨病灶的外观恶化,这会使评估内分泌治疗缓解复杂化。急性发作最严重的表现是高钙血症,其可发生在骨转移患者中,并在开始治疗的前 2 周内出现。其基础机制是 SERM 和雌激素的主要早期激动剂作用。低剂量泼尼松(10~30 mg/d)可以消除与最初急性发作相关的骨痛。

内分泌治疗的其他副作用包括潮热和情绪障碍,这与雌激素缺乏有关,常见于他莫昔芬、AI 和氟维司群。这些副作用在开始使用卵巢功能抑制、突然提前绝经的年轻患者中最为明显。他莫昔芬具有对某些组织有益的雌激素效应——它可以降低血清胆固醇并防止骨质流失和心血管疾病,但他莫昔芬也与子宫内膜癌和血栓栓塞事件的风险增加相关。他莫昔芬的随机试验不支持与体重增加相关。AI 的常见副作用包括关节痛、肌肉疼痛和骨密度降低。

当前实践中不常用的老式内分泌治疗包括孕激素、雄激素和雌激素。这些药物通常用于其他内分泌治疗中取得进展并且不适合靶向治疗或化疗的患者。孕激素是孕酮的合成衍生物,具有孕酮激动剂作用。醋酸甲地孕酮和醋酸甲羟孕酮等孕激素在治疗 MBC 方面具有疗效。这些药物通过破坏垂体-卵巢轴而具有抗雌激素特性。雄激素(氟甲睾酮、达那唑等)对 MBC 也有疗效,包括接受多种内分泌治疗的患者。在确定激素受体和开发 SERM 之前,高剂量雌激素通常用于治疗 MBC。其疗效与他莫昔芬相似,但高剂量雌激素(DES、乙炔雌二醇等)与更严重的副作用相关,包括(DES、乙炔雌二醇等)与更严重的副作用相关,包括恶心、呕吐、体液潴留、充血性心力衰竭和血栓栓塞性疾病。

在 MDACC,我们为 HR 阳性 MBC 患者首选的一线内分泌治疗方案是 CDK4/6 抑制剂+AI(以及骨转移情况下的骨靶向药物)。对于在 AI 辅助治疗期间或停用 AI 后 12 个月内疾病复发患者,我们通常使用 CDK4/6 抑制剂+氟维司群。在初始内分泌治疗+CDK4/6 抑制剂治疗进展后的治疗选择更加微妙,取决于多个因素,包括对初始内分泌治疗的缓解持续时间、疾病负担、体能状态、并发症和 PIK3CA 突变状态(见下文)。一般而言,对于对初始内分泌治疗产生适度缓解的转移患者,我们会继续使用内分泌治疗并更换内分泌治疗药物(例如,将 AI 改为氟维司群)。对初始内分泌治疗产生缓解的患者在二线内分泌治疗中的缓解率更高。如果内分泌治疗药物(联合或不联合靶向药物,见下文)已用尽或进展迅速,我们将启动单药化疗。在 MDACC,我们还考虑临床试验的可行性。在 MDACC,HR 阳性 MBC 患者的治疗流程如图 36-1 所示。

对部分 HR 阳性 MBC 患者而言,内分泌治疗的内在(新发)耐药是一个不幸的现实,最终出现内分泌治疗耐药是普遍的。内分泌治疗耐药有多种遗传和表观遗传机制,其仍是乳腺癌研究的一个重点领域[51-53]。幸运的是,其中一些机制在临床上是可针对性管理的,我们将在下面讨论这些方法。

### ■ 靶向治疗

#### mTOR 抑制剂

乳腺癌中 PI3K-Akt-mTOR 信号通路的激活被认为是一种内分泌治疗耐药机制。依维莫司是哺乳动物雷帕霉素靶蛋白(mTOR)抑制剂,于 2012 年获批,联合依西美坦用于接受非甾体类 AI 单药治疗后进展的 HR 阳性 MBC。依维莫司+氟维司群/他莫昔芬也已证明具备疗效,这些方案是在接受 AI 后进展的合理考虑方案(表 36-2)。

基于 BOLERO-2 研究,依维莫司+依西美坦获批,该研究是一项随机Ⅲ期试验,纳入 724 例既往接受非甾体类 AI 治疗后复发或进展的 HR 阳性 MBC 患者,分别接受依西美坦单药或依西美坦+依维莫司治疗[48]。联合用药改善了 PFS(10.6 个月 vs 4.1 个月,HR 0.36,95% CI 0.27~0.47),但 OS 未改善。依维莫司引起的常见 AE 包括口腔炎、感染、皮疹、疲劳、腹泻、食欲不振和 3% 的肺炎风险。

Ⅱ期 PrE0102 研究中,在类似的情况下进行试验,即依维莫司+氟维司群用于既往接受 AI 治疗后进展的 MBC 患者。患者(n=131)被随机分配至接受氟维司群(500 mg)或依维莫司+氟维司群。同样,联合用药组显示出更好的 PFS(10.3 个月 vs 5.1 个月,HR 0.61,95% CI 0.4~0.92)[54]。最后,对比他莫昔芬单药治疗,他莫昔芬+依维莫司在 AI 耐药的 MBC 患者中也显示出获益。在一项纳入 111 例绝经后患者的Ⅱ期、开放标签试验中,他莫昔芬+依维莫司组的 TTP 为 8.6 个月,而他莫昔芬单药组为 4.5 个月(HR 0.54,95% CI 0.36~0.81)[55]。

表 36-2　MBC 靶向治疗总结

| 药物与分类 | 疾病亚型 | 文献引自文本 | 药物与分类 | 疾病亚型 | 文献引自文本 |
|---|---|---|---|---|---|
| **CDK4/6 抑制剂（表 36-1）** | | | **酪氨酸激酶抑制剂** | | |
| 哌柏西利 | | | 拉帕替尼 | | |
| 瑞波西利 | HR 阳性/HER2 阴性 MBC | 表 36-1 | 奈拉替尼 | HER2 阳性 MBC | [121-125,129,130] |
| 阿贝西利 | | | 图卡替尼 | | |
| **PARP 抑制剂** | | | **抗体** | | |
| 奥拉帕利 | | | 曲妥珠单抗 | | |
| 他拉唑帕利 | 遗传性 *BRCA1* 或 *BRCA2* 突变 | [56,57] | 帕妥珠单抗 | HER2 阳性 MBC | [111-117] |
| **mTOR 抑制剂** | | | **抗体偶联药物** | | |
| 依维莫司 | HR 阳性/HER2 阴性 MBC | [48,54,55] | T-DM1 | | [118,119] |
| **PI3K 抑制剂** | | | 德曲妥珠单抗 | HER2 阳性 MBC | [122,183] |
| 阿培利司 | HR 阳性/HER2 MBC；*PIK3CA* 激活突变 | [14] | 戈沙妥珠单抗 | TNBC | [159] |
| | | | **检查点抑制剂** | | |
| | | | 阿替利珠单抗 | TNBC | [8,157] |

重要的是,这些试验都是在广泛使用 CDK4/6 抑制剂之前进行的,因此不确定在使用这类药物的乳腺癌患者中的疗效如何。没有数据支持在使用含依维莫司的方案出现进展后再次使用依维莫司。

### PI3K 抑制剂

大约 40% 的 HR 阳性乳腺癌患者会发生 *PIK3CA* 基因突变,该基因编码为磷脂酰肌醇 3 激酶(PI3K)的 α 亚型(p110α)。PI3K 在乳腺肿瘤细胞的增殖中起着关键作用,内分泌治疗被认为可以选择 *PIK3CA* 激活突变,从而内分泌治疗耐药性。为了检验这一假设,SOLAR-1 研究对比了氟维司群＋PI3Kα 抑制剂阿培利司与氟维司群单药用于治疗既往接受过 AI 治疗的 HR 阳性 MBC 患者的疗效。纳入了两个队列,并根据肿瘤组织中是否存在 *PIK3CA* 突变进行分层。基于 341 例 *PIK3CA* 突变患者的 PFS 获益证据(氟维司群＋阿培利司组 11 个月 *vs* 氟维司群单药组 5.7 个月；*HR* 0.65,95% *CI* 0.5～0.85)[14],阿培利司于 2019 年获得美国 FDA 批准。值得注意的是,阿培利司在无 *PIK3CA* 激活突变患者中无显著 PFS 获益。还批准了伴随诊断用于检测血浆或肿瘤组织中的 *PIK3CA* 激活突变,在进展时进行检测为最佳。不幸的是常出现 3/4 级高血糖症和皮疹,分别发生在 36.6% 和 9.9% 的患者中,并占联合治疗组停药率的 25%。重要的是,SOLAR-1 中只有约 6%(20 例突变患者)的患者既往接受过 CDK4/6 抑制剂,因此在接受 CDK4/6 药物治疗后进展的患者中尚不确定阿培利司的疗效。在 NDACC 和社区对该方案的选择将取决于管理其常见毒性的难易程度。

### PARP 抑制剂

胚系 *BRCA1* 和 *BRCA2*(*gBRCA*)突变存在于 5% 的乳腺癌患者中,占遗传性乳腺癌的 40%。由于其合成致死原理,PARP 抑制剂在 *gBRCA* 患者中具有显著疗效。PARP 抑制剂阻止 DNA 单链断裂的修复,在 *BRCA1/2* 缺陷肿瘤中,DNA 双链断裂修复存在内源性损伤,这会导致肿瘤细胞死亡。

美国 FDA 于 2018 年批准 PARP 抑制剂奥拉帕利和他拉唑帕利于治疗 HER2 阴性、*gBRCA* 相关 MBC。奥拉帕利的适应证要求既往接受过化疗和内分泌治疗,而他拉唑帕利则不需要。他拉唑帕利获批基于Ⅲ期试验 EMBRACA,该试验纳入 431 例 HER2 阴性 MBC 患者,随机分配(2∶1)至接受他拉唑帕利单药治疗对比医生选择的化疗(卡培他滨、艾日布林、吉西他滨或长春瑞滨)。他拉唑帕利组的 PFS 更优(8.6 个月 *vs* 5.6 个月,*HR* 0.54,95% *CI* 0.41～0.71)。令人印象深刻的是,与患者报告的结局一致,他拉唑帕利组的 RR 也更高(62.6% *vs* 27.2%)[56]。OLYMPIAD 研究(2∶1)在 302 例 gBRCA HER2 阴性 MBC 患者中对比奥拉帕利与医生选择的化疗(卡培他滨、艾日布林或长春瑞滨)的疗效。尽管大多数患者既往曾因转移性疾病接受过化疗,但根据 PFS(7 个月 *vs* 4.2 个月,*HR* 0.58,95% *CI* 0.43～0.8)和 RR(59.9% *vs* 28.8%)再次证明 PARP 抑制剂具有优势[57]。PARP 抑制剂的常见副作用包括血液学毒性——主要是大细胞性贫血,但也有血小板减少和中性粒细胞减少/白细胞减少,以及恶心和疲劳。目前 PARP 抑制剂联合其他药物(包括免疫治疗)的多项临床试验正在进行,以提高缓解持续时间。

### ■ 化疗

在 HR 阳性 MBC 中,化疗仅用于内分泌耐药或内脏危象患者[58]。在 TNBC 和 HER2 阳性 MBC 中,化疗被用于一线治疗(下文讨论)。

HR 阳性 MBC 的化疗没有标准顺序。需考虑既往治疗方法和缓解、并发症、器官功能、剂量和监测频率,以及患者副作用(如脱发、神经病变)的发生情况。通常,从不同机制类别中选择持续给药是更可取的(表 36-3)。许多早期乳腺癌患者接受过蒽环类药物和紫杉烷类药物治疗,在此情况下,这些药物被保留用于以后线治疗中,特别是在治疗几年内复发的情况下。

表 36‑3　MBC 化疗选择

| 药物与分类 | 文献引自文本 | 药物与分类 | 文献引自文本 |
|---|---|---|---|
| **蒽环类药物** | | **铂复合盐** | |
| 多柔比星 | [66-69] | 卡铂 | [101-103,135,174] |
| 脂质体多柔比星 | [71] | 顺铂 | [167,168,175] |
| **紫杉烷类药物** | | **烷化剂** | |
| 紫杉醇 | [72,73] | 环磷酰胺 | [80,95] |
| 多西他赛 | [74-76] | **联合化疗方案** | |
| 白蛋白紫杉醇 | [77,78] | 多柔比星/环磷酰胺（AC） | [95,96] |
| **抗代谢物** | | 多西他赛/卡培他滨 | [99] |
| 卡培他滨 | [79-82] | 吉西他滨/紫杉醇 | [100] |
| 吉西他滨 | [83-85] | 卡铂/紫杉醇 | [101-103] |
| **非紫杉烷类药物微管抑制剂** | | 吉西他滨/卡铂 | [164] |
| 艾日布林 | [86-88] | 卡培他滨/甲氨蝶呤/氟尿嘧啶（CMF） | [80] |
| 长春瑞滨 | [89-91] | 卡培他滨/伊沙匹隆 | [106,107] |
| 伊沙匹隆 | [92-94] | 吉西他滨/卡培他滨 | [109] |

选择序贯单药化疗还是联合化疗是具争议的。作用机制和耐药性的非重叠原理为联合化疗提供了理论基础。然而，许多随机试验已在 MBC 中评估单药对比联合用药方案，并普遍表明联合化疗可获得更高的 RR 和更长的 PFS，但 OS 没有变化[59]。联合化疗通常与毒性增加相关，包括中性粒细胞减少症和恶心、呕吐。在两项联合治疗对比单药治疗 MBC 的随机试验中，正式的生活质量分析显示单药治疗更优，但 RR 略低[60,61]。

在 MDACC，通常为有内脏危象患者、进展迅速或有症状、大体积疾病的患者选择联合化疗。不幸的是，MBC 无法治愈，单药化疗最适合在不影响生活质量的情况下延长生存期。这与一些肿瘤学会的共识建议是一致的[62]。最终，选择序贯化疗还是联合化疗取决于对每个患者的风险和获益的仔细评估。联合治疗的另一个潜在适应证是用于手术或放疗巩固前的寡转移性疾病。

几项研究在 MBC 中对比了连续化疗和间歇性化疗的疗效。一项对这些数据进行分析的系统回顾和荟萃分析显示，接受预先计划的较长持续时间对比较短持续时间一线化疗的患者，OS 在统计学上有显著改善[63]。一项欧洲试验将 MBC 患者随机分配至间歇性化疗组（两组，每组 4 个周期）与一线或二线连续化疗组，发现连续化疗组在疗效和生活质量方面更优[64,65]。一些包括蒽环类药物的化疗药物，具有固有的剂量限制性毒性，禁止长期使用。其他药物，如卡培他滨，则适合延长治疗时间。大多数临床试验旨在治疗患者，直到疾病进展或出现限制性毒性。MDACC 的方案是用连续化疗治疗 MBC 患者，除非出现不可耐受的毒性和/或 ECOG 体能状态衰退到 3 或更高。不过，在该方案内，我们注意到治疗中断的重要性，包括重大生活事件。

## 单药化疗

### 蒽环类药物

20 世纪 70 年代引入蒽环类药物（多柔比星和表柔比星）是治疗 MBC 的一项重大进展。蒽环类药物通过插入 DNA 及抑制拓扑异构酶Ⅱ和 DNA 修复发挥作用。多柔比星单药治疗 MBC 的 RR 范围是 25%～50%，且常受患者特征的影响，如化疗暴露史、体能状态及疾病程度和部位[66-69]。在 MDACC，含多柔比星方案是心脏状况良好且既往未接受过蒽环类药物的 MBC 患者的化疗首选。既往接受过蒽环类药物治疗的患者在后线治疗中偶尔受益于多柔比星（或脂质体多柔比星）重复给药。然而，由于 MBC 疗效药物的数量不断增加，且考虑到心力衰竭的潜在风险，重复蒽环类药物治疗应保留给其他治疗失败的患者。

表柔比星是多柔比星类似物，在等摩尔剂量下，其疗效与多柔比星相似，且毒性略小于多柔比星。在等摩尔剂量下规范对比两种不同的蒽环类药物联合方案（FAC vs FEC）发现，两种方案在 RR、TTP 和生存期方面有相同疗效。FFC 方案相关的胃肠道、血液学及心脏毒性更小[70]。

为提高多柔比星安全性做出的努力使脂质体多柔比星得到发展。在一项Ⅲ期临床试验中，对比了聚乙二醇化脂质体多柔比星与常规多柔比星作为 MBC 患者一线细胞毒性治疗的疗效和安全性[71]。共 509 例患者接受聚乙二醇化脂质体多柔比星（50 mg/m²，每 4 周 1 次）或常规多柔比星（60 mg/m²，每 3 周 1 次）。两组中位 PFS 和 OS 相似（分别为 6.9 个月 vs 7.8 个月和 20.1 个月 vs 22.0 个月）。与常规多柔比星相比，聚乙二醇化脂质体多柔比星治疗组的脱发、骨髓抑制、恶心、呕吐发生率较低。重要的是，即使在更高的累积剂量下，聚乙二醇化脂质体多柔比星也能显著降低心脏毒性发生率（HR 3.16，

95% CI 1.58～6.31,P<0.001)[71]。聚乙二醇化脂质体多柔比星的一个重要剂量限制性毒性是掌-趾感觉丧失性红斑(手足综合征),这与剂量和持续时间相关。与所有脂质体给药系统一样,超敏反应的发生率很低。

### 紫杉烷类药物

紫杉烷类药物[紫杉醇、多西他赛和纳米白蛋白结合型紫杉醇(白蛋白紫杉醇)]是治疗乳腺癌最有效的细胞毒性药物类别之一。紫杉烷类药物在有丝分裂阶段稳定微管,阻止细胞分裂。在 RR 和缓解持续时间方面紫杉烷类药物可与蒽环类药物相匹敌。紫杉烷类药物常用于既往未使用过化疗的 MBC 患者的一线细胞毒性治疗或蒽环类药物治疗后的二线化疗。

在 E1193 组间研究中,多柔比星组(60 mg/m² ,每 3 周 1 次)与紫杉醇组(175 mg/m² ,每 3 周 1 次)观察到相似的 RR(多柔比星组 36% vs 紫杉醇组 34%)和 TTP(5.8 个月 vs 6 个月)[72]。一项荟萃分析对比紫杉醇 80 mg/m² 每周给药和 175 mg/m² 每 3 周给药,发现尽管每周给药计划的 RR 略好,但每周给药有更好的 OS 和更低的 AE 发生率[73]。在 MDACC,最受欢迎的治疗 MBC 的紫杉烷类药物方案是紫杉醇 80 mg/m² 每周给药,通常是给药 3 周/停药 1 周或给药 2 周/停药 1 周。

多西他赛是一种半合成紫杉烷类药物,与紫杉醇在药理学上有若干差异。在蒽环类耐药乳腺肿瘤患者中,多西他赛相关 RR 为 37%～57%。多西他赛首次获美国 FDA 批准用于该适应证,剂量为 60～100 mg/m² 每 3 周给药。在该剂量下,血液学毒性是常见的,中性粒细胞减少症的发生率与每 3 周接受紫杉醇所观察到的相似。在一项旨在确定多西他赛最佳剂量的临床试验中,527 例患者随机分配至多西他赛 60、75 或 100 mg/m² 每 3 周给药的治疗组。观察到多西他赛剂量增加与 RR 之间呈正相关,同时毒性代价也更大[74]。一项Ⅲ期试验直接对比 449 例 MBC 患者多西他赛 100 mg/m² 每 3 周给药与紫杉醇 175 mg/m² 每 3 周给药。所有患者既往接受蒽环类化疗后均疾病进展。与紫杉醇每 3 周给药组相比,多西他赛 100 mg/m² 组 TTP 延长(HR 1.64,95% CI 1.33～2.02)且 OS 改善(HR 1.64,95% CI 1.33～2.02),但也导致了更大的治疗相关毒性发生率[75]。最常用的单药紫杉烷类药物方案,紫杉醇 80 mg/m² 每周给药和多西他赛 75 mg/m² 每 3 周给药,未被直接对比。在既往接受紫杉醇化疗治疗的患者中,随后接受多西他赛治疗的 RR 达到 18%～21%,表明两种药物之间部分缺乏交叉耐药性[76]。多西他赛 75～100 mg/m² ,每 3 周 1 次是 MBC 一线治疗的合适选择;在 MDACC 的大多数案例中给药 75 mg/m² 。紫杉醇和多西他赛治疗常见中度指甲改变、累积性神经损伤和疲劳。与紫杉醇每周给药相比,多西他赛更常出现腹泻、口腔炎和中性粒细胞减少。尽管类固醇预处理可以减轻这种副作用,接受多西他赛累积剂量大于 300 mg/m² 的患者仍存在液体潴留的可能性。在 MDACC,患者从接受多西他赛的前一天开始,口服地塞米松 4 mg 每天 2

次,持续 3 天。

最后一种常用紫杉烷类药物是白蛋白紫杉醇,它是一种紫杉醇的白蛋白结合纳米制剂。若干对比证明白蛋白紫杉醇有效,且在某些案例中比其他紫杉烷类药物更有效[77,78]。与紫杉醇相比,白蛋白紫杉醇的一个明显优势是不需要使用聚氧乙烯蓖麻油进行溶解,因此白蛋白紫杉醇相关的超敏反应风险低很多。在一项Ⅲ期研究中,454 例 MBC 患者随机分配至白蛋白紫杉醇组(260 mg/m² 每 3 周给药)或紫杉醇组(175 mg/m²)。与紫杉醇组相比,白蛋白紫杉醇组表现出显著更高的 RR(33% vs 19%)和更长的 TTP(23.0 周 vs 16.9 周)。白蛋白紫杉醇组 3 级感觉神经病变更常见,研究对比白蛋白紫杉醇(300 mg/m² 每 3 周给药,150 mg/m² 每周给药,或 100 mg/m² 每周给药)和多西他赛(100 mg/m² 每 3 周给药)。白蛋白紫杉醇 150 mg/m² 每周给药显示出比多西他赛组更长的 PFS(12.9 个月发生率较低),但四组的外周神经病变发生率和严重程度相似[77]。在 MDACC,白蛋白紫杉醇常作为一线或二线治疗每周给药(100 mg/m² ,通常给药 3 周/停药 1 周),这是类固醇治疗有禁忌证患者的首选紫杉烷类药物。白蛋白紫杉醇可用于对紫杉醇或多西他赛过敏患者。

### 抗代谢物

卡培他滨 卡培他滨是一种口服氟尿嘧啶,美国 FDA 于 1998 年批准其作为单药治疗对蒽环类和紫杉烷类药物耐药的 MBC。2001 年 9 月,新增卡培他滨+多西他赛用于既往接受蒽环类药物治疗的 MBC 患者的适应证。首个研究卡培他滨治疗 MBC 患者的Ⅱ期研究纳入 162 例既往接受紫杉醇治疗转移性疾病患者。大多数患者既往还接受蒽环类药物治疗。卡培他滨剂量为每天 2 510 mg/m² ,分两次给药,给药 2 周/停药 1 周。RR 为 20%,中位 TTP 为 93 天,中位缓解持续时间为 8.1 个月,中位 OS 为 12.8 个月[79]。在一项独立Ⅱ期试验中,O'Shaughnessy 和她的同事将既往未接受任何细胞毒性治疗的转移性 MBC 患者随机分配(2∶1)至接受卡培他滨治疗组或环磷酰胺、甲氨蝶呤和 5-FU(CMF)静脉治疗组。该试验旨在纳入更多老年患者以避免蒽环类药物相关毒性,中位年龄为 69 岁。卡培他滨组对比 CMF 组总 RR(30% vs 16%)、TTP(4.1 个月 vs 3 个月)或 OS(19.6 个月 vs 17.2 个月)未见差异。在两组中观察到相似程度的恶心、呕吐和口腔炎。卡培他滨组出现较多 3/4 级腹泻(8%)、疲劳(5%)和手足综合征(15%)病例。在卡培他滨组中,34% 的患者需要中断治疗和/或调整剂量,10 例(16%)患者因 AE 停药[80]。

美国 FDA 批准的卡培他滨剂量和给药方案为每天 2 500 mg/m² ,分两次口服,给药 2 周/停药 1 周。回顾性研究表明,较低的起始剂量(2 000 mg/m²)或给药 1 周/停药 1 周的给药方案有更好的耐受性、剂量减少情况更少且疗效不变[81,82]。在 MDACC,即使有其他几种选择,卡培他滨也通常作为在辅助或新辅助化疗中既往接受蒽环类和/或紫杉烷类药物患者的一线细胞毒性疗法。研究倾向于从每天 1 800～2 000 mg/m²(分两次给药)开始,给药 2 周/停药 1 周,但在每个患者的给药计划中患者耐受性、年龄和合并症(如伴随性肾病)起着重要作用。

**吉西他滨** 吉西他滨是一种核苷类似物,美国 FDA 于 2004 年 4 月批准其与紫杉醇联合治疗 MBC。吉西他滨在细胞内磷酸化为二磷酸吉西他滨和三磷酸吉西他滨两种活性细胞毒素。与紫杉烷类联合用药方案如后文所述;然而,在 MBC 患者中也进行了若干项吉西他滨单药治疗的Ⅱ期小试验。单药 RR 范围为 14%～37%[83-85]。RR 差异可归因于剂量差异(参考试验中为 800～1 200 mg/m²)和既往治疗程度。一般来说,既往未接受过化疗患者的耐受剂量为 800～1 200 mg/m²,每 28 天的第 1、8 和 15 天给药。第 15 天减少剂量和/或停药通常是避免周期延迟所必需的。既往接受过治疗的患者可能需要进一步减少剂量以避免血小板减少和中性粒细胞减少。溶血性尿毒症综合征和肺毒性的风险也很小。如上所述,吉西他滨已进行了许多双联和三联联合研究。在 MDACC,由于吉西他滨疗效中等,极少作为 HR 阳性 MBC 患者一线细胞毒性单药治疗方案,但它在肾或肝损害患者中,或后线治疗中,是一种有用的药物。

**非紫杉烷类微管抑制剂**

**艾日布林** 甲磺酸艾日布林是一种非紫杉烷类微管动力学抑制剂,通过抑制微管生长发挥作用。2011 年基于注册试验 EMBRACE 获批治疗 MBC 患者。在该开放标签、随机、Ⅲ期研究中,762 例既往接受中位四线化疗方案患者随机分配(2∶1)至艾日布林治疗组(1.4 mg/m² 每 21 天的第 1 天和第 8 天给药)或医生选择的化疗组(主要是长春瑞滨、吉西他滨或卡培他滨)。艾日布林治疗组患者 OS 有所改善(13.1 个月 vs 10.6 个月,HR 0.81,95% CI 0.66～0.99),中位 PFS 为 3.7 个月,独立评估的 RR 为 12%。艾日布林相关常见副作用为乏力、疲劳和中性粒细胞减少症,艾日布林组 5% 的患者由于周围神经病变停止治疗[86]。

随后,一项Ⅱ期研究评估艾日布林在一线环境中治疗 HER2 阴性 MBC 的疗效[87]。56 例患者接受治疗,大多数患者在辅助化疗中接受过蒽环类和/或紫杉烷类药物。RR 为 29%,临床获益率为 52%,中位 PFS 为 6.8 个月。

最后,第二个随机Ⅲ期试验直接对比艾日布林和卡培他滨治疗既往接受过紫杉烷类和蒽环类药物的 MBC 患者。共纳入 1 102 例患者随机分配(1∶1)至艾日布林组或卡培他滨作为 MBC 一线、二线或三线细胞毒性治疗组。艾日布林组与卡培他滨组的中位 OS 分别为 15.9 个月 vs 14.5 个月(HR 0.88,95% CI 0.77～1.00,P = 0.056),两组 PFS 相似(4.1 个月 vs 4.2 个月);RR 分别为 11% vs 11.5%[88]。基于以上证据,MDACC 肿瘤学家使用艾日布林或卡培他滨治疗既往接受紫杉烷类和/或蒽环类药物治疗的 HR 阳性 MBC 患者。尽管艾日布林耐受性也很好且只需 5 min 即可输注,但卡培他滨是简便的口服方案,且导致的脱发更少。

**长春瑞滨** 长春瑞滨是一种半合成长春碱,可干扰微管组装,在 MBC 治疗中具有疗效。长春碱和长春新碱是其他长春碱类药物,广泛用于其他肿瘤类型。美国 FDA 于 1994 年批准长春瑞滨用于治疗肺癌。在一项早期的Ⅱ期试验中,183 例既往暴露于蒽环类药物 MBC 患者随机分配(2∶1)至长春瑞滨组(长春瑞滨 30 mg/m² 每周给药)和美法仑组。长春瑞滨组 RR 为 16%,且至治疗失败时间明显长于美法仑组(12 周 vs 8 周)[89]。一项独立Ⅱ期试验评估长春瑞滨 35 mg/m² 每周给药(且有生长因子支持)治疗既往接受蒽环类和紫杉烷类药物的 MBC 患者,报告 RR 为 25%,TTP 为 13 周。在生长因子支持下,剂量限制性毒性为中性粒细胞减少。

长春瑞滨也被评估可作为转移性疾病中的一线细胞毒性治疗。157 例多数患有内脏疾病的 MBC 患者,长春瑞滨 30 mg/m² 每周给药。试验报告的 RR 为 41%,至治疗失败时间为 6 个月。72% 的患者出现 3/4 级中性粒细胞减少症[90]。最后,长春瑞滨在多种联合用药方案中进行评估。一项Ⅲ期试验将 252 例 MBC 患者随机分配至长春瑞滨单药治疗组(长春瑞滨 30 mg/m² 21 天周期的第 1 天和第 8 天给药)和长春瑞滨+吉西他滨联合治疗组。纳入患者既往均接受过蒽环类和紫杉烷类化疗,75% 的患者患有内脏疾病。与单药组相比,联合组 RR(36% vs 26%)和 PFS(6 个月 vs 4 个月,HR 0.66,95% CI 0.5～0.88)显著改善;然而,两组间 OS 相似(15.9 个月 vs 16.4 个月)。联合组患者出现更显著的血液学毒性[91]。长春瑞滨有骨髓抑制的黑框警告。其他副作用包括神经病变、流感样症状和胃肠道症状(如恶心和便秘)。在 MDACC,长春瑞滨作为 MBC 患者三线(或后线)细胞毒性治疗。长春瑞滨通常以 25 mg/m² 作为起始剂量,在 28 天周期的第 1 天、第 8 天和第 15 天给药治疗。

**伊沙匹隆** 伊沙匹隆是一种埃博霉素 B 类似物,可稳定微管,阻断有丝分裂。2007 年 10 月获得美国 FDA 批准联合卡培他滨治疗蒽环类和紫杉烷类治疗后进展的 MBC 患者。伊沙匹隆也获批单药治疗既往接受蒽环类、紫杉烷类药物和卡培他滨的 MBC 患者。

在一项单臂Ⅱ期试验中,对伊沙匹隆单药治疗 126 例既往接受蒽环类、紫杉烷类药物和卡培他滨治疗 MBC 患者进行评估。大多数患者(88%)既往接受过至少二线转移性疾病治疗。RR 为 11.5%,中位缓解时间为 5.7 个月,PFS 为 3.1 个月。54% 的患者出现了 3/4 级中性粒细胞减少症,14% 的患者出现 3/4 级周围神经病变[92]。当作为 65 例既往接受过蒽环类辅助化疗 MBC 患者的一线细胞毒性治疗时,RR 为 41.5%,中位缓解时间为 8.2 个月[93]。最后,在一项独立Ⅱ期试验中,对伊沙匹隆单药治疗 49 例既往接受蒽环类药物化疗且近期在紫杉烷类药物治疗中出现疾病进展的 MBC 患者进行评估。试验规定最后一次使用的化疗药物必须是紫杉烷类药物。上述患者的 RR 为 12%,中位缓解时间为 10.4 个月,TTP 为 2.2 个月[94]。在 MDACC,伊沙匹隆通常用于接受过蒽环类、紫杉烷类药物、卡培他滨及艾日布林(经常使用)的患者,在 TNBC(见下文)中更常使用。伊沙匹隆治疗通常起始剂量为 40 mg/m²,但剂量常降低至 32 mg/m²。神经病变大多为感觉性,且在很大程度上是可逆的。

### 联合化疗

如前文所述,对于大多数 ER 阳性 MBC 患者,序贯单药化疗优于联合化疗。内脏危象患者或进展迅速的内分泌耐药的合适患者是联合化疗的潜在候选者。已有许多联合化疗治疗 MBC 的试验,其结果的详细列表超出了本章范围。然而,本文将概述 MDACC 使用的几种联合疗法的证据,为那些未使用过蒽环类药物或紫杉烷类药物的患者保留蒽环类或紫杉烷类联合用药机会。

#### 含蒽环类药物联合治疗方案

多柔比星联合环磷酰胺(AC)早期乳腺癌的标准新辅助/辅助治疗方案,在未经 AC 治疗的转移性患者中也具疗效。一项纳入 275 例 MBC 患者的随机 II 期临床试验,对比多柔比星+紫杉醇与标准 AC 作为一线化疗的疗效。用药方案为多柔比星 60 mg/m² + 紫杉醇 175 mg/m²,每 3 周 1 次和多柔比星 60 mg/m² + 环磷酰胺 600 mg/m²,每 3 周 1 次,最多 6 个周期。两组的中位 PFS 为 6 个月,多柔比星+紫杉醇组的 RR 为 58%,AC 为 54%。多柔比星+紫杉醇组(32%)发热性中性粒细胞减少比 AC 组(9%)更常见,并影响该组多柔比星给药[95]。

另外,还在 429 例 MBC 患者中对比标准 AC 化疗与另一种含紫杉烷类药物的方案,多柔比星+多西他赛(AT),作为一线化疗的疗效。与 AC 组相比,AT 组(多柔比星 50 mg/m² + 多西他赛 75 mg/m²,每 3 周 1 次)改善了 TTP(37.3 周 vs 31.9 周,P = 0.014)和总 RR(59% vs 47%,P = 0.008),但 OS 无差异。缺乏生存获益的部分原因是 AC 组患者在随后的治疗中接受了紫杉烷类化疗。AT 组(33%)比 AC 组(10%)更易发生发热性中性粒细胞减少症和其他感染。3/4 级心脏事件发生率相似(AT 为 3%,AC 为 4%)[96]。基于这一证据,在 MBC 患者中,我们更倾向于使用 AC,而非多柔比星+紫杉醇或多柔比星+多西他赛。尽管在当下的 MBC 治疗实践中三联疗法的使用比双联疗法少得多;然而,在 MDACC,多年来 FAC(500/50/500 mg/m²)是 MBC 患者的标准治疗方案。Nabholtz 等[97,98]对比了多西他赛+多柔比星+环磷酰胺(TAC 75/50/500 mg/m²)与 FAC 一线治疗 MBC 的疗效(n = 484)。TAC 组的 RR 为 55%,FAC 组为 44%(HR 1.5,95% CI 1.1~2.2,P = 0.02)。治疗组之间 TTP 或 OS 无显著差异。TAC 患者出现发热性中性粒细胞减少的频率更高(29% vs 5%),但感染率相似。

#### 含紫杉烷类药物联合治疗方案

美国 FDA 于 2001 年批准多西他赛+卡培他滨用于既往使用过蒽环类药物治疗的 MBC 患者。注册试验是一项随机 III 期研究,对比 511 例蒽环类难治性 MBC 患者接受多西他赛+卡培他滨(75 mg/m²,每 3 周 1 次,1 250 mg/m²,每天 2 次,21 天周期的第 1~14 天)或仅多西他赛(100 mg/m²,每 3 周 1 次)。单药和联合用药组的 RR 分别为 30% 和 42%。联合用药组的 TTP 为 4.2 个月 vs 6.1 个月(HR 0.65,95% CI 0.55~0.78),多西他赛组的中位 OS 为 11.5 个月,而多西他赛+卡培他滨组为 14.5 个月(HR 0.775,95% CI 0.63~0.95)。联合用药组约 2/3 的患者(65%)需要减少剂量,而多西他赛组为 36%。联合用药组中 3 级不良事件更为常见(联合用药组 71% vs 多西他赛组 49%)[99]。

美国 FDA 于 2004 年批准吉西他滨+紫杉醇(GT)联合用药治疗 MBC。该批准基于一项随机 III 期试验,对比 GT 与紫杉醇单药作为一线化疗方案用于既往接受过蒽环类药物辅助治疗的患者。共有 266 例患者被随机分配至接受吉西他滨(1 250 mg/m²,第 1 和 8 天)+紫杉醇(175 mg/m²,第 1 天),21 天为 1 个周期,或紫杉醇单药(175 mg/m²),21 天为 1 个周期。GT 组的中位生存期为 18.6 个月,而紫杉醇单药组的中位生存期为 15.8 个月(HR 0.78,95% CI 0.64~0.96),联合用药组的 RR 为 41.4%,而单独使用紫杉醇组的 RR 为 26.2%。联合用药组的 TTP 更长(6.14 个月 vs 3.98 个月)。血液学毒性在 GT 组更常见,主要是中性粒细胞减少症[100]。

简单来说,也有卡铂+紫杉醇或卡铂+多西他赛[101-103]和紫杉醇+贝伐珠单抗[104,105]联合用药治疗 ER 阳性 MBC 的数据。在本研究机构,含铂化疗在 TNBC 和 gBRCA 相关乳腺癌中更常用。贝伐珠单抗+紫杉醇于 2008 年获批用于 MBC;然而,由于无 OS 获益,其乳腺癌的适应证于 2011 年被取消。在 MDACC,贝伐珠单抗很少用于临床试验或化生组织学以外的 MBC 治疗。

#### 卡培他滨联合治疗方案

卡培他滨+伊沙匹隆于 2007 年获批用于治疗 MBC 患者,该获批基于两项设计类似的随机 III 期试验。第一项试验将 752 例 MBC 患者随机分配至伊沙匹隆 40 mg/m² + 卡培他滨 2 000 mg/m²(21 天周期的第 1~14 天)或卡培他滨(2 000 mg/m²)。所有患者均接受过蒽环类和紫杉烷类药物治疗。联合用药改善了 PFS(5.8 个月 vs 4.2 个月,HR 0.75,95% CI 0.64~0.88)和总 RR(35% vs 14%)。在联合用药组中 3/4 级毒性更为明显,包括周围神经病变(21% vs 0)和中性粒细胞减少症(68% vs 11%)。联合用药也增加了死亡率(3% vs 1%)。肝功能不全患者出现并发症的风险较高,不应采用这种方案治疗[106]。第二项试验纳入相同的患者群体,将 1 221 例患者随机分配至接受同上文的两种治疗方案,但将评估 OS 而非 PFS 作为主要终点。尽管 PFS 和 RR 的改善再次有利于联合用药,但未检测到 OS 的差异(联合用药组 16.4 个月,卡培他滨单药组 15.6 个月;HR 0.9,95% CI 0.08~1.03,P = 0.12)[107]。尽管有毒性,但对于肿瘤缓解至关重要的耐药疾病患者而言,这种联合用药是一种合理的选择。

已经在小型 II 期临床试验中对吉西他滨+卡培他滨的联合用药方案进行了评估。共纳入 76 例既往接受过蒽环类药物治疗的 MBC 患者,患者在接受吉西他滨 1 000 mg/m² 第 1 天和第 8 天+卡培他滨 830 mg/m² 每天 2 次,第 1~14 天,21 天为 1 个周期。略多于一半的患者接受这种方案作为一线细胞毒性治疗。ORR 达 55.2%,TTP 为 11.1 个月。60% 的患者出现 3/4 级中性粒细胞减少症,13.5％出现无症状肝毒性,16％出现手足综合征[108]。德国的一项随机试验对比吉西他滨＋卡培他滨、吉西他滨/顺铂和吉西他滨/长春瑞滨联合用药,并再次证实吉西他滨＋卡培他滨的合理的安全性和有效性。

共有 49 例既往接受过蒽环类药物的 MBC 患者接受了吉西他滨/卡培他滨组的治疗(吉西他滨剂量与上述研究相同,但卡培他滨剂量较低,为 650 mg/m²,每天 2 次,使用时间相同)。吉西他滨/卡培他滨组的 RR 为 34.7％,PFS 为 8.3 个月,方案耐受性良好[109]。

最后,在 MDACC,我们很少使用 CMF 方案(也在卡培他滨一章中讨论过)治疗接受过多次治疗且无法耐受卡培他滨的老年患者[80]。

# HER2 阳性乳腺癌

HER2 阳性疾病约占所有确诊乳腺癌的 15％。在开发抗 HER2 单克隆抗体之前,HER2 阳性乳腺癌是预后不佳的最具侵袭性的亚型之一[110,111]。过去 20 年来,多种新型治疗方法进入了临床,提高了 HER2 阳性 MBC 患者的生存率和生活质量(表 36-4)。本章节将回顾与抗 HER2 治疗方案最相关的数据,包括在 MDACC 使用的方案(图 36-2)。

表 36-4　近期与 HER2 阳性 MBC 和转移性 TNBC 管理相关试验

| 试验 | n | 患者 | 治疗 | 结局 | 注释 |
|---|---|---|---|---|---|
| **HER2 阳性 MBC** | | | | | |
| CLEOPATRA[7,115] | 808(1∶1) | MBC 一线治疗(～46% 既往接受化疗及 10% 既往接受曲妥珠单抗) | THP(多西他赛、曲妥珠单抗、帕妥珠单抗)vs 曲妥珠单抗＋多西他赛 | PFS(18.5 个月 vs 12.4 个月,HR 0.62,95% CI 0.51～0.75);ORR(80.2% vs 69.3%);OS(57.1 个月 vs 40.8 个月,HR 0.69,95% CI 0.58～0.82) | 仍是一线标准治疗方案;每组多西他赛中位给药周期为 8;THP 组 3.8%[vs 6.6%(对照组)]的患者 LVEF 下降≥10%;THP 组～8%的患者出现 3/4 级腹泻 |
| EMILIA[118,119] | 991(1∶1) | 既往接受曲妥珠单抗和紫杉烷类药物治疗的 MBC 患者(40% MBC 既往接受＞一线化疗,84%MBC 既往接受曲妥珠单抗治疗) | T-DM1 vs 拉帕替尼＋卡培他滨 | PFS(9.6 个月 vs 6.4 个月,HR 0.65,95% CI 0.55～0.77);ORR(43.6% vs 30.8%);OS(29.9 个月 vs 25.9 个月,HR 0.75,95% CI 0.64～0.88) | 美国 FDA 于 2013 年批准 T-DM1 用于 MBC 二线治疗;T-DM1 组 12.9%的患者出现 3/4 级血小板减少症;7.2%的患者出现 3/4 级 AST/ALT 升高 |
| MARIANNE[120] | 1 095(1∶1∶1) | MBC 一线治疗(约 55% 既往接受新辅助/辅助治疗) | 曲妥珠单抗＋紫杉烷类药物 vs T-DM1 vs T-DM1＋帕妥珠单抗 | PFS(13.7 个月 vs 14.1 个月 vs 15.2 个月);ORR(67.9% vs 59.7% vs 64.2%) | T-DM1 和 T-DM1＋帕妥珠单抗组的 PFS 不低于但不优于曲妥珠单抗＋紫杉烷类药物,这进一步巩固了 THP 用于 HER 阳性 MBC 一线治疗的地位 |
| HER2CLIMB[121] | 612(2∶1) | MBC 后线治疗(所有患者既往接受帕妥珠单抗、曲妥珠单抗和 T-DM1) | 图卡替尼＋曲妥珠单抗＋卡培他滨 vs 曲妥珠单抗＋卡培他滨 | PFS(7.8 个月 vs 5.6 个月,HR 0.54,95% CI 0.42～0.71);ORR(40.6% vs 22.8%);OS(21.9 个月 vs 17.4 个月,HR 0.66,95% CI 0.5～0.88) | 美国 FDA 于 2020 年批准用于既往接受一线及以上抗 HER2 单抗治疗的 MBC;纳入 219 例脑转移患者,图卡替尼组 1 年 PFS 为 24.9%,对照组为 0;图卡替尼组 81%的患者出现腹泻,5%的患者出现 3/4 级 AST/ALT 升高 |
| **HER2 阳性 MBC** | | | | | |
| DESTINY-Breast01[122] | 184(单臂) | MBC 后线治疗(既往中位治疗线数为 6,所有患者既往均接受曲妥珠单抗和 T-DM1 治疗) | 德曲妥珠单抗 | ORR 60.9%(中位缓解持续时间 14.8 个月);PFS 16.4 个月 | 美国 FDA 于 2019 年加速批准用于既往接受至少 2 种抗 HER2 单抗治疗的 MBC;13.6%的患者出现 ILD/肺炎(2.2%死亡);药物在 HER2 低表达的 MBC 中也有疗效 |
| NALA[123] | 662(1∶1) | MBC 后线治疗(既往接受至少 2 种抗 HER2 单抗治疗的转移性疾病患者) | 奈拉替尼＋卡培他滨 vs 拉帕替尼＋卡培他滨 | PFS(8.8 个月 vs 6.6 个月,HR 0.76,95% CI 0.63～0.93);ORR(32.8% vs 26.7%);1 年 OS(72.5% vs 66.7%,HR 0.88,95% CI 0.72～1.07) | 美国 FDA 于 2020 年批准用于既往接受至少 2 种抗 HER2 单抗治疗的 MBC;24%的患者出现 3 级腹泻;奈拉替尼联合治疗组也延迟了干预有症状 CNS 疾病时间 |

| 试验 | n | 患者 | 治疗 | 结局 | 注释 |
|---|---|---|---|---|---|
| IMpassion130[8,157] | 902(1:1) | mTNBC 一线治疗(约50%既往接受紫杉烷类药物和/或蒽环类药物化疗) | 阿替利珠单抗+白蛋白紫杉醇 vs 白蛋白紫杉醇 | 所有 PD-L1 患者,PFS(7.2个月 vs 5.5个月,HR 0.8,95% CI 0.69~0.92);40%的 PD-L1+疾病患者,PFS(7.5个月 vs 5个月,HR 0.62,95% CI 0.49~0.78);ORR(所有 PD-L1 患者,56% vs 45.9%) | 美国 FDA 于 2019 年加速批准用于 PD-L1+mTNBC 患者;在 ITT 人群中未显示 OS 获益;然而,PD-L1+组 OS(25个月 vs 18个月,HR 0.71,95% CI 0.54~0.93);阿替利珠单抗组 17.3%患者出现甲状腺功能减退 |
| IMMU-132-01[159] | 108(单臂) | mTNBC 后线治疗(既往中位治疗次数为3) | 戈沙妥珠单抗 | RR 33.3%(3例 CR 和 33例 PR);中位缓解持续时间 7.7个月;CBR 45.4%;中位 PFS 5.5个月 | 美国 FDA 于 2020 年加速批准用于既往接受二线治疗后的转移性 mTNBC 患者 |

注:CBR,临床获益率;HR,风险比;ITT,意向治疗;LVEF,左心室射血分数;MBC,转移性乳腺癌;ORR,总缓解率;OS,总生存期;PFS,无进展生存期。

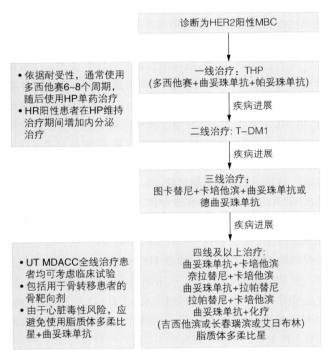

**图 36-2** 在 MDACC,HER2 阳性 MBC 患者的简明治疗步骤

### ■ 多西他赛+ 曲妥珠单抗+ 帕妥珠单抗——一线治疗

HER2/neu 蛋白是一种跨膜受体酪氨酸激酶,当其在乳腺癌中过度表达时,会在肿瘤的发生和进展中起关键作用。曲妥珠单抗是一种鼠-人嵌合单克隆抗体,其结合 HER2 蛋白的胞外结构域并介导抗体依赖性细胞毒性。经临床试验证明曲妥珠单抗作为单药和联合化疗的疗效后,美国 FDA 于 1998 年批准其用于治疗 HER2 阳性 MBC[111-113]。早期试验报道,与曲妥珠单抗相关的心脏毒性风险约为 2.5%,通常可以停药逆转,且具有再次使用安全的潜力[114]。同时使用蒽环类药物会加剧曲妥珠单抗心脏毒性,所以该禁止使用该联合方案。紫杉烷类药物和曲妥珠单抗联合治疗多年来一直是标准治疗方案,直到开发出第二种抗 HER2 单克隆抗体帕妥珠单抗。

帕妥珠单抗是一种人源化抗 HER2 单克隆抗体,美国FDA 于 2012 年批准用于治疗 HER2 阳性 MBC。与曲妥珠单抗相比,帕妥珠单抗与 HER2 细胞外结构域的不同表位结合,并阻止其与其他 HER 家族的异二聚化,尤其是 HER3。一项具有里程碑意义的临床试验 CLEOPATRA 对比了帕妥珠单抗+曲妥珠单抗+多西他赛(THP)和多西他赛+曲妥珠单抗这两种联合用药方案的疗效。约 10%的患者在新辅助或辅助治疗中接受曲妥珠单抗。共 808 例 HER2 阳性 MBC 患者被随机分组,与多西他赛+曲妥珠单抗相比,THP 表现出显著的疗效。THP 组的 PFS 为 18.5 个月,对照组为 12.4 个月(HR 0.62,95% CI 0.51~0.75)。THP 组 3/4 级发热性中性粒细胞减少和腹泻的发生率较高,但两组的心脏毒性相似[115]。最近发布了 CLEOPATRA 的研究结束结果:THP 组的中位 OS 为 57.1 个月,而多西他赛+曲妥珠单抗组为 40.8 个月(HR 0.69,95% CI 0.58~0.82)。第 8 年时,THP 组 OS 率为 37%,而多西他赛+曲妥珠单抗治疗组为 23%[7]。在 MDACC,THP(或紫杉醇+曲妥珠单抗+帕妥珠单抗)仍是大多数 HER2 阳性 MBC 患者的标准一线方案[116,117]。对于在接受新辅助或辅助化疗和曲妥珠单抗/帕妥珠单抗后 6 个月内经历远处转移复发的患者,T-DM1 是更合适的一线治疗。

### ■ T-DM1——二线治疗

恩美曲妥珠单抗(T-DM1)是一种 HER2 抗体偶联药物,将曲妥珠单抗与微管抑制剂 DM1(一种美登素衍生物)连接。美国 FDA 于 2013 年批准 T-DM1 用于治疗既往接受过曲妥珠单抗和紫杉烷类药物的 HER2 阳性 MBC 患者。其注册试验 EMILIA 是一项开放标签、随机Ⅲ期研究,对比 991 例既往结果过曲妥珠单抗和紫杉烷类药物的 HER2 阳性 MBC 患者接受 T-DM1 或卡培他滨+拉帕替尼治疗的疗效。T-DM1 组 PFS 显著改善(9.6 个月 vs 6.4 个月,HR 0.65,95% CI 0.55~0.77)[118]。T-DM1 组中位 OS 也有改善(29.9 个月 vs 25.9 个月,HR 0.75,95% CI 0.64~0.88)[119]。卡培他滨+拉帕替尼组的 3/4 级毒性发生率更高,但血小板减少症和天冬氨酸氨基转移酶/丙氨酸氨基转移酶(AST/ALT)升高更常见于 T-DM1 组。T-DM1 带有肝衰竭风险警告，需要进行常规肝功能监测。此外，建议使用 T-DM1 患者进行常规超声心动图检查，使用曲妥珠单抗和帕妥珠单抗的患者也是如此。所有 HER2 特异性治疗，包括 T-DM1，因有羊水过少的风险，在妊娠期禁用。

MARIANNE 试验是一项针对 HER2 阳性 MBC 的候选一线治疗的大型随机Ⅲ期试验。共 1 095 例患者被随机分配（1∶1∶1）使用曲妥珠单抗＋紫杉烷类药物、T-DM1 或 T-DM1＋帕妥珠单抗。T-DM1 组主要终点 PFS 不劣于曲妥珠单抗＋紫杉烷类药物组，但没有显示出优效性。曲妥珠单抗＋紫杉烷类药物组的 PFS 为 13.7 个月，T-DM1 组为 14.1 个月，T-DM1＋帕妥珠单抗组为 15.2 个月。对照组 28％的患者出现任何级别的周围神经性病变，T-DM1 组为 13.3％，T-DM1＋帕妥珠单抗组为 17.8％[120]。

在 MDACC，T-DM1 3.6 mg/kg 每 21 天是 HER2 阳性 MBC 的标准二线治疗方法。血小板减少症是剂量减少的常见原因。T-DM1 最近获批用于有残留病灶的早期 HER2 阳性乳腺癌，这将改变在完成辅助治疗后 6～12 个月经历远处复发的患者的治疗规范。在这种情况下，我们会考虑一种三线疗法。

### ■ 图卡替尼＋曲妥珠单抗＋卡培他滨或德曲妥珠单抗——三线治疗

美国 FDA 近期批准了两种不同的方案用于治疗 HER2 阳性 MBC。在 HER2CLIMB 试验中，612 例既往接受过曲妥珠单抗、帕妥珠单抗和 T-DM1 治疗的 HER2 阳性 MBC 患者被随机分配（2∶1）至接受图卡替尼＋曲妥珠单抗＋卡培他滨或安慰剂＋曲妥珠单抗＋卡培他滨。图卡替尼是一种口服酪氨酸激酶抑制剂，对 HER2 激酶结构域具有高度选择性。1 年时，图卡替尼联合用药组的 PFS 率为 33.1％，对照组为 12.3％（HR 0.54，95％ CI 0.42～0.71），中位 PFS 分别为 7.8 个月和 5.6 个月。图卡替尼组 2 年时的 OS 率为 44.9％，对照组为 26.6％（HR 0.66，95％ CI 0.5～0.88），中位 OS 分别为 21.9 个月和 17.4 个月。重要的是，已接受治疗或未接受治疗的脑转移患者均符合条件，前提是他们不需要紧急的局部干预。在初始 PFS 分析的 219 例脑转移患者中，图卡替尼组 1 年 PFS 率为 24.9％，对照组为 0，中位 PFS 分别为 7.6 个月和 5.4 个月（HR 0.48，95％ CI 0.34～0.69）。分配到图卡替尼组的患者中最常见的 AE 是腹泻（81％）和手足综合征（63％）。据报道，大多数预防药物患者腹泻是可控的。图卡替尼组中约 5％的患者出现 3/4 级 AST/ALT 升高，因此，美国 FDA 为肝功能损害的剂量减少提供了指导[121]。2020 年，美国 FDA 批准图卡替尼＋曲妥珠单抗＋卡培他滨方案用于治疗既往接受过≥一线转移性疾病的抗 HER2 方案的 HER2 阳性 MBC 患者。MDACC 参与了 HER2CLIMB 试验，我们预计该方案将被广泛采用，尤其是在脑转移患者中。

另一种于 2019 年获得美国 FDA 加速批准的新型药物是德曲妥珠单抗，这是一种抗体偶联药物，将类似曲妥珠单抗的人源化单克隆抗体与拓扑异构酶Ⅰ抑制剂 DXd 连接起来。偶联物被肿瘤细胞内化，DXd 在细胞内释放，导致 DNA 损伤和肿瘤细胞死亡。该获批基于一项开放标签、单臂、Ⅱ期试验，即 DESTINY-Breast01。共 184 例既往接受过中位 6 线治疗的 HER2 阳性 MBC 患者，接受德曲妥珠单抗 5.4 mg/kg，每 21 天一次。所有患者既往均接受过 T-DM1 治疗。RR 为 60.9％（6％为 CR，55％为 PR），中位 PFS 为 16.4 个月（95％ CI 12.7 至 NR）。在 HER2CLIMB 中，图卡替尼组的 RR 为 40.6％。对于接受德曲妥珠单抗的患者，恶心、呕吐、中性粒细胞减少症（约 20％为 3/4 级）和贫血是常见的不良事件。通过独立审查，25 例患者（13.6％）的 ILD 来自德曲妥珠单抗的使用，其中 4 例患者（2.2％）最终死于 ILD。许多患者采用停药和糖皮质激素治疗肺炎[122]。必须谨慎权衡德曲妥珠单抗的有效性及其 ILD 风险。目前正在进行两项随机试验（vs T-DM1 和 vs 医生选择的治疗）将有助于进一步阐明德曲妥珠单抗在 HER2 阳性 MBC 中的毒性和作用。

### ■ 治疗 HER2 阳性 MBC 的其他方案

由于上述新药疗效，既往的二线和三线疗法现在已被降级用于 HER2 阳性 MBC 患者。例如，奈拉替尼于 2020 年被批准与卡培他滨联合用于 HER2 阳性 MBC 患者的三线治疗，但 MDACC 的大多数肿瘤学家更倾向于图卡替尼联合用药或德曲妥珠单抗，因其疗效和安全性更优，但他们了解交叉试验比较存在问题。奈拉替尼基于 NALA 试验获批用于 MBC。这是一项随机Ⅲ期试验，纳入 662 例既往接受过至少两次 HER2 导向治疗方案的 MBC 患者，对比奈拉替尼＋卡培他滨与拉帕替尼＋卡培他滨治疗该类患者的疗效。奈拉替尼和拉帕替尼都是抑制 HER1 和 HER2 的小分子酪氨酸激酶抑制剂；然而，奈拉替尼抑制 HER4 并具有其他药理学差异。在 PFS 方面，奈拉替尼＋卡培他滨组被证明更佳（奈拉替尼组为 8.8 个月，拉帕替尼组为 6.6 个月），1 年 PFS 率分别为 29％和 15％（HR 0.76，P＝0.006）。奈拉替尼组的 3 级腹泻更为严重（奈拉替尼组为 24％，拉帕替尼组为 13％）[123]。在早期和转移患者中进行的奈拉替尼试验均报道显著的腹泻，建议所有使用奈拉替宁的患者每天进行止泻预防。值得注意的是，奈拉替尼和拉帕替尼已被证明对 HER2 阳性的中枢神经系统疾病具有适度的疗效[124,125]。

一般而言，尽管肿瘤在初始治疗后进展，HER2 通路阻断仍在继续。由于联合使用的获益尚未得到证实，通常一旦在任何治疗线中同时使用曲妥珠单抗和帕妥珠单抗，就可以使用曲妥珠单抗或酪氨酸激酶抑制剂来达到这一目的。三线之后用药的最佳顺序尚不清楚。在使用 T-DM1、图卡替尼和德曲妥珠单抗之前进行了测试这些方案的临床试验。在难治性 HER2 阳性 MBC 中具有疗效的联合方案包括卡培他滨＋曲妥珠单抗[126-128]、卡培他滨＋拉帕替尼[129]、曲妥珠单抗＋拉帕替尼[130]，以及曲妥珠单抗联合化疗，包括艾日布林[131]、长春瑞滨[132,133]和吉西他滨[134]。卡铂对 HER2 阳性 MBC 也有疗效；然而，这些数据是与紫杉烷类药物联合使用的，紫杉烷类药物现在用于早期或一线转移性治疗[135]。蒽环类药物在 HER2 阳性疾病中具有疗效,但正如所讨论的,心脏毒性风险阻止其与曲妥珠单抗联合使用。蒽环类药物单药治疗(如脂质体多柔比星)在未经蒽环类治疗的难治性患者的后期治疗中是合理的[111]。

### ■ HER2 阳性,HR 阳性乳腺癌

近 70% 的 HER2 扩增乳腺肿瘤也表达 ER 和/或 PR,被称为三阳性肿瘤。HER2 阳性/HR 阳性乳腺癌表现出与 HER2 阳性/HR 阴性乳腺癌不同的生物学特性。例如,HER2 阳性/HR 阴性的早期乳腺癌与三阳性肿瘤相比,新辅助治疗的 pCR 率更高[136,137]。有证据表明,在 HR 阳性肿瘤中,抗 HER2 治疗的缓解与 HER2 扩增程度呈正相关[138,139]。此外,HER2 阳性/HR 阴性肿瘤通常更具侵袭性,风险更高,在诊断后的 5 年内复发;然而,HER2 阳性/HR 阳性的肿瘤更可能在 5 年后复发,特别是在淋巴结阳性疾病患者中[140-142]。因此,HER2 阳性乳腺癌的治疗会根据 HR 表达不同而变化。在两组中,优先考虑抗 HER2 疗法,因为 HER2 阳性部分具有更具侵袭性的生物学特征;然而,在不含化疗的治疗期间,HR 阳性患者应增加内分泌治疗。化疗同时靶向 HR 阳性和 HER2 阳性肿瘤细胞,但通常不与内分泌治疗相结合。这是因为考虑到内分泌治疗是细胞抑制性的,这将限制化疗发挥作用的肿瘤细胞分裂。

HER2 阳性、HR 阳性乳腺癌的试验显示将曲妥珠单抗(±帕妥珠单抗)添加到 AI 内分泌治疗中的 PFS 优势[143,144]。也证实在 AI 内分泌治疗中添加拉帕替尼(±曲妥珠单抗)治疗三阳性乳腺癌有 PFS 获益[145,146]。他莫昔芬或氟维司群联合曲妥珠单抗(或帕妥珠单抗)治疗转移性疾病的数据有限,不过辅助治疗的数据表明这些组合是安全的,且可能是有益的[147,148]。联合 CDK4/6 抑制剂、内分泌治疗和抗 HER2 治疗三阳性乳腺癌患者是合理的,这些临床试验正在进行中[149]。在 MDACC,当患者从一线过渡到曲妥珠单抗和帕妥珠单抗维持治疗时,我们通常开始 AI 内分泌治疗(在绝经前/围绝经期妇女中有卵巢功能抑制),多西他赛停药后诱导 THP。当患者使用 T-DM1、德曲妥珠单抗或图卡替尼+卡培他滨+曲妥珠单抗进行二线和三线治疗时,停止内分泌治疗。对于不能耐受细胞毒性治疗的三阳性 MBC 患者,联合抗 HER2 和内分泌方案也有作用。

## 三阴性乳腺癌

美国确诊乳腺癌病例中,TNBC 约占 15%,对年轻和非白种人患者的影响不成比例。转移性 TNBC(mTNBC)患者的 5 年 OS 率为 11.2%[150]。HR 阳性和 HER2 阳性乳腺肿瘤之间存在相当大的肿瘤间异质性,TNBC 也是如此;然而,TNBC 的特点是侵袭性生物学特征和缺乏可靶向的激素和 HER2 受体[151]。直到最近,细胞毒性化疗仍是 TNBC 患者的唯一治疗选择(图 36-3)。当检查点抑制剂免疫疗法进入临床时,TNBC 是一个合理的目标,因为已知肿瘤浸润淋巴细胞具有

预后性[152,153]。不幸的是,检查点抑制剂单药的 RR 令人失望,未经选择患者的 ORR 约为 5%,最多约 20% 的患者被定义为具有良好的肿瘤微环境[154-156]。

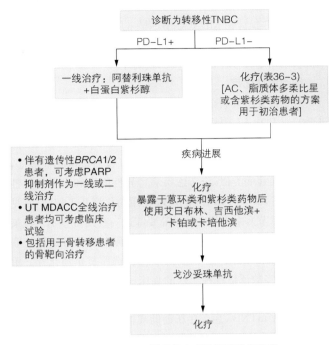

**图 36-3** 在 MDACC,TNBC 转移性患者的简明治疗步骤

### ■ 新药:阿替利珠单抗和戈沙妥珠单抗

基于试验 IMpassion130,乳腺癌第一种免疫疗法阿替利珠单抗加速获批。这是一项Ⅲ期随机双盲研究,对比阿替利珠单抗+白蛋白紫杉醇和白蛋白紫杉醇单药一线治疗 mTNBC 的疗效。约半数患者既往接受紫杉烷类和/或蒽环类药物治疗。每组纳入 451 例患者,联合用药组和白蛋白紫杉醇单药组的 PFS 分别为 7.2 个月和 5.5 个月(HR 0.8,95% CI 0.69~0.92)。总人群无生存获益(21 个月 vs 18.7 个月)。约 40% 的患者为 PD-L1 阳性,定义为肿瘤浸润免疫细胞上的 PD-L1 表达大于或等于 1%。在该亚组中,阿替利珠单抗+白蛋白紫杉醇组的 PFS 为 7.5 个月,而白蛋白紫杉醇单药组的 PFS 为 5 个月;此外,在探索性分析中,观察到免疫治疗组有 OS 改善(25 个月 vs 18 个月)。最常见的 3/4 级 AE 是中性粒细胞减少症和神经病变[8,157]。现在人们对 PD-L1 及其他生物标志物非常感兴趣。生物标志物可能预测乳腺癌对免疫治疗的应答,包括肿瘤突变负荷和特殊分子突变[158]。

第二种近期获批用于 mTNBC 的药物(美国 FDA 加速批准下)是戈沙妥珠单抗(sacituzumab govitecan-hziy),一种抗体偶联药物,由靶向与拓扑异构酶Ⅰ抑制剂 SN-38 连接的滋养层细胞表面抗原 2(Trop 2)的人源化单克隆抗体组成。Trop 2 是一种跨膜钙信号转导子,在许多上皮癌中过度表达。设计一项针对既往接受治疗的晚期上皮癌患者的Ⅰ/Ⅱ期、单臂篮式研究。共 108 例既往接受过≥二线治疗转移性疾病的化疗药物的 mTNBC 患者接受戈沙妥珠单抗治疗(10 mg/kg,第 1、8 天,21 天为 1 个周期)。既往中位治疗线数为 3,大多数

患者既往接受过紫杉烷类和蒽环类药物治疗。RR 为 33.3%，DoR 为 7.7 个月，PFS 为 5.5 个月，临床获益率（包括疾病稳定至少 6 个月）为 45.4%。最常见的 3/4 级 AE 是贫血和中性粒细胞减少症[159]。希望正在进行的随机试验将证实该药物的显著疗效，并预计在 MDACC 中尽早采用，鉴于标准化疗在既往接受过治疗的疾病中疗效差。截至本文撰写时，戈沙妥珠单抗获批用于转移性疾病的≥二线治疗。

### ■ 细胞毒性化疗

对于接受阿替利珠单抗和白蛋白紫杉醇一线治疗后疾病进展的或 PD-L1 阴性的 mTNBC 患者，进一步的治疗是细胞毒性化疗或临床试验（图 36-3）。gBRCA 突变 mTNBC 患者是特殊人群，将于后文讨论。mTNBC 没有标准化疗顺序，与 HR 阳性疾病类似，应考虑疾病特异性因素和患者特异性因素。mTNBC 与 HR 阳性 MBC 使用的化疗几乎相同（参见上文化疗章节），本文将在此处简要综述一些细微差别。该策略也类似于连续化疗，直到疾病进展或限制性毒性。尽管联合化疗在 mTNBC 中有一定作用，但首选序贯单药化疗。重要的是，大多数评估各种化疗的临床试验均包括所有乳腺癌症亚型，但最近一些试验专门针对 mTNBC。

大多数 mTNBC 患者在新辅助或辅助治疗环境下接受蒽环类和紫杉烷类化疗。对于新发转移性疾病患者或未接受过蒽环和/或紫杉烷类药物的患者，这些药物通常用于转移性疾病的一线治疗[160]。许多疗效数据是从新辅助和辅助环境推断出来的，在该类环境下，紫杉烷类化疗之前或之后的 AC 化疗仍是 pCR 最高（40%～60%）的标准治疗[161-163]。可使用脂质体多柔比星或常规多柔比星。在 MDACC，我们通常为 PD-L1 阴性的新发转移性 TNBC 患者实施脂质体多柔比星或 AC 化疗。通常选择联合化疗治疗患有巨大肿块、内脏危象或进展迅速的 mTNBC 患者，前提是他们具有良好的体能状态和器官功能。

紫杉烷类药物可作为单药治疗或与几种不同的药物联合（如上文所述的阿替利珠单抗、吉西他滨或铂类化疗）用于 mTNBC 方案。tnAcity 试验研究了用于 mTNBC 的三种不同一线化疗联合用药方案。共有 191 例患者被随机分配（1∶1∶1）至白蛋白紫杉醇＋卡铂组、白蛋白紫杉醇＋吉西他滨组或吉西他滨＋卡铂组。与其他联合用药方案相比，白蛋白紫杉醇＋卡铂组的 PFS 显著更长（8.3 个月 vs 吉西他滨＋卡铂组 6 个月 vs 白蛋白紫杉醇＋吉西他滨组 5.5 个月）。RR 分别为 73%、44% 和 39%[164]。

铂类化疗是 TNBC 的一个特别关注点，因为数据显示 TNBC 中同源重组缺陷的发生率高于其他乳腺癌症亚型[165]。铂类可诱导双链 DNA 断裂，对有遗传性同源重组缺陷的 BRCA 突变患者有效。已有许多探索铂类单药及其联合疗法用于早期和转移性 TNBC 的试验[166-168]。一项特别关注的 III 期研究，评估了吉西他滨＋卡铂（GC）对比吉西他滨＋卡铂＋iniparib（GCI）的疗效。iniparib 后来被证明不是一种真正的 PARP 抑制剂，因此该试验可以很好地衡量 GC 治疗复发性

mTNBC 患者的疗效。共 519 例患者被随机分配，GC 和 GCI 的 PFS 分别为 4.1 个月和 5.1 个月，GC 和 GCI 的 RR 均为 33.7%。约 90% 的患者既往接受过蒽环类和紫杉烷类药物治疗[169]。

在 mTNBC 中具有有效性的其他化疗药物包括艾日布林、卡培他滨、伊沙匹隆和长春瑞滨。一般来说，和最近的治疗方案相比，每个后续化疗方案的有效时间更短。在一项纳入 1 102 例既往接受过 MBC 治疗的患者、对比卡培他滨与艾日布林的 III 期试验的亚组分析中，TNBC 亚组的治疗组之间 PFS 相似，尽管随机分配接受艾日布林治疗的患者生存有改善的趋势（艾日布林 14.4 个月 vs 卡培他滨 9.4 个月）[170]。在 MDACC，这两种药物在既往接受过蒽环类和紫杉烷类化疗的 mTNBC 患者中常用。

伊沙匹隆作为单一药物或与卡培他滨联合用于难治性 mTNBC 的疗效也得到了详尽的回顾[171,172]。一项汇总分析显示，伊沙匹隆＋卡培他滨与卡培他滨单药治疗 mTNBC 患者的 PFS 分别为 4.2 个月和 1.7 个月（HR 0.64，95% CI 0.52～0.78）。该联合用药方案也使 RR 翻倍（31% vs 15%）。TNBC 亚组中两组的中位 OS 没有差异（10.4 个月 vs 9 个月）。

gBRCA 突变患者是一种特殊的患者群体，对治疗有独特的应答。TNBC 在 gBRCA1 突变患者中更为常见，患病率高达 60%[173]。"靶向治疗"章节回顾了 PARP 抑制剂对 gBRCA 突变患者的疗效。由于潜在的 DNA 修复缺陷，gBRCA 突变乳腺肿瘤对铂类化疗药物也表现出明显的敏感性。例如，TNT 试验随机分配 376 例 mTNBC 或 gBRCA 突变（任何乳腺癌亚型）患者接受卡铂或多西他赛治疗。在总人群中（338 例 TNBC 患者，43 例 gBRCA 突变患者），两组 RR（31.4% vs 34%）与 PFS（3.1 个月 vs 4.4 个月）相似。然而，43 例 gBRCA 突变患者接受卡铂和多西他赛的 RR 分别为 68% 和 33%，PFS 分别为 6.8 个月和 4.4 个月，该类接受卡铂 PFS 更长[174]。gBRCA1 突变乳腺癌患者的铂敏感性也得到来自新辅助治疗数据的支持[175]。铂类化疗和 PARP 抑制剂尚未进行头对头比较，两者都是 gBRCA 突变 MBC 患者的有效治疗选择。铂类化疗和 PARP 抑制剂尚未进行头对头比较，两者都是 gBRCA 突变 MBC 患者的有效治疗选择。

mTNBC 仍然是临床前和临床研究的活跃领域，因为它具有侵袭性行为、预后不良且具有可用理论。在 MDACC，对于任何治疗方案，临床试验始终是 mTNBC 患者的考虑因素。此外，还有几种罕见 mTNBC 类型超出本章范围，包括化生性乳腺癌[176]和腔内雄激素受体亚型[151]，这些类型已被其他专业人士详述。

## 原发性肿瘤的管理

大多数 MBC 患者在远处复发前最开始接受早期乳腺癌治疗，包括手术切除原发性乳腺肿瘤和腋窝淋巴结。对于新发转移性疾病的患者，在远处转移性疾病背景下对原发性乳腺肿瘤的治疗是有争议的，但来自 E2108 的 III 期随机试验的最新数据支持非手术方法（下文讨论）。标准方案是仅进行全

身治疗,因为 MBC 的死亡率是由远处转移而非原发肿瘤本身引起的。乳房和腋窝手术被认为可以减轻症状,包括皮肤溃疡、出血和疼痛。

相反,一些回顾性研究表明,在筛选后的 MBC 患者中,切除原发性肿瘤有生存获益[177,178]。其中患有更多惰性疾病(并且预计寿命更长)的健康患者是那些接受了原发性乳房手术的患者,目前尚不清楚这些报告是否仅仅代表选择偏倚。有三个前瞻性随机试验解决了这个问题。Ⅲ 期 ECOG - ACRIN E2108 试验(NCT01242800)的研究人员在 2011 年 2 月至 2015 年 7 月纳入 390 例女性患者,以确定增加局部治疗是否改善了新发 MBC 患者的 OS。总体来看,256 例符合入组条件的患者根据患者和肿瘤特征被分配至接受全身治疗。对比仅全身治疗($n=131$),那些在治疗 4～8 个月没有进展的患者被随机分配至接受全身治疗 + 局部治疗,即手术和放疗治疗整个原发性乳腺肿瘤($n=125$)。中位随访 59 个月后,研究者发现,最佳全身治疗 + 局部治疗与仅最佳全身治疗之间 OS 无显著差异(3 年 OS 率:68.4% vs 67.9%,HR 1.09,90% CI 0.80～1.49,$P=0.63$)。增加局部治疗也未能改善 3 年 PFS 率。然而,仅全身治疗组的局部复发或进展显著较高(25.6% vs 10.2%,$P=0.003$)。此外,ECOG - ACRIN E2108 的研究人员使用 FACT - B 试验结果指数评估(该指数衡量抑郁、焦虑和幸福等因素)与健康相关的生活质量,结果显示无局部治疗相关生活质量获益。

另一项研究在印度孟买的一个中心进行,纳入 65 岁以下、未经治疗的新发 MBC 女性。接受化疗的患者(96% 的患者)必须在随机分组前的 6～8 个周期后显示出客观肿瘤缓解。共 350 例患者被随机分配(1:1)接受全身治疗 + 手术和放疗局部治疗乳房和腋窝或仅接受全身治疗。中位随访 23 个月后,主要 OS 终点无差异(全身 + 局部治疗组 19.2 个月 vs 仅全身治疗组 20.5 个月)[179]。第三项试验(MF07 - 01)是土耳其的一项研究,纳入 274 例新发 MBC 患者。患者被随机分配接受手术和放疗的一线局部治疗,然后进行全身治疗;或仅接受全身治疗。这项研究的确显示了一线局部治疗对 OS 的益处,中位 OS 为 46 个月,而仅全身治疗为 37 个月(HR 0.66,95% CI 0.49～0.88)。然而,随机分配并未根据 ER/PR 状态或内脏疾病的存在与否进行分层,这会导致组间不平衡。局部治疗组的特征有 ER/PR 阳性率较高,TNBC 较少,仅骨转移的患者较多,可能会混淆结果[180]。MDACC 目前的做法是仅用全身治疗来治疗新发转移性疾病患者。乳房和腋窝手术被认为是为了缓解症状,适用于患有体积小、治疗缓解快、转移性和严重局部疾病的患者。乳房和腋窝手术(和放疗)也提供给以治愈为目标的少转移性疾病患者。对 MBC 患者进行局部治疗的决定必须经由患者、肿瘤内科医生、乳腺外科医生和放射肿瘤学家之间的密切合作和详细讨论。

## 研究性治疗

正在加快研发改善 MBC 患者临床结局的有效药物的步伐。此处概述几种有潜力的药物和概念,但未提供全面的综述。对于 ER 阳性患者,氟维司群仍是标准治疗方法,既可以作为单药疗法,也可以与新药(如 CDK4/6 抑制剂阿培利司)联合使用。然而,氟维司群的一个主要缺点是需进行每月两次大剂量臀肌内注射。一种口服 SERD,AZD9496,最近在一项 Ⅰ 期试验中进行分析,初步证据表明其在既往接受多次治疗的患者中安全有效[181]。预计该药或相关的口服 SERD 最终将被证明与氟维司群疗效相当,并填补临床上长期存在的空白。此外,对于 ER 阳性的疾病,最近的 Ⅱ 期 FAKTION 试验结果表明,与单独使用氟维司群相比,在氟维司群中添加 AKT 抑制剂卡匹色替可以改善 PFS。共纳入 140 例接受 AI 后进展的 ER 阳性 MBC 患者,联合用药组 PFS 为 10.3 个月,而单独用药组 PFS 则为 4.8 个月(HR 0.58,95% CI 0.39～0.84)。联合 capivasertib 组 3/4 级高血压、腹泻和皮疹更常见,目前正在进行 Ⅲ 期试验[182]。

图卡替尼和德曲妥珠单抗是最近获批用于 HER2 阳性 MBC 的药物,在主要章节中进行了综述。有趣的是,德曲妥珠单抗对 HER2 低表达乳腺癌也有疗效,这可能是因为药物/抗体的比例较高,以及细胞旁观者效应。一项 Ⅰ b 期研究,纳入了 54 例既往接受过多次治疗的 MBC(中位治疗线数为 7.5)和 HER2 低表达(IHC 1+ 或 2+ 和原位杂交阴性)的患者,接受 6.4 mg/kg 德曲妥珠单抗,ORR 达 37%,中位 DoR 达 10.4 个月。大多数患者(87%)为 ER 阳性。与 DESTINY Breast01 试验相似,骨髓抑制是最常见的 3/4 级事件,3 例患者出现致命性 ILD[183]。

鉴于阿替利珠单抗的疗效,免疫治疗是 mTNBC 研究的主要焦点。KEYNOTE - 355 试验正在检测帕博利珠单抗联合标准化疗(白蛋白紫杉醇、紫杉醇或吉西他滨 + 卡铂)对比仅标准化疗作为 mTNBC 患者的一线治疗的疗效。在 2020 年 ASCO 线上会议上,研究人员报告,该试验已达共同主要终点,即 PD - L1 阳性疾病(联合阳性评分≥10)患者在添加帕博利珠单抗后 PFS 改善(9.7 个月 vs 5.6 个月,HR 0.65,95% CI 0.49～0.86)。KEYNOTE - 355 的生存数据分析正在进行中。另一种策略是增强肿瘤微环境并使肿瘤对检查点抑制剂敏感。TONIC 试验研究 mTNBC 中纳武利尤单抗前诱导化疗或放疗的疗效,发现短期多柔比星或顺铂诱导与纳武利尤单抗的 RR 提高和更有利的肿瘤免疫微环境相关[184]。目前正在进行的临床试验尝试联合检查点抑制剂与其他免疫疗法(包括 CTLA - 4、4 - 1BB 和 OX40)治疗 mTNBC 患者。我们希望并期望,下个 10 年的创新性抗肿瘤研究将进一步改善 MBC 患者的预后。

第 36 章

## 提示

- 我们强烈同意对转移性疾病部位进行 HR 和 HER2 受体检测的建议,无论最初的原发性乳腺癌亚型如何。理想情况下,我们同时利用该组织来检测其他生物标志物,如 PD‐L1(TNBC)。
- 一旦确诊 MBC,我们优先联结医生与患者早期讨论治疗目标,使患者能够自主参与随后的治疗决策,这些决策通常横跨多年。
- 对于 HR 阳性 MBC 患者,我们使用内分泌治疗和 CDK4/6 抑制剂作为标准一线治疗,包括患严重内脏疾病的患者。
- 对于大多数 MBC 患者,我们通常选择连续和序贯的单药化疗,而非联合化疗。
- 我们积极地采用包括手术和放疗在内的联合多模式治疗谨慎选择的寡转移 MBC 患者。
- 我们优先考虑让 MBC 患者接受临床试验治疗,包括接受早期治疗的患者。

# 第 37 章 局部晚期乳腺癌(包括炎性乳腺癌)的治疗

Bora Lim
Gabriel N. Hortobagyi
秦文星 陈 阳 赵 兵 黄小兵·译

## 要点

▶ 早期乳腺癌和局部晚期乳腺癌(LABC)的主要区别包括疾病累及的程度和相关的低生存率。炎性乳腺癌(IBC)和非炎性 LABC 都很罕见,但发病率和死亡率都很高。

▶ IBC 和非炎性 LABC 都需要多学科治疗,包括内科肿瘤学、外科肿瘤学和放射肿瘤学。有效的诱导治疗策略从新辅助全身治疗(NAST)开始,然后进行积极的局部治疗,包括手术和放射治疗,这是扭转这些疾病不良结局的最佳方法。

▶ 可能无法在近期完全阐明 LABC 区别于其他类型乳腺癌的独特生物学原因。相比之下,对于 IBC,最近生物问诊方法的改进带来了新见解和新治疗方法的发展;然而,实践的改变还没有跟上,说明仍然需要为改变严峻

的临床结局而不断努力。

▶ 与其他非炎性乳腺癌相比,Ⅲ期非炎性乳腺癌的无事件生存率和总生存率更低。早期识别与其他 LABC 的区别及早期/准确的干预是治疗这种令人沮丧的疾病的关键。IBC 的局部治疗方法与其他 LABC 不同,已证明坚持积极的多联疗法可以提高生存率。

▶ 正在临床试验环境中试验各种新策略,以改善对 NAST 的反应,但美国 FDA 尚未批准新的全身疗法。我们预计在这种情况下,几种药物(如抗 PD-1 药物)将被批准作为标准治疗的一部分。

▶ 其他策略(如替代性/补充辅助治疗及综合生物标志物,如液体活检,以监测早期复发)应被视为改善这些乳腺癌结局的下一步骤。

局部晚期乳腺癌(LABC)经常发生转移和复发,并与较低的总生存率(OS 率)相关。炎性乳腺癌(IBC)是一种罕见的 LABC 形式,与明显较低的生存率相关[1]。及时诊断、积极的新辅助全身治疗(NAST)、手术和放疗,结合基于新的生物学见解并由训练有素和协调良好的团队提供的新型诊疗方法,对于提高这些癌症患者的生存率至关重要。在此,我们介绍 MDACC 专家小组目前对 LABC 和 IBC 的治疗建议,并讨论这些疾病的新型疗法的未来发展方向。

## LABC 与 IBC

LABC 是指延伸到乳房以外的胸壁和/或多级区域淋巴结但没有扩散到远处的乳腺癌,因此是可以治愈的(即Ⅲ期)。并非所有的Ⅲ期乳腺癌都属于 LABC 类别,但大多数都属于。侵袭性、快速生长的乳腺癌(如 IBC)或生长较慢的乳腺癌(当没有及时提供适当的医疗护理时)都可能导致 LABC。根据 SEER 登记处的数据,非 IBC LABC 的发病率与 IBC 相似(占所有乳腺癌的 2%~4%)[2]。根据一项针对年轻女性的研

究,Ⅲ期乳腺癌的比率占所有诊断病例的 16%~24%;在老年女性中,Ⅲ期乳腺癌的比例要低得多[3]。Ⅲ期乳腺癌患者的 5 年 OS 率约为 72%[1]。

IBC 是一种罕见的 LABC 形式,只占所有乳腺癌的 2%~4%。尽管发病率很低,但由于其侵袭性,IBC 占乳腺癌死亡人数的 7%~10%[4]。IBC 患者的 5 年 OS 率为 50%~55%。尽管有国际合作研究的努力,但由于缺乏有效的全身治疗,IBC 患者的生存率仍然很低。IBC 定义的差异和与 IBC 临床鉴别相关的特异性的缺乏限制了对 IBC 发病率的准确估计。然而,由于国际合作的结果,这个问题正在慢慢解决。大约 30% 的 IBC 患者在诊断时被发现有远处转移;其余 70% 被归类为患有 LABC(Ⅲ期疾病)[5]。

## 危险因素和流行病学

### ■ 年龄

根据对 SEER 登记处 1988—2000 年确诊乳腺癌病例(n=180 224)的分析,确诊 IBC 时的年龄总体上比非 IBC 乳

腺癌年轻(确诊时的中位年龄分别为 57 岁和 61.9 岁)[2]。

### ■ 种族

较其他种族,LABC 和 IBC 在黑种人和西班牙裔中更常见。美国的数据显示,黑种人的 IBC 发病率高于白种人(每年分别为 3.1/10 万女性 *vs* 2.2/10 万女性,$P<0.001$)[2]。即使在相同的阶段,黑种人 IBC 患者的生存期也比其他种族的患者短[6]。

### ■ 家族史和遗传危险因素

约 12% 的女性乳腺癌患者的一级亲属有乳腺癌家族史[7],但只有 5% 的乳腺癌直接归因于遗传性胚系突变[8]。目前已发现一些与乳腺癌风险增加有关的遗传突变,包括 *BRCA1*、*BRCA2*、*PALB2*、*CHK2* 等的突变[9-12]。迄今还没有单独的研究调查遗传因素和 LABC 风险之间的关系。

在 MDACC 的一项比较 68 例 IBC 患者和 143 例非 IBC 患者的研究中,13% 的 IBC 患者和 8% 的非 IBC 患者有乳腺癌家族史,但差异不具有统计学意义[13]。在巴基斯坦进行的一项研究中,20% 的 IBC 患者有乳腺癌家族史[13]。但是,迄今还没有在其他研究中发现这种家族史的比例[14]。

### ■ 肥胖

与 IBC 最相关的危险因素之一是高体重指数(BMI)[6,15]。特别是在激素受体阳性(HR+)IBC 中,BMI 的降低与更好的无复发生存率和 OS 相关[15]。Schairer 等将 617 例 IBC 患者与三个对照组进行比较:LABC 患者($n=7\ 600$)、无胸壁或皮肤受累的非 IBC 患者($n=1\ 151$)和健康个体($n=93\ 654$),结果显示,IBC 是唯一与诊断时高 BMI 相关的类别[16]。一项针对 602 例 LABC 患者[包括 111 例 IBC 患者(18%)]的回顾性研究显示,IBC 患者的 BMI 更高[17]。

一些小组研究了 BMI 与 LABC 和 IBC 患者的临床结局之间的关系。Chang 等在 1998 年发表的一项分析显示,在绝经后的 IBC 女性中,肥胖女性的生存率明显低于 BMI 正常的女性(风险比 1.86,95% *CI* 1.02~3.40);然而,在绝经前的 IBC 女性中没有观察到这种模式[18]。在上述 602 例 LABC 患者的回顾性研究中,肥胖患者的 OS、无复发生存率和内脏转移率明显低于非肥胖患者[17]。

### ■ 地理区域

在美国,LABC 和 IBC 的发病率一直很低。例如,SEER 登记处显示,从 1992 年到 2002 年,IBC 的发病率从加利福尼亚州的圣何塞列蒙特雷的每 10 万女性年 2.064 例到洛杉矶的每 10 万女性年 3.042 例不等[19]。然而,世界其他地区的发病率可能更高;研究表明,IBC 占突尼斯所有乳腺癌的 6% 和埃及所有乳腺癌的 10%[20,21]。

### ■ 妊娠及哺乳

尽管最近的一项研究发现,根据多变量 Cox 比例风险分析,没有母乳喂养的女性是 IBC 发病率的风险因素之一,但迄今关于妊娠及哺乳与 LABC 和 IBC 发病率之间关系的研究产生了不一致的结果[6,22]。

## 病理学

### ■ 分子亚型

LABC 和 IBC 均可分为三种分子亚型:HR 阳性、HER2 阳性和三阴性乳腺癌(TNBC),其中 HR 和 HER2 都不存在。LABC 和 IBC 之间按分子亚型划分的病例分布不同。LABC 分子亚型的确切分布尚无完全报道,但怀疑倾向于更具侵袭性的分子亚型(HER2 阳性和 TNBC)。对于 IBC,由于重点研究工作的开展,按分子亚型划分的病例分布已经有了更广泛的报道。据报道,65%~70% 的 IBC 病例为 HER2 阳性(35%~40%),30% 为三阴性[6],约 30% 为 HR 阳性。

### ■ 瘤栓

淋巴管内被称为瘤栓的微小病变是 IBC 的病理标志,也是其大部分临床表现的原因,包括皮肤水肿、肿胀和隆起。在 75% 的 IBC 患者中发现了瘤栓[23];然而,识别这种栓塞并不是确诊的必要条件[24]。晚期(T4b)非 IBC LABC 也可能藏有堵塞淋巴管的瘤栓,因此确认瘤栓并不是 IBC 的诊断病症。IBC 的瘤栓通常在病程的早期出现,并容易迁移到远处的器官。虽然 IBC 的转移潜力和较低的生存率被归因于瘤栓的存在[25],但真皮淋巴侵犯的预后意义仍然是一个有争议的领域。

## 诊断

### ■ 区分 IBC 和 LABC

为了提供最合适的治疗方案,必须将原发性 IBC 与 LABC 区分开来。

IBC 和 LABC 的主要区别在于从最初出现体征和症状进展到乳腺变化全面呈现的时间。在 IBC 中这种进展发生在 3~6 个月,但在 LABC 中往往需要 6 个月以上。以前的正常乳腺 X 线摄影和详细的病史有助于厘清时间线。通常情况下,LABC 患者没有接受过年度乳腺 X 线摄影。一些 LABC 患者从他们初次发现可触及的肿块或淋巴结起,超过 6 个月没有寻求医学治疗。此外,并非所有 LABC 病例都与 T4b(皮肤或胸壁的继发性改变)或 T4d 疾病有关。一些 LABC 病例与广泛的结节病有关;然而,与 IBC 相比,LABC 往往与不太广泛的结节病相关。如果没有详细的临床病史,包括乳腺改变的时间,区分 IBC 和 LABC 可能具有挑战性。虽然大多数 IBC 患者表现为皮肤红斑和水肿,但这些在非 IBC LABC 并不常见。相反,在疾病的早期阶段,皮肤的溃疡和崩解在非 IBC LABC 中更常见,在 IBC 中不常见。图 37-1 显示了 LABC(图 37-1A)和 IBC(图 37-1B)的代表性照片。

### ■ 区分 IBC 与良性乳腺疾病

IBC 的临床表现经常与更常见的良性疾病相混淆,IBC 的准确诊断需要诊断医生的高度怀疑。如果怀疑 IBC,医生必须获得乳腺癌的病理证据,以确定恶性肿瘤的存在。获得乳腺癌的证据后,皮肤淋巴侵犯的存在有助于确认诊断,但这既不是做出诊断的必要条件,也不是做出诊断的充分条件。确诊 IBC 必须满足所有其他的临床标准,包括红斑和皮肤改

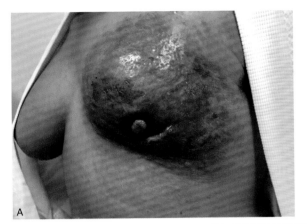

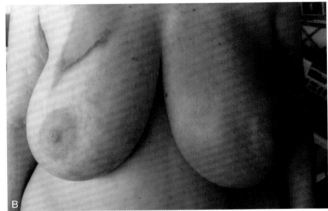

**图 37 - 1** 受 LABC 和 IBC 影响的乳房的代表性照片。A. 一名女性的左乳房上有一个肿块，她在 2 年前首次注意到这个肿块，并且此前她并没有为此而就医。肿块活检证实为浸润性导管癌，60%的细胞为 Ki - 67 阳性。皮肤打孔活检显示浸润性导管癌。该患者患有 N2 结节病但没有远处转移（T4bN2M0）。B. 一名女性因左乳房红斑评估而就诊。她在 3 周前的网球训练后注意到左乳房的乳头周围有一条红色条纹，从那时起，红斑区域已经扩大到覆盖左乳房的 60% 以上。结构扭曲区域的活检和一个腋窝淋巴结，以及锁骨下淋巴结的活检均显示浸润性导管癌，90%的细胞为 Ki - 67 阳性（T4dN3M0）。皮肤打孔活检显示浸润性导管癌

变（包括橘皮样变和皮肤充血），累及 1/3 以上的乳房，并在 3 个月内出现，如上一节所述。此外，皮肤的这些变化通常伴随着引流淋巴结肿大，而且通常没有乳房肿块。这种临床表现与常见的乳腺炎症密切相关，如单纯的细菌性乳腺炎。因此，许多 IBC 患者在进行聚焦成像和做出诊断之前，不必反复接受抗生素治疗。

隐藏在淋巴管中的瘤栓会使 IBC 难以被发现；大约一半的 IBC 患者在诊断时没有明显可见（或可触及）的肿块。70%～80%的 IBC 患者有较高层次的区域淋巴结转移[6]。

## 影像学检查方式

诊断 LABC 或 IBC 需要对 IBC 累及的乳房、胸壁和淋巴结区域进行影像学检查。然而，IBC 的影像学确认可能很棘手，我们将在下文中详细阐述。

### ■ 乳腺 X 线摄影

通常情况下，LABC 的程度可以通过标准的乳腺 X 线摄影来测量。然而，乳腺 X 线摄影可能无法捕捉到区域淋巴结的全部受累情况，特别是在晚期结节病的情况下。在这种情

况下，很可能需要辅助影像学检查，如颈部的超声波检查法、MRI 和 CT。IBC 通常表现为淋巴管中的瘤栓，缺乏可触及的乳房肿块。皮肤肥厚是 IBC 患者乳腺 X 线摄影的一个标志性变化，在 92%的病例中存在[26]。IBC 其他常见的放射学检查结果包括乳腺组织密度增加、小梁和基质增厚（62%的病例）、乳腺肿胀、腋窝淋巴结病和乳头回缩（图 37 - 2A）。

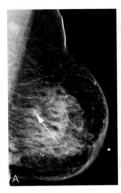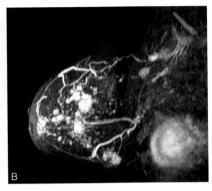

**图 37 - 2** 新近确诊为 IBC 的女性的乳腺 X 线摄影和乳腺 MRI 结果。A. 乳腺 X 线摄影显示结构扭曲，包括一个肿块状病变（标记为*）、钙化和小梁增厚。乳腺 X 线摄影还显示约 50%的乳房中央部分出现整体皮肤肥厚。B. 来自同一患者的乳腺 MRI 清楚地显示了整个乳腺的多个高分辨率的肿块样病变、血管充血和局部淋巴结转移，这些在乳腺 X 线摄影上没有清楚地显示出来。乳腺 X 线摄影上显示的皮肤肥厚区域在乳腺 MRI 上表现为实质性液体积聚。鉴于其敏感性，建议将 MRI 作为 IBC 初步评估的一部分（经 Huong Le-Petross 博士许可使用）

这些结果可能会被经验不足的放射科医生遗漏，并被注释为良性结果。建议将双侧乳腺 X 线摄影作为诊断 IBC 的标准影像学方法。

### ■ 超声波检查法

局部淋巴结评估对 LABC 和 IBC 都很关键，超声波检查法在检测结节病方面比乳腺 X 线摄影敏感得多。因此，在疑似 LABC 和 IBC 的病例中，超声波检查法是初步诊断工作的关键部分。此外，乳腺 X 线摄影难以清楚地发现微小变化，如结构扭曲、皮肤肥厚和小梁增厚，但超声波检查法可以发现[27]。超声波检查法对 IBC 原发乳腺病变的检测灵敏度高达 92%～96%，而乳腺 X 线摄影的灵敏度仅为 68%[24,28]。

### ■ 乳腺 MRI

乳腺 MRI 在诊断乳腺癌方面的作用仍有争议；然而，它在检测乳腺原发病灶和局部淋巴结以及纵隔淋巴结方面的敏感性是毫无疑问的[29]。MRI 还描绘了独特的血管模式，以及皮肤和淋巴结受累情况。在所有乳腺影像学检查方式中，MRI 检测原发性乳腺病变的灵敏度最高（高达 98%）[26]。同一 IBC 患者的乳腺 X 线摄影和 MRI 结果如图 37 - 2 所示。

### ■ CT 和 PET - CT 扫描

CT 和 PET - CT 都可以检测 LABC 的远处转移。PET - CT 扫描提供了所有内脏器官和骨骼的完整视图，并且它具有显示代谢活动的额外功能。当使用 CT 时，应增加骨扫描，以确保对骨转移的全面评估。在 IBC 中，多项研究表明，PET - CT 扫描比常规 CT 扫描具有更高的灵敏度，不仅在检测远处内脏或骨转移方面，而且在检测远处淋巴结转移方面也是如

此,因此只要可行,就应该使用它来代替常规 CT[30-33]。

# 治疗

## ■ 三联疗法

包括全身治疗、手术和放射治疗在内的三联疗法在任何乳腺癌中都很重要,但在 LABC(包括 IBC)的治疗中至关重要。

没有接受推荐的三联疗法的 IBC 患者的结局比接受三联疗法的患者差得多[34]。对美国国家癌症数据库的分析证明,三联疗法的使用不足会降低 IBC 患者的生存率,这表明应该认真对待这种疗法的需求[35]。对于 LABC 和 IBC,适当的局部治疗以防止局部复发至关重要,外科和放射肿瘤学团队需要参与诊断,以准确评估疾病的程度,即使 NAST 是这些乳腺癌的首选治疗方法。

## ■ 全身治疗

像其他类型乳腺癌的治疗方案一样,LABC 和 IBC 的全身治疗方案是根据分子亚型选择的。然而,即使与其他类型的乳腺癌具有相同的分子亚型,LABC 和 IBC 对靶向治疗的反应也可能不同。

### 化疗

#### 蒽环类化疗

自 20 世纪 70 年代以来,以蒽环类药物为基础的治疗方案一直是 IBC 全身治疗的基础。尽管缺乏这种方法的随机试验,但 MDACC 进行的四项涵盖 20 年时间的前瞻性试验的汇总分析考察了新辅助化疗后局部放疗伴或不伴乳房切除术的结果。在这项分析中,接受蒽环类治疗方案的患者总缓解率为 71%,5 年和 10 年 OS 率分别为 40% 和 33%[36]。近年来,由于有效的抗 HER2 疗法的进展,蒽环类治疗方案在 HER2+LABC 患者中的使用已经减少[37]。然而,对于 IBC,鉴于回顾性研究积累的数据,仍然强烈推荐使用蒽环类治疗方案[38]。

#### 紫杉烷类化疗

在 1994 年 MDACC 引入紫杉烷类后的早期研究中,在雌激素受体阴性肿瘤患者中,接受含紫杉醇方案的患者的 3 年 OS 和无进展生存率显著高于接受不含紫杉烷类的蒽环类治疗方案的患者(OS 54 个月 vs 32 个月,$P=0.03$;无进展生存期 27 个月 vs 18 个月,$P=0.04$),含紫杉醇方案的病理学完全缓解率为 25%,不含紫杉烷类的蒽环类治疗方案的病理学完全缓解率为 10%($P=0.012$)[39]。

#### 多方案新辅助化疗

一项大型多中心随机试验(GeparTrio)通过比较 194 例 LABC 患者和 93 例 IBC 患者与 1 777 例可手术乳腺癌患者的结局,前瞻性地研究了新辅助多西他赛和蒽环类药物治疗方案对不同亚型乳腺癌的获益。患者接受 4 或 6 个周期的多西他赛、多柔比星和环磷酰胺(TAC)或 4 个周期的 TAC,然后接受 4 个周期的长春瑞滨和卡培他滨。在这项研究中,肿瘤分期,包括 IBC 状态,在多变量分析中不是病理学完全缓解的独立预测因子(比值比 1.51,95% CI 0.88~2.59,$P=0.13$)[40]。

Dawood 等分析了 2004—2007 年的 SEER 数据,发现即使使用基于蒽环类和紫杉烷类的化疗,Ⅲ 期 IBC 女性的结局仍然比Ⅲ期非 IBC 女性差。在该研究中,IBC 和非 IBCⅢ期乳腺癌患者的 2 年乳腺癌特异性生存率分别为 84%(95% CI 80~87)和 91%(95% CI 90~91)[3]。与Ⅲ期非 IBC 患者相比,Ⅲ 期 IBC 患者死于乳腺癌的风险增加了 43%。在 MDACC 1974—2005 年确诊的 398 例 IBC 患者的更大队列中,接受紫杉烷类治疗的 IBC 患者的中位生存期为 6.3 年,而未接受紫杉烷类治疗的患者中位生存期为 3.8 年[41]。

#### HER2 靶向治疗

多达 35%~40% 的 IBC 肿瘤过表达 HER2,相比之下,约 25% 的非 IBC 肿瘤过表达 HER2[6]。曲妥珠单抗对 HER2+LABC 和 HER2+IBC 显示出疗效。帕妥珠单抗已被添加为 LABC 标准治疗的一部分(无论 IBC 或非 IBC 状态如何),并有助于提高 LABC 和 IBC 的缓解率。曲妥珠单抗或帕妥珠单抗靶向 HER2 治疗是 NAST 的组成部分,适用于 HER2+分子亚型的患者。如果患者在 NAST 后有大量残留病灶,KATHERINE 研究的结果表明恩美曲妥珠单抗是辅助治疗的最佳选择[42]。奈拉替尼是一种泛 HER 抑制剂,在改善远处无复发生存率方面也显示出疗效,因此也可用于未达到 pCR 且接受曲妥珠单抗但未接受其他辅助抗 HER2 治疗的患者的辅助治疗[43]。如上所述,替代性辅助 HER2 治疗在高危人群中的获益似乎更大,因此对于非 IBC LABC 和 NAST 后无 pCR 的 IBC 都应考虑这些方法。

如上所述,这些研究都不是专门为 IBC 设计的,其结果的临床应用是从包括少量 IBC 病例的研究中推断出来的,因此应谨慎考虑。进一步对获益情况进行真实世界回顾性审查可以帮助解决这一局限性。此外,一些前瞻性研究正在进行中。

## ■ 手术

根治性手术切除仍然是治疗 IBC/LABC 的基本部分。对于 LABC,根据对 NAST 的反应,可以考虑各种形式的手术,包括乳腺手术和前哨淋巴结活检。在一些缓慢生长的 LABC 病例中,如果能获得阴性的手术切缘,那么手术可以提供很好的局部控制[44]。如果保乳手术无法实现,那么可以应用不同类型的乳房切除术,只要可以实现阴性切缘。在 IBC 的外科手术中,包括皮肤在内的所有潜在癌症影响区域的广泛切除是至关重要的,因此,改良乳腺根治切除术是标准的治疗方法[45,46]。保留皮肤或乳头的乳房切除术产生次优的肿瘤学结局,应避免。当对 NAST 反应不佳时,考虑到全身治疗暂停期间快速进展的可能性,应迅速进行手术以防止局部进展。如果进行乳房切除术后重建,应以延迟的方式进行,以确保适当的辅助治疗持续时间,以防止胸壁和皮肤的早期局部复发,允许监测早期局部复发,以及避免由于放射治疗对重建乳房的影响而导致的不良结局。扩张器的插入可能会影响放射治疗的实施,应该避免[38]。

## ■ 放射疗法

手术后立即进行放射治疗,以处理残留的癌细胞。因此,局部治疗的标准顺序是手术后进行放射治疗[47]。术前放射治疗可以作为临床试验的一部分,但必须经过仔细的计划和跨学科的讨论。乳房切除术后的放射治疗应包括确诊的癌症受影响区域,如胸壁、皮肤和淋巴结,包括锁骨上和锁骨下淋巴结[48-50]。在 MDACC,我们为复发风险较高的患者提供了加速超分割方案,总剂量为 66 Gy。将 51 Gy 的剂量分 34 次给药对胸壁和未切除的引流淋巴管进行治疗,每次 1.5 Gy,每天给予 2 次,间隔至少 6 h,随后对胸壁和任何临床上累及的未切开的区域淋巴结进行 15 Gy 的增强治疗,在 5 天内每天 2 次,每次 1.5 Gy。

这种每天 2 次的放射治疗会增加疲劳,并造成后勤方面的挑战;然而,回顾性研究的数据支持这种方法对 IBC 的有效性,因此这是 MDACC 的治疗标准。目前,临床试验正在对其他药剂进行试验,以提高放射疗法的有效性,其依据是使用聚(ADP-核糖)聚合酶抑制剂[51]或卡培他滨[52]的临床前数据。

### ■ 治疗后监测和随访

完成三联疗法后,应在 5 年内每 3～6 个月对患者进行一次临床检查,此后每年进行一次。应每年进行一次对侧乳房的乳腺 X 线摄影[38]。根据临床适应证,可能需要进行额外的检查。在撰写本文时,对于具有高复发风险的患者,如 LABC 和 IBC 患者,正在积极开发额外的治疗后监测方式,包括对循环肿瘤 DNA 或循环肿瘤细胞的评估[53]。

## IV 期 IBC 的治疗

大约 6% 的乳腺癌在确诊时处于 IV 期。根据定义,LABC 在确诊时为 III 期,通常由于初始缓解后的复发或由治疗耐药性引起的持续进展而进展至 IV 期。当 LABC 累及的胸肌或附近肋骨或淋巴结比 N2 更广泛时,局部治疗变得相当具有挑战性[54]。相比之下,大约 1/3 的 IBC 病例在确诊时处于 IV 期。在新发 IV 期 IBC 患者中,单独化疗的 5 年 OS 率低于 10%。IV 期 IBC 的中位乳腺癌特异性生存率显著低于 IV 期非 IBC 患者[1.75 年(0～15.7) vs 2.3 年(0～18.9),P<0.000 1][55]。

IV 期 IBC 的问题是独特的,与 IV 期非 IBC LABC 的问题有些相反。多联疗法在非转移性 IBC 中的成功,鼓励人们在有专家团队提供三联疗法的情况下,对转移性 IBC 的类似方法进行探索。在一系列接受三联疗法治疗的 IV 期 IBC 患者中,5 年 OS 率高达 50%[56]。

这些结果表明,在选定的转移性 IBC 患者中,包括手术在内的多联疗法可能提供了比单独手术、单独放疗或不进行局部治疗更好的局部控制和更高的生活质量。根治性手术在提高伴有转移性疾病的乳腺癌患者生存率方面的作用仍有争议,但相关数据正在积累。三项随机研究并没有明确显示其获益或危害,因此可能需要针对个别病例采取具体的治疗方法[57-59]。这种情况下的获益可能反映了对肿瘤进展较慢、表现较好或化疗敏感性较高的患者的选择偏差。

## 生存率

### ■ 总生存率

总体来说,无论分子亚型如何,LABC 患者的 OS 都比早期(I～II 期)乳腺癌患者差,但 LABC 患者的 OS 因分子亚型而异。最近更新的美国联合委员会乳腺癌分期系统反映了分子亚型的影响[60]。例如,侵袭性较低的 LABC 亚型,如 HR+疾病,将比侵袭性较高的 LABC 亚型具有较低的预后阶段。IBC 患者的生存率明显低于非 IBC LABC 患者;IBC 的 5 年 OS 率为 40.5%,而非 IBC LABC 的 5 年 OS 率为 63.2%(P<0.000 1)[61]。有趣的是,III 期 IBC 患者的生存率并不因分子亚型而不同,但 IBC 三阴性亚型的生存率最差[62]。

### ■ 无局部复发生存率

与其他形式的 LABC 相比,IBC 具有明显更高的局部(皮肤和淋巴结)和远处转移率。此外,无论年龄或激素状况如何,IBC 随后确诊为对侧乳腺癌的绝对风险高于 LABC 的其他亚型(2 年时为 4.9% 与 1.1%),甚至在最初确诊后 15 年仍保持较高水平。大多数 IBC 复发发生在最初确诊后的 2～23 个月,提示在辅助治疗后的早期随访期间需要仔细监测[16]。

### ■ 无远处复发生存率

非 IBC LABC 远处复发的详细模式尚未完全确定,但已知 LABC 的远处复发率高于早期乳腺癌。

在 MDACC 进行的 10 项临床试验的汇总分析中,比较了 240 例 IBC 患者和 831 例分期匹配的非 IBC 患者的复发模式[61]。在这项研究中,IBC 患者的 5 年无复发生存率为 35%(95% CI 29.4～41.8)。

## 新靶点和生物学见解

### ■ 新的生物靶点

与其他类型的早期乳腺癌相比,LABC 可能没有表现出独特的生物标志物或生物学特征,但当 LABC 因治疗延迟而发生时,由于累积的遗传变化,可能存在对标准治疗的新耐药性。基于 PAM50 的检测和诊断 IBC 的基因组发现工作已经确定了数个基因特征[63]。不幸的是,这些基因标记不能成功区分 IBC 和非 IBC。通过下一代测序对转移性 IBC 的分析表明,基于 DNA 分析的最频繁改变的基因与晚期乳腺癌中最频繁改变的基因重叠,包括 TP53(在大约 60% 的 IBC 中改变)、MYC(32%)、PIK3CA(28%)、HER2(26%)和 FGFR1(17%)。在 IBC 中,同样显示改变的是上皮-间充质转化的标志物和干细胞标志物,包括锌指结构 E-box-结合同源框 1 和 E-钙黏蛋白[64],以及干细胞标志物醛脱氢酶 1 和神经源性基因座 notch 同源蛋白 3(Notch 3)[65,66]。最近旨在通过根据疾病的分子特征分配治疗来提高生存率的新辅助治疗试验,如 ARTEMIS 试验(NCT02276443),揭示了分子特征和对标准治疗的反应与转移进展之间的显著相关性。

认为核受体、转录因子(包括 NF1)和雄激素受体在晚期乳腺癌中发生改变,这些分子的抑制剂正在临床试验中作为联合治疗的一部分进行试验。作为另一种策略,已被证明对转移性乳腺癌有效的成熟靶向疗法也正在 LABC 中进行试验。CDK 4/6 抑制剂联合内分泌疗法在 HR+LABC 中进行了试验,并显示出在减少肿瘤体积或 Ki－67 阳性细胞数量方面的有效性[67,68]。

### ■ 肿瘤微环境

大多数 IBC 的基因组研究关注 IBC 肿瘤细胞,未能识别出与非 IBC 肿瘤细胞不同的突变;很少有 IBC 的基因组研究考察肿瘤微环境在 IBC 进展和耐药性中的作用。

国际上通过标准的"大量"转录组和基因组分析研究 IBC 肿瘤细胞的努力未能成功识别出独特的 IBC 特异性突变[63,69]。正如本章前面提到的,与形成明显实性肿块的非 IBC 肿瘤不同,在 75％的病例中,IBC 表现为肿瘤细胞的分散聚集和真皮淋巴浸润,被认为是瘤栓[70]。认为瘤栓是 IBC 肿瘤细胞与微环境中异常的免疫系统和血管/淋巴细胞类型相互作用的结果。因此,对 IBC 肿瘤微环境(TME)和瘤栓中的细胞类型进行无偏分析可能揭示新的靶点[71]。此外,需要揭示关于 IBC TME 中基质和免疫组分的详细信息,包括 T 淋巴细胞、肿瘤相关巨噬细胞和树突细胞,以进行有效靶向[72,73]。迄今大多数关于 IBC TME 的研究都是使用靶向免疫组织化学标志物进行的,如巨噬细胞的 CD68 和 T 细胞的 CD3,它们只能估计细胞类型频率,而不能定义它们的转录重编程细胞状态,我们计划用单细胞 RNA 测序来解决这一问题。

## 结论和未来的方向

LABC 和 IBC 都存在独特的治疗挑战,需要对治疗方式进行谨慎的排序。主要挑战包括对全身治疗的耐药性和许多患者难以实现局部控制。不断发展的全身治疗,以及新辅助全身治疗后局部治疗在整体治疗策略中的整合提高了 LABC 和 IBC 的生存率,但仍有很大的改进空间。可能无法在近期完全阐明 LABC 区别于其他类型乳腺癌的 LABC 独特生物学原因。相比之下,对于 IBC,最近生物问诊方法的改进带来了新见解和新治疗方法的发展;然而,实践的改变尚未随之而来,说明仍然需要为改善临床结局而不断努力。需要继续努力揭示 LABC 和 IBC 的表观遗传学、详细基因组学、蛋白质组学和循环生物标志物,同时仔细开发基于个体风险和精确生物标志物的精确治疗方法。

---

### 提示

- 当患者出现乳腺炎症或提示乳腺感染的临床特征时,我们建议执业肿瘤医生慎重考虑 IBC 的可能性。区分 IBC 和非炎性 LABC 可能具有挑战性,但 IBC 从出现体征和症状到明显的乳房变化往往需要很短的时间(3 个月),而 LABC 往往发展较慢。
- 对于 LABC 和 IBC,我们建议尽早组建多学科团队来讨论和计划治疗。

- 与其他类型乳腺癌的全身疗法类似,LABC 和 IBC 的全身疗法是根据分子亚型选择的,作为局部疗法(手术和放疗)之前的第一种治疗方案。
- 对于 IBC,改良乳腺根治切除术和腋窝淋巴结清扫术,以及尽可能切除所有大体疾病,仍然是最佳局部控制的金标准。对于 LABC,改良乳腺根治切除术不是必要的;在某些情况下,外科医生可以自行决定进行保乳手术。

# 第 38 章　乳腺癌中的特殊情况

Rachel M. Layman

秦文星　陈　阳　赵　兵　黄小兵·译

## 要点

- ▶ 妊娠相关乳腺癌管理需要细致的多学科治疗和协调,才能实现最佳结局。
- ▶ 根据回顾性资料显示,乳腺癌诊断后妊娠与结局恶化无关。
- ▶ 男性乳腺癌管理大部分是从女性乳腺癌数据外推得到的;但是,他莫昔芬是内分泌治疗的首选药物。
- ▶ 对于绝经后妇女,激素替代疗法联合雌性激素和孕酮可增加乳腺癌风险,但单纯雌激素治疗不会明显增加乳腺癌风险。
- ▶ 对于受体阳性导管原位癌,可考虑使用他莫昔芬或芳香化酶抑制剂的辅助内分泌治疗。
- ▶ 乳腺癌易感基因存在致病性突变的患者应接受关于筛查和预防方案风险和获益的咨询。

## 妊娠期乳腺癌

### ■ 流行病学

妊娠相关乳腺癌(PABC)被定义为在妊娠期间、产后第 1 年,或哺乳期任何时间诊断的乳腺癌。乳腺癌是妊娠期间最常见的癌症。由于许多妇女推迟妊娠,因此年龄成为乳腺癌的一个风险因素,妊娠相关乳腺癌的发病率似乎在上升。一项瑞典国家卫生登记处研究显示,1963—2002年,妊娠相关乳腺癌的发病率从每 10 万例分娩中由 16 例提高为 37.4 例[1]。与妊娠相关乳腺癌相关的因素包括 35 岁或以上、私人保险,以及在一家城市教学医院分娩[2]。妊娠本身与乳腺癌风险的短暂上升有关,但以后乳腺癌风险会下降[3]。

### ■ 诊断

妊娠相关乳腺癌一般通过自查或临床检查发现,表现为无痛肿块。与其他非妊娠患者相比,妊娠相关乳腺癌患者症状持续时间较长。妊娠女性乳房的生理变化(特别是年龄超过 30 岁的妇女)、医生不熟悉妊娠相关乳腺癌、社会经济学和文化因素可能造成诊断延误[4]。

### 活检

虽然大部分妊娠期间乳房肿块是良性的,但是 2 周内未缓解的乳房肿块需要进一步检查[5]。任何临床可疑的乳房肿块都应接受活检,以明确诊断。虽然一些小型研究证明了细针穿刺诊断的准确性,但是穿刺活检或切除活检对于浸润的发现是必要的(图 38 - 1)[6]。

与未接受手术的患者相比,两个接受手术的大型妊娠患者系列因不同疾病接受了全身麻醉,但未出现先天性畸形风险上升[7,8]。最后,我们推荐侵入性最小、但技术上最准确的方法,用于确定妊娠妇女乳房肿块性质。

### 诊断性影像学

#### 乳房 X 线摄影和超声

腹部遮蔽的乳房 X 线摄影可安全用于妊娠妇女。预计胎儿辐射暴露量小于 0.01 Gy,对胎儿的风险最小(表 38 - 1)[9]。超声成像无辐射暴露,在年轻患者中的敏感性较高,因此是首选。超声检查也是治疗前引流区淋巴结评估,以及术前化疗期间疾病缓解监测的有效工具[9]。

#### MRI

MRI 在妊娠或哺乳期妇女乳腺肿块评估中的应用尚未得到充分研究。在动物研究中,钆可穿过胎盘,造成胎儿异常。因此,美国 FDA 将钆类造影剂定为 C 类药物(表 38 - 2),不应在妊娠期常规使用[5]。

### ■ 妊娠期乳腺癌的病理特征

妊娠相关乳腺癌最常见的亚型是浸润性导管癌。在 MDACC 的一个妊娠期接受化疗的乳腺癌患者系列中,妊娠相关乳腺癌诊断时多为晚期、淋巴结受累更普遍、且组织学和预后特征较差,包括 Ki-67 高表达,以及雌激素受体(ER)和

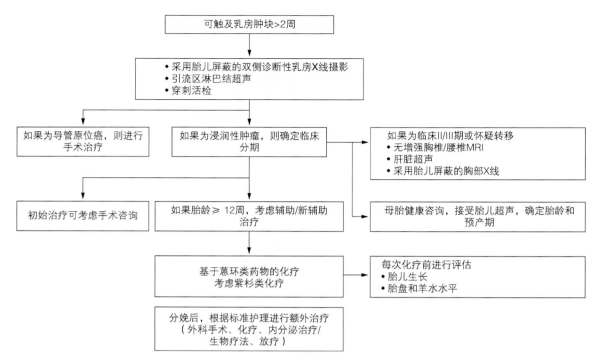

**图38-1** 妊娠期间可疑乳腺肿块的评估和治疗流程

**表38-1** 胎儿辐射暴露

| | |
|---|---|
| 因妊娠造成的胎儿背景辐射暴露 | 1 mGy |
| 可接受胎儿辐射暴露阈值 | <50 mGy |
| 造成妊娠丢失、先天性异常、影响胎儿智力的辐射暴露阈值 | 60~200 mGy |
| 从两个视角拍摄的乳房X线片 | 0.001~0.01 mGy |
| 胸部X线 | 0.000 5~0.001 mGy |
| 胸部CT | 0.01~0.66 mGy |
| 锝(T99)骨扫描 | 4~5 mGy |
| 腹部CT | 1.3~3.5 mGy |
| 盆腔CT | 10~50 mGy |
| 全身PET-CT | 10~50 mGy |

注：改编自 Guideline for Diagnostic Imaging During Preganacy and lactation. American College of obstetrics and Gynecology, Committee Opinion. 723, October 2017.

mGy,毫戈瑞;T99,锝 99m。

数据来自 Tremblay E, Thérasse E, Thomassin-Naggara I, et al: Quality initiatives: guidelines for use of medical imaging during pregnancy and lactation, Radiographics May-Jun 2012; 32(3): 897-911.

**表38-2** 美国FDA妊娠分级定义

A. 女性对照研究未发现前3个月对胎儿有风险,且危害胎儿的可能性似乎较低

B. 动物研究未提示对胎儿有危害,且没有对照人体研究或动物研究显示对胎儿有不良影响,且在妊娠妇女中的严格对照研究未显示对胎儿有风险

C. 研究显示药物对动物有致畸或致胚胎死亡效果,但尚无女性对照研究,或在动物或女性中的研究

续 表

D. 对人类胎儿有风险迹象,但是即使有风险,妊娠妇女用药也可能获益(例如,在危及生命或严重疾病的情况下,当不能使用更安全的药物或其他药物无效时,可以使用该类药物)

X. 动物或人体研究显示胎儿异常,或基于人类经验,存在胎儿风险证据,或两者都有,且风险明显超过任何正面获益

注：经许可引自 Litton JK, Theriault RL. Breast cancer and pregnancy: current concepts in diagnosis and treatment, Oncologist 2010; 15(12): 1238-1247.

孕酮受体(PR)阴性。HER2阳性肿瘤占样本的28%。笔者观察到,特征与非妊娠年轻女性中的特点一致,因此得出结论:年龄而非妊娠是肿瘤生物学的决定因素[10]。

■ **分期**

妊娠相关乳腺癌分期使用美国癌症联合委员会的TNM分期系统。由于诊断时的分期可显著影响治疗和患者社会心理,因此准确分期十分重要。

治疗前建议进行完整病史回顾、体格检查和实验室检查,包括全血细胞计数和生化检查。局部区域成像应包括乳房和引流淋巴管的乳房X线摄影和超声检查。由于妊娠相关乳腺癌妇女通常为晚期疾病,因此对于存在症状或Ⅱ期或更晚期妇女,需要接受主要转移受累区域(肺、肝和骨)评估,同时改进胎儿保护措施。评估内容包括腹部屏蔽的胸部X线片检查、肝脏超声检查,以及无增强脊椎MRI。推荐蒽环类化疗开始前进行经胸超声心动图[5]。

■ **妊娠期乳腺癌治疗**

妊娠和非妊娠妇女的治疗目标一致,即控制局部区域病和全身性疾病。虽然治疗策略相似,但对于妊娠相关乳腺癌应考虑治疗对于胎儿和妊娠结局的影响。

#### 局部治疗

如前文所述,妊娠期麻醉不会增加胎儿畸形的风险[7,8]。手术通常会推迟到前 3 个月末期,以降低自发性流产风险。大部分报告显示,妇女一般接受全乳切除术和腋窝分期,这可能反映了该时间段的治疗实践、诊断时已处于晚期或对于保乳手术(BCS)放疗需求的关注。幸运的是,手术方法已得到改进,甚至包括妊娠相关乳腺癌手术。由于存在胎儿辐射暴露风险,妊娠是乳房辐射禁忌证。现代医学实践推荐全身治疗和手术作为初始治疗策略,因此放疗一般推迟至分娩后[5,11]。

一个 MDACC 系列包含 67 例术前接受化疗的妊娠相关乳腺癌妇女,其中 47 例接受了乳房切除手术,20 例接受了保乳手术。所有 6 种合并症(4 种与乳房切除手术相关,2 种与保乳手术相关)均在门诊情景下得到处理。笔者的结论是,保乳手术可行,不会增加并发症发生率[12]。

一项来自 130 例妊娠相关乳腺癌妇女的癌症和妊娠登记研究显示,95 例妇女妊娠时接受了手术;38 例在前 3 个月接受手术,48 例在中间 3 个月接受手术,9 例在后 3 个月接受手术。54 例患者接受乳房切除术,34 例患者接受乳房肿瘤切除术,15 例患者接受切除组织活检但未接受额外手术。与普通人群相比,前 3 个月的流产率未显著提高[13]。

妊娠患者前哨淋巴结活检术(SLNB)数据还十分有限。由于过敏反应的报告及对胎儿安全的担忧,不推荐使用异硫蓝染料[5]。放射性标记硫胶体似乎可安全用于妊娠前哨淋巴结活检术,胎儿辐射吸收非常低[14,15],实现了精确标记[16]。但是相关数据非常有限,主要为小型案例系列的报告,应谨慎解读。

#### 全身治疗

妊娠期乳腺癌妇女全身治疗的指征与非妊娠患者相似。大部分妊娠期使用的化疗药物为 D 类(表 38-2)。妊娠期生理变化背景下抗肿瘤药药代动力学数据还十分有限。因各种恶性肿瘤接受化疗的妊娠期癌症患者的回顾性数据显示,前 3 个月辐射暴露造成的胎儿畸形发生率为 14%~19%,而中间 3 个月和后 3 个月辐射暴露造成的胎儿畸形发生率降为 1.3%[17]。在另一个系列中,先天畸形的总发生率为 3.8%,与普通人群相比并未上升[13]。

##### 化疗

在 MDACC 进行了一项纳入 81 例妊娠相关乳腺癌患者的前瞻性队列研究,这些患者在中间 3 个月和后 3 个月接受了全身化疗[18]。FAC 方案化疗的中位持续时间为 4 个疗程,该方案包括:5-FU 500 mg/m²,静滴,第 1、4 天;多柔比星 50 mg/m²,静脉连续输注,72 h;环磷酰胺 500 mg/m²,静滴,第 1 天;每 21~28 天一次。35 周后中止化疗,以避免分娩时孕妇患中性粒细胞减少症。所有妇女均为活产,1 名婴儿为唐氏综合征,2 名婴儿为先天性异常(畸形足、输尿管反流)。基于收集的调查数据,与普通人群相比,中位年龄 7 岁时胎儿时期化疗暴露儿童严重疾病发生率并未上升。

欧洲注册机构发表了一项报告,详细描述了 413 例妊娠期接受全身化疗妇女的结局。这些妇女接受了多种化疗方案,包括紫杉烷类、环磷酰胺/氨甲蝶呤/氟尿嘧啶(CMF),以及蒽环类药物。与未接受化疗的妇女相比,产科并发症在接受疗的妇女中更为常见(分别为 17% 和 9%)。与孕龄相同、无化疗暴露的婴儿相比,胎儿时期化疗暴露婴儿的出生体重较轻,笔者认为该差异不具有临床意义,但并发症风险上升。大部分并发症发生在早产儿中。笔者得出的结论是,足月分娩对于降低婴儿并发症至关重要[19]。

一项系统综述纳入了 50 例妊娠相关乳腺癌妇女,她们在前 3 个月后接受不同的紫杉烷类化疗方案。结果显示,77% 的新生儿出生时健康,90% 的儿童在 16 个月的随访期间完全健康。1 名儿童患复发性中耳炎,另 1 名儿童出现免疫球蛋白 A 缺乏症和便秘,还有 1 名为言语迟缓[20]。安全性提高可能部分与后 3 个月胎盘 P 糖蛋白表达升高对过度紫杉烷类暴露胎儿具有保护性,以及紫杉烷类清除提高有关[21]。一项国际性共识会议认为,中间 3 个月和后 3 个月可进行紫杉烷类化疗,该阶段产生的母婴风险小[22]。

在 MDACC,妊娠期乳腺癌妇女接受基于蒽环类药物和紫杉烷类的化疗。不推荐使用甲氨蝶呤,因为甲氨蝶呤具有致畸作用,可能造成自发性流产[23]。

##### 内分泌治疗

根据动物实验数据,他莫昔芬可能具有致畸作用,因此妊娠期不应使用他莫昔芬。此外,人类病例报告描述了先天性畸形,包括戈尔登哈尔综合征、外阴性别不明、阴道出血和自发性流产[5,22]。

##### 生物制剂

妊娠期不推荐使用曲妥珠单抗,因为文献多次报道了曲妥珠单抗造成羊水过少和无羊水的情况[5,24]。1 名接受拉帕替尼治疗的孕妇直至妊娠 11 周均有拉帕替尼暴露,然后停药,情况一切正常,最终分娩出一个健康的婴儿[25]。但是,由于安全数据缺乏,妊娠期不推荐使用拉帕替尼。相应的,目前尚未有足够数据指导妊娠期帕妥珠单抗或恩美曲妥珠单抗的使用。

#### ■ 预后

关于妊娠相关乳腺癌预后文献的结论尚不统一。一个涵盖 30 项研究的荟萃分析纳入了 3 628 例妊娠相关乳腺癌患者和 37 100 例对照病例[26]。总体来说,妊娠相关乳腺癌患者的死亡风险上升,风险比(HR)为 1.44(95% CI 1.27~1.63)。妊娠后确诊患者的结局较差(HR 1.84,95% CI 1.28~2.65),而妊娠期间确诊的患者风险并未明显上升(HR 1.29,95% CI 0.74~2.24)。一项纳入 311 例欧洲妊娠相关乳腺癌患的队列研究发现与非妊娠妇女队列相比,DFS 或 OS 不存在显著差异[27]。

来自 MDACC 的数据显示,与 1973—2006 年接受治疗的 564 例非妊娠乳腺癌患者相比,104 例 35 岁或以下年轻女性局部区域复发率、远处转移率或总生存率不存在差异[28]。此外,中间3个月和后3个月在受控环境中按照MDACC方案接受FAC方案化疗的75例妊娠相关乳腺癌患者数据显示,与年龄和分期匹配的非妊娠对照患者相比,前者的DFS和OS有所改善[29]。因此,妊娠相关乳腺癌的多学科管理至少可带来与非妊娠乳腺癌患者相似的良好预后。

### ■ 妊娠监测

妊娠期乳腺癌患者应被转诊至精通母胎医学的高危产科医生,在抗癌治疗过程中接受母亲和胎儿健康监测。

通过超声波检查确定胎儿活力、胎龄和预产期对于治疗规划至关重要。理想情况是,每次化疗前进行超声波检查,评估胎儿生长发育。如果认为胎儿核型异常风险高于平均水平,或基于超声发现认为有必要,则推荐进行羊膜穿刺术。虽然羊膜穿刺术不属于常规检查,但如果考虑早期引产,那么羊膜穿刺术对于评估胎儿肺成熟度是必要的。

应基于全身治疗的时间优化分娩时间,理想情况下,分娩时间距离最后一次化疗的时间应不短于3周,以降低血细胞减少风险[22]。一般通过计划引产和剖宫产分娩降低妊娠相关并发症风险[11]。

### ■ 母乳喂养

许多抗癌药物可分泌至乳汁,对婴儿产生危害。因此,化疗、生物制剂治疗、内分泌治疗(ET)和放疗期间应避免母乳喂养。

### ■ 对后代的长期影响

MDACC报道了母亲在妊娠期的中间3个月和后3个月接受化疗的81例儿童。调查由儿童的父母和监护人实施,这些儿童均于胎儿时期暴露于基于蒽环类药物的化疗。调查评估了儿童健康和发育情况,以及在学校的表现。12%的儿童存在发育迟缓,这与普通人群报告的10%的流行率相似[18]。最近一次调查时,儿童的中位年龄为7岁(范围1~21或以下)。过敏和湿疹是最常见的长期健康问题,且发生率高于普通人群。但是需要更长时间随访以评估可能的远期副作用,比如认知障碍和生育问题。另一项研究报道了妊娠期间母亲因恶性血液病接受化疗的儿童结局[30]。81例儿童出生后每5年接受一次临床评估和超声心动图检查评估心脏功能,直至29岁(平均17.1岁),未发现心功能障碍证据[30]。

一项多中心病例对照研究评估了129例胎儿时期母亲患癌的儿童,并与匹配病例进行比较[31]。与对照相比,癌症队列小于胎龄儿比例未显著上升(22% vs 15.2%,P=0.16)。无论是否接受抗癌治疗,早产均与认知结局降低有关,这再次突出了避免早产对于妊娠相关乳腺癌患者的重要性。一项大型国际队列研究发布了1170例妊娠期癌症妇女的结局,其中39%的患者为乳腺癌[32]。总体来说,21%的新生儿为小于胎龄儿。据报道,化疗可能与小于胎龄儿有关。这种关联在铂类化疗中最有说服力,但我们无法对其他药物得出结论。早产十分常见,约占分娩总数的一半,其中绝大部分早产(88%)为医源性。

### ■ 妊娠终止

几个案例系列不支持原有观点,即妊娠终止可改善妊娠相关乳腺癌患者生存。相反,妊娠终止似乎缩短了患者生存期[33]。患者必须充分了解关于妊娠终止和生存的现有证据,或认识到证据的缺乏。对于已知或疑似胎儿畸形的情况,或者当孕妇健康受到威胁,妊娠终止可能是恰当的医学建议。

## 乳腺癌诊断后妊娠

### ■ 流行病学

在2012—2016年美国确诊的乳腺癌患者中,1%为20~29岁,4%为30~39岁,14%为40~49岁[34]。2017年,美国女性首次生育的平均年龄为26.8岁[35];美国国家卫生统计中心的数据显示,女性正推迟生育年龄[35,36]。35~44岁女性首次生育率上升,但30岁以下女性首次生育率下降,特别是20岁以下年龄段[35,36]。因此,年轻女性确诊为乳腺癌时可能还没有生育,也许在治疗完成后准备生育。

### ■ 化疗相关性闭经

化疗相关性闭经(CRA)定义为化疗开始后出现闭经,闭经持续3~12个月[37]。化疗相关性闭经的发生率随年龄、使用的细胞毒素类药物,以及累积细胞毒性剂量变化[37]。一项研究纳入了183例接受全身治疗的乳腺癌女性患者,包括化疗和他莫昔芬。结果显示,年龄和化疗是绝经的主要预测指标[38]。紫杉烷类可能造成第一年化疗相关性闭经发生率较高,但2年后无论是否接受过紫杉烷类化疗,化疗相关性闭经发生率相似。超过40岁的妇女化疗相关性闭经发生率较高[39]。

美国临床肿瘤学会(ASCO)推荐的首选生育力保存方法为控制性卵巢刺激,然后是卵母细胞或胚胎冷冻保存[40]。可合并使用芳香化酶抑制剂(AI),降低卵巢刺激时的雌激素暴露。一项前瞻性研究显示,根据一项时间约2年的短期随访,与未接受卵巢刺激的女性相比,接受卵巢刺激女性的无病生存不存在显著差异[41]。一项大型回顾性研究通过查询美国辅助生殖技术协会数据库,评估了辅助生殖技术的结局。虽然有乳腺癌史的妇女成功妊娠,但与无乳腺癌史的妇女相比,活产率显著降低。使用6个月至5年前确诊乳腺癌患者的自体卵母细胞,活产率为23.3%。若使用供体卵母细胞,则活产率可提高到62.5%,与无癌症史妇女相似[42]。

不幸的是,冷冻保存对于许多女性来说不现实。在这种情况下,可以使用促性腺激素释放激素类似物(GnRHa)进行卵巢功能抑制。但该方法的有效性证据不一,卵巢功能抑制不应被视为已验证技术的替代。临床试验已评估了使用GnRHa降低化疗相关性闭经的有效性。例如,一项研究随机将60例激素受体(HR)阴性绝经前乳腺癌患者分配至联合或不联合戈舍瑞林的化疗,6个月时未发现闭经发生率存在差异,仅有1例患者2年时未恢复规律月经[43]。

PROMISE-GIM6研究(预防化疗诱导的更年期:一项在早期乳腺癌患者中的研究——Gruppo Italiano Mammella 6)将281例Ⅰ~Ⅲ期乳腺癌患者随机分配至联合或不联合曲普瑞林的化疗。接受曲普瑞林治疗的妇女更有可能恢复卵巢功能和月经(年龄校正的 *HR* 1.48,95% CI 1.12~1.95,*P* = 0.006)[44],且 5 年无疾病生存无显著差异。在 ER 阳性人群中,结局非常相似:曲普瑞林组的 5 年无进展生存率为 85.1%,对照组为 85.2%[44];但对于该探索性终点指标,此研究的技术支持还不充分。

POEMS/SWOG(西南肿瘤学组)0230 试验将 257 例 I~ⅢA 期 HR 阴性绝经前乳腺癌妇女随机分配至联合或不联合戈舍瑞林的含环磷酰胺化疗。第 2 年戈舍瑞林组卵巢早衰发生率降低(8% *vs* 22%),且妊娠更成功[45]。一项荟萃分析提示,接受 GnRHa 治疗的患者卵巢早衰发生率显著降低(*OR* 0.43,95% CI 0.22~0.84,*P* = 0.013)[46]。

### ■ 乳腺癌后妊娠的影响

一项荟萃分析[47]和几项综述得到的结论是,乳腺癌确诊后妊娠不会造成降低生存率[48-50]。在一项回顾性病例对照研究中,将来自 SEER 3 个人群的数据与生命记录数据相关联,识别诊断时年龄小于 45 岁的乳腺癌妇女,以及诊断后 10 个月或更久分娩活产婴儿的妇女。与有乳腺癌史的非妊娠妇女匹配,有乳腺癌史的妊娠妇女死亡风险降低(*RR* 0.54,95% CI 0.41~0.71)[51,52]。另一项回顾性队列研究纳入多种因素匹配的乳腺癌患者(包括 ER 状态),发现妊娠乳腺癌患者的无疾病生存相似,但总生存改善。虽然 ER 阴性乳腺癌患者的总生存改善(*HR* 0.57,95% CI 0.36~0.90,*P* = 0.01),但 ER 阳性乳腺癌患者的情况却不是这样的(*HR* 0.84,95% CI 0.60~1.18,*P* = 0.32)[52,53],提示妊娠对于有 ER 阳性乳腺癌史的患者没有伤害。本研究和其他研究中生存的改善可能反映了"健康母亲效应",即妊娠的妇女可能本身复发风险就较低。

确诊乳腺癌后考虑妊娠的妇女应明白,大部分数据来自不同人群的回顾性病例对照研究,且数据收集采用了不同的方法。患者必须意识到自身复发的风险,应在复发风险和妊娠愿望之间做出权衡。此外,患者接受抗肿瘤治疗时应避免妊娠。尽管有人建议乳腺癌诊断至少 2 年后才可妊娠,但无数据显示前 2 年妊娠会增加复发风险。相反,数据提示无论妊娠与否,前 2 年复发风险均上升[54]。ER 阳性乳腺癌患者接受辅助内分泌治疗;中断治疗对妊娠的风险尚不可知,目前正在临床试验中进行评估。

我们还需要考虑婴儿结局。一项回顾性研究使用了北卡罗来纳州癌症中心登记处的数据和生命统计,发现接受化疗的乳腺癌患者,以及诊断后 2 年内分娩的妇女早产、低出生体重儿和小于胎龄儿发生率较高[55]。另一项研究使用了 FUCH-SIA 女性研究数据,也发现联合或不联合放疗的化疗完成 1 年内妊娠的乳腺癌患者,早产和低出生体重儿风险上升[56]。

## 男性乳腺癌

### ■ 流行病学

男性乳腺癌比较少见,占所有男性癌症的比例不到 1%,

占所有癌症的比例不到 1%。据估计,2019 年美国有 2 670 例新诊断男性乳腺癌患者,500 例患者死于该病[57]。尽管男性乳腺癌比较少见,但其发病率在上升[58,59]。与女性一样,男性乳腺癌发病率随年龄增长,但与女性相比男性诊断时年龄较大,平均大 5 岁[59]。

基因突变可影响男性乳腺癌发病风险。*BRCA* 突变是已知风险因素,*BRCA2* 突变男性患乳腺癌的终身风险为 4%~16%,*BRCA1* 突变为 4%[60]。一项研究使用美国国家癌症研究所的癌症遗传学网络评估了 1 939 个家庭,发现 70 岁男性 *BRCA2* 携带者乳腺癌的累积风险为 6.8%,*BRCA1* 为 1.2%[61]。其他基因突变比如 *CHEK2*、*PALB2* 和 *PTEN*,也可增加男性乳腺癌风险[59,60]。据估计,超过 20% 的男性乳腺癌患者存在可检测的基因突变。因此,根据 ASCO 和 NCCN 指南,建议所有男性乳腺癌患者都接受遗传咨询[60,62]。

其他风险因素包括阳性家族史、辐射暴露和年龄增长。雌性激素水平上升可增加男性乳腺癌风险。男性乳腺癌可能与肝脏疾病、睾丸异常、肥胖、男子女性型乳房和克兰费尔特综合征同时发生[59]。如果一级亲属患乳腺癌,那么男性乳腺癌风险加倍[63]。

### ■ 诊断和分期

男性乳腺癌最常见症状为无痛肿块,一般位于乳晕后。其他症状包括乳头缩回、局部疼痛、皮肤溃疡、乳头出血或分泌物腋下淋巴结肿大[59]。诊断时平均年龄为 68 岁,40 岁以下很少[64]。与女性相比,男性乳腺癌诊断更有可能延误,因此诊断时常常出于晚期[65,66]。延误诊断部分解释了男性预后较差的原因。尽管如此,一项研究基于 SEER 数据库的患者结局评估,通过控制重要风险因素(比如,分期和激素受体状态)的多变量分析发现,与女性相比,男性乳腺癌患者死亡率上升(*HR* 1.43,95% CI 1.26~1.61)[65]。另一项研究使用了美国国家癌症数据库,也发现男性乳腺癌患者预后恶化,男性患者标准治疗普及率低可部分解释这一现象[66]。

建议对任何可疑的乳房肿块进行乳房 X 线摄影和/或超声波检查,如有指征可进行活检。诊断为乳腺癌后,应进行相应的分期评估。

### ■ 男性乳腺癌患者的病理特征

约 85% 的男性乳腺癌为浸润性导管癌,仅 1%~2% 为浸润性小叶乳腺癌[64,67]。小叶乳腺癌少见的原因可能是男性末梢导管小叶不发育[10,59,64]。男性乳腺癌主要为激素受体阳性,HER2 阳性率低。大部分为雄激素受体(AR)阳性。国际男性乳腺癌项目数据库中 1 054 例早期男性乳腺癌患者的中心病理学评估显示,99% 为 ER 阳性,82% 为 PR 阳性,8.7% 为 HER2 阳性,97% 为 AR 阳性(图 38-2B)[64]。小型研究提示,男性和女性乳腺癌患者的基因组图谱不同。例如,男性乳腺癌更有可能为 Luminal B 型乳腺癌(图 38-2A)[64,68]。基因组分析显示,与绝经后乳腺癌妇女相比,ER 阳性和 HER2 阴性男性乳腺癌患者 *PIK3CA*、PI3K/AKT/mTOR 通路和 *TP53* 基因体细胞突变率较低,但 DNA 修复通路突变增加[68]。

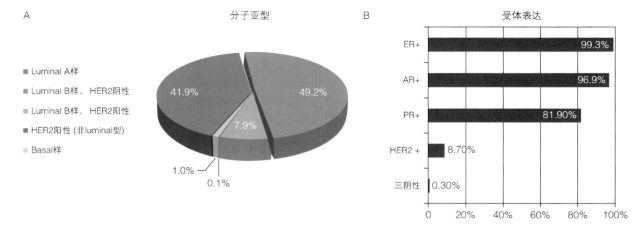

**图 38 - 2** A. 基于 2013 St Gallen 共识定义对 1 483 例男性乳腺癌病变进行分子亚型分析[64]。B. 一个包含 1 054 例男性乳腺癌病变队列的生物标志物表达相对比例[64]。ER+，雌激素受体阳性；AR+，雄激素受体阳性；PR+，孕酮受体阳性。经许可引自 Leon-Ferre RA, Giridhar KV, Hieken TJ, et al: A contemporary review of male breast cancer: current evidence and unanswered questions, Cancer Metas-tasis Rev 2018 Dec; 37(4): 599 - 614

### ■ 监测

目前，男性乳腺癌的标准监测尚缺乏证据支持，因此男性患者的治疗与女性相似。基于专家意见的共识建议可提供某些指导。ASCO 指南推荐接受保乳手术的男性每年接受一次同侧乳房 X 线摄影[60]。后期患对侧乳腺癌（CBC）的相对风险将上升，此风险在初次诊断时低于 50 岁的男性患者中最高，但绝对风险低，大约为每年 0.1%[69]。基于此，NCCN 指南认为男性不需要接受常规乳腺 X 线摄影[70]。ASCO 指南建议携带易感基因突变的男性应每年进行一次对侧乳房 X 线摄影，但对于未携带突变的男性尚未达成共识[60]。NCCN 和 ASCO 均建议接受 GnRHa 治疗的男性检查骨矿物质密度[60,70]。

### ■ 男性乳腺癌治疗

男性乳腺癌治疗目的与女性一致，即局部和全身疾病控制。虽然某些随机临床试验数据可用于知道男性乳腺癌的全身治疗，但目前还没有局部区域治疗的数据。许多治疗决策基于女性数据的外推。

#### 手术治疗

目前还没有随机试验比较男性乳腺癌的不同手术干预方法。临床实践是基于回顾性数据及女性乳腺癌患者数据的外推。虽然全乳切除术和保乳手术都是恰当的，但是从历史上看，大部分男性接受了全乳切除术。原因可能在于男性乳房组织较少，无法留出手术切缘，且肿瘤位于中心位置[64,71]。根据 T1~2N0 男性乳腺癌患者的 SEER 数据，与全乳切除术患者相比，接受保乳手术患者的 5 年病因特异性生存率相似[72]，且对 T1N0 男性乳腺癌患者的单独分析未发现 OS 差异[73]。

与女性乳腺癌患者相似，如存在指征，采用前哨淋巴结活检或腋窝淋巴结清扫术进行腋窝评估被认为是标准治疗的一部分[59]。SEER 数据研究显示，男性乳腺癌患者腋窝淋巴结切除和检查与 OS 提高有关[73]。回顾性数据显示，前哨淋巴结活检是可行和准确的[74,75]，对于某些患者似乎具有合理性。

#### 放疗

虽然还没有随机研究证明局部区域辐射对于男性乳腺癌

患者的获益，但治疗应基于女性乳腺癌患者的标准治疗[59]。值得关注的是，已发布的数据提示男性乳腺癌患者经常忽略放疗，甚至包括接受保乳手术的患者，这是不正确的[64,73]。

一项研究包含了 1977—2006 年 81 例男性乳腺癌患者，其中 26 例患者接受了乳房切除术，46 例患者接受了乳房切除术后放疗（PMRT）。两组患者 OS 无差异。但是 PMRT 组局部区域复发率显著下降，且高危特征患者获益更大[76]。另一项研究使用 SEER 数据库评估 PMRT 对接受改良乳癌根治术男性患者的获益。结果显示，淋巴结受累患者的 OS 改善[77]。一项德国癌症登记研究显示，随访第 20 年 PMRT 可提高 Ⅲ 期男性乳腺癌患者的 OS[78]。

#### 辅助全身治疗

与女性相同，HR 阳性男性乳腺癌患者也可从全身辅助治疗获益。1944—2001 年，MDACC 评估并治疗了 135 例男性早期乳腺癌患者；其中 51 例接受全身辅助治疗：13 例仅接受化疗；19 例仅接受内分泌治疗；19 例同时接受两种治疗。接受内分泌治疗患者至复发时间（*HR* 0.49, 95% *CI* 0.27~0.9）和生存（*HR* 0.45, 95% *CI* 0.25~0.84）显著延长[79]。额外的回顾性数据还显示，接受他莫昔芬辅助治疗的 HR 阳性男性乳腺癌患者死亡率降低[80]。

目前，芳香化酶抑制剂作为辅助治疗在男性乳腺癌中的作用有限。一项基于德国癌症注册的回顾性研究涵盖 257 例接受他莫昔芬辅助治疗（*n*=207）或芳香化酶抑制剂辅助治疗（*n*=50）的男性乳腺癌患者，发现他莫昔芬可带来生存获益。根据多变量分析，与他莫昔芬相比，芳香化酶抑制剂与死亡率上升有关（*HR* 1.55, 95% *CI* 1.13~2.13, *P*=0.007）[81]。回顾性 SEER 数据也提示他莫昔芬辅助治疗的死亡率获益，但芳香化酶抑制剂却没有[80]。芳香化酶抑制剂表现不佳可能与缺乏 GnRH 抑制有关。男性患者使用芳香化酶抑制剂可造成睾丸激素、促黄体激素和促卵泡激素水平上升，雌二醇水平下降，但未实现雌二醇完全抑制[59]。而且，与绝经后妇女相比，男性芳香化酶抑制剂治疗的雌二醇水平显著上升。这一发现可能与垂体反馈及睾丸激素转化为雌二醇有关,同时使用 GnRHa 可避免这种情况发生[59,60]。因此,ASCO 指南推荐他莫昔芬作为辅助内分泌治疗的首选药物。但是,芳香化酶抑制剂与 GnRHa 联用适用于存在他莫昔芬禁忌证的男性患者[60]。

根据 MDACC 的回顾,在中位时间为 3.9 年的随访中,53% 接受他莫昔芬治疗的男性患者至少经历了一次毒性事件。最常见的副作用是体重增加和性功能障碍;20% 的男性由于副作用提前终止他莫昔芬治疗[82]。一项研究评估了 HR 阳性男性乳腺癌患者的他莫昔芬依从性。结果提示,第 1 年依从性为 65%,第 5 年降为 18%。低依从性组 5 年和 10 年无疾病生存率和总生存率显著下降[83]。因此,副作用评估和管理联合治疗依从性咨询对于男性乳腺癌患者的结局优化是必要的。

尽管缺乏随机数据,但男性乳腺癌患者与女性一样,应接受(新)辅助化疗和 HER2 靶向治疗[59]。非随机前瞻性研究[84]和回顾性研究[85,86]显示,男性乳腺癌患者可从化疗获益。与女性相同,分子分析可为男性患者提供重要预后信息,帮助识别最有可能从化疗获益的男性患者。一项分析了 SEER 数据库数据的研究证实,男性 Oncotype DX 复发评分与预后相关。但是,与女性相比,男性患者存在显著差异,比如,非常低(<11)和非常高(≥31)复发评分的男性患者数量较高[87]。

### 转移性疾病的治疗

与早期乳腺癌一致的是,男性转移性乳腺癌的管理策略大部分来自女性患者。大部分情况下,对于 HR 阳性、HER2 阴性的男性转移性乳腺癌患者,一线治疗均为内分泌治疗[60]。与女性转移性乳腺癌患者一致,男性患者也推荐使用化疗和靶向 HER2、PIK3CA 突变、PD-L1 和胚系 BRCA1 和 BRCA2 突变的治疗[60]。

ASCO 指南推荐他莫昔芬、芳香化酶抑制剂(最好与 GnRHa 联用)和氟维司群作为内分泌治疗[60],尽管男性患者的数据有限,但女性患者内分泌治疗联合 CDK4/6 抑制剂[88,89]和 mTOR 抑制剂[90]对结局的改善提示同样的治疗也可用于男性[59,60]。案例报告及联合或不联合 GnRHa 的芳香化酶抑制剂治疗患者序列已经得到公布[91-94]。一项研究显示,15 例接受芳香化酶抑制剂治疗的转移性乳腺癌患者总缓解率为 40%[93]。一项 II 期 SWOG 研究分析了阿那曲唑和戈舍瑞林用于男性转移性或复发性 HR 阳性乳腺癌患者,不幸的是,由于患者招募不足,该研究于 2007 年关闭。男性患者按已批准的 250 mg 剂量接受氟维司群治疗的数据包括一项包含 23 例男性患者的荟萃分析。该分析显示,部分缓解率为 26%,病情稳定率为 48%[95]。

## 激素替代治疗的风险和获益

### 绝经后激素替代治疗

几年来,研究人员对于激素替代治疗(HRT)作为女性心血管保护剂的价值展开了广泛讨论,这是因为激素替代治疗存在诱发乳腺癌的风险。女性健康倡议(WHI)的雌激素和孕酮联用臂是一项大型随机临床研究,评估激素替代治疗对冠状动脉疾病初级预防的价值。该研究显示,激素替代治疗可增加乳腺癌和缺血性脑卒中的风险,且未减少心血管事件[96]。联合激素替代治疗未改善患者的认知功能和健康相关生活质量,但血管舒缩症状和睡眠障碍得到缓解[97,98]。联合激素替代治疗可有效增加健康绝经后妇女的骨矿物质密度,减少骨折[99]。基于 WHI 数据,对于个体患者应仔细权衡联合激素替代治疗推荐用于缓解更年期血管舒缩症状或促进骨健康的风险和获益。

WHI 研究的雌激素单用臂因未获得心血管健康改善而关闭[100]。虽然被随机分配至雌激素臂的女性乳腺癌发病无统计显著性下降,但决定是否推荐仅使用雌激素的激素替代治疗时,应考虑治疗对于个体患者的风险和获益。

Cochrane 回顾最后的更新时间为 2012 年,它涵盖了 19 项研究、41 904 例女性,评估长期激素替代治疗的影响[101]。持续的联合激素替代治疗显著提高乳腺癌,以及其他疾病的风险。但是,持续的、仅有雌激素的激素替代治疗未显著提高乳腺癌风险。激素替代治疗仅能降低骨折发生。因此,激素替代治疗不应用于更年期慢性病的常规管理,关于激素替代治疗的安全性还需要更多证据。

### 乳腺癌幸存者的激素替代疗法

HABITS(乳腺癌后激素替代治疗是否安全)研究[102]是一项随机、非安慰剂对照、非劣效性试验,评估有乳腺癌史并接受激素替代治疗妇女的新发乳腺癌风险。在预计招募的 1 300 例研究对象中,447 例女性被随机分配:221 例女性接受激素替代治疗,221 例女性作为对照。当 WHI 试验结果出来后,该研究被提前终止。中位随访时间为 4 年,使用 HRT 新发乳腺癌的风险(HR 2.4,95% CI 1.3~4.2),5 年累积乳腺癌发生率分别是 22.2% 与 8%[102]。

基于现有数据,我们应仔细权衡激素替代治疗在绝经后乳腺癌幸存者中的使用。在 WHI 队列无乳腺癌史的绝经后妇女中,联合激素替代治疗提高了乳腺癌风险,但对于血管舒缩症状的治疗及骨丢失和骨折的预防最有益。因此,对于有乳腺癌史的妇女,其他用于骨健康或血管舒缩症状的药物治疗优于激素替代治疗。

## 导管原位癌

### 流行病学

导管原位癌(DCIS)又称导管内癌,是一种非浸润性乳腺组织学实体肿瘤,其发病率从 1975 年的 5.8/10 万上升到 2004 年的 32.5/10 万[103]。导管原位癌的乳房 X 线摄影异常,通常表现为可疑微钙化[104],因此,导管原位癌发病率上升可能与筛查性乳房 X 线摄影的普及,以及对低级别病变更有效的检测有关。非粉刺型导管内癌的发生率在 20 世纪 90 年代末达到峰值,随后逐渐平稳,而粉刺型导管内癌作为更具侵袭性的亚型,其发生率相对稳定[105]。导管内癌的治疗的主要目的是预防浸润性乳腺癌,因为无浸润的导管内癌预后较好,无远处转移风险,或死亡率远低于1%[106]。

### 病理特征

导管原位癌的病理评估包括结构模式(实性、乳头状、微乳头状或筛状)、是否存在粉刺样坏死和核级(低、中或高)(图38-3)[104]。导管原位癌分类与疾病范围有关。例如,微乳头状导管原位癌更可能累及不止一个象限,在某个患者系列中占71%[107],而实性导管原位癌亚型更有可能在手术时全部切除[107]。

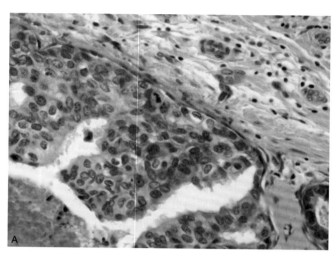
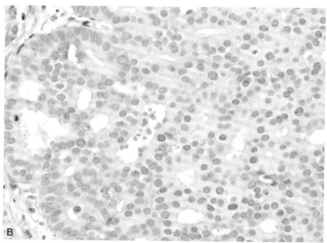

图38-3 高级别和低级别导管原位癌。A. 高级别导管原位癌(DCIS)被看作染色体聚集、直径超过2.5个红细胞的肿瘤细胞,有些细胞含多个、突出的核仁,还存在中心粉刺状坏死(左下)。B. 筛状结构的低级别导管原位癌。细胞核小(直径主要相当于红细胞的1.5～2倍),某些细胞核仁突出,有轻度多形性。经许可引自 Pinder SE: pathological features, differential diagnosis, prognostic factors and specimen evaluation, Mod Pathol 2010 May; 23 Suppl 2: S8 - S13

如果考虑辅助内分泌治疗,则应评估患者的 ER 表达[108]。总体来说,ER 表达与细胞核分级呈负相关,ER 阴性导管原位癌与较差预后和较高复发率有关[109]。一些研究提示,HER2 阳性导管原位癌与较高级别和较差预后有关。但是研究结果不尽相同[109]。对于这种情况,HER2 评估不是标准操作[110]。

对于穿刺活检确诊的导管原位癌,在 10%～15%的外科切除样本中检测到浸润性癌[111]。浸润性癌的可能性随导管原位癌的范围扩大而提高。如果检测到浸润性癌或微浸润性癌,那么进一步管理应基于浸润性乳腺癌指南[104]。如果浸润性成分的最大径小于或等于 1 mm,则可诊断为微浸润[112]。如果存在多个微浸润病灶,则采用最大面积[112]。

### 治疗

#### 局部治疗

导管原位癌的手术治疗选择包括保乳手术和乳房切除术。对于某些病例,也可选择前哨淋巴结活检。乳房切除术可获得较好结局,局部区域复发约为 1%[113]。与乳房肿瘤切除术相比,SEER 注册数据提示乳房切除术的同侧浸润性复发率较低,但乳房切除术无法带来显著的乳腺癌特异性生存获益[114]。对于保乳手术,共识指南建议切缘最小为 2 mm,以降低同侧乳房复发风险[115]。尽管乳房切除术非常有效,但对于适合保乳手术的患者乳房切除术可能是多余的。

虽然腋窝淋巴结清扫或前哨淋巴结活检并非对于所有原位导管癌女性患者均为标准治疗,但一小部分患者确实存在腋窝淋巴结受累。一项 NCDB 回顾性分析纳入约 11 000 例 1985—1991 年接受淋巴结清扫的导管原位癌患者,发现其中

3.7%的患者有腋窝转移[116]。两项研究分析无微浸润的单纯导管原位癌患者,发现前哨淋巴结阳性率分别为 0.98%(1/102)[117]和 6%(5/87)[118]。另一项研究显示,12%的高危导管原位癌患者(9/76)及 10%伴随微浸润的导管原位癌患者(3/31)为前哨淋巴结阳性[119]。目前,不推荐所有导管原位癌患者均接受常规淋巴结评估。但是,接受单纯乳房切除术的导管原位癌患者可考虑前哨淋巴结活检。原因在于,如果检测到浸润性或微浸润性癌,则患者失去了前哨淋巴结活检的机会,这是因为肿瘤床已不在原位了[120,121]。

保乳手术后进行辅助放疗已经得到广泛讨论。放疗主要降低了同侧/乳房内复发风险。美国国家乳腺癌肠癌外科辅助治疗研究项目(NSABP)B-17 研究比较了主要为小体积导管原位癌(≤2 cm)且切缘阴性女性患者接受联合或不联合放疗的乳房肿瘤切除术。通过 8 年的随访,发现联合放疗可将非浸润性复发率从 13.4%降为 8.2%,将浸润性复发率从 13.4 降为 3.9%[122]。有趣的是,粉刺状坏死程度是同侧乳腺癌复发的独立预测因子[123]。B-17 和 B-24 研究的综合分析评估了长期结局。放疗与同侧浸润性乳腺癌复发显著降低有关(HR 0.48,95% CI 0.33～0.69,P<0.001),但对对侧乳腺癌风险、OS 或乳腺癌相关死亡率无影响[124]。同侧浸润性乳腺癌复发但非导管原位癌患者的死亡风险(HR 1.75,95% CI 1.24～2.45)及乳腺癌相关死亡风险(HR 7.06,95% CI 4.14～12.03)较高[124]。

欧洲癌症治疗研究机构 10853 研究将超过 1 000 例导管原位癌直径为 5 cm 或更小的女性患者随机分配至无进一步

治疗组或放疗组。第 10 年,85% 被分配至放疗组的患者无局部复发,而未接受放疗组为 74%(HR 0.53,95% CI 0.4~0.7,P<0.000 1)[125]。多因素分析识别了与局部复发风险显著相关的因素,包括年龄 40 岁或以下、有症状、中/低分化、筛状或实性生长模式、切缘受累或靠近,以及仅接受局部切除。对于所有评估的风险因素,放疗都带来有益影响[125]。

Cochrane 荟萃分析证实,对于导管原位癌患者,保乳手术后接受化疗可减少同侧乳腺事件(HR 0.49,95% CI 0.41~0.58,P<0.000 01),且浸润性和导管原位癌复发均降低[126]。最近的回顾性 SEER 数据提示,放疗与较低生存获益有关,具有高危因素的患者尤其明显[127,128]。基于级别、年龄和肿瘤大小的患者预后分数与生存获益相关[128]。另一项分析显示,年龄低于 50 岁或 ER 阴性导管原位癌黑种人妇女接受放疗后乳腺癌死亡率改善更明显[127]。因此,额外进行了几项试验,评估某些患者不进行放疗的情况。

ECOG - ACRIN E5194 是一项前瞻性研究,观察了两个接受了乳房肿瘤切除术、切缘大于等于 3 mm、但未接受放疗导管原位癌患者队列。约 30% 的患者接受他莫昔芬辅助治疗[129]。队列 1 包含了低/中级导管原位癌患者,肿瘤小于等于 2.5 cm(中位直径 6 mm);队列 2 包含了高级别导管原位癌患者,肿瘤小于等于 1.0 cm(中位直径 7 mm)[130]。第 5 年,队列 1 中 6.1% 的患者出现同侧乳腺事件,队列 2 中 15.3% 的患者出现同侧乳腺事件[129]。第 12 年,同侧乳腺事件风险分别为 14.4% 和 24.6%[130]。肿瘤增大还与同侧乳腺事件风险上升有关[130]。两队列总生存率或对侧乳腺癌事件发生率无显著差异[130]。

RTOG 9804 研究将预计招募的 1 790 例因良性风险导管原位癌接受乳房肿瘤切除术患者中的 636 例随机分配至无放疗组与观察组。导管原位癌的资格标准包括筛查或偶然发现、低/中核分级、单中心性、肿瘤小于 2.5 cm、切缘 3 mm 或以上。允许使用他莫昔芬,且 62% 的患者使用了该药物[131]。第 7 年,放疗组同侧局部复发率为 0.9%,观察组为 6.7%(HR 0.11,95% CI 0.03~0.47,P=0.001)[131]。放疗对 OS、DFS 或 CBC 无显著影响[131]。

基因表达检测技术,比如 Oncotype Dx DCIS,也可辅助保乳术后放疗获益的风险分层[132]。总体来说,累计数据显示基于多种因素分层的低风险导管原位癌患者 IBE 风险低于高风险特征患者。但是,即使是低风险导管原位癌,放疗确实降低了 IBE 风险,尽管无 OS 或 CBC 获益[130,131]。因此,权衡风险和获益后,某些患者也许无需接受放疗。原因在于,某些患者认为因不接受放疗造成的 IBE 风险是可接受的。做此治疗决策时,需要考虑患者预期寿命和共病。

**全身治疗**

导管原位癌的全身内分泌治疗的目的是降低同侧乳腺事件或对侧乳腺癌风险。就这点而论,已接受同侧乳房切除手术的患者的治疗存在争议,这是因为,全身治疗仅能作为化学预防降低对侧乳腺癌风险。全身治疗不适用于已经接受了双侧乳房切除术的导管原位癌患者(表 38 - 3)。

表 38 - 3 导管原位癌Ⅲ期临床试验的全身治疗

| 项目 | NSABP B - 24[133] | UK/ANZ[135] | NSABP B - 35[139] |
|---|---|---|---|
| 研究治疗ª(n) | 他莫昔芬(899) vs 安慰剂(899) | 他莫昔芬(794) vs 无他莫昔芬(782)ᵇ | 阿那曲唑(1552) vs 他莫昔芬(1552) |
| 患者群体 | 导管原位癌<br>保乳手术＋放疗<br>绝经前/绝经后 | 导管原位癌<br>导管原位癌±放疗<br>绝经前/绝经后 | HR 阳性导管原位癌<br>保乳手术＋放疗<br>绝经后 |
| 中位随访(年) | 5 | 12.7 | 9.0 |
| 乳腺癌事件(全部) | HR 0.63<br>P=0.009 | HR 0.71<br>P=0.002 | HR 0.73<br>P=0.023 4 |
| 同侧事件 | HR 0.70<br>P=0.04 | HR 0.78<br>P=0.04 | HR 0.83<br>P=0.34 |
| 对侧事件 | HR 0.48<br>P=0.01 | HR 0.44<br>P=0.005 | HR 0.64<br>P=0.032 2 |
| 浸润性乳腺癌 | HR 0.57<br>P=0.004 | HR 0.81<br>P=0.2 | HR 0.62<br>P=0.012 3 |
| 导管原位癌 | HR 0.69<br>P=0.08 | HR 0.67<br>P=0.008 | HR 0.88<br>P=0.52 |

注:ª所有治疗均持续 5 年。ᵇ2×2 阶乘随机化:放疗与无放疗;他莫昔芬与无他莫昔芬。
BCS,保乳手术;DCIS,导管原位癌;HR,风险比。

他莫昔芬是研究最为广泛的导管原位癌全身治疗药物。在 NSABP B-24 研究中,1 804 例接受了乳房肿瘤切除术和放疗的导管原位癌患者被随即分配至他莫昔芬 10 mg 组(每日口服 2 次,共 5 年)和安慰剂组。第 5 年,他莫昔芬治疗使所有乳腺癌的绝对风险下降 5.2%[133]。该获益主要是因为同侧浸润性乳腺癌和对侧非浸润性乳腺癌减少,但两个研究组局部或远处转移风险无显著差异。他莫昔芬严重但少见的副作用为深静脉血栓（1%）、非致命性肺栓塞（0.2%）和子宫癌（−0.1%）[133]。接下来对可用肿瘤组织进行分析，评估 ER 状态对他莫昔芬获益的影响[134]，发现他莫昔芬可改善 ER 阳性导管原位癌妇女结局。在 ER 阴性导管原位癌中，他莫昔芬未改善同侧乳腺事件，对侧乳腺癌事件未显著减少（$HR$ 0.46，95% $CI$ 0.12~1.80，$P=0.35$）[134]。亚组分析中 ER 阴性导管原位癌患者数量较少，无法得到明确结论。

英国、澳大利亚和新西兰（UK/ANZ）导管原位癌试验将接受保乳手术且切缘阴性的导管原位癌女性患者随机分为 4 个额外治疗组：放疗、他莫昔芬、放疗联合他莫昔芬或无额外治疗。1 576 例女性被随机分为他莫昔芬与无他莫昔芬组[135]。中位随访时间为 12.7 年，他莫昔芬可减少乳腺癌事件（同侧和对侧）（$HR$ 0.71，95% $CI$ 0.58~0.88，$P=0.002$），但亚组分析显示，只有未接受过放疗的患者从中获益。对于同侧乳腺事件，他莫昔芬可显著减少导管原位癌，但无法减少浸润性乳腺癌。他莫昔芬治疗显著减少对侧乳腺癌（$HR$ 0.44，95% $CI$ 0.25~0.77，$P=0.005$）[135]。

一项 Cochrane 荟萃分析讨论了 Ⅲ 期 B‑24 和 UK/ANZ DCIS 试验的 3 375 例患者数据[136]。5 年他莫昔芬辅助治疗降低了同侧（$HR$ 0.75，95% $CI$ 0.61~0.92，$P=0.006$）和对侧导管原位癌风险（$RR$ 0.50，95% $CI$ 0.28~0.87，$P=0.01$）。浸润性对侧乳腺癌事件减少，但浸润性对侧乳腺癌接近统计显著性。他莫昔芬并未改善全因死亡率（$RR$ 1.11，95% $CI$ 0.89~1.39）。据分析，15 例患者需要接受他莫昔芬治疗，预防乳腺癌事件[136]。

尽管他莫昔芬可为导管原位癌患者带来获益，但治疗并未改善死亡率，且造成明显副作用。因此，一项 Ⅲ 期研究评估较短时间（3 年）内较低剂量（每日 5 mg）他莫昔芬治疗。该研究随机分配 500 例 HR 阳性/HR 状态未知导管原位癌、非典型导管增生或小叶原位癌女性患者，其中 346 例患者（69%）为导管原位癌[137]。中位随访时间为 5 年，结果提示低剂量他莫昔芬可降低浸润性乳腺癌和导管原位癌发生率（$HR$ 0.48，95% $CI$ 0.26~0.92，$P=0.02$）。在他莫昔芬组，一例患者出现深静脉血栓，还有一例患者被诊断为 Ⅰ 期内膜癌；安慰剂组一例患者出现肺栓塞。需要接受低剂量他莫昔芬治疗预防乳腺癌的患者数量为 22 例，基于观察到的严重不良事件，需要纳入最少 218 例患者[137]。

阿那曲唑是一种芳香化酶抑制剂，已批准用于 HR 阳性浸润性乳腺癌。IBIS‑Ⅱ 试验评估了阿那曲唑用于高风险绝经后妇女乳腺癌预防的有效性和安全性。在 3 864 例随机分配的患者中，326 例 ER 阳性导管原位癌患者接受了同侧乳房切除术，并使用阿那曲唑缩小随后发生的乳腺癌，但未达到统计显著性（$HR$ 0.44，95% $CI$ 0.17~1.15）[138]。后来，NSABP B‑35 Ⅲ 期试验将超过 3 000 例接受了乳房肿瘤切除术联合放疗的 HR 阳性绝经后导管原位癌患者随机分配至 5 年他莫昔芬辅助内分泌治疗与阿那曲唑治疗[139]。阿那曲唑治疗可缩短无乳腺癌间期（同侧/对侧乳腺癌或区域或远端复发），$HR$ 为 0.73（95% $CI$ 0.56~0.96，$P=0.023\ 4$），中位随访时间为 9 年。值得注意的是，直到随访 5 年以后才观察到改善，且这种改善主要发生在 60 岁以下患者中。阿那曲唑可减少对侧乳腺癌（$HR$ 0.64，95% $CI$ 0.43~0.96，$P=0.032\ 2$），但两个治疗组同侧乳腺事件相似[139]。

MDACC 推荐接受过保乳手术的 ER 阳性导管原位癌患者接受内分泌治疗，不推荐 ER 阴性导管原位癌患者接受内分泌治疗。目前已批准他莫昔芬每日 20 mg，共 5 年作为导管原位癌的辅助内分泌治疗。基于现有数据，使用阿那曲唑的芳香化酶抑制剂治疗至少与他莫昔芬同样有效，且可考虑用于绝经后妇女，特别是年龄低于 60 岁的妇女或存在血栓风险的妇女。考虑到毒性特征差异，选择药物时应考虑个体患者的共病和偏好。

## 联合移植的高剂量化疗

更积极的化疗方案（包括高剂量化疗联合骨髓或干细胞支持）在预后差、早期或转移性乳腺癌患者中的使用已得到研究。尽管初步结果令人振奋，但两项荟萃分析未提示生存获益[140,141]。因此，MDACC 未采用高剂量化疗联合干细胞支持治疗乳腺癌。

## 携带 *BRCA1*、*BRCA2* 及其他乳腺癌易感基因突变患者的风险降低策略

尽管乳腺癌家庭史，特别是一级亲属患乳腺癌，被认为是乳腺癌发生的风险因素，但大部分乳腺癌患者无家族史[142]。3%~4% 的乳腺癌患者遗传了高渗透 *BRCA1* 或 *BRCA2* 基因胚系突变；三阴乳腺癌风险更高，为 10%~20%[143]。携带 *BRCA* 突变妇女患浸润性乳腺癌的累积终身风险约为 70%（范围 50%~90%）[143,144]，卵巢癌为 40%~44%，*BRCA1* 和 *BRCA2* 突变为 17%~18%[144,145]。

*BRCA1* 突变还可显著增加男性患乳腺癌的终身风险，即从 70 岁时的 1.2% 提高为 80 岁时的 1.8%；*BRCA2* 突变则将风险从 7% 提高到 8%。与此相比，无突变男性患乳腺癌的终身风险约为 0.1%[61]。*BRCA* 突变也与除乳腺癌外的其他癌症风险上升有关，具体细节已在其他章节中描述。同样地，其他章节也将讨论除乳腺癌外其他癌症的风险降低策略。表 38‑4 中总结了乳腺癌易感基因检测的 NCCN 标准。

**表 38‑4　乳腺癌易感基因的基因检测标准[a]**

| 乳腺癌的个人史 |
| --- |
| *45 岁* |
| 50 岁：第二次乳腺癌诊断；家族史未知/家族史有限；近亲患乳腺癌[b] |
| 60 岁：三阴性乳腺癌 |
| *任何年龄：男性乳腺癌；德裔犹太血统；<50 岁时患乳腺癌或>1 个近亲[b]患乳腺癌、胰腺癌或前列腺癌；患者和/或近亲[b]乳腺癌诊断>3 次* |

续　表

| 其他癌症的个人史 |
| --- |
| 卵巢上皮癌 |
| 外分泌胰腺癌 |
| 前列腺癌[c] |
| 癌症家族史 |
| 一级或二级亲属满足以上标准 |
| BRCA1/2 致病性突变概率>5%[d] |
| 致病性/可能致病性突变家族史 |

注: [a]基于 NCCN 遗传/家族高风险评估指南[62]。[b]同侧血缘关系一级、二级和三级亲属。[c]转移性或前列腺导管内癌,以及某些高级别前列腺癌。[d]基于先验概率模型(如 Tyrer-Cuzick、BRCApro 和 Penn II)。

其他高/中渗透性基因的致病性突变可能也与乳腺癌风险增高有关。但与 BRCA 突变相比,指导此类患者管理的数据不那么稳健。TP53 突变可造成利-弗劳梅尼综合征(Li-Fraumeni 综合征,LFS),PTEN 突变可造成 Cowden 综合征,这两种突变都被认为是高渗透性突变。但针对以上突变的乳腺癌风险减低策略的数据还十分有限,临床管理主要基于 BRCA 突变患者数据的外推,同时考虑其他癌症的竞争风险[62,143]。对于 TP53 突变患者,一个重要问题是制定乳腺癌治疗计划时需尽量避免放疗[62,143]。其他与乳腺癌风险上升有关的中/高渗透性基因包括 PALB2、ATM、CHEK2、CDH1、NBN、STK11 和 NF1[62,143]。但同样的问题在于,缺乏可指导此类患者风险管理策略的证据。随着新数据出现,乳腺癌易感基因、相关风险和推荐管理清单也在不断变化。

### ■ 筛查

NCCN 指南推荐携带 BRCA 突变的女性应接受强化乳腺癌筛查,包括提高 18 岁及以上女性的乳房意识、鼓励她们每年接受 1~2 次临床乳房检查、25~29 岁每年接受一次乳腺 MRI、30~75 岁时每年进行一次乳腺 X 线摄影,并考虑层析 X 射线照相组合;对于其他高渗透性基因,管理推荐类似[62]。对于携带中渗透性基因突变的女性,如果 5 年内乳腺癌的估计风险高于 1%,可每年接受一次乳房 X 线摄影;如果风险超过 2.2%,可开始乳腺 MRI 筛查[62]。一般基于家族史对推荐的管理措施进行个性化,包括诊断年龄和基因突变体。

为某个特定的致病性突变携带者制定合适的筛查和预防策略时,应与患者讨论风险和获益,并考虑多种因素,包括年龄、预期寿命、共病和生活质量偏好。

### ■ 化学预防

他莫昔芬对携带 BRCA1/BRCA2 突变女性的风险降低获益是基于有限数据。乳腺癌预防试验 NSABP-P1 将患者随机分为他莫昔芬组和安慰剂组,进行乳腺癌化学预防。对 288 例乳腺癌患者进行突变携带者的亚组分析,但仅有 19 例患者(6.6%)为有害 BRCA1 或 BRCA2 突变阳性[146]。在 BRCA1 突变携带者(n=8)中,5 例患者被随机分配到他莫昔芬治疗,3 例患者被分配到安慰剂作用(RR 1.67,95% CI

0.32~10.7)。但在 BRCA2 突变携带者(n=11)中,3 例患者接受他莫昔芬治疗,8 例患者接受可安慰剂治疗(RR 0.38,95% CI 0.06~1.56)。在这个非常小的患者亚组中,他莫昔芬仅可减少 BRCA2 突变携带者的乳腺癌发病率;如果考虑研究中的所有患者,那么 62% 的风险降低与 ER 阳性乳腺癌患者中的结果相似。以上结果可能与 BRCA2 突变携带者 ER 阳性乳腺癌发病率高于 BRCA1 突变携带者有关。累计数据提示,在 BRCA2 突变携带者中,76% 的乳腺癌为 ER 阳性,而在 BRCA1 突变携带者中,这一比例为 17%[146]。

遗传性乳腺癌临床研究小组进行了 1 504 例女性 BRCA1 和 BRCA2 突变携带者匹配的病例对照研究。331 例女性(22%)接受了他莫昔芬治疗,对于 BRCA1(OR 0.58,95% CI 0.39~0.85)和 BRCA2 突变(OR 0.39,95% CI 0.19~0.83)携带者,他莫昔芬均可减少对侧乳腺癌[147]。研究还评估他莫昔芬治疗时间的影响。有趣的是,1 年或以上他莫昔芬治疗具有最强的保护作用(OR 0.37,95% CI 0.20~0.69,P=0.001),然后是 1~4 年(OR 0.53,95% CI 0.32~0.87,P=0.01),但 4 年或以上他莫昔芬治疗的效果不显著(OR 0.83,95% CI 0.44~1.55,P=0.55)[147]。结论是对于 BRCA 突变携带者,短期他莫昔芬治疗作为初级预防可能与传统的 5 年疗程一样有效。需要注意的是,他莫昔芬治疗时间数据是通过研究对象采访得到的,因此数据准确性存疑,数据报告也可能有偏倚。

现有 BRCA 突变女性携带者数据不足以确定最有效的化学预防策略、最佳使用时间,以及治疗开始的年龄。对于不想接受预防性乳腺切除术的患者,初级预防可以采用与非突变携带乳腺癌高危患者治疗相似的方案。

### ■ 预防性乳腺切除

女性 BRCA 突变携带者应接受关于预防性乳腺切除术在降低未来乳腺癌风险价值方面的咨询。无论选择何种手术方式,预防性乳房切除术后都会残留少量乳腺组织,无法保证 100% 预防乳腺癌。对于个体患者,应就手术方式选择进行充分讨论。但近期的数据提示,基于有限随访,保留乳头的预防性乳房切除术可能是恰当的选择[143,148]。一项回顾性研究分析了预防性乳房切除术在乳腺癌高风险女性中的有效性。中风险组确诊了 4 例乳腺癌,而 Gail 模型预测 37.4 例,风险降低了 89.5%。在高风险组,214 例女性接受了双侧预防性乳房切除术(BPM),并与她们未接受手术的姐姐进行了比较。中位随访时间为 14 年,接受手术的女性其乳腺癌发病率为 1.4%,而她们的姐姐为 38.7%[149]。研究人员检测了 176 例接受了双侧预防性乳房切除术女性的基因型,发现 26 例携带胚系 BRCA1 或 BRCA2 突变。中位随访时间为 13 年,在此期间,无人出现乳腺癌[150]。

PROSE 研究小组进行了一项病例对照研究,对 483 例 BRCA 突变携带者进行了随访,其中 105 例接受了双侧预防性乳房切除术,而 378 例未接受双侧预防性乳房切除术的患者作为匹配对照。平均随访时间为 6.4 年,手术组 1.9% 的女性患者被诊断为乳腺癌,而对照组这一比例为48.7%,风险降低超过90%[151]。

虽然随机研究不可行,但在以上及其他研究中双侧预防性乳房切除术带来显著获益[152,153]。一项荟萃分析纳入了2555例之前未患乳腺癌的女性,结果显示,双侧预防性乳房切除术可显著降低乳腺癌风险($RR$ 0.114,95% $CI$ 0.041~0.317)[154]。$BRCA1$($RR$ 0.134,95% $CI$ 0.019~0.937)和$BRCA2$突变($RR$ 0.183,95% $CI$ 0.072~0.468)携带者均从双侧预防性乳房切除术获益。但是,全因死亡率获益未达到统计显著性($HR$ 0.226,95% $CI$ 0.05~1.016)。在1672例有乳腺癌和乳房切除术史的患者中,对侧预防性乳腺切除术显著降低了对侧乳腺癌风险($RR$ 0.072,95% $CI$ 0.035~0.148),改善了全因死亡($HR$ 0.226,95% $CI$ 0.05~0.016)[154]。虽然现有数据是有价值的,但这些数据是基于非随机研究,因此研究结构可能受选择偏倚影响。

在MDACC,我们的遗传咨询师和乳腺外科医生评估了已知携带$BRCA1$或$BRCA2$有害突变、且已诊断为乳腺癌的患者通过双侧预防性乳房切除术或双侧乳房切除术降低潜在乳腺癌风险的可能性,并提供了相关咨询。

### ■ 降低风险的双侧输卵管-卵巢切除术

除了降低已知携带$BRCA$突变妇女患妇科癌症的风险,降低风险的双侧输卵管-卵巢切除术(RRSO)还可能降低乳腺癌发生的风险,但是原发性腹膜癌风险仍存在。一项大型、前瞻性、多中心研究对1079例年龄30岁及以上、携带$BRCA$有害突变,且选择输卵管-卵巢切除术或监测的女性患者进行了随访[155]。对于接受乳腺癌评估的患者,输卵管-卵巢切除术降低了$BRCA2$突变携带者患乳腺癌的风险($HR$ 0.28,95% $CI$ 0.08~0.92,$P$=0.036),但未降低突变携带者患乳腺癌的风险($HR$ 0.61,95% $CI$ 0.30~1.22,$P$=0.16),且输卵管-卵巢切除术对ER阳性乳腺癌患者具有保护性,但对ER阴性乳腺癌患者具无保护性。输卵管-卵巢切除术还可降低妇科癌症风险($HR$ 0.12,95% $CI$ 0.03~0.41,$P$=0.001),但这一获益主要局限在$BRCA1$突变携带者中[155]。

遗传性乳腺癌临床研究小组进行了一项前瞻性分析,对3722例$BRCA$突变携带者进行了随访,平均随访时间为5.6年。输卵管-卵巢切除术仅显著降低了年龄低于50岁、$BRCA2$突变携带者的乳腺癌风险($HR$ 0.18,95% $CI$ 0.05~0.63,$P$=0.007),且能成功预防ER阳性乳腺癌($HR$ 0.10,95% $CI$ 0.01~0.82,$P$=0.03)[156]。相反,另一项大型前瞻性队列研究显示,输卵管-卵巢切除术与$BRCA1$和$BRCA2$突变携带者第一次乳腺癌确诊风险降低有关;但是,对于$BRCA1$突变携带者,该获益主要局限在50岁以下女性。输卵管-卵巢切除术还可显著改善全因死亡率、乳腺癌特异性死亡率,以及卵巢癌特异性死亡率[153]。

一项荟萃分析包含了10项$BRCA$突变携带者研究,结果显示,输卵管-卵巢切除术可降低乳腺癌风险($HR$ 0.49,95% $CI$ 0.37~0.65),且$BRCA1$和$BRCA2$亚组风险降低程度相似。研究人员还观察到$BRCA$相关妇科肿瘤减少,$HR$为0.21(95% $CI$ 0.12~0.39)[157]。另一项荟萃分析提示,输卵管-卵巢切除术降低乳腺癌风险的效果类似($RR$ 0.552,95% $CI$ 0.448~0.682)[154]。对于之前无乳腺癌史的女性,输卵管-卵巢切除术可显著改善全因死亡率($HR$ 0.349,95% $CI$ 0.190~0.639),但未改善乳腺癌特异性死亡率($HR$ 0.27,95% $CI$ 0.05~1.33)。但是对于有乳腺癌史的患者,全因死亡率($HR$ 0.432,95% $CI$ 0.318~0.588)和乳腺癌特异性死亡率($HR$ 0.337,95% $CI$ 0.190~0.598)均得到改善[154]。

有资质的专业人士为我们携带胚系$BRCA$突变的患者提供了输卵管-卵巢切除术获益和风险方面的咨询。虽然该手术可降低癌症风险,但患者的生育能力明显受损。对于绝经前患者,应为她们提供过早绝经带来的生理变化方面的咨询,包括骨丢失和社会心理变化(比如情绪和性功能变化)。

---

### 提示

- 评估妊娠期乳腺癌女性远处转移的诊断性影像学包括:胸椎/腰椎无增强MRI、肝脏超声、胎儿遮蔽的胸部X线。
- 对于男性乳腺癌患者,芳香化酶抑制剂无法完全抑制雌二醇,因此芳香化酶抑制剂应与促性腺激素释放激素类似物联用。
- 有乳腺癌史的患者不建议接受激素替代治疗;可使用其他针对雌激素缺乏症状的药物治疗。
- 辅助内分泌治疗不适合接受过双侧乳房切除术的导管原位癌患者,且获益局限在化学预防;化学预防可降低接受过同侧乳房及切除术患者的乳腺癌风险。
- 不推荐高剂量化疗联合干细胞/骨髓支持用于乳腺癌治疗。
- 虽然降低风险的输卵管-卵巢切除术可降低$BRCA$突变携带者患妇科癌症的风险,但该手术还可能降低乳腺癌风险,特别是年轻女性。

# 第 **8** 篇　妇科恶性肿瘤

## Karen H. Lu

# 第 39 章　卵巢癌

Roni Nitecki
Lauren P. Cobb
Amir A. Jazaeri
J. Alejandro Rauh-Hain

肖　莉·译

## 要点

▶ 在过去的 10 年中,人们越来越认识到上皮性卵巢癌(EOC)是一组异质性恶性肿瘤,继发于不同的致病途径,以及与不同组织亚型发展相关的分子改变。虽然有些类型被认为起源于卵巢表面上皮,但输卵管可能是高级浆液性癌的起源。这一认识预示着在卵巢癌高危女性中可实行降低风险的输卵管卵巢切除术。

▶ 诊断时疾病的分期是判断预后的一个重要指标,局限性、区域性和远处转移的女性患者的 5 年生存率分别为 92%、72% 和 27%。早期发现卵巢癌的患者不到 30%。

▶ 在晚期 EOC 中,手术和化疗都用于初始治疗;然而,关于这些干预措施的使用顺序仍有争议。从历史上看,如果患者因多种合并症、身体状况不佳或影像学上的广泛转移,而不适合接受前期手术,那么他们就可能接受新辅助化疗。尽管如此,对于哪些患者应该接受前期减瘤术或新辅助化疗,目前尚无共识。

▶ 晚期 EOC 治疗后复发的高风险促使对维持策略进行了深入的研究,从而发现 PARP 抑制剂在这种维持治疗情况下特别有效。最近的试验提供了多种适应证:奥拉帕利用于胚系或体系 BRCA1/2 突变患者,尼拉帕利用于全人群,奥拉帕利与贝伐珠单抗联合用于同源重组缺陷的患者。

▶ 在过去 5 年中,许多研究评估了 PD-1 或 PD-L1 免疫检查点抑制剂对复发性 EOC 患者的疗效。观察到 10%～15% 的客观有效率,另外 20%～40% 的患者获得了疾病稳定。

▶ 恶性卵巢生殖细胞肿瘤(MOGCT)概括了胚胎和胚胎外的细胞和结构,以及来源于胚胎性腺的原始生殖细胞。MOGCT 占所有卵巢恶性肿瘤的 2%～3%,通常发生于女孩、青少年和育龄妇女。化疗的进展已经治愈了绝大多数罹患 MOGCT 的患者,而手术技术的改进也使得大多数患者能够保住生育能力。

## 上皮性卵巢癌

### ■ 流行病学

卵巢癌是发达国家第二常见的女性生殖道癌症,预计 2020 年美国约有 21 750 例[1]。上皮性肿瘤占卵巢癌的 95%,最常见的组织学亚型是高级浆液性癌,其次是子宫内膜样、透明细胞和黏液性肿瘤。卵巢癌仍然是美国妇科癌症死亡的头号病因,预计今年将导致 13 940 人死亡。在女性中,卵巢癌是美国第五常见的癌症相关死亡原因[1]。美国女性患卵巢癌的终身风险约为 1/70(1.37%)[2]。与美国黑种人、西班牙裔或亚洲裔女性相比,白种人女性的发病率更高,但差异正在缩小。在 20 世纪 90 年代之前的几十年里,在欧洲和北美的大部分地区,卵巢癌的发病率是恒定的。然而,在过去 10 年中,其发病率平均每年下降 2.3%。此外,从 2007 年到 2016 年,其死亡率平均每年下降 2.3%。

这种癌症主要发生在围绝经期和绝经后期,80%～90% 的病例发生在 40 岁之后。老年女性的发病率较高,诊断时的中位年龄为 63 岁[2]。

### ■ 死亡率

卵巢癌占 60～79 岁女性癌症死亡人数的 5.4%[1]。卵巢癌患者的预后取决于诊断时的疾病分期。在诊断时,患有局限性、区域性和远处转移的女性的 5 年生存率分别为 92%、72% 和 27%[1]。过去 10 年,卵巢癌的相对生存率显著提高,平均每年提高 2.3%,目前 5 年生存率预估为 47.6%[2]。一项利用 SEER 数据库的大型研究表明,在 35 868 名患者中,70 岁以上的年龄、婚姻状况、黑种人和更晚的疾病分期与更差的 3 年死亡率密切相关,但这些特征对患者存活时间越长的影响越小[3]。使用 SEER 数据库的另一项研究表明,与非西班牙裔白种人女性相比,非西班牙裔黑种人女性的死亡风险增加 28%,西班牙裔女性的生存率与非西班牙族白种人女性相当,亚洲裔女性的死亡率最低[4]。1995—2004 年,非西班牙裔黑种人女性的死亡率比白种人女性增加了 31%。这种差异在 2005—2015 年保持一致,而白种人女性的死亡率降低了 6%。据推测,黑种人女性的生存率较低可能是由于缺乏适当的遵循指南的治疗所致,多项研究表明,黑种人女性接受卵巢癌手术[4-6]和化疗[5-7]的可能性更小。

■ **病因学**

在过去的 10 年中,人们越来越认识到上皮性卵巢癌(EOC)是一组异质性恶性肿瘤,继发于不同的致病途径和与不同组织亚型发展相关的分子改变。具体而言,浆液性恶性肿瘤现在进一步细分为两个独立的组别:高级别浆液性癌(HGSC)和低级别浆液性癌(LGSC)[8]。

曾经,HGSC 被认为起源于卵巢表面上皮,因为它通常与卵巢肿块有关[9]。然而,在过去 20 年中,逐步认为输卵管是 HGSC 的可能起源。HGSC 通常以 *TP53* 突变和随后的 DNA 修复机制缺陷(通过 *BRCA* 基因功能的缺失)为特征,预示着在卵巢癌高危女性(如 *BRCA1* 和 *BRCA2* 胚系突变的女性)中可实行输卵管卵巢切除术(RRSO)以降低卵巢癌风险。在经受 RRSO 的女性中,现在标准的治疗措施是对输卵管伞端进行切开和广泛检查(SEE - FIM 方案)。即使不存在明显的恶性肿瘤,这项检查也可能显示出显著的细胞异型性和伞内杂乱生长。这些异常被称为浆液性输卵管上皮内癌或输卵管发育不良,其特征是细胞异型性、p53 免疫组化染色阳性(与 *TP53* 基因突变相关)、异常增殖(如 Ki - 67 染色所示)和 DNA 损伤(图 39 - 1)[8-13]。早期的研究发现接受 RRSO 的高危患者患隐性输卵管癌的风险为 5%~10%[14-16],最近一项对 27 个研究的系统性回顾分析发现,其合并患病率较低,为 1.19%,尽管这项研究包含了除了具有胚系 *BRCA* 突变的女性外,还包括仅基于家族史的女性[17]。在没有卵巢癌的情况下发现了输卵管癌,这导致了一种假设,即 HGSC 的前驱病变

发生在输卵管,并具有相同的 *TP53* 突变[18]。

基于其独特的分子特征和临床病理特征,已经提出了子宫内膜样、透明细胞、黏液性和低级别浆液性卵巢癌。子宫内膜样和透明细胞癌与子宫内膜异位症有流行病学联系[19],并且越来越多的证据表明,它们可通过 *KRAS* 和 *PI3K* 的激活,以及 *PTEN* 和 *ARID1A* 的失活而产生[20],但恶性转化率很低[21],子宫内膜异位不被视为前驱病变。罕见的黏液性卵巢肿瘤的起源尚未完全阐明,可能是因为过去许多"黏液性卵巢癌"被误诊为胃肠起源肿瘤的转移[22]。一项使用遗传分析的研究发现,有证据表明从 *KRAS* 或 *CDKN2A* 事件引发的交界性肿瘤逐步发展为由 *TP53* 突变和拷贝数异常驱动的高级别侵袭性 Müllerian 卵巢癌[23]。LGSC 的特点是 *KRAS* 和 *BRAF* 突变[8],没有 *TP53* 突变,并且输卵管中缺乏已知的前驱病变。它们被认为是由异位皮质包涵体囊肿引起的,并且已经描述了从良性病变到交界性肿瘤再到 LGSC 的逐步进展。这仍然是一个有争议的领域,目前的研究重点是了解这些不同 EOC 亚型的病理生理学。

■ **风险因素**

许多研究试图证明诱发卵巢癌的风险与环境、饮食、生殖、内分泌、病毒和遗传因素之间的可能联系。表 39 - 1 汇总了这些因素。

**表 39 - 1　卵巢癌的危险因素**

| 增加 | 降低 | 不确定 |
| --- | --- | --- |
| 遗传性 | 生殖性 | 生育药物 |
| 　卵巢癌家族史 | 　多胎分娩 | 运动 |
| 　乳腺癌病史 | 　母乳喂养 | 香烟 |
| 　*BRCA1* 或 *BRCA2* 突变 | | 吸烟 |
| 　林奇综合征 | | |
| 　其他基因突变 | | |
| 　*BRIP1* | | |
| 　*RAD51C* | | |
| 　*RAD51D* | | |
| | | |
| 生殖性 | 性激素 | |
| 　高龄 | 　口服避孕药 | |
| 　未生育 | 　孕激素 | |
| 　不孕症 | | |
| | | |
| 性激素 | 手术 | |
| 　初潮过早 | 　子宫切除 | |
| 　自然绝经晚 | 　输卵管结扎 | |
| 　激素替代治疗 | | |
| 　雌激素 | | |
| 　雄激素 | | |
| | | |
| 炎症 | | |
| 　子宫内膜异位症 | | |
| 　盆腔炎 | | |
| | | |
| 生活方式 | | |
| 　肥胖 | | |
| | | |
| 地理 | | |
| 　极高纬度 | | |

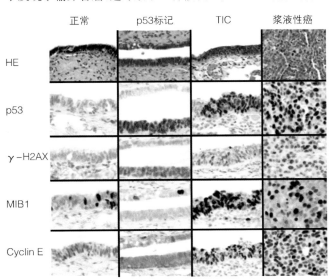

**图 39 - 1**　p53、γ - H2AX、MIB1 和 Cyclin E 在正常黏膜、p53 标记、输卵管上皮内癌(TIC)和浆液性癌中的共定位概述。经许可引自 Lee Y,Miron A,Drapkin R,et al. A candidate precursor to serous carcinoma that originates in the distal fallopian tube,J Pathol 2007 Jan;211(1):26 - 35

注:经许可改编自 Hunn J,Rodriguez GC:etiology,risk factors,and epidemiology. Clinobstet Gynecol. 2012 Mar;55(1):3 - 23.

卵巢癌的最大危险因素是遗传易感性。一项针对 9 856 名女性 BRCA1 和 BRCA2 突变的前瞻性研究显示,患卵巢癌的累积终身风险分别为 46%(95% CI 35～53)和 17%(95% CI 11～25)[24],是普通人群的 18～36 倍。与 BRCA1 和 BRCA2 突变相似,范科尼贫血途径中的其他基因变体也与 EOC 的发生有关,如 RAD51C、RAD51D、PALB2 和 BARD1。值得注意的是,这些基因的渗透性低于 BRCA 基因的变体[25]。较小比例的家族性卵巢癌病例与林奇综合征相关的错配修复基因(MLH1、MSH2、MHS6、PMS2)突变有关。林奇综合征患者可能会显示出不同的卵巢癌的终身风险,这取决于突变基因。与 MSH6 和 PMS2 突变患者相比,MLH1 和 MSH2 胚系突变患者患卵巢癌的风险最高。MLH1 突变患者的卵巢癌风险范围为 5%～20%,MSH2 突变患者为 10%～38%,MSH6 突变患者为 1%～11%。需要更多的数据来确定 PMS2 突变患者的卵巢癌风险[26-30]。从可遗传的原因中识别女性患卵巢癌的风险是目前预防卵巢癌的唯一成功方法。因此,NCCN 指南建议对至少自 2010 年以来有卵巢癌病史的患者进行基因检测,不仅要确定其并发恶性肿瘤的风险并确定治疗方案,还能找到可能存在风险并可从预防措施中受益的家庭成员。

与增加卵巢癌风险相关的其他因素包括年龄、初潮过早、绝经晚和肥胖[31-33]。已证明可降低卵巢癌风险的保护因素包括使用口服避孕药、多胎分娩、母乳喂养、子宫切除术和输卵管结扎[34],绝经后激素替代疗法的使用并没有明确显示能改变女性患卵巢癌的风险。

## ■ 筛查

Ⅰ期卵巢癌与良好的生存率相关;然而,超过 2/3 的患者被诊断为Ⅲ或Ⅳ期卵巢癌。这些观察结果为早期疾病筛查提供了有力的依据。最常用的筛查策略包括血清癌抗原 125(CA125)水平和盆腔超声检查。尽管几项大型研究表明,筛查可以检测出无症状女性患者,但人们担心这些策略的阳性预测价值很低,而且缺乏经证实的生存获益。事实上,筛查平均风险的女性可能会造成潜在的伤害。由于卵巢癌的发病率较低,获得假阳性结果的风险很高,患者可能会经历不必要的手术评估、手术和麻醉风险、心理压力和相关费用。表 39 - 2 中总结了 4 项关键试验的结果[35-40],UKCTOCS(The United Kingdom Collaborative Trial of Ovarian Cancer Screening)评估了 200 000 多名绝经后平均风险女性,并将她们随机分配到:① 多模式筛查,利用卵巢癌风险时间序列算法,用经阴道超声解释 CA125;② 每年经阴道超声筛查;③ 无筛查。三组比例为 1∶1∶2。在初步分析中,与卵巢癌相关的死亡率没有显著降低[40]。截至本文撰写之时,美国预防服务特别工作组、美国妇产科医师学会和妇科肿瘤学会建议,不要对无症状的平均风险女性进行卵巢癌筛查。

表 39 - 2 卵巢癌筛查主要研究总结

| 研究名称<br>入组年限 | 随机<br>对照<br>试验 | 地点 | 入组人数 | 筛查方法 | 目标 | 结果 | 限制/优势 |
|---|---|---|---|---|---|---|---|
| 肯塔基研究[39] | 否 | 美国肯塔基州 | 37 293 筛查 | 每年 TVS 检查 | 5 年 OC 生存期 | 筛查(74.8%±6.6%) vs 未筛查(53.7%±2.3%) P<0.001 对于非 RCT,难以解释筛查对疾病死亡率的真实影响 | 单中心 未筛查的对照组在中心被诊断为 OC,但不是研究的一部分 交付周期效应 健康志愿者效应 |
| SCSOCS[38] 1985—1999 年 | 是 | 日本静冈 212 家医院 | 总计 82 487 (41 688 筛查) (40 799 对照) | 每年检测 CA125 (>35 U/mL) 每年 TVS 检查 | 早期 Ⅰ/Ⅱ 诊断 | 筛查(63%) vs 对照(38%) P=0.23 | |
| PLCO[37] 1993—2001 年 | 是 | 美国 10 个研究机构 | 总计 78 216 (34 253 筛查) (34 304 常规治疗) | 每年检测 CA125 (>35 U/mL) (6 年) 每年 TVS(前 4 年) | 全因死亡率: 对于侵袭性 EOC、输卵管和腹膜癌症 | 12.4 年风险比(1.18,95% CI 0.91～1.54) 14.7 年风险比(1.01,95% CI 0.97～1.05) | 手术并发症发生率高(15%) 缺乏分期转换(22.2%) |
| UKCTOS[40] 2001—2005 年 | 是 | 英国 13 个研究机构 | 总计 202 638 (50 639 USS) (50 640 MMS) (101 359 对照) | MMS | 死亡率降低: 针对侵入性 EOC、输卵管和腹膜癌症 早期 Ⅰ/Ⅱ 诊断 | 初步分析: 0～14 年死亡率下降幅度为: MMS 15%(95% CI −3～20, P=0.10) UUS 11%(95% CI −7～27, P=0.21) 排除流行病例的分析: 总体死亡率降低 20%(95% CI −2～40,P=0.021),降低 8% (95% CI −27～43)0～7 年 | 被筛查在>执行 2 次 TVS 与无 TVS 之间显示了较多的忧虑和较少的愉悦 每检测到 1 例癌症,良好的 PPV 为 4.4 次手术 |

| 研究名称<br>入组年限 | 随机对照试验 | 地点 | 入组人数 | 筛查方法 | 目标 | 结果 | 限制/优势 |
|---|---|---|---|---|---|---|---|
| | | | | | | 在 7～14 年,死亡率下降了 28%(95% CI −3～49),有利于 MMS<br>MMS 的 I/II 期偏移为 36.1%,I/II 期与对照组相比为 23.9%,但 MMS 没有 USS(P=0.000 1) | |
| NROSS[a]<br>2001—2011 年 | 否 | 美国 7 个研究机构 | 共 4 051 | MMS | 绝经后卵巢癌的特异性和阳性预测值 | PPV 为 40%(95% CI 12.2～73.8) | |

注:[a]Lu KH, Skates S, Hernandez MA, et al. A 2 - stge ovarian cancer screening strategy using the risk of ovarian Cancer Algorithm (ROCA) identified early-stage incident cancers and demonstrates high positive predictire value. Cancer. 2013;119(19):3454 - 3461.
EOC,上皮性卵巢癌;MMS,多模式策略;NROSS,正常风险卵巢筛查研究;OC,卵巢癌;PLCO,前列腺癌、肺癌、结直肠癌和卵巢癌筛查随机对照试验;PM,绝经后;PPV,阳性预测值;RCT,随机对照试验;SCSOCS,静冈卵巢癌症筛查队列研究;TVS,经阴道超声;UKCTOCS,英国卵巢癌症筛查联合试验;USS,超声波策略。
经许可引自 Nebgen DR, Lu KH, Bast RC Jr. Novel Approaches to Ovarian Cancer Screening. Curr Oncol Rep. 2019;21(8):75.

### ■ 上皮性卵巢癌的分子特征

#### 分子生物学

尽管 EOC 的不同亚型具有独特的分子畸变(表 39 - 3)和转录特征,但它们的形态学特征类似于生殖道的特化上皮,这些上皮来源于米勒管。

**表 39 - 3　上皮性卵巢癌症起源和分子病理学的通用概念**

| 组织学 | 前驱病变 | 分子特征 |
|---|---|---|
| 低级别浆液性癌 | 囊腺瘤-交界性肿瘤-癌序列 | KRAS 和/或 BRAF 突变 |
| 高级别浆液性癌 | 上皮包涵体囊肿内的"新生" | p53 突变和 BRCA1 功能障碍(通常是启动子甲基化)PIK3CA 扩增(25%～40%) |
| 低级别子宫内膜样癌 | 子宫内膜异位症和子宫内膜样增生 | CTNNB1(B - catenin 基因)和 PTEN 突变与微卫星灶不稳定性 |
| 高级别子宫内膜样癌 | 上皮包涵体腺体/囊肿 | p53 突变和 BRCA1 功能障碍(通常是启动子甲基化)PIK3CA 突变 |
| 黏液癌 | 囊腺瘤-交界性肿瘤-癌序列 | KRAS 突变,p53 突变与交界性肿瘤向癌转变 |
| 透明细胞癌 | 子宫内膜异位症 | PTEN 突变/杂合性缺失 PIK3CA 突变 |

如前所述,越来越多的证据表明,远端输卵管上皮是大多数 HGSC 的起源组织。浆液性癌中最常见的分子改变是 TP53 的突变,这种突变几乎无处不在。癌症基因组图谱项目也大大提高了我们对 HGSC 中其他分子和基因变化的理解。除了 96% 肿瘤中预期的 TP53 突变外,还观察到 NF1、BRCA1、BRCA2、RB1 和 CDK12 中的低流行率及复发性体细胞突变。浆液性癌的特征还在于高度的染色体不稳定性(基因拷贝数扩增和缺失),总体和区域不稳定性都与肿瘤分级和患者结局有关[41]。作为《癌症基因组图谱》的一部分进

行的体细胞拷贝数分析也分别证实了 8 个和 22 个染色体区域的反复删失和获得。超过一半的肿瘤中出现了 5 个获得和 18 个删失。尽管 DNA 的这些异常区域经常携带多个基因,但目前认为只有有限数量的基因是这一过程的"关键驱动因素"。这些关键驱动因素被认为是最关键的标志物和潜在的治疗目标。在拷贝数增加和丢失的区域,经常提出"候选驱动因素"。例如,有研究表明,45% 的 HGSC 含有多拷贝数改变介导的 PI3K/RAS 信号,包括 PTEN 缺失和 PIK3CA、KRAS、AKT1 和 AKT2 扩增。已发现 LGSC 在丝裂原激活的蛋白激酶途径中存在改变。20%～40% 的 LGSC 肿瘤具有 KRAS 突变,但较小比例的肿瘤显示 BRAF 突变,占 LGSC 的 5%[42]。

透明细胞癌和子宫内膜样癌在流行病学和分子上都与子宫内膜异位症有关。PIK3CA 和 ARID1A(富含 AT 的相互作用域蛋白 1A)的频繁体细胞突变已在子宫内膜异位相关的肿瘤中被证实[43,44]。子宫内膜样卵巢癌中常见的遗传异常包括 CTNNB1 和 PTEN 的体细胞突变[45]。

#### 细胞因子和生长因子

已经研究了几种细胞因子和生长因子在卵巢癌形成中的作用。虽然针对卵巢癌症的生长因子途径的详细综述超出了本章的范围,但我们将重点介绍一些有趣的内容。

IL - 10 和 IL - 6 的水平在卵巢癌患者的腹水中特别高。内源性产生的 IL - 6 可以保护肿瘤细胞免受自然杀伤细胞介导的杀伤,免疫组化显示 IL - 6 的表达与预后不良有关[46]。此外,IL - 6 已被确定为副瘤性血小板增多症病因学的旁分泌因子,且与卵巢癌的预后不良相关[47]。与高级别浆液性肿瘤相比,卵巢透明细胞癌与较高的 IL - 6 循环水平相关[48]。

血管内皮生长因子(VEGF)信号级联是通过一组部分多余的配体和受体介导的,它们已成为抗血管生成性癌症治疗的希望靶点。VEGF 配体家族由 7 个配体组成:VEGFA～VEGFE、胎盘生长因子(PLGF1 和 PLGF2)。参与该信号级联的受体酪氨酸激酶包括 VEGF 受体 1(VEGFR1)、VEGFR2

和 VEGFR3。VEGF 配体在 EOC 细胞中过度表达,但受体主要存在于肿瘤内皮细胞上。VEGF 是由缺氧刺激导致血管生成的关键介质[49]。贝伐珠单抗是一种单克隆抗 VEGFA 抗体,是这类抗体的典型代表,在一线、铂敏感和铂耐药情况下,贝伐珠单抗已成为标准细胞毒性药物的常用联合靶向药物。

### ■ 预后因素

预后因素是与肿瘤相关的特征,决定了疾病的生物学行为和死亡风险;它们的预测值可能在治疗过程中和之后发生改变。

晚期卵巢癌症(Ⅲ或Ⅳ期)预后不良的相关因素分为两个亚组(根据临床试验和观察性研究中的多变量分析来确定):

(1)全身治疗前预测生存率的变量:年龄、诊断时的分期、表现状态、减瘤术后残余肿瘤体积、BRCA 状态和肿瘤组织学。

(2)复发时预测进展时间的变量:距最后一次化疗不到 6 个月(铂耐药)、较差的状态、黏液组织学、更多的疾病部位、之前对化疗的最佳反应,以及血清 CA125 水平。

#### 分期

分期是癌症的主要预后因素。早期卵巢癌(Ⅰ~ⅡA 期)的主要预后因素是 FIGO 分期、组织学分级、组织学类型和患者年龄。发现早期卵巢癌的患者不到 30%,早期患者的 5 年生存率良好,达 51%~98%[1-3]。

#### CA125

CA125 是一种高分子量糖蛋白,在 80% 的 EOC 中升高[50]。没有明确证据表明治疗前 CA125 水平与 EOC 的生存相关[51];然而,有证据表明,个体在治疗期间的 CA125 水平的动态变化可能与治疗的最佳反应及生存率有关[52]。

#### 残留疾病

合理的假设是:术后残余肿瘤体积的大小受疾病的生物学、病史,以及减瘤术的彻底性、重要性和减瘤术中作出的努力等影响。仍有争议的是,这些因素对残余疾病预后意义的相对贡献。一方面,更具侵袭性和播散性的肿瘤更难切除,因此与更大的残留疾病相关。因此,术前肿瘤负荷可能比术后残留疾病的数量更能预测预后。其他特征,如化疗的类型、肿瘤的内在化学敏感性,以及其他生物变量的存在,可能与手术的程度一样重要,甚至比手术的程度更重要。最大手术努力重要性的支持者指出,大量的回顾性数据以及"满意细胞减灭术"从小于 2 cm 到 R0(无可见残余疾病)的演变,作为手术结果重要性的证据[53]。

### ■ 组织亚型

#### 浆液性癌

浆液性癌是 EOC 最常见的组织学亚型,该亚型可进一步分为 HGSC 和 LGSC[54]。2004 年,Malpica 和 MDACC 的同事开发了一种基于核异型性和有丝分裂率的浆液性癌的两级分级系统,以区分高级别和低级别肿瘤(图 39-2)[55]。此后,妇科肿瘤学界验证并采用了该系统来定义这两种疾病。

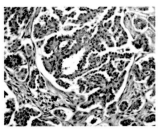

卵巢低级别浆液性癌的特征是细胞相对均匀,每10个高倍视野中有多达12次有丝分裂。引自Anais Malpica,MD

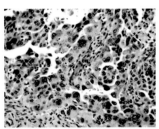

卵巢高级别浆液性癌的特征是多形性;有明显的核异型性,每10个高倍视野中有12次以上的有丝分裂。引自Anais Malpica, MD

**图 39-2** 低级别和高级别浆液性癌(经 MD Anais Malpica 许可使用)

#### 高级别浆液性癌

HGSC 占所有卵巢癌的 70%~80%,是最常见的 EOC 类型。HGSC 可能具有不同的结构模式,但这些肿瘤的主要特征是高有丝分裂活性(>12/10 HPF)和多核细胞的存在[56]。

#### 低级别浆液性癌

低级别浆液性癌占浆液性卵巢癌的 6%~10%,占所有卵巢癌的 5%~8%。这些肿瘤现在被认为起源于交界性肿瘤,与高级别肿瘤相比具有明显的分子畸变和临床行为。低级别浆液性肿瘤具有较低的有丝分裂活性(<12/HPF),并根据超过 5 mm 的破坏性侵袭与边界性肿瘤区分开来。与其独特的病理生理学和肿瘤生物学一致,LGSC 对化疗更具耐药性,且与铂耐药疾病的发病率显著升高相关[57]。

#### 黏液性癌

在早期的出版物中,黏液性卵巢癌的比例高达 30%。然而,现在人们越来越认识到,经过仔细评估,许多此类肿瘤被误认为是胃肠道转移。目前估计原发性黏液性卵巢癌的患病率约为 3%。卵巢原发的多起源于单侧,直径大于 12 cm(大),外表面光滑,并与其他卵巢病理相关。相反,转移灶倾向于双侧,直径小于 10 cm,表现出表面受累,并表现出胶体和印戒形态。真正的黏液性卵巢肿瘤是低度恶性肿瘤,转移扩散倾向低,通常被诊断为单侧ⅠA 期肿瘤,即使它们可能达到较大的尺寸(图 39-3)[58]。最近的研究也消除了腹膜假性黏液瘤通常继发于黏液性卵巢癌的观点。现在人们认识到腹膜假性黏液瘤几乎总是与阑尾黏液性病变有关[59]。

#### 子宫内膜样腺癌

总体而言,10%的上皮性卵巢肿瘤具有子宫内膜样组织学,类似于子宫内膜腺癌。在 45 岁以下的患者中,高达 25% 的病例存在子宫内膜样卵巢癌和子宫内膜恶性肿瘤作为原发性肿瘤同时发生[60]。患有同步多灶性疾病的患者 5 年生存率为 70%~80%。10%的病例并发子宫内膜异位症。子宫内膜异位症的恶性潜能很低,但其可以从良性上皮向恶性的转变。

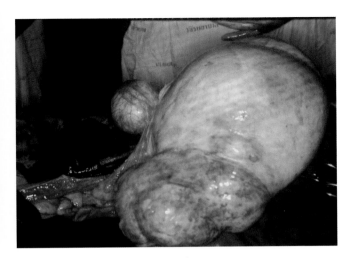

**图 39 - 3**　手术切除的卵巢黏液性肿瘤

#### 透明细胞癌

透明细胞癌占卵巢癌的 5% ～ 10%，与子宫内膜样肿瘤一样，可能与子宫内膜异位症或子宫内膜癌症有关。一些研究表明，透明细胞癌可能对基于卡铂-紫杉醇的标准化疗方案产生耐药性。然而，其他研究人员表明，当妇科病理学家仔细检查病理学时，只有未达最佳标准的减瘤术和肿瘤扩散与铂耐药风险显著增加相关[61]。

#### 移行细胞癌

移行细胞癌以前被认为是恶性卵巢勃勒纳瘤；然而，最近的研究表明，它们在分子上与 HGSC 相似。这些肿瘤现在被归类为 HGSC 的一种亚型[62]。

#### 未分化癌

未分化癌被认为是分化最差的 HGSC，而不是一个单独的疾病类型[63]。

#### ■ 组织学分级

此前，EOC 的诊断采用三级评分系统；然而，对这一制度的定义没有达成共识。最近，两级评分系统（高级别与低级别）已显示出更好的预后和观察者间差异[64]。

#### ■ 分期

准确的分期对手术和辅助治疗的成功至关重要。卵巢癌的分期是基于初步手术评估的大体和病理结果。FIGO 分期使用疾病的部位和范围，包括包膜破裂和腹水，将卵巢癌分为 4 个阶段。表 39 - 4 总结了这一点。

**表 39 - 4**　卵巢癌的 FIGO 分期

| FIGO | | TNM |
| --- | --- | --- |
| | 原发性肿瘤无法评估 | Tx |
| 0 | 没有原发性肿瘤的证据 | T0 |
| Ⅰ | 局限于卵巢的肿瘤 | T1 |
| | 肿瘤局限于单侧卵巢或输卵管，包膜完整 | |
| Ⅰ A | 卵巢表面无肿瘤 | T1a |
| | 腹水或腹膜冲洗液中无恶性细胞 | |

续　表

| FIGO | | TNM |
| --- | --- | --- |
| | 肿瘤局限于双侧卵巢或输卵管，包膜完整 | |
| Ⅰ B | 卵巢表面无肿瘤 | T1b |
| | 腹水或腹膜冲洗液中无恶性细胞 | |
| Ⅰ C | 局限于一侧或双侧卵巢的肿瘤 | |
| Ⅰ C1 | 术中肿瘤破溃 | |
| Ⅰ C2 | 手术前肿瘤自发破裂，或者卵巢或输卵管表面有肿瘤 | T1c |
| Ⅰ C3 | 腹水或腹腔冲洗液有恶性细胞 | |
| Ⅱ | 肿瘤累及单侧或两侧卵巢或者输卵管，并伴有盆腔内扩散 | T2 |
| Ⅱ A | 子宫和/或输卵管和/或卵巢的扩散和/或种植（未超出子宫双侧附件） | T2a |
| Ⅱ B | 扩散和/或种植到盆腔内其他组织（超出子宫附件） | T2b |
| Ⅲ | 肿瘤累及一侧或双侧卵巢或输卵管，或原发性腹膜癌，伴有镜下证实的盆腔外腹膜转移和/或腹膜后淋巴结转移 | T3 |
| Ⅲ A1(i) | 腹膜后阳性淋巴结仅≤10 mm | T1、T2、T3aN1 |
| Ⅲ A1(ii) | 仅腹膜后阳性淋巴结＞10 mm | |
| Ⅲ A2 | 显微镜下，盆腔（边缘以上）腹膜受累±腹膜后淋巴结阳性 | T3a/T3aN1 T3b/T3bN1 |
| Ⅲ B | 肉眼可见，盆腔腹膜转移≤2 cm±腹膜后淋巴结阳性；包括延伸至肝/脾包膜 | T3b/T3bN1 |
| Ⅲ C | 肉眼可见，盆腔外腹膜转移＞2 cm±腹膜后淋巴结阳性；包括延伸至肝/脾包膜 | T3c/T3cN1 |
| Ⅳ | 远处转移，细胞学检查呈阳性的胸腔积液肝和/或脾实质转移，转移至腹外器官（包括腹股沟淋巴结和腹腔外淋巴结），肠道的透壁侵犯 | M1 |

注：其他主要建议如下：
- 应在分期时指定组织学类型，包括分级。
- 原发部位（卵巢、输卵管或腹膜）应尽可能指定。
- 如果组织学证明肿瘤细胞存在于粘连中，则可能符合 Ⅰ 期但涉及致密粘连的肿瘤有理由升级为 Ⅱ 期。

#### ■ 诊断

卵巢癌的症状是非特异性的，包括早饱、腹胀、便秘和体重减轻。在做出正确诊断之前，患者被转诊进行胃肠道评估并不罕见。卵巢癌的客观体征也是非特异性的，可能包括盆腔肿块、腹水、肿瘤扩散、可能的胸腔积液，偶尔还有锁骨上淋巴结转移。

#### ■ 治疗

一般来说，EOC 的初始处理和分期是外科治疗。在早期卵巢癌症中，全面分期可以进行适当的分诊和辅助治疗。当进行全面分期时，大量初始被认为患有局限于盆腔疾病的患者将提升分期[65]。

在晚期 EOC 中，手术和化疗都用于初始治疗；然而，关于这些干预措施的顺序仍有争议。从历史上看，如果患者有多种医学合并症、表现不佳或影像学上的广泛疾病,而这些疾病不适合接受直接手术,那么他们就考虑新辅助化疗。尽管如此,对于哪些患者应接受直接减瘤术或新辅助化疗(NACT),目前尚无共识。

MDACC目前的方法是对医学上适合手术且无远处转移疾病(基于CT成像)的疑似晚期卵巢癌症患者进行术前腹腔镜评估。

腹腔镜评估提供以下内容:外科病理诊断、转移性肿瘤负荷评估和完全切除的可能性(改良Fagotti评分),以及研究组织获取。我们的腹腔镜分诊是由两名独立的双盲外科医生评分完成的。评分低于10分的患者进行初始减瘤术。得分为10分或以上的患者接受NACT(包括3或4个周期的卡铂和紫杉醇),然后考虑间歇性减瘤术和3个额外周期的化疗(有或没有维持治疗)。我们的治疗流程概述如图39-4所示[66]。

除了通过实验室检测、影像学和查体进行术前评估外,NCCN现在建议对所有新诊断的高级别浆液性卵巢癌进行基因检测[67]。

### 初始减瘤术

分期剖腹手术包括以下步骤:

(1)中线垂直切口。

(2)腹水的排空和细胞学分析。

(3)检查和触诊所有腹膜(腹膜内和腹膜后)表面,包括膈下区域。

(4)全腹式子宫切除术和双侧输卵管卵巢切除术。

(5)大肠切除术,无明显肉眼残留。

(6)如果疾病仅限于卵巢,分期包括双侧盆腔和主动脉旁淋巴结取样,以及多次活检,包括结肠旁沟、回盲部、盆侧壁、膀胱反折腹膜、膈膜、腹腔内区域。

(7)如果发现黏液肿瘤,进行阑尾切除术。

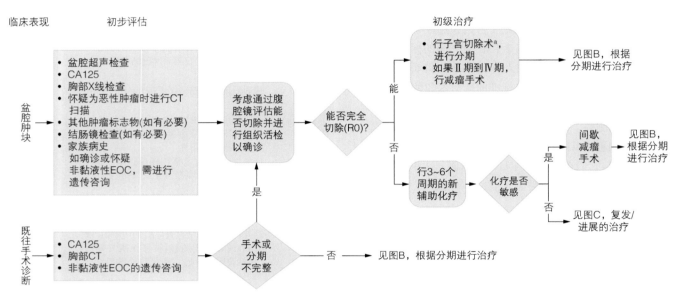

EOC = 卵巢上皮癌
A　　a I 期患者希望保留生育能力,考虑USO(单侧输卵管切除术)和分期手术

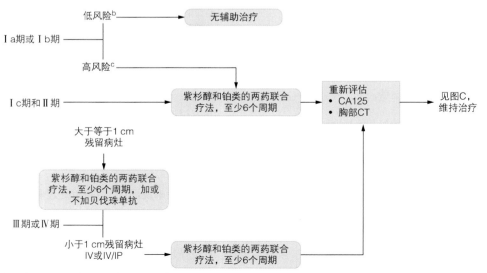

b低风险—1级子宫内膜样,或者低级别浆液性组织类型
B　　c高风险—3级子宫内膜样,高级浆液性或透明细胞类型

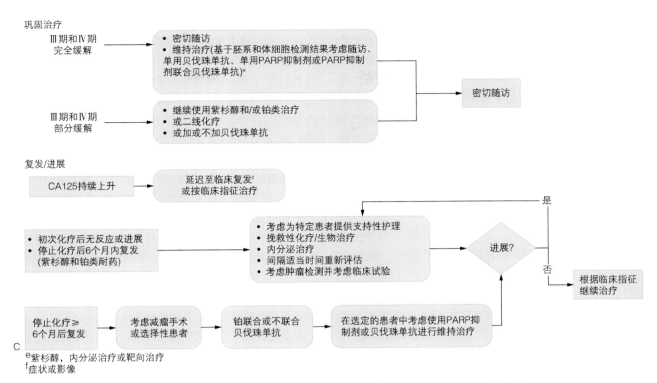

图39-4 MDACC用于治疗上皮性卵巢癌症的治疗流程概述。BSO：双侧输卵管卵巢切除术；CXR：胸部X线检查

初始减瘤术（PCS）的目标是切除所有可见的肿瘤，因为残余疾病的数量与患者的生存率成反比。目前，最佳的减瘤术定义为没有大于1 cm的残余结节。最近的研究试图通过区分没有可见残余疾病的患者来完善最佳减瘤术的定义。即使与残余病灶小于1 cm的患者相比，接受所有可见病灶完全切除的患者OS率也有所提高。

几项回顾性研究表明，对于晚期EOC患者，PCS比NACT更有效，PFS和OS均有改善。然而，三项Ⅲ期随机临床试验发现，与PCS相比，NACT不会导致较差的OS[68-70]。这些试验受到了批判，因为许多接受PCS的女性术后残余病灶超过1 cm，生存期比预期短，相当比例的女性接受了单药卡铂治疗，而不是传统的基于铂的双重治疗。尽管有这些担忧，但近几年来，美国对晚期卵巢癌症使用NACT的人数一直在增加。

在接受NACT的患者中，通过使用微创手术技术进行间歇性减瘤术，可能进一步降低复发率。然而，尽管初步数据很有希望，但尚不清楚微创间歇性减瘤术是否能提供与开放手术相当的肿瘤学结局。

### 辅助治疗
#### 化疗
##### 早期疾病

尽管经手术治疗的早期EOC患者的生存率通常很高，但研究已经确定了一部分早期疾病患者的复发风险增加，范围从25%~45%[71]。这些高风险特征包括：① ⅠC期（局限于卵巢的肿瘤，腹腔冲洗液阳性）或Ⅱ期疾病。② 任何阶段的透明细胞癌。③ 高级别肿瘤。

为了研究减瘤术后的辅助治疗是否适用于早期疾病，

ACTION（卵巢肿瘤辅助化疗）研究将448名患者随机分为铂类化疗或观察组。总体而言，辅助化疗提高了RFS率为70% vs 62%。尽管接受最佳手术分期的患者没有生存优势，但不完全手术分期后的辅助化疗导致RFS率（65% vs 56%）和癌症特异性生存率（80% vs 69%）显著改善[72]。对五项随机试验的荟萃分析也证明了这一点[73]。

因此，没有高风险特征的早期疾病患者，如果进行了完整的手术分期，可能无法从术后化疗中获益。然而，那些具有高风险特征的患者应考虑进行辅助治疗。两项荟萃分析表明，辅助化疗改善了早期疾病患者的RFS和OS[73,74]。亚组分析表明，与具有高风险特征的女性相比，辅助治疗将死亡风险降低了52%（HR 0.48，95% CI 0.32~0.72），但在没有高风险特征的女性中没有获益[73]。

对于具有高风险特征的早期EOC，治疗策略在很大程度上是从已证明对晚期疾病有效的方案中推断出来的。因此，这些患者通常接受含铂两药治疗，如卡铂加紫杉醇，回顾性数据表明单药卡铂可能同样有效[74]。此外，对于辅助化疗周期的最佳次数尚无共识。GOG 157试验将457例ⅠA期3级、ⅠB期3级和ⅠC期卵巢上皮性癌症完全切除的患者随机分为6个周期和3个周期化疗，每21天使用一次卡铂（AUC 7.5，超过30 min）和紫杉醇（175 mg/m²，超过3 h）[75]。在标准的3个周期组中，预估5年内肿瘤复发的概率为27%，而在6周期组中为19%。6个周期组的复发率降低了24%，但没有达到统计学意义（HR 0.761，95% CI 0.51~1.13，P=0.18）。此外，接受6个周期化疗的患者的3级或4级神经毒性、严重贫血和中性粒细胞减少的发生率明显较高。结论是，在标准3个周期的基础上增加3个周期不会显著改变早期EOC患者的复发率[75]。值得注意的是,这项研究有 85％的统计功效发现复发率降低了 50％,这一乐观的假设可能使这项研究无法检测到较小但临床上重要的差异。此外,可能有亚组从 6 个化疗周期中受益。Chan 及其同事对 GOG 157 试验探索性分析,发现接受 6 个周期治疗的浆液性肿瘤患者的 5 年 RFS 率为 82.7％,而接受 3 个周期治疗患者的 RFS 为 60.4％(P＝0.007)。这种影响在非浆液性癌症患者中没有出现。浆液性癌症患者的 5 年 OS 表现出类似的趋势:接受 6 个周期和 3 个周期治疗的患者分别为 85.6％和 73.2％[76]。因此,对明显早期 HGSC 患者提供 6 个周期的辅助化疗是合理的。

### 晚期肿瘤

#### 化疗开始时间

大约 75％的女性在诊断时处于 Ⅲ 或 Ⅳ 期[1,2]。如前所述,化疗和手术的顺序取决于患者是否适合手术,以及病灶的大小和位置。建议在术后 1 个月内开始化疗,但数据有限。GOG 218 试验是一项研究贝伐珠单抗在 EOC 中的应用的 Ⅲ 期随机安慰剂对照试验,对 GOG 218 试验的特别分析表明,在接受完全手术切除的 Ⅳ 期疾病患者中,化疗开始时间超过 25 天(95％ CI 16.6～49.9)与死亡风险增加相关[77]。前瞻性研究表明,在病灶残留患者和在新辅助治疗环境中接受术后化疗的患者中,结果相似[78]。值得注意的是,在缺乏随机数据的情况下,尚不清楚生存率的损害是否继发于化疗延迟或可能导致化疗延迟的并发症和合并症。

#### 化疗药

卡铂和紫杉醇仍然是 EOC 辅助治疗的金标准药物。卡铂优于顺铂,因为多个 Ⅲ 期随机试验显示疗效相当、耐受性和生活质量更好[80,81]。在 GOG 182 试验中评估了联合其他细胞毒性药物(吉西他滨、脂质体多柔比星、拓扑替康)与卡铂和紫杉醇的效果。这项随机 4 组试验显示,所有组的 PFS 和 OS 相当,卡铂和紫杉醇单独组的毒性特征更好[82]。

2018 年 6 月 13 日,美国 FDA 批准了贝伐珠单抗治疗晚期卵巢癌症的一线和维持用药,但仅显示出一点获益。在 GOG 218 和 ICON 7 中检测了同时治疗和维持期间在化疗中加入贝伐珠单抗[83,84]。两项研究都表明,贝伐珠单抗的加入导致 PFS 的适度改善,但 OS 没有改善。在 GOG 218 中,只有 19％的患者在进行性疾病治疗的情况下完成了所有计划治疗,并且只有在化疗期间和化疗后接受贝伐珠单抗治疗的患者具有 PFS 优势(HR 0.72,95％ CI 0.63～0.82),但 PFS 获益为 24 个月而非 22 个月,OS 没有改善。严重肠道毒性(穿孔或瘘管)和高血压的发生率分别约为 2％和 23％[79]。鉴于贝伐珠单抗的巨大成本,以及 OS 改善的不足,成本效益分析表明,贝伐珠单抗作为卵巢癌症一线治疗的一部分,对所有患者使用时并不具有成本效益[85]。然而,有一小部分患者可能受益于联合贝伐珠单抗。在 GOG 218 的事后分析中,Ferriss 和同事发现,接受贝伐珠单抗治疗的腹水患者的 PFS(10.4 个月 vs 15.2 个月,HR 0.71,95％ CI 0.62～0.81,P＜0.001)和 OS(39.9 个月 vs 43.3 个月,HR 0.82,95％ CI 0.70～0.96,

P＝0.014)显著改善[86]。在 GOG 218 的最终 OS 分析中,Tewari 和同事报道添加贝伐珠单抗后Ⅳ期疾病的 10 个月生存优势(HR 0.75,95％ CI 0.59～0.95)[87],其中预定义的不良预后组(Ⅳ期、Ⅲ期完成不满意的减瘤术和不可手术的Ⅲ期患者)在化疗中加入贝伐珠单抗后 OS 改善(34.5 个月 vs 39.3 个月)[88]。因此,对于预后不良的患者(如 ICON7 所定义),我们建议考虑在标准化疗中加入贝伐珠单抗。

值得注意的是,BRCA1 和 BRCA2 突变的患者从 PARP 抑制剂奥拉帕尼获得了显著的益处,如Ⅲ期 SOLO‐1 试验(BRCA 突变患者中奥拉帕利 vs 安慰剂维持)和Ⅲ期 PAOLA‐1 试验(在维持部分进一步讨论)所证明的。Ⅲ期 PAOLA‐1 试验评估了接受标准化疗加贝伐珠单抗(继续作为维持治疗)的患者中奥拉帕尼与安慰剂的维持治疗,并发现 BRCA 突变患者[以及同源重组缺陷(HRD)患者]的 PFS 获益[89]。这项研究没有仅使用奥拉帕利的维持组,因此贝伐珠单抗对这些患者维持奥拉帕尼的额外益处尚不清楚。

最近,PARP 抑制剂已在新诊断为 HGSC 的患者中与化疗和维持治疗相结合进行了研究。一项Ⅲ期试验随机分配了 1 140 名患者(接受辅助或新辅助治疗)接受:① 化疗加安慰剂,然后安慰剂维持;② 化疗加 PARP 抑制剂维利帕利,然后安慰剂保持;③ 化疗加维利帕利,然后维利帕利维持。Coleman 及其同事证实了整个研究人群显示显著的 PFS 优势(23.5 个月 vs 17.3 个月,HR 0.68),而整个研究人群都支持维利帕利。这在 200 名 BRCA 突变患者(34.7 个月 vs 22.0 个月,HR 0.44)和 421 名 HRD 患者(31.9 个月 vs 20.5 个月,HR 0.57)中最为明显[90]。目前尚不清楚在没有维利帕利维持的情况下,在化疗中加入维利帕利是否有益。

### 腹腔化疗

鉴于卵巢癌倾向于在腹腔内扩散,腹腔内化疗可获得较高浓度的铂和紫杉醇,因此对晚期疾病患者使用腹腔内化疗有着令人信服的理由。三项随机试验显示,在辅助环境中接受腹腔化疗的患者的 PFS 和 OS 有所改善[91-93]。尽管所有三项试验都受到了批判,但 GOG 172 的结果显示,腹腔注射组(静脉注射紫杉醇/腹腔注射顺铂和腹腔注射紫杉醇,Ⅳ/IP 组)有 16 个月的 OS 获益,美国国家癌症研究所发布《临床公告》,建议接受最佳减瘤术的Ⅲ期卵巢癌症患者考虑进行腹腔化疗。然而,在本研究的 Ⅳ/IP 组中,只有不到一半的患者能够完成因过度毒性而导致的 6 个化疗周期[91]。

此外,尽管有明显的生存益处,但在 2003—2012 年,NCCN 中心接受 IP/Ⅳ化疗的患者不到 50％[94],这可能是由于难以实施住院 Ⅳ/IP 方案所致。为了达到更可行的门诊腹腔内方案,进行了 GOG 252,将 GOG 172 衍生的门诊方案(含 IP 顺铂)与剂量密集的 Ⅳ 治疗组进行比较;以及具有紫杉醇 Ⅳ 和卡铂 IP 的 Ⅳ/IP 组;贝伐珠单抗包括在所有三个组中。1 560 例最佳减瘤术后患者随访 84.8 个月后,Ⅳ/IP 方案均未改善 PFS,但毒性更强[95]。剂量密集型紫杉醇的使用、贝伐珠单抗的联合、顺铂剂量的减少(从 100 mg/m² 降至 75 mg/m²),

以及 28% 的方案交叉限制了 GOG 252 的结论。鉴于这是涉及 IP 化疗的最大研究,且结果肯定为阴性,许多人得出结论,IP 化疗对晚期卵巢癌没有作用[96]。

高热腹腔化疗(HIPEC)是一种最初用于结直肠癌的治疗策略,近来越来越受到人们的关注。最近,van Driel 和同事将 245 名 Ⅲ 期 EOC 患者随机分为在间歇性减瘤术期间使用顺铂的 HIPEC 组,与单独使用手术组相比,发现添加 HIPEC 后 PFS(14.2 个月 vs 10.7 个月)和 OS(45.7 个月 vs 33.9 个月)都有益处[97]。另一方面,Lim 及其同事的一项随机研究表明,HIPEC 没有任何益处[98]。在 van Driel 研究的多重局限性的背景下,实践中没有普遍变化,HIPEC 在许多中心并不被视为卵巢癌标准一线治疗。

### 卡铂和剂量密集型(每周)紫杉醇

周剂量密集紫杉醇最初在过去 10 年中受到欢迎,临床前证据表明,通过该策略,肿瘤细胞凋亡增加,改善药物的输送,血管生成减少[99]。随后,日本 GOG 方案(JGOG 3016)取得了令人满意的结果,证明了该给药方案的显著生存益处。JGOG 3016 将卡铂(AUC 6)与紫杉醇(180 mg/m²)每 3 周给药与每周给药(21 天周期的第 1、8 和 15 天为 80 mg/m²)进行了比较。本研究是评估该方案的第一个 Ⅲ 期试验,并证明每周紫杉醇方案的 PFS 和 OS 中值均显著改善(PFS 18.2 个月 vs 17.5 个月;OS 100.5 个月 vs 62.2 个月)[100,101]。考虑到对照组的 OS(62.2 个月)比任何含铂 GOG 方案治疗时代的研究或欧洲研究都长得多,包括即使接受了次优减瘤术的患者,这项试验结果的可推广性也存在质疑。不幸的是,这些有利的结果在随后的 Ⅲ 期研究中没有得到重复。

在类似的临床研究设计中,GOG 组将卡铂(AUC 6)与每周紫杉醇(80 mg/m²)或每 3 周紫杉醇(175 mg/m²)作为 Ⅱ~Ⅳ 期 EOC 患者在最佳和次优减瘤术后的辅助治疗进行了比较。然而,与 JGOG 3016 不同,这项研究允许使用贝伐珠单抗(每 3 周 15 mg/kg),这可能会对结果产生影响。值得注意的是,在意向治疗分析中,每周或每 3 周紫杉醇组的 PFS 无差异。在一项亚组分析中,未接受贝伐珠单抗治疗的患者每周使用紫杉醇后,PFS 显著改善(3.9 个月)。这表明,也许每周剂量密集的紫杉醇只有在不使用抗血管生成治疗时才有益[102]。

在类似的设计中,GOG 组将卡铂(AUC 6)与每周紫杉醇(80 mg/m²)或每 3 周紫杉醇(175 mg/m²)作为 Ⅱ~Ⅳ 期 EOC 患者在最佳和次优减瘤术后的辅助治疗进行了比较。然而,与 JGOG 3016 不同,这项研究允许使用贝伐珠单抗(每 3 周 15 mg/kg),这可能会对结果产生影响。值得注意的是,在意向治疗人群分析中,每周或每 3 周紫杉醇组的 PFS 无差异。在一项亚组分析中,未接受贝伐珠单抗治疗的患者每周使用紫杉醇后,PFS 显著改善(3.9 个月)。这表明,也许每周剂量密集的紫杉醇只有在不使用抗血管生成治疗时才有益[102]。

多中心意大利卵巢癌研究(MITO-7)将每周卡铂(AUC 2)和每周紫杉醇(60 mg/m²)与每 3 周卡铂(AUC 6)和紫杉醇的常规治疗进行了比较。同样,两组均无显著的 PFS 获益。每周给药方案治疗的患者毒性较轻,中性粒细胞减少症、血小板减少症和神经病变较少,这使其成为表现不佳患者的合理选择[103]。

在国际协作性卵巢肿瘤组(ICON 8 研究)的一项试验中,1 566 名在 PCS 后或新辅助化疗前患有 ⅠC~Ⅳ 期 EOC 的欧洲女性被随机分为三组:① 卡铂(AUC 5 或 6)和紫杉醇,每 3 周 175 mg/m²;② 每 3 周卡铂(AUC 5 或 6),每周紫杉醇(80 mg/m²);③ 每周卡铂(AUC 2)和每周紫杉醇(80 mg/m²)。与标准给药相比,每周给药的中位 PFS 没有改善[104]。

GOG 252 研究还评估了每周紫杉醇的剂量,但将其用作腹腔化疗的对照组。如前一节所述,与每周给药紫杉醇相比,腹腔内化疗没有观察到显著的 PFS 益处。此外,贝伐珠单抗被纳入本试验的所有研究组,这可能再次使这些结果的解释模糊不清[95,96]。尽管五项 Ⅲ 期随机对照研究中有四项没有显示剂量密集型紫杉醇的益处,但 JGOG 3016 试验的结果令人信服,不应忽视。由于所涉及人群之间的种族差异,在处理紫杉醇时也可能存在遗传差异,这一点尚未完全理解。尽管如此,我们目前认为没有足够的证据支持每周紫杉醇在辅助治疗的标准使用,并且没有将其纳入我们在 MDACC 的实践中。

### 替代化疗药物

多西他赛(泰索帝)是一种结构上与紫杉醇相关的半合成化合物。尽管两种药物的毒性相似,但多西他赛似乎与较少的神经病变和较多的骨髓抑制有关。长期使用多西他赛也会增加皮肤和指甲毒性,并导致液体潴留和严重水肿。此外,在制备多西他赛时不使用聚氧乙烯氢化蓖麻油(cremophor EL)稀释剂。聚氧乙烯氢化蓖麻油被认为是许多紫杉醇超敏反应的罪魁祸首。苏格兰妇科癌症试验组进行的一项试验包括 1 077 名 FIGO 分期 ⅠC~Ⅳ 期 EOC 患者,他们被随机分配接受卡铂联合紫杉醇或多西他赛。两组患者的中位 PFS 约为 15 个月[105]。结论是,多西他赛联合用药似乎是 EOC 一线化疗紫杉醇的可行替代方案,具有相似的疗效和不同的副作用。

### 维持治疗

晚期 EOC 治疗后复发疾病的高风险促使人们对治疗策略进行了深入研究,这些策略可以在标准治疗后实施,以改善患者的预后。在此背景下进行了 12 项以上的 Ⅲ 期试验,包括一线药物的延长、短期非交叉耐药化疗、高剂量化疗、全腹或腹腔内放疗、免疫治疗、疫苗治疗和生物治疗;然而,没有研究显示出相比对照组(通常没有治疗)的 OS 优势[106]。S9701/GOG178 的 Ⅲ 期试验显示,一线化疗初始反应后给予紫杉醇 Ⅳ 累计 12 个月(与 3 个月相比),PFS 有所改善。然而,试验的设计(以 PFS 为主要终点)导致早期结束,并且缺乏关于该整合策略对 OS 影响的数据。PFS 的这种改善与显著的神经毒性有关,并且这种策略尚未在常规临床实践中被广泛采用[107]。MDACC 使用的化疗方案如图 39-5 所示。

| 辅助治疗 | **IV/IP, 紫杉醇/顺铂:**<br>紫杉醇 135 mg/m² IV,第 1 天;紫杉醇注射后第 2 天,顺铂 75~100 mg/m² IP;紫杉醇 60 mg/m² IP 第 8 天;每 21 天重复一次×6 个周期<br>**紫杉醇 175/卡铂:**<br>紫杉醇 175 mg/m² IV,然后卡铂 AUC 5~6 IV,第 1 天;每 21 天重复一次×(3~6)个周期*(对于Ⅰ期疾病:高级浆液性 EOC 建议 6 个周期;所有其他类型的 EOC 需要 3~6 个周期;对于Ⅱ~Ⅳ期疾病,建议 6 个周期)<br>**紫杉醇每周/卡铂每 3 周:**<br>剂量密集型紫杉醇 80 mg/m² IV 第 1、8、15 天,随后卡铂 AUC 5~6 第 1 天,每 21 天重复一次×6 个周期<br>**多西他赛/卡铂:**<br>多西他赛 60~75 mg/m² IV,随后卡铂 AUC 5~6 IV,第 1 天;每 21 天重复一次×(3~6)个周期*<br>**卡铂/PLD:**<br>卡铂 AUC 5 IV+PLD 30 mg/m² IV;每 28 天重复一次,共 3~6 个周期*<br>**紫杉醇/卡铂/贝伐珠单抗＋维持性贝伐珠单抗(GOG-218)**<br>紫杉醇 175 mg/m² IV,随后卡铂 AUC 6 和贝伐珠单抗 15 mg/kg IV 第 1 天;每 21 天×6 个周期 |
| 新辅助治疗 | 紫杉醇 175/卡铂(如上所述)×(3~6)个周期<br>紫杉醇每周/卡铂每 3 周(如上所述)×(3~6)个周期多西他赛/卡铂(如上所示)×(3~6)个周期<br>卡铂/PLD(如上所述)×(3~6)个周期<br>紫杉醇/卡铂/贝伐珠单抗＋维持性贝伐珠单抗(GOG-218 或 ICON-7),考虑在手术前的周期停用贝伐珠单抗 |
| 一线治疗后的维持治疗 | 贝伐珠单抗如上所述<br>奥拉帕利(如果 *BRCA1/2* 胚系/体系突变)<br>尼拉帕利<br>贝伐珠单抗/奥拉帕利(如果 *BRCA1/2* 胚系/体系突变或 HRD) |
| 铂敏感复发的治疗 | **首选,组合:**<br>卡铂/吉西他滨±贝伐珠单抗、卡铂/PLD±贝伐珠单抗、卡铂/紫杉醇±贝伐珠单抗、顺铂/吉西他滨<br>**首选单一药物:**<br>贝伐珠单抗<br>尼拉帕利(三个或多个既往化疗,*BRCA1/2* 胚系/体系突变或 HRD)<br>奥拉帕利(三个或三个以上既往化疗,*BRCA1/2* 种系突变)<br>卢卡帕利(两个或多个既往化疗,*BRCA1/2* 胚系/体系突变) |
| 铂敏感复发后的维持治疗 | 贝伐珠单抗(如果之前的方案包含贝伐珠单抗)<br>尼拉帕利(两种或两种以上既往的铂类药物)<br>奥拉帕利(两种或两种以上既往的铂类药物)<br>卢卡帕利(两种或两种以上既往的铂类药物) |
| 铂耐药复发的治疗<br>(鼓励参与临床试验) | **首选:**<br>环磷酰胺/贝伐珠单抗<br>多西他赛<br>依托泊苷<br>吉西他滨<br>PLD±贝伐珠单抗<br>紫杉醇(每周)±贝伐珠单抗<br>拓扑替康±贝伐珠单抗<br>贝伐珠单抗<br>尼拉帕利(三个或三个以上既往化疗,*BRCA1/2* 胚系/体系突变或 HRD)<br>奥拉帕利(三个或三个以上既往化疗,*BRCA1/2* 胚系突变)<br>卢卡帕利(两个或多个既往化疗,*BRCA1/2* 胚系/体系突变) |

**图 39-5** MDACC 用于治疗 EOC 的化疗方案

相反,在胚系或体系 *BRCA1/2* 突变患者的前期管理方面取得了显著进展。SOLO-1 研究表明,在该患者群体中维持奥拉帕尼具有显著的益处。这项研究是一项Ⅲ期试验,评估了胚系或体系 *BRCA1/2* 突变和新诊断的晚期 EOC(HGSC 或子宫内膜异位症)患者对铂类化疗有部分或完全反应的使用奥拉帕尼维持治疗。经过 41 个月的随访,3 年时奥拉帕尼的无疾病进展或死亡率显著低于安慰剂(60% *vs* 27%,*HR* 0.3,95% *CI* 0.23~0.41,*P*<0.001)[108]。2018 年 12 月,美国 FDA 扩大了对奥拉帕尼的批准范围,将其纳入该适应证,并在这种情况下被广泛采用。

PRIMA、PAOLA-1 和 VELIA 三项额外临床试验的结果已经公布,也证明了在前期环境中维持 PARP 抑制剂的益处。PRIMA 对 733 名患者进行了评估,这些患者在对铂类化疗有反应后,随机分为尼拉帕利组和安慰剂组。在同源重组缺陷患者中,尼拉帕利维持治疗后 PFS 显著改善(21.9 个月 *vs* 10.4 个月)。即使在总体人群中,使用尼拉帕利也能改善 PFS(13.8 个月 *vs* 8.2 个月)[109]。2020 年 4 月,美国 FDA 批准使用尼拉帕利进行 EOC 维持治疗,无论生物标志物状态如何。在 VELIA 试验中,评估了一种不同的 PARP 抑制剂维利帕尼。如前所述,患者被随机分配到三组中的一组:① 卡铂、紫杉醇和维利帕利一线化疗,然后进行维利帕利维持治疗;② 化疗和维利帕利,然后维持安慰剂;③ 化疗和安慰剂,然后是安慰剂维持。维利帕利加化疗,再加维持治疗,似乎能获得最大的生存益处。尽管 BRCA 突变患者似乎最受益(PFS 34.7 个月 vs 22.0 个月),但 HRD 队列和意向治疗人群也都受益(PFS 分别为 31.9 个月 vs 20.5 个月和 23.5 个月 vs 17.3 个月)[90]。最后,PAOLA-1 评估了一线维持治疗才用奥拉帕利与贝伐珠单抗的联合应用。在维持治疗中,在贝伐珠单抗中加入奥拉帕尼后,PFS 显著改善,总体人群的 PFS 为 22.1 个月,而不是 16.6 个月[89]。

### ■ 复发性疾病的随访和治疗

尽管进行了多种形式的治疗,但 75%～80% 的晚期 EOC 女性仍会有疾病复发。CA125 水平的定期随访可以监测疾病复发[110,111]。对于先前接受过治疗且处于临床缓解期的 EOC 女性,如果在最初诊断时血清 CA125 浓度升高,NCCN 建议在每次随访时评估该浓度。将这些 CA125 增加的妇女纳入统计数据后,EOC 临床复发的中位时间为 2～6 个月。然而,早期治疗与后期治疗的益处存在争议。一项大型研究的结果显示,在没有临床复发证据的情况下,仅基于血清 CA125 浓度升高的早期治疗对生存没有益处。根据这些发现,笔者质疑了常规测量 CA125 在 EOC 患者随访中的价值[111]。也有人认为,较小的肿瘤通常对治疗有反应,但这并不能消除前置时间偏差。另一些人声称较大的肿瘤初始治疗反应较差,生长迅速。复发性卵巢癌是一种致命的疾病,但由于缺乏数据表明治疗可以提高生活质量,这并不能证明急于治疗复发患者是合理的。在 MDACC,我们在监测中跟踪 CA125 水平的患者,但通常不会仅根据升高的值来治疗患者(图 39-4)。

不幸的是,尽管化疗可以在复发的情况下产生有意义的反应,但它并不能治愈。复发性 EOC 的治疗按完成原发性铂类化疗后的时间进行分层。疾病复发且 PFS 为 6 个月或更长的患者被定义为铂敏感性疾病。在初次化疗后不到 6 个月内复发的患者被归类为铂耐药性疾病。在初次化疗中病情进展的患者的肿瘤被归类为铂难治性肿瘤,预后较差[112]。图 39-5 中列出了 MDACC 在铂敏感和铂耐药疾病中使用的治疗方案。

#### 铂敏感性疾病的治疗

如前所述,复发前 6 个月或更长时间无治疗间隔的患者更有可能对重复铂治疗产生应答。因此,只要患者继续对铂有反应,并且每次治疗间隔超过 6 个月,那么继续使用铂治疗似乎是合理的,无论是作为单药还是联合方案(图 39-5)。在选择单药治疗与联合治疗时,重要的是要考虑患者的体能状态、合并症和既往治疗毒性。如果选择联合治疗,那么联合方案的选择也应该考虑这些因素,以优化结果并最大限度地减少毒性叠加。

#### 卡铂和紫杉醇

两项Ⅲ期试验结果一起发表,显示卡铂和紫杉醇在铂敏感复发方面具有生存获益。ICON4 和 AGO-OVAR-2.2 研究随机分配 802 名患者接受常规单药铂类药物化疗或铂类药物加紫杉醇。联合方案与 OS 改善有关(29 个月 vs 24 个月,HR 0.82,95% CI 0.69～0.97,P=0.023)。铂类药物加紫杉醇治疗组的神经病变和脱发发生率较高,但骨髓抑制发生率较低[113]。尽管这只是迄今两项记录了在这种情况下 OS 改善的研究之一,但对这项研究的一个批评是,很大一部分患者(30%)以前没有接受过紫杉醇治疗,这可能导致该患者群体的反应有所改善。

#### 卡铂和聚乙二醇化脂质体多柔比星

在 Caelyx in Platinum Sensitive EOC(CALYPSO)试验中,将卡铂和聚乙二醇化脂质体多柔比星的组合与卡铂和紫杉醇进行了比较。作为一项以 PFS 为主要终点的非劣效性试验,卡铂和聚乙二醇化脂质体多柔比星的实验组被确定为非劣效(P<0.001)。与卡铂和紫杉醇组相比,优势分析也很显著(中位数 11.3 个月 vs 9.4 个月,HR 0.82,95% CI 0.72～0.94,P=0.005);然而,OS 没有差异(30.7 个月 vs 33 个月)。卡铂联合脂质体多柔比星可减少严重中性粒细胞减少症的病例,减少轻度肌痛、关节痛的发作,减少神经病变,但它确实会导致更多严重血小板减少症、恶心、呕吐、手足综合征和黏膜炎的病例。有趣的是,这种联合治疗也减少了卡铂超敏反应的发生[114]。

#### 卡铂和吉西他滨

妇科癌症国际小组(GCIG)进行了一项Ⅲ期试验,以评估铂敏感性疾病患者中卡铂单独治疗与卡铂联合吉西他滨治疗的疗效。联合方案治疗显示 PFS 有所改善(8.6 个月 vs 5.8 个月),但 OS 没有改善。毫不奇怪,联合用药组的毒性更强,中性粒细胞减少症和血小板减少症增加[115]。

### ■ 靶向治疗

到目前为止,在靶向治疗中,只有贝伐珠单抗(OCEANS 和 GOG-0213)和曲巴尼(TRINOVA 1,稍后在治疗铂耐药性疾病时讨论)在Ⅲ期临床试验中进行了评估。OCEANS 试验是一项随机的Ⅲ期试验,评估了卡铂联合吉西他滨加或不加贝伐珠单抗的临床疗效。患者接受指定的治疗 6～10 个周期,然后继续接受贝伐珠单抗或安慰剂维持治疗,直到进展。贝伐珠单抗的加入改善了 PFS(12.4 个月 vs 8.4 个月),改善了客观有效率(78.5% vs 57.4%,P<0.001)。然而,中位随访 57 个月,两组的 OS 没有显著差异(33.6 个月 vs 32.9 个月,HR 0.96,95% CI 0.77～1.18,P=0.65)。正如其他抗血管生成药物的研究所见,贝伐珠单抗的加入导致高血压和蛋白尿的发生率更高[116]。

GOG-0213 试验是以 OS 作为两个主要目标的主要研究终点而设计的。第一个目的是评估贝伐珠单抗与紫杉醇和卡铂同时给药以及维持给药对既往接受一次治疗的患者的影响[117]。第二个目的是评估后续减瘤术的影响。在对第一个目标的分析中,实验组的 PFS 显著改善(13.8 个月 vs 10.4 个月,HR 0.63,95% CI 0.53～0.74,P<0.001),客观反应率显著改善(78% vs 59%,P<0.001),包括完全反应率几乎翻了

一番(32% *vs* 18%)。更重要的是,贝伐珠单抗与化疗和维持治疗同时使用可改善 OS(42.2 个月 *vs* 37.3 个月,未调整的 *HR* 0.83,95% *CI* 0.68～1.005,*P*=0.056;调整的 *HR* 0.82,95% *CI* 0.62～0.996,*P*=0.045)。根据预先指定的分层变量(无铂间期和参与后续减瘤术)进行调整。基于 OCEANS 试验和 GOG-0213 试验,美国 FDA 于 2016 年末批准贝伐珠单抗与化疗联合治疗铂敏感复发性 EOC。

为了比较对铂敏感卵巢癌的治疗方案,进行了一项随机的Ⅲ期试验,将患者分为:① 卡铂(AUC 4,第 1 天)加吉西他滨(1 000 mg/m²,第 1、8 天)加贝伐珠单抗(15 mg/kg,第 1 天),每 3 周一次;② 卡铂(AUC 5,第 1 天)加脂质体多柔比星(30 mg/m²,第 1 天)加贝伐珠单抗(10 mg/kg,第 1、15 天),然后维持贝伐珠单抗治疗(两组每 3 周 15 mg/kg),直到疾病进展或不可接受的毒性。实验组(卡铂+脂质体多柔比星)的中位 PFS 为 13.3 个月(95% *CI* 11.7～14.2),而标准组(卡帕-吉西他滨-贝伐珠单抗)为 11.6 个月(95% *CI* 11.0～12.7)(*HR* 0.81,95% *CI* 0.68～0.96,*P*=0.012)。该试验证明了更广泛使用的基于铂的方案的优越疗效(卡铂+脂质体多柔比星)+贝伐珠单抗,表明这是治疗铂敏感复发性卵巢癌患者的新标准方案[118]。

**PARP 抑制剂**

抑制 DNA 修复途径是另一种策略,它导致了 EOC 患者新活性药物的开发。BRCA 蛋白功能降低的细胞在通过同源重组修复双链 DNA 断裂方面效率低下。因此,这些细胞必须依赖其他途径来修复 DNA 损伤,特别是 PARP 途径,它可以检测单链断裂并激活许多效应蛋白来启动修复。PARP 在通过碱基切除修复途径修复单链 DNA 断裂中发挥着重要作用,有人提出 PARP 可以控制低保真度非同源末端连接的 DNA 修复机制。PARP 的抑制导致单链断裂的积累,从而导致 DNA 双链断裂在这些缺陷细胞中的积累。尽管 BRCA1 和 BRCA2 基因的胚系突变仅存在于约 15% 的高级别浆液性 EOC 中,但研究估计,约 50% 的高级别浆液性 EOC 患者存在 HRD[119]。

三种最常用的 PARP 抑制剂(奥拉帕利、尼拉帕利和卢卡帕利)已在铂敏感疾病的维持环境中进行了评估,并被用作 BRCA1/2 种系突变和复发性疾病患者的治疗(如前一节所述,奥拉帕利和尼拉帕利也在前期辅助化疗后的维持治疗中进行了评估)。

*奥拉帕利*

*治疗*

Study 42 是一项单臂研究,评估了奥拉帕利作为复发性、铂耐药性 EOC 和 BRCA1/2 胚系突变患者的治疗方法,包括接受奥拉帕利治疗直到疾病进展或毒性的患者。总有效率(ORR)为 31.1%,中位 PFS 和 OS 分别为 7 个月和 16.6 个月。在对 137 名既往有三种或三种以上化疗药物的患者进行的亚组分析中,奥拉帕利的疗效相似,ORR 为 34%[120]。根据这些数据,美国 FDA 于 2014 年批准对 BRCA 胚系突变且之前接受三线或更多的前线治疗的卵巢癌患者进行单药奥拉帕利治疗。

*维持治疗*

Study 19 是一项随机、双盲、安慰剂对照的Ⅱ期研究,在铂敏感复发性 EOC 的情况下使用奥拉帕利作为维持治疗,纳入了既往接受过二线或二线以上化疗的患者,无论 BRCA 突变状态如何,对最后一次铂类化疗有部分缓解或完全缓解[121]。接受奥拉帕利治疗的患者 PFS 显著改善(8.4 个月 *vs* 4.8 个月,*HR* 0.35,95% *CI* 0.25～0.49,*P*<0.001)。通过回顾性测定 BRCA 状态对本研究进行的预先计划的分析显示,与安慰剂相比,奥拉帕利组的 PFS 显著改善胚系或体系 BRCA 突变患者(*HR* 0.18,95% *CI* 0.10～0.31,*P*<0.001)。

随后的 SOLO-2 研究是一项随机、双盲、安慰剂对照的Ⅲ期试验,旨在评估奥拉帕利维持治疗对携带 BRCA1/2 突变的铂敏感复发性 EOC 患者的疗效,这些患者对最近的基于铂的治疗有完全或部分缓解,并且之前至少接受过二线化疗。根据既往铂类化疗的反应(完全与部分缓解)和无铂间隔时间(6～12 个月与≥12 个月)对随机分组进行分层。实验组(奥拉帕利维持治疗)患者的中位 PFS 显著延长,为 19.1 个月,而安慰剂组为 5.5 个月(*HR* 0.30,95% *CI* 0.22～0.41,*P*<0.001)[122]。2017 年 8 月,美国 FDA 批准将奥拉帕利作为复发性 EOC(有或没有 BRCA 突变)的维持治疗药物,这些女性对铂类化疗有完全或部分缓解。

*尼拉帕利*

*治疗*

在 QUADRA 试验中,尼拉帕利被研究为单一疗法,作为四线或更后线的疗法。该试验是一项多中心、开放标签、单臂、Ⅱ期研究,评估了既往接受过三线或三线以上化疗方案的复发性 HGSC 患者的尼拉帕利治疗效果。主要目标是 HRD 阳性肿瘤患者(无论 BRCA 状态如何)的 ORR,并且对他们最后一次基于铂治疗的敏感。在这一组中,有 28% 的缓解率。这导致 2019 年 10 月美国 FDA 批准了尼拉帕尼治疗晚期 HRD 阳性卵巢癌、输卵管癌或原发性腹膜癌症患者,这些患者此前接受了三线或更多线的化疗方案。

*维持治疗*

尼拉帕利维持治疗的 ENGOT-OV16/NOVA 试验关键Ⅲ期招募了复发性卵巢癌症患者,这些患者对基于铂化疗有部分或完全缓解以及 CA125 正常化。他们根据 BRCA 胚系突变状态进行分类[203 例携带 BRCA 胚系突变(gBRCA),350 例不携带 BRCA 胚系突变(non-gBRCA)]。然后,他们以 2∶1 的比例被随机分配接受尼拉帕利(每天 300 mg)维持治疗,或安慰剂组。对提交的肿瘤样本采用 MyChoice™(Myriad Genetics,Inc)方法对体细胞 HRD 检测。在 BRCA 胚系突变携带者中,与安慰剂相比,实验组的 PFS 显著延长(中位数 21.0 个月 *vs* 5.5 个月,*HR* 0.27,95% *CI* 0.017～0.41,*P*<0.001)。在没有 BRCA 胚系突变的患者中也有益处(中位数 9.3 个月 *vs* 3.3 个月,*HR* 0.45,95% *CI* 0.34～0.61,*P*<0.001),以及在对 BRCA 非胚系突变组的 HRD 阳性亚组的预先指定分析中(中位 12.9 个月 *vs* 3.8 个月,*HR* 0.38,

95％ CI 0.24～0.59,P＜0.001)。与安慰剂组相比,HRD 阴性肿瘤患者服用尼拉帕利的 PFS 也延长(中位 6.9 个月 vs 380 个月,HR 0.58,95％ CI 0.36～0.92,P＝0.02)[123]。2017 年 3 月,美国 FDA 批准尼拉帕利作为第一种 PARP 抑制剂,作为二线维持策略(在对基于铂类治疗有缓解后)进行常规给药,而不需要使用分子生物标志物(BRCA 突变或 HRD 阳性)。

### 卢卡帕利

#### 治疗

ARIEL 2 是一项由两部分组成的国际 II 期试验,旨在评估三个前瞻性定义的亚组的卢卡帕利敏感性,并开发一种诊断测试以通过新鲜和冻存的肿瘤活检组织来识别 HRD 的生物标志物。第 1 部分的目的是确定对铂敏感复发性高级别 EOC 患者(包括没有 BRCA 胚系或体系突变的肿瘤)对卢卡帕利敏感性的分子预测因素[124]。在 204 名接受卢卡帕利治疗的患者中,根据肿瘤突变分析,192 名患者可分为三个预定义的 HRD 亚组之一:BRCA 突变型(有害种系或体细胞,n＝40);BRCA 野生型和 LOH 高(LOH 高组,n＝82);或 BRCA 野生型和 LOH 低(LOH 低组,n＝70)。中位 PFS 为:BRCA 突变组(12.8 个月,95％ CI 9.0～14.7)、LOH 高组(5.7 个月,95％ CI 5.3～7.6)和 LOH 低组(5.2 个月,95％ CI 3.6～5.5)。BRCA 突变亚组(HR 0.27,95％ CI 0.16～0.44,P＜0.001)和 LOH 高亚组(HR 0.62,95％ CI 0.42～0.90,P＝0.01)的 PFS 明显长于 LOH 低亚组。这些结果表明,肿瘤 LOH 的评估可用于识别 BRCA 野生型铂敏感性 EOC 患者,这些患者可能受益于卢卡帕利。2016 年 12 月,美国 FDA 加速批准卢卡帕利用于治疗已接受二线或二线以上化疗的有害 BRCA 突变体(胚系和/或体系突变)相关晚期 EOC 患者。

#### 维持治疗

ARIEL 3 是一项 III 期随机、双盲、安慰剂对照试验,包括铂敏感复发性高级别浆液性或子宫内膜样卵巢癌患者。所有患者之前至少接受了二线基于铂的化疗方案,并对最后一线基于铂方案实现了完全或部分缓解。根据 LOH 状态、倒数第二线基于铂的方案后的无进展间隔,以及对最近的基于铂的治疗方案的最佳反应,对患者进行分层。与 SOLO2 和 NOVA 试验一致,ARIEL3 显示两线对入选患者有很强的作用。主要疗效分析以逐步下降的方式评估了三个前瞻性定义的分子亚组:① BRCA 突变;② HRD 阳性;③ 意向治疗人群或本研究中接受治疗的所有患者。在 BRCA 突变型癌症患者中,与安慰剂相比,卢卡帕利组的 PFS 显著延长(16.6 个月 vs 5.4 个月,HR 0.23,95％ CI 0.16～0.34,P＜0.001),而 HRD 癌症患者的 PFS 则显著延长(13.6 个月 vs 5.4 个月,P＜0.001)。在意向性治疗人群中,PFS 为 10.8 个月,而对照组为 5.4 个月(与安慰剂组)(P＜0.001)。ARIEL 3 试验独特的是,从每个队列中有部分缓解的进入试验的患者中收集客观反应数据。在研究入组时患有 BRCA 突变的可测量疾病的亚组中,探索性分析显示,与安慰剂相比,卢卡帕利组的 RECIST 应答率更高(38％ vs 9％)。在 HRD 阳性患者中,卢卡帕利组的客观缓解率也更高(27％ vs 7％)[125]。根据 ARIEL 3 试验,2018 年 4 月,美国 FDA 批准芦卡帕利用于对以铂为基础的化疗有效的卵巢癌患者的维持治疗。与奥拉帕利和尼拉帕利一样,不需要 BRCA 状态或 LOH 的报告。

### 铂耐药的治疗

有几种治疗方案可用于治疗铂耐药复发性 EOC。一般来说,针对这个不可治愈的疾病阶段,在这一患者群体中使用单药治疗方案,以最大限度地减少不良影响。尽管有几种选择,但没有一种疗法被证明优于其他疗法作为铂耐药性的一线治疗。Cochrane 综述显示三种最常用的药物(紫杉醇、脂质体多柔比星和拓扑替康)出:类似的疗效。因此,一线疗法的选择是由每种疗法的副作用情况决定的。

#### 脂质体多柔比星

聚乙二醇化多柔比星脂质体制剂(简称脂质体多柔比星)首次在铂难治性疾病患者中进行试验,得到的缓解率约为 26％。与拓扑替康 III 期试验相比,脂质体多柔比星的毒性较低,包括 3～4 级中性粒细胞减少和血小板减少的发生率较低,但疗效相当,有相似的缓解率(20％ vs 17％)和进展时间(22 周 vs 20 周)[126]。根据 Gordon 等的数据,美国 FDA 批准该药物用于卵巢癌。

#### 吉西他滨

在一项比较吉西他滨和脂质体多柔比星的 III 期研究中,这两种药物的 ORR(6.1％ vs 8.3％)、PFS(3.6 个月 vs 3.1 个月)和 OS(12.7 个月 vs 13.5 个月)相似[127]。吉西他滨经常与顺铂联合研究。有效率在 40％～70％。然而,接受治疗的患者数量很少,而且他们的异质性不允许任何进一步的结论。此外,在没有证据表明疗效与生活质量改善相关的情况下,很难证明在此类患者中使用联合疗法是合理的。

#### 紫杉醇周疗

紫杉醇是晚期卵巢癌症治疗的基础药物之一。几项研究表明紫杉醇在铂耐药性患者中具有活性;然而,这些研究中有一部分是在紫杉醇纳入初始辅助治疗之前进行的。最近,在铂耐药性疾病患者中,紫杉醇周疗的有效率为 21％。毫不奇怪,与该方案相关的主要毒性是外周神经病变[128]。

#### 拓扑替康

与紫杉醇治疗难治性卵巢癌症患者相比,拓扑替康的有效率为 20％,而接受紫杉醇的患者有效率为 13％,这使得拓扑替康被美国 FDA 批准使用于卵巢癌。在复发性铂耐药卵巢癌患者中,拓扑替康治疗的 ORR 范围为 5％～18％。这些患者中病情稳定的比例为 17％。在 III 期临床研究中,拓扑替康被证明在复发性卵巢癌患者的二线治疗中,其疗效与紫杉醇和脂质体多柔比星相当[129]。

#### 依托泊苷

依托泊苷是一种拓扑异构酶 II 抑制剂,具有口服给药的优点。在铂难治性疾病患者中,每 21 天中口服 100 mg 剂量的依托泊苷 14 天,有效率约为 26％。较低剂量的依托泊苷(50 mg/d)产生了相似的缓解率,从 10％～27％不等。环磷酰胺和贝伐珠单抗的组合也已被证明在该患者群体中具有活性。一项Ⅱ期试验显示，24%的患者出现部分缓解，其中56%的患者在6个月时预测存活且无进展。

### 贝伐珠单抗

AURELIA 研究的Ⅲ期研究评估了贝伐珠单抗和单药化疗对铂耐药性卵巢癌的疗效。完成辅助治疗后进展不到6个月的患者符合条件，但铂难治性患者除外。患者接受医生选择的脂质体多柔比星、每周紫杉醇或拓扑替康，然后随机分配接受单独化疗或化疗加贝伐珠单抗。接受贝伐珠单抗治疗的患者有效率提高（31% vs 13%），疾病进展风险降低（6.7个月 vs 3.4个月）。OS 没有差异；然而，患者被允许单独化疗组疾病进展后交叉到贝伐珠单抗联合化疗组，这可能掩盖了生存优势[130]。根据这项试验的结果，贝伐珠单抗现已被美国FDA 批准与化疗联合使用，用于治疗铂耐药复发性 EOC。患者报告的结果作为 AURELIA 的次要终点，首次表明在铂耐药性 EOC 中，治疗可以改善症状。贝伐珠单抗改善了腹部/胃肠道症状，使用缓解者分析方法，显著的更高比例的患者实现了预定义的15%的腹部/胃肠症状改善。对更广泛的生活质量问题的影响要么有利于贝伐珠单抗组，要么没有什么不同。

在 TRINOVA 1 研究中，既往接受过三线或更少方案治疗且无铂间隔期为12个月或更短的复发性 EOC 患者（每组中近50%的患者被认为具有铂耐药性），随机分配接受曲巴尼［一种抗血管生成剂，通过中和血管生成素（Ang）1和2并防止与它们的靶点 TIE2 受体相互作用］与紫杉醇的联合治疗，而不是单药紫杉醇。中位随访时间为18个月，主要终点为 PFS。实验组在 PFS 方面具有显著优势（7.2个月 vs 5.4个月，HR 0.66，95% CI 0.57～0.77，P<0.001）。尽管所有患者在这一终点都有一些改善，腹水亚组获益最大（HR 0.72，95% CI 0.85～0.93，P<0.01）。在意向治疗人群中，trebananib 与安慰剂相比，中位 OS 没有显著改善（19.3个月 vs 18.3个月，HR 0.95，95% CI 0.81～1.11，P=0.52）[131]。

### 免疫疗法

在过去的5年里，许多试验评估了 PD-1/PD-L1 免疫检查点抑制剂对复发性 EOC 患者的疗效[132-138]。尽管对这些试验的详细分析超出了本章的范围，但疗效结果可以总结为10%～15%的缓解率，另有20%～40%的患者疾病稳定。此外，根据肿瘤 PD-L1 表达预选患者的试验结果（例如，与帕博利珠单抗的 KEYNOTE-028 研究一样）并没有明显改善，这表明 PD-L1 表达不是疗效判别的预测因子[134]。在 KEYNOTE-100 研究中，复发性卵巢癌症根据系统治疗前的线数和无治疗间隔进行分层，并用帕博利珠单抗治疗。然而，这项研究发现，基于上述分层，缓解率或疾病控制率没有显著差异[135]。

### 联合治疗：免疫联合化疗

鉴于肿瘤微环境的免疫抑制强度和对单一药物免疫检查点抑制剂治疗的适度缓解，人们对卵巢癌症的联合治疗越来越感兴趣。Wenham 及其同事在2018年国际妇科癌症学会会议上介绍了他们的初步发现，描述了每周使用紫杉醇和帕博利珠单抗（NCT02440425）治疗铂耐药复发性卵巢癌症患者的结果[137]。在37名可评估患者中，ORR 为51.4%（全部部分缓解），疾病控制率（DCR）为86.5%。6个月 PFS 率为64.5%，中位 PFS 为7.6个月，中位 OS 为13.4个月。

JAVELIN 试验已经研究了阿维鲁单抗在 EOC 中的使用。在 JAVELIN Ovarian 200 试验中，铂耐药难治性卵巢癌症患者被随机分配接受阿维鲁单抗、脂质体多柔比星或两者联合治疗（NCT02580058）[138]。阿维鲁单抗单药治疗与最差的 PFS 和 OS 相关，阿维鲁单抗与聚乙二醇化脂体多柔比星联合治疗没有额外益处[138]。

### 联合治疗：免疫靶向治疗

临床前研究支持免疫检查点抑制剂和 PARP 抑制剂及 VEGF 靶向药物之间的潜在协同作用。这一领域的首批临床研究之一是 Lee 及其同事进行的一项第一阶段研究，旨在确定度伐利尤单抗（抗 PD-L1 抗体）与奥拉帕利或西地尼布（靶向血管内皮生长因子受体1～3 的多重酪氨酸激酶抑制剂）联用的安全性和有效性[139]。尽管研究入组患者例数少，接受度伐利尤单抗与奥拉帕利治疗的患者的 ORR 为20%（两例患者部分缓解），DCR 为90%。该治疗组的持久反应不能用同源重组 DNA 修复途径缺陷来解释，也没有任何一名患者有胚系 BRCA 突变（两名有 BRCA 体系突变的患者治疗后疾病稳定）。这项研究仅包括6名接受度伐利尤单抗和间歇性西地尼布治疗的可评估患者，6名患者中有3名出现部分缓解。MEDIOLA 研究调查了度伐利尤单抗和间歇性西地尼布在高度受益的患者群体（具有 BRCA 胚系突变和铂敏感性卵巢癌的患者）中的联合应用，（NCT02734004）[140]。在12周时观察到63%的 ORR 和81%的 DCR。相比之下，TOPACIO/KEYNOTE-162 试验在因 BRCA 突变而未被选中的铂耐药复发性卵巢癌症患者群体中检测了尼拉帕利和帕博利珠单抗的联合用药[141]。在60名可评估的卵巢癌症患者中，ORR 为18%，DCR 为65%。

在另一项 VEGF-PD-1 靶向研究中，纳武利尤单抗和贝伐珠单抗联合治疗，在铂敏感和铂耐药卵巢癌的混合人群中，ORR 为26.3%[142]。

### 联合疗法：免疫-免疫疗法

Ⅱ期临床研究 NRG-GY003 试验（NCT02498600）的初步结果在2018年国际妇科癌症学会会议上报告；在该研究中，100名复发性卵巢癌症患者被随机分配接受纳武利尤单抗单独治疗或纳武利尤单抗/伊匹木单抗联合纳武利尤单抗维持治疗。这项研究显示，与纳武利尤单抗单药治疗组相比，联合用药组的 ORR 更高（分别为31.4%和12.2%，P=0.034）[143]。这是以联合用药组更高（但可控制）的毒性为代价的。总之，尽管目前没有批准对卵巢癌症患者进行免疫检查点抑制剂治疗，但仍有大量研究正在调查免疫检查点抑制剂与其他化疗、靶向和免疫药物的联合应用，希望这些研究将在未来几年内获得批准。

**复发性肿瘤的二次减瘤术**

在接受二次减瘤术的患者中，与良好结局相关的两个最一致的因素是首次复发的时间和术后残余。因此，二次减瘤术传统上是为孤立性的、可切除的和铂敏感复发的患者保留的。应考虑 GOG 213、DESKTOP Ⅲ 和 SOC-1 试验的相互矛盾的结果（在 2020 年的美国临床肿瘤学会线上会议上提出），以确定手术在这种情况下的价值。在 GOG 213 中，485 名具有研究者确定位可切除、铂敏感复发性 EOC 的女性被随机分配为 1:1（按无铂间隔和化疗分层），接受二次减瘤术，然后进行化疗或单独化疗。手术入选条件是基于无可见残留肿瘤（R0）的可能性。本研究的总 R0 率为 67%。手术组的 OS 是主要终点，为 53.6 个月，而仅化疗组为 65.7 个月（*HR 1.28，95% CI 0.92~1.79*）。一名患者死于二次减瘤术并发症。鉴于成熟的生存数据（预计在 250 个事件中）达到优势的概率不到 0.1%，数据和安全监测委员会建议尽早公布试验结果[144]。

DESKTOP Ⅲ 的最终分析是在 2020 ASCO 线上年会上报告的[145]。在这项研究中，EOC 患者和 6 个月或更长时间无铂间隔后首次复发的患者，如果 AGO 评分呈阳性（体能评分 ECOG 0 分，腹水≤500 mL，初次手术时完全切除），则符合条件，并随机分为单独二线化疗和二次减瘤术后化疗。根据机构标准选择化疗方案。在随机分配到手术的患者中，74.2% 的患者实现了完全切除。随机分配接受手术后化疗的女性的 PFS 为 18.4 个月，而随机分配只接受二线化疗的女性为 14 个月（*HR 0.66，95% CI 0.55~0.82，P<0.001*）。与对照组相比，随机分配接受外科手术的女性的 OS 也有所改善（53.7 个月 *vs* 46 个月，*HR 0.75，95% CI 0.58~0.96，P=0.02*）。此外，完全切除患者的 OS 获益最高（61.9 个月，*HR 0.57，95% CI 0.43~0.76*）。

最后，SOC-1 的结果也在 2020 年 ASCO 虚拟会议上公布[146]。在这项研究中，如果患者在 6 个月或 6 个月以上无铂间隔期后首次复发，其 iMODEL 评分小于或等于 4.7，并且主要研究人员一致认为，根据 PET-CT 图像结果，肿瘤可以完全切除，则符合条件。iMODEL 评分包括分期、初次手术后的残余病灶、无进展间隔时间、体能评分、CA125 水平和复发时的腹水情况。本研究随机分配 182 名患者接受二次减瘤术后化疗，175 名患者单独接受化疗，并以 PFS 和 OS 为共同主要终点。在意向治疗人群中，72.5% 的患者实现了细胞完全减瘤至 R0。手术组的中位 PFS 为 17.4 个月，对照组为 11.9 个月（*HR 0.58，95% CI 0.45~0.74，P<0.001*）。然而，未成熟 OS 分析显示，两组之间没有显著差异（58.1 个月 *vs* 53.9 个月，*HR 0.82，95% CI 0.57~1.19*）。

尽管 DESKTOP Ⅲ 和 SOC-1 的初稿尚未发表，但我们可以总结出，两项研究显示 PFS 获益（DESKTOP Ⅲ，SOC-1），一项显示 OS 获益（DESKTOP Ⅲ），另一项显示在化疗中添加二次减瘤术治疗复发没有获益（GOG-213）。这些研究中的患者特征存在重要差异，应予以考虑。首先，DESKTOP Ⅲ 和 SOC-1 都使用了分诊算法来选择患者，这导致了比 GOG

213 中的研究者评估（67%）更高的完全总切除率（约 75%）。此外，在 GOG 213 中，84% 的患者接受了贝伐珠单抗治疗，相比之下，DESKTOP Ⅲ 的参与者为 23%，SOC-1 的参与者为 1%。最后，与 DESKTOP Ⅲ（46 个月）和 SOC-1（53.9 个月）相比，GOG 213 的对照组 OS（65.7 个月）有所改善。目前尚不清楚贝伐珠单抗的使用是否导致 GOG213 对照组生存率的提高。值得注意的是，所有研究都警告说，不理想的减瘤术并不比单独化疗好，而且可能更糟，需要未来的研究来明确患者的选择标准。此外，新药物和维持策略对二次减瘤术后结果的影响还有待进一步探索。

### ■ 低级别浆液性卵巢癌
#### 初始治疗

从历史上看，所有 EOC 都被纳入临床试验，这导致了一种"一刀切"的治疗策略。与 HGSC 一样，LGSC 的主要治疗方法包括全面的手术分期，然后是以铂为基础的辅助化疗。与 HGSC 一样，最大限度的减瘤术也很重要，因为 PCS 后减少的残余肿瘤与提高生存率有关。这在 GOG 182 对 LGSC 患者子集（*n*=189）的辅助分析中得到了证明，这是一项紫杉醇和卡铂与 EOC 或原发性腹膜癌患者三联或连续双联组合的 Ⅲ 期随机对照试验。在这项分析中，通过减瘤术至无肉眼肿瘤残余显著延长 OS（96.9 个月），相较于尽可能的残余肿瘤小于 1 cm（44.5 个月），以及大于 1 cm（42.0 个月）[147]。

不幸的是，与 HGSC 相比，LGSC 具有相对的化疗耐药性[148,149]。尽管如此，卡铂和紫杉醇仍然是晚期 EOC 的一线辅助治疗。然而，内分泌治疗在辅助和维持治疗中取得了有希望的结果[150,151]。Fader 及其同事对 27 名 LGSC 患者进行了一项回顾性研究，这些患者接受了 PCS，然后接受了辅助内分泌治疗，而不是标准的铂类化疗[150]。他们发现，在中位随访 41 个月后，只有 22% 的患者出现复发。Gershenson 及其同事也证明了在维持环境中进行内分泌治疗的有希望的结果。在一项对 203 名 LGSOC 患者的回顾性分析中，在观察期间（64.9 个月 *vs* 26.4 个月），维持性内分泌治疗改善了 PFS[151]。NCCN 现在已经将使用内分泌治疗作为 ⅠC～Ⅳ 期疾病的辅助和维持治疗的一种选择（2B 类推荐）。最近，一项随机 Ⅲ 期试验（NCT04095364）开始招募患者，该试验在 LGSC 患者的减瘤术后，对比紫杉醇联合卡铂化疗后序贯来曲唑维持治疗与来曲唑单一疗法作为辅助治疗的差异。希望这项试验的结果将为 EOC 的初始治疗提供更明确的指导。

如上所述，LGSC 在新辅助治疗中也表现出相对的化学耐药性。Schmeler 及其同事回顾性分析了单个机构中 25 名接受新辅助化疗治疗晚期低级别浆液性卵巢癌的女性。在这项研究中，只有一名患者有完全缓解，21 名（88%）患者疾病稳定，2 名（8%）患者疾病进展[148]。该领域也在研究内分泌治疗。具体而言，一项评估氟维司群和哌柏西利作为新辅助治疗的 Ⅱ 期试验最近开始在 MDACC 招募患者（NCT03531645）。

#### 复发性疾病的管理

复发性 LGSC 可以通过手术、化疗、内分泌治疗和靶向治疗进行治疗,包括 MEK 抑制剂。尽管 GOG 213 试验显示在接受手术和化疗对铂敏感复发性卵巢癌患者中并没有表现出 OS 改善,但这些患者中只有 7 名(3%)LGSC。在对复发性 LGSC 的回顾性研究中,78% 的二次减瘤术患者在手术结束时无严重残留病灶,与有严重残留病灶的患者相比,PFS 显著改善[152]。因此,二次减瘤术可能是该组织病理学中一种合理的疗法。

与新辅助治疗类似,LGSC 在复发治疗中也具有化疗耐药性,缓解率低于 4%;然而,在一项研究中,60% 的患者确实疾病稳定[149]。许多内分泌药物制剂已被用于治疗复发性 LGSC,与化疗相比,其有效率仅略有提高。回顾性研究显示 ORR 为 9%;然而,与化疗类似,62% 的患者疾病稳定[149]。此外,内分泌治疗通常患者更耐受,可能会提高其生活质量。

化疗和激素治疗的替代方案正在研究中。鉴于 KRAS 和 BRAF 在该组织学亚型中的突变频率,在复发性 LGSC 中进行了 MEK1/2 抑制剂司美替尼的单臂 II 期试验。客观缓解率为 15%,65% 的患者疾病稳定。有趣的是,KRAS 和 BRAF 突变状态与对研究药物的疗效之间没有相关性。在复发性或持续性 LGSC 女性的 MILO 研究中,评估了不同的 MEK 抑制剂二甲替尼(MEK162),并将其与医生选择的脂质体多柔比星、紫杉醇或拓扑替康进行了比较(NCT01849874)。不幸的是,在中期分析中,PFS 风险比超过了预先定义的无效性边界值,研究提前结束。最近的 II/III 期临床试验(NRG-GOG 0281)报告了更有希望的结果,该试验将使用 MEK 抑制剂曲美替尼的治疗与医生选择的复发性或进展性 LGSC 女性的标准治疗进行了比较。结果表明,曲美替尼可改善 PFS(13.0 个月 vs 7.2 个月)、ORR(26.2% vs 6.2%)和反应持续时间(13.6 个月 vs 5.88 个月)。截至本文撰写之时,该试验的结果尚未公布,但已于 2019 年 9 月在欧洲医学肿瘤学会大会上汇报。这可能为复发性 LGSC 妇女提供了一种新的治疗选择标准。

未来的方向可能会继续远离标准的细胞毒化疗方案,并朝着靶向和内分泌联合治疗的方向发展。正在开发的策略包括 PARP 抑制剂与 MEK 抑制剂联合使用,以及 CDK4/6 抑制剂与内分泌疗法联合使用。例如,GOG 3026(NCT03673124)试验正在评估复发性或进展性 LGSC 患者对瑞波西利和来曲唑治疗的反应,目前正在招募患者。

## 恶性生殖细胞肿瘤

恶性卵巢生殖细胞瘤(MOGCT)概括了正常的胚胎和胚胎外细胞和结构,来源于胚胎性腺的原始生殖细胞。MOGCT 占所有卵巢恶性肿瘤的 2%~3%,通常发生在女孩、青少年和育龄妇女身上。化疗的进步已经治愈了绝大多数这些肿瘤患者,手术技术的改进使大多数患者的生育能力得以保持[153]。在卵巢实体瘤年轻女性的鉴别诊断中,应始终考虑这些肿瘤,因为诊断的中位年龄为 16~20 岁(范围为 6~60 岁),发病率最高的是 15~19 岁的女孩。目前卵巢生殖细胞

肿瘤的分类包括良性和恶性肿瘤。大多数良性卵巢生殖细胞肿瘤是成熟的畸胎瘤。MOGCT 包括原始生殖细胞肿瘤、双相或三相畸胎瘤和单胚层畸胎瘤(表 39-5)。应对未成熟畸胎瘤进行广泛取样,以确定未成熟神经、非神经和卵黄囊成分的数量,从而确定其恶性潜能。尽管我们继续报道使用三级系统对未成熟畸胎瘤的分级标准,但我们一致认为双相系统可能具有更大的一致性。

表 39-5　WHO 卵巢生殖细胞肿瘤分类

| 原始生殖细胞瘤 | 双相或三相畸胎瘤 | 单真皮畸胎瘤和体细胞型肿瘤 |
|---|---|---|
| 生殖细胞瘤 | 未成熟畸胎瘤(1~3 级) | 甲状腺(卵巢甲状腺肿) |
| 内胚窦肿瘤(卵黄囊肿瘤) | 成熟畸胎瘤(实性、囊性或胎儿状畸胎瘤) | 类癌 |
| 胚胎癌 | | 神经外胚层瘤 |
| 胚组织瘤 | | 黑色素细胞性肉瘤 |
| 非妊娠性绒毛膜癌 | | 分泌脂质的垂体类型 |
| 混合生殖细胞肿瘤 | | 其他 |

注:经许可引自 Tavassoli FA, Deville P: World Health Organization Classification of Tumors. Pathology and Genetics of Tumors of the Breast and Female Genital Organs. Lyon, France: International Agency for Research on Cancer Press; 2003.

## 病因学

MOGCT 的病因与少数患者的性腺发育不全有关。患有包括 Y 染色体在内的特纳综合征马赛克变体的患者可能会发展为性腺母细胞瘤[154]。患有 46,XY 基因型和女性表型的完全性腺发育不全的患者(Swyer 综合征)发展为 MOGCT 的风险高达 30%,尤其是生殖细胞瘤,如果诊断成功,需要预防性切除两个性腺[155]。

### ■ 诊断

MOGCT 的诊断可能基于患有卵巢肿块的年轻患者,但诊断需要组织学证实。85% 的患者出现与可触及肿块相关的腹盆腔疼痛。其他症状和体征包括腹胀、发热、腹水和阴道出血。10% 的患者出现与肿块破裂、出血或扭转相关的急性腹痛。同性假早熟可能是由肿瘤产生 β-HCG 引起的[156]。经阴道超声和 MRI 可以帮助评估年轻患者的盆腔肿块。膈上疾病或单纯绒毛膜癌是脑 MRI 的适应证[156]。

肿瘤标志物在 MOGCT 中可能特别有助于提示个体肿瘤组织学,提供预后信息,并为跟踪疾病对治疗的反应提供信息(表 39-6)。当怀疑 MOGCT 时,应在术前测量这些标志

表 39-6　有助于 MOGCT 诊疗的肿瘤标志物

| 肿瘤 | 甲胎蛋白 | β-HCG | 乳酸脱氢酶 |
|---|---|---|---|
| 单纯性生殖细胞瘤 | 正常 | 可能升高 | 升高 |
| 内胚层瘤 | 升高 | 正常 | 可能升高 |
| 胚胎癌 | 升高 | 升高 | 升高 |
| 绒毛膜癌 | 正常 | 升高 | 正常 |
| 未成熟畸胎瘤 | 可能升高 | 正常 | 正常 |

物。如果怀疑性腺发育不全,应进行染色体组型检查,因为如果诊断得到证实,则需要双侧卵巢切除术。对于有可疑附件肿块的年轻女性,适当的最低诊断评估应包括常规血液检查、血清肿瘤标志物分析、胸部放射照相术,以及腹部和盆腔成像[156]。

### ■ 治疗

手术是 MOGCT 诊断和初步治疗的主要手段。开腹手术一直是处理的标准,但当肿瘤可以完整切除并进行完全分期时,微创手术似乎是可行的[157]。完成生育的患者应接受全子宫切除术和双侧输卵管卵巢切除术。然而,大多数 MOGCT 患者都处于生育年龄,由于保守手术的结果与双侧输卵管卵巢切除术的子宫切除术相当,因此每个生育年龄的患者都应考虑保留生育能力的手术。只要可能,对侧附件和子宫的正常外观应予以保留。如果双侧卵巢严重受累,可能需要双侧输卵管卵巢切除术,但这是例外,而不是常规。一些讨论集中在卵巢保存和术后化疗上,以治疗这种对化学敏感的残留疾病,从而即使在晚期疾病或双侧卵巢受累的情况下也能保持生育能力。即使切除了双侧卵巢,子宫也可能被保留下来,以便用捐赠的卵子进行辅助生殖。

临床经常会遇到一些治疗难题。如果在卵巢囊肿切除术后诊断为良性疾病的 MOGCT,则可以避免随后切除剩余的卵巢组织。据报道,尽管大多数患者确实接受了辅助化疗,但在这种情况下仍有良好的生存率[158]。此外,偶尔患者可能会出现广泛的腹部-盆腔大肿块病,积极的减瘤手术后肿瘤会迅速再生。尽管尚未被视为标准,但经皮活检后的新辅助化疗使得减少病变、更有效地保留生育能力的间歇性减瘤术变成可能[159]。

MOGCT 的分期遵循 FIGO EOC 的分期(表 39-4)。然而,全面手术分期的程度是有争议的。传统上,对成年患者进行全面的手术分期,包括腹腔细胞学检查、活组织检查、大网膜切除术、双侧盆腔和主动脉旁淋巴结切除术,以及清除任何可疑组织。在儿科,分期通常仅限于盆腔清洗、肿瘤切除和可疑植入物的活检。尽管有限分期的支持者指出 MOGCT 对化疗的敏感性很高,但完成手术分期可能有一些好处。在我们的机构,我们进行了全面的分期,以支持淋巴结受累患者的化疗,或避免对没有转移性疾病的全面分期患者进行化疗。无论如何,非生殖细胞瘤型 MOGCT 患者应接受化疗,除非他们在全面手术分期诊断为 I A 期疾病。已经提出对低风险患者进行随访观察,研究正在进行中。

#### 辅助治疗

尽管 I 期无性细胞瘤和 I A 期 1 级未成熟畸胎瘤患者在手术后无需化疗即可安全观察,但 3～4 个疗程的博来霉素、足叶乙苷和顺铂(BEP)联合化疗可治愈大多数其他 MOGCT 患者(表 39-7)。完全切除的疾病患者通常接受 3 个周期的 BEP,而肉眼可见肿瘤残余的患者接受 4 个周期,有时在第 4 个周期中省略了博来霉素。应注意评估博来霉素相关的肺部毒性,如果患者出现症状,应定期进行肺部听诊、胸部放射检查

和肺功能测试。啰音、肺实变或一氧化碳扩散能力下降30%会导致博来霉素从该组合中剔除[153]。放射治疗对生殖细胞瘤的治疗是有效的,但由于对卵巢功能和随后的生育能力的影响,很少使用。尽管大多数患者已治愈,但较差的结果与晚期、卵黄囊(内胚窦)肿瘤组织学、不完全手术切除和高龄有关[160]。患有高危疾病或对 BEP 反应不快的患者可考虑进行替代治疗,包括紫杉醇联合 BEP(T－BEP)或剂量密集型 BEP[153]。

**表 39-7 博来霉素、足叶乙苷和顺铂(BEP)给药方案**

预脱水和药物治疗后:
顺铂:第 1～5 天,每天 20 mg/m²,在 1 L 生理盐水中加入 50 g 甘露醇静脉滴注 4 h
足叶乙苷:第 1～5 天,每天 100 mg/m²,在 1 L 5% 葡萄糖的生理盐水中静脉滴注 2 h
博来霉素:在第 1 天的 24 h 内,在 250 mL 生理盐水中 20 U/m²
或博来霉素 10 U/d,第 1～3 天
或博来霉素: 10 U/d,第 1、8 和 15 天(美国)
或博来霉素: 30 000 U,1 周一次,连续 12 周,第四疗程仅包含 EP 方案(欧洲/英国)ᵃ

注:ᵃ博来霉素的最大总剂量不超过 270 mg。方案每 21 天重复一次。

### ■ 随访

治疗后,患者接受胸部、腹部和盆腔的成像,以及肿瘤标志物的评估。随后,第一年每 3 个月监测一次,第二年每 4 个月监测,第 3～5 年每 6 个月监测。我们没有获得常规成像,而在高危患者中,可以进行经阴道超声检查,并可以获得初步的腹盆腔影像。

#### ■ 复发性疾病的治疗

在少数被认为复发的患者中,评估必须包括胸部、腹部和盆腔的成像,以及肿瘤标志物,必须活检以确认复发疾病的诊断,因为未成熟畸胎瘤只能在成熟的良性因素(生长性畸胎瘤综合征)或良性胶质增生的情况下复发。这两种实体都是良性的,不需要化疗或手术切除。如果真的复发,应该考虑手术切除,并考虑适当的挽救性化疗。超过一半的初次治疗后 6 周复发的患者(铂敏感)可以通过 VeIP(长春碱、异环磷酰胺和顺铂)或 TIP(紫杉醇、异环磷酰胺、顺铂)治愈;也可以进行高剂量化疗[153]。在治疗过程中病情进展或在 4～6 周复发(铂耐药)的患者是无法治愈的;可以给予标准剂量的 VeIP,如果有反应,可以给予高剂量的依托泊苷和卡铂,并进行干细胞挽救[153]。其他具有活性的药物包括异环磷酰胺、紫杉烷和吉西他滨。

#### ■ 生殖结果

MOGCT 手术或化疗后的生殖结果非常好,对月经周期、生殖功能、受孕或分娩几乎没有影响。在接受 BEP 治疗的患者中,18% 或更少的患者出现化疗诱导的不孕,这与顺铂剂量无关。80% 的女性恢复了正常的月经功能。MOGCT 幸存者的长期生活质量和心理社会结果也很好。

## 性索间质肿瘤

卵巢性索间质瘤(SCST)占所有卵巢恶性肿瘤的 7%,年

发病率为每 100 000 名妇女中 0.20 例[161]。这些肿瘤可发生在所有年龄段的女性中,但大多数发生在围绝经期和绝经后妇女中。一些组织学亚型,如青少年颗粒细胞瘤(GCT)和支持细胞间质细胞瘤(SLCT),有在青少年中发展的倾向;所有组织学亚型都可能在育龄妇女中发展。总体来说,这些肿瘤中的许多往往是惰性的,几十年来进展缓慢。

性索间质瘤是一组异质性肿瘤,分类见表 39-8[162]。GCT 是最常见的(占所有恶性卵巢 SCST 的 90%),由成人(95% 的病例)和青少年(5% 的病例)组成,其组织学外观、发病年龄和自然史各不相同。青少年 GCT 通常为青春期女性,可能表现为性早熟,可能与乳腺癌症相关,并且具有高有丝分裂活性。成人 GCT 往往发生在老年女性身上,产生雌激素,可能与子宫内膜增生或癌症有关,并且通常非常惰性[162]。SLCT 来源于间充质和性索,它们概括了睾丸的发育,并可能包括不同比例的支持细胞(Sertoli 细胞)和睾丸间质细胞(Leydig 细胞)。纯 Sertoli 细胞肿瘤和纯间质细胞肿瘤是良性的,但含有 Sertoli 细胞和间质细胞成分的肿瘤表现出一定程度的恶性行为,并根据分化进行分类。良性分化的形式通常产生雄激素;中间分化形式具有未成熟的 Sertoli 细胞;而具有肉瘤样或网状形态的分化较差的形态往往更具侵袭性。成核细胞瘤是罕见的,往往是男性化的,通常是良性的,但发生在 30~50 岁女性身上的大型肿瘤可能表现出恶性行为。伴环状小管的性脊髓肿瘤(SCTAT)可能与黑斑息肉综合征(Peutz-Jeghers 综合征)有关。

**表 39-8 卵巢性索间质瘤的分类**

| 具有卵巢性索间质瘤 |
| --- |
| 成人颗粒细胞瘤<br>青少年颗粒细胞瘤<br>支持-间质细胞瘤<br>两性母细胞瘤<br>伴环状小管的性索肿瘤 |
| **单纯性间质瘤** |
| 纤维瘤和卵泡膜瘤:典型的细胞性、有丝分裂活性的恶性肿瘤(纤维肉瘤) |
| **其他卵巢间质瘤** |
| 卵巢间质瘤伴少量性索成分<br>硬化性间质瘤<br>印戒间质瘤<br>微囊型间质瘤<br>卵巢黏液瘤<br>间质-睾丸型间质细胞瘤 |
| **类固醇细胞瘤** |
| 间质黄体瘤<br>睾丸间质细胞肿瘤类固醇细胞瘤,未另行说明 |

■ **病因学**

所有 SCST 的病因尚不清楚。然而,*FOXL2 403* 基因中的体细胞胞嘧啶-鸟嘌呤点突变已被鉴定为成人 GCT 形成的

病理特异性(但不是青少年 GCT)[163]。此外,*DICER1* 的突变似乎存在于一些 SLCT 患者和胸膜肺母细胞瘤患者中;患有 SLCT 的儿童可以进行 *DICER1* 突变筛查,从而接受胸膜肺母细胞瘤的早期治疗,这是一种潜在的挽救生命的干预措施[164]。SCTAT 可能与 Peutz-Jeghers 综合征有关,并可能与这些患者的 *STK11* 突变有关。

■ **治疗**

外科手术仍然是 SCST 患者诊断和治疗的基石。尽管手术在历史上一直是通过剖腹手术进行的,但对于许多 SCST 患者来说,微创手术对于最初的有限手术和分期,以及再分期似乎是安全可行的,只要肿瘤可以在不污染腹腔的情况下完整切除,就可以使用标本袋进行切除[162]。分期手术包括检查整个腹腔、腹膜冲洗、结肠下网膜切除术,以及膈腹膜、结肠旁沟和盆腔腹膜的任何可疑病变的活检。鉴于淋巴结转移在这种组织学中非常罕见,在没有可疑淋巴结的情况下可以省略淋巴结切除术[162,165]。尽管绝经后妇女和已完成生育的妇女应进行全子宫切除术和双侧输卵管卵巢切除术,但未完成生育的年轻妇女和育龄妇女可进行保守手术,以保持生育能力,无论分期如何。美国的一项多机构研究[166]和瑞典最近的一项基于人群的研究证明了这一点,在该研究中,接受保留生育能力手术的患者的 5 年 OS 率为 100%,PFS 率为 98%[167]。在成人 GCT 患者中的回顾性研究表明,保留生育能力的手术不会明显影响生存结果,FIGO ⅠC 期除外[168,169]。值得注意的是,保留生育能力的手术指的是切除整个附件及手术分期。卵巢囊肿切除术在最终手术治疗中没有作用[170]。子宫内膜评估应作为 SCST 手术的一部分,因为 55% 的 GCT 患者患有子宫内膜增生,4%~20% 患有子宫内膜样腺癌[170]。SCST 的 FIGO 分期与 EOC 的相同(表 39-4)[162]。

**辅助治疗**

ⅠA 期和 ⅠB 期 SCST 患者术后不需要辅助治疗。对 ⅠC 期疾病患者的治疗是有争议的,可能包括对有丝分裂指数高的患者进行化疗或内分泌治疗。具有低分化肿瘤或异源元素的 Ⅰ 期 SLCT 患者应接受辅助化疗。任何患有晚期(Ⅱ 或以上)SCST 的患者都应该接受化疗[162]。化疗类型历来为 3~4 个周期 BEP,但回顾性研究表明,紫杉烷,尤其是在使用铂类化疗时,与 BEP 相比,具有疗效和毒性更小[170,172]。GOG 目前正在对晚期初始和复发的未经过化疗的 SCST 患者的这两种方案进行比较。

■ **随访**

大多数 SCST 患者已治愈,但有 20% 的患者复发;这些患者可能会死于这种疾病[162]。据报道,肿瘤分期、肿瘤破裂、年龄超过 50 岁和肿瘤大小是预后主要因素[173]。SCST 往往具有惰性,有晚期复发的倾向。因此,患者需要长期监测。我们的策略是第一年每 3 个月随访一次,第二年每 4 个月随访一次,第 3~5 年每 6 个月随访一次,然后每年随访一次。在每次就诊时,获得病史、体检(包括盆腔检查)和肿瘤标志物(抑制素 A、抑制素 B、AMH,有时还有 CA125);影像学检查是为

有新症状、体征或标志物值升高的患者保留的。

### ■ 复发性肿瘤的治疗

复发的患者需要进行活检以确认最初的复发。在可切除的复发性肿瘤十分有限的情况下，这些患者可能受益于手术

切除。放疗也可能是一种选择。激素治疗可能会诱发副反应或慢性稳定期的疾病。使用 BEP 或紫杉烷-铂组合的化疗可能是有用的。最近，贝伐珠单抗已被证明是复发治疗中的一种活性药物[174]。

---

## 提示

- MDACC 目前对医学上适合手术且无远处转移疾病的疑似晚期卵巢癌患者采用的方法是进行术前腹腔镜评估，以评估完全切除的可能性（改良 Fagotti 评分）。我们的腹腔镜分诊是通过 2 名独立且双盲的外科医生进行评分来完成的。得分低于 10 分的患者接受初始减瘤术治疗。得分为 10 分或以上的患者接受新辅助化疗，然后考虑进行间歇性减瘤术和 3 个额外周期的化疗。
- 根据五项Ⅲ期随机对照试验中的四项的结果，我们目前认为没有足够的证据支持在辅助治疗中使用标准每周的紫杉醇方案，也没有将其纳入我们的临床实践。
- 对于新诊断为晚期卵巢癌症且预后不良的患者，我们建议考虑

在标准化疗中添加贝伐珠单抗。
- 我们在随访复查中跟踪 CA125 水平的患者，但通常不会仅根据升高的值来治疗患者。
- 从可遗传的原因中确定患卵巢癌风险的女性是目前预防卵巢癌的唯一成功方法。我们建议对有卵巢癌病史的患者进行基因检测，不仅可以确定其并发恶性肿瘤的风险和确定治疗方案，还可以确定可能面临风险并可能受益于预防措施的家庭成员。
- 与高级别浆液性癌相比，低级别浆液性癌具有相对的化疗耐药性。尽管如此，卡铂和紫杉醇仍然是晚期疾病的一线辅助治疗。然而，内分泌疗法和靶向疗法在辅助和维持治疗中已经取得了有希望的结果。

# 第 40 章　子宫体肿瘤

Michaela A. Onstad
Shannon N. Westin
Karen H. Lu
肖　莉·译

## 要点

▶ 对于患有早期、中危子宫内膜癌的女性,没有证据表明辅助治疗可以提高总体生存率。对于患有低中危疾病的女性,建议观察。对于患有中高危疾病的女性,首选阴道残端近距离放射治疗。

▶ 高危因素的浆液性或透明细胞腺癌(任何分期)或宫外受累的病理Ⅲ期疾病,根据组织学、分期和其他因素,辅助治疗可能包括放疗、化疗或两者的联合。

▶ 复发或转移性子宫内膜癌与不良预后相关。临床试验 GOG 209 支持在这种情况下使用卡铂和紫杉醇。

▶ 免疫疗法可考虑作为复发/转移性子宫内膜癌的二线治疗。帕博利珠单抗对具有错配修复缺陷肿瘤的缓解率

(RR)为 53%。帕博利珠单抗与酪氨酸激酶抑制剂仑伐替尼的联合在微卫星稳定肿瘤的 RR 为 38%。

▶ 在二线治疗中已证明有效的靶向疗法包括单药贝伐珠单抗(GOG229E),以及 mTOR 抑制剂依维莫司与来曲唑的联合治疗。

▶ 内分泌治疗也可用于治疗转移性/复发性子宫内膜癌。它往往具有良好的耐受性,副作用相对较小,并且具有适度的 RR,范围从 11% 到 24%。提高患者对内分泌治疗有良好反应可能性的特征包括肿瘤分级低(1 级或 2 级)、组织学表现为子宫内膜样、雌激素和孕激素受体阳性、无病间隔期较长,以及无症状或症状轻微。

## 上皮性子宫肿瘤

### ■ 流行病学

子宫内膜癌是最常见的妇科恶性肿瘤,也是美国女性中第四大常见癌症,影响着 1%～2% 的美国女性[1]。大约 75% 的子宫内膜癌女性在早期被诊断出来,5 年 OS 率为 74%～91%[2]。对于患有Ⅲ期或Ⅳ期疾病的女性,5 年 OS 率分别为 57%～66% 和 20%～26%[2]。这种疾病主要影响绝经后和围绝经期的女性,平均诊断年龄为 61 岁[2],5%～30% 的女性年龄在 50 岁以下[3]。

### ■ 风险因素

子宫内膜癌的主要危险因素是年龄、肥胖、糖尿病和雌激素过多而孕酮缺乏。这包括使用外源性无对抗雌激素疗法、使用雌激素激动剂(如他莫昔芬),以及导致内源性雌激素过多的生理状态。过量内源性雌激素可见于肥胖、慢性无排卵、初潮早、未生育、绝经晚,以及罕见的雌激素分泌性肿瘤的女性。

肥胖是子宫内膜癌发展的公认危险因素。对 19 项前瞻性研究的荟萃分析表明,BMI 每增加 $5kg/m^2$,女性患子宫内膜癌的风险显著增加[4]。对这些发现的一个解释是,肥胖女

性体内的内源性雌激素水平更高,是由于雄烯二酮转化为雌酮和芳构化,雄激素转化为雌二醇,后者存在于外周脂肪组织中。另外,还提出了相关的其他机制,包括胰岛素信号和胰岛素抵抗的改变、循环脂肪因子表达的改变,以及涉及炎症的通路的改变[5-7]。肥胖会增加女性绝经后和绝经前患子宫内膜癌的风险。事实上,大多数被诊断患有子宫内膜癌的年轻绝经前女性的 BMI 大于 $30 kg/m^2$[2]。

林奇综合征是一种常染色体显性遗传性癌症综合征,其特征是子宫内膜癌、结肠癌和其他几种恶性肿瘤的风险增加。它与 DNA 错配修复基因[MutL 同系物 1(MLH1)、MutS 同系物 2(MSH2)、MutS 同系物 6(MSH6)、减数分裂后分离 2(PMS2)]中的种系缺陷相关。患有林奇综合征的女性一生中患子宫内膜癌的风险为 15%～66%,患结肠癌的风险为 15%～68%,患卵巢癌的风险为 1%～20%,这取决于涉及的特定突变[8,9]。

### ■ 诊断和筛查

#### 筛查

除了被诊断患有林奇综合征的患者外,没有足够的证据支持对一般人群中无症状女性进行子宫内膜癌常规筛查,即

使是那些有危险因素的女性,如使用他莫昔芬、无抗雌激素史、肥胖或糖尿病。美国癌症协会目前建议所有女性了解更年期子宫内膜癌的风险和症状。妇女应告知医生绝经后任何意外出现的出血或点滴出血,以及绝经前或围绝经期出现的异常子宫出血。

美国癌症协会建议从 35 岁开始每年对已知携带林奇综合征相关突变的女性、已知家族成员携带该突变的女性或来自具有常染色体显性结肠易感性家族在没有林奇综合征基因检测的情况下患癌症的女性,进行子宫内膜活检筛查[10]。预防性子宫切除术和输卵管卵巢切除术已被证明可有效降低子宫内膜和卵巢癌的风险,应该在患有林奇综合征的女性完成生育后实施预防性手术[11]。

### 诊断

子宫内膜癌的主要症状是绝经后出血或绝经前或围绝经期妇女的异常子宫出血。组织学诊断通常通过子宫内膜取样或子宫扩张刮除术获得。

#### ■ 组织病理学

#### 子宫内膜增生

组织学诊断为子宫内膜增生的女性通常表现为绝经后出血或月经过多。与子宫内膜增生相关的危险因素,包括肥胖和无抵抗的雌激素,与子宫内膜癌相关的危险因素相似[12]。WHO 根据两个特征定义子宫内膜增生:① 简单或复杂的腺体/间质结构模式;② 核异型的存在与否。核异型性的存在与发展为恶性肿瘤的风险相关性最高。在这个范围内,没有异型的单纯增生最不可能发展为子宫内膜癌,而具有异型的复杂增生的女性最有可能发展为子宫内膜癌。在 Kurman 等进行的一项长期随访研究中,子宫内膜癌发生在单纯性、复杂性、单纯性非典型和复杂性非典型增生中,发生率分别为 1%、3%、8% 和 29% 的病例[13]。表 40-1 总结了一项基于四项前瞻性随访研究荟萃分析的报告,该分析显示的癌症进展风险范围更广[14]。

表 40-1 子宫内膜增生进展为子宫内膜癌的风险

| 增生型 | 个案数目 | 进展风险(%) | 平均风险(%) |
| --- | --- | --- | --- |
| 单纯性增生 | 164 | 0~10 | 4.3 |
| 复杂性增生 | 193 | 3~22 | 16.1[a] |
| 单纯性增生伴异型性 | 27 | 7.8 | 7.4[a] |
| 复杂性增生伴异型性 | 151 | 29~100 | 47.0 |

注:[a]复杂性增生结构比非典型的单纯增生具有更高的进展为癌的风险。

#### 子宫内膜样癌

子宫内膜样腺癌是子宫内膜癌最常见的亚型,占子宫内膜癌的 75%~80%。根据分化程度,子宫内膜样腺癌分为 1~3 级。1 级肿瘤分化良好,由类似于正常子宫内膜组织的腺体组成(图 40-1A)。在分化程度较低的肿瘤中,腺体形成不太明显或被实体区域取代(图 40-1B)。由这些非鳞状或非桑葚样实性区域组成的肿瘤百分比是分级标准,1 级具有

5% 或更少的实性成分,2 级具有大于 5% 但小于或等于 50%,3 级具有大于 50%。值得注意的是,与结构特征不相关的核异型的存在应该导致肿瘤的进一步升级。

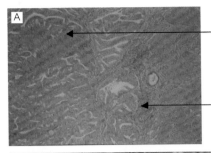

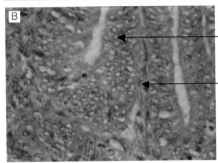

图 40-1 子宫内膜样腺癌。A. 子宫内膜癌伴浅表肌层浸润。子宫内膜腺体周围的间质炎症反应可以帮助诊断一些模棱两可的病例。B. 高倍放大显示子宫内膜腺体中的恶性细胞核

#### 子宫浆液性癌

子宫浆液性癌(USC)是高度侵袭性的肿瘤,应与其他类型的子宫癌区分开来。浆液性癌往往发生在老年妇女中,通常出现在晚期,占病例的 1%~5%。深肌层浸润、广泛淋巴血管间隙浸润(LVSI)和宫外播散很常见。即使原发病灶位于局部,也经常观察到腹膜内受累。浆液性癌的组织学特征类似于卵巢癌或输卵管癌。细胞学异型性如此突出,以至于浆液性癌总是被分级为低分化肿瘤。

#### 透明细胞癌

透明细胞癌是另一种侵袭性子宫癌,占子宫内膜癌病例的 5%~10%,也被认为是高级别肿瘤。透明细胞癌往往发生在年长的女性身上。在形态学上,它类似于起源于其他部位(如阴道、子宫颈、卵巢)的透明细胞癌,但与阴道或子宫颈不同,子宫体的透明细胞癌与宫内暴露于己烯雌酚无关,微观外观各不相同,可能包括实心透明细胞特征;显著的糖原含量;腺体、管状囊性或乳头状结构。细胞有丰富的透明或嗜酸性细胞质,有时含有高碘酸希夫阳性透明小球(图 40-2)。细胞核显示出明显的异型性,伴有频繁的有丝分裂象。特征性的"平头钉"外观,细胞质稀少和细胞核突出到腺体腔内。至少一半的透明细胞癌与 USC 混合,这促使人们认为与透明细胞癌相关的不良预后是由浆液性组织学的存在引起的。

#### 混合型

顾名思义,混合细胞子宫内膜癌包含不止一种类型的肿瘤。对于被指定为混合细胞类型的肿瘤,次要成分的比例应超过 10%。

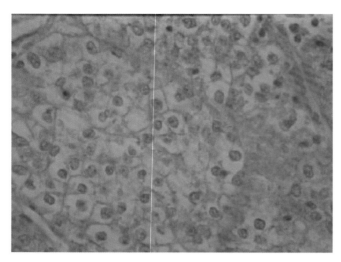

**图 40 - 2** 透明细胞癌：一种比通常的子宫内膜样癌更具侵袭性的子宫内膜癌。清晰的细胞质内容物是糖原而不是黏蛋白

### 癌肉瘤

癌肉瘤又称为恶性混合米勒管肿瘤（MMMT），由两部分组成：恶性上皮组织和间充质组织。在同源癌肉瘤中，肉瘤成分可以是通常在子宫中发现的组织；子宫内膜间质肉瘤（ESS）或平滑肌肉瘤很常见。所谓的"异源"型癌肉瘤由通常不会出现在子宫中的组织组成；横纹肌肉瘤和软骨肉瘤是两种常见类型[15-17]。癌肉瘤被认为是侵袭性癌，而不是真正的肉瘤。

### ■ 分期

1988 年，FIGO 委员会成立了一个子宫内膜癌手术分期系统（FIGO 1988，表 40 - 2）。2009 年，该分期系统进行了更新，以便根据临床相关的预后因素更好地对患者进行分层（FIGO 2009，表 40 - 3）。

**表 40 - 2** 1988 年 FIGO 分期系统

| 阶段 | 特征 |
| --- | --- |
| I | 肿瘤局限于子宫 |
| I A | 局限于子宫内膜 |
| I B | 侵犯≤1/2 肌层深度[a] |
| I C | 侵入＞1/2 的肌层深度[a] |
| II | 宫颈浸润 |
| II A | 仅累及宫颈内膜 |
| II B | 侵入宫颈间质 |
| III | 盆腔结构或腹内淋巴结受累 |
| III A | 侵犯浆膜或附件或腹膜细胞学阳性 |
| III B | 阴道转移 |
| III C | 盆腔或主动脉旁淋巴结转移 |
| IV | 其他器官受累 |
| IV A | 侵犯膀胱或直肠黏膜 |
| IV B | 远处转移，包括腹股沟淋巴结受累 |

注：[a]理想情况下，应测量和记录子宫肌层浸润的宽度（深度）和整个子宫肌层的深度（厚度）。

**表 40 - 3** 2009 年子宫内膜癌 FIGO 手术分期

| 阶段 | 特征 |
| --- | --- |
| I [a] | 肿瘤局限于子宫体 |
| I A[a] | 没有或少于一半的肌层浸润 |
| I B[a] | 侵入等于或超过肌层的 1/2 |
| II [a] | 肿瘤侵犯宫颈间质但未超出子宫[b] |
| III [a] | 局部和/或宫旁受累[c] |
| III A[a] | 肿瘤侵犯浆膜和/或附件 |
| III B[a] | 阴道和/或宫旁受累[c] |
| III C[a] | 转移至盆腔和/或腹主动脉旁淋巴结[c] |
| III C1[a] | 盆腔淋巴结阳性 |
| III C2 | 腹主动脉旁淋巴结阳性伴或不伴盆腔淋巴结阳性 |
| IV[a] | 肿瘤侵犯膀胱和/或肠黏膜和/或远处转移 |
| IV A[a] | 肿瘤侵犯膀胱和/或肠黏膜 |
| IV B[a] | 远处转移，包括腹内转移和/或腹股沟淋巴结 |

注：[a]G1、G2 或 G3。[b]仅颈管腺体受累应视为 I 期，不再视为 II 期。[c]阳性细胞学必须在不改变分期的情况下单独报告。

经许可引自 Pecorelli S. Revised FIGO staging for carcinoma of the vulva, cervix, and endometrium. Int J Gynaecol Obstet. 2009；105(2)：103 - 104.

### ■ 预后因素

有临床和病理因素可用于预测子宫内膜癌的行为。临床因素包括年龄、种族和疾病分期。病理因素包括组织学类型、分级、肌层浸润深度、淋巴血管浸润（LVSI）和宫腔外肿瘤扩散，包括腹膜后淋巴结。

### 临床因素

研究表明，子宫内膜癌女性的预后在年轻患者中更为有利。一项回顾性研究表明，年龄小于 45 岁的患者在统计学上更有可能患子宫内膜样组织学、I 级肿瘤和 I A 期疾病，而 65 岁以上的女性更有可能患有浆液性组织学和 3 级肿瘤。对 75 岁以上患者的亚组分析显示，与 45 岁以下患者相比，具有侵袭性浆液性组织学、高级（3 级）疾病和晚期疾病的患者百分比增加。子宫内膜样肿瘤患者的评估揭示了随着年龄的增加，更深的肌层浸润和更高的肿瘤分级的类似模式[18]。其他研究表明，60 岁以上患者的局部区域复发和死亡风险是 60 岁或 60 岁以上患者的 2 倍。更年轻[19]。

美国的研究表明，白种人女性比黑种人女性更容易被诊断出患有子宫内膜癌。然而不幸的是，被诊断患有子宫内膜异位症的黑种人女性与白种人女性相比，癌症的死亡率风险高出 55％[20]。她们往往被诊断为晚期，肿瘤级别更高，并且更有可能具有浆液性组织学。然而，在控制了这些因素及其他合并症因素后，黑种人女性的特定疾病死亡率仍然较高[21]。

### 病理因素

关于组织学亚型，浆液性癌和透明细胞癌的预后比子宫内膜样癌差。肿瘤分级增加与肌层浸润、盆腔和主动脉旁淋巴结受累、复发和较差的 OS 有关（表 40 - 4 和图 40 - 3）[22]。

**表 40-4** 子宫内膜癌分级的病理特征及其
与肌层浸润深度的关系

| 年级 | 病理特征 | 不同子宫肌层浸润深度的患者百分比 | | | |
|---|---|---|---|---|---|
| | | 仅子宫内膜 | 浅 | 中 | 深 |
| 1 | 5%或更少的非鳞状实体区域 | 24 | 53 | 12 | 10 |
| 2 | 6%～50%的非鳞状实体区域 | 11 | 45 | 24 | 20 |
| 3 | ＞50%的非鳞状实体区域 | 7 | 35 | 16 | 42 |

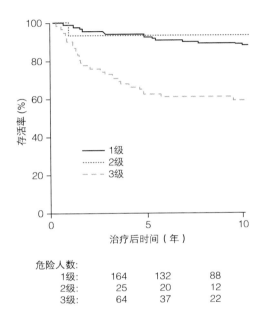

**图 40-3** 子宫内膜癌的肿瘤分级和存活率。由于观察者间差异较小且 1 级或 2 级肿瘤患者的结果相似(n＝243),因此倾向于使用两级分级系统。经许可引自 Scholten AN, Creutzberg CL, Noordijk EM, et al: Longterm outcome in endometrial carcinoma favors a two instead of a three-tiered grading system, Int J Radiat Oncol Biol Phys 2002 Mar 15; 52(4): 1067-1074

约 15%的子宫内膜癌病例存在淋巴血管侵犯,这是复发的独立危险因素。多变量分析显示,LVSI 与子宫内膜癌的生存相关,无论疾病分期如何。与肿瘤分级或肌层浸润深度无关,LVSI 还与盆腔和主动脉旁淋巴结受累的风险相关,因此应考虑对未分期疾病患者进行手术淋巴结评估或放疗[22]。

肌层浸润的深度与肿瘤分化程度、LVSI、淋巴结受累、宫外播散、复发和 OS 相关(图 40-4 和表 40-5)。附件转移与盆腔和主动脉旁淋巴结的转移受累密切相关;在一项研究中,有附件受累的患者中有 32%的盆腔淋巴结阳性,而没有附件疾病的患者中这一比例为 8%[22]。但是,必须排除同时存在卵巢和子宫内膜原发肿瘤的可能性,因为手术治疗和预后差别很大。高达 11%的临床早期疾病患者有淋巴结受累[22]。如果盆腔淋巴结肿瘤呈阳性,主动脉旁淋巴结受累的风险会增加。

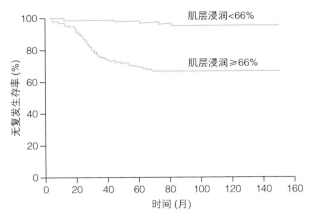

**图 40-4** 282 名 I 期子宫内膜癌患者当其子宫肌层浸润深度超过子宫肌层总厚度的 2/3 时,无复发发生率显著降低(P＜0.001)。经许可引自 Mariani A, Webb MJ, Keeney GL, et al. Surgical stage I endometrial cancer: predictors of distant failure and death, Gynecol Oncol 2002 Dec; 87(3): 274-280

**表 40-5** 淋巴结转移与子宫内膜癌其他预后因素的关联

| 风险因素 | 盆腔淋巴结阳性患者的百分比 | 主动脉旁淋巴结阳性患者的百分比 |
|---|---|---|
| **组织学** | | |
| 子宫内膜样癌 | 9 | 5 |
| 其他的 | 9 | 18 |
| **肿瘤等级** | | |
| 1 级 | 3 | 2 |
| 2 级 | 9 | 5 |
| 3 级 | 18 | 11 |
| **肌层浸润深度** | | |
| 无 | 1 | 1 |
| 浅 | 5 | 3 |
| 中 | 6 | 1 |
| 深 | 25 | 17 |
| **肿瘤部位** | | |
| 宫底 | 8 | 4 |
| 峡部或宫颈 | 16 | 14 |
| **淋巴血管间隙侵犯** | | |
| 无 | 7 | 9 |
| 有 | 27 | 19 |
| **腹腔细胞学检查结果** | | |
| 阴性 | 7 | 4 |
| 阳性 | 25 | 19 |
| **宫外转移** | | |
| 无 | 7 | 4 |
| 有 | 51 | 23 |

目前的 FIGO 分期系统不包括腹腔灌洗,因为其预后价值的证据有限。腹膜细胞学的阳性结果通常与其他不利的预后因素相关,如深肌层浸润、宫颈浸润和宫外播散。

特别是,USC 表现出很高的腹腔灌洗阳性率。即使在局限于子宫的临床Ⅰ期疾病中,多达 $16\%\sim17\%$ 的病例的细胞学检查结果呈阳性[23]。但是,至少在两项研究中,患有子宫内膜癌的患者的 5 年生存率细胞学阳性疾病但没有其他危险因素高于 $90\%$(图 40 - 5)[23]。

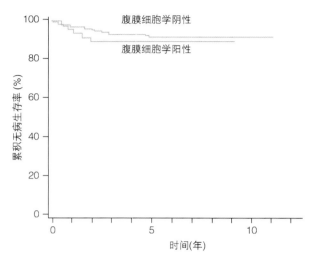

**图 40 - 5** 局限于子宫且腹腔细胞学检查结果为阳性的子宫内膜癌患者的 5 年生存率(91%)与细胞学检查结果为阴性的患者(95%)并无差异($n=280$)。经许可引自 Kasamatsu T, Onda T, Katsumata N, et al. Prognostic significance of positive peritoneal cytology in endometrial carcinoma confined to the uterus, Br J Cancer 2003 Jan 27; 88(2): 245 - 250

总之,这些预后因素与临床病程、复发和死亡风险相关。然而,由于它们之间的相互关系和相互依存关系,每个因素的相对重要性并不总是很清楚。Zaino 及其同事对影响Ⅰ期和Ⅱ期子宫内膜癌生存的因素进行的多变量分析结果总结在表 40 - 6 中[24]。

**表 40 - 6** 病理预后因素与相对风险和生存率之间的关联

| 预后因素 | 5 年生存率 (%) | 手术Ⅰ～Ⅱ期肿瘤的相对风险[a] | | |
| --- | --- | --- | --- | --- |
| | | 1 级 | 2 级 | 3 级 |
| **组织细胞类型** | | | | |
| 透明细胞 | 67.7 | 5.1 | 3.5 | 2.5 |
| 黏液性 | 100 | — | — | — |
| 浆液性 | 55 | 2.2 | 3.1 | 4.4 |
| 子宫内膜样 | 82.1 | 1.0 | 1.3 | 1.8 |
| 子宫内膜样鳞状分化 | 89.4 | 1.2 | 1.0 | 0.8 |
| 绒毛膜癌 | 91.2 | 0.01 | 0.5[b] | 41.9[b] |
| **肌层浸润** | | | | |
| 仅子宫内膜 | 92.9 | 1 | | |
| 浅 | 87.6 | 0.5 | | |

续 表

| 预后因素 | 5 年生存率 (%) | 手术Ⅰ～Ⅱ期肿瘤的相对风险[a] | | |
| --- | --- | --- | --- | --- |
| | | 1 级 | 2 级 | 3 级 |
| 中 | 84.5 | | 3.3 | |
| 深 | 62.6 | | 4.6 | |
| **淋巴血管** | | | | |
| 侵袭性 | | | | |
| 否 | 85.8 | | — | |
| 是 | 60.9 | | 1.4 | |
| **分级** | | | | |
| 1 | 91.1 | | | |
| 2 | 82 | | | |
| 3 | 66.4 | | | |
| **腹腔冲洗液** | | | | |
| 阴性 | 85.3 | | | |
| 阳性 | 56 | | | |

注:[a] 典型的 1 级子宫内膜样细胞作为所有细胞类型的参考。[b] $P<0.05$。

### 评估

在评估诊断为子宫内膜癌的患者时,除了病史和体格检查外,还应进行胸部 X 线检查,并可根据其他组织学因素考虑腹部和骨盆的影像学检查。CA125 的测量有时可能有用(图 40 - 6)。

在 MDACC,对于疾病局限于子宫的患者,我们建议进行全子宫切除术和双侧输卵管卵巢切除术的初次手术,除非有明显的内科合并症或希望未来生育的患者(图 40 - 6)。淋巴结评估可以使用前哨淋巴结标测技术或全盆腔和腹主动脉旁淋巴结清扫进行,基于术中对浸润等级和浸润深度的评估。严重宫颈受累的患者可能会接受根治性子宫切除术、双侧输卵管卵巢切除术,并进行完整分期,包括盆腔和腹主动脉旁淋巴结取样,或者他们可能会接受初次放射治疗(图 40 - 6)。对于不局限于子宫的疾病,可考虑手术减瘤(图 40 - 6)。

### 外科手术

子宫内膜癌的标准分期程序包括全子宫切除术、双侧输卵管卵巢切除术和淋巴结评估。

过去,对所有假定患有Ⅰ期疾病的女性进行全盆腔和腹主动脉旁淋巴结清扫术。这部分是因为几项回顾性研究发现生存率有所提高。然而,两项关于子宫内膜癌淋巴结清扫术的大型随机对照试验并未显示该手术对生存有益。虽然没有证实生存获益,但淋巴结状态可以告知分期和预后,并可能指导辅助治疗。因此,进行淋巴结清扫术进行分期的指征仍然存在争议。

为了获得有关淋巴结状态的信息,同时减少并发症和手术室时间,已探索前哨淋巴结定位作为临床Ⅰ期子宫内膜癌中完全淋巴结清扫术的替代方法。几项研究已经报道,与全

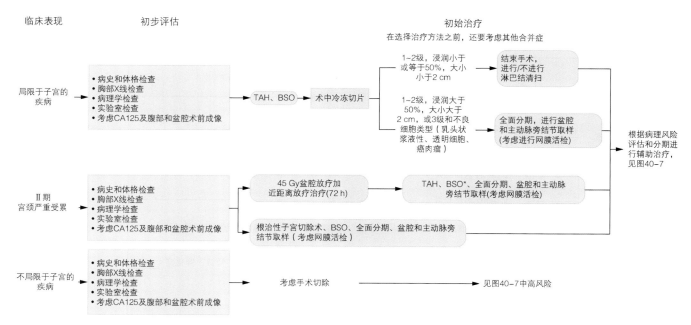

图 40-6 子宫内膜癌患者初步评估和治疗的 MDACC 方案。TAH,经腹全子宫切除术;BSO,双侧输卵管卵巢切除术

盆腔和主动脉旁淋巴结清扫术相比,这种做法在低风险和高风险肿瘤中的假阴性率较低[25,26]。

在没有前哨淋巴结定位的情况下,一些外科医生继续对所有子宫内膜癌患者进行常规盆腔或盆腔和主动脉旁淋巴结清扫术,而其他外科医生仅对根据术前和术中评估。早期疾病患者的淋巴结转移率较低,特别是低级别子宫内膜样腺癌且子宫肌层浸润低于 50% 的患者。没有 LVSI 和直径为 2 cm 或更小的肿瘤也增加了淋巴结未受累的保证[27]。在此基础上,可以进行术中肉眼检查和子宫冰冻切片以评估淋巴结的范围子宫疾病(图 40-6)并指导是否进行淋巴结清扫的决定。与淋巴结受累风险增加相关的术前组织学检查结果和术中病理检查结果包括 3 级子宫内膜样组织学;其他侵袭性组织学,包括透明细胞癌、浆液性癌或鳞状细胞癌;超过一半的子宫肌层的肿瘤侵袭;肿瘤大小大于 2 cm;宫外疾病的存在。当存在这些发现时,手术切除盆腔和腹主动脉旁淋巴结可能有益[22]。

### 微创方法

在妇科肿瘤组(GOG)的两份报告中,将腹腔镜手术方法与传统剖腹手术方法进行了比较。GOG LAP-2 研究是迄今针对子宫内膜癌开展的规模最大的随机试验。在这项 Ⅲ 期前瞻性、多机构、随机研究中,2 616 名 Ⅰ～ⅡA 期子宫癌患者被分配接受腹腔镜检查(n=1 696)或剖腹手术(n=920)。研究终点是 6 周时的发病率和死亡率、住院时间、未能完成腹腔镜检查、复发部位和无复发生存期。与之前的研究一致,腹腔镜手术需要更长的手术时间,但术后不良事件更少,住院时间更短。术中并发症发生率相似。一个意想不到的结果是腹腔镜检查组中多达 26% 的患者转为开腹手术。腹腔镜手术失败与年龄和 BMI 的增加有关[28]。

在一份伴随报告中,对通过腹腔镜手术与开腹手术进行手术分期的患者进行了生活质量(QOL)测量评估。该研究的目的是通过腹腔镜与剖腹手术对子宫内膜癌进行手术分期比较患者的生活质量。尽管腹腔镜组的患者在术后 6 周的 QOL 指标总体上更好,但腹腔镜组的身体形象更好,但在 6 个月时两组之间没有发现差异[29]。

机器人辅助手术是一种替代的微创技术,在一项系统评价中进行了评估,其中包括 36 项研究,涉及 8 075 名接受子宫内膜癌手术的患者。将机器人辅助手术与开腹手术进行比较时,它与手术时估计失血量较低、术后并发症发生率较低及转为开腹手术的发生率较低有关。手术持续时间没有差异;然而,与剖腹手术相比,机器人辅助手术后的平均住院时间明显更短,然而机器人辅助手术的成本更高[30]。

进行开放手术或微创手术的决定取决于患者的偏好、外科医生的技能和经验、设备的可用性、子宫的大小、患者的产次及患者的医疗状况。在 MDACC,微创方法,包括腹腔镜和机器人,是大多数患有子宫内膜癌的女性的标准治疗方法。

### ■ 辅助治疗

为确定谁可能从辅助治疗中获益,我们根据疾病特征和各种预后因素对患者进行分层。患有 1 级或 2 级子宫内膜样肿瘤且没有肌层浸润或 LVSI 的女性被认为患有低风险疾病。低风险疾病与良好的预后相关,5 年生存率接近 90%,手术后复发风险低。因此,一般情况下,我们不推荐对本组患者进行辅助治疗(图 40-7)。患有 Ⅲ～Ⅳ 期疾病的女性,无论组织学或分级如何,以及患有任何阶段的浆液性癌或透明细胞癌的女性都被认为患有高危疾病,通常需要接受辅助治疗。因此,中度风险疾病包括 1～2 级子宫内膜样子宫内膜癌侵入子宫肌层或宫颈。中危组可以根据特定预后因素的存在进一步分层,包括深肌层浸润、组织病理学 2 级或 3 级,以及 LVSI 的存在。如果女性满足以下条件,则被认为患有中高危疾病:① 具有所有三个因素的任何年龄;② 50～69 岁具有两个因

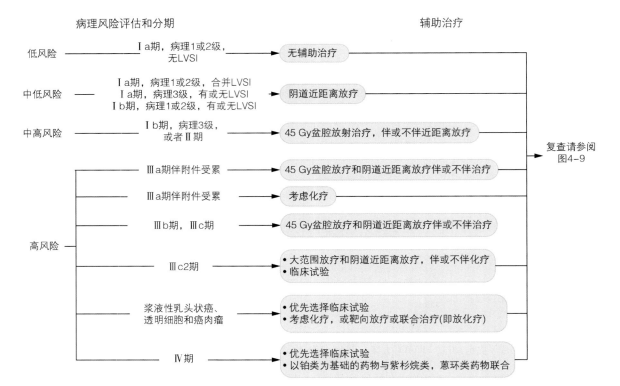

病理风险评估和分期　　　　　　　　　　　　　　辅助治疗

低风险 ———— Ⅰa期，病理1或2级，无LVSI → 无辅助治疗

中低风险 ———— Ⅰa期，病理1或2级，合并LVSI
Ⅰa期，病理3级，有或无LVSI
Ⅰb期，病理1或2级，有或无LVSI → 阴道近距离放疗

中高风险 ———— Ⅰb期，病理3级，或者Ⅱ期 → 45 Gy盆腔放射治疗，伴或不伴近距离放疗

高风险
　Ⅲa期伴附件受累 → 45 Gy盆腔放疗和阴道近距离放疗伴或不伴治疗
　Ⅲa期伴附件受累 → 考虑化疗
　Ⅲb期，Ⅲc期 → 45 Gy盆腔放疗和阴道近距离放疗伴或不伴治疗
　Ⅲc2期 → ·大范围放疗和阴道近距离放疗，伴或不伴化疗 ·临床试验
　浆液性乳头状癌、透明细胞和癌肉瘤 → ·优先选择临床试验 ·考虑化疗，或靶向放疗或联合治疗(即放化疗)
　Ⅳ期 → ·优先选择临床试验 ·以铂类为基础的药物与紫杉烷类，蒽环类药物联合

复查请参阅图4-9

**图40-7** 基于术后病理风险评估和分期的子宫内膜癌辅助治疗的 MDACC 流程图。LVSI,淋巴脉管侵犯

素;③70 岁或以上具有一个因素。否则,他们被认为患有低中危疾病。

**低风险疾病**

如前所述,大多数低风险患者不太可能从辅助治疗中获益。所以一般不推荐这个群体。

**中度风险疾病**

在撰写本文时,没有证据表明辅助治疗可以改善患有中度风险疾病的女性的 OS。对于患有低中危疾病的女性,建议观察。对于患有中高危疾病的女性,阴道断端近距离放疗更受欢迎。

患有中低危疾病的女性总体预后良好,放疗几乎没有益处(图 40-8)。在 GOG 99 中,接受过手术分期的早期子宫癌女性被随机分配接受辅助放疗与观察。

对符合低中危疾病标准的患者进行亚组分析,接受辅助放疗的患者复发率低于接受观察的女性,但这没有统计学意义($HR$ 0.46,95% $CI$ 0.19~1.11)。远处复发率没有差异[31]。

对于中高风险患者,辅助放疗可降低盆腔复发的发生率但不会延长 OS[32]。在 GOG 99 中,对接受辅助放疗的中高风险疾病女性局部复发风险降低与接受监测的患者进行比较(2 年累积发生率 6% $vs$ 26%,放疗组和无放疗组;相对 $HR$ 0.42)。事实上,正是这项研究定义了先前描述的中高风险亚组。笔者得出结论,早期中危子宫内膜癌的辅助放疗可降低复发风险,但应仅限于风险因素符合高中危定义的患者。同样,PORTEC-1(子宫内膜癌术后放射治疗)研究随机分配了 714 名在手术分期后患有中危子宫内膜癌的女性接受外照射放疗(46 Gy)或无辅助治疗[32]。实验组患者 5 年随访时的局部复发率(4%)明显低于对照组(14%)[32]。10 年随访时,局部复发率相似:5% 放疗组为 14%,对照组为 14%[33]。5 年或 10 年的远处复发率没有显著差异,并且在任一时间点均未见 OS 获益。

对于大多数中高危疾病患者,我们更喜欢单独使用阴道近距离放疗,因为结果等同于盆腔放疗。这是基于 PORTEC 2 的结果,该研究将 427 名患有中高危疾病的女性随机分配至阴道近距离放疗或盆腔放疗。在 45 个月时,两种治疗方式在局部复发、远处转移或 5 年无病生存率方面没有统计学上的显著差异。阴道近距离放疗的副作用发生率显著降低,包括与治疗相关的腹泻和其他肠道症状[34,35]。

**高危疾病**

患有高危疾病的女性患有浆液性或透明细胞腺癌(任何分期)或患有宫外受累的病理Ⅲ期疾病。根据组织学、分期和其他因素,治疗可能涉及放疗、化疗或两种方式的组合(图 40-7)。一项荟萃分析评估了在患有Ⅲ期或Ⅳ期子宫内膜癌的女性中单独使用化疗、单独放疗和化放疗的效果。与辐射相比,使用组合基于铂的化疗方案导致 OS($HR$ 0.75,95% $CI$ 0.57~0.99)和无进展生存期(PFS)($HR$ 0.74,95% $CI$ 0.59~0.92)有统计学意义的改善[36]。

两个随机对照最近的试验探讨了化学疗法和放射疗法在治疗高危子宫内膜癌中的作用。GOG 258 评估了在患有Ⅲ/ⅣA 期和Ⅰ/Ⅱ期浆液性或透明细胞癌的女性中,与化疗 6 个周期相比,先放疗后进行 4 个周期的化疗是否可以降低复发率或死亡率[37]。PORTEC 3 探索了影响在相似的高危人群(Ⅰ期 3 级伴深肌层浸润和/或 LVSI)中,放化疗后化疗与

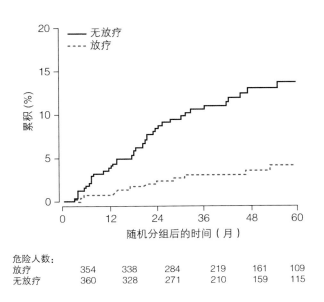

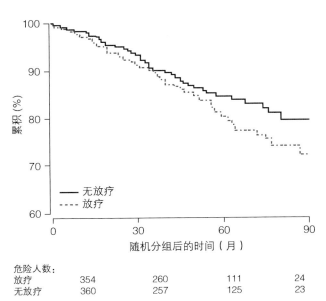

| 危险人数: | | | | | | |
|---|---|---|---|---|---|---|
| 放疗 | 354 | | 260 | 111 | | 24 |
| 无放疗 | 360 | | 257 | 125 | | 23 |

**图 40-8** Ⅰ期子宫内膜癌的盆腔放疗。PORTEC 研究组对 715 名任何类型的 Ⅰ期子宫内膜癌患者(不包括 3 级肿瘤或肌层浸润＞50%的患者)进行的多中心随机试验表明,盆腔放疗降低了局部复发率(4% vs 14%,上图),但不影响 5 年总生存率(放疗 81% vs 观察 85%,下图)。经许可引自 Creutzberg CL, van Putten WL, Koper PC, et al. Surgery and postoperative radiotherapy versus surgery alone for patients with stage-1 endometrial carcinoma: multicentre randomized trial. PORTEC Study Group. Post Operative Radiation Therapy in Endometrial Carcinoma. Lancet 2000 Apr 22; 355(9213): 1404-1411

单纯放疗的 OS 和无治疗失败生存率的比较;Ⅱ/Ⅲ期;或浆液/透明细胞组织学[38]。在 GOG 258 中,与单独化疗相比,放化疗降低了局部复发率(阴道、淋巴结),而远处复发在放化疗组更常见。与单独化疗相比,在化疗中加入放疗并未显著改善无复发生存(HR 0.9,95% CI 0.74～1.10)[37]。相反,PORTEC 3 证明接受放化疗的患者的 5 年无治疗失败生存率有所提高与单纯放疗相比(75.5% vs 68.9%,HR 0.71,95% CI 0.53～0.95)。然而,放化疗组的 OS 没有显著改善(HR 0.79,95% CI 0.57～1.12)。有趣的是,在Ⅲ期疾病患者中,接

受化放疗的女性的 5 年无治疗失败生存率、HR 和 OS 显著改善[38]。对于患有淋巴结疾病的患者,在 MDACC,我们通常先进行化放疗,然后进行 4 个周期的卡铂和紫杉醇化疗。MDACC方案进一步划定我们对这些患者的实践模式(图 40-7)。

**复发或转移性疾病**

患有骨盆外疾病的女性,无论是在初次诊断时还是在复发时,都被认为患有转移性子宫内膜癌。一般来说,这些患者预后较差,可能会从全身化疗中获益。

GOG 209 研究在 1 300 名未接受过化疗的Ⅲ、Ⅳ期或复发性转移性子宫内膜癌女性中比较了卡铂加紫杉醇与紫杉醇、多柔比星和顺铂(TAP)的组合。两种方案每 3 周给药一次,共 7 个周期。数据还不成熟;然而,初步研究结果已在 2012年妇科肿瘤学会年会上公布。与 TAP 相比,卡铂加紫杉醇具有相似的总体缓解率(RR)(每组 51%)、相似的 PFS(中位数为 13 个月)和相似的 OS(卡铂和紫杉醇为 37 个月,TAP 为 40 个月)。重要的是,卡铂和紫杉醇组的毒性明显低于 TAP组。卡铂/紫杉醇组的周围神经毒性为 19%,而分配接受 TAP 的患者为 26%。基于这项研究,首选卡铂加紫杉醇[39]。

一般来说,晚期和转移性疾病对二线化疗的反应很低[40]。因此,关于在这种情况下使用免疫疗法和靶向疗法的研究已经很广泛。错配修复缺陷(dMMR)存在于大约 30%的子宫内膜癌中,代表了子宫内膜癌的关键治疗机会[41]。PD-1 抑制剂帕博利珠单抗在 dMMR 实体瘤(包括子宫内膜癌)中的研究表现出令人印象深刻的活性(RR 53%),获得了与组织无关的美国 FDA 批准[42]。除了阿维鲁单抗、度伐利尤单抗、多塔利单抗等其他检查点抑制剂外,对该药物的进一步研究证实了这些药物在 dMMR 子宫内膜癌[43-46]。单药免疫疗法在微卫星稳定(MSS)肿瘤中的活性有限,多塔利单抗除外,该亚型的 RR 为 21%[44]。2019 年,基于在 MSS 子宫内膜癌中 RR 为 38%,帕博利珠单抗与酪氨酸激酶抑制剂仑伐替尼的组合获得了美国 FDA 的加速批准[47,48]。

已经在子宫内膜癌中探索了多种其他相关的靶向药物。单药贝伐珠单抗在 GOG 229E 中显示出临床活性并且耐受性良好[49]。然而,在两项针对晚期和复发性子宫内膜癌的随机Ⅱ期研究中,贝伐珠单抗与细胞毒性化疗方案的组合并未提供生存获益[50,51]。因为由于子宫内膜癌中 PI3K 通路的大量畸变,针对该通路的药物的使用也在研究中。mTOR(雷帕霉素的机制靶点)抑制剂依维莫司加来曲唑的Ⅱ期试验证明了较高的临床获益率和 RR[52],这导致随后进行了一项试验,比较依维莫司和来曲唑与醋酸甲羟孕酮和他莫昔芬交替使用的内分泌治疗方案。依维莫司和来曲唑产生相似的 RR,然而联合治疗与单独内分泌治疗相比,PFS 有所改善[53]。

**■ 内分泌治疗**

孕激素已用于治疗晚期子宫内膜癌 50 多年。这些药物往往耐受性良好,副作用相对较小,包括体重增加、血栓性静脉炎、头痛和偶发的高血压。RR 范围为 11%～24%[54,55]。在 GOG 121 中,既往未接受过化疗或激素治疗的女性接受了

醋酸甲地孕酮(800 mg/d)。总体 RR 为 24%,PFS 为 2.5 个月,OS 为 7.6 个月[54]。与乳腺癌不同,孕激素在子宫内膜癌中似乎没有剂量反应效应。在口服醋酸甲羟孕酮(GOG 81)的随机试验中,与接受高剂量方案(1 000 mg/d)的女性相比,接受低剂量方案(200 mg/d)的女性实际上有更高的 RR[55]。

某些特征提高了患者对内分泌治疗产生良好反应的可能性。这些包括具有低组织学分级(1 或 2 级)、子宫内膜样腺癌类型、雌激素和孕激素受体阳性表达等具有较长的无进展生存期,以及无症状或症状轻微。

他莫昔芬已被证明对这一人群有一定疗效,激素受体阳性女性的患病率有所提高。有趣的是,已经表明短期使用他莫昔芬可能会导致孕激素受体增加。在 GOG 153 中,女性接受了为期 3 周的他莫昔芬方案,与醋酸甲地孕酮交替服用 3 周。总体 RR 为 27%,中位 PFS 为 2.7 个月,OS 为 14 个月[56]。来曲唑和阿那曲唑都是芳香化酶抑制剂,已在 II 期试验中对晚期或复发性子宫内膜癌进行了评估。两种药物的 RR 均低于 10%[57,58]。

### ■ 复发性疾病手术

在 MDACC,我们评估所有在接受根治性盆腔手术或盆腔廓清术放疗后出现孤立性盆腔中央复发的患者;这些程序仍然是提供长期生存可能性的唯一潜在治疗选择。然而,鉴于尿/肠道瘘、盆腔脓肿、败血症、肺栓塞和脑血管意外等主要术后并发症的发生率很高,我们仅考虑对孤立性中央性复发患者进行这种治疗。

### ■ 术后监测

目前没有前瞻性研究来指导术后随访的频率,在 MDACC,对于 IA 期组织学分级 1~2 级患者,我们安排第一年每 6 个月随访复查,第 2~5 年每年一次。对于所有其他分期患者,我们安排每年每 3 个月一次随访复查,第 2 年每 4 个月一次随访复查,第 3~5 年每 6 个月一次随访复查(图 40-9)。每次就诊时,患者都会接受身体检查和盆腔检查。妇科肿瘤学会不推荐对子宫内膜癌幸存者进行常规阴道细胞学检查。这是因为多项研究表明,与单独的体格检查[59,60]相比,巴氏阴道涂片检查在监测子宫内膜癌复发方面效果不佳,而且成本高且效率低下[61]。在其中一项研究中,阴道细胞学异常的敏感性为 40% 和 88% 的特异性用于检测阴道复发。阳性预测值

为 7.3%,阴性预测值为 98.4%[60]。

血清 CA125 水平测量可能对某些患者有帮助。在诊断时血清 CA125 水平升高的患者中,它们可用作疾病复发的标志物。在一项研究中,在最初具有高 CA125 水平的晚期子宫内膜癌患者中,有 26%~58% 的患者在复发时表现出升高的 CA125[62]。使用系列 CA125 检测最有助于诊断高危人群的复发,但没有研究表明它们的使用可以提高生存率。放疗后可能会出现假性升高。

### ■ 治疗后的激素替代疗法

在接受过子宫内膜癌治疗的绝经前妇女中使用雌激素替代疗法存在争议。对于出现血管舒缩症状的年轻女性,非激素治疗选择被认为是安全的,包括选择性 5-羟色胺再摄取抑制剂、加巴喷丁和可乐定。还有证据表明,瑜伽、针灸和认知行为疗法等干预措施可能会有帮助。对于在手术分期时接受过卵巢切除术的低危女性,可考虑雌激素替代疗法。在 GOG 137 中,一项双盲、随机、III 期试验纳入了 1 236 名有 I 期或隐匿性 II 期子宫内膜癌病史的女性。所有入组患者均有雌激素替代治疗指征,包括潮热、阴道萎缩、心血管疾病风险增加或骨质疏松症风险增加,并被随机分配接受手术后 3 年的雌激素替代或安慰剂治疗。当女性健康倡议研究的结果显示,雌激素和孕激素组的总体风险增加时,这项研究提前结束[63]。根据女性健康倡议研究的结果,GOG 137 提前结束,这项研究的效力不足以检测中度或高风险的早期子宫内膜癌患者差异。这项研究的结果是不确定的。然而,笔者指出,在低风险人群中,绝对复发率较低(2.1%)。与安慰剂组相比,雌激素替代治疗组复发/死亡的相对风险为 1.27(80% CI 0.916~1.77)。

在 MDACC,我们根据个体情况采用雌激素替代疗法。即使在外源性雌激素替代的情况下,低风险患者的疾病复发总体风险也很低。因此,可以根据具体情况考虑对这一人群进行雌激素替代疗法。如果在手术后给予辅助治疗,我们建议在开始激素替代治疗之前等待 6~12 个月。

### ■ 癌肉瘤

子宫癌肉瘤占子宫恶性肿瘤的不到 5%[64]。组织学上,它们由恶性上皮和间充质成分组成。这些往往是侵袭性肿瘤,总体预后较差。即使在早期诊断时,5 年生存率也很低,研究报告显示低至 30%(图 40-10)[65]。

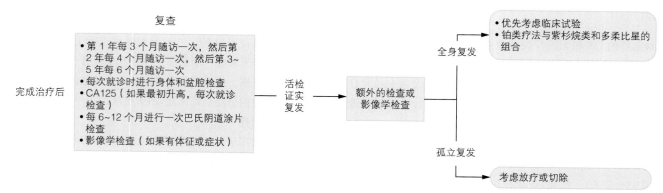

**图 40-9** 中度和高度风险疾病患者的样本复查方案

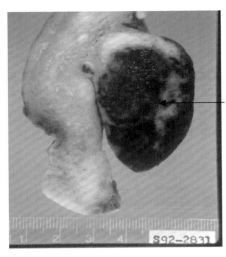

图 40-10　半子宫标本中肉质出血性息肉样 MMMT 突入子宫内膜腔的总体外观。这种通常表现为阴道出血的肿瘤必须与黏膜下肌瘤鉴别。由于这种肿瘤的坏死性和出血性,有时需要多次子宫内膜组织活检才能做出诊断

在流行病学上,癌肉瘤通常出现在 60 岁或以上的女性身上[64,66]。危险因素与子宫内膜癌相似,包括肥胖、未生育、在没有孕激素的情况下使用外源性雌激素和他莫昔芬。与非西班牙裔白种人妇女相比,黑种人女性子宫癌肉瘤的发病率要高出 2 倍。既往盆腔放疗史也会增加患子宫癌肉瘤的风险。

### 治疗

#### 外科手术

在可行的情况下,癌肉瘤的手术治疗包括经腹全子宫切除术和双侧输卵管卵巢切除术(BSO),以及盆腔和腹主动脉旁淋巴结清扫术[67-70]。还建议进行腹膜细胞学检查、大网膜切除术和腹膜活检[67,71-74]。20%～60% 的患者在手术分期期间会出现更晚期的疾病[75-77]。在患有 Ⅰ～Ⅲ 期子宫癌肉瘤的女性中,与未切除的患者相比,接受淋巴结切除术的患者的 5 年 OS,无病生存期和中位生存期显著提高[78]。关于细胞减灭术在癌肉瘤中的作用,44 名患者的系列研究表明,接受完全细胞减灭术的患者与有残留病灶的患者相比,总生存期增加(52.3 个月 vs 8.6 个月)[79]。如果可能,应尝试对癌肉瘤患者进行完全细胞减灭术。

#### 辅助治疗

对于 Ⅰ A 期肿瘤,在 MDACC,我们推荐辅助治疗,包括铂类化疗和阴道残端近距离放疗(NCCN 中列出的首选方案);然而,理想的治疗策略仍不清楚。一项针对早期疾病的回顾性多机构研究表明,与观察相比,辅助化疗可改善 PFS。

由于这些癌症的总体预后较差,建议辅助化疗联合或不联合盆腔放疗和/或阴道残端近距离放疗。在早期疾病中,一项多机构回顾性队列研究表明,与仅接受放疗或观察的女性相比,接受化疗的女性的 PFS 有所改善。不幸的是,这对 OS 没有影响[80]。辅助放疗可减少局部复发,但不会影响 PFS 或 OS[78]。在晚期疾病中,一项荟萃分析显示联合化疗与单药异环磷酰胺相比,OS 有所改善(HR 0.75,95% CI 0.60～0.94),疾病进展减少(HR 0.72,95% CI 0.58～0.90)[81-83]。最近,

GOG 261 的结果以摘要形式呈现。这是一项随机的 Ⅲ 期试验,比较卡铂和紫杉醇与异环磷酰胺和紫杉醇在患有 Ⅰ～Ⅳ 期持续性或复发性癌肉瘤的女性中的作用。接受卡铂和紫杉醇治疗的女性的中位 OS 更长(37 个月 vs 29 个月),并且发现这种组合不劣于异环磷酰胺和紫杉醇,代表了新的标准方案。

## 非上皮性子宫肿瘤

子宫肉瘤并不常见,仅占所有起源于子宫体的肿瘤的 3%～9%[75,76,84]。大多数子宫肉瘤起源于中胚层组织,但有些起源于特殊的米勒管间充质,如子宫内膜间质,还有一些起源于非特异性或非米勒管间充质(例如,平滑肌或骨骼肌、血管或淋巴组织)。三种最常见的子宫肉瘤类型是平滑肌肉瘤、ESS 和腺肉瘤。总体而言,子宫肉瘤是侵袭性肿瘤,5 年 OS 率为 17.5%～54.7%[84]。

### 流行病学

平滑肌肉瘤和 ESS 通常影响 50 岁出头的女性。据报道,14～84 岁的女性患有腺肉瘤;中位年龄在 50 多岁[85-87]。尽管子宫肉瘤在临床和病理特征上与子宫内膜癌有所不同,但两者都有一些共同的危险因素,如高血压、糖尿病和肥胖。既往盆腔照射史与癌肉瘤和未分化肉瘤有关,发生在 2%～29% 的患者在近 1～40 年的时间间隔内接受放疗暴露[88,89]。然而,之前的盆腔辐射暴露与平滑肌肉瘤无关[89]。尽管雌激素和子宫内膜癌之间的联系很好确定的是,雌激素和子宫肉瘤之间没有明确的关系。Bergman 等的一项研究证实了他莫昔芬的使用与子宫肉瘤之间的关联,显示服用他莫昔芬的女性中子宫肉瘤的数量增加,肉瘤约占这些病例总恶性肿瘤的 10%[90]。

### 平滑肌肉瘤

#### 组织学

平滑肌肉瘤仅占子宫恶性肿瘤的 1%～2%[75,91,92];平滑肌肉瘤的大体(图 40-11)典型特征是切面呈杂色(不同于良性平滑肌瘤的典型螺纹状表面)。

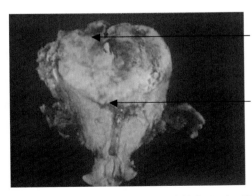

图 40-11　子宫上部平滑肌肉瘤的大体表现。切面显示灰褐色肿瘤伴有出血和坏死,没有良性平滑肌瘤典型的螺旋状外观。肿块明显累及大部分子宫肌层,但不累及子宫内膜

细胞呈纺锤形,排列成束状,胞质嗜酸性。细胞核通常被拉长,末端呈圆形,呈深染,染色质粗糙,核仁突出。诊断平滑肌肉瘤最重要的标准是高有丝分裂率,通常有丝分裂象超过

15/HPF。其他特征,如宫外扩展、大尺寸、浸润边界、坏死和非典型核分裂象也有助于诊断[84]。

### 恶性潜能未定的平滑肌瘤

具有坏死、核异型或核分裂等组织学特征但不符合平滑肌肉瘤所有诊断标准的子宫平滑肌肿瘤,属于恶性潜能不确定的平滑肌肿瘤(STUMP)类别[93]。STUMP 是一组平滑肌肿瘤,由于其恶性特征不确定,无法做出肉瘤的诊断。这些肿瘤中的大多数与良好的预后相关,仅建议对患者进行随访[94]。在 MDACC 对 41 例 STUMP 患者进行的一项研究中,复发率为 7%。三种复发中的一种是平滑肌肉瘤,其他的是 STUMP[95]。

### 临床表现

阴道出血是子宫平滑肌肉瘤最常见的症状。其他症状,如背痛、尿潴留或血尿、胃肠道症状或体重减轻可能表明具有侵袭或转移的肿瘤[96-98]。

### 诊断

平滑肌肉瘤的明确诊断通常是在对假定的良性平滑肌瘤进行子宫肌瘤切除术或子宫切除术后做出的,诊断基于组织学检查。使用脉冲多普勒超声在术前区分良性平滑肌肉瘤和平滑肌肉瘤的方法已有报道,但在临床上没有用处[99]。虽然可用于检测宫外疾病,但 CT 和 MRI 等影像学检查对诊断平滑肌肉瘤并不特异[100]。

### 预后和临床过程

平滑肌肉瘤是侵袭性肿瘤,即使在早期诊断时也有 50%～70% 的高复发率[76]。5 年 OS 率为 15%～25%,分期患者的 5 年生存率 I 和 II 期疾病为 40%～70%[101,102]。

研究报道了有丝分裂指数、细胞异型性、血管侵犯,以及肿瘤大小与生存相关。

### 治疗

#### 外科手术

手术仍然是子宫平滑肌肉瘤的主要治疗方法。对于局限于子宫的疾病,建议进行子宫切除术。当术前诊断为子宫肌瘤或高度怀疑肉瘤时,应避免子宫分碎术。目前尚不清楚手术时双侧卵巢切除术是否会影响绝经前平滑肌肉瘤女性的预后;因此,切除双侧卵巢的决策应因人而异。附件肿块的发生率很低(约 3%)[77],两项大型回顾性数据库研究表明,接受卵巢切除术的女性与未接受卵巢切除术的女性的 OS 没有差异[103,104]。淋巴结清扫的必要性也存在争议。与具有其他危险因素的临床 I 期或 II 期子宫内膜癌相比,平滑肌肉瘤的淋巴结累及风险要低得多。一项关于早期肉瘤的 GOG 研究发现,只有 3 例患者出现淋巴结转移。5% 的平滑肌肉瘤病例,盆腔淋巴结受累的可能性是主动脉旁淋巴结的 2 倍[96]。然而,该类型患者接受的是淋巴结取样而不是预期的清扫,因此报告的低发病率可能是错误的。Goff 等发现淋巴结受累约占平滑肌肉瘤病例的 27%,但仅限于那些涉及复发性或播散性腹膜内疾病的病例[96]。最近的两项研究发现,接受淋巴结治疗的患者中有 7%～11% 发生淋巴结转移淋巴结清扫术[103,104]。在 Kapp 等的系列研究中,淋巴结阳性患者的 5 年疾病特异性生存率为 26%,而淋巴结阴性患者为 64%[104]。

#### 辅助治疗

对于早期平滑肌肉瘤,辅助化疗没有显示出明显的获益[105-107]。

对于这些患者,随访监测与转诊至临床试验是合理的治疗选择。另一方面,晚期平滑肌肉瘤有很高的复发风险,因此受影响的个体通常会接受辅助治疗。我们与我们的肉瘤医学肿瘤学同事密切合作,以获得治疗建议。与单药治疗相比,联合化疗提高了 RR;然而,对 PFS 和 OS 的影响有限。已经研究了各种组合,RR 范围为 18%～53%[106,108-111]。MDACC 使用的两种最常见的组合方案是多柔比星加异环磷酰胺或吉西他滨加多西他赛。值得注意的是,与单用多柔比星相比,奥拉单抗(一种血小板衍生生长因子受体抑制剂)和多柔比星的组合在初步研究中显示出 OS 获益;然而,这在随后的验证性 III 期随机试验中并未得到证实[112,113]。这些联合化疗的例子显示在表 40-7 中。不幸的是,这些患者在初次化疗后出现疾病进展的情况并不少见。在单药选择中,化疗药物曲贝替定和小分子抑制剂帕唑帕尼基于对 PFS 的有利影响而被美国 FDA 批准用于转移性软组织肉瘤[114,115]。

#### 表 40-7　用于治疗平滑肌肉瘤的药物组合

| 肿瘤类型 | 用药方案 | 第一作者和研究年份(参考) | 患者人数 | 意图 | 结果 |
| --- | --- | --- | --- | --- | --- |
| 平滑肌肉瘤 | Dox vs Dox+达卡巴嗪 | Omura,1983[111] | 48 | Pall | ORR 25% vs 30% |
| | Dox+异环磷酰胺 | Sutton,1996[113] | 33 | Pall | ORR 30.3% |
| | Eto+羟基脲+达卡巴嗪 | Currie,1996[112] | 39 | Pall | ORR 18.4% |
| | 丝裂霉素 C+Dox+顺铂 | Edmonson,2002[114] | 23 | Pall | 手术率 23% |
| | 吉西他滨+多西紫杉醇 | Hensley,2009[109] | 25 | Adj | 2 年 PFS 45% |

注:Adj,佐剂;Dox,多柔比星;Eto,依托泊苷;ORR,客观缓解率;Pall,姑息性治疗;PFS,无进展生存期。

### 子宫内膜间质肉瘤

#### 组织学

子宫内膜间质肉瘤约占所有子宫肉瘤的 23%[64,65]。ESS 起源于侵入子宫肌层的子宫内膜间质细胞。低级和高级 ESS 的临床行为不同。低级别 ESS 的总体特征表现为子宫肌层中的多发、小、分叶状肿瘤块,如图 40-12A 所示。

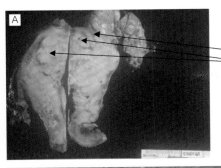

在新鲜标本中，有时这些肿瘤可以从血管通道中被压出，呈现出蠕虫状的外观

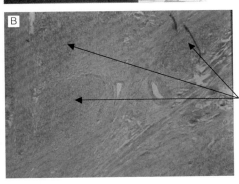

淋巴血管通道中的肿瘤细胞巢

**图 40-12** A. 浸润大部分子宫肌层的子宫内膜间质肉瘤的大体表现。分叶状外观与淋巴管空间中肿瘤的存在相对应，正如 B 图子宫内膜间质肉瘤细胞侵入淋巴管空间的显微镜检查所证实的那样

在新鲜标本中，侵犯淋巴血管的肿瘤有时会被挤压出血管腔，呈现蠕虫状外观。肿瘤细胞类似于月经周期增殖期的子宫内膜基质细胞，单调且形状和大小均一[95]。螺旋小动脉样血管的存在是 ESS 的特征性发现，肿瘤细胞侵入淋巴血管间隙的倾向也是如此（图 40-12B）。

ESS 肿瘤同时含有雌激素和孕激素受体[84]。此外，这些肿瘤通常 CD10 呈阳性，并且经常具有表达由 JAZF1 和 JJAZ1 组成的融合蛋白 t(1;17) 染色体易位[84]。

### 临床表现

与平滑肌肉瘤一样，阴道出血是最常见的症状。ESS 和腺肉瘤的另一个常见症状是通过宫颈口出现脱垂的息肉样肿块[96-98]。

### 预后和临床过程

低级别 ESS 是惰性肿瘤[116]。一般来说，ESS 患者预后良好；然而，复发可能在初步诊断和治疗后出现，即使是 I 期疾病[117,118]。FIGO 分期、肌层浸润深度、肿瘤分级、阳性切缘和年龄、种族和绝经状态等患者特征是预后因素[64,119-121]。

一些学者[64,101,122]发现有丝分裂活性和细胞学异型性很重要，但其他人则认为不重要[117,123]。宫外和淋巴结疾病是在 ESS 中普遍存在。

### 治疗

#### 外科手术

ESS 的初始治疗主要是手术治疗，建议采用 BSO 进行子宫切除术。ESS 通常对激素敏感，卵巢完整的患者复发风险可能更高[124-127]。但是，对于早期 ESS 是否绝对需要进行卵巢切除术，目前还没有达成共识。在 Li 等的一项研究中，BSO 似乎不会影响 I 期 ESS 患者的复发时间或 OS[125]。在最近

的一份针对 384 名低级别 ESS 女性的报告中，淋巴结转移和卵巢保留并未得到证实。本研究中生存的重要预后因素。7% 的患者发现淋巴结转移[126]。在两个较小的系列中，9 名接受淋巴结取样的 ESS 患者中只有 2 名被发现有淋巴结转移[96,122]。ESS 是否淋巴结清扫，应根据个人情况进行。

#### 辅助治疗

通常建议对 I 期 ESS 进行观察。晚期 ESS 患者通常在手术切除后接受额外治疗，但鉴于这种罕见的肿瘤类型，数据有限。因为这些肿瘤通常表达雌激素和孕激素受体，所以激素治疗被认为是一线治疗。有限的回顾性数据报道了转移性和复发性 ESS 对激素药物（如醋酸甲羟孕酮或来曲唑）的疗效[118,122,124,128,129]。一项小型回顾性研究发现，与孕激素治疗相比，接受芳香化酶抑制治疗的患者无复发生存期更长，毒性更低[130]。他莫昔芬禁用于治疗 ESS，因为它对子宫内膜间质细胞有刺激作用[128]。

由于其罕见性及低级别 ESS 通常对激素治疗反应良好，ESS 尚未在化疗试验中得到很好的研究。在一项关于子宫肉瘤的研究中测试了基于顺铂的化疗方案，其中约 10% 的病例为 ESS[131]。尽管相对较高的 RR 为 54%，但该方案毒性太大而无法用于临床。放疗可能有助于改善局部控制，但其作为 ESS 辅助治疗的作用尚不清楚[132]。

### ■ 未分化子宫内膜肉瘤

#### 组织学

在未分化子宫内膜肉瘤中，之前被认为是高级别 ESS，肿瘤细胞往往更大，具有更多的泡状细胞核、粗大的染色质团块和更明显的核仁[133]。低级别 ESS 中的核分裂计数通常较低，并且这是区分低级别和高级形式的主要标准[133]。然而，在其他典型的低级别肿瘤中可能存在大量有丝分裂象，而高级别肿瘤可能只有几个有丝分裂象[117,134]。具有 DNA 倍性的流式细胞术似乎与肿瘤的行为比与有丝分裂计数更相关[135]。在 WHO 2002 年的 ESS 分类中，高级别肿瘤被认为是多形性或未分化肉瘤，而不是作为一种 ESS，因为它们具有独特和侵袭性的临床行为。未分化肉瘤通常对 Ki-67、p16 和 p53 染色，而不对雌激素和孕激素受体染色。这些肿瘤也没有任何已知的染色体异常[84]。

#### 预后和临床过程

与低级别 ESS 患者相比，无论分期，未分化肉瘤患者的 OS 较差，中位 PFS 为 7.3 个月，而 OS 仅为 11.8 个月[136]。尽管最初对治疗有反应，但患者也可能后续进展迅速[136]。

#### 治疗

##### 外科手术

未分化子宫内膜肉瘤采用直接手术治疗，包括子宫切除术和卵巢切除术，伴或不伴淋巴结清扫术。由于这种疾病的侵袭性，这些患者需要辅助治疗。

##### 辅助治疗

与 ESS 不同，未分化子宫内膜肉瘤对激素治疗没有反应。如前所述，辅助化疗方案类似于平滑肌肉瘤的辅助化疗。

### 腺肉瘤

#### 组织学

腺肉瘤有两种组织成分：间质组织为恶性，上皮部分为良性。上皮成分通常类似于增殖或无活性的子宫内膜腺体，通常表现为叶状分布在整个增殖基质中的裂隙状空间。可能存在轻微的异型性[86]。间充质间质成分通常是同源组织，如间质肉瘤、纤维肉瘤或平滑肌肉瘤[86,137]。腺体周围的间质细胞过度细胞化的模式是特征性的，并且间质细胞表现出可变的异型性[85]。如果肉瘤成分占肿瘤的 25% 以上，则伴有广泛间质肉瘤增生的腺肉瘤称为伴肉瘤过度生长的腺肉瘤[85,86]。这种亚型应该被识别，因为它的预后比典型的腺肉瘤，更类似于癌肉瘤[138]。

#### 预后和临床过程

腺肉瘤被认为是一种低度恶性肿瘤，预后良好[85-87]。大多数病例在诊断时局限于子宫，不需要辅助治疗。据报道，5% 的病例发生远处转移，复发率约为 23%，约 1/3 的复发发生在初始治疗后 5 年以上[85,86,139]。诊断时宫外播散、深部浸润性肿瘤、肉瘤过度生长、LVSI 和肿瘤细胞坏死都与复发风险增加有关，但很少见[85,101,121,140]。

#### 治疗

##### 外科手术

腺肉瘤的治疗包括子宫切除术，并且如前所述，鉴于预后良好，通常不需要额外的治疗。只有少数报道描述了辅助治疗使用化疗药物如脂质体多柔比星成功治疗腺肉瘤的病例[87]。Krivak 及其同事报道了辅助化疗治疗 9 名残留或复发性腺肉瘤伴肉瘤过度生长的患者。使用的药物是顺铂和异环磷酰胺、多柔比星，以及顺铂和多柔比星。4 名患者的无进展期为 7~22 个月；所有患者在 39 个月时都死于复发或进展性疾病[141]。来自 MDACC 的一项包括 100 名子宫腺肉瘤患者的研究发现该疾病没有最佳治疗策略；然而，辅助治疗与 PFS 增加相关。

---

### 提示

- 患有林奇综合征的女性应从 35 岁开始每年接受子宫内膜活检筛查。预防性子宫切除术和输卵管卵巢切除术已被证明可有效降低子宫内膜癌和卵巢癌的风险，应在生育完成后向患有林奇综合征的女性提供。
- 子宫内膜癌的手术分期程序包括全子宫切除术、双侧输卵管卵巢切除术和淋巴结评估。MDACC 标准使用前哨淋巴结定位作为临床 I 期子宫内膜癌中完全淋巴结清扫术的替代方法。几项研究表明，与全盆腔和主动脉旁淋巴结清扫术相比，这种做法在低风险和高风险肿瘤中的假阴性率较低。
- 在 MDACC，腹腔镜和机器人手术分期的微创方法是大多数子宫内膜癌女性的标准治疗方法。
- 我们在个体基础上处理子宫内膜癌治疗后雌激素替代疗法的使用。疾病复发的总体风险在低风险患者中较低，即使在外源性雌激素替代的情况下也是如此。因此，可以根据具体情况考虑对这一人群进行雌激素替代疗法。如果在手术后给予辅助治疗，我们建议在开始激素替代治疗之前观察等待 6~12 个月。
- 在 MDACC，我们评估了所有在接受根治性盆腔手术或盆腔廓清术放疗后出现孤立性中央性复发的患者；这些程序仍然是提供长期生存可能性的唯一潜在治疗选择。然而，鉴于尿/肠道瘘、盆腔脓肿、败血症、肺栓塞和脑血管意外等主要术后并发症的发生率很高，我们仅考虑对孤立性中央性复发患者进行这种治疗。
- 在为转移性/复发性子宫内膜癌选择二线治疗时，MSS 检测可以为治疗决策提供信息。对于患有微卫星不稳定肿瘤的女性，帕博利珠单抗的 RR 为 53%。帕博利珠单抗与仑伐替尼的组合在患有 MSS 肿瘤的女性中的 RR 为 38%。

# 第 41 章　子宫颈癌

Gloria Salvo
Mila P. Salcedo
Sol Basabe
Pedro T. Ramirez

汪希鹏　党一璞·译

## 要点

- 子宫颈癌是美国第三常见妇科恶性肿瘤,美国癌症协会估计 2020 年有子宫颈浸润癌新发病例 13 800 例及死亡病例 4 290 例。
- 推荐 11～12 岁的男孩和女孩接种针对 HPV 6、HPV 11、HPV 16、HPV 18、HPV 31、HPV 33、HPV 45、HPV 52 和 HPV 58 的九价疫苗(Gardasil - 9)。15 岁之前建议接种两剂次(间隔 6～12 个月),15 岁以上或免疫功能低下者,建议接种三剂次(间隔 0、1～2 个月和 6 个月)。
- 2018 年修订的 FIGO 分期系统与 2009 年相比的主要变化是在分期中纳入影像学和病理证据。对于 I A 期,不再考虑浸润宽度,根据浸润深度划分为 I A1(≤3.0 mm)或 I A2 期(>3.0 mm 且≤5.0 mm)。 I B 期根据肿瘤最大径线大小分为 I B1(≤2 cm)、 I B2(>2 cm 且≤4 cm)和 I B3(>4 cm)。淋巴结转移也被纳入独立分期(ⅢC 期),盆腔淋巴结阳性为ⅢC1 期,主动脉旁淋巴结

阳性为ⅢC2 期。
- 根治性子宫切除合并盆腔淋巴结清扫术是早期子宫颈癌(FIGO 2018 I A2 - I B2)的标准治疗方案。一项前瞻性随机对照试验结果显示,微创手术与较高的局部复发率($HR$ 4.26,95% $CI$ 1.44～12.6,$P=0.009$)和更高的死亡风险($HR$ 6.00,95% $CI$ 1.77～20.3,$P=0.004$)相关,不再推荐微创手术。
- 转移的复发患者的一线治疗推荐顺铂、紫杉醇和贝伐珠单抗。一项纳入 240 例子宫颈癌的回顾性研究表明,与单独化疗相比,联合贝伐珠单抗可以显著改善总生存期(mOS 分别为 16.8 个月和 13.3 个月,$HR$ 0.77,98% $CI$ 0.62～0.95)。
- 帕博利珠单抗是 PD - L1 阳性的复发性或转移性患者二线治疗的首选方案,KEYNOTE - 028 临床试验表明其总反应率(MPR)为 17%,缓解持续时间(PFS)为 5.4 个月。

子宫颈癌是美国第三大常见的妇科恶性肿瘤。到 2020 年,美国癌症协会估计共有 13 800 例子宫颈浸润癌新发病例和 4 290 例死亡病例[1]。持续的人乳头瘤病毒(HPV)感染与子宫颈癌发病密切相关[2]。由于子宫颈癌筛查的普及和疫苗接种,子宫颈癌的发病率在过去几十年里明显下降。鳞状细胞癌(SCC)和腺癌是最常见的组织学类型。

子宫颈癌的中位诊断年龄为 50 岁,高发年龄为 35～44 岁。子宫颈癌的分期采用 FIGO 分期标准。主要的转移途径包括直接蔓延(子宫体、阴道、宫旁组织、膀胱或直肠)、淋巴转移或血行播散。淋巴转移包括盆腔(闭孔、髂外、髂内、髂总)淋巴结和/或主动脉旁淋巴结转移,血行转移最常见的部位是肺、肝和骨骼等。在美国,大多数子宫颈癌被诊断时为早期(44%),其次是局部晚期(36%),晚期仅占 15%,5 年生存率分别为 92%、56% 和 17%[3]。

本章旨在描述该疾病的发病机制、癌前病变、诊断和治疗。

## 发病相关因素

与子宫颈癌发病相关的危险因素包括 HPV 感染、吸烟、多产、多个性伴侣、口服避孕药和免疫抑制等[4]。

### ■ 人乳头状瘤病毒

HPV 感染是浸润性子宫颈癌和癌前病变发病的重要因素。HPV 是无包膜双链 DNA 病毒,主要通过性行为传播[5,6]。目前已知 40 余种 HPV 亚型可感染肛门-生殖道和身体的其他黏膜部位[7]。根据 HPV 对子宫颈癌及其癌前病变的致癌潜力,进一步分为低危型 HPV 和高危型 HPV。低危型 HPV 包括 HPV 6 和 HPV 11,通常会导致良性的肛门-生殖器疣[8]。浸润性病变主要与高危型 HPV(包括 16、18、31、45、52 和 33 型)的感染有关[9]。尽管约 70% 的癌前病变和浸润性癌与 HPV 16 或 HPV 18 型感染直接相关,但是在超过 99% 的

子宫颈癌样本中可检测到各种类型的 HPV DNA[9,10]。

在大多数情况下,病毒感染的细胞都能被免疫系统识别并清除,使病变自然消退。但在某些患者中被病毒转化的细胞会持续复制,如果几年后不治疗,就会进展为子宫颈癌。因此免疫系统受损(例如,遗传性、医源性、传染性或任何其他原因)的女性发生持续性 HPV 感染的风险更大[11]。然而,目前还不能预测哪些健康女性无法自然清除病毒。

### ■ 其他危险因素

有研究表明对于免疫功能低下的妇女,如感染 HIV 的妇女,被 HPV 感染后进展为子宫颈癌的风险显著增加[12]。罕见的高危型 HPV 类型在 HIV 感染女性的子宫颈病变中更为常见,而且多数病例中可检测到多重感染[13]。吸烟是子宫颈癌的公认危险因素,可使子宫颈癌的发病率增加 1.5～2.5 倍。总体上,吸烟与世界范围内约 21% 的癌症相关死亡有关[14]。

性伴侣数量是子宫颈浸润癌和癌前病变的一个重要危险因素[15]。研究发现,有 6 个或 6 个以上性伴侣的女性患子宫颈癌的相对风险增加 3 倍,这可能与获得 HPV 感染的风险较高有关[16]。口服避孕药对子宫颈癌影响尚有争议。目前发现使用口服避孕药的妇女患子宫颈癌的相对风险会增加,但在停止使用后会下降[4,16]。

## 组织学特点

### ■ 鳞状细胞癌和癌前病变

#### 子宫颈鳞状上皮内病变

宫颈鳞状细胞癌(SCC)一般被认为是从癌前病变发展而来,后者有多种分类方法,但常用的是基于包含非典型鳞状上皮细胞的层数而分类。最早的分类方法是非典型增生-原位癌(CIS)系统,包括轻度不典型增生、中度不典型增生和重度不典型增生或 CIS。另一种是子宫颈上皮内瘤变(CIN)分类法,CIN1 为轻度不典型增生,CIN2 为中度不典型增生,CIN3 包括重度不典型增生和原位癌。评估宫颈和阴道细胞学异常的 TBS(The Bethesda system)分类系统将鳞状上皮异常分类如下:低级别鳞状上皮内病变(LSIL),包括 HPV 感染和 CIN1;高级别鳞状上皮内病变(HSIL),包括 CIN2、CIN3 及 SCC[17]。

#### 子宫颈浸润癌

子宫颈癌主要根据其组织起源也就是癌细胞来源的细胞类型而分类。子宫颈上皮由子宫颈阴道部鳞状上皮和子宫颈管柱状上皮组成,转化区位于子宫颈鳞状上皮与柱状上皮交界处,为子宫颈癌的好发部位宫颈癌的主要组织学类型是鳞状细胞癌(75%)和腺癌(25%)。其他少见类型如腺鳞癌、神经内分泌癌、腺样囊性癌和未分化癌等,占所有宫颈癌的 5%(表 41-1)。SCC 由宫颈阴道部鳞状上皮细胞发展而来,常常发生在转化区。腺癌由宫颈管腺细胞(产生黏液的细胞)发展而来。少数情况下,子宫颈癌癌细胞同时具有腺细胞和鳞状细胞的特征,称为腺鳞癌。

表 41-1 组织病理学

| 分类 | 子分类 |
| --- | --- |
| 鳞状细胞癌 | 大细胞,角化型鳞状细胞癌<br>大细胞,非角化型鳞状细胞癌<br>疣状癌<br>乳头状鳞状细胞和移行细胞癌<br>淋巴上皮瘤样癌 |
| 腺癌 | 黏液癌,子宫颈腺癌<br>黏液癌,肠型,印戒细胞型<br>黏液癌,恶性腺瘤(微偏腺癌)<br>黏液癌,绒毛管状腺癌(高分化)<br>子宫内膜样癌<br>透明细胞癌<br>乳头状浆液性癌<br>中肾管型癌 |
| 腺鳞癌 | |
| 腺样囊性癌 | |
| 神经内分泌癌 | 高级别神经内分泌癌(小细胞和大细胞)、低级别神经内分泌癌(类癌) |
| 未分化癌 | |
| 混合性上皮-间叶肿瘤 | |

## 预防

### ■ 一级预防:接种 HPV 预防性疫苗

目前有三种 HPV 预防性疫苗在世界范围内上市。二价疫苗(Cervarix)针对两种高危型 HPV(HPV 16 和 HPV 18),70% 的子宫颈癌病例与这两种 HPV 感染有关。四价疫苗(Gardasil)针对 HPV 16 和 HPV 18(高危型 HPV),以及 HPV 6 和 HPV 11(低危型 HPV,通常会导致生殖器疣)。目前在美国,只有九价疫苗(Gardasil-9)可以接种,针对 HPV 6、HPV 11、HPV 16、HPV 18、HPV 31、HPV 33、HPV 45、HPV 52 和 HPV 58[18-20]。在第一次性行为及接触 HPV 病毒之前接种这三种疫苗都是有效的。在随机临床试验中显示,未感染 HPV 16 和 HPV 18 的女性接种疫苗可以有效预防子宫颈病变(包括子宫颈癌)[18-22]。

美国疾病控制和预防中心(CDC)建议,11～12 岁的男孩和女孩都要接种 HPV 疫苗,最早可以在 9 岁时接种[23]。如年龄小于 15 岁,建议接种两剂,间隔时间为 6～12 个月。对于年龄 15 岁或以上者或免疫功能低下者,需要接种 3 剂(0、1～2 个月和 6 个月)[23]。13～26 岁尚未完成接种的所有人尽快补种 HPV 疫苗[24]。2018 年,美国 FDA 批准将 Gardasil-9 用于 45 岁以下的男性及女性[25]。然而,免疫接种咨询委员会和疾病预防中心指出,27～45 岁是否接种疫苗应根据个体情况加以考虑[4]。目前疫苗免疫力持续时间及是否需要接种加强剂量尚不清楚,仍建议对接种 HPV 疫苗的妇女进行常规子宫颈癌筛查。

Drolet 等[26]发表了一项包括 6 000 多万人的荟萃分析,证明了 HPV 疫苗可以预防 HPV 感染、肛门-生殖器疣、CIN2 及更高级别病变。在接种疫苗后的 5～8 年,HPV 16 和 HPV 18

的感染率在 13～19 岁女孩中下降了 80％以上,在 20～24 岁女性中下降了约 66％。肛门-生殖器疣的发生率在 15～19 岁女孩中下降了 67％,在 20～24 岁年轻女性中下降了 54％,在 15～19 岁男孩中下降了 48％,在 20～24 岁年轻男性中下降了 32％。在疫苗接种后的 5～9 年,CIN2＋病变在 15～19 岁女孩中减少了 50％以上,在 20～24 岁的年轻女性则减少了 31％[26]。

### ■ 二级预防

#### 子宫颈细胞学检查

子宫颈细胞学检查(巴氏涂片检查)于 20 世纪 50 年代开始使用。尽管巴氏涂片敏感性低,但其广泛使用使子宫颈癌的发病率降低了 50％～70％。HPV 持续感染和不典型增生需要很多年才会发展成浸润性癌,而且大多数女性都有定期反复检查的习惯,这在一定程度上弥补了巴氏涂片敏感性低的缺陷[27]。

#### HPV 检测

研究表明,HPV 检测对于子宫颈癌筛查非常有效,而且 HPV 检测比子宫颈细胞学检查更敏感[28-30]。子宫颈细胞学检查仍是发达国家最常用的筛查方法,但目前建议可与 HPV 检测联合用于子宫颈癌筛查[31]。在资源可及的国家或地区,也推荐 HPV DNA 检测。一项来自加拿大的大型随机临床研究,包括 19 009 名接受 HPV 检测与液体细胞学筛查的子宫颈癌妇女,发现 HPV 检测作为初始筛查手段的妇女在 48 个月时发生 CIN3＋的可能性明显低于液基细胞学检测组的妇女[32]。

美国阴道镜及子宫颈病理学协会(ASCCP)的筛查指南包括[1]:

● 建议年龄在 21～65 岁的女性常规进行子宫颈癌筛查。

● 无论初次性行为的年龄多大,子宫颈癌筛查应从 21 岁开始。

● 年龄在 21～29 岁的女性应每 3 年进行一次宫颈细胞学检查,不需要进行 HPV 检测。

● 年龄在 30～65 岁的女性应每 5 年进行一次宫颈细胞学和 HPV 联合检查(首选),或每 3 年行一次单独的子宫颈细胞学检测。

● 对于年龄大于 65 岁,在停止筛查前的 10 年内连续 3 次细胞学检查阴性或连续两次联合筛查阴性(最近一次筛查在 5 年内),如果她们在过去的 20 年中没有高级别病变(CIN2/3)或癌的病史,则不推荐进行子宫颈癌筛查。但是对于年龄≥65 岁,从未进行过子宫颈癌筛查的女性需要行细胞学和 HPV 联合筛查。

● 对于已行全子宫切除术且没有 CIN2＋以上病史的女性,不推荐进行细胞学或 HPV 检测。

1988 年美国制定了 TBS 系统并于 2001 年进行了再次修订[17]。TBS 系统首先描述标本是否满意,意味着标本是否适用于诊断,接下来描述细胞是否正常;如果不正常,又进一步分为鳞状细胞和腺细胞异常。细胞学检查还可以补充诊断标本是否有感染迹象。TBS 描述性诊断报告主要包括以下内容(表 41 - 2)。

**表 41 - 2 TBS 分类系统**

| | |
|---|---|
| 对涂片的满意程度 | 满意<br>不满意 |
| 一般分类(可选) | 未见上皮内病变和恶性细胞<br>上皮细胞异常<br>其他 |
| 解释或结果 | 未见上皮内病变细胞和恶性细胞<br>病原体<br>非肿瘤样发现(可选择性报告,非详细列出)<br>相关的反应性细胞改变(描述性结果)<br>子宫切除术后的腺细胞<br>萎缩<br><br>上皮细胞异常<br>鳞状上皮细胞异常<br>不典型鳞状上皮细胞(ASC):包括无明确诊断意义的不典型鳞状<br>上皮细胞(ASC - US)和不能排除高级别鳞状上皮内病变的不典型<br>鳞状上皮细胞(ASC - H)<br>低级别鳞状上皮内病变(LSIL)<br>高级别鳞状上皮内病变(HSIL)<br>鳞状细胞癌<br>腺上皮细胞改变<br>不典型腺上皮细胞(AGC,包括子宫颈管细胞、子宫内膜细胞或其他)<br>AGC,倾向于肿瘤(子宫颈管细胞或其他)<br>颈管原位腺癌<br>腺癌<br><br>其他<br>子宫内膜细胞出现在 40 岁以上妇女的涂片中,未见上皮细胞不正常 |

注:数据引自 Solomon D, Davey D, Kurman R, et al: The 2001 Bethesda System: terminology for reporting results of cervical cytology, JAMA. 2002 Apr 24; 287(16): 2114 - 2119.

## 癌前病变的治疗

### ■ 子宫颈筛查结果异常患者的管理

下面是 ASCCP 目前关于子宫颈癌筛查结果异常患者(HPV 筛查、HPV 检测和宫颈细胞学联合筛查、宫颈细胞学单独检测)和 25 岁或以上妇女宫颈病变治疗的共识指南[33,34]。此版建议是基于 CIN3＋的风险而非筛查结果,这一风险将综合当前的筛查结果结合患者过去的病史来确定(图 41 - 1)。对于 HPV 自然病史和子宫颈癌变关系的理解是基于持续的 HPV 感染是子宫颈癌前病变或浸润性癌发展的必要条件。HPV 感染的持续时间和 HPV 类型对风险分层很重要。因此,在联合检测结果显示低级别异常之前的 HPV 阴性检测结果可降低 CIN3＋的估计风险[34]。如果初次 HPV 筛查阳性,建议行人乳头瘤病毒基因分型检查,以及细胞学检查,如不可行则转诊进行阴道镜检查。如 HPV 16 或 HPV 18 阳性,细胞学检查阴性(未见上皮内病变和恶性细胞,NILM),建议进行阴道镜检查[34]。如 HPV 阳性但细胞学检测阴性或 HPV 阴性但 LSIL,而之前的筛查结果未知,建议密切随访 1 年[34]。

第 41 章

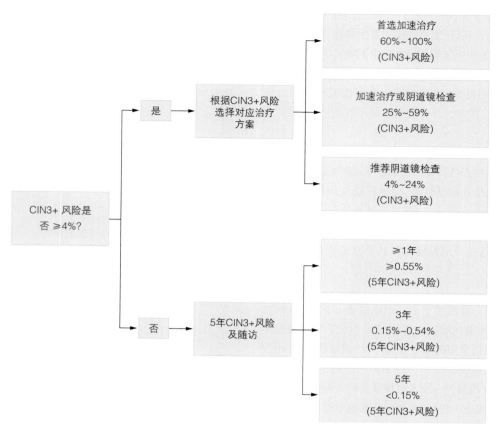

图 41-1 基于计算风险的管理,结合当前的检查结果和病史,评估宫颈上皮内瘤变 CIN3+的直接风险。如果该风险为 4% 或更高,则需要尽快进行阴道镜检查或治疗。如果直接风险小于 4%,则评估 5 年 CIN3 +风险,以确定患者是否应在 1 年、3 年或 5 年内随访。经许可引自 Perkins RB, Guido RS, Castle PE, et al: 2019 ASCCP Risk-Based Management Consensus Guidelines for Abnormal Cervical Cancer Screening Tests and Cancer Precursors, J Low Genit Tract Dis. 2020 Apr; 24(2): 102-131

**不典型鳞状上皮细胞**

治疗取决于基于 HPV 检测和宫颈细胞学检测所诊断的亚类:无明确诊断意义的不典型鳞状上皮细胞(ASC-US)或不能排除高级别鳞状上皮内病变的不典型鳞状上皮细胞(ASC-H)。

(1) ASC-US:意义不明的 ASC 是最常见的细胞学异常[35]。初次筛查时 HPV 阳性细胞学检测 ASC-US 的女性应接受阴道镜检查,因为她们发生 CIN3+的直接风险约为 4.5%。在未知病史的情况下,HPV 检测阴性细胞学筛查 ASC-US 的女性可以在 3 年时进行重新评估(估计 5 年 CIN3+风险, 0.40%)[33,34]。

(2) ASC-H:5%～10% 的 ASC 为 ASC-H[35]。细胞学检查为 ASC-H 的女性,无论 HPV 检测结果如何,都建议进行阴道镜检查[34]。

**低级别鳞状上皮内病变**

LSIL 大部分会自然消退,然而,有些病例可能会进展为更严重的病变[35]。Schlecht 和同事[36]分析了 118 名 LSIL 女性,随访约 53 个月后发现 88.1% 自然下降到更低级别病别(ASC-US 或细胞学阴性),其中一半的病例在 6 个月内发生病变退缩。在既往筛查史未知的普通人群中,HPV 阳性的 LSIL 患者建议进行阴道镜检查。如果 HPV 阴性但细胞学检查 LSIL 建议随访 1 年。对于既往规范检查结果为 HPV 阴性或联合筛查阴性,或者阴道镜检查病变低于 CIN2 的患者,如果新发现 HPV 阳性且细胞学 LSIL,也建议随访 1 年。如果患者既往有一次 HPV 阴性的检测结果,则建议对低级别病变(HPV 阳性的 ASC-US 或 LSIL)进行随访,而不是立即进行阴道镜检查[34]。

关于没有细胞学和组织学 HSIL 证据的低级别细胞学检查结果(HPV 阳性且无上皮内病变或恶性细胞,ASC-US 或 LSIL)的长期随访,建议利用可得的数据按照风险分层进行持续监测。

**高级别鳞状上皮内病变**

HSIL 提示 CIN2/3 或更严重的病变[35]。细胞学检查为 HSIL 并接受快速治疗(未经活检确认)的妇女,有 49%～75% 的病例被诊断为 CIN3+[34]。对于 25 岁或以上的非妊娠患者,当 CIN3+的风险为 60% 或以上时,快速治疗是首选,但也可行阴道镜检查及活检。如果细胞学检查是 HSIL 且 HPV 16 阳性,则 CIN3+的风险为 60%,癌症风险为 8.1%,首选快速治疗[34]。

**非典型腺细胞和原位腺癌**

非典型腺细胞(AGC)和 AIS 虽然较少见,但其发生 CIN2+的潜在风险约为 9%,发生浸润性癌的潜在风险为 2%～3%。

细胞学 AGC 与 3%～4% 的组织学 AIS 诊断相关[34,35,37]。建议除妊娠妇女外均进行阴道镜检查同时行宫颈管取样。对 35 岁以上或有子宫内膜癌风险(异常子宫出血、肥胖、提示慢性无排卵情况等)的妇女也应进行子宫内膜取样。对于出现非典型子宫内膜细胞的女性,首选子宫内膜和宫颈管内膜取样进行初步评估,如子宫内膜无病变初始评估时也可接受阴道镜检查[34]。

### 子宫颈上皮内瘤变的治疗

共识建议对组织学诊断的 HSIL 使用 CIN 命名法,尽可能明确指出是 CIN2 或 CIN3。如组织学 HSIL 不能明确程度仅报道为组织学 HSIL 或 CIN2/3(未明确),则建议治疗而不是观察。治疗方案包括子宫颈锥切术[子宫颈环形电切除术(LEEP)或子宫颈转化区大环形切除术(LLETZ)]、冷刀锥切术和激光锥切术。消融治疗包括冷冻疗法、激光消融治疗和热消融治疗。治疗方式的选择取决于设备的可及性和临床医生的经验和专业知识。全子宫切除术不应作为 HSIL 的常规首选治疗方法[34]。对于 25 岁或以上的非妊娠患者,若细胞学检查为 HSIL 且 HPV 16 阳性,以及 HPV 阳性但很少或从未筛查者,无论 HPV 基因型如何,首选快速治疗(无需进行阴道镜活检)。对于担心治疗对妊娠结局有潜在影响的患者,在进行快速治疗时应与患者进行充分沟通[34]。

#### 子宫颈上皮内瘤变 1 级(CIN1)

CIN1 是 HPV 感染的一种组织学表现。组织学 LSIL(CIN1)和细胞学 ASC - US/HPV 阳性,以及细胞学 LSIL 在生物学上进展是相同的,因此处理原则类似。HPV 阳性并且细胞学检查结果为 ASC - US 或 LSIL,组织学(阴道镜检查和活检)检测发现 CIN1 或无病变,CIN3＋的 5 年风险约为 2%。联合筛查结果为低级别病变 HPV 阳性且细胞学为 LSIL,HPV 阳性且细胞学 ASC - US,或反复的 HPV 阳性且未见上皮内病变或恶性细胞,经阴道镜检查后组织学为 LSIL(CIN1)或更低级别病变,建议随访 1 年[34]。组织学 CIN1 建议观察。对于 25 岁或以上的女性,如果组织学 LSIL(CIN1)持续 2 年以上,首选观察,也可选择治疗。如果选择治疗,并且阴道镜检查充分,鳞柱交界区完全可见,则切除或消融治疗均可。若 CIN1 随访不足 2 年,但基于患者的意愿选择治疗,则应与患者充分沟通,因为 CIN3＋的直接风险小于 25%[34]。组织学诊断为 LSIL(CIN1),细胞学检查为 ASC - H 或 HSIL 的女性,1 年发生 CIN3＋的风险分别为 1.4% 和 3.9%。组织学为 CIN1 而细胞学检查为 ASC - H 时,如果阴道镜检查充分,整个鳞柱交接以及病变上缘完全可见,子宫颈内膜取样为阴性,建议以 HPV 检测为基础的 1 年期随访。若组织学为 CIN1,而细胞学为 HSIL 时,可以重新查看细胞学、组织学和阴道镜检查的结果。如果诊断改变,应遵循相应指南进行管理。如果细胞学显示 HSIL 而活检组织学结果为 CIN1 或更低级别病变,那么可进行诊断性切除术或基于 HPV 检测和阴道镜检查的为期 1 年的观察(只有阴道镜下鳞柱交界区和病变上缘完全可见,并且子宫颈管取样病变低于 CIN2)[34]。

#### 子宫颈上皮内瘤变 2/3 级(CIN2/3)

大约 40% 的 CIN2 和 30% 的 CIN3 会自然消退[28]。大约 22% 的 CIN2 进展为 CIN3,5% 进展为子宫颈癌。此外,大约 15% 的 CIN3 进展为子宫颈癌[35,37]。因为 CIN3 被认为是一种癌前病变,所以建议对 HSIL(CIN3)的女性进行治疗,不建议观察[34]。对于 HSIL(CIN2)的女性建议治疗,除非患者担心治疗对妊娠结局的不良影响超过癌症,那么可选择治疗或观察。如果选择观察,则应进行每 6 个月一次的阴道镜检查和基于 HPV 的检测,持续 2 年。如果鳞柱交界区或病变上缘不能完全可见,或者如果宫颈取样结果是 CIN2＋或更严重病变,则不建议再继续观察[34]。对于组织学 HSIL(CIN2 或 CIN3)的治疗,切除治疗优于消融治疗。治疗后,首选在 6 个月时进行基于 HPV 的检测。如果 HPV 检测阳性,应进行阴道镜检查和适当的活检。可在 6 个月随访时进行阴道镜检查和子宫颈管内膜取样术。在此之后,每年进行 HPV 或联合检测,直到连续三次检测结果为阴性。对于因组织学或细胞学为 HSIL 而接受治疗的患者,建议进行至少 25 年的 HPV 检测或联合筛查,即使这种长期随访延续至患者 65 岁之后也应继续进行[34]。指南不适用于特殊人群,如 25 岁以下的女性和孕妇,有其他危险因素或复杂病史的妇女。在快速治疗后,随访和下一步的管理应遵循 ASCCP 指南。

#### 原位腺癌

子宫颈活检组织发现 AIS,建议进行诊断性锥切除手术以排除浸润性腺癌。如果标本切缘病变累及或锥切床上方子宫颈管取样呈阳性,即使已经考虑全子宫切除术,也应先选择再次锥切以增加病变完全切除的可能性。在初始锥切治疗后,首选全子宫切除术。对于选择的合适的患者可以进行保留生育功能的治疗。建议对未进行全子宫切除术的妇女进行长期随访[34]。新的妇科肿瘤学会(SGO)指南建议,对于锥切标本切缘阴性的 AIS 患者,首选全子宫切除术。对于锥切标本切缘阳性的 AIS 患者,可考虑改良根治性子宫切除术或单纯全子宫切除术。全子宫切除术时可由专业妇科医生对淋巴结状态进行评估,但并非必需,应当同时结合风险评估,包括锥切标本的切缘状态,或者锥切后子宫颈管取样结果,病理科医生评估是否考虑恶性,HPV 结果(HPV 16 和 HPV 18 阳性,或者其他高危型阳性),以及患者高危因素等[38]。

## 子宫颈浸润癌

### 临床表现

早期子宫颈癌常无明显症状和体征,可在巴氏涂片检查时偶然发现。随着病变进展,最常见的症状是异常阴道出血或性交后出血。其他症状,如肿瘤组织坏死和伴感染可引起的脓性恶臭白带,晚期可能会出现静脉或淋巴系统回流受阻引起的下肢肿胀,神经压迫或骨骼受累引起的腰痛,以及癌灶侵犯引起的肠道症状等。若癌灶侵犯阴道、膀胱或直肠,可出现膀胱阴道瘘或直肠阴道瘘。

## ■ 诊断和分期

### 盆腔检查

盆腔检查包括用窥阴器观察子宫颈,如发现子宫颈异常,即使巴氏涂片检查结果正常也应进行活检。外生型肿瘤可见息肉状或菜花状赘生物,溃疡型可见溃疡及空洞,内生型表现为子宫颈肥大质硬。三合诊检查可以估计肿瘤的大小和阴道及子宫旁组织受累程度。

### 活检

子宫颈浸润癌需要通过子宫颈活检标本的病理检查来确诊。如果有肉眼可见的病变,应在最可疑的区域取活检,避免组织坏死。对于没有肉眼可见病变但有症状或巴氏涂片异常的妇女,需要进行阴道镜检查和活检。对于活检或阴道镜检查未发现的疑似恶性肿瘤患者、高级别子宫颈病变患者、子宫内膜刮除术中重度不典型增生患者和微浸润疾病患者,可进行诊断性子宫颈锥切和 LEEP。

### 分期

子宫颈癌的分期采用 FIGO 分期标准。肿瘤分期在诊断时进行评估,复发后也不改变分期。2018 年修订的 FIGO 分期系统中加入了影像学和病理学依据[39-41],而在之前的分期系统中,子宫颈癌仅进行临床分期。其他的分期变化主要在早期疾病。ⅠA1 期和ⅠA2 期不再考虑浸润宽度,只考虑浸润深度。ⅠB 期现在分为ⅠB1(肿瘤≤2 cm)、ⅠB2(肿瘤>2 cm 到≤4 cm)和ⅠB3(肿瘤>4 cm),而不是之前以 4 cm 为界分为ⅠB1 和ⅠB2。虽然淋巴结转移是一个重要的预后因素,但在旧的分期标准中不参与分期。在 FIGO 2018 分期中,盆腔淋巴结阳性为ⅢC1 期,主动脉旁淋巴结阳性为ⅢC2 期。伴有宏转移或微转移的前哨淋巴结(SLN)被认为是ⅢC 肿瘤(表 41-3)。

**表 41-3　2018 年 FIGO 子宫颈癌分期**

| 分期 | 描述 |
| --- | --- |
| Ⅰ期:病变局限于子宫颈(扩展至子宫体将被忽略) | ⅠA 期:镜下浸润癌,浸润深度≤5 mm[a]<br>ⅠA1 期:间质浸润深度≤3 mm<br>ⅠA2 期:间质浸润深度>3 mm 且≤5 mm<br>ⅠB 期:肿瘤局限于子宫颈,镜下最大浸润深度>5 mm[b]<br>ⅠB1 期:浸润深度>5 mm,肿瘤最大径线≤2 cm<br>ⅠB2 期:肿瘤最大径线>2 cm,且≤4 cm<br>ⅠB3 期:肿瘤最大径线>4 cm |
| Ⅱ期:肿瘤超越子宫但未达到阴道下 1/3 或未达骨盆壁 | ⅡA 期:侵犯阴道上 2/3,无子宫旁浸润<br>ⅡA1 期:癌灶最大径线≤4 cm<br>ⅡA2 期:癌灶最大径线>4 cm<br>ⅡB 期:有子宫旁浸润,未达盆壁 |
| Ⅲ期:肿瘤累及阴道下 1/3 和/或扩展到骨盆壁和/或引起肾积水或肾无功能和/或累及盆腔主动脉旁淋巴结 | ⅢA 期:肿瘤累及阴道下 1/3,没有扩展到骨盆壁<br>ⅢB 期:肿瘤扩展到骨盆壁和/或引起肾积水或肾无功能<br>ⅢC 期:无论肿瘤大小和扩散程度,累及盆腔和/或主动脉旁淋巴结(包括微转移)[c][注明 r(影像学)或 p(病理)证据][d]<br>ⅢC1 期:仅累及盆腔淋巴结<br>ⅢC2 期:主动脉旁淋巴结转移 |
| Ⅳ期:肿瘤超出真骨盆或侵犯膀胱黏膜或直肠黏膜(活检证实);泡状水肿不属于Ⅳ期 | ⅣA 期:侵犯盆腔邻近器官<br>ⅣB 期:远处转移 |

注:[a]可用病理和影像学检查补充各个分期中临床发现的肿瘤大小和浸润程度。病理结果可取代影像学和临床发现。[b]淋巴血管间隙浸润不改变分期。不再考虑浸润宽度。[c]孤立的肿瘤细胞不改变分期,但需记录其存在。[d]需注明 r(影像学)或 p(病理学)来明确划分为ⅢC 期的依据。例如,如果影像学检查提示盆腔淋巴结转移,则分期应为ⅢC1r,如果是通过病理确诊的,应为ⅢC1p。所使用的影像学方法和病理学技术类型都应被记录。如有疑问,应划分为较低的期别。
经许可引自 Revised FIGO staging for carcinoma of the cervix uteri [Int J Gynecol Obstet 145(2019) 129-135],Int J Gynaecol Obstet 2019 Nov;147(2):279-280.

### 影像学评估

影像学评估如盆腔超声(阴道或经直肠)、CT、MRI 和 PET-CT 在子宫颈癌患者的预处理评估中发挥重要作用,相比于盆腔检查,在确定肿瘤大小、肿瘤在子宫颈内的位置、淋巴结转移、阴道和直肠浸润程度时更为精确[42,43]。

MRI 由于其独特的组织对比度和多平面能力,在测量肿瘤大小、子宫颈肿瘤边界和局部肿瘤转移方面明显更准确[44,45]。MRI 也可用于病灶较小,有保留生育功能意愿的年轻女性的治疗前评估。

有经验的超声医生进行的盆腔超声评估的准确性与 MRI 相当,具有成本低和易获得的优点[43]。CT 能够识别疾病的宫外扩散,包括增大的盆腔和主动脉旁淋巴结、子宫旁浸润和肾积水、膀胱直肠受累,以及远处转移[46]。PET-CT 可以对淋巴结转移的情况进行评估,敏感性为 75%~100%,特异性为 87%~100%,即使在正常大小的淋巴结中也显示出示踪剂摄取异常。对于ⅠB1 期或以上的肿瘤患者,当在单纯子宫切除术标本中偶然发现浸润性癌时,应进行 PET-CT(首选)或胸部、腹部和盆腔 CT 扫描。

**肿瘤标志物**

鳞状细胞癌抗原（SCC-Ag）是子宫颈癌患者最常用的血清标志物。最近的研究表明，血清 SCC-Ag 的异常临界值为 1.5 ng/mL[47,48]。然而，使用血清 SCC-Ag 不同的临界值评估的临床意义在不同研究中存在差异。Hong 等[49]指出，放疗后血清 SCC-Ag 水平持续升高（在前 1～3 个月至少有一次血清 SCC-Ag 测定，在 SCC-Ag>2 ng/mL 时连续 SCC-Ag 评估）是治疗失败的一个强预测因子。此外，另一项包括在初次治疗后获得完全缓解的宫颈鳞状细胞癌患者的研究显示，治疗前的 SCC-Ag>1.86 ng/mL 或治疗后的 SCC-Ag>0.9 ng/mL 的患者应被认为存在癌症复发的高风险[48]。Davelaar 等[50]报道，在子宫颈早期鳞状细胞癌患者中，总生存期（OS）差和无病生存期（DFS）差与 SCC-Ag 水平>1.1 ng/mL 相关。同样，其他研究报道，在 ⅠB～ⅢB 期宫颈鳞状细胞癌接受新辅助化疗后进行根治性手术的患者中，SCC-Ag 水平>3 ng/mL 可被认为是无进展生存期（PFS）和 OS 的独立不良预后因素[51,52]。虽然该标志物对复发的敏感性和特异性范围分别为 56%～86% 和 83%～100%，大多数研究表明该肿瘤标志物的敏感性较低[51,53,54]。因此，未来的研究可能需要更大的样本和 SCC-Ag 联合其他肿瘤标志物，如细胞角蛋白 19 片段 21-1（CYFRA 21-1）、糖类抗原 19-9（CA19-9）和癌胚抗原（CEA），以评估其局限性并提高其准确性。

癌症抗原 125（CA125）是一种在卵巢癌和晚期子宫内膜癌中最常用的妇科肿瘤标志物。在子宫颈癌中，Ngan 等[55]发现，疾病分期高与 CA125（>35 U/mL）水平的升高相关。在 15% 的 Ⅰ 期子宫颈腺癌患者、25% 的 Ⅱ 期子宫颈腺癌患者、33% 的 Ⅲ～Ⅳ 期子宫颈腺癌患者和 75% 的复发性子宫颈腺癌患者中检测到 CA125 异常升高。由于该肿瘤标志物对子宫颈腺癌的敏感性为 20%～75%，且阴性预测值较低，因此它不被用于子宫颈癌患者的诊断[51,56]。

CA19-9 主要与肝细胞癌和胰腺腺癌相关。它反映了上皮细胞间的炎症过程，在血清中升高时提示预后不良。Borras 等[57]报道，子宫颈腺癌患者的 CA19-9 水平明显高于子宫颈鳞状细胞癌患者。虽然研究表明，CA19-9 在接受放疗的子宫颈腺癌患者肿瘤复发的早期检测中可能是一种有用的肿瘤标志物，但该肿瘤标志物的总体敏感性只有 41.7%[58]，因此它在宫颈腺癌患者中并不常用。

CYFRA 21-1 是一种酶免测定法，可检测血清中细胞角蛋白 19 的片段。研究表明，在 63% 的子宫颈晚期鳞状细胞癌患者中发现 CYFRA 21-1 水平升高[59,60]。CYFRA 21-1 升高与肿瘤分期、肿瘤大小、间质浸润深度、淋巴血管浸润、子宫旁受累及淋巴结转移相关。由于 CYFRA 21-1 的敏感性低于 SCC-Ag，有报道称联合使用可能更有助于预测疾病复发。然而，与 SCC-Ag 一样，CYFRA 21-1 的临床相关性仍存在争议。

CEA 是一组参与细胞黏附的相关糖蛋白，通常在胎儿发育过程中由胃肠道组织产生，一般在出生后逐渐停止。然而，在一些癌症如结肠直肠癌和胃癌，以及一些非肿瘤性疾病如溃疡性结肠炎和胰腺炎中血清水平升高。Borras 等[57]发现，该肿瘤抗原检测子宫颈癌的总体敏感性为 33%。在本研究中，CEA 对子宫颈腺癌的敏感性较高（38.5%），而子宫颈鳞状细胞癌的敏感性为 32%。20%～33% 对治疗有反应的晚期子宫颈癌患者 CEA 水平下降，在 36% 的子宫颈癌复发患者中 CEA 水平升高，在 75% 的患者，包括腺癌、腺鳞癌和鳞状细胞癌转移性疾病中 CEA 水平也升高。其与 OS 的相关性没有预后价值，提示该肿瘤标志物联合 CA125 和 CA19-9 可达到更高的子宫颈腺癌检出率。然而最近的一项研究显示，CEA 水平异常升高表明有很高的概率（86.1%）发生子宫旁转移和淋巴结转移，在疾病的分期和后续治疗决定中起着重要作用[61]。

正在研究中的肿瘤标志物

Mathur 等[62]进行了一项研究，包括 15 组不同阶段的癌前病变和子宫颈癌患者，并将他们与巴氏涂片正常的对照组进行比较。本研究的目的是验证血清胰岛素样生长因子 Ⅱ（IGF-2）和其他肿瘤标志物［胰岛素样生长因子结合蛋白 3（IGFBP3）、VEGF-B 和 VEGF-C］水平对子宫颈癌早期诊断的重要性。本研究表明，血清中 IGF-Ⅱ 的测量在评估非侵袭性疾病的患者中很有用，如具有 CIN 或 CIN1（100% 的敏感性和特异性）的意义不明的非典型鳞状细胞（ASC-US）。在活检显示患有 ASC-US 和 CIN 的女性中，治疗前 CIN 和持续 CIN（所有级别）的 IGF-2 范围在 1 036～1 128 ng/mL，与对照组相比显著升高，水平大于 1 300 ng/mL（824 ng/mL 被认为是有临床意义的临界值）似乎与晚期子宫颈癌相关，IGF-2 水平可用于监测子宫颈癌患者的治疗效果，可以作为筛查早期非侵袭性病变及诊断 ASC-US 和 CIN 的工具。

VEGF-C 是一种促血管生成的细胞因子，在新血管生成的过程中起着特定的作用，参与了疾病的进展和转移。Mathur 等[62]发现，在晚期子宫颈癌患者的血清和组织中，VEGF 的水平显著升高。Franc 等[63]研究显示 VEGF-C 在宫颈鳞状细胞癌特别是在临床 ⅡB～ⅢB 期中高表达，VEGF-C 的表达和临床分期呈正相关。同样，另一项研究表明，VEGF-C 和其他细胞因子的表达可能与淋巴结转移有关，并可能对子宫颈癌患者的恶性进展有协同作用[64]。与许多其他肿瘤标志物一样，在单独使用时无法用于子宫颈癌筛查，可与其他肿瘤标志物如 SCC-Ag 联合用于子宫颈癌诊断[54]。

YKL-40（氨基酸酪氨酸、赖氨酸和亮氨酸），也被称为 CHI3L1 或人类软骨糖蛋白 39，是一组具有生长因子作用的蛋白质。YKL-40 已被认为在组织重塑和炎症反应中发挥病理生理作用，但其真正的功能仍有待确定。研究表明，YKL-40 在许多实体肿瘤血清中都会升高，是腺癌如结肠癌、卵巢癌、肺癌和乳腺诊断和治疗的潜在的生物标志物[65-68]。Mitsuhashi 等[69]的研究表明，术前血清 YKL-40 水平升高与疾病持续进展或复发相关，与子宫颈腺癌患者的临床分期和年龄无关。早期子宫颈鳞状细胞癌和腺癌患者血清 YKL-40 水平升高。

YKL-40 对腺癌的敏感性为 78%，对 I 期肿瘤的敏感性为 68%，这表明其作为筛查手段的准确性不够。最近的一项研究表明，在子宫颈癌中，CHI3L1 表达与血管模拟形成（一种替代的微血管系统，发展为肿瘤血管网络，与肿瘤生长、转移和一些癌症患者较短的生存期相关）之间存在相关性[70]。这表明 CHI3L1 表达的增加不仅介导血管生成，还介导血管拟态的形成，从而促进癌症的侵袭性和转移。本研究提出了可靶向子宫颈癌中 CHI3L1 的表达作为治疗手段，而不是将其作为筛查的肿瘤标志物。

胸苷激酶（TK）是一种参与核酸合成的嘧啶途径酶，被认为是增殖的标志。其在血液系统恶性肿瘤、结肠直肠癌和乳腺癌等领域中均有较多研究[71-74]。最近有研究发现，DNA 从头合成和挽救合成途径可能参与子宫颈癌的细胞增殖，而 TK 在其机制中发挥了重要作用[75]。本研究显示，子宫颈浸润癌患者的血清 TK 水平明显高于正常女性和 CIS 患者。在接受盆腔淋巴结清扫的患者中，高血清 TK 水平不能预测盆腔淋巴结转移。此外，高血清 TK 水平被发现是一个独立的预后因素，与任何其他临床病理因素，如患者的年龄、临床分期或组织学类型没有相关性。TK 可能在影响子宫颈浸润癌的恶性行为中发挥作用，高血清 TK 水平与晚期子宫颈癌患者较差的生存率显著相关。

巨噬细胞集落刺激因子（M-CSF）是一组被称为造血生长因子的细胞因子，刺激单核细胞向巨噬细胞的增殖和分化，在炎症反应中发挥作用。M-CSF 及其受体的表达增加与乳腺癌、卵巢癌和前列腺癌的不良预后相关。最近的研究发现，在体外的各种人类细胞系和体内的一些肿瘤，如子宫颈癌，都可以产生自体细胞[76]。Sidorkiewicz 等[77]研究表明，子宫颈癌患者的 M-CSF 血浆水平显著高于 SCC-Ag 和 CA125，这在子宫颈癌的初步评估中具有临床应用价值。当与其他肿瘤标志物，如 VEGF、CA125 和 SCC-Ag 联合使用时，可以显示出最大的诊断价值。Zajkowska 等[78]的研究表明，在 II~IV 期宫颈癌的患者中发现了高水平的 M-CSF，其敏感性为 72%~77%，与单独使用任何一种标志物相比，联合使用 M-CSF 和 SCC-Ag 可能会提高子宫颈癌的早期检测的准确性。

表观遗传学通过基因组结构修饰影响基因表达，但不改变潜在的 DNA 序列。研究表明表观遗传变化在肿瘤发生中起着重要作用。调控基因表达的表观遗传机制包括 DNA 甲基化、组蛋白修饰和非编码 RNA。最近，基因组的非蛋白质编码部分可能在健康和疾病中发挥重要的生物学作用，特别是在癌症中。非编码 RNA（ncRNA）的两大类包括 microRNA（miRNA）和长链非编码 RNA（lncRNA）。miRNA 是一种内源性表达的小 RNA 序列，作为基因表达的转录后调控因子，它们在癌症中的作用已被广泛研究。一些 miRNA 已被发现与子宫颈癌相关（miR-361-5p、miR-29a、miR-99、miR-196a、miR-126、miR-125）并具有致癌作用（过表达、下调、上调）[79]。Laengsri 等[80]认为，检测外周血液中的 miRNA 是

减少侵入性标本采集数量的一种手段。子宫颈活检原位组织和细胞系生物学特性的差异影响 miRNA 的表达水平。此外，宿主的遗传变异、衰老、病毒感染的持续时间和类型也会影响子宫颈癌的易感性。因此，外周血血清 miRNA 的图谱需要在大样本中进行验证。经过公共数据库验证的 miRNA 的基因集合和单核苷酸多态性（SNP）联合，很可能有助于筛查、诊断或预后标志物的开发。同样，在浸润性子宫颈癌筛查中，miRNA 标记是否可能与当前和未来的高级别 CIN 的风险相关，与其他不同的标志物结合以改善风险分层。对宫颈脱落细胞中 miRNA 水平的研究将为利用分子标志物进行癌症筛查开辟了新的可能性[81]。

## 子宫颈浸润癌的治疗

### ■ 早期子宫颈浸润癌：FIGO 2018 I A1、I A2、I B1、I B2、II A1 期

总体来说，早期子宫颈癌的治疗可选择根治性手术或放疗（图 41-2）[82]。对于年轻患者，首选保留卵巢的根治性子宫切除术因其可避免提前绝经，而放疗可引起性功能障碍和卵巢功能障碍。卵巢转移在早期患者中并不常见（鳞状细胞癌为 0.8%，腺癌为 1.5%）[83]，因而通常建议绝经前妇女保留卵巢。妇科肿瘤学家采用了两种子宫切除术分类法，即 Piver-Rutledge-Smith 分类[84] 和 Querleu-Morrow-Cibula 分类[85]（表 41-4）。

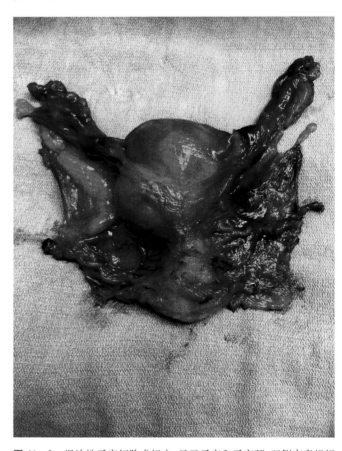

**图 41-2** 根治性子宫切除术标本，显示子宫和子宫颈、双侧宫旁组织和阴道上段

表 41-4 子宫切除术分类

| Piver-Rutledge-Smith 分类系统 | |
|---|---|
| **分类** | **描述** |
| Ⅰ型：单纯全子宫切除术 | 切除子宫和子宫颈 |
| Ⅱ型：改良根治性子宫切除术 | 切除子宫同时还需切除外侧部分宫颈旁和宫旁组织。包括 1/2 的主韧带（外侧）、子宫骶韧带（后侧）和上 1/3 阴道 |
| Ⅲ：根治性子宫切除术 | 切除的组织同Ⅱ型，但范围更大。包括毗邻盆壁切除主韧带、从骶骨附着处切除骶韧带及切除上 1/2 阴道 |
| Ⅳ型：扩大根治性子宫切除术 | 完全切除宫颈、子宫、宫旁组织、主韧带和骶韧带。此外，输尿管从膀胱子宫韧带完全游离，结扎膀胱上动脉 |
| Ⅴ型：盆腔脏器廓清术 | 切除受累器官。除上述步骤外，还包括输尿管远端和膀胱切除 |

| Querleu-Morrow-Cibula 分类 | |
|---|---|
| **种类** | **描述** |
| A 型：筋膜外全子宫切除术 | 在宫颈外侧输尿管内侧切除子宫颈旁组织，宫骶韧带及膀胱子宫韧带基本不切除，切除少许阴道壁（一般＜10 mm），不切除阴道旁组织 |
| B 型：改良根治子宫切除术 | 切除部分宫骶韧带和膀胱子宫韧带。打开输尿管隧道顶部并侧推输尿管，在输尿管隧道水平切除宫颈旁组织。不切除宫颈旁组织中子宫深静脉下方的骶神经丛，阴道切除至少 10 mm 或离肿瘤下缘不少于 10 mm |
| C 型：根治性子宫切除 | C1：即保留神经的根治性子宫切除术，需要分离背侧宫旁的两个部分：内侧部分包括直肠子宫和直肠阴道韧带；外侧的薄层状结构，也叫输尿管中段，其内有腹下神经丛。此外，C1 型要求仅从腹侧子宫旁部分游离输尿管，这样对于腹侧宫旁输尿管上方内侧叶的广泛切除是不对称的<br>C2：完全切除宫旁组织。输尿管从腹侧子宫旁完全游离直到膀胱壁。在纵向（深部子宫旁或垂直方向）平面定义切除界限对于区分 C1 和 C2 非常重要 |
| D 型：侧盆扩大切除术 | 这个类型与 C2 型的区别仅在于侧方子宫旁切除的程度。输尿管游离程度，以及背侧和腹侧子宫旁切除范围与 C2 型一致。而外侧要求切断结扎髂内动静脉及其分支，包括臀上臀下血管、阴部内血管和闭孔血管 |

注：数据引自 Piver MS, Rutledge F, Smith JP. Five classes of extended hysterectomy for women with cervical cancer. Obstet Gynecol. 1974；44 (2)：265-272 和 Cibula D, AbuRustum NR, Benedetti-Panici P, et al. New classification system of radical hysterectomy：emphasis on a three-dimensional anatomic template for parametrial resection. Gynecol Oncol. 2011；122(2)：264-268.

对于ⅠA1 期无淋巴脉管间隙浸润（LVSI）的患者，建议采取子宫颈锥形切除术，标本需完整，阴性切缘距病灶至少 3 mm（阴性指没有浸润性病变和 HSIL，无需进一步治疗）。如果切缘呈阳性，建议行筋膜外全子宫切除术加盆腔淋巴结切除术，伴或不伴 SLN 活检。若需保留生育功能，可进行再次锥切或子宫颈切除术[82]。

对于ⅠA1 期伴 LVSI 和ⅠA2 期的患者，建议行改良根治性子宫切除术加盆腔淋巴结切除术，伴或不伴 SLN 定位，若患者不适合手术，建议体外照射（EBRT）和近距离放射治疗。

对于希望保留生育功能的患者，可行子宫颈锥切术加盆腔淋巴结切除术（如果切缘阳性，应再次锥切或行子宫颈切除术）或根治性子宫颈切除并盆腔淋巴结切除术、SLN 定位活检。

对于ⅠB1、ⅠB2 和ⅡA1 期，推荐行根治性子宫切除术伴盆腔淋巴结清扫伴或不伴 SLN 定位±腹主动脉旁淋巴结切除术或盆腔放疗和阴道近距离放疗，同时进行含铂化疗（顺铂）。对于早期子宫颈癌，世界范围内许多临床中心用 SLN 定位活检代替完整的盆腔淋巴结切除术来评估淋巴结状态。目前，也有学者建议对ⅠB 期和ⅡA 期肿瘤小于 2 cm 的患者进行Ⅱ类子宫切除术，而不是传统的Ⅲ类子宫切除术，因其并发症较少，而 5 年生存率没有明显差异[86]。

手术入路方面，根治性子宫切除术通常采用微创方法（腹腔镜或机器人）进行。然而，在 2018 年，一项多中心、前瞻性、随机对照试验[腹腔镜子宫颈癌入路（LACC）试验]比较了早期子宫颈癌患者（FIGO 2009 ⅠA1 伴 LVSI～ⅠB1 期）行开放性或微创手术根治性子宫切除术后患者的预后。结果显示，4.5 年时的 DFS 率在微创手术组为 86%，而在开放手术组为 96.5%。该研究还发现，微创手术与较高的局部复发率（HR 4.26，95% CI 1.44～12.6，P=0.009）和更高的死亡风险（HR 6.00，95% CI 1.77～20.3，P=0.004）相关[87]。FIGO 2009 ⅠA2 或ⅠB1 期接受根治性子宫切除术（微创，1 225 例和开放性，1 236 例）的子宫颈癌患者的倾向评分研究显示了类似的结果[88]。中位随访期为 45 个月，微创手术与更高的 4 年死亡率相关（9.1% vs 5.3%）。随后发表的几项回顾性研究，也显示了类似的结果[89,90]。最新的 NCCN 2020 指南不推荐微创入路，并支持使用开放手术实施根治性子宫切除术。LACC 试验的二次分析显示，总体围手术期的并发症无差异[91]，两组间生活质量相似（微创 vs 开放式根治性子宫切除术）[92]。

■ **子宫切除术**

大约有 15% 的子宫颈浸润癌在单纯子宫切除术标本中偶然发现[93]。NCCN 指南建议，在重新仔细检查病理标本后，无 LVSI 的ⅠA1 期患者不需要进一步治疗。对于更高的期别的病变（ⅠA1 伴 LVSI、ⅠA2、ⅠB1 期）、切缘阳性或影像学检查有残留病灶,建议盆腔外照射放疗加腔内放疗(有或无同步化疗)。指南推荐也可行根治性宫旁切除伴或不伴辅助治疗。根治性宫旁切除术包括阴道上部、宫旁和区域淋巴结切除。然而,Pareja 等[94]最近对 30 例接受根治性宫旁切除术的患者进行了研究,发现低危患者(鳞状细胞癌、腺癌或腺鳞癌;病变大小<2 cm 和浸润<10 mm)的切除标本中无肿瘤残留。所有患者均未接受辅助治疗。在中位随访 99 个月(范围,6~160 个月)后,只有 1 例患者复发。笔者认为,对于单纯子宫切除术后发现的低危早期子宫颈癌患者,可以考虑暂缓根治性子宫旁切除术,因为病灶残留(子宫旁或阴道)和辅助治疗或复发的概率非常低[94]。

### ■ 辅助治疗

当同时存在肿瘤较大(>4 cm)、深部间质浸润(>1/3)或 LVSI 等危险因素时,建议 EBRT 同时化疗。Sedlis 标准用于指导辅助治疗决策,包括间质浸润大于 1/3、LVSI 和肿瘤大于 4 cm[95]。存在这些因素,术后复发和死亡的风险高达 30%[95,96]。其他危险因素如切缘阳性或病理证实的盆腔淋巴结阳性或显微镜下子宫旁受累(有时称为 Peters 标准)[97,98]被认为是高危因素。存在这些因素的患者,术后的复发风险约为 40%,死亡风险高达 50%[98,99]。若有高危因素,应排除转移性病变(CT 或 PET - CT),并行体外照射和同步化疗,以及阴道近距离放疗。2012 年的一项荟萃分析显示,在 397 例早期子宫颈癌妇女子宫切除术后辅助放疗与无进一步治疗的患者,辅助治疗降低了疾病进展的风险($RR$ 0.58,95% $CI$ 0.37~0.91),而 5 年的死亡风险无差异($RR$ 0.84,95% $CI$ 0.3~2.36)[100]。

数据表明,放化疗可能会降低复发风险。一项回顾性研究分析了 129 例具有中危因素的患者,行以铂类为基础的同步放化疗(89 例)或单独放疗(40 例),进行了为期 13 年的随访,比较了两组的结局[101]。与单独放疗相比,放化疗组复发率较低(9% $vs$ 23%,$P = 0.049$),5 年 PFS 率有改善趋势(90% $vs$ 78%,$HR$ 2.82,95% $CI$ 0.99~8.02)。然而,两组间的 OS 没有差异。有一项正在进行的前瞻性研究,GOG 263,评估放疗与放化疗作为辅助治疗对 Ⅰ 或 Ⅱ 期子宫颈癌妇女的益处和风险。

### ■ 早期子宫颈癌的保育手术

37% 的子宫颈癌是 45 岁以下的女性,46% 的病例局限于子宫颈[3]。因此,保留生育功能的手术已经成为一种不影响肿瘤结局的选择。保留生育功能的手术包括锥形切除、单纯子宫颈切除和根治性子宫颈切除术三个大类。锥形切除是以锥状的方式切除子宫颈,单纯子宫颈切除术以圆柱状的方式切除大部分子宫颈,两种术式均可经阴道进行。单纯性子宫颈切除和根治性子宫颈切除的区别在于后者除切除子宫颈外还需切除子宫旁组织。令人欣慰的是,最近 SEER 数据分析($n = 2$ 571)显示,与非子宫保留手术相比,子宫保留手术如锥形切除或子宫颈切除术并未增加死亡风险[102]。

肿瘤大小、FIGO 分期、额外的危险因素、病变在子宫颈

内的位置及其靠近阴道穹窿等其他组织是选择合适的手术的关键。其目标是切除大部分子宫颈,以切除整个病变,有足够的切缘,并能进行充分的病理评估。大多数专家一致认为,从肿瘤水平到子宫颈内切缘至少需要 5 mm 的宽度才能减少局部复发的风险。如果没有获得 5 mm 的宽度,理想情况下应切除子宫颈的额外切片;否则,应进行子宫切除术。

保留生育功能治疗的适应证:希望保留生育功能的妇女;40 岁或以下;肿瘤小于 2 cm;FIGO 2018 分期为 Ⅰ A1~Ⅰ B1 期;鳞状细胞癌、腺鳞癌或腺癌;淋巴结阴性。这个推荐的合理性在于淋巴结阳性、深部间质浸润和淋巴脉管间隙浸润等危险因素可能伴随着肿瘤大小的增加和其他组织学检查(如神经内分泌癌)而发生。Park 等[103]在比较小于 2 和 2~4 cm 的肿瘤时发现随着肿瘤大小的增加需要辅助治疗的概率也增加(13.6% $vs$ 34.0%,$P < 0.001$)。需要辅助治疗排除保留生育功能的可能性。因为满足保留生育功能治疗的患者具有很高的治愈性,在实施保守的治疗方法前,需要有经验的放射科医生仔细审查术前盆腔 MRI,细致地术前咨询,有经验的妇科病理医生对锥切标本或单纯宫颈切除标本的精准评估。

对于 FIGO 2018 年分期为 Ⅰ A1 期,没有 LVSI,没有中或高危因素的子宫颈癌患者无论是否有保留生育功能意愿,锥切均是标准的治疗方案,而且不需要进行淋巴结评估[104]。一项研究分析了来自美国国家癌症数据库($n = 1$ 409)的 40 岁及以下 Ⅰ A1 期子宫颈癌妇女的数据,发现接受锥切术与子宫切除术的 5 年生存率没有显著差异(98% $vs$ 99%),此研究未获得 LVSI 的数据[105]。

对于 FIGO 2018 分期为 Ⅰ A1 期合并 LVSI、Ⅰ A2 或 Ⅰ B1 的患者,保留生育功能的手术除了需要进行子宫颈手术外,还需要进行淋巴结评估。可选择根治性子宫颈切除术。迄今,对于单纯性子宫颈切除术作为根治性子宫颈切除术替代方法的研究仅为回顾性分析,因而不作为推荐术式。

目前,比较锥切与根治性子宫颈切除术的最佳研究是对 60 项研究的荟萃分析,其中包括 2 854 例患者,大多数为 Ⅰ A1~Ⅰ B1 期病变(一些研究包括 Ⅰ B2 或 Ⅱ A 期患者)。对锥切和根治性子宫颈切除术的结果都进行了汇总,但没有比较两种手术的差异显著性。锥切和根治性子宫颈切除术的复发率为:Ⅰ A 期(0.4% 和 0.7%)和 Ⅰ B 期(Ⅰ B1,0.6% $vs$ 2.3%),死亡率分别为 0 和 0.7%。妊娠率和早产率在锥切组分别为 36% 和 7%,在根治性子宫颈切除术组分别为 21% 和 27%[106]。

Pareja 等[107]评估了行不同保留生育功能治疗后法患者的复发率。经腹根治性宫颈切除术(肿瘤任何大小)、经阴道根治性宫颈切除术(肿瘤任何大小)、新辅助化疗,以及经腹部根治性宫颈切除术(肿瘤<2 cm)的复发率为 3.8%~7.6%。笔者发现,肿瘤大于 2 cm 的患者在经阴道和腹腔镜根治性宫颈切除术后的复发率分别为 17% 和 21%,因此认为对于 2~4 cm 大小的肿瘤患者,不推荐进行该手术[107]。Bentivegna 等[108]的一项大型系统综述评估了 6 种不同的保留生育功能

方法的患者结局。该研究中 1 364 例患者接受经阴道子宫颈切除术,230 例接受单纯子宫颈切除或锥切手术,99 例接受新辅助化疗后行保守手术,987 例接受经腹根治性子宫颈切除术(660 例开腹手术,238 例腹腔镜手术,89 例机器人手术)。每组复发患者分别为 58 例、4 例、6 例、48 例,死亡分别为 24 例、0 例、2 例、12 例[108]。

#### 肿瘤大小 2~4 cm 的保留生育功能的选择

目前,肿瘤大小 2~4 cm 的子宫颈癌患者的标准治疗方法是根治性子宫切除术。对于病变大于 2 cm,希望保留生育功能的患者,目前还没有一个明确的治疗方法。淋巴结阳性率从 10% 到 45% 不等,这是辅助治疗的指征,因而不能保留生育功能。先进行新辅助化疗使肿瘤缩小,然后进行保留生育功能的手术可能是一种选择。5 项关于新辅助化疗后进行保留生育功能手术的研究显示,与直接行根治性宫颈切除术相比,前者有 71% 的反应率和更好的产科结局[109]。最近的一项荟萃分析对 86 例接受新辅助化疗后行保留生育功能手术患者的研究发现,根治性手术同非根治性手术相比,妊娠结局较差[110]。一项多中心、前瞻性、单臂、Ⅱ 期临床试验正在对这个方法的安全性进行评估,项目名称是"子宫颈癌新辅助化疗和保守手术以保留生育功能(CONTESSA)",研究对象是 FIGO 2018 分期为 Ⅰ B2 期子宫颈癌的年轻女性(40 岁及以下),肿瘤大小 2~4 cm。主要终点是成功保留生育功能且无需进行辅助治疗。符合条件的患者应接受 3 个周期的铂类联合紫杉醇化疗。经过 3 个周期的新辅助化疗后,应进行临床检查和盆腔 MRI 检查以评估肿瘤反应性。完全或部分缓解(病变<2 cm)的患者应进行保留生育功能的手术(单纯子宫颈切除术或大锥切)[111]。

#### 保留生育功能手术后的产科结局

Bentivegna 等[112]发表了一项系统综述,其中包括 2 777 例患者,他们接受了 5 种不同的保留生育功能的手术和 944 次后续妊娠。这些手术后的总体妊娠率、活产率和早产率分别为 55%、70% 和 38%。阴道(63%)或微创根治性子宫颈切除术(59%)患者的妊娠率高于开腹根治性子宫颈切除术(49%)。保留生育功能的选择首先取决于肿瘤的生物学特征。

#### 开放与微创手术在保留生育功能中的比较

开放和微创的根治性子宫颈切除术已被证实是安全可行的[113-115]。在美国,微创根治性子宫颈切除术的使用从 2010 年的 29% 显著增加到 2015 年的 75%(P<0.001)[116]。不同方法的肿瘤结局仅在小型回顾性研究中进行了评估。Bentivegna 等[108]的一篇综述显示,开放手术的复发率为 5%,腹腔镜手术的复发率为 6%。最近,一项包括 246 例接受开放性或微创根治性子宫颈切除术患者的回顾性国家数据库研究显示,开放手术 4 年 OS 率为 92%(95% CI 83.5%~96.5%),微创手术为 96%(95% CI 88.7%~98.4%)[116]。一项正在进行的已注册的国际回顾性研究比较了开放和微创根治性宫颈切除术患者的 DFS[117]。初步结果显示,在 698 例患者(开放,388 例;微创,310 例)中,术中并发症(P=0.23)和术后并发症(开

放组 23%,微创组 25%,P=0.56)无差异。微创组有更高的再入院率(2% vs 11%,P<0.001)和再手术率(2% vs 5%,P=0.01)。中位随访时间为 50.9 个月(范围,1~179 个月),总体来说,DFS 率在两组间无差异,复发率在开放手术组为 5.4%,在微创组为 6.4%(P=0.37)。4.5 年 DFS 率(开放 vs 微创)分别为 93.6%(95% CI 92.2%~95.0%)和 91.1%(95% CI 89.1%~93.2%)。两组间 OS 相似(P=0.91)。基于肿瘤大小的复发率显示,手术前肿瘤大小为 1~2 cm 的患者接受微创手术比接受开放手术者有更高的复发率(12.1% vs 8.3%,P=0.010)。笔者认为,肿瘤大小在 1~2 cm 的患者,微创根治性子宫颈切除术大有较差的肿瘤结局。然而,在肿瘤更小的患者中没有发现差异。

#### 更保守的选择

单纯子宫切除术、单纯子宫颈切除术或子宫颈锥切伴或不伴 SLN 活检和/或盆腔淋巴结清扫,不仅是希望保留生育功能患者的选择,也是所有低危早期子宫颈癌患者的选择。低危肿瘤包括鳞状细胞癌、腺癌或腺鳞癌;病变小于 2 cm;间质浸润小于 10 mm;没有 LVSI。只有回顾性研究报道了这组保守手术患者的肿瘤安全性[118]。3 项正在进行的前瞻性试验正在评估保守治疗对低危子宫颈癌患者的作用。第一个是 ConCerv 试验,该试验评估了早期子宫颈癌妇女进行保守性手术的安全性和可行性。这是一项评估 100 名患者的前瞻性单臂研究。手术选择包括锥切加单纯盆腔淋巴结评估,单纯子宫切除术和盆腔淋巴结评估,也包括了接受单纯子宫切除术后偶然发现的子宫颈癌患者。

有两项关于低危子宫颈癌患者保守治疗手术的研究正在进行。SHAPE 试验是一项比较根治性与单纯性子宫切除术伴盆腔淋巴结清扫在低危早期(Ⅰ A2~Ⅰ B1 期)子宫颈癌(腺癌、鳞状细胞癌、腺鳞癌;肿瘤≤2 cm;间质浸润深度≤10 mm;有或无 LVSI)治疗中差异的随机 Ⅲ 期临床研究。研究的主要终点是盆腔无复发发生存率。研究的目标是纳入 700 例患者,并于 2023 年完成。GOG 278 是一项多中心前瞻性队列研究,评估非根治性手术治疗的 Ⅰ 期子宫颈癌患者术前术后的躯体功能和生活质量。它包括 Ⅰ A1 期(存在 LVSI)和 Ⅰ A2~Ⅰ B1 期(≤2 cm),没有影像学转移的患者。

#### ■ 前哨淋巴结示踪技术

淋巴结示踪技术的原理是,如果肿瘤中第一站引流淋巴结 SLN 为阴性,则可以避免更广泛的淋巴结切除术(图 41-3)。

SLN 示踪技术包括示踪剂、染料或放射性锝 99 m(99mTc),注射入子宫颈。沿淋巴引流区域寻找示踪剂标记的所有淋巴管[82],切除所有 LN。如果有一个可疑肿大的淋巴结,即使没有摄取示踪剂,也应该切除。因为子宫颈是一个中心器官,其淋巴回流可以到左右盆腔,如果在两侧盆腔中都检测到 SLN(双侧检测),则无需进一步的淋巴结切除。如果只在一侧盆腔显影,应切除未显影侧的盆腔淋巴结。

在过去的 20 年里,很多回顾性和前瞻性研究对子宫颈癌患者的 SLN 定位进行了评估,这些研究共同表明,经过合适

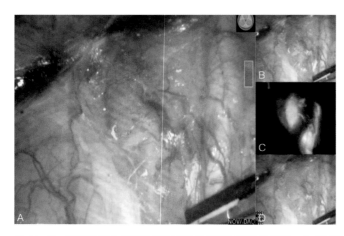

**图 41-3** 通过微创手术进行的前哨淋巴结（SLN）测绘图像。A. SLN 使用彩色分割荧光。左侧为常规白光（B）、"夜视"（C）和绿色荧光成像（D）

筛选的患者，敏感性约为 99%[119]。SENTICOL 是一项 I 期前瞻性临床试验，旨在确定双侧 SLN 阴性是否准确预测早期子宫颈癌患者无淋巴结转移。研究共纳入 139 例患者。单侧和双侧的检出率分别为 97.8% 和 77%。在双侧发现 SLN 的患者中未观察到假阴性结果，因而得出结论，当双侧检测到 SLN 时，只做 SLN 活检是可信的[120]。SLN 活检在检测转移性疾病方面似乎优于影像学研究。一项对 72 项研究的荟萃分析，纳入了 5 042 名子宫颈癌妇女，评估了几种识别转移淋巴结的方法。SLN 定位检测淋巴结转移的敏感性和特异性分别为 91% 和 100%，PET-CT 的敏感性和特异性分别为 75% 和 98%，MRI 的敏感性和特异性分别为 56% 和 93%，CT 的敏感性和特异性分别为 58% 和 92%[121]。

### 小体积病灶

SLN 阳性根据淋巴结转移的大小分为宏转移（>2 mm）、微转移（0.2~2 mm）和孤立肿瘤细胞（ITC）（<0.2 mm）。超分期，要求每个淋巴结在多个水平上进行连续切片，如果 HE 染色未发现转移，则使用全细胞角蛋白抗体（AE1/AE3）进行免疫组化染色。超分期增加了发现低体积病灶（微转移和 ITC）的可能性。研究显示，只通过盆腔淋巴结切除术和常规 HE 染色，有 15%~22% 的阳性淋巴结会被漏诊。低体积病灶对肿瘤预后的影响仍在研究之中。Cibula 等[122]的一项回顾性研究评估了 645 例接受 SLN 和盆腔淋巴结切除术的早期疾病患者。宏转移、微转移和 ITC 的患者分别占 14.7%、10.1% 和 4.5%。ITC 的存在与无复发生存期和 OS 无显著相关性。宏转移和微转移患者的 OS 显著降低。微转移的存在与 OS 降低相关。SENTICOL I 期临床试验发现，早期子宫颈癌患者的 SLN 中有微转移或 ITC 不影响 PFS[123]。两项正在进行的前瞻性临床试验 SENTIX 和 SENTICOL III 将阐明早期子宫颈癌患者中前哨淋巴结活检对于小容量病灶的意义。这两项试验的初步结果将在 2020 及 2025 年公布[120,124]。

### 冰冻切片

冰冻切片评估 SLN 作为根据淋巴结状态来确定是否放弃或继续预期手术的方法。一些研究报道了 SLN 冰冻切片

的敏感性低至 53%[125-128]。SENTICOL 研究在 15/20 例患者中术中未能发现受累淋巴结，不仅包括低体积病灶（12 例），还包括 3 例宏转移[125]。关于这种方法的价值仍存在很大争议。

### 局部晚期疾病：FIGO 2018 I B3、II A2、II B、III C1、III C2 和 IV A 期

对于局部晚期疾病，标准方案是 EBRT 同时每周以铂类为基础的化疗和近距离放疗[98,129,130]。在 I B3 期和 II A2 期中，应进行 CT 扫描或 PET-CT 检查以排除淋巴结转移。对于影像学提示淋巴结转移（III Cr）的患者，治疗取决于受累淋巴结的位置。如果只有盆腔淋巴结呈阳性（III C1），则行同期放化疗和近距离放疗。如果主动脉旁淋巴结呈阳性（III C2p 伴或不伴盆腔淋巴结转移），则选择扩大野同步放化疗加近距离放疗。如果活检病理发现远处转移，需要进行全身化疗。

### 局部晚期子宫颈癌的新辅助化疗

虽然顺铂同步放化疗仍然是局部晚期疾病患者的标准治疗方法，但总体复发率约为 40%。因此，目前正在研究新的治疗策略以改善子宫颈癌患者预后。一项 III 期临床试验纳入了 633 名局部晚期（FIGO 2009 期 I B2、II A 或 II B）子宫颈鳞状细胞癌患者，进行 3 个周期的新辅助化疗（紫杉醇和卡铂，每 3 周一次），然后被随机分配到两组，进行根治性子宫切除术或标准放化疗。与标准放化疗相比，接受新辅助化疗后手术的患者 5 年 DFS 率更差（分别为 69.3% vs 76.7%，HR 1.38，95% CI 1.02~1.87），两组间 5 年 OS 率相似（分别为 75.4% vs 74.7%；HR 1.025，95% CI 0.75~1.40）。放化疗组在治疗结束后 2 年或以上的延迟毒性更严重[131]。类似地，一项纳入了 620 例 I B2~II B 期子宫颈癌患者的 III 期临床试验（欧洲癌症研究和治疗组织 55994）的初步结果显示，与同步放化疗组相比，新辅助化疗后手术的患者 5 年 PFS 率更差（57% vs 66%；差值，9%；95% CI 2%~18%）而 5 年 OS 率两组相似（72% vs 76%，HR 0.87，95% CI 0.65~0.15）。尽管新辅助化疗后手术患者的近期 3 级或以上级别毒性反应更高（分别为 41% 和 23%），但与放化疗相比，长期毒性反应较低（15% vs 21%）[132]。总之，新辅助化疗后手术与初次放化疗相比没有 OS 优势，且与较低的 DFS 相关。因此，如果条件允许，建议同步放化疗。

### 放疗

放疗在子宫颈癌用于局部晚期或不适合手术的患者，或具有高危因素（淋巴结阳性、边缘阳性、深部间质浸润、宫旁累及、肿瘤体积大、LVSI）患者的术后辅助治疗。

以 CT 为基础的计划设计是 EBRT 的标准治疗方法。近距离放疗是未行手术患者初始治疗的重要部分，也是术后辅助治疗的重要手段。

### 外照射治疗

盆腔 EBRT 采用多分割野和调强适形放疗技术。通常，整个盆腔外照射的剂量是 45 Gy，每天 1.8 Gy，共 25 次。对于局部晚期的患者，原发性肿瘤和区域淋巴管均有风险的，通常

使用 40~50 Gy 剂量的 EBRT 治疗。原发性肿瘤的 A 点(代表宫旁参考点,可作为剂量参数总剂量增加)30~40 Gy,小体积肿瘤剂量为 80 Gy,大体积肿瘤剂量为 85 Gy 或更高。可能发生转移的未切除淋巴结可再增加 10~20 Gy[82]。对于局部晚期疾病,常规推荐 EBRT 和近距离放疗总剂量为 86~90 Gy。作为辅助治疗(初次手术后),EBRT 推荐剂量为 45~50 Gy。肉眼可见受累但未切除淋巴结可再增加 10~20 Gy 进行治疗[82]。

调强放疗(IMRT)可以在 EBRT 同时增强淋巴结疗效,同时更好的保护正常组织,但尚未有评估其疗效的随机数据。标准与调强盆腔放射治疗治疗子宫内膜或子宫颈癌患者(TIME-C)临床试验对子宫内膜癌和子宫颈癌患者($n=278$)根治性子宫切除术后接受标准放疗或 IMRT,发现与标准放射治疗相比,IMRT 显著降低胃肠道和泌尿系统毒性[133]。对于正在接受放疗的患者,避免治疗中断是很重要的,因为延长治疗与的肿瘤预后不良相关[134,135]。将整体治疗延长到 6~8 周后,盆腔病变控制率下降 0.5%~1%,并且生存率也降低。对于近距离放疗,超过 56 天与盆腔治疗失败率增高相关($HR$ 2.8,95% $CI$ 1.2~16,$P=0.02$)。放疗超过 56 天和 ≤56 天的 3 年盆腔治疗失败率分别为 26% 和 9%($P=0.04$)[136]。

在治疗计划中,尽量减少对周围组织的潜在影响,如乙状结肠、直肠、膀胱、小肠、骨、骨髓,因为副作用通过同步化疗可能会被放大。为了避免年轻女性子宫颈癌患者早绝经,可以考虑卵巢移位(将卵巢上移至腹部以避免 EBRT 区域)。然而,一项系统回顾显示,卵巢移位后卵巢功能仍保留的女性比例为 65%(95% $CI$ 56~74,95% $CI$ 85~106)[137]。对于复发患者,立体定向体放疗能实现非常高剂量的聚焦放疗,可应用于孤立性转移病灶[138,139]。

### ■ 同步化疗与放疗(同步放化疗)

1999 年发表在《新英格兰医学杂志》上的 3 篇具有里程碑意义的文章改变了子宫颈癌的放疗方法,因为这三项研究都表明,EBRT 联合化疗(同步放化疗)改善了局部晚期子宫颈癌患者的肿瘤结局。

Rose 等[140]发表了一项随机对照试验,EBRT 联合同步化疗(第 1 组,单用顺铂;第 2 组,顺铂、氟尿嘧啶和羟基脲;第 3 组,单用羟基脲)治疗 526 例局部晚期子宫颈癌(ⅡB~ⅣA 期淋巴结阴性)。所有患者均接受 EBRT 治疗,并随机接受其中一种化疗方案。中位随访期为 35 个月。接受顺铂方案治疗的两组患者的 PFS 均高于单独接受羟基脲组($P<0.001$)。同第 3 组相比,第 1 组疾病进展或死亡的相对风险为 0.57(95% $CI$ 0.42~0.78),第 2 组为 0.55(95% $CI$ 0.40~0.75)。第 1 组和第 2 组的 OS 率显著高于第 3 组,相对死亡风险分别为 0.61(95% $CI$ 0.44~0.85)和 0.58(95% $CI$ 0.41~0.81)。该研究得出结论,EBRT 联合含有顺铂的化疗方案改善了局部晚期子宫颈癌妇女的 OS 和 PFS。

第二项研究是 Morris 等[141]比较了盆腔和主动脉旁 EBRT($n=193$)与盆腔 EBRT 联合氟尿嘧啶和顺铂同步化疗($n=193$)治疗局限于盆腔的局部晚期子宫颈癌(ⅡB~ⅣA 期或ⅠB 或ⅡA 期肿瘤直径 ≥5 cm 或盆腔淋巴结转移)。然后患者接受 1~2 次低剂量腔内放疗,联合治疗组在第二次腔内放疗时给予第三次化疗。中位随访时间为 43 个月,联合治疗组(EBRT 和化疗)患者的 5 年累积生存率为 73%,单独 EBRT 治疗患者的 5 年累积生存率为 58%($P=0.004$)。5 年累积 DFS 率分别为 67% 和 40%($P<0.001$)。在单独接受 EBRT 治疗的患者中,远处转移率($P<0.001$)和局部复发率($P<0.001$)均显著增高。该研究的结论是,EBRT 和近距离放疗联合化疗显著提高了局部晚期子宫颈癌妇女的生存率。

第三项研究是 Keys 等[142]进行的 GOG 临床试验,旨在确定 EBRT 期间顺铂周疗是否能改善大体积(≥4 cm)ⅠB 期子宫颈癌患者的 PFS 和 OS。患者被随机分配接受 EBRT 单独治疗($n=186$)或联合顺铂周疗 6 个疗程($n=183$),随后对所有患者进行子宫切除术。联合 EBRT 和顺铂治疗的疾病进展和死亡的相对风险为 0.51(95% $CI$ 0.34~0.75),单独 EBRT 治疗的相对风险为 0.54(95% $CI$ 0.34~0.86)。4 年 PFS($P<0.001$)和 OS($P=0.008$)在联合治疗组均显著升高。在联合治疗组中,暂时性 3/4 级不良血液学反应(EBRT 组为 21% vs 2%)和胃肠道反应(14% vs 5%)的频率更高。该研究的结论是,盆腔 EBRT 联合顺铂周疗,然后进行子宫切除术,显著降低了ⅠB 期子宫颈癌患者的疾病复发和死亡风险。

### ■ 近距离放疗

近距离放疗是对子宫颈和阴道部位的局部放疗,是局部晚期子宫颈癌治疗的关键组成部分,能给予子宫颈更高的放疗剂量,对周围组织影响较小。2013 年的一项 SEER 数据库研究显示了近距离放疗的作用,该研究包括 7 000 名 FIGO 2009 分期为ⅠB2(>4 cm)~ⅣA 期的子宫颈癌女性。通过对 2000—2009 年治疗的患者进行匹配队列分析,近距离放射治疗组患者 4 年癌症特异性生存率(64% vs 52%)和 OS 率(58% vs 46%)均显著提高[143]。近距离放疗可采用低剂量率(LDR)、脉冲剂量率或高剂量率(HDR)系统进行。HDR 和 LDR 近距离放疗具有相似的疗效和晚期并发症[144]。LDR 近距离放疗需要 1~2 次内置放疗,HDR 需要 3~6 次内置放疗。当与 EBRT 联合使用时,可以使用多种近距离放疗模式。其中最常用的是 HDR 剂量为 30 Gy,分 5 次,A 点剂量相当于使用 LDR 近距离放疗 40 Gy。

### ■ 主动脉旁淋巴结阳性的治疗

对于髂总或主动脉旁淋巴结受累的患者,建议延伸野放疗。这需要将盆腔照射范围延伸到肾血管的水平[82]。这种治疗方法与严重的急性和晚期毒性的高风险相关[145]。使用 IMRT,定位在主动脉旁淋巴结区域,有助于降低发病率。对主动脉旁淋巴结(对于隐匿性或肉眼可见的受累淋巴结)的延伸野放疗应给予 45 Gy 的剂量[82]。

### ■ 晚期:FIGO ⅣB

首选的治疗方法是以铂类为基础的化疗,包括顺铂或卡铂。ⅣB期疾病患者可能有严重的盆腔肿瘤负荷,一项多中心回顾性研究对于ⅣB期患者除了全身化疗外,还给予了EBRT[146]。该研究纳入了2005—2015年95例ⅣB期患者,这些患者了接受EBRT联合全身化疗(34例)或单纯全身化疗(61例)。该研究显示,EBRT联合化疗组的OS明显延长(42个月 vs 18个月,$P<0.01$)。笔者得出的结论是,EBRT联合化疗具有显著的OS获益,需要进一步的研究来确定哪些亚组可能从这种治疗策略中最大获益[146]。

# 随访

SGO[147]和NCCN[82]的随访建议如下:在治疗后的前2年,建议每3~6个月复查一次。第3~5年,每6~12个月一次,5年后每年一次。有高危因素(淋巴结阳性、子宫旁受累或切缘阳性)的患者在治疗后前2年应增加复查次数,因为大多数复发在这期间发生。建议每3个月复查一次。是否每年行子宫颈或阴道细胞学评估仍有争议,因为有研究发现巴氏涂片不能发现Ⅰ或Ⅱ期患者的无症状复发[147,148]。如果在随访期间诊断为低级别鳞状上皮内病变,则不建议治疗。影像学检查在无症状患者的随访中作用有限,不应作为无临床复发征象的无症状Ⅰ期患者的常规监测。对于行保留生育功能手术的患者,术后6个月应考虑复查盆腔MRI,之后每年一次,连续2~3年。如果怀疑有转移性病灶,应考虑进行PET-CT检查[149]。对于Ⅱ期或以上的病变,建议在治疗完成3~6个月后进行PET-CT(首选)或CT检查。子宫颈癌患者有再次患其他癌症的风险(与HPV相关的恶性肿瘤,如口咽癌和肛门癌)[150]。

# 复发性子宫颈癌

一般认为,治疗后6个月内发现的病变应被视为持续性病变。6个月之后发现的病变为复发。复发性子宫颈癌通常分为局部复发、远处复发、或转移性复发。大多数局部和远处复发(75%)是有症状的,62%~89%的复发发生在初次治疗后的2年内。89%~99%的复发在治疗后的5年内[151]。对于接受治愈性治疗的妇女,疾病复发的主要部位是局部(阴道残端)或区域(盆腔侧壁)。盆腔病变持续或复发的风险随着期别的增加而增加。一些回顾性研究报道复发病变按解剖部位分为中心性复发(22%~56%)(阴道残端或盆腔无侧壁受累)、盆腔侧壁(28%~37%)和远处转移或多部位复发(15%~61%)[152-155]。子宫颈癌容易转移的器官顺序依次为:盆腔或主动脉旁淋巴结(分别为75%和62%)、肺(33%~38%)、肝(33%)、腹膜(5%~27%)、肾上腺(14%~16%)、肠道(12%)或皮肤(10%)[153]。局部复发通常表现为阴道分泌物增多、出血、性交困难或疼痛。转移性病变的患者通常没有症状,或有非特异性主诉(疲劳、恶心或体重减轻)或与转移部位相关的症状。对怀疑复发的患者应进行活检确诊。应进行影像学检查以确定复发的部位。CT扫描和PET-CT是最常用的方法。PET-CT评估局部和远处病变的敏感性为93%~96%,特异性为93%~95%[155]。

## ■ 局部区域复发性疾病的治疗

治疗方案取决于所接受的初次治疗的类型。对于既往接受EBRT治疗并局部复发的患者,建议进行手术切除(子宫切除术或盆腔廓清术)。适合手术的患者包括盆腔中央性复发、无子宫旁浸润或相关肾积水、无病间隔时间长(>12个月)、复发病灶大小<3 cm的患者[156]。若患者初次治疗为EBRT,则手术可行根治性子宫切除术或盆腔廓清术,生存率可达50%[157,158]。廓清术是一个超根治手术,包括女性生殖器官、下尿路和部分直肠乙状结肠的整体切除。切除范围包括子宫、输卵管、卵巢、子宫旁组织、膀胱、直肠或乙状结肠、阴道、尿道,以及一部分肛提肌。若行前盆腔根治术,则保留直肠,行后盆腔根治术,则保留膀胱和输尿管。若手术涉及会阴部,则可能需要切除肛门、尿道和部分外阴。具体的手术方式取决于肿瘤部位,可能需要重建尿道(回肠尿路改道或可控尿道改道)和肠道(末端结肠造口、暂时性结肠造口和双腔结肠造口)。在一些病例可行阴道重建。盆腔廓清术要求肿瘤切缘为阴性。对于成功实施手术的患者(切缘阴性,无转移性病变)治愈率可达50%[159]。仔细选择合适的患者对于减少围手术期并发症非常重要。最近发表的一项基于人群的回顾性研究,包括2011—2015年的2 647例因妇科肿瘤行盆腔廓清术的患者,结果显示围手术期并发症发生率为68%,死亡率为2%[160]。对于初次治疗未行放疗、放射野外复发或不适合手术的患者,建议放疗±化疗(顺铂或卡铂)±近距离放疗。对于既往接受过放疗且不适合手术切除的患者,推荐化疗。二线治疗(手术或放疗)后复发的患者,预后较差[161],这部分患者可行化疗或支持治疗或参加临床试验。

## ■ 远处或转移性复发性疾病的治疗
### 一线治疗

转移性复发性疾病的一线治疗推荐顺铂、紫杉醇和贝伐珠单抗。在一项随机Ⅲ期临床试验(GOG 240)中评估了化疗联合贝伐珠单抗的效果。452名转移性、持续性或复发子宫颈癌患者被随机分配到化疗(顺铂-紫杉醇或拓扑替康-紫杉醇)联合或不联合贝伐珠单抗组。与单独化疗相比,加入贝伐珠单抗可显著改善OS(中位化疗时间分别为16.8个月和13.3个月,HR 0.77,98% CI 0.62~0.95)。两组中既往未接受放疗的女性的总生存率均较高(24.5个月 vs 16.8个月)。各组间进展后生存率无显著差异(8.4个月 vs 7.1个月,HR 0.83,95% CI 0.66~1.05)。PFS(中位数,8.2个月 vs 6.0个月,HR 0.68,95% CI 0.54~0.82)和总体缓解率(49% vs 36%)均有显著改善[162,163]。2017年的系统回顾和荟萃分析纳入了19项复发、持续性或转移性子宫颈癌患者化疗试验的数据,发现与所有其他非贝伐珠单抗方案相比,顺铂-紫杉醇和拓扑替康-紫杉醇联合贝伐珠单抗可以改善OS[164]。由于顺铂的毒性反应,卡铂可作为替代方案,尤其是对于有并发症和既往接受过顺铂同期放化疗的患者。这是基于日本临床肿瘤组0505试验(JCOG 0505)[165]的结果,在该试验中,253名ⅣB期、持续性或复发性子宫颈癌的妇女被随机分配接受顺铂-紫杉醇或卡铂-紫杉醇治疗。每组中分别有 43% 和 50% 的患者既往接受过顺铂治疗(主要是同期放化疗)。卡铂-紫杉醇方案在中位 OS(18.3 个月 *vs* 17.5 个月)方面不劣于顺铂-紫杉醇,且总缓解率相似(63% *vs* 60%)。卡铂组的中性粒细胞减少事件(4 级)显著减少(45% *vs* 75%,$P < 0.000\,1$),肾功能损害较轻(3/4 级)(0 *vs* 2.4%)。一项包括 1 181 例患者的系统综述也支持卡铂作为顺铂的合理替代方案[166]。

### 二线治疗

对于肿瘤 PD-L1 阳性或微卫星不稳定性高或错配修复缺陷的患者,帕姆单抗是二线治疗的首选方案。在 KEYNOTE-028 临床试验 Ⅰb 阶段,24 例转移或复发性治疗难治性子宫颈癌患者用 PD-L1 治疗,总缓解率为 17%,缓解持续时间为 5.4 个月[167]。帕姆单抗和其他免疫检查点抑制剂的毒性反应包括皮疹、结肠炎和肺炎。其他推荐的二线治疗药物有贝伐珠单抗、白蛋白结合型紫杉醇、多西紫杉醇、氟尿嘧啶、吉西他滨、异环磷酰胺、伊立替康、丝裂霉素、培美曲塞、托扑替康、长春瑞滨,在某些情况下,拉罗替尼或恩曲替尼可以用于 *NTRK* 融合基因阳性的患者[82]。

---

## 提示

- HPV DNA 检测对子宫颈癌筛查是高度有效的,已在任何可获得的地方推荐使用。
- 要求保留生育功能的 Ⅰ A2~Ⅰ B1 期子宫颈癌患者,应进行根治性子宫颈切除术。
- 2018 年 FIGO 分期为 Ⅰ A2~Ⅰ B2 期的子宫颈癌患者,若行根治性子宫切除术,则开放性手术是标准术式。
- 转移性或复发性子宫颈癌患者,首选卡铂、紫杉醇联合贝伐珠单抗的治疗方案。
- 对于复发性子宫颈癌患者,推荐常规进行基因检测和 PD-L1 状态的检测。

# 第 42 章　妊娠滋养细胞疾病

Han T. Cun
Aaron Shafer

汪希鹏　李星烁 · 译

## 要点

▶ 妊娠滋养细胞疾病(GTD)是一组来源于异常的胎盘滋养细胞的罕见的肿瘤,包括良性肿瘤,如完全性和部分性葡萄胎;恶性肿瘤,如侵袭性葡萄胎、绒毛膜癌、胎盘部位滋养细胞肿瘤和上皮样滋养细胞肿瘤。

▶ 妊娠滋养细胞疾病的危险因素包括地域因素、社会经济地位、饮食因素、孕妇年龄和既往 GTD 病史。

▶ 妊娠滋养细胞疾病历来是根据病理确诊,基于早期的常规超声检查可以更早发现葡萄胎,这时仅依赖组织学诊断葡萄胎困难,需要细胞遗传学技术协助诊断。

▶ 恶性病变或妊娠滋养细胞肿瘤的诊断基于人绒毛膜促性腺激素(HCG)水平的升高或处于平台期、绒毛膜癌的组织学诊断或存在转移性病灶。

▶ 诊断为妊娠滋养细胞肿瘤后,必须采用 2000 年 FIGO 的分期并结合改良的 WHO 评分系统,对患者进行分期和评分,以确定是单药还是多药治疗。

▶ 在整个治疗过程中,每隔 1～2 周监测一次患者的血清 HCG 水平评估疗效。

妊娠滋养细胞疾病(GTD)是一组来源于异常的胎盘滋养细胞的罕见的肿瘤。它的范围从良性病变,包括完全性和部分性葡萄胎,到恶性肿瘤,如侵袭性葡萄胎、绒毛膜癌、胎盘部位滋养细胞肿瘤(PSTT)和上皮样滋养细胞肿瘤(ETT)等。恶性疾病又称妊娠滋养细胞瘤变(GTN)或妊娠滋养细胞肿瘤。

我们对葡萄胎的了解可以追溯到公元前 400 年,当时希波克拉底首先将其描述为"子宫的水肿"[1]。到 20 世纪中叶,葡萄胎的存活率与其他恶性疾病类似也很低。在此期间,由于出血、败血症、栓塞性疾病或手术并发症,侵袭性葡萄胎的死亡率接近 15%[2]。此外,在出现转移时,绒毛膜癌的死亡率接近 100%,即使无转移行了子宫切除术,其死亡率也接近 60%。由于危及生命的出血和其他并发症,即使是良性的葡萄胎预后也很差。但是,源于确定了特定且准确的生物学标志物用于随访,同时开展了一种有效的化疗,目前对 GTD 患者的管理使治愈率接近 100%。

## 流行病学

妊娠滋养细胞疾病罕见,在妇科肿瘤中占比不到 1%。然而,由于疾病的罕见性、定义使用的不一致,以及缺乏集中的数据库,确切的患病率很难确定[3]。尽管如此,各种研究已经确定了许多与妊娠滋养细胞疾病相关的危险因素。这些危险因素包括但不限于地理环境、社会经济地位、饮食因素、孕妇年龄和既往妊娠滋养细胞疾病史。

妊娠滋养细胞疾病在世界不同地区发病率各不相同。在美国,妊娠滋养细胞疾病发生率约为 1/1 000,其中大多数为良性葡萄胎,而绒毛膜癌的发病率为(2～7)/100 000[4]。从广义上讲,妊娠滋养细胞疾病的发病率在北美、南美和欧洲为 1/(500～1 000),而在东亚,发病率高达 1/120 例妊娠[3,5]。对于恶性疾病,报道的绒毛膜癌发病率范围从北美和欧洲的低至 1/40 000,到东南亚的高至 9.2/40 000 例妊娠不等[2]。这些地域差异可能反映出遗传和种族是妊娠滋养细胞疾病的潜在危险因素,但社会经济地位和饮食习惯等其他致病因素也可能起作用。例如,在东亚、中东、美国和巴西,社会经济地位较低的女性患葡萄胎的概率是社会经济地位较高女性的 10 倍[6,7]。此外,低胡萝卜素和低动物脂肪摄入与完全性葡萄胎的风险增加相关[8,9],但与部分性葡萄胎无关[10]。

在极端生育年龄的情况下,妊娠滋养细胞疾病的风险也会增加。具体而言,在 35 岁之后其风险开始增加,在 45 岁之后其风险增加 5～10 倍[11]。然而,15 岁以下的女性也有 2 倍的发生葡萄胎的风险。此外,与散发性葡萄胎相比,既往葡萄胎妊娠史也会使随后发生妊娠滋养细胞疾病的风险增加 10 倍[12]。尽管已经确定了与妊娠滋养细胞疾病发生相关的各种危险因素,但目前尚无预防或降低风险的措施可用于减少妊娠滋养细胞疾病的发生。

80% 的妊娠滋养细胞疾病为良性的葡萄胎,15% 为侵袭性葡萄胎,5% 为绒毛膜癌[13]。胎盘部位滋养细胞肿瘤(PSTT)是一种罕见的妊娠滋养细胞疾病,仅占其中的 0.2%～2%,并且由于相对的化疗耐药性,具有最高的死亡率[13]。50% 绒毛膜癌与既往完全性葡萄胎、25% 与流产史、20% 与足月分娩、5% 与异位妊娠相关。部分性葡萄胎后续发生绒毛膜癌罕见[3,6]。

# 发病机制

所有的妊娠滋养细胞疾病均是由异常受精的妊娠胎盘组织引起的。在正常受精过程中,精子与卵子的结合激发了细胞快速的分裂和二倍体胚胎的发育。胚胎的分化诱导滋养细胞的发育,滋养细胞是支持胎盘和绒毛发育的特殊上皮细胞。正常的妊娠滋养细胞由细胞滋养细胞、合体滋养细胞和中间滋养细胞组成。在妊娠滋养细胞疾病中,异常受精导致遗传和染色体异常的复杂相互作用,进而促进滋养细胞增生和细胞周期失调。

## ■ 遗传学

妊娠滋养细胞疾病是一种由胎儿而非母体组织诱发的独特病变。这发生在精子和卵子异常结合之后,父系遗传物质与母系遗传物质相比失衡或过量。

在完全性葡萄胎中,母体遗传物质在减数分裂过程中丢失,空卵被一个复制为二的精子或两个单独的精子(双精子)受精。例如,80%～92% 的完全性葡萄胎在空卵与单倍体精子(23,X)受精后具有 46,XX 核型,然后进行复制以产生相同染色体的二倍体组(46,XX)[14]。此外,三倍体受孕的合子二倍体化后也可能形成完全性葡萄胎。4%～20% 的完全性葡萄胎是由双精子受精导致的,即两个精子使一个空卵受精,形成一个包含所有父系染色体的 46,XX 或 46,XY 核型[6,15]。完全性葡萄胎大部分的核型为 46,XY,但大约 5% 的完全性葡萄胎是由杂合型的 46,XX 核型构成的。值得注意的是,尚未有报道 46,YY 核型的葡萄胎,这表明 X 染色体是生存所必需的。

最终,受精中的这些畸变导致仅具有父系来源的细胞核染色体。母体唯一的贡献是母体线粒体 DNA[6,16]。进一步支持这一发现的是人类白细胞抗原(HLA)位点的父系杂合子诱导的葡萄胎,其组织的 HLA 表达为纯合子[17]。

与完全性葡萄胎不同,部分性葡萄胎是两个精子与一个染色体完整的卵子异常结合的结果,导致形成三倍体的核型。有时,一个正常的卵子也能被一个异常的二倍体精子受精[6]。因此,典型的部分性葡萄胎为三倍体核型(69 条染色体),同时存在父系和母系染色体。最常见的性染色体排列是 XXY,但也存在 XXX 和 XYY[6]。值得注意的是,在三倍体妊娠中,当额外的单倍染色体来自父系时会导致部分性葡萄胎,而当额外的单倍染色体来自母系时将发育为胎儿。当核型报告为二倍体时,部分性葡萄胎的诊断需谨慎,因为实际诊断通常为未能识别的完全性葡萄胎、水肿性流产或双胎妊娠。

恶性的妊娠滋养细胞肿瘤可能同时包含父系和母系遗传物质。绒毛膜癌的遗传物质可以为父系或双亲来源,然而后者更常与胎盘内绒毛膜癌相关[18]。

## ■ 基因印迹、生长因子和致癌基因

众所周知,基因印迹在 GTD 的发展中发挥着重要作用。因为父系基因影响胎盘生长而母系基因调控胎儿生长,所以父系染色体的过多导致胎盘或滋养细胞过度增殖。基因组的失衡导致各种生长因子基因表达和父系抗原表达的变化,从而导致生长失调和免疫逻辑变化。此外,葡萄胎的恶性潜能可能因其杂合子或纯合子的性质而异。例如,一项研究发现,Y 染色体[19]在葡萄胎中的检出率仅为 9%,但在侵袭性葡萄胎和绒毛膜癌中的检出率分别为 50% 和 74%。

基因突变和其不稳定性也与 GTD 的发展有关。例如,一项评估葡萄胎和绒毛膜癌样本的研究发现,体细胞点突变和线粒体 DNA 的不稳定性[20]。这些遗传畸变导致致癌基因、肿瘤抑制基因和各种影响恶性转化的分子途径的潜在变化。

GTD 中发现多种癌基因产物升高(表 42-1)。例如,绒毛膜癌细胞系中表皮生长因子(EGFR)表达丰富,这是由某些巨噬细胞衍生的细胞因子如 IL-1(IL-1α、IL-1β)和肿瘤坏死因子的旁分泌效应驱动的,它们可以抑制细胞生长并增加 EGFR 的表达[21]。其他的研究表明,如 c-erbB2、c-myc、c-fms 和 mdm2 等致癌基因产物的扩增和过度表达已被证明与 GTD 更高的增殖指数、更具攻击性的行为和恶性程度有关[22-24]。GTD 中也检测到人胎盘生长激素,并被认为是一种可能的生物学标志物[25]。

表 42-1　妊娠滋养细胞疾病相关基因

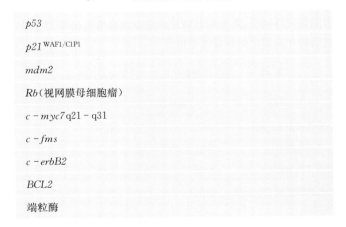

| p53 |
| p21 WAF1/CIP1 |
| mdm2 |
| Rb(视网膜母细胞瘤) |
| c-myc 7q21-q31 |
| c-fms |
| c-erbB2 |
| BCL2 |
| 端粒酶 |

抑癌基因的下调也可能在疾病发展中发挥作用(表 42-1)。例如,妊娠滋养细胞疾病已被证明可下调 p53、p21 和 Rb[26],并且 p53 依赖性细胞凋亡可能会减少滋养细胞增殖[27]。此外,其他的研究也表明,端粒酶活性也可能支持妊娠滋养细

疾病和妊娠滋养细胞肿瘤的发生[22]。其他分子,如细胞黏附分子、基质金属蛋白酶及其组织抑制剂也能调节侵袭,因此可能在发病机制中发挥作用[22]。

与许多其他疾病一样,GTD的恶性转化可能是一个多步骤的过程,涉及许多支持肿瘤增殖和侵袭的遗传变化。

### 家族性复发性葡萄胎综合征

家族性复发性葡萄胎综合征是一种罕见的疾病,会导致反复发生的葡萄胎妊娠。这是一种由于在 NLRP7(70%的病例)和 KHDC3L(5%的病例)发生突变的常染色体隐性遗传病,导致双亲来源的二倍体完全性葡萄胎而不是纯父系来源[28,29]。患有这种疾病的女性有很高的完全性葡萄胎发病率(74%),但也有可能发生部分性葡萄胎(4%)。对于这些女性,仅有5%的妊娠是正常的,其余为自然流产(17%)[30]。这些女性可能难以实现正常的妊娠活产,可能需要应用卵母细胞捐赠,并转诊至生殖内分泌科。

## 病理学和细胞遗传学

在过去,GTD仅凭病理确诊。每种组织学亚型都有自己特定的病理学标准和特征。然而,由于妊娠早期常规超声检查的应用,组织样本比以往更早获得,仅依靠组织学诊断葡萄胎变得尤为困难。因此,GTD的诊断标准转变为细胞遗传学技术联合组织病理的诊断。总之,识别葡萄胎并区分完全性葡萄胎和部分性葡萄胎很重要,因为其发展为持续性滋养细胞疾病和恶性肿瘤的风险不同,完全性葡萄胎(15%~20%)恶变的风险比部分性葡萄胎(<5%)更高。

### 完全性葡萄胎

水泡状块块局限在子宫内。完全性葡萄胎的特征是绒毛增大,周围滋养细胞增生。缺乏胎儿组织、胎儿血管和胎儿血液(表42-2)。过去完全性葡萄胎通常在妊娠中期才被发现和诊断,现由于早期超声的检测,葡萄胎通常在妊娠早期就被怀疑。妊娠早期的完全性葡萄胎缺少特征性的水肿绒毛。相反,它们显示绒毛具有特征性的多余的球状末端绒毛、细胞过多的黏液样间质、典型的非斑片状滋养细胞增生出芽、间质核破裂碎片和塌陷的异常绒毛血管[31]。

表 42-2 完全性葡萄胎和部分性葡萄胎的特征

| 项目 | 完全性 | 部分性 |
|---|---|---|
| 胎儿或胚胎组织 | 缺失 | 存在 |
| 绒毛水肿 | 弥散 | 局限 |
| 滋养细胞增生 | 弥散 | 局限 |
| 滋养细胞间质包涵体 | 缺失 | 存在 |
| 遗传来源 | 父系 | 双亲 |
| 核型 | 46,XX 或 46,XY | 69,XXY 或 69,XYY |
| p57$^{KIP2}$ | 缺失 | 存在 |
| 持续的 β-HCG 升高(%) | 20 | 0.5 |

当病理学特征难以检测时,可以应用细胞遗传学技术。DNA的染色体显带和限制性片段长度多态性(RFLP)分析可以识别和区分完全性葡萄胎独特的染色体模式[27,32]。应用免疫组化(IHC)检测 p57$^{KIP72}$,一种仅由母体等位基因表达的印迹基因,也是有帮助的。因为其他妊娠的胎盘均显示细胞滋养层和绒毛间充质细胞核染色,所以阴性检测结果可以诊断为完全性葡萄胎[33]。

### 部分性葡萄胎

相反,部分性葡萄胎通常包含绒毛的葡萄样变化伴有可识别的胚胎组织或羊膜层。它们的病理学特征通常不明显,如与完全性葡萄胎相比较少的绒毛水肿和滋养细胞增殖。绒毛的葡萄样变化往往是局灶的而不是弥漫性的(表42-2)。它们显示出斑片状绒毛积水伴有瘢痕、形状异常和扇形、不规则的绒毛伴有滋养细胞假包涵体和斑片状滋养细胞增生。它们的绒毛毛细血管功能更强,因为它们拥有与胚胎相同比例的胎儿有核红细胞。与完全性葡萄胎相比,部分性葡萄胎的绒毛葡萄样变化发生的速度较慢。

同样,染色体显带和RFLP可用于识别部分性葡萄胎独特的染色体模式。染色体倍性分析也可能有助于区分部分性(三倍体)和完全性(二倍体)葡萄胎,但这不能分辨其他病因的三倍体,但对于已形成绒毛水肿的稽留流产的诊断非常有帮助,但不能诊断为部分性葡萄胎。

### 侵袭性葡萄胎

侵袭性葡萄胎表现出与完全性葡萄胎相同的组织学特征,但具有增大水肿的绒毛侵入子宫肌层的特点。当血清HCG在葡萄胎组织被清除后仍然升高时,诊断为侵袭性葡萄胎。它可以侵犯局部,造成出血和坏死,但很少发生子宫穿孔。尽管转移很少见,但侵袭性葡萄胎也可能发生血行转移,而且一旦发生,最常见的是肺部。10%~17%的葡萄胎会发展为侵袭性葡萄胎,并且其中大约有15%会转移到肺部或阴道[34]。有时,转移性组织表现为水肿的绒毛,而不是转移绒癌特征性的间变性细胞片。

### 绒毛膜癌

绒毛膜癌是一种高度恶性肿瘤,具有独特的组织学特征。它可以起源于任何类型的滋养细胞组织,但很少发生在部分性葡萄胎之后。大体上,这些肿瘤体积庞大并有出血和坏死部分。遗传学上,已经报道的绒癌具有高度复杂的核型,并且大多数为 XX 核型[12]。微观上,这些病变由无序的失去绒毛结构的未分化细胞滋养细胞和合体滋养细胞构成,它们具有频繁的有丝分裂特性和多核巨细胞。绒毛膜癌通常直接侵犯子宫肌层,这导致在输卵管和卵巢也可以找到病变。此外,绒毛膜癌通常伴有血管侵犯,也因此可能出现远处转移,比如肺、脑和肝[3]。

### 胎盘部位滋养细胞肿瘤

胎盘部位滋养细胞肿瘤(PSTT)是一种极其罕见的肿瘤,通常发生在非葡萄胎妊娠后,但也可能在完全性葡萄胎排空后发生[35,36]。这些肿瘤在胎盘种植部位发生。大体上,它在子宫肌层内表现为白棕褐色至黄色的结节状肿块，其中一半的病例可侵入子宫肌层深部[12]。组织学上，它表现为单相绒毛外滋养细胞，在平滑肌束之间分离，有时含有合胞体成分[37]。中间层滋养细胞具有椭圆形细胞核和丰富的嗜酸性细胞质，并且不具有绒毛结构。合体滋养细胞和细胞滋养细胞群也不存在。胎盘部位滋养细胞肿瘤具有非侵袭性行为，与绒毛膜癌相比，血管侵犯、坏死和出血更少[37]。即便它通常局限在子宫，转移性疾病也可能发生，可能是因为其具有淋巴转移的倾向。

PSTT 也可以应用分子分析。免疫组化染色显示细胞角蛋白、人胚胎催乳素、MUC - 4、HSD3B1、HLA - G 和 Mel - CAM(CD146)弥漫存在[12]。HCG 和抑制素可能存在，但仅为局灶性。大部分细胞为低有丝分裂计数，并且增殖指数适度增加，Ki - 67 指数为 14%[38]。胎盘部位滋养细胞肿瘤显示出罕见的遗传失衡，但通常为二倍体[3,6]。

### 上皮样滋养细胞肿瘤

上皮样滋养细胞肿瘤(ETT)也是一种来源于绒毛膜型绒毛外滋养细胞的罕见疾病，通常为胎盘部位滋养细胞肿瘤的特异情况。大体上，肿瘤表现为白棕褐色至棕色的离散结节或深入周围组织的囊性出血性肿块。近一半的肿瘤发生在宫颈或子宫下段，但也有一些发生在宫底和阔韧带。它是由绒毛膜型中间层滋养细胞的肿瘤转化发展而来[2,39,40]。它的有丝分裂计数范围为(0～9)/10HPF[12]。ETT 通常存在广泛的坏死。ETT 通常与其他滋养细胞疾病同时存在，并且具有化疗耐药性[38]。大多数 ETT 在足月分娩后数年出现[2,39,40]。

## 临床表现

### 完全性葡萄胎

葡萄胎妊娠的典型体征为检测不到胎心情况下的阴道出血和子宫大于妊娠孕周[6]。然而，由于常规超声检查进行早期诊断的数量增加，这些体征和症状的发生率降低。尽管如此，80%～90%的完全性葡萄胎会在妊娠 6～16 周出现阴道出血[2]。

对于较晚就诊的患者，他们可能表现出一系列典型的葡萄胎妊娠的体征和症状。完全性葡萄胎患者通常在葡萄胎排空前的 HCG 水平可以达到大于 100 000 mIU/mL。可能表现为与增大的子宫相关的下腹痛或由于宫腔内血块液化产生的西梅汁样的阴道分泌物。由于大量和反复的出血，患者可能出现比正常妊娠更严重的缺铁性贫血，有 50%的患者在诊断时有贫血的症状。患者也可能出现卵泡黄素囊肿，这是由 HCG 诱导的过度刺激引起的卵巢囊肿。在 15%的病例中发生为双侧囊肿[2]，可能导致盆腔压力增加和腹胀。通常，这些囊肿在葡萄胎排空后会自行消失，但它们破裂和扭转导致的急腹症可能需要手术干预。

在诊断时可以识别出一些其他的体征和症状。在妊娠早期或中期可能出现妊娠期高血压。在过去，20%～30%的患者表现出早期先兆子痫，这被认为是由坏死的滋养细胞组织释放大量血管活性物质引起[41]。但子痫发作很少见。由于

HCG 与促甲状腺激素结构相似，大约 10%的患者可能出现妊娠剧吐，而 7%的患者出现甲状腺功能亢进[42,43]。甲状腺危象已有报道。其他罕见的表现包括呼吸窘迫、弥散性血管内凝血(DIC)或微血管病性溶血性贫血。在妊娠早期和中期常规超声检查之前，这些症状更为常见。

### 部分性葡萄胎

除了 75%的患者表现为阴道出血外，部分性葡萄胎的临床表现与完全性葡萄胎不同。部分性葡萄胎患者通常有不全流产或过期流产相关的症状，仅在对清宫的组织标本进行评估后才能做出诊断。其他症状如子宫增大、妊娠剧吐、高血压、先兆子痫、甲状腺功能减退和卵巢黄素囊肿等很少在部分性葡萄胎中发生[42]。仅有不到 10%的部分性葡萄胎表现为子宫增大。

一个完整的胎儿可以和部分性葡萄胎共存，但这种情况发生的概率不到 1/10 万。低于 10%患者排空前的 HCG 水平可以达到大于 100 000 mIU/mL[2]。因此，与完全性葡萄胎相比，部分性葡萄胎患者的激素症状更少见。

### 恶性妊娠滋养细胞疾病

在手术清除后，80%的妊娠滋养细胞疾病患者可以自发缓解。然而，所有的患者都应通过监测症状、体征和血清 HCG 水平密切观察是否有恶变倾向。恶性妊娠滋养细胞肿瘤是在清除后通过升高或保持平台期的 HCG 水平、转移性疾病的证据、绒毛膜癌的组织学诊断或非残留组织造成的出血来诊断的[6,12,44]。

大约 20%的葡萄胎清除后发生转移性妊娠滋养细胞肿瘤。它最常来源于绒毛膜癌，这是一种具有血行转移的高度血管性肿瘤。广泛转移会伴有自发性出血及其伴随症状。这些转移有些在组织学上可能与葡萄胎类似，但大多数更类似于绒毛膜癌。

如前所述，50%的妊娠滋养细胞肿瘤病例是在完全性葡萄胎妊娠后发生，但也可能在正常妊娠、异位妊娠或流产后发生。对于非转移性妊娠滋养细胞肿瘤，患者可能会反复出现症状，如不规则阴道出血、卵巢黄素囊肿、不对称的子宫增大或血清 HCG 水平持续升高。尽管很罕见，肿瘤侵犯造成子宫穿孔可以引起腹腔内出血。由于肿瘤侵犯子宫血管、子宫血管性肿块或阴道转移引起的阴道出血可能是一种表现症状。在很少情况下，患者还可能会出现败血症和腹痛，特别是因为子宫肿块可能是感染的病灶[6]。

80%的转移发生在肺，这是由于滋养细胞组织通过子宫静脉窦进入循环系统引起的[45]（表 42 - 3）。这可以自然发生，也可能在葡萄胎清宫术后发生。由于其嗜血管性，肺部受累时，常表现为咯血，但患者也可能表现出胸痛、呼吸困难和咳嗽。肺动脉高压和胸腔积液也时有发生。肺转移患者更常见的，往往并没有临床症状，仅在胸部 X 线片和 CT 检查时发现。在影像学上，这些发现可能是微小的，具有肺泡的、结节的和散在的特征[46]。然而，当广泛转移时，在极端情况下肺转移会导致呼吸衰竭和死亡。

表 42 - 3　妊娠滋养细胞肿瘤常见转移部位

| 肺 | 80% |
|---|---|
| 阴道 | 30% |
| 骨盆 | 20% |
| 脑 | 10% |
| 肝 | 10% |
| 肠、肾或脾 | <5% |
| 其他 | <5% |
| 血清[a] | <5% |

注：[a]子宫切除术后持续存在升高的 HCG。
数据引自[47] Berkowitz RS, Goldstein DP. Pathogenesis of gestational trophoblastic neoplasms. Pathol Annu. 1981; 11: 391-411.

其他转移部位包括阴道（30%）、骨盆（20%）、脑（10%）、肝（10%）或胃肠道（GI）（<5%）（表 42-3）。阴道转移可能导致出血或在阴道检查时可以发现蓝紫色结节。对于已知或怀疑为妊娠滋养细胞疾病的患者，不对阴道病变进行活检是重要的，因为这些病变可能高度血管化导致难以控制的出血。患者出现肝转移可能会因 Glisson 囊牵拉而出现右上腹痛。胃肠道病变可导致严重出血或穿孔伴有腹膜炎，这两种情况都需要紧急手术干预。由于可能发生难以控制的出血，禁止对这些转移灶进行活检。

中枢神经系统（CNS）转移表明疾病已经广泛转移。转移性绒毛膜癌患者中有 7%～28% 发生这种情况[45,46]。患者通常表现为头痛、偏瘫、呕吐、头晕、昏迷、癫痫大发作、视力障碍、失语和言语不清。体重减轻和厌食也可能发生。值得注意的是，在 1/3 的中枢神经系统转移病例中，没有阴道出血的症状[6]。

胎盘部位滋养细胞肿瘤和上皮样滋养细胞肿瘤的表现与侵袭性葡萄胎相似，并且因为该疾病通常局限于子宫，几乎都有异常阴道出血[35]。这些肿瘤仅产生与其病灶大小相关的少量 HCG，在有些病例中，HCG 水平甚至在正常范围[6]。人胎盘催乳素在胎盘部位滋养细胞肿瘤和上皮样滋养细胞肿瘤中升高，在某些患者中可能是更好的肿瘤标志物。淋巴转移可能发生但很少见，约 5% 的 PSTT 病例发生淋巴转移[13]。

## 诊断

可以通过对手术切除的标本进行组织学检查诊断葡萄胎，通常是宫腔刮出物。在清宫后，需要连续监测患者 HCG 水平。持续性滋养细胞肿瘤或恶性滋养细胞肿瘤的诊断通过监测期间 HCG 水平的升高或平台状态来确定。

侵袭性葡萄胎或绒毛膜癌的宫外转移的组织学诊断不应尝试，因为活检可引起大量危及生命的出血。相反，HCG 水平是敏感的，足以在恶性 GTN 没有组织学证实时作出诊断。

由于胎盘部位滋养细胞肿瘤和上皮样滋养细胞肿瘤通常不会在葡萄胎妊娠后出现，它们的诊断通常依靠宫腔刮出物、活检或子宫切除的标本的组织学检查[6]。

### ■ 影像学表现

盆腔超声检查在辅助诊断方面起核心作用，但不能确诊妊娠滋养细胞疾病。超声检查显示，由于大量绒毛膜样绒毛弥散水肿，完全性葡萄胎具有多个囊性或典型落雪征外观的不均匀宫腔内物质[48]（图 42-1）。相比之下，早期的完全性葡萄胎可能类似于死胎、早孕或枯萎卵[49]。但随着孕周增加，葡萄胎妊娠在超声上会呈现更典型的完全性葡萄胎表现。因此，完全性葡萄胎的超声检出率随着孕周增加而增加。此外，在盆腔超声评估中，通常在 HCG 高水平时也可以看到卵巢黄素囊肿[50]。部分性葡萄胎的超声表现也取决于孕周，由于存在类似早孕的胎儿部分，这更难评估。因此，部分性葡萄胎通常在妊娠早期后期，胎盘增厚时被怀疑[49]。

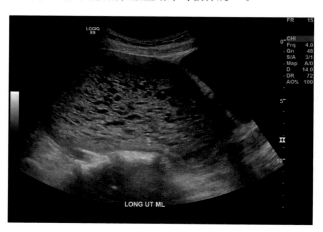

**图 42 - 1**　完全性葡萄胎患者的盆腔超声。注意由于弥散水肿的葡萄样绒毛形成的经典落雪征

在诊断出 GTN 后，必须进行额外的影像学检查以进行分期和确认是否存在转移性疾病。转移性疾病最常见的部位是肺，因此所有患者都应进行胸部 X 线检查。胸部 X 线可以检测到大于 1 cm 的肺转移灶，通常表现为多个、边界清晰、致密的圆形阴影[49]。尽管胸部 X 线检查正常，不一定需要继续做胸部 CT，但鉴于现代 CT 较低的辐射剂量，胸部、腹部、盆腔的 CT 检查也是适合的。这可以同时评估肺部、腹部和盆腔的转移情况（图 42-2）。但是，当使用胸部 CT 作为分期依据时，只有大于 1 cm 的转移灶需要被计算在内，因为微小转移与患者的预后无关[51,52]（图 42-3）。

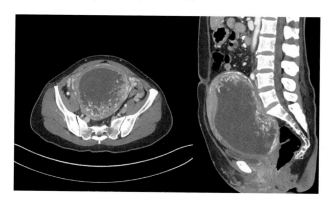

**图 42 - 2**　妊娠滋养细胞疾病患者盆腔 CT（盆腔横截面和盆腔矢状面）。注意增大的子宫

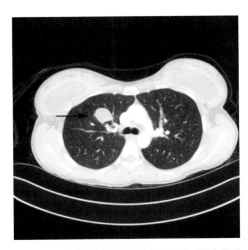

**图 42-3** 转移性绒癌患者的肺部 CT。箭头指示转移的肺部病灶

如果最初的胸部影像学检查结果异常且 HCG 水平升高，则应进行进一步评估以确定是否有其他转移，比如肝和脑。这应该包括腹部和盆腔的 CT，以及头颅 CT 或 MRI。尽管脑转移可以通过 CT 进行评估，但使用 MRI 能更好地进行评估[49]。虽然 MRI 不常规用于妊娠滋养细胞肿瘤的评估，但它有助于作为复发性疾病、PSTT、ETT 或评估正在接受手术治疗的患者的原发性肿瘤和局部浸润情况等非典型表现时的辅助工具[49]。

#### ■ 实验室检查

妊娠期间，合体滋养细胞分泌绒毛膜促性腺激素，这是一种维持黄体和妊娠本身都必需的糖蛋白激素。这种激素由一个与垂体激素相同的 α 亚基和一个 β 亚基组成，后者是滋养细胞组织特有的，并具有特定的生物活性。在排卵后 8 天可以检测到这种激素，其水平每 2~4 天翻一倍，直到妊娠 10~12 周达到峰值，随后稳步下降。由于所有滋养细胞肿瘤都会分泌 β-HCG，因此其水平可以作为非妊娠的妊娠滋养细胞疾病患者肿瘤活性的特异性标志物[6,53]。

正常妊娠时，HCG 在妊娠早期两个亚基都被高度糖基化。然而在妊娠滋养细胞疾病，HCG 可以多种形式存在，如游离的 β 亚基、带接口的游离 β 亚基、c 端肽、β 核或者高糖基化形式[54]。因为用于检测和监测妊娠滋养细胞疾病 HCG 水平的检验方法必须能将所有这些可能的形式识别，所以不推荐使用家庭妊娠试验检测，应该使用商业试剂盒[3,6]。即便如此，一些商业试剂盒也只能检测到妊娠相关 HCG，因此对于妊娠滋养细胞疾病相关 HCG 亚型检测不可靠，从而导致假阴性结果。还有，如果试剂与嗜异性抗体发生交叉反应导致假阳性结果，检测也同样无效[3,6]。值得注意的是，嗜异性抗体体积较大，在肾小球中被滤过，因此无法进入尿液。因此，尿妊娠试验可能有助于排除嗜异性抗体导致的假阳性结果。

总体而言，患者的 HCG 水平与葡萄胎和妊娠滋养细胞肿瘤的疾病负荷相关。因此，葡萄胎后妊娠滋养细胞肿瘤的诊断取决于 β-HCG 的水平。根据 FIGO 标准，基于 HCG 水平

诊断葡萄胎后妊娠滋养细胞肿瘤发生在以下情况[55-57]：

- 每周 HCG 水平趋于稳定超过 3 周（在先前结果的上下 10% 以内）。
- 2 周内 HCG 水平 3 次升高超过 10%。

这也有助于确定是否需要额外的治疗。值得注意的是，HCG 水平升高时还应进行评估和检查以排除新的妊娠。化疗开始后，整个治疗过程中必须连续监测 β-HCG 水平，以确保充分治疗。因为 β-HCG 水平被认为与肿瘤负荷成正比，所以它可以直接衡量当前治疗的有效性。

其他生物标志物可能也有助于确认肿瘤负荷情况。以往，血清中与脑脊液中 β-HCG 的比例有助于检测妊娠滋养细胞疾病中的脑转移情况，小于 10∶1 被认为是脑转移的阳性预测因子[58]。然而，随着 MRI 的应用，这已经很少使用了。

对于妊娠滋养细胞疾病，在评估和治疗期间也会用到其他的实验室检验项目。CA125 可能具有作为妊娠滋养细胞疾病标志物的作用，特别是其在持续性妊娠滋养细胞疾病发展中有升高[59]。在妊娠滋养细胞疾病变化中也检测到人胎盘生长激素，这可以假定为潜在的诊断性生物标志物[25]。由于出血是常见症状，血常规检查有助于确认贫血和血小板减少情况。DIC 是一种罕见的表现，但在失血过多的患者中也可能发生。发生 DIC 时，凝血时间可能延长，凝血因子被消耗。肝肾功能损害很少见。应当对有临床病史或体征的患者进行甲状腺功能的检查。甲状腺毒症虽然罕见，但可能发生在 β-HCG 非常高（<100 000 IU/L）的患者身上，这会使手术非常危险。如果患者需要接受手术治疗且存在甲状腺毒症，那么在任何手术前与麻醉配合很重要，这也包括清宫[60]。

## 幻影 HCG 综合征

本病也称为幻影绒毛膜癌综合征或假性高促性腺激素血症，是一种当没有真正的 HCG 或滋养层组织存在时，持续的 HCG 轻度升高。这是因为存在干扰检测测定的嗜异性抗体。幻影 HCG 综合征具有临床意义，因为它可能导致在初次清宫后或 GTN 成功化疗后不必要的治疗。

嗜异性抗体会导致假阳性结果，因为它们能够在酶联免疫吸附试验中模拟 HCG 免疫活性。它们结合捕获抗体和示踪抗体，从而导致假阳性结果。因为大的嗜异性抗体在肾小球水平被过滤，尿 HCG 试验在嗜异性抗体的情况下是阴性的。因此，尿妊娠试验应用于排除假阳性检测结果，并有助于诊断幻影 HCG。

除了尿妊娠试验，系列稀释也可用于确定幻影 HCG 综合征。系列稀释液的非线性表明存在嗜异性抗体并干扰测定。可以考虑其他鉴别诊断升高的 HCG，其中包括所有形式的 GTD、生殖细胞肿瘤、任何经历滋养层分化的癌症（包括上皮癌），以及非常罕见的家族性升高的 HCG[13]。如果尿液和血清 HCG 检测结果均为阳性，则存在真实的 HCG，必须排除隐

匿性恶性 GTD。

## 分期和预后

妊娠滋养细胞疾病有很多分期和预后系统。这些系统根据预后情况来制定最佳的治疗方案以确保达到尽可能高的治愈率。更具体一点,它能够预测使用甲氨蝶呤或更生霉素的单药化疗产生耐药的可能性。根据个体风险差异对患者进行分类,如组织学亚型、疾病程度、治疗前的 HCG 水平、疾病持续时间、前次妊娠的情况和前次治疗的情况。最常用的系统是 2000 年 FIGO 的分期系统(表 42-4),是从 WHO 的评分系统发展而来的(表 42-5)。0~6 分预示低风险疾病或对单药化疗耐药的低风险,因此单药化疗是最适合的[55]。评分大于 6 分的患者具有高风险疾病或对单药治疗产生耐药性的风险较高,最好使用联合治疗[6,55]。

**表 42-4　2000 年 FIGO 妊娠滋养细胞疾病分期系统[a]**

| 分期 | 描述 |
| --- | --- |
| I | 肿瘤局限于子宫 |
| II | 肿瘤通过转移或直接扩散侵犯其他生殖器官(如卵巢、输卵管、阴道、阔韧带) |
| III | 妊娠滋养细胞肿瘤侵犯肺部伴或不伴有生殖系统转移 |
| IV | 所有其他转移 |

注:[a]分期后需要进行 WHO 评分(例如,I 期:3;或 IV 期:12)。

超过 50% 的 5~6 分患者单药治疗可能失败,需要联合化疗。尽管如此,最初仍对这些患者进行单药治疗,以免他们对联合化疗的毒性反应过大[61]。

还有其他因素能够帮助预测耐药性和预后。包括使用多普勒超声测量子宫血管分布、搏动指数,从而预测甲氨蝶呤耐药性[61]。此外,HCG 回归曲线图和动力学可能有助于预测单药治疗的早期耐药性[62]。这些不像 WHO 标准那样是经过研究或被广泛接受的。

## 管理

每位患者都基于 2000 年 FIGO 评分系统被单独评估。以下概述了 MDACC 使用的一般诊断和治疗方法。

### ■ 葡萄胎妊娠

#### 基础治疗

葡萄胎可以通过手术治疗并且治愈。抽吸清宫和刮宫术通常在超声引导下进行,这是确保清除所有病灶并避免子宫穿孔的首选治疗方法[3]。如果子宫的大小大于 16 周,葡萄胎组织造成肺栓塞的风险增加,因此如果可行的话应考虑在转诊中心进行护理[6]。出血情况是变化的,但是出血的总体风险随着子宫大小的增加而增加,因此如果子宫大小大于 16 周,需要准备好用于输注的血制品[12]。也可以考虑在手术开始时静脉滴注催产素来控制失血,但由于存在低钠血症和液体负荷的风险,对于有合并症的患者必须谨慎使用[63]。Rh 阴性血的部分性葡萄胎患者应适当预防性给予抗 D 免疫球蛋白。

**表 42-5　WHO 妊娠滋养细胞疾病预后评分**

| WHO 评分 | 0 | 1 | 2 | 4 |
| --- | --- | --- | --- | --- |
| 年龄(岁) | $<40$ | $\geqslant 40$ | — | |
| 前次妊娠 | 葡萄胎 | 流产 | 足月 | |
| 与前次妊娠间隔月份 | $<4$ | $4\sim7$ | $7\sim13$ | $\geqslant 13$ |
| 治疗前血清 HCG 水平(IU/mL) | $<10^3$ | $10^3\sim10^4$ | $10^4\sim10^5$ | $\geqslant 10^5$ |
| 最大肿瘤的大小(包括子宫) | $<3$ cm | $3\sim5$ cm | $\geqslant 5$ cm | |
| 转移部位 | 肺 | 脾、肾 | 胃肠道 | 肝、脑 |
| 转移数量 | — | $1\sim4$ | $5\sim8$ | $>8$ |
| 前次化疗失败 | | — | 单一药物 | 两种以上药物 |

注:低风险 $\leqslant 6$;高风险 $\geqslant 7$。
此系统结合了改良的 WHO 风险评分系统与 2000 年 9 月的 FIGO 分期,并于 2002 年 6 月通过 FIGO 公告批准。

如果患者已生育并且未来没有生育要求,则可以考虑进行子宫切除(图 42-4)。即使卵巢黄素囊肿存在,卵巢也需要保留。切除子宫可以永久绝育,同时也减少了由于持续性疾病而可能需要的后续化疗[45]。

#### 术后护理和化疗适应证

在初次手术治疗后,应每周检测一次血清 β-HCG 水平直到连续 3 周检测结果正常。这通常发生在 8 周内,但大约 20% 的患者在手术清除后的 14~16 周仍有升高的 β-HCG 水平。完全性葡萄胎和 β-HCG 水平降至正常的患者应继续

每月监测血清 β-HCG 水平 6 个月。由于部分性葡萄胎后续发生妊娠滋养细胞肿瘤的风险较低(0.5%~1%),并且在 HCG 降到正常值时这种风险下降到 1/3 000,大多数中心会对这部分患者随访至血清 HCG 两次阴性[6,44,61]。

虽然从历史上看,指南建议在 HCG 水平正常化后的 12 个月内使用避孕措施避免再次怀孕,但最近的数据表明,在 6~12 个月葡萄胎复发的风险并没有增加[13]。因此,大多数专家建议只需避孕 6 个月[6]。由于存在子宫穿孔的潜在风险,宫内节育器有相对禁忌证[64,65]。口服避孕药被认为是首

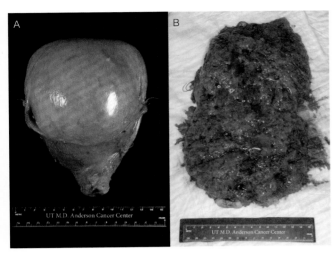

**图 42 - 4** 完全性葡萄胎全子宫切除的大体标本。A. 增大的子宫。B. 剖析子宫后滋养细胞组织弥漫整个宫腔

选的避孕方法,因为其也有助于抑制可以干扰低水平 HCG 检测的黄体生成素。目前,没有关于在该患者群体中使用依托孕烯植入物或 Depo - Provera 注射剂避孕的证据。

手术清除后的大多数患者不需要任何进一步治疗,但有 20% 的患者会发展为需要进一步治疗的恶性疾病[66-68]。这些患者的病理包括完全性葡萄胎(78%)、部分性葡萄胎(9%)和绒毛膜癌(8%)[67]。根据 2000 年 FIGO 标准(表 42 - 5),这些患者中的大多数(81%)患有低危疾病,18% 患有高危疾病,1% 患有 PSTT。需要进一步治疗的恶性疾病基于以下标准[6,44,55-57]:

- 每周 HCG 水平稳定超过 3 周(保持在先前结果的 10% 以内)。
- 2 周内 HCG 水平 3 次升高超过 10%。
- 葡萄胎组织清宫后可持续检测到血清 HCG 超过 6 个月。
- 组织学诊断为绒毛膜癌。
- 转移性疾病的证据。
- 正常结果后 HCG 水平升高。
- 清宫后非残余组织引起的出血。

值得注意的是,清宫后 6 个月 HCG 水平仍升高但呈下降趋势并不需要化疗,因为这些患者的 HCG 水平通常会自行恢复正常[69],但通过影像学重新分期和密切监测是非常重要的。与之相反,清宫 4 周后 HCG 水平仍超过 20 000 IU/L 提示需要进行化疗,因为子宫穿孔和出血的风险很高[3,6]。在监测期间,患者需要使用有效的避孕措施以防止新的妊娠,而不是妊娠滋养细胞肿瘤的发生。

### 预防性化疗

葡萄胎清除后的预防性辅助化疗存在争议且并不推荐,因为风险大于获益,除非是在资源匮乏地区无法进行后续随访的极少数情况下[6,70]。总体而言,所有患者都必须进行监测,并且不必要的化疗会使许多女性暴露于药物毒性且可能诱发耐药[71,72]。

### ■ 恶性妊娠滋养细胞疾病

诊断恶性疾病后,应对患者进行适当的评估以确定分期

和评分。对于通过 HCG 监测确诊的患者,检查内容应包括病史、体格检查、血清 HCG 水平、盆腔超声(排除妊娠、测量子宫大小、排除盆腔转移)和胸部影像学检查。如果胸部 X 线片提示肺转移,则应进一步行胸部 CT 检查,但仅使用胸部 X 线片看到的病灶进行评分[6,55]。如有可能,尤其是在医疗资源丰富的地区,初次的影像学评估应该包括胸部、腹部和盆腔 CT。但如前所述,小于 1 cm 的肺部结节不应计入分期和评分中。常规脑部扫描不是必需的,但如有肺转移证据,则需要使用 CT 或 MRI(首选)进行脑部扫描。

对于在非葡萄胎妊娠后发生的,根据病理证实为绒毛膜癌或疑似妊娠滋养细胞肿瘤,由于存在侵袭性疾病的可能,应进行全身影像学检查,应当包括胸部和腹部的 CT、头颅和盆腔的 MRI,以及盆腔超声[6]。

评估后,基于 2000 年 FIGO 分期并结合改良的 WHO 评分系统(表 42 - 4 和表 42 - 5)对患者进行分期和评分。这决定了患者初次的治疗计划。患者评为低风险,或得分为 0~6,表明他们对单一药物化疗产生耐药的风险低;患者评为高风险组,或得分大于 6,表明他们对单一药物化疗产生耐药的风险高,需要联合化疗。

### 低风险疾病

低风险疾病患者的总体预后非常好,尽管可能存在转移性疾病或对一线或二线治疗产生耐药,但目前的治疗方法治愈率接近 100%[61]。对于没有生育要求的患者,子宫切除是最主要的治疗方法,但这可能无法消除对额外化疗的需要。然而,大多数患者处于育龄期,且有生育需求,因此应该选择化疗作为低风险疾病的一线治疗。由于这些患者的 WHO 评分较低,他们适合单药化疗(表 42 - 6)。

**表 42 - 6** 低风险[a]妊娠滋养细胞疾病化疗方案

| 药物 | 处理 | 周期[b](天) |
|---|---|---|
| 甲氨蝶呤和亚叶酸钙 | 第 1、3、5、7 天,50 mg,IM<br>第 2、4、6、8 天,15 mg,PO | 14 |
| 甲氨蝶呤和亚叶酸钙 | 第 1、3、5、7 天,1 mg/kg(≤70 mg),IM 或 IV<br>第 2、4、6、8 天,0.1 mg/kg,IM 或 IV | 14 |
| 甲氨蝶呤 | 每天 0.4 mg/kg,IM 或 IV,连续 5 天 | 14 |
| 甲氨蝶呤 | 30~50 mg/m²,IM | 7 |
| 更生霉素 | 每天 10 μg/kg(最大 0.5 mg),IV,连续 5 天 | 14 |
| 更生霉素 | 1.25 mg/m² | 14 |

注:[a]治疗基于 WHO 风险标准。[b]如有需要可以暂停治疗使骨髓恢复。IM,肌内注射;IV,静脉注射;PO,口服。

含有或不含亚叶酸的甲氨蝶呤和更生霉素的单药治疗都适用于低危疾病患者(表 42 - 6)。几项研究评估了这些疗法的情况,但由于包括几种不同的纳入标准,这使其很难与更好的方案进行比较。

一项随机试验将低剂量、每周一次的甲氨蝶呤(30 mg/m²

方案与 14 天的更生霉素方案进行比较。该研究发现,更生霉素疗效更好,完全缓解率分别为 53.5% 和 69.7%[73]。该研究的主要缺陷是使用了已知低效的甲氨蝶呤方案。尽管有这些结果,但许多人仍然赞成使用甲氨蝶呤,可能是因为与更生霉素相比,甲氨蝶呤副作用更小,没有脱发、恶心和呕吐更少、骨髓抑制更少[13]。有很多回顾性数据显示,甲氨蝶呤治疗方案效果更好。这些多种剂量的方案均由亚叶酸钙解毒,其疗效与更生霉素相当。另一方面,更生霉素可以说具有更好的疗效,但给药频率较低[6]。此外,根据 WHO 评分,这些方案在低风险疾病组中的疗效也可能不同。在之前提到的妇科肿瘤组研究中,70% WHO 评分为 0~1[73]的患者每周肌内注射甲氨蝶呤是成功的,但在评分为 2~4 的患者中,这一比例下降到 40%,然后在评分 5~6 的患者中,下降至 12%[74]。因此,许多人不推荐使用甲氨蝶呤周疗,或者,对评分 2 分或以下的患者保留每周一次甲氨蝶呤治疗方案,而评分 5~6 分的患者首选 2 周一次的更生霉素脉冲或多日甲氨蝶呤治疗方案。

局限于子宫的低危疾病患者的治疗也可考虑二次清宫术。一项前瞻性研究发现,接受第二次清宫而不是单药化疗的患者中,有 38% 表现出 HCG 水平正常化且没有明显的复发[75]。应当避免常规二次清宫。对于希望避免化疗且 WHO 评分较低的患者,在了解仍需要化疗的可能性很高以及治疗过程可能会延长的事实后可以考虑。

在治疗期间,应每 1~2 周监测一次患者血清 HCG 水平以确定疗效。如果连续 3 周持续升高或连续 2 周升高超过 2 周,则证明对一线治疗耐药[6]。然而,如果 HCG 水平较低,需要排除幻影 HCG 综合征。

对初次化疗耐药的患者进行重新评分并不总是必要的,除非水平长期持续升高,并且怀疑 PSTT 或 ETT[61]。对于 β-HCG 处于平台或上升的低风险疾病患者,也可以考虑重新成像分期,以确定他们现在是否已经成为高风险疾病患者,可能需要联合药物治疗或可以切换到另一种单药治疗方案。如果疾病局限于子宫,则进行子宫切除手术,但是如果患者希望保留生育能力,则建议进行替代化疗。如果 HCG 水平低于 300 IU/L,最初接受甲氨蝶呤治疗的低 HCG 水平患者可以考虑使用更生霉素[61,76]。初始单药治疗失败且 HCG 水平较高的患者应联合使用依托泊苷、甲氨蝶呤和更生霉素治疗,每周与环磷酰胺和长春新碱交替使用(EMA-CO)化疗[61]。

当 HCG 水平降至正常(<5 IU/L)后,建议再进行 3 次额外的化疗,以尽量减少复发的可能性[6,77]。低风险患者再进行两次额外的疗程就足够。

### 高风险疾病

高风险疾病不太可能通过单一药物治疗治愈。此外,这些患者治疗失败的风险最高。相反,这些患者应该接受联合药物治疗,一线方案为 EMA-CO[78]。使用该方案的高风险绒毛膜癌患者的生存率为 83%[79]。患者对该方案通常耐受

性良好,毒性包括脱发、轻度贫血、中性粒细胞减少和口腔炎。75% 的患者的生育功能得以保留。对于高肿瘤负荷的患者,肿瘤快速坏死可能导致出血,可考虑先采用较低剂量的诱导治疗。在 HCG 正常以后,可以进行 3 个额外 EMA-CO 周期的巩固治疗(6 周)。

EMA-CO 方案是高风险疾病的一线治疗方案(表 42-7)。其他的方案包括 EMA-EP(依托泊苷、甲氨蝶呤、更生霉素)或 ACE 方案(更生霉素、顺铂和依托泊苷)似乎也是有效的,但通常仅在特殊情况下使用,或作为 EMA-CO 方案治疗失败后的补救治疗[80]。患者应在治疗至 β-HCG 正常后,继续给予 3 个周期的巩固治疗。

表 42-7　EMA-CO:高危滋养细胞疾病首选一线化疗方案

| 药物方案 | | 处理 |
| --- | --- | --- |
| 一阶段(EMA) | | |
| | 依托泊苷 | 100 mg/m²,IV,大于 30 min |
| 第一天 | 甲氨蝶呤 | 300 mg/m²,IV,大于 12 h |
| | 更生霉素 | 0.5 mg,静脉推注 |
| | 依托泊苷 | 100 mg/m²,IV,大于 30 min |
| 第二天 | 亚叶酸钙 | 每 6 h 15 mg,IV/IM/PO,共 4 剂,在应用甲氨蝶呤后 24 h 后开始 |
| | 更生霉素 | 0.5 mg,静脉推注 |
| 二阶段(CO) | | |
| | 环磷酰胺 | 600 mg/m²,IV,大于 30 min |
| | 长春新碱 | 0.8 mg/m²(最高 2 mg),IV |
| 在化疗耐受情况下,每 14 天可以重复一次疗程 | | |

注:治疗基于 WHO 风险标准。中枢神经系统转移患者,碱化尿液后静脉注射甲氨蝶呤的剂量增加至 1 000 mg/m² 大于 12 h。亚叶酸钙剂量增加到每 6 h 8 剂。这个方案称为"大剂量甲氨蝶呤 EMA-CO"。IV,静脉注射;PO,口服。

### 需要特殊治疗的转移性疾病

对于晚期转移性疾病的患者,需要特殊注意。对于阴道大出血的患者,可能需要输注血制品纠正低血容量,直到出血停止为止,通常需要 3 或 4 天。其他可能需要的措施包括子宫动脉栓塞、子宫切除和子宫动脉结扎[81]。但总体而言,通过适当的复苏和管理,很少出现患者死亡。

对于广泛转移的患者,有时也被称为超高风险患者,正如 WHO 评分>12 分所指出的,可能存在肺、腹腔和颅内出血的风险(图 42-5)。因此,应首先考虑低剂量诱导化疗,然后进行全剂量联合化疗,以降低发病率和死亡率。这包括使用诱导低剂量依托泊苷 100 mg/m² 和顺铂 20 mg/m²(EP;第 1 天和第 2 天,每周一次)以减少 EMA-CO 方案应用前的早期死亡。在一项研究中,对 23.1% 的高肿瘤负荷的高风险患者(140 人中的 33 人)进行了 1~4 个周期的 EP 诱导化疗,与用诱导化疗前相比,早期死亡率从 7.2% 降至 0.7%[82]。

肺部转移可能是广泛的,并且与呼吸衰竭和死亡有关[83]。

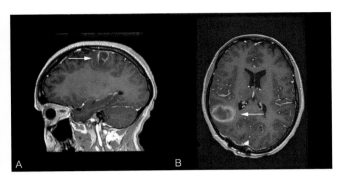

**图 42-5** 转移性绒癌患者的头颅 MRI。A. 脑部矢状面。B. 脑部冠状面。箭头指示转移病灶

呼吸功能受损或早期死亡的相关因素包括发绀、肺动脉高压、呼吸困难、贫血、心动过速、广泛肺部阴影（＞50％）、纵隔受累、双侧胸腔积液和 WHO 预后评分升高[84]。对于有广泛肺部转移的患者，如前所述，诱导化疗被认为可以降低呼吸衰竭的风险，但这种治疗方案可能无法预防肺衰竭和死亡[84]。

中枢神经系统转移的患者需要额外特殊注意（图 42-5）。这些患者可能需要紧急的神经外科干预来控制可能出现的出血或颅内压升高。也可以考虑全脑放疗（3 000 cGY 或超过 10 次的小放疗），但这存在争议，因为目前没有证据支持该治疗可以改善长期预后，反而可能增加记忆障碍和继发性癌症的风险[13]。其他中心建议除非患者 WHO 评分在 13 以上或存在其他不良预后因素，可以重复 EP 诱导化疗 1～3 周直到稳定，然后继续大剂量甲氨蝶呤 EMA-CO 化疗[85]。在该方案中，甲氨蝶呤剂量可以增加至 1 mg/m²。CO 时患者可考虑鞘内注射甲氨蝶呤 12.5 mg，但由于存在多灶性脑白质病的风险，不应与全脑放疗同时给药[86]。鞘内注射甲氨蝶呤应仅用于具有鞘内化疗经验的多学科中心中进行。

对于 WHO 评分为 13 或者以上的患者，应考虑应用 EP-EMA 而不是大剂量的 EMA-CO[82,87]。鞘内注射甲氨蝶呤也可与 EP 一起使用[86]。在化疗结束时，可考虑进行立体定向放疗或伽马刀疗法用以治疗残留的不可切除的病灶[61]。使用全脑放疗联合化疗的中枢神经系统转移患者的总体生存率为 67％[85]，但据报道单独使用化疗的治愈率为 88％[88]。同样的，对中枢神经系统转移的患者应在多学科医疗中心进行管理。

### 首次缓解患者

具有高复发风险的患者首次缓解后需要密切监测血清 β-HCG 水平和治疗后基线影像学表现。肺转移患者应在化疗结束时重复进行高分辨率 CT 作为随访的基线。通常，这些患者在影像学上可以看到残留的结节，为纤维瘢痕组织。同样的，脑转移患者应在治疗结束时进行头颅 MRI 检查，肝转移患者应进行腹部 CT 检查。如果为保留子宫的患者，还应考虑行盆腔 MRI 检查作为基线。这是因为 β-HCG 水平的适度增加可能伴随着初始治疗后图像上先前"无效"病变的细微变化。在某些情况下，这些孤立或单独转移的"耐药"病

灶可能适合进行手术切除治疗。如果化疗后的影像显示可疑结节或肿块，而 β-HCG 水平正常，则可能需要完善 PET-CT 检查作为基线[89]。如果 β-HCG 水平在随访期间升高，PET-CT 有助于识别任何的活动性病变[89]。

### 挽救疗法

虽然大多数妊娠滋养细胞肿瘤患者通过标准治疗方法可以治愈，但 20％～25％的高风险转移性疾病患者会出现持续性或复发性妊娠滋养细胞肿瘤。对于这些患者，应考虑手术切除、含铂类药物的替代化疗方案（表 42-8）或免疫治疗。

**表 42-8** 常用的妊娠滋养细胞疾病挽救疗法

| 药物方案 | | 处理 |
|---|---|---|
| **EP/EMA** | | |
| 第一部分（EP） | 依托泊苷 | 150 mg/m²，IV，超过 1 h |
| | 顺铂 | 25 mg/m²，IV，超过 4 h |
| | 顺铂 | 25 mg/m²，IV，超过 4 h |
| | 顺铂 | 25 mg/m²，IV，超过 4 h |
| | 更生霉素 | 0.5 mg，静脉推注 |
| 第二部分（EMA） | 依托泊苷 | 100 mg/m²，IV，超过 1 h |
| | 甲氨蝶呤 | 300 mg/m²，IV，超过 12 h |
| | 亚叶酸钙 | 甲氨蝶呤开始后 24 h 每 12 h 15 mg，PO/IV，4 剂 |
| EP 和 EMA 每 7 天交替一次 | | |
| **TE/PT** | | |
| 第一部分（TEª） | 紫杉醇 | 135 mg/m²，IV，大于 3 h |
| | 依托泊苷 | 150 mg/m²，IV，大于 1 h |
| 第二部分（PTª） | 环磷酰胺 | 60 mg/m²，IV，大于 2 h |
| | 紫杉醇 | 135 mg/m²，IV，大于 3 h |
| TE 和 PT 每 14 天交替一次 | | |

注：ª紫杉醇给药前 12 h 口服地塞米松 20 mg 预处理，给药前 3～6 h 口服地塞米松 20 mg，给药前 30～60 min 雷尼替丁 50 mg 静脉推注，给药前 30～60 min 氯苯那敏 10 mg 静脉推注。
IV，静脉注射；PO，口服。

最常见的化疗方案为 EP-EMA，即第 2 天不用依托泊苷和更生霉素，每周交替使用依托泊苷和顺铂。该方案具有大于 75％的治愈率，但同时与显著的毒性反应[64,90]相关（表 42-8）。一些证据表明 TE/TP（紫杉醇和依托泊苷与紫杉醇和顺铂每周交替使用）可能同样有效，但毒性较小[6,91]。其他的疗法包括 ACE；VIP（依托泊苷、异环磷酰胺和顺铂）；BEP（博来霉素、依托泊苷和顺铂）；顺铂、长春新碱和甲氨蝶呤；PVB（顺铂、长春新碱和博来霉素）；PEBA（顺铂、依托泊苷、博来霉素和多柔比星）；ICE（大剂量环磷酰胺、卡铂和依托泊苷）；以及与吉西他滨或卡培他滨的组合[90]。预后各不相同，反应率为 20％～75％。

PET-CT 可用于检测可能通过手术切除获益的孤立转移灶[92]。例如，在一项研究中，39％的患者接受了耐药病灶

切除术,长期存活率为 82%[93]。此外,目前正在研究免疫疗法作为治疗多重耐药的妊娠滋养细胞肿瘤患者的新方法。

PD-L1 是一种跨膜蛋白,可与 PD-1 结合,后者是一种将抑制信号传递给 T 细胞的检查点分子。针对 PD-L1 和 PD-1 的单克隆抗体,如检查点抑制剂,已经在患有多种类型的癌症患者中表现出令人印象深刻的临床应答。PD-L1 在 GTN 患者中存在强烈表达[94-96],因此检查点抑制剂的使用已被研究作为这种恶性肿瘤的潜在治疗方法。

这一临床前数据得到了 4 名接受抗 PD-1 单克隆抗体治疗的耐药妊娠滋养细胞肿瘤患者的小型病例研究的进一步支持,其中 3 名患者病情得以缓解[97]。目前,一项多中心的 Ⅱ 期临床试验 TROPHIM-MUN(NCT03135769)正在评估阿维鲁单抗(一种抗 PD-L1 的单克隆抗体)在单药化疗或多药化疗耐药的妊娠滋养细胞肿瘤患者中的应用。初步结果表明,对于这种疾病,与标准疗法相比,免疫疗法可能更有效且耐受性更好[98]。

然而,持久的抗滋养细胞免疫可能存在导致永久生育功能损伤的风险,这是一个问题,仍需进一步研究,之后才能为妊娠滋养细胞肿瘤患者推荐免疫疗法作为早期一线疗法。有关 TROPHIM-MUN 试验患者的病例报道首次报道了使用这种免疫方法治疗妊娠滋养细胞肿瘤后出生的健康婴儿,这为在妊娠滋养细胞肿瘤的治疗中使用免疫疗法的同时保留生育能力提供了一些希望[99]。

### 胎盘部位滋养细胞肿瘤

PSTT 是一种罕见的肿瘤,通常在非葡萄胎妊娠后发生。血清 HCG 对其诊断、治疗和随访可能帮助不大[100]。PSTT 通常具有侵袭性,预后不良,通常被认为对化疗不敏感。在 10%~29% 的病例中出现肺转移,另外有 10% 会在随访期间发生转移[100]。一项研究报告称,PSTT 的总体死亡率为 16%~21%[67]。然而,晚期疾病可能更令人担忧,因为另一项研究表明,88% 的早期疾病患者在诊断后 28 个月内无病生存,而晚期疾病患者的这一比例为 11%[37]。

FIGO 评分对确定治疗方案没有帮助。相反,治疗取决于是否存在转移性疾病和距前次妊娠的间隔时间。对于距前次妊娠不到 4 年的非转移性疾病患者,主要的治疗方案是保留卵巢的子宫切除术[100]。常规淋巴结清扫术的作用有限,建议仅对可疑淋巴结进行取样和切除[37]。对于距前次妊娠不到 4 年的转移性疾病患者,建议 EP-EMA 随后手术切除残留病灶和子宫切除术(如果治疗有反应)[90]。无法手术切除病灶的复发性疾病患者可能需要放疗或 EMA-CO 或 TE/TP 的联合化疗[90]。距前次妊娠 4 年以上的患者预后较差,死亡率为 100%,而 4 年内的患者的长期生存率为 98%[100]。因此,这些患者无论疾病的严重程度如何,都应考虑大剂量化疗或进入临床试验[100]。

### 上皮样滋养细胞肿瘤

ETT 是一种罕见的疾病,通常比 PSTT 和绒毛膜癌更具侵袭性。它也被认为不如绒毛膜癌对化疗敏感,因此手术治疗方案为纳入管理方法。治疗方法与 PSTT 患者相似。

## 双胎妊娠

据估计,每 20 000~100 000 例妊娠中有 1 例会同时伴有完全性或部分性葡萄胎妊娠的健康双胎妊娠[3]。双胎妊娠通常可通过盆腔超声检查发现,但羊膜穿刺术和染色体分析等其他检测也有必要。这已经在自然和体外受精妊娠中得到证实。然而,这种情况可能会随着促排卵药物使用的增加而增加[101]。一些人建议终止妊娠,因为获得成功结局的可能性低,并且可能增加发生恶性疾病的风险[102]。然而,最近的研究表明,38%~57% 的女性生下了健康的婴儿,葡萄胎恶性转化的风险没有增加[103]。与这些妊娠相关的其他潜在风险包括严重并发症,如先兆子痫、出血和甲状腺毒症,这些通常发生在妊娠中期[104]。同样早产也是个问题。总体来说,任何治疗的决定都应该在围产科医生和妇科肿瘤医生与患者一起充分讨论后做出,并且需要对母亲和胎儿进行仔细的风险评估。

## 未来的生育和生存

葡萄胎成功治疗的女性未来发生葡萄胎的风险为 1%[41]。此外,与部分性葡萄胎患者相比,完全性葡萄胎的患者复发风险更高[105]。经过 6 个月的监测后,β-HCG 水平没有升高,患者可考虑受孕。然而,由于再次发生葡萄胎的风险较高,因此应密切监测未来妊娠情况。对于接受过化疗的女性,83% 的患者在接受过化疗后仍然能够怀孕,大多数患者能够怀孕到足月并成功活产[41]。

就化疗的影响而言,EMA-CO 已被证明会诱发更年期提前,比预期早 3 年[61]。支持继发的原发性恶性肿瘤(如急性髓系白血病和甲状腺癌)风险的证据尚无定论[3]。此外,幸存者问题集中在性功能障碍和生育质量问题上,对社会弱势群体患者的影响不成比例[6,106]。

## 结论

妊娠滋养层肿瘤是一种广泛的肿瘤性疾病,起源于异常受精后的胎盘滋养层组织。根据 2000 年 FIGO 分期系统结合改良的 WHO 评分系统,将患者预后进行分组。这综合了诸如肿瘤组织学亚型、疾病程度、HCG 水平、疾病持续时间、前次妊娠的性质和既往治疗程度等因素。每位患者都应在多学科团队的治疗下经过仔细的分层后接受个性化治疗。手术和化疗是有效治疗这些患者的重要手段。此外,仔细随访并定期进行实验室检查,以确定 β-HCG 水平,这对成功至关重要。

## 提示

- 葡萄胎可以通过手术治疗达到治愈。建议使用超声引导下清宫术。已生育患者可以考虑进行全子宫切除术。
- 低风险妊娠滋养细胞肿瘤(评分 0~6)的患者能够使用单药治疗,如甲氨蝶呤或更生霉素。
- 高风险妊娠滋养细胞肿瘤(评分>6)的患者建议使用联合药物治疗,通常选用 EMA - CO 作为一线治疗方案。如果条件允许,这些患者应该在有妊娠滋养细胞肿瘤治疗经验的综合性中心诊治。

- 有广泛转移的且存在肺部、腹腔内或颅内出血的风险的患者,应考虑进行诱导化疗,随后进行全剂量负荷的联合化疗。
- 对于 20%~25%的持续性或复发性妊娠滋养细胞肿瘤患者,有多种可选择的挽救疗法,包括手术切除病灶、改良的以铂类药物为基础的化疗方案和免疫治疗。
- 妊娠滋养细胞疾病患者应在随访、治疗期间及 HCG 水平正常化后的 6~12 个月使用有效的避孕措施。

# 第 ⑨ 篇　生殖泌尿系统恶性肿瘤
## Nizar M. Tannir

# 第 43 章　肾细胞癌

Andrew W. Hahn
Jose A. Karam
Christopher G. Wood
Nizar M. Tannir

董　培·译

## 要点

- 国际转移性肾癌数据库联盟(IMDC)和 MSKCC 风险评分已成为帮助转移性肾透明细胞癌(ccRCC)患者选择一线治疗的重要工具。IMDC 风险评分包括以下危险因素：血清校正钙水平升高、贫血、1 年内因转移疾病接受全身治疗、Karnofsky 功能状态评分(KPS)<80分、中性粒细胞绝对值>正常值上限(ULN)和血小板计数>ULN。

- 截至 2020 年，转移性肾癌(mRCC)的一线治疗方案包括：纳武利尤单抗＋伊匹木单抗、帕博利珠单抗＋阿昔替尼、阿维鲁单抗＋阿昔替尼和卡博替尼。与舒尼替尼相比，改善总生存期(OS)的一线治疗只有纳武利尤单抗＋伊匹木单抗(CheckMate-214)和帕博利珠单抗＋阿昔替尼(KEYNOTE-426)。

- 目前肾癌的二线或后线治疗方案包括：卡博替尼、纳武利尤单抗、仑伐替尼联合依维莫司、阿昔替尼。关于一线治疗失败后的治疗顺序，目前的前瞻性证据有限，这给临床医生带来了挑战。

- 转移性非透明细胞肾癌(nccRCC)患者的预后较转移性ccRCC 患者差，且非透明细胞肾癌不同组织学亚型的治疗效果不同。一般而言，转移性非透明细胞肾癌患者应转诊到三级癌症中心参加临床试验。

- 局部晚期肾癌的辅助治疗目前不是标准治疗。血管内皮生长因子(VEGF)靶向治疗未能持续改善 OS。目前正在前瞻性临床试验中评估免疫检查点抑制剂的辅助治疗。

- CARMENA 和 SURTIME 试验对接受 VEGF 靶向治疗的中危或高危 mRCC 患者进行减瘤性肾切除术(CN)的疗效和时机提出了质疑。在 MDACC，不建议将 CN 用于高危患者，对于大多数中危患者，我们从全身治疗开始，将 CN 留给治疗有效和体能状态良好的患者。

## 发病率与诊断

根据 WHO 全球癌症观察站(GLOBOCAN)数据库，2018 年美国估计有 60 336 例肾癌新发病例，预计将有 15 333 例患者死于疾病进展[1]。肾细胞癌(RCC)是肾脏肿瘤中最常见的组织学类型，透明细胞 RCC(ccRCC)是最常见的组织学亚型(图 43-1)。非透明细胞肾癌(nccRCC)亚型包括嫌色细胞癌、乳头状癌、嗜酸细胞瘤、集合管癌、肾髓样癌(RMC)、易位和未分类 RCC。

在 2015 年针对多个国际数据库进行的一项分析中，全球肾癌发病率有显著差异，而且总体而言，肾癌发病率几十年来稳步上升，包括美国在内[2]。相反，在资源丰富的国家，如北美、欧洲和澳大利亚，肾细胞癌的死亡率自 20 世纪 90 年代以来稳步下降。在美国，肾癌发病率的上升在很大程度上归因于局部肿瘤的检出增加。在 1988—2006 年 SEER 数据库进行的分析中显示，尽管局限性 RCC 的发病率迅速上升，但远端肾细胞癌的发病率却有所下降[3]。许多人推测，CT 成像应用的增加可能导致了这一结果。

## 分期、遗传和临床危险因素

AJCC 于 2017 年更新了第 8 版肾癌分期系统[4]。在该分期系统中，T1 和 T2 期肿瘤局限于肾脏，T3 期肿瘤延伸至大静脉或肾周组织，T4 期肿瘤侵犯 Gerota 筋膜外。N 分期和 M 分期分别指有无区域淋巴结转移和远处转移。主要分期如下：1 期为 T1N0 期，2 期为 T2N0 期，3 期可为 T3N0～1 或 T1～2N1 期，4 期指任何 T4 或 M1 期。

胚系基因突变与肾癌发生之间的关联已得到充分证实，并且适用于肾癌病例中少数但具有生物学意义的亚组[5]。已知的遗传性肾癌综合征包括遗传性乳头状肾癌(c-MET 基因)、遗传性平滑肌瘤病和肾癌综合征(FH 基因)、Birt-Hogg-Dube 综合征(FLCN 基因)、结节性硬化症(TSC1 和 TSC2 基

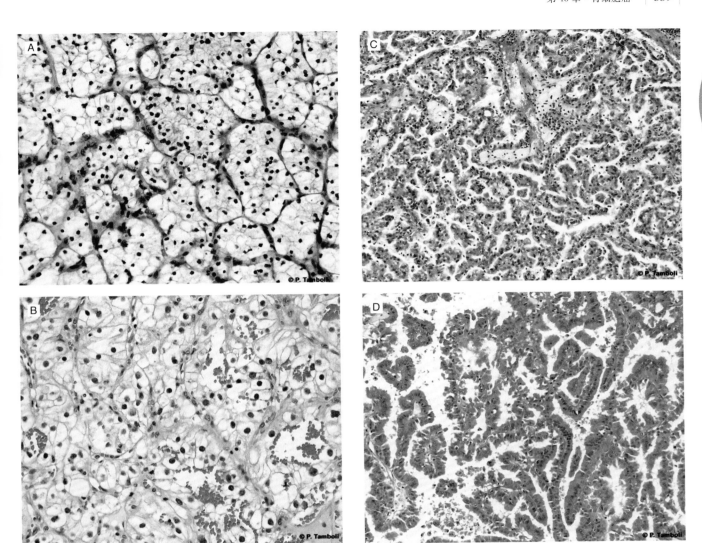

**图 43-1** 透明细胞（常规）肾细胞癌（RCC）低级别（A）和高级别（B）核特征显微照片。1 型乳头状 RCC 显微照片（C）显示乳头状排列有短立方细胞，2 型乳头状 RCC 显微照片（D）显示乳头状排列有高柱状细胞，细胞质嗜酸性，核特征高。经许可引自 Pheroze Tamboli, MD

因）、von Hippel-Lindau 病（*VHL* 基因）和遗传性 BAP-1 相关肾癌（*BAP1* 基因）[6]。这些基因组改变在家族性和散发性肾细胞癌的生物学中起着重要作用，但环境因素也是肾肿瘤发生的风险因素。吸烟与肾癌发病风险增加相关。在一项包含 24 项研究的荟萃分析中，当前吸烟者患肾癌的相对危险度（RR）为 1.36，既往吸烟者患肾癌的 RR 为 1.16[7]。

肥胖或 BMI 增加也与肾癌风险增加相关。数项研究表明，肾癌患者肥胖或 BMI 增加的发生率较高，提示两者之间存在流行病学联系[8,9]。然而，也有研究表明，高 BMI 的患者在手术后预后较好，并且在接受血管生成靶向治疗的转移性疾病患者中，生存期延长，这创造了"肥胖悖论"（obesity paradox）。肾癌的其他可能危险因素包括高血压、糖尿病、透析患者的获得性多囊肾病和职业暴露（如镉、石油制品、石棉）[10,11]。

## 风险评估和分子生物标志物

肾癌的自然病程广泛，取决于肿瘤遗传因素和临床预后因素。对于患有局限性肾癌的患者，肾切除术可以治愈，但部分接受根治性肾切除术的患者将继续发展为转移性肾癌。此

外，部分肾癌患者存在转移性疾病，转移性肾癌预后较差。

传统指标如体能状态、肿瘤分期和肿瘤分级均与临床实践显著相关[8]。其他多种临床、病理和分子特征也与预后相关（表 43-1）[9,10]。在局限性肾癌中，有几种列线图结合了组织病理学因素来预测复发风险，如 MSKCC 术后列线图，肾癌分期、大小、分级和坏死评分预测模型（SSIGN），以及 UCLA 肾癌综合分期系统[12-14]。此外，目前已开发出多基因组合，用于在围手术期辅助预测局限性肾癌的预后，包括 ClearCode-34 评分和 16-gene 复发风险评分[15,16]。

**表 43-1** 转移性肾细胞癌的预后因素

| 患者或治疗相关因素 | 实验室检查 | 肿瘤相关因素 | 分子标志物 |
|---|---|---|---|
| 整体状态 | 乳酸脱氢酶 | 转移灶数量和部位 | ClearCode-34 评分、细胞周期进展评分、16-gene 复发风险评分 |
| 年龄、性别、种族 | 碱性磷酸酶 | 无瘤间期 | *BAP1*、*SETD1*、*PBRM1* 突变 |

续 表

| 患者或治疗相关因素 | 实验室检查 | 肿瘤相关因素 | 分子标志物 |
|---|---|---|---|
| 症状：消瘦、乏力、疼痛、纳差、发热 | 钙 | 无转移间期 | 碳酸酐酶IX表达 |
| 超重 | 白蛋白 | 肿瘤负荷 | p53 过表达 |
| 既往行肾切除术 | 肝功能障碍 | 组织学类型 | IMP3 表达 |
| 既往治疗 | 贫血、中性粒细胞计数 | 肉瘤样分化 | |
| | 血小板增多 | 基因倍数体 | |

### 转移性肾细胞癌风险评估的预后模型

1999 年，Motzer 团队[17]确定了 5 个危险因素（血清校正钙水平升高、贫血、乳酸脱氢酶升高＞1.5 倍 ULN、KPS＜80 和原位原发肿瘤），将患者分为 3 个危险组（良好，无危险因素；中等，一个或两个危险因素；高危，三个或更多危险因素）。2002 年发布了新版评分系统，现在称为 MSKCC 风险评分（也称为"Motzer Criteria"），其中包括最初的 4 个危险因素，新增第 5 个危险因素是在诊断后 1 年内使用干扰素治疗[18]。在临床试验中，第 5 个因素通常定义为从最初诊断肾癌到开始全身性治疗的时间在 1 年内。随着靶向治疗的引入，IMDC 成立，其评分系统于 2009 年提出并于 2013 年进行了外部验证[19,20]。IMDC 预后评分系统（又称 Heng 评分）包括 6 个危险因素（校正钙升高、贫血、KPS＜80、1 年内是否接受全身转移治疗、中性粒细胞绝对计数＜ULN、血小板计数＜ULN）。与 MSKCC 评分系统相似，0 个危险因素定义为良好，1～2 个危险因素定义为中等，有 3 个或 3 个以上危险因素的风险较高。目前尚有其他评分体系提出，但 MSKCC 和 IMDC 仍然是使用最广泛的评分系统（表 43 - 2）。

**表 43 - 2** MSKCC 修改了转移性肾细胞癌的风险评分和 IMDC 风险评分，通过风险分层进行生存分析

| MSKCC 2002 因子（每项一分） | 风险组（评分） | 总生存期（月） | IMDC 风险评分（每项一分） | 风险组（评分） | 总生存期（月） |
|---|---|---|---|---|---|
| 贫血 | 低危(0) | 30 | 贫血 | 低危(0) | 43 |
| 钙离子升高 | | | 钙离子升高 | | |
| KPS＜80 | 中危(1～2) | 14 | KPS＜80 | 中危(1～2) | 22.5 |
| 诊断至接受全身治疗小于 1 年 | | | 诊断至接受全身治疗小于 1 年 | | |
| LDH＞1.5×ULN | 高危(3～5) | 5 | 血小板计数＞ULN | 高危(3～5) | 7.8 |
| | | | 中性粒细胞计数＞ULN | | |

### 分子发病机制和生物标志物

肾透明细胞癌的特征是 VHL 基因的早期缺失，VHL 基因是一种抑癌基因，其编码的蛋白质负责缺氧诱导因子（HIF）的泛素化和蛋白酶体降解。当 VHL 发生失活时，HIF 的累积将导致血管内皮生长因子（VEGF）、血小板衍生生长因子亚基 B 和其他介导葡萄糖转运、增殖和血管生成的蛋白表达增加[21]。在对 ccRCC 患者进行的癌症基因组（TCGA）研究中，最常见的基因组改变见于 VHL（55%）、PBRM1（38%）、SETD2（13%）、KDM5C（7%）、BAP1（11%）和 PTEN（5%）[22]。值得注意的是，VHL、SETD2（组蛋白甲基转移酶）、BAP1（组蛋白去泛素化酶）和 PBRM1（染色质重塑复合体的一部分）均位于 3p 染色体上。

随着二代测序技术的广泛应用，人们对肾癌的预测性和预后性基因组生物标志物兴致益然。然而，基因组生物标志物仍是一个活跃的研究领域，并未常规用于指导肾癌患者的治疗选择。在肾癌单基因生物标志物的研究中，PBRM1、TP53 和 BAP1 似乎是一致的预后标志物。在一项纳入 145 例局限性肾癌患者的研究中，BAP1 突变与较差的生存期相关（中位 OS 4.6 年），PBRM1 的突变与改善的生存期相关（中位 OS 10.6年）[23]。在另一项纳入 538 例 ccRCC 患者的 TCGA 研究中，BAP1、TP53 和 CDKN2A 与较差的 OS 相关[22]。最后，对 COMPARZ 和 RECORD - 3 试验进行的回顾性分析中，TP53 或 BAP1 突变和 PBRM1 无突变是较差 OS 的预测因素[24]。目前尚无研究证明单基因的改变可预测 mRCC 患者对治疗的应答。然而，在三项独立的研究中，血管生成相关基因的表达在预测 VEGF 靶向治疗的应答显示出了前景[25-27]。在 mRCC 患者中，PD - L1 的表达似乎不能预测对免疫检查点抑制剂的应答。

## 非转移性肾细胞癌的治疗

随着横断面成像技术的升级和引入，肾脏肿块的检出率显著增加。目前，大多数肾脏肿块为偶然发现，而不是通过肿块、血尿和腰痛的经典三联征发现。在评估肾肿物患者时，CT 横断面成像在描述解剖细微差别最有效能，有助于确定适合患者的手术入路。MRI 不常规应用，但在以下方面特别有帮助：评估不确定的肾囊性病变患者、无法使用造影剂或肾功能较差的患者，以及肾脏肿块和下腔静脉（IVC）癌栓可能的患者。

根据定义，小肾肿块（SRM）是指肾脏内大小≤4 cm 的任何肿块（cT1a）。这些 SRM 可能是良性肾肿瘤（约 20%）、恶性肾肿瘤、肾转移性肿瘤，很少是感染。SRM 患者的治疗取决于患者和肿瘤的多种因素，包括年龄、合并症、并发的恶性肿瘤、肾功能、肿块的大小、肿块的增长速度（如果已知）和活检结果（如果已知）。大多数患者不需要肾肿块活检（RMB）。对于 SRM 患者，当人为干预可能改变患者预后时，通常进行

RMB(多次针吸活检而非细针穿刺)。RMB 具有非常低的并发症发生率和良好的诊断率(约 90%)[28]。对于合并恶性肿瘤的患者,细致的检查影像学检查是很重要的,因为转移到肾脏的肿瘤通常与 RCC 有不同的外观,尤其是当肿瘤较小时。肾脏转移通常界限不清,浸润性更强,主要发生在其他器官也有转移的情况下。当检出孤立性肾脏肿块,同时没有其他肿瘤病灶存在的证据时,根据需要可以进行 RMB 检查。

对于特定 SRM 患者,积极监测现已成为一种公认的处理方法。一般来说,这些患者可能有多种合并症,并发活动性恶性肿瘤,并正接受全身性治疗。一些回顾性系列研究、荟萃分析和前瞻性队列研究表明,在积极监测下发生转移性肾癌的比率非常低(<2%)[29-32]。在最初的 2 年期间,这些患者可每 3~6 个月接受 1 次随访,并根据患者的具体情况定制影像学检查。对于合并活动性恶性肿瘤的患者,有使用静脉造影剂的情况下,SRM 主动监测的影像学检查可以与原发性肿瘤的影像学检查相结合,因为无造影剂 CT(如 PET - CT)对主动监测没有帮助。

经皮消融(包括射频消融、冷冻消融及微波消融)是 SRM 患者的另一种治疗方式。传统上,热消融常用于有合并症的老年患者,但来自一些权威医疗中心的最新长期随访结果正在将这一治疗方式的应用范围扩大。在包含 1 400 多例 SRM 患者的回顾性队列中,肾部分切除术、冷冻消融和射频消融的无局部复发生存期相似,但肾部分切除术或冷冻消融的无转移生存期优于射频消融。毫不奇怪,与接受热消融治疗的患者相比,接受肾部分切除术的患者更年轻、更健康,且 OS 更高[33]。一般而言,肿瘤越小,热消融技术成功的可能性越高[34]。热消融的主要优点是严重不良事件发生率低、术后恢复时间短和保留肾功能。其主要缺点包括需要长期随访,以及如果影像学怀疑复发,可能需要再次活检。此外,如果发现局部复发,并且认为再次消融不可行,则挽救性手术(部分或根治性肾切除术)通常很难,因为消融后有促结缔组织增生性反应。

肾部分切除术仍是治疗大多数 SRM 的标准治疗。它提供了准确的诊断,确定了完整的切除,保留了肾功能,并能在大多数患者(>95%)中提供最好的治疗预后。肾部分切除术目前主要采用机器人辅助腹腔镜手术,但在特定患者中也可以采用传统开放手术或纯腹腔镜手术。与开放手术相比,机器人辅助腹腔镜手术具有出血量少、术后并发症少、住院时间短、恢复快等优势,但迄今绝大多数研究为回顾性研究,存在选择偏倚[35-37]。一项正在进行中的临床试验(OpeRa 试验)目前正在比较这两种肾部分切除术,预计研究在 2022 年完成(NCT03849820)。

在极少数情况下,如果专家或泌尿肿瘤科医师认为肾部分切除术在技术上不可行,则通常考虑对 SRM 患者实施根治性肾切除术[38]。

对于大多数 cT1b 期肿瘤患者和几乎所有 cT2 期及以上肿瘤患者,根治性肾切除术通常适用,但也有一些例外。根治性肾切除术通常采用微创方法(机器人辅助腹腔镜或纯腹腔镜),开放根治性肾切除术用于非常大的肿瘤或累及下腔静脉或邻近器官的局部晚期肿瘤患者。下腔静脉癌栓(cT3b、cT3c)患者可根据需要辅助血管或胸外科手术。这些患者通常不应接受活检(以免延误治疗),不应接受任何新辅助全身治疗(除非是在临床试验中,或者如果患者在多学科评估后不适合手术),也不应接受术前肾动脉栓塞术。约 1% 的 cT4 患者接受根治性肾切除术,虽然一些患者可以通过多学科治疗和积极的手术切除治愈,但通常预后不良[39]。cT4 期伴肉瘤样分化的患者预后较差,如果影像学表现怀疑肉瘤样分化,应进行活检,并考虑行新辅助免疫治疗。

一般来说,同侧肾上腺切除术必须在有影像学证据表明肿瘤受累时进行,而不是作为根治性肾切除术的常规部分[40]。同样,当术前影像学检查或术中怀疑淋巴结受累时,通常进行淋巴结清扫,因为 cN0 的淋巴结阳性率(pN1)较低[41]。

对于经热消融、肾部分切除术或根治性肾切除术等确定性治疗后出现局部复发的患者,在没有并发转移的情况下,仍有可能通过重复热消融、挽救性肾部分切除术或根治性肾切除术,或者在适合手术的患者中,对局部复发进行挽救性切除术来治愈[42-44]。

### 高危局限性或局部晚期肾癌的辅助治疗

由于 mRCC 预后较差,已有 4 项临床试验评估了局部晚期 RCC 患者的辅助 VEGF 靶向治疗,目前有 4 项临床试验正在研究辅助免疫治疗。S - TRAC、ASSURE、PROTECT 和 ATLAS 试验在无病生存期(DFS)方面产生了不同的结果,但均未显著改善 OS。S - TRAC 是一项Ⅲ期临床试验,该试验将 615 例高危 RCC 患者随机分组,接受舒尼替尼或安慰剂辅助治疗 1 年或直至疾病复发[45]。高危肾癌的定义为 T 分期≥3 期、区域淋巴结受累或两者兼有。舒尼替尼辅助治疗使 DFS 提高了 24%(6.8 年 vs 5.6 年,HR 0.75,95% CI 0.59~0.98),但两组的 OS 无显著差异(HR 0.92,95% CI 0.66~1.28)[45]。此外,接受舒尼替尼辅助治疗的患者报告的 3 级或更高级别不良事件的发生率更高(63.4% vs 21.7%)。

在Ⅲ期 ASSURE 试验中,1 943 例病理学 T 分期≥1b 期的患者以 1∶1∶1 的比例被随机分配接受舒尼替尼、索拉非尼或安慰剂治疗[46]。舒尼替尼和安慰剂在 DFS 或 OS 方面无显著差异(DFS,HR 1.02,95% CI 0.85~1.23;OS,HR 1.17,95% CI 0.90~1.52);索拉非尼和安慰剂的比较结果相同(DFS,HR 0.97,95% CI 0.80~1.17;OS,HR 0.98,95% CI 0.75~1.28)。在使用 S - TRAC 试验中的定义对高危患者进行的亚组分析中,舒尼替尼或索拉非尼与安慰剂相比,DFS 和 OS 无差异[47]。

PROTECT 是一项Ⅲ期试验,在 1 538 例高危局部晚期 RCC 患者中比较了帕唑帕尼和安慰剂[48]。与安慰剂相比,帕唑帕尼未显著改善 DFS(HR 0.86,95% CI 0.70~1.06),且丙氨酸转氨酶和天冬氨酸转氨酶升高的情况频繁出现。

最后,在Ⅲ期 ATLAS 试验中,724 例病理 T 分期≥2 期或淋巴结阳性肾癌患者被随机分配接受 1~3 年的阿昔替尼或安慰剂治疗。在期中分析中,试验因无效而终止(DFS,*HR* 0.87,95% *CI* 0.66~1.15)[49]。在对 S-TRAC、ASSURE 和 PROTECT 试验进行的一项汇总荟萃分析中,VEGF 辅助靶向治疗与 DFS 或 OS 改善无显著相关,并且显著增加了 3~4 级不良事件的概率[50]。

目前有 4 项临床试验正在评估免疫检查点抑制剂治疗高危局部或局部晚期肾癌的效能。KEYNOTE-564 和 IMmotion-010 将患者随机分组,分别在肾切除术或转移灶切除术后接受为期 1 年的帕博利珠单抗和阿替利珠单抗或安慰剂治疗。在 CheckMate-914 试验中,800 例高危局限性 RCC 患者在肾切除术后被随机分组,分别接受纳武利尤单抗+伊匹木单抗或安慰剂治疗 6 个月。PROSPER RCC 将 805 例高危局限性肾癌患者随机分配接受纳武利尤单抗或安慰剂治疗,患者将在新辅助治疗期间接受两剂纳武利尤单抗,然后进行肾切除术,术后完成 1 年的辅助治疗。在 MDACC,常规不对高危局限性 RCC 患者使用 VEGF 靶向辅助治疗,我们等待正在进行的临床试验的结果以更好地使用辅助免疫治疗。

## 肾透明细胞癌的转移灶处理

### ■ 减瘤性肾切除术的应用

手术切除原发肿瘤,即减瘤性肾切除术(CN),已被证明可改善部分转移性肾癌患者的 OS。在大剂量白细胞介素 2(HDIL-2)和干扰素 α(IFN-α)的细胞因子时代,两项Ⅲ期临床试验 SWOG 949 和欧洲癌症研究和治疗组织(EORTC)30947 发现,与单独使用 IFN-α 相比,IFN-α+CN 改善了 OS[51,52]。对这两项试验的汇总分析表明,IFN-α+CN 使中位 OS 从 7.8 个月改善至 13.6 个月[53]。在引入针对 mRCC 的靶向疗法后,关于 CN 获益的问题再次出现。对 IMDC 数据库进行的一项回顾性分析中,在靶向治疗时代接受治疗的患者如果有 3 个或更少的 IMDC 预后危险因素,则可能从 CN 获益,而有 4 个或更多因素的患者似乎无获益[54]。一项系统综述纳入了在靶向治疗时代评估 CN 的 10 项观察性研究,结果显示,OS 的所有点估计值均显示 CN 较优[55]。

CARMENA 是唯一一项在 MSKCC 中危或高危 mRCC 患者中比较 CN 后行舒尼替尼治疗和单用舒尼替尼治疗的随机临床试验,其设计为非劣效性试验[56]。在 CARMENA 试验中,在 OS 方面,舒尼替尼单药治疗不劣于肾切除术后再接受舒尼替尼治疗,并且舒尼替尼单药治疗组的生存期较长。虽然 CARMENA 是靶向治疗时代 CN 的唯一Ⅰ级证据,但该试验有几个局限性。CARMENA 计划纳入 576 例患者,但在 8 年期间只累积了 450 例患者,因此该研究的统计学效能不足。两个治疗组之间在两个方向上也有较高的交叉。指南不建议对高危 mRCC 患者进行 CN,而 CARMENA 纳入了较高比例的 MSKCC 高危患者(43%)。SURTIME 是在靶向治疗时代进行的一项Ⅲ期临床试验,旨在评估与 CN 后使用舒尼替尼相比,肾切除术前使用一段时间舒尼替尼可否改善结局[57]。延迟 CN 不能改善主要终点无进展率,但显著改善 OS

(32 个月 *vs* 15 个月)。延迟治疗组中 OS 的改善可能是由于延迟治疗组中接受舒尼替尼治疗的患者百分比较高(98% *vs* 80%)。在 MDACC,对于 IMDC 高危疾病患者不推荐 CN,而对于大多数 IMDC 中危疾病患者,我们从系统治疗开始,将 CN 留给经过选择的治疗有效且体能状态良好的患者。

### ■ 转移灶切除术的应用

在严格筛选的患者中,转移灶切除术在转移性肾癌的多学科治疗中发挥着重要作用。回顾性系列研究发现,切除多部位寡转移的肿瘤可带来生存获益。由于这些研究是经过严格选择和回顾性的,因此对这些结果的解读有限。在对 56 项回顾性研究进行的汇总分析中,与未接受转移瘤切除术的患者相比,转移瘤切除术与显著较低的死亡风险相关[58]。影响 OS 的预后因素包括转移灶完全切除、肾切除术后的 DFS、原发肿瘤特征、转移灶数量和体能状态。与其他解剖部位相比,肺转移瘤切除术与最佳生存获益相关。转移瘤切除术后无可测量病灶的患者复发的风险增加。美国东部肿瘤协作组(ECOG)-美国放射学会影像网络(ACRIN)2810(NCT01575548)在转移瘤切除术后无疾病证据的患者中比较了帕唑帕尼 800 mg 和安慰剂 1 年的治疗[59]。与安慰剂相比,帕唑帕尼未改善主要终点 DFS,并且帕唑帕尼组的 OS 有统计学显著低于安慰剂组的趋势。在 MDACC,我们坚信多学科方法可以优化寡转移患者的管理,对于转移灶切除术后无可测量病灶证据的患者,我们不使用全身治疗。

图 43-2 展示了转移瘤切除术和转移瘤切除术后系统治疗方法的选择流程。

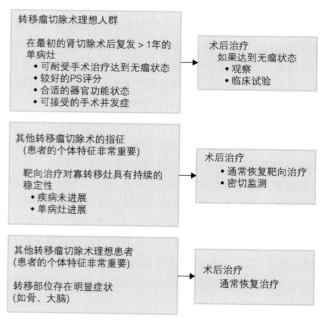

**图 43-2** 转移瘤切除指征和手术后的治疗

## 转移性肾透明细胞癌的综合治疗

### ■ 历史诊疗概览

在过去的 15 年里,转移性 ccRCC 患者的全身治疗已经从非特异性细胞因子治疗发展到分子靶向治疗,到如今的免疫检查点抑制剂治疗。从20世纪90年代到2005年,mRCC患者的治疗仅限于非特异性细胞因子疗法,即IFN-α和HDIL-2。细胞因子疗法(特别是HDIL-2)有可能在一小部分患者中产生持久的完全缓解(CR),但该疗法受到以下两方面的限制:潜在的重度毒性,以及接受该疗法的大多数患者无临床获益[60]。2005—2012年,有7种靶向疗法被批准用于治疗mRCC患者,其中5种针对VEGF通路(索拉非尼、舒尼替尼、贝伐珠单抗、帕唑帕尼和阿昔替尼),2种针对哺乳动物雷帕霉素靶蛋白(mTOR)的抑制剂(替西罗莫司和依维莫司)[61-65]。最近,免疫检查点抑制剂、多靶点酪氨酸激酶抑制剂(TKI)的引入,以及MSKCC和IMDC风险评分纳入临床决策,显著改善了转移性肾癌患者的结局。

### ■ 转移性肾癌的一线治疗

纳武利尤单抗+伊匹木单抗和帕博利珠单抗+阿昔替尼是与舒尼替尼相比,显著改善OS的唯一一线疗法。纳武利尤单抗和帕博利珠单抗是针对PD-1的免疫检查点抑制剂抗体,伊匹木单抗是针对抗细胞毒性T淋巴细胞相关抗原4

(CTLA-4)的抗体。CheckMate-214是一项Ⅲ期临床试验,该试验将患者随机分组使用纳武利尤单抗+伊匹木单抗或舒尼替尼[66]。随访30个月时,纳武利尤单抗联合伊匹木单抗显著改善了OS[未达到(NR)vs 26.6个月,HR 0.66]、PFS(8.2个月 vs 8.3个月,HR 0.77)和ORR(42% vs 29%)(表43-3)[67]。值得注意的是,纳武利尤单抗+伊匹木单抗组11%的中危或高危患者达到CR,而舒尼替尼组为1%。在意向治疗人群中,纳武利尤单抗联合伊匹木单抗也显著改善了OS(NR vs 37.9个月,HR 0.71)、PFS(9.7个月 vs 9.7个月,HR 0.85)和ORR(41% vs 34%)。然而,在IMDC低风险病例的亚组分析中,舒尼替尼组在数值上有较长的OS(NR vs NR,HR 1.22)、PFS(13.9个月 vs 19.9个月)和较高的ORR(39% vs 50%)。在毒性方面,与舒尼替尼相比,纳武利尤单抗+伊匹木单抗导致的3/4级不良反应较少,但纳武利尤单抗+伊匹木单抗组中因不良事件而终止治疗的患者较多,这可能归因于免疫检查点抑制剂独特的毒性反应。此外,在接受纳武利尤单抗联合伊匹木单抗治疗的患者中,有29%需要至少40 mg泼尼松来治疗免疫介导的不良事件。

表43-3　转移性肾细胞一线治疗的关键试验

| 药物 | 试验设计 | 主要疗效队列 | 患者(例数) | mPFS[a]<br>(HR 95% CI) | mOS[a]<br>(HR 95% CI) |
|---|---|---|---|---|---|
| 伊匹木单抗+纳武利尤单抗 | 伊匹木单抗+纳武利尤单抗 vs 舒尼替尼 | IMDC中/高危组 | 847 | 8.2 vs 8.3(0.77,0.65~0.90) | NR vs 26.6(0.66,0.54~0.80) |
| 帕博利珠单抗+阿昔替尼 | 帕博利珠单抗+阿昔替尼 vs 舒尼替尼 | IMDC所有风险组和PD-L1状态 | 861 | 15.1 vs 11.1(0.69,0.57~0.84) | NR vs NR(0.53,0.38~0.74) |
| 卡博替尼 | 卡博替尼 vs 舒尼替尼 | IMDC中/高危组 | 157 | 8.6 vs 5.3(0.48,0.31~0.74) | 26.6 vs 21.2(0.80,0.53~1.21) |
| 阿维鲁单抗+阿昔替尼 | 阿维鲁单抗+阿昔替尼 vs 舒尼替尼 | IMDC所有风险组,PD-L1阳性 | 886 | 13.8 vs 7.2(0.61,0.47~0.79) | N/A(0.78,0.55~1.08) |
| 舒尼替尼 | 舒尼替尼 vs IFN-α | IMDC所有风险组 | 750 | 11 vs 5(0.42,0.32~0.54) | N/A(0.78,0.55~1.08) |
| 培唑帕尼 | 培唑帕尼 vs 安慰剂 | IMDC所有风险组 | 435 | 9.2 vs 4.2(0.46,0.34~0.62) | 23 vs 21(0.91,0.71~1.16) |

注:[a]所有无进展生存期(PFS)和总生存期(OS)以月为单位。

根据KEYNOTE-426试验,帕博利珠单抗+阿昔替尼被批准用于转移性肾癌患者的一线治疗[68]。KEYNOTE-426是一项Ⅲ期临床试验,该试验将患者随机分组,分别接受帕博利珠单抗+阿昔替尼或舒尼替尼治疗,与CheckMate-214不同,所有IMDC风险队列均被纳入主要疗效队列。在第一次中期分析中,帕博利珠单抗+阿昔替尼显著改善了OS(NR vs NR,HR 0.53)、PFS(15.1个月 vs 11.1个月,HR 0.69)和ORR(59% vs 36%)。在所有IMDC亚组(不论PD-L1表达情况如何)中均观察到帕博利珠单抗+阿昔替尼的益处超过舒尼替尼。两个治疗组的3/4级不良事件发生率相似(76% vs 71%),停止治疗的发生率也相似(11% vs 14%)。

作为mRCC的一线治疗,卡博替尼、阿维鲁单抗+阿昔替尼、舒尼替尼和帕唑帕尼改善了PFS,但未改善OS,因此这

些药物可能对特定的患者人群有作用。CABOSUN是一项Ⅱ期临床试验,该试验将157例IMDC中危或高危mRCC患者随机分组,分别接受卡博替尼和舒尼替尼治疗[69]。卡博替尼是一种抑制VEGF、间充质上皮转化因子(MET)和AXL的多靶点TKI。随访34.5个月时,与舒尼替尼相比,卡博替尼显著改善了PFS(8.6个月 vs 5.3个月,HR 0.48)和ORR(20% vs 9%),但OS改善无统计学意义(26.6个月 vs 21.2个月,HR 0.80)[70]。治疗组之间3/4级不良事件和因不良事件而停止治疗的发生率相似。在MDACC,我们将卡博替尼一线用药用于不适合接受免疫检查点抑制剂治疗的IMDC中危或高危患者。

阿维鲁单抗是抗PD-L1的免疫检查点抑制剂抗体。Ⅲ期JAVELIN Renal 101试验研究了阿维鲁单抗+阿昔替尼与

舒尼替尼的比较[71]。与 CheckMate - 214 和 KEYNOTE - 426 不同,主要终点是在 PD-L1 阳性的患者中评估,PD-L1 阳性的定义为免疫细胞表达≥1%。在第一次期中分析中,阿维鲁单抗＋阿昔替尼显著改善了 PD-L1 阳性队列的 PFS(13.8 个月 vs 7.2 个月,HR 0.61)和意向性治疗(ITT)队列(13.8 个月 vs 8.4 个月,HR 0.69)。在中期分析时,OS 数据尚不成熟,阿维鲁单抗＋阿昔替尼组的 OS 在数值上较高,但未达到统计学显著性。在 PD-L1 阳性队列(55% vs 26%)和 ITT 队列(51% vs 26%)中,阿维鲁单抗＋阿昔替尼与舒尼替尼相比也显著改善了 ORR。然而,阿维鲁单抗＋阿昔替尼组的 CR 率低于纳武利尤单抗＋伊匹木单抗组(ITT 队列中的 CR 率为 3.4%)。阿维鲁单抗联合阿昔替尼的耐受性良好,3/4 级不良事件(71% vs 71%)和停止治疗(7% vs 13%)与舒尼替尼相似。在 MDACC,我们常规不使用阿维鲁单抗＋阿昔替尼一线治疗,因为阿维鲁单抗＋阿昔替尼未显示 OS 有显著改善,而帕博利珠单抗＋阿昔替尼和纳武利尤单抗＋伊匹木单抗显示 OS 有显著改善。如果未来的分析表明这一组合可显著改善 OS,则我们将更新相关的治疗方案。

虽然我们讨论的一线疗法在 ITT 人群中显示出优效性,但舒尼替尼和帕唑帕尼仍在低危转移性肾癌的一线治疗中发挥作用,特别是在不适合接受免疫检查点抑制剂治疗的患者中。舒尼替尼被批准作为一线治疗是基于一项将患者随机分配接受舒尼替尼和 IFN-α 治疗的Ⅲ期临床试验。在该试验中,舒尼替尼组的中位 PFS 显著改善(11 个月 vs 5 个月),但两组的中位 OS 无显著差异(26 个月 vs 22 个月)[72,73]。两组

OS 差异无统计学意义的原因可能是 IFN 治疗方案结束后换回舒尼替尼用药或某些患者接受了挽救治疗。帕唑帕尼是根据一项Ⅲ期临床试验批准的另一种 VEGF-TKI,该试验在既往接受过非特异性细胞因子治疗但未接受其他全身性治疗的患者中比较了帕唑帕尼和安慰剂[74]。在该研究中,帕唑帕尼显著改善了 PFS(9.2 个月 vs 4.2 个月,HR 0.46),但帕唑帕尼未显著改善 OS(23 个月 vs 21 个月,HR 0.91)。与舒尼替尼试验相似,从安慰剂组跨组到帕唑帕尼的患者比例高,这影响了 OS 数据[75]。

### ■ 转移性肾癌的二线及后线治疗

对于进展的患者,目前的二线或后线治疗包括纳武利尤单抗、卡博替尼、仑伐替尼＋依维莫司、阿昔替尼或既往未使用过的免疫检查点抑制剂联合治疗(表 43-4)。2015 年,根据 CheckMate-025(一项比较纳武利尤单抗和依维莫司的Ⅲ期试验),纳武利尤单抗二线或后线的单药治疗方案获得批准[76]。在 CheckMate-025 试验中,纳武利尤单抗显著改善了 OS(25 个月 vs 20 个月,HR 0.73)和 ORR(25% vs 5%)。纳武利尤单抗和依维莫司的 PFS 差异无统计学意义(4.6 个月 vs 4.4 个月,HR 0.88)。与依维莫司相比,纳武利尤单抗耐受性良好,3/4 级不良事件(19% vs 37%)和因不良事件而停止治疗(8% vs 13%)较少。既往 PD-1 轴受到抑制后接受纳武利尤单抗治疗的疗效尚不清楚,因为 CheckMate-025 未纳入接受过一线免疫检查点抑制剂治疗的患者。因此,在 MDACC,对于接受过一线 VEGF-TKI 单药治疗的患者,我们通常使用纳武利尤单抗二线治疗。

表 43-4 转移性肾细胞癌二线或后期治疗的关键试验

| 药物 | 试验设计 | 前线治疗 | 患者(例数) | mPFS (HR 95% CI) | mOS (HR 95% CI) |
|---|---|---|---|---|---|
| 纳武利尤单抗 | 纳武利尤单抗 vs 依维莫司 | 1～2 种抗血管生成药物治疗 | 821 | 4.6 vs 4.4(0.88,0.75～1.03) | 25.0 vs 19.6(0.73,0.57～0.93) |
| 卡博替尼 | 卡博替尼 vs 依维莫司 | ≥1 种抗血管生成药物治疗 | 658 | 7.4 vs 3.9(0.51,0.41～0.62) | 21.4 vs 16.5(0.66,0.53～0.83) |
| 仑伐替尼＋依维莫司 | 仑伐替尼＋依维莫司 vs 仑伐替尼 vs 依维莫司 | ≥1 种抗血管生成药物治疗 | 153 | 14.6 vs 5.5(0.40,0.24～0.68) | 25.5 vs 17.5(0.55,0.30～1.01) |
| 阿昔替尼 | 阿昔替尼 vs 安慰剂 | ≥1 种已批准的治疗药物 | 723 | 6.7 vs 4.7(0.67,0.54～0.81) | 20.1 vs 19.2(0.97,0.80～1.17) |

METEOR 试验是一项Ⅲ期临床试验,比较了既往 VEGF-TKI 治疗出现进展后使用卡博替尼和依维莫司的疗效[77]。与依维莫司相比,卡博替尼显著改善了主要终点 PFS(7 个月 vs 4 个月,HR 0.51)和 OS(21 个月 vs 17 个月,HR 0.66)和 ORR(17% vs 3%)[78]。在亚组分析中,根据患者既往接受的治疗,卡博替尼改善了所有既往治疗(包括舒尼替尼、帕唑帕尼或免疫检查点抑制剂)的生存[79]。在另一项亚组分析中,卡博替尼在纳入试验时发生骨转移的患者中同样有效[80]。因此,在 MDACC,我们通常将卡博替尼用于骨转移患者的二线或后线治疗。

仑伐替尼是一种多靶点 TKI,可抑制 VEGF、成纤维细胞生长因子受体(FGFR)、血小板源性生长因子受体(PDGFR)、转染期间重排(RET)和 KIT,已被批准与依维莫司联合用于转移性肾癌的二线或后线治疗。已有Ⅱ期临床试验评估了仑伐替尼联合依维莫司的疗效,该试验将 153 例患者随机分配接受仑伐替尼、依维替尼、依维莫司或仑伐替尼＋依维莫司治疗[81]。仑伐替尼＋依维莫司与依维莫司单药相比显著改善了 PFS(14.6 个月 vs 5.5 个月,HR 0.40)和 ORR(43% vs 6%);仑伐替尼＋依维莫司与依维莫司单药相比未显著改善 OS,但 6 个月后进行的事后分析发现,仑伐替尼＋依维莫司与依维莫司单

药相比显著改善 OS(26 个月 *vs* 15 个月,*HR* 0.51)。仑伐替尼联合依维莫司产生的 3/4 级不良事件多于依维莫司(71% *vs* 50%),最常见的 3/4 级不良事件为腹泻、疲劳、高血压和贫血。

阿昔替尼是一种 VEGF-TKI,目前主要与帕博利珠单抗或阿维鲁单抗联用,但根据 AXIS 试验(一项比较二线阿昔替尼和索拉非尼的Ⅲ期试验),阿昔替尼也被批准用于 mRCC 的二线或后线治疗[63]。在 AXIS 试验中,阿昔替尼显著改善了中位 PFS(7 个月 *vs* 5 个月,*HR* 0.67)和 ORR(19% *vs* 9%)。两组患者的中位 OS 差异无统计学意义(20 个月 *vs* 19 个月,*HR* 0.97)[82]。

### ■ 转移性肾癌的治疗选择

随着新型治疗方法的快速发展,转移性肾癌患者的最佳治疗方案选择变得越来越复杂。迄今只有一项试验直接比较了现今所有的一线治疗,即 COMPARZ 试验[83]。此外,CheckMate-214(IMDC 中危或高危)、KEYNOTE-426(所有 IMDC 风险组)和 JAVELIN Renal 101(所有 IMDC 风险组中 PD-L1 表达>1%)中使用的不同主要疗效队列限制了 Meta 分析间接比较治疗的价值[84]。在 MDACC,我们根据 IMDC 风险分组、转移部位和转移负荷为 mRCC 患者量身定制治疗方案。此外,我们为所有符合条件的患者提供临床试验纳入服务。

对于 IMDC 中危或高危患者,我们通常使用以下药物:纳武利尤单抗+伊匹木单抗一线治疗、帕博利珠单抗+阿昔替尼一线治疗、卡博替尼二线或后线治疗,以及仑伐替尼+依维莫司二线或后线治疗。对于大多数 IMDC 中危或高危疾病患者,我们倾向于从纳武利尤单抗+伊匹木单抗一线治疗开

始,因为该治疗产生了较高的 CR 率,同时回顾性数据表明,在纳武利尤单抗+伊匹木单抗治疗之后,VEGF 靶向治疗具有较高的 ORR[85]。如果患者肿瘤负荷大或转移部位高危,我们可以从帕博利珠单抗+阿昔替尼治疗开始,因为前者的 ORR 较高。对于二线或后线的治疗,卡博替尼仍然是阿昔替尼治疗进展后可行的治疗方案,因为卡博替尼也靶向 MET 和 AXL。目前尚无纳武利尤单抗+伊匹木单抗和帕博利珠单抗+阿昔替尼作为二线治疗的研究,但这两种治疗方案均被列入目前的美国 NCCN 指南中作为二线治疗方案[86]。此外,一项回顾性研究在 36 例转移性肾癌患者中评估了二线或后线的免疫检查点抑制联合 VEGF 靶向治疗,结果显示 ORR 为 35%[87]。

对于转移灶体积小的 IMDC 低危疾病患者,我们通常按照顺序考虑以下药物:舒尼替尼-帕唑帕尼、纳武利尤单抗联合或不联合伊匹木单抗、卡博替尼,以及仑伐替尼+依维莫司。在这一人群中,我们根据 CheckMate-214 中报告的低危病例组的疗效结果,首先使用舒尼替尼或帕唑帕尼[66]。医师可根据临床经验在舒尼替尼和帕唑帕尼之间进行选择,因为 COMPARZ 试验表明,在 PFS 和 OS 方面,帕唑帕尼不劣于舒尼替尼。对于有大量转移灶的 IMDC 低危住院患者,我们通常首先采用帕博利珠单抗+阿昔替尼治疗,而不是舒尼替尼-帕唑帕尼治疗,然后继续采用卡博替尼和仑伐替尼+依维莫司治疗[83]。前面讨论的治疗方案应根据患者的具体情况进行调整,总结见图 43-3。

### ■ 药物不良事件的处理

阻断 VEGF 会导致一系列不良反应,包括高血压、疲劳、

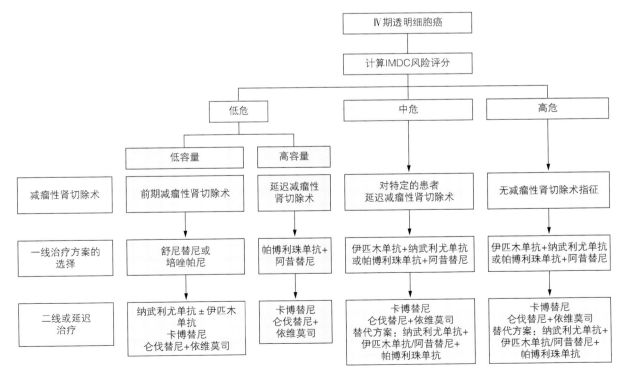

**图 43-3** 转移性透明肾细胞癌的一般治疗方法,包括全身治疗和减瘤性肾切除术(CN),发布于 2020 年 6 月。目前还没有前瞻性数据支持二线或更晚的帕博利珠单抗联合阿昔替尼,但它目前已被列入 NCCN 指南中。IMDC:国际转移性肾细胞癌数据库联盟

蛋白尿、出血风险增加、伤口裂开和血栓栓塞事件(表43-5)。所有的VEGF靶向治疗都会引起不同程度的副作用。舒尼替尼、培唑帕尼、卡博替尼和仑伐替尼也是其他受体的抑制剂,因此常引起手足综合征、腹泻、味觉障碍和甲状腺功能减退。在某些情况下,舒尼替尼还可导致心肌病伴射血分数降低[88-90]。

由VEGF靶向治疗引起的不良事件通常可通过联合使用支持性药物、减少剂量或中断治疗以及其他给药方案来管理。表43-6总结了VEGF靶向治疗临床试验中使用的标准剂量减少方案。除了中断给药和减量之外,改变给药方案可能对一些接受舒尼替尼治疗的患者有益。在一项临床试验中,舒尼替尼用药4周、停药2周;另一项Ⅱ期临床试验在77例mRCC患者[91]中评估了另一种用药2周、停药1周的给药方案,该试验未达到3级不良事件减少这一主要终点,但它确实表明该方案有较少的4级不良事件和停止治疗事件。

对于接受VEGF靶向治疗的患者,症状控制也至关重要,表43-7列出了可减轻或预防特定副作用的支持性治疗措施。在每个治疗周期中,患者和医疗团队保持持续的沟通以确保患者主动和适当地管理这些不良事件至关重要。良好的药物不良事件管理措施能提高患者的依从性,并有更大概率使患者得到治疗获益。

免疫检查点抑制剂(包括纳武利尤单抗、帕博利珠单抗和伊匹木单抗)与一些独特的不良事件相关,这些不良事件被称为免疫相关不良事件(irAE)。irAE继发于非特异性免疫系统的激活,可影响任何器官系统。一些较常见的irAE包括皮疹、结肠炎、肝炎、肺炎、内分泌受累(甲状腺、垂体炎、肾上腺皮质功能不全、1型糖尿病)和关节痛[92]。有关irAE管理的详细建议,请参考美国临床肿瘤学会指南[93]。总之,irAE的治疗因毒性分级和器官受累而异。对于1级irAE,除神经系统或心脏毒性外,应继续使用免疫检查点抑制剂。2级irAE可根据临床情况给予皮质类固醇。3级或4级irAE需要在保留免疫检查点抑制剂的情况下使用大剂量皮质类固醇治疗,对于4级irAE,应永久停用免疫检查点抑制剂。总体而言,irAE可在治疗期间的任何时候出现广泛的临床表现,因此临床医师必须对所有接受免疫检查点抑制剂治疗的患者保持警惕。

**表43-5** 血管内皮生长因子靶向治疗肾细胞癌的副反应总结

| 药物 | 舒尼替尼 | 培唑帕尼 | 阿昔替尼 | 索拉非尼 | 药物 | 舒尼替尼 | 培唑帕尼 | 阿昔替尼 | 索拉非尼 |
|---|---|---|---|---|---|---|---|---|---|
| 高血压 | XX/— | XX/X | XX/X | X/X | 肺毒性 | | | | X/X |
| 乏力 | XXX/X | X/X | XX/X | XX/X | 肝毒性 | XX/X | XXX/XX | | |
| 手足、皮肤反应 | XX/X | XX/X | XX/X | XX/X | 高脂血症 | | | | |
| 腹泻 | XX | XXX/X | XXX/X | XX/X | 皮疹 | X/X | | X/X | XX/X |
| 味觉障碍 | XX/X | X/ | | X/— | 高血糖 | | XX/X | | |
| 口腔炎 | X/X | | X/X | X/X | 甲状腺功能减退 | X/0 | X/— | X/X | X/— |
| 心脏毒性 | X/X | X/X | | X/X | 蛋白尿 | | X/X | X/X | X/X |
| 恶心 | XX/X | | XX/X | XX/X | 血细胞减少症 | XXX/X | XX/X | XX/X | X/X |
| 虚弱 | X/X | | X/X | XX/X | 肌酐升高 | XXX/X | XX/X | X/0 | X/X |

注:X,低发生率(0～25%);XX,中等发生率(25%～50%);XXX,高发生率(>50%),不良反应所有等级或≥3级。

**表43-6** 剂量减少方案用于血管内皮生长因子靶向治疗的关键试验[a]

| 药物 | 标准剂量 | 剂量减少 |
|---|---|---|
| 舒尼替尼 | 50 mg,连续口服4周,停药2周 | 剂量1级:每天37.5 mg连续口服4周,停药2周 |
| | | 剂量2级:每天25 mg连续口服4周,停药2周 |
| | | 替代方案[b]:每天50 mg连续口服2周,停药1周 |
| 培唑帕尼 | 800 mg,口服 | 600 mg/d(剂量1级),400 mg/d(剂量2级) |
| 阿昔替尼 | 5 mg,口服,每天两次 | 3 mg/每天两次(剂量1次);2 mg,每天两次(剂量2级) |
| 卡博替尼 | 60 mg,口服 | 40 mg/d(剂量1级);20 mg/d(剂量2级) |
| 仑伐替尼 | | |
| 索拉非尼 | 400 mg,口服,每天两次 | 剂量1级:400 mg,口服 |
| | | 剂量2级:每隔一天400 mg,口服 |
| | | 替代方案[b]:每天口服剂量减至600 mg |

注:[a]在患者接受治疗后,有几种方法可以减轻副作用。每种药物的说明书概述了减少的标准剂量。本表总结了这些药物临床试验中使用的标准剂量减少方案。[b]未经前瞻性的试验验证,但使用经验提示效果良好。

**表 43 - 7** 血管内皮生长因子靶向治疗常见不良反应的处理建议

| 副作用 | 预防措施 | 对症护理措施 | | |
| --- | --- | --- | --- | --- |
| 腹泻 | 用药后有腹泻史的患者,可考虑每日早晨服用洛哌丁胺一次 | 腹泻后服用洛哌丁胺 1～2 片 | 地芬诺酯＋阿托品 | 每日用 1 oz(约 29.57 mL)水冲服一勺车前草 |
| 手足综合征 | 每日两次或必要时在手足部位涂抹润肤膏 | 作为预防用药可以再加上含有尿素成分的乳霜 | | |
| 乏力 | 规律的身体锻炼 | 莫达非尼或哌甲酯 | 检查甲状腺功能 | 短暂小憩 规律锻炼 规律的饮食 |
| 高血压 | | 保持血压低于 140/90 mmHg 可使用 (1) 钙通道阻滞剂(可氨氯地平但不能使用地尔硫䓬) (2) ACEI (3) β受体拮抗剂 | | |
| 甲状腺功能减退 | | 左旋甲状腺素 | | |
| 味觉障碍 | 用盐水和苏打水每天漱口 4 次 | 避免食用重油、重辣食物,用盐水和苏打水漱口 | 硫糖铝(胃溃宁) | |
| 口腔溃疡 | 用盐水和苏打水每天漱口 4 次 | 含多烯磷酸酰胆碱的药物漱口 | | |
| 高血糖 | 严格控制血糖 | 严格控制血糖 | | |
| 皮疹(索拉非尼) | | 调整剂量 艾维诺洗浴 | | |
| 皮疹(西罗莫司和依维莫司) | | 局部用类固醇类药膏 | | |
| 非传染性肺炎(西罗莫司和依维莫司) | | 糖皮质激素 | | |

### ■ 新兴疗法

由于免疫检查点抑制剂和 VEGF 靶向治疗的联合治疗现在是标准的一线治疗方案,因此转移性肾癌的二线或后线治疗需要新型疗法。针对转移性肾癌患者,靶向谷氨酰胺代谢、HIF 和调控癌症免疫应答的治疗目前正在开发中。肾癌细胞依赖谷氨酰胺代谢,谷氨酰胺酶通过将谷氨酰胺转化为谷氨酸发挥重要作用[94]。telaglenastat 是一种谷氨酰胺酶抑制剂,已有研究将其与依维莫司联用,目前正在评估 telaglenastat 与卡博替尼的联用。ENTRATA 是一项 Ⅱ 期临床试验,在既往接受过至少二线治疗的疾病进展患者中比较了 telaglenastat 联合依维莫司与安慰剂联合依维莫司。在本试验中,telaglenastat 联合依维莫司显著改善了 PFS(3.8 个月 vs 1.9 个月,HR 0.64)[95]。目前,一项 Ⅱ 期临床试验 CANTATA 旨在之前接受过一种或两种治疗后疾病进展的患者中比较 telaglenastat 联合卡博替尼与 telaglenastat 联合安慰剂(NCT03428217)。预计在 2020 年 9 月对 CANTATA 进行初步分析。

ccRCC 患者中存在 HIF - 2α 的积累,导致 VHL 失活,从而导致细胞增殖和血管生成[21]。MK - 6482(之前的 PT2977)是一种口服 HIF - 2α 抑制剂,一项单臂 Ⅰ/Ⅱ 期临床试验纳入了 55 例既往接受过至少一种全身性治疗后发生进展的 mRCC 患者。在该试验中,MK - 6482 的耐受性良好,并表现

出抗肿瘤活性,ORR 为 24%[96]。目前,一项 Ⅲ 期临床试验正在评估与依维莫司相比 MK - 6482 单药治疗既往接受过 PD - 1 或 PD - L1 检查点抑制剂和 VEGF 靶向治疗的 mRCC 患者中的二线或三线治疗效果(NCT04195750)。此外,肾癌是一种免疫原性肿瘤,既往 HDIL - 2 有疗效,但由于毒性发生率高、ORR 率低及免疫检查点抑制剂的开发,HDIL - 2 已不再常规使用。bempegaldesleukin(NKTR - 214)是一种人重组 IL - 2,目前正在研究其在 mRCC 患者中的作用。在对 28 例晚期恶性肿瘤患者进行的一项 Ⅰ 期试验中,bempegaldesleukin 的耐受性良好,并且在一些 mRCC 患者中显示出抗肿瘤活性,因此我们有兴趣将 bempegaldesleukin 与免疫检查点抑制剂联合应用,以增强其活性[97]。目前一项 Ⅲ 期试验正评估 bempegaldesleukin 的疗效,该试验在未经治疗的 mRCC 患者中比较了纳武利尤单抗＋bempegaldesleukin 与卡博替尼或舒尼替尼(NCT03729245)。

## 非透明细胞性肾细胞癌

转移性 nccRCC 占肾癌的 25%～30%,其预后比 ccRCC 差。转移性 nccRCC 患者被排除在众多临床试验之外,因此其原有治疗方案与报道的临床试验经验不同。此外,转移性 nccRCC 患者的生存因组织学亚型而异。迄今已有 4 项临床试验评估了针对所有组织学类型的转移性 nccRCC 的全身治

疗[98-101]。在 MDACC,我们在既往接受过最多二线治疗的转移性 nccRCC 患者中开展了一项关于舒尼替尼的Ⅱ期单臂研究,报告的中位 PFS 为 2.7 个月,ORR 为 5%[100]。ESPN 试验是一项多中心Ⅱ期临床试验,将转移性 nccRCC 患者随机分配接受舒尼替尼或依维莫司治疗,主要终点为一线治疗后的 PFS[99]。本试验因无法达到主要终点而提前终止,中位 PFS 为 4.1 个月,而舒尼替尼组为 6.1 个月。Ⅱ期 ASPEN 试验中,将未经治疗的转移性乳头状癌、嫌色细胞癌或未分类的 nccRCC 患者随机分组,对依维莫司和舒尼替尼的疗效进行了比较。该试验中,舒尼替尼与依维莫司相比显著改善了PFS(8.3 个月 vs 5.6 个月,HR 1.41)。这些研究表明,舒尼替尼和依维莫司对转移性 nccRCC 患者有一定的活性。如今,学者的注意力已转移到 PD-1 抑制和多靶点 TKI。在KEYNOTE-427 队列 B 中,165 例患者接受了帕博利珠单抗治疗,ORR 为 24.8%[101]。多项回顾性队列研究也表明,纳武利尤单抗(ORR,19%~21%)和卡博替尼(ORR,14%~27%)对转移性 nccRCC 患者具有抗肿瘤活性[102-106]。

### ■ 乳头状肾细胞癌

乳头状肾细胞癌(pRCC)是最常见的非肾透明细胞癌组织学类型,占非肾透明细胞癌患者的 40%。常规意义上,pRCC 可分为 1 型和 2 型。乳头状 2 型预后较差,与遗传性平滑肌瘤病和肾细胞癌综合征(HLRCC)相关,HLRCC 是一种以 FH 基因改变为特征的常染色体显性综合征[107]。最近,TCGA 对 161 例 pRCC 患者进行的一项研究表明,1 型 pRCC 与 MET 改变相关(81%),而 2 型 pRCC 与 CDKN2A 沉默、SETD2 突变、TFE3 融合和 NRF2-抗氧化反应元件通路表达增加相关[108]。这些发现提示,pRCC 的常规分组并不能清楚地描述 pRCC 的潜在生物学特征。由于 pRCC 中 MET 改变的发生率高,因此多项临床试验评估了靶向 MET 的 TKI,包括厄洛替尼(erlotinib)、福替尼(foretinib)、克唑替尼(crizotinib)和沃利替尼(savolitinib)[109]。然而,这些新兴 TKI 的表现令人失望,因此停止了临床开发。一项单臂Ⅱ期试验表明,阿昔替尼一线治疗转移性 pRCC 具有活性,ORR 为 28.6%,中位PFS 为 6.6 个月,中位 OS 为 18.9 个月[110]。目前有两项临床试验正在评估卡博替尼和舒尼替尼治疗 pRCC 患者(SWOG 1500,NCT02761057),以及所有 nccRCC 患者(CABOSUN Ⅱ,NCT3541902)的疗效。

### ■ 肉瘤样肾细胞癌

伴有肉瘤样分化(sRCC)的肾细胞癌不是肾细胞癌的独特组织学亚型,因为任何肾细胞癌的组织学类型也可能存在肉瘤样分化,并且大约 5% 的肾细胞癌患者的肿瘤中存在肉瘤样分化[111]。不同患者肉瘤样受累的百分比不同,在肉瘤样细胞占多数的病例中,很难确定主要的组织学表型。基因组分析表明,sRCC TP53、CDKN2A 和 NF2 的突变增加,并上调了转化生长因子β信号[112,113]。免疫检查点抑制剂在转移性 sRCC 患者中显示出很有前景的活性。在对 CheckMate-214 进行的一项事后分析中,与舒尼替尼相比,纳武利尤单抗联合伊匹木

单抗治疗显著改善了 sRCC 患者的 OS、PFS 和 ORR,并且显著提高了 18.3% 的 CR 率[114]。同样,在 KEYNOTE-426 的一项事后分析中,帕博利珠单抗联合阿昔替尼显著改善了 sRCC 患者的所有疗效终点,CR 率为 11.6%[101]。这些事后分析提示,应向 sRCC 患者提供纳武利尤单抗＋伊匹木单抗或帕博利珠单抗＋阿昔替尼一线治疗,该治疗有望使患者生存期延长,并有可能达到 CR。

### ■ 集合管癌

起源于集合管上皮的肿瘤位于肾髓质或中心部分,而肾细胞癌肿瘤起源于肾皮质小管[115]。集合管癌(CDC)的诊断基于临床和组织学特征,其肉瘤样分化常见,转移模式与高级别、快速进展的肾癌相似。尽管针对尿路上皮癌开发的化疗方案偶见边际获益,但转移性 CDC 尚无确定有效的全身性疗法[116]。

### ■ 肾髓质癌

肾髓样癌(RMC)是一种罕见且高侵袭性的恶性肿瘤,见于镰状细胞血红蛋白病的年轻患者。该疾病通常以镰状细胞为特征,并与肿瘤抑制基因 SMARCB1 的缺失相关[117,118]。RMC 的全面基因组和转录组分析表明,其特征是高 DNA 复制应激和高数量的局灶性染色体改变[119]。RMC 的预后较差,中位 OS 为 13 个月,在迄今最大的回顾性队列研究中,只有不到 5% 的患者生存超过 3 年[120]。RMC 通常对 VEGF 靶向治疗不敏感,最常用的全身治疗是含铂方案的细胞毒性化疗[120,121]。因此,应将 RMC 患者转诊到高级别肿瘤中心,以纳入 RMC 相关临床试验。目前至少有 4 项针对 RMC 患者的临床试验,包括评估免疫疗法(NCT03274258、NCT02496208、NCT02721732)和蛋白酶体抑制剂伊沙佐米(ixazomib)联合细胞毒性化疗(NCT03587662)的试验。关于肾切除术,由 MDACC 肿瘤科医师领导的专家组建议对所有 RMC 患者进行术前全身性治疗,即使患者已有局部病灶[117]。

### ■ 肾嫌色细胞癌

嫌色细胞癌占所有肾癌病例的 5%~10%,是第二常见的非透明细胞组织学类型。从分期来看,嫌色细胞癌的预后优于透明细胞癌[122]。嫌色细胞肾癌的特征是染色体 1、2、6、10、13、17 和 21 的染色体缺失[123,124]。在一项包含 66 例嫌色细胞肾癌患者的 TCGA 研究中,笔者发现线粒体改变在该亚型的发生发展中发挥作用,并鉴定出独特的 TERT 启动子重排[125]。在同一项研究中,嫌色细胞肾癌中最常见的突变基因是 TP53(32%)和 PTEN(9%)。VEGF 靶向治疗和mTOR 抑制剂在转移性嫌色细胞肾癌患者中均具有抗肿瘤活性[98,99,126]。ASPEN 试验的一项亚组分析,在转移性嫌色细胞肾癌患者中,依维莫司组的 PFS 超过舒尼替尼组(11.4 个月 vs 5.5 个月)[98]。在目前开展的小型回顾性研究中,纳武利尤单抗未能使转移性嫌色细胞肾癌患者达到 PR 或 CR[102-104]。

### ■ Xp11.2 易位肾癌

Xp11.2 易位性癌是一种罕见的疾病,在儿童中比例较高,但也可发生于年轻的成人[127]。女性占比较多。位于

Xp11.2 的 *TFE3* 基因有许多潜在的易位趋势,可导致新基因的融合。对 16 例易位性肾癌患者的分析发现了显著的基因组异质性,最常见的是 17q 获得、9p 丢失、3p 丢失和 17p 丢失[128]。组织学上,这些肿瘤可以类似于 ccRCC,也可以表现为透明和乳头状混合的特征。这些组织学的发现进一步提示该肿瘤组织学和分子特征。TFE3 染色可相对特异地鉴定该病,但如果高度怀疑,应采用分离荧光原位杂交技术以提高灵敏度[129,130]。在有限的回顾性数据中,Xp11.2 易位性癌的预后不良,VEGF 靶向治疗似乎有一定的活性。在一项美国 4 个中心 15 例成人易位性癌患者的回顾性研究中,VEGF 靶向治疗的 ORR 为 20%,中位 PFS 为 7.1 个月,中位 OS 为 14.3 个月[131]。此外,法国一项对 21 例成人易位癌患者进行的研究显示,接受 VEGF 靶向治疗或 mTOR 抑制剂一线治疗,ORR 为 33%,中位 PFS 为 8.2 个月,OS 为 27 个月[132]。

## 总结

对于转移性肾癌患者,免疫检查点抑制剂和多靶点 TKI 显著改善了患者的生存期和预后。由于缺乏直接比较各个治疗的临床试验,且缺乏预测性生物标志物,因此 mRCC 的个体化治疗选择仍具有挑战性。在发生转移的情况下,nccRCC 患者的预后仍然较差,这些患者应转诊到有临床试验的高级别肿瘤中心。近年来的临床试验表明,肾切除术后辅助使用 TKI 的获益有限,CN 在 IMDC 中危和高危肾癌中的作用受到质疑。

第 43 章

### 提示

- 目前,分子生物标志物并不能预测转移性肾癌患者对治疗的反应。在预后判断方面,*PBRM1* 与预后良好相关,*BAP1* 与预后不良相关。
- 尽管舒尼替尼辅助治疗已获批,但局部晚期肾癌患者的 VEGF 靶向治疗仍未见成效。评估免疫检查点抑制剂的临床试验正在进行中。
- CARMENA 和 SURTIME 试验对接受 VEGF 靶向治疗的中危或高危 mRCC 患者的 CN 疗效和时机提出了质疑。MDACC 不建议将 CN 用于高危疾病患者,对于大多数中危疾病患者,我们从全身系统治疗开始,将 CN 留给治疗有效和体能状态良

好的患者。
- IMDC 风险评分可用于指导转移性 ccRCC 患者的一线治疗选择。迄今转移性肾癌患者的一线治疗中,只有纳武利尤单抗＋伊匹木单抗和帕博利珠单抗＋阿昔替尼改善了 OS。
- 目前的二线或后线的治疗方案包括卡博替尼、仑伐替尼＋依维莫司、纳武利尤单抗、阿昔替尼及临床试验。治疗方案的选择取决于患者既往接受的治疗和疾病特征。
- 在转移情况下,nccRCC 患者的预后仍然较差,这些患者应转诊到有临床试验的高级别肿瘤中心。

# 第 44 章　膀胱癌

Alexander Y. Andreev-Drakhlin

Ashish M. Kamat

Arlene O. Siefker-Radtke

董　培·译

## 要点

▶ 根据膀胱原位癌患者队列的研究,帕博利珠单抗最近被批准用于治疗卡介苗(BCG)无应答的非肌层浸润性尿路上皮癌患者。

▶ 以顺铂为基础的新辅助化疗仍然是肌层浸润性膀胱癌的标准治疗。因为毒性有所降低,术前准备时间较短,密集化疗 MVAC(甲氨蝶呤、长春碱、多柔比星和顺铂)已在很大程度上取代了传统的 MVAC。

▶ 免疫检查点抑制剂已被批准用于不适合顺铂化疗的转移性尿路上皮癌患者的一线治疗,而这种治疗方案中,PD-L1 的表达是必需的。

▶ 免疫检查点抑制剂也获批用于化疗后的治疗,1 级证据表明帕博利珠单抗用于二线治疗,阿维鲁单抗用于维持治疗(一线化疗后达到疾病稳定或更好疗效的患者)有

生存获益。目前尚无确切证据表明,免疫检查点抑制剂作为维持治疗还是患者进展后的治疗,何为最佳选择。化疗后的患者则不需要 PD-L1 表达即可用药。

▶ 2019 年 4 月,美国 FDA 根据二线治疗的疗效加速批准了厄达替尼(erdafitinib),厄达替尼是首个成纤维细胞生长因子受体 3(FGFR3)抑制剂,该治疗需要证实患者 FGFR3 基因突变或融合。

▶ 2019 年 12 月,美国 FDA 加速批准了恩诺单抗,这是第一种基于三线治疗(化疗后、免疫治疗后)疗效批准用于尿路上皮癌的抗体-药物偶联物。该抗体靶向 nectin-4,而 nectin-4 在尿路上皮癌中高表达,因此表达水平的高低不作为评估治疗选择的要求。

近期出现的检查点抑制剂、首个针对 *FGFR3* 突变的生物标志物靶向疗法和首个抗体-药物偶联物重新激活了尿路上皮癌领域的活力。该领域的临床试验计划正在迅速发展,检查点抑制剂与这些药物,以及其他新药的联合治疗,显示出的临床活性似乎与 20 世纪 80 年代 MVAC(甲氨蝶呤、长春碱、多柔比星和顺铂)最初获得的疗效相当。尿路上皮癌不再是单一疾病。基因组医学的其他进展凸显了尿路上皮癌的复杂性和异质性,为开发创新精准治疗提供了生物学框架。

## 概述

尿路将尿液从肾乳头的肾小管汇合处输送到外界。此处的特殊上皮称为尿路上皮,它主要由从肾盂延伸到输尿管、膀胱和尿道的移行细胞组成。男性群体中,它也排列在终末前列腺导管和尿道前列腺部。虽然源于尿路上皮的肿瘤可累及这条路径上的任何器官,但约 90％ 的癌变发生于膀胱。

## 流行病学

尿路上皮癌是美国第五大常见癌症,且与吸烟相关。2020 年,我们预计将有 85 000 例新发病例,其中约 81 000 例发生在膀胱。这些病例总计导致约 19 000 例死亡[1]。然而,发病率数值有一定的误导性,因为与其他肿瘤相比,只有膀胱组织学上将温和的增生性病变也算作癌变。在其他病例中,这类病变被视为良性或癌前病变,因此发病率的计算囊括了许多不符合传统恶性定义的患者。试想一下,如果每一个有息肉的患者都算作一个结肠癌病例,那么结肠癌的发病率将会是怎样的呢? 许多此类病变会复发;但是很少进展为真正的恶性肿瘤。因此,将预测复发的风险模型与预测进展的风险模型区分开来至关重要,后者的生物学意义要大得多。由于尿路上皮癌分类的特点,关于膀胱癌风险(包括发病率和复发)的文献应非常仔细地解读。

与大多数其他癌症不同,大多数尿路上皮癌患者(即使排除低级别乳头状"癌"后)在就诊时即是早期、可治愈的疾病。

只有大约 20% 的患者表现为侵犯肌壁。不到 5% 的患者表现为局部晚期（即临床膀胱外）疾病，另有 5% 左右的患者临床上表现为明显的转移。当发生转移时，尿路上皮癌具有显著的侵袭性，表现出与肺小细胞癌相似的自然史。如果不治疗，生存率以周为单位；它对化学药物非常敏感；药物反应通常是短暂的；大脑是初治有效后复发的典型"避难所"部位；远处转移患者治愈的情况虽有充分的记载，但仍然不常见。

尿液易于获取，而且可以通过微创膀胱镜检查获取尿路上皮，这使得尿路上皮癌成为理解癌症发生和克隆进化过程的重要背景。

目前的进展并不乐观：

● 虽然靶向 PD-1 和 PD-L1 的免疫检查点抑制剂使一些患者获得了持久的治疗应答，但对治疗产生应答的患者比例仍然较低。大多数试验表明，在转移性肿瘤中，客观缓解率约为 20%。

● 目前尚无可靠的生物标志物来识别可从免疫检查点治疗中获益的尿路上皮癌患者。

● 使用泛 FGFR 抑制剂厄达替尼（erdafitinib）抑制成纤维细胞生长因子受体（FGFR）可使 40% 的 *FGFR* 突变尿路上皮癌患者达到客观缓解。然而，大多数患者在治疗的前 6 个月内就对 FGFR 抑制剂产生耐药。

然而，依然有乐观的一面：

● 抗体-药物偶联物药物开发的最新进展显示，其在尿路上皮癌患者治疗中具有良好前景。

● 尿路上皮癌的某些分子特征可能有助于指导临床决策，从而制定个性化治疗方案。

## 经典流行病学

与其他上皮肿瘤的流行病学特征相似[2]，尿路上皮的恶性化在 40 岁之前并不常见，而在 70 岁时发病率最高。男女比例约为 3∶1，造成这种差异的原因目前尚不明确。恶性转化是一个涉及多基因、多步骤、多过程的结果。癌症的出现通常是在接触致癌物后的数十年。液体摄入量与风险呈负相关[3]，这可能意味着排泄的致癌物与尿路上皮表面的接触时间与致癌可能呈正相关。

尿路上皮的发病率与暴露于某些环境毒素有显著的相关性。大约一半的病例与吸烟有关。工业暴露，尤其是石油化工，占了另外的 10%～15%。许多与"化学"接触相关的职业与尿路上皮息息相关。1 个多世纪前就已发现尿路上皮癌与苯胺染料暴露相关，而且许多芳香胺（如 β 萘胺）现已证明是强效尿路上皮致癌物。香烟烟雾富含芳香胺和高度反应性膀胱毒素丙烯醛。丙烯醛的另一个来源是环磷酰胺和异环磷酰胺的代谢，丙烯醛与尿路上皮癌的发生密切相关。在一份报道中，长期口服环磷酰胺（在 20 世纪 70 年代，口服环磷酰胺是治疗某些癌症和自身免疫病的常用干预措施）可使膀胱癌风险增加 9 倍[4]。同样值得注意的是，暴露于镇痛药非那西丁和与植物毒素相关的"巴尔干肾病"，发生上尿路肿瘤的风险增加[5,6]。

与上皮癌变的一般情况一致，慢性刺激和炎症反应也与恶性转化相关。这种情况通常见于鹿角形结石和其他慢性尿石症、长期膀胱导尿（脊髓损伤[7]或先天性畸形的某些并发症），以及典型的中东慢性血吸虫病等。在慢性刺激下发生的尿路上皮癌通常表现为鳞状分化。

## 分子流行病学

目前，基因组变异评估及某些代谢途径的功能评估已常规与癌症风险评估相结合。正如环境暴露的经典流行病学研究所预期的那样，参与外源物质代谢的各种基因多态性与膀胱癌的发病风险相关。然而，这是一个复杂的过程，遗传变化的影响取决于环境。一些例子包括参与致癌物代谢的基因，如谷胱甘肽 S-转移酶 Mu 1（GSTM1）和 N-乙酰基转移酶 2（NAT2）[8]。此外，大型全基因组关联研究验证了 *GSTM1* 缺失和 NAT2 慢乙酰化变异体的已知关联，并发现了可增加膀胱癌风险的其他序列变异体[9]。

## 肿瘤生物学

### ■ 致癌作用

有人提出了尿路上皮癌发生的双轨模型（图 44-1）[10]。大多数尿路上皮癌（80%～85%）起源于增生上皮，最常表现为低度恶性非肌层浸润性膀胱（NMBIC）。这些肿瘤容易复发，但它们不太可能演变成更具侵袭性的尿路上皮癌。FGFR3 受体改变也遵循类似模式，在 60% 以上的低级别低分期尿路上皮肿瘤中观察到其改变[11]。其余为起源于原位癌的非乳头状高级别肌层浸润性膀胱癌（MIBC），具有转移倾向。NMIBC 和 MIBC 中存在载脂蛋白 B mRNA 编辑酶催化多肽（APOBEC）胞苷脱氨酶介导的突变。然而，NMBIC 的特征是显著较低的突变负荷[12]。此外，NMBIC 通常基因组稳定，而 MIBC 通常为非整倍体，有多个染色体改变和拷贝数改变[13]。在这两种类型的膀胱癌中，大量的突变伴随着常见突变基因的显著差异。

NMIBC 中最常见的拷贝数改变是 9 号染色体缺失，可以在大约 50% 的低级别肿瘤中观察到。9 号染色体携带 *CDKN2A*，该基因编码 p16 和 p14 ARF 两种蛋白。两者均作为肿瘤抑制因子影响视网膜母细胞瘤（RB）通路和 p53 通路[14]，这也是干扰素 γ（IFN-γ）基因的位置；这一特征的丧失与免疫检查点抑制剂耐药有关[15]。大多数 NMIBC 还含有 *FGFR3* 的点突变、易位或扩增。FGFR 信号通路的增加导致丝裂原活化蛋白激酶的激活，从而导致细胞增殖和肿瘤发生的增加[16,17]。激活性 *PIK3CA* 突变经常与 *FGFR3* 改变同时发生[18]，这提出了一个问题，即这是否可能成为对 FGFR3 抑制疗法耐药的潜在机制。相反，在一些 NMIBC 中发现的 *RAS* 基因家族成员的功能获得性突变和 *ERBB2*、*FGFR3* 突变是相互排斥的[19,20]。在 NMIBC 中也经常发现黏连复合物抑制基因 *STAG2* 的失活突变[21]。最近纳入 105 例 NMIBC 患者的靶向外显子测序研究表明，NMIBC 中最常见的改变基因是

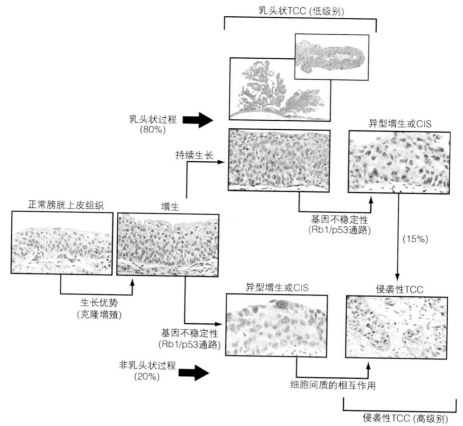

**图 44-1** 尿路上皮癌的双轨变化过程。CIS,原位癌;TCC,移行细胞癌。经许可引自 Dinney CP, McConkey DJ, Millikan RE, et al: Focus on bladder cancer, Cancer Cell 2004 Aug;6(2):111-116

TERT 启动子(73%)。FGFR3(49%)、KDM6A(38%)、PIK3CA(26%)、STAG2(23%)、ARID1A(21%)和 TP53(21%)。值得注意的是,染色质修饰基因(包括 KDM6A 和 ARID1A)的改变在 NMIBC 中非常普遍[20]。

许多多组学研究深入、整合地分析了 MIBC,目的是开发新的治疗方法[12,22-25]。研究证明很多基因发生了改变,大多数病例的特征是关键抑癌基因的功能丧失,包括 TP53(48%~49%)、CDKN2A(22%~47%)和 RB1(13%~17%)。MIBC 同样也观察到了 PTEN 缺失和 MDM2 扩增。CDKN2A 和 TP53、CDKN2A 和 RB1,以及 TP53 和 MFM2 之间的改变往往是互斥的。与 NMIBC 相比,FGFR3 点突变和融合在 MIBC 中发生率较低,仅在 15% 的病例中发现。与 NMIBC 相似,表观遗传改变在 MIBC 中非常普遍。2014 年对 131 个 MIBC 进行的癌症基因组图谱(TCGA)研究表明,76% 的 MIBC 在一个或多个染色质调节基因中携带失活突变,41% 有至少两个突变[12]。

目前已有多项研究关注膀胱癌的分子分型。Lund 分子分类法报告了 MIBC 和 NMIBC 的混合队列[25],但随后的工作主要集中在纯 MIBC 队列的分析。北卡罗来纳大学、MDACC 和 TCGA 的研究小组提出了几种 MIBC 的分子分型系统[12,22,26]。这些研究定义了不同数量的肿瘤簇,但所有肿瘤的分类在最高级别上有高度的一致性,分为基底型和管腔型。值得注意的是,一项 II 期临床试验的早期证据提示,基底

亚型患者接受铂类化疗后的生存结局较好[23],另外的回顾性组织样本也有同样发现[27]。2017 年对 TCGA 分类的更新重新评估了之前定义的类群,并确定了与之前研究中定义的类群有部分重叠的 5 个亚型[24]。

一项基于 1 750 例 MIBC 的转录组研究分析了已发表的分子分型系统之间的关系[28]。笔者确定了 6 种具有不同促癌机制、肿瘤微环境和临床关联的 MIBC 分子类别:管腔乳头状(LumP)、管腔非特指型(LumNS)、管腔不稳定型(LumU)、间质丰富、基底/鳞状(Ba/Sq)和神经内分泌样 LumP 与最佳生存结局、乳头状形态、频繁的 KDM6A 突变和 FGFR3 信号的强激活相关。LumNS 型的患者年龄较大,组织学类型为微乳头状,且常有 ELF3 基因突变(尿路上皮分化的调节因子)。LumU 型具有以下特征:基因组不稳定性、ERBB2 扩增、TP53 和 ERCC2 突变和最高的肿瘤突变负荷。富间质亚型与大量的间质和 B 细胞浸润相关。Ba/Sq 亚型高表达基础分化基因,有频繁的 TP53 和 RB1 突变,组织学呈鳞状,表达免疫检查点标志物,并有大量的细胞毒性淋巴细胞和自然杀伤细胞浸润,提示免疫检查点抑制剂可能对这类肿瘤有益。神经内分泌样亚型表现为神经内分泌分化和 TP53、RB1 同时失活,预后最差。希望通过分子分型向临床和研究的转化,助益 MIBC 精准治疗的发展。

**■ 新型生物靶点**

免疫检查点抑制剂给癌症治疗领域带来了翻天覆地的变

化,包括尿路上皮癌。然而,缓解率仅有 20% 左右[29-31]。我们尝试挑选最有可能从免疫治疗中获益的患者,但大多不成功。最近的一项研究提示,高 PD-L1 表达肿瘤患者可从单药免疫治疗中获益,而低 PD-L1 表达肿瘤患者可从一线全身性化疗中获益更多[31],因此 PD-L1 表达量是目前在一线治疗中使用的唯一生物标志物。在选择患者接受免疫治疗的过程中,其他因素(包括肿瘤突变负荷、分子亚型和 IFN-γ 相关标志物)未能带来确信的获益[15,29]。

约 20% 的晚期膀胱癌患者携带 FGFR 激活突变[24]。厄达替尼是第一种获批用于有 FGFR3 突变的晚期尿路上皮癌患者二线治疗的 FGFR 抑制剂[32]。FGFR3 突变在乏免疫、管腔乳头亚型中富集。然而,FGFR3 改变的尿路上皮肿瘤究竟是从免疫治疗中获益更多,还是从 FGFR3 靶向治疗中获益更多,目前的报道结论并不一致[32,33]。正在进行中的 III 期试验 THOR 将在 FGFR3 突变的尿路上皮癌患者中比较厄达替尼和帕博利珠单抗的疗效,从而回答这一问题。NORSE 等其他临床试验正在研究 FGFR 抑制剂加用免疫检查点抑制剂可否增强这一患者人群的治疗应答[34]。

许多其他新疗法在尿路上皮癌的治疗中显示出可观的前景。nectin-4 是一种细胞黏附分子,在 90% 以上的膀胱肿瘤中高表达。Enfortumabvedotin(EV)是靶向 nectin-4 的抗体-药物偶联物,是目前批准用于治疗转移性膀胱癌的最新疗法[35]。Sacituzumab govitecan(SG)是一种针对滋养层细胞表面抗原 2(Trop-2)的抗体和拓扑异构酶抑制剂偶联药物,已被美国 FDA 批准用于尿路上皮癌患者[36]。西拉替尼是一种靶向受体酪氨酸激酶 TAM(IYRO3、Axl 和 Mer)家族的口服酪氨酸激酶抑制剂,目前正在接受过免疫治疗的患者中研究西拉替尼与纳武利尤单抗联合治疗[37]。bempegaldesleukin 是 IL-2 的聚乙二醇化制剂,即使在低 PD-L1 表达肿瘤患者中,bempegaldesleukin 联合纳武利尤单抗也显示出治疗活性[38]。

## 组织学

在美国,大约 90% 的尿路上皮恶性肿瘤属于移行细胞癌(TCC),在我们看来,TCC 在去分化的极端情况下融合了"肉瘤样"和"小细胞"变异体,但没有明显的分界。其余的大多数表现为鳞状细胞癌(尤其是在更远的尿道)或腺样分化(即腺癌)。如果不伴膀胱外翻或脐尿管肿瘤(见后文),则腺癌应考虑来自其他原发部位的转移,因为起源于尿路上皮的真正原发腺癌不常见。

如前所述,在新发病例中,增生性病变(生物学上与胃肠道息肉相似)占很大一部分。1999 年,WHO 认为这些病变的恶性潜能差异很大[39],因此提出了新的非侵袭性乳头状尿路上皮肿瘤分类,最近的更新也参考了这些早期的建议[40]。这些病变加在一起占所有尿路上皮肿瘤新病例的一半以上,WHO 命名为:

● **低度恶性潜能的乳头状尿路上皮肿瘤。**这种病变的特征是在尿路上皮内缓慢进展,没有细胞异型性。约 25% 的病例复发,但进展罕见。

● **非浸润性低级别乳头状尿路上皮癌。**该病变特征是一些组织结构变异和轻度异型性。此类病变常复发(50% 的病例),但只有不到 7% 的病例出现进展。

● **非浸润性高级别乳头状尿路上皮癌。**该病变主要表现为组织结构紊乱和中度至显著的细胞学异型性。这些病变不会侵犯基底膜以下,但具有显著的恶性潜力,高达 65% 的病例进展为侵袭性肿瘤。在 WHO 的命名系统中,等级分为低等级和高等级。一般来说,这与旧的命名系统相对应,即等级 1=低等级,等级 2 和等级 3=高等级。

与这些乳头状癌不同,一些尿路上皮癌在早期就表现出不典型增生和染色体不稳定,并构成了癌变的"第二途径"[10,41,42],并且大多数具有致死性(图 44-1)。与经典的桑葚样外观不同,非乳头状病变在膀胱镜下表现为大体扁平或浸润性外观。在以往的文献中,这类癌被称为扁平癌、无蒂癌、实性癌或触手癌。目前首选的命名方法是非乳头状,但 AJCC《癌症分期手册》中仍然使用"扁平"。这些形态学差异早在与癌症相关的基因变化得到理解之前就已被注意到。正如预期,对于这种不同的表型,其特征性基因系是不同的。

除了乳头型和非乳头型亚型之外,微乳头型亚型也逐渐走进人们视野[43-46]。"微乳头状"一词最初来自一种侵袭性卵巢癌的组织形态。事实上,这种普遍的组织学形态在许多上皮恶性肿瘤中都有报道,并且总是能识别出更具侵袭性的亚组,如 1994 年首次报道的膀胱癌。基因表达谱研究表明,这些侵袭性肿瘤几乎完全属于管腔型,有过氧化物酶体增殖物激活受体 Y 富集,p63 靶基因受到抑制,染色质重塑基因被激活[47]。这些亚型往往对使用 BCG 膀胱内免疫治疗不敏感,应早期行摘除手术治疗[44]。因此,尿路上皮肿瘤的生物学潜能从相对无威胁的乳头状病变扩展到可能危及生命的非乳头状病变,再到具有显著侵袭性的微乳头病变,所有这些病变都称为"移行细胞癌"。

大约 30% 或更多的肌层浸润性尿路上皮癌有鳞状或腺体样形态的病灶区域。目前尚不清楚这种混合性"肿瘤"的预后是否与"纯 TCC"不同,MDACC 不认为这是一个有意义的分类亚型。当然,仅有局灶性鳞状或腺分化的肿瘤并不能表现出单纯鳞状细胞癌或单纯腺癌的独特自然史。膀胱原发性非上皮性癌(如肉瘤、淋巴瘤和黑色素瘤)极为罕见。当它们发生时,与发生于更典型部位的类似肿瘤相比,它们似乎没有独特的自然史或临床治疗方案。

尿路上皮癌可去分化,包括梭形(即肉瘤样)、小细胞和浆细胞样变。在这些病例中,大多数原发癌在典型的 TCC 形态谱内,但整个疾病过程的临床表现仍以侵袭性为主。

尿路上皮小细胞癌是一种具有显著侵袭性的恶性肿瘤,表现出与其他部位的小细胞癌相似的脑转移倾向。即使是局限性病灶,单纯局部治疗的预后仍较差,这反映了微转移灶的早期发生发展。上皮-间质转化网络失调和尿路上皮-神经表型转换似乎与这种侵袭性生物学特性相关[48]。我们强烈支持对 cT2 或 cT2 以下的患者进行新辅助化疗,然后进行手术巩固治疗[49,50]。在 MDACC,这种治疗方案有 70% 的治愈率[50,51]。局部晚期疾病患者脑内复发率高(16 例中有 8 例)[51],因此我们认为这些患者适合接受预防性颅脑放疗。就诊时即确诊转移的患者的缓解率仍接近 100%,但复发率为 100%,中位生存期仅为 11 个月[51]。

浆细胞样尿路上皮癌是一种非常罕见的组织学类型,迄今报道的病例队列非常有限[52]。这些肿瘤通常表现为间质性,E-钙黏蛋白表达下调[53,54],由黏附性差的肿瘤细胞组成,并伴有类似浆细胞的核周清除[54,55]。它们也倾向于高度增殖,有大量的有丝分裂和 Ki-67 染色阳性。这些肿瘤往往具有独特的转移模式,常表现为形似皮革胃的膀胱和直肠弥漫性增厚。尽管浆细胞样肿瘤似乎对化疗敏感,但即使在新辅助治疗中已充分降期至病理学 T0 期,长期生存者依然很少[52],高达 50% 以上的患者会出现腹膜内复发[52]。

由脐尿管残余引起的癌症,虽然不是严格意义上的"膀胱癌",但值得讨论。这些癌症通常累及膀胱顶部,组织学上属于肠型腺癌。它们是脐尿管残余内肠上皮细胞的恶性转化,常表现为黏液腺癌[56]。一项早期 MDACC 队列研究提示,当未进行整块切除、切缘阳性、淋巴结受累和肿瘤累及腹膜表面时,脐尿管癌复发风险增加[57]。MSKCC 含 50 例患者的研究表明,28 例局限病变的患者中有 26 例(93%)长期生存,13 例扩展至膀胱或脐尿管腔的患者中有 9 例(69%)长期生存,9 例最初累及腹膜的患者中无 1 例长期生存[58]。同样,梅奥医学中心(Mayo clinic)包含 49 例患者的研究表明[59],大多数局限病变患者治愈,大多数非局限病变患者复发,后者的中位生存期仅为 16 个月[60]。所有研究者都强调了切缘阴性、对脐部整体切除的重要性。

脐尿管癌有局部复发的倾向,通常是腹膜转移,典型的转移部位是肺和肝(大约比例相等)。虽然肠腺癌患者获得显著缓解的情况很少,但使用具有活性的联合治疗方案可有约 40% 的客观缓解率。因此,从临床的各个方面来看,脐尿管癌的表现与结肠癌相似,根据现有的数据进行相应的治疗。在我们的 26 例转移性疾病患者的回顾性研究中,脐尿管癌转移后的中位生存时间为 24 个月,但有一些严重转移的患者能长期存活[57]。

# 诊断、分期和预后

## ■ 现状

约 80% 的膀胱癌患者表现为无痛性血尿。典型的患者表现为 60 余岁的吸烟者。这些患者常合并肺部疾病和心血管疾病,从而增加了化疗和手术的并发病率。他们同样也是其他吸烟相关恶性肿瘤的高危人群。因高血压和梗阻性肾病而肾功能减退的患者比例高。因此,肾毒性化疗在这一人群中尤其具有挑战性。

尿路刺激征(包括尿频、尿痛和尿不尽)是病史中的重要体征,因为尿路刺激征的出现增加了广泛原位癌或大的浸润

性肿瘤的可能性,这些肿瘤的范围可能远比最初膀胱镜检查所显示的范围大。梗阻性症状(夜尿、尿频、溢流性尿失禁、下前腹痛)常见于膀胱颈或前列腺部尿道肿瘤患者。而远离逼尿肌的 MIBC 可以通过手术治愈。

在评估有血尿表现的患者时,必须评估上尿路情况。即使在最初的膀胱镜检查中确诊膀胱肿瘤,仍需要做排泄性尿路造影,因为上尿路肿瘤通常没有特异性症状。

近年来,一些针对癌症相关抗原的尿液检测方法被用于诊断。这些检查还没有足够的敏感性和特异性来取代膀胱镜检查和活检。这些检查在广泛筛查中的作用也未明确。同样,尿液细胞学在初步诊断中的作用尚不明确。其精确性高度依赖样本采集技术和细胞病理学家的经验。与许多上皮性癌症一样,基于 DNA 的检测最终可能会广泛应用于发现尿液中具有诊断意义的基因改变,从而彻底改变膀胱癌患者的检测和临床随访。对高危人群(如石化工人)进行某种监测的作用仍有争议。细胞学的阳性和阴性预测值相对较低。即使适用于高危人群,也很难证明这种筛查是有意义的。

## ■ 分期和预后分层

目前主要的预后预测变量是诊断时的解剖分期,这是由膀胱壁的浸润深度来确定的,目前使用的分期系统总结于图 44-2[61]。这一分期系统源于膀胱切除标本相关的病理发现。因此,它不太适合临床分期。例如,深肌层浸润(T2b)和浅表肌层浸润(T2a)的区别不能通过膀胱镜活检进行区分,而且固有层和固有肌层的肌纤维的区分(即深 cT1 和 cT2 的区分)也经常存在问题。AJCC 最近的一项更新将 N1~3 期淋巴结归类为 3B 期肿瘤[61]。因为外科减瘤手术会对受累淋巴结产生不利影响,既往的新辅助治疗试验将这些患者排除在新辅助治疗试验之外。与大多数实体瘤一样,我们在分期信息方面必须格外谨慎,尤其是在比较手术和放疗队列时,这两者必然依赖于不同的原始信息。

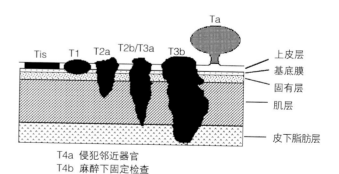

图 44-2    当前尿路上皮肿瘤 T 分期方案

遗憾的是,AJCC 分期系统没有考虑肿瘤的生物学状况。虽然大众将"分期"理解为大多数癌症的"预后评估",但泌尿肿瘤学仅将其作为一个基本的解剖学概念。如前所述,乳头状癌的生物学特点与非乳头状癌有根本不同。其他生物学特征,如肿瘤在膀胱内的位置、有无淋巴血管侵犯(LVI),以及有无特异性标志物,也会影响预后,因此有必要对这些特征进

行全面评估和标准化。

虽然膀胱癌没有正式的临床分期系统,但有几个重要因素可以很大程度上评估预测患者预后:

● 是否有肌肉侵犯(即 T1 *vs* ≥T2)。这通常通过经尿道切除术(TUR)确定,特别是当外科医生提供了包含固有肌层的足够深的样本。

● "完全"TUR 后,通过麻醉下活检(EUA)是否有确定的肿块(即可在三个维度上评估)。这是 cT3b 期膀胱癌的临床定义,并具有重要的预后意义。cT3b 期横断面影像学标准的作用存在争议。我们认为,目前常规的研究不能可靠地作出区分。EUA 是 MIBC 评估患者的重要流程[62],当 TUR 完成后进行 EUA 时,其带来的诊断信息最多。适当的 EUA 可以提供重要的分期信息,补充 CT 或 MRI 等影像学方法获得的信息。硬结的存在提示深肌层侵犯,触诊发现一个散在的、可移动肿块意味着肿瘤大体可能侵犯膀胱外组织,并有显著的隐匿性淋巴结转移风险(30%~40%)。在 EUA 中,有可能发现肿块直接延伸至男性前列腺或女性阴道。这些发现也与隐匿性淋巴结转移的高风险相关。EUA 发现肿块侵犯并固定于盆腔侧壁(即 cT4b),表明是不可切除膀胱癌。这些患者的预后与远处转移的患者相似。

● 临床上通过骨盆 CT 或 MRI 来评估有无淋巴结转移。影像学检查发现淋巴结增大的患者应在术前进行活检。如果结果为阳性,则应进行化疗,因为这些患者的临床病程以远处复发为主。对于化疗后无进展证据的患者,我们主张通过膀胱切除术和盆腔淋巴结清扫进行巩固治疗。

● 在 TUR 活检标本上是否存在脉管癌栓也是一个强有力的预后预测因素。明确发现血管间隙肿瘤细胞可以确定隐匿性淋巴结受累的高风险患者。事实上,LVI 可以预测约 35% 的淋巴结转移风险,与 cT3b 肿瘤的风险相当。

当研究者为接受膀胱切除术的尿路上皮癌患者的预后构建 Cox 比例风险模型时,通常参与模型的其他临床因素包括年龄、性别(女性的预后始终较差)和从诊断到确定性治疗的时间。

从肿瘤内科的角度来看,最重要的问题是如何识别哪些患者将从根治性手术加用全身化疗中获益。NCCN 目前的膀胱癌治疗指南建议对 cT2 患者使用新辅助化疗。在评估这一建议时,首先应该注意的是,cT2 期癌症很可能是 pT0(即首次 TUR 后膀胱切除术标本中无残留病变)、pTis、pTa、pT1、pT2a、pT2b 或 pT3a,而不会构成临床分期错误。然而,TUR 后残留病变的负担(即在膀胱切除术中发现的疾病负担)与疾病复发和死亡的风险密切相关。在一项 208 例患者的研究中,Isbarn 等[63]证实有残留侵袭性膀胱癌(即 pT1 和 pT2)的患者约 70% 治愈,但无残留侵袭性疾病(pTa、pTis 或 pT0)的 55 例患者全部治愈。

为了进一步强调 cT2 期患者的强异质性,我们将许多对预后产生显著影响的特征纳入讨论:

发源于输尿管膀胱连接处(UVI)的肿瘤常伴肾盂积水,

pT3b 期患者隐匿性淋巴结转移的概率非常高,预后较差。这在 20 世纪 80 年代首次报道,并得到了充分证实。在一项 241 例接受膀胱切除术的 cT2 患者的研究中[64],无肾盂积水的患者的 5 年疾病特异性生存率为 63%,而有肾积水的患者为 12%。在考虑了病理分期后,这仍然具有预后意义。Bartsch 等也得到类似的结论[65],他们观察到 68% *vs* 30% 的生存率,同样在考虑了病理分期后仍然具有显著性。

如前所述,具有微乳头状、肉瘤样、浆细胞样和小细胞组织学特征的膀胱癌具有更强的生物学侵袭性,并且行膀胱切除术后的结局较差。

较大的非乳头状肿瘤(切点范围为 3~5 cm),其侵袭范围较广,在膀胱切除术时更容易分期升级。

明确 LVI 的膀胱癌,尤其是在 TUR 标本中发现,大约有 30% 的患者有隐匿性淋巴结转移[66]。

除了这些特征外,循环系统中的肿瘤标志物水平也是独立的预后预测因素,如 HCG、CA19‑9 和 CA125[67-69]。

基于术前采集的病史,我们有可能精确评估 cT2 期膀胱癌患者的临床风险。vickers 等[70]提供了一项令人信服的数值分析,分析了多变量模型在决策中的应用有多么强大,以及它如何始终优于常规观念(所有 cT2 期膀胱癌患者都应该接受化疗)。

除了这些可以在术前确定的临床特征外,还有影响预后的手术因素。例如,患者的结局取决于外科医生和手术中心的经验[71,72],而治愈与否一直与盆腔淋巴结清扫的范围有关[73],切缘受累的患者复发风险较高。

## 临床管理

### ■ 非肌层浸润性膀胱癌(cTa、cTis、N0M0)的管理

低级别乳头状膀胱癌一般通过 TUR 治疗,由于这类膀胱癌会复发但很少进展,一般不考虑膀胱切除术,除非是膀胱表面广泛病变的罕见病例。在这种情况下,就像严重的结肠息肉病一样,通过根治性手术达到肿瘤根治可能是合适的选择。TUR 后,患者通常在切除术后 24 h 内接受吉西他滨或丝裂霉素的单剂膀胱灌注化疗[74]。

高级别非浸润性膀胱癌将泌尿外科医师带入了一个艰难的困境,他们必须在复发、浸润性进展(至少 20% 的患者在接受治疗和监测的情况下仍会发生进展)和过度治疗之间进行权衡。原位癌(CIS)的存在增加了复发和进展的概率。通常,高级别 Ta 期膀胱癌或 CIS 或两者兼有的患者接受 TUR 和 BCG 膀胱内免疫治疗。基于几项荟萃分析,BCG 优于膀胱灌注化疗,这些分析表明 TUR 后 BCG 优于 TUR 和化疗[75,76]。

卡介苗膀胱灌注疗法始于 1976 年,自 1980 年 Lamm 等报道了第一个确定卡介苗疗效的对照试验[77]以来,卡介苗膀胱灌注对膀胱癌的临床管理产生了深远影响。需要注意的是,对卡介苗的完全应答是病程改善的必要条件[78]。如果灌注治疗后仅达到部分缓解则应考虑转诊接受实验性治疗或考虑早期膀胱切除术。在首次卡介苗治疗未达到完全应答的情

况下延迟膀胱切除术,即使进行密切监测,仍有许多人死于未能及早发现的疾病进展[79]。2018 年,美国 FDA 采纳了国际膀胱癌组织提出的卡介苗无反应性疾病(BCG-Unresponsive Disease)的定义,从此这一领域的临床试验激增[80]。

直到目前,对于卡介苗治疗无效且不适合行膀胱切除术的高危 NMIBC 患者,可选择的治疗方案仍然有限。2020 年 1 月,美国 FDA 批准帕博利珠单抗用于治疗无法接受膀胱切除术的卡介苗治疗无效的高危 cTis 期 NMIBC 患者。帕博利珠单抗获批是基于单臂 KEYNOTE - 057 试验的结果,该试验纳入了 148 例高危 NMIBC 患者,其中 2/3 患者为 BCG 无反应的 cTis 期 NMIBC。cTis 组的完全缓解率为 41%,中位缓解持续时间为 16.2 个月[81]。

### ■ 浅浸润性膀胱癌(cT1、N0M0)的管理

浸润至固有层(cT1)的癌症患者发生肌层浸润的风险高。一般来说,初次 TUR 发现有侵袭性或高级别膀胱癌的患者会在 4~6 周后再行手术[82]。第二次 TUR 提供了又一次取标本的机会,从而更明确地确定肌层侵犯的状态,这是一个关键的预后特征。此外,二次 TUR 可确定哪些患者有持续性进展,哪些患者没有持续性进展。持续性进展患者的预后与 cT2 患者相似,应就膀胱切除术进行讨论。相反,对于许多 cT1 期患者,切缘阴性的 TUR 可能已经算是充分的治疗,尤其是不存在 CIS 且肌层未累及的情况下。在美国,大多数 cT1 期患者接受了卡介苗治疗,之前提到的关于卡介苗用药的注意事项更适用于这一人群。同样重要的是,肿瘤若覆盖在输尿管或膀胱颈或累及膀胱颈有时很难确诊为 T1 病变,需通过手术确诊。

#### BCG 短缺

由于全球需求增加和有限的供应量,BCG 短缺将持续较长一段时间。在短缺的情况下,治疗优先考虑 cT1 高级别和 CIS 患者。未接受卡介苗治疗的患者可接受膀胱灌注化疗。另一种替代方法是将单剂卡介苗分成 3 份,用一瓶治疗多名患者。随机试验表明,与全剂量卡介苗相比,患者接受 1/3 剂量卡介苗治疗时,结局相似,复发率最低[83-85]。在 BCG 短缺时期,卡介苗诱导治疗应优先于卡介苗维持治疗。

### ■ 局限性肌层浸润性膀胱癌(cT2N0)的管理

在美国,根治性膀胱切除术(男性切除膀胱和前列腺,女性切除膀胱和附件结构,同时完全清除盆腔淋巴结)是 MIBC 的标准疗法。在较早的手术队列中,这些患者中约有一半接受了膀胱切除术。研究报道的手术治愈率通常为 80%,但这基于病理分期。在经验丰富的治疗中心,因病理局限于膀胱肌壁的膀胱癌(即≤pT2bN0)而接受膀胱切除术的患者中,有 80%~85% 治愈,但无法明确临床 T2 期患者约 50% 治愈的旧数据现在是否过时。在现代手术治疗的效果似乎更好[86],这可能是由于更好的术前分期和患者选择,以及对充分淋巴结清扫必要性的认识。虽然随机试验并未显示扩大淋巴结清扫术比标准淋巴结清扫术更有益,但我们建议在根治性膀胱切除术时至少切除 10 个淋巴结[87]。尽管治疗取得了进展,

但必须认识到发现肌层侵犯意味着潜在的危及生命的可能。在密歇根大学对 214 例接受膀胱切除术的患者开展的一项研究[88]中,从发现肌层侵犯到接受手术的 93 日这一临界点与统计学上较差的病因特异性生存期和总生存期(OS)相关。具体来说,约 60% 及时手术的患者长期存活,术前没有临床或病理分期转移而延迟手术的患者的相关数据仅达约 40%。

鉴于现有的预后特征认识,在当今,将肌层浸润性膀胱癌当做预后明确、治疗方式单一的亚型是不恰当的。我们知道,有许多 cT2 膀胱癌患者的预后非常好,因此与根治性膀胱切除术和盆腔淋巴结清扫术相比,目前尚无任何系统疗法优于前者[89]。同样,我们知道,一些高危患者除从手术中获益外,还可从现有的化疗中获益。临床医师,尤其是临床研究者,面临的挑战是如何选择患者,然后继续对剩余患者进行细分,在这些患者中我们目前并不明确化疗的作用如何。从肿瘤内科学的角度来看,确定适合全身化疗的膀胱癌患者是最重要的问题。对于部分患者而言,围手术期化疗可以改善预后已是毋庸置疑;同样,它也会造成很大的危害。因此,肿瘤内科医师的中心问题是:我们如何平衡每例患者的风险和获益?

根据目前可用疗法,我们认为,有≥70% 治愈机会的患者不应接受目前的化疗方案。相反,当手术治愈的概率降至 40% 或更低时,则应该化疗。在这两个极端之间,决策是降低风险与治疗负担之间的选择问题。实际操作过程中,40% 的治愈率大约是化疗联合手术的阈值,我们会为以下患者提供化疗:直接侵犯前列腺或阴道(即 cT4a 期),EUA 检出(即 cT3b 期),TUR 送检活检上的 LVI,累及膀胱颈,肾积水或组织学侵袭性分化,包括小细胞、微乳头、浆细胞样或肉瘤样分化。

#### 首程放疗

在我们看来,作为膀胱癌的局部治疗方式,放疗不如手术。现有数据表明,对于适合完全切除、不伴 CIS、不起源于膀胱颈或 UVJ、无肾积水的小原发性肿瘤患者,约 40% 在术后可达长期控制状态[90]。这类患者的手术治愈率约为 80%,声称现有结果与手术队列"可比"是不合理的[91]。一些患者认为风险是可以接受的,并选择放疗,但不能将其作为结局与手术相当的选择。当选择有限时,我们推荐使用同期放射增敏化疗[92]。目前临床试验正在研究免疫治疗和放疗联合是否可以改善局限性尿路上皮癌的长期生存。

### ■ 局限晚期可切除性膀胱癌(高风险 cT2N0、cT3bN0、cT4aN0)的管理

自从 SWOG 试验结果发表以来,包括 NCCN 指南在内的许多指南主张将新辅助化疗作为肌层浸润性尿路上皮癌患者的标准治疗[93]。在我们看来,仅通过手术治疗的肌层浸润性膀胱癌患者的治愈率约为 85%,这一人群通常虚弱且年龄较大,全身化疗可能有毒性,因此我们主张采用一种更完善的方法,依照复发概率使用新辅助治疗。膀胱内肿瘤经 TUR 后,侵犯出膀胱壁外的膀胱癌(即 EUA 检出)预后较差,手术治愈率约为 35%。许多 cT2 和高危患者有相似的手术治愈机会。LVI 的存在与淋巴结受累相关,即使在 CT 提示淋巴结阴性

的情况下也是如此。

膀胱癌中,前列腺间质受累(非前列腺导管移行细胞癌)或侵犯至阴道壁(即 cT4a 期)的患者的手术治愈率为 5%~20%。最近一项纳入 583 例 pT4 患者(均认为可行手术)的回顾性多中心研究发现,病因特异性生存率约为 30%[94]。单因素分析显示,女性、LVI、淋巴结受累、切缘阳性和 pT4b 期与不良预后相关;所有患者均未接受新辅助治疗。总体来说,这些患者属于局部晚期但可切除的膀胱癌,在 MDACC,这些患者主要接受化疗,之后根据情况进行手术巩固治疗。这些患者的生命受到肿瘤的威胁,但在这一人群中,联合应用全身治疗和手术治疗的患者获益最大也是事实。根据 MDACC 的经验[23,95,96],约 60% 的患者通过意向治疗治愈,约 40% 的患者在化疗后切除的标本中无残留浸润性癌("p-0"状态),我们和其他机构[93]认为这是长期无病生存的可靠依据。

最近有几个中心报道了剂量密集 MVAC 在尿路上皮癌新辅助治疗中的应用[23,97,98]。剂量密集方案有诸多益处,包括 2 周化疗方案使患者更快地完成手术,以及提高了对化疗的耐受性。在一项研究中,93% 的患者完成了至少 3 个周期的新辅助化疗[23]。病理 T0 率约 39%,至少有一个中心的 5 年长期生存率为 63%(图 44-3)[23]。在 MDACC 研究中,尿路上皮肿瘤的分子特征提示基础亚型可能可以预测新辅助化疗的获益[23],这一发现得到了其他回顾性证据的支持[27]。对膀胱癌亚型的进一步研究有望带来可供社区使用的预后检测方法,从而使我们能够区分哪些患者最有可能从新辅助治疗中获益。

### ■ 局限晚期不可切除性膀胱癌(cT4b、cN1~3 和 M0)的管理

这个群体的预后很差。根据我们的经验,临床上侵犯直肠、盆腔侧壁或耻骨联合的肿瘤患者实际上比盆腔外淋巴结或仅肺转移的患者预后更差。这些患者无法行手术治疗,应首先接受化疗,然后根据缓解情况评估化疗后是否适合手术,重新评估手术治疗的可能性[99]。

MSKCC[100]和 MDACC[101]的研究者发表了使用上述策略的经验。数据表明,患者对全身治疗的反应是主要的预后特征,手术巩固治疗是可行的,并且与长期生存相关。这些研究同样也证实了化疗后有显著残留病变的患者并不能从手术中获益,总体而言,预后仍然较差。尽管如此,在初诊不可切除性膀胱癌患者中,22%~40% 的生存率比任何单一治疗方式的预期要好得多。

对于体型巨大的肿瘤,放疗作为一种单一的治疗方法效果很差。与手术一样,放疗可能对初次化疗有良好反应的患者才有效。值得强调的是,尿路上皮癌对化疗和放疗的敏感性往往是平行的。我们从未见过化疗难治性膀胱癌对放疗有反应,而我们已经观察到了一些显著的长期效果,通过对最初无法切除的肿块进行放疗后,患者对联合化疗有很好的反应。

### ■ 远处转移性膀胱癌的管理

膀胱癌通常首先转移到区域淋巴结,然后以相同的速度

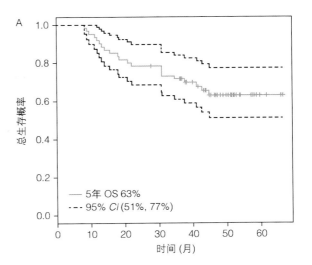

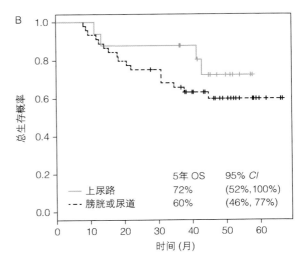

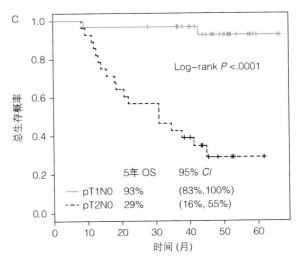

图 44-3 接受剂量密集 MVAC(甲氨蝶呤、长春花碱、多柔比星和顺铂)新辅助治疗的患者生存率。A. 所有患者的总生存率;B. 膀胱和上尿路上皮癌患者的 OS;C. 不同病理分期组的 OS。经许可引自 McConkey DJ, Choi W, Shen Y, et al: A Prognostic Gene Expression Signature in the Molecular Classification of Che motherapy-naïve Urothelial Cancer is Predictive of Clini-cal Outcomes from Neoadjuvant Chemotherapy: A Phase 2 Trial of Dose-dense Methotrexate, Vinblastine, Doxorubicin, and Cisplatin with Bevacizumab in Urothelial Cancer, Eur Urol 2016 May; 69(5): 855-862

扩散到肺、肝和骨。在病程后期，常见皮下和脑转移。脑受累尤其可能发生在血清 β-HCG 水平升高或组织学变异型（包括小细胞）的患者中。

即使以姑息止痛为目标，大多数转移性膀胱癌患者也应接受根据其生理耐受水平制定的全身性治疗。转移性尿路上皮癌是一种非常具有侵袭性的恶性肿瘤，从其引起症状到死亡仅 3～4 个月。生活质量基本上取决于治疗的疗效。考虑到疾病进展的速度，即使是毒性极高的治疗方案也可能只起到姑息作用。

自 20 世纪 80 年代以来，以顺铂为基础的联合化疗一直是晚期尿路上皮癌的标准一线治疗。与 20 世纪 80 年代的临床实践相比，目前患者的中位生存期约为 16 个月，很少有超过 3 年的生存者。10 多年来治疗方案一直变化不大，直到最近 5 种免疫检查点抑制剂、抗体-药物偶联物 EV 和厄达替尼（用于 FGFR 突变膀胱癌患者）获得批准用于转移性膀胱癌。

**手术治疗的时机**

一些远处转移的患者仍有局限于一个或几个区域的病灶。有人可能会认为局部治疗在这种情况下会起作用。然而，与肾细胞癌的情况不同，手术几乎从来不是转移性尿路上皮癌的合适初始干预措施。通常情况下，远处转移的尿路上皮癌患者在术后会迅速进展。因此，即使在有解剖威胁的病变（如先兆脊髓压迫）的情况下，我们通常也主张一线化疗，以在一定程度上控制疾病，然后允许进行安全的手术干预。基于此，我们自然会问，对于经过严格选择的转移性尿路上皮癌患者，在化疗产生良好应答后，手术巩固治疗是否有作用？MDACC 已经在腹膜后淋巴结转移[99,102]和极少数有内脏转移的患者[103]中发表了使用该策略的经验。我们采取了以下方针：对于盆腔或腹膜后淋巴结受累且全身化疗后影像学完全缓解的患者，我们通常进行扩大的淋巴结清扫术。由于判断淋巴结治疗反应"完全缓解"存在问题，我们在疗效评价中纳入了阴性活检，即任何足够大的淋巴结均可在 CT 引导下进行活检。对于内脏受累的患者，我们通常治疗至最大治疗反应，并进行观察。只有当患者在最初的受累区域出现进展（其他部位无进展），然后对第二疗程的化疗有显著反应时，我们才考虑手术切除残留转移灶。与生殖细胞癌患者一样，肿瘤标志物未恢复正常是手术巩固治疗的绝对禁忌证。

存在例外情况，有一类从初次治疗到发生寡转移性可切除的内脏病变的间隔时间较长的罕见患者。在这种情况下，我们通常给予全身治疗，然后切除病变。在我们看来，没有经过某种全身性治疗的手术基本上不合适，因为这些患者有很高的手术切口种植的可能。即使面临脊髓压迫，化疗后手术才是首选的治疗方法。

## 转移性不可切除尿路上皮癌的一线疗法

### ■ Cisplatin - Eligible 疗法

目前，联合治疗是转移性膀胱癌患者的标准治疗方法。MVAC 在 MSKCC[104] 的发展是一项重要的成就。随后的里程碑式的试验已证实 MVAC 优于顺铂单药治疗[105]、环磷酰胺＋多柔比星＋顺铂[106]、5-FU＋IFN-α＋顺铂[101]、多西他赛＋顺铂[107]。事实上，至少有 9 项涉及 MVAC 的随机试验，迄今唯一提示临床结局改善的是一项试验还是比较剂量密集 MVAC 变体（给予粒细胞集落刺激因子支持）与经典 MVAC 的试验[108]。剂量密集方案有显著较少的黏膜炎，并且周期仅为 14 天（传统方案为 28 天）。因此该方案取代了原来的方案，总体缓解率在 50％～60％，临床完全缓解（CR）率高达 20％，毫无疑问，剂量密集 MVAC 为大多数患者提供了有意义的姑息性治疗，并可显著改善少数患者的病程。

对于目标明确为姑息性治疗的转移性尿路上皮癌，吉西他滨和顺铂（GC）的双药方案已成为标准选择。在一项大型国际性Ⅲ期试验[109]中，GC 与 MVAC 进行了比较。该试验为未达到主要终点的阴性试验。然而，两组患者的中位生存期相似，并且两组患者的黏膜炎和中性粒细胞减少性发热较少，但血小板减少较多。正如两种疗效相当的治疗方案所预期的那样，尽管 GC 有较少的治疗相关副作用，但两种治疗的患者生活质量并无差异。在我们看来，这并不是一个令人惊讶的发现，原因可能是疾病本身造成的而非继发于治疗。

### ■ Cisplatin - Ineligible 疗法

考虑接受一线化疗的所有患者均应评估其对顺铂为基础的化疗的耐受性。2011 年国际制定了不适合以顺铂为基础化疗的转移性尿路上皮癌患者的共识[110]。根据该共识，满足以下至少一项的患者被视为不适合顺铂化疗方案：

● WHO 或 ECOG 体能状态评分为 2 或 KPS 体能状态评分为 60～70。

● 肌酐清除率＜60 mL/min。

● 出现不良事件通用术语标准（CTCAE）出现 2 级或以上听力损失。

● 出现 CTCAE 2 级及以上周围神经病变。

● 纽约心脏协会Ⅲ级心力衰竭。

对于不适合接受以顺铂为基础化疗，但需要接受联合化疗的患者，治疗方案包括以卡铂为基础的治疗或非铂为基础的联合治疗。欧洲癌症研究和治疗组织试验 30986 评估了基于卡铂的治疗，该试验在体能状态较差的肾功能受损患者中比较了吉西他滨＋卡铂与甲氨蝶呤＋卡铂＋长春碱的疗效差异。在本试验中，卡铂和吉西他滨治疗的客观缓解率为 41％，中位生存期为 9 个月，无进展生存期为 6 个月，毒性可控，仅约 10％的患者发生 3 级或更高级别不良事件[111]。

非铂类方案为不适合接受铂类化疗的患者提供了治疗选择。吉西他滨和紫杉烷类药物[112,113]在尿路上皮癌中均有活性，近 10 年来研究了许多新的二联和三联方案。根据目前已有的经验，所有用卡铂替代顺铂的方案均显示出较差的结果，甚至毒性增加，就像在吉西他滨、紫杉醇和卡铂三联方案所观察到的那样[114]。

尿路上皮癌常见于老年人。膀胱癌易感危险因素的累积常导致其他合并症，如冠状动脉疾病和慢性阻塞性肺疾病。

老年人的这些合并症,加上糖尿病和高血压等其他疾病,往往导致肾功能不全或体能状态无法耐受以顺铂或异环磷酰胺为基础的积极治疗方案。

输尿管梗阻也是导致肾功能下降的常见因素,肾造瘘是晚期膀胱癌治疗中不可或缺的手段。对于接受化疗的局部晚期膀胱癌患者,肾造瘘管优于输尿管支架管。这是因为化疗常引起中性粒细胞减少,进而导致与异物相关的慢性感染。肾造口术比支架更容易更换。此外,支架刺激性更大,并且在血小板减少期间可能出血。支架因出血而堵塞很常见,而肾造口术的问题要小得多。即使肿瘤生长,肾造口术也能可靠地对肾脏进行减压,但支架可能会因肿瘤甚至对治疗产生结缔组织增生而塌陷。

对于肾功能受损的患者,现在已有相对有效的化疗方案。长春碱、吉西他滨、紫杉烷类药物和多柔比星均可在肾功能不全的情况下安全用药。目前,我们倾向于吉西他滨三联方案(900 mg/m$^2$,注射时间需大于 90 min)、紫杉醇(100 mg/m$^2$)和多柔比星(30 mg/m$^2$),每 14 天用药 1 次。该方案可靠并具有较好的临床表现[115]。

### 一线免疫治疗

阿替利珠单抗和帕博利珠单抗最初都被批准用于不适合接受顺铂治疗的患者的一线治疗。美国 FDA 随后修改了这些建议,将其限制在 PD-L1 高表达的肿瘤中使用,原因是两项一线试验表明,PD-L1 低表达的患者接受化疗效果较好。IMvigor130 试验比较了一线铂类全身化疗、化疗+阿替利珠单抗与阿替利珠单抗单药治疗的疗效。PD-L1 高表达的定义为样本中≥5%免疫细胞表达 PD-L1[31]。阿替利珠单抗单药治疗组的生存率优于铂类化疗组,死亡的分层风险比(HR)为 0.68(96% CI 0.43~1.08)。

### 一线免疫维持治疗

在一线铂类化疗的基础上给予免疫检查点抑制剂并无明确的生存获益证据。最近的一项维持治疗策略显示出了积极的结果。接受了 4~6 个周期的铂类一线化疗,并且疾病稳定或更好的患者被随机分组,在最后一剂化疗后 4~10 周的无治疗间期后,分别接受阿维鲁单抗或支持治疗。阿维鲁单抗治疗组的中位 OS 显著改善(中位 OS:21.4 个月 vs 14.3 个月,HR 0.69,95% CI 0.56~0.86,P=0.001)。然而,对照组中只有 44%的患者接受了免疫检查点抑制剂二线治疗,这一细节反映了曾经接受免疫治疗与从未接受免疫治疗的获益不尽相同[116]。一项小规模的试验将患者随机分组,两组分别在疾病进展时接受帕博利珠单抗维持治疗和安慰剂治疗。两组的生存期无显著差异,截至数据锁定时,只有一半患者在疾病进展时接受了帕博利珠单抗治疗[117]。

## 尿路上皮癌的二线治疗

几年前,对铂耐药的尿路上皮癌患者还没有有效的治疗方法。由于预后相似,二线队列包括新辅助或辅助化疗后 1 年内发生疾病进展的患者。通常使用紫杉烷类单药化疗或交替联合化疗。我们最近已经看到数种新药被批准用于二线治疗,包括免疫检查点抑制剂,以及靶向药物厄达替尼(erdafitinib),厄达替尼对 FGFR3 突变的患者有效。只有帕博利珠单抗与紫杉烷单药相比有生存获益的比较数据。

### 免疫检查点抑制剂

目前,有 5 种免疫检查点抑制剂被批准用于转移性尿路上皮癌患者的二线治疗:帕博利珠单抗[118]、纳武利尤单抗[29]、阿替利珠单抗[119]、度伐利尤单抗[120]和阿维鲁单抗[121]。只有帕博利珠单抗的 1 级证据显示生存获益(10.3 个月 vs 7.4 个月,HR 0.73,P=0.002 2),且与紫杉烷单药相比,也改善了应答率和毒性反应[18]。根据多项 II 期试验结果,其他 4 种检查点抑制剂似乎具有相似的活性,报告的缓解率为 15%~20%,中位 OS 为 7.4~10.3 个月,潜在的微小差异很可能与患者个体有关,而不是与 PD-1 或 PD-L1 抑制的活性差异有关。尽管检查点抑制剂很多,但似乎只反映了一条线的治疗,因为从一个检查点转换到另一个检查点,或从 PD-L1 到 PD-1 测序,或反之亦然,似乎没有任何明显的益处。包括 PD-L1 表达水平、肿瘤突变负荷和多种其他免疫因子在内的生物标志物显示出从免疫治疗中获益的可能性增加,但对于谁应该或不应该接受免疫检查点抑制剂,生物标志物并没有提供任何明确的指导。因此,二线免疫检查点抑制治疗不需要这些指标。

### FGFR3 靶向治疗

FGFR 点突变和融合存在于 20%的局部晚期或转移性膀胱尿路上皮癌和 35%的上尿路上皮癌[122]。厄达替尼对 FGFR1~4 具有泛 FGFR3 抑制作用,IC50 在个位数纳摩尔范围内。最近对既往接受过治疗的 FGFR3 突变的尿路上皮癌患者开展的一项 II 期试验显示,厄达替尼有临床活性,客观缓解率为 40%,中位 OS 为 13.8 个月(图 44-4),因此厄达替尼于 2019 年 4 月加速获批[32]。这些 FGFR3 突变的肿瘤可能从 FGFR3 靶向策略中获益更多,因为它们富集了乏免疫肿瘤特征。最近一项来自纳武利尤单抗和阿替利珠单抗二线试验数据集的研究提示,免疫治疗对 FGFR3 突变的尿路上皮癌确实有应答,但本研究未纳入获益的长期结局。THOR 临床试验 34 将 FGFR3 改变的尿路上皮癌患者随机分组,分别接受厄达替尼或帕博利珠单抗治疗,这有望确定 FGFR3 突变的患者从二线免疫治疗还是从 FGFR3 靶向治疗中获益更多。

## 尿路上皮癌的三线治疗

抗体-药物偶联物在治疗尿路上皮癌有一定前景。EV 是靶向 nectin-4 的抗体偶联物,nectin-4 在 94%的转移性尿路上皮癌中表达。选择性靶向尿路上皮癌细胞后,可裂解连接体将一种微管制剂 auristatin 直接释放到肿瘤细胞中。这项三线试验报告的缓解率为 44%,中位生存期约为 11 个月,因此美国 FDA 于 2019 年 12 月加速批准了该药物[35]。目前将 EV 联合帕博利珠单抗用于转移性尿路上皮癌患者一线治疗的研究显示了令人惊叹的临床活性证据,客观缓解率超过 60%,因此我们似乎也将看到 EV 应用于一线治疗。

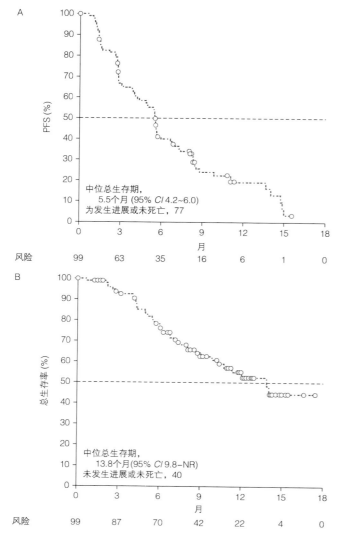

**图 44-4** 持续每天使用厄达替尼治疗后患者的无进展生存期和总生存期。经许可引自 Loriot Y, Necchi A, Park SH, et al: Erda fitinib in Locally Advanced or Metastatic Urothelial Carcinoma, N Engl J Med 2019 Jul 25; 381(4): 338-348

## 展望未来

尿路上皮癌患者的未来充满希望。目前有多项临床试验正在研究免疫治疗联合全身化疗对晚期尿路上皮癌患者治疗和新辅助治疗的效果。与其他免疫检查点靶点(包括抗 CTLA-4 抗体)联合治疗似乎也很有前景,1 mg/kg 纳武利尤单抗与 3 mg/kg 伊匹木单抗联合治疗的缓解率约为 38%[123]。一项Ⅲ期试验正在评估这一联合用药在一线治疗中的益处。然而,许多 IO 组合似乎在 PD-L1 高水平表达患者组中获益较大。

在乏免疫 PD-L1 水平较低的患者中,如何改善免疫检查点抑制剂的抗肿瘤活性仍然是一个挑战。bempegaldesleukin 是一种 IL-2 类似物,刺激与免疫反应相关的淋巴细胞选择性增殖。一项Ⅰ期试验的早期结果报告,无论 PD-L1 表达水平高低或 CD8+ T 细胞是否存在,缓解率均接近 50%[124]。另一项试验 NORSE 研究厄达替尼联合 PD-1 抑制剂西特利单抗治疗患者。Ⅰ期研究的早期结果提示,在既往接受过治疗的尿路上皮癌患者中,客体缓解率大于 50%[125]。另一种酪氨酸激酶抑制剂西拉替尼(sitravatinib)靶向 TAM 家族受体,当与纳武利尤单抗联合时,在检查点抑制剂治疗后进展的患者中,客观缓解率(ORR)超过 30%[126]。

尿路上皮癌患者的其他抗体-药物偶联物也正在开发中。SG 靶向肿瘤细胞上的 Trop-2,为肿瘤拓扑异构酶抑制剂提供辅助作用,在三线治疗中也显示出一定的缓解率。Sirtratumab 靶向 SLIRK 和其他靶向 HER2 的药物也正在探索其临床疗效证据。鉴于之前报道的 EV 联合帕博利珠单抗具有较好的治疗活性,检查点抑制剂似乎有可能成为治疗尿路上皮癌患者的多种联合治疗的支柱。

尿路上皮癌不再是单一疾病。目前,新药和选择策略层出不穷,我们正从细胞毒性策略转向将被医生接受并将改善患者生活的免疫和靶向干预措施。个体化医疗的时代已经来临。

## 提示

- 对于病理科医生来说,识别变异型组织学的存在非常重要,因为它可以影响治疗方案的选择。一个例子就是强烈建议对小细胞上皮癌进行新辅助化疗。
- 虽然新辅助化疗目前推荐用于肌层浸润性尿路上皮癌患者,但仍有一组"低危"患者仅接受手术治疗效果良好。目前,我们主张在有以下高危特征时采用以顺铂为基础的新辅助化疗:cT3b 型(通过 EUA)、LVI、肾积水或变异型组织学(包括微乳头状、肉瘤样或小细胞)。如果患者不具备上述条件,我们将首先给予手术治疗,如果患者的分期上升至 pT3b 或更高或 N+ 期,则给予辅助化疗。
- 虽然顺铂入组治疗标准的共识包括肌酐清除率 ≥60 mL/min,但数项试验提示,可以治疗至清除率较低的水平。在 MDACC,我们给予全剂量顺铂维持清除率 ≥50 mL/min,给予分次剂量顺铂(第 1 日第 2 日给予 35 mg/m²)维持清除率 ≥40 mL/min。该策略包括在梗阻情况下积极补液和使用肾造瘘管。
- 疾病进展时使用阿维鲁单抗的维持免疫治疗是否优于免疫治疗,目前有很多争论。我们目前的观点是,两者都是很好的选择,都值得考虑。考虑到早期证据提示使用帕博利珠单抗的 EV 一线治疗具有良好的缓解率,如果免疫治疗成为一线标准治疗,上述争论可能会消失。
- 在第 15 天根据患者血磷水平上调厄达替尼给药可能使患者对厄达替尼产生较好的应答。然而,大多数患者不能无限期地持续服用 9 mg/d 的剂量,并且可能在较低剂量下维持其应答。我们将这一治疗视为一种"诱导-维持"方法,即较高剂量可诱导强应答,而较低剂量的厄达替尼可维持强应答。
- 在每次 EV 给药前监测空腹血糖水平,并在血糖水平 >250 mg/dL 时维持治疗。在早期的 EV 试验中,患者血糖升高,即使使用胰岛素滴注但仍出现难以控制的糖尿病酮症酸中毒甚至死亡,由此提出了这一建议。虽然机制尚未明确,但作者(ASR)认为可能存在 auristatin 对糖原储存能力的影响导致肝毒性。我们建议在肝硬化患者中谨慎使用该疗法。

# 第 45 章　前列腺癌

Patrick Pilié
Paul Viscuse
Christopher J. Logothetis
Paul G. Corn
董　培·译

## 要点

▶ 基于 T 分期、分级分组和诊断时的前列腺特异性抗原,局部前列腺癌的风险类别(低、中、高)有助于指导治疗方式。低危前列腺癌患者应考虑接受积极监测,而高危前列腺癌患者应在确认无远处转移证据后考虑接受进一步治疗。虽然预后良好的中危疾病也可考虑进行积极监测,但如果预期寿命≥10年,并且可以根据合并症选择相应治疗方案,建议对预后不良的中危疾病患者进行进一步治疗。

▶ 对于高危局限性前列腺癌患者,多项研究已证实雄激素剥夺治疗(ADT)＋放疗比任何一种单独治疗都更优越。此外,与 ADT 单独治疗相比,放疗加用第二代抗雄激素(如醋酸阿比特龙和泼尼松)已被证明可延长无病生存期。雄激素剥夺疗法的最佳持续时间仍在研究中。

▶ ADT 仍然是复发性前列腺癌患者的主要治疗方法。然而,长期 ADT 具有较高的潜在复发率,且复发性前列腺癌是一种异质性疾病。对于局部治疗后的非转移性去势治疗敏感性复发前列腺癌患者,可以考虑间歇性 ADT。对于转移性去势敏感性患者,间歇性 ADT 未显示出与持续 ADT 相比的非劣效性;随着第二代抗雄激素药物的出现,应根据患者具体情况做出治疗决策。

▶ 雄激素生物合成抑制剂和雄激素受体抑制剂已提前应用于前列腺癌患者的治疗,并被批准用于非转移性去势抵抗性疾病(达罗他胺、阿帕他胺、恩杂鲁胺)和 M1 去势敏感疾病(醋酸阿比特龙＋泼尼松、恩杂鲁胺和阿帕他胺)。抑制剂的选择应基于副作用和患者的合并症。

▶ 无论家族史如何,所有转移性前列腺癌患者及高危局限性前列腺癌患者均应考虑进行生殖细胞系基因检测。该检测应包括对 BRCA1/2 变异体的分析,并应考虑进行其他 DNA 损伤应答(DDR)基因的检测。如果有明显的遗传性前列腺癌家族史或担心遗传性乳腺癌和卵巢综合征,则应考虑对非高危局限性前列腺癌患者进行基因检测。有 BRCA1/2(体细胞或生殖细胞系)变异体的前列腺癌患者,如果在第二代抗雄激素标准治疗中发生进展,应考虑使用 PARP 抑制剂[如奥拉帕利(PROfound)或鲁卡帕利(TRITON)]治疗。此外,有 DDR 基因改变或超突变癌症(如乳腺癌)的男性。若有高微卫星不稳定性或错配修复蛋白表达缺失应考虑使用免疫检查点抑制剂,临床试验已经表明,上述内容可预测患者对免疫检查点抑制剂的应答(CheckMate 650)。

▶ AVPC(雄激素无关)和神经内分泌前列腺癌的分子特征是 TP53、RB1 和/或 PTEN 的异常。这些亚型可从基于卡铂的化疗中获益(如卡铂联合卡巴他赛)。积极的临床研究正在进行中,以更好地定义和治疗这些侵袭性前列腺癌亚型。

　　在过去的 10 年中,前列腺癌发生进展的生物学知识影响了我们对该疾病治疗方法的选择。尽管以往的研究主要集中在前列腺癌上皮细胞,但越来越多的证据表明,宿主组织微环境和肿瘤上皮细胞之间的相互作用对肿瘤的发生至关重要。了解肿瘤细胞与宿主的双向相互作用是目前前列腺癌研究的主要内容。

　　前列腺癌具有特殊的临床特征,可以预测其临床行为。幸运的是,从局限性雄激素依赖性前列腺癌进展为去势抵抗性前列腺癌伴骨转移只发生于少数患者。为了简化前列腺癌的临床异质性,患者在历史上被分为不同的“临床状态”(例如,转移去势 vs 未去势),以帮助构建治疗建议和治疗流程[1,2]。然而,不同状态下的患者表现出广泛的生物学异质性和对治疗的反应的显著不同,使得这一方法受到了限制。为了解决这一问题,我们需要根据疾病进展的潜在分子机制改进疾病分类。为此学界致力于创建一种“标志物驱动”策略,从而更可靠地预测前列腺癌进展,为个体患者选择最佳的特异性治疗,并仅将治疗用于有需要的患者。这种量身定制的治疗方法可以很好地改善特定患者的生存结局,同时避免大多数没有生命威胁的患者发生治疗相关不良事件。

## 流行病学与临床特征

在美国,前列腺癌是一个不容小觑的医疗挑战[3]。它是男性中第二大常见癌症(仅次于皮肤癌),也是仅次于肺癌的第二大致死性癌症。前列腺癌有几个独特的临床特征,与其他实体瘤类型区分开来:

(1)尽管前列腺癌的患病率很高,但大多数诊断为前列腺癌的男性最终死于其他原因。

(2)前列腺癌的自然史通常很长。在死于非前列腺癌的男性尸检中,如在因膀胱癌接受膀胱前列腺切除术的男性患者中常发现隐匿性恶性前列腺癌。因此,在正常人的一生中,大多数男性会发生"临床隐匿性"前列腺癌,这种癌不会产生症状,不需要治疗,也不会导致死亡。

(3)检出癌的发病率随着年龄的增长而增加。

(4)雄激素是正常前列腺发育的主要驱动因素,并与肿瘤发生有关。

(5)前列腺癌具有典型的多灶性特点,常表现为同时发生于多个部位,恶性潜能由原发和继发分级(Gleason 评分)之和决定。生物学异质性是每个病灶的固有属性。

(6)西方社会男性的临床前列腺癌患病率高于东方社会,但从中国和日本移民到美国的男性发病率增加。这一观察结果表明环境因素(如饮食、生活方式等)与前列腺癌的发生有关。

(7)前列腺癌具有可预测的进展率和进展模式,骨转移在大多数晚期前列腺癌患者的临床进展中占主导地位。骨-上皮相互作用是前列腺癌进展的核心内容,上述观察结果也支持这一观点。

### ■ 年龄

人们早早认识到前列腺癌是老年人常见病。流行病学资料表明,前列腺癌的发病率和死亡率随着年龄的增长而增加[4]。虽然前列腺特异性抗原(PSA)筛查使诊断时的平均年龄提前,但死亡仍主要见于 70 岁以上的老年患者。随着

全球人口寿命的延长,前列腺癌给医疗系统带来了相当大的负担。这使医生们产生了一种紧迫感,提高我们预测前列腺癌预后的能力,并为真正需要治疗的患者提供更加个体化的精准医疗。

### ■ 内分泌

尽管雄激素受体(AR)信号通路在前列腺癌发生和发展中的作用尚未完全阐明,但雄激素对前列腺的正常生长、分化和功能至关重要。即使患者在临床上处于去势状态(血清睾酮＜50 ng/mL),仍有越来越多的证据表明前列腺癌细胞继续依赖 AR 信号进行增殖[5]。其中一个主要机制涉及多方面,在前列腺癌进展过程中,内分泌来源的雄激素(即睾丸和肾上腺来源)逐渐转变为旁分泌、自分泌和胞分泌(即肿瘤来源)(图 45-1)。这是表达 CYP17 酶的前列腺和骨组织中肾上腺类固醇前体(如脱氢表雄酮和雄烯二酮)在发生外周转化的结果[6]。去势抵抗的其他机制包括 AR 瘤内扩增、AR 突变、AR 辅助因子水平的变化,以及不依赖配体的 AR 激活(图 45-1)。

### ■ 饮食与肥胖

多项临床研究和实验证据认为高脂饮食、高热量摄入和肥胖在致死性前列腺癌发生过程中发挥核心作用。肥胖是指体重指数(BMI)超过 30,表现为白色脂肪组织(WAT)过度生长。肥胖与前列腺癌的发病率、进展和死亡率相关[7,8]。肥胖与前列腺癌进展之间的关联机制尚不明确。有研究表明,转移性去势抵抗性前列腺癌(mCRPC)患者如果肥胖或有肥胖趋势,其疾病结局可能有所改善,这是一个"肥胖悖论",使得人们进一步理解肥胖如何影响前列腺癌结局变得更加复杂。

一项大型流行病学研究深入探讨了身高、BMI 或两者同时变化对前列腺癌的影响,然而研究结果未能预测前列腺癌的风险。饮食和体力活动等生活方式可能影响前列腺癌的发生和进展。例如,前列腺癌的临床前模型表明,高脂饮食导致 MYC 转录程序激活,进而导致癌细胞生长和肿瘤负荷增加。此外,研究表明,WAT 本身可能对多种癌细胞组织学类型的癌细胞生长产生直接影响。

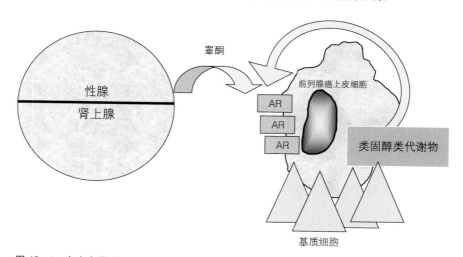

**图 45-1** 在疾病进展过程中,雄激素来源从内分泌转向旁分泌和自分泌。AR:雄激素受体

将肥胖和侵袭性前列腺癌联系起来的机制包括胰岛素样生长因子1(IGF-1)和脂肪因子的信号传导[9]。胰岛素-IGF-1轴在肥胖诱导的肿瘤发生中被广泛发现,包括前列腺癌[10]。原发性前列腺癌通常表达胰岛素受体,提示胰岛素可能刺激肿瘤生长[11]。超重和高血浆C肽浓度均与前列腺癌特异性死亡率增加相关[12]。此外,降糖药二甲双胍已被证明可降低男性糖尿病患者的全因死亡率和前列腺癌特异性死亡率[13]。

除了胰岛素的变化,肥胖还通过慢性亚临床炎症影响了脂肪因子(如瘦素、脂联素)的水平。瘦素在人前列腺癌细胞系中与体外肿瘤效应相关[14],但流行病学研究未能证实瘦素与前列腺癌风险和死亡率相关[15]。与瘦素相反,脂联素在肥胖患者的血清水平降低,并在很大程度上具有抗肿瘤作用[16]。

### ■ 民族与种族

非洲裔美国男性罹患和死于前列腺癌的风险较高。在非洲裔美国男性中,前列腺癌倾向于表现出更具侵袭性的表型,其背后的原因是多样的。最近对30多万名前列腺癌患者进行的一项研究表明,在退伍军人事务部医疗系统和美国国立癌症研究所申办的随机临床试验中,接受随访和治疗的黑种人男性的前列腺癌特异性死亡率并不低,由此提示公平获得医疗和标准化治疗使得黑种人男性前列腺癌死亡率并未降低。对黑种人前列腺癌进行的基因组研究表明,3%的原发性前列腺癌存在 ERF 缺失,3%～5%的致死性去势抵抗性前列腺癌(CRPC)存在 ERF 突变或缺失,此外 DNA 损伤应答(DDR)基因通路(包括核苷酸切除修复)存在频繁突变。临床基因检测应包含对某些癌症相关基因的全外显子组测序,而不仅仅是热点突变检测。有研究表明,非洲裔美国男性也同样有可能携带 DDR 基因的有害遗传性变异体,如 BRCA2,这些变异体显著增加了患侵袭性前列腺癌的风险。

此外,临床试验必须更具包容性,更能代表多样化的人群。对少数族裔男性在前列腺癌筛查和治疗方面的差异和医疗服务获取问题进行进一步研究,并制定改革政策,以为所有人提供高质量医疗服务,解决系统性障碍。

### ■ 遗传易感性

前列腺癌已被证明在家族内聚集并表现出孟德尔遗传模式。研究表明,有前列腺癌家族史可增加患前列腺癌的风险,其风险受以下因素影响:① 患病家庭成员的数量;② 一级亲属患前列腺癌的风险高于远亲患前列腺癌的风险;③ 患病时间早(55 岁之前确诊)。有研究对有遗传性前列腺癌病史的家族进行了早期全基因组连锁研究,发现了许多潜在的候选基因座。我们在同源盒基因家族成员 HOXB13 基因中发现了一个高突变基因,该突变导致谷氨酸非保守地取代了甘氨酸(G84E)。对欧洲血统前列腺癌患者的多项研究表明,HOXB13 G84E 增加了患前列腺癌的风险,癌症发病年龄更早,更容易在有前列腺癌家族史的男性中发现。然而,HOXB13 G84E 促进前列腺癌发生发展的分子机制尚不清楚。

多项研究表明,DDR 基因(尤其是 BRCA2 基因)的有害突变可显著增加前列腺癌风险。在转移性和高危局限性前列腺癌患者中,癌症相关基因的有害胚系变异体富集(≥15%),尤其是 DDR 基因,此结果并不考虑家族史。有一些特殊[如早发性前列腺癌(<55 岁)或多原发恶性肿瘤表型]的前列腺癌患者也被证明在癌症相关基因中有丰富的遗传性突变。根据这些发现,我们建议对转移性或局限性高危前列腺癌患者进行普遍的胚系基因检测,而不考虑癌症家族史。那么应该检测哪些基因?目前已有共识认为应行 BRCA1 和 BRCA2 检测,并建议对其他 DDR 基因进行检测,大多数患者接受了组合基因的检测。其他 DDR 基因[包括但不限于 ATM、CHEK2 和错配修复(MMR)基因]的突变在前列腺癌中具有低至中等的外显率,检测结果往往是意义不明的。在对前列腺癌患者进行胚系检测时,应考虑上述指标。进行胚系检测是必要的,因为阳性结果可以告知患者患其他癌症类型的风险和家庭成员患癌症的风险,现在还可以指导本章后面讨论的靶向治疗。

对有遗传性 BRCA2 突变的男性的队列研究表明,患前列腺癌和其他恶性肿瘤的风险增加,并且至癌症进展的时间较短,从诊断为 mCRPC 开始,这些男性的病因特异性生存期显著缩短。此外,携带包括 BRCA2 在内的 DDR 基因有害胚系突变的男性接受一线化疗或雄激素信号抑制的生存结局与 DDR 无胚系突变的男性相似,但初步数据提示,突变携带者接受一线 AR 信号抑制的结局可能优于接受多西他赛化疗。如本章进一步讨论的,携带有害 BRCA2 变异的男性最有可能从 PARP 抑制剂和铂类化疗中获益。

## 前列腺癌的组织形态学

大多数前列腺癌起源于前列腺腺泡,只有不到 10% 是纯导管起源。大多数表现为腺样分化(即腺癌)(图 45-2A)。这与在胰腺癌和乳腺癌中观察到的相反,在这些癌症中,导管癌远比发生在分泌单位的腺泡部分的癌更常见。

重要的是,从未见过黏蛋白在前列腺癌中出现。历史上,许多分级系统使用了所有典型的形态学标准,病理学家有时可以根据这些标准推断生物学潜能。尽管目前有 20 多种前列腺癌分级系统,但学界几乎普遍采用 Gleason 分级系统进行分级。

### ■ Gleason 分级系统

在病理分级系统中,Gleason 分级是一种独特的分析系统,它是一种复合分类,基于其他上皮癌分级中考虑的结构和细胞特征的组合。Gleason 分级系统包括两个部分。

(1) Gleason 分级有五个等级,从正常的结构到没有任何腺体组织的细胞排列。由于明确的恶性肿瘤标准已对应 Gleason 2 级,而 Gleason 1 级分类很少报道,因此前列腺癌的 Gleason 分级为 3～5 级。

(2) Gleason 评分是通过将 Gleason 等级分别分配给主要部分和次要部分。按照规范,Gleason 评分表示为一个分级的和,主要部分排在前面。因此,Gleason 评分范围为 2(即 1+1)～10(5+5)分。在 MDACC,Gleason 评分范围为 6～10分,我们不将 Gleason 评分定为 1 级。

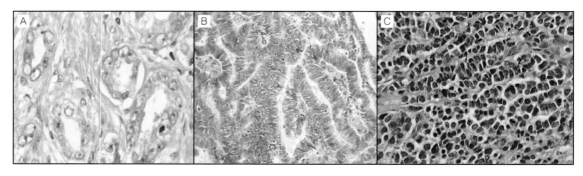

**图 45-2** A. 前列腺的结构；B. 前列腺导管癌的结构；C. 前列腺小细胞癌的结构

Gleason 分级系统的主要优势是其可重复性和区分临床治疗方案的能力。该系统对处于极端状态的前列腺癌最有意义（如 Gleason 评分≤6 分 vs Gleason 评分 8～10 分）。然而，该系统的主要缺点是不能提供 Gleason 7 分肿瘤的详细信息，而 Gleason 7 分是最常报道的类型。Gleason 7 分肿瘤（即 3＋4 或 4＋3）代表了一个临床异质性组，具有不同的生物学潜能和临床结局[17]。尽管学界正努力改善 Gleason 7 分肿瘤的分层，但 Gleason 系统在评估形态学方面固有地受到光学显微镜方法的限制。因此，大多数研究人员现在正在寻求将肿瘤的分子特征纳入当前的分级系统中。

### ■ 前列腺活检和术后标本的评估

Gleason 分级是一种经过验证的分级系统，可预测初治前列腺癌患者的预后。然而，将 Gleason 分级应用于已治疗过的前列腺癌患者可能具有误导性。例如，MDACC 在激素去势治疗后获得的标本的病理报告通常会注明"激素治疗效果"，而不是 Gleason 分级。因此，在解读同一患者治疗前后的连续活检的 Gleason 评分时，应谨慎考虑治疗效果。为了解决这一问题，我们的团队提出了一种新的"治疗后"组织学分类，以在治疗后组织标本的分析中实现一致性[18]。如果经过前瞻性验证，该系统将对术前已治疗的前列腺癌有预测价值。

另一个混杂因素是组织取样。我们认识到在每个个体前列腺癌中存在肿瘤内分级的异质性。因此，从逻辑上可以推断，抽样的范围和区域会影响分级和分期的准确性。超声引导下前列腺活检技术的发展和有限的患者发病率对临床工作和肿瘤分级产生了重大影响。我们逐渐发现，经直肠活检取样数量、取样部位和取样的完整性极大地影响了肿瘤分期和分级。目前学界已经制定了活检的规范，以确保足够的活检数量和取材范围[19]。

穿刺活检中出现的采样错误导致的许多问题可以通过术后处理来克服。在经过适当处理的标本中，确定主要和次要 Gleason 评分很简单。需要评估癌症是否侵犯到前列腺包膜外或侵犯到切缘。外科医生和病理科医生之间的有效沟通对正确确定手术切缘的范围和部位至关重要。随着术后放疗的发展，其他治疗措施的重要性也相应增加。

### ■ 前列腺癌的分子遗传学特征

在前列腺癌中，雄激素调节基因 TMPRSS2（21q22.3）和来自 ETS 转录因子家族的 ERG（21q22.2）之间的基因融合很常见[20]。然而，TMRPSS2-ERG 的功能和预后意义仍然知之甚少。目前，TMPRSS2-ERG 的检测尚未在标准的临床路径中进行。

其他研究试图通过分子方法细化前列腺癌的诊断分类。遗憾的是，分子表型（或基因型）表征在前列腺癌中的作用尚未达成共识。通过免疫组织化学，我们知道人类标本中特定蛋白的表达与疾病的临床病程有关。例如，p53 的功能性 PTEN 突变缺失和 BCL2 表达增加是广泛报道的功能获得和功能缺失，这些变化与前列腺癌进展相关，并且在机制上与去势抵抗相关[21,22]。尽管上述内容可能与前列腺癌的生物学和临床结局相关，但不足以证明其常规应用的合理性。

### ■ 特殊前列腺癌

#### 导管癌

单纯的导管型前列腺癌并不常见。更多情况下，导管和腺泡成分混合，导管成分对临床表现的相对占比尚不清楚。学界对前列腺导管癌生物学行为的印象比较单纯，它主要起源于导管或纯粹起源于导管（图 45-2B）。其特别的临床特征包括血清 PSA 浓度无成比例升高，同时膀胱基底侵犯（偶尔被误诊为尿路上皮癌）、转移灶分布在软组织或溶骨性转移。对于局限性病变，单纯导管腺癌患者根治性前列腺切除术后的临床结局优于混合性导管腺癌患者[23]。新发转移性导管癌患者的结局较差，通常对多种疗法耐药，与单纯腺泡腺癌相比，有导管特征的患者表现出更强的侵袭性疾病和更高的内脏转移概率。

#### 小细胞和侵袭性前列腺癌

小细胞前列腺癌（SCPC）是一种组织学的变异类型，表现为"椒盐状"染色质、神经内分泌标志物表达（如嗜铬粒蛋白、突触素）和高核质比（图 45-2C）。它对雄激素无影响，临床上侵袭性强，更易发生内脏转移（如肝或肺），大量淋巴结受累，溶骨性而非母细胞性骨转移。很少甚至没有 PSA 生产。典型的临床表现是患者的前列腺突然增大，伴有梗阻性症状和少有（甚至没有）PSA 产生。它可以是新发肿瘤，更常见的情况是有高级别腺癌病史的患者在接受治疗（激素消融术、放疗或化疗）后出现进展的延迟表现。因此，如果常规腺癌治疗后出现不典型临床特征，特别是如果 PSA 低于疾病体积的预期值，则应对转移部位进行活检。有趣的是，向神经内分泌表型的演变通常与癌胚抗原的表达相关，癌胚抗原可能是比 PSA

更有用的监测工具。根据我们的经验,神经内分泌标志物(嗜铬粒蛋白、突触素、CD56、神经元特异性烯醇化酶或蛙皮素)的表达没有特别的敏感性或特异性,但可以检测肿瘤的存在。

越来越多的转移灶活检提示了 SCPC 的非典型特征,发现它是具有不同神经内分泌标志物表达的腺癌。我们将这些肿瘤称为侵袭性变异型前列腺癌(AVPC),取代了之前的术语"间变性",这是一种组织学描述。AVPC 的临床特征包括单纯的内脏转移,影像学上明显的溶解性骨转移,前列腺或盆腔内巨大的淋巴结肿大(≥5 cm)或巨大的高级别肿块(≥5 cm,Gleason 评分≤8 分),初次就诊时(雄激素剥夺治疗前或去势抵抗性疾病有症状进展前)的 PSA 低(≤10 ng/mL),以及大量(≤20)骨转移,或者在开始激素治疗后短时间内(≤6 个月)出现雄激素非依赖性进展。临床前研究发现,AVPC 的特征是包含一个或多个抑癌基因 TP53、RB1 和 PTEN 的改变。

### 潜在癌前病变
#### 前列腺上皮内瘤变

前列腺癌癌前病变的研究发现了两个候选的形态学病变[24]。第一个也是最有希望的癌前病变是前列腺上皮内瘤变(PIN)。Ⅰ级和Ⅱ级 PIN 在临床上已有发现,但与癌症之间没有可靠的相关性,也没有证据说明与前列腺癌的发生或进展相关。因此,在 MDACC 和大多数其他权威机构,Ⅰ级和Ⅱ级 PIN 的报告已经陷入冷门。在许多研究中,Ⅲ级 PIN 与癌症的存在有关,但它不能证明治疗干预(如前列腺切除术)的合理性。相反,我们建议对Ⅲ级 PIN 患者在 6~12 个月进行更彻底的活检以寻找合并癌症,或者重复活检。Ⅲ级 PIN 常与前列腺其他部位已确诊的癌有关,因此很少作为有用的早期预测标志物。这就是针对 PIN 进行预防性治疗研究的困难所在。大多数 MDACC 临床医师都认为,多灶性 PIN Ⅲ级的报告与低级别前列腺癌的报告几乎相同,但需要注意的是,没有足够的证据支持常规干预(手术或放疗)。

第二种潜在的癌前病变是增生性炎性萎缩(PIA)[25]。组织学上,这些病变的特征是与萎缩性上皮相关的炎症浸润。与正常上皮相比,PIA 中增生的上皮细胞比例增加。学界认为这些病变在慢性感染或炎症与前列腺癌易感性之间有一定机制上的联系。然而,与 PIN 不同,腺癌很少起源于 PIA,而 PIA 常在没有癌症证据的前列腺活检中观察到。因此,目前尚不清楚 PIA 是否真的是前列腺癌的癌前病变。相关研究正在进行中。

### 分期

仅根据临床标准很难精确评估前列腺癌的范围。影响治疗的局部范围的主要基准——器官局限还是非器官局限,基本上不可能通过直肠检查来区分,也不容易通过任何影像学检查来识别。此外,PSA 水平并不能准确地提示肿瘤的前列腺外侵犯。因此,通常使用一系列方法确定疾病范围,包括经直肠超声检查、CT、常规 MRI、带有直肠内接收器线圈的MRI、旨在对精囊和前列腺外间隙进行采样的复杂活检策略,甚至盆腔淋巴结采样。显然,这些方法都为检测病变提供了

不同水平的灵敏度,并且在疗效方面可能存在显著差异。总之,临床分期的概念没有适当的背景是没有意义的。人们一定会问,一组特定的诊断试验的临床阶段是什么?

### 前列腺癌筛查的案例

随着 PSA 筛查的出现,被检出局限性前列腺癌的年轻男性数量急剧增加。随着局部治疗(手术或放疗)预后的改善,从逻辑上可以推断,PSA 筛查有助于提高局限性前列腺癌的男性的生存率。然而,对于临床医生而言,PSA 筛查的益处仍有争议,这也是患者感到困惑的一个来源。对于临床医生而言,目前缺乏支持使用 PSA 筛查的 1 级证据。两项大型随机筛查试验(>250 000 例患者)没有帮助阐明这个问题,因为一项试验没有显示生存获益[美国的前列腺癌、肺癌、结直肠癌和卵巢癌筛查试验(PLCO)],但另一项试验显示了生存获益[欧洲的前列腺癌筛查随机研究(ERSPC)试验][26,27]。虽然每项研究的混杂因素限制了关于 PSA 筛查的明确结论,但所需的巨大费用和时间可能会阻碍未来的 PSA 筛查试验。现有证据支持临床医生对 55~69 岁的一般风险男性进行 PSA筛查的利弊进行讨论。减轻筛查潜在危害的其他策略包括考虑每两年进行一次筛查,提高活检的 PSA 阈值,以及对新诊断为前列腺癌的男性采取保守治疗。虽然美国预防服务工作组(US Preventive Services Task Force)不再建议进行常规筛查[28],但在我们的实践中,我们建议从 50 岁或 40 岁开始,对所有健康男性每年进行 PSA 和直肠指检(DRE),高危人群(如有家族史的男性或非洲裔美国人)也应这样做。考虑到广泛筛查前列腺癌的成本效益和临床价值尚不明确,因此早期将患者纳入决策过程对于优化患者治疗至关重要。表 45-1列出了常规筛查的基本理由。

**表 45-1 前列腺癌筛查的理由**

| |
| --- |
| 前列腺癌死亡率的降低与常规 PSA 筛查的引入一致 |
| 通过 PSA 筛查发现癌症的患者属于早期疾病 |
| 长期无病生存与前列腺癌的早治疗相关 |
| 随机试验表明,早期手术干预可以提升早期疾病的生存优势 |

## 不同疾病状态的患者管理

### 局限性前列腺癌

通过 PSA 和 DRE 对男性进行广泛筛查,大多数患者在诊断时表现为临床局限性。不幸的是,如何为个体患者匹配最适当的治疗并不总是一目了然的。从抽象意义上讲,临床局限性前列腺癌患者可分为以下四种理论类别:

(1)没有任何临床表现。这些患者接受任何干预都会受到伤害,包括进一步的监测。

(2)有癌症临床表现但不会死于前列腺癌。这些患者可能从某些治疗(如前列腺切除术或放疗)中获益,也可能从复发率较低的干预(如微创手术)中获益。

(3)肿瘤危及生命,通过局部治疗能够治愈。可以治愈

的患者，或其病程通过治疗将发生实质性改变的患者，是能从局部治疗受益的群体。

（4）肿瘤危及生命，无法通过局部治疗治愈。对于这些患者，控制原发性肿瘤仍然是整体治疗策略的重要组成部分，该策略应考虑局部与远处进展的概率、合并症和其他因素。

泌尿科医生和放射治疗师的常见做法是假设所有患者属于第3类，因此他们建议对绝大多数新诊断的局限性前列腺癌患者进行局部治疗。遗憾的是，现有证据提示，只有不到一半的患者属于第3类，因此局部治疗在降低前列腺癌发病率和死亡率方面的作用有争议也就不足为奇了。事实上，这些问题揭示了对"无临床意义"前列腺癌患者的过度治疗的现状。与局部治疗相关的巨大成本和发病率增加了管理这些患者的难度，无论患者最终是否从治疗中获益。

对于新诊断的局限性前列腺患者目前的预后和预测模型，其研究依赖于大型学术中心的前列腺切除术队列的数据。例如，约翰霍普金斯大学的研究人员最初发表了一个预测模型，该模型将不局限于前列腺的疾病检出率（通过评估手术标本）与三个现成的术前临床参数（PSA、穿刺活检的Gleason评分和基于DRE的临床分期）联系起来[29,30]。著名的"Partin表"总结了这些特征与局限性前列腺癌之间的相关性，这为我们提供了重要的证据，即常见患者亚群的疾病风险高得惊人，而且不局限于前列腺。当然，并非所有病变局限于前列腺的原发或复发患者都能治愈。因此，这些因素给予预后的预测带来了不确定性。然而，Partin表对临床实践的影响仍是深远的。它推动了前列腺切除术在局限性前列腺癌患者中的应用。虽然有很多患者在前列腺切除术后无疾病生存，但矛盾的是，很多患者可能不需要手术，或者很多患者即使手术也不能治愈，他们可以从良好的局部控制中获益。

学界已经开发了一些模型来预测根治性前列腺切除术或放疗后的患者结局。根据D'Amico等[31]的研究，治疗前PSA、Gleason评分和临床分期的组合可用于将患者分层为低［T1～T2a和Gleason评分（2～6分）和PSA＜10 ng/mL］、中（T2b～T2c或Gleason评分7分或PSA 10～20 ng/mL）、高（T3a或Gleason评分8～10分或PSA＞20 ng/mL）和局部晚期（T3b～T4）组，这些分组可预测局部治疗（根治性前列腺切除术或放疗）后的生化复发和生存风险。同样，Kattan等[32]也开发了预测根治性前列腺切除术后前列腺癌复发的术后列线图。这些工具不仅有助于为个体患者提供指导建议，还有助于对患者进行临床试验分层。例如，低危患者可直接接受"积极监测"试验，高危患者可直接接受辅助或新辅助试验。使用预测列线图的基本优势见表45-2。

**表45-2 应用预测图的优点**

| |
|---|
| Gleason分级、临床分期和初始PSA可预测手术级别、复发风险和癌症特异性死亡风险 |
| 优化预测的能力将帮助医生和患者了解局部治疗的风险和益处 |
| 患者接受不必要的或徒劳的手术概率更小 |

尽管之前做了详细的描述，但具有相同形态和临床病理特征的肿瘤往往表现出生物学异质性，即一些"低危"肿瘤进展迅速，而一些"高危"肿瘤进展相对缓慢。因此，我们需要更精细的模型。最近的研究试图将基因检测纳入其中，以优化当前对新诊断为局限性前列腺癌患者的临床病理风险分层。例如，PROLARIS（Myriad Genetics，Inc.）在活检或前列腺切除术获得的福尔马林固定石蜡包埋组织中直接测定46种不同基因的表达[33-35]，包括31种细胞周期进展基因和15种与前列腺癌增殖相关的管家基因。低表达代表较低的疾病进展风险，而高表达则更多地表明较高的疾病进展风险，研究提示对后一组患者应密切监测或额外治疗。

改善风险分层的其他试验性方法包括通过MRI或CT评估可疑淋巴结或小体积包膜外侵犯，对精囊和前列腺外组织进行分期活检，以及纳入分子标志物。在我们的团队中，正在进行一项重大工作，将可能影响凋亡阈值、侵袭、血管生成和AR信号的基因表达与局限性肿瘤的生物学潜能和最终临床结局联系起来。这些数据表明，肿瘤抑制途径（如p53）的丢失和癌基因-抗凋亡途径（如BCL2）的获得都促进了前列腺癌的进展。除了上述和其他"上皮"事件之外，宿主-上皮相互作用在前列腺癌进展中的重要性也得到了以下证据的支持：参与正常间质-上皮相互作用旁分泌调节的通路也与前列腺癌进展有关[36-38]。

## ■ 治疗

### 局限晚期低级别前列腺癌

对于局限性低级别前列腺癌患者，通常包括D'amico风险分层的低危组和中危组，提供的治疗选择包括积极监测、手术、放疗和术前临床试验。告知患者治疗方案的选择决定着是否其能否获得最佳疗效。犹豫不决或要求获得更多治疗的患者可在我们的多学科门诊就诊。

低级别的局限性前列腺癌不同治疗方法的各有优劣。这类患者接受局部治疗后，10年无进展生存（PFS）的概率超过80%[39-41]。前列腺癌的病程很长，在病因特异性生存期和无病生存期方面，低危前列腺癌患者的10年数据仍然不成熟。由于延迟激素治疗的作用，同时并非所有局部治疗后PSA延迟复发的患者都受到癌症的威胁，这使得不同治疗模式之间的比较变得困难。因此，对旧疗法的改良或新疗法（如近距放射治疗、冷冻消融或质子束治疗）的应用通常根据其并发症情况和随访时间相对较短的无PSA生存率进行判断。"新改进的疗法"潜在益处之"分期迁移"对结局的影响。分期迁移指的是由于对PSA的认识和筛查，较年轻的较低分期癌症患者确诊的频率越来越高。在较早分期的年轻患者中接受较早治疗的趋势可能影响了对低分期癌症疗效和发病率的分析。因此，从低级别前列腺癌的非随机研究组比较中得出结论是一种不可靠的做法。

事实上，对于局限性、低级别前列腺癌，主要的治疗困境是否进行干预。许多研究者认识到，并非所有根据组织学标准诊断为前列腺癌的患者都有潜在致死性[42]。因此，许多临床医生探索了观察和必要时延迟治疗的策略。这一策略在历史上被称为"观察等待",但近年来,我们采用了主动监测这一术语。这是因为观察等待的定义不明确,包括在诊断后不再随访或评估患者,直到患者出现前列腺癌相关症状。相反,积极监测意味着定期随访,包括 PSA 评估、DRE 和根据需要重复活检,以确定是否需要局部治疗。积极监测下,许多前列腺癌患者接受了诊断和对症治疗并保持存活,并不直接从干预中获益。在 MDACC,积极监测的基本原理是,经过仔细监测的患者只有在有客观证据表明疾病已危及生命的情况下,才需要以治愈为目的的治疗。通过这种方式,真正惰性疾病的患者可以避免局部治疗的并发症,而随着时间的推移进展为可能致命的患者将保留根治性治疗的机会。

### 积极检测与延迟治疗

通常考虑对两类患者进行积极监测:① 死于合并症(如冠心病)的概率高于死于前列腺癌的概率;② 癌症有一定的致死风险,但由于担心治疗的后果(如阳痿或尿失禁)而选择积极监测的男性。主动监测的基本理由见表 45-3。

**表 45-3 主动监测的理由**

| |
| --- |
| 很大一部分新诊断的患者不会临床进展 |
| 在一些患者中局部治疗出现的并发症大于治疗获益 |
| 通过一系列 PSA 测量对选定的患者进行密切监测,可以避免或延迟潜在的发病或不必要的治疗 |

主动监测策略面临两个主要挑战。首先,我们还没有经过验证的方法来预测疾病进展,有可能错过某些患者的最佳治疗时机。第二,我们缺乏方法确保选择的患者不会发生转移,同时也不能排除将发生致命进展(尽管最初形态学表现为低分期)的患者。因此,这一策略虽然有令人信服的逻辑支持,但未经证实。对于预期寿命≥15 年的患者尤其如此。如果患者的寿命因合并症而缩短,则该策略对结局的预测影响较小。因此,在临床试验之外,在我们的实践中,积极监测通常只用于因合并症而预期生存期不到 10 年的低分期患者。

对第 1 类患者的主动监测未被写入指南,随访策略(如每年 PSA 检查)是由医师和患者之间的相互协议设计的。某些因 PSA 筛查试验诊断的老年患者可选择不再接受进一步随访。相比之下,对 2 类患者的积极监测包括通过每季度 PSA 检查和每年前列腺活检进行的密切观察。这些患者往往因密切观察带来的身心负担而选择接受局部治疗。进行密集的随访,根据真实的生物学证据预测疾病进展的能力,是理想愿景,若因随机的活检导致明显的疾病进展,则是一个重要问题。上述问题将在几个机构开展的前瞻性研究中得到阐明。

### 低级别前列腺癌的可选治疗

虽然对于局限性低级别前列腺癌患者,放疗和手术的相对优劣有很多争论,但两种治疗组均有很好的生存期,影响选择的主要因素是治疗导致的相关并发症。有趣的是,放疗和手术之间的良性竞争导致了两种疗法的并发症率降低。放疗

的并发症率在保持其有效性的同时已大大降低,手术技术的改进也降低了术后的并发症率。因此,对于低级别前列腺癌,主要治疗建议是预期寿命超过 15 年的患者才接受治疗。预期寿命超过 20 年的患者偏向于手术,预期寿命≤15 年的患者偏向于放疗(表 45-4)。

**表 45-4 选择局部治疗方式的理由**

| |
| --- |
| 没有临床试验显示手术治疗相比放射治疗对局部疾病更有优势 |
| 任何一种方法都有显著并发症的风险(手术的初始阳痿率更高) |
| 随着放疗时间的推移,阳痿发生率有所降低 |
| 通过对根治性前列腺切除术标本进行分子病理分析,手术可以更好地评估未来复发的风险 |
| 放疗非常适合那些身体状况不适合手术的患者,以及病灶超出传统手术范围的患者 |
| 手术改善了局部疾病患者的无症状生存率和总生存率 |

### 低级别前列腺癌的术前试验

术前试验提供了靶向药物使用的证据,并以有利治疗的方式调节肿瘤表型,促进了前列腺癌新疗法和治疗策略的开发[43]。术前临床试验的主要目标是确定短期的分子和病理组织替代物,这些替代物可确定药物与靶点的结合和对关键信号通路的调节。由于手术是在预期肿瘤负荷减少或肿瘤表型发生显著变化之前进行,与新辅助试验不同,因此术前试验仅对所测试药物的治疗潜力提供了有限的推论。然而,来自术前试验的数据有助于确定最有前景的治疗方案,值得进一步研究。对低级别前列腺癌的术前研究期望能找到预测治疗反应的表征和预测肿瘤生物学的分子标志物。

### 高危局部晚期前列腺癌

作为肿瘤学的一般原则,高危局部晚期肿瘤的最佳治疗方法是全身治疗和积极的局部治疗相结合。这一策略兼顾了隐匿性的转移瘤,同时减少原发性肿瘤的局部并发症。一般认为,精囊或区域淋巴结受累的患者预后较差,但通过全身治疗实现最佳局部控制直到最近才被接受[44]。

目前的多模式治疗包括放疗加激素治疗和新辅助治疗加手术。目前已明确,对于高危局部晚期患者,放疗加用激素优于放疗或单独使用激素[45]。联合治疗的持续时间和顺序对于最大限度地从联合治疗中获益很重要。多项证据提示,在放疗前 2 个月开始雄激素阻断比一开始就联合治疗或放疗序贯雄激素阻断更有效。现有数据表明,3 年雄激素阻断可提高生存率。然而,对于接受放疗的局部晚期前列腺癌患者,雄激素阻断的最佳持续时间仍待研究。最近的数据表明,放疗后辅助较短疗程的雄激素阻断(如 18 个月 vs 24 个月)可能不劣于辅助治疗。此外,对于接受根治性放疗和 ADT 治疗的高危局限性前列腺癌患者,应更早使用第二代抗雄激素药物,这是一个总体趋势。晚期或转移性前列腺癌的系统性治疗:STAMPEDE 评估了醋酸阿比特龙联合 ADT 治疗未接受过激素治疗的前列腺癌患者,包括接受过放疗的高危局限性前

列腺癌患者队列。本研究表明,醋酸阿比特龙组的获益显著超过 ADT 单独治疗组,因此 NCCN 指南将醋酸阿比特龙联合放疗和 ADT 作为高危局限性前列腺癌的标准治疗。

改善局部控制似乎是提高 T3N0M0 患者总生存(OS)的另一种策略。随机对照试验表明,T3N0M0 期肿瘤根治性前列腺切除术后辅助放疗可显著降低转移风险并改善 OS[46]。这些数据提示,原发部位未经治疗的残留病变可作为转移进展的来源。

### 高危局部晚期前列腺癌的新辅助试验

在 MDACC,我们将高危或局部晚期疾病患者分为两类:① 激素和放疗有效的患者;② 由于疾病范围、肿瘤的不良组织学特征对上述方法无效的患者,或者患者相对年轻和预期的长期生存。第二类患者适合在前列腺切除术前接受一种新型术前治疗。新辅助治疗基于以下两点:① 在高危和局部晚期前列腺癌中,治疗后的病理标本将指导预后和未来的治疗决策;② 控制原发性肿瘤是高危和局部晚期癌症患者综合策略的重要组成部分,但这种策略并不总是能达到治愈[47]。我们越来越频繁地使用新辅助试验开发用于前列腺癌的新药(如血管生成抑制剂)。通过对前列腺切除术标本的分析,可以对治疗获益的分子(如凋亡因子)和病理学替代物(如达到病理学 0 期)进行详细分析。我们相信,术前模型将显著提高我们识别最有前景的药物的能力,并高效开发新药。

最近报道了一种有前景的联合治疗方法,即对内分泌(黄体生成素释放激素激动剂),以及旁分泌、自分泌和胞分泌[阿比特龙(CYP17 抑制剂)]睾酮来源进行最大程度的雄激素阻断。最近的两项 Ⅱ 期研究表明,在 PSA 应答和减瘤方面,亮丙瑞林-阿比特龙联合治疗在临床上优于亮丙瑞林单独治疗[48,49]。两项试验中都有一部分患者的手术标本达到了 P0 或接近 P0,这一现象在其他上皮癌(如乳腺癌和膀胱癌)的新辅助治疗试验中相对常见,但在前列腺癌中是前所未有的。

### 去势抵抗局部晚期前列腺癌

CRPC 是一个总称,包括一系列疾病状态,从单纯 PSA 升高到与骨或软组织转移相关的 PSA 升高[1]。此外,在考虑去势抵抗之前,接受联合雄激素阻断治疗的患者通常要接受抗雄激素撤药应答的筛查。下一节讨论仅 PSA 复发的 CRPC 患者。

对于去势抵抗性局部晚期前列腺癌患者,临床进展一般有明显的临床症状(疼痛、血尿、膀胱出口和肠梗阻),其管理仍然是一个棘手的问题。关键在于是否提供巩固治疗。对于无转移性病灶的患者,我们提供新辅助化疗,然后进行巩固手术。如果不作为主要治疗,挽救性放疗是另一种合理的策略,特别是对于不适合挽救性手术的患者。

对于去势抵抗性局部晚期和转移性前列腺癌患者,上述治疗有争议。我们发现这些患者的局部肿瘤进展发病率与无转移的患者相当。因此,对于某些患者,我们仍提供巩固治疗。例如,一个患者在诊断时就表现为转移性前列腺癌,并成功地接受了 10 年的雄激素消融术。患者出现去势抵抗性进

展,并出现原发性肿瘤侵犯膀胱(图 45-3)。为缓解膀胱侵犯引起的排尿疼痛症状,行诱导化疗后挽救性膀胱前列腺切除术。3 年随访时,患者继续有活性转移的证据,但没有癌症相关的局部症状。该患者的获益时间比大多数患者长,顽固性症状显著缓解。表 45-5 总结了化疗后实施挽救性手术的临床优势。

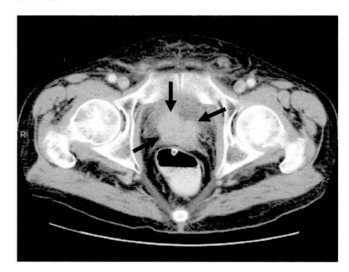

**图 45-3** 侵袭膀胱底部的复发性前列腺癌

**表 45-5** 挽救性手术的优势

| 患者可以避免与局部进展相关的并发症 |
| --- |
| 改善局部控制可能有助于延长总生存期 |
| 初次放疗后局部复发的患者可能仍有手术治愈的机会 |

### 局部治疗后前列腺特异性抗原升高

在有影像学证据的患者中,PSA 检测对于监测癌症进展和治疗效果的效用最大。相比之下,在未检出疾病的患者中,PSA 的意义不太明确。现有证据提示,如果时间足够长,前列腺切除术后患者最终会复发,但这些复发并非都是致命的。此外,在接受放射治疗的患者中,PSA 水平与接受手术治疗的患者有很大的差异。

### 前列腺切除术后前列腺特异性抗原的意义

在前列腺切除术后 6 周内,采用标准测定法无法检测到血清 PSA 浓度。手术后持续升高的 PSA 通常提示手术不彻底或存在隐匿性转移。约翰霍普金斯大学的经验表明,如果给予足够时间,PSA 早期复发(≤2 年)或 PSA 翻倍时间较短(≤10 个月)的患者将在手术 15 年内发展为转移性疾病[50-52]。相反地,PSA 复发较晚或 PSA 翻倍时间较长的患者更有可能局限于前列腺窝复发。对于癌症预测行为与术后早期血清 PSA 升高之间明显不一致的患者来说,可能没有接受充分手术,并需要考虑进行辅助放射治疗。对于接受保留神经前列腺切除术的患者来说,还必须考虑手术后正常前列腺产生 PSA 的可能性。

### 放射治疗后前列腺特异性抗原的意义

与手术相比,其他治愈性治疗后血清 PSA 浓度不会无法

检测到。此外,原发性肿瘤放疗后 PSA"反弹"现象已得到充分研究[53]。PSA 反弹是指无癌症进展证据的 PSA 浓度适度、自限性升高。它通常发生在放疗完成后的 18 个月内,可持续长达 3 个月,然后达到平台期,最后下降。PSA 反弹的核心问题在于,只有在回顾时才能确定是否存在 PSA 反弹。因此,临床医生需要意识到这一现象,并且在对放疗后 PSA 延迟升高且无转移证据的患者慎重处理。

**仅前列腺特异性抗原复发的患者管理**

患者仅 PSA 复发的情况给医师带来了决策困难,也给患者带来了相当大的焦虑,他们希望避免过度治疗,也希望在最合适的时机启动全身性治疗,以避免疾病进展。仅 PSA 复发并不预示着前列腺癌的发病率或死亡率。我们的常规方案是在疾病的雄激素依赖期提供激素阻断治疗,通常使用间歇性策略[54]。最近,美国 FDA 根据大型 III 期试验数据批准了一种新型 AR 信号抑制剂达洛鲁胺用于治疗非转移性 CRPC 患者,该数据表明,与继续单独使用 ADT 相比,达洛鲁胺可显著改善无转移生存期(HR 0.41,95% CI 0.34～0.50,P < 0.001),不良事件没有显著增加。随后,ARN-509 阿帕他胺选择性前列腺雄激素受体靶向治疗(SPARTAN)和恩杂鲁胺治疗非转移性去势抵抗性前列腺癌患者的安全性和有效性研究(PROSPER)也在这一情况下获得批准。这三项试验的后续数据表明,接受 AR 信号抑制治疗的患者 OS 显著改善,因此这三项试验现在均可作为这一情况下的标准治疗。值得注意的是,我们从未对 CRPC 患者中仅 PSA 的复发使用化疗。

### 转移性前列腺癌

**转移性雄激素依赖性前列腺癌**

对于 M1 型去势敏感性前列腺癌患者,近年来有多种获批的 AR 信号靶向疗法带来了超过 ADT 单独治疗的 OS 获益。对于新发转移性前列腺癌和原发肿瘤仍存在的患者,也有正在进行的临床试验(如 NCT01751438),比较最佳全身性治疗与最佳全身性治疗加根治性前列腺治疗(放疗或手术)的疗效,以了解控制原发性肿瘤可否改善转移性前列腺癌患者的临床结局。

细胞毒性化疗在雄激素依赖性疾病患者中的作用很微妙。化学激素疗法与雄激素阻断治疗前列腺癌的随机试验(CHAARTED)在转移性前列腺癌患者中比较了直接化疗加 ADT 和 ADT 单独治疗的疗效。结果显示,多西他赛+ADT 组的中位 OS 为 57.6 个月,与 ADT 组的 44.0 个月相比,差异为 13.6 个月(HR 0.61,P < 0.001)。获益主要见于高瘤荷的男性(49.2 个月 vs 32.2 个月),高瘤荷定义为存在内脏转移或≥4 处骨转移。然而,低瘤荷的男性未出现生存获益(HR 1.04)。STAMPEDE 试验的 C 组队列在开始接受长期一线激素治疗的高危局部晚期、转移性或复发性前列腺癌患者中比较了 ADT 联合多西他赛(联用或不联用唑来膦酸)与 ADT 单独治疗。与 ADT 单药治疗的中位 OS(71 个月)相比,ADT 联合多西他赛治疗的中位 OS 为 81 个月(HR 0.78,P = 0.006)。

加用唑来膦酸未显示生存获益。

然而,与这些数据相反,其他类似设计的大型 III 期研究结果为阴性[55,56]。GETUG-AFU 15 试验最近报告,在非去势转移性前列腺癌患者中,接受 ADT+多西他赛与接受 ADT 单独治疗的 OS 无差异(ADT+多西他赛组的中位 OS 为 58.9 个月,ADT 组为 54.2 个月)[55,56]。住院患者人群的差异(如基线肿瘤体积)和疾病进展后的治疗可能解释了这些试验之间的不同结果。在 ADMCC,我们的临床经验强烈支持一些转移性前列腺癌患者早期应用细胞毒性化疗。例如,具有小细胞或侵袭性变异特征的患者,或者具有转移性高瘤荷和相关症状的患者,但我们会根据每个个体的情况与患者共同做出这一决定。

恩杂鲁胺(xtandi,Medivation/Astellas)是一种口服小分子,可直接与 AR 结合,竞争性抑制内源性雄激素结合,拮抗 AR 功能。与第一代非甾体类抗雄激素(如比卡鲁胺)相比,它对 AR 有更高的亲和力。ENZAMET 试验比较了恩杂鲁胺+ADT 和 ADT+第一代非甾体抗雄激素,两组均可根据医生的意见同时给予多西他赛。中位随访 34 个月时,观察到 PFS 和 OS 获益。ARCHES 试验还对恩杂鲁胺治疗去势敏感性前列腺癌进行了研究,比较了恩杂鲁胺+ADT 和 ADT 单独治疗,并根据肿瘤体积和既往是否使用多西他赛进行了分层。中位随访 14.4 个月时,恩杂鲁胺组尚未达到中位 PFS,而安慰剂组为 19.0 个月。值得注意的是,恩杂鲁胺不良事件包括疲劳、癫痫发作阈值降低和高血压。

**去势抵抗进展**

*二线激素治疗*

在去势抵抗性进展期间,维持肿瘤生长的雄激素来源从内分泌向瘤内(旁分泌、自分泌和胞分泌)逐渐转换。阻断这些激素来源的二线激素疗法一直备受关注。例如,阻断 CYP17(在睾丸、肾上腺和肿瘤组织中表达的一种参与雄激素生物合成的关键酶)的小分子抑制剂的开发已经取得了相当大的进展[57]。酮康唑是一种抗真菌药,具有弱的非特异性 CYP17 抑制特性,已经问世数十年。虽然酮康唑对前列腺癌有活性,但由于耐受性极差,其应用受到限制。相比之下,包括阿比特龙在内的几种新药更为成功。阿比特龙是 CYP17 的强效不可逆性抑制剂,两项大型随机 III 期研究表明,阿比特龙对未接受过化疗的 mCRPC 患者和接受过多西他赛治疗的 mCRPC 患者均有临床益处[58,59]。

PREVAIL 和 AFFIRM 研究分别证明了恩杂鲁胺对未接受过化疗的 mCRPC 和接受过多西他赛治疗的 mCRPC 有生存获益。由于恩杂鲁胺有可能解决阿比特龙单药治疗的分子耐药机制,反之亦然,因此阿比特龙和恩杂鲁胺联合治疗的研究也正在进行中。更具体地说,对阿比特龙的耐药性与核 AR 拷贝数增加相关(理论上可使用恩杂鲁胺阻断),而对恩杂鲁胺的耐药性与微环境中睾酮水平增加相关(可使用阿比特龙阻断)[60,61]。初步分析表明,与两种药物单独治疗相比,PSA 反应良好的患者比例较高,联合治疗似乎耐受性良好[62]。尽管 mCRPC 的治疗取得了突破性进展,但仍有 20%～40% 的患者对这些药物无应答,即原发性难治。此外,在最初对恩杂鲁胺或阿比特龙有应答的患者中,几乎所有患者最终都会获得继发性耐药。例如,AR 中出现的突变(如单次 F876L 氨基酸替换)可导致对恩杂鲁胺耐药。Antonarakis 等[63] 报道 CRPC 患者循环肿瘤细胞检测到 AR-V7 可能与恩杂鲁胺和阿比特龙耐药相关。

### 化疗

化疗常规用于去势抵抗的局部晚期或转移性疾病患者。十多年来,患者一直在接受基于多西他赛的方案治疗。然而,尽管这些疗法改善了生活质量,但生存期的延长幅度并不大。面对这些挑战,MDACC 的方法是延后细胞毒性治疗,直到二线激素治疗(或实验性方案)被探索出来。对于引起或预计引起症状的疾病迅速进展的患者,应尽早给予化疗,特别是当预计额外的激素治疗将失败时,如小细胞或间变性肿瘤患者。化疗的优势见表 45-6。

**表 45-6 选择化疗的理由**

| |
|---|
| 化疗可以减轻或预防与疾病进展相关的症状 |
| 以多西他赛为基础的方案使转移性去势抵抗性癌症患者的生存有适度改善 |
| 前列腺癌的其他活性药物(如米托蒽醌和泼尼松)可作为二线治疗 |

鉴于以多西他赛为基础的化疗的局限性,已经有一项全球研究对其进行改进,主要是通过多西他赛联合其他药物。然而,这些努力收效甚微。例如,在多西他赛难治性 mCRPC 中,舒尼替尼和阿瓦斯汀等抗血管生成药物与安慰剂相比未能改善 OS[64,65]。同样,骨微环境靶向药物(如阿兹波坦、阿曲生坦和达沙替尼)均在 Ⅲ 期试验中进行了测试,但均未优于标准多西他赛[66-68]。有趣的是,这些药物在 Ⅱ 期研究中均显示出前景,其中一些(如贝伐珠单抗和舒尼替尼)确实改善了中位 PFS。这些研究结果提示,一部分患者确实从中获益,而且随着临床试验设计的推进,我们需要纳入预测性生物标志物,以找出最有可能产生应答的患者,从而开发新的治疗策略。

#### 转移性去势抵抗性前列腺癌的治疗顺序优化

患者在多西他赛治疗进展后可对另一种紫杉烷类药物产生应答。最近美国 FDA 基于 Ⅲ 期 TROPIC 研究的结果批准了卡巴他赛,进一步验证了这一观点[69]。卡巴他赛是一种新型半合成紫杉烷类药物,专为克服多西他赛耐药而开发,通常用于既往接受过多西他赛治疗的 mCRPC 患者的二线治疗。目前有多种已获批的可改善转移性前列腺癌患者 PFS 和 OS 的疗法,因此了解治疗顺序很重要。最近的 CARD 研究在既往接受过多西他赛治疗的 mCRPC 患者中比较了卡巴他赛与雄激素信号靶向药物,另外一种雄激素信号靶向药物(阿比特龙或恩杂鲁胺)表明,接受卡巴他赛治疗的患者结局显著较好。

除多西他赛和卡巴他赛外,挽救性治疗中常规序贯应用多种活性较小的化疗方案。例如,CVD(环磷酰胺、长春新碱和地塞米松)、KAVE(酮康唑＋多柔比星与长春碱＋雌莫司汀交替使用)、TEC(紫杉醇、雌莫司汀和卡铂)和 TEE(紫杉醇、雌莫司汀和依托泊苷)。然而,在挽救性治疗中没有标准的化疗,我们也没有随机比较试验来检验序贯应用治疗是否能延长生存期。

最近的研究表明,以铂类为基础的治疗联合紫杉烷类药物具有临床疗效[70-72]。Ross 等[73] 在多西他赛治疗期间或治疗后 45 天内发生疾病进展的患者中检测了多西他赛联合卡铂的活性。在 18% 的患者中观察到 PSA 下降≥50%,14% 的患者达到了可测量的缓解。由于预计本研究中的患者对多西他赛单独治疗的"再挑战"无效,因此这些结果支持:卡铂有可能克服多西他赛耐药机制。

我们在 mCRPC 患者中进行了一项卡巴他赛联合或不联合卡铂的随机 Ⅰ/Ⅱ 期研究(NCT01505868),结果显示加用卡铂将中位 PFS 从 4～5 个月(95% CI 3.5～5.7)改善至 7.3 个月(95% CI 5.5～8.2,HR 0.69,95% CI 0.50～0.95,P = 0.018)。联合治疗组的副作用增加,最明显的是疲劳和血细胞减少。

### ■ 精准医学和靶向治疗

如前所述,患有晚期前列腺癌的男性有 10%～15% 的风险携带遗传或生殖系变异的 DDR 基因。在多达 25% 的 mCRPC 中,这些相同 DDR 基因的致病性或有害变异也可在体细胞或肿瘤相关水平上发现。精准医学目前主要集中在通过 DNA 测序发现这些体细胞畸变,然后指导晚期癌症患者的靶向治疗选择。与其他实体肿瘤,如黑色素瘤和尿路上皮癌相比,晚期前列腺癌总体上表现出相对较低的肿瘤突变负担(TMB),除了罕见的情况,包括 MMR 缺陷或随后的高微卫星不稳定性(MSI-H)的肿瘤。有缺陷的 MMR 基因或 MSI-H 在 3%～8% 的前列腺癌中可见,其中大多数是散发起源,Lynch 综合征在前列腺癌中没有高外显率。

到目前为止,BRCA2 是前列腺癌中最常见的同源重组修复(HRR)基因,其他 HRR 相关基因如 BRCA1、ATM 和 CDK12 也可见变异。

多种已获批的肿瘤和体细胞测序平台可供临床医生使用。每个平台在面板上包含的基因及其覆盖范围方面可能略有不同。目前,有三种美国 FDA 批准的治疗方法(帕博利珠单抗、鲁卡帕尼、奥拉帕尼)用于晚期前列腺癌患者,并伴有相关的基于 DNA 的生物标志物用于患者选择。简而言之,帕博利珠单抗是一种众所周知的免疫检查点阻断药物,已被美国 FDA 批准用于治疗晚期 MMR 缺陷和 MSI-H 癌症患者,以及未知组织来源患者。鉴定这些癌症的检测方法包括 MMR 蛋白染色、MMR 基因测序、MSI 聚合酶链反应测试和通过二代测序的 TMB。鲁卡帕尼和奥拉帕尼是 PARP 抑制剂中的两种药物,最近都被美国 FDA 批准用于存在可选择的生物标志物,曾接受过治疗晚期前列腺癌。基于正在进行的 TRITON2 研究（NCT02952534）的数据,鲁卡帕尼被加速批准用于仅 *BRCA1* 或 *BRCA2* 有害变异（体细胞或种系起源）的 mCRPC 男性患者,结果显示鲁卡帕尼 600 mg 每天两次展示出有前景的客观反应率（ORR）和反应持续时间,这正在进行Ⅲ期验证试验。奥拉帕尼被批准用于先前使用阿比特龙或恩杂鲁胺进展并具有有害 *HRR* 基因变异（体细胞或种系）的晚期前列腺癌患者,与替代雄激素信号导向药物相比,其在影像学上 PFS 有显著改善,OS 和 ORR 也有获益,该研究的队列 A 中包括 *BRCA1*、*BRCA2* 和/或 ATM 变异的男性。尽管奥拉帕尼获得了美国 FDA 批准,用于 *BRCA2* 以外的更广泛的有害 *HRR* 基因变异的患者,但从多项研究中可以看出,单药 PARP 抑制剂的大部分优势见于有害 *BRCA2* 变异或其他密切相关的基因（如 *PALB2*）患者。针对 ATR 异常的前列腺癌需要进一步的研究,一些初步的数据表明,ATR 抑制剂可以用于这些患者。

*CDK12* 曾被报道可能与 *HRR* 基因的表达调节相关,已有证据证明 *CDK12* 的功能缺陷会导致前列腺癌的不同免疫表型。因此 *CDK12* 的调节有望成为 PARP 抑制和免疫检查点阻断的潜在生物标志物。然而到目前为止,临床数据并不尽如人意。其中 *CKD12* 的改变更多预测 AR 导向疗法和化疗的不良结果,尚未清楚显示出对 PARP 抑制剂和免疫疗法的益处。*SPOP* 基因的错义突变在局限性原发前列腺癌中常见,在转移性癌症中少见。大量研究表明,*SPOP* 变异的患者对雄激素靶向治疗反应更好,预后更佳。对这种良好反应的潜在生物学机制的研究是一个较热门的研究方向。

### ■ 雄激素不敏感型前列腺癌的治疗

因其对雄激素不敏感的特点,单纯 SCPC 对以雄激素导向的治疗无反应。推荐治疗方法是由小细胞肺癌的治疗中延伸而来,即使用依托泊苷加顺铂或卡铂作为一线治疗。尽管其对铂类敏感,但因其反应通常短暂,因此预后仍差。SCPC 在组织学上通常是有腺癌的混合组织,因此可以用针对任何一种组织学的治疗方式。在缺乏小细胞组织学的情况下,不应仅关注神经内分泌标志物的表达,也可以使用雄激素导向疗法。

AVPC 的临床和分子标准似乎增加了 SCPC 对于铂类的敏感性,但其反应时间仍短暂。一项Ⅱ期研究支持了以上观点,研究显示无论组织学和神经内分泌表达物结果如何,多西他赛联合卡铂对具有非典型临床特征的肿瘤都有益处。一项Ⅰ/Ⅱ期研究对比卡巴他赛联合卡铂与单独使用卡巴他赛,结果显示当根据 AVPC 分子标准进行分层时,联合卡铂有显著的益处。一项研究正在评估在 AVPC 肿瘤中使用卡铂联合卡巴他赛后维持 PARP 抑制剂的疗效（NCT03263650）,另有研究计划在该方案中添加免疫检查点阻断。然而目前可用的 AVPC 标准是预后的,但不是预测性的,并且对基于铂类的治疗的反应仍然具有很强的异质性。需要进一步研究探索其他具备以下特点的生物标志物:①定义雄激素无关的肿瘤,而不考虑形态;②预测对当前基于铂类的治疗的反应;③能够

开发更有效的治疗靶点。

### ■ 基质靶向治疗

骨骼靶向放射性药物是前列腺癌中基质靶向治疗的例子。针对骨骼微环境进行靶向治疗的优点已被锶 89（$^{89}$Sr）的使用确定,$^{89}$Sr（单纯 β 射线放疗）作为单一药物治疗或者与联合细胞毒性药物治疗[74]（表 45-7）。有新数据支持这样一种观点,即针对骨骼的靶向治疗将延长包括晚期患者的整体生存期。钐 153（$^{153}$Sm）共轭乙二胺四亚甲基膦酸是一种 β 和 γ 射线放射性药物。1997 年,美国 FDA 批准了这项具有里程碑意义的研究,研究表明 $^{153}$Sm 可减轻骨转移导致的疼痛[75]。然而骨髓毒性仍然是其主要副作用。放射性模拟钙二氯化镭 223（Xofigo,Bayer）是 mCRPC 患者的最新治疗方法,它专门针对骨转移（存在于 80%～90% 的转移性 CRPC 患者中）。一项Ⅲ期的随机、双盲、安慰剂对照研究（ALSYMPCA）调查了在患有 CRPC 和骨转移的男性中使用镭 223（$^{223}$Ra）的情况;结果为 OS 延长[76]。这项研究使其在 2013 年获得了美国 FDA 对存在骨转移的 CRPC 的批准。

**表 45-7 以骨病灶为治疗目标的理由**

| |
|---|
| 骨转移是去势抵抗进展的首要部位 |
| 骨转移是前列腺癌发病和死亡的重要组成部分 |
| 靶向骨放射性治疗延缓去势抵抗进展并延长骨转移患者的无症状生存期 |

双膦酸酯是预防 mCRPC 患者骨转移（SRE）的一线药物。唑来膦酸治疗激素难治性转移性前列腺癌患者的一项随机、安慰剂对照试验显示,唑来膦酸可减少伴有骨转移的前列腺癌症患者的 SRE[73]。

地舒单抗是一种完全人源化的单克隆抗体,与 RANKL（核因子受体激活因子-κB 配体）结合,从而抑制 RANK-L 介导的骨吸收。一项针对有骨转移且既往未接触过静脉注射二膦酸盐的 CRPC 男性的Ⅲ期研究比较了地舒单抗联合唑来膦酸预防 SRE 的效果[78],在延迟和预防 SRE 方面,地舒单抗优于唑来膦酸。但两种治疗方法在生存率或疾病进展方面没有显著差异[78]。它于 2010 年被美国 FDA 批准用于预防骨转移患者的 SRE。

### ■ 免疫疗法

从历史上看,刺激患者免疫系统来治疗前列腺癌一直备受关注。尽管人们对这种模式很感兴趣,但始终没有研究显示出临床益处。近期一些新的方向揭示了免疫疗法治疗前列腺癌的潜力。一项随机、安慰剂对照的Ⅲ期试验证明,Sipuleucel-T 可延长 CRPC 男性患者 OS[79]。GCAX 是一种细胞疫苗,它使用外源性肿瘤细胞分泌粒细胞-巨噬细胞集落刺激因子。在Ⅱ期研究中显示出前景[80]。在Ⅲ期研究中与多西他赛相比未能到达 OS 的主要终点[81,82]。伊匹木单抗是一种人源化 CTLA-4 抗体,在先前接受过治疗的患者中,单剂量放疗后再接受伊匹木单抗或安慰剂的Ⅲ期试验数据显

示,未达到主要终点(即 OS)(伊匹木单抗与安慰剂分别为 11.2 个月与 10.0 个月;然而,PFS 和 PSA 反应有所改善)[83]。这些药物(和其他药物)的进一步开发可能会明显改变我们未来 10 年对前列腺癌的治疗。

## 未来方向

大多数晚期前列腺癌患者表现出可预测的临床进展模式。随着对导致前列腺癌进展的生物学事件的阐明的发展,基于癌症进展的潜在分子机制可以对疾病进行更好的分类,这将有助于实施目前或新兴的治疗方法。为了反映这一观点,我们最近提出了前列腺癌进展的螺旋模型,该模型描述了通过潜在生物学机制来预测治疗反应[84](图 45 - 4)。该模型提出了前列腺癌进展的三个主要阶段: ① 二氢睾酮(DHT)依赖期;② 微环境依赖期;③ 细胞自主期。

第一阶段是 DHT 依赖期,在此期肿瘤对 5α-还原酶抑制剂治疗有反应。在 PSA 时代,这一阶段通常发生在最初被诊断为早期局限性前列腺癌的患者。这一阶段的肿瘤被认为对化疗反应最佳。

第二阶段是微环境依赖期,当肿瘤进入这一螺旋期时,包括 AR 信号变化、癌基因激活、抑癌基因丢失和微环境变化在内的多种因素会影响肿瘤进展。该阶段的肿瘤被认为对肿瘤内雄激素信号抑制剂(如阿比特龙和恩扎鲁胺)的反应最佳。然而随着时间的推移,对治疗的适应性变化会促进耐药性,导致肿瘤进展到下一个螺旋,这标志着肿瘤及其微环境发生了其他分子变化。处于新一轮螺旋中的肿瘤将需要不同的治疗方法,专门针对驱动每一轮螺旋的分子的改变(如 Src 抑制剂、成纤维细胞生长因子、c - MET)。可以使用每个螺旋相对应的预测性生物标志物来及时指导治疗。

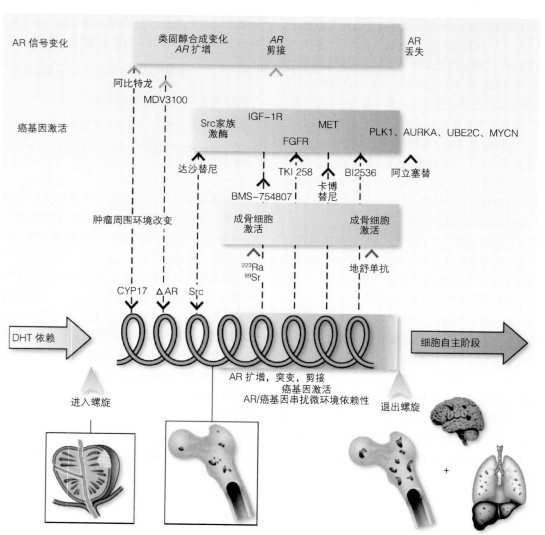

图 45 - 4　前列腺癌进展的螺旋模型。第一阶段是二氢睾酮(DHT)依赖期。第二个阶段是依赖于微环境的阶段。第三阶段是细胞自主阶段。每个"阶段"都是由一个可定位的预测标记定义的。每个螺旋的距离反映了肿瘤对特定治疗保持反应的持续时间。肿瘤对治疗的适应性变化解释了耐药性的出现,导致肿瘤进展到下一个阶段,这标志着肿瘤及其微环境的特殊改变。在这种新的"转变"中,肿瘤需要不同的治疗方法,专门针对其改变的特性。反映驱动每个阶段进展的生物学标记可以用于指导及时的治疗方案,并预测进展。AR,雄激素受体;FGF,成纤维细胞生长因子;IGF,胰岛素样生长因子。经许可转载于 Logothetis CJ, Gallick GE, Maity SN, et al. Molecular classification of prostate cancer progression; foundation for mar ker-driven treatment of prostate cancer. Cancer Discov. 2013; 3(8): 849 - 861

第三阶段是细胞自主期,当一系列突变出现时,包括 *AR*、*RB* 或 *p53* 的缺失,*PLK1* 和 *AURKA* 的上调,*MYCN* 的扩增,癌症就会退出螺旋。在这个阶段,前列腺癌细胞不再受微环境的调节,肿瘤细胞具有自主性。这一阶段的癌症被认为是化疗的最佳阶段。

随着具有更好预测能力的预后标志物的整合,我们相信对前列腺癌患者进行个性化治疗是可行的。基于生物学进行合理治疗是我们在 MDACC 治疗前列腺癌的基础。最近的研究进展让我们认为一定能够实现此目标。

## 提示

- 低风险和中危前列腺癌应积极监测。
- 尽管雄激素剥夺和放射治疗对患有高危局限性前列腺癌的男性有益处,但迄今前列腺切除术后辅助 ADT 没有显示出任何益处。
- 在明确治疗后,对去势敏感 PSA 复发的无症状男性决定何时开始 ADT 是一个根据患者状态做的决定,应根据患者的年龄、功能状态和共病状态进行调整。PSA 快速倍增时间或 PSA 上升速度的变化促使我们考虑启动 ADT。
- 多项Ⅲ期研究表明,与单独使用 ADT 相比,AR 信号阻断联合 ADT 对患有转移性去势敏感前列腺癌的男性具有临床益处,这使得美国 FDA 批准了这一领域的多项研究。
- 不建议在使用第二代抗雄激素药物后癌症进展时改用其他第

二代药物代替,因为存在交叉耐药性,并且已被证明不如改用化疗(CARD 试验)。
- 可考虑使用卡铂联合卡巴他赛治疗持续 ADT 的男性 AVPC(雄激素不敏感性前列腺癌)。前列腺癌的精准医学正在积极发展。*DDR* 基因(如 *BRCA2*)在体细胞或种系水平上的改变在前列腺癌中相对多见(≤转移性前列腺癌症的 25%)。*DDR* 基因的改变有助于治疗方案选择(如 *BRCA2* 异常肿瘤中的 PARP 抑制)。具有 MSI-H、MMR 蛋白缺陷或高 TMB 的肿瘤可以考虑用帕博利珠单抗治疗。*SPOP* 的改变与良好预后相关,并且对抗雄激素治疗表现出更好的反应。
- 其他基因变异(如 *CDK12*、*ATM*、*CHEK1/2*)对前列腺癌表型和治疗的影响正在积极研究中。

# 第 46 章　阴茎癌

Jad Chahoud
Curtis A. Pettaway
董　培·译

## 要点

▸ 人乳头瘤病毒(HPV)感染是 30%～50% 阴茎癌病例的可能原因,并对晚期阴茎癌患者的临床结局有影响。

▸ 对于低分期肿瘤,尤其是病灶局限于皮肤和远端阴茎头的患者,应尽量考虑保留阴茎的治疗策略。

▸ 是否发生腹股沟区的转移及其转移范围是阴茎鳞状细胞癌患者生存最重要的预后因素。

▸ 阴茎肿瘤 T 分期≥T1b 期、病理分级、脉管侵犯和神经侵犯是淋巴结转移最重要的病理预后因素。它们可用于确定临床上无明显腹股沟转移的患者是否需要进行腹股沟分期手术。

▸ 有显著淋巴结肿大的患者应接受多模式治疗,包括以铂类为基础的紫杉醇、异环磷酰胺和顺铂的新辅助化疗(TIP)4 个周期,随后在缓解的患者中进行巩固性淋巴结清扫术。

▸ 目前,对于复发性或难治性阴茎癌患者接受以铂类为基础的化疗效果不佳,应尽可能将这些患者纳入新的治疗性临床试验。

## 发病率

阴茎癌最常见于 50～70 岁的男性。这种肿瘤在年轻男性中并不少见,在一个大型病例系列研究中,22% 的患者年龄小于 40 岁,7% 小于 30 岁[1]。2018 年,美国大约有 1 820 例新发病例[2]。据估计,全世界每年的阴茎癌病例总数约为 3.5 万例[3]。在美国和欧洲,阴茎癌占男性所有恶性肿瘤的不到 1%[2,4,5],但在一些亚洲、非洲和南美国家,阴茎癌占男性癌症的比例可高达 10%[1]。这些差异被认为与新生儿包皮环切术的覆盖率、HPV 感染和文化习俗相关。在未普及包皮环切术的非洲部落和亚洲文化中,阴茎癌可能占男性所有恶性肿瘤的 10%～20%[1]。鳞状细胞癌(SCC)是最常见的组织学亚型,占所有病例的 95% 以上(表 46 - 1)。

## 危险因素

### ■ 缺乏包皮环切术

发生阴茎癌的风险包括未接受包皮环切术、包茎、HPV 感染和吸烟[7-13]。新生儿包皮环切术被认为是一种预防措施,可以消除许多阴茎癌的风险,因为它消除了阴茎癌最常发生的包皮封闭环境。这种风险的增加与包茎病史有关,包茎

**表 46 - 1　阴茎癌的组织病理学亚型**

鳞状细胞癌
疣状癌
乳头状癌,不特指
腺鳞癌
肉瘤样鳞状癌
嗜碱性细胞癌
乳头状基底细胞癌
疣状癌
湿疣样-基底样癌
透明细胞癌
腺癌
淋巴瘤
黑素瘤
卡波西肉瘤
平滑肌肉瘤

是包皮组织环周纤维化的一种疾病,会导致阴茎头上的阴茎包皮无法回缩[11]。这些发现得到了一项系统综述和荟萃分析的证实,该分析发现儿童期包皮环切术对浸润性阴茎癌有很强的预防作用(OR 0.33,95% CI 0.13～0.83;三项研究)[14]。在大多数大型系列研究中,25%～75% 的阴茎癌患者存在包茎。在接受包茎包皮环切术的患者中,约 30% 发现上皮异型性[15]。此外,一个大型病例系列显示出了新生儿包皮环切术的预防作用,但将包皮环切术推迟到青春期之后并

未显现出益处[16]。

### 人乳头状瘤病毒

虽然阴茎癌的病因学并不明确，也不具有特异性，但HPV感染可能是某些阴茎癌发生的重要因素，因为有证据显示31%~63%的肿瘤与HPV有关[17-19]。肿瘤组织中HPV的存在可通过多种方法确定，如用于检测HPV DNA的聚合酶链反应（PCR）扩增。PCR是一种高灵敏度的方法，可检测一过性和持续性HPV感染[20]。此外，基于癌细胞中HPV转录活性和p16INK4a过表达之间的强相关性，p16INK4a表达已被用作转化型HPV感染的成本和时间高效的替代标志物[21]。HPV与基底样和疣状肿瘤亚型最相关，在80%~100%的病例中发现含有HPV DNA。对4 000例阴茎癌病例中HPV感染率进行的目前最大的荟萃分析显示，阴茎癌合并HPV DNA阳性概率为50.8%。基底细胞样SCC（84%）和疣-基底细胞样癌（75.7%）的HPV DNA阳性率特别高[17]。研究发现，HPV16是迄今在阴茎癌和阴茎上皮内瘤变中最常见的HPV类型。这项荟萃分析还评估了来自2 000例阴茎癌病例和167例阴茎上皮内瘤变病例（PIeN）的汇总数据，结果显示p16INK4a在阴茎癌和PIeN中的阳性率分别为41.6%和49.5%[17]。

HPV相关阴茎癌患者的预后较非HPV相关阴茎癌患者好。一项大型研究发现，在阴茎切除术标本中检测到HPV DNA与疾病特异性生存率的相关性上有显著优势（96% vs 82%）[19]。p16是HPV感染的标志物，免疫组化技术检测p16也与预后相关[22]。目前仍不清楚HPV是否可预测阴茎癌患者对治疗（如化疗或放疗）的应答。

## 分子特征

### 分子特征的概述

阴茎鳞状细胞癌（PSCC）的病因学包含多种因素，关于PSCC的任何家族遗传模式的信息仍然有限，存在PSCC的家族史并非危险因素。到目前为止，没有发现癌症易感综合征与PSCC的发生风险增加明确相关。

目前只有一项针对北欧双胞胎进行的长期随访研究中，评估了家族史和环境对包括PSCC病例在内的23种癌症的影响。在北欧癌症双生子研究（NorTwinCan）的这项分析中，所有已报道的PSCC病例在同卵双生子（n=15例PSCC病例）和异卵双生子（n=34例）中都不一致[23,24]。

HPV相关PSCC的病毒致癌作用是由病毒E6和E7蛋白在宿主细胞中的表达启动的，它们与RB1和TP53肿瘤抑制通路相互作用[18]。这些分子事件在子宫颈癌的发展中起关键作用[25]，在HPV相关的阴茎癌病例中可能存在类似的机制[18,26]。这导致了抑癌基因p53的降解和与抑癌基因Rb的结合反应，引起自主细胞的增殖，继而从癌前病变恶性转化为侵袭性PSCC[27,28]。作为对E7癌蛋白表达的反应，HPV相关癌症表达高水平的p16（INK4A），导致p16INK4a在HPV相关PSCC的基底和副基底上皮细胞中表达增强并

聚集。另一方面，HPV阴性PSCC的致癌机制尚不清楚，但已有研究发现其与抑癌基因p53的突变和其他稍后将详细讨论的抑癌基因有关。

过去5年的研究旨在提高我们对PSCC分子特征的三个重要基础的理解：① 与HPV阴性PSCC相比，更好地理解HPV相关PSCC发生和发展相关的分子通路中的差异[29,30]；② 评估PSCC和其他HPV相关SCC之间的基因组相似性[31,32]；③ 识别潜在可靶向的复发性体细胞改变，这些改变可能会影响PSCC相关临床试验的开发。

## 转移模式

### 淋巴引流的解剖学

阴茎癌具有可预测的局部、区域和全身扩散模式。癌细胞最开始从阴茎扩散的路径是转移到区域腹股沟淋巴结和髂部淋巴结。包皮的淋巴管形成一个连接网，与来自阴茎皮肤的淋巴管相连，这些淋巴管支流最后汇入腹股沟浅淋巴结。龟头的淋巴结与人体的淋巴管汇合，它们在阴茎基部形成一个项圈样的连接通道，同样通过腹股沟淋巴结引流，再引流到盆腔淋巴结（髂外、髂内和闭孔）。在所有的引流平面存在多重的交叉连接，因此阴茎的淋巴结可以引流至双侧的两个腹股沟区[33]。

### 转移频率：预后因素

肿瘤分级、淋巴管浸润（LVI）和神经侵犯是影响肿瘤淋巴结转移和死亡率最重要的病理学预后因素[34]。其他常见的危险因素包括病理T分期（pT）、肿瘤组织厚度、解剖部位（近端 vs 远端）、病理亚型、尿道侵犯和切缘阳性。

原发性肿瘤的淋巴管浸润具有重要的预后意义。已有研究对其存在与否进行评估，发现其为淋巴结转移的重要预测因素[35]。在一项包含134例患者的多机构数据集中分析研究中，36%的病例存在神经浸润，而神经浸润也是淋巴结转移的强预测因子[36]。在病理学工作中，应具体评估手术标本中是否存在血管侵犯、周围神经侵犯，以及肿瘤的分级。

### 远处转移和死亡率

转移性阴茎癌的特点是持续性的进展，这常导致大多数未接受治疗的患者在2年内死亡[37-40]。转移性区域淋巴结肿大最终导致皮肤坏死、慢性感染、脓毒症、因股血管受侵袭而致的出血和生长不良。

在初次就诊时，临床上能直接检出肺、肝、骨或脑远处转移病灶的情况并不常见[41]。这种远处转移通常发生在局部病灶治疗后的病程晚期。区域淋巴结没有转移的而出现远处转移的情况，很少发生。

## 对患者的评估

### 分期系统

AJCC第8版[42]阴茎癌TNM分期系统（表46-2）自2018年起在美国开始用于癌症的分期，与第7版内容有所不同[43]。目前的TNM分期系统与之前版本相比最主要的不同是存在

神经周围浸润,这是被添加进来作为区分 pT1a 和 pT1b 疾病的另一个因素。另一个不同之处在于 pN1 的淋巴结分类,pN1 现在的定义为有≤2 个单侧腹股沟转移,且无淋巴结外侵犯。此外,pN2 现在被定义为有≥3 个单侧腹股沟转移或双侧转移。

**表 46-2　肿瘤(T)、淋巴结(N)、转移(M)的定义**

| **原发性肿瘤(T)** | |
| --- | --- |
| Tx | 原发性肿瘤无法评估 |
| T0 | 无原发性肿瘤证据 |
| Tis | 原位癌 |
| Ta | 非侵袭性疣状癌 |
| T1a | 肿瘤无淋巴血管浸润或神经周围浸润,分级不高(例如,低于 3 级或非肉瘤样) |
| T1b | 肿瘤表现为淋巴血管浸润和/或神经周围浸润或高级别(例如,低于 3 级或非肉瘤样) |
| T2 | 肿瘤侵入海绵体(龟头或腹侧主干),伴或不伴尿道侵犯 |
| T3 | 肿瘤侵入海绵体(包括白膜),伴或不伴尿道侵犯 |
| T4 | 肿瘤侵入邻近结构(如阴囊、前列腺、耻骨) |
| **区域淋巴结(N)** | |
| **临床分期定义** | |
| CNx | 无法评估区域淋巴结 |
| cN0 | 腹股沟淋巴结未见明显肿大 |
| cN1 | 可触及移动的单侧腹股沟淋巴结 |
| cN2 | 可触及≥2 个单侧腹股沟淋巴结或双侧腹股沟淋巴结 |
| cN3 | 可触及的单侧或双侧的固定腹股沟淋巴结肿块或盆腔淋巴结 |
| **病理分期定义** | |
| PNx | 无法评估区域淋巴结 |
| pN0 | 无区域淋巴结转移 |
| pN1 | ≤2 个单侧腹股沟转移灶,无 ENE |
| pN2 | ≥3 处单侧腹股沟转移或双侧转移 |
| pN3 | 淋巴结转移灶或盆腔淋巴结转移灶,无 ENE |
| **远处转移(M)** | |
| M0 | 无远处转移 |
| M1 | 远处转移[a] |

注:[a]真性骨盆外淋巴结转移(除内脏或骨骼外)。ENE,淋巴结外侵犯。经伊利诺斯州芝加哥美国外科医师学会许可使用。这些信息的原始来源是 AJCC 癌症分期系统(2020)。

#### ■ 可触及的淋巴结的评估

28%~64%的阴茎癌患者就诊时可触及腹股沟肿大淋巴结,但并非所有腹股沟淋巴结肿大都代表转移性肿瘤。在这些病例中,47%~85%的淋巴结肿大是由肿瘤转移引起的;其

余则是继发于炎症[41,44,45]。在可触及淋巴结肿大的患者中,约 25%存在双侧转移。应注意可触及的单侧或双侧肿大淋巴结的位置、直径、每个腹股沟区的数量、是否可推动或固定、与其他结构(如皮肤)是否存在浸润或穿孔的关系,以及是否存在腿部或阴囊水肿[39,46]。NCCN 和欧洲泌尿外科协会(EAU)阴茎癌指南推荐对可触及的腹股沟肿大淋巴结进行细针穿刺(FNA)。

#### ■ 腹股沟清扫术的分期

虽然原发性肿瘤的治疗和一段时间的抗生素治疗可能有助于腹股沟区域的控制,但现在不再提倡将这种做法用于选择是否应该接受淋巴结清扫术的患者。对于临床上未发现淋巴结肿大的患者,除了腹部、盆腔和胸部的横断面影像学检查外,如果他们属于高危组,并且出现以下任何原发性肿瘤病理事件,则仍可能需要接受外科淋巴结评估:① T2 或更大的肿瘤[47,48];② 高级别肿瘤[49,50];③ 存在 LVI 或神经侵犯[36,49]。动态前哨淋巴结活检和浅表或改良腹股沟淋巴结清扫(LND)[使用开放或微创方法(即腹腔镜和机器人辅助方法)]可用于高危 PSCC 患者的手术分期,而低危患者可以通过积极监测而免于手术[51,52]。应根据手术分期的病理结果指导高危 PSCC 患者的进一步手术治疗。不提倡对所有阴茎癌患者进行自主髂腹股沟淋巴结切除术的原因是该手术可能存在的大量并发症。术前和术后护理的提高,以及手术技术的进步,已经减少了术后并发症的发生。完全性腹股沟淋巴结清扫的死亡率较低,死亡病例通常与并发脓毒症相关[53]。

对于在临床检查中已有可触及的淋巴结病变证据的男性,使用 CT、MRI 或 PET-CT 进行基准分期成像以评估疾病范围是欧洲和美国的标准指导方针。FNA 的病理评估有助于制定治疗计划,因为对于 FNA 阳性且影像学检查无巨大、盆腔或固定淋巴结肿大的男性,建议进行标准手术治疗。相反,对于低危疾病组(pTis、pTa、pT1a)、临床上怀疑淋巴结有病变且 FNA 结果为阴性的男性,建议通过切除活检以明确最终评估。对于临床怀疑淋巴结有病变且 FNA 结果为阴性的高危疾病(≥T1b 期)男性,可以尝试通过重复切除活检进行确认,但首选浅表或改良腹股沟淋巴结清扫和淋巴结冰冻切片评估,以避免延误病情。对于经 FNA 或淋巴结活检证实有转移的患者,其他影像学检查,如 CT 或 MRI(可显示中央坏死或淋巴结边界不规则)[44]或 PET-CT 扫描,可能对预测恶性淋巴结的特征有价值,如有≥3 个阳性淋巴结、淋巴结外侵犯或盆腔转移。患者有以上危险因素的、可触及腹股沟淋巴结(固定或非固定)>4 cm,可触及固定或双侧转移淋巴结≤4 cm,以及发生盆腔淋巴结转移,可从新辅助化疗和随后的手术巩固治疗的多模式治疗中获益。

#### ■ CT 影像

临床上可触及肿大淋巴结的患者应常规接受影像学检查,以确定疾病的全部范围。根据当前 EAU 和 NCCN 指南,对于计划行保留器官手术的患者,可考虑使用 MRI 评估肿瘤范围(体部或尿道侵犯)[54,55]。CT 和 MRI 扫描技术主要依赖

于淋巴结的肿大来检测是否转移,但无法显示正常大小淋巴结的内部结构。由于 CT 和 MRI 在检测其他癌症的淋巴结肿大方面具有大致相同的准确性,因此 CT 常被用于阴茎癌患者检查腹股沟和盆腔区域,以及排除更多远处转移的病灶。对于肥胖患者和既往接受过腹股沟手术(体格检查可能不可靠)的患者,CT 扫描有助于腹股沟区域的检查。此外,在已知有腹股沟转移的患者中,CT 引导下对增大的盆腔淋巴结进行活检可为考虑新辅助化疗提供重要信息。此外,对于腹股沟检查正常的患者,治疗方案应基于原发性肿瘤的危险因素,只有中危和高危患者需要做断层影像学检查[54,55]。

### ■ 正电子断层显像

多项研究评估了 FDG PET - CT 在非淋巴结肿大的 PSCC 患者中的应用,但研究的样本量较小。Scher 等检查[56]了 13 例 cN0 患者,FDG PET - CT 扫描显示每个病灶的灵敏度为 94%,特异度为 100%。Leijte 等[57]完成了对单纯 cN0 腹股沟肿瘤的研究,42 例患者中有 5 例发生淋巴转移,PET - CT 仅发现 1 例,敏感性仅为 20%,特异性为 92%。在 2012 年,Sadeghi 等[59]的一项荟萃分析纳入了 7 项研究,在 cN0 患者中,对每个腹股沟区 FDG PET - CT 检查的合并灵敏度为 56.5%(95% CI 34.5%~76.8%)。因此,对于 cN0 的高危原发癌患者,不建议采用 FDG PET - CT 代替手术分期;对于腹股沟小淋巴结转移,仍需进行手术分期。

# 治疗

### ■ 局部控制

手术切除原发性肿瘤仍是快速根治性治疗阴茎原发肿瘤的金标准。局部复发率范围为 0~8%[59]。对于巨大的 T2~T4 期肿瘤,切除手术通常是必要的,但已被证明会降低性生活质量[60]。目前普遍认为,原发性阴茎肿瘤患者具有良好的组织学特征(Tis、Ta、T1 期;1 级和 2 级肿瘤)的转移风险较低。这些患者也最适合接受保留器官或保留龟头的手术,目标是尽可能保留龟头的感觉,或者最大限度地延长阴茎干的长度。这些方法包括局部治疗(仅用于 Tis 期的氟尿嘧啶或咪喹莫特乳膏)、放疗、Mohs 手术、有限切除策略(如包皮环切术)和激光消融[61-65]。MRI 可以较好地显示软组织,能够作为一种有效的影像学手段来辅助拟保留器官的手术[66]。对于有以下恶性特征的阴茎癌患者,保留器官的治疗方式难以达到良好的控瘤效果,应考虑阴茎部分或全切除术,这些特征包括大小≥4 cm,3 级病变,以及深入侵犯龟头、尿道或阴茎海绵体的肿瘤。

### ■ 治疗性淋巴结清扫

阴茎癌的生物学特点是在远处播散之前表现出在局部区域延长的阶段。单独的淋巴结清扫术对阴茎癌治疗很有效果,应该纳入大多数患者的治疗计划中。然而,由于传统淋巴结清扫术的并发症发生率高,尤其是对于腹股沟转移阴性的患者,目前仍存在争议的问题包括:① 选择淋巴结清扫术或是保守观察治疗;② 正确分期低发病率的腹股沟区以选择手

术类型;③ 多模式治疗策略(如新辅助化疗,详见本章),以改善腹股沟巨大转移瘤患者的生存率。

腹股沟转移的存在与否及其范围是影响阴茎鳞状细胞癌患者预后最重要的因素。已确定发生区域淋巴结转移的阴茎 SCC 患者行治疗性淋巴结清扫术的生存率各不相同,平均约为 60%(0~86%)[35,67]。这种生存率的差异主要是由淋巴结转移的范围决定的。淋巴结转移最少的 pN1 或 pN2 期患者 5 年平均生存率为 77%,而淋巴结转移范围较大的患者仅为 25%。在一项研究中[68],结外受累的患者 5 年生存率仅为 6%(17 例患者中的 1 例)。另外,几个小型研究系列的综合结果提示,有盆腔淋巴结受累时,平均 5 年生存率为 15%。综上所述,在尝试根治性手术切除腹股沟转移灶后,预测能够达到长期生存率(即 80% 的 5 年生存率)的病理标准是:① 微小淋巴结转移(大多数病例中最多只有 2 个受累淋巴结);② 单侧受累;③ 无证据表明出现癌症的结外扩散;④ 无盆腔淋巴结转移。

### ■ ⅢB/Ⅳ 期阴茎癌的化疗

用于 ⅢB/Ⅳ 期阴茎癌患者化疗的首选药物包括顺铂、长春新碱、甲氨蝶呤、氟尿嘧啶、丝裂霉素和博来霉素[69]。在 SWOG 进行的一项多中心研究中[70],26 例转移性阴茎癌患者接受了顺铂单药治疗,剂量为 50 mg/m[2],在第 1 天和第 8 天进行,每 28 天为 1 个周期。只有 4 例患者(15%)的缓解期持续了 1~3 个月。

两项 Ⅱ 期临床试验研究了博来霉素、甲氨蝶呤和顺铂(BMP)的联合治疗,但该方案的毒性非常大,有多个治疗相关死亡案例,原因包括博来霉素的肺毒性、其他肺部原因和感染[71,72]。BMP 方案和博来霉素由于过度的毒副作用,不再被推荐用于阴茎癌患者的治疗。

其他以顺铂为基础的化疗药物组合显示出 8%~50% 的缓解率(表 46 - 3)[38,74-77]。如果总缓解率大于 30% 且毒副作用在可接受范围,则该方案值得关注。欧洲癌症研究和治疗组织[74]开展的伊立替康-顺铂研究是一项前瞻性研究,纳入了 26 例可评估的患者,但最后结果为阴性,因为缓解率的 80% CI 为 18.8%~45.1%,远低于 30%。在另一项研究中,转移病灶局限于腹股沟和盆腔淋巴结的患者接受了紫杉醇、异环磷酰胺和顺铂(TIP)治疗[75]。在这项对新辅助治疗方案的研究中,接受 4 个疗程 TIP 后达到缓解或疾病稳定的患者随后接受根治性手术治疗,缓解率为 50%,该方案的安全性与 BMP 方案相比有显著改善,且未出现治疗相关性死亡。在另一项紫杉烷类药物治疗转移性阴茎癌的研究中,多西他赛、5 - FU 和顺铂方案的缓解率为 38.5%[76]。相较于 5 - FU 和顺铂,此方案缓解率并不高,并且常见 3 级和 4 级毒性。

5 - FU 和顺铂出现在了转移性阴茎癌患者的回顾性系列研究中[38]。此方案在 25 例可评估的患者中,8 例(32%)出现了部分缓解。虽然目前还没有随机对照试验来确定转移性阴茎癌化疗治疗的单一标准,5 - FU 联合顺铂或紫杉醇、异环磷酰胺和顺铂已被当代指南认可。

表 46-3　不含博来霉素的顺铂化疗方案

| 引文 | 疗程 | 总有效率<br>(PR+CR)<br>(%) | 中位总<br>生存期<br>(月) |
|---|---|---|---|
| Theodore 等[73]<br>(2008) | 伊立替康<br>顺铂 | 31 | 未报道 |
| Pagliaro 等[74]<br>(2010) | 紫杉醇<br>异环磷酰胺<br>顺铂 | 50[a] | 17.1[a] |
| Di Lorenzo 等[38]<br>(2012) | 5-FU<br>顺铂 | 32 | 8 |
| Nicholson 等[75]<br>(2013) | 紫杉醇<br>顺铂<br>5-FU | 38.5 | 13.9 |
| Houédé 等[76]<br>(2015) | 吉西他滨<br>顺铂 | 8 | 15 |

注：[a]本研究中的患者转移局限于腹股沟或盆腔淋巴结(TxN2～N3M0)，并在可能的情况下进行手术巩固治疗。CR，完全缓解；PR，部分缓解。

### ■ 多模式治疗

#### 新辅助化疗

如上文中治疗性淋巴结清扫部分所述，对于单侧腹股沟浅表淋巴结受累且不超过 2 枚(N1 期或局限 N2 期)的患者，单纯手术的 5 年 OS 率和 DFS 率高达 80%，对于 N2 期和 N3 期(多枚、双侧或盆腔淋巴结受累)的患者，5 年 OS 率和 DFS 率仅为 10%～20%，对于存在淋巴结外侵犯的患者，5 年 OS 率和 DFS 率低于 10%[45,77]。几乎所有的复发都是在手术后 2 年内发现的，对高危患者采取积极的多模式治疗可获得较高的总生存率。

新辅助化疗使患者能够及时接受全身性化疗，可能有助于缩小肿大淋巴结的体积，提供预后信息，并有助于后续的手术巩固治疗[78,79]。荷兰的一个研究小组报道了他们对 20 例患者的回顾性分析，这些患者接受了术前化疗，将难以切除的淋巴结降期[80]。17 例患者有显著的淋巴结转移(TxN3)，另外 3 例为晚期原发肿瘤(T3～4N0～1)。在荷兰 34 年的系列研究中，最常用的治疗方案为 BMP(10 例)、博来霉素、长春新碱和甲氨蝶呤(5 例)、博来霉素单药治疗(3 例)。4 例患者出现严重毒性反应，其中 3 例发生与治疗相关性死亡。12 例患者肿瘤得到有效缓解，其中 9 例行手术治疗，8 例获得长期无病生存(DFS)。2 例患者手术标本未见肿瘤残留。病理学上完全缓解的结果提示，这可以作为疗效的信号，但该特定化疗方案的毒性难以接受。

在 MDACC 进行的一项 II 期临床试验中，对新辅助化疗方案进行了前瞻性研究[75]。30 例临床 TxN2～3M0 的阴茎癌患者接受了 4 个疗程的紫杉醇、异环磷酰胺和顺铂治疗，之后进行双侧腹股沟淋巴结清扫和单侧或双侧盆腔淋巴结清扫。15 例(50%)患者化疗后达到部分或完全缓解。22 例患者(73%)能够完成新辅助化疗和手术，其中 3 例患者(14%)

的淋巴结达到病理学完全缓解。在单变量分析中，化疗后的有效缓解，无双侧残留肿瘤病灶，残留肿瘤无结外侵犯，与较高的总生存率和无进展生存率(PFS)相关。在 N2～N3 期患者中，紫杉醇、异环磷酰胺和顺铂新辅助治疗获得的总生存率和 PFS 率优于单独手术的预期生存期。尽管缺乏随机对照试验，但现在的指南建议，对于出现巨大或高危区域淋巴结转移的患者，应采用紫杉醇、异环磷酰胺和顺铂新辅助治疗。

#### 辅助化疗

辅助化疗的优势在于可以根据准确的病理分期选择患者。将新辅助化疗作为标准治疗更容易实现，其具有将肿瘤降期以便手术、术前化疗耐受性更好，以及可将微转移灶更早暴露于化疗药物等优势。新辅助治疗可以检测到肿瘤对治疗的反应，而辅助治疗则不能，化疗后手术的组织病理学检查结果为治疗效果和预后提供了早期指标[81]。如果患者在未接受新辅助化疗的情况下接受了手术，并且发现多个腹股沟淋巴结侵犯或盆腔任何淋巴结受累或结外侵犯，则可以根据新辅助治疗数据进行外推，将紫杉醇、异环磷酰胺和顺铂等方案作为辅助治疗[74]。

目前尚无辅助化疗的前瞻性数据研究，仅有小型回顾性研究的报道。最近，一项大型多中心回顾性研究评估了 141 例晚期盆腔淋巴结受累患者，结果表明辅助化疗可改善中位 OS[82]。由此说明，对于未接受新辅助化疗的盆腔淋巴结肿大患者，辅助化疗具有潜在益处。此研究存在回顾性研究的固有局限性，并且其所使用的特定联合化疗方案信息不完整。对于局部晚期 PSCC 的辅助全身化疗的进一步前瞻性评估仍然无法确定其具体作用。NCCN 指南建议，对于具有高病理风险特征(病理 N2、N3 或 ECE)的患者，如果未给予新辅助化疗，有 2A 级证据，则可以进行辅助化疗。

#### 放疗联合手术或化疗

对阴茎癌的放疗研究包括小的(T1～T2，<4 cm)原发性肿瘤、淋巴结转移的治疗、术后放疗和放化疗。与其他部位的鳞状细胞癌一样，阴茎癌的放疗还没有已发表的随机试验对其研究。例如，已有对患外阴癌的女性放疗联合外科淋巴结切除术的研究，外阴癌是一种与阴茎癌一样具有自然发展史和淋巴结引流的疾病。基于这些研究，转移性外阴癌的标准治疗是对盆腔进行放疗，而不是对盆腔进行 LND 术[83]。EAU 阴茎癌指南小组最近对已有临床证据进行了一项系统综述，并得出结论：由于研究的异质性和临床获益的证据有限，目前没有必要常规推荐辅助放疗[84]。对腹股沟淋巴结转移灶进行根治性治疗后，盆腔淋巴结清扫仍是阴茎癌患者的标准治疗[39]。因此，对阴茎癌的随机试验应该提供关于巩固治疗盆腔淋巴结的最佳方法的信息。

### ■ 国际随机试验

目前还不能对阴茎癌进行随机对照试验来解决基本问题。国际阴茎晚期癌症试验(InPACT)采用贝叶斯设计对阴茎癌腹股沟淋巴结转移患者进行随机治疗。该试验有两个独立的随机化过程，解决了临床路径中的关键问题：① 通过随机分组为接受化疗、放化疗或不接受新辅助治疗,探究标准手术前新辅助治疗的作用;② 标准手术后预防性盆腔淋巴结清扫的作用[85]。此项研究的主要结局指标是总生存期(OS)[85]。

## 结论

近年来,随着我们对肿瘤分子生物学的深入理解,男性阴茎鳞状细胞癌的治疗有了很大的进展。对于早期疾病阶段,保留阴茎的治疗策略可以让患者获得更好的生活质量。

在发病率不断下降的同时,显微镜下腹股沟转移的腹股沟分期策略(包括微创技术)仍在不断发展。目前,新辅助化疗已成为区域淋巴结肿大患者的标准治疗。InPACT 提出在这种临床情况下对新辅助和辅助治疗,以及手术和放疗策略进行比较。与此同时,为男性和女性接种 HPV 疫苗可降低癌症风险,尤其是对于未行包皮环切术患病风险增加的男性。病毒抗原是阴茎癌患者免疫治疗的一个很有前景的靶点,这提示发挥免疫检查点阻断作用的药物可能在该疾病中发挥作用[86]。

### 提示

- 我们在阴茎癌患者中常规进行 HPV/p16 检测,因为它可以提供预后价值,为咨询配偶问题提供信息,并可以使用 HPV 导向的新型疗法提供临床试验选项。
- 在适当情况下,我们常规实施保留阴茎的手术方式以最大限度地延长阴茎的长度、功能和改善外观。

- 我们鼓励临床上有明显淋巴结转移的患者参加 InPACT,这是一项多中心试验,旨在建立有区域转移的阴茎癌患者的治疗标准。
- 我们鼓励对巨块型晚期阴茎患者进行基因组检测,以确定用于纳入免疫或靶向治疗试验的潜在靶点。

# 第 47 章　生殖细胞肿瘤

Joseph A. Moore
Shi-Ming Tu
董　培·译

## 要点

▶ 生殖细胞肿瘤(GCT)在年轻男性中是最常见的新型肿瘤,主要有精原细胞瘤和非精原细胞瘤两种类型。在一个无明显睾丸原发性肿瘤或其他位置原发性肿瘤的年轻男性中,其血清肿瘤标志物,尤其是 β-HCG、甲胎蛋白(AFP)和细胞遗传学研究即 i(12p),在 GCT 的诊断和预后中都有独特的价值。

▶ 生殖细胞肿瘤有独特的扩散和转移模式。右睾丸引流至主动脉腔间淋巴结,左侧睾丸引流至左侧主动脉旁淋巴结。

▶ 约半数的睾丸生殖细胞肿瘤在组织上表现为非精原细胞肿瘤或出现血清 AFP 升高(提示为非精原细胞瘤)。这些癌症统称为混合性非精原细胞肿瘤,它们形成了一组在组织学和临床表现不同的癌症。

▶ 高危或混合性非精原细胞肿瘤患者需要优质的管理,治疗需要多学科合作,整合化疗和手术来达到最高的治愈率。

▶ 诊断和治疗困难的患者应尽早转至大型三级医院。

睾丸生殖细胞肿瘤占睾丸肿瘤的大多数并且是高度可治愈的。本篇主要讨论睾丸中产生的生殖细胞肿瘤,分为精原细胞肿瘤和非精原细胞肿瘤。此外,还有罕见的睾丸外生殖细胞实体肿瘤曾被发现在腹膜中、腹膜后和松果体。

## 概述

### ■ 流行病学

GCT 是最常见的年轻男性新发肿瘤。预计 2020 年将诊断出约 9 600 例新病例。值得注意的是,这种癌症的高治愈率,GCT 在 2020 年仅夺去了约 440 人的生命,5 年 OS 率约为 95%[1-3]。GCT 具有双峰年龄分布特征,大多数男性诊断年龄在 15～25 岁。在 60 岁左右为第二个诊断高峰,在组织学上主要为精原细胞瘤并具有较低的死亡风险。GCT 发生风险约为 0.5% 或 1/200[4]。

在世界范围内,GCT 在发达国家的发病率是普通国家的 6 倍,丹麦和瑞士的发病率最高,日本、芬兰和以色列的发病率最低[4]。在美国,GCT 的总体发病率正在逐渐上升,发病率在非洲裔美国人中增加明显,在组织学上精原细胞瘤增加幅度最大,这似乎与早筛或早期诊断无关[5]。白种人男性仍然是最容易得到诊断的群体,与过去相比能在更早的阶段被确诊[6]。

### ■ 危险因素

隐睾是 GCT 少数可识别的危险因素之一,最多可出现在 10% 病例中。当隐睾出现时,其相对风险在 3.5～17.1[7],这种增加的风险将影响对侧睾丸,即使其已正常下降或行睾丸固定术。目前尚不清楚睾丸切除术是否能够降低 GCT 的发病风险。尽管数据显示隐睾出现在对侧睾丸也会增加 GCT 的发病率,这支持了 GCT 的病因在于性腺发育异常而不是解剖错位的理论[8-10]。尽管有 GCT 家族史的男性仅占新诊断患者的 1.5%,但既往有此病史的男性对侧睾丸发生 GCT 的风险也较高,提示其遗传易感性[11-12]。个人 GCT 病史增加了继发性癌症的终身风险,且与组织学类型无关[13]。

### ■ 肿瘤生物学

在 GCT 中发现的最常见的遗传异常是第 12 号染色体短臂的同染色体,这在大约 80% 的 GCT 已被确认是致病的[14,15]。除精母细胞性精原细胞瘤外,该异常在所有组织学亚型中均可发现[16,17]。137 例原发性睾丸 GCT 的分子特征显示出高度的非整倍性,但体细胞突变并不常见。最常突变的 GCT 基因是 KIT,在 25%～30% 的精原细胞瘤中观察到活化突变,形成精原细胞瘤的一个独特亚型[18-21]。GCT 亚型之间整体 DNA 甲基化和小 RNA 表达的显著差异表明,表观遗传过程可能影响最终的 GCT 组织学特征[18]。

原位生殖细胞瘤变(GCNIS),以前称为管内生殖细胞瘤变,已被确定为大多数 GCT 的癌前病变。它在组织学上被描述为生精小管中的非典型生殖细胞,被认为是由不完全分化的原始生殖细胞产生的。除了精细胞性精原细胞瘤外,大多数侵袭性 GCT 周围都有这种改变[22]。GCNIS 细胞表达几种在肿瘤发生中起作用的原癌蛋白,包括受体酪氨酸激酶 CD117 或 c-kit,这是一种通常参与生殖细胞迁移和早期分化的蛋白质[23,24]。

### ■ 组织学分类

GCT 分为两种类型,精原细胞瘤和 NSGCT,每种类型约占所有 GCT 的 50%。只显示出精原细胞瘤组织学的构成为纯精原细胞瘤,而包含任何其他组织学类型的被归类为 NSGCT,即使其主要组织学类型是精原细胞瘤。因此,精原细胞瘤这一术语有两种截然不同的用法:作为一种组织学类型和 GCT 的一个主要分支。NSGCT 可分为四种主要亚型:胚胎癌、卵黄囊瘤、绒毛膜癌和畸胎瘤。畸胎瘤可进一步分为成熟畸胎瘤、未成熟畸胎瘤和恶性转化畸胎瘤。常常可以在一个肿瘤中可以看到不止一种组织学亚型,这些肿瘤被称为"混合性 GCT"。生物学和临床表现主要为非精原细胞瘤成分,因此出现除精原细胞瘤以外的任何组织学成分均可将肿瘤归入 NSGCT 类别。值得注意的是,GCT 的临床进程很大程度上可以从其组织学推断。

### ■ 临床表现

大多数 GCT 患者表现为无痛性睾丸肿胀或结节。在某些情况下,睾丸肿胀可伴有继发于肿瘤内出血或梗死的疼痛。若存在疼痛或损伤史,应对以下疾病进行鉴别诊断,包括睾丸扭转、附睾炎、睾丸炎、鞘膜积液、精子膨出和血肿。无论疼痛或其他相关症状如何,所有阴囊肿块都应按恶性肿瘤处理。对于表现为男性乳房发育症,特别是双侧乳房发育症的患者,应考虑 GCT 相关检查[25]。一些其他症状包括发热、体重减轻、腰背痛、咳嗽和咯血(最常见于高负荷疾病患者)。

### ■ 诊断

及时诊断和治疗具有重要意义,因为疾病的进展程度预示着总体预后。认识到 GCT 在年轻男性中的流行对全科医生和公众很重要。对怀疑原发病灶的影像学评估应包括高分辨率的经阴囊超声和双睾丸彩色多普勒检查,任何可疑病变应通过根治性睾丸切除术对其进行明确的评估。

经阴囊活检在疑似睾丸肿瘤的诊断工作中是禁忌的,因为该程序可能破坏区域淋巴系统,有可能改变原本可预测的淋巴结扩散路径。因为 GCT 的诊断很少出现问题,睾丸肿块的首选诊断和治疗程序是根治性腹股沟睾丸切除术。如果认为在睾丸切除术前必须进行组织学诊断,应通过腹股沟切口进行开放式活检,以便进行适当的检查和组织取样,将腹股沟或阴囊污染的风险降至最低。

### ■ 血清肿瘤标志物

血清标志物,特别是 β-HCG、AFP 和乳酸脱氢酶(LDH),在 GCT 中具有独特的诊断和预后价值。这些血清标志物可协助临床医生诊断 GCT,根据风险分层对患者进行分期并确定最佳治疗方案,评估对治疗的反应并进行监测。

妊娠期 β-HCG 升高,在男性中通常检测不到,但在 GCT 中例外,它是睾丸癌中最常见升高的肿瘤标志物。半衰期为 18~36 h,HCG 在妊娠滋养细胞疾病中也会显著升高,偶尔在上皮性癌症中也会显著升高[26]。它由 α 和 β 两个亚基组成,以多种异构体存在。α 亚基与促甲状腺激素(TSH)、促卵泡激素和促黄体生成素的 α 亚基序列相似,这导致了了这些激素与 HCG 之间的"cross talk"效应。因此,HCG 检测应测定 β 亚基。这种"cross talk"效应在伴有高水平 HCG 的高负荷疾病中具有重要临床意义。其中,HCG 通过与 TSH 受体结合而引起甲亢。男性患者 HCG 的极端升高应被认为是 GCT 的临床表现,在某些高危病例中,甚至应该在组织学检查之前就开始治疗。

AFP 通常由胎儿卵黄囊产生,也存在多种亚型。它在来源于胚胎卵黄囊的 GCT 细胞中升高,包括卵黄囊肿瘤和胚胎癌。AFP 升高也见于其他胃肠道(GI)恶性肿瘤,特别是肝细胞癌,以及其他会引起肝损伤的疾病(如肝硬化、肝炎等)。AFP 的血清半衰期为 5~7 天[27]。根据定义,纯精原细胞瘤不产生 AFP,在 GCT 检查中,AFP 升高标志其组织学上为非精原细胞瘤[28]。

LDH 既不是癌症特异性的,也不是生殖细胞特异性的。40%~60% 的 GCT 患者 LDH 浓度升高[29]。在 LDH 异构体中,LDH-1 对 GCT 而言最为特异;然而,对于 LDH 的分馏和 LDH-1 的精确测量,目前还没有确定的常规用途。总 LDH 可用于晚期 NSGCT 诊断时的预后评估或复发性疾病的检测[30]。

### ■ 解剖学进展

GCT 具有明显的扩散和转移模式。睾丸的淋巴引流反映了胚胎起源,右侧睾丸引流至主动脉腔间淋巴结,左侧睾丸引流至左主动脉旁淋巴结。这些起始的扩散淋巴结被称为"着陆区"。附睾淋巴通过髂外淋巴链引流,阴囊淋巴通过盆腔链引流;因此局部晚期疾病(包括附睾和阴囊)可累及这些盆腔淋巴结。远处转移主要发生在肺,其次是肝、脑和骨。

## 分期

表 47-1 显示了 AJCC 对睾丸癌的 TNM 分期[31]。分期系统使用原发性肿瘤(T)、淋巴结(N)、远处转移(M),以及升高的血清肿瘤标志物(S)将患者分为预后分期为 Ⅰ~Ⅲ 组。值得注意的是,为了达到分期的目的,其中使用了睾丸切除术后血清肿瘤标志物。一般来说,Ⅰ 期疾病局限于睾丸,Ⅱ 期疾病有局限于腹膜后的淋巴结转移,标志物预后良好(S1),Ⅲ 期疾病包括扩展到腹膜后的淋巴结,结外转移,中等或预后不良的肿瘤标志物升高(S2~S3)。

**表 47-1** 生殖细胞肿瘤：AJCC 睾丸癌肿瘤、淋巴结、转移（TNM）分期

**病理性原发性肿瘤（T）**

原发性肿瘤的范围通常在根治性睾丸切除术后进行分类，因此要划分病理分期

| | |
|---|---|
| pTx | 无法评估原发性肿瘤 |
| pT0 | 无原发性肿瘤的证据（如睾丸组织瘢痕） |
| pTis | 原位生殖细胞瘤 |
| pT1 | 肿瘤局限于睾丸（包括侵犯睾丸网），无淋巴血管侵犯 |
| pT2 | 肿瘤局限于睾丸（包括侵犯睾丸网）伴淋巴血管侵犯 或 肿瘤侵入门部软组织或附睾或穿透内脏覆盖白膜外表面的间皮层，有或无淋巴血管浸润 |
| pT3 | 肿瘤侵袭精索软组织，无论是否伴有淋巴血管侵犯 |
| pT4 | 肿瘤侵入阴囊，无论是否伴有淋巴血管浸润 |

**临床区域淋巴结（cN）**

| | |
|---|---|
| cNx | 无法评估区域淋巴结 |
| cN0 | 无区域淋巴结转移 |
| cN1 | 淋巴结肿块最大尺寸≤2 cm 或多发淋巴结中转移灶最大尺寸≤2 cm |
| cN2 | 单发或多发转移淋巴结最大直径>2 cm 但<5 cm 或多发淋巴结转移 |
| cN3 | 转移淋巴结最大直径>5 cm |

**病理性区域淋巴结（pN）**

| | |
|---|---|
| pNx | 无法评估局部淋巴结 |
| pN0 | 无区域淋巴结转移 |
| pN1 | 转移淋巴结最大尺寸≤2 cm 或≤5 个阳性转移淋巴结，最大尺寸≤2 cm |
| pN2 | 转移淋巴结最大尺寸>2 cm 但≤5 cm；或>5 个阳性转移淋巴结但最大尺寸≤5 cm；或没有发生结外转移 |
| pN3 | 转移淋巴结最大直径>5 cm |

**远处转移（M）**

| | |
|---|---|
| M0 | 没有远处转移 |
| M1 | 远处转移 |
| M1a | 非腹膜后淋巴结或肺转移 |
| M1b | 肺外内脏转移 |

**血清肿瘤标志物（S）**

| | |
|---|---|
| Sx | 标志物水平未测或不可用 |
| S0 | 标志物水平在正常范围内 |
| S1 | LDH<1.5×ULN 且 HCG<5 000 mIU/mL 且 AFP<1 000 ng/mL |
| S2 | LDH>(1.5~10)×ULN 或 HCG 5 000~50 000 mIU/mL 或 AFP 1 000~10 000 ng/mL |

续 表

**血清肿瘤标志物（S）**

| | |
|---|---|
| S3 | LDH>10×ULN 或 HCG>50 000 mIU/mL 或 AFP>10 000 ng/mL |

**阶段分组**

| | | | | |
|---|---|---|---|---|
| 0 期 | pTis | N0 | M0 | S0 |
| Ⅰ 期 | pT1~pT4 | N0 | M0 | Sx |
| Ⅰ A 期 | pT1 | N0 | M0 | S0 |
| Ⅰ B 期 | pT2 | N0 | M0 | S0 |
| | pT3 | N0 | M0 | S0 |
| | pT4 | N0 | M0 | S0 |
| Ⅰ S 期 | 任何 pT/Tx | N0 | M0 | S1~S3 |
| Ⅱ 期 | 任何 pT/Tx | N1~N3 | M0 | Sx |
| Ⅱ A 期 | 任何 pT/Tx | N1 | M0 | S0 |
| | 任何 pT/Tx | N1 | M0 | S1 |
| Ⅱ B 期 | 任何 pT/Tx | N2 | M0 | S0 |
| | 任何 pT/Tx | N2 | M0 | S1 |
| Ⅱ C 期 | 任何 pT/Tx | N3 | M0 | S0 |
| | 任何 pT/Tx | N3 | M0 | S1 |
| Ⅲ 期 | 任何 pT/Tx | 任何 N | M1 | Sx |
| Ⅲ A 期 | 任何 pT/Tx | 任何 N | M1a | S0 |
| | 任何 pT/Tx | 任何 N | M1a | S1 |
| Ⅲ B 期 | 任何 pT/Tx | N1~N3 | M0 | S2 |
| | 任何 pT/Tx | 任何 N | M1a | S2 |
| Ⅲ C 期 | 任何 pT/Tx | N1~N3 | M0 | S3 |
| | 任何 pT/Tx | 任何 N | M1a | S3 |
| | 任何 pT/Tx | 任何 N | M1b | 任何 S |

注：授权转载于 the American College of Surgeons，Chicago，Illinois。这些信息的原始来源是 AJCC 癌症分期系统（2020）。

### ■ 生育能力的考虑

保留生育能力对 GCT 患者尤为重要。GCT 的诊断和治疗都与生育能力受损有关。建议在临床可行的情况下，在开始化疗之前向患者提供咨询和进入精子库的机会。对于有症状的低危患者，不建议延迟化疗，因为身体条件差，往往导致捐精困难甚至无法实现[32]。

## 睾丸精原细胞瘤

### ■ 组织学

在显微镜下，典型的精原细胞瘤具有煎蛋样的外观，其定义为大的圆形细胞增殖，呈片状或束状排列，细胞核及核仁大而集中。如果具有淋巴细胞浸润的背景，这些肿瘤很难与淋巴瘤区分。通常需要进一步的确认（即淋巴细胞标志物如普通白细胞抗原阴性）。精原细胞瘤胎盘碱性磷酸酶（PLAP）染色

阳性,AFP 和 HCG 常规阴性,但这并非特异性的。图 47-1 为典型精原细胞瘤的组织学表现。

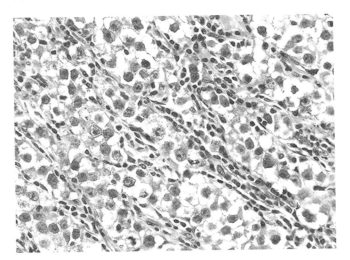

**图 47-1** 典型精原细胞瘤的病理学表现

在睾丸的病理检查中,精原细胞瘤往往是一种半固态肿瘤,很容易在大体检查台上渗出。这使得在精索表面和切除边缘的恶性细胞无处不在。因此,临床医生必须谨慎对待,不能被病理报告中的"边缘阳性"和"精索受累"的报告过度影响[33]。图 47-2 为精原细胞瘤的典型大体观。

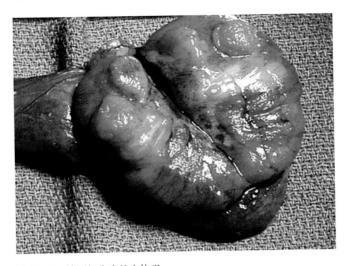

**图 47-2** 精原细胞瘤的大体观

即使存在明显的转移性病灶,在睾丸中只发现瘢痕也不罕见。这种现象被称为"烧灼性"精原细胞瘤,也可发生在 NSGCT 中。这种原生细胞自发退化的生物学基础尚不清楚。精原细胞瘤通常伴有明显的淋巴细胞浸润,转移性沉积在治疗后留在密集的粘连性残余块中,这使其难以切除。

■ **临床特征**

纯精原细胞瘤是睾丸 GCT 中最常见的一种,约占 GCTS 的 50%。根据定义,精原细胞瘤在组织学上没有非精原细胞瘤成分,不产生 AFP,但可能有一定的 β-HCG 升高。精母细胞性精原细胞瘤是一种罕见的变体,仅占精原细胞瘤的 10%,与 GCNIS 无关。这些肿瘤通常发生在 50 岁以上的男

性,处于 I 期,转移率低。这种亚型预示着单独切除(伴或不伴放疗)具有良好的预后[34]。精原细胞瘤最初倾向于通过淋巴管转移,后期经血行转移,但更有可能发生局部扩散,组织学上可见阳性边缘和受累精索。最常见的血行转移部位是肺,转移性精原细胞瘤很少转移到大脑。值得注意的是,大体积肿瘤对治疗反应迅速,肿瘤体积显著减少,但从不发肿瘤溶解综合征。

■ **预后**

国际生殖细胞癌症协作小组(IGCCCG)建立了精原细胞瘤和 NSGCT 的标准风险分类(表 47-2)。转移性精原细胞瘤患者可分为良性和中危两类,没有可定义的"低危"精原细胞瘤。精原细胞瘤预后较差的一个特征是存在非肺性内脏转移(中等预后)。化疗前肿瘤标志物不能预测预后(与 NSGCT 不同,本章将进一步讨论)。90% 的精原细胞瘤患者属于良性,5 年 OS 率为 86%。中危患者的 5 年 OS 率为 72%[2]。

**表 47-2** IGCCCG 分类预后风险分层

| 精原细胞瘤 | 非精原细胞瘤 |
| --- | --- |
| **低风险** | |
| 任何原发灶 | 睾丸或腹膜后原发 |
| 并且 | 并且 |
| 未出现肺外内脏转移 | 未出现肺外内脏转移 |
| 并且 | 并且 |
| 正常 AFP,任意 HCG 和 LDH 值 | AFP<1 000 ng/mL |
| | HCG<5 000 mIU/mL |
| | LDH<1.5×ULN |
| 82% 5 年 PFS;86% 5 年 OS | 89% 5 年 PFS;92% 5 年 OS |
| **中风险** | |
| 任何原发灶 | 睾丸或腹膜后原发 |
| 并且 | 并且 |
| 出现肺外内脏转移 | 未出现肺外内脏转移 |
| 并且 | 并且 |
| 正常 AFP,任意 HCG 和 LDH 值 | AFP 1 000~10 000 ng/mL |
| | HCG 5 000~50 000 mIU/mL |
| | LDH(1.5~10)×ULN |
| 67% 5 年 PFS;72% 5 年 OS | 75% 5 年 PFS;80% 5 年 OS |
| **高风险** | |
| — | 纵隔肿瘤 |
| | 或 |
| — | 肺外内脏转移 |
| | 或 |
| | AFP>10 000 ng/mL |
| | HCG>50 000 mIU/mL |
| | LDH>10×ULN |
| | 41% 5 年 PFS;48% 5 年 OS |

### 临床Ⅰ期精原细胞瘤的治疗

临床Ⅰ期精原细胞瘤患者,占诊断患者的70%,疾病局限于睾丸,没有淋巴结或远处转移的证据。大多数患者可通过单纯根治性睾丸切除术治愈,但约20%的患者在没有辅助治疗的情况下复发。无论有无辅助治疗,疾病特异性生存率都接近100%,因为在监测中复发的患者很容易通过标准治疗获救。

#### 积极监测

积极监测的益处包括避免了对可能已经通过睾丸切除术治愈的患者进行多余的治疗。Mortensen 等[35]报道了1 954例临床Ⅰ期精原细胞瘤患者的监测数据,平均随访时间为15年。共有369例患者(19%)在中位13.7个月后复发。超过70%的患者在前2年内复发。Ward 等[36]对638例患者的预后因素进行了汇总分析,小于4 cm且未侵犯睾丸网的肿瘤5年复发风险仅为12%。同时存在这两种危险因素的患者的复发风险为32%,但其中一种单一危险因素预示着16%的复发风险。

#### 放疗

临床Ⅰ期精原细胞瘤预防性放疗后的复发率约为4%,大多数放疗后复发的患者经额外治疗(化疗)后可存活[37]。对主动脉旁淋巴结进行剂量为20 Gy的治疗,有接近100%的良好局部控制率。20 Gy和30 Gy剂量方案的随机试验显示复发率无差异[38]。将同侧髂淋巴结从治疗区域中剔除,毒性较小(如不孕不育、胃肠道影响),疗效损失最小。马蹄肾或炎症性肠病患者禁行放疗。

放疗曾经被认为是有益的,因为它减少了后续必要的CT扫描次数,并减少了治疗费用。然而,增加了与治疗相关的二次恶性肿瘤的风险。对治疗后25年或更长时间的睾丸癌幸存者的研究显示,中线癌症,如胃肠道(结肠、胃、胰腺)和泌尿生殖系统(膀胱、肾)恶性肿瘤发病风险增加[39,40]。这种风险的增加促使人们重新评估放疗的必要性,特别是考虑到80%的临床Ⅰ期精原细胞瘤患者将接受不必要的治疗,而且没有获得生存益处。在 MDACC,不再为Ⅰ期睾丸精原细胞瘤男性提供预防性放疗。

#### 化疗

在临床Ⅰ期精原细胞瘤的辅助治疗中,我们进行了一项随机对照试验,比较单次输注以 AUC 7 为剂量的卡铂和放疗的疗效[41]。中位随访期为6.5年,两个治疗组的无复发生存率相似,分别为94.7%和96.0%,显示出一个周期单药卡铂的非劣效性[42]。比较卡铂与放疗的长期安全性的数据有限,导致研究者常采用监测作为首选方案。图47-3概述了Ⅰ期精原细胞瘤的治疗方法。

### 非大体积、高风险精原细胞瘤(ⅡA和ⅡB期)的治疗

在讨论治疗方案时,Ⅱ期精原细胞瘤患者通常分为体积

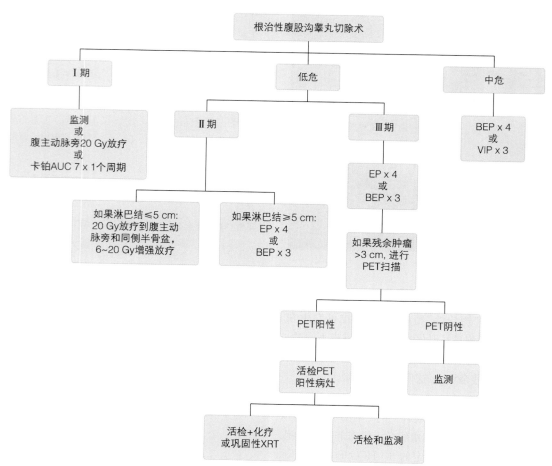

**图47-3** 睾丸癌(精原细胞瘤)的治疗。AUC 曲线下面积;BEP:博来霉素、依托泊苷和顺铂;EP:依托铂苷和顺铂;VIP:依托泊苷、异环磷酰胺和顺铂;XRT,放射治疗

较小和体积较大的两类。一般来说,非块状疾病定义为 CT 或 MRI 在 MDACC 上的横断面尺寸小于 5 cm 的淋巴结。这类患者的主要治疗方式是放疗,除非患者有禁忌证或不能耐受放疗。

### 放疗

不再建议ⅡA 期和ⅡB 期精原细胞瘤患者接受高剂量辐射(30～35 Gy)、纵隔辐射或左锁骨上辐射。在 MDACC 中,目前的方法是对淋巴结小于 3 cm 的患者在动脉旁和同侧髂淋巴结区给予 20 Gy 的放射剂量,并对动脉旁淋巴结给予 6 Gy 的增强辐射[43]。对于淋巴结大于 3 cm 但小于 5 cm 的患者,MDACC 方法是先注入 20 Gy,然后再注入 10 Gy。放疗后偶有残留病变的影像学证据,但如果异常组织小于 3 cm,建议观察。

### 放疗的替代方案

有一部分患者由于各种原因不能接受放疗。这些原因可能包括患者拒绝、炎症性肠病、马蹄肾或盆腔肾、腹部手术史。在这种情况下,可以提供全身化疗。在肖等[44]发表的一系列研究中,高危精原细胞瘤患者被纳入研究,并接受依托泊苷和顺铂(EP)4 个周期的治疗。尽管这可能是对ⅡA 期和ⅡB 期精原细胞瘤的过度治疗,但对于那些不能接受放疗的患者来说,仍是一个合理的选择。或者可参与临床试验,探讨腹腔镜腹膜后淋巴结清扫作为一线治疗的效果。

#### ■ 晚期、高风险精原细胞瘤(ⅡC 和Ⅲ期)的治疗

本治疗组包括Ⅱ期肿大淋巴结肿大(≥5 cm)患者和Ⅲ期高危患者。在这组患者中,采用局部治疗复发的风险很高,因此主要的治疗建议是全身化疗。

### 化疗

高危晚期精原细胞瘤(ⅡC 或Ⅲ期)患者推荐的全身化疗方案是博来霉素、依托泊苷、顺铂(BEP)或同等药物的 3 个周期。De Wit[45]等提出了使用 3 个周期 BEP 与 4 个周期 BEP 的临床证据。研究表明,3 个周期 BEP 与 4 个周期的效果等同,2 年 PFS 率分别为 90.4% 和 89.4%[45]。另外,拒绝接受博来霉素治疗或年龄超过 50 岁的患者可以通过 4 个周期的 EP 成功治愈。

### 化疗后残留病变与 PET 的作用

化疗结束后,应重新进行 CT 扫描。如果发现患者的残余肿块大小为 3 cm 或更小,肿瘤标志物正常,应积极监测。化疗后,大于 3 cm 的残留病变可通过 PET 成像进一步评估。PET 成像在大于 3 cm 的残余病变中能够起评估作用的证据来自 De Santis 等[46,47]的多中心 SEMPET 研究,该研究随访时间为 34 个月,FDG PET 阳性预测值为 100%,在大于 3 cm 的病变中鉴别残留病变的特异性和敏感性分别为 100% 和 80%。自 SEMPET 研究发表以来,存在几项相互矛盾的研究,报道的 PET 阳性预测价值为 29%～70%[48-50]。

### PET 化疗后阴性

如果化疗后没有证据表明患者大量摄取 PET,则选择积极监测策略。PET 阴性预测值大于 90%[47-49]。如果患者不能进行 PET 成像,残余病变大于 3 cm 的患者可考虑进行手术活检。

## PET 化疗后阳性

在 MDACC,阳性 PET 扫描结果需要验证性活检或切除残余肿块。如果患者的 PET 扫描结果呈阳性,而该位置不适合活检,则通常需要在 MDACC 进行监测。如果残留的精原细胞瘤经活检证实阳性,可以考虑几种选择方案。首先,可以对残余肿块进行补救性放疗,特别是对较小的肿块,因为精原细胞瘤对辐射比对化学药物敏感。其次,可以对患者进行挽救性化疗。最后,患者可接受自体干细胞移植的大剂量化疗。我们的治疗策略如图 47-3 所示。

#### ■ 晚期、中危性精原细胞瘤(Ⅲ期)的治疗

Ⅲ期中危精原细胞瘤患者有非肺性内脏转移,最常见的转移部位是肝和骨骼。这些罕见的患者在出现症状时给予全身治疗(图 47-3),包括 4 个周期的 BEP 或 4 个周期的依托泊苷、异环磷酰胺和顺铂(VIP)。

#### ■ 难治性或复发性精原细胞瘤的挽救性治疗

放疗后复发患者的主要治疗方法是根据风险程度进行挽救性化疗。对于肺转移患者(良好风险类别),标准的治疗是给予 3 个周期的 BEP 或 4 个周期的 EP。对于有骨或肝转移的患者(中等风险类别),采用 4 个周期的 BEP 或 VIP 进行挽救性化疗[51]。年龄超过 50 岁的男性应避免使用博来霉素。

对于化疗效果不好的患者,应积极改变治疗策略,可采取挽救性化疗和选择高剂量化疗与干细胞移植。如果条件允许,应鼓励这些患者参加临床试验,如正在进行的 TIGER 试验,该试验将患者随机分组,分别接受 TIP 或大剂量化疗联合自体干细胞移植[52]。挽救性 TIP、紫杉醇、异环磷酰胺、顺铂是一种可产生持久完全缓解效果的选择[53]。Einhorn 等研究了干细胞移植在难治性或复发性晚期精原细胞瘤中的作用[54]。184 例患者中有 19% 是转移性睾丸精原细胞瘤患者。在平均随访期为 48 个月的时间内,35 例精原细胞瘤患者中有 26 例完全缓解。复发难治性精原细胞瘤患者应考虑转诊到移植中心。

## 非精原细胞肿瘤

### ■ 组织学

#### 胚胎癌

胚胎癌是第二常见的 GCT,约占所有睾丸 GCT 的 2%。它是大约 85% 的混合性 GCT 的组成部分[55]。它罕见于婴儿和老年,最常见于 20～30 岁,1/3 的病例发生转移。显微镜下,胚胎癌细胞是 GCT 中分化程度最低的。其典型表现为多形性细胞,边界不清,细胞质稀少,胞核重叠。肿瘤细胞呈片状或呈乳头状或管状排列,有丝分裂率高,有血管侵犯倾向。可有细胞角蛋白、CD30、PLAP、OCT3/4、SOX2、AFP 和 HCG 阳性。典型表现为 AFP 和 HCG 中度升高。值得注意的是,纯胚胎癌的血清标志物可为阴性。图 47-5 显示了胚胎癌的典型组织学表现。

**案例47-1：肾功能不全的精原细胞瘤**

一名37岁男性因典型精原细胞瘤行左侧腹股沟睾丸切除术。MDACC报告时的实验室数据显示，血清肌酐1.8 mg/dL，钙12.7 mg/dL，血红蛋白10.5 g/dL，HCG 113 mIU/mL，碱性磷酸酶194 IU/L，LDH 1 773 IU/L（正常值上限618 IU/L）。腹部和骨盆CT显示一个大的腹膜后肿块，伴有明显的左侧肾积水（图47-4A）。患者最初接受了1个周期的环磷酰胺和卡铂治疗。重复实验室检查显示血清肌酐为1.1 mg/dL，钙为8.2 mg/dL，LDH为483 IU/L，HCG未检出。随后，他接受了3个全环氟哌啶和顺铂（EP）治疗，疗效良好。如图47-4B所示，重复成像显示肿块大小明显改善（从14 cm到7 cm）。化疗后PET显示残余肿块代谢不活跃。

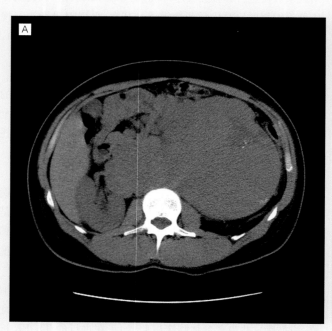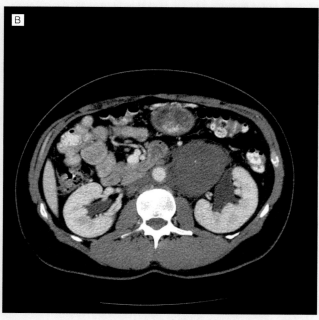

**图47-4** A. 患者的基线影像学显示左侧腹膜后巨大肿块伴左侧肾积水。B. 重复成像显示3个化疗周期后肿块明显改善

**评论：**以肾积水和肾功能不全为表现的晚期精原细胞瘤患者可以接受环磷酰胺和卡铂诱导化疗，而非放置肾造瘘管，以便在第一个周期给予博来霉素、依托泊苷和顺铂（BEP）或EP。患者可在肾功能恢复正常后接受标准治疗。

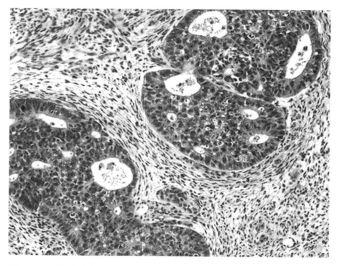

**图47-5** 胚胎癌的组织学表现

**囊性肿瘤（或内皮窦性肿瘤）**

纯卵黄囊瘤在成人患者中极为罕见，但在儿童GCT中占大多数。在成人中，卵黄囊成分通常被视为混合NSGCT的组成部分。显微镜下，卵黄囊瘤是GCT中最易变的，可表现为大囊性、乳头状、实性或腺样和肺泡样，血管周围有上皮细胞排列，称为肾小球样或Schiller-Duval体。血清高水平AFP通常反映了卵黄囊成分的存在，化疗前的血清AFP水平对低危（AFP<1 000 ng/mL）、中危（1 000~10 000 ng/mL）和高危组（>10 000 ng/mL）的转移性NSGCT的分类具有重要的预后意义。图47-6显示了典型的卵黄囊肿瘤的组织学表现。

**绒毛膜癌**

绒毛膜癌作为混合NSGCT的一种，在成人中也很少出现单纯绒毛膜癌。绒毛膜癌包括合胞体滋养层细胞和细胞滋养层细胞，通常呈片状或巢状排列。其特征是出血和坏死。绒毛膜癌通常会产生大量的HCG，因此HCG的水平也是转移性NSGCT预后的一个指标。HCG水平大于50 000 mIU/mL是NSGCT预后差的标志，也是转移性绒毛膜癌的典型特征。

半数绒毛膜癌PLAP阳性，绒毛膜癌的转移决定临床进程，其经常转移到大脑。由于HCG刺激TSH受体，甲亢的症

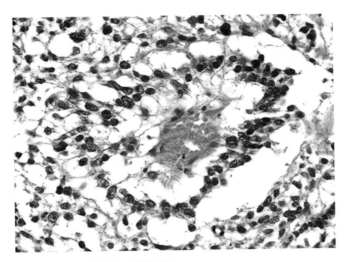

**图 47-6** 卵黄囊瘤的组织学表现

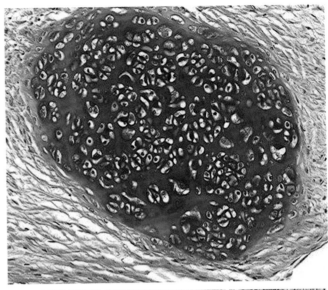

状十分常见,因此化疗开始时需使用 β 受体阻滞剂等药物进行针对性治疗。绒毛膜癌的典型组织学表现如图 47-7 所示。

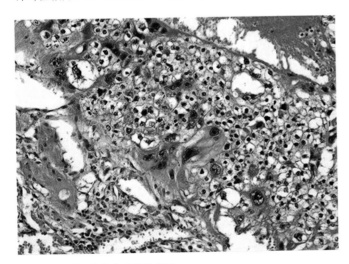

**图 47-7** 绒毛膜癌的组织学表现

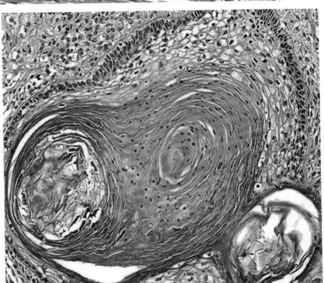

**图 47-8** 畸胎瘤的组织学表现

### 畸胎瘤

畸胎瘤拥有来自至少两个生殖细胞层(外胚层、内胚层和中胚层)的体细胞。根据分化程度的不同分为成熟和未成熟两种类型。成熟畸胎瘤由分化成熟的组织组成,可形成囊性结构。虽然组织学上是良性的,但这种低度恶性肿瘤可以发展到恶性的程度,成为难以切除的恶性肿瘤。仅 2%~3% 的 GCT 表现为单一畸胎瘤的组织学成分,但畸胎瘤通常是混合 GCT 的一个组成部分。以畸胎瘤为唯一组织学类型的男性患者应推断为混合性 GCT,并按混合性 GCT 治疗。未成熟畸胎瘤的分化程度较低,但这种区别没有已知的临床意义。

畸胎瘤内的体细胞转化或体细胞恶性肿瘤的发展,称为恶性转化畸胎瘤,这种变化通常表现在任何组织学的发展过程,范围从白血病到肉瘤到癌。一般来说,转化为体细胞恶性肿瘤预后较差,最好的预防手段是手术切除所有残留的畸胎瘤[56]。图 47-8 和图 47-9 分别为畸胎瘤的典型组织学和大体观。

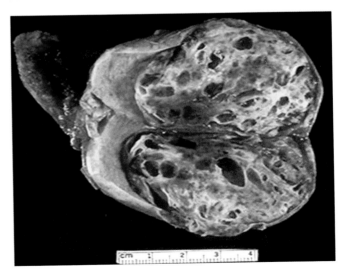

**图 47-9** 畸胎瘤的大体观

### ■ 临床特征

如前所述,约半数的睾丸 GCT 显示出了除精原细胞瘤外的组织学因素或产生血清 AFP 升高可以提示非精原细胞瘤。这些癌症统称为混合型 GCT 或 NSGCT,它们形成了一组在组织学和临床表现均多样化的癌症[57]。NSGCT 比精原细胞瘤更易通过血液转移,这增加了远处转移的风险。由于 NSGCT 的独特性和异质性,一些临床表现值得进一步讨论,因为它们对患者的治疗和预后有重要意义。

### 生长畸胎瘤综合征

残余畸胎瘤是一种低级别、生长缓慢的恶性肿瘤,可因持续生长而对人体致命。这可能需要 10 年甚至 20 年的时间才会对人体产生威胁,因此如果不对 NSGCT 患者进行终身随访,就可能会忽略这种潜在风险。这种患者的血清肿瘤标志物通常正常。畸胎瘤最显著和临床上重要的特征之一是它们通常具有"内挤性",很少具有侵袭性。因此,在手术中,即使是非常大的肿块,有时也会比术前成像所期望的要容易切除得多。在得出残留畸胎瘤"不可切除"的结论之前,咨询有足够手术经验的机构是很重要的[58,59]。

### 绒毛膜癌综合征

顾名思义,绒毛膜癌综合征见于高负荷 NSGCT,组织学上表现为绒毛膜癌,并与高水平 $\beta$-HCG(在某些病例中为 > 100 万 mIU/mL)相关。该综合征的特点是具有突出的临床症状,主要是大体积癌肿和继发性甲亢带来的影响,由 HCG 与 TSH 受体交叉反应引起。通常情况下,患者体重迅速下降、心动过速、焦虑和大汗,并伴有继发性高泌乳素血症引起的男性乳房发育症。此外,大多数患者有绒毛膜癌肺转移,呼吸系统受到损害。出血可发生在任何转移部位,在组织学确认之前应尽快治疗。转移性绒毛膜癌有脑转移的倾向,但在基线成像上不太明显。在 MDACC 中,首先给予低剂量诱导化疗,因为全剂量化疗可能导致大出血。此外,一些研究建议低剂量使用博来霉素、长春新碱和顺铂(BOP)诱导化疗,这可能不会影响最后的生存结果[60,61]。然而,关于如何最佳地实施诱导化疗的数据仍然有限[62]。

### ■ 预后

正如前文描述精原细胞瘤时所述,IGCCCG 开发了 NSGCT 的预后分期系统,其中肺外脏器转移是影响预后的主要因素。与精原细胞瘤不同,化疗前肿瘤标志物在此类患者的预后中具有重要意义[2]。预后分类如表 47-2 所示。一般来说,纵隔原发性、非肺性内脏转移和表中定义的"低风险标志物"患者被认为预后差,标准治疗的 5 年 OS 率为 48%。睾丸或腹膜后原发灶且无肺外内脏转移的患者根据肿瘤标志物水平被归为预后良好的一类。预后良好的患者 5 年 OS 率为 92%。其他患者都属于中等风险组,5 年 OS 率为 80%[2]。Van Dijk 等[3]在 Meta 分析中更新了 NSGCT 的 5 年 OS 数据。研究显示预后良好的 5 年 OS 率为 94%,预后中等的为 83%,预后不良的为 71%。这说明高危组的生存率有所提高。

### ■ 临床Ⅰ期非精原细胞肿瘤的治疗

一般来说,临床Ⅰ期 NSGCT 患者包括睾丸切除术后标志物正常且除已切除的睾丸、附睾或脊髓外无疾病转移证据

的患者。与精原细胞瘤一样,根治性腹股沟睾丸切除术是早期 NSGCT 的首选治疗方法。手术可以治愈大约 70% 的临床Ⅰ期患者。在这些患者中确定的两个危险因素包括胚胎癌组织学百分比和淋巴血管侵犯(LVI),其中以 LVI 最具预测性[63]。如果肿瘤中胚胎成分低于 50% 且无 LVI 证据,则认为患者睾丸切除术后复发风险低。胚胎成分百分比的作用是有争议的,因为它经常与 LVI 一起出现[64]。事实上,仅使用缺乏 LVI 来确定"低风险"的欧洲指南建议,具有上述任何一种危险因素的患者有 40%~50% 的复发风险[65-67]。

### 密切观察

密切观察是处理低风险患者的合理策略,特别是缺乏 LVI 的患者。NCCN 肿瘤临床实践指南提出的主动监测计划建议患者在第一年每 2 个月进行一次体检和肿瘤标志物测量,在第二年每 3 个月进行一次,在第三年每 4~6 个月进行一次。胸部 X 线检查建议在 4 个月和 12 个月进行,然后每年进行一次。建议腹腔及盆腔 CT 在第一年每 4~6 个月检查一次,第二年建议每 6 个月检查一次,第 3 年建议每年检查一次,高危患者也可接受观察[68]。

NCCN 指南建议更频繁地进行影像学检查,第一年每 2 个月进行一次胸部 X 线检查,第二年每 3 个月进行一次,第三年每 4~6 个月进行一次。还建议第一年每 4 个月做一次腹部和盆腔 CT,第二年每 4~6 个月做一次,第三年每 6 个月做一次。

### 腹膜后淋巴结清扫术

腹膜后淋巴结清扫术(RPLND)是一种手术切除"着落区"淋巴结的方法,也是一种精确的分期策略。然而,其在Ⅰ期 NSGCT 患者复发的一级预防中的作用存在争议。对于不适应主动监测和拒绝化疗的以畸胎瘤为主的肿瘤患者,RPLND 是一个合理的选择。RPLND 的并发症包括交感神经损伤,可能导致射精失败和不孕;然而,使用改良的手术方式以保留交感神经,并可能促进 90% 或更多患者可以进行顺行射精。RPLND(特别是腹腔镜)应仅在较大的医疗中心进行,以尽量减少并发症的发生。Stephenson 等[69]报道,临床Ⅰ期患者的 RPLND 4 年无进展概率为 96%,是该患者群体的一种治疗选择。据报道,高危临床Ⅰ期 NSGCT 患者的治疗失败率更高。未接受预防性 RPLND 的患者必须定期进行腹部 CT 扫描,以排除腹膜后畸胎瘤生长的可能。

### 化疗

临床Ⅰ期 NSGCTS 的辅助化疗包括 1 个或 2 个周期的 BEP。在一项随机对照试验中,来自德国睾丸癌研究组的 Albers 等[70]对 382 例 RPLND 和 1 个周期 BEP 治疗的患者进行了比较,中位随访期为 4.7 年。化疗组 2 年无复发生存率为 99.46%,RPLND 组为 91.87%,这说明 BEP 1 个化疗周期疗效更佳。在瑞典和挪威睾丸癌项目(SWENOTECA)的研究中,Tandstad 等[71]的研究表明,无论是否患有 LVI,1 个周期的 BEP 可将患者的复发风险降低 90%。在临床中,辅助化疗只应用于患有 LVI、以胚胎癌为主的肿瘤或两者兼有的患者。我们对非精原细胞瘤睾丸癌的治疗策略如图 47-10 所示。

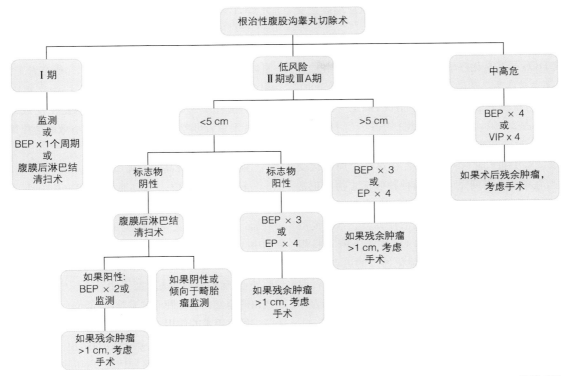

**图 47-10**　睾丸癌（非精原细胞瘤）的治疗。BEP：博来霉素，依托泊苷和顺铂；EP：依托泊苷和顺铂；RPLND：腹膜后淋巴结清扫；VIP，依托泊苷、异环磷酰胺和顺铂

### ■ IS 期非精原细胞瘤生殖细胞肿瘤的治疗

临床上 IS 期 NSGCT 的最佳治疗策略存在争议，IS 期 NSGCT 是指尽管放射学显示肿瘤无转移，但睾丸切除术后血清肿瘤标志物持续升高的 I 期 NSGCT。目前的 NCCN 指南建议立即用 3 个周期的 BEP 或 4 个周期的 EP 对这类肿瘤患者进行化疗，如 II 期和 III 期肿瘤。这些建议是基于少量的病例报告，因此这种做法仍然存在争议[72-74] 美国国家癌症数据库（NCDB）最近对 2004—2012 年 NSGCTS 的 IS 期患者进行了评估，781 例患者中约有 47% 接受了辅助治疗，其余患者仅被随访观察[75]。在接受辅助治疗的患者中，80% 接受化疗，20% 接受 RPLND 治疗。研究得出结论，辅助治疗和随访观察队列之间的 5 年 OS 无差异，这可能反映了在最初观察到的患者中，以顺铂为基础的化疗的高挽救率。需要注意的是，这些数据是回顾性分析，应谨慎看待。在 MDACC，临床 IS 期患者接受辅助化疗治疗，通常采用 3 个周期的 BEP，但这可能是过度治疗。

### ■ 低风险临床分期 IIA 和 IIB 非精原细胞瘤生殖细胞肿瘤的治疗

肿瘤标志物阴性的 IIA 期或 IIB 期 NSGCT 患者呈现出独特的临床表现。治疗方案包括 RPLND 或由 BEP（3 个周期）或 EP（4 个周期）组成的化疗方案。MDACC 的研究表明，原发性 RPLND 适用于 IIA 期患者。病理性 N1（pN1）患者（表 47-1）的复发率为 10%～20%[76]，监测结果表现为良性病理性 N2（pN2）患者的复发率要高得多，因此推荐 2 个周期 EP 辅助化疗[77]。此外，畸胎瘤伴淋巴结受累的患者应考虑化疗耐药。血清肿瘤标志物升高或腹膜后肿物大于 2 cm 的

患者通常采用 BEP 治疗 3 个周期或 EP 治疗 4 个周期作为一期化疗。如随访时发现残留肿块大于 1 cm，建议手术切除。

### ■ 低风险 IIC 和 III 期非精原细胞瘤生殖细胞肿瘤的治疗

大于 5 cm 的腹膜后肿物或血清标志物相对较低的肺转移患者虽属临床晚期但预后良好。根据 AJCC 标准，这些患者可能患有 IIC 期或 IIIA 期疾病，在本节中一并考虑。这类患者的主要治疗方式是全身化疗。化疗可在根治性睾丸切除术前或术后进行。如在术前，需要在治疗结束后进行手术切除原发睾丸病灶。同样，3 个周期的 BEP 化疗是标准的治疗方案。有博来霉素禁忌证的患者选择 4 个周期的 EP 化疗。应切除再次分期时存在的残留病变。

挽救性化疗后切除肿瘤的病理改变与初次化疗后不同。初次化疗后，存活的 GCT、纤维化和畸胎瘤分别约占病理标本的 20%、40% 和 40%，而挽救性化疗后分别为 50%、10% 和 40%[78,79]。初次化疗后残留病理标本中 GCT 存活率大于 10% 的患者应根据 NCCN 建议再接受 2 个周期的铂类化疗（图 47-10）[68]。然而，目前尚不清楚额外的化疗是否能延长患者寿命，一些专家可能会选择观察随访，特别是患者合并其他疾病时[80,81]。

### ■ 中危和高危晚期 IIIB 和 IIIC 非精原细胞瘤生殖细胞肿瘤的治疗

晚期 NSGCT 患者若表现为中危或高危特征，则应采用包括 4 个周期 BEP 或 VIP 的全身化疗方案。在某些病例中，治疗可在根治性睾丸切除术前开始。对于不适合使用博来霉素的患者，如有肺基础病变，可以考虑 VIP 化疗，一线化疗方

案 4 个疗程后肿瘤标志物持续升高的患者,多数应继续接受挽救性化疗或大剂量化疗配合自体干细胞移植。

### 基于肿瘤标志物下降的个性化治疗策略

AFP 或 HCG 异常是化疗耐药的一个公认特征。肿瘤标志物下降速率也被认为是预后不良的预测因子[82]。对于ⅢC 期 NSGCT 患者,根据肿瘤标志物下降情况,确定一个预后较好的亚组(约占 25%),而另一个亚组(约占 75%)标准治疗结果较差[83]。这一观察结果促使我们开展了一项Ⅲ期临床试验,在该试验中Ⅲc 期 NSGCT 患者在第一个周期接受了 BEP 治疗,在第一个周期完成时,两种肿瘤标志物均正常或良好下降的患者仍接受 BEP 治疗(共 4 个疗程),其余患者(1:1)被随机分配接受 BEP 或强化治疗方案。本研究的最终结果证实,下降良好组的 PFS 和 OS 优于下降不良组(接受 BEP 治疗),与被随机分配接受强化治疗的患者相比,接受强化治疗的患者的 3 年 PFS 有统计学上的显著改善[84]。然而,强化治疗方案未显示 OS 改善,因此不被视为标准治疗。

### ■ 复发性和难治性非精原细胞瘤生殖细胞肿瘤的治疗

目前已经报道了在挽救治疗中具有临床价值的几种化疗方案,其中包括 VIP、TIP、VeIP(长春碱、异环磷酰胺和顺铂)或吉西他滨-奥沙利铂。一般情况下,许多患者对治疗有反应,一些患者甚至通过挽救性化疗和手术巩固治愈,尤其是小或中等体积的病灶。在挽救性治疗中,大剂量化疗联合自体干细胞移植与常规剂量化疗之间具有临床均势性[85-88]。如果可能,复发或难治性患者应被纳入正在进行的Ⅲ期 TIGER 试验,该试验将患者随机分组,分别接受 TIP 或大剂量化疗联合自体干细胞移植[52]。

### 大剂量化疗

大剂量诱导化疗联合自体外周血干细胞移植已被用于研究 GCTS 初次复发和后期复发的情况[54]。Einhorn 等[89]对 365 例(285 例晚期 NSGCTS)患者进行了回顾性分析,中位随访时间为 3.3 年。晚期 NSGCT 患者接受大剂量化疗后进行自体干细胞移植,2 年 PFS 率为 52%。研究者主张使用这种积极治疗作为二线治疗,认为它与三线治疗相比更有优势。根据本研究,尽管缺乏随机试验,但复发性或难治性晚期 NSGCT 患者可考虑采用这一积极但有效的治疗策略。

### ■ 特殊注意事项

#### 肿瘤标志物升高的干扰

轻度的 β-HCG 升高(通常为 20 mIU/mL)可能继发于性腺功能减退症或大麻使用,因此不应只考虑残留或复发的肿瘤。在化疗后,β-HCG 也可能被包裹或隔离在坏死的肿瘤中[90]。残留畸胎瘤时可能出现 AFP 轻度升高,手术切除后恢复正常,但也可能是体质性升高或提示存在肝脏疾病。此外,肿瘤标志物升高可能表明有不明中枢神经系统疾病或残留的原发性睾丸肿瘤("避难所"部位)。

#### 姑息手术的作用

尽管接受了最佳的全身性治疗,但一些 NSGCT 患者的肿瘤标志物仍升高。在这种情况下,切除所有可见病灶的"绝望手术"可能是唯一的选择。据估计,在符合以下情况的患者中,多达 20% 可通过手术切除治愈,有孤立性腹膜后淋巴病变的患者、仅有 AFP 升高的患者,以及接受残留病变完全切除术的患者,结局最为良好[91-92]。由于可能需要整块大切除才能达到理想的完全切除结局,因此建议将患者转诊至在这方面具有较高外科专业的医疗中心。

#### 晚期复发的治疗

晚期复发定义为化疗 24 个月后疾病复发。最常见的是畸胎瘤和胚胎癌,单纯畸胎瘤预后更好。在这些病例中,如果肿瘤在解剖学上可切除,手术是首选治疗方法。

---

**案例 47-2:并发疾病的管理**

一名 35 岁的重度吸烟者和大麻使用者因 3.5 cm 混合性非精原细胞瘤生殖细胞瘤(NSGCT)接受左睾丸切除术,2 个月后出现左腹股沟疼痛和左大腿麻木。肿瘤标志物为 AFP 6 575 ng/mL,HCG 1 059 mIU/mL 和 LDH 2 441 IU/L。CT 显示双侧肺结节,腹膜后大肿块(14.7 cm),左侧肾积水,以及其他多个腹部和盆腔肿大淋巴结。在第一个博来霉素、依托泊苷和顺铂(BEP)化疗周期中,患者继发右冠状动脉粥样硬化斑块闭塞。在冠状动脉支架植入术和最佳药物治疗后,患者能够按时完成 4 个周期的全剂量 BEP 治疗,除了中度周围神经病变外,没有延迟或明显的并发症。他的肿瘤标志物下降情况如下:

- s/p 1 个周期      AFP=3 853 ng/mL,HCG=34.7 mIU/mL
- s/p 2 个周期      AFP=542 ng/mL,HCG=5.2 mIU/mL
- s/p 3 个周期      AFP=88.1 ng/mL,HCG=4.6 mIU/mL
- s/p 4 个周期      AFP=42 ng/mL,HCG=4.7 mIU/mL

患者因血清睾酮水平较低,接受肌内注射睾酮,3 周后血清 HCG 低于 1.0 mIU/mL。在心肌梗死 6 个月后,患者切除了左侧腹膜后肿物、左侧肾脏、左侧肾上腺、左侧腰肌节段切除,以及腹膜后淋巴结清扫。病理检查显示 98% 坏死,显微镜下仅有两个残存存活的卵黄囊肿瘤灶向腺癌转移。患者已 3 年未复发。

**评论:**这个案例说明了三点。首先是在治疗并发疾病的同时进行化疗的重要性。第二点是要记住,除了肿瘤,还有其他导致肿瘤标志物升高的原因。第三点是我们不对畸胎瘤癌变灶进行治疗。

**案例 47-3：挽救性手术**

　　一名 46 岁男性，以背部疼痛为主要症状，发现腹膜后有一个 11 cm 的肿块，活检显示高级别生殖细胞瘤（GCT）（图 47-11A）。他接受了左侧根治性睾丸切除 2.8 cm 混合性 GCT（99％精原细胞瘤，1％畸胎瘤）。术后血清 AFP 均大于 10 000 ng/mL。他接受了 6 个周期的依托泊苷和顺铂（EP）治疗，随后是 1 个周期的长春花碱、异环磷酰胺和顺铂（VeIP）治疗，但从未达到肿瘤标志物正常化（图 47-11B）。经 MDACC 检查，患者血清 AFP 为 604 ng/mL。患者接受了多个额外周期的挽救性化疗，包括放线菌素 D、环磷酰胺和依托泊苷（ACE）；TIP，紫杉醇、异环磷酰胺、顺铂、长春新碱、甲氨蝶呤和博来霉素（POMB）；多柔比星、紫杉醇和吉西他滨（ATG）；顺铂、环磷酰胺和多柔比星（CisCA）（图 47-11C）。患者出现肾功能不全、顽固性贫血和 3 级周围神经病变，在等待手术切除期间血清肿瘤标志物短暂正常化。手术时血清 AFP 46.9 ng/mL。患者行腹膜后淋巴结清扫术并腹膜后肿物切除术、左侧根治性肾切除术及膈后淋巴结肿物切除术。病理表现为转移性混合 GCT，包括胚胎癌（EST）、成熟畸胎瘤和怀疑胚胎癌和绒毛膜癌的局灶区。从他的挽救性手术开始，他在过去的 5 年里一直没有患病。

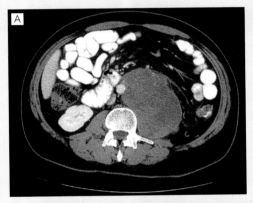

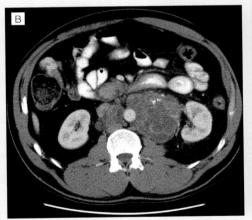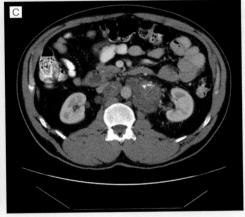

**图 47-11**　A. 患者腹膜后巨大肿块的基线影像。B. 依托泊苷和顺铂治疗 6 个周期后重复影像学检查。C. 影像学显示，尽管在挽救性手术前进行了多次补救性化疗，但仍有残留病灶

　　**评论**：博来霉素、依托泊苷和顺铂（BEP）4 个周期治疗而非 EP 治疗是非精原细胞瘤中、低风险患者的标准治疗。在极少数情况下，当肿瘤标志物不正常时，即使在用尽所有化疗方案后，患者也可以通过手术挽救。主要为 AFP 升高和 EST 或畸胎瘤的患者从这种方法中获益最多。

**案例 47-4：隐蔽性原发生殖细胞肿瘤**

　　29 岁男性，体重减轻，左侧锁骨上淋巴结病变（图 47-12A），但睾丸检查和超声结果均为阴性。影像学检查证实左侧锁骨上 5 cm 大小淋巴结，并显示左侧少量胸膜积液。锁骨上淋巴结活检显示为低分化腺癌。不能排除胚胎癌。胎盘碱性磷酸酶和 Ki-1 免疫染色阳性，AFP 免疫染色阴性，HCG 免疫染色不确定。实验室评估显示无精子症，但血清化学检查和肿瘤标志物正常。患者接受博来霉素、依托泊苷和顺铂（BEP）3 个周期的治疗，并获得完全缓解；患者无病生存 5 年，未行手术巩固治疗（图 47-12B）。

第9篇

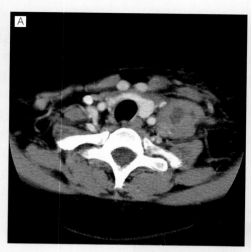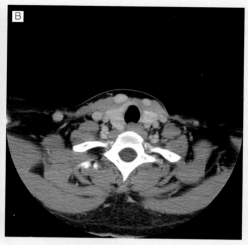

图 47-12　A. 患者的基线影像学显示左侧锁骨上肿物。B. 化疗 3 个周期后的影像学

　　**评论**：一名年轻男性的未知原发癌病例，即使肿瘤标志物结果为阴性，也应考虑生殖细胞肿瘤的诊断，并应予以治疗。当化疗达到临床完全缓解时，手术巩固并不总是必要的。

### 治疗晚期并发症

　　虽然罕见，但与 GCT 治疗相关的特定并发症在这一患者人群中尤其重要，因为对晚期并发症的治愈可以让患者拥有正常预期寿命。继发性白血病发生率不到 0.5%，且与使用依托泊苷相关。博来霉素的毒性可在早期出现，且与剂量 > 200 IU 最为相关。患者发生血管副作用的风险也可能增加，包括雷诺综合征和高血压。高达 20% 的患者可能会发展为代谢综合征[93]。其他并发症包括肾功能不全、化疗诱发的外周神经毒性、感音神经性耳聋、慢性电解质异常、性腺功能减退和神经精神异常[94]。

## 性腺外生殖细胞瘤

　　如果在睾丸或卵巢中没有原发性肿瘤的证据，则将生殖道外 GCT（EGCT）归为此类。EGCT 通常起源于中线，最常见的部位是前纵隔、松果体和鞍上区。纵隔 EGCT 在 X 线片上表现为巨大的前壁肿块。纵隔精原细胞瘤约占纵隔 GCT 的 1/3[95]。无肺外转移的患者在 MDACC 接受 4 个周期的 EP 治疗后显示，发生在纵隔的纯精原细胞瘤患者与睾丸精原细胞瘤患者预后相似。

　　鞘外 NSGCT 是 GCT 的一个独特类型，预后较差，5 年生存率为 40%～50%[2,96-99]。最常见的来源是纵隔，但也可以出现在腹膜后或松果体区。罕见病例涉及阴道、前列腺、肝和眼眶。与原发性睾丸 NSGCT 相比，生殖器外 NSGCT 具有显著的卵黄囊肿瘤和畸胎瘤组织学特征[100]，AFP 或 HCG 升高也可辅助诊断。Klinefelter 综合征与原发性纵隔 NSGCT 发生风险增加相关[101]。其他相关因素包括急性巨核细胞白血病和白血病、骨髓增生异常综合征和恶性组织细胞增多症。部分病例为未成熟畸胎瘤恶性转化。

　　纵隔 NSGCT 侵袭性强，治疗后残留病灶切除困难。早期诊断和积极手术治疗可改善患者预后。在 MDACC，这种罕见疾病患者的治疗策略包括术前化疗以达到最佳治疗应答，然后进行巩固手术。在 MDACC，首选 4 个周期的 VIP 治疗，而不是 4 个周期的 BEP 治疗，因为这些患者通常接受胸部手术，并且可能需要在手术期间长时间暴露于高氧分压，这可能引发博来霉素相关性肺炎[102]。

## 结论

　　GCT 是典型的可治愈实体瘤。GCT 患者的治疗需要多学科合作，结合化疗和手术，以实现最高的治愈率。诊断和治疗困难的患者应尽早转诊至三级医疗机构。

### 提示

- 所有阴囊肿块都应按恶性肿瘤处理。适当的检查包括经阴囊超声和双睾丸彩色多普勒检查，任何可疑病变都应通过根治性睾丸切除术进行明确评估。
- 男性 HCG 极度升高应被视为 GCT 的特征性表现，并且在某些风险较高的病例中，甚至在组织病理学确诊之前就应开始治疗。
- 注意血清肿瘤标志物升高时的常见干扰情况，包括性腺功能减退症、使用大麻或肝炎。
- 应对化疗难治性肿瘤时，应积极改变策略，包括考虑挽救性化疗和大剂量化疗联合干细胞移植。如果有条件，应鼓励这些患者参加临床试验，如正在进行的 TIGER 试验，该试验将患者随机分组，分别接受 TIP 或大剂量化疗联合自体干细胞移植。
- RPLND（尤其是腹腔镜）应仅在负荷大的医疗中心进行，以降低并发症发生率。
- 性腺外 NSGCT 的治疗策略通常包括术前化疗至最佳反应，然后进行巩固手术。应特别关注生长期畸胎瘤综合征患者，以及可能从早期手术干预中获益的惰性或化疗耐药肿瘤患者。

# 第 10 篇　神经系统肿瘤
## John de Groot

第 48 章　　中枢神经系统肿瘤

# 第 48 章　中枢神经系统肿瘤

Shiao-Pei Weathers
Barbara O'Brien
Ashleg Aaroe
Debra Yeboa
Sugit Prabhu
John de Groot

杨智君·译

## 要点

- 脑肿瘤是一组异质性的病变,主要分为两大类:① 由中枢神经系统(CNS)细胞引起的原发性脑肿瘤和脊髓肿瘤;② 更为常见的是由全身恶性肿瘤引起的脑转移。中枢神经系统受累的位置和程度决定神经功能障碍的方式,不同病理性质并不一定引起不同的神经功能障碍。各种脑肿瘤均易诱发癫痫和颅内压增高。

- 最常见的引起脑转移的体部恶性肿瘤是肺癌,其次是乳腺癌、黑色素瘤、肾癌和结肠直肠癌。在这些实体肿瘤中,黑色素瘤具有最高的脑转移趋势。与出血性脑转移相关的肿瘤包括黑色素瘤、肾细胞癌、甲状腺癌和绒毛膜癌。

- 神经胶质瘤是最常见的原发性脑肿瘤,包括星形细胞瘤(包括神经胶质母细胞瘤)、少突胶质细胞瘤和室管膜瘤。原发性脑胶质瘤根据肿瘤最恶性的部分进行分级,分级与预后呈负相关,分级越高预后越差。越来越多的分子特征可以用来预判肿瘤的行为和对治疗的反应,所以这些特征可以定义和分类神经胶质瘤。

- 异柠檬酸脱氢酶(IDH)的突变被认为是胶质瘤发生的早期步骤,在低级别胶质瘤中几乎普遍存在。因此,它能够区分从低级别肿瘤演变而来的继发性胶质母细胞瘤和原发性胶质母细胞瘤。IDH 突变已被确定为胶质母细胞瘤(GBM)的阳性预后因素。最常见的 IDH 突变是 R132H,可以通过免疫组化进行检测,IDH1 和 IDH2 的其他非典型突变可以通过二代测序检测。IDH 抑制可能作为一种的胶质瘤治疗策略,相关研究正在进行中。

- O6 -甲基鸟嘌呤- DNA 甲基转移酶(MGMT)基因启动子区域的高甲基化是胶质母细胞瘤的另一个影响预后改变。启动子甲基化降低了 MGMT 的转录,从而减少了 DNA 修复酶的产生,逆转了烷基化化疗引起的损伤。

- 脑转移瘤和软脑膜瘤的进展是缘于肿瘤细胞和邻近微环境之间复杂的相互作用,也可称为"种子和土壤"假说。新的脑转移瘤治疗方案包括分子靶向治疗和免疫治疗,根据患者临床情况不同,可以作为常规治疗的补充或替代常规治疗。

- 脑肿瘤患者经历特殊的身体和认知症状,如乏力、失语、记忆障碍、偏侧空间忽略、视力改变、吞咽困难、情绪失调和人格改变,这些症状对功能状态和生活质量有显著影响,除了治疗疾病,还应注意识别和管理这些症状。

## 概述

脑肿瘤是一组异质性病变,既有从尸检中偶然发现的良性、生长缓慢的肿瘤,也有快速生长、在数月内导致死亡的恶性肿瘤。最常见的颅内肿瘤是全身恶性肿瘤的脑转移,按 $10\%\sim15\%$ 的发病率估算,在美国每年估计有 20 万例新发病例[1]。而 2020 年原发性脑肿瘤和脊髓肿瘤的新发病例大概为 23 890 例。

由于组织学上的异质性及血脑屏障(BBB)内独特的微环境,脑肿瘤患者的管理非常复杂,多学科团队、个体化方案有助于脑肿瘤的治疗。肿瘤病理的准确性会对治疗选择有非常大影响,通常需要在专门的癌症中心确认病理结果。最好由包括神经外科、放射肿瘤学和神经肿瘤学专家的团队协商判定结果。

尽管神经外科技术、放疗和化疗取得了进步,但最常见的胶质瘤——高级别胶质瘤(如胶质母细胞瘤)的预后仍然令人沮丧。大型临床试验报告的中位生存期仅为 $14\sim16$ 个月,2 年生存率为 $26\%\sim33\%$[2,3]。一项对复发性胶质母细胞瘤的连续 Ⅱ 期化疗试验的综述显示,仅 $6\%$ 的反应率(完全缓解和部分缓解),6 个月无进展生存期(PFS)为 $15\%$,1 年生存率为 $21\%$[4]。因此,脑肿瘤患者特别是高级别胶质瘤患者,进入临床试验是很重要的,这些临床试验存在于从最初诊断到复发时的挽救性治疗的所有疾病阶段。本章提供了可用于诊断和治疗脑肿瘤患者的基本原理,并介绍了神经胶质瘤发生的分子机制。

# 分类

脑肿瘤包括原发性新生肿瘤或继发性转移肿瘤,后者更为常见。最常见的脑转移是由肺癌引起的,其次是乳腺癌、黑色素瘤、肾癌和结肠直肠癌。大多数脑转移患者死于全身癌症的进展,随着全身治疗的改善,脑转移现在更常见,发病率和死亡率也在增加。在全身性疾病得到控制的情况下,通过手术和放疗(RT)治疗脑转移的进展提高了总生存率(OS)。

基于肿瘤细胞分化的模式、分子特征(如 IDH 或 1p19q 状态)、与生物侵袭性相关的组织学特征(即有丝分裂图、坏死和血管增生),原发性脑肿瘤被由 WHO 分级系统(表 48-1)分为不同级别。肿瘤分级与预后呈负相关,Ⅰ级侵袭性最低,Ⅳ级侵袭性最高。最常见的原发性脑肿瘤是脑膜瘤、神经胶质瘤、神经鞘瘤和垂体瘤[5]。

**表 48-1　2016 年 WHO 中枢神经系统肿瘤分类**

| 弥漫性星形细胞和少突胶质细胞肿瘤 |
| --- |
| 弥漫星形细胞瘤(IDH 突变型、IDH 野生型、NOS) |
| 间变星形细胞瘤(IDH 突变型、IDH 野生型、NOS) |
| 胶质母细胞瘤(IDH 突变型、IDH 野生型、NOS) |
| 弥漫中线胶质瘤(H3K27M 突变) |
| 少突胶质细胞瘤(IDH 突变和 1p19q 共缺失、NOS) |
| 间变少突胶质细胞瘤(IDH 突变和 1p19q 共缺失) |
| 室管膜肿瘤 |
| 室管膜下瘤 |
| 黏液乳头型室管膜瘤 |
| 室管膜瘤(乳头型、透明细胞型、伸长细胞型) |
| 室管膜瘤,REAL 融合基因阳性 |
| 间变室管膜瘤 |
| 神经元和混合胶质神经元肿瘤 |
| 胚胎发育不良神经上皮瘤 |
| 节细胞瘤 |
| 节细胞胶质瘤 |
| 玫瑰状胶质神经元瘤 |
| 软脑膜胶质神经元瘤 |
| 中枢神经细胞瘤 |
| 其他星形细胞肿瘤 |
| 毛细胞性星形细胞瘤 |
| 室管膜下巨细胞星形细胞瘤 |
| 多形性黄色星形细胞瘤 |
| 间变多形性黄色星形细胞瘤 |
| 脉络丛肿瘤 |
| 脉络丛乳头状瘤 |
| 脉络丛乳头状癌 |

续　表

| 松果体区肿瘤 |
| --- |
| 松果体细胞瘤 |
| 中等分化的松果体肿瘤 |
| 松果体母细胞瘤 |
| 松果体区乳头状瘤 |

分子特征是 WHO 分类系统中一个日益重要的因素,一些分子特征可能比单独的组织学特征更好地区分不同的肿瘤。中枢神经系统肿瘤分类学分子和实用方法信息联盟(cIMPACT-NOW)成立于 2016 年,试图阐明这些特征对肿瘤行为和治疗反应的影响。即将到来的 WHO 2020—2021 分类将纳入 cIMPACT-NOW 工作组的几个临时建议,这些工作组涉及 IDH 突变型星形细胞瘤的分类、具有胶质母细胞瘤分子特征的 IDH 野生型星形细胞瘤的识别,以及其他类型的胶质瘤的定义。这些更新将在后面的章节中进一步讨论。

# 流行病学

## ▉ 脑转移

脑转移远比原发性脑肿瘤更常见。几乎任何类型的原发性癌症包括血液系统恶性肿瘤,都可以转移到大脑。最常见的脑转移起源于肺癌,肺癌是男性和女性中第二常见的系统性癌症[6]。其次转移到大脑的最常见的是乳腺癌,其次是黑色素瘤、肾癌和结肠直肠癌[7]。在实体肿瘤中,黑色素瘤向大脑转移的倾向最高。根据尸检结果,40%~60%的黑色素瘤患者会发生脑转移[8]。大多数脑转移,尤其是黑色素瘤,表现为多发性病变,而肾癌转移到大脑往往导致单一的病变。大约 10%的转移性病变表现为实质内出血。出血性转移最常见于黑色素瘤、肾细胞癌、甲状腺癌和绒毛膜癌的患者。脑转移的分布模式取决于原发性癌症,如颅后窝转移灶主要起源于腹部或盆腔原发灶。由于 MRI 等日益敏感的成像方式、监测频率的增加和转移性疾病患者生存率的提高,脑转移的发生率也在上升。脑转移的发展通常发生在全身性复发的背景下,有时复发仅单独累及中枢神经系统(CNS)。血脑屏障的不通透性,经常限制化疗对中枢神经系统的渗透,可能是仅中枢神经系统复发的元凶。

## ▉ 原发性脑肿瘤

在原发性脑肿瘤中,由脑膜蛛网膜干细胞引起的脑膜瘤是最常见的组织学实体,占所有肿瘤的 38%和非恶性肿瘤的 53%[5]。第二常见的是胶质瘤,是由中枢神经系统胶质支持细胞引起的肿瘤,包括星形细胞瘤、少突胶质细胞瘤和室管膜瘤。神经胶质瘤约占所有原发性脑肿瘤的 25%,占所有中枢神经系统恶性肿瘤的 80%以上。如前所述,胶质母细胞瘤是最常见、最具侵袭性的胶质瘤类型,占胶质瘤的 57%。它也是最常见的恶性原发性脑肿瘤。美国中央脑肿瘤登记处的最新数据显示,2012—2016 年,所有原发性中枢神经系统良性和恶性肿瘤的发病率为每 10 万例中 23.41 例[5]。

原发性脑肿瘤的发病率因年龄而异。胶质母细胞瘤的发病率通常在 65～74 岁,间变性胶质瘤通常在 45～54 岁,低级别胶质瘤通常在 20～34 岁[5]。除了年龄的差异外,原发性脑肿瘤的发病率也存在性别差异。在 2012—2016 年诊断的所有肿瘤中,41.9% 发生在男性(169 868 例肿瘤),58.1% 发生在女性(235 872 例肿瘤),特定的肿瘤类型在某些性别中更常见。例如,胶质母细胞瘤在男性中更常见,脑膜瘤在女性中更常见,可能与雌激素暴露有关[5]。

原发性中枢神经系统淋巴瘤(PCNSL)与艾滋病一致,自 20 世纪 90 年代初达到顶峰以来已经下降,当时发病率为每年 10.2/100 万。由于对 60 岁以下的男性使用高效抗逆转录病毒疗法治疗 AIDS,到 1998 年,PCNSL 发病率下降到每年 5.1/100 万[9]。PCNSL 发病率的增加不仅见于 HIV/AIDS,也见于使用医源性免疫抑制的群体,如器官移植、自身免疫性疾病和癌症。自 1994 年以来 60 岁以上人群的发病率一直保持稳定,约为每年 16/100 万[9]。

### ■ 风险评估和降低风险

尽管许多因素与胶质瘤的发生有关,但正如在原子弹爆炸幸存者中所看到的那样,中、高剂量电离辐射是脑肿瘤发生的最强致病因素[10]。儿童对辐射特别敏感,已经有事实证明,对急性淋巴母细胞白血病儿童进行预防性颅脑照射,患神经胶质瘤和脑膜瘤的风险都有增加。垂体肿瘤患者放疗后,脑肿瘤的风险也增加。即使是以前用于治疗头皮癣的低剂量辐射,也会增加患神经鞘肿瘤、脑膜瘤和神经胶质瘤的风险[11]。幸运的是,诊断性放疗似乎与神经胶质瘤的发展没有密切的相关性[12]。最近的一项综述发现,暴露于一次或多次头部 CT 扫描的儿童患脑瘤的相对风险过高(1.29),但这种关联并不一定意味着因果关系。然而,对于有潜在易患脑肿瘤的患者,如 Li - Fraumeni 综合征患者,建议谨慎地使用电离诊断放疗[13]。

虽然有学者提出脑肿瘤和化学物质暴露之间存在联系,但还没有确定与脑肿瘤有关的特定药物可以通过暴露与疾病的相关性来验证。没有任何一致的联系被证明是农业工人发生癌症的基础。脑肿瘤的发生与接触合成橡胶、氯乙烯和石油精炼的职业之间存在正相关[14]。尽管吸烟与许多癌症的风险增加有关,但与脑肿瘤风险的增加无关。对腌腊食品和亚硝酸盐也进行了研究,没有得到一致性结论[15]。目前还没有发现酒精摄入或化妆品使用与脑肿瘤之间的相关性[16]。在大众媒体中,人们一直担心接触手机和患脑肿瘤的风险之间的关系,但到目前为止,一些病例对照研究和一个队列研究都未能发现这种联系。

除了 HIV 感染患者中 PCNSL 发病率的增加外,病毒暴露与脑肿瘤之间的关联并不一致。最近人类巨细胞病毒(CMV)因其在胶质瘤发生中的作用而受到越来越多的关注。有足够的证据表明,CMV 序列和病毒基因表达存在于大多数胶质瘤中,并且 CMV 可以调节胶质母细胞瘤的恶性表型,但 CMV 在胶质瘤发展中的具体作用尚未明确[17]。

在一项对 3 000 多名患者进行的荟萃分析中发现了过敏(哮喘、湿疹和花粉热)的保护作用,其中胶质瘤发病率的相对风险为 0.61[18],支持了免疫调节在脑肿瘤发生中的作用。回顾性病例对照系列显示,有水痘、带状疱疹、单纯疱疹病毒和 EB 病毒病史的患者胶质瘤发病率降低[19],出生顺序作为早期接触感染的替代指标,与成年后发生胶质瘤的风险增加相关[20]。

### ■ 遗传易感性

相对而言,遗传所致的脑肿瘤较少,研究显示比例为 1%～5%[21]。脑肿瘤可作为家族性肿瘤综合征的一个组成部分出现,如 1 型神经纤维瘤病(NF1)、2 型神经纤维瘤病(NF2)、Li - Fraumeni 综合征等。NF1 是由染色体 17q11.2 上的 *NF - 1* 基因突变引起的,该基因编码肿瘤抑制蛋白神经纤维蛋白,该蛋白通常下调 RAS - MAPK(丝裂原活化蛋白激酶)通路。NF1 患者发生起源于视神经通路和脑干的神经胶质瘤的风险增加。这些肿瘤是典型的毛细胞性星形细胞瘤,与散发的肿瘤相比预后更好。约 20% 的 NF1 患者存在视神经胶质瘤,约 1/3 的患者引起症状[22]。除了胶质瘤,NF1 还与周围神经纤维瘤、咖啡斑、虹膜错构瘤和其他恶性肿瘤相关,包括白血病和嗜铬细胞瘤。癌症是 NF1 患者死亡的第二大原因。NF2 是由编码 Merlin 蛋白的 22q12 染色体上的 *NF - 2* 基因的突变引起的。NF2 与双侧前庭神经鞘瘤、脑膜瘤和胶质瘤相关,且患室管膜瘤的风险增加,尤其是在皮质-髓质交界处的脊髓。脑膜瘤发生在大约 80% 的 NF2 患者,大部分是低级别的良性行为[23]。其他一些显著的遗传综合征也增加了患脑肿瘤的风险。Li - Fraumeni 综合征是由位于 17p 染色体上的 *p53* 肿瘤抑制基因的常染色体显性突变引起的。这种 *p53* 突变会导致多种类型的恶性肿瘤,包括神经胶质瘤和成神经管细胞瘤,以及肉瘤、乳腺癌、白血病和肾上腺皮质癌。Gorlin 综合征是由 9 号染色体上的肿瘤抑制基因 *PTCH1* 的突变引起的,并与脑膜瘤和髓母细胞瘤的风险增加相关。Turcot 综合征是一种常染色体显性疾病,以胃肠道多发性息肉和脑肿瘤为特征。在 Turcot 综合征中已经发现了两种独立的突变。一种与髓母细胞瘤相关,而 *hMLH1* DNA 错配修复基因的突变与胶质母细胞瘤相关。

## 生物学和分子遗传学

揭示驱动肿瘤发生的潜在分子生物学机制和信号通路有助于对癌症的理解。由于肿瘤间和肿瘤内的异质性,阐述这些机制非常复杂。新药研发主要针对特定的细胞外受体或阻断细胞内信号转导系统。

### ■ 神经胶质肿瘤
#### 信号通路变化

恶性神经胶质肿瘤在分子水平上常表现出明显的组织学异质性。大数据的分析工作加速了我们对胶质瘤的理解。癌症基因组图谱(TCGA)已经对体细胞基因组改变进行了全面的描述。在 2013 年 TCGA 的出版物中,描述了三个核心重叠通路的改变:受体酪氨酸激酶- RAS -磷脂酰肌醇- 3 激酶(RTK - RAS - PI3K)信号通路(90% 的胶质母细胞瘤中改变)、p53 信号通路(86% 的胶质母细胞瘤中改变)和视网膜母细胞瘤(RB)信号通路(79% 的胶质母细胞瘤中改变)。影响 p53 通路(MDM2、MDM4 和 TP53)、Rb 通路(CDK4、CKD6、CCND2、CDKN2A/B 和 RB1)和 PI3K 通路(PIK3CA、PIK3R1、PTEN、EGFR、PDGFRA 和 NF - 1)的改变是互斥的[24]。在 251 例胶质母细胞瘤中,至少有一种 RTK 发生了改变:EGFR(57.4%)、PDGFRA(13.1%)、MET(1.6%)和 FGFR2/3(3.2%)。在 25.1% 的胶质母细胞瘤中发现了 PI3K 突变,且与 PTEN 突变和缺失互斥。在 85.3% 的肿瘤中,p53 通路通过 TP53 突变和缺失(27.9%)、MDM1/2/4 扩增(15.1%)或 CDKN2A 缺失(57.8%)而发生改变[24]。TCGA 分析还发现了已开发出靶向治疗的基因突变,包括 BRAF[25] 和 FGFR1、FGFR2、FGFR3[26]。

在最近的 TCGA 数据中发现,有 57.4% 的胶质母细胞瘤(GBM)的表皮生长因子(EGF)通路发生了改变。外部结构域的另一个突变产生一个被截断的受体,即 EGFRvⅢ 突变体,它在神经胶质瘤中被构成性激活[27]。生长因子,如 EGF 和血小板源性生长因子(PDGF),激活多种信号转导途径,导致细胞存活和增殖。EGFR 可以激活 PI3K 通路,该通路在胶质瘤中经常发生突变。当 PI3K 通路被激活时,AKT(蛋白激酶 B)的激活被触发,进而激活多种促生存通路,如 NF - κB、Forkhead 和糖酵解。PI3K 通路的激活与神经胶质瘤患者的生存率降低有关[28]。生长因子还可以刺激 ras 通路,该通路通过 Raf - MEK - Erk 启动信号级联,促进细胞存活和肿瘤发生[29]。PTEN(磷酸酶和紧张蛋白同源物)具有抑制 PI3K 通路的磷酸酶活性。MMAC/PTEN 的缺失导致 AKT 通路的激活。p53 的激活可导致细胞凋亡或细胞周期阻滞和 DNA 修复机制的启动。p53 活性的消除有望增加增殖和突变,导致遗传不稳定,成为肿瘤发生的前驱症状。

细胞周期调控是癌变的关键靶点。细胞周期检查点受到多种蛋白质的影响,它们可以作为细胞调控的加速器或抑制剂。这一过程中的重要分子包括 p53、p21 和 MDM。另一个对胶质肿瘤重要的细胞周期调控途径涉及 RB 基因。当 RB 基因被磷酸化时,E2F 转录因子被释放并激活细胞增殖。RB 活性的调控是复杂的,涉及多种细胞周期蛋白(细胞周期蛋白 D)、细胞周期蛋白依赖性激酶(CDK4/6)和 CDK 抑制剂(p16),它们的活性正在研究中[30]。

### 胶质瘤的发生

大多数胶质母细胞瘤(约 90%)是原发性的,其特征是在没有任何临床或组织学证据的情况下快速发展,而继发性胶质母细胞瘤存在 IDH 突变,由低级别星形细胞瘤或间变性星形细胞瘤发展而来。原发性和继发性胶质母细胞瘤来自明显不同的遗传途径。原发性神经胶质母细胞瘤可以在几个月内由神经胶质前体细胞迅速发展起来,有可能获得 EGFR、

TP53 或 PTEN 的突变。相反,继发性胶质母细胞瘤被认为是由突变的逐步积累引起的。

IDH 突变是胶质瘤发生的一个非常早期的事件,在继发性胶质母细胞瘤的进展过程中持续存在。IDH1/2 突变可能发生在 TP53 突变之前,是星形细胞分化的驱动因素,而若突变发生在 1p/19q 缺失之前,则被认为是少突胶质细胞分化的驱动因素。1p/19q 的共缺失是少突胶质细胞瘤的遗传特征。最近的外显子组测序显示,在 19q13.2CIC 基因和 1pFUBP1 基因也经常发生突变。除了 TP53 突变,ATRX 突变也经常出现在 WHO Ⅱ 级和 Ⅲ 级星形细胞瘤和继发性胶质母细胞瘤中[31]。

### 预测和预后因素

在胶质瘤中,染色体 1p 和 19q 的等位基因丢失(1p19q 丢失)是化疗有效和更长的生存期的标志[31],1p19q 缺失已成为一个影响预后的因素。研究证实,1p/19q LOH 也可以作为化疗有效的预测因素。在欧洲癌症研究和治疗组织(EORTC)和放射治疗肿瘤组(RTOG)的独立开创性研究中,含有 1p/19q LOH 的间变性少突胶质细胞瘤患者在联合放疗和化疗时与单独放疗相比预后更好。没有 1p/19q LOH 的肿瘤没有产生生存获益[32-34]。1p19q 缺失是少突胶质细胞瘤组织学的一个定义特征,消除了以前的诊断“混合少突星形细胞瘤”。MGMT 是一种 DNA 修复蛋白,可逆转替莫唑胺等烷基化剂诱导的 DNA 损伤,是烷基化剂耐药性的主要机制。MGMT 基因启动子区域的高甲基化使 MGMT 基因转录失活,与对烷基化剂的有效和生存期增加有关[35]。

IDH 突变于 2008 年首次报道[36],并迅速成为一个重大发现。IDH 突变现在可以明确区分原发性胶质母细胞瘤和继发性胶质母细胞瘤,是一个积极的预后因素,与野生型 IDH 患者相比,携带 IDH 突变的患者的 OS 增加[37]。在低级别胶质瘤、间变性胶质瘤和胶质母细胞瘤中,IDH 突变状态是最重要的预后因素[36,38]。在一项对 382 例高级别胶质瘤患者的研究中,根据 2007 年 WHO 分类系统,IDH1 突变比组织学诊断具有更大的预后相关性。该序列预后较差的患者分别为 IDH1 突变的间变性星形细胞瘤[1]、IDH1 突变的胶质母细胞瘤[2]、IDH1 突变的间变性星形细胞瘤[3]和 IDH1 突变的胶质母细胞瘤[4,38]。

最近的研究信息显示,WHO 2016 年的分类已经建立了一个识别弥漫性胶质瘤的流程。在组织病理学上发现弥漫性浸润性胶质瘤后,通过免疫组化或二代测序技术进行 IDH1 和 IDH2 的检测。

如果在可疑为少突胶质细胞瘤的肿瘤中发现了 IDH 突变,需要通过平衡易位来评估染色体臂 1p 和 19q 的联合丢失,可以通过荧光原位杂交来完成检测。1p19q 缺失基本上只发生在 IDH 突变的肿瘤中。1p19q 缺失定义了少突胶质细胞瘤(和间变性少突胶质细胞瘤),而完整的 1p19q 定义了 IDH 突变星形细胞瘤(包括弥漫性星形细胞瘤、间变性星形细胞瘤和胶质母细胞瘤,后者可以改名为 IDH 突变星形细

胞瘤，Ⅳ级，以更好地区别于 *IDH* 野生型胶质母细胞瘤）。也有研究发现，在 *IDH* 突变的星形细胞中，*CDKDN2A* 和 *CKDN2B* 缺失与预后不良相关，这一特征可能被纳入后续的分类模式[39]。

如果 1p 和 19q 是完整的，或者只是单臂缺失，需要进行额外测试进行分类。ATRX 突变（或正常表达的"缺失"）和 *TP53* 突变是星形细胞瘤的特征，而正如之前所述，*CIC*、*TERT* 启动子和 *FUBP1* 突变通常发生在少突胶质细胞瘤。*CIC* 突变与更差的 OS 相关。值得注意的是，TERT 启动子突变在少突胶质细胞瘤和胶质母细胞瘤中都很常见；因此，需要首先通过 *IDH* 和 1p19q 状态进行分类。*TERT* 启动子突变也具有预后意义，在胶质瘤的既往研究中，这些突变与少突胶质细胞瘤和少突星形细胞瘤更好的预后相关。

在 *IDH* 野生型胶质瘤中，一些分子特征提示预后较差。cIMPACT-NOW 工作组最近发表的一篇文章指出，*EGFR* 扩增的 *IDH* 野生型胶质瘤，或联合 7 号染色体获得和 10 号染色体丢失，或 *TERT* 启动子突变应归类为"弥漫性星形胶质瘤，*IDH* 野生型，具有胶质母细胞瘤分子特征，WHO Ⅳ级"。即使是组织学上"较低级别"的肿瘤，也可能比其他Ⅱ级或Ⅲ级肿瘤表现得更像胶质母细胞瘤。

### ■ 脑膜瘤

如前所述，*NF2* 基因的胚胎突变导致 2 型神经纤维瘤病，体细胞突变也经常发生，在大约一半的脑膜瘤中出现了突变[41,42]。如前所述，Merlin 作为一种肿瘤抑制因子，是与 RTK 活性和 ECM 相互作用相关的细胞骨架相关蛋白家族的成员[43]。

在一项研究中，对 17 例散发性脑膜瘤进行了全基因组或全外显子组测序。大多数脑膜瘤具有简单的基因组，与其他成人肿瘤相比，突变、重排和拷贝数的改变更少。在 43% 的肿瘤中发现了局灶性 *NF2* 失活。

一个没有 *NF2* 突变的脑膜瘤亚群表现出 AKT1 和 SMO 的反复致癌突变，免疫组化（IHC）证据表明它们的通路被激活。17 例肿瘤中有 3 例观察到涉及 *SMO* 的突变，17 例样本中有 5 例发现了 *AKT1* 突变。有趣的是，这些突变发生在治疗难度更高的颅底肿瘤，而且肿瘤级别更高[44]。Hedgehog 信号通路的激活与许多其他癌症有关，因为 SMO 是一个潜在的治疗靶点，也在脑膜瘤中进行与此信号通路的研究[45]。治疗 *AKT1* 突变的脑膜瘤的 PI3K/AKT/mTOR（哺乳动物雷帕霉素靶点）抑制剂也正在研究中，值得注意的是，脑膜瘤与其他遗传性综合征相关，包括神经鞘瘤病（*SMARCB* 突变）、Gorlin 综合征（*PTCH1*）和 Coffin-Siris 综合征（*SMARCE1*）。

### ■ 脑转移

脑转移瘤的发生是一个复杂的连续过程。除了增殖外，肿瘤细胞还必须迁移、进入体循环、存活、自己旅行或通过血液运输到大脑；通过内皮细胞黏附和外渗，侵入脑实质，并在二次血液供应的滋养下进行增殖。任何一个步骤的失败都将停止转移过程。每一个步骤都需要肿瘤细胞与其不断变化的

微环境之间产生复杂的相互作用。

了解脑转移瘤的生物学过程和血脑屏障的作用，为干预改善治疗提供了潜在的靶点。细胞黏附有多种复杂的调节因子，包括整合素、钙黏蛋白、选择素和硫酸肝素蛋白聚糖等分子[46]。整合素可以招募细胞内信号分子，如黏附激酶和 src，导致细胞信号级联，影响细胞周期控制和增殖。整合素在调节血管生成和肿瘤侵袭中发挥作用。其他介导侵袭的分子包括 MMP 家族、丝氨酸蛋白酶和肝素酶[47]。

肿瘤细胞如果要成功生长并存活，就必须产生自己的血液供应。血管生成的重要激活因子包括血管内皮生长因子（VEGF）、血管生成素、缺氧诱导转录因子、环氧合酶 2（COX2）、PDGF、整合素、基质金属蛋白酶等。血管生成的重要抑制剂包括血管抑素、内皮抑素、基质金属蛋白酶组织抑制剂（TIMP）、干扰素和血小板因子 4[48]。激活剂的上调或抑制剂的下调有利于血管生成。随着肿瘤的生长，开始产生越来越多的血管生成分子来参与转移[48]。由于肿瘤的生长和侵袭涉及多种途径，如果一种途径被抑制，细胞可能会通过其他途径逃逸。

对于脑转移瘤和原发性脑肿瘤，血脑屏障阻碍药物有效的杀伤肿瘤细胞，是化疗的一个重大障碍。转运体的 p 糖蛋白家族能够有效转运药物，如蒽环类、长春花生物碱、紫杉烷和依托泊苷[49]。血脑屏障可以被循环癌细胞破坏，肿瘤细胞通过血脑屏障迁移时不降解血脑屏障的通透性，也不发生增殖。当肿瘤达到需要血管生成的大小时，血脑屏障就会被破坏，这时可以用造影剂对脑肿瘤进行成像。在实验模型中，脑转移了直径小于 0.25 mm 时血脑屏障是完整的，肿瘤体积较大时血脑屏障具有通透性[50]。尽管存在血脑屏障，但对脑肿瘤全身给药中药物水平的研究已经证明了药物的药理学相关浓度，如依托泊苷、顺铂、阿糖胞苷和甲氨蝶呤。脑脊液（CSF）中药物水平的测量并不是组织药物水平的准确指标，根据药物的不同，差异很大[51]。寻找新的方法来设法回避血脑屏障的问题是一个热点研究领域。当前的策略包括使用聚焦超声打开血脑屏障，使用免疫治疗（如检查点抑制剂，不需要进入中枢神经系统就能影响免疫系统）和增加使用血脑屏障渗透小分子药物如阿利替尼，可以产生全身和中枢神经系统的影响。这些方法将在本章后面进一步详细讨论。

软脑膜疾病的发展也依赖于肿瘤细胞适应脑脊液中恶劣的、相对氧气和微量营养素贫乏的环境。肿瘤细胞通过血行播散、从脑神经或周围神经附近的肿瘤直接侵袭或静脉扩散进入软脑膜间隙。

## 临床表现、诊断和病理学

### ■ 临床表现

脑肿瘤通常表现为癫痫发作、头痛或局灶性神经功能缺陷等症状。高级别的恶性肿瘤常因颅内压升高引发头痛，或引起局灶性神经体征，如虚弱或失语症。低级别胶质肿瘤经

常表现为癫痫发作,可能是由 *IDH* 突变导致类似兴奋性神经递质 2-羟基戊二酸的积累,而引发症状。其他生长缓慢的肿瘤,如脑膜瘤,可能没有临床症状,或在检查其他不相关问题时偶然发现。

### ■ 诊断

诊断的第一步是影像学检查,脑肿瘤影像学检查标准诊断方式为对比增强 MRI。MRI 比 CT 敏感性高,能够提供更详细的解剖和生理信息,有助于鉴别诊断。增强 CT 可以检测导致血脑屏障破坏的高级别病变,但低级别病变只能在 MRI 上使用对水肿、缺血和组织变化敏感的序列检测。即使在明确全身癌症的情况下,增强 CT 也可能错过 MRI 上可见的小转移灶(图 48-1~图 48-8)。在特殊情况下可选择先进的脑肿瘤成像技术,如 MR 波谱、PET 或灌注,这些内容将在后面进一步讨论。

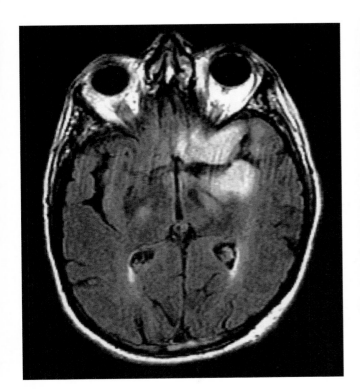

图 48-1　低级别胶质瘤

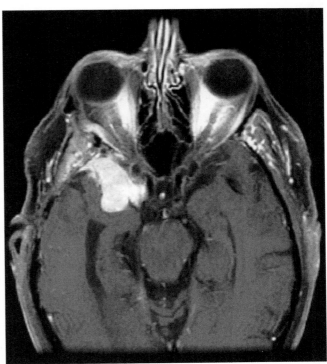

图 48-3　脑膜瘤

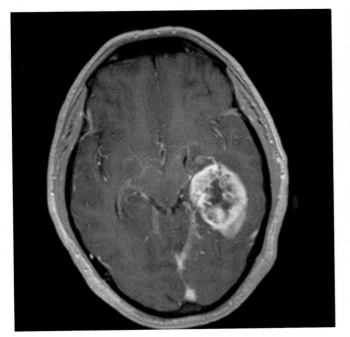

图 48-2　胶质母细胞瘤

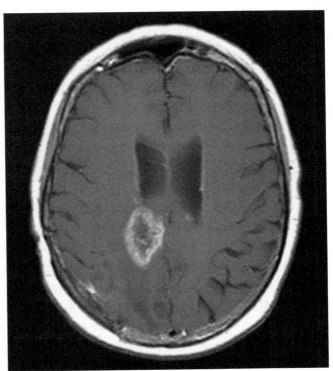

图 48-4　放射性坏死

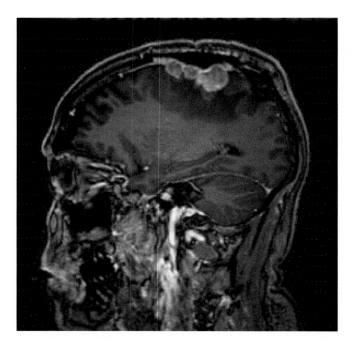

**图 48-5** 间变性脑膜瘤

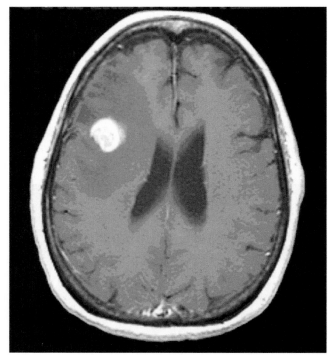

**图 48-7** 单个脑转移瘤,肺腺癌

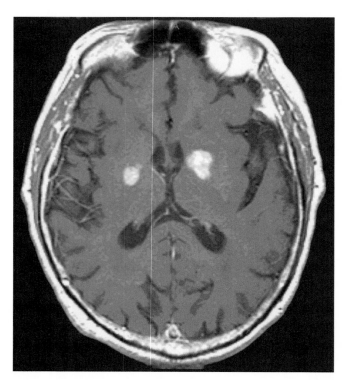

**图 48-6** 中枢神经系统淋巴瘤

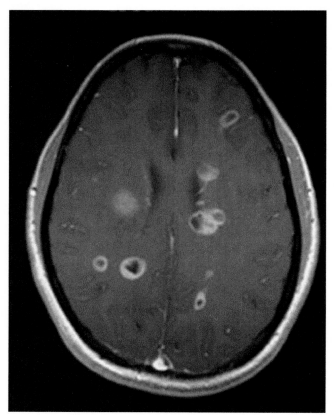

**图 48-8** 多发性脑转移癌,乳腺癌

在影像学上可能被误认为是恶性肿瘤的非癌性脑部病变包括感染、脱髓鞘疾病、血管畸形和脑卒中。一种特殊的脱髓鞘疾病(结节性多发性硬化症)具有大的局灶性肿瘤样病变,类似于恶性脑肿瘤。如果这些病变被误诊为胶质母细胞瘤,并进行放疗,会增加脱髓鞘的严重程度。相反,原发性脑肿瘤患者有时最初被诊断为脑卒中或脱髓鞘疾病。更复杂的是有患者同时患有脑卒中和脑肿瘤,而脑卒中也随着年龄的增长更为普遍。癌症患者病情缓解或病情稳定状态下,可表现为脑转移的症状,但实际是原发性脑肿瘤。这

些类型的病例会受益于一个了解患者病史的神经放射学家的解读。免疫抑制史和多个皮质下增强病变可疑为 PCNSL 或弓形虫病感染,进一步的单光子发射计算机断层扫描(SPECT)扫描或氟脱氧葡萄糖(FDG)成像有助于区分这两种诊断。

恶性脑肿瘤具有一些典型的影像学表现。恶性胶质瘤表现为不规则强化病变伴广泛水肿。低级别星形细胞瘤为Flair(液体衰减反转恢复)成像上弥漫性信号增加的不增强病变。最近在 IDH 突变 1p19q 完整的肿瘤发现一种高度特异性的影像学表现——"T2 - Flair 不匹配"的成像特征,病变在T2 加权成像上为高信号,在 Flair 成像主要是低信号,边缘小高信号[52]。造影剂增强提示为高度恶性肿瘤是神经胶质肿瘤的一般规则。WHO Ⅳ 级肿瘤几乎总能增强,而 Ⅱ 级肿瘤通常不增强。两个明显的例外:毛细胞性星形细胞瘤(WHOⅠ级)和多形性黄色星形细胞瘤(WHO Ⅱ级),表现为具有增强的结节的囊性病变。脑膜瘤是典型的均匀增强的与钙化相关的硬脑膜病变。出现多发性增强的皮质下病变并伴有均匀增强,提示 PCNSL。如果患者存在原发性恶性肿瘤,提示可能为脑转移瘤。

脑肿瘤在 MRI 的影像学特征有助于诊断。几乎所有的病例都有必要进行病理确诊。脑脊液检测肿瘤标志物、细胞学和无细胞 DNA 是诊断脑肿瘤病理的一种新兴方式。最近的一份报告显示,在 49.4% 的浸润性胶质瘤患者的脑脊液中检测到肿瘤来源的 DNA,在肿瘤体积大的患者中更为明显,并与原发性肿瘤中的某些早期基础突变(如 IDH)有明确的相关性[53]。脑脊液中其他突变的意义尚不清楚,因此脑脊液取样尚不能取代手术活检或病变的切除。

发现脑占位病变后应立即转诊给神经外科医生。如果为了明确罕见肿瘤的诊断,且仅能通过活检取到少许病变组织,需要转诊到专门的神经病理科。活检必须具有足够的质量,能代表整个肿瘤,以便进行准确的诊断。我们坚持在给患者治疗建议之前回顾诊断用的病理切片,神经病理科医生与转诊医生的诊断不一致的情况时有发生。一项研究发现,在我们医院神经病理科医生复核的病例中,多达 42% 的病例存在诊断差异,8.8% 有"严重"分歧,因此会影响患者治疗[54]。原发性脑胶质瘤根据肿瘤最恶性的部分进行分级。脑占位病变主体以 Ⅲ 级星形细胞瘤为主,但有少数区域符合 Ⅳ 级星形细胞瘤(胶质母细胞瘤)的标准,应分级为胶质母细胞瘤。不取样肿瘤中最恶性的部分,肿瘤的分级可能会被低估。最恶性的区域一般对应对比度增强的区域。如果怀疑患者患有 PCNSL,应避免使用糖皮质激素。原发性中枢神经系统淋巴瘤可能对淋巴细胞溶解的糖皮质激素敏感,术前使用即使是小剂量的糖皮质激素,也可能导致活检后难以明确诊断。这些患者通常在停用糖皮质激素后需要再次活检。累及脑干或丘脑的深部病变需要转诊到专门的神经外科中心,评估开放活检、切除或立体定向引导活检中哪种方式更适合。在这些病例中,获得足够的组织,与神经病理学部门的密切协调进行诊断是至关重要的。

### ■ 病理

弥漫性星形细胞瘤的特征是分化良好的星形胶质细胞纤维、肿大的星形细胞,或很少有原生质细胞轻度增加。在同一肿瘤细胞的肿瘤样本中,肿瘤细胞的细胞形态可能有所不同,

并在肿瘤之间表现出很大的差异性。无坏死和微血管增生。罕见的有丝分裂象,核异型性存在,均不足以描述肿瘤为间变性星形细胞瘤。典型的 MIB-1 标记指数小于 4%(图 48-9 和图 48-10)。

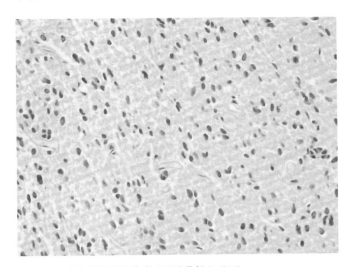

**图 48-9** 低级别星形细胞瘤,WHO Ⅱ 级(×200)

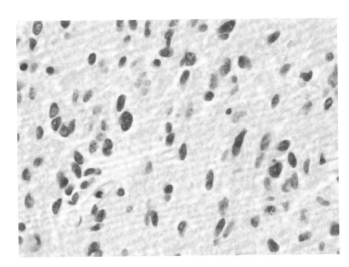

**图 48-10** 低级别星形细胞瘤,WHO Ⅱ 级(×400)

少突胶质细胞瘤的特点是圆形中等肿瘤细胞,核均匀,炸蛋样外观,称为经典少突胶质细胞瘤。如前所述,经过几项研究包括 RTOG 试验发现,80% 的经典少突胶质细胞瘤形态与 1p/19q 缺失,而非经典少突胶质细胞瘤的 1p 和 19q 缺失只有 13%;1p19q 共缺失是少突胶质细胞瘤的一个典型特征。微钙化、微囊泡的形成、细胞外黏蛋白的沉积和致密的分支毛细血管网络是其他少突胶质细胞的特征。核异型性、显著的有丝分裂活性或微血管增殖提示间变性肿瘤。MIB-1 指数通常小于 5%(图 48-11 和图 48-12)。

间变性少突胶质细胞瘤以少突胶质细胞为特征,有细胞增多、核异型性和有丝分裂活性的迹象。细胞呈多形性,形成多核巨细胞或梭形细胞。常见胶质纤维少突胶质细胞和小胶质细胞。虽然可能存在微血管增生和坏死,但并不改变对胶质母细胞瘤的诊断。目前尚未命名 WHO Ⅳ 级少突胶质细

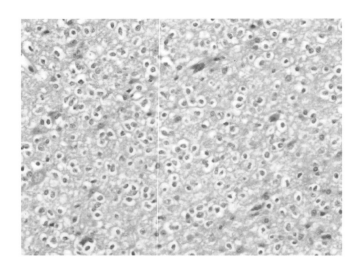

图 48-11 少突胶质细胞瘤，WHOⅡ级（×200）

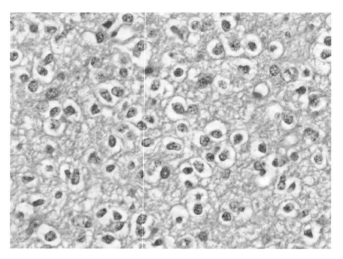

图 48-12 少突胶质细胞瘤，WHOⅡ级（×400）

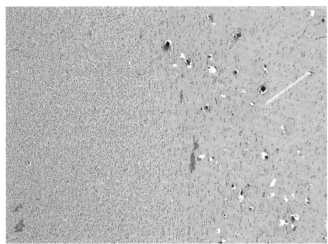

图 48-13 间变性少突神经胶质瘤，WHOⅢ级（×40）

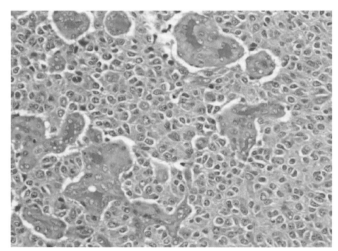

图 48-14 间变性少突神经胶质瘤，WHOⅢ级（×200）

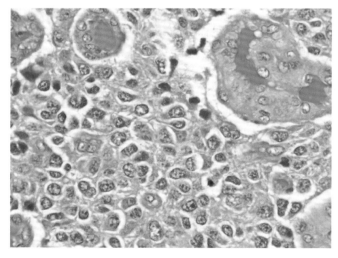

图 48-15 间变性少突神经胶质瘤，WHOⅢ级（×400）

瘤。MIB-1的比例通常大于5%（图48-13～图48-15）。间变性星形细胞瘤的特征是弥漫性浸润的星形胶质细胞，细胞数量增加，核异型性和有丝分裂活性。它们比低级别星形细胞瘤细胞数更多，核异型性包括形成核包涵体、多核细胞和异常的有丝分裂。如果存在微血管增生，肿瘤会升级为胶质母细胞瘤。典型的MIB-1标记指数范围在5%～10%，偶尔也会与低级别星形细胞瘤和胶质母细胞瘤的指数值重叠（图48-16和图48-17）。

胶质母细胞瘤和多形性胶质母细胞瘤是同义词；2007年的分类将"多形性瘤"删除，但胶质母细胞瘤仍然通常被称为GBM或多形性胶质母细胞瘤。胶质母细胞瘤是一种间变性的细胞肿瘤，具有明显的核异型性和间变性分裂活性，常具有明显的区域异质性和细胞多态性。微血管增生或坏死的存在可区分GBM与间变性星形细胞瘤。与胶质母细胞瘤相关的其他特征包括形成上皮"腺样"结构、多核巨细胞、颗粒细胞、脂肪化细胞、血管周围淋巴细胞和化生。胶质母细胞瘤增殖率高，MIB-1标记通常在15%～20%（图48-18～图48-20）。

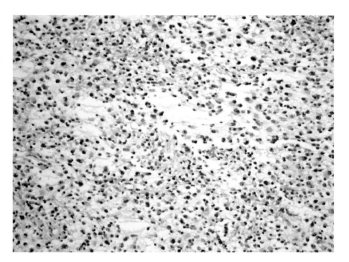

**图 48 - 16** 间变性星形细胞瘤,WHOⅢ级(×100)

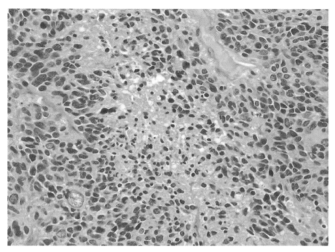

**图 48 - 19** 胶质母细胞瘤,WHOⅣ级(×200)

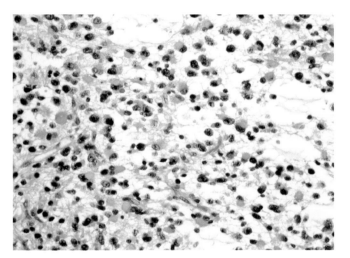

**图 48 - 17** 间变性星形细胞瘤,WHOⅢ级(×200)

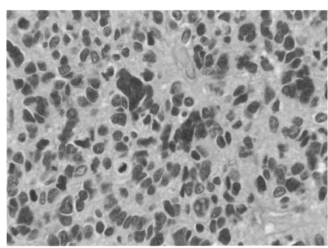

**图 48 - 20** 胶质母细胞瘤,WHOⅣ级(×400)

(如 *p53*、*ATRX*、*EGFR* 扩增、增殖指数)和分子特征测定方法(如荧光原位杂交、IHC、比较基因组杂交)[55]。这种全面的格式有助于临床决策和回答患者咨询。

脑膜瘤外观多样,根据其外观可进行分型。大多数脑膜瘤为Ⅰ级。过渡型有许多同心的"洋葱球"结构。沙粒型有钙化的沙粒小体。可见多形性核和有丝分裂,有丝分裂>4/10 HPF 可以诊断为Ⅱ级的非典型脑膜瘤。细胞数量增加、核质比高、核仁突出和坏死灶也会被诊断为Ⅱ级。间变性脑膜瘤,Ⅲ级,有丝分裂>20/10 HPF 或明显的恶性细胞学表现,和癌、黑色素瘤、高级别肉瘤类似(图 48 - 21 和图 48 - 22)[56]。

## 治疗及预后

### ■ 低级别胶质瘤

弥漫性星形细胞瘤是一种浸润性低级别脑瘤。患者表现为新发性癫痫发作。发病率高峰是在生命的第三个 10 年,其次是第二个 10 年。这些低级别肿瘤占神经胶质肿瘤的 4%[5]。生存期取决于患者的年龄、诊断时的状态及 MRI 显示的切除程度[57,58]。

少突胶质细胞瘤是一种由少突胶质细胞组成的弥漫性浸

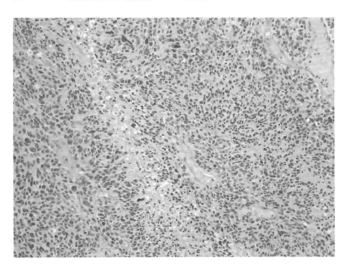

**图 48 - 18** 胶质母细胞瘤,WHOⅣ级(×100)

如前文分子遗传学讨论中所述,分子图谱正在成为不同肿瘤分类的越来越重要的工具。在 MDACC,弥漫性胶质瘤的分子分类已经形成规范。一个完整病理诊断常规由分 IDH 和 1p/19q 状态和其他病理学表现,包括形态特征如少突胶质或星形细胞表型,其他相关 IHC 染色或诊断分子检测结果

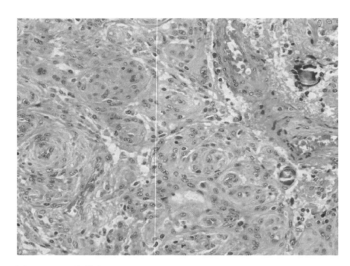

**图 48 - 21** 脑膜瘤(×100)

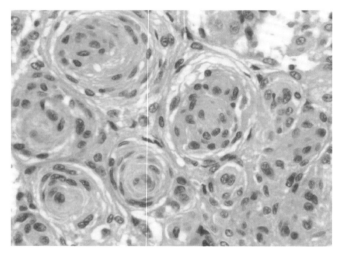

**图 48 - 22** 脑膜瘤(×200)

润性、高分化的肿瘤。这些肿瘤占所有原发性脑肿瘤的 3%～4%,约占神经胶质肿瘤的 7%,每年的发病率为 0.3/10 万。发病率的高峰出现在 30～50 岁。具有少突胶质细胞分化的肿瘤比星形细胞瘤表现得更缓慢。少突胶质细胞瘤比星形细胞瘤对化疗和放疗更敏感,放化疗的效果更明显和持久。

### 临床管理

当可疑诊断为低级别胶质瘤时,我们建议进行活检或手术切除,以区分低级别胶质瘤和非强化间变性胶质瘤(表 48 - 2 和表 48 - 3)。如前所述,组织学分级并不能反映全部情况。在 Ⅱ 级浸润性胶质瘤中,区分 *IDH* 突变型与 *IDH* 野生型肿瘤非常重要,后者更具侵袭性。如果组织学特征不清楚,区分少突胶质细胞瘤和星形细胞瘤也很重要,它们的治疗方法不同。

**表 48 - 2** 初次脑肿瘤检查

增强 MRI
MRS 可以帮助诊断非增强性肿瘤
转诊到神经外科进行切除和活检进行组织诊断
病理诊断的确认
术后 3 天内 MRI 检查

**表 48 - 3** 肿瘤类型评估情况表

活检或切除肿瘤确诊是首选,也可以密切随访观察
应最大限度地安全切除肿瘤
对低危患者可以进行观察
对于高危患者(年龄大于 40 岁或次全切除),可考虑放疗后再进行化疗
放射治疗(局灶性脑照射)是目前的标准治疗
正式的一系列神经心理测试有助于评估认知功能
使用精神兴奋剂来改善认知功能和生活质量
对进展性肿瘤活检或切除以确认诊断,并考虑与恶性胶质瘤相同的挽救方案

如果全切与大部切除没有明显的致残率的差异,神经肿瘤学家建议全切肿瘤,这样会降低残留肿瘤细胞恶性转化的风险。多个回顾性研究表明全切不增强的肿瘤可提高生存率[57]。术前肿瘤的体积,以及术后残余肿瘤与复发和恶性转化相关[59]。有一些低级别肿瘤,如毛细胞星形细胞瘤、室管膜瘤和室管膜下瘤、多形性黄色星形细胞瘤、神经节胶质瘤和胚胎发育异常增生的神经上皮肿瘤,可以通过全切肿瘤达到治愈。这些患者最好在有大量脑肿瘤患者治疗经验的专业神经外科中心进行治疗(表 48 - 4)。

**表 48 - 4** 低级别神经胶质瘤的管理

星形细胞瘤、少突胶质细胞瘤、间变性星形细胞瘤、间变性少突胶质细胞瘤、胶质母细胞瘤
　大脑的 MRI(有和没有增强)
　当患者有症状时,行脊柱的 MRI(有和没有增强)
原发性中枢神经系统淋巴瘤
　大脑和脊柱的 MRI(有和没有增强)
　腰椎穿刺
　眼科评估,包括裂隙灯检查
　胸部、腹部和骨盆的 CT 检查
　骨髓活检

如果不能全切肿瘤,可选择观察、局灶性放疗、化疗或同时进行放化疗。对低级别星形细胞瘤的早期研究表明,放疗可以提高生存率。接受放疗患者的 5 年生存率为 49%～68%,未放疗的 5 年生存率为 32%[60]。EORTC 22845 试验将患者随机分为前期放疗(6 周内 54 Gy)或进展时的延迟放疗,早期放疗组 PFS 为 5.3 年,对照组 PFS 为 3.4 年。前期放疗组的 OS 为 7.4 年,而对照组为 7.2 年[2]。未收集到有关生活质量的数据。这些数据表明,对于无症状患者和肿瘤全切的患者,有肿瘤进展的迹象时延迟放疗是可以接受的。

低级别胶质瘤患者应仔细评估其症状是否由肿瘤引起。正式的神经心理测试可能会揭示认知缺陷,而这些缺陷在用于痴呆的简单精神状态筛查中并不明显。可重复进行测试,以检测细微的认知能力下降,这些变化会影响治疗方法的选择。癫痫发作的患者,因肿瘤体积或位置而改变精神状态的患者,或有其他局灶性神经体征的患者,其症状可能在肿瘤治疗后得到改善。

原发性脑瘤患者认知能力下降的影响因素很多,包括侵袭和破坏的直接影响,以及放疗、化疗和抗癫痫药物的副作用。使用哌醋甲酯等精神兴奋剂有助于改善认知功能、情绪和疲劳。其他支持性治疗的内容将在后面讨论[61,62]。

虽然人们担心放疗的长期影响,但放疗是标准治疗方法。目前 RTOG 用于低级别胶质瘤的放疗剂量为 54 Gy,其局部治疗范围包含 T2 加权 MRI 上的肿瘤边缘 2 cm 的脑区[61]。欧洲一项涉及 379 名低级别胶质瘤患者的试验表明,在比较 45 Gy 和 59.4 Gy 时,更高的辐射剂量并没有带来收益[63]。第二项前瞻性研究随机选取了 203 名低级别胶质瘤患者接受放疗(50.4 或 64.8 Gy),发现接受更高剂量的 64.8 Gy 组的生存率略低(64% vs 72%),放射性坏死的发生率更高[64]。当前 NCCN 指南建议二级胶质瘤放疗剂量为 45~54 Gy(1.8~2.0 Gy 分段),*IDH* 野生型胶质瘤会重新分类为侵袭性更强的肿瘤,应接受更高的放疗剂量[65]。

化疗也用于低级别神经胶质瘤。一项小型研究显示,对未完全切除肿瘤患者随机接受单纯放疗或放疗联合 CCNU(洛莫司汀),中位生存时间为 4.5 年,两组之间没有差异[66]。一项 RTOG 试验(RTOG 98-02)将低级别胶质瘤和高复发风险(年龄 40 岁或以上或次全切除或活检)的患者随机接受单独放疗或放疗后接受 6 个周期的丙卡嗪、CCNU 和长春新碱(PCV)化疗,试验结果在 2014 年的美国临床肿瘤学会(ASCO)会议上首次发表。在高危 2 级胶质瘤患者(小于次全切除和年龄大于 40 岁)中,PCV 联合放疗延长了 OS 和 PFS[67]。随后发表在《新英格兰医学杂志》上的分析证实,在放疗中加入 PCV,中位生存期从 7.8 年增加到 13.3 年,10 年生存率从 40% 提高到 60%[68]。这种获益最初主要见于 *IDH* 突变、1p19q 共缺失的肿瘤,最近发表的基因组分析证实,1p19q 完整的肿瘤(即 *IDH* 突变星形细胞瘤)也可通过放化疗获益[69]。不适合观察的低级别胶质瘤的标准治疗方案是放疗和辅助化疗。对于高危低级别星形细胞瘤(*IDH* 突变,1p19q 完整),临床选择的辅助化疗药物是替莫唑胺。对于高危低级别少突胶质细胞瘤(*IDH* 突变,1p19q 共缺失),首选 PCV 方案。

化疗初始治疗无高危特征的低级别胶质瘤的效用尚未得到证实。在一些低风险患者中,化疗可能会延迟放疗的需要(虽然放疗可以延长 PFS,但可能会有长期的认知后遗症)[70]。有限的研究表明,低级别胶质瘤(主要是少突胶质细胞瘤,但也有星形细胞瘤)在使用替莫唑胺或 PCV 治疗后有明显的影像学改变[34,71,72]。另一种减轻长期认知影响的策略是使用质子辐射。与传统的光子基辐射相比,质子的质量限制了它们穿透肿瘤周围正常组织的能力,并具有更好的剂量一致性。有证据表明,质子辐射治疗低级别胶质瘤的患者在长期随访中具有基本稳定的认知功能[73]。

### ■ 恶性胶质瘤

#### 间变性少突胶质细胞瘤

间变性少突胶质细胞瘤占所有少突胶质细胞肿瘤的 20%~50%,约占间变性肿瘤的 5%。发病高峰发生在 40~50 岁。这些肿瘤的临床表现与其他间变性肿瘤类似,伴有局灶性神经体征、癫痫发作或颅内压升高的症状。病变通常会增强,在 CT 扫描上显示钙化,以及囊性结构、坏死和出血。

间变性少突胶质细胞瘤患者标准治疗方法是手术,目标是肿瘤全切。在 RTOG 94-02 中,随机分配了 291 名符合条件的间变性少突胶质细胞瘤患者(其中也包括曾经的"混合少突星形细胞瘤",因此一些肿瘤实际上是分子分型中的星形细胞瘤),让患者接受 PCV+RT 和单纯放疗。接受 PCV+放疗的 148 例患者和接受放疗的 143 例患者的中位生存期没有差异[74]。然而,EORTC 26951 的结果显示了 1p/19q 共缺失的重要性,无论给予单独放疗还是放疗联合化疗,间变性少突胶质细胞瘤和 1p/19q 共缺失的少突星形细胞瘤的生存率均有增加。RTOG 94-02 的长期研究结果也证实了 1p/19q 的预后意义。同时接受 PCV 和 RT 治疗的共缺失肿瘤患者的中位生存期为 15 年,是单独接受放疗的患者的 2 倍(中位 OS 为 7.5 年)。使用 PCV 方案的时间(放疗前、期间或之后)和剂量强度对预后的影响没有明显差异。在非共缺失肿瘤患者中,治疗方式对中位生存期没有影响[74]。

PCV 是少突胶质细胞瘤中研究最多的方案,因患者更容易耐受替莫唑胺的毒性,在临床中有时会使用替莫唑胺。后面将讨论替莫唑胺在间变性 1p19q 完整的胶质瘤中使用的证据。最初的应答率很高,但这些肿瘤通常会复发。接受手术、放疗和化疗的间变性少突胶质细胞瘤的中位生存期为 3~5 年,也有一些患者存活时间超过 10 年[5]。肿瘤复发的患者采用类似于间变性星形细胞瘤和胶质母细胞瘤患者的挽救性方案进行治疗(表 48-5 和表 48-6)。

**表 48-5 高级别神经胶质瘤的管理**

考虑所有阶段的临床试验:前期、辅助治疗和复发时
  (特别是第一次或第二次复发时)
多学科的方法对于最佳的结果是必要的:
  神经外科
  神经肿瘤学
  放疗
  精神病学
  神经心理学
  康复学
  社会工作
保证安全的情况下最大切除肿瘤
替莫唑胺同步放化疗治疗胶质母细胞瘤
  胶质母细胞瘤放疗后辅助化疗(替莫唑胺)
1p/19q 共缺失间变性少突胶质细胞瘤,PCV 或替莫唑胺
对于 1p/19q 完整的间变性胶质瘤,放疗后使用替莫唑胺
  (同时使用或不同时使用替莫唑胺)
尽可能避免使用可诱导细胞色素 P450 3A4 代谢的抗癫痫药物
进展性疾病可考虑进行临床试验
  复发时考虑手术切除(排除放射性坏死)
挽救性化疗药物包括合并替莫唑胺、亚硝基脲、伊立替康和铂类
  药物的单药和联合方案
再次放疗

**表 48-6 神经胶质瘤的化疗方案**

**新诊断的胶质瘤**

**替莫唑胺**
*新诊断的胶质母细胞瘤:*
  75 mg/m² 放疗期间口服,第 1~42 天;然后每天 150~200 mg/m²ᵃ,在 28 天周期中的第 1~5 天口服

续 表

**新诊断的胶质瘤**

**PCV[b]**

*新诊断的少突胶质细胞瘤和间变性少突胶质细胞瘤：*
在 42 天周期第 8～21 天口服 procarbazine 60～75 mg/m²
42 天周期的第 1 天口服洛莫司汀 110～130 mg/m²
42 天周期的第 8 和 29 天口服长春新碱 1.4 mg/(m²·d)(最大剂量,2 mg)

**复发性胶质瘤**

替莫唑胺
150～200 mg/(m²·d)[a]在 28 天周期的第 1～5 天口服

洛莫司汀单药治疗
90～110 mg/m² 进入 42 天周期的第 1 天

卡铂单药治疗
AUC 4～5 静脉注射,28 天周期的第 1 天

贝伐珠单抗单药治疗或联合化疗
10 mg/kg 静脉注射治疗 28 天周期的第 1 和 15 或 42 天周期的第 1、15 和 29 天

贝伐珠单抗和洛莫司汀
贝伐珠单抗 10 mg/kg,第 1、15 和 29 天,42 天周期和洛莫司汀 90 mg/m² 进入 42 天周期的第 1 天

贝伐珠单抗和卡铂
贝伐珠单抗 10 mg/kg,28 天周期的第 1 天和第 15 天
卡铂 AUC 4～5 静脉注射,28 天周期的第 1 天

### 间变性星形细胞瘤

间变性星形细胞瘤与低级别星形细胞瘤的区别是肿瘤细胞呈弥漫性浸润,具有核异型性和间变性,并有明显的增生。与胶质母细胞瘤相比肿瘤细胞缺乏血管增生或坏死。间变性星形细胞瘤的发病率最高的是 40～50 岁,然后是 30～40 岁,20、50 和 60 岁的发病率几乎相同。间变性星形细胞瘤占所有神经胶质肿瘤的 7.5%[5]。部分患者既往有低级别星形细胞瘤病史。CT 扫描和 T1 加权 MRI 显示弥漫性低信号肿瘤。与低级别星形细胞瘤相比,有更严重的占位效应和水肿,增强明显。因为这些肿瘤有时不增强,仅靠神经影像学检查并不足以区分间变性星形细胞瘤和低级别星形细胞瘤。间变性星形细胞瘤患者的中位生存期为 5～7 年。

最佳的治疗方案是先最大限度、安全地切除肿瘤,既能获取足够的组织进行准确的病理分析,又能提高生存率。手术后,推荐目标剂量为 60 Gy 的放疗。放疗靶点范围包括肿瘤的增强区域,以及周围的水肿或不增强肿瘤及其周围 2 cm 的脑组织。应用 46 Gy 剂量照射增强区域及其周围 2 cm 的脑组织,放疗靶点范围会减小。临床试验尚未证明使用超分割或加速分割的替代放疗方案比传统分割适形放射治疗带来更好的生存收益[76]。放疗后的辅助化疗增加了进展和生存的时间。采用析因设计的一项Ⅲ期研究(CATNON)评估同时使用和辅助使用替莫唑胺治疗间变性 1p19q 完整的神经胶质瘤患者的疗效[77]。最近的结果显示,替莫唑胺增加了 *IDH* 突变肿瘤的 OS,但没有增加 *IDH* 野生型肿瘤的 OS。放疗期间同时使用替莫唑胺并没有明显增加 OS,但有利于 *IDH*

突变肿瘤的趋势。因此,在间变性星形细胞瘤治疗中尽管过去使用了由 PCV 组成的联合治疗,替莫唑胺现在更受欢迎(表 48－6)[78]。

复发性间变性星形细胞瘤患者应考虑进行临床试验。手术切除也应被考虑提供姑息性的好处,缓解肿块效应,减少糖皮质激素使用的剂量,并明确病理。复发性肿瘤可能实际上已经从间变性星形细胞瘤发展为胶质母细胞瘤,而且这类患者可以选择比复发性间变性星形细胞瘤更广泛的临床试验。试验已经将替莫唑胺与干扰素 α(IFN－α)、顺式维甲酸、金属-洛蛋白酶抑制剂、卡莫司汀、伊立替康和沙利度胺联合使用[79-81]。其他用于复发性间变性星形细胞瘤的药物包括他莫昔芬、卡铂、依托泊苷、伊立替康和联合化疗。到目前为止,还没有单一的试验被证明是更好的。对于超出原来的放疗 2 年以上的患者,以及复发部位不在最初的放疗范围内的患者,可以考虑再放疗。

#### ■ 胶质母细胞瘤

胶质母细胞瘤是最常见、最恶性的脑胶质肿瘤。它占所有神经胶质肿瘤的 50%,每年的发病率为(2～3)/10 万。胶质母细胞瘤以低分化星形胶质细胞为特征,具有细胞多态性、核异型性、微血管增生和坏死。发病高峰出现在生命的第 7 个 10 年,随后是第 6 个和第 4 个 10 年。胶质母细胞瘤在儿童和年轻人中很少见[5]。临床上,这些肿瘤常表现为颅内压增高的征象,如头痛。还会出现癫痫或局灶性神经学症状,如偏瘫和失语症,常伴有短的症状史。

CT 或 MRI 影像显示边界不规则的增强病灶,常伴有中心坏死。在 MRI 上 T2 加权或 FLAIR 像上能看到血管源性水肿和非强化肿瘤围绕在增强区周围。胶质母细胞瘤通常通过胼胝体白质束、内囊和视放射扩散。可见多灶性病变。如果这些多发性病灶独立出现,而不是在影像学或病理上无法看到的束内弥漫性扩散,就可能有多克隆起源。

胶质母细胞瘤致命风险极高。虽然进行了广泛的临床研究,但在过去的 20 年里,患者的存活率并没有太大的变化。预后因素包括年龄和 Karnofsky 评分(KPS)。肿瘤全切或 90% 或 90% 以上的强化肿瘤被切除时,手术会为患者带来收益[82]。

基于 EORTC 的一项大型前瞻性、随机、Ⅲ期临床试验,同步放化疗成为胶质母细胞瘤的标准治疗方案。该试验将573 名患者随机分为两组,一组接受标准放疗(60 Gy,30 天分次),另一组接受替莫唑胺[75 mg/(m²·d)]联合放疗,然后辅助替莫唑胺治疗 6 个月[150～200 mg/(m²·d),每 28 天用药 5 天]。同时接受辅助治疗的替莫唑胺组在 PFS(中位数,7.2 个月 *vs* 5.0 个月)、生存期(中位数,14.6 个月 *vs* 12 个月)和 2 年生存率(中位数,26% *vs* 8%)方面有显著改善。两组的年龄、KPS 和手术切除率相似。

MDACC 强烈建议新诊断或复发的患者参与临床试验。如果患者在同步放化疗结束后已超过 12 周,可以进入复发瘤的临床试验,以避免登记出现假进展的患者(X 线影像变化提示肿瘤进展,但实际上是由放疗诱导的变化引起的),或如果

患者有明显的复发性疾病在先前的放疗领域之外进展的证据。对于在其他医院接受手术后新到我们医院的患者,我们会评估该患者是否适合进行更好的手术切除。在我们的患者中,在外院活检或次全切除肿瘤是很常见的。切除肿瘤后,我们对患者同时进行替莫唑胺[整个放疗中 75 mg/(m² · d)]和标准适形放疗(1.8 Gy 分段 59.4 Gy)。放疗后,我们使用辅助替莫唑胺(temozolomide),这是美国 FDA 唯一批准的专门用于新诊断的胶质母细胞瘤患者的药物。尽管 EORTC 研究仅使用辅助替莫唑胺 6 个月,但考虑到该病的致命风险,我们会继续治疗至少 1 年。

在一项大型随机Ⅲ期试验中,对替莫唑胺的剂量密集方案进行了评估,其前提是长期暴露于替莫唑胺将导致 MGMT 的长期消耗,可能转化为改善新诊断的胶质母细胞瘤患者的生存期。将标准佐剂替莫唑胺(每 28 天,1~5 天)与剂量密集方案(每 28 天,1~21 天)进行比较,两组之间的中位 OS 或中位 PFS 均无统计学显著差异。剂量密集方案的治疗毒性较高,包括恶心、呕吐、疲劳和骨髓抑制[3]。

唯一被批准用于新诊断胶质母细胞瘤的其他治疗方式是肿瘤电场治疗(TTF)。该方案获得批准是基于一项研究,在该研究中,患者在同步放化疗后被随机分配到单独使用替莫唑胺或替莫唑胺联合 TTF[83]。同时接受 TTF 和替莫唑胺治疗的患者生存时间为 20.9 个月,而单独使用替莫唑胺的患者生存时间为 16.0 个月。对照组的存活率明显低于历史同期组。由于没有使用假装置的安慰剂组,其他因素如支持性治疗的增加,也可能使患者的情况有好转。理论上,TTF 对肿瘤细胞分裂时的带电 DNA 和有丝分裂纺锤体施加电场。

患有胶质母细胞瘤和病情进展的患者,如果其 KPS 足够,可以提供挽救性治疗。治疗方案包括肿瘤切除、激光间质热治疗(LITT)、化疗和重复放疗。一些新的神经外科临床试验提供了使用 p53 基因治疗的局部治疗,但由于治疗很少分散到周围组织而受到限制[84]。Ⅰ期临床试验使用 IL-13 偶联假单胞菌外毒素的研究中,使用对流增强传递导致更高的组织浓度和更大的分布[85,86]。另一项正在进行的试验使用一种条件复制腺病毒(Delta-24-RGD)注射到切除腔内治疗复发性恶性胶质瘤。

激光间质治疗是治疗原发性脑肿瘤的另一种新模式[87]。将激光导管插入肿瘤并加热以杀死肿瘤细胞。在 MDACC,被用作复发性不能切除的胶质母细胞瘤的挽救性治疗,并正在研究用于治疗脑转移和放射性坏死的患者。肿瘤进展再切除时可考虑是否使用 LITT。

肿瘤进展再切除的一个优点是确认病理,并明确地确定 MRI 上的进展性强化是肿瘤还是放射性坏死。磁共振动态增强和磁共振波谱成像、FDG PET 扫描和脑 SPECT 铊成像有时有助于区分这两种疾病。所有这些方法都有敏感性和特异性的局限,有时病理可同时发现放射性坏死和活动性肿瘤灶。病理证实的放射性坏死患者通常用糖皮质激素治疗。最近一种针对 VEGF 的单克隆抗体贝伐珠单抗,已被用于治疗放射坏死[88]。

复发肿瘤的化疗反应率低于 10%,6 个月 PFS 率为 15%[4]。疾病稳定和完全或部分缓解的反应率最多为 40%,如 6 个月 PFS 值所示,这些缓解并不持久。据推测,胶质母细胞瘤的多重突变和改变,以及肿瘤细胞群的异质性部分解释了这些肿瘤对治疗的显著耐药性。较年轻的患者对化疗的反应最好,60 岁以上的患者也可以对烷基化药物产生反应。胶质母细胞瘤的长期幸存者(>5 年)通常接受全切、剂量为 60 Gy 的同步放化疗,化疗通常使用替莫唑胺或亚硝基脲或其他烷基化剂。

恶性胶质瘤的挽救性药物与复发间变性星形细胞瘤的挽救性药物相同(表 48-6)。RESCUE 研究证明,再次使用 50 mg/(m² · d)的持续高剂量替莫唑胺是一种有价值的治疗选择。复发性进行性胶质母细胞瘤的 6 个月 PFS 率为 23.9%[89],相比之下,基于 8 个连续的细胞抑制和细胞毒性药物Ⅱ期试验的汇总分析,PFS 率为 15%。在这项研究中,病情进展的患者在使用传统辅助替莫唑胺的前 6 个周期内观察到最大的治疗效益,治疗(150~200 mg/m²,5 天,每 28 天一次)或无治疗间隔。基于两项试验,贝伐珠单抗已经被批准用于进展性疾病治疗[4]。

一项研究显示,单独接受贝伐珠单抗治疗的患者,6 个月的 PFS 率为 42%,OS 为 8.7 个月[90]。另一项研究显示,反应率为 19.6%,中位持续时间为 3.9 个月。6 个月的 PFS 率为 29%,6 个月的生存率为 57%。此外,50% 的患者出现脑水肿减少,58% 的患者能够减少糖皮质激素依赖性,52% 的患者的神经系统症状得到改善[91]。

贝伐珠单抗随后在新诊断的胶质母细胞瘤的Ⅲ期临床试验中进行了评估。没有发现该药物对患者的总体生存率有任何影响。最近的两项大型随机Ⅲ期临床试验,AVAglio 和 RTOG 0825 表明,在放疗和替莫唑胺的前期治疗中加入贝伐珠单抗对 OS 没有帮助。PFS 在两项研究中均延长了 3~4 个月,在 AVAglio 研究中达到了统计学意义,但在 RTOG 0825 研究中没有达到统计学意义[92,93]。

其他活性药物包括 CCNU(洛莫司汀)、伊立替康和卡铂,这些药物在贝伐珠单抗无效的复发性胶质母细胞瘤患者中被用为挽救性单药或联合贝伐珠单抗治疗。洛莫司汀,又称 CCNU,是一种亚硝基血脑屏障渗透烷基化剂,越来越多地用于复发性胶质母细胞瘤[94]。与其他提供相关临床疗效数据的Ⅲ期新疗法相比,临床试验越来越多地使用洛莫司汀作为对照。它的实用性在很大程度上是从它在 PCV 联合化疗中的重要作用,以及对胶质母细胞瘤中相关化合物 BCNU 的几项早期研究中推断出来的,但它仍然是复发性 GBM 的标准化疗方案。潜在的毒性包括血小板减少、肝功能衰竭和肺纤维化的累积风险。建议对接受 CCNU 化疗的患者间歇性地进行肺功能检查。

贝伐珠单抗与其他药物的最佳方案和联合使用尚未确定。靶向血管生成的药物也被研究过,使用 IFN、沙利度胺、

EGF-RTK拮抗剂和整合素受体拮抗剂还不是标准方案。许多靶向疗法作为单一药物仅表现出有限的活性,目前正在努力将它们与细胞毒性疗法结合[95]。其他正在用小分子抑制剂研究的细胞途径包括用法尼酰基转移酶抑制剂的RAS途径和用mTOR抑制剂的PI3K途径。其他治疗恶性脑瘤的新方法包括使用溶瘤腺病毒、疫苗和树突状细胞免疫治疗,以及组蛋白去乙酰化酶抑制剂。在诱导肝细胞色素P450 3A4酶的抗癫痫药和由该酶代谢的其他化疗药物之间的相互作用过程中发现了一个重要的反应,对恶性胶质瘤患者使用单剂伊立替康和西罗莫司的药代动力学研究发现,使用酶诱导抗癫痫药物的患者活性药物水平显著降低[96]。我们建议接受化疗的患者尽可能避免使用能诱导P450 3A4酶表达的抗癫痫药物。

鉴于免疫治疗在其他恶性肿瘤中的成功,人们对在原发性脑肿瘤,特别是胶质母细胞瘤中使用类似的策略有着极大的兴趣。在继发于机体错配修复缺陷等疾病的高突变胶质母质瘤患者中使用检查点封锁免疫治疗可能有实用价值[97]。脑肿瘤的"冷"免疫微环境可能会限制检查点封锁和嵌合抗原受体T细胞的疗效,这些方法还需要进一步的研究。

### ■ 脑膜瘤

脑膜瘤占原发性脑肿瘤的38%,发病率为每年5.35/10万。脑膜瘤的发病率随年龄的增长而增加,诊断时的中位年龄为64岁[5]。脑膜瘤大多偶然发现,没有任何症状。主要的治疗方法是手术切除,根据患者的年龄和身体状况考虑相对的风险和收益,尽可能做到肿瘤全切[98]。残余肿瘤的治疗包括观察和放疗,立体定向放疗可以减少对局部组织的影响[99]。

脑膜瘤化疗用于切除和放疗后病情进展的患者;当病理提示恶性脑膜瘤时,可用于放疗后的辅助治疗。在小病例系列中药物有效率令人失望。已使用的药物包括羟基脲[100]、IFN-α[101]和脂质体多柔比星[102]。使用替莫唑胺的结果令人沮丧,没有药物有效的患者[103]。由于手术和放疗后还没有确定的治疗方法,而化疗的反应又令人失望,正在探索对侵袭性脑膜瘤使用分子靶向治疗。EGF、PDGF和VEGF受体在脑膜瘤中过表达。使用小分子信号转导抑制剂如厄洛替尼、吉非替尼和伊马替尼的临床试验正在探索中[104,105]。在最近的一项Ⅱ期试验中,舒尼替尼,一种靶向VEGF和PDGF受体的小分子酪氨酸激酶抑制剂,被发现在复发性非典型或恶性脑膜瘤患者中具有活性,需要在随机试验中进行研究[106]。

### ■ 原发性中枢神经系统淋巴瘤

与大多数其他脑肿瘤相比,中枢神经系统淋巴瘤多位于深部,多个病灶,化疗是首选治疗方案。传统的观点是,全切比活检没有生存获益,但这一观点最近受到了挑战。在一项有526名患者参与的Ⅲ期试验中,发现活检患者的无进展生存期明显短于接受次全切除或总切除的患者,KPS或年龄在预后方面没有差异。这表明,对于其他健康的患者,如果单个病灶切除是安全的,可以考虑手术切除[107]。

以甲氨蝶呤为基础的多药化疗已被视为PCNSL的治疗选择。与全脑放疗(WBRT)前使用CHOP(环磷酰胺、多柔比星、长春新碱和泼尼松龙)方案相比,大剂量甲氨蝶呤($>1 \text{ g/m}^2$)可显著提高疗效和生存率。既往患者在全脑放射治疗(WBRT)前使用CHOP方案(环磷酰胺、多柔比星、长春新碱和泼尼松龙)。DeAngelis等的一份报告显示[108],联用甲氨蝶呤($1 \text{ g/m}^2$),随后WBRT和2个周期的高剂量阿糖胞苷(ara-C)($3 \text{ g/m}^2$),中位生存期为42.5个月。这一策略是目前中枢神经系统淋巴瘤治疗方案的基础,该方案增加了甲氨蝶呤的剂量,并合并了更容易穿过血脑屏障的药物,如丙卡嗪。一项随访临床试验将$3.5 \text{ g/m}^2$的甲氨蝶呤与丙卡嗪和长春新碱结合,随后进行WBRT和阿糖胞苷治疗,显示中位生存期为60个月[109]。患者存活率的提高也引起了人们对患者尤其是60岁以上患者,认知能力下降和放疗诱发痴呆的显著比率的关注[110]。

### ■ 目前对中枢神经系统淋巴瘤的治疗方法

正在研究是否可以避免或推迟放疗,以减少认知能力下降和痴呆,而不影响生存。一项试验的初步结果显示,每2周使用$8 \text{ g/m}^2$甲氨蝶呤单药治疗的无进展生存期为12.8个月。中位生存期未超过22.8个月[111]。MDACC的许多临床医生正在谨慎地推迟放疗,直到复发,并继续使用高剂量的甲氨蝶呤方案,如R-MVP(利妥昔单抗、甲氨蝶呤、长春新碱、丙卡嗪)。复发的患者可能再次对甲氨蝶呤产生反应。其他使用的方案包括PCV[112]、大剂量阿糖胞苷[113]、替莫唑胺[114]、利妥昔单抗[115],以及替莫唑胺和利妥昔单抗的联合[116]。诱导化疗后,若患者达到CR,WBRT或自体干细胞移植大剂量化疗均可作为有效的巩固[117]。

### ■ 脑转移

脑转移的治疗包括肿瘤科、神经外科和放疗之间的最佳相互作用。根据复发的情况,患者的生存可能更多地依赖于脑部肿瘤的局部控制或进展性转移的全身控制。如果患者最终死于进行性的全身性疾病或继续出现新的脑转移,手术和放疗控制局部脑肿瘤的进展不会提高患者的生存率。脑转移瘤患者的中位生存期为3~6个月。

治疗的选择包括手术切除、WBRT、立体定向放疗(SRS)和全身化疗。手术切除是治疗单一大肿瘤的首选方法。对于手术可切除的单个病灶、良好的身体状态、可控或无颅外肿瘤的患者,脑转移瘤切除已成为一种标准的治疗选择。SRS使用多束辐合光束将单次高剂量辐射传递到离散的目标体积,通常用于最大直径为3 cm或更小的病灶。SRS的一个显著优势是能够治疗手术无法到达部位的肿瘤。30~40 Gy的WBRT(每日2~3 Gy)是治疗脑转移的标准疗法,有大量的文献支持其用于多发性转移。这种疗法能够根除微转移性疾病以延缓复发[118,119],常与手术切除或放射外科联合使用。它具有良好的耐受性,可有效治疗放射性敏感肿瘤,如小细胞肺癌或生殖细胞肿瘤的转移。关于WBRT最大的担忧是神经认知影响的风险,可以不同程度地损伤认知能力甚至引发痴呆。

如果病变大于3 cm,且患者有症状,我们选择手术治疗。如果患者的身体状况接受外科手术风险较大,患者可能会选择WBRT。病变小于3 cm的患者,如果无症状或病变位于深部区域,不能被切除,可以接受放疗。

传统的化学敏感类型的脑转移瘤包括乳腺癌、小细胞肺癌和生殖细胞肿瘤。在选择化疗方案时,主要考虑的是在特定肿瘤类型中使用已知有效的药物。许多实体肿瘤的研究性药物的临床试验明确排除了脑转移瘤患者。脑转移瘤通常被纳入混合肿瘤类型和既往化疗病史的人群中,使得脑转移瘤患者更难参加临床试验。如果放疗失败,患者会对化疗药物的治疗有更强的耐药性。如果在放疗期间和放疗后进行化疗,可能很难区分放疗和化疗的疗效。这些因素使得难以比较治疗方案和进行解释研究[120]。

针对特定的细胞内转导机制或细胞外受体开发了新的药物。由于其特异性,它们通常缺乏与标准细胞毒性化疗相关的副作用。如果治疗靶点对癌细胞的持续生存能力至关重要,那么该药物可以特别有效。在50%~60%的晚期黑色素瘤中发现的BRAF突变导致了强效和选择性抑制剂的开发。维美拉非尼和达非尼被美国FDA批准用于晚期黑色素瘤的治疗,并改变了黑色素瘤治疗,即使晚期、有症状、转移性疾病患者也有高反应率[121]。

针对特定细胞内转导机制或细胞外受体的新药已被开发出来。由于它们的特异性,往往没有与标准细胞毒性化疗相关的副作用。如果治疗靶点对癌细胞的持续生长至关重要,药物就会特别有效。在50%~60%的晚期黑素瘤患者中发现了BRAF突变,从而开发出了有效的选择性抑制剂。vemurafenib和dabrafenib已获美国FDA批准用于治疗晚期黑色素瘤,这些药物改变了黑色素瘤治疗现状,在晚期、进展性、转移性患者中都有很好的治疗效果。

最近,研究发现一些小分子血脑屏障渗透化疗可以控制全身和中枢神经系统疾病。根据最近的数据,有几类药物是值得提及的。奥西替尼是第三代EGFR抑制剂,用于治疗非小细胞肺癌(NSCLC),被证实对脑转移瘤有效。在一个病例报告中用药后完全缓解[122]。BLOOM研究进一步证明,160 mg/d剂量的奥西替尼治疗软脑膜疾病有效,中位OS为11.0个月,这种肿瘤表现的不良预后得到显著改善[123]。如前面所述,阿列替尼是一种ALK抑制剂,相对于上一代ALK抑制剂如克里唑替尼具有显著的中枢神经系统活性,被用作NSCLC脑转移瘤患者的一线药物[124]。最后,图卡替尼是一种选择性靶向乳腺癌中HER2的药物,联合使用曲妥珠单抗和卡培他滨,可提高脑转移瘤患者的生存率。其他类似的药物正在开发中,并可能革新脑转移瘤患者的治疗方法。

化疗对脑转移患者的应用面临着巨大的挑战。当务之急是发现能够克服肿瘤对标准化疗耐药性的新药物,无论是通过预先治疗的选择,还是通过从原发部位转移的肿瘤细胞克隆的固有化疗耐药性。患者生存期的改善导致了对脑转移患者的多模式治疗。

### ■ 癫痫控制

控制脑肿瘤患者的癫痫发作对改善患者的功能和生活质量具有重要意义。一般情况下,患者癫痫发作时才会使用抗癫痫药物,许多神经外科医生可能会在围手术期预防癫痫。不能很好地控制癫痫发作可能表明肿瘤进展或水肿恶化。也可能表明与抗感染药物相互作用导致抗癫痫药物疗效降低。在肿瘤进展的情况下,使用高效糖皮质激素(地塞米松)减轻脑水肿可能足以防止癫痫发作。通常有必要给予第二种抗癫痫药。地塞米松是一种肝细胞色素P450 3A4诱导剂,当剂量增加时,通常会导致血清中抗癫痫药物如苯妥英和卡马西平(也是酶诱导剂)的水平降低。在地塞米松减量过程中,患者也可能出现抗癫痫药物中毒的症状。当使用由细胞色素P450系统代谢的药物时,监测抗癫痫药物的血清水平是很重要的。高蛋白结合的抗癫痫药物可在不显著改变血清总水平的情况下,显著改变循环游离药物的水平。当服用这些药物的患者出现癫痫发作或出现毒性迹象时,有必要检查无血清苯妥英钠或丙戊酸钠水平。

尽管抗癫痫药物有很多选择,但控制癫痫发作还是很困难。在新一代的抗癫痫药物中,我们已经成功地使用了左乙拉西坦和拉科酰胺,它们很容易滴定,而没有显著的药物相互作用。苯巴比妥和氯硝西泮可用于癫痫发作的耐药病例。短期使用劳拉西泮可以帮助桥接抗癫痫治疗方案的变化。

### ■ 生活质量注意事项

为脑肿瘤患者提供有效的支持性治疗是至关重要的,可以改善他们自己和照顾者的功能状态和生活质量。这种治疗通常是劳动密集型的,往往超出了患者及其家属的能力。我们将社会工作和个案管理纳入患者治疗的早期阶段。他们可以提供干预措施,防止后期治疗"崩溃"。

在这一人群中,抑郁症的发病率很高,应尽早进行治疗。抑郁症的原因众多,包括肿瘤的直接影响、化疗和放疗的副作用、糖皮质激素的副作用,以及与独立性丧失和癌症诊断相关的问题。我们建议转入精神科治疗,以更好地解决这些问题。对疲劳和嗜睡的影响是大脑放疗的常见副作用,是一个令人担忧的问题。我们提倡使用哌醋甲酯等精神兴奋剂来治疗疲劳和认知副作用[58]。虽然理论上有人担心使用兴奋剂可能会加剧癫痫发作,但我们在实践中并未观察到这一点。

患者通常需要大剂量的激素来控制水肿,使用激素可能会引发急性和慢性毒性。激素引起高血糖,需要胰岛素滑动秤。患者在服用激素时经常变得激动和易怒,有极端的情绪波动,甚至变成精神病。小剂量的神经抑制剂可以有效地治疗这些副作用。临床医生的目标应将激素的使用减少到必要的最低剂量。患者通常可以耐受最初的激素停药,但地塞米松的剂量减少到4 mg/d以下时,通常会出现疲劳或神经功能恶化。可以通过极其缓慢的改变激素剂量来改善这种情况,每1~2周降低剂量1 mg甚至0.5 mg。精神兴奋剂有助于治疗难以避免的疲劳。除了逐渐减少激素使用并尽早开始物理治疗和康复外,对于激素引起的肌病没有有效的治疗方法。

## 提示

- 脑肿瘤患者最好采用多学科合作的方法进行治疗,包括神经肿瘤、放射和神经外科医生。不同脑肿瘤之间的神经病理和分子差异非常细小,但对治疗计划有重要的影响。由经验丰富的神经病理科医生进行审核以作出准确的诊断是至关重要的。
- 低级别胶质瘤有总体良好的自然史,对于它们的最佳治疗有一些平衡。在 MDACC,对于高危患者,安全的手术切除后依次进行放疗和化疗。对于低风险的患者,合理安排一段时间的密切监测。对于星形细胞瘤,选择替莫唑胺作为辅助治疗。对于少突胶质细胞瘤,最有力的证据支持使用 PCV,也可以使用替莫唑胺。
- 在胶质母细胞瘤中,*IDH* 突变和 *MGMT* 甲基化状态影响预后,需要对它们进行检测。胶质母细胞瘤的标准治疗包括最大的安全手术切除,然后同时放疗(4 Gy 按 1.8 Gy 分段)和替莫唑胺[整个放疗期间 75 mg/(m² · d)]。虽然研究已经使用了

放疗结束后,给予替莫唑胺辅助治疗 6 个月,考虑到胶质母细胞瘤致命的自然病史,我们通常继续治疗 1 年,或 12 个周期。累积暴露于烷基化剂会增加骨髓抑制的风险,应对患者密切监测。
- 治疗脑转移瘤的选择包括手术切除、WBRT、SRS 和全身化疗。手术切除主要考虑在手术可及的单一病变;单个病灶、良好的身体状态、可控或无颅外肿瘤的患者。软脑膜疾病多表现为隐匿性脑神经缺损、颅内压升高、神经根病、马鞍麻木和二便习惯的改变。诊断评估包括整个神经系统(大脑和脊柱)的 MRI,然后进行最多 3 次腰椎穿刺检查脑脊液参数,包括蛋白质、葡萄糖、细胞计数和细胞学检查。治疗通常包括对症状区域进行放射治疗,如果可能,选择可以渗透到中枢神经系统的药物进行全身化疗。对于某些症状轻微的患者,可以考虑通过 Ommaya 囊进行鞘内化疗。

# 第11篇　恶性黑色素瘤
## Michael A. Davies

第49章　恶性黑色素瘤

# 第 49 章　恶性黑色素瘤

Houssein Safa
Jane Mattei
Andrew J. Bishop
Emily Z. Keung
Sirisha Yadugiri
Michael A. Davies
Isabella C. Glitza Oliva

袁海花·译

## 要点

▶ 大部分的皮肤型黑色素瘤可以检测到 RAS - RAF - MAPK 信号通路的突变，主要影响 *BRAF*、*NRAS* 和 *NF1*。皮肤型和非皮肤型（如黏膜型、葡萄膜型）恶性黑色素瘤基因突变的发生率和突变类型截然不同。

▶ 手术是无区域淋巴结或远处转移的初治皮肤型恶性黑色素瘤的主要治疗手段。有区域转移高危因素的患者应当接受前哨淋巴结活检。有前哨淋巴结累及的患者，完整的淋巴结清扫切除目前已不是标准治疗方案，主要是基于近期的前瞻性研究结果显示，完整的淋巴结清扫切除对恶性黑色素瘤特异性生存期（MSS）无显著影响。针对临床证实具有区域淋巴结转移和一部分远处转移患者，手术仍然是多学科诊疗的重要组成部分。

▶ 辅助放疗（RT）可以减少区域转移患者的局部复发，但是并不能影响总生存期（OS）。放疗可以为远处转移患者带来姑息性获益。有关放疗的治疗决策应由多学科团队权衡治疗的潜在风险、获益后制定。

▶ 辅助的系统治疗可以减少局部转移患者的复发风险。虽然辅助免疫检查点抑制剂 CTLA - 4 抗体伊匹木单抗是第一个被批准的，但是 PD - 1 单抗抗体（纳武利尤单抗、帕博利珠单抗）的辅助治疗被证明更安全、更有效。辅助靶向治疗达拉非尼（BRAF 抑制剂）和曲美替尼（MEK 抑制剂）被批准用于Ⅲ期含有 *BRAF*$^{V600}$ 突变的恶性黑色素瘤。迄今，尚无比较辅助免疫治疗和辅助靶向治疗的前瞻性研究。新辅助治疗中免疫治疗联合靶向治疗的研究正在进行中。在评估风险、获益后制定。

▶ 恶性黑色素瘤的治疗在经历几十年没有进展之后，在过去的 10 年里，多种全身治疗被批准用于治疗Ⅳ期或Ⅲ期不可切除的患者，其中伊匹木单抗是第一个被批准的药物。后续的临床试验证实单药纳武利尤单抗或帕博利珠单抗与伊匹木单抗相比，有更好的安全性和有效率，因此单药纳武利尤单抗或帕博利珠单抗获批。伊匹木单抗和纳武利尤单抗的联合免疫治疗与伊匹木单抗相比，有更高的有效率，因此也获批用于临床恶性黑色素瘤治疗，但是联合方案较之单药相比，毒性也增加。针对 *BRAF*$^{V600}$ 突变的患者，三种不同的 BRAF 抑制剂和 MEK 抑制剂（达拉非尼＋曲美替尼、维莫非尼＋考比替尼、康奈非尼和比美替尼）靶向联合治疗，与单药 BRAF 抑制剂相比，因具有更好的优势而被获批。BRAF＋MEK 抑制剂的联合治疗尚无前瞻性临床试验相互比较或与免疫治疗比较的数据。肿瘤内注射溶瘤病毒 T - VEC 被批准用于不可切除的转移性病灶的局部注射。

恶性黑色素瘤是皮肤恶性肿瘤中侵袭性最强的肿瘤。虽然恶性黑色素瘤的发病率明显低于基底细胞癌和鳞状细胞癌（SCC），但其死亡率占所有皮肤恶性肿瘤相关死亡率的 75％。大部分早期恶性黑色素瘤患者经过适当的手术治疗后有非常好的预后。有局部和远处转移的患者既往预后都很差，主要是由于传统的药物治疗疗效差，特别是化疗。然而，由于我们对转移性黑色素瘤抗肿瘤免疫应答的分子驱动因子和关键调控因子有了更好的理解，因此转移性恶性黑色素瘤患者的治疗和预后得到了明显改善。

## 流行病学和风险因子

在美国，恶性黑色素瘤是男性第五大常见肿瘤，女性第六大常见肿瘤。2019 年，预估有 96 480 新发病例，超过 7 000 名患者死于恶性黑色素瘤[1]。在美国，从 2013 年到 2017 年，皮肤恶性黑色素瘤的年龄调整患病率是 22.7/100 000[2]。与几乎所有其他肿瘤呈下降趋势的患病率形成对比的是，黑色素瘤的年发生率持续上升 2％～3％，从 20 世纪 50 年代开始，年发生率增加超过 5 倍[3]。

有几个因素与罹患恶性黑色素瘤的风险增加相关(表 49-1)。基于流行病学研究的数据,其中许多因素都反映了黑色素瘤和紫外线辐射(UVR)暴露之间的强相关性[4]。与这种临床相关性一致,全外显子组测序研究表明,皮肤黑素瘤总体上比几乎所有其他实体肿瘤具有更高的体细胞突变率,且这些突变中的大多数具有 UVR 相关 DNA 损伤的分子特征[5]。有几种风险评估的工具已被开发用于鉴定高风险人群,包括可在线获得的恶性黑色素瘤风险评估工具(http://www.cancer.gov/melanomarisktool)。

**表 49-1 黑色素瘤相关的高危因素**

| 风险因素 | 特征 |
| --- | --- |
| 黑色素瘤既往个人史 | 发生第二个黑色素瘤的风险高 9 倍(与普通人群相比) |
| 黑色素瘤家族史 | 一级亲属有更高的风险,10%的黑色素瘤是家族性的(FAMMM 综合征和发育不良痣综合征) |
| 痣的总数量 | >50 个痣的相对风险是 5~17 倍 |
| 先天性痣 | 大的先天性痣(>20 cm)终身患病风险为 6% |
| 发育不良痣 | 与普通人群相比,发生黑色素瘤的风险高 3~20 倍 |
| 免疫抑制 | 长期免疫抑制剂的应用,HIV 感染和器官移植 |
| MC1R 异构体 | 与皮肤白皙、红头发和雀斑相关 |
| 紫外线照射 | 使用日光浴床,晒伤 |

注:FAMMM,家族性不典型多发性痣和黑色素瘤。

具有不规则边界、多种颜色、直径大于 5 mm 的发育不良(非典型)痣的患者罹患黑色素瘤的风险比普通人群高 3~20 倍[6]。虽然大多数黑色素瘤是散发的,但家族性非典型性多痣和黑色素瘤(FAMMM)综合征是一种常染色体显性疾病,其特征是在一个或多个一级或二级亲属中发生黑色素瘤,并存在大量获得性痣或非典型性痣。这种综合征与 CDKN2A 基因的种系突变相关,且罹患其他癌症的风险增加,特别是胰腺癌[7]。先天性痣也可能是黑色素瘤的先兆,较大的先天性痣(>20 cm)发展为黑色素瘤的风险增加[8]。

## 分类

皮肤黑色素瘤是黑色素瘤中最常见的,起源于皮肤黑素细胞。四种主要的类型是浅表扩散型、结节型、雀斑样痣型和肢端型。促结缔组织增生性黑色素瘤是一种不同的亚型,起源于长期暴露于阳光下的区域的皮肤黑色素细胞,其特征是高度侵袭性的局部生长,通常沿着神经生长。黑色素瘤也可以起源于其他部位的黑色素细胞,包括眼睛的葡萄膜(葡萄膜恶性黑色素瘤)和全身的黏膜(黏膜型恶性黑色素瘤)。尤为罕见的类型,包括原发性中枢神经系统黑色素瘤(起源于软脑膜的黑色素细胞)和软组织黑色素瘤(也称为透明细胞肉瘤,起源于软组织和真皮层)。虽然黑色素瘤的分型并不是独立预后因素,但是和不同的临床(表 49-2)和分子(表 49-3)特征相关[9]。

**表 49-2 黑色素瘤分型**

| 类型 | 发生率(%) | 部位 | 特征 |
| --- | --- | --- | --- |
| **皮肤** | | | |
| 表浅播散型 | 70 | 任何部位(男女均多见于上背部,女性多见于四肢) | 皮肤黑色素瘤最常见类型 |
| 结节型 | 15~30 | 任何部位(常见于躯干或下肢) | 表现为垂直型生长,非放射性生长 |
| 雀斑痣型 | 4~15 | 暴露在阳光下的位置(头、颈和手臂) | |
| 肢端雀斑型 | 2~8 | 手掌、脚掌和指甲面的下方 | 常见于非洲裔美国人和亚洲人 |
| 葡萄膜 | 罕见 | 葡萄膜(虹膜、睫状体和脉络膜) | 常见,通常是特有的,肝转移 |
| 黏膜型 | 罕见 | 黏膜表面(头颈部、呼吸道、胃肠道和泌尿生殖道) | 预后差,可能是由于诊断延迟,黏膜丰富的淋巴血管供应 |
| 促结缔组织增生型 | 罕见 | 长期暴露在阳光下,特别是头颈部 | 局部复发和沿着神经生长的高风险 |
| 原发 CNS 型 | 罕见 | 软脑膜 | |
| 软组织黑色素瘤(透明细胞肉瘤) | 罕见 | 软组织,皮肤真皮层 | 与 EWSR1 基因融合相关 |

**表 49-3 黑色素瘤分型中的致癌基因突变**

| 黑色素瘤分类 | 突变 BRAF(%) | NRAS(%) | KIT(%) | GNAQ/GNA11(%) |
| --- | --- | --- | --- | --- |
| 没有 CSD 的皮肤型 | 50 | 15~20 | 1~2 | — |
| 有 CSD 的皮肤型 | 5~30 | 10~15 | 2~17 | — |
| 肢端雀斑型 | 10~15 | 10~15 | 15~20 | — |
| 黏膜型 | 5 | 5~10 | 0~15 | — |
| 葡萄膜型 | — | — | — | 85 |

注:CSD,慢性晒伤。

## 分子生物学

皮肤黑色素瘤的特征是具有极高的体细胞突变率。第一个皮肤黑色素瘤的全基因组测序,在肿瘤组织中鉴定出了超过 33 000 个体细胞突变[10]。皮肤黑色素瘤中检测到的大部分体细胞突变,都是 UVR 引起的 DNA 损伤的经典基因。尽管存在着总体高背景突变率的挑战,但在大部分皮肤黑色素瘤中能检测到已确认的驱动基因。最近的研究广泛关注于鉴定信号通路组分的突变,下面就最常见的突变进行简要描述。

### ■ RAS-RAF-MEK-ERK 信号通路

RAS-RAF-MEK-ERK 通路促进细胞增殖和生长,在多种肿瘤中这个通路是激活状态。在几乎所有的皮肤黑色素瘤中可以检测到所有激活这条通路的基因事件[11]。最常见的是

BRAF 的点突变。RAS‐RAF‐MEK‐ERK 通路中 BRAF 基因编码丝氨酸‐苏氨酸激酶。45% 皮肤黑色素瘤中可以检测到 BRAF 基因的点突变，其中 95% 会导致 BRAF 蛋白第 600 位缬氨酸突变[12]，其中最常见的是突变为谷氨酸（BRAF$^{V600E}$，占 70%）或赖氨酸（BRAF$^{V600K}$，20%）。BRAF$^{V600}$ 突变可以增加激酶活性达 200 倍或更多，从而引起 RAS‐RAF‐MEK‐ERK 通路中下游成分的持续活化状态。BRAF$^{V600E}$ 突变也常在良性痣中检测到，这种现象支持 BRAF 突变的分子事件发生可能发生在黑色素瘤发展过程中很早期阶段的理论[13]。与此理论一致的是，BRAF 突变状态在原发病灶和转移灶中高度一致。5% 的皮肤黑色素瘤含有 BRAF 其他位点的突变（BRAF$^{NonV600}$）。这些突变对 BRAF 的催化活性具有不同的作用，但临床前的数据显示它们仍能激活 RAS‐RAF‐MEK‐ERK 通路[14]。皮肤黑色素瘤中含有非常罕见的 BRAF 易位突变[15]，可以产生可以激活 RAS‐RAF‐MEK‐ERK 通路的融合蛋白。

20% 的皮肤黑色素瘤中可以检测到 NRAS 突变[11]。这些突变绝大多数发生在热点区域，导致 Q61（80%）或 G12/13（20%）氨基酸的替换突变。与 BRAF$^{V600E}$ 相似，NRAS 突变体蛋白可以有效激活 RAS‐RAF‐MEK‐ERK 通路，在良性痣中经常被检测到。值得关注的是，NRAS 热点突变与 BRAF$^{V600E}$ 是相互排斥的，但是与 BRAF$^{NonV600}$ 突变经常同时存在[16]。而且，黑色素瘤也存在 RAS GTPase 家族中其他成员的罕见突变，包括 KRAS 和 HRAS（<2%）。15% 的黑色素瘤中可以检测到 RAS 的负向调控因子 NF4 的功能缺失突变，主要是不含有 NRAS 或 BRAF$^{V600}$ 突变的黑色素瘤。

### 皮肤黑色素瘤中的其他信号通路

PI3K‐AKT 通路是许多细胞过程的关键调节因子，包括增殖、生长、运动和代谢[17]。黑色素瘤中 NRAS 突变是第一个被证实可以激活 PI3K‐AKT 通路的基因事件，因为致癌的 RAS 突变除激活 RAS‐RAF‐MEK‐ERK 通路，也可以激活 PI3K‐AKT 通路，从而发生转化细胞的作用。PTEN 是脂质磷酸酶，通常抑制 PI3K‐AKT 通路活化，PTEN 的功能缺失导致 PI3K‐AKT 通路活化。高达 30% 的皮肤黑色素瘤中可以检测到 PTEN 的功能缺失突变和缺失突变[18,19]，黑色素瘤中 PTEN 缺失和 NRAS 突变相互排斥，但是 PTEN 缺失突变经常和肿瘤中 BRAF$^{V600}$ 突变同时存在。临床前模型实验已经显示 PTEN 缺失协同 BRAF$^{V600}$ 突变，可以促进黑色素瘤细胞转化、侵袭和转移，为上述的临床相关性提供了功能性试验的数据支持[20]。皮肤黑色素瘤中还可以检测到一些少见突变，包括 AKT1、AKT3 和 PIK3CA 的激活突变，这些突变通常发生在 BRAF$^{V600}$ 突变的肿瘤中[17]。

主要的细胞周期调控因子的改变在皮肤黑色素瘤中也是普遍存在[11,21]。CDKN2A 基因的胚系功能缺失突变在家族性黑色素瘤中是最常见的。CDKN2A 基因编码两个不同的蛋白，P14$^{ARF}$ 和 P16$^{INK4A}$。P16$^{INK4A}$ 通过结合到细胞周期蛋白依赖性激酶 4（CDK4）而调控细胞周期进程。在不含有 CDKN2A 突变的家族性黑色素瘤病例中最常见的胚系突变是编码

CDK4 基因的点突变，该突变改变了 CDK4 上与 P16$^{INK4A}$ 结合的位点，从而促进细胞周期进程。皮肤黑色素瘤中 CDKN2A 和 CDK4 最常见的基因改变是体细胞突变和拷贝数的改变。细胞周期蛋白 D1（Cyclin D1）和 CDK4 或 CDK6 结合形成蛋白复合物促进细胞周期进程，在黑色素瘤中 Cyclin D1 也可以是扩增的状态[23]。P14$^{ARF}$ 功能缺失通过增加 MDM2 活性而抑制 TP53 功能。另外，20% 的皮肤黑色素瘤中存在 TP53 突变[19]。

### 非皮肤黑色素瘤的分子特征

BRAF 激活突变在肢端雀斑型（15%）和黏膜型黑色素瘤中相对罕见，且在葡萄膜黑色素瘤中没有检测到该类突变[9]。然而在这些黑色素瘤亚型中，已经检测到了几个其他的常见致癌突变。

KIT 是 Ⅲ 型跨膜受体酪氨酸激酶，可以在和其配体干细胞因子结合后激活几个促生存的信号通路。相对于没有长期阳光暴晒损伤史的黑色素瘤（<5%），KIT 扩增和突变在肢端、黏膜和具有长期阳光暴晒损伤史的皮肤恶性黑色素瘤中较为常见（20%~30%）[24]。黑色素瘤中 KIT 基因最常见的突变是外显子 11 的 L576P（34%）和外显子 13 的 K642E（15%），总体而言，70% 的 KIT 突变发生在编码近膜区域的外显子 11 中[25]。KIT 基因外显子 11 的突变阻断了近膜区域的抑制功能，从而诱导了 KIT 和其相关通路的持续激活。

GNAQ 和 GNA11 基因编码 G 蛋白偶联受体的调节亚基，在葡萄膜黑色素瘤中是常见突变。改变这些基因的 Q209（外显子 5）和 R183（外显子 4）残基的热点突变是相互排斥的。总体而言，85% 的葡萄膜黑色素瘤中存在 GNAQ 或 GNA11 突变[26]。突变的 GNAQ/11 蛋白过度激活几个细胞信号通路，包括 RAS‐RAF‐MEK‐ERK 和 PI3K‐AKT。皮肤黑色素瘤中 GNAQ 和 GNA11 突变极其罕见（≤1%），但在蓝色痣和原发中枢神经系统黑色素瘤中均能检测到。

## 分期

患者在确诊黑色素瘤后，分期对于预后和治疗是非常重要的。AJCC 分期系统皮肤黑色素瘤第 8 版于 2018 年开始实施（表 49‐4 和表 49‐5）。在更新的分期系统中，临床局限期和区域转移的患者中，原发性肿瘤的 Breslow 厚度和溃疡是黑色素瘤特异性生存（MSS）的预测指标[27]。与第 7 版比较，原发肿瘤的有丝分裂比例不再被纳入 AJCC 第 8 版的 T 分期中。然而，在淋巴结阴性和淋巴结阳性的黑色素瘤中，有丝分裂比例升高和下降与 MSS 相关，且仍和所有厚度类型的肿瘤预后相关[27]。针对区域转移的分期，转移淋巴结数目是预后的最强预测因素，但肿瘤负荷（显微镜下或肉眼观）、受累的模式[区域淋巴结（RLN）、卫星、微卫星和移行转移]和原发性肿瘤特征（T 分期）都是预后因素[28]。在远处转移的患者中，分期分为 4 个亚组（M1a、M1b、M1c 和 M1d），反映了转移的部位。血清乳酸脱氢酶（LDH）水平仍是与治疗反应、无进展生存期（PFS）、MSS 和总生存期相关的重要临床因素[29‐32]，因此每个 M 分期亚类都被改为是否有 LDH 升高（0 表示未升高，1 表示升高）。

**表 49 - 4　黑色素瘤分期**

| T 分期 | 原发性肿瘤 Breslow 厚度(mm) | 溃疡状态 |
|---|---|---|
| Tis | N/A | 原位黑色素瘤 |
| T1 | <0.8<br><0.8<br>0.8~1.0 | a：无溃疡<br>b：有溃疡<br>c：无溃疡 |
| T2 | >1.0~2.0 | a：无溃疡<br>b：有溃疡 |
| T3 | >2.0~4.0 | a：无溃疡<br>b：有溃疡 |
| T4 | >4.0 | a：无溃疡<br>b：有溃疡 |
| **N 分期** | **肿瘤累及的区域淋巴结($n$)** | **移行、卫星和/或微卫星转移** |
| N0 | 未检测到区域淋巴结转移 | N/A |
| N1<br>N1a<br>N1b<br>N1c | <br>1 个临床隐匿性转移(如 SLNB)<br>1 个临床显性转移<br>无区域淋巴结转移 | <br>无<br>无<br>有 |
| N2<br>N2a<br>N2b<br>N2c | <br>2~3 个临床隐匿性转移(如 SLNB)<br>2~3 个,至少 1 个是临床显性转移<br>1 个淋巴结隐性或显性转移 | <br>无<br>无<br>有 |
| N3<br>N3a<br>N3b<br>N3c | <br>≥4 个临床隐匿性转移(如 SLNB)<br>≥4 个,至少 1 个是临床显性转移<br>≥2 个临床隐匿性或临床显性转移,或淋巴结融合 | <br>无<br>无<br>有 |
| **M 分期** | **远处转移部位** | **血清 LDH 水平** |
| M0 | 无远处转移证据 | N/A |
| M1a<br>M1a$^0$<br>M1a$^1$ | 远处皮肤、软组织包括肌肉,和/或无区域淋巴结转移 | <br>没有升高<br>升高 |
| M1b<br>M1b$^0$<br>M1b$^1$ | 远处转移到肺,有或无 M1a 部位的转移 | <br>没有升高<br>升高 |
| M1c<br>M1c$^0$<br>M1c$^1$ | 非 CNS 的内脏远处转移,有或无 M1a~b 部位的转移 | <br>没有升高<br>升高 |
| M1d<br>M1d$^0$<br>M1d$^1$ | CNS 远处转移,有或无 M1a~c 部位的转移 | <br>没有升高<br>升高 |

注：CNS,中枢神经系统;LDH,乳酸脱氢酶;N/A,不适用;SLNB,前哨淋巴结活检。
经许可引自 the American College of Surgeons, Chicago, Illinols。原始信息来源是 AJCC 癌症分期系统(2020)。

**表 49 - 5a　皮肤黑色素瘤分期**

| 临床分期 | | | | 病理分期 | | | |
|---|---|---|---|---|---|---|---|
| | T | N | M | | T | N | M |
| 0 | Tis | N0 | M0 | 0 | Tis | N0 | M0 |
| ⅠA | T1a | N0 | M0 | ⅠA | T1a | N0 | M0 |
| ⅠB | T1b | N0 | M0 | | T1b | N0 | M0 |
| | T2a | N0 | M0 | ⅠB | T2a | N0 | M0 |

| 临床分期 | | | | 病理分期 | | | |
|---|---|---|---|---|---|---|---|
| | T | N | M | | T | N | M |
| ⅡA | T2b | N0 | M0 | ⅡA | T2b | N0 | M0 |
| | T3a | N0 | M0 | | T3a | N0 | M0 |
| ⅡB | T3b | N0 | M0 | ⅡB | T3b | N0 | M0 |
| | T4a | N0 | M0 | | T4a | N0 | M0 |
| ⅡC | T4b | N0 | M0 | ⅡC | T4b | N0 | M0 |
| Ⅲ | 任何 T,Tis | ≥N1 | M0 | ⅢA | T1a/b~T2a | N1a 或 N2a | M0 |
| | | | | ⅢB | T0 | N1b 或 N1c | M0 |
| | | | | | T1a/b~T2a | N1b/c 或 N2b | M0 |
| | | | | | T2b/T3a | N1a~N2b | M0 |
| | | | | ⅢC | T0 | N2b,N2c,N3b 或 N3c | M0 |
| | | | | | T1a~T3a | N2c 或 N3a/b/c | M0 |
| | | | | | T3b/T4a | 任何 N≥N1 | M0 |
| | | | | | T4b | N1a~N2c | M0 |
| | | | | ⅢD | T4b | N3a/b/c | M0 |
| Ⅳ | 任何 T | 任何 N | M1 | Ⅳ | 任何 T,Tis | 任何 N | M1 |

**表 49-5b　Ⅲ期皮肤黑色素瘤病理预后分组**

| N 分期 | 肿瘤累及的区域淋巴结(n) | 移行、卫星和/或微卫星转移 | T 分期 | | | | | | | | |
|---|---|---|---|---|---|---|---|---|---|---|---|
| | | | T0 没有原发性肿瘤的证据 | T1a <0.8 mm, 无溃疡 | T1b <0.8 mm(有溃疡),或 0.8~1.0 mm(有或无溃疡) | T2a >1.0~2.0 mm, 无溃疡 | T2b >1.0~2.0 mm, 有溃疡 | T3a >2.0~4.0 mm, 无溃疡 | T3b >2.0~4.0 mm, 有溃疡 | T4a >4.0 mm, 无溃疡 | T4b >4.0 mm, 有溃疡 |
| N0 | 未检测到区域淋巴结转移 | 否 | — | ⅠA | ⅠA | ⅠB | ⅡA | ⅡA | ⅡB | ⅡB | ⅡC |
| N1a | 1个临床隐匿性转移(如 SLN 活检) | 否 | — | ⅢA | ⅢA | ⅢA | ⅢB | ⅢB | ⅢC | ⅢC | ⅢC |
| N1b | 1个临床检测到的淋巴结转移 | 否 | ⅢB | ⅢB | ⅢB | ⅢB | ⅢB | ⅢB | ⅢC | ⅢC | ⅢC |
| N1c | 无区域淋巴结转移 | 是 | ⅢB | ⅢB | ⅢB | ⅢB | ⅢB | ⅢB | ⅢC | ⅢC | ⅢC |
| N2a | 2 或 3 个临床隐匿性转移(如 SLN 活检) | 否 | — | ⅢA | ⅢA | ⅢB | ⅢB | ⅢB | ⅢC | ⅢC | ⅢC |
| N2b | 2 或 3 个,其中至少 1 个临床检测到的淋巴结转移 | 否 | ⅢC | ⅢB | ⅢB | ⅢB | ⅢC | ⅢC | ⅢC | ⅢC | ⅢC |
| N2c | 1 个临床隐匿性或检测到的淋巴结 | 是 | ⅢC | ⅢC | ⅢC | ⅢC | ⅢC | ⅢC | ⅢC | ⅢC | ⅢC |
| N3a | ≥4 个临床隐匿性转移(如 SLN 活检) | 否 | — | ⅢC | ⅢC | ⅢC | ⅢC | ⅢC | ⅢC | ⅢC | ⅢD |
| N3b | ≥4 个,其中至少 1 个临床检测到的淋巴结转移,或融合成团 | 否 | ⅢC | ⅢC | ⅢC | ⅢC | ⅢC | ⅢC | ⅢC | ⅢC | ⅢD |
| N3c | ≥2 个临床隐匿性或临床可检测到的淋巴结转移和/或融合成团 | 是 | ⅢC | ⅢC | ⅢC | ⅢC | ⅢC | ⅢC | ⅢC | ⅢC | ⅢD |

注:T0,无原发性肿瘤的证据(如原发部位未知的或完全退缩的黑色素瘤);Tis,原位黑色素瘤,除外:T1 分期的黑色素瘤不需要病理 N 分期,用 cN。

数据引自 Edge SB, Byrd DR, Byrd DR, et al:AJCC Cancer Staging Manual, 8th ed. New York, NY:Springer;2017.

## 手术治疗

原发性皮肤黑色素瘤和临床 RLN 阴性的患者,手术治疗是临床初始治疗的主要手段。在充分评估以下两方面后进行手术是有用的:① 原发性肿瘤的广泛切除;② 区域淋巴结清扫的方法。在根治性手术前,需鉴定其他部位同时发生的皮肤可疑恶性肿瘤、区域转移和远处转移,这些结果可能会改变治疗方案。

根据原发肿瘤的厚度(Breslow 厚度)选择推荐的安全切除边缘,通过黑色素瘤活检部位的边界或残留完整病灶的测量确定。广泛切除包括皮下组织直至肌筋膜水平,但一般不包括肌筋膜。推荐的安全切除边缘汇总在表 49-6。

**表 49-6 推荐的局部切除手术边缘**

| 原发肿瘤厚度(mm) | 切缘(cm) |
| --- | --- |
| 原位 | 0.5~1 |
| ≤1.0 | 1.0 |
| 1.0~2.0 | 1.0~2.0 |
| >2.0 | 2.0 |

RLN 分期的手术方案受 Breslow 厚度、其他肿瘤因素和患者因素的影响,包括有无溃疡或高有丝分裂率。淋巴结定位和前哨淋巴结活检(SLNB)技术的基础是观察到皮肤的部分区域通过传入淋巴系统引流到 RLN,黑色素瘤最常见的转移部位是 RLN 引流区域。另外,由于大部分 RLN 转移在临床上是隐匿性的,SLNB 技术是用于识别和选择性切除最有可能包含隐匿性转移的 RLN,被称为前哨淋巴 SLN[34]。总体而言,临床区域淋巴结阴性的患者,RLN 转移的风险范围,从原发性肿瘤非常薄的患者的<1%,到原发性肿瘤较厚、有溃疡的患者约 50%。美国临床肿瘤学会(American Society of Clinical Oncology)和外科肿瘤学会(Society of Surgical Oncology)临床实践指南推荐,与患者充分讨论与 SLNB 相关的潜在获益和风险后,应考虑对 T1b 期黑色素瘤患者进行 SLNB[35]。由于 T1a 期黑色素瘤镜下区域转移的总体风险很低(<5%),因此 T1a 期黑色素瘤不推荐常规 SLNB[36,37]。术前或术中淋巴结显像被推荐用于识别出 RLN 引流区域和定位前哨淋巴结,双模态方法(如在美国,异硫芬蓝染料和锝 99 硫胶体)和手持式 γ 探头被用于术中淋巴结显像[34,38]。术后,进行增强的组织学分析,通常是逐层切片和免疫组化分析,与许多其他实体瘤不同的是,很少使用术中冰冻切片评估。

SLN 病理状态是 DFS(无疾病生存)和 MSS 重要的独立预后因素[39,40]。多中心选择性淋巴结清扫试验 I(MSLT-I)是一项前瞻性、随机临床试验,比较了广泛切除+SLNB[对于 SLNB 阳性患者行完全性淋巴结清扫(CLND)]与广泛切除+淋巴结观察(对于发生淋巴结复发的患者,随后行治疗性淋巴结清扫术),试验证实了 SLNB 在早期黑色素瘤患者中有较强

的预后意义,但是并不能显示出 OS 获益。尽管如此,所有淋巴结阳性患者的亚组分析中,确实显示 SLNB 阳性患者接受 CLND 与淋巴结观察随后出现区域淋巴结复发的患者相比,有生存获益[40]。因此,直至目前,CLND(也称为完整淋巴结切除术或早期治疗性淋巴结切除术)一直是 SLNB 阳性患者的标准治疗。然而,CLND 存在重要的风险,包括伤口感染、伤口裂开和淋巴水肿。此外,由于只有 10%~20% 的 SLN 阳性患者在 CLND 时有肿瘤累及的非 SLN[41,42],在 MSLT-I 亚组患者中,单独的 SLNB 可能足以带来生存获益。因此,两个多中心随机对照试验,德国皮肤肿瘤协作组-选择性淋巴结清扫试验(DeCOG-SLT)和 MSLT-II 比较了 SLNB 阳性的患者接受即刻 CLND 和淋巴结随访观察[41,43]。虽然 CLND 提供了预后信息,并且与改善区域控制相关,但两项研究均表明,与淋巴结观察相比,CLND 并未改善 MSS。此外,CLND 和增加淋巴水肿相关。这些结果正在改变临床实践,接受 CLND 的 SLN 阳性患者明显减少。尽管如此,我们必须认识到,MSLT-II 试验中的淋巴结观察组要求密切随访,前 2 年期间每 4 个月进行 1 次体格检查和淋巴结引流区域超声检查,之后 3 年期间每 6 个月进行 1 次,之后每年进行 1 次。目前的 NCCN 指南推荐对 SLN 阳性黑色素瘤患者进行体格检查和淋巴结区域超声监测,或者考虑进行 CLND[44]。

对于体检或影像学检查怀疑区域淋巴结转移的患者,推荐行粗针穿刺或细针穿刺活检[44]。对于无远处转移,区域淋巴结转移可切除的患者,治疗仍然是局部切除(推荐的切缘汇总在表 49-6)和治疗性淋巴结切除。对于没有远处转移,存在临床可切除的卫星转移或移行转移的病变,治疗方案包括切缘清晰的切除术(有或无 SLNB)、病灶内溶瘤病毒(TVEC)(见 TVEC 部分)或全身治疗。辅助治疗(见辅助系统治疗和辅助放疗部分)可以考虑,并应在多学科模式下讨论。对于有较大区域淋巴结转移的患者,应考虑进行新辅助治疗的临床试验(见新辅助全身治疗部分),在肿瘤缩小的情况下将有利于手术切除,并可能改善局部疾病控制和 MSS。此外,新辅助治疗的疗效可以在术前评估肿瘤反应、术后对切除的肿瘤组织的病理学评估,从而制定个体化的辅助治疗方案[45]。

孤立性远处转移病灶的手术可能很少被考虑,除非在经过多学科讨论仔细选择的患者中可考虑手术。例如,为了缓解症状(出血或梗阻性小肠转移),在全身治疗总体反应好转的情况下切除残留病灶,或者作为临床方案的一部分。

## 辅助放疗

### ■ 原发性肿瘤部位的放疗

手术后原发性肿瘤部位的复发罕见,皮肤黑色素瘤的原位复发少于 5%[46]。然而,某些组织病理学特征预示着较高的局部复发风险,在这种情况下,放疗可用于降低风险。特别是促结缔组织增生性黑色素瘤单独手术后的局部复发率为

20%～50%[46-50]。回顾性报道显示接受术后放疗可以降低局部复发率（17%～19%）[51,52]。因此，促结缔组织增生性黑色素瘤术后应该行辅助放疗。增加局部复发风险相关的其他风险因素包括肿瘤 Breslow 厚度≥4 mm[53-56]、卫星现象[57,58]和溃疡[46,59,60]。原发性肿瘤位于头颈部区域也和复发风险增高相关，可能是因为在许多病例中，扩大切除受关键的正常解剖结构的限制[53,60-62]。对于局部复发风险较高的患者，尤其是局部复发的挽救性手术具有不可接受的致残性时，应考虑辅助放疗。

### ■ 淋巴结区域的放疗

与原发部位复发风险相似的是，一些病理特征也会使清扫的淋巴结区域复发风险增高。包膜外侵犯（ECE）是最重要的预后因素之一。回顾性研究显示 ECE 患者局部复发率为 24%～63%，无 ECE 的患者局部复发率低于 9%[63-66]。其他和区域复发风险增高相关的病理特征包括受累淋巴结的数量较高（≥4 个淋巴结和<4 个淋巴结的局部复发率分别是 46%～53%和 14%～25%）和淋巴结体积增大（≥3 cm 和<3 cm 的局部复发率分别是 42%和 24%）[64,65]。另外，和局部原位复发风险增高相似的数据是，头颈部淋巴结受累的区域复发风险高于其他部位（颈部 33%～43%，腋窝 9%～28%，腹股沟 13%～23%）[64]。

这些回顾性研究和单臂的临床试验促使澳大利亚和新西兰黑色素瘤试验组（ANZMTG）和跨塔斯曼肿瘤放射治疗组（TROG）开展了一项在 250 例高危患者中开展的评估辅助放疗作用的随机研究[67]。该项研究纳入了可触及淋巴结受累的患者，且具有淋巴结区域高复发风险因素的患者，主要基于以下：受累淋巴结的数量（≥1 个腮腺淋巴结，≥2 个颈部或腋下淋巴结，或≥3 个腹股沟淋巴结）、淋巴结大小（颈部淋巴结≥3 cm，或腋下或腹股沟淋巴结≥4 cm）或 ECE。中位随访期 40 个月时，辅助放疗明显降低局部复发风险（辅助放疗 19%，未接受辅助放疗 31%，*HR* 0.56，95% *CI* 0.32～0.98，*P*=0.04）。Henderson 及其同事[68]后续的更新数据证实了这一观察结果。虽然这些数据显示出辅助放疗在局部或区域复发的获益，但是对远处转移或 OS 没有明显影响。随着有效的辅助全身治疗的发展，辅助放疗的作用也不明确，而在本研究开展时，这些全身治疗方法在该项研究开展时还没有。因此，有局部转移的患者中，辅助放疗的应用需要将其相关风险和获益进行多学科讨论。

## 辅助系统治疗

### ■ 干扰素辅助治疗

早期关于转移性黑色素瘤患者中 IFN-α-2b 治疗有效的报道，促使了该药在根治性手术后进行辅助治疗研究的开展。ECOG 1684 研究显示高剂量干扰素（HDI）组与观察组相比，在无复发生存期（RFS）具有统计学意义的明显改善（1.72 年 *vs* 0.98 年，*P*=0.0023）。虽然在 1995 年时 HDI 就被美国 FDA 批准使用，但是在更长时间的随访后发现，OS 并没有明显的影响[69,70]。与标准 HDI 相比，聚乙二醇化 IFN 可增加药物在体内的半衰期，降低给药频率，并减轻部分相关毒性。欧洲癌症研究和治疗组织（EORTC）C 18991 Ⅲ期临床试验将患者随机分配到接受聚乙二醇干扰素（PEG-IFN）治疗 5 年组和观察组[71]。PEG-IFN 治疗改善了无复发生存（RFS 34.8 个月 *vs* 25.6 个月，*P*=0.01），最终于 2011 年被美国 FDA 批准用于临床。但是，PEG-IFN 并没有明显影响至远处转移时间或 OS[72]。由于缺乏 OS 获益且具有严重毒性，HDI 和 PEG-IFN 均未被广泛应用，也未被用于辅助免疫检查点抑制剂和靶向治疗注册临床试验的对照组。HDI 和 PEG-IFN 作为黑色素瘤患者的辅助治疗已被终止。

### ■ 伊匹木单抗辅助治疗

细胞毒性 T 淋巴细胞抗原 4（CTLA-4）是一种抑制性免疫检查点分子，表达于活化的 T 细胞和调节性 T 细胞表面[73]。伊匹木单抗（ipilimumab）是一种全人源的抗 CTLA-4 的免疫球蛋白（Ig）G1，可以结合到 T 细胞，增强抗肿瘤免疫性[74]。伊匹木单抗于 2011 年被批准用于治疗Ⅳ期黑色素瘤患者，2015 年被监管批准用于高危切除的Ⅲ期黑色素瘤患者的辅助治疗（表 49-7），基于双盲、Ⅲ期 EORTC 18071 试验的结果，该试验纳入的是接受过 CLND 但未接受过辅助放疗的、按照 AJCC 第 7 版分期的Ⅲ期黑色素瘤患者，共有 951 名患者按照 1∶1 随机分组，分别接受伊匹木单抗（10 mg/kg）（*n*=475）或安慰剂（*n*=476），每 3 周静脉注射，共 4 个周期，随后每 3 个月静脉注射，直至 3 年。值得注意的是，该项试验中伊匹木单抗的剂量是批准用于Ⅳ期黑色素瘤的剂量[75]，该试验显示伊匹木单抗较之安慰剂的辅助治疗明显改善 RFS、无远处转移生存期（DMFS）和 OS。然而，伊匹木单抗辅助治疗导致的 3 级或 4 级不良事件（AE）占 54%，包括 5 个治疗相关性死亡事件。E1609 试验是多中心的Ⅲ期临床试验，比较了不同剂量的伊匹木单抗（高剂量 10 mg/kg 和低剂量 3 mg/kg）与 HDI 治疗[76]。有趣的是，与 HDI 相比，低剂量伊匹木单抗（3 mg/kg）明显改善 OS（*HR* 0.78，95.6%重复 *CI* 0.61～0.99，*P*=0.044）和 RFS（*HR* 0.85，99.4% *CI* 0.66～1.09，*P*=0.065），而高剂量伊匹木单抗（10 mg/kg）并没有改善。此外，接受伊匹木单抗 10 mg/kg 组近 60%的患者出现了毒性反应。因此，尽管伊匹木单抗 10 mg/kg 已被批准用于Ⅲ期黑色素瘤患者的辅助治疗，但由于对其毒性和费用的考虑通常限制了其使用，尤其是在更安全的替代药物出现的情况下。

### ■ 纳武利尤单抗辅助治疗

PD-1 是表达于活化的 T 细胞表面的另一种重要的免疫检查点受体。PD-1 有两个已知的配体，PD-L1（B7-H1）和 PD-L2（B7-DC）。PD-1 和 PD-L1 相互作用可抑制 T 细胞的增殖和活化，并诱导抗原特异性 T 细胞的凋亡，以预防副损伤和自身免疫性疾病。PD-1-PD-L1 通路被肿瘤细胞抑制从而抑制抗肿瘤的免疫作用[77]。因此，阻断 PD-1 和 PD-L1 的相互作用已经被研究作为一种癌症的治疗方法。

**表 49-7 黑色素瘤被批准的辅助治疗**

| 药物（美国FDA批准） | 试验分期；入组患者总数 | 设计 | 方案和随访 | OS | RFS | DMFS |
|---|---|---|---|---|---|---|
| 伊匹木单抗（2015） | EORTC 18071[75]；$n=951$；ⅢA、ⅢB或ⅢC期 | Ⅲ期、双盲、随机 | A组：伊匹木单抗10 mg/kg<br>B组：安慰剂，每3周静脉注射，4个周期，然后每3个月直至3年<br>随访：6.9年 | 65.4% vs 54.4%（伊匹木单抗 vs 安慰剂）,$P=0.001$<br>HR 0.73,95% CI 0.60～0.89,$P=0.002$ | 40.8% vs 30.3%（伊匹木单抗 vs 安慰剂）,$P<0.001$<br>HR 0.75,95% CI 0.63～0.88,$P<0.001$ | 48.3% vs 38.9%（伊匹木单抗 vs 安慰剂）,$P=0.002$<br>HR 0.76,95% CI 0.64～0.90,$P=0.002$ |
| 纳武利尤单抗（2017） | CheckMate 238[78]（updated）；$n=906$；ⅢB、ⅢC或Ⅳ期 | Ⅲ期、双盲、随机 | A组：纳武利尤单抗3 mg/kg，每2周<br>B组：伊匹木单抗10 mg/kg 每3周静脉注射，4个周期，然后每12周，治疗时间≤1年<br>随访：3年 | 尚未报道 | 45% vs 58%（纳武利尤单抗 vs 伊匹木单抗）；HR 0.68,95% CI 0.56～0.82,$P<0.0001$<br>**PD-L1<5%**：HR 0.73,95% CI 0.58～0.92<br>**PD-L1<5%**：HR 0.57,95% CI 0.39～0.83<br>**BRAF 突变**：HR 0.84,95% CI 0.58～1.20<br>**BRAF 野生型**：HR 0.75,95% CI 0.53～1.07 | 纳武利尤单抗 vs 伊匹木单抗<br>HR 0.78,95% CI 0.62～0.99 |
| 帕博利珠单抗（2019） | KEYNOTE-054[79]；$n=1019$；ⅢA、ⅢB或ⅢC期 | Ⅲ期、双盲、随机 | A组：帕博利珠单抗200 mg，每2周<br>B组：安慰剂<br>治疗时间≤1年<br>随访：18个月 | 尚未报道 | 帕博利珠单抗有更长的PFS：HR 0.57,98.4% CI 0.43～0.74,$P=0.001$<br>71.4%（95% CI 66.8～75.4）vs 53.2%（95% CI 47.9～58.2）<br>（帕博利珠单抗 vs 安慰剂）<br>**PD-L1+**：HR 0.54,95% CI 0.42～0.69,$P<0.001$<br>**PD-L1-**：HR 0.47,95% CI 0.26～0.85,$P=0.01$ | |
| 达拉非尼+曲美替尼（2014年）[112] | COMBI-AD[80]；$n=870$；ⅢA、ⅢB或ⅢC期 | Ⅲ期、双盲、随机 | A组：达拉非尼150 mg（每日2次）+曲美替尼2 mg（每日1次）（TT）<br>B组：安慰剂<br>治疗时间≤1年<br>随访：48个月（15～48个月） | 3年 OS：86% vs 77%（TT vs 安慰剂）<br>HR 0.57,95% CI 0.42～0.79；$P=0.000019$ | 3年 RFS：58% vs 39%（TT vs 安慰剂）<br>HR 0.47,95% CI 0.39～0.58,$P<0.001$<br>4年 RFS：54% vs 38%（TT vs 安慰剂） | |

纳武利尤单抗（PD-1单抗）于2014年被批准用于Ⅳ期黑色素瘤，基于CheckMate 238试验的结果，于2017年被监管批准用于Ⅲ期黑色素瘤辅助治疗（表49-7）。这是一个双盲、Ⅲ期、随机对照试验，入组患者为AJCC分期为ⅢB、ⅢC期的可切除患者或Ⅳ期患者，接受纳武利尤单抗3 mg/kg（每2周）（$n=453$）或伊匹木单抗10 mg/kg（每3周方案，4周期，序贯每12周方案），治疗时间最长为1年。纳武利尤单抗较伊匹木单抗明显改善RFS（HR针对疾病复发或死亡，0.65,97.56% CI 0.51～0.83,$P<0.001$）。在PD-L1高表达和低表达患者中均能看到差异。重要的是，纳武利尤单抗辅助治疗较之伊匹木单抗更安全，有更低的3级或4级AE发生率（14.4% vs 45.9%），更低的因毒性反应中断治疗率（9.7% vs 42.6%），未发生因毒性反应死亡病例（伊匹木单抗2例）[78]。

### 帕博利珠单抗辅助治疗

基于EORTC1325/KEYNOTE-054Ⅲ期临床试验结果[79]（表49-7），帕博利珠单抗（PD-1单抗）（2014年被批准用于Ⅳ期黑色素瘤）于2019年被批准用于Ⅲ期黑色素瘤患者的辅助治疗。接受CLND治疗的ⅢA、ⅢB或ⅢC期（AJCC第7版）黑色素瘤患者（$n=1019$）按照1:1随机接受每3周帕博利珠单抗200 mg静脉注射（$n=514$）或安慰剂（$n=505$）治疗至1年。无论PD-L1的表达状态，帕博利珠单抗较之安慰剂明显改善RFS（HR 0.57,98.4% CI 0.43～0.74,$P=0.001$）。帕博利珠单抗的3级或更高级别的AE发生率为14.7%，和纳武利尤单抗辅助治疗观察到的数据相似。任何级别的免疫相关不良事件（irAE）率为37.3%，最常见的是内分泌紊乱，包括甲状腺功能减低（14.3%）、甲状腺功能亢进（10.2%）和甲状腺炎（3.1%）。帕博利珠单抗治疗组一例治疗相关性死亡是死于心肌炎。值得注意的是,由于 CheckMate 238 和 KEYNOTE-054 研究在患者人群和对照组均有差异,纳武利尤单抗和帕博利珠单抗辅助治疗的有意义的跨试验比较,尽管不是不可能,但还是具有挑战性的。

### 达拉非尼和曲美替尼辅助治疗

正如上述,50% 的皮肤黑色素瘤中检测到 $BRAF^{V600}$ 突变。多种 $BRAF$ 和 $MEK$ 抑制剂联合的靶向治疗方案已经被批准用于 Ⅳ 期含有 $BRAF$ 突变的黑色素瘤患者治疗,将在后续进行讨论。在这些方案中,只有达拉非尼和曲美替尼也被美国 FDA 批准用于 $BRAF$ 突变的 Ⅲ 期黑色素瘤患者(表 49-7)。2018 年批准的该适应证是基于 COMBI-AD 试验的结果,COMBI-AD 试验是双盲、Ⅲ 期试验,870 名 Ⅲ A、Ⅲ B、r Ⅲ C (AJCC 第 7 版)含有 $BRAF^{V600E/K}$ 接受了 CLND 的患者随机接受达拉非尼(150 mg,每日 2 次)和曲美替尼(2 mg,每日一次)或者安慰剂治疗,直到 1 年[80]。达拉非尼和曲美替尼较之安慰剂治疗改善 RFS($HR$ 0.47,$P<0.001$)和 DMFS($HR$ 0.51,$P<0.001$)[81]。中位随访期 60 个月的近期分析显示达拉非尼和曲美替尼组尚未达到中位 RFS(未达到,95% $CI$ 47.9 个月~未达到),安慰剂组中位 RFS 是 16.6 个月(95% $CI$ 12.7~22.1)[82]。4 年和 5 年 RFS 率,达拉非尼和曲美替尼组是 55%(95% $CI$ 50%~60%)和 52%(95% $CI$ 48%~58%),安慰剂组是 38%(95% $CI$ 34%~43%)和 36%(95% $CI$ 32%~41%)。

达拉非尼和曲美替尼较之安慰剂,其 3 级或 4 级毒性反应发生率更高(41% $vs$ 14%),因毒性相关治疗中断更高(26% $vs$ 3%)。虽然靶向治疗的毒性发生率似乎高于 PD-1 单抗,但毒性反应几乎总是在停止治疗后缓解,但免疫治疗的毒性有时持续时间较长。

### 辅助化疗

尽管辅助化疗未被批准用于皮肤黑色素瘤,仍有证据支持黏膜黑色素瘤患者可获益。随机三组 Ⅱ 期临床试验,将 189 名经手术切除的黏膜黑色素瘤患者(临床局限或区域转移的)随机分组,分别接受观察、HDI(1 年)或化疗(顺铂 25 mg/m² d1~3 和替莫唑胺 200 mg/m² d1~5,3 周方案,6 个周期)[83]。顺铂联合替莫唑胺的辅助化疗较之 HDI 和观察组明显改善 RFS 和 OS。HDI 较之观察组也可改善 RFS 和 OS。但是,发热和乏力的毒性反应更常见于 HDI 组,厌食、恶心和呕吐更常见于化疗组。

# 新辅助治疗

迄今临床 Ⅲ 期黑色素瘤患者的标准治疗是手术,后续考虑辅助全身治疗(PD-1 单抗或靶向治疗)和/或可能的辅助放疗。尽管如此,最近的几个研究已经显示出先行新辅助系统治疗后行手术的可行性和潜在获益。新辅助治疗方案在减少手术并发症方面具有潜在益处,是由于新辅助治疗可缩小肿瘤,基于病理缓解评估的个体化辅助治疗,通过收集和分析生物样本促进对治疗耐药的更深入理解治疗耐药[19]。黑色

素瘤的新辅助治疗目前仍处于研究阶段,但这一治疗策略已成为其他肿瘤药物获得批准的途径。

### 新辅助免疫治疗

研究者评估了 27 例可切除的 Ⅲ B/C 期或 Ⅳ 期黑色素瘤患者中根治性手术前单剂量帕博利珠单抗新辅助治疗的效果。所有患者均经历了手术,然后接受辅助帕博利珠单抗 1 年。27 例患者中有 8 例(30%)达到完全病理缓解(pCR)或接近完全病理缓解(接近 pCR),在术后 25 个月的中位随访期,所有患者均无复发。2 年 DFS 率和 OS 率分别为 63% 和 93%。治疗的耐受性良好,未有增加术后并发症的报道[84]。

Ⅱ 期临床试验(OpACIN-neo trial)进行了纳武利尤单抗和伊匹木单抗新辅助免疫联合治疗的研究,主要是评估三种不同剂量方案[85,86]。Ⅲ 期可切除的黑色素瘤($n=86$)随机分组到两周期伊匹木单抗 3 mg/kg 和纳武利尤单抗 1 mg/kg,每 3 周一次(A 组),2 个周期伊匹木单抗 1 mg/kg 和纳武利尤单抗 3 mg/kg,每 3 周一次(B 组),或 2 个周期伊匹木单抗 3 mg/kg,每 3 周一次,续贯 2 个周期纳武利尤单抗 3 mg/kg,每 2 周一次(C 组)。A、B、C 三组的 pCR 率分别是 80%、77% 和 65%,且在中位随访超过 8 个月时,pCR 患者未见复发。中位随访 24.6 个月时,三组均未达到中位 RFS 和 EFS。24 个月 RFS 在总人群中是 84%(95% $CI$ 76%~92%),在 pCR 人群中是 97%(95% $CI$ 93%~100%),未达 pCR 人群中是 36%(95% $CI$ 17%~74%)。B 组新辅助治疗方案是伊匹木单抗 1 mg/kg 和纳武利尤单抗 3 mg/kg,2 个周期,耐受性好,3 级或 4 级 irAE 只有 20%,pCR 率达 77%。

另一个临床试验比较了纳武利尤单抗单药新辅助治疗和纳武利尤单抗联合伊匹木单抗序贯纳武利尤单抗辅助治疗两种方案[72]。Ⅲ 期可切除或 Ⅳ 期寡转移的黑色素瘤患者($n=23$)随机分组,分别在根治性手术前接受新辅助纳武利尤单抗(3 mg/kg)4 个周期或新辅助纳武利尤单抗(1 mg/kg)和伊匹木单抗(3 mg/kg)3 个周期治疗。联合方案(ORR 73%,pCR 率 45%)较之单药纳武利尤单抗新辅助治疗(ORR 25%,pCR 25%)获得了更高的反应率,但 3 级或 4 级毒性反应也更高(单药组 8%,联合组 73%)。因考虑纳武利尤单抗单药的疗效和纳武利尤单抗联合伊匹木单抗的毒性反应,该试验提前终止。

### 新辅助靶向治疗

两项 Ⅱ 期试验在可切除的 $BRAF^{V600E/K}$ 突变临床 Ⅲ 期和寡转移 Ⅳ 期患者中评估了达拉非尼和曲美替尼新辅助治疗的安全性和疗效。NeoDT 研究中,患者被随机分组,一组接受标准手术和辅助治疗(当时不包括 PD-1 辅助治疗或达拉非尼和曲美替尼辅助治疗),另一组接受达拉非尼和曲美替尼新辅助(8 周)和辅助(44 周)治疗[87]。虽然该试验最初计划纳入 84 例患者,但由于接受达拉非尼和曲美替尼新辅助和辅助治疗的患者($n=14$)与对照组($n=7$)相比,复发风险显著降低($HR$ 0.016,95% $CI$ 0.000 12~0.14,$P<0.000 1$)[88]。新辅助治疗影像学反应率是 85%,pCR 率是 58%。该研究的最初

报告中(中位随访时间,7.1 个月),pCR 患者均未出现远处转移的证据[87]。

单臂临床试验(NeoCombi study),纳入了 35 名 Ⅲ B-C BRAF^V600 突变患者接受达拉非尼和曲美替尼新辅助治疗(12 周)和辅助治疗(40 周)。在 27 个月的中位随访期时(四分位距,21～36),35 名患者在肿瘤治疗前瘤床切除期间均无临床或影像学进展的依据。所有的 35 名患者在切除和病理评估后均获得了病理缓解,其中 17 名(49%)达到 pCR,18 名(51%)未达到 pCR。

# 转移性黑色素瘤的治疗

黑色素瘤在经过几十年的进展微乎其微之后,自 2011 年以来,多种免疫和靶向疗法已获得美国 FDA 批准,用于治疗不可切除的 Ⅲ 期或 Ⅳ 期患者。这些进展显著改善了黑色素瘤患者的治疗和结局。

## ■ 免疫治疗

### 白介素-2

白介素-2(IL-2)是一种由辅助性 CD4 T 细胞分泌的生长因子,可以激活 CD8 T 细胞和自然杀伤细胞。重要的是,IL-2 提供了原理证明免疫治疗可能为 Ⅳ 期黑色素瘤患者带来长期治愈的可能,但只有 5%(表 49-8)[90]。除了治愈率低,IL-2 引起许多毒性反应,需要住院治疗,导致 1%～2% 的治疗相关性死亡率。因此,除了临床试验,IL-2 很少用于临床,特别是与过继 T 细胞治疗联合使用[91]。

表 49-8 黑色素瘤被批准的系统治疗

| 药物(美国 FDA 批准) | 试验分期;入组患者总数 | 对照组 | ORR(试验组 vs 对照组) | 中位 PFS(试验组 vs 对照组) | OS(试验组 vs 对照组) |
|---|---|---|---|---|---|
| 达拉非尼(1975)[129] | N/A;n=N/A | N/A | N/A | N/A | N/A |
| IL-2(1998)[90] | N/A^a;n=270 | N/A | 0.16 | 13.1 个月 | N/A |
| 伊匹木单抗(2011)[92] | Ⅲ;n=676 | 伊匹木单抗+gp100 vs gp100 | 10.9%(伊匹木单抗)vs 5.7%(伊匹木单抗+gp100)vs 1.5%(gp100) | 2.86 个月(伊匹木单抗)vs 2.76 个月(伊匹木单抗+gp100)vs 2.76 个月(gp100) | 中位 OS:10.1 个月(伊匹木单抗)vs 10 个月(伊匹木单抗+gp100)vs 6.4 个月(gp100);18 个月 OS 率:33.2%(伊匹木单抗)vs 30.0%(伊匹木单抗+gp100)vs 16.3%(gp100) |
| 维罗非尼(2011)[107] | Ⅲ;n=675 | 达卡巴嗪 | 48% vs 5% | 5.3 个月 vs 1.6 个月 | 6 个月 OS 率:84% vs 64% |
| 达拉非尼(2013)[109] | Ⅲ;n=250 | 达卡巴嗪 | 50% vs 6% | 5.1 个月 vs 2.7 个月(P<0.000 1) | N/A |
| 曲美替尼(2013)[111] | Ⅲ;n=322 | 化疗(达卡巴嗪或紫杉醇) | 22% vs 8%(P=0.01) | 4.8 个月 vs 1.5 个月(P<0.001) | 6 个月 OS 率:81% vs 67% |
| 达拉非尼+曲美替尼(2014 年)[112] | Ⅱ;n=247 | 达拉非尼 | 76% vs 54%^b | 9.4 个月 vs 5.8^b个月(P<0.001) | 1 年 OS 率:79% vs 70% |
| 帕博利珠单抗(2014)[96] | Ⅰ;n=173 | 帕博利珠单抗(2 mg/kg vs 10 mg/kg) | 两组均是 26% | 22 周 vs 14 周 | 1 年 OS 率:58% vs 63% |
| 纳武利尤单抗(2014)[98] | Ⅲ;n=405 | 研究者选择的化疗 | 31.7% vs 10.6% | 4.7 个月 vs 4.2 个月 | N/A |
| 维罗非尼+考比替尼(coBRIM 试验)(2015)[119] | Ⅲ;n=495 | 维罗非尼 | 70% vs 50% | 12.3 个月 vs 7.2 个月(P<0.001) | 中位 OS:22.3 个月 vs 17.4 个月(P=0.005);2 年 OS 率:48.3% vs 38.0% |
| 纳武利尤单抗+伊匹木单抗(CheckMate-067)(2016)[102,104] | Ⅲ;n=945 | 纳武利尤单抗(B 组)/伊匹木单抗(C 组) | A 组(纳武利尤单抗+伊匹木单抗):58% B 组(纳武利尤单抗):45% C 组(伊匹木单抗):19% | A 组:11.5 个月 B 组:6.9 个月 C 组:2.9 个月 | 5 年 OS 率:A 组:52% B 组:44% C 组:26% |
| 康奈非尼+比美替尼(COLUMBUS trial)(2018)[121] | Ⅲ;n=577 | 康奈替尼单药和维罗非尼单药 | 63%(康奈替尼+比美替尼)vs 51%(康奈替尼)vs 40%(维罗非尼) | 14.9 个月(康奈替尼+比美替尼)vs 9.6 个月(康奈替尼)vs 7.3 个月(维罗非尼) | 中位 OS:33.6 个月(康奈替尼+比美替尼)vs 23.5 个月(康奈替尼)vs 16.9 个月(维罗非尼)2 年 OS 率:57.6%(康奈替尼+比美替尼)vs 49.1%(康奈替尼)vs 43.2%(维罗非尼) |

注:^a 8 项临床试验的汇总结果。^b 临床试验中 C 部分的研究结果。N/A 不适用。

## 伊匹木单抗(CTLA-4 抗体)

伊匹木单抗是第一个被证实明显改善 Ⅳ 期或 Ⅲ 期不可切除转移性黑色素瘤患者 OS 的药物。在第一个有阳性结果的

Ⅲ 期试验中,既往接受过治疗的进展期黑色素瘤患者,随机分组,分别接受 gp100 疫苗、伊匹木单抗(3 mg/kg,每 3 周,4 个周期)或伊匹木单抗联合 gp100 疫苗[92]。伊匹木单抗有效率

第49章

是 10.9%，伊匹木单抗联合 gp100 有效率只有 5.7%。与 gp100 疫苗相比（中位 OS 6.4 个月），包含伊匹木单抗的方案可以改善 OS（伊匹木单抗和 gp100 疫苗：中位 OS 10 个月，HR 0.68，P<0.001；伊匹木单抗单药：中位 OS 10.1 个月，HR 0.66，P=0.003）。含伊匹木单抗治疗组，未见 OS 的差异（HR 伊匹木单抗联合 gp100 疫苗，HR 1.04，P=0.76）。

尽管 gp100 疫苗改善 OS 方面很明显，但仍不是黑色素瘤的标准治疗。因此，在另一个 Ⅲ 期研究中，502 名未经治疗的转移性黑色素瘤患者随机分组，分别接受达拉非尼单药或达拉非尼联合伊匹木单抗[93]。4 个周期伊匹木单抗 10 mg/kg 治疗后序贯每 12 周一次的维持治疗。在接受伊匹木单抗治疗组患者中，OS（中位：11.2 个月 vs 9.1 个月，HR 0.72，P<0.001）和 PFS（HR 0.76，P<0.006）均明显改善。伊匹木单抗和达拉非尼组的 ORR 是 15.2%，达拉非尼单药组是 10.3%。尽管两项 Ⅲ 期临床试验中，联合伊匹木单抗有效率相对低，但长期随访显示大部分有效患者持续超过 5 年，甚至可能治愈[94]。2011 年伊匹木单抗（3 mg/kg 每 3 周，4 个周期）批准用于治疗转移性黑色素瘤患者治疗（表 49-8）。伊匹木单抗与显著的 3 级和 4 级毒性反应相关[95]，最常见的副反应（发生于 20% 患者中）是皮炎（瘙痒、皮疹）、肠炎、内分泌病变（垂体炎、甲状腺炎）和肝功能异常（肝功能检查结果升高、肝炎）。

### PD-1 抗体

#### 帕博利珠单抗

帕博利珠单抗于 2014 年被美国 FDA 批准用于经伊匹木单抗（BRAF[V600] 突变经 BRAF 抑制剂治疗）[96]治疗后疾病进展的转移性黑色素瘤患者（表 49-8）。最初获得批准是基于一项 Ⅰ 期试验，该试验在伊匹木单抗耐药的进展期黑色素瘤患者中，比较了两种不同剂量的帕博利珠单抗（2 mg/kg vs 10 mg/kg，每 3 周）的疗效。两种治疗方案都获得了 26% 的临床有效率[96,97]。值得关注的是，在发表上述报道时，大部分帕博利珠单抗治疗有效的病例，其疗效仍在持续中，且尚未达到中位 OS。随后，一项 Ⅲ 期临床试验随机分组了 834 例患者，分别接受帕博利珠单抗（2 mg/kg，每 2 周或每 3 周，直至 2 年）和伊匹木单抗（3 mg/kg，每 3 周，4 个周期）。帕博利珠单抗明显改善有效率（两种剂量组均为 33% vs 12%，P<0.001）、PFS（HR 0.58，P<0.001 两种剂量组）和 OS（HR 0.63，2 周剂量组 P<0.000 5；HR 0.69，3 周剂量组 P<0.003 6）[97]。除了疗效更高之外，帕博利珠单抗也更安全，在接受帕博利珠单抗患者中，不到 5% 的患者发生了 3 级或 4 级 irAE，只有 10% 的患者发生了任何类型的 3 级或 4 级毒性反应。

#### 纳武利尤单抗

纳武利尤单抗于 2014 年被批准用于治疗既往经伊匹木单抗（BRAF[V600] 突变经 BRAF 抑制剂治疗）[98]治疗后疾病进展的转移性黑色素瘤患者（表 49-8）。一项 Ⅰ 期临床试验中，纳入了 296 名既往治疗过的进展期实体瘤患者，接受纳武利

尤单抗 0.1~10 mg/kg（每 2 周）直至 2 年[99]。96 名有可评估病灶的黑色素瘤患者中，客观缓解率为 28%，且持续缓解，在治疗超过 1 年的 18 名患者中的 13 名患者客观缓解持续了至少 1 年。

在未接受治疗过的患者中，纳武利尤单抗较之化疗显示出更好的疗效。一项 Ⅲ 期临床试验中，纳入 418 名既往未接受过治疗的转移性黑色素瘤患者，纳武利尤单抗组 1 年 OS 率是 72.9%，达拉非尼组 42.1%（HR 0.42，P<0.001）[100]，纳武利尤单抗组有效率是 40%，达拉非尼组是 14%，中位 PFS 纳武利尤单抗组是 5.1 个月，达拉非尼组是 2.2 个月（HR 0.43，P<0.001）。3 级或 4 级治疗相关性 AE，纳武利尤单抗组（11.7%）较达拉非尼组（17.6%）更少见。在至少 38.4 个月随访期，3 年 OS 率仍是纳武利尤单抗组高于达拉非尼组（51.2% vs 21.6%）[101]。

### 联合免疫治疗：PD-1 单抗联合 CTLA-4 单抗

基于 CheckMake-067 研究结果，纳武利尤单抗和伊匹木单抗免疫联合治疗方案于 2016 年被美国 FDA 批准[102]。该项随机、三组、双盲、Ⅲ 期试验中，共纳入 945 名既往未接受过治疗的 Ⅳ 期或不可切除 Ⅲ 期转移性黑色素瘤患者，分别接受纳武利尤单抗联合伊匹木单抗（n=314）、纳武利尤单抗单药（n=316）或伊匹木单抗单药（n=315）直至疾病进展或出现不能耐受的毒性反应，主要终点是 PFS 和 OS。患者按照 1：1：1 的比例随机分组，分别接受纳武利尤单抗 1 mg/kg 联合伊匹木单抗 3 mg/kg（3 周方案，4 个周期）序贯纳武利尤单抗 3 mg/kg（2 周方案），纳武利尤单抗 3 mg/kg（2 周方案）联合安慰剂，或者伊匹木单抗 3 mg/kg（3 周）联合安慰剂。本试验的统计学功效足以比较纳武利尤单抗单药治疗和纳武利尤单抗联合伊匹木单抗治疗对比伊匹木单抗单药治疗组。根据 BRAF 突变状态、转移分期和 PD-L1 状态进行分层。与伊匹木单抗单药组对比（中位 PFS 2.9 个月，95% CI 2.8~3.4），纳武利尤单抗联合伊匹木单抗组（中位 PFS 11.5 个月，95% CI 8.7~16.7）和纳武利尤单抗组（中位 PFS 6.9 个月，95% CI 4.3~9.5）有更长的 PFS。有效率方面，联合治疗组是 58%，纳武利尤单抗组是 45%，伊匹木单抗组是 19%。尽管如此，纳武利尤单抗联合伊匹木单抗组也导致了比较高的 3 级或 4 级 AE（55%），纳武利尤单抗组 16.3%，伊匹木单抗组 27.3%。重要的是，该项研究的 3 年[103]和 5 年的随访报告也获得了鼓舞人心的结果[104]。在最少 5 年的随访期时，纳武利尤单抗联合伊匹木单抗组的中位 OS 率是 52%，纳武利尤单抗组是 44%，伊匹木单抗组是 26%[104]。纳武利尤单抗联合伊匹木单抗组中位 OS 超过 60 个月（尚未达到中位），纳武利尤单抗组 36.9 个月，与之对比，伊匹木单抗组只有 19.9 个月（死亡 HR 纳武利尤单抗联合伊匹木单抗组 vs 伊匹木单抗组：0.52；死亡 HR 纳武利尤单抗组 vs 伊匹木单抗组：0.63）。本试验未观察到新的毒性问题，但在纳武利尤单抗联合伊匹木单抗组中，3 级或 4 级 AE 见于 59% 的患者，而在纳武利尤单抗或伊匹木单抗单药治疗组中，这一比例分别为 23% 和

28%。值得注意的是,本研究比较了伊匹木单抗方案、纳武利尤单抗＋伊匹木单抗联合治疗方案和纳武利尤单抗单药治疗方案,但不足以直接比较联合治疗与纳武利尤单抗单药治疗。一项更早期的随机双盲研究在未经治疗的晚期黑色素瘤患者中比较了纳武利尤单抗＋伊匹木单抗联合治疗与伊匹木单抗单药治疗,结果显示联合治疗组的缓解率显著高于伊匹木单抗单药治疗组,PFS 率也显著高于伊匹木单抗单药治疗组[105]。

为了减缓联合治疗的毒性反应,CheckMate 511 研究探索了纳武利尤单抗 3 mg/kg＋伊匹木单抗 1 mg/kg(NIVO3＋IPI1)对比相同药物相反剂量方案(伊匹木单抗 1 mg/kg,纳武利尤单抗 3 mg/kg:NIVO1＋IPI3),是否与更好的安全性有关[106]。患者随机分配接受研究剂量组(NIVO1＋IPI3,n＝180)或相反剂量组(NIVO3＋IPI1,n＝178),每 3 周方案,共 4 个周期。6 周后,所有患者接受 NIVO 480 mg 每 4 周一次,直至疾病进展或出现不能耐受的毒性反应。主要终点是比较治疗组之间 3～5 级毒性反应发生率,结果显示 NIVO3＋IPI1 组有更好的安全性。研究剂量组 3～5 级 AE 发生率是 34%,NIVO1＋IPI3 组是 48%(P＝0.006)。有趣的是,OS、ORR 和中位 PFS 在两组之间是相似的。尽管疗效终点是描述性的,而且是次要终点,该项研究显示低剂量伊匹木单抗能减低毒性,而不影响联合治疗的临床获益。

KEYNOTE-029 研究是 Ib 期临床试验,评估了帕博利珠单抗(2 mg/kg)联合低剂量伊匹木单抗(1 mg/kg)方案。入组的 153 名患者中,大部分(87%)未接受过治疗,另一些既往接受过靶向治疗或化疗。ORR 达 61%,与纳武利尤单抗联合伊匹木单抗联合治疗观察到的结果相似[108]。1 年 PFS 率和 OS 率分别是 69% 和 89%。45% 的患者发生治疗相关的 3 级和 4 级 AE。

同时,在无脑转移患者中,哪些患者可以获益于单药 PD-1 单抗,哪些患者优先推荐联合伊匹木单抗治疗,仍然是不确定的。然而,有脑转移的患者,尽管伊匹木单抗联合纳武利尤单抗方案的毒性反应大,仍是优先推荐的方案。有临床试验的结果报道中,无症状脑转移的黑色素瘤患者中,单药 PD-1 单抗治疗的总的颅内有效率约为 20%。虽然这种颅内缓解是持续的,但有效率仍较无脑转移患者的有效率低50%。相反,伊匹木单抗(3 mg/kg)和纳武利尤单抗(1 mg/kg)联合治疗的临床试验中,黑色素瘤患者颅内有效率为 50%～55%,与之前无脑转移患者中的研究结果相似[111,112]。虽然联合治疗方案发生的毒性反应率与之前研究相似,在有脑转移患者组中未观察到新的或不可预期的毒性反应。这些结果使伊匹木单抗联合纳武利尤单抗方案成为无症状脑转移的标准系统治疗方案。

#### ■ 靶向治疗

靶向治疗指药物抑制致瘤信号通路中的激活的蛋白或整个通路(或同时抑制蛋白和通路)的药物。在几个已明确主要驱动基因的癌种中,靶向治疗显示出了有效性,包括黑色素瘤、慢性粒细胞性白血病(BCR-ABL)、乳腺癌(HER2/neu)和胃肠道间质瘤(GIST,KIT)。

#### BRAF 抑制剂

如上所述,导致 BRAF 蛋白 V600 氨基酸突变的点突变(BRAF$^{V600}$)是皮肤黑色素瘤中最常见的致瘤事件。基于 BRIM-3 III 期临床试验结果,维罗非尼(vemurafenib)成为第一个被批准用于这种突变的 BRAF 抑制剂。该项研究中共纳入了 675 名含有 BRAF$^{V600E}$ 突变的转移性黑色素瘤患者,随机分组到维罗非尼或达卡巴嗪(dacarbazine)治疗组[113]。该试验在第一次中期分析后就终止了,因为维罗非尼明显改善了 PFS(中位:5.3 个月 vs 1.6 个月,HR 0.26,P＜0.001)和 OS(HR 0.37,P＜0.001)。延长随访的结果显示,维罗非尼治疗组 ORR 是 57%,达卡巴嗪治疗组是 9%[114]。维罗非尼也改善了 OS,因此于 2011 年被批准用于含 BRAF$^{V600}$ 突变的转移性黑色素瘤患者(表 49-8)。

达拉非尼(dabrafenib)是另一个 BRAF 抑制剂,BREAK-3 III 期临床试验纳入了 250 名含 BRAF$^{V600E}$ 突变的转移性黑色素瘤患者,随机分组接受达拉非尼或达卡巴嗪治疗。达拉非尼组 ORR 是 50%,达卡巴嗪组是 6%,且达拉非尼治疗明显改善 PFS(中位:5.1 个月 vs 2.7 个月,HR 0.30,P＜0.000 1)和 OS(HR 0.61,95% CI 0.25～1.48)。5 年生存分析时,达拉非尼组 5 年 PFS 率为 12%,而达卡巴嗪组的所有患者均出现进展或死亡[82]。2013 年达拉非尼被批准用于治疗含 BRAF$^{V600}$ 突变的转移性黑色素瘤患者(表 49-8)。

尽管大部分含有 BRAF$^{V600}$ 突变的转移性黑色素瘤患者从单药 BRAF 抑制剂治疗中得到了临床获益,但中位缓解持续时间只有 6 个月,接受治疗 1 年后 90% 的患者出现耐药[113,115]。多个研究显示耐药时大部分肿瘤的共同特征是由于不同机制引起的 MAPK(丝裂原激活蛋白激酶)信号通路的再次激活。重要的是,临床前的研究显示抑制 MEK(BRAF 的下游效应蛋白)能够抑制单药 BRAF 抑制剂治疗引起的获得性耐药黑色素瘤的生长。这些发现为研究联合 BRAF 抑制剂和 MEK 抑制剂治疗较之单药 BRAF 治疗是否更有效提供了理论依据[116]。有趣的是,临床前研究也显示 MEK 抑制剂能减少皮肤毒性,这是 BRAF 抑制剂独有的副反应[116],因为超过 20% 的患者发展为增殖性皮肤病变,包括 SCC 或角化棘皮瘤。

#### BRAF 和 MEK 抑制剂联合治疗

含 BRAF$^{V600}$ 突变的转移性黑色素瘤中,第一个被验证的联合靶向治疗方案是达拉非尼和曲美替尼(trametinib)。如前所述,达拉非尼单药被批准的剂量是 150 mg 每日 2 次。曲美替尼是 MEK1/2 抑制剂,也被批准用于含 BRAF$^{V600}$ 突变的转移性黑色素瘤,基于一项曲美替尼(2 mg/d)对比化疗的随机临床试验[117]。虽然曲美替尼比化疗更有效,但有效率低于单药 BRAF 抑制剂且毒性更大,因此通常不被单药应用。在一项 I/II 期临床试验中,达拉非尼和曲美替尼联合治疗方案中每个药物都足剂量使用,但能很好的耐受[118]。与临床前研究一致的是,皮肤 SCC 发生率在达拉非尼和曲美替尼联合治疗(D/T)组是 5%,达拉非尼单药组是 17%。虽然毒性下降,但 D/T 组最常见的副反应是发热,联合治疗组发生率为 71%,达拉非尼单药组为 26%。重要的是,D/T 治疗组比达拉非尼组更有效,D/T 治疗组有效率(76% vs 54%)和 PFS(中位:9.4 个月 vs 5.8 个月,HR 0.39,P<0.001)都明显改善,所有患者都得到了疾病控制[118]。这些结果为 D/T 对比达拉非尼单药(COMBI-D)和维罗非尼单药(COMBI-V)的两个独立的Ⅲ期临床试验奠定了基础[119,120]。D/T 联合靶向治疗较之维罗非尼(HR 0.56,PFS;HR 0.69,OS)和达拉非尼在 PFS 和 OS(HR 0.75,PFS;HR 0.63,OS)方面均有明显改善。基于这些结果,D/T 方案于 2014 年被批准用于含有 BRAF$^{V600}$ 突变的转移性黑色素瘤患者(表 49-8)。一项最近的汇总分析,Ⅲ期临床试验中接受 D/T 方案治疗的患者(n=563),经至少 5 年的随访后显示中位 PFS 是 11.1 个月(95% CI 9.5~12.8),中位 OS 是 25.9 个月(95% CI 22.6~31.5)。5 年 PFS 率和 OS 率分别是 19% 和 34%。因此,虽然许多患者进展,但 D/T 组中的一部分患者可以得到长期的疾病控制和生存获益[121]。COMBI-MB 研究中也在含有 BRAF$^{V600}$ 突变的脑转移患者中进行了 D/T 组方案的评估[122]。在既往未接受过治疗的脑转移和含有 BRAF$^{V600E}$ 突变的患者中 D/T 方案获得了 58% 的颅内有效率和 78% 的颅内疾病控制率,未发生新的或意外的毒性。这些结果和既往研究的结果相似,虽然中位缓解持续时间达 6.5 个月,但远比既往研究中没有颅脑转移患者的时间要短,也与免疫疗法中报告的颅内缓解持续时间形成了对比。D/T 方案治疗脑转移的缓解持续时间更短的原因目前仍是未知的。

考比替尼(cobimetinib)是另外一个 MEK1/2 抑制剂,一项Ⅲ期临床研究中维罗非尼和考比替尼(V/C)联合治疗方案也是优于单药维罗非尼治疗(表 49-8)[123]。V/C 治疗组的中位 PFS(9.9 个月 vs 6.2 个月,HR 0.51,P<0.001)和有效率(68% vs 45%,P<0.001)均比较高。重要的是,虽然 V/C 组的 3 级或 4 级 AE 略多,但是在因研究药物中断治疗率方面并未见明显差异,且联合治疗组的继发性皮肤肿瘤的数量并未增加。V/C 方案较之 D/T 方案的不良反应,发热更少但光敏感性更多。

2018 年美国 FDA 批准的康奈非尼和比美替尼(E/B)方案是第三个被批准的 BRAF-MEK 抑制剂联合治疗方案[124]。Ⅲ期临床试验 COLUMBUS 研究中,纳入 BRAF$^{V600E}$ 和/或 BRAF$^{V600K}$ 突变的黑色素瘤患者,随机分组接受康奈非尼 450 mg(每日一次)联合比美替尼 45 mg(每日两次)口服(n=192)、康奈非尼 300 mg(每日一次)口服(n=194)或维罗非尼 960 mg(每日两次)口服(n=191)[124,125]。在第一个 BRAF 抑制剂头对头比较的研究中,康奈非尼较维罗非尼获得了更好的 OS 结果(中位:23.5 个月 vs 16.9 个月,HR 0.76,P=0.03)。尽管康奈非尼最大的耐受剂量是 300 mg/d,但是与比美替尼联用时,更高的剂量(450 mg/d)也是可行的。与其他联合治疗方案一致的结果是,E/B 治疗方案组较之单药 BRAF 抑制剂(维罗非尼)改善了 ORR(64% vs 41%)、PFS

(中位:14.9 个月 vs 7.3 个月,HR 0.51,95% CI 0.39~0.67,P<0.000 1)和 OS(中位:33.6 个月 vs 16.9 个月,HR 0.54,95% CI 0.41~0.71,P<0.000 1)。尽管应用了更高剂量的康奈非尼,E/B 治疗组的 3 级和 4 级 AE 毒性反应率(58%)比任何单药组维罗非尼(63%)或康奈非尼(66%)都稍微低一些。

### ■ KIT 抑制剂

一项Ⅱ期临床试验显示,在转移性恶性黑色素瘤患者中,伊马替尼(imatinib)显示出在含有 KIT 突变或扩增的患者中较之未经筛选的患者中,有更多有前景的结果[126-128]。这些临床试验报道中的有效率为 15%~30%,亚组分析显示在黑色素瘤中检测到最常见突变的患者中,有效率超过 50%。虽然这些结果与未经筛选的患者的治疗结果相比,有显著的改善,但是与含有 KIT 突变的 GIST 患者相比,使用相同的抑制剂,其有效率还是没有 GIST 患者高。目前正在进行中的研究是为了明确最有可能从 KIT 抑制剂和更有效的组合策略中获益的 KIT 突变型黑色素瘤患者。

### ■ 其他治疗方案

**Talimogene Laherparepvec**

TVEC 是一种减毒的基因编码 1 型单纯疱疹病毒(HSV1),经过基因工程改造可表达人粒细胞-巨噬细胞集落刺激因子(GM-CSF),并可在肿瘤细胞中选择性复制,从而促进抗原释放、呈递和全身性抗肿瘤免疫应答[129,130]。局部 GM-CSF 表达促进树突状细胞的迁移和成熟,协助特异性抗原递呈到 CD4 T 辅助细胞和 CD8 C 细胞毒性 T 细胞,通过激活适应性和先天免疫细胞激发免疫反应[130,131]。基于 OPTiM 试验结果,2015 年 TVEC 被批准用于经初次手术后复发的不可切除皮肤、皮下和结节样黑色素瘤患者。在这项国际多中心Ⅲ期临床试验中,436 例不可切除的ⅢB 期～Ⅳ期黑色素瘤患者,随机分组接受 TVEC(n=295)或 GM-CSF(n=141)[132]。TVEC 直接注射到肿瘤内,首次给药后 3 周给予后续剂量,然后每 2 周一次给药。GM-CSF 是连续皮下注射 14 天(28 天一个周期)。TVEC 组 ORR 是 26.4%,GM-CSF 组是 5.7%。而且,TVEC 组 10.8% CR 的患者中,反应更为持久(16.3% vs 2.1%,P<0.001)。OS 是 23.3 个月,GM-CSF 组是 18.9 个月(P=0.051)。报道中未发生不可以预期的或新的毒性反应,包括疲乏、寒战、低热、恶心、流感样症状和注射部位疼痛。

虽然 TVEC 获得了更高的局部有效率,但在进展期Ⅳ期患者中,对远处转移作用甚小。因此,已有临床试验验证了 TVEC 联合系统免疫治疗更有效。在一项研究中,198 名患者随机接受伊匹木单抗单药或联合 TVEC[133]。虽然联合治疗组获得了更高的有效率(39% vs 18%,OR 2.9,P=0.002),PFS 却未明显改善(中位:8.2 个月 vs 6.4 个月,HR 0.83,P=0.35)。最初的几个关于 TVEC 联合 PD-1 单抗的小型研究中得到了可喜的结果,目前 TVEC 联合 PD-1 单抗治疗方案的临床试验在正在进行中[134]。

### ■ 化疗

达卡巴嗪是唯一一个被美国 FDA 批准用于转移性黑色

素瘤治疗的化疗药物[135](表 49-8)。达卡巴嗪于 1975 年被批准,由于其在 5%～10% 患者中获得了临床疗效。总体的有效反应都是短暂的,达卡巴嗪从未在任何一个Ⅲ期临床研究中被证实优于另一种药物。替莫唑胺是一种口服的有效前体药物,可以代谢为相同活性的中间产物,和达卡巴嗪一样。在一项Ⅲ期临床试验中,替莫唑胺显示出非劣于达卡巴嗪的结果[136]。替莫唑胺可以透过血脑屏障,但是一项大型Ⅱ期临床试验并未显示出其明显疗效。

除了这些单药外,许多联合化疗方案也在黑色素瘤患者中进行过评估[137]。虽然这些方案在 20%～25% 的患者中获得了临床疗效,但是没有一种联合方案和单药方案比较能够明显改善 OS,而且所有的方案都会增加毒性反应。

## 特殊的临床类型

### ■ 黏膜型恶性黑色素瘤

和皮肤型黑色素瘤不同的是,黏膜型黑色素瘤非常罕见,占所有黑色素瘤患者的约 1%[138]。黏膜型黑色素瘤可以起源于黏膜屏障的任何一部分,但最常见的是起源于鼻腔和副鼻窦、口腔、直肠肛门、外阴和阴道。如果完整切除可行的情况下,手术切除是最主要的治疗方案。

总体来说,转移性黏膜型黑色素瘤较之皮肤型黑色素瘤患者预后更差[139]。回顾性研究报道,在接受免疫检查点抑制剂治疗后中位 OS 只有 6～18 个月,与皮肤型黑色素瘤相比,其有效率下降[140-143]。虽然皮肤型黑色素瘤患者中 BRAF 突变常见,但是黏膜型黑色素瘤患者中比例很少[144]。在黏膜型黑色素瘤中,KIT 突变更常见,这可能是一个治疗的靶点[24,145,146]。正如上述篇章中描述的,在含有确定的 KIT 突变的黏膜型黑色素瘤患者中,KIT 抑制剂已经显示出了一定的有效性[127,147]。最终,在黏膜型黑色素瘤患者中,不同的化疗方案已经被应用;但是,仍没有系统治疗方案显示出明显改善预后[148]。

### ■ 葡萄膜黑色素瘤

葡萄膜黑色素瘤包括起源于脉络膜、睫状体和虹膜,是成人中最常见的主要眼球内恶性肿瘤[149]。美国每年有近 1 500 例新发诊断病例[150]。这些肿瘤中并未检测到 BRAF 突变,但有超过 80% 的患者中含有 GNAQ 或 GNA11 基因的激活突变[26,151]。由于葡萄膜黑色素瘤受限于眼内,治疗选择包括近距离放射治疗、外照射放疗、光敏照射治疗或手术方法(如局部切除和受累眼球摘除术)。然而,约 50% 患者最终发展至转移性病灶[152]。有趣的是,葡萄膜黑色素瘤有高倾向性转移至肝,约 90% 患者葡萄膜黑色素瘤患者被诊断时同时有肝转移[153]。转移患者的治疗方案仍然不尽人意,因为甚至是检查点抑制剂伊匹木单抗和纳武利尤单抗联合方案在这种亚类患者显示出比较差的 ORR[154-156]。

## 提示

- 标准化的和现代的黑色素瘤分期系统促使准确的风险分层和预后预测,以指导和个性化管理患者。第 8 版 AJCC 黑色素瘤分期系统于 2018 年 1 月正式实施,包括了从第 7 版分期系统中的一些改动。所做的修改都是基于大型国际黑色素瘤数据库的分析,反映了我们目前对转移性黑色素瘤自然历程的理解,以及皮肤黑色素瘤患者的临床管理。
- 前瞻性临床试验发表的结果显示 CLND 并不能改善 MSS,且增加毒性反应(如淋巴水肿),从而快速结束了该方案在 SLNB 阳性患者中的临床应用。然而,CLND 提供了预后信息(如所累及淋巴结数量),且在许多辅助治疗的注册研究中需要这种手术方案的参与。在讨论预后和治疗结局时,需要考虑到临床实践的改变。
- 尽管黑色素瘤的新辅助治疗还没有得到监管批准,但这种方法在许多恶性肿瘤中被用于临床,可以使辅助治疗更为个体化,黑色素瘤患者中新辅助治疗的早期结果非常有前景。具有高风险因素的Ⅲ期黑色素瘤患者应当经过多学科讨论制定方案,强烈推荐在可行的情况下参与临床试验。
- 含有 BRAF V600 突变的Ⅲ期可切除或Ⅳ期可根治或Ⅲ期不可切除患者中,免疫治疗和靶向治疗这两种辅助治疗方案都能带来明显益处。这些治疗方案在很多方面都有不同,包括给药周期、频率、药代动力学和临床反应持续时间,还有毒性反应的类型、持续时间和管理。在其他治疗方案治疗失败后,免疫治疗和靶向治疗在二线方案中已经显示出疗效。BRAF V600 突变患者的治疗选择需要考虑到每种方案的相对风险和获益,更为理想的综合疾病特征和患者依从性,然后再做出治疗方案的决定。
- 单药 PD-1 单抗治疗和免疫联合方案(伊匹木单抗和纳武利尤单抗)均被批准用于Ⅳ期或不可切除Ⅲ期黑色素瘤患者中,基于这两种方案与 CTLA-4 单抗单药治疗方案对比能得到更好的结局。目前尚无关于 PD-1 单抗单药与伊匹木单抗和纳武利尤单抗联合方案比较的确定性数据,但是目前所能获得的数据确实能够明显显示出联合治疗方案在无症状脑转移患者中的优势。选择单药免疫治疗与免疫联合治疗的比较,应该考虑包括疗效、毒性反应、支持系统和病灶部位。
- 被批准用于转移性黑色素瘤患者中的临床试验大部分均是在皮肤黑色素瘤患者中进行的。这些药物也被批准用于黏膜型黑色素瘤和葡萄膜黑色素瘤,但疗效明显低。

# 第 12 篇  肉瘤
## Shreyaskumar Patel

第 50 章　软组织肉瘤和骨肉瘤

# 第 50 章　软组织肉瘤和骨肉瘤

J. Andrew Livingston
Anthong P. Conley
Ravin Ratan
Vinod Ravi
Sh.reyaskumar Patel

张红梅　王筱雯·译

## 要点

▶ 肉瘤是一组异质性肿瘤,涵盖 70 余种病理亚型,不同亚型具有独特的疾病生物学、自然病程及化疗药物敏感性,使越来越多的专家认识和关注肉瘤的不同亚型需要特异性治疗。

▶ 肿瘤的组织学亚型、大小、位置、有无转移是软组织肉瘤(STS)最重要的预后因素。

▶ 虽然辅助化疗的作用仍存争议,但蒽环类药物联合异环磷酰胺辅助化疗有助于改善高危 STS 患者的无病生存和总生存期。

▶ 大多数胃肠间质瘤携带 KIT 或 PDGFRA 突变,对伊马替尼及其他酪氨酸激酶抑制剂敏感。建议进行基因检测以判断预后并指导药物选择。

▶ 骨肉瘤及其他高级别骨肿瘤初诊时常伴有微小转移病灶。目前治疗包括新辅助化疗、保肢手术和辅助化疗。

▶ 肺是肉瘤原发灶切除术后最常见的转移部位。可切除的肺转移灶应进行手术或手术联合化疗,以达到治愈效果并延长患者的无病生存期。

## 发病率

　　肉瘤是罕见的起源于间叶组织的异质性肿瘤。美国癌症协会预测,2020 年美国有约 180 万新发恶性肿瘤病例,每年约有 16 730 例新发肉瘤病例,肉瘤发病率不到美国新发恶性肿瘤的 1%,约占恶性肿瘤相关死亡病例的 1%[1]。约 80%(13 130 例)的新发肉瘤发生于软组织,20%(3 600 例)发生于骨骼。

## 流行病学和发病机制

　　多数肉瘤的病因和发病机制尚不清楚。多种环境因素包括辐射、化学物质接触、创伤和感染等,与骨和软组织肉瘤发病有关。一些特殊亚型肉瘤,被发现散发性和遗传性的分子和基因变异。

　　部分遗传性家族性肿瘤综合征具有骨和软组织肉瘤的易感性。抑癌基因 TP53 胚系突变导致 Li‐Fraumeni 综合征,增加儿童和年轻成人罹患软组织肉瘤(STS)和骨肉瘤的风险[2];遗传性视网膜母细胞瘤也与肉瘤(骨肉瘤和 STS)发生相关[3];Ⅰ型神经纤维瘤病(NF1)增加神经纤维瘤恶变为肉瘤的风险,导致恶性周围神经鞘膜瘤[4]。肉瘤还与其他罕见的肿瘤易感性综合征相关,包括 Werner 综合征、家族性腺瘤性息肉病和 Gardner 综合征等。近期越来越多的肉瘤遗传学研究表明,近一半的肉瘤患者携带 TP53、ATM、ATR、BRCA 及其他基因改变[5]。

　　许多肉瘤亚型均发现了细胞遗传学异常,这是促进肉瘤发生发展的重要原因。骨肉瘤和 STS 的基因分析深化了对间叶源性肿瘤遗传学特征的认识,除既往根据基因位点分类外,分为以下三个不同的遗传谱:① 遗传不稳定的复杂核型肉瘤;② 具有特定的、复发性基因改变的肉瘤,如易位、缺失或拷贝数变异;③ 具有分子畸变的肉瘤,如扩增、突变或杂合性缺失(表 50‐1)。这些改变在肉瘤的诊断和预后中发挥重要作用,对治疗有潜在价值。

表 50‐1　软组织肉瘤特异性遗传改变

| 肿瘤 | 细胞遗传学异常 | 基因产物 |
| --- | --- | --- |
| 腺泡型横纹肌肉瘤 | t(2;13)(q35;q14) | PAX3‐FOXO1A |
| | t(1;13)(p36;q14) | PAX7‐FOXO1A |
| | t(X;2)(q13;q35) | PAX3‐AFX |
| 腺泡状软组织肉瘤 | t(X;17)(p11.2;q25) | ASPL‐TFE3 |
| 透明细胞肉瘤 | t(12;22)(q13;q12) | EWSR1‐ATF1 |
| | t(2;22)(q32;q12) | EWSR1‐CREB1 |

续 表

| 肿瘤 | 细胞遗传学异常 | 基因产物 |
|---|---|---|
| 先天性纤维肉瘤 | t(12;15)(p13;q25) | ETV6 - NTRK3 |
| 隆突性皮肤纤维肉瘤 | t(17;22)(q22;q13) | COL1A1 - PDGFB |
| 促纤维增生性小圆细胞肿瘤 | t(11;22)(p13;q12) | EWSR1 - WT1 |
| 上皮样血管内皮瘤 | t(1;3)(p36;q25) | WWTR1 - CAMTA1 |
| 子宫内膜间质肉瘤 | t(7;17)(p15;q11) | JAZF1 - SUZ12 |
| 胃肠道间质瘤 | 激活突变 | KIT、PDGFR、BRAF |
| | 过表达 | ETV1 |
| | 14q 缺失 | |
| | 22q LOH 缺失 | |
| | 1p 缺失 | |
| 炎性肌纤维母细胞瘤 | t(1;2)(q22-23;p23) | TPM3 - ALK |
| | t(2;19)(p23;p13.1) | TPM4 - ALK |
| 低级别纤维黏液样肉瘤 | t(7;16)(q32-34;p11) | FUS - CREB3L2 |
| | t(11;16)(p11;p11) | FUS - CREB3L1 |
| 脂肪瘤 | t(3;12)(q27-28,q14-15) | HMGA2 - LPP |
| 恶性周围神经鞘瘤 | 失活 | NF1 缺失 |
| 黏液样软骨肉瘤 | t(9;22)(q22-31;q11-12) | EWSR1 - NR4A3 |
| | t(9;17)(q22;q11) | TAF15 - NR4A3 |
| | t(9;15)(q22;q11) | TCF12 - NR4A3 |
| 黏液样脂肪肉瘤 | t(12;16)(q13;p11) | FUS - DDIT3 |
| | t(12;22)(q13;q12) | EWSR1 - DDIT3 |
| | | PIK3CA 突变 |
| 孤立性纤维瘤或血管表皮细胞瘤 | | IGF1R 失调 |
| 滑膜肉瘤 | t(X;18)(p11;q11) | SS18 - SSX1 |
| | | SS18 - SSX2 |
| | | SS18 - SSX4 |
| 腱鞘巨细胞瘤或色素绒毛结节性滑膜炎 | | COL6A3 - CSF1 |
| 高分化脂肪肉瘤和去分化脂肪肉瘤 | 12q14-15（多环染色体；巨型标记染色体） | MDM2、CDK4、HMGA2、SAS、GLI 和 JUN 扩增 |
| 子宫平滑肌肉瘤 | t(12;14)(q7-) | |

注：LOH，杂合性缺失。

分子检测已广泛应用于 STS 的诊断[6]。例如，t(x;18)易位是滑膜肉瘤的特异性标志物，可应用聚合酶链反应检测 SYT - SSX 易位。在一项研究中，组织学明确诊断为滑膜肉瘤的患者，84.5%检测到 SYT - SSX 易位；在鉴别诊断中 24.3% 的滑膜肉瘤检测到 SYT - SSX 易位[7]。此外，黏液样脂肪肉瘤存在 FUS - DDIT3 易位，去分化脂肪肉瘤存在 MDM2 扩增。

特异性易位也被作为肉瘤预后生物标志物和潜在治疗靶点。EWS - FLI1 易位既往被认为是尤因肉瘤的独立预后因素[8]，但近期多项研究未发现两者相关性，可能与尤因肉瘤治疗效果提高有关[9]。此外，无基因易位的腺泡型横纹肌肉瘤比存在易位的肉瘤预后更好[10]。最近研究发现，携带 NTRK 融合的肉瘤，NTRK 融合既是预测生物标志物，也提示对 NTRK 抑制剂敏感[11]。

# 软组织肉瘤

软组织包括纤维、脂肪、血管、肌肉和肌腱，起源于间叶组织。STS 是一种异质性肿瘤，具有约 70 种不同的组织学亚型，病理亚型基于与正常组织的相似性而非起源组织。

## ■ 临床表现

STS 可发生于任何部位。多数 STS 发生于四肢（60%），其次是躯干（30%）和头颈部（10%）。最常见的症状是软组织肿块或局部肿胀。约 1/3 的患者首发临床症状是疼痛。无论是否存在疼痛，对于逐渐增大的软组织肿块、大于 5 cm 的肿块或深至深筋膜的肿块患者，均应待排 STS 并进行相关评估。

## ■ 评估

疑似 STS 的患者，评估从全面的病史问诊和体格检查开始。影像学评估方法取决于疾病部位，四肢、头颈部、骨盆的软组织肉瘤，首选 MRI。腹膜后和腹部 STS 通常使用对比 CT。PET 可根据肿瘤标准化摄取值（SUV）在一定程度上区分组织学分级[12]。PET 显像也可用于早期疗效评估，可对接受新辅助化疗的高级别 STS 患者进行生存预测[13]。

活检对诊断至关重要，一般需粗针穿刺活检，如能多点活检可提高确诊率。如切开活检，应做好手术活检的计划，以降低种植播散和复发的风险。切除活检可用于小或浅表的病变，但应注意进行切缘检查并仔细规划切除方向。一般不推荐细针抽吸穿刺，但如配备有经验的肉瘤细胞病理科医生，细针穿刺可协助明确肿瘤复发[14]。

## ■ 病理学

肉瘤的分类主要根据其组织表型和组织学分级，有时也根据细胞来源。肉瘤分类难度高，组织学诊断根据更新的 2020 年 WHO 标准进行分类[15]。

病理学上通常使用国家癌症中心联合会（FNCLCC）分级系统将肉瘤分为三个等级，该分级系统由细胞分化、核分裂象和坏死决定。可根据组织学分级来预测肉瘤自然病程和预后[16]。免疫组织化学、细胞遗传学和分子病理学可协助诊断。

## ■ 分期与预后

AJCC 分期系统可用于 STS，包括肿瘤大小、淋巴结、转移分期和组织学分级（G）（https://www.cancer.org/cancer/soft-tissue-sarcoma/detection-diagnosis-staging/staging.html）[17]。更新的第 8 版，四肢、躯干或腹膜后 STS 有单独的 T 分期和预后分组。此外，头颈部或内脏肉瘤有单独的 T 分期。胃肠间质瘤（GIST）的分期需单独考量。

临床病理因素对肉瘤的治疗计划和预后评估非常重要，包括肿瘤分级、原发性肿瘤大小、浸润深度和肿瘤范围。局部复发或远处转移的高危特征包括：高级别肉瘤、原发性肿瘤大于 5 cm、肿瘤位置较深。约 50% 的中高级别 STS 患者将发展为转移性疾病[18]。STS 的 5 年 OS 率约为 50%，局部控制和远处转移是关键因素。

由于 AJCC 分期系统的局限性，多种列线图和预后工具被用于进行四肢和腹膜后肉瘤的风险分层。Sarculator 是一

第 50 章

种列线图公共应用程序,数据来源于在肉瘤中心接受治疗的国际肉瘤患者队列,可用于预测肢体 STS 术后患者的 OS 和远处转移风险[19],还包括原发腹膜后肉瘤的列线图,以预测组织特异性肉瘤患者的无病生存期(DFS)和 OS[20]。

### ■ 治疗

肉瘤患者的治疗需要经验丰富的内科、外科、放疗科、病理科医生和放射科医生的多学科协作。随着对于 STS 亚型在自然病程、化疗反应和靶向治疗潜力方面的认识不断提高,需根据组织学进行个体化亚型特异性治疗。

#### 局部疾病的治疗

##### 手术

对于局限肉瘤,手术切除是主要治疗手段。肉瘤易扩张生长并挤压组织平面,产生由正常组织与肿瘤组织交错组成的伪包膜。首选局部扩大切除,理想的手术切缘为 2~3 cm。如果病理证实切缘阳性,在可行的情况下,再次切除以获得阴性切缘,可改善局部控制和无复发生存。对于潜在可切除患者,应根据肉瘤组织学、患者一般状况及合并症等考虑新辅助治疗。

肉瘤的淋巴结转移率低于 4%[21],因此通常无需常规清扫区域淋巴结。但滑膜肉瘤、透明细胞肉瘤、横纹肌肉瘤、血管肉瘤和上皮样肉瘤患者,淋巴结转移率较高,应密切评估是否有淋巴结转移。

改良手术技术和多学科诊疗可减少截肢手术,增加保肢率的治疗包括扩大切除术、术前或术后化疗、放疗或放化疗结合。绝大多数四肢局限性肉瘤患者可安全地接受保肢治疗,以保留肢体功能、充分维持局部控制,且不影响 OS[22]。

##### 放疗

虽放疗对总体疾病预后无获益,但利于提高肉瘤局部控制和缓解症状。放疗常用于术前或术后。放疗的指征和时机有利有弊且一直存在争议。在规划每个患者的治疗方案时,需要放疗肿瘤科和外科医生之间进行多学科讨论。

与术后放疗相比,术前放疗具有以下优势:更小的辐射范围、以保肢为目的的转化治疗、减少外科手术范围、更低的辐射剂量。理论上,术前放疗后肿瘤内残存了更少的抗辐射的缺氧细胞,手术可切除残余肿瘤细胞,因而术前放疗可行[23]。术前放疗可以改善局部控制,特别是初诊评估为不可切的较大肿瘤。然而,术前放疗可能导致难以评估术前化疗的病理反应,也可能导致伤口愈合延迟。选择的方式是外照射放疗(EBRT),通常需要 50 Gy 或以上的剂量才能获得局部控制。在此剂量水平下,绝不可照射肢体的整个周长,以避免淋巴水肿。术前放疗后需要 4~6 周的时间,以防止伤口并发症。手术切除后,如果可行,可对近切缘或切缘阳性进行加强放疗。有经验的临床医师可在适当情况下使用近距离治疗、EBRT 或术中放疗。

质子调强治疗(IMPT)已成为具有解剖特异性治疗手段,常用于治疗脊索瘤和颅底软骨肉瘤,一般很难达到完全切除,且与显著的发病率无关。在一项纳入 222 例脊索瘤和软骨肉瘤患者的大型研究中,平均剂量 72.5 Gy 联合或不联合 2.2 Gy 相对生物学有效性(RBE)分别达到 70.9% 和 96.6% 的 7 年局部控制率[24]。儿童横纹肌肉瘤患者可在眶旁间隙或眶内区域接受 IMPT,以有效地靶向肿瘤,同时降低周围结构的发病率。83 例患儿中 1 例接受质子治疗,中位剂量 54 Gy(RBE)的 5 年局部控制率为 78.5%,5 年 OS 率为 80.6%[25]。

对于显微镜下切缘阳性(距墨迹切缘<1 mm)的肢体高级别 STS 患者,应考虑术后放疗。在这种情况下,与未放疗组相比,辅助放疗提高了 5 年局部控制率(74% vs 56%,P=0.01)[26]。对于肢体原发性 STS,与常规 EBRT 相比,辅助 IMRT 已被证明可减少局部复发(HR 0.46,P=0.02)[27]。手术和开始放疗之间的时间间隔一直存在争议。NCCN 发布的最新 STS 指南建议间隔时间不应超过 6 周[28]。

对于手术不可切、不适合手术或化疗的患者,放疗可能是唯一的姑息性治疗方式。原发性肿瘤大小和生物学特性的不同,单纯放疗的 5 年生存率为 25%~40%,局部控制率约为 30%[29]。对于累及肺、肝或肌肉骨骼部位的寡转移患者,立体定向放疗(SBRT)是一种控制疾病的方法,且长期的副作用发生率极低。SBRT 可用于化疗后大多数病变有效而单一病变耐药的局部治疗。对于中位大小为 2~12 cm 的病变[3],常用剂量为 30~60 Gy(1~8 次)[30]。2 年的局部控制率为 86%~98%。此外,对纳入 SBRT 长期随访的几项多中心 I/II 期试验分析表明,2 年的 3 级及以上毒性为 2%,3 年无 3 级及以上毒性[31]。这些毒性主要是神经根病等神经系统不良事件。

##### 化疗

系统治疗主要用于转移性或进展期疾病,以及部分高危 STS 患者的新辅助或辅助治疗。在近 30 年中,治疗仍然主要依赖于传统化疗药物。一般来说,级别越高的肿瘤对化疗的反应越显著,然而化疗敏感性因组织学亚型而异(表 50-2)。基于肉瘤亚型的化疗敏感性和分子异常,我们针对平滑肌肉瘤(LMS)、黏液样脂肪肉瘤和血管肉瘤等特定 STS 制定组织学特定的治疗方案(图 50-1)。对于化疗耐药的特定亚型如腺泡状软组织肉瘤(ASPS)可考虑靶向治疗。

**表 50-2　软组织肉瘤的相对化学敏感性**

| 相对化疗敏感性 | 例子 |
| --- | --- |
| 高度敏感(化疗管理标准) | 尤因肉瘤<br>胚胎型和腺泡型横纹肌肉瘤<br>促结缔组织增生性小圆细胞肿瘤(DSRCT) |
| 对化疗敏感 | 滑膜肉瘤<br>小细胞肉瘤<br>黏液样或圆形细胞脂肪肉瘤<br>子宫平滑肌肉瘤 |
| 对化疗中度敏感 | 未分化多形性肉瘤<br>多形性脂肪肉瘤<br>黏液纤维肉瘤<br>多形性横纹肌肉瘤<br>平滑肌肉瘤<br>恶性周围神经鞘膜瘤<br>血管肉瘤 |

续 表

| 相对化疗敏感性 | 例子 |
|---|---|
| 对化疗不敏感 | 去分化脂肪肉瘤<br>透明细胞肉瘤<br>子宫内膜间质肉瘤<br>上皮样肉瘤 |
| 化疗耐药<br>(化疗风险明显大于益处) | 胃肠道间质肿瘤<br>腺泡状软组织肉瘤<br>骨外黏液样软骨肉瘤<br>高分化脂肪肉瘤 |

治疗 STS 最有效的两种药物是多柔比星和异环磷酰胺,这两种药物均表现出剂量依赖性反应曲线。多柔比星在 75 mg/m² 及以上的剂量时活性最高,单药反应率为 20%～35%[32]。异环磷酰胺在 10 g/m² 及以上的剂量时,与单药多柔比星单药反应率相当[33]。在以多柔比星为基础的治疗失败的 STS 患者中,接受大剂量异环磷酰胺单药治疗的缓解率为 29%。因此,在 MDACC,有时将高剂量异环磷酰胺单药方案(14 g/m²)用于特定组织学 STS 患者的解救治疗。

剂量密集型多柔比星和异环磷酰胺联合方案化疗可提高缓解率、无进展生存期(PFS),还可能延长 OS。经 MDACC 评估,多柔比星(75 或 90 mg/m²)和异环磷酰胺(10 g/m²)联合方案治疗肢体原发 STS 患者的缓解率为 75%(95% CI 59%～71%,CR 12%),所有部位的 STS 缓解率达 68%(95% CI 56%～80%,CR 12%)[34]。不同亚型 STS 反应率如下:恶性纤维组织细胞瘤为 69%,滑膜肉瘤为 88%,未分类肉瘤为 60%,非胃肠 LMS 为 50%,脂肪肉瘤为 56%,血管肉瘤为 83%,神经源性肉瘤为 40%,其他组织学亚型的客观缓解率为 45%。欧洲癌症研究和治疗组织(EORTC)62012 研究是一项大型、随机、Ⅲ 期试验,对比多柔比星单药治疗和多柔比星联合异环磷酰胺治疗,结果显示联合治疗组的缓解率显著提高(26% vs 14%),中位 PFS 增加(7.4 个月 vs 4.6 个月),但 3 级和 4 级毒性反应也增加。尽管联合治疗组的 1 年 OS 有所提高(60% vs 51%, P = 0.076),但未达到统计学差异[35]。一些肉瘤中心鉴于联合治疗的毒性反应发生率高及 OS 未达统计学改善,更倾向于多柔比星单药治疗。在 MDACC 研究中心,对于转移性晚期患者化疗及具有高危因素(例如,肿瘤大于等于 5 cm、高级别)手术可切除患者的新辅助/辅助化疗,应用剂量密集型多柔比星联合异环磷酰胺为标准治疗方案。

达卡巴嗪单药的有效率为 10%～15%。MAID 三药方案(美司钠、多柔比星、异环磷酰胺和达卡巴嗪)的缓解率为 25%～47%[36]。在 MDACC 研究中心应用 MAID 方案时,观察到加用达卡巴嗪会显著增加毒性[37]。多柔比星联合达卡巴嗪(ADIC)常用于宫外 LMS 或作为其他亚型 STS 的二线治疗方案。治疗的有效率根据组织学亚型的不同其差异可达 30%。近期一项晚期 LMS 的大型回顾性研究表明,与多柔比星单药治疗或多柔比星联合异环磷酰胺治疗相比,ADIC 具有良好的疗

效,进一步支持其在晚期 LMS 的应用[38]。

吉西他滨单药或联合多西他赛常用于以多柔比星和异环磷酰胺为基础的治疗进展后晚期、复发或转移性 STS 患者的二线治疗,或用于不耐受强化化疗的患者的治疗。一项吉西他滨单药的 Ⅱ 期研究纳入许多经治患者,单药吉西他滨的有效率为 18%(95% CI 7%～29%)[39]。一项随机 Ⅱ 期 SARC002 研究结果显示多西他赛联合吉西他滨具有协同效应[40]。根据 RECIST(实体肿瘤应答评估标准),吉西他滨-多西他赛组和吉西他滨组的应答率分别为 16% 和 8%。此外,吉西他滨联合多西他赛组与吉西他滨单药组相比,中位 PFS(6.2 个月 vs 3.0 个月)和 OS(17.9 个月 vs 11.5 个月)均有所改善。吉西他滨联合多西他赛组最有效的两种组织学类型是 LMS 和高级别未分化多形性肉瘤(UPS)。

曲贝替定是一种烷化剂,用于 STS 患者的二线治疗。曲贝替定的作用机制较为复杂,可能参与调控转录因子从其启动子的位移[41]。在一项曲贝替定治疗肉瘤的疗效和最佳剂量探索的 Ⅱ 期研究中,比较了 1.5 mg/m² 剂量 24 h 输注每 3 周重复,以及 0.58 mg/m² 剂量 3 h 输注每周重复,24 h 输注组在既往接受过蒽环类药物和异环磷酰胺治疗进展后的脂肪肉瘤或 LMS 患者中显示出较好的疗效[42]。随后的 Ⅲ 期临床研究,对比曲贝替定和达卡巴嗪在该人群中的疗效,结果显示曲贝替定改善了中位 PFS(4.2 个月 vs 1.5 个月),临床获益率为 34%。因此,美国 FDA 批准曲贝替定治疗既往接受过蒽环类治疗方案进展的不可切除或转移性脂肪肉瘤和平滑肌肉瘤(L 型肉瘤)[43]。

艾立布林是一种合成的软海绵素 B 类似物,可干扰微管组装[44]。一项随机、多中心、Ⅲ 期临床试验纳入了 452 例蒽环药物经治进展的晚期或转移性 L 型肉瘤(脂肪肉瘤和平滑肌肉瘤)患者,结果显示艾立布林组的 OS 为 13.5 个月,而达卡巴嗪组的 OS 为 11.5 个月[45]。两组的 PFS 无统计学差异。一项非预设组织学亚组分析显示,仅脂肪肉瘤患者获得生存获益[46]。基于此,美国 FDA 批准该药用于蒽环类药物治疗进展的晚期或转移性脂肪肉瘤患者。我们通常将艾立布林作为对多柔比星化疗耐药或不耐受的去分化脂肪肉瘤或多形性脂肪肉瘤患者的一种选择。

### 辅助化疗和新辅助化疗

高危早期患者的化疗目标是消除微小转移灶,降低局部复发风险,缩小肿瘤体积以实现保肢手术或初始不可切除肿瘤转化为可切除(图 50 - 2)。在 MDACC,术前化疗应用于高危(>5 cm 和高级别)患者和临界可切除的化疗敏感 STS 亚型患者。

术后化疗及其获益仍然存在争议,辅助治疗临床试验产生了相互矛盾的结果。肉瘤荟萃分析合作组织发表了来自几项小型研究数据的初步荟萃分析,结果显示辅助化疗对局部复发、远处复发和无复发生存有改善[47]。该分析在 2008 年进行了更新,纳入了评估含蒽环药物和异环磷酰胺方案的试验[48]。在更新的分析中,所有接受化疗的患者局部复发的

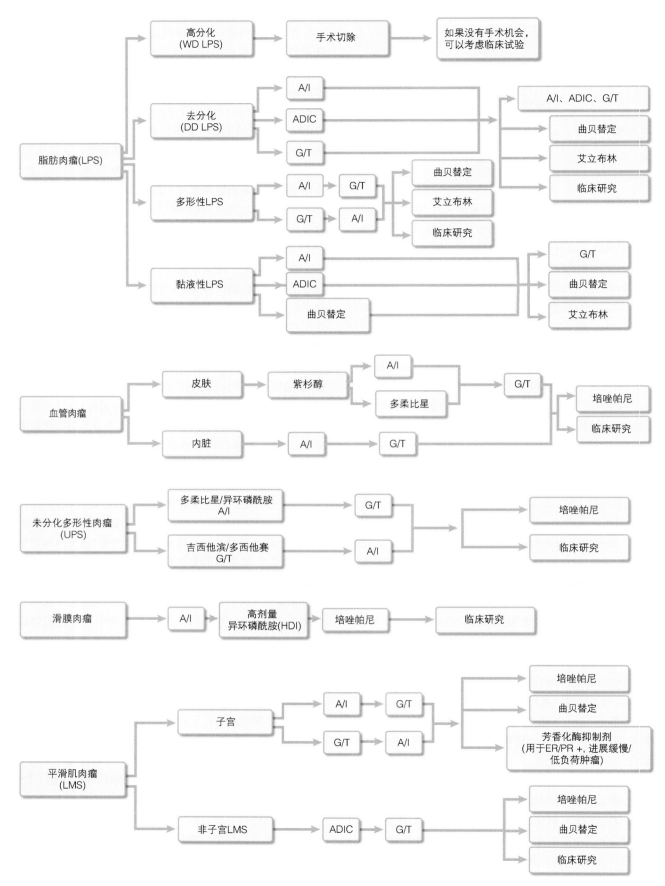

**图50-1** 晚期软组织肉瘤的全身治疗方法。ADIC：多柔比星和达卡巴嗪；A/I：多柔比星和异环磷酰胺；ER：雌激素受体；G/T：吉西他滨和多西他赛；PR：孕激素受体

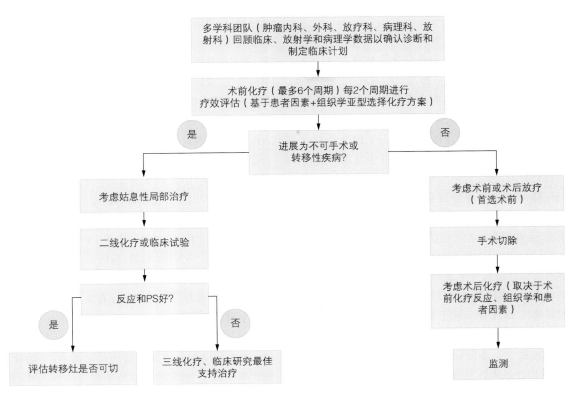

**图 50-2　Ⅲ期软组织肉瘤患者临床治疗策略**

风险都显著降低,接受基于多柔比星化疗的患者远处复发的风险也降低,接受含多柔比星和异环磷酰胺化疗的患者生存获益最大,改善的风险比为 0.56。与异环磷酰胺组和安慰剂组对比,多柔比星和异环磷酰胺治疗组的死亡绝对风险降低了 11%。随后由 EORTC 开展的辅助化疗临床试验将中或高级别 STS 患者随机分组,接受 5 个周期的 75 mg/m² 多柔比星和 5 g/m² 异环磷酰胺联合治疗组对比无辅助治疗组[49]。在无复发生存期或 OS 方面,未观察到辅助化疗有益。然而,缺乏获益的部分原因可能是高估了预期的绝对获益(5 年 OS 检测出 15% 差异),以及纳入了复发和死亡风险较低的小肿瘤患者。随后使用经过验证的列线图(Sarculator)对本试验进行了风险分层分析发现,高危患者(预测 OS<60% 的患者)从辅助化疗中获得了显著的 DFS 和 OS 获益,支持辅助化疗在高危患者中发挥作用[48]。随着 STS 亚型特异性治疗的发展,最近一项国际Ⅲ期试验在局限性黏液样脂肪肉瘤、UPS、LMS、滑膜肉瘤或恶性周围神经鞘瘤患者中评估了组织类型特异性新辅助化疗与表柔比星-异环磷酰胺方案的 3 个周期标准化疗的获益[49]。在这 5 种 STS 组织学亚型中,与蒽环类联合异环磷酰胺相比,组织类型特异性化疗未改善 DFS 或 OS。

虽然关于辅助治疗的数据相互矛盾,但在 MDACC,仍然会对向器官功能完整的高危(肿瘤大小>5 cm,组织学级别高,深部软组织受损伤)患者给予多柔比星联合异环磷酰胺的辅助治疗。

**靶向治疗**

与其他类型肿瘤一样,基因组学和 STS 驱动基因突变的鉴定使分子靶向治疗成为研究焦点和热点。对正在开发的 STS 靶向治疗进行全面综述超出了本章的范围。因此,本章重点聚焦于目前已获批准的治疗方法。GIST 患者应用酪氨酸激酶抑制剂(TKI)伊马替尼应该是肉瘤治疗最成功的例子。多靶点 TKI 培唑帕尼在多种 STS 亚型中显示出活性。培唑帕尼是一种小分子抑制剂,对 VEGF1~3、PDGFRA、PDGFRB 和 KIT 具有抑制活性。一项Ⅱ期临床试验评估培唑帕尼用于晚期 STS 的疗效,以 12 周 PFS 率作为主要终点,在 LMS(44%)、滑膜肉瘤(49%)和其他非脂肪肉瘤性 STS(39%)中获益[50]。进一步,培唑帕尼对比安慰剂治疗转移性 STS 的Ⅲ期试验表明,培唑帕尼缓解率低[部分缓解(PR)为 6%],但 PFS 有显著改善(4.6 个月 vs 1.6 个月,HR 0.31,P<0.000 1)[51]。在多变量 Cox 模型中,接受培唑帕尼的患者有利预后因素为一般状态良好和肿瘤分级低或中等。STS 的其他靶向治疗主要针对特定的亚型进行开发和研究。

**转移性疾病和转移灶切除术**

化疗是转移性疾病患者的主要治疗方法,但残余寡转移性疾病的手术切除可根据具体情况进行。涉及多器官的转移性疾病患者通常无法治愈,可进行姑息性全身治疗。仅肺转移患者,特别是无病间隔期大于 12 个月的患者,生物学和预后良好,因此在可行的情况下应考虑进行切除术,可使 3~5 年生存率达 20%。化疗类似于早期患者。在 MDACC 进行的一项研究中,转移性晚期患者应用多柔比星(75~90 mg/m²)和异环磷酰胺(10 g/m²)方案化疗的缓解率达 57%[52]。进展后治疗方案的选择取决于肿瘤的组织学、一般状况和共患病情况。

## 特殊软组织肉瘤

### 血管肉瘤

血管肉瘤是起源于内皮或向内皮分化的肿瘤,具有不同的恶性潜能。虽然上皮样血管内皮瘤(EHE)具有中等恶性潜能,临床病程缓慢,但血管肉瘤具有高度恶性的生物学行为,有早期发生远处转移的倾向,以及较差的预后。这些肿瘤对化疗和靶向治疗的反应也不同,因此下面将分别讨论。

EHE 是一种中等恶性潜能的肿瘤,可发生复发和转移。它们通常与血管有关,通常是中型或大静脉。EHE 最常见于软组织,但肝、肺、骨骼亦可是原发受累部位。超过 42% 的肝 EHE 患者无症状,常无意中发现病变。部分患者会出现疲乏、厌食、恶心、运动耐受力差等症状。累及软组织的 EHE 多为局灶性,累及肝、肺的 EHE 多为多灶性,并在病程中发生转移。多灶性或转移性疾病并不意味着死亡,许多患者可以在转移性疾病状态下长期生存。63% 的肝 EHE 患者和不到一半的软组织转移性 EHE 患者死于 EHE。

早期软组织 EHE 应行根治性手术切除。约 12% 的患者发生术后局部复发[53]。术前放疗可用于潜在切缘阳性或近切缘患者,切缘阳性且未行术前放疗的患者应考虑术后放疗。早期 EHE 不需要进行化疗或靶向治疗。

转移性软组织 EHE 可在不接受治疗的情况下进行随访,直到连续 3 个月的影像学检查显示疾病进展。当需要全身治疗时,可考虑常规化疗和抗血管生成靶向治疗。全身治疗方案包括吉西他滨、紫杉醇和多柔比星。据报道,贝伐珠单抗靶向治疗(PR 29%,病情稳定 57%,疾病进展 14%)和索拉非尼(9 个月无进展率 30.7%)对转移性 EHE 患者有疗效[54,55]。

血管肉瘤是具有内皮分化的高度恶性肿瘤,有复发和远处转移的倾向。血管肉瘤极为罕见,占所有肉瘤的不到 2%,可能是新发的,也可能是在先前接受过放疗或慢性淋巴水肿的情况下发生的。由于其位于内皮,特别容易发生早期扩散和转移。血管肉瘤有累及皮肤的倾向,60% 的病例累及皮肤或软组织。其他累及内脏的部位包括脾、肝、肺、胸膜、心脏和胃肠道。临床表现和治疗反应性因部位不同而异,心脏血管肉瘤的预后最差。

即使肿瘤没有转移,局部也经常为多灶性,导致高复发率。因此,需要采用化疗、放疗和手术的多学科方法治疗局部疾病,进而使患者生存获益[56]。在 MDACC,更倾向于采用新辅助化疗、手术和放疗治疗模式。化疗可以使用以多柔比星或紫杉醇为基础的方法,均有极好的结果,方案的选择取决于疾病的原发位置、组织学亚型、患者的一般状况和潜在的毒性。对于皮肤血管肉瘤,紫杉醇等效于以多柔比星为基础的方案,但对于内脏血管肉瘤,以多柔比星为基础的方法可能有更好的活性。

转移性晚期患者可采用单药或多药化疗治疗。单药多柔比星(有效率为 29%~33%,PFS 3~5 个月)和单药紫杉醇(缓解率为 18%~89%,PFS 4~5 个月)在血管肉瘤患者中似乎有显著活性[57-59]。基于对 117 例转移性血管肉瘤患者的回顾性研究,每周紫杉醇(缓解率 53%)在皮肤血管肉瘤患者中可能与单药多柔比星具有相当的疗效[59]。在内脏血管肉瘤中,多柔比星可能比紫杉醇更有优势。吉西他滨似乎也具有单药活性(缓解率 64%,PFS 7 个月)[60],但吉西他滨更常用与紫杉醇类药物联合使用。

血管肉瘤最常用的联合疗法是多柔比星-异环磷酰胺和吉西他滨-多西他赛。多柔比星-异环磷酰胺联合治疗是内脏血管肉瘤的首选治疗方案,其有效持续时间优于血管肉瘤的其他治疗方案,中位 PFS 为 5.4 个月[57]。吉西他滨-多西他赛联合方案治疗内脏和皮肤血管肉瘤似乎都有良好的活性。

对血管肉瘤有活性的抗血管生成靶向治疗包括贝伐珠单抗(PR 9%,病情稳定 48%,中位 PFS 为 12 周)、舒尼替尼和索拉非尼(CR 3%,PR 11%,病情稳定 57%,中位 PFS 为 3.2 个月)[54,61,62]。尽管与常规化疗相比,靶向治疗的反应似乎较低,可能与未选择研究人群治疗有关。

### 平滑肌肉瘤

LMS 是一种常见的 STS 亚型,可以存在于身体的任何部位。发生部位和分级是重要的预后因素,与治疗决策相关。血管源性 LMS 患者的预后较非血管源性 LMS 患者差。此外,子宫 LMS 患者的预后往往优于子宫外 LMS 患者,可能与子宫 LMS 的完全切除率较高相关[63]。LMS 对用于 STS 的多种化疗方案均有应答,但其对含异环磷酰胺方案的应答低于多柔比星单药治疗[64]。EORTC 最近进行了一项回顾性研究,旨在明确晚期 LMS 患者的最佳一线治疗方案,比较了多柔比星-达卡巴嗪、多柔比星-异环磷酰胺和多柔比星单药治疗[38]。与多柔比星-异环磷酰胺和多柔比星单药治疗相比,多柔比星-达卡巴嗪治疗的客观缓解率最高(分别为 30.9%、19.5% 和 25.6%),且 PFS 良好。吉西他滨在 LMS 治疗中也有活性。一项亚型特异性 II 期试验评估吉西他滨对比吉西他滨联合多西他赛治疗转移性或复发性 LMS[65],结果显示:在子宫 LMS 患者中,吉西他滨单药治疗和联合治疗的缓解率均显著(分别为 19% vs 24%);在非子宫 LMS 亚组中,联合治疗产生了较高的客观缓解率(14% vs 5%)和较长的 PFS(6.3 个月 vs 3.8 个月)。三线治疗的选择包括曲贝替定或培唑帕尼。子宫 LMS 患者可考虑激素治疗,但因激素治疗疗效的有限性,通常只用于 ER/PR+、小体积、惰性疾病的患者。在对芳香化酶抑制剂治疗子宫 LMS 进行的最大规模回顾性研究中,PR 达 9%,疾病稳定达 32%。激素受体阳性患者的 PFS 较好[66]。晚期 LMS 的治疗方案应考虑起源部位(子宫 vs 子宫外)和患者特异性因素(图 50-1)。

### 脂肪肉瘤

脂肪肉瘤是第二常见的 STS。脂肪肉瘤有几种组织学亚型,具有独特的临床和生物学特征。黏液型脂肪肉瘤是脂肪肉瘤中最常见的亚型。其他亚型包括高分化型、去分化型和多形型脂肪肉瘤。黏液型脂肪肉瘤好发年龄为 30~50 岁,常发生于四肢,并伴有 t12;16(q13;p11)易位导致 FUS-DDIT3 基因融合,该蛋白被认为是本病的致病因子[67,68]。虽然被认为是低级别肿瘤,但约 30% 的患者会发生局部复发和远处转移。转移的部位包括肺和软组织,如腋窝、腹膜后、胸膜、心包,偶尔也发生于脊柱。圆细胞型脂肪肉瘤是黏液型脂肪肉瘤的一种变异型,被认为是一种更具侵略性的肉瘤。圆细胞百分比的增加与黏液型脂肪肉瘤的转移和预后差有关[67]。黏液型脂肪肉瘤的治疗方案取决于肿瘤大小、位置,以及是否存在不良预后特征,如是否存在圆细胞改变。手术和放疗是主要的治疗方式,但考虑到黏液型脂肪肉瘤的化学敏感性,对于肿瘤较大或临界可切的患者,以及转移性疾病高复发风险的患者,可以考虑新辅助或辅助化疗。MDACC 报道基于多柔比星的化疗方案缓解率为 44%。在多项试验中,曲贝替定已被证明对黏液型脂肪肉瘤有效[41,69]。除了与 DNA 结合并形成共价结合物和转录因子的置换外,该药被认为能促进黏液型脂肪肉瘤中脂肪母细胞的分化。

手术是高分化和去分化脂肪肉瘤患者的主要治疗手段,但复发率很高,尤其是腹膜后肿瘤。据报道,化疗的获益很小,客观缓解率约为 12%[70]。最近的一项综述中,在 MDACC 接受治疗的 89 例腹膜后去分化脂肪肉瘤患者,缓解率较高(以 RECIST 为标准:23%)、临床获益率(PR＋疾病稳定＞6 个月)为 37%,提示化疗对某些不可切除或临界可切的患者具有潜在作用[71]。以多柔比星为基础的方案通常是首选的一线治疗方案,吉西他滨-多西他赛、曲贝替定和艾立布林对晚期或转移性脂肪肉瘤也有疗效(图 50-1)。

### 腺泡状软组织肉瘤

ASPS 是一种罕见的 STS 亚型,好发于青少年和年轻人,占所有 STS 的不到 1%。虽然 ASPS 病程惰性、自然史延长,但其转移率高,中位 OS 约为 90 个月。虽然肺转移最常见,但 ASPS 也可转移到脑,而脑是肉瘤的一个不常见转移部位。在关于 MDACC 经验的一篇综述中,65% 的 ASPS 患者表现为Ⅳ期。在就诊时为早期患者中,5 年 OS 率为 88%,而在就诊时有转移性疾病的患者中,中位 OS 为 40 个月,5 年 OS 率为 20%[72]。尽管 ASPS 有转移倾向,但对常规化疗耐药。ASPS 的特点是 t(X;17)(p11;q25)不平衡易位,导致 ASPL-TFE3 融合蛋白和 MET 过表达,促进血管生成致高度血管化。靶向血管内皮生长因子受体的酪氨酸激酶受体抑制剂如西地尼布和舒尼替尼已经证明具有活性[73,74]。几项Ⅱ期研究在 6 个月时反应率超过 30%,控制率超过 80%。有趣的是,ASPS 已被证明对免疫检查点抑制剂有应答。我们首次证实纳武利尤单抗和伊匹木单抗对 ASPS 有活性[75]。此外,阿昔替尼联合帕博利珠单抗的Ⅱ期研究表明,阿昔替尼联合帕博利珠单抗对 ASPS 有活性,缓解率为 54.5%,3 个月时的中位 PFS 为 72.7%[76]。尽管这种罕见肉瘤的免疫微环境尚未全面阐明,但多项研究表明存在 PD-1 表达的肿瘤浸润淋巴细胞、错配修复缺陷分子及可能与融合蛋白断点相关的免疫原性[77]。尽管有这些证据,但临床试验仍在进行中,美国 FDA 尚未批准将免疫检查点抑制剂用于治疗晚期或转移性 ASPS 患者。因此,晚期或转移性 ASPS 患者应考虑进行临床试验。

### 腱鞘巨细胞瘤和色素绒毛结节性滑膜炎

腱鞘巨细胞瘤(TGCT)以前称为色素绒毛结节性滑膜炎,其特征是滑膜血管增生伴多克隆巨噬细胞蓄积、含铁血黄素沉积(影像学可检出)和多核巨细胞。因此,炎症浸润破坏关节可导致疼痛、肿胀和活动受限。TGCT 常累及单一关节(如膝关节或踝关节),但可发生在有滑膜存在的任何部位。手术可切除的患者,特别是初始治疗应以手术为主。对于复发性或存在弥漫性病变而手术不切除,但发病率不高的患者,应考虑进行靶向治疗。TGCT 具有 CSF1-COL6A3 易位的克隆性细胞群,导致 CSF1 过表达,从而将炎症细胞招募到关节内。CSF1R 抑制剂为这些不可切除疾病的患者提供了治疗机会。培西达替尼是美国 FDA 批准用于治疗这一罕见疾病的口服生物可利用药物。ELIVEN 是一项随机Ⅲ期试验,培西达替尼的缓解为 39%,而安慰剂组的缓解率为 0[78]。培西达替尼有可能导致胆管缺失而产生罕见但潜在致命的肝毒性,需要密切监测药物治疗,使用 Turalio 风险评估和缓解策略计划。空腹给药尤其重要,因为膳食脂肪会增加药物的吸收,增加肝毒性的可能性。其他 CSF1R 抑制剂(如伊马替尼和依米妥珠单抗)已在 TGCT 中显示出活性,也可能在治疗中发挥作用,但它们的应用仍处于研究阶段。

#### ■ 随访管理

随访监测和管理的主要目标是早期识别潜在可治愈的复发,识别与治疗相关的并发症,并使患者放心。对接受 STS 治疗的患者进行监测是基于已知的预后因素、个别患者亚群的结局和肿瘤复发模式。同样,与化疗和放疗相关的晚期效应的筛查、评估和管理也基于所接受的特定方案,以及放疗的部位和剂量。

对于接受过根治性治疗且无疾病证据的低危 T1 原发性 STS 患者,随访应包括病史和体格检查、评估局部复发的影像学检查,以及监测转移性疾病的常规胸部影像学检查[79]。对于头颈部和四肢的肿瘤,推荐 MRI 检查;对于胸部、腹部和腹膜后的肿瘤,推荐 CT 扫描。有研究表明,常规使用胸部 CT 评估低危 STS 的转移性疾病不具有成本效益。NCCN 指南建议随访至少 5 年,每年对原发部位进行扫描,通常这些患者在术后前 2 年每 3~4 个月复查一次,之后 2 年每 4~6 个月复查一次,此后每年复查一次[28]。

高危 T2(＞5 cm)STS 患者发生远处肺转移的风险更大。高危肿瘤患者如果接受了以治愈为目的的治疗,且无明显疾病证据,随访应包括病史和体检、肿瘤床横断面成像、常规胸部 X 线或胸部 CT 监测转移性疾病。这些患者的随访方式与低风险患者相同,前 1~2 年每 3 个月随访一次,随后 1~2 年每 4 个月随访一次,再 1~2 年每 6 个月随访一次,此后每年随访一次。至于局部复发监测,5 年后省略横切面成像,因为局部复发大多出现在初始治疗的 5 年内。

#### ■ 胃肠道间质瘤

GIST 是胃肠道(GI)最常见的间叶性肿瘤[80]。既往被称为 GI 平滑肌肿瘤,包括 GI LMS、平滑肌母细胞瘤、LMS 和平滑肌瘤。研究者发现,GIST 表达 KIT(CD117)受体酪氨酸激酶,可能起源于 Cajal 间质细胞,Cajal 是负责蠕动的肠道起搏细胞[81]。GIST 最常发生于胃(60%~70%),其次是小肠(20%~30%)、结肠和直肠(5%)和食管(<5%),但也可发生于 GI 任何部位、网膜或腹膜。肝、腹膜和骨骼是最常见的转移部位。然而,也有中枢神经系统、淋巴结、肺转移的报道[82]。男性和女性 GIST 发病率相当,40~60 岁是高发年龄,患者更常见的是欧洲血统。临床症状通常是肿瘤起源的部位,但可能是不明确,包括腹痛、厌食、体重减轻和消化不良。GI 出血表现为贫血或晕厥也常见。

过去,GIST 的主要治疗方法是手术切除。常规化疗或放疗对 GIST 的治疗效果不佳。涉及 KIT 和 PDGFRA 的特异性致癌驱动突变的发现推动多种 TKI 的开发和批准,这些药物大大改善了高危局限性和转移性 GIST 患者预后。在靶向治疗时代之前,中位 OS 约为 18 个月。在 TKI 时代,中位 OS 已经提高到 5 年左右[83]。

GIST 患者的分子谱分析现已成为标准,因为突变状态在诊断、预后和指导治疗决策方面具有重要意义。70%~80% 的 GIST 携带 KIT 基因突变,另有 5%~8% 携带 PDGFRA 突变,其余 12%~15% 被视为野生型 GIST[84]。野生型 GIST 具有异质性,琥珀酸脱氢酶(SDH)、BRAF V600E 和 RAS 等基因发现了其他突变。外显子 11 缺失是最常见的 KIT 突变,预示着更强的病程、更短的 OS 和更高的复发风险。然而,涉及外显子 11 的内部串联重复序列与胃 GIST 相关,且倾向于惰性。外显子 9 突变与小肠 GIST 和临床侵袭性病程相关。PDGFRA 突变可发生于多个外显子(12、14 和 18),主要见于胃 GIST。

甲磺酸伊马替尼是一种选择性抑制 BCR-ABL、KIT 和 PDGFR 的口服 TKI,已被批准用于辅助治疗及不可切除或转移性 GIST。伊马替尼的早期试验表明,客观缓解率为 53%~69%,5 年 OS 率显著改善至 50%[85]。在此基础上开展了两项Ⅲ期试验(EORTC 62005 和 SWOG S0033),旨在比较伊马替尼在两种剂量水平(400 mg/d vs 800 mg/d)的疗效[86,87]。在两项研究中,与标准剂量相比,大剂量组在治疗应答或 OS 方面均未显示统计学显著差异,然而,在大剂量组中,KIT 外显子 9 突变患者的 PFS 优于对照组。与外显子 9 突变相比,外显子 11 突变的胃肠道间质瘤对伊马替尼治疗更敏感[88]。非 KIT 非 PDGFRA 突变或野生型 GIST 患者很少对伊马替尼产生显著或持续的缓解。在一项研究中,研究人员纳入伊马替尼治疗达 3 年疾病控制的患者,随机化至继续或停止治疗[89]。在连续治疗队列中,2 年 PFS 率为 80%,而中断治疗组为 16%。进一步研究表明,持续治疗至 5 年和 3 年后停止治疗的结果类似。因此,建议晚期或转移性 GIST 患者避免中断服用伊马替尼,并持续服用伊马替尼直至 PD 或不耐受。

伊马替尼在辅助治疗中也显示出疗效[90]。与转移性患者一样,辅助伊马替尼治疗的最佳持续时间尚未明确。一项随机试验在 KIT 阳性切除的 GIST 患者中,比较了 1 年和 3

年伊马替尼辅助治疗,结果表明延长辅助治疗获益[91]。接受 36 个月伊马替尼辅助治疗的患者有更长的无复发生存期(5 年无复发生存率为 65.6% vs 47.9%,HR 0.46,P<0.001),并改善了 5 年 OS 率(92% vs 81.7%,HR 0.45,P=0.02)。一项对中高危 GIST 患者进行 5 年伊马替尼辅助治疗的单臂临床研究结果显示,5 年 RFS 率为 90%,OS 率为 95%[92]。

约 10% 的 GIST 患者对伊马替尼原发耐药,其中外显子 9 突变型和野生型 GIST 的耐药率较高。继发性耐药通常是由 KIT 基因外显子 13 或外显子 17 的新突变引起[93]。舒尼替尼是一种靶向 VEGF 的多激酶抑制剂,似乎对原发性耐药和继发性 KIT 突变患者有活性[94,95]。然而,总体客观缓解率低于 10%。针对 KIT 和 PDGFRA 通路的其他几种靶向药物也得到了评估。第二代 TKI 尼洛替尼疗效作为伊马替尼、舒尼替尼进展后的三线治疗,反应率低于 3%[96]。瑞戈非尼是一种多靶点 TKI,在伊马替尼和舒尼替尼治疗失败后的患者中显示出更好的疗效。在一项Ⅱ期试验中,客观缓解率为 12%,临床获益率(PR 或疾病稳定>16 周)为 79%[97]。Ⅲ期 GRID 试验将伊马替尼和舒尼替尼治疗失败的转移性 GIST 患者随机分组,分别接受瑞戈非尼或安慰剂治疗。瑞戈非尼组的中位 PFS 为 4.8 个月,而安慰剂组为 0.9 个月,美国 FDA 批准了瑞戈非尼的适应证[98]。5%~6% 的 GIST 患者有原发性 PDGFRA D842V 突变,已知该突变对目前批准的所有 TKI 均耐药。阿伐替尼是一种选择性强效 PDGFRA 环突变抑制剂,基于 8% 的 CR 和 82% 的 PR,以及 85% 的 12 个月 PFS,阿伐替尼于 2020 年获得了美国 FDA 批准[99]。

GIST 的疗效评估使用 Choi 标准,而不是大多数其他实体瘤使用的标准 RECIST 指标。PET 成像也可用于治疗评估,并且最初发现与标准 CT 成像相比,可在更早的时间点显示治疗应答。某些分子事件(如凋亡)发生于早期,可能部分解释了伊马替尼相关的早期 PET 应答的机制[100]。本研究所还证明,RECIST 标准可能低估了 GIST 的早期肿瘤缓解。临床上对伊马替尼有应答的患者可能表现为肿瘤缩小,或 CT 检查显示肿瘤密度降低,或两者兼有。对在 MDACC 接受伊马替尼治疗的患者进行进一步分析表明,考虑到肿瘤密度,CT 成像的灵敏度与 PET 应答相当[101,102]。这些数据最终形成了 Choi 疗效评估标准(表 50-3)。该标准已经通过前瞻性验证,并应用于目前 GIST 试验的疗效评估。根据我们的经验,停止治疗的决定不应仅仅基于 CT 或 PET 成像,还应考虑到患者的整体临床状况。

**表 50-3 Choi 疗效评估标准**

| 治疗反应 | 反应定义 | |
|---|---|---|
| 完全缓解(CR) | 所有疾病消失<br>无新病变 | |
| 部分缓解(PR) | 肿瘤减小>10% 或 CT 密度(HU)减小>15%<br>无新发病灶<br>不可测量的疾病无明显进展 | |

**续 表**

| 治疗反应 | 反应定义 |
| --- | --- |
| 疾病稳定（SD） | 不符合 CR、PR 或 PD 的标准<br>无肿瘤进展导致的症状性恶化 |
| 疾病进展（PD） | 肿瘤增大＞10%，CT 密度不符合 PR 标准<br>任何新的病变，包括以前囊性肿瘤中新的肿瘤结节 |

注：HU，亨斯菲尔德单位。

综上所述，对于新诊断的转移性 GIST 患者，一线治疗是每日 400 mg 伊马替尼。外显子 9 突变的患者应以伊马替尼 800 mg/d 开始治疗。伊马替尼应持续用药，或直至 Choi 标准定义的疾病进展。CT 成像最初用于评估 2 个月时的缓解情况，之后至少在最初 2 年内每 3 个月评估一次。在进展时，如果可耐受，我们将伊马替尼的剂量增加到总共 800 mg/d。策略失败后，我们继续进行二线舒尼替尼治疗和随后的三线瑞戈非尼治疗。对于孤立性或可切除的转移性患者，如果可行，可提供手术和/或肝动脉栓塞或射频消融。对于具有高危特征（如核分裂象高或肿瘤大）、可切除的 GIST 患者，应给予至少 3 年的伊马替尼辅助治疗，以提高无复发生存期。3 年以上辅助治疗中伊马替尼使用的最佳持续时间尚不清楚。

## 骨肉瘤

骨肉瘤是一种罕见的肿瘤，占所有恶性肿瘤的比例不到 0.2%。2020 年，美国预计有 3 600 例骨肉瘤新发病例被诊断，有 1 720 人死于骨肉瘤[1]。最常见的骨恶性肿瘤是骨肉瘤，其次是软骨肉瘤，第三是尤因家族肿瘤（EFT），包括骨肉瘤和外周原始神经外胚层肿瘤（PNET）。骨 UPS（以前称为恶性纤维组织细胞瘤）、纤维肉瘤、脊索瘤和骨巨细胞瘤是罕见的骨肿瘤，占所有原发性恶性骨肿瘤的不到 5%。EFT 好发于儿童和青少年，而骨肉瘤的发病率呈双相模式，青少年好发于长骨生长期，老年人常见与佩吉特相关的肿瘤或放疗继发恶性肿瘤。软骨肉瘤通常见于 50 岁以后的成人患者，小于 5% 的病例发生在儿童，儿童患者往往是更高级别的恶性肿瘤。常见骨肿瘤的特征见表 50-4。

**表 50-4 常见骨肿瘤的特征**

| 类型 | 发生率（%） | 年龄分布（年） | 性别 | 常见部位 | 影像特征 | 病理特征 |
| --- | --- | --- | --- | --- | --- | --- |
| 骨肉瘤 | 45 | 10～20 | M＞F | 干骺端 | 日光放射性钙化 | 梭形细胞，骨样基质 |
| 骨 UPS | 8 | 20～80 | M＞F | 长骨 | 射线可透的边界不清 | 多形性梭形细胞，无类骨质 |
| 软骨肉瘤 | 22 | 20～80 | M＞F | 骨盆或肩部 | 分叶状 | 小叶，软骨样基质 |
| 尤因肉瘤或 PNET | 15 | 10～20 | F＞M | 骨干 | 软组织成分虫蚀样破坏 | 蓝色小圆细胞 |

注：F，女性；M，男；PNET，原始神经外胚层肿瘤；UPS，未分化多形性肉瘤。

### ■ 临床表现

骨肿瘤的临床表现取决于其位置。大多数骨肉瘤发生在长骨干骺端，特别是股骨远端、胫骨近端和肱骨近端。大约一半的骨肉瘤发生在膝关节周围。软骨肉瘤也可发生于身体的任何骨骼，但一般发生于骨盆和其他扁平骨。EFT 往往发生于长骨的骨干部分和身体的扁平骨（如骨盆和肩胛骨），但可累及任何骨骼，偶尔发生于软组织（称为骨外尤因肉瘤）。

最常见的症状是疼痛、肿胀或肿块。患有盆腔肿瘤的患者可能有神经功能损害和剧烈疼痛，常因肿瘤发展至病程晚期才被发现。EFT 患者常表现为全身症状，如盗汗和发热。

### ■ 评估

疑似骨肉瘤的评估应从详细的病史、体格检查和常规实验室检查开始，然后结合症状进行影像学检查。任何骨肿瘤的影像学检查都应从受累区域的 X 线平片开始。X 线影像通常有助于骨肉瘤的诊断，如骨肉瘤在 X 线成像上通常具有诊断性的钙化日冕状外观（图 50-3）。与骨肉瘤相关的钙化量取决于组织学亚型（如成骨性骨肉瘤通常有非常密集的钙化，而毛细血管扩张性骨肉瘤主要是溶骨性改变）。软骨肉瘤在 X 线成像上也有明显的特征表现，为骨破坏和骨皮质的骨内膜扇形和软骨样基质，呈分叶状（图 50-3）。EFT 在 X 线成像上具有典型的洋葱皮外观（图 50-3）。其他初始影像学检

查应包括原发病灶 CT 扫描和/或 MRI，以进一步评估神经血管结构、周围软组织和邻近关节的受累情况，并更好地评估相关软组织肿块。

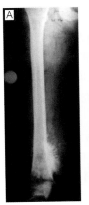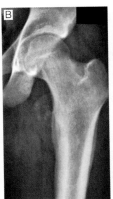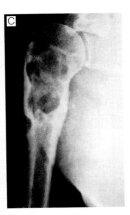

**图 50-3** 骨肉瘤、尤因肉瘤和软骨肉瘤的 X 线影像。A. 骨肉瘤典型的日冕状外观。B. 尤因肉瘤常见的"洋葱皮"外观。C. 软骨肉瘤呈分叶状

骨肉瘤的活检对诊断至关重要，仔细的规划是必不可少的。当患者被诊断为骨肉瘤或怀疑诊断时，与在治疗骨肉瘤患者方面有丰富经验的医生进行多学科团队合作是很重要的。空心针活检已被证明其诊断准确率高达 91%[103]。当空

心针活检不能诊断时，才进行开放式活检。目前的指南建议在任何手术前应进行空心或开放式活检以明确诊断。当进行手术时，应注意确保活检道被完全切除。

完整的分期应包括胸部 X 线片、胸部 CT 扫描和骨扫描，以评估转移性疾病。所有患者都需要进行胸部影像学检查，因为骨肉瘤最常见的转移部位是肺。骨肉瘤患者的转移性疾病检查应包括骨扫描，以评估远处骨转移或跳跃转移。对于 EFT 患者，由于骨髓转移风险，还应进行脊柱 MRI 检查。在 EFT 分期评估中，我们不常规进行骨髓活检，而倾向于使用 MRI，因为骨髓受累已被证明与骨转移高度相关[104]。

PET-CT 常用于骨肉瘤的初始诊断评估、分期和疗效评估。然而，单纯的 FDG 摄取不足以表征原发性骨肿瘤，形态学评估是关键[105]。PET-CT 成像也可在疗效评估中发挥重要作用，因为骨肉瘤对化疗无典型的 RECIST 应答标准。多项研究报告了 PET-CT 在评估骨肉瘤和 EFT 化疗应答方面的效用[106,107]。在一项关于骨肉瘤的研究中，新辅助化疗 1 周后 SUV 减少 25%～50% 已被证明与病理评估中 90% 以上的肿瘤坏死相关[108]。在 MDACC，我们常规使用 PET-CT 进行骨肉瘤和 EFT 的影像学和疗效评估。

### ■ 病理

骨肉瘤有多种组织学亚型，表 50-5 总结了最常见的细胞遗传学和分子突变。骨肉瘤可分为两大类：普通型骨肉瘤和变异型骨肉瘤。普通型骨肉瘤包括成骨细胞亚型、软骨母细胞亚型和成纤维细胞亚型，占所有骨肉瘤的 60%～75%，而 11 种变异型则占 35%～40%。这些分类是基于肿瘤的组织学特征进行的，如肿瘤内基质的数量，以及以骨或软骨为主。骨肉瘤变异型的分类通常更多地依赖于临床特征，如肿瘤部位（如颌骨、颅骨、骨盆）、疾病的发生环境（如放疗后、佩吉特病、多灶性、视网膜母细胞瘤）和形态（如毛细血管扩张、小细胞和浅表病变，如腮腺、骨膜和高级别浅表骨肉瘤）。高级别骨肉瘤表现出显著的基因组不稳定性，因此具有复杂和异质性的染色体改变。TP53 突变常见于绝大多数骨肉瘤，其次是肿瘤抑制基因 RB1 突变。已有文献描述了多个染色体的拷贝数丢失或增加，以及 MDM2 基因、CDK4、MYC 和 VEGF 的扩增[109]。迄今骨肉瘤二代测序研究尚未确定复发的可作用分子靶点。

骨 UPS（以前称为骨恶性纤维组织细胞瘤）是一种罕见的高级别骨肉瘤，占所有原发性骨恶性肿瘤的不到 2%。组织学上类似于软组织 UPS，常表现为去分化软骨肉瘤的高级别成分。UPS 被认为是骨肉瘤的一部分，在这些骨肉瘤中，梭形细胞不产生光镜下可见的骨样细胞，然而，部分肿瘤会在术前化疗后产生骨样反应，随后可能被重新归类为骨肉瘤。

软骨肉瘤是一种以软骨基质形成为特征的骨恶性肿瘤。这些肿瘤产生软骨样基质，可由良性病变如软骨瘤或骨软骨瘤引起。软骨肉瘤的特征是软骨渗透到骨髓。这一过程被认为是软骨肉瘤的病理特征。去分化软骨肉瘤是传统软骨肉瘤的一个独特亚群，典型表现为低级别的普通型软骨肉瘤并伴

有高级别的软组织成分。具有几种不太常见的变型，包括间质软骨肉瘤和透明细胞软骨肉瘤。二代测序已在中心普通型软骨肉瘤和去分化软骨肉瘤中鉴定出异柠檬酸脱氢酶 1 和 2（IDH1/2）的体细胞突变[110]。这一发现可能有助于区分软骨肉瘤与成软骨细胞型骨肉瘤，并可作为一种独特的治疗靶点[111]。

EFT 是一种完全独立的组织学类型，由于其在组织学、免疫组织化学染色和分子遗传学方面的相似性，因此与 PNET 归为一类。该肿瘤家族包括骨尤因肉瘤、骨外尤因肉瘤、PNET 和胸壁 Askin 瘤（胸壁 PNET）。这些肿瘤通常被称为"小圆蓝细胞瘤"，因为在显微镜下，细胞含有稀少的细胞质和圆形到椭圆形的细胞核，染色质细，紧密地排列在一起。ESFT 具有涉及 EWS 基因的反复易位。第一个被描述和最常见的易位是 t11;22（q24;q12）EWS-FLI-1 融合。另外，还发现了几种易位（表 50-5）。

**表 50-5　骨肿瘤的特定遗传改变**

| 肿瘤 | 细胞遗传学异常 | 基因产物 |
| --- | --- | --- |
| 动脉瘤性骨囊肿 | t(16;17)(q22;p13) | CDH11-USP6 |
| | t(1;17)(p34.3;p13) | THRAP3-USP6 |
| | t(3;17)(q21;p13) | CNBP-USP6 |
| | t(9;17)(q22;p13) | OMD-USP6 |
| | t(17;17)(q21;p13) | COL1A1-USP6 |
| 软骨肉瘤或软骨瘤 | | IDH1 或 IDH2 点突变 |
| 尤因肉瘤或 PNET 肿瘤 | t(11;22)(q24;q12) | EWS1-FLI1 |
| | t(21;22)(q22;q12) | EWS1-ERG |
| | t(7;22)(p22;q12) | EWSR1-ETV1 |
| | t(2;22)(q33;q12) | EWSR1-FEV |
| | t(17;22)(q12;q12) | EWSR1-E1AF |
| | inv(22)(q12;q12) | EWSR1-ZSG |
| | t(16;21)(p11;q22) | FUS-ERG |
| 骨纤维结构不良 | 癌基因激活突变 | GNAS1 |
| 间叶性软骨肉瘤 | t(8;8)(q13;q21) | HEY1-NCOA2 |
| 骨肉瘤，低级别（骨旁和髓内） | 12q14-15（环状染色体，巨大标记染色体） | CDK4、MDM2、HMGA2、GLI 和 SAS 扩增 |
| 骨肉瘤 | | TP53 基因变异频繁；多种遗传变异，包括拷贝数改变 |

骨恶性肿瘤分为高级别或低级别病变，类似于 STS 的三级分级系统。分级是一个重要因素，有助于确定总体分期、预期的自然病程和预后。最后，应向病理科医生提供诊断性影像学和 X 线检查结果，因为这些结果提供了重要信息，有助于对骨恶性肿瘤做出最终诊断。

### ■ 分期和预后

有两个广泛接受的分期系统，AJCC 和肌肉骨骼肿瘤协会[17,112]。在这些系统的比较中，它们之间没有显著差异，也都没有任何显著的优势[113]。在 MDACC，我们不常规使用分期系统，而是更倾向于强调预后因素（例如，原发病灶的大小、骨受累的位置和程度、软组织受累、组织学分级，以及是否存

在远处转移）。骨肿瘤患者的预后很大程度上取决于具体的组织学、分级和位置，以及转移性疾病的存在和位置。除了诊断时评估的临床和病理预后特征外，术前化疗后肿瘤坏死百分比评估的病理治疗反应是高度骨肉瘤患者最确定的预后因素。

## ■ 治疗

骨肿瘤的治疗最好由肿瘤内科、肿瘤外科、放射科、病理科和放疗科医生组成的多学科团队共同完成，共同提供全面的照护。所需要的治疗取决于肿瘤的类型、位置和疾病的程度。高级别骨肉瘤和尤因肉瘤的治疗流程见图 50 - 4 和图 50 - 5。

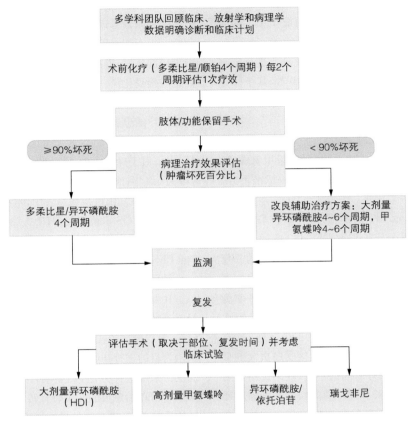

**图 50 - 4** 高级别原发性骨肉瘤患者的治疗方法

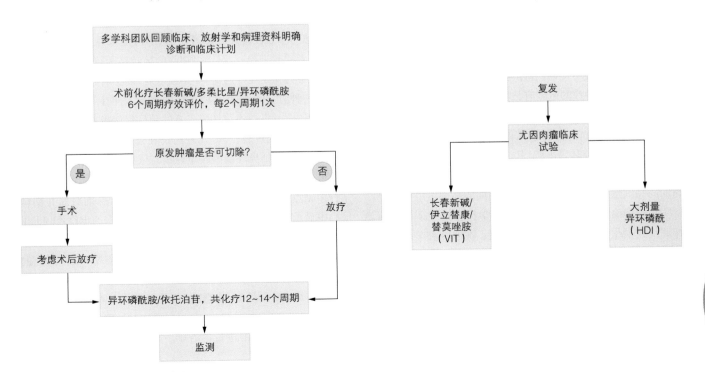

**图 50 - 5** 尤因肉瘤患者的治疗方法

**骨肉瘤**

骨肉瘤是大多数其他骨肿瘤的原型。化疗是骨肉瘤的主要治疗方法,它被认为是一种全身性疾病,因为大多数患者在初诊时都有微转移性疾病。仅接受手术治疗的患者的长期生存率低于20%,而积极接受联合化疗后进行手术治疗的肢体局限性骨肉瘤患者的存活率接近70%[114]。

在MDACC,四肢普通型高级别骨肉瘤的成年患者接受的治疗包括术前化疗、保留肢体手术和术后化疗(图50-4)。术后治疗是根据术后病理标本中发现的坏死百分比进行定制的。这种方法是基于MDACC治疗的一系列患者,其个体化的术后治疗促使生存率的提高,与目前儿童骨肉瘤的标准治疗不同[115]。

治疗骨肉瘤患者最有效的药物是顺铂、多柔比星、异环磷酰胺和大剂量甲氨蝶呤。在骨肉瘤患儿中,大剂量甲氨蝶呤、多柔比星和顺铂(MAP)联合化疗仍然是美国的标准治疗。对于成人患者,我们使用多柔比星($75\sim90\ mg/m^2$,连续输注超过$72\ h$)联合顺铂($120\ mg/m^2$)的术前方案[116]。术前化疗后切除肿瘤时,肿瘤坏死百分比是长期DFS和OS的最重要预测因素。通常,术前化疗后肿瘤坏死$\geq90\%$的患者的5年DFS率约为80%[117]。术前化疗后肿瘤坏死$<90\%$的患者5年DFS明显较差,根据术后化疗方案不同,5年DFS率为$13\%\sim67\%$。为了解决这个问题,我们分析了123例在MDACC接受治疗的四肢骨肉瘤患者,被分为三个队列:所有患者术前均接受多柔比星和顺铂诱导。患者接受序贯大剂量甲氨蝶呤($8\ g/m^2$),然后根据治疗时间的不同,在第二组和第三组患者术后分别给予甲氨蝶呤+异环磷酰胺。在肿瘤坏死90%或以上的患者中,三组间无复发生存期无显著差异。在反应差、肿瘤坏死小于90%的患者中,加入甲氨蝶呤,再加入甲氨蝶呤+异环磷酰胺,将5年无复发生存率分别从13%提高到34%和67%[115]。最近在MDACC对接受这种改良方法治疗的成人骨肉瘤患者进行的一项更新分析证实,对术前多柔比星和顺铂疗效不佳,并在术后接受大剂量异环磷酰胺和大剂量甲氨蝶呤治疗的患者有长期生存[118]。

对于术前使用4个周期多柔比星+顺铂治疗达到90%或以上肿瘤坏死的患者,我们建议再使用4个周期的多柔比星($75\ mg/m^2$)联合异环磷酰胺($10\ g/m^2$)。对于术前多柔比星和顺铂治疗后肿瘤坏死小于90%的患者,我们倾向给予6个周期的高剂量异环磷酰胺序贯6个周期的高剂量甲氨蝶呤。

在骨肉瘤患者中,术前化疗组织学反应指导下的术后治疗调整或强化治疗的作用仍存在争议。在欧洲和美国骨肉瘤研究(EURAMOS-1)中,618例术前接受甲氨蝶呤、多柔比星和顺铂(MAP)治疗,且手术时存活肿瘤$\geq10\%$的高级别骨肉瘤儿童和年轻成人患者在术后被随机分组,一组继续接受MAP治疗,另一组在相同MAP基础上加用异环磷酰胺和依托泊苷强化治疗(MAPIE)[119]。MAPIE强化治疗在无事件生存期(*HR* 1.01)和OS(*HR* 0.99)方面未显示出优势,并且在中位4.5年随访期间与额外毒性相关。

其他部位的高级别骨肉瘤采用类似的治疗方法,但是,他们的整体结局比四肢肿瘤患者更差。这在一定程度上可能是由于解剖学上的限制而难以实现阴性的手术切缘。患有低级别和变异型骨肉瘤的患者,如分化良好的髓内骨肉瘤、骨旁骨肉瘤和通常发生在下颌骨的颌骨骨肉瘤,其产生远处转移的倾向较低,接受了切缘阴性的手术治疗,不常规使用辅助化疗。如果颌骨骨肉瘤不能行切缘阴性的切除术,术前应考虑化疗。对于切缘阳性的颅面和颌骨骨肉瘤患者,术后放疗可减少局部复发,提高生存率[120]。中等级别骨膜骨肉瘤患者术前也应接受化疗。

骨UPS的治疗原则与普通型骨肉瘤相同。在MDACC接受治疗的患者中,约35%根据活检初步诊断为骨UPS的患者在术前化疗后切除时被重新分类为骨肉瘤或其他骨肉瘤[121]。对于确诊为骨UPS的患者,局限性疾病患者的中位OS为5.2年,而诊断时转移性疾病患者的中位OS为1.7年。重要的是,在局限性疾病患者中,术前使用多柔比星和顺铂治疗与较好的OS显著相关(*HR* 0.23)。欧洲骨肉瘤组间在术前和术后使用多柔比星和顺铂的研究中获得了相似的结果,5年PFS率和OS率分别为56%和59%[122]。

**转移性和复发性疾病**

$10\%\sim20\%$的骨肉瘤患者存在转移性疾病。肺是骨肉瘤最常见的转移部位,但骨肉瘤也可以转移到体内几乎所有的骨骼,淋巴结转移很少见。如前所述,可切除的肺转移患者以根治为目的进行初始化疗,然后同时或分阶段手术切除所有病变。采用这种方法,患者有$15\%\sim30\%$的机会获得长期DFS和潜在治愈可能。患有骨转移或其他不可切除转移的患者预后较差,通常进行姑息性治疗。

约30%的局限性疾病患者出现复发,高达80%的初始转移患者出现复发。复发性转移性或局部复发性疾病患者的治疗方法与原发性转移性患者相似,尽可能采用化疗或切除术(或两者同时进行)。对于可切除的肺转移和较好的无病间隔期(通常为初始化疗后1~2年或以后)的患者,仅手术是合适的。这种方法可使手术后无病的患者5年生存率为$25\%\sim40\%$[123]。复发性不可切除患者的预后仍然极差,治疗主要目的是控制疾病进展[124]。几种药物在复发或难治性骨肉瘤中具有活性,包括异环磷酰胺单药或与依托泊苷联合(IE)、吉西他滨与多西他赛联合,以及VEGF靶向TKI。瑞戈非尼是一种多靶点抗血管生成TKI,在最近的两项安慰剂对照Ⅱ期试验中显示出对转移性骨肉瘤的活性。在法国的REGOBONE研究中,65%接受瑞戈非尼治疗的患者在8周时无进展,而接受安慰剂治疗的患者为0[125]。美国主导的SARC024研究的结果具有可比性,PFS有所改善(中位无进展生存期mPFS:瑞戈非尼3.6个月 *vs* 安慰剂1.7个月)[126]。对于晚期复发且初始治疗反应良好的患者,也可以考虑初始联合化疗(甲氨蝶呤、多柔比星、顺铂)进行再治疗。

**软骨肉瘤**

软骨肉瘤对大多数用于治疗骨恶性肿瘤的化疗药物均具

有耐药性。无论肿瘤的分级如何,手术切除是主要的治疗方式。不能切除或转移性普通型软骨肉瘤患者应纳入临床试验,并应考虑基因组分析以确定潜在的靶点。与其他软骨肉瘤亚型不同,间充质软骨肉瘤和去分化软骨肉瘤患者应采用多模式治疗。

去分化软骨肉瘤与低级别软骨肉瘤成分及高级别 STS 相关,这可能类似于其他骨肿瘤[127]。其临床病程更为严重,通常需要积极治疗以缓解肿瘤相关症状,有望延长生存期。这些肿瘤可能对以多柔比星和顺铂为基础的化疗有治疗反应,治疗方式与普通型骨肉瘤相似,但切除时病理性肿瘤坏死通常比普通型骨肉瘤预期的要少。目前尚不清楚这一指标是否与观察到的骨肉瘤具有相同的预后意义。此外,与年轻骨肉瘤患者相比,对骨肉瘤方案的耐受性通常不太理想。复发或难治性患者应考虑进行临床试验和分子检测。大约 60% 的去分化软骨肉瘤含有 IDH1 基因外显子 4 突变,这使得 IDH 肿瘤代谢抑制剂成为可选治疗策略[128]。去分化软骨肉瘤已被证明存在 CD8+ T 细胞和 PD-L1 表达的炎症表型,涉及肿瘤样本的去分化部分[129]。此外,一些报告表明免疫检查点抑制剂可能有效[130,131]。目前还需要针对这种罕见恶性肿瘤的临床试验来证实免疫检查点抑制剂治疗活性。

间叶性软骨肉瘤是一种罕见的变型,在 X 线检查中可表现为颌骨、脊柱和肋骨溶骨性病变。组织学包括良性到低级别软骨成分和低分化小细胞成分[132]。这些肿瘤中的大多数具有独特的 HEY1-NCOA2 融合,这被认为是影响 Notch 信号[133]。间叶性软骨肉瘤患者通常对化疗有反应。最近的一系列研究表明,54 例局限性患者接受联合化疗后,骨折风险(HR 0.482,95% CI 0.213~0.996,P=0.046)和死亡风险降低(HR 0.445,95% CI 0.256~0.774,P=0.004)[134]。因此,我们通常以与尤因肉瘤患者相似的方式治疗间叶性软骨肉瘤患者。根据我们的经验,有应答的肿瘤通常表现出更多的钙化和与之相关的 FDG 亲和力降低(当使用 PET-CT 评估疗效时),而且与尤因肉瘤相比,这些肿瘤不太容易表现出肿瘤大小的缩小,而尤因肉瘤通常表现出显著的体积缓解和肿瘤大小的缩小。

### 尤因肉瘤

与骨肉瘤患者一样,尤因肉瘤和 PNET 家族肿瘤患者在术前主要接受化疗,因为诊断时极有可能发生微转移。这些肿瘤具有高度的化学敏感性,并对以下化疗药物有反应:多柔比星、达丁霉素、异环磷酰胺、环磷酰胺、长春新碱和依托泊苷。最常用的组合是长春新碱、多柔比星和环磷酰胺(VAC);IE;长春新碱、多柔比星和异环磷酰胺(VAI)。多项试验表明,使用这些化疗组合,生存率可达到 50% 以上。在 MDACC,对于 EFT 的成年患者,我们通常给予长春新碱(最高 2 mg)与多柔比星(75~90 mg/m²)和异环磷酰胺(10 g/m²)作为我们首选的术前化疗方案。如果可能的话,接下来是手术切除或放射治疗。尤因肉瘤对放射非常敏感,通常当不能选择手术切除或阳性切缘仍然存在时,需要进行巩固性放疗。切除后,

评估肿瘤坏死,并根据需要调整术后治疗(图 50-5)。在成人尤因肉瘤患者中,与历史对照参与者相比,该方法产生了良好结局[135]。在 84% 的患者中,VAI 治疗与影像学缓解相关。在新辅助 VAI 后,局部病变患者(68% vs 10%)和肿瘤坏死良好的患者 5 年 OS 最高(肿瘤坏死≥95% 的患者 5 年 OS 率为 84%,肿瘤坏死<95% 的患者 5 年 OS 率为 53%)。一项来自我们机构的 66 例接受化疗和 R0 切除术的患者的独立回顾性研究同样确定了组织学反应(坏死≤95%)、RECIST 的放射学反应和转移是预后的独立预测因素[136]。

#### 转移性和复发性疾病

转移性或复发性尤因肉瘤患者的治疗方式与骨肉瘤转移性或复发性疾病的治疗方式相似,化疗是主要治疗方法。出现肺部转移的患者,治疗方法如前所述,进行化疗、手术和/或放射治疗。初级治疗后复发或转移性疾病的患者根据其无病间隔期、位置和疾病程度进行治疗。鉴于其罕见和现有治疗方案有限,我们倾向于参与尤因肉瘤临床试验进行治疗。如果有较长的无病间隔(>12 个月),重启既往的化疗方案,推荐给予高剂量强度(如高剂量异环磷酰胺)。对于治疗与复发或转移间隔较短的患者,二线选择包括长春新碱、伊立替康、替莫唑胺或环磷酰胺联合拓扑替康。最近的研究评估了不同 VEGF 靶向 TKI 治疗活性,包括培唑帕尼、瑞戈非尼和卡博替尼[137,138]。

### 骨巨细胞瘤

骨巨细胞瘤是一种罕见的成骨细胞系原发性骨恶性肿瘤,常含有被基质细胞包围的破骨细胞样巨细胞。基质细胞被认为是这种疾病的肿瘤细胞,它招募了一群非肿瘤性多核巨细胞[139]。该肿瘤一般累及长骨末端,包括股骨远端、胫骨近端和桡骨远端。虽然被认为是良性的,但这些肿瘤有局部复发的倾向,约 3% 转移到肺实质组织。这些肿瘤可导致疼痛、肿胀或活动受限。骨巨细胞瘤在 X 线显像上表现为长骨骨骺的溶解性、偏心性病变。骨巨细胞瘤的主要治疗包括手术干预(广泛切除或病灶内刮除)。放疗可作为主要治疗或手术后治疗,已被证明可改善局部控制和 DFS,但也与恶性转化风险增加有关[140]。当原发部位因发病率或患者发生远处转移而不能进行手术切除时,考虑全身治疗。地舒单抗是一种核因子 κB(RANK)配体抑制剂,可抑制破骨细胞功能并增加钙化,已被证明可改善复发或转移性骨巨细胞瘤患者的疼痛。在一项关于地舒单抗治疗不可切除或复发性骨巨细胞瘤的 II 期研究中,86% 的可评估患者(定义为消除>90% 的巨细胞或≤25 周内靶病变无影像学进展)使用地舒单抗治疗导致肿瘤缓解[141]。这些结果促使美国 FDA 批准地舒单抗用于治疗患有不可切除疾病或手术可能导致发病率升高的成人或骨骼成熟青少年骨巨细胞瘤患者。最近,地舒单抗已被用作一种新辅助药物,一项对 222 例患者的开放标签 II 期试验显示,96% 的原计划进行关节或假体置换术的患者和 86% 的原计划进行关节切除或关节融合的患者均可保留原位关节[142]。对于不可切除疾病的患者,我们目前使用地舒单抗作为一线

选择,但在具体情况下,我们仍会考虑栓塞或冷冻消融。

### ▦ 后续管理

对于骨肿瘤患者,定期和长期的随访是必不可少的。患者在 MDACC 接受随访,前 2 年每 3 个月进行一次 X 线片和体检,接下来 2 年每 4 个月进行一次,再接下来 2 年每 6 个月进行一次,之后每年进行一次。监测包括高危患者的高质量胸部影像学检查(胸部 X 线或胸部 CT),原发性肿瘤部位的 X 线平片以评估局部复发和假体稳定性,以及常规实验室研究。骨扫描、PET - CT 扫描或两者都对有特定症状或骨转移史的患者有用,但在其他情况下不常规用于监测。监测还应包括评估化疗的潜在长期影响,包括蒽环类药物诱发的心肌病、肾毒性、神经病和继发性恶性肿瘤。

## 提示

- 成功治疗软组织和骨肿瘤依赖于多学科诊疗,包括放射学、病理学、内科、外科、骨科和放射肿瘤学。如可行应考虑在有经验丰富的大型肉瘤中心进行治疗,可改善预后。
- 我们建议使用多柔比星和异环磷酰胺新辅助或辅助方案治疗高危肢体软组织肉瘤,应用特异性风险和获益因素评估每个患者个体。
- 在 MDACC,治疗Ⅲ期软组织肉瘤包括多柔比星和异环磷酰胺新辅助化疗、术前放疗及手术切除。
- 蒽环类联合异环磷酰胺仍是大多数软组织肉瘤患者的标准一线治疗。二线化疗方案应根据组织学亚型和患者特异性因素进行选择。
- 治疗成人骨肿瘤与儿童人群相比挑战更大。对成人局限性骨肉瘤,我们倾向于多柔比星联合顺铂的新辅助化疗。术后辅助化疗根据肿瘤坏死百分比的组织学反应而定。对于成人尤因肉瘤而言,我们将 WAI 作为一线治疗。
- 患者应考虑手术切除寡转移病灶。积极的肺转移手术治疗与提高软组织肉瘤和骨肿瘤的存活率相关,特别是长期无病间隔的患者。

# 第13篇 其他的肿瘤相关问题

**Alyssa a. Rieber**

# 第51章　内分泌恶性肿瘤

Ha Nguyen
Mouhammed Amir Habra
张红梅　纪洪辰·译

## 要点

▶ 甲状腺癌是最常见的内分泌恶性肿瘤。分子分析的最新进展验证了可作为治疗靶点的突变,已有三种药物获得美国FDA批准。目前的治疗药物包括抗血管生成(索拉非尼和仑伐替尼)或针对特定突变的治疗(拉罗替尼靶向 NTRK 基因融合、塞普替尼靶向 RET 基因融合)。

▶ 甲状腺间变性癌(ATC)预后极差,但多学科诊疗包括靶向治疗、免疫治疗、放疗、可行时进行手术,似乎改善了临床结局。

▶ 在怀疑甲状旁腺癌的病例中,由经验丰富的团队进行的综合手术仍然是最重要的治疗手段,辅助放疗和靶向治疗的作用仍不清楚。

▶ 在嗜铬细胞瘤/副神经节瘤中,所有病例都需要遗传咨询和检测,即使没有这些肿瘤的家族史。

▶ 转移性嗜铬细胞瘤/副神经节瘤的治疗应由多学科和经验丰富的团队进行。在可行的情况下切除原发性肿瘤与改善预后相关。美国FDA批准碘苄胍[131]I用于转移性嗜铬细胞瘤/副神经节瘤患者,而传统的细胞毒化疗可用于疾病快速进展的患者,特别是高水平儿茶酚胺患者。靶向治疗的作用正在进一步研究,转移性嗜铬细胞瘤患者使用靶向药物时须格外小心,可能会加剧已经存在的高血压。

▶ 米托坦联合细胞毒化疗(依托泊苷、多柔比星、顺铂)的最佳缓解率为23%,是晚期肾上腺皮质癌的首选全身治疗方法。基于小型临床试验,免疫检查点抑制剂单药的有效率较低。

## 甲状腺癌

### ■ 概述

甲状腺癌是最常见的内分泌恶性肿瘤。在过去的5年里,美国甲状腺癌的发病率略有下降,到2020年,估计美国约有52 890例甲状腺癌新发病例被诊断出来,占所有新发恶性肿瘤的3%,其中女性占所有病例的近76%[1]。与成人相比,儿童甲状腺癌的发病率较低,在50岁左右时发病率最高。甲状腺癌总体上长期存活较为乐观。其组织学类型(表51-1)包括来源于滤泡上皮细胞(乳头状和滤泡状)和滤泡旁C细胞(髓样)的细胞,滤泡上皮细胞占甲状腺癌来源的大多数。其他甲状腺肿瘤,包括甲状腺淋巴瘤,通常是从其他原发部位转移而来,数量较少。

## 孤立性甲状腺结节

### ■ 概述

甲状腺癌通常表现为体格检查时发现的结节或因不相关原因在影像学检查中偶然发现的结节。然而,大多数甲状腺结节是良性的,活检发现10%~15%为恶性[2]。主要的诊断挑战是准确区分良性和恶性疾病,以确保适当的治疗、避免不必要的治疗。

**表51-1　甲状腺癌的类型**

| 类型 | 频率 | 预后(10年总体生存期) |
| --- | --- | --- |
| 来源于滤泡细胞 | | |
| 乳头状 | 80% | 93% |
| 卵泡 | 11% | 85% |
| Hürthle 细胞 | 3% | 76% |
| 间变性(未分化) | 2% | 14% |
| 来源于C细胞 | | |
| 髓样 | 4% | 75% |

注:数据来自 Hundahl SA, Fleming ID, Fremgen AM, Menck HR。

## ■ 诊断

临床上可触及的甲状腺结节在大约 5% 的人群中被发现。随着不同成像方法的广泛应用,高达 60% 的人存在甲状腺结节[3]。良性和恶性结节在临床上几乎无法区分。甲状腺结节患者的初步评估和治疗详见图 51-1。表 51-2 总结了提示癌可能性增加的特征。甲状腺超声(US)、细针穿刺(FNA)和细胞学检查是评估可疑特征结节的选择方式。乳头癌、髓样癌和间变性癌可以通过 FNA 或活检诊断。但是区分良性和恶性滤泡病变被证明是更加困难的。组织学检查显示包膜或血管侵犯是区分恶性病变所必需的。因为滤泡腺瘤和癌不能在细胞学上进行区分,所以它们被归为"不确定或可疑的滤泡肿瘤"。可疑滤泡肿瘤的发病率约为 20%。恶性肿瘤的发生率随结节大小、男性和年龄的增加而增加。对于细胞学上有不确定或可疑的滤泡性肿瘤的患者,应考虑进行分子标志物检测。在 5%~10% 的时间里,FNA 采样获得"不充分的诊断材料"[4,5],需要重复抽吸。大多数(85%~95%)甲状腺结节是良性的。放射性核素扫描通常显示恶性病变为功能减退或低代谢,85% 的冷结节仍然是良性的。

**表 51-2 与恶性肿瘤风险增加相关的临床特征**

| |
|---|
| 年龄＜20 岁 |
| 存在颈部淋巴结病 |
| 儿童期头颈部辐射史 |
| 甲状腺髓样癌或 MEN 2A 和 2B 型家族史 |
| 坚硬、固定结节 |
| 最近结核生长 |
| 声音嘶哑(提示复发性侵犯喉神经) |

# 分化型甲状腺癌

## ■ 概述

分化型甲状腺癌(DTC)包括乳头状、滤泡型和低分化组织学类型,约占所有甲状腺癌的 90%。甲状腺癌风险增加的相关因素如表 51-3 所示。传统上,暴露于电离辐射、家族史和遗传综合征是与 DTC 相关的主要风险[6]。此外,一项对 21 项观察性研究的荟萃分析表明,DTC 与肥胖相关(调整后 RR 1.33,95% CI 1.24~1.42)[7]。平均来说,甲状腺肿瘤可在辐

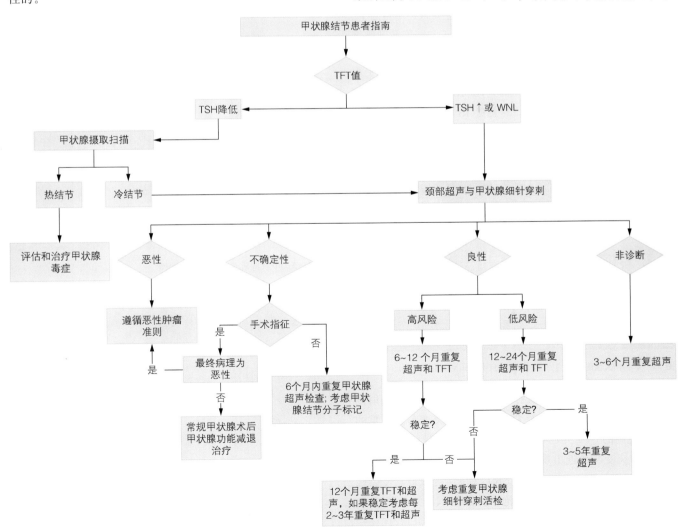

**图 51-1** 甲状腺结节的评估。TFT:甲状腺功能检查;TSH:促甲状腺激素;WNL:在正常范围内

射暴露后 10 年被检出,但也可长达 30 年。头部或颈部受辐射后的恶性肿瘤发生率高达 30%。切尔诺贝利核事故后暴露于外部辐射源导致甲状腺乳头状癌(PTC)的发病率增加了 3~75 倍[6],尤其是在年幼的儿童中。家族性 PTC 在所有 PTC 患者中占 5%,可能预示着更严重的病情。此外,DTC 也与其他肿瘤有关,特别是乳腺癌和肾癌[8]。

表 51-3 分化型甲状腺癌相关危险因素

暴露于电离辐射,特别是在儿童时期

家族性腺瘤性息肉病(加德纳综合征)

卡尼综合征

沃纳综合征

多发性错构瘤综合征[磷酸酶和张力蛋白同源基因(PTEN)-错构瘤肿瘤综合征]

彭德莱综合征

家族性乳头状甲状腺癌

### ■ 病因

了解滤泡细胞发生肿瘤的途径对于开发治疗甲状腺癌的新疗法至关重要。MAPK 通路是 PTC 的主要致癌增殖因子。该途径中的 *BRAF* 和 *RAS* 基因通常编码正常细胞和肿瘤细胞的生长和功能。编码跨膜酪氨酸激酶受体 *RET* 和 *TRK* 的基因染色体重排被认为是这些肿瘤发展的早期步骤。大多数 *DTC* 中存在 *BRAF*(40%~60%)或 *RAS*(10%~15%)或 *RET/PTC* 重排(10%~15%)的突变(图 51-2)[9]。

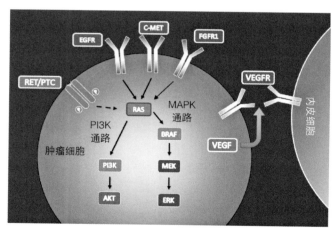

图 51-2 甲状腺癌的发生。经许可引自 Dr.Steven I. Sherman

激活突变可能是电离辐射的结果,如切尔诺贝利辐射诱发的甲状腺癌中最常见的突变[10]。*BRAF* 突变与更严重的疾病和更高的 PTC 死亡率有关[11]。此外,当端粒酶逆转录酶(*TERT*)突变与最近出现的一种新型驱动因子 *BRAF* 联合出现时,涉及晚期甲状腺癌的 *TERT* 突变会导致最具侵袭性的 PTC 和最高的复发率[12]。滤泡甲状腺癌中,30% 由 PAX8-过氧化物酶体增殖物激活受体(*PPAR*)γ 重排引起,10%~15% 由 *RAS* 突变引起。

甲状腺肿瘤的生长依赖于血管生成,这对于肿瘤细胞的生长、促进和转移的发展是重要的[13]。血管内皮生长因子(VEGF)是一种重要的促血管生成因子,与 VEGF 受体结合。然后激活 MAP 激酶信号,促进肿瘤的进一步生长。VEGF 受体在甲状腺癌的发生发展中起促进作用。

### ■ 诊断

甲状腺癌又分为分化良好的肿瘤(生长缓慢、高治愈率)和一小部分分化较差、预后较差的肿瘤。甲状腺癌有四种主要亚型,这是基于形态学和生物学行为的分型方法。这种分类方法将形态学与治疗方法和预后联系起来。常规 PTC 的组织学特征包括大量由立方到低柱状滤泡细胞排列的乳头,细胞核增大,不规则,带有纵向凹槽,核内细胞质伪包体,孤立或多个边缘分布的微核仁(图 51-3)。此外,还确认了其他 PTC 和变异的 PTC。滤泡性肿瘤虽然经常有包膜,但在显微镜下可表现出血管和囊膜的侵犯;这种侵犯可以用来在组织病理学上鉴别良性和恶性滤泡性肿瘤(图 51-4)。Hürthle 细胞癌被认为是滤泡癌的一个亚型,表现为高细胞异形性、柱状细胞变异、Hürthle 细胞变异和岛型,是预后较差的组织学亚型。

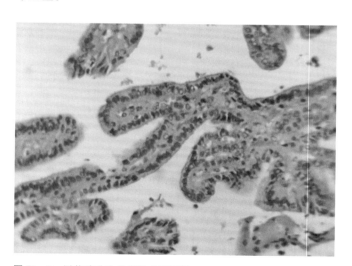

图 51-3 甲状腺乳头状癌经典组织学

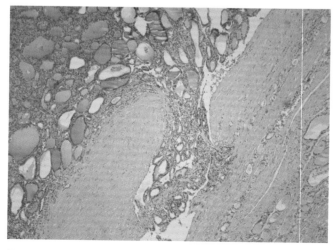

图 51-4 浸润包膜的滤泡癌。囊膜和血管侵犯区分良性的肿瘤与癌

## 分期

TNM(肿瘤、淋巴结、转移)方法可能是预测无病生存最有用的方法,在 MDACC 普遍采用。肿瘤大小和是否存在甲状腺外浸润具有重要的预后意义,因此应始终包括在病理科医生的综合报告中。甲状腺间变性癌(ATC)通常为Ⅳ期(表 51 - 4 和表 51 - 5)。

**表 51 - 4　甲状腺癌的分期**

| 原发性肿瘤(T) | |
|---|---|
| 注:所有类别可细分为孤立性肿瘤(a)和多灶性肿瘤(b)(最大的决定分类) | |
| Tx | 无法评估原发性肿瘤 |
| T0 | 无原发性肿瘤证据 |
| T1a | 肿瘤最大尺寸≤1 cm,限于甲状腺 |
| T1b | 肿瘤>1 cm 但≤2 cm,最大尺寸限于甲状腺 |
| T2 | 肿瘤>2 cm 但≤4 cm,最大尺寸限于甲状腺 |
| T3a | 肿瘤>4 cm,局限于甲状腺 |
| T3b | 仅侵犯带肌(胸骨舌骨肌、胸骨甲状肌、甲状舌骨肌或肩胛舌骨肌)的大体甲状肌外延伸肌肉,任何大小的肿瘤 |
| T4a | 严重的甲状腺外延伸侵犯皮下软组织、喉、气管、食管或喉神经,任何大小肿瘤 |
| T4b | 大体甲状腺外延伸侵犯椎前筋膜或包裹颈动脉或纵隔血管,任何大小的肿瘤 |

| 局部淋巴结(N) | |
|---|---|
| NX | 区域淋巴结无法评估 |
| N0a | 一个或多个细胞学或组织学证实的良性淋巴结 |
| N0b | 无局部区域淋巴结转移的放射学或临床证据 |
| N1 | 区域淋巴结转移 |
| N1a | 转移至Ⅵ或Ⅶ级(气管前、气管旁、喉前或上纵隔)淋巴结。这可以是单侧或双侧 |
| N1b | 转移至单侧、双侧或对侧颈部淋巴结(Ⅰ、Ⅱ、Ⅲ、Ⅳ或Ⅴ区)或咽后淋巴结 |

| 远处转移(M) | |
|---|---|
| M0 | 无远处转移 |
| M1 | 远处转移 |

**表 51 - 5　甲状腺癌的临床分期**

对于乳头状或滤泡状癌、髓样癌和间变性(未分化)癌,建议分开分期

| 乳头状或滤泡状(<55 岁) | | | |
|---|---|---|---|
| Ⅰ期 | 任何 T | 任何 N | M0 |
| Ⅱ期 | 任何 T | 任何 N | M1 |

| 乳头状或滤泡性(≥55 岁) | | | |
|---|---|---|---|
| Ⅰ期 | T1/T2 | N0/Nx | M0 |
| Ⅱ期 | T1/T2 | N1 | M0 |
| Ⅱ期 | T3a/T3b | 任何 N | M0 |

| 乳头状或滤泡性(≥55 岁) | | | |
|---|---|---|---|
| Ⅲ期 | T4a | 任何 N | M0 |
| Ⅳa 期 | T4b | 任何 N | M0 |
| Ⅳb 期 | 任何 T | 任何 N | M1 |

| 髓样癌 | | | |
|---|---|---|---|
| Ⅰ期 | T1 | N0 | M0 |
| Ⅱ期 | T2~3 | N0 | M0 |
| Ⅲ期 | T1/T2/T3 | N1a | M0 |
| Ⅳa 期 | T4a | 任何 N | M0 |
| | T1/T2/T3 | N1b | M0 |
| Ⅳb 期 | T4b | 任何 N | M0 |
| Ⅳc 期 | 任何 T | 任何 N | M1 |

| 未分化癌 | | | |
|---|---|---|---|
| 任何未分化癌均为Ⅳ期 | | | |
| Ⅳa 期 | T1~T3a | N0/Nx | M0 |
| Ⅳb 期 | T1~T3a | N1 | M0 |
| Ⅳb 期 | T3b | 任何 N | M0 |
| Ⅳb 期 | T4 | 任何 N | M0 |
| Ⅳc 期 | 任何 T | 任何 N | M1 |

注:经许可引自 the American College of Surgeons, Chicago, Illinols.原始信息来源是 AJCC 癌症分期系统(2020 年)。

## 治疗

### 手术治疗

术前对整个颈部(不只是甲状腺)进行超声检查,有助于确定淋巴结转移的存在,并帮助外科医生进行适当的手术。传统上,甲状腺全切除术是大多数甲状腺癌病例的标准治疗方法。然而,越来越多的证据表明,甲状腺叶切除术可能是某些低风险乳头状或滤泡癌患者的合理选择,如年龄小于 45 岁的患者、甲状腺内单灶性肿瘤患者、肿瘤小于 4 cm 的患者,以及没有淋巴结疾病且没有甲状腺外延伸证据的患者[14]。一些研究表明,在适当选择的符合甲状腺叶切除术条件的患者中,具有良好的长期临床结果。疾病复发率低于 5%[15, 16],通过长期监测很容易发现,并且在适当治疗时,不影响总体结局(图 51 - 5)[17]。

甲状腺全切除术仍然是复发或死亡风险较高的患者的治疗选择,包括原发性肿瘤>4 cm,存在甲状腺外侵犯,区域或远处转移[14]。然而,对于肿瘤在 1~4 cm 且有家族性 DTC、颈部曾接受过放疗、年龄大于 45 岁、存在对侧甲状腺结节等危险因素的患者,可考虑进行全甲状腺切除术,术后放射性碘(RAI)治疗或监测。预防性中央颈部淋巴结清扫术仍有争议,并不是在所有情况下都需要进行。然而,对于有明确淋巴结病变的患者,应进行颈部淋巴结清扫术,因为淋巴结病变的存在会影响复发。由于术中血管损伤或无意切除导致甲状旁腺功能减退的风险,术后应监测钙和甲状旁腺激素水平。

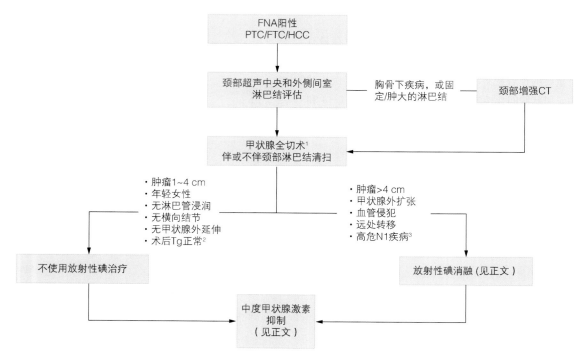

¹对于肿瘤直径小于4 cm、无放疗史、无肿瘤超出甲状腺的明显表现、无颈部淋巴结疾病、年龄小于4岁、无家族病史的患者，
考虑进行叶切除手术

² 未刺激甲状腺球蛋白小于5 ng/mL或刺激后甲状腺球蛋白小于10 ng/mL并且甲状腺球蛋白抗体阴性

³高危的N1疾病：如果所有受累淋巴结均小于5 mm，则定义为受累淋巴结超过10个；如果大部分受累淋巴结在5~
15 mm，则定义为受累淋巴结超过5个，或者任何单个淋巴结超过15 mm

**图51-5**　分化型甲状腺癌的初步治疗方法。FTC滤泡性甲状腺癌；HCC，Hürthle细胞癌；PTC：甲状腺乳头状癌；Tg：甲状腺球蛋白。数据引自 Tuttle RM，Sabra MM. Selective use of RAI for ablation and adjuvant therapy after total thyroidectomy for differentiated thyroid cancer：a practical approach to clinical decision making. Oral Oncol，2013；49（7）：676-683

### 术后¹³¹I治疗（放射性碘治疗）

¹³¹I用于甲状腺癌的辅助治疗；碘优先被甲状腺滤泡细胞和恶性肿瘤细胞吸收和捕获。¹³¹I破坏滤泡起源的细胞，首先聚集在β射线释放的细胞中，释放出的高能电子引起辐射细胞毒性；与此同时，γ射线被释放出来，可以被相机探测到。因此，术后RAI扫描检查可以识别残留的区域或远处病灶，RAI可用于治疗性消融此类肿瘤沉积。使用¹³¹I作为辅助治疗的基本原理如下：① 破坏残留的微观病灶；② 它通过消除残留正常组织的摄取，增加了后续¹³¹I扫描检测复发或转移性疾病的特异性；③ 它提高了血清甲状腺球蛋白（Tg）作为血清标志物的测量价值。因此，Tg的任何升高都可能代表复发或转移性疾病，而不是残留的正常甲状腺组织。联合回顾性数据表明，对于直径为4 cm或更大的原发性肿瘤、多中心疾病或有软组织侵犯证据的患者，RAI消融可降低其长期、疾病特异性死亡率[18]。低风险患者（图51-5）可能无法从RAI中获益，建议在这些患者中选择性使用。术后1~2个月测量的Tg是判断残余或转移性疾病的有用工具。未检测到的刺激或未刺激Tg表明残留疾病的可能性非常低。抑制Tg水平低于0.2 ng/mL或刺激Tg水平低于1 ng/mL表明反应良好[14]。然而，是否给予¹³¹I的决定不应仅仅依赖Tg的水平。

术后，需要¹³¹I治疗的患者可以继续服用甲状腺补充剂，如果使用重组人甲状腺激素（rhTSH）或接受甲状腺激素停用以准备治疗。在此期间，患者应避免食用富含碘的食物。在

RAI治疗前检查尿碘浓度以评估全身碘含量。为了最大限度地摄取RAI，促甲状腺激素（TSH）应该增加到30 μIU/mL以上，因为这有助于滤泡细胞摄取碘。碘储备的增加会减少RAI的吸收。术前行增强CT的患者，至少2个月内应避免RAI治疗。建议在消融前使用2~5 mCi ¹²³I或¹³¹I RAI扫描进行摄取定位，但不是强制性的。给药24~96 h后，全身扫描显示摄取的正常残留组织应少于5%。摄取超过5%表明甲状腺组织过多，需要进一步手术切除。RAI的剂量由残余病的程度决定：辅助消融30~100 mCi，结节疾病约150 mCi，肺外转移疾病200 mCi或更多[14]。然而，重要的是要知道，常规使用的¹³¹I剂量并不是基于高质量的证据。治疗后扫描以评估之前在预处理扫描中未见的RAI的进一步摄取（即区域或远处转移）。治疗后扫描是一种更敏感的检测转移性疾病的技术，显示RAI病灶的能力与给予RAI的剂量成正比（图51-6）。

短期并发症罕见，包括放射性甲状腺炎、颈部水肿、涎腺炎和肿瘤出血。这些常发生在体积较大的疾病中。长期并发症随累积剂量增加，包括口干症、鼻流管阻塞、肺纤维化（如果存在肺转移并以高剂量治疗）和继发性恶性肿瘤（如急性骨髓性白血病）[19]。在接受RAI治疗后妊娠生产的儿童中，没有先天性异常的报道；然而，大多数医生建议在妊娠前停用6个月。孕妇不应服用放射性碘，因为它对胎儿的生长和甲状腺发育有潜在的致畸作用；所有育龄妇女在接受治疗前必须进行妊娠测试阴性。

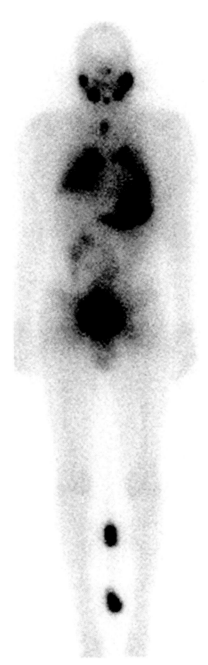

**图 51-6** $^{131}$I 全身扫描显示颈部和肺部有多处转移性沉积,唾液腺、胃、肠和膀胱有生成性摄取

### 甲状腺激素治疗

针对 TSH 抑制的甲状腺激素替代已被证明可使无病生存率提高 2~3 倍,特别是在高危患者中。它最大限度地减少 TSH 刺激甲状腺癌细胞的生长。过度抑制 TSH 至无法检测的水平可导致预后不良,包括骨质减少、心房纤颤和可能的心脏肥厚。随访期间中度 TSH 抑制(低于正常但未检测到)与所有阶段的更好结局相关,包括在远处转移性疾病患者中。对于高危患者,在初步诊断后的第一个 3 年应持续给予中度 TSH 抑制。

### 体外放疗

体外放疗(EBRT)在某些亚组患者的 PTC 治疗中发挥作用。我们对 DTC 术后适形 EBRT 在高危患者中应用的机构

回顾显示,初次手术后残留显微病变的患者可以获得持久的局部区域控制。然而,有大量残留病变的患者预后明显较差[20]。术后可考虑 EBRT 作为辅助治疗[14]。放疗也可作为局部姑息性治疗选择,用于非急性放疗、局部晚期或远处转移性疾病。

### 初始治疗后的管理

#### 影像学

在初始治疗后,DTC 患者需要使用临床和影像学数据进行终身监测。对于高危患者,应考虑在初次 RAI 消融后 12 个月进行随访 RAI 扫描,以重新评估疾病负担。通过停用甲状腺激素或使用 rhTSH,应允许 TSH 增加到高于 30 μIU/mL 的剂量。促甲状腺素,一种 rhTSH,连续 2 天注射两次,可用于代替标准的甲状腺激素,以增加促甲状腺素浓度,并充分刺激扫描和血清 Tg 浓度。使用 rhTSH 对因垂体功能减退而导致内源性 TSH 水平不能上升的患者或临床医生希望避免长期甲状腺功能减退及其并发医疗问题引起的并发症的患者特别有益。第一次随访扫描之后的放射性碘扫描需要针对个体化情况考虑,并不适用于所有甲状腺癌患者(包括高危患者)的常规检查。

术后 6~12 个月,常规随访中使用颈部超声检查(甲状腺床和颈部隔室)和 FNA 检查可疑可及病变。

其他非 RAI 成像技术包括颈部和胸部 CT、胸部 X 线片、FDG PET 或 PET,以及 MRI。颈部 MRI 和 CT 在复发性疾病的诊断中具有重要作用;它们不像超声那么敏感,但对操作者的依赖要小得多。胸部 CT 显示小结节性和大结节性肺转移。在 Tg 高于 10 ng/mL 且 RAI 成像阴性的患者中,FDG PET-CT 成像是有用的,但在其他甲状腺癌患者的随访中不常规使用[14]。低碘或无碘活动的 DTC 患者通常具有较高的糖代谢和 FDG PET 扫描阳性比例。碘摄取不足,提示去分化。虽然 PET 对转移性疾病的检测很敏感,但对甲状腺癌并不特异,在评估复发性疾病时应谨慎(图 51-7)。CT 与 FDG PET 联合使用可提高 DTC 对小的亚厘米转移性疾病的敏感性。

#### 监测血清甲状腺球蛋白

甲状腺球蛋白是一种仅由甲状腺滤泡细胞(包括良性和分化的恶性组织)合成的独特蛋白质,因此是一种很好的评估残留、复发或转移性疾病存在的生化测试。去分化的肿瘤失去了分泌 Tg 的能力,在这种情况下 Tg 不能用作肿瘤标志物。甲状腺全切除术后或不切除 RAI,Tg 通常在 3 个月内降至最低点,但也可能长达 2 年。随后的 Tg 测量(受刺激或未受刺激)用于监测疾病复发,应在同一实验室重复,以避免对分析间变异性的错误解读。同时,Tg 和 Tg 抗体(TgAb)应该一起测量,因为 TgAb 可以错误地降低免疫测定中的 Tg 浓度。这些抗体存在于大约 25% 的患者体内,干扰了测定 Tg 的能力。放射免疫测定法或液相色谱串联质谱法测定甲状腺球蛋白更能抵抗 TgAb 的干扰,并在检测到抗体存在时使用。全甲状腺切除术和 RAI 切除术后 TgAb 消失的中位时间约为 3 年[21]。因此,在达到最低点后,TgAb 升高应提醒临床医生

第
13
篇

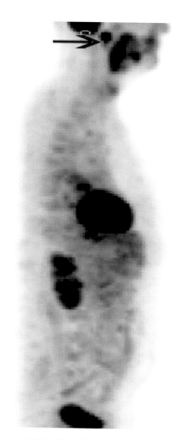

**图 51-7**　PET 显示后咽部转移性甲状腺乳头状癌。甲状腺球蛋白 35 ng/mL，全身放射性碘扫描阴性

注意疾病复发的可能性。虽然一般来说，TSH 刺激后血清 Tg 的诊断准确性高于甲状腺治疗期间，但用第二代测定法测定的未刺激 Tg 可用于随访刺激 Tg 小于 2 ng/mL 且影像学无复发证据的患者[22]。

■ **转移性肿瘤**

大约 15% 的 DTC 患者有明显的远处转移。这些患者中有一半在初次出现时有明显的转移[9]。最常见的转移部位(频率由高到低)是肺、骨骼和其他软组织(图 51-8 和图 51-9)。老年患者发生远处转移的风险较高。对于可切除的局部转移和孤立性转移，手术是首选。对于那些嗜碘且不能切除的疾病或远处转移的患者，应推荐 [131]I 治疗，通常使用更高剂量(150~200 mCi)。虽然这种治疗可以反复进行，但应谨慎并仔细监测副作用。这些患者也应继续适度抑制 TSH。不同部位的转移需要采用多方式治疗。骨性病变可通过手术切除，或采用 [131]I 治疗或 EBRT 治疗[23]。在滤泡甲状腺癌中，病变高度血管化，在 MDACC，动脉栓塞已经成功地减少了疼痛。此外，静脉注射双膦酸盐(帕米膦酸或唑来膦酸)和地舒单抗用于疼痛性骨转移，并取得一些成功。MDACC 的经验也表明，手术切除一个或多个脑转移患者的中位生存期有所改善。立体定向放射手术也是一种选择。我们建议采用多学科治疗方法，并与外科医生、放射肿瘤医生和内分泌科医生讨论每种治疗方式在转移性疾病管理中的风险和益处。

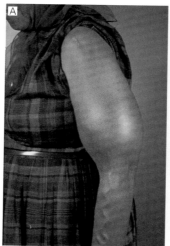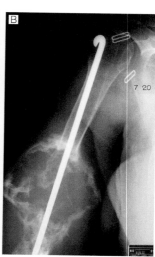

**图 51-8**　A. 左侧肱骨转移性甲状腺滤泡癌患者。B. 同一患者左侧肱骨转移性甲状腺滤泡癌的 X 线片

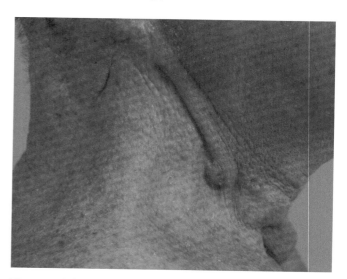

**图 51-9**　患者多发性甲状腺乳头状癌转移到皮肤

**系统治疗**

在对标准治疗无反应的进展性转移疾病患者中，长期总生存率低于 10%。对于这部分患者，对甲状腺癌分子模型的理解和靶向治疗的发现使治疗进入了一个新的时代[9]。因此，两种酪氨酸激酶抑制剂(TKI)，索拉非尼(2013)和仑伐替尼(2015)，已被美国 FDA 批准用于治疗局部复发或转移的进展性 DTC，这对 RAI 治疗是难治的。先前推荐的使用多柔比星等药物的细胞毒性治疗效果较差，毒性显著。TKI 靶向细胞间信号通路(肿瘤细胞中的 MAPK 通路)[9]，但也在肿瘤周围的血管系统中发挥作用。评估已批准药物有效性的试验显示，与安慰剂组相比(5 个月，索拉非尼组 14.7 个月)[24,25]，无进展生存期(PFS)更好。仑伐替尼的总有效率为 64.8%，安慰剂组为 1.5%(OR 28.87，95% CI 12.46~66.86)。然而，重要的是要注意这些药物的有害影响，最常见的是高血压、胃肠道影响，如腹泻、味觉改变和口炎、掌足底红肿感觉异常综合征(手脚综合征)和体重减轻。最近，针对某些基因突变的甲状腺癌的基因特异性疗法已获得美国 FDA 批准：拉罗替尼

（*NTRK* 基因融合）（2018 年 11 月）、达拉非尼＋曲美替尼（ATC 中的 *BRAF* V600E 突变）（2018 年 5 月）和赛普替尼（*RET* 基因改变）（2020 年 5 月）[26-28]。

治疗适应证包括进展性或症状性不可切除疾病，对[131]I 治疗难治的患者。无症状稳定或进展非常缓慢的甲状腺激素抑制治疗患者可密切监测。在开始治疗前，应进行全面评估以确定患者的适当选择。这应包括与患者及其家属开诚布公地讨论这些药物的益处和风险。此外，由于这些药物有危及生命的不良反应，只有精通这些药物使用的临床医生才应该启动和监测这些患者。我们之前发表了一个不良事件监测工具，用于指导临床医生开始给患者使用这些药物[29]。

#### ■ 儿童分化性甲状腺癌

与成人一样，PTC 伴滤泡性甲状腺癌在儿童中最常见。受到辐射是主要的危险因素。患有 PTC 的儿童出现淋巴结累及、甲状腺外延伸和肺转移的多灶性疾病并不罕见[30]。尽管如此，儿童总体治愈率很高，10 年生存率几乎达 100%。然而，在 10 岁之前确诊的患者似乎有更高的复发和死亡风险[30]。儿童甲状腺癌的治疗与成人相同。建议在大型甲状腺外科中心进行全甲状腺切除术（很少是叶切除术）和淋巴结清扫，并发症发生率较高。术后普遍的 RAI 治疗不再被提倡，根据复发风险、术后残留或远处疾病及 Tg 水平来谨慎选择治疗的需要。中度 TSH 抑制（$0.1 \sim 0.5 \mu$ IU/mL），在无复发证据时伴松弛。终身监测对于监测儿童的复发性疾病至关重要，因为复发可能发生在 $20 \sim 30$ 年后。对于少数进展性难治性 DTC 患儿，建议转到具有儿科内分泌瘤专业知识的中心考虑全身治疗。

## 甲状腺髓样癌

#### ■ 概述

甲状腺髓样癌（MTC）起源于 C 细胞（降钙素分泌细胞），这是神经嵴起源的一部分（表 51-1）。大多数 MTC 患者（75%）为散发性疾病。另外，25% 具有常染色体显性特征的遗传形式，作为多发性内分泌瘤（MEN）临床综合征的一部分，MEN2A 或 2B 型，或家族性 MTC。在 MEN2A 中，MTC 与嗜铬细胞瘤和甲状旁腺神经内分泌肿瘤有关；MTC 通常是该综合征三个组成部分的第一个表现疾病。在 MEN2B 中，MTC 与嗜铬细胞瘤和黏膜神经瘤（图 51-10）或神经纤维瘤和马方综合征样休型有关。家族性 MTC 是 MEN2A 的变体，只有 MTC 在临床上是明显的。散发性 MTC 多出现在 15 岁或 60 岁，男女比例为 1.4：1.31[31]。

#### ■ 临床特点及诊断

散发性 MTC 最常见的临床表现是在常规检查中偶然发现的孤立性甲状腺肿块。其他症状如分泌性腹泻和面部潮红也可与激素分泌过多有关。对于可疑结节应进行细针抽吸，一旦怀疑为 MTC，应测定钙、降钙素和癌胚抗原（CEA）水平，并筛查嗜铬细胞瘤，进行全面的病史和体格检查。由于约

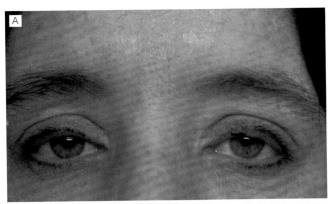

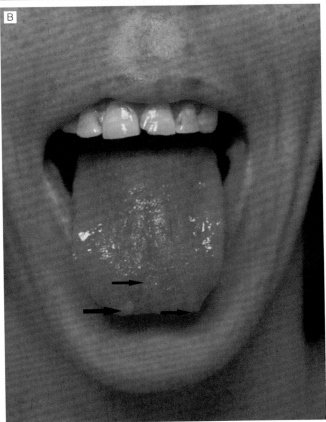

**图 51-10** A. MEN2B 型，典型睑板增厚。另注意左侧上眼睑的神经节神经瘤。B. MEN2B 型患者舌部多发神经节神经瘤

6% 的散发型 MTC 患者携带胚系 *RET* 突变，因此对所有新诊断为明显散发型疾病的患者都提供遗传咨询和检测[32]。如果确认嗜铬细胞瘤，在甲状腺手术前应适当控制儿茶酚胺分泌。

甲状腺髓样癌表现为 C 细胞增生的实性团簇，散布在正常的甲状腺滤泡之间，可通过降钙素免疫染色观察（图 51-11）。在 60%～80% 的肿瘤中，它表现为不同数量的纤维化，以及淀粉样蛋白的沉积。值得注意的是，即使是最小的可见肿瘤也可能与转移有关。

大约 50% 的患者在最初表现时发现颈部和纵隔淋巴结转移。远处转移到肺、肝、骨骼和肾上腺最常发生在病程的晚期（图 51-12）。

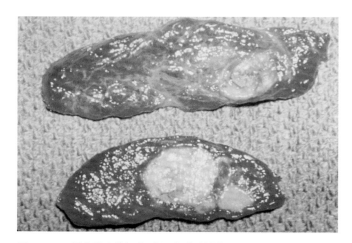

**图 51 - 11** 甲状腺大体标本,含甲状腺髓样癌

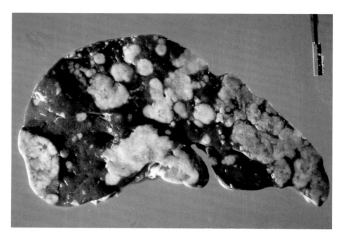

**图 51 - 12** 肝大体标本,含甲状腺髓样癌转移性病变

### ■ 遗传性甲状腺髓样癌

MTC的遗传综合征均以非常染色体显性形式传播。在遗传性 MTC 的亲属中,前瞻性的家庭筛查是必不可少的,因为该疾病的外显率为 90%~95%[33]。在这些情况下,MTC 通常出现在 30~40 岁发生。突变可在 *RET* 中检测到,通过适当的筛查可在 98% 的受影响家庭成员中发现。MEN2B 患者往往表现出更多的局部侵袭性 MTC[33]。*RET* 突变是常见的,通过适当的筛查可在 98% 的患病家庭成员中识别。对于家族性 MTC,建议在 6 个月以下进行检测筛查,5 岁以下 MEN2A 患者建议在进行筛查[31]。

*RET* 基因的分析应包括最常见的突变位点,外显子 10 和 11(C609、C611、C618、C620、C630 和 C634)和外显子 13、14、15 和 16[34]中的 *RET* 密码变突。随着过去几年基因测序费用的大幅降低,一些实验室可能会对整个 RET 编码区进行测序,作为筛查的第一步。适当的遗传咨询必须是初始评估的一部分,包括检测错误的可能性、歧视的可能性,以及生活质量可能发生的变化。

### ■ 治疗

#### 手术

在 MTC 中,无论是散发性的还是家族性的,都有很高的双侧疾病的倾向,因此通常的治疗方法是对所有患者进行全

甲状腺切除术和颈部中心腔室清扫术。在单侧散发性疾病中,如果原发性肿瘤大于 1 cm 或存在峡部疾病,应强烈考虑同侧改良根治性颈部或纵隔解剖[35],或两者兼有。双侧颈部解剖通常在许多机构进行,包括 MDACC。甲状旁腺功能减退和喉返神经损伤是儿童和成人最常见的并发症。我们建议转诊到有经验丰富外科医生的中心,以减少这些并发症。

对于遗传性 *RET* 突变的携带者,目前的指南建议在特定的年龄截止点进行预防性全甲状腺切除术,这是基于与特定 *RET* 突变相关的侵袭性 MTC 疾病的风险。ATA 2015 MTC 指南将突变 M918T、C634F/G/R/S/W/Y 和 A883Fas 列为最高风险/高风险突变,其他为中等风险[34]。值得注意的是,在许多患者中,手术时组织学上已经存在 C 细胞增生和/或 MTC。具有相似突变的家族间在表现、侵袭性和发病年龄方面也存在显著差异。因此,甲状腺全切除术的时机除了现有的基因型-表型相关数据外,还应包括详细和个性化的讨论。在撰写本文时,MEN2B 患者在出生后 1 年内推荐全甲状腺切除术。携带高危 *RET* 突变的 MEN2A 儿童应 5 岁前进行全甲状腺切除术。MEN2A 中度风险 *RET* 突变携带者可选择在儿童时期或降钙素水平升高时进行预防性全甲状腺切除术。

甲状腺激素抑制疗法没有作用。因此,目标应该是保持 TSH 和游离甲状腺素(T4)浓度在正常水平。RAI 疗法在 MTC 的治疗中也没有作用,因此可以在手术后立即开始甲状腺激素替代。

#### ■ 外放疗

对于局部复发高风险的患者,应考虑放疗,可以改善无复发生存[36]。一般来说,在 4 周内给予颈部、锁骨上和上纵隔淋巴结 20 次,总剂量为 40 Gy;随后的 10 Gy 加强剂量,然后给予甲状腺床,特别是有严重残留的疾病时[35]。外放疗也可用于治疗疼痛性骨转移。

#### ■ 监测和随访

MTC 患者常规随访采用血清降钙素和 CEA 生化检测。术后约 3 个月,这些指标应在正常范围内(有报道称最低为 6 个月)。有明显复发/残留病变的患者,一般情况下,降钙素水平至少为 10 pg/mL,除了去分化且不再分泌降钙素的肿瘤(这些肿瘤通常分泌 CEA)。每 3~6 个月监测降钙素和钙素水平以确定倍增时间有助于评估疾病进展和生长速度。血清降钙素值高于 100 pg/mL 提示颈部疾病残留或远处转移,特别是在肝,这些患者应积极进行临床和影像学评估[35]。由于 MTC 易于转移到颈部、纵隔、肝和骨骼,诊断影像学检查应包括颈部超声、胸部 CT、肝 MRI 和脊柱 MRI。FDG PET - CT 和 68Ga - DOTATATE PET - CT 也可在特定情况下使用[37]。

#### ■ 复发性或持续性疾病

病情稳定且无症状复发的患者无需治疗即可密切监测。一旦病情进展,建议对症治疗。对于没有转移的局部疾病,手术是首选。与转移性 DTC 相似,对引起症状或问题的个别转移部位的治疗可以单独处理(见早期分化型甲状腺癌部分)。与 DTC 一样,美国 FDA 已经批准了两种 TKI, vandetanib

（2011 年）和卡博替尼（2012 年），用于进展性转移性 MTC。2020 年 5 月，RET 特异性抑制剂赛普替尼获得美国 FDA 批准，用于 *RET* 改变的甲状腺癌，包括 MTC，此前该抑制剂在接受或未接受 vandetanib 或卡博替尼治疗的患者中显示出持久的有效性和低度毒性反应[28]。这些治疗的开始应由熟悉使用这些药物并能够密切监测这些患者的临床医生来完成。

## 甲状腺间变性癌

### ■ 概述

ATC 是一种局部和全身侵袭性的未分化肿瘤，疾病特异性死亡率接近 100%。超过 90% 的患者年龄在 50 岁以上，女性比男性更多。

### ■ 诊断

ATC 最常见的表现为甲状腺或颈部肿块的快速增长。约 80% 的患者有长期甲状腺肿大病史。细针穿刺或手术活检通常可以确诊。建议术前成像（脑至骨盆 CT 包括 FDG PET）以评估疾病的程度，并计划手术和/或放疗，但不应推迟治疗。声带麻痹在 ATC 患者中很常见，应该进行评估。ATC 常发生于已存在的分化良好的甲状腺癌，这支持了一些 ATC 由分化良好的 DTC 去分化发展的观点（图 51-13）。Tg、TTF-1 和配对盒 Pax8 蛋白（PAX8）的免疫组化染色有助于鉴别分化较好的切片[38]。然而，由于未分化的癌细胞失去了合成 Tg 的能力，ATC 中的 Tg 免疫反应性可能不存在。

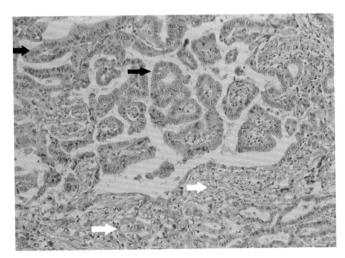

**图 51-13** 图示甲状腺乳头状癌（黑色箭头）向间变性甲状腺癌（白色箭头）转变的 HE 染色

### ■ 治疗

治疗在本质上通常是姑息性的，因为 ATC 很少治愈。一半患者死于上呼吸道阻塞和窒息，另一半患者死于治疗并发症或远处转移。在这些患者的疾病管理中，需要一个多学科甲状腺癌团队的方法。包括姑息性治疗在内的所有治疗方式的潜在风险和益处应与患者及其家属讨论。历史上的预后很糟糕，中位生存期为 3~5 个月，1 年生存期为 20%[39]。仅在定位良好的间变性肿瘤患者中可见更好的生存率。有利的预后特征似乎是：年龄小于 60 岁，肿瘤大小小于 5 cm，手术范围，放疗，

化疗，同时存在 DTC，无远处转移[40]。在过去的 10 年中，ATC 患者的总体生存率似乎在提高，因为小分子激酶抑制剂通常与手术、放疗和免疫治疗结合使用，可以靶向治疗突变[41]。

对于无远处转移且可安全有效切除的原发病灶，建议手术作为一线治疗，随后辅助适形放疗伴或不伴化疗。如果存在远处转移，应考虑切除原发肿瘤，以避免侵犯周围组织。对于不可切除的病变，新辅助适形放疗加或不加化疗通常被首先考虑，因为这可能使肿瘤可切除[38]。对状态不佳的患者，如果可以耐受，通常给予姑息性剂量的放疗。精准肿瘤学的最新进展给 ATC 的治疗模式带来了一些令人印象深刻的变化。在 *BRAF* V600E 突变型 ATC 患者中，达拉非尼（BRAF 抑制剂）和曲美替尼（MEK 抑制剂）联合使用显示出很强的临床活性和耐受性。在一项包括 16 名接受过手术、放疗和全身治疗的 ATC 患者的 II 期开放标签试验中，证实达拉非尼＋曲美替尼的总缓解率为 69%，12 个月的中位缓解持续时间、PFS 和总生存期分别为 90%、79% 和 80%[27]。2018 年 5 月，美国 FDA 批准了首个用于 ATC 患者的联合治疗方案。免疫疗法也可能在这种侵袭性癌症的治疗中发挥作用。在 TKI 进展时加入帕博利珠单抗作为挽救性治疗，在亚组患者中显示出一些益处[42]。进一步研究针对 ATC 的其他驱动突变和与免疫治疗联合的其他靶向治疗是有必要的。根据 MDACC 的一项大型回顾性研究，基于分子的新型治疗结合多学科方法似乎与更高的生存率有关，该研究纳入了 479 名 ATC 患者，时间跨度为 20 年。这开启了 ATC 治疗的新时代，ATC 是最具侵略性和致命的人类癌症之一[41]。

## 甲状旁腺癌

### ■ 概述

甲状旁腺癌是一种罕见的内分泌恶性肿瘤，发病率为 0.005%[43]。甲状旁腺癌的病因在很大程度上仍然未知。尚未发现公认的危险因素。表 51-6 概述了一些病例的易感因素。甲状旁腺癌也零星发生或作为遗传综合征的一部分。甲状旁腺癌患者比良性甲状旁腺功能亢进患者年轻 10 岁左右。这种疾病在两性中发生的频率相似[44]。

**表 51-6** 甲状旁腺癌相关的风险因素和综合征

| 诱发因素 |
| --- |
| 既往甲状腺癌 |
| 既往甲状旁腺功能亢进 |
| 继发性和三发性甲状旁腺功能亢进 |
| 慢性肾衰竭和透析 |
| 头部和颈部的辐射暴露 |
| 遗传综合征 |
| 多发性内分泌腺瘤 1 型 |
| 家族性孤立性甲状旁腺功能亢进 |
| 遗传性甲状旁腺功能亢进-颌骨肿瘤综合征 |

### ■ 临床特征

高钙血症常见,可伴有外周靶器官并发症,如肾结石和骨质疏松症。甲状旁腺激素水平通常比正常水平高5倍,患者可表现为离散的颈部肿块。然而,甲状旁腺癌是一种罕见的原发性甲状旁腺功能亢进的病因。存在严重高钙血症、甲状旁腺激素极高、明显颈部肿块时应怀疑甲状旁腺癌。

### ■ 诊断

个人或家族相关病史的存在,以及前面描述的临床特征显著增加甲状旁腺癌的可能性。在组织学确认之前确认诊断仍然具有挑战性。常规用于辅助诊断的影像学检查包括甲状腺功能超声检查异常和$^{99m}$Tc甲状腺扫描异常。胸部CT和骨显像也可用于早期分期[45]。由于存在播散肿瘤的风险和缺乏足够的样本来进行明确诊断,因此不建议常规使用细针穿刺。CDC73基因编码旁纤维蛋白(一种抑制有丝分裂功能的蛋白质)的突变筛查被认为是零星或家族性甲状旁腺癌患者诊断工作的一个不可或缺的部分。家族性甲状旁腺功能亢进症患者也被认为是CDC73突变的高风险,也应该进行筛查。最近的研究为甲状旁腺癌的遗传背景提供了有用的数据。最常见的突变报告是在PI3K和TP53途径。在KDM、TSC、RB1、NF1、KDR和PTEN基因中也发现了一些其他的基因改变[46,47]。

### ■ 病理学

根据WHO的标准,组织病理学诊断是由存在囊膜侵犯和软组织侵犯或血管侵犯的组织学证据,伴或不伴重要器官侵犯或存在局部或远处转移来确定的。Schantz和Castleman最初描述的经典组织病理学标准,包括小梁或小叶型、有丝分裂象、粗纤维带、囊或血管侵犯,至今仍在使用(图51-14)[48]。

然而,在某些病例中,组织病理学诊断仍然具有挑战性,一些没有明显核异型性或经典组织病理学标准的高分化肿瘤最初被认为是腺瘤,但后来出现复发或转移时被重新分类。对旁纤维蛋白进行免疫组化染色可以提高诊断的准确性,虽然没有广泛应用,但我们已经在MDACC对各种病例使用了这种方法。CDC73基因突变不仅在大多数甲状旁腺功能亢进-颌骨肿瘤综合征患者中可见,而且在散发性和家族性甲状旁腺癌病例中也可见[49,50]。15%的甲状旁腺肿瘤与甲状旁腺功能亢进-颌骨肿瘤综合征相关。相反,MEN1突变很少导致甲状旁腺癌[51]。为了提高恶性甲状旁腺疾病诊断的准确性,疑似病例的病理标本应由有经验的病理科医生复查。在撰写本文时,我们正在探索甲状旁腺癌的分子分析在预测中的作用,并确定可能导致新的靶向治疗的可靶向突变。

甲状旁腺癌的分期标准尚未统一。

5年生存率逐年提高到约85%,10年生存率约为50%[42]。死亡通常由高钙血症及其相关并发症引起。

### ■ 治疗

由于甲状旁腺癌的罕见性和不可预测的临床过程,涉及

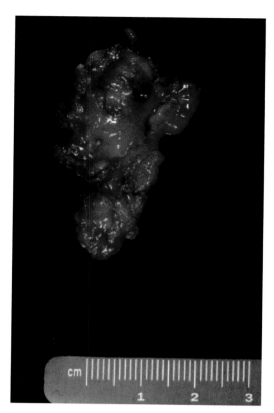

**图51-14** 甲状旁腺癌

内分泌科、外科、肿瘤科和放射科医生的多学科治疗方法提供了最好的治愈机会。

术前怀疑、术中确定恶性肿瘤和适当的初次手术对甲状旁腺癌的治疗选择至关重要。全面切除肿瘤连同甲状腺同侧叶和异常或受累的邻近组织(所谓的"整块"切除)[52]。应尽一切努力保持包膜的完整性,以防止肿瘤播散,因为这将促进复发。由于这种肿瘤通常不转移到淋巴结,除非肿瘤累及,否则不需要常规淋巴结清扫。对于复发,建议广泛切除局部复发的肿瘤,并尽可能积极地手术切除转移灶。虽然这些重复手术并不总是治愈的,但它们通常可以在相当长一段时间内缓解明显的高钙血症(这是这些患者真正发病的原因)。然而,手术切除,在可能的情况下,仍然是原发性和复发性疾病最有效的治疗方法。

放疗尚未成为甲状旁腺癌患者的标准治疗方法,因为在报道的治疗病例如此少的情况下,很难证明其有效性[53]。选择性局部复发风险高的患者(术中有局部或局部侵犯或肿瘤溢出的患者)或遗留有明显疾病的患者,可考虑进行手术。

含TKI的化疗药物在一些放射学和激素控制的病例中显示出一定的成功。有病例报道晚期甲状旁腺癌患者使用索拉非尼、卡博替尼、凡德他尼和依维莫司、替莫唑胺实现激素控制和疾病稳定[54]。TKI如何对选定的患者有所裨益的确切机制尚不清楚。然而,它可能来自抗血管生成特性和骨吸收抑制,这可能对伴难治高钙血症的甲状旁腺癌有益。虽然可能存在选择偏倚,但这些病例提示靶向治疗在晚期甲状旁

腺癌中可能发挥作用,这需要进一步的研究。

发病率和死亡率通常是由持续的高钙血症引起的,而不是肿瘤生长引起的。药物治疗,特别是对不可切除疾病的患者,如双磷酸盐、地舒单抗或拟钙药,只能提供暂时和姑息性控制高钙血症。终身监测血清钙和甲状旁腺激素水平是必要的,因为恶性甲状旁腺疾病的病程延长和不可预测。

## 嗜铬细胞瘤和副神经节瘤

### 概述

嗜铬细胞瘤指的是源自嗜铬细胞的肿瘤。虽然这些肿瘤大多数发生在肾上腺髓质,但 15%～20% 的病例发生于交感神经节或副交感神经节,称为副神经节瘤。嗜铬细胞瘤和副神经节瘤是罕见的,估计年发病率为 0.95/100 000[55],且女性略占优势(54%)[56]。虽然嗜铬细胞瘤是继发性高血压的一个可能病因,但它只占不到 1% 的病例。尽管如此,在适当的临床环境中考虑这种诊断是很重要的,因为它有可能治愈。此外,治疗失败或治疗不当可导致严重并发症或死亡(图 51-15)。

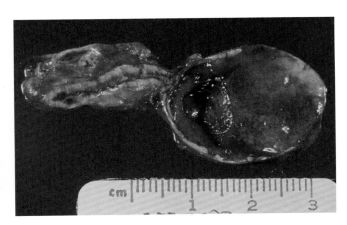

**图 51-15** 肾上腺嗜铬细胞瘤

"10 法则"是关于嗜铬细胞瘤的经典教学。该规则指出,嗜铬细胞瘤中,10% 为双侧,10% 为肾上腺外,10% 为家族性,10% 为恶性。这并非目前的情况。现代数据表明,近 25% 明显散发的嗜铬细胞瘤是遗传的,并与胚系突变有关,如 *RET*、*VHL*、*SDHD* 和 *SDHB*[57]。这些患者被认为是散发性疾病,但因其胚系突变,有较高的双侧疾病、恶性肿瘤或肾上腺外疾病的风险。

### 临床特征

嗜铬细胞瘤和副神经节瘤的表现从偶然发现到心血管休克和死亡不等。典型的症状被描述为 5P:压力(高血压)、疼痛(头痛)、心悸、出汗和脸色苍白。虽然这些症状和体征都不是普遍存在的,但筛查高血压患者和提示肾上腺素能亢进发作的症状是合理的。这些症状和体征可能持续几分钟到几小时,可能由运动、压力、排尿、瓦尔萨尔瓦动作或麻醉诱导引起(表 51-7)。

**表 51-7** 嗜铬细胞瘤的症状和体征(不包括全部)

| | |
|---|---|
| 高血压 | 焦虑 |
| 头痛 | 便秘 |
| 出汗 | 恶心 |
| 心悸 | 胰岛素抵抗 |
| 苍白 | 体位性低血压 |
| 潮红 | 体重减轻 |

其他检查结果包括高血糖(由胰岛素释放抑制引起)、直立/容量消耗(由血管收缩引起)和便秘/腹胀(由肠道运动抑制引起)。很少有其他激素的共同分泌导致不同的内分泌综合征。其中包括引起弗纳-莫里综合征(Verner-Morrison 综合征)的血管活性肠肽,引起库欣综合征的促肾上腺皮质激素(ACTH),引起肢端肥大症的生长激素释放激素,以及引起高钙血症的甲状旁腺激素相关蛋白(图 51-16 和图 51-17)[58]。

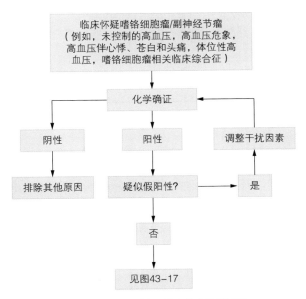

**图 51-16** 嗜铬细胞瘤或副神经节瘤的生物学评估

### 诊断

#### 实验室检查

生化检测是诊断的基础。血浆游离甲基肾上腺素和 24 h 尿液分离甲基肾上腺素是诊断嗜铬细胞瘤或副神经节瘤最常用的两种实验室检测方法。这些测试的高敏感性和特异性是它们优于血浆或尿儿茶酚胺、尿总甲基肾上腺素或尿香草扁桃酸等替代品的主要原因。当然,应注意任何可能导致假阳性结果的药物或其他因素(表 51-8)[59]。

即使患者没有嗜铬细胞瘤或副神经节瘤的体征或症状,也建议在以下情况下进行检查:① 表 51-9 所列的提示嗜铬细胞瘤相关综合征的特征或家族史;② 嗜铬细胞瘤个人史;③ 肾上腺偶发瘤。

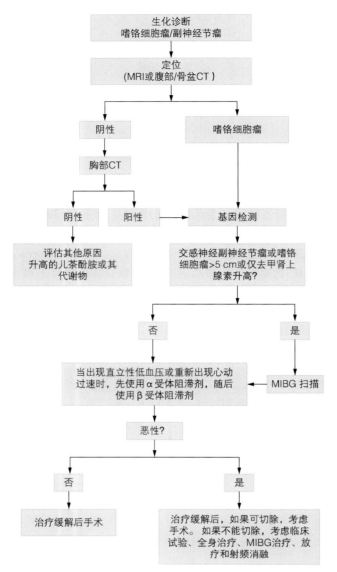

**图51-17** 嗜铬细胞瘤或副神经节瘤生化确认后的临床路径

**表51-8** 嗜铬细胞瘤实验室假阳性结果的潜在来源

| 与采集时间相关 | |
| --- | --- |
| 口服（如果在黑暗、安静的房间中休息30 min后仰卧进行,则假阳性较少） | |
| 运动 | |
| 应力 | |
| 冷暴露 | |
| 低血糖 | |
| 饮食或习惯 | |
| 咖啡因 | |
| 尼古丁 | |
| 酒精 | |
| 高酪氨酸食物摄入 | |
| 可卡因 | |
| 这里列出的药物是最常见的药物（许多药物依赖于测试） | |
| 三环类抗抑郁药（大多数其他抗抑郁药也可以在较小程度上干扰） | |
| 酚苄明 | |
| 拉贝洛尔 | |
| 醋氨酚 | |
| 苯丙胺(安非他明) | |
| 麻黄碱 | |
| 左旋多巴 | |
| 美沙拉秦 | |
| 磺胺吡啶 | |

**表51-9** 嗜铬细胞瘤相关的综合征

| 综合征 | 基因 | 继承 | 临床发现 |
| --- | --- | --- | --- |
| MEN2A | *RET* | 常染色体显性 | 原发性甲状旁腺功能亢进、甲状腺髓样癌、先天性巨结肠 |
| MEN2B | *RET* | 常染色体显性 | 原发性甲状旁腺功能亢进、甲状腺髓样癌、黏膜神经节细胞瘤、马方综合征样体型 |
| 神经纤维瘤病1型 | *NF1* | 常染色体显性 | 咖啡色斑点、腋窝/腹股沟雀斑、神经纤维瘤、Lisch结节、脊柱侧凸、恶性神经鞘瘤 |
| von Hipple-Lindau综合征 | *VHL* | 常染色体显性 | 中枢神经系统血管瘤、视网膜血管瘤、肾细胞癌、胰腺神经内分泌肿瘤、内淋巴囊肿瘤 |
| 卡尼三联征 | 未知 | 未知 | 胃肠道间质瘤、肺软骨瘤 |
| 家族性副神经节瘤综合征 | | | |
| 副神经节瘤综合征1型 | *SDHD* | 母系印记 | 头颈部副交感神经副神经节瘤（父源效应-父源）、GIST、垂体腺瘤 |
| 副神经节瘤综合征2型 | *SDHAF2* | 母系印记 | 罕见；头颈部副交感神经副神经节瘤（父母起源效应-父亲） |
| 副神经节瘤综合征3型 | *SDHC* | 常染色体显性 | 头颈部副交感神经副神经节瘤、GIST |
| 副神经节瘤综合征4型 | *SDHB* | 常染色体显性 | 肾细胞癌、位于胸/腹/盆腔的副神经节瘤、GIST、垂体腺瘤 |
| 副神经节瘤综合征5型 | *SDHA* | 常染色体显性 | PPGL的罕见原因,低透明度、GIST、垂体腺瘤 |

### 影像学

在缺乏嗜铬细胞瘤或副神经节瘤生化证据的情况下,不建议行影像学检查。然而,一旦获得了诊断的生物化学证实,下一步就是通过影像学研究进行定位。因为大多数嗜铬细胞瘤和副神经节瘤位于肾上腺或腹部其他部位,腹部横断面成像(CT 或 MRI)注意肾上腺的产量最高。如果未见肾上腺肿块,应仔细检查棘旁区和膀胱。少见的肾上腺外肿瘤可能位于胸部或头颈部。

某些影像学特征提示嗜铬细胞瘤或副神经节瘤。虽然当肿块出现时有帮助,但它们的缺失不能被用来排除嗜铬细胞瘤或副神经节瘤的可能性。在 CT 扫描上,它们通常是不均匀的,密度大于 10 HU,并延迟了造影剂的冲洗。在 MRI 上,它们在 T2 加权图像上也通常是异质性和高强度的[60],在对相成像上没有信号丢失。功能性成像,如 MIBG 闪烁显像或 PET 扫描,在横断面成像没有定位的情况下可能有用,但临床高度怀疑。由于这些检查在怀疑转移时更常用于补充横断面成像,因此将在恶性嗜铬细胞瘤和副神经节瘤部分进行讨论(图 51-18 和图 51-19)。

### 遗传学

由于嗜铬细胞瘤和副神经节瘤与多种家族性综合征相关(其中大多数以常染色体显性方式遗传),因此考虑基因检测是很重要的。与家族性病例相关的特征包括诊断年龄小、阳性家族史、双侧或多发性肾上腺嗜铬细胞瘤和任何副神经节瘤。可见嗜铬细胞瘤或副神经节瘤的综合征包括 MEN 2 型、家族性副神经节瘤综合征、神经纤维瘤病 1 型、von Hippel - Lindau 综合征、卡尼三联征和 Carney - Stratakis 综合征(表51-9)[61]。

尽管一些临床医生只建议对具有家族综合征特征的患者进行基因检测,但另一些临床医生则主张更广泛的检测,因为据报道,在明显散发疾病的患者中,超过 20% 的患者发生了体细胞突变。无论家族病史如何,所有嗜铬细胞瘤或副神经节瘤患者都应进行基因检测。在任何情况下,患者都应该在任何家族检测之前和之后与经验丰富的遗传咨询师讨论风险和益处。当决定进行检测时,建议进行基因检测时考虑到最有可能的诊断,而不是一次检查所有突变。

### ■ 治疗

#### 药物治疗

虽然手术是嗜铬细胞瘤或副神经节瘤的首选治疗方法,但患者必须在手术前进行药物优化,以降低围手术期死亡的

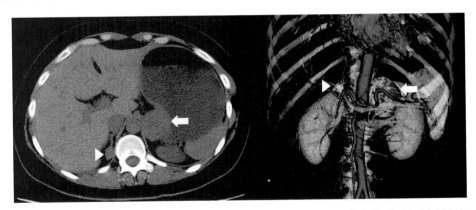

**图 51-18**　MEM2A 型伴双侧肾上腺嗜铬细胞瘤患者。CT(左)和 CT 血管造影(右)显示右侧肾上腺内侧肢 1.6 cm 嗜铬细胞瘤(白色箭头),左侧肾上腺 4.6 cm 嗜铬细胞瘤(白色箭头)

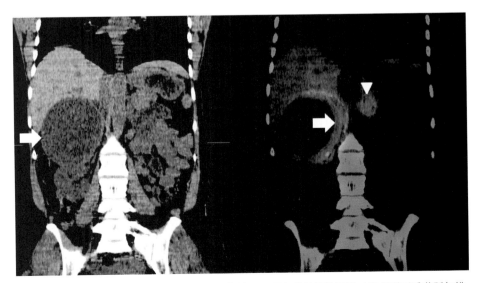

**图 51-19**　双侧肾上腺嗜铬细胞瘤。左边的图像是 SPECT 扫描的冠状视图,右边的是元碘苯胍扫描。图示右侧囊性肾上腺嗜铬细胞瘤(白色箭头)和较小的左侧肾上腺嗜铬细胞瘤(白色箭头)外周吸收增加

风险。手术前的准备工作包括高血压的管理和体积扩张。第一步是使用非特异性α受体阻滞剂(酚苄明)或选择性α1受体阻滞剂(如多沙唑嗪、哌唑嗪或特拉唑嗪)启动α受体阻滞[62]。进行剂量滴定,直到高血压得到充分控制,且不引起严重的直立性低血压。一旦患者出现直立性心动过速或反射性心动过速,应开始β受体阻滞。α受体阻滞同时开始高钠饮食有助于部分患者促进血管内容量。术前医疗优化可在1～2周完成。然而,每个患者都是独特的,有些患者的准备工作可能需要更长的时间。

在达到充分的α受体阻滞之前,避免使用β受体阻滞剂,因为单独的β受体阻滞会使α受体不受拮抗,导致儿茶酚胺大量释放入血。这种情况可能会引发高血压危象。钙通道阻滞剂在这些患者的术前管理中也很有效。

### 手术

良性嗜铬细胞瘤或副神经节瘤经适当药物治疗后行手术切除是治疗的主要方式。对于较小的肿瘤,微创手术可以减少失血和住院时间。因此,首选的手术是腹腔镜或后腹腔镜肾上腺切除术。然而,在某些情况下,较大的肿瘤,缺乏局部手术经验,这些技术可能会使开放手术更可取。

术前和术中密切的血流动力学监测对避免肿瘤切除术后低血压很重要。术中可能需要短效静脉血管扩张剂(如硝普苷、硝酸甘油、酚妥拉明),以降低肿瘤手术中诱发高血压危象的风险。静脉输液中应含有葡萄糖,因为肿瘤切除成功后儿茶酚胺水平陡然下降,患者容易因胰岛素分泌反弹而出现低血糖。对于伴有胚系突变或双侧肾上腺疾病的嗜铬细胞瘤患者,保留皮质的肾上腺切除术是将终身肾上腺功能不全的风险降至最低的选择。然而,这些患者需要长期随访,因为复发可能会在首次手术后多年出现,尽管使用了皮质保留技术,但一些患者可能会出现肾上腺功能不全[63]。

## 转移性嗜铬细胞瘤

### ■ 概述

不幸的是,没有可靠的临床或病理特征的原发性肿瘤,已被证明一致确定恶性嗜铬细胞瘤或副神经节瘤。因此,只有在发现转移性疾病后才能作出诊断。最常见的转移部位是中轴骨骼,其次是肝、淋巴结、肺和腹膜[64]。虽然普遍引用的统计数据是10%的嗜铬细胞瘤是恶性的,但转移性嗜铬细胞瘤/副神经节瘤的风险要高得多,在所有患者中接近35%,在生殖系SDHB突变患者中接近70%[65]。

在一项大型回顾性研究中,发现几乎一半的转移性嗜铬细胞瘤或副神经节瘤患者被诊断为异时性转移(即被认为患有良性疾病,直到后来发现患有转移性疾病)。这篇综述确定了肿瘤的大小(5 cm)和原发性肿瘤的位置(横膈膜下主动脉旁神经节或纵隔)与较高的恶性肿瘤发生率相关。然而,没有可靠的标准来排除恶性肿瘤的可能性,并且在明显的良性嗜铬细胞瘤切除后20年内可以发现新发现的转移性疾病。正是由于这些原因,总是建议对看似良性嗜铬细胞瘤或副神经

节瘤患者进行终身监测[66]。

### ■ 诊断

由于诊断是基于转移性疾病的识别,因此通常依赖于实验室检测、成像和病理确认的结合。典型的分期研究包括胸部、腹部和骨盆的横断面成像(即CT或MRI)。在恶性嗜铬细胞瘤或副神经节瘤的情况下,功能研究可用于补充横断面成像。例如,自1981年以来,MIBG闪烁显像一直用于定位嗜铬细胞瘤。它的有用性是基于MIBG在结构上类似于去甲肾上腺素,并且储存在儿茶酚胺储存囊泡中。对于发生去分化的患者,以及有SDHB突变的患者,FDG或$^{68}$Ga-DOTATATE PET扫描是一种有用的辅助横断面成像。此外,$6-^{18}$F氟多巴胺PET扫描可能在未来发挥作用,但尚未广泛应用(图51-20)[67,68]。

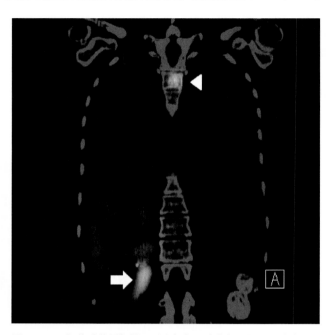

图51-20 间位碘苯胍扫描显示右侧肾上腺床复发性恶性嗜铬细胞瘤(白色箭头)摄取,以及T2椎体转移性疾病(白色箭头)

鉴于这一实体的罕见性,大多数关于预后的回顾性数据存在。在一项荟萃分析中,10年死亡率为29%,男性患者和伴有同步转移的患者预后较差[69]。AJCC第8版癌症分期在转移性嗜铬细胞瘤/副神经节瘤中使用了TNM(T=原发性肿瘤大小,N=淋巴结受累率,M=远处转移)分期系统。在该系统中,与小于5 cm的原发性肿瘤相比,大于5 cm的肿瘤预后较差。其他重要的预后特征包括肾上腺外的位置和远处转移的位置[70]。

## 治疗

### ■ 药物治疗/手术

药物治疗建议遵循与良性肿瘤相同的过程。对于疾病有可能治愈的患者,开放式手术是首选策略。对于手术治疗不可行的患者,姑息性手术与提高生存率有关,建议帮助控制儿茶酚胺过量或预防与疾病部位相关的并发症[71]。由于骨骼转移很常见,因此考虑抗吸收治疗以降低骨骼相关事件和相

关发病率的风险是很重要的。

### 放疗和射频消融

如果有证据表明 MIBG 的亲和性,放射标记治疗可作为 $^{131}$I 靶向治疗的载体。传统的 MIBG 与约 30% 的肿瘤缓解率和约 40% 的治疗患者的激素反应相关[72]。超痕量碘苯烷 $^{131}$I 是使用固相树脂生产的,以减少未标记的 MIBG 的百分比。目前,美国 FDA 批准 ibenguane $^{131}$I 用于 12 岁及以上的转移性嗜铬细胞瘤/副神经节瘤患者。一项多中心 II 期试验报告了 68 例接受至少一剂碘苯胍-131(约 18.5 GBq)静脉注射的患者的结果。超过 90% 的可评估患者在第一年内有部分缓解或病情稳定,25% 的患者在抗高血压治疗中有持久的缓解。恶心、疲劳和骨髓抑制是最常见的不良事件[73]。

考虑到嗜铬细胞瘤/副神经节瘤的神经内分泌来源,生长抑素受体表达在大多数病例中可见。关于针对生长抑素受体的肽受体放射性核素治疗转移性嗜铬细胞瘤/副神经节瘤的疗效的数据正在出现。在连续 20 例转移性嗜铬细胞瘤/副神经节瘤和高生长抑素受体表达的患者中,$^{177}$Lu-dotatate 分别与 29% 和 57% 的患者的部分肿瘤反应和血压改善相关[74]。

外放射治疗也可用于缓解无法手术切除的转移瘤的症状。回顾性研究显示症状有所改善,但肿瘤在影像学上无显著反应[75]。射频消融术(RFA)也在少数转移性嗜铬细胞瘤患者中进行了尝试,并可被视为治疗方案的一部分[76]。

### 化疗

传统的细胞毒性化疗已经取得了一些成功,尽管生存益处尚不明确。最常用的治疗方案是 CVD(环磷酰胺、长春新碱和达卡巴嗪)和 CVAD(环磷酰胺、长春新碱、多柔比星和达卡巴嗪)。在一项包括 4 项研究(共 50 例患者)的转移性嗜铬细胞瘤/副神经节瘤荟萃分析中,CVD 化疗与 4% 的完全缓解、37% 的部分缓解、14% 的治疗患者病情稳定和 54% 的患者儿茶酚胺过量改善相关[77]。

尽管使用多激酶抑制剂(舒尼替尼)的初步报告显示,在极少数患者中有部分短期缓解,但关于这些发现的长期疗效和验证的数据仍然缺乏[78]。其他酪氨酸激酶抑制剂的数据更有限。根据一项纳入 6 例可评估患者的 II 期研究,帕唑帕尼在转移性嗜铬细胞瘤/副神经节瘤中的使用与显著的毒性和缺乏有效性相关。在这个小队列中,4 例患者病情进展,1 例为 4 级心肌病,1 例退出研究[79]。卡博替尼是另一种多靶点激酶抑制剂,其在转移性嗜铬细胞瘤/副神经节瘤中的疗效正在进行 II 期试验(NCT02302833)中研究。

### 免疫治疗

在过去的 10 年里,免疫检查点抑制剂改变了癌症治疗,这些药物现在被批准用于治疗大量的实体肿瘤和血液系统恶性肿瘤。然而,免疫治疗在转移性嗜铬细胞瘤/副神经节瘤中的作用尚未明确。在最近发表的一项 II 期研究中,11 例转移性嗜铬细胞瘤/副神经节瘤患者每 3 周接受帕博利珠单抗 200 mg 静脉注射。仅 1 例患者部分缓解,临床获益率估计为 73%[80]。

# 肾上腺皮质癌

## ■ 概述

肾上腺皮质癌(ACC)是一种罕见的恶性肿瘤,具有显著的发病率和死亡率。一项对 SEER 数据库的回顾发现,大多数患者(87%)为白种人,平均诊断年龄为 51 岁。发病率在生命的第一个和第四个 10 年呈双峰分布。在美国,年龄调整后的年发病率为 0.72/100 万,女性略多(54%)[81]。

一项对 330 名在 MDACC 就诊的患者的回顾发现,42% 的病例是激素分泌的,但也有研究报告的数字高达 2/3。大多数病例(55%)与高皮质醇血症相关,少数病例与醛固酮增多症或高雄激素血症相关。此外,近 20% 的患者产生了多种激素[82]。功能性肾上腺癌的各种症状如表 51-10 所示。ACC 可无激素表达,可在影像学研究中偶然发现,也可表现为非特异性症状,如背痛、腹部不适、消化不良或基于转移性疾病位置的部位特异性症状。

**表 51-10　与激素功能性肾上腺皮质癌相关的临床症状**

| 临床综合征 | 提示性临床特征 | 建议的实验室检查 |
|---|---|---|
| 库欣综合征 | 肥胖、满月脸、紫纹、颈部脂肪垫、易擦伤、肌病、高血压、糖尿病 | 血浆电解质、血糖、促肾上腺皮质激素(ACTH)、皮质醇、24 h 尿游离皮质醇 |
| 男性化综合征 | 多毛症、阴蒂肥大、颞部秃顶、肌肉量增加、闭经、男性性性早熟、儿童骨龄提前 | 硫酸脱氢表雄酮(DHEAS)、睾酮、17-OH 孕酮 |
| 女性化综合征 | 男性乳房发育、性欲丧失 | 雌二醇、催乳素、睾酮 |
| 醛固酮增多症 | 高血压、低钾血症 | 血浆肾素活性、血浆醛固酮浓度、血浆电解质、18-OH 皮质酮 |
| 混合型 | 上述特征的组合 | 根据临床特征进行适当检测 |

## ■ 诊断

### 实验室检查

除了常规实验室检查的评估外,激素水平的评估还应包括血清皮质醇、ACTH、11-脱氧皮质醇、血浆醛固酮活性、血浆醛固酮浓度、总睾酮(女性)、脱氢表雄酮硫酸酯和雌二醇(男性和绝经后女性)。可能需要进一步检查,包括过夜 1 mg 地塞米松抑制试验或 24 h 无尿皮质醇试验,以评估皮质醇的产生。此外,必须在基线时对每一位有肾上腺肿块的患者进行尿或血浆游离甲氧基肾上腺素评估,以排除功能性嗜铬细胞瘤(图 51-21)。

### 影像学

胸部、腹部和骨盆的横断面身体成像(CT 或 MRI)通常是第一步分期。在 CT 上,ACC 通常是一个大的、不均匀的肿块,衰减值大于 10HU,表现为不均匀的对比度增强,对比度差,坏死。应特别注意评估肺、肝、骨和区域淋巴结的转移性

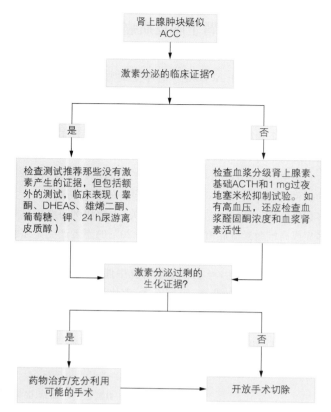

**图 51-21** ACC 的激素检测

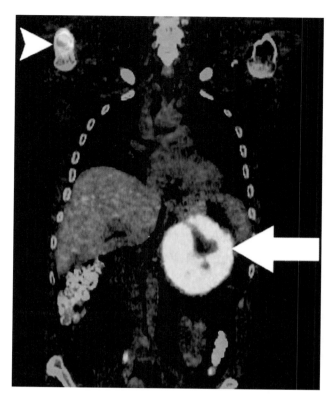

**图 51-23** ACC 患者 FDG PET（冠状位）显示 FDG 密集的左肾上腺肿块（白色箭头）伴骨转移（箭头）

疾病。ACC 的 MRI 表现也不均匀，T2 加权图像呈高信号。如 CT 所见，MRI 增强不均匀，洗净差。值得注意的是，MRI 在评估肿瘤是否侵犯下腔静脉时特别有用。虽然 FDG PET 扫描是一种检测恶性组织的敏感工具，但低特异性限制了其应用价值。然而，FDG PET 可以在已知 ACC 的转移性疾病的鉴定中发挥重要作用（图 51-22 和图 51-23）[83]。

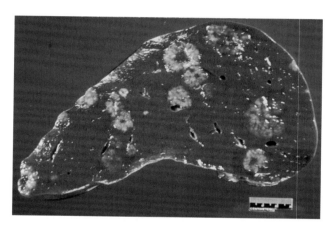

**图 51-24** 肾上腺皮质癌的肝转移

对评估预后有重要意义，应作为 ACC 常规病理评估的一部分；Ki-67 高于 10% 的患者预后较差，与 Ki-67 较低的 ACC 患者相比，术后复发时间短，生存期短[85]。

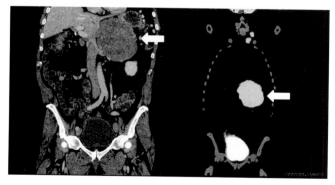

**图 51-22** CT（左）和 FDG PET-CT（右）显示左侧 ACC（白色箭头）

### 病理学

Weiss 评分系统包括 9 个病理标准，以帮助诊断 ACC（图 51-24）。标准包括：① 在肿瘤最活跃的区域，有丝分裂率大于 5/50 HPF；② 非典型有丝分裂；③ 核级 3 或 4 级肿瘤（Fuhrman 法）；④ 透明细胞占肿瘤的 25% 或更少；⑤ 肿瘤坏死；⑥ 肿瘤的弥漫性（实性）结构；⑦ 静脉侵犯；⑧ 窦性结构侵犯；⑨ 囊性侵犯。这九个特征中的 3 个或 3 个以上的存在高度提示 ACC[84]。ACC 的分期详见表 51-11。Ki-67 表达

**表 51-11** 肾上腺皮质癌分期

| 分期 | ENSAT/AJCC 第 8 版 |
|------|---------------------|
| I | 原发性肿瘤≤5 cm，无淋巴结或远处转移 |
| II | 原发性肿瘤>5 cm，无肾上腺外扩散 |
| III | 原发性肿瘤无侵袭性但存在淋巴结转移或原发性肿瘤局部侵袭或侵袭邻近器官但无远处转移（可能存在淋巴结转移） |
| IV | 存在远处转移（无其他要求） |

一般情况下，不建议对疑似 ACC 进行 FNA，因为针刺有肿瘤播散的风险。然而，在开始限制性治疗之前，在激素沉默性肿瘤伴有转移的情况下，可以考虑 FNA。

#### 遗传学

ACC 与 Li-Fraumeni 综合征、Lynch 综合征和 Beckwith-Wiedemann 综合征之间存在关联。少数的 ACC 与 MEN1、家族性腺瘤息肉病、神经纤维瘤病 1 型和卡尼综合征相关[86]。因此，对诊断为 ACC 的年轻患者回顾家族史并考虑遗传咨询是很重要的（表 51-12）。

#### ■ 预后

ACC 的发病率和死亡率很高。对 SEER 数据库的回顾发现，1 年死因特异性死亡率为 58%，5 年死亡率为 88%[81]。然而，如果能够实现无阳性边缘的完全切除，这些患者有可能长期生存。在 MDACC，5 年生存率为 38%，所有患者的中位总生存期为 3.21 年。正如在许多其他癌症中所见，生存期与诊断时的疾病阶段呈负相关。例如，Ⅰ 期患者的平均生存期为 24.1 年，而 Ⅳ 期患者的平均生存期为 0.89 年[81]。

#### ■ 治疗

##### 手术

完全的手术切除是 ACC 最重要的治疗方法，为延长无病生存期提供了最好的机会。如果怀疑 ACC，不建议腹腔镜肾上腺切除术，因为它可能导致早期局部复发和腹膜癌。此外，它可能会降低实现无瘤边缘（R0）或充分淋巴结清扫的能力[87]。肿瘤包住腹腔干、主动脉或肠系膜上近端动脉可使肿瘤不能切除。相反，下腔静脉或肾静脉中存在肿瘤血栓，或肿瘤侵犯胰腺、脾或肾，在特定的患者中并不是完全切除的禁忌证。尽管有有限的证据表明，在存在转移性疾病时，切除原发性肿瘤有益，但对于年轻健康的患者，切除原发性肿瘤和所有可见的转移瘤，特别是在有症状的、激素活性肿瘤的情况下，仍可能有作用。

在产生皮质类固醇的 ACC 中，有推测认为术前使用酮康唑或甲吡酮等药物阻断类固醇的产生可能会降低术后发病率。在这些病例中，对侧肾上腺通常萎缩，患者可能需要围手术期和术后皮质类固醇置换。事实上，相对肾上腺功能不全可能在成功切除后持续数月。

##### 化疗

1949 年，人们发现给犬口服杀虫剂 DDT 导致肾上腺皮质束状带和网状带选择性坏死。自 1960 年以来，DDT 类似物米托坦被用于治疗 ACC。米托烷是脂溶性的，平均需要 3~4 个月才能达到治疗血清水平（目标 14~20 mg/L）[88]。米托坦被批准用于治疗转移性/不可切除的 ACC，但根据回顾性数据和专家指南，常用于佐剂[89,90]。除肾上腺毒性外，米托烷还能增加皮质类固醇结合球蛋白和增强类固醇清除。因此，米托坦治疗期间需要增加糖皮质激素，而未能充分替代糖皮质激素可导致肾上腺危象。其他潜在的副作用包括甲状腺功能减退、男性性腺功能减退、卵巢囊肿、血脂异常、肝酶升高，以及罕见的血尿。米托坦起始剂量为 1.5 g/d，并在 1 周内增加至 4.5 g/d。随后，米托烷的使用需要定期测量血清米托烷水平（最初每 3~4 周，达到治疗水平后每 2~3 个月）。当米托坦水平达到 20 mg/L 或更高时，或在有不良事件的患者中，我们通常将剂量减少 25%~50%，偶尔暂时停止治疗。在达到治疗水平后，大多数患者需要更低的维持剂量（1~2 g/d）以保持在治疗范围内。除了监测米托坦水平外，米托坦治疗还需要仔细的临床和生化评估，以管理不必要的不良副作用（图 51-25）[91]。

在其他化疗药物方面，一项国际 Ⅲ 期研究比较了米托坦加 EDP（依托泊苷、多柔比星、顺铂）与米托坦加链脲佐菌素。在这项研究中，我们发现米托坦-EDP 与米托坦-链霉素相比具有更好的肿瘤反应（23% vs 9%）和更好的 PFS（5.3 个月 vs 2.1 个月）[92]。我们目前管理 ACC 的实践总结在图 51-26 和图 51-27 中。除了米托坦-EDP 之外，目前还没有经过验证的二线化疗方案，吉西他滨-卡培他滨、替莫唑明等多种治疗方案也没有被证明是合理有效的。

靶向治疗也是临床研究的一个沃土。潜在的候选药物包括胰岛素样生长因子-1R 抑制剂、表皮生长因子受体抑制剂、多靶点 TKI、雷帕霉素哺乳动物靶点抑制剂和 Wnt 信号通路抑制剂[93]。在临床试验中登记使用研究药物有助于回答有关安全性和有效性的重要临床问题。

#### ■ 免疫治疗

免疫疗法在 ACC 中的作用正在演变。多项研究报道了晚期 ACC 患者早期使用免疫检查点抑制剂的经验。在 ACC 患者中研究了 Avelumab（PD-1 抑制剂）、纳武利尤单抗（PD-1 抑制剂）和帕博利珠单抗（PD-1 抑制剂）。

**表 51-12** 与肾上腺皮质癌相关的遗传综合征

| 综合征 | 基因 | 继承 | 常见临床结果 |
| --- | --- | --- | --- |
| Li-Fraumeni 综合征 | TP53 | 常染色体显性 | 肉瘤、乳腺癌、白血病、脑瘤、辐射诱发的癌症 |
| Beckwith-Wiedemann 综合征 | 多 | 大多数病例是散发性 | 巨大儿、巨舌症、腭裂、脐膨出、骨龄晚期、肾母细胞瘤、肝母细胞瘤 |
| MEN1 | Menin | 常染色体显性 | 甲状旁腺腺瘤、垂体腺瘤、胰岛细胞瘤、类癌、血管纤维瘤、胶原瘤 |
| 家族性腺瘤性息肉病 | APC | 常染色体显性 | 结肠息肉/癌症、胰腺癌、甲状腺癌、髓母细胞瘤、骨瘤 |
| Lynch 综合征 | MLH1、MLH2、MSH6、PMS2 | 常染色体显性 | 结直肠癌、子宫内膜癌、卵巢癌、神经胶质瘤、胃癌 |
| 卡尼综合征 | PRKAR1A | 常染色体显性 | 性别不明、性早熟、不孕、多毛症、电解质紊乱 |

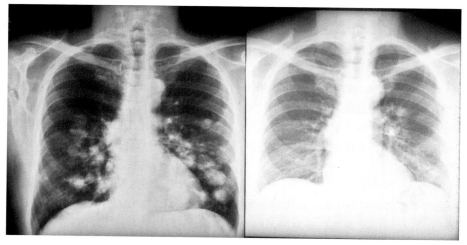

**图 51-25** 转移性 ACC 患者胸部 X 线片。这些图像显示米托坦使用前的双侧肺转移灶（左）和使用米托坦后的显著改善（右）

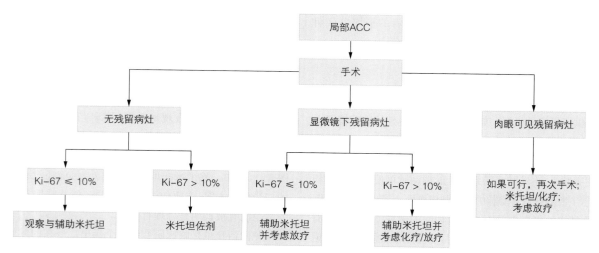

**图 51-26** 局部肾上腺皮质癌的治疗

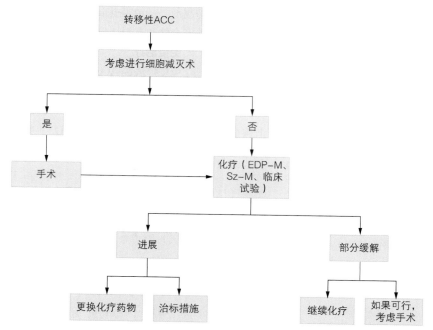

**图 51-27** 转移性肾上腺皮质癌的治疗。EDP-M：依托泊苷、多柔比星、顺铂、米托坦；Sz-M：链脲佐菌素＋米托坦

虽然很少有参与者有长期的疾病控制,但有效率普遍较低,在 6%～23%[94]。有报道在一小组患者中联合使用 TKI(仑伐替尼)和免疫疗法(帕博利珠单抗),一些患者在对多种疗法(包括之前单独使用免疫疗法)无效后对治疗有持续反应[95]。探索免疫检查点抑制剂与其他可用治疗(米托坦、细胞毒性化疗、多激酶抑制剂)的联合使用,以改善 ACC 治疗的现状是非常重要的。

### ■ 放疗和射频消融治疗

ACC 通常被认为是一种放射抵抗性肿瘤,辅助放疗可能不能降低复发风险或增加总生存期,尽管最近的回顾性数据表明,在术后切缘为阳性的患者中,辅助放疗可提高生存期[96]。更常见的是,选择性转移性 ACC 患者采用放射治疗以缓解症状性转移。在不可切除的原发性或转移性 ACC 的情况下,经皮影像引导的射频消融也被尝试过。该手术可能对小肾上腺肿瘤的短期局部控制有用,但需要进一步的数据来阐明其长期疗效和对生存的潜在影响。

## 提示

- 肿瘤研究已经改变了分化型甲状腺癌患者的管理。具有可治疗突变的患者可以参加临床试验或使用已批准的靶向治疗。免疫治疗的作用正在发展,经常与靶向治疗联合使用。
- 在转移性甲状腺癌患者中使用靶向治疗必须以疾病进展的客观证据为指导,而不仅仅是循环肿瘤标志物。
- ATC 的多模态方法已经改变了这种疾病的管理和改善了结果。通过肿瘤分析来识别可操作的突变(主要是 BRAF),可以将 BRAF/MEK 抑制剂与其他治疗方法(如手术、放疗和免疫治疗)联合使用。

- 积极控制高血压是转移性嗜铬细胞瘤/副神经节瘤住院患者在使用放射药物治疗前的关键。在使用抗血管生成疗法之前控制血压也是非常重要的。
- 在疑似 ACC 患者治疗疾病时,不建议采用腹腔镜方法。与腹腔镜方法相比,开放式切除与病理阴性边缘完全切除的概率更高。腹腔镜下腹膜癌变的风险也高于开腹切除。
- 在边缘性可切除 ACC 患者中,使用新辅助化疗(米托坦+铂类化疗)有助于实现手术切除,并与预后改善相关。

# 第 52 章　获得性免疫缺陷综合征相关肿瘤

Adan Rios

Fredrick B. Hagemeister

张红梅　刘　洋·译

## 要点

> 2018 年,在美国有 120 万人(0.3%)感染了人类免疫缺陷病毒(HIV);有超过 3.6 万例新发感染发生,在新确诊的患者中,约每 7 人中就有 1 人(14%)不了解 HIV。45% 的新诊断患者为黑种人或拉丁美洲人。根据 WHO 2018 年的统计数据显示,自 2014 年以来,全球流行率在 15~49 岁的患者中没有统计学变化,在非洲撒哈拉以南地区(博茨瓦纳)患病率高达 21%。

> 通常来说,获得性免疫缺陷综合征(AIDS)可诱发伯基特淋巴瘤和侵袭性 B 细胞淋巴瘤。对于一些其他类型淋巴瘤,包括外周 T 细胞淋巴瘤、边缘区淋巴瘤、霍奇金淋巴瘤(HL)亚型、原发性渗出性淋巴瘤和浆母细胞淋巴瘤等,虽然最初不被描述为与 HIV 相关,但目前在 WHO 分类中被确定为发生于 HIV 血清阳性的患者。子宫颈癌(又称宫颈癌)是唯一与 AIDS 相关的癌症;然而,其他癌症,如肺癌和肛门癌,在 HIV 血清阳性男性患者中发病率增高。

> 在高效抗逆转录病毒治疗后(HAART)时代,多种淋巴瘤的发病率均有下降,包括原发性中枢神经系统(CNS)和系统性高级别 B 细胞淋巴瘤、卡波西肉瘤(KS),但其他淋巴瘤发病率未减少,包括霍奇金和伯基特淋巴瘤。

> 人类疱疹病毒 8 型(HHV8)与卡波西肉瘤(发病)有关;对于 HIV 血清学阴性的人群,一些侵袭性 B 细胞淋巴瘤和伯基特淋巴瘤患者有 EB 病毒(EBV)感染,宫颈癌与人乳头瘤病毒(HPV)感染相关。目前尚不清楚与这些癌症发病相关的其他因素。

> 进展期 HL(Ⅲ~Ⅳ期)的 HIV 患者应接受维布妥昔单抗(brentuximab vedotin)联合多柔比星/长春碱/达卡巴嗪化疗。局限期患者可采用与 HIV 血清阴性患者同样的治疗方法。

> EPOCH-R 方案是高级别淋巴瘤的首选治疗方案,由于缺乏随机性研究数据,需要根据早期的 PET 所提示疾病范围来调整治疗周期数。这种方案也适用于伯基特淋巴瘤和其他侵袭性淋巴组织增殖性疾病的治疗。

## HIV 感染患者恶性肿瘤发病率的变化

1996 年高效抗逆转录病毒治疗(HAART)问世后,恶性肿瘤和 AIDS 之间的关系发生了变化。在联合国和其他慈善项目推动下,HAART 在一些发展中国家得到了推广[1]。

然而,非洲——这一大流行病的中心,仍然是个例外,因为该大陆的流行病规模很大,而且存在重大的政治和社会动荡。1996 年以前,流行病学家注意到 AIDS 患者患特定恶性肿瘤的风险与宿主免疫状态相关。在 HAART 治疗之前,AIDS 患者可分为:以机会性感染为首发 AIDS 表现的患者(60%)和以恶性肿瘤为首发表现的患者(40%)[2]。

在 AIDS 相关恶性肿瘤患者中,高达 90% 患者合并卡波西肉瘤(KS),其余为非霍奇金淋巴瘤(NHL),包括原发性中枢神经系统淋巴瘤(PCNSL)和系统性弥漫大 B 细胞淋巴瘤(DLBCL)。在宫颈高度不典型增生的女性中,与 HPV 相关的浸润性宫颈癌数量增加,最近的研究发现,宫颈癌与 HIV 相关免疫抑制之间缺乏明确的关联,将宫颈癌纳入 AIDS 相关恶性肿瘤受到了质疑[3]。HAART 治疗后,AIDS 和一些恶性肿瘤发病之间的关系受到了挑战。例如,与 HIV 相关的伯基特淋巴瘤,最初与 AIDS 导致的免疫抑制相关。研究者发现,HAART 治疗后患者免疫功能改善,KS、PCNSL 和系统性 DLBCL 显著降低,但伯基特淋巴瘤的发生率未明显下降。与浸润性宫颈癌一样,伯基特淋巴瘤的发病率在 HAART 治疗前与治疗后时代均保持稳定。在感染 HIV 的男性中也观察到肛管、直肠和口腔的上皮异型增生和鳞状细胞癌的发生。虽然霍奇金淋巴瘤(EBV 相关)、肺癌、非黑色素瘤皮肤癌、肛门癌和肝癌在 HAART 后时代有所增加,但这些癌症在 HAART 治疗前与治疗后发病率大致相似,被称为非 AIDS 定义性癌症(NADC)。这一分类涉及免疫、衰老、慢性抗原刺激和病毒致癌之间的复杂作用。NADC 的增加将恶性肿瘤作为 HIV 感染者死亡原因的比例从不足 10% 增加到 HAART 后的 28%[4]。总体而言,HIV 感染者的额外风险主要为与已知或疑似感染相关的肿瘤发生[5]。

在本章中,首先讨论 HIV 及其对免疫系统的影响,然后聚集于 AIDS 相关的恶性肿瘤,并讨论与 HIV 免疫抑制非直接相关的恶性肿瘤(伯基特淋巴瘤和 HPV 相关癌症),这些肿瘤在 HIV 感染患者中的发病率高,值得进一步研究。

# HIV 疾病

## ■ 病毒的历史

1980 年,*Morbidity and Mortality Weekly Report* 期刊报道了一系列新发机会性感染患者,主要是肺孢子菌(既往称为卡氏肺孢子菌)肺炎和巨细胞病毒感染,从此 AIDS 大流行进入了人们的视野[6]。人们发现这些疾病发生于免疫缺陷患者。随后,在 26 名被认为是免疫健康的男同性恋中发现了 KS。在美国和欧洲,类似病例的数量呈指数级增长,世界其他地区的报告证实了一场新的大流行,其中在撒哈拉以南的非洲地区最为严重。这种新的综合征即获得性免疫缺陷综合征(AIDS)。25 年后,关于 HIV 综合征及并发症(包括机会性感染和恶性肿瘤)的原因,我们已经了解了很多,而且还需要进一步研究[7]。

HIV 疾病是由 HIV 感染引起,该病毒仅通过血液或无保护的性接触传播,导致免疫系统的进行性破坏,从而发生机会性感染和恶性肿瘤。在 HIV 感染患者中,机会性感染或恶性肿瘤的发生标志着严重的免疫缺陷。在医学文献和临床实践中,机会性感染和免疫抑制之间的关系已得到充分证实。免疫监视功能障碍与恶性肿瘤发生发展的关系也有所报道。20 世纪 70 年代初,根据加拿大的肾移植项目报道,在接受免疫抑制剂硫唑嘌呤治疗的患者中,恶性肿瘤的发病率增加[8]。类似的报告表明,在药物免疫抑制的患者中,某些类型的癌症和机会性感染的发病率增加了数倍。

药物免疫抑制患者通常患有 KS 或淋巴增殖性恶性肿瘤,但也有其他类型恶性肿瘤的报告。从某种意义上说,这些患者是由化学因素诱发的 AIDS,而 HIV 患者是由生物因素诱发的 AIDS。

## ■ 疾病的起源

HIV 病毒于 1983 年被发现[9],人类中的这种综合征是由非洲灵长类动物中流行的逆转录病毒(HIV)引起的,它是一种慢病毒(来源于拉丁语 lentus,意思是"缓慢"＋病毒),由于跨物种传播或人畜共患病而进入人群。有两种 HIV 可感染人类:HIV-1 和 HIV-2。HIV-1 病毒起源于受逆转录病毒 SIVcpz 感染的黑猩猩,HIV-2 起源于被另一种逆转录病毒 SIVsm 感染的黑眉猴。SIVcpz 是两种猴逆转录病毒在黑猩猩体内重组的产物:SIVrcm 和 SIVgsn(分别来自红顶白眉猴、环颈猴和大斑鼻猴、尼提坦猴)。这些病毒不会在其自然宿主中引起疾病,并因其与 HIV 在基因和结构上的相似性而被命名为猿类免疫缺陷病毒(SIV)。两种 HIV 类型(1 型和 2 型)均按群体和进化支进行系统进化分类;HIV-1 分为三组:M 组(主要组)、N 组(非 M 组非 O 组)和 O 组(外围组),可能还有 P 组("有待"发现更多人类病例)。优势群 M 组由 12 个进化支 A-L 组成,HIV-2 有 8 个进化支 A-H。HIV-1 和 HIV-2 进化支可以重组,从而产生基因复杂的病毒。当受感染动物被人类狩猎、屠宰(来自黑猩猩的 SIVcpz)或驯养(乌白嘴猴)而与人类接触时,会发生从动物传播给人类的情况[10]。

HIV-2 病毒在西非沿海地区流行并得到控制。HIV-1 病毒在西赤道非洲流行,M 组的几个进化支导致了全世界大多数感染。在西方国家,90% 以上的感染是由 HIV-1B 引起的,而在非洲,可以发现 A,C,D 和 G 亚型,在亚洲,可以发现 C 亚型和循环重组型(CRF)01 和 02。通过使用酶联免疫吸附试验(ELISA)检测血清抗 HIV 抗体来诊断该病。通过重复的 ELISA 测试或通过 Western blot 血液测试来确诊疾病。可通过定量聚合酶链反应(PCR)或信号放大(如分支 DNA HIV 病毒载量检测)来测定复制病毒的数量[11]。

## ■ 大流行的现状及其对免疫系统的影响

HIV 感染和 AIDS 造成了不可估量的死亡悲剧。自这一大流行疾病开始以来,已有 3 000 多万人死亡,7 000 多万人受到感染,新发感染者约为 5 000 例/天。这些新发感染多发生于发展中国家,许多妇女和儿童受到影响。最常见的传播方式是无保护性行为和静脉注射毒品。大流行的主要中心仍是撒哈拉以南非洲,而且在当时的苏联、中国、印度和拉丁美洲出现了新的流行中心。

在美国,少数群体如西班牙裔和黑种人,以及年轻一代的男同性恋者,都不同程度地受到 HIV 的影响[12]。

HIV 是一种有包膜的二倍体 RNA 病毒(每个病毒颗粒有两条 RNA 链),每条 RNA 链都能编码病毒生命周期所必需的酶。病毒颗粒膜由人类白细胞抗原(HLA)簇、其他细胞表面膜蛋白和三聚体形式的病毒蛋白 gp120 组成。病毒颗粒内的酶包括逆转录酶、整合酶和蛋白酶。80% 经黏膜传播的 HIV 感染是由单一的初始传播病毒(T/F 病毒)引起的。其他 20% 由 2～5 种变异株(经静脉注射毒品)传播。这些 T/F 病毒具有特定的表型特征,包括传染性强、病毒包膜更多、与树突状细胞的结合更有效、对 IFN-α 具有一定抗性[13]。一旦 HIV 进入易感宿主,病毒包膜刺突(gp120 三聚体)与免疫细胞上的受体(CD4)和辅助受体(CCR-5)结合,通过膜融合进入免疫细胞。病毒颗粒被释放到细胞质中,并将病毒 RNA 逆转录为 DNA。生成的病毒 DNA 被随机整合到受感染细胞的基因组中,经历复杂的转录激活过程和免疫细胞复制后,产生新的病毒颗粒。这些新的病毒颗粒通过出芽和裂解的方式被释放出来,进而迅速感染其他易感细胞。在 AIDS 猴模型和人模型中,HIV 感染的特征是肠道相关淋巴组织(GALT)

的记忆细胞被迅速破坏。在动物模型中,这一过程在数天至数周内发生,在人类中则在数周内发生。相比外周血中仅2%～5%的淋巴细胞,GALT 细胞占全身淋巴细胞的绝大多数。

GALT 的破坏、B 细胞的激活和 HIV 病毒基因产物(如vif 蛋白)对免疫系统功能的抑制,导致严重的免疫功能障碍和缺陷。APOBEC3 基因家族能够产生中和抗体,控制 HIV感染,而 vif 蛋白(与 APOBEC3 结合)抑制 APOBEC3 功能(这是我们很难开发针对 HIV 中和抗体的原因之一)[14]。一旦 HIV 被整合到易感细胞的基因组中,免疫系统就会逐渐被破坏,导致免疫缺陷进行性加重,并发展为机会性感染和肿瘤。免疫系统的这种早期损耗与分子水平的变化有关,导致致癌病毒失去控制,并与 AIDS 中观察到的恶性转化相关。

## AIDS 定义的恶性肿瘤

### ■ 卡波西肉瘤

#### 流行病学

1872 年,卡波西博士将 KS 描述为一种惰性皮肤病,其特征是出现紫色结节或斑块,特别是在东欧、地中海或犹太血统的老年男性的下肢(经典型 KS)。20 世纪 70 年代,加拿大研究人员率先注意到 KS 发生于接受免疫抑制剂(硫唑嘌呤)治疗的患者(移植或医源性 KS)。他们还观察到在免疫抑制方案暂时停止时 KS 缓解,提示免疫缺陷和恶性肿瘤之间存在关联,此外,他们还注意到 NHL 的发病率也很高。20 世纪 60年代,英国研究者报道了一种局限于赤道非洲地区的侵袭性淋巴结病变形式的 KS(非洲 KS)。这种类型发生于淋巴结受侵、下肢出现结节和斑块并迅速溃烂的年轻患者。随着美国疾病控制与预防中心在 *Morbidity and Mortality Weekly Report* 上报道了 26 名男同性恋者中 KS 的发病率和死亡率,KS 成为 AIDS 相关的疾病之一。

与经典型 KS 不同,AIDS 相关 KS 病变具有侵袭性分布模式,除下肢外,还包括躯干、手臂和面部[15]。在接受抗逆转录病毒治疗之前,患者死于肿瘤进展和机会性感染。尽管HAART 已经显著改变了 KS 的发病情况,但在 HIV 感染者中,KS 仍然是一种常见的恶性肿瘤。

1990—1995 年,美国 KS 发病率为每年 1 838.9/10 万,而1996—2002 年为每年 334.6/10 万。目前认为美国的发病率为 6/100 万。在美国和欧洲,AIDS 相关 KS 几乎只在男同性恋者中被诊断,提示其患病率可能在不同类别的 AIDS 患者中存在差异。在 HHV8 或 KS 疱疹病毒(KSHV)流行的非洲,一些国家 AIDS 相关 KS 的男女比例为 2∶1,与移植或医源性 KS 的男女比例几乎相同。因此,在 AIDS 大流行之前,没有证据提示 KS 在男性中比在女性中高发的情况与严重免疫抑制相关。

可以明确的是,AIDS 相关 KS 的发病率与感染宿主的免疫抑制程度有关,大多数患者的 CD4$^+$ 细胞计数≤200/μL血液。

### 病毒病原学

所有形式 KS 的病原体都是 HHV8,也称为 KSHV[16]。在大流行的早期,其他病毒或制剂(包括巨细胞病毒)被认为是 AIDS 相关 KS 的病因。1994 年,从一名 AIDS 相关 KS 患者的病灶中分离出一种新型疱疹样病毒序列。研究者使用一种称为代表性差异分析的抑制 PCR 技术,发现从 KS 病变中分离出的序列与其他已知疱疹病毒具有同源性,但并不完全一致,因此将其命名为 HHV8,即第 8 种已知疱疹病毒。并非所有感染 HHV8 的患者都会发生 KS;然而,在患者出现 KS临床表现之前就可检测到病毒 DNA 和血清学变化,这证实了HHV8 作为所有形式 KS 的致病原因,以及其发病与免疫抑制和其他辅助因素的关系。

HHV8 属于 γ 疱疹病毒亚家族和 γ2 或 rhadinovirus 亚组(来自拉丁术语 rhadino,指病毒基因组在分离时分裂的趋势),是该亚家族中第一个被鉴定的人类病毒。通过靶向病毒抗原的抗体检测感染,如 B 细胞抗原的免疫荧光检测或抗HHV8 重组蛋白的 ELISA 检测。通过血清阳性率反映与AIDS 相关的 KS 的地理分布,中非国家的感染率最高(80%),西方国家男同性恋的感染率为 25%～50%,地中海地区处于中等水平。北美和欧洲成年血液捐赠者的 HHV8 血清阳性率为 0～8%。HHV8 除了是 AIDS 相关 KS 的病因外,还与另外两种淋巴增殖性疾病相关:原发性渗出性[PEL,一类主要发生在体腔的淋巴瘤(图 52 - 1)]和多中心型卡斯尔曼病(MCD)[16]。

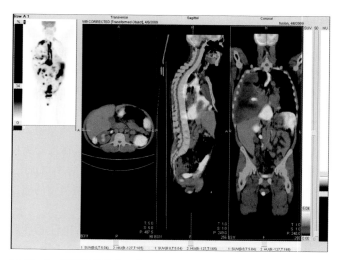

**图 52 - 1**　原发性积液淋巴瘤(PEL)患者的扫描显示多个部位的氟脱氧葡萄糖活性升高和大量右侧胸腔积液

### 发病机制

HHV8 包含了大量的宿主基因,如细胞周期蛋白 D 和生长因子白细胞介素 IL - 6[17]。这些基因参与受感染肿瘤细胞的复制、存活和转化。病毒 K1 基因 *kaposin* 和病毒 G 蛋白偶联受体(vGPCR)具有转化潜能。其他调节细胞生长并导致转化的因素包括病毒(引起)的 IL - 6、病毒 IL - 10、病毒的 cc 类趋化因子和病毒 FLICE 抑制蛋白(vFLIP)。不同关键基因的表达与 HHV8 的潜伏和复制周期有关。在潜伏期,*LANA - 1*

等基因除了维持潜伏状态外,还能使 *p53* 失活、抑制细胞凋亡。此外,病毒细胞周期蛋白通过细胞周期蛋白依赖激酶 pRB 和 vFLIP 来阻止细胞周期阻滞,从而避免 Fas 死亡受体通路的激活。在病毒复制阶段,与复制基因同源的 K1 *kaposin* 基因、BCL2 同源基因、病毒 G 蛋白偶联受体基因(vGPCRP)、病毒 IL 同源基因(IL-6)及病毒巨噬细胞和 IFN 调节因子变得活跃。其中一些基因具有免疫抑制功能,如 vFLIP 抑制 T 细胞对 HHV8 感染细胞的细胞毒性,以及由 K1 激活 HHV8 的 Ⅱ类 MHC 复合物后介导的 T 细胞活化[18]。最后,K3 和 K5 等其他病毒蛋白下调了细胞表面 MHC Ⅰ类分子的呈递。

#### 病理学

KS 的组织学特征是在新生血管的基质中有大量梭形细胞,以及丰富的单核炎症细胞和胶原背景;血管间隙扩张,其内含有外渗的红细胞;网状真皮(表现为斑片状病变)和各层皮肤受累,临床上表现为可融合的结节或斑块性病变,干扰淋巴循环,并在组织学和临床上与具有周围出血和皮下水肿。梭形 KS 细胞富含内皮因子Ⅷ。近期研究表明,KS 细胞起源于病毒转化的淋巴内皮细胞。KS 梭形细胞表达血管生成/炎症细胞因子和生长因子,包括血管内皮生长因子、成纤维细胞生长因子、IL-1 和 IL-6 等。KS 细胞也过表达细胞因子受体,通过自分泌或旁分泌机制促进生长。HIV 感染控制不良患者的血清中存在大量 IL-1、IFN-γ、IL-6 和肿瘤坏死因子,以及基质金属蛋白酶(参与破坏血管生成和转移所需的细胞外基质蛋白的酶),这些也可促进肿瘤细胞增殖。在 AIDS 相关 KS 中,Tat(转录反式激活蛋白)刺激 KS 纺锤体和内皮细胞复制,促进成纤维细胞生长因子浓度的增加,这反过来又上调了整合素 α5β3 受体——纤维连接蛋白和玻璃体连接蛋白的浓度,这两种受体在 AIDS 相关 KS 中高表达。

#### 临床特征

大多数 AIDS 相关 KS 患者 CD4+ 细胞计数为 200/μL 血液,免疫抑制程度越重的患者,病变数量越多、侵袭性越强。疾病的发作期与静止期交替出现,这与患者的免疫振荡相关。不同于其他许多侵犯中枢神经系统(CNS)的人类恶性肿瘤,KS 很少侵犯 CNS[19]。AIDS 相关 KS 患者病变的分布通常遵循皮肤的兰格皮肤皱褶。病变多发生在鼻尖等身体肢端部位,病变的演变与患者的免疫系统状态相关。在 HAART 前时代,面部皮肤经常发生严重的隆起性紫色病变,随着 KS 进展,胃肠道常受累及。通常首先注意到的是腭部和牙龈病变,腹泻和(消化道)偶发性出血提示胃肠道 KS 受累可能。当病变侵袭下肢时,进行性水肿伴结节状和融合的斑块病变可引起明显不适和疼痛。由于 KS 进展后继发的"象皮病"极其难以治疗,在 HAART 治疗之前,这是 KS 常见且严重的并发症。晚期病例通常表现为病变溃烂(尤其是下肢病变),淋巴结转移常见;当仅有广泛淋巴结受累时,需要进行活检以确认诊断。在晚期病例中,肺部受累表现为双侧基底部浸润,同时伴有肺部结节;很少出现严重咯血或消化道出血。在 AIDS 流行初期,大量患者的重要器官,如肝和心脏,出现 KS 肿瘤。

患者往往死于 KS 进展和相关的机会性感染。

#### 分期和预后因素分析

其他实体瘤常用的 TNM 系统不适用于 AIDS 相关 KS。AIDS 临床试验组于 1989 年在 Chachoua 及其同事的工作基础上提出了一种分期系统(表 52-1)。该分期系统包括肿瘤侵及范围、通过 CD4+ 细胞计数水平测定的免疫状态,以及是否有任何全身性疾病(B 症状)。除了全面的体格检查外,还包括全血细胞计数、血清生化、HIV 病毒载量、胃肠镜检查、腹部和盆腔 CT,以及怀疑 KS 肺部受累时进行支气管镜检查。

表 52-1　AIDS 相关 KS 的 TIS 分期系统和危险因素

| 特征 | 低危(0) 以下所有特征 | 高危(1) 以下任何一项 |
|---|---|---|
| 肿瘤(T) | 肿瘤局限于皮肤和淋巴结和/或微小的口腔病变a | 肿瘤相关水肿或溃疡;广泛型口腔 KS;胃肠 KS;其他非淋巴结性脏器的 KS |
| 免疫系统(I)b | CD4 细胞≥150/mm3 | CD4 细胞<150/mm3 |
| 系统性疾病(S) | 无机会性感染或鹅口疮 无 B 症状c 功能状态≥70(Karnofsky) | 有机会性感染或鹅口疮病史 B 症状 功能状态<70(Karnofsky) 其他 HIV 相关疾病(如神经疾病、淋巴瘤) |

注:a 微小口腔疾病定义为局限于腭部的非结节性 KS。b 在接受 HAART 治疗的患者中,I 分期的预后价值低于 T 或 S 分期。c B 症状:发热、大量盗汗和/或>10%非自愿体重减轻。
经许可引自 Levine AM、Tulpule A. Clinical aspects and management of AIDS-related Kaposi's sarcoma. Eur J Cancer 2001, Jul; 37(10): 1288-1295.

必要时进行皮肤或淋巴结活检排除可能有相似表现的疾病,如细菌性血管瘤病或坏疽性脓皮病。HAART 治疗后,疾病范围和是否存在 HIV 全身症状成为最重要的预后因素;然而,KS 累及肺部仍具有非常差的预后。HIV 病毒载量水平和 HHV8 感染状态与生存的关系正在研究中[20]。

#### 治疗

HAART 治疗显著降低了 AIDS 相关 KS 的发病率。HAART 联合应用具有抗 HIV 活性的药物,包括可抑制 HIV 逆转录酶和蛋白酶抑制剂的整合酶链转移抑制剂。HAART 一线治疗的专家共识由美国人类和卫生服务部定期发布在 *Guidelines for the Use of Antiretroviral Agents in HIV-1 Infected Adults and Adolescents* 上(可在线获取指南:https://clinicalinfo.hiv.gov/sites/default/files/guidelines/documents/AdultandAdolescentGL.pdf)。对于初诊 AIDS 时即伴有 KS 的患者,无论疾病的程度如何,都应开始 HAART 治疗。对于肿瘤负荷小的患者,启动 HAART 是其 AIDS 相关 KS 的一线治疗方案。这种方案可以长期控制这些病变(通常超过 1 年),在许多情况下,可以使 KS 病变完全缓解[21]。疾病范围广泛或内脏受累的患者除了接受 HAART 外,还可以接受全身性 KS 治疗。

### 放疗

放疗对于局部微小病变有效，也可用于其他治疗不适用的患者。放疗可以增强系统化疗的有效性。根据患者的一般情况和病灶大小，在2～4周给予单次剂量或分割剂量。对于单个病灶和体质虚弱的患者，可采用单次800 cGy剂量。当出于保留容貌目的采用放疗时，应注意避免眶周病变放疗的继发性不良反应，如放射性白内障。对于较大病变或出于保留容貌目的采用放疗时，200～4 000 cGy的分割剂量有效且风险较小。对于接受全身治疗的患者，放疗可作为复杂单发病变的辅助治疗，特别是当病变有出血、溃疡、疼痛，或影响患者生活质量时。例如，接受全身治疗的多发性KS患者，由于口腔病变疼痛或病变较大而影响进食时，可联合局部放疗。

### 除放疗之外的局部治疗

现代使用冷冻疗法和激光疗法等局部治疗可能对病灶较少和较小的患者有一定作用。手术可能适用于某些特定病例，如较大的皮肤病变或出现并发症（出血或空腔脏器梗阻）。病灶内注射化疗药物（特别是口腔注射化疗药物）和应用阿利维A酸凝胶等治疗方式已不再使用，取而代之的是更加精细的放疗技术、HAART和全身化疗。

### 免疫调节剂

1984年，人们发现IFN-α在毛细胞白血病和肾癌中具有抗肿瘤活性[22]，此后，IFN治疗在AIDS相关KS中也逐渐兴起。小剂量IFN-α对毛细胞白血病和肾癌有效，但对AIDS相关KS无效（Rios A，个人观察）。一项剂量-效应研究明确地证明了IFN-α在剂量为20～30 MU/m时对KS的治疗效果[23,24]，而使用IFN-γ则观察到相反的结果。在IFN-γ的促血管生成刺激下，KS复制能力增强，初步观察到对接受该药物治疗的患者产生不良影响。这些试验导致重组IFN-α-2a（Roferon-A，罗氏）和IFN-α-2b（Intron-A，先灵葆雅）被批准用于AIDS相关KS患者的全身治疗。（在真实世界）这些药物的有效性在15%～20%。

干扰素除了具有复杂的多效作用外，还可阻断病毒蛋白的合成和病毒颗粒出芽。干扰素的全身副作用较为明显，包括疲劳、乏力、厌食、肝毒性和严重的骨髓抑制。随着HAART的发展和更有效的全身化疗方案的使用，IFN-α治疗AIDS相关KS的热度有所下降。

### 其他免疫调节剂

免疫调节剂沙利度胺使47%的KS患者达到部分缓解，12%的患者达到疾病稳定。然而，严重的不良反应限制了沙利度胺的应用。泊马度胺是沙利度胺的衍生物，具有抗血管生成和抗细胞增殖的作用，在治疗AIDS相关的KS中取得了显著的抗肿瘤效果，总体缓解率为60%。中位响应时间为4周，中位无进展生存期为16.6个月[25]。

### 化疗

当KS广泛侵犯皮肤、黏膜和内脏时，需要采用系统化疗。接受系统化疗的患者可联合使用放疗来治疗局部并发

症。HAART的引入使得患者对治疗的耐受性和反应的持久性都有所提高。在抗逆转录病毒药物被发现之前，多种化疗药物（包括依托泊苷、长春碱、长春新碱、博莱霉素、多柔比星、长春瑞滨和表柔比星）单药在KS患者中表现出不同的抗肿瘤活性，它们使40%～69%的肿瘤缓解。HAART出现之后，ABV方案（多柔比星20 mg/m²、博来霉素10 U/m²、长春新碱最大剂量1～2 mg）成为AIDS相关KS的首选标准治疗。它的反应率为60%，并发症取决于患者的PS评分和总体状况。抗逆转录病毒和其他支持性治疗，如生长因子（粒细胞-巨噬细胞集落刺激因子[CSF]和粒细胞CSF[G-CSF]）的配合使用，以及积极预防机会性感染，降低了治疗风险。ABV的并发症包括由多柔比星引起的潜在心脏毒性。在ABV方案之后，引入了如今的AIDS相关KS的标准治疗药物，包括脂质体包裹的蒽环类药物（多柔比星和柔红霉素）和紫杉烷类药物（紫杉醇）。紫杉醇促进KS细胞凋亡，并在体外和小鼠体内下调BCL2蛋白表达。此外，它还具有重要的抗有丝分裂作用，这与其能够在有丝分裂期间破坏微管活性有关。

目前，AIDS相关KS的治疗基于蒽环类药物（脂质体多柔比星20 mg/m²或脂质体柔红霉素40 mg/m²，但两者不同时使用）与紫杉醇25 mg/m²的联合使用，有时还会加用博来霉素或长春新碱。不建议增加脂质体多柔比星的剂量，因为这可能会导致手掌和脚底皮肤脱屑综合征，即掌跖痛性红斑。相比之下，对于耐受较低剂量的患者，可以将脂质体柔红霉素的剂量增加到60 mg/m²甚至更高。这在晚期疾病或显著肺部受累的患者中尤其重要，对于他们来说，迅速控制病情并迅速达到治疗反应非常重要（图52-2）。

### 未来的疗法

在目前的KS治疗方法下，只有早期疾病和体能状态相对较好的患者能够达到持续缓解。对于其余患者，目前只能达到姑息和疾病稳定。因此，基于疾病病理生理学知识的新疗法正在开发中。例如，由于血管生成是AIDS相关KS的重要特征，沙利度胺等药物和贝伐珠单抗等抗VEGF药物受到关注，但它们目前仅在部分情况下被推荐使用。金属蛋白酶抑制剂相关临床试验正在积极进行中。致瘤病毒倾向于组成性地激活NF-κB通路，抑制该通路的药物如硼替佐米可能具有一定的治疗价值。目前正在探索伊马替尼（一种口服酪氨酸激酶抑制剂，已被美国FDA批准用于治疗慢性髓性白血病和胃肠间质瘤）等药物抑制血管生成相关细胞受体（如PDGFR和C-kit受体）对KS的治疗作用。

KS细胞中的HHV8大多处于潜伏期，对标准的抗疱疹药物（如膦甲酸酯和西多福韦）无应答，开发针对潜伏期HHV8的治疗方法是未来研究的前沿。HHV8疫苗具有潜在的临床应用价值。近期一项小样本研究表明，50%的AIDS相关KS患者细胞弱表达PD-L1。另一组研究人员使用免疫检查点抑制剂治疗了9例异质性AIDS相关KS患者，观察到1例完全缓解和5例部分缓解，没有发生2级以上的严重不良反应。这使得人们对PD-1抑制剂在AIDS相关KS中

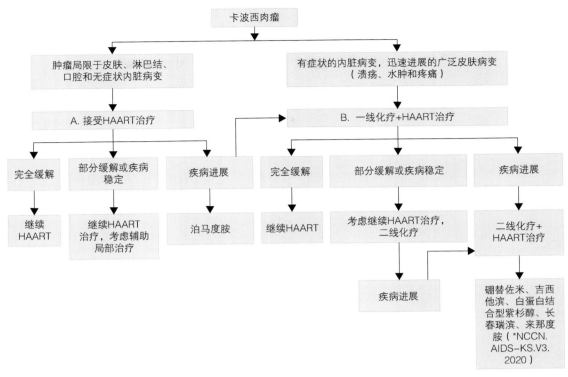

**图 52-2** AIDS 相关 KS 的治疗流程。A. 每月评估 KS 治疗应答情况、CD4$^+$ 细胞计数和 HIV-RNA 水平。B. HAART 方案应在免疫抗病毒失败的情况下进行调整。转载自 Catellan AM, Trevenzoli M, Aversa SM: Recent advances in the treatment of AIDS-related Kaposi sarcoma, Am J Clin Dermatol 2002; 3(7): 451-462

的应用产生了兴趣[27,28]。尽管新的治疗方式层出不穷,但 HAART 对发病率的影响仍然意义重大。开发更强效、毒性更小的 HAART 方案和接受早期的 HIV 治疗干预似乎是控制 AIDS 相关 KS 流行的主要途径。

### 与卡波西肉瘤疱疹病毒相关的其他疾病

KSHV 是 PEL(在淋巴瘤部分讨论)、KSHV 相关 MCD 和 KSHV 炎性细胞因子综合征的病因[29-31]。KSHV 相关多中心疾病是一种累及多个区域淋巴结的 B 细胞增殖性疾病。组织病理学特征包括富血供改变和表达 LANA 的浆母细胞。与 KSHV 相关的 MCD 患者有全身炎症症状,包括广泛的淋巴结肿大、肝脾大、血细胞减少和器官功能障碍,以及 IL-6 等促炎细胞因子升高。治疗方式包括使用抗病毒药物(缬更昔洛韦、膦甲酸酯)、利妥昔单抗和 IL-6 抑制剂。当与 AIDS 相关 KS 有关时,特异性加用抗 KS 治疗。

KSHV 炎性细胞因子综合征是临床上与 MCD 相似但不伴 MCD 的炎症综合征,易发生于高 KS 负荷患者,预后不良。与典型的 MCD 不同,这类患者不伴有脾大和广泛淋巴结肿大。

## AIDS 相关非霍奇金淋巴瘤

### ■ 系统性非霍奇金淋巴瘤流行病学

#### 流行病学

NHL 是第二常见的 AIDS 相关恶性肿瘤。KS 和 NHL 的发生率与患者的免疫缺陷状态几乎呈线性关系[32]。1985 年,高或中级别 B-11NHL 被认为是 AIDS 相关恶性肿瘤之

一。80% 的 AIDS 相关 NHL 为系统性(周围性)淋巴瘤,累及结内或结外部位,15%~20% 起源于 PCNSL。

少数(<3%)的全身性 AIDS 相关 NHL 患者有 PEL,即体腔淋巴瘤。总体而言,当 CD4$^+$ 细胞计数平均为 150/$\mu$L 血液时,HIV 感染者发生 AIDS 相关 NHL 的风险较高。病毒感染与 AIDS 相关淋巴瘤的发生有关。虽然 HHV8 与 PEL 的发生相关,但 EBV 参与了大多数 AIDS 相关 NHL 的发生[29]。AIDS 相关 NHL 的发生风险与 HIV 的传播方式无关。HAART 前 AIDS 相关 NHL 的发病率是配对的 HIV 血清阴性人群的 60~200 倍;PCNSL 的相对危险度较高。年龄、CD4$^+$ 细胞最低值、未接受抗 HIV 治疗是预测 AIDS 相关 NHL 发生的关键因素。在 HAART 前时代,80% 的 NHL(包括全身性和 PCNSL 病例)与 CD4$^+$ 减少和受 EBV 感染的免疫母细胞变异相关。在 HAART 后时代,外周病例减少了 30%,PCNSL 减少了 70%,表明免疫重建对免疫抑制相关淋巴瘤发病率的影响。相比之下,伯基特淋巴瘤和中心母细胞性 DLBCL 的发病率从 HAART 前到 HAART 后一直保持稳定,没有显著变化[33]。当将 AIDS 相关淋巴瘤与非 AIDS 相关 NHL 进行比较时,前者往往具有更高的组织学级别,B 症状发生率更高,结外表现更多,软脑膜和原发性 CNS 受累的发生率更高[34]。在 HAART 后时代,WHO 扩大了 HIV 患者可能发生的淋巴瘤类别,包括黏膜相关淋巴组织类型的结外边缘区 B 细胞淋巴瘤、外周 T 细胞淋巴瘤和经典型霍奇金淋巴瘤(HL),以及更特异地发生于 AIDS 患者的淋巴瘤,包括口腔浆母细胞淋巴瘤、多形性 B 细胞淋巴瘤(移植后淋巴增殖性疾病样)和

PEL[35]。AIDS 相关 NHL 患者的人口结构在过去 10 年中发生了变化,反映了 AIDS 流行的人口结构的变化,西班牙裔和黑种人患者,以及通过异性性接触感染 HIV 的患者的发病率增加(表 52-2)。

表 52-2　不同时间间隔 369 例 AIDS 相关淋巴瘤患者的人口统计学特征

| 项目 | 1982—1986(%) | 1987—1990(%) | 1991—1994(%) | 1995—1998(%) | 总计(%) | P 值 |
|---|---|---|---|---|---|---|
| 患者数量 | 44 | 88 | 132 | 105 | 369 | |
| 中位年龄(岁) | 40 | 36 | 38 | 39 | 38 | 0.18 |
| 性别 | | | | | | 0.25 |
| 女性 | 0(0) | 2(2) | 6(5) | 7(7) | 15(4) | |
| 男性 | 44(100) | 86(98) | 126(95) | 98(93) | 354(96) | |
| 种族 | | | | | | 0.001 |
| 高加索人 | 33(75) | 50(57) | 64(48) | 42(40) | 189(51) | a |
| 拉美裔 | 7(16) | 26(33) | 51(39) | 58(55) | 145(39) | b |
| 黑色人种 | 4(9) | 4(5) | 17(13) | 5(5) | 30(8) | |
| 亚洲人 | 0(0) | 5(6) | 0(0) | 0(0) | 5(1) | |
| 风险 | | | | | | 0.039 |
| MSM | 37(84) | 67(76) | 105(80) | 69(66) | 278(75) | c |
| IDU±MSM | 3(7) | 7(8) | 4(3) | 3(3) | 17(5) | |
| 异性恋 | 2(5) | 4(5) | 13(10) | 19(18) | 38(10) | d |
| 输血史 | 0(0) | 3(3) | 1(0.5) | 4(4) | 8(2) | |
| 未知 | 2(5) | 7(8) | 9(7) | 10(10) | 28(8) | |
| KPS | | | | | | 0.000 8 |
| >80% | 14(32) | 28(32) | 75(57) | 45(43) | 162(44) | |
| <80% | 30(68) | 60(68) | 57(43) | 60(57) | 207(56) | |
| 机会性感染史[e] | 14(32) | 40(45) | 58(44) | 53(50) | 165(45) | 0.22 |
| 卡波西肉瘤史[e] | 2(5) | 13(15) | 11(8) | 14(13) | 40(11) | 0.20 |
| CD4 细胞中位数[f] | 177 | 113 | 54 | 53 | 66 | 0.000 6 |
| 范围 | 0～1 703 | 2～1 927 | 0～710 | 0～700 | 0～1 927 | |

注:异性恋,指异性恋 HIV 感染的危险因素;IDU,注射毒品;KPS,Karnofsky 功能状态;MSM,男男性行为者。
[a]P=0.000 7,白种人与所有其他种族相比。[b]P<0.000 1,将西班牙裔与所有其他种族比较。[c]P=0.045,MSM 与所有其他 HIV 风险人群比较。[d]P=0.011,将异性性传播与所有其他 HIV 风险人群进行比较。[e]在淋巴瘤发生前未被诊断为机会性感染或卡波西肉瘤的患者,以淋巴瘤为首个 HIV 定义疾病。[f]诊断艾滋病相关淋巴瘤时的 CD4 细胞计数。
转自 Levine AM, Seneviratne L, Espina BM, et al: Evolving characteristics of AIDS-related lymphoma, Blood 2000 Dec 15; 96(13): 4084-4090.

### AIDS 相关非霍奇金淋巴瘤的发病机制

　　HIV 患者发生 NHL 的情况与其他先天性或移植后免疫缺陷相关的恶性肿瘤相似[36,37]。这些患者发生的恶性肿瘤大多为 NHL 和 KS。就 HIV 而言,免疫缺陷和致癌病毒、慢性抗原刺激和细胞因子过度产生是 AIDS 相关 NHL 恶性肿瘤发生的原因。与 AIDS 相关 KS 不同,尚未有人在 AIDS 相关 NHL 的肿瘤细胞中发现 HIV 序列[38],但 PCR 分析显示浸润的 T 细胞中存在 HIV。对于重度 HIV 免疫缺陷患者,EBV 和 HHV8 的致癌性质导致了 DLBCL、PCNSL、口腔浆母淋巴瘤和 PEL 的发生。PEL 通常是由 HHV8 和 EBV 同时感染引起。这些淋巴瘤是由有效的免疫监视失控释放的致癌病毒引起的。

　　EBV 在与 AIDS 相关 NHL 的发病机制中起着核心作用,包括与免疫缺陷相关的 NHL 和免疫系统相关的 NHL,如中心母细胞性 DLBCL 和伯基特淋巴瘤。虽然 EBV 基因组在 AIDS 相关 NHL 中存在率非常高(100%)[39],但它仅在大约 60% 的中心母细胞性 DLBCL 和 30% 的伯基特淋巴瘤中检出。这提示其他因素(包括其他常见的潜伏或慢性病毒感染)可能参与了这些肿瘤的发生。在 EBV 感染的细胞中,大部分 EBV 病毒处于潜伏状态,有短暂的分裂活动。B 细胞的恶性转化发生在潜伏阶段,需要多个分子事件的参与[40]。EBV 通过表达具有致癌活性的基因,如 LMP-1、LMP-2、EBNA-1

和 EBNA－2，参与细胞转化过程；此外，EBV 编码的非多聚腺苷化核内小 RNA（EBERS），也参与了细胞的恶性转化。这些蛋白可以通过模拟 CD40 和 B 细胞受体等来使细胞免于凋亡。例如，LMP－1（潜在膜蛋白 1）能够取代生发 B 中心细胞中的 CD40 功能，逃避细胞凋亡命运。EBV 基因在潜伏期的表达模式被分为Ⅰ、Ⅱ和Ⅲ类。潜伏期Ⅰ类模式以表达 EBV 核抗原 1 为特征，与伯基特淋巴瘤和 PEL 的发生相关；潜伏期Ⅲ类模式表达所有 9 个 EBV 潜伏基因，表达的蛋白质具有高度免疫原性，往往发生于严重免疫缺陷的个体，通常与 AIDS 相关 DLBCL 有关。潜伏期Ⅱ类表达模式是一种中间型蛋白表达模式，与 HL 和 NK－T 细胞淋巴瘤相关[41]。

### HAART 对 AIDS 相关非霍奇金淋巴瘤分布的影响

在 HAART 后时代，与 AIDS 引起的免疫缺陷相关的 NHL 发病率有所下降。相比之下，中心母细胞性 DLBCL 和伯基特淋巴瘤的发病率在使用 HAART 前后似乎相似。影响这些疾病发病的因素包括免疫系统调节性细胞增加（与宿主免疫状态恢复相关），以及 HIV 抗原慢性刺激的影响（导致细胞因子过多）。从肿瘤细胞表现出的各种遗传学异常来看，AIDS 相关 NHL 的发生可能存在多种致病机制[42]。这些遗传异常的数量和类型因解剖部位和肿瘤组织学而异，包括 $c-myc$ 基因重排、$BCL6$ 基因重排、$RAS$ 基因突变和 $p53$ 突变/缺失[43]。

### 系统性非霍奇金淋巴瘤的病理学特征

AIDS 相关 NHL 的组织学均为高级别，不论组织学亚型如何，包括弥漫大细胞淋巴瘤、免疫母细胞和小非分裂细胞淋巴瘤，以及伯基特和伯基特样淋巴瘤。PEL 细胞表达 CD45 和活化相关抗原 HLA－DR、CD30、CD38、CD71、上皮膜抗原、CD138/syn－decan－1。PEL 细胞常缺乏 B 细胞抗原和 $c-myc$ 基因重排和突变，但普遍含有 HHV8 病毒，通常也含有 EBV[42,43]。其他血液系统肿瘤，包括低级别 B 细胞淋巴瘤和淋巴细胞白血病、多发性骨髓瘤/浆细胞瘤、T 细胞淋巴瘤，以及各种急性髓系白血病和骨髓增殖性疾病，已在 HIV 感染患者中有所报道。然而，没有证据表明这些肿瘤的发病率与 AIDS 的流行程度相关[42-48]。

### 系统性非霍奇金淋巴瘤的临床特征

AIDS 相关 NHL 患者通常表现为疾病的晚期阶段和 B 症状，包括发热、体重减轻、盗汗和淋巴结肿大。60％以上的患者会有为Ⅲ期或Ⅳ期疾病的临床表现。常见的淋巴结外受累部位是骨髓、中枢神经系统和脑膜、肺、脾。PEL 患者可表现出腹腔积液或胸腔积液，但心包积液少见。PEL 患者通常没有肿块，但有时肿块可能伴随积液的发展而出现（图 52－1）[49]。

AIDS 相关 NHL 患者的分期与非 HIV 感染的 NHL 患者相似，均根据 Ann Arbor 分期进行分期（表 52－3）。国际预后指数（IPI）已在 HAART 前的研究中得到验证，自 HAART 以来，患者的治疗结局发生了显著变化[50]。应对患者进行全血细胞计数、β₂微球蛋白、乳酸脱氢酶和全面的血液生化检查；影像学分期检查应包括 MRI 和 PET－CT 扫描。治疗 2 个疗程后达到缓解的患者，倾向于在诱导治疗期间保持缓解状态。伯基特型淋巴瘤患者应进行骨髓穿刺活检，并进行诊断性腰椎穿刺。所有患者均应筛查乙型肝炎 HBV，因为通过筛查患者的 HBV 表面抗原、HBV 核心抗体和丙型肝炎（HCV），可以预防使用利妥昔单抗或化疗导致的 HBV 加重。HBV 表面抗原阳性或 HBV 核心抗体阳性的患者应进行 e 抗原、HBV 病毒载量 PCR 检测和评估，如果其中一项筛查试验阳性，则应进行表面抗体的评估，因为 HBV 再激活后，20％～50％的患者会出现暴发性肝炎。这些患者应接受预防性治疗，若患者有活动性疾病（PCR＋），则给予治疗性措施。

**表 52－3　霍奇金淋巴瘤的 Ann Arbor 分期**

| 分期 | 特征 |
| --- | --- |
| Ⅰ | 单个淋巴结区域（Ⅰ）或单个淋巴结外器官部位（ⅠE）受累 |
| Ⅱ | 膈肌同侧两个或多个淋巴结区域受累（Ⅱ）或淋巴结外器官部位局限性受累（ⅡE） |
| Ⅲ | 膈两侧淋巴结区域受累（Ⅲ）或淋巴结外器官部位局限性受累（ⅢE）、脾（ⅢS）或两者均受累（ⅢSE） |
| Ⅳ | 一个或多个淋巴结外器官的弥漫性或播散性受累，伴或不伴淋巴结受累。受累器官具有如下标志：A. 无症状；B. 发热、出汗、体重下降＞体重的 10％ |

注：数据引自 Carbone PP, Kaplan HS, Musshoff K, et al: Report of the Committee on Hodgkin's Disease Staging Classification, Cancer Res 1971 Nov; 31(11): 1860-1861.

推荐使用含核苷类逆转录酶抑制剂、对 HIV 和 HBV 有活性的 HAART 方案。对于丙型肝炎（HCV）感染者，情况有所不同，因为化疗后 HCV 相关肝衰竭相对少见，因此抗病毒治疗可以等到化疗结束后再进行[51]。在 HAART 治疗之前，机会性感染、CD4⁺ 细胞＜100/μL 血液、骨髓受侵和年龄增加预示着较差的生存期，患者往往因对标准剂量化疗的耐受性差而得不到最佳治疗。HAART 治疗后，CD4⁺ 细胞计数＜100/μL 血液和中高级 IPI 评分[52]已成为不良预后的预测因素。

### AIDS 相关系统性非霍奇金淋巴瘤的治疗

在 HAART 治疗之前，所有治疗方案均减少了化疗剂量。1996 年之后，接受 HAART 治疗的患者可以接受标准剂量的化疗。HAART 治疗的结局与淋巴瘤亚型和特异性治疗相关，而与患者的免疫缺陷状态无关（表 52－4）。重要的是，HAART 不含利托那韦或可比司他，以避免由于抑制细胞色素 P450 酶 CYP3A4 而引起的药物相互作用。通过预防性使用抗生素、生长因子（G－CSF 和聚乙二醇化 G－CSF）和抗 CD20 抗体（利妥昔单抗）积极预防感染改善了这些患者的结局（表 52－5）。虽然研究者最初担心利妥昔单抗可能损害 CD20⁺ B 细胞淋巴瘤患者的免疫状态，但研究表明，利妥昔单抗可安全地用于 CD4⁺ 细胞/全血≥50 个的患者。

表 52-4　HIV 相关淋巴瘤临床试验汇总

| 化疗方案 | 患者数量 | 入组时中位 CD4 细胞计数(/λL) | CR(%) | ORR(%) | HAART | OI(%) | OS | 年 |
|---|---|---|---|---|---|---|---|---|
| 改良 m-BACOD vs m-BACOD+GM-CSF | 98 vs 94 | 100 vs 107 | 41 vs 52 | 69 vs 78 | NR vs NR | 22 | 35 周 | 1997[81] |
| MTX/LV | 29 | 132 | 46 | 77 | AZT | NR | 12 个月 | 1997[82] |
| CHOP-HAART vs CHOP | 24 vs 80 | 190 vs 146 | 50 vs 36 | NR | 是 | 18 | 62%患者8.5个月 | 2001[44] |
| G-CSF+CHOP-R vs G-CSF+CHOP | 95 vs 47 | 133 | 58 vs 50 | NR | NR | NR | 中位随访时间 26 周 | 2003[45] |
| 输注 CDE | 62 | NR | 48 | 74 | NR | NR | 2.7 年 | 2002[46] |
| G-CSF+CDE-R | 30 | 132 | 86 | 90 | 是 | 7 | 80%患者2 年 | 2002[47] |
| EPOCH | 39 | 198 | 74 | 87 | 化疗期间联合 | a | 60%患者53个月 | 2003[48] |

注：ᵃ化疗期间 0,化疗后 9%。
AZT,叠氮胸苷;CDE,环磷酰胺、多柔比星和依托泊苷;CHOP,环磷酰胺、多柔比星、长春新碱和泼尼松;CR,完全缓解;EPOCH,依托泊苷、泼尼松、长春新碱、环磷酰胺和盐酸多柔比星;G-CSF,粒细胞集落刺激因子;GM-CSF,粒细胞-巨噬细胞集落刺激激素;HAART,高效抗逆转录病毒治疗;m-BACOD,含亚叶酸钙的甲氨蝶呤、博来霉素、多柔比星、环磷酰胺、长春新碱和地塞米松;MTX/LV,甲氨蝶呤和亚叶酸钙;NR,未报告;OI,机会性感染;ORR,总体应答率;OS,总生存期;R,利妥昔单抗。

表 52-5　建议对 HIV 感染合并淋巴瘤或其他恶性肿瘤的患者给予支持治疗

| 适应证 | 药物 |
|---|---|
| **原发性感染的预防** | |
| 卡氏肺孢子菌,弓形虫 | 复方甲氧苄啶-磺胺甲噁唑(复方新诺明),每日 1 次;对复方新诺明过敏的患者可选择氨苯砜 100 mg,1 次/日,口服;或阿托伐醌 1 500 mg,1 次/日,与饭同服 |
| 口腔和/或食管念珠菌病 | 氟康唑 100 mg,1 次/日 |
| MAI 复合体(CD4<50/μL) | 阿奇霉素 1 200 mg/周 |
| **继发性感染的预防** | |
| 单纯疱疹感染 | 阿昔洛韦 400 mg,2 次/日或 200 mg,3 次/日 |
| 巨细胞病毒感染 | 更昔洛韦 1 g,3 次/日 |
| 鸟分枝杆菌复合体 | 克拉霉素 500 mg,2 次/日+乙胺丁醇 |
| | 每日 15 mg/kg,联用或不联用利福布汀 300 mg/d |
| 弓形虫 | 磺胺嘧啶 1~1.5 g,每 6 h 1 次,乙胺嘧啶 25~75 mg,1 次/日 |
| | 亚叶酸钙 10~25 mg,1 次/日 |
| 新型隐球菌 | 氟康唑 200 mg,1 次/日 |
| 沙门菌菌血症 | 环丙沙星 500 mg,2 次/日 |
| **造血生长因子** | |
| 对于发热性中性粒细胞减少症风险≥40%的患者 | 化疗完成后开始每日给予 G-CSF 5 μg/kg 或 GM-CSF 250 μg/m² ,持续至中性粒细胞恢复 |
| **抗逆转录病毒药物** | |
| 筛选需要治疗的患者 | 根据 NIH 指南 |
| 抗病毒治疗对控制恶性肿瘤的作用 | |
| 卡波西肉瘤 | 必需的 |
| 淋巴瘤 | 未知 |
| 其他肿瘤 | 未知 |
| **可与骨髓抑制药物联合使用** | HIV 治疗的一般原则:<br>● 一种整合酶链转移抑制剂(INSTI)、非核苷类逆转录酶抑制剂(NNRTI)或蛋白酶抑制剂(PI)联合 2 种核苷类逆转录酶抑制剂(NRTI)<br>● 避免含有利托那韦或可比司他(细胞色素 P450 酶 CYP3A4 强抑制剂)的方案 |

| 适应证 | 药物 |
|---|---|
| 可与骨髓抑制药物联合使用 | 首选方案：<br>• NRTI：恩曲他滨/替诺福韦艾拉酚胺（Descovy）或阿巴卡韦/拉米夫定（Epzicom）<br>• 联合 INSTI：多替拉韦或雷特格韦<br>次选方案：<br>• NNRTI：利匹韦林（弱 CYP3A4 诱导剂）、依非韦仑。依非韦仑可与恩曲他滨、替诺福韦可被制成复方剂型（Atripla）使用<br>• CYP34A 强诱导剂 |
| 避免使用骨髓抑制药物/方案 | 齐多夫定 |
| 避免使用神经毒性药物/方案 | 地达诺新、扎西他滨、司他夫定 |
| 可能改变细胞毒性药物经细胞色素 P450 酶的代谢 | 所有 PI 和 NNRTI |

注：经许可引自 Sparano JA. Clinical aspects and management of AIDS-related lymphoma. Eur J Cancer. 2001；37(10)：1296-1305.

通常用于治疗 AIDS 相关 DLBCL 的方案包括 CHOP（环磷酰胺、多柔比星、长春新碱和泼尼松）或利妥昔单抗＋CHOP（R-CHOP）、R-CDE（利妥昔单抗、环磷酰胺、多柔比星和依托泊苷）。对于 R-CHOP 和 R-CDE，这些不同治疗方案的 2 年无进展生存率为 70%[53-58]。一项 II 期剂量调整 EPOCH（依托泊苷、泼尼松、长春新碱、环磷酰胺和盐酸多柔比星）联合利妥昔单抗（DA-EPOCH-R）研究表明，在剂量调整的 EPOCH-R 组中，2 年的无进展生存率约为 90%[59]。一项在免疫功能正常的 DLBCL 患者中开展的一项前瞻性试验未显示 R-DA-EPOCH 优于 R-CHOP[60]。然而，在最近一项对 HIV 血清阳性患者的 EPOCH-R 大型前瞻性研究中，6 个周期的利妥昔单抗联合输注 EPOCH 在 HIV 相关 DLBCL、HHV8 阳性的 DLBCL、PEL 患者一线治疗中取得了良好的结果，尤其是对于达到完全缓解（CR）的患者[61]。该研究结果还提示，在对 HIV 相关淋巴瘤患者给予 EPOCH＋利妥昔单抗治疗 2 个周期后，患者 4 个周期即可获得良好的疗效，降低了毒性风险。

由于伯基特淋巴瘤对 CHOP 和类似方案应答较差，因此不推荐使用此类方案。既往对于伯基特淋巴瘤的治疗方案是 R-hyper-CVAD 方案（利妥昔单抗联合环磷酰胺、长春新碱、多柔比星和地塞米松）[62,63]或 R-CODOX-M/IVAC 方案（利妥昔单抗联合环磷酰胺、多柔比星、长春新碱、甲氨蝶呤/异环磷酰胺、依托泊苷、大剂量阿糖胞苷）[64]。这两种方案的缓解率均超过 92%，2 年总生存率为 49%（图 52-3 和图 52-4）。然而，根据 2019 年 NCCN 指南推荐，EPOCH-R 与其他方案一起被列入一线方案[65]，循证医学证据来源于 R-EPOCH 在 HIV 相关 DLBCL 和高级别淋巴瘤（如伯基特淋巴瘤等）的 II 期研究结果[66,67]。一项大型荟萃分析发现，对于此类患者，DA-R-EPOCH 的疗效优于 R-CHOP[68]。另一项研究提示，对于细胞增殖速率高的肿瘤，DA-R-EPOCH 方案的预后要优于 R-CHOP 方案[69]。

SC-R-DA-EPOCH 由 HIV 相关伯基特淋巴瘤标准治疗方案 DA-EPOCH-R 演变而来，即 SC（短程）-R（利妥昔单抗第 1 日和第 5 日）-DA-EPOCH，包括输注依托泊苷

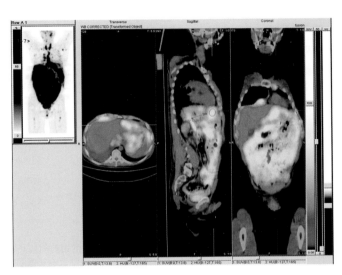

图 52-3　一位 51 岁 HIV 患者的 PET-CT 结果，显示胸部、腹部和盆腔广泛受累的伯基特淋巴瘤

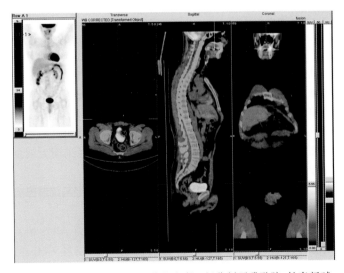

图 52-4　与图 52-3 为同一位的患者。超分割环磷酰胺、长春新碱、多柔比星和地塞米松（hyper-VAD）联合大剂量甲氨蝶呤-ara-C 和亚叶酸钙挽救治疗 4 个疗程后的 PET-CT 扫描显示，患者显著改善，无残留高代谢活性。该患者随后完成了 hyper-CVAD-HD 甲氨蝶呤-阿糖胞苷-亚叶酸钙挽救治疗的 8 个疗程。在接受治疗和 HAART 4 年后，他的伯基特淋巴瘤仍处于完全缓解状态

[50 mg/(m² · d)]、长春新碱[0.4 mg/(m² · d)]、多柔比星[10 mg/(m² · d)]共 4 日；联合第 1～5 日口服泼尼松[60 mg/(m² · d)]；第 5 日输注环磷酰胺 2 h(750 mg/m²)；第 1 日和第 5 日给予标准剂量的利妥昔单抗(375 mg/m²)[60]。从第 6 日开始，当中性粒细胞绝对计数(ANC)最低至 5 000/μL 时给予非格司亭皮下注射。若前次治疗后 ANC 最低值≥500/μL

或<500/μL，及时调整环磷酰胺用量。重要的是，只有环磷酰胺的剂量需要根据血液学毒性进行调整。在治疗 3～6 个周期后，若患者达到 CR，需继续接受 1 个周期治疗(表 52-6)。然而，也有报道认为，HIV 患者的 EPOCH-R 方案中，使用较低剂量的环磷酰胺[59]可能与标准剂量的 EPOCH-R 的疗效类似。

**表 52-6 短期疗程剂量调整 EPOCH 方案[a]**

| 药物 | 剂量 | 给药方式 | 治疗日期 |
|---|---|---|---|
| **注射药物[b]** | | | |
| 依托泊苷 | 50 mg/(m² · d) | 持续静脉滴注 | 1、2、3、4 日(96 h) |
| 多柔比星 | 10 mg/(m² · d) | 持续静脉滴注 | 1、2、3、4 日(96 h) |
| 长春新碱[c] | 0.4 mg/(m² · d) | 持续静脉滴注 | 1、2、3、4 日(96 h) |
| **大剂量药物** | | | |
| 环磷酰胺(第 1 周期) | 750 mg/(m² · d) | 静脉注射 | 第 5 日 |
| 环磷酰胺剂量调整(第 1 周期后)[d]，最低 ANC<500/μL 或血小板<25 000/μL，持续 2～4 日 | 187 mg/m²，给药途径和治疗日期与前次相同 | | |
| 若最低 ANC<500/μL 或血小板<25 000/μL 持续超过 5 日，降低环磷酰胺剂量至起始剂量的 50% | 375 mg/m²，给药途径和治疗日期与前次相同 | | |
| 泼尼松 | 60 mg/(m² · d) | 口服 | 1、2、3、4、5 日 |
| 利妥昔单抗 | 375 mg/m² | 背负式静脉给药设施 | 第 1、5 日 |
| 白细胞生成素(非格司亭) | 5 μg/(kg · d) | 皮下注射 | 6→最低 ANC>5 000/μL |
| **下一周期[e]** | | | 第 21 日 |

注：[a]除标注"环磷酰胺剂量调整"外，其余均为第 1 周期的用药剂量。[b]依托泊苷、多柔比星和长春新碱可以配置在同一溶液中。依托泊苷、多柔比星和长春新碱的剂量不因血液学毒性进行调整。[c]不常规限制长春新碱的剂量。[d]根据前次治疗后最低 ANC 值(全血细胞计数，每周 2 次)计算环磷酰胺最大剂量，750 mg/m²。[e]ANC≥1 000/μL，血小板≥75 000/μL，方可开始第 21 日的治疗。
鞘内治疗：对于无中枢神经系统受累的患者，从第 3 周期开始，在第 1 日和第 5 日，鞘内给予 12 mg 甲氨蝶呤或 100 mg 阿糖胞苷鞘内治疗，每 3 周重复 1 次，共 8 剂。对于有中枢神经系统受累的患者，请参考原文献。ANC，中性粒细胞绝对计数；EPOCH，依托泊苷、泼尼松、长春新碱、环磷酰胺和盐酸多柔比星。
数据引自 Dunleavy K, Pittaluga S, Shovlin M, et al: Low-intensity therapy in adults with Burkitt's lymphoma, N Engl J Med 2013 Nov 14；369(20)：1915-1925.

高级别淋巴瘤和伯基特淋巴瘤患者应在治疗前接受 PET 或其他 CNS 影像学检查，并接受预防性鞘内化疗。对于复发或难治性淋巴瘤患者，化疗的效果通常较差，但 R-ICE(利妥昔单抗、异环磷酰胺、卡铂和依托泊苷)或 R-ESHAP(利妥昔单抗、依托泊苷、甲泼尼龙、阿糖胞苷和顺铂)方案可能对患者有临床获益。对于挽救治疗有效的患者，应考虑采用大剂量化疗和自体干细胞移植作为巩固治疗[70]。

■ **AIDS 相关非霍奇金淋巴瘤：原发性中枢神经系统淋巴瘤**
**流行病学和发病机制**

原发性 CNS 淋巴瘤(PCNSL)于 1983 年成为 AIDS 相关的恶性肿瘤。原发性 CNS 淋巴瘤占 HIV 感染者 NHL 的 15%，而在整体 NHL 人群中仅占 1%。

在 HAART 前时代，该病常见于 CD4⁺ 细胞计数低于 50/μL 的年轻男性(中位年龄 40 岁)。1996 年使用 HAART 治疗 HIV 后，AIDS 相关非霍奇金淋巴瘤的发病率显著下降(从每年 313.2/10 万降至 77.4/10 万)[3]。PCNSL 的发生与

HIV 免疫缺陷对 EBV 活性的影响有关。病毒不会在 CNS 组织中复制，因此，随着 HIV 的进展，受感染的 B 细胞数量越来越多并进入 CNS。IFN-γ 的特异性 T 细胞失活，无法对 EBV 多肽做出免疫应答，这一过程伴随着 EBNA-2、LMP 和 EBER 表达增加。当 EBV 在体外转化原代 B 细胞时，可以观察到这种现象。Ⅲ型潜伏期(表达模式)上调转化相关基因，包括 *BCL2*、*IRF-7*，并使 *p53* 和 *Rb* 抑癌基因失活[71]。

**临床表现和诊断**

AIDS 合并 PCNSL 患者表现为急性器质性脑综合征，而与免疫功能正常的患者不同，神经功能恶化可能是缓慢进行的。在 AIDS 合并 PCNSL 患者中，头痛、癫痫发作及局灶性神经系统体征和症状常见；可伴有频繁发生的性格改变；若出现恶心和呕吐，提示颅内压升高；昏迷状态少见，一旦发生则提示急性颅内病变，如瘤内出血。颅内有原发病变且无系统性淋巴瘤病史的患者通常以脑病变作为疾病的唯一表现(图 52-5)。影像学检查结合脑脊液分析是 PCNSL 诊断的

标准。与 CT 扫描相比，首选诊断性脑 MRI 检查，因为 MRI 对于小病变的发现能力更强。当患者无法行 MRI 时，CT 可用于较大病灶（≥1 cm）的检查和腰椎穿刺安全性评估。

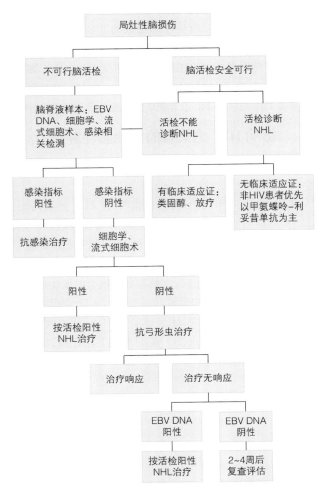

**图 52-5**　HIV 病患者脑病变评估。转载自 Sparano JA. Clinical aspects and management of AIDS-related lymphoma, Eur J Cancer 2001 Jul; 37(10): 1296-1305

在 HAART 前后，PCNSL 最主要的鉴别诊断是脑弓形虫病，这是造成严重 HIV 免疫抑制患者颅内感染和肿块的最常见原因[72]。PCNSL 和脑型弓形虫病均可出现多发强化环形病变，因此两者难以区分。弓形虫血清抗体滴度大于 1:256 提示弓形虫感染可能。弓形虫血清学阴性、脑脊液 PCR 发现 EBV DNA、头颅铊-SPECT-CT 扫描阳性对 PCNSL 的诊断具有高度特异性[73,74]。近年来，脑脊液流式细胞术也被用于检测隐匿性疾病[75]。

在 AIDS 大流行的早期，由于对这种感染知之甚少，很难对受感染患者实施侵入性操作，导致了一系列非理性的医疗实践，如对于脑损伤进行经验性抗弓形虫治疗，再根据治疗结果判断患者的诊断。如今应该避免这种做法，它们会造成不必要的诊断延误，对患者可能没有的疾病进行治疗会有潜在的副作用，并使患者的治疗复杂化，因此，除非有绝对禁忌证，否则脑部病变合并 AIDS 患者的标准治疗是进行立体定向脑部活检，特别是对弓形虫血清学阴性的患者。

### 原发性中枢神经系统淋巴瘤的治疗

HAART 是治疗这些患者的第一步。患者的免疫状态与预后有明显的相关性。一些研究者对类固醇和抗惊厥药的使用存在争议，他们担心类固醇可能混淆组织学诊断。然而，使用几天（4~5 日）的类固醇可能有临床益处，特别是当有明显的占位效应时。

抗惊厥治疗可稳定患者的神经系统、降低局灶性发作或大发作的风险。然而，即使是单发的 PCNSL 病变也容易浸润周围组织。因此，手术切除在本病的治疗中没有作用。

在 HAART 之前，全脑放疗是 PCNSL 的标准治疗，直到它被最佳舒适治疗取代，因为免疫功能严重受损患者的大脑对放疗耐受不良。与免疫功能正常的 PCNSL 患者相似，对于 HIV 合并 PCNSL 患者，大剂量甲氨蝶呤和利妥昔单抗已取代放疗。研究者建议将治疗无 HIV 感染 PCNSL 的标准方案改良后，用于治疗 HIV 感染 PCNSL 患者。包括第 1 日给予利妥昔单抗 500 mg/m² ，仅在第 2 日给予甲氨蝶呤 3.5 g/m² 和长春新碱 1.4 mg/m²，以标准方式给予亚叶酸钙，并开始或继续 HAART 治疗。根据患者的耐受性，这一改良方案可给药 5~6 个周期，之后进行 4 个周期的维持治疗（每月 1 次），并根据医师的意见给予立体定向放疗[76]。对于不适合接受大剂量甲氨蝶呤治疗的患者，可选择的治疗方案包括使用替莫唑胺-利妥昔单抗，对于特定病例，可选择局部放疗，然后使用免疫调节剂（如来那度胺或泊马度胺）维持治疗[77-79]。

### 原发性中枢神经系统淋巴瘤的新疗法

布鲁顿酪氨酸激酶（BTK）信号通路的活化在 PCNSL 中很常见，有证据表明布鲁顿酪氨酸激酶在 PCNSL 中具有活性，但应答持续时间往往较短，探索能达到持久缓解的联合治疗方案是目前的研究方向。另一项极具前景的潜在治疗方法是免疫检查点抑制剂。根据对染色体 9p24.1 拷贝数改变的观察，以及一项小型回顾性研究的结果，一项多中心临床试验正在研究免疫检查点抑制剂在 PCNSL 和睾丸癌中的活性[80]。

## 霍奇金淋巴瘤：一种 AIDS 定义疾病？

### ■ 流行病学、临床特征和治疗

HIV 感染者发生 HL 的风险是 HIV 血清阴性者的 10 倍。然而，与 KS 和 NHL 相比，只有中度免疫抑制的 HIV 感染者（患 HL 的）风险高。一般而言，与未感染 HIV 的患者相比，HIV 感染者恶性组织学（包括混合细胞型 HL 和淋巴细胞耗损型 HL）的发生率较高。在 HAART 后时代，HIV 感染者的 HL 发生率增加，而不是像某些 NHL 亚型出现发病率降低[81]。这一观察结果说明免疫缺陷与 HL 之间的关系不甚明晰。尽管 WHO 将 HL 列为 AIDS 定义的恶性肿瘤，但大多数专家并不认为它是真正的 AIDS 相关疾病。从发病机制来看，80%~100% 的 EBV 感染与 HIV 相关性 HL 有关。HIV 相关性 HL 的 Reed-Sternberg 细胞表达 EBV 编码的 LMP-1，LMP-1 具有致癌特性[82]。然而，尽管存在这种关联，EBV 病毒生物标志物(如 EBV DNA 和抗体)在接受 HAART 治疗的 AIDS 合并 HL 患者中并无预后价值[83]。Reed-Stenberg 细胞中的 9p24.1 扩增是最近报道的 HL 中具有治疗意义的另一发病机制。9p24.1 扩增是一可增加 PD-L1 表达的复发性遗传异常,该扩增体还包括 JAK2 和 JAK2/信号转导和转录激活因子活性,进一步增加 PD-L1 的转录。加之 EBV 感染也可导致 PD-L1 表达增加,提示 PD-1 通路对于 HL 发展至关重要,阻断免疫检查点已成为 HL 的重要治疗靶点[84]。

此外,在 HAART 后时代,人们推测抗逆转录病毒治疗导致的 CD4+ 细胞增加,促进了在 HIV 感染者中观察到的 HL 适当细胞环境的发展。这些 CD4+ 细胞是 HAART 免疫重建的结果,它们产生的配体激活 Reed-Sternberg 细胞中的膜受体,激活经典 NF-κB 通路[81]。

临床上,HIV 和 HL 患者都很年轻,通常处于Ⅲ期或Ⅳ期,伴有 B 症状(发热、盗汗和体重减轻>10%),诊断时经常出现骨髓受累[85]。在 HAART 前时代,患者的免疫缺陷限制了 HL 患者标准化疗方案的使用。在 HAART 后时代,HIV 疾病得到控制后,适用于无 HIV 疾病 HL 患者的标准治疗已成功应用于合并 AIDS 和 HL 的患者。在 HAART 之前,Levine 及同事在 21 例 HIV 血清阳性患者中评估了 ABVD(多柔比星、博来霉素、长春碱和达卡巴嗪)联合 G-CSF 的疗效,总缓解率为 62%,其中 43% 达到 CR,19% 达到 PR;该队列的中位生存期为 1.5 年;近一半患者发生了 4 级中性粒细胞减少,29% 的患者发生了机会性感染[86]。在这项研究中,患者在治疗期间未接受抗逆转录病毒治疗。在治疗期间引入 HAART 后,研究者报告 ABVD 诱导了 91% 的完全缓解率,中位至复发时间超过 36 个月[87]。其他研究者使用了 Stanford V 方案,仅给予短期化疗(12 周)和辅助放疗,在接受这一治疗的 59 例患者中,69% 的患者完成了治疗,其间未降低剂量,也未延迟给药时间;81% 的患者达到了完全缓解,中位随访 17 个月时,59 例患者中的 33 例(56%)达到无病生存[88]。引入 HAART 后,无论患者的疾病分期如何,接受 ABVD 或 BEACOPP(博来霉素、依托泊苷、多柔比星、环磷酰胺、长春新碱、丙卡嗪、泼尼松)治疗的患者缓解率基本相似。然而,接受 BEACOPP 治疗的患者的治疗相关死亡率较高[89]。最近一项欧洲研究证实,ABVD 与 BEACOPP 两种治疗方案的总生存期相同[90]。有两种新的治疗干预措施显著改变了 ABVD 治疗 AIDS 相关 HL 的格局,一种是引入了本妥昔单抗——与毒素单甲基 auristatin E(MMAE)偶联的嵌合体单抗,选择性靶向表达 CD30 抗原(通常在 HL 中表达)的肿瘤细胞。

另一种是免疫检查点阻断,HL 对其具有高度敏感性。现在已经证明,这两种治疗干预措施都可应用于 HIV 肿瘤患者而不影响 HIV 病程,并且与非 HIV 感染肿瘤患者的耐受性和有效性相似[91-93]。现有数据提示,ABVD 联合 HAART 治疗应成为 HIV 相关 HL 的首选治疗方案。然而,正如最近在 ECHELON-1 研究中所证明的那样,对于无已知神经病变的Ⅲ～Ⅳ期疾病患者,如果 IPI 评分≥4 分或存在博来霉素

使用禁忌,可考虑选择本妥昔单抗联合 AVD(多柔比星、长春碱、达卡巴嗪)[94]。在一项对 41 例 HIV 的Ⅱ～Ⅳ期 HL 患者随访中,研究者报告的 2 年无进展生存率和总生存率分别为 86% 和 92%[95]。对于难治性疾病患者,维布妥昔单抗单药治疗或与纳武利尤单抗联合治疗[96]已成为 ICE 或 ESHAP 等常规治疗方案之外的重要选择。对于治疗期间疾病进展或诱导缓解后复发的患者,目前仍在探索大剂量化疗和自体干细胞移植技术。因此,由于 HAART 的应用,HL 合并 HIV 病患者可以采用与非 HIV 感染的 HL 患者相似的标准治疗方案进行治疗。

# 影响 HIV 感染者的其他恶性肿瘤

## ■ 宫颈肿瘤
### 流行病学
在 20 世纪 80 年代初,有报道表明,在 HIV 感染的女性中,HIV 感染与宫颈上皮内瘤变之间的相关性增加。直到 1993 年,宫颈癌才正式被 WHO 列为 AIDS 相关恶性肿瘤[97]。患 HIV 疾病的妇女与未患 HIV 疾病的妇女相比,多种致癌性 HPV 感染的发生率较高,宫颈不典型增生的发生率增加,这些事件可最终发展为宫颈癌(表 52-7)。CD4+ 细胞计数水平与宫颈癌无明显相关性,HIV 感染与 HPV 诱发宫颈癌的相关性仍处于中等关联强度。在 HAART 治疗后,出现 KS 和 PCNSL 发病率的下降,但并未在 HPV 相关疾病中观察到这一现象。

**表 52-7  宫颈癌风险的传统因素**

| |
| --- |
| 有 6 名以上性伴侣 |
| 吸烟 |
| 首次性交年龄较早 |
| 性传播疾病史 |
| 免疫抑制 |
| HPV 感染 |

注:数据引自 Stier E. Cervical neoplasia and the HIV-infected patient, Hematol Oncol Clin North Am 2003 Jun; 17(3): 873-887.

HPV 感染复层上皮的基底角质形成细胞,在受感染的鳞状上皮中,其复制与角质形成细胞分化过程关联。在基底角质细胞中,E1 和 E2 蛋白的含量低,随着基质细胞分化并进入上皮棘层,E1 和 E2 蛋白含量显著增加。此外,在 HPV 的致癌毒株(如 16、18 和 31 亚型中)E6 和 E7 的表达也有所增加,进而导致 p53 和 RB 的功能失活,具有较高的致癌能力[98,99]。无论如何,HPV 诱发的宫颈病变转变为癌症是一个缓慢的过程,需要数年时间。由于这些原因,HIV 与宫颈癌作为 AIDS 相关恶性肿瘤之间的关系存在不确定性。

### 宫颈细胞学和筛查
HIV 感染妇女的巴氏染色细胞学异常发生率高,为 20%～40%。巴氏染色阴性的女性在 3～5 年,发展出细胞学异常的比例将高于 HIV 阴性女性,而且有证据表明,HAART 延长

了 AIDS 患者的生存期后，HIV 患者患宫颈癌的概率增加[100]。因此，对 HIV 感染者进行巴氏涂片、阴道镜和活检等筛查对于早期发现宫颈癌是必要的。巴氏涂片显示"非典型鳞状细胞"不能排除高级别鳞状上皮内病变（HGSIL），必须通过阴道镜进行评估（图 52-4）。目前的美国公共卫生服务和美国传染病学会（US Public Health Service and Infectious Diseases Society of America）指南建议在诊断 HIV 后的第一年内每 6 个月进行一次巴氏染色检测；如果两次检测均正常，则建议每年进行一次筛查（图 52-6）[101]。

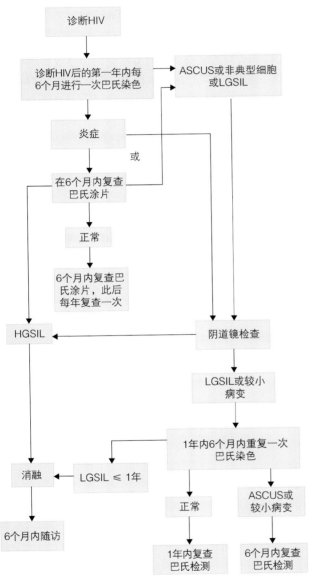

**图 52-6** 宫颈癌筛查/治疗流程 ASCUS，意义不明的不典型鳞状细胞；HGSIL，高级别鳞状上皮内病变；LGSIL，低级别鳞状上皮内病变

尽管 HIV、HPV 和宫颈癌之间的关系存在争议，但与非 HIV 感染女性相比，HIV 患者中致癌 HPV 类型的感染率增加，这突出了对 HIV 感染女性进行宫颈筛查的重要性。然而，最近的研究表明，没有 HIV 感染的老年妇女在常规接受宫颈筛查，尽管对于她们而言，接受筛查的重要性相对较低；而对于患有 HIV 感染的妇女却没有得到子宫颈检查。显然，

随着美国和其他地方 HIV 感染妇女的增加，大力推广宫颈癌筛查的科普教育工作是必要的。

### 宫颈癌的治疗

由于宫颈上皮内瘤变 1 级病变很少进展，通常可自行消失，因此美国阴道镜检查和宫颈细胞病理学学会建议对宫颈上皮内瘤变 1 级病变密切观察。

HIV 阳性的浸润性宫颈癌治疗方法与 HIV 血清阴性女性相同：即早期手术，中期采用手术和放化疗相结合的方式。对于宫颈上皮内瘤变 2 级的患者，首选的治疗方式是电环切除术。冷冻疗法和激光手术也可用于治疗，但这些方法通常只用于较大的病变。更晚期的病例也可单独使用化疗，但患者的免疫状态会影响对治疗的反应[102]。

HPV 疫苗的开发是预防 HPV 感染所致宫颈癌的最重要进展之一。用病毒样颗粒制备的 HPV 疫苗具有与 HPV 病毒颗粒相似的结构和抗原，可诱导产生高滴度的中和抗体。

目前有两种类型的 HPV 病毒样颗粒疫苗可用于人类 HPV 免疫接种。Gardasil（默沙东）含有 HPV16 和 18（亚型），以及 6 和 11（致生殖器疣）亚型疫苗。Cervarix（葛兰素史克）含有 HPV16 和 18 亚型疫苗。在获得美国 FDA 批准之前，在临床试验中已显示出几乎 100% 的保护作用。这两种疫苗应在首次性经历开始之前肌内注射接种，但这两种疫苗都没有在治疗已有感染中显示出治疗效果。未来将优化提高病毒样颗粒的免疫原性，并扩大可用于疫苗接种的 HPV 致癌亚型的数量[103]。

### ■ 肛门癌

男性肛门-生殖道感染致癌性 HPV 毒株的后果与女性相同。HAART 治疗后，随着患者寿命的延长，这种疾病的发病率增加，并且随着时间的推移，与 HPV 致癌转化相关的特异性生物学特征得到表达（表 52-8）。肛门癌发病率从 HAART 前时代（1992—1995 年）的每年 19.0/10 万增加到 HAART 治疗初期（1996—1999 年）的 48.3/10 万，再增加到最近（2000—2003 年）的 78.2/10 万（$P < 0.001$）[104]。

**表 52-8** AIDS 相关肛门癌的危险因素

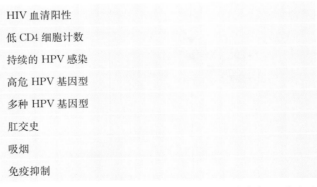

HIV 血清阳性

低 CD4 细胞计数

持续的 HPV 感染

高危 HPV 基因型

多种 HPV 基因型

肛交史

吸烟

免疫抑制

注：数据引自 Martin F，Bower M. Anal intraepithelial neoplasia in HIV positive people. Sex Transm Infect 2001 Oct；77(5)：327-331.

女性中 HPV 致癌亚型和致癌机制同样适用于男性。在这些患者人群中，CIN 2 级和 CIN 3 级的筛查和治疗是有意义的。人们对男性和女性 HIV 感染者进行肛门筛查的必要

性认识逐渐加深(图52-7)[99]。HGSIL 的治疗包括使用鬼臼毒素、液氮和激光手术等局部疗法(图52-8)。

有研究者建议,对感染 HIV 并有肛门 HPV 相关病变的男性在确诊后 1 年内,每 6 个月接受 1 次巴氏涂片检查,之后每年接受 1 次检查。侵袭性病变的治疗与一般人群相同,首先采用放化疗,若初始治疗后无应答或复发时进行挽救性手术[105,106]。

### ■ 其他恶性肿瘤

HIV 携带者可能会发展成其他与 HIV 无关的恶性肿瘤。例如,肺癌的发病率在这一人群中持续增加。一般而言,吸烟是预测 HIV 患者预后不良的最重要因素之一,即使在接受 HAART 治疗的情况下也是如此。HIV 患者的恶性肿瘤通常发病年龄较早,临床表现不典型,通常侵袭程度很高。

## 免疫重建炎症综合征

在晚期 HIV(CD4$^+$ 细胞<100/$\mu$L 血液)患者中,开始 HAART 治疗时可能会伴随已有感染的加重或新感染的出现。这一现象最常见于感染结核或机会性感染隐球菌患者,也可发生于其他任何类型的感染。该综合征被称为免疫重建炎症综合征(IRIS)。IRIS 的治疗包括给予积极对症治疗和 1~2 周的短疗程类固醇激素治疗,并快速减少激素用量。泼尼松的推荐剂量为每日 1~2 mg/kg。中断抗逆转录病毒治疗只应用于严重病例,因为大多数患者对类固醇或抗生素的反应取决于 IRIS 的严重程度。

治疗医师必须注意,由于 AIDS 相关肿瘤患者的管理涉及多学科团队,并且考虑到 HAART 在 AIDS 合并肿瘤患者治疗中的重要性,应避免患者 HAART 的不必要延误或中断[107]。

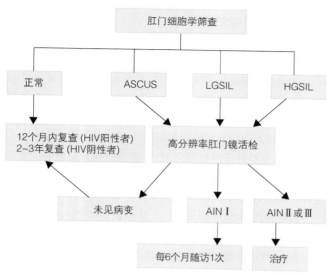

**图 52-7** 肛门上皮内瘤变(AIN)筛查方案 ASCUS,意义不明确的不典型鳞状细胞;HGSIL,高级别鳞状上皮内病变;LGSIL,低级别鳞状上皮内病变。经许可引自 Chin-Hong PV, Palefsky JM. Natural history and clinical management of anal human papillomavirus disease in men and women infected with human immunodeficiency virus, Clin Infect Dis 2002 Nov 1;35(9):1127-1134

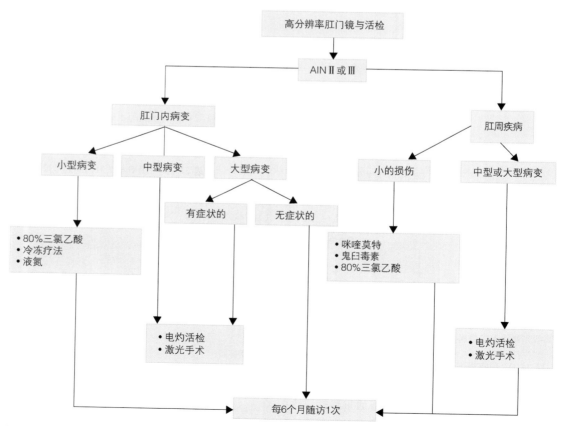

**图 52-8** · 肛门上皮内瘤变(AIN)Ⅱ 和 Ⅲ 级的治疗。咪喹莫特和鬼臼毒素尚未获得美国 FDA 批准用于这一适应证。经许可引自 Chin-Hong PV, Palefsky JM. Natural history and clinical management of anal human papillomavirus disease in men and women infected with human immunodeficiency virus, Clin Infect Dis 2002 Nov 1;35(9):1127-1134

## MDACC 与 AIDS 大流行

当 AIDS 大流行开始时,休斯敦迅速成为艾滋病中心,在美国 AIDS 病例最多的城市中排名第四。流行病学系在 Peter W. Mansell 和系主任 Guy Newell 的领导下,在研究 AIDS 的预防方法和组织公众教育方面发挥了主导作用。在此基础上,联合得克萨斯大学卫生科学中心公共卫生学院院长 R. Palmer Beasley、免疫学和生物治疗系主任 Evan Hersh,以及包括 James M. Reuben 和 Blaine F. Hollinger 在内的免疫学家和病毒学家的合作,获得了首批 AIDS 治疗评估单位捐款,用于 AIDS 基础科学和临床研究。这项工作促成了由 Peter W. Mansell 和 Adan Rios 领导下的免疫疾病研究所的成立。

这所研究所打开了 AIDS 患者的人道主义治疗、新型治疗方法研发的大门,有助于制定 AIDS 管理的社区策略,并随后应用于得克萨斯州 AIDS 的管理和治疗。由 Jorge Cortes 博士、Debbie Thomas 博士和休斯敦 AIDS 社区医生在 HIV 患者伯基特淋巴瘤的治疗中所做的开创性工作结果一直沿用至今,他们使用了今天被认为是 AIDS 相关恶性肿瘤治疗的标准策略:将 HAART 与最知名的恶性肿瘤治疗策略结合使用。

## 结论

AIDS 相关恶性肿瘤的历史反映了 AIDS 大流行的复杂性(表 52-9)。1996 年,有效的抗 HIV 治疗方案 HAART 的引入,给 HIV 感染者的整体癌症管理带来了重要的变化。在癌症和 HIV 治疗中,良好预后的一项重要预测因素就是 HAART 治疗[108]。AIDS 和癌症患者治疗的共同目标是采用 HAART 控制 HIV,采用与未患 HIV 患者相同的标准治疗方案控制癌症,并积极预防机会性感染,使用包括生长因子在内的支持性治疗、营养支持和情感支持。

**表 52-9 AIDS 相关肿瘤a**

| 肿瘤类型 | 观察到的病例 | 预期病例 | 相对风险 | 病因或促成因素 |
|---|---|---|---|---|
| 卡波西肉瘤 | | | | KSHV |
| 男性 | 5 583 | 57.3 | 97.5b | |
| 女性 | 200 | 1.0 | 202.7b | |
| 非霍奇金淋巴瘤 | | | | EBV 和 KSHV |
| 男性 | 2 434 | 65 | 37.4 | |
| 女性 | 342 | 6.3 | 54.6 | |
| 宫颈癌 | | | | HPV |
| 女性 | 133 | 14.7 | 9.1 | |
| 霍奇金淋巴瘤 | | | | EBV |
| 男性 | 160 | 20 | 8 | |
| 女性 | 20 | 3.1 | 6.4 | |
| 舌癌 | | | | HPV 和 EBV |
| 男性 | 17 | 9.3 | 1.8 | |
| 女性 | 5 | 0.7 | 7.1 | |
| 直肠、乙状结肠和肛门癌 | | | | HPV(肛门癌) |
| 男性 | 75 | 22.7 | 3.3 | |
| 女性 | 9 | 3.0 | 3.0 | |
| 肝癌(仅原发性) | | | | HCVc、乙型肝炎病毒、酒精 |
| 男性 | 36 | 7.1 | 5.1 | |
| 气管、支气管和肺癌 | | | | 吸烟d |
| 男性 | 217 | 66.1 | 3.3 | |
| 女性 | 50 | 6.7 | 7.5 | |
| 大脑和 CNS 肿瘤 | | | | EBV(CNS 淋巴瘤) |
| 男性 | 42 | 13.4 | 3.1 | |
| 女性 | 7 | 2.0 | 3.4 | |
| 皮肤癌,不包括卡波西肉瘤 | | | | HPVe 及紫外线照射 |
| 男性 | 133 | 6.4 | 20.8 | |
| 女性 | 8 | 1.1 | 7.5 | |
| 皮肤黑色素瘤 | | | | |
| 男性 | 24 | 17.3 | 1.4 | |
| 睾丸癌 | | | | |
| 男性 | 38 | 25.6 | 1.5 | |
| 结肠癌 | | | | |
| 男性 | 32 | 38.2 | 0.8 | |
| 女性 | 5 | 6.3 | 0.8 | |
| 前列腺癌 | | | | |
| 男性 | 37 | 53.7 | 0.7 | |
| 乳腺癌 | | | | |
| 女性 | 47 | 59.9 | 0.8 | |
| 卵巢癌 | | | | |
| 女性 | 6 | 7.8 | 0.8 | |

注:a数据基于观察到的 HIV 阳性个体(15~69 岁男性和女性)病例数、基于纽约州非免疫功能低下人群(NYS)发病率的预期病例数、相对危险度和病因因素。数据引自 AIDS/Cancer Matched Cohort NYS,1981-1991。b卡波西肉瘤(KS)的相对危险度低于其他研究,这可能是因为 NYS 中的背景人群中有大量 KS 风险高的群体(如意大利人、希腊人和犹太人)。cHCV 导致肝癌发病率增加,特别是在患血友病的 HIV 感染男性和静脉吸毒者中。d肺癌发病率的增加可能与以下事实相混淆:据报道,HIV 感染者每天吸烟量多于 HIV 阴性者。e在非洲,HPV 和紫外线暴露与结膜鳞状细胞癌的高发病率有关,HPV 也被认为是器官移植后皮肤癌的原因。KS 的误诊也可能增加皮肤癌的发病风险。
经许可引自 Boshoff C,Weiss R. AIDS-related malignancies. Nat Rev Cancer. 2002;2(5):373-382.

## 提示

- 每一位新诊断的淋巴瘤患者均应接受 HIV-1/2 血清学检测。患者在接受复发病灶治疗时还应重复 HIV 血清学检测。如果抗体检测呈阳性,在接受 AIDS 治疗前应检测病毒载量与淋巴细胞亚群数量。

- 若 HIV 血清学阳性且新近诊断癌症的患者在抗肿瘤治疗前接受了 HAART 治疗,HAART 应贯穿治疗全程。但是当治疗期间患者肝功能异常时,需暂停 HAART 治疗直至(抗肿瘤)治疗结束,评估后再重启 HAART 治疗。对于开始抗肿瘤治疗时尚未给予 HAART 的患者,依据必要的治疗类型和淋巴细胞计数,评估后可将 HAART 推迟到抗肿瘤治疗结束后再采用。

- 大多数晚期经典型 HL 和 HIV 感染者接受 BV(A)-AVD 方案的结果与 HIV 血清学阴性患者的一样好,该方案是 Ⅲ~Ⅳ 期患者的推荐方案。局限期(Ⅰ~Ⅱ期)患者接受该方案的疗效也与无 HIV 感染的局限期患者相似。

- 侵袭性 B 细胞淋巴瘤的患者应使用 EPOCH-R 方案治疗,并使用甲氨蝶呤预防中枢神经系统侵犯。药物剂量根据患者的一般状态和淋巴细胞计数制定。当患者淋巴细胞计数低时,需降低药物剂量,后续再根据中性粒细胞和血小板的最低值上调剂量。对于 2 个周期治疗后 PET 评估阴性的患者,可仅继续完成 2 个周期的治疗。对于无 HIV 感染,且具有中枢神经系统或骨髓受侵的患者,需要进行个体化治疗。

- HIV 血清学阳性的患者应每年接受宫颈和肛门 HPV 的 PCR 检测;对无 AIDS 的患者应进行其他筛查。

- 对于 AIDS 合并肿瘤负荷小的 KS 患者,HAART 参与组成 AIDS 相关 KS 的一线方案。这种方案可以长期控制疾病(往往可超过 1 年),甚至 KS 病变消失。有广泛病变或内脏受累的患者可接受 HAART 联合特异的系统性 KS 治疗。

# 第 53 章　原发灶不明肿瘤

Gauri R. Varadhachary
Kanwal P. Raghav
Ryan W. Huey

张红梅　纪洪辰·译

## 要点

▸ 原发灶不明癌(CUP)为经活检证实的转移性癌,原发部位在充分的检查后无法识别。

▸ CUP是一种罕见的肿瘤,发病率低于10/10万,占美国所有癌症诊断的近2%。

▸ 应识别出CUP中特异性的临床病理亚群,并进行选择性和积极的治疗。

▸ 有限的数据支持分子谱分析在CUP的起源组织(ToO)

测定中的应用和治疗影响。

▸ CUP患者的化疗可以是经验性的,也可以是部位特异性的(以临床病理因素确定的假定原发部位为指导),针对已知原发部位的新型有效疗法可能会影响治疗决策。

▸ CUP的总体预后较差,但根据患者和疾病特点存在很大程度的异质性。

## 概述

CUP表现存在较大异质性,对诊断和治疗提出了挑战。根据评估的程度,CUP约占所有恶性肿瘤的2%[1-3]。对CUP的定义是活检证实的转移性癌症,病史、体格检查、胸部X线摄影、全血细胞计数、化学、胸部、腹部和骨盆CT、男性前列腺特异性抗原(PSA)、女性的乳房X线检查等检查无法确定主要来源。CUP的病史是多种多样的,依赖于多种变量,如年龄、转移部位的数量、疾病的主要区域和组织学。这种相当大的异质性对CUP的系统研究提出了挑战。此外,复杂成像、免疫组化(IHC)、基因组和蛋白质组学工具的出现挑战了"不明原发"这一定义。根据组织学特征、疾病部位和表现状况,有一小部分(但重要的)患者将是长期存活者,因此确定这些患者群体很重要[4,5]。

本章讨论了在复杂诊断时代对CUP患者的评估和最佳治疗策略,并讨论CUP中不同的现病史、肿瘤位置和组织病理学,也被讨论。研究表明,在这一人群中,在"常规"评估之外寻找原发性肿瘤对大多数患者者是无益的[5]。这一事实使患者和医生都感到惊愕。癌症治疗的基础传统上依赖于对肿瘤起源的识别,因此可以根据已知的自然史,以及已被证明对癌症有效的特定疗法来选择治疗方法;随着靶向疗法的迅速出现,这一点变得更加重要。在不了解原发部位的情况下,肿瘤

科医生通常会犹豫是否推荐治疗,尤其是考虑到疾病的异质性。尽管大多数转移性CUP患者的肿瘤对目前的治疗反应较差,因此预后较差,但在过去20年中,有证据表明,CUP患者亚群预后良好,对化疗有反应,或仅通过局部治疗即可成功治疗。当前复杂的诊断和靶向治疗的引入在CUP环境中尤为重要,这种癌症是个体化治疗的缩影。

## 流行病学

据癌症登记和"不明原发灶"数据库估计,CUP癌症的发病率约占所有癌症的2%[6]。这可能是一种高估,因为这组患者包括真正的CUP患者,死亡时尚未确诊的原发性肿瘤患者,以及难以诊断的肿瘤患者。此外,改进的成像技术可以识别小的原发性肿瘤,这表明真正的CUP发病率正在下降。

少数(10%)CUP患者有既往癌症病史。在CT出现之前进行的尸检中,60%~80%的病例被确定为隐匿性原发瘤。在一个尸检系列中,两个最常见的原发部位是胰腺(20%)和肺(18%)[7,8]。鉴于目前高质量的CT成像和PET扫描,尚不清楚这些癌症是否仍然是大多数。

CUP的分类在不断发展。在过去的40年里,我们对CUP的理解发生了转变。首先,改进的成像增加了我们对发现原发灶的信心。随后,主要根据组织病理学、选择的CUP

类型的传播模式和血清标志物,确定了"有利的"CUP 亚群。随后,随着新的 IHC 标志物的出现和病理诊断的进展,根据 IHC 模式描述了 ToO 特征,为 CUP 指定了额外的假定原发部位。目前的研究涉及蛋白质组学和基因组学工具在 CUP 中的应用。

## 生物学、染色体畸变和突变分析

CUP,尽管其存在异质性,但是临床独特的肿瘤实体;因此,它们有许多与其他恶性肿瘤不同的共同特征。CUP 的中心统一临床特征是没有可检测的原发性肿瘤。先前的研究表明,即使在尸检后,20%~40% 的病例也无法确定原发部位;随着成像技术的显著改善,这个数字可能会低得多。目前尚不清楚原发癌为什么会表现出这种独特的生物学行为。目前的一种假说认为,获得"转移表型"是 CUP 的早期事件,在肿瘤发生后不久,因此使细胞能够在临床可检测肿瘤发展之前早期转移[9]。也有假说认为,原发性肿瘤在临床转移明显之前可能会消退,这归因于宿主免疫反应。第三种假设是原发性肿瘤局部暴露于抗血管生成因子,而转移瘤在休眠一段时间后获得血管生成表型[10]。

几项研究已经证明了一种特殊的非随机染色体畸变模式,似乎是 CUP 独有的。这些数据表明,其中一些遗传变化可能是转移表型的潜在原因。与其他远处转移相比,CUP 具有更大的遗传不稳定性和大量的基因组改变。在 Pantou 及其同事的一项研究中[11],对 20 例 CUP 患者的肿瘤进行了 11 个细胞遗传学分析,发现平均每个病例有 11 个染色体变化。在本研究的三种组织学亚型中,与癌或未分化恶性肿瘤相比,腺癌不仅有最多的细胞遗传学改变(16 *vs* 3),而且涉及不同的位点(4q31、6q15、10q25 和 13q22)。后一组的区别在于涉及 11q22 的变化。总体来说,最常见的重排染色体区域是 1q21、3p13、6q21-23、7q22、11p12-5 和 11q14-24。细胞遗传学改变的数量与预后相关。细胞遗传学发生 5 个或更少变化的患者的中位生存期明显高于细胞遗传学发生 5 个或更多变化的患者(3 个月 *vs* 18 个月,P = 0.003)。一项对 12 个 CUP 细胞系的较早研究也显示 1 号染色体异常的优势。在长臂和短臂(1q21)上都观察到这些变化(如 1p 缺失、同染色体 1p 和带有 1p 断点的易位),这表明 1 号染色体在 CUP 生物学中的重要性[12]。染色体 1p 畸变也常与晚期恶性肿瘤有关。

CUP 中也有 12 号染色体异常。这是特别有趣的,因为观察到的改变之一,同染色体 12p(i12p),存在于多达 80% 的生殖细胞肿瘤中。Motzer 及其同事报告称,在他们的研究系列中,30% 的肿瘤患者存在 i12p 或 12q 缺失。发现这两种细胞遗传学异常之一的存在预示着对顺铂化疗的完全缓解(75% *vs* 17%,P = 0.002)[13,14]。在当前复杂的免疫组化时代,我们很少遗漏肠外症状的患者,也很少要求细胞遗传学来指导治疗计划。

*TP53* 基因通常在人类癌症中发生突变,特别是在晚期恶性肿瘤中。矛盾的是,在 CUP 中似乎并不是这样。Bar-Eli 及其同事在评估了 15 个活检标本和 8 个细胞系后,发现 *p53* 突变的频率低于预期(26%)[15]。然而,其他研究人员在评估 *p53* 在 CUP 中的免疫组化研究中发现,该蛋白质在 70% 的肿瘤中高度表达[16, 17]。然而,*p53* 的表达尚未发现与预后相关。分子研究也证实了其他癌基因的过表达,如 *c-myc*、*ras*、*BCL2* 和 *HER2/neu* 在 CUP 中,但没有发现它们与生存率或化疗反应有任何相关性[18]。

## 病史和临床表现

CUP 患者的临床病程差异很大。大型回顾性研究的中位生存期为 11 周至 11 个月。在 MDACC 的一项研究中,5 年总生存率仅为 11%。尽管总体生存率较低,但仍有某些预后变量与较长的生存期相关,包括疾病局限于一个器官,仅累及淋巴结,以及组织学诊断为鳞状癌或神经内分泌癌。提示预后不良的变量包括男性、腺癌的组织学诊断、肝、肺、骨、胸膜或脑的转移(表 53-1)[4]。

**表 53-1** 预后好与预后差的 CUP

| 预后良好 | 预后不良 | |
|---|---|---|
| 性腺外生殖细胞综合征 | 肝转移(非神经内分泌) | |
| 孤立性单个小转移瘤 | 胸膜或肺转移 | |
| 乳头状腹膜腺癌(女性) | 肾上腺转移瘤 | |
| 孤立性腋窝腺癌(女性) | 多发性脑转移瘤 | |
| 宫颈腺病(鳞状细胞) | | |
| 孤立性腹股沟淋巴结病 | | |
| 神经内分泌组织学 | | |

通过对连续 1 000 例 CUP 患者进行分类和回归树(CART)分析的多变量分析,Hess 和同事更详细地研究了不同临床变量之间的相互作用,以及这如何影响生存。

CUP 患者的症状和体征与起源不明的晚期恶性肿瘤患者相似。在一篇综述中,CUP 最常见的症状是一般情况恶化(73%)、消化症状(58%)、肝大(58%)、腹痛(56%)、呼吸症状(45%)、腹水(26%)和淋巴结肿大(16%)[19]。大多数 CUP 患者表现为多发性转移,累及 3 个或 3 个以上器官。在主要(或单一)转移部位的住院患者中,最常见的转移部位为肝(25%)、骨(22%)、肺(20%)、淋巴结(15%)、胸膜间隙(10%)和脑(5%)。

## 诊断性评估

在过去,提倡极简诊断策略,限制初始评估的范围,只区分可治疗和不可治疗的疾病。其他人支持一种更积极的方法,其中对疾病的范围进行完整的评估,并尝试检测原发性肿瘤部位。根据我们的经验,更务实的方法更好。对所有出现转移的患者进行广泛评估是一种昂贵和浪费的极端做法,对患者没有好处。在一项研究中,评估 CUP 患者的平均成本为 17 973 美元,而最近统计的费用则更高[20,21]。2021 在该研究中,平均生存期为 8.1 个月,代表了 CUP 的自然史,只有 18% 的患者生存了 1 年。

对任何 CUP 患者进行适当评估的一个重要决定因素是诊断测试获得的数据是否会影响治疗决策。如果强烈怀疑一种可治疗或潜在可治愈的癌症(例如,通过手术或综合治疗治疗的生殖细胞肿瘤或淋巴瘤或寡转移性疾病),应继续进行进一步调查,直到可以做出精确的临床诊断,前提是治疗没有不合理的延迟。因此,目前推荐的一般方法是基于临床表现和病理结果的定向评估之一,通过分子分析技术预测肿瘤起源或突变也可以在评估范围内发挥作用。

### ■ 体格检查及实验室检查

应进行全面的病史和体格检查,包括男性前列腺指检、女性乳房和盆腔检查。需要确定患者的表现状况、营养状况及是否存在可能影响患者治疗的伴随疾病和恶性肿瘤相关并发症(如副肿瘤综合征或疼痛性转移)。

实验室检查应包括常规生化和血液学检查。肿瘤标志物在评估 CUP 患者中的作用通常不是诊断性的。大多数肿瘤标志物是非特异性的,对于确定原发部位或预后没有用处。腺癌标志物(如癌胚抗原、CA125、CA15 - 3 和 CA19 - 9)在 CUP 患者中经常升高,不能可靠地用于确定特定的原发部位或预测 OS 或转移性疾病的确切负荷[22-24]。血清肿瘤标志物可能在帮助评估患者对治疗的反应中发挥作用,但其水平并不总是预测对化疗的反应。

患有转移性腺癌和伴有成骨细胞骨转移的 CUP 患者应测量 PSA 和前列腺酸性磷酸酶水平。对于所有患有未分化(或低分化)中腺癌的男性,应测量 β - HCG 和甲胎蛋白水平,特别是如果临床表现提示生殖器外生殖细胞肿瘤。在肝脏肿瘤患者中,如果存在提示原发性肝细胞癌可能性的危险因素或病理特征,也应测量甲胎蛋白水平。

### ■ 影像和侵入性诊断

在没有禁忌证的情况下,根据美国国家综合癌症网络和美国国家健康与临床优化研究所(NICE)CUP 放射学指南的支持,胸部、腹部和骨盆的基线静脉造影 CT 扫描是标准的治疗[25-27]。CUP 患者应以"有指导"的方式进行治疗[25-27]。上、下胃肠道(GI)的内镜检查适用于腹部不适、腹水、肝转移或其他初步检查和病理结果提示可能为胃肠道原发性肿瘤的患者。所有患有 CUP 和腺癌的女性都应该接受乳房 X 线检查。如果在乳房检查中发现可疑的结果,而乳房 X 线检查结果为阴性,患者应根据需要进行乳房超声检查和活检。由于乳房 X 线摄影在检测隐匿性癌方面的敏感性(23%~29%)和特异性(71%~73%)都很低,乳房 MRI 已被评估为高度怀疑乳腺癌患者的替代方法。在孤立性腋窝腺病的情况下,MRI 在发现隐匿性原发性乳腺癌方面是敏感的(>75%),对于孤立性腋窝腺病和乳房 X 线检查结果为阴性的女性应该进行 MRI 检查[28-33]。如果乳房 X 线检查结果为阴性,除宫颈或腋窝腺病以外的其他转移部位的腺癌妇女(即骨、肝或肺)也可接受乳腺 MRI 检查[32,33]。

病理学上为鳞状细胞癌的上颈部或中颈部腺病患者应接受彻底的头颈部评估,包括全内镜检查(如喉镜、支气管镜和食管镜)和随机活检。同侧或(更常见的)双侧扁桃体切除术也被推荐作为分期过程的一部分,因为这已被证明可以在高达 30% 的有这种 CUP 表现的患者中识别扁桃体隐窝深处的隐匿性原发性病变[34-36]。头颈部 CT 常规作为初始检查的一部分。此外,[18]F - FDG PET 在鳞状癌和宫颈腺病患者中的应用已得到充分证明;小型前瞻性和回顾性研究表明,这些患者中有 25%~30% 被确诊为原发性头颈部肿瘤[36-42]。一项回顾性研究发现,在接受 PET - CT 融合扫描的患者中,有 44% 的患者发现原发性肿瘤部位,这种方式似乎是优于单独 PET 或 CT 的选择[38,39]。

除了先前给出的提示,PET - CT 的作用尚不清楚。一些小型研究评估了 PET 在 CUP 患者中的应用[43,44]。moller 等已经将 FDG PET 作为颈外 CUP 患者的诊断工具[44]。他们发表了 4 篇论文(152 例患者);这些研究在纳入标准、研究设计和 FDG PET - CT 前的诊断检查方面具有回顾性和异质性。在 39% 的颈外 CUP 患者中,FDG PET - CT 检测出原发性肿瘤。肺是最常见的原发性肿瘤部位(≈50%)。FDG PET - CT 在原发肿瘤部位检测中的敏感性、特异性和准确性分别为 87%、88% 和 87.5%。他们得出结论,FDG PET - CT 可能在鉴别颈外癌原发性肿瘤中起作用;然而,采用更统一的纳入标准的前瞻性研究是有必要的。虽然尚未进行前瞻性研究,但 PET - CT 扫描可能在确定局部治疗前的选定的孤立性转移患者和主要骨病患者的随访中有用[2]。

### ■ 病理学评估

所有从 CUP 患者活检中获得的病理材料都应由熟悉 CUP 检查的经验丰富的病理科医生进行评估。病理科医生也应该被告知患者的相关病史和临床表现,以便他或她可以在这些信息的基础上建议进一步的分析。在 CUP 领域,病理学胜过放射学。病理科医生和治疗肿瘤学家之间的合作至关重要。充分的组织取样是必要的。

CUP 癌包括腺癌、低分化腺癌(60%)、低分化癌(PDC)、未分化癌或未分化肿瘤(30%);鳞状细胞癌(5%);神经内分泌癌(2%)。罕见(2%),CUP 可表现为混合肿瘤,包括肉瘤样、基底样和腺鳞癌(表 53 - 2)。

**表 53 - 2** 原发灶不明癌的主要组织学表现

| 组织学 | 比例(%) |
| --- | --- |
| 高至中分化腺癌 | 55 |
| 低分化腺癌 | 30 |
| 鳞状细胞癌 | 6 |
| 神经内分泌肿瘤 | 4 |
| 未分化恶性肿瘤 | 5 |

足够的组织是必要的，特别是当病理科医生必须从深针穿刺中做出诊断时，没有足够的组织进行免疫组化染色。低分化肿瘤的诊断意味着病理科医生无法将其划分为任何一般的肿瘤类别（癌、淋巴瘤、黑色素瘤或肉瘤）。通过特殊的免疫组化技术对这组低分化病变进行后续评估是有必要的，因为其中一些患者的肿瘤可能是可治愈的，并且对治疗有非常好的反应。病理科医生可以使用许多免疫组化试剂，使肿瘤的组织学分类更容易（表53-3）。

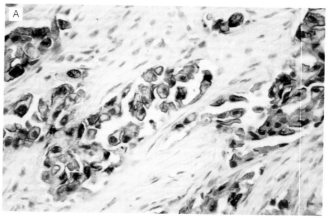

**表53-3** 常用免疫过氧化物酶染色辅助低分化肿瘤鉴别诊断

| 染色 | 可能的主要部位 |
| --- | --- |
| 雌激素/孕激素受体，巨囊病液蛋白-15，低分子量细胞角蛋白 | 乳腺癌 |
| 甲状腺转录因子，CK7，CK20，表面活性蛋白A前体 | 肺癌 |
| 前列腺特异性抗原，上皮膜抗原，α-甲酰基辅酶A消旋酶/P504S | 前列腺癌 |
| 白细胞共同抗原，CD3、CD4、CD5、CD20、CD45 | 淋巴瘤 |
| 波形蛋白、结蛋白[a]、因子Ⅷ[b] | 肉瘤 |
| 嗜铬粒蛋白/突触素、神经元特异性烯醇化酶、细胞角蛋白 | 神经内分泌肿瘤 |
| 上皮膜抗原、β-HCG、甲胎蛋白、胎盘碱性磷酸酶 | 生殖细胞肿瘤 |
| CK7、CK20[c]、尿斑蛋白Ⅲ | 尿路上皮恶性肿瘤 |
| 波形蛋白、人黑色素瘤-45、神经元特异性烯醇化酶 | 黑色素瘤 |
| CK7、CK20[c]、尾型同源框-2、癌胚抗原 | 结肠癌 |

注：[a]在硬纤维瘤、横纹肌肉瘤和平滑肌肉瘤中呈阳性。[b]在血管瘤中呈阳性。[c]尽管CK7+/CK20−染色模式是肺肿瘤的典型，但CK7−/CK20+提示结直肠原发性肿瘤。但双重CK7+/CK20+提示尿路上皮原发性。

特别有用的是，存在于淋巴瘤中的普通白细胞抗原抗体和存在于大多数前列腺癌中的PSA抗体。其他有用的免疫组化标志物包括细胞角蛋白CK7、CK20和甲状腺转录因子（TTF-1）。甲状腺转录因子是一种核转录因子，通常在肺和甲状腺组织及其肿瘤中表达。TTF-1染色阳性在肺癌中很常见，尤其是腺癌（60%～75%）和小细胞肺癌（66%～87%），但在鳞状细胞癌中表达不一致。在针对各种细胞角蛋白的单克隆抗体中，CK7和CK20可以帮助区分不同的实体肿瘤（例如，CK7常与肺部或妇科恶性肿瘤相关，而CK20常见于胃肠道腺癌）。CK7+/CK20−免疫表型结合TTF-1+染色，提示为肺原发性，是区分原发性肺腺癌与转移性肺外腺癌的一种高度敏感和特异性的方法（图53-1）[45-49]。相反，CK7−/CK20+免疫表型提示结直肠原发部位。CK7+和CK20+双重染色提示源于尿路上皮或胰胆管的恶性肿瘤（译者注：也有认为CK7+和CK20+可考虑胰胆管来源）。使用光学显微镜和DIHC，可以在多达1/3的CUP病例中确定原发性肿瘤。免疫组化也可以提示具有潜在治疗影响的生物标志物研究（如KRAS、表皮生长因子受体、HER2和间变淋巴瘤激酶突变）。

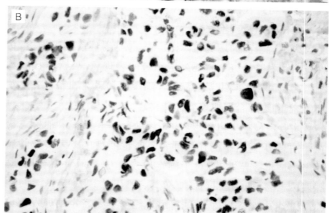

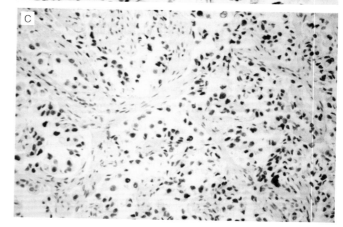

**图53-1** 对一例原发性转移性腺癌至锁骨上淋巴结的活检标本进行免疫组化染色。免疫过氧化物酶染色CK7（A）和TTF-1（B）阳性，CK20（C）阴性，提示转移性非小细胞肺癌。经许可引自Dr. Nelson Ordoñez，Deportment of Pathology，MDACC

1型肝细胞抗原表达局限于良性和恶性的肝细胞，有助于诊断伴有肝病变的CUP患者的肝细胞癌。在女性中，根据病理和转移模式，进行雌激素受体和孕激素受体染色以寻找乳房原发灶。乳房原发癌的另一个标志是粗囊性疾病液体蛋白15，在62%～72%的乳腺癌中存在。

Dennis和他的同事[50]用生物信息学的方法发现了其他新的分子标记。所有公开的来自各种腺癌的基因表达数据汇总在一起，发现四种以前没有被认为是肿瘤标志物的新蛋白质显著上调。逆转录-聚合酶链反应证实了这一点。其中一个例子是亲脂素B，它被发现仅限于乳腺癌、卵巢癌和前列腺癌。

细胞遗传学分析在 CUP 诊断中的应用是有限的。特异性染色体异常已在几种类型的淋巴瘤（非切割细胞非霍奇金淋巴瘤中的 8;14 易位）、生殖细胞瘤（i12p）和翼肉瘤（t11;22 或 t21;22）中被发现。在 Pantou 等的细胞遗传学研究中，4 例 CUP 患者中有 11 例淋巴瘤存在免疫球蛋白（Ig）H/Alk-1 重排，通过荧光原位杂交进行了鉴定。此外，1 例患者因 11 号和 22 号染色体的特征性重排被诊断为尤因肉瘤。在新的和复杂的免疫组化时代，细胞遗传学很少被要求帮助治疗决策。最有用的是在有效算法中使用的免疫组化结果的组合，这些算法可以被证明是临床适当的和具有成本效益的，但方法尚未被完全统一[51,52]。

### ■ 原发灶不明癌的组织来源研究

使用 DNA 微阵列和逆转录聚合酶链式反应的 ToO 分子分析是一种很有前途的技术，可用于建立推定的 CUP 患者的初步诊断[53,54]。这些分析在已知癌症中的表现已通过使用独立的肿瘤样本盲集进行验证，准确度约为 90%[55-57]。使用福尔马林固定的小型活检或细针抽吸样本的可行性使其在临床环境中实际使用。基于信使 RNA 或 microrna 的 ToO 检测已在前瞻性和回顾性的 CUP 试验中进行了研究。最近，一种源于基因组的算法利用人工智能来预测 ToO，考虑到肿瘤的多个分子特征。在 CUP 中，这些分析和算法在约 70% 的研究患者中提示特定的原发性肿瘤[58-65]。由于根据定义，原发性肿瘤部位在 CUP 中是不知道的，因此在 CUP 中验证肿瘤部位预测是一个挑战。多个小型研究的结果表明，ToO 的预测可能是准确的。指标包括：① ToO 检测结果与患者病程中（或多年后）潜在原发病的出现一致；② ToO 检测结果与诊断性免疫组化之间有很强的相关性（两者都提示一个假定的原发病）；③ 一项前瞻性研究表明，接受以 ToO 为基础的靶向治疗的患者的生存率与接受相应已知原发疾病的患者相似[66]。

在美国，目前有三种商业上可用的医疗批准的测试。它们在使用的平台、识别的潜在癌症的数量、训练集的大小和组织学样本，以及报告格式方面有所不同。所有三种检测都报告了 75%~85% 的 CUP 患者的推定原发病灶。目前还没有进行比较研究，但根据我们的个人经验，当免疫组化用于诊断时，所有三种检测通常会产生相似的结果。

一项前瞻性单臂研究评估了 92 基因检测在预测 ToO 和检测导向的部位特异性治疗 CUP 患者中的作用。笔者得出结论，接受检测导向的部位特异性治疗的患者的中位生存期为 12.5 个月（95% CI 9.1~15.4），优于先前使用经验性治疗的研究。胆道和尿路上皮分布占预测的 33%。不幸的是，考虑到非随机设计、统计偏差、后续（经验性）治疗线的使用等混杂变量，以及 CUP 癌症的异质性，不能从该研究中得出治疗影响的确切结论。

两项针对难以诊断的原发癌症（几项低分化）的前瞻性盲法研究报道了 ToO 分子谱优于免疫组化的诊断准确性。样品通过 IHC/形态学分析或 ToO 分子分型进行评估。准确度的定义是基于与已知原发病理的比较。其中，该方法对肿瘤

分类的总体准确率为 79%，而 IHC/形态学分析的总体准确率为 69%（P=0.019）。免疫组化的平均使用率为 7.9 个病例（范围 2~15）。另一项研究也证实了类似的发现[68]；与免疫组化法的 83% 的准确率相比，该方法的准确率为 89%（P=0.013）。在低分化和未分化癌亚群中，检测准确率超过了免疫组化（91%~71%，P=0.023）。这些结果对 CUP 癌症的管理具有重要意义，并为研究选择性患者中 ToO 分子谱补充 IHC 的综合算法提供了依据。

已经设计了多个临床试验来评估 ToO 分子谱分析的治疗效果，包括一项已报道的临床试验，以及其他正在进行的临床试验。迫切需要这些数据和其他创造性的试验设计来研究 CUP 亚群，以及这些测定对 CUP 患者生存和生活质量的影响。

### ■ 原发灶不明肿瘤中的二代测序

随着我们对癌症分子认识的提高，越来越多的治疗方法被用于针对癌症的特定分子特征，而不是 ToO。二代测序已经成为发现这些分子特征的诊断工具，这可能对 CUP 患者的治疗有意义。Rossa 及其同事回顾性研究了 200 个连续的 CUP 肿瘤标本，这些标本使用基于混合捕获的 Foundation-One 方法进行了全面的基因组分析[69]。从这些 CUP 肿瘤标本中提取的 DNA 经杂交捕获 236 个癌症相关基因的 3 769 个外显子和 19 个癌症中常见重排基因的 47 个内含子后进行分析。125 例原发部位不明的腺癌（ACUP）和 75 例非腺癌（non-ACUP）。笔者报道，大量的 CUP 样本（85%）至少有一个临床相关的基因组改变，有可能影响和个性化治疗。基因组改变的平均数量为每个肿瘤 4.2 个。与非 ACUP 肿瘤相比，ACUP 肿瘤更频繁地由受体酪氨酸激酶/Ras/丝裂原激活蛋白激酶信号通路的基因组改变驱动。笔者得出结论，全面的基因组分析可以识别新的治疗模式，并建议早期检测可能在 CUP 管理中有实用价值。

随着诊断方法和临床试验设计的发展，不管 ToO 如何，分子通路已经成为治疗靶点。错配修复途径和 TRK 融合已经在多种肿瘤类型中进行了研究[70,71]。考虑到其治疗意义，应考虑在 CUP 患者中作为广泛分子分析的一部分进行测试。

### ■ 原发灶不明肿瘤中的液体活检

自从发现肿瘤衍生 DNA 片段进入血液以来，人们对液体活检在癌症诊断和治疗中的作用产生了相当大的兴趣[72]。DNA 分析的进步使得循环肿瘤 DNA（ctDNA）的基因分型成为可能，ctDNA 已被用于某些癌症的突变检测，如非小细胞肺癌中的表皮生长因子受体突变[73]。液体活检的优点是比肿瘤活检的侵入性更小，使患者更容易收集连续样本。另一个好处是有可能克服原发性和转移性肿瘤的肿瘤异质性和分子差异。在 CUP 中，液体活检的作用已经被一组使用 ctDNA 的二代测序研究多达 70 个基因的小组检验[74]。在所研究的 442 例患者中，66% 的患者有一种或多种特征性改变，最常见的是 TP53。这项工作强调了 ctDNA 的可行性及其未来应用的潜力。然而，液体活检的一个局限性是确定每种突变的生物学意义，因为许多突变可以在健康的个体中发现。需要进

一步的工作来描述这些差异。

# 特定临床病理亚组的管理

## ■ 表现为孤立性脑转移的 CUP

在 15% 的脑转移患者中,原发部位仍不清楚[75,76]。区分转移性脑肿瘤和原发性脑肿瘤是治疗脑损伤患者的重要因素。一旦做出这种区分,单灶转移的患者应考虑手术,多灶转移的患者应接受放射治疗。在最近的一项小型前瞻性研究中,接受全脑切除术和随后的全脑放疗(WBRT)治疗的单次脑转移的 CUP 患者的中位生存期为 13 个月。有多发性脑转移且接受单独 WBRT 或有症状病灶笼统切除后辅助 WBRT 的 CUP 患者的中位生存期仅为 6~8 个月。立体定向脑辐射常用于 CUP,其原理与已知原发癌症的脑转移相同。

## ■ 表现为转移性宫颈腺病的 CUP

在这个亚组中,患者表现为高至颈椎中部或锁骨上淋巴结肿大;在组织病理学分析中,这些肿瘤是鳞状细胞或 PDC。对于鳞状细胞癌,大约 20% 的患者在随访中最终确定了原发部位,其中扁桃体是最常见的部位,其次是梨状窝和舌底。

腺癌不太常见,通常起源于转移性非乳头状甲状腺癌或远处的晚期恶性疾病(以锁骨上淋巴结转移为特征的胃肠道癌、肺癌或乳腺癌)。在头颈部的所有恶性肿瘤中,只有 5%~10% 在成像和全内镜检查后被分类为未知的原发性肿瘤。颈部 CUP 患者的预后总体上优于其他 CUP 临床亚组,但即使在该组内,也存在显著的异质性。Yalin 等[77]对 107 例宫颈 CUP 患者(62% PDC,24% 鳞状癌,14% 腺癌)进行了回顾性研究,报道 5 年 OS 率为 35.5%。在 Issing 等[78]的另一项回顾性研究中[78],5 年和 10 年总生存率分别为 42.7% 和 30.6%。存在以下任何一种情况时,预后明显较差:腺癌、Ⅲ/Ⅳ 级淋巴结病、多发淋巴结和块状疾病。

锁骨上淋巴结肿大的患者预后比其他淋巴结肿大的患者差得多。右侧锁骨上淋巴结癌最常发生于肺和乳腺隐匿性原发肿瘤。当疾病影响左侧淋巴结时,腹腔内恶性肿瘤通过胸导管(Virchow 淋巴结)扩散是另一种可能性。

颈椎 CUP 患者的管理越来越有争议,主要是因为术后放疗的问题。对所有潜在黏膜组织进行辅助照射的概念一直受到质疑,因为在随机研究中没有任何可证明的生存益处。迄今颈部术后放射治疗显著改善局部控制,但这并没有转化为改善 OS。也就是说,联合治疗方式(手术和放射治疗)比单独的任何一种方式都更好[79]。大多数仅累及颈椎或锁骨上的患者应接受包括手术、术后放疗和密切随访在内的局部治疗。如果没有重大疾病遗留,只有一个小于 6 cm 的淋巴结受累,病理复查中没有发现囊外延伸,接受切除活检诊断的患者通常不需要额外的手术。如果出现上述任何一种特征,就需要进行颈部清扫术。此外,对于鳞状细胞癌患者,通常提倡在颈部肿块的同侧行单侧扁桃体切除术,因为在接受扁桃体切除术的患者中,18%~39% 的患者通常会发现隐匿性扁桃体癌。原发部位的识别将通过限制辐射范围从而降低发病率,并将

改善监测。

对于 N1 或 N2a(鳞状细胞癌)患者,尚不清楚术后放疗是否能改善局部控制,因为相关研究一直存在矛盾。在这种情况下,手术后严密监测也是可以接受的。所有其他患者术后应接受双侧颈部放疗,覆盖所有潜在的隐匿原发部位(如鼻咽、口咽和下咽)。根治性颈部清扫术或根治性颈部照射术后 3 年生存率为 35%~60%。在这一组中,N1 疾病患者预后较好;N3 疾病患者,无论采用何种局部治疗方式(手术、放疗或两者兼有),65% 的病例不能完全缓解。

虽然化疗在宫颈 CUP 患者中的作用尚不明确,但头颈癌 Ⅱ/Ⅲ 期数据的外推表明,化疗在晚期淋巴结疾病患者中起作用(N3)。最近的一项大型荟萃分析对 63 项试验中 1 万多名接受化疗的头颈部鳞状细胞癌患者进行了分析,结果显示,5 年的绝对生存获益虽小,但意义重大,为 4%[80]。在不可切除的鳞状细胞头颈部癌症患者中,采用顺铂/5-FU 和西妥昔单抗方案的强化同步放化疗可改善完全应答率、局部区域控制和器官功能的保存,但以显著的毒性为代价。

## ■ 原发灶不明和孤立性腋窝淋巴结肿大的女性

腋窝淋巴结腺癌的女性构成了另一个预后较好的亚群。这些患者的治疗方法通常与 Ⅱ 期乳腺癌患者相同。孤立性腋窝腺病是一种罕见的乳腺癌表现,仅占每 1000 例诊断乳腺癌的 1~3 例。应进行乳房 X 线摄影和超声检查,并对任何确定的病变进行活检。如果乳房 X 线检查结果正常,需要进行额外的乳腺 MRI 成像,因为 MRI 检测小的原发性乳腺肿瘤的能力更强(灵敏度 70%~95%)。MRI 的假阴性率很低。在文献中报道的约 40 例孤立性腋窝腺癌和乳腺 MRI 阴性结果的女性中,只有 4 例在手术或随访中被发现患有乳腺癌[81]。

目前推荐的腋窝 CUP 患者的治疗方法包括腋窝清扫术,局部复发高风险患者的腋窝放疗(如囊外浸润或 4 个阳性淋巴结),以及根据年龄、绝经状态和生物标志物对乳腺癌进行适当的全身治疗。如果乳腺 MRI 结果为阴性,不建议乳房切除术或乳房照射[82-84]。如果乳腺 MRI 呈阳性或可疑,通常建议对乳房进行放疗。仅以腋窝腺病为表现的男性患者预后较差[82]。

这种管理模式正在改变,分子分析补充病理作为诊断工具在这部分患者。并非所有患有腋窝腺病的女性都患有隐匿性乳腺癌。对 ToO 的分析可以帮助做出治疗决定,特别是如果 IHC 与乳腺癌和破坏因子受体、孕激素受体无关,且 HER2 状态为阴性。

## ■ 以孤立性腹股沟淋巴结肿大为表现的 CUP

少数 CUP 患者表现为腹股沟腺病。未分化(间变)癌在这些病例中至少有一半被发现。一些间变性"癌"表现为无明显原发性皮肤损害的黑素瘤。其余患者为起源于皮肤、泌尿生殖道、肛门或骨盆的鳞状细胞癌。这些部位的原发病变的详细调查是重要的,因为肛门、外阴、阴道和子宫颈癌的治疗是有效的,即使是扩散到区域淋巴结。有局限于腹股沟淋巴结的癌症和 PDC 的住院患者,如果没有确定原发部位,应在

有无放疗的情况下进行浅层腹股沟剥离术。手术和放疗的双模式治疗可能会增加严重淋巴水肿的风险,需要仔细规划。化疗,在明确治疗之前和在临床试验的背景下,可以提供给大块局部区域性腺病患者,这在临床上并不少见。

### ■ 未知的原发性和散在性胸腔积液癌

大多数孤立性胸腔积液患者为腺癌,有时难以与间皮瘤鉴别。更新的 IHC 标志物(如 calretinin、CK 5/6 和 WT1)在区分肺腺癌和上皮样恶性间皮瘤时更敏感,有助于诊断[85]。额外的免疫组化标志物,包括 TTF-1、CK7/20 和乳腺标志物,应作为辅助治疗的一级和二级诊断。如果积液快速再积聚,可以尝试胸膜固定术来减缓积液再积聚的速度,或者像更常见的那样(在撰写本文时),首选每日抽吸的胸膜导管(可以在注意到化疗反应和流量减少后移除)。大多数患者根据其 IHC 表现开始化疗,紫杉烷加卡铂与吉西他滨加顺铂是常用的双重组合。

### ■ 以恶性腹水为表现的 CUP

恶性腹水患者通常属于两个亚群中的一个,每个亚群都有非常不同的自然病史。第一组为产生黏蛋白的腺癌患者,他们可能表现为含有印戒细胞的腹水。这些患者通常有多个腹膜种植,原发部位最有可能是胃肠道(即胃、小肠、阑尾、结肠或胰胆)。鉴于目前可用于治疗转移性结肠癌和提高生存率的药物,对于提示结肠特征的 IHC 患者(CK20+、CK7- 和 CDX-2+)考虑这些组合是很重要的。第二组患者是由原发性浆液性腹膜乳头状癌患者组成。这种疾病通常也与盆腔腺病或包块有关。这些患者可能有 CA125 水平升高,但没有检测到卵巢癌。一些研究人员认为这些患者患有真正未知的原发性卵巢肿瘤或原发性腹膜浆液癌[86,87]。疾病管理应与女性卵巢癌相同。据报道,在腹膜癌患者中,紫杉醇/卡铂基化疗的中位生存期延长至 13 个月,25% 的患者无进展生存期持续超过 2 年。在本研究中,该亚组 CUP 患者的总体缓解率(ORR)和完全缓解数较高(分别为 68.4% 和 20%)。

### ■ 以孤立性骨转移为表现的 CUP

当发现骨转移时,应评估男性是否为前列腺癌,女性是否为乳腺癌,因为他们可能是激素治疗的候选人,与细胞毒性治疗相比,激素治疗相对容易。其他癌症包括肺癌、胆管癌、肾癌,以及罕见的黑色素瘤。有单一骨转移的患者可以选择手术或放疗,然后进行监测。在放疗后肿瘤进展的多部位疾病患者,应给予化疗试验。许多实验性药物目前可用于正在进行的临床试验。寻骨梯度同位素(如锶 89)治疗可能对少数患者的播散性疼痛性骨转移有用。双磷酸盐通常用于其他恶性肿瘤,如多发性骨髓瘤、乳腺癌和前列腺癌。通常,PET-CT 是观察播散性骨转移疾病治疗反应的首选成像方式。

### ■ 以肝转移为表现的 CUP

肝转移患者占 CUP 患者的 30%~40%;他们组成了一个临床亚组,预后相对较差,据报道中位 OS 在 49 天到 7 个月。这一类最重要的诊断考虑是区分原发性肝和胆道肿瘤(肝细胞癌和胆管癌)与已转移到肝的癌症,并识别具有更惰性性质的肿瘤(如神经内分泌肿瘤)的患者。因此,用免疫组化对肝活检标本进行仔细的病理复查是必要的。原发性肝癌最常见的两种组织学表现是腺癌(55%)和低分化/未分化癌(30%)。对于不可切除的疾病,推荐的初始治疗方法是全身化疗,对于可切除的疾病,手术可能是一种选择。

### ■ 原发灶不明的神经内分泌肿瘤

神经内分泌肿瘤约占所有 CUP 的 4%,通常表现为弥漫性肝或骨转移。组织学上,神经内分泌肿瘤可分化良好或分级较低,具有典型的类癌或胰岛细胞肿瘤的特征,表现出更多的惰性行为。这些肿瘤的治疗应类似于已知原发部位转移性低级别神经内分泌肿瘤的既定指南。对于病情有限的患者,手术切除或化疗栓塞可能是合适的。如果局部治疗无效,则考虑使用(抗血管内皮生长因子药物,包括舒尼替尼或哺乳动物靶向雷帕霉素抑制剂,包括依维莫司)进行靶向治疗。第二组为高级别神经内分泌肿瘤,在光镜下表现为 PDC,但在免疫组化中表现为强烈的神经内分泌特征(即神经元特异性烯醇化酶、嗜铬粒蛋白 A 和突触素阳性)。这些高级别神经内分泌肿瘤像小细胞肺癌一样,使用依托泊苷加铂或伊立替康加铂联合治疗,报道的有效率高。

### ■ CUP 和生殖细胞综合征

作为一个群体,未分化癌(PDC)患者年龄小于 50 岁,并伴有快速生长的中线肿瘤,累及淋巴结、纵隔或腹膜后;他们的肿瘤已被发现对化疗非常敏感,特别是对含铂方案。我们认为这些患者有低分化的生殖腺外生殖细胞肿瘤。他们对化疗的反应率为 35%~50%,那些达到完全反应的人通常会享受持久的缓解。Hainsworth 及其同事[88]对 220 例 PDC 或低分化腺癌(PDAC)患者进行了前瞻性研究,这些患者在 1978—1989 年接受了以顺铂为基础的化疗方案,其中约一半患者的主要肿瘤位于纵隔、腹膜后或周围淋巴结。ORR 为 63%,完全缓解率为 26%,10 年无病生存率为 16%。

然而,Lenzi 和他的同事 4 对 337 例 PDC/PDAC 患者的临床结果进行了回顾性分析,发现这不是真的。在这组患者中没有观察到延长的生存期,基于顺铂的化疗也没有显著的生存优势。此外,与文献中其他报道相反,血清甲胎蛋白或 β-HCG 水平升高并不能预测中位 OS 的改善。这种差异可能是由几个混杂因素造成的。首先,关于生殖腺外生殖细胞综合征的旧研究包括了 PDC 患者,他们实际上没有患 CUP,但患有其他高度可治疗的恶性肿瘤。在 Hainsworth 等的一项研究中,36 名长期幸存者中有 88 人,其中 20% 随后被发现患有淋巴瘤、睾丸癌、平滑肌肉瘤。相反,在 Lenzi 的研究中,原发部位被确定的患者被排除在分析之外。这些患者大多患有高度可治疗的恶性肿瘤,如淋巴瘤(6%)、乳腺癌(8%)、卵巢癌(3%)、生殖细胞(2%)和前列腺癌(1%)。排除这些患者将显著降低反应率和中位生存率。

其次,即使原发不明的 PDC/PDAC 患者,也存在显著的异质性。在 Lenzi 的研究中,337 例患者的 CART 分析显示,不同组的生存时间差异很大。中位 OS 最长的组(40 个月)包括 PDC 患者,淋巴结受累,只有一个或两个转移位点。相比之下,非淋巴结转移患者预后很差,中位 OS 仅为 7 个月。

### ■ 肉瘤样癌

肉瘤样癌是一种罕见的组织学亚型,其特征是低分化癌伴肉瘤样成分或真正的混合谱系肿瘤。这种罕见的患者往往病程较重,预后较差。在 48 例患者的研究中,中位 OS 为 11 个月,患者通常对化疗有耐药性。在多变量分析中,体力评分差和中性粒细胞与淋巴细胞比例高的患者生存期较短[89]。

### ■ 切除时偶然发现的原发性肿瘤和 CUP

CUP 因不寻常的、孤立性的出现而臭名昭著。这种病变可能出现在皮肤上,也可能出现在良性无关的手术摘除的单个淋巴结上,甚至出现在其他更不寻常的部位。如前所述,患者应检查原发性肿瘤和其他转移部位。如果没有发现原发性肿瘤和其他转移部位,必须确保病灶完全切除;这通常需要进

一步切除更宽的边缘(如果是皮肤或皮下)。然后患者可以在不进行治疗的情况下进行监测,不选择的病例可以进行放射治疗。许多这样的患者可以延长生存期。孤立性皮肤病变的患者可能是未分化的原发性皮肤肿瘤,经过适当的局部手术治疗有治愈的可能。

## 化疗策略

使用较新的化疗药物的联合治疗方案已证明比使用较旧的单药治疗方案对 CUP 癌症更有益处。当比较不同化疗试验中报告的生存率和应答率时,出现了几个困难。例如,在不同的研究中,选择患者的组织学标准往往是不同的。此外,在较早的研究中,免疫组化方法未用于评估病理标本。尽管存在这些困难,但没有一项研究坚定地将任何化疗方案确立为 CUP 的金标准。大多数研究的中位生存期,无论方案如何,都在 5～13 个月,缓解率低于 30%,且无显著改善(表 53-4)。

**表 53-4 原发灶不明癌的 II 期研究**

| 作者 | n | 化疗方案 | 两个或多个转移部位(%) | ORR(%) | 中位 TTP(月) | 中位数(月) | 1 年(%) | 2 年(%) |
|---|---|---|---|---|---|---|---|---|
| Assersohn 等 | 45 | 5-FU vs | 44 | 11.6 | 4.1 | 6.6 | 28 | NR |
| | 43 | 5-FU+Mi | | 20 | 3.6 | 4.7 | 21 | NR |
| Culine 等 | 82 | AC→EP,交替,14 天 1 次+GCSF | 68 | 39 | NR | 10 | | |
| McDonald 等 | 31 | Mi/P/CI 5-FU | 52 | 27 | 3.4 | 7.7 | 28 | |
| Greco 等 | 120 | Gem/Cb/Pac | 65 | 25 | NR | 9 | 42 | 23 |
| Saghatchian 等 | 33 | PDC/PDAC:EP×2→BI | 57 | 40 | 8.1 | 9.4 | NR | 28 |
| | 18 | 腺癌:P/CI-5-FU/IFN-α | 44 | 44 | 8.6 | 16.1 | NR | 39 |
| Hainsworth 等 | 39 | Gem | NR | 33 | 5 | NR | | |
| Dowell 等 | 17 | PAC+5-FU/LV vs | 59 | 19 | NR | 8.4 | | |
| | 17 | CBE | 65 | 19 | 6.5 | | | |
| Briasoulis 等 | 77 | Cb+Pac | 22%有 3 个或更多 | 38.7 | 6 | 13 | | |
| Greco 等 | 23 | DP vs | 73 | 29 | NR | 8 | 42 | |
| | 40 | Dcb | 68 | 22 | 8 | 29 | | |
| Culine 等 | 20 | HDCT+auto-SCT vs | 80 | 42 | NR | 11 | | |
| | 40 | AC 与 EP 交替 | 75 | 39 | 8 | | | |
| Falkson 等 | 43 | Mi/Epi/P vs | 53 | 50 | 4.5[a] | 9.4[a] | | |
| | 41 | Mi | 44 | 17 | 2.0 | 5.4 | | |
| Warner 等 | 33 | Cb+E(口服) | 91 | 23 | NR | 5.6 | NR | |
| Hainsworth 等 | 55 | Pac/Cb/E(口服) | 67 | 47 | NR | 13.4 | 58 | NR |
| Hainsworth 等 | 220 | BEvP±Doxo;1985 年以后:BEP | 74 | 63 | NR | 10 年生存率:16% | | |
| Van der Gaast 等 | 34 | BEP×4→EP×2 | 53 | 53 | NR | NR | | |
| Eagen 等 | 28 | MiA→CAM vs | NR | 14 | NR | 5.5 | 19 | 8 |
| | 27 | MiAP→CAM | | 26 | 4.6 | 12 | 0 | 26 |

续　表

| | | | 总生存期 | | | | | |
|---|---|---|---|---|---|---|---|---|
| 作者 | n | 化疗方案 | 两个或多个转移部位(%) | ORR(%) | 中位 TTP(月) | 中位数(月) | 1 年(%) | 2 年(%) |
| Hayashi 等 | 30 | 卡铂-紫杉醇 vs | NR | 41.2 | NR | 12.5 | 54.9 | NR |
| | 30 | 靶点特异性治疗 | NR | 34.7 | NR | 9.8 | 44 | |

注：<sup>a</sup>统计学上显著差异，P = 0.05。A，多柔比星；auto - SCT，自体干细胞移植；B，博来霉素；C，环磷酰胺；Cb，卡铂；CI，连续输注；D，多西他赛；Doxo，多柔比星；E，依托泊苷；Epi，表柔比星；5 - FU，5 - 氟尿嘧啶；Gem，吉西他滨；GCSF，粒细胞集落刺激因子；HDCT，高剂量化疗；I，异环磷酰胺；IFN，干扰素；LV，亚叶酸钙；M，甲氨蝶呤；Mi，丝裂霉素；NR，未报道；ORR，总缓解率；P，顺铂；Pac，紫杉醇；PDC/PDAC，低分化癌/腺癌；TTP，至进展时间；v，长春花碱。

然而，某些临床亚型(如腹膜癌和淋巴结为主的疾病)的患者确实受益于化疗。历史上，以顺铂为基础的联合化疗方案经常用于治疗 CUP 患者。文献中的缓解率为 12%～26%，中位生存期为 5～7 个月。联合使用紫杉醇和卡铂可适度提高生存率和缓解率。然而，对于广泛转移且表现不佳的患者，全身化疗不太可能是有益的，通常只需要支持治疗。

在 Hainsworth 及其同事进行的 Ⅱ 期研究中，CUP 患者(n = 55)每 21 天接受紫杉醇(第 1 天 200 mg/m²)、卡铂(AUC = 6，第 1 天)和口服依托泊苷(50 mg 交替 100 mg，第 1～10 天)[90]。大多数患者之前未接受治疗，只有 4 人之前接受过化疗。大多数患者有中度至分化良好的腺癌(55%)或 PDC/PDAC(38%)、鳞状(2%)和神经内分泌(5%)组织学表现较低。主要发病部位为淋巴结(25%)、肝(16%)和肺部(16%)。在这项研究中，大约 24% 的患者有多个病灶，其中 42% 的患者有两个以上的转移病灶。所有组织学亚组的缓解率相同，报告的 ORR 为 47%，中位 OS 为 13.4 个月。该方案耐受性良好，骨髓抑制是最常见的 3/4 级毒性。无与治疗相关的死亡报告。

Briasoulis 和同事[91] 发现卡铂(AUC = 6)和紫杉醇(200 mg/m²)在不口服依托泊苷的情况下，对 CUP 的缓解率和中位 OS 相同。在这项 Ⅱ 期试验中，患者(n = 77)接受了最多 8 个周期的化疗。此外，在第 5～12 天给予粒细胞集落刺激因子。不同组织学亚型的比例与 Hainsworth 研究中的相当：腺癌(61%)、未分化(35%)和鳞状(4%)。本研究中存在三个不同的临床亚组：腹膜癌(25%，主要为女性)、内脏或骨转移(43%)和以淋巴结或胸膜疾病为主(30%)。报告的 ORR、中位缓解持续时间和中位 OS 分别为 38.7%、6 个月和 13 个月。尽管腺癌和未分化癌的缓解率相当，但在肝/骨转移或播散性转移这三个临床亚组中存在显著差异(ORR 15.1%，中位 OS 10 个月)、淋巴结/胸膜疾病(ORR 47.8%，中位 OS 13 个月)和腹膜[ORR 68.4%(女性为 75%)，中位 OS 15 个月]，P = 0.01。3 例以淋巴结为主的患者持续缓解时间超过 2 年。3/4 级中性粒细胞减少症仅为 4%，2 例报告死于败血症。

一项 Ⅱ 期研究评估了顺铂联合吉西他滨或伊立替康治疗既往未治疗的 CUP 患者的作用[92]。组织学亚型比例为腺癌 60%～67%，低分化腺癌 15%～18%，未分化腺癌

13%～15% 和不可分化腺癌 3%～10%。接受顺铂和吉西他滨的患者 ORR 为 55%，接受顺铂和伊立替康的患者 ORR 为 38%。该试验的目的不是在两组之间进行统计比较。两组中位生存期吉西他滨和顺铂组为 8 个月，伊立替康和顺铂组为 6 个月。

在一项小型 Ⅱ 期研究中，多西他赛联合卡铂的结果似乎不如上述试验中紫杉醇/卡铂联合的结果[93]。ORR 为 22%，中位 OS 为 8 个月，1 年 OS 率为 29%。这三个研究中疾病部位和组织学的差异可能是造成差异的原因。严重的 3/4 级骨髓抑制在多西他赛组比紫杉醇组更常见(50%)，有 2 例报告死于败血症。多西他赛联合吉西他滨在 Ⅱ 期研究中也进行了研究。ORR 为 40%，中位 OS 为 10 个月[94]。

对于未分化或 PDC 不属于生殖腺外生殖细胞或神经内分泌临床亚群的患者，传统上给予以顺铂为基础的方案试验。需要化疗的鳞状细胞癌患者也经常使用以顺铂为基础的方案进行有效的治疗。

人们对使用 ToO 研究来指导 CUP 患者的治疗选择有很大的兴趣。为了解决这个问题，已经设计了几项试验，其中一项已被报道。在这项试验中，130 名患者进行了基因表达谱来预测肿瘤起源，然后被分配到特定部位治疗或经验性紫杉醇和卡铂治疗[95]。特异性部位治疗组的 1 年生存率为 44%，经验性化疗组为 54.9%，P = 0.264；笔者得出结论，与经验性化疗方法相比，基因表达谱指导部位特异性化疗未能提高生存率。然而，有利的 CUP 亚群被排除在外，两组间预测的肿瘤类型不平衡。

挽救性化疗在 CUP 中的作用尚不明确。吉西他滨已被发表为先前治疗过的 CUP 患者的二线治疗药物。在 Hainsworth 及其同事[96] 的 Ⅱ 期研究中，吉西他滨每周以 1 000 mg/m² 的剂量给药(在 28 天周期的第 1、8 和 15 天)。所有患者(n = 39)接受 2 个周期，然后评估反应。为了客观缓解或病情稳定，继续化疗最多 6 个周期。大约 90% 的患者在含铂和紫杉烷的治疗方案中失败。大多数患者有腺癌(59%)或 PDC/PDAC(31%)。中位进展时间为 5 个月。吉西他滨耐受性良好，92% 的患者接受 2 个或 2 个以上周期。最常见的 3～4 级毒性是疲劳/虚弱和黏膜炎/食管炎。

Hainsworth 等[97] 报道了一项 51 例贝伐珠单抗和厄洛替尼联合靶向治疗的试验，25% 未接受过化疗，伴有晚期骨或肝

转移,75%已接受一种或两种化疗方案的治疗。4例患者(8%)有缓解,30例患者(59%)病情稳定或有轻微缓解。中位OS持续时间为8.9个月,42%的患者存活1年。

基于分子特征而非起源部位检查治疗作用的临床试验的发展对CUP具有重要意义,并可能导致额外的治疗方案。在对389个案例的分析中,1.8%被发现是微卫星不稳定性高[98]。虽然在本队列中未报道治疗反应数据,但帕博利珠单抗已被批准用于微卫星不稳定性高的癌症患者,无论其起源部位如何。此外,另一项对333名患者进行新一代测序的研究发现,30%的患者存在"潜在的可靶向的基因组改变"[99]。尽管并非所有癌症的基因组改变都被证明对靶向治疗有反应,但有一位患者被发现有NTRK1融合。拉罗替尼是NTRK融合阳性癌症患者的一种治疗选择,在这一小部分患者中有作用[71]。

虽然经验方案的评估在过去是首选的方法,现代分子诊断试验的出现,有助于定义CUP亚型,我们的重点已经从经验组合转移到更量身定制的方案,特别是由免疫组化指导的方案,在有帮助的情况下,ToO或突变谱。此外,随着对已知癌症的治疗方法的改进,并基于不断发展的预测标志物变得更具选择性,更新的治疗方法也应在适当的CUP亚型中进行评估。

## 未来的趋势

病理学、癌症治疗学和临床试验设计的进步都有可能在未来几年使CUP患者受益。病理学的进步为基于算法的免疫组化应用提供了机会,这可以提高诊断率,也可以保护组织,这可能是ToO研究或二代测序所需要的[100]。免疫疗法在CUP中的作用尚未明确,目前最好用于临床试验。此外,预测免疫治疗疗效的多种生物标志物正在研究中,包括微卫星不稳定途径、肿瘤突变负担和PD-1等。正在进行的研究可能会解决这些悬而未决的问题[101]。临床试验设计已经发展到包括篮子试验,这些试验着眼于具有相似基因组改变而不是起源部位的患者组。这些方法,以及其他新的临床试验设计,对CUP有重要的治疗意义,因为它们可能为这种罕见的患者群体提供有益的证据。

## 总结

所有CUP患者都应接受原发性肿瘤的直接诊断评估和转移标本的详细病理评估。根据临床病理标准定义并被认为预后良好的患者,可从选择性或积极治疗中显著获益。大多数晚期播散性CUP患者预后较差,目前尚无疗效已确定的独特经验性联合治疗。我们已经摆脱了"一种治疗适合所有人"的范式,转向了一种更个体化的方法,将临床表现、病理评估和不断发展的诊断工具结合起来。分子分析和基于二代测序的研究使得更复杂的测试成为可能。此外,这些工具可以针对肿瘤的特定突变或分子特征进行个体化的CUP治疗。然而,这种方法要想成功,就需要对分子有更多的了解,也需要对特定突变有效的新型药物。

## 提示

- 充分的病理评估是诊断的基础。在任何可能导致取样偏差或限制病理检查的样本不足的情况下,强烈建议重复活检。
- 多学科方法包括医学肿瘤学、病理学、放射学和外科/放射肿瘤学(针对寡转移性疾病)之间的密切沟通,对制定适当的治疗策略非常有价值。
- 基于患者临床病理特征的集中评估是推荐的,这是最具成本效益和临床有效的策略,可防止治疗延误。应避免不必要的侵入性检查。

- 尽管关于分子分析的作用的数据有限,但我们鼓励使用二代测序,因为它可以提供关于假定起源的线索,还可以识别分子驱动治疗可能有益的一小部分肿瘤。
- 虽然部位特异性化疗与经验性化疗的绝对优势尚不清楚,但我们支持根据假定的原发灶进行治疗的范例。
- 应鼓励所有患者参与临床试验(介入性或转化性),并对部分患者考虑早期转诊到CUP临床研究项目。

# 第 54 章　儿童肿瘤

Branko Cuglievan
Wafik Iaky
Richard Gorlick
Douglas Harrison
张红梅　王筱雯·译

## 要点

▶ 急性淋巴细胞白血病(ALL)、肾母细胞瘤(WT)、非霍奇金淋巴瘤(NHL)、霍奇金淋巴瘤(HL)、生殖细胞瘤等许多常见小儿肿瘤患者的生存率接近甚至超过 90%。然而,针对某些类型的实体瘤、高级别胶质瘤和弥漫性内生型脑干胶质瘤的相关研究进展依旧有限。

▶ ALL 是儿童中最常见的恶性肿瘤,通常表现为肝或脾大、面色苍白、发热和/或淤伤。以基因检测手段为导向的基于疾病风险的治疗策略,使得某些 ALL 亚型的治愈率甚至超过 98%。部分具有不良细胞遗传因素、对化疗反应不佳或复发的患者则需要更为积极的治疗方案,并将受益于不断更新的治疗方式。

▶ HL 是 15~19 岁青少年人群中最常见的肿瘤,通常表现为无痛性锁骨上或颈部包块,累及或不累及纵隔。该病在临床上的 B 症状是指体温高于 38℃、盗汗、6 个月内体重下降超过 10%,影响患者分期和预后。[18]F-FDG PET 扫描可以识别从低毒性治疗中受益的少部分患者。

▶ 儿童的中枢神经系统(CNS)肿瘤多发生在脑幕下。患者总体表现为颅内压升高,新生儿患者出现头大畸形、呕吐和发育迟缓等症状,年龄较大的儿童则表现为头痛、呕吐、视力模糊和精神状态改变。在安全可行的情况下,手术的目标通常是达到肿瘤完全切除。除了室管膜瘤等耐药肿瘤外,恶性 CNS 肿瘤通常可以采用化疗和放射治疗。

▶ 非神经实体瘤(NNST)因其组织学、肿瘤细胞来源、症状、发病年龄、治疗和结局的异质性,大多数需要采用多学科治疗方法,包括手术切除、放疗和/或全身化疗。在某些疾病中,如神经母细胞瘤和肾母细胞瘤,治疗方式的选择也需考虑患者的风险状态,包括肿瘤生物学特征等因素。

▶ 在小儿肿瘤幸存者中,长期治疗的副作用包括蒽环类药物和/或放疗导致的心血管功能障碍、接受 CNS 放疗导致的神经认知功能障碍、内分泌疾病、继发性 CNS 肿瘤,以及暴露于胸部放疗所导致的乳腺癌和甲状腺癌。

在过去的 50 年里,儿童和青少年恶性肿瘤的治疗水平有了显著提升[1]。许多常见的儿童肿瘤,如 ALL、WT、NHL、HL 和生殖细胞瘤,生存率接近甚至超过 90%[2]。然而,针对某些类型的实体瘤、高级别胶质瘤和弥漫性内生型脑干胶质瘤的相关进展依旧有限。

与成人患者相同,患有转移性疾病的儿童患者如对标准一线治疗无应答或疾病复发预后不佳等,尽管接受了强化的多模式治疗,但幸存者仍可发生长期患病和残疾[3]。因此,恶性肿瘤占儿童疾病发病率和死亡率首位。在美国和其他发达国家,恶性肿瘤是仅次于意外事故的儿童死亡原因[1]。

了解儿童疾病的蛋白质组学和基因组学图谱使我们能够实施新的治疗策略。但不幸的是,这类恶性肿瘤的相对罕见性妨碍了开展所需的临床前研究以寻找和开发潜在治疗靶点,并限制了可以参与新治疗策略试验的患者数量。此外,由于小儿恶性肿瘤的病因学和生物学特性与成人恶性肿瘤存在差异,因此在成人中进行试验的新药,其临床活性和安全性结论不能简单扩展到整个人群(图 54-1)[2]。

在本章中,我们介绍了一些常见的小儿肿瘤的例子,并简要描述了每种肿瘤的一些最重要的治疗进展。

## 儿童白血病

### ■ 急性淋巴细胞白血病

ALL 是美国儿童和青少年人群中最常见的恶性肿瘤[1]。ALL 来源于 B/T 淋巴细胞前体,异常增殖的前体细胞可抑制机体正常造血功能。这种疾病可累及肝、脾、淋巴结、胸腺、脑膜及性腺[4]。患者的典型表现为肝大或脾大、面色苍白、发热

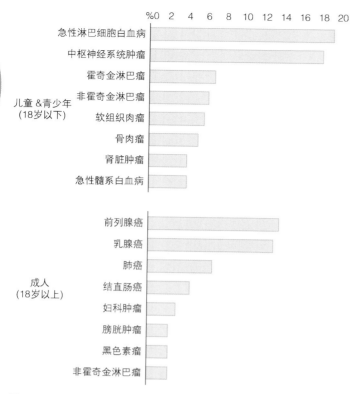

**图 54 - 1　儿童和成人恶性肿瘤发病率图谱**

和/或瘀伤。部分患者出现 CNS 病变，诊断过程中可发现颅神经受累的临床证据。腰椎穿刺可明确白血病细胞的存在，骨髓穿刺和活检以明确诊断。

免疫分型是 ALL 患者初始检查的关键，通过这项检查可区分肿瘤细胞属于 T 细胞前体还是 B 细胞前体系，以及确定肿瘤细胞类型属于上述前体细胞还是成熟 B 细胞[4]。对 ALL 进行的遗传学检测以疾病预后和治疗情况为导向将该病分为几种亚型，并确定了靶向治疗的候选分子[4]。相关高危特征包括：① 年龄<1 岁或>10 岁；② 初始白细胞计数>50 000/$\mu$L(50×10⁹/L)；③ CNS 受累；④ 睾丸受累；⑤ T 细胞系 ALL；⑥ 诱导反应不佳。不良的细胞遗传学因素包括亚二倍体(<44 条染色体或 DNA 指数<0.81)、费城染色体(Ph+)；t(9;22)(q34.1;q11.2)；$BCR$ - $ABL1$ t(v;11 q23.3)；$KMT2A$重排、$BCR$ - $ABL1$ 样(Ph - like)和 iAMP21。有利的细胞遗传学是前体 B 细胞出现 $ETV6$ - $RUNX1$ 易位；高超二倍体 ALL(染色体>50 条或 DNA 指数>1.16)伴 4 号染色体，以及 10 号染色体三倍体[5,6]。

采用风险导向治疗和支持性治疗后，ALL 患者的 5 年 OS率约为 80%；对于部分 ALL 亚型患者，治愈率大于 98%[7]。篇幅限制了本文对前期治疗的描述，前期治疗在儿童肿瘤协作组治疗策略中已有充分描述，因此我们将在本章重点介绍新疗法。

博纳吐单抗(blinatumomab)是一种双特异性 T 细胞抗体复合物，可诱导 CD3 阳性效应性记忆 T 细胞靶向 CD19 阳性白血病细胞。博纳吐单抗对复发/难治性 ALL 儿童患者的疗效已在一项国际性单臂 I / II 期研究(NCT01471782)中得到

证实[8]。同样，与卡利奇霉素(calicheamicin)偶联的人源化 CD22 单克隆抗体奥英妥珠单抗(inotuzumab ozogamicin)在 51 例存在明显骨髓疾病的儿童患者中达到了 67% 的完全缓解率。在奥英妥珠单抗治疗期间，没有患者出现肝窦梗阻综合征；然而，在奥英妥珠单抗治疗后接受造血干细胞移植的 21 例患者中，有 11 例(52%)发生了肝窦梗阻综合征[9]。近年来，CD19 靶向的 CAR - T 细胞治疗已成为治疗 B 细胞淋巴瘤的一种新方法[10]。目前许多儿童 ALL 一线治疗方案联合了免疫治疗。儿童肿瘤协作组正在开展随机试验，在标准风险 ALL 患者中使用倍林妥莫单抗(blinatumomab)＋细胞毒性化疗(AALL1731，NCT03914625)，在高危 ALL 患者中使用伊诺妥珠单抗(inotuzumab)＋细胞毒性化疗(AALL1732，NCT03959085)，在有微小残留病灶的高危 ALL 患者中使用替沙仑赛(tisagenlecleucel)进行治疗(AALL1721，NCT03876769)[10]。

### ■ 急性髓系白血病

儿童急性髓系白血病(AML)约占所有儿童白血病病例的 15%，15 岁以下儿童的发病率为 7/100 万[11]。AML 在分子和临床水平上都是一种极其异质性的疾病。30 多年来，众多国际合作小组一直在寻求开发一种治疗策略，以蒽环类和阿糖胞苷为主的 4～5 个阶段的强化化疗[12]。具有高突变风险或疾病复发的患者则需要接受同种异体造血干细胞移植[7,11,12]。在最近的临床试验中，AML 儿童患者 5 年无事件生存率达到 49%～64%[7,13]。然而，仍有高达 1/3 的病例出现了骨髓复发事件[14]。这部分患者的长期预后仍然很差，OS率低于 40%[12]。对于儿童 AML 患者，主要治疗目标是实现完全缓解，而完全缓解可以通过潜在的治疗性造血干细胞移植手段来巩固[7,13,14]。采用挽救性化疗的再诱导治疗后没有完全缓解或后续复发的患者治愈的机会很小[13]。要想在对抗这种侵袭性血液病方面取得进一步进展，我们需要针对不同途径和新的分子靶点的新型药物。2014 年，儿童肿瘤协作组对靶向 CD33 的抗体偶联药物吉妥珠单抗(gemtuzumab ozogamicin)进行了 III 期临床试验。结果显示，与单纯常规化疗相比，治疗组复发率降低[15]。CPX - 351 是一种阿糖胞苷和柔红霉素的脂质体制剂，在复发性 AML 儿童患者中显示出良好的缓解作用[16]。最近，BCL2 抑制剂维奈托克(venetoclax)与低甲基化药物和低剂量阿糖胞苷联合使用显示出良好的活性[17]。

## 儿童淋巴瘤

### ■ 霍奇金淋巴瘤

HL 是 15～19 岁青少年中最常见的肿瘤，估计发病率为 29/100 万[1]。WHO 将 HL 分为两大类：经典 HL 和结节性淋巴细胞为主型 HL[18]。经典 HL 占美国儿童 HL 的大多数病例，其特征是存在巨型多核 Reed - Sternberg 细胞。几乎所有 Reed - Sternberg 细胞都表达 CD30，75%～85% 表达 CD15[19]。根据病理特征，CHL 又可分为四种亚型：① 结节

硬化型(青少年和青壮年最常见的亚型);②混合细胞型;③淋巴细胞增多型;④淋巴细胞削减型。EB病毒阳性 CHL 常见于混合细胞型 CHL,其中男性患者和发展中国家患者居多。结节性淋巴细胞为主型 HL 比 CHL 惰性更高,肿瘤细胞表达 CD20,但很少表达 CD30 或 CD15[19]。

HL 患者常表现为无痛性锁骨上或颈部肿块,伴或不伴纵隔受累[20]。该病临床上的"B 型症状"是指患者体温高于 38℃、盗汗、6 个月内体重下降超过 10%,影响疾病分期和预后[21]。临床上通常采用 Ann Arbor 分期系统,通过体格检查、胸部 X 线摄影、CT 和 $^{18}$F-FDG PET 来确定疾病分期[21]。

自 2002 年以来,儿童和青少年 HL 患者的 5 年生存率到达了 94%,而 20 世纪 70 年代初仅为 81%[2,3]。在美国,儿童肿瘤协作组研究了 ABVE-PC 方案(包括多柔比星、博来霉素、长春新碱、依托泊苷、泼尼松和环磷酰胺)及其衍生物在不同风险人群中的应用[22]。对于应答不佳和疾病负荷高的患者主要采用较低剂量(15~25 Gy)对受累野或淋巴结进行放射治疗[22]。维布妥昔单抗(BV)是一种抗体偶联药物,由 CD30 单抗通过蛋白酶可切割连接子与强效抗微管剂甲基澳瑞他汀 E(monomethyl auristatin E)偶联而成,已被批准用于治疗复发性 HL[23]。儿童肿瘤协作组在一项 III 期试验(NCT02166463)中评估了维布托昔单抗-AVEPC 方案治疗高危 HL 的疗效,结果尚未公布。NCT02181738 和 NCT01592370 试验的结果表明,纳武利尤单抗(nivolumab)作为一种抗 PD-L1 的人源化 IgG4-κ 单克隆抗体,对经典 HL 具有临床活性[24]。目前,儿童肿瘤协作组正在开展一项 III 期随机研究,在新发晚期经典 HL 患者中比较纳武利尤单抗与维布托昔单抗联合多柔比星、长春碱和达卡巴嗪疗效(NCT03907488)。由于大剂量化疗和自体造血干细胞移植治疗的实施,复发性 HL 的预后总体较好[21]。

### ■ 非霍奇金淋巴瘤

NHL 由一系列来源于 B 细胞或 T 细胞前体、成熟 B 细胞或成熟 T 细胞恶性淋巴细胞肿瘤组成[18,25]。大多数 NHL 是高级别和侵袭性的。本章的 NHL 部分主要讨论成熟 B 细胞 NHL。发生于成人的多种 NHL 亚型很少发生于儿童。

伯基特淋巴瘤(Burkitt lymphoma)是一种起源于生发中心 B 细胞的侵袭性肿瘤,常发生于腹部、头颈部[26]。较少见的受累部位是睾丸、骨、骨髓、皮肤和 CNS。伯基特淋巴瘤细胞倍增时间为 24 h,通常还会自发进行肿瘤溶解。肿瘤细胞表达成熟 B 细胞表型,通常缺乏末端脱氧核苷酸基转移酶,B 细胞标志物(CD19、CD20、CD22 和 CD79a),以及以 κ 或 λ 作为轻链的表面免疫球蛋白呈阳性[26]。伯基特淋巴瘤表现出特异性的染色体易位现象,出现 C-MYC 基因位点与免疫球蛋白基因调控位点之间的易位如 t(8;14),更罕见的是 t(8;22) 或 t(2;8)。C-MYC 重排是诊断伯基特淋巴瘤的金标准[19]。累及 MYC 和 BCL6 的"双打击"易位病例及累及 MYC、BCL2 和 BCL6 的"三打击"易位病例在成人中更常见。

弥漫大 B 细胞淋巴瘤占儿童 NHL 的 10%~20%[25]。大多数患者表现为颈部或腹部症状性肿块增大,而原发性纵隔大 B 细胞淋巴瘤表现为纵隔肿物症状[19]。与伯基特淋巴瘤不同,弥漫大 B 细胞淋巴瘤较少累及 CNS 和骨髓[19]。Murphy 分期系统是目前应用最广泛的 NHL 分期系统[27]。

在儿童,伯基特淋巴瘤和弥漫大细胞淋巴瘤的治疗方法通常相同。在美国,儿童肿瘤协作组在 FAB/LMB-96 的基线化疗基础上加用了利妥昔单抗(rituximab),疗效良好[28]。儿童原发性纵隔 B 细胞淋巴瘤的预后较差,美国许多中心采用调整剂量的 EPOCH-R 方案治疗这类患者(依托泊苷、多柔比星、环磷酰胺、长春新碱、泼尼松和利妥昔单抗,通常给予 6 个周期),同时给予非格司汀(filgrastim),不进行放射治疗[29]。临床试验正在评估 CAR-T 细胞疗法治疗复发或难治性成熟 B 细胞 NHL 儿童患者的安全性和有效性(NCT03610724,NCT02625480)[30]。

## 儿童中枢神经系统肿瘤

CNS 肿瘤是最常见的儿童恶性肿瘤,也是该人群恶性肿瘤相关死亡的主要病因[31]。根据年龄段的不同,总体发病率为每(5.65~11.20)/10 万。在美国,每年约有 4 700 例儿童 CNS 肿瘤确诊。根据最近发表的 Surveillance、Epidemiology 和 End Results(SEER)的报告,该病最常见的发病位置是脑幕下(43.2%),其次是脑幕上(40.9%)、脊髓(4.9%)及多个其他部位(11%)。

在许多环境因素中,只有电离辐射暴露与 CNS 肿瘤(如脑膜瘤)风险增加相关,而过敏和特应性疾病与风险降低相关(如胶质瘤)[31]。此外,一级亲属罹患 CNS 肿瘤被证明可增加 2 倍患病风险[31]。

CNS 肿瘤患者的临床表现取决于肿瘤位置、分期和诊断时的患者年龄。最常见的表现是颅内压增高,新生儿表现为大头畸形、呕吐和发育迟缓,年龄较大的儿童表现为头痛、呕吐、视力模糊和精神状态改变。根据病变部位不同,患者可能出现运动无力、感觉异常、癫痫发作、肠道或膀胱症状、共济失调和构音障碍、脑神经病变。内分泌异常常见于中线肿瘤,如颅咽管瘤和生殖细胞瘤。

在过去几十年中,由于影像学、化疗、放疗治疗方式,以及手术导航定位技术的进步,患者 OS 得到了显著改善。在安全可行的情况下,达到肿瘤完全切除是我们的治疗目标。除室管膜瘤等化疗耐药肿瘤外,恶性 CNS 肿瘤通常会在术后接受化疗和放疗。

### ■ 低级别神经胶质瘤

低级别胶质瘤(LGG)是儿童最常见的 CNS 肿瘤,与两种恶性肿瘤易感综合征相关,即 I 型神经纤维瘤(NF1)和结节硬化症综合征。在可行条件下,手术切除是最有效的治疗选择,LGG 完全切除可达到 90% 以上的生存率,而不完全切除仅有约 60% 的生存率。进一步的治疗取决于多个因素,包括肿瘤位置、残余肿瘤细胞数量、患者年龄和/或与 NF1 的关联性。对于进展性 LGG,一线化疗方案为长春新碱联合卡铂。

在一项针对进展性 LGG 患儿进行的研究中,56%患者达到了客观缓解,3 年无进展生存率(PFS)为 68%[32]。最近,对进展性 LGG 进行的分子检测发现,70%的 LGG 存在 BRAF 易位,而 5%～10%的 LGG 存在 *BRAF* V600E 突变,分别对司美替尼(selumetinib)和维莫非尼(vemurafenib)存在有潜在应答情况[33]。

### 高级别神经胶质瘤

高级别胶质瘤(HGG)包括弥漫性固有脑桥胶质瘤(DIPG),是儿童常见的 CNS 肿瘤。尽管使用了手术、放疗和化疗等多模式治疗,但其预后仍然很差。对于半球型 HGG,影响最大的预后因素是手术切除程度和肿瘤组织学分级。替莫唑胺(temozolomide)作为一种放射增敏剂,在使用其进行辅助治疗后,患者 3 年 PFS 和 OS 分别达到 11%和 22%[34]。这项研究表明,与基于亚硝基脲(nitrosourea)的方案相比,替莫唑胺具有相似的生存期,但其毒性更小,因此使用替莫唑胺作为标准治疗方案。

另一方面,加用替莫唑胺未能增加 DIPG 患者的生存获益,中位生存期与单纯放疗相比均为 10 个月。局灶放疗目前仍然是新发 DIPG 的标准治疗方法,过去 30 年 200 多项临床试验均未能显示出其优于单纯放疗的结局[35]。最近,全基因组、全外显子组和甲基化分析确定了小儿 HGG 的 6 个分子亚组,每个亚组具有独特的临床特征和驱动基因组学[36]。近年来发现,组蛋白 H3 基因 *TP53* 和 *ACVR1* 在 DIPG 体细胞中突变率较高[37]。在近一半的 DIPG 中也发现了融合基因,涉及神经营养因子受体基因 *NTRK1* 和 *NTRK2*。在小儿 HGG 及中线胶质瘤中,针对酪氨酸激酶受体- RAS - PI3K 信号通路、组蛋白修饰或染色质重塑以及细胞周期调节的突变率分别为 68%、73%和 59%。

### 髓母细胞瘤

髓母细胞瘤是儿童最常见的恶性 CNS 肿瘤,发病高峰年龄为 5 岁。在不足 1%的患者中,髓母细胞瘤与家族性恶性肿瘤综合征、Gorlin 综合征[PTCH 突变、Sonic Hedgehog(SHH)受体]及 Turcot[错配修复基因]综合征相关。该病高危特征包括:诊断年龄小于 3 岁、手术切除后存在肿瘤残留、组织学未分化,以及转移性疾病,这些因素均与不良预后相关。局限性疾病患儿的 5 年 PFS＞80%,而转移性疾病患儿的 5 年 PFS＜40%[38]。针对该病通常采用多学科治疗方式,包括手术、化疗和针对 3 岁以上新发患儿的放疗。对于 3 岁以下的患者,是放弃放疗,使用高剂量化疗和自体干细胞移植治疗[39]。最近的基因组学研究确定了四种具有不同细胞来源、临床特征和结局的髓母细胞瘤亚型,即 WNT、SHH、第 3 组和第 4 组[40]。WNT 亚型预后最好,第 3 组亚型预后最差。不论肿瘤分子亚型,*MYC* 扩增、17p 缺失和 *p53* 突变与均不良预后相关。

### 室管膜瘤

室管膜瘤占小儿 CNS 肿瘤的 10%,其中 70%发生于颅后窝。患者确诊时的平均年龄为 6 岁。全基因组 DNA 甲基化分析将脑幕上、颅后窝、脊柱这三个解剖部位的肿瘤划分为 9 个分子亚型[41]。超过 70%的脑幕上室管膜瘤出现 *C11orf95 - RELA* 基因融合,是 NF - κB 信号通路的下游靶点。尽管最近发现了室管膜瘤的驱动癌基因和分子亚型,但相关临床治疗仍然具有挑战性。手术作为主要的治疗方式,其切除的程度也是主要的预后因素。肿瘤残余、患病年龄小、肿瘤间变及颅后窝肿瘤均与预后不良相关。室管膜瘤的治疗包括完全手术切除和辅助放射治疗。辅助化疗对手术切除和放射治疗的益处已在儿童肿瘤协作组临床试验中进行了研究,最终结果尚待确定。脊髓黏液乳头状室管膜瘤是一种累及脊柱为主的 Ⅰ 级肿瘤,对于其残留或进展性疾病,首选的标准治疗是手术切除后辅助局灶性放射治疗。

## 非神经性实体瘤

尽管在儿童人群中,单独的非神经性实体瘤(NNST)发病率明显低于白血病和 CNS 肿瘤,但其合并患病人数约占 20 岁以下儿童恶性肿瘤的 44%[42]。NNST 因其组织学、肿瘤细胞来源、症状、就诊年龄、治疗和结局的异质性,大多数情况下需要采用多学科治疗方法,包括手术切除、放射治疗和/或全身化疗。该病通常被广泛地分为由原始胚胎结构发展而来的恶性肿瘤(如神经母细胞瘤、WT)及肉瘤。小儿肉瘤将进一步区分为起源于骨的肉瘤(如骨肉瘤和尤因肉瘤),以及起源于软组织的肉瘤(如横纹肌肉瘤和非横纹肌软组织肉瘤)。

### 神经母细胞瘤

神经母细胞瘤是最常见的儿童 NNST,美国每年约有 650 例新增确诊病例[43]。神经母细胞瘤来源于未来将分化为交感神经系统的原始神经嵴细胞。诊断时的中位年龄为 23 个月,绝大多数患者在 5 岁前确诊[44]。神经母细胞瘤最常见的原发部位是肾上腺,占病例的 65%。其余病例主要沿脊髓的交感神经节发展[44]。

神经母细胞瘤是一种儿茶酚胺分泌型肿瘤,尿儿茶酚胺,特别是高香草酸和香草扁桃酸,在大多数神经母细胞瘤患儿中升高。神经母细胞瘤可转移至骨、骨髓和肝(较少转移至 CNS 和肺)。疾病分期通常需要结合胸腹和骨盆 CT、骨显像、双侧骨髓活检和[123]I - MIBG 的检测情况,以记录病变范围和程度[44]。治疗方式的选择通常还需要根据患者的风险状态决定,包括肿瘤生物学特征、病理特征和基因突变状况,如原癌基因 N - MYC 的扩增、患者年龄和分期[45]。在某些情况下,低风险患者可能仅通过手术切除就能治愈。中危患者通常需要全身化疗和/或手术切除维持较高的无事件生存期和 OS[45]。既往,高危疾病患者尽管接受了包括强化化疗、手术切除原发性肿瘤和自体干细胞移植在内的广泛治疗,其预后依旧不佳。最新免疫治疗的进展将抗 GD2 抗体治疗与达妥昔单抗结合,靶向神经母细胞瘤中高表达的 GD2 糖蛋白,目前已将其纳入一线和挽救治疗。在神经母细胞瘤治疗的基础上加用达妥昔单抗(dinutuximab)已将高危神经母细胞瘤患者的 OS 从 46.5% 提高至 66.5%[46]。

■ **肾母细胞瘤**

WT 是最常见的儿童肾脏恶性肿瘤,在美国每年有 500 例确诊病例[47]。WT 在诊断的高峰年龄为 2～3 岁,起源于原始胚胎肾前体细胞。组织学特征是 WT 的一项重要预后因素。经典的 WT 由三种不同比例的细胞组成:母细胞、上皮细胞和基质细胞。出现间变的肿瘤通常预后较差,组织学分级也较低[48]。两个基因座(11p13 的 WT1 和 11p15 的 WT2)与 WT 易感性相关,与这些基因座突变相关的一些遗传综合征也与 WT 发病率增加相关,包括 Beckwith - Wiedemann 综合征和 WAGR 综合征等[49]。尽管存在这种遗传关联,但大多数 WT 病例是散发性的,没有发现其遗传倾向。WT 可转移至肺、肝、淋巴系统,极少转移至对侧肾。与神经母细胞瘤类似,治疗方式需要根据患者的个体风险状况进行分层,包括肿瘤分期和特定的生物学特征。WT 患者治疗结局通常较好,治疗方式上多采用多学科方法,包括全身化疗、手术切除(通常指肾切除术),在某些情况下,还需要根据肿瘤分期进行巩固性放射治疗[48]。

■ **肉瘤**

肉瘤占所有 20 岁以下儿童恶性肿瘤的 13%[42]。最常见的起源于骨组织的肉瘤是骨肉瘤,在美国每年约有 400 例新增确诊病例[50]。骨肉瘤虽然也可发生于中轴骨,但好发于长骨干骺端。患者通常需要接受全身化疗,以及手术切除原发肿瘤和转移性肿瘤部位。骨肉瘤通常对放射不敏感,因此通常不进行放射治疗[51,52]。尤因肉瘤是第二常见的儿童骨肿瘤,美国每年约有 200 名儿童确诊[50]。该病最常见于长骨骨干,但也可发生于中轴骨或软组织部位。通常认为该肿瘤是由产生副交感神经系统的原始胚胎细胞发展而来。EWS - FLI - 1 易位的存在可作为尤因肉瘤的一项诊断标准[53]。患者需要接受强化全身化疗及手术切除。由于肿瘤对辐射高度敏感,因此需要根据实际情况采取放射治疗[54,55]。横纹肌肉瘤是儿童患者中最常见的软组织肉瘤,在美国每年约有 350 例确诊病例[47]。由于其具有与骨骼肌胚胎前体细胞相同的标记分子,因此从前被认为是一种来源于肌肉胚胎前体细胞的肿瘤。然而,横纹肌肉瘤也可能发生在没有骨骼肌存在的部位,因此横纹肌肉瘤的细胞起源仍然是一个热点研究领域[56]。目前治疗策略通常涉及多学科,包括全身化疗、放疗和/或手术切除,这是由风险分类系统决定的,包括组织学亚型、细胞遗传学、肿瘤-淋巴结转移阶段和原发性肿瘤的位置[57-60]。小儿肉瘤最常见转移至肺或其他骨部位。诊断时存在转移性疾病是一项较差的预后指标。疾病分期时通常需要评估包括原发性肿瘤的 CT、MRI、肺转移的胸部 CT,以及骨转移的骨核素显像。最近的数据表明[18]F - FDG PET - CT 可更有效地识别骨或软组织转移瘤[61-63]。

在过去的几十年里儿童肉瘤的预后总体没有改变,无新的分子靶点和治疗方法。最近的工作主要集中在提高对其生物学的理解以期开发新药并进行早期临床试验,包括但不限于酪氨酸激酶抑制剂、组蛋白去乙酰化酶抑制剂、雷帕霉素靶蛋白受体抑制剂、免疫调节剂如纳武利尤单抗和 CAR - T 细胞疗法,均显示出良好前景,正在积极研究中。希望对肉瘤生物学的进一步理解促使开发出新的靶点并最终改善治疗结果(表 54 - 1)。

表 54 - 1

| 儿童肿瘤 | 新型药物 | 靶向分子 |
|---|---|---|
| **白血病** | | |
| 急性淋巴细胞白血病 | 博纳吐单抗 | 双特异性 T 细胞接合物靶向 CD30 |
| | 奥英妥珠单抗 | ADC 靶向 CD20 |
| | 替沙仑赛 | 嵌合抗原受体 T 细胞疗法靶向 CD19 |
| 急性髓系白血病 | 吉妥珠单抗 | ADC 靶向 CD33 |
| | CPX - 351 | 阿糖胞苷和柔红霉素脂质体制剂 |
| | 维奈托克 | BCL2 抑制剂 |
| **淋巴瘤** | | |
| 霍奇金淋巴瘤 | 维布托昔单抗 | ADC 靶向 CD30 |
| | 纳武利尤单抗、帕博利珠单抗 | 抗 PD - 1 |
| 非霍奇金淋巴瘤 | 阿基仑赛 | CAR - T 细胞疗法靶向 CD19 |
| **中枢神经系统肿瘤** | | |
| | 司美替尼、维莫非尼曲美替尼 | MEK 1/2 抑制剂 |
| | 维利帕尼 | PARP 抑制剂 |
| | 达拉非尼 | BRAF 抑制剂 |
| | 伏立诺他、恩替诺特 | HDAC 抑制剂 |
| | 贝伐珠单抗 | VEGF - A 抑制剂 |
| | 帕博利珠单抗、纳武利尤单抗 | 抗 PD - 1 |
| | 吲哚莫德 | IDO 抑制剂 |
| **非神经性实体瘤** | | |
| | 达妥昔单抗 | 抗 GD2 |
| | 克唑替尼 | ALK 和 ROS1 抑制剂 |
| | 帕博利珠单抗、纳武利尤单抗 | 抗 PD - 1 |
| | 伊匹木单抗 | 抗 CTLA - 4 |
| | 培唑帕尼 | VEGFR、PDGFR 和 FGFR 抑制剂 |
| | 卡博替尼 | C - MET、VEGFR2 和 AXL 抑制剂 |
| | 哌柏西利 | CDK4 和 CDK6 抑制剂 |

# 儿童恶性肿瘤生存情况

### ■ 儿童恶性肿瘤幸存者流行病学

在过去 70 年里，儿童恶性肿瘤治愈率有了显著提高，目前的治愈率估计约为 80%[64]。这导致具有独特的身心和社会心理健康需求的儿童恶性肿瘤幸存者（在最初诊断后 5 年仍存活的人）的庞大数量且不断增长，目前美国有多达 50 万名幸存者。

### ■ 儿童恶性肿瘤幸存者后期影响

随着确诊恶性肿瘤的儿童和青少年的治愈率的提高，患者对于疾病诊断和治疗了解程度对于后期生存有重要影响。儿童恶性肿瘤生存研究（CCSS）是报告年轻恶性肿瘤患者长期结局的第一个和最大的队列研究之一[65]。CCSS 报告说，儿童恶性肿瘤幸存者的寿命显著低于一般人群[66]。诊断后 5～10 年的早期死亡大多是继发于疾病复发或疾病进展。重要的是，2/3 的幸存者至少患有一种慢性疾病，而 1/3 的幸存者至少患有一种严重或危及生命的疾病[67]。治疗的长期副作用，即在诊断后 5 年以上发生的副作用十分常见，影响患者健康。一些最严重的晚期副作用包括：暴露于蒽环类药物和/或辐射下导致的心血管功能发育障碍；对 CNS 的辐射导致神经认知缺陷、内分泌疾病和继发性 CNS 肿瘤的

发生；胸部放射治疗导致乳腺癌和甲状腺癌的发展[68-70]。有后期影响风险的幸存者应该参加专门的幸存者计划并遵循儿童肿瘤小组发布基于风险的晚期效应筛查和管理指南。

### ■ 长期生存改善

接受恶性肿瘤治疗的儿童和青少年的长期生存结果正在改善，20 世纪 90 年代诊断出的患者的寿命明显长于 20 世纪 70 年代诊断出的患者[71]。这可能是由于前期治疗有效性的提升导致晚期复发率的降低，同时也可能是一些毒性最强的治疗方法使用率降低的结果。例如，为减少心脏毒性，大多数患者的蒽环类药物剂量被限制；ALL 患者接受鞘内化疗，而不是颅脊髓放射治疗；2 岁以下的 CNS 肿瘤患者很少接受放射治疗；基于肿瘤应答的治疗策略使得较少部分的 HL 患者接受胸部放疗[22,72]。随着新型免疫疗法的使用，确定与这些新型疗法相关的潜在晚期效应非常重要。

## 结论

我们在儿童恶性肿瘤治疗结果方面取得了显著进展。对于治疗结局仍不理想且几十年来没有改变的儿童肿瘤来说，未来的挑战是识别和采用新颖的治疗策略。新的治疗方法将带来更大的进展，从而改善治疗结果。

---

## 提示

- 博纳吐单抗对复发/难治性 ALL 患儿的疗效已在一项国际单臂 I/II 期研究中得到证实，目前将被纳入 ALL 的一线治疗。在疾病复发的情况下，可以考虑采用博纳吐单抗、CD19 靶向 CAR-T 细胞治疗和干细胞移植疗法。
- CPX-351 是一种阿糖胞苷和柔红霉素的脂质体制剂，在复发性 AML 儿童患者中显示出良好的缓解作用，现在将纳入一线治疗策略中。最近，BCL2 抑制剂维奈托克与低甲基化药物和低剂量阿糖胞苷联合使用显示出有效活性，应考虑用于治疗难治性病例。
- 在 HL 中，新型抗 PD-1 药物纳武利尤单抗和抗 CD30 抗体偶联物维布妥昔单抗在治疗难治性病例中显示出有效活性。上述药物作为复发患者的一线治疗或代替自体干细胞移植治疗

的疗效正在研究中。
- 对 LGG 进行的分子检测发现，70% 的 LGG 存在 BRAF 易位，而 5%～10% 的 LGG 存在 *BRAF* V600E 突变，分别对司美替尼和维莫非尼存在有潜在应答情况。
- 最近基因组学研究确定了四种具有不同细胞来源、临床特征和结局的髓母细胞瘤亚型，即 WNT、SHH、第 3 组和第 4 组。WNT 亚型预后最好，第 3 组亚型预后最差。目前我们鼓励疾病转归较差的分子亚组的患者参与临床试验。
- 儿童肉瘤的治疗结局在几十年里改变较小，无新的分子靶点和方法。酪氨酸激酶抑制剂、组蛋白去乙酰化酶抑制剂、雷帕霉素靶蛋白受体抑制剂、免疫调节剂（如纳武利尤单抗）和 CAR-T 细胞疗法的使用都显示出良好前景，并正在积极研究中。

# 第 55 章　癌症基因组学

Jason A. Willis
Jennifer B. Goldstein
Zhijing Zhang
Andy Futreal

张红梅　鲁亚杰·译

## 要点

▶ 癌症基因组学时代是由快速的科技和计算进步推动的，这些进步使得能够对罕见和常见癌症以及前驱病变进行大规模多维分析。

▶ 绝大多数人类癌症的特征表现为肿瘤间和肿瘤内分子异质性，这进一步增加了鉴别稳健和临床有用的生物标志物的复杂性。

▶ 克隆分子进化被证实存在于在肿瘤发展的多个阶段，并且对治疗耐药性和转移的发展具有关键意义。

▶ 在具有成本效益的临床二代测序（NGS）检测试剂盒开

发的推动下，体细胞突变谱分析已被广泛整合到血液系统恶性肿瘤和晚期实体癌患者的临床实践中。全面突变谱分析的长期临床获益仍有待确定。

▶ 尽管肿瘤突变谱在实践中得到广泛应用，但结果的解释和治疗决策仍然具有挑战性。应当依据机构和/或公开可用的决策工具，以帮助指导提供者和患者。

▶ NCI - MATCH 研究和 MD Anderson IMPACT 研究等大规模研究为匹配患者与生物标志物驱动的临床试验提供了关键框架，这是精准肿瘤学的标志。

## 癌症基因：历史视角

在过去的 50 年里，多项发现对我们理解影响恶性生长发展的关键基因组事件产生了影响。在许多大规模的癌症基因组测序项目之后，我们现在了解到，特定癌症基因中的许多遗传变异与疾病的发生和进展有关。这些改变可能发生在患者生殖系的水平上，使其易患遗传性癌症，这种癌症可能在全身许多组织中发展。遗传改变也可以是体细胞的，或随着时间的推移在单个细胞或细胞群的基因内新获得的变异，以及环境应激所产生的结果。体细胞变异可能有多种形式，包括单碱基取代、DNA 片段的插入或缺失、基因组中不同位置的 DNA 重排和重新连接，以及拷贝数的增加和减少。如果这些改变影响关键的癌症基因，可能导致恶性肿瘤的发展。

20 世纪 70 年代早期在对将 RNA 逆转录为 DNA 的逆转录病毒的研究中发现，某些逆转录病毒在掺入宿主细胞时，具有将正常细胞转化为快速分裂的肿瘤的能力[1]。由 Peyton Rous 分离的 Rous 肉瘤病毒是发现的第一种引起鸡肉瘤的逆转录病毒[2]。后来，杂交研究证明，Rous 肉瘤病毒基因（称为 $v$ - $src$）与高度保守的真核基因 $c$ - $src$ 同源。$src$ 成为第一个已知的病毒致癌基因[3]。与高度转化的逆转录病毒

相反，弱转化的病毒可以将自己插入原癌基因附近的基因组（正常基因突变时会产生致癌基因）并诱发癌症。通过激活点突变、基因扩增或染色体易位事件，原癌基因激活为癌基因，可独立于逆转录病毒转化发生并导致癌症。

1981 年，Shih 及其同事发现，通过引入来自人类癌症的总基因组 DNA，可使正常 NIH3 T3 小鼠成纤维细胞发生癌变[4]。负责该转化活性的特异性 DNA 片段的分离导致了第一个天然存在的人类致癌序列改变——单碱基 G＞T 取代，导致 $HRAS$ 基因密码子 12 中甘氨酸取代为缬氨酸[5]。这些实验证明了致癌突变和癌症之间的因果关系。$HRAS$ 和许多其他癌基因的发现改变了我们对癌症的理解，并扩展了我们对可靶向治疗疾病的驱动突变的知识。

另一种常见的癌症相关基因是抑癌基因。这类基因经常参与细胞周期调节、抑制细胞增殖、DNA 修复。当抑癌基因功能正常，发挥抑制肿瘤生长的作用。然而，启动肿瘤发展的必需条件是双拷贝基因功能异常，调节细胞仅需单拷贝基因功能即可。1971 年，Alfred Knudson 是第一个推测肿瘤抑制基因的作用是促进癌症发展。他提出了二次突变假设：癌症的发展是由于失去抑癌基因的监管作用，随后正常同源基因的体细胞损失。在非遗传形式中，两个等位基因都会受到体

细胞的影响[6,7]。

第一个被鉴定的抑癌基因是视网膜母细胞瘤（RB）基因，发现它可以引起儿童视网膜瘤。在遗传型中，RB 基因的一个拷贝通常是有缺陷的，正常基因的第二个突变或缺失导致早期癌症的发展。遗传型常累及双眼。散发性视网膜母细胞瘤是非常罕见的，当基因的两个正常拷贝存在纯合缺失或体细胞突变时发生。散发性视网膜母细胞瘤通常比遗传性形式出现得晚，通常只影响一只眼睛。

20 世纪 80 年代中期，Webster Cavenee 及其同事将视网膜母细胞瘤基因定位于 13 号染色体上的一个小区域，并发现遗传性和散发性品种具有相同的继发性异常，导致 RB 区域突变的纯合性[8]。1986 年，Friend 等分离了 RB 基因的人类互补 DNA 图谱[9]。次年，Fung[10] 和 Lee[11] 均使用染色体步移克隆 RB。Huang 及其同事后来通过用野生型 RB 在 RB 突变的视网膜母细胞瘤细胞中进行肿瘤表型的拯救实验，证明了缺陷 RB 基因与癌症之间的因果关系[12]。除了视网膜母细胞瘤，随后发现许多肿瘤具有 RB 基因缺陷，其可能在这些癌症的形成中起作用。

## 癌症基因组学时代的二代工具

20 世纪 80 年代和 90 年代的关键性研究提出了癌症作为遗传疾病的基本概念。然而，2003 年 4 月人类基因组计划[13]的完成，以及随后第一个人类参考基因组的发表，开创了系统发现和表征癌症体细胞变异的新时代[14-16]。这一时代在规模和范围上都迅速扩大，超越了体细胞 DNA 改变的目录，并向肿瘤生物学的更高级方面发展。

早期对脊椎动物和无脊椎动物基因组的研究主要依赖于桑格的"双脱氧法"，这种方法是将感兴趣的单个大 DNA 片段[长度可达～1 000 个碱基对（bp）]，然后使用链终止聚合酶链反应进行测序（PCR）与荧光标记的核苷酸[17]。事实上，首次报道的人类基因组的重新组装在很大程度上是通过并行实施昂贵且劳动密集的 Sanger 测序工作取得的成功，这同时突出了其作为复杂疾病背景下测序方法的稳健性和局限性[18]。要在人群水平上更好地了解复杂遗传疾病，需要新的高-优先考虑成本效益和规模的吞吐量方法。因此，在过去的 20 年中，随着二代测序（NGS）方法的快速发展和应用，这一挑战已经得到应对[14,15,19]。

为了更好地理解 NGS 技术提供的优点和局限性，考虑当前使用的各种平台共享的至少两个重要特征是有益的[20-22]。首先，大多数 NGS 技术开发集中于短读序列测序，其中使用基于聚合酶或连接的测序方法同时读取数百万个可变长度 DNA 片段的文库。合成反应，产生 35～400 bp 的片段。配对末端短序列测序是这种方法的一种变体，其中每个小 DNA 片段的两个末端都被读取。在其他特性中，短读序列测序能够实现大规模并行化，从而降低 DNA 测序的每碱基对和每次运行的成本。然而，重要的是，利用短读取 NGS 输出（在单次仪器运行中，其范围可以从 600 Mb 到 15 Gb 的数据）还需要计算

密集且容易出错的将单个读取重新排列（或映射）到参考基因组的步骤。因此，在出现新的合成测序化学品的同时，开发了大量的计算工具，以稳健有效地将短读 NGS 数据与参考基因组进行比对[23]。这一步骤之后可进行任何数量的下游分析，最重要的是检测单核苷酸变异（SNV）、短插入或缺失（indel）和大的结构改变（如拷贝数增加、丢失或易位），所有这些都通过与参考基因组比较来进行。NGS 技术的第二个共同特征是能够并行处理来自多个样品的 DNA。这是通过体外捕获、条形码、扩增和合并从不同目标样品分离的小 DNA 片段实现的。然后，NGS 输出在计算上被解复用，以便可以单独分析每个样本的读数。常用的二代平台包括 Illumina 和 Ion Torrent 系统。在短短一周多的时间内，在 Illumina HiSeq 4000 测序仪上单独运行一次就可以生成 200 GB 的数据。

基于这一技术平台，癌症基因组学研究已经将 NGS 应用于许多不同的目标，每个目标都侧重于探究复杂肿瘤生物学的独特方面。关于癌症中 DNA 突变的系统发现，常见的 NGS 应用包括肿瘤样本的全基因组、全外显子组和靶向外显子组测序。基于 NGS 的方法也广泛用于分析信使 RNA（mRNA-seq）和表观遗传标记。

在研究设置上，对来自大量新鲜/冷冻肿瘤组织的 DNA 进行测序，并与"正常"或（种系）参考基因组进行比较，所述参考基因组来自同一个体患者的匹配正常组织样本或来自患者群体的一组不匹配正常组织样本。通过与正常参考基因组比较，肿瘤 NGS DNA 分析的目的是鉴定体细胞（而不是种系）突变。最近，单细胞测序（例如，单细胞 RNA-seq）极大地扩展了我们对单个样品中肿瘤细胞和基质细胞群的克隆结构的认识[24]。

## 癌症基因组大规模测序的启示

癌症基因组学时代的首要目标是发现癌症发病机制和分子进化的新的和有临床意义的见解。为了实现这一目标，在过去 10 年中进行了几项大规模的谱分析研究，包括癌症基因组图谱和国际癌症基因组联盟。总之，这些研究已开始系统地表征几种不同肿瘤类型的多维景观[25,26]。在以下章节中，我们总结了从这项工作中获得的关键见解。

### 肿瘤突变负荷和突变特征

尽管某些癌症类型可能仅由单个改变驱动，但其他癌症类型可能包含多个不同基因中的驱动突变，每个基因都有助于肿瘤起始、侵袭、增殖和转移的各个方面。例如，白血病和其他血液系统恶性肿瘤倾向于每个肿瘤约 9.6 个基因中含有体细胞突变[27,28]。相比之下，结肠、乳腺、脑和胰腺等实体器官肿瘤平均含有 33～66 个编码序列突变的基因[28]。在这些实体肿瘤中，最常见的体细胞改变类型是 SNV（90.7% 错义，7.6% 无义和 1.7% 剪接位点或非翻译区的改变），其余为缺失[28]。

在许多情况下，一种肿瘤类型与另一种肿瘤类型的突变景观之间的差异，反映了每种肿瘤类型中普遍存在的不同毒

性环境因素或突变过程。这种现象不仅可以在给定肿瘤中的突变数量(即肿瘤突变负荷)方面观察到,还可以在 SNV 的特异性分布(即突变特征)方面观察到。例如,DNA 修复机制中的获得性或遗传性缺陷,如范科尼途径、DNA 错配修复途径(林奇综合征)或 DNA 聚合酶 POLE 或 POLD 1 的校对域,与肿瘤突变负荷显著增加相关[29,30]。即使是同一类型的肿瘤也可能表现出广泛的突变频率分布。2013 年,Lawrence 等发表了一项研究,检查了 27 种不同的癌症类型,结果显示,在给定的亚型中,不同癌症的非同义突变频率差异很大,范围超过 1 000 倍(图 55-1)[31]。如前所述,该研究显示黑色素瘤和肺癌的突变频率较高,分别被认为是紫外线辐射和烟草致癌物暴露所致,突变数量超过 100/Mb。然而,黑色素瘤和肺癌中的突变频率也存在很大变化,范围为(0.1~100)/Mb。虽然没有后者极端,但在急性髓性白血病中观察到的突变频率范围广泛,为(0.01~10)/Mb。总体突变数量较低(0.37/Mb)[31]。Alexandrov 和同事分析了 7 042 例癌症的 NGS 测序数据,并证明这些肿瘤显示出超过 20 个基于转换和颠换改变分布的离散突变特征。一些特征可以在不同癌症类型中发现(即 APOBEC 胞苷脱氨酶特征),而其他特征在单一癌症类别中发现。Kataegis 区域超突变,在许多癌症被发现[32]。

尽管存在许多突变,并非所有的突变都有助于肿瘤细胞的产生和生长。如前所述,确定肿瘤的背景突变率对于我们理解那些在肿瘤发展中起关键作用并赋予选择性生长优势的基因是不可或缺的。肿瘤内存在但不会导致肿瘤的形成被认为是乘客突变[33]。驱动突变并非以相同的方式促进肿瘤生长,一些驱动突变可能是肿瘤发展(如增殖 vs 侵袭)所必需的。癌症基因中发生的常见驱动突变包括 PTEN、EGFR、TP53、IDH1、RB1、KRAS 和 BRAFI[34]。此外,一些原本被视为过客突变的突变可能会成为驱动因素,一旦治疗导致

敏感克隆被根除,并为已经存在的耐药克隆的发展提供了一个利基[35]。

### ■ 结构改变对癌症功能的影响

癌症中结构改变的功能影响染色体获得、丢失和易位是癌症的一些常见特征。体细胞拷贝数改变可能跨越整个染色体或染色体的一个臂,但它们可能局限于基因组的特定区域[36]。据报道,平均癌细胞可能有涉及其 1/4 染色体的增加或损失,较小的局部事件影响约 10% 的基因组[37]。许多这些焦点事件发生在"峰值"区域,影响 6~7 个基因的中位数(尽管在某些情况下高达 150~200 个基因)。由于扩增和缺失事件的广泛影响,很难解释哪些遗传改变有助于致癌[38,39]。

染色体易位与血液和实体器官恶性肿瘤相关,尤其是白血病、淋巴瘤和肉瘤。在一些肿瘤中,易位可导致通常彼此相距一定距离的基因融合,或使基因更接近增强子或启动子元件,导致其正常表达模式的改变。根据基因组不稳定性的程度,癌症之间的易位数量可能不同[40]。正如本章进一步讨论的,易位可以成为癌症治疗的靶点。

### ■ 肿瘤异质性与克隆演变

分子和表型异质性是人类癌症的标志。如上所述,不仅不同的肿瘤类型含有不同数量的突变,而且甚至不同的驱动突变组也可以产生相同的肿瘤类型。通常,这被称为肿瘤间异质性。例如,在黑色素瘤中,50%~60% 的患者存在 BRAF 突变,这使得大多数(但不是所有)患者能够从 BRAF 抑制剂中获益[41,42]。因此,肿瘤间异质性可能对抗肿瘤药物的开发具有深远的影响,因为个体患者的肿瘤可能对药物产生不同的反应,这取决于是否存在感兴趣的靶点。在临床开发中整合 NGS 分析的挑战将在本章稍后概述。

此外,尽管突变可能在具有相同类型癌症的个体之间变化,但是个体肿瘤和/或其转移性病变也可能具有不同突变

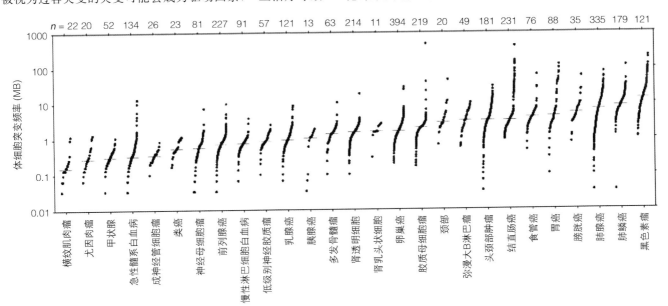

**图 55-1** 3083 个肿瘤-正常组织配对的全外显子体细胞突变频率。每个点代表一对肿瘤和正常组织。$y$ 轴为总体细胞突变频率。肿瘤类型在 $x$ 轴上按其中位体细胞突变频率排序(从低到高)。经许可引自 Lawrence MS, Stojanov P, Polak P, et al. Mutational heterogeneity in cancer and the search for new cancer-associated genes. Nature 2013;499(7457):214-218

的细胞,并且通过延伸,具有不同表型。这被称为肿瘤内异质性[43]。这种增加的复杂性可能是个体在接受化疗或靶向药物治疗时对治疗产生部分缓解和治疗耐药的原因。关于肿瘤内异质性发展的两个经典理论包括癌症干细胞假说和克隆演变模型。在癌症干细胞假说中,有人认为一个小的、独特的细胞群保留了生长和分裂的能力。这些细胞负责肿瘤的维持。正如我们在全身的非癌干细胞中所看到的那样,表观遗传修饰可以使这些细胞分化成其生物多样性的不可再生成分。这些不同的、分化的癌细胞构成了肿瘤的主体,但不一定有助于肿瘤的扩展和致瘤潜力[44]。在克隆进化模型中,随着时间的推移,遗传和表观遗传事件在细胞中积累;如果这些改变赋予了竞争优势,它们将允许不同克隆的选择性生长,这些克隆比其他克隆存活。这两种现象可能发生在同一肿瘤中。图 55-2 描述了这两种模型[45]。

亚克隆的扩增可能以线性或分支方式发生[46]。2012 年,Gerlinger 及其同事在 *New England Journal of Medicine* 上发表了一篇论文,使用四个肾细胞癌样本的多区域全外显子组测序来阐明疾病的亚克隆结构和分支演变。他们发现大多数的驱动变异是亚克隆的,这在识别相关的驱动突变时是一个混杂因素。本研究还证实了非常规突变模式与区域异质性模式。突变趋同也被发现与多个亚克隆突变中发现相同的驱动基因,但在不同的位点[43]。

与前一项研究形成鲜明对比的是,2015 年,Zhang 及其同事和 Bruin 及其同事在 *Science* 杂志上同时发表了两项研究,检测了非小细胞肺癌标本的多区域样本[47,48]。与肾细胞癌不同,肺癌标本的突变结构显示亚克隆的分支更有限,大多数驱动突变为主干突变。疾病复发的患者也比疾病未复发的患者有更高程度的亚克隆突变。尽管 APOBEC 相关突变增加,但吸烟相关突变随时间推移而减少。这可能说明

了变异多样性增加导致的治疗耐药性的病因学。结直肠癌病例中也得出了类似的结论[49,50]。Dang 等对转移性结直肠癌患者的配对原发性和转移性肿瘤样本进行了全基因组和靶向深度测序。尽管原发性肿瘤和转移性肿瘤之间共享许多主干驱动突变,但他们的分析也显示了不同转移灶之间亚克隆异质性的证据(包括在原发性肿瘤中未观察到的克隆)。这一发现表明多克隆接种来自原发性肿瘤和潜在的转移性肿瘤。

总之,这些研究强调了癌症亚型之间肿瘤内异质性模式的巨大差异,以及需要更好地了解这种异质性如何影响个性化癌症治疗。事实上,理解癌症克隆演变的最佳框架或模型仍然是激烈研究和辩论的主题[51,52]。

### ■ 癌前病变的分子景观

重要的是,通过大规模 NGS 图谱揭示的癌症分子复杂性还必须与肿瘤发生的经典模型相协调(并加以完善)。在一个简化模型中,正常人体组织逐步转化为侵袭性/恶性肿瘤是由连续获取和选择突变驱动的,这些突变为发生突变的细胞给予了生长优势。在图 55-3 中,我们展示了该模型是如何用于描述骨髓增生性肿瘤进展过程中突变的获得,以及这对临床结局的影响[53]。例如,骨髓增生性肿瘤被分类为 JAK2 或 TET2 突变阳性或阴性。然后,可以进一步检查两种突变均阳性的患者,以评估突变获得的顺序是否对表型、临床表现和结局有影响。TET2 优先肿瘤获得自我更新优势,但不会过度分裂。然后继发 JAK2 突变体与 TET2 单独克隆竞争,导致终末细胞的过度群体。当 JAK2 纯合性作为最后一个事件发生时,该克隆具有有限的扩展空间。这可能解释了 TET2 第一突变体临床表现较慢的原因。JAK2 优先突变体产生过度分化的细胞。在获得二次 TET2 突变后,干细胞获得自我更新优势,JAK2-TET2 突变细胞扩增。

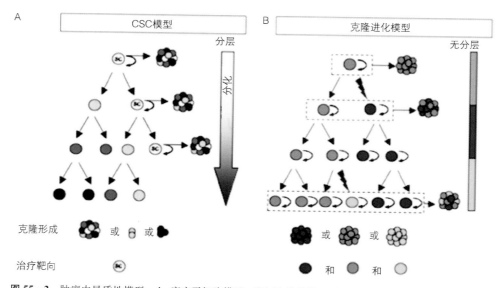

**图 55-2** 肿瘤内异质性模型。A. 癌症干细胞模型:癌细胞的特化亚群具有自我更新和分化的能力。这导致了亚克隆的等级谱系的形成。B. 克隆进化模型:基因突变导致多个细胞群体没有明显的细胞等级。大多数细胞被认为具有自我更新的能力。CSC,癌症干细胞。经许可引自 Laks DR, Visnyei K, Kornblum HI. Brain tumor stem cells as therapeutic targets in models of glioma. Yonsei Med J. 2010; 51(5): 633-640. Yonsei Med J. 2010; 51(5): 633-640

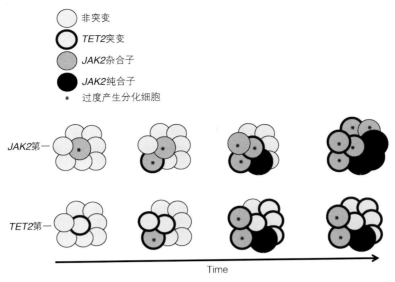

图 55-3　骨髓增生性肿瘤的多步骤癌症进展突变获得的顺序影响疾病的演变。该模型描述了单个造血单位随时间推移获得突变

*JAK2* V617F 的杂合性丢失（在 *TET2* 突变之前或之后）导致扩增和所导致的分化细胞的过量。随后，*JAK2* 优先患者更频繁地表现为真性红细胞增多症，并且血栓形成事件的风险升高。准确理解导致癌症的突变事件的顺序将使我们能够建立更可靠的肿瘤模型，再现细胞从正常到恶性表型的演变。此外，这种理解将指导开发新的、个性化的癌症拦截和早期检测方法。为此，在美国国立卫生研究院癌前病变图谱倡议的保护下，目前正在进行多项大规模合作努力，以系统地描述浸润前和正常人体组织的特征[54]。迄今从这些努力中获得的一个重要观点是组织学正常组织中癌症相关体细胞 DNA 突变的流行率，这种现象通常被称为"区域癌变"[55]。例如，2019 年，Yzhak 及其同事对来自 29 个不同解剖部位约 6 700 份正常组织样本进行了二代 RNA 测序[56]。他们的分析揭示了具有癌症基因和热点突变的组织学正常细胞的镶嵌克隆扩增证据。体细胞镶嵌率在日光暴露的皮肤、肺和食管组织中最高，并且与年龄呈正相关，这为环境和年龄相关的诱变过程提供了证据。

## 临床癌症基因组学

随着我们对癌症分子景观的理解不断加深，将新见解转化为改善患者临床结局的努力也在不断增加。事实上，癌症基因组学与临床肿瘤学实践的整合本身就是一个快速发展的领域，面临着独特的挑战[57,58]。也就是说，与使用高度选择的新鲜冷冻肿瘤组织样本的癌症基因组学研究相反，临床癌症基因组学应用必须在组织数量有限（例如，微小肿瘤活检或手术标本）和质量[例如，控制福尔马林固定和石蜡包埋（FFPE）或正常组织污染导致的伪影]下稳健运行。此外，临床癌症基因组学应用必须在具有临床意义的时间范围内产生结果（即周转时间短）。

对临床癌症基因组学历史的全面回顾超出了本章的范围。然而，必须强调有助于应对上述挑战的里程碑式发展，特别是在 DNA 测序方面。首先，关于有限的组织数量，一个关键的进步是开发了适用于低输入 DNA 的临床 NGS 检测[59,60]。在此改进之前，临床检测仅限于所谓的"热点"突变检测，其中仅针对已知癌症基因中常见突变外显子或密码子的子集进行测序。然而，增强 PCR 扩增或靶富集方法的适应性使得能够快速扩展热点以外的整个基因组的全外显子覆盖或全外显子组测序。第二，考虑到临床肿瘤标本的质量差异，需要进一步优化预处理步骤。尽管 FFPE 广泛用于保存临床组织标本，但也已知其在下游测序中引入许多干扰（例如，C＞T 转换和突变增加）[61-64]。

因此，临床基因组检测的关键改进是改进 DNA 提取、脱蜡、和下游生物信息过滤。同样，考虑到许多临床活检标本实际上是肿瘤和非肿瘤（正常）组织的混合物这一事实也很关键，这具有稀释突变 DNA 片段与其他正常 DNA 文库的作用（例如，100 个测序读数中有 1 个可能含有突变，这意味着变异等位基因频率为 1％）。因此，深度测序（1 000×覆盖率）和显微切割以减少正常组织污染成为对变异等位基因频率较低的亚克隆突变实现足够灵敏度的重要策略。

总之，在过去 10 年中，方法学的改进导致了许多临床基因组测定的分析验证和整合到临床实验室改进修正案（CLIA）认证的实验室中，每个实验室都有能力检测广泛基因组中低等位基因部分的体细胞 SNV、插入缺失、结构改变和/或基因融合。这包括市售检测试剂盒，如 Oncomine、FoundationOne®（由 Foundation Medicine 提供）和 Tempus，以及机构检测，如纪念斯隆·凯特琳-可操作癌症靶点的综合突变谱分析（MSK - IMPACT）[65-68]。值得注意的是，除了单一变体检测外，许多常用的测定法还将报告肿瘤突变负荷和微卫星不稳定性，其现在被确立为临床相关的生物标记。在 MDACC，我们反复开发和部署了一种基于组织的多基因 NGS 检测方法，靶向一组已知的癌症基因（截至本文撰写时为 146 个），这些基因在多种肿瘤类型中通常发生突变。除了有足够的 FFPE 肿瘤样本外，该试验还需要采集患者的全血样本，以产生种系 DNA 来源作为对照。目前正在努力扩大我们的机构检测,以包括 600 多个癌症相关基因、肿瘤突变负荷和微卫星状态。

过去几年中另一个里程碑式的发展是液体活检的使用。尽管基于血清的生物标志物通常用于诊断和跟踪癌症进展,但这些指标通常不升高或是非特异性的。此外,它们通常是预后性的,而不是对治疗反应的预测性。此外,尽管上述基于组织的检测用于许多临床背景,但重要的是要认识到许多因素(例如,肿瘤位置和患者的临床状态)可能使肿瘤活检具有技术挑战性、高风险或非诊断性。这对于实体瘤尤其是一个问题,其中瘤内异质性可能导致亚克隆突变仍未被检测到。为了应对这些挑战,液体活检的原理创新依赖于循环肿瘤细胞或循环肿瘤 DNA 的捕获(ctDNA)作为测序的非侵入性来源[69]。然后,该信息可用作肿瘤本身分析的替代物[70]。值得注意的是,ctDNA 提供了单个癌症的整体躯体景观的实时快照,这有助于避免依赖单个原发性或转移性肿瘤作为肿瘤组织来源的缺陷。2008 年,Maheswaran 等证明了检测循环肺癌细胞中表皮生长因子受体(EGFR)突变的能力[71]。他们表明,在 92% 患者的循环肿瘤细胞和 33% 匹配的游离血浆 DNA 中可检测到有害的 EGFR 激活突变。与基于组织的基因组检测试剂盒一样,许多市售 ctDNA 基因组检测试剂盒(如 FoundationOne Liquid CDx 和 Guardant360 CDx)已在 CLIA 认证的临床实验室环境中进行了验证和部署。近年来,循环肿瘤细胞和基于 ctDNA 的突变谱已成为临床试验中的替代标志物[72]。2017 年,MDACC 与 Guardant Health, Inc. 建立了多年合作伙伴关系,以开发基于 ctDNA 的机构液体活检。目前,我们的机构液体活检分析靶向 70 个已知癌症基因的外显子,并已部署到临床实践中。

根据机构分子检测评价委员会制定的指南和批准,常规临床基因组检测已整合到 MDACC 的标准治疗中,这是一种正式机制,旨在批判性评价已发表文献,以确定任何给定基因组检测的常规使用是否具有足够的科学和临床意义。在基于组织或基于 ctDNA 的体细胞突变谱分析的情况下,个体提供者解释结果,以确定哪些突变(如有)可能对接受治疗的患者采取行动。这包括关于标准治疗的决策,以及生物标志物特异性临床试验的转诊。值得注意的是,在这方面已经开发了许多工具来帮助指导临床决策。2017 年,由 Meric-Bernstam 领导的 MDACC 团队发表了一项名为"精准肿瘤决策支持"(PODS)的新资源[73],这是一种在线工具(可在 www.example.com 上公开获得 www. personalizedcancertherapy. org),报告了任何给定躯体改变的功能注释、相关靶向治疗和匹配临床试验。类似的资源可从 My Cancer Genome(http: mycancergenome.com)和 OncoKB 项目获得[74,75]。

## 癌症基因组学时代的精确肿瘤学

随着 NGS 的出现,以及分子生物学(免疫组织化学、荧光原位杂交、PCR)的改进,我们表征肿瘤的能力得到了提高。我们知识库的扩展导致靶向药物开发的许多突破。靶向治疗的首批突破之一是发现 BCR-ABL 易位是大多数慢性粒细胞白血病(CML)病例和一小部分急性淋巴细胞白血病的主要驱动因素[76,77]。20 世纪 90 年代,诺华公司在进行酪氨酸激酶抑制剂高通量筛选的同时,开发了化合物 STI-571(伊马替尼)。Druker 等进行了 STI-571 的首次临床试验,证明了其抑制 BCR-ABL 阳性 CML 增殖的能力[78]。该试验为伊马替尼于 2001 年获得美国 FDA 批准用于 CML 铺平了道路。

伊马替尼的成功标志着一个快速靶向治疗开发和监管批准的时代。1998 年,靶向单克隆抗体曲妥珠单抗被批准用于治疗转移性乳腺癌[79]。2011 年,小分子抑制剂维莫非尼被美国 FDA 批准用于治疗转移性黑色素瘤[80]。这些药物及更多药物将在本手册中详细讨论;表 55-1 重点列出了美国 FDA 批准的靶向癌症疗法[81]。注意,该表不包括其他章节讨论的靶向免疫疗法、激素类药物或细胞周期抑制剂。

**表 55-1　美国 FDA 批准的靶向疗法**

| 药物 | 靶点 | FDA 批准的适应证 |
| --- | --- | --- |
| 曲妥珠单抗(kadcyla) | HER2(ERBB2/neu) | 乳腺癌(HER2 阳性) |
| 阿法替尼(gilotrif) | EGFR(HER1/ERBB1)、HER2(ERBB2/neu) | 非小细胞肺癌[EGFR 外显子 19 缺失或外显子 21 取代(L858R)突变] |
| 阿昔替尼(inlyta) | EGFR(HER1/ERBB1)、HER2(ERBB2/neu) | 肾细胞癌 |
| 贝伐珠单抗(avastin) | VEGF ligand | 宫颈癌<br>结直肠癌<br>卵巢癌<br>输卵管癌<br>恶性胶质瘤<br>非小细胞肺癌<br>腹膜癌<br>肾细胞癌 |
| 博舒替尼(bosulif) | ABL | 慢性骨髓性白血病(费城染色体阳性) |
| 卡博替尼(bosulif) | FLT3、KIT、MET、RET、VEGFR2 | 甲状腺髓样癌 |
| 塞瑞替尼(zykadia) | ALK | 非小细胞肺癌(ALK 融合) |

| 药物 | 靶点 | FDA 批准的适应证 |
|---|---|---|
| 西妥昔单抗(erbitux) | EGFR(HER1/ERBB1) | 大肠癌(*KRAS* 野生型)<br>头颈部鳞状细胞癌 |
| 克唑替尼(xalkori) | ALK、MET | 非小细胞肺癌(*ALK* 融合) |
| 达拉非尼(tafinlar) | BRAF | 黑色素瘤(*BRAF* V600 突变) |
| 达沙替尼(sprycel) | ABL | 急性淋巴细胞白血病(费城染色体阳性) |
| 厄洛替尼(tarceva) | EGFR(HER1/ERBB1) | 非小细胞肺癌<br>胰腺癌 |
| 依维莫斯(afinitor) | mTOR | 胰腺神经内分泌肿瘤<br>肾细胞癌不可切除<br>室管膜下巨细胞星形细胞瘤伴结节性硬化乳腺癌(*HR* 阳性、*HER2* 阴性) |
| 吉非替尼(iressa) | EGFR(HER1/ERBB1) | 非小细胞肺癌已知既往受益于吉非替尼(有限批准) |
| 依鲁替尼(imbruvica) | BTK | 套细胞淋巴瘤<br>慢性淋巴细胞白血病<br>Waldenström 大球蛋白血症 |
| 艾代拉利西布(zydelig) | PI3Kδ | 慢性淋巴细胞白血病<br>滤泡性 B 细胞非霍奇金淋巴瘤<br>小淋巴细胞淋巴瘤 |
| 伊马替尼(gleevec) | KIT、PDGFR、ABL | 胃肠道间质瘤(*KIT* 阳性)<br>隆突型皮肤纤维肉瘤<br>多种血液系统恶性肿瘤,包括费城染色体阳性 ALL 和 CML |
| 拉帕替尼(tykerb) | HER2 ( ERBB2/neu )、EGFR ( HER1/ERBB1) | 乳腺癌(*HER2* 阳性) |
| 仑伐替尼(lenvima) | VEGFR2 | 甲状腺癌 |
| 尼洛替尼(tasigna) | ABL | 慢性骨髓性白血病(费城染色体阳性) |
| 奥拉帕利(lynparza) | PARP | 卵巢癌(*BRCA* 突变) |
| 帕尼单抗(vectibix) | EGFR(HER1/ERBB1) | 结直肠癌(*KRAS* 野生型) |
| 培唑帕尼(votrient) | VEGFR、PDGFR、KIT | 肾癌 |
| 帕妥珠单抗(votrient) | HER2(ERBB2/neu) | 乳腺癌(*HER2* 阳性) |
| 普纳替尼(iclusig) | ABL、FGFR1-3、FLT3、VEGFR2 | 慢性骨髓性白血病(费城染色体阳性) |
| 雷莫利尤单抗(cyramza) | VEGFR2 | 胃癌或胃食管交界处(GEJ)腺癌<br>非小细胞肺癌 |
| 瑞格非尼(cyramza) | KIT、PDGFRβ、BRAF、RET、VEGFR1/2/3 | 结直肠癌<br>胃肠间质瘤 |
| 鲁索利替尼(jakafi) | JAK1/2 | 骨髓纤维化 |
| 索拉非尼(nexavar) | VEGFR、PDGFR、KIT、RAF | 肝细胞癌<br>肾细胞癌<br>甲状腺癌 |
| 坦西莫司(torisel) | mTOR | 肾细胞癌 |
| 曲美替尼(mekinist) | MEK | 黑色素瘤(*BRAF* V600 突变) |
| 曲妥珠单抗(herceptin) | HER2(ERBB2/neu) | 乳腺癌(*HER2* 阳性)<br>胃癌(*HER2* 阳性) |
| 凡德迪尼(caprelsa) | EGFR(HER1/ERBB1)、RET、VEGFR2 | 甲状腺髓样癌 |
| 维莫非尼(zelboraf) | BRAF | 黑色素瘤(*BRAF* V600 突变) |
| 维莫德吉(erivedge) | PTCH、Smoothened | 基底细胞癌 |
| 阿柏西普(zaltrap) | PIGF、VEGFA/B | 结直肠癌 |
| 阿昔替尼(inlyta) | KIT、PDGFRβ、VEGFR1/2/3 | 肾细胞癌 |

最近,美国 FDA 要求生物标志物检测与疗效结果一起用于被批准的靶向治疗。开发符合美国 FDA 新标准的试验的一种方法是创建篮子临床试验,这是一种相对较新的临床试验模式,原则上,招募是基于分子畸变而不是基础肿瘤组织学。在这些试验中,多种不同肿瘤类型的患者可能接受相同的治疗。MDACC 伞式研究也是按照类似的原则进行的;晚期肺癌患者根据其生物标记谱被分配到一个治疗组。这允许以更及时的方式测试多种靶向药物。

2015 年,美国国家癌症研究所(NCI)启动了 NCI-MATCH(治疗选择的分子分析)试验,计划最初招募 1 000 例患者,根据分子通路改变而非肿瘤组织学进行靶向药物联合治疗。参与者被随机分配接受针对该基因改变的特异性药物或未知对该途径特别有效的治疗[82]。最近,NCI-MATCH 研究者报告称,在入组研究的 5 954 例患者中,发现 37.6% 的患者存在可采取行动的改变,但只有 17.8% 的患者最终被分配到匹配的药物组中[83]。这些结果增加了越来越多的证据,表明大规模基因组匹配的临床试验在技术上是可行的,但是需要进一步的改进以将该方法的益处扩展到更广泛的患者群体。

## 结论

癌症基因组学时代已经为人类癌症的发病机制提供了大量的信息和一些关键生物学见解。深度测序和单细胞测序使我们能够更好地了解癌症的克隆演变、肿瘤内异质性和耐药机制。随着时间的推移,这已转化为鉴定可靶向的体细胞改变和新的治疗方法。此外,过去 10 年来成本的降低和方法学的改进也促进癌症基因组学检测在临床实验室环境中的稳健整合。肿瘤分子谱分析的长期可行性和益处仍然是激烈研究和辩论的主题。然而,这个时代的最终目标是正确的:以改善患者结局和生活质量。

## 提示

- 尽管长期获益仍有待证实,但基于组织或液体活检的全面肿瘤突变谱分析应被视为 MDACC 特定患者亚组的标准治疗。
- 决策工具,如 PODS 是免费提供的,以帮助提供者在 MDACC 解释结果,并确定个体患者的可用突变。
- 肿瘤突变谱代表了复杂和持续演变的分子景观的快照。重复组织活检和/或连续液体活检可能适用于生物标志物丢失或出现(例如,产生耐药性的突变)导致治疗改变的特定情况。

- 肿瘤突变谱不应替代种系遗传检测。因此,如果有指征,怀疑遗传性癌症综合征的患者应转诊进行临床遗传咨询和检测。
- 对于根据临床肿瘤特征发现具有可用突变的患者,应考虑进行篮子试验或伞式试验。
- 应极其谨慎地对不同 NGS 检测试剂的突变谱进行交叉比较,因为多种因素(如外显子覆盖率、灵敏度、预处理)可能会影响一种检测试剂与另一种检测试剂相比对任何给定突变的可检测性。

# 第 56 章　肿瘤免疫治疗

Bilal A. Siddiqui
Sangeeta Goswami
James P. Allison
Podmanee Sharma

张红梅　刘洋·译

## 要点

- 靶向细胞毒性 T 淋巴细胞相关抗原 4(CTLA-4)、程序性死亡受体 1(PD-1)或程序性死亡受体配体 1(PD-L1)的免疫检查点疗法(ICT)改变了许多癌症的临床治疗,使部分患者实现了生存获益和长期疾病控制。
- 最常用的 ICT 生物标志物是组织 PD-L1 表达、肿瘤突变负荷(TMB)和错配修复缺陷或微卫星不稳定(MSI)。
- 目前有许多研究正在进行免疫治疗优效患者筛选的标志物鉴定工作、探索提高疗效的联合治疗方案。
- 免疫相关不良事件(irAE)可发生于任何器官,需要及时识别,尽早干预。

- CAR-T 细胞是指通过基因工程技术,将对肿瘤抗原具有高亲和力的抗原受体与 T 细胞信号传导结构域结合。目前有三种 CAR-T 细胞疗法(由美国 FDA 批准用于血液系统恶性肿瘤患者)。CAR-T 细胞具有特殊的毒性,包括细胞因子释放综合征、免疫效应细胞相关的神经毒性综合征等,需要在临床使用时密切关注。
- 肿瘤免疫治疗的未来研究领域包括合理靶向其他免疫检查点,改进 CAR-T 细胞疗法和其他细胞疗法、探索免疫治疗在疾病早期的应用(如新辅助治疗)、联合治疗、提高对 irAE 的认识、开发预测毒性和疗效的生物标志物。

## 免疫治疗的前景

虽然在 19 世纪首次提出免疫系统具有识别和根除肿瘤的能力,但直到 20 世纪,才有了相关的证据。早在 1884 年,Anton Chekhov 就观察到:人们早就注意到,当这种疾病(丹毒)存在时,恶性肿瘤的生长会暂停一段时间[1]。从 19 世纪 90 年代起,William Coley 开发了一种热致死细菌(Coley 毒素)混合物,该混合物被发现可使某些肉瘤患者的肿瘤完全消退,随后在 20 世纪 60 年代被用于其他类型肿瘤的研究,但临床获益不一[2]。使用膀胱内芽孢杆菌(BCG)治疗浅表性膀胱癌的研究进一步验证了细菌可激活免疫系统的理论。该方法可促进非特异性炎症免疫反应,实现临床获益[3]。随着时间的推移,在 20 世纪 80 年代,主要组织相容性复合体(MHC)和 T 细胞受体(TCR)的发现为 T 细胞功能提供了理论依据,一系列临床试验也随之开展[4,5]。遗憾的是,许多早期临床试验因对 T 细胞功能的了解不足而失败。随着进一步研究加深了对 T 细胞功能机制(包括共刺激和共抑制)的理解,癌症免疫治疗领域迅速发展,ICT 和 CAR-T 细胞疗法等为许多患者带来生存获益。免疫治疗现在已与化疗、放疗和手术一起成为癌症治疗的重要方式。

肿瘤免疫学的基本原则是:① 免疫监视;② 免疫编辑;③ 免疫耐受[6]。免疫监视包括免疫系统识别和清除发生转化的新生细胞。虽然肿瘤特异性抗原可被细胞毒性 T 淋巴细胞识别,但越来越多的研究表明,仅识别抗原不足以促进免疫原性[7]。这些发现引出了免疫编辑的概念,该概念描述了肿瘤细胞如何利用不同机制降低免疫原性,并最终逃避免疫识别。免疫编辑涉及三个阶段:① 消除阶段,与免疫监视概念相似,宿主的免疫系统抑制肿瘤;② 平衡阶段,肿瘤细胞存活,但受到免疫系统的抑制;③ 逃逸阶段,即肿瘤的免疫原性降低或机体免疫能力减弱,肿瘤进展。最后,根据免疫耐受的原理认为,肿瘤细胞不仅能够降低自身免疫原性,而且可能通过改变宿主免疫的方式来诱导宿主免疫功能静止状态。

随着人们对肿瘤-宿主免疫相互作用,以及 T 细胞功能调节机制的深入了解,这些机制构成了癌症免疫治疗发展的基础。对这些免疫学原理的理解推动了免疫治疗药物的临床开发,这些将在下部分进行讨论。

## 免疫检查点疗法

T 细胞活化涉及共刺激分子和共抑制分子的动态平衡,以防止出现过度活化和自身免疫(图 56-1),并且需要两种主

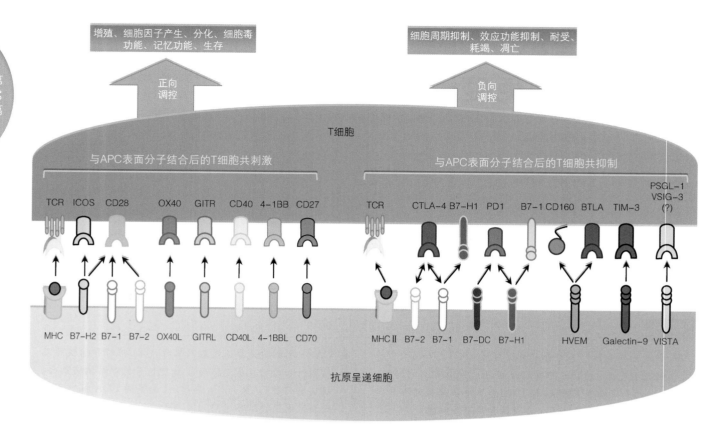

**图 56-1** T 细胞激活始于 T 细胞表面 TCR 与 APC 上的 MHC-抗原复合物结合(信号 1);激活 T 细胞需要额外的信号刺激,这些信号由 CD28 和其他共刺激分子的相互作用提供(信号 2)。T 细胞的活化可被 CTLA-4 和 PD-1 等共抑制分子抑制。BTLA,B 细胞和 T 细胞衰减因子;CD40L,CD40 配体;GITR,糖皮质激素诱导的肿瘤坏死因子受体;GITRL,GITR 配体;HVEM,疱疹病毒进入介导蛋白;ICOS,可诱导的 T 细胞共刺激因子;MHC,主要组织相容性复合物;OX40L,OX40 配体;PSGL-1,P 选择素糖蛋白配体 1;TIM-3,T 细胞免疫球蛋白和黏蛋白结构域蛋白 3;VSIG-3,V-set 和免疫球蛋白结构域蛋白 2

要信号的参与[8]。T 细胞激活的第一种信号需要初始 T 细胞上的 TCR 与抗原呈递细胞(APC)上的 MHC 分子相互作用[9]。第二种共刺激信号需要 T 细胞上的 CD28 与 APC 上的 B7(CD80/86)分子结合[9]。虽然 T 细胞共刺激信号早已得到广泛认可,但抑制性的检查点 CTLA-4 的发现预示着癌症免疫治疗的转变,它提供了改变 T 细胞抑制和促进抗肿瘤免疫的途径[10]。已经有大量靶向抑制性检查点 CTLA-4、PD-1 和 PD-L1 的免疫治疗药物被批准用于多种适应证,并随着新型治疗组合和其他检查点的探索而快速发展。表 56-2 列出了目前美国 FDA 批准的 ICT 概况。本章旨在简要概述美国 FDA 批准的 ICT 药物;每种癌症的详细信息详见相关章节。

### ■ 抑制检查点:CTLA-4

CTLA-4 由活化的 T 细胞表达,并与共刺激分子 CD28 竞争性结合配体(B7,CD80/86),从而成为 T 细胞应答的负调节因子。在小鼠模型中进行的临床前研究表明,抑制 CTLA-4 可增强抗肿瘤免疫应答,导致肿瘤持续消退[10]。这些结果促使了伊匹木单抗的研发,这是一种抗 CTLA-4 的全人源免疫球蛋白(Ig)G1 单克隆抗体(mAb),美国 FDA 已批准伊匹木单抗用于不可切除或转移性黑色素瘤患者的单药治疗,以及用于接受完全切除、累积区域淋巴结>1 mm 的黑色素瘤患者的辅助治疗(表 56-1)。

**表 56-1** 免疫系统的抗肿瘤和促肿瘤组分

| 项目 | 抗肿瘤 | 促肿瘤 |
|---|---|---|
| | 固有免疫:<br>成熟树突状细胞<br>肿瘤相关巨噬细胞(M1表型)<br>肿瘤相关中性粒细胞(N1表型) | 固有免疫:<br>未成熟树突状细胞<br>肿瘤相关巨噬细胞(M2表型)<br>肿瘤相关中性粒细胞(N2) |
| 细胞组分 | NK 细胞<br>适应性免疫:<br>CD8+ T 细胞<br>CD4+ T 细胞:Th-1、Th-9、Th-17 | 适应性免疫:<br>CD4+ T 细胞:Th-9、Th-17、Treg 细胞 |
| 可溶性细胞因子 | 颗粒酶 B、IL-1a、IL-1b、IL-2、IL-6、IFN-γ、IL-12、IL-17 | TGF-1b、IL-2、IL-4、IL-6、IL-10、IL-17、IL-23 |

在一项随机Ⅲ期试验中,转移性黑色素瘤患者接受了伊匹木单抗联合或不联合抗原肽(gp100)疫苗治疗,或者单独接受疫苗治疗。伊匹木单抗单药治疗改善了中位总生存期(OS),在接受伊匹木单抗治疗的患者中,约 20% 的长期生存期超过 3 年,因此美国 FDA 批准了伊匹木单抗的应用[11]。在既往未接受过治疗的转移性黑色素瘤中开展的另一项Ⅲ期试验比较了伊匹木单抗联合达卡巴嗪化疗与达卡巴嗪单独治

疗,结果显示联合伊匹木单抗具有生存获益[12]。在辅助治疗中,研究者在根治性切除术后的高危Ⅲ期黑色素瘤患者中对伊匹木单抗和安慰剂进行了比较,结果表明伊匹木单抗的中位无复发生存率为46.5%,而安慰剂组为34.8%[13]。对10项前瞻性研究和2项回顾性研究的汇总分析表明,伊匹木单抗提高了约20%患者的长期生存率,一些患者的生存期达到了10年[14]。伊匹木单抗是目前美国FDA批准的唯一一种针对CTLA-4的单克隆抗体,另一种针对CTLA-4的人源化IgG2单克隆抗体曲美木单抗正在积极研究中[15]。

■ 抑制检查点:PD-1和PD-L1

PD-1是T细胞应答的另一种负调节因子,主要由活化的CD4和CD8 T细胞,以及APC表达[16]。PD-1有两种不同表达模式的配体,PD-L1和PD-L2。PD-L1在APC、T细胞、B细胞和非造血细胞(包括肿瘤细胞)上表达。PD-L2的表达主要局限于APC,包括巨噬细胞和髓样树突状细胞(DC),以及肥大细胞。在临床前研究中,针对PD-1和PD-L1的单克隆抗体降低了肿瘤转移和生长,许多临床试验随之开展,美国FDA批准这类抗体在多种肿瘤中的使用[17,18]。目前,美国FDA批准了6种针对PD-1的单克隆抗体(纳武利尤单抗、帕博利珠单抗、西米普利单抗)和PD-L1单克隆抗体(度伐利尤单抗、阿替利珠单抗、阿维鲁单抗)用于多种癌症,包括皮肤、泌尿生殖系统、肺、头颈部、妇科、胃肠道肿瘤和淋巴瘤,以及无关肿瘤类型的治疗(即不限癌种)。表56-2总结了这些适应证。

**表 56-2　截至 2020 年 9 月 1 日美国 FDA 批准的免疫检查点疗法清单**

| 免疫检查点疗法 | 疾病 | 适应证 | 参考文献 |
|---|---|---|---|
| **抗 CTLA-4** | | | |
| 伊匹木单抗 | 黑色素瘤 | 转移性或不可切除的 | 11、12、14 |
| | 黑色素瘤 | 完全切除后的高危Ⅲ期(辅助) | 13 |
| **抗 PD-1** | | | |
| 纳武利尤单抗 | 结直肠癌 | 转移性 MSI-H 或 dMMR,接受氟尿嘧啶、奥沙利铂和伊立替康治疗后 | 65 |
| | 食管癌 | 既往接受过氟尿嘧啶和铂类化疗的不可切除的晚期、复发或转移性食管鳞状细胞癌 | 196 |
| | 头颈部鳞状细胞癌 | 在铂类治疗期间或之后出现进展的复发或转移患者 | 57 |
| | 肝细胞癌 | 索拉非尼治疗后 | 58 |
| | 经典型霍奇金淋巴瘤 | 在自体造血干细胞移植和维布妥昔单抗(brentuximab vedotin)后,或者在包括自体移植的三线或三线以上全身性治疗后,复发或进展 | 67 |
| | 黑色素瘤 | 转移性或不可切除的 | 19、20 |
| | 黑色素瘤 | 完全切除(辅助)后的淋巴结受累或转移性疾病 | 21 |
| | 非小细胞肺癌 | 铂类化疗后发生转移、进展 | 42、43 |
| | 肾细胞癌 | 晚期,抗血管生成治疗后 | 30 |
| | 小细胞肺癌 | 铂类化疗和至少另一线治疗后的转移、进展患者 | 45 |
| | 尿路上皮癌 | 局部晚期或转移性肿瘤,在铂类治疗期间或之后出现疾病进展,或者在铂类新辅助或辅助治疗后 12 个月内出现疾病进展 | 36 |
| | 任何实体瘤 | 不可切除或转移性 MSI-H 或 dMMR 实体瘤在既往治疗后发生进展,且无满意的替代治疗方案 | 71、72 |
| | 任何实体瘤 | 不可切除或转移性 TMB-H(≥10 mut/Mb)实体肿瘤,在既往治疗中发生进展,且没有满意的替代治疗方案 | 73 |
| 帕博利珠单抗 | 子宫颈癌 | 复发或转移,肿瘤 PD-L1 CPS≥1,并且在化疗时或化疗后疾病进展 | 70 |
| | 结直肠癌 | 接受氟尿嘧啶、奥沙利铂和伊立替康治疗或一线治疗后发生进展的不可切除或转移性 MSI-H 或 dMMR 肿瘤 | 66、197 |
| | 皮肤鳞状细胞癌 | 不能通过手术或放疗治愈的复发或转移性皮肤鳞状细胞癌 | 29 |
| | 食管癌 | 复发性局部晚期或转移性鳞状细胞癌,肿瘤 PD-L1 CPS≥10,并且既往接受过一线或多线全身性治疗后出现疾病进展 | 63、64 |
| | 胃癌 | 复发性局部晚期或转移性,肿瘤 PD-L1 CPS≥1,且在既往接受过≥2线治疗(包括含氟嘧啶和铂类的化疗)时或之后发生疾病进展,以及适当接受 HER2/neu 靶向治疗 | 61、62 |
| | 头颈部鳞状细胞癌 | 对于肿瘤 PD-L1 CPS≥1 的转移性或不可切除的复发性疾病的一线治疗,或者在含铂化疗期间或之后发生疾病进展的后续治疗 | 54、55 |

续　表

| 免疫检查点疗法 | 疾病 | 适应证 | 参考文献 |
|---|---|---|---|
| | 肝细胞癌 | 索拉非尼治疗后 | 59、60 |
| | 经典型霍奇金淋巴瘤 | 既往接受过三线或更多线治疗后复发或难治性 | 68 |
| | 黑色素瘤 | 转移性或不可切除的疾病 | 22、198 |
| | 黑色素瘤 | 完全切除后的淋巴结受累（辅助） | 23 |
| | 默克尔细胞癌 | 局部晚期或复发转移 | 24、25 |
| | 非小细胞肺癌 | 一线Ⅲ期（不适合手术切除或根治性治疗放化疗）或转移性疾病<br>肿瘤 PD-L1 表达 TPS≥1％且无 *EGFR* 或 ALK 突变<br>PD-L1 TPS≥1％的肿瘤转移<br>在含铂化疗、*EGFR* 或 ALK 突变靶向治疗期间或治疗后出现疾病进展 | 47,48 |
| | 原发性纵隔 B 细胞淋巴瘤 | 难治性疾病或二线或多线治疗后复发 | 69 |
| | 小细胞肺癌 | 转移性，在铂类为基础的化疗期间或之后出现疾病进展，并且至少接受过其他一线治疗 | 49 |
| | 尿路上皮癌 | 高危、卡介苗治疗无效、非肌层浸润性膀胱癌，伴或不伴乳头状肿瘤的原位癌，不适合或拒绝接受膀胱切除术 | 35 |
| | 尿路上皮癌 | 不能耐受以下治疗的局部晚期或转移性疾病：以顺铂为基础的化疗且肿瘤 PD-L1 CPS≥10，或铂类不耐受、无论 PD-L1 表达如何。或接受铂类（新）辅助化疗后或 12 个月内疾病进展 | 31、33、34 |
| 西米普利单抗 | 皮肤鳞状细胞癌 | 转移性或局部晚期 | 27、28 |
| **抗 PD-L1** | | | |
| 阿替利珠单抗 | 非小细胞肺癌 | 在含铂治疗期间或之后发生进展的转移性疾病（有适应证的情况下，*EGFR* 或 ALK 靶向治疗进展），或 PD-L1 肿瘤细胞≥50％或 PD-L1 免疫细胞≥10％且无 *EGFR* 或 ALK 突变肿瘤的一线治疗 | 50-52 |
| | 尿路上皮癌 | 不能耐受以下治疗的局部晚期或转移性疾病：以顺铂为基础的化疗且肿瘤 PD-L1 免疫细胞≥5％，或接受铂类（新）辅助化疗后或 12 个月内疾病进展 | 37、38 |
| | 默克尔细胞癌 | 转移性疾病 | 26 |
| 阿维鲁单抗 | 尿路上皮癌 | 局部晚期或转移性，在铂类化疗期间或之后发生疾病进展，或者在新辅助或铂类辅助治疗 12 个月内发生疾病进展 | 39 |
| | 尿路上皮癌 | 一线含铂化疗未进展的局部晚期转移性患者的维持治疗 | 41 |
| | 非小细胞肺癌 | 同步铂类放化疗后不可切除的Ⅲ期疾病 | 53 |
| 度伐利尤单抗 | 尿路上皮癌 | 局部晚期或转移性肿瘤，在含铂化疗期间或之后出现疾病进展，或者在含铂化疗的新辅助或辅助治疗 12 个月内出现疾病进展 | 40 |
| **抗 CTLA-4＋抗 PD-1** | | | |
| | 结直肠癌 | 转移性，MSI-H 或 dMMR，接受氟尿嘧啶、奥沙利铂和伊立替康治疗 | 83 |
| | 肝细胞癌 | 索拉非尼治疗后 | 81 |
| 伊匹木单抗＋纳武利尤单抗 | 黑素瘤 | 转移性或不可切除，既往未接受过治疗 | 77、78 |
| | 非小细胞肺癌 | 转移性或复发性，无 *EGFR* 或 ALK 突变 | 82 |
| | 肾细胞癌 | 未经治疗的晚期、中危或高危患者 | 79、80 |
| **抗 PD-(L)1＋靶向治疗** | | | |
| 帕博利珠单抗＋仑伐替尼 | 子宫内膜癌 | 晚期、非 MSI-H 和 dMMR，既往全身性治疗后进展，不适合根治性手术或放疗 | 94 |
| 阿替利珠单抗＋维莫非尼＋考比替尼 | 黑素瘤 | *BRAF* V600 突变阳性的不可切除或转移性黑色素瘤 | 93 |
| 帕博利珠单抗＋阿昔替尼 | 肾细胞癌 | 晚期，一线治疗 | 91 |
| 阿维鲁单抗＋阿昔替尼 | 肾细胞癌 | 晚期，一线治疗 | 92 |

| 免疫检查点疗法 | 疾病 | 适应证 | 参考文献 |
|---|---|---|---|
| 阿替利珠单抗＋贝伐珠单抗 | 肝细胞癌 | 不可切除或转移性肝细胞癌的一线治疗 | 199 |
| **抗 PD-(L)1＋化疗** | | | |
| 阿替利珠单抗＋白蛋白结合型紫杉醇 | 乳腺癌 | 不可切除的局部晚期或转移性,三阴性,PD-L1 免疫细胞≥1％ | 90 |
| 阿替利珠单抗＋贝伐珠单抗＋紫杉醇＋卡铂 | 非小细胞肺癌 | 转移性、非鳞状细胞癌、无 *EGFR* 或 *ALK* 突变的一线治疗 | 86 |
| 阿替利珠单抗＋白蛋白结合型紫杉醇/卡铂 | 非小细胞肺癌 | 转移性、无 *EGFR* 或 *ALK* 突变 | 87 |
| 阿替利珠单抗＋依托泊苷/卡铂 | 小细胞肺癌 | 广泛期的一线治疗 | 88 |
| 度伐利尤单抗＋依托泊苷/铂类 | 小细胞肺癌 | 广泛期的一线治疗 | 89 |
| 帕博利珠单抗＋5-FU/铂类 | 头颈部鳞状细胞癌 | 转移性或不可切除的复发性头颈鳞状细胞癌的一线治疗 | 56 |
| 帕博利珠单抗＋培美曲塞/铂类 | 非小细胞肺癌 | 转移性、非鳞状细胞癌、无 *EGFR* 或 *ALK* 突变 | 84 |
| 帕博利珠单抗＋卡铂/白蛋白结合型紫杉醇 | 非小细胞肺癌 | 转移性鳞状细胞癌 | 85 |

注: ALK,间变性淋巴瘤激酶;BCG,卡介苗;CPS,综合阳性评分;CTLA-4,细胞毒性 T 淋巴细胞相关抗原 4;dMMR,错配修复缺陷;EGFR,表皮生长因子受体;5-FU,氟尿嘧啶;MSI-H,微卫星高度不稳定性;PD-1,程序性死亡受体 1;PD-L1,程序性死亡受体配体 1;TKI,酪氨酸激酶抑制剂;TMB-H,高肿瘤突变负荷;TPS,肿瘤比例评分。

### 皮肤癌

两项 III 期试验支持批准纳武利尤单抗用于治疗难治性不可切除或转移性黑色素瘤患者的一线治疗。一项在伊匹木单抗治疗进展后的黑色素瘤患者中使用纳武利尤单抗治疗的 III 期研究表明,纳武利尤单抗达到了 31.7％的客观缓解率(ORR),而使用化疗的 ORR 为 10.6％[19]。对未经治疗且无 *BRAF* 突变的转移性黑色素瘤进行的另一项试验表明,纳武利尤单抗治疗患者的 1 年 OS 率(72.9％)相比使用达卡巴嗪(42.1％)得到明显改善,亚组分析显示,无论肿瘤细胞的 PD-L1 表达状态如何,纳武利尤单抗均具有生存获益[20]。在辅助治疗中,一项比较纳武利尤单抗和伊匹木单抗的 III 期研究表明,纳武利尤单抗改善了 12 个月的无复发生存率(70.5％,95％ CI 66.1~74.5)优于伊匹木单抗(60.8％,95％ CI 56.0~65.2)[21]。

帕博利珠单抗也已被批准用于转移性或不可切除的黑色素瘤晚期及辅助治疗。在一项比较帕博利珠单抗与伊匹木单抗一线治疗的随机 III 期试验中,帕博利珠单抗组和伊匹木单抗组的 1 年预计生存率分别为 74.1％和 58.2％,帕博利珠单抗组的高级别毒性发生率较低[22]。在经过 57.5 个月的中位随访后的后,帕博利珠单抗的中位 OS 为 32.7 个月(95％ CI 1.000~1.000),而伊匹木单抗组为 15.9 个月(95％ CI 13.3~22.0)。在高危、根治切除的 III 期黑色素瘤辅助治疗中,实验组使用 1 年帕博利珠单抗,对照组使用安慰剂。中位随访 15 个月时,帕博利珠单抗组的 1 年无复发生存率为 75.4％(95％ CI 71.3~78.9),安慰剂组为 61.0％(95％ CI 56.5~65.1)[23]。

免疫检查点疗法(ICT)已经改变了其他皮肤恶性肿瘤长期以来治疗受限的局面。在转移性和局部晚期默克尔细胞癌中,抗 PD-1 帕博利珠单抗和抗 PD-L1 阿维鲁单抗均获得了美国 FDA 批准[24-26]。最后,抗 PD-1 单克隆抗体 cemiplimab 和帕博利珠单抗已被美国 FDA 批准用于治疗晚期皮肤鳞状细胞癌(这是一种既往缺乏任何系统治疗方案的疾病)[27-29]。

### 泌尿生殖系统肿瘤

纳武利尤单抗已被批准用于抗血管生成治疗后的晚期或转移性肾癌(RCC)二线治疗。在一项纳武利尤单抗对比依维莫司的 III 期研究中,纳武利尤单抗组的 OS 为 25.0 个月(95％ CI 21.8~未达到),而依维莫司组为 19.6 个月(95％ CI 17.6~23.1)。抗 PD-1 联合抗 CTLA-4 单抗或酪氨酸激酶抑制剂(TKI)治疗 RCC 将在后面部分进行讨论[30]。

对于尿路上皮癌,已有 5 种抗 PD-(L)1 疗法获得批准。帕博利珠单抗首先被批准用于铂类化疗后的尿路上皮癌二线治疗。在一项 III 期研究中,铂类化疗后复发或进展的晚期尿路上皮癌患者接受帕博利珠单抗治疗表现出生存获益,且优于研究者选择的化疗方案(死亡 *HR* 0.73,95％ CI 0.37~0.88,*P*＝0.005)[31]。对于 PD-L1 表达综合阳性评分(CPS)≥10％的局部晚期或转移性、无法接受顺铂的尿路上皮癌患者,或者对 BCG 无应答的高危非肌层浸润性膀胱癌(伴或不伴乳头状肿瘤)患者,帕博利珠单抗还获得了额外的一线适应证[32-35]。纳武利尤单抗也已被批准用于铂类药物治疗后的二线治疗[36]。

抗 PD-L1 单抗阿替利珠已被批准用于无法耐受顺铂且肿瘤表达 PD-L1 的局部晚期和转移性尿路上皮癌患者(PD-

L1 浸润的免疫细胞≥肿瘤面积的 5%）、不适合接受顺铂治疗的患者（无论 PD-L1 状态如何），以及铂类化疗后的二线治疗。在一项铂类治疗后的局部晚期或转移性尿路上皮癌的Ⅲ期试验中，比较了阿替利珠单抗与化疗的疗效，并根据 PD-L1 表达状态在预先设定的人群中对主要终点 OS 进行了分层分析。虽然阿替利珠单抗的安全性优于化疗，但在 OS 方面未观察到差异[37,38]。另外，两种抗 PD-L1 单抗阿维鲁单抗和度伐利尤单抗已被批准用于尿路上皮癌二线治疗[39,40]。最近，一项Ⅲ期研究证明，在铂类一线治疗后使用阿维鲁单抗的 OS 为 21.4 个月，对比最佳支持治疗的 OS 为 14.3 个月，因此阿维鲁单抗获得了维持治疗的适应证（HR 0.56；95% CI 0.40～0.79；P = 0.000 3）[41]。

### 肺癌

虽然 ICT 最初被批准用于非小细胞肺癌（NSCLC），但 FDA 的适应证现已扩大到小细胞肺癌（SCLC）。ICT 和化疗联合将在后续部分讨论。对于纳武利尤单抗，鳞状和非鳞状 NSCLC 的Ⅲ期临床试验表明，在一线化疗发生进展后，纳武利尤单抗相比多西他赛化疗具有生存优势[42,43]。在这些美国 FDA 批准的病例中，表皮生长因子受体（EGFR）或间变性淋巴瘤激酶（ALK）突变患者需确认已对于所批准的靶向药物耐药而致疾病进展，方可接受纳武利尤单抗治疗。值得注意的是，一项在 PD-L1 阳性（≥5%）NSCLC 患者中比较一线使用纳武利尤单抗或铂类化疗的Ⅲ期试验未证明两者存在 PFS 的差异[44]。纳武利尤单抗已被批准用于铂类和至少其他一线治疗后进展的转移性 SCLC 患者[45]。

帕博利珠单抗单药治疗已被美国 FDA 批准用于 PD-L1 表达肿瘤比例评分（TPS）≥1% 的转移性 NSCLC 患者，包括一线治疗或在铂类化疗后的后线治疗（有 EGFR 或 ALK 突变的患者建议接受靶向治疗），以及不适合手术切除或根治性放化疗的Ⅲ期 NSCLC 患者。在一项Ⅱ/Ⅲ期研究中，在 PD-L1 TPS≥1% 的既往接受过治疗的晚期 NSCLC（鳞状和非鳞状）患者中，将帕博利珠单抗与多西他赛进行了比较，研究观察到帕博利珠单抗改善了生存期，其中包括 TPS≥50% 的患者[46]。在一线治疗中，在 PD-L1 TPS≥50% 的患者中比较帕博利珠单抗与铂类双药治疗的Ⅲ期试验表明，在 25.2 个月的中位随访期间，帕博利珠单抗组的中位 OS 为 30.0 个月（95% CI 18.3～ 未达到），而化疗组为 14.2 个月（95% CI 9.8～19.0）[47]。此外，一项在 PD-L1 TPS≥1% 的局部晚期或转移性 NSCLC 患者中，一线比较帕博利珠单抗治疗与铂类化疗的Ⅲ期试验也证明了帕博利珠单抗能够改善 OS[48]。帕博利珠单抗也已被美国 FDA 批准用于铂类治疗期间或之后发生进展的转移性 SCLC 患者，以及至少其他线数治疗后的患者[49]。

抗 PD-L1 疗法也已被批准用于治疗转移性 NSCLC 患者。一项Ⅲ期试验比较了阿替利珠单抗和多西他赛，中位 OS 显示阿替利珠单抗组（13.8 个月，95% CI 11.8～15.7）和多西他赛组（9.6 个月，95% CI 8.6～11.2），阿替利珠单抗在意向治疗人群中有 OS 获益[50,51]。在一线治疗中，一项对肿瘤或免疫细胞 PD-L1 表达≥1% 的转移性 NSCLC 患者开展的Ⅲ期试验表明，在 PD-L1 高表达的患者中，与铂类化疗相比，阿替利珠单抗组 OS 显著改善（20.2 个月 vs 13.1 个月，HR 0.59，95% CI 0.40～0.89，P = 0.010 6），结果具有统计学差异。最后，抗 PD-L1 单抗度伐利尤单抗在 NSCLC 患者中具有特殊的适应证，可用于同步放化疗后局部晚期、不可切除且放疗 2～3 个周期后未进展的Ⅲ期 NSCLC 患者的辅助治疗。在一项Ⅲ期研究中，放化疗后接受 1 年巩固治疗（度伐利尤单抗 vs 安慰剂）表明，度伐利尤单抗组的中位 PFS 为 16.8 个月（95% CI 13.0～18.1），而安慰剂组为 5.6 个月（95% CI 4.6～7.8）[53]。

### 头颈部肿瘤

根据一项Ⅰb 期研究，帕博利珠单抗被美国 FDA 批准用于化疗进展的复发或转移性头颈部鳞状细胞癌（HNSCC）[54,55]。一项Ⅲ期试验将未经治疗的复发或转移性 HNSCC 患者随机 1：1：1 分组至帕博利珠单抗、帕博利珠单抗＋化疗（铂类和氟尿嘧啶）、西妥昔单抗＋化疗 3 组中，帕博利珠单抗联合治疗组和帕博利珠单抗单药治疗组的 OS 均有改善，因此帕博利珠单抗单药治疗或联合治疗被批准用于 PD-L1 CPS≥1 的患者[56]。纳武利尤单抗也已被批准用于铂类难治性复发性头颈部鳞状细胞癌。一项Ⅲ期试验比较了铂类化疗后接受纳武利尤单抗或单药系统治疗，结果表明纳武利尤单抗组的 OS 为 7.5 个月，而标准单药治疗组的 OS 为 5.1 个月[57]。

### 胃肠道和肝胆系统肿瘤

在肝细胞癌（HCC）中，纳武利尤单抗和帕博利珠单抗均已批准用于前线接受索拉非尼治疗的患者[58,59]。值得注意的是，尽管二线使用帕博利珠单抗对比安慰剂治疗 HCC 的Ⅲ期试验显示帕博利珠单抗组的 OS 有所改善（13.9 个月，95% CI 11.6～16.0 vs 10.6 个月，95% CI 8.3～13.5），但结果未达到预设的统计学显著性标准[60]。在胃癌中，帕博利珠单抗被批准用于肿瘤表达 PD-L1（CPS≥1）的复发性局部晚期或转移性胃或胃食管结合部腺癌患者。在 PD-L1 CPS≥1 分的 HER2 阴性晚期胃癌患者中，一项比较一线接受帕博利珠单抗、帕博利珠单抗联合化疗、化疗的Ⅲ期试验发现，帕博利珠单抗组的 OS 不劣于化疗，但联合治疗并不优于单独化疗[61,62]。对于食管癌，帕博利珠单抗已被批准用于 PD-L1 阳性（CPS≥10）且既往接受过一线或多线全身治疗后疾病进展的复发性局部晚期或转移性鳞状细胞癌[63]。在一项二线比较帕博利珠单抗治疗与研究者选择的化疗（紫杉醇、多西他赛或伊立替康）的Ⅲ期试验中，帕博利珠单抗在 CPS≥10 的患者中显示出 OS 获益（9.3 个月 vs 6.7 个月，HR 0.69；95% CI 0.52～0.93，P = 0.007 4）[64]。目前在结直肠癌中，抗 PD-1 治疗的获益仅限于微卫星高度不稳定（MSI-H）和错配修复缺陷（dMMR）人群。纳武利尤单抗和帕博利珠单抗均被批准用于氟尿嘧啶＋奥沙利铂或伊立替康治疗后发生进展的 MSI-H 和 dMMR 结直肠癌患者治疗[65,66]。

**其他癌症和不明肿瘤类型适应证**

ICT 在某些血液系统恶性肿瘤中取得了进展,特别是在霍奇金淋巴瘤中,Reed-Sternberg 细胞常还有染色体 9p24.1 的扩增,导致 PD-L1 过表达。纳武利尤单抗治疗复发或难治性霍奇金淋巴瘤的一项 I 期研究显示 ORR 为 87%,因此该研究被批准用于在自体造血干细胞移植和本妥昔单抗治疗后,或在包括自体干细胞移植在内的三线或以上全身治疗后复发进展的经典型霍奇金淋巴瘤患者[67]。帕博利珠单抗在既往接受过多线治疗的患者中也表现出疗效,并且已被批准用于既往接受过三线或以上治疗的难治性或复发性经典霍奇金淋巴瘤[68]。在非霍奇金淋巴瘤中,帕博利珠单抗在原发性纵隔大 B 细胞淋巴瘤中具有疗效,已被批准用于难治性患者或既往接受过≥二线治疗后复发的患者[69]。在妇科恶性肿瘤方面,帕博利珠单抗已被美国 FDA 批准用于肿瘤表达 PD-L1 且 CPS≥1,并且在化疗时或化疗后发生疾病进展的复发或转移性宫颈癌患者[70]。

最后,在 2017 年,帕博利珠单抗获批了首个肿瘤类型不可知的癌症治疗适应证,这基于 dMMR、不可切除和转移性实体瘤患者的常规生物标志物。在一项 II 期试验中,41 例伴或不伴 dMMR 的进展性转移瘤患者接受了帕博利珠单抗治疗,dMMR 结直肠癌患者的客观缓解率为 40%,dMMR 非结直肠癌患者的客观缓解率为 71%,错配修复功能正常的结直肠癌患者的客观缓解率为 0[71]。在对 12 种肿瘤类型进行的后续研究中,53% 的患者达到了客观缓解,21% 达到了完全缓解(CR)[72]。根据一项对晚期实体瘤进行的 II 期篮式研究,帕博利珠单抗也已被批准用于高肿瘤突变负荷(TMB)(定义为 10 个突变/兆碱基)患者,该研究的 ORR 为 29%(95% CI 21~39),CR 率为 4%,PR 率为 25%[73]。

### ■ 抗 CTLA-4 和抗 PD-(L)1 联合治疗

由于抗 CTLA-4 和抗 PD-1 靶向 T 细胞中不同的抑制通路,临床前研究表明,对比单药治疗,同时靶向 CTLA-4 和 PD-1 可以提高疗效[74-76]。伊匹木单抗和纳武利尤单抗联合治疗现已被美国 FDA 批准用于黑色素瘤(转移性或不可切除)、HCC、RCC 和结直肠癌(转移性、微卫星不稳定或 dMMR)患者。

一项 III 期试验在未经治疗的不可切除或转移性黑色素瘤患者中比较了伊匹木单抗、纳武利尤单抗单药和联合治疗,结果显示联合治疗在统计学上优于联合治疗[77]。在长期随访中,联合治疗组的预计 5 年 OS 率为 52%,而纳武利尤单抗和伊匹木单抗组分别为 44% 和 26%[78]。在晚期或转移性透明细胞 RCC(中危或高危)中,将伊匹木单抗+纳武利尤单抗联合治疗与舒尼替尼进行比较。25.2 个月的中位随访表明,纳武利尤单抗+伊匹木单抗组和舒尼替尼组的 18 个月 OS 率分别为 75% 和 60%,ORR 分别为 42% 和 27%,CR 率分别为 9% 和 1%[79]。这些发现在延长随访期(中位数,32.4 个月)中得到了证实[80]。在既往接受过索拉非尼治疗的 HCC 患者中,伊匹木单抗+纳武利尤单抗显示出活性,ORR 为 31%,24

个月 OS 为 40%[81]。在一项转移性或复发性 NSCLC 的 III 期研究中,对伊匹木单抗+纳武利尤单抗与化疗进行了比较,结果显示联合治疗的 OS 为 17.1 个月(95% CI 15.2~19.9),而化疗的 OS 为 13.9 个月(95% CI 12.2~15.1)[82]。最后,美国 FDA 也批准伊匹木单抗和纳武利尤单抗联合治疗用于既往接受过治疗的 MSI-H 或 dMMR 转移性结直肠癌患者,其依据是一项试验显示联合治疗的 ORR 为 55%,12 周或 12 周以上的疾病控制率为 80%[83]。抗 CTLA-4 和抗 PD-(L)1 联合治疗目前正在一系列肿瘤中进行积极研究。

### ■ 免疫检查点疗法联合化疗

迄今 ICT 联合化疗已在至少 4 种肿瘤类型中显示出获益:NSCLC、SCLC、HNSCC 和三阴性乳腺癌。一项 III 期临床试验在 PD-L1 未经选择、无驱动基因突变的非鳞状 NSCLC 肺癌患者中比较了化疗(顺铂或卡铂联合培美曲塞)联合或不联合帕博利珠单抗作为一线治疗的效果,结果表明,帕博利珠单抗联合化疗组的 12 个月 OS 率为 69.2%,而安慰剂联合化疗治疗组的为 49.4%(HR 0.49,95% CI 0.38~0.64,P<0.001)[84]。另一项 III 期试验在未经选择的 PD-L1 鳞状 NSCLC 人群中比较了化疗(卡铂联合紫杉醇或白蛋白结合型紫杉醇)联合帕博利珠单抗或安慰剂的效果。结果表明,在 OS 和 PFS 这两项主要终点方面,治疗组均有所改善(OS,15.9 个月 vs 11.3 个月,HR 0.64;95% CI 0.49~0.85,P<0.001;PFS 分别为 6.4 个月和 4.8 个月;HR 0.56;95% CI 0.45~0.70;P<0.001),从而获得适应证批准[85]。阿替利珠单抗联合化疗也在两项 NSCLC 患者的 III 期试验中进行了研究。一项对卡铂、紫杉醇和贝伐珠单抗联合或不联合阿替利珠单抗治疗未经 PD-L1 选择的非鳞状 NSCLC 的 III 期研究表明,联合治疗组的 PFS 和 OS 均有改善(19.2 个月 vs 14.7 个月,HR 0.78,95% CI 0.64~0.96)[86]。另一项比较化疗(卡铂、白蛋白结合型紫杉醇)联合或不联合阿替利珠单抗的 III 期试验表明,联合治疗改善了 OS(18.6 个月,95% CI 16.0~21.2 vs 13.9 个月,95% CI 12.0~18.7)和 PFS(7.0 个月,95% CI 6.2~7.3 vs 5.5 个月,95% CI 4.4~5.9)[87]。

对于广泛期 SCLC,一项阿替利珠单抗联合或不联合卡铂-依托泊苷(诱导期),序贯阿替利珠单抗或安慰剂维持治疗的 III 期研究表明,在 13.9 个月的中位随访期内,阿替利珠单抗组和安慰剂组的中位 OS 分别为 12.3 个月和 10.3 个月(HR 0.77,95% CI 0.62~0.96,P=0.02),促使该联合疗法获得批准[88]。抗 PD-L1 单抗度伐利尤单抗也已被批准与铂类和依托泊苷联合用于广泛期 SCLC。在一项 III 期临床研究中,未经治疗的广泛期 SCLC 患者被随机分组,分别接受铂类-依托泊苷联合度伐利尤单抗或与联合度伐利尤单抗与抗 CTLA-4 单抗曲美木单抗。在计划的期中分析中,与单独化疗相比,度伐利尤单抗+铂类-依托泊苷延长了中位 OS 时间(13.0 个月,95% CI 11.5~14.8 vs 10.3 个月,95% CI 9.3~11.2,P<0.05;HR 0.73 95% CI 0.59~0.91,P=0.004 7)[89]。

在三阴性乳腺癌中,阿替利珠单抗联合白蛋白结合型紫杉醇被批准用于 PD－L1 肿瘤浸润免疫细胞染色≥1％的患者,这基于一项白蛋白结合型紫杉醇联合或不联合阿替利珠单抗的Ⅲ期试验,该试验显示联合治疗显著改善了 PFS(7.2 个月 $vs$ 5.5 个月,$HR$ 0.62,95％ $CI$ 0.49～0.78,$P$＜0.001)和 PD－L1 阳性患者的 OS 获益(25.0 个月 $vs$ 15.5 个月,$HR$ 0.62,95％ $CI$ 0.45～0.86)[90]。最后,如前所述,帕博利珠单抗联合氟尿嘧啶和铂类化疗已获批用于 HNSCC 的治疗[56]。

### ■ 免疫检查点治疗联合靶向治疗

ICT 联合靶向治疗已在肾癌患者中得到充分研究,阿昔替尼联合帕博利珠单抗或联合阿维鲁单抗已获得批准。一项对晚期一线肾癌开展的Ⅲ期试验比较了帕博利珠单抗＋阿昔替尼对比舒尼替尼,整体研究人群的 OS 均有改善(18 个月 OS 率,联合治疗组 82％ $vs$ 舒尼替尼组 72％),尤其是对于中危或高危肾癌患者[91]。另一项Ⅲ期试验中,当一线使用阿维鲁单抗联合阿昔替尼与舒尼替尼进行比较时,观察到联合治疗对于 PFS 有所改善(13.8 个月 $vs$ 8.4 个月)[92]。一项Ⅲ期试验一线比较了阿替利珠单抗联合贝伐珠单抗对比索拉非尼,主要研究终点为 OS 和 PFS;贝伐珠单抗组的 12 个月 OS 为 67.2％,索拉非尼组为 54.6％($HR$ 0.58,95％ $CI$ 0.42～0.79,$P$＜0.001),中位 PFS 分别为 6.8 个月和 4.3 个月($HR$ 0.59,95％ $CI$ 0.47～0.76,$P$＜0.001)。此外,ICT 与 BRAF 和 MEK 抑制的联合是黑色素瘤治疗领域的主要研究方向之一。在一项维莫非尼和卡比替尼联合或不联合阿替利珠单抗的Ⅲ期研究中,联合阿替利珠单抗延长了中位 PFS(中位随访时间 18.9 个月):阿替利珠单抗组 15.1 个月,而对照组 10.6 个月($HR$ 0.78,95％ $CI$ 0.63～0.97,$P$＝0.025)[93]。最后,在子宫内膜癌中,帕博利珠单抗联合仑伐替尼已被证明有临床获益,并获得了美国 FDA 批准[94]。

### ■ 免疫检查点治疗有效的生物标志物

尽管免疫检查点疗法取得了显著的临床获益(包括一些患者的持续应答),但只有部分患者对治疗有效。因此,有大量研究正在鉴定免疫治疗疗效预测生物标志物,从而优化患者的治疗选择。总体而言,目前的疗效预测生物标志物包括:① 靶点表达(如 PD－L1 的表达);② 肿瘤特异性特征(如 TMB);③ 肿瘤微环境;④ 宿主特征(如肠道微生物组)[95]。

检测靶点表达的最常用方法是通过免疫组织化学检测肿瘤和/或免疫细胞上的 PD－L1。虽然许多研究表明肿瘤细胞的 PD－L1 表达与多种肿瘤类型(如尿路上皮癌和 NSCLC)的临床缓解相关,但其他研究显示了不同的结果,某些 PD－L1 阴性患者肿瘤明显退缩[38,96,97]。此外,PD－L1 不是静态标志物;因此,采样时间和样本面积的变化也可能影响 PD－L1 的表达水平。使用动态生物标志物,如 CD4 T 细胞上持续诱导的 T 细胞共刺激(ICOS)表达与接受抗 CTLA－4 治疗的黑色素瘤患者生存相关[98]。因此,尽管这些检测方法已被批准用作伴随诊断,但抗体、组织处理技术和阈值的差异限制了 PD－L1 表达作为 ICT 预测生物标志物的统一应用[95]。

许多肿瘤的内在变化已被用作生物标志物,包括 TMB 和新抗原载量、DNA 损伤修复(DDR)通路、病毒感染(如默克尔细胞多瘤病毒)、MHC 表达和转录特征[95]。在包括黑色素瘤和 NSCLC 在内的几种癌症类型中,高 TMB 与对 ICT 的应答相关,这可能是由于产生了被免疫系统识别的新抗原,并且肿瘤细胞可能代偿性上调抑制性免疫检查点[99,100]。如前所述,帕博利珠单抗现已被批准用于各种类型的高 TMB 肿瘤[73]。然而,有趣的是,某些 TMB 低的肿瘤类型与对 ICT 的高缓解率相关,如透明细胞 RCC,这意味着必须共同考虑 TMB 与其他潜在的生物标志物[101]。验证 TMB 阈值、开发检测方法及深入了解不同突变的免疫原性是 TMB 相关的主要研究方向[95]。虽然有许多生物信息学算法可预测来自突变的潜在免疫原性新抗原和 HLA 表型,但这些未被证明显著优于 TMB[95]。此外,正如之前帕博利珠单抗获批于 dMMR 和 MSI－H 肿瘤患者,DDR 通路在 ICT 疗效方面发挥了关键作用[72]。与 ICT 疗效相关的 DDR 通路缺陷包括 DNA 聚合酶 POLE 和 POLD1[102,103]、同源重组修复基因(如 $BRCA1/2$)缺陷,DNA 修复缺陷产生的双链 DNA 断裂和胞质 DNA 的释放可导致 cGAS－STING 通路的激活、促进Ⅰ型干扰素(IFN)释放、上调 PD－L1[104-106]。

肿瘤微环境也是开发生物标志物的重要研究方向。肿瘤浸润淋巴细胞(TIL)的增加与黑色素瘤和乳腺癌患者对 ICT 的应答相关[107,108]。值得注意的是,已经确定了一系列肿瘤浸润 T 细胞群,有证据表明 ICT 可以靶向这些浸润细胞的特定亚群[75]。抗 PD－1 疗法可特异诱导肿瘤中浸润的耗竭样 CD8 T 细胞亚群扩增,而抗 CTLA－4 疗法已被证明可诱导 ICOS＋Th1 样 CD4 效应细胞的扩增,并可与耗竭样 CD8 T 细胞亚群结合[75]。有人提出了包含 PD－L1 表达和 TIL 的预测分类系统,但这些系统需要临床验证[109]。除了 T 细胞组分,B 细胞和三级淋巴样结构也被发现与黑色素瘤和 RCC 患者对 ICT 的应答相关[110]。一些转录标记也已被确定与 ICT 应答相关,如 IFN－γ 信号[111,112]。

与原发性肿瘤无关的宿主因素也被报道与治疗疗效相关,包括肠道微生物组、系统免疫因素和胚系遗传多态性[95]。在一项针对黑色素瘤患者的研究中,观察到抗 PD－1 治疗的应答与共生微生物组成(包括长双歧杆菌、科林斯菌和屎肠球菌)之间存在显著关联。另一项研究同样表明,在抗 PD－1 治疗有应答与无应答的黑色素瘤患者中,肠道微生物的多样性和组成存在显著差异[114]。这些发现提出了一种可能性,即通过粪便微生物移植对肠道微生物组进行调节,可能为改善对 ICT 的应答提供了途径。循环免疫细胞中宿主免疫的其他因素已被确定为可能的生物标志物。在一项研究中,CD4 和 CD8 记忆 T 细胞亚群的不同亚群与抗 CTLA－4 应答相关[115]。总体而言,ICT 应答的生物标志物是一个非常活跃的研究领域,深入了解机制、遗传背景,以及宿主和肿瘤免疫的相互作用将为标志物研究的发展提供依据,从而改善患者选择。

### ■ 其他抑制性检查点

除了 CTLA－4 和 PD－1/PD－L1,一系列其他抑制性检查点也在积极研究中，本文将对此简要讨论。淋巴细胞活化基因3（LAG-3）在 T 细胞亚群、B 细胞、DC 和自然杀伤（NK）细胞上表达，并在活化的 T 细胞表面与 PD-1 共表达，这为联合抗 PD-1 治疗提供了可能。LAG-3 与 CD4 具有同源性，可能与 MHC I 类分子相互作用，从而调节 T 细胞应答[116]。在既往接受过免疫治疗的黑色素瘤患者中，抗 LAG-3 单抗 relatlimab（BMS-986016）联合纳武利尤单抗的早期临床研究显示出令人鼓舞的结果，目前正在进行Ⅲ期临床试验（NCT03470922）[117]。多种抗 LAG-3 单抗正在一系列肿瘤类型中进行研究[118]。

T 细胞活化的 V 结构域 Ig 抑制因子（VISTA）是在髓系细胞高表达的免疫检查点（如巨噬细胞、DC、单核细胞、中性粒细胞），在调节性 T 细胞（Treg）中度表达[119]。VISTA 抑制 T 细胞活化，在临床前模型中，阻断 VISTA 已被证明可促进抗肿瘤免疫[120]。抗 CTLA-4 伊匹木单抗治疗后巨噬细胞 VISTA 表达上调是前列腺癌免疫治疗耐药的可能机制[121]。抗 VISTA 单抗的临床开发和早期试验正在进行中[122]。T 细胞免疫球蛋白和黏蛋白结构域3（TIM-3）是另一种表达在 T 细胞亚群上的抑制性受体，DC-TIM3+ T 细胞已被证明表现出耗竭表型，靶向 TIM-3 可以恢复 T 细胞活化[123]。在一项对抗 TIM-3 抗体 LY3321367 联合或不联合抗 PD-L1 治疗进行的 I 期研究中，观察到了药物的有效性，其中包括1例接受 PD-1 治疗后达到 PR 的 SCLC 患者[124]。抗 TIM-3 单克隆抗体的临床研发正在积极进行中。B7-H3（CD276）是表达在 APC 上的免疫检查点，其受体尚未确定，B7-H3 最初被认为是共刺激检查点，但最近的研究表明其具有共抑制功能。[125]肿瘤细胞上 B7-H3 的表达已被证实为抗 PD-1 治疗耐药的可能机制，抗 B7-H3 抗体正在早期临床试验中进行检测[126]。其他抑制性检查点包括 T 细胞免疫球蛋白和 ITIM 结构域（TIGIT），以及 B 细胞和 T 细胞衰减因子（BTLA）[127,128]。在一项对 TIGIT 单抗 tiragolumab（联用或不联用阿替利珠单抗）的 I 期研究中，观察到联合用药具有临床获益[129]。一项Ⅱ期研究纳入了 PD-L1 肿瘤表达≥1%（无 EGFR 或 ALK 改变）的新近诊断局部晚期或转移性 NSCLC 患者，结果显示联合治疗的 ORR 为 37%，中位 PFS 为 5.6 个月，而阿替利珠单抗单药治疗的 ORR 为 21%，中位 PFS 为 3.9 个月[130]。这一联合方案目前正在 PD-L1 选择性 NSCLC 患者中进行Ⅲ期研究（NCT04294810）。

**共刺激检查点**

如前所述，T 细胞激活需要两种信号：① T 细胞上的 TCR 与 MHC 分子的结合；② T 细胞上的共刺激分子（如 CD28）与 APC 上的 B7 蛋白（如 CD80/CD86）的结合。因此，共刺激分子也成为潜在的治疗靶点。然而，最初在抗 CD28 单抗 TGN142 的 I 期试验中，6例健康年轻受试者经历了大规模细胞因子风暴和继发于 T 细胞激活失控导致的多器官衰竭[131]。从那时起，人们一直在寻找更精确的 T 细胞激活靶点，尤其是仅当 T 细胞活化时特异性表达的共刺激受体，而非

组成性表达的分子。

4-1BB/CD137 是一种可诱导的共刺激受体，表达于活化的 T 细胞和 NK 细胞上，促进抗凋亡基因的上调，避免活化诱导的细胞死亡，并显示出良好的临床前疗效[132]。在 I 期试验中，抗 CD137 抗体 urelumab 与显著的转氨酶升高相关；另一种 CD137 抗体 uomilumab 表现出良好的耐受性与安全性，但在实体瘤中的总体 ORR 为 3.8%[133,134]。OX40 是一种晚期共刺激受体，瞬时表达的活化的 CD4 和 CD8 T 细胞，而配体 OX40L 则表达于活化的 DC、B 细胞、巨噬细胞、活化的 T 细胞和内皮细胞[135]。OX40 的功能是调控 T 细胞存活，阻止 T 细胞耐受，抑制调节性 T 细胞。抗小鼠 OX40 表现出潜在的临床前疗效，一项 Ib 期剂量递增研究表示，OX40 激动剂联合阿替利珠单抗的安全性良好，但疗效有限[136,137]。CD27 在初始 T 细胞上组成性表达，也在 NK 细胞和 B 细胞上表达；它的配体是 CD70[138]。CD27-CD70 轴在抗肿瘤免疫中的作用已被确定，约 1/3 的 CD27 或 CD70 胚系缺陷患者存在霍奇金淋巴瘤或弥漫大 B 细胞淋巴瘤（DLBCL），而 CD27 或 CD70 的体细胞改变常在 DLBCL 或伯基特淋巴瘤患者中观察到[138]。varlilumab 是一种抗人 CD27 单抗，可在人 CD27 转基因小鼠中诱导 CD8 T 细胞依赖性肿瘤排斥反应，并已在 I 期临床试验中显示出活性[138]。糖皮质激素诱导的肿瘤坏死因子受体（TNFR）（GITR）在 Treg 上高水平表达，在初始和记忆性 T 细胞上低水平表达；T 细胞活化导致调节性和效应性 T 细胞上 GITR 表达增加[139]。GITR 配体主要由 APC（包括 DC、巨噬细胞和活化的 B 细胞）表达[139]。一项 GITR 激动剂（TRX518）的 I 期试验显示，其单药治疗的疗效有限，但研究发现 TRX518 可减少循环和瘤内 Treg 细胞，并增加效应 T 细胞（Teff）与 Treg 的比值，这为后续研究联合抗 PD-1 治疗提供了基础[140,141]。

最后，ICOS 是活化 T 细胞上表达的 CD28 和 CTLA-4 家族的成员。ICOS 与其配体（ICOSL）在 APC 上相互作用，为增殖和活化提供共刺激信号[142]。在黑色素瘤和前列腺癌的小鼠模型中，同时阻断 CTLA-4 和 ICOS 参与增强了抗肿瘤免疫应答[143]。抗 CTLA-4 治疗增加表达 ICOS 的 CD4 T 细胞在恶性与非恶性前列腺组织中的比例[144]。此外，在接受伊匹木单抗治疗的黑色素瘤患者中，CD4 T 细胞的持续 ICOS 上调与临床结局改善相关[145]。目前有多项临床试验正在检测 ICOS 激动剂单独或联合抗 CTLA-4 或抗 PD-1 治疗的疗效[146,147]。总体而言，靶向共刺激检查点是癌症免疫治疗的未来发展方向之一，这需要仔细遴选适宜的患者和开发新的疗效预测生物标志物。

**■ 免疫检查点疗法的疗效评估**

ICT 与化疗的作用机制不同，因此在评估肿瘤应答方面需要进行改良。在 ICT 的最初试验中，观察到的缓解模式与传统的肿瘤进展相似，但随后出现了显著和长期的缓解，这一现象被认为是假性进展[148]。这些观察结果促使我们制定了改良的疗效评估标准，如免疫相关缓解评估标准（irRC）[149]，

实体瘤的改良免疫治疗疗效评估标准（imRECIST）[150]实体瘤免疫反应评估标准（iRECIST）[148]。美国 FDA 对来自 14 项随机对照试验的 7 920 例接受 ICT 或化疗的患者病变测量值进行了汇总分析，结果表明，根据标准 RECIST v1.1 标准，初始疾病进展的患者可获得长期的疾病稳定或肿瘤退缩，这可能改善患者的 OS[151]。同样地，对于 NSCLC、RCC、黑色素瘤和尿路上皮癌临床试验中阿替利珠单抗数据的回顾性分析表明，与 RECIST v.1.1 相比，imRECIST 获得的最佳总体缓解率提高了 1%～2%，疾病控制率提高了 8%～13%，中位 PFS 延长了 0.5～1.5 个月[150]。用于免疫治疗疗效评估的影像学新技术包括容积成像、动态对比成像和定量成像生物标志物，这些生物标志物可能能够识别肿瘤中的 T 细胞浸润[152]。

### ■ 免疫相关不良事件

尽管 ICT 可诱导 T 细胞介导的抗肿瘤应答，但也有破坏自体免疫耐受的风险，导致正常组织发生炎症，这称为免疫相关不良事件（irAE）。这些 irAE 可影响多种器官，最常见的是皮肤、胃肠道、肺和内分泌系统（甲状腺、肾上腺、垂体），也可对肌肉骨骼、肾、眼、心血管、神经和血液系统产生影响（图 56 - 2）。这些不良事件轻则影响 ICT 治疗的持续时间，重则可能有生命危险，需要住院给予积极治疗。尽早发现、早期干预和多学科合作对于 irAE 的处理是至关重要的。

irAE 的治疗是一个热点研究领域，主要为 ICT 再挑战、鉴定毒性预测标志物，以及确定 irAE 的免疫学机制，包括将

抗肿瘤免疫治疗与自身免疫毒性独立[153,154]。

本文概述了 irAE 治疗的一般原则和一些选择性毒性。每种毒性的详细临床指南将在其他文章中进行综述[155]。总体而言，识别 irAE 的关键是要有高度的怀疑意识。对于大多数 1 级事件（根据《不良事件通用术语标准》v.5.0 的定义），可以继续 ICT 治疗，但某些心脏、神经和血液学毒性除外[155]。2 级毒性通常需要中断 ICT，接受糖皮质激素治疗[初始剂量为 0.5～1 mg/（kg·d）泼尼松或等效药物]，当毒性恢复至 1 级或更低时恢复 ICT 治疗[155]。3 级毒性除了中止 ICT 治疗外，还需要使用大剂量皮质类固醇，并且通常涉及特定治疗方法（稍后简要描述）。虽然许多指南主张在 4～6 周延长皮质类固醇的减量时间，但长期使用皮质类固醇与医源性副作用相关，包括肌肉疾病、高血糖和感染风险增加。因此，减少类固醇用量的方法正在积极研究中。4 级毒性通常需要永久停用 ICT，但通过激素替代控制的某些内分泌类药物除外[155]。有趣的是，在 MDACC 对 346 例转移性黑色素瘤患者进行的一项回顾性研究中，发生任何级别的胃肠道 irAE 均与 OS 改善相关，且与免疫抑制无关，这突显出 ICT 固有的免疫激活和耐受性之间的平衡[156]。

ICT 相关小肠结肠炎最常见的表现为水样腹泻，伴腹痛、血便或黏液便、腹胀、恶心、呕吐和发热，其严重程度可从自限性非血性腹泻到穿孔甚至死亡[157]。虽然小肠结肠炎的典型表现发生在 ICT 启动后 5～10 周，但时间和程度范围很广，可

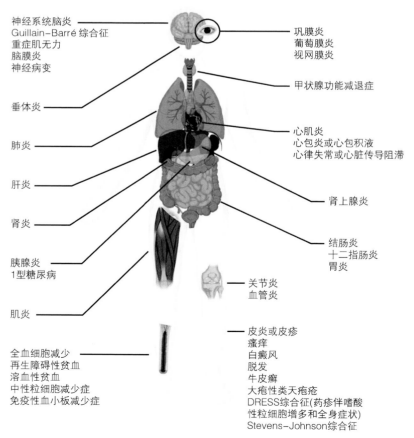

神经系统脑炎
Guillain-Barré 综合征
重症肌无力
脑膜炎
神经病变

巩膜炎
葡萄膜炎
视网膜炎

甲状腺功能减退症

垂体炎

心肌炎
心包炎或心包积液
心律失常或心脏传导阻滞

肺炎

肝炎

肾上腺炎

肾炎

结肠炎
十二指肠炎
胃炎

胰腺炎
1型糖尿病

关节炎
血管炎

肌炎

全血细胞减少
再生障碍性贫血
溶血性贫血
中性粒细胞减少症
免疫性血小板减少症

皮炎或皮疹
瘙痒
白癜风
脱发
牛皮癣
大疱性类天疱疮
DRESS综合征（药疹伴嗜酸性粒细胞增多和全身症状）
Stevens-Johnson综合征

**图 56 - 2　免疫相关不良事件的分布**

以发生在首剂给药后,也可以发生在 ICT 停止后 6 个月以上,可以是急性的,也可以是渐进的[157,158]。ICT 相关小肠结肠炎患者的治疗通常符合前述的原则,即因 2 级或更严重的毒性而中断 ICT 治疗,并引入皮质类固醇。在较严重的病例中,研究者研究了糖皮质激素以外的辅助治疗,包括抗肿瘤坏死因子 α(TNF-α)单克隆抗体 infliximab 和抗 $\alpha_4\beta_7$ 整合素单克隆抗体 vedolizumab;与毒性发生后 10 天以上接受靶向治疗的患者相比,早期引入靶向免疫抑制与良好的临床结局相关,包括住院次数较少、类固醇疗程较短、类固醇减量失败率较低,以及症状持续时间较短[159]。对于难治性病例,粪菌移植正逐渐成为一种有前景的治疗方法[160]。

ICT 相关心肌炎是治疗的一种令人担忧的并发症,可能导致暴发性心肌病、血流动力学不稳定和心脏停搏[161]。报告的 ICT 相关心肌炎发病率不到 1%;然而,由于可能出现亚临床心肌炎病例,因此这一数字可能被低估[162]。一份关于接受伊匹木单抗、纳武利尤单抗或这两种治疗的 20 594 例患者的安全性数据报告了两组的重度心肌炎发生率,0.09% 的患者发生了重度心肌炎,联合治疗的患者中发生率为 0.27%[161]。据报道,首次治疗后至发生心肌炎的中位时间为 17 日,但可能在治疗开始后 2~32 周[162]。心脏毒性的临床表现包括心肌炎和明显的心肌病,但也包括心包炎和心包积液、QTc 延长和晚期心脏传导阻滞,以及高血压[162]。值得注意的是,一系列病例汇报发现了心脏和神经肌肉毒性的重叠综合征,包括心肌炎和重症肌无力[163-165]。目前,心肌炎治疗指南建议 1 级毒性保留 ICT 治疗,如果毒性超过 1 级,考虑到暴发性毒性和死亡的风险高,则永久停用 ICT[155]。初始治疗仍然是大剂量皮质类固醇[162]。对于难治性病例,已在探索加用包括 infliximab 在内的免疫抑制辅助治疗[162]。此外,已有病例报告 CTLA-4 Ig 融合蛋白 abatacept 和抗 CD52 抗体阿仑珠单抗在难治性病例中取得了成效[166,167]。

# 细胞治疗

由于免疫效应细胞(如 CD8 T 细胞)是肿瘤杀伤的主要机制之一,因此细胞疗法寻求直接利用这些细胞识别和消除肿瘤细胞。本节简要回顾了肿瘤浸润淋巴细胞和 CAR-T 细胞的过继性细胞疗法,并重点介绍了包括 CAR-NK 细胞在内的新兴研究领域。

## ■ 过继 T 细胞疗法

过继性 T 细胞疗法(ACT)涉及将自体 TIL 转移到携带肿瘤的宿主[168,169]。包括从肿瘤中分离和离体快速扩增 TIL,然后输入大量扩增的自体 TIL,如图 56-3 所示。TIL 疗法表现出 40%~70% 的客观缓解率,在某些既往接受过大量治疗的转移性黑色素瘤患者中,可获得持久的完全缓解[169,170]。TIL 治疗的疗效可通过与 IL-2 联合及预处理化疗方案(如环磷酰胺和氟达拉滨联合化疗方案)的应用而提高。ACT 治疗在临床实践中遇到了挑战,包括难以产生用于过继转移的适当产品,与转移人群的宿主或肿瘤耐药性有关的因素,以及与治疗相关的发病率和死亡率的肿瘤外毒性。此外,TIL 治疗已被证明对接受过其他免疫治疗药物(如 IL-2)或检查点阻断(如抗 CTLA-4)治疗的患者疗效显著[169]。

## ■ 嵌合抗原受体 T 细胞

CAR-T 细胞增加了 T 细胞对肿瘤抗原的亲和力,并含有合成的抗原受体,该受体与肿瘤表面蛋白耦联的 T 细胞信号传导域结合,从而实现对肿瘤抗原的高亲和力识别[171]。因此,CAR-T 细胞对肿瘤抗原明确的肿瘤有效性高。CAR-T 细胞的制备过程包括采集和富集 CD3 T 细胞、使用构建的病毒 CAR 进行转导和体外 CAR-T 细胞扩增、预处理化疗(通常使用环磷酰胺和氟达拉滨),最后输注到患者体内。CAR-T 细胞在血液系统恶性肿瘤中取得了显著疗效,三种 CD19 介导的 CAR-T 细胞疗法获得了批准,即 axicabtagene ciloleucel、

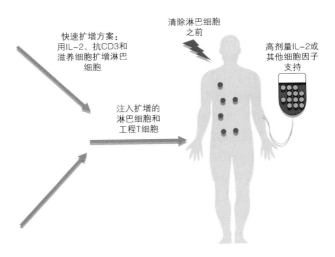

**图 56-3** 过继性 T 细胞疗法。目前,用于黑色素瘤和其他癌症过继细胞疗法的 T 细胞有两种主要来源。A. 第一种疗法使用从手术切除的转移性肿瘤中体外扩增的肿瘤浸润淋巴细胞(TIL)。TIL 最初是在受照射的外周血单个核细胞(PBMC)饲养细胞和 IL-2 存在的情况下,通过抗 CD3 活化在体外扩增。最终将细胞产物输注到患者体内。B. 过继性 T 细胞疗法的第二种主要方法是从自体 PBMC 扩增出的 T 细胞,这些细胞经过三种可能的操作之一,以富集肿瘤抗原特异性 T 细胞

tisagenlecleucel 和 brexucabtagene autoleucel。

axicabtagene ciloleucel 是一种 CD19 导向的自体 CAR-T 细胞,由识别 CD19 的小鼠单链抗体片段组成,与共刺激结构域 CD28 和信号域 CD3ζ 融合。美国 FDA 批准该药物用于接受二线或以上全身性治疗后的复发性或难治性大 B 细胞淋巴瘤。在获得批准的 Ⅱ 期试验中,111 例 DLBCL、原发性纵隔 B 细胞淋巴瘤或转化滤泡性淋巴瘤伴难治性疾病患者的 ORR 为 82%,CR 率为 54%[172]。2 年随访时,缓解持续时间为 11.1 个月,未达到中位 OS[173]。

tisagenlecleucel 是一种 CD19 介导的由慢病毒转染的自体 CAR-T 细胞,慢病毒编码能识别与共刺激结构域 41-BB (CD137) 和信号域 CD3ζ 融合的 CD19 的鼠单链抗体片段。这种 CAR-T 产品已被美国 FDA 批准用于治疗 25 岁以下的难治性或二次及以上复发的 B 细胞前体急性淋巴细胞白血病 (ALL),以及接受二线或以上全身性治疗后的复发性或难治性大 B 细胞淋巴瘤。在一项纳入 CD19+ 复发性或难治性 B 细胞的儿童和青年患者的多中心 Ⅱ 期研究中,ALL 患者 3 个月内总缓解率为 81%[174]。在一项对复发性或难治性 DLBCL 成人患者开展的 Ⅱ 期试验中,tisagenlecleucel 达到了 52% 的 ORR[175]。brexucabtagene autoleucel 是另一种 CD19 导向的 CAR-T 细胞疗法,最近被批准用于治疗复发性或难治性套细胞淋巴瘤 (MCL)。一项单臂、开放标签、多中心 Ⅱ 期研究纳入了 74 例既往接受过化疗 (蒽环类或基于苯达莫司汀方案)、CD20 导向治疗和布鲁顿酪氨酸抑制剂治疗的复发性或难治性 MCL 患者,患者接受了单次输入 brexucabtagene autoleucel 治疗[176]。在主要疗效分析的 60 例患者中,ORR 为 93% (95% CI 53~78),CR 率为 67%[176]。在对所有 74 例患者进行的意向治疗分析中,ORR 为 85%[176]。15% 的患者发生了 3 级或以上的细胞因子释放综合征 (CRS),31% 的患者发生了神经系统事件,还有 2 起 5 级感染性不良事件[176]。

尽管 CAR-T 细胞疗法很有挑战性 (部分原因是肿瘤抗原的多样性),CAR-T 细胞疗法目前正在包括实体瘤在内的多种肿瘤中进行探索。最后,其他细胞群 (如 NK 细胞) 提供了异基因细胞移植的可能性。在一项对 HLA 不匹配的脐带血来源的抗 CD19 CAR-NK 细胞进行的 Ⅰ/Ⅱ 期研究中,11 例复发性或难治性 CD19 阳性肿瘤 (非霍奇金淋巴瘤或慢性淋巴细胞白血病) 患者达到了 73% 的缓解率[177]。

### ■ CAR-T 细胞毒性

细胞治疗特殊的毒性与其作用机制相关:CRS 和免疫效应细胞相关神经毒性综合征 (ICANS)。这些毒性是可逆的,较少见的毒性包括 B 细胞再生障碍、肿瘤溶解综合征、噬血细胞性淋巴组织细胞增生症和过敏反应[178]。CRS 是一种常见的炎症综合征,与大量细胞因子释放 (如 IFN-γ、TNF-α 和 IL-6 等) 相关,引发炎症级联反应,可表现为发热、低血压、僵硬、心动过速、缺氧,严重者可出现多器官功能衰竭[178]。这些症状在转导 CD28 共刺激结构域 (注射 axicabtagene ciloleucel 至发病的中位时间,2 日) 的 CAR-T 细胞中比转导了 4-1BB

结构域的细胞出现更早 (注射 tisagenlecleucel 至发病的中位时间,3 日)[178]。在 axicabtagene ciloleucel 组和 tisagenlecleucel 组中,报告的 CRS 发生率分别为 93% (≥3 级占 13%) 和 58% (≥3 级占 22%)[173,175]。

CRS 患者的管理需要及时识别和多学科评估;已经制定了针对不良反应标准化分级的共识指南[179]。1 级 CRS 患者可根据需要使用退热药、补液和经验性抗生素进行支持性治疗[178]。对于 2 级 CRS (定义为体温 ≥38℃ 的发热、不需要血管加压药的低血压或需要经鼻低流量吸氧的低氧),治疗包括 IL-6 阻断[178]。托珠单抗是一种抗 IL-6 的人源化单克隆抗体,已被美国 FDA 批准用于这一适应证。司妥昔单抗是一种嵌合单克隆抗体,也已超说明书用于 CRS 患者的治疗。对于 IL-6 阻断治疗难治性病例,可使用皮质类固醇,对于 3 级毒性的治疗方案为地塞米松 10~20 mg/6 h,4 级毒性的治疗方案为甲泼尼龙最多 1 000 mg/d[178]。至缓解的中位时间为 7~8 日[178]。

据报道,64% 的 axicabtagene ciloleucel 治疗患者 (≥3 级,32%) 和 39% 的 tisagenlecleucel 治疗患者 (≥3 级,12%) 发生了 ICANS[172,175]。ICANS 的早期表现可能很轻微,包括注意力下降或书写能力受损,随后可能发展为意识错乱、焦躁、嗜睡、震颤或失语,最严重的病例与癫痫发作、闭塞、无力、颅内压升高和脑水肿相关[178]。ICANS 临床进展分为两阶段,第一阶段同时发生 CRS,第二阶段不发生 CRS[178]。与 CRS 类似,治疗包括积极的支持性治疗、IL-6 阻断和糖皮质激素,并需要在密切监测的多学科环境中进行。

总体而言,细胞疗法仍在不断发展,正在大力优化 CAR 结构,开发自杀开关以终止毒性,并开发 CAR-NK 等异体细胞。

## 癌症疫苗

由于肿瘤表达多种抗原,癌症疫苗成为激活肿瘤抗原特异性淋巴细胞群,从而消除表达该抗原细胞的一种手段。这与预防性癌症疫苗 (如重组人乳头瘤病毒疫苗) 形成了鲜明对比。虽然治疗性癌症疫苗在动物模型和早期临床试验中显示出显著的抗肿瘤活性,但对临床影响很小[180]。

迄今只有一种治疗性癌症疫苗被批准用于治疗转移性去势抵抗性前列腺癌,即 sipuleucel-T。sipuleucel-T 是一种自体 DC 疫苗,制备自患者外周血单个核细胞,该细胞含有粒细胞-巨噬细胞集落刺激因子 (GM-CSF) 和前列腺癌抗原前列腺酸性磷酸酶的融合蛋白。sipuleucel-T 在美国 FDA 的获批依据是基于一项 Ⅲ 期临床试验,该试验证明与安慰剂相比,sipuleucel-T 组的 OS 改善了 4.1 个月[181]。值得注意的是,未观察到 sipuleucel-T 对至疾病进展的时间有影响[181]。同样在前列腺癌治疗中有前景的疫苗是 (PROS-TVAC) 或 PSA-TRICOM,由含有前列腺特异性抗原和三种共刺激分子 (B7.1、白细胞功能相关抗原 3 和细胞间黏附分子 1,称为 TRICOM) 转基因的牛痘和鸡痘载体组成,但一项 Ⅲ 期临床试验并未证明其存在 OS 获益[182]。癌症疫苗的研究设计仍在进行中,包括与 ICT 结合以提高免疫原性的组合方法。

## 其他免疫疗法

### ■ 基于细胞因子的疗法

基于细胞因子的疗法在某些癌症(特别是黑色素瘤和 RCC)的治疗中有着悠久的历史。美国 FDA 于 1992 年批准使用大剂量 IL-2 治疗转移性 RCC,NCI 的研究显示,在某些患者中观察到 20% 的客观缓解率和持久缓解[183]。高剂量 IL-2 可能导致细胞因子相关毒性,包括毛细血管渗漏和低血压,随着肿瘤治疗方案(特别是 ICT)的发展,大剂量 IL-2 只保留应用于经过特定选择的情况。目前新的细胞因子方法(包括聚乙二醇化的 IL-2)正在研究,该方法正在探索与 ICT 的联合应用。

### ■ 溶瘤病毒

溶瘤病毒通过选择性杀伤肿瘤和诱导抗肿瘤免疫发挥作用。talimogene laherpepvec(T-VEC)是一种经过基因修饰的减毒 1 型单纯疱疹病毒,已被美国 FDA 批准用于初次手术后复发性黑色素瘤患者不可切除的皮肤、皮下和淋巴结病变的局部治疗。在一项比较瘤内 T-VEC 和皮下 GM-CSF 的 Ⅲ期临床试验中,T-VEC 组的中位 OS 为 23.3 个月,而 GM-CSF 组为 18.9 个月,但这些分析是描述性的[184]。客观缓解率为 31.5%[184]。目前正在研究将溶瘤病毒用于新辅助治疗,并作为黑色素瘤和其他类型肿瘤联合治疗的一部分。

### ■ 双特异性抗体

双特异性抗体是将抗 CD3 结构域与肿瘤相关的抗原识别结构域连接起来的抗体构建产物,人们认为双特异性抗体通过重定向 T 细胞促进对肿瘤细胞的杀伤。目前,美国 FDA 唯一批准的双特异性抗体是 blinatumomab,这是一种靶向 CD19 的药物,已被批准用于复发或难治性 B 细胞前体 ALL,并用于微小残留病变≥0.1% 的第一次或第二次完全缓解的 B 细胞前体 ALL。一项研究纳入了 405 例既往接受过治疗的复发性或难治性费城染色体阳性 B 细胞 ALL 患者,与化疗相比,OS 分别为 7.7 个月和 4.0 个月,完全缓解(完全血液学恢复)率分别为 34% 和 12%[185]。目前正在探索将双特异性抗体用于实体瘤和其他血液系统恶性肿瘤。

### ■ 基于树突状细胞的免疫刺激剂

DC 属于 APC,对有效的 T 细胞刺激至关重要。DC 和 T 细胞都具有一系列维持免疫应答必需的刺激分子,使其成为潜在的治疗靶点。

Toll 样受体家族(TLR)是存在于 DC 中的 13 种受体,它们具有独特的配体,受体-配体相互作用导致 DC 活化,诱导 Ⅰ 型 IFN、细胞因子(如 IL-12)和共刺激分子(如 CD80,CD86 和 CD40)的表达对 T 细胞活化至关重要[186,187]。TLR 激动剂的临床试验已显示出良好的前景,尤其是与其他治疗方法的联合应用。imidazoquinoline imiquimod 与 TLR7 结合;在多项临床试验中,局部用药使浅表基底细胞癌的清除率达到 80%～90%[188,189]。TLR7 和 TLR9 激动剂单药治疗在黑色素瘤和 RCC 有较强的免疫应答,但未表现出临床客观缓解[190,191]。

CD40 是强化 DC 功能的另一个靶点,它存在于 APC(包括 DC)表面。CD40 与 T 细胞上的配体 CD40L 的连接对 T 细胞的激活至关重要[192]。CD40 靶向药物单药治疗在非霍奇金淋巴瘤和黑色素瘤中显示出适度的临床获益[193]。为了提高其疗效,使用电穿孔将编码 CD40 配体、组成性激活的 TLR4、CD70 和多种黑色素瘤肿瘤抗原的 mRNA 转入自体 DC(TriMix-DC)。17 例接受 IFN-α-2b 联合 TriMix-DC 治疗的患者中,6 例肿瘤消退[194]。此外,抗 CD40 抗体联合化疗药物吉西他滨在人和小鼠中均使肿瘤退缩[195]。

## 未来的发展方向

免疫治疗已成为癌症治疗的主要手段。目前热点研究领域聚集于发现和验证可作为靶点的其他检查点,改进 CAR-T 细胞疗法、异体细胞疗法的出现,在病程早期尝试免疫疗法(如新辅助治疗),继续探索联合治疗(包括化疗和放疗),提高对免疫相关不良事件的理解,进一步了解免疫相关不良事件,以及开发可预测毒性和疗效的生物标志物。随着癌症免疫治疗领域的不断发展,最大限度地减少毒性和提高疗效。

---

### 提示

- ICT 已经改变了许多癌症的治疗方式,为部分患者带来了长期的肿瘤缓解和生存获益,但仍有许多患者对治疗没有响应。为了提高 ORR,多项联合治疗的临床试验正在进行。在 MDACC,我们建议患者在可能的情况下接受临床试验。
- ICT 可能出现一种独特的治疗响应模式,即肿瘤体积先增大,随后发展为持续缓解,这称为假进展。因此,发展出了免疫治疗的疗效评价标准,包括免疫相关缓解评价标准 irRC、imRECIST 和 iRECIST 标准。
- irAE 可能是致命的,因此需要及早识别干预。糖皮质激素是 irAE 的主要治疗药物,但长时间应用可能会导致疾病,越来越多的证据支持使用选择性免疫抑制剂。在 MDACC,具有 irAE 的患者在多学科诊疗模式下接受先进的免疫抑制管理,并在专科进行诊治。
- ICT 最常用的生物标志物是组织的 PD-L1 表达、TMB、dMMR 和 MSI-H。它们在特定情况下具有实用性(在某些适应证中是必需的),但它们也存在局限性,筛选鉴定更加精细的标志物是免疫治疗领域的研究热点。
- CAR-T 细胞疗法具有特殊的毒性:CRS 和 ICANS。这些毒性是可逆的,通常采用对症支持治疗(补液、解热药物、血管升压药物)和 IL-6 阻滞剂,重症患者可使用糖皮质激素。根据标准化毒性分级制定了相应的诊疗共识。在给予 CAR-T 细胞治疗时,需要警惕其毒性作用,患者应该在有经验的细胞治疗中心接受治疗。

# 第 57 章　肿瘤靶向治疗

Rabih Said
Apostolia-Maria Tsimberidou
张红梅　鲁亚杰·译

## 要点

- ▶ 转移性癌症患者的治疗方法包括多基因组织基因组分析和免疫标志物评估,包括 PD‑L1、微卫星不稳定性(MSI)状态、肿瘤突变负荷、神经营养性酪氨酸激酶受体(NTRK)融合、人表皮生长因子受体 2(HER2)扩增和无细胞 DNA 分析,以确定致癌驱动因素。在个体患者中使用针对分子改变的靶向治疗与改善临床结局相关。

- ▶ 晚期癌症患者可能在以下一种或多种基因和通路中发生肿瘤分子改变:RAS‑RAF‑MEK、PI3K‑AKT‑mTOR、EGFR、乳腺 BRCA、HER2、RET、ROS1、KIT、CDK4/6、PDGFR、VEGFR1/2/3、FDGFRα、NTRK、

- MET$^{ex1h4}$、NTRK、Trop‑2、CSF 1R、AR、ER 和其他基因。

- ▶ 拉罗替尼和恩曲替尼是新型 NTRK 抑制剂,适用于肿瘤存在 NTRK 融合的患者,无论肿瘤类型如何。

- ▶ 帕博利珠单抗(一种 PD‑1 抑制剂)适用于 MSI‑H 错配修复缺陷肿瘤患者,无论肿瘤类型如何。

- ▶ 靶向治疗与化疗或免疫治疗的结合在各种肿瘤中显示出有希望的结果。需要进行前瞻性试验,以提供与免疫治疗药物应答或耐药相关的生物标志物。

- ▶ 新药开发、对致癌机制的全面理解、创新的临床试验,以及政策和实践的协调,将加速个体化医疗的实施。

人类基因组计划使人类 DNA 测序成为可能,并使检测基因组、转录、蛋白质组和表观遗传变化的技术取得进步。这些技术的应用和新药开发加速了个性化医疗的实施。个体化医学使用疾病的遗传和环境基础概念来个体化预防、诊断和治疗[1,2]。通过结合靶向治疗优化治疗使用靶向特定酶、生长因子受体和信号传导器来干扰各种致癌细胞过程,以及转化医学领域的进步所带来的其他策略,都有希望改善患者治疗[3]。近年来,免疫疗法已经彻底改变了个体化医学领域,许多药物已被批准用于治疗具有特定肿瘤类型的患者和肿瘤表达特定免疫标记的患者。这些药物现在已被纳入靶向治疗库。本章重点关注癌症治疗中靶向治疗的演变,并根据人类致癌的关键驱动因素进行组织,重点关注针对这些驱动因素设计的新型药物。本章还总结了目前最先进的个性化医疗应用。

### RAS‑RAF‑MEK 通路抑制剂

增殖作用的蛋白激酶(MAPK)级联导致致癌伴随着 MAPK 级联的上调迅速加速纤维肉瘤(RAF)和 MAPK/细胞外信号调节激酶(ERK)(MEK)。细胞表面分子激活 RAS 家庭,这些 GTP 酶激活下游 RAF 蛋白激酶[迅速加速纤维肉瘤同族体 B(BRAF);迅速加速纤维肉瘤同族体 C(CRAF);迅速加速纤维肉瘤同族体(ARAF)]。最重要的 RAF 激酶底物是 MEK1、MEK2、MAPK/ERK 激酶。MEK 激酶有一个酶作用物。激活 ERK 导致基因表达修改,由转录因子控制细胞周期进展、分化、新陈代谢、生存、迁移和入侵。这个途径调节细胞凋亡的转译后的磷酸化凋亡调控分子,包括 Bad、Bim、Mcl‑1 和半胱天冬酶 9。RAS 是表皮生长因子受体(EGFR)的下游效应分子。ERK 激活促进调节表皮生长因子受体配体的表达和自分泌环对肿瘤的生长至关重要。

在 62%～72% 的转移性黑色素瘤患者中发现 *BRAF* 突变[4],在放射状生长期(10%)和原位(5.6%)黑色素瘤中频率较低。5.2% 的黑色素瘤发生 *NRAS* 突变[5]。在结膜黑色素瘤中,分别有 29% 和 18% 的患者发生 *BRAF* 和 *NRAS* 突变。*KIT* 改变分别见于 36% 和 39% 的肢端和黏膜黑色素瘤患者。在葡萄膜黑色素瘤患者中分别有 45% 和 32% 的患者存在 *GNAQ* 和 *GNA11* 改变。表 57‑1 和图 57‑1 按分子靶标列出了美国 FDA 批准的药物。

表 57-1　按分子靶点列出的美国 FDA 批准的药物

| 靶点 | 药物 | 靶点 | 药物 | 靶点 | 药物 | 靶点 | 药物 |
|---|---|---|---|---|---|---|---|
| BRAF | 达拉非尼 | ALK | 塞瑞替尼 | BRCA | | RET | 塞尔帕替尼 |
| | 维莫非尼 | | 克唑替尼 | EGFR | 奥希替尼 | VEGF | 贝伐珠单抗 |
| | 康奈非尼 | | 阿来替尼 | | 厄洛替尼 | | 舒尼替尼 |
| MEK | 达拉非尼 | | 洛拉替尼 | | 阿法替尼 | c-MET、VEGFR2、AXL、RET | 卡博替尼 |
| | 维莫非尼 | | 布格替尼 | | 帕尼单抗 | | |
| | 康奈非尼 | NTRK | 拉罗替尼 | | 西妥昔单抗 | FGF | 厄达替尼 |
| | 曲美替尼 | | 恩曲替尼 | EGFR、RET、VEGFR2 | 凡德他尼 | | 培米替尼 |
| | 考比替尼 | | | HER2 | 帕妥珠单抗 | Trop-2 | 戈沙妥珠单抗 |
| | 司美替尼 | ROS1 | 克唑替尼 | | 曲妥珠单抗 | | |
| | 比美替尼 | | 恩曲替尼 | | 恩美曲妥珠单抗(TDM1) | | |
| mTOR | 依维莫司 | KIT、PDGFR、ABL | 伊马替尼 | | 德曲妥珠单抗(CDS8201) | CSF1R | 培西达替尼 |
| | 坦罗莫司 | | 达沙替尼 | | 来那替尼 | | |
| | 阿培利司 | | 普纳替尼 | | | 检查点阻断 | |
| | 杜韦利西布 | | 博苏替尼 | HER2、EGFR | 拉帕替尼 | CTLA-4 | 伊匹木单抗 |
| | 艾代拉利司 | | 瑞派替尼 | | | PD-1 | 帕博利珠单抗 |
| PI3K | | | | CDK4/6 | 哌柏西利 | PD-1 | 纳武利尤单抗 |
| | 库潘尼西 | KIT、PDGFRβ、RAF、RET、VEGFR1/2/3 | 瑞格非尼 索拉非尼 | | 瑞波西利 | PD-L1 | 阿维鲁单抗 |
| | | | | | 阿贝西利 | PD-1 | 西米普利单抗 |
| | | PDGFRα | 阿伐普替尼 | AR | 恩杂鲁胺 | PD-1/PD-L1 | 度伐利尤单抗 |
| BRCA | 奥拉帕利 | MET^ex14 | 卡马替尼 | | 阿帕他胺 | | 阿替利珠单抗 |
| | 他拉唑帕利 | | | | 阿比特龙 | | |
| | 尼拉帕利 | | | | | | |
| | 瑞卡帕利 | | | | | | |

注:ABL,Abelson 鼠白血病病毒酪氨酸激酶;ALK,间变性淋巴瘤激酶;AR,雄激素受体;AXL,受体酪氨酸激酶;BRAF,快速加速纤维肉瘤同系物 B;BRCA,1 型乳腺癌;CDK4/6,细胞周期蛋白依赖性激酶 4 和 6;CSFR-1,集落刺激因子受体 1;CTLA-4,细胞毒性 T 淋巴细胞相关抗原 4;EGFR,表皮生长因子受体;FGF,成纤维细胞生长因子;HER2,人表皮生长因子受体 2;KIT,CD117(分化簇 117)的酪氨酸蛋白激酶;MEK,丝裂原活化蛋白激酶;MET$^{ex14}$,间质-上皮转换外显子 14 缺失;mTOR,雷帕霉素的哺乳动物靶标;NTRK,神经营养因子受体激酶;PDGFR,血小板衍生生长因子受体;PD-1,程序性死亡受体 1;PD-L1,程序性死亡受体配体 1;PDGFR,血小板衍生生长因子受体;PI3K,磷脂酰肌醇 3 激酶;RAF,快速加速纤维肉瘤;RET,受体酪氨酸激酶;ROS1,c-ros 癌基因 1;Trop-2,滋养层抗原 2;VEGF,血管内皮生长因子;VEGFR,血管内皮生长因子受体。

## ■ BRAF 抑制剂

### 维莫非尼

维莫非尼是美国 FDA 批准的首个 BRAF 抑制剂,用于治疗携带 BRAF V600E 突变的转移性黑色素瘤(表 57-2)。一项Ⅲ期试验显示,与达卡巴嗪组相比,维莫非尼组的无进展生存期(PFS)延长了 3.7 个月(中位数分别为 5.3 个月和 1.6 个月)[6]。一项 5 年随访分析显示,维莫非尼在延长总生存期 OS 方面具有优效性;分别为 13.6 个月和 9.7 个月,HR -0.81,P=0.03[7]。

### 达拉非尼

达拉非尼适用于携带 BRAF V600E 突变的不可切除或转移性黑色素瘤患者。一项Ⅲ期研究表明,与达卡巴嗪组相比,达拉非尼组的 PFS 更长(中位数分别为 5.1 个月和 2.7 个月)[8]。维莫非尼[9]和达拉非尼[10]在黑色素瘤和脑转移患者中均具有抗肿瘤活性。然而,与 BRAF V600E 和 V600K[11]突变的ⅡC~ⅢC 期黑色素瘤患者的观察结果相比,维莫非尼辅助治疗 1 年并未增加无病生存期(DFS)。

### 恩考芬尼

恩考非尼是一种三磷酸腺苷(ATP)-竞争性 RAF 激酶抑制剂,其导致 ERK 磷酸化的降低和细胞周期蛋白 D1 的下调,最终使细胞周期停滞在 G1 期并引起细胞衰老[12]。根据一项Ⅲ期研究,恩考芬尼联合比美替尼适用于治疗携带 BRAF

第
13
篇

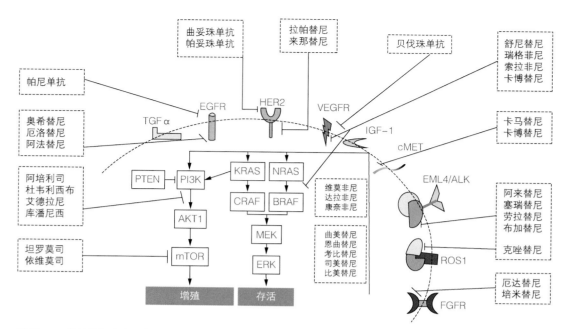

**图57-1** 常见的细胞内肿瘤通路和相关的获批靶向药物。AKT,蛋白激酶 B;BRAF,v-raf 小鼠肉瘤病毒癌基因同源物 B1;c-MET,肝细胞生长因子受体;CRAF,Raf-1 原癌基因;EGFR,表皮生长因子受体;EML4/ALK,棘皮动物微管相关蛋白样 4/间变性淋巴瘤激酶;ERK,细胞外信号调节激酶;FGFR,成纤维细胞生长因子受体;HER2,人表皮生长因子受体 2;IGF-1,胰岛素样生长因子 1;MEK,丝裂原活化细胞外信号调节激酶;mTOR,雷帕霉素的哺乳动物靶标;NRAS,成神经细胞瘤 RAS 病毒癌基因同源基因;PTEN,磷酸酶和张力蛋白同源基因;PI3K,磷脂酰肌醇 3 激酶;RAS,Kirsten 大鼠肉瘤病毒癌基因同源基因;ROS1,ROS 原癌基因 1;TGF-α,转化生长因子 α;VEGFR,血管内皮生长因子受体

**表57-2** 美国 FDA 批准的和试验性治疗在选定肿瘤类型中的靶点

| 肿瘤类型 | 美国 FDA 批准的治疗靶点 | 研究治疗靶点 |
|---|---|---|
| 非小细胞肺癌 | EGFR、ALK、ROS-1、BRAF、MET^ex14、PD-1/PDL-1、CTLA-4、NTRK | RET、HER2 |
| 乳腺癌 | ER、HER2、PI3K、PD-1/PDL-1、NTRK、BRCA、DDR | AKT、mTOR |
| 结直肠癌 | RAS、BRAF、MMR/MSI、NTRK | HER2 |
| 胃食管癌 | HER2、MSI、PDL-1、NTRK | |
| 黑素瘤 | BRAF、MEK、PD-1、NTRK、MSI | RAS、KIT、ALK、ROS1 |
| 卵巢癌 | VEGF、BRCA、DDR、ER、MSI/MMR、NTRK | MEK |
| 前列腺腺癌 | AR、MSI/MMR、NTRK | PD-1/PDL-1、BRCA |
| 膀胱癌 | PD-L1、FGFR、NTRK | VEGF、nectin-4 |

注:ALK,间变性淋巴瘤激酶;AR,雄激素受体;AXL,受体酪氨酸激酶;BRAF,快速加速纤维肉瘤同系物 B;BRCA,1 型乳腺癌;CDK4/6,细胞周期蛋白依赖性激酶 4 和 6;CTLA-4,细胞毒性 T 淋巴细胞相关蛋白 4;EGFR,表皮生长因子受体;FGF,成纤维细胞生长因子;DDR,DNA 损伤修复;HER2,人表皮生长因子受体 2;KIT,CD117(分化簇 117)的酪氨酸蛋白激酶;MEK,丝裂原活化蛋白激酶;MET^ex14,间质-上皮转化外显子 14 缺失;mTOR,雷帕霉素的哺乳动物靶标;NTRK,神经营养因子受体激酶;PD-1,程序性死亡受体 1;PD-L1,程序性死亡受体配件 1;PDGFR,血小板衍生生长因子受体;PI3K,磷酸肌醇 3-激酶;RAF,快速加速纤维肉瘤;RET,受体酪氨酸激酶;ROS1,c-ros 癌基因 1;Trop-2,滋养层细胞表面抗原 2;VEGF,血管内皮生长因子;VEGFR,血管内皮生长因子受体。

V600 E 和 V600 K 突变的晚期黑色素瘤患者。在这种情况下,比较了恩考芬尼与维莫非尼与恩考芬尼+MEK 抑制剂比美替尼,并证明联合治疗组的 PFS 更长。中位 PFS 分别为 9.6 个月、14.9 个月和 7.3 个月[13]。

### ■ MEK 抑制剂
#### 曲美替尼

曲美替尼是一种 MEK1/MEK2 激酶抑制剂,适用于单药治疗或与达拉非尼联合治疗携带 *BRAF* V600E 或 V600K 突变的不可切除或转移性黑色素瘤。美国 FDA 对曲美替尼的批准是基于一项随机试验的结果,该试验证明曲美替尼在具有 *BRAF* V600E 或 V600K 突变的Ⅲc～Ⅳ期黑色素瘤患者中的 PFS 长于达卡巴嗪或紫杉醇组成的化疗。曲美替尼和化疗组的中位 PFS 持续时间分别为 4.8 和 1.5 个月(*HR* 0.47,*P*<0.000 1)。6 个月 OS 率分别为 81% 和 67%[14]。对接受曲美替尼联合达拉非尼治疗的患者进行的长期随访分析表明,4 年 OS 率为 37%,5 年 OS 率为 34%[15]。在 563 例患者中,109 例患者接受了治疗。(19%)完全缓解(CR)和改善的长期结局,5 年 OS 率为 71%。皮肤鳞状细胞癌(SCC)是在接受 BRAF 抑制剂治疗的患者中观察到的不良事件,在达拉非尼+曲美替尼组中的发生率低于达拉非尼单药治疗组(分别为 7% *vs* 19%)。

#### 考比替尼

考比替尼是一种口服高选择性 MEK 抑制剂,基于与维莫非尼单药治疗相比,该联合治疗可改善 PFS(9.9 个月 *vs* 6.2 个月 *P*<0.001)[16];比尼替尼是 MEK1/2 的另一种口服

生物可利用的选择性抑制剂[17]。如前所述,比尼替尼和恩克拉非尼的组合已被美国 FDA 批准用于治疗携带 BRAF V600E 和 V600K 突变的黑素瘤患者[13]。

高达 4% 的非小细胞肺癌(NSCLC)患者存在 BRAF 突变。EGFR、ALK、ROS1、NRAS 和 KRAS 的分子改变也参与了肺癌的发病机制。在 II 期试验中,维莫非尼或达拉非尼单药治疗 BRAF 突变 NSCLC 的疗效已得到证实,缓解率分别为 42% 和 33%[18,19]。

然而,随后的两项 II 期试验证明,联合使用达拉非尼和曲美替尼的缓解率更高(63% 和 64%)。因此,美国 FDA 批准达拉非尼和曲美替尼[20,21]联合用药用于 BRAF V600E 突变的晚期或转移性 NSCLC 患者。KRAS 突变在吸烟者中更常见,在转移性 NSCLC 中,KRAS 突变与比 EGFR 突变更差的预后相关[22]。

## PI3K - AKT - mTOR 通路抑制剂

磷脂酰肌醇 3 激酶(PI3K)信号通路是癌症中最关键的通路之一,影响癌症的生存、生长、代谢、运动和进展[23]。在 PI3K 家族的蛋白质中,仅 I A 类信号转导异常与人类癌症有关。I A 类 PI3K 由调节亚基(p85α、p85β、p50α、p55α 和 p55γ)和催化亚基(p110α、p110β 和 p110δ)的异二聚体组成。三个基因编码调节亚基:PIK3R1 编码 p85α,PIK3R2 和 PIK3R3 分别编码 p85 调节亚基的 p85β 和 p55γ 亚型。PIK3CA、PIK3CB 和 PIK3CD 编码高度同源的 p110 催化亚基亚型 p110α、p110β 和 p110δ,并具有相似的五结构域。在氨基(N)末端,有一个与 p85 调节亚单位相互作用的接头结合域,接着是一个介导与 RAS 相互作用的 RAS 结合域。I 类 PI3Ks 可磷酸化磷脂酰肌醇 PI4P 和 PI4,5P2 的 3 位,通过 PI4,5P2,生成磷脂酰肌醇(3,4,5)三磷酸(PIP3)。胞质蛋白质,如蛋白质-丝氨酸/苏氨酸激酶的 AKT 家族,结合 PIP3 并响应 PI3K 活化而定位于质膜。在没有刺激生长条件的情况下,在哺乳动物中检测不到质膜中的 PIP3 水平,并且 PIP3 水平由肿瘤抑制 PTEN 调节,PTEN 的脂质磷酸酶活性将 PIP3 转化回 PI4,5P2。PTEN 功能的丧失,由于失活突变、缺失、染色体易位或表观遗传学沉默,是仅次于 p53 突变的癌症启动驱动因素。

PI3K 催化亚基 p110 α(PIK3CA)和 p110 β(PIK3CB)、PI3K 调节亚基 p85 α(PIK3R1)和 p85 β(PIK3R2),以及 AKT(AKT1)的突变或扩增可激活 PI3K 通路。PI3K 轴负调节因子(PTEN 和肌醇多磷酸-4-磷酸酶,II 型)的突变、缺失或表观遗传变化可能改变肿瘤细胞对化疗或靶向治疗的敏感性[24]。AKT 是 PI3K 激活的主要效应器,有三种亚型:AKT1、AKT2 和 AKT3。AKT 信号传导在细胞肥大、存活、增生和代谢中起重要作用。哺乳动物雷帕霉素靶蛋白(mTOR)是 mTOR 复合物 1(mTORC1)和 mTORC2 的催化亚基,其区别在于它们各自的辅助蛋白、mTOR 的调节相关蛋白和 mTOR 的雷帕霉素不敏感伴侣。

几项研究集中于靶向 PI3K - AKT - mTOR 通路。雷帕霉素类似物在几种肿瘤类型中具有抗肿瘤活性,经常与其他抗癌药物联合使用[25]。依维莫司已获批用于治疗室管膜下巨细胞星形细胞瘤,激素受体(HR)阳性、HER2 阴性乳腺癌[26](与依西美坦组合),胰腺神经内分泌肿瘤,结节性硬化相关室管膜下巨细胞星形细胞瘤,以及和肾细胞癌(舒尼替尼或索拉非尼-难治性)。替西罗莫司获批用于肾细胞癌患者。

### PI3K 抑制剂

第一代 I 类泛 PI3K 抑制剂[包括渥曼青霉素(Wortmannin)和 LY294002]靶向 PI3Kα、PI3K β、PI3Kγ 和 PI3Kδ,但活性有限。正在进行的研究正在评估具有改善的药代动力学特征和靶点特异性的新型 pan - PI3K 抑制剂。这些抑制剂的抗肿瘤活性主要是抑制细胞生长。同时抑制 PI3K 和 mTOR 的新型药物可能比单独使用任一药物产生更大的抗肿瘤活性。

#### 匹替利司

匹替利司是一种选择性、口服、I 类 PI3K 抑制剂,它在高浓度下也是 mTOR 抑制剂。由于缺乏疗效或神经精神和胃肠道(GI)毒性,一些研究未成功。

#### 布帕尼西

布帕尼西是一种口服嘧啶衍生的 pan - PI3K 抑制剂,对所有 I 类 PI3K 异构体均有活性,其多项临床研究表明,在各种肿瘤类型患者的 I 期研究和绝经后、HR 阳性、HER2 阴性、晚期乳腺癌患者的 II/III 期研究中,布帕尼西的抗肿瘤活性有限。布帕尼西的使用与高血糖症、皮疹、恶心、疲乏和情绪改变。

#### 艾德拉尼

艾德拉尼是 PI3K δ 的高选择性抑制剂,适用于治疗既往接受过两种或两种以上全身治疗的复发性滤泡性 B 细胞非霍奇金淋巴瘤或复发性小淋巴细胞淋巴瘤(SLL)患者。在该背景下进行的一项 II 期研究中,艾德拉尼的客观缓解率(ORR)为 57%,中位缓解持续时间(DOR)为 12.5 个月,中位 PFS 为 11 个月。最常见的 3~4 级不良事件为中性粒细胞减少、肝酶升高和腹泻[27]。

#### 度维利塞

度维利塞是一种口服双重 PI3K δγ 抑制剂,适用于既往接受过两种或两种以上治疗的复发性或难治性慢性淋巴细胞白血病(CLL)或 SLL 成人患者。在复发性或难治性 CLL 或 SLL 患者中开展的一项 III 期试验中,与奥法木单抗相比,度维利塞的 PFS 更长。度维利塞和奥法木单抗的中位 PFS 持续时间分别为 13.3 和 9.9 个月(HR 0.52,28);在高危染色体 17p13.1 缺失或 TP53 突变的患者中观察到相似的获益(HR 0.40,P=0.000 2)。无论 del(17p)状态如何,度维利塞组的 ORR 显著高于奥法木单抗组(分别为 74% vs 45%,P<0.000 1)[28]。

#### 库潘尼西

库潘尼西是一种泛 I 类 PI3K 抑制剂,对 PI3Kα、PI3Kβ、PI3Kδ 和 PI3Kγ 具有活性,适用于治疗既往接受过两种或多种全身治疗的复发性滤泡性淋巴瘤成人患者。在一项Ⅱ期试验中,治疗惰性和侵袭性淋巴瘤的 ORR 分别为 43.7% 和 27.1%。惰性淋巴瘤的中位 PFS 和 DOR 分别为 9.8 个月和 13 个月。常见的不良事件包括高血糖、高血压和腹泻[29]。

### 达克利司

达克利司是一种口服选择性 PI3K 和 TORC 1/2 抑制剂,已在Ⅰ/Ⅱ期临床试验中在晚期实体恶性肿瘤患者(单用或与其他药物联合)、PI3K/PTEN 改变的转移性乳腺癌患者、晚期胰腺神经内分泌肿瘤患者和前列腺癌患者中进行了研究。由于抗肿瘤活性有限和安全性较差(包括恶心、腹泻和转氨酶升高),达克利司的开发被终止。

### 阿培利司

阿培利司是一种 p110a 亚型特异性抑制剂,适用于与氟维司群联合治疗绝经后女性和男性 HR 阳性、HER2 阴性、PIK3CA 突变的晚期或转移性乳腺癌患者,治疗期间或治疗后发生进展。美国 FDA 批准阿培利司的是基于一项Ⅲ期试验结果;在既往接受过内分泌治疗并根据 PIK3CA 突变状态分层的 HR 阳性、HER2 阴性乳腺癌患者中,比较阿培利司联合氟维司群与安慰剂联合氟维司群;在 PIK3C 突变队列中,阿培利司组中位 PFS 为 11.0 个月,安慰剂组为 5.7 个月($P <$ 0.001)。在野生型 PIK3CA 队列中未观察到 PFS 差异[30]。

#### ■ AKT 抑制剂

AKT 抑制剂在乳腺癌细胞系可能诱导 PI3K 激活的 HER3 受体酪氨酸激酶,增加胰岛素样生长因子(IGF)1R 和胰岛素受体,从而导致肿瘤细胞耐药。联合疗法可阻断细胞的反馈机制从而克服 AKT 抑制剂耐药。AKT 抑制剂在临床试验中的疗效有限,如 MK2206 GSK2141795、BAY1125976 等。MSC2363318A,p70S6K/AKT 的双重抑制剂的临床研究已完成(NCT01971515)。

总之,mTOR - PI3K - AKT 通路的分子改变在不同肿瘤中均有发生,这一分子通路在肿瘤发生和疾病进展过程中发挥关键作用。肿瘤细胞可通过多种途径对 PI3K - AKT - mTOR 抑制剂产生耐药,针对 PI3K、AKT 或 mTOR 抑制剂联合靶向或细胞毒性药物的临床试验正在进行中。经验显示,接受Ⅰ期靶向药物临床研究的肿瘤患者,如携带 mTOR - PI3K - AKT 通路分子变异,患者的 OS 明显短于具有 RAS/RAF/MEK 变异或 EGFR/HER/其他分子变异的患者[31]。提示如驱动突变为 mTOR - PI3K - AKT 通路,患者对靶向治疗反应不佳。

改善上述患者临床结局的有效方法包括:应用创新优效的药物进行细致设计的临床研究,阐明对 PI3K - AKT - mTOR 通路抑制剂应答或耐药的具体机制,如蛋白质和磷酸化蛋白质的表达与药物敏感性或耐药性的关系等。

## 表皮生长因子受体抑制剂

表皮生长因子受体(ErbB1,HER1)是细胞表面跨膜受体,属于细胞外蛋白配体 EGF 家族。它是 ErbB 受体家族的成员,该家族由 4 种受体酪氨酸激酶组成:表皮生长因子受体、HER2(ErbB2)、HER3(ErbB3)和 HER4(ErbB4)。EGF 与 EGFR 结合,刺激配体诱导的二聚化、受体二聚化和通过酪氨酸激酶活性的信号传导,导致涉及细胞增殖、存活、转移和新血管生成的多个通路的激活。EGFR 靶向治疗包括酪氨酸激酶抑制剂(TKI)和单克隆抗体。

#### ■ 厄洛替尼

厄洛替尼靶向 EGFR 酪氨酸激酶,适用于肿瘤 EGFR 外显子 19 缺失或外显子 21 缺失的转移性 NSCLC 患者的一线治疗(L858R)取代突变,在 4 个周期的基于铂的一线化疗后没有疾病进展证据的 NSCLC 患者的维持治疗,在一种或多种失败的化疗方案后的 NSCLC 患者的治疗,以及与吉西他滨联合用于局部晚期或转移性胰腺癌患者的一线治疗。

在 NSCLC 患者中,厄洛替尼与安慰剂相比,中位 PFS 和 OS 显著改善。EGFR 激酶结构域突变可预测 EGFR - TKI 的缓解[33,34]。在 EGFR 改变患者中,EGFR - TKI 的缓解率范围为 48%~90%[35,36]。随机试验表明,在以下患者中,与铂类药物双联治疗相比,使用吉非替尼或厄洛替尼与 PFS 延长相关:肺腺癌和激活 EGFR 突变。未观察到 OS 获益[37-41],可能部分是由于疾病进展后的交叉。在一项厄洛替尼与安慰剂作为晚期 NSCLC 患者维持治疗的随机化研究中,这些患者在 4 个周期的含铂二联治疗后达到客观缓解或疾病稳定,厄洛替尼与腺癌或 SCC 患者的 PFS 更上级相关。仅在 SCC 中观察到生存获益[42]。

#### ■ 吉非替尼

吉非替尼是一种 EGFR 抑制剂,适用于肿瘤携带 EGFR 19 号外显子缺失或 21 号外显子(L858R)置换突变的转移性 NSCLC 患者的一线治疗。选择性结合其酪氨酸激酶结构域,阻止 ATP 结合和阻断随后的受体自磷酸化,并导致信号转导抑制。吉非替尼是美国 FDA 于 2003 年批准的首个 NSCLC 选择性 EGFR 抑制剂,但在 2005 年,美国 FDA 撤销了对新患者使用的批准,因为与安慰剂相比,吉非替尼在既往接受过治疗的患者中并未改善 OS[43]。在一项Ⅲ期试验中,转移性 NSCLC 和 EGFR 突变患者随机接受吉非替尼或卡铂加紫杉醇治疗[39]。在中期分析中,吉非替尼组的 PFS(主要终点)长于化疗组(中位数分别为 10.8 个月和 5.4 个月,HR 0.30,$P <$ 0.001)。两组间 OS 无差异[39]。

#### ■ 阿法替尼

阿法替尼是 EGFR/ErbB1、HER2 和 HER4 的选择性口服抑制剂,适用于肿瘤携带 EGFR 19 号外显子缺失或 21 号外显子(L858R)置换突变的转移性 NSCLC 患者。在一项阿法替尼或顺铂联合培美曲塞治疗 EGFR 突变转移性肺腺癌患者的Ⅲ期研究中,与标准二联化疗相比,阿法替尼可延长 PFS(分别为 11.1 个月 vs 6.9 个月,$P = 0.001$)[44]。在外显子 19 缺失或 L858R 突变患者中,阿法替尼治疗的中位 PFS 为 13.6 个月。阿法替尼耐药的发生归因于额外的 EGFR(20 号外显子上的 T790M,50% 的患者)[45]或 PIK3CA 突变、MET

或 *HER2* 扩增、上皮-间质转化或转化为小细胞肺癌。

### ■ 达克替尼

达克替尼是第二代泛 EGFR 抑制剂，适用于携带 *EGFR* 19 号外显子缺失或 21 号外显子 L858R 置换突变的转移性 NSCLC 患者的一线治疗。在一项Ⅲ期研究中，在未经治疗的晚期 NSCLC 和 *EGFR* 突变患者中，达克替尼和吉非替尼组的中位 PFS 持续时间（主要终点）分别为 14.7 个月和 9.2 个月（*HR* 0.59，*P*＜0.000 1）。达克替尼组 3 级和 4 级不良事件的发生率高于吉非替尼组，包括痤疮样皮炎、腹泻和丙氨酸氨基转移酶（ALT）水平升高。达克替尼组和吉非替尼组的中位 OS 持续时间分别为 34.1 个月和 26.8 个月（*HR* 0.76，*P* = 0.044）[46]。

### ■ 奥希替尼

奥希替尼是一种口服、第三代 EGFR 抑制剂，适用于治疗 EGFR - TKI 治疗期间或治疗后疾病进展的转移性 *EGFR* T790M 突变阳性 NSCLC 患者，以及肿瘤携带 *EGFR* 19 号外显子缺失或 21 号外显子 L858R 突变的转移性 NSCLC 患者的一线治疗。奥希替尼共价结合 *EGFR* 突变形式（包括获得性 *EGFR* 耐药突变 T790M）并抑制其活性，从而阻止 EGFR 介导的信号传导，最终诱导细胞死亡并抑制肿瘤生长[47]。在Ⅲ期研究中，一线 EGFR 治疗后疾病进展的 T790M 阳性晚期 NSCLC 患者 TKI 治疗随机接受奥希替尼或培美曲塞加卡铂或顺铂[48]。奥希替尼组的 PFS 长于化疗组（中位数，10.1 个月 *vs* 4.4 个月，*HR* 0.30，*P*＜0.001），中枢神经系统（CNS）转移患者的生存期也较长（分别为 8.5 个月 *vs* 4.2 个月，*HR* 0.32）。奥希替尼组 3 级和 4 级不良事件的发生率较低（23%）与化疗相比[48]。在一项Ⅲ期研究中，既往未接受过治疗的晚期 NSCLC 和 *EGFR* 外显子 19 缺失或 L858R 突变患者中，奥希替尼组的 PFS 长于标准 EGFR - TKI 组（吉非替尼或厄洛替尼）组（中位数分别为 18.9 个月 *vs* 10.2 个月，*HR* 0.46，*P*＜0.001）。18 个月时，OS 率分别为 83% 和 71%（*HR* 0.63，*P* = 0.007），奥希替尼的耐受性优于标准 EGFR - TKI（3～4 级不良事件，分别为 34% 和 45%）[49]。

### ■ 西妥昔单抗

西妥昔单抗是一种抗 EGFR 的嵌合小鼠-人免疫球蛋白（Ig）1 单克隆抗体（mAb），适用于治疗晚期头颈部鳞状细胞癌合并放射治疗、复发性或转移性头颈部鳞状细胞癌合并 5 - FU 铂类药物治疗，以及在铂类药物治疗后进展的复发性或转移性头颈部鳞状细胞癌患者。西妥昔单抗联合 FOLFIRI（输注 5 - FU、亚叶酸钙和伊立替康）适用于 *KRAS* 野生型、*EGFR* 阳性转移性结肠直肠癌（CRC）患者的一线治疗；西妥昔单抗和伊立替康适用于伊立替康难治性患者。西妥昔单抗单药治疗也适用于奥沙利铂和伊立替康难治性 CRC 患者或伊立替康不耐受患者。因为 *EGFR* 突变和过度表达在 CRC 患者中是常见的，在伊立替康难治性 CRC 患者中，西妥昔单抗作为单一疗法表现出抗肿瘤活性 [ORR，10.8%；中位至疾病进展时间（TTP），1.5 个月；中位 OS，6.9 个月] 或联合伊立替康

（ORR，22.9%；中位 TTP 为 4.1 个月；中位 OS，8.6 个月）[50]。在一项Ⅲ期研究中，与最佳支持治疗相比，西妥昔单抗可改善难治性转移性 CRC 患者的 OS（6.1 个月 *vs* 4.6 个月）[51]。在另一项Ⅲ期研究中，西妥昔单抗＋FOLFIRI 联合一线治疗与 FOLFIRI 单药治疗相比，可降低转移性 CRC 患者的疾病进展风险。但西妥昔单抗的获益仅限于 *KRAS* 野生型肿瘤患者[52]。在既往未经治疗的转移性 CRC 患者中，西妥昔单抗联合 FOLFOX - 4（奥沙利铂、亚叶酸钙和 5 - FU）的 ORR 高于单用 FOLFOX - 4（43% *vs* 36%）[53]。在 *KRAS* 野生型 CRC 患者中，与单用 FOLFOX - 4 相比，西妥昔单抗联合 FOLFOX - 4 与更高的 ORR 相关（61% *vs* 37%，*P* = 0.01）和较低的疾病进展风险（*HR* 0.57，*P* = 0.02）。本研究确定 *KRAS* 突变状态为在该背景下西妥昔单抗添加至 FOLFOX - 4 的选择标准[53]。

### ■ 帕尼单抗

帕尼单抗是一种全人源化 IgG 2 抗 hEGFR 抗体，适用于与 FOLFOX 联合或单药治疗氟尿嘧啶、奥沙利铂和伊立替康难治性患者的野生型 *KRAS*（密码子 12 或 13 中的外显子 2）转移性 CRC 患者，作为一线治疗。在一项帕尼单抗联合 FOLFOX - 4 与单用 FOLFOX - 4 作为野生型 *KRAS* 转移性 CRC 患者一线治疗的Ⅲ期研究中，帕尼单抗联合 FOLFOX - 4 导致 ORR 更高（57% *vs* 48%，*P* = 0.02），无进展生存期（10 个月 *vs* 8.6 个月，*P* = 0.01）和总生存期（*HR* 0.83，*P* = 0.3）[54]。在化疗难治性野生型 *KRAS* 外显子 2 转移性 CRC 患者中进行的帕尼单抗与西妥昔单抗的随机研究中，帕尼单抗不劣于西妥昔单抗，OS 获益相似（中位 OS 分别为 10.4 个月和 10 个月，*HR* 0.97）。

### ■ 耐昔妥珠单抗

耐昔妥珠单抗是第二代重组人 IgG 1 EGFR mAb，适用于与吉西他滨和顺铂联合作为局部晚期或转移性鳞状 NSCLC 患者的一线治疗[56]。耐昔妥珠单抗以高亲和力与 *EGFR* 结合，与配体竞争导致受体活化和下游信号传导抑制。一项在既往未接受过治疗的Ⅳ期鳞状 NSCLC 患者中开展的Ⅲ期研究显示，与吉西他滨和顺铂相比，使用耐昔妥珠单抗联合吉西他滨和顺铂可延长 OS（中位数，11.5 个月 *vs* 9.9 个月，*HR* 0.84，*P* = 0.01）。3 级和 4 级不良事件在耐昔妥珠单抗组更常见（72% *vs* 62%）[56]。

### ■ c - KIT 通路抑制剂

受体酪氨酸激酶蛋白 KIT（c - KIT 或 CD 117）由 *KIT* 基因编码。*KIT* 通过与干细胞因子（SCF）相互作用激活下游信号分子，调节细胞分化和增殖、抵抗细胞凋亡，在肿瘤发生和迁移中发挥重要作用。*KIT* 活性完全丧失导致宫内或围产期死亡，*KIT* "功能丧失" 导致特定的干细胞群不能迁移、存活。

*KIT* 激活突变几乎发生在所有系统性肥大细胞增多症患者。在胃肠道间质瘤（GIST）中，超过 80% 的患者发生 *KIT* 激活突变；2/3 的 *KIT* 突变发生于外显子 11，导致细胞内近膜结构域功能障碍。这些突变中的大多数是基因序列插入或缺

失改变。KIT 外显子 11 缺失与 GIST 患者的 PFS 和 OS 较短相关。GIST 中 10%～15% 的 KIT 突变发生于外显子 9 编码的细胞外区域(主要发生在肠 GIST)。KIT 突变还可发生于核心结合因子白血病(约 17% 的急性髓系白血病)、26% 的睾丸精原细胞瘤、30% 的单侧卵巢无性细胞瘤患者。约 5% 的黑色素瘤患者存在激活型 KIT 突变和扩增,其中超过 90% 的是错义突变,分布如下:外显子 9(5%)、外显子 11(45%)、外显子 13(25%)、外显子 17(10%)和外显子 18(15%)。抑制 KIT 是 SCF/c-KIT 信号通路发生突变患者的有效治疗策略。

在前伊马替尼时代,晚期 GIST 患者中位生存期不足 1.5 年,而伊马替尼的使用延长患者中位生存期约至 5 年[57]。伊马替尼可直接结合 KIT 内的 ATP 结合位点,竞争性抑制 ATP 与激酶结合,并将激酶稳定于失活构象。在辅助治疗中,伊马替尼降低 GIST 患者术后复发风险[58]。如患者肿瘤复发再启用伊马替尼,疗效不及那些持续接受伊马替尼治疗的患者,提示伊马替尼术后辅助治疗不应中断[57]。不足 10% 的 GIST 患者存在抗伊马替尼原发耐药,主要与 KIT 突变类型相关(外显子 9 突变较外显子 11 突变的耐药风险高 3 倍),也与外显子 9 突变患者药物剂量不足相关[59]。继发性耐药主要由于 ATP 结合位点(外显子 13/14)获得性突变干扰了伊马替尼的结合,或活性环位置(外显子 17/18)发生获得性突变导致 KIT 激酶持续维持激活构象[60]。

在伊马替尼耐药的 GIST 患者中,舒尼替尼[抗血管内皮生长因子(VEGF)TKI]与安慰剂相比中位 TTP 显著改善,导致 FDA 批准该适应证[61]。舒尼替尼在伊马替尼继发性耐药患者中的疗效归因于其结构和酶特征,以及靶向其他酪氨酸激酶[62]。瑞戈非尼也适用于 TKI 耐药的 GIST 患者。在一项 III 期研究中,瑞戈非尼的 PFS 长于安慰剂(中位 PFS 分别为 4.8 个月和 0.9 个月,$P < 0.000\ 1$)[63]。

### 瑞派替尼

瑞派替尼是一种靶向广泛 KIT 突变体的合成激酶抑制剂,用于治疗接受过 3 种或以上激酶抑制剂(包括伊马替尼)治疗的 GIST 成人患者。DP-5439 是瑞派替尼的活性代谢产物,是 KIT 和血小板衍生生长因子受体(PDGFR)A 的 II 型抑制剂[64]。在既往接受过伊马替尼、舒尼替尼和瑞戈非尼治疗的 GIST 患者中开展的一项 III 期研究中,瑞派替尼组的 ORR 为 9%,安慰剂组为 0;中位 PFS 分别为 6.3 个月和 1.0 个月($HR\ 0.15$,$P < 0.000\ 1$);中位 OS 分别为 15.1 个月和 6.6 个月($HR\ 0.36$)。最常见的不良事件为胃肠道症状、脱发、疲乏、肌痛和掌跖红肿。KIT 抑制剂已与其他靶向药物联合使用,希望改善 KIT 改变患者的结局并克服耐药性。

### 阿伐替尼

阿伐替尼是一种选择性激酶抑制剂,对致癌 KIT/PDGFRA 突变体具有广泛活性,适用于治疗携带 PDGFRA 外显子 18 突变(包括 D842V 突变)的不可切除或转移性 GIST 成人患者。在 43 例外显子 18 携带 PDGFRA 突变的晚期 GIST 患者中进行的 II 期研究中,ORR 为 86%[65]。

# HER2 通路抑制剂

HER2 参与上皮细胞增殖和存活的调节。HER1、HER3 和 HER4 受体具有配体,并在与配体结合时形成同源二聚体或异源二聚体。HER2 可与任何其他受体异二聚化,并且是优选的二聚化伴侣,导致受体胞质结构域内酪氨酸残基的自磷酸化,并通过 PI3K/AKT 和 RAS/MAPK 通路启动信号转导。在乳腺癌中,15%～20% 的患者发生 HER2 癌基因扩增和过表达。HER2 在多种肿瘤类型中过表达,包括胃食管交界处腺癌和结直肠、胆囊和肺肿瘤。

### 曲妥珠单抗

曲妥珠单抗是一种重组 DNA 衍生的人源化 mAb,以高亲和力选择性结合 HER2 蛋白的细胞外结构域。该抗体是一种 IgG 1 κ,含有人框架区和与 HER2 结合的鼠抗体的互补决定区。曲妥珠单抗适用于肿瘤过表达 HER2 蛋白且接受过一种或多种化疗方案的转移性乳腺癌患者的单药治疗,以及与紫杉醇联合治疗肿瘤过表达 HER2 蛋白且未接受过转移性疾病化疗的转移性乳腺癌患者。约 15% 的患者在曲妥珠单抗治疗后发生疾病复发。曲妥珠单抗耐药归因于受体-抗体相互作用改变、HER 家族其他成员或其他受体的信号传导增加激活下游通路或组成性激活下游元件。

### 拉帕替尼

拉帕替尼是 EGFR 和 HER2 的双重 TKI,适用于与卡培他滨联合治疗肿瘤过表达 HER2 且既往接受过蒽环类、紫杉烷和曲妥珠单抗治疗的晚期或转移性乳腺癌患者;它也适用于与来曲唑联合用于患有过度表达 HER2 受体的 HR 阳性转移性乳腺癌,并且也适用于激素治疗的绝经后妇女。

### 恩美曲妥珠单抗

恩美曲妥珠单抗(曲妥珠单抗-美坦新偶联物,T-DM1)是一种抗体-药物偶联物,由曲妥珠单抗与细胞毒性药物美坦新偶联组成,适用于既往接受过曲妥珠单抗联合或不联合紫杉烷治疗的 HER2 阳性转移性乳腺癌患者的单药治疗。曲妥珠单抗结合 HER2,美坦新通过结合微管蛋白进入并破坏细胞。在 HER2 阳性、曲妥珠单抗耐药乳腺癌患者中,与拉帕替尼和卡培他滨联合治疗相比,T-DM1 使生存期延长了 5.8 个月[66]。T-DM1 还适用于辅助治疗新辅助紫杉烷和曲妥珠单抗治疗后存在残留浸润性疾病的 HER2 阳性早期乳腺癌患者[67]。在该背景下的 III 期研究中,T-DM1 的侵袭性疾病或死亡率为 12.2%,曲妥珠单抗为 22.2%。T-DM1 组的侵袭性 DFS 显著更高($HR\ 0.5$,$P < 0.001$)[67]。

### 帕妥珠单抗

帕妥珠单抗是一种人源化 mAb,可与 HER2 受体结合并抑制 HER2 与 HER1、HER3 和 HER4 之间的相互作用,适用于与曲妥珠单抗和多西他赛联合作为 HER2 阳性乳腺癌患者的新辅助治疗和 HER2 阳性转移性乳腺癌患者的治疗。在一项 III 期试验中,淋巴结阳性或高危淋巴结阴性 HER2 阳性、可手术乳腺癌患者随机接受帕妥珠单抗或安慰剂加标准辅助化疗加 1 年曲妥珠单抗治疗。帕妥珠单抗组和安慰剂组的疾病复发率分别为 7.1% 和 8.7%（HR 0.81, P=0.045），帕妥珠单抗治疗的淋巴结阳性组 3 年侵袭性 DFS 率低于安慰剂组（HR 0.77, P=0.02）[68]。

### 奈拉替尼

奈拉替尼是一种 HER1、HER2 和 HER4 的不可逆小分子 TKI，适用于早期 HER2 过度表达或扩增乳腺癌成人患者的强化辅助治疗，以接受基于曲妥珠单抗的辅助治疗。一项在已完成新辅助化疗和辅助化疗＋曲妥珠单抗且入组研究时无疾病复发或转移性疾病证据的 1～3c 期 HER2 阳性、可手术乳腺癌患者中开展的 III 期试验显示，奈拉替尼治疗 1 年后的侵袭性 DFS 事件低于安慰剂组（116 vs 163 起事件；HR 0.73, P=0.008 3）[69]。最常见的不良事件是胃肠道症状，主要是腹泻。奈拉替尼还适用于与卡培他滨联合治疗在转移性背景下既往接受过 2 种或 2 种以上基于抗 HER2 的治疗方案的晚期或转移性 HER2 阳性乳腺癌成人患者。在该背景下进行的一项 III 期研究中，奈拉替尼联卡培他滨治疗的 PFS 长于拉帕替尼与卡培他滨联合治疗（1 年时，分别为 37.8% 和 14.8%），1 年 OS 率分别为 87.5% 和 66.7%（HR 0.88, P=0.21）[70]。

### 德曲妥珠单抗

德曲妥珠单抗是一种人源化 mAb 的抗体-药物偶联物，靶向 HER2（一种可裂解的四肽连接体）和拓扑异构酶 I 抑制剂（细胞毒性药物）。适用于治疗在转移性环境中既往接受过两种或两种以上基于抗 HER2 的治疗方案的不可切除或转移性 HER2 阳性乳腺癌患者。在一项针对 184 例既往接受过 T-DM1 治疗的 HER2 阳性转移性乳腺癌患者的 II 期研究中，德曲妥珠单抗的缓解持续时间为 14.8 个月，PFS 为 16.4

个月。最常见的 3 级或以上不良事件为中性粒细胞减少、贫血和恶心[72]。

## CDK 4/6 抑制剂

从 G1 期到有丝分裂的细胞周期进程受许多蛋白质控制，包括 CDK、细胞周期蛋白和视网膜母细胞瘤（Rb）- E2F 信号通路。这些细胞周期蛋白是许多上游激活复杂网络的下游效应物，包括 ER/PR/雄激素受体（AR）、核因子 κB（NF - κB）、MAPK、信号转导子和转录激活子（STAT）、WNT/β-连环蛋白和 PI3K - AKT - mTOR[73]。在许多癌细胞中，CDK4 和 CDK6 介导细胞周期控制。CDK 抑制剂包括第一代抑制剂（如 flavopiridol）和更新的、更具选择性的抑制剂（例如，哌柏西利、瑞波西利和阿贝西利）（图 57 - 2）。

### 夫拉平度

夫拉平度是一种靶向 CDK1、2、4、6、7 和 9 的泛 CDK 抑制剂，在 CLL 患者中具有中度抗肿瘤活性。

### 哌柏西利

哌柏西利是一种口服选择性 CDK4/6 抑制剂，适用于与芳香酶抑制剂联合使用，用于 HR 阳性、HER2 阴性、晚期或转移性乳腺癌绝经后女性的初始内分泌治疗。根据电子健康记录数据，将该适应证扩展至包括男性。在 ER 阳性、HER2 阴性、既往未经治疗的绝经后乳腺癌女性中开展的一项 III 期试验中，哌柏西利＋来曲唑组和安慰剂＋来曲唑组的中位 PFS 分别为 24.8 个月和 14.5 个月（HR 0.58, P＜0.001）。3 级和 4 级不良事件在联合治疗组中更常见（中性粒细胞减少，66.4% vs 1.4%；白细胞减少症，24.8% vs 0）[74]。

哌柏西利还适用于联合氟维司群治疗内分泌治疗后疾病进展的 HR 阳性、HER2 阴性晚期或转移性乳腺癌女性患者，

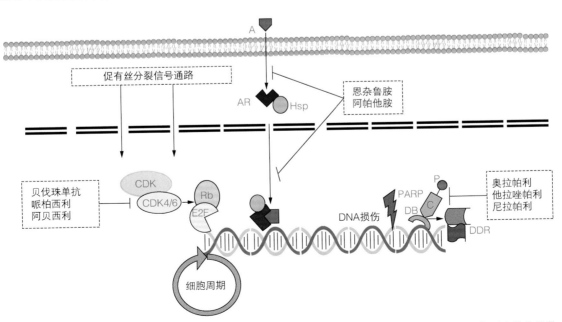

**图 57 - 2** 主要的靶向核内癌通路和相关的已批准靶向药物。A. 雄激素；AR，雄激素受体；CDK，细胞周期蛋白依赖性激酶；DB，DNA 结合结构域；DDR，DNA 损伤反应；E2F，真核生物因子 2；Hsp，热休克蛋白；PARP，聚多腺苷二磷酸核糖聚合酶；P，磷酸化；C，催化结构域；Rb，视网膜母细胞瘤蛋白

这是基于该背景下的Ⅲ期研究结果,该研究证明哌柏西利加氟维司群组的OS比安慰剂加氟维司群组更长(中位数,分别为34.9个月和28个月,*HR* 0.81,*P*=0.09)。哌柏西利+氟维司群组和安慰剂+氟维司群组在疾病进展时至开始后续化疗的中位时间分别为17.6个月和8.8个月(*HR* 0.58,*P*<0.001)[75]。

### ■ 瑞波西利

瑞波西利是一种口服CDK4/6抑制剂,可阻断Rb蛋白的磷酸化,从而抑制细胞周期进展并诱导G1期阻滞,与芳香酶抑制剂联合作为HR阳性、HER2阴性晚期或转移性乳腺癌绝经后女性的初始内分泌治疗。一项在既往未接受过全身治疗的HR阳性、HER2阴性复发性或转移性乳腺癌绝经后女性中开展的Ⅲ期研究显示,与安慰剂+来曲唑相比,接受瑞波西利+来曲唑治疗的患者的PFS(主要终点)更长(*HR* 0.56,*P*=3.29×10⁻⁶)。18个月时,瑞波西利组与安慰剂组的PFS率分别为63.0%和42.2%。瑞波西利组59.3%的患者和安慰剂组0.9%的患者发生了3/4级中性粒细胞减少症[76]。在另一项针对HR阳性、HER2阴性晚期乳腺癌绝经前或围绝经期女性的Ⅲ期临床试验中,在内分泌治疗(戈舍瑞林和一种非甾体芳香化酶抑制剂或他莫昔芬的基础上联合瑞波西利),与单独内分泌治疗相比OS延长(3.5年OS率,瑞波西利组和安慰剂组分别为70.2%和46.0%,*HR* 0.71,*P*=0.009 7)[77]。因此,美国FDA批准扩大了瑞波西利的适用人群范围,将绝经前和围绝经期女性均纳入其中。在另一项Ⅲ期研究中,HR阳性、HER2阴性晚期乳腺癌男性和绝经后女性(转移性或局部复发性疾病,不适合治愈性治疗)随机接受瑞波西利联合氟维司群或安慰剂联合氟维司群[78]。3.5年OS率(主要终点)在瑞波西利组和安慰剂组分别为57.8%和45.9%(相对死亡风险,28%,*HR* 0.72,*P*=0.004 5)[78]。

### ■ 阿贝西利

阿贝西利是CDK4/6的选择性抑制剂,对CDK4/细胞周期蛋白D1的效力高于CDK6/细胞周期蛋白D6,IC 50低于其他可用的CDK4/6抑制剂。阿贝西利适用于单药治疗内分泌治疗和转移性背景下既往化疗后疾病进展的HR阳性、HER2阴性晚期或转移性乳腺癌女性和男性患者,以及与氟维司群联合治疗内分泌治疗后疾病进展的HR阳性、HER2阴性晚期或转移性乳腺癌女性患者。在既往接受内分泌治疗期间疾病进展的HR阳性、HER2阴性晚期乳腺癌女性患者中开展的一项Ⅲ期研究中,与氟维司群单药治疗相比,阿贝西利联合氟维司群显著延长了PFS(主要终点)(中位数,16.4个月 *vs* 9.3个月,*HR* 0.55,*P*<0.001)。阿贝西利与安慰剂组最常见的不良事件为腹泻(86.4%与24.7%)、中性粒细胞减少(46.0%与4.0%)、恶心(45.1%与22.9%)和疲乏(39.9%与26.9%)[79]。

在另一项Ⅲ期研究中,未经系统治疗的绝经后HR阳性、HER2阴性晚期乳腺癌,接受阿贝西利或安慰剂联合非甾体类芳香酶抑制剂,中位PFS(主要终点)阿贝西利组显著延长(*HR*,0.54;*P*=0.000 021)[80]。阿贝西利组不良反应更常

见,包括腹泻(所有级别,81.3%;1级,44.6%)、中性粒细胞减少(3~4次,21.1% *vs* 1.2%)和白细胞减少(3~4级,7.6% *vs* 0.6%)[80]。

## 雄激素受体通路抑制剂

AR是核受体超家族成员,与雌激素受体(ER)、孕酮受体(PR)、甲状腺激素和糖皮质激素受体具有相似的结构。编码AR的基因由8个外显子组成,位于X染色体上。在正常前列腺中通过免疫组织化学检测AR导致管腔细胞、纤维肌基质细胞和内皮细胞的强染色,但基底细胞没有。在正常前列腺组织中,AR在蛋白质分泌和前列腺生长中起主要作用,AR在前列腺癌中的功能包括前列腺特异性抗原合成和脂质代谢调节。雄激素阻断是前列腺癌患者的关键治疗选择。一些患者通过各种机制(包括AR点突变、扩增、变异或辅因子变异,以及雄激素生物合成变异)发生去势抵抗性前列腺癌(CRPC)状态。

### ■ 恩杂鲁胺

老年抗雄激素(比卡鲁胺和氟他胺)与AR的配体结合域(LBD)结合,导致雄激素与LBD结合受到抑制,从而抑制前列腺癌细胞的生长。第二代非甾体抗雄激素药物,如恩杂鲁胺,对AR的LBD具有更大的亲和力[81]。恩杂鲁胺适用于转移性或非转移性CRPC患者的一线治疗,以及转移性去势敏感性前列腺癌患者的一线治疗。

### ■ 阿比特龙

阿比特龙是一种雄激素生物合成的选择性抑制剂,主要通过阻断细胞色素P450 c17(CYP17)(睾酮合成的关键酶),以及阻断肾上腺、睾丸和前列腺肿瘤中的雄激素合成。阿比特龙适用于与泼尼松联合治疗转移性CRPC和转移性高风险去势敏感性前列腺癌患者。不良事件包括盐皮质激素过量、肾上腺皮质功能不全和肝毒性。

### ■ 阿帕他胺

阿帕他胺是一种非甾体抗雄激素药物,可直接与AR的LBD结合,从而抑制AR易位与DNA结合,随后阻断AR介导的转录并抑制前列腺癌细胞生长。阿帕他胺适用于治疗非转移性CRPC和转移性去势敏感性前列腺癌患者。

## PARP抑制剂

BRCA1和BRCA2是DNA损伤修复(DDR)过程中的关键蛋白。遗传性*BRCA1/2*突变,通过诱导双链DNA修复受损,与乳腺癌和卵巢癌风险增加相关。PARP是一个在DNA修复、染色质调节和复制应激反应等多种细胞过程中发挥关键作用的蛋白质家族。PARP1和PARP2通过多个DDR通路在DNA链断裂修复中发挥关键作用,有助于维持细胞存活。因此,在具有有害*BRCA1/2*突变或其他DDR改变的肿瘤中使用PARP抑制剂使得细胞不能有效地修复DNA,并使它们易受凋亡的影响。临床试验中的PARP抑制剂包括奥拉帕利、他拉唑帕利、尼拉帕利、鲁卡帕利和维拉帕利单药治疗

或与其他药物联合治疗。

### 奥拉帕利

奥拉帕利是一种口服 PARP 抑制剂,可诱导 *BRCA* 缺陷细胞合成致死,适用于治疗既往接受过新辅助、辅助或转移性化疗的有害或疑似有害生殖系 *BRCA* 突变(gBRCAm)、HER2 阴性转移性乳腺癌患者。在一项 II 期试验中,接受过两种或更多种含铂方案治疗的铂敏感、复发性、高级别浆液性卵巢癌患者接受奥拉帕利维持治疗可显著改善 PFS,但未改善 OS[82]。在一项针对既往接受过两种或更少种转移性疾病化疗方案治疗的 gBRCAm 和 HER2 阴性转移性乳腺癌患者开展的 III 期试验中,根据医生的选择,奥拉帕利与单药化疗相比 PFS 更长相关(中位数,7.0 个月 *vs* 4.2 个月,*HR* 0.58,*P*<0.001)[83]。

奥拉帕利的另一个适应证是治疗在一线铂类药物化疗作为维持治疗后达到 CR 或 PR 的有害或疑似有害 gBRCAm 或体细胞 *BRCA* 突变(sBRCAm)晚期上皮性卵巢癌、输卵管癌或原发性腹膜癌成人患者。该批准是基于在该背景下的 III 期试验的结果,该结果表明,在 41 个月的中位随访期后,奥拉帕利组的疾病进展风险比安慰剂组低 70%(60% *vs* 27%,*HR* 0.3,*P*<0.000 1)[84]。

奥拉帕利还适用于在一线含铂化疗方案治疗 16 周或更长时间后疾病未进展的有害或疑似有害 gBRCA 突变转移性胰腺癌成人患者的维持治疗,该研究基于一项 III 期研究,该研究证实在该背景下,与安慰剂相比,奥拉帕利治疗患者的 PFS 更长(中位数分别为 7.4 个月和 3.8 个月;*HR* 0.53,*P*=0.004)[85]。

### 他拉唑帕利

他拉唑帕利是一种 PARP 抑制剂,除了具有 PARP 捕获潜力外,还具有对 TRAP 的强催化抑制作用,适用于有害或疑似有害的 gBRCAm、HER2 阴性局部晚期或转移性乳腺癌患者。一项 III 期研究中,与医生选择的标准治疗(SOC)(卡培他滨、艾日布林、吉西他滨或长春瑞滨)相比,他拉唑帕利的 PFS 更长(分别为 8.6 *vs* 5.6 个月,*HR* 0.54,*P*<0.001)。最常见的 3 级和 4 级不良事件为贫血(55%)。

### 尼拉帕利

尼拉帕利是 PARP1/2 的选择性抑制剂,适用于既往接受过 3 种或以上化疗方案且与同源重组缺陷相关的晚期卵巢癌、输卵管癌或原发性腹膜癌患者。同源重组修复缺陷(HRD)阳性状态,定义为末次铂类药物化疗出现疾病缓解后 6 个月以上且具有有害或疑似有害的 *BRCA* 突变或基因组不稳定。铂敏感复发性卵巢癌患者中进行的 III 期试验,与安慰剂相比,尼拉帕利延长 PFS(gBRCA 突变队列为 21.0 个月 *vs* 5.5 个月;*HR* 0.27,总体非 gBRCA 队列 9.3 个月 *vs* 3.9 个月[86]);在另一项 III 期试验中,在新诊断的晚期卵巢癌患者,HRD 组中位 PFS 分别为 21.9 个月和 10.4 个月(*HR* 0.43,在总人群中),中位 PFS 分别为 13.8 个月和 8.2 个月(*HR* 0.62,*P*<0.001)[87]。

### 卢卡帕利

卢卡帕利适用于接受过两种或两种以上化疗 gBRCAm 致病突变或体细胞 BRCAm 的晚期卵巢癌患者,两项多中心、单臂临床试验结果显示,ORR 为 54%(CR,9%),缓解持续时间为 9.2 个月。

## c - MET 通路抑制剂

c - MET(或 MET)是一种受体酪氨酸激酶,对单一配体肝细胞生长因子(HGF)具有特异性。HGF 与 MET 结合后引发受体二聚化、MET 胞内段激酶结构域自磷酸化,以及随后 C 末端对接位点和近膜结构域的磷酸化,从而激活多种下游效应蛋白,如衔接蛋白 Grb2 和 Gab1,导致 PI3K、RAS/RAF/MEK/ERK、PLCγ、STATs 和 FAK 等信号通路激活。c - MET 在促进正常细胞和肿瘤细胞的增殖、存活、运动性和侵袭中起作用。c - MET 和磷酸化 c - MET 与多种肿瘤的不良预后相关。c -MET 突变通常是癌症进展过程中获得的散发性体细胞突变的结果。

### 卡博替尼

卡博替尼是一种小分子抑制剂,可抑制 c - MET、VEGFR2、AXL 和 RET(受体酪氨酸激酶),适用于治疗甲状腺髓样癌[88],作为 TKI 治疗后的一线和二线治疗肾细胞癌,以及作为索拉非尼治疗后的二线治疗晚期肝细胞癌。

### 卡马替尼

卡马替尼是一种选择性 MET 抑制剂,适用于治疗 METΔex14 的转移性 NSCLC 成人患者,ORR 为 68%,缓解持续时间为 9.7 个月,毒性可控[89]。其他 c - MET 抑制剂(rilotumumab、ficlatuzumab、onartuzumab、tivantinib)的 II/III 研究因临床疗效不佳而停止。选择性 c - MET 抑制剂的临床试验正在进行中。大多数 MET 抑制剂临床试验尚无定论,可能是由于 MET 改变的功能差异、生物标志物分析欠佳,以及多数抑制剂的抗肿瘤活性有限等因素导致[91]。

## 间变性淋巴瘤激酶途径抑制剂

### 克唑替尼

2%~7% 的 NSCLC 患者发生 *ALK* 基因重排。克唑替尼是 ALK、ROS1 和 c - MET 的小分子抑制剂,适用于治疗 *ALK* 阳性 NSCLC 患者。在这些患者中,与化疗相比,克唑替尼作为一线治疗与 PFS 更长和毒性更低相关[92,93]。开发了新型 ALK 抑制剂以克服对克唑替尼的耐药性,该耐药性归因于 ALK - TK 结构域内的继发性突变;EML 4 - ALK 扩增;旁路激活替代信号通路 EGFR、c - KIT、KRAS 和 IGF - 1 受体;以及 CNS 转移的进展或发生。

### 塞瑞替尼

塞瑞替尼是一种 ATP 竞争性 ALK 抑制剂,适用于治疗克唑替尼治疗后出现疾病进展或不耐受的 ALK 阳性转移性 NSCLC 患者。在一项 III 期研究中,随机接受塞瑞替尼治疗的 IIIB/IV 期 *ALK* 重排非鳞状 NSCLC 患者的 PFS 长于随机接受含铂化疗的患者(分别为 16.6 个月 *vs* 8.1 个月,*HR* 0.55,*P*<0.000 01)。塞瑞替尼组经常报告胃肠道毒性。

#### ■ 阿来替尼

阿来替尼,第二代 ALK 抑制剂,适用于治疗转移性 ALK 阳性 NSCLC 患者。一项针对初晚期 ALK 阳性 NSCLC 患者的Ⅲ期临床试验显示,与克唑替尼相比,阿来替尼 PFS 显著延长(*HR* 0.47,*P*<0.001)[95]。中位随访 1.5 年,疾病进展或死亡发生为 41% 和 68%。中枢神经系统进展分别为 12% 和 45%(*HR* 0.16,*P*<0.001)。阿来替尼组 3～5 级不良事件发生率明显少于克唑替尼组(41% *vs* 50%)[95]。

#### ■ 布格替尼

布格替尼是一种 ALK 和 EGFR 抑制剂,适用于治疗克唑替尼进展或对克唑替尼不耐受的转移性 ALK 阳性 NSCLC 患者。在既往未接受过 ALK 抑制剂治疗的晚期 ALK 阳性 NSCLC 患者中,一项Ⅲ期研究显示布格替尼组的 PFS 显著长于克唑替尼组(1 年 PFS 率,67% *vs* 43%,*HR* 0.49,*P*<0.001)[96]。ORR 和颅内缓解率均显示布格替尼优于克唑替尼[96]。

#### ■ 洛拉替尼

洛拉替尼是一种新型、可逆、ATP 竞争性、小分子第三代高选择性 ALK 和 ROS1 抑制剂,对所有已知 ALK 耐药的突变体均有效力[97]。洛拉替尼适用于既往接受过克唑替尼和一种或多种 ALK 抑制剂治疗后疾病进展,或一线接受阿来替尼或塞瑞替尼治疗后进展的 ALK 阳性转移性 NSCLC 患者。在一项Ⅱ期研究中,ALK 阳性或 ROS1 阳性晚期 NSCLC 患者(伴或不伴 CNS 转移)接受洛拉替尼治疗[98]。主要终点为 ORR 和颅内肿瘤缓解。分组如下:ALK 阳性初治(EXP1);ALK 阳性且既往接受克唑替尼未接受化疗(EXP2);ALK 阳性且既往接受克唑替尼及化疗(EXP3A);ALK 阳性,既往接受过一种非克唑替尼 ALK 抑制剂治疗,伴或不伴化疗(EXP3B);ALK 阳性,既往接受过 2 种 ALK 抑制剂治疗,伴或不伴化疗(EXP4);ALK 阳性,应用过 3 种 ALK 抑制剂,伴或不伴化疗(EXP5);无论既往治疗如何的 ROS1 阳性(EXP6)。初治患者(EXP1)ORR 为 90%,颅内客观缓解率为 67%。在既往接受过一种或多种 ALK TKI(EXP2 - 5)的 ALK 阳性患者中,ORR 为 47%,颅内客观缓解率为 63%。既往接受克唑替尼患者(EXP2～3A)的 ORR 为 69.5%,既往接受非克唑替尼 ALK TKI 患者(EXP3B)的 ORR 为 32.1%,既往接受过 2 种或以上 ALK TKI 患者(EXP4～5)的 ORR 为 38.7%。EXP2～3A、EXP3B 和 EXP4～5 的颅内客观缓解率分别为 87%、55.6% 和 53%[98]。

### NTRK 通路抑制剂

神经营养性酪氨酸激酶受体(NTKR)基因编码激酶膜结合受体家族,其在神经营养蛋白结合时自身磷酸化(自磷酸化)和 MAPK 途径的成员。分别编码神经营养蛋白受体 TRKA、TRKB 和 TRKC 的 NTRK1、NTRK2 或 NTRK3 的基因融合是各种成人和儿童肿瘤类型的致癌驱动因素。NTRK 融合很少见于头颈癌(0.5%)、肺癌(0.1%～3.3%)、结肠癌(0.2%～2.7%)或甲状腺癌(2.4%);胶质母细胞瘤占 0.6%～1.2%;肉瘤占 0.2%～1.0%。在儿童高级别神经胶质瘤(7%)、甲状腺乳头状癌(25.9%)、婴儿纤维肉瘤和唾液腺类乳腺分泌癌(>90%)中发生率较高。NTRK 融合阳性癌症患者接受第一代 TRK 抑制剂拉罗替尼或恩曲替尼治疗后,无论肿瘤组织学类型如何,缓解率均较高(>75%)。对这些抑制剂产生耐药性归因于 NTRK 激酶结构域突变的获得。第二代 NTRK 抑制剂,如 LOXO 195 和 TPX - 0005,目前正在临床试验探索中。

#### ■ 拉罗替尼

拉罗替尼是 NTRK1、NTRK2 和 NTRK3 蛋白的一种强效和高选择性小分子抑制剂,经美国 FDA 批准用于治疗携带 NTRK 基因融合但无已知获得性耐药突变、转移性或手术切除可能导致重度发病、无满意替代治疗或治疗后癌症进展的成人和儿童实体瘤患者。在年龄为 4 个月至 76 岁的 17 种不同肿瘤类型和 TRK 融合患者中,ORR 为 75%[99]。1 年 PFS 率为 55%。少于 5% 的患者报告了药物相关 3 级或 4 级不良事件。在接受治疗的 TRK 融合阳性癌症患者中,纳入了拉罗替尼Ⅰ期和Ⅱ期试验,ORR 率为 79%(CR,16%),3 级或 4 级不良事件为 ALT 升高(3%)、贫血(2%)和中性粒细胞减少症(2%)[100]。

#### ■ 恩曲替尼

恩曲替尼是 TRKA、TRKB、TRKC、ROS1 和 ALK 的强效抑制剂,除具有全身活性外,还专门设计用于穿过血脑屏障(BBB)。本品适用于治疗成人和 12 岁或以上的实体瘤患者,这些患者携带 NTRK 基因融合,无已知获得性耐药突变,患有转移性疾病或禁忌手术切除,治疗后疾病进展或未接受满意的标准治疗。在晚期转移性 NTRK 融合阳性实体瘤成人患者中进行的 3 项Ⅰ期至Ⅱ期试验中,ORR 为 57%(CR,7%),中位缓解持续时间为 10 个月。3 级和 4 级不良事件为体重增加(10%)、贫血(12%)和神经系统疾病(4%)[101]。

### ROS1 原癌基因受体酪氨酸激酶途径抑制剂

ROS1 是调节凋亡、存活、分化、增殖、细胞迁移和转化的关键跨膜受体蛋白酪氨酸激酶。在 1%～2% 的 NSCLC 患者中报告了 ROS1 重排,并参与了各种恶性肿瘤,包括胶质母细胞瘤、结直肠癌、胃腺癌、炎性肌纤维母细胞瘤、卵巢癌和血管肉瘤。ROS1 和 ALK 的一级结构具有 49% 的序列同源性。克唑替尼适用于治疗 ROS1 阳性的转移性 NSCLC 患者。在一项Ⅲ期研究中,克唑替尼在 ALK 重排晚期 NSCLC 患者中上级标准化疗[92]。在一项 ROS1 重排晚期 NSCLC 患者的Ⅱ期研究中,克唑替尼的 ORR 为 72%(CR,6%),中位 DOR 和 PFS 分别为 17.6 个月和 19.2 个月[102]。

## Notch 途径抑制剂

Notch 是第一个发现的 T 细胞急性淋巴细胞白血病的致癌基因,其中 t(7;9)染色体易位将 T 细胞受体 β(TCR - β)的 N 端区域融合到 Notch1 的 C 端。截断 Notch1 蛋白缺乏细胞外亚基,具有组成性活性。所有四种 Notch 蛋白的细胞内形式都能够转化正常细胞。Notch 蛋白、配体和靶点的失控表达已在各种实体肿瘤和血液恶性肿瘤中被描述。Notch 通过抑制分化、抑制细胞凋亡、促进细胞增殖等导致癌症发生。Notch 诱导的胞内形式转换与癌基因蛋白表达时禁用 G1 - S 检查点,如腺病毒 E1A、人类乳头瘤病毒(E6、E7)、RAS、Myc 或 SV40 大 T 抗原。Notch 可以激活通过细胞周期蛋白 D1 和 D3,诱导细胞周期蛋白、SKP2,或通过激活原癌基因或 PI3K - AKT - mTOR、NF - κB 和 NF - κB2、β - catenin 或信号转录和转录激活因子 3(STAT3)等激活几种致癌途径的表达。它与致癌途径合作 WNT 和 HER2/Neu 等协同作用。此外,它参与肿瘤基质的相互作用,在肿瘤上皮发挥抑制效果。据报道,Notch 活性存在于癌症干细胞样细胞中,这是小部分自我维持的癌细胞,增强了对化疗和放疗的抵抗力。

靶向 Notch1～3 的中和单克隆抗体已用于临床试验。人源化单抗 tarextumab 是由于缺乏有效性而被终止。新型抑制剂的临床试验正在进行中(如 AL101、CB - 103)。非选择性 γ - 分泌酶抑制剂(GSI)也被称作 Notch 抑制剂。口服 GSI Nirogacestat,在 I 和 II 期研究硬纤维瘤患者展示了令人鼓舞的结果,最常见的不良事件腹泻、皮肤疾病和低磷酸盐血。一项在进展性硬纤维瘤成人中比较 Nirogacestat 与安慰剂的 3 级或 4 级试验正在进行中。

## 成纤维细胞生长因子受体途径抑制剂

成纤维细胞生长因子受体(FGFR)家族包括四个主要成员(FGFR1～FGFR4),并编码通过与成纤维细胞生长因子相互作用参与信号传导的膜酪氨酸激酶受体[103]。FGFR3 和 FGFR4 激活突变[104,105],但很少在癌症中描述 FGFR3 和 FGFR4 扩增。在肺癌、头颈部 SCC、食管 SCC、乳腺癌和胰腺癌中发现,648 例患者中,FGFR1 扩增发生率为 3.4%。FGFR2 扩增发生率为 0.9%(8 352 例患者)[106],见于胃癌、乳腺癌和 NSCLC。

在复发性或持续性子宫内膜癌患者中进行的一项口服、多靶点 TKI(具有抗 VEGF 和 FGFR 活性)布立尼布 II 期研究中,ORR 为 18.6%[107]。多韦替尼是一种抑制 FGFR、VEGFR 和 PDGFR 的 TKI,在转移性肾细胞癌和乳腺癌中的抗肿瘤活性有限。

### ■ 厄达替尼

厄达替尼是 FGFR1～FGFR4 的口服强效 TKI,适用于在含铂化疗期间或之后(包括新辅助或辅助含铂化疗后 12 个月内)发生进展的局部晚期或转移性尿路上皮癌患者,这些患者具有敏感的 FGFR3 或 FGFR2 基因改变。在一项 II 期研

究中,在该患者环境中,ORR 为 40%(CR,3%)[108]。

在既往接受过免疫治疗的患者中,ORR 为 59%。PFS 和 OS 的中位持续时间分别为 5.5 个月和 13.8 个月[108]。

### ■ 培米替尼

培米替尼是另一种口服 FGFR1～FGFR3 抑制剂,适用于治疗既往接受过治疗的、不可切除的局部晚期或转移性胆管癌伴 FGFR2 融合或其他重排的成人患者。美国 FDA 批准是基于一项 II 期研究结果,该研究证明患者的 ORR 为 35.5%。64% 的患者发生了 3 级和 4 级不良事件,包括低磷血症和关节痛[109]。

其他 FGFR 抑制剂正在临床试验研究中。

## P53 - MDM2 途径/抑制剂

P53 - MDM2 相互作用在维持细胞正常功能中起主要作用[110]。P53 和 MDM2 之间的直接相互作用通过多种机制阻断 P53 的活性。抑制 P53 - MDM2 通路是癌症药物开发中令人感兴趣的靶点。正在进行的包括 MDM2 抑制剂的临床试验正在评估其安全性和疗效。

## 沙妥珠单抗

沙妥珠单抗是一种抗体药物偶联物,包括拓扑异构酶 I 抑制剂 SN - 38(伊立替康活性代谢产物)、人源化抗滋养层细胞表面抗原 2(Trop - 2)mAb hRS 7 IgG 1 κ 和可裂解 CL 2A 连接体。跨膜钙信号转导子 Trop - 2 在各种癌中过表达高达 85%,并具有刺激生长的影响。当与 Trop - 2 结合时,hRS 7 被内化并将 SN - 38 递送至肿瘤细胞中。由于可切割连接体的特性,SN - 38 在旁观者细胞中以治疗浓度释放到微环境中,使肿瘤细胞通过 SN - 38 的细胞外释放而死亡。沙妥珠单抗适用于既往接受过 2 种或 2 种以上转移性疾病治疗的转移性三阴性乳腺癌成人患者。在一项 I/II 期试验中,具有这些特征的患者接受沙妥珠单抗治疗时,ORR 为 33.3%,中位缓解持续时间为 7.7 个月。在超过 10% 的患者中观察到的 3 级和 4 级不良事件包括重度中性粒细胞减少症和腹泻。

## RET 通路抑制剂

塞尔帕替尼是一种 RET 抑制剂,适用于治疗肿瘤存在 RET 突变或融合的 NSCLC、甲状腺髓样癌和其他类型的甲状腺癌患者。这是第一个专门批准用于癌症和 RET 基因改变患者的疗法。批准是基于在一项 I/II 期研究中接受塞尔帕替尼治疗的 RET 融合 NSCLC、RET 突变甲状腺髓样癌和其他 RET 改变实体瘤患者的有利 ORR 和缓解持续时间。

## 集落刺激因子 1 受体抑制剂

### ■ 培西达替尼

培西达替尼是一种 CSF1R、KIT 和 FLT3 - 内部串联重复的口服小分子 TKI,适用于治疗伴有严重发病率或功能受限且无法通过手术改善的症状性腱鞘巨细胞瘤成人患者[112]。

在晚期腱鞘巨细胞瘤患者中进行的Ⅲ期试验中,随机接受培西达替尼的患者($n=61$)的 ORR 为 39%,而随机接受安慰剂组的患者($n=59$,$P<0.000\,1$)。常见的不良事件包括毛发颜色改变、疲乏和肝毒性。

## 免疫检查点抑制剂

一大类共刺激分子(如 PD-1、PDL-1 和 CTLA-4)通过磷酸化级联调节 TCR 信号传导,在免疫应答中发挥关键作用(表 57-3)。这些分子成为药物开发的重要靶点,自 2011 年以来开启了抗肿瘤免疫治疗的时代。目前,美国 FDA 已批准 7 种免疫检查点抑制剂,用于多种肿瘤:伊匹木单抗、帕博利珠单抗、纳武利尤单抗、阿维鲁单抗、西米普利单抗、度伐利尤单抗和阿替利珠单抗。这些药物的获批基于在选定患者中有利的 ORR 和持久的 CR。肿瘤免疫(IO)药物与独特的应答模式和毒性相关[113]。已经或正在进行多项临床试验,以评估 IO 治疗和可能与免疫治疗应答或毒性相关的生物标志物。

MSI-H 和 PDL-1 表达用于选择可从免疫治疗中获益的患者[114-118]。正在进行的 IO 临床试验评估了高肿瘤突变负荷和其他生物标志物与患者结局的相关性。

## 未来展望

技术的不断突破和有效药物的研发引起了抗癌"战争"巨大的进步。早期临床试验首先证明,根据肿瘤分子分型的选择高匹配度的跨瘤种靶向治疗,可获得高的 ORR、PFS 和长生存[1,3,31,119,120]。通过二代测序技术检测肿瘤和血浆 cfDNA、分析免疫标记、蛋白质组学,以优化选择治疗已成为临床实践和临床试验的标准模式。目前研究聚焦于进一步探索复杂的肿瘤发生机制、肿瘤动态变化和可塑性、免疫系统和肿瘤微环境的识别、临床上重要的生物标志物和有效药物的研发(图 57-3)。优化生物信息学分析、应用人工智能、克服药物经济学"毒性"等措施将提高患者对有前景的药物的可及性和改善患者治疗结局。

**表 57-3** 批准用于不限组织来源的癌症的靶向药物

| 药物 | 靶向生物标志物 | 目标人群 | 年份 | 试验 |
| --- | --- | --- | --- | --- |
| 帕博利珠单抗(keytruda) | MSI-H/dMMR | 成年人、儿童 | 2017 | NCT01876511(Ⅱ期) |
| 拉罗替尼(vitrakvi) | NTRK | 成年人、儿童 | 2018 | NCT 02122913(Ⅰ期)<br>NCT 02637687(Ⅰ/Ⅱ期)<br>NCT 02576431(Ⅱ期) |
| 恩曲替尼(rozlytrek) | NTRK | 12 岁及以上 | 2019 | NCT02097810(Ⅰ期)<br>NCT02097810(Ⅰ期)<br>NCT02568267(Ⅱ期) |

注:dMMR,错配修复缺陷;MSI-H,微卫星高度不稳定性;NTRK,神经营养性酪氨酸受体激酶。

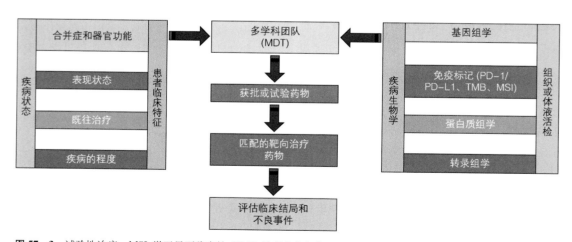

**图 57-3** 试验性治疗。MSI,微卫星不稳定性;TMB,肿瘤突变负荷

随着美国 FDA 批准的药物数量持续增加,正在进行的适应性设计临床试验,如分子特征分析(IMPACT2),通过影像学和分子分析预测您的治疗反应的系列研究调查 2(I-SPY2),美国国家癌症研究所治疗选择分子分析(NCI MATCH)和靶向药物和特征利用登记(TAPUR)有望加速使用靶向抗癌治疗的精准医疗的实施。包括肿瘤浸润淋巴细胞、CAR-T 细胞、工程 TCR 和自然杀伤细胞在内的免疫疗法和过继细胞疗法的创新临床试验改善了选定患者的临床结局,并将阐明免疫疗法在癌症患者治疗方法中的作用。

## 提示

- 在晚期、转移性肿瘤患者中进行的早期药物临床试验表明,与非匹配靶向治疗相比,基于患者分子特征的靶向治疗获得更高的缓解率、PFS 和 OS。
- 生物信息学分析、肿瘤委员会和多学科会议的改进有助于优化靶向治疗选择。目前的研究集中于了解肿瘤发生的复杂机制、其动态变化和肿瘤可塑性,以及免疫系统和微环境在鉴定对药物的应答或耐药,还有相关毒性的临床显著生物标志物方面的作用。

- 循环肿瘤 DNA 分析作为一种有用的分子诊断方法,适用于无法进行肿瘤活检、肿瘤活检不安全的患者,或用于监测肿瘤分子特征。
- 适应性试验设计,如 IMPACT2 研究和美国临床肿瘤学会(ASCO)TAPUR,有望加速使用靶向抗癌治疗的精准医疗的实施。
- 免疫治疗和过继细胞治疗的创新临床试验改善了一部分患者的临床结局,将阐明免疫治疗在癌症患者治疗方法中的作用。

# 第 58 章　癌症患者的病毒感染

Fareed Khawaja
Roy F. Chemaly
卢瑷瑷　周晔禄·译

## 要点

- 由单纯疱疹病毒（HSV）1 和 2、水痘-带状疱疹病毒（VZV）、巨细胞病毒（CMV）、EB 病毒和人类疱疹病毒（HHV）6 引起的病毒感染，可在免疫力低下的患者中被再激活，导致发病率和死亡率增加。
- 皮肤 HSV 和 VZV 感染在体格检查时具有特征性体征，可以通过基于聚合酶链反应的分子检测确诊。严重 HSV 和 VZV 感染患者需要静脉注射阿昔洛韦，及早开始治疗可能会减少严重的并发症。
- CMV 重新激活在血液恶性肿瘤和接受造血细胞移植（HCT）患者中的临床表现各不相同。特定的病毒载量阈值决定是否启动抗病毒治疗，以预防出现终端器官疾病和严重并发症。

- 腺病毒感染可包括上呼吸道感染、肺炎、胃肠道感染或无症状病毒血症。治疗适用于免疫功能受损的患者，如接受 HCT 者，并伴有播散性疾病。西多福韦是唯一一种具有体外抗腺病毒活性的市售药物。
- 社区呼吸道病毒感染常见于癌症患者，尤其与免疫力低下患者的发病率和死亡率增加有关。
- 乙型和丙型肝炎病毒感染在世界某些地区很常见。癌症患者在化疗前应进行两种病毒的检测。建议高危患者使用恩替卡韦或替诺福韦预防乙型肝炎，以预防暴发性肝衰竭。丙型肝炎治疗的目的是达到治愈，可以推迟到化疗后再进行治疗。

病毒感染是癌症患者发病和死亡的重要原因，特别是血液恶性肿瘤或接受造血细胞移植（HCT）治疗的患者。病毒感染的癌症患者住院时间可能更长，并且癌症相关治疗（如化疗、手术或放疗）也将延迟。DNA 病毒，如 HSV、VZV 和 CMV，可以在血液恶性肿瘤患者或 HCT 后引起严重感染，因此需要针对此类病毒的进行密切监测和预防[1]。呼吸道病毒感染在癌症患者中也很常见，这些包括与腺病毒、流感、副流感、呼吸道合胞病毒（RSV）、鼻病毒、人类冠状病毒（HCoV）和人类偏肺病毒（hMPV）相关的感染[2]。现代诊断工具可以快速识别病毒病原体，但其中许多感染的治疗选择有限。本章概述了癌症患者的病毒感染。特别关注那些患有血液恶性肿瘤和接受 HCT 治疗的人，因为这部分人群特别容易感染病毒。

## 疱疹病毒

与 HHV 相关的感染常见于免疫力低下的癌症患者中，这些病毒的发病率和死亡率都很高[3]。疱疹病毒是双链 DNA 病毒。疱疹病毒有 8 个成员，其中 6 个是免疫力低下患

者（即血液恶性肿瘤患者、实体器官或干细胞移植受者）的重要病原体[4,5]。这组病原体包括 HSV1、HSV2、VZV、CMV、EBV 和 HHV6。疱疹病毒在初次感染后形成潜伏期。这些 DNA 病毒的再激活可以由几种刺激触发，这在与 HSV 相关的复发性水疱和溃疡中得到最好的认识。在 T 细胞免疫抑制期间，这些病毒重新激活的可能性增加，因为宿主对这些病毒的防御依赖于病毒特异性辅助细胞和细胞毒性 T 淋巴细胞。在过去 10 年中，用于检测这些感染的技术，如实时 PCR，以及有效抗病毒药物的开发及对预防和治疗策略方面，均取得了重大进展。

### HSV

免疫功能低下的患者中皮肤黏膜病变的最常见原因是 HSV1 和 HSV2[5]。在接受白血病诱导化疗或 HCT 的血清阳性患者中，40%～60%会经历 HSV 再激活，通常在免疫抑制最强烈的早期阶段[5]。

在中性粒细胞减少期间，HSV 的再激活也可能导致严重的疾病。CD4 计数低于每立方毫米血液 50 个细胞且接受嘌呤类似物或阿仑妥珠单抗治疗的患者有更高的再激活风险。

先前认为 HSV1 感染表现为口咽或食管疾病,HSV2 与生殖器损伤有关。最近的研究表明,HSV1 和 HSV2 的再激活位点有很多重叠[6-8]。HSV1 或 HSV2 感染的其他临床表现包括发热、不适、肌痛、吞咽困难和出血,以及严重的口腔疼痛和咽痛。表 58-1 列出了与 HSV 感染相关的不同综合征。

表 **58-1**　HSV1 和 HSV2 感染相关症状

| 位置 | 症状 |
|---|---|
| 口腔和胃肠道 | 口唇疱疹<br>龈口炎<br>咽炎<br>食管炎<br>肝炎 |
| 皮肤 | 疱疹性瘭疽<br>外伤性疱疹<br>多形性红斑<br>疱疹性湿疹 |
| 眼和中枢神经系统 | 角膜炎<br>急性视网膜坏死<br>结膜炎<br>脉络膜视网膜炎<br>脑膜脑炎 |

### 诊断

随着分子诊断技术的发展,直接对组织样本进行实时荧光定量 PCR 已成为诊断 HSV1 或 HSV2 感染的新标准。实时荧光定量 PCR 可在皮肤组织、脑脊液(CSF)和玻璃体中检测 HSV。它比以前的诊断工具(如病毒细胞培养)更敏感[9,10]。

其他检测包括直接荧光抗体检测,这是一种 HSV 的快速抗原检测;与实时 PCR 相比,灵敏度较差。HSV1 和 HSV2 抗体检测的作用主要用于检测既往感染的证据。

### 预防

对于在急性白血病强化化疗和 HCT 早期阶段有再激活风险的 HSV 血清阳性患者,应强烈考虑预防性抗病毒预防[4,5]。口服阿昔洛韦和伐昔洛韦是首选的预防药物。如果患者正在接受磷甲酸钠、更昔洛韦或缬更昔洛韦静脉注射治疗另一种病毒感染,那么他们不需要继续使用阿昔洛韦预防。指南建议,HCT 后持续预防 1 年以上可显著降低再激活,甚至可能降低对阿昔洛韦耐药的 HSV 的风险[5,11,12]。

### 治疗

可用于治疗 HSV 疾病的抗病毒药物包括阿昔洛韦、伐昔洛韦、泛昔洛韦、磷甲酸钠和西多福韦(表 58-2 和表 58-3)[4,11]。最常用的药物是阿昔洛韦。口服伐昔洛韦和泛昔洛韦的生物利用度是口服阿昔洛韦的 3～5 倍。所有这些药物都依赖于病毒编码的胸苷激酶的细胞内磷酸化作用。选择口服或静脉治疗 HSV 取决于疾病的严重程度,以及患者是否能够耐受或吸收口服治疗。在患有恶性血液病或既往 HCT(如疱疹脑膜脑炎和肝炎)的免疫功能低下患者中,严重的 HSV1 和 HSV2 感染最初使用静脉注射阿昔洛韦(5～10 mg/kg 每 8 h)治疗。另外,对于较轻的 HSV 疾病,可采用口服治疗方案(泛昔洛韦,500 mg,每天 3 次;或伐昔洛韦,1 g,每天 3 次)用于耐受口服治疗的患者[4,5]。膦甲酸酯和西多福韦可用于耐药疾病,但只能适用于静脉注射[11]。

表 **58-2**　抗病毒化合物

| 抗病毒 | 剂量 | 作用机制 | 抗病毒活性 |
|---|---|---|---|
| 阿昔洛韦 | 5～10 mg/kg,静脉注射,每日 3 次 | 抑制 DNA 聚合酶 | HSV、VZV |
| 泛昔洛韦 | 500 mg,口服,每日 3 次 | 抑制 DNA 聚合酶 | HSV、VZV |
| 伐昔洛韦 | 0.5～1 g,每日 2～3 次 | 抑制 DNA 聚合酶 | HSV、VZV |
| 更昔洛韦 | 5 mg/kg,每日 2 次 | 抑制 DNA 聚合酶 | CMV、HSV |
| 磷甲酸钠 | 60 mg/kg,静脉注射,每日 3 次 | 抑制 DNA 聚合酶 | CMV、HSV、VZV、HHV6 |
| 西多福韦[a] | 5 mg/kg,静脉注射,每周 1 次 | 抑制 DNA 聚合酶 | CMV、ADV、HSV、VZV、BK |
| 乐特莫韦 | 480 mg,口服,每日 1 次 | 抑制 CMV DNA 末端酶复合物 | CMV |
| 口服利巴韦林 | 600 mg,每日 3 次 | 抑制 RNA 聚合酶 | HCV、RSV |
| 吸入利巴韦林 | 2 g,每 8 小时雾化给药 2～3 h;或 6 g,连续给药 18 h 以上 | 抑制 RNA 聚合酶 | RSV |
| 金刚烷胺 | 100 mg,口服,每日 2 次;或 200 mg,口服,每日 1 次 | 抑制 M2 蛋白 | 仅限甲型流感 |
| 金刚烷乙胺 | 100 mg,口服,每日 2 次 | 抑制 M2 蛋白 | 仅限甲型流感 |
| 奥司他韦 | 75 mg,口服,每日 2 次 | 神经氨酸酶抑制剂 | 甲型及乙型流感 |
| 帕拉米韦 | 600 mg,1 次 | 神经氨酸酶抑制剂 | 甲型及乙型流感 |
| 扎那米韦 | 每日吸入 2 次(可静脉给药,临床试验) | 神经氨酸酶抑制剂 | 甲型及乙型流感 |
| 巴洛沙韦 | 40 mg,口服,1 次(患者体重 40～80 kg);80 mg,口服,1 次(患者体重≥80 kg) | 帽状结构依赖性核酸内切酶抑制剂 | 甲型及乙型流感 |

注:[a]获准用于 CMV 视网膜炎。ADV,腺病毒;HCV,丙型肝炎病毒;HSV,单纯疱疹病毒;RSV,呼吸道合胞病毒;VZV,水痘-带状疱疹病毒。

表 58-3 抗病毒药物的常见和严重毒性

| | |
|---|---|
| 阿昔洛韦 | 短暂性肾功能不全(静脉给药)、恶心、呕吐、躁动、精神错乱、血栓性血小板减少性紫癜(罕见) |
| 泛昔洛韦 | 头痛、嗜睡、恶心、腹泻 |
| 伐昔洛韦 | 头痛、恶心、呕吐、血栓性血小板减少性紫癜(罕见) |
| 更昔洛韦 | 贫血、中性粒细胞减少症(比较常见)、血小板减少症、发热、静脉炎、厌食症 |
| 磷甲酸钠 | 肾毒性(主要毒性)、电解质紊乱(低钙血症、低磷血症、高磷血症、低镁血症、低钾血症)、腹泻、恶心、呕吐 |
| 西多福韦 | 头痛、皮疹、严重肾毒性、代谢性酸中毒、眼压降低、中性粒细胞减少 |
| 乐特莫韦 | 外周水肿、头痛、肠胃不适(恶心、呕吐、腹泻)、心律失常(心动过速、心房颤动)、血小板减少 |
| 利巴韦林 | 疲劳、头痛、恶心、皮疹、瘙痒、结膜炎(吸入给药,使用利巴韦林的医护人员)、溶血性贫血(发生心脏和肺部事件)、呼吸状况恶化,包括死亡(吸入) |
| 奥司他韦 | 失眠、眩晕、恶心、呕吐(最常见)、支气管炎 |
| 帕拉米韦 | 头痛、恶心、腹泻、咳嗽、支气管痉挛、肺功能下降(一些致命结果) |
| 扎那米韦 | 高血压、血糖升高、肠胃不适(腹泻、便秘、呕吐)、肝酶升高、皮疹、谵妄 |
| 巴洛沙韦 | 腹泻、皮疹、眼睑水肿、谵妄、幻觉 |

### ■ VZV

VZV 再激活主要发生在老年人、血清阳性的器官移植和 HCT 受者、癌症患者和 AIDS 患者中。在 HCT 患者和接受强化皮质类固醇治疗的患者中,弥散性 VZV 感染可能危及生命[5]。VZV 感染的临床表现为原发性水痘感染和带状疱疹。临床表现包括低热、不适、演变为结痂的水疱性皮疹。全身症状通常在皮疹发作后出现,包括瘙痒、厌食和无精打采。原发性 VZV 感染(水痘)主要发生在 10 岁以下儿童。

潜伏的 VZV 或带状疱疹的再激活在癌症患者中比较常见,主要是白血病或淋巴瘤患者,以及 HCT 接受者[4,5]。相比之下,实体瘤患者 VZV 再激活的风险没有那么高[13]。在免疫功能低下的患者中,内脏带状疱疹在皮肤播散后发生,可导致肺炎、脑炎、视网膜坏死、肝炎和小肠疾病。皮肤 VZV 疹可并发继发性细菌感染、血小板减少和血管炎(图 58-1)。

#### 诊断

在免疫功能低下患者的带状疱疹病例中,可以根据临床观察典型的水疱性皮疹的皮肤结节分布进行诊断。然而,免疫功能低下的患者通常会出现多皮瘤或播散性皮肤疾病,这可能会使临床诊断仅靠视诊不能确定。实时荧光定量 PCR 技术取代了免疫荧光染色和病毒培养技术[14]。在某些情况下,需要活检来确诊,因为其他疾病可以表现出 VZV 的症状,如链球菌脓疱病、移植物抗宿主病(GVHD)和各种非传染性大疱病。

#### 治疗

免疫功能受损患者的水痘或 VZV 治疗选择高剂量静脉注射阿昔洛韦(每 8 h 10 mg/kg)(表 58-2 和表 58-3)。尽早

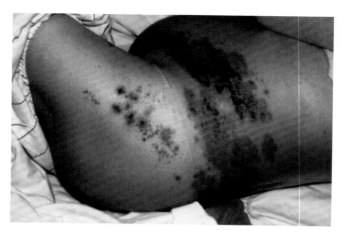

图 58-1 带状疱疹出血性水疱病变

开始使用阿昔洛韦是至关重要的,因为它可以减少向终末器官疾病的进展,并且通常可以防止复发感染患者的死亡。在出现临床改善(包括发热消退或病灶愈合或结痂)后,可改为口服药物治疗。轻度免疫抑制患者中局部带状疱疹的口服治疗方案包括阿昔洛韦(由于生物利用度和药物负担很少使用)、伐昔洛韦和泛昔洛韦[15]。

#### 暴露前和暴露后预防

对于年龄超过 50 岁的免疫功能正常的患者,建议接种 VZV 疫苗,以防止 VZV 再激活或严重感染。然而,免疫功能低下的患者可能不会接受带状疱疹活疫苗(Zostavax),因为存在病毒再激活的风险。此外,由于同时进行化疗,导致人们对治疗效果感到担忧。最近关于重组带状疱疹疫苗(Shingrix)用于接受化疗的实体瘤患者、恶性血液病患者和自体 HCT 患者的研究表明了安全性和临床有效性[16-18]。这在异体 HCT 接受者中尚未被验证,但进一步的研究正在进行中。在带状疱疹或复发 VZV 疾病的高危患者中,VZV 血清阳性患者在强化化疗期间和 HCT 早期应强烈考虑口服伐昔洛韦或阿昔洛韦进行抗病毒预防[4,5]。

VZV 滴度阴性且无水痘史的免疫抑制患者在与水痘或带状疱疹感染者密切接触后应给予水痘-带状疱疹免疫球蛋白。密切接触包括长时间的面对面接触、家庭成员或玩伴接触,或在共用病房与室友接触。水痘-带状疱疹免疫球蛋白应在接触后 96 h 内注射,以最有效地预防感染。免疫功能低下者应避免与接种带状疱疹活疫苗后出现皮疹的人接触,如果没有皮疹,则不需要额外的预防措施[5,11]。

#### 感染控制注意事项

VZV 可在人与人之间传播,可能导致医院或诊所暴发疫情。为防止医院内传播,免疫功能低下的皮肤病变怀疑 VZV 和播散带状疱疹患者应进行接触和呼吸隔离[19]。此外,建议计划接受移植的患者的家庭成员、护理人员和访客接种 VZV 疫苗,最好至少在调整方案前 4 周接种[5,11]。

### ■ 巨细胞病毒

在超过一半的美国人口中存在 CMV 感染的证据[20]。因此,在恶性血液病和 HCT 患者群体中,潜伏 CMV 感染的重

新激活是首要关注的问题[5,11]。CMV 再激活可表现为无症状病毒血症、淋巴结病的单核细胞增多样综合征或更严重的末端器官损伤疾病。CMV 再激活的其他症状包括发热、脾大、淋巴细胞增多、多神经根病或全细胞减少。终末器官疾病的表现包括视网膜炎、脑炎和肝炎，但异体 HCT 后最常见的是肺炎和胃肠道疾病[5]。

CMV 在胃肠道中最常见的感染部位是食管和结肠。CMV 结肠炎的特征是腹痛和腹泻。CMV 食管炎伴有疼痛和吞咽困难。在内镜下可以看到食管溃疡，必须进行活检以排除其他感染原因，如 HSV 和念珠菌性食管炎。同样，CMV 结肠炎的诊断需要活检。在我们机构的一项回顾性研究中，72% 被诊断患有胃肠道 CMV 疾病的患者患有恶性血液病，25% 患有 AIDS，总体 CMV 导致死亡率为 42%[21]。死亡率的独立预测因素是弥散性 CMV 和 AIDS 的诊断[21]。

CMV 肺炎与高风险白血病患者和 HCT 接受者的高死亡率相关[5]。肺炎在胸部 X 线片上通常表现为严重的呼吸困难、缺氧和间质性疾病。与胃肠道疾病类似，在支气管镜检查标本中发现 CMV，但无伴发病理，意义不明确。在大多数白血病患者和 HCT 患者中，既往存在的血小板减少症通常会妨碍活检标本的获取，而活检标本可以准确诊断 CMV 肺炎。一项对 HCT 和恶性血液病患者经尸检证实的 CMV 肺炎的研究表明，发病率随着研究时间的推移（1990—2004 年），呈下降趋势[22]。

### 风险因素

HCT 和恶性血液病患者 CMV 感染和再激活的风险最高。在白血病患者中，高危人群包括接受嘌呤类似物（如氟达拉滨）和 T 细胞消耗单克隆抗体（如阿仑妥珠单抗）的患者[5,23]。在接受嘌呤类似物的患者中，约 5% 的患者会发生再激活，在接受阿仑妥珠单抗的患者中，15%～66% 的患者会发生再激活，后者的高危期为治疗后的 1～3 个月。然而与伐昔洛韦 500 mg/d 治疗相比，在阿仑妥珠单抗治疗中使用缬更昔洛韦 450 mg/d 口服预防的再激活率显著降低（0 vs 35%）[24]。

在 HCT 受者中，无论供体血清状态如何，风险最高的是 CMV 血清阳性的受者，其次是有血清阳性供者的 CMV 血清阴性受者[5]。对于 HCT 接受者的非清髓移植方案可降低 CMV 再激活的风险，但病例在移植后较晚发生[25]。移植后的前 100 天是风险最高的时期，但预防和抢先治疗策略可导致移植后 100 天的 CMV 感染[25]。HCT 受者晚期疾病的危险因素包括 GVHD、移植后 100 天前 CMV 再激活、使用类固醇、低 CD4 计数（血液中有 50/mm³）、使用不匹配的干细胞、脐带血、T 细胞耗尽的干细胞、CMV 阳性受者接受异体移植物阴性供者[11,27]。CMV 也可从血清阳性的献血者和血液制品传播给 HCT 接受者[5]。使用 CMV 血清阴性的血液进行输血和血液制品的白细胞去除可显著减少 CMV 感染[5]。

### 诊断

CMV 感染的诊断取决于感染部位。对于弥散性感染或再激活的检测，可使用并推荐使用 CMV 诊断的两种测试包括 pp65 检测和 DNA 检测[11]。血清学检测不能用于诊断，除了用于选择移植供者外，因为 CMV 抗体显示的是先前暴露的证据，而不是活动性感染。对于肝和肺等末端器官疾病的检测，推荐的方法是活检，在组织病理学或免疫组织化学上检测病毒包涵体（图 58-2），其灵敏度更高。如果可以，原位 PCR 和核酸杂交也是活检样本的有效诊断工具。巨细胞病毒 DNA 检测是移植中心广泛使用的检测方法，使用实时荧光定量 PCR（RT-PCR）检测 CMV DNA[5,11,28]。

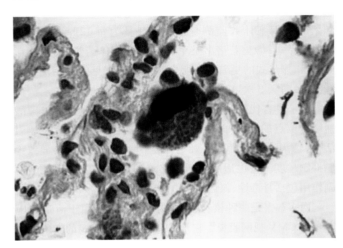

**图 58-2** 淋巴瘤和肺炎患者肺实质中典型的 CMV 包涵体

### 造血细胞移植受者 CMV 感染的预防

预防 HCT 受者 CMV 感染有两种主要策略，预防性治疗或化学预防[28-30]。预防策略包括移植后每周在全血或血浆中监测 HCT 受者的 CMV DNA 血症或抗原血症。CMV 靶向治疗将根据 CMV 疾病的风险在预定的 CMV 病毒载量临界值开始。通过早期开始治疗，CMV 终末器官疾病和其他病毒相关并发症的风险在 HCT 接受者中降低。

在移植前血清学有 CMV 感染证据（血清阳性）的 HCT 受者中，一种新批准的药物——乐特莫韦（letermovir）对 CMV 的病毒终止酶复合物起作用，被认为是移植后 100 天内临床显著 CMV 再激活的预防药物。研究发现，与安慰剂相比，乐特莫韦可显著降低 HCT 患者 CMV 感染的再激活高风险[31,32]。此外，乐特莫韦对任何其他疱疹病毒都没有抗病毒活性，对于 HSV 或 VZV 高危患者，应给予伐昔洛韦或阿昔洛韦化学预防。在临床试验中乐特莫韦被证明是安全的，耐受性良好[31,32]。最常见的副作用是呕吐和水肿[31,32]。重要的是，未发现乐特莫韦有骨髓毒性或肾毒性[31,32]。可用于疱疹病毒和呼吸道病毒的抗病毒药物如表 58-2 所示。对于既往无 CMV 感染证据（血清阴性）的 HCT 患者，不需要 CMV 化学预防。

在为 HCT 受者订购血液制品时，需要特别考虑 CMV 血清阴性的 HCT 受者，他们接受了来自血清阴性供者的骨髓移植或外周干细胞，以防止血清转化，从而增加 CMV 再激活的风险[28]。有两种策略可以降低血清转化的风险，使用血清阴性血制品或减少白细胞。目前尚不清楚两种选择中哪一种更好,但寻找 CMV 血清阴性的献血者对许多血库来说是工作量较大且费用昂贵的。

### 治疗

CMV 定向抗病毒治疗的选择是有限的,因为首选的药物与主要毒性相关。表 58-2 和表 58-3 描述了不同的特定抗病毒药物及其相关毒性。CMV 最常用的抗病毒药物包括更昔洛韦、缬更昔洛韦、磷甲酸钠和西多福韦。

更昔洛韦是病毒 DNA 聚合酶的竞争性抑制剂。它的主要副作用是骨髓抑制,限制其作为预防药物的使用,并需要频繁的血细胞计数监测[5]。治疗剂量为每 12 h 静脉注射 5 mg/kg[5]。缬更昔洛韦是更昔洛韦的前体药物,为胶囊形式,比口服形式的更昔洛韦吸收更好[5]。常见的使用剂量为 900 mg,每天 2 次,口服。

另一种替代剂膦甲酸钠作为 CMV DNA 聚合酶焦磷酸盐结合位点的非竞争性抑制剂,它不需要磷酸化就能被激活[5]。膦甲酸通常用于怀疑更昔洛韦耐药或更昔洛韦导致骨髓抑制过度。它也适用于延迟移植的患者[28]。膦甲酸钠的副作用包括肾毒性、氮血症和电解质异常。

西多福韦是一种核苷酸类似物,已被批准用于治疗 HIV 患者的 CMV 视网膜炎。它是 CMV DNA 聚合酶的竞争性抑制剂。然而,由于肾毒性,其在免疫功能低下患者中治疗或预防 CMV 的作用有限。半衰期长因此可以每周给药一次,但也会导致不良反应的影响更加持久[28]。用于降低肾毒性风险的方法包括水合作用或预先使用丙磺舒。

### ■ HHV6

HHV6 是一种 β 疱疹病毒,有两种亚型(A 和 B)。HHV6 的原发性感染在儿童中非常常见。幼儿急疹是 1 岁以下婴儿发热和住院的最常见原因,由 HHV6 亚型 B 引起[4,5]。除发热外,儿童还出现轻度上呼吸道症状和典型的弥漫性斑疹。目前尚不清楚 HHV6 A 亚型是否会引起原发性感染。在免疫抑制的个体中,通常是 AIDS 患者和移植受者,HHV6 可能引起机会性病毒感染。由于这种感染在生命早期非常常见,在 95% 以上的成人中可发现阳性滴度。在免疫抑制的个体中,特别是 HCT 接受者,该病毒偶尔可引起间质性肺炎、发热、脑炎、肝炎和延迟移植[11]。高达 40%~60% 的 HCT 患者可以通过 PCR 证明病毒血症,但这一发现的意义尚不清楚。

分子检测如 RT-PCR 被用于 HHV6 DNA 血症的诊断。同样,当怀疑病毒性脑炎时可用 RT-PCR 检测脑脊液样本中 HHV6。多重分子检测可检测 HHV6 以外的其他病原体。这项技术可以快速显示结果,并能够检测其他可能的病原体。然而,也可能出现假阴性的结果,并使患者面临接受毒性抗病毒治疗的风险。我们建议通过脑脊液 PCR 定量检测 HHV6,并结合临床表现和脑 MRI 来确认脑脊液中 HHV6 DNA 的存在。

与 HHV6 相关的一个独特现象是病毒整合到种系并垂直传播,导致染色体整合 HHV6(ciHHV6)[33,34]。ciHHV6 的标志是血液或脑脊液中病毒载量显著升高,可能超过 5.5 log10

拷贝/mL[33]。不幸的是,ciHHV6 可能出现在 HCT 患者中,并可能构成重大的诊断挑战,因为 ciHHV6 的存在并不能消除 HHV6 脑炎的可能性[35]。当缺乏临床症状或经过有效治疗后病毒载量仍持续升高时,我们建议考虑 ciHHV6。

### 治疗

更昔洛韦和磷甲酸都被用于治疗 HHV6 感染,但这只是基于体外研究,因为临床经验很少。据报道,更昔洛韦和磷甲酸对少数 HCT 后的 HHV6 脑膜脑炎有效[4]。

### ■ EBV

EBV 感染在成年人群中非常常见。EBV 是传染性单核细胞增多症的病因,也与几种地理上确定的癌症有关。EBV 相关的移植后淋巴增殖性疾病(PTLD)是 HCT 和实体器官移植受者发病和死亡的重要原因。据报道,0.45%~29% 的 HCT 患者有 PTLD,这取决于造血细胞的来源(脐带血风险最高)、对这些细胞的操作和免疫抑制方案[36]。虽然发病率不同,但 PTLD 可能是暴发性和致命的。这种疾病是由抑制细胞毒性 T 细胞功能引起的。治疗 PTLD 的第一步是尽可能减少任何免疫抑制治疗的剂量。另一种使用抗 CD20 单抗(利妥昔单抗)的治疗方法已被用于治疗 EBV 诱导的 PTLD 患者。它已成功地治疗或预防实体器官移植和 HCT 受者以及已证实患有 EBV 相关淋巴瘤患者的 PTLD[4,5]。另一种方法是使用 EBV 细胞毒性 T 淋巴细胞(CTL),通常来自 EBV 阳性干细胞供体或第三方供体[36,37]。抗病毒药物在 EBV 相关 PTLD 的治疗中没有明显作用。利妥昔单抗和 EBV 靶向 CTL 治疗的生存率超过 85%,而在使用这些方法之前,生存率不到 20%[36]。

### ■ 腺病毒

腺病毒是正常个体自限性呼吸道和胃肠道感染的常见原因。通过雾化液滴或经粪口途径传播。腺病毒感染已在因血液病和偶尔的其他恶性肿瘤而接受强化化疗的患者中被发现,但在 HCT 患者中尤其普遍。在 HCT 患者中,腺病毒感染的概率从 3% 到 21% 不等,儿童比成人更普遍。没有季节变化,从移植开始感染的时间变化很大,尽管中位间隔时间约为 50 天。腺病毒感染的重要危险因素已被确定,包括儿童、异基因移植(特别是脐带血)、GVHD、全身照射(儿童)、T 细胞消耗治疗方案、阿仑珠单抗、皮质类固醇治疗和淋巴细胞减少。免疫功能低下的患者可能有无症状感染、单器官疾病或播散性疾病[4]。最常见的疾病是胃肠炎,表现为发热和腹泻,并可能出现血性腹泻。呼吸道感染可从轻度上呼吸道感染(URI)到伴有呼吸衰竭的严重肺炎。腺病毒可引起肾炎,多达 50% 的尿培养阳性患者发展为出血性膀胱炎[38]。肝炎可导致肝功能衰竭和死亡。其他类型的感染包括脑炎、胰腺炎和多器官衰竭的播散性感染。

### 诊断

腺病毒可在上呼吸道和下呼吸道标本、尿液、粪便、血液和感染组织中检测到。病毒培养被认为是检测的金标准,可以用于疾病诊断。病毒培养既需要时间又需要专业知识,因此很难在临床环境中使用。更快速的诊断使用以分子诊断为基础的市售诊断方法,如 RT - PCR,更常用来检测血液或尿液中的腺病毒 DNA。RT - PCR 的使用已被采纳为 HCT 和恶性血液病患者腺病毒检测的标准[39],但在资源有限的情况下,快速抗原检测也可使用。腺病毒通常被添加到商业上可用的脑脊液、粪便和呼吸样本的多重分子检测组中。在异体 HCT 患者中,成人和儿童患者发生严重腺病毒感染的风险可通过早期干预而改变[40]。

在我们的研究中心,我们建议每周用 RT - PCR 从高危异体 HCT 患者的血液中筛查腺病毒,如脐带或单倍同源 HCT 患者、不匹配移植患者接受环磷酰胺处理后、HCT 患者接受大剂量类固醇治疗 GVHD,以及接受阿仑妥珠单抗治疗的患者。由于没有商业疫苗,也没有化学预防制剂得到批准,预防性监测仍然是唯一的预防战略。腺病毒病毒载量没有明确与临床感染相关的特定阈值,因为一些无症状 DNA 血症患者可能自发消退。一些专家建议,如果高危 HCT 患者血液中 DNAemia 超过 1 000 拷贝/mL 就进行治疗[41]。目前尚无关于恶性血液病患者或其他伴有无症状 DNA 血症的癌症患者的管理指南,检测应仅限于疑似腺病毒相关综合征的患者。

### 预后

症状性感染的死亡率约为 25%,但在弥散性疾病患者中为 60%~75%[42]。死亡主要由肺炎、肝炎或多器官功能衰竭引起。许多死亡的患者还伴有其他感染。目前还没有针对这些感染的既定治疗方法,可供选择的方法也非常有限。在一个包含 45 例患者的队列中,西多福韦静脉给药对成功率为 69%,并且对无症状者和确诊患者一样有效[43]。事实上,大多数 HCT 中心使用西多福韦同时降低免疫抑制,来治疗腺病毒感染患者[44]。目前正在研究治疗腺病毒患者的新治疗方案。布林西多福韦是西多福韦的一种口服脂质缀合物,具有较高的生物利用度和较低的毒性[45]。早期对无症状腺病毒血症的儿童 HCT 患者的研究已经证明了抗病毒疗效[46]。腺病毒特异性 CTL 的免疫治疗正在研究中。一些能够获得现成 CTL 的中心已将其用于腺病毒感染患者的治疗,并初见成效[37]。

### 预感染控制

腺病毒可通过飞沫传播,并已导致 HCT 集体暴发[47,48]。腺病毒也可以通过污染物传播,因此任何与疑似或确诊腺病毒感染病例有接触的人都必须严格遵守手卫生习惯[19]。诊断为腺病毒的患者应被安置在单人病房。医护人员应佩戴手套、口罩和防护服,以防止腺病毒传播给其他患者[19]。

## 社区呼吸道病毒感染

社区呼吸道病毒(CRV)引起的感染直到 20 世纪 90 年代初才被认为是癌症患者的重大感染并发症,特别是对接受急性白血病化疗的患者和接受 HCT 的患者,尤其是异体 HCT[49]。早期调查表明,在这些患者群体中,冬季和春季发生的呼吸道疾病约 30% 是由 CRV 引起的。最近的研究表明,5%~48% 的呼吸道感染是由 CRV 引起的感染[49]。CRV 的患者通常有流鼻涕、咳嗽、发热、肌痛或虚弱的症状。更严重的体征和症状包括由并发症引起的呼吸困难和缺氧或感染性休克。这组病毒包括鼻病毒、流感病毒、RSV、副流感病毒(PIV)、hMPV 和季节性 HCoV[2]。

与 CRV 相关的最常见且通常致命的并发症是从 URI 发展为肺炎或下呼吸道感染(LRI)。在我们机构进行的一项回顾性研究中,在被诊断为任何 CRV 感染的 HCT 和恶性血液病患者中,有 35% 的患者从 URI 发展为肺炎[49]。其中许多肺炎可能是由细菌或真菌病原体联合感染引起的[50]。在一些研究中,以前被认为会导致非危及生命的 CRV 感染,如 HCoV 和鼻病毒,在癌症患者的下呼吸道中检测到 CRV 时,死亡率分别为 54% 和 41%[51,52]。此外,LRI 进展与住院时间延长和机械通气使用增加有关。CRV 还与 HCT 患者的长期肺损害和 2 年非复发相关死亡风险增加有关[53]。为了防止这些并发症的发生,给予适当的感染控制措施并且进一步明确 LRI 发生的危险因素至关重要。

#### ■ 感染控制

CRV 的流行已发生在白血病和移植病房,病毒可由患者、访客和医院工作人员传播[19]。门诊可能是疾病传播的一个重要起点。此外,在社区中没有公认的流行病的情况下,流行病可能在这些易感患者中发生。CRV 的另一个并发症是免疫功能受损患者在症状缓解后可能会延长病毒脱落时间(在某些情况下为 100 天)[5,54]。尽管接受抗病毒治疗,但流感病毒仍在继续脱落,直到淋巴细胞减少后才停止[5,54]。症状符合 CRV 的患者应进行诊断性检查,在诊断过程中应采取隔离预防措施。隔离预防措施包括将患者安置在单人病房,与患者互动的医护人员使用手套、口罩和防护服,并严格执行手部卫生[19]。出现症状的访客和医护人员应接受检测,并限制他们探访有感染 CRV 风险的患者。我们中心的一项研究也表明,卫生保健工作者中流感疫苗的高接种率与 CRV 的医院传播减少有关[55]。

#### ■ 诱发因素

在 HCT 接受者和恶性血液病患者中已经发现了这些感染的几个重要易感因素,包括年龄大于 65 岁、严重中性粒细胞减少症、严重淋巴细胞减少症、异体移植、移植调理疗法、GVHD 和皮质类固醇治疗(>1 mg/kg)[4,49,56,57]。HCT 接受者在移植后的 100 天内风险最大,但非清髓性移植导致了在这一时期后疾病发生的增加[4,56]。中性粒细胞减少、淋巴细胞减少、骨髓或脐带血作为移植源、年龄大于 65 岁、GVHD、吸烟史和异基因 HCT 是 RSV、URI 发展为肺炎的危险因素[2]。MDACC 开发的免疫缺陷评分指数(ISI)可用于评估带有 RSV 感染的异体 HCT 患者的预后,以及利巴韦林的适当使用[58]。ISI 包括进展为肺炎和死亡的危险因素。最重要的因素是中性粒细胞减少症、淋巴细胞减少症和年龄在 40 岁或以上,其次是其他因素,如 GVHD、皮质类固醇使用、清髓调理疗法和移植后早期(植入前或植入后 30 天内)[58]。如果不接受治疗,最高风险类别的患者全部发展为肺炎,而接受抗病毒治疗的患者有 15% 发展为肺炎。未接受治疗的高危肺炎患者后续死亡率为 100%，而接受抗病毒治疗的肺炎患者后续死亡率为 50%[58]。

### ■ 诊断

CRV 感染的诊断是通过鼻咽冲洗或拭子(URI)和支气管肺泡灌洗或气管抽吸(LRI)收集的样本来确定的[49,59]。首选的实验室检测方法是从样本中检测 RNA 的核酸扩增试验。分子诊断法具有灵敏度高和检测快速的优点。此外，市售的呼吸道病毒多重 PCR 可以检测多种病原体，并可用于排除 CRV[60]。可对流感、PIV、hMPV 和 RSV 进行快速抗原检测；然而，与分子分析相比，这些方法的灵敏度较低。病毒培养也可以用于诊断，但这是一个工作量较大的过程，需要专业知识和许多中心缺少的检测耗材。

### ■ 特定病毒和疗法

许多 CRV 没有治疗选择。相比之下，流感有多种治疗方案，可用于免疫功能低下的患者。RSV 仅对一小部分患者有很少的治疗选择。目前尚无针对 PIV、HCoV、鼻病毒和 hMPV 的治疗方法。

#### 流感

流感病毒感染与严重免疫功能低下患者的广谱表现和自然病程相关。在美国国立卫生研究院最近的一项研究中，免疫功能低下的患者表现出的症状比非免疫功能低下的患者较轻，如咳嗽、寒战、肌痛或呼吸困难[54]。体检结果显示肺损害在非免疫功能低下的患者中也更常见，但胸部影像学异常在免疫功能低下的患者中更常见[54]。最后，尽管细胞因子谱相似，但免疫功能低下的患者表现出更严重的疾病，病毒脱落时间延长，出现耐药流感病毒的风险更高[54]。目前，所有被诊断患有或怀疑患有流感的癌症患者都应接受抗病毒治疗，因为他们有发生并发症的风险[61]。流感患者的早期治疗(发病后 24~48 h)与免疫功能低下患者更好的生存和降低进展为 LRI 的风险相关[62]。

首选治疗药物是神经氨酸酶抑制剂(NAI)，包括奥司他韦(达菲)、帕拉米韦和扎那米韦(瑞乐沙)。奥司他韦是这类药物中唯一一个可用的口服药物。免疫功能低下患者的治疗时间尚不清楚，大多数专家建议 10 天。奥司他韦也被推荐用于重症流感患者的治疗。帕拉米韦是一种单剂量静脉应用的 NAI，最近获得了美国 FDA 的批准；然而，它在癌症患者或重症患者中还没有得到很好的研究。扎那米韦是唯一的吸入性 NAI，它不像奥司他韦那样常用。M-2 抑制剂如金刚烷胺和金刚乙胺，因为大多数流行流感毒株的高耐药率和高副作用发生率不再被推荐作为一线治疗。最近，巴洛沙韦被 FDA 批准用于治疗甲型和乙型流感感染患者。巴洛沙韦对流感有一种新的作用方式，通过抑制帽状结构依赖性核酸内切酶起作用，从而抑制病毒 mRNA 复制，并且只能作为口服制剂提供[63]。由于巴洛沙韦独特的作用机制，当怀疑或确认对奥司他韦耐药的流感毒株时，可使用巴洛沙韦进行治疗[64]。另一个优点是由于巴洛沙韦的半衰期较长可以单次服用[63]。然

而，如临床试验所见，这可能是耐药出现的一个因素[64,65]。在其中一项试验中，在 81 例患者队列中，13.1% 的接受巴洛沙韦治疗的儿童具有特定的突变，赋予巴洛沙韦耐药(PA/138X)[63,65]。最后，目前还没有发表关于巴洛沙韦在癌症合并流感患者中的使用数据。表 58-3 总结了不同的药物。

#### 流感呼吸道合胞病毒

RSV 与 HCT 患者和恶性血液病患者的高死亡率相关[2,39,66]。RSV 的 A 型和 B 型，可在全年发生但在寒冷季节达到高峰。免疫功能低下患者进展为 LRI 的危险因素包括中性粒细胞减少、淋巴细胞减少、骨髓或脐带血作为移植源、年龄大于 65 岁、GVHD、吸烟史和异体 HCT[66]。ISI 用于识别高危患者并启动抗病毒治疗以降低进展和死亡率的风险。表 58-4 展示了用于计算 ISI 的变量，图 58-3 展示了 MDACC 使用 ISI 治疗 RSV 的治疗策略。

**表 58-4** 造血细胞移植受者呼吸道合胞病毒感染免疫缺陷评分指数

| 变量 | 分配分数 | |
|---|---|---|
| 中性粒细胞绝对计数<500/µL | 3 | |
| 绝对淋巴细胞计数<200/µL | 3 | |
| 年龄 0 岁或以上 | 2 | |
| 清髓性预处理方案 | 1 | 最高分数：12 分<br>低风险：0~2 分<br>中度风险：3~6 分<br>高风险：7~12 分 |
| 移植物抗宿主病(急性或慢性) | 1 | |
| 皮质类固醇的使用(30 天内) | 1 | |
| 最近接受 HCT(30 天内)或 HCT 前 | 1 | |

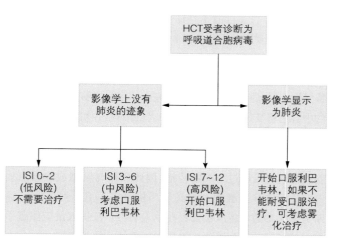

**图 58-3** 基于免疫缺陷评分指数(ISI)的造血细胞移植(HCT)后呼吸道合胞病毒(RSV)感染的处理

利巴韦林是免疫功能低下患者，特别是异基因 HCT 患者和恶性血液病患者 RSV 感染的主要治疗方法[2,66]。ISI 中高并发症风险的 RSV 感染 HCT 患者可获益于在感染早期使用利巴韦林治疗[58,67]。缺乏雾化利巴韦林治疗和急性生理和慢性健康评估(APACHE)Ⅱ得分较高是白血病患者发生肺炎的独立预测因素[58,68]。利巴韦林每 8 h 雾化给药 2~3 h，或

连续给药 18 h 以上，需要患者在帐篷中隔离[66,69]。最近，雾化利巴韦林成本上升导致大多数中心转而使用口服利巴韦林[70]。在一项回顾性研究中，我们发现口服利巴韦林剂量为每 8 h 600 mg 是安全的，在减少 LRI 进展方面与雾化吸入利巴韦林相当[71]。当感染进展到下呼吸道时，利巴韦林也可以联合静脉注射免疫球蛋白(IVIG)[2,66]。帕利珠单抗是一种人源化 IgG1 单抗，识别 RSV 的 F 蛋白，目前可用并被批准用于预防高危儿科 RSV 感染[2]。大多数 RSV 肺炎患者正在接受联合治疗，但因为患者数量较少且缺乏临床试验数据报道使治疗效果尚未明确。

#### 副流感病毒

在社区中流行的 PIV 有四种毒株，即 PIV1、PIV2、PIV3 和 PIV4；PIV3 是最常见的流行毒株。在恶性血液病和 HCT 患者中，与 PIV 相关的死亡率可在 10%～30%[59]。LRI 的进展与淋巴细胞减少、中性粒细胞减少、类固醇使用、高 APACHE Ⅱ 评分，以及 HCT 治疗后的感染相关[59,72]。一项关于 HCT 患者 PIV 肺炎的研究表明，高氧需氧量、低单核细胞计数、复发或难治性恶性肿瘤和高剂量类固醇与 13%～55% 的死亡率相关[72,73]。目前对 PIV 的治疗方案有限，一些中心使用利巴韦林联合或不联合免疫球蛋白进行治疗。

#### 偏肺病毒

hMPV 是一种与 RSV 相似的副黏病毒，最初在儿童中被描述，但被认为是免疫功能正常和免疫功能低下成人呼吸道感染的重要原因[57,74]。据报道，HCT 患者的死亡率高达 43%[75]。但另一项来自法国的 HCT 患者的研究显示，即使伴有 LRI 患者的死亡率也较低[76]。在我们的研究中心，我们报告了癌症患者偏肺病毒肺炎的 30 天内死亡率为 10%[77]。

#### 鼻病毒

鼻病毒是一种小 RNA 病毒，是小核糖核酸病毒科的一员[78]。随着使用分子检测的增加，鼻病毒已成为 HCT 患者及普通人群中最容易被诊断为 URI 的原因[52,79]。鼻病毒在许多方面都是独特的，因为它能够全年传播。在 HCT 患者中，鼻病毒感染可表现为轻度至重度疾病，如 LRI，这些感染可导致长时间病毒脱落[80]。此外，HCT 患者的鼻病毒 LRI 可能与死亡率增加有关，在一项研究中高达 41%，与 RSV 相关的死亡率相当[52]。低蛋白血症和合并感染的存在与 LRI 的进展有关[52]。不幸的是，目前没有商业上可用的治疗方案来管理鼻病毒感染[81]。

#### 人类冠状病毒

HCoV 是臭名昭著的冠状病毒家族的一员。社区中流行的常见菌株有 229E、NL-63、OC43 和 HKU1。人畜共患冠状病毒科可能发生变异并传染给人类，导致新冠状病毒株流行或大流行，如严重急性呼吸综合征冠状病毒 1 号和 2 号(SARS-CoV 1 和 SARS-CoV 2)和中东呼吸综合征冠状病毒(MERS-CoV)。这些人畜共患病毒的讨论超出了本章的范围。与鼻病毒类似，季节性 HCoV 已越来越多地通过使用分子检测进行诊断[51,59]。当疾病发展到 LRI 时，HCoV 在

HCT 接受者中死亡率很高[51]。在初次感染后的很长一段时间内，HCT 患者也会脱落 HCoV[51]。到目前为止，还没有针对 HCoV 的治疗方案。

## 肝炎病毒

#### 乙型肝炎

乙型肝炎(HBV)和丙型肝炎(HCV)感染在许多国家很常见。乙型肝炎病毒感染在全球流行，影响全球 3.5 亿多人。慢性 HBV 或 HCV 感染可导致进行性肝病、肝硬化和肝细胞癌。由于各种原因，肝炎在癌症患者中可能是一个严重的问题。化疗诱导的免疫抑制可导致慢性 HBV 感染患者的再激活和暴发性感染。此外，肝炎的存在可能需要大量延迟抗肿瘤治疗的管理。在 HCT 接受者中，接受高剂量类固醇、氟达拉滨、利妥昔单抗或阿仑妥珠单抗的患者更有可能出现再激活[11]。为防止高危患者的再激活，建议在免疫抑制治疗之前进行抗病毒治疗[82]。通常，恩替卡韦(baraclude)被用作一线抗病毒药物，用于没有合并感染 HIV 的患者。在与 HIV 或耐药乙型肝炎病毒合并感染的情况下，可改用替诺福韦[83]。不符合抗病毒预防条件的患者应在积极化疗期间通过 PCR 进行 HBV DNA 序列监测[82]。

#### 丙型肝炎

HCV 是世界上最常见的慢性血源性病原体之一。在美国，有 400 万人(占人口的 1.6%)被感染[84]。HCV 是肝移植的主要指征。丙肝病毒主要通过接触受感染的血液传播。它可以通过静脉药物滥用、1992 年以前的输血措施、受感染捐赠者的实体器官移植、不安全的医疗操作、职业接触受感染的血液、受感染的母亲生育、与受感染的人发生性接触，以及可能的鼻内使用可卡因而获得[4]。

抗体检测是评估丙型肝炎暴露的第一个检测，但如果患有持续性肝病，免疫功能低下，可能会阻止充分的抗体反应，则建议进行丙型肝炎 RNA 检测[84]。血清 HCV 阳性的患者应进行 HCV RNA 检测，以确定是否具有循环病毒及其数量(图 58-4)。聚乙二醇化干扰素(IFN-α)和利巴韦林联合使用仅在 4% 的基因型 1 感染中产生持续的病毒学应答(SVR)[84]。值得注意的是，即使没有 SVR 的患者也表现出较慢的肝硬化和门脉高压进展[84]。此外，HCV 感染与包括肝细胞癌在内的各种癌症之间存在重要联系：淋巴瘤、食管癌、前列腺癌和甲状腺癌[84]。这使得 HCV 感染的检测和治疗在预防或治疗恶性肿瘤方面的作用得到了重视。丙型肝炎的治疗也正在被引入新的直接作用抗病毒药物，有望减少与丙型肝炎感染相关的并发症，并改善患者预后。对于 HCV 感染的 HCT 受者，统一推荐治疗，但时间应在移植后至少 2 年，且无 GVHD 证据和免疫抑制[11]。目前尚无针对丙型肝炎病毒的主动或被动免疫。

## 细小病毒 B19 感染

细小病毒 B19 可引起儿童感染红斑。在某些疾病中，它

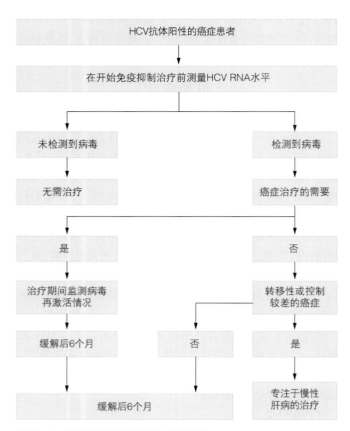

图 58 - 4　丙型肝炎病毒（HCV）感染管理

与再生障碍性危象有关，使者生存期或红细胞产量减少[85]。抗 B19 免疫球蛋白 G 在接受化疗的癌症患者中比在普通人群中更普遍。在一项研究中，63％的血清学阳性的癌症患者有不明原因的贫血[86]。儿童急性淋巴细胞白血病中延长的红细胞再生障碍者与骨髓中细小病毒 B19 DNA 检测相关。一些慢性淋巴细胞白血病患者出现了严重的细小病毒 B19 感染，表现为流感样疾病，随后是骨髓中红细胞再生障碍性贫血。这些感染可能与多发性关节炎有关。IVIG 被用作治疗这种感染，但复发的风险很大[87]。一个新的担忧是服用达沙替尼（一种酪氨酸激酶抑制剂）的患者可能存在细小病毒 B19

感染或再激活的风险[88]。

## 多瘤病毒感染

### ■ BK 病毒

人多瘤病毒，或 BK 病毒，感染的 80％普通人群没有公认的临床表现[4]。它持续存在于泌尿生殖道，是异体 HCT 患者出血性膀胱炎的主要原因[4]。这些患者中 60％～80％可发生持续性病毒尿，5％～15％可发展为出血性膀胱炎[4]。高危异体 HCT 患者的风险较高，如脐带血移植后通过 PCR 检测，出血性膀胱炎患者尿液中病毒载量较高[11]。该疾病可从无症状的镜下血尿到严重的排尿困难、血块频繁通过，可导致流出物梗阻和肾功能衰竭。支持治疗包括红细胞和血小板输注，盐水膀胱冲洗和烧灼。喹诺酮类药物的使用益处尚不明确。静脉注射西多福韦已被用于治疗，高压氧治疗可治愈难治性膀胱炎[89]，但目前没有推荐具体的治疗方法[4]。使用第三方 CTL 的情况正在调研中[37]。

### ■ JC 病毒

进行性多灶性白质脑病（PML）是一种由 JC 病毒引起的脑部脱髓鞘疾病，JC 病毒是一种与 BK 病毒相关的多瘤病毒[90]。这种疾病是由潜伏感染的再激活引起的。大约 80％的成人在中年时表现出 JC 病毒抗体。PML 首先在 CLL 和霍奇金病患者中被描述。在艾滋病流行期间，PML 在 HIV 感染期间很常见[91]。随着有效的抗逆转录病毒疗法、早期筛查，以及公共卫生举措的进步，PML 在这一患者群体中的发病率随着时间的推移而下降[91-93]。随着免疫调节疗法在不同疾病中的应用，与药物相关的 PML 引起更多关注[92,93]。与 PML 相关的症状包括视觉障碍、语言缺陷和导致痴呆和昏迷的精神退化。1 年死亡率为 80％，从诊断到死亡的平均时间为 4 个月。已报道与类固醇、氟达拉滨、环磷酰胺、甲氨蝶呤、霉酚酸酯和单抗（如利妥昔单抗和那他单抗）使用有关[90,94]。该疾病治疗选择有限，可尝试阿糖胞苷、西多福韦、IL - 2、IFN - α、IVIG、齐多夫定、更昔洛韦、供体淋巴细胞输注等治疗方式，此外可以停止 GVHD 预防[95]。

## 提示

- 临床上怀疑 HSV 或 VZV 感染的高危、免疫功能低下患者应及时进行经验性治疗，直至诊断检查完成。这一点很重要，因为早期抗病毒治疗有助于缩短症状持续时间，降低疾病进展的风险。
- 在 CMV 血清学阳性的成年 HCT 患者中，移植后至少 100 天的 letermovir 可降低 CMV 感染发生率，并可能改善全因和非复发死亡率。
- 由于 HHV6 的染色体整合，血液中 DNA 的存在可能不能准确地反映活动性感染。与临床发现和脑成像相关联可以帮助防止不必要的和有毒性的抗病毒治疗。

- 怀疑社区获得性呼吸道病毒感染的患者应立即安置在单人病房，并采取感染控制措施。有呼吸道病毒感染迹象的访客和医护人员应限制进入患者治疗区。通过采用安全和积极的感染控制措施，可以在最易感的患者中预防呼吸道病毒感染的暴发。
- 流行性感冒在秋季和冬季最常发生。免疫功能低下患者及早开始定向抗病毒治疗可减少肺炎和其他并发症的进展。
- 对于高危 HCT 患者和合并 RSV 感染的恶性血液病患者，建议口服利巴韦林以降低发展为肺炎的风险。此外，接受利巴韦林治疗的患者生存率有所提高。由于成本过高，不再推荐使用利巴韦林雾化治疗。

# 第 59 章　癌症患者的真菌感染

Bruno P. Granwehr
Dimitrios P. Kontoyiannis
卢瑷瑷　周晔禄·译

## 要点

- ▶ 真菌感染在癌症患者中很常见。
- ▶ 与真菌感染相关的发病率和死亡率影响癌症治疗结果。
- ▶ 侵袭性念珠菌是癌症患者中最常见的真菌感染,需要仔细评估传播情况,选择合适的抗真菌药物,以及治疗时间、移除受感染的仪器。
- ▶ 侵袭性曲霉病(IA)是癌症患者最常见的真菌感染,需要

警惕肺部或鼻窦部的感染,除了积极的抗真菌治疗外,可能需要切除或清创。
- ▶ 感染癌症患者的罕见真菌包括镰刀菌和毛球菌,通常影响恶性血液病患者,恢复中性粒细胞是降低死亡率的关键因素。

真菌感染是癌症患者发病和死亡的重要原因。在美国,2017 年真菌感染约花费 72 亿美元,其中 45 亿美元用于 75 033 例患者的住院治疗[1]。癌症感染的现代管理需要真菌感染的流行病学、发病机制、治疗和预防知识。真菌感染范围从医院内念珠菌(*Candida* spp.)感染到医院外获得的地方性真菌,如荚膜组织胞浆菌(*Histoplasma capsulatum*)[1]。机会真菌,特别是真菌,已经成为白血病或造血干细胞移植(HSCT)患者死亡的主要原因[2]。最近发现并在全球传播的耳念珠菌(*Candida auris*)构成了一种独特的感染风险,它形成的生物膜能够在表面长时间存活,表现出对多种药物的耐药性,通常对所有批准的抗真菌药物都具有耐药性,死亡率高达 40%～60%[3,4]。

真菌感染对肿瘤患者造成持续的挑战。接触真菌是很常见的,通常发生在自然环境中。癌症患者不仅容易受到当地特有真菌(如 *H. capsulatum*)的感染,而且容易受到潜伏感染的重新激活。除曲霉(*Aspergillus* spp.)外,其他机会性较低的真菌,如镰刀菌属(*Fusarium* spp.)、赛多孢子菌属(*Scedosporium* spp.)和毛球菌属(*Mucorales* spp.),也会在血液病患者中引起致死疾病。在医院建设环境中,真菌引起的医院感染病例报告,导致常规空气采样和过滤。相反,念珠菌属是患者和医护人员内源性微生物菌群的常见组成部分。在患者接受化疗或接受造血干细胞移植之前,可能不会出现感染症状。在本章中,我们将描述诊断和评估真菌感染危险因

素的一般方法,并讨论癌症患者真菌感染的常见和罕见原因。

## 诊断

真菌感染可能涉及多个器官,包括皮肤、大脑、肺、肾、脾、肝和其他组织。此外,可以通过 PCR 或抗原检测从血液样本中确定感染证据,或通过抗体检测显示既往感染。在过去的 20 年中,与其他感染病因学一样,检测重点已经从培养或其他直接鉴定生物体转移到侵入性真菌感染(IFI)的分子鉴定。这些技术使用 IFI 的生物标志物,从侧流免疫层析法,到基于 PCR 的测定,再到血液和其他组织样本的抗原鉴定和二代测序,以及"纳米诊断"测试。这些方法将在具体真菌感染的讨论中进行更深入的介绍。

然而,尽管真菌生物标志物的使用越来越多,IFI 的诊断仍然存在问题[5]。皮肤和肺部通常受到真菌病原体的影响,最容易进行检查和活检。在 MDACC,对白血病患者皮肤活检的回顾性研究表明,在菌血症或真菌血症的情况下,溃疡或坏死的皮肤病变是感染的预兆[6]。事实上,皮肤活检显示在所有接受活检的患者中有 39% 的人感染[6]。在活检证实的皮肤感染患者中,39% 是真菌感染,主要包括念珠菌(*Candida*,25%)、镰刀菌(*Fusarium*,19%)、毛球菌(*Mucorales*,13%)、曲霉(*Aspergillus*,9%)、链孢菌(*Alternaria*,6%)和弯孢菌(*Curvularia*,3%)[6]。

然而,真菌性肺炎的鉴定在血液系统恶性肿瘤患者中尤

为重要,侵袭性曲霉病(IA)超过侵袭性念珠菌病,成为免疫功能低下患者 IFI 的主要原因[7]。最近一项对急性髓系白血病(AML)或接受 HSCT 患者的研究显示,10.3% 的患者在基线筛查胸部 CT 中有 IFI 的证据[8]。然而,肺取样比皮肤活检更具挑战性,特别是在恶性血液病的患者中,他们出血的风险增加并伴有频繁的血小板减少。

诊断 IFI 的金标准是活检或支气管镜样本的培养,但考虑到肺组织的侵入性采样具有挑战性,常用其他方法进行检测。为了区分真菌感染和其他肺部感染原因,在意大利进行的研究检查了高分辨率 CT 肺血管造影(CTPA)对侵袭性真菌性肺部疾病诊断的影响,晕征、反晕征、低密度征和胸腔积液被设定为肺部真菌感染的典型表现[9,10]。在对血液系统恶性肿瘤患者进行的初步研究中,CTPA 使患者 IFI 的诊断从可能升级为很有可能或已确诊[9]。分析 CTPA 影响的后续研究表明,血管阻塞征(VOS),即"局灶病变边界的血管中断,而没有病变内部或病变周围的血管描述",与真菌性肺炎高度相关[10]。在接受支气管肺泡灌洗(BAL)的 VOS 患者亚组中,真菌培养结果为 11%(vs 0)、58%(vs 0)发现了真菌的组织证据[10]。CTPA 等方法可能有助于区分真菌性肺炎与其他原因的肺炎,但对可疑病变(如肺结节)进行活检仍是最明确的诊断方法。

在周围性肺结节的情况下,CT 引导活检的特异性诊断率约为 60%[11]。在 MDACC 对恶性血液病患者的一项研究中,34% 的接受 CT 引导活检的病例记录了先前未知的感染,主要是真菌感染[12]。另一项开放性肺活检的回顾性研究显示 19% 的患者具有之前未诊断的感染病因[11]。在鉴定出的微生物中,58% 为地方性真菌[组织胞浆菌属(Histoplasma spp.)、球藻属(Coccidioides spp.)],14% 为曲霉菌属(Aspergillus spp.),7% 为隐球菌属(Cryptococcus spp.)。图 59-1 显示了一种鉴别肺部真菌病原体的方法。重要的步骤包括早期胸部 CT,以确定可能的真菌感染的模式和程度,然后及时治疗和诊断性检查,其中可能包括肺或皮肤病变的 BAL 或活检。尽管有这些诊断措施,但如果感染更广泛或血小板减少症太严重,不能安全地进行活检,往往难以明确诊断。

从历史上看,尸检一直是诊断 IFI 的另一种方法,但在我们的机构,尸检率从 1989—1993 年的 0.63/100 死亡下降到 2004—2008 年的 0.06/100 死亡,下降了近 90%[13]。真菌感染的诊断,通常表现为肺结节或皮肤病变,是具有挑战但非常重要的,因为会根据特定真菌种类的鉴定或发现合并感染、恶性肿瘤或其他替代诊断更改患者的治疗方法。检测真菌感染的其他诊断工具将在具体到每种病原体的部分中进行讨论。

## 风险因素

癌症患者 IFI 的危险因素来自免疫反应的各种缺陷。这些免疫缺陷可归因于手术或放射造成的解剖损伤,恶性肿瘤(如 AML)导致的免疫系统功能损害、化疗或其他全身癌症治疗的影响,以及各种感染[14],包括巨细胞病毒(CMV)感染[15]、流感[16]和人类免疫缺陷病毒(HIV)感染[17]。长期以来,严重的中性粒细胞减少症,特别是长期的中性粒细胞减少症,一直与 IFI 有关[18,19]。化疗导致长期和严重的 CD4 淋巴细胞减少也可能导致感染,类似于未治疗的 HIV 或获得性免疫缺陷综合征(AIDS)患者所见的感染,如隐球菌病和地方性真菌感染,如组织胞浆菌病和球孢子菌病。此外,干细胞移植的调节方案和治疗或预防移植物抗宿主病的免疫抑制药物会导致细胞介导免疫缺陷,从而增加 IFI 的风险。目前正在进行的工作是确定 CAR-T 细胞治疗对 IFI 的风险,一项研究表明,5% 的患者在 CAR-T 细胞输注后发生 IFI[13,20]。然而,主要危险因素是细胞因子释放综合征(CRS)的严重程度。这一发现引出了以下问题:与 CAR-T 细胞治疗本身相比,使用皮质类固醇、托珠单抗和其他药物治疗 CRS、既往预处理方案、中性粒细胞减少症的持续,以及之前针对基础恶性肿瘤的相对作用[21-23]。

通过利用免疫系统的成分对抗肿瘤已经确定了 IFI 的新的危险因素。依鲁替尼(ibrutinib)和其他激酶抑制剂用于慢性淋巴细胞白血病(CLL)、套细胞淋巴瘤和原发性中枢神经系统(CNS)淋巴瘤的治疗改善了这些癌症患者的预后。然而,使用这些药物的随机临床试验最初并没有证明 IFI 的风险增加,包括隐球菌病、组织胞浆菌病、IA 和肺孢子菌肺炎(PJP)[14]。最近一项跨国"真实世界"调查研究了依鲁替尼相关的 IFI,结果显示,这些 IFI 患者中 74% 患有 CLL,63% 的 IFI 由 IA 组成,26% 的 IFI 由隐球菌组成[24]。相比之下,检查点抑制剂(CPI)在调节免疫反应和结果中的作用尚不清楚。CPI 可能在克服伴随慢性念珠菌病、地方性真菌感染和曲霉病的免疫衰竭方面发挥有益作用[25,26]。相反,使用类固醇或其他免疫抑制药物治疗 PPI 介导的免疫毒性,如肺炎或结肠炎,可能会增加 IFI 的风险。

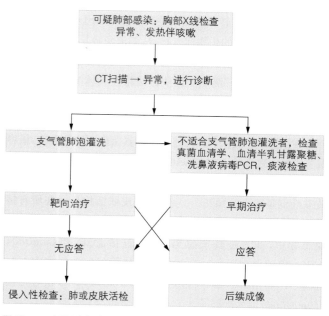

**图 59-1** 怀疑肺部感染的评估流程

除了癌症免疫调节治疗引起的 IFI 风险变化外,黏膜皮肤屏障的破坏,包括化疗引起的口腔和胃肠道(GI)黏膜炎,以及中心静脉导管(CVC)引起的皮肤损害,易发生侵袭性念珠菌感染。在最近的一项研究中,有 9% 的念珠菌患者同时感染了艰难梭菌(Clostridium difficile),这进一步强调了黏膜屏障的破坏[27]。

鉴于在癌症患者中与 IFI 相关的许多危险因素,已经开发了各种模型来预测这一癌症治疗的重要并发症。这些模型有助于指导高危人群的预防和加强监测,特别是恶性血液病患者。最近的一项研究使用了恶性血液病患者的回顾性队列来开发 IFI 的风险预测评分[20]。评分强调淋巴细胞减少、复发或难治性恶性肿瘤、长时间中性粒细胞减少(10 天)和既往 IFI 史在识别 IFI 最高风险患者中的核心作用[20]。

最后,最近发现的 IFI 发展风险是广谱抗菌治疗导致的微生物群变化。长期使用广谱抗菌药可能会抑制正常菌群和念珠菌在口咽和胃肠道的过度生长。抗真菌治疗或预防也可能改变真菌菌群,导致非白念珠菌属(Candida albicans spp.),如克鲁念珠菌(Candida krusei,对氟康唑耐药)[28]的突破性感染。

总之,癌症患者的治疗可能会导致 IFI 的风险增加,原因是直接损伤(如手术、介入放射学引导下引流)、细胞毒性化疗或放疗导致的黏膜屏障破坏。新的癌症治疗方法也改变了攻击恶性肿瘤的免疫反应,但这意外地导致了 IFI 的发生。因此研究者们建议对可能导致感染的新型癌症治疗方法进行系统评估,包括 IFI[14]。

# 念珠菌病

念珠菌病仍然是癌症患者中最常见的 IFI。现代医疗护理的复杂性不断增加,涉及频繁使用抗菌剂和设备,分别改变患者菌群和破坏黏膜皮肤屏障。念珠菌通常产生于患者的内源性菌群,但医院获得性病例归因于受污染的设备、溶液和医护人员[28]。念珠菌病的表现包括从皮肤或口腔黏膜的局部感染到念珠菌血症和广泛播散的感染。念珠菌感染的这些症状将在接下来的章节中讨论,本章念珠菌病最后的治疗部分详细介绍了念珠菌病和播散性念珠菌病的治疗建议。

## ■ 浅表念珠菌病
### 口腔感染

鹅口疮是癌症患者中最常见的浅表念珠菌感染,特别是那些正在接受放化疗的头颈部癌症患者[29]。口咽念珠菌病的特征是口腔黏膜、腭部或舌部出现白色斑块(图 59-2),如果去除这些斑块,可能会感到疼痛,暴露出红斑基部。口疮也可能是食管炎的一种表现[29]。临床上通常通过刮屑或培养发现酵母和假菌丝来明确诊断。治疗可包括克霉唑 10 mg 锭剂或制霉菌素混悬液 7~14 天[28]。然而,在影响癌症患者的中重度病例中,可能需要每日口服或静脉注射氟康唑,难治性病例使用伏立康唑、棘白菌素,很少使用两性霉素 B 制剂[28]。

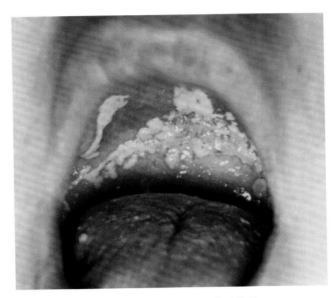

图 59-2　腭部和颊部黏膜上口咽念珠菌的典型外观

### 食管炎

食管念珠菌病可引起癌症患者吞咽困难、胸骨后疼痛和咽痛[30]。这种感染可能发生严重的并发症,包括慢性食管狭窄、支气管食管瘘和纵隔炎。食管镜活检和培养是确诊念珠菌性食管炎的必要手段[28]。不幸的是,血小板减少使食管镜检查具有挑战性,所以经常使用经验性治疗。食管念珠菌病需要系统治疗 14~21 天,通常每天使用氟康唑 200~400 mg(3~6 mg/kg)作为初始治疗[28]。如果氟康唑无效或耐受性不好,可使用卡泊芬净或其他棘白菌素类药物,但只能作为静脉制剂[28]。伊曲康唑、伏立康唑、泊沙康唑和两性霉素 B 制剂很少用于这些感染[28]。如果可能的话,减少免疫抑制和治疗感染患者的 HIV 感染,也可以促进食管念珠菌病的康复。

### 尿路感染

与许多其他住院患者一样,癌症患者在尿路梗阻的情况下,特别是在肾造瘘导管的情况下,可能会发生原发性尿路感染。在有导尿管的情况下,区分定植和感染是很有挑战性的。尿液分析可能是正常的,升高的微生物计数不足以确认感染。然而,在发热性中性粒细胞减少患者中,念珠菌血症应被认为是播散性念珠菌病的先兆。最近的指南建议氟康唑 400 mg(每天 6 mg/kg),治疗 14 天[28]。静脉注射脂质两性霉素 B 制剂可用于治疗耐药念珠菌[28]。两性霉素 B 去氧胆酸 50 mg/L 无菌水膀胱冲洗,可连续用药 5 天。值得注意的是,白霉素类不会在尿道中排泄,所以不应该在这种情况下使用。然而,如果不移除尿路中的导尿管和其他留置装置,如肾输尿管支架或肾造瘘管,感染就有可能复发。

### 念珠菌血症

美国 CDC 估计,2017 年有 22 660 例念珠菌血症[31]。念珠菌血症仍然是癌症患者真菌血症最常见的病因,在欧洲癌症队列中,隐球菌和真菌较少被分离[32]。65 岁或以上的患者、男性和黑种人的感染率最高,全因死亡率为 25%。中性粒细胞减少、口咽和其他部位定植、皮质类固醇使用、CVC 存在、活动性恶性肿瘤、近期腹部手术、血液透析、接受全肠外营养、广谱抗菌治疗时持续发热与念珠菌血症相关[31,33]。最近的研究也证明了艰难梭菌感染和念珠菌血症之间的联系,9%的念珠菌血症患者也有艰难梭菌感染[27]。

来自多中心数据库的一项研究表明,非白念珠菌可能很快代表少数念珠菌发作,特别是在恶性血液病患者中[32]。最新的美国CDC监测显示,38%的念珠菌病例是由非白念珠菌引起的,30%是光滑念珠菌(C. glabrata)引起的,其次是不太常见的近平滑念珠菌(C. parapsilosis)(14%)和热带念珠菌(C. tropicalis)(8%)[31]。随着在高危患者中越来越多地使用预防真菌感染的方法,在突破性病例中发现的念珠菌因抗真菌预防的持续时间和类型而异。白念珠菌多见于服用抗真菌药物少于7天或完全不服用的患者[34]。在较长预防时间的患者中,如白血病患者,念珠菌感染时被确定为光滑念珠菌或克鲁念珠菌(C. krusei)[34]。研究还指出,在给予氟康唑甚至卡泊芬净预防的患者中,多药耐药的克鲁念珠菌发病率增加[34,35]。值得关注的是卡泊芬净,它常被用作经验性抗真菌药来管理光滑念珠菌。

念珠菌导致癌症患者12周总死亡率为49%[32]。近平滑念珠菌与CVC有关[36]。包括非肿瘤患者在内的多中心数据库显示近平滑念珠菌感染患者不太可能出现中性粒细胞减少和免疫抑制,这可能解释了较低的死亡率[36]。克鲁念珠菌与抗真菌药物使用、恶性血液病(包括干细胞移植)、中性粒细胞减少症和皮质类固醇使用有关[36]。

### 播散性念珠菌病

播散性念珠菌病难以与其他播散性真菌和细菌感染区分。在抗菌治疗中持续发热并伴有肝功能障碍,提示可能是播散性念珠菌感染[36]。在癌症患者中,播散性念珠菌病通常起源于胃肠道或CVC。扩散可影响多个器官,如肾、心脏、胃肠道、肺、肝、脾和皮肤[37]。该综合征通常影响长期免疫抑制的患者,肝和脾的预先病变导致肝脾念珠菌病的特征。热带念珠菌更可能引起与播散性念珠菌病相关的特征性皮肤损害,偶尔引起皮肤损害和疼痛性肌炎综合征病变[38]。病变可表现为脓疱团或较大的结节,甚至可发展成类似坏疽性湿疹的中心坏死[38]。常见表现为无压痛、硬、不发烫、隆起的结节,颜色为粉红色至红色(图59-3)。与念珠菌病相关的各种综合征是多样的,与其他真菌、细菌和病毒病因相关的综合征重叠。报道的多样性强调了诊断侵袭性念珠菌病方法的重要性。

### 诊断

当怀疑念珠菌感染时,需要获得和处理适当的血液和其他可用组织样本,以确定病原体。鉴于念珠菌在管理中的相关性,鉴定应在念珠菌种类层面进行。基于培养的技术继续为实验室鉴定念珠菌病提供基础,但尸检发现广泛感染患者中,有4%的血液培养结果阴性[37]。血培养播散性念珠菌病的诊断也可能难以确定,因为从非无菌部位(如痰、尿和粪便)培养的生物体在未感染的患者中可能呈阳性。在呼吸道样本中鉴定念珠菌属是常见的,但意义不明确。最近的一项研究表

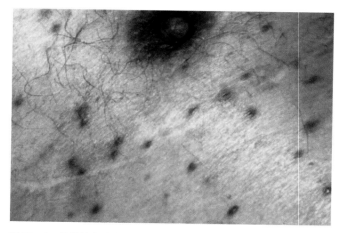

**图59-3** 弥散性念珠菌病患者广泛的结节性皮肤病变

明,在一组造血干细胞移植患者中,念珠菌定殖与死亡率增加有关,但抗真菌药物治疗对死亡率没有影响[40]。非培养诊断方法包括β-葡聚糖[41]、甘露聚糖抗原与抗甘露糖抗体[42]、念珠菌PCR和T2Candida快速诊断技术[43]。这些美国FDA批准的检测念珠菌的工具的敏感性在58%~91%,特异性在80%~98%[44]。然而,金标准仍然是培养鉴定[33]。值得注意的是,血培养通常在72~96 h显示出念珠菌属,而光滑念珠菌需要较长的培养时间[33]。考虑到准确诊断的挑战以及与治疗严重免疫功能低下相关的发病率,侵入性念珠菌病的经验性治疗通常用于那些在广谱抗菌治疗背景下持续患病的患者。

### 治疗

念珠菌病的治疗包括三类药物:唑类药物(如氟康唑、伏立康唑)、棘白菌素类药物(如卡泊芬净)和多烯类药物(如两性霉素B)[28]。抗真菌药物的给药方案、主要毒性和一般注意事项见表59-1~表59-3。24 h内及时适当的治疗是必要的,因为念珠菌病的死亡率从24%(近平滑念珠菌)到高达53%(克鲁念珠菌)。光滑念珠菌对氟康唑的敏感性降低[33]。然而,其死亡率与没有显著差异[33]。克鲁念珠菌天生对氟康唑耐药,因此在氟康唑常用作预防的医疗机构中越来越多地被分离出来[45]。由于对两性霉素B耐药,葡萄牙念珠菌(C. lusitaniae)更常见于干细胞移植或中性粒细胞减少症患者[46]。

最近发表的指南建议,棘白菌素可作为中性粒细胞减少伴念珠菌血症患者的一线治疗,两性霉素B脂质制剂可作为二线治疗[28]。然而,鉴于抗性的内在差异,提供了特定物种的建议。该指南强调,如果一种治疗方法导致临床改善,那么目前的治疗可以继续。对于光滑念珠菌感染的治疗,建议使用两性霉素B的棘白菌素或脂类制剂[28]。对于感染近平滑念珠菌,建议使用两性霉素B的唑类或脂类制剂。对于念珠菌,氟康唑是禁忌证,因为它有先天性耐药[28]。对于患有侵袭性念珠菌病的中性粒细胞减少患者,棘白菌素现在是首选治疗方法,两性霉素B的脂质配方是一种替代疗法,但由于潜在的毒性,特别是肾毒性,应避免使用。伏立康唑也被推荐用

**表 59‑1　严重真菌感染的用药方案**

| 药物 | 负荷剂量 | 每日剂量 | 使用方法 |
|---|---|---|---|
| D‑AMB | — | 1～1.5 mg/kg | 仅静脉注射 |
| 脂质两性霉素 B(L‑AMB) | — | 3～5 mg/kg | 仅静脉注射 |
| 氟康唑 | 800 mg(12 mg/kg) | 400～800 mg/kg(每天 6 mg/kg) | 静脉注射,口服 |
| 艾沙康唑 | 372 mg,每 8 h,共 6 剂(48 h) | 372 mg | 静脉注射,口服 |
| 伊曲康唑(静脉注射制剂) | 200 mg,每 12 h,共 4 剂(48 h) | 200 mg | 静脉注射 |
| 伊曲康唑溶液 | 200 mg,每 12 h,共 4 剂(48 h) | 200 mg | 口服 |
| 泊沙康唑片 | 300 mg,每 12 h,两次剂量 | 300 mg | 口服 |
| 泊沙康唑(静脉注射制剂) | 300 mg,每 12 h,两次剂量 | 300 mg | 静脉注射 |
| 泊沙康唑(悬浮液) | — | 200 mg,每 6 h | 口服 |
| 伏立康唑(静脉注射制剂) | 6 mg/kg,每 12 h,两次剂量 | 4 mg/kg,每 12 h | 静脉注射 |
| 伏立康唑片 | — | 200 mg,每 12 h(＞40 kg) | 口服 |
|  |  | 100 mg,每 12 h(＜40 kg) |  |
| 卡泊芬净 | 70 mg,单次剂量 | 50 mg | 静脉注射 |
| 米卡芬净 |  | 150 mg | 静脉注射 |
| 阿尼芬净 | 200 mg,单次剂量 | 100 mg | 静脉注射 |

**表 59‑2　抗真菌药物的主要毒性**

| | |
|---|---|
| 两性霉素 B | 输注相关(如头痛、寒战、低血压)、肾毒性、低钾血症、低镁血症、贫血 |
| 氟康唑 | 恶心、呕吐、头痛、肝毒性(罕见),药物相互作用 |
| 艾沙康唑 | 恶心、呕吐、腹泻、头痛、QT 间期缩短 |
| 伊曲康唑 | 恶心、呕吐、头痛、肝毒性(罕见)、肺水肿、药物相互作用 |
| 泊沙康唑 | 肝毒性(很少需要停药) |
| 伏立康唑 | 视力障碍、皮疹、恶心、呕吐、头痛、肝毒性、药物相互作用 |
| 棘白菌素(如卡泊芬净) | 发热、恶心、潮红、皮疹、药物相互作用、静脉炎 |

**表 59‑3　播散性念珠菌病和主要器官念珠菌病的治疗方案**

| 方案 | 优点 | 缺点 |
|---|---|---|
| D‑AMB | 广谱活性 | 急性、慢性毒性;中性粒细胞减少症和慢性播散性念珠菌病患者疗效最低;静脉注射剂 |
| L‑AMB | 广谱活性,降低肾毒性;可以使用更高的剂量 | 只有前瞻性随机试验显示,尽管剂量较高,但疗效不优于 D‑AMB;费用更昂贵;静脉注射制剂 |
| 氟康唑 | 口服、静脉注射都可;在非中性粒细胞减少症患者的随机试验中与两性霉素 B 一样有效;毒性最小;对慢性播散性念珠菌病更有效;对中性粒细胞减少症患者几乎没有经验,但似乎与两性霉素 B 一样有效 | 对光滑念珠菌和杜氏念珠菌具有不同活性;对克鲁酵母菌无活性;一些药物‑药物相互作用 |
| 伏立康唑 | 口服、静脉注射都可;可用于口服降压治疗;为高危患者提供抗衰老活性;出色的眼部和中枢神经系统穿透力 | QT 延长,眼毒性,药物相互作用 |
| 棘白菌素(如卡泊芬净) | 广谱活性;毒性最小;在随机试验中,与两性霉素 B 和氟康唑一样活跃;对中性粒细胞减少症患者的治疗经验有限 | 无口服制剂 |
| 氟胞嘧啶 | 与两性霉素 B、氟康唑增效;氟胞嘧啶联合两性霉素 B 治疗慢性播散性念珠菌病和热带念珠菌感染可能优于单用两性霉素 B | 无静脉制剂;引起骨髓抑制;经常需要监测血清浓度;单独使用会产生耐药性 |

于需要有菌覆盖的患者,或在易感分离体的治疗中作为降压治疗[28]。在念珠菌血症和侵袭性念珠菌病中,氟康唑可用于先前未接触过唑类药物且病情非危重的患者[28]。如果使用氟康唑,初始推荐剂量为 12 mg/kg,随后为每天 6 mg/kg,以避免剂量不足(表 59-1)。值得注意的是,具有抗衰老活性的最新唑类药物异伏康唑不推荐用于念珠菌的治疗。最近的一项临床试验表明,它在治疗侵袭性念珠菌病方面不如棘白菌素(卡泊芬净)[47]。

卡泊芬净是美国 FDA 批准的第一种棘白菌素,显示出对念珠菌的广谱活性。在一项关于侵袭性念珠菌病(80% 为念珠菌血症)的研究中,与两性霉素 B 脱氧胆酸盐(D-AMB)相比,卡泊芬净显示出类似的治疗效果,不良事件更少。然而,值得注意的是,在这项研究中,很少有患者出现中性粒细胞减少。目前有三种棘白菌素:卡泊芬净(caspofungin)、米卡芬净(micafungin)和阿尼芬净(anidulafungin)。尽管只有一项非肿瘤性念珠菌血症患者的研究直接比较了米卡芬净和卡泊芬净,并在疗效上具有可比性[48]。

念珠菌血症的治疗涉及最近的指南中包含的几个要点。这些措施包括鉴别引起念珠菌血症的菌种、使用棘白菌素作为一线治疗、每日血培养至阴性、血培养阴性后适当治疗 14 天、超声心动图评估瓣膜植被、眼底检查眼内炎,以及根据临床表现和分离菌种的敏感性,由静脉注射治疗转为口服氟康唑治疗[49]。另一个建议是切除 CVC,这将在后面进一步讨论,因为在特定的患者群体中切除具有挑战[49]。

癌症患者留置血管内导管通常需要化疗或支持性治疗。由于肿瘤患者中经常出现血小板减少症,移除手术植入导管尤其困难。研究表明,特别是在明确导管是感染来源,或在没有其他来源的持续性念珠菌血症的情况下,拔除导管可提高对治疗的反应率,缩短念珠菌的病程[28]。尤其是近平滑念珠菌感染与不移除导管的持续性念珠菌血症相关[28]。

鉴于诊断、药理学和非药理学干预的复杂性,为了降低侵袭性念珠菌病的死亡率,一些研究探索了常规传染病咨询在管理念珠菌病中的应用[50-52]。在一家三级医院进行的一项研究使用倾向分析来匹配潜在的共病,以检查传染病咨询对死亡率的影响。研究发现,感染性疾病会诊导致抗真菌药物使用的中位时间更长,眼科检查和超声心动图使用更频繁[53]。实施传染病咨询导致 90 天死亡率显著降低(29% vs 51%)。未进行传染病咨询组中 14% 的患者未接受念珠菌治疗。该小组认为念珠菌在 10% 的病例中是一种"污染物"。值得注意的是,这项研究包括了实体肿瘤(33%~36%)和血液恶性肿瘤(14%~20%)患者。这些发现强调,坚持以指南为基础的治疗可以改善结果,由传染病专科医生参与治疗念珠菌血症可能有益。

总之,念珠菌在癌症患者中引起从浅表口腔念珠菌病到念珠菌血症的广泛综合征。在选择诊断方法和制定治疗方案时,治疗方法应考虑宿主危险因素、药物相互作用、抗真菌毒性和合并症。与其他综合征一样,使用"集束化干预"的系统方法已被提出作为改善侵袭性念珠菌病患者诊断和管理的方法。

## 曲霉病

最常见和最重要的 IFI 之一是曲霉病。曲霉是血液癌患者中最常见的侵袭性真菌感染[54]。烟曲霉(*Aspergillus fumigatus*)是最常与感染联系在一起的菌种,而更耐药的地曲霉(*Aspergillus terreus*)和黄曲霉(*Aspergillus flavus*)正变得越来越常见[54]。感染通常是通过吸入孢子获得的,但医院和周围地区的建筑也与感染有关[55]。最重要的危险因素是在干细胞移植患者中长期中性粒细胞减少,死亡率增加的危险因素包括基线肺状态差、高剂量皮质类固醇(每天 ≥ 2 mg/kg)、播散性曲霉病、证实的 IA、胆红素升高、肌酐升高、人白细胞抗原不匹配的干细胞,以及移植后 40 天或更久发生 IA[56]。最近的大流行还确定呼吸道病毒感染(如流感)是侵袭性肺曲霉病(IPA)的危险因素。最初见于 H1N1 大流行,但随后在其他流感季节发现,一项多中心队列研究显示,19% 因流感感染而入住重症监护病房(ICU)的患者被诊断患有 IPA,而未感染流感的患者中这一比例为 5%。多中心队列中 IPA 的危险因素包括男性、皮质类固醇暴露和流感,但不包括恶性血液系统疾病[57]。最近大流行的严重急性呼吸综合征冠状病毒 2(SARS-CoV-2)的病毒病原学也与 IPA 有关,目前正在定义病毒感染后 IPA,特别是在没有其他重大危险因素的宿主中[58]。

### ■ 肺部感染

与曲菌病相关的最常见的综合征是肺炎。由于感染具有血管侵入性,提示肺部受累的症状有肺栓塞、胸膜炎性胸痛、发热、咯血和摩擦音[59]。在使用广谱抗菌药时,最初的胸部 X 线检查可能没有明显的发热症状[59]。

影像学的表现常多种多样,包括楔形梗死、坏死性支气管肺炎、大叶实变或弥漫性浸润[59]。如果高度怀疑感染,早期胸部 CT 扫描是必要的,可能会显示晕征(结节浸润周围的低衰减区域),这是一个重要的早期征象,75% 的病例在第 1 周内消失(图 59-4)[59]。一项临床试验的放射学研究分析表明,

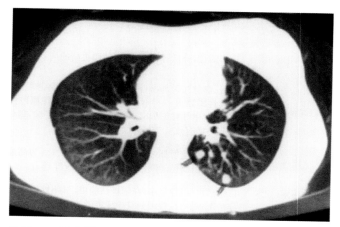

**图 59-4** CT 扫描显示,接受大剂量肾上腺皮质激素治疗的患者出现突发性胸膜炎性胸痛和肺曲霉病引起的胸膜摩擦,胸部 X 线片显示正常

与未表现出晕征的患者相比,具有晕征的患者对治疗的反应更好,死亡率也更高[60]。随着感染的进展,出现空洞,病灶常逐渐增大,直到中性粒细胞恢复。与毛霉病等其他真菌的区分可能很困难。一项研究表明,肺毛霉病的胸部 CT 表现为10 个以上的结节和胸腔积液多于 IPA[60]。

#### ■ 鼻窦炎

免疫功能低下的患者可能表现为急性鼻窦炎,这是侵袭性疾病的表现之一,在中性粒细胞减少症患者中发生率为15%~20%[61]。发热、头痛、咳嗽、鼻出血和鼻窦分泌物是提示真菌性鼻窦炎的体征和非特异性症状[61]。在检查中,可以在鼻或腭部看到坏死的病变,通过检查提高了诊断的准确性,并由经验丰富的耳鼻喉科医生通过活检证实[62]。鼻窦 CT 或MRI 扫描可显示鼻窦混浊或骨质破坏。白血病缓解期患者的死亡率可高达 20%,而患有难治性白血病或接受造血干细胞移植的侵袭性鼻窦炎患者的死亡率可达 100%[61]。

#### ■ 皮肤感染

曲霉病作为传播的一部分稍后讨论,因为原发性皮肤感染可以发生直接接种。这些感染很少与中心静脉通路装置有关[63]。传播机制被认为是通过导管插入时的接种或换药等。病变最初表现为红斑斑块,发展为坏死性溃疡伴黑色痂[63]。黄曲霉是引起皮肤 IA 最常见的原因。

#### ■ 播散性感染

考虑到曲霉病的血管侵袭性质,大约 20% 的活动性恶性血液病或造血干细胞移植患者发生血行播散[64]。常见播散部位包括中枢神经系统、胃肠道和皮肤。胃肠道受累在 40%~50% 的病例中是明显的,影响食管和大肠[65]。这种情况下可能会发生穿孔或大出血。皮肤感染也可能发生,从红斑斑块演变为溃疡,最终可能被黑色焦痂覆盖[66]。鉴于在该患者群体中皮肤病变的广泛鉴别诊断,皮肤活检是至关重要的。

#### ■ 诊断

治疗曲霉病的一个持续挑战是早期和可靠的诊断[59]。受感染组织的组织活检可发现侵入的菌丝。矛盾的是,在 50% 以上的病例中,活检标本的培养不能培养出真菌。在 78% 的病例中,组织学与培养相一致[67]。与镰刀菌(fusariosis)不同,血培养很少能显示出该生物体(A. terreus 除外)[68]。不幸的是,曲霉也不能从痰或支气管镜中很好地生长,只有 30% 的活检证实曲霉病病例在痰培养中生长真菌[69]。在支气管肺泡灌洗标本中,使用戈莫里-甲基甲胺-银染色,而不是钙氟白色染色,细胞学可显示高达 42% 病例的培养为阳性,具有肺曲霉病的证据[70]。在胸部成像发现异常后,尽早进行支气管镜检查可提高其诊断率。在干细胞移植患者中,早期支气管镜检查(<4 天)的检出率为 72%~78%,而晚期支气管镜检查(≥5 天)的检出率为 22%~28%,因此对死亡率有相应的影响[71]。由于这些诊断的挑战,患者通常接受预防性抗真菌治疗。

为了进一步增加检测肺曲菌病的可能性,已经开发了各种非培养检测方法。半乳甘露聚糖和 1,3-β-D-葡聚糖是最常用的检测[44,61]。一种用于检测曲霉多糖细胞壁成分的夹心酶联免疫吸附试验,可在感染患者的血清和支气管肺泡灌洗液中检测到半乳甘露聚糖[59]。美国传染病学会(IDSA)的最新指南建议在可行的情况下进行支气管镜检查,对血清和支气管肺泡灌洗标本进行常规半乳甘露聚糖检查[61]。血清半乳甘露聚糖的敏感性在 60%~80%,特异性在 80%~95%[72],但该试验主要在伴有重度中性粒细胞减少症的恶性血液病患者中进行研究。该试验对实体瘤和其他癌症患者的阳性预测价值较差[59]。在支气管肺泡灌洗标本中,半乳甘露聚糖显示 85%~90% 的敏感性和 90%~95% 的特异性[72]。最近对支气管肺泡灌洗标本的研究比较了半乳甘露聚糖的性能和一种新型横向流动装置试验[73]。研究发现,侧流的特异性明显优于半乳甘露聚糖,特别是在没有恶性血液病的患者中。例如,在实体瘤患者中,半乳甘露聚糖的特异性为 16%,而横向流动装置的特异性为 100%[73]。另一个挑战发生在解释半乳甘露聚糖在预防与抗衰老活性的背景下。最近的一项研究表明,积极抗衰老疗法的假阳性率高达 86%[74]。事实上,IDSA 的最新指南不建议对正在进行真菌活性抗真菌预防或治疗的患者进行常规血液半乳甘露聚糖筛查[61]。1,3-β-D-葡聚糖是几种酵母和真菌细胞壁的组成部分[59]。1,3-β-D-葡聚糖的血清测定与其他真菌具有交叉反应性,但可用于检测 IA[61,72]。敏感性范围为 67%~80%,特异性为80%~95%,但由于肝硬化、血液透析和一些化疗药物,也会出现假阳性[59,72]。基于血液的曲霉 PCR 检测是可用的,但包括各种方法,并没有得到美国 FDA 的批准,所以建议谨慎使用 PCR 单独诊断 IA[44,61]。适当选择有 IA 危险因素的患者,如恶性血液病和 HSCT 患者,将提高血清半乳甘露聚糖和 1,3-β-D-葡聚糖的阳性预测价值,提高这些检测的实用性(图 59-1)。

#### ■ 治疗

使用各种可用工具对曲霉病进行早期诊断可以进行早期治疗,但考虑到已证实或可能的感染分类,评估各种治疗的影响仍面临挑战[62]。表 59-4 描述了处理曲霉病的各种原则。无论采用何种治疗方法,中性粒细胞减少症的持续存在是决定感染结果的一个重要宿主因素[75]。事实上,在一项比较伏立康唑和异伏康唑的研究中,持续性中性粒细胞减少治疗组的 6 周死亡率约为 45%[75]。

**表 59-4　曲霉病的治疗原则**

早期积极治疗,使用大剂量伏立康唑、异伏康唑或 B-AMB
如果可能,迅速减少肾上腺皮质激素的剂量
在某些情况下考虑粒细胞集落刺激因子诱导的粒细胞输血
长期抗真菌治疗,应根据反应个体化治疗
局部疾病(甲癣、鼻窦炎、脓肿)坏死组织清创术

伏立康唑目前被推荐作为 IPA 患者的一线治疗[61]。一项比较伏立康唑与 D-AMB 用于治疗明确或可能曲霉病感染的随机试验显示,伏立康唑组死亡率降低(71% vs 58%)。

口服和静脉注射均有效,与两性霉素B相比,伏立康唑具有较低的肾毒性,而伏立康唑会引起部分患者的视力障碍、幻觉和肝功能障碍。

泊沙康唑以前只能作为口服溶液使用。泊沙康唑片现已上市,吸收显著改善,对食物、黏膜炎或胃pH升高的影响最小[76]。尽管泊沙康唑片剂含量显著增加导致肝功能测试结果升高,但未发生临床显著的肝毒性[76]。在一项回顾性单中心研究中,泊沙康唑作为挽救性治疗,与脂质体两性霉素B(L-AMB)联合或不联合卡泊菌素相比,与治疗反应增加和死亡率降低相关[77]。此外,肾毒性和肝功能测试结果的改变在含有L-AMB的方案中更有可能发生。

依伏康唑是美国FDA最近批准的用于治疗IA的唑类药物,有口服和静脉注射剂型[78]。这种抗真菌药物被批准用于IA和毛霉病的治疗。口服和静脉注射配方耐受性良好,与其他唑类药物(如伏立康唑)相比,药物之间的相互作用更少。这种药物缩短了QTc。然而,最近一项关于恶性血液病和造血干细胞移植患者IFI突破的研究显示,在使用异维康唑预防的患者IFI突破率为10.2%[79]。此外,伊沙康唑预防疗程中有6.8%发生了PA,而泊沙康唑和伏立康唑预防疗程中PA的发生率分别为1.3%和0[79]。尽管在抗真菌药物中加入另一种唑类药物是有帮助的,但临床医生需要对患者服用最新的抗真菌药物时可能发生的IFI保持警惕。

两性霉素B的脂质配方现在推荐代替两性霉素B脱氧胆酸盐,因其肾毒性风险更低。在一项关于曲霉病早期治疗的随机研究中,中性粒细胞减少症患者,10 mg/(kg·d)的剂量与3 mg/(kg·d)的剂量比较,结果相似(46%的高剂量 vs 50%的低剂量),但较高的剂量导致更大的肾毒性(32% vs 20%)[61]。

棘白菌素抑制真菌细胞壁的重要成分β-(1,3)-D-葡聚糖的合成。棘白菌素的一个缺点是它们只能作为静脉制剂使用[61]。在一项非比较试验中,90例明确或可能曲霉病患者在其他治疗失败后,45%出现完全或部分缓解[80]。50%的肺部感染患者可观察到缓解,而中性粒细胞减少患者只有26%缓解[80]。

IA的治疗具有挑战性,特别是在长期中性粒细胞减少的情况下。这导致了联合疗法的使用。最近一项针对造血干细胞移植接受者和恶性血液病患者的随机安慰剂对照试验,未证明伏立康唑联合安慰剂或阿尼芬净在总死亡率或6周死亡率方面有差异[81]。在X线检查结果与IA和血清半乳糖露聚糖升高一致的亚组中,单药治疗组的死亡率显著增高(15.7% vs 27.3%,P=0.037)[81]。用于预防高危患者曲霉病的抗真菌药物包括泊沙康唑、伊曲康唑、伏立康唑、两性霉素B的雾化制剂和米卡芬净[54,61]。泊沙康唑是目前美国FDA批准的唯一用于预防急性白血病患者和高危干细胞移植受者IA的药物,但巨大的费用限制了该药物的应用[80]。

诊断和选择合适的抗真菌药物是IA管理的基础。一个经常被忽视的方面是IA患者的适当随访。IDSA指南建议治疗性药物监测,确保适当的剂量以应对感染[61]。此外,指南建议血清半乳甘露聚糖(GM)基线升高的患者应定期(如每周)测量[61]。数据没有显示血清β-D-葡聚糖可以以同样的方式监测以证明治疗反应。目前正在努力建立系统的方法来评估IA的治疗反应。

综上所述,IA包括多种综合征,从孤立性鼻窦炎,到肺炎,再到弥散感染。治疗的关键要素首先是评估IA的危险因素,然后进行诊断性影像学检查(如果有鼻窦炎的证据,则进行胸部、头部或两者的检查);血清GM、血清β-D-葡聚糖或两者均有;及时进行支气管镜检查,用BAL液培养和GM(如果存在肺炎)[44,61](表59-4)。如果诊断成立,那么应该仔细选择合适的抗真菌药物;检查药物间相互作用,评估药物水平以确保药量充足;停止使用不必要的免疫抑制药物;最后,适当的随访成像和生物标志物(如血清GM)来监测IA病程[44,61](表59-4)。

# 隐球菌病

隐球菌是一种世界性分布的囊化酵母菌,其发病率随着HIV/AIDS的发生而急剧增加[82]。新型隐球菌是最常见的病原体,在鸽子的排泄物中发现,通过吸入肺部获得感染。HIV/AIDS患者在开始高活性抗逆转录病毒治疗前的感染发生率最高[82]。癌症患者隐球菌病的相关因素包括淋巴细胞减少、化疗和诊断前1个月使用皮质类固醇[83]。高危人群包括淋巴瘤或CLL患者。此外,如本章前面提到的,使用伊布替尼和其他激酶抑制剂治疗CLL、套细胞淋巴瘤和原发性中枢神经系统淋巴瘤已被证明会增加IFI的风险,包括隐球菌病、组织胞浆菌病、IA和PJP[14]。恶性血液病患者的风险仍然普遍较低,因为广泛使用氟康唑和其他抗真菌预防药物。

## ■ 肺炎

鉴于吸入是感染的主要方式,因此肺部通常是主要的感染部位。然而,只有不到40%的患者表现出肺炎的症状[82],其症状可能包括胸痛、发热或呼吸困难。胸部X线表现可包括单侧或双侧单发或多发结节、气腔实变影、网状影、磨玻璃影、空洞性病变,偶见胸腔积液[82]。隐球菌肺炎可以迅速发展,导致癌症患者的死亡率更高。对于易感的患者,在胸部X线检查中发现这种微生物,并且症状与感染一致,这是治疗的充分指示。在癌症中心的一系列研究中,细针穿刺、BAL和开放式肺活检的培养成功率超过90%[83]。

## ■ 中枢神经系统感染

许多文献显示癌症患者的中枢神经系统感染占优势,主要是脑膜脑炎,但很少单独合并脑膜炎或隐球菌。根据免疫抑制程度的不同,患者大多病程缓慢,最初症状为发热和头痛[82]。随着病情发展,症状可能包括恶心、呕吐、头晕、嗜睡、易怒、思维混乱、畏光或迟钝。没有颈项僵硬(仅15%的患者有此症状),不能排除感染的可能[82]。感染格特隐球菌的患者可侵犯中枢神经系统不会出现明显免疫抑制[82]。中枢神经系统受累的患者中,可表现为颅内压增高、脑脊液葡萄糖水平降低和蛋白质浓度升高。白细胞计数也可升高，以淋巴细胞升高为主[83]。可用的诊断测试包括墨汁染色、血清隐球菌抗原检测和真菌培养。墨汁染色能检测出 50% 的感染，而在中枢神经系统感染患者中，90% 的脑脊液（CSF）和 70% 的血液中血清隐球菌抗原呈阳性。

#### ■ 染播散性感染

多个器官包括肝、前列腺、眼睛、皮肤和骨骼，都可以作为隐球菌的传播部位。血清隐球菌抗原对侵袭性隐球菌疾病有超过 90% 的敏感性和特异性[82]。只有大约 10% 的患者出现皮肤病变，往往无痛，位于面部、颈部和头皮[82]。病变可能表现为丘疹、斑块、溃疡、痤疮样病变，甚至是引流性鼻窦。随着以唑类药物为基础的抗真菌预防药物的广泛使用，皮肤、软组织和骨关节病变似乎不那么常见[82]。

#### ■ 治疗

隐球菌病患者的治疗在很大程度上取决于感染部位。D-AMB 联合氟胞嘧啶是治疗严重肺隐球菌病和非 HIV 感染的免疫功能受损患者的传统诱导治疗方法[82]。氟胞嘧啶只能作为口服制剂，具有骨髓抑制毒性（表 59-1 和表 59-2）。推荐剂量为 D-AMB 0.7～1.0 mg/(kg·d)＋氟胞嘧啶 100 mg/(kg·d)，持续 2 周，作为诱导治疗，与氟康唑 400～800 mg/d 巩固治疗 8 周，然后 200 mg/d 维持治疗 6～12 个月[82]。在轻度至中度肺部疾病病例中，可单独给予氟康唑 400 mg/d，持续 6～12 个月[82]。值得注意的是，一些抗真菌药物和钙调神经磷酸酶抑制剂之间的协同作用已被观察到，这与实体器官移植患者的预后改善有关[84]，可能也与造血干细胞移植接受者相关（但尚未确定）。

隐球菌性脑膜炎的治疗需要监测脑脊液压力，如果发现脑脊液压力升高（＞25 cm），应采取适当措施，以预防并发症和降低死亡率[82]。颅内压升高（＞25 cm）的并发症包括乳头水肿、听力丧失、视力丧失、严重头痛和认知障碍。因此，如果脑脊液压力仍然＞25 cm，应给予积极治疗，包括每日腰椎穿刺。如有必要，可放置暂时的腰椎引流管或脑室造口导管，但除非所有其他措施都失败，否则应避免永久性的放置脑室分流器[82]。及时干预是预防不可逆神经并发症和死亡的必要条件。

考虑到治疗的复杂性和治疗方案的毒性，给予感染病会诊咨询已显示出在死亡率方面的获益，这与侵入性念珠菌病的结果类似[85]。有传染性疾病会诊的患者更有可能进行腰椎穿刺，并在适当时接受两性霉素 B 和 5-氟胞嘧啶的治疗，并且在 90 天的死亡率显著降低（27% vs 45%，P＜0.001）。如果不及早考虑和治疗，隐球菌感染可能会导致严重的并发症和死亡。这一点变得尤为重要，因为一些新的癌症治疗方法，如伊布替尼和其他激酶抑制剂，以不可预测的方式调节免疫反应，导致隐球菌病等 IFI 发生。

### 镰刀菌病

人类暴露于空气和土壤中的各种镰刀菌。感染的症状包括浅表感染（皮肤感染、角膜炎、甲癣）、局部侵袭性感染和播散性感染。引起人类疾病的最常见的物种是属于 *Fusarium solani* 复合体的分离株（约 50% 的病例），但其他物种包括念珠镰刀菌（*Fusarium moniliforme*）、尖孢镰刀菌（*Fusarium oxysporum*）和二镰刀菌（*Fusarium dimerum*）[86]。镰刀菌孢子感染的途径包括皮肤、甲癣和呼吸道。恶性血液病患者发生侵袭性镰刀病的危险因素有不受控制的血液癌（71%）、干细胞移植（47%）和中性粒细胞减少（82%）[86]。在一项回顾性研究中，真菌血症患者的死亡率最高，12 周存活率为 6%[86]。全因死亡率为 66%，其中 50% 可归因于镰刀菌病。

80% 的患者发生鼻窦感染和肺炎，50%～70% 的病例血培养结果为阳性[87]。在中性粒细胞减少症患者中，75% 的时间可发生播散，并以多发性皮肤损伤为特征[88]。皮肤病变可表现为红色或灰色斑点、脓疱或典型丘疹伴中央坏死或焦痂（图 59-5）。病变在不同的发展阶段也可能表现为不同类型的病变[88]。在播散性镰刀病中也可注意到肌痛或皮下病变。在免疫功能不太严重的非中性粒细胞减少症患者中，感染可能是相对局部的，伴有甲沟炎、红斑结节、出血性大疱或创伤相关的压痛、坏死性病变[87]。

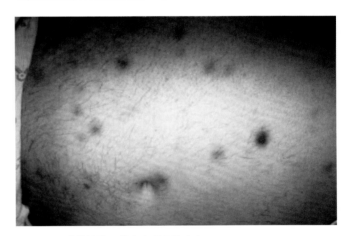

**图 59-5** 弥散性镰刀菌病患者皮肤病变

#### ■ 治疗

体外易感性结果的意义尚不清楚，一些系列中关于两性霉素 B 物种特异性易感性的报道相互矛盾，但另一些系列没有证明这种关联。唑类化合物，特别是伏立康唑和泊沙康唑，对不同镰刀菌表现出不同的体外活性[87]。波沙康唑和伏立康唑在两性霉素 B 高剂量脂质制剂的初始单药治疗失败后，均被用作挽救疗法[87]。联合治疗已经取得了成功，但缺乏确切的有效性证据。死亡率仍在 50%～60%，需要新的治疗方案[89]。然而，在中性粒细胞减少的患者中，中性粒细胞的恢复是改善治疗结果的关键[86]。

### 毛霉病

毛霉病是一种由环境中存在的毛霉目（*Mucorales*）真菌引起的感染，通过吸入孢子获得[80]。这些真菌与曲霉属相似，具有血管侵袭性，可导致血栓形成和梗死。巨噬细胞和中性粒细胞是毛霉病免疫反应的关键组成部分。患有急性白血病、糖尿病酮症酸中毒或铁过载的患者；HSCT 受体；接受肾上腺皮质激素治疗的患者有患毛霉病的风险[80]。综合征包括鼻脑、肺、胃肠道和皮肤[90]。血液系统恶性肿瘤患者往往患有肺部或播散性疾病，而糖尿病患者主要患有鼻窦病变[91]。

总死亡率为 44%，但癌症明确或可能患有毛霉病的患者死亡率为 71%[80]。中性粒细胞减少症患者更可能患有播散性疾病，死亡率高于 90%。

### ▣ 治疗

两性霉素 B 最近出现在脂质制剂中，是治疗毛霉病最常用的方法[90,91]。脂质制剂可以提供高剂量的两性霉素 B（每天 510 mg/kg）[91]。其他已使用的治疗方法包括高压氧、手术干预、粒细胞-巨噬细胞集落刺激因子（GM-CSF）或干扰素 γ（IFN-γ）的免疫调节治疗和粒细胞输注[91]。

泊沙康唑的使用通常发生在向口服治疗过渡的过程中，但如果两性霉素 B 制剂有禁忌证或手术切除的轻微的局限性疾病，则很少用作一线药物[91]。用于 IA 的艾沙康唑也对毛霉属有活性，提供了一种可口服的治疗选择[78]。除了两性霉素 B 制剂的单药治疗外，包括棘白菌素在内的各种抗真菌药物组合也可用于任何或所有这些药物[91]。表 59-5 提供了常见非流行性真菌和相关综合征的概述。

**表 59-5  主要真菌感染和综合征**

| 微生物 | 感染/症状 | 概述 |
| --- | --- | --- |
| 念珠菌 | 食管念珠菌病、尿路感染念珠菌病、播散性念珠菌病 | 近平滑念珠菌对棘白菌素具有耐药性<br>克鲁念珠菌对氟康唑耐药<br>光滑念珠菌可对氟康唑耐药 |
| 曲霉 | 肺部感染、鼻窦炎、皮肤感染、播散性曲霉病 | 支气管镜检查或结节活检<br>头颈部手术评估，清创<br>皮肤活检；血培养阳性罕见 |
| 隐球菌 | 肺炎、中枢神经系统感染、播散性隐球菌病 | 检查血清隐球菌抗原<br>免疫功能低下患者腰椎穿刺<br>低于阈值 |
| 镰刀菌 | 鼻窦炎、肺炎、皮肤感染、播散性镰刀菌病 | 支气管镜检查或结节活检<br>头颈部手术评估，清创<br>皮肤活检；血培养阳性 |
| 毛霉 | 广泛颅腔、肺、胃肠、皮肤感染 | 鼻脑疾病紧急清创<br>支气管镜检查或结节活检<br>高压氧 |

## 地方性真菌

在北美，可能感染癌症患者的常见地方性真菌包括球虫（Coccidioides immitis）和荚膜组织胞浆菌（H. capsulatum）[92]。这些生物的分布是由气候和地理决定的。这些疾病可能感染没有严重免疫抑制的患者，并可能表现为肺部病变，甚至可能与恶性肿瘤相混淆，或表现为播散性疾病[92]。对于患有血液系统恶性肿瘤的患者，其细胞免疫功能因疾病过程或包括皮质类固醇（如 CLL）在内的治疗而受损，以及最近出现的依鲁替尼和其他激酶抑制剂，这些感染可能代表潜在感染的重新激活[92]。

### ▣ 组织胞浆菌病

组织胞浆菌病在实体瘤患者中表现为肺部病变，但在血液系统恶性患者中主要表现为播散性疾病[92]。在美国，组织胞浆菌病在俄亥俄州和密西西比河谷最为常见。可能存在肝脾大和黏膜皮肤溃疡，特别是在口腔中[92]。组织胞浆菌病是通过从受感染组织中培养来鉴定的，包括呼吸道样本，很少通过培养时的血液来鉴定。组织胞浆菌病抗原检测可用于检测尿液中组织胞浆菌病的证据[93]。指南建议对严重的肺部或播散性疾病使用脂质体 AMB（每天 3～5 mg/kg），然后使用伊曲康唑（200 mg，每天两次，持续 2 天；然后 200 mg/d）[93]。对于大多数需要治疗的感染，治疗时间为 6～9 个月[93]。免疫功能严重受损的患者可能需要更长时间的治疗。伏立康唑成功治疗组织胞浆菌病[94]。

### ▣ 球虫病

据报道，免疫功能低下的患者会出现发热、低氧血症和弥漫性肺部浸润[92]。在美国，球虫病流行于得克萨斯州西部、加利福尼亚州中部、新墨西哥州南部和亚利桑那州南部。播散性感染可能涉及皮肤和骨骼。血液系统恶性肿瘤患者的血清学检测结果可能为阴性。与大多数情况一样，来自肺部、脑脊液或其他组织的标本提供了最佳的诊断方法[95]。最新的指南建议使用两性霉素 B 制剂，D-AMB[0.7～1.0 mg/(kg·d)]或 L-AMB[3～5 mg/(kg·d)]治疗严重的肺部或严重的播散性感染[96]。对于脑膜炎，指南建议使用氟康唑（400～800 mg/d），首先增加氟康唑的剂量，如果治疗无效，则使用静脉注射两性霉素 B 制剂[95,96]。建议在球虫性脑膜炎后终生使用氟康唑进行抑制。伏立康唑和泊沙康唑是其他药物治疗失败的额外选择[96]。此外，最近的指南强调了手术切除在对治疗无效的空洞性肺部感染病例中的作用[96]。在对大多数症状综合征开始积极治疗后，氟康唑（400 mg/d）或伊曲康唑（400 mg/d）对大多数病例持续治疗至少 1 年，对免疫功能低下的患者进行终身治疗[95,96]。建议脑膜炎患者使用穿透中枢神经系统的氟康唑或伏立康唑进行终身治疗[95]。

## 真菌感染的辅助治疗

### ▣ 白细胞输注

中性粒细胞减少症的恢复对 IFI 的恢复至关重要。大约 50 年前，白细胞输注首次被用于帮助中性粒细胞减少患者康复。一些研究表明，这种方法可以有效地管理 IFI，但仍存在疑问。问题包括细胞剂量的挑战和它们保持活性的时间长度[97]。粒细胞集落刺激因子（G-CSF）的给药使健康志愿者能够提供足够数量的细胞[97]。这种方法的有效性可能是骨髓恢复的桥梁。最后，粒细胞输注的临床问题包括呼吸道症状的恶化，但似乎可以使皮肤和软组织感染有所改善。

### ▣ 细胞因子

促炎细胞因子如 IFN-γ、肿瘤坏死因子 α 和 IL-2，由

Th1 淋巴细胞产生,激活效应免疫细胞[98]。用 IFN-γ 治疗,有时与 GM-CSF 联合治疗,已被用于刺激对真菌感染的免疫反应[98]。IFN-γ 增强中性粒细胞和单核细胞对真菌病原体的菌丝损伤[98]。中性粒细胞减少症的持续时间和深度可以通过使用集落刺激因子来减少,包括 G-CSF(非格司亭)和 GM-CSF(沙格司亭、莫拉司亭)[80]。GM-CSF 可能很有效,因为它不仅增加了粒细胞的数量,还改善了巨噬细胞和粒细胞的功能[98]。病例报告和病例分析表明,这些辅助疗法中的几种具有潜在的益处,但数据不足以对这些免疫调节剂的使用提出坚定的建议。

### ■ 外科切除

手术切除是 IFI 治疗的一种有价值的辅助手段。最近的一项研究描述了从 1984 年到 2009 年,接受切除术的患者是治疗一系列真菌感染的一个组成部分[99]。接受适当系统抗真菌治疗的血液系统恶性肿瘤和疑似肺部 IFI 患者在特定情况下接受了切除术。其中包括进行了治疗但仍有真菌感染的进展,重要的是中性粒细胞减少症不被视为禁忌证。必要时,输注血小板>$50 \times 10^9$/L。手术后,近 90% 的患者接受了进

一步的化疗或干细胞移植,30 天和 1 年的死亡率分别为 7% 和 48%[99]。分离的真菌主要是曲霉(88%)和毛霉属(8%)。在回顾性研究期间,外科手术的侵入性降低,从肺叶切除术和开放受限切除术转向电视胸腔镜手术[99]。因此,通过开放或电视胸腔镜进行外科手术切除,为治疗仅对抗真菌治疗无效的局灶性真菌感染提供了一种可行的选择,甚至在血液系统恶性肿瘤患者中也是如此。

## 总结

真菌在自然界中无处不在,但人们往往只关注细菌和病毒生物。已知使癌症治疗复杂化的真菌,包括曲霉病、侵袭性念珠菌病、肺孢子菌病和毛霉病,与增加的经济负担有关[1]。真菌感染仍是癌症患者发病率和死亡率的重要原因。越来越多的免疫调节剂的使用对感染免疫反应的影响未知,并对患有多种共病的病情较重的癌症患者进行积极治疗,这导致人们越来越关注癌症治疗的感染并发症。真菌感染患者的识别、并发症的仔细检查和管理将在改善癌症治疗结果方面发挥核心作用。

---

### 提示

- 如果患者在广谱抗菌治疗中仍然发热,但细菌培养结果为阴性,则考虑使用 IFI。
- 进行彻底的体格检查,以发现皮肤结节、口腔病变、颈部僵硬、生殖器损伤或其他可能提示真菌感染的部位,如皮肤病变提示播散性念珠菌病、颈部僵硬提示隐球菌脑膜炎、口腔溃疡提示组织胞浆菌病。
- 如果对肺或皮肤结节或其他可疑病变进行活检,除病理检查

外,还应进行真菌培养。
- 进行早期支气管镜检查,并送样本进行细胞病理学、真菌培养和半乳甘露聚糖以检测可能的 IA 或其他 IFI。
- 在癌症患者中,特别是在 ICU 病房中,在治疗药物监测的同时,积极使用抗真菌药物,以避免这一人群的药物水平不足。
- 评估感染的设备或管线、其他播散性感染部位、潜在的免疫缺陷和免疫抑制程度,并使用这些信息指导抗真菌治疗的持续时间。

# 癌症治疗的内分泌和代谢并发症

Rachael Hosein
Sara Bedrose
Rebecca Jeun
Jeena M. Varghese
Sonali N. Thosani

卢瑷瑷　刘　浩·译

## 要点

- 免疫检查点抑制剂已成为多种癌症的主要治疗方法,可导致多种内分泌疾病,包括垂体炎、甲状腺炎、原发性甲状腺功能减退症、Graves 病、原发性肾上腺功能不全、脂肪代谢障碍和自身免疫性糖尿病。
- 范围广泛的抗肿瘤药物,包括靶向磷脂酰肌醇 3 激酶(PI3K)- AKT -哺乳动物雷帕霉素靶标(mTOR)通路和酪氨酸激酶抑制剂(TKI)的药物,可改变葡萄糖稳态并可导致高血糖症,这可能需要监测和治疗。
- 激素抑制疗法、放射疗法、化学疗法和皮质类固醇都可能导致骨脆性增加,这可以通过双膦酸盐或狄诺塞麦等抗再吸收剂来改善。
- 接受颅脑或颅脊髓放疗的患者存在下丘脑和垂体功能障碍的风险,而接受头部和颈部或靠近甲状腺的其他部位放疗的患者存在甲状腺功能减退症和甲状腺炎的风险。
- 细胞毒性化疗和放疗是男性和女性癌症幸存者性腺功能减退和不孕不育的常见原因,应在开始治疗前与患者讨论。
- 儿童癌症幸存者,尤其是那些接受过腹部放疗或全身放疗的幸存者,作为癌症治疗的长期后遗症,患糖尿病和代谢综合征的风险增加,需要在幸存者护理中持续随访和筛查这些情况。

在过去的 20 年里,在高通量技术的发展,以及基因组和蛋白质组学研究方法的成熟的推动下,癌症研究取得了快速发展。这些进步导致治疗对某些癌症的结果具有重大影响。

目前的癌症治疗包括手术、放疗、细胞毒性化学疗法、激素疗法、靶向疗法和免疫疗法。抗肿瘤药物对内分泌系统的不利影响是由几种不同的机制引起的,范围从临床意义有限的细微实验室异常到潜在致命的临床综合征。抗肿瘤药对内分泌细胞有细胞毒性,会导致腺体功能障碍,还会在不同水平(即转录、翻译或翻译后)干扰激素的合成或合成后加工。药剂可以通过与受体相互作用来抑制或诱导激素的分泌,扰乱细胞内第二信使代谢,通过改变血清中的载体蛋白水平干扰激素递送,竞争结合载体蛋白,或与信号转导途径相互作用,这可以改变终末器官中的激素作用。

免疫检查点抑制剂已成为治疗不同晚期癌症的基础。这些药物,主要以单克隆抗体、CTLA - 4、抗 PD - 1 和抗 PD - L1 和 L2 为代表,重新激活针对肿瘤细胞的免疫系统并引发无数的自身免疫副作用,包括几种重要的内分泌副作用。

本章总结了癌症治疗的内分泌并发症,并讨论了对癌症患者和幸存者进行这些并发症的筛查和监测。

## 代谢紊乱

### 葡萄糖代谢紊乱

#### 糖尿病

血清葡萄糖处于持续的复杂调节之下,并受到许多过程的影响,如肠道吸收、细胞摄取、糖异生和糖原分解。多种激素在整体葡萄糖稳态中起着重要作用,包括胰岛素、胰高血糖素、生长激素(GH)、皮质醇、生长抑素和肠促胰岛素。

糖皮质激素与许多化疗方案一起使用,并且可以通过增加胰岛素抵抗对葡萄糖水平产生短暂或永久的影响。它们可以揭示先前存在的前驱糖尿病或恶化稳定型糖尿病患者的血糖控制,有时会导致高血糖紧急情况,如糖尿病酮症酸中毒或非酮症高渗性昏迷。大多数继发于糖皮质激素的高血糖患者,尤其是大剂量糖皮质激素,需要胰岛素治疗以实现血糖控制。尽管担心胰岛素的促有丝分裂作用,但大规模研究表明,胰岛素治疗对癌症患者是安全的[1,2]。传统的糖尿病基础推注胰岛素方案可能会在糖皮质激素诱导的高血糖情况下导致低血糖[3],因为在高剂量类固醇的情况下,患者通常需要更高的餐时胰岛素剂量[4]。中性鱼精蛋白 Hagedorn 胰岛素与泼尼松同时给药在控制血糖浓度方面与长效胰岛素一样有效，低血糖风险较低，需要的每日总胰岛素剂量也较低[5]。具有成本效益且耐受性良好的胰岛素替代品包括二甲双胍和二肽基肽酶 4(DPP-4)抑制剂[6]。

许多抗肿瘤药物,包括信号转导抑制剂、L-天冬酰胺酶、链佐星、干扰素 α(IFN-α)和免疫检查点抑制剂,也与葡萄糖稳态受损和明显的糖尿病有关(表 60-1)。

表 60-1　引起高血糖的抗肿瘤药物

| 治疗类型 | 药品 | 机制 | 主要适应证 |
|---|---|---|---|
| PI3K-AKT-mTOR 抑制剂 | 依维莫司 | 抑制 mTOR | 晚期激素受体阳性、HER2 阴性乳腺癌<br>胰腺起源的 PNET<br>晚期肾细胞癌 |
| | 替西罗莫司 | 抑制 mTOR | 晚期肾细胞癌 |
| | 艾代拉利西布 | 抑制 PI3K(δ 亚型) | 复发性慢性淋巴细胞白血病<br>复发性滤泡性 B 细胞非霍奇金淋巴瘤<br>复发性小淋巴细胞淋巴瘤 |
| | 阿尔培利西布 | 抑制 PI3K(同种型) | 晚期或转移性乳腺癌 |
| 酪氨酸激酶抑制剂 | 尼洛替尼 | 抑制 Bcr-Abl、c-KIT 和 PDGFRA | Ph+CLL |
| | 帕唑帕尼 | 抑制 VEGFR2、KIT 和 PDGFRB | 晚期肾细胞癌 晚期软组织肉瘤 |
| | 舒尼替尼 | 抑制 VEGFR2、PDGFRB、c-KIT 和 FLT3 | 晚期肾细胞癌<br>GIST<br>PNET |
| | 伊马替尼 | 抑制 Bcr-Abl、c-KIT 和 PDGFRA | 慢性粒细胞白血病<br>慢性嗜酸性粒细胞白血病<br>Ph+ALL<br>要旨 |
| 细胞毒性酶 | L-天冬酰胺酶 | 血清天冬酰胺的脱氨和消耗 | 全部 |
| 亚硝基脲 | 链脲佐菌素 | DNA 烷基化并抑制 DNA 合成 | 胰腺转移性胰岛细胞癌 |
| 细胞因子 | 干扰素 α | 广泛的免疫调节和抗增殖作用 | 黑色素瘤<br>肾细胞癌<br>慢性粒细胞白血病 |
| 生长抑素类似物 | 奥曲肽兰瑞肽帕瑞肽 | 结合生长抑素受体抑制肽分泌 | 不可切除的局部晚期或转移性胃肠胰神经内分泌肿瘤 |
| 组蛋白脱乙酰酶抑制剂 | 伏立诺他 | 抑制 I、II 和 IV 类组蛋白脱乙酰酶 | 皮肤 T 细胞淋巴瘤 |
| 免疫检查点抑制剂 | 帕博利珠单抗 | 抑制 PD-1 | 转移性黑色素瘤<br>转移性非小细胞肺癌 |
| | 纳武利尤单抗 | 抑制 PD-1 | 转移性黑色素瘤<br>转移性非小细胞肺癌<br>晚期肾细胞癌 |
| | 阿维鲁单抗 | 抑制 PD-L1 | 转移性默克尔细胞癌<br>局部晚期或转移性尿路上皮癌<br>晚期肾细胞癌 |
| | 度伐利尤单抗 | 抑制 PD-L1 | 局部晚期或转移性尿路上皮癌不可切除的 III 期 NSCLC |

注：ALL,急性淋巴细胞白血病;CLL,慢性淋巴细胞白血病;FLT3,fms 样酪氨酸激酶 3;GIST,胃肠道间质瘤;HER2,人表皮受体 2;HNSCC,头颈部鳞状细胞癌;mTOR,雷帕霉素的哺乳动物靶点;NSCLC,非小细胞肺癌;PD-1,程序性死亡受体 1;PDGFRA,血小板衍生生长因子受体 α;PD-L1,程序性死亡受体配体 1;Ph,费城染色体;PI3K,磷脂酰肌醇 3 激酶;PNET,进行性高分化神经内分泌肿瘤;VEGFR,血管内皮生长因子受体。

抑制 PI3K/AKT/mTOR 通路会导致外周胰岛素抵抗、糖异生增加和肝糖原分解。[7]。葡萄糖稳态的破坏被认为是抑制该通路的一种靶向效应。因此,在 mTOR 抑制剂依维莫司和替西罗莫司及亚型特异性 PI3K 抑制剂艾代拉利司和阿培利司的试验中,高血糖症是一种常见的不良事件[1,2,8]。在阿培利司的 III 期研究中,高血糖症是最常见的导致药物剂量减少或停药的 3 级或 4 级不良事件[9-11]。

在接受聚乙二醇化大肠杆菌天冬酰胺酶或天然天冬酰胺酶治疗的急性淋巴细胞白血病儿童中,发生高血糖症的风险约为 20%[12]。人们认为会发生胰岛素缺乏和胰岛素抵抗综合征,但确切机制尚不清楚[13]。在一些 L-天冬酰胺酶诱发的糖尿病病例中,可能不需要长期胰岛素治疗[13]。L-天冬酰胺酶相关性胰腺炎会导致胰岛细胞破坏,可导致高血糖症并可能需要胰岛素治疗[14]。L-天冬酰胺酶治疗期间也有糖尿病酮症酸中毒的报道。另一个潜在的并发症是停用 L-天冬酰胺酶后的低血糖症,因此建议密切监测血糖。

链脲佐菌素与 6%～60% 的葡萄糖不耐受发生率相关,大多数病例的严重程度为轻度或中度,并且在停药后可恢复[15]。

IFN 疗法具有广泛的抗增殖和免疫调节活性,以前更广泛地用于黑色素瘤和慢性粒细胞白血病(CML)等疾病,但现在已被更新的靶向疗法所取代。某些服用 IFN 的患者可能会较早发生 1 型糖尿病,并在发病时检测到抗胰岛自身抗体[16,17]。

几种酪氨酸激酶抑制剂(TKI)与葡萄糖稳态的改变有关。尼洛替尼是最常见的相关药物,但已注意到帕唑帕尼、舒尼替尼和伊马替尼会引起高血糖[18]。帕唑帕尼和舒尼替尼改善了血糖控制,甚至明显的低血糖[18,19]。

我们建议在开始这些治疗之前和期间监测空腹血糖水平。此外,对于有 1 型糖尿病家族史的患者,在开始 IFN 治疗之前确定抗胰岛自身抗体水平可能会有所帮助[16]。

### 免疫检查点抑制剂和糖尿病

自 2011 年美国 FDA 批准伊匹木单抗用于治疗黑色素瘤以来,免疫检查点抑制剂已成为一系列恶性肿瘤治疗方案中不可或缺的一部分,包括肺癌、肾癌、膀胱癌、头颈癌和霍奇金淋巴瘤。这些药物具有多系统并发症,内分泌病是最常见的免疫相关不良事件(irAE)。在免疫介导的内分泌病中,最常见的是免疫介导的甲状腺疾病、垂体炎和原发性肾上腺功能不全。最近,一种 1 型糖尿病已成为免疫检查点抑制剂治疗的罕见后果。本章稍后将讨论免疫介导的甲状腺、垂体和肾上腺病理学。

人们认为免疫检查点抑制剂会引发胰岛细胞的免疫介导损伤(胰岛炎),从而导致一种药物诱发的 1 型糖尿病。即使在使用免疫疗法进行单次治疗后,也有这种效果的报道[20]。免疫介导的糖尿病最常见于 PD-1 抗体帕博利珠单抗,但在接受其他 PD-1 和 PD-L1 抗体治疗的患者中也有报道:纳武利尤单抗、阿维鲁单抗和度伐利尤单抗[21]。与自发性 1 型糖尿病患者相比,患者通常年龄更大,体重指数更高[22,23]。患者在诊断时可能已经有糖尿病相关的自身抗体,并可能出现糖尿病酮症酸中毒[21,23]。

初始治疗是停用免疫检查点抑制剂并加用胰岛素和其他糖尿病药物来解决高血糖问题。类固醇治疗急性胰岛炎的作用仍存在争议。至少有一个免疫介导的糖尿病被英夫利昔单抗成功治疗的病例报告[24]。即使在停止免疫检查点抑制剂治疗后,糖尿病也不太可能自发消退,而且大多数患者长期依赖胰岛素治疗[21]。

### 糖尿

一些抗肿瘤药物(如异环磷酰胺、巯基嘌呤)会导致近端肾小管缺损并降低肾糖尿阈值而不影响葡萄糖代谢。在一项治疗后肾功能的前瞻性研究中,与早期化疗后评估相比,在接受高剂量异环磷酰胺、顺铂和高剂量甲氨蝶呤治疗的大多数成人和儿童中检测到延迟发作的糖尿[25]。

### ■ 血脂异常

在积极的抗癌治疗期间很少评估脂质紊乱,因为通常鼓励患者通过大量口服摄入来维持正代谢平衡。然而,血脂异常与恶性肿瘤之间的关联正引起越来越多的关注。已知几种抗癌剂会引起血脂异常,范围从临床上不显著的变化到导致胰腺炎和其他并发症的严重高甘油三酯血症。最近的一项研究调查了高脂血症与结直肠癌(CRC)转移之间的关联,并得出结论认为高脂血症会促进刺激 CRC 细胞离开脉管系统并发生转移。因此,高脂血症是肿瘤发生的独立危险因素并且具有负面预后意义[26]。

### ■ 已知会引起脂质紊乱的药物

脂质紊乱是维生素 A 衍生物的主要副作用之一,如用于治疗皮肤 T 细胞淋巴瘤(CTCL)、急性早幼粒细胞白血病和头颈癌等恶性肿瘤的贝沙罗汀。贝沙罗汀与维甲酸 X 受体的结合不仅会上调脂质代谢,还会干扰甲状腺激素的合成,导致高脂血症和中枢性甲状腺功能减退症[27]。高胆固醇血症是贝沙罗汀第二常见的副作用(在接受治疗的患者中占 48%),在贝沙罗汀治疗前检查患者的基线血脂水平和甲状腺功能非常重要。如果甘油三酯水平为 200～400 mg/dL,则建议进行饮食调整,并且 ω-3 脂肪酸和贝特类或烟酸应开始达到 400～1 000 mg/dL 的水平。治疗时应监测血脂水平,因为甘油三酯水平高于 1 000 mg/dL 会增加急性胰腺炎的风险[28,29]。英国皮肤科医生协会建议所有接受贝沙罗汀的患者开始预防性使用左旋甲状腺素和非诺贝特,因为相当一部分患者会出现中枢性甲状腺功能减退症和高甘油三酯血症[30]。

尽管采取了这些措施,但在一些载脂蛋白基因(如 APOA5、APOC3 和 APOE)存在遗传多态性的患者中,发生严重高甘油三酯血症的可能性更高,这可能需要使用 ω-3 脂肪酸和非诺贝特进行联合治疗[31]。一项研究表明,携带至少一个次要等位基因的患者不太可能患上严重的高甘油三酯血症,这使得筛查 APOA5 和 APOC3 基因型成为确定贝沙罗汀治疗最佳候选者的有用工具[32]。药物引起的高胆固醇血症的长期意义尚不清楚;然而,阿托伐他汀已成功用于治疗 MDACC 患者的贝沙罗汀相关高胆固醇血症[33]。

米托坦是杀虫剂二氯二苯基三氯乙烷的类似物,作为辅助疗法用于治疗肾上腺皮质癌,并具有高胆固醇血症的潜在副作用。可能的机制包括抑制甾醇-O-酰基转移酶 1(SOAT 1),这对肾上腺细胞毒性很重要,导致肾上腺皮质癌细胞中脂质介导的内质网应激和细胞凋亡增加[34]。另一项研究还表明,米托坦直接与脂质膜相互作用,并根据脂质成分改变膜的特性[35]。

MDACC 的一项研究表明,米托坦会增加高密度脂蛋白(HDL)胆固醇、低密度脂蛋白(LDL)胆固醇和甘油三酯水平[36]。肾上腺皮质癌患者通常预后较差,因此轻度至中度胆固醇升高的临床意义尚不确定。然而,在接受米托坦辅助治疗的长期幸存者中,高脂血症可导致动脉粥样硬化疾病的早期发展。

mTOR抑制剂具有代谢副作用,包括高胆固醇血症和高甘油三酯血症。可能的机制包括雷帕霉素诱导的脂肪生成酶基因表达减少、脂蛋白脂肪酶活性降低,以及通过增加激素敏感性脂肪酶的作用和减少LDL-apoB100分解代谢来增加脂肪组织脂肪酸释放[37-39]。此外,mTOR抑制剂可降低LDL受体的表达,从而导致LDL摄取减少,进而减少血流中脂质的清除[40]。

另一种广泛用于治疗进展性胰腺神经内分泌肿瘤、晚期肾细胞癌和乳腺癌患者,以及移植抗排斥剂的mTOR抑制剂是依维莫司。高血糖症是依维莫司的常见副作用,这种药物也用于治疗胰岛素瘤引起的低血糖症患者[41]。

在开始mTOR抑制剂治疗之前,应检查基线空腹血糖、低密度脂蛋白胆固醇和甘油三酯水平。每个治疗周期都应监测血脂情况。降脂治疗的目标是在预期寿命超过1年的患者中将空腹LDL胆固醇控制在190 mg/dL或以下,将甘油三酯控制在300 mg/dL或以下。治疗性生活方式改变是高脂血症患者的第一个合适的方法。如果这些方法未能将LDL胆固醇降低至190 mg/dL或更低,普伐他汀作为一线治疗,随后对耐受性差或反应不足的患者使用氟伐他汀或瑞舒伐他汀5~20 mg/d;阿托伐他汀和辛伐他汀是禁忌的,因为细胞色素P450的酶促诱导会干扰代谢并可能降低mTOR抑制剂(尤其是依维莫司)的活性。mTOR抑制剂治疗下的他汀类药物监测与非肿瘤学情况下的监测相同。降低LDL胆固醇的目标因患者的心血管危险因素而异。贝特、ω-3脂肪酸、烟酸和联合疗法是高甘油三酯血症的治疗选择。治疗2个月后应根据血脂情况评估疗效,每3个月重复一次直至达到血脂目标,然后每年重复两次。在无法控制的高甘油三酯血症超过1000 mg/dL时,应中断mTOR抑制剂治疗,并寻求专家意见。

血脂异常也由其他化疗药物引起,包括卡培他滨。紫杉醇和其他含铂化疗药物曾报道过一过性血脂异常[43,44]。新辅助化疗对血脂水平产生了暂时的不良影响(表现为甘油三酯升高和化疗期间的低密度脂蛋白胆固醇水平和降低的高密度脂蛋白胆固醇水平)。然而,这种影响并未持续,因为血脂水平通常在化疗完成后6个月恢复到基线水平[45]。

除了血脂异常,病例报道还描述了一种新的癌症治疗并发症,即获得性全身性脂肪营养不良,是免疫疗法(包括帕博利珠单抗和纳武利尤单抗)的并发症[46,47]。虽然机制尚不清楚,但有证据表明脂肪营养不良会导致脂肪破坏,这可能涉及抗脂肪细胞抗体。

## 水和电解质紊乱

血清渗透压受下丘脑渗透压感受器控制的抗利尿激素分泌的严格调节,抗利尿激素来自室旁核和视上核、下丘脑口渴中枢和肾脏中的细胞。这些调节剂的破坏导致游离水清除的紊乱和随后血清钠水平的异常。

### ■ 抗利尿激素分泌异常与低钠血症综合征

低钠血症定义为血清钠低于130 mmol/L,是癌症患者中相对常见的电解质异常,并且这种情况的发生率各不相同;在患有某些恶性肿瘤的患者中,这一比例可高达76%[48]。癌症患者发生低钠血症是一个不良预后指标,与90天死亡率增加[49]、身体状况不佳[50]和住院时间增加有关[51]。

癌症患者低钠血症的原因根据患者的容量状态进行分类。在高血容量患者中,原因包括恶性心包疾病或蒽环类药物引起的心功能不全引起的心力衰竭,转移性肝病引起的肝衰竭或化疗引起的肝毒性,或化疗引起的肾毒性或恶性肿瘤相关肾病综合征引起的肾衰竭。在低血容量患者中,治疗相关的呕吐和腹泻、铂类肾小管损伤导致肾盐消耗或颅内肿瘤相关的脑盐消耗可能导致低钠血症[52]。

在各种原因中,在血容量正常的患者中,抗利尿激素分泌不当综合征(SIADH)是最常见的根本原因之一。SIADH是排除甲状腺功能减退症和肾上腺功能不全作为潜在原因后的排除性诊断。在癌症患者中,SIADH常由多种肿瘤异位产生精氨酸抗利尿激素(AVP)引起。

小细胞肺癌(SCLC)细胞是唯一已知的在肿瘤细胞系中产生AVP的肿瘤类型,发现70%的SCLC患者的AVP水平升高[53]。较少见的是,SIADH还与其他几种癌症相关,包括头颈癌、胃肠道癌症、妇科恶性肿瘤和血液系统恶性肿瘤[包括霍奇金和非霍奇金淋巴瘤、多发性骨髓瘤(MM)、慢性淋巴细胞白血病和恶性肿瘤]、组织细胞增生症[54]。

抗癌药物也可通过多种机制引起SIADH。化疗诱导的含有抗利尿激素(ADH)的癌细胞裂解会在化疗诱导时导致严重的低钠血症。环磷酰胺增加AVP分泌及其对肾脏的影响,为防止环磷酰胺诱发的出血性膀胱炎而进行的积极水合作用会加重低钠血症。长春新碱和长春花碱诱导的神经毒性改变了下丘脑垂体轴中AVP分泌的精细调节。顺铂治疗增加了ADH的产生和肾对ADH的反应,伴有肾盐消耗综合征引起的低钠血症[55]。

在癌症患者中引起SIADH的其他关键因素包括恶心或疼痛等症状,以及使用麻醉剂、尼古丁、抗抑郁药(如选择性5-羟色胺再摄取抑制剂)、噻嗪类利尿剂、抗精神病药和抗癫痫药等药物[55]。

低钠血症的症状包括头痛、嗜睡、恶心、呕吐、嗜睡,在极端情况下,还会出现癫痫发作和意识迟钝。对于肾上腺和甲状腺功能正常的临床血容量正常的患者,诊断SIADH必须满足某些基本标准。这些包括升高的尿渗透压(>100 mOsm/kg),这通常高于血浆渗透压,以及钠摄入量正常的患者的尿钠大于30 mmol/L。[48]

低钠血症的标准治疗包括根据尿液溶质含量限制液体摄入量,以及在无症状患者中增加盐片形式的口服盐摄入量。在出现严重症状(癫痫发作或反应迟钝)时,使用高渗盐水输注(3%)并密切和频繁监测钠水平。去甲金霉素(600～1 200 mg/d)也可用于低钠血症对严格的液体限制没有反应的情况。血管加压素受体(V2)拮抗剂(托伐普坦和考尼伐坦)已被批准用于治疗与心力衰竭或 SIADH 相关的有临床意义的高血容量或等容量低钠血症患者[56]。重要的是,在患者开始使用这些药物后避免液体限制以防止快速过度矫正。其他不太常用的治疗选择包括襻利尿剂和钠补充剂、尿素、锂和氟氢可的松[57]。

治疗癌症患者的低钠血症是一项独特的挑战,尤其是对于无法去除潜在刺激的患者。此外,对于需要积极补液以防止化疗引起的毒性的癌症患者,限制液体可能不是一种选择。需要仔细考虑临床因素以确定哪种治疗方案最适合患者。

### ■ 尿崩症和高钠血症

高钠血症,定义为血清钠大于 145 mmol/L,发生在癌症患者中,原因可能是垂体手术引起的 ADH 生成不足或药物副作用引起的炎症、肾脏水平的 ADH 反应抵抗,或减少接受胃肠外或管饲方案的患者的自由饮水量。中枢性尿崩症可发生在脑肿瘤手术后,偶尔发生在鞍区或下丘脑附近的肿瘤侵犯神经垂体或破坏垂体柄的情况下。病例报道中描述了由免疫检查点抑制剂治疗引起的中枢性尿崩症,但仍然非常罕见[58,59]。这些病例通常通过多尿或多饮的临床表现来识别,并且通常用加压素治疗以控制症状并纠正相关的高钠血症。

肾源性尿崩症也可发生于癌症患者,并且已描述多种抗肿瘤药物与该综合征相关。众所周知,异环磷酰胺会引起近端肾小管损伤,并在较小程度上引起远端肾小管损伤,从而引起肾源性尿崩症。有与苯达莫司汀和链佐星一起发生肾性尿崩症的病例报道[60,61]。

高钠血症也根据容量状态分类。在低血容量患者中,原因可能是利尿剂、腹泻、呕吐或游离水摄入量减少,治疗包括用生理盐水补液。对于等容性高钠血症患者,治疗包括中枢性尿崩症患者使用低渗液体和加压素,肾源性尿崩症患者使用利尿剂和非甾体抗炎药。对于高血容量性高钠血症患者,治疗是使用髓袢利尿剂自由饮水以帮助排钠[57]。

## 骨和骨矿物质代谢紊乱

### ■ 骨质疏松症

正常的骨重建需要成骨细胞的骨形成和破骨细胞的骨吸收之间的微妙平衡。抗肿瘤治疗可能通过增加破骨细胞(如 IL-2)的活性或通过对成骨细胞功能的直接毒性作用来影响这种平衡。激素和细胞因子[即甲状旁腺激素(PTH)、PTH 相关肽和 IL-1]也会影响整体骨转换。

骨矿物质流失是癌症治疗的副作用之一。激素抑制疗法、化学疗法和皮质类固醇可导致癌症患者出现骨质疏松症[62]。此外,骨质流失是移植或 MM 患者,以及接受放疗或多激酶抑制剂的患者的一大担忧。肿瘤治疗的改善和患者寿命的延长已将注意力集中在癌症患者的骨骼健康上,导致出现癌症治疗引起的骨质流失,越来越多的证据表明双膦酸盐

和狄诺塞麦治疗在这种情况下具有保护作用[63]。

乳腺癌患者在激素抑制治疗后患骨质疏松症的风险很高[64]。尽管包括阿那曲唑和来曲唑在内的芳香化酶抑制剂会降低绝经后妇女的骨密度并增加骨折率,但选择性雌激素受体调节剂他莫昔芬对绝经前妇女也有类似的作用。这与他莫昔芬对绝经后妇女的骨骼[骨密度(BMD)和骨折率]的积极影响形成鲜明对比(图 60-1)。在 ATAC[瑞宁得(阿那曲唑)、他莫昔芬、单独或联合用药]试验中,9 366 名已完成主要治疗的患有浸润性可手术乳腺癌的绝经后妇女被随机分配接受阿那曲唑、他莫昔芬或两者联合治疗。接受阿那曲唑治疗的患者比接受他莫昔芬治疗的患者发生更多骨折[65]。研究表明,与他莫昔芬相比,芳香化酶抑制剂治疗期间绝经后妇女在现实生活中的骨折风险要高 40% 以上,这证实了之前的随机对照试验(RCT)结果[66]。

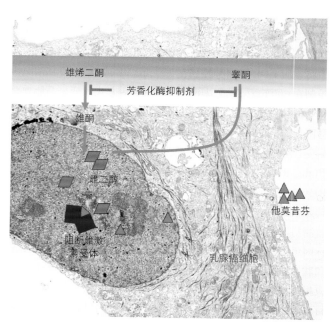

**图 60-1** 选择性雌激素受体调节剂和芳香酶抑制剂的作用机制。芳香化酶抑制剂,包括阿那曲唑和来曲唑,可抑制雄烯二酮或睾酮向雌酮的转化,从而导致骨矿物质密度降低。他莫昔芬是一种选择性雌激素受体调节剂,对骨骼有积极作用

乳腺癌患者和前列腺癌患者有患两种骨病的风险:与骨质疏松症和骨骼相关事件相关的脆性骨折。患者在接受芳香化酶抑制剂治疗前应进行 BMD 检测,之后每年进行一次随访。如果患者在治疗前的骨密度在骨质疏松范围内(T 评分<-2.5),或者如果在随访期间观察到 BMD 显著下降,通常会添加抗吸收治疗,因为研究表明抗吸收治疗在这方面有显著益处环境[66]。

继发于雄激素剥夺疗法(ADT)或促性腺激素释放激素(GnRH)激动剂、非甾体抗雄激素、双侧睾丸切除术或雄激素阻滞剂治疗的前列腺癌患者也可能发生骨质疏松症[67]。性腺功能减退也会导致肌肉损失(肌肉减少症),导致跌倒和骨折增加[68]。由于骨折和死亡的发生率很高,因此不应将二氯化镭 223 等寻骨放射性药物与阿比特龙和泼尼松一起使用[69,70]。

在开始 ADT 之前,应通过 BMD 测试对前列腺癌患者进行评估。应为脆性骨折或骨质疏松症患者提供抗再吸收治疗和非药物治疗,如运动,以及补充钙和维生素 D[71]。

抗肿瘤药可引起化疗相关的骨质疏松症。

长期口服甲氨蝶呤治疗急性淋巴细胞白血病会导致远端肢体疼痛、严重的骨质疏松症和相关骨折,甲氨蝶呤治疗停止后症状会明显好转[72]。据报道可降低骨密度的其他药物包括顺铂和卡铂。此外,许多化疗方案包括皮质类固醇,已知皮质类固醇会降低骨密度并增加骨折风险。

据报道,接受过骨髓移植的患者骨量较低。骨密度降低可能继发于骨髓放疗、化疗、皮质类固醇和性腺机能减退的长期副作用。

骨骼是 MM 的主要器官,通常会导致轴向和纵向骨骼发生溶骨性骨病,增加病理性骨折的易感性。双膦酸盐如唑来膦酸和帕米膦酸盐可降低 MM 患者发生骨骼病态的比例[73]。已经注意到,转化生长因子 β 抑制剂(1D11)和硼替佐米(大多数 MM 一线治疗方案的一个组成部分)联合治疗可改善骨髓瘤诱导的骨病小鼠模型中的骨结构。然而,需要进一步的研究来验证这种对人类的影响[74]。

成骨细胞和破骨细胞受到许多激素和信号通路的影响,包括血小板衍生生长因子的酪氨酸激酶受体[血小板衍生生长因子(PDGF)受体 α 和 β]和 c-Abl。PDGF 通路的激活可改善卵巢切除大鼠的 BMD 并加速骨折愈合。c-Abl 的缺失与成骨细胞成熟受损相关,导致骨质疏松症表型[75]。多激酶抑制剂,如索拉非尼、舒尼替尼和伊马替尼,可抑制影响骨重塑的通路。抑制骨吸收似乎是一种类效应,可能是 TKI 对造血干细胞和间充质干细胞的作用所致[76,77]。需要更多的研究来确定 TKI 对骨骼和骨矿物质代谢的影响,以及该影响的临床意义。CML 患者接受伊马替尼治疗 2～4 年后,观察到髂嵴骨小梁体积显著增加[78]。暴露于伊马替尼的前成骨细胞会抑制 PDGF 诱导的 PI3K/AKT 激活,同时上调与成骨细胞分化和骨形成相关的基因。在随后的前瞻性调查中,伊马替尼治疗的患者也被证实表现出钙水平降低,同时 PTH 水平升高,与维生素 D 缺乏或慢性肾功能不全无关[79,80]。

骨骼健康管理的目标是预防无骨转移患者发生脆性骨折,并预防症状性骨骼事件(SSE),包括病理性骨折和脊柱压迫。脆性骨折和 SSE 都与较差的总生存期相关[70]。

### 抗吸收疗法在预防和治疗癌症中的作用(骨质流失)

抗骨吸收疗法在治疗癌症引起的骨质流失(CIBL)方面具有显著益处。例如,在接受芳香化酶抑制剂治疗且骨折风险高的乳腺癌患者中,与未接受治疗的患者相比,使用双膦酸盐治疗可将骨折风险降低 30%[66]。双膦酸盐和狄诺塞麦也有助于降低接受 ADT 治疗的前列腺癌患者骨质流失和骨折的风险[81]。

此外,对于患有非转移性乳腺癌的绝经后妇女,辅助性双膦酸盐可能对无病生存有益,尤其是在骨复发方面。

一项针对前列腺癌和乳腺癌患者的随机对照试验的系统回顾和荟萃分析表明,地诺单抗在以每 6 个月 60 mg 的剂量给药时,可减少腰椎和股骨的 BMD 损失长达 36 个月水平和 BMD 在 24 个月和 36 个月时增加。在 24 个月和 36 个月时,新的椎骨和股骨骨折的数量也有所减少[82]。

双膦酸盐可能对化疗引起的骨质流失有益。有证据表明,在顺铂中加入唑来膦酸可改善顺铂诱导的年轻小鼠骨骼和肌肉异常[83]。对于糖皮质激素引起的骨质疏松症,狄诺塞麦对腰椎和全髋骨密度的影响优于双膦酸盐,感染或不良事件的发生率没有差异。然而,研究不足以检测骨折风险的差异[84]。

抗再吸收疗法具有局限性,因为它们会导致低周转状态,在这种状态下,骨形成会随着骨重塑活动的减少而减少。其他药物目前广泛用于治疗非恶性骨病,但未特别推荐用于肿瘤治疗;其中包括降钙素(在癌症患者中进行的临床研究非常有限)和重组人 PTH 类似物特立帕肽。特立帕肽与接受骨放疗的患者骨肉瘤风险增加有关,并且禁用于 CIBL 的治疗[85,86]。

### 软骨病和佝偻病

骨软化症的特征是骨基质矿化不足。在儿童中,骨骺处生长板的异常矿化和成熟称为佝偻病。营养缺乏(尤其是维生素 D 缺乏)和肾磷消耗导致低钙血症或低磷血症是骨软化症的常见原因。其他促成因素包括抗惊厥药或铝等药物和全身性酸中毒。抗肿瘤药也会引起或加重骨软化症。

顺铂和异环磷酰胺诱导的肾小管损伤导致肾磷酸盐消耗、低磷血症和佝偻病。尽管异环磷酰胺治疗对肾和骨骼的影响已在儿童中得到充分描述,但仅报道了 4 名患有骨软化症的成年患者[87]。另一种抗肿瘤药,雌激素衍生物雌莫司汀,用于治疗骨转移的前列腺癌,可引起低钙血症、低磷血症、继发性甲状旁腺功能亢进症和维生素 D 水平正常的骨软化症[88]。

肿瘤诱发的骨软化症(TIO)是一种罕见的副肿瘤代谢综合征,其特征是严重的低磷血症、高磷尿症和继发于肾脏磷酸盐丢失的骨软化症。它是由间充质来源的肿瘤过度产生成纤维细胞生长因子 23(FGF23)引起的。然而,在患有实体恶性肿瘤(包括乳腺癌)的患者中也有报道[89]。

TIO 患者的治疗包括手术切除肿瘤,但定位致病肿瘤通常具有挑战性。手术前或没有手术指征时,需要补充磷酸盐和活性维生素 D 的药物治疗。使用抗 FGF23 单克隆抗体(burosumab)用于 TIO 仍在审查中,但美国 FDA 已批准它用于 X 连锁低磷血症佝偻病。在转移性环境中管理 TIO 的数据很少。在这些情况下,癌症治疗可能会导致电解质紊乱正常化和 FGF23 活性降低。在骨转移患者中使用抗吸收治疗可能会引发 FGF23 过度表达,需要进一步研究来评估抗吸收治疗在这种情况下的使用[89]。

### 高钙血症

钙稳态通常由 PTH、降钙素、磷和维生素 D 代谢物在几个靶器官(包括骨骼、甲状旁腺、肠和肾)中的相互作用维持。在癌症患者中,多种因素会影响这种微妙的平衡,包括营养状况、药物治疗,以及细胞因子、激素或其他体液因子的肿瘤分泌。

20%～30%的恶性肿瘤患者会出现高钙血症[90]。最近的研究报道了较低的发病率，可能反映了更好的癌症治疗。一项回顾性研究使用电子健康记录的肿瘤服务综合电子记录仓库来评估美国恶性肿瘤高钙血症的患病率。据估计，恶性肿瘤高钙血症的患病率影响了大约2%的癌症患者。MM患者的比例最高（7.5%～10.2%），前列腺癌患者的比例最低（1.4%～2.1%）[91]。除MM外，鳞状细胞癌、肾细胞癌、非小细胞肺癌、乳腺癌、白血病和非霍奇金淋巴瘤是与高钙血症相关的最常见恶性肿瘤。据报道，视黄酸衍生物可诱发高钙血症，并用于治疗急性早幼粒细胞白血病患者[92]。

评估应包括PTH水平以区分PTH依赖性或非依赖性高钙血症。在高钙血症的情况下，PTH水平超过20被认为未受到抑制，应怀疑甲状旁腺功能亢进症。对于低PTH患者，需要进一步评估，应包括PTH相关肽、25-羟基维生素D和1,25-二羟基维生素D[93]。低剂量治疗的患者发生甲状旁腺功能亢进症的频率高出2.5～3倍（2.0～7.5 Gy）对头部和颈部区域的外部辐射比年龄匹配的对照人群。高剂量照射后出现甲状旁腺功能亢进并不常见。放射性碘治疗的辐射暴露也与甲状旁腺功能亢进有关[94]。

高钙血症的管理包括液体复苏、降钙素（每12 h肌内注射或皮下注射4～8 U/kg）和静脉注射（IV）唑来膦酸，剂量为5 mg。地诺单抗已被证明对双膦酸盐治疗难治性高钙血症有效。denosumab皮下给药（每4周120 mg，第8天和第15天负荷剂量）。类固醇对1,25-二羟基维生素D水平升高引起的高钙血症有益[95]。

### 低钙血症

许多因素会增加癌症患者发生低钙血症的风险。这些因素包括患者的营养状况、使用的抗肿瘤药物，以及所进行的外科手术类型，如颈淋巴清扫术。细胞毒性化疗可导致肿瘤溶解综合征及其导致的低钙血症，这在血液恶性肿瘤的治疗中很常见。诱导化疗后可出现高磷血症、高钾血症、低钙血症和高尿酸血症；通过水合作用、碱性利尿、抑制尿酸合成，以及口服钙或铝基化合物结合肠道磷酸盐和增强钙吸收来预防肿瘤溶解的并发症至关重要。在严重高磷酸盐血症的情况下，静脉钙给药可能会导致磷酸钙沉淀，应极其谨慎地使用。在症状性低钙血症和难治性低磷血症，以及钙磷乘积升高超过70 mg/dL的情况下，可能需要透析[96]。

顺铂与低钙血症有关。顺铂诱导低钙血症的一种机制是通过低镁血症导致PTH分泌减少[97]。其他理论包括通过低镁血症抑制1,25-二羟基维生素D的形成或顺铂抑制近端肾小管中的线粒体功能。据报道可诱发低钙血症的其他药物包括更生霉素、卡铂、多柔比星和阿糖胞苷。双膦酸盐（唑来膦酸和帕米膦酸盐）或狄诺塞麦[一种抑制核因子-κB配体受体激活剂（RANKL）的单克隆抗体]给药后出现低钙血症，这两种药物均用于减少治疗和预防晚期恶性肿瘤的骨骼并发症涉及骨骼[98]。在使用双膦酸盐或狄诺塞麦治疗之前和期间，应

检查血清钙水平和25-羟基维生素D水平[99]。

最近，出现了有关免疫治疗引起的甲状旁腺功能减退症导致低钙血症的新数据。有病例报告描述了2名恶性黑色素瘤患者由抗PD-1和CTLA-4联合治疗引起的甲状旁腺功能减退症。2名患者均表现为急性严重症状性低钙血症。确切的病理生理学仍然未知，但可能是由免疫介导的钙敏感受体破坏或炎症介导引起的。免疫疗法常用于治疗各种恶性肿瘤，因此临床医生应该意识到低钙血症的潜在风险[100,101]。

### 低镁血症

低镁血症在癌症患者中很常见。这可能是由胃肠道（腹泻）镁流失、营养不良、饮食摄入减少和某些化疗药物引起的。低镁血症是接受铂类化疗患者的一种众所周知的副作用。顺铂对肾有毒性作用，导致近端小管（镁重吸收的主要部位）的形态学变化和坏死。低镁血症是顺铂化疗的常见并发症，影响高达90%的患者；这些患者中有10%有肌肉无力、颤抖和头晕的症状。一项研究表明，在胸部癌症患者中，镁的术前给药可降低顺铂引起的肾毒性[102]。

卡铂是第二代铂化合物，旨在减少顺铂的副作用。然而，在较高剂量的卡铂下，低镁血症的发生频率和严重程度都在增加。

奥沙利铂是一种第三代铂衍生物，已成为各种化疗方案不可或缺的一部分，特别是在晚期CRC中，与顺铂一样具有剂量限制性累积感觉神经毒性。奥沙利铂与钙螯合并降低镁水平。在一项Ⅱ期试验中，接受奥沙利铂治疗的晚期上皮性卵巢癌患者中有11%出现低镁血症[103]。奥沙利铂被认为比顺铂和卡铂具有更低的低镁血症风险。

西妥昔单抗和帕尼单抗是针对上皮生长因子受体（EGFR）的单克隆抗体，用于治疗转移性结肠癌，可引起补充剂抵抗性低镁血症。由于EGFR在Henle环中很常见，因此西妥昔单抗和帕尼单抗可阻断肾对镁的重吸收。应在西妥昔单抗或帕尼单抗治疗之前和期间检查镁水平，并进行治疗。有趣的是，最近的一项荟萃分析表明，因抗EGFR单克隆抗体而出现低镁血症的转移性结肠癌患者比未因治疗而出现低镁血症的患者表现出更好的无进展生存期、总生存期和客观缓解率[104]。

厄洛替尼是一种作用于EGFR受体的TKI，在小鼠模型中被发现会引起轻度低镁血症、氧化应激和心脏功能障碍。需要进一步的研究来调查人类是否会产生类似的效果[105]。

## 垂体和下丘脑疾病

接受颅脑或颅脊髓照射或颅内手术治疗的患者可能会发生导致激素缺乏的下丘脑-垂体损伤。颅脑放疗常用于治疗白血病和淋巴瘤、非垂体性脑肿瘤、垂体瘤、鼻咽癌和颅底肿瘤[106]。下丘脑似乎比垂体更敏感，可能会受到低辐射剂量（<40 Gy）的损害，但高辐射剂量可能会损害下丘脑和垂体功能。大约90%的患者在放射治疗5年后，在下丘脑-垂体区域接受照射（>40 Gy）后，会出现一种或多种垂体激素缺乏症（图60-2）[107]。

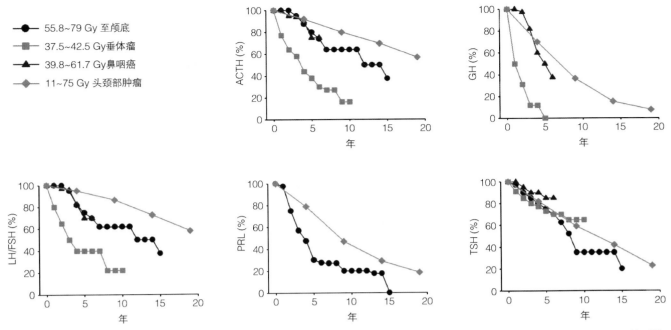

**图 60-2** 下丘脑-垂体区照射后随时间推移正常垂体激素分泌的概率。数据来自四项研究：Pai 等[124]，其中对颅底进行了 55.8～79 Gy 的照射；Shalet 等[107]，其中垂体瘤接受了 37.5～42.5 Gy 的治疗；Appelman-Dijkstra 等[123]，其中鼻咽癌的治疗剂量为 39.8～61.7 Gy；Samaan 等[125]，其中给予 11～75 Gy 以治疗头颈部肿瘤。ACTH，促肾上腺皮质激素；FSH，促卵泡激素；GH，生长激素；LH，黄体生成素；PRL，催乳素；TSH，促甲状腺激素

伊匹木单抗是一种免疫球蛋白G1抗体，可阻断CTLA-4，用于治疗黑色素瘤、肾细胞癌、CRC和非小细胞肺癌。在一项对接受伊匹木单抗治疗的转移性黑色素瘤患者的回顾性研究中，11%的患者发生自身免疫性垂体炎，老年男性的风险增加[108]。相比之下，垂体炎在使用其他免疫检查点抑制剂时很少见，抗PD-1或PD-L1单药治疗仅报告了少数病例（表60-2）[109]。组合抗CTLA-4和抗PD-1疗法可提高抗肿瘤疗效，但也会增加irAE的发生率，包括垂体炎[110]。

**表 60-2 具有内分泌副作用的新型免疫治疗剂**

| 药品 | 类型 | 机制 | 内分泌不良反应 |
|---|---|---|---|
| 伊匹木单抗<br>曲美木单抗 | IgG1<br>单克隆<br>抗体 | 阻断 CTLA-4<br>受体 | 垂体炎<br>甲状腺炎<br>Graves 病<br>原发性肾上腺功能<br>不全 |
| 帕博利珠单抗<br>纳武利尤单抗 | IgG4<br>单克隆<br>抗体 | 阻断 PD-1受体 | 甲状腺功能减退症<br>甲状腺炎<br>垂体炎<br>自身免疫性糖尿病<br>原发性肾上腺功能<br>不全<br>脂肪代谢障碍 |
| 阿替利珠单抗<br>度伐利尤单抗<br>阿维鲁单抗 | IgG1<br>单克隆<br>抗体 | 结合 PD-L1 并<br>阻断其与 PD-1<br>受体的结合 | 甲状腺功能减退症<br>甲状腺炎<br>自身免疫性糖尿病 |

注：CTLA-4，细胞毒性T淋巴细胞相关抗原4；Ig，免疫球蛋白；PD-1，程序性死亡受体1；PD-L1，程序性死亡受体配体1。

典型的临床表现包括头痛、疲劳和恶心。MRI可能显示垂体增大。视觉缺陷并不常见，因为扩大的程度往往是轻微

的。促肾上腺皮质激素（ACTH）、促甲状腺激素（TSH）和促性腺激素缺乏症是就诊时最常见的激素缺乏症[111]。尿崩症、GH缺乏症和高催乳素血症在免疫检查点抑制剂诱发的垂体炎中非常罕见[112]。停药后，垂体形态恢复正常（图60-3），但垂体前叶激素功能恢复情况不一[113]。肾上腺轴恢复的报道很少；甲状腺和性腺轴恢复更为常见[114]。

■ **继发性肾上腺功能不全**

延长糖皮质激素治疗是癌症患者肾上腺功能障碍的最常见原因。继发性（中枢性）肾上腺功能不全可能在停用糖皮质激素后长达2年发生，并可持续数月。下丘脑-垂体区的辐射会导致19%～42%的患者出现ACTH缺乏症，从而导致继发性肾上腺功能不全。放射治疗后出现肾上腺功能不全的中位时间为5年，但发病时间可短至2年。

最初报道称，长期使用白消安会引起类似于中枢性肾上腺功能不全的可逆临床综合征，这已通过美替拉酮试验得到证明。最近没有报告证实这一发现。长期鞘内阿片类药物治疗顽固性非恶性疼痛导致15%的胰岛素诱导性低血糖患者出现中枢肾上腺功能不全[115]。

醋酸甲地孕酮是一种食欲兴奋剂，但长期使用会导致库欣样综合征，长期服用后突然停药可能会导致肾上腺功能不全。甲地孕酮具有糖皮质激素样作用，对下丘脑-垂体轴具有急性抑制作用，可导致中枢肾上腺功能不全[116,117]。

继发性肾上腺功能不全可以通过各种具有不同敏感性和特异性的测试来诊断，但在我们的实践中，我们经常结合使用基础（上午8:00）血清皮质醇和ACTH测量，以及1μg促肾上腺素刺激试验。在评估全垂体功能减退症患者时，很少使用胰岛素诱导的低血糖来评估整体皮质醇和GH对低血糖的反应。

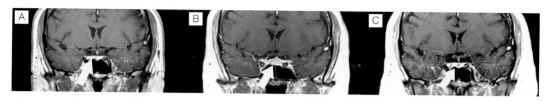

图 60 - 3　患者在伊匹木单抗治疗前(A)、治疗期间(B)和治疗后 8 周(C)的 MRI 图像

### ■ 生长激素缺乏症

颅脑照射后经常注意到生长激素缺乏症。在儿童中,低辐射剂量后可能会出现孤立的 GH 缺乏症,但高剂量可能会导致全垂体功能减退症。垂体功能减退症似乎是剂量依赖性的。在低剂量(20~24 Gy)下,唯一的影响可能是改变了脉动分泌模式。在高于 30 Gy 的剂量下,1/3 以上的患者会出现生长激素分泌不足和生长迟缓(图 60 - 4)。接受颅脑照射的儿童需要长期随访[118]。

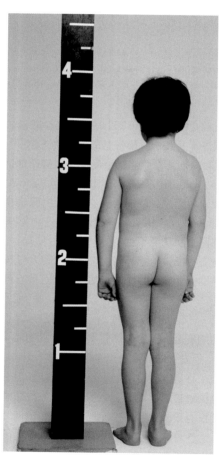

图 60 - 4　一名因脑肿瘤放射治疗导致生长激素缺乏而导致身材矮小的患者

GH 缺乏症在接受颅脑放疗的成人中也很常见。表现可能包括骨骼和肌肉质量下降、疲劳、幸福感受损、运动能力下降、脂肪组织体积增加,心肌功能改变,动脉粥样硬化斑块发生率增加,心血管疾病风险增加。这些患者的 GH 替代疗法可以恢复正常的脂肪组织组成、骨代谢、生活质量、幸福感、脂质分布和心脏功能[119]。尽管有明显的好处,但仍然缺乏关于 GH 替代疗法对长期癌症幸存者的影响的数据。GH 替代疗法禁用于所有患有活动性恶性疾病的患者,但可以在已经没有恶性疾病至少 5 年的成人中开始使用。据报道导致 GH 缺乏的另一种治疗方法是长期鞘内注射阿片类药物。接受这种治疗的患者发生 GH 缺乏症的风险增加了约 15%[115]。

### ■ 中枢性甲状腺功能减退症

颅脑和颅脊髓放疗可引起即时和长期影响,改变下丘脑和垂体对 TSH 的调节,导致继发性和三发性甲状腺功能减退症,尤其是在 40 Gy 或更高的剂量下。在一项研究中,6% 的患者在放射治疗结束 1 年后检测到中枢性甲状腺功能减退症[120]。在那项研究中,15%~20% 接受过颅脑放疗的患者在治疗结束 5 年后 TSH 分泌减少,而这些患者中大约 35% 在 10 年后出现这种情况。由于照射对甲状腺和下丘脑-垂体轴的综合影响,我们建议每年测量一次血清游离甲状腺素和 TSH 浓度,如果患者有提示甲状腺功能减退的症状则更早测量一次,并在必要时更换甲状腺激素。

化疗可能会增强辐射的有害影响。接受长春新碱、卡莫司汀、洛莫司汀或丙卡巴肼联合脑照射的脑肿瘤儿童(不累及下丘脑-垂体轴)甲状腺功能减退症的发生率为 35%,而仅接受脑部照射的儿童甲状腺功能减退症的发生率为 10%[121]。

发现贝沙罗汀在 40% 的 CTCL 患者中引起中枢性甲状腺功能减退症[29]。可逆的、类视黄醇 X 受体介导的 TSH 分泌抑制是对这种副作用的一种解释。由于与贝沙罗汀相关的甲状腺激素代谢清除增加,贝沙罗汀患者与其他原因引起的甲状腺功能减退症患者相比,通常需要更高的左旋甲状腺素剂量[122]。

### ■ 低促性腺激素性腺功能减退症

脑部手术和颅骨照射可能会导致下丘脑-垂体损伤,包括低促性腺激素性性腺功能减退症。

25% 的非垂体瘤患者接受颅脑照射后 7 年内发生性腺功能减退症。性腺功能减退症在高催乳素血症的情况下是短暂的,可以用抗多巴胺能疗法治疗[123]。高催乳素血症是接受过头颈部放疗的患者中最常报告的激素异常,发生在超过 66% 的患者中[124,125]。高泌乳素血症抑制垂体分泌促性腺激素,降低垂体对 GnRH 的反应性,引起继发性性腺功能减退。在儿童中,性发育不充分、青春期延迟和月经初潮缺乏是严重的问题,而在成人中,促性腺激素缺乏可能导致性类固醇激素缺乏、不育,以及腋毛和阴毛脱落(图 60 - 5)。性类固醇激素缺乏会降低性欲,并可能对骨骼和脂质代谢产生有害影响。

在接受联合化疗和颅脑放疗的急性淋巴细胞白血病患者,以及接受颅脑放疗的脑肿瘤患者中,也有过早甚至性早熟的报道。这种现象在伴有生长激素缺乏症的女孩中更常见。

2018 年的一份报告中,发现接受放疗的患者甲状腺功能亢进症的发病率明显更高,并且在暴露后风险持续升高超过 25 年[128]。外部和内部高剂量辐射与暴露后发生 Graves 病有关。接受放疗的淋巴瘤患者是放疗后发展为 Graves 病的患者中人数最多的。因鼻咽癌、乳腺癌或喉癌接受放疗的患者也可能患上 Graves 病。辐射诱发的无症状甲状腺炎伴短暂性甲状腺毒症也有报道。在大多数情况下,甲状腺炎引起的甲状腺毒症发生在放疗后的几个月内;几个月后出现甲状腺功能减退症。

据报道,细胞因子也会导致 Graves 病。已知 IFN 会诱导自身抗体的产生,并可能导致自身免疫性甲状腺疾病,如自身免疫性原发性甲状腺功能减退症、短暂性甲状腺毒症,或更罕见的 Graves 病。在开始 IFN 治疗后,女性患自身免疫性甲状腺疾病的风险高于男性[129]。区分 IFN 诱发短暂性甲状腺毒症继发甲状腺功能减退症的病例与 IFN 诱发 Graves 病的病例很重要。甲状腺扫描显示在甲状腺功能亢进的情况下均质摄取增加,高度提示 Graves 病,需要用抗甲状腺药物(如甲巯咪唑)治疗。

靶向治疗也可能与甲状腺功能亢进有关。抗 CTLA-4 药物(伊匹木单抗和曲美木单抗)和抗 CD52 抗体(阿仑珠单抗)与疼痛性甲状腺炎和 Graves 病有关[130]。在一项安全性研究中,帕博利珠单抗治疗导致 135 名患者中有 1 名出现甲状腺功能亢进[131]。IL-2(地尼白介素)单独治疗会导致短暂性甲状腺功能亢进,随后出现甲状腺功能减退,这种情况可能会在大约 50% 的患者中持续数月,并假定其机制是自我耐受性的破坏[132]。

### 甲状腺功能减退

多种因素会增加癌症治疗过程中甲状腺功能减退症的风险,包括某些全身治疗、头部和颈部的高剂量放疗、联合放疗和手术治疗(例如,喉切除术期间的甲状腺切除术或甲状腺血管供应中断)、自放疗以来的时间间隔,以及放疗期间未能屏蔽中线结构(表 60-3)。

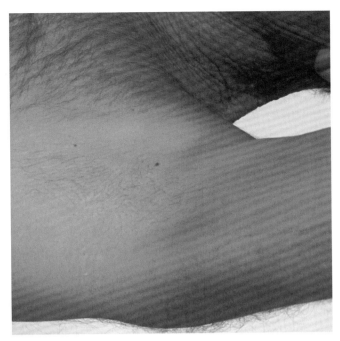

**图 60-5** 颅脑照射后发生继发性性腺功能减退症的患者腋毛脱落

在最近一项针对男性癌症幸存者(不包括那些接受过可能影响性腺功能的治疗的人)的研究中,以至少 200 mg/d 的吗啡当量日剂量给予慢性阿片类药物治疗与继发性性腺功能减退症有关[126]。

# 甲状腺疾病

## 甲状腺肿瘤

电离辐射与甲状腺癌的病因有关。甲状腺放疗,尤其是儿童和青年人(如患有霍奇金病的青年患者),会增加甲状腺乳头状癌的风险[127]。

## 甲状腺功能亢进

辐射诱发的甲状腺功能亢进症已有描述,但远不如辐射诱发甲状腺功能减退症常见。在儿童癌症幸存者研究

**表 60-3** 与甲状腺功能减退症相关的抗肿瘤药

| 治疗类型 | 药品 | 对甲状腺的影响 |
| --- | --- | --- |
| 合成维甲酸 | 贝沙罗汀 | 中枢性甲状腺功能减退症<br>甲状腺激素替代治疗患者的剂量需求增加 |
| 类固醇生成抑制剂和肾上腺素抑制剂 | 米托坦 | 中枢性甲状腺功能减退症 |
| 免疫检查点抑制剂 | 抗 CTLA-4<br>曲美木单抗<br>伊匹木单抗 | 垂体炎引起的中枢性甲状腺功能减退症<br>甲状腺炎伴短暂性甲状腺毒症继发原发性甲状腺功能减退症<br>原发性甲状腺功能减退症 |
| | 抗 PD-1<br>帕博利珠单抗 | 甲状腺炎伴短暂性甲状腺毒症继发原发性甲状腺功能减退症<br>垂体炎引起的中枢性甲状腺功能减退症 |
| | 抗 PD-L1<br>阿替利珠单抗<br>度伐利尤单抗<br>阿维鲁单抗 | 原发性甲状腺功能减退症<br>甲状腺炎伴短暂性甲状腺毒症继发原发性甲状腺功能减退症 |
| 非特异性免疫调节细胞因子 | IL-2<br>IL-α | 甲状腺炎伴短暂性甲状腺毒症继发原发性甲状腺功能减退症<br>原发性甲状腺功能减退症 |

续　表

| 治疗类型 | 药品 | 对甲状腺的影响 |
| --- | --- | --- |
| CD52 单克隆抗体 | 阿仑珠单抗 | 亚急性甲状腺炎原发性甲状腺功能减退症 |
| 酪氨酸激酶抑制剂 | 舒尼替尼 | 破坏性甲状腺炎原发性甲状腺功能减退症 |
| | 索拉非尼 | 原发性甲状腺功能减退症<br>可能导致甲状腺激素替代治疗患者的剂量需求增加或减少 |
| | 伊马替尼 | 甲状腺激素替代治疗患者的剂量需求增加 |
| 含雌激素的药物 | | 甲状腺激素替代治疗患者的剂量需求增加 |
| 选择性雌激素受体调节剂 | 雷洛昔芬 | 干扰甲状腺激素的胃肠道吸收 |

注：CTLA-4,细胞毒性 T 淋巴细胞相关抗原 4；IL,白细胞介素；PD,程序性死亡受体 1；PD-L1,程序性死亡受体配体 1。

当以高于 25 Gy 的剂量照射甲状腺附近区域时,辐射可诱发原发性甲状腺功能减退症,并具有剂量相关风险(图 60-6)。甲状腺照射后甲状腺功能减退症的累积发病率估计为 20%～30%,治疗后前 5 年的风险最大,但风险升高会持续到 20 年后[133,134]。

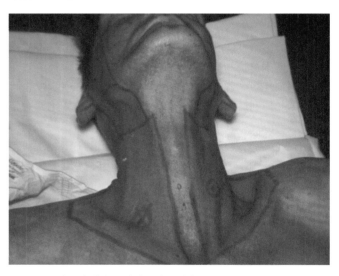

图 60-6　头颈部鳞状细胞癌患者的放射靶区图。患者在放疗后 2 年出现原发性甲状腺功能减退症

当给予低于 40 Gy 的辐射时,相当多的患者会发展为亚临床甲状腺功能减退症(TSH 升高而甲状腺素水平正常),而不是明显的甲状腺功能减退症。化疗和放疗 5 年后,亚临床甲状腺功能减退症(20%)比显性甲状腺功能减退症(5%)更常见[135]。

使用碘 131($^{131}$I)可能会导致甲状腺功能障碍。使用$^{131}$I-间碘苄基胍治疗转移性嗜铬细胞瘤有诱发原发性甲状腺功能减退的可能,需要常规使用高氯酸钾来阻断甲状腺对$^{131}$I 的摄取。

约 10% 的接受治疗的患者,特别是那些治疗前有抗甲状腺抗体的患者,IFN 治疗与原发性甲状腺功能减退相关,并且与剂量无关[136]。IFN 治疗结束时,甲状腺自身抗体的缺失是治疗后 6 年内甲状腺炎发展的保护因素,而 IFN 治疗结束时,高滴度的甲状腺抗体阳性与慢性亚临床甲状腺炎显著相关。

接受多种抗肿瘤药物治疗(有或没有放疗)的患者原发性

甲状腺功能减退症的发生率也高于正常水平。与对照组相比,15% 接受顺铂、博来霉素、更生霉素、长春碱和依托泊苷联合治疗的患者 TSH 水平升高,游离三碘甲腺原氨酸($T_3$)和游离甲状腺素($T_4$)正常,与亚临床原发性甲状腺功能减退症相一致[137]。

靶向治疗也与多种甲状腺异常的发生有关。例如,在接受阿仑珠单抗治疗的患者中,有 23% 的患者出现自身免疫性甲状腺疾病[138]。甲状腺功能障碍是 TKI 的已知潜在副作用,特别是那些靶向血管生成受体的药物,如舒尼替尼、索拉非尼和凡德他尼。据报道接受索拉非尼治疗的甲状腺功能障碍发生率从 21% 到 68% 不等,但可能需要甲状腺激素替代治疗的患者较少(一项前瞻性研究中为 6%)[139,140]。索拉非尼相关甲状腺炎已被认为是一些患者甲状腺功能障碍的机制,但尚不清楚甲状腺功能障碍是自身免疫过程还是血管内皮生长因子阻断影响甲状腺血液供应的表现。索拉非尼还经常影响先前存在甲状腺功能减退症患者的甲状腺激素替代剂量需求[141,142]。

同样,甲状腺功能障碍在接受舒尼替尼治疗的患者中也有详细记录,报道的发生率为 20%～85%[143]。据报道,一些患者在甲状腺功能减退症之前出现甲状腺毒性期,支持破坏性甲状腺炎是一个原因。然而,一些患者在基线时甲状腺功能正常后,在服用舒尼替尼后出现甲状腺功能减退症[144]。另一项研究表明,甲状腺大小减少到 59% 肾细胞癌患者使用舒尼替尼 12 个月后[145]。碘摄取受损和过氧化物酶活性抑制也被认为是解释甲状腺功能减退症的潜在机制[146,147]。

甲状腺功能障碍是 ICI 的显著不良反应。与抗 PD-L1 和抗 CTLA-4 抗体相比,抗 PD-1 抗体治疗导致甲状腺功能减退症的风险更高[148]。与单一疗法相比,两种免疫检查点抑制剂的联合疗法会增加甲状腺功能障碍的风险。

据报道,接受帕博利珠单抗治疗的患者中有 8.3% 发生原发性甲状腺功能减退症,中位发病时间为 3.5 个月(范围,0.7 周至 19 个月)[149]。伊匹木单抗诱导的 T 细胞激活不仅导致抗肿瘤活性,而且导致内分泌腺的免疫浸润。伊匹木单抗影响的主要内分泌腺是垂体和甲状腺。尽管如前所述,垂体炎可能涉及中枢性甲状腺功能减退症,但伊匹木单抗诱发的甲状腺炎会导致原发性甲状腺功能减退症[150]。原发性和中枢性甲状腺功能减退症可同时出现。由于甲状腺功能障碍发作的时间差异很大,接受免疫检查点抑制剂治疗的患者在治疗期间和中短期随访中应密切监测甲状腺功能的变化[151]。

### ■ 甲状腺激素结合蛋白异常

甲状腺激素优先与甲状腺激素结合球蛋白(TBG)(65%~70%)、转甲状腺素蛋白(15%~20%)和白蛋白(10%~15%)结合。恶性肿瘤患者的多种因素,包括性激素水平的变化、糖皮质激素、麻醉剂、营养状况和一些抗肿瘤药物,都会影响这些结合蛋白的水平及随后的结合甲状腺激素水平。总体来说,总 $T_3$ 和 $T_4$ 的水平可能会受到影响,但总体来说,游离(生物活性)激素水平是正常的。对 TBG 合成或清除的影响通常是可逆的。不仅已知雌激素会增加 TBG 和总甲状腺激素水平,而且在治疗 6 个月后,他莫昔芬还会导致患有乳腺癌的绝经后妇女血浆 TBG 浓度升高。来曲唑是一种非甾体芳香化酶抑制剂,当以 2.5 mg/d 的剂量给药时,与总 T4 而非总 $T_3$ 水平的统计学显著降低相关[152]。

糖皮质激素经常与化学疗法联合使用,已知可抑制 TSH 分泌并抑制 TBG 合成。L-天冬酰胺酶可抑制白蛋白和 TBG 的合成,从而影响血清甲状腺激素水平。5-FU 可增加总 $T_3$ 和 $T_4$ 水平并维持正常的游离甲状腺素指数,表明该药物可增加血清甲状腺激素结合蛋白,从而使甲状腺功能正常[153]。

米托坦增加激素结合球蛋白的水平,但 TBG 的增加不如米托坦对皮质类固醇结合球蛋白的影响显著。

## 肾上腺疾病

晚期恶性肿瘤患者肾上腺功能不全的诊断可能很困难。疲劳、虚弱、食欲不振、体重减轻、恶心、低血压、低钠血症等症状可能类似于进行性疾病或继发于癌症治疗。治疗包括使用糖皮质激素和盐皮质激素。

### ■ 原发性肾上腺功能不全

肾上腺是肾、肺、乳腺或结肠恶性肿瘤,以及非霍奇金淋巴瘤和黑色素瘤患者转移性疾病的常见部位。双侧肾上腺转移患者可因肾上腺浸润而出现肾上腺功能不全。有报道称肾上腺功能不全是隐匿性恶性肿瘤的症状[154]。

抗肿瘤药也可引起肾上腺皮质的破坏。米托坦对正常和恶性肾上腺皮质细胞均具有选择性毒性。活性形式的米托坦不可逆地与肾上腺分子结合,包括细胞色素 P450(CYP)酶,如 CYP11A1 和 CYP21B,导致血清激素浓度改变[155,156]。它直接与脂质膜相互作用并抑制 SOAT 活性,导致游离胆固醇和其他脂肪酸过量,这些脂肪酸对产生激素的肾上腺细胞有毒[34,35]。除了通过多种机制抑制类固醇生成外,它还诱导 CYP3A4 表达,导致类固醇清除率增加,并导致皮质醇结合球蛋白血清水平升高[157]。使用米托坦时需要糖皮质激素替代治疗;由于米托坦结合球蛋白的水平增加和皮质类固醇的代谢清除增强,因此需要高剂量。

动物研究发现与使用舒尼替尼相关的肾上腺坏死病例,导致美国 FDA 建议监测接受舒尼替尼的患者的肾上腺功能。

然而,在随后的临床安全性数据中没有肾上腺出血的证据或肾上腺功能不全的临床证据[158]。

原发性肾上腺功能不全虽然不常见,但也有报道称免疫检查点抑制剂会导致肾上腺皮质的直接损伤。与免疫疗法相关的原发性肾上腺功能不全可能被低估,因为同时使用皮质类固醇治疗或并存继发性肾上腺功能不全[159]。除了描述纳武利尤单抗原发性肾上腺功能不全的病例报告外,0.3% 至 1.5% 的接受抗 CTLA-4(伊匹木单抗和曲美木单抗)治疗的患者也有描述[110,160]。

原发性肾上腺功能不全也可能由新型抗前列腺癌药物(阿比特龙或新型类固醇阻断剂,如 ODM-208)引起。这些药物会在多个水平(例如,胆固醇侧链裂解酶、17-羟化酶和21-羟化酶)抑制类固醇合成,从而导致不同程度的皮质醇生成减少[161]。

ACTH 升高伴皮质醇降低通常可诊断原发性肾上腺功能不全。可能需要使用 250 pg 促肾上腺素刺激进行验证性测试。治疗需要用每日氢化可的松(约 30 mg,分次给药)、泼尼松(5 mg)或地塞米松(0.5~1 mg)替代糖皮质激素。原发性肾上腺功能不全患者也需要用氟氢可的松 0.1 mg/d 替代盐皮质激素。

## 性腺疾病

直接辐射暴露和细胞毒性化疗药物是癌症幸存者性腺功能减退和不育的常见原因,对两种性别的生育能力和性腺功能有多种影响。生育能力受损是癌症治疗最常见的长期影响之一[162]。儿童癌症幸存者应该进行常规监测,以评估他们的性腺健康和生育潜力,作为幸存者治疗的一部分[163]。

### ■ 女性性腺疾病

因为卵子发生在胚胎生命期间并且是静止的,所以卵母细胞对细胞毒性化学疗法的副作用具有相对抵抗力。然而,由于它们的数量有限,任何损伤都会缩短女性的生育期。另一方面,颗粒细胞对细胞毒性药物敏感,化学疗法后进行的卵巢活检结果证明了这一点(图 60-7)。不孕症可能是由颗粒细胞或卵母细胞受损引起的。

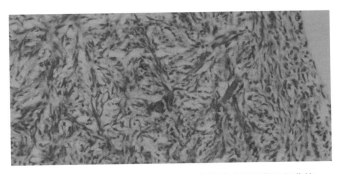

**图 60-7** 活检样本的 HE 染色显示细胞毒性化疗后卵巢组织萎缩

随着癌症治疗的进步,越来越多的女性在恶性肿瘤中幸存下来并面临生殖障碍。由于卵巢功能障碍和不孕的长期风险,在开始放疗或全身化疗之前讨论生育问题至关重要。可以通过血清抗米勒管激素水平、窦状卵泡计数、促卵泡激素（FSH）水平、抑制素 B 水平和卵巢体积来评估基线卵巢储备[162]。

放疗对卵巢的影响因患者年龄、放射剂量和治疗范围而异。包括骨盆在内的放射治疗比仅包括腹部的放射治疗更能增加不孕症的风险[164]。在 5～10 Gy 的剂量下，妊娠率会降低[165]。分次放疗导致永久性不育的风险较小，如果对性腺进行适当的屏蔽，则可以降低卵巢衰竭的风险。在开始盆腔放疗之前，通过剖腹手术或腹腔镜进行卵巢移位（卵巢固定术）可以保留直径小于 3 cm 宫颈癌的 40 岁以下女性的卵巢功能[166]。患者在此手术后需要辅助受精以备将来怀孕。

癌症治疗前的卵母细胞冷冻保存已被提议作为保存接受癌症治疗的女性生育能力的一种手段，但它在人类中的成功率低于动物模型。这些技术背后的伦理问题仍然存在争议，并且仍然担心自体移植卵巢组织中残留疾病可能导致疾病复发。已提议从冷冻保存、解冻的组织中获得单层卵泡并在体外培养它们以降低复发风险。

GnRH 激动剂也用于降低卵巢对化学疗法的敏感性，其依据是化学治疗剂的细胞毒性作用在快速分裂的细胞中比在静止细胞中更常见[167]。GnRH 激动剂诱导的下丘脑-垂体-性腺轴抑制已在动物模型中显示可减少环磷酰胺诱导而非辐射诱导的卵巢毒性，并且在患有乳腺癌、白血病和淋巴瘤的女性中也显示出令人鼓舞的结果。另一项研究表明，GnRH 激动剂治疗可以保护卵巢储备，但不会降低接受淋巴瘤治疗的患者卵巢早衰的风险[167]。在小鼠中，具有抗氧化特性的褪黑激素已被证明可以防止顺铂治疗的卵巢中的原始卵泡丢失[168]。

在接受基于蒽环类药物（5-FU、表柔比星和环磷酰胺），化疗相关闭经率为 93%。治疗结束时，24% 的患者月经恢复[169]。

非细胞周期特异性的烷化剂通常具有高性腺毒性。氮芥通常与长春新碱、丙卡巴肼和泼尼松联合使用。苯丁酸氮芥、美法仑、白消安和环磷酰胺也具有很高的卵巢损伤风险。发现使用烷化剂导致卵巢功能衰竭的风险最高，估计比值比（相对于未治疗）为 3.98[170]。12 名女性患者中有 2 名出现暂时性闭经，其中顺铂（0.4～0.6 g/m²）与博来霉素和长春碱联合用于治疗卵巢生殖细胞肿瘤；停经后闭经持续 12～15 个月[170]。

依托泊苷的使用中曾报道过一过性和永久性卵巢功能衰竭[171]。

细胞周期特异性的抗代谢物可能对卵巢产生很少的毒性作用。作为单一药物，多柔比星对卵巢功能几乎没有副作用，但多柔比星和环磷酰胺联合使用的协同作用值得关注。

已知长春花碱在与烷化剂联合使用时会引起可逆的和剂量相关的闭经[172]。

### 男性性腺疾病

精子发生连续发生，生殖细胞和精原细胞与睾丸间质细胞（Leydig 细胞）或支持细胞相比，精子对细胞毒性药物更敏感。如果在细胞毒性化疗后仍有足够的生殖细胞，通常会恢复精子发生；无精症持续的时间越长，精子发生恢复的可能性就越低[173]。

对性腺的辐射损伤是剂量依赖性的。低剂量睾丸照射会导致精子数量的短暂抑制，恢复时间与辐射剂量成正比[174]。然而，超过 2 Gy 的分次辐射剂量可能会导致永久性不育（图 60-8），而临床上显著的 Leydig 细胞损伤很少会在低于 20 Gy 的剂量下发生[175]。

用环磷酰胺或苯丁酸氮芥等烷化剂治疗可导致可逆但长期的无精子症。苯丁酸氮芥在累积剂量为 400～800 mg 时会导致无精子症，在平均总剂量约为 750 mg/m² 后需要 3～4 年才能恢复[176]。环磷酰胺对精子发生的影响大于 Leydig 细胞功能，导致精子数量减少而睾酮水平正常。

引起人类无精子症的抗肿瘤剂可分为四组。第一组包括导致长期无精子症的化疗药物，包括苯丁酸氮芥、环磷酰胺、丙卡巴肼、美法仑和顺铂。在第二组中，卡莫司汀和洛莫司汀等化疗药物会导致青春期前接受化疗的成人出现无精子症。在第三组中，白消安、异环磷酰胺、氮芥和更生霉素等药物与其他杀菌剂一起使用时会导致长期无精子症。第四组药物包括多柔比星、噻替哌、阿糖胞苷和长春花碱，当与其他三组药物联合使用时，它们对无精子症具有附加和暂时的作用[177]。

已经提出了多种预防或逆转接受癌症治疗的男性不育的方法。在大鼠中，在细胞毒性治疗之前或之后使用 GnRH 激动剂或拮抗剂抑制睾酮的产生可以保持生育能力；尽管这种方法不能保护睾丸中干细胞的存活，但它增强了睾丸维持 A 型精原细胞分化的能力[178]。在开始性腺毒性治疗之前进行精液冷冻保存，然后进行辅助受精是另一种保留癌症男性生育能力的策略。

## 癌症幸存者并发症的监测

初级保健医生和肿瘤科医生应该了解癌症治疗的长期后果，以便及早发现和处理治疗相关的副作用，因为许多并发症发生在治疗多年后，并且可能有细微的临床表现。

### 糖尿病和代谢紊乱

对于接受链脲佐菌素、L-天冬酰胺酶、部分胰腺切除术或免疫疗法治疗的长期癌症幸存者，建议筛查糖尿病的延迟发展，因为他们有发展为 1 型糖尿病的风险，可表现为新的糖尿病发作或先前控制良好的 2 型糖尿病突然恶化。

最近的数据表明，儿童癌症的幸存者患糖尿病和代谢综合征的风险特别高，从而增加了心血管风险。暴露于腹部或全身照射的患者的风险甚至会增加[179]。根据 2013 年儿童肿瘤学小组指南，如果有临床指征，这些患者应每 2 年或更频繁地检查一次空腹血糖或血红蛋白 A1c，并且临床医生对疑似病例进行口服葡萄糖耐量试验的阈值应该较低。

关于结肠癌幸存者在诊断后长达 5 年内糖尿病风险增加的新数据不断涌现[180]。同样，据报道，乳腺癌幸存者的糖尿病风险增加也是激素治疗的并发症（HR 2.40，95% CI 1.26～4.55，P=0.008），芳香化酶抑制剂的风险高于他莫昔芬[181]。因此，在这一高危人群中可能需要针对可改变的风险因素进行积极筛查和咨询。旨在改变生活方式的预防策略可以最大限度地降低风险。

### ■ 垂体功能障碍

对于有颅脑照射或颅脊髓照射史的儿童,应每 6 个月评估一次生长率。更详细的当有异常生长模式的证据时,应进行评估,包括测量 GH 和胰岛素样生长因子 1(IGF‐1)水平、甲状腺功能测试和骨龄评估。T₄ 和 TSH 测量应在头 5 年内每年进行一次,此后频率降低。中枢性性腺功能减退症[或促黄体生成素(LH)或 FSHD]可能在颅脑放疗后数十年出现,并且发生在至少 35% 的患者中,且在剂量大于 30 Gy 后风险增加。有趣的是,一项针对儿童脑肿瘤幸存者的研究表明,12.2% 的患者出现性早熟,这表明垂体功能激活而非降低[182]。应尽早讨论生育选择,包括卵母细胞或精子冷冻保存,以帮助保持最高的生育机会。

在接受超过 20 Gy 颅骨照射的成人中,通过测量血清皮质醇、ACTH、游离 T4、IGF‐1(如果患者是 GH 替代候选者)、催乳素、LH、FSH 和血清进行临床监测睾丸激素和月经史记录应每年进行 15 年,然后每 2 年进行一次,持续 15 年[123]。1 μg 促肾上腺素刺激试验已被提议用于筛查下丘脑和垂体区域接受超过 30 Gy 辐射的癌症幸存者的中枢肾上腺功能不全[183]。

### ■ 甲状腺疾病

应每年对接受头颈部放疗的患者进行仔细的体格检查,以发现甲状腺结节,如果发现甲状腺结节,则应使用超声进行更详细的检查,必要时进行细针穿刺活检。由于多靶点 TKI 可导致甲状腺功能障碍,因此应在治疗开始前检查甲状腺激素水平。在治疗期间,应定期检查甲状腺激素水平以调整甲状腺素替代。多靶点 TKI 可导致新发甲状腺功能减退症或增加慢性甲状腺激素替代治疗患者对左旋甲状腺素的需求。

### ■ 骨骼健康

在儿童恶性肿瘤的幸存者中,骨量可能在 30 多岁时进行评估,这是大多数人骨量达到峰值的年龄。考虑雄激素或雌激素缺乏的成人骨质流失的可能性也很重要。如果骨量正常,则除了预防骨质疏松症的常规建议外,无需进一步评估。对于骨量低的患者,每 12~18 个月应结合进行一次钙和维生素 D 补充、锻炼,以及偶尔进行药物治疗(双膦酸盐或重组 PTH)等积极计划并评估骨量。

接受过引起低磷血症、低镁血症或低钙血症的化疗药物治疗的患者,如异环磷酰胺、铂类化合物、氟达拉滨或雌莫司汀,特别容易患骨软化症,应进行血清钙、磷、镁、碱性磷酸酶的评估和维生素 D 代谢物水平。接受芳香化酶抑制剂治疗的患者应在治疗前和治疗期间测量 BMD,并给予钙和维生素 D。必要时可给予双膦酸盐。

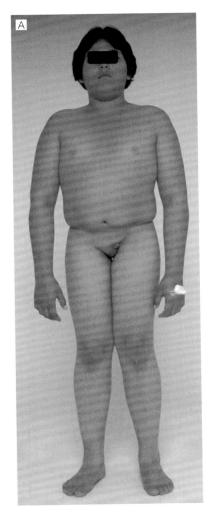

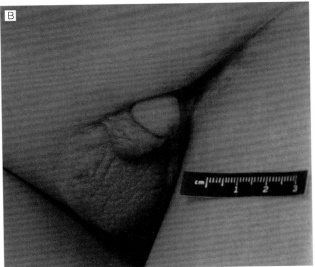

图 60‐8　一位年轻男性患者因睾丸肿瘤接受左侧睾丸放疗。患者体毛减少,性腺功能减退性水肿肌肉量减少,体脂增加(A)。左侧睾丸小而硬(B)。患者不育

## 提示

- 大多数内分泌腺由反馈系统控制。在功能性内分泌系统中,极端的激素水平(不足或过量)应通过负反馈导致极端反应。例如,当游离 T4 水平较低时,我们会看到 TSH 升高。反馈信号的异常有助于区分原发性和继发性内分泌功能障碍。一些激素的分泌具有昼夜节律性,如皮质醇和睾丸激素在早晨含量最高。为了进行适当的评估,应在适当的时间进行测试以包括完整的轴。例如,皮质醇和 ACTH 应该在早上 8∶00 进行。

- 许多药物会干扰内分泌检测,导致错误诊断。类固醇在肿瘤学实践中经常使用,并且由于内源性激素抑制和化验干扰,可能会干扰皮质醇测试。因此,当患者正在接受类固醇治疗时,不建议进行皮质醇测试。药物必须在测试前保持适当的时间。

- 在接受免疫检查点抑制剂治疗期间,对于新发高血糖症和任何胰岛素缺乏的体征和症状(如体重减轻、多尿或烦渴)的患者,检查 C 肽和葡萄糖水平非常重要,并紧急转诊至内分泌科进行治疗评估和管理。

- 对患有免疫疗法诱发的垂体炎和多种激素缺乏症的甲状腺功能减退症患者开始治疗之前,筛查患者是否存在潜在的肾上腺功能不全非常重要。如果患者同时患有继发性肾上腺功能不全和继发性甲状腺功能减退症,则应首先开始类固醇替代治疗,以防止因启动甲状腺激素而增加代谢而可能发生的肾上腺危象。

- 双膦酸盐和狄诺塞麦等骨靶向治疗可在维生素 D 缺乏的情况下导致严重的低钙血症。因此,始终建议对患者进行维生素 D 缺乏症筛查,并在接受这些药物治疗时进行适当治疗。

- 放疗引起的骨质流失患者通常有骨质流失的延迟表现,可能在完成放疗数年后才出现。这在接受过骨盆照射的妇科癌症女性中尤为明显,这使她们发生骶骨功能不全骨折的风险更高。

# 第 61 章　肿瘤急症

Sai-Ching
Jim Yeung
Ellen F. Manzullo
Patrick Chaftari

卢瑗瑗　刘　浩·译

## 要点

- 肿瘤紧急情况可能由癌症或其治疗引起。本章讨论了一些选定的紧急情况。
- 神经系统紧急情况包括脊髓压迫、颅内压升高、软脑膜疾病、癫痫发作和精神状态改变。
- 上腔静脉(SVC)综合征、高黏滞综合征、白细胞增多症、静脉血栓栓塞、出血和弥散性血管内凝血病是讨论的血管和血液学急症。
- 讨论了泌尿科急症,如出血性膀胱炎和梗阻性尿路病。
- 气道阻塞、大咯血、中毒性肺损伤、肺炎和肺纤维化等肺部问题可能由癌症或癌症治疗引起。
- 几种典型的代谢性肿瘤急症包括抗利尿激素不当综合征分泌、肿瘤溶解综合征和恶性肿瘤的高钙血症。

- 癌症患者的胃肠道出血和中性粒细胞减少性发热患者的盲肠炎是潜在的严重并发症。
- 免疫检查点抑制剂几乎可以在任何器官系统中引起免疫相关不良反应(irAE)。急性皮肤 irAE 包括 3 级和 4 级炎症性皮炎或皮疹、大疱性皮肤病、药物反应伴嗜酸性粒细胞增多和全身症状,以及史蒂文斯-约翰逊综合征或中毒性表皮坏死松解症。胃肠道 irAE 很常见。主要的肺部 irAE 是肺炎。内分泌 irAE 影响甲状腺、肾上腺和垂体,以及胰岛(1 型糖尿病),这可能与急性糖尿病酮症酸中毒有关。心肌炎很少见,但可能危及生命。肺炎可能与较差的总生存期有关。

## 概述

　　肿瘤紧急情况可能由癌症或其治疗引起。癌症患者通常有免疫、代谢和血液学缺陷,当他们就诊于急诊或急救中心时,可能会导致复杂的紧急情况。此外,因合并症引起的急症也发生在癌症患者身上。对于治疗癌症患者的从业者来说,重要的是要了解各种肿瘤紧急情况,以便及时识别和治疗。本章讨论一些选定的紧急情况,包括它们的体征和症状、原因和处理。

## 神经系统急症

### ■ 脊髓压迫

　　脊髓压迫是一种严重的癌症并发症,影响了大约 2.5% 的癌症患者[1]。它不会立即危及生命,除非它涉及前三个颈椎,但脊柱较低水平的脊髓受压会导致严重的发病率。10% 的患者脊髓受压于颈椎,70% 的患者受压于胸椎,20% 的患者受压于腰椎。在 10%～38% 的病例中,脊髓受压发生在多个层面[2]。压迫主要由转移性肿瘤引起,肺癌、乳腺癌和前列腺癌占病例的 50%。其他通常转移到脊柱的肿瘤是多发性骨髓瘤、肾细胞癌、黑色素瘤、淋巴瘤、肉瘤和胃肠道癌症。肿瘤出现在脊柱的机制是肿瘤细胞血行播散至椎体、转移至脊柱后部、硬膜外转移和椎旁肿瘤的直接扩展。大约 75% 的脊髓压迫是由硬膜外转移引起的,大约 25% 的病例是由椎骨塌陷引起的。

　　脊髓受压最常见的症状是背痛,90% 以上的患者都会出现这种情况。根据肿瘤在椎管中的位置,疼痛可以是单侧或双侧的。患者通常报告他们的疼痛因咳嗽或仰卧位而加剧。运动无力是仅次于疼痛的第二大常见主诉;行走困难、腿部弯曲和腿部沉重感都是常见的症状。当脊髓在颈椎水平受压时,可能会出现上肢无力。部分患者可出现共济失调,这是脊髓小脑束受压所致。患者可能有感觉症状,包括麻木或刺痛,这些症状会向近端发展。必须通过识别麻木或刺痛的急性恶化和新的分布模式,将先前存在的周围神经病变与脊髓压迫区分开来。最后出现的症状是自主神经症状,如无法排尿(尿潴留)和便秘。重要的是要记住,患者可能只会出现顽固性疼痛,因此在治疗癌症患者时高度怀疑脊髓受压很重要。

　　体格检查通常显示脊柱受累水平的叩击痛,但如果没有骨骼受累,脊柱可能不会有压痛。其他可能的发现是膀胱扩张、直肠括约肌张力下降和肌肉无力。患者可能在相关部位感到疼痛;例如,T4 受压的患者可能会出现胸痛或胸痛,而 L1 受压的患者可能会出现骶髂关节疼痛。感觉变化比运动缺陷更难诊断,并且可以先于或伴随运动缺陷。患者可能有下肢感觉减退,这可能会上升到脊髓受累水平,伴有背柱缺陷,包括轻触觉、振动觉和本体感觉的丧失。

除癌症外,脊髓受压的原因包括退行性椎管狭窄、脊椎滑脱(骨关节炎)、退行性椎间盘疾病、脊髓脓肿、血肿或出血、血管瘤、脊索瘤、脑膜瘤和神经纤维瘤。MRI 是当今疑似脊髓受压的首选成像技术(图 61 - 1)。

无法进行 MRI 的患者(例如,脑动脉瘤夹、某些型号的心脏起搏器或磁性植入物的患者)可以进行 CT 脊髓造影,但该技术比 MRI 更耗时且繁琐。应考虑对整个脊柱进行影像学检查,因为脊柱硬膜外疾病通常是多灶性的。整个脊柱的发现可以帮助医生优化所需治疗的类型和程度。对于任何出现快速进展的神经系统症状的患者,应紧急进行诊断性影像学检查。

皮质类固醇是稳定甚至改善神经功能的临时措施,直至确定性治疗。按照惯例,地塞米松最初静脉注射 10～100 mg,然后每 6～8 h 静脉注射或口服 4～24 mg。应尽量缩短大剂量糖皮质激素治疗的持续时间,以防止使用类固醇的并发症。手术适用于先前最大放疗、脊柱机械不稳定、未知组织恶性肿瘤诊断或骨结构或碎片压迫脊髓的区域的复发或进展性疾病。Patchell 和同事[3] 在 2005 年报道了第一个 III 期随机临床试验,该试验比较了减压手术和放疗与单独放疗的作用。在这项研究中,患者最初接受 100 mg 地塞米松治疗,随后每 6 h 24 mg,然后单独接受放疗(30 Gy,分 10 次)或手术(通常在 24 h 内),然后在手术 2 周。与单独放疗相比,接受手术和放疗的组中门诊患者的百分比显著更高(分别为 84％和 57％);他们的步行时间(中位数,122 天 vs 13 天)和中位生存时间(126 天 vs 100 天)也是如此。目前,脊柱稳定的前路减压是首选手术,允许去除受影响的椎体并通过金属硬件稳定椎骨上方和下方。对于脊髓受压的截瘫患者,手术和术后放疗可最大限度地提高神经功能并适度延长生存期[4]。对于放疗预后不良的门诊患者和具有单一脊柱受压区域、截瘫少于 48 h、对放疗不敏感的肿瘤,以及预期生存期超过 3 个月的瘫痪患者,减压手术的益处是显而易见的。如果没有手术指征,放疗可用于放疗敏感的肿瘤;最常见的剂量是 3 000 cGy,分 10 次给药。辐射引起的脊髓病的发生率随着放射总剂量的增加而增加,并且可以在放疗后数月至数年出现。对于截瘫超过 48 h,预计生存时间少于 3 个月、无法耐受手术和多处受压的患者,建议进行姑息性放疗。可以考虑仅对脊柱稳定的门诊患者进行放疗。化疗治疗脊髓压迫的作用尚不清楚。化疗偶尔用于对化学敏感的肿瘤,如霍奇金病、非霍奇金淋巴瘤、神经母细胞瘤、生殖细胞肿瘤和乳腺癌。激素疗法可以使一些患有激素反应性肿瘤的患者受益,如前列腺癌和乳腺癌。诊断时最重要的预后因素之一是患者的神经功能。在就诊时可以走动的患者中,大约 3/4 的患者能够通过治疗恢复体力。

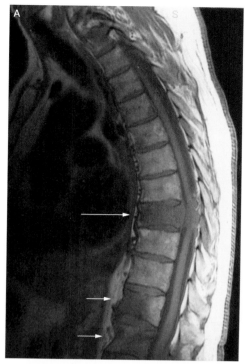

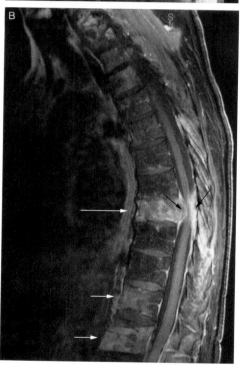

**图 61 - 1**　A. 椎体转移(大箭头)的硬膜外肿瘤在 T8 水平产生的胸髓受压的预对比 T1 加权 MRI。较小的箭头指向骨转移的其他部位。患者是一位患有黑色素瘤和背痛的 67 岁男性。B. 同一患者的增强后 T1 加权 MRI。硬膜外肿瘤在造影剂下更清晰可见(黑色箭头)。白色箭头如 A 中所述。经许可引自 MDACC Ashok Kumar,MD

相比之下,只有一小部分在诊断时瘫痪的患者可以再次行走。这种差异说明了早期诊断脊髓受压的重要性。基于肿瘤类型、肿瘤诊断与脊髓压迫之间的间隔、其他骨骼或内脏转移的评分系统,这种差异说明了早期诊断脊髓受压的重要性。基于肿瘤类型、肿瘤诊断与脊髓压迫之间的间隔、其他骨骼或内

脏转移的评分系统,这种差异说明了早期诊断脊髓受压的重要性。基于肿瘤类型、肿瘤诊断与脊髓压迫之间的间隔、其他骨骼或内脏转移的评分系统,行走状态、瘫痪持续时间等可以估计存活率[5,6]。总体而言,首次脊髓压迫发作后的中位生存期约为 3 个月。

### 颅内压增高

癌症患者的颅内压(ICP)升高通常由出血(血小板减少症或肿瘤出血)、伴有血管源性水肿和占位效应的脑转移或脑脊液(CSF)流动受阻引起的脑积水引起。ICP 增加也可能由肿瘤治疗引起,如放疗和手术。正常的脑脊液压力小于 10 mmHg。随着 ICP 的增加,可能会出现疝气综合征,包括钩疝、中央疝和扁桃体疝。钩疝是由单侧幕上病变将脑组织推过小脑幕切迹引起的。典型的体征和症状包括同侧瞳孔扩大、意识减退和偏瘫,首先是对侧,然后是肿块的同侧[7]。中央疝涉及双侧幕上病变,使组织对称地双侧移位。中枢性疝气的体征和症状包括意识下降导致昏迷和陈-施呼吸,随后出现中枢性过度通气、中位瞳孔反应迟钝和姿势不正确。扁桃体疝涉及颅后窝压力增加,迫使小脑扁桃体通过枕骨大孔,从而压迫髓质。扁桃体疝的体征和症状包括意识下降和导致呼吸暂停的呼吸异常。头痛是 ICP 升高时最常见的症状。头痛是任何患者群体的常见症状,但在癌症患者中,临床医生必须始终对增加的 ICP 保持高度怀疑。由 ICP 增加引起的头痛通常在早上醒来时出现,并在一天中反复出现,并随着 Valsalva 动作而加重;它们可能与恶心和呕吐、精神状态改变、视力改变、癫痫发作或局灶性神经功能障碍有关。体格检查时,患者可能有视乳头水肿、局灶性神经功能缺损或精神状态改变。

颅内压增高的诊断可通过脑部 CT 扫描确定。非对比 CT 成像在检测急性出血方面优于 MRI(图 61-2)。

增强 CT 扫描通常会发现脑转移,偶尔会发现软脑膜病(LMD)。对比增强 MRI 在显示小至 3 mm 的脑肿瘤(图 61-3)、LMD(图 61-4)和早期脑卒中(图 61-5)方面比 CT 更敏感。腰椎穿刺不应用于诊断颅内压增高,因为它会导致脑疝。

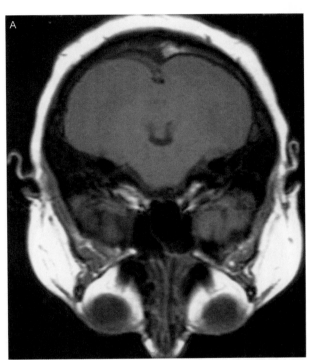

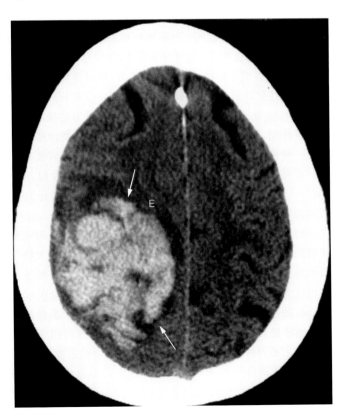

**图 61-2** 一位患有卵巢癌的 79 岁女性右额顶叶(箭头)内的急性颅内出血伴有水肿(E)。非对比 CT 成像显示出血。这种方式在检测急性出血方面优于 MRI。经许可引自 MDACC Ashok Kumar, MD

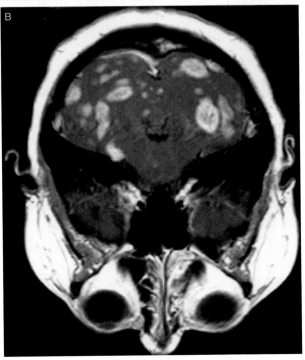

**图 61-3** A. 对比前 T1 加权 MRI(一名患有乳腺癌和多发性小脑转移瘤的 40 岁女性的图像)。B. 同一患者的对比后图像显示小脑转移瘤显著增强

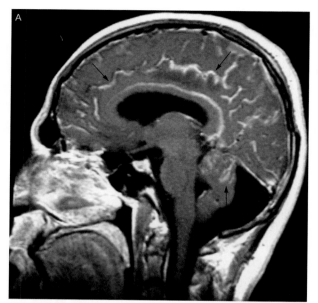

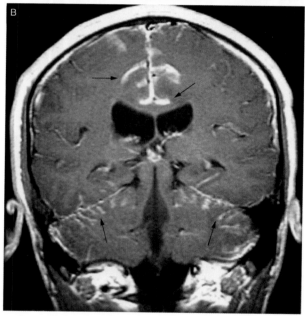

图 61-4 A. 矢状增强后 T1 加权 MRI 显示黑色素瘤转移到大脑的蛛网膜下腔扩散 29 年老人。注意到皮质沟（大箭头）和小脑沟（小箭头）的异常增强。B. 同一患者的冠状增强后 T1 加权 MRI。经许可引自 MDACC Ashok Kumar, MD

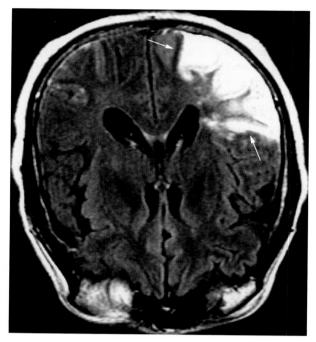

图 61-5 一名 58 岁肾细胞癌患者的右侧大脑中动脉区域发生急性梗死。MRI（流体衰减反转恢复图像）显示异常增厚，信号强度（箭头）T2 加权增加涉及右颞枕叶皮质和皮质下白质。MRI 在检测早期中风方面比 CT 更敏感。经许可引自 MDACC Ashok Kumar, MD

ICP 升高的鉴别诊断包括出血、肿瘤水肿、脑积水、放疗后效应、放射手术后效应、近距离放疗引起的变化、良性肿瘤效应、硬膜下血肿、脑膜炎、脑炎和脓肿形成。

10%～40%的癌症患者可能发生脑转移，并且随着癌症患者生存率的提高，脑转移可能会增加[8]。LMD 发生在所有癌症患者中的 5%[9,10]。2/3～3/4 的脑转移在 MRI 上被识别为多发性病灶。肺癌是最常转移到大脑的肿瘤，其次是乳腺癌和黑色素瘤。其他通常转移到大脑的癌症是结直肠癌、肾癌、前列腺癌、睾丸癌和卵巢癌，以及肉瘤，但任何全身性癌症都可以转移到大脑。肿瘤最常转移到灰白色交界处，那里的血管又小又窄，会困住肿瘤栓子。80%的肿瘤转移到大脑半球，15%转移到小脑，5%转移到脑干。这通常出血的肿瘤包

括黑色素瘤、肾细胞癌和绒毛膜癌。

ICP 增加的治疗取决于根本原因。感染源，如脑膜炎，应用抗生素治疗，脑脓肿应引流。脑积水应通过手术分流术或脑室造瘘术治疗。硬膜下血肿应引流，如果很小，则应在神经外科医生的指导下进行监测。与脑肿瘤相关的血管源性水肿最初用口服或静脉注射（IV）地塞米松治疗，剂量为 16～28 mg/d，分次服用[11]。对于即将发生疝气的患者，可以使用非常大剂量的静脉注射地塞米松，最初静脉注射 40～100 mg，随后为 40～100 mg/d。地塞米松是首选的类固醇，因为它缺乏盐皮质激素作用，因此对血压和电解质的影响很小。类固醇性肌病是一种可能的并发症。无症状的脑损伤可能不需要类固醇。如果 ICP 因脑转移而升高，计划进行全脑放射治疗（WBRT）或立体定向放射外科（SRS），则应在放疗前开始[12]皮质类固醇治疗，以避免 ICP 进一步升高。

对于危及生命的水肿，甘露醇可用于降低血脑屏障完整患者的 ICP[11]。甘露醇是一种高渗剂，可以将液体从大脑中吸出进入循环；利尿剂可增强其作用。推荐剂量甘露醇是一种浓度为 20%～25%的溶液，按 0.5～2.0 g/kg 的剂量在 10～30 min 静脉给药。甘露醇起效迅速并持续数小时。高渗盐水静脉输注是另一种增加 ICP 的疗法。过度通气可用于降低 ICP，但它必须将 $PCO_2$ 保持在 25～30 mmHg 的适度范围内，以防止严重的呼吸性碱中毒。对于脑损伤不适合手术的患者，SRS 可以单次使用高达 1 400 cGy 的剂量。在单个 SRS 疗程中，可以治疗 10 多个总体积高达 25 mL 的脑部病变。与单纯 WBRT 相比，SRS 联合 WBRT 可提高脑转移患者的总生存期；然而，这种生存优势可能仅限于非小细胞肺癌[13]。

### ■ 软脑膜病

LMD 可侵犯大脑、脊髓实质、神经根和神经系统的血管。LMD 通常由转移性乳腺癌和肺癌、黑色素瘤、非霍奇金淋巴瘤和白血病引起。根据受影响的软脑膜的位置,患者会出现各种症状,但它们可能包括头痛、精神状态改变、脑神经麻痹(约 50% 的患者)、失禁、背痛、感觉改变、癫痫发作、孤立的神经系统症状结果,甚至脑卒中样表现[9,14]。软脑膜转移占所有癌症病例的 0.8% ～ 8%。

LMD 的诊断可能很困难。CT 扫描偶尔提示 LMD。MRI 扫描比 CT 更敏感地检测 LMD,包括软脑膜增强、脑积水和皮质结节。然而,MRI 检查结果不能明确诊断 LMD,因为这些脑膜炎症的影像学征象也可以在脑膜炎、外伤、感染和血肿形成的病例中发现。腰椎穿刺和 CSF 评估是诊断 LMD 的金标准,但可能需要多次腰椎穿刺才能做出诊断,因为只有 50% 的患者在第一次 CSF 评估时有 LMD 阳性细胞学证据。与 LMD 一致的 CSF 结果包括高开放压、低葡萄糖和高蛋白水平,以及单核细胞增多[9]。在 CSF 蛋白、葡萄糖、开放压和 LMD 细胞学阴性的患者中,只有不到 5% 的患者患有 LMD。

LMD 患者的治疗可包括通过植入皮下储库和心室导管或通过腰椎穿刺滴注进行化疗。腰椎穿刺不需要放置导管,但使用这种技术可能会遗漏 10% ～ 15% 的蛛网膜下腔。常用的化疗剂是甲氨蝶呤和噻替哌。阿糖胞苷也可用于白血病和淋巴瘤患者,但一般对实体瘤无效。放疗通常用于局部 LMD 或神经根受累区域,在这些区域鞘内化疗不太可能达到足够的浓度[14]。由 LMD 引起的固定神经功能缺损不太可能通过治疗得到改善,但脑病可能会改善。LMD 患者的预后很差,中位生存时间为 2～4 个月,只有 15% ～ 25% 的机会生存超过 1 年。

### ■ 癫痫发作

癫痫发作是 15% ～ 20% 的脑转移患者的主要症状。对于出现癫痫发作的癌症患者,还应考虑代谢、感染和凝血障碍的原因[15]。最初的实验室工作应包括葡萄糖水平、电解质、血尿素氮(BUN)、肌酐、肝酶、钙、尿液分析、乳酸、凝血酶原时间(PT)、活化部分凝血活酶时间和毒理学筛查(如果需要)分析。

患者在停用大剂量短效苯二氮䓬类药物(如阿普唑仑)、酒精戒断、抗生素(如碳青霉烯类)、止痛药(如哌替啶)和许多其他药物期间可能会出现癫痫发作。患者家属可以通过提供以下信息来帮助找出癫痫发作的病因:有关患者用药、社会史和先前症状(如发热或头痛)的信息。增强和增强 CT 也有帮助,可以识别颅内压增高、出血或脑转移。脑电图也有助于评估癫痫发作,并可确定是否存在癫痫病灶。如果癫痫发作

被认为继发于感染或 LMD,腰椎穿刺可能会有帮助,但由于存在脑疝的风险,因此不应对疑似 ICP 增高的患者进行此操作。

癫痫持续状态发生在患者癫痫持续时间超过 30 min 或反复发作且意识未完全恢复时[2,15,16]。癫痫持续状态患者的初始治疗包括将患者置于安全环境中,通过非再呼吸面罩给予 100% 氧气,使用连续脉搏血氧仪进行监测,给予吸痰以及给予静脉输液(生理盐水)。应优先保护气道和消除癫痫发作,最初可以用静脉注射苯二氮䓬类药物治疗(例如,地西泮,0.2 mg/kg,5 mg/min,最高剂量 10 mg,或劳拉西泮,0.1 mg/kg,2 mg/min,高达 4 mg)。对于持续性癫痫发作,可以静脉给予磷苯妥英钠或苯妥英钠。与苯妥英相比,磷苯妥英的给药速度更快,引起的低血压也更少,但在 15～20 mg/kg 苯妥英当量的静脉给药期间,应进行连续的心脏和血压监测。持续性癫痫发作的患者可能需要插管和使用苯巴比妥(20 mg/kg,以 100 mg/min 静脉注射)或其他药物镇静,如戊巴比妥或咪达唑仑滴注。此时,患者需要仔细监测和重症监护病房(ICU)护理。

普遍的共识是,对于没有经历过癫痫发作的脑转移患者,不需要常规使用预防性抗癫痫药物(AED)[17]。癫痫发作得到控制后,应为患者安装 AED。可以使用几种药物;其中包括苯妥英、卡马西平、氯硝西泮、加巴喷丁、拉莫三嗪、苯巴比妥、扑米酮、托吡酯和丙戊酸盐。对于许多较新的 AED,不需要监测血清药物水平。对于已定义有效和安全水平的药物,如苯妥英、卡马西平、苯巴比妥和丙戊酸盐,应仔细监测水平以限制毒性作用并保持有效的预防药物浓度。

### ■ 精神状态改变

精神状态改变是癌症患者常见的神经系统主诉,其中代谢性脑病是最常见的原因[18]。精神状态改变可以从正常智力功能的轻微下降到昏迷。患者的精神状态可能会因多种因素而改变,如感染、代谢紊乱、出血、药物治疗、低氧血症、癌症治疗、副肿瘤神经系统综合征和颅内事件(如脑转移)[19]。器官衰竭,无论是肝、肾、肾上腺、甲状腺还是肺,也会导致精神状态的波动。引起这种改变的最常见的代谢缺陷是低钠血症、高钙血症、低血糖症和维生素 $B_1$ 缺乏症。精神状态改变的原因很多;广泛的病史和体格检查有助于确定根本原因并确定适当的治疗方法。鉴别诊断和诊断评估超出了本章的范围,但一些实体是癌症患者所特有的。

例如,癌症治疗是精神状态改变的常见原因。化疗可导致许多神经系统表现,如痴呆、认知能力下降和脑病。癌症免疫疗法可导致中枢神经系统(CNS)出现免疫介导的并发症。表 61-1 强调了化疗的一些常见神经系统并发症。

表 61-1　化疗的神经系统并发症[a]

| 化疗 | 癫痫发作 | 神经病变或感觉改变 | 脑病 | 小脑症状 | 血管事件或卒中 | 认知或痴呆性神经麻痹 | 颅内病变 | 视觉变化或丧失 | 脊髓病变 | 其他 |
|---|---|---|---|---|---|---|---|---|---|---|
| 卡莫司汀 | + | | + | | + | + | + | + | | |
| 白消安注射液 | + | | | | | | | | | |

续 表

| 化疗 | 癫痫发作 | 神经病变或感觉改变 | 脑病 | 小脑症状 | 血管事件或卒中 | 认知或痴呆性神经麻痹 | 颅内病变 | 视觉变化或丧失 | 脊髓病变 | 其他 |
|---|---|---|---|---|---|---|---|---|---|---|
| 顺铂 | + | + | + | | + | | | | | 耳毒性 |
| 阿糖胞苷 | | + | + | + | | + | | + | | |
| 达卡巴嗪 | + | | | | | | | | | |
| 多西他赛 | | + | | | | | | | | |
| 多柔比星 | | | | | | | | + | | |
| 依托泊苷 | + | | | | | | | | | |
| 氟达拉滨 | | | + | | | | | | | |
| 5-FU | | | + | + | | | | | | |
| 吉西他滨 | | + | | | | | | | | |
| 异环磷酰胺 | + | + | + | + | | | | | | |
| 干扰素 | + | | | | | + | | | | |
| IL-2 | | | + | | | | | | | |
| L-门冬酰胺酶 | + | | + | | + | | | | | |
| 甲氨蝶呤 | + | | + | + | + | + | + | | + | |
| 紫杉醇 | + | | | | | | | | | 步态异常 |
| 丙卡巴肼 | | + | + | + | | | | | | |
| 他莫昔芬 | | | + | | | | | + | | |
| 紫杉醇 | | + | | | | | | | | |
| 替尼泊苷 | | + | | | | | | | | |
| 沙利度胺 | | + | | | | | | | | |
| 托吡酯 | | | | | | | | | + | |
| 长春新碱 | + | + | + | | + | + | + | + | | 眩晕、自主神经病变 |
| 长春瑞滨 | | + | | | | | | | | |

注：ᵃ不包括癌症免疫治疗后的免疫相关不良反应（例如，免疫检查点抑制剂、CAR-T细胞）。

放疗还会引起并发症，其中包括脑白质病、放射性坏死，以及记忆力和精神功能下降（前面关于ICP增加的部分更全面地讨论了放疗的认知副作用）。认知能力下降的其他可能原因是麻醉剂（通常用于治疗疼痛）、感染（肺炎、败血症、尿路感染）和脑梗死。

# 心脏急症

## ■ 心脏压塞

涉及心脏的肿瘤比原发性肿瘤更容易发生转移。最常转移到心脏的肿瘤是肺癌、乳腺癌和胃肠道癌、白血病、淋巴瘤、黑色素瘤和肉瘤。在白血病和淋巴瘤患者中也注意到心脏转移受累。某些疗法也会影响心肌并引起心包疾病，如高剂量的环磷酰胺和异环磷酰胺、全反式视黄酸（ATRA）和多柔比星。当心包液积聚并压迫心脏时，会发生心脏压塞，从而增加心室中的舒张压，从而降低每搏输出量。患者出现心输出量和全身动脉压下降，并可能出现休克样综合征。大多数心包炎患者积液没有任何症状，但心脏压塞患者会出现呼吸急促、

咳嗽、声音嘶哑、上腹痛或胸痛，躺下或前倾时会加重。检查时，患者通常有颈静脉扩张、全身血压低、心音减弱（贝克三联征）伴低脉压。患者也可以有心包摩擦。应该排除奇脉的存在，即吸气收缩压下降超过10 mmHg。奇脉也可见于慢性阻塞性肺病、肺栓塞（PE）、右心室梗死和休克。如果积液缓慢积聚，胸部X线片通常会显示"水瓶"形状，但如果积液迅速积聚，心脏轮廓可能看起来正常。先前的胸部X线片可用于确定心脏轮廓大小的变化。心电图（ECG）可能会显示电交替（单个QRS波群中的电压变化）和低电压或ST段和T波变化。经胸超声心动图是确定是否存在压塞的最佳检查。如果存在心脏压塞，超声心动图可以帮助确定积液是局限性的还是包裹性的，还可以帮助计划心包穿刺术。在超声心动图上，心脏压塞可以通过舒张期右心室和心房塌陷来证明（图61-6）。先前的X线片可用于确定心脏轮廓大小的变化。心电图（ECG）可能会显示电交替（单个QRS波群中的电压变化）和低电压或ST段和T波变化。经胸超声心动图是确定是否存在压塞的最佳检查。如果存在心脏压塞，超声心动图可以帮

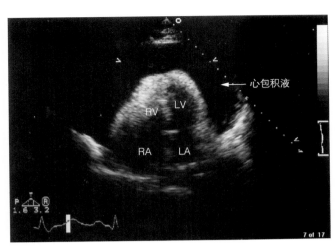

**图 61-6** 心尖四腔切面二维超声心动图显示大量心包积液。右心室由于声影而不能很好地显示,这通常发生在大量积液时。LA,左心房;LV,左心室;RA,右心房;RV,右心室。经许可引自 MDACC Joseph Swafford,MD

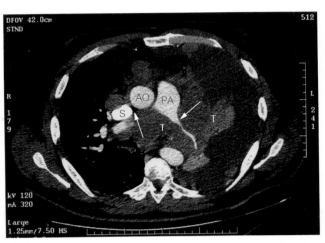

**图 61-7** CT 显示非小细胞肺癌患者因 SVC 的外在压迫而导致 SVC 综合征。大箭头表示左肺动脉受压;小箭头表示右肺动脉闭塞。AO,主动脉;PA,主肺动脉;S,上腔静脉;T,肿瘤。经许可引自 MDACC Joel Dunnington,MD

助确定积液是局限性的还是包裹性的,还可以帮助计划心包穿刺术。在超声心动图上,心脏压塞可以通过舒张期右心室和心房塌陷来证明(图 61-6)。先前的 X 线片可用于确定心脏轮廓大小的变化。心电图(ECG)可能会显示电交替(单个 QRS 波群中的电压变化)和低电压或 ST 段和 T 波变化。经胸超声心动图是确定是否存在压塞的最佳检查。

填塞患者的治疗包括输氧、静脉输液和必要时使用血管加压药。心包穿刺术可在超声引导下进行,相对安全。在 MDACC,引流导管通常放置在有压塞的患者中,每天进行引流。当排出的液体总量小于 50 mL/d 时,可以拔除导管。也可以创建心包窗以防止液体再积聚。放疗和化疗法也可用于防止液体再积聚,心包硬化也是如此。

### ■ 上腔静脉综合征

上腔静脉(SVC)综合征的特征是从 SVC 到右心房的血流量低。恶性肿瘤是迄今 SVC 综合征最常见的原因,尽管非恶性原因,如留置中心静脉导管、动脉瘤和甲状腺肿,也可引起该综合征。肺癌是引起 SVC 综合征的最常见恶性肿瘤,但淋巴瘤、乳腺癌和胃肠道癌、肉瘤、黑色素瘤、前列腺癌和任何纵隔肿瘤也可引起该病症。可导致该综合征的机制包括肿瘤的外在压迫、肿瘤或凝块的内在压迫或纤维化。患者可能出现头痛、头晕、意识模糊,以及上肢、面部和颈部肿胀,呼吸急促和吞咽困难。

SVC 综合征的诊断需要影像学检查。常规胸部 X 线片通常显示纵隔增宽、右侧胸部肿块或纵隔肿块。使用静脉造影剂对胸部进行 CT 扫描是描述阻塞原因和任何相关发现的极好方法(图 61-7)。MRI、多普勒超声和放射性核素静脉造影可用于排除血栓的存在。

SVC 综合征的治疗取决于梗阻的性质。患者可能对头部抬高、ICP 升高时使用皮质类固醇,以及偶尔使用利尿剂有反应。如果存在血栓形成,可以使用局部溶解疗法或抗凝疗法。如果不知道肿瘤的类型,获取肿瘤的组织标本很重要,这样才能对其进行充分治疗。对于对化疗敏感的肿瘤患者,如小细胞

肺癌,可以开始化疗。非小细胞肺癌患者通常对放射治疗有反应。血管内支架置入术是有效的,可以迅速缓解症状[20]。

### ■ 心肌缺血

癌症患者可能因心肌缺血到急救中心就诊[21]。对缺血性心脏病的全面讨论超出了本章的范围,但应提及癌症患者的特殊注意事项。

许多癌症患者因化疗、放疗或骨髓浸润肿瘤而出现血小板减少症。尽管血小板计数为个位数或两位数,但这些患者仍可能出现急性心脏综合征。尽管从业者可能对给这些患者服用阿司匹林感到不舒服,但 MDACC 的心脏病专家发现,血小板计数低于 50 000/μL 且患有心肌缺血并接受阿司匹林治疗的患者的 24 h 生存率高于未服用阿司匹林的患者阿司匹林[22]。

某些化学治疗剂可能使患者易患心肌缺血,包括 5-FU,也可能是 5-FU 的代谢产物卡培他滨[23]。放疗也可能是冠状动脉疾病的诱发因素。重要的是,要考虑接受过任何这些疗法的患者的心肌缺血,尤其是那些没有缺血性心脏病危险因素的患者。

心脏标志物肌钙蛋白、肌酸磷酸激酶(CPK)和 CPK-MB(肌酸磷酸激酶心肌带)可用于诊断心肌梗死。心肌肌钙蛋白是比 CPK-MB 更敏感和更特异的缺血性心脏病标志物,后者可受骨骼肌损伤的影响;然而,慢性肾功能不全、伴有严重充血性心力衰竭的心肌病、心肌炎和 PE 也会升高心肌肌钙蛋白水平。对于 PE 患者,心肌肌钙蛋白增加与右心室扩张增加(右心室与左心室比>1.2)相关,并且血流动力学后果的严重程度增加[24]。在肌钙蛋白略有增加的患者中,PE 可能是原因,而不是缺血性心脏病;出现胸痛的患者应考虑这种可能性。

## 血液学急症

### ■ 高黏血症

高黏滞综合征是由血清中异常高浓度的副蛋白引起的,它会增加黏度并导致红细胞(RBC)淤积和向组织输送低氧。这种疾病发生在 15% 的华氏巨球蛋白血症患者中,其特征是

存在高分子量（IgM）大分子，因此使患者易患这种综合征。IgG 大分子的聚集和 IgA 大分子的聚合，以及纯轻链骨髓瘤也能引起该综合征[25]。其他可引起高黏滞综合征的病症是真性红细胞增多症、异常蛋白血症和偶尔的白血病。

　　高黏滞血症可表现为血小板功能异常引起的出血或高黏血症引起的血栓形成。视力不适、头痛、头晕、精神状态改变和黏膜出血都是高黏血症的症状。患者还可能出现视网膜出血、血浆容量增加引起的充血性心力衰竭、周围神经病变、虚弱和疲劳[25]。眼底镜检查可发现静脉扩张、视网膜静脉阻塞或视乳头水肿（图 61-8）。

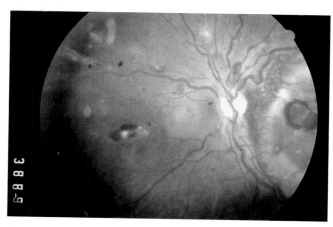

**图 61-8** 眼底镜检查显示 Roth 斑点（以白色为中心的视网膜出血）。Roth 斑点是白血病性视网膜病变的标志。经许可引自 MDACC Bita Esmaeli，MD

　　诊断基于高血清黏度。正常血清黏度范围在 1.4～1.8 Ostwald 单位（相对于水，为 1）。当血清黏度超过 4.0 Ostwald 单位时，患者开始出现症状[26]。高黏滞综合征的治疗包括静脉输液，然后利尿。血浆置换可以迅速减轻症状，随后可以进行化疗[26]。

### 白细胞增多症

　　白细胞增多症通常定义为外周血中的白细胞（WBC）计数高于 100 000/$\mu$L[27]。急性髓细胞性白血病（AML）、慢性髓细胞性白血病，以及不太常见（因为淋巴细胞较小）的急性和慢性淋巴细胞白血病与白细胞淤滞有关。5%～30% 的成年急性白血病患者出现白细胞淤积，需要及时识别并开始治疗以防止呼吸衰竭或颅内出血。急性淋巴细胞白血病患者的 WBC 计数通常必须大于 400 000/$\mu$L 才能出现白细胞淤滞。死亡率最高的是原始细胞计数高的 AML 患者。

　　白细胞增多症的症状是头痛、头晕、眩晕、气短、精神状态改变和咯血。白细胞不易变形，可能会滞留在肾脏、肺、大脑和其他器官的微血管系统中。肺和神经系统在白细胞增多症中受到的影响最为严重。在肺部，白细胞可能会进入肺循环，导致成人呼吸窘迫综合征（ARDS），或者由于白细胞在肺血管系统中停滞而模仿 PE，从而导致通气-灌注不匹配。后一种情况的患者不应给予利尿剂，因为它们会进一步加重淤滞。大多数白血病患者都患有贫血；这种情况可以抵消白细胞升高，因此

高黏血症在这些患者中并不常见。除非绝对必要，否则不要给这些患者输血，这一点很重要，因为这种治疗会加剧白细胞增多症并增加血细胞质量，而不会改变总血容量。患者可能出现精神状态改变，这可能是由脑小血管内皮渗漏或出血引起的，但也应考虑导致精神状态改变的其他原因，包括感染、LMD 和代谢源。有指征时应进行影像学检查，如 CT 或 MRI，以及腰椎穿刺。这可能是由脑小血管内皮渗漏或出血引起的，但也应考虑其他导致精神状态改变的原因，包括感染、LMD 和代谢源。有指征时应进行影像学检查，如 CT 或 MRI，以及腰椎穿刺。这可能是由脑小血管内皮渗漏或出血引起的，但也应考虑其他导致精神状态改变的原因，包括感染、LMD 和代谢源。有指征时应进行影像学检查，如 CT 或 MRI，以及腰椎穿刺。

　　白细胞增多症患者的治疗包括降低 WBC 计数，这可以通过白细胞分离术或化学疗法来实现。白细胞分离术可使 WBC 计数从治疗前水平降低 30%～60%。这些影响可能是短暂的，因此可能有必要重复白细胞分离术。还应密切监测接受白细胞去除术的患者，以预防肿瘤溶解综合征（TLS）。

### 血栓形成

　　静脉血栓栓塞（VTE）受 Virchow 三联征的影响：静脉淤滞、高于正常的凝血能力和内膜损伤。癌症患者发生 VTE 的风险很高，高达 15% 的患者因高凝状态、使用中心静脉导管（血管损伤）和静脉淤滞（Virchow 三联征）而发生 VTE[28]。癌症患者可能由于脱水或较少见的高黏滞综合征（如前所述）而导致血清黏稠度增加。淤血和内膜损伤可由多种事件引起。例如，肿瘤侵犯血管或癌症的间接影响，如脊髓压迫、脑转移、脱水或行走障碍。一些抗癌化疗药物也可诱发静脉血栓栓塞症；其中包括他莫昔芬、顺铂、环磷酰胺、甲氨蝶呤和 5-FU。

　　PE 的症状包括胸痛、气短、心悸和晕厥。心电图检查结果可能包括心前导联 T 波倒置、窦性心动过速、右束支传导阻滞或 QRS 电轴右移。胸部 X 线片可能是正常的，也可能显示受累侧有胸腔积液或膈肌抬高。在相关的深静脉血栓形成（DVT）的情况下，体格检查可以显示呼吸急促、心动过速和腿部水肿或红斑。

　　PE 的诊断可通过螺旋 CT 血管造影（目前最常用的方法）、放射性核素灌注-通气（V/Q）扫描、肺动脉造影或 MRI（图 61-9）。

　　基于患者的危险因素和其他测试结果的临床怀疑可以指导临床医生判断患者的 PE 预测试概率。螺旋 CT 扫描和 MRI 可以检测节段性 PE 但不一定检测亚节段性 PE。这两项测试都很有用，因为它们可以提供有关肺部状况的更多信息，如是否存在肺炎、肿瘤大小，以及对支气管的影响；此附加信息有助于确定患者症状的原因。肺血管造影仍然是检测 PE 的金标准，但它比其他造影方法需要更多的染料，并且肾脏并发症的风险更大。来自动脉血气（ABG）的肺泡动脉梯度（Aa 梯度）可用于证实 PE 的诊断[29]。

　　DVT 的诊断可通过多普勒超声、阻抗体积描记术（IPG）、静脉造影、核静脉造影或 MRI 静脉造影进行 D-二聚体检测

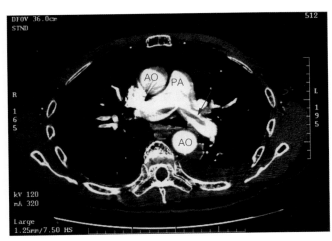

**图 61-9** 鞍状肺栓塞患者的螺旋 CT 血管造影（箭头）。AO，主动脉；PA，主肺动脉。经许可引自 MDACC Joel Dunnington, MD

也可用于 VTE 的评估；与高值相比，正常结果与 VTE 的可能性显著降低有关，但对白血病或淋巴瘤患者没有帮助[30]。D-二聚体对癌症患者 PE 具有较高的阴性预测价值，正常的 D-二聚体可用于排除癌症患者 PE。由于癌症患者的 D-二聚体通常较高，因此升高的 D-二聚体对诊断 VTE 无用。美国医师学会 PE 指南对于检测癌症患者的 PE 具有良好的敏感性，在怀疑有 PE 的癌症患者中使用该指南可以减少不必要的影像学和实验室检查[31]。

VTE 的一线治疗包括普通肝素（UFH）或低分子肝素（LMWH）。LMWH 的优点是因子 Xa 水平通常不需要监测，因为蛋白结合率低。LMWH 的半衰期也比 UFH 长，因此给药频率较低（每天一次或两次）。LMWH 依诺肝素、亭扎肝素和达肝素各不相同，不能互换使用。肥胖和肾功能不全患者可能需要监测，因为 LMWH 由肾脏清除。当需要监测时，应在注射后 4 h 测量因子 Xa 水平，每日两次给药的目标水平范围为 0.6～1.0 IU/mL。对于每日给药，因子 Xa 水平应在 1.9～2.0 IU/mL。对于将过渡到华法林治疗的患者，应与 LMWH 至少重叠 5 天。尽管 VTE 通常可以在门诊治疗，但不适合门诊治疗的患者有活动性出血、主要合并症、肝素诱导的血小板减少症病史、高血压急症、大手术或创伤，最近 2 周内，最近的 GI 出血、脑卒中或短暂性脑缺血发作、严重肾功能不全或血小板计数低于 50 000/μL。表 61-2 显示了给药时间表。在过去 2 周内有肝素诱导的血小板减少症、高血压急症、大手术或外伤、近期胃肠道出血、脑卒中或短暂性脑缺血发作、严重肾功能不全或血小板计数低于 50 000/μL 的病史。表 61-2 显示了给药时间表。在过去 2 周内有肝素诱导的血小板减少症、高血压急症、大手术或外伤、近期胃肠道出血、脑卒中或短暂性脑缺血发作、严重肾功能不全或血小板计数低于 50 000/μL 的病史。表 61-2 显示了给药时间表。

大多数患者的治疗时间至少为 3～6 个月。已拔除中心静脉导管的患者可通过多普勒超声或核静脉血流检查等技术进行重复检测，以确定血栓是否已消退，从而可考虑停止抗凝治疗。对于远端有小血块，表现为中央静脉功

能障碍，在无禁忌证的情况下可谨慎给予组织型纤溶酶原激活剂。

下腔静脉（IVC）滤器可用于不能耐受抗凝治疗或最佳抗凝治疗反应差或失败的患者。IVC 过滤器不会减少 DVT 引起的外周水肿，事实上，它可以作为进一步凝块形成的病灶。尽管 IVC 过滤器可以预防危及生命的 PE，但长期并发症对癌症幸存者和晚期癌症患者可能获益甚微。大面积肺栓塞患者可能需要溶栓或取栓。溶栓治疗的相对和绝对禁忌证概要见表 61-3，溶栓剂量见表 61-4。

**表 61-2** 静脉血栓栓塞的肝素给药方案

| 低分子肝素 | |
|---|---|
| 依诺肝素 | 每 12 h 1 mg/kg，SC；或每 24 h 1.5 mg/kg，SC |
| 达肝素 | 每 24 h 200 IU/kg，SC；或每 12 h 100 IU/kg，SC；最大剂量 18 000 IU |
| 亭扎肝素 | 175 抗因子 Xa 活性 IU/kg，SC，每 24 h |
| 普通肝素 | 80～IU/kg，静脉推注，维持静脉剂量为 18 IU/(kg·d)（调整以将 PTT 保持在正常范围的 1.5～2.5 倍） |

注：PTT，部分凝血活酶时间；SC，皮下注射。

**表 61-3** 溶栓的绝对和相对禁忌证

| 溶栓的绝对禁忌证 |
|---|
| 前 2 个月内进行过重大颅内手术或外伤 |
| 之前 3～6 个月的脑血管出血 |
| 活动性颅内肿瘤 |
| 前 6 个月内严重内出血 |
| 严重出血素质，包括与严重肝脏或肾脏疾病相关的那些 |

| 溶栓的相对禁忌证 |
|---|
| 长时间心肺复苏 |
| 妊娠或产后 10 天内 |
| 前 2 个月内非出血性脑卒中 |
| 过去 10 天内的重大外伤或手术（不包括中枢神经系统的外伤） |
| 血小板减少症（血小板计数＜100 000/mm³） |
| 出血性视网膜病变 |
| 对溶栓剂过敏 |
| 前 10 天内对不可压缩血管进行过小手术 |
| 前 10 天内的组织活检 |
| 前 3 个月内消化性溃疡 |
| 感染性心内膜炎或心包炎 |
| 未控制的高血压（收缩压＞200 mmHg 或舒张压＞110 mmHg） |
| 主动脉瘤 |

注：经许可引自 Yeung SJ, Escalante CP；BC Decker；2002.

表 61-4　溶栓剂用量

| 链激酶 | 250 000 U IV 负荷超过 30 min；然后 100 000 U/h 24 h 用于肺部栓塞或 DVT 72 h |
|---|---|
| 尿激酶 | 4 400 IU/kg IV 负荷超过 10 min；然后 4 400 U/(kg·h) 持续 12 h |
| 阿替普酶 | 100 mg 静脉滴注超过 2 h；在阿替普酶输注结束时开始使用肝素 |

注：DVT，深静脉血栓形成；IV，静脉注射。

如果癌症仍处于活动状态，则癌症和 VTE 患者应无限期治疗，如果癌症不再活动，则应在 VTE 消退后至少治疗 3～6 个月[32]。名接受华法林治疗但经历华法林失败的患者如凝块形成的复发或进展所证明，可以换用 LMWH[32]。在大型随机临床试验中，直接口服抗凝药（DOAC）可降低静脉和动脉血栓栓塞的风险，并为癌症患者提供口服抗凝药物替代方案。阿哌沙班、依度沙班和利伐沙班对癌症患者有效，但 DOAC 会增加出血风险，尤其是胃肠道或泌尿道癌症患者。对于在急诊科使用 DOAC 开始抗凝，利伐沙班（15 mg 口服，每天两次，持续 21 天；然后每天 20 mg）或阿哌沙班（10 mg，每天两次口服，持续 7 天；然后 5 mg，每天两次）是两种选择。抗凝剂时选择癌症患者应考虑个体化的出血和血栓形成风险、药物相互作用和患者偏好[33]。

机械性血栓抽吸可能是治疗大块和次大块 PE 且有溶栓禁忌证患者的有效方法[34]。对于血流动力学不稳定且有溶栓治疗禁忌证或既往溶栓治疗失败的大面积 PE 患者，应采用外科取栓术。基于导管的取栓方法和外科取栓术都可以改善血流动力学，临床结果可能具有可比性。治疗的选择需要考虑当地的专业知识和经验、围手术期支持的潜在需求，以及患者的手术风险[35]。

### ■ 出血

癌症患者的出血最常见的原因是化疗、骨髓浸润、弥散性血管内凝血（DIC）、广泛放疗、脾隔离、外周破坏或感染引起的血小板减少症。血小板减少症通常表现为皮肤黏膜出血，如牙龈渗出、鼻出血等。

妇科或胃肠道出血。在 MDACC，如果没有活动性出血的患者血小板计数降至 10 000/μL 或以下，或活动性出血低于 50 000/μL，则所有患者通常都会接受血小板输注。美国临床肿瘤学会（ASCO）建议对接受白血病治疗的患者和接受骨髓移植的患者进行预防性血小板输注，前提是血小板计数低于 10 000/μL。如果计划进行侵入性手术并且患者的血小板计数低于 50 000/μL，患者也将接受血小板输注。对于发热、白细胞增多症、血小板计数快速下降、凝血异常或活动性出血的患者，输血阈值可能更高。ASCO 建议对未接受积极治疗的慢性稳定性血小板减少症患者（如再生障碍性贫血患者和骨髓增生异常综合征患者）进行监测，并仅在活动性出血时给予血小板，即使他们的血小板计数低于 10 000/μL。对于实体瘤患者，如果血小板计数低于 10 000/μL，应给予预防性血小板输注，除非肿瘤已坏死或位于膀胱内并正在接受

治疗；在这些情况下，输血的阈值应为 20 000/μL。根据 ASCO 的指南，50 000/μL 的血小板计数应该足以进行侵入性操作，例如手术。腰椎穿刺血小板计数应在 20 000/μL 以上。AML 患者通常会接受多次输血，并可能产生针对人类白细胞抗原（HLA）的同种免疫。25%～35% 的 AML 患者会变得同种免疫并且对非组织相容性血小板输注难以治疗，主要是因为他们接触了白细胞。随机供体血小板来自全血捐献的混合血小板浓缩物，而单一供体血小板是通过血小板提取术从一名供体获得的。使用单一供体血小板、去除白细胞的血小板、白细胞过滤器和紫外线照射的血小板可以降低同种免疫的可能性。ASCO 建议血小板难治性患者不要接受血小板输注，除非他们正在出血或有 HLA 相容的血小板[36]。

DIC 可引起出血和血栓形成。如果患者的 PT、部分凝血活酶时间（PTT）升高或伴有出血或血栓形成的血小板减少症无法解释，则应怀疑 DIC。尽管 DIC 患者最常注意到出血，但小血管（偶尔大血管）的血栓形成会导致最严重的并发症。协作实验室发现是高 D-二聚体和纤维蛋白分裂产物水平，低水平的纤维蛋白原和抗凝血酶-抗凝血酶Ⅲ，或存在裂细胞。重要的是要记住，DIC 是一种基于整个临床情况，这些实验室测试的结果可能没有异常。在亚临床 DIC 的情况下，患者也可能有轻度异常的测试结果；应密切监测这些患者是否转为显性 DIC。

同时患有 DIC 和出血的患者可能会出现多处渗出，如动脉或静脉穿刺或黏膜渗出、胃肠道渗出或鼻出血。血栓并发症可以在皮肤上以出血性大疱、肢端发绀，甚至坏疽的形式出现。微血管血栓形成最常影响肺、脑和肾脏。患者可能会出现呼吸急促、胸膜炎性胸痛和 ARDS。肾脏可能会被微栓子堵塞，在这种情况下，患者通常会出现少尿、无尿、血尿或蛋白尿。大脑的小血管也可以接受微栓子，导致脑卒中、癫痫发作、精神状态改变或昏迷。随着患者病情恶化，可出现低血压、酸中毒和缺氧。

DIC 的治疗应侧重于逆转根本原因或诱因，如治疗潜在感染[37]。酸中毒、高儿茶酚胺释放、血管收缩和皮质类固醇的使用可加剧与 DIC 相关的血栓形成。血栓形成的其他治疗措施可包括通过连续输注以每小时 15 U/kg 的速度施用肝素。当患者出血时，可以输注血液成分（包括血小板）以纠正凝血异常。血小板输注用于维持至少 50 000/μL 的血小板计数。冷沉淀只能用于严重的低纤维蛋白原血症（<50 mg/dL；如果患者正在出血，则 <100 mg/dL）。冷沉淀可按 0.2 袋/kg 给药，输注后 20～60 min 应检测纤维蛋白原水平，此后每 6 h 检测一次，直至出血停止。可以输入 10～15 mg/kg 的新鲜冰冻血浆以纠正 PT 异常。其他可能需要的其他产品是凝血酶原复合物、抗凝血酶浓缩物或洗涤过的红细胞。对于持续出血的患者，可以给予纤溶抑制剂，如 ε-氨基己酸（EACA）和氨甲环酸。EACA 应始终与肝素一起使用以防止血栓形成；由于 EACA 可引起低血压、室性心律失常和低钾血症，故应慎用。氨甲环酸是一种较新的纤溶抑制剂，副作用较小，已成功用于 APL 相关的 DIC。

# 泌尿生殖系统紧急情况

## ■ 出血性膀胱炎

出血性膀胱炎是膀胱发炎或出血；它可能由放疗、病毒感染或化疗引起。放疗诱发的膀胱出血最早可在放疗结束后 3 个月或最晚 5 年出现。与出血性膀胱炎相关的化学治疗剂是环磷酰胺和异环磷酰胺（因为在使用这些化合物时会分泌肝脏代谢产物，即丙烯醛和氯乙醛）。环磷酰胺和异环磷酰胺代谢物对膀胱有毒性的机制尚不清楚，但它们被认为是血尿的原因[38]。美司钠是一种硫醇化合物，可结合丙烯醛、氯乙醛及环磷酰胺和异环磷酰胺的其他代谢物；如果在患者接受化疗药物之前给药，可以降低膀胱毒性的发生率。强制利尿和充分水化（过度水化）补充美司钠给药[39]。

除了放疗和化疗引起的出血性膀胱炎外，BK 病毒（一种多瘤病毒）在接受骨髓移植的免疫功能低下的患者中可能会被激活并引起血尿[40]。

出血性膀胱炎的治疗包括温和的膀胱冲洗以去除任何凝块并为膀胱减压。应纠正任何凝血病，如血小板减少症，以及 DIC 的表现，如纤维蛋白原水平低或 PT 或 PTT 升高。对于持续出血的患者，可滴注前列腺素 $E_2$ 或 $F_2$、1％明矾或福尔马林。福尔马林滴注是痛苦的，需要全身麻醉或脊髓麻醉。为了纠正持续出血，一些患者需要手术、下腹动脉栓塞术或开放式手术干预。

## ■ 尿路梗阻

梗阻性尿路病可继发于流出道梗阻或输尿管或肾脏受压；也可能是肿瘤侵袭引起的，放疗引起的变化，或肿瘤的间接影响，如腹水、淋巴结肿大或纤维化。无法排尿的患者应放置 Foley 导尿管。在患有良性前列腺肥大（BPH）和膀胱出口梗阻的患者中，通常可以更容易地插入 Coude 导管。不应强行插入导管，如果无法进入膀胱，则可能需要使用耻骨上导管。在没有严重脱水的情况下没有残余尿通常表明泌尿系统近端梗阻或急性无尿性肾衰竭。有残余尿的患者可能由于机械原因而无法排尿，如 BPH、尿道狭窄、肿瘤撞击或结石阻塞[39]。在每种情况下，都应治疗潜在的疾病。BPH 患者可以尝试使用阻断剂，如特拉唑嗪、哌唑嗪、多沙唑嗪或非那雄胺（一种 II 型 5α-还原酶抑制剂）。对于药物治疗无反应的患者，可考虑经尿道前列腺切除术。

实验室值也可用于区分肾前性、肾后性和肾衰竭。肾衰竭患者通常具有高于 20∶1 的 BUN 与肌酐比例，但上消化道出血、使用皮质类固醇和高蛋白摄入也会增加 BUN 与肌酐比例。急性尿路梗阻可表现为腰痛，而慢性梗阻通常是无痛的，患者表现为无尿或尿量减少。最有可能引起输尿管阻塞的肿瘤是宫颈癌、前列腺癌、膀胱癌、卵巢癌、乳腺癌和胃肠道癌，以及淋巴瘤[39]。尿液感染和梗阻的患者也可能出现尿脓毒症的症状，包括发热、意识模糊和白细胞计数升高。

腹部 CT 扫描有助于评估输尿管梗阻的原因，它可以阐明梗阻的性质。可以使用的其他测试包括 MRI、肾脏超声、静脉尿路造影、逆行肾盂造影和放射性核素肾造影。腹部螺旋 CT 扫描具有避免使用静脉造影剂的额外好处。输尿管支架或带或不带内部支架的经皮肾造瘘管可治疗尿路梗阻；支架或管通常在介入放射学的指导下放置。许多有支架的患者会发生感染，这通常需要住院治疗、静脉注射抗生素和更换支架。其他可能的并发症是支架堵塞和支架移位。现在最常用的"双 J"支架，固定在膀胱和肾盂中，因此支架移位不像以前那么常见。与过去相比，现在开放式外科手术的执行频率要低得多，而且通常只用于腔内泌尿外科手术失败的患者。

# 呼吸急症

## ■ 气道阻塞

气道阻塞可由腔内肿瘤生长或腔外肿瘤压迫气道引起。刚性或柔性支气管镜检查可用于诊断和治疗气道阻塞。严重呼吸窘迫和气道阻塞的患者在治疗阻塞之前应在阻塞远端进行气管插管。气道稳定后，可以治疗阻塞。可用于快速缓解气道阻塞的方法包括激光治疗、氩等离子体凝固（APC）、电烙术、支气管内球囊扩张和支架放置。APC 可以通过柔性或刚性支气管镜以相对较低的成本实现，并通过增加其温度来降解阻塞组织。电烙术也相对便宜，可以立即缓解阻塞，但副作用可能包括着火、出血和电击。硬质支气管镜可通过放置金属或硅胶支架治疗管腔外肿瘤；该技术最适用于气管或主支气管疾病。金属支架可以促进肉芽肿组织的生长，而硅胶支架更容易发生黏液堵塞和迁移。激光治疗也可用于支气管内病变，可能有出血、气胸和纵隔气肿的副作用。激光治疗比其他技术更昂贵，并且需要熟练的技术人员。可用于气道阻塞的其他方法包括冷冻疗法、近距离放疗法和光动力疗法，但在许多情况下，这些方法不能提供快速缓解（表 61-5）。

**表 61-5** 支气管镜治疗肿瘤梗阻性呼吸困难的方法

| 肿瘤类型 | 肿瘤位置：腔内(I)或腔外(E) | 呼吸困难症状的缓解率：立即(I)或延迟(D) | 并发症或缺点 | 优点或用途 |
|---|---|---|---|---|
| 氩等离子凝固 | I | I | | 低成本 |
| | | | | 便于使用 |
| | | | | 快速凝血 |
| 近距离放射治疗 | I | D | 瘘管 | 最适用于小的上皮性肿瘤 |

续　表

| 肿瘤类型 | 肿瘤位置：腔内(I)或腔外(E) | 呼吸困难症状的缓解率：立即(I)或延迟(D) | 并发症或缺点 | 优点或用途 |
|---|---|---|---|---|
| 冷冻疗法 | I | D | 咯血 | 更便宜 |
| 电烙术 | I | I | 灼烧 | 更便宜 |
| 激光 | I | I | 出血<br>休克<br>流血<br>气胸<br>纵隔积气 | 需要进行专业培训，设备昂贵 |
| 光动力疗法 | I | I | 光毒性<br>咯血<br>碎片引起的支气管阻塞 | |
| 支架放置 | I 或 E | I | 支架移位 | 用于气管或主要支气管疾病 |

### ■ 咯血

大咯血被定义为以大于 100 mL/d 的速度进入气道，尽管危及气道的任何数量的血液都可以被认为是大量的。5%～14%的咯血病例为大咯血[41]。多达约 1/5 的肺癌患者在某个时候会出现咯血，约 3% 会出现大咯血[42]。除了肺部结构异常外，化疗或其他药物、败血症、真菌感染和血小板减少症也可能导致出血。死于这种类型的出血通常是由于窒息而不是贫血或失血。

处理大咯血最重要的方面是保护气道。如果右肺受累，可通过支气管镜选择性地对左肺进行气管插管。使用硬性支气管镜可以去除肿瘤或凝块，而使用软性支气管镜可以进入更远端的气道。如果左肺受到影响，则不应选择性地对右肺进行插管，因为可能会导致右肺上叶不慎塌陷。单腔气管插管比双腔插管更容易放置，并允许更大的区域用于血液和凝块的排出。患者应躺在出血肺的一侧，以促进未受影响的肺通气。应纠正任何凝血功能障碍，并用可待因或其他药物抑制咳嗽。如果肿瘤引起出血并且可以定位，则患者可以进行支气管动脉栓塞或肿瘤切除术。如果肿瘤无法切除，可以使用外照射放射治疗。如果只能确定出血部位，可以注射 1∶10 000 肾上腺素溶液。其他止血方法包括激光治疗、电灼术、APC、光凝术、球囊填塞和冰盐水灌洗。

### ■ 中毒性肺损伤

ARDS 是一种严重的疾病，可能是感染或化疗的并发症。ATRA 是一种用于 APL 的化学疗法，已发现在治疗后 2～47 天开始的 26% 患者中会引起 ARDS。阿糖胞苷（ara-C）可引起弥漫性肺损伤、毛细血管渗漏和肺水肿，通常在治疗 6 天后发生。这些影响可以用利尿剂和皮质类固醇治疗。博来霉素可引起肺纤维化并增加对术中供氧的敏感性。其他可引起肺

水肿的化疗药物有丝裂霉素 C、吉西他滨、环孢素、干扰素、肿瘤坏死因子（TNF）和 IL-2。

间质性肺病可由博来霉素、卡莫司汀、洛莫司汀、白消安、环磷酰胺、甲氨蝶呤、多柔比星和放线菌素 D。博来霉素的毒性通常与剂量有关，最常发生在累积剂量大于 450 U 时。它可以用皮质类固醇治疗。白消安的毒性作用可在治疗 3 周后出现，但有时会在治疗后 3 年才出现。白消安毒性与高死亡率相关，但皮质类固醇可用于一些反应。环磷酰胺并发症的表现取决于它们是早期还是晚期。早发的影响是肺炎，可以用皮质类固醇治疗。迟发性症状包括对类固醇无反应的进行性纤维化。甲氨蝶呤还可产生肺纤维化，这种情况可在治疗后数天至数年出现[43]。针对表皮生长因子受体（EGFR）的酪氨酸激酶抑制剂可引起肺炎，可能是通过干扰参与肺部修复机制的非肿瘤细胞中 EGFR 的功能而引起的[44]。免疫检查点抑制剂（ICPi）可能诱发免疫介导的肺炎，这将在后面进一步讨论。

接受多柔比星和放线菌素 D 治疗的患者可能会出现肺纤维化，其特征是放疗后出现"回忆"效应，即使在未暴露于辐射的肺部区域也是如此。辐射可引起肺炎或纤维化，其发生与辐射的传递速度密切相关。肺炎是一种急性期反应，发生在照射后 2～6 个月，可能对皮质类固醇有反应。放射毒性的晚期反应、肺纤维化，对皮质类固醇没有反应。

## 化疗引起的外渗

化疗引起的外渗损伤可产生多种症状，从皮肤刺激到皮肤溃疡、组织坏死、神经损伤和（很少）失去肢体。发疱化疗药物，包括烷化剂（氮芥、顺铂、丝裂霉素 C）、DNA 嵌入剂（多柔比星、柔红霉素）和植物生物碱（长春花碱、长春新碱、长春瑞

滨),可引起最严重的反应。刺激性化疗药物外渗通常并不严重,只会在外渗部位引起疼痛、红斑和炎症[45]。

目标是防止化疗药物外渗。应告知患者如果输液部位出现任何不适、肿胀或红斑,请告知工作人员。护理人员应在输注化疗药物前通过静脉输液仔细评估静脉输注部位,并应监测经常检查患者是否有任何外渗迹象。静脉输液管应小心放置;应避免血液供应不足或覆盖关节的区域。如果确实发生外渗,应立即停止输注,同时将导管留在原处,工作人员应尝试撤回任何剩余的化疗药物。然后应在受累部位进行冷敷,除非药剂是植物生物碱,在这种情况下应进行温敷。局部使用二甲基亚砜(DMSO)99%或50%的溶液可以缓解外渗,每天两次或每6 h一次,持续7~14天。DMSO通常用于治疗由丝裂霉素C和蒽环类药物引起的外渗。用于植物生物碱(长春花碱、长春新碱、长春瑞滨)、紫杉烷类和附生植物毒素(依托泊苷、替尼泊苷),150 U透明质酸酶在1~3 mL盐水中的溶液,可以约0.2 mL等分试样皮下注射到外渗部位及其周

围。可将0.17 mol/L的硫代硫酸钠溶液注射到氮芥诱导的外渗部位。硫代硫酸钠被认为通过创建一个富含碱性的部位起作用,发泡剂而不是皮肤结合到该部位。副产物随后随尿液排出。有证据表明,硫代硫酸钠也可用于卡莫司汀、顺铂、卡铂、环磷酰胺、达卡巴嗪和奥沙利铂引起的外渗。表61-6列出了选定的化疗药物及其解毒剂。右亚丙胺是蒽环类药物外渗的解毒剂。右亚丙胺还用于降低蒽环类药物诱发的心肌病风险。在渗漏发生后5 h内,通过静脉注射方式在非渗漏肢体给予右亚丙胺1 000 mg/m²,然后连续再给药2天。如果局部措施未能控制患者所有蒽环类药物诱导外渗的症状,应咨询整形外科医生。外科手术包括清创术、坏死组织切除术,严重情况下,还包括皮肤移植。在多柔比星引起外渗的患者中,药物在组织中停留了很长一段时间,可能随着时间的推移由死亡或正在死亡的细胞释放并扩散。曾经有过外渗反应的患者,在后来接受相同的化疗时也可能经历"回忆反应",导致溃疡或烧伤在以前受影响的区域再次出现。

**表 61-6　化疗药物外渗及其解毒剂**

| 化疗剂 | 刺激物(I)或发疱剂(V) | 硫代硫酸钠 | DMSO | 透明质酸酶 | 右亚丙胺 | 冰冷 | 热 |
|---|---|---|---|---|---|---|---|
| 卡铂 | I | + | | | | + | |
| 卡莫司汀 | I或V | + | | + | | | 干燥 |
| 顺铂 | I或V | + | | | | + | |
| 环磷酰胺 | I | + | | | | + | |
| 达卡巴嗪 | I或V | + | | | | | |
| 更生霉素 | I或V | | | | | + | |
| 柔红霉素 | I或V | | + | | + | + | |
| 多西紫杉醇 | I | | | | | + | 浸泡 |
| 多柔比星 | I或V | | + | | + | + | |
| 表柔比星 | I或V | | + | | + | + | |
| 依托泊苷 | I或V | | | + | | | + |
| 伊达比星 | I或V | | + | | + | + | |
| 异环磷酰胺 | I | | | | | | |
| 氯乙胺 | I或V | + | | | | | |
| 丝裂霉素 C | V | | + | | | + | |
| 奥沙利铂 | I或V | + | | | | | |
| 紫杉醇 | I或V | | | + | | | |
| 普利卡霉素 | I或V | | | | | | |
| 链脲佐菌素 | I或V | | | | | | |
| 替尼泊苷 | I或V | | | + | | | + |
| 拓扑替康 | | | | | | | |
| 长春碱 | I或V | | | + | | | + |
| 长春新碱 | I或V | | | + | | | + |

续 表

| 化疗剂 | 刺激物（I）或发疱剂（V） | 硫代硫酸钠 | DMSO | 透明质酸酶 | 右亚丙胺 | 冰冷 | 热 |
|---|---|---|---|---|---|---|---|
| 长春地辛 | I 或 V | | | + | | | + |
| 长春瑞滨 | I 或 V | | | + | | | + |

注：DMSO，二甲基亚砜。

# 代谢急症

## ■ 抗利尿激素分泌异常综合征

低钠血症是最常见的电解质异常，约占住院患者的 2% 患者。抗利尿激素分泌不当综合征（SIADH）是一种副肿瘤综合征，尽管血清渗透压较低，但抗利尿激素（ADH）从垂体后叶分泌不当。通常，ADH 是针对高钠血症、低血压或低氧血症而分泌的，以增加集合管的通透性，从而使水能够被重吸收，从而使血压和钠水平恢复到正常值。在癌症患者中，心房分泌一种类似于 ADH 的蛋白质，即心钠素（ANF），可增加肾脏对钠的排泄。脑垂体对来自 ANF 的反馈没有反应。因此，SIADH 的特征是尽管血容量正常，但 ADH 分泌不当，伴有低钠血症，血清渗透压低于 260 mOsm/L、尿中钠分泌不当（大于 20 mmol/L）和尿渗透压高于 100 mOsm/kg[47,48]。

SIADH 可由多种癌症引起，包括小细胞肺癌、胰腺癌和原发性脑癌。SIADH 的其他原因是肺部感染、术后影响、中枢神经系统疾病（脑膜炎、脑卒中、出血）和化疗药物（长春新碱、顺铂和环磷酰胺）。

SIADH 的症状取决于钠水平和钠水平下降的速度。患者可出现意识模糊、癫痫发作、头痛或体重增加但无水肿。在评估低钠血症时，应考虑患者的容量状态，并测定血浆渗透压、尿液渗透压，以及尿钠和尿氯水平。低钠血症应与假性低钠血症区分开来，假性低钠血症的血浆渗透压正常（高脂血症、高蛋白血症）甚至偏高（高甘油三酯血症、高血糖和使用甘露醇）。

大多数低钠血症患者的血清渗透压较低，可按类型分为：原发性钠丢失、原发性钠增加和原发性水增加。钠增加的患者会出现容量超负荷，这发生在充血性心力衰竭、肝病和肾病综合征中。原发性失钠患者表现为脱水；钠缺乏可由 GI 损失（恶心、呕吐、腹泻、肠梗阻）、肾脏损失（噻嗪类利尿剂）和皮肤损失（严重烧伤）引起。SIADH 患者也可能有原发性水分增加，尽管原发性水分增加的其他来源（原发性烦渴、溶质摄入减少、啤酒嗜酒症、慢性肾功能不全、肾上腺或甲状腺功能不全，或因疼痛、恶心、呕吐而引起的 ADH 分泌增加、或药物）应予以区分。根据实验室测试结果，一些患者似乎患有 SIADH，但实际上有一个重置的渗透调节器。这种调整可以发生在四肢瘫痪的患者身上，肺结核、精神病、慢性疾病、体积收缩、脑炎、营养不良或恶性肿瘤，以及老年或孕妇。低血钠血症的其他罕见原因是垂体柄不完整和对 ADH 分泌的敏感性增加。

SIADH 的治疗包括将所有来源的水限制在 500～1 000 mL/d，并治疗潜在的疾病。如果这种组合无效，可以每天分次使用去甲金霉素（600～1 200 mg/d）2～4 次。出现昏迷或抽搐症状者，可缓慢输注 3％ 盐水；必须注意不要使血清钠增加超过 0.5～1 mmol/h。血清钠水平校正过快可导致脑桥中央髓鞘溶解。血管加压素受体拮抗剂在控制低钠血症方面非常有效。如果需要对低钠血症进行急性治疗或胃肠外给药更频繁适当时，可以静脉内给予考尼伐坦（一种 $V_1/V_2R$ 拮抗剂）。口服选择性 $V_2R$ 拮抗剂如托伐普坦和利西伐普坦可用于长期控制低钠血症。此外，尿素和襻利尿剂都有助于增加游离水的排泄[48]。

## ■ 肿瘤溶解综合征

TLS 是肿瘤过度分解的结果，会导致低钙血症、高磷血症、高钾血症、尿酸升高，偶尔还会导致急性肾衰竭。TLS 的危险因素包括高肿瘤负荷、慢性肾功能不全和某些肿瘤类型（伯基特淋巴瘤、淋巴母细胞淋巴瘤、弥漫大细胞淋巴瘤、未分化淋巴瘤和白血病）。TLS 通常出现在化疗期间，但也可能发生在放疗、对敏感肿瘤进行皮质类固醇治疗或使用激素后。

TLS 患者可出现恶心和呕吐、腹泻、便秘、尿量少、体重增加、急性肾衰竭、虚弱、痉挛、癫痫发作、手足抽搐或心律失常。

预防对于预防 TLS 非常重要，包括静脉补液和口服别嘌醇（100～600 mg/d）。用碳酸氢钠碱化尿液以维持尿液 pH 大于 7.5 可减少肾脏中的尿酸结晶，但通常没有必要。由于现在化疗前普遍使用别嘌醇，高磷血症而不是高尿酸血症现在是 TLS 急性肾衰竭的主要原因。为预防 TLS，患有白血病和高 WBC 计数的患者应在给予化疗药物之前接受白细胞分离术或羟基脲治疗。如果保守措施无效，一些难治性电解质异常患者可能需要透析。别嘌醇的一种更新且有效的替代品是拉布立酶。拉布立酶是尿酸氧化酶的高度可溶性Ⅳ重组形式，也可用于预防或治疗高尿酸血症，并且不需要同时碱化尿液。拉布立酶通过减少现有的尿酸池和阻止尿酸的进一步产生，有效降低尿酸、黄嘌呤和次黄嘌呤的水平。拉布立酶禁用于葡萄糖-6-磷酸脱氢酶缺乏症、高铁血红蛋白血症和妊娠的患者，并且具有已知的溶血性贫血副作用。2008 年 TLS 国际专家小组根据 TLS 风险水平和尿酸水平提供了拉布立酶剂量指南。拉布立酶通过减少现有的尿酸池和阻止尿酸的进一步产生，有效降低尿酸、黄嘌呤和次黄嘌呤的水平。拉布立酶禁用于葡萄糖-6-磷酸脱氢酶缺乏症、高铁血红蛋白血症和妊娠的患者，并且具有已知的溶血性贫血副作用。2008 年 TLS 国际专家小组根据 TLS 风险水平和尿酸水平提供了拉布立酶剂量指南。拉布立酶通过减少现有的尿酸池和阻止尿酸的进一步产生,有效降低尿酸、黄嘌呤和次黄嘌呤的水平。拉布立酶禁用于葡萄糖-6-磷酸脱氢酶缺乏症、高铁血红蛋白血症和妊娠的患者,并且具有已知的溶血性贫血副作用。2008 年 TLS 国际专家小组根据 TLS 风险水平和尿酸水平提供了拉布立酶剂量指南[49]。

### ■ 高钙血症

10%～20%的晚期癌症患者存在高钙血症。最常见的癌症包括肺鳞状细胞癌、乳腺癌、多发性骨髓瘤和淋巴瘤。高钙血症的两个主要机制包括甲状旁腺相关肽的分泌和 1,25-维生素 D 的异常产生(发生在霍奇金病和非霍奇金淋巴瘤中)。

高钙血症的症状是精神状态改变、多尿、烦渴、恶心、呕吐、厌食、便秘和癫痫发作。测量的血清钙水平应根据白蛋白水平进行调整,以便准确估计。低白蛋白水平应从 4 中减去,差值应乘以 0.8。应将该产品添加到血清钙水平以达到估计的钙水平;或者,可以测量离子钙,评估血清中的活性钙,更准确。

高钙血症的治疗选择取决于患者的钙水平和症状。钙是一种强效利尿剂,对轻度高钙血症可以通过静脉输液治疗。钙水平高于 14 mg/dL 的患者应采取额外措施进行治疗。有高钙血症症状且钙水平在 12～14 mg/dL 的患者也应接受额外治疗以降低钙水平。

双膦酸盐是治疗高钙血症的首选药物。唑来膦酸 4 mg 静脉输注 15 min 比帕米膦酸 60～90 mg 静脉输注 2～24 h 方便。双膦酸盐不会立即起效,但会在 12～48 h 后起效。双膦酸盐不仅可用于降低血清钙水平,还有助于减轻骨痛和治疗骨转移癌症患者的骨骼并发症。denosumab 是一种针对 NF-κB 配体(RANKL)受体激活剂的单克隆抗体,可有效治疗恶性肿瘤的高钙血症,即使是双膦酸盐难治性病例[50]。降钙素 4 U/kg 皮下注射也可用于治疗高钙血症;它的起效时间为 2～4 h,但其作用是短暂的,因为 3 天后会出现快速耐受。患者可能会出现恶心、腹部绞痛或对降钙素的超敏反应,而且这种药物非常昂贵。

皮质类固醇对某些高钙血症患者可能有帮助,如淋巴瘤和骨髓瘤患者。可以使用呋塞米,但必须在患者充分补水后使用。在急性肾衰竭、严重危及生命或难治性高钙血症中,血液透析可以有效地将钙降低至安全水平[51]。

## 胃肠道急症

### ■ 消化道出血

癌症患者可能因直接肿瘤侵袭、化疗药物或皮质类固醇的作用、血小板减少症、凝血病、放射治疗的副作用或顽固性恶心和呕吐引起的贲门黏膜撕裂而出现胃肠道出血。胃肠道出血的其他可能原因是胃炎、消化性溃疡病、十二指肠溃疡、动静脉畸形和憩室病。接受过骨髓移植的患者可能会出现胃肠道出血,这是移植物抗宿主病的一种表现,通常表现为小肠溃疡。ICPi 治疗引起的免疫介导性结肠炎也可能导致便血。

小肿瘤患者很少有明显出血,大肿瘤患者容易渗出出血。内镜干预可包括电凝、肾上腺素注射和氩等离子体激光治疗。对于持续出血的患者,动脉造影和栓塞术偶尔会成功。如果所有其他干预措施均无效,则可以考虑手术。出血患者应纠正任何凝血功能障碍,包括血小板计数不足,血小板计数应大于 60 000/μL。生长抑素或加压素可用于控制食管静脉曲张出血。患者应静脉内接受 $H_2$ 受体阻滞剂或质子泵抑制剂。应使用静脉止吐药控制恶心,患者不应口服任何东西。患者还应接受维持性静脉输液。如果有低血压,应使用静脉注射晶体液、输血,或两者结合进行容量复苏。

### ■ 盲肠炎

中性粒细胞减少性发热患者的肠炎、水肿和肠壁增厚累及近端大肠的综合征是肠炎。它通常会影响盲肠,但也会影响升结肠,偶尔也会影响横结肠。鼓膜炎可与任何癌症一起发生,但最常见于白血病患者。在盲肠炎病例中最常分离出的生物体是梭状芽孢杆菌属和革兰阴性杆菌。

盲肠炎患者表现为发热、右下腹痛,有时腹泻,可能带血。患有盲肠炎的患者是中性粒细胞减少症,腹部 X 线平片常无定论。肠炎的诊断基于临床怀疑和 CT 或 MRI 检查结果,这些检查结果显示肠道炎症、水肿、肠壁增厚,并且可能在肠壁形成气体(例如,肠积气),或者在严重的情况下,腹腔内有游离气体(图 61-10)。

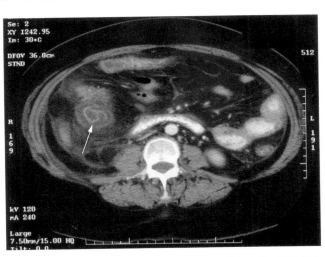

**图 61-10** 一名 45 岁的盲肠炎患者的盲肠和升结肠炎症。箭头指向盲肠的炎症和水肿。经许可引自 MDACC Stephanie Mundy,MD

通过肠道休息和静脉注射广谱抗生素(包括厌氧菌覆盖)来治疗盲肠炎。患者很少需要手术,除非他们出现顽固性出血或肠穿孔或对保守措施无反应。

## 免疫疗法毒性

将 ICPi 添加到抗肿瘤药物库中标志着癌症治疗的突破。这些药物包括靶向 T 细胞上 PD-1 与肿瘤细胞上 PD-L1 或肿瘤微环境中免疫细胞之间相互作用的单克隆抗体(如纳武利尤单抗、帕博利珠单抗、阿替利珠单抗、度伐利尤单抗和阿维鲁单抗),或 T 细胞上的 CTLA-4 与抗原呈递细胞上的 B7

（如伊匹木单抗）之间的相互作用[52]。

然而，这些药物会释放免疫系统，并可能导致免疫相关不良事件（irAE），实际上可以攻击任何器官系统。因此，根据受累器官和受累程度不同，患者可能会出现多种症状。毒性通常分为从1级到4级的等级。ASCO提出了一些管理irAE的一般性建议，无论涉及的器官如何[53]。对于3级irAE，应停止ICPi，并开始使用大剂量皮质类固醇［例如，泼尼松1～2 mg/（kg·d）或甲泼尼龙静脉注射1～2 mg/（kg·d）］，然后逐渐减量4～6周。如果皮质类固醇治疗后48～72 h症状没有改善，可考虑使用英夫利昔单抗。一般来说，4级毒性需要永久停止ICPi治疗，但已通过激素替代治疗得到控制的内分泌病除外。

紧急皮肤irAE包括3级和4级炎症性皮炎或皮疹、大疱性皮肤病和严重皮肤不良反应（SCAR），如药物反应伴嗜酸性粒细胞增多和全身症状（DRESS），以及Stevens-Johnson综合征或中毒性表皮坏死松解症。与ICPi相关的皮疹或炎性皮炎可以是湿疹样、苔藓样、银屑病样或麻疹样皮疹。可能的反应还包括轻微多形性红斑、掌跖感觉异常和中性粒细胞性皮肤病（如Sweet综合征）。这些情况的4级表现是那些严重、无法忍受且无法通过常规干预进行控制的表现。他们需要立即入院并进行紧急皮肤科咨询。大疱性皮肤病包括大疱性类天疱疮或其他自身免疫和药物相关的病因。3级和4级大疱性皮肤病累及患者体表面积的30%以上。在这种情况下，检测继发性蜂窝织炎或中性粒细胞减少症很重要，这需要进行传染病会诊。如果诊断出大疱性类天疱疮，则可以探索替代疗法，如利妥昔单抗。4级SCAR毒性涉及皮肤红斑和起泡或脱皮，覆盖至少10%的体表面积，伴有相关体征或全身症状，并涉及相关的血液工作异常（例如，DRESS中的肝功能测试升高）。在这种情况下，重要的是紧急将患者送入ICU或烧伤病房。

GI irAE也很常见，包括结肠炎和肝炎等。3级结肠炎的特征是每天排便次数超过基线7次或更多、失禁、需要住院治疗、与基线相比造口量严重增加，或限制日常生活自理活动（ADL）。4级结肠炎危及生命，需要永久停用相关药物，如果症状在2～3天对类固醇无效，则可以提前开始5～10 mg/kg的英夫利昔单抗。3级肝炎定义为转氨酶（丙氨酸氨基转移酶或天冬氨酸氨基转移酶）比正常值上限（ULN）增加5～20倍，或者总胆红素比ULN增加3～10倍。另一方面，4级肝炎代表肝功能失代偿（例如，腹水、凝血病、脑病、昏迷），转氨酶增加20倍以上或ULN总胆红素增加10倍以上。3级和4级肝炎都需要永久停用ICPi；然而，肝炎患者通常避免使用英夫利昔单抗，转而使用非TNF-α免疫抑制剂。对于4级结肠炎和肝炎，如果症状改善至1级或以下，可以尝试逐渐减量皮质类固醇。然而，肝炎患者通常避免使用英夫利昔单抗，转而使用非TNF-α免疫抑制剂。对于4级结肠炎和肝炎，如果症状改善至1级或以下，可以尝试逐渐减量皮质类固醇。然而，肝炎患者通常避免使用英夫利昔单抗，转而使用非TNF-α免疫抑制剂。对于4级结肠炎和肝炎，如果症状改善

至1级或以下，可以尝试逐渐减量皮质类固醇。

主要的肺部irAE是肺炎。3级肺炎通常需要住院治疗，因为症状严重且累及所有肺叶或超过50%的肺实质，限制了ADL。4级毒性代表危及生命的呼吸系统损害。3级肺炎需要氧气治疗，而4级毒性可能需要紧急干预，如插管。否则，3级和4级肺炎的治疗方法与初始治疗类似，包括永久停用ICPi和静脉注射甲泼尼龙1～2 mg/（kg·d）。可能的经验性抗生素在排除感染之前，可能会出现肺炎。

内分泌irAE会影响甲状腺、肾上腺和垂体，以及胰岛。甲状腺表现可能包括甲状腺功能减退症（原发性）或甲状腺功能亢进症。由于这些表现很常见，建议对接受ICPi治疗的患者每4～6周检测一次TSH和游离甲状腺素，作为常规监测的一部分。3级和4级甲状腺功能减退症被定义为具有严重的症状，具有医学意义或危及生命的后果，并且无法进行ADL。这种毒性通过保持ICPi治疗和甲状腺补充剂来治疗。如果存在黏液水肿迹象，可能需要入院进行静脉注射治疗；然而，类固醇在这种毒性中没有主要作用。大多数甲状腺毒性irAE病例是由甲状腺炎引起的，但有些可能是由Graves病引起的，它与甲状腺炎的区别在于存在升高的促甲状腺免疫球蛋白。同样，3级或4级甲状腺功能亢进症也表现为严重的医学显著症状和无法进行日常生活活动。然而，除了保持ICPi治疗外，即时治疗还包括β受体阻滞剂，如阿替洛尔或普萘洛尔，以缓解症状。严重的症状或对甲状腺危象的担忧需要住院治疗，并开始使用泼尼松1～2 mg/（kg·d）或等效药物，在1～2周逐渐减量。其他药物如SSKI（碘化钾）和硫脲类药物［如甲巯咪唑或丙基硫氧嘧啶（PTU）］也可考虑用于治疗Graves病。

另一种内分泌病是原发性肾上腺功能不全，通常会导致清晨皮质醇低、清晨ACTH高，以及低钠血症和高钾血症，并伴有醛固酮丢失引起的体位性平衡和容量不足。影响ADL的严重和显著症状被认为是3级或4级毒性。这些应该通过保持ICPi治疗来管理，直到患者在替代类固皮质醇激素上稳定下来。就诊时应给予至少2 L生理盐水，如果诊断不明确且需要进行刺激试验，则应给予100 mg氢化可的松的静脉应激剂量或4 mg剂量的地塞米松。皮质类固醇剂量应在出院后7～14天逐渐减至维持剂量。

垂体炎是垂体的炎症，可导致一个或多个下丘脑-垂体激素轴功能减退。中枢性甲状腺功能减退症、肾上腺功能不全、尿崩症和性腺功能减退症是常见的表现。3级或4级毒性会导致影响ADL的严重症状，因此需要立即停止ICPi治疗，直到患者接受激素替代治疗后病情稳定。此外，我们可以考虑初始脉冲泼尼松剂量治疗1～2 mg/kg每天口服（或等效物）至少1至2周，然后逐渐减量。除垂体炎外，ICPi治疗还可能因胰岛细胞破坏导致1型糖尿病，并可能与急性糖尿病酮症酸中毒有关，这是一种3级或4级毒性，具有影响ADL的严重症状或危及生命。至于高血糖，3级毒性也定义为葡萄糖水平高于250～500 mg/dL（13.9～27.8 mmol/L），而4级毒性

则涉及葡萄糖水平高于 500 mg/dL（＞27.8 mmol/L）。在 3 级和 4 级毒性中，必须保持 ICPi，直到通过将毒性降低至 1 级或更低的治疗获得血糖控制。此外，所有这些患者都应开始胰岛素治疗。

肌肉骨骼 irAE 包括炎性关节炎、肌炎和多肌痛样综合征。3 级或 4 级炎症性关节炎表现为与炎症、红斑或关节肿胀迹象相关的剧烈疼痛，并可能导致不可逆转的关节损伤。由于早期识别对于避免侵蚀性关节损伤至关重要，因此此类毒性需要暂时停止 ICPi 治疗，初始口服泼尼松剂量为 0.5～1 mg/kg。肌炎的特征是肌肉发炎伴无力和肌酶（CK）升高。除疼痛外，如果累及呼吸肌或心肌，严重的肌炎可能危及生命。因此，3 级或 4 级毒性（以严重虚弱限制 ADL 为特征）需要立即停止 ICPi 治疗。除了开始使用皮质类固醇外，还可以考虑血浆置换、IVIG 和其他免疫抑制剂。建议谨慎重新激发，但如果心肌受累明显，ICPi 停药通常是永久性的。多肌痛样综合征的特征是上肢或下肢近端明显疼痛和僵硬，但没有真正的肌肉炎症或真正的肌肉无力迹象。3 级或 4 级毒性表现为严重的僵硬和疼痛，限制了 ADL。初始管理包括停止 ICPi 治疗和开始 20 mg/d 的泼尼松或等效药物。入院控制疼痛是合理的。但如果心肌受累明显，ICPi 停药通常是永久性的。多肌痛样综合征的特征是上肢或下肢近端明显疼痛和僵硬，但没有真正的肌肉炎症或真正的肌肉无力迹象。

肾脏 irAE 主要是肾炎，虽然严重，但可能无症状。如果怀疑诊断，迅速治疗自身免疫性疾病是很重要的。如果没有确定急性肾损伤的其他原因，应进行肾活检，并应开始给予免疫抑制治疗。3 级毒性表现为肌酐超过基线的 3 倍或大于 4.0 mg/dL，需要立即永久停止 ICPi 治疗并住院治疗。皮质类固醇的推荐初始剂量为泼尼松或其等效物 1～2 mg/（kg·d）。4 级毒性的处理方法类似，但其特点是严重的危及生命的后果和需要透析。如果毒性改善到 1 级，可以尝试逐渐减少皮质类固醇的剂量。

神经系统 ICPi 毒性尤其值得关注。它们可能会使人非常虚弱，涵盖了多种疾病，特别是重症肌无力（MG）、吉兰-巴利综合征（GBS）、周围神经病变、自主神经病变、无菌性脑膜炎、脑炎和横贯性脊髓炎。由于症状重叠，MG 可能特别难以与 GBS 的 Miller Fisher 变体和眼球肌炎区分开来。对于 MG 和 GBS，任何级别的毒性都需要检查和干预，因为有可能发展为呼吸系统损害。3 级或 4 级 MG 的特征是自理活动受限、行走无力、吞咽困难、面部无力、呼吸肌无力、快速进展症状或美国重症肌无力基金会（MGFA）严重程度 3 级或以上。2 级 MG 患者的管理包括吡啶斯的明和皮质类固醇（泼尼松，每天口服 1.0～1.5 mg/kg）。3 级或 4 级毒性需要永久停用 ICPi，并且应给予皮质类固醇以及 IVIG 静脉注射 2 g/kg 超过 5 天（每天 0.4 g/kg）或血浆置换 5 天。入院是必要的，患者可能需要 ICU 监护。治疗任何级别的 GBS 毒性也需要相同持续时间和剂量的 IVIG 或血浆置换。虽然皮质类固醇不推荐用于特发性 GBS，但试验 2～4 mg/（kg·d）的甲泼尼龙可能是合

理的，脉冲给药是另一种可能性。

周围神经病可表现为不对称或对称的感觉、运动或感觉运动缺陷。自主神经病变是由于控制不自主身体功能（如血压、消化和膀胱功能）的神经受损所致。3 级或 4 级周围神经病变导致自理能力受限，限制行走或呼吸问题（即腿部无力、足下垂、快速上升的感觉变化）。如果变化很严重，它们可能代表 GBS，应按 GBS 进行管理。否则，3 级或 4 级外周毒性的初始管理包括永久停用 ICPi，使用 2～4 mg/kg 剂量的甲泼尼龙静脉注射，然后进行常规 GBS 管理。3 级或 4 级的自主神经病变也需要永久停用 ICPi，但要使用 1 g 甲泼尼龙连续 3 天，随后进行口服皮质类固醇减量。

无菌性脑膜炎患者可能会出现头痛、畏光和颈部僵硬。患者通常发热，但也可能不发热。与脑炎不同，无菌性脑膜炎患者的精神状态应该是正常的。在这两种情况下，重要的是要排除感染性原因。对于无菌性脑膜炎，3 级或 4 级毒性是严重的，限制了自理活动，治疗方法与任何级别相似。治疗包括暂停 ICPi 治疗和进行腰椎穿刺，可能开始经验性抗病毒和抗菌治疗，等待结果。如果感染结果为阴性，则可以在不使用皮质类固醇的情况下密切监测患者，或者可以口服泼尼松 0.5～1 mg/kg 或静脉注射甲泼尼龙 1 mg/kg 以控制中度至重度症状。脑炎症状包括意识模糊、行为改变、头痛、癫痫发作、短期记忆丧失、意识水平降低、局灶性无力和言语异常。3 级或 4 级毒性是严重的，限制了自理活动，被视为任何级别的脑炎毒性。与无菌性脑膜炎一样，应暂停 ICPi，并在 PCR 检测到疱疹病毒之前静脉注射阿昔洛韦。立即治疗包括试用甲泼尼龙 1～2 mg/kg。如果病情进展，可以考虑脉冲皮质类固醇和 IVIG。如果常规治疗没有改善或改善有限，则自身免疫性脑病抗体的存在需要利妥昔单抗或血浆置换。横贯性脊髓炎通常表现为双侧急性或亚急性无力或感觉改变，通常伴有深部腱反射增强。所有毒性等级的治疗包括永久停用 ICPi、2 mg/kg 甲泼尼龙或更高剂量的 1 g/d，持续 3～5 天，以及使用 IVIG 的可能性。

血液学 irAE 还包括多种疾病，包括自身免疫性溶血性贫血（AIHA）、获得性血栓性血小板减少性紫癜（TTP）、溶血性尿毒症综合征（HUS）、再生障碍性贫血、淋巴细胞减少症、免疫性血小板减少症（ITP）和获得性血友病，这是讨论过的。AIHA 症状包括虚弱、苍白、黄疸、深色尿液、发热和心脏杂音。3 级毒性定义为血红蛋白水平低于 8.0 g/dL，此时需要输血。4 级毒性以危及生命的后果为特征，需要紧急干预。立即处理 3 级和 4 级毒性需要根据现有指南永久停止 ICPi；输注红细胞和 1～2 mg/（kg·d）泼尼松（3 级口服或静脉注射；4 级静脉注射）。获得性 TTP 的特征是存在微血管病性溶血性贫血、血小板减少性紫癜、发热、肾脏异常和神经系统异常。高度怀疑和及时诊断至关重要，因为延迟血液学会诊与死亡率/发病率增加有关。1 级和 2 级毒性不会出现任何临床后果。然而，3 级毒性涉及既有实验室检查结果，也有临床检查结果，如血小板减少、贫血、肾功能不全。4 级毒性是一种会出现危及生

命的后果,如颅内出血和肾衰竭。3 级和 4 级毒性需要立即停止 ICPi,根据现有指南开始血浆置换(PEX),并每天静脉注射 1 g 甲泼尼龙,持续 3 天,第一剂通常在 PEX 后立即给药。HUS 的特征是一种血栓性微血管病,伴有肾衰竭、溶血性贫血和严重的血小板减少症。症状各不相同,但可能包括血性腹泻和高血压。与 TTP 一样,3 级毒性是一种具有临床后果的毒性,而 4 级毒性是一种危及生命的毒性,具有中枢神经系统血栓形成或栓塞和肾衰竭等后果。3 级和 4 级 HUS 都需要永久停用 ICPi,开始依库珠单抗治疗,每周 900 mg,共 4 次,第 5 周 1 200 mg,随后每 2 周 1 200 mg。可以按照现有指南进行红细胞输注。

再生障碍性贫血的特征是新血细胞生成不足。在诊断检查期间,应对患者进行分型和筛查,并应通知血库所有输血都需要辐照和过滤。3 级或 4 级毒性表现为中性粒细胞绝对计数低于 200/mm³、血小板计数低于 20 000/mm³、网织红细胞计数低于 20 000/mm³ 和低细胞骨髓少于 25%。应在血液学咨询和生长因子支持下进行 ICPi 治疗。初始治疗还包括马抗胸腺细胞球蛋白(ATG)加环孢素。淋巴细胞减少症是一种特殊的血液系统疾病,定义为外周血涂片中异常低水平的淋巴细胞(成人 <1 500/mm³)。3 级淋巴细胞减少症定义为淋巴细胞水平为 250~499/mm³,在继续 ICPi 治疗的同时,每周进行全血细胞计数监测和巨细胞病毒(CMV)筛查。然而,如果毒性为 4 级(淋巴细胞计数 <250/mm³),则应停用 ICPi,并应开始预防鸟分枝杆菌复合体和耶氏肺孢子菌。应进行 CMV、HIV 和肝炎筛查,如果体征或症状与淋巴组织增生性疾病一致,可考虑进行 EB 病毒检测。

ITP 是另一种以免疫破坏正常血小板为特征的特异性自身免疫性疾病。血小板计数低于 50/μL 被认为是 3 级毒性,而计数低于 25/μL 被认为是 4 级。3 级和 4 级毒性都需要保持 ICPi。应给予泼尼松 1~2 mg/(kg·d)(口服或静脉注射,视症状而定),如果需要快速升高血小板,可以添加 IVIG(1 g/kg 一次性剂量;可以重复)。

获得性血友病是一种由针对血浆凝血因子的自身抗体(抑制剂)的发展引起的血友病。血友病 A 的发展通常需要具有临床和实验室经验的专家参与。3 级或 4 级毒性是严重的,导致血液中正常因子活性低于 1% 或全血水平低于 0.01 IU/mL。应停用 ICPi,并让患者入院。治疗包括免疫抑制剂和基于贝塞斯达抑制剂单位(Bethesda Unit)水平的因子替代。泼尼松按 1~2 mg/(kg·d)(口服或静脉注射,视症状而定)服用或不服用利妥昔单抗(375 mg/m² 每周一次,持续 4 周)和/或环磷酰胺[1~2 mg/(kg·d)]。可以使用旁路剂,并根据需要提供输血支持。

心血管 irAE 也值得关注。这些通常包括 VTE,采用一种方法处理,以及其他几种 irAE,如心肌炎、心包炎、心律失常、心力衰竭、心室功能受损和血管炎,都采用类似的处理方法。对于 VTE,2 级或 3 级毒性是需要医疗干预的毒性。ICPi 可以继续,患者应按照 CHEST、美国心脏病学会(ACC)

或美国心脏协会(AHA)指南进行管理。LMWH 是初始和长期治疗的首选药物,尽管静脉注射肝素是初始使用的可接受替代品,并且长期口服抗凝剂是可接受的。4 级 VTE 危及生命,通常包括血流动力学或神经系统不稳定,需要紧急干预。4 级毒性的管理也遵循上述指南,优先使用 LMWH,但还包括永久停用 ICPi 并提供血流动力学和呼吸支持。对于所有其他提到的 irAE,体征和症状可能包括胸痛、心律失常、心悸、外周水肿、进行性或急性呼吸困难、胸腔积液和疲劳。3 级毒性是一种涉及异常测试或轻微活动症状的毒性,而 4 级毒性涉及中度至重度失代偿、需要静脉药物或干预或危及生命的情况。考虑到心脏损害的可能性,所有毒性等级都需要检查和干预。在等级大于 1 的毒性中,应永久停用 ICPi,并应迅速开始使用大剂量皮质类固醇(1~2 mg/kg 泼尼松)(根据症状口服或静脉注射)。肌钙蛋白升高或传导异常的患者需要立即转移到冠心病监护室,并且心脏症状的管理应根据 ACC/AHA 指南。对大剂量皮质类固醇没有立即反应的患者,可以考虑早期使用心脏移植排斥反应剂量的皮质类固醇(甲泼尼龙每天 1 g)并加用霉酚酸酯、英夫利昔单抗或 ATG。然而,重要的是要注意英夫利昔单抗与心力衰竭有关,并且在中度至重度心力衰竭患者中禁用高剂量。

眼部 irAE 需要高度的临床怀疑,因为症状可能并不总是与严重程度相关。这些事件包括葡萄膜炎或虹膜炎、巩膜外层炎和睑缘炎,并且经常出现在其他 irAE 的情况下。这些疾病的检查是相同的,最好在眼科医生眼科检查后对患者进行治疗。葡萄膜炎或虹膜炎是眼睛中层(葡萄膜或虹膜)的炎症。3 级毒性包括后葡萄膜炎或全葡萄膜炎。这就需要永久停用 ICPi,同时需要紧急眼科转诊和全身性皮质类固醇,以及玻璃体内、眼周或局部皮质类固醇。4 级毒性会导致 20/200 视力或更严重的视力缺陷。这也保证了在紧急眼科转诊时永久停用 ICPi。根据眼科医生的意见,皮质类固醇应全身给药(静脉注射泼尼松 1~2 mg/kg 或甲泼尼龙 0.8~1.6 mg/kg)和玻璃体内、眼周或局部皮质类固醇。在严重或难治性病例中,可以考虑使用 TNF-α 阻滞剂。表层巩膜炎定义为在没有感染的情况下影响结膜和巩膜之间的巩膜外层组织的炎症。3 级毒性是有症状的,包括视力低于 20/40,而 4 级毒性包括 20/200 视力或更差。3 级和 4 级毒性都需要永久停用 ICPi、转诊眼科、全身和局部使用皮质类固醇与睫状肌麻痹剂联合使用。在某些情况下也可以考虑使用 TNF-α 阻滞剂。眼睑炎的特点是眼睑发炎,影响睫毛或泪液的产生。到目前为止,睑缘炎还没有正式的分级系统。然而,治疗包括热敷和润滑滴剂,除非病情持续且严重,否则继续使用 ICPi 治疗。

在检查服用 ICPi 的患者时,高度怀疑 irAE 很重要,这样可以促进早期识别并最大限度地减少任何长期损害。关于 irAE 的最佳诊断和管理方法的经验和证据正在积累。在这一点上,许多建议都是基于专家意见,未来需要更多的研究来确定以证据为基础的 irAE 最佳实践。

## 提示

- 脊髓受压发生在 10% 的颈椎、70% 的胸椎和 20% 的腰椎。多达大约 1/3 的案例具有多级压缩。转移性肺癌、乳腺癌和前列腺癌占病例的 50%。严重截瘫前的早期诊断与更有利的临床结果相关。

- 对于危及生命的脑水肿伴颅内压增高，除大剂量糖皮质激素外，还可使用甘露醇、高渗盐水静脉滴注和过度通气降低颅内压。

- 心脏压塞可以通过急诊心包穿刺术和放置引流管然后进行心包开窗、放疗、化疗或硬化疗法来处理。

- 血管内支架置入术通常可以迅速缓解 SVC 综合征的症状。

- 大面积肺栓塞患者可能需要溶栓或取栓。

- 某些细胞毒性化疗药物可能导致间质性肺病（肺炎）。针对 EGFR 的酪氨酸激酶抑制剂可引起肺炎。ICPi 可能诱发免疫介导的肺炎。

- 拉布立酶可有效控制 TLS 中的高尿酸血症，但禁用于 6-磷酸葡萄糖脱氢酶缺乏症患者。

- 小心皮肤病 irAE 中的大疱性病变、Nikolsky 征和黏膜受累。

- 多个 irAE 可能同时发生。当诊断出一种 irAE 时，寻找其他 irAE。

- 对于有呼吸困难或精神状态改变的患者，动脉血气分析可为诊断检查提供信息。

- 低钠血症是肾上腺功能减退症和甲状腺功能减退症中常见的代谢异常。

第 61 章

# 第 62 章　肿瘤心脏病学

Elie Mouhayar
Danielle El-Haddad
Peter Kim
Kara Thompson
Cezar Iliescu
Abdulrazzak Zarifa

余一祎　张世龙·译

## 要点

- 化疗相关的心脏功能障碍可分为 1 型和 2 型。1 型通常是不可逆的,与心肌细胞死亡有关。蒽环类药物是导致 1 型心脏毒性的原型药物,通常在用药几个月到几年后出现。因此,建议对此类患者进行持续心脏监测。2 型心肌功能障碍与可逆性心肌细胞收缩功能障碍有关。曲妥珠单抗是导致 2 型心肌功能障碍的原型药物,但其他靶向药物如酪氨酸激酶抑制剂(TKI)也可导致 2 型心脏毒性。在左心室(LV)收缩功能障碍恢复后,曲妥珠单抗可以重新启用。与曲妥珠单抗相比,TKI 引起的心肌功能障碍较少见,但这些患者中只有约一半的人其左心室功能障碍会逆转。

- 癌症可能与传统风险因素之外的心血管疾病风险有关。这些风险包括与癌症相关的高凝状态,与放射治疗有关的冠状动脉或颈动脉血管疾病的发生,肿瘤栓塞,以及与化疗(左旋门冬酰胺酶、顺铂、5 - FU、卡培他滨和吉西他滨)和血管生成抑制剂(沙利度胺和 TKI)有关的动脉缺血。

- QT 间期延长并发扭转性室性心动过速是癌症患者的一个严重的并发症。许多肿瘤药物会延长 QT 间期,同时使用止吐药、美沙酮、抗生素、抗真菌药、抗病毒药、抗心律失常药和抗精神病药,以及电解质异常会加剧这种情况。凡德他尼、尼洛替尼、维莫非尼和砷剂导致的 QT 间期延长尤为突出。

- 心包积液在癌症患者中很常见。2/3 的心包积液是非恶性的,与淋巴回流障碍、药物、感染或放疗相关。非恶性心包积液的 1 年生存率为 55%,恶性积液的 1 年生存率为 16%。

- 高血压通常由抗血管生成抑制剂引起。高血压的发生通常在几天到几周内,在停止使用血管内皮生长因子(VEGF)抑制剂后通常会恢复到基线。目前尚不确定高血压是否可作为预测疗效的生物标志。

- 心房颤动在癌症患者中很常见,尤其在胸腔手术后。通常需要药物治疗来控制心率或心律,而抗凝治疗必须权衡出血和血栓栓塞的风险。

肿瘤心脏病学是一个快速发展的医学分支,并且聚焦于癌症患者的心脏相关疾病管理。尽管癌症仍然是世界范围内发病和死亡的主要原因,但在过去的 25 年里,癌症患者的生存率已经显著提高。在美国,1975—1977 年被诊断为癌症的患者的 5 年相对生存率为 50%。在 1999—2005 年被诊断为癌症的患者,生存率增加到了 68%。据美国国家癌症研究所统计,2012 年美国至少有 1 370 万癌症患者[1]。最新的数据显示,1991—2016 年癌症死亡率下降了 27%[2]。

据报道,与没有癌症史的同龄人相比,癌症幸存者 5 年的心血管(CV)特异性死亡风险显著增加[3]。一项对 1 807 名癌症幸存者进行的为期 7 年的随访调查发现,33% 的幸存者死于心脏病,51% 死于癌症[4]。据报道,在确诊后 5 年生存的癌症幸存者中,与没有癌症病史的同龄人相比,其 CV 特异性死亡率增加 3.6 倍,CV 相关疾病的危险因素如高血压、糖尿病和血脂异常的发生率增加了 18.5 倍[5-7]。这些 CV 风险的增加很可能既是衰老的结果,又与抗癌症治疗的直接(即放疗、化疗)和间接(即身体功能下降、体重增加、肿瘤)影响密不可分,这可以解释一部分癌症人群中某些特异性 CV 突变的发生率增加。例如,接受抗癌治疗的患者其发生动脉缺血风险增加 2 倍,心肌病和心力衰竭(HF)风险则增加 15 倍之多[8-10]。

自 20 世纪 70 年代末以来,人们开始关注化疗药物引起的心脏毒性,特别是与少数化疗药物有关的心肌病。随着癌症治疗领域的不断扩大,人们发现了其他心血管副作用,如短暂的左心室功能障碍、高血压、心律失常、心包积液和动脉缺血等。现在肿瘤心脏病学发展到同时满足患者肿瘤和心脏两方面的需求,但要达到最佳治疗效果,需要心脏病专家和肿瘤专家在多学科的合作下密切配合。现在,心内科医生已经参与到癌症患者的治疗中,从最初的癌症诊断开始就对这些患者的治疗进行指导,以预防和管理可能发生的心血管并发症,如图 62-1 所示。

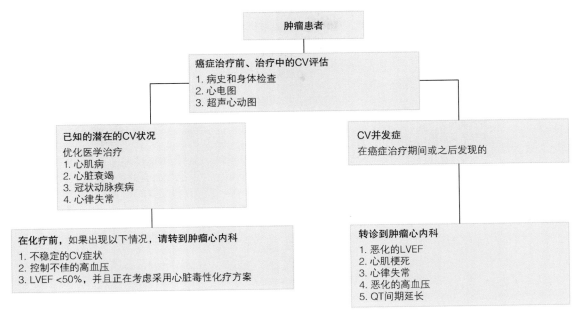

图 62-1 肿瘤心脏病学的一般流程;CV,心血管;LVEF,左心室射血分数

## 病理生理学

在过去的 10 年里,肿瘤心脏病学的临床知识和基础科学的发现不断增加。现在人们对癌症药物引起的心脏毒性的分子机制有了更好的了解。例如,Bruton 酪氨酸激酶受体在人类心脏组织心房中的表达[11]。这种酪氨酸激酶是新型药物伊布替尼的靶点,用于某些血液系统恶性肿瘤,包括慢性淋巴细胞性白血病。伊布替尼与房性心律失常的发生显著有关,这可能与其靶向作用相关,可通过抑制 PI3K-AKT 信号传导途径引起[11]。心肌细胞内的有些相同的受体负责正常的细胞功能和心肌细胞的修复,当受到能延长 HER2 阳性乳腺癌生存期的 ERBB2 抑制剂(如曲妥珠单抗)的影响时,会出现继发性线粒体功能紊乱而带来心脏功能障碍[12]。最近,传统的化疗药物如蒽环类药物也有其他毒性机制的报道,这种药物的 CV 毒性与拓扑异构酶 II 的抑制有关[13]。这种酶负责正常的肌细胞功能,它的抑制部分解释了与多柔比星有关的 CV 毒性。

其他化疗药物,如顺铂、5-FU、抗血管内皮生长因子的单克隆抗体(VEGF 抑制剂)和几种口服酪氨酸激酶抑制剂(TKI)(即普纳替尼、舒尼替尼、索拉非尼和其他)与心血管毒性有关。这种毒性是通过直接干扰正常的生理性内皮功能和改变凝血因子的平衡来介导的,从而导致各种心血管毒性,包括高血压和动脉或静脉血栓。

某些 TKI 如克唑替尼、塞瑞替尼和达沙替尼也可引起 QT 间期延长,其作用机制是它们与心肌中的人类 ether-a-go-go 相关基因(hERG)Kp 通道相互作用,导致复极化的延迟[14-16]。它们发生率多变,可能因药物相互作用和遗传而加剧[17]。

免疫检查点抑制剂(ICI)是一种新的靶向免疫治疗类别,针对的是癌细胞用来逃避免疫系统的机制。它们已被批准用于治疗转移性黑色素瘤、非小细胞肺癌和头颈部鳞状细胞癌患者。据报道,这些药物可引起心肌炎、心包炎或心包积液、心肌病、高血压和心律失常[18,19]。动物研究表明,ICI 介导的心脏毒性的一个重要机制涉及 PD-1 途径的调节,这可导致免疫介导的 CV 毒性,主要表现为自身免疫性心肌炎。敲除小鼠的 PD-1 受体会导致严重的扩张型心肌病,其特征是高水平的 IgG 自身抗体对心肌肌钙蛋白的特异性反应[20]。

用于治疗霍奇金淋巴瘤、食管癌、肺癌和乳腺癌患者的胸部放射线可在放射线范围内或附近对心肌细胞造成伤害[21]。辐射诱发的心律失常可能是由微血管对心房和心室结的损伤引起的,导致心动过缓或心脏传导障碍。

渗透过程是在癌症患者中心肌病的另一个重要原因。例如,淀粉样变性和继发性血色素沉着病。在骨髓增生异常综合征患者中,由于经常输血(即>100 U),心肌铁负荷过重。

除了改善预防药物毒性的策略外,更好地了解这些对癌症治疗很重要的生物途径,也可以更好地了解某些心脏疾病及其管理。例如,在发现了 ERB2 在正常心脏功能中的关键作用及其与曲妥珠单抗毒性的关系后,又发现了一种名为神经调节蛋白(neuregulin-1,NRG-1)的 ERB2 激动剂可以改善动物模型中在 HF。目前正在研究 NRG-1 作为人类 HF 的一种治疗方法[22]。

### ■ 癌症患者中观察到的心血管综合征

除了某些抗癌药物对心脏的直接毒性作用外(图 62-2),CV 系统的许多方面都可能受到癌症或癌症治疗的影响,从而导致各种 CV 综合征(图 62-3)。

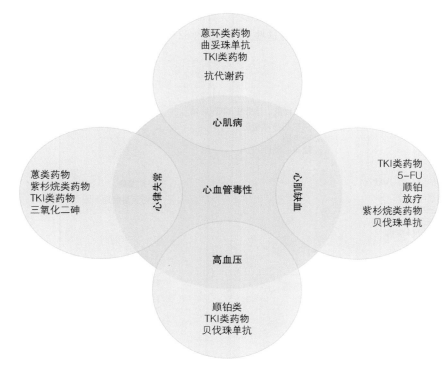

蒽环类药物
曲妥珠单抗
TKI类药物

抗代谢药

心肌病

蒽类药物
紫杉烷类药物
TKI类药物
三氧化二砷

心律失常

心血管毒性

心肌缺血

TKI类药物
5-FU
顺铂
放疗
紫杉烷类药物
贝伐珠单抗

高血压

顺铂类
TKI类药物
贝伐珠单抗

**图 62 - 2**　与某些化疗药物有关的心血管综合征

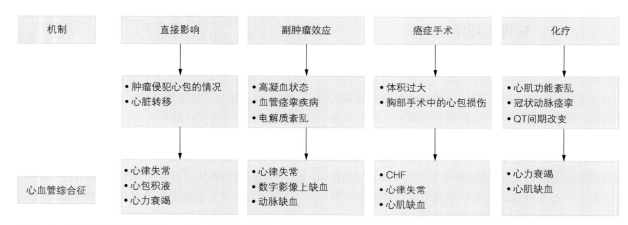

| 机制 | 直接影响 | 副肿瘤效应 | 癌症手术 | 化疗 |
|---|---|---|---|---|
| | • 肿瘤侵犯心包的情况<br>• 心脏转移 | • 高凝血状态<br>　血管痉挛疾病<br>• 电解质紊乱 | • 体积过大<br>• 胸部手术中的心包损伤 | • 心肌功能紊乱<br>• 冠状动脉痉挛<br>• QT间期改变 |
| 心血管综合征 | • 心律失常<br>• 心包积液<br>• 心力衰竭 | • 心律失常<br>• 数字影像上缺血<br>• 动脉缺血 | • CHF<br>• 心律失常<br>• 心肌缺血 | • 心力衰竭<br>• 心肌缺血 |

**图 62 - 3**　在癌症患者中观察到的一些心血管综合征的机制和原因。CHF 充血性心力衰竭

## 心肌功能紊乱

　　肿瘤心脏科医生常常需要评估癌症患者是否存在临床 HF 症状。虽然与蒽环类药物毒性有关的进行性、永久性和不可逆的心肌损害最为严重，但实际上这只占临床 HF 癌症患者的一小部分。在癌症和癌症治疗中新发的 HF 患者中，大多数症状是由蒽环类药物毒性以外的机制引发的。尽管有一些重叠，但评估和管理这些患者最有效的方法是根据他们最初的症状和 HF 的病因进行分类。这样可以帮助医生更好地了解患者的病情，选择最合适的治疗方法，并预测患者的预后。如表 62 - 1 所示的临床表现，第一组包括突发和新发急性 HF 并伴有收缩功能紊乱的患者。这些包括与败血症有关的心肌病，应激性心肌病和心肌炎（毒性或感染性）。第二组包括出现亚急性或慢性 HF 症状的患者，包括既往有的结构性心脏病的患者，化疗相关心肌病的患者，以及那些与潜在的

恶性肿瘤（即淀粉样变）或癌症治疗（即铁超载）有关的浸润性心肌病患者。对这些患者的评估通常包括二维超声心动图、心脏标志物（脑钠肽和肌钙蛋白）、甲状腺功能、铁或铁蛋白、缺血评估，必要情况下可进行心内膜活检。

**表 62 - 1**　癌症患者左心室收缩期和舒张期心力衰竭的原因

| 急性左心室收缩功能障碍<br>（急性心肌病） | 亚急性或慢性左心室功能障碍（心肌病） |
|---|---|
| 应激性心肌病 | 预先存在的心脏病 |
| 脓毒症 | 缺血性心脏病 |
| 心肌炎 | 非缺血性心肌病 |
| 病毒性 | 高血压性心脏病 |
| 化疗 | 化疗 |
| 心肌梗死 | 浸润性心肌病 |
| 代谢紊乱 | 淀粉样心脏病 |
| 低钙血症 | 铁超载 |

### 急性心肌病

这些病例大多与被称为可逆性心肌功能障碍的情况有关，或者更常见的是应激性心肌病。这种现象通常由败血症引发，但也会在各种急性疾病中发生。事实上，高达40%的败血症患者都有心肌功能障碍的病史，这也是败血症患者死亡的主要预测因素[23,24]。在恶性肿瘤的治疗过程中，癌症患者有可能导致这些急性疾病，特别是在化疗期间与相关的继发性中性粒细胞减少性脓毒症。在生理上，左心室和右心室的收缩功能都会减弱，导致不同程度的心肌抑制。但这种功能通常是可逆的，一旦病因得到控制，7～10天心肌功能会逐渐恢复。心肌功能障碍的确切机制尚不明确，目前有多种理论，包括微循环血流改变、线粒体功能障碍、肌纤维功能障碍、自主神经失调、钙细胞运输改变等（图62-4）[23,25]。在临床上，当在适当的临床环境中发现新发的左心室功能障碍的证据时，可识别为可逆性心肌障碍或应激性心肌病患者（表62-1）。它通常与心电图上的复极化异常和心肌蛋白的升高有关。超

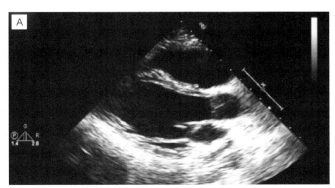

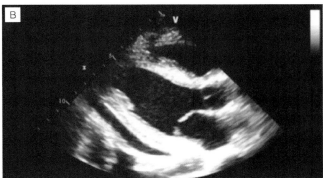

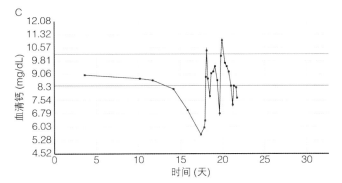

**图 62-4** 卵巢癌化疗后并发严重低钙血症的急性严重心肌病伴休克。超声心动图研究显示，基线左心室收缩功能正常（A），化疗后48 h出现严重低钙血症（B）后，收缩功能严重低下，并有少量心包积液（C）

声心动图检测的左心室功能严重障碍通常与心电图变化和心肌肌钙蛋白的升高不一致。然而，左心室功能障碍的严重程度与B型钠尿肽（BNP）和N-端pro-BNP（NT-proBNP）的水平显著相关[23,25]。如果存在休克，管理的重点是使用血管收缩剂稳定血压，在患者脱离升压支持和血压稳定24～48 h后，过渡到心脏保护药物，如血管紧张素转化酶（ACE）抑制剂和β受体阻滞剂。持续的左心室功能障碍超过2周，应怀疑可能存在潜在的缺血性心脏病，或者在免疫受损的患者中可能存在病毒性心肌炎。这两种情况通常与心脏生物标志物如肌钙蛋白和CK-MB（肌酸激酶心肌同工酶）的显著升高有关。怀疑有心肌炎的患者应接受冠状动脉疾病的评估和管理。病毒性心肌炎的诊断更具挑战性，因为病毒培养和抗体滴度的诊断准确性有限。心肌活检是普通人群诊断病毒性心肌炎的金标准，但其诊断率有限（敏感性为60%、特异性为80%）[26]。癌症患者通常有凝血功能障碍，心肌活检会更具有挑战性和风险性，有可能出现与手术有关的并发症（出血、心肌破裂）。在这种情况下，使用IVIG进行经验性治疗以达到抗病毒和免疫调节的效果是有争议的，因为在成人中使用这种干预使患者获益的数据有限[27]。图62-5总结了评估癌症患者新发心肌病和HF的规范流程。

### 癌症治疗诱发的心肌病
### 化疗引起的心肌病

#### 定义

大量的化疗药物都与细胞毒性心肌损伤有关。表62-2列出了几组已知与左心室收缩功能障碍或HF有关的化疗药物。最常见的与化疗引起的心肌病有关的药物包括蒽环类药物、烷基化药物和TKI。尽管缺乏共识，但心肌毒性一般被定义为左心室射血分数（LVEF）下降5%或以上，在出现HF症状时下降到55%以下，或LVEF无症状下降10%或以上到55%以下[28]。

#### Ⅰ型心肌毒性

蒽环类药物是导致不可逆心肌损害的典型药物，组织学发现包括肌原纤维紊乱、细胞器破坏、肌原纤维丢失和肌细胞死亡[29]。心肌毒性与剂量有关，当多柔比星的累积剂量低于400 mg/m²（多柔比星150 mg/m²，表柔比星900 mg/m²）时，发生心肌病的概率小于5%[30]。与蒽环类药物有关的心脏毒性也被分为急性和慢性。急性型表现为非特异性心电图改变、心律失常、心肌炎和短暂的左心室功能障碍。更为严重的慢性型表现为暴露数月至数年后出现的左心室收缩功能障碍，呈进行性HF。目前还不清楚蒽环类药物诱发的急性心脏毒性是否真的是慢性心脏毒性的前驱症状。因为有研究证实，即使在第一次用药后，心肌细胞功能障碍也会出现。尽管最初受到损伤，但心肌储备允许正常的心脏活动，直到第二次损伤导致进一步的心肌细胞损失和随后的收缩功能障碍。化疗引起的心肌病患者的长期预后比其他原因引起的心肌病患者的预后要差得多[31]。多年来，人们理解的损伤机制是基于自由基和铁的假说：心肌细胞内的蒽环类药物的醌基增加了

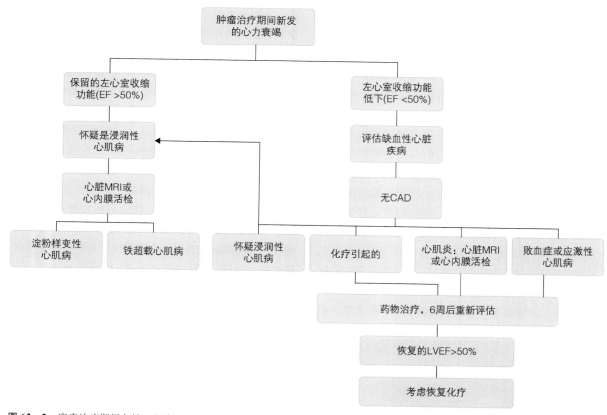

**图 62-5** 癌症治疗期间急性心肌病患者的评估流程。EF，射血分数

表 62-2 已知与左心室收缩功能障碍或心力衰竭有关的最常用的化学治疗药物

| 化学治疗药物 | 毒性的机制 | 心肌病发病率 | 其他心血管毒性 |
|---|---|---|---|
| 蒽环类药物<br>多柔比星<br>表柔比星<br>依达比星 | 氧化应激<br>抑制拓扑异构酶Ⅱβ | 5%，400 mg/m²<br>700 mg/m²时为 18%<br><br>4%，900 mg/m²<br>15%，1 g/m²<br>5% | 心律失常<br>心包炎<br><br>心律失常 |
| 蒽环类药物类似物<br>米托蒽醌 | | 2.6% | 心律失常<br>高血压 |
| 单克隆抗体<br>利妥昔单抗<br>西妥昔单抗<br>阿仑珠单抗 | 无直接毒性<br>与低镁血症相关<br>心律失常与输液有关<br>血流动力学效应 | <0.5% | 心律失常<br>低血压 |
| 曲妥珠单抗 | ERB2 受体介导的肌细胞功能紊乱 | 2%～28% | |
| 贝伐珠单抗 | 血管内皮生长因子抑制<br>高血压介导的心肌病 | 1.7%～3% | 动脉血栓<br>高血压 |
| 烷化剂（大剂量）<br>环磷酰胺（>1.5 mg/m²)<br>白消安<br>异环磷酰胺（>1 g/m²) | 心肌炎<br>心肌纤维化<br>心肌炎 | 3%～25%<br>罕见的<br>17% | 胰腺炎<br>心包积液<br>心肌梗死<br>心律失常 |
| 抗代谢药物<br>吉西他滨<br>5-FU | 非心源性肺水肿 | 7.1%<br>2% | 心肌缺血症 |
| 抗微管剂<br>长春花生物碱类（长春新碱、长春花碱） | 心肌代谢的损害 | 3% | 冠状动脉痉挛<br>高血压 |

续 表

| 化学治疗药物 | 毒性的机制 | 心肌病发病率 | 其他心血管毒性 |
|---|---|---|---|
| 口服 TKI<br>达沙替尼<br>拉帕替尼<br>帕唑帕尼<br>索拉非尼<br>舒尼替尼<br>凡德他尼 | 线粒体毒性<br>细胞能量调节功能障碍 | 1%～4%：心力衰竭<br>高达 10%～28%：左<br>心室收缩功能紊乱 | 高血压<br>QT 间期延长<br>动脉血栓<br>心律失常<br>液体潴留 |

一个电子，导致产生过量的活性氧（ROS），随后线粒体和细胞内蛋白质受损。当 ROS 与铁相互作用时，这种毒性会进一步增加，产生大量的氧化应激[32]。最近，拓扑异构酶Ⅱβ的作用，被发现是蒽环类药物诱发心脏毒性的一个关键媒介。拓扑异构酶Ⅱβ是一种存在于心脏组织中的调节 DNA 的酶。蒽环类药物对拓扑异构酶Ⅱβ的抑制会导致双链 DNA 断裂，从而导致心肌细胞死亡[13,33]。在一项小型研究中，Vejpongsa 和 Yeh[33]认为，在蒽环类药物敏感组中，拓扑异构酶Ⅱβ的水平明显较高。因此使用外周血白细胞中的拓扑异构酶Ⅱβ水平作为蒽环类药物诱发心脏毒性的个人易感性生物标志物对风险分层和患者预后的具有潜在的临床应用价值。目前，还没有办法预测哪些患者因蒽环类药物而发生心脏毒性的风险较高。密切监测心脏，并在发病的前 6 个月内使用β受体阻滞剂和 ACEI 对左心室功能障碍进行早期识别和治疗，已被证明稳定甚至恢复心功能的机会较高[34]。这些观察是目前建议在蒽环类药物治疗期间进行常规心脏监测的基础。不同的诊断工具对监测这些患者很有帮助，包括使用心脏生物标志物和心脏成像研究[35]。然而，对于最佳的方法和最佳的测试时间还没有共识。在 MDACC，我们通常依靠二维和三维超声心动图与心肌应变的连续成像来监测这些患者，如图 62-6 所示。

已建议采取多种初级预防措施来降低蒽环类药物引起

的心肌病的风险。连续输注而不是重复注射已被证明与较低的心肌损害发生率有关[36]。其机制被认为与以下现象有关，即血浆水平的峰值与心肌细胞毒性的程度相关，而曲线下的面积决定了抗肿瘤疗效。使用蒽环类药物的改良制剂，如脂质体多柔比星能降低风险。使用地塞米松被认为是通过铁的螯合作用而降低风险。通过干扰拓扑异构酶Ⅱβ防止其与蒽环类药物结合。此外，在一些小型的前瞻性研究中，使用β受体阻滞剂和 ACEI 或血管紧张素受体阻滞剂的结果不一[37,38]。因此目前，它们在预防化疗引起的心脏毒性的作用尚不明确。

Ⅱ型心肌毒性

这种类型的毒性与可逆的肌细胞收缩功能断裂有关，曲妥珠单抗是其原型药物。其他靶向化疗药物，包括几种小分子口服 TKI，也被怀疑会产生Ⅱ型心脏毒性。其机制涉及破坏某些负责肿瘤生长和负责心脏细胞修复的信号通路（就曲妥珠单抗而言是 ErbB2 信号通路），导致随后的心肌细胞功能障碍，但没有细胞死亡[39]。美国 FDA 建议在治疗期间每 3 个月监测一次左心室功能。然而，观察性研究表明，并非所有患者都有相同的风险[40]。一些预测因素会增加曲妥珠单抗对心脏毒性的易感性。这些因素包括同时使用蒽环类药物、高龄、高血压或其他潜在的结构性心脏疾病。随着这些危险因素的增加，左心室收缩功能障碍或 HF 的发生率也会逐渐

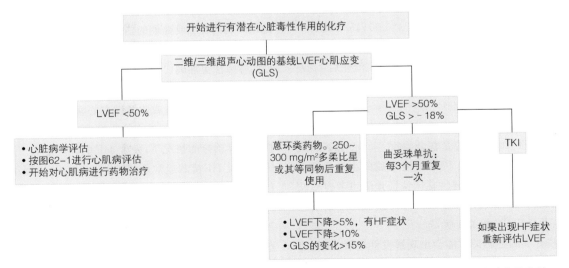

图 62-6 对接受潜在心脏毒性化疗的患者进行心脏监测和管理的流程。星号表示相当于 300 mg/m² 多柔比星＝150 mg/m² 依达比星 900 mg/m² 表柔比星的心脏毒性剂量。GLS，全局纵向应变；LVEF，左心室射血分数；TKI，酪氨酸激酶抑制剂

增加。例如,心肌功能障碍的风险从没有危险因素年轻女性的不到1%增加到同时接受蒽环类药物治疗的老年患者的27%[28]。有人提出了一个临床风险分层模型[美国乳腺癌手术辅助治疗方案(NASBP)心脏风险评分]来帮助对这些患者进行风险分层,但该模型需要进一步研究验证[41]。

自早期Ⅰ期和Ⅱ期临床肿瘤试验以来,就有TKI相关的左心室功能障碍的报道。毒性的机制尚不完全清楚;已提出了7种理论包括细胞凋亡与非凋亡,通过抑制5-腺苷酸单磷酸酯激活蛋白激酶(AMPK)导致的细胞能量止血功能失调[42]、线粒体毒性和高血压介导的左心室功能障碍[43]。与TKI相关的心肌病和HF的发生率在每种药物之间差异很大(主要是舒尼替尼、索拉非尼和伊马替尼的报道),不同研究之间的差异达到10倍;这与部分癌症临床研究通常没有将CV事件作为结果有关,从而低估了此类事件的发生率。此外,临床上常见的疲劳、呼吸困难和腿部水肿等HF症状对癌症患者来说是非特异性的,这导致了临床诊断准确性的限制。需要药物治疗的症状性HF的发生率在1.5%～15%,报告的LVEF下降率在7%～28%[43-47]。只有一半的患者在停用TKI后出现了显著的可逆性左心室功能障碍。

管理

当出现临床HF或左心室收缩功能障碍时,应停止使用TKI类药物,并开始使用HF药物(ACEI、β受体阻滞剂和利尿剂)[48-50]。根据患者的危险因素和临床表现,应进行心肌病的其他原因的排除检查(即缺血性心脏病、高血压)。目前,尚未有高级别的前瞻性研究数据建议常规使用心脏影像来常规监测无症状患者。通常的做法是,在开始使用这些药物之前,如果使用TKI治疗的患者出现呼吸困难或体液潴留的症状,可进行超声心动图检查[35,51,52]。

**免疫检查点抑制剂诱发的心肌炎**

在接受免疫检查点抑制剂(ICI)的癌症患者中,心肌炎的发生率为0.09%～2.4%[53,54]。有报道联合使用ICI如纳武利尤单抗和伊匹木单抗比单药纳武利尤单抗有更高的概率和严重的心肌炎(0.27% vs 0.06%,P<0.001;5个致命事件 vs 1个事件)[55]。接受伊匹木单抗和纳武利尤单抗联合治疗与发生心肌炎之间的中位潜伏期是第一次治疗后17天(范围,13～64天)[55]。然而,也有病例发生在开始治疗后超过32周[56]。

风险因素包括糖尿病、阻塞性睡眠呼吸暂停,接受综合治疗的患者BMI大于26,以及接受联合治疗[54]。心脏基础疾病史易发生心肌炎。在一个由17名患者组成的小型病例系列中,没有发现心脏或癌症特异性临床特征预测患者容易发生严重的心肌炎。然而,在一个由8名患者组成的病例报道中,有5名患者具有CV相关疾病[57]。

由于免疫介导的心肌炎可能会出现暴发性进展,因此建议采取密切监测策略,尤其是当患者接受联合治疗时[55]。然而,一旦出现症状,就需要进行更广泛的检查,并应在心脏病专家的指导下进行[58]。有症状者的初步检查包括心电图、肌钙蛋白、BNP、超声心动图和胸部X线检查。临床高度可疑的患者可能需要额外的检查,包括心导管检查与心内膜活检和心脏MRI或两者兼而有之[54,58]。最新的心脏MRI路易斯湖(Lake Louise)标准用于诊断免疫相关性心肌炎。如果存在主要标准之一,即基于T2的心肌水肿标志(T2图或T2加权图像)或基于T1的非缺血性心肌损伤标志,则可通过MRI诊断心肌炎。支持性标准包括心包炎或区域或整体室壁运动异常的收缩功能障碍(但大多数病例LVEF正常)[57,59]。生物标志物的作用还不完全清楚,但肌钙蛋白T值等于或大于1.5 ng/mL可预测ICI相关心肌炎患者和高风险的相关CV事件[60]。

癌症免疫治疗学会毒性管理工作组和美国临床肿瘤学会已经制定了临床实践指南,分别于2017年和2018年发布[58,60]。与大多数免疫相关的不良事件(irAE)一致,如果毒性为1级,可以密切监测,建议对1级的心脏irAE保留ICI,如果心脏irAE超过1级,则永久停用ICI。3级和4级的管理则是根据2019年NCCN指南推荐。最初的治疗建议包括大剂量的皮质类固醇(1 mg/kg的甲泼尼龙,持续3～5天),直到心脏功能恢复到基线,然后在4～6周逐渐减少。如果使用类固醇24 h内没有改善,有肌钙蛋白升高或传导异常的患者可能需要立即转到心内科监护室做进一步检查[61]。考虑到进一步的心脏并发症的高风险,心肌炎后重新使用ICI是有争议的[55]。预后不佳,但MDACC报道了一例存活的三度房室传导阻滞的患者,该患者在接受大剂量类固醇治疗后病情恶化,但在加入霉酚酸酯后,他的临床表现有所改善。对于严重的、类固醇难治性ICI心肌炎,可考虑的另一种治疗方法是阿巴西普,一种CTLA-4激动剂。阿巴西普在树突状细胞水平上抑制CD28-B7介导的T细胞共刺激,因此可能导致快速的全T细胞过敏,并限制ICI的脱靶效应[62]。

不幸的是,有些心脏毒性是暴发性的,致死率高。然而,通过及时识别和治疗,心脏收缩功能和传导异常可以得到改善[63]。目前,这些不良事件的相对稀少性限制了我们更确切地预测病情发展或处理的能力。尽管如此,随着越来越多的患者接受免疫治疗,预计此类事件的发生率会增加,这可能会使治疗方法更加确切。

先前存在的心脏功能障碍

有潜在的舒张性或收缩性左心室收缩功能障碍的患者,包括高血压性心脏病、缺血性心脏病或非缺血性心肌病,在癌症和癌症治疗的情况下,发生HF的风险更大。这些患者的失代偿性HF症状通常是由某些化疗输液(即顺铂)期间给予的大量静脉(IV)液体引发的。这些患者通常对暂停输液和使用利尿剂反应良好。标准的HF疗法,包括β受体阻滞剂和ACEI,如果存在左心室系统的收缩功能障碍,则可使用这些药物[64]。

## 癌症患者的缺血性动脉疾病

恶性肿瘤和缺血性动脉疾病之间的联系在文献中已被证

实。一般来说,动脉缺血事件的临床表现和管理根据动脉床
和所涉及的器官而有所不同;包括脑卒中、心肌梗死、内脏和
肢体缺血。Khorana 等[65,66]报道了两个大型的独立癌症患者
队列,动脉缺血事件的发生率为 1.5%～3.1%。最常见的事
件是心脏,只有不到 0.5%的事件涉及肢体缺血。动脉缺血事
件的发生率在特定的癌症人群中要高得多,比如那些有骨髓增
生性疾病(MPD)和那些有继发性淀粉样变的血液恶性肿瘤的
患者。为了评估这些动脉事件的临床意义和后果,Khorana
等[67]前瞻性地跟踪了 4 466 名接受积极化疗的癌症患者。血
栓栓塞症导致的死亡是一个主要的死亡原因(9.2%),与静脉
事件相比,动脉事件的死亡率更高。

### ■ 病因和机制

　　除了一般人群中通常与动脉缺血相关的原因和传统的危
险因素外,有潜在恶性肿瘤的患者在与他们的癌症及其治疗
相关的固有血栓性疾病方面增加了动脉缺血事件的风险(表
62-3)。从临床角度来看,把这些与癌症有关的原因分为两
大类是很有用的:第一类包括机制,第二类包括癌症病因。

表 62-3　患有或不患有恶性肿瘤的患者发生
动脉缺血事件的潜在原因

| 没有癌症的患者 | 癌症患者 | |
| --- | --- | --- |
| 动脉硬化 | 副肿瘤综合征 | 白血病 |
| 心房颤动 | 肿瘤侵袭 | 淀粉样变性 |
| 主动脉弓斑块 | 肿瘤栓塞 | 骨髓增生性疾病 |
| 二尖瓣狭窄 | 反常栓塞 | 化疗 |
| 瓣膜修复体 | | 放疗 |
| 感染性心内膜炎 | | |
| 血栓性疾病 | | |
| 抗磷脂综合征 | | |
| 抗凝血酶缺乏症 | | |
| 蛋白 C 和 S 缺乏症 | | |

### 癌症患者动脉缺血的具体机制

#### 高凝血症

　　多因素机制被认为与潜在癌症的高凝和血栓形成的发病
机制有关。如图 62-7 所示,循环的和原位的癌细胞可以增
强组织因子和其他促凝血因子的活性,并可以激活血小板。
这些介质可以在预先受损的血管(如冠状动脉或外周动脉)或
甚至先前健康的血管中引发凝血[68]。结果是癌症增加血栓
形成,表现为:① 低度弥散性血管内凝血;② 静脉血栓形成;
③ 动脉血栓形成;④ 加速的缺血性心脏病;⑤ 非细菌性血栓
性心内膜炎。另一个亚组的高凝状态的癌症患者出现影像上
缺血,但没有大血管受累的证据(图 62-8)。其机制被认为是
来自肿瘤细胞的抗原介导的抗体复合物在毛细血管中沉积。
这种副肿瘤综合征通常很难治疗。在癌症完全被控制之前,
症状对通常的血管治疗没有反应[69]。

#### 其他机制

　　其他报道的原因包括放疗、肿瘤栓塞、肿瘤对动脉壁的侵
犯和反常栓塞。通常情况下,具体的原因从未被确定。在我
们的队列中,有 74 名患者肢体急性动脉缺血,有 24 个确认的

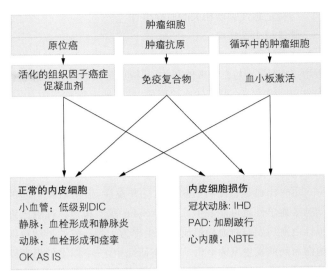

图 62-7　在癌症患者中观察到的血栓形成增强的建议机制[47]。
DIC,弥散性血管内凝血;IHD,缺血性心脏病;PAD,周围静脉疾病;
NBTE,非细菌性血栓性心内膜炎

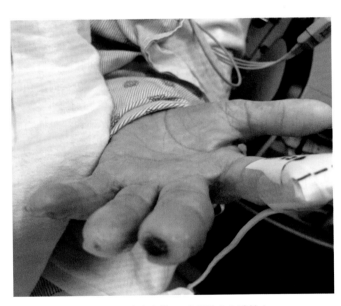

图 62-8　一个患有小细胞肺癌的 72 岁男性的上肢缺血

病理样本。大多数患者(67%)有血栓,21%的患者有相关的
明显的动脉粥样硬化疾病[70]。有两名患者观察到肿瘤侵犯
动脉,只有一名白血病患者有白血病细胞聚集(图 62-9)。

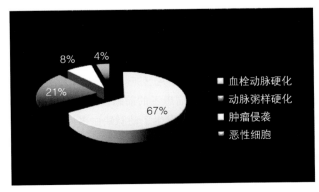

图 62-9　MDACC 的急性动脉缺血的原因

### 与特定恶性肿瘤相关的血栓事件

#### 骨髓增生性疾病

多发性硬化症,如真性红细胞增多症(PV)和原发性血小板增多症(ET),与血管事件有关,其特点是微循环失调和各种中央和周围终端动脉床的血栓形成,导致缺血性脑卒中[71,72]。在各种研究中,诊断为 PV 和 ET 的血栓发生率在 9.7%～38.6%,其中 64%～96.7%是动脉事件[73]。MPD 血栓形成的主要预防措施是阿司匹林的使用[74]。

#### 急性白血病

尽管出血是急性白血病的常见并发症,但由血栓引起的动脉缺血事件也可能发生。De Stefano 等[75]报道急性淋巴细胞性白血病发病时血栓形成的发生率为 1.4%,急性早幼粒细胞白血病的发生率为 9.6%。在本研究中,一半以上的患者以血栓形成为主要表现,其中 80%为静脉血栓栓塞(VTE),20%为动脉血栓栓塞[75]。处理方法的选择包括白血病治疗、紧急化疗,有时还包括大血管闭塞的血管重建。

#### 心脏淀粉样变性

原发性淀粉样变,尤其是 AL 型,尽管保留了左心室射血分数也没有心律失常,但与心内血栓和血栓栓塞事件有关,其发生率为 26%～33%[76,77],在一项研究中,动脉血栓栓塞相关的死亡率为 26%[77]。这种现象有多种机制,包括内皮功能障碍、心肌内膜损伤[78]、直接心肌毒性作用[79]和高凝状态[80]。在管理这些患者时需要平衡预防性抗凝的好处和淀粉样物质沉积的脆弱血管出血的风险[81]。

#### 与癌症管理和治疗相关的动脉缺血事件

由于特定的作用机制,某些化疗药物已知与动脉缺血事件有较强的关联。这些药物可以分为两类(表 62-4)。第一类包括几种标准的化疗药物,如 L-天冬酰胺酶、顺铂、5-FU、卡培他滨和吉西他滨。在 De Stefano 等的一项研究中[75],急性淋巴细胞性白血病患者的血栓形成发生率在 L-天冬酰胺酶治疗中从 1.4%增加到 10.6%。已知顺铂通过引起内皮损伤和增加单细胞组织因子的活性和血小板的激活来诱导血栓形成,据报道血栓形成的发生率为 12%～17.6%[82],包括脑卒中、复发性周围动脉事件和主动脉血栓[83]。5-FU 通过蛋白激酶 C 降低蛋白 C 和内皮非依赖性血管收缩[84]。吉西他滨与血管事件有关,包括系统性毛细血管渗漏和血栓性微血管病与缺血,以及 VTE[85]。

第二类与动脉缺血有关的癌症药物包括一组血管生成抑制剂,如沙利度胺和几种靶向治疗药物,也被称为血管信号通路抑制剂(VSPI)[86,87]。这些药物包括贝伐珠单抗和几种 TKI,如舒尼替尼、索拉非尼、阿昔替尼、帕唑帕尼和普纳替尼[88]。在他们对 195 名多发性骨髓瘤患者的前瞻性队列研究中,有 11 名患者在 522 例群体中年内发生了动脉缺血事件(5.6%)[88]。有趣的是,这些患者中有几个是在接受抗凝治疗时发生动脉血栓的。贝伐珠单抗通过内皮损伤和促炎症基因的过度表达等机制与严重的动脉缺血事件有关[89-93]。在他们同时接受贝伐珠单抗和化疗的患者群体中,Scappaticci 等[94]报道动脉事

**表 62-4　与动脉缺血事件有关的化疗药物**

| |
|---|
| 顺铂 |
| L-天冬酰胺酶 |
| 氟尿嘧啶 |
| 吉西他滨 |
| 卡培他滨 |
| 血管生成抑制剂<br>沙利度胺<br>贝伐珠单抗<br>舒尼替尼<br>索拉非尼<br>普纳替尼 |

件的绝对比例为每年 5.5/100。Pereg 和 Lisher[89]报道了低剂量阿司匹林在预防 65 岁或以上、以前有血栓栓塞病史、目前正在接受贝伐珠单抗的患者的 CV 并发症方面的功效。与 TKI 相关的血管毒性的机制尚不清楚,被认为部分是由一氧化氮(NO)抑制与加速动脉粥样硬化和可能干扰血小板功能所引起的。在 Choueiri 等的一项荟萃分析中[95]动脉缺血的发生率被报告为 4%,在那些接受舒尼替尼或索拉非尼治疗的患者中,风险增加了 3 倍。据报道,使用普纳替尼的动脉缺血率超过 20%,导致美国 FDA 对药物的适应证进行限制并加强药物安全性的监测[96]。

#### ■ 管理

管理策略应根据患者的临床情况和癌症类型而定。主要的预防策略包括对辐射引起的和潜在的动脉粥样硬化疾病进行终身抗血小板治疗和他汀类药物的使用;对那些患有 MPD[97]的患者使用阿司匹林和/或羟基脲;对以前有 CV 事件史或年龄超过 65 岁并接受贝伐珠单抗的患者使用阿司匹林[89],并尽量减少器官损伤,然后进行长期治疗和二级预防。是否使用药物治疗、手术或经皮方法进行血管重建的决定应基于患者的一般情况和当地专家的可及性。对这些患者的管理往往是一个挑战,因为出血风险特别高,尤其是在血小板减少的情况下。尽管急性冠状动脉介入治疗在这些患者中已被证明是相当安全的[98],但人们对长期使用双联抗血小板治疗的必要性有很大的担忧。在这种情况下,应该避免使用药物洗脱的冠状动脉支架。通常建议使用裸金属支架,因为有相当一部分的患者最终会接受癌症的化疗或手术治疗。推荐用于二级预防的长期抗凝剂类型取决于潜在的机制和原因。表 62-5 总结了一些在恶性肿瘤和血液病中的动脉缺血性事件的治疗方法。

**表 62-5　恶性肿瘤或血液系统疾病背景下观察到的动脉缺血性事件潜在益处的治疗干预**

| 动脉缺血性事件 | 治疗方案 | |
|---|---|---|
| 急性白血病 | 化疗<br>白血病治疗<br>外科<br>　血栓切除术 | |

续 表

| 动脉缺血性事件 | 治疗方案 |
| --- | --- |
| 放疗 | 抗血小板治疗<br>他汀类治疗<br>经皮血管成形术带或不带支架手术 |
| 反常栓塞 | 全身抗凝治疗<br>PFO 闭合术 |
| 骨髓增生性疾病 | 阿司匹林(用于初级和二级预防)<br>细胞减少疗法(即抽血疗法)<br>羟基脲、阿那格雷特、干扰素 α |
| 心脏淀粉样变性 | 全身抗凝血 |
| 贝伐珠单抗 | 阿司匹林(用于 65 岁以上或有心血管事件史的患者的初级预防) |
| NBTE | 全身抗凝血 |

注:NBTE,非细菌性血栓性心内膜炎;PFO,卵圆孔。

# 癌症患者的心律失常

癌症患者往往有复杂的合并症,容易发生某些心律失常,这限制了使用抗心律失常药物的治疗方案。患有潜在恶性肿瘤的患者可因恶性肿瘤本身或其治疗而发生心律失常(图 62-10)。当癌症患者出现心律失常时,他们通常有相关的复杂的合并症,心率过快或心律不齐可能只是更复杂和严重的急性疾病的征兆(例如,在急性肺栓塞的情况下出现房性心动过速或房性颤动,在使用 QT 间期延长剂时因严重代谢紊乱和电解质紊乱而引发多形性室性心动过速)。要对患者进行充分的管理,就必须准确诊断并确定引发这些心律失常的潜在原因和机制。

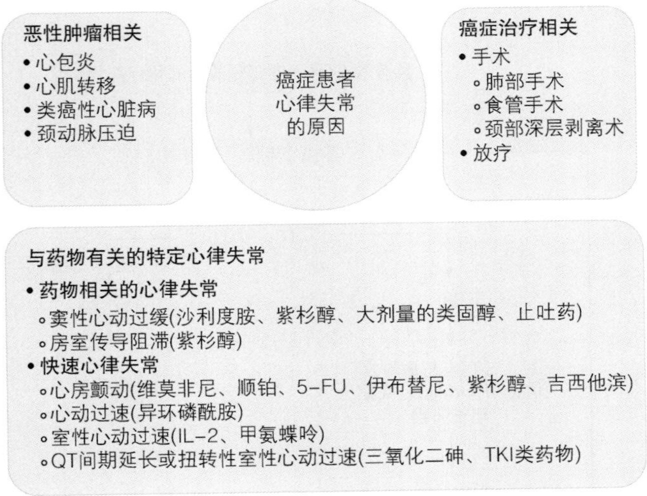

**恶性肿瘤相关**
- 心包炎
- 心肌转移
- 类癌性心脏病
- 颈动脉压迫

癌症患者心律失常的原因

**癌症治疗相关**
- 手术
  - 肺部手术
  - 食管手术
  - 颈部深层剥离术
- 放疗

**与药物有关的特定心律失常**
- **药物相关的心律失常**
  - 窦性心动过缓(沙利度胺、紫杉醇、大剂量的类固醇、止吐药)
  - 房室传导阻滞(紫杉醇)
- **快速心律失常**
  - 心房颤动(维莫非尼、顺铂、5-FU、伊布替尼、紫杉醇、吉西他滨)
  - 心动过速(异环磷酰胺)
  - 室性心动过速(IL-2、甲氨蝶呤)
  - QT间期延长或扭转性室性心动过速(三氧化二砷、TKI类药物)

**图 62-10** 与癌症相关的心律失常的原因和机制及其处理

### 诊断和管理

在没有临床数据支持不同方法的情况下,癌症患者的心律失常管理一般应遵循既定的治疗标准指南[99]。然而,治疗有时会与没有恶性肿瘤的患者略有不同。这种差异主要与抗心律失常药物和房室阻断剂的选择,以及抗凝血的时机和安全性有关。这些药物的选择应考虑到下列因素药物间相互作用的可能性(即 Cardizem 和 Verapamil 是强效的 CYP 抑制剂,可改变许多化疗药物的药代动力学;几类抗心律失常药物可增强许多癌症靶向治疗的 QT 间期延长)。此外,对于心房颤动或扑动的短期和长期抗凝的决定,应根据每个病例仔细制定,因为许多患者在继发于恶性肿瘤或其治疗的血栓形成的情况下面临更高的出血风险。

### 缓慢性心律失常

缓慢性心律失常一般可分为病窦综合征和心脏传导阻滞。心律失常最常见的表现症状包括疲劳、头晕、眩晕或晕厥。许多不同的原因都与癌症患者的心律失常有关。这些原因包括心肌浸润、房室结阻断药物如止吐药,以及某些化疗和免疫疗法。已知可引起心动过缓的化疗药物包括紫杉醇和沙利度胺。可能的相关机制包括对浦肯野系统的直接影响和心外自主神经控制。据报道,紫杉醇的心动过缓发生率高达 31%。一个不太常见但同样重要的心动过缓的原因是压力反射衰竭。这通常表现为心率和血压的波动,包括需要使用永久起搏器的严重的心动过缓。这最常见于接受广泛的头颈部手术或接受颈部放射治疗的癌症患者,导致自律神经系统在血管压力感受器、舌咽神经或迷走神经或脑干层面的调节失调[100]。

### 治疗

心律失常的治疗首先要确定并去除任何可能加剧心动过缓的潜在致病因素。对于有严重症状的患者,可以使用阿托品或静脉注射肌力药,如多巴胺或肾上腺素,进行紧急治疗。在紧急情况下,可能需要经皮或经静脉起搏器治疗以维持血流动力学支持。永久起搏的长期支持将取决于与心律失常有关的症状的严重程度,以及它是否可逆。

### 快速心律失常

这些通常被分为四个不同的类别。

(1)不规则心动过速:心房颤动、心房扑动、多灶性房性心动过速(MAT)。

(2)常规窄 QRS 波群心动过速:窦性心动过速、房性心动过速、室上性心动过速(SVT)。

(3)宽 QRS 波群心动过速:室性心动过速、SVT 伴异位、预激性心动过速。

(4)多形性室性心动过速。

窦性心动过速是迄今导致癌症患者心率过快的最常见原因。它通常是继发于其他并发的急性疾病(如感染、肺炎、肺栓塞、手术)。对原发性和诱发原因的评估和治疗是有效的。

几项流行病学研究表明,与普通人群相比,癌症患者的心房颤动更为普遍[101]。Guzzetti 等[102]报道与那些因非肿瘤性疾病而住院的患者相比,结肠癌患者的心房颤动发病率增加了 3 倍。据报道,恶性肿瘤相关的心房颤动在接受胸腔(6%~32%)[103]和食管(9.2%)[104]癌症手术的患者中发生率最高。手术后的心房颤动似乎与较长的住院时间、入住重症监护室有关,最重要的是,短期和长期死亡率较高[102]。

对心房颤动患者的急性处理遵循一般建议,即对血流动力学不稳定的患者进行紧急心脏复律,对稳定的患者进行初始心率控制。可以使用地高辛等房室阻断剂、β受体阻滞剂或非二氢吡啶类药物来控制心室率。钙通道阻滞剂(地尔硫䓬和维拉帕米)。对于血压不高或左心室功能障碍的患者,也可以考虑使用胺碘酮来控制心率。对于先前已知的和有文件证明的永久性心房颤动的亚组患者,控制心率和扭转急性衰竭的原因应该就足够了。

心房颤动的短期和长期抗凝的临床决定是具有挑战性的,应该根据每个患者的具体情况仔细制定,因为根据心脏病学中使用的标准风险评分,患者可能具有较高的血栓栓塞风险,同时在继发于恶性肿瘤或其治疗的血小板减少的情况下面临较高的出血风险。另一方面,根据这些评分,血栓栓塞风险较低的患者,由于癌症或其治疗引起的获得性高凝状态,仍有较高风险。图62-11显示了一种建议的处理原则,有助于根据血栓栓塞和出血风险评分对心房纤维化患者进行抗凝治疗的风险分层(这个处理原则还没有得到验证)。

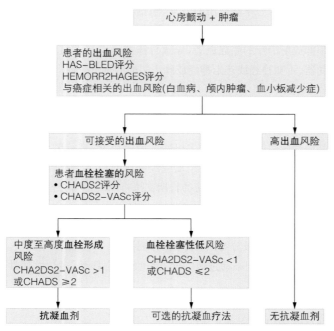

**图62-11** 癌症和心房颤动患者抗栓治疗的方案。血栓栓塞风险评分:CHADS2,充血性心力衰竭、年龄(如果超过75岁)、糖尿病、脑卒中;CHA2DS2-VASc,充血性心力衰竭、年龄(如果超过75岁)、糖尿病、脑卒中、血管疾病、年龄(65~74岁)、性别类别。HAS-BLED,高血压、肝肾功能异常、既往脑卒中、既往大出血、国际正常化比率不稳定、老年人(年龄超过65岁)、使用药物或酒精;HEMORR2HAGES,肝肾疾病、使用乙醇、恶性肿瘤、年龄大(超过75岁)、血小板减少、再出血、高血压(未控制)、贫血、遗传因素、跌倒风险升高、脑卒中

### 多形性室性心动过速和QT间期延长

癌症患者需要特别考虑,因为化疗药物和辅助药物都有导致QT间期延长和尖端扭转的风险。心电图测量的QT间期反映了细胞水平上动作电位的总时间。QT间期延长与多形性室性心动过速的风险增加有关,多形性室性心动过速也被称为"尖端扭转",以及随后的心脏猝死。当校正的QT间期在女性中超过460 ms,在男性中超过440 ms,就被认为是延长了。QT间期随心率的变化而变化,通常在修正患者的

心率后报告为修正的QT间期(QTc)。目前的心电图技术和数字诊断算法可以产生QTc间时测认识测期的即量。重要的是准确测量和解释QTc,这对减少不适当停药的机会或高估这些药物的QT间期延长的真实发生率至关重要。

在癌症人群中,有几个风险因素使患者容易发生QT间期延长和随后的尖端扭转心动过速。这些危险因素包括电解质紊乱(低镁血症、低钾血症、低钙血症)、代谢紊乱(甲状腺功能减退)和某些癌症治疗方法,包括化疗药物(表62-6)。在临床上,纠正任何可能导致或恶化的合并因素是非常重要的。当QT间期超过500 ms时,通常建议中断癌症治疗,并且永久停止治疗。如果QT间期延长复发或室性心动过速或报告有关的晕厥,建议永久停药。图62-12显示了一种有用的方法,用于筛选和监测正在考虑使用与潜在QT间期延长和尖端扭转性心动过速相关的药物进行治疗的患者。

**表62-6** 与QT间期延长相关的药物

| 化疗剂 | 非化疗药物 |
|---|---|
| BRAF抑制剂 | 止吐药 |
| 　维莫非尼 | 　昂丹司琼 |
| HDAC抑制剂 | 　异丙嗪 |
| 　德普斯肽 | 抗菌剂 |
| 　伏立诺他 | 　伏立康唑 |
| 酪氨酸激酶抑制剂 | 　环丙沙星 |
| 　达沙替尼 | 　莫西沙星 |
| 拉帕替尼 | 　红霉素 |
| 尼洛替尼 | 　克拉霉素 |
| 帕唑帕尼 | 镇痛剂 |
| 舒尼替尼 | 　美沙酮 |
| 凡德他尼 | |
| 其他 | |
| 　三氧化二砷 | |

注:HDAC,组蛋白去乙酰化酶。

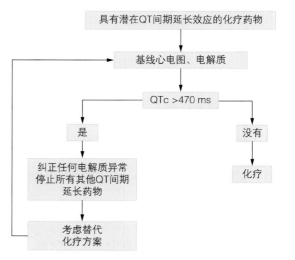

**图62-12** 对考虑使用潜在QT间期延长的化疗药物的患者进行初步评估和管理的推荐流程

在TKI中,有几种药物的QT延长发生率很高,导致美国FDA发出黑框警告,要求密切监测心电图并提出管理建议,见表62-7。

表 62-7　与 QT 间期延长相关的小分子酪氨酸
激酶抑制剂的监测建议

| 药品 | 监测 |
|------|------|
| 帕唑帕尼<br>波舒替尼<br>克唑替尼<br>达沙替尼<br>拉帕替尼 | 对于有 QT 间期延长风险的患者,包括长 QT 间期综合征患者,服用抗心律失常药物或其他导致 QT 间期延长药物或耗钾利尿剂的患者,以及累积大剂量蒽环类药物治疗和导致低钾血症或低镁血症的患者,请慎用<br>在开始治疗前纠正低钾血症和低镁血症 |

除了上面列出的一般建议外,当患者服用某些 TKI 时,必须遵循下面列出的心电图监测指南

| 凡德他尼 | 除非 QTcF<450 ms,否则不要开始治疗<br>在基线、2~4 周、8~12 周和此后每 3 个月进行一次心电图检查<br>在治疗过程中,如果 QTcF>500 ms,暂停使用凡德他尼,当 QTcF<450 ms 时,以较小的剂量恢复 |
|---|---|
| 尼洛替尼 | 在基线 7 天时、剂量改变时及定期监测心电图和 QTc QTc>480 ms。暂停治疗,监测和纠正钾和镁的水平,并审查同时服用的药物<br>如果 QTcF 在 2 周内恢复到<450 ms,并在基线的 20 ms 之内,则恢复以前的剂量<br>如果 2 周后 QTcF 恢复到 450~480 ms,将剂量减少到 400 ms,每天一次<br>如果在剂量减少到 400 ms,每天一次后,QTcF>480 ms,请停止治疗 |
| 维莫非尼 | 如果基线 QTc>500 ms,不要开始治疗<br>左基线 15 天时监测心电图,然后每月监测一次,持续 3 个月,然后每 3 个月剂量调整<br>在治疗过程中,如果>500 ms,应暂时中断治疗;一旦下降到<500 ms,可减量并重启治疗<br>如果在风险因素纠正后,QTc 持续增加至>500 ms,应永久停用 |

注:QTcF,Fridericia 校正的 QT 间期。

# 癌症患者的心包疾病

心包疾病在癌症患者中很常见,可表现为急性心包炎、心包积液、心脏压塞或收缩性心包炎。诱发心包疾病的原因包括传染病、肿瘤侵犯心包或癌症治疗的副作用,特别是胸部放疗或化疗(表 62-8)。由于缺乏随机的临床试验,对癌症患者的这些综合征的处理主要是根据专家的意见和从少数非癌症人群的试验中推断出的有限数据进行经验性处理[105,106]。

表 62-8　癌症患者心包疾病的原因

感染

肿瘤侵袭

放疗

化疗
　嘌呤类似物(如氟达拉滨)
　抗代谢药(如卡培他滨)
　蒽环类药物(如多柔比星)
　烷化剂(如环磷酰胺)
　免疫疗法[如免疫检查点抑制剂(ICIS)]

## ■ 急性心包炎

心包炎的诊断是基于胸痛、发热和心电图检测到的 ST

段抬高的综合结果。患者在出现急性心包炎后,如果出现高热、疑似心肌炎或超声心动图检测到大面积(直径>20 mm)心包积液或心脏压塞现象,通常会住院治疗。非甾体抗炎药(NSAIDs)和阿司匹林是治疗急性心包炎的主要手段。中、高剂量的非甾体抗炎药通常使用 10~15 天,然后在 1~2 周缓慢减量。秋水仙碱经常被加入治疗方案中,剂量为 0.6 mg/d,持续 3 个月,以帮助减少复发[107,108]。然而,相当一部分患者具有使用秋水仙碱的少数禁忌证,特别是最近接受干细胞移植的患者。这些禁忌证包括与几种药物的明显相互作用,包括抗真菌药、抗生素和免疫抑制剂,如他克莫司。这些药物可改变秋水仙碱的代谢,使其含量明显增加。

在没有癌症的患者中通常不鼓励使用皮质类固醇,因为其副作用很大,而且与复发性心包炎的发生率增加有关。然而,这种情况在癌症患者中常常被反转,因为在这一人群中使用阿司匹林和非甾体抗炎药有许多禁忌证。当不能使用非甾体抗炎药时,血小板计数低的患者或有血液病的患者通常会使用类固醇。医学研究比较低剂量与高剂量类固醇的有效性的证据较弱。1.0~1.5 mg/kg 的大剂量泼尼松(或其等效物)在若干周内缓慢减量,与最低的复发率有关,但与类固醇相关的副作用率很高。另一方面,0.2~0.5 mg/kg 的低剂量泼尼松副作用较少,但复发率较高。因为没有强有力的数据支持一种方案,我们通常使用图 62-13 中总结的方案。

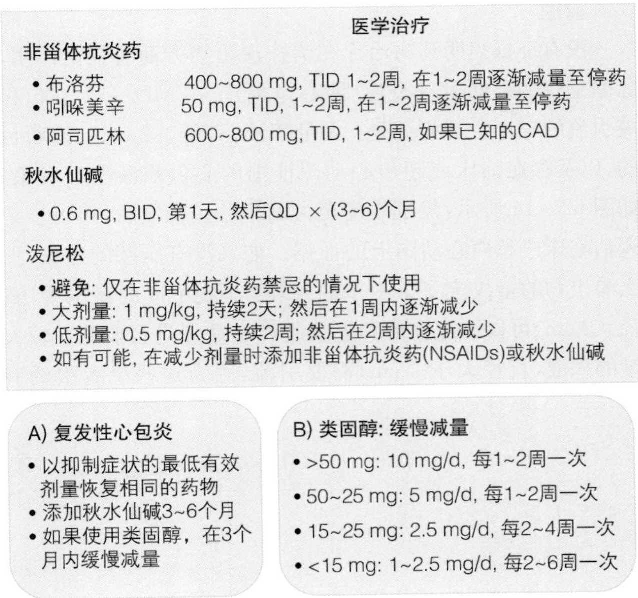

医学治疗

非甾体抗炎药
- 布洛芬　　400~800 mg, TID 1~2 周, 在 1~2 周逐渐减量至停药
- 吲哚美辛　50 mg, TID, 1~2 周, 在 1~2 周逐渐减量至停药
- 阿司匹林　600~800 mg, TID, 1~2 周, 如果已知的CAD

秋水仙碱
- 0.6 mg, BID, 第1天, 然后QD × (3~6)个月

泼尼松
- 避免: 仅在非甾体抗炎药禁忌的情况下使用
- 大剂量: 1 mg/kg, 持续2天; 然后在1周内逐渐减少
- 低剂量: 0.5 mg/kg, 持续2周; 然后在2周内逐渐减少
- 如有可能, 在减少剂量时添加非甾体抗炎药(NSAIDs)或秋水仙碱

A) 复发性心包炎
- 以抑制症状的最低有效剂量恢复相同的药物
- 添加秋水仙碱3~6个月
- 如果使用类固醇, 在3个月内缓慢减量

B) 类固醇: 缓慢减量
- >50 mg: 10 mg/d, 每1~2周一次
- 50~25 mg: 5 mg/d, 每1~2周一次
- 15~25 mg: 2.5 mg/d, 每2~4周一次
- <15 mg: 1~2.5 mg/d, 每2~6周一次

图 62-13　急性心包炎患者的医疗管理。BID,每天两次;CAD,冠状动脉疾病;QD,每天一次;TID,每天 3 次

## ■ 心包积液

心包积液是一种常见的临床体征,据报道,在对癌症患者进行的尸检中,心包积液的比例高达 34%。心包积液的处理主要考虑三个因素。

(1)渗出物的临床意义(有无相关症状)。

(2)渗出物大小。

(3)渗出的原因。

## 生物学

在癌症患者中,高达 2/3 的心包积液为非恶性。在这种情况下,心包积液的机制可能是由于恶性肿瘤的淋巴扩散或纵隔照射导致心包囊淋巴回流障碍。其他原因包括感染、放疗和某些药物(表62-8)。明确具体原因的恶性积液不仅有助于确定治疗方式,也有助于判断预后。恶性积液的预后很差,1 年生存率为 16％,而非恶性积液患者的 1 年生存率为 55％[109]。

### ■ 诊断

心包积液患者可能没有症状,但也可出现轻微的胸痛症状、咳嗽或呼吸困难。极端的病例可表现为心脏压塞和休克。当依靠生命体征来指导心包积液患者的治疗时,临床医生应该非常谨慎;在早期阶段,每搏量和心输出量就开始下降(因为积液在不断增加)。另一方面,血压是通过心率的逐渐增加来维持的,直到达到一定程度,之后达到一个阈值,血压就会严重下降。等到这些临床结果出现时(即心率加快和血压下降)可能为时已晚,患者会迅速发展为休克。超声心动图是确诊心包积液和检测心包生理状况的主要诊断工具。心包积液的量可分为少、中、大三种;大量积液的直径大于 2 cm。超声心动图检测早期心包积液的有用结果包括心腔塌陷或二尖瓣或三尖瓣血流中出现明显的呼吸变化;这些特征比血压下降和心率上升更早出现。

### ■ 管理

没有证据表明药物治疗在治疗渗出物方面有任何作用,除非是在如果同时有炎症(即心包炎)。在 MDACC,心包积液引流的三个主要指征是:大量积液(直径＞2 cm)、诊断目的,以及存在临床或超声心动图证据的心包积液生理现象。如图 62-14 所示,发现中度至大面积心包积液后,第一步是评估临床或超声心动图上的证据。如果没有压塞的迹象,那么渗出物的量决定了下一步的管理:小到中度的渗出物(直径＜2 cm)可以通过临床和连续超声心动图进行监测。较大量的积液(直径大于 2 cm)需要引流,因为这些患者中约有

1/3 最终会发展成心脏压塞[110]。

心包积液的引流可以通过经皮或手术的方式进行,在一些临床中心也可以通过胸腔镜进行。对于复发性心包积液、化脓性心包积液或高输出量(经皮心包穿刺后 5~7 天每天大于 100 mL),手术是首选。在 MDACC,大多数患者首选经皮穿刺法,特别是当患者有低血压或共济失调时。心包穿刺术后,心包液被送往实验室进行化学、微生物学、细胞学和流式细胞仪检查,有时还检查肿瘤标志物。有时,如果 24 h 内的引流量少于 25 mL,且超声心动图上没有明显的残余渗出,则可提前拔除导管。如果由经验丰富的团队进行,心包穿刺术是一种安全的手术,并发症发生率低(＜5％),成功率高(98％)[112]。最近我们在一组因白血病或化疗引起的严重血小板减少的患者中证明了这种方法的有效性和安全性[113]。可以考虑采用化学心包切除术。然而,这种方法会因为剧烈的疼痛、感染的风险和长期的压缩而变得复杂。值得注意的是,尽管进行了化学心包切除术,但仍有 10％ 的复发率。

## 高血压和癌症管理

众所周知,高血压是癌症患者最常诊断的合并症(37％),其在化疗前的发病率与普通人群中的报告相似(29％)。在某些癌症治疗中,包括烷化剂、血管生成抑制剂、免疫抑制剂和激素,如类固醇和促红细胞生成素(EPO),其发病率要高得多(表 62-9)[114-116]。

表 62-9　与新发或恶化的高血压相关的肿瘤治疗药物

| 药品 | 高血压的总发生率(%) |
| --- | --- |
| 抗血管内皮生长因子抗体 | |
| 　贝伐珠单抗 | 4~35 |
| 酪氨酸激酶抑制剂 | |
| 　帕唑帕尼 | 40~47 |
| 　索拉非尼 | 17~43 |

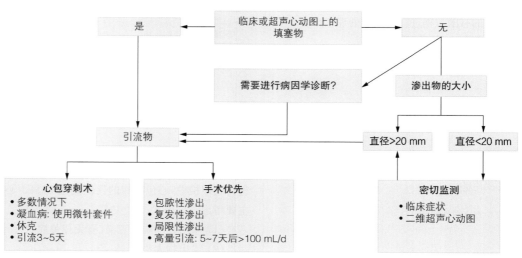

图 62-14　心包积液患者的临床处理流程

续　表

| 药品 | 高血压的总发生率（%） |
|---|---|
| 舒尼替尼 | 15～34 |
| 凡德他尼 | 33 |
| 烷化剂 | |
| 　白消安 | 36 |
| 顺铂 | 39 |
| 钙神经元抑制剂 | |
| 　环孢素 | 60～80 |
| 他克莫司 | 30 |
| 免疫抑制剂 | |
| 吗替麦考酚酯 | 28～78 |
| mTOR 抑制剂：西罗莫司 | 45～49 |
| 其他 | |
| 　类固醇 | 20 |
| 促红细胞生成素 | 13.7～27.7 |

### ■ 病因和病理生理学

可引起高血压的最常见的化疗药物包括几种血管生成抑制剂，也被称为 VSPI。这些药物包括抗血管内皮生长因子抗体（贝伐珠单抗）和 7 种 TKI（舒尼替尼、索拉非尼、帕唑帕尼和凡德他尼）。高血压是这些药物最常见的副作用之一。血管内皮生长因子通常扮演着一个重要角色，它通过调节内皮细胞中 NO 的产生，在维持血管张力平衡方面发挥重要作用[117,118]。当 NO 的生物利用度降低，导致血管收缩、内皮素分泌增加、毛细血管扩张和外周阻力增加时，就会出现高血压。通常在停止治疗后不久，血压会恢复到基线。以前一些有限的观察提出了一个有趣的概念，即用高血压作为癌症对 VSPI 反应的生物标志物[118]。

其他类型的化疗药物已知可引起高血压。表 62-9 提供了 VSPI 及其他用于癌症治疗的药物的发病率和高血压效应的时间。烷化剂常用于大量的肿瘤治疗方案中，以治疗各种实体瘤和血液肿瘤患者。这些药物经常发生高血压，最常见的是顺铂和白消安，环磷酰胺较少见。它们的作用在急性期和停止治疗后的几年内都可以观察到，其机制被认为是内皮功能紊乱和动脉血管收缩的结果[114]。用于治疗移植物抗宿主病的钙调磷酸酶抑制剂也与高血压的高发率有关。环孢素和他克莫司是这一类的主要药物。它们的作用一般在治疗的头 6 周内出现，被认为是交感神经系统激活和内皮素-1 合成增加的结果，导致血管收缩[116]。移植后，许多患者还接受霉酚酸酯和 mTOR（雷帕霉素）抑制剂西罗莫司的免疫抑制。这些药物引起高血压的机制尚不十分清楚。皮质类固醇经常被用于癌症患者的治疗，它们与不同剂量的高血压有关。它们导致高血压的机制很复杂，但可能涉及血管紧张素原的产生增加，从而诱发盐和液体潴留，激活交感神经系统，以及增加患者对血管活性物质的敏感性。接受 EPO 治疗贫血的患者也有出现严重高血压的风险。高血压背后的驱动机制是复杂的，不仅仅是容量膨胀。它是肾素-血管紧张素系统激活和内皮素-1 增加的结果，也是 EPO 受体变化导致 NO 产生减少的结果。

### ■ 诊断和管理

由于高血压是化疗引起心脏毒性的一个危险因素，而高血压控制不好会导致某些癌症治疗的中止，因此及时和充分的干预对于防止潜在的不可逆转的损害是至关重要的。美国国家癌症研究所的研究性药物指导委员会成立了一个专家小组，以解决有关 VSPI 诱发高血压的问题。该小组的建议于 2010 年公布，其重点是对接受 VSPI 的患者的血压问题进行评估、监测和管理[119]。高血压的治疗应在诊断时开始，而不必担心对癌症治疗效果产生负面影响。

癌症患者高血压的药物治疗方案的选择应考虑到几个因素。例如，钙蛋白诱导的高血压的升高是由过度的血管收缩引起的，对二氢吡啶类钙通道阻滞剂反应良好，利尿剂可以帮助缓解与类固醇相关的高血压相关的液体潴留，克罗尼丁已被推荐用于管理具有巴氏反射失败的患者的严重血压波动。其他需要考虑的重要因素包括药物间相互作用的风险。同样重要的是，要考虑那些在特定类型的癌症中可能具有令人信服的适应证的药物。最近的流行病学研究报道了 β 受体阻滞剂对黑色素瘤、乳腺癌、肺癌和结肠癌的潜在益处，其机制被怀疑是通过改变癌症中的肾上腺素能信号传导而介导的[120]。在制定服用 VSPI 等特定药物的患者的管理策略时，考虑针对 NO 或血管紧张素 II 生成的药物的风险和获益也很重要。由于这些抗癌药部分是通过减少 NO 的产生而导致血管收缩，因此硝酸酯类、磷酸二酯酶-5 抑制剂和奈比洛尔（一种产生 NO 的 β 受体阻滞剂）等药物在理论上似乎是有益的。然而，通过针对这一途径，这些抗高血压药物实际上能会损害抗肿瘤治疗的效果。

## 放疗相关的心血管毒性

纵隔、左乳区和颈部的放疗是早期发生冠状动脉和颈动脉硬化疾病的一个风险因素（图 62-15）。动脉缺血事件的风险取决于放疗剂量、技术、血管暴露的程度和癌症的类型[121]。已知放疗通过引发氧化应激，导致内皮损伤，从而加速动脉粥样硬化。纵隔暴露也会导致一系列的 CV 综合征，包括急性心包炎、慢性收缩性心包病、瓣膜性心脏病和心肌功能障碍与限制性心肌病。目前没有一个明确的放射剂量的阈值对心血管系统是安全的。目前正在使用修改放疗方案，包括领域规划和屏气技术，以减少对心血管系统的辐射剂量。需要注意的是，患者在放疗剂量暴露和出现 CV 临床表现之间具有较长的潜伏期[121]，建议采用终身抗血小板治疗和他汀类药物治疗，因为它们对受辐射的内皮有抗炎和抗血栓的作用。放疗引起的瘢痕使外科手术难以进行；因此，经皮血管成形术（包括或不包括支架）正成为首选的血管重建方法，对放疗引起的肾、髂骨和股动脉疾病有良好的效果[125]。

第
13
篇

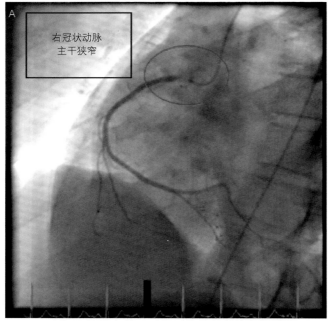

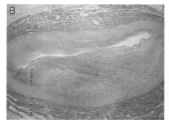 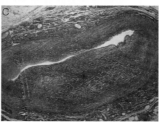

**图62-15** A. 冠状动脉造影显示,一名36岁的患者在5岁时曾因淋巴瘤而接受过胸部放疗,其右冠状动脉主干几乎闭塞。B.和 C. 病理结果与放射性动脉炎一致

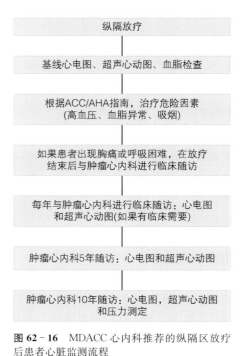

**图62-16** MDACC 心内科推荐的纵隔区放疗后患者心脏监测流程

---

## 提示

- 癌症患者与对照组相比,发生 CV 事件的风险更高,包括动脉缺血的风险增加 2 倍,心肌病和 HF 的风险增加多达 15 倍。据报道,癌症幸存者在 5 年内有 3.6 倍的 CV 相关死亡风险。这些 CV 风险的增加可能是与年龄相关的正常病理变化的结果,与癌症疗法的次要影响有关,并可能解释了这一人群中某些 CV 综合征的发病率增加。

- 尽管缺乏共识,但心脏毒性通常被定义为 LVEF 下降>5%,在有 HF 症状的情况下 LVEF<55%,或 LVEF 无症状下降≥10%或到 55% 以下。

- 大多数患有 HF 的癌症患者的症状是由两种广泛的机制引起

的。第一类包括与败血症、应激性心肌病和心肌炎(毒性或感染性)相关的急性新发心肌病。第二种包括与潜在的结构性心脏病(慢性缺血性或瓣膜性心脏病)、化疗引起的心肌病、与潜在的恶性肿瘤(即淀粉样变)或癌症治疗(即铁超载)相关的浸润性心肌状况相关的亚急性慢性 HF 症状的患者。

- 患有潜在恶性肿瘤的患者,由于与其癌症及其治疗相关的固有血栓性疾病,其动脉缺血事件的风险增加。已知与动脉缺血事件有较强关联的化疗药物包括一组标准化疗药物,如 L-天冬酰胺酶、顺铂、5-FU、卡培他滨和吉西他滨。

# 第63章 癌症治疗相关的肺部并发症

Audra J. Schwalk

Saadia A. Faiz

Horiana B. Grosu

Lara Bashora

Vickie R. Shannon

王家乐　任胜祥·译

## 要点

▶ 癌症治疗引起的肺损伤具有特定的病理学和临床表现模式,可由常规化疗、分子靶向或免疫治疗药物诱发。通过关联用药时间和相应的临床表现,在排除其他可疑疾病的基础上进行诊断。目前已有药物性肺损伤的治疗建议,但循证依据有限。

▶ 尽管与其他形式的免疫相关不良事件(irAE)相比较为罕见,但肺部受累(尤其是肺炎)被认为是 irAE 最致命的原因之一。不良事件通用术语标准根据临床症状是否存在及严重程度对肺炎进行分级,可根据该分级推荐治疗方案。

▶ 由于癌症治疗的并发症及癌症本身都会累及肺部,因此胸部医学与癌症医学的关系密不可分。癌症患者的肺部并发症可能表现为胸膜、肺间质、肺循环、肺泡毛细血管或气道损伤,也可能多结构累及。本章综述了癌症相关的肺部并发症,包括放化疗相关的肺毒性、干细胞移植后出现的非感染性肺病,以及癌症相关的胸膜疾病、睡眠障碍和血管疾病。本综述的重点是识别、讨论及提供诊治这些并发症的方法,并聚焦于对患者治疗和结局有重大影响的早期诊断的话题。

## 化疗诱导的肺损伤

癌症治疗引起的肺损伤具有特定的病理学和临床表现模式(表 63-1 和表 63-2),可由化疗、分子靶向药物或免疫药物诱发。其中,间质性肺病和肺泡性肺病最为常见;胸腔积液、肺血管疾病少见,还可出现肉芽肿或淋巴结肿大。除了直接肺损伤,化疗导致的免疫抑制也增加了肺炎致死率。

多药和多方式治疗的频繁使用限制了药物相关肺损伤(DILI)的诊断。此外,感染、误吸、癌症复发、放射及癌症诱导的心脏病引起的肺损伤有类似的临床表现、影像学和病理学特征,这些因素混淆了这类疾病的临床差异,使得 DILI 诊断困难。其他与 DILI 相似的疾病还包括吸入性肺炎、弥漫性肺泡出血(DAH)及心源性肺水肿[1,2]。一些诱发因素如老年、剂量累积、伴随或连续放疗、氧气吸入、既往肺损伤、多药治疗等,不仅会增加 DILI 风险,还可缩短药物暴露与疾病进展之间的潜伏期。

DILI 可通过药物暴露与肺损伤(临床、影像学和实验室证据)之间的时间相关性及排除其他可疑诊断进行诊断。间质性和混合肺泡-间质性肺炎在影像学上表现为磨玻璃影、网状线、间隔增厚等,常局限于外带和下叶。以上叶为主时可伴有超敏反应、皮疹和喘息。支气管肺泡灌洗(BAL)、经支气管活检或两者结合有助于排除感染或其他疾病。例如,BAL 嗜酸性粒细胞增多时(>25%),可提示药物诱导性嗜酸性粒细胞肺炎(EP)。连续 BAL 液呈血性或含铁血黄素巨噬细胞增加则支持 DAH 的诊断。BAL 淋巴细胞增多(>50%)且 BAL 液中 CD4/CD8 值降低提示间质性肺病;不过,这些证据不足以判定间质性肺病是由药物毒性引起还是其他原因引起。这些细胞学特征均不具有 DILI 特异性。

药物性间质性肺病的临床表现包括低热、干咳和呼吸困难,通常在第一个周期或后续治疗开始后的数周至数月内发生[3,4]。某些药物(如博来霉素、白消安、环磷酰胺、吉西他滨和卡莫司汀)可导致肺纤维化。支气管痉挛和过敏反应是常见表现,通常发生在治疗后数分钟至数小时内。

有关 DILI 患者治疗的循证指南有限。在大多数情况下,建议在有足够证据表明药物性肺损伤时选择停药。已证实全身激素治疗对某些 DILI 患者有效,如过敏性肺炎(HP)、EP 和闭塞性细支气管炎机化性肺炎(BOOP),但对其他疾病如肺纤维化、闭塞性细支气管炎无效。对于出现进展、类固醇敏感或迟发性肺损伤的患者,应考虑糖皮质激素治疗。目前尚无 DILI 患者糖皮质激素的应用指南。一般建议泼尼松的起始剂量为 40～60 mg,或基于体重的剂量为 0.75～1 mg/(kg·d),在 1～3 个月逐渐减量,直至疾病缓解。除少数情况下(见下文),不建议再次使用激发 DILI 的药物。

**表 63-1　常规化疗药物引起的肺毒性：肺损伤的组织学类型**

| 肺损伤 | 烷化剂 | 抗代谢物和嘌呤类似物 | 细胞毒性抗生素 | 亚硝基脲类 | 鬼臼毒素 | 紫杉烷类 | TKI 和免疫调节剂 | 其他 |
|---|---|---|---|---|---|---|---|---|
| NCPE、ARDS、PF | 白消安 环磷酰胺 | 甲氨蝶呤 硫唑嘌呤 阿糖胞苷 氟达拉滨 吉西他滨 喷司他丁 | 博来霉素 丝裂霉素 C | BCNU CCNU | 伊立替康 拓扑替康 | 紫杉醇 多西环素 | G-CSF GM-CSF IL-2 TNF IFN-γ | |
| 无症状肺出血 | | 硫唑嘌呤 | | | | | | ATRA |
| NSIP | 白消安 环磷酰胺 替莫唑胺 美法仑 苯丁酸氮芥 | 甲氨蝶呤 硫唑嘌呤 氟达拉滨 吉西他滨 | 博来霉素 | BCNU CCNU | 伊立替康 依托泊苷 | 紫杉醇 多西环素 | G-CSF GM-CSF IFN-γ 沙利度胺 | 甲基苄肼 |
| 气道损伤 | 环磷酰胺 奥沙利铂 异环磷酰胺 | 吉西他滨 奈拉滨 | 博来霉素 丝裂霉素 C | | 伊立替康 依托泊苷 | 紫杉醇 多西环素 | IFN-α | 蒽环类 L-天冬酰胺酶 |
| 过敏性肺炎 | 环磷酰胺 奥沙利铂 白消安 | 甲氨蝶呤 阿糖胞苷 吉西他滨 6-巯基嘌呤 | 博来霉素 | BCNU | 依托泊苷 替尼泊苷 | 多西环素 | | 甲基苄肼 BCG |
| 机化性肺炎 | 白消安 环磷酰胺 奥沙利铂 | 甲氨蝶呤 | 博来霉素 | BCNU CCNU | 拓扑替康 | | IFN-γ 沙利度胺 GM-CSF | |
| 嗜酸性粒细胞性肺炎 | 奥沙利铂 | 甲氨蝶呤 氟达拉滨 克拉屈滨 | 博来霉素 | | | | IL-2 IFN-γ | |
| 结节样反应 | | 氟达拉滨 | | | | | IFN-α | 甲基苄肼 |
| 胸膜疾病 | 环磷酰胺 | 甲氨蝶呤 硫唑嘌呤 吉西他滨 | 丝裂霉素 C | BCNU | 多西环素 | 多西环素 | IL-2 IFN-α G-CSF/GM-CSF | ATRA 甲基苄肼 |
| 纵隔或肺门淋巴结肿大 | | 甲氨蝶呤 | 博来霉素 | | | | IFN-γ | |
| PH；PAH、PVOD、PE | | 吉西他滨(PVOD) 净司他丁(PAH) | 博来霉素(PVOD) 丝裂霉素 C(PAH、PVOD) | BCNU(PVOD) CCNU(PVOD) | 依托泊苷(PVOD) | | IL-2(PAH) IFN-α、β、γ 沙利度胺(PE) 来那度胺(PE) 泊马度胺(PE) | 他莫昔芬 L-天冬酰胺酶 沙利度胺 雷利度胺 |

注：ara-C,阿糖胞苷；ARDS,急性呼吸窘迫综合征；ATRA,全反式维甲酸；BCNU,卡莫司汀；环己亚硝脲,洛莫司汀；G-CSF,粒细胞集落刺激因子；GM-CSF,粒细胞-巨噬细胞集落刺激因子；IFN,干扰素；IL-2,白细胞介素-2；mAb,单克隆抗体；NCPE,非心源性肺水肿；NSIP,非特异性间质性肺炎；PAH,肺动脉高压；PE,肺栓塞；PF,肺纤维化；PH,肺动脉高压；PVOD,肺静脉闭塞性疾病；TNF,肿瘤坏死因子；TKI,酪氨酸激酶抑制剂。

**表 63-2　靶向治疗和免疫检查点抑制剂引起的肺毒性：肺损伤的组织学类型**

| 肺损伤 | 单克隆抗体 | 酪氨酸激酶抑制剂 | 雷帕霉素 抑制剂 | 蛋白体 抑制剂 | 免疫检查点抑制剂 |
|---|---|---|---|---|---|
| 未特殊说明的肺炎或 ILD 导致的呼吸困难 | | EGFR：伊马替尼、吉非替尼、厄洛替尼、阿法替尼、奥希替尼<br>ALK：克唑替尼、塞瑞替尼、阿来替尼、布加替尼<br>MEK：曲美替尼、考比替尼、比尼替尼<br>Bcr-Abl：伊马替尼、尼洛替尼、达沙替尼<br>PI3K：艾代拉利司、库潘尼西、度维利塞<br>MET：卡马替尼<br>FLT3：米哚妥林、吉瑞替尼<br>BRAF：恩科非尼、比尼替尼、维罗非尼 | | | |

| 肺损伤 | 单克隆抗体 | 酪氨酸激酶抑制剂 | 雷帕霉素抑制剂 | 蛋白体抑制剂 | 免疫检查点抑制剂 |
|---|---|---|---|---|---|
| NCPE、ARDS和PF | EGFR：帕尼单抗<br>CD20：利妥昔单抗<br>CD22：莫塞妥莫单抗<br>HER2：曲妥珠单抗、恩美曲妥珠单抗、曲妥珠单抗-德鲁替康 | EGFR：伊马替尼、吉非替尼、厄洛替尼<br>ALK：克唑替尼、塞瑞替尼、阿来替尼、布加替尼<br>MEK：曲美替尼、考比替尼、比尼替尼 | 替西罗莫司<br>依维莫司 | 硼替佐米<br>卡非佐米<br>伊沙佐米 | CTLA-4：伊匹木单抗<br>PD-1：纳武利尤单抗、帕博利珠单抗、西米普利单抗<br>PD-L1：阿替利珠单抗、阿维鲁单抗、度伐利尤单抗 |
| 肺出血 | VEGF：贝伐珠单抗<br>CD20：利妥昔单抗<br>CD33：吉妥珠单抗 | | | | PD-1：纳武利尤单抗、帕博利珠单抗 |
| NSIP | 利妥昔单抗<br>曲妥珠单抗 | 吉非替尼、达沙替尼 | 替西罗莫司<br>依维莫司 | 硼替佐米<br>卡非佐米 | CTLA-4：伊匹木单抗<br>PD-1：纳武利尤单抗、帕博利珠单抗、西米普利单抗<br>PD-L1：阿替利珠单抗、阿维鲁单抗、度伐利尤单抗 |
| 支气管痉挛 | 以小鼠蛋白或嵌合（小鼠、人）蛋白配制的单克隆抗体 | | | 硼替佐米 | |
| 肉芽肿性炎症（结节样反应） | | BRAF：达拉非尼、维罗非尼 | | | 各种免疫检查点抑制剂 |
| 机化性肺炎 | CD20：利妥昔单抗<br>HER2：曲妥珠单抗 | | | | |
| 细胞因子风暴 | | Jakafi：鲁索替尼<br>FLT3：吉瑞替尼 | | | CAR-T细胞<br>TIL |
| 胸膜疾病 | | EGFR：吉非替尼<br>Bcr-Abl：达沙替尼＞伊马替尼、博舒替尼、尼洛替尼 | | | |
| 感染 | CD52：阿仑珠单抗 | | | | |
| 肺血管病：PAH、PVOD、DVT | VEGF：贝伐珠单抗 | 达沙替尼 | | 硼替佐米 | |

注：ALK，间变性淋巴瘤激酶；ARDS，急性呼吸窘迫综合征；Bcr-Abl，断点簇区-Abelson激酶；CAR-T细胞，嵌合抗原受体T细胞；CD，分化标记；CTLA-4，细胞毒性T细胞淋巴细胞抗原4；DVT，深静脉血栓形成；EGFR，表皮生长因子受体；FLT3，fms样酪氨酸激酶3；HER2，人表皮生长因子受体2；ILD，间质性肺病；MEK，丝裂原活化的细胞外信号调节激酶；NCPE，非心源性肺水肿；NSIP，非特异性间质性肺炎；PAH，肺动脉高压；PD-1，程序性死亡受体1；PD-L1，程序性死亡受体配体1；PF，肺纤维化，PI3K，磷酸肌醇3激酶；PVOD，肺静脉闭塞性疾病；TIL，肿瘤浸润淋巴细胞；VEGF，血管内皮生长因子。

# 药物性肺损伤的组织病理学特征

## 机化性肺炎

机化性肺炎（OP）是肺损伤的炎症过程，其中成纤维细胞和肌成纤维细胞在远端肺泡管及肺泡腔内大量增殖，机化形成肉芽肿。众所周知，OP是一种DILI的组织病理学特征，但对DILI来说OP并不特异，也可能是其他肺损伤（包括感染或创伤）所致。临床上OP主要表现为低热、咳嗽、呼吸困难及影像学上肺部炎症浸润。胸部CT常表现为肺周围的游走性斑片影（图63-1），孤立性炎性浸润和弥漫性双侧浸润伴间质影，以及小的重叠肺泡影等不太常见。在排除感染或恶性肿瘤后可诊断OP。肺活检是诊断该疾病的必要条件。OP可由各种细胞毒药物引起，如蒽环类药物、克拉屈滨、奥沙利铂、干扰素α（IFN-α）、利妥昔单抗和沙利度胺。某些靶向药物也与OP的发展有关，如EGFR抑制剂[5-13]、Bcr-Abl酪氨酸激酶抑制剂（TKI）[14-17]、间变性淋巴瘤激酶（ALK）抑制剂[13,18]、丝裂原活化蛋白激酶MEK1和MEK2[19]、PI3K[20,21]、CD20抑制剂[22]、HER2受体拮抗剂[23-25]、雷帕霉素类似物[26,27]和免疫检查点抑制剂（ICI）[28-32]。大多数情况下，停用致病药物并全身用糖皮质激素可使呼吸系统症状和体征迅速消退。

## 非特异性间质性肺病

非特异性间质性肺炎（NSIP）是间质性肺病最常见的形态学类型之一。在使用药物后数周至数月内可逐渐出现干咳和进行性呼吸困难。影像学表现包括胸膜基底、下叶磨玻璃样变、网状线、马赛克征和结节。上皮细胞损伤可导致早期肺水肿和弥漫性肺损伤，即使停药和激素治疗，也可能进展为终末期肺纤维化。

导致NSIP的常见细胞毒性药物包括博来霉素、丝裂霉素、亚硝基脲、白消安、吉西他滨、紫杉醇、环磷酰胺、异环磷酰

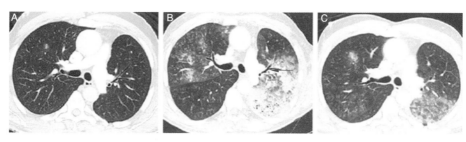

图 63-1　一名 66 岁男性晚期肺腺癌患者,在第 2 周期纳武利尤单抗、卡铂和培美曲塞治疗 2 天后出现干咳和呼吸困难。与基线状况(A)相比,胸部 CT 上可见双侧斑片状磨玻璃影和肺实变(B)。具有明显的支气管充气征(B 中箭头所示)。支气管镜检查,支气管肺泡灌洗和活检均提示机化性肺炎。微生物学检查阴性。大剂量激素冲击治疗 4 周后,症状消失,CT 影像也明显改善(C)

胺、甲氨蝶呤、伊立替康和奥沙利铂。导致 NSIP 的常见分子靶向药包括 mTOR 抑制剂(依维莫司、替西罗莫司)、EGFR 抑制剂(吉非替尼、厄洛替尼、西妥昔单抗、帕尼单抗)和蛋白酶体抑制剂(硼替佐米、卡非佐米)(图 63-2)[26,33-35]。

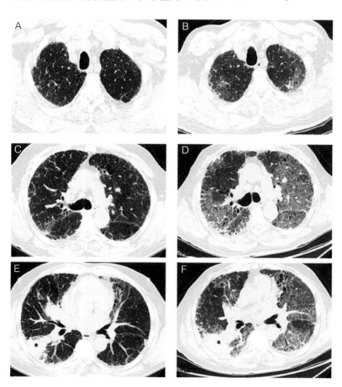

图 63-2　一名 68 岁的老年人以帕尼单抗治疗结直肠癌 4 个月后,开始出现进行性呼吸困难和干咳。基线中肺气肿和胸膜下网状结构(A、C 和 E),符合患者的已知特发性肺纤维化病史。治疗后的胸部 CT 显示:中下叶为主的肺间隔增厚,两侧斑片状磨玻璃影,病灶多位于胸膜附近(B、D 和 F)。CT 结果提示非特异性间质性肺炎,并通过肺活检证实。两肺均见转移灶,其中最大的位于右下叶(E 和 F, * 标记)

### ■ 非心源性肺水肿、弥漫性肺泡损伤和急性呼吸窘迫综合征

药物诱导的肺泡毛细血管内皮损伤可能导致毛细血管漏出性或渗出性(非心源性)肺水肿。随疾病进展可出现急性呼吸窘迫综合征(ARDS)及其组织学标志——弥漫性肺泡损伤(DAD)。这些并发症可能与药物剂量或治疗持续时间无关。常见的引起非心源性肺水肿(NCPE)的药物包括白消安、博来霉素、环磷酰胺、吉西他滨、奥沙利铂、依托泊苷、阿糖胞苷和长春碱,分子靶向药物(吉非替尼、厄洛替尼、西妥昔单抗、莫

昔单抗)、抗淋巴细胞单克隆抗体(mAb,利妥昔单抗、阿仑珠单抗、奥法单抗)、雷帕霉素抑制剂(依维莫司、替西罗莫司)。使用芦可替尼(一种新型 JAC 1/2 抑制剂)也可因细胞因子回弹导致 NCPE-ARDS。预先使用激素和支持治疗可缓解该症状[36,37]。在急性早幼粒细胞白血病(APL)的治疗中,全反式维甲酸(ATRA)和三氧化二砷也可导致细胞因子风暴。在 APL 的诱导治疗中,高达 25% 的患者会出现分化综合征,可能产生致死性 NCPE-ARDS。与许多肺损伤不同,在 ATRA 和砷导致的分化综合征中,研究表明,剂量递减(而非停药)及全身性激素治疗可减轻症状[38,39]。

在出现 DAD-ARDS 时,DAH 通常被视为肺泡毛细血管内皮损伤的后遗症。在利妥昔单抗和阿仑珠单抗治疗后并未出现 DAD 的情况下,偶尔也会出现轻微的肺泡出血[36,40]。据报道,在贝伐珠单抗治疗中央型气道肿瘤期间,出现过大量出血,有时甚至导致患者死亡[41]。使用粒细胞和粒细胞-巨噬细胞集落刺激因子也与 ARDS 和 NCPE 有关,尤其是非霍奇金淋巴瘤。

### ■ 弥漫性肺泡出血

其特点为:弥漫性肺浸润、BAL 液含铁血黄素巨噬细胞增多、呈血性且进行性加深。药物诱导的 DAH 较为少见,但也有报道硫唑嘌呤、ATRA、吉妥珠单抗和利妥昔单抗可能与此相关,并可能发生致死性 DAH[42-44]。常见症状为急性呼吸困难、缺氧和咯血,偶尔出现发热。弥漫性肺泡出血需要停药和大剂量激素冲击治疗,尽管后者的循证证据尚未在大型随机试验中验证。

### ■ 嗜酸性粒细胞性肺炎

该并发症以肺间质和肺泡腔内积聚嗜酸性粒细胞为特征,可由各种药物、病原体及吸入性毒素引起。甲氨蝶呤、博来霉素、克拉屈滨、氟达拉滨和 IFN-α 是最容易导致 EP 的药物。患者通常表现为急性发热、干咳和呼吸困难,CT 上表现为双侧肺实质浸润。若病史和影像学相符,且 BAL 液中嗜酸性粒细胞>25%,在排除其他需要鉴别诊断疾病后即可确诊 EP。在疾病初期,外周血嗜酸性粒细胞减少,但随疾病进展而增加。疾病晚期以低氧血症和呼吸衰竭为主。药物诱发性 EP 通常对激素敏感,早期发现预后良好。且在早期阶段,停用致病药物后可恢复正常。激素主要用于出现呼吸衰竭的晚期患者[45-47]。

## ■ 肉芽肿性肺炎

一些药物如氟达拉滨、利妥昔单抗、甲基苄肼、IFN-α 和 ICI,可以诱导肺部肉芽肿形成,类似于 HP 和结节病。与感染导致的坏死性肉芽肿不同,药物引起的肉芽肿通常是非坏死性的。但是,诊断肉芽肿性肺炎仍要排除感染性病因,如分枝杆菌和真菌感染。

## ■ 过敏性肺炎

过敏性肺炎多源于反复使用致敏药物,临床特征为发热、呼吸困难、干咳和皮疹,通常在接触致敏药物后 3~4 周出现,并且可能在不调整治疗的情况下反复。组织病理学常表现为不典型非干酪肉芽肿,BAL 以淋巴细胞增多为主。病变以上叶为主,尤其是疾病的慢性期。甲氨蝶呤是 HP 相关的主要药物,口服、静脉注射、鞘内和肌内注射时均可发生。博来霉素、吉西他滨、奥沙利铂、丙卡巴肼、亚硝基脲、6-疏基嘌呤、白消安和卡介苗(BCG)也可导致 HP。停药和激素治疗可以改善预后,在大多数情况下,临床体征和症状可以完全消退。

## ■ 结节样反应

结节样反应较为少见,可由 TNF 抗体(依那西普、阿达木单抗)、IFN 治疗、甲氨蝶呤、BRAF 抑制剂(维莫非尼和达拉非尼)和 ICI 导致[48-55]。这些药物可引起全身性肉芽肿反应,与结节病难以鉴别。无症状炎症浸润、沿支气管血管束分布的微结节,以及肺门和纵隔淋巴结肿大可提示该病,通常在治疗早期如前几个治疗周期内出现(图 63-3)。轻度呼吸困难和干咳较为少见,结节样反应也可出现于胸外器官,可同时或依次累及皮肤、肝和大脑(图 63-4)。药物相关的结节样反应是否会使免疫系统对结节病更为敏感,加重亚临床结节病,还是与结节病无关尚不清楚。结节样反应的特征包括沿淋巴管分布的非干酪肉芽肿、纵隔淋巴结肿大和肺部炎症浸润。BAL 液以 CD4+ 的淋巴细胞增多为主,CD4/CD8 升高(CD4/CD8>1)。在停用致病药物后,结节通常可以消退,不需要全身用糖皮质激素,但在无法停药时,由于激素在治疗基础疾病方面的疗效及缺乏其他治疗选择,仍然会坚持使用激素[56]。

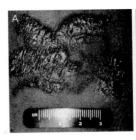
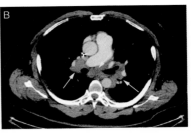

图 63-4 一名 52 岁男性患者因尿路上皮癌接受了 3 周期的伊匹木单抗和纳武利尤单抗治疗,其后于文身区域出现了皮肤结节(A),伴双侧肺门淋巴结肿大(B,箭头所指)。皮肤病变活检和肺门淋巴结活检提示非干酪样肉芽肿,符合结节样反应。全身性激素治疗 3 个月后,皮肤病变和淋巴结肿大好转

## ■ 胸腔积液

药物诱导的胸腔积液可由单纯的胸膜炎或胸膜及实质异常导致。诱发胸腔积液的药物包括多西他赛、ATRA、甲氨蝶呤、IFN-α 和 TKI(达沙替尼、伊马替尼和博舒替尼)[57-61]。这些积液通常为渗出性,少到中量,以淋巴细胞为主,可出现于单侧或双侧。某些情况下,停用致病药物可使积液自发消退。

## ■ 肺血管病

血栓栓塞、肺动脉高压(PH)和肺静脉闭塞也可在常规化疗、分子靶向和免疫调节剂治疗后出现。ALK 抑制剂(克唑替尼)、Bcr-Abl 抑制剂(泊那替尼)和血管内皮生长因子(VEGF)抑制剂(贝伐珠单抗、舒尼替尼、索拉非尼、帕唑帕尼)可使静脉血栓栓塞(VTE,包括肺栓塞和深静脉血栓)的风险增加[41,62-64]。此外,免疫调节剂、血管生成抑制剂(沙利度胺、瑞复美)联合类固醇、多柔比星或双氯己亚硝脲可使血栓栓塞事件的风险增加 14%~43%(图 63-5)。DVT 预防可将血栓形成风险降至 3%,这是目前接受沙利度胺或来那度胺治疗患者的标准治疗。其他药物,包括激素治疗、生长因子和促红细胞生成剂,也会导致癌症相关性 VTE。

## ■ 肺动脉高压

PH 可由博来霉素、白消安、双氯己亚硝脲和 IFN 导致。肺动脉高压(PAH)已明确与达沙替尼(一种多激酶 Bcr-Abl

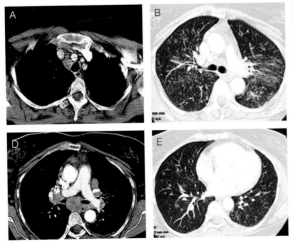

图 63-3 A~E. 伊匹木单抗相关的结节样反应。1 例 66 岁男性患者在接受第 3 周期的伊匹木单抗以治疗难治性恶性黑色素瘤后,开始出现干咳和呼吸困难。支气管肺泡灌洗、支气管镜检查及活检可见 CD4 增加和非干酪样肉芽肿,提示 T 淋巴细胞性肺泡炎,没有感染或恶性肿瘤证据

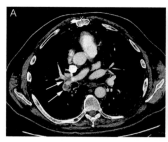
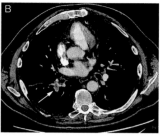

**图 63 - 5** 患者使用沙利度胺治疗黑色素瘤时,CTA 显示右侧肺动脉内(A,箭头所指)多发性充盈缺损,延伸至肺段和亚肺段分支(B,箭头所指),提示严重肺栓塞

TKI)相关,也可能与博舒替尼、IFN-α 和 IFN-β 相关。发生达沙替尼相关性 PAH 后,推荐停药治疗。还可能需要使用肺血管扩张剂,直至肺动脉压改善。尚未报告使用伊马替尼或更具选择性的 Bcr-Abl 靶向 TKI(尼洛替尼、泊那替尼)可导致 PAH,但博舒替尼可能与 PAH 有关[65-68]。博来霉素和双氯己亚硝脲也涉及肺静脉闭塞性疾病(PVOD)的发生,这是一种不可逆且通常致命的 PH 形式,以肺小静脉的纤维性闭塞为特征。

### ■ 药物诱导的气道疾病

几乎所有的化疗和靶向治疗药物都会在静脉注射(IV)时产生输注反应。通常在输注后几分钟到几小时内出现,如干咳、呼吸困难、气喘、胸痛和缺氧,甚至危及生命。输注反应可表现为 IgE 介导的 1 型超敏反应(卡铂、奥沙利铂和 L-门冬酰胺酶)或细胞因子释放导致的过敏反应。尽管长春花生物碱很少报道肺毒性,但当这些药物与丝裂霉素联合或序贯治疗时,可导致重度支气管痉挛[69,70]。阿仑珠单抗、L-门冬酰胺酶和蒽环类药物也可在输注期间或输注后不久引起支气管痉挛[60,71-76]。众所周知,mAb 可产生输注反应,在含有较高量小鼠蛋白的药物中发生率最高。输注反应可由药物本身触发,也可由配制药物的溶剂产生,在许多 mAb 给药时以后者为主,尤其是紫杉醇类药物。例如,紫杉醇所使用的溶剂就是一种具有高度变应原性的聚氧乙烯蓖麻油溶剂,多西他赛使用的聚山梨酯 80 也可诱发输注反应。两种溶剂均能诱导肥大细胞或嗜碱性粒细胞活化,导致超敏反应的发生。以 Cremophor EL(环孢素、替尼泊苷、伊沙匹隆)或聚山梨酯 80(依托泊苷)为溶剂配制的其他药物也可引起类似反应,因此应避免将它们用于紫杉醇给药后有输注反应史的患者[77,78]。推荐组胺受体拮抗剂和类固醇作为紫杉醇给药前的标准预防措施,可使紫杉醇诱导的支气管痉挛的发生率从 30% 降至 2%[78]。尽管采取了预防措施,输注反应仍可能出现,因此药物输注期间和输注后立即进行密切监护至关重要。

### ■ 免疫治疗(免疫检查点抑制剂)相关肺炎

ICI 的主要靶点为 PD-1、PD-L1 和 CTLA-4,是晚期癌症患者重要的治疗方式。这些药物最初被批准用于治疗恶性黑色素瘤,现在被广泛应用于血液系统恶性肿瘤和实体瘤中,包括霍奇金淋巴瘤和累及肾、肺、头颈部、膀胱和皮肤的晚期癌症。ICI 通过抑制负调控因子参与 T 细胞活化,从而增强 T 细胞介导的免疫应答。这种作用机制既是 ICI 治疗的基础,又是其特异性毒谱,称为免疫相关不良事件(irAE))背后的驱动因素。irAE 是 ICI 治疗的常见后遗症,不同的 ICI 方案和癌症类型,发生率也不同,为 20%～90%[79,80]。这些脱靶 T 细胞驱动的炎症反应可能影响全身各个器官系统。肺部受累的发生率为 3%～10%,低于其他形式的 irAE[31,81-83]。然而,肺部炎症(最常见的肺部 irAE)被认为是 ICI 最容易致死的副作用之一,因此与临床密切相关。

ICI 相关肺损伤的发生率和临床表现取决于所治疗的肿瘤类型、既存合并症、药物种类和 ICI 组合方案。例如,与其他肿瘤,包括黑色素瘤、头颈部鳞状细胞癌和尿路上皮癌相比,非小细胞肺癌 ICI 相关肺损伤的发生率最高(7.2%～19%,所有分级)。

既往有肺纤维化和放疗史的患者 ICI 相关性肺炎的风险增加,但这些关联尚未得到完全证实[84-89]。但 ICI 药物与肺炎风险之间的关系已被充分证实。与接受 CTLA-4 抑制剂的患者相比,接受 PD-1/PD-L1 抑制剂单药治疗的患者肺炎发生率更高(图 63-6)。与 ICI 单药治疗相比,抗 PD-1/CTLA-4 双联治疗和 ICI 联合化疗或放化疗(具有肺毒性风险)可使肺炎发生率增加 2～3 倍[86,90,91]。

不良反应通用术语标准(CTCAE)会根据临床症状是否存在及其严重程度对肺炎进行分层(表 63-3)。该评分系统中,无症状但出现影像学异常(1 级),轻度呼吸困难或咳嗽伴影像学异常(2 级),为低级别肺炎;症状严重或明显但不会立即危及生命(3 级),或出现需要紧急医疗护理的危及生命的症状(4 级)为高级别肺炎,所有呼吸相关的死亡为 5 级肺炎。ICI 相关性肺炎的组织病理学与其他药物性肺炎的组织病理学相似。临床表现模式中,OP 和 NSIP 最为常见,HP、DAD 伴 ARDS、PF、DAH、细支气管炎和结节样反应也有报道[29,31,86,87,92]。肺损伤的临床综合征可以单一,也可以多样,在疾病复发时也可能出现不同的临床综合征。

**表 63 - 3** 美国国家癌症研究所不良事件通用术语标准

| 肺炎分级 | 特征 |
| --- | --- |
| 1 级(轻度) | 无症状,仅影像所见 |
| 2 级(中度) | 有症状,影响日常活动 |
| 3 级(重度) | 有症状,影响日常活动或需要吸氧 |
| 4 级(生命危险) | 具有生命危险或需要呼吸机支持 |
| 5 级(死亡) | |

60% 的 irAE 患者可同时或相继累及肠道、肝、内分泌腺和皮肤,因此出现其他胸外表现时,应提高对肺部相关 irAE 的怀疑。在就诊时,近 2/3 的患者会出现低级别肺炎:无症状性肺浸润(CTCAE 1 级)或非特异性的呼吸困难、咳嗽和胸痛(少见)(CTCAE≤2 级)。高级别不良反应的患者通常会出现危及生命的症状和体征,如低氧血症和急性呼吸窘迫[89]。体格检查时没有特异性体征,但在高级别患者中,肺底常可闻及非特异性啰音。与其他全身性抗肿瘤药物的毒性不同,ICI 相关性肺炎的症状和体征通常发生在 ICI 末次给药后数月至

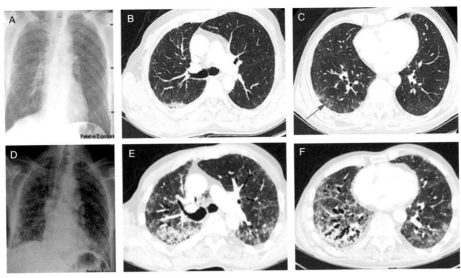

**图 63-6** 前列腺癌伊匹木单抗单药治疗的基线(A)和 3 个周期后(D)的后前位胸部 X 线片。治疗前,可观察到胸膜下网状改变,肺底部最为明显,与特发性肺纤维化病史一致(B 和 C,箭头所指)。在伊匹木单抗治疗的第 3 个周期,可见肺间隔增厚,胸膜下纤维化和磨玻璃样混浊加重(E 和 F)。伊匹木单抗的治疗或加剧肺纤维化的疾病进展

数年,中位发作时间为 5.2~12 周。据报道,原发性肺癌患者(2.9~7.7 周)和联合治疗的患者发作时间更短(9 天~6.9 个月,中位发作时间 2.7 个月)[31,86]。

ICI 肺炎是基于病史和 CT 结果的排除性诊断,需排除感染、肿瘤进展、肺水肿和肺泡出血等。支气管镜检查是早期评估诊断的重要工具,可用于排除其他疾病。BAL 液培养阳性可明确感染,但阴性结果不具有排除意义。BAL 流式分析通常表现为以 CD8$^+$ 为主的淋巴细胞增多。有些患者的 BAL 液也可出现嗜酸性粒细胞升高。经支气管或手术获得的肺组织活检可能有助于识别肺炎的特定组织学亚型,具有一定的预后意义。肺功能检查(PFT)显示 1 s 用力呼气量(FEV$_1$)和肺一氧化碳弥散量受损是肺损伤的两个最早信号,可先于临床症状和影像学出现[86]。然而,肺功能检查诊断 ICI 肺炎的具体阈值及预测的可靠性还尚未确定。

## 治疗和预后

几项研究表明,在 ICI 治疗早期(4~6 周)发生 irAE 预示着更好的总生存期和无进展生存期[93]。然而,这些研究中肺炎形式的 irAE 的发生率并不高。在 ICI 相关性肺炎发生率较高的研究中,肺炎是明确的预后不良指标,尤其是 NSCLC 患者和疾病晚期患者[93-95]。

ICI 肺炎的治疗以 CTCAE 分级为指导(表 63-4),其治疗策略尚未在前瞻性试验中得到验证。无症状患者(1 级)可门诊监测病情进展。如果在后续剂量 ICI 给药的 3~4 周,患者仍无症状,且胸部 CT 无进展、肺功能无恶化,则可继续但谨慎进行 ICI 治疗。只要出现任何症状,就应中断 ICI 治疗,并根据症状的严重程度将治疗策略升级至 2 级或更高的 CTCAE 分级。对于≥2 级的 ICI 肺炎,在排除其他可疑诊断后,建议全身性糖皮质激素治疗。尚无随机对照试验用于指导 ICI 肺炎的最佳类固醇剂量或持续时间。因此,治疗时间很大程度上取决于患者对类固醇治疗的反应。类固醇剂量通常为 1~2 mg/(kg·d),持续 4~6 周。2 级肺炎患者通常门诊治疗,在症状和体征消退后,可考虑再次使用激发药物,并进行密切随访。

**表 63-4** 免疫检查点抑制剂肺炎的治疗指南

| 肺炎分级 | 1 级 | 2 级 | 3 级 | 4 级 |
|---|---|---|---|---|
| 定义 | 无症状,仅影像所见 | 症状较轻,影响日常活动 | 症状较重,需要监护 | 具有生命危险 |
| 需要干预? | 否 | 是 | 是 | 是 |
| FOB、BAL、PFT | 是 | 是 | 病情稳定时允许 | 病情稳定时允许 |
| 治疗 | ● 无需停药 | ● 无需停药<br>● 可住院治疗<br>● 开始激素治疗[泼尼松 1~2 mg/(kg·d)口服或甲泼尼龙 1 mg/(kg·d)IV]<br>● 可使用抗生素 | ● 停用免疫治疗<br>● 住院治疗<br>● 开始大剂量甲泼尼龙静脉注射冲击治疗<br>● 抗生素联合治疗 | ● 停用免疫治疗<br>● 转入 ICU 并气管插管<br>● 开始大剂量甲泼尼龙静脉注射冲击治疗<br>● 抗生素联合治疗 |

续 表

| 肺炎分级 | 1级 | 2级 | 3级 | 4级 |
|---|---|---|---|---|
| 随访 | • 3周后再次评估<br>• 完全恢复或非药物引起：继续免疫治疗<br>• 症状加重：进入其他相应分级治疗路径 | • 每1～3天再评估一次<br>• 症状改善：缓慢停用激素<br>• 症状加重：进入3/4级治疗路径 | • 每天再评估一次<br>• 48 h后症状未改善甚至加重：联用免疫抑制剂（英夫利昔单抗、环磷酰胺、霉酚酸酯、托珠单抗） | • 每天再评估一次<br>• 48 h后症状未改善甚至加重：联用免疫抑制剂（英夫利昔单抗、环磷酰胺、霉酚酸酯、托珠单抗） |
| 治疗持续时间 | NA | 4～6周 | 4～6周 | 4～6周 |
| ICI"再挑战" | 允许 | 如果症状缓解至1级，可考虑ICI"再挑战" | 否 | 否 |

注：BAL，支气管肺灌洗；FOB，纤维支气管镜检查；ICI，免疫检查点抑制剂；ICU，重症监护室；NA，不适用；PFT，肺功能检查。

对于3级和4级肺炎患者，建议永久停用ICI治疗，住院患者糖皮质激素的起始剂量为1～2 mg/(kg·d)。我们通常持续以该剂量治疗，直至症状恢复到1级（通常7天），激素才会慢慢减量。据报告，25%的患者在激素快速减量后会导致肺炎发作[86]。类固醇减量应根据肺炎事件的严重程度和初始治疗的反应进行调整，通常为6周左右。如果皮质类固醇治疗48～72 h后未出现临床改善，建议加用其他免疫抑制剂强化治疗，英夫利昔单抗、硫唑嘌呤、吗替麦考酚酯、环磷酰胺和托珠单抗等，但均缺乏严格临床研究证据。因此，激素治疗的最佳时机、剂量、持续时间和首选的联用免疫抑制剂种类还未确定。TNF-α抑制剂英夫利昔单抗治疗顽固性ICI肺炎的依据主要来源于ICI相关结肠炎治疗成功的案例[96,97]。其他药物如静脉注射免疫球蛋白和IL-6抑制剂——托珠单抗的支持则来自小病例报告和病例系列的研究[98]。长期、高剂量使用激素的患者需要预防肺孢子菌肺炎（PJP），但尚未明确定义"高剂量"激素的剂量及"长期"的持续时间。一般而言，建议激素剂量≥20 mg，持续时间≥30天的患者进行PJP预防[99,100]。也应该考虑对激素诱导的胃肠道溃疡进行药物预防。鉴于抗TNF-α药物会增加严重感染的易感性，包括结核病潜伏期的再激活，因此建议所有患者在开始抗TNF-α药物治疗前筛查结核病[101-104]。

25%～33%的患者在体征和症状初次缓解后会出现irAE复发。体征和症状可能在药物再激发后复发，或在停药后数月表现为原因不明的肺炎。累及肺、心脏或中枢神经系统的危及生命的毒性是药物再激发的绝对禁忌证。如果重新开始用药后出现明确的ICI肺炎复发，建议永久停用ICI药物。

## 放射性肺损伤

放射性肺损伤是胸部放疗（RT）最常见的剂量限制性毒性，发生率为5%～20%[105]。近年来，新型放射技术和输送系统在降低肺损伤的同时可以向肺部递送更高的靶向放射剂量，如质子治疗、三维适形放疗、调强放疗和立体定向体部放疗。放疗递送因素（总放疗剂量、每次放疗剂量、受辐射肺野、射束特征和排列）及临床因素（肺病既往史、基础肺储备不足、放疗史、多方式综合治疗、激素快速停药）都会加重放射性肺损伤的表现和严重程度。总剂量超过40 Gy时，经常发生放

射性肺损伤，低于20 Gy时则较为少见[106,107]。因此，我们更推荐作用于最小肺体积的超分割放疗。

急性放射性肺炎以呼吸困难、低热和干咳为先兆，可在放疗结束后的1～3个月出现。通常影像学改变先于临床症状，于放疗后3～4周发生。早期表现为散在磨玻璃影、边界不清的结节斑片影或伴支气管充气征的肺实变和照射野内的肺容量缩小，在随后6～23个月逐渐吸收并残留线性瘢痕。几乎所有患者，包括无症状患者，均可出现局部肺纤维化，其特征为照射野内出现界限分明的肺容量减少、线样密度、支气管扩张、肺实质回缩、一侧膈肌隆起或抬高、同侧胸膜增厚（图63-7）。放射后容量损失、支气管扩张和实变可能发生在新型RT递送模式之后，但通常没有传统放疗后的损伤广泛[108,109]。

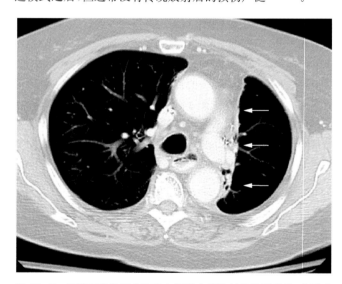

图63-7 肺腺癌患者完成放疗1年后出现放射性肺纤维化，并形成线性瘢痕（箭头所指）。左肺体积明显缩小

放疗唤起性肺炎（RRP）是指暴露于某些化疗和靶向治疗后，在先前放疗照射区发生的炎症反应，是较为少见的并发症，常见于紫杉醇和蒽环类药物治疗后。吉西他滨、依托泊苷、长春瑞滨、曲妥珠单抗和厄洛替尼可诱发该病[110-112]。EGFR（厄洛替尼）、VEGF（舒尼替尼）和mTOR通路（依维莫司）的小分子激酶抑制剂也可导致RRP。PD-1/PD-L1和CTLA-4抑制剂也有诱发RRP的报道[110,113-122]。RRP临床表现为干咳、发热、呼吸困难，并伴有与放射野一致的磨玻璃样影和实

变区。在放疗结束后的数周至数年内,可在使用激发药物的第一个或后续疗程期间发生 RRP。停药和激素治疗可减轻放射性肺炎的症状,但放射后纤维化的患者获益有限。有些患者在再次用药后不出现 RRP 复发[112,117]。

放疗早期(6 月内)和晚期(1～5 年)均可能出现胸腔积液。积液一般较少,间皮细胞阳性,胸腔积液细胞学阴性,可出现于同侧或双侧。大多数放疗相关胸腔积液没有症状,偶尔可表现为胸膜炎性胸痛和呼吸困难。乳腺癌患者中报道过放疗相关性 OP 和 EP,有些会累及肺部的未照射组织[109,110,123],这一肺损伤模式以放疗后 1～3 个月出现迁移性肺影为特征。既往哮喘或特应性疾病史,以及组织或血常规提示嗜酸性粒细胞增多,可支持放射性 EP 的诊断。两种肺损伤模式对激素均敏感。

## 造血干细胞移植的非感染性肺部并发症

肺部并发症是造血干细胞移植(HSCT)失败的主要原因。高达 60% 的患者出现移植后肺损伤,其原因包括预处理方案的直接毒性、骨髓恢复延迟、免疫抑制治疗延长和移植物抗宿主病(GVHD)。接受同种异体 HSCT 患者因 GVHD 的发生率增加及免疫抑制剂的长期使用,出现感染相关并发症的风险增加。因此,HSCT 后需预防性使用抗生素,可有效降低移植相关的感染率。然而,非感染性肺部并发症仍然是 HSCT 后的主要并发症和死因[117]。HSCT 后感染性和非感染性肺部并发症的发生与免疫恢复和 GVHD 的存在有关(表 63 - 5)。

早发移植相关性肺损伤发生在 100 天以内,包括弥漫性肺水肿、DAH、移植期呼吸窘迫综合征(PERDS)、特发性肺炎综合征(IPS)、迟发性肺毒性综合征和 PVOD(表 63 - 6)。迟发性肺部并发症包括闭塞性细支气管炎综合征(BOS)、隐源性机化性肺炎(COP)、移植后淋巴细胞增生性疾病(PTLD),通常发生在 HSCT 100 天后(表 63 - 7)。下面将简要讨论上述 HSCT 的肺部并发症。

**表 63 - 5** 造血干细胞移植的感染性和非感染性并发症

| HSCT 后的时间 | 危险因素 | 感染性并发症 | 非感染性并发症 |
| --- | --- | --- | --- |
| 移植前期(移植后0～30天) | 预处理方案<br>中性粒细胞减少 | 细菌感染(革兰阳性或革兰阴性细菌)<br>真菌感染(曲霉、念珠菌)<br>呼吸道病毒(如 RSV、副流感病毒、流感病毒、偏肺病毒、鼻病毒)<br>HSV<br>感染导致的 ARDS | 肺水肿<br>胸腔积液<br>移植综合征<br>弥漫性肺泡出血<br>输血相关肺损伤<br>特发性肺炎综合征<br>化疗性肺损伤<br>放射性肺损伤 |
| 移植后早期(31～100天) | 细胞和体液免疫受损<br>预处理方案导致的迟发性肺损伤 | 细菌感染(革兰阳性或革兰阴性细菌)<br>呼吸道病毒(如 RSV、副流感病毒、流感病毒、偏肺病毒、鼻病毒)<br>其他病毒感染(CMV、腺病毒、HSV)<br>真菌感染(曲霉、PJP)<br>寄生虫感染(弓形虫) | 弥漫性肺泡出血<br>特发性肺炎综合征<br>放射性肺损伤<br>化疗性肺损伤 |
| 移植后晚期(>100天) | 免疫恢复延迟<br>免疫抑制<br>慢性 GVHD | 病毒感染(CMV、腺病毒、水痘-带状疱疹再激活)<br>真菌感染(曲霉、PJP)<br>呼吸道病毒(如 RSV、副流感病毒、流感病毒、偏肺病毒、鼻病毒)<br>荚膜细菌(慢性 GVHD)<br>感染导致的 ARDS<br>EBV | 慢性 GVHD 导致的闭塞性细支气管炎综合征<br>闭塞性细支气管炎综合征<br>机化性肺炎<br>化疗性慢性肺损伤<br>放射性慢性肺损伤 |

注:ARDS,急性呼吸窘迫综合征;CMV,巨细胞病毒;EBV,EB 病毒;GVHD,移植物抗宿主病;HSCT,造血干细胞移植;HSV,单纯疱疹病毒;PJP,肺孢子菌肺炎;PTLD,移植后淋巴组织增生性疾病;RSV,呼吸道合胞病毒。

**表 63 - 6** 造血干细胞移植后早发性(<100 天)肺部并发症

| 项目 | 弥漫性肺泡出血 | 移植期呼吸窘迫综合征 | 特发性肺炎综合征 | 肺静脉闭塞性疾病 |
| --- | --- | --- | --- | --- |
| 发病率 | 1%～21% | 12%～60% | 1%～5% | 仅个案报道 |
| 移植类型 | 自体=同种异体 | 自体>同种异体 | 同种异体>自体 | 同种异体>自体 |
| 发病时间 | 急性,HSCT 后 1～3 个月 | 急性,中性粒细胞移植后 5～7 天 | HSCT 后 1～3 个月 | HSCT 后 2～6 个月 |
| 症状体征 | 咳嗽、进行性呼吸困难<br>咯血:少见(<25%)<br>进行性血性 BAL 灌洗液 | 发热、呼吸困难、干咳、皮疹、体重增加、水肿 | 发热、咳嗽、呼吸困难、低氧血症 | 进行性呼吸困难 |

| 项目 | 弥漫性肺泡出血 | 移植期呼吸窘迫综合征 | 特发性肺炎综合征 | 肺静脉闭塞性疾病 |
|---|---|---|---|---|
| 组织病理学 | BAL液：含铁血黄素巨噬细胞≥20% | BAL液：中性粒细胞浸润弥漫性肺泡损伤（因血小板水平降低禁忌活检） | 弥漫性肺泡损伤 | 肺小静脉纤维内膜增生；或可累及肺小动脉 |
| 影像学表现 | 弥漫性浸润 | 双侧浸润；胸腔积液；从轻度NCPE至ARDS | 双侧间质浸润 | 胸部X线或CT显示心脏扩大、肺动脉扩张 |
| 治疗 | 支持治疗，激素疗效不定 | 激素疗效显著 | 支持治疗，激素疗效较差 | 支持治疗，激素治疗无效 |
| 预后 | 晚期预后较差；可能进展为多器官衰竭、脓毒症甚至死亡 | 较好 | 差 | 差 |

注：ARDS，急性呼吸窘迫综合征；BAL，支气管肺泡灌洗；HSCT，造血干细胞移植；IPS，特发性肺炎综合征；NCPE，非心源性肺水肿。

**表63-7　造血干细胞移植后迟发性（>100天）肺部并发症**

| 项目 | 闭塞性细支气管炎综合征 | 隐源性机化性肺炎 | |
|---|---|---|---|
| 发病率 | 2%～30% | 2% | |
| 移植类型 | 同种异体移植 | 自体和同种异体移植 | |
| 发病时间 | 晚，HSCT后4～24个月；通常在1年左右 | HSCT后2～12个月；通常在100天内 | |
| 危险因素 | GVHD | | |
| 症状体征 | 咳嗽、进行性呼吸困难、喘息<br>PFT提示阻塞性通气障碍；DLCO可正常<br>根据临床、病理和影像学确诊 | 发热、呼吸困难、干咳、皮疹、体重增加、水肿<br>PFT限制性通气障碍；DLCO降低<br>通常需要手术肺活检进行确诊 | |
| 组织病理学 | BO：细胞性缩窄性细支气管炎<br>BAL液：以中性粒细胞为主 | OP：远端肺泡腔机化纤维化改变、轻度间质性炎症<br>BAL液：以淋巴细胞为主 | |
| 影像学表现 | 胸部X线可见过度充气，无其他异常；CT表现包括马赛克征（早期）和空气潴留、支气管扩张（晚期） | 双侧斑片状磨玻璃影；可见结节病灶 | |
| 治疗 | 支持治疗；免疫抑制治疗；激素疗效不定；可能出现疗效变差或疾病加重导致呼吸衰竭的情况 | 激素敏感 | |
| 预后 | 晚期预后较差；可能进展为多器官衰竭、脓毒症甚至死亡 | 较好 | |

注：BO，闭塞性细支气管炎；BOS，闭塞性细支气管炎综合征；BAL，支气管肺泡灌洗；COP，隐源性机化性肺炎；DLCO，肺一氧化碳弥散量；GVHD，移植物抗宿主病；HSCT，造血干细胞移植；OP，机化性肺炎；PFT，肺功能检查。

### ■ 早发性非感染性肺部并发症

早发性肺部并发症以急性呼吸困难、咳嗽和发热等非特异性症状为特征，并伴有弥漫性肺浸润。在排除需要鉴别的诊断，如感染、心脏病和肾衰竭后，可支持该诊断。弥漫性肺水肿可能由毛细血管静压或渗透性增加所致，是HSCT最常见的早期并发症之一。HSCT导致的静水压和渗透性改变可能与其他早发性肺部并发症共存或重叠，从而混淆诊断。出现弥漫性双侧肺浸润（伴或不伴双侧胸腔积液）时，在排除竞争性诊断如感染后，可诊断弥漫性肺水肿。DAH可以是PERDS、DAD或IPS相关的广泛肺泡损伤的结果，也可单独出现。DAH的支气管镜检查表现为逐渐加深的血性BAL液。BAL液中含铁血黄素巨噬细胞超过20%也支持该诊断。仅20%～25%的DAH患者会发生咯血。DAH的发生可能与血小板减少或凝血功能障碍无关。支持治疗是标准治疗方案，激素治疗能否获益尚未得到明确证实。PERDS可在同种异体或自体移植后发生，其特征为发热、低氧血症、非心源性肺水肿、红斑性皮疹和移植期体重增加。DAH合并PERDS

的患者约占1/3[124-126]。生长因子、CD34+细胞输注数量增加、长期的中性粒细胞减少和外周血来源的干细胞均可增加PERDS风险。几项小型研究发现激素治疗可以降低PERDS的发病率和死亡率[127,128]。

另一种早发弥漫性肺病IPS通常在移植后14～90天发生。其风险因素为高龄、存在GVHD、CMV血清学阳性、全身性放疗、移植类型、人类白细胞抗原（HLA）差异和用于白血病以外的恶性肿瘤移植[129,130]。治疗方式以大剂量激素、广谱抗生素和支持治疗为主。尽管进行了积极有效的治疗，患者5年死亡率仍可能超过50%。

PVOD在HSCT中较为罕见，可导致与重度PH相关的难治性呼吸困难，表现为HSCT后数周至数月内逐渐加重的呼吸困难和乏力。PVOD治疗选择有限，2年死亡率接近100%。在自体移植时，接受BCNU、环磷酰胺或顺铂为基础的移植前预处理后，29%～64%的患者会发生DPTS，以干咳、呼吸困难和双侧肺浸润为先兆，通常发生在HSCT后45天。92%的患者经激素治疗后症状可完全缓解[131]。

### ■ 迟发性非感染性并发症

慢性 GVHD 是一种移植后免疫病,由供体细胞不断攻击宿主的正常组织所致,是同种异体 HSCT 最常见的晚期并发症[132-134]。GVHD 累及肺部可导致 BOS,这是一种非特异性肺损伤,可引起炎症浸润、平滑肌肥大和小气道中心性纤维化,临床上以气流受阻为特征(表 63-8)[132-134]。在 BOS 的早期阶段,患者常无明显症状而耽误诊断。在疾病晚期,随着气流受限的加重,喘息、干咳和劳力性呼吸困难开始占主导地位。鼻窦炎复发和感冒症状在诊断前较为常见。胸部 X 线平片可观察到过度充气,其他未见异常[130,135]。由于缺乏对 BOS 的准确定义和统一的诊断标准,发病机制不明,诊断容易延误,这些均为 BOS 的治疗带来了很大挑战。最近美国国立卫生研究院发布了 BOS 的诊断指南:① 具有气流阻塞的证据($FEV_1/FVC<0.7$ 和 $FEV_1<$预计值的 75%),PFT 残气证据;② 残气量增加($>$预测值的 120%);③ 呼气相 CT 显示肺气肿、小气道增厚或支气管扩张或肺活检或病理证实为缩窄性细支气管炎;④ 影像学、实验室或临床表现不提示感染[136]。BOS 预后较差,5 年生存率仅为 13%。免疫抑制的治疗药物主要为激素和钙调磷酸酶抑制剂(表 63-9)。最近研究表明,大剂量吸入激素可稳定 $FEV_1$。小型临床试验和观察性研究表明,其他药物(包括阿奇霉素、孟鲁司特、硫唑嘌呤、西罗莫司和抗胸腺细胞球蛋白)也可以改善肺功能[15,137,138]。此外,早期识别对该病的治疗和预后至关重要。

**表 63-8** 造血干细胞移植后闭塞性细支气管炎的诊断标准

| | |
|---|---|
| 1 | 同种异体造血干细胞移植(HSCT) |
| 2 | 慢性移植物抗宿主病(GVHD) |
| 3 | 隐匿发作性呼吸困难、咳嗽和喘息,通常出现在移植 100 天后 |
| 4 | 胸片正常 |
| 5 | 高分辨率 CT(HRCT,吸气相和呼气相)显示呼气相空气潴留(马赛克征)、过度充气、微结节改变或支气管扩张,无肺实质受累 |
| 6 | 肺功能检查显示新发气道阻塞($FEV_1/FVC<0.7$ 且 $FEV_1<$预测值的 75%),支气管舒张试验阴性 |
| 7 | 通过影像学、血清学和微生物检查(鼻窦抽吸、上呼吸道病毒筛查、痰培养或支气管肺泡灌洗)排除感染 |

注:$FEV_1$,1 s 用力呼气量;FVC,用力肺活量;GVHD,移植物抗宿主病;HRCT,高分辨率 CT;HSCT,造血干细胞移植。

**表 63-9** 造血干细胞移植后闭塞性毛细支气管炎的治疗建议

| | |
|---|---|
| 1 | 确诊闭塞性细支气管炎(见表 63-8) |
| 2 | 糖皮质激素系统性治疗[泼尼松 1~1.5 mg/(kg·d)];在 6~12 个月逐渐减量 |
| 3 | 免疫抑制治疗(如环孢素 A 或他克莫司) |
| 4 | 大环内酯类维持治疗 |
| 5 | 吸入性支气管扩张剂 |

*续表*

| | |
|---|---|
| 6 | 针对 PJP、真菌和 CMV 的预防性治疗 |
| 7 | 抗反流措施 |
| 8 | 考虑吸入性糖皮质激素 |
| 9 | 考虑体外光动力疗法 |
| 10 | 考虑 IVIG |
| 11 | 晚期病例:<br>　长期氧疗<br>　门诊肺康复治疗<br>　考虑肺移植 |

注:CMV,巨细胞病毒;IVIG,静脉注射免疫球蛋白;PJP,肺孢子菌肺炎。

COP,也称为特发性 BOOP,见于发生 GVHD 的同种异体造血干细胞移植的患者。临床症状包括干咳、呼吸困难和发热,伴有 PFT 限制性障碍,影像学检查以双侧肺部斑片状浸润为主。COP 通常对激素敏感,但目前尚无激素治疗剂量和持续时间的循证指南。治疗 1~3 个月后,胸部 X 线片和 PFT 即可恢复正常[134,139-142]。

PTLD 是实体器官移植和同种异体 HSCT 的公认并发症,以供体来源的 EB 病毒感染的 B 细胞异常增殖为特征。其危险因素包括使用 T 细胞耗竭的供体干细胞、无关或 HLA 不匹配的供体细胞,以及使用抗胸腺细胞球蛋白。在同种异体 HSCT 患者中,PTLD 的发生率约为 1%,但在合并两种或多种风险因素的患者中可增加至 22%。淋巴结、肝、脾和肺是 PTLD 的主要发生部位。在移植后 4~12 个月通常会出现呼吸困难和发热,影像学表现为间质和肺泡浸润,以及边界不清的结节。主要治疗方案为减少免疫抑制剂的使用并给予抗 CD20 抗体(利妥昔单抗)[133,143],通常预后较差。

## 血管疾病

VTE 是公认的癌症及治疗并发症。约 20% 癌症患者出现 VTE、PE 和 DVT 表现。与非癌症患者相比,癌症患者 VTE 风险增加 4~7 倍[144,145]。有证据表明,肿瘤类型、分期及治疗方式与血栓栓塞的绝对风险有关。血液系统恶性肿瘤的栓塞风险最高,其次是肺癌和胃肠道肿瘤,尤其是初诊后数月。此外,手术、制动、激素治疗、生长因子、血管生成抑制剂、促红细胞生成剂、皮质醇和中心静脉导管均对血栓形成有一定影响[146-148]。据报道,联用抗血管生成药物时,如沙利度胺和激素或癌症化疗(多柔比星或 BCNU),患者发生 VTE 的概率高达 28%~43%。许多 VTE 患者会出现血小板减少,尤其是血液系统恶性肿瘤患者。在一项探究急性白血病发生 VTE 的风险因素研究中,12 个月内诊断的合并血小板减少、中心静脉导管、造血生长因子、大剂量激素、L-天冬酰胺酶和新型免疫调节剂均可使 VTE 的风险增加[149]。在无恶性肿瘤史的患者中,不明原因的 VTE 提示:2 年内患者可能诊断癌症。为估计 VTE 风险而检测的 D-二聚体及其评分系统既没有足够的特异性,也没有足够的灵敏度来排除癌症患的 VTE[148,150]。CTPA 是诊断 PE 的标准影像学检查,还可评估其他需要鉴别的疾病。

PE 根据风险分层确定治疗方案,分层包括低风险 PE、中度风险或次大面积 PE、高风险或大面积 PE[151]。低风险 PE 或分期评估中偶然发现的 PE 可采用抗凝治疗。对于血流动力学不稳定的高危患者,可通过超声心动图和心脏的生物标志物(BNP、NT - proBNP、肌钙蛋白 I 或 T)进一步分类。超声心动图可表现为:右心室扩张、右心室运动功能减退、三尖瓣反流、室间隔偏平、室间隔反常运动、PH、下腔静脉非吸气性塌陷[152]。大面积 PE 可能需要足剂量溶栓或其他干预措施,如外科取栓、正性肌力药和血管加压药支持、肺血管扩张剂或体外循环治疗。对于次大面积 PE,包括肺栓塞国际溶栓研究(PEITHO)在内的几项大型循证试验建议不再进行溶栓治疗。导管直接溶栓和半剂量溶栓仍在研究之中[153,154]。在任何情况下,都应在抗凝治疗的禁忌证和潜在获益之间仔细权衡。

大量研究表明,治疗癌症相关 VTE,低分子肝素(LMWH)的疗效和安全性均优于传统的维生素 K 拮抗剂。与维生素 K 拮抗剂相比,LMWH 出现 VTE 复发的风险较低,且未观察到出血等不良反应的增加,支持 LMWH 作为癌症患者血栓形成的一线治疗。最近的临床试验表明,直接口服抗凝治疗(依多沙班、利伐沙班、阿哌沙班)在癌症患者的血栓治疗中和 LMWH 相比展现出非劣效性,但有研究报道,依多沙班和利伐沙班的出血风险增加[155-158]。血小板减少症患者,目前指南建议血小板计数为 25 000～50 000/μL 时 LMWH 降低 50%,血小板计数低于 25 000/μL 时停药[152,159-163]。

目前癌症患者 VTE 预防和治疗指南已经发布。LMWH 因疗效显著且安全被推荐为首选药物。肾功能受损的患者可考虑普通肝素或磺达肝葵钠。对于需要手术的癌症患者,推荐术前预防性使用 7～10 天的 LMWH。对于高风险 VTE,LMWH 可延长至 4 周。基于癌症患者出血风险和抗凝治疗获益的对比分析,在门诊常规治疗中,并没有必要进行血栓预防。然而,住院患者应考虑 VTE 预防。相反,建议正在接受沙利度胺或来那度胺联合治疗的非卧床多发性骨髓瘤患者预防性使用 LMWH。不建议通过预防性抗凝来预防导管相关的血栓形成。在血栓形成后,应开始充分抗凝治疗。

癌症患者也常发生 PH,PH 指静息时平均肺动脉压升高 25 mmHg 及以上。相关病因在 2019 年 WHO PH 分类方案修订版均有体现(表 63 - 10)。例如,化疗药物(如达沙替尼)和化学毒素、胸部放疗和干细胞移植引起的 PVOD 可以导致 PAH(一类)。癌症治疗相关的左心疾病也是 PH 的常见病因(二类)。肿瘤浸润、感染和化学毒性引起的低氧血症性胸膜及肺部疾病是众所周知的三类 PH 的来源。癌症患者急性和慢性 PE 及脾切除术的发生率增加与慢性血栓栓塞性 PH 相关(四类)。最后,骨髓增生性疾病及感染和治疗相关的纵隔纤维化、淋巴结肿大或肿瘤导致的肺大血管截留或压迫是第五类 PH 的风险因素[164-171]。尽管较为罕见,晚期骨髓纤维化

也与 PH 相关,该病导致 PH 的原因尚不清楚,目前认为与骨髓纤维化导致的髓外造血功能低下有关。其他可能的风险因素包括门静脉高压性 PH、肺血管充血和阻塞、肿瘤微栓、肺实质疾病、急性或慢性血栓栓塞和化疗药物。此外,许多骨髓纤维化相关 PH 患者的超声心动图显示充盈压升高,表明除了 PAH(一类)和多因素相关 PH(五类)外,左心疾病(二类)可能是此类患者的罪魁祸首[172,173]。无论是什么原因,癌症患者并发严重 PH 时往往预后不良。在癌症相关性 PH 中,呼吸困难、干咳和低氧血症会逐渐进展,最终导致呼吸衰竭和死亡。虽然较为少见,但也有一些骨髓纤维化相关性 PH 在 HSCT 后可以恢复正常;因此,HSCT 可能为患者提供预期之外的获益[172]。在大多数情况下,基础疾病处理是治疗的主要内容。肺血管扩张剂(以一氧化氮、内皮素和前列腺素通路为靶标的治疗策略)在癌症相关 PH 中的作用尚未确定。在癌症相关 PVOD 的情况下使用血管扩张剂治疗应极其谨慎,因为该情况下,有过血管扩张剂治疗诱发致死性肺水肿的报道[164-167]。

**表 63 - 10　2019 年 WHO 肺动脉高压分类方案**

| 分类 | 子分类 | |
| --- | --- | --- |
| PAH | 特发性 PAH<br>遗传性 PAH<br>药物和毒素诱发<br>疾病相关性<br>结缔组织病<br>HIV 感染<br>门静脉高压<br>先天性心脏病<br>血吸虫病<br>′PVOD 和/或肺毛细血管瘤病<br>″新生儿持续性肺动脉高压 | |
| 左心疾病相关性 PH | LVEF 降低的心力衰竭<br>LVEF 保留的心力衰竭<br>瓣膜性心脏病<br>先天性或后天性左心流入道或流出道梗阻和先天性心肌病 | |
| 呼吸系统疾病或低氧相关性 PH | COPD<br>间质性肺病<br>其他限制、阻塞性或混合性肺病<br>睡眠呼吸障碍<br>肺泡低通气障碍<br>慢性高原暴露<br>肺发育障碍性疾病 | |
| CTEPH | | |
| 未明/多因素相关性 PH | 血液系统疾病:慢性溶血性贫血、骨髓增生性疾病、脾切除<br>全身性疾病:结节病、肺组织细胞增多症、淋巴管平滑肌瘤病<br>代谢性疾病:糖原贮积病、戈谢病、甲状腺疾病<br>其他:肿瘤性阻塞、纤维性纵隔炎、慢性肾衰竭 | |

注:COPD,慢性阻塞性肺疾病;CTEPH,慢性血栓栓塞性肺动脉高压;HIV,人类免疫缺陷病毒;LVEF,左心室射血分数;PAH,肺动脉高压;PH,肺高压;PVOD,肺静脉闭塞性疾病。

## 恶性中央气道阻塞

恶性中央气道阻塞（MCAO）指气管、主支气管或中间支气管水平的阻塞。常见症状为咳嗽、喘鸣、哮鸣、呼吸困难、肺不张和复发性或持续性阻塞后肺炎。也可能出现危及生命的大量咯血。喘鸣多提示喉或气管近端的阻塞，而局限性哮鸣音多继发于隆突远端的阻塞。出现 50% 或以上的气管狭窄时，气流阻力可增加 16 倍。因此，出现阻塞性症状时，气道阻塞通常已达 50% 以上[174]。气管直径狭窄到 8 mm 时，可以出现劳力性呼吸困难，继续狭窄到 5 mm 以下时，则会进展为静息性呼吸困难。一些混杂因素如慢性阻塞性肺病、黏膜水肿和气道分泌物增多，甚至仅有中度肿瘤相关的气流受限，也可能诱发和加重难以纠正的呼吸困难。患者的表现受基础疾病及阻塞情况的影响，如阻塞位置和程度，以及进展速度。气道阻塞可继发于腔内肿瘤、外源性压迫或肿瘤直接蔓延穿过气道壁（混合性阻塞）。治疗策略取决于气道阻塞的部位和程度，以及气流受限的大小。除了少见的气管偏斜外，胸部 X 线片在确定气道肿瘤解剖范围方面的价值非常有限。PFT 流量-容积环对上气道阻塞不敏感，通常仅在气管口径减小到 10 mm 以下时变钝（图 63 - 8）[175]。不建议重度气道阻塞患者进行肺活量测定，因为它可能诱发严重呼吸衰竭。

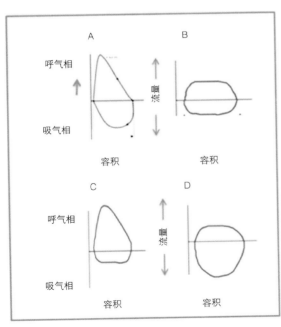

**图 63 - 8** 不同类型上气道阻塞的流量-容积环特征。A. 正常流量-容量环。B. 固定型上气道阻塞：流量-容积环的吸气相和呼气相均变得扁平。C. 可变型胸外阻塞：吸气相扁平。D. 可变型胸内阻塞：呼气相扁平

支气管镜检查是诊断和治疗 MCAO 的关键。肿瘤的组织学特征及腔内或腔外疾病所致梗阻程度的确定对治疗决策的指导至关重要。腔内阻塞的治疗策略主要包括手术切除或使用硬质支气管镜和相关器械进行。支气管内氩等离子凝固术、激光治疗、电烙术、微型吸切器和冷冻治疗均可作为治疗选择。在硬质支气管镜检查期间可快速缓解阻塞症状。近距离放

射疗法和光动力疗法也可治疗支气管内疾病，但通常具有延迟效应。球囊支气管成形术、支气管内支架置入术和 RT 可用于治疗腔外压迫性阻塞。因为许多患者表现为混合性腔内外病变（图 63 - 9），也可采用支气管内清除肿瘤并联合支架置入的综合治疗策略。治疗方案取决于阻塞类型（图 63 - 10）。

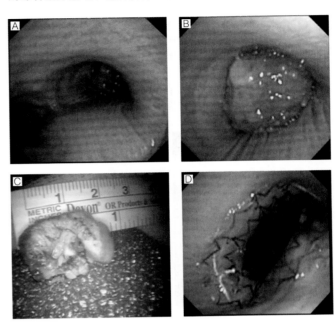

**图 63 - 9** 支气管镜显示支气管内肿瘤导致右主支气管完全阻塞（A、B）。经支气管镜下电凝切除的肿瘤（C）。经支气管镜使用电圈套器治疗并置入支架（D），综合治疗上气道阻塞

## 癌症相关胸膜疾病

近 50% 的癌症患者会发生胸腔积液。可以表现为恶性（MPE），在所有癌症患者中占比 15%，也可以表现为瘤旁胸腔积液[176]。后者由肿瘤对胸膜腔的直接或间接影响引起，包括支气管阻塞、纵隔淋巴结肿大、上腔静脉综合征、肺受限、PE 和肺不张等。瘤旁胸腔积液多位于受累侧，积液量通常少到中等，胸腔积液细胞学结果为阴性。MPE 是渗出性积液的第二大原因，排在肺炎积液之后。MPE 可为大量积液，与炎性积液相反，超过 60% 患者胸腔积液细胞学阳性[177]，胸膜恶性原发或转移瘤也可无胸腔积液[178,179]。

50% 癌症相关胸腔积液由肺癌引起。乳腺癌和血液系统的恶性肿瘤（包括淋巴瘤和白血病）也是胸腔积液的常见原因。大多数患者表现为进行性呼吸困难和干咳，可伴全身不适、厌食和体重减轻等全身症状。术前影像学检查是诊断和治疗计划的重要组成部分，标准胸部 X 线片和双侧卧位片可以显示积液量的大小、纵隔和横膈的位置、液平及周围肺实质的特征。大量胸腔积液伴有纵隔移位时应立即行胸腔穿刺。胸腔积液可伴纵隔居中或同侧移位，多为同侧主支气管被肿瘤包裹浸润，或肿瘤淋巴转移、感染或其他浸润性肺病导致的弥漫性肺组织受累。上述任何一种诊断都可能导致同侧肺部阴影，表现为大量胸腔积液（图 63 - 11）。因此，在这种情况下应谨慎对待胸腔积液的诊治[180]。

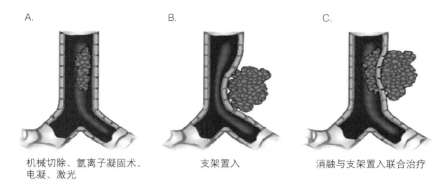

机械切除、氩离子凝固术、     支架置入     消融与支架置入联合治疗
电凝、激光

**图 63-10** 恶性中心气道阻塞的特征及对应支气管镜治疗方式。A. 支气管腔内病变;B. 腔外压迫性病变;C. 腔内腔外混合型病变

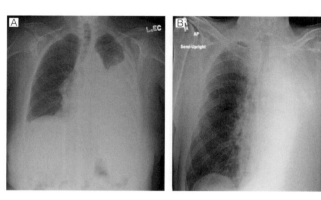

**图 63-11** A. 胸部 X 线片显示:左侧大量胸腔积液,导致左肺受压和纵隔对侧移位。B. 一位患有中央气道阻塞和肺不张的患者,胸部 X 线显示大量左侧胸腔积液伴纵隔移向同侧位

超声检查能确定胸腔抽液最佳部位,胸膜超声还可提供胸腔积液其他有价值的信息,包括是否存在病灶、是否存在纤维影或胸膜转移。CT 可以观察脏层和壁层胸膜、胸壁、肺实质和纵隔的解剖位置,在胸腔积液定性和鉴别诊断方面尤其有用[181]。若 PET-CT 和普通 CT 显示:胸膜表面不规则、增厚或结节状,常提示恶性(图 63-12)。静脉注射造影时胸膜出现增强也提示恶性肿瘤,但需排除胸膜炎。最近的研究表明,[18]F-FDG PET 显像有助于显示恶性胸膜间皮瘤(MPM)患者的胸膜肿瘤和胸膜外转移。胸膜肿瘤的 MRI 也很有价值,其良好的软组织对比度有助于分析胸壁、脊柱、神经和纵隔血管结构的转移情况[181]。该结果作为胸部 CT 的补充,能够进一步优化 MPM 患者的手术方案。

根据 Light 标准,几乎所有的 MPE 都属于渗出液[182]。虽然细胞学阳性的患者仅占 62%,胸腔积液/组织活检的细胞学/组织学检查提示肿瘤细胞阳性是诊断的关键。胸腔积液细胞学检查的敏感性在不同的恶性肿瘤中差异悬殊,间皮瘤和血液系统恶性肿瘤的诊断率明显低于腺癌[183],而实体瘤、肉瘤、头颈部癌和肾细胞癌的敏感性最低,乳腺癌、胰腺癌、卵巢癌和肺癌的胸腔积液细胞学诊断率较高[183,184]。流式细胞学结合肿瘤标志物的检测可使积液细胞学阴性患者的诊断率提高 33%。当怀疑胸腔积液与淋巴瘤、白血病或多发性骨髓瘤有关时,该策略更有优势[185,186]。闭式胸膜活检只能确诊 44% 的患者,但积液细胞学检查可以使确诊率增加到

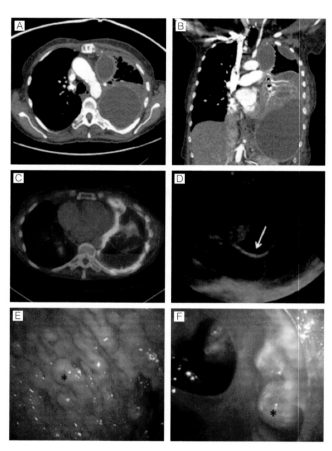

**图 63-12** 水平位 CT(A)和冠状位 CT(B)提示多发包裹性胸腔积液。C. 胸膜间皮瘤患者的 PET-CT 结果。D. 相应的超声检查显示包裹性胸腔积液。间皮瘤患者胸腔镜检查期间可见胸膜间皮瘤增生(E),以及明显的胸膜粘连(F)

77%[177]。与传统的闭式活检相比,胸腔镜和图像引导下活检可以进一步提高胸膜恶性肿瘤的诊断率。胸腔镜检查和 CT 引导下的胸膜活检在诊断胸膜恶性肿瘤时的灵敏度分别为 95% 和 87%。在胸腔镜检查的同时增加积液细胞学检查仅能使诊断率略微提高[185,186]。

除少数患者外,MPE 往往预示着预后不良,平均生存期以月计算。因此,患者的治疗以症状缓解为主,治疗方案中应考虑症状、体力状态、液体出入量、胸腔穿刺后是否能缓解症状和肺复张、复发时间和全身治疗的预期效果等因素(图 63-13)。在化疗或放疗敏感的初诊患者中(淋巴瘤、乳腺癌、小细胞肺

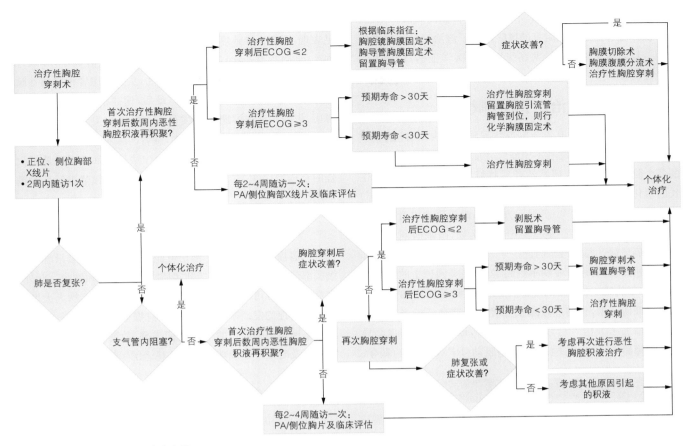

**图 63-13** 恶性胸腔积液的治疗流程

癌、前列腺癌、甲状腺癌、生殖细胞癌），可以在根治性治疗期间进行简单的胸腔穿刺术。MPE 多在胸腔穿刺术后 30 天内复发，但预期寿命短（1～3 个月）的患者，仍建议再次胸腔穿刺。体力状态差的复发性 MPE 患者预后较差[187]。胸腔积液引流最好在超声引导下进行，可以降低气胸发生率[188]。在最近发布的 MPE 指南中，英国胸科学会认为，症状限制性胸腔积液单次引流量应小于 1.5 L[189]。从我们的经验来看，对于大量胸腔积液导致纵隔对侧移位患者，症状限制性积液单次引流 2.0～2.5 L 也是安全的。出现胸痛、咳嗽和呼吸困难等限制性症状时，应立即停止穿刺排液。对于纵隔中心移位或同侧移位的患者，引流大量胸腔积液时需要谨慎。和症状限制性引流相比，胸膜腔测压并不能降低穿刺并发症的风险[190]。

作为复发性 MPE 患者的姑息性治疗，留置胸腔引流管（IPC）越来越值得推荐。预期寿命超过 30 天的患者和既往胸腔穿刺后症状改善的患者都可以 IPC 置入。胸腔穿刺术后肺复张并不是 IPC 置管的必要条件，即使是症状性肺陷闭患者也可以使用 IPC[191]。引流导管大多在门诊放置，并对相关的家属和治疗人员进行导管使用的培训。建议患者起初每天引流一次，随着胸腔积液量的减少，每隔一天引流一次。根据我们的经验，94% 的患者可以缓解症状，52% 的患者胸膜固定术有效并实现了撤管。从导管置入到取出的时间平均 32 天（图 63-14）。总体来看，置管部位脓胸和持续性胸痛是 IPC 置入的罕见并发症，小部分患者在拔管后不再出现积液[192]。

使用无石棉滑石粉的化学胸膜固定术是 MPE 患者较为

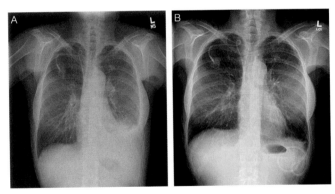

**图 63-14** A. 留置胸腔引流管（IPC）前，胸部 X 线片显示左侧胸腔积液。B. IPC 置入后胸部 X 线显示胸腔积液消失

常见的治疗策略。几项研究表明，滑石粉在胸膜固定方面优于其他硬化剂（博来霉素、四环素）[193]。体能状态良好（ECOG 评分，0～2），且胸腔穿刺术后症状缓解和肺复张的患者方可进行胸膜固定。胸腔镜下播撒滑石粉或经小口径引流管注射滑石粉浆都是可选方案，两者胸膜固定术的失败率无显著性差异[194]。已经评估 IPC 联合滑石粉浆注射的安全性及有效性，可以作为门诊 MPE 的治疗方案[195]。

由于长期乳糜丢失可能导致严重淋巴细胞减少、营养不良及水电解质紊乱，因此复发性乳糜胸的治疗已成为一项重大挑战。若积液由癌症导致，需首先处理恶性肿瘤本身。肠外营养、滑石粉胸膜固定术和 IPC 置入均可作为顽固性积液的可选方案[196]。胸腹腔分流管的治疗极具潜力，可以使乳糜经腹膜重吸收,进而减轻营养不良和免疫抑制的风险。然而,小体积分流管掉落和泵阻塞的风险限制了该治疗在临床中的应用。目前缺乏胸导管栓塞高级别询证医学证据,但该方法耐受性良好。

## 癌症治疗中的睡眠障碍

几近一半的癌症患者会出现睡眠障碍。失眠、睡眠质量差、早醒、白天过度嗜睡和不宁腿综合征可能发生在癌症治疗的各个阶段,并在完成癌症治疗后持续数月至数年。癌症生长的生化改变、抗癌治疗和癌症相关症状(乏力、疼痛和抑郁)都可能影响睡眠质量[197]。另一方面,睡眠障碍也可对癌症发病、治疗、预防和生存产生重要影响。例如,睡眠时间似乎会影响患癌风险。每晚睡眠时间少于 5 h 的失眠患者和超过 9 h 的患者相比,前者癌症发病率更高[198]。在美国护士的健康研究中,多年轮班工作的护士患乳腺癌的风险相对增加[199-201]。在另一项研究中,长期严重睡眠呼吸暂停综合征患者的癌症死亡率增加了 5 倍[202]。炎症介质(如 VEGF)的升高也会导致睡眠障碍[203]。失眠,尤其是快速眼动(REM)睡眠的剥夺,会导致镇痛药物的过度使用。因此,失眠这一癌症患者的常见表现,可能会导致疼痛的敏感性增加[204]。癌症患者使用止痛药(如阿片类药物)后或在某些特定的恶性肿瘤中,睡眠呼吸障碍的发生率也会增加[205]。例如,头颈癌患者中阻塞性睡眠呼吸暂停的发生率较高[206]。最后,癌症治疗结束后,睡眠障碍、失眠和乏力可能会持续存在。癌症相关乏力和睡眠障碍密切相关,在癌症治疗过程中,两者的患病率和相关性可以出现很大差异[203,207-209]。认知行为疗法是失眠和睡眠质量欠佳的首选治疗,可改善患者的生活质量,减少镇静催眠药物的使用。

## 总结

与癌症治疗相关的肺损伤可能表现为涉及呼吸系统各个组成部分的各种疾病,包括肺实质、血管、气道和胸膜。此外,癌症及其治疗可能会严重影响睡眠质量。这些疾病大大增加了癌症治疗的发病率和死亡率,并对癌症治疗造成一定的限制。早期识别肺损伤的重要临床表现、放射学和组织病理学特征并及时处理是成功治疗这些患者的关键。

## 提示

- 化疗和分子靶向药物引起的 DILI 的治疗指南有限,主要基于专家共识。永久停药伴或不伴全身用糖皮质激素是主要治疗策略。糖皮质激素治疗 DILI 患者的最佳剂量、时机和持续时间缺乏前瞻性对照试验证据。一般而言,建议泼尼松或其等效药物 40~60 mg 或基于体重的剂量 0.75~1 mg/(kg·d),根据治疗反应在 1~3 个月逐渐减量。少数情况外,不建议再次使用该抗肿瘤治疗药物。
- ICI 肺炎治疗策略根据 CTCAE 肺炎分级分度,缺乏前瞻性对照试验证据。1 度或 2 度无症状肺炎患者可谨慎继续免疫治疗,密切监测影像学和症状变化,3 度和 4 度患者则永久停药,并使用激素和其他免疫抑制治疗。
- 预防使用抗菌药物可以使 HSCT 后肺部感染性并发症的发生率显著下降;然而,非感染性并发症仍然是 HSCT 后发病和死亡的主要原因。这些异质性肺部并发症可分为早发性(HSCT 的 100 天内)和迟发性(HSCT 的 100 天之后),并受到免疫重建和移植后 GVHD 的影响。预后因病情而异。
- 胸部 X 线检查诊断中央气道阻塞(CAO)的灵敏度较低。因此,怀疑 CAO 时应行胸部 CT 检查。对于生命体征稳定的 CAO 疑似患者,建议尽早转诊至肺部专科医院。对于不稳定或有症状的晚期患者,需紧急转诊以进一步评估病情并行气道管理。
- 大多数胸腔积液患者需要根据症状、体能状态、积液量大小和初次引流量进行评估治疗。影响治疗策略的其他因素包括:既往胸腔穿刺是否达到症状缓解和肺复张,复发时长及对肿瘤全身治疗的预期效果。最佳治疗方案通常由多学科团队详细讨论后制定。

# 癌症相关血栓形成

Kelly A. Casteel
Michael H. Kroll

任胜祥·译

## 要点

▶ 静脉血栓栓塞在癌症患者中很常见,并且和其发病率与死亡率相关。

▶ 所有住院癌症患者在没有明确禁忌证时,都应该使用预防血栓的药物。

▶ 接受门诊化疗的高危癌症患者可考虑预防性使用阿哌沙班或利伐沙班。

▶ 与癌症无关性静脉血栓栓塞相比,癌症相关的静脉血栓栓塞在抗凝治疗后的复发率和出血风险较高,因此在开始抗凝治疗前必须仔细权衡每位患者的风险与受益。

▶ 癌症相关的血栓性微血管病变并不由自身抗体ADAMTS-13引起,因此血浆置换无效。

▶ 常规抗凝治疗或抗血小板治疗对于合并心房颤动或冠状动脉疾病的癌症患者是安全的。

## 静脉血栓栓塞

### 介绍

肺栓塞(PE)和深静脉血栓(DVT)是静脉血栓栓塞(VTE)的表现。大约 20% 的静脉血栓栓塞与癌症有关,癌症使得患者发生静脉血栓栓塞的风险增加 4～6 倍。手术、化疗、激素治疗、生长因子、血管生成抑制剂、免疫调节剂、促红细胞生成剂和中心静脉导管与癌症相关的静脉血栓栓塞有一定联系[1]。VTE 风险与癌症类型和其临床分期有关,与 VTE 相关的常见癌症类型包括胶质母细胞瘤、胃癌、胰腺癌、肺癌、妇科癌和急性白血病,与 VTE 不相关的癌症类型包括早期乳腺癌、前列腺癌和黑色素瘤[1]。如果能在 6 个月内完成诊断和治疗[2],与癌症相关的静脉血栓栓塞很少会导致患者死亡。但临床上经常早期漏诊,因此静脉血栓栓塞死亡率很高。在一项大样本的死亡证明回顾研究中[3],研究者发现静脉栓塞在癌症患者中的病死率为 0.21%。另外根据一组未发表的数据,在 2000—2010 年,静脉栓塞在入院登记患者中的病死率为 0.4%,在 4466 名社区医院流动治疗的癌症患者中病死率为 3.5%[4]。

### 诊断

VTE 的临床表现无特异性。DVT 患者多有单侧下肢肿胀、压痛,PE 患者多有突发性呼吸困难和胸膜炎性胸痛。当患者 Wells 评分低且 D-二聚体水平正常时,约 97% 的患者可排除 VTE。但患者 Wells 评分伴 D-二聚体水平升高不能用于诊断癌症患者的 VTE,所有使用 Wells 评分和 D-二聚体水平不能排除 VTE 的患者都需要进行影像学检查[5]。尽管在特殊情况下考虑髂内静脉或腔静脉血栓时,可能需要 MRI 和 CT,但多普勒超声是诊断 DVT 的首选方法。CTA 是诊断 PE 的最佳方法[6],并且有助于进行胸部疾病的鉴别诊断。对患者进行癌症分期、监测和生存状况的常规胸部 CT 时,有高达 5% 的患者被检出无症状或偶发性 PE[7]。

### 预防

对于无禁忌证的住院癌症患者,应常规考虑预防性用药[8]。药物抗凝的绝对禁忌证包括血小板 $<2\times10^4/\mu L$、近期有中枢神经系统出血史、颅内或脊柱出血风险较高、24 h 内出血 >400 mL 的活动性大出血;相对禁忌证包括经临床诊断的 >48 h 的慢性出血、血小板 $<5\times10^4/\mu L$、血小板功能障碍(病因包括尿毒症、药物治疗导致的不良反应、造血功能障碍)、高出血风险手术史、凝血功能障碍性出血、摔倒高危、椎管内麻醉史或腰椎穿刺史。非手术癌症患者住院期间,可使用依诺肝素(40 mg,每天 1 次,皮下注射)、达肝素(5 000 IU,每天 1 次,皮下注射)、磺达肝素(2.5 mg,每天 1 次,皮下注射)或利伐沙班(10 mg,口服,每天 1 次),也可选用口服抗凝剂利伐沙班(10 mg,每天 1 次),每次住院后延长使用时间,最高可

达 31~39 天[9]。

行腹部或盆腔手术的癌症患者推荐为期 4 周的低分子肝素治疗[10]。对于接受全身化疗的高危患者，如多形性胶质母细胞瘤、胰腺癌、胃癌或开始三苯氧胺治疗的转移性乳腺癌患者，可以考虑门诊药物预防，预防方案为利伐沙班(10 mg，口服，每天 2 次)或阿哌沙班 2.5 mg。同时，对于在门诊接受沙利度胺或来那度胺的联合化疗的骨髓瘤患者也建议进行常规药物预防[8,11]。

### ■ 治疗

有症状 VTE 或偶发性 PE 患者在常规诱导治疗后仍需维持治疗。偶发性 PE，包括在肺动脉亚段分支发现的 PE，因为有症状性 PE 的复发风险，因此应该进行类似处理[12]。低分子肝素的诱导和维持治疗效果优于华法林。例如，依诺肝素 1 mg/(kg·12 h)或达尔肝素 200 IU/(kg·24 h)。但是大多数医疗机构目前建议可以考虑直接口服抗凝剂。在使用低分子肝素 5 天后，维持治疗方案为依度沙班口服 60 mg/qd[13]。诱导期和维持期均可口服利伐沙班 15 mg，每天 2 次，3 周后更改为口服 20 mg，每天 1 次[14,15]或口服阿哌沙班 10 mg，每天 2 次，1 周后口服 5 mg，每天 2 次[16]。厄多沙班和利伐沙班与低分子肝素相比有更高的出血风险，主要出血部位是胃肠道或泌尿生殖道。因此口服抗凝剂应避免在胃肠道或泌尿生殖道恶性肿瘤患者或有明显或潜在胃肠道或泌尿生殖道出血风险的患者中使用[17]。与低分子肝素相比，阿哌沙班的出血风险并没有明显增高，阿哌沙班对于胃肠道或泌尿生殖道恶性肿瘤或有胃肠道或泌尿生殖道出血风险的患者来说是相对最安全的口服抗凝剂[18]。

非分离肝素(UFH)联合华法林是肾衰竭患者的首选抗凝剂。由于 UFH 有着可靠的拮抗剂，因此对于不伴严重出血且正在评估考虑行全身或局部溶栓治疗的高危肺栓塞患者来说(持续 15 min 以上收缩压<90 mmHg)，UFH 也是首选。所有高危肺栓塞的患者都必须考虑溶栓治疗。如果存在溶栓禁忌证，必须进一步评估该患者是否行手术取栓[7]。

当患者存在抗凝禁忌证时，应放置下腔静脉滤器(IVC)。如果禁忌证是暂时的，首选可取出式 IVC。如果患者有不可逆的出血或癌症，经评估生存时间不超过 6 个月，则首选永久性 IVC[19]。

### ■ 复发

静脉血栓栓塞在癌症患者接受抗凝治疗时常有复发。2003 年开始的比较低分子肝素与口服抗凝治疗预防癌症患者静脉血栓栓塞复发的临床试验显示(CLOT)，在低分子肝素维持治疗的患者中 6 个月复发率最低，为 9%[2]。CATCH(癌症止血急性治疗比较)研究表明，抗凝治疗在这 10 年中没有取得很大进展，接受低分子肝素维持治疗的患者 6 个月复发率仍为 6.9%[20]。唯一一项对超过 1 000 名癌症患者进行 12 个月抗凝治疗的前瞻性分析显示，口服依度沙班抗凝组复发率约为 8%，使用达肝素组的复发率约为 11%。

我们目前没有确定用于处理静脉血栓栓塞复发的最优方案。如果患者使用华法林或口服抗凝药后无法使用国际标准化比值(INR)监测，则改用低分子肝素。当注射低分子肝素 4 h 后，发现抗 FⅩa 水平不在治疗范围内，则需调整低分子肝素的剂量，以抗 FⅩa 的峰值水平达到治疗作用标准为目标。如果抗 FⅩa 水平已达到治疗作用标准，可以将低分子肝素剂量增加 20%，或换用其他抗凝剂，或放置 IVC[21]。

### ■ 血小板减少患者的抗凝治疗

轻度血小板减少症(血小板<5×10⁴/μL)被美国临床肿瘤学会和美国国家综合癌症网络列为抗凝治疗的相对禁忌证，但缺乏血小板减少患者抗凝治疗风险的数据。然而，有相当一致的数据表明，在急性白血病患者[22]和干细胞移植(SCT)后[23]，血小板减少患者不预防性用药是 VTE 及其复发高风险的关键因素。

为了解决这个难题，国际血栓形成和止血学会科学和标准化委员会的止血和恶性肿瘤小组委员会制定了共识指南[24]。其中一项建议是，慢性血小板减少症患者应接受剂量调整的 LMWH，当血小板计数>5×10⁴/μL 时，应给予全剂量 LMWH；当血小板计数在 2.5×10⁴/μL~5×10⁴/μL 时，LMWH 剂量减半；当血小板计数<2.5×10⁴/μL 时，不进行抗凝治疗。这种方法也可以考虑用于化疗引起的周期性血小板减少症患者。

### ■ 导管血栓形成

近 50% 的 CVC 患者可能会有导管血栓形成，但只有不到 5% 与有症状闭塞性 DVT 相关[25]。除了癌症患者发生 DVT 的其他风险因素外，导管类型(经外周置入中心静脉导管>中心静脉导管>植入式输液港)和位置(股静脉>颈静脉>锁骨下静脉)也与导管相关 DVT 的风险有关。

没有证据表明抗凝可以预防导管相关血栓形成，目前所有指南都不推荐抗凝。然而，导管相关 DVT 的诊断和治疗与下肢 DVT 的诊断和治疗相似，但两个特殊情况需要考虑。首先，如果导管功能正常且有用，则可在抗凝期间将其保持在原位。在这种情况下，只要导管在原位，就应维持抗凝治疗。第二个问题是当导管因感染或不再需要而被移除时如何进行抗凝，临床指南建议在导管移除后应进行为期 3 个月的抗凝治疗。

### ■ 出血并发症

抗凝治疗期间的出血很常见。在治疗前 6 个月，约 4% 癌症患者会发生大出血(通常定义为 24 h 内血红蛋白下降 2 g，24 h 内需要输注 2 U 的浓缩红细胞，或出血至体腔、重要器官或眼睛)，还有 10% 会发生临床相关的非大出血[13-18]。6 个月后，出血事件减少，抗凝治疗 1 年后，出血事件稳定在每年 1% 以下水平[13,26]。

当之前未识别的出血风险因 LMWH 治疗而暴露时，通常在治疗开始就会发生出血意外[8]。发生大出血时，必须停止抗凝，合适情况下需逆转抗凝(表 64-1)，并置入 IVC 滤器。

**表 64-1  抗凝药物逆转剂推荐**

| 维生素 K 拮抗剂 | 逆转剂 | 剂量 | | | 共识 |
|---|---|---|---|---|---|
| | 维生素 K | 危及生命出血：10 mg IV[62]<br>INR＞9 不伴出血：5～10 mg PO[62]<br>INR＞5 但＜9 不伴出血：1～4 mg PO[62] | | | 24 h 后 IV 和 PO 的疗效类似，但 IV 在 6～8 h 效果更明显[1]<br>禁止 SC[1,11,12] |
| | PCC(kcentra) | 推荐用于危及生命的出血或需要紧急手术的患者a | | | 长时间使用维生素 K 的患者[1]<br>持续时间：12～24 h[1]<br>**禁忌证**：DIC，最近有过血栓事件，出现 HIT 或 60 天内有过 HIT |
| 华法林(Coumadin, Jantoven) | | **INR** | **剂量(U/kg)** | **最大剂量(U)** | |
| | | 2～4 | 25 | 2 500 | |
| | | 4～6 | 35 | 3 500 | |
| | | ＞6 | 50 | 5 000 | |
| | FFP | 不具备 PCC 时，可以选择 FFP<br>一般 15 mL/kg[64,65]a<br>需要紧急逆转时且 INR 在治疗范围内则 5～8 mL/kg | | | 监测剂量以防止过度使用[1]<br>注意输注并发症[1]<br>产品解冻或导致不能及时使用[17]<br>止血功能恢复时间：2～7 h[4] |

**肝素**

| | 逆转剂 | 剂量 | 共识 |
|---|---|---|---|
| 半衰期[4]：60～90 min (IV) 3 h(SC) | 鱼精蛋白<br>1 mg 鱼精蛋白可以中和 100 单位肝素 | 肝素停止 IV 3～4 h 或 UFH 停止 SC 8～12 h 后，其抗凝作用将消失[66]<br>肝素使用 2～2.5 h，每 100 U IV 肝素给予 1 mg IV 鱼精蛋白<br>在 10 min 内缓慢输注，或在 30 min 内连续输注<br>给药速率不应超过 5 mg/min。单次给药**不应超过 50 mg**<br>皮下注射肝素的中和因其半衰期更长，可能需要延长硫酸鱼精蛋白的输注时间<br>半衰期为 10 min，因此可能需要重复给药 | 过量给药可能导致出血风险增加<br>预存的硫酸鱼精蛋白抗体可导致过敏反应(包括速发型过敏反应)<br>● 既往接受过含硫酸鱼精蛋白的胰岛素<br>● 输精管切除术<br>● 已知对鱼类过敏<br>**鱼精蛋白副作用**：严重低血压、过敏反应、呼吸困难、心动过缓、面部潮红及温热感，尤其是快速输注时 |

| LMWH | 逆转剂 | 剂量 | 共识 |
|---|---|---|---|
| | 鱼精蛋白<br>因子Ⅹa 活性中和率<br>依诺肝素：54.2%[2]<br>达肝素：74%[2] | 距 LMWH 用药＜8 h，每 1 mg 依诺肝素或 100 U 达肝素予以 1 mg IV 鱼精蛋白[66]，在 10 min 内缓慢静脉注射或在 30 min 内连续输注。给药量不应超过 5 mg/min<br>如果仍持续出血，可再次给药，剂量为 0.5 mg/100 U<br>距 LMWH 用药＞8 h，可以降低鱼精蛋白的使用剂量<br>距 LMWH 用药＞12 h，或无需使用鱼精蛋白<br>单次鱼精蛋白给药剂量不应超过 50 mg<br>半衰期为 10 min，因此可能需要重复给药 | 同上述肝素 |
| 依诺肝素(lovenox)<br>半衰期：4.5～7 h | | | **鱼精蛋白副作用**：严重低血压、过敏反应、呼吸困难、心动过缓、面色潮红及温热感，尤其是快速输注时 |
| 达肝素(fragmin)<br>半衰期：4～8 h | PCC<br>(Kcentra) | 难治性危及生命的出血<br>25 U/kg(最低 2 500 U)至 50 U/kg(最高，5 000 U)<br>推荐对肥胖患者使用理想体重或调整后体重计算 | **禁忌证**：DIC，最近有过血栓事件，出现 HIT 或 60 天内有过 HIT |

| 戊多糖 | 逆转剂 | 剂量 | 共识 |
|---|---|---|---|
| | PCC(kcentra) | 25 U/kg(最低，2 500 U)～50 U/kg(最低，5 000 U)<br>推荐对肥胖患者使用理想体重或调整后体重计算 | **禁忌证**：DIC，最近有过血栓事件，出现 HIT 或 60 天内有过 HIT |
| 磺达肝癸钠(arixtra)半衰期[4]：15～20 h | 重组Ⅶa<br>(Novo-Seven)<br>半衰期：2.6～3.1 h | 单剂 20～90 μg/kg IV[66]<br>必要时 2 h 内再次注射，可四舍五入至 1 mg | 监测：监测凝血指标；可用于拒绝或不适合输血的群体 |

| 因子Ⅹa 抑制剂 | 逆转剂 | 剂量 | 共识 |
|---|---|---|---|
| | 活性炭 | 25～50 g 口服 | 用药 2 h 内摄入 |
| 利伐沙班(xarelto)<br>半衰期[7]：7～11 h | | 阿哌沙班/利伐沙班导致的危及生命的出血。如果肾功能正常且末次给药时间＞18 h，则可能无效[67] | |

续 表

| 因子 Ⅹa 抑制剂 | 逆转剂 | 剂量 | | | 共识 |
|---|---|---|---|---|---|

| 因子 Ⅹa 抑制剂 | 逆转剂 | 剂量 | | | 共识 |
|---|---|---|---|---|---|
| 阿哌沙班(eliquis™)<br>半衰期:8~15 h | andexanet alfa<br>(andexxa) | 因子 Ⅹa<br>抑制剂 | 因子 Ⅹa 抑制剂<br>使用剂量 | 因子 Ⅹa 抑制剂<br>距使用 andexanet<br>alfa 之前的末次<br>用药时间 | 因子 Ⅹa 的重组形式。作为因子 Ⅹa 抑制剂受体起作用 |
| | | | | <8 h/未知 ≥8 h | |
| | | Apixaban<br>Rivaroxaba | ≤5 mg<br>>5 mg 或未知<br>≤10 mg<br>>10 mg 或未知 | 低剂量<br>高剂量 低剂量<br>低剂量<br>高剂量 | |
| 艾多沙班(savaysa)<br>半衰期:10~14 h | | **低剂量**:400 mg,静脉推注,速率约为 30 mg/min;2 min 后 4 mg/min,静脉输注,持续 120 min<br>**高剂量**:800 mg,静脉推注,速率约为 30 mg/min;2 min 后 8 mg/min,静脉输注,持续 120 min | | | |
| | PCC(kcentra)[6] | 不具备 andexanet alfa 时,可使用 PCC:25 U/kg(最低,2 500 U)~50 U/kg(最高,5 000 U)<br>推荐对肥胖患者使用理想体重或调整后体重计算 | | | 禁忌证:DIC,最近有过血栓事件,出现 HIT 或 60 天内有过 HIT |

| 直接凝血酶抑制剂 | 逆转剂 | 剂量 | 共识 |
|---|---|---|---|
| 阿加曲班[8]<br>半衰期:39~51 min<br>比伐卢定[8]<br>(angiomax)<br>半衰期:25~45 min | **醋酸去氨加压素<br>(DDAVP)** | 0.3 μg/kg 溶于 50 mL NS 持续 15 min;可于 8~12 h 再次注射 | 非特异性促止血药:促进因子 Ⅷ 和 vWF 从血管内皮释放入血浆中[3]<br>监测:心率、血压、血钠、癫痫发作风险(尤其是 2 岁以下儿童)[3]<br>禁忌证:低钠血症 |
| | 氨基己酸(amicar) | 0.1~0.15 g/kg,静脉推注,持续 30 min;随后 0.5~1 g/h,静脉输注 | 监测:心率、血压、CPK<br>禁忌证:DIC、早产儿(由于苯甲醇存在) |
| | 氨甲环酸 | 10 mg/kg,IV,每 6~8 h 1 次 | 监测:心率、血压<br>禁忌证:活动性血栓、蛛网膜下腔出血 |
| | 活性炭 | 25~50 g 口服 | 仅用于 1~2 h 的急性处理 |
| 达比加群(pradaxa)半衰期[7]:12~17 h | 依达赛珠单抗<br>(praxbind) | 危及生命的出血或需紧急外科手术:一次 5 g,IV[67,68]<br>通过悬挂瓶或注射器注射,连续两次输注 2.5 g。输注前后用 NS 冲洗管路 | 人源化 mAb:以高于凝血酶的亲和力结合达比加群 |
| | 血液透析 | 2~4 h 可清除 62%~68% 的药物 | 活性炭血液透析可清除 75%~80% |

| A. 选择 INR 目标值[b] | | B. 将 INR 转换为凝血酶原复合物 | | |
|---|---|---|---|---|
| 临床情况 | INR 目标值 | INR | INR | 凝血活性(%) |
| 出血风险中等,高度血栓形成风险 | 2.0~2.1 | 超出治疗范围 | >5 | 5 |
| 严重出血,中度血栓形成风险 | 1.5 | | 4.0~4.9 | 10 |
| 严重出血,中度血栓形成风险 | 1.0 | | 2.6~3.2 | 15 |
| | | 治疗范围内 | 2.2~2.5 | 20 |
| | | | 1.9~2.1 | 25 |
| | | 亚治疗范围内 | 1.7~1.8 | 30 |
| | | | 1.4~1.6 | 40 |
| | | 完全恢复正常 | 1.0 | 100 |

注:[a]国际标准化比值(INR)用于剂量计算。[b]剂量=[目标 INR 水平(%)-目前 INR 水平(%)]×体重(kg)。
CPK,肌酸磷酸激酶;DIC,弥散性血管内凝血;FFP,新鲜冷冻血浆;HIT,肝素诱导的血小板减少症;IV,静脉注射;LMWH,低分子量肝素;mAb,单克隆抗体;NS,生理盐水;PO,口服;SC,皮下注射;UFH,普通肝素;vWF,血管性血友病因子。

数据引自 Schulman S. Clinical practice. Care of patients receiving long-term anticoagulant therapy, N Engl J Med 2003 Aug 14;349(7):675-683.

## 血栓性微血管病

癌症相关血栓性微血管病(TMA)是一组主要通过临床特征识别的疾病,包括血管内溶血(乳酸脱氢酶和间接胆红素升高)导致的贫血、血小板减少症,以及骨髓造血功能正常时网织红细胞升高。贫血和血小板减少是主要的临床表现,但也可能有微血管血栓形成引起的终末器官功能障碍,特别是肾脏。癌症相关 TMA 可通过常规凝血检查和 D-二聚体水平与弥散性血管内凝血(DIC)鉴别。

### 癌症相关血栓性微血管病的发病机理

癌症相关 TMA 的分子发病机制尚不清楚,病理生理学机制不明,诊断措施不足,同时缺乏有效的临床循证治疗方案。处理方法均来源于具有两种明确特征的 TMA 的治疗经验:原发性血栓性血小板减少性紫癜(TTP)和遗传性补体介导的TMA[也称为家族性非典型溶血性尿毒症综合征(aHUS)][27]。由于某些形式的癌症相关 TMA 的病理生理学机制与 TTP 和补体介导的 TMA 存在重叠(图 64-1),因此对这两种 TMA 进行了简要概述。

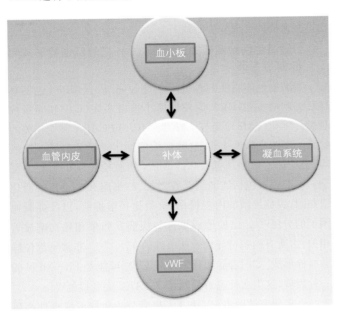

**图 64-1** 癌症相关血栓性微血管病的病理生理学机制包括血管性血友病因子(vWF)、血小板、凝血系统、血管内皮破损和补体系统。辨别每个患者最主要的发病机制是一项重大挑战

### 原发性血栓性血小板减少性紫癜

原发性 TTP 是一种自身免疫性疾病,因血管性血友病因子(vWF)切割蛋白酶 ADAMTS-13(称为"血小板反应蛋白解整合素金属蛋白酶1"的蛋白质家族的第 13 个成员)活性严重不足(<10%)导致。抗 ADAMTS-13 抗体使其功能障碍或被快速清除,导致由血管内皮合成和分泌的超大 vWF 多聚体无法被切割。超大 vWF 多聚体具有很强的黏附性,当它们在全身循环中时,会附着在微循环中的血小板糖蛋白 Ib 上,导致体内血小板的活化和聚集、微血管血栓形成和终末器官缺血,并伴有微血管病性溶血性贫血。这是一种血液学急症,

如果不及时发现和治疗,死亡率相当高。治疗以特异性抑制抗体(皮质类固醇免疫抑制和紧急血浆置换)并恢复正常 ADAMTS-13 的活性(紧急血浆输注)为主。除 ADAMTS-13 缺陷外,其他因素如多次感染也参与 TTP 的诱发和复发,表明有不止一种病理生理因素驱动该类型 TMA 的发生。

### 补体介导的血栓性微血管病

aHUS 以微血管病性溶血性贫血、血小板减少和肾功能损害为特征。它与典型溶血性尿毒症综合征的区别在于:aHUS 不存在产志贺毒素细菌的感染。遗传性和散发性 aHUS 最常见的病因是补体旁路调节蛋白因子 H 的缺乏。因子 H 可间接结合内皮细胞表面并与 C3b 结合,作为因子 I 切割 C3b 的必要变构辅因子。C3b 经因子 I 裂解后,将关闭由补体激活的蛋白水解偶联系统,从而防止在正常的血管内皮上形成膜攻击复合物。在不存在因子 H 的情况下,补体活化将不受调节,膜攻击复合物会沉积在血管内皮,导致内皮损伤并从抗血栓形成表面转变为促血栓形成表面。aHUS 血栓主要形成在肾脏的原因尚不清楚,一种假设认为肾小球的内皮细胞具有窗孔,使肾脏更容易受到补体攻击[28]。aHUS 可用抗 C5 抗体如艾库组单抗或依库利珠单抗治疗。

### 血管性血友病因子、ADAMTS-13 和补体之间的相互作用

一个与癌症性 TMA 发病机制有关的研究方向正在迅速发展:最近的研究数据表明,原发性 TTP 与补体激活有关,而 aHUS 主要与 vWF-ADAMTS-13 轴的异常有关[29,30]。此外,这两种致病因素之间的相互作用机制已鉴定,包括因子 H、vWF 和 ADAMTS-13 之间的直接相互作用。这些分子间相互作用提供了一个探索癌症性 TMA 机制的概念框架。只有准确识别出致病因素,并阐明其临床意义,相关诊断和治疗的更新才有可能实现。

### 癌症相关血栓性微血管病综合征

TMA 与一些恶性肿瘤及其治疗之间存在着少见但仍可预测的关联。相关研究可能使发病机制更为清晰,并且它们的识别常常为微血管病变溶血性贫血和低血小板计数的患者指导治疗决策,特别是诱发 TMA 的药物可以被其他有效药物替代时。

### 药物

一些抗肿瘤药物经常诱发 TMA。包括丝裂霉素 C、吉西他滨、干扰素、喷妥他汀、舒尼替尼、贝伐珠单抗、奥沙利铂和多西紫杉醇。此外,TMA 还与 SCT 常规治疗中使用的药物有关:钙调磷酸酶抑制剂、环孢素和他克莫司,以及 mTOR 抑制剂-西罗莫司和依维莫司。发生终末器官损伤时主要累及肾脏,停药后可逆[32]。

### 造血干细胞移植

至少 3% 的 SCT 受者会发生 TMA,通常发生在 SCT 后的第一年内[33]。危险因素包括预处理程序(全身照射、白消安、氟达拉滨和铂化合物)、移植物抗宿主病、感染(尤其是曲霉、巨细胞病毒和腺病毒)和药物(尤其是钙调磷酸酶抑制

剂)。SCT 后 TMA 的发病机制主要以血管内皮损伤(直接来自药物或辐射或间接来自炎症细胞因子)作为触发因素(图 64-1)。理论上讲,在遭受触发事件的易感个体中,vWF-ADAMTS-13 轴或补体的先天或获得性异常被认为是驱动明显 TMA 发展的诱发因素。

诊断主要以临床判断为基础,但有些评分系统的诊断效能较弱[34]。急性肾损伤是 SCT 后 TMA 最严重的临床结局。血浆置换或任何其他积极干预的治疗极少奏效,但停用钙调神经磷酸酶抑制剂通常可以阻止(有时是逆转)肾损伤。SCT 后 TMA 的长期预后不佳,高血压、慢性肾脏疾病、终末期肾病、心脏疾病和死亡风险都会增加。

### ■ 副肿瘤性血栓性微血管病

一些实体瘤患者可能会出现血栓性微血管病。从发病率来看:胃癌>乳腺癌>前列腺癌>肺癌>淋巴瘤>其他未知的原发性肿瘤。骨髓转移的患者几乎都伴有副肿瘤性 TMA,并有可能出现类似 DIC 的凝血结果。它很少涉及任何终末器官损伤,似乎只能通过化疗进行治疗,但抗癌治疗通常与血浆输注及血浆置换联合使用(输注血浆后 TMA 仍然进展时需要血浆置换)[33,35]。

### ■ 总结

在癌症患者中,TMA 是一组异质性诊断,但几乎所有的诊断都具有共同的临床相关性,共同的最终结果:对肾脏产生威胁或损伤的微血管血栓形成。通过剖析原发性 TTP 的既定病理生理学机制(vWF 和 ADAMTS-13)、aHUS(补体过度激活)、化疗和 SCT 后 TMA 的理论病理生理学机制(内皮细胞直接损伤和细胞因子"风暴")、副肿瘤性 TMA 的可能病理生理学机制(骨髓增生和凝血系统激活),有朝一日临床医生将建立基于每个患者的病理生理学机制层面的诊断标准和治疗方法。

## 血管病变

### ■ 化疗诱导血栓形成

许多用于治疗癌症患者的药物已被证明会增加静脉血栓栓塞的风险,并都有过相关总结。然而,值得注意的是,任何化疗药物的使用都被一致证明会增加血栓形成的风险。2008 年,Khorana 等[36]建立了化疗相关的血栓形成的预测模型。在 2 701 例患者构成的衍生队列中,有 60 例患者(2.2%)发生了 VTE,且 75% 的 VTE 发生在化疗的前 2 个周期内。2009 年的一篇综述指出,全身化疗会使静脉血栓栓塞的风险增加 2~6 倍[37]。

常见的导致血栓形成风险增加的抗肿瘤药物包括他莫昔芬、贝伐珠单抗和其他抑制血管生成的酪氨酸激酶抑制剂(TKI)、来那度胺或其衍生物(与类固醇或化疗联合使用时)和 L-天冬酰胺酶。

他莫昔芬,而不是芳香化酶抑制剂,将会增大血栓栓塞事件的风险,特别是在治疗前 3 个月内;其促凝作用在与化疗共同给药时还会扩大[38]。贝伐珠单抗和其他血管生成抑制,如

TKI 与动脉血栓事件的风险增加有关;关于静脉血栓事件的风险是否也会增加尚存争议[39]。从机制上看,这些药物可以损伤循环系统内皮,成为血栓形成的起点。考虑到这些药物同时存在血栓和出血的风险,故不推荐预防性抗凝。沙利度胺及其衍生物(来那度胺、帕马利度胺)在与类固醇或化疗联合使用时会增加 VTE 风险;沙利度胺与多柔比星联合使用时风险最高,可能由沙利度胺和多柔比星引起的直接内皮损伤,以及凝血级联的改变导致。单独使用沙利度胺不会增加静脉血栓栓塞的风险。接受含沙利度胺联合治疗的多发性骨髓瘤患者发生静脉血栓栓塞的风险接近 20%。因此,需要用阿司匹林、低分子肝素或华法林预防药物性 VTE。骨髓瘤工作组提出了一种风险分层模型,包括肥胖、近期手术史、VTE 病史和治疗类型(沙利度胺联合高剂量地塞米松、多柔比星或多细胞毒性化疗药)等因素,以确定使用哪种药物预防 VTE。没有或只有一个危险因素的患者应该接受阿司匹林(81 或 325 mg),有两个或两个以上危险因素的患者应该接受低分子肝素(依诺肝素 40 mg,每日皮下注射)[40]。左旋门冬酰胺酶常用于治疗成人急性淋巴母细胞淋巴瘤,动脉血栓形成风险较小,但 VTE 风险高(高达 1/3 的患者),可能是天然抗凝蛋白抗凝血酶的合成减少所致[41]。

### ■ 骨髓增生性肿瘤相关血栓形成——门静脉血栓形成和布-加综合征

费城染色体阴性的骨髓增生性肿瘤(Ph-MPN)包括真性红细胞增多症(PV)、原发性血小板增多症(ET)和原发性骨髓纤维化(PMF),是与 JAK2、MPL 或 CALR 突变相关的髓系干细胞克隆性疾病,这些疾病增加了动脉和静脉血栓风险,也增加了出血风险。Ph-MPN 的血栓形成机制较为复杂。可能因素包括红细胞总数增加、红细胞和血小板的活化或黏附、炎症导致的内皮损伤、抗凝途径被抑制,以及促凝血因子的分泌[42]。血栓形成事件与疾病发病率和死亡率显著相关,占所有疾病特异性致死事件的 45%[43]。非常见部位静脉血栓形成[如门静脉血栓形成(PVT)]可能是 Ph-MPN 的一种表现,这类血栓患者强烈建议 JAK2 突变检测[44]。

许多研究试图将 PV 和 ET 患者分为血栓形成事件高风险与低风险组,但这些结果相互矛盾。年龄大于 60 岁或有血栓形成病史的患者被视为高风险。对于高风险患者,使用低剂量阿司匹林、静脉切开术使目标红细胞压积低于 45%,并使用羟基脲或干扰素 α 进行细胞减灭以使血小板计数恢复正常(ET),或单独静脉切开术无法达到目标红细胞压积水平时(PV)[45]。评估个体患者时需要考虑的其他因素包括 JAK2 突变状态和等位基因负荷、白细胞增多、炎症标志物和出血史,特别是判断是否存在获得性血管性血友病综合征。应积极管理动脉和静脉血栓事件的传统风险因素(吸烟、高脂血症、糖尿病和制动)。目前尚不确定鲁索利替尼和其他 JAK 抑制剂在预防血栓形成中的作用[46]。

Ph-MPN 患者发生急性 VTE 时,抗凝治疗药物可选择低分子肝素、肝素、磺达肝癸钠、华法林或直接口服抗凝剂[47,48]。

抗凝治疗的持续时间仍有争议,至少需要 3~6 个月,具体时间由临床医生对复发风险的估计来决定。复发风险受 MPN 疾病负荷、高龄和既往 VTE 病史的影响,还必须考虑出血并发症。6 个月以后如果决定继续抗凝治疗,应经常重新评估抗凝治疗的风险和获益。积极治疗 MPN,使其达到目标全血细胞计数值,也是 MPN 患者 VTE 治疗的组成部分。同时使用抗凝和抗血小板治疗会增加出血事件的风险[49]。VTE 后,抗血小板药物单药治疗可降低复发性静脉和动脉事件的风险。因此,对于 MPN 和新发 VTE 的患者,合理的治疗方案是低分子肝素治疗 3~6 个月后,长期低剂量使用阿司匹林。必须始终考虑患者的特异性因素(危及生命 VTE 或危及生命出血)。

如前所述,MPN 的诊断预示着在不常见位置(包括门静脉或肝静脉)可能发生 VTE;后者可导致静脉充血和肝细胞损伤(布-加综合征)。PVT 的治疗取决于血栓的严重程度。急性 PVT,即相关症状的出现距 PVT 诊断不足 60 天,并且没有肝硬化的证据,以抗凝治疗为主,可通过腹部超声进行诊断,其阴性预测值为 90%[50]。慢性 PVT 患者不应进行抗凝治疗,因为在这种情况下血管再通的可能性较低,且抗凝治疗后,PVT 相关门静脉高压(胃和食管静脉曲张)的后遗症会使出血更容易危及生命。对慢性 PVT 患者做出 MPN 的诊断可能会受到门静脉高压导致消化道出血或脾功能亢进的影响,导致血小板破坏,错误地估计红细胞压积和血小板水平,因此需要对 MPN 的诊断保持高度怀疑。

布-加综合征可分为暴发性、急性、亚急性或慢性。除非有明确的禁忌证,否则应在诊断后立即开始抗凝治疗,并无限期持续。尽管需要先采取药物治疗的阶梯性治疗,但对 MPN 相关的布-加综合征患者可采取多种干预措施,包括血管内支架植入术、经颈静脉肝内门体分流术,甚至对预后良好的 ET 和 PV 患者进行原位肝移植[50]。

### ■ 阵发性睡眠性血红蛋白尿

阵发性睡眠性血红蛋白尿(PNH)是一种获得性造血克隆性疾病,由 *PIGA* 基因突变引起,导致一些蛋白质的糖基磷脂酰肌醇锚定缺乏,包括天然抗补体蛋白 CD55(膜反应溶解抑制物)和 CD59(衰变加速因子)[51],进而造成红细胞表面补体激活,引起慢性非免疫性血管内溶血。PNH 可通过血液流式细胞术明确白细胞和红细胞上 CD55 和 CD59 缺乏来诊断。此外,PNH 与骨髓衰竭引起的血细胞减少有关。所有 PNH 患者均有一定程度的骨髓衰竭,约 50% 再生障碍性贫血患者和 20% 低危骨髓增生异常综合征患者可检测到 CD55 和 CD59 缺陷细胞。血栓形成,尤其是不常见部位的血栓形成,包括脑静脉血栓形成、门静脉血栓形成和肝静脉血栓形成,在 PNH 患者中很常见,约 10% 的患者在诊断前发生,约 1/3 的患者在病程中发生[52]。急性血栓形成的治疗以常规抗凝为主,对于临床明确的溶血患者,需增加抗补体治疗——艾库组单抗或依库珠单抗。抗凝治疗应一直进行,直至患者接受 SCT,消除 *PIGA* 突变。

### ■ 特鲁索综合征

Trousseau 以血栓性浅静脉炎为特征,往往预示着恶性肿瘤的诊断。以法国医生 Armand Trousseau 的名字命名,他在 1865 年观察到了这一现象。特鲁索综合征更广泛地用于描述与恶性肿瘤相关的高凝状态,通常被形容为低度 DIC。特鲁索综合征的发病机制是多因素的,可能涉及 Virchow 三联征的所有组成部分(血流停滞、凝血的级联激活和血管内皮细胞损伤)[51,52]。MET 致癌基因驱动的肝细胞癌小鼠模型已证明 *MET* 驱动的恶性肿瘤与血栓出血表型(类似于特鲁索综合征)之间存在相关性,该表型由环氧合酶 2 和 1 型纤溶酶原激活物基因介导[53]。当特鲁索综合征引起微血管血栓形成伴指、鼻或耳垂缺血时,普通肝素或低分子肝素可能使患者获益[54]。

## 动脉血栓形成

### ■ 冠状动脉疾病

恶性肿瘤相关性血小板减少症合并急性冠脉综合征的治疗(ACS)颇具挑战;抗血小板药物的心脏保护作用必须与造成的出血风险相互权衡。两项由 188 例血小板减少患者构成的回顾性分析表明,阿司匹林治疗可以明显改善患者的 7 日生存期。血小板计数在 0.4 万/$\mu$L~10 万/$\mu$L,没有重大出血事件(定义为严重消化道出血、颅内出血或致死性出血)的报道[55,56]。在进行常规监测时,没有明确禁忌证的情况下,对恶性肿瘤相关血小板减少合并 ACS 的患者不应拒绝服用阿司匹林。

### ■ 心室颤动

癌症患者发生非瓣膜性心室颤动的风险增加:在 18 岁以上丹麦人群中,癌症患者心室颤动的发生率为每年 17.4/1 000,而非癌症患者的发生率为每年 3.7/1 000[57]。发病原因可能与治疗副作用有关,如纵隔照射、蒽环类药物、曲妥珠单抗和依鲁替尼、手术引起的心脏创伤,如肺癌或食管癌手术,以及癌症诊断的认知偏差,使患者处于更严格的临床管理之下[58]。迄今没有证据显示癌症相关心室颤动的治疗与预后不良有关:血栓栓塞性脑卒中和抗凝相关的出血风险在有和没有癌症的患者中相差不大,用直接口服抗凝剂治疗心室颤动患者的血栓栓塞发生率与用华法林治疗的患者相似,出血风险较低(包括颅内出血)[59]。

---

### 提示

- 对于接受腹部或盆腔癌症手术的患者,应给予低分子肝素(如依诺肝素 40 mg 皮下注射或达肝素 5 000 U 皮下注射),每天一次,持续 28 天。

- 低分子肝素或每天口服利伐沙班 10 mg 可用于非手术的住院患者。住院期间使用低分子肝素,但在出院后需口服利伐沙班持续治疗 35 天左右。

- 推荐使用阿哌沙班 2.5 mg 口服每天 2 次或利伐沙班 10 mg 口服每天 1 次进行血栓预防,持续 6 个月,包括胰腺癌、胃癌、多形性胶质母细胞瘤和使用选择性雌激素受体调节剂治疗的乳腺癌门诊患者。
- 癌症相关性 VTE 可使用直接口服抗凝剂治疗,但胃肠道恶性肿瘤的患者应避免使用依多沙班和利伐沙班。

- 血小板减少症可进行抗凝药物剂量调整,血小板计数大于 $5 \times 10^4/\mu L$ 时进行全剂量抗凝,血小板计数在 $2.5 \times 10^4/\mu L \sim 5 \times 10^4/\mu L$ 时进行半剂量抗凝,血小板计数小于 $2.5 \times 10^4/\mu L$ 时不进行抗凝。
- 骨髓增生性疾病相关的急性内脏静脉血栓形成的患者应进行常规抗凝治疗。

# 第14篇 支持性和姑息性治疗

**Eduardo Bruera**

# 第 65 章　住院支持性和姑息性治疗

Ahsan Azhar
Ali Haider
Eduardo Bruera
肖　莉·译

## 要点

▶ 住院姑息性或支持性治疗服务是一个由姑息性治疗提供者组成的多学科团队，包括医生、顾问、牧师、社会工作者、药剂师、姑息性治疗护士等，他们和肿瘤科治疗团队为晚期癌症患者提供综合治疗模式。

▶ 支持性治疗咨询可以帮助识别和管理复杂的症状问题，如晚期癌症患者失神性谵妄和顽固性疼痛，以及社会心理、情绪和精神困扰，同时减少阿片类药物和其他精神药物（多药）的用量。

▶ 早期综合支持性治疗改善了患者报告的预后和出院预后，包括重症监护病房和总体住院死亡率，同时还没有增加住院时间。

▶ 三级医院的急性姑息性和支持性治疗病房（PSCU）与急

性住院临终关怀机构不同，因为患者疾病进展超过 6 个月则可以入住 PSCU，患者及其家人的身体症状，以及社会心理、情绪和精神困扰都可以得到统一的管理。

▶ 急性 PSCU 不仅为患者和家属提供临床治疗和教育，而且还为患者治疗过程中涉及的不同学科提供教育机会，也可以进行改善患者、家人、治疗人员的生活质量的研究。

▶ 支持性治疗团队作为整个治疗团队的一部分，可以主动协助早期确定和阐明治疗目标并完成高级治疗指令，并为晚期癌症患者提供更平稳的过渡和/或出院计划。

▶ 绝大多数癌症患者及首诊肿瘤科医护人员认为他们受益于多学科姑息性和支持性治疗团队的整合。

患有癌症等晚期疾病的患者通常会经历严重的身体和心理症状，这些症状会影响他们的整个疾病轨迹[1-3]。文献表明，晚期癌症患者平均会经历 8～12 种症状，这表明在治疗过程中有许多症状治疗团队不能识别，并且这些症状经常得不到治疗[1,4]。除了生理和心理需求外，患者和医生经常难以做出准确判断[4]。提供专门的姑息性治疗和支持性治疗服务改善了患者的身体、社会心理和精神健康[5-9]。WHO 将姑息性治疗定义为：一种提高患者及其家人面临危及生命的疾病相关问题生活质量的方法，通过早期识别、精准的评估、疼痛管理和其他问题（如身体、社会心理和精神等）预防和缓解危及生命的疾病。姑息性治疗适用于疾病早期，与其他旨在延长生命的疗法（如化学疗法或放射疗法）结合使用，并包括研究那些需要更好地了解和管理的令人痛苦的临床并发症[10]。

在过去的几十年中，姑息性治疗作为一个多学科的团队专业而出现，包括复杂的症状管理、社会心理支持、沟通、复杂的决策制定和治疗过渡[5]。尽管越来越多的证据表明，姑息性治疗服务的有效性，但患者的转诊通常发生在疾病轨迹的后期[5,11]。延迟转诊的一个关键原因是将姑息性治疗误解为

"临终关怀"。因此，肿瘤科医生通常不愿意转诊，可能是为了维护患者的希望[12,13]。然而，目前的证据表明，姑息性治疗可以与肿瘤治疗一起发挥作用，以改善生活质量[8,9,14]。为了上述的问题，术语"支持性治疗"提高了肿瘤科医生在疾病轨迹早期转诊患者的接受度[15-17]。

## 姑息性治疗的模式

专科姑息性治疗由不同的治疗模式提供，如门诊姑息性治疗、住院姑息性治疗，其功能为咨询、急性姑息性治疗和症状管理、以社区为基础的姑息性治疗服务和临终关怀[5]。这些模式具有不同的结构、流程、服务地点和患者群体（图 65 - 1）[5]。在本章中，我们将讨论不同的住院姑息性治疗和支持性治疗结构、过程和结果。

## 住院姑息性治疗和支持性治疗服务的结构和过程

住院姑息性治疗和支持性治疗是最普遍的姑息性治疗服务模式，通常在急症治疗医院提供[5,18]。大约 90% 的美国国

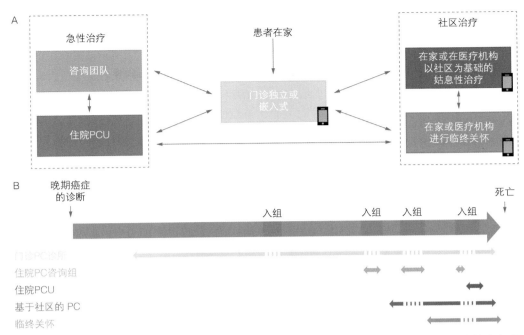

**图 65 - 1** 专科姑息性治疗(PC)的服务模式。A. 随地治疗。门诊诊所有助于在门诊环境中获得姑息性治疗,同时与其他 PC 模型协调治疗。急症治疗机构提供住院患者咨询团队和 PC 团队(PCU),而基于社区的 PC 和临终关怀让患者在门诊和社区环境中得到治疗。B. 随时治疗。该图突出显示了五种服务模式如何相互补充,为患者及其家人提供涵盖整个疾病连续体的全面 PC,箭头表示患者参与时间范围。经许可引自 Hui D, Bruera E: Models of Palliative Care Delivery for Patients With Cancer, J Clin Oncol 2020 Mar 20; 38(9): 852 - 865

家癌症研究所指定中心都有专门的住院姑息性治疗团队,并且多达 56% 的非 NCI 指定癌症中心提供此类服务。姑息性治疗顾问团队——包括医生、护士和心理社会小组成员(包括咨询师、心理医生和社会工作者等)团队提供这种姑息性治疗模式[5]。某些中心的姑息性治疗团队可通过住院咨询和门诊方式获得,这为早期转诊提供了机会[19]。尽管如此,患者继续被转诊到姑息性治疗的人数很少,且多在疾病发展的后期,平均在死亡前 30~60 天[19,20]。延迟转诊通常会削弱姑息性治疗跨学科团队进行干预的能力,特别是在症状负担高和治疗工作十分艰辛的患者中[20]。在最近的一项回顾性研究中,Heung 等检查了 7 322 名首次转诊接受住院姑息性治疗的患者;154 人(2%)在转诊后的 24 h 内死亡,发现这部分患者十分痛苦,表明可能错过了早期姑息性治疗干预的机会[21]。

## 住院姑息性治疗和支持性治疗服务的结果

住院姑息性治疗和支持性治疗咨询可以帮助识别和管理复杂的症状问题,如晚期癌症患者失神性谵妄和顽固性疼痛,以及社会心理、情绪和精神困扰,同时减少阿片类药物和其他精神药物(多药)的用量[7,22-24]。在最近一项针对 536 名住院癌症患者的研究中,及时接受姑息性治疗的 239 名(45%)在生命的最后 2 周接受的化疗显著减少,并且在生命的最后 1 个月入住重症监护病房(ICU)的人数也明显减少[25]。Delgado 等比较了 200 名在急诊中心接受姑息性治疗服务的晚期癌症患者与在住院期间接受姑息性治疗服务的患者;接受姑息性治疗的患者明显更早地控制了他们的症状,并且住院时间更

短[6]。在过去 10 年中,已经进行了几项随机对照试验来检验住院姑息性治疗的益处[5,26,27]。Grudzen 等对接受姑息性治疗的住院晚期癌症患者与对照组进行了比较,在 12 周内发现姑息性治疗组与常规治疗组相比生存质量显著改善[26]。尽管姑息性治疗组有益处,但在抑郁症、ICU 入院率、临终关怀出院率和总生存率等次要结局方面未发现统计学上的显著差异[26]。

文献强调了血液病患者早期将姑息性治疗与标准移植治疗相结合的益处[14,27]。在最近的一项非盲、随机临床试验中,EI - Jawahri 等对 160 名接受自体/同种异体干细胞移植的患者发现,与接受标准治疗的患者相比,接受每周两次住院姑息性治疗的患者在移植后 2 周报告的生活质量下降幅度较小[27]。此外,同时姑息性治疗组的患者报告焦虑程度较低,抑郁程度增加较少,总体症状负担增加较少[27]。治疗人员还表明患者移植后 6 个月的抑郁症和创伤后应激障碍明显减少[28]。

根据美国临床肿瘤学会临床实践指南,晚期癌症和/或高负担症状的患者应考虑在其疾病轨迹的早期转诊至多学科姑息性治疗团队,同时进行积极的癌症治疗[29]。更多研究需要在住院患者中找到整合早期姑息性治疗的最佳模型,以进行症状管理、复杂决策制定和患者治疗。

## MDACC 的住院姑息性治疗和支持服务

MDACC 的姑息和支持性治疗服务成立于 20 年前,临床活动不断增长,其中包括住院转诊模式[30]。近年来,大多数患者最初是在门诊或住院非 ICU 中接受诊疗[30]。在 ICU 中诊疗的患者比例非常低,这通常被认为是最后的选择[30]。从 2011 年到 2017 年,ICU 中首次转诊的比例与非 ICU 环境相比,

ICU 转诊比例从 2011 年的 2.3％下降到 2017 年的 1％,非 ICU 环境从 2011 年的 97.7％到 2017 年的 98％(P<0.01)[30]。现有的基础设施无法容纳所有住院患者的普遍转诊,尤其是在肿瘤科环境中[5,18]。高级姑息性治疗中心发布了一些将患者转诊至住院姑息性治疗的标准(表 65-1)[18]。这些标准可以作为决定患者是否会受益于姑息性治疗一体化的指南。

**表 65-1    生存期受限或危及生命的患者住院姑息治疗咨询团队的转诊标准**

| 主要标准a | 次要标准b |
| --- | --- |
| 令人惊讶的问题:如果患者在 12 个月内或成年之前死亡,您不会感到惊讶 | 转移性或局部晚期无法治愈的癌症 |
| 频繁入院(例如,几个月内因同一病症多次入院) | 从长期治疗机构或医疗寄养家庭入院认知障碍、急性髋部骨折的老年患者长期在家吸氧 |
| 因难以控制的躯体或心理症状(例如,中度至重度症状强度持续 24～48 h)而入院 | 院外心脏骤停 |
| 复杂的治疗要求(例如,功能依赖;对呼吸机、抗生素和喂食的复杂家庭支持) | 当前或过去的临终关怀计划参与者 |
| 功能下降、喂养不耐受或意外体重下降(例如,发育迟缓) | 有限的社会支持(例如,家庭压力、慢性精神疾病) |
|  | 没有完成高级治疗计划讨论/文件的历史 |

注:a代表医院应该用来筛查有未满足姑息性治疗需求风险患者的最低限度的全球指标。b更具体的指标表明很可能存在未满足的姑息性治疗需求,如果可能,应将其纳入基于系统的患者识别方法。
数据引自 Weissman DE, Meier DE. Identifying patients in need of a palliative care assessment in the hospital setting: a consensus report from the Center to Advance Palliative Care. J Palliat Med 2011 Jan; 14(1): 17-23.

## 住院姑息性治疗的历史和背景

Cicely Saunders 是一名护士兼社会工作者,后来成为一名医生,从 1957 年开始在伦敦圣约瑟夫临终关怀医院治疗晚期癌症患者的疼痛和其他症状,最终奠定了圣克里斯托弗临终关怀医院的基础。桑德斯意识到临终关怀环境中教学和研究的重要性,并在 1974 年根据当时的院长佛罗伦萨-沃德(康涅狄格州纽黑文耶鲁大学医学院教授)的建议,创立了康涅狄格州临终关怀医院[31]。

与此同时,第一个以医院为基础的姑息性治疗服务由泌尿外科医生 Balfour Mount 博士于 1974 年创立。这是加拿大蒙特利尔麦吉尔大学皇家维多利亚医院研究和教学结构的一部分。Mount 博士是第一个使用"姑息性治疗"这个术语的人[32],展示了以医院为基础的姑息性治疗服务的价值,他称之为"姑息性治疗科"。当时它的主要目的是进行研究和教育以控制症状,主要是疼痛。遵循 1974 年住院姑息性治疗的模式,纽约市圣卢克医院创建了一个姑息性治疗团队[31]。

## 急性姑息性治疗和支持性治疗病房及它与临终关怀住院部有何不同

医院环境中的急性姑息性和支持性治疗病房 PSCU(也称为三级姑息性治疗病房)在许多方面与住院临终关怀病房不同。主要区别在于它是为患有癌症等晚期疾病且预后不良(可能是晚期;然而,这意味着住院时长可能超过 6 个月,但不一定是临终患者)[33]。这是一个设有指定床位的医院住院设施,由姑息性治疗医生领导的高度专业化的多学科团队提供治疗(与住院姑息性治疗计划合作,包括咨询团队不论有或没有经过门诊首诊)[34,35]。

该单位被认为是一个多学科的治疗单位,可以满足患者和家庭的需求,同时解决复杂的问题:身体、社会心理和精神。它提供全方位的诊断和介入治疗,旨在缓解症状,同时提供不同的支持服务及专科和亚专科咨询。患者或家属要求禁止心肺复苏可能不是进入此类病房的先决条件。最重要的是,让所有相关人员明确治疗目标,了解所提供干预措施的意图和持续时间。

## 急性姑息性治疗和支持性治疗的目标

PSCU 的核心主要是为痛苦的患者[36]和家庭提供临床治疗。它的主要作用是评估和治疗复杂的晚期癌症患者,在患者处于生命的尽头时有没有灵活的家庭人员提供全程治疗。它可能涉及生命即将结束所面临的挑战。

这种单位的另一个关键作用是对医生和其他学科的教育,以及可以进行识别和管理此类患者的复杂情况的研究。多学科团队在照顾这一患者群体方面的作用至关重要。

## 入院姑息性治疗和支持性治疗病房指南

以下两类主要患者包括绝大多数晚期疾病患者及其家属(图 65-2)。他们可能转诊到 PSCU。他们大多接近生命的尽头(患有晚期、难治性癌症,抗癌治疗有限或无效),但不一定正面临死亡。其中包括患者和他们的家庭成员:

(1)在生命即将结束时出现极度痛苦、顽固的症状。

(2)过渡到舒适的生活或临终关怀面临困难。

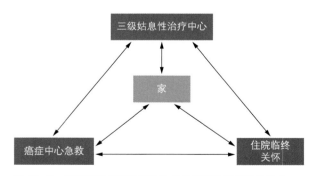

**图 65-2    临终晚期癌症患者急性症状管理的服务提供地点**

PSCU 用于控制他们的特殊、复杂症状和咨询需求。这些患者及其家人需要接受 PSCU 能发挥的作用十分局限,这样就不会产生失实现期望的问题(即 PSCU 的重点不是治疗癌症,而是提高患者的生活质量和舒适度,并协助家庭应对这些情况)。此外,这些在生命末期患有晚期癌症的患者无法从心肺复苏尝试中获益,因此"无心肺复苏术"(DNR)是合适的。这有助于解释为什么为此类患者推荐 PSCU,而不必去临终关怀医院。

（3）第三类是筛选过的一小部分处于疾病轨迹早期的患者，他们可能有特殊问题（通常是难治性症状控制），在流动环境的诊疗团队指导下常规治疗无法解决，并且会更好在 PSCU 中解决。患者可能希望接受所有的复苏治疗并返回首诊肿瘤科医生处进行进一步的癌症定向治疗。这些患者是 PSCU 提供的常规临终关怀的例外，他们受益于该部门的症状控制专业知识和多学科团队方法。这个群体在我们目前的姑息性治疗模式所服务的病房收治的患者总数中所占比例很小。

通常，以下类型的患者和家属不被视为转诊的候选人，因为 PSCU 的作用在他们的情况下是有限的，他们可以首诊治疗或临终关怀下过渡到合适的状态：① 患者疾病管理良好，且患者及家属更愿意直接去临终关怀。② 昏迷的患者，其家人护理得很好。如果要将他们转移到 PSCU，那么下一步唯一的选择就是转到临终关怀，在大多数情况下，可以直接由首诊肿瘤科提供和安排。③ 患者即将死亡（或可能很快就会死），但病情还值得讨论，他们仍希望"保留完整的身体"而不采取抢救措施。④ 患者插管并使用呼吸机。⑤ 患者未满 18 岁。⑥ 首诊团队不同意将患者转移到 PSCU。

## 姑息性治疗和支持性治疗单位提供的服务

除了核心的多学科团队［主要由经过委员会认证的姑息性治疗医生、初级医师或实习生、高级执业医师、姑息性治疗护士、助理/患者治疗相关技术人员和患者调度协调员（PSC）、姑息性治疗药剂师、牧师、社会工作者、顾问、个案经理、身体和职业治疗师、营养师、研究人员和志愿者］，为患者及其家人提供的一些其他服务可能包括宠物支持疗法、芳香疗法、音乐疗法、按摩疗法、艺术家疗愈（传统治疗）、治疗人员支持小组和家庭治疗会议[37]。PSCU 的多学科团队不断为患者和家人提供社会心理、精神和情感支持，将推荐不同专家的参与这些附加服务。根据可用资源、患者的状况和耐受性，以及讨论的目标，可用的干预措施包括但不限于姑息性放疗、输血持续时间和抗生素支持、补液，以及用于缓解症状的操作，如结肠造瘘术、气管插管、腹膜内和胸腔内导管、介入性疼痛处理操作（脊髓切开术、神经阻滞、椎体成形术），以及给予吸氧、阿片类药物、止吐药和泻药。

## 严重的症状困扰：临终时姑息性镇静和急性 PSCU 的作用

PSCU 的多学科治疗模式在姑息性治疗医生的领导下，配备经过专业培训的姑息性治疗护士，在提供姑息镇静等干预措施方面发挥着重要作用，用于管理难治性、痛苦的问题，如临终患者的谵妄、顽固性呼吸困难和临近生命末期的疼痛[38-44]。

## PSCU 在改善患者报告结果和出院结果方面的作用

各种研究表明，当患者接受住院姑息性治疗服务（包括住院 PSCU）治疗时，患者报告的结果有所改善[2,5,34,45-51]。PSCU 中的死亡率因多种因素而异[52-54]。但是，PSCU 的作用对于降低住院患者死亡率至关重要，据统计 40%～70% 入住 PSCU 的患者能够出院（主要是临终关怀的患者），这有助于减少急救中心和 ICU 的再入院率[48,54-57]。

## 环境的作用

急性 PSCU 准备提供个体化水平的治疗[34,35]，主要是因为整合团队的多学科模式，以及配合特殊的环境（舒缓、环境照明和音乐）[58-60]，为患者和家属提供照顾。急性 PSCU 可以更好地评估、改善症状控制，提高家庭对治疗的满意度，提高床位利用率和降低治疗成本[34,53,61]。Chai 等指出，一个掌握临床指南的具体实施的部门，熟练的多学科工作人员的存在，以及专为重病患者的需求而设计的治疗环境。在难以控制的症状困扰、家庭无力支持或缺乏足够的社区支持服务的情况下，姑息性治疗可能会提供最安全和最高质量的治疗[62]。

临近生命尽头的晚期癌症患者（及其家人）面临许多令人痛苦的症状和挑战[45]。不幸的是，全国只有一小部分综合性癌症中心和社区癌症中心设有住院 PSCU[19,20]。急性 PSCU 可以作为住院姑息性治疗服务[34,47]不可或缺的一部分，不仅可以管理复杂和具有挑战性的情况，还可以提供一个平台，在此患者群体中进行临床研究[63-65]，并为参与提供此类重要治疗的各个学科提供教育和培训。

## 提示

- 熟悉住院姑息性治疗或支持性治疗团队的结构和功能对转诊团队很有用。这是一个由姑息性治疗提供者组成的跨学科团队，包括医生、顾问、牧师、社会工作者、药剂师、姑息性治疗护士和许多其他人，以及肿瘤学团队，他们为晚期癌症患者提供综合治疗模式。
- 住院患者的支持性治疗服务会诊可以帮助识别和管理复杂的症状问题，如晚期癌症患者失神性谵妄和顽固性疼痛，以及社会心理、情绪和精神困扰，同时减少阿片类药物和其他精神药物的用量（综合用药）。
- 早期整合的支持性治疗改善了患者报告的结果和出院预后，包括 ICU 和总体住院死亡率，而没有增加住院时间。

- 三级医院的急性 PSCU 不同于急性住院临终关怀机构，因为预估住院超过 6 个月的患者和他们的家人可以进入 PSCU 以管理身体症状并帮助应对心理、情绪和精神困扰。
- 急性 PSCU 不仅为患者和家属提供临床治疗和教育，还为患者治疗中涉及的不同学科提供教育机会，也可以进行改善患者、家人、治疗人员的生活质量的研究。
- 支持性治疗团队作为整个治疗团队的一部分，可以主动协助早期确定和明确治疗目标，完成高级治疗指令，并为晚期癌症患者提供更平稳的过渡和/或出院计划。

# 第 66 章　综合门诊支持性治疗

Akhila Reddy
David Hui
Eduardo Bruera
肖　莉·译

## 要点

▶ 多学科姑息性治疗通过专注于缓解身体、心理和精神痛苦来改善患者及其家人的生活质量。

▶ 本文包括各种门诊姑息性治疗模式,具有不同的团队组成、转诊时间和关怀地点。

▶ 多学科团队在疾病早期提供的门诊姑息性治疗通常比

▶ 单一学科在疾病后期提供的门诊姑息性治疗更有益。

▶ 自动转诊到姑息性治疗可以增加转诊的数量和及时性。

▶ 独立门诊比多个嵌入式门诊更适合大型癌症中心。

▶ 总之,没有一种模型适合所有情况,每个机构都需要根据患者人数、基础设施、员工和资源可用性来确定最佳模型。

姑息性治疗是通过早期认识、正确评估、控制疼痛和其他痛苦症状,包括身体、心理和精神问题,来预防和缓解身心痛苦,从而改善面临威胁生命疾病的患者及其家人生活质量的一种方法[1]。WHO 提出,姑息性治疗可以在病程早期,与其他旨在延长生命的治疗手段一起应用,包括化疗或放疗,还包括需要开展的调查,从而更好地了解和管理令人痛苦的临床并发症[1]。

姑息关怀最早是在社区内开展的临终关怀运动。在过去 60 年中,它通过提供住院咨询和姑息性治疗病房,在急症治疗机构中提供治疗[2]。20 世纪 90 年代,加拿大的埃德蒙顿建立首批姑息性治疗科之一,为门诊患者提供门诊治疗[3,4]。这是一个典型的重大转变,因为姑息性治疗科的患者通常比其他姑息性治疗机构(如姑息性治疗住院咨询团队、姑息性治疗病房、家庭姑息性治疗项目和临终关怀机构)的患者表现更好,急性症状困扰更少[5]。姑息性治疗科允许患者在积极接受癌症治疗的同时,在病程的早期被转诊。

因此,姑息性治疗团队可以对这些患者进行纵向跟踪,并有更多机会优化治疗。治疗的重点也从处理临终关怀的急性症状危机转变为通过教育和监测,以及及时的重大疾病对话解决慢性症状(如疲劳、营养、功能)的预见性治疗,以增强对疾病的理解并优化治疗计划[6]。因此,越来越多的癌症中心现在提供门诊姑息性治疗服务。例如,2009 年,据报道美国国家癌症研究所(NCI)指定的癌症中心中有 67% 家有姑息性治疗门诊,而这一数字在 2018 年增加到 98%[7]。随着时间的

推移,关于门诊姑息性治疗的文献大幅增加[8]。与单独的肿瘤治疗相比,及时将癌症患者转诊至门诊姑息性治疗可以加强症状管理、降低抑郁症的发生率、提高患者和治疗人员满意度、更好地了解疾病、改善临终关怀质量和总生存率[9-11]。本章涵盖三个关键方面:① 门诊姑息性治疗文献回顾;② 门诊姑息性治疗模式;③ MDACC 中心门诊姑息性治疗科的描述。

## 关于门诊姑息性治疗的文献回顾

2004 年,Rabow 等进行了一项对照试验,比较了门诊姑息性治疗组 50 名患者和对照组普通内科门诊 40 名患者在 12 个月内的结果[12]。如果患者被诊断为癌症(33%)、晚期慢性阻塞性肺病或心力衰竭,且预期寿命为 1～5 年,则符合条件。姑息性治疗小组由三名医生、一名社会工作者、护士、牧师、药剂师、心理治疗师和志愿者协调员组成。主要症状是疼痛,这在研究组之间没有差异。然而,姑息性治疗组的呼吸困难、睡眠、焦虑和精神健康状况得到改善,而对照组则有所下降。急诊就诊次数也明显减少。

2009 年,Bakitas 等发表了 ENABLE Ⅱ 项目研究报告。这项随机临床试验将 322 名晚期实体瘤患者分配到基于电话的护士引导的姑息性治疗干预或单独的常规治疗[13]。三个主要的研究结果是生活质量、症状负担和资源使用。基于电话的护士引导的姑息性治疗干预与生活质量和情绪的显著改善相关,但与症状负担或资源使用无关。值得注意的是,干预组(26%)和常规治疗组(32%)中的一小部分患者被转诊至专

科姑息性治疗。

2010 年，Temel 等公布了一项开创性的临床试验结果，该试验将 151 名转移性非小细胞肺癌患者随机分配到专科门诊姑息性治疗或由肿瘤科团队提供的常规治疗[14]。如果患者在癌症诊断后 8 周内，且体能评分为 0～2 分，则符合条件。姑息性治疗干预包括由姑息性治疗医生和高级执业护士提供的每月门诊预约。在 12 周时，与常规肿瘤治疗相比，姑息性治疗组患者的生活质量明显更高，抑郁评分更低，临终关怀质量也有所提高。在之后的分析中也有显著的总体生存获益。在随后的二次分析中，还发现姑息性治疗组对疾病的了解程度更高，这与临终时较少使用化疗有关[15]。

这些发现与 Zimmermann 及其同事在 2014 年进行的一项大型分组随机试验一致[16]。来自 24 家肿瘤内科门诊的 461 名癌症患者被纳入，并随机分配到接受或不接受门诊姑息性治疗的肿瘤治疗。姑息性治疗干预为每月由姑息性治疗医生和护士在一个独立的门诊进行跟踪治疗。在 3 个月时，姑息性治疗组的生活质量［慢性疾病治疗的功能评估-精神健康量表（FACIT - Sp）］和症状负担［埃德蒙顿症状评估量表（ESAS）］有所改善，在 4 个月时具有统计学意义[16]。姑息性治疗也与患者满意度的提高有关。二次分析发现，症状负担较重的患者更有可能从姑息性治疗（个人沟通）中获益。

2014 年，Tattersall 等随机分配了 120 名预期寿命不到 2 个月的转移性癌症患者接受常规治疗，有或没有姑息性治疗护士顾问[17]。值得注意的是，干预措施只包括对姑息性治疗服务的简单介绍，而且跟踪服务有限。研究人员发现 12 个月内的主要指标生活质量没有显著差异；此外，与对照组相比，姑息性治疗组患者的躯体症状评分、心理困扰评分和生存率均较差。

Bakitas 等在 2015 年发表了 ENABLE Ⅲ 项目的研究结果，该研究涉及 207 名晚期癌症患者，研究基于电话的护士引导的姑息性治疗干预的效果[18]。与 ENABLE Ⅱ 项目研究相比，该研究有候补名单设计，结构化干预包括初次面谈和更多的每周会议。姑息性治疗干预组和常规治疗组的生活质量和情绪都没有差异。有趣的是，姑息性治疗组中有很大一部分的患者在 1 年生存期时仍然存活。

2016 年，Temel 等发表了一项验证性试验，其中包括 191 名转移性肺癌患者和 59 名无法治愈的非结直肠癌的胃肠道恶性肿瘤患者[19]。该试验采用与他们最初试验相似的设计，采用相同的姑息性治疗团队干预。与常规治疗相比，姑息性治疗组在 12 周时的主要结果［癌症治疗的功能评估-通用版（FACT - G）］有非统计学上的改善，在 24 周时出现显著改善。亚组分析显示，肺癌患者比胃肠道恶性肿瘤患者获益更大。

来自意大利的 Maltoni 等也在 2016 年发表了他们的研究结果[20]。这项随机临床试验将 207 名晚期胰腺癌患者分配到姑息性治疗或常规肿瘤治疗组[20]。它的设计与最初的 Temel 试验相似；然而，姑息性治疗仅由医生提供，而不是由多学科团队（IDT）提供。3 个月时的生活质量是主要指标，姑息性治疗组的生活质量明显优于对照组。次要指标

（包括抑郁、焦虑、大部分临终关怀指标和总体生存率）在两组之间没有显著差异[21]。

另一项欧洲试验在 2017 年被报道[22]。这项由 Groenvold 等在丹麦进行的研究，招募了高症状负荷的患者，并随机分配他们接受姑息性治疗干预或常规治疗。姑息性治疗干预涉及医生、护士和专职医疗人员提供咨询，但随访有限。主要指标，即姑息性治疗需求，在组间没有显著差异；然而，这一措施尚未得到验证。除恶心外，次要指标也没有显著差异。

在巴西，do Carmo 等于 2017 年进行了一项三臂随机试验，比较姑息性治疗加心理干预、姑息性治疗和单纯常规治疗[23]。然而，这项研究在招募了 150 名计划患者中的 63 名后就提前终止了，未报告研究结果的差异。

来自比利时的 Vanbutsele 等于 2018 年进行了一项随机研究。门诊和住院患者均可参与这项研究，前提是他们被诊断为晚期实体瘤或病情进展的 3 个月内，并且预期寿命为 6～24 个月[24]。186 名患者入组。姑息性治疗干预主要以护士为基础，而姑息性治疗医生仅在需要时提供。第 24 周时，姑息性治疗组的主要指标有统计学意义的改善，即第 12 周的生活质量［全球健康状况见欧洲癌症研究与治疗组织生活质量问卷- C30（EORTC - QLQ - C30）］。包括总生存期、症状、情绪和疾病理解在内的次要指标在各组之间没有差异。

意大利研究小组在 2018 年发表了一项涉及晚期胃癌的随机研究结果[25]。有 186 名患者入组，两个研究组在生活质量、情绪、终末期的治疗积极性和生存率方面没有显著差异[25]。

## 门诊姑息性治疗的模式

综上所述，上述临床试验在患者人群、干预强度和结果方面差异很大。文献中的这种多样性有助于了解门诊姑息性治疗的哪些要素更为重要[26]。在本节中，我们将讨论门诊姑息性治疗诊所的三个关键要素，包括团队组成、转诊时间和关怀地点。

### ■ 团队组成

没有临床试验直接比较多学科和单学科姑息性治疗团队。然而，与护士引导的基于电话的干预[13,18]和仅限医生的干预[20,25]相比，包含提供现场纵向治疗的多学科姑息性治疗团队的研究通常具有更一致和积极的结果。IDT 的定义是什么？在一项国际德尔菲研究中，共识是多学科姑息性治疗团队应至少由医生、护士和心理社会专业人员（例如，心理医生、社会工作者、牧师）组成[27]。

与单一学科相比，IDT 提供的姑息性治疗可能更有益，因为患者的支持性治疗需求是相互关联的，因此需要 IDT 从多个维度来解决痛苦。例如，全身疼痛可能具有身体、情感、社会、精神和信息方面的成分[28]。为了有效地管理疼痛，一个团队的方法可能包括医生做出正确的诊断并开出适当的疗法，护士提供教育和非药物策略，物理和职业治疗师改善功能，心理医生和心理咨询师提供心理治疗以减轻情绪困扰和加强应对策略，牧师讨论精神痛苦的根源，社会工作者提供经

济支持和最大限度地获得治疗。然而,值得注意的是,不同的干预措施可能适用于不同的环境。例如,距离最近的姑息性治疗诊所在数百英里以外,农村地区的患者可能很难到门诊就诊。在资源有限的环境中,基于电话的治疗干预将是提供门诊姑息性治疗的最合适模式。

### ■ 治疗时机

上述大多数随机试验表明,在病程早期转诊接受专科姑息性治疗的患者通常比迟缓接受姑息性治疗或未接受姑息性治疗的患者有更好的结果。例如,MDACC 的一项研究发现,与较晚的转诊相比,更及时的转诊(死亡前 6 个月以上),与生命最后 30 天内较低的住院率、急诊科就诊率和重症监护病房(ICU)入院率相关[29]。一项针对癌症患者的系统评估还表明,早期转诊与改善结果相关[10]。但是,由于姑息性治疗人员有限,目前还不可能将晚期癌症诊断后头几个月内将患者普遍转诊至专科姑息性治疗。此外,一些癌症患者可能只有有限的支持性治疗需求,或肿瘤科团队已经解决了他们的问题。

与早期姑息性治疗相比,及时姑息性治疗涉及识别最需要支持性治疗的患者,并及时将他们转诊至姑息性治疗[6]。从理论上讲,这种方法有几个优点。首先,它将治疗需求与专业姑息性治疗的提供相结合,从而使参与的时间更加个性化。其次,它将对稀缺的姑息性治疗资源进行分类。第三,它可能会在初步筛查期间发现支持性治疗需求。第四,它可以帮助简化治疗流程,同时确保获得平等机会。自动转诊需要四个关键组成部分以促进及时的姑息性治疗[30]:

(1)肿瘤门诊支持性治疗需求的系统筛查。例如,可以使用 ESAS 进行症状评估,它使用 0~10 数字评定量表记录 10 种或更多症状的强度[31]。ESAS 经过验证,提供不同语言版本且易于使用,使其成为理想的工具快速筛选工具。

(2)肿瘤学和姑息性治疗团队都同意的转诊标准可用于确定最适合专科姑息性治疗干预的患者。国际共识小组确定了 11 条可能有助于触发转诊的标准(表 66 - 1)[32]。有趣的是,其中 9 条标准是基于需求的,2 条是基于时间的标准。这套标准可能代表机构根据姑息性治疗服务的可用性和所需的支持性治疗服务水平进一步调整的起点。在一项回顾性研究中,使用这些标准将转诊时间缩短了大约 2 个月至 1 年以上[33]。

(3)最后,成功应用这些标准将导致更多和更早的转诊。因此,门诊姑息性治疗项目应该有足够的人员、空间和资源来支持可持续发展。

**表 66 - 1  门诊姑息性治疗的国际共识转诊标准[30,32]**

| 标准 |
| --- |
| 严重的身体症状,如疼痛≥7/10 |
| 严重情绪症状,如抑郁≥7/10 |
| 请求加速死亡 |
| 精神或生存危机 |
| 协助决策/治疗计划 |

续 表

| 标准 |
| --- |
| 患者要求 |
| 谵妄 |
| 脑或脑膜转移 |
| 脊髓压迫或马尾神经受损 |
| 在诊断为晚期/无法治愈的癌症后 3 个月内,中位生存期为 1 年或更短的患者 |
| 二线全身治疗后疾病进展的晚期癌症诊断(无法治愈) |

### ■ 治疗地点

除了团队组成和转诊时间外,门诊姑息性治疗的另一个变量涉及关怀地点:患者可能会在独立的姑息性治疗门诊、肿瘤科门诊内的姑息性治疗室或通过远程医疗远程就诊。在 2018 年对美国 NCI 指定癌症中心的一项调查中,现有姑息性治疗项目中 83％拥有独立门诊,39％拥有嵌入式门诊。相比之下,在非 NCI 指定的癌症中心,分别有 41％和 30％的独立门诊和嵌入式门诊[7]。

独立姑息性治疗门诊代表了医疗治疗的标准。迄今门诊姑息性治疗门诊的随机对照试验大多测试了这种治疗模式[7,34]。独立门诊允许将所有姑息性治疗资源集中在一个地方,为来自不同肿瘤学服务的患者提供集中式的接入。癌症患者可以在同一地点获得全面的支持性治疗服务。然而,与嵌入式门诊不同,姑息性治疗的接触在空间和时间上与肿瘤学就诊分开。这可以通过将姑息性治疗预约与肿瘤学就诊安排在同一天部分解决。MDACC 的门诊姑息性治疗门诊已成功运作了这种治疗模式,以下将详细描述。

在美国,许多癌症中心提供嵌入式门诊,即"姑息性治疗团队和肿瘤学团队共享同一门诊空间,并在同一天看诊相同的患者"[26]。嵌入式门诊相比独立门诊具有诸多优势,包括方便患者就诊以及提供更多的沟通和合作机会,使得肿瘤学团队和姑息性治疗团队之间更易于进行交流和合作。迄今尚无随机对照试验比较了这些不同门诊类型的结果,也没有比较嵌入式专科姑息性治疗门诊与独立门诊或常规治疗的研究。几项回顾性队列研究报告显示与历史数据或同期对照相比结果参差不齐[35-39]。总体来说,嵌入式门诊与姑息性治疗的转诊和及时接入相关联[36,37,39]。这些嵌入式门诊通常由姑息性治疗团队的 1~2 名成员(如医生[36,39]、护士执业者[35,38]和/或社会心理团队成员[37])组成。嵌入式门诊可能更适合较小的癌症中心,因为在每个肿瘤学门诊(如胸部、乳腺、胃肠、泌尿生殖、妇科等)都安排姑息性治疗团队是困难的。此外,由于空间有限,确保大型跨学科姑息性治疗团队在肿瘤学门诊中的存在并不经常可行。

远程医疗具有通过视频会议技术为患者提供更多门诊姑息性治疗的潜力[26]。与面对面就诊或家庭就诊相比,它们可以分别减少患者和姑息性治疗团队的出行需求,从而节省时间和成本。应该注意,远程医疗技术主要用于增强而不是替代面对面就诊。远程医疗干预的变化包括具有或不具有远程体格检查功能的视频就诊、智能手机应用程序和远程症状监测[40,41]。一些设置包括患者(主要是在农村地区)前往远程医疗设施,而其他项目可以在家中提供。上述几种由护士领导的姑息性治疗远程医疗干预已经在随机试验中显示出一定的好处[13,18]。然而,仍然缺乏研究检查跨学科姑息性治疗团队提供的远程医疗干预的相关结果[42]。正在进行一项大型的非劣效性随机对照试验,比较通过远程医疗(首次咨询需面对面)提供的姑息性治疗与标准面对面就诊的效果[43]。

## MDACC 门诊支持性治疗中心的项目

MDACC 的支持性治疗中心(SCC)由姑息、康复和综合医学主席 Eduardo Bruera 博士于 1999 年创立。近几年来,美国的支持性/姑息性治疗与常规肿瘤治疗的整合有所增加。这种增加是由于越来越多的证据表明,早期整合姑息性治疗可以改善生活质量、症状管理、患者/家属满意度和患者体验,同时减少侵入性末期治疗、急诊室和重症监护室就诊次数,并降低治疗成本[10]。MDACC 的整合程度也相当显著,这一点在我们每年的转诊总数增长和稳步增加中得到了证明[44]。为了维持增长并能够在请求后 2 周内安排会诊,2014 年开设了一个卫星支持性治疗中心。

## 支持性治疗中心的结构

支持性治疗中心(SCC)由 10 名注册护士(RN)、4 名医疗助理(MA)、7 名患者服务协调员(PSC)、3 名顾问、1 名社会工作者和 1 名药剂师组成。IDT 的其他成员,如营养师、牧师和个案管理员,可根据需要提供协助。每天总共有 4 个医生值班,另外还有 1 个医生可以帮助进行电话呼叫、分诊和预约,并履行 SCC 随叫随到医生的职责。SCC 没有配备任何高级实践提供者。

SCC 共有 17 个检查室和 1 个家庭咨询室。由于转诊至 SCC 的患者所经历的痛苦,每个检查室都配备了一张病床、两张的舒适椅子供访客使用,以及电脑和凳子供临床医生使用(图 66-1)。必须注意的是,支持性治疗团队不使用房间内的电脑。一项调查显示,我们的患者(72%)更希望他们的医生不要在房间里使用电脑[45]。SCC 的候诊室很少使用,因为许多患者会有症状困扰或身体形象问题,或者他们使用辅助设备并被迅速带入舒适的检查室,而不是留在外面的候诊室。

SCC 也有粉红色的灯光,众所周知,粉红色的灯光可以缓解焦虑,并且总是播放柔和舒缓的音乐,以帮助患者保持放松和安心。在我们的调查中,超过 70% 的患者喜欢患者治疗区的音乐[46]。检查室的电视屏幕上会显示他们当天会见的 SCC 工作人员和临床医生,以及在他们的照片和书名下面列出个人信息,如"最喜欢的食物""最喜欢的电影"或"最喜欢的书"。患者表示,在等待医疗服务提供者进来时在屏幕上看到这些信息有助于缓解他们对就诊的焦虑。

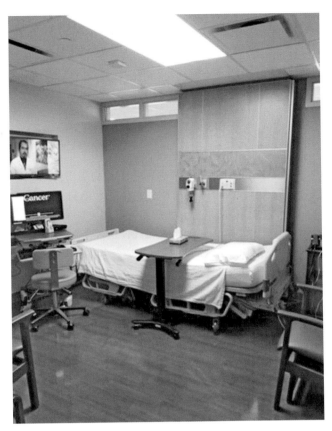

图 66-1　MDACC 支持性治疗中心的检查室

除了工作人员和临床医生的简介外,患者在等待他们的临床团队时,还观看了 2 分钟教育视频,有关锻炼、癌痛管理、阿片类药物使用、便秘管理、灵性、高级指令准备等。患者和治疗人员也可以在几步之内进入检查室里的洗手间。由于具体讨论的敏感性及允许分开访问,我们提供了一个大型家庭咨询室。在这些分次访问期间,临床医生或辅导员或 IDT 的其他成员可以与治疗人员单独会面,为他们提供情绪困扰或临终关怀计划的咨询,或直接进行安宁疗护的转诊。

SCC 欢迎当日/随访的患者和处于严重痛苦中的治疗人员,他们无需预约即可就诊。在其他初级肿瘤中心的医生对医生转诊后,新患者的症状困扰也可在当天就诊。在 SCC 就诊的患者中,约有 30% 是之前没有任何预约的患者。允许无预约就诊对于避免本可避免的急诊就诊甚至住院至关重要,同时也有助于减轻患者身体和心理上的痛苦[47,48]。此外,每天共有 80~100 通电话、信息、传真和事先授权请求,并由 2 名专职电话护士及时处理[49]。护士的电话和我们的顾问的电话和远程医疗访问也主动为任何处于高度痛苦中的患者和家庭提供[41]。

SCC 在 2020 年 COVID-19 大流行期间成功试行了医生和患者之间的视频访问,在实施后的 2 个月内为大约 1 000 名患者提供了服务。

## 在支持性治疗中心提供治疗

SCC 接收来自肿瘤内科、放射肿瘤科、妇科肿瘤科、肿瘤外科及其他下级中心的患者[50]。SCC 的患者就诊涉及多学科的治疗方法[51]。首先,医疗助理接受记录患者的生命体征后,将患者带到一个房间。然后,护士使用 ESAS - FS 作为指导工具对症状进行综合评估[31,52-54]。ESAS - FS 是一种症状评估量表,其中 12 个主要的身体、社会心理和精神症状由患者以 0～10 的等级评分。护士还使用记录精神错乱评估量表来筛查精神错乱,这种情况在晚期癌症患者中非常普遍[55]。护士管理的其他工具是 CAGE - AID 问卷和疼痛患者筛查和阿片类药物评估(SOAPP),这些工具经过验证可以筛查酒精和药物滥用,并使团队能够评估阿片类药物滥用的风险[56]。护士还根据患者报告的功能能力对体能状态进行评估[57]。护士的评估中包括对以下方面的简要概述应对策略、患者身体和情感支持的来源、任何担忧/恐惧、是否存在快感缺乏或自杀念头、药物审查、跌倒评估、以及是否存在高级护理指示。在收到护士的报告后,医生会拜访患者并确定计划,其中可能包括广泛的阿片类药物和其他药物管理、咨询,以及 IDT 其他成员的参与,如顾问,药剂师、营养师、社会工作者或牧师。这 4 位医生每天安排大约 54 次预约,预约医生还要看另外8～12 名预约患者。咨询师每天参与 15～20 次患者访问,药剂师参与 8～10 次患者访问。在 SCC 就诊的患者中,超过50% 的患者至少看过一次顾问,而 30% 的患者看过不止一次。咨询师为患者进行家庭外展电话/视频后续咨询,尤其是那些有交通和距离障碍的患者[41]。

每次就诊结束时,都会向患者提供我们的联系信息,包括我们的下班时间和周末随叫随到的寻呼机信息。如果无法通过电话进行调整和帮助,则要求出现严重症状痛苦的患者在同一天或第二天来到门诊。大约 30% 的患者使用电话分诊程序;无法控制的疼痛、恶心、便秘和咨询是主要原因[51]。

所有后续行动都与 MDACC 的其他预约协调安排,因此患者和家人可以最大限度地减少交通事务。这一点尤其重要,因为我们的大多数患者都患有晚期癌症,并且依靠仪器辅助和治疗人员带他们去看病。为了让患者在最适合他们的日期和时间就诊,重点是提供方便的就诊,而不是同一位医生的连续性。患者被告知,他们可能无法看到同一位支持性治疗医生进行随访,尽管他们可以选择在诊所当天返回看同一位

医生。然而,由于 SCC 中的统一实践指南,缺乏连续性预计不会成为患者和医生的重要关注点。

我们的 SCC 有一个名为同情心高度戒备小组(CHAT)的专业多学科计划,旨在解决患者的非医疗阿片类药物使用问题、协助临床医生并确保患者安全[58]。癌症治疗的进展、提高的癌症存活率和早期转诊支持性治疗可能导致更多患者接受阿片类药物治疗,持续时间更长,这可能会增加患者异常使用阿片类药物的风险。MDACC 有一个精心设计的筛选流程,包括临床访谈和 CAGE - AID 和 SOAPP 等工具。除了这些工具之外,对国家处方药监测计划和随机尿液药物检测的审查也是常规治疗的一部分[56,59]。如果发现异常的阿片类药物行为,则激活 CHAT。CHAT 的成员包括医生、护士、药剂师、顾问、患者代言者和社会工作人员。遵循强调患者安全的团队方法。我们的 CHAT 方法显著降低了患者异常行为和异常使用阿片类药物的频率[58]。这种成功的 CHAT 方法现在正在美国其他中心实施[60]。

我们的 SCC 也有一个科室,旨在及早识别有恶病质风险的患者并使用多学科方法进行干预[61,62]。我们的 SCC 提供了一个理想的平台来培训姑息性治疗、肿瘤内科和内科实习生,同时也将我们的治疗方式介绍给来自世界各地的众多观察员和参观者[61,62]。对于许多学员来说,我们的 SCC 是他们第一次接触姑息性治疗。在我们的姑息性治疗团队轮换过的受训人员对姑息性治疗原则有了更高的了解,并且坚信在疾病过程的早期将患者转诊给我们[61,62]。此外,我们的 SCC 是广泛姑息性治疗研究项目的所在地,招募患者参加多项临床试验和调查,是癌症患者姑息性治疗和支持性治疗领域学术成果最丰富的团队。

尽管 SCC 的整合度和利用率有所提高,但 21% 的受访患者认为他们向 SCC 咨询的时间很晚或太晚[65]。即使在与SCC 团队进行一次会诊后,患者的许多症状也明显减少[66]。在 MDACC 早期转诊到门诊支持性治疗的患者急诊就诊、入院、ICU 入院和住院死亡显著减少[29]。SCC 必须成为所有癌症中心不可或缺的一部分,以向癌症患者及其家人提供高质量、以患者为中心的治疗[67]。

---

## 提示

- 为所有转移性/晚期癌症患者和预后不良的局限期癌症患者咨询支持性治疗。
- 无论癌症分期或预后如何,所有有身体和社会心理症状困扰的患者都应咨询支持性治疗。
- 支持性治疗不仅可以帮助痛苦的患者,还可以帮助他们的治疗人员和家人。
- 表现出异常使用阿片类药物迹象的患者将需要紧急转诊至支

持性治疗以进行专业的多学科治疗。
- 支持性治疗有助于讨论治疗目标和及时转诊至临终关怀。肿瘤主治医生和姑息性治疗团队之间的沟通,以及肿瘤主治医生在电子健康记录中概述治疗和预后目标的记录,都是有益的。
- 转诊到支持性治疗可以改善患者和家属对治疗的满意度、患者的体验、生活质量、身体和情绪症状,以及生命末期的医疗保健利用结果。

# 第 67 章 癌症康复

Brian Fricke
An Ngo-Huang
Ekta Gupta
肖　莉·译

## 要点

▶ 癌症康复是物理医学和康复医学(PM&R)的一个医学亚专业,也被称为理疗师。癌症理疗师的工作范围是在各种环境下,处理各种诊断和损伤,最终目标是优化独立的功能和生活质量。

▶ 迪茨在 1980 年描述的癌症康复的四个阶段是:预防性康复、恢复性康复、支持性康复和姑息性康复。这些概念有助于癌症理疗师们在与癌症患者及其治疗的肿瘤团队合作时,制定他们的功能评估和治疗目标。

▶ 卡氏评分和东部肿瘤合作小组评分被广泛用作整体功能评估工具,但其局限性在于过分泛化和与认知状态的相关性较差。康复专业人员使用的功能独立测量法或波士顿大学急性期后治疗活动测量法是评估当前功能和随时间变化的更全面的工具。

▶ 广义的神经康复包括由肿瘤直接引起的中枢神经系统(CNS)损害所导致的任何损伤或功能缺失。侵入或作为癌症治疗的副作用。这些症状可能包括认知障碍、运动障碍、神经病变、失语、共济失调、吞咽困难、失语、

痉挛或肠道/膀胱功能障碍等其他症状。根据损伤的严重性或复杂性,由癌症康复医生进行全面评估可能是有益的。

▶ 肌肉骨骼康复广义上包括因原发性、继发性或转移性肿瘤侵袭或癌症治疗的副作用而导致肌肉骨骼系统(骨和/或周围软组织)受损所造成的任何损伤或功能缺陷。涉及的主题包括截肢者的治疗、放射性纤维化、一般肌肉骨骼的诊断和治疗、伤口处理、骨骼健康和运动指导。根据损伤的严重性或复杂性,由癌症康复医生进行全面评估可能是有益的。

▶ 越来越多的证据表明,适度和剧烈的运动对几种不同类型的癌症有一些保护作用。同样,"康复训练"也是肿瘤学中一个新兴的研究领域。通过改善身体功能、优化营养、增加肌肉质量和力量、改善身体成分、提供烟草和/或酒精戒除咨询,以及在计划的癌症治疗前管理情绪。研究表明,通过减少住院时间、减少治疗后并发症和降低再入院率,改善了患者的治疗效果和降低医疗费用。

## 一般原则

癌症及其治疗是造成损伤和残疾的一个主要原因。随着癌症治疗变得越来越成功,提高了生存率,人们越来越关注生活质量,特别是康复问题。癌症康复是由物理医生和康复医生,也被称为理疗师,在各种临床环境下进行的,包括门诊、肿瘤病房、住院康复单位、专业治疗机构、疗养院、长期急性治疗中心、姑息性治疗单位和临终关怀。常见的诊断包括虚弱、去适应、偏瘫、脊髓损伤、周围神经病变、躯体和神经性疼痛、类固醇肌病、淋巴水肿、肠道/膀胱管理、截肢和肢体功能障碍。

癌症康复的主要目标是改善生活质量,尽量减少癌症及其治疗所造成的残疾,并减少癌症患者及其治疗人员所需的"治疗负担"。患者自己能做的越多,他们需要周围人的帮助

就越少,因此他们能够保持更多的个人尊严。

1978 年,Justus Lehmann 在美国国家癌症研究所的支持下,对 805 名随机入组的癌症患者进行了筛查,发现癌症患者群体中存在多种可进行康复干预的问题,以及限制提供康复治疗的障碍。40 多年后,Lehmann 提出的许多可补救的癌症康复问题和康复治疗的障碍仍然存在(表 67 - 1)[1]。

理疗师对这些问题很熟悉,因为很多问题在传统的非癌症康复患者身上也能找到。Lehmann 还描述了提供癌症康复治疗的主要障碍,包括肿瘤医生缺乏对这些问题的认识,以及缺乏转介给康复专业人员进行干预。此外,还有多种与患者有关的因素会影响癌症患者的成功康复。DeLisa 报道的几个因素包括预期寿命缩短、广泛的合并症、疼痛程度、癌症病变的动态性质、抗癌疗法的要求,以及与亲人共度余生的愿望[2]。

表 67-1 可补救的康复问题和提供治疗的障碍[1]

| 可补救的康复问题 | | 提供康复治疗的障碍 |
| --- | --- | --- |
| 心理/精神障碍 | 淋巴水肿管理 | 缺少对患者问题的识别 |
| 全身无力 | 肌肉骨骼方面的困难 | 不熟悉康复概念的医生缺乏适当的转诊 |
| 日常生活活动障碍 | 吞咽功能紊乱 | 患者因病不能参加 |
| 疼痛 | 沟通障碍 | 患者否认需要 |
| 步态/行走障碍 | 皮肤管理 | 癌症预后太有限 |
| 配置/住房问题 | 职业评估 | 无法提供康复服务 |
| 神经系统损伤 | 营养受损 | 没有经济支持 |
| 职业评估 | 淋巴水肿管理 | |
| 营养受损 | | |

### ■ 癌症康复的各个阶段

1980 年,Dietz 将癌症康复分为四个阶段:预防性康复、恢复性康复、支持性康复和姑息性康复[3]。预防性康复,最近被称为"预康复",旨在以防止功能丧失或残疾的预治疗。2001 年,Courneya 描述了一个类似的概念,称为"缓冲",即癌症患者在接受癌症治疗之前进行锻炼和治疗,以增加他们的身体和功能储备[4]。尽管预康复的概念不是癌症所特有的,但在肿瘤外科领域的研究已经加强,结果表明预康复计划有更好的医疗和手术结果[5-9]。预康复包括运动和营养咨询、截肢前残肢治疗相关教育,以及为等待手术治疗的下肢肉瘤患者练习用助行器行走。

恢复性康复发生在那些被认为没有疾病的患者身上,或将有一个预期的相对稳定的病程。在前面的例子中,一名截肢后没有已知转移疾病的下肢肉瘤患者接受了假肢康复。这前两个阶段与传统的非肿瘤康复治疗没有明显区别。幸运的是,随着存活率的提高,恢复性康复在解决这一人群的问题方面变得更加突出,包括残疾、恢复工作和淋巴水肿治疗。

对于那些我们无法达到或维持缓解状态的患者,要进行支持性康复治疗,以维持功能和提供症状控制。与上面的例子类似,转移性肉瘤患者在接受化疗时,可能会被提供治疗和耐用医疗设备(DME)以促进功能独立。

不幸的是,患者可能会屈服于他们的恶性肿瘤或其伴随的病症,努力使功能最大化可能需要过渡到专注于生活质量。姑息性康复是为了减少晚期患者的不适感,提高他们的独立性。

同样,一个例子是患有肉瘤的患者,不断发展的转移性疾病可能已经失败了多种治疗方案,现在需要康复治疗,以便在某种程度的协助下返回家中。姑息性康复的重点通常是让患者回家进入一个安全的环境,重点是家庭和转移训练。更高层次目标,如做家务和更远距离的移动,只能为门诊患者进行。

Dietz[3]描述的最后两个阶段对于癌症康复来说是相对独特的。在传统的康复治疗中,患者的典型过程(如脑卒中后)是在诱发事件后持续改善。然而,对于患有顽固性疾病的癌症患者来说,随着疾病的发展,这个过程会继续进行,出现短暂的好转,然后随着疾病的进展而下降(图 67-1)。

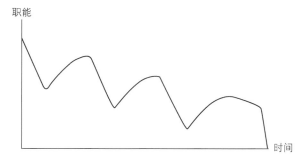

图 67-1 通常在接受癌症治疗的患者身上看到的时间变化的功能变化

多项研究已确定癌症患者需要康复治疗[11,12]。癌症康复患者的功能改善已在许多环境中得到证明,包括住院[13-16]和姑息性治疗[17,18]、会诊基础上[19]、临终关怀环境[20,21]和门诊环境中[22]。保持体力活动和锻炼与提高存活率有关,证据最多的是乳腺癌或结肠癌患者。可能存在多种机制,一些人提出这些发现与胰岛素/C 肽水平有关,以及缓冲生理储备的积极作用,潜在地允许更多的治疗[23,24]。癌症理疗师还必须解决这一患者群体特有的医学后遗症和并发症。这些并存疾病可能是一个巨大的挑战,需要一线肿瘤科和康复小组之间的频繁沟通,因为与其他康复诊断相比,住院康复小组向急性治疗小组的转移率相当高。作为一种在关注患者功能问题的同时考虑医疗需求的整体医学专业,理疗师将向患者及其照顾者提出一系列详细的社会问题。这一综合评估确定了患者目前的功能水平、体力、认知能力、出院时接受监督或援助的情况、家庭状况的可及性,以及经济来源。基于患者的损伤和前述的实际考虑,制定了现实和合适的康复目标。如果患者身体稳定,但功能和安全目标未达到,他们的活动耐受性和表现轨迹将被用来指导确定额外康复的适当环境和强度。

康复目标由一个全面的多学科医疗保健专业团队制定和实现,其中包括理疗师、康复护士、物理治疗师、作业治疗师、语言病理学家(语言治疗师)、营养师、药剂师、牧师、社会工作者和病例管理人员。团队中的每个成员都有特定的专业知识来支持患者,为尽可能安全和有意义的出院提供最大限度的医疗稳定性、功能、财政资源和照顾者参与(图 67-2)。

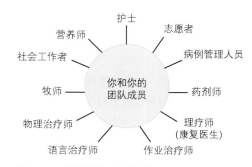

图 67-2 跨学科的康复团队

### ■ 在 MDACC 的康复治疗

在 MDACC,癌症康复业务包括 8 名物理医生,以及由 SLP 和 100 多名物理治疗(PT)及作业治疗(OT)临床医生组成的康复治疗人员。

康复治疗师每天为 300 多名住院患者和 100 名门诊患者看病。接诊的患者有各种类型的肿瘤：最常见的是脑、脊柱、肺、乳腺、血液、泌尿生殖系统、胃肠道和头颈部肿瘤。最常见的住院康复诊断包括气喘、步态异常、呼吸困难、偏瘫、脊髓损伤和神经源性肠和膀胱。

常见的门诊康复诊断包括淋巴水肿、肌筋膜疼痛、肩袖功能障碍、周围神经病变、放射性纤维化和腰痛。住院和门诊的肌电图检查是针对神经病和肌病的诊断。口服药物的痉挛管理和使用肉毒杆菌毒素注射的化学保护也是一个重点。

### ▓ 功能评估

在描述癌症患者的功能状态时，经常使用卡氏评分量表（KPS）[26]或东部肿瘤合作小组评分量表（Eastern Cooperative Oncology Group Scale of Performance Status）[27]。这些量表历来是肿瘤患者在临床和研究中最广泛使用的量表，这些量表以各种方式被映射到彼此之间的关联。它们是对患者功能的快速和简单的概括性测量。这些量表的弱点包括过度概括（无法测量具体的任务）和与认知的相关性差[28,29]。在康复领域，最常使用的结果量表是功能独立性测量（FIM）（图 67-3）。

这个多维量表涉及 18 个项目，包括 1（完全协助）～7（完全独立）的规模。项目被细分为自理、括约肌控制、转移、运动、交流和社会认知。子量表或总分也常常是有用的。这是一种在住院康复环境中使用的通用语言，它被用来衡量康复过程中功能状态的变化。对该量表的不足包括它太长、太笼统，而且省略了对特定人群（如脊髓损伤者）很重要的项目[30]。2004 年开发的 The Boston University Activity Measure for Post-

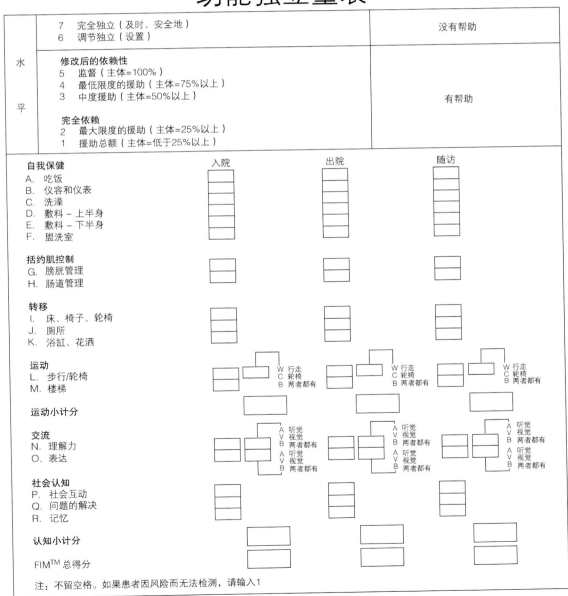

**图 67-3** 功能独立性测量（FIM）是一项康复结果测量，用于记录患者的功能水平。Copyright © 1997 Uniform Pata System for Medical Rehabilitation，a division of UB Foundation Activities，Inc.

Acute Care(AM‐PAC)正在康复环境中更广泛地使用[31]。目前在 MDACC 住院环境中使用的是 6 次点击基本活动和日常活动。该量表的计算机适应性测试版本从基本活动能力、日常活动和应用认知三个主要领域中选择条目,以匹配患者的功能能力,从而减少评估中的条目总数,同时提高测量的有效性[32]。

## 神经系统癌症康复

虽然在整个癌症人口中只占相对较小的一部分,但累及大脑或脊髓的恶性肿瘤患者往往有相当大的康复需求,并占癌症康复实践的很大一部分。在理疗师通常处理的损伤和功能缺陷方面,这些群体与他们的非癌症同行非常相似。肿瘤累及中枢神经系统(CNS)的患者在康复过程中必须考虑几个关键因素。

## 脑肿瘤

原发性脑瘤虽然只占所有恶性肿瘤的不到 2%[33],但却是仅次于脑卒中的神经系统疾病的第二大死因[34]。除了原发性脑瘤外,估计有 20%～40% 的癌症患者会发生脑转移。大多数转移灶位于大脑半球,其次是小脑,然后是脑干。脑瘤转移的发生率正在上升。可能是因为癌症患者的生存期越来越长[35],随着放影像的改善,诊断肿瘤的能力越来越强[36],也可能是因为最近的化疗药物可能削弱了血脑屏障[37]。正常的脑实质可能被肿瘤破坏或压迫,而肿瘤的位置决定了由此产生的神经功能缺损。外科切除术可能会因产生炎症或包膜梗死而加剧这些缺陷[38]。放射治疗长期以来一直是脑瘤治疗的一个组成部分,经常导致副作用损害。早期的急性放射性白质脑病可能是由脑水肿加重引起的。晚期延迟的辐射反应包括局灶性脑辐射坏死、弥漫性脑辐射损伤,以及联合治疗的白质损伤/白质脑病。据报道,2%～5% 的转移患者和 19% 的全脑放射后 1 年生存者出现了临床弥漫性脑辐射损伤[39,40]。诊断和治疗具有挑战性的另一种明显的神经功能障碍的病因是脑膜疾病(LMD)。据报道,在乳腺癌和肺癌、黑色素瘤、急性淋巴细胞白血病和骨髓性白血病中,有高达 10% 的患者出现了淋巴膜病,在原发性中枢神经系统或眼部淋巴瘤和非霍奇金淋巴瘤中,有高达 20% 的患者出现了淋巴膜病。然而,事实证明,LMD 患者仍然可以从全面的住院康复治疗中获益。脑瘤患者最常见的神经系统缺陷包括认知能力受损(80%)、虚弱(78%)、视知觉障碍(53%)、感觉丧失(38%)和肠/膀胱功能障碍(37%)。其他不太常见的缺陷包括颅内神经麻痹、构音障碍、吞咽困难、失语、共济失调和复视。大约 75% 的脑瘤患者同时有 3 个或更多的神经系统缺陷,39% 的患者有 5 个或更多的缺陷[42]。由于这些神经系统缺陷的多样性及其对功能表现和日常生活活动(ADL)的影响,全面的多学科住院康复往往是必要的[43-47]。

与脑外伤和脑卒中患者相比,脑瘤患者的功能改善效率相似,不同肿瘤类型之间没有太大的差异。脑瘤患者的住院

时间往往较短,这可能是因为患者的预期寿命较短,需要尽快回家。

## 癌症相关的脊髓损伤

原发性脊髓肿瘤,如脑膜瘤、神经纤维瘤和神经胶质瘤相对罕见,而且大多数累及脊髓的肿瘤是转移性的。95% 的转移性病变位于硬膜外,通常起源于椎体,压迫前脊髓。大多数脊髓转移瘤起源于乳腺、肺和前列腺的原发肿瘤。其他转移到脊柱的肿瘤包括肾脏、黑色素瘤、骨髓瘤和甲状腺。大约 70% 的脊柱转移发生在胸椎,与其他两个主要脊柱节段相比,胸椎具有更高的血管流量和更小的管索直径比[48],这使得它特别容易受到转移病变的影响。

常见的症状包括夜间疼痛加剧和仰卧。虚弱和感觉丧失,伴随着大便或膀胱失禁的发展,可能表明脊髓受损。仅在几小时内迅速进展的截瘫表明动脉受到肿瘤侵袭或压迫的损害;缓慢演变的症状表明脊髓逐渐收到压迫,并可能对全身类固醇和/或放疗有反应,有可能缓解疼痛和改善神经功能[49]。

如果肿瘤累及 2～3 根脊柱,脊柱的稳定性令人担忧,初步治疗的目的是稳定脊柱。对于神经学损害、病理性骨折和脱位/滑脱、放射治疗失败和急进性脊髓病的病例,手术会诊是谨慎的。如果不建议手术干预,处方适当的脊柱矫形器可能会限制不同脊柱水平的活动程度。

一旦脊柱得到稳定,全面的住院康复可以解决与脊髓压迫导致的功能受限和残疾,以及癌症引起的损伤。

非创伤性脊髓损伤患者可在住院康复期间获得显著的 FIM 评分[16]。还有人建议,由于患有脊髓受压的癌症患者预后有限,应强调以家庭训练和家庭安全为重点的快速住院康复治疗。

### ■ 神经系统运动障碍

伴有偏瘫、截瘫、四肢瘫痪、共济失调和失用的运动障碍可能会导致不安全的步态模式,增加跌倒的风险,并需要住院康复。在住院康复期间,PTS 提供对患者床和轮椅活动、转移和步态的实际分析和治疗,并使用或不使用辅助设备(例如,单点拐杖、四拐杖、滚动式助行器、半身式助行器和轮椅)。职业治疗师同时帮助其他活动限制的重要恢复,通常解决基本的 ADL,包括穿衣、洗澡、如厕、打扮和进食。一旦患者在有或没有辅助设备的情况下功能安全,他们就可以出院回家,并进行门诊康复,以最大限度地增加功能并推进患者的生存目标。

脑卒中恢复模式经常被用作脑瘤患者的指南,但并不总是相关的。在脑卒中患者中,力量的恢复是以近端到远端的方式发生的,松弛和肌肉张力下降进展为痉挛和肌肉张力增加。受影响肢体的痉挛可以演变为屈肌或伸肌协同模式,运动的恢复可能在任何阶段停滞或进展到孤立的协调意志运动[50,51]。由 PTS 和 OTS 应用的神经肌肉促进技术促进了与这些模式的合作或反对这些模式,以优化受损肢体的功能恢复。

在中度神经肌肉无力的情况下,功能性电刺激可以纳入

康复计划。利用低水平的电流刺激运动神经或反射感觉神经,协调的肌肉收缩可能会在瘫痪或瘫痪的肌肉中产生有目的的、功能性的运动[52]。此外,可能会开出矫形器来支持虚弱的肢体并防止继发性并发症。一个例子是脚踝背屈肌无力(足部下垂)患者在行走时通过稳定脚踝和膝盖来防止跌倒的踝足矫形器。另一个例子是在偏瘫患者坐着时使用膝盖板[53],以防止由于失去对包括三角肌和冈上肌在内的肩部稳定器的运动控制而引起的肩部疼痛半脱位[54]。

#### ■ 失语症和半空间忽视

失语、偏侧感觉障碍和同侧偏盲也可见于偏瘫。当非优势大脑半球受到影响时,视觉或躯体偏瘫更常见,对坐姿平衡、视觉知觉、轮椅活动能力、安全意识和跌倒风险有负面影响。忽视的患者在卫生和自理活动方面有困难,特别是在受影响的一侧。康复计划必须通过由 SLP、OTS 和 PTS 牵头的有针对性的措施来解决失语和半空间忽视的问题。在这种情况下,家庭培训和教育也很重要。

#### ■ 共济失调

小脑共济失调可见于颅后窝内的肿块效应,副肿瘤性小脑变性,以及大剂量阿糖胞苷或 5 - FU 的应用[55,56]。当患者失去协调激动剂和拮抗剂肌群的能力时,小脑受累可产生意向性震颤、心律失常和运动障碍[57]。对药物治疗的反应通常较差;因此,PT 和 OT 通常是主要的治疗方法。治疗可包括传授补偿技术、减轻摆动的负重工具或包裹物,以及使用适当的辅助设备进行步态训练以保持平衡和安全[58]。

#### ■ 失语症

根据位置的不同,肿瘤可能与语言障碍有关,其严重程度和类型可能会有所不同。SLP 从业者可以通过全面的神经学检查来诊断失语症的类型,包括言语理解、流利性和重复。这些包括布罗卡失语症、韦尼克失语症、无名失语症、全面失语症、传导性失语症,以及经皮质运动和感觉性失语。语言治疗师可以实施治疗方法,包括旋律语调治疗、AMER - IND 代码治疗、功能沟通治疗、刺激方法和促进失语症患者的沟通有效性治疗[59]。

#### ■ 认知缺陷

认知障碍往往比运动障碍更成问题,而且差异可能很大。肿瘤本身直接损伤脑组织,手术、放疗、化疗、抑郁/焦虑,以及类固醇、镇痛剂和抗惊厥药物等药物对脑组织造成直接损伤[36]。最常见的损伤包括记忆力和注意力受限、启动能力下降和精神运动迟缓[60]。作为检查的一部分,理疗师评估认知,制定涉及所有治疗学科的康复计划。语言和认知方面的具体缺陷可以通过 SLP 进行的特定测试进一步描绘出来。职业治疗师还可以将认知康复作为患者治疗计划的一部分。在某些情况下,正式的神经心理测试可能很有价值,特别是当患者希望重返工作岗位时。

#### ■ 吞咽困难

吞咽过程的中断也可能发生在脑瘤或头颈癌患者中,这些患者是由直接的肿瘤负担或治疗的副作用引起的。诊断吞咽困难很重要,因为如果吞咽困难仍未被发现,严重的潜在并发症,如营养不良和吸入性肺炎,可能是毁灭性的。如果怀疑吞咽困难,则咨询言语病理学家进行床边评估,并结合日常吞咽练习。其他治疗包括改变饮食和促进技术[61]。视频透视评估可能有助于指导限制食品和液体的稠度(例如,流食、半固体或固体食品;或含有不同程度增稠剂的液体)。

代偿策略包括正确的头部和躯干位置,对于大多数患者来说,这是坐直,头部中线,躯干直立,颈部略微向前弯曲。其他技巧包括下巴内收法和吞咽时头部的转动和倾斜。需要定期随访以评估吞咽困难的改善情况,并可通过临床检查或放射学检查来完成。如果注意到改善,可适当提前饮食。

#### ■ 痉挛

痉挛被定义为对关节被动运动的速度依赖性抵抗。这是一种异常,涉及肌肉张力增加,是上运动神经元综合征的阳性发现之一,可影响脑瘤和与癌症相关的脊髓损伤的患者。痉挛必须与软组织痉挛区分开来,软组织痉挛可由慢性瘢痕组织形成引起,也可由各种原因引起,包括无法控制的痉挛。痉挛会影响患者的步态模式、ADL 和卫生状态,在严重的情况下可能会导致疼痛和关节痉挛。然而,在某些情况下,痉挛可能是有益的,如当患者可能使用膝关节伸肌痉挛来帮助从坐着转到站立位置时。痉挛治疗的目标包括减轻疼痛,改善卫生状况,提高步态和转移的效率,最大限度地减少痉挛,以及改善自理。

痉挛的治疗措施包括物理和医疗干预。适当的固定、被动关节活动范围训练、连续固定、夹板和支架是治疗痉挛的一些物理干预措施。口服药物选择可能包括替扎尼定、丹曲林钠和巴氯芬,但剂量往往受到过度嗜睡和认知改变的副作用的限制[62]。如果有熟练的医生和治疗后续的持续性,局部治疗选择可能是有用的,如肉毒杆菌毒素注射、苯酚注射或鞘内植入巴氯芬泵。

#### ■ 膀胱管理

对于所有神经受累的癌症患者和那些有严重副作用的患者,评估膀胱功能障碍的迹象必须是谨慎的,临床工作应该降低尿路感染的发生率。此外,排空后的膀胱扫描可以用来评估膀胱是否完全排空。

如果保留脑桥排尿中心,脑肿瘤和脊髓损伤的患者通常会有上运动神经元膀胱功能障碍,其特征是膀胱反射亢进,排空后残余容量低,膀胱压力高,膀胱顺应性降低,反射性或急迫性失禁,以及完全排空[63]。双侧脑干病变[61]或累及骶骨排尿中心的病变可发生持续性无反射和滞留,导致溢流性尿失禁和下部运动神经元膀胱功能障碍。脊髓完全性损伤的患者可能会出现由逼尿肌-括约肌协同失调引起的反射性尿失禁和不完全排尿[63]。在许多病例中,可能会出现上述膀胱功能障碍的混合情形。在难于处理的复杂病例中,应考虑进行泌尿科会诊行正式的尿动力学检查。

治疗应针对膀胱功能障碍的原因。使用床边的马桶或小便器对虚弱或行动不便的患者是有好处的。定时排尿程序对于那些因反射亢进而导致的功能性尿失禁患者很有用。如果术后残余容量持续升高到150 mL以上,则有必要进行间歇性导尿。抗胆碱能药物如奥昔布宁或酒石酸托特罗定或β₃肾上腺素能激动剂如米拉贝格隆可用于高反射性逼尿肌[61]中的持续性尿失禁,以降低逼尿肌张力并允许更大的膀胱存储容量;然后可以开始间歇性导尿计划。α肾上腺素能药物(如坦索罗辛或特拉唑嗪)可用于尿潴留患者,但应在开始和剂量滴定时监测静息和立位血压。

间歇性导尿计划最初包括每天测量排尿后残余尿量(排尿后残留在膀胱中的尿量)。如果排空后容量增加,患者每4 h进行一次导尿。目标可能有所不同,但导尿量不应超过500 mL。如果血容量持续较低,则可将导尿频率降至每6 h一次。

值得注意的是,在癌症人群中,预期寿命往往在康复管理中扮演重要角色。对于许多患者来说,间歇性导尿可能是首选的治疗方法,但对于预后有限或自身导尿困难的患者,有时会使用留置导尿管或男用避孕套导尿管,以方便和舒适地进行排尿。

### 肠道管理

肿瘤病变如位于脊髓圆锥上方,通常会出现上运动神经元肠功能障碍,肛门外括约肌和盆底肌肉痉挛。脊髓和结肠之间的连接保持完好,大便可以通过反射活动推进。脊髓圆锥以下的病变,表现为无反射性下运动神经元肠功能障碍,肌间神经丛固有的大便运动缓慢[64]。癌症患者的并发症是阿片类药物诱导的便秘。在开始排便计划之前,必须确定这一因素和其他发病前因素,以及目前的排便功能。通常,在开始肠道程序之前,要获得腹部的X线平片以评估是否有便秘。如果存在便秘,可以使用栓剂或灌肠剂来清理肠道和排空直肠穿隆。

排便计划的目标是防止粪便嵌塞,并按照与日常活动相适应的常规计划促进有效的排便。排便程序从适当的饮食开始,包括充足的液体和纤维,以创造出柔软、笨重的大便,从而减少肠道通过时间。相比之下,高脂肪食物会增加运输时间。药物选择可能包括刺激性或渗透性泻药,以及辅助性栓剂和灌肠。以循序渐进的方式,肠道程序模拟开始于腹部X线片,以确定是否有必要通过灌肠排空;然后开始适当的饮食,以及大便软化剂或兴奋剂。为了利用胃绞痛反射,患者在用餐后大约30 min被转移到厕所或厕所,在此之前10 min放置栓剂。此外,在放置栓子20 min后,可以结合手动刺激来诱导直肠反射[63]。

## 肌肉骨骼癌症康复

### 骨和软组织肿瘤

原发性骨肿瘤很罕见,大多数发生在下肢。成骨肉瘤是最常见的原发性骨肿瘤,占所有恶性原发性骨肿瘤的20%,其中75%发生在儿童[65]。随着化疗和保肢手术的实施,生存率从20%提高到70%[66]。解剖位置和转移是通过影像学评估的,肺转移最常见;根据这些信息,制定手术计划[66]。新辅

助化疗后手术与手术和辅助化疗之间的生存率没有区别。

原发性恶性软骨肉瘤对化疗不敏感,广泛切除是首选的治疗方法[66]。这些患者可以接受几种类型的手术,包括异体移植和内固定。腰部切除术和骶骨切除术比较少见,但在MDACC经常见到。有两种类型的内、外半骨盆切除术和四种类型的骨盆切除术:髂骨(Ⅰ型)、髋关节周围(Ⅱ型)、耻骨(Ⅲ型)和骶骨(Ⅳ型),还可以进行联合切除[67]。与手术团队就负重和运动范围的前提条件进行沟通是关键,因为这将影响患者的康复过程和住院时间。多项研究表明,保留S3脊神经可减少肠道功能障碍,保留L5/S1脊神经可改善运动功能[68,69]。

### 骨转移

骨转移最常见于中轴骨,其次是长骨、颅骨、肋骨和骨盆[70]。骨骼相关事件包括疼痛、病理骨折、高钙血症和骨转移引起的脊髓压迫,这可能导致生活质量和功能的明显损失[66]。如果患者抱怨局部疼痛,必须对骨转移进行鉴别诊断。多发性骨髓瘤、肾癌、肺癌和甲状腺癌均可出现溶骨性病变[66,70]。前列腺癌常出现成骨性转移和乳腺癌常出现混合性骨转移均可出现。影像建议基于癌症类型和疼痛位置,脊柱首选MRI,多发性骨髓瘤溶解性病变首选X线片,但明确诊断需要活检。对即将发生的病理性骨折可以采取手术治疗,也可以采取非手术治疗,以阻止进展和防止骨折。内分泌激素、化疗、放疗(通常是对放射线敏感的肿瘤的首选治疗方法)、保护性负重和外固定都是非手术的干预措施[66,70]。除了淋巴瘤和一些睾丸生殖细胞肿瘤外,治疗通常是姑息性的,以减轻疼痛、防止骨折、延长生存时间和提高生活质量。

### 骨骼病变

这些患者经常接受PT和OT,医生需要提供适当的负重预防措施、运动范围限制、体位建议,以及需要避免那些阻力运动(例如,轴向负荷通常比偏心运动更可取)。通过使用辅助设备,如助行器,患者可能能够减轻重量,使他们能够更独立地行走,而不增加骨折风险。对于那些有病理性骨折风险或有病理性骨折的人,建议采取脊柱预防措施,包括不弯腰,不提超过5磅(1磅=0.453 6 kg)的东西,不扭动。可能需要考虑使用胸腰椎骶骨脊柱矫形器。同样重要的是,要教育患者和家属关于固定的风险,包括压疮、血栓栓塞事件、肌肉挛缩、虚弱、萎缩,以及骨质疏松症或骨质疏松症[66,70]。

### 截肢

根据骨肿瘤的受累程度,截肢可能被认为是切除肿瘤的最佳选择。截肢可能为骨或软组织肉瘤患者提供最好的结果,但一般不到10%的患者需要截肢[66]。通常,伴有骨折的原发性骨肉瘤需要立即截肢控制肿瘤的扩散,特别是在晚期扩散的患者中[66]。膝关节以下截肢可用于治疗下肢远端肿瘤,因为其功能优越,造成的残疾对患者的影响减少[66]。

此外,感染、对治疗反应有限或无反应、坏死或没有足够的组织来挽救肢体,都可能导致截肢。一般来说,截肢越近,使用假肢行走所需的能量消耗就越大。截肢后,根据伤口愈合情况,患者的患肢一般在6周内不能负重。在此期间,患者

应在理疗师和骨科医生的监督下接受 PT 和 OT 治疗,重点是建立独立性,加强肌肉的锻炼和负重活动,以及适当运动范围的教育。水肿和残余肢体的塑形,首先通过包裹来实现,然后在适当的时候穿上收缩的袜子。患者可能会报告幻觉和/或幻痛。这可以通过药物干预进行治疗,如加巴喷丁、度洛西汀和普瑞巴林,以及非药物技术,如脱敏、水肿管理和镜像疗法。患者也可能发生中枢性疼痛综合征。神经瘤可能发生在肢体远端部位,可以用麻醉剂阻断治疗,以提供缓解。接受外骨盆切除术或骶骨切除术的患者可能需要额外的坐姿平衡教育,并使用假体坐姿。旋转形成术主要见于有生长潜力的儿童,以避免膝关节以上的截肢。这些患者可能需要后来的肢体延长手术,以及骨科、假肢、理疗和 PT 的协调处理[66]。对于上肢,前肢截肢是指切除肩部和同侧手臂[66]。术后治疗需要在平衡和 ADL 方面与 OT 进行大量的工作。上肢手术可以为患者提供显著的美容外观和功能益处。

#### ■ 放射性纤维化

放射性纤维化综合征(RFS)被定义为放射性治疗导致的进行性纤维化硬化临床表现[71]。由于凝血酶在血管外和血管内的异常积累,皮肤、肌肉、神经、内脏、肌腱、韧带和骨骼都会出现组织硬化。由于基础组织对放疗影响的敏感性,RFS 在每个人身上发生的情况可能不一样[72]。

许多文献都集中在霍奇金淋巴瘤患者,以及接受胸壁和锁骨上放疗的乳腺癌患者,但症状也见于胃肠癌和肺癌患者。头颈部癌症患者也表现出明显的发病率,表现为颈部姿势(如肌张力障碍或扭转)、三叉症和肩部损伤的放射性纤维化。在时间上,影响可以在放疗期间或放疗后不久出现(急性),在完成后 3 个月内出现(早期延迟),或在完成后 3 个月以上出现(晚期延迟)[73]。患者可出现"脊髓-神经根丛-神经肌病",这是由于对神经肌肉链各部分的显著影响[72]。患者可能经历脊髓病的下肢无力和痉挛;上肢或下肢神经根病变;累及躯干、分支或索的神经丛病变;与末梢分支相关的周围神经病变[72];肌电图/神经传导检查和磁共振神经丛成像可能有助于评估受累程度。

不幸的是,RFS 是不可逆转的,预防是避免它的第一步[74]。随着技术的不断改进,放疗引起的纤维化的频率可能会降低。针对基质合成和使用生物制剂预防纤维化的治疗正在探索中[74]。己酮可可碱和维生素 E 已被证明可以改善乳腺癌患者的组织顺应性[75]。高压氧和抗凝研究正在进行中[66]。最重要的是,理疗师、PT 和 OT 必须向患者提供教育,重点是拉伸受影响的肌肉,加强患侧和健侧,以及矫形器。SLP 的治疗方法包括渐进式张口操和矫形器。注射肉毒毒素可以治疗肌肉痉挛和痉挛,包括颈部肌张力障碍、三叉肌、胸壁和脊柱旁痉挛,以及局灶性神经病理性疼痛障碍。

### 全身失调和乏力的康复

全身无力、失调和乏力是癌症患者的常见问题,可能需要癌症康复干预。乏力是由肌肉萎缩、失用性萎缩、营养不良、贫血、心脏病或肺部疾病等多种因素引起的虚弱和运动耐力下降的综合表现。乏力的功能影响可能包括转移、行走、ADL和平衡方面的困难,以及跌倒的风险。

康复治疗可以从增加坐姿时间与温和的运动范围练习开始。随后是逐步增加体育活动频率、持续时间和强度,以及能量节约和平衡训练方面的指导。

解决其他潜在的致病因素也很重要,如贫血、营养不良、睡眠、疼痛和情绪障碍。短期的住院康复可以有效地改善急性衰退后的功能状态。门诊康复可能有助于维持或逐步改善功能表现。然而,如果原发性恶性肿瘤恶化,功能表现将可能恶化。

#### ■ 肌肉萎缩

肌肉萎缩通常发生在癌症患者身上。有三种类型的肌肉纤维。Ⅰ型肌肉纤维是一种缓慢抽动的氧化代谢纤维,具有缓慢的疲劳性,用于长时间的活动。ⅡB 型纤维是一种快速颤动纤维,利用糖酵解无氧代谢,具有快速疲劳性。ⅡA 型是一种中间纤维。

长时间卧床休息会导致肌肉萎缩和虚弱。在穆勒的一项经典研究中,严格卧床休息的人的肌肉每天可以失去 $1.0\%\sim1.5\%$ 的初始肌肉力量,相当于每周大约 10% 的力量损失[76]。反重力肌肉,如腓肠肌和背伸肌,往往不成比例地失去力量,较大的肌肉比较小的肌肉失去力量的速度更快,通常手握力不受影响[77,78]。Ⅰ型纤维比Ⅱ型纤维受影响更大[79]。这些对肌肉的影响可以通过日常拉伸计划来抵消,这会延缓肌肉萎缩[80]。每天 $10\%\sim20\%$ 的最大张力的等长肌肉收缩 10 s 可以帮助保持肌肉力量[76]。也可以使用电刺激肌肉。一般来说,恢复肌肉力量可能需要 2 倍或 2 倍以上的时间[81]。

#### ■ 心血管的影响

长期卧床对心血管也有有害的影响。心力衰竭可能导致静止性心动过速。卧床休息一段时间后,在康复的前 $3\sim4$周,心率每天可增加约半拍[82]。此外,舒张期充盈时间减少。这导致了心肌收缩力下降,非最大运动和最大运动时的心搏量减少,非最大运动时心输出量下降,以及有害的血流动力学和直立性变化。

对长期制动引起的心血管不良反应的治疗主要是为了预防。坐在椅子上可以防止最大耗氧量和直立性不耐受。等长运动可以最大限度地减少最大耗氧量的下降[83]。心血管功能下降可以通过逐渐增加活动和恢复直立姿势来逆转。直立性不耐受可以通过活动范围练习、腹部强化、腿部练习,以及渐进的步行来逆转静脉血液淤滞。此外,对直立性不耐受支持性治疗包括使用倾斜台、压迫性服装,如腿袜和腹部捆绑器,以及药物,如麻黄碱、米多君和醋酸氟氢可的松。

血栓性并发症,如深静脉血栓(DVT)或肺栓塞(PE)的发生,也是长期不动的风险。维尔乔三联征的高凝、内皮损伤和血流淤滞的三要素是急性患者或癌症患者手术后共有的因素,可以促成血栓形成。有时,康复是在长期的不动状态下开始的,我们必须采取措施来防止 DVT 或 PE 的形成。应该动员患者,鼓励他们走动,为他们提供外部间歇性腿部压迫装置,并在没有禁忌证的情况下给予低剂量的抗凝剂[84]。

### ■ 关节挛缩

长期卧床和不动的另一个风险是关节挛缩,这是一种不正常的关节活动范围的限制。固定化造成的典型挛缩包括髋关节和膝关节屈曲、踝关节跖屈、肘关节屈曲和肩关节内旋挛缩。挛缩可以通过拉伸、运动范围练习和软组织操作来治疗。对于更严重的病例,可能需要进行深层加热,然后进行活动范围练习和软组织按摩来治疗。治疗和住院康复服务的一个目标应该是在关节挛缩发生之前预防它们。髋关节屈曲挛缩可以通过偶尔的俯卧位和避免过于柔软的床垫来预防。踝关节屈曲练习、缓解压力的踝足矫形器和脚板可以帮助预防踝关节跖屈挛缩。

### ■ 骨骼健康

固定也会影响骨骼。沃尔夫定律指出,骨的形成和吸收的比例受骨骼所承受的压力的影响。大多数骨骼所承受的主要压力是负重,这导致了骨骼的堆积;如果骨骼缺乏压力,则会导致骨骼的吸收占主导地位。当一个患者被固定在床上时,长时间的不负重会导致失用性骨质疏松症。最好的治疗方法是采取预防措施,如主动收缩肌肉和主动负重锻炼。在床上进行的运动不是特别有效,鼓励尽快从床上到椅子上的活动。

### ■ 返回初级急症治疗

有研究表明,癌症康复住院患者比非癌症患者更频繁地被转回初级急症治疗服务机构[85]。这些患者的医疗脆弱性导致人们对确定住院康复期间医疗并发症的预测因素产生研究兴趣。已发表的研究已经确定了普通肿瘤患者[25,86]和更特殊的群体,包括淋巴瘤患者[87]、白血病患者[88]和造血干细胞移植患者[89]。住院康复转移时存在抗菌药物、肌酐升高和血小板减少已被确定为可能转回初级急性治疗的几个预测因素。这些问题强调了在住院康复期间与肿瘤医生和外科医生保持持续开放沟通的重要性。

## 运动

在过去,癌症患者的治疗方法并没有将体育锻炼作为治疗的重要组成部分。最近,有研究证实了精心设计的运动项目有短期和长期益处。在癌症预防、治疗和康复的整个过程中,患者在每个阶段都能从个性化的运动方案中受益。

随着癌症发病率的增长,研究人员强调了预防策略。根据国际癌症研究机构,肥胖和久坐的生活方式可能导致1/4的新发癌症病例。女性超重和肥胖相关的癌症发病率的风险最大,几乎是其他女性的3倍[90]。

除了减少主要危险因素的负担外,体育活动还可以通过改善肌肉骨骼力量、耐力、平衡和灵活性,同时间接地提高人体的心血管、肺部、神经系统和免疫系统的性能,从而作为一种预防癌症的策略。此前,通过体育锻炼降低癌症风险的最有力证据是结肠癌;一项系统性评论指出,通过锻炼可降低40%~50%的风险[91-93]。

2018年,美国卫生与公众服务部的体力活动指南委员会发现了另外6种增加体力活动可能会降低发病率的癌症:乳腺癌、肾癌、子宫内膜癌、膀胱癌、食管癌和胃癌[94,95]。世界癌症研究基金会/美国癌症研究所的结论是,强有力的证据表明,中度到高强度的体育活动可以降低结肠癌、绝经后乳腺癌和子宫内膜癌的风险,而绝经前乳腺癌中,高强度的体育活动可以有保护作用[96]。因此,新出现的证据表明,中等强度的体育活动具有保护作用,这加强了公众教育和执行这一降低风险策略的重要性。美国癌症协会在2020年更新了他们的饮食和体力活动指南,他们再次建议成人每周进行150~300 min的中等强度的有氧活动,75~150 min的高强度的有氧活动,或同等的组合来预防癌症。他们还指出,达到或超过上限是最好的。儿童和青少年应该每周至少进行1 h的中度或高强度的体育活动[97]。

此外,越来越多的研究表明,适度增加活动可以改善癌症和治疗相关的症状,包括有氧和抗阻训练相结合的康复方案已证实可以改善体重、身体成分、灵活性、力量、疲劳、抑郁、焦虑、自尊、幸福感、淋巴水肿、骨健康、睡眠、功能和与健康相关的生活质量,包括角色功能和社会功能[98-102]。许多癌症患者体重显著减轻,特别是瘦肌肉质量的减轻。这一问题可能因内分泌或化疗治疗而加剧,并导致全身虚弱和疲劳。63 名接受雄性激素剥夺疗法的前列腺癌患者参加了一项随机对照试验;参与者在 3 个月内进行了至少 150 min 的中等强度有氧和阻力运动训练。与对照组相比,运动组保留了四肢的瘦肉,防止了全身脂肪和躯干脂肪的增加。组间分析还表明,峰值耗氧量、肌肉力量、胆固醇水平、性功能和疲劳都有明显改善。

锻炼也可以提高癌症的生存率。初步的流行病学数据显示,比较高与低的体力活动水平,乳腺癌、结肠癌和前列腺癌的死亡率相对风险降低 40%~50%,在转移性结直肠癌患者中,每周超过 9 个代谢当量小时的运动量与减少治疗并发症有关,每周至少 18 个代谢当量消失的运动量与改善无进展生存率相关[103]。

在一项招募了 1 340 名乳腺癌患者的前瞻性试验中,在诊断前和诊断后 1 年内符合运动指南的患者,其复发和死亡的危险性明显降低[104]。即使是低到中等的运动量也与生存率的提高有关。在一项针对 830 名Ⅱ~Ⅳ期前列腺癌患者的 17 年生存率研究中,诊断后的总活动量(高与低)与全因死亡风险的显著降低有关,诊断后的娱乐活动量(高与低)与前列腺癌特异性死亡风险的显著降低有关[105]。此外,在另一项研究 5 807 名癌症患者诊断前和诊断后的娱乐性体育活动的试验中,那些习惯性活动的人的全因死亡率降低了 39%,癌症特异性死亡的危险降低了 36%。此外,以前不运动的患者在治疗后开始运动,也有生存优势。

### ■ 癌症患者运动的安全性

虽然原因可能是多方面的,但患者可能因为对疾病的恐惧而不参加定期的锻炼活动[106]。Cheville 采访了一组晚期非小细胞肺癌患者,发现了锻炼的障碍,其中包括对伤害的恐惧和缺乏医生的指导[106]。患者不太接受辅助卫生专业人员的指导,但事实证明,早期与理疗师的专家咨询有助于制定个性化的康复计划,包括医疗监测、识别和管理损伤和社会心理障碍,以及治疗(如果需要)的监督。

涉及运动的康复项目通常是安全的,只要有适当的预防措施,不良事件只限于肌肉骨骼的损伤,这些损伤通常得到保守治疗。乳腺癌幸存者是最常见的运动研究人群,在这一群体中,有人担心阻力运动会导致淋巴水肿的恶化[107]。然而,有证据表明,乳腺癌幸存者在接受力量训练的过程中,淋巴水肿恶化的风险降低,同时力量和骨矿物质密度也得到了改善[108,109]。

### ■ 癌症患者的运动处方

随着越来越多的数据支持运动在癌症诊断和治疗过程中的益处,对专家临床运动指南的需求也在不断出现。2018年,美国运动医学学院(ACSM)体育活动与癌症预防和控制国际多学科圆桌会议有 20 个国际组织的专家齐聚一堂。

这些专家发现,2010 年的 ACSM 运动指南对于身体受限的癌症幸存者来说可能无法实现,而且较低的运动剂量也能达到健康的目的。因此,更新后的指南建议癌症幸存者每周至少进行 3 次 30 min 的中等强度有氧运动,持续 8～12 周或更久。此外,癌症幸存者应每周至少进行两次强化运动,至少使用两组 8～15 次的重量,重复次数为单次最大重量的 60% 或以上。图 67-4 概述了如何管理运动的规划模型[110]。遗憾的是,支持不同癌症类型的专项运动处方的文献有限,但2018 年更新的 ACSM 运动指南为有功能障碍的癌症幸存者和目前身体活跃的人制定运动计划。

近年来,文献显示,参加运动项目的患者的癌症治疗效果有所改善。运动已被证明在管理症状、身体状况、力量、耐力和健康方面是安全和有效的。肿瘤运动学的未来步骤包括测试不同的运动处方,并确定有氧运动和强化运动的最佳剂量,以进一步提高运动效果,改善肿瘤学的结果。

## 预康复

预康复,也被称为"治疗前优化"或"治疗前调节",是肿瘤学的一个新兴领域。癌症患者充满了疲劳、肌肉萎缩和功能障碍,这些都是由癌症本身或癌症治疗的后遗症引起的。癌症预康复是癌症康复治疗过程中的初始和重要环节[111]。预康复的目标可能包括改善身体功能、优化营养、增加肌肉质量和力量、改善身体成分、烟草和/或酒精咨询,以及管理情绪(压力、焦虑、抑郁)。因此,康复前期是记录患者基线功能水平、确定损伤,并制定个性化的计划将预期的治疗相关功能下降降至最低的理想时间。图 67-5 显示了康复前的目标和治疗结果是单模式的,还是多模式的,这取决于患者的需要。肿瘤学预康复计划通常包括任何运动、营养和/或心理学、减压策略的组合。

由于多模式方案,而且患者往往有功能障碍,因此由理疗师监督康复前的工作是有益的。在 MDACC,预康复提供给那些可能有损伤或在治疗中功能下降的高风险的患者。转诊到 PM&R 诊所,在那里,患者由理疗师、物理治疗师及咨询师行评估(图 67-6)。一般来说,运动干预可由物理治疗师、职业治疗师、认证运动训练师或运动生理学家提供。运动处方应包括有氧运动和强化运动的组合,并应经常遵循,甚至可以超过 ACSM 对癌症幸存者的运动指南[101]。在一项对 50 名潜在可切除的胰腺癌患者进行运动可行性的单臂研究中,术前运动导致功能能力和下肢力量的改善,并且体育活动与健康相关的生活质量的改善有关[112]。

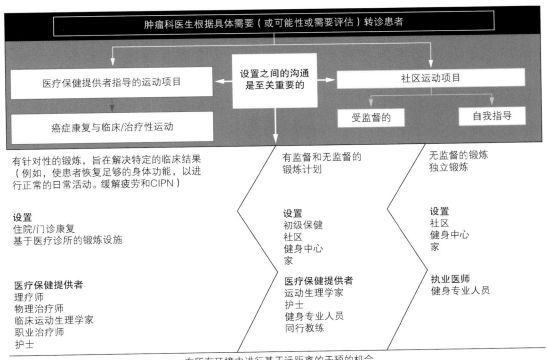

**图 67-4** 转诊患者和提供运动处方的不同程序模式[110]。CIPN,化疗引起的周围神经病变。经许可转载自 Schmitz KH, Campbell AM, Stuiver MM, et al: Exer-cise is medicine in oncology: *CA Cancer J Clin* 2019 Nov; 69(6): 468-484

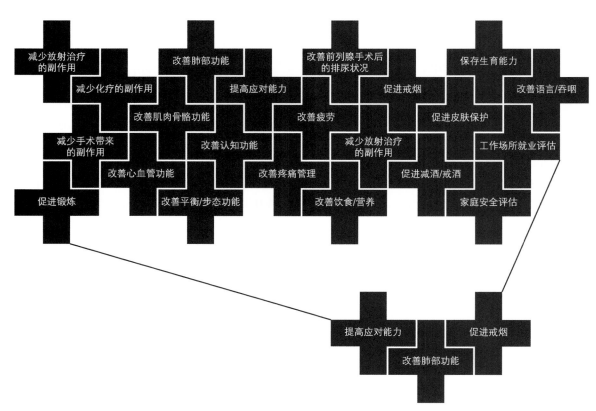

**图 67-5** 单一模式或多模式康复计划的组成部分的例子。这个拼图的各个部分可以组合在一起,以设计一个解决患者具体需求的康复前计划。经许可引自 Silver JK, Baima J. Cancer prehabilitation: an opportunity to decrease treatment-related morbidity, increase cancer treatment options, and improve physical and psychological health outcomes, Am J Phys Med Rehabil 2013 Aug; 92(8): 715-727

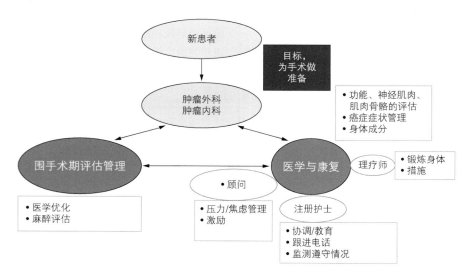

**图 67-6** MDACC 的预康复模式,由 PM&R 监督,解决功能问题,为患者的癌症治疗做准备

在改善患者预后的同时,预康复也可以通过缩短住院时间,减少治疗后并发症和减少再住院来改善医疗成本。在一项随机试验中,101 名肺癌患者参加了为期 7 天的高强度住院预康复锻炼计划,与对照组相比,干预组的术后肺部并发症发生率明显降低,住院时间缩短,术后恢复时间也缩短[113]。

在一项针对 I～Ⅲ 期结直肠癌老年患者(≥75 岁)的多学科预康复计划中,与历史对照组相比,预康复与减少心脏术后并发症、缩短住院时间和降低 1 年死亡率的趋势有关[114]。在接受多模式预康复(体育锻炼、营养优化和社会心理支持)的

一个小队列中,局部晚期食管癌患者在接受多模式康复治疗后,患者在新辅助治疗期间入院次数减少,再住院率降低[115]。

由于癌症检测的改进和越来越有效的癌症疗法,有越来越多的癌症幸存者通过康复前或康复计划从整个癌症治疗过程中的体力活动优化中受益。

## 癌症康复的临床实践问题

### ■ 淋巴水肿

恶性肿瘤(包括乳腺癌、黑色素瘤、妇科癌症、淋巴瘤和泌

尿系统癌症)是美国继发性淋巴水肿的最常见原因。淋巴水肿可能是由患者的癌症及其手术和放射治疗的综合因素引起的。

在美国,乳腺癌是上肢淋巴水肿的主要原因,2%～40%的患者在手术、放疗或两者之后发生淋巴水肿[116,117]。大多数病例都是临床诊断,但鉴别诊断可能包括深静脉血栓、静脉功能不全、黏液水肿、脂肪水肿、心力衰竭、肾衰竭和低蛋白血症。在难以诊断的病例中,淋巴核素扫描是金标准的成像方式。

治疗通常从一种或多种保守治疗技术开始,如人工淋巴引流、加压衣和气动压缩装置。淋巴水肿治疗师或职业治疗师会教给患者一个家庭淋巴水肿治疗方案,让他们每天执行几个疗程。定期随访并进行测量,以确保患者遵守规定的治疗方案,并跟踪淋巴水肿的任何变化。进展情况可以通过体积/周长测量、生物电阻抗、眼压测量和/或渗透测量来衡量。对于严重的或难治的病例,可以考虑手术治疗,如显微外科手术(如淋巴结转移或淋巴管吻合/旁路)、吸脂术和肿瘤切除术。

### ■ 压疮

根据美国国家压疮咨询小组(NPUAP)的说法,压疮是指在一定的区域内,通常是在一个骨质突起上,导致缺血、细胞死亡和组织坏死。急性治疗环境中压疮的发生率为7%～9%;长期治疗的发生率估计为3%～31%;家庭治疗的发生率估计为0～17%。癌症患者有几个风险因素,使他们有发生压疮风险(表67-2)。

NPUAP的压疮分期系统包括以下内容:

● 第一阶段:完整的皮肤,局部区域有不泛红的现象,通常在骨质突出部位。

● 第二阶段:部分厚度的真皮缺失,表现为浅的开放性溃疡,创面呈红粉色,没有腐烂。

● 第三阶段:全层组织缺失,皮下脂肪可能可见,但骨骼、肌腱或肌肉没有暴露。

● 第四阶段:全层组织缺失,骨、肌腱或肌肉暴露。

● 不可分期:全层组织缺失,创面覆盖有黏液或焦痂——一旦黏液或焦痂减少,露出创面,就可能成为可分期。

● 深层组织损伤:由于压力或剪切力对下层软组织的损害,造成局部完整的皮肤变色或充血的水疱。

表 67 - 2　压疮发生的风险因素

| | | |
|---|---|---|
| 本体感觉受损 | 活动减少 | 活动能力受损 |
| 营养减少 | 摩擦力/剪切力 | 高龄 |
| 男性 | 体重指数低 | 小便或大便失禁 |
| 发热;败血症 | 低血压 | 脱水 |
| 贫血 | 免疫抑制 | 肾衰竭 |

压疮治疗的主要方法是卸下压力。当患者躺在床上时,至少每2h翻身一次,当他们坐在椅子或轮椅上时,每15min更换一次姿势。

其他干预措施包括在床和轮椅上使用适当的支撑表面、

营养咨询,咨询PT和OT移动问题,以及解决失禁问题。根据伤口的特点,可以使用局部敷料(表67-3)。如果患者的免疫状况允许,外科治疗可以包括对偏离的组织进行锐利的清创,整形外科干预可以包括皮瓣覆盖。如果有条件,伤口处理专家也可以评估伤口并帮助指导治疗建议。

表 67 - 3　伤口敷料选择示例

| 伤口特征 | 外用敷料的类型 |
|---|---|
| 稀少或少量的渗出 | 泡沫敷料、水胶体、凝胶/纱布敷料、复合敷料、透明薄膜 |
| 中度渗出 | 泡沫敷料、海藻酸钙或水纤维 |
| 深度伤 | "填充"敷料,然后是覆盖敷料 |
| 高渗出 | 负压引流管理系统、海藻酸钙/泡沫敷料组合,增加敷料更换频率 |

压疮的愈合也取决于患者的整体健康和医疗条件的改善。愈合的溃疡可能会有组织耐受性下降,如果没有持续的预防措施,则有再次受伤的风险。在癌症治疗期间,应监测患者是否有皮肤损伤或伤口退化的迹象。

### ■ 血小板减少症

在癌症患者中最常见的是血小板减少,以及其他血细胞的抑制。这些发现在接受化疗或广泛放疗的患者中特别常见,由此导致骨髓抑制、骨髓浸润和脾大。血液系统恶性肿瘤会带来各种相关的并发症,这些并发症以前限制了高风险患者实施强化康复计划。对于严重血小板减少患者的康复或锻炼计划仍有一定的争议,主要担心的是发生自发性出血事件(例如,颅内出血)。

Dimeo等在大剂量化疗和自体干细胞移植后的6周强化有氧运动计划中对患者进行监测。

研究者没有排除中性粒细胞减少症、贫血或血小板减少症,但他们没有观察到不良影响。基于这项初步研究,作者建议使用血小板计数 $20\,000/\mu L$ 和白细胞计数 $1\,500/\mu L$ 的下限阈值来安全地参与康复计划[118]。在血小板计数超过 $5\,000/\mu L$ 的情况下,另一项研究发现 92 名接受化疗的患者中只有 1 人发生致命的颅内出血[119]。

没有明确的指导方针,但有一项建议是,在血小板计数超过 $5\,000/\mu L$ 时,允许进行非抵抗性活动和行走,在计数超过 $10\,000/\mu L$ 时,允许进行轻度抵抗性运动[120]。

此外,接受综合康复治疗的患者血小板计数应低于 $10\,000/\mu L$。临床医生使用这些数值来指导治疗干预,但对如何严格遵守进行临床判断。

### ■ 耐用医疗设备

癌症患者无论是住院还是出院,都可能有许多与康复有关的耐用医疗设备需求。如果患者表现出有适当的需求,许多需求可由医疗保险和第三方支付机构支付。这些设备包括但不限于矫形器(手臂、腿部、背部和颈部支架)和假肢拐杖、坐便椅、连续通过运动机、拐杖、患者升降机、伸手器、浴盆凳、助行器、轮椅和电动移动装置。表67-4列出了几种常用的设备及其最常见的适应证。在上述矫器和耐用医疗设备的类别中存在许多变化。因此,可能需要在训练有素的理疗师、治疗师和矫形师之间的咨询,以确保适当的性能、安全的移动性和自理的优化。

**表 67-4 常见的矫正器和耐用医疗设备及其适应证**

| 规定的设备 | 常见的适应证 |
| --- | --- |
| 踝足矫形器(AFO) | 踝关节外展无力或足下垂 |
| 中性腕关节手部矫形器 | 手腕正中神经病变或"腕管综合征" |
| 肩部吊带 | 肩关节半脱位引起的偏瘫伴肩痛 |
| 胸腰椎骶骨矫形器(TLSO) | 轻度脊柱不稳定或椎体压缩性骨折 |
| 滚动式助行器 | 活动能力、平衡能力或本体感觉受损 |
| 半边形行走者 | 偏瘫并伴有行动或平衡障碍 |
| 手动轮椅 | 步态不安全,耐力差 |
| 床边坐便器 | 转移到/离开厕所的障碍 |
| 滑动板 | 进/出床或椅子的转移有障碍 |
| 浴缸转移椅 | 进/出淋浴间的转移有障碍 |
| 淋浴椅 | 耐力差,ADL 受损 |
| 助臂夹 | 活动能力或日常生活能力受损 |

### ■ 幸存者

截至 2019 年 1 月,估计有 1 690 万美国人是癌症幸存者。到 2040 这一数字预计将增加到 2 610 万[121]。癌症幸存者是指从最初癌症诊断到他或她的死亡期间的任何人[122]。该定义包括接受积极治疗的恶性肿瘤患者。没有疾病证据的长期癌症幸存者的数量也在增长,这些长期幸存者在癌症治疗期间留下了大量残疾。

康复可以帮助偏瘫[123]、神经病变/丛状病变[124]、肌肉病变[125]、慢性疲劳[126]、RFS[127]、乳房切除术后疼痛综合征、认知障碍[128]、淋巴水肿[129]、痉挛[130]、颈椎肌张力障碍[131]、肌无力[132]和慢性肌肉骨骼疼痛的患者[72]。一旦重点从癌症生存转移到恢复生活质量,康复往往发挥着不可或缺的作用。在过去的 70 年里,癌症康复领域的大部分增长都是围绕着长期癌症幸存者人数的增长,这种康复主要是在门诊提供。

### ■ 消除障碍

理疗师接受过最佳培训,以促进患者从疾病及其相关的治疗过渡到家庭的功能恢复。通过适当的工具和资源,理疗师可以改变、支持或消除损伤。一般来说,肌肉骨骼损伤是造成残疾的最常见原因,并造成了大量的功能障碍。在癌症患者群体中,由于存在更严重的疾病,这些损伤可能会被忽视,但训练有素的理疗师有能力发现、诊断和治疗这些损伤。如果解决损伤是可行的,并且风险相对较低,应该进行治疗以减轻活动限制(表 67-5)。如果治疗不合适或不可行,理疗师可以采用其他策略,如矫形器或耐用医疗设备,以减少活动限制和参与限制的负担。

**表 67-5 训练有素的理疗师可采用的辅助诊断和治疗干预措施[a]**

| 程序 | 适应证 | 常见部位 |
| --- | --- | --- |
| 注射肉毒杆菌毒素用于化学去神经支配 | 上运动神经元或混合运动神经元损伤导致的痉挛或肌张力障碍 | 肩部内旋器 上肢和下肢屈肌 下肢内收肌 |
| | 偏头痛 | 面部和枕骨下的肌肉组织、胸锁乳突肌、肩胛骨、斜方肌、肩胛骨肌肉组织 |
| | 痉挛性斜颈 | 咀嚼肌 肩部内收肌和内旋肌 |
| | 三角肌 乳房切除术后综合征 放疗后肌肉痉挛 | 取决于特点部位 |
| 注射苯酚用于化学神经溶解 | 上运动神经元或混合运动神经元损伤导致的痉挛或肌张力障碍 | 股神经、闭孔神经、胫骨神经的末端运动支 |
| | 疼痛性神经瘤 | 莫顿(跖骨间)神经瘤 截肢后神经瘤 |
| | 三叉神经痛 | 三叉神经的末端分支 |
| | 痉挛性旋涡肌症 | 胸锁乳突肌、肩胛骨、斜方肌、肩胛提肌的肌肉组织 |
| 皮质类固醇注射 | 关节炎 | 肩关节或膝关节 |
| | 肩袖腱病 | 肩峰下或肱骨空间 |
| | 滑囊炎 | 肩峰下、膝关节或肩胛骨滑囊 |
| | 粘连性关节炎 | 肩部 |
| | 腕管综合征 | 腕部 |
| 透明质酸注射 | 退行性关节炎 | 膝关节 |
| 触发点注射 | 肌肉痉挛,有疼痛的触发点 | 斜方肌、肩胛提肌、斜方肌肌群 |
| 增生注射疗法 | 肌腱病 | 跟腱或髌腱 |
| | 筋膜炎 | 足底筋膜 |
| | 肌腱病 | "网球肘"的桡骨外展肌(ECRB)肌肉组织的起源 |
| 电诊断研究 | 足下垂、腕管综合征、肘部神经病变、桡骨病变 臂丛神经病变、吉兰-巴雷综合征、周围的单神经或多神经病变的来历不明 | 上肢和/或下肢的神经传导和针式肌电图检查±脊柱旁肌肉组织 |
| 诊断性动态超声 | 肌腱病 | 肩袖、跟腱、臀中肌、髌腱 ECRB |
| | 变态反应 | 肩胛骨下、大转子、脚踝滑囊 |
| | 滑囊炎 | 腘窝 |
| | 贝克囊肿 腕管综合征 | 腕管近端和腕管内的正中神经 |

注:[a]并不打算作为一个详尽的清单。

### 与就业有关的残疾管理和恢复工作

据报道,38%的癌症幸存者处于工作年龄[133]。癌症患者的存活率越来越高,导致人们越来越关注恢复工作和残疾的问题。幸存者经常希望重返工作岗位,以继续获得保险福利、收入和自尊。生活质量评估也表明,就业的癌症幸存者有更高的生活质量[134]。然而,许多癌症幸存者由于化疗或放疗的影响、手术后的延迟恢复、肿瘤本身,以及与肿瘤有关的症状而无法工作。幸存者可能会报告由于各种原因而无法返回工作岗位,包括疲劳、生理上的限制、情绪问题、个人生活方式的改变、认知缺陷、与同事的尴尬互动,以及缺乏同情心的老板[135]。

20%的癌症患者报告有一些与癌症有关的残疾。然而,大多数就业的癌症患者在治疗后确实重返工作岗位。在 1 年时,73%的人有工作,84%的人在治疗后 4 年时有工作。中枢神经系统、头颈部和IV期血液系统癌症患者的残疾风险最高。不能重返工作岗位的风险因素包括年龄较大、女性、教育水平较低和体力要求较高的工作。值得注意的是,87%的人报告说他们的雇主为其提供了便利[136]。在就业的癌症幸存者中,54%的人报告说在癌症治疗期间不得不调整他们的工作日程[137]。

1990 年的《美国残疾人法》为残疾的癌症幸存者提供了立法保护,要求雇主为残疾雇员提供"合理的便利",并防止在工资、雇用、解雇、附加福利和工作条件方面的歧视。它还要求雇主为家庭成员提供不构成"过度困难"的便利。适应措施可以包括延长假期、灵活的工作时间表、允许在家工作、改变工作环境,以及允许在白天休息。

如果不能确定癌症患者是否能够返回工作岗位,可以有几种选择。如果主要关注的是精力和耐力,可以缓慢地开始工作,并逐步增加每周的工作时间,同时患者要向医生报告任何困难。当协调、力量或耐力的问题不确定时,可以由职业或理疗师进行功能能力评估。该评估对于确定举重、弯腰、下蹲、行走和/或长时间站立或坐着的耐受性是有用的。治疗师通常能够根据患者的职责,模拟工作环境,并在必要时建议进行客观的或环境的调整。

当恢复工作不可行时,医生可能会被要求在支持残疾索赔方面发挥作用。损伤和残疾评估往往由于客观测量的损伤和主观报告的残疾之间的巨大差异而变得复杂。心理、社会和行为因素必须被认为是损伤和残疾之间关系的重要因素。

## 生命末期的康复

Mackey 描述了治疗人员的担忧,其中可能包括担心移动患者会伤害患者的身体,担心在移动或转移患者时伤害到自己,以及不清楚该如何用力推患者。在转移、培训和定位方面的家庭教育可以减少照顾者承受的治疗压力,以及减轻患者对成为负担的担忧。

在临终关怀的环境中,癌症康复和姑息性治疗的做法有几个相似之处。两者都支持生活质量并努力缓解不适。干预的框架可以是类似的,都是由一个多学科的团队对患者进行全面的评估和治疗。两者都不仅强调疾病过程,还强调身体症状、患者的局限性,以及如何改善或缓解这些症状。两者也都强调家庭在患者治疗和教育方面的作用。生命末期的康复干预措施可以包括活动能力和 ADL 训练、定位和减压技术、胸部物理治疗、吞咽治疗、水肿管理、治疗疼痛的物理模式,以及缓解疼痛和协助活动的支撑和夹板。

## 癌症康复的未来

癌症康复治疗欠缺的主要原因来自肿瘤医生的转诊不足和许多癌症中心的缺失[139]。然而,在过去 10 年中,这一领域经历了巨大的增长和被越来越多的人接受。癌症康复越来越被美国各地的理疗学术部门视为重要的工作[138]。此外,癌症康复研究出版物的增长速度明显高于整个康复领域[140]。然而还需要更多的研究,癌症理疗师之间正在讨论,以建立由癌症康复人员提供的核心服务,因为这在不同的医疗系统中仍然存在很大的差异。

## 提示

- 综合癌症中心应纳入以物理治疗师为基础的康复计划。康复服务包括 PT、OT 和语言治疗。在持续治疗的任何时候都可以考虑将患者转诊给这些专家。
- 前期康复治疗已成为改善肿瘤外科患者预后的重要步骤,通常包括身体活动建议、营养优化和/或心理-社会干预。
- 波士顿大学急性期后治疗活动测量法(AM-PAC)被广泛用于康复治疗,以监测身体功能,包括活动能力和 ADL。六点基本行动能力和日常活动评估是快速管理的,可能是监测住院患者功能变化的有用工具,也是需要更密切干预的信号。
- 涉及大脑或脊髓的恶性肿瘤患者的神经康复是促进康复的关键。

这种患者的功能结果与非癌症神经康复患者的情况相似。
- 如果患者有疼痛或功能受限的辐射引起的肌肉纤维化,就应该向有癌症康复经验的物理治疗师咨询。治疗方案包括 PT、OT、局部用药、优化口服止痛药和肌肉松弛剂,以及触发点注射或用肉毒杆菌毒素进行化学神经支配等程序。
- 根据美国运动医学学会 2019 年的更新,癌症幸存者应该每周至少进行 3 次 30 min 的中等强度有氧运动,持续 8~12 周及以上。此外,癌症幸存者应每周至少进行两次强化运动,使用两组 8~15 次及以上的重量,重复次数为单次最大重量的 60%或以上。如果有安全问题,建议转介给康复或肿瘤学运动专家。

# 第 68 章　疼痛管理和症状控制

Kaoswi K. Shih
Rony Dev
Shalini Dalal

肖　莉·译

## 要点

▶ 癌症患者经历了多种症状,这些症状经常被低估,并且没有缓解。症状往往是相互关联的,可以是身体上的,也可以是心理上的。

▶ 疼痛的表达可以通过与晚期疾病或死亡过程相关的认知和心理因素来改变。

▶ 在使用阿片类镇痛药之前,进行彻底的心理社会史、精神状态评估及使用非药物阿片类药物风险评估筛查至关重要。

▶ 疲劳是晚期癌症患者最常见的症状,其治疗在疾病后期具有挑战性。患者和家属从关于身体和情感疲劳负担的教育中受益。它有助于调整日常活动和休息,以适应疲劳症状,并优化营养和水合作用。

▶ 呼吸困难通常是晚期癌症预后不良的指标。初步治疗包括在可能的情况下对潜在原因进行医学治疗。减少呼吸窘迫感的缓解措施包括为低氧血症、阿片类药物或皮质类固醇患者提供低流量补充氧气。

▶ 厌食和体重减轻是全身炎症和癌症导致热量摄入不足的结果,通常很难逆转。恶病质患者及其家庭治疗人员的心理社会支持可以帮助减轻患者的家庭痛苦。

▶ 先进的治疗计划可以减少患者和家属的焦虑和痛苦,并确保患者的自主权,尤其是在他们无法表达知情同意的情况下。然而,这是一个持续的过程,最好尽早开始,定期重新检查,并因患者临床状况的意外变化而有调整的空间。

癌症经常与多种痛苦的身体和心理社会症状相关,这些症状可能发生在整个疾病发展过程中[1]。对于患有多方面症状的癌症患者,如疼痛、能量不足、疲劳或困倦、口干、呼吸困难、厌食和体重减轻、失眠、情绪变化、便秘和谵妄,必须获得多学科支持性治疗团队的帮助[2]。如果患者没有最佳的症状控制,抗癌治疗可能会延迟或停止,生活质量会降低,不必要的痛苦会增加(图 68-1)。

## 癌症疼痛

据报道,门诊癌症中心[1]42%的患者和50%的住院癌症患者有无法控制的疼痛[3]。对于癌症患者,疼痛可能是诊断前出现的唯一症状,可以指示疾病的复发和/或扩散。

接受积极抗癌治疗的患者中,多达 30%~50%会出现疼痛。65%~85%的晚期癌症患者会因肿瘤负担而产生疼痛[4]。此外,15%~25%的患者会因化疗、放疗或手术治疗癌症而产生疼痛。3%~10%的癌症患者患有与普通人群相似的慢性非肿瘤疼痛综合征(例如,与退行性椎间盘疾病相关的腰痛)[5]。

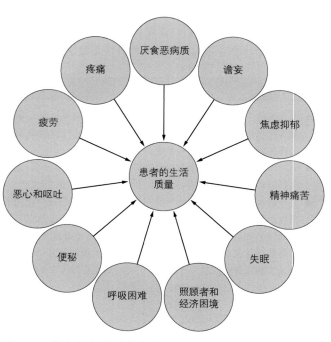

**图 68-1**　影响生活质量的多维症状

癌症疼痛可以通过其时间来描述,包括急性与慢性、间歇性与持续性,以及其强度或严重程度。疼痛可以根据病理生理学进一步分类,如肿瘤相关、化疗、放疗或手术并发症或非癌症疼痛综合征。

### 病理生理学

疼痛的病理生理学分类构成了治疗选择的基础。疼痛可大致分为与持续的组织损伤相关的疼痛,导致疼痛受体的刺激(伤害性)和神经系统功能障碍引起的疼痛(神经性)(图

68-2)[6]。伤害感受性疼痛可分为躯体或内脏疼痛,由皮肤或深层组织中伤害感受器的激活引起。最近的多国数据显示,72%的癌症疼痛是躯体疼痛,而35%被描述为内脏疼痛,40%被描述为神经性疼痛[7]。伤害性躯体疼痛可表现为局部疼痛或悸动和啃咬不适(如与骨转移有关的疼痛)。内脏疼痛是内脏膨胀、拉伸和炎症引起的伤害感受器激活的结果,如肝包膜拉伸引起的右上腹痛。内脏疼痛通常是局部不适,被描述为深度疼痛、痉挛和/或压力样感觉。

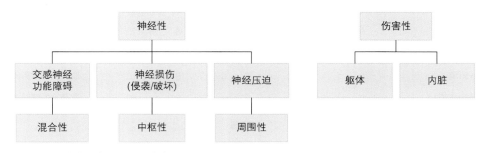

**图 68-2**　疼痛的病理生理学分类

疼痛的分类有助于指导选择适当的干预措施,以改善疼痛控制。疼痛机制、偶然发生、心理困扰、物质或阿片类药物使用障碍史和认知功能障碍已被表明是与较高疼痛强度评级相关的因素[8]。修订后的埃德蒙顿癌症疼痛分类系统(Edmonton Classification System for Cancer Pain)描述了这些因素,该系统已用于指导疼痛管理(图 68-3)。

暴发性疼痛被定义为在稳定持续的慢性疼痛背景下发生的短暂不适发作。暴发性疼痛的原因包括阿片类药物的停药失败或因活动或自发发生而加剧的疼痛。暴发性疼痛的特点

1. 疼痛机制
No　　　　　　　　　没有疼痛综合征
Nc　　　　　　　　　伤害性疼痛
Ne　　　　　　　　　有或没有伤害性的神
　　　　　　　　　　　经性疼痛
Nx　　　　　　　　　信息不足以分类

2. 事件疼痛
Io　　　　　　　　　没有事件疼痛
Ii　　　　　　　　　目前的事件疼痛
Ix　　　　　　　　　信息不足以进行分类

3. 心理困扰
Po　　　　　　　　　没有心理困扰
Pp　　　　　　　　　存在心理困扰
Px　　　　　　　　　信息不足以分类

4. 上瘾行为
Ao　　　　　　　　　没有上瘾行为
Aa　　　　　　　　　成瘾行为存在
Ax　　　　　　　　　信息不足以分类

5. 认知功能
Co　　　　　　　　　认知障碍
Ci　　　　　　　　　部分认知障碍[a]
Cu　　　　　　　　　总认知障碍[b]
Cx　　　　　　　　　分类信息不足

[a] 严重损伤,影响患者提供准确的当前和/或过去疼痛史的能力
[b] 患者无反应、神志不清或痴呆到无法提供的阶段,以及现在和过去的疼痛史

**图 68-3**　埃德蒙顿癌症疼痛分类系统。经许可引自 Elsayem A, Driver LC, Bruera E.; MD Anderson Palliative Care Handbook. MD Anderson Cancer Center; 2002

也是持续时间短,根据之前的前瞻性调查,43%的病例通常不到 3 min[9]。

### 疼痛评估

疼痛可以通过视觉、模拟、言语或数字量表来测量,在研究环境中,还可以使用复杂的疼痛问卷[10]。埃德蒙顿症状评估量表是一种有用的评估工具,可以让患者对过去 24 h 内 0～10 的平均疼痛强度进行评分,其中 0 表示没有疼痛,10 表示可以想象到的最严重疼痛(图 68-4)。然而,疼痛评估需要考虑癌症患者所经历的其他症状,因为它们往往相互关联,并可能影响症状的表达。例如,疼痛的表达可能受到心理困扰或谵妄的影响,这可能被误解为身体疼痛的恶化[11,12]。

1984 年,WHO 为癌症疼痛的药理学管理[13]提出了一个止痛阶梯,并推荐了从非阿片类止痛剂升级为强阿片类镇痛药的简单原则(图 68-5)。其他指南也已出版,如止痛药量化标准和美国国家综合癌症网络治疗癌症疼痛指南[14]。

### 管理原则

- 准确地评估疼痛综合征和其他症状。
- 尊重并接受疼痛的真实主诉。
- 适当治疗疼痛。
- 治疗潜在的疾病。
- 解决心理社会问题。
- 多学科方法至关重要。

### 药物治疗原则

- 将药物与疼痛综合征相匹配。
- 处方阿片类药物的低阈值。
- 缓释制剂用于持续慢性癌痛和短效制剂用于暴发性癌痛。
- 辅助药物用于某些疼痛综合征。
- 尽可能使用口服止痛药。
- 静脉途径用于急性滴定。
- 在转换阿片类药物之前治疗其副作用(除非是因为转

第14篇

| 无疼痛感 | 0 | 1 | 2 | 3 | 4 | 5 | 6 | 7 | 8 | 9 | 10 | 最严重的疼痛 |
| 无疲劳感 | 0 | 1 | 2 | 3 | 4 | 5 | 6 | 7 | 8 | 9 | 10 | 最严重的可能疲劳 |
| 无恶心 | 0 | 1 | 2 | 3 | 4 | 5 | 6 | 7 | 8 | 9 | 10 | 最严重的恶心 |
| 无抑郁 | 0 | 1 | 2 | 3 | 4 | 5 | 6 | 7 | 8 | 9 | 10 | 最严重的抑郁 |
| 无焦虑感 | 0 | 1 | 2 | 3 | 4 | 5 | 6 | 7 | 8 | 9 | 10 | 最严重的焦虑 |
| 无睡意 | 0 | 1 | 2 | 3 | 4 | 5 | 6 | 7 | 8 | 9 | 10 | 最严重的睡意 |
| 没有呼吸急促 | 0 | 1 | 2 | 3 | 4 | 5 | 6 | 7 | 8 | 9 | 10 | 最严重的呼吸急促 |
| 最佳食欲 | 0 | 1 | 2 | 3 | 4 | 5 | 6 | 7 | 8 | 9 | 10 | 最糟糕的食欲 |
| 最佳睡眠 | 0 | 1 | 2 | 3 | 4 | 5 | 6 | 7 | 8 | 9 | 10 | 最糟糕的睡眠 |
| 最佳幸福感 | 0 | 1 | 2 | 3 | 4 | 5 | 6 | 7 | 8 | 9 | 10 | 最糟糕的感觉或幸福 |
| 无财务困境 | 0 | 1 | 2 | 3 | 4 | 5 | 6 | 7 | 8 | 9 | 10 | 最严重的财务困境 |
| 没有精神痛苦 | 0 | 1 | 2 | 3 | 4 | 5 | 6 | 7 | 8 | 9 | 10 | 最严重的精神痛苦 |

填写人：　　　　　　　患者　　　　　家属

0 = 无症状; 10 = 过去24 h内平均最差的想象

**图 68-4** 埃德蒙顿症状评估量表

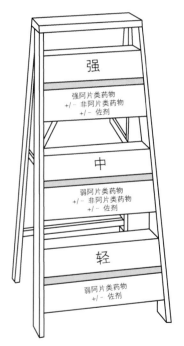

**图 68-5** WHO 疼痛口服镇痛管理三阶梯。经许可引自 Word Health Organization. Cancer Pain Relief. Genera, Switzerland：World Health Organization，1986

换，见后文阿片类药物转换）。

- 连续的阿片类药物试验通常是有益的。
- 熟悉等镇痛剂量。
- 熟悉阿片类药物的药代动力学。
- 区分耐受性、身体依赖性、化学反应和阿片类药物使用障碍。
- 肾功能损害时注意阿片类药物滴定。

■ **便秘的预防和治疗**

- 排便方案应始终与阿片类药物处方一起开具。

- 经常使用大便软化剂和泻药来预防阿片类药物引起的便秘。
- 优选的选择包括番泻叶和聚乙二醇。
- 胃动力下降（胃轻瘫）是阿片类药物的常见副作用，可以用甲氧氯普胺（胃复安）治疗。
- 活性和充足的水化很重要。
- 没有促动力的膨胀剂可能会加重便秘。
- 顽固性便秘可以每 6 h 口服 30 mL 乳果糖，直到出现排便。
- 顽固性病例可能需要栓剂或灌肠剂。
- 近端嵌塞可能需要口服泻药。
- 如果存在硬便，可能需要手动排便。
- 便秘的程度可以通过影像学评估（图 68-6）。

■ **阿片类药物转换**

定义为从一种类型的阿片类药物转换为另一种类型，通常在阿片类药物神经毒性的情况下。

转换阿片类药物的原因：

- 尽管阿片类药物剂量不断增加，但疼痛无法控制。
- 阿片类药物神经毒性（镇静、幻觉、混乱、肌阵挛）的耐受性或剂量限制性副作用的发展。
- 由阿片类药物本身产生兴奋性氨基酸引起的痛觉过敏。
- 成本需要替代阿片类药物。

据报道，阿片类药物转换不仅可以改善疼痛控制，消除谵妄，减轻肌阵挛，还可以改善其他症状，包括抑郁和失眠（表 68-1）[15]。

在最近对 MDACC 114 名癌症患者的门诊人群进行的一项研究中，东部肿瘤协作组的平均 ECOG 评分为 1，因副作用或不可控的疼痛进行阿片类药物转换，65％的患者人群中成功控制了症状[16]。

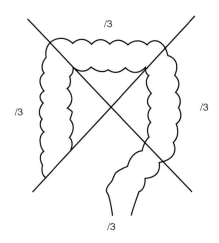

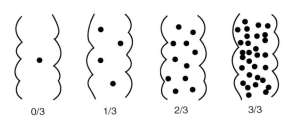

0/3　　　1/3　　　2/3　　　3/3

在平坦的腹部 X 线上,绘制两条在脐部相交的对角线,如此处所示。这将腹部横切成四个象限,对应于上升、横向、下降和直肠乙状结肠。然后,使用以下评分系统评估四个象限中每个象限的粪便量:0＝无粪便;1＝粪便占粪便腔的＜50%;2＝粪便占腔的 50% 以上;3＝粪便完全占据管腔。因此,总分将在 0～12。得分 7 表示严重便秘,需要立即干预

**图 68 - 6** 通过客观评估腹部 X 线片上的粪便负荷进行评分。经许可引自 Elsayem A, Driver LC, Bruera E. The MD Anderson Palliative Care Handbook. Houston, TX: MD Anderson Cancer Center; 2002

表 68 - 1　常用阿片类药物

| 药物通常的起始剂量 |
| --- |
| **完全阿片类激动剂** |
| 吗啡[a]15～30 mg,口服,每 3～4 h |
| 吗啡缓释(mScontin)15～30 mg,口服,每 8～12 h |
| 氢吗啡酮(dilaudid)2～4 mg,口服,每 4～6 h |
| 氢吗啡酮缓释(exalgo)8～16 mg,口服,每 12～24 h |
| 芬太尼贴剂(durasgesic)12～25 μg/h,每 48～72 h 更换 |
| 可待因 15～30 mg,口服,每 3～4 h |
| 羟考酮(percodan)5～10 mg,口服,每 3～4 h |
| 羟考酮缓释剂(oxyContin)10～20 mg,口服,每 3～4 h |
| 哌替啶(盐酸地美罗)75～100 mg,肌内注射 3～4 h |
| 盐酸美沙酮(dolophine)[b]5～10 mg,口服,每 3～4 h |
| **部分激动剂和混合激动剂/拮抗剂** |
| 纳布啡(nubain)10 mg,静脉注射,每 3～4 h |
| 布托啡诺(stadol)0.5～2 mg,静脉注射,每 3～4 h |
| 丁丙诺啡每周 5 μg/h,每周局部贴剂或 1～2 mg,舌下含服,每天 3 次 |

注:[a]吗啡可以作为速释或缓释制剂给予。建议对服用持续释放吗啡的患者给予相对快速起效的短效阿片类药物制剂(如即释吗啡),为暴发性疼痛提供解救药物。[b]美沙酮的效力是吗啡的 10～15 倍。需要专业知识来规定和管理它。[c]这类药物不推荐用于治疗慢性癌症疼痛,因为当与完全阿片类激动剂共同给药时,它会逆转镇痛作用,并促使身体依赖的个体戒断。

阿片类药物激活多种亚型阿片受体的个体差异解释了阿片类药物转换的益处,在治疗不受控的疼痛时应予以考虑[17,18]。在困难的情况下,这可能包括 2～3 次转换以减少阿片类药物的神经毒性并改善疼痛控制。

阿片类药物旋转的一般准则:

(1) 计算每日总剂量。

(2) 使用阿片类药物转换表计算新阿片类药物的剂量(表 68 - 2)。

(3) 减少新阿片类药物的剂量以解释不完全的交叉耐受。

表 68 - 2　阿片类药物转换表

| IV MO | PO MO | 1 : 2.5 |
| --- | --- | --- |
| IV HM | PO HM | 1 : 2.5 |
| PO HM | PO MO | 1 : 5 |
| IV HM | IV MO | 1 : 5 |
| PO 羟吗啡酮 | PO MO | 1 : 3 |
| PO 羟吗啡酮 | PO MO | 1 : 1.5 |
| PO HCD | PO MO | 1 : 1≥40 mg HCD/d |
| PO HCD | PO MO | 1 : 1.5<40 mg HCD/d |
| 芬太尼贴剂 | PO MO | 芬太尼贴剂×2.5＝PO MO |
| IV 芬太尼 | IV MO | 15 μg : 1 mg |

注:转换步骤:① 取 24 h 内有效控制疼痛的阿片类药物总量;② 乘以表中的换算系数;减少 30% 的新阿片类药物以避免部分交叉耐受;③ 除以每天的剂量数。
HCD,氢可酮;HM,氢吗啡酮;MO,吗啡;IV,静脉注射;PO,口服。
经许可引自 Elsayem A, Driver LC, Bruera E. The MD Anderson Palliative Care Handbook. Houston, Tx: MD Anderson Cancer Center; 2002.

### ■ 阿片类药物

#### 可待因

可待因是一种用于治疗轻度至中度疼痛、腹泻和顽固性咳嗽的前体药物。它是阿片类中第二大常见生物碱,据推测其效力比吗啡低 200 倍。肝脏代谢将 90% 的药物转化为无活性代谢物,10% 转化为吗啡。

细胞色素氧化酶 2D6(CYP2D6)基因负责转化为吗啡,并且在某些人群中可能不完全活跃,而其他人群可能表达该基因的多个拷贝并被认为是超快速代谢者[14]。这些超快速代谢者构成由于可待因迅速代谢成吗啡,阿片类药物神经毒性的风险更大,特别是在儿科人群中。另一方面,代谢减少的患者可能会出现无效的镇痛作用。

此外,一些药物是 CYP2D6 抑制剂,并在共同给药时阻断可待因向吗啡的转化。这些包括抗抑郁药帕罗西汀、氟西汀、安非他酮和苯海拉明。已知可增加 CYP2D6 的药物,如地塞米松,也应谨慎使用可待因(图 68 - 7)。

#### 氢可酮

氢可酮历来被认为是 WHO 阶梯上的弱阿片类药物。它通常与对乙酰氨基酚或布洛芬组合制造。

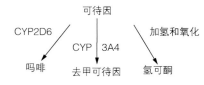

**图68-7** 可待因代谢图

它是一种衍生自可待因的半合成阿片类药物,由肝代谢并在尿液中排泄。氢可酮被细胞色素P450 2D6代谢为氢吗啡酮(图68-8)。最近的研究表明,氢可酮以每天少于40 mg的剂量服用时,相当于吗啡强度的2倍;然而,已经显示剂量大于或等于40 mg/d的吗啡与氢可酮的比例接近1∶1[15]。

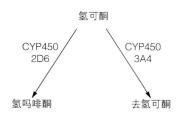

**图68-8** 氢可酮代谢图

### 吗啡

吗啡通常用作阿片类药物疼痛管理的标准原型药物。它是一种从罂粟种子中纯化出来的天然阿片类药物,可用于短效和长效制剂。在肝中,葡萄糖醛酸转移酶将其转化为吗啡-3-葡萄糖醛酸和吗啡-6-葡萄糖醛酸(分别为M3G和M6G)(图68-9)。M3G主要有兴奋性神经毒性副作用,包括肌阵挛、幻觉、癫痫发作和混乱,并伴有肾功能不全。吗啡可作为口服、直肠、肌内、静脉内和舌下制剂使用。

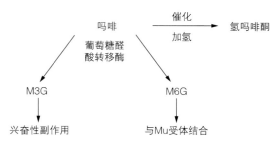

**图68-9** 吗啡代谢图

### 氢吗啡酮

氢吗啡酮是一种衍生自吗啡的半合成阿片类药物,且较吗啡效力高6~7倍。它可通过所有途径给药,包括神经轴索。当剂量限制性副作用需要转换成更有效的阿片类药物时,它可能是吗啡的替代品。长效配方可用(商品名Exalgo),但价格昂贵。

### 羟考酮

羟考酮是另一种半合成阿片类药物,来源于阿片生物碱蒂巴因,一种类似于吗啡和可待因的阿片类次要天然成分。已知羟考酮的效力是吗啡的1.5倍。以前它的剂量受到与对乙酰氨基酚或阿司匹林组合的限制,但现在它在美国通常作

为羟考酮本身作为丸剂使用。它具有比吗啡更高的生物利用度,同时具有缓释和短效制剂。

### 羟吗啡酮

羟考酮经CYP2D6代谢后产生羟吗啡酮。它是一种半合成阿片类药物,与羟考酮一样,来源于蒂巴因。它口服生物利用度低,比吗啡强3倍。其最大血清浓度在30 min内达到,速释片剂可持续长达6~8 h。缓释羟吗啡酮持续12 h,由于其14 h的长半衰期应如此给药。羟吗啡酮的优点包括其与通气胃造口管(通过口腔和钳夹管给药30 min)或与饲管(按计划每8 h通过管压碎和立即释放形式)的相容性,作为计划的选择镇痛方案。应该注意的是,延长释放吗啡,羟吗啡酮和氢吗啡酮在部分或完全肠梗阻患者中都是禁忌的,在有风险的患者中也应避免使用。

### 哌替啶

哌替啶(地美罗)是一种较弱的阿片类药物,效力是吗啡的1/10。剂量递增受限于由肝代谢的代谢物去甲哌替啶积累的风险。哌替啶和去甲哌替啶均引起中枢神经系统毒性,包括惊厥,特别是在肾功能损害和老年人群中。由于这些风险,它变得越来越不常用。

### 芬太尼

芬太尼是一种合成阿片类药物,其效力比吗啡高80~100倍,起效快,镇痛时间短。它通常用于设置急性或偶发暴发性疼痛。透皮缓释制剂(芬太尼贴剂)是稳定疼痛的良好选择,每72 h更换一次。

芬太尼贴剂在口服途径有限或不可用的患者中很方便。口服透膜芬太尼已被用于突破性疼痛;然而,芬太尼起效非常迅速,这使得难以计算吸收的总剂量,并且不稳定的镇痛剂量通常引起安全性问题。

### 美沙酮

美沙酮是一种合成阿片类药物。最近的研究[16]已经确定了适当的等镇痛剂量[17,18],其优点包括成本低,活性代谢物低,生物利用度好,N-甲基-d-天冬氨酸拮抗作用,这可能是缺乏与长期使用相关耐受性的原因。美沙酮的效力可以是吗啡的10~15倍,所以转换到美沙酮时应该小心。在启动后进行密切监测是必要的,因为它在达到稳定状态之前会随着时间的推移而累积。半衰期因人而异,介于15~190 h。处方美沙酮的临床医生应该意识到潜在的药物相互作用,因为通过细胞色素P450系统进行代谢,包括抗真菌药物、抗逆转录病毒药物和选择性5-羟色胺再摄取抑制剂(SSRI)[19]。美沙酮也与QTc间期延长有关[20,21],因此需要进行适当的心脏监测。MDACC的前瞻性研究发现它可安全用于晚期癌症[11],正在研究它作为疼痛管理的可行一线治疗选择[22],对难治性癌症疼痛患者特别有用[23]。

### ■ 阿片类药物安全

阿片类药物可以成为治疗癌痛安全有效的镇痛药;但是,仍然会出现不良反应和意外结局。重要的是,要询问完整的病史,考虑患者相关因素,包括年龄、肾功能、肝功能,以及药

物与同期使用药物的相互作用,这些药物可能导致阿片类药物吸收、代谢或清除改变,从而可能增加副作用的风险。

阿片类镇痛药的副作用包括恶心、胃轻瘫、便秘、嗜睡、认知障碍、幻觉、肌阵挛、异常性疼痛、痛觉过敏、癫痫发作、使用美沙酮延长 QT 间期、心动过缓、低血压、呼吸抑制、尿潴留、口干症、出汗、瘙痒、激素变化和免疫抑制。同时使用某些药物会加剧这些副作用,如苯二氮䓬类药物,这些药物可以增加镇静作用,改变精神状态或促使呼吸抑制[24]。

其他意外结局包括阿片类药物使用障碍或化学反应。阿片类药物使用障碍的定义是故意将药物用于非医疗目的,导致严重的功能障碍或痛苦[25,26]。阿片类药物使用障碍的症状包括强烈希望使用阿片类药物、难以履行义务及难以减少使用。化学应对被定义为不适当地过量使用阿片类药物来应对各种压力事件,包括癌症诊断和治疗期间的中断[27-29]。在开始使用阿片类药物之前,重要的是全面筛查心理社会史、物质或阿片类药物使用障碍的个人或家庭史,以及利用风险评估工具。例如,CAGE 问卷、疼痛形式患者的筛查和阿片类药物评估、阿片类药物风险工具,以及诊断、难治性、风险和疗效(DIRE)列表。

CAGE 问卷(酒精筛查量表)由临床医生管理,并询问患者的感知:

(1) 是否尝试减少酒精量。

(2) 是否因他人对你的饮酒而感到不悦?

(3) 是否因饮酒而感到内疚。

(4) 是否需要饮酒来清醒自己?

对于每一个"是"的回答,患者得分为 1 分,截止分数为 2 或更高被认为是阳性,敏感性为 0.93,特异性为 0.76,用于识别过量饮酒[31]。CAGE - AID(适用于包括药物)用"饮料"代替"饮料"或"药物"来评估物质使用障碍的检测,截止分数的敏感性为 0.88,特异性为 0.55。CAGE 评分为 2[32]。可能表明化学应对和阿片类药物使用障碍的风险增加。其他风险因素包括年轻、男性、心理健康或物质使用障碍,以及吸烟。高危患者应密切随访和监测。从分配控制物质的药房收集数据的处方药监测计划也可以提供有关患者处方史和过去处方者的重要信息。

尿液药物筛查(UDS)也可能提供其他监测手段(表 68 - 3)。两种主要类型是免疫测定和确认测试。免疫测定使用抗体来检测特定药物或其代谢物的存在。这些都是经济的,周转时间

**表 68 - 3** 尿液药物筛查结果异常

| 结果 | 可能提示 |
|---|---|
| 缺乏处方阿片类药物 | 分散注意力 |
| 存在未描述的阿片类药物 | 多个处方者,来自未经批准来源的阿片类药物 |
| 存在非法药物 | 药物滥用失常 |

注:数据引自 Magnani B, Kwong T. Drine drug testing for pain management. Clin Lab Med 2012 Sep;32(3):379 - 390.

快,但无法区分同一类别的不同药物或检测合成阿片类药物。验证性测试使用气相或液相色谱或质谱。这些能够检测特定的药物,但更昂贵,周转时间更慢。

与慢性疼痛患者相比,UDS 在癌症患者中可能仍未得到充分利用[24]。

应向所有患者提供知情同意书,以传达阿片类药物和其他管制药品的潜在风险和益处,以及有关阿片类药物的储存和正确处置的教育。阿片类药物管理计划,合同或协议可以帮助概述临床医生和患者在处方方面的目标、期望、责任,以及随后的随访中的监测。安全做法包括从一名处方医生或指定一个药房配药。定期一致安排的预约,以及随机的 UDS 和处方监测计划可以帮助监测治疗依从性。如果不保持依从性,程序对于概述要点和传达给患者也很重要[34]。

### ■ 辅助镇痛药

虽然阿片类药物通常是一线镇痛药,但辅助药物在某些情况下可用于控制疼痛,如神经性疼痛。由于某些药物的起效延迟和潜在的副作用,辅助药物可能最好在阿片类药物的最佳试验后保留。在三环类抗抑郁药中,阿米替林和去甲替林被认为是最有效的并且具有较低的心血管副作用。三环类抗抑郁药受限于其抗胆碱能和镇静的副作用。抗惊厥药有助于治疗臂丛和腰骶丛病,但副作用和安全性限制了它们的广泛应用。对于神经性疼痛的辅助治疗,加巴喷丁已被证明是有效的,但确实需要在肾衰竭患者中调整剂量,并且可能增加镇静风险、精神状态改变和呼吸抑制。普瑞巴林已被用作加巴喷丁的替代品,但更昂贵且未显示出更高的功效(表 68 - 4)。

**表 68 - 4** 辅助镇痛药

| 非甾体抗炎药 | 非甾体抗炎药 |
|---|---|
| 对乙酰氨基酚 | 替加宾 |
| 阿司匹林 | 奥卡西平 |
| 布洛芬 | 拉莫三嗪 |
| 萘普生 | 非巴马特 |
| 塞来昔布 | 局部麻醉剂 |
| 酮咯酸 | 利多卡因 |
| 三环类抗抑郁药 | N-甲基-d-天冬氨酸 |
| 阿米替林 | 受体拮抗剂 |
| 去甲替林 | 氯胺酮 |
| 多塞平 | 美沙酮 |
| 多西紫杉醇 | 右美沙芬 |
| 抗癫痫药物 | 氟哌啶醇 |
| 加巴喷丁 | 局部镇痛药 |
| 托吡酯 | 辣椒素 |
| 左乙拉西坦 | 利多卡因贴片 |

注:经许可引自 Elsayem A, Driver LC, Bruera E. The MD Anderson Palliatire Care Handbook. Houston, Tx: MD Anderson Cancer Center; 2002.

### 非药物治疗

辅助非药物治疗包括神经阻滞,神经外科手术和放射治疗。治疗疼痛的身体和心理干预包括咨询、心理治疗、放松技巧、按摩疗法、音乐疗法和针灸。对于在生命结束时经历复

杂,综合性疼痛的患者,可能需要解决患者和家属的社会心理和精神痛苦。

麻醉程序
- 腹腔神经丛/内脏阻滞治疗腹部疼痛。
- 蛛网膜下腔神经阻滞治疗肢体和胸壁疼痛。
- 硬膜外/鞘内阿片类药物,有或没有局部麻醉剂(例如,用于神经性或神经性疼痛)。
- 脊髓索切开术治疗顽固性下肢疼痛。
- 椎体成形术(将骨胶合剂注入椎体)用于涉及一个或两个椎骨的转移性脊柱疼痛。

## 癌症相关的疲劳

疲劳是60%～90%的癌症患者遇到的最常见和令人痛苦的症状之一[35]。美国国家综合癌症网络将癌症相关疲劳定义为与癌症或癌症治疗相关的身体、情绪和认知疲劳或疲惫的持续主观感觉,与最近的活动不成比例,并且既令人痛苦又干扰正常功能[36]。疲劳可能包括缺乏兴趣和难以保持注意力、集中注意力或对象或活动的动机。患者可能情绪低落,情绪平淡,出现嗜睡或嗜睡。休息或睡眠不能消除或缓解癌症相关疲劳的症状。

疲劳可能在癌症发展的任何阶段都会经历,并且在生命结束时往往会恶化。与癌症相关的疲劳可能使患者无法耐受身体或精神活动,导致无法完成日常生活活动,社会和职业功能受损,以及整体生活质量下降。疲劳也可能加重与癌症相关的其他症状。

癌症相关疲劳的病因往往是多因素的(图68-10),不仅包括潜在的癌症本身,还包括化疗或放疗等治疗。其他潜在的代谢异常如甲状腺功能减退或性腺功能减退可能会加剧疲劳,并可能因心理社会困扰而加剧。

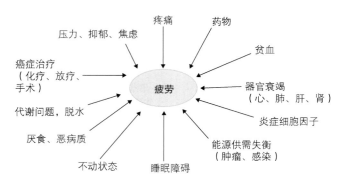

**图68-10** 疲劳的多维度评估

### ■ 疲劳评估

疲劳评估需要多维方法。疲劳严重程度包括在埃德蒙顿症状评估量表中,其中0等于无疲劳,10等于可以想象的最严重疲劳(图68-4)。

其他数字和口头评定量表已经过疲劳评估,包括癌症治疗疲劳功能评估、Piper疲劳量表、Schwartz癌症疲劳量表、疲劳症状调查和慢性疾病疲劳功能评估(FACIT-F)(表68-5)。

**表68-5** 癌症疲劳的ICD-10标准

| 每日症状 | 是 | 否 |
|---|---|---|
| 疲劳,能量减少,需要休息[a] | | |
| 全身无力、肢体沉重 | | |
| 注意力或注意力减弱 | | |
| 减少参与日常活动的动机、兴趣 | | |
| 失眠、嗜睡 | | |
| 睡眠非清爽感和非恢复性 | | |
| 努力克服不活动 | | |
| 对疲劳的情绪反应悲伤、沮丧、易怒 | | |
| 难以完成日常任务 | | |
| 短期记忆问题 | | |
| 持续数小时的运动后疲劳 | | |

注:[a]除了过去2周内每天或几乎每天出现的五种或更多种其他症状外,还必须存在显著的疲劳,能量减少或休息需求增加,与最近活动水平的任何变化不成比例1个月(来自美国国家癌症研究所的数据)。

癌症相关的疲劳不应该是共病精神障碍的后果,诊断时必须排除这些疾病,包括严重抑郁症、躯体化障碍、躯体形式障碍或谵妄。

### ■ 疲劳管理

疲劳的初步评估应侧重于可纠正的病因,如甲状腺功能减退症、贫血、维生素$B_{12}$缺乏症和肾功能不全。只有在纠正潜在的病因后才应考虑治疗癌症相关的疲劳[37,38]。疼痛、抑郁、焦虑、睡眠障碍、脱水和癌症的治疗厌食-恶病质综合征对于改善疲劳症状至关重要。如果需要,应审查并停用加重疲劳的药物,应积极治疗潜在的感染,有症状的贫血患者应酌情接受输血[39]。

#### 皮质类固醇

低剂量类固醇可以缓解一些疲劳症状。最近的研究证实了他们的短期利益;然而,需要更多的研究来确定最佳剂量[40]。

#### 哌醋甲酯

精神刺激剂,如哌醋甲酯可能是有用的,如果患者正在经历伴随的问题,如抑郁症或嗜睡相关的阿片类药物。然而,最近一项检查哌醋甲酯的随机试验报告,与安慰剂相比,癌症相关疲劳的FACIT-F评分中位数没有显著差异[41-44]。

#### 抗抑郁药

SSRI可能会改善疲劳;然而,它们的益处尚未得到证实,可能与潜在情绪障碍治疗间接相关。Cochrane评价包括两项双盲、安慰剂对照研究($n=645$),在荟萃分析中使用帕罗西汀,并未显示癌症患者的疲劳有任何显著改善[45]。

#### 睾酮替代治疗

最近有证据表明,接受慢性阿片类药物治疗的性腺功能减退的癌症患者可能受益于睾酮替代治疗[46]。晚期癌症合并性腺功能减退症的男性患者4周睾酮替代治疗的初步研究并未显著改善疲劳FACIT-F量表评分,但随着治疗时间的延长有改善的趋势[47]。

### 顺势疗法膳食补充剂

研究评估了用于治疗疲劳的膳食补充剂。人参已在远东地区用于医药数千年,是美国广泛使用的治疗疲劳的补充剂。人参根(人参皂苷和皂苷)活性成分的组成各不相同,标准化可能存在问题。

此外,最近一项随机双盲安慰剂对照试验的人参提取物每日两次给予匹配的安慰剂对照治疗 28 天,并没有产生显著不同的疲劳评分[48]。其他可能的顺势疗法补充剂包括瓜拉纳提取物和左旋肉碱。

### 综合非药物干预

运动疗法,如快走,可能有助于缓解疲劳。最近一项关于监督运动疗法的随机试验的荟萃分析支持运动改善癌症相关疲劳。这些研究结果表明,联合有氧运动和阻力运动方案,有或没有伸展,应作为癌症患者康复计划的一部分[49]。瑜伽也被研究用于治疗癌症相关的疲劳,并取得了一些积极的结果,但以前的随机研究中的偏倚水平和不一致的方法可能会影响结果[50]。间接自然光[51]和按摩疗法也可能有助于减轻疲劳。

此外,疲劳的治疗还应解决潜在的社会心理因素,如抑郁、焦虑及其他症状,包括疼痛、恶病质或呼吸困难是有效的。认知行为疗法治疗社会心理困扰或失眠可间接改善疲劳症状。未来,癌症相关疲劳的多模式治疗应该针对每个患者进行个性化,需要更多的研究来开发成功的干预措施。

## 恶心

### ■ 生理

当延髓呕吐中心的神经元被激活时,来自化学感受器触发区(CTZ)、胃肠道、高级皮质区和前庭装置的神经元冲动会引起恶心和呕吐感(图 68-11)。这可以通过从胃肠道直接激活,或间接从内脏迷走神经传入信号到 CTZ。CTZ 位于血脑屏障外的第四脑室底部,可被致吐物质接触。涉及 CTZ 和呕吐中心冲动的神经递质包括血清素,多巴胺和 P 物质,它们作用于自然杀伤 1 受体。此外,分别作用于组胺和毒蕈碱受体的组胺和乙酰胆碱与晕车相关的呕吐有关。

### ■ 评估

从确定恶心和呕吐发作的强度、发作、持续时间、频率和时间因素开始,可以逐步评估恶心。重要的是,要回顾患者的肿瘤部位和受累史,过去和现在的治疗史,如化疗和放疗,以及彻底回顾可能加剧恶心的药物,如使用阿片类药物。患者的其他检查应评估水合状态,评估肠功能以排除便秘,以及其他可能导致恶心和呕吐的病因,包括中枢神经系统受累,自主神经功能衰竭和其他机制(图 68-11,表 68-6)。

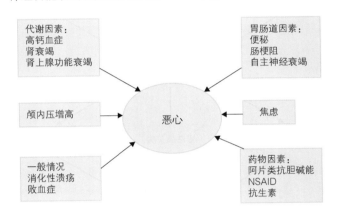

图 68-11 恶心的多维评估。经许可引自 Elsayem A, Driver LC, Bruera E. The MD Anderson Palliative Care Handbook. Houston, TX: MD Anderson Cancer Center; 2002

表 68-6 常见的恶心治疗

| 药物 | 主要受体 | 主要应用指征 | 剂量/途径 | 等效价格[b] | 副作用 |
|---|---|---|---|---|---|
| 甲氧氯普胺 | D2 | 阿片类药物诱导的胃瘫 | 10 mg,q4 h,PO,SC 或 IV | 1 | 锥体外系反应(静坐不能、肌张力障碍、运动障碍) |
| 丙氯拉嗪 | D2 | 阿片类药物诱导 | 10 mg,q6 h,PO 或 IV | 3 | 镇静、低血压 |
| 苯甲嗪 | HI | 前庭原因,运动疾病,肠梗阻 | 25~50 mg,q8 h,PO,SC 或 PR | | 镇静、口干、视力模糊 |
| 异丙嗪 | HI | 前庭原因,运动疾病,肠梗阻 | 12.5 mg,q4 h,PO,PR 或 IV | 2 | 镇静 |
| 氟哌啶醇 | D2 | 阿片类药物,化学,代谢 | 1~2 mg,bid,PO,IV 或 SC | 1 | 罕见的锥体外系反应 |
| 昂丹司琼 | 5-HT₃ | 化疗 | 4~8 mg,q8 h,PO 或 IV | 84 | 头痛、便秘 |
| 苯海拉明 | HI,ACh | 肠梗阻,前庭 ICP | 15 mg,q4 h,PO,IV 或 SC | 0.2 | 镇静、口干、视力模糊 |
| 东莨菪碱 | ACh | 肠梗阻,绞痛,分泌物 | 0.2~0.4 mg,q4 h,SL,SC 或 TD | 0.4 | 口干、视力模糊、尿潴留、躁动 |

注:不包括皮质类固醇,因为它们的剂量不同且适应证有限(见正文)。[b]根据 MDACC 的处方价格,将价格与甲氧氯普胺 10 mg 片剂口服 10 天进行比较。2001 年 11 月。ACh,乙酰胆碱;bid,每天 2 次;D2,多巴胺;EPS,锥体外系症反应;HI,组胺;ICP,颅内压;PR,直肠;SL,舌下;TD,透皮。

### ■ 厌食症-恶病质

厌食症-恶病质综合征的特征在于食欲不振,伴随着显著的体重减轻,包括肌肉消瘦、脂肪减少、疲劳、免疫功能障碍和代谢紊乱在内的体重减轻。癌症恶病质已被定义为正在进行的骨骼肌质量萎缩的多因素综合征,伴有或不伴有脂肪量的损失,其不能通过常规营养支持完全逆转并导致进行性功能障碍。恶病质已经由专家组共识诊断为:体重减轻大于 5%,或 BMI 小于 20 且体重减轻大于 2%[52]。研究表明,即使损失 5% 或更多的化疗前病前体重与生存期较短有关[53]。

恶病质在大多数晚期癌症患者中发现,并且是这些患者中约 50% 死亡的主要因素[52]。肿瘤与宿主之间复杂的相互作用导致异常的免疫反应、神经激素功能障碍和内分泌失调(图 68-12)。恶病质和疲劳都与促炎细胞因子(IL-1、IL-6、肿瘤坏死因子 α),睾酮水平低,皮质醇分泌异常,以及对胰岛素和生长素释放肽的抵抗[54]。这些细胞紊乱与肝脏中急性期蛋白质的产生增加,以及由蛋白质水解和脂肪分解引起的肌肉蛋白质损失有关,并导致甘油三酯升高和高密度脂蛋白降低。

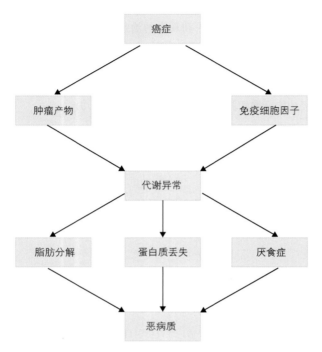

图 68-12 癌症恶病质的病因。经许可引自 Elsayem A, Driver LC, Bruera E. The MD Anderson Palliative Care Handbook. Houston, TX: MD Anderson Cancer Center; 2002

不幸的是,营养补充和人工喂养都不能逆转癌症厌食症-恶病质综合征[54]。多项研究已经检查了全胃肠外和肠内营养在癌症患者中的作用且益处有限。发现患有恶病质的癌症患者的人工喂养增加了急性期蛋白质的产生而不影响白蛋白合成的速率[55]。导致体重减轻的其他促成因素,包括抑郁、恶心、吞咽困难、肠梗阻或便秘,应积极治疗。

在体重减轻的早期阶段治疗,患者对于维持或增加瘦体重可能是重要的,因为在晚期难以逆转恶病质[54],包括最近体重和饮食模式变化在内的综合病史很重要。简单而廉价的测试可用于评估身体成分,如人体测量、皮褶厚度、手臂肌肉周长和面积、体重和 BMI 等。

实验室标志物如电解质、血清白蛋白、转铁蛋白和前白蛋白也可能有用。

### 管理
确定病因并治疗根本原因。
- 治疗恶心/早饱:甲氧氯普胺每 4~6 h 5~10 mg(需要肾脏调整)(表 68-6)。

- 孕激素剂。
- 醋酸甲地孕酮:40~120 mg,每天口服 4 次(有血栓栓塞、性腺功能减退和肾上腺抑制的风险)。
- 皮质类固醇。
- 地塞米松:4 mg 口服,每天两次(盐皮质激素作用低于其他类固醇[54])。
- 对于患有抑郁症的癌症患者:抗抑郁药(三环类和 SSRI,例如,每晚口服米氮平 15 mg)。
- 营养师咨询。

为恶病质患者及其家属/治疗人员提供咨询和社会心理支持对于生命的终结至关重要,并将减少患者与家属的冲突。咨询应强调饮食的乐趣,并促进患者在家庭膳食中的社会参与,而不是监测热量摄入。

应该强调患者临近终末期伴随正常的食欲不振(通常不饿),家庭/治疗人员不应该强迫患者进食,这可能导致恶心和心理困扰。

## 呼吸困难

呼吸困难是一种主观症状,被定义为"呼吸的不舒适感"[56]。它通常被描述为氧饥饿、窒息或呼吸困难的感觉。呼吸困难可能与潜在的肿瘤进展有关,由心理社会因素(包括焦虑)改变,并且由先前存在的肺部合并症加剧。呼吸短促可以响应疼痛或感知通气率与呼吸驱动之间的不匹配而发展。呼吸困难被认为是难治性的,当它持续休息或最小的活动,并痛苦,尽管最佳的药物治疗[57]。

晚期癌症患者的呼吸困难是预后不良的指标。呼吸困难的病因往往是多因素的[58,59]。据推测,在大脑中,皮质边缘网络负责呼吸困难感知。最近的研究报道,前扣带皮质和背外侧前额叶皮质参与感知呼吸困难[60]。此外,岛叶皮质受呼吸困难感觉调节,哮喘患者的研究表明,在经历呼吸困难和疼痛的患者中它被下调[61]。

### 治疗呼吸困难
治疗呼吸困难的目的是改善患者对呼吸短促的感知,不仅涉及治疗根本原因,还涉及缓解氧饥饿症状。治疗潜在的病因可能因胸腔穿刺治疗胸腔积液、输血纠正贫血、皮质类固醇治疗全身炎症或癌性淋巴管炎或肺炎使用抗生素等而异。

症状缓解可能包括吸氧、双水平正压通气或高流量吸氧[62]。在慢性阻塞性肺疾病患者中,长期氧疗已显示死亡率降低,但不一定能改善呼吸困难。无论氧饱和度水平如何,通常都会建议姑息性氧疗。与室内空气相比,鼻导管输送氧气并不总是等同于缓解晚期非低氧血症患者的呼吸困难。

呼吸困难的药物干预包括阿片类药物、苯二氮䓬类药物和皮质类固醇,并且当药物治疗未能改善呼吸困难感知时经常使用。阿片类药物,仔细滴定后,通常会改善呼吸困难而不减少氧合作用或引起呼吸抑制[60]。即释、短效和持续释放吗啡已用于呼吸困难管理的临床研究。美国胸科学会和加拿大胸科学会提倡阿片类药物剂量滴定,以根据患者的呼吸短促评分达到最低有效剂量[60]。

皮质类固醇在淋巴管癌性扩散或炎症引起气道阻塞的情况下最有用[63]。当呼吸困难与支气管痉挛有关并减少气道平滑肌张力时,支气管扩张剂也可能发挥作用,从而改善气流并使过度充气的肺放气。心动过速是支气管扩张剂的常见副作用[60]。

综合方法也可能是有效的,如放松技术或引导图像,用于预期或焦虑驱动的呼吸困难患者。低剂量苯二氮䓬类药物联合阿片类药物可能在治疗呼吸困难并发严重焦虑症中发挥作用,但它们有可能引起谵妄并减少呼吸驱动[64]。针灸也被用于治疗呼吸困难。在 Jones 及其同事的一项研究中[65],针灸部位经皮神经电刺激 45 min 后,与安慰剂相比,呼吸困难改善,1 s 用力呼气量增加,内啡肽血液水平升高。Suzuki 及其同事报道,与安慰剂相比,每周接受一次针灸治疗 12 周后,慢性阻塞性肺疾病患者的劳力性呼吸困难减少[66]。辅助装置可用于最大限度地减少肌肉力量和姿势引流,风扇气流指向面部[67]和激励肺活量测定可以在某些情况下提供帮助。

# 谵妄

谵妄是一种急性脑病,由弥漫性有机脑功能障碍引起。住院医疗和外科患者谵妄的患病率约为 10%,入院时 26%～44% 的晚期癌症患者发生谵妄。这些情况中大约有一半可能是可逆的。在晚期癌症中,80% 以上的患者在生命末期会出现谵妄[68]。谵妄经常被误诊并与发病率和死亡率增加有关[69]。它使疼痛和其他症状的评估复杂化,并导致患者、家庭、照顾者和医疗保健提供者的忧虑。

## ■ 临床表现

谵妄的特点是精神症状的起伏。主要诊断标准是通过精神障碍诊断和统计手册第四版修订版(DSM-Ⅳ-TR),包括意识障碍、注意力集中、维持或转移的能力下降、认知的改变(定向障碍/语言障碍)或由先前存在的痴呆不能更好地解释的感知障碍的发展;并且干扰在短时间内(几小时到几天)发展并且在一天中波动。根据唤醒障碍的类型指定了谵妄的三种临床类型:低活动性、过度活动性和混合性。

## ■ 评估

谵妄常被误诊为焦虑、失眠、疼痛恶化或情绪障碍,导致抗焦虑药、催眠药、阿片类药物不适当增加或抗抑郁药治疗不当,从而加重症状。保持高度怀疑指数有助于避免谵妄的误诊,并建议常规使用筛查工具,如纪念性谵妄评估量表或迷你精神状态检查量表。临床医生应注意代谢紊乱,这可能会导致谵妄,如肝或肾衰竭(图 68-13)。药物也可能是原因,包括使用阿片类药物(占近 60% 的病例[70])、苯二氮䓬类药物、一些止吐药和皮质类固醇。

## ■ 管理

(1) 为患者提供安全的环境,包括防坠落措施,尽量减少噪声和过度光线,并将患者置于熟悉的环境中,并设置可见的

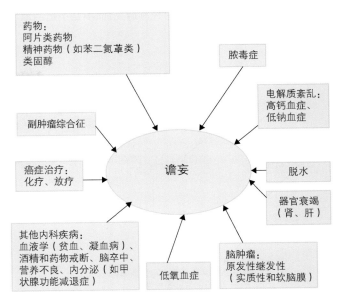

表 68-13 谵妄的多维评估。经许可引自 Elsayem A, Driver LC, Bruera E. The MD Anderson Palliative Care Handbook. Houston, TX: MD Anderson Cancer Center; 2002

时钟和日历,以及床边的家人,以帮助患者调整适应。

(2) 治疗高钙血症或肺炎等根本原因治疗焦虑。

(3) 为了治疗继发于谵妄的严重躁动,需要更频繁地给予氟哌啶醇(表 68-7)。对于氟哌啶醇难治的晚期谵妄合并焦虑的癌症患者,可能需要氟哌啶醇和苯二氮䓬类药物的组合。然而,在 Breitbart 等的一项研究中[71],单用劳拉西泮治疗谵妄无效,实际上导致终末期 HIV 感染患者谵妄恶化和认知障碍增加。非典型抗精神病类新药可能与典型抗精神病药一样有效,但价格更高。奥氮平可能更镇静。氟哌啶醇有时会出现急性肌张力障碍和锥体外系的副作用,在这种情况下,可以使用苯扎托品。一旦症状得到控制,建议将氟哌啶醇降至最低有效剂量[72,73]。

表 68-7　谵妄的常见药物治疗

| 药物 | 给药途径 | 剂量 |
| --- | --- | --- |
| 氟哌啶醇[a] | IV/PO/IM | 起始 1～2 mg,q6 h 和 1～2 mg,q2 h,PRN |
| 奥氮平 | PO/ODT/IM | 每日 2.5～5 mg,滴定至 5.5～10 mg |
| 利培酮 | PO/ODT/IM | 0.25～0.5 mg,q12 h 滴定至 1.5 mg q12 h |
| 奎硫平 | PO/IM | 12.5～25 mg PO q12 h,滴定至 100 mg q12 h |
| 氯丙嗪 | IV/PO/IM | 起始 10～25 mg/h,10～25 mg,q2 h,PRN |
| 劳拉西泮 | IV/PO/IM | 0.5～1 mg,每 1 h 一次,直至平静;建议不要作为单药使用 |

注:[a]当从口服转为肠胃外时,口服生物利用度为 60%～70%。
IM,肌内注射;IV,静脉注射;PO,口服;PRN,必要时。

(4) 咨询患者的家庭治疗人员和医疗保健提供者关于患者通过做鬼脸或呻吟表达先前控制良好的身体症状可能是由于谵妄引起的情绪抑制。

在这种情况下,治疗应针对控制谵妄,而不是不适当地增加阿片类药物(图68-14)。

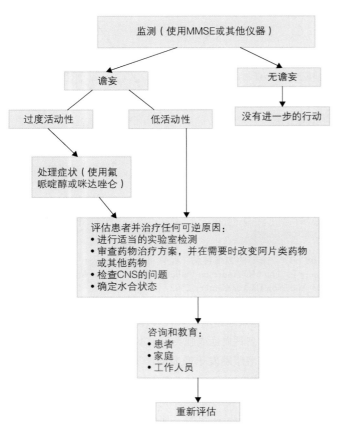

表 68-14 谵妄筛查和管理流程。经许可引自 Elsayem A, Driver LC, Bruera E. The MD Anderson Palliative Care Handbook. Houston, TX: MD Anderson Cancer Center; 2002

### ■ 缓和镇静

难治性谵妄的实例以及生命终末期的其他不受控制的症状可能需要姑息性镇静。姑息性镇静被定义为当其他干预措施未能控制时,监测使用镇静药物以减少患者对临近生命尽头的难治性和难治性症状的认识[74]。重要的是,要确保所有可用的对症措施,包括姑息性治疗在将症状视为难治性之前已经尝试过咨询。姑息性镇静的目标是控制症状,而不是死亡,这与医生辅助的安乐死有所区别。因此,必须与患者和家属/治疗人员讨论,以避免误解。滴定以控制症状的咪达唑仑通常用于姑息性镇静。

患者需要定期评估,包括 RASS 镇静程度评估表,以监测过度镇静。如果潜在症状有所改善,镇静剂可能会减少,甚至停用。

## 抑郁

临床抑郁症是癌症患者常见的一种情绪障碍,可影响 25%～35% 的患者群体[75]。临床抑郁症在晚期癌症中的发病率增加[76],对这些患者的诊断可能具有挑战性。例如,健康人经常会出现与临床抑郁症密切相关的症状,包括疲劳、决策能力受损、失眠和食欲不佳。根据 DSM-Ⅳ-TR 标准[77],

临床抑郁症的主要特征包括快感缺乏;内疚、绝望或无价值的感觉;以及自杀意念。需要对这些症状进行全面的病史评估。

此外,临床抑郁症的诊断可能很难与调节障碍、预期性悲伤或谵妄区分开来。在初级保健机构评估抑郁症的有效措施包括 WHO-5 健康指数[78]、PHQ-9 筛查测试[79]、汉密尔顿抑郁评定量表(HAM-D)[80] 和蒙哥马利-阿斯伯格抑郁评定量图[81](MADRS)。增加抑郁症风险的其他因素包括药物滥用史、抑郁症和自杀家族史、同时存在的生活压力源,以及不良的社会支持。

### ■ 常见抗抑郁药

一些抗抑郁药的常见初始剂量是:

- 去甲替林 25 mg/d(睡前)。
- 阿米替林 25 mg/d(睡前)。
- 氟西汀 10～20 mg/d。
- 帕罗西汀 10 mg/d。
- 舍曲林 20 mg/d。
- 西酞普兰 20 mg/d。
- 文拉法辛 37.5 mg/d。
- 米氮平 15 mg/d(睡前)。
- 哌甲酯上午 5～10 mg,中午 5 mg[82]。

艾司西酞普兰的副作用较低,并且比其他第一代 SSRI 的作用略快。副作用包括食欲下降、恶心和焦虑。抗抑郁药应进行为期 6 周的获益试验,如果没有显著改善,剂量可能需要调整替代药物。对于临床抑郁症或自杀意念标准不明确的癌症患者,建议咨询精神科医生。

## 交流

大多数晚期癌症患者希望获得尽可能多的关于他们的诊断和治疗的信息[83]。大多数患者也认为了解他们的预后很重要[84],并且更喜欢与他们的医生或家庭/治疗人员共同或积极地做出决策[85]。医疗保健提供者准确预测癌症患者预期寿命的能力仍然非常有限。此外,患者对预后和临终问题信息的接受程度受此信息传达方式的影响很大。医疗保健专业人员通常对讨论不良预后和其他生命终结问题感到不舒适。原因包括缺乏训练、精神压力、感到匆忙和没有足够的时间来解决患者的情绪需求,害怕使患者或家庭/治疗人员感到不安,或者不愿减少对无法获得进一步治疗的希望。然而,回避临终讨论可能导致患者不满意和进一步的心理困扰[86]。

很少有试验测试不同策略在传递坏消息方面的有效性[87]。大多数关于讨论坏消息的建议都同意以下关键特征:准备,信息内容,处理患者的反应,以及结束会面(表68-8)[87]。

关于临终讨论的重要指南强调了以下几点:确定讨论的原因和患者的期望,了解他们的现状,考虑文化意识和信息披露方面的偏好,验证感受并采取移情的方法,通过使用没有医学术语的语言来解释信息,使用易于理解的术语和短语,解释预测的局限性,并避免准确的时间表[86]。

**表 68 - 8** SPIKES 沟通技巧：设置沟通场景、评估患者认知、获得患者许可、告知患者医学专业信息、稳定患者情绪和支持[a]

| 第一步：安排会面 | |
|---|---|
| 目的 | 过程 |
| 为会面做准备 | 在看患者之前要有一个计划 |
| 建立融洽关系 | 安排不间断的时间，并决定谁应该在场，以及患者是否准备好 |
| 促进信息交流 | 坐下来，尽量保持冷静，慢慢说话，眼神交流；准备好纸巾 |

| 第 2 步：了解患者的认知 | |
|---|---|
| 目的 | 过程 |
| 确定患者理解的内容 | 提出开放式问题 |
| 促进与倾听的融洽关系 | 纠正错误信息和误解 |
| 评估否认 | 否认（"我看得出来很难听到"）和不切实际的期望（"我希望"） |
| 了解期望和担忧 | 定义你的角色 |

| 第 3 步：获得提供信息的邀请 | |
|---|---|
| 目的 | 过程 |
| 确定患者需要多少信息，以及何时准备好听取信息 | 问"你是那种想要详细信息的人吗？还是……" |
| 解决与家庭在信息披露方面的冲突 | 探索家庭关怀 |

| 步骤 4：向患者提供知识和信息 | |
|---|---|
| 目的 | 过程 |
| 让患者做好坏消息的准备 | 预测坏消息的到来 |
| 确保理解 | 以快递的形式提供信息，并定期检查以了解情况 |
| | 避免医学术语 |
| | 回答问题 |

| 第五步：回应情绪 | |
|---|---|
| 目的 | 过程 |
| 处理情绪反应 | 预测情绪反应 |
| 促进情绪恢复 | 准备好纸巾 |
| 承认我们自己的情绪 | 要思考后说话；抵制住让坏消息变得比实际情况更好的诱惑 |
| | 避免"修复它"的回应（"它并没有你想象的那么糟糕"） |
| | 支持对情绪表达的移情反应（如哭泣） |
| | 澄清你不确定的情绪（"告诉我更多"） |
| | 验证感受 |

| 步骤 6：沟通策略和总结 | |
|---|---|
| 目的 | 过程 |
| 确保为未来制定明确的谈判计划 | 治疗建议 |
| | 确保患者了解计划 |
| | 提供选项 |
| | 了解患者可能存在的障碍和担忧 |
| | 沟通你的角色；知道你会跟随他们，患者会得到安慰 |

注：[a]数据引自 Baile WF, Buckman R, Lenzi R, et al: SPIKES - A - Six - step protocol for delivering bad news: application to the patient with cancer, Oncologist 2000, 5(4): 302 - 311.
经许可修改自 Elsayem A, Driver LC, Bruera E. The MD Anderson Palliative Care Handbook. Houston, Tx: MD Anderson Cancer Center; 2002.

由医疗保健专业人员发起的家庭会议作为改善沟通的工具，可能有助于通知、深思熟虑、澄清目标，并调解困难的临终讨论。他们可以帮助在患者，家庭/治疗人员和医疗保健提供者之间制定可接受的治疗计划[86]，并阐明治疗目标，因此每个人都"意见一致"（表68-8）[88,89]。

## 高级治疗计划

预先指示通常由患者关于治疗的特殊偏好组成，通常以生前遗嘱的形式，详细说明患者在无法表达知情同意时的愿望，并表明医疗授权书，即患者的代理决策者。预先指示的目标是减少患者和家属的焦虑和痛苦，并确保患者在无法表达知情同意时的自主权。在生命最后30天之前的临终讨论和积极的治疗措施之间存在着反向关联[90]。

理想情况下，治疗目标讨论是在稳定的临床期间在门诊环境中进行的，由医生发起并包括患者的医疗代理和家人。随着患者病情和预后的变化，定期审查和编辑预先指示是很有帮助的。为患者制定高级治疗计划的指南包括以下内容：

（1）告知患者希望讨论与其医疗状况相关的健康偏好。待讨论议题的透明度很重要。

（2）安排一个方便的时间和舒适的环境（不受干扰）进行讨论。重要的是，除了对患者的决策很重要的亲人和家人之外，还要包括代决策者。

（3）根据患者的价值观和目标，评估、理解和反思患者的健康状况和治疗选择。

（4）制定并记录治疗计划。

（5）将治疗计划传达给代决策者、家人、治疗人员、亲人和医疗团队。

（6）每当出现新的事件或患者病情发生变化时，定期审查计划。

（7）根据需要在相应的情况下实施计划[91]。

高级治疗计划可以是扫描到患者电子健康记录中的医嘱形式，如生命维持治疗医师医嘱（POLST）或生命维持治疗医嘱（一些州的项目可能因名称而异）。这些便携式医嘱是一种提前记录治疗偏好的方法，与减少住院死亡、住院和不必要的心肺复苏有关[92]。

然而，仍有一部分患者，有时甚至超过1/3的患者接受的治疗与他们在POLST中概述的偏好不一致。

与疾病可预测性更强的患者相比，预后轨迹可预测性较差的患者出现了这种情况[92]。高级治疗规划文件是决策时使用的一条信息，它们取决于单个时间点的预测，而这一点可能会发生变化。高级治疗规划面临的其他挑战可能包括额外的后勤、财务和治疗负担。

患者和代决策者可能不想考虑与疾病和死亡有关的问题。患者可能很难想象残疾，并在更稳定的状态下放弃积极的治疗，但在经历并适应了健康状况的下降后，他们可能愿意接受更具侵入性的治疗。然而，一些患者在经历了功能和健康下降后，也可能将注意力从延长寿命的措施转移到舒缓措施上[93]。

这些挑战突出了高级治疗规划讨论作为一个持续过程的重要性，最好尽早开始，定期重新审视，以澄清和阐明患者的价值观，并为适应临床状况的不可预见的变化提供空间，同时尊重患者及其家人、治疗人员的价值观。

## 结论

癌症患者会遇到痛苦的症状，这可能会降低他们的生活质量，并影响他们接受癌症治疗的能力。从诊断、治疗、存活或生命结束，在疾病发展过程中的任何时候都会出现身体和情绪症状。当患者出现无法控制的症状时，肿瘤科医生可能面对癌症治疗的挑战不知所措。在与跨学科姑息性治疗团队的合作中，医疗服务提供者可以同时积极治疗癌症，同时保持人类生命的完整性，减少不必要的痛苦。

迫切需要将评估和治疗癌症患者面临的身体和情感症状纳入癌症治疗，并将姑息医学团队纳入癌症治疗。对于症状复杂的患者，早期采用跨学科的姑息性治疗往往是为了预防身体和情感疼痛的后遗症。此外，在癌症治疗的连续过程中，需要就治疗选择、预后和临终关怀等问题与患者和家属、治疗人员进行公开对话，包括从关注治疗癌症过渡到关注控制症状。

## 提示

- 以一致的方式常规使用经过验证的工具（埃德蒙顿症状评估量表、记忆性谵妄评估量表、CAGE-AID）可以帮助完成彻底的症状评估。
- 在开止痛药时，考虑全身疼痛是很重要的。在开具阿片类镇痛药处方时，必须同时考虑使用通便药。苯二氮䓬类药物可能会导致意外的过度进食、精神状态改变或呼吸抑制。吗啡等效每日剂量可以作为阿片类药物剂量的一个有用的基线计算。开具阿片类止痛药的过程包括讨论潜在的风险和益处，对其他受控物质有用，对阿片类药物的储存和正确处置进行教育，并通过处方监测计划进行仔细监测。

- 为了缓解疲劳症状，短期皮质类固醇治疗、嗜睡或抑郁患者的哌甲酯治疗、运动和认知行为治疗可能对缓解疲劳有效。体育活动已显示出迄今最好的循证治疗方法。
- 全身性阿片类药物有助于缓解呼吸困难。
- 癌症患者的厌食-恶病质可以通过营养咨询、运动、症状控制和针对恶病质机制的多种特定药物来缓解。
- 大多数晚期癌症患者认为了解其预后很重要。预后是一个纵向过程，在这个过程中，生存率估计可能会随着时间的推移而变化。预测总是存在不确定性，临床医生可以认识到这一点，同时在整个疾病过程中通过多次对话促进决策。

# 第15篇　生物统计学

**Xuelin Huang**

# 第69章 肿瘤学临床试验的统计设计

Xuelin Huang
Wei Qiao
Fang Xia
E lin
Liang Zhu
Jing Ning

秦文星　王童非·译

## 要点

▶ Ⅰ/Ⅱ期临床试验选择药物剂量时，需要在可接受的药物毒性剂量范围内选择基于疗效的剂量，而非最大耐受剂量（MTD）。

▶ 响应-适应性随机化（RAR）方案必须控制治疗组之间的协变量不平衡，以保证它们之间的有效比较结果。

▶ 个性化的 RAR 是根据每个人的生物标志物将其分配到最适合他们的治疗组。

▶ 高效的 RAR 同时考虑了肿瘤反应和生存。

▶ 提出了一种靶向疗法的创新统计设计，用来考虑整体效果和对未知敏感子集的效果，其特征将从正在进行的试验中确定。

▶ 一种新的富集设计，在试验期间有选择性地招募敏感患者，同时随着试验的进行不断更新敏感患者的选择标准。

## 药物开发过程的简要介绍

### 高效统计设计对临床试验的公共意义

据美国国立卫生研究院（NIH）分析，2010 年美国癌症相关医疗支出为 1 246 亿美元。随着癌症发病率的上升，预计该费用将在 2020 年达到 1 580 亿美元[1]。药物研发成本的飙升是导致美国医疗系统高成本的首要因素之一。目前普遍接受的估计认为一种新药开发的批准前成本约为 8 亿美元[2]。多项研究表明，每有 5 000～10 000 个化合物进入研究和开发渠道，而最终仅有一种能进入市场[3]。如果将前期研发失败的项目考虑进去，则每个成功新药的成本将更加昂贵。由于药物研发过程中的所有成本最终均会转嫁给患者与医疗系统支付者，因此，控制药物研发成本可降低美国医疗系统的财政负担。

为有效降低药物研发成本及加快进程，需要多方共同努力协作。在临床研究团队中生物统计学家的作用是设计合理可行和能产生高质量数据的临床试验，并对试验数据进行恰当的统计分析，以便在最小的偏倚和充分量化不确定性的情况下正确地回答预设的科学问题。因此，生物统计学家可通过实施创新的统计方法，帮助缩短临床试验时间，使临床医生能够通过更有效地利用现有数据做出更明智的决定，从而降低药物研发的成本。

### 药物研发的过程

药物研发过程的第一步是"探索"，通常从选定合适的靶点开始。目标通常是某个分子、蛋白质受体或与疾病状况或病理学特别相关的基因。因此，研究人员需要在分子、细胞和基因水平上对发病机制有全面深入的了解。研究靶点一旦确定，就需要在活细胞和动物模型中进行验证，以确认其在疾病进程中发挥的作用。验证之后，研究人员需要寻找一种分子或"先导化合物"来作用于疾病靶标。最初，大量的先导化合物会被认定具有治疗作用，但其中大多数对人体来说毒性太大。因此，通过药物吸收、分布、代谢和排泄的早期安全测试来筛选少数最有前景的候选药物以进一步优化选择。在先导优化步骤中，将已通过安全初筛的先导化合物的结构加以改变以提高其安全性和有效性。接下来，还要进行更多的临床前实验和动物试验，以确定该药物对人体试验是否安全。为了确定一个潜在的候选新药，这个探索过程包括所有的早期研究探索发现和实验室测试。在这个过程中，多达 5 000～10 000 个化合物需经过严格筛选，共需 3～6 年的时间[4]。

选择候选药物并确定其非临床安全性和有效性之后，研究人员必须向监管机构，如美国 FDA 提交新药研究申请，并获得批准开始人体试验。美国 FDA 审查申请，其中包括化学结构、制造、安全状况、临床前研究结果和详细的临床开发计划等信息，以确保试验参与者不会面临非合理的风险。除美国 FDA 批准以外,所有研究都必须由研究地点的机构审查委员会审查和批准。

一旦获得美国 FDA 和机构审查委员会批准,便可进行临床试验。NIH 认为,临床试验是寻求某种医疗方案、治疗方法或医疗设备对人体是否安全有效的研究。基于研究问题,临床试验可分为治疗试验、预防试验、筛查试验、诊断试验、支持性和姑息性治疗试验或生活质量试验。大多数癌症临床试验是治疗试验,将在癌症患者身体上测试新疗法或现有治疗方案的新方法。在临床开发计划中,临床试验阶段可分为 I、II 或 III 期。

在癌症 I 期临床试验中,候选药物首次在一小部分患者身上测试,以评估药物的安全性、耐受性、药代动力学和药效动力学。大多数癌症药物都具有细胞毒性,进而更高的剂量与更好疗效相关,但同时也会增加严重的药物毒性反应。因此,癌症 I 期临床试验的目标是明确药物 MTD,即与可接受的毒性水平相关的最高剂量[5],并明确药物或联合用药的推荐剂量和/或时间,以便在随后的 II 期试验中进行疗效测试[6]。I 期试验可能不集中于单一的肿瘤类型,而是招募广泛的癌症患者作为临床试验样本,患者数量为 15~30 名。

在癌症患者中一旦某种新药或联合用药的安全性在 I 期临床试验中得到证实,下一步将进行 II 期临床试验,评估该药物是否有足够的疗效,以保证在特定患者群体中进行深入研究[7]。II 期临床试验通常需要 30~100 名患者。如果在 II 期临床试验中新药表现良好,就会进行 III 期临床试验,以进一步明确药物的疗效和安全性。III 期临床试验通常是大规模的、验证性的随机试验,用以对比新药与目前标准疗法。通常 III 期临床试验的主要终点与生存相关,如总生存期(OS)或无病生存期(DFS)。中期测试通常在 III 期林场试验期间进行[8]。III 临床试验涉及的样本量可能从 100 到数千名患者不等。由于持续时间长,样本量大,III 期临床试验是药物开发中耗费最高的阶段。一旦临床试验的所有三个阶段顺利完成,将向美国 FDA 提出新药申请,要求批准该药物。一种新疗法只有在所有三阶段临床试验中都确定了疗效和安全性之后,才能考虑由美国 FDA 批准上市。整个药物开发过程不仅需要高昂的成本,还可能要花费 10 年以上的时间[2]。

新药被批准上市后,监管机构可能仍需进行 IV 期临床试验,以评估药物长期的安全性和有效性。因为 IV 期临床试验是在新疗法被批准上市后进行的,所以 IV 期试验通常被称为"上市后监测研究"。与 II 或 III 期临床试验相比,IV 期临床试验通常涉及更大的样本量和更长的时间。

## 临床试验设计概述

在本节中,我们将介绍 I、II、III 期临床试验的统计学设计。II 期临床试验可进一步划分为 II a 期和 II b 期。II a 期临床试验通常是与历史数据进行单臂比较,而 II b 期临床试验通常是随机的,设有两个或多个臂。

### ■ I 期临床试验

I 期临床试验在新药的评估中侧重于临床药理学和毒理学。在这一阶段,人类首次接触一种新药、一种新的给药计划(药物剂量和给药时间)或一种新型的联合用药方式。Piantodosi[9] 认为,I 期临床试验设计的四要素是:① 选择初始的给药剂量;② 选择剂量增量和患者队列的大小;③ 明确剂量限制性毒性(DLT)的标准;④ 建立推荐剂量,为后续临床试验患者,如何调整药物剂量(药物剂量的增加或减少)提供参考依据。其目标是明确临床试验中的 MTD。通常有多种给药计划(药物剂量或给药时间),按照剂量强度由低到高依次进行试验。I 期临床试验侧重于患者用药安全问题,通常该药物在动物试验中得出的最低剂量将被用于临床试验的起始剂量。以癌症临床试验为例,起始剂量通常为小鼠致死剂量的 1/10 或犬的最低毒性剂量的 1/3[10]。因为肿瘤学中常认为药物毒性越大,疗效越好,所以 MTD 被定义为百分之几的目标患者(如 30% 的目标患者)出现 DLT 的最高药物剂量水平。

一般来说,有两种类型的 I 期临床试验设计:分别是基于算法的设计和基于模型的设计。基于算法的设计:药物剂量的增量或减量需提前设定。由于其易于实现,基于算法的设计是目前使用最广泛的。例如,基于算法设计中最流行的"3+3"设计[11,12]。此设计中,患者以三人一组的方式入组临床试验。根据前 3 名患者中有多少人的用药剂量达到了 DLT 水平来制定特定的规则,并决定接下来新增的 3 名患者用药的剂量水平(增加、减少或保持不变)。之后的临床试验决策也是根据前 6 名患者产生的数据来确定的。MTD 是在 6 名患者中观察到的 0 或 1(无或有)DLT 的最高剂量水平。一些类似于传统"3+3"设计(基于算法的设计)的替代方案包括"2+4""3+1+1"和"3+3+3"[12]。虽然这些设计易于实现,但它们只使用当前剂量的数据来做决策,可能会使许多患者接受无效的低剂量治疗,并使一些患者暴露于非安全的药物毒性剂量水平[13,14]。一些已发表的文章认为,使用"3+3"设计筛选准确的 MTD 时的效率很低,并且在评估 MTD 时有很大程度的可变性[14]。

相反,基于模型的设计,其使用所有可用的患者毒性信息来拟合一个参数化的剂量-毒性模型,这是一个单调的非递减函数。O'Quigley、Pepe 和 Fisher 提出的持续重复评估方案(CRM)是最著名的基于模型的设计[16]。CRM 使用所有积累的数据来为后续患者提供下一个药物剂量水平。相反,"3+3"设计只使用最近入组的 3 或 6 名患者的试验数据。

基于 CRM 的其他模型设计包括控制过量用药的剂量递增设计(EWOC)[5]、贝叶斯模型平均法 CRM[17]、事件持续时间 CRM[18]、贝叶斯逻辑回归模型[19] 等。尽管 CRM 比基于规则的设计更具有可行性,如具有更高效的筛选出准确的 MTD,但由于其概念和操作的复杂性,其临床应用仍然有限[6]。

最近,另一种类型的适应性剂量发现设计,即模型辅助设计,结合了基于规则和基于模型设计的关键因素。与基于规则的设计类似,其剂量的升高或降低在试验前就已确定。它还借用了基于模型的设计的优势,使用统计模型来辅助临床决策。如修正的毒性概率区间(mTPI)设计[20],其变体 mTPI-2[21],以及贝叶斯最优区间设计[22]。

对于多种制剂联合应用或生物制剂,剂量反应函数不是一维单调的递增曲线。在这种情况下,"剂量越大,疗效越好"的规则也不适用(生物制剂),或者可能不清楚哪个药物剂量更高(联合制剂:A 药 3 mg+B 药 10 mg 与 A 药 10 mg+B 药 3 mg),所以剂量的选择不应该纯粹基于 MTD。在选择剂量时需要同时考虑疗效和毒性。Huang 等[23]提出了一个 I/II 期设计的平行阶段,此阶段既根据疗效选择药物剂量,又要受到药物毒性限制。

在平行 I/II 期设计中,所有剂量的毒性和疗效是同时评估的,而剂量爬坡可以采用传统的"3+3"算法[11]、CRM[16]或其他贝叶斯区间设计[6,22]来实现。基于疗效数据的适应性随机化在剂量爬坡后开始,在安全的剂量中进行。淘汰疗效低或无法耐受的毒性剂量。患者被分配到其余剂量的概率不等,其中患者被分配到高疗效组的概率更高。与其单独考虑单个剂量水平,不如使用所有剂量水平的毒性和疗效数据的逻辑回归模型来获得更稳定的方案,从而为剂量选择提供更可靠的依据。与单独的 I 期和 II 期试验相比,整合 I/II 期的综合设计更为有效。

### ■ II 期临床试验

将 I 期临床试验发现的 MTD 或推荐剂量应用于 II 期临床试验,以检验疗效并完善该药物的毒性特征。在许多癌症 II 期临床试验中,一种新药的抗肿瘤活性常是通过肿瘤反应来量化的,如果一个患者的肿瘤负荷减少至少 50%,则认为该治疗对该患者是有效的[24]。目前为止,已经开发了各种技术来监测肿瘤对治疗的反应。然而,最常见的方法是在治疗后的 CT 或 MRI 上测量肿瘤的缩小程度或肿瘤病变情况,实体瘤的反应评价标准(RECIST 1.1)[25]是评估肿瘤缩小程度最标准的方法。根据 RECIST,肿瘤反应可分为完全反应(CR)、部分反应(PR)、疾病稳定(SD)和疾病进展(PD)。在可评估的患者中,获 CR 或 PR 的患者比例被称为肿瘤的客观缓解率。在因为肿瘤对药物的反应被认为是对治疗有效(肿瘤很少自己缩小),所以 II 期临床试验中肿瘤客观缓解率一直是最广泛使用的主要研究终点。此外,治疗后肿瘤反应迅速(通常在 4~6 周),从而缩短了临床试验的持续时间。

#### 单阶段设计

肿瘤学 II 期临床试验最常见的设计是单臂临床研究。Fleming[26]提出了一个单阶段设计,针对疗效有临床意义的靶标来进行假设检验。Fleming 用正态近似法来估计样本量。A'Hern[27]根据这个方法为 Fleming 的单阶段设计创建了一个样本容量表。

#### 二阶段设计

在单臂临床试验设计中,所有患者在评估肿瘤缓解率和给予临床决策前便已全部纳入临床研究。如果试验最终肿瘤缓解率很低,那么所有患者都接受了无效的治疗方案。因此,

我们建议采用二阶段设计,将患者分为两个阶段进行招募。第一阶段后对数据进行分析,如果药物无效,便终止试验。Gehan[28]认为,当标准治疗中的反应率很低时,应采用二阶段设计。在这种情况下,某种药物虽然有较弱的缓解率,但其具有临床意义,仍值得进一步研究。在第一阶段,纳入 $n_1$ 例患者,观察 $r_1$ 例患者的反应。当 $r=0$ 时,终止试验。如果一个或多个患者出现肿瘤反应,他们将继续进行第二阶段。在第二阶段,累加 $n_2$ 例患者,观察 $r_2$ 例反应。在 Gehan 的设计中,第一阶段样本量选择 $n_1$,进而在固定药物缓解率为 $Pa$ 时,过早结束试验的概率很小(例如,5%),该固定药物缓解率被认为是最低应答率。通过求解 $Pr(\text{Stop Early} \mid pa) = Pr(r_1 = 0) = (1-Pa)n_1 = 0.05$,可以得出第一阶段的样本量 $n_1$。第二阶段的样本量 $n_2$ 的选择是为了在观察完所有患者后,有足够的精度来估计反应率 P。

Simon[7]提出了两种类型的二阶段设计(最优设计和最小化设计)。设计程序为两个阶段计算出最佳的样本量,同时在零假设和替代假设下控制 I 型和 II 型错误率。Fleming 和 Gehan 在设计中使用相同的标记,Simon 的二阶段设计如下。首先在第一阶段招募 $n_1$ 名患者,如果反应数 $r_1 < s_1$,则拒绝替代假设,并因无效而终止试验,其中 $s_1$ 是一个待指定的参数。否则,继续在第二阶段招募 $n_2$ 例患者。在第二阶段结束时,如果两个阶段的反应之和为 $r_1 + r_2 \geq s_2$,则拒绝零假设;否则,拒绝替代假设。Simon 的二阶段设计是为 $n_1$、$s_1$、$n_2$ 和 $s_2$ 选择适当的值,以满足特定的 I 型错误和效率限制。它们的选择也是为了满足特定的优化标准,如通过 Simon 的最佳设计最大限度地减少预期的总样本量,或通过 Simon 的 Minimax 设计最大限度地减少最大样本量。

#### 多阶段设计

Fleming[26]还提出了一种多阶段设计,当试验中期获得的试验结果出现极端时,无论治疗是有效性还是无效,都可以尽早终止试验。当 $K=2$ 时,Fleming 的多阶段设计可以被简化为二阶段设计。Simon 二阶段设计与 Fleming 二阶段设计的区别在于,Simon 的设计不允许根据第一阶段试验的阳性结果来提前给药。通常当药物在有限的患者看到希望时,将继续临床研究以造福患者,与此同时收集更多的安全信息将更具有临床意义。因此,在肿瘤学 II 期临床试验中,Simon 设计较 Fleming 设计更为常用。

### ■ 随机化临床试验

在单臂临床试验设计中,新药的肿瘤缓解率通常与基于历史数据(固定的缓解率)进行比较,但没有考虑到历史数据的可变性。此外,单臂试验的纳入标准可能与既往试验的纳入标准(基于的固定反应率)有所不同。很多因素都会影响单臂临床设计,如入选标准、支持治疗、治疗后反应的界定、剂量修改过程和顺应性模式或一些未知的潜在变量[29]。

人们普遍认为,随机化是消除系统性患者选择偏倚的一种方式,并对治疗效果进行无偏倚比较[30]。最近,随机化在 II 期临床试验中的使用更加广泛,特别是当主要终点为 PFS

时[31,32]。当Ⅱ期临床试验的目的是：同时评估两种或更多的新药或新方案时，以及缺少足够的历史数据作比较时，可以考虑随机设计。

随机选择设计最早是由 Simon 出的[33]。在这种设计中，患者被随机分配到一个或多个相互竞争的方案或治疗中（这些组具有相同入组标准）。通常设计中不包括对照组。这些试验作为几个独立的Ⅱ期试验同时进行。每一臂都进行单独评估，而且因为证据不足，各臂之间无法进行相互比较[34]。在试验结束时，将所有试验组的结果进行共同评估[35]，并选择疗效最好的试验组进入Ⅲ期临床试验。这种设计的优点是，由于各组的入组和评估标准统一，选择偏倚较小。然而，当多个具有相似疗效的臂出现时，就会降低最佳臂的筛选概率。

通常用于初步评估新治疗方法的疗效时，单臂Ⅱ期试验阶段称为Ⅱa期，随后的随机多臂Ⅱ期临床试验阶段称为Ⅱb期。目前，在后基因组学和高通量时代，待评估的治疗方案或药剂的数量急剧增加。因此，Ⅱb期则被用作为大型Ⅲ期试验前的预筛选阶段。层出不穷的治疗方案的出现提升了Ⅱb期作为中间步骤的重要性，Ⅱb期试验的目的是在进行耗时且昂贵的Ⅲ期临床试验之前，筛选到最有效的治疗方案。

一旦在Ⅱ期临床试验（有或没有Ⅱb期）中看到希望，就全面的开展Ⅲ期临床试验。Ⅲ期临床试验将新疗法与标准疗法进行严格的比较。应用最广泛的Ⅲ期临床试验的设计是将患者随机分到不同的治疗组。最终确定最佳疗法，这意味着要改变该患者群体的当前疗法。无论是Ⅱb期还是Ⅲ期临床试验，在比较不同治疗间疗效时，随机化被认为是科学有效的标志。随机化消除了试验中的系统性治疗分配的偏倚。使在临床试验的治疗组中，应用随机化，使已知的特别是未知的风险因素在组间平均分布，因此在患者中观察到的反应都是由治疗引起的，而非其他混杂因素导致。

临床研究人员根据（目标人群的）临床试验结果来评估特定治疗或其他干预措施的疗效。在探究临床干预措施和对比不同治疗方案的特点，包括相关费用、短期和长期疗效，以及副作用上，进行随机对照试验效果显著。此信息对于指导医疗质量和治疗成本至关重要。

通常有两种类型的随机化：固定分配随机化和自适应随机化。由于自适应随机化相对复杂，我们在后面讨论。固定随机化是分配概率在研究入组的整个过程中始终保持固定。与此相反，自适应随机化是指在入组期间，分配概率随治疗分配、基线信息和先前入组受试者的结果而变化。

最常用的固定分配随机化设计包括简单随机化、区组随机和分层随机化。简单的随机化类似于在试验中进行抛硬币来决定每个患者的治疗分配。用此类型的随机化设计进行试验相对直接，因此也很容易进行，但它不能保证分配到每个治疗组的患者数量相等。例如，总共有 100 名患者，最终在试验中，一个治疗组可能有 47 名患者，而另一个治疗租有 53 名患者。即使在试验结束时患者的数量是平均的（例如，每组 50 人），前 20 名患者也可能是不平均的，一个组 15 人，另一个组

5 人。特别是如果患者的特征随时间变化而变化（例如，早期患者的预后比晚期患者差），那么早期的不平均可能会导致偏倚。区组随机通常用来避免上面的问题。例如，一个组块大小为 4 的分组随机化可以将前 4 名患者分配给 ABAB，将第二组 4 名患者分配给 BBAA，其中 A 和 B 是两种治疗方法。每个区块内保证有相等的样本量，而每个区块内的序列则是从 A 和 B 之间所有可能的相等大小的序列中随机抽取的。当存在可能会影响治疗反应的预后因素时，经常使用分层随机化。例如，如果年龄（65 vs <65）和基因突变状态（是与否）是预后因素，那么根据这些因素定义四个阶层，并在每个阶层内进行随机分配患者。

## 临床试验设计的创新

在本节中，我们首先描述不同类型的适应性设计，然后介绍有关创新性临床试验设计部分我们最近发表的文章。

### 随机临床试验的适应性设计概述

传统的随机临床试验采用固定比例将患者分配到每个治疗组，并在研究结束时分析治疗效果。近年来，适应性设计变得越来越受欢迎，因极具灵活性，其成为传统随机临床试验的替代方案。根据试验期间收集的信息，适应性设计允许对正在进行的临床试验进行修改，而不损害其完整性和有效性。适应性设计受到研究者、赞助者甚至患者的喜爱，因为它缩短了试验时间，减少了无效/疗效差的患者数量，它还可以根据最新临床信息来修改设计，并提高后期药物开发的成功率。在此，我们重点讨论一些常见的适应性设计类型，包括：① 响应-自适应随机化设计（RAR）；② 适应性成组序贯设计；③ 生物标志物适应性设计；③ 两阶段无缝连接适应性设计。每种设计的细节将在下文中描述。

### 响应-自适应随机化设计（RAR）

在临床试验中通常使用平等的随机分组，以生成可靠的数据，以便推断两种治疗的差异。然而，当治疗差异较大且研究终点为生存时间时，将大量的研究患者分配到疗效差的治疗组似乎并不合适[36]。RAR 是一种依赖于数据的分配模式，先前随机分配的患者的疗效将决定下一个患者的随机分配到该组的概率[37-40]。

近年来，人们增加了对 RAR 设计的兴趣，导致 RAR 设计在肿瘤的Ⅱ期临床研究中的应用更加广泛[41]。患者治疗的相对成功率决定随机化概率，它倾向于让更多的受试者接受更好的治疗，与平等分配原则相比，患者及临床医生更倾向于接受这样的试验方法。RAR 设计的例子包括胜者优先设计（PW）[37,38]、罐子模型（urn models）[39]、舍弃劣效处理组（drop-the-loser）设计[42]、双适应性非均衡硬币设计（DBCD）[43]和贝叶斯 RAR 设计[40,44]。

PW 中，当前患者治疗成功会导致下一个患者也会分配到此治疗组内（上一个治疗成功组），只有当患者在当前组治疗失败的情况下才会使下一个患者被分配到替代治疗组。罐子模型设计是在试验过程中通过向罐子中添加适当颜色的球

来改变分配概率,而这些球的颜色分配是基于前面患者的结果。在舍弃劣效处理组设计中,在试验过程中可以完全放弃一个较差的治疗组(失败者),不再继续随机化,以提高试验效率。它还允许在试验期间增加额外的臂。对于具有二元反应测量的双臂试验,Wei 和 Durham[45] 提出了一个 RAR 程序的广义 Friedman 罐子模型。

另一种 DBCD 的方法首先由 Eisele 和 Wood - roofea[46] 提出,并由 Hu 和 Zhang[47] 进一步改良。这种设计取决于当前每个治疗组中患者的比例和当前对理想分配比例的预估。这种设计的优点包括:灵活地应对任何给定的分配,并允存在许多种类型的临床反应,同时达到方差的下限。

DBCD 包括三个步骤:① 使用平等的随机化方式,分配一小部分患者作为收敛之前的阶段;② 根据当前患者的反应计算最佳分配概率;③ 应用分配函数计算下一个新患者的分配概率,其目标是步骤 2 的最佳分配概率。

已经提出了几种方法来计算最佳分配概率。比较流行的是 Neyman 分配法[48],它使测试统计量的方差最小。Rosenberger 等[49] 提出的方法在将 Wald 检验统计量的条件方差保持在固定水平的同时,将失败的次数降到最低。Hu 等[50] 讨论了这种方法的通用性。

尽管自适应随机化是从频率论的观点开始的,但在贝叶斯框架中它很快也得到了利用。贝叶斯方法将先前和历史信息与当前可用的数据结合起来,以便做出未来的分配决策。贝叶斯推理为研究人员提供了更大的灵活性,并根据最新的信息去更新后验治疗的分配。对于贝叶斯 RAR,分配概率基于治疗组最佳的后验概率。在这种设计中,最初,患者被平均随机地分配到治疗组。随着疗效数据的积累,患者的分配开始不平衡,分配更偏向于具有更高治疗效果的组(更高的客观肿瘤缓解率或更长的 PFS 时间)。它有能力利用实时积累的数据来改变试验的进程,因此能够根据试验结果动态地将患者分配到治疗组,并及早终止无效的治疗组。

Berry 和 Eick[51] 对贝叶斯适应性分配方案与平均随机化进行了详细的比较。Zhou 等[52] 在一项试验中引入了自适应随机化设计,即综合生物标志物靶向治疗肺癌(BATTLE),此设计采用了层次贝叶斯模型。该方法使用历史信息来定义先验信息,并在不同协变量特征的患者身上"借用信息(borrowed strength)"。

同样在贝叶斯框架下,Ning 和 Huang[53] 提出了一种新的 RAR 模式,控制治疗组之间的协变量不平衡,来保证它们之间的有效对比。提出了协变量不平衡的方法。与同等随机化相反,这种设计更有可能将新患者分配到治疗组,从而将协变量不平衡降至最低。Yuan、Huang 和 Liu[54] 开发了一种不同的方法来平衡协变量,无论是连续的还是分类的,通过使用 Kolmogorov - Smirnov 统计量来衡量不同组之间的失衡。所有这些努力都是为了合并复杂的患者异质性,并将以后的患者分配到疗效更好的治疗组。这些新的设计,它们都是确保不同治疗组之间的患者治疗结果具有可比性,从而得到科学

有效的试验结果,同时也有助于将更多的患者分配到更好的治疗组。

**适应性成组序贯设计**

经典的分组序贯设计是在实验者事先规定的标准下不断地作显著性检验。在每个阶段,它们都有可能提前终止试验,而无须设置固定的样本量。在每个过渡阶段,可以根据终止准则来支持或拒绝零假设。经典的分组序贯设计需预先确定需要分析的总人数和分析时间。直到获得最大的信息或越过停止边界,试验将被停止。

停止边界的例子包括 O'Brien 和 Fleming[55]、Wang 和 Tsiatis[56]、Lan 和 DeMets[57]。O'Brien 和 Fleming 使用了递增边界。Wang 和 Tsiatis 边界依赖于形状参数和预先指定的信息分数。

适应性成组序贯设计允许在中期分析时对试验进行调整或修改[58]。这些调整可能包括但不限于重新估计样本量、增加/减少治疗组、修改随机化方案等。尽管已经充分理解经典的分组序贯设计,并且用消耗函数可以很好地控制 I 类错误率,但在中期分析时,对试验进行调整或修改可能会导致 I 类错误率的增加。所以仍然需要统计学相关程序来控制研究中的 I 类错误率[59]。

**生物标志物适应性设计**

生物标志物是一种生物分子,也是一个指标,用于客观评估正常生物学过程、致病过程、对治疗药物的反应[60]。随着生物标志物的开发,出现了患者根据生物学特征或基因组图谱指导治疗选择。生物标志物根据使用的类型,可以将其分为预后和预测性生物标志物。预后生物标志物用来评估与治疗无关的患者反应,而预测性生物标记则反映了患者对特定治疗的有效信息。预测性生物标志物可以将患者在诊断时分为预后良好组或预后不良组,而预测性生物标志物可以将患者分为对特定治疗敏感组或不敏感组[61]。所以预测性生物标志物可以被用来引导患者选择最佳治疗方案。

多数癌症分子治疗只能使一部分患者受益。生物标志物适应性设计可以根据患者的生物标志物特征,确定最有可能对研究治疗产生反应的患者亚群。与传统的 all - comers 设计相比,它可以让更多的患者从临床试验中获益,这可能会提高临床试验效率,减少不敏感患者从而减少患者在治疗中的药物毒性反应。

Xu 等提出了一种基于亚组的多臂生物标志物自适应试验[62]。这种设计同时使用随机分区模型搜索预后亚组,并根据后验预测概率将患者分配到最佳亚组进行特定治疗。

如果生物标志物在患者筛查时就是已知的,该试验应根据已知的生物标志物只招收敏感患者。如果生物标志物的信息是未知的,可以使用 adaptive signature design。adaptive signature design 验证总体疗效的显著性水平为 $\delta$(如 $\delta = 0.04$)。如果总疗效在统计学上是显著的,那么就可以得出结论,实验性治疗可能使所有接受治疗的患者受益。否则,在一个敏感的患者子集中以显著性水平 $\theta$(如 $\theta = 0.01$)检验治疗效

果。这就把总体的Ⅰ类错误率控制在 $\alpha=\delta+\theta=0.05$。

Gu 等提出了基于贝叶斯的两阶段生物标志物的自适应随机化设计（BATTLE-2）[64]。这种设计有三个主要目标：① 检验疗效；② 确定此靶向药的预后和预测的生物标志物；③ 为参加试验的患者提供更好的治疗。贝叶斯适应性随机化方法适用于生物标志物的开发（第一阶段）和验证阶段（第二阶段）。在第一阶段，根据已知的生物标志物进行适应性随机化。在第一阶段结束时，通过测试整体治疗效果，做出决策定案（Go or No-Go decision）。如果在第一阶段结束时作出 Go 的决定，则采用两步贝叶斯 Lasso 策略，根据积累的数据选择额外的预后或预测生物标志物：分组 Lasso 用于选择重要的生物标志物，而自适应套索用于优化试验选择和评估。根据改进的自适应随机化方案纳入第二阶段的患者进行治疗。

### 两阶段无缝连接适应性设计

在传统的药物开发过程中，Ⅱ期试验选择一个有希望的治疗方法/剂量，Ⅲ期试验进一步确认治疗效果。两阶段无缝连接适应性设计（也称为选择获胜者设计、放弃失败者设计和自适应无缝设计）是一种多阶段设计，将Ⅱ期和Ⅲ期结合到单个试验中。它由两个阶段组成：选择阶段（Ⅱb期）和一个确认阶段（Ⅲ期）[65]。对于选择阶段，目的是通过使用多个治疗组和对照组的平行设计来选择最佳剂量/治疗。在选择阶段加入对照组，便于将选择阶段数据与确认阶段的数据结合起来进行最终分析。确认阶段评估了所选疗法与对照疗法的疗效。

两阶段无缝连接适应性设计的大体框架如下：纳入试验的患者被随机分配到实验组和对照组。在第一阶段结束时，选定的剂量/治疗进入确认阶段。随机分配新入组的患者，并接受随机分配到的剂量/治疗或对照治疗。如果在第一阶段结束时选择了多个治疗组，或只放弃了劣质的治疗，则在确认阶段需要将选定的治疗组与对照组进行比较。

Thall、Simon 和 Ellenberg 提出二进制终点的两阶段设计，以避免连续监测[66]。Schaid、Wieand 和 Therneau 将他们的设计扩展到生存时间（time-to-event）终点，并允许在选择阶段后提前终止试验[67]。Stallard 和 Todd 对他们的设计进行了概括，允许超过两个阶段的试验使用误差消耗函数（Error-Spending Function），而且使用检验统计量的有效分数，它适用于所有类型的研究终点[68]。Huang、Liu 和 Hsiao 提出了一个无缝设计，允许预先指定在每个阶段拒绝试验组的概率[69]。Bischoff 和 Miller 提出了一种基于正态分布平均值的两阶段适应性设计，用于治疗组的选择[70]。他们的设计只需要最少的患者数量就能达到预期试验的结果，同时控制Ⅰ类错误率，限制第一阶段后选择劣质治疗的概率。Todd 和 Stallard 提出了一种组序设计方法，允许更改确认阶段的终点[71]。Chow 和 Tu 假设不同阶段的研究目标相同，得出了计算样本量的公式[72]。Posch、Maurer 和 Bretz 提出了在应用样本量重新评估和/或治疗选择时，有两种方法可以控制Ⅰ类错误率：一种是使用模拟来调整临界值，另一种是使用适应性 Bonferroni-

Holm 程序[73]。Stallard 提出了一种控制Ⅰ类错误率的方法，即在确认两阶段无缝连接试验的第一次中期分析中使用治疗选择的短期终点，调整组顺序的边界[74]。

两阶段无缝连接适应性设计不是在Ⅱ期和Ⅲ期临床试验设计中设置多个实验组与一个对照组，而是通过使用两个阶段的数据，且只需要较小的样本量，进而加快药物研发过程[66,67]。因为两阶段无缝连接适应性设计中，选择哪个阶段进行分析，试验结果对此选择分析时机的选择极为敏感，所以应该进行模拟，以找到进行中期分析的最佳时间[67]。

### 最近提出的创新性临床试验设计

在本小节中，将介绍我们自己在临床试验设计方面所进行工作，肿瘤学临床试验需要一些创新性设计。我们描述了一种新设计，在试验中可以帮助个体参与者，让他们分配到最佳的个性化治疗方法中[76]。我们还提出了一个创新的设计，同时考虑到了肿瘤反应和患者的生存两个因素[77]。此外，我们还考虑癌症患者的生物标志物特征，通过富集过程选择性地招募患者，并根据患者的生物标志物特征，自适应地将其分配到最适合他们的治疗方案中去[78]。

#### 考虑到患者异质性的自适应临床试验设计

存在一个重要的伦理问题是：一个正在进行的试验中，将患者分配到治疗组，什么方法能使他们更大程度上从治疗中受益？为了回答这个问题，我们需要一个更为灵活的设计，不断地进行推论，并需要一个道德设计，在试验期间指导每位患者采用最佳的治疗方案。为了满足这些需求，Qiao 等[76]提出了一种自适应随机化设计，在贝叶斯框架下考虑患者特征（协变量）。呈现不同亚组治疗效果差异的真实情况，这里介绍肿瘤研究中的预测因素和预后因素部分。Italiano[79]提出了以下定义：预后因素是可客观检测的临床或生物学特征，它提供有关信息，有关于未治经疗的癌症患者可能出现的结局。身体素质良好的患者可能比身体素质差的患者预后更好，身体素质将被视为"预后"因素。相反，预测因素是一种临床或生物特征，它提供了关于可能从治疗中获益的信息（无论是在肿瘤缩小还是生存方面）。这些预测因素可以用来确定最有可能从特定治疗中受益的患者亚群。在肿瘤学研究中有一个很好的例子是雌激素和孕激素受体，雌激素和孕激素受体是预测性生物标志物，用于乳腺癌患者对内分泌疗法的敏感性上的预测。统计学上，预后因素可被认为是主要影响因素，其影响可在单臂试验中得出结论，因为不同的治疗方法对其不产生影响。相反，预测因素可以被认为是"交互"项，可以在多臂试验中进行评估，因为不同的亚组之间的效果不同。在目前的研究中，我们更倾向于找到对治疗更敏感的患者亚群。因此，我们重点研究预测因素，也就是治疗和其他协变量的交互项。治疗分配概率是基于一个稳定的算法，根据所有观察到的数据来计算治疗的置信度（confidence level）[76]。通过使用 RAR，这种设计能使得到有效治疗的患者的总数增加。它还试图检测亚组间疗效的差异，并根据患者的生物标志物将其分配到最有利的治疗组中。与平等的随机化相比，这将使更多的患者获得最佳的个体化治疗。这种适应性设计是向精准医疗迈出的一步。它的目的是让每个参加前瞻性临床试验的患者从中受益。

**同时考虑到肿瘤反应和患者生存结果的高效设计**

临床试验中的生存结果需要很长的一段时间来收集,但早期肿瘤反应数据则在治疗开始后很短的时间内就可以得到。Huang 等[77]提供了一个高效的设计,同时考虑了肿瘤反应和患者生存指标。我们通过晚期非小细胞肺癌(NSCLC)患者的一个例子来说明这种新的统计设计的优势。

NSCLC 占所有肺癌的 75%~80%。NSCLC 起源于肺内的"非小细胞"。晚期非小细胞肺癌是一种晚期疾病,其特征是癌细胞从肺部扩散到淋巴结或身体远处其他部位。虽然在癌症治疗中 OS 是临床疗效的金标准,但定期测量瘤体大小和位置常被用作早期指标,来确定当前治疗对癌症是否有效。一般来说,部分缓解(PR,通常定义为瘤体至少减少 50%)和完全缓解(CR,通常定义为检测不到癌症)被认为是对癌症治疗的有效反应,通常与更好的长期生存有关。然而,更多的患者通过治疗只是使疾病稳定下来,而不是达到 PR 或 CR。根据发表在《临床肿瘤学杂志》[80]上的一篇文章,在 8 周的 CR 和 PR 基础上再加上疾病稳定(定义为 8 周疾病控制率),对晚期 NSCLC 患者的远期预后预测比标准反应检测更准确。最近的一份出版物显示,在不同种族(西方国家与中国患者)中用"8 周疾病控制率"来预测生存获益的看法是一致的[81]。

尽管Ⅱ期临床试验的设计取得了进展,但目前的Ⅱ期肿瘤试验设计仍存在许多局限性。其中一些限制是在探索性研究中,由于决策过程的内在权衡造成的。例如,在治疗后相对较短的时间内(如 2~3 个月)就可以获得肿瘤缓解率等短期结果,通常用于Ⅱ期肿瘤试验,以缩短药物开发时间,加快候选药物的筛选过程。然而,延长生存期仍然是癌症治疗的最终目标,OS,PFS 或其他类似的生存结果仍然是美国 FDA 批准的Ⅲ期临床试验药物的标准终点。并且在肿瘤应答结果中看到的疗效可能不容易转化为有效的生存终点。另一方面,如果使用 OS 作为主要终点,最终数据可能需要几个月或几年才能完成,试验的设计和推进可能更加复杂和艰难,特别是对于 RAR 设计[77]。因此,在许多癌症Ⅱ期试验中,PFS 被用作主要的替代终点,因为与肿瘤反应相比,它与 OS 更相关,并且与 OS 相比 PFS 需要的随访时间更少。虽然肿瘤反应在短期内可以快速获得,并有可能用于加速适应性随机化,但在大多数以 PFS 为主要终点的Ⅱ期 RAR 肿瘤学试验中,肿瘤反应状态没有被纳入决策。

如上所述,Ⅱ期试验的主要目标是筛选出有希望的候选药物,以便在Ⅲ期试验中进一步研究。由于传统的肿瘤学Ⅱ期临床试验的局限性,癌症药物研发的损耗率仍然很高。抗癌活性的药物在临床前研发中,只有 5%在Ⅲ期试验中表现出令人满意的疗效[82]。1975—1994 年的数据显示,对于已经在Ⅰ期试验中评估的候选药物中,只有 10%被批准用于临床[83]。截至目前,有 400 多种新化合物可供试验[84]。与此同

时,符合条件的患者群体中,参加临床试验的患者比例保持在 3%~5%[85]。从历史上看,这些统计数据表明,Ⅱ期临床试验在筛选"弱"候选药物方面并不顺利。在Ⅲ期临床试验中,许多"弱"候选药物正在与"强"候选药物竞争患者,而接受"弱"候选药物治疗的患者失去了临床获益的机会。

因此,目前肿瘤学Ⅱ期临床试验的设计远非最佳。应采用创新的方法,使稀缺资源得到更有效的利用,并更有效地淘汰无效的药物。

在传统的以生存期为主要终点的肿瘤Ⅱ期临床试验中,通过观察到的生存信息进行中期分析。没有事件的患者被视为删失的观察值。在本部分中,介绍了短期肿瘤反应和长期生存时间的联合建模方法,以便在临床试验期间进行早期的临时决策。为了能够估算出删失的事件时间,采用了贝叶斯方法,对基线风险率进行明确建模。联合建模的目的是通过利用短期和长期结果之间的相关性来改善分析结果。这可以在利用其他信息(早的短期疗效提供了远期疗效)的同时实现早期决策[77]。

除了 NSCLC,联合建模方法也可能适用于其他肿瘤,晚期患者对治疗的早期肿瘤反应可能预示着更长的生存期。联合建模方法也适用于在患者群体较少或入组率较慢的情况下,只要能获得早期肿瘤反应信息,就可以增加一些罕见疾病的临床发现。

为了做联合建模,首先,对短期明确的肿瘤反应,假设了一个带有基线协变量的逻辑回归模型,反应状态分为两级。假定长期 PFS 结果遵循肿瘤反应状态条件下的指数分布。在适应阶段,在每个新患者入组前,首先计算不同治疗条件和基线协变量下肿瘤反应状态的后验概率,然后用后验肿瘤反应概率作为加权项,计算每个治疗组的 PFS 的后验平均值。随机化概率是基于条件后验的 PFS 概率,即一个治疗组优于另一个。采用多项 probit 模型对三种类型的肿瘤反应进行建模。在联合建模中加入了两个二元和一个连续协变量。作为先验,我们假设这两个二元协变量与治疗相互作用,并对肿瘤反应有影响。连续协变量对 PFS 有影响。PFS 采用比例风险模型,随机化概率是基于比较两种治疗方法的风险比的后验概率。为了将原来的联合建模策略扩展到更复杂的环境下,我们主要做了两个扩展:① 联合模型中包括一个额外的基线连续协变量;② 肿瘤反应状态被扩展到多个类别(3 类):疾病进展(PD)、疾病稳定(SD)和疾病反应(PR 或 CR)。假设基线连续协变量是 PFS 的预后生物标志物,并被纳入 PFS 的模型中。此外,两个基线二元生物标志物被假定为肿瘤反应的预测性生物标志物,在治疗中,其中一种生物标志物可预测较差的疗效,另一个生物标志物预示着更好疗效。选择生物标志物是为了证明联合建模方法能够更有效地将患者分配到更好的治疗中。原则上,联合建模方法可以在肿瘤反应模型或 PFS 模型中容纳任何类型的协变量。

**贝叶斯自适应随机化的特征富集设计**

由于基因组学领域的发展和更好地理解了致病机制,导

致疾病治疗向分子靶向治疗的转变。在癌症研究中,由于大多数肿瘤在分子发病机制、基因组特征和表型特征方面具有异质性,一种靶向药物很可能只让一部分患者获益。例如,曲妥珠单抗对乳腺癌亚组(HER2 高表达)具有很好的疗效。在这种情况下,可靠的检测手段有助于给治疗敏感的肿瘤患者定位。然而,在大多数情况下,我们往往不知道什么检测方法或基因组特征,能用来定位患者。因此,进行传统的平等随机的临床试验往往不能找出有效的药物和对治疗敏感的患者群体。因此,对于临床试验工作者来说,出现了以下问题:在特定诊断中该疗法是对所有患者有效,还是只对具有某些生物标志物特征的患者有效?如何在试验中确定这些生物标志物?使用患者人数统计数据,用来评估药物疗效,这种评估结果显示出明显的局限性。因为检测某些生物标志物缺乏统计标准,进而抛弃有希望的新分子疗法。

当得知某些患者群体可能从试验中获益时,临床试验应集中在该敏感的亚群。在适应性临床试验中,使用生物标志物可以为患者提供个性化最佳治疗方案。为了实现这一目标,我们提出了一个交叉验证的特征富集设计(cross-validated signature enrichment design),与贝叶斯 RAR 相结合[78]。我们根据临床试验中个体全部(individuals inside and outside)的利益和损失情况,用 4 个标准评估了这种设计的性能。该设计方案可以让更多的患者获得最佳的个性化治疗,从而产生更高肿瘤的反应率。这种设计可以明确某种疗法,能让大部分患者获益,也可以找出仅对敏感患者有效的疗法。

Freidlin 和 Simon[63] 提议在试验中期确定敏感患者,并在其余患者中筛出的敏感患者的亚组来检验治疗效果。这样为评估提供二次机会,来进一步评估敏感患者的疗效。因此,它可以有更多的机会发现有疗效的药物,并让我们对治疗敏感亚组有更深入的了解。

上述特征可以在上述的贝叶斯 RAR 设计中实现。使用一个适应性特征组件,以确定治疗敏感的患者,然后在他们中检测疗效。[78] 为了区分敏感患者和不敏感患者,我们可以使用不同的统计学方法,如预测治疗效果的优势比等。当协变量数量巨大时,我们需要使用变量选择或者使用协变量自适应随机化来确定治疗敏感的亚组。我们对变量进行了初步筛选,并实现了 Freidlin 和 Simon 使用的机器学习投票方法[63]。我们还可以使用最小绝对收缩选择算子(LASSO)及带平滑削边绝对偏离(SCAD)来确定最有效的变量选择方法[86,87]。

癌症生物标志物的研发得到了快速发展,这使患者能够更精准的选择治疗方案[88,89]。如果针对特定的生物标志物有治疗方案时,可以利用生物标志物将患者分为两个亚组:"敏感"或"不敏感",以进一步评估患者对治疗的反应。如知道哪些敏感患者可能从实验性治疗中获益,临床试验则应侧重于这一敏感亚组。一些用于筛查的预测性肿瘤标志物,包括用于乳腺癌的 HER2[90,91]、结直肠癌和黑色素瘤的 BRAF[92]、评估非小细胞肺癌和结直肠癌的肾小球滤过率[87,93]。此外,在 2017 年,美国 FDA 批准了帕博利珠单抗用于任何具有高微卫

星不稳定性或错配修复缺陷的实体肿瘤,这标志着美国 FDA 首次根据生物标志物而不是肿瘤本身给予批准药物上市[94]。

利用患者的生物标志物信息选择治疗方式,在患者入组期间,我们采用了一种富集策略,使患者大量入组到敏感治疗组,并减少不敏感治疗组的入组例数[78]。我们还应用贝叶斯 RAR,根据积累的数据自适应地调整未来的分配概率。因此,我们的设计既具有贝叶斯适应性随机化的优势也具有富集决策的优势,在试验中产生了更高的总体反应率。在试验结束时,我们对整个患者组和敏感亚组的疗效进行检测,并控制这两个检验的Ⅰ类错误率的总和。

将生物标志物信息转化为临床应用的方法诞生了,因此呼吁更有效和更迅速的药物开发模式。主方案设计是一种总体方案设计,它同时操作多个子研究,以同时评估一种或多种疾病类型的干预措施,其中每个子研究可根据肿瘤类型或生物标志物进行试验[95-97]。根据研究的特点,主方案设计被分为篮式研究(basket trials)、伞式研究(umbrella trials)和平台型研究(platform trials)。篮式研究就是多种类型的疾病因为有相同的生物标志物,而选用同一种治疗方案;伞式研究简单地说就是一种疾病根据不同的生物标志物选择不同的治疗方案。平台型研究不断评估针一种疾病的几种治疗方法,并允许在试验期间灵活增加和/或排除新的治疗方案。如果为篮式研究和伞式研究允许在试验期间增加新的治疗方法并排除劣质的治疗方法,它们也可以被认为是平台试验[97]。与传统的双臂试验相比,伞式研究使用一个主方案设计,在单一疾病内研究多种药物的疗效,这可以使药物开发更加准确和高效。上述带有贝叶斯自适应随机化的特征富集设计(SEDAR)可以扩展为适合伞式研究的 SEDAR - U 设计。SEDAR - U 设计结合了多臂和早期终止规则,允许更多的入组患者从有希望的治疗中获益,并能更好地进行临床试验。

## 结论

通常,良好的临床试验设计应具有灵活性,更好与试验过程中累积的数据适配。与许多治疗领域的试验相比,这些特点对肿瘤学试验尤为重要。首先,大多数癌症试验规模相对较小。许多候选药物(试验)竞相争夺合格的患者(这个意义上的资源),因而小样本量的试验是比较可行的。如果一项试验需要太多患者,可能需要很长时间才能招募到目标患者数,因此,由于医学的快速发展,所测试临床试验药物可能会过时。为了帮助节省样本量,贝叶斯临床试验设计可以考虑历史信息作为先验统计参数。第二,与患有其他疾病的患者相比,癌症患者很大一部分希望通过参加临床试验寻求治疗方法。因此,应保证受试者在临床试验中最大程度的获益。也就是说,肿瘤学试验的目的不仅包括科学研究,还包括治疗患者。这对所有的试验都是如此,但由于癌症患者参加临床试验的人数众多,这种考量对肿瘤临床试验设计显得尤为重要。这就是为什么 RAR 在肿瘤学试验中特别有吸引力,与同等随

机分组相比,RAR 会将更多的患者分配到更好的治疗组。由于并发症和监管方面的考虑,RAR 还没有在第三阶段临床试验中得到普遍应用。然而,RAR 应该在早期临床试验得到广泛应用。

## 提示

- 对于 I／II 期试验,在可接受的毒性的剂量水平上以疗效为基础来选择剂量。临床试验的统计设计需考虑这一点。
- 对于样本量相对较小的随机化肿瘤临床试验,我们仍然可以考虑 RAR,但需要控制治疗组之间的协变量不平衡,以保证有效的比较结果。可以通过在试验期间持续监测协变量不平衡来实现,并调整新入组患者的随机化比例以使其最小化。
- 每种类型的癌症都是异质性的。每个癌症患者都有他/她独特的基因特征。我们使用个性化的 RAR,旨在根据每个人的生物标志物,将其分配到最适合他/她的治疗组。
- II 期试验通常使用短期缓解作为主要终点,而III 期试验通常需要使用生存期(无病生存期,PFS 或总体生存期,OS)作为主要终点。为了更好地选择 III 期临床试验候选人,我们在 II 期临床试验中使用了有效的 RAR 来考虑肿瘤反应和生存。
- 靶向治疗可能会产生"脱靶"效应,从而无法达到预期效果。我们使用统计设计,既考虑整体效果,又考虑对未知的敏感子集的效果,将从正在进行的试验中确定其特征。
- 患者可能对靶向治疗敏感或不敏感。如果有相当比例的入组患者对研究性疗法不敏感,就会降低试验的成功机会。这也伤害了那些不敏感的患者,因为他们可能会受到毒性的影响,但却没有从中获益,而且他们失去了参加其他可能更有利于他们的试验的时间和机会。我们使用富集设计,有选择地招募敏感患者,同时不断利用试验期间积累的数据来发现敏感患者。

# 第 70 章　肿瘤学中的大数据和机器学习

Peng Wei
Hai Shu
秦文星　王童非·译

## 要点

▶ 机器学习的目的是开发计算机算法和统计模型,以发现复杂和大型数据集背后的模式(无监督学习),或根据一组预测因素和决策规则来预测结果(监督学习)。

▶ 深度学习(DL)是一个基于多层人工神经网络的机器学习的方法系列,并已被证明在许多应用中优于经典的监督学习方法;然而,由于其模型的复杂性,它需要一个大的训练数据集(至少需要数千个样本)。

▶ 肿瘤学的大数据主要来自癌症基因组学(如癌症基因组图谱项目)、医学图像(如 CT、MRI 和 PET)及电子健康记录。

▶ 整合基因组分析是一个强有力工具用以研究复杂疾病(如癌症)背后的生物学机制。跨多平台的高维数据,如 DNA 甲基化、拷贝数变异和基因表达。

▶ 放射组学是成像分析的一个新兴领域,用于诊断、预后或预测治疗反应。其指的是提取大量的定量特征,包括形状特征、一阶直方图特征和捕捉体素强度空间排列的二阶纹理特征。

▶ 另一方面,将训练错误(即用于训练模型的样本的预测误差)最小化,将导致对模型性能的过度拟合和过度优势。测试误差可以通过适当的训练/测试数据分割或交叉验证来客观地评估。

1956 年举行的著名的达特矛斯夏季人工智能研究计划中,John McCarthy 创造了人工智能(AI)一词[1],其定义为"制造智能机器的科学和工程"[2]。机器学习作为 AI 的一个子领域,通过经验自动提高计算机性能的数学和统计方法[3]。DL 是基于多层人工神经网络(ANN)的革命性的机器学习[4],引起了 AI 的第三次热潮,并以人脸识别[5]、自动驾驶汽车[6]、私人电子助理(Siri、Alexa 和 Google Assistant)和智能医疗诊断等方式融入我们的日常生活中[7,8]。

## 机器学习

机器学习,在统计学领域也被称为统计模型学习,旨在开发计算机算法和统计模型,以发现复杂的大型数据集背后的模式(无监督学习),或根据一组预测因素和决策规则来预测结果(监督学习)[9]。由于高通量技术的突破,如 20 世纪 90 年代末和 21 世纪初的微阵列分析技术[10,11]、21 世纪中后期的二代测序技术[12,13],以及 10 年代的单细胞测序技术[14,15],医学(尤其是肿瘤学)的大数据和新兴分析挑战进一步促进了机器学习的发展。例如,一个典型的基因表达微阵列或 RNA 测序实验可以测出几十到几百个样本的全基因组信使 RNA(>20 000 个 mRNA)的表达水平。癌症基因组图谱(TCGA)项目于 2005 年开始,是肿瘤学大数据的典范。它使用各种高通量平台,对跨 33 种癌症类型的 20 000 多个原发性癌症和匹配的正常样本进行分子特征分析,产生了超过 2.5 PB 的基因组、表观基因组、转录组和蛋白质组数据[16,17]。

为了满足基于高通量基因组学数据发现癌症亚型的需求,人们开发并完善了一些无监督的机器学习方法,如分层聚类、基于多种类型基因组数据的聚类(iCluster[18])和基于模型的聚类方法[19]。另一方面,监督机器学习在过去几十年里也有了空前的突破,其目的是在高维预测器(数以万计)和相对较小样本量(几十到几百)中建立的预测模型,也就是所谓的"大 p,小 n"问题。监督机器学习的主要突破包括惩罚性回归方法(lasso[20]、elastic net[21] 和安全独立筛查 SIS[22],仅举几例)、支持向量机(SVM)[23] 和基于集成学习的方法(随机森林[24] 和 Boosting[25]),见 Hastie 等的全面介绍[9]。

## 深度学习(DL)

2016 年,AlphaGo 对李世乭的比赛让公众注意到了 DL,这个经过深度学习训练的计算机程序战胜了世界围棋冠军[26]。在 AI 界,DL 的惊人成功可以追溯到 4 年前 2012 年著名的 ImageNet 大规模视觉识别挑战赛(ILSVRC),其中深度卷积神经网络 AlexNet 取得了前五名达到 15.3% 的错误率,比亚军(非深度学习方法)低 10.8% 以上[27]。从那时起,DL 已经成功地应用于学术界和工业界的各个领域[5-8],这归功于大型数据集(ImageNet[28]、COCO[29] 和 BraTS[30])的可用性,计算能力的指数级增长(图形处理单元和张量处理单元),以及优化良好的开源软件库(Pytorch、Tensorflow 和 Keras)。

作为 DL 的基础,ANN 是一种非线性数学模型,它在输入数据和输出数据之间建立了复杂的关系[4]。ANN 中,输入数据被提供给输入层,然后通过一个或多个与输出层相连的隐藏层传输(图 70-1)。一个层是一个节点的集合,称为神经元,模仿人脑中的神经元,通过边缘与上一层和下一层连接。边缘被分配了可训练的权重,将前一层的神经元的输出值相加作为下一层的每个神经元的输入。每个神经元通过应用激活函数对数据进行非线性转换。深度神经网络是一个具有许多隐藏层的 ANN,通常有 10 层以上,甚至 100 层以上。卷积神经网络是一种专门为图像数据设计的 ANN,它执行一种称为“卷积”的线性操作,能够捕捉到图像中的空间依赖性。

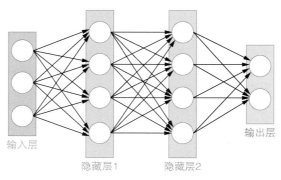

**图 70-1　人工神经网络的结构**

AI,特别是 DL,最近在医学领域越来越受欢迎,用来提高效率,减少人为错误和变异性,以及降低医疗成本[7,8]。医学图像分析领域应用最为广泛,主要是因为计算机视觉技术取得了显著进展。例如,McKinney 等[31] 开发了一个 DL 模型,用于乳腺癌 X 线筛查,该模型的受试者工作特征曲线下的面积(AUC)比 6 位放射科医生的平均面积大 11.5%。更多的例子包括 2019 年脑肿瘤 MRI 分割的 BraTS 挑战赛[32]、2018 年糖尿病视网膜病变分割和分级的 IDRiD 挑战赛[33],以及 2017 年 Data Science Bowl 竞赛中肺癌的 CT 检测[34],自动 DL 算法赢得了冠军并在挑战中占据主导地位。在医学影像领域之外,DL 也被成功地用于电子健康记录的个性化风险预测和健康轨迹,并被应用于预测基因组特征和功能的基因组研究[35]。

为了推进 DL 和人工智能 AI 在医学和医疗领域的发展和应用,已经建立起许多重要的平台。Grand Challenge (https://grand-challenge.org/)和 Dream Challenges (http://dreamchallenges.org/)是医学和公共卫生方面的比赛,在这些比赛中可以设计出新颖的人工智能算法。例如,为生物图像分割挑战发明的著名的 U-Net[36]。*Artificial Intelligence in Medicine* 和 *Radiology: Artificial Intelligence* 杂志发表了关于医学中 AI 理论或实践的高质量文章,JAMA Network 归档了其期刊上发表的相关文章(https://sites.jamanetwork.com/machine-learning/)。

## 机器学习中的训练误差与测试误差

对预测模型性能的评估应基于测试误差,也就是对独立测试样本的预测误差。然而,机器学习建模中的一个常见错误是试图最小化训练误差,即用于训练模型的样本的预测误差。不幸的是,这将导致模型的过度拟合和对模型性能的过度乐观。事实上,训练误差通常会随着模型中包含的预测因子数量的增加而不断减少,无论包含的是真实预测因子还是噪声预测因子。例如,在二分类结局变量预测问题中,使用许多纯噪声预测器,训练错误分类率可以小到零。另一方面,同一模型的测试误差可能非常大。

为了客观估计测试误差,将给定的预测建模数据集分为训练样本和测试样本(3∶1~5∶1 的比例),前者用于建模,后者用于预测精度评估。如果样本量受到限制,则可以使用 K 折的交叉验证来估计测试误差,其中常用 K 包括 3、5、10 或 N(样本量,留一法交叉验证)。例如,5 折交叉验证需要将整个样本随机平均分成五组。然后将 5 折中的每一折作为测试集,其余四折组成训练数据;总体预测准确率计算为所有 5 折中的平均准确率。在后面将详细介绍的案例研究中,我们在案例研究 Ⅱ 中使用了三折交叉验证,样本量为 74,在案例研究 Ⅲ 中使用了 5∶1 的训练/测试数据分割,总样本量为 3 713。关于这个问题的全面论述,见 Hastie 等[9] 的第 7 章。

## MDACC 的机器学习应用案例研究

在本节中,我们介绍了三个案例研究,以展示 MDACC 的机器学习研究和应用,包括:① 癌症基因组学数据的综合分析;② 利用 MRI 放射组学特征对治疗反应进行预测建模;③ 乳房 X 线的深度学习建模。

### ■ 案例研究 Ⅰ:癌症基因组学数据的整合分析

基因组分析研究表明,膀胱癌可分为腔内型和基底型两种分子亚型,具有不同的临床行为和对一线化疗的敏感度[37,38]。据报道,有 23 个 mRNA 基因表达标志物在这些分子亚型中起主要作用[38];然而,目前还不知道的是:① 这些基因表达标志物是否也在 DNA 甲基化和拷贝数变异(CNV)水平上表现出差异;② 是否有其他基因通过三种数据类型(即 mRNA 表达、DNA 甲基化和 CNV)与分子亚型相关。尽管比较常见的方法是对每种数据类型的结果分别进行大规模的全基因组关联分析,并将结果临时结合起来,但这可能会导致统计能力的丧失和不受控的总体错误发现率(FDR)[39]。为此,我们提出了一个新颖的多变量混合模型(IMIX)框架,该框架整合了多种类型的基因组数据,并允许对数据间的相关性进行建模[40]。IMIX 的特点是跨数据类型的 FDR 可控,计算效率高,以及针对 R 语言的用户有友好软件包“IMIX”(https://github.com/ziqiaow/IMIX)。此外,IMIX 只允许汇总统计数据作为其输入形式,而非单独的患者数据。

我们应用 IMIX 分析了 TCGA 膀胱癌患者队列,该队列分析三个基因组平台的数据:DNA 甲基化(M)、mRNA 基因表达(GE)和 CNV。我们的目标是根据三种数据类型的关联模式,将每个全基因组基因分为 8 个可能的类别:(M−,GE−,CNV−)、(M+,GE−,CNV−)、(M−,GE+,CNV−)、(M−,GE−,CNV+)、(M+,GE+,CNV−)、(M+,GE−,CNV+)、(M−,GE+,CNV+)和(M+,GE+,CNV+)。例如,(M−,GE−,CNV−)类的基因,此三种数据类型中的任何一种都与基底/管腔亚型无关。然而(M+,GE+,CNV+)类的基因,此三种数据类型表示与基底/管腔亚型相关。质控后,我们分别分析了 373 个 DNA 甲基化样本、391 个 RNA 测序样本和387 个 CNV 样本的 15 672 个基因的分子亚型,调整了临床协变量,包括年龄、性别、种族、吸烟状况和病理分期。我们将IMIX 应用于从个体水平数据的关联测试中获得的最终 $P$值。在 FDR 为 1% 的情况下,我们在(M+,GE+,CNV+)分类中鉴定了 61 个重要基因,即与所有三种数据类型相关的基因。我们在图 70-2A 中显示了 61 个基因的 DNA 甲基化、基因表达和 CNV 水平,其中腔内型和基底亚型之间的基因表达差异似乎与 CNV 水平呈正相关,与 DNA 甲基化水平呈负相关。我们进一步对这 61 个重要基因进行了生物反应路径分

析(Ingenuity Systems,www.ingenuity.com)。结果显示,在腔内样本中,过氧化物酶体增殖物活化受体(PPAR)途径被过度激活。此前,Choi 等[38]首次提出了肌层浸润性膀胱癌的分子亚型,并表明 PPARα 和 PPARγ 的激活在调节管腔亚型的基因表达特征方面起着重要作用。具体来说,他们在两个膀胱癌细胞系中给予罗格列酮(PPARγ 选择性激动剂),并进一步证实罗格列酮激活了 PPAR 途径,并在原始管腔内样品中富集基因特征。我们还在图 70-2B 中列出了 DNA 甲基化、基因表达和 CNV 的管腔和基底标记物的水平。在 23 个标志物中,我们发现有 6 个、15 个和 1 个基因分别属于(M−,E+,CNV−)、(M+,E+,CNV−)和(M+,E+,CNV+)类。特别是 PPARG 属于(M+,E+,CNV+)类,即通过所有三种分子机制与亚型相关。据报道,该基因是基底和管腔分化的驱动基因之一。正如预期的那样,腔内样本显示出比基底样本更高的 PPARγ 基因表达水平;此外,我们在甲基化和 CNV 水平上发现了一种一致性的具有显著差异模式,此前尚未报道。

总之,我们的整合基因组数据分析显示,至少在两种数据类型上,管腔内型和基底型标志物显示出实质性差异。通过应用 IMIX 框架,我们发现了与所有三种数据类型的分子亚型相关的新基因(图 70-2B),并证实了经典的 PPAR/RXR激活通路(先前报道在腔内和基底分化中起核心作用)[38]。

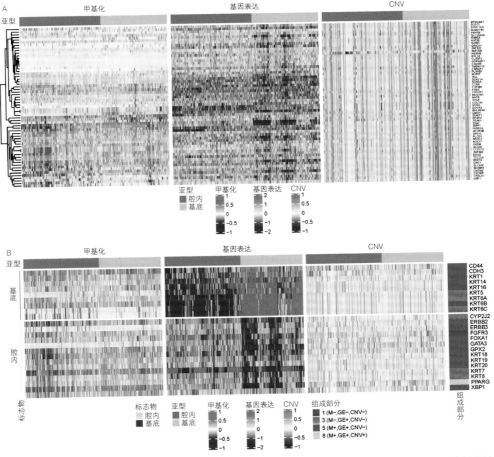

**图 70-2** A. 癌症基因组图谱(TCGA)中膀胱癌分子亚型的 IMIX 分析的基因热图。A. 在 TCGA 肌肉浸润性膀胱癌患者的分子亚型中,由 IMIX 确定的与三种数据类型(M+,GE+,CNV+)相关的最重要基因的甲基化、基因表达和拷贝数变异(CNV)模式,FDR 为 1%。B. TCGA 膀胱癌队列的管腔和基底标志物的表达模式

除了是 TCGA 项目的主要贡献者外[16,41,42]，MDACC 的研究人员还利用 TCGA 数据作为参考，用多组学方法对罕见的、但在临床上具有侵略性的癌症进行分子鉴定，如肉瘤[43]、小细胞癌[44]和膀胱微乳头状癌[45]。最近，通过将 lasso 回归模型[20]应用于 TCGA 膀胱癌队列（$n=408$），并随后在两个 MDACC 队列[新鲜冷冻样本（$n=132$）和福尔马林固定石蜡包埋样本（$n=89$）]中进行验证[37]，进而开发了一个基底型到管腔型过渡评分系统。

### ■ 案例研究Ⅱ：三阴性乳腺癌临床试验中的 MRI 成像

三阴性乳腺癌（TNBC）约占所有乳腺癌的 20%，是乳腺癌的一个亚型，缺乏雌激素受体、孕激素受体和 HER2 的表达[46]。与其他乳腺癌亚型相比，TNBC 更具侵略性，与较高的复发率和较低的总生存率有关。TNBC 患者常接受新辅助治疗（NAST）来降期，便于进行侵入性较小的手术。降期的程度被视为替代性的预后标志。在接受 NAST 的 TNBC 患者中，约有一半人对 NAST 有病理性完全缓解（pCR），但在其他治疗中的不存在或仅存在较低概率的 pCR。正在进行的"提高生存率的强大的 TNBC 评估框架"（ARTEMIS）临床试验（NCT02276443）是 MDACC"乳腺癌登月计划（Breast Cancer Moon Shot Program®）"的一部分，目的是利用纵向基因组和成像特征来确定对标准 NAST 化疗敏感/不敏感的 TNBC 患者。研究中Ⅰ～Ⅲ期的 TNBC 患者在治疗前接受活检，然后立即开始 NAST。通过 RNA 测序和全外显子组测序进行基因组分析，并在基线时，NAST 2 个周期后和 4 个周期后时进行超声检测和多个序列的 MRI 成像检测[T1、T2、动态对比增强（DCE-MRI）和化学交换饱和转移 MRI]。在适当的手术后病理科医生根据残余肿瘤的大小确定 pCR。这里我们介绍一项试验性的放射组学研究，旨在利用 MRI 成像的放射组学特征来预测接受 NAST 的 TNBC 患者的 pCR[47]。放射组学是成像分析的一个新兴领域，指的是提取大量的定量特征，包括形状特征（如体积和最大直径）、一阶直方图特征（如强度分布的平均值、中位数、最小值、最大值、偏度和峰度），以及捕获体素强度空间排列的二阶纹理特征[48]。为了研究放射学表型是否能预测 pCR，我们使用内部的 MATLAB 库从 74 名在 ARTEMIS 试验中基线上接受了超快速 DCE-MRI（时间分辨率：9～12 s）的Ⅰ～Ⅲ期 TNBC 患者中的每一个人身上提取了 390 个放射学特征（一阶直方图特征和二阶灰度共生矩阵）。AUC 被用来确定放射学特征对 pCR 的预测效果。鉴于样本量相对较小，放射学特征数量较多，我们使用了三折交叉验证法和带有弹性网的惩罚性逻辑回归模型来建立预测模型。弹性网惩罚的优势在于它可以选择特征，同时容纳潜在的相关特征，如放射组学的情况[21,49,50]。由此产生的由 24 个特征组成的放射学模型，预测 pCR 的 AUC 为 0.80。这个模型正在一个独立的 ARTEMIS 患者群体中得到验证。其他正在进行的研究工作包括整合分子、基因组和成像生物标志物，为 TNBC 患者制定个性化治疗，以及为纵向 MRI 成像开发深度学习模型以预测 pCR。

### ■ 案例研究Ⅲ：乳房 X 线检查的深度学习方法

乳房 X 线检查、早期检测生物标志物、风险评估和成像技术（MERIT）是一项多学科 MDACC 计划，旨在发现、评估和验证生物标志物，用于乳腺癌的早期检测。在本章中，我们将介绍一个 MERIT 项目，该项目提出了一种 DL 方法，用于恢复处理全域数字乳房 X 线照片，用于乳房密度和纹理特征分析。有兴趣的读者请参考 Shu 等的文章，了解详细情况[51]。

全域数字乳房 X 线检查产生两种类型的成像数据[52]。原始的"待处理"图像，其中灰度与通过乳房的 X 线衰减成正比，以及经过处理的"用于展示"的图像，优化这些图像进而使癌症检测结果可视化。与经过处理后用于展示的图像相比，待处理图像更适合定量分析（例如，乳房密度评估和纹理特征分析），因为它们反映了乳房的原始物理特性。文献报道了两种图像类型之间的乳房密度和纹理测量的显著差异[53,54]。然而，在临床环境中，由于成本和存储的限制，用于处理的图像很少被归档；只存储了经过处理后用于展示的图像。此外，乳房的 X 线设备制造商没有公布原始图像到处理后的图像转换步骤，也没有提供反算法。因此，对于乳腺密度和纹理特征的回顾性算法（更倾向于使用"待处理图像"的算法和软件[55,56]）不适用于现大多数存储的历史图像（仅以经过处理的"用于展示"的图像格式存储）。

从我们的研究得到启发，把图像从经过处理的"用于展示"的图像恢复成原始的"待处理"图像。我们利用强大的 DL 技术 U-Net 开发了一种图像恢复方法[36]。U-Net 及其变体[57,58]在各种医学图像分割任务中表现出优异的性能[32,33,59]。我们将 U-Net 的使用扩展到图像评估，其中恢复的图像可以被看作是一个连续值的分割图。我们在数学角度上将 U-Net 用作为非线性回归函数，在"用于展示"图像的基础上拟合出"待处理"图像。具体来说，在最初的 U-Net 中，我们将损失函数从分类的交叉熵改为均方误差，最终激活函数从分类的 softmax 函数改为连续的线性整流函数（ReLU）函数。

所有"待处理"图像和"用于展示"的乳房 X 线片都是用 Selenia Dimensions 乳房 X 线系统（Hologic）生成的。"用于展示"图像从医学影像档案与传输系统中恢复，用于"待处理"的图像存储在图片归档和通信系统的研究服务器上。数据集包含来自 884 名女性[年龄范围，28～80 岁；平均±标准差（SD）年龄，56.7±9.9 岁]的 3 713 对"待处理"图像和"用于展示"的乳房 X 线图像，包括 1 891 内外斜位（MLO）和 1 822 对乳腺头尾位（CC）。数据集被随机分成不相干的训练集和测试集，包括来自 737 名和 147 名女性的图像（737∶147≫5∶1），其中 MLO 上有 1 569 对和 322 对，CC 上有 1 519 对和 303 对。在模型训练中使用了"待处理"图像和"用于展示"的图像。在测试中，"用于展示"的图像被输入到训练好的模型中以生成估计的"待处理"图像，而原始"用于展示"图像仅用于评估图像恢复性能。

在测试数据集中，评估的"待处理"图像具有可接受的平均相对误差绝对值（平均值±SD＝0.115±0.059），乳房部分结构相似指数高（0.986±0.007）。评估图像和原始图像在乳腺密度百分比方面有很强的相关性（Pearson $\gamma \in 0.946$；95％ $CI\ 0.926, 0.966$），在乳腺密度等级方面有很强的一致性（Cohen $\kappa \in 0.875$；95％ $CI\ 0.845, 0.905$）。乳房密度百分比和等级由 Volpara 软件（1.5.4.0 版；Volpara Solutions）进行评估。我们还考虑了 Gastounioti 等列出的 28 种乳腺 X 线照片纹理特征[53]。在 22 个纹理特征方面，评估的图像与原始图像有令人满意的相关性（Pearson $\gamma \in [0.762, 0.986]$ 和 $[0.503, 0.668]$ 分别针对 18 个和 2 个特征；Spearman $\rho^3\ 0.705$，针对另外两个特征），并且在其他 6 个特征方面得到了"用于展示"的图像的良好补充（$\gamma \in [0.832, 0.846]$ 和 $=0.650$，分别针对 4 个和 1 个特征；Spearman's $\rho=0.553$ 针对另一个）。我们在训练数据集上获得了类似的结果。因此，我们的深度学习方法在恢复"待处理"的乳房 X 线片图像方面表现良好，在图像误差和相似度指标、乳房密度及 28 个广泛使用的纹理特征中的大多数都有很强的一致性。图 70-3 说明了我们恢复的用于处理的图像的例子。

## 结论和未来方向

肿瘤学的大数据来自癌症基因组学、医学影像和电子健康记录。机器学习方法的最新进展，特别是深度学习，已经彻底改变了精准肿瘤学，以及更为广泛的精准医学[60]。整合基因组学和医学影像数据是一个有希望的研究方向，从而建立诊断、预后或治疗反应的预测模型[61]。

AI 的两个新兴方向是深度强化学习[62]和深度因果推理[63]，它们分别是 DL 与强化学习和因果推理的结合。DL 使他们能够扩展到以前难以解决的问题。强化学习是要学习一项策略，以便代理在环境中采取行动以最大限度地提高预期累积奖励。机器人手术是深度强化学习在医学领域的一个突出应用，此手术预计将提高手术的精确度，增加手术的安全性，并减少手术时间和费用[64,65]。与相对可接受的机器人辅助手术（即在人类外科医生的监督下）相比，自主机器人手术可能面临伦理问题[66]。因果推断研究的是系统不同组成部分之间的因果关系。深度因果推断对于解决复杂的医学问题很有帮助，如在高维协变量和高基数处理下的因果效应估计[67]。

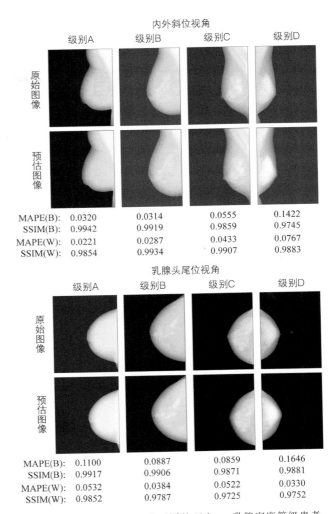

**图 70-3** 随机选择 4 名具有不同的 Volpara 乳腺密度等级患者，比较他们的原始图像和预估图像。图像进行负对数变换以便阅读。B，乳房部分；MAPE，平均绝对百分比误差；SSIM，结构相似指数度量；W，整幅图

## 致谢

这项工作得到了美国国立卫生研究院（NIH）RO1HL116720 和 RO1CA169122 的资助，P. W. 得到了 P50CA091846 和 P50CA217674 的部分支持。

## 提示

- 肿瘤学的机器学习研究需要来自多个学科的研究人员采取团队科学的方法，包括肿瘤医学家、放射学家、病理学家、医学物理学家、生物统计学家、生物信息学家和计算机科学家。
- MDACC 的团队科学研究得到了美国国家癌症研究所癌症中心资助、优秀研究项目资助和 MDACC 的"乳腺癌登月计划"的帮助。
- 机器学习，特别是 DL 研究，需要强大的计算基础设施，包括具有大量中央处理单元和图形处理单元计算节点的高性能计算（HPC）、大内存和存储空间。MDACC 的研究人员可以使用有专门 IT 支持的机构 HPC，以及得克萨斯大学研究网络基础设施倡议所提供的得克萨斯高级计算中心的世界级 HPC 资源。
- 公共数据集，如 TCGA、基因型和表型数据库（dbGaP）和基因表达总库，可以有效地利用这些数据集，与本地患者样本产生的数据进行比较和结合。
- 给定一个用于预测建模的数据集，应将其分成训练样本和测试样本（3:1～5:1 的比例），前者用于建立模型，后者用于预测精度评估。如果样本量有限，可以采用交叉验证法来估计测试误差。理想情况下，应进一步使用来自不同来源的独立数据集，如机构，来验证预测模型。
- DL 已被证明在成像和其他应用中优于经典的机器学习方法；然而，由于模型的复杂性，它需要一个大的训练数据集（至少有数千个样本）。对于具有中等规模样本的预测建模，传统的机器学习方法，如惩罚性回归、随机森林和 Boosting，仍然可以是很好的选择。

图像数据表：

**内外斜位视角**

| | 级别A | 级别B | 级别C | 级别D |
|---|---|---|---|---|
| MAPE(B): | 0.0320 | 0.0314 | 0.0555 | 0.1422 |
| SSIM(B): | 0.9942 | 0.9919 | 0.9859 | 0.9745 |
| MAPE(W): | 0.0221 | 0.0287 | 0.0433 | 0.0767 |
| SSIM(W): | 0.9854 | 0.9934 | 0.9907 | 0.9883 |

**乳腺头尾位视角**

| | 级别A | 级别B | 级别C | 级别D |
|---|---|---|---|---|
| MAPE(B): | 0.1100 | 0.0887 | 0.0859 | 0.1646 |
| SSIM(B): | 0.9917 | 0.9906 | 0.9871 | 0.9881 |
| MAPE(W): | 0.0532 | 0.0384 | 0.0522 | 0.0330 |
| SSIM(W): | 0.9852 | 0.9787 | 0.9725 | 0.9752 |

# 第 71 章　基于价值的肿瘤学

Casey J. Allen
Aileen Chen
Ryan W. Huey
Ya-Chen Tina Shih

秦文星　王童非·译

## 要点

▶ 随着节约医疗成本和提高癌症治疗质量的需求增加,医疗机构所提供的癌症治疗方案应与患者的价值观和偏好相一致。

▶ 价值评估对于如何高效地提供"基于价值"的癌症医疗至关重要。

▶ "基于价值"在很多临床领域,特别是在肿瘤内科、放射科和外科领域不断发展。

▶ 为了满足当今医疗保健环境中价值评估的需求,各种价值框架正在不断发展。

▶ 管理学、卫生经济学及临床实效研究都有助于价值评估框架的发展。

▶ 有效传达"价值"的作用,有助于所有"基于价值"的利益相关者(医疗保健)的共同决策。

## 基于价值的医疗保健概述

研究表明,2021 年医疗保健支出将占美国国内生产总值(GDP)的近 1/5,医疗保健成本的增长速度将限制国家的发展,甚至有破产的可能[1]。因癌症的治疗成本更高,所以癌症医疗在此方面的问题尤为突出。此外,癌症医疗费用预计将从 2010 年增长 40%,到 2020 年预计将达到 1 750 亿美元[2]。

癌症医疗成本的增加影响了许多利益相关者,包括患者及其家属、家庭供养者、医疗费用支付方和医药制剂制造商。美国医学研究所[现在的(美国)国家科学院、工程和医学研究院]在 2013 年的共识中指出,如果癌症医疗费用继续不受控制的增加,那么许多美国人将难以负担[3]。财务紧张或金融毒性,直接和间接的医疗费用使患者和照顾患者的人承受巨大经济负担,这将导致社会心理压力增加,治疗效果欠佳和生活质量下降(QOL)[4,5]。此外,专业癌症医疗资源集中化,会使社会经济状况差的患者难以获得高质量医疗的机会[6-8]。患者治疗受阻将影响以患者为中心的结果。此外,人们普遍认为,高昂的医疗成本不一定会转化为高质量的医疗服务或改善治疗效果。美国的人均医疗支出远远超过其他发达国家,然而,与预期寿命相比,很明显,美国的医疗系统在浪费大量的医疗资金[9]。

随着节约医疗成本和提高医疗质量需求的增加,人们普遍认为,医疗保健更应按价值进行评估。因此,美国的医疗系统正处于向价值激励系统过渡的过程中[10]。政策制定者和支付费用者(保险公司和患者)正设法确保有限的资源物尽其用,他们向商业领袖、医生和健康经济学家求助,以更好地理解和定义基于价值的医疗保健。越来越多的人认识到,真正的医疗改革,是在医疗的实际衡量、医疗的提供式和医疗费用的报销方式上进行重大的战略和组织变革[11,12]。另外,由于美国联邦政府和个别州开始强制要求保险公司和医疗机构向患者提供医疗费用的相关信息,使价格透明化[13],希望患者能更积极地与临床医生沟通,以确保选择的治疗方式符合他们的价值观和偏好。

## 价值评估的理论框架

### ■ 从管理科学角度看价值评估

基于价值的医疗保健运动,是竞争商业战略方面的权威人士 Michael E. Porter 和 Elizabeth O. Teisberg 的研究领域。经过十多年的研究,他们发表了标志着里程碑式的书《重新定义医疗保健,创造以价值为基础的竞争结果》*Redefining Health Care Creating Value-Based Competition on Results*[14],以了解医疗保健行业为什么不符合标准的经济竞争原则。文中阐述了医疗保健因医疗提供者的错误竞争而陷入混乱。基于价值的医疗保健的核心宗旨,是在医疗保健交付系统的组织和管理中必须首先考虑患者价值。

## 价值方程

正如 Porter 和 Teisberg 最初提出的那样,对患者来说"价值",是在整个治疗期间,评估患者的治疗效果(患者看重的治疗效果)和治疗费之间的关系[14]。为使患者得到多维度健康,他们提出三层次结果衡量层级的概念[14,15]。这个层次强调了生存的重要性,但也考虑了康复程度、康复时间、治疗期间的副损害、复发,以及长期的医疗效果。

### 扩展的价值方程

根据 Porter 的原则,MDACC 倾向于将价值框架的结果部分与传统的质量、安全和衡量患者体验相结合[16]。其详细公式包含了时间维度,包括短期并发症和长期致残,以及早期和晚期生存与功能恢复。该公式还扩大了成本的定义,包括支付方和患者的成本。如公式(1)所示,价值方程包括质量(生存、功能恢复、经验)、伤害/安全(并发症、疼痛、疾病能力)和/或成本(患者、第三方支付者、机构)等指标的组成。

$$价值 = \frac{质量(生存,功能恢复,经验) - 伤害/安全(并发症,疼痛,疾病能力)}{成本(患者,第三方支付者,机构)} \quad 公式(1)$$

### ■ 从卫生经济学和结果研究的角度进行价值评估

卫生经济学和结果研究(HEOR)领域的佼佼者,学和国际药物经济结果研究学会(ISPOR),认识到在当今的医疗环境迫切需要更好地理解和评估价值,于 2016 年成立了一个价值评估特别工作组[17]。该工作组的一系列研究成果,连同其他涵盖价值评估的概念、理论、经验和实践方面的文章,均发表在 2018 年《健康价值》杂志的专题中[18]。在本章中,我们从 HEOR 的角度对价值评估进行推广阐述。鼓励对这一主题有深入学习兴趣的读者阅读本期专题。

### 价值要素

价值评估的难点是如何定义"价值",因为价值这个词本身就具有主观性和多面性。HEOR 专家认为价值有 12 个要素:① 质量调整寿命年(QALY);② 净成本;③ 生产力;④ 改善依从性的因素;⑤ 减少不确定性;⑥ 担心传染;⑦ 保险价值;⑧ 疾病的严重程度;⑨ 希望的价值;⑩ 实际选择权价值;⑪ 公平;⑫ 科学溢出效应[19]。QALY 是一种衡量标准,它将干预措施获得的寿命年(LY)与该期限内各种健康状态相关的健康效用进行权衡,权重为 1 表示完全健康,0 表示死亡。净成本是指与替代方案(通常是目前的治疗标准)相比,新的干预措施所带来的额外(或增量)成本。QALY 和净成本是 HEOR 中价值评估中最常见的两个价值要素,因为它们构成了成本效益分析(CEA)的基本组成部分。生产效率反映了工作人员工作受阻(工作障碍)的情况(与健康相关的工作受阻),与健康有关的工作障碍,包括两个部分:缺勤和出勤。前者量化了因病缺勤的时间,后者量化了带病上岗时工作质量的下降[20]。患者的依从性高能改善患者的健康状况,这种高依从性带来的结果反映了价值,这可以通过某些药品特性(例如,将药物从每天两次改为每天一次)或技术(例如,MEMS® Cap 设备)来实现。在肿瘤学价值评估方面,以上四个价值要素都是值得关注的。

价值的其余 8 个要素在 HEOR 文献中探讨得相对较少;在基于价值的肿瘤学讨论中有几个要素特别相关。例如,通过检测或使用算法来筛选最有可能从干预措施中受益的亚组(例如,通过药物基因组检测来更好地区分某些化疗方案的应答者和非应答者或风险分层筛查策略),可以降低治疗结果的不确定性(要素♯5),从而提高干预措施的价值。基于疾病的严重程度(要素♯8)考虑,干预措施的价值是否因疾病的严重程度的不同而不同,提出临终护理或晚期癌症的治疗是否具有更高的价值。在比较两种肿瘤产品的价值时,希望的价值(要素♯9)尤为重要:与具有中等生存益处的低风险治疗相比,高风险的治疗方法,获得较大生存益处的概率很低实际选择价值(要素♯10)是指从当前治疗中延长生命,为患者创造获得未来治疗的机会,使他们能够从未来治疗(因为肿瘤治疗方法在不断进步)中受益,由于拥有大量的肿瘤学产品,这一价值要素特别有意义。事实上,研究发现,纳入选择价值后,慢性粒细胞性白血病的治疗价值增加了 10%[21]。其他要素同样适用于肿瘤学和其他疾病。有趣的是,传统上认为对传染的恐惧(要素♯6)与传染病相关性高于肿瘤学。然而,像 COVID-19 这样的高传染性病毒为我们敲响了警钟,对肿瘤学的价值评估可能需要考虑整个公共卫生环境,以及在这样的环境下,癌症治疗如何与其他疾病相互影响。

### 量化价值的方法

价值评估的最终目标是协助利益相关者做出明智的决定。从"价值框架"到"决策"的转变,需要将信息综合和量化,并成为对决策者有用的指标。两个常用的方法是 CEA 和多标准决策分析(MCDA)。

### 成本-效益分析

CEA 用增量成本效益比(ICER)来总结研究结果[22,23]。如公式(2)所示,ICER 预估了增加一个额外单位的有效性所需的额外资源消耗,通常以节省的年数或获得的 QALY 来衡量。

$$ICER = \frac{新疗法平均成本 - 旧疗法平均成本}{新疗法平均有效性 - 旧疗法平均有效性} \quad 公式(2)$$

增量成本是 ICER 的分子,表示新疗法和旧(现有)疗法的平均成本之差。增量疗效,即 ICER 的分母,表示新疗法与旧疗法的平均疗效之差,然后将 ICER 与一个阈值进行比较,如果 ICER 低于阈值,则认为该干预措施具有成本效益。尽管许多国家已明确规定了新疗法可接受的阈值[24],但美国政府并没有公布任何相关阈值。对美国和加拿大的肿瘤医生的调查表明,大多数肿瘤医生认为 100 000 美元/QALY 是可以接受的阈值[25]。2008 年在 *CA: A Cancer Journal for Clinicians* 上发表的一篇在肿瘤学背景下对经济评估方法的综述[26]。最近,研究人员扩展了传统的 CEA,纳入了卫生政策制定者更感兴趣的话题,如公平、分配利益和财政保护[27,28]。Porter 和 Teisberg[14] 提出的价值方程,类似于 HEOR 文献中的平均成本效益比(ACER)的概念。ACER 强调一项干预措施的平均成本,而 ICER 强调增量效率的概念,它反映了为获得一个额外单位的有效性所消耗的额外成本。HEOR 文献中普遍认为,ICER 得到了经济理论的支持,并且更好地反映了决策的性质,因为决策者通常通过比较新疗法对效果的提升,以及所需的额外费用来确定其价值。有资料显示,ACER 可能导致医疗决策的错误[29]。

**多标准决策分析**

CEA 的关键之一是明确研究视角,优选社会视角[30]。然而,这种单一的测量方法给决策者带来了挑战,要同时纳入多个利益相关者的观点。MCDA 是 HEOR 中的一种新兴的方法,它提供的分析框架,明确地将价值的主观性和多维特征纳入决策中[31]。MCDA 涉及四个关键步骤来为决策者准备数据。① 研究人员明确需考虑的价值要素。例如,肿瘤医疗的价值要素可能包括中位生存期、无进展生存期、毒性情况(如恶心、呕吐、贫血、发热性中性粒细胞减少症)、疼痛、焦虑、治疗的总费用和患者的自付费用等。② 定义每一个价值元素或"属性"中的边界值。对于某些属性,边界值必须限制在满足该属性的统计特性的范围内,如概率被限制在[0,1]范围内。对于其他属性,如成本,其边界值不太明显,需其他研究来确定这些

值。③ 根据每个患者的偏好,通过某种形式的价值函数来给每个属性打分。④ 为每个属性制定权重,如简单地要求利益相关者对属性进行排序,并使用秩序质心法等方法将排序转换成权重[31]。为了便于说明,假设有三种治疗方法(X、Y 和 Z)、三个患者(A、B 和 C),以及三个属性:5 年生存率、产生严重副作用的概率和成本。使用秩序质心法,在三个属性的情况下,每个属性的权重按重要性排序,分别计算为(1+1/2+1/3)/3(~0.61)、(1/2+1/3)/3(~0.28)和(1/3)/3(~0.11)。

在完成上述的前两个步骤后。结果可以汇总到 MCDA 的输入表中(表 71 - 1A),然后为每个患者制定偏好分数(表 71 - 1B)。然后可以通过计算各属性值的加权平均值来计算出患者对每个治疗的价值(表 71 - 1C)。作为一种新兴的方法,MCDA 的许多方法学细节如属性的评分算法和加权方法仍在发展中。关键点在于确定哪种治疗或干预措施的判定规则在人群水平上产生的"价值"最高。如表 71 - 1C 所示,尽管每个患者的治疗选择是明确的,但对整个社会来说,最好的选择可能并不明显。建议有兴趣了解更多关于 MCDA 的读者可以阅读"ISPOR MCDA Emerging Good Practices Task Force"特别小组的报告[32,33]。

**表 71 - 1 多标准决策分析的范例**

| MCDA 输入表 | | | | |
|---|---|---|---|---|
| | | 属性 | | |
| | | 5 年生存率(0~1) | 产生副作用(0~1) | 成本(美元)(5 000~300 000) |
| | 治疗属性值 | | | |
| 治疗方法选择 | X | 0.8 | 0.7 | 30 000 |
| | Y | 0.6 | 0.4 | 10 000 |
| | Z | 0.2 | 0.1 | 5 000 |
| | 患者属性排名(权重) | | | |
| 患者 | A | 1(0.61) | 2(0.28) | 3(0.11) |
| | B | 2(0.28) | 3(0.11) | 1(0.61) |
| | C | 3(0.11) | 1(0.61) | 2(0.28) |

| 患者 A~C 的偏好分数 | | | |
|---|---|---|---|
| | 属性 | | |
| 治疗方法选择 | 5 年生存率(0~1) | 产生副作用(0~1) | 成本(美元)(5 000~300 000) |
| 患者 A | | | |
| X | 80 | 20 | 30 |
| Y | 40 | 30 | 20 |
| Z | 20 | 40 | 10 |
| 患者 B | | | |
| X | 40 | 10 | 10 |
| Y | 30 | 20 | 50 |
| Z | 20 | 30 | 80 |
| 患者 C | | | |
| X | 60 | 10 | 30 |
| Y | 55 | 65 | 48 |
| Z | 10 | 70 | 50 |

续　表

| 患者对不同治疗方法的价值 | | | |
|---|---|---|---|
| | 治疗 X | 治疗 Y | 治疗 Z |
| 患者 A | 57.7 | 35 | 24.5 |
| 患者 B | 18.4 | 41.1 | 57.7 |
| 患者 C | 21.1 | 59.14 | 57.8 |

### 肿瘤学的价值评估

目标为以价值为基础的医疗保健领域中,癌症医疗与其相关性极高。正如美国临床肿瘤学会(ASCO)主席 Clifford A. Hudis 博士在 2014 年明确指出的那样:在肿瘤学中,我们面临着确定当今癌症治疗价值的巨大挑战……相对于治疗的成本和副作用,多花 3~4 周的时间……有什么价值……这类问题的答案在不同的患者、家庭、医疗服务提供者和社区中可能有很大差异,但我们必须以勇气、同情心和诚信来面对这些困难的问题[34]。

价值评估对于如何高效地提供以价值为基础的癌症医疗是至关重要的。尽管我们希望过渡到一个以价值为导向的医疗体系,但我们量化价值的能力还在进步,目前还没有客观的方法来量化并向患者、利益相关者或卫生保健提供者传达价值的许多成果和成本组成部分。由于这些原因,人们建立了一些价值框架,来全面衡量医疗保健价值。

价值框架在肿瘤学领域获得更广泛的应用。新兴的前景好的疗法的优点并不一定是均匀分布的。癌症治疗,特别是患者经济上可能无法负担的一种疗法,价值框架就变得至关重要。随着药物和保健服务成本的不断增加(以及患者分担费用增加),患者的获益却并未增加,基于该环境,推动了各种以癌症为重点的价值框架的发展。在此,我们详细介绍了肿瘤学的一些现有价值框架,并提出新的理论模型的优点。

### 美国临床肿瘤学会的价值框架

ASCO 建议根据对癌症治疗的临床获益、副作用、相关症状、对 QOL 的影响和费用的评估,为癌症治疗评分,即净健康效益(NHB)[35]。框架开发人员认为,框架的确定以临床获益为重,其中总生存期最重要,其次是无进展生存期,最后是反应率。该框架还包括延长生存时间的奖励积分,对于那些仅使少数人受益,但对这些少数患者有巨大帮助的疗法,反映了"曲线尾部"的生存情况。毒性是一种不利因素,损害了临床疗效。最后,患者的自付费用(经济毒性的一个主要来源)也被纳入价值框架。

### 美国国家综合癌症网络证据板块

美国 NCCN 提出的国家综合癌症网络证据板块(NEB)以视觉矩阵的形式呈现对治疗的评估[36]。在 NCCN 工作人员的指导下,经与小组成员协商,他们使用了一个标准化的量表来对某一特定治疗的有效性、安全性、证据质量和成本进行协商给予一致的评分。在 NCCN 的方法中,五项措施中的每一项都以实体块的形式显示,评分从 1 到 5,其中 1 被认为是最不利的,5 是最有利的。如图 71-1 举例说明,对"药物 A"和"药物 B"进行了理论上的比较。"药物 A"在疗效和证据质量方面的得分更高;"药物 B"在安全性和可负担性方面的得分更高。药物 A 的总"得分"为 15,药物 B 的总"得分"为 16,因此推断"药物 B"是更好的选择。然而,如果患者或医疗服务提供者寻求更有效的药物(较少考虑安全性和可负担性),"药物 A"可能是首选。因此,尽管 NEB 创造了一个强有力的比较方法,但利益相关者的偏好并没有被纳入框架中。

在此,我们参考了其他现有的肿瘤学价值框架,包括 Memorial Sloan Kettering Cancer Center's DrugAbacus tool[37]、the Institute for Clinical and Economic Review's Value Assessment Framework[38] 及 the European Society for Medical Oncology (ESMO)'s Magnitude of Clinical Benefit Scale[39]。

### 使用雷达图的新框架

为了解决现有价值框架的局限性,并通过一个更强大的

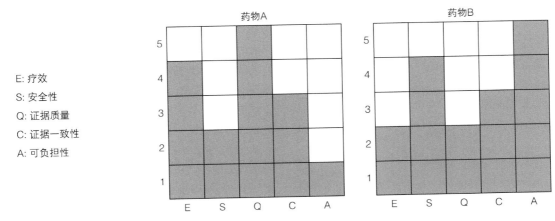

E: 疗效
S: 安全性
Q: 证据质量
C: 证据一致性
A: 可负担性

药物A　　　　　药物B

**图 71-1** 例如 NEB,药物 A 与药物 B 的比较

工具提高价值框架的使用性，MDACC 开发了一个新的替代框架用来可视化和传达价值。由于价值方程中有多个单独的组成部分，我们发现数据可视化对所有利益相关者都至关重要。雷达图是一种显示数据的图形方法，其中定量和变量在多个轴上表示。简单的雷达图是一个实用的工具，有利于利益相关者之间的共同决策，因为它为临床医生、患者、管理者和决策者提供了一个容易理解的图像，可以促进价值评估。在 MDACC，我们已经接受了雷达图的实用性，将其作为一种有效衡量和传达价值的新框架[40]，最近报道了对接受胰腺切除术的患者实施临床治疗路径，通过改善几个指标来提高整体价值优势（图 71-2）[41]。

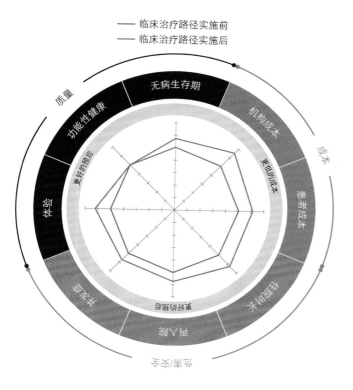

**图 71-2** 雷达图，临床治疗路径实施前后，比较胰腺癌患者接受胰腺切除术的风险分层的价值。实施临床治疗路径后的指标用指数值的相对变化来显示。蓝色代表质量指标，绿色代表成本指标，橙色代表危害/安全指标。经许可引自 Allen CJ，Thaker NG，Prakash L，et al：Communicating Value：Use of a Novel Framework in the Assessment of an Enhanced Recovery Initiative，Ann Surg 2021 Jan 1；273(1)：e7-e9

尽管上述讨论的每一个价值框架对价值都有独特的解释，并以患者、医生和或支付者为目标，但每个框架对涉众的相关性将取决于它们的采用情况。可能推动框架使用的因素包括对现实世界证据的理解、成本与负担能力的关系、准确估计成本的能力、量化过程的透明度，以及框架对个人决策的适用性。

**目前我们评估价值方式的局限性**

尽管在价值评估方面取得了重大进展，但在如何有效评估总价值上仍然存在许多局限性。ASCO NHB 评分是有用的，但多个维度产生的数据是否可以用一个数字来概括价值仍不清楚。此外，这些指标的线性和不能精确地解释总价值。NCCN 的 NEB 通过量化基于共识的各种价值要素得分，来试图解决这些局限性，但它并没有直接从数据中获得一个最终总结，这些数据反映了利益相关者在价值要素上的不同偏好。NCCN 和 ASCO 的框架都没有经过优化，无法从不同利益相关者的角度对价值进行可视化。雷达图可能有所不同，它通过对多个指标的实际数据进行图形描述，提高对价值差异的直观理解，并可以在同一张图中对交替的过程进行比较。然而，在未来的研究中不仅需要指导不同利益相关者使用衡量标准的选择，还需要指导利益相关者的偏好如何反映在更多的价值综合指数中。

目前在价值评估中量化许多领域的能力具有很大的局限性，但有几个领域可以利用电子健康记录、登记册、医院收费记录和/或保险索赔中现成的数据来衡量。然而，其他指标，特别是患者报告的结果（PRO）并不是常规的，如疼痛测量、功能性结果、QOL 和经济毒性的评估。鉴于保险福利设计的复杂性和癌症医疗的复杂性，准确估计自付费用的能力也具有挑战性[42]。

基于实际情况，许多价值评估都是过程性评估，而且评估往往是在一个时间点上进行的，通常是在治疗的开始。对于许多癌症治疗来说，可能需要很多年才能观察到结果，如生存率和长期治疗相关的毒性，那时治疗已经进行并且付款人和患者也已付款。这表明需要将长期结果数据作为价值评估的指标之一。最后，许多超出提供者控制范围的因素可能会导致生存和经济毒性等结果。这些因素给价值评估带来了不确定性。在价值评估和价值传达中，如何应对不确定性是一个有待探索的领域。

**利用行政索赔数据辅助价值评估的机遇与挑战**

随着以数据为导向的决策日渐重要，行政索赔数据正在成为评估价值的宝贵工具，希望能够改善医疗服务。这些数据集提供了包括 US News & World Report[43] 和 Leapfrog Group[44] 在内的公司对全国医院进行排名和比较的信息。除私人团体外，Center for Medicare and Medicaid Services（CMS）正在与消费者、医院、医生、雇主、认证组织和其他联邦机构合作，开发 Hospital Compare，这是一个公开的数据来源，提供了全国 4 000 多家经 Medi-care 认证的医院的医疗质量信息[45]。多个利益相关者可以利用 Hospital Compare 来识别和比较他们自己的护理服务的价值。

这些行政数据集可从众多来源获得，包括医院、付款人、数据组织、卫生部门和联邦机构，并可作为确定改善医疗服务领域的工具。许多质量衡量标准是利用医院行政出院数据创建的。行政索赔数据可以确定符合特定纳入或排除标准的个人或团体，定义医疗事件，估计成本，衡量结果[46]，并对比其他数据来源（例如，单一机构的数据、试验或调查数据）更具优势，因为其样本量更大，完整性和可用性更高。对于住院治疗，这些数据提供了患者的人口统计学、诊断、住院过程、出院状态、住院时间，以及估计的医院成本、收费和患者自付费用；

而且,它们比通过定性手段收集的数据更准确[47]。这可以帮助医疗机构在医疗过程中获得完整、准确和纵向的临床数据。质量专家认为,索赔数据是评估医院质量的一个可靠和可利用的数据来源[37]。就整个癌症医疗而言,相关的监测、流行病学和最终结果(SEER)医疗保险数据库,为诊断患有癌症的医疗保险受益人提供了难得的机会来调查治疗模式、治疗成本和治疗结果[48]。

尽管索赔数据具有可靠性并且得到广泛的使用,但它们也有重大的局限性。行政数据主要运行在计费程序,往往不包含详细的临床信息,因此缺乏重要的价值衡量标准。在一些行政索赔数据中,特别是来自私人保险公司的数据中,没有长期生存的数据。无论来源如何,PRO,包括疼痛措施、功能结果和 QOL 都无法获得。也没有官方系统向所有利益相关者提供准确护理成本。虽然我们在收费和或支付方面,对支付方和患者的成本部分进行代付,但目前还没有衡量治疗的大部分财务负担(经济毒性)。一些主要的组织已经意识到这一点。例如,CMS 最近提出的"肿瘤医疗第一模式",要求医院在收集所有其他结果和成本指标的同时,也要收集 PRO[40]。

当我们继续在基于价值的医疗保健评估中使用行政索赔数据时,我们需要侧重于收集和报告更长期及以患者为中心的结果。

### 未来的努力方向

这些努力的最终目标是让患者、照顾者和提供者利用数据就其治疗做出明智的决定。癌症治疗往往会对患者造成身体上的摧残、情感上的消耗及经济上的负担。让患者参与到他们的治疗中,可以根据他们的价值观、偏好和人生观,从患者的角度重新制定治疗方案。由于患者越来越多地参与到他们的治疗中[41],任何价值衡量都必须准确地反映出患者的想法。以所有利益相关者都能理解的方式传达价值,好的决策将有助于为患者提供更好的价值。

因此,为了医疗价值,干预措施的目标应是改善对患者来说重要的需求。收集可靠和有效的生活质量数据,使用可靠和可推广的方法设计患者偏好研究,并使用研究结果来制定策略,保证今后的决策共享。

除非我们能够获得多种不同的结果,每一种结果都能常规可靠地测量,否则很难评估任何医疗过程的总价值。随着我们开发出更好的数据库,我们传达价值的效力,将有助于所有基于价值的医疗保健者(医疗保健利益相关者)之间的共同决策。

## 肿瘤学基于价值的实践

### ■ 肿瘤内科基于价值的实践

随着肿瘤药物成本的不断增加,基于价值的医疗概念已变得越来越重要。从历史上看,关于生存和生活质量的数据在全身疗法的选择上具有重要的参考价值。然而,人们逐渐认识到,对患者来说经济负担是考虑的重要因素[49]。

努力促进基于价值的肿瘤内科学,应以医患为中心去考虑,包括治疗成本、药品定价、报销模式、标准化的实践模式和淘汰低价值医疗。

### 价格透明化/沟通成本

围绕癌症治疗费用的讨论,患者和肿瘤科医生的态度各不相同。大多数患者对讨论癌症治疗的费用感兴趣,但肿瘤科医生对这些不太在意[50]。尽管成本沟通被 ASCO 癌症治疗成本指导声明[51]和提高癌症治疗质量医学委员会[3]认为是高质量癌症治疗的重要组成部分,但最近的一篇综述表示,患者和医生报告的成本沟通普及率较低(分别为 27% 和 47%)[52]。此外,一些肿瘤科医生只有在给患者带来重大经济负担的情况下才会考虑治疗的价值[53]。然而,这些沟通仍然很重要,因为经济负担不仅对患者的 QOL 有重要影响,有数据表明,一些患者在服用口服化疗药时私自降低剂量,从而减少再次购买药物的次数或支付部分费用的负担,这最终可能会影响疗效[54]。此外,价格不透明对患者和医疗机构来说仍是一个很大的问题,因为这种信息对患者和医疗机构双方商讨治疗方法至关重要[42,55]。最近的公共政策侧重于向患者提供癌症治疗服务的价格,但由于缺乏标准化,因此很难解释这些数据,还需要做更多的工作来为患者提供价值参考[56]。

### 药品定价

尽管人们可能期望通过引入竞争药物或仿制药来降低药品价格,但在肿瘤学领域,情况并非如此,甚至往往截然相反[57]。事实上,针对口服抗癌药物价格的研究报告显示,随着时间的推移,药品价格不仅在上市时的较高,而且上市后的价格也有持续上升的趋势[58-60]。卫生政策在药品定价方面发挥着作用,因为医保要求覆盖美国 FDA 批准的药品,但不允许对药品进行议价。报销体系对药品定价也很重要,近年来以价值为基础的药品定价概念崛起并且发展势头迅猛。基于价值的药物定价是一个概念,其核心是将药物的价格与特定疗效挂钩[61]。例如,有些人建议,如果一种药物拥有多种适应证(例如,用于多种癌症),那么它的价格应该与这组患者提供的临床利益挂钩。另一种提议是基于结果的付费模式,即制药公司只有在患者有良好的疗效时才会得到药物的经济补偿。CMS 探索了对嵌合抗原受体 T 细胞(CAR - T 细胞)Kymriah 疗法使用基于结果的付费模式,但最终在推出前被搁置了[62]。政策制定者和支付方今后的工作将继续侧重于创新的支付模式和药物报销模式。

### 价值路径和药物配方

医师执业模式的标准化已经成为提高质量和降低成本的重要方法。在肿瘤学领域,医疗机构和支付者越来越多地使用临床路径[63]。这些临床路径通过各种办法,促使与指南相一致的和以证据为导向的治疗模式的开展。其一通常涉及一个领域的专家委员会,他们审查药物的临床效益、毒性和成本,以制定建议和或开发算法。其二是一个与电子健康记录整合的决策支持工具,协助医疗服务提供者做出临床决定,在医疗点提供相关的医疗教育和给出恰当的医疗建议。临床路径已被证实可以在保证或改善疗效的同时降低医疗成本[64,65]。

药品配方在药品使用方面也可以发挥重要作用,在某些情况下也可以影响定价。MSKCC 的医生在《纽约时报》(*The New York Times*)的一篇专栏中详细介绍了一种新的抗癌药物,这种药物的疗效和作用机制与其他药物相似,但成本是其他药物的 2 倍多[66]。这获得了社会的广泛关注以及批评,该公司随后宣布降低该药物的价格[67]。药品配方对于帮助确定药品的使用是很重要的,但因媒体上广为流传的文章而进行的降价并非常态。

**明智的选择**

2012 年,美国内科医学基金会与几个专业学会合作,发起了"明智选择"倡议,目的是帮助减少美国医疗保健系统的浪费[68]。ASCO 是加入这一倡议的专业协会之一,并在接下来的 2 年里创建了"医生和患者应该质疑的十大事项"清单,确定并预防对癌症患者使用低价值的测试和干预措施[69,70]。在这 10 大事项中,有 4 个涉及影像学的使用,3 个涉及化疗的适应证,2 个侧重于辅助性治疗药物,如抗恶心药物或集落刺激因子,还有一个讨论了癌症筛查。"明智选择"倡议的目标不是限制必要和适当的医疗,而是强调证据,并教育医生和患者使用低效益的检测和干预措施。

■ **放射肿瘤学基于价值的实践**

放射肿瘤学约占癌症总支出的 4%,与癌症总支出相似,从 2004 年到 2014 年增长了 62%[71]。从支付方的角度来看,放疗成本增加的主要因素包括:① 治疗中给予的放疗技术;② 患者放疗的次数。此外,还有与放疗相关的下游成本,包括治疗后的毒副反应的管理。除了放疗产生的直接费用外,患者还可能因日常放射治疗而产生大量其他费用,如患者及其陪同的家属或朋友的交通费和误工费。与其他治疗方式一样,最常用来衡量疗效的指标,包括癌症特异性结果,如总生存期,以及治疗毒性和 QOL。尽管人们一直在努力定义癌症预后的标准,以衡量价值,但这些尚未被广泛采用[72]。

**放疗技术**

尽管基于价值的放射肿瘤学的实践与内科和外科肿瘤学有许多共同特征,但采用高成本技术尤其重要。放疗具有多个步骤,包括放疗前的模拟、制定放疗计划和放疗的实施,每一步技术的选择都涉及不同的治疗成本。与大多数化学治疗和药物不同,放射肿瘤学中许多新技术的引进没有经过同样严格的审批程序。在过去,医疗保险覆盖新技术,如调强放疗(IMRT),是基于有希望的放射剂量测定法和临床研究,但在大型随机研究之前,将其有效性与常规放射治疗的有效性进行了比较[73]。

通常,如果不产生高昂的固定的前期费用(通常主要由提供者承担),那么效益研究的对比是不成立的。如质子治疗,这需要建造质子治疗中心,费用超过 1 亿美元。然而,直到大量的质子治疗中心建成,大规模的多机构试验才得以进行。这导致了在医疗保险覆盖前需要证据与覆盖后需要支持证据

发展之间的冲突[74]。这导致了在医保覆盖之前对证据的需求与医保覆盖后支持证据发展需求之间的冲突。

由于放疗的多步骤性,因此对于新技术进行清晰的比较也具有挑战性,甚至当随机研究完成时,技术可能已经过时了。例如,一项比较质子治疗和光子治疗肺癌的随机研究,其未能显示出毒性或局部性破坏的差异[75],这让质子疗法的许多支持者感到惊讶。然而,仔细观察,该试验并不是质子与光子的简单对比,因为在当时,接受光子 IMRT 的患者比接受质子 IMRT 的患者有更先进的治疗计划和成像技术。目前正在进行更多的试验,评估更多的现代质子技术。

**放疗的次数**

尽管大多数根治性放疗方案都有相当标准的放疗次数,但最近人们对以下两项治疗方式产生了兴趣:减少放疗次数,或对一些类型的癌症进行大分割疗法。大多数研究认为这种方法具有有效性和安全性[76-78]。这样做的潜在好处是可以降低支付方和患者的治疗成本。对于姑息性治疗,医疗机构在提供治疗的次数上有相当大的自由决定权。长期以来,减少对骨转移瘤的(大分割),一直是放射肿瘤学中基于价值的努力目标,包括美国国家质量基金会(NQF 1822)在内的多项指南都支持更短的方案(对比常规方案)[79-82]。

**放射肿瘤学中基于价值的支付模式**

传统放疗的支付模式(按次付费)既刺激了高成本技术的使用,也推动了放疗次数的增加。基于价值的支付模型旨在增加医师的责任感和减少癌症支出的风险。虽然在放射肿瘤学中提出了多种模式,但最常见的模式如下所述:

指南、临床路径和质量控制

大多数指南、临床路径和质控的主要目标是提高医生的责任感和减少医疗差异。放射肿瘤学方向包括 NCCN 发布的临床指南、明智选择(Choosing Wisely)倡议和美国放射肿瘤学协会(ASTRO)。付款人越来越多地使用这些指南和路径来确定医疗服务的覆盖范围,并在经济上反馈给提供者[83,84]。然而,一个常见的问题是,使用路径和指南可能会导致繁琐的报告要求,并滞后于临床实践的新发展。

以病程为基础的支付模式

放射性肿瘤学中以病程为基础的支付模式旨在增加医疗机构承担的经济风险比例,在保持质量标准的同时激励低成本的医疗。

放射性肿瘤学已被纳入更广泛的 condition-based 模型,以及放疗的 modality-specific 模式。基于癌症 condition-based 模式,如联合医疗集团和 MDACC 对头颈部癌症患者的捆绑支付试点,其中包括为期 1 年的多学科肿瘤医疗[85]。另一个例子是肿瘤治疗模式(Oncology Care Model),这是由 CMS 发起的自愿性基于病程的支付计划,该计划以 6 个月的化疗为中心,包括放射治疗在内的病程中的总费用[86]。这种模式的一个问题是,基准是基于治疗的总成本,而肿瘤学家可能无法完全掌控。此外,那些不能被客观评价的疗效(如姑息性放疗)。该模式有可能会对这样的治疗产生不利影响。最近,继

Oncology Care First Model 后提出了 Oncology Care Model，目标启动日期为 2021 年[84]。

针对特异性放射模式上在个人支付和放射治疗机构之间，开发了基于病程的支付模式[87]。在全国范围内，CMS 已经宣布了一个放射肿瘤学模式，以验证病程为基础的支付模式，目标开始日期是 2022 年。针对 17 种不同类型癌症，在选定的核心统计范围内，放射肿瘤学机构必须参与到该模型中来。基于 90 天的医疗服务给予支付方式，支付金额与医疗质量和医疗表现行为的好坏挂钩。目标是在肿瘤放疗学中，验证基于病程的支付模式是否会缩短放疗周期和提高放疗质量，同时也允许医疗机构灵活的对待个别患者[88]。

### 肿瘤外科学基于价值的实践

由于癌症手术可能要求患者具有良好的身体素质、情感诉求和良好的经济基础，但往往只带来微弱的生存获益，因此，"价值"的确定显得尤为重要。最近通过制定术后恢复方案并在术前将该方案进行优化，从而提高围手术期的疗效和节约治疗成本。

### 加强恢复和康复训练

加强术后恢复（ERAS）是一种基于证据的、多模式的、多学科的外科患者的医疗模式。简而言之，任何 ERAS 程序，目标都是为了让接受大手术的患者实现早日康复。ERAS 流程的实施需要一个团队，涉及外科医生、麻醉师、护士和照顾手术患者的人员。事实证明，无论现场手术情况如何，ERAS 程序都能大大改善临床结局和治疗成本[88]，在外科学上 ERAS 成为"基于价值"的重要的医疗范例。

尽管癌症手术可能是治愈性的，但手术的疗效在很大程度上取决于患者的体力和体能是否能在术后得到良好的恢复。胃肠道恶性肿瘤患者包括已经实施根治性手术治疗的患者，若显现出虚弱，则患者预后差[89]。由于 ERAS 侧重于围手术期的医疗，康复训练在不断的发展，其原则是在手术前的几周内进行有组织的持续运动，改善患者的心血管、呼吸和肌肉状况。因为最近的几个癌症患者的术前康复计划显示，康复训练能改善患者的预后并减少直接和间接的医疗成本[90]。

ERAS 不仅影响恶性肿瘤患者（接受大手术）的疗效，而且对医疗经济也又重要影响。

美国外科医生学会（ACS）是一个领先的组织机构，旨在改善美国整体外科的医疗水平。在肿瘤学方面，该组织创建了 ACS 癌症项目，旨在开发资源，给癌症患者提供全面、优质、多学科、以证据为基础、以患者为中心的医疗。这些项目包括癌症委员会、美国外科医生学院临床研究项目（ACS-CRP）、美国国家乳腺中心认证项目、美国国家直肠癌认证项目、美国国家癌症数据库和美国癌症联合委员会。除其他功能外，这些项目也会提供教育和培训机会，建立和促进基于证据的癌症分类和管理制度，并强调全国范围内的项目结构、患者治疗过程、绩效改进，以及全国范围内的绩效考核。

### 美国外科医生学院临床研究项目

通过肿瘤学临床试验联盟和 ACS 癌症项目之间的关系，ACS-CRP 的创建是为了通过传播有效的管理策略来改善癌症治疗。该计划有几个委员会，共同致力于实现该计划。在这些委员会中，癌症治疗提供研究委员会目前正在发展医疗价值工作组。他们的具体任务是通过改善基础架构定义价值，衡量成本，开发多站点数据集，建立基于价值的治疗模式，并将各成员站点联网，最终将价值评估整合到癌症医疗提供研究中，从而改善医疗交付流程[91]。

### 转化医疗资源以提高价值和效率

2019 年，哈佛商学院战略研究所与竞争力研究所与 ACS 合作，宣布转化医疗资源以提高价值和效率。该计划旨在通过改善患者疗效，同时降低医疗成本，协助医疗机构提供基于价值的外科医疗。该计划侧重于评估整个治疗周期，目前一些机构正在全国范围内进行试点，对三种手术情况进行价值衡量：分别是结肠癌、乳腺癌和病态肥胖症/减肥手术。他们的目标是利用该倡议得到的结论创建一个强大的方法，在医院里用来衡量和提高"价值"。

在肿瘤外科领域，虽然人们越来越认识到并重视提高医疗服务的价值，但该领域完整的以价值为基础的医疗概念仍处于起步阶段。

## 提示

- 为了提高医疗价值，干预措施应旨在改善对患者、提供者和整个社会都有影响的终点。
- 建议继续收集可靠和有效的 PRO 数据，设计使用有效工具并应用可靠和可推广的方法进行患者偏好研究，并使用研究结果来开发共同决策工具。
- 促进肿瘤内科价值医疗应集中在成本、药物定价和报销模式、实践模式的标准化及淘汰低价值医疗的方面。
- 由于癌症患者的手术可能与患者有良好的体格、强烈情感诉求和扎实经济基础有关，通过制定方案来强化术后恢复，并在术前对方案再进行优化，从而改善围手术期的结局和治疗成本。
- 在设计以价值为基础的医疗模式时，重要的是要考虑如何改变医疗提供者、患者和医疗费用支付者的激励机制，这可能会影响医疗的质量。
- 通过 ASCO、ASTRO 和美国外科医生学会（ACS）等组织机构参与到"价值"工作中来，将进一步加强全国范围内基于价值的医疗转型。

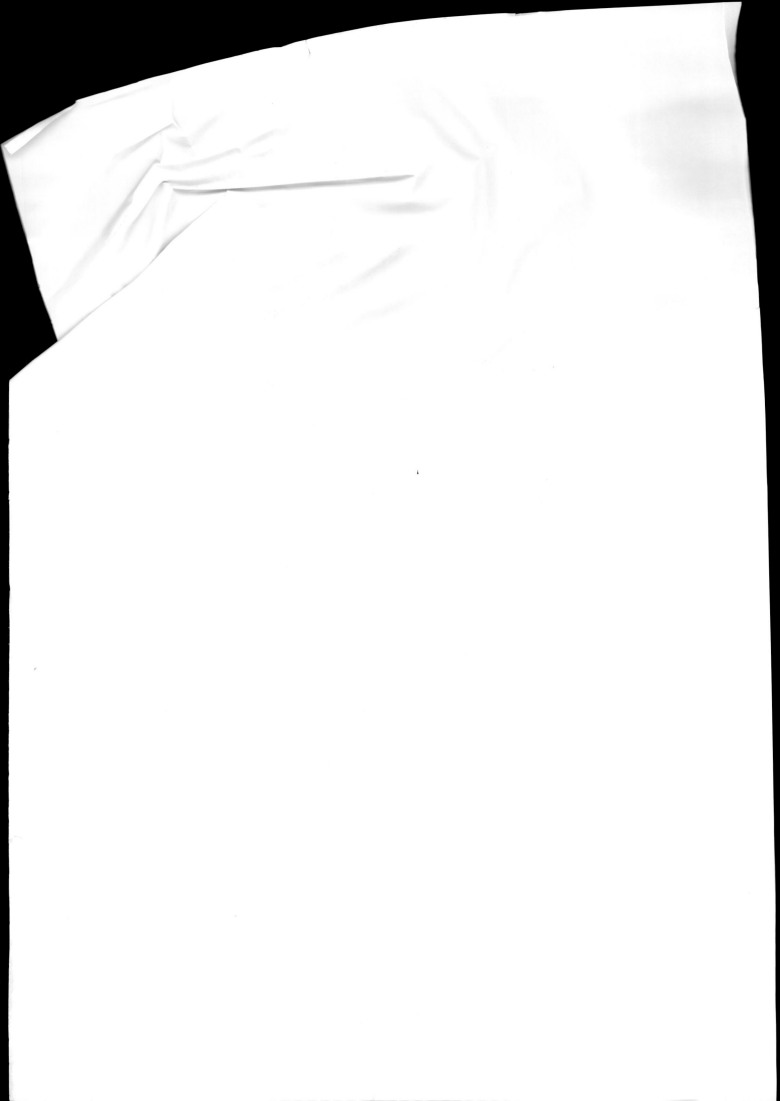